Rehabilitation of the Hand and Upper Extremity

第6版

手及上肢康复学

（上 卷）

原著者 Terri M. Skirven
A. Lee Osterman
Jane M. Fedorczyk
Peter C. Amadio

主 译 洪 毅 陈山林 马远征 周君琳 张军卫

副主译 刘克敏 潘 钰 孙常太 陈学明 唐金树

人民軍醫出版社
PEOPLE'S MILITARY MEDICAL PRESS

北 京

图书在版编目（CIP）数据

手及上肢康复学：第6版/（美）特丽·M. 斯基文（Terri M. Skirven），（美）A. 李·奥斯特曼（A. Lee Osterman），（美）简·M. 费多奇克（Jane M. Fedorczyk），（美）彼得·C. 阿马迪（Peter C. Amadi）原著；洪毅，陈山林，马远征，周君琳等主译. —北京：人民军医出版社，2020. 1

ISBN 978-7-5091-9240-5

Ⅰ. 手... Ⅱ. 泰... ②李... ③简... ④彼... ⑤洪... ⑥陈... ⑦马... ⑧周... Ⅲ. 手—外科学②康复医学 Ⅳ. R322. 8

中国版本图书馆CIP数据核字（2019）第010252号

书　　名：**手及上肢康复学（第6版）**

主　　译：洪　毅　陈山林　马远征　周君琳　张军卫
策划编辑：黄建松
责任编辑：韩　志　陈　卓　刘新瑞　陈　鹏　邱　燕
封面设计：吴朝洪
出版发行：军事科学出版社（北京市100036信箱188分箱　100036）

标准书号：ISBN 978-7-5091-9240-5

经 销 者：全国新华书店
印 刷 者：三河市春园印刷有限公司
开　　本：850毫米×1168毫米　1/16
印　　张：117.25
字　　数：3538千字
版　　次：2020年1月北京第1版
印　　次：2020年1月第1次印刷
定　　价：850. 00元（上、下卷）

销售热线：（010）51927252
网　　址：http：//www. jskxcbs. top
电子邮箱：jskxcbs@163. com

　本社图书如有质量问题，请与储运部联系。服务电话：010-55475308

ELSEVIER

Elsevier (Singapore) Pte Ltd.
3 Killiney Road, #08-01 Winsland House I, Singapore 239519
Tel: (65) 6349-0200; Fax: (65) 6733-1817

Rehabilitation of the Hand and Upper Extremity, 6/E

ISBN-13: 9780323056021

This Translation of Rehabilitation of the Hand and Upper Extremity, 6/E by Terri M. Skirven, A. Lee Osterman, Jane M. Fedorczyk and Peter C. Amadio was undertaken by People´s Military Medical Press and is published by arrangement with Elsevier (Singapore) Pte Ltd.
Rehabilitation of the Hand and Upper Extremity, 6/E by Terri M. Skirven, A. Lee Osterman, Jane M. Fedorczyk and Peter C. Amadio由人民军医出版社进行翻译，并根据人民军医出版社与爱思唯尔（新加坡）私人有限公司的协议约定出版。

手及上肢康复学（第6版）（洪 毅 陈山林 马远征 周君琳 张军卫 译）

注 意

本译本由人民军医出版社完成。相关从业及研究人员必须凭借其自身经验和知识对文中描述的信息数据、方法策略、搭配组合、实验操作进行评估和使用。由于医学科学发展迅速，临床诊断和给药剂量尤其需要经过独立验证。在法律允许的最大范围内，爱思唯尔、译文的原文作者、原文编辑及原文内容提供者均不对译文或因产品责任、疏忽或其他操作造成的人身及（或）财产伤害及（或）损失承担责任，亦不对由于使用文中提到的方法、产品、说明或思想而导致的人身及（或）财产伤害及（或）损失承担责任。

内容提要

《手及上肢康复学》自1976年出版第1版以来，在几代国际权威专家的不懈努力下，不断更新再版，现已成为康复医学最经典的著作之一。第6版更是在继承经典的基础上进行了全面的更新。该书中文版分20部分共136章，作者都是手及上肢治疗领域有所专长的国际知名、权威专家，包括物理治疗师、作业治疗师、认证手治疗师、矫形外科医师、神经外科医师、心理学医师、精神病学医师及相关研究者。第一至第三部分为基础部分，介绍了手及上肢的解剖与功能学、体格检查、皮肤与软组织情况；第四至第十七部分是本书重点，阐述了手及上肢常见疾患的康复治疗及相关内容，包括手部骨折与关节损伤、肌腱损伤与肌腱病、神经撕裂伤、神经压迫病理、周围神经近端疾病、神经损伤的外科重建、血管与淋巴疾病、手部僵硬、常见腕部损伤、常见肘部损伤、常见肩部疾患、复合性创伤、关节炎与相关自身免疫疾病、疼痛等；第十八至第二十部分介绍了治疗师的特殊技术、矫形干预原则和技术，以及其他特殊类型的手部疾患。全书内容系统详尽，图文并茂，并最大限度地提供了循证医学证据，是一部基础理论与临床实践结合紧密的指导性用书，适合手外科、康复医学科及相关专业人员阅读参考。

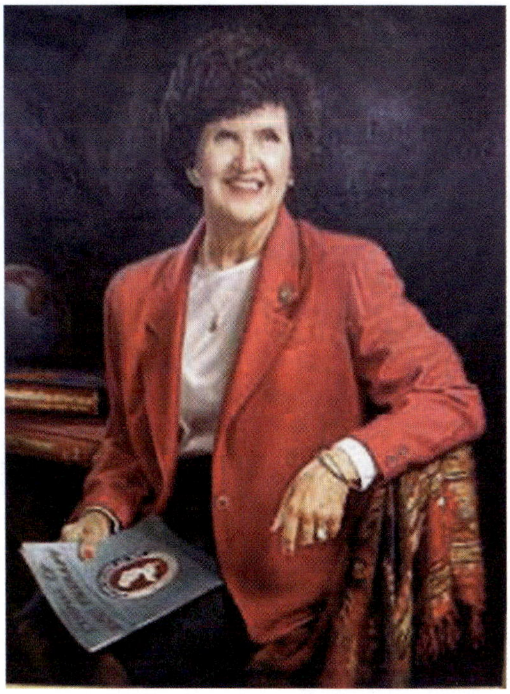

Evelyn J. Mackin, PT

LEADER EDUCATOR MENTOR FRIEND

我们谨以非常自豪和无比感激之情，将第6版《手及上肢康复学》献给物理治疗师 Evelyn J. Mackin。她的远见卓识、奉献精神和坚定的决心将这部巨著塑造成为业界公认的经典之作。Evelyn 和她的手外科同事 James Hunter 博士、Lawrence Schneider博士建立的团队及所制订的手部康复方案，已为无数的治疗师和外科医师提供了借鉴和参考。迄今为止，享誉世界的费城手部康复学术年会已经超过35届，这也是由她们团队所作出的开创性贡献。Evelyn是美国手部治疗师协会的创始人之一和前任主席，国际手部治疗协会联合会的第一任主席，以及由同行评议的科学期刊《手部治疗杂志》（*Journal of Hand Therapy*）的创始编辑。1976年，这部巨著第1版的问世以来，Evelyn 和她的合编者们如同手擎持续燃烧的火炬一样矗立至今。我们藉此第6版以薪火相传惟愿，向 Evelyn 致敬。

第6版主编

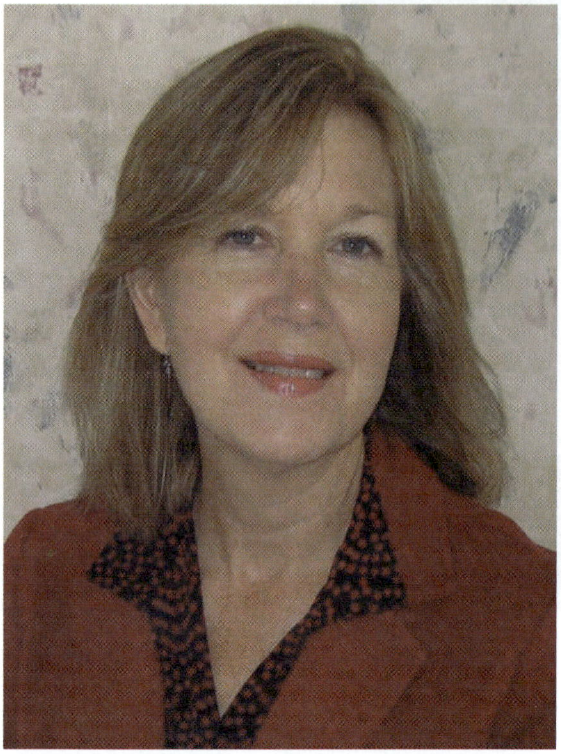

Terri M. Skirven, OTR/L, CHT
Editions 5, 6

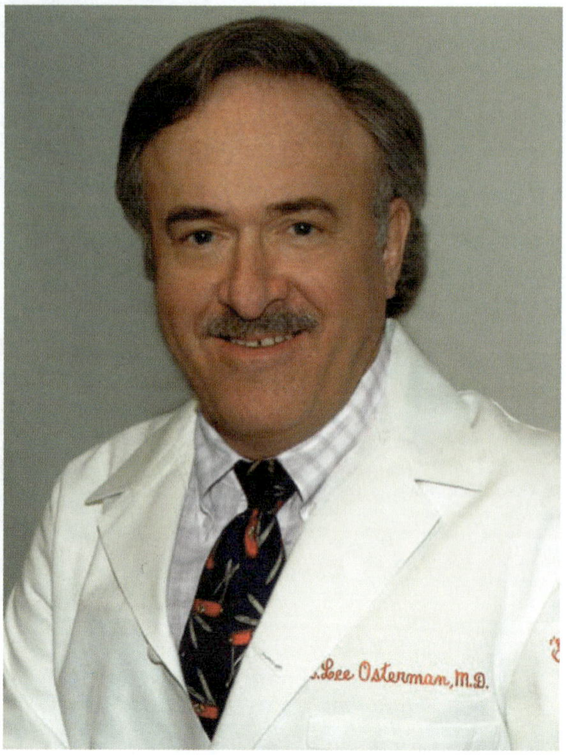

A. Lee Osterman, MD
Editions 5, 6

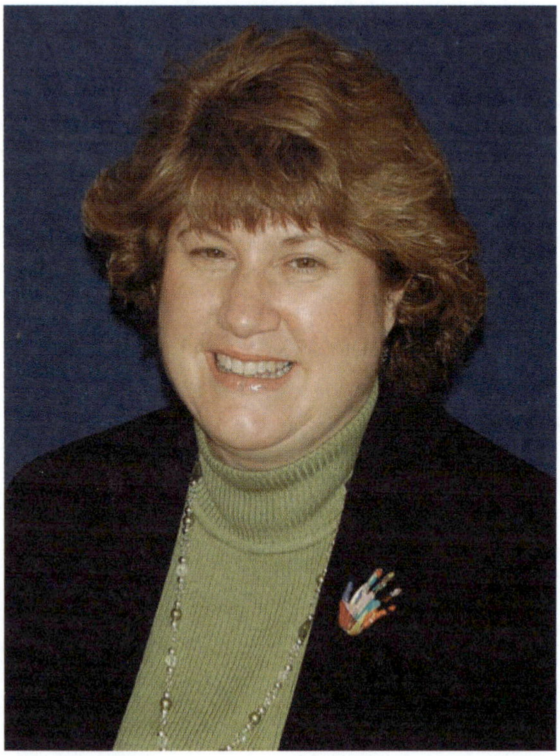

Jane M. Fedorczyk, PT, PhD, CHT, ATC
Edition 6

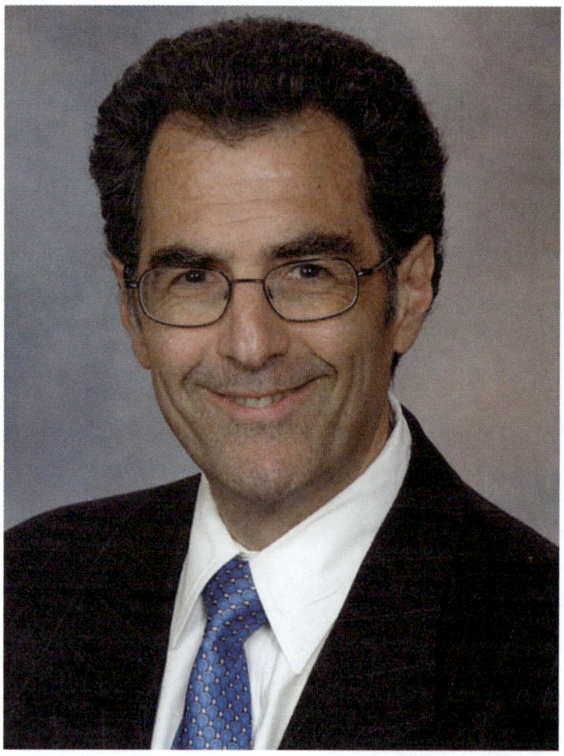

Peter C. Amadio, MD
Edition 6

译者名单

（以姓氏笔画为序）

马远征　中国人民解放军总医院第八医学中心
王　飞　中国康复研究中心北京博爱医院
王　强　北京医院
王　麟　北京昭德麦克林医院集团
王一昕　应急总医院
王元元　北京市第二医院
王文静　中国康复研究中心北京博爱医院
王方永　中国康复研究中心北京博爱医院
王永杰　首都医科大学附属北京潞河医院
王彦辉　首都医科大学附属北京潞河医院
王起奎　首都医科大学附属北京朝阳医院
王雪菲　国家电网公司北京电力医院
尹自龙　北京医院
石　磊　北京医院
田　罡　中国康复研究中心北京博爱医院
白金柱　中国康复研究中心北京博爱医院
冯建璞　中国康复研究中心北京博爱医院
吕　振　中国康复研究中心北京博爱医院
朱世杰　北京医院
邬盈盈　中国康复研究中心北京博爱医院
刘　畅　北京积水潭医院
刘　洋　首都医科大学附属北京朝阳医院
刘介生　中国康复研究中心北京博爱医院
刘四海　中国康复研究中心北京博爱医院
刘亚东　首都医科大学附属北京潞河医院
刘庆梅　北京医院
刘克敏　中国康复研究中心北京博爱医院
刘松怀　中国康复研究中心北京博爱医院
刘舒佳　中国康复研究中心北京博爱医院
孙小花　北京清华长庚医院
孙常太　北京医院
李　想　首都医科大学附属北京友谊医院
李一汉　首都医科大学附属北京朝阳医院
李文静　中国康复研究中心北京博爱医院
李秀丽　中国康复研究中心北京博爱医院
李郭茜　河北省定州市人民医院
杨　绯　北京清华长庚医院
杨智全　首都医科大学附属北京康复医院
吴　瑶　首都医科大学康复医学院
吴智勇　首都医科大学附属北京朝阳医院
邱　智　贵州省骨科医院
佟安妮　首都医科大学康复医学院
闵红巍　中国康复研究中心北京博爱医院
封玉坤　首都医科大学康复学院
张　华　北京大学首钢医院
张　良　北京医院

张　磊　中国中医科学院望京医院
张军卫　中国康复研究中心北京博爱医院
张启维　北京医院
张星火　首都医科大学附属北京潞河医院
张振荣　首都医科大学康复医学院
张耀南　北京医院
陈山林　北京积水潭医院
陈世铮　中国康复研究中心北京博爱医院
陈固稳　北京清华长庚医院
陈学明　首都医科大学附属北京潞河医院
范伯元　首都医科大学附属北京朝阳医院
周　雅　中国人民健康保险股份有限公司
周君琳　首都医科大学附属北京朝阳医院
郑念野　北京医院
孟予斐　首都医科大学康复医学院
赵　会　首都医科大学附属北京朝阳医院
赵　鹏　首都医科大学附属北京潞河医院
赵庆祥　滨州医学院附属医院
姜树东　北京垂杨柳医院
洪　晔　中国康复研究中心北京博爱医院
洪　毅　中国康复研究中心北京博爱医院
姚　昊　北京医院
袁　伟　首都医科大学附属北京潞河医院
顾　娅　中国康复研究中心北京博爱医院
顾　蕊　中国康复研究中心北京博爱医院
徐　泉　北京清华长庚医院
徐　峰　北京大学国际医院
高军伟　北京医院
郭　阳　北京积水潭医院
唐和虎　中国康复研究中心北京博爱医院
唐金树　中国人民解放军总医院第四医学中心
崔志刚　中国康复研究中心北京博爱医院
阎澍妤　北京清华长庚医院
梁广旭　兖矿新里程总医院
韩大成　首都医科大学附属北京潞河医院
韩新祚　中国康复研究中心北京博爱医院
路　茜　首都医科大学附属北京潞河医院
窦菲菲　中国康复研究中心北京博爱医院
黎　宁　首都医科大学附属北京朝阳医院
颜如秀　中国康复研究中心北京博爱医院
潘　钰　北京清华长庚医院
隰建成　中国人民解放军总医院第八医学中心

译者前言

康复医学浪潮席卷全球，方兴未艾。我国康复医学事业经历了艰难的起步阶段后，已经进入全面发展的新时代。《手及上肢康复学》自1976年出版以来，在几代专家的不懈努力下，不断更新再版，现已成为康复医学最经典的著作之一。

第6版更是在继承经典的基础上进行了全面的更新。本书中文版共136章，其中有37章为全新内容，增加了75位作者。作者都是国际上在手及上肢治疗领域有所专长的知名、权威专家，包括物理治疗师、作业治疗师、认证手治疗师、矫形外科医师、神经外科医师、心理学医师、精神病学医师及相关研究者。

由于知识的细分、理论的深入，对精准、易懂的翻译也提出了更高的要求。因此，在翻译本书时，我们召集了国内在手及上肢疾患治疗和康复领域的80余位专家参与，他们在各自专业深耕多年，理论扎实、临床经验丰富，为本书译稿质量提供了有力保障。

经过多次编译、审校后，我们终于将中文翻译版呈现给国内读者。在翻译过程中，我们在忠实原著的基础上，融入了译者们的临床工作积淀，对原著多处进行了勘误、订正，堪称“再创作”。由于工作量太大，参与本书翻译的所有专家牺牲了大量业余时间，付出了巨大艰辛，尤其是中国康复研究中心作业治疗科的顾越教授不顾病体，呕心沥血，竟倒在了前进的路上。付梓在即，我们特此予以深切缅怀。同时，我也代表本书翻译专家委员会感谢所有参与本书翻译工作的专家，感谢所有关心、支持本书中文版出版工作的同仁和编辑朋友们！

面对疾病，人们不再仅仅满足于治愈，而是提出了回归日常生活，重返工作岗位等更高的要求。这是对我们所有临床医师和康复医师提出的挑战，同时也是我们开拓思路、建立整体医疗观的机遇。

手不释卷，第6版《手及上肢康复学》大有裨益。

中国康复研究中心
北京博爱医院　洪　毅

原著序

如同前几版《手及上肢康复学》一样，第6版再版的目的是希望能将国际权威专家的最新观点呈现给大家。

第6版的每一章节，不仅是由新的作者撰写的新内容，也是满怀对以往作者敬意的传承。我们从文献中可以了解到手外科医师和治疗师前辈们的宝贵经验，使之对手部康复的理解更加全面和深刻。前辈们开创了手部康复的先河，要求我们这些后来者站在新的起点上，以全新的视角审视尚未解决的问题，并探究新的解决办法以解除患者的疾苦。站在巨人的肩膀上，以积极和不断努力进取的热情向前辈们致敬。相信前辈们和我们一样，都会为本书新一版的问世而感到自豪。

以往手部康复并未受到重视。美国南北战争（the war between the states）期间（1861–1865年），尽管枪伤后出现大量的手腕部骨折，但是手外伤的治疗并未受到特别的关注，几乎没有相关记载。《美国内战医疗手术史》（*Medical and Surgical History of the War of the Rebellion*）中也仅有寥寥几页的描述。第一次世界大战期间，美军医疗部所著《世界大战》（第11卷，外科，第一部分）（*Army's World War, Volume XI, Surgery, Part I.*）中提及手外伤也不过300行的文字记载。直到第二次世界大战前，手外伤的处理仍以军医为主，仅仅是停留在感染引流、截肢、伤口缝合的水平，手功能重建尚不成体系。物理治疗和作业治疗少之又少，甚至被忽略。

第二次世界大战开启了手外科重建领域。这得益于军医署长陆军少将Norman T. Kirk非凡的领导能力，手部严重外伤的管理初见成效。与以往千篇一律的常规治疗不同，开始根据病情制订个性化诊疗方案。全国范围内挑选出9家军队医院，建立“手外科中心”，并对相关人员进行矫形外科、神经外科、辅助支具相关培训后成为手外伤修复专业人员。

在军医顾问Sterling Bunnell的指导下，实施两阶段的手外伤处理方案。对战地医生开设指导课程，制订军医初级处理规范。地中海及欧洲战场受伤的士兵首先要进行伤口缝合等处理，然后再通过先进的交通工具运回美国，接受肌腱、神经、骨折等的后期修复。

Bunnell认识到术后处理和手术本身同样重要，是功能恢复及取得良好社会经济效益的关键步骤。安排接近伤愈的手外伤患者尽快接受物理治疗和作业治疗。康复治疗师应当作为整个手外伤医疗队的一部分。

Bunnell的理念获得了广泛的认可，并在以后战争伤病员中付诸实施，这吸引了更多年轻医师加入到手外伤治疗的队伍中来，证明整体医疗观在临床实践当中的重要性。其中，James M. Hunter作为Valley Forge总医院的骨科医师（1964–1973），践行了团队配合过程。日后他与Lawrence H. Schneider于1972年合作建立了费城手外科中心。

学术机构建立反映了手及上肢损伤整体治疗理念在半个多世纪里的显著进步。1946年成立美国手外伤协会(ASSH)，1968年成立手外科国际联盟学会(IFSSH)，1978年成立美国手部治疗师协会(ASHT)，1986年成立手部治疗国际联盟学会(IFSHT)。同时，手康复领域高质量的科学期刊也在快速地发展，其中引人注目的是《手外科杂志》（*Journal of Hand Surgery*）与《手部治疗杂志》（*Journal of Hand Therapy*）。

20世纪60年代治疗师们很难从关于手外伤手术的教科书中学习到更多术后管理的相关内容。那时，术后处理的相关内容的参考资料是英国皇家空军的物理医学顾问Wynn Parry医师撰写的手部康复教材，以及作业治疗师Maude Malick(1967－1972)撰写涉及手夹板、四肢瘫患者上肢管理、烧伤患者肢体摆放等内容的6本手册。同期出版的《手部康复：简易夹板的制作原则与技巧》(*The Hand：Principles and Techniques of Simple Splintmaking in Rehabilitation*)，作者是英国的Nathalic Barr，MBE，FBAOT，可作为手部夹板治疗指导用书。尤其是在二战后的最初几年，Nathalie是欧洲手部康复的主要贡献者。

1976年，费城手外科中心成立4年后，由Hunter、Schneider、Evelyn Mackin担任会议主席主办专题研讨会，为今后高要求、高标准举办手部康复学术会议奠定了基础。450位与会者全神贯注的倾听了外科医师与治疗师一起讨论以前的共性问题。这次研讨会的成功举办为由费城手部康复基金会主办的日益精彩的“费城手部康复学术会议”奠定了基础。自那以后，每年举办一次年会。1999年在Terri Skirven和Lee Osterman的领导下，学术会议不断发展，举办了以外科医师为对象的专题讨论会。这两次会议被新、老与会者列为必须参加的会议。

首次费城会议的论文被编入《手部康复学》第1版，主编是James Hunter，Lawrence Schneider，Evelyn Mackin，Judith Bell。作者包括外科医师和康复治疗师，内容涉及手部功能解剖、受伤机制、外伤愈合、手术和术后护理，以及手外科中心建设等。以后的版本（1984、1990、1995）由James Hunter、Lawrence Schneider、Evelyn Mackin、Anne Callahan编著。该书已被JBJS和JAMA誉为手部康复治疗师的“圣经”和“活字典”。

回顾历史，如果没有成百上千的外科医师和康复治疗师及相关学术组织的领袖们，就不可能有这些会议和多次再版的这部著作。在此提及，但可能不够全面，如：William Littler博士，1945年时是少校军衔，在Bunnell医师的协助下，在库欣总医院设立专门手部损伤的病房。Paul Brand医师是印度麻风病患者手部手术治疗的先驱，他建立一些中心，在物理治疗师和职业治疗师的指导和帮助下，手部功能重建的患者可以学习自理技能。Earl Peacock在印度访问Brand，受团队配合护理手部损伤师理念的影响，他将这种实践模式带回北卡罗莱纳州的教堂山，并成立“手工屋”——美国第一所民间手部康复中心。Irene Hollis，John Madden，Gloria DeVore也加入其中。过去前辈们给予我启迪，现在依然如此。

特别是我的导师和朋友Hunter影响了我的职业生涯。他在手部康复事业上的远见卓识和热情、对手部治疗师的坚定支持，对我们事业发展非常重要。无论是对手外科医师还是对治疗师来说，他都有非凡的能力帮助他周围的人提升到他一直期待的优秀水平。

Evelyn Mackin、Anne Callahan，Terri Skirven，Lawrence Schneider，Lee Osterman编著的第1版虽距今已有几十年，但它仍是一部不可或缺的参考书，而且，随着手部外科手术和手部治疗的不断进步，我们将会更注重再版更新，在全球为本专业领域提供最新信息。

受Terri Skirven，Lee Osterman，Jane Fedorczyk，Peter Amadio主编邀请，为第6版撰写序言，我深感荣幸！我向你们致以崇高的敬意，包括其他所有参与本书编写的专家，他们也都是各自领域公认的专家。更为重要的是，我毫不怀疑，编辑们的辛勤工作和不懈努力，一定会确保这本具有开创性的、不断发展的著作在多年以后仍将会是手及上肢康复方面最为权威的著作。

中国有句谚语“ 宁为太平狗，不做乱世人”，我有这样的体会。

Evelyn J. Mackin

原著前言

通常而言，协作是两人或以上的人共同工作，最终取得个人无法获得的成果。哪怕是最优秀的个人，也需要团队协作来发挥更好的作用。第6版《手及上肢康复学》正是主编、编者、出版社及其他所有工作人员协作的成果。

1976年首版《手部康复学》(*Rehabilitation of the Hand*）由费城手部康复基金会赞助出版。这是在前所未有的研讨会基础上孕育而生的一本著作，它将手外科与康复创造性地结合在一起。《手部康复学》的主编由首届研讨会的主席团成员担任，James M.Hunter，Lawrence Schneider，Evelyn Mackin,Judith A.Bell Krotoski。Anne D. Callahan参与了第2版至第5版的编写工作。权威专家们创立了手外伤的外科治疗与康复相结合的合作模式，几多艰辛，硕果累累，第6版《手及上肢康复学》的出版就是最好的证明。

这部专著不断再版、读者群不断扩大，标志着手部康复领域的蓬勃发展。第6版《手及上肢康复学》有37章为全新内容，增加了75位作者。作者都在手及上肢治疗领域有所专长，包括物理治疗师、作业治疗师、认证手治疗师、矫形外科医师、神经外科医师、心理学医师、精神病学医师及相关研究者。

自第1版以来，目录不断扩充，依肩、肘、腕、手的顺序分类排列，并重新修订体现了最新进展。尤其如夹板等“矫形器”一词过去主要指焊接的工业设备，而现代康复学范畴内，手及上肢的支具除了技术层面外，还需考虑解剖、病理、愈合过程、肢体摆放、手术需求等多方面的问题。就手而言，作业治疗师、物理治疗师需要从康复治疗计划的层面来考虑支具的设计、佩戴、调整等。

鉴于当今的医疗环境，特别强调循证医学证据，本书特意在正文后提供同行评议的相关参考文献。手及上肢康复领域已发表并可参考的文献还相当有限，在某些领域，最高级别的循证医学证据也可能只是作者的个人经验。我们对尚无循证医学证据支持的特定技术并未摒弃，是希望读者辩证分析，通过病例研究或多中心随机对照研究加以验证。

将本书献给Evelyn Mackin，因为她做了许多创造性的工作，在幕后推动本书的编撰工作。她高瞻远瞩的视野和卓越的领导能力、无私的献身精神使得手部康复领域得到了长足的发展，在她的感召下吸引了无数追随者，包括本版编著者。

《手及上肢康复学》凝聚了许多人的心血，作者将自己的临床经验和真知灼见倾注于书中，对此我们十分感谢。Evelyn Mackin为本书作序并一直给予指引、帮助和鼓励，Elsevier的编辑们一直以来给予支持，尤其是Lucia Gunzel，Dan Pepper，Ellen Sklar，以及费城手部康复基金会Leslie Ristine，费城和南泽西手部中心的Andrew Cooney等，对第6版及前几版出版工作的支持。最后，还要感谢我们的家人、朋友和同事，3年来他们不断的鼓励和无怨无悔的支持，使我们能完成并自豪地将本书呈献世人。

Terri M. Skirven

A. Lee Osterman

Jane M. Fedorczyk

Peter C. Amadio

原著者名单

Joshua Abzug, MD
Fellow, Hand Surgery
Thomas Jefferson University Hospital
The Philadelphia and South Jersey Hand Centers, P. C.
Philadelphia, Pennsylvania

Julie E. Adams, MD
Assistant Professor
Orthopaedic Surgery
University of Minnesota
Minneapolis, Minnesota

Steven Alter, MD
Orthopedic Hand Surgeon
Orthopedic Surgical Associates
Lowell, Massachusetts

Emily Altman, PT, DPT, CHT
Senior Physical Therapist
Hand Therapy Center
Hospital for Special Surgery
New York, New York

Peter C. Amadio, MD
Lloyd A. and Barbara A. Amundson Professor of Orthopaedic Surgery
Mayo Clinic
Rochester, Minnesota

Thomas J. Armstrong, BSE, MPH, PhD
Professor, Industrial and Operations Engineering and Biomedical Engineering
The University of Michigan
Ann Arbor, Michigan

Sandra M. Artzberger, MS, OTR, CHT
Certified Hand Therapist
Rocky Mountain Physical Therapy and Sports Injury Center
Pagosa Springs, Colorado

Sarah Ashworth, OTR/L
Shriners Hospital for Children
Philadelphia, Pennsylvania

Pat L. Aulicino, MD
Sentara Hand Surgery Specialists
Chesapeake, Virginia

Alejandro Badia, MD, FACS
Badia Hand to Shoulder Center
Doral, Florida

Mark E. Baratz, MD
Professor and Executive Vice Chairman
Director, Division of Upper Extremity Surgery
Program Director, Orthopedic Residency and Upper Extremity Fellowship
Department of Orthopedics
Drexel University for the Health Sciences
Allegheny General Hospital
Pittsburgh, Pennsylvania

Mary Barbe, PhD
Professor of Anatomy and Cell Biology
Temple University School of Medicine
Philadelphia, Pennsylvania

Ann E. Barr, DPT, PhD
Vice Provost and Executive Dean
College of Health Professionals
Pacific University
Hillsboro, Oregon

Mary Bathen, BS
Medical Student
University of California, San Diego, School of Medicine
La Jolla, California

Jeanine Beasley, EdD, OTR, CHT
Assistant Professor
Grand Valley State University;
Hand Therapist
Cherry Street Hand Therapy
Advent Health;
Hand Therapist
East Paris Hand Therapy
Mary Free Bed Rehabilitation Hospital
Grand Rapids, Michigan

John M. Bednar, MD
Clinical Associate Professor of Orthopaedic Surgery
Thomas Jefferson Medical College
The Philadelphia and South Jersey Hand Centers, P. C.
Philadelphia, Pennsylvania

Judith A. Bell Krotoski, MA, OTR/L, CHT, FAOTA
CAPTAIN, United States Public Health Service (retired);
Guest Lecturer/Instructor
Texas Women' s University
Houston, Texas;
Private Research, Teaching, and Consulting
Hand Therapy Research
Baton Rouge, Louisiana

Mark R. Belsky, MD
Clinical Professor
Tufts University School of Medicine
Boston, Massachusetts;
Chief, Orthopaedic Surgery
Newton–Wellesley Hospital
Newton, Massachusetts

Pedro K. Beredjiklian, MD
Associate Professor of Orthopaedic Surgery
Thomas Jefferson School of Medicine;
Chief, Hand Surgery Division
The Rothman Institute
Philadelphia, Pennsylvania

Richard A. Berger, MD, PhD
Professor of Orthopaedic Surgery and Anatomy
Dean, Mayo School of Continuous Professional Development
College of Medicine
Mayo Clinic;
Consultant, Orthopedic Surgery;
Chair, Division of Hand Surgery
Mayo Clinic
Rochester, Minnesota

Thomas H. Bertini, Jr. , DPT, ATC
Department of Physical Therapy & Rehabilitation Sciences
Drexel University
Philadelphia, Pennsylvania

Sam J. Biafora, MD
Fellow
Thomas Jefferson University
The Philadelphia Hand Center
Philadelphia, Pennsylvania

Teri M. Bielefeld, PT, CHT
PT Clinical Specialist
Outpatient Clinic
Zablocki Veterans Affairs Medical Center
Milwaukee, Wisconsin

Susan M. Blackmore, MS, OTR/L, CHT
Assistant Director of Hand Therapy
The Philadelphia Hand Center
King of Prussia, Pennsylvania

Salvador L. Bondoc, OTD, OTR/L, CHT
Senior Occupational Therapist
William Randolph Hurst Burn Center at New York Presbyterian Hospital
Weill–Cornell Medical Center
New York, New York

Michael J. Botte, MD
Clinical Professor
University of California, San Diego;
Attending Surgeon
VA San Diego Healthcare System
San Diego, California;
Co–Director, Hand and Microvascular Surgery
Scripps Clinic
La Jolla, California

David J. Bozentka, MD
Chief of Orthopedic Surgery
Penn Presbyterian Medical Center
University of Pennsylvania School of Medicine
Philadelphia, Pennsylvania

Zach Broyer, MD
Thomas Jefferson University Medical School
Philadelphia, Pennsylvania

Donna Breger–Stanton, MA, OTR/L, CHT, FAOTA
Associate Professor
Academic Fieldwork Coordinator
Samuel Merritt University
Oakland, California

Anne M. Bryden, OTR/L
The Cleveland FES Center
Cleveland, Ohio

Katherine Butler, B Ap Sc (OT) AHT (BAHT) A Mus A (flute)
Clinical Specialist in Hand Therapy
London Hand Therapy
London, Great Britain

Nancy N. Byl, MPH, PhD, PT, FAPTA
Professor Emeritus
University of California, San Francisco, School of Medicine
Department of Physical Therapy and Rehabilitation Science;
Clinical Professor
San Francisco State University
Physical Therapy Program;
Physical Therapist
Physical Therapy Health and Wellness Program
University of California, San Francisco, Faculty Practice
San Francisco, California

Nancy Cannon, OTR, CHT
Director
Indiana Hand to Shoulder Center
Indianapolis, Indiana

Roy Cardoso, MD
Assistant Professor of Clinical Orthopaedics
University of Miami Leonard Miller School Medicine;
Orthopaedic Surgeon
Bascom Palmer Eye Hospital
Miami, Florida

James Chang, MD
Professor and Chief of Plastic and Reconstructive Surgery
Stanford University
Stanford, California

Nancy Chee, OTR/L, CHT
Adjunct Assistant Professor
Samuel Merritt University
Oakland, California;
Hand Therapist
California Pacific Medical Center
San Francisco, California

Jill Clemente, MS
Research Coordinator
Department of Orthopaedics
Allegheny General Hospital
Pittsburgh, Pennsylvania

Mark S. Cohen, MD
Professor and Director, Hand and Elbow Section;
Director, Orthopaedic Education
Department of Orthopaedic Surgery
Rush University Medical Center
Chicago, Illinois

Judy C. Colditz, OTR/L, CHT, FAOTA
HandLab
Raleigh, North Carolina

Ruth A. Coopee, MOT, OTR/L, CHT, MLD, CDT, CMT
Hand Therapist
Lymphedema Therapist
Largo Medical Center
Largo, Florida

Cynthia Cooper, MFA, MA, OTR/L, CHT
Clinical Specialist in Hand Therapy
Faculty, Physical Therapy Orthopedic Residency Program
Scottsdale Healthcare
Scottsdale, Arizona

Randall W. Culp, MD, FACS
Professor of Orthopaedic, Hand and Microsurgery
Thomas Jefferson University Hospital
Philadelphia, Pennsylvania;
Physician
The Philadelphia and South Jersey Hand Centers, P. C.
King of Prussia, Pennsylvania

Leonard L. D' Addesi, MD
The Reading Hospital and Medical Center
Reading, Pennsylvania

Phani K. Dantuluri, MD
Assistant Clinical Professor
Department of Orthopaedics
Emory University Midtown Hospital
Atlanta Medical Center
Resurgens Orthopaedics
Atlanta, Georgia

Sylvia A. Dávila, PT, CHT
Hand Rehabilitation Associates of San Antonio, Inc.
San Antonio, Texas

Paul C. Dell, MD
Chief of the Hand Surgery Division
Department of Orthopaedics
University of Florida Orthopaedics and Sports Medicine
Gainesville, Florida

Ruth B. Dell, MHS, OTR, CHT
Chief of the Hand Therapy Division
Department of Orthopaedics
University of Florida Orthopaedics and Sports Medicine
Gainesville, Florida

Lauren M. DeTullio, MS, OTR/L, CHT
Assistant Director
The Philadelphia and South Jersey Hand Centers, P. C.
Philadelphia, Pennsylvania

Cecelia A. Devine, OTR, CHT
Adjunct Instructor
Department of Occupational Therapy
Mount Mary College;
Clinical Coordinator, Hand Therapy
Froedtert Hospital
Milwaukee, Wisconsin

Madhuri Dholakia, MD
Thomas Jefferson University Medical School
The Rothman Institute
Philadelphia, Pennsylvania

Edward Diao, MD
Professor Emeritus
Departments of Orthopaedic Surgery and Neurosurgery;
Former Chief
Division of Hand, Upper Extremity, and Microvascular Surgery
University of California, San Francisco
San Francisco, California

Annie Didierjean–Pillet, Psychoanalyst
Strasbourg, France

Susan V. Duff, EdD, PT, OTR/L, CHT
Associate Professor
Department of Physical and Occupational Therapy
Thomas Jefferson University;

Clinical Specialist, Occupational Therapy
Children's Hospital of Philadelphia
Philadelphia, Pennsylvania

Matthew D. Eichenbaum, MD
Chief Resident in Orthopaedic Surgery
Thomas Jefferson University Hospital
Philadelphia, Pennsylvania

Bassem T. Elhassan, MD
Assistant Professor of Orthopedics
Mayo Clinic
Rochester, Minnesota

Melanie Elliott, PhD
Instructor of Neurosurgery
Thomas Jefferson University
Philadelphia, Pennsylvania

Timothy Estilow, OTR/L
Occupational Therapist
Children's Hospital of Philadelphia
Philadelphia, Pennsylvania

Roslyn B. Evans, OTR/L, CHT
Director/Owner
Indian River Hand and Upper Extremity Rehabilitation
Vero Beach, Florida

Marybeth Ezaki, MD
Professor of Orthopaedic Surgery
University of Texas Southwestern Medical School;
Director of Hand Surgery
Texas Scottish Rite Hospital for Children
Dallas, Texas

Frank Fedorczyk, PT, DPT, OCS
Physical Therapist
Yardley, Pennsylvania

Jane M. Fedorczyk, PT, PhD, CHT, ATC
Associate Clinical Professor
Director, Post-Professional Clinical Programs
Department of Physical Therapy & Rehabilitation Sciences
College of Nursing and Health Professions
Drexel University
Philadelphia, Pennsylvania

Lynne M. Feehan, BScPT, MSc (PT), PhD, CHT
Postdoctoral Fellow
Michael Smith Foundation for Health Research
Department of Physical Therapy
University of British Columbia
Vancouver, British Columbia, Canada

Paul Feldon, MD
Associate Professor of Orthopaedic Surgery
Tufts University School of Medicine
Boston, Massachusetts

Sheri B. Feldscher, OTR/L, CHT
Senior Hand Therapist
The Philadelphia and South Jersey Hand Centers, P. C.
Philadelphia, Pennsylvania

Elaine Ewing Fess, MS, OTR, FAOTA, CHT
Adjunct Assistant Professor
School of Allied Health and Rehabilitation
Indiana University
Indianapolis, Indiana

Lynn Festa, OTR, CHT
Certified Hand Therapist
Crouse Hospital
Syracuse, New York

Mitchell K. Freedman, DO
Clinical Assistant Professor
Thomas Jefferson University Medical School;
Director of Physical Medicine and Rehabilitation
The Rothman Institute
Philadelphia, Pennsylvania

Alan E. Freeland, MD
Professor Emeritus
University of Mississippi Medical Center
Jackson, Mississippi

Mary Lou Galantino, PT, PhD, MSCE
Professor
Richard Stockton College of New Jersey
Pomona, New Jersey;
Adjunct Research Scholar
University of Pennsylvania
Philadelphia, Pennsylvania;
Clinician
PT Plus Christiana Care
Wilmington, Delaware

Kara Gaffney Gallagher, MS, OTR/L, CHT
Occupational Therapist/Hand Therapist
King of Prussia Physical Therapy and Sports Injury Center
King of Prussia, Pennsylvania

Marc Garcia-Elias, MD, PhD
Consultant, Hand Surgery
Institut Kaplan
Barcelona, Spain

Bryce W. Gaunt, PT, SCS, CSCS
Director of Physical Therapy
HPRC at St. Francis Rehabilitation Center
Columbus, Georgia

Charles L. Getz, MD
Assistant Professor
Department of Orthopaedic Surgery
Thomas Jefferson Medical School;
The Rothman Institute
Philadelphia, Pennsylvania

Jason Gould, MD
New York, New York

Thomas J. Graham, MD
Chief, Cleveland Clinic Innovations
Vice Chair, Orthopaedic Surgery
Cleveland Clinic
Cleveland, Ohio

Rhett Griggs, MD
Alpine Orthopaedics, Sports Performance & Regional Hand Center
Gunnison, Colorado

Brad K. Grunert, PhD
Professor, Plastic Surgery;
Professor, Psychiatry and Behavioral Medicine
Medical College of Wisconsin
Milwaukee, Wisconsin

Ranjan Gupta, MD
Professor and Chair
Orthopaedic Surgery
University of California, Irvine;
Principal Investigator
University of California, Irvine;
Peripheral Nerve Research Laboratory
Irvine, California

Maureen A. Hardy, PT, MS, CHT
Director
Rehabilitation Services and Hand Management Center
St. Dominic Hospital
Jackson, Mississippi

Michael Hausman, MD
Robert K. Lippmann Professor of Orthopedic Surgery
Mount Sinai School of Medicine;
Vice Chairman
Department of Orthopedic Surgery;
Chief, Hand and Elbow Surgery
Mount Sinai Medical Center
New York, New York

David Hay, MD
Chief Resident
Stanford University Hospital and Clinics
Standford, California

Eduardo Hernandez-Gonzalez, MD
Private Practice
Miami, Florida

Heather Hettrick, PhD, PT, CWS, FACCWS, MLT
Assistant Clinical Professor
Drexel University
Philadelphia, Pennsylvania
Vice President, Academic Affairs and Education
American Medical Technologies
Irvine, California

Alan S. Hilibrand, MD
Professor of Orthopaedic Surgery
Professor of Neurology
Thomas Jefferson University Medical School;
The Rothman Institute
Philadelphia, Pennsylvania

Leslie K. Holcombe, MScOT, CHT
Consultant
Pillet Hand Prostheses, Ltd.
New York, New York

Harry Hoyen, MD
Assistant Professor
Department of Orthopaedic Surgery
Case Western Reserve University Medical School
Cleveland, Ohio

Deborah Humpl, OTR/L
Children's Hospital of Philadelphia
Philadelphia, Pennsylvania

Larry Hurst, MD
Professor and Chairman
Department of Orthopaedics
SUNY Stony Brook
Stony Brook, New York

Asif M. Ilyas, MD
Assistant Professor of Orthopaedic Surgery
Thomas Jefferson University;
The Rothman Institute
Philadelphia, Pennsylvania

Dennis W. Ivill, MD
Clinical Assistant Professor
Thomas Jefferson University Medical School;
Staff Psychiatrist
The Rothman Institute
Philadelphia, Pennsylvania

Sidney M. Jacoby, MD
Assistant Professor
Department of Orthopaedic Surgery
Jefferson Medical College
Thomas Jefferson University;
The Philadelphia and South Jersey Hand Centers, P. C.
Philadelphia, Pennsylvania

Neil F. Jones, MD, FRCS
Professor of Orthopedic Surgery
Professor of Plastic and Reconstructive Surgery
Chief of Hand Surgery
University of California, Irvine
Irvine, California;
Consulting Hand Surgeon
Shriners Hospital
Los Angeles, California;
Consulting Hand Surgeon
Children's Hospital of Orange County
Orange, California

Lana Kang, MD
Assistant Professor
Weil Cornell Medical College of Cornell University;
Attending Orthopaedic Surgeon
Hospital for Special Surgery;
Attending Orthopaedic Surgeon
New York–Presbyterian Hospital of Cornell University
New York, New York

Parivash Kashani, OTR/L
Hand Therapist
University of California, Los Angeles
Los Angeles, California

Leonid Katolik, MD
Attending Surgeon
The Philadelphia and South Jersey Hand Centers, P. C.
Assistant Professor
Thomas Jefferson University School of Medicine
Philadelphia, Pennsylvania

Michael W. Keith, MD
Professor
Case Western Reserve University;
Orthopedic Surgeon
MetroHealth Medical Center;
Principle Investigator
Case Western Reserve University
Cleveland, Ohio

Martin J. Kelley, PT, DPT, OCS
Good Shepherd Penn Partners
Penn Presbyterian Medical Center
Philadelphia, Pennsylvania

David M. Kietrys, PT, PhD, OCS
Associate Professor
University of Medicine and Dentistry of New Jersey
Stratford, New Jersey

Yasuko O. Kinoshita, ORT/L, CHT
La Jolla, California

Diana L. Kivirahk, OTR/L, CHT
Scripps Clinic Division of Orthopaedic Surgery
La Jolla, California

Zinon T. Kokkalis, MD
Consultant
First Department of Orthopaedic Surgery
"Attikon" University General Hospital
University of Athens School of Medicine
Athens, Greece

L. Andrew Koman, MD
Professor and Chair
Department of Orthopaedic Surgery
Wake Forest University School of Medicine
Winston–Salem, North Carolina

Scott H. Kozin, MD
Professor
Department of Orthopeadic Surgery
Temple University;
Hand Surgeon
Shriners Hospital for Children
Philadelphia, Pennsylvania

Leo Kroonen, MD
Assistant Director of Hand Surgery
Naval Medical Center
San Diego, California

Tessa J. Laidig, DPT
Department of Physical Therapy & Rehabilitation Sciences
Drexel University
Philadelphia, Pennsylvania

Amy Lake, OTR, CHT
Texas Scottish Rite Hospital for Children
Dallas, Texas

Paul LaStayo, PhD, PT, CHT
Department of Physical Therapy
Department of Orthopaedics
Department of Exercise and Sport Science
University of Utah
Salt Lake City, Utah

Mark Lazarus, MD
Rothman Institute
Philadelphia, PA

Marilyn P. Lee, MS, OTR/L, CHT
Supervisor, Hand and Upper Extremity Rehabilitation
Crozer Keystone Health System, Springfield Division
Springfield, Pennsylvania

Michael Lee, PT, DPT, CHT
Clinical Director
Maximum Impact Physical Therapy
Tucson, Arizona

Brian G. Leggin, PT, DPT, OCS
Team Leader
Penn Presbyterian Medical Center
Philadelphia, Pennsylvania

Matthew Leibman, MD
Assistant Clinical Professor
Orthopaedic Surgery
Tufts University School of Medicine
Boston, Massachusetts;
Newton–Wellesley Hospital
Newton, Massachusetts

L. Scott Levin, MD, FACS
Professor and Chairman
Department of Orthopaedic Surgery
Professor, Plastic Surgery
Hospital of the University of Pennsylvania
Philadelphia, Pennsylvania

Zhongyu Li, MD, PhD
Assistant Professor
Department of Orthopaedic Surgery
Wake Forest University School of Medicine
Winston–Salem, North Carolina

Chris Lincoski, MD
Hand Surgery Fellow
Thomas Jefferson University Hospital
Philadelphia, Pennsylvania

Kevin J. Little, MD
Assistant Professor
Department of Orthopaedic Surgery
University of Cincinnati School of Medicine;
Cincinnati Children's Hospital Medical Center
Cincinnati, Ohio

Frank Lopez, MD, MPH
Assistant Professor
University of Pennsylvania
Philadelphia, Pennsylvania

John Lubahn, MD
Orthopaedic Residency Program Director
Hamot Medical Center
Erie, Pennsylvania

Gö ran Lundborg, MD, PhD
Professor
Lund University;
Senior Consultant
Department of Hand Surgery
Skane University Hospital
Målmo, Sweden

Joy C. MacDermid, BScPT, PhD
Assistant Dean, Rehabilitation Science
Professor, Rehabilitation Science
McMaster University School of Rehabilitation Science
Hamilton, Ontario, Canada;
Co–Director of Clinical Research
Hand and Upper Limb Center
London, Ontario, Canada

Glenn A. Mackin, MD, FRAN, FACP
Associate Professor of Clinical Neurology
Pennsylvania State University/Milton S. Hershey Medical Center
Hershey, Pennsylvania;
Director and Staff Neurologist
Neuromuscular Diseases Center and ALS Clinic
Lehigh Valley Health Network
Allentown, Pennsylvania

Leonard C. Macrina, MSPT, SCS, CSCS
Sports Certified Physical Therapist
Certified Strength and Conditioning Specialist
Champion Sports Medicine
Birmingham, Alabama

Kevin J. Malone, MD
Assistant Professor
Department of Orthopaedic Surgery
Case Western Reserve University
MetroHealth Medical Center
Cleveland, Ohio

Gregg G. Martyak, MD
Orthopedic Surgery, Hand and Upper Extremity
San Antonio Military Medical Center
Fort Sam Houston, Texas

John A. McAuliffe, MD
Hand Surgeon
Broward Health Orthopaedics
Fort Lauderdale, Florida

Philip McClure, PT, PhD, FAPTA
Professor
Arcadia University
Glenside, Pennsylvania

Pat McKee, MSc, OT Reg (Ont), OT(C)
Associate Professor
Department of Occupational Science and Occupational Therapy
Faculty of Medicine
University of Toronto
Toronto, Ontario, Canada

Kenneth R. Means, Jr. , MD
Attending Hand Surgeon
The Curtis National Hand Center
Union Memorial Hospital
Baltimore, Maryland

Robert J. Medoff, MD
Assistant Clinical Professor
University of Hawaii John A Burns School of Medicine
Honolulu, Hawaii

Jeanne L. Melvin, MS, OTR, FAOTA
Owner
Solutions for Wellness
Private Practice
Santa Monica, California

R. Scott Meyer, MD
Section Chief, Orthopaedic Surgery
VA San Diego Healthcare System;
Associate Clinical Professor
Department of Orthopaedic Surgery
University of California at San Diego
San Diego, California

Susan Michlovitz, PT, PhD, CHT
Adjunct Associate Professor
Rehabilitation Medicine
Columbia University
New York, New York;
Physical Therapist
Cayuga Hand Therapy
Ithaca, New York

Steven L. Moran, MD
Professor of Plastic Surgery
Associate Professor of Orthopedic Surgery
Chair of Plastic Surgery
The Mayo Clinic
Rochester, Minnesota;
Staff Surgeon
Shriners Hospital for Children
Twin Cities
Minneapolis, Minnesota

William B. Morrison, MD
Professor of Radiology
Thomas Jefferson University Hospital
Philadelphia, Pennsylvania

Edward A. Nalebuff, MD
Clinical Professor
Orthopaedic Surgery
Tufts University School of Medicine;
Hand Surgeon
New England Baptist Hospital
Boston, Massachusetts

Donald A. Neumann, PT, PhD, FAPTA
Professor, Physical Therapy
Marquette University
Milwaukee, Wisconsin

Richard Norris, MD
Director
Northampton Spine Medicine
Northampton, Massachusetts;
Board Certified, Physical Medicine and Rehabilitation Fellowship, Orthopedics;
Founder and Former Director
The National Arts Medicine Center
Washington, District of Columbia

Michael J. O' Brien, MD
Assistant Professor
Department of Orthopaedics
Tulane Institute for Sports Medicine
New Orleans, Louisiana

Scott N. Oishi, MD
Texas Scottish Rite Hospital for Children
Dallas, Texas

A. Lee Osterman, MD
Professor, Orthopaedic and Hand Surgery
Chairman, Division of Hand Surgery
Department of Orthopaedic Surgery
Jefferson Medical College
Thomas Jefferson University;
President, The Philadelphia and South Jersey Hand Centers, P. C. and Hand Surgery Fellowship Program
Philadelphia, Pennsylvania

Lorenzo L. Pacelli, MD
Consultant
Ascension Orthopedics
Austin, Texas

Allen E. Peljovich, MD, MPH
Attending Surgeon
The Hand and Upper Extremity Center of Georgia;
Clinical Instructor
Department of Orthopaedic Surgery
Atlanta Medical Center;
Attending Surgeon
Shepherd Center;
Medical Director
Hand and Upper Extremity Program
Children' s Healthcare of Atlanta
Atlanta, Georgia

Karen Pettengill, MS, OTR/L, CHT
Clinical Coordinator
NovaCare Hand and Upper Extremity Rehabilitation
Springfield, Massachusetts

Nicole M. Pettit, DPT
Department of Physical Therapy & Rehabilitation Sciences
Drexel University
Philadelphia, Pennsylvania

Cynthia A. Philips, MA, OTR/L, CHT
Hand Therapist
Farmingham, Massachusetts

Jason Phillips, MD
Orthopaedic Resident
Albert Einstein Medical Center
Philadelphia, Pennsylvania

Jean Pillet, MD
Strasbourg, France

Marisa Pontillo, PT, DPT, SCS
Senior Physical Therapist
GSPP Penn Therapy and Fitness at Penn Sports Medicine Center
Philadelphia, Pennsylvania

Ann Porretto-Loehrke, PT, DPT, CHT, COMT
Therapy Manager
Hand and Upper Extremity Center of Northeast Wisconsin
Appleton, Wisconsin

Neal E. Pratt, PhD, PT
Emeritus Professor
Department of Physical Therapy and Rehabilitation Sciences
Drexel University
Philadelphia, Pennsylvania

Victoria W. Priganc, PhD, OTR, CHT, CLT
Owner, Hand Therapy Consultation Services
Richmond, Vermont

Joshua A. Ratner, MD
The Hand Treatment Center
Atlanta, Georgia

Christina M. Read, DPT
Department of Physical Therapy & Rehabilitation Sciences
Drexel University
Philadelphia, Pennsylvania

Mark S. Rekant, MD
Assistant Professor
Department of Orthopaedic Surgery
Thomas Jefferson University
Philadelphia, Pennsylvania

David Ring, MD, PhD
Associate Professor of Orthopaedic Surgery
Harvard Medical School;
Director of Research
MGH Orthopaedic Hand and Upper Extremity Service
Massachusetts General Hospital
Boston, Massachusetts

Annette Rivard, MScOT, PhD(Can)
Assistant Professor
Department of Occupational Therapy
University of Alberta
Edmonton, Alberta, Canada

Marco Rizzo, MD
Associate Professor
Department of Orthopedic Surgery
Mayo Graduate School of Medicine;
Associate Professor
Department of Orthopedic Surgery
Mayo Clinic
Rochester, Minnesota

Sergio Rodriguez, MD
McAllen Hand Center
Edinburg, Texas

Birgitta Rosén, OT, PhD
Associate Professor
Lund University;
Occupational Therapist
Department of Hand Surgery
Skane University Hospital
Màlmo, Sweden

Erik A. Ro᾽senthal, MD
Retired Clinical Professor of Orthopaedic Surgery
Tufts University School of Medicine
Boston, Massachusetts;
Honorary Staff
Baystate Medical Center
Springfield, Massachusetts

Ralph Rynning, MD
Fellow
Thomas Jefferson University Hospital
Philadelphia, Pennsylvania

Douglas M. Sammer, MD
Assistant Professor of Surgery
Washington University School of Medicine
St. Louis, Missouri

Rebecca J. Saunders, PT, CHT
Clinical Specials
Curtis National Hand Center
Union Memorial Hospital
Baltimore, Maryland

Michael Scarneo, DPT
Department of Physical Therapy and Rehabilitation Sciences
Drexel University
Philadelphia, Pennsylvania

Christopher C. Schmidt, MD
Shoulder, Elbow, and Hand Surgery
Department of Orthopaedic Surgery
Allegheny General Hospital
Pittsburgh, Pennsylvania

Lawrence H. Schneider, MD
Retired Clinical Professor
Department of Orthopaedic Surgery
Jefferson Medical College
Thomas Jefferson University
Philadelphia, Pennsylvania

Karen Schultz-Johnson, MS, OTR, CHT, FAOTA
Director
Rocky Mountain Hand Therapy
Edwards, Colorado

Jodi L. Seftchick, MOT, OTR/L, CHT
Senior Occupational Therapist
Human Motion Rehabilitation
Allegheny General Hospital
Pittsburgh, Pennsylvania

Michael A. Shaffer, PT, ATC, OCS
Coordinator for Sports Rehabilitation
UI Sports Medicine;
Clinical Supervisor
University of Iowa Hospitals and Clinics;
Department of Rehabilitation Therapies
Institute for Orthopaedics, Sports Medicine and Rehabilitation
Iowa City, Iowa

Aaron Shaw, OTR/L, CHT
Clinical Specialist
Harborview Medical Center
Seattle, Washington

Eon K. Shin, MD
Assistant Professor in Orthopaedic Surgery
Department of Orthopaedic Surgery
Jefferson Medical College
Thomas Jefferson University;
The Philadelphia and South Jersey Hand Centers, P. C.
Philadelphia, Pennsylvania

Conor P. Shortt, MB, BCh, BAO, MSc, MRCPI, FRCR, FFR RCSI
Assistant Professor of Radiology
Thomas Jefferson University Hospital
Philadelphia, Pennsylvania

Roger L. Simpson, MD, FACS
Assistant Professor of Surgery
State University of New York, Stony Brook, New York;
Director of Plastic and Reconstructive Surgery and the Burn Center
Nassau University Medical Center
Long Island Plastic Surgical Group
Garden City, New York

Terri M. Skirven, OTR/L, CHT
Director of Hand Therapy
The Philadelphia and South Jersey Hand Centers, P. C.
Director
Hand Rehabilitation Foundation
Philadelphia, Pennsylvania

David J. Slutsky, MD, FRCS(C)
Assistant Clinical Professor of Orthopedics
Chief of Reconstructive Hand Surgery
Harbor-UCLA Medical Center
David Geffen UCLA School of Medicine
Los Angeles, California

Beth Paterson Smith, PhD
Associate Professor
Department of Orthopaedic Surgery
Wake Forest University School of Medicine
Winston-Salem, North Carolina

Kevin L. Smith, MD, MS
Private Practice
Charlotte Plastic Surgery
Charlotte, North Carolina;
Associate Clinical Professor of Plastic Surgery
University of North Carolina, Chapel Hill
Chapel Hill, North Carolina

Thomas L. Smith, PhD
Professor
Department of Orthopaedic Surgery
Wake Forest University School of Medicine
Winston-Salem, North Carolina

Elizabeth Soika, PT, DPT, CHT
Physical Therapist, Certified Hand Therapist
Results Physiotherapy
Clarksville, Tennessee

Dean G. Sotereanos, MD
Professor
Drexel University
Philadelphia, Pennsylvania
Vice Chairman
Department of Orthopaedic Surgery
Hand and Upper Extremity Surgery
Allegheny General Hospital
Pittsburgh, Pennsylvania

Alexander M. Spiess, MD
Clinical Instructor
Allegheny General Hospital
Pittsburgh, Pennsylvania

David Stanley, MBBS, BSc(Hons), FRCS
Honorary Senior Lecturer
University of Sheffield;
Consultant Elbow and Shoulder Surgeon
Northern General Hospital
Sheffield, South Yorkshire, United Kingdom

Pamela J. Steelman, CRNP, PT, CHT
Nurse Practitioner, Certified Hand Therapist
The Philadelphia and South Jersey Hand Centers, P. C.
Philadelphia, Pennsylvania

Scott P. Steinmann, MD
Professor of Orthopedic Surgery
Mayo Clinic
Rochester, Minnesota

Stephanie Sweet, MD
Clinical Assistant Professor
Department of Orthopaedic Surgery
Thomas Jefferson University;
Attending Hand Surgeon
The Philadelphia and South Jersey Hand Centers, P. C.
Philadelphia, Pennsylvania

Varik Tan, MD
Professor
Department of Orthopaedics
University of Medicine and Dentistry of New Jersey
The New Jersey Medical School;
Director
Hand and Upper Extremity Fellowship
University of Medicine and Dentistry of New Jersey
The New Jersey Medical School
Newark, New Jersey;
Attending Surgeon
Overlook Hospital
Summit, New Jersey

John S. Taras, MD
Associate Professor
Department of Orthopaedic Surgery
Drexel University and Thomas Jefferson University;
Chief
Division of Hand Surgery
Drexel University;
The Philadelphia Hand Center, PC
Philadelphia, Pennsylvania

Angela Tate, PT, PhD
Adjunct Faculty
Arcadia University
Glenside, Pennsylvania;
Clinical Director
H/S Therapy, Inc
Lower Gwynedd, Pennsylvania

Matthew J. Taylor, PT, PhD, RYT
Founder and Director
Dynamic Systems Rehabilitation Clinic
Scottsdale, Arizona

Andrew L. Terrono, MD
Clinical Professor
Orthopaedic Surgery
Tufts University School of Medicine;
Chief
Hand Surgery
New England Baptist Hospital
Boston, Massachusetts

Allen Tham, MD
Resident
Department of Orthopaedic Surgery
Temple University Hospital
Philadelphia, Pennsylvania

Michael A. Thompson, MD
Scripps Clinic Medical Group
La Jolla, California

Wendy Tomhave, OTR/L
Shriners Hospital for Children
Twin Cities
Minneapolis, Minnesota

Patricia A. Tufaro, OTR/L
Senior Occupational Therapist
William Randolph Hearst Burn Center at New York-Presbyterian Hospital Weill-Cornell Medical Center
New York, New York

Thomas H. Tung, MD
Associate Professor of Surgery
Division of Plastic and Reconstructive Surgery
Washington University School of Medicine
St. Louis, Missouri

Chris Tuohy, MD
Assistant Professor
Orthopaedic Surgery
Wake Forest University School of Medicine;
Orthopaedic Surgeon
North Carolina Baptist Hospital
Wake Forest University Health Sciences
Winston-Salem, North Carolina

Sheryl S. Ulin, MS, PhD
Research Program Officer
University of Michigan
Ann Arbor, Michigan

Gwendolyn van Strien, LPT, MSc
Director/Owner
Hand Rehabilitation Consultancy
Den Haag, the Netherlands;
Director
Hand Therapy Unit
Lange Land Hospital
Zoetermeer; the Netherlands;
Clinical Instructor
Department of Rehabilitation
Erasmus University Rotterdam
Rotterdam, the Netherlands;
Course Director and Instructor
Post Graduate Allied Health Education
National Institute for Allied Health
Amersfoort, the Netherlands

June P. Villeco, MBA, OTR/L, MLDC, CHT
Montgomery Hospital
Norristown, Pennsylvania

Rebecca L. von der Heyde, PhD, OTR/L, CHT
Associate Professor of Occupational Therapy
Maryville University;
Certified Hand Therapist
Milliken Hand Rehabilitation Center
Shriner's Hospital for Children
St. Louis, Missouri

Ana-Maria Vranceanu, PhD
Clinical Staff Psychologist
Massachusetts General Hospital
Boston, Massachusetts

Heather Walkowich, DPT
Physical Therapist
The New Jersey Center of Physical Therapy
Riverdale, New Jersey

Mark T. Walsh, PT, DPT, MS, CHT, ATC
Assistant Clinical Professor
Department of Physical Therapy and Rehabilitation Sciences
College of Nursing and Health Professions
Drexel University
Philadelphia, Pennsylvania;
President, Co-Founder/Owner
Hand and Orthopedic Physical Therapist Associates, PC
Levittown, Pennsylvania;
Consultant
Hand Therapy and Upper Extremity Rehabilitation
Department of Physical Therapy and Rehabilitation
Lower Bucks Hospital
Bristol, Pennsylvania

Jo M. Weis, PhD
Associate Professor, Psychiatry and Behavioral

Medicine
Medical College of Wisconsin
Milwaukee, Wisconsin

Lawrence Weiss, MD
Assistant Professor of Orthopaedic Surgery
Pennsylvania State University School of Medicine;
Chief
Division of Hand Surgery
Lehigh Valley Hospital
Allentown, Pennsylvania

Kevin E. Wilk, PT, DPT
Associate Clinical Director
Champion Sports Medicine;
Director of Rehabilitative Research
American Sports Medicine
Birmingham, Alabama

Gerald R. Williams, Jr. , MD
Professor, Orthopaedic Surgery;
Chief, Shoulder and Elbow Service
The Rothman Institute
Thomas Jefferson University
Philadelphia, Pennsylvania

Scott Wolfe, MD
Chief, Hand and Upper Extremity Surgery
Attending Orthopedic Surgeon
Hospital for Special Surgery;
Professor of Orthopedic Surgery
Weill Medical College of Cornell University
New York, New York

Terri L. Wolfe, OTR/L, CHT
Director
Hand and Upper Body Rehabilitation Center
Erie, Pennsylvania

Raymond K. Wurapa, MD
The Cardinal Orthopaedic Institute
Columbus, Ohio

Michael J. Wylykanowitz, Jr. , DPT
Department of Physical Therapy & Rehabilitation Sciences
Drexel University
Philadelphia, Pennsylvania

Theresa Wyrick, MD
Assistant Professor
Department of Orthopaedic Surgery
Arkansas Children’s Hospital
University of Arkansas for Medical Sciences
Little Rock, Arkansas

Kathleen E. Yancosek, PhD, OTR/L, CHT
MAJOR
United States Army

Jeffrey Yao, MD
Assistant Professor of Orthopaedic Surgery
Robert A. Chase Hand and Upper Limb Center
Stanford University Medical Center
Stanford, California

David S. Zelouf, MD
Clinical Instructor
Department of Orthopaedic Surgery
Jefferson Medical College
Thomas Jefferson University;
Assistant Chief of Trauma Surgery
Thomas Jefferson University Hospital;
The Philadelphia and South Jersey Hand Centers, P. C.
Philadelphia, Pennsylvania

目 录

上卷（第一至十部分）

下卷（第十一至二十部分）

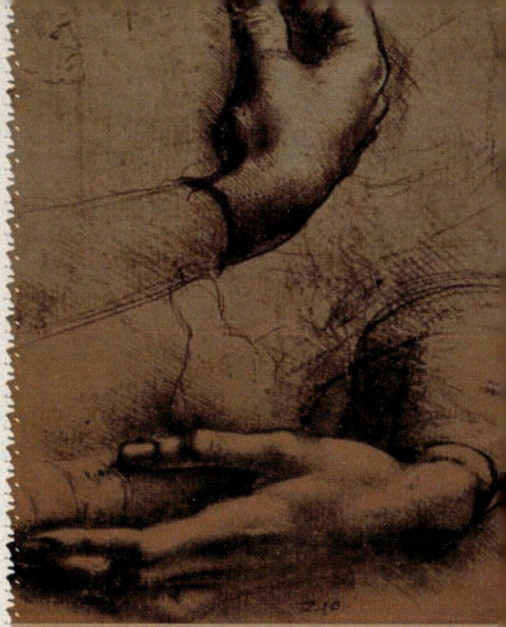

第一部分

1

解剖和运动功能学

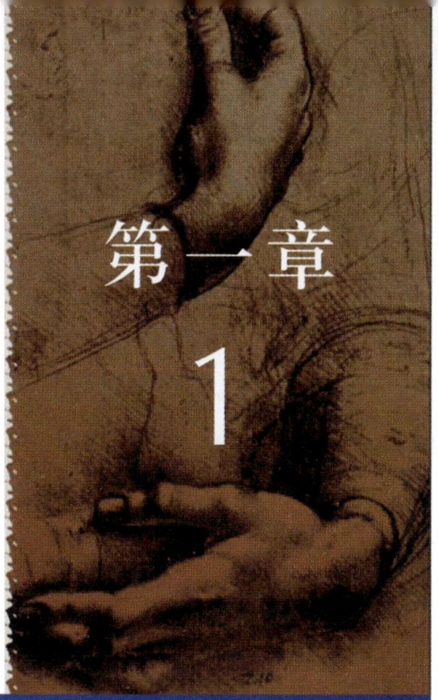

第一章 1

手部解剖和运动功能学

原著者 NEAL E.PRATT, PhD, PT
译校者 王元元 孙常太

关键点

- 手可以呈现各种位置和姿势，依此来完成许多的功能和熟练的操作。
- 手在执行任务过程中，手部肌肉既要强而有力，又要控制运动熟练而准确。
- 手的皮肤，尤其掌面皮肤，富有多种感受器，这使得手能够辨别出细微的质地和形状差异。
- 手的关节和肌肉含有大量的本体觉感受器，使得手能够辨别极小的位置差异，因此能够极其流畅地执行精细操作。

一、手的骨骼

手部骨骼构成了手的框架，同时在维持手部形状和为各种软组织附着提供稳定的基础均起着重要的作用。手部骨骼的有序排列，使手部内在肌及外在肌肌腱最大限度发挥功能。19块主要骨骼分两种类型：掌骨和指骨（图1－1），这些骨块有长骨，包括中间的体部和沿中心轴延伸的近端和远端（骨骺）。还有一些小的骨块（籽骨），通常位于某些拇指内在肌肌腱处。

掌骨与每根手指相连，其中拇指掌骨明显短于其他手指。这些骨块构成手的骨骼的基础，其完整性对手的形状及功能都是必需的。每一块掌骨均向背侧呈弓形弯曲，由近端扩大的基底部、中间的体部及远端的头部构成（图1－2）。掌骨近侧基底部间排列紧密，远侧头部分散排列。如此排列决定了手部的外形并将手指分开，使手指可以独立执行功能并能够操作大的物体。拇指掌骨位于其他掌骨之前并旋转近90°，从而使其位于理想的位置（图1－1）。

每块掌骨的体部横截面呈三角形，其顶点指向掌侧，并且掌侧面较背侧面密质骨更丰富。密质骨的富集反映了掌骨屈侧的可压缩性更明显。每块掌骨连同指骨整体构成手的掌弓，掌骨向背面凸起，三角形横截面为手掌的软组织通过提供了充分的空间，经过手掌大部分的组织包括内在骨间肌、多条指长屈肌腱以及伴行的蚓状肌。掌部的形状可以使这些肌肉的力学作用得到加强，力线位于掌指（metacarpophalangeal，MCP）关节屈伸轴线的掌侧。

四块掌骨内侧的基底部形状不规则，掌侧窄、背侧宽，从而形成近端掌横弓（图1－3），掌骨基底部近侧与两侧均形成关节面。而拇指掌骨基底部

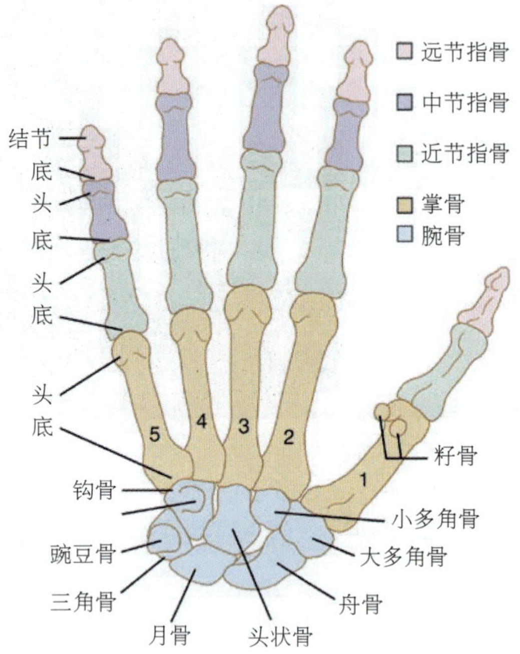

图1–1 右腕及手部骨骼（掌侧面观）。注意拇指相对于其余手指旋转近90°

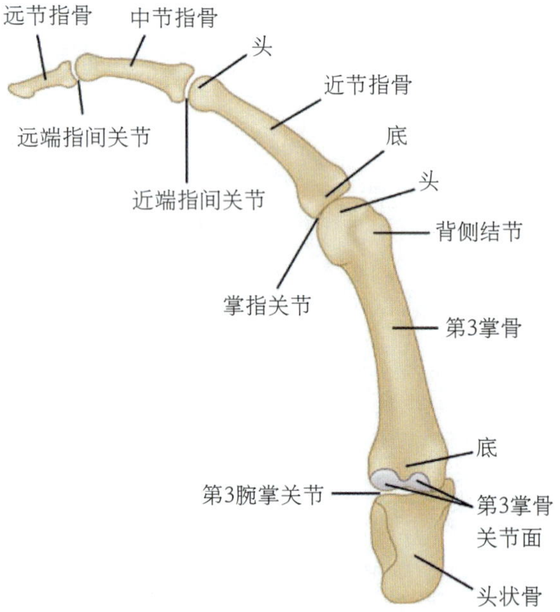

图1–2 中指和头状骨侧面观。注意掌骨的背侧凸面和近节、中节指骨

明显不同，近侧稍显平整并呈浅鞍状的表面为关节面，凹面呈由内向外方向，凸面呈由前向后方向（注意：拇指掌骨相对于其余掌骨旋转90°，且

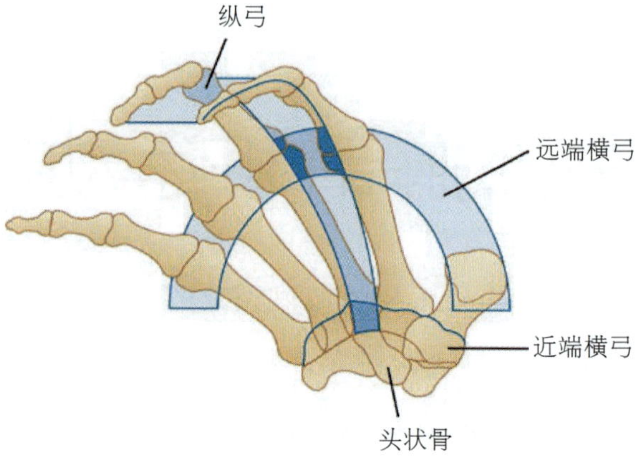

图1–3 手部的横弓和纵弓

上述描述也是基于解剖学位置）；基底部的最内侧，相比基底部其余部分更突向近侧，形成三角形喙突。

所有掌骨的头部均相似。关节面无论从侧方看还是从背向掌侧看均呈圆形，两侧之间长度明显短于背侧至掌侧长度，但掌侧面宽于背侧面。重要的是，关节面在掌骨掌侧较背侧延伸更远。在头部两侧背部均可见明显的背侧结节，且紧邻关节面。

掌骨的外形也构成手部的近端和远端横弓（图1–3）。近端掌横弓处于腕骨远端和掌骨基底部交界水平。掌骨基底部和腕骨远端横截面呈楔形，每个楔形尖端指向掌侧。掌骨基底部和腕骨远端彼此邻近并紧密连接，共同构成背侧凸起，形成横弓。远端横弓位于掌骨头部水平，形成背侧凸起。远端横弓较近端横弓大，反映出掌骨的方向及掌骨头部排列较基底部分散。

手部包含14块指骨；其中拇指为2块，其余手指均为3块指骨。近节和中节指骨类似掌骨，沿其长轴向背侧呈弓形，因此构成手部纵弓。指骨体部为指长屈肌肌腱的附着点。指骨体部掌面平坦，背面呈圆形。圆形面与平坦面交界处形成明显的纵嵴，为手指纤维腱鞘的附着点（图1–1）。每块指骨向两端延伸成骨骺，基底部（近端）大于头部（远端）。

近节指骨基底部表面呈双凹形，共同构成关节面。中节和远节指骨基底部从背侧向掌侧呈凹状，中间形成嵴，共同构成关节面。近节和中节指骨头部从侧方看呈圆柱形，中间垂直于该圆柱的凹槽。

远节指骨短于其他指骨，且没有头部，但末端延伸形成粗糙的掌面隆起，支持指尖软组织及指甲。

二、手部关节

腕掌（carpometacarpal，CMC）关节是手部的最近端关节，并且连接手部与腕部之间，均属滑膜关节，拇指的腕掌关节明显不同于其余四指。拇指的腕掌关节具有重要而复杂的运动，其余四指的腕掌关节有少量甚至无运动。

四指的腕掌关节位于内侧，有四块骨，掌骨基底部和远端腕骨（大多角骨、小多角骨、头状骨、钩骨）之间。对应骨骼间关节面呈不规则形，并延伸至掌骨基底部和腕骨的内外侧面，关节面相互对应一致形成紧密连接。每块掌骨基底部与一块、二块或三块腕骨构成关节，坚固的韧带从两侧或腕掌关节间隙将这些骨骼紧密联系。所有这些关节都由单个关节囊包绕，从而形成单个滑膜腔。滑膜腔不仅穿过这些关节间隙，甚至穿过远端掌骨基底部之间和近端腕骨远端骨骼之间。

这些关节的有效运动多变且微弱。实质上，示指和中指的腕掌关节无运动。这两块掌骨连同相应远端腕骨构成手部的坚硬而稳固的中间基础。环指和小指的腕掌关节存在少量的运动，主要是微弱的屈曲及手内侧的轻度翘弯（使成杯状）动作，且在操作和抓握时起重要作用（图1–4）。

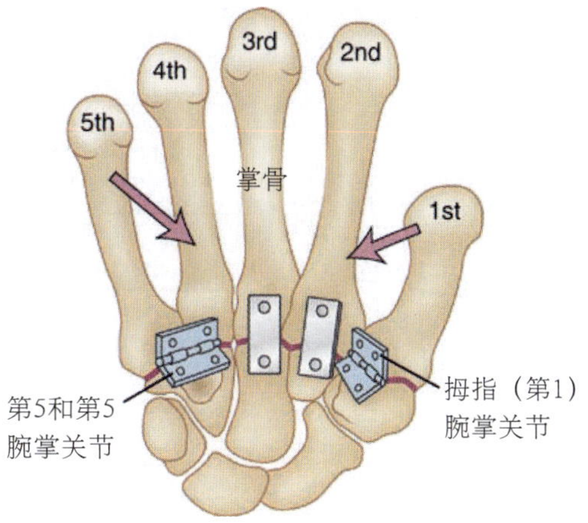

图1–4　右手掌骨和腕骨掌侧面观，显示五个掌指关节间的相对运动。注意拇指、环指和小指的运动较示指和中指更为广泛

第1腕掌关节位于拇指掌骨与大多角骨之间。由于拇指仅与大多角骨构成关节，第1腕掌关节的位置和方向基于拇指的位置。大多角骨方向倾斜，几乎在矢状面上，且比起与其构成关节的小多角骨或舟骨，其更多地投射在掌侧面上。

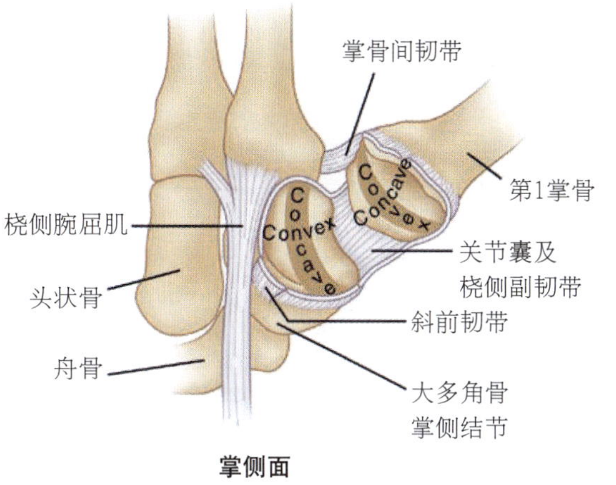

图1–5　右手拇指腕掌关节掌侧面观。关节是开放的，且掌骨偏向桡侧。注意该关节骨间的鞍状关节面，分别呈凹面（concave）和凸面（convex）

第1掌骨基底部和大多角骨远端的关节面均呈浅鞍状（图1–5），每个关节面均由凹面和凸面组成，且各自凹面与凸面垂直。这种形状决定其运动主要发生在相互垂直的两个平面。在冠状面上的运动，拇指朝手掌方向运动，主要为屈和伸，当掌骨基底部凹面移向大多角骨凸面时产生运动。矢状面上的运动，拇指靠近和远离示指，分别为内收（靠近）和外展（远离），当掌骨基底部凸面移向大多角骨凹面时产生运动。鞍状关节面较浅，且软组织限制相对较松弛，第1腕掌关节还可发生轴向旋转运动。这种旋转，旋前主要发生在第1腕掌关节并构成代表拇指所需要的功能。旋后与旋前相反。事实上，某些运动是耦合运动。外展常伴随一定程度内旋，即旋前，是因为大多角骨的凹面呈轻度弯曲。外旋联合内收形成了旋后。即使是屈伸动作，也涉及一定程度旋转。屈曲伴随少量的旋前，伸展伴随着少量的旋后，这是由于大多角骨的凸面呈轻度弯曲的缘故。

Hanes认为这种运动耦合是由于关节的某些韧带拉紧所致；Zancolli等认为运动耦合是由于关节面和韧带的共同作用引起。关节韧带（图1–6，图1–7）存在于关节的各个表面。这些术语容易混

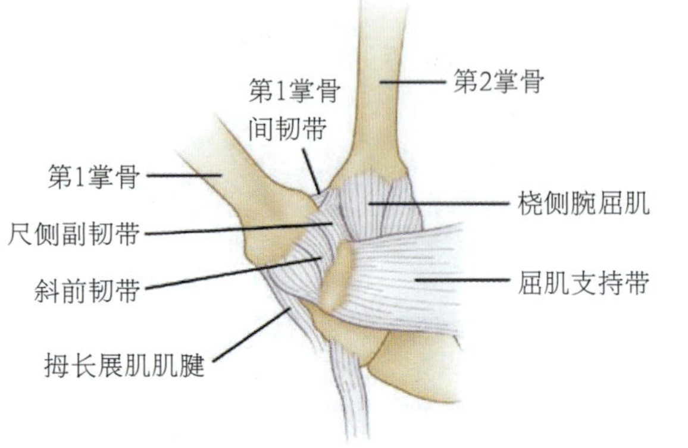

图1-6 左手拇指腕掌关节韧带掌侧面观

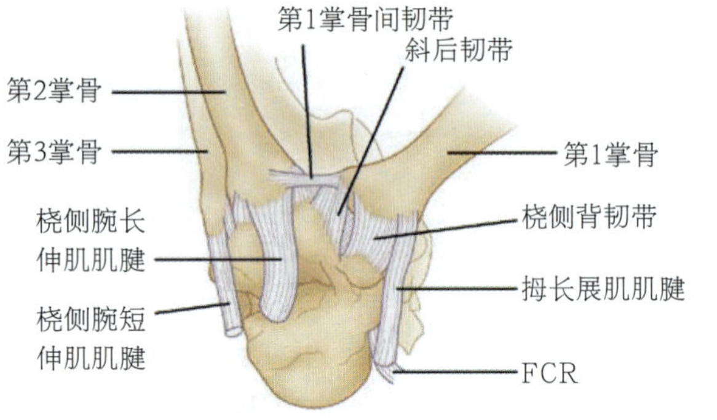

图1-7 左手拇指腕掌关节韧带背面观

淆，由于有几个系统对其进行命名，并且各自关于韧带的数量上也有差异。斜前或喙凸韧带是连接掌骨基底部的掌面结节和大多角骨结节嵴远端的坚固韧带，该韧带通常被认为是稳定关节的主要韧带并且在外展、伸展、旋前时拉紧。Bettinger等对浅层的斜前韧带和深层的斜前韧带进行了描述，并认为它们共同组成了喙凸韧带。尺侧副韧带位于关节的掌面和内侧面，并由腕横韧带延伸至第1掌骨基底部掌内侧面。斜后韧带位于关节背侧面，联系大多角骨背侧和掌骨基底部尺侧（内侧）。单个掌骨间韧带（或成对前后掌骨间韧带）联系第1和第2掌骨基底部。桡侧背韧带由大多角骨背外侧延伸至第1掌骨基底部背侧。关节囊完整而松弛，是轴向旋转运动所必需的。四指的掌指（metacarpophalangeal，MCP）关节（图1-8）由近节指骨基底部和掌骨构成。掌骨头部关节面呈双凸形，从而使关节面在掌侧比背侧延伸得更远，且掌侧较背侧宽。近节指骨基底部呈双凹形，且较掌骨头部关节面浅而小。上述关节面的形状几乎允许指骨在掌骨

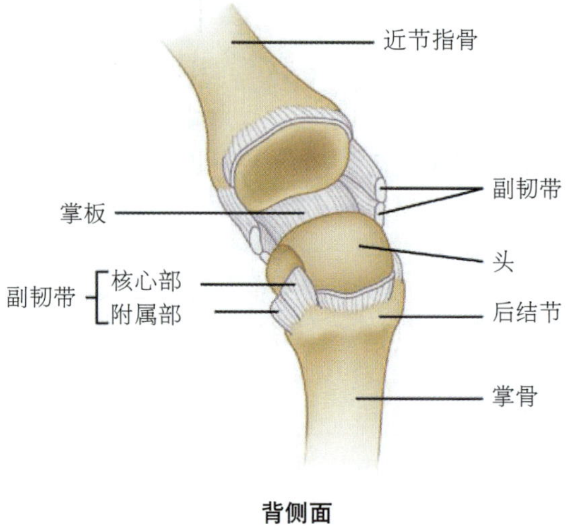

图1-8 掌指关节背侧面观。背侧面开放以显示关节面。注意掌骨头部呈两侧凸起，近节指骨基底部呈两侧凹陷

头部的任何平面上移动。然而，由于软组织的限制，关节的主动活动限制在屈曲、伸展、内收和外展上。内收是指手指向中指方向移动，外展是指手指向远离中指方向移动。中指可以偏向桡侧（外侧）或尺侧（内侧）。只有在被动活动时才可获得轴向旋转运动。掌指关节的关节囊（图1-9）高度专一。与任何关节囊一样，包绕着关节间隙并附着于关节面两侧边缘。不同的是，它的掌侧面由坚固的纤维软骨板——掌侧韧带或掌板构成。掌板内侧缘或外侧缘为手指腱鞘的纤维部附着点，尤其是第1环状韧带（A1滑车）。因此，掌板的重要性在于稳定和定位指长屈肌上。掌板远端厚而硬，且其掌侧面为近节指骨基底部提供一薄层附着点。这种铰链状附着允许掌板构成一个单位向近节指骨移动。掌板近端薄，稍松弛并富有弹性，附着于掌骨头部掌侧基底部。屈曲时掌板滑向近端（图1-10），由于掌板近侧可折叠使滑动成为可能。副韧带（图1-10）呈三角形，由两个不同部分构成，近端均附着于掌骨背侧结节。韧带纤维由附着点至远端时出现偏离，核心韧带或带形部分向远端延伸，构成副韧带的最坚固部分。核心副韧带起于背侧结节，斜行经过掌侧并附着于近节指骨基底部掌侧面一侧。核心副韧带在手指伸展时稍松弛，从而允许其内收和外展。当近节指骨屈曲时，由于掌骨头部呈凸形且掌侧较宽，核心韧带紧张。随着紧张的产

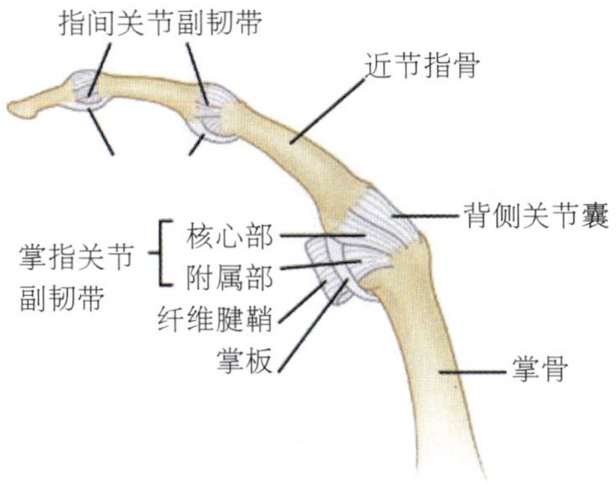

图1–9　掌指关节和指间关节关节囊侧面观

生，屈曲时内收和外展明显受限。韧带的附属或扇形部分走向更为倾斜，并附着于掌板。手指纤维腱鞘也附着于掌板，附属副韧带在稳定指长屈肌肌腱中起重要作用。当手指屈曲时，附属副韧带轻度松弛。掌指关节背侧及外侧由伸肌腱帽加强。伸肌腱帽由纤维的扁平层组成，其垂直于手指长轴，从关节掌板一侧边缘斜行至另一侧边缘。关节任何一侧的纤维均位于矢状面，故称矢状索带。当手指伸展和屈曲时，伸肌腱帽汇于指长伸肌肌腱，分别滑向近端和远端，也是近节指骨伸展机制。伸肌腱帽集中掌指关节伸肌肌腱时同等重要。

拇指掌指关节与其余四指既相似又有所不同。关节面和副韧带极为相似。总体来说，关节囊是相似的，但其中的掌板有所不同。掌板内含有两块籽骨，籽骨间形成拇长屈肌肌腱插入凹槽。拇收肌部分止于籽骨尺侧，拇短屈肌部分止于籽骨桡侧。更多的浅层纤维支撑在一定程度上形成改良的伸肌腱帽。帽的尺侧较桡侧坚固，且由拇收肌的肌腱和腱膜构成，向背侧延伸并与拇短伸肌和拇长伸肌肌腱汇合。帽的桡侧由拇短展肌和拇短屈肌的肌腱构成，也向背侧与拇短伸肌和拇长伸肌肌腱汇合。尺侧的腱膜对拇指外展形成坚强的抑制。由于拇指与其余四指处于不同平面，拇指更易受内收和外展力量的影响。

拇指掌指关节的运动方向与其余四指相似，但由于关节的稳定性而更易受限制。屈曲和伸展稍自由，内收和外展更明显受限。而拇指掌指关节运动因人而异，运动可能受限应在与自身对侧比较后决定。

近端指间（proximal interphalangeal，PIP）

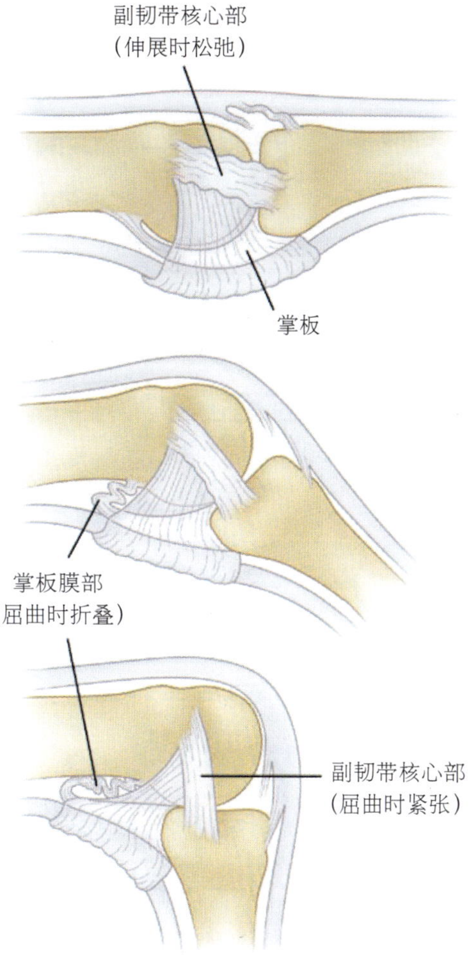

图1–10　掌指关节侧面观。描述副韧带核心部及掌板在掌指关节完全伸展、部分屈曲及屈曲时的情况。注意副韧带核心部的紧张度随近节指骨的屈曲而变化，以及掌板近端在关节屈曲时也发生折叠

关节（图1–11）由手的近节指骨的头部（短横圆柱体）和中节指骨基底部（从背侧到掌侧呈凹形，因而与头部圆柱体相对应）构成。除此之外，指骨头部有一矢状凹槽，指骨基底部有一矢状嵴。这种表面的组合加强了关节的稳定性，并确保将矢状面上的运动（屈曲和伸展）限定在一定的活动度内。

关节囊与掌指关节的相似。在掌侧由掌板加强，两侧由副韧带、支持带及侧带加强，背侧由三角系膜及中间带加强。这些结构与关节囊不同程度地混合在一起，因此，不同程度地滑向关节囊或相互间移动。

掌板（图1–12）与掌指关节的相似，在屈伸

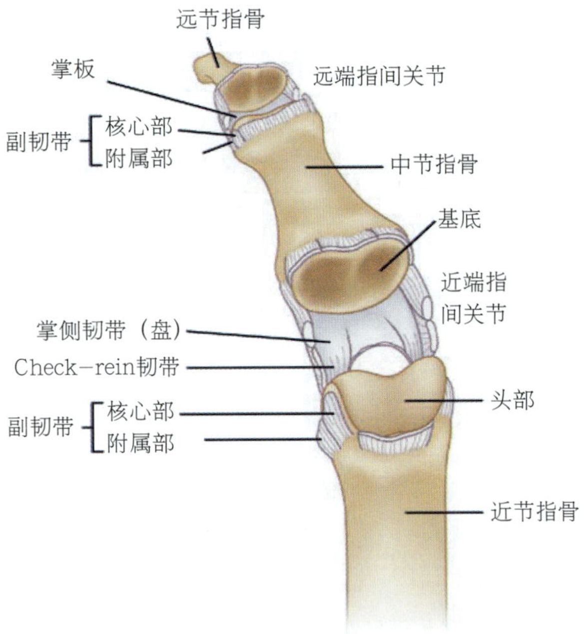

图1-11 指间关节背面观。关节向背侧开放以显示关节面。注意指骨头的矢状槽和指骨底的矢状嵴

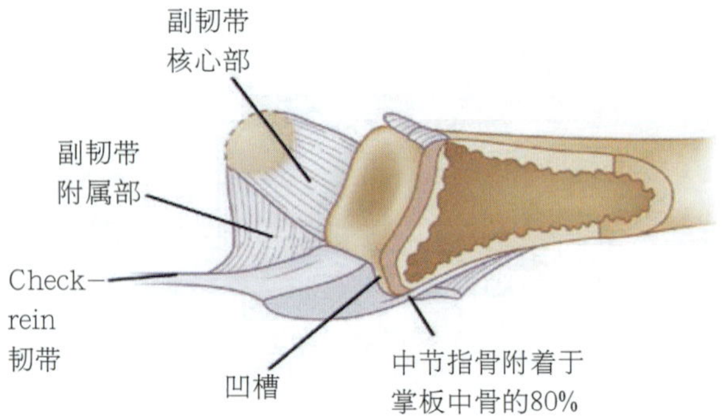

图1-12 中节指骨近侧面和近端指间关节掌板矢状面观。注意所描述的仅是半侧掌板

过程中以同样的方式移动。近侧附着点两侧宽于中间带，被称为“check-rein韧带”。当中节指骨伸展时，这些韧带拉紧，从而限制了近端指间关节的过伸。掌板也是手指纤维腱鞘的第3环状韧带（A3滑车）附着点。该滑车附着于掌板的边缘，并确保屈肌肌腱维持在经关节穿过的位置。因此，掌板的稳定性对于屈肌肌腱具有适宜的位置和功能是必需的。

指间关节的副韧带（图1-11，图1-12）与掌指关节的相似，呈三角形，由核心部（带形）和附属部（扇形）构成。从附着点到近节指骨的背侧结节，两部分在经过关节时出现分离——核心部附着于中节指骨基底部，附属部附着于掌板。核心部在关节活动范围内是紧张的，从而维持关节在任何位置的稳定性；附属部稳定关节掌板。

同掌指关节一样，近端指间关节由伸肌机制加强。中间带和三角系膜位于背侧，侧带和支持带位于两侧。指深屈肌和指浅屈肌肌腱经过掌板附着于关节。

远端指间（distal interphalangeal，DIP）关节与近端指间（PIP）关节极为相似。关节面的结构相似，因此关节运动限制在矢状面上，即屈伸运动。关节囊、掌板和副韧带也相似，因此关节的每个运动及所提供的支持均与近端指间关节相似。掌板为手指屈肌腱鞘的纤维部提供附着点，并形成第5环形韧带（A5滑车）。

所经过关节的关节外结构极为不同。只有指深屈肌肌腱经过关节掌侧面；在背侧面，当中间带经过时与关节囊混成一体。

三、手部皮肤、韧带系统及分区

手部背侧皮肤不同于掌侧。背侧皮肤薄、松弛、移动性强。这种移动性是由于薄的皮下组织（浅筋膜）松弛地附着于深筋膜。掌面皮肤厚且移动性差。鱼际和小鱼际隆起的皮下组织厚且脂肪多，因而构成大的衬垫。掌部中央皮肤通过多重隔膜紧紧附着于掌腱膜，几乎是不可移动。这种结构分布大大提高了手的抓握能力。整个上肢封闭于袖套状结缔组织内，称之为铸型筋膜。在上臂及前臂，该层结构通过肌间隔膜形成的前后分区联系于内侧及外侧骨骼。相似地分层延续至手部，形成复杂的纤维系统及构成有分区的多个隔膜。相似的功能结构被分隔并限于独立的分区。由于支持带是一种解剖学的维持结构（通常由结缔组织构成），因而被称为韧带系统。在手部，铸型筋膜附着于第1和第5掌骨（图1-13），背侧筋膜薄，附着于其他掌骨，被称为背侧骨间筋膜。掌侧，通过鱼际和小鱼际的肌膜较薄，分别为鱼际筋膜和小鱼际筋膜；而中央部筋膜大大增厚形成掌腱膜。掌腱膜（掌筋膜）是坚固的纤维结构，纤维的走行方向由近侧至远侧。近侧纤维窄，并与掌长肌相连，汇集于掌横韧带。纤维向远端仅延伸至接近掌指关节，且纤维增宽，形成四个手指分支，即手指纤维腱鞘。手指分支间通过近端横向纤维束联系，并朝向掌指关节水平的掌横韧带浅层。掌腱膜通过多重隔膜紧紧地附着于皮肤和掌骨。附属的纤维层分隔手掌的不同结构，并限定四个分区。鱼际隔膜由鱼际筋膜与掌腱膜的交界处延伸至第1掌骨，与鱼际筋膜一起构成鱼际区。相似地，在手部尺侧，小鱼际隔膜由小鱼际筋膜与掌腱膜的交界处延伸至第5掌骨，与小鱼际筋膜一起构成小鱼际区。深层隔膜经过手掌，附着于第1、3、4、5掌骨。骨间内收筋膜，与联系掌骨背侧的骨间筋膜一起，构成了骨间内收分区，几乎均分布于掌骨之间。掌面中央区，即中央区，位于掌腱膜的深层，内侧和外侧分别以小鱼际隔膜和鱼际隔膜分界，并受限于骨间内收筋膜。同上臂和前臂区一样，这些分区包含有相似功能的肌肉，由1～2条神经支配。除这些包括肌肉和其他结构书面分区外，还有一些潜在的间隙，如筋膜腔、滑囊、滑膜腱鞘。这些结构通常加强了邻近结构间的运动。然而，当血液聚集或炎性物质积聚时，这些潜在的间隙可能成为实际的间隙，在不同情况下产生特征性肿胀。鱼际间隙和掌中间隙（图1–13，图1–14），是位于指长屈肌肌腱和骨间内收筋膜之间的筋膜平面。这个平面由延伸与掌中腱膜和第3掌骨之间的掌中隔膜分隔为尺侧掌中间隙和桡侧鱼际间隙。鱼际间隙位于拇收肌掌侧面，掌中间隙位于内侧骨间肌掌侧面。桡侧囊和尺侧囊（图1–14）是指长屈肌滑膜腱鞘的组成部分。桡侧囊与拇长屈肌相关，由腕管近端延伸至拇指远节指骨。尺侧囊与掌面指浅屈肌和指深屈肌的8条肌腱相关，远端至手指及小指，由腕管近端延伸至小指远节指骨。指2、3、4有独立的滑膜腱鞘，并从掌指关节的近端延伸至远节指骨。每个滑膜腱鞘也可能扩大肿胀。手部背侧存在两个平面间隙可能是液体积聚的潜在间隙（图1–13）：一个位于皮下组织（手背皮下间隙），另一个与指长伸肌肌腱有关（手背腱膜下间隙）。掌骨背侧的皮下组织含有指长伸肌肌腱、皮神经、手背静脉网，以及来自手的大部分传入淋巴管。由于淋巴管分布于手的大部分，手的任何部位的炎症可能导致整个手背的肿胀。指长伸肌肌腱（拇指除外），均由筋膜的腱上层和腱下层包裹。这两层腱膜与肌腱的两侧联合，构成肌腱周围分区。肌腱并未占据整个手背平面，因而手背皮下平面宽于肌腱平面。

四、手部内在肌

手部内在肌（图1–15，图1–16）起止点均在手部，通常是涉及手指精细运动的小肌肉。除掌短肌外，这些肌肉位于手的分区之间，每个分区肌肉均有相似地动作。

掌短肌位于手掌尺侧皮下组织。不同的肌肉由掌腱膜尺侧延伸至中间手部，由尺神经浅支支配，

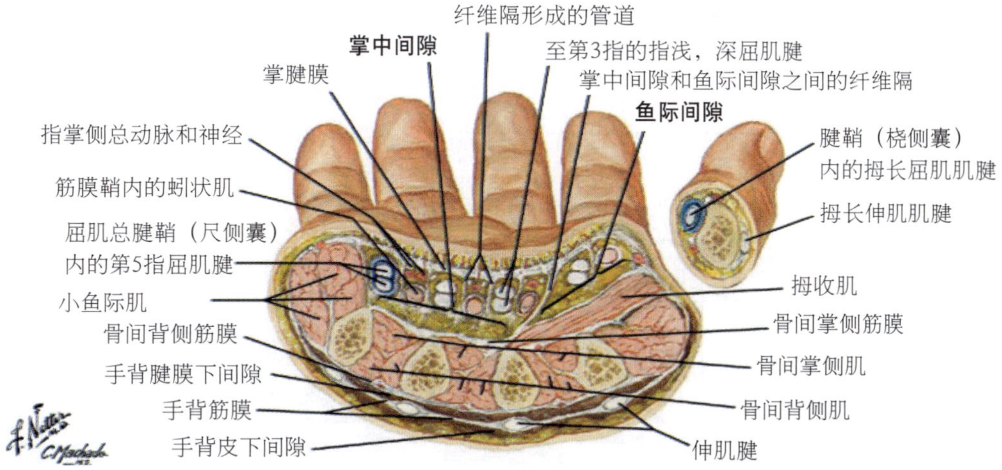

图1–13　手掌部横截面观（出自www.netterimages.com奈特图解）

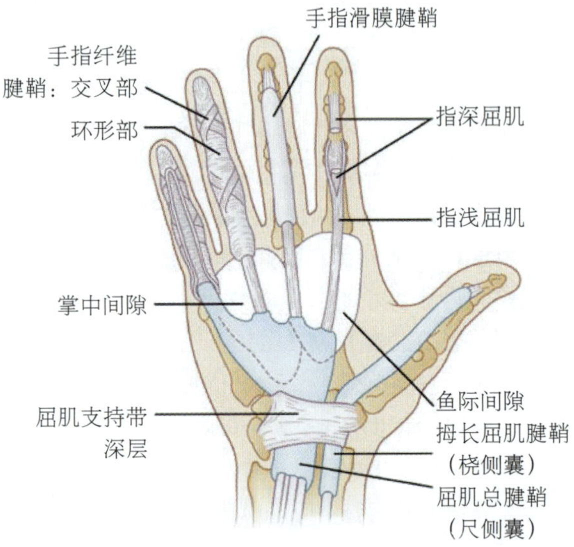

图1-14 手及腕部掌侧面观。描述屈肌腱鞘的桡侧囊和尺侧囊、手指腱鞘、鱼际间隙和掌中间隙

拉紧桡内侧皮肤，并有助于抓握动作。鱼际分区中包含4个拇指固有肌中的3个，并且均有正中神经的循环支（鱼际、运动）支配。拇短展肌位于表浅的掌面，起于掌横韧带和大多角骨，止于拇指近节指骨基底部掌面；使拇指外展，即拇指在矢状面上向远离示指的方向上移动。拇短屈肌与拇外展肌一样，位于矢状面偏内侧，起于腕横韧带和大多角骨，止于拇指近节指骨基底部掌侧正中；在冠状面上屈曲拇指掌骨和近节指骨。拇对掌肌位于3块肌肉的最深层，覆盖第1掌骨体部的大部分，肌纤维起于腕横韧带和大多角骨，经桡侧线形止于掌骨掌侧。由于肌纤维斜行及线形止于掌骨，肌肉的理想位置可使拇指掌骨产生轴向旋转。小鱼际分区的肌肉与鱼际相似，且产生的运动亦相似，有3块肌肉均由尺神经深支支配。位于最中间位置的小指展肌，由豌豆骨延伸至第5近节指骨基底部中间；在掌指关节中外展小指（小指向远离中指的方向移动）。小指屈肌位于掌侧并偏外侧，起于钩骨和腕横韧带，向远端及内侧延伸，止于第5近节指骨基底部中间；屈曲小指的掌指关节。小指对掌肌起于钩骨，肌纤维偏向内侧走行，斜越掌骨，线形止于第5掌骨体部中间；该肌肉处于理想位置时可以旋转第5掌骨，但由于受腕掌（CMC）关节运动的影响，仅能产生手掌内侧小幅的握杯动作。中间分区包含4条蚓状肌。每条肌肉起于尺侧的指深屈肌肌腱或起于它所位于的两条肌腱之间，肌肉行向远端，越过掌指关节的屈伸轴线掌侧，最后止于伸肌

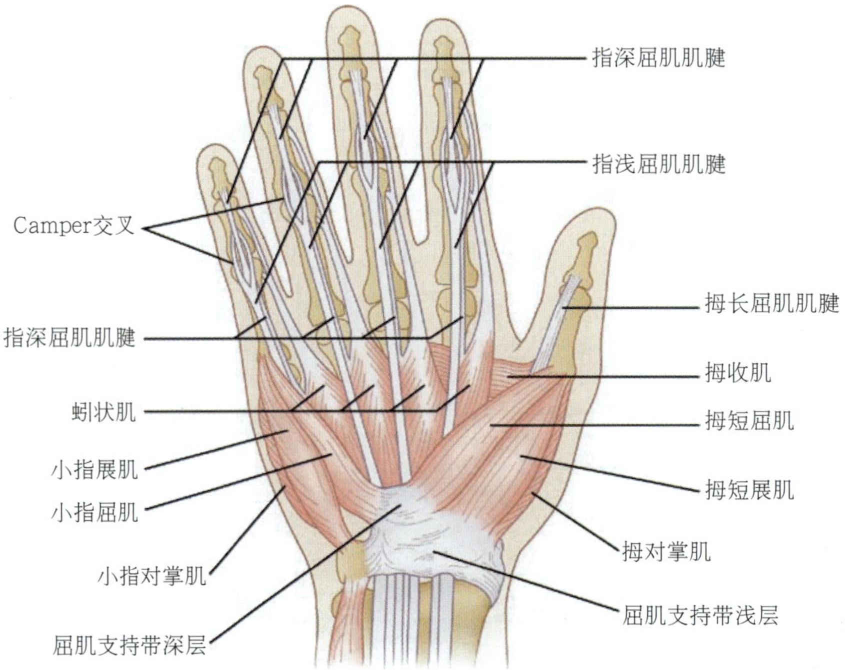

图1-15 手部浅层肌肉掌侧面观

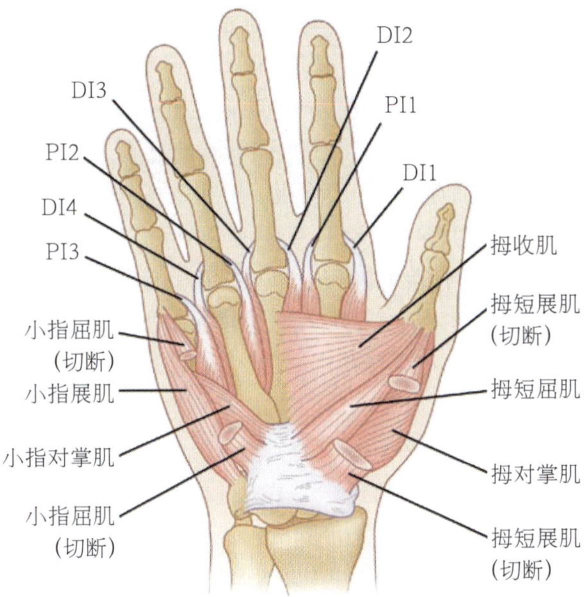

图1-16　手部深层肌肉掌侧面观。DI.背侧骨间肌；PI.掌侧骨间肌

装置的中间带和侧带；产生掌指关节的屈曲及近端和远端指间关节的伸展运动。这些功能的机制在伸肌装置中给予更充分的阐释。这些肌肉的神经支配与指深屈肌相似：2块尺侧肌肉由尺神经支配，2块桡侧肌肉由正中神经支配。骨间内收分区包含所有的骨间肌及1块拇指固有肌——拇收肌。所有这些肌肉均由尺神经深支支配。拇收肌是最大的手内在肌，也是唯一不在鱼际分区内的拇指固有肌。它有两个头部：一个为斜行头，起于腕骨远端侧面和毗邻的掌骨基底部；一个为横行头，起于第3掌骨体部。肌纤维起于宽的汇合处，止于拇指近节指骨基底部掌面中间。这是内收拇指（将拇指移向示指）的最大肌肉。掌侧骨间肌和背侧骨间肌位于掌骨之间，作用是内侧四指的内收和外展。中指作为运动的参考标志，用相对于中指的位置来决定其他指的运动。掌侧骨间肌属内收肌（palmar interossei adductors，PAD），背侧骨间肌属外展肌（dorsal abductors，DAB）。骨间肌也是伸肌装置的一部分，所以同蚓状肌一样，可产生掌指关节的屈曲及近端和远端指间关节的伸展。3块掌侧骨间肌的定位是为了使示指、环指和小指向中指运动。因此，它们起于第4、第5掌骨体部侧面和第2掌骨体部中间，向远端经过腕横韧带深层背侧与腕掌关节屈伸轴线掌侧，最后止于伸肌装置中间带和侧带，也存在止于近节指骨基底部的变异情况。

尽管4块背侧骨间肌仅与示指、中指和环指的运动有关，但它们均起于5块掌骨。每块肌肉均有两个起源头，所以每块肌肉均起于毗邻掌骨体部的两侧，越过掌指关节屈伸轴线，止于近节指骨基底部两侧，并进一步止于伸肌装置的中间带和侧带。中指有2块背侧骨间肌，分别向内侧和外侧偏离中指，均产生外展运动，因为它们的移动方向均将中指作为中间参考点。

五、手部外在肌肌腱

手部外在肌是指起于前臂，止于手部的肌肉。指长屈肌和指长伸肌，肌腹位于前臂内，长肌腱越过腕部止于手指。这些肌腱在手部走行较长，由腕部至手指走行过程中，肌腱间的关系及周围结构时常发生变化。由于肌腱常易受损，因此了解肌腱在走行过程中的关系很重要，因为毗邻的结构可能连同肌腱一起损伤并呈现不同的临床特点。指深屈肌（flexor digitorum profundus，FDP）和指浅屈肌（flexor digitorum superficialis，FDS）的指长屈肌肌腱（图1-15）经过腕管进入手部。在腕管近端，肌腱排成三列：止于中指和环指的FDS肌腱位于掌侧，止于示指和小指的FDS肌腱位于中间，止于四指的FDP肌腱位于背侧。这些肌腱继续进入腕管时，FDS肌腱位于FDP肌腱的掌侧。在手掌部，肌腱随背侧FDP肌腱偏向相应的各指或FDS肌腱深部。蚓状肌位于每对肌腱的桡侧。每对肌腱进入手指腱鞘MCP关节掌板的近端。FDS肌腱经过近节指骨时分离（Champer交叉），两部分围绕FDP肌腱向背侧弯曲并止于中节指骨基底部掌侧。肌腱分离处的肌纤维方向使转向FDP肌腱的压缩力最小，当经过交叉部位时。FDP肌腱继续越过中节指骨和DIP关节，止于远节指骨基底部掌侧。这些肌腱的血供由进入掌侧肌腱的血管提供，在肌腱内形成通过手指的长短系带的纵向通道。除此之外，血管通过肌腱的骨端止点进入肌腱。外在指屈肌的作用取决于所跨越关节的位置。FDP主要影响DIP关节的运动，FDS主要影响PIP关节的运动。所有这些关节由肌肉收缩产生力量直接与腕部的位置有关，因为位置决定肌肉运动产生的生理活动范围。因此，手部的大部分活动伴随腕部的一定程度的伸展运动而发生。蚓状肌产生MCP关节的屈曲及PIP和DIP关节的伸展。当指深屈肌缩短时，蚓状肌近端附着点朝近端方向移动，从而增加蚓状肌的生理优势。同样，当MCP关节屈曲时，指深屈肌肌腱的近端运动代偿蚓状肌的短缩。

屈肌腱鞘包括两个不同组成部分：一是滑膜腱鞘，可促进运动；一是纤维腱鞘，可维持肌腱位置。在手指的多数位置上，均有两种腱鞘参与。在手掌部，仅有滑膜腱鞘参与。

纤维腱鞘（图1-17）受制于每根手指，并由MCP关节掌板近端向PIP关节掌板远端延伸。一般认为，解剖学上纤维腱鞘是连续的，但有多个点由集中的横向纤维〔环形韧带或环形（A）滑车〕大大加强，且有多个点是薄弱的并由斜行韧带〔交叉韧带或交叉（C）滑车〕加强。A滑车编号由近及远，所以滑车A1、A3、A5分别附着于MCP、PIP、DIP掌板，滑车A2、A4分别与近节、中节指骨相连。A滑车坚固且具重要功能，因为它们在最关键的位置将肌腱精确定位。滑车A2和A4是重要的，因为它们确保肌腱沿着近节和中节指骨掌侧凹形体部走行。除防止绞索外，A2和A4滑车连同近节指骨头部构成三点力学系统维持作用，从而易化了PIP关节的屈曲发生。当伸展手指时，屈肌肌腱沿近节和中节指骨体部背侧走行，在越过PIP关节时位于掌侧。当屈肌肌腱紧缩时，它们向近节指骨头部施加背侧力量，向A2和A4滑车施加掌侧力量，从而开始屈曲。在DIP关节上也是相似情况，但程度不及PIP关节。

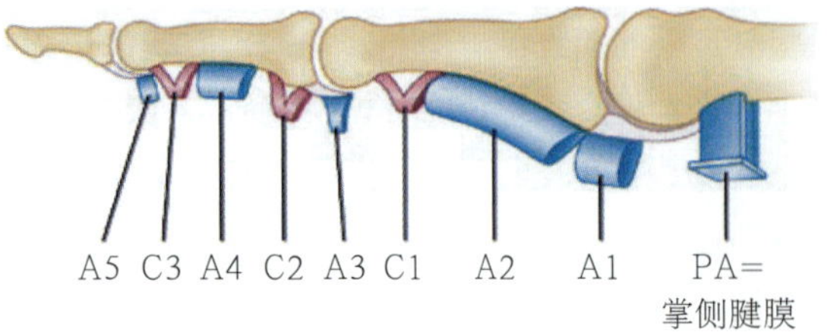

图1-17 Doyle描述的手指屈肌纤维腱鞘环形部（A）和交叉部（C）侧面观（Doyle JR.Anatomy of the finger flexor tendon sheath and pulley system.J Hand Surg，1988;13A:473-484.）

交叉韧带或C滑车编号也是由近及远进行的。交叉这个术语意味着滑车呈X形，但事实上它们仅以倾斜形式存在。通常一直存在的两个交叉韧带是C1和C3，分别位于A2和A4滑车的远端。滑车C1由近节指骨延伸至PIP掌板，滑车C3将中节指骨和DIP掌板相连。无论是A2还是A4近端存在的C滑车，均有高度的变异性。这些滑车有助于防止绞索，而一旦发生绞索可使绞索降至最低程度。

拇指的纤维腱鞘由MCP掌板近端延伸至IP掌板的远端。A滑车与MCP和IP掌板均相关。与近节指骨相关的滑车是倾斜的，由近节指骨基底部尺侧延伸至其桡侧并靠近IP关节。任何单个滑车的缺失都不会明显减少关节的运动。而近端环形和交叉韧带的缺失会明显降低关节的运动。

滑膜腱鞘（图1-14，图1-18）很像滑囊，由两层结构组成，两层间是连续的，因此构成一个封闭的腔隙。想象一下抽空气体的气球，尽管气球塌陷了，但仍存在可使其再膨胀的潜在腔隙。滑囊通常几乎是扁平的，而滑膜腱鞘则围绕肌腱直至两边汇合，从而使整个肌腱不被完全包绕。滑膜腱鞘的两层附着于任何相毗邻的结构。在一个手指腱鞘中，内层（脏层）附着于肌腱，而外层（壁层）附着于腱鞘的纤维部。当肌腱移动时，滑膜腱鞘的两层之间相对于肌腱和纤维腱鞘出现滑行。腱鞘的内层由细胞排列着，该细胞与滑膜关节关节囊的滑膜层所排列的细胞相似。这些细胞调节着腔隙内的极少量的滑液，并且对各种损害比较敏感，通过启动腔隙内的炎症应对调节。滑膜腱鞘内的炎症干扰着

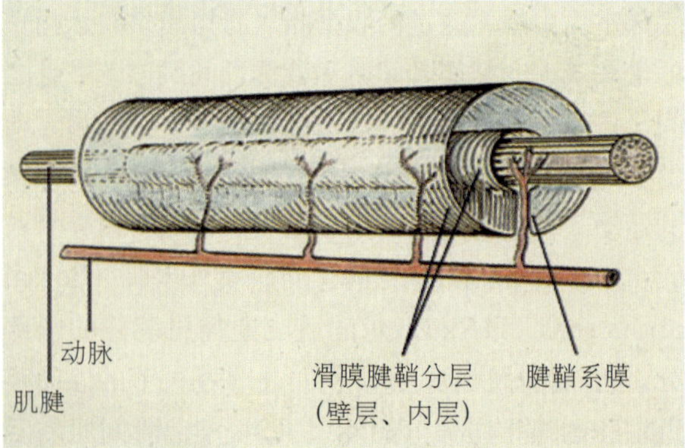

图1-18 滑膜腱鞘示意图。注意鞘膜并非紧密围绕肌腱，本图示内可见鞘膜内间隙。事实上，此间隙是潜在的腔隙，因为鞘膜的两层之间由少量薄层液体分离

肌腱的正常滑行，并迫使手指屈曲，因为屈曲位可使该腔隙容纳更多的滑液。

手指腱鞘的纤维部构成了一个非常紧密而坚韧的纤维骨性管道，所以几乎没有可以越过该管道进入肌腱和滑膜腱鞘的空间。由于纤维腱鞘的滑车是连续的，所以腱鞘越薄，两滑车间越薄弱。正常情况下，滑膜是轻度膨胀的，在较薄弱的区域，滑车之间或邻近滑车部位，易形成“阻塞cul-de-sacs”；尤其在A1滑车的近端，由于滑膜腱鞘延伸至纤维腱鞘的近端并形成一个小袋。手指屈曲时，滑膜腱鞘脏层随肌腱一起向近端滑行，所以小袋扩大。当腱鞘出现任何炎症时，这种膨胀继续扩大，尤其是A1滑车近端的小袋。

在手掌部，有五个不同的滑膜腱鞘：尺侧囊、桡侧囊及三个相互分隔的手指腱鞘（图1-14）。尺侧囊与所有的FDS和FDP肌腱相关，起于腕管近端，经过腕管进入手掌，随FDS和FDP肌腱进入小指，并在此处形成手指滑膜腱鞘。尺侧囊与示指、中指和环指相关的部分止于掌中部，所以在手掌部存在一个无滑膜腱鞘的“裸区”。桡侧囊与拇长屈肌（FPL）相关，由腕管近端延伸至拇指远节指骨。三个相互分隔的手指滑膜腱鞘与示指、中指和环指有关，由MCP关节近端延伸至这些手指的远节指骨。

外在肌肌腱经过伸肌支持带深部进入手部，这些肌肉分别是三块腕伸肌、一块拇长展肌及五块指伸肌。伸肌支持带由桡骨外侧延伸至耻骨内侧，通过五个隔膜与这些骨骼相连，而这些隔膜位于支持带深部并构成六个分区。这些分区从桡侧至尺侧进行编号，并在图1-19中进行说明。外在伸肌肌腱经过这些分区，因而固定于腕部。在这些分区内，肌腱存在滑膜腱鞘，并起于肌腱支持带近端止于远端。总之，单个滑膜腱鞘与一个分区内的所有肌腱相关，但也存在变异。

在手背外侧，拇指基底部区域内，拇长展肌（APL）、拇短伸肌（EPB）及拇长伸肌（EPL）限定构成了解剖学的“鼻烟壶”（图1-19），APL和EPB肌腱构成其后界，它的位置更偏后侧是因为它从桡侧背结节（Lister结节）周围经过进入手部。舟骨构成了“鼻烟壶”的基底部，桡动脉沿对角线越过舟骨至第1间隙，且桡神经浅支穿过构成边界的肌腱。

四个内侧手指的肌腱分别是指伸肌（extensor digitorum，ED）、示指伸肌（indicis proprius，EI）和小指伸肌（extensor digiti minimi，EDM）肌腱。ED和EI的肌腱通过伸肌4区，EDM肌腱通过5区。腕部远端，ED肌腱偏向MCP关节，EI和EDM肌腱经过此处分别止于示指和小指。这些肌腱薄而平坦，因为皮下组织较少，它们较靠近掌骨和背侧骨间肌，以及皮肤。在MCP关节近端，中指、环指及小指肌腱四指的ED肌腱几乎都可以通过腱间联合相连接（图1-19）。从环指肌腱到中指和小指肌腱，这些连接是倾斜的。因为方向倾斜，三个手指独立运动是有限的，这意味着当MCP关节中指和小指屈曲时，很难主动伸展环指。

伸肌装置（支持带、腱膜）是手指背侧及两侧的纤维带系统，由MCP关节的近端延伸至每根手指的远节指骨。这种结构对手指的运动和平衡都很重要，并由几个部分组成。

当伸肌肌腱越过MCP关节时，功能上它并未附着于近节指骨，而是附着于伸肌腱帽，该帽是围绕关节的周围纤维带。帽的两侧位于矢状面上，附着于掌侧掌板上，即所谓的“矢状带”。在矢状带的远端，帽的纤维更为倾斜。帽具有悬吊功能，屈曲时滑向远端，伸展时滑向近端，并且通过该装置伸肌肌腱延伸至MCP关节的近节指骨。该帽可以将伸肌肌腱锚定于中间位置。

在MCP关节远端，伸肌肌腱分为单个中间带和一对侧带。中间带沿近节指骨走行，越过PIP关节，然后附着于中节指骨基底部背侧。侧带向远端走行时出现偏离，越过PIP关节两侧，屈伸轴向背侧，继续向远端走行，并向背侧汇合，形成越过DIP关节背侧面的单个带，附着于远节指骨基底部背侧。尽管侧带和中间带均是伸肌肌腱的直接延续，它们仅小部分受伸肌控制，因为在MCP关节上主要利用指伸肌的偏移。由于蚓状肌和骨间肌均附着于中间带和侧带，所以在效能上是这些肌肉的肌腱。蚓状肌和骨间肌经过MCP关节屈伸轴向的掌侧，因此可以屈曲近节指骨。由于它们附着于中间带和侧带，这些肌肉可延伸至中节和远节指骨。

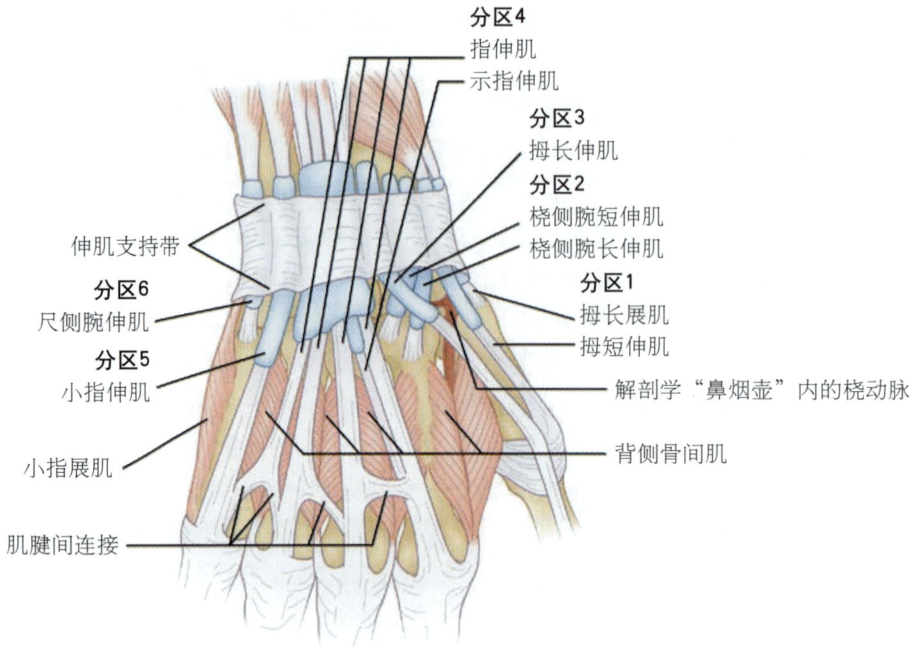

图1-19 腕及手部外在肌肌腱背面观

当侧带越过PIP关节时，侧带位置的维持对于手指的正常位置和运动是很重要的。这个位置通过两个纤维支撑维持。三角系膜将侧带连接于中节指骨和PIP关节的背侧，并防止它们向掌侧移位。也就是说，系膜可以确保侧带向PIP关节屈伸轴向的背侧越过。支持韧带有两个组成部分，并且两者均可防止侧带的背侧移位。横向支持韧带起于PIP关节的掌侧关节囊和屈肌韧带，止于中节指骨近侧半的侧联合肌腱。斜行支持韧带（Landsmeer）起于PIP关节掌板和屈肌腱鞘掌侧，止于肌腱末端。斜行支持韧带在稳定侧带方面似乎更重要，它经过PIP关节屈伸轴向的掌侧，并联系着PIP和DIP关节的运动。当远节指骨屈曲时，侧带被拉向远端，同时也增加了斜行韧带的紧张度，因而增加PIP关节的屈曲力量，导致中节指骨的屈曲。相反，当中节指骨伸展时，也牵伸斜行韧带，这增加侧带的紧张度，从而导致远节指骨的伸展。换言之，无中节指骨屈曲时，远节指骨亦不能屈曲；无远节指骨伸展时，中节指骨亦不能伸展。如果Landsmeer韧带稍有松弛，侧带可能向背侧滑行，PIP关节可能被“锁定”在伸展位，当中节指骨保持伸展时，远节指骨才可屈曲。

尽管拇指具有改良的伸肌腱帽，中节和远节指骨的伸展相当直接，分别由拇短伸肌（EPB）和拇长伸肌（EPL）控制。改良腱帽属拇指背侧和两侧纤维支撑的浅层，且在尺侧比较坚固。尺侧由拇收肌（AP）肌腱和腱膜构成，较宽，向远端延伸，与EPB和EPL肌腱混合而成。桡侧由拇短展肌（APB）和拇短屈肌（FPB）肌腱构成，也向远端延伸，与EPB和EPL肌腱混合而成。

六、手指平衡

手指的位置，无论在静息位还是在运动过程中，均取决于手指屈肌和伸肌的力量。这些力量有动力性的（肌肉的），也有静力性的（韧带的）。每根手指的松弛位——每个关节轻度屈曲，并且从示指到小指屈曲逐渐增加——反映了肌肉的力量及屈肌力量大于伸肌力量。任何力量的缺失均可产生手指自然位置的可预见的改变（畸形），典型的是相反的动力性力量的缺失。例如，当越过远端指间关节的中间带缺失时，可产生远节指骨的屈曲（锤状指）和远节指骨的伸展不稳。

手指的掌侧，指深屈肌（FDP）是DIP关节的唯一力量，且加强DIP和MCP关节的屈肌力量。指浅屈肌（FDS）是PIP关节的主要力量，可增强

MCP关节的掌侧力量。MCP关节的屈肌力量来自与蚓状肌、骨间肌及2块指长屈肌。尽管MCP关节的屈肌力量源于多块肌肉，而力量的具体来源明显不同且主要取决于手腕的位置。强握时的力量发生于DIP和PIP关节，伸腕时力量发生在MCP关节。

当手部进行精细操作时，蚓状肌和骨间肌引起近节指骨的屈曲。手指屈曲侧唯一的静态力量在PIP关节上，力量源于支持带的斜行部位。

作用于MCP关节的唯一的伸肌力量源于指伸肌（ED）、示指伸肌（EI）和小指伸肌（EDM），而它们作用于PIP和DIP关节的力量是微弱的。作用于PIP和DIP关节的主要肌肉力量源于蚓状肌和骨间肌。支持带的斜行部分是经过DIP关节伸侧的静态力量，而三角系膜是经过PIP关节伸侧的静态力量。

斜行支持带或横行支持带不完整，将导致手指侧带的背侧移位，且增加PIP关节的伸肌力量；斜行韧带的缺失也将消除PIP关节的屈肌力量；所以该网络导致了伸肌力量的不平衡，从而引起中节指骨过伸。过伸导致指深屈肌（FDP）和指浅屈肌（FDS）肌腱的紧张性增加，从而导致远节和近节指骨的屈曲。PIP关节的过伸及DIP和MCP关节的屈曲，被称为鹅颈畸形（swan-neck deformity）。

PIP关节背侧软组织结构破坏将产生不同的畸形。这是由于静态和动态力量缺失引起畸形的实例。中间带缺失消除蚓状肌和骨间肌的力量，三角系膜缺失将引起侧带的掌侧移位。经过关节伸侧的力量降低，如果侧带比较充分地向掌侧移位（屈伸轴向的掌侧），几乎所有的伸肌力量都消失且增加屈侧力量。上在述任何情况下，力量的平衡转向PIP关节的屈侧，从而导致关节屈曲。指深屈肌（FDP）和指浅屈肌（FDS）肌腱的被动紧张度性降低，导致远节和近节指骨的伸展。此种关节位置，PIP关节的屈曲及DIP和MCP关节的伸展，如纽扣状，称为纽扣样畸形（buttonhole deformity）。

由神经损伤所致的畸形源于动力性力量的缺失。腕尺管内尺神经损伤被认为是低位尺神经损伤。这种类型的损伤导致拇收肌（AP）、所有骨间肌、两条蚓状肌，以及小鱼际分区肌肉的缺失。这些肌肉中，有助于手指屈伸平衡的肌肉是蚓状肌和骨间肌。这种损伤所致的畸形被称为不全爪形手。骨间肌和蚓状肌的缺失降低MCP关节掌侧的动力性力量，以及即使不是全部也是大部分的PIP和DIP关节背侧的动力性力量。这降低了MCP关节的屈肌力量及PIP和DIP关节的伸肌力量，从而导致MCP关节的伸肌力量及PIP和DIP关节的屈肌力量的增加。因此，当MCP关节过伸及PIP和DIP关节屈曲时，出现爪形手。

由于小指和环指的蚓状肌和骨间肌均缺失，环指和中指仅骨间肌缺失，所以小指和环指的爪形畸形更严重。

七、手部神经支配

支配手部的周围神经有3条，即正中神经、尺神经及桡神经浅支。正中神经是手部主要皮神经，在前臂远端分出一条细小的掌侧支进入手部浅层，支配拇指基底部皮肤。在腕部近端，正中神经位于掌长肌和桡侧腕屈肌肌腱之间，进入手部，经过腕管，在腕管远端分出终末支，即循环支（运动支、肌支）和几条手指分支。循环支经过外侧，支配鱼际分区的肌肉，因位置表浅，位于豌豆骨和拇指MCP关节之间，易造成撕裂伤。手指分支有两种类型，掌侧指总神经支配两个手指的毗邻侧，经过其间隙时分出两条指掌侧固有神经。每条指掌侧固有神经支配一个手指的一侧，延伸至手指末端，支配PIP关节的掌侧半皮肤和DIP关节的掌侧和背侧皮肤。每条指掌侧固有神经也支配手指的关节。

尺神经是手部的主要肌神经。在腕部近端，尺神经位于尺侧腕屈肌肌腱深部，与尺动脉伴行进入手部，走行于豌豆骨外侧、豆钩韧带浅部、掌短肌深部及钩骨内侧（腕尺管）。这是尺神经易损伤的部位，因走行位置表浅，容易撕裂，因横穿豆钩韧带而易受外压而损伤。在腕尺管内或其远端，尺神经分支分为浅支和深支。浅支除支配掌短肌外，还是一条皮神经并分支为掌侧指总神经和掌侧指固有神经。深支属肌神经，无皮支分布，经过小鱼际分区并伴行于掌侧深动脉弓，向外侧走行于指长屈肌肌腱深部。深支终止于外侧的拇收肌。尺神经有一背侧皮支，起于腕部近端，该分支穿过腕部内侧向背侧走行进入手部。

手的背侧有指背侧总神经和指背侧固有神经分支，分布存在变异，典型分布是支配内侧半手指近节皮肤及相应的手背皮肤。桡神经浅支属纯粹的皮神经，支配手的背外侧面，行经于解剖学“鼻烟壶”和拇长伸肌肌腱浅部，进入手部，分支为指背侧总神经和指背侧固有神经，尽管存在变异，典型的支配是外侧三个半手指近节皮肤，以及相应的手背皮肤。节段性支配源于四个脊髓节段。手外侧、拇指及示指皮肤由C_6脊髓节段；中指皮肤由C_7节段；手内侧、环指及小指皮肤是C_8脊髓节段。手部内在肌为C_8和T_1节段，外侧为C_8脊髓节段，内侧为T_1脊髓节段。

八、手部血液供给

手由桡动脉和尺动脉供血。这些动脉构成了两个动脉弓，其分支间存在多重联系，因此手部的动脉血供丰富而有保障。尺动脉行经豌豆骨外侧和钩骨内侧进入手部腕尺管中，并与尺神经伴行。在腕尺管内或其远端，尺动脉分支为粗大的浅支和细小的深支。浅支走行于手掌外侧，是掌浅动脉弓的主要构成部分。掌浅弓位于拇指远端水平，掌腱膜和指长屈肌肌腱之间。典型的掌浅弓由桡动脉掌浅支共同构成，尽管联系较少甚至缺如。动脉弓分支为指掌侧总动脉至毗邻的两个手指的两侧和指掌侧固有动脉至单个手指的一侧。典型的分支是，指固有动脉供给小指内侧，三个总动脉供给小指、环指、中指和示指。拇指和示指外侧的动脉通常是桡动脉的分支，但可能源于掌浅弓或两者。尺动脉深支行经小鱼际分区，转向外侧以共同构成掌深弓。

在腕部近端，桡动脉位于桡侧腕屈肌肌腱外侧，即掌侧浅支起点。桡动脉向背侧走行，经过腕部外侧及解剖学“鼻烟壶”，到达第1指间间隙拇长伸肌（EPL）肌腱远端后转向掌侧，经过第1背侧骨间肌两个头之间到达掌部。在掌部，桡动脉移行为掌深动脉弓，并与尺动脉深支共同组成掌深弓，位于掌浅弓近端，指长屈肌肌腱、骨间肌及掌骨之间。掌深弓与尺神经深支伴行，掌深弓最外侧分支通常为拇指第一动脉，次级分支为示指桡侧动脉，供给示指外侧面。多数掌骨动脉分支源于掌深弓，并与手掌远端掌浅弓的指总动脉分支相连。

桡动脉和尺动脉均有腕掌侧和背侧分支，这些分支与各自的腕部表面共同构成掌侧网和背侧网，且存在一定程度的变异。

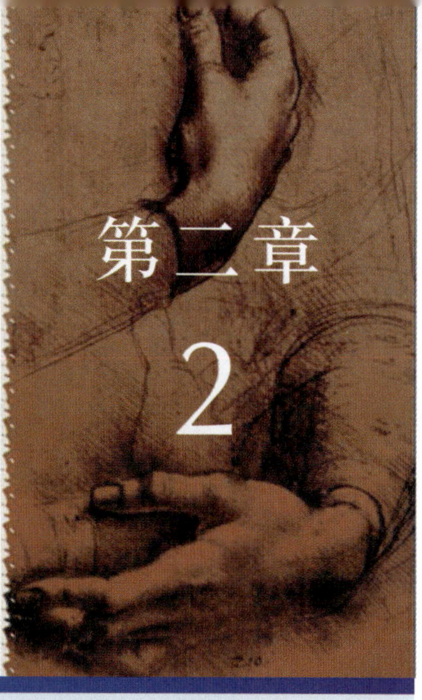

第二章

2

腕部解剖和运动功能学

原著者 RICHARD A. BERGER, MD, PhD

译 者 张 华 孙常太

关键点

解剖

- 骨骼：两排腕骨。
- 韧带：背侧、掌侧、腕骨间。
- 骨间膜：舟月骨、三角骨。
- 根基：桡舟月骨。

正常动力

- 近排腕骨作为一个单元进行移动。
- 近排腕骨类似插入节段无肌腱附着。
- 肌腱为其提供稳定性。
- 月骨是关键结构。

腕部是一个独特的关节，像插头一样在手近端与前臂远端之间起着调节作用。三个区域有共同或共享的基础要素，它在外形和功能上更加完整，从而使上肢最大限度发挥机械功效率。腕关节能够使手相对于前臂处于无数位置，并锁定手与前臂的相对位置，与前臂紧密地固定在一起从而传递由有力的前臂肌肉产生的力量。

腕部具有完整性在运作时会产生奇迹般的功能，一旦失去完整性将导致手的大部分功能甚至整个上肢的功能障碍。深入了解腕部对所有涉及腕部的治疗环节，包括详尽诊断、治疗和康复是至关重要的。本章提供了一个基本框架，展现腕部总体结构；包括骨骼和关节构成的腕部，起固定作用的软组织，以及神经支配及血液灌注情况。另外，还包括腕部力学概况（探讨动作、动作组合）和力学分布的配置及要求。

一、骨的解剖

腕骨一共有8块，很多人认为豌豆骨是尺侧腕屈肌肌腱内的一块小籽骨，因此并没有像真正的腕骨那样发挥作用。腕骨排列成两行（近排和远排），每行有四块腕骨。所有八块腕骨在前臂骨与掌骨之间调节从而形成复杂的、广义的腕部关节。

（一）桡骨和尺骨的远端

桡骨远端与近排腕骨构成关节，其间由在矢状面突出定位的纤维软骨构成两个关节凹分隔，分隔被称之为窝间嵴（图2-1和图2-2）。舟状窝在外形上似三角形，并从窝间嵴一直延伸到桡骨茎突的尖端。月状窝外形上似四边形，并从窝间嵴延伸到乙状切迹。桡骨远端背侧皮质，有一个骨性突起称为

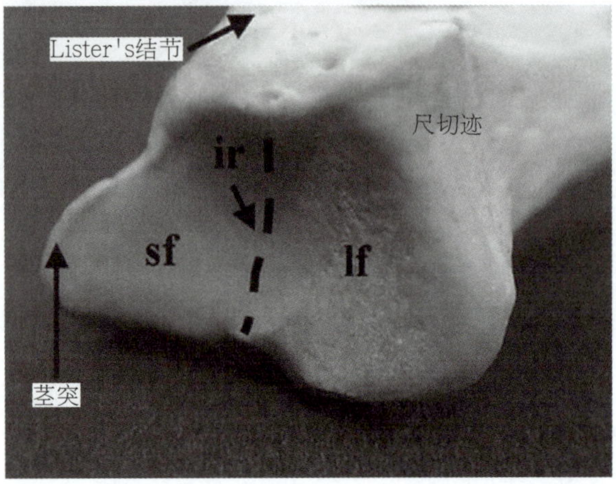

图2-1 桡骨远端，从远端和尺侧的角度。ir.内侧凹脊；if.月状骨凹；sf.舟状骨凹

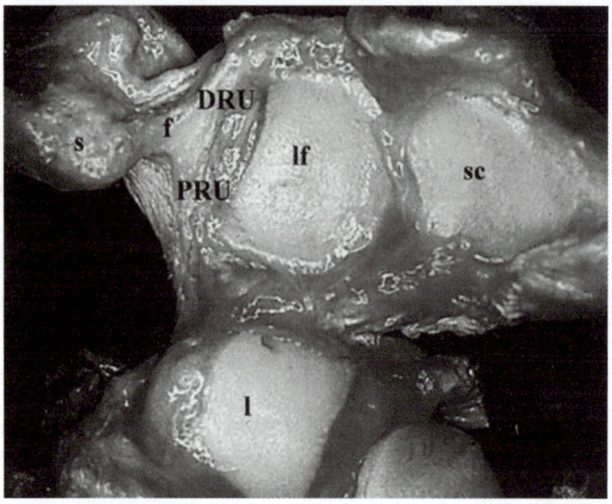

图2-2 桡腕关节的远观，当近排腕骨掌屈时。三角骨盘可在远侧桡尺韧带（DRU）和掌侧桡尺韧带（PRU）间看到，内侧窝脊可在舟状骨凹和月状骨凹间看到。f.三角纤维软骨复合体的中心凹附着物（TFCC）；l.月状骨；if.桡骨远端月状骨凹；s.三角纤维软骨复合体的茎突复合物；sf.舟状骨凹

桡骨背侧结节或Lister结节。它作为第二和第三伸肌之间的分隔物，功能上相当于拇长伸肌肌腱的滑车。桡骨远端的关节面中可见乙状切迹，这个凹面与尺骨头连接形成下桡尺关节，它在形状和方向上都是可变的，但大多认为它是对称性存在于人体上。

一般情况下，尺骨不与腕骨直接连接，而是称为三角盘纤维软骨盘在尺骨头和近排腕骨间起调节作用（图2-2）。尺骨茎突隐藏在与腕骨接触的尺侧三角韧带（ulnotriquetral，UT）内。尺骨头形状似圆柱形，在边缘末有一个端突起，称之为尺骨茎突。约3/4的尺骨头被关节软骨覆盖，与尺骨茎突及后1/4面或裸露或被骨膜包绕。尺骨茎突底部较低洼的地方，叫作中央窝，通常是关节软骨未涉及。

（二）近排腕骨

近排腕骨组成从桡骨到尺骨方向依次是，舟状骨、月状骨、三角骨、豌豆骨（图2-3和图2-4）。舟状骨在外形上略似肾形。舟状骨解剖可分三个区：近极、腕部和远极。近极有朝向舟状窝的凸关节面和朝向月状骨的平坦关节面。腕部背侧面有一斜嵴相当于背侧关节囊附着面。近极腕部和远极内侧有是凹面与头状骨连接。但远极与大多角骨和小多角骨相连接。除此之外几乎完全被韧带覆盖。

月状骨在矢状面上呈新月形，近侧凸起和远侧凹陷，在横断面上近似楔形。除韧带附着其背侧和

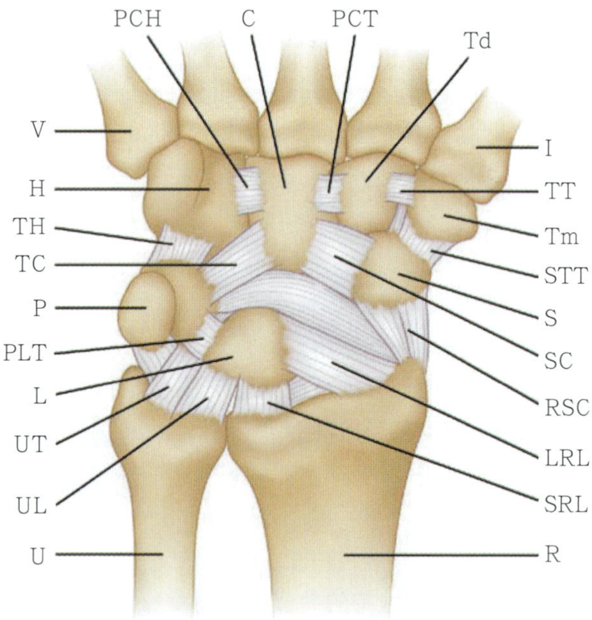

图2-3 腕关节掌侧观。骨头：C.头状骨；H.钩状骨；I.第一掌骨；L.月状骨；P.豌豆骨；R.桡骨；S.舟状骨；Td.小多角骨；Tm.大多角骨；U.尺骨；V.第五掌骨。韧带：长桡月韧带；PCH.掌侧头钩韧带；PCT.掌侧小多头韧带；PLT.掌侧月三角韧带；RSC.桡舟头韧带；SC.舟头韧带；SRL.短桡月韧带；STT.舟状骨-大多角骨-小多角骨韧带；TC.多角骨头状骨韧带；TH.多角骨钩状骨韧带；TT.大多角骨小多角骨韧带；UL.尺骨月状骨韧带；UT.尺三角骨韧带

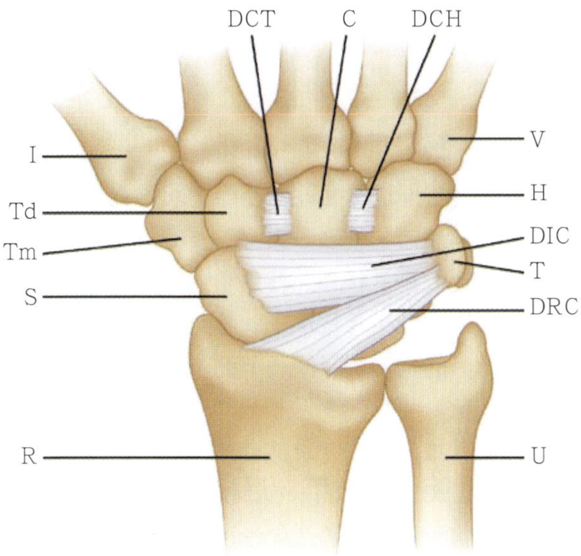

图2-4 腕关节背侧观。骨头：C.头状骨；H.钩状骨；I.第一掌骨；C.头状骨；H.钩状骨；I.第一掌骨；T.三角骨；Td.小多角骨；Tm.大多角骨；U.尺骨；V.第五掌骨。韧带：DCH.背侧头钩韧带；DCT.背侧小多头韧带；DIC.背侧腕内韧带；DRC.背侧桡腕韧带

掌侧面，月状骨还被关节软骨覆盖。侧面与舟状骨相连，基底部与桡骨和三角形纤维软骨相连，中间与三角骨相连，远侧与头状骨相连。有部分人，月状骨有一骨嵴围成的窝。

（三）与钩状骨相连

三角骨形状复杂，掌侧面有平坦的关节面与豌豆骨相连接；凹陷的末端关节面与钩状骨相连；平坦的外侧面与月状骨相连；各自三个结节分别在基底部、中间和背侧面，基底部的结节被软骨覆盖并通过软骨与三角形盘联系，中间和背侧面结节充当韧带附着面。

豌豆骨，类似豌豆，椭圆形的轮廓，末端平坦的关节面覆盖着一半的背侧关节面与三角骨相连接。另外，它完全被尺侧腕屈肌腱包围并充当小指屈肌最近的起点。

二、关节解剖

远排腕骨由桡侧到尺侧的组成分别是大梯形骨、小梯形骨、头状骨和钩状骨（图2-3和图2-4）。大梯形骨，以往被称为大多角骨，有三个关节面。基底部稍有凹陷与舟状骨的远极相连，中间关节面平坦与小多角骨相连。远端关节面呈鞍状与第一掌骨底部相连。余下的面属于非关节充当韧带附着区。大多角骨前外侧形成一个突起，称为喙突，属于桡侧腕屈肌腱（flexor carpi radialis, FCR）纤维骨管的一部分。

小梯形骨，以往称为小多角骨，近端有关节面、侧面、中间和远端关节面并分别与舟状骨、大多角骨、头状骨和第二掌骨底部相连。掌侧和背侧面为韧带附着区。

头状骨是最大的腕骨，被分为头部、颈部和体部。头部几乎完全被关节软骨覆盖并形成一个近基底的凸面与舟状骨和月状骨相连。颈部在头部和体部中间是一个较窄的区域，并完全暴露于腕中关节没有任何的韧带附着。体部在外形上几乎是个长方体，有中间关节面，侧方关节面和远端关节面并分别与小多角骨，钩状骨和第三掌骨底部相连。大的、平的掌面和背面是韧带附着的区域。钩状骨由一个复杂的几何形构成，分为极点，体部和钩状突起。极点是一个圆锥形的逐渐变细的投影几乎完全被关节软骨覆盖并与三角骨，头状骨和多变的月状骨相连。体部相当于长方体，中间和远端关节面分别与头状骨和第四第五掌骨基底部相连。外侧面和背侧面除了体部最内侧钩状突起处为韧带附着区。钩状突起形成一个明显的定向投影曲线在掌侧边缘稍侧方。也是一个宽阔的韧带附着区。

（一）关节解剖

在讨论腕部解剖之前，最重要的是在术语定义上达成共识。术语定义中的近端和远端已被广泛认可，但在其他平面上的一些定义可能存在混淆。虽然中间和外侧面的定义在解剖学上是正确的，但需要经典解剖学虚拟上肢的定位加以解释。因此，尺桡骨的定位已被临床医师说明使上肢的独立定位可以即刻理解，因为考虑到这些定义（尺桡骨的定位）相对于腕关节并没有明显的改变。如前，手掌和掌中平面的定义都描述了腕部前面，而背侧和后侧描述的是腕部后面。有些人也许会反对在腕关节中用手掌面这个概念，但是他们应该知道手掌面光滑的皮肤覆盖了腕骨的前面；因此对于腕部是可以接受的。

一般认为，8块腕骨适宜于腕部构成，但从功能上讲，应该被认为是共有15块骨结构构成。这是因为近侧的关节与桡尺骨的关节连接和远侧的关节与第一至第五掌骨基底部的连接的缘故。腕部关节几何形状是复杂的，例如由近侧的舟状骨和三角骨/豌豆骨柱状和远侧的大多角骨和钩状骨形成的横向拱形。另外，近排腕骨实质展现的是一个正面的拱形。

远端桡尺关节（distal radioulnar joint，DRUJ）与腕部结构相连接并为腕部/前臂关节提供两个附加的活动度。桡尺关节是在前臂关节两个组成部分的远端和近端桡尺关节。通过桡尺关节表现出运动是平移和旋转相结合，桡骨相对尺骨的运动轴通过一个倾斜的定向转动轴由近端桡骨头转向远端尺骨头。

解剖学上，腕骨被分为近排和远排腕骨，每一排有四块骨组成。实际上将腕关节间隙分为桡腕关节间隙及腕骨间间隙。虽然腕部结构上与远侧桡尺关节连接，但生物学上桡尺关节自然的由三角纤维软骨复合体（triangular fibrocartilage complex，TFCC）分开。

（二）桡腕关节

桡腕关节由桡骨和三角纤维软骨远端关节凹面，与近排腕骨近侧关节凸面融合形成。

（三）腕中关节

腕中关节由近排与远排腕骨相互咬合连接而形成。研究发现，近排和远排的腕骨间的间隙存在联系即骨间关节，同样情况也存在第二到第五腕掌关节之间。正常情况下，腕中关节从豌豆骨，桡腕关节和第一腕掌关节由骨间膜分隔和韧带连接。掌中关节有复杂的几何形状，舟状骨、大多角骨和小多角骨放射状的连接成“舟状骨-大多角骨-小多角骨”复合关节（scaphotrapezial trapezoidal，STT)，小多角骨往复于凹面近端和凸面远端。凸起的头状骨的头部和月状骨与舟状骨连续的远端凹面的结合形成类似的杵臼关节。在65%的正常成年人，发现舟状骨与月状骨中间关节面的连接在远侧尺骨边缘，这与较高比率的钩状骨近侧面软骨骨化有关。腕骨间关节的三角钩状区域非常复杂，相互的关节面同样有凹凸面两个区域从而形成一个螺旋形关节。

（四）腕骨间关节：近排

近排腕骨间连接面相对小而平坦，允许相互连接的骨之间屈曲和外展平面上主要的运动。舟状骨与月状骨连接比月状骨和三角骨连接的关节面小。通常，纤维软骨半月板从舟状骨与月状骨间或月状骨与三角骨间延伸腕骨间关节韧带分别插入到相应的关节间隙。

（五）腕骨间关节：远排

远排腕骨间关节的几何学比近排更为复杂，且实质上比近排腕骨间关节的运动更少。头状骨与钩状骨连接面相对平坦，但相互连接面只是部分被关节软骨覆盖。远侧平坦的关节面完全缺乏关节软骨的覆盖，被头状骨和钩状骨连接的骨间韧带占据。相似的，大多角骨与头状骨连接面的中心区是腕骨间韧带，大多角骨与小多角骨连接的关节面呈现为小的平面。

三、韧带解剖

（一）概述

腕部韧带已有很多不同的描述方式，有各种特点，导致文献上的混淆。几个被公认的原则可以帮助简化腕部韧带的结构。腕部关节韧带没有真正关节囊外的。最能在解剖学上将关节囊韧带胶原束清楚分辨的在关节囊薄板内。那些不完全是囊状韧带，例如腕骨间的间韧带，是关节内的。这意味着它们并不是部分被纤维囊板包裹。腕部韧带有一致性的组织学特点，它在某种程度上说是韧带特有的。多数关节囊韧带由疏松组织包围的纵向分层的胶原束组成的，依次被韧带外鞘包绕。这个鞘一般是由分泌滑液的纤维胶囊板构成。在束周组织有许多纵向排列的血管和神经及胶原束。这些神经的功能目前还不清楚。已假定是本体感受网的一个完整部分，主要根据部分神经支配的希尔顿定律。掌侧关节囊韧带比背侧多，几乎桡腕和腕骨间全部掌侧关节囊构成。掌侧韧带往往有向中线汇聚的倾向，当它们向远侧走形时候被描述为形成V形的末梢顶点。同一排腕骨单独腕骨间韧带通常是短而横向，具体情况有变异，覆盖着外侧和背侧的关节边缘。用简洁的方式描述特殊韧带分组，以下章节分关节囊组和腕骨间组。

（二）远端桡尺骨韧带

虽然描述远侧桡尺关节超出本章范围，但对掌侧和背侧的桡尺骨的韧带一个简短的描述需要了解背侧和掌侧的尺腕韧带的起源。

远侧桡尺骨关节韧带被认为是桡尺关节的主要固定物。这些韧带见于深处（近端）三角纤维软骨复合体并从三角纤维软骨复合体外侧和掌侧在桡骨和尺骨茎突乙状切迹之间的区域（图2–2）。在乙状切迹背侧和掌侧角放射状附着，韧带聚集在尺侧并依附近茎突的底部，这个区域叫作中央窝。掌侧韧带通过尺骨月状骨与腕管的联系并形成尺骨头状骨韧带。背侧韧带与腕关节尺侧伸肌鞘相结合。三角纤维软骨复合体的凹面更多地被远端桡尺韧带复合体的表面纤维加固，并附着于尺骨茎突。

（三）掌侧桡腕韧带

掌侧桡腕韧带起于桡骨远端的掌侧边缘经过远端尺侧舟状骨、月状骨和头状骨（图2–3和图2–5）。虽然从前视图可以确定纤维走行，但掌侧桡腕关节韧带的分类最佳视图是通过桡腕关节的背侧视图（图2–5）。掌侧桡腕韧带可分成四个明显区域。起点呈放射状，桡骨舟状骨头状骨韧带（radioscaphocapitate，RSC）起源于桡骨茎突，形成桡腕关节连接的桡骨板，依附在舟状骨腕部和远极部，经过手掌部到头状骨的头部与尺骨头状骨韧带发出的纤维束相交错。极少部分从桡骨舟状骨头状骨韧带（radioscapholunate，RSL）发出的纤维依附在头状骨上。只有尺骨到桡骨舟状骨头状骨韧带，桡骨月状骨长韧带（long radiolunate，LRL）经过掌侧到舟状骨的近极，舟状骨月状骨骨间韧带依附月状骨的掌侧角桡骨的边缘。韧带间的裂隙将桡骨舟状骨头状骨和桡骨月状骨韧带贯穿它们整个行程。桡骨月状骨韧带既往称为桡骨月状骨三角骨韧带，但是从三角骨穿越月状骨掌侧角的纤维持续的缺乏误导了这个命名。尺侧到桡月状骨长

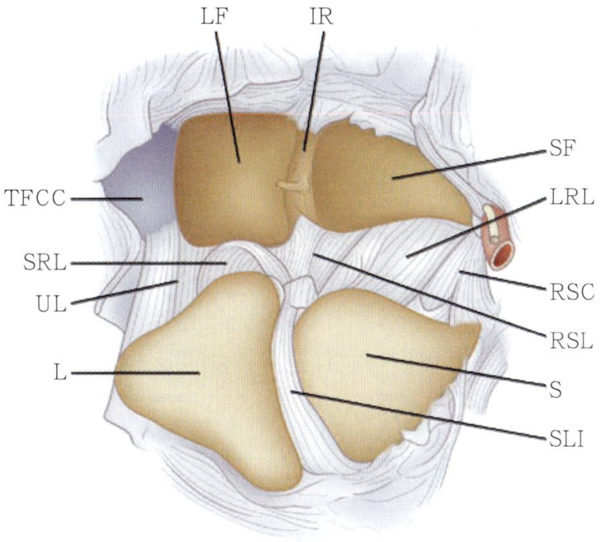

图2–5　在掌屈近侧列腕骨后从远端观察桡腕关节：IR.窝间嵴；L.月骨；LF.桡骨远端的月骨窝；LRL.长桡月韧带；RSC.桡舟头韧带；RSL.桡舟月韧带；S.舟骨；SF.桡骨远端的舟骨窝；SLI.舟月骨间韧带；SRL.短桡月韧带；TFCC.三角纤维软骨复合体；UL.尺月韧带

韧带的起点，桡舟状骨月状骨韧带出现在桡腕关节间隙，通过掌侧关节囊融入舟状骨月状骨骨间韧带和桡骨远端中间窝内嵴。

此结构更像一个关节囊腔而不是韧带，因为它是由来自桡动脉和前面骨间神经血管束小口径的血管和神经组成。其内有很少量的组织胶原蛋白。最近经证实是起机械性固定效果最小的组织结构。最后的掌侧桡腕韧带的桡月状骨短（short radiolunate，SRL）韧带，作为一个平面的纤维起自月状骨窝掌侧边缘，只是尺骨至桡骨、舟状骨、月状骨韧带。它立即经过远侧附着到月状骨的近侧和掌侧的边缘。

（四）背侧桡腕韧带

背侧桡腕韧带（dorsal radiocarpal，DRC）起于桡骨的背侧边缘，实质上是在Lister结节两侧均匀分布（图2–4）。它斜向远侧和尺侧的三角骨，附着在尺骨背侧皮层。背侧桡腕韧带有部分附着物深入到月状骨的背侧角，疏松连接并分泌滑液的组织形成关节囊背侧桡腕韧带的近侧和远侧边缘。

（五）尺腕韧带

尺腕韧带大部分起源于三角纤维软骨复合体的掌侧边缘，掌侧的桡尺韧带有特定的尺骨头形状。斜向远侧朝向月状骨、三角骨和头状骨（图2−6）。尺腕韧带由三个部分与骨插入相连。尺月状骨韧带实质上是舟状骨桡骨月状骨韧带的延续，形成在三角纤维软骨复合体和月状骨之间的连续掌侧囊腔。与三个纤维束汇合成尺三角骨韧带，连接三角纤维软骨和三角骨的掌侧缘。60%～70%正常成年人中，尺三角骨韧带的远端中可发现有一个小孔，这个孔使桡腕和豆三角关节产生连接。只是近端和尺侧的豆三角口是茎突前凹，它大致被分泌滑液的绒毛填满，并与下面的尺骨茎突产生不定的联系。尺头状骨韧带起于尺侧头小凹和掌侧区，经掌侧到达头状骨头部，在这里与桡骨舟状骨头状骨韧带发出的纤维相交错形成一个弧形的韧带到头状骨的头部。少部分起于从尺骨头状骨韧带的纤维进入头状骨。

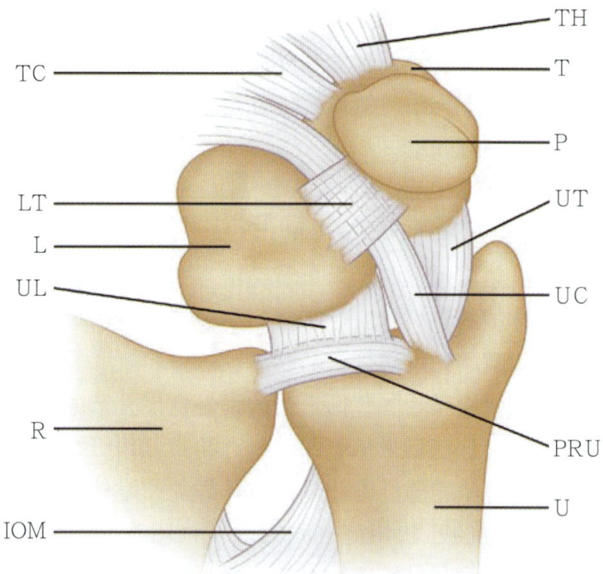

图2−6 从掌侧观察尺腕和下尺桡关节复合体，骨头：L.月骨；P.豌豆骨；R.桡骨；T.三角骨；U.尺骨；LT.掌侧月三角韧带；PRU.桡尺掌侧韧带；TC.三角头韧带；TH.三角钩韧带；UC.尺头韧带；UL.尺月韧带；UT.尺三角韧带；IOM.骨间膜

（六）腕骨间韧带

腕骨掌侧面的腕骨间韧带是真正的囊韧带，有规律的短而粗形态。

通过单关节间隙与骨连接（图2−3和图2−6）。放射状开始，舟状骨大多角骨小多角骨连接（STT）韧带形成了舟状骨大多角骨小多角骨关节连接掌侧囊，连接舟状骨远极和大多角骨小多角骨的掌侧面。虽然没有清晰的分区，但形成了V形的顶点。舟状骨头状骨韧带（scaphocapitate，SC）是舟状骨大多角骨小多角骨连接和桡骨舟状骨头状骨韧带之间起调节作用的厚韧带（triquetrocapitate，TC），行程从舟状骨腕部的掌侧面到头状骨体部的掌侧面。没有正式的连接在头状骨和月状骨之间，虽然弧形的韧带（由桡骨舟状骨头状骨和尺骨头状骨韧带形成）较松散的附着在月状骨的掌侧角。三角头状骨韧带的厚度与舟状骨头状骨韧带相似，从三角骨的掌侧和远侧边缘经过到头状骨的体部掌侧面。接近三角头状骨韧带（triquetrohamate，TH），三角月状骨韧带形成腕骨间关节的尺侧墙被来自尺侧三角纤维软骨复合体的纤维扩张。背侧腕骨间韧带（DIC），起源于三角骨的背侧皮层，与腕骨间关节交叉斜行附着在舟状骨、小多角骨和头状骨（图2−4）。背侧腕骨间韧带附着在三角骨上与背侧桡骨头状骨韧带附着点相汇合。另外，近侧增厚的关节囊区域，大致与背侧桡骨头状骨韧带平行，从舟状骨的腕部延伸经过月状骨的背侧角远端边缘到达三角骨。类似传送带，称为舟状骨三角骨韧带，形成唇样结构，包绕头状骨头部，类似桡骨舟状骨头状骨和尺骨头状骨韧带。

（七）近排腕骨间韧带

在近排腕骨之间，舟状骨月状骨和月状骨三角骨骨间韧带相互连接并有几个共同的解剖特点。每一根都在桡腕关节和腕骨间关节中间形成阻碍，各自连接关节表面的背侧、近侧和掌侧边缘（图2−5）。这使得关节末端没有韧带覆盖。舟状骨月状骨和月状骨三角骨的背侧和掌侧区域韧带具有关节韧带的特点，由胶原束和许多血管神经组成。然而，近侧区域是由纤维软骨组成，缺乏血管和神经分布没有可识别的胶原束。桡骨舟状骨月状骨韧带与舟状骨月状骨间韧带在掌侧和近侧区融为一体。尺骨头状骨韧带的极少量纤维直接经掌侧交错到月状骨三角骨骨间韧带。

（八）远排腕骨间韧带

远排腕骨由复杂的骨间韧带系统牢牢的联系起来（图2–3和图2–4）。讨论如下，这些韧带主要负责将四个远排骨转换成一个运动单元。大多角骨–小多角骨，小多角骨头状骨和头状骨月状骨连接由每一个掌侧背侧骨间韧带桥接。这些韧带由横向的胶原束组成并且表面被纤维囊板覆盖，同样由横向的纤维组成。这个层面展示了横跨远排整个掌侧和背侧面的连续纤维束。独特的小多角骨头状骨和头状骨钩状骨关节是深部骨间韧带（图2–7）。全部是关节内的韧带，横跨各自的关节之间关节间隙，两者都很致密，共享胶原韧带，同样包含大量的神经纤维。深部小多角骨头状骨骨间韧带位于掌侧和背侧关节界限之间，从掌尺侧向背桡侧斜行，直径约3mm。大多角骨和头状骨各自网状附着在横切面，形成一定角度的可以容纳韧带的垂直插入。深部的头状骨钩状骨骨间发现有横向关节角的掌侧和远侧韧带。它从四角形的关节面的孔横向穿过，测得横面积约5mm×5mm。

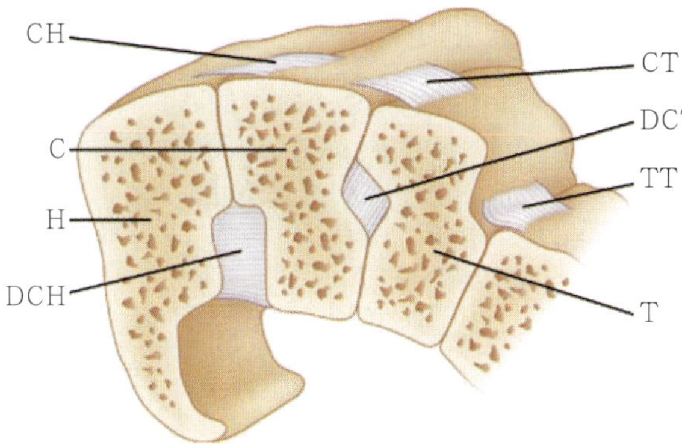

图2–7　从远端和桡侧观察远侧列腕骨的横断面。G.头状骨；CH.背侧头钩韧带；CT.背侧小多角头韧带；DCH.深部头钩韧带；DCT.深部小多角头韧带；H.钩骨；T.小多角骨；TT.背侧大小多角韧带

四、肌腱

跨越腕部的肌腱主要分为两个部分：一部分主要负责腕部活动，另一部分在行径途中交叉由腕部延伸到手指。两组对腕部都很重要，很显然从功能上讲，主要负责腕部运动肌腱对在运动有更多实质上的影响。腕部运动主要有桡偏或尺偏和指屈或背伸。

桡侧腕长伸肌（extensor carpi radialis longus，ECRL）和桡侧腕短伸肌（extensor carpi radialis brevis，ECRB）肌肉是羽状的并且起源于同一肌腱的肱骨上踝侧方。在桡骨远端骨骺区，被发现在第二伸肌隔间，从这里出现并分别插入到第二、第三掌骨关节基底部的桡侧皮层里。桡侧腕长伸肌对桡偏的作用大于桡侧腕伸短肌，尽管这两者在腕背伸中是相反的关系。桡侧腕长伸肌和桡侧腕伸短肌都是受桡神经支配的。

尺侧腕伸肌呈羽状并大部分起于尺骨近侧经过第六伸肌间隔。第六伸肌隔间内，尺侧腕伸肌被包含在尺侧头和尺骨茎突之间的纤维骨管内，远侧延伸到伸肌支持带，尺侧腕伸肌插入到第五掌骨基底部的尺侧面。尺侧腕伸肌由桡神经支配。

桡侧腕屈肌呈羽状起于桡骨近侧端和骨间膜。桡侧腕屈肌肌腱进入到由舟状骨远极和大多角骨喙部形成的纤维骨管内；然后背侧变形插入到第二掌骨基底部。纤维骨管与腕管分开。桡侧腕屈肌由正中神经支配。

尺侧腕屈肌呈羽状，起于肱骨内上髁和尺骨近端。不受纤维性骨管的约束，它区别于其他跨腕肌腱。止于豌豆最终延续为豆钩韧带。尺侧腕屈肌由尺神经支配。

五、血管解剖

（一）骨的外源性血液供应

腕骨血液供给来自三条背侧和掌侧的尺骨，骨间前和骨间后动脉弓形分支（图2–8），三条背侧的弓形被命名为（从近侧到远侧）桡腕弓形、腕骨间弓形，掌骨基底部横断面弓形。经常被发现这些弓形的吻合支相互吻合，桡尺侧动脉和骨间动脉系统。在掌侧弓命名为（近侧到远侧）桡腕弓、腕骨间弓和掌深弓。

（二）骨的内源性血液供应

除豌豆骨例外，所有的腕骨血液供应来源于通过背侧和掌侧进入的滋养动脉，且不只一条。总体

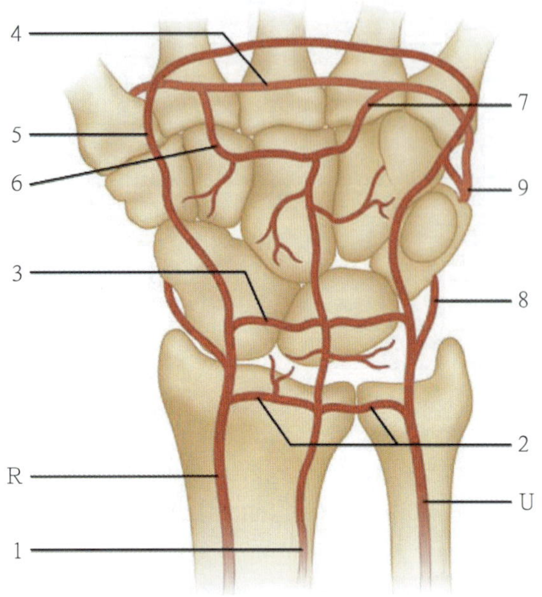

图2-8 腕部掌侧的骨外血液供应。1.骨间前动脉；2-4.横行吻合弓；5.桡动脉深支；6-9.纵行吻合网；R.桡动脉；U.尺动脉

来说，在主要营养血管的基础上发现一定数量的额外的小口径渗透性血管。可以发现骨内源性血管吻合有三个基本类型。第一，可以发生在骨内两个大口径的血管之间直接吻合。第二，可以由相似尺寸的血管形成吻合类型，经常从不同的区域进入骨内。最后一个模式虽然少见，但已确定在腕骨内几乎充满了弥漫性动脉血管网络。

虽然每一腕骨的骨内血管类型已作详细定义，月状骨、头状骨和舟状骨都密切相关。这是因为它对临床血管问题发展具有重要性。月状骨只有两个可供血管穿透的面：背侧和掌侧。来自掌侧和背侧血管丛，2～4个贯穿血管通过每个面进入月状骨。在吻合类型基础上三个口径一致的骨内血管化类型已确定。从矢状面看，吻合支形成一个Y形，X形，或者来源于主要分支血管带有小分支口径的不成形的血管。一般情况下近端软骨下骨血供最少。头状骨血供来自掌侧的和背侧的血管丛；而掌侧供应更为持续且来自于大血管。只在远端到头状骨颈部，血管大部分从尺骨动脉渗透到掌-尺皮层，尽管背侧的形态只发生在远端到中间水平骨间血管化类型含有逆流性血供，掌侧与背侧之间血管吻合最少。目前，背侧血管主要供应头状骨的头部，而掌侧的血管供应头状骨的头部。舟状骨的血供来自三个起源于桡骨动脉的血管：掌侧、背侧和末梢动脉分支。侧掌部动脉被认为是舟状骨主要的血供。所有的血管均渗入到舟状骨远端的腕部的舟状骨皮层，为适应近极血供的行程是逆流的。虽然已有报道次要的血管从后骨间动脉直接渗入到近极，通过腕部舟状骨置换的关节使近极没有血供导致坏死的情况仍然存在。一般认为，剩余腕骨约有多倍的血管从不只一侧渗透到皮层内，因此，大大的减少了缺血性坏死的风险。

六、运动学

（一）概述

自1895年宣布发现X线的一年内，Bryce发表X线调查腕骨运动的报告。这标志着对腕骨力学基础研究的一个转折点，之后的30年内所出版有关腕部生物力学报告几乎成倍增趋势。同样相关腕部力学分析的概述也超出本章的范围。然而，在下面的分类中将概述有关腕部基础生物力学的注意事项：运动学、动力学和材料属性。

腕部整体的活动度，临床测量是以“基准”轴运动腕部角度位移：掌屈/背屈和桡偏或尺偏。所产生的二次曲面运动涉及所有四个方向相结合的方向被称为旋转。功能轴的运动也被称为为瞬时轴，手-腕单位从极度背屈/桡偏到极端掌屈/尺偏。角度移位的大小因个体差异相差很大，正常人这个范围大致为：掌屈（65°～80°），背屈（65°～80°），桡偏（10°～20°），尺偏（20°～35°），前臂旋前（80°），旋后（80°）。

曾几次尝试设定腕部功能性运动范围，依据日常生活中需要的不同任务，同样包括职业性和娱乐性活动，对志愿者的手和前臂固定电的轴向对应角度测量仪，发现虽结果是可变的。绝大多数测试任务可以完成背屈40°，掌屈40°，尺偏桡偏40°的复合动作。腕部“旋转中心”概念已在很多测试应用但存在很大争议。一个接近曲伸运动的轴前臂单位横向通过头状骨的头部，桡偏为一个单独的正交轴。需记住一点，腕部运动是单个腕骨通过腕骨骨间关节和桡腕、腕骨间关节的运动总和。因此，虽然容易理解，但基础和临床实用性的最佳腕部旋转中心是近似和有限的。

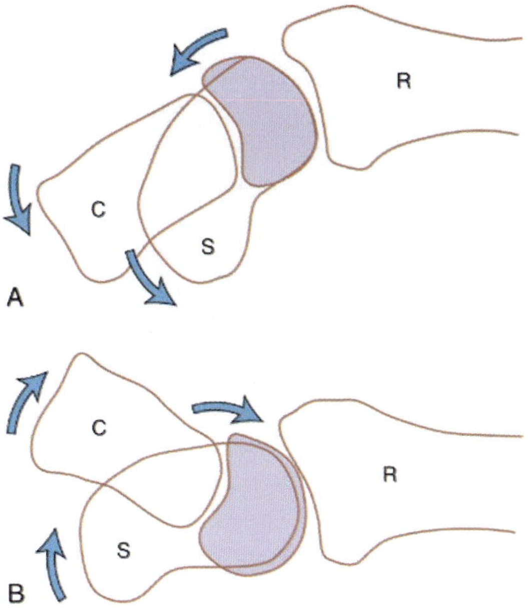

图2–9 腕关节掌屈（A）和背伸（B）时腕骨运动的图解。注意所有的三块骨头实质上同时在同一块板上移动。C.头状骨；R.桡骨；S.舟骨（阴影部分是月骨）

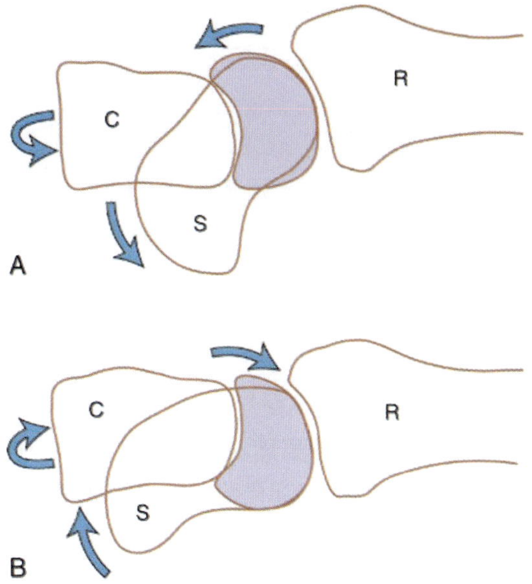

图2–10 腕关节桡偏（A）和尺偏（B）时腕骨运动的图解。注意舟骨和月骨在桡偏时主要掌屈，在尺偏时主要背伸。这种行为被称作联合旋转。C.头状骨；R.桡骨；S.舟骨（阴影部分是月骨）

（二）单一腕骨运动

每排中腕骨运动显示，观察两组之间运动相似。腕骨的掌屈/背屈，桡尺偏运动测量是不同的，通常认为这两种弧形运动是分离的（图2–9和图2–10）。近来已经注意到“瞬时”运动轴的重要性。稍后确定的主要复合运动，腕部从轴向运动扩展到桡尺偏。与单纯的屈伸活动相比，桡尺偏运动更加符合生理运动的类型。在实验室中损伤模式正在被分析应用且具有广泛影响和康复优势。

（三）手掌的屈曲/背屈

被动拉动掌骨带动腕部动作掌屈、背屈，带动腕骨底部的运动，手–腕成为一个单元。测量手掌腕骨的活动范围，通过坚强的韧带与第二至第五腕掌关节连接，掌骨和指骨及远端腕骨关节被咬合锁定进行测量。小多角骨、头状骨、钩状骨与它们各自对应的掌骨发生位移并没有运动的方向或幅度上存在显著偏差（图2–9）。由于腕骨间强大的韧带作用，大多角骨基本上沿着小多角骨的轨迹移动，但仍受第一掌骨的影响。这整个复合体的主要运动方向是掌屈和背屈，在桡尺偏和旋前、旋后有一点小的偏差。

总之，当腕关节掌屈/背屈时近排腕骨随着远排腕骨的方向移动（图2–9）。而舟状骨、月状骨和三角骨并不像由于腕骨间关节固定的远侧骨间关节紧紧地固定在手单元上。另外，近排骨间韧带允许腕骨间大量运动。因此可测量的运动差别发生在近侧和远侧腕骨之间，同样包括近排腕骨之间。在舟状骨和月状骨之间的这种差别最为显著。从极度掌屈到极度背屈，成角移位舟状骨比月状骨更多，主要在手的运动平面。可测量的“平面外”运动也发生在舟状骨与月状骨之间，因为腕部背屈时，舟状骨相对于月状骨逐渐转动手掌心向上。舟状骨和月骨之间不同的方向和幅度的效果是要创造两块骨相对的手掌表面分离，当腕部背屈两个表面结合时成为掌屈。取代极度被“扭转”的骨间韧带纤维束检查。一旦达到这个限定，舟状骨和月状骨通过桡腕和腕骨间关节作为一个单元移动。同理，虽然幅度小，活动通过月状骨三角骨关节发生。总体上说，掌屈和背屈时，在所有腕骨中月状骨旋转幅度最小。桡腕关节和腕骨间关节对腕关节背屈和掌屈的范围贡献几乎相当于所测量的头状骨月状骨–桡骨月状骨连接。相反，当通过测量桡骨月状骨–STT关节连接，2/3以上的关节活动度发生在桡骨舟状骨之间。

（四）桡尺偏

当腕部桡尺偏时，作为掌屈和背屈的远排腕骨和与之对应的第二到第五掌骨，实质上作为一个单元活动（图2–10）。而近排腕骨所表现的是一个明显不同的运动方式。作为一个单元，近排与远排腕骨之间表现的是一个“往返”运动，同样腕部桡偏时近排腕骨主要运动是掌屈（图2–10），相反，腕部尺偏近排腕骨主要运动是背屈。除近排腕骨掌屈/背屈运动外，腕部桡偏时导致的骨移位不显著，当腕部尺偏时轴向移位。另外当掌屈和背屈时纵轴移位发生在近排腕骨间。虽然比旋转的主方向幅度小，这些纵轴移位使得腕部尺偏时舟状骨和月状骨的掌侧面相对分离和腕部关节桡偏时相对结合，这是舟状骨月状骨骨间韧带的拉紧在起作用。一旦紧张度达到最大时，两个骨转变成一个单元。提及腕掌屈和背屈伴随桡偏和尺偏时，在所有腕骨中月状骨旋转幅度最小。桡偏或尺偏时经腕骨间旋转幅度几乎达到1.5倍。

七、动力学

（一）受力分析

已尝试很多方法进行腕部受力分析，包括自由体图和刚体弹簧模型的分析方法，以及使用力传感器、敏感压力膜、压力传感器和应变计的实验方法。实际上，腕部的几何学问题复杂：很多腕骨基本要素，如有用的组织界面、负载的数目、应用的位置。很多腕关节肢位可以假定，但这些分析是困难的且假设漏洞百出，因此，实验中变量所引起的相对的改变和趋势通常比绝对值更有意义。

（二）正常关节受力

中立位经腕力的传输的实验和分析性研究，一般认定约80%的力沿着桡腕关节传送，约20%的力沿尺腕关节间隙传送（图2–11）。又可细分为沿尺骨月状骨连接传送（14%）力和沿尺三角骨连接传送的力（8%）。有报道称，中立位时78%经腕部纵向力是沿桡腕关节传递的，46%沿着桡月状骨关

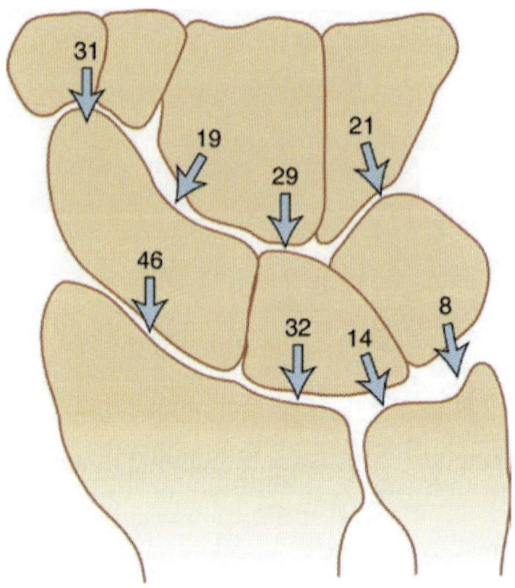

图2–11 腕关节的图解，显示沿着腕中关节传递的负荷近似的百分比和沿着桡腕关节传递的负荷的百分比

节窝，32%沿月状骨窝。中立位时沿腕骨间关节的力约31%通过舟状骨、大多角骨、小多角骨关节，19%通过舟状骨、头状骨关节，29%通过月状骨、头状骨关节。总之，已被证实前臂旋前增加了尺腕关节力量传送（占总传送力量的37%），桡腕关节传送力量也相应增加。理论上前臂旋前时尺骨相对远端的突起有联系。当腕部尺偏时，尺腕关节力量的传送增加到总传送力量的28%，而桡偏时，桡腕关节力量增加到总传送力量的87%。腕部掌屈和背屈对经过桡腕和尺腕关节的传送力量影响只占少部分。

（三）正常关节接触面积和压力

将压力感应膜放在桡腕关节间隙，可以确定桡腕关节有三个明显接触区：桡骨舟状骨、桡骨月状骨和尺骨月状骨。已经证实舟状骨和月状骨、桡骨远端及三角纤维软骨复合体的实际接触面积是相当有限的，考虑到关节的位置，整个关节的平均可用面积为20%。舟状骨关节面积比月状骨平均高1.5倍。接触面积的矩心随着腕关节的位置变化而移动，接触面积也是也随之改变。舟状骨掌屈的结果是接触重心在背侧、桡侧和径向的位移，以及接触面积逐渐缩小。外在负荷下，关节面顶点的压力是低的，范围在1.4～31.4N/mm。腕骨间关节因为它复杂的形状很难用压力敏感膜去评估压力。据

估计，在任何时候，只有不到40%的腕骨间关节可用关节面是实际接触的。STT关节、SC关节、月状骨–头状骨关节和三角骨–钩骨关节的相对接触贡献分别为23%、28%、29%和20%。因此，可以推测，超过50%的腕骨间的负荷是通过头状骨经“舟状骨–头状骨”关节和“月状骨–头状骨”关节传输的。

八、小结

腕部是复杂的关节，并且力学复杂。任何带有腕关节异常的诊断、治疗和康复都需要深入了解腕部关节解剖学和力学。

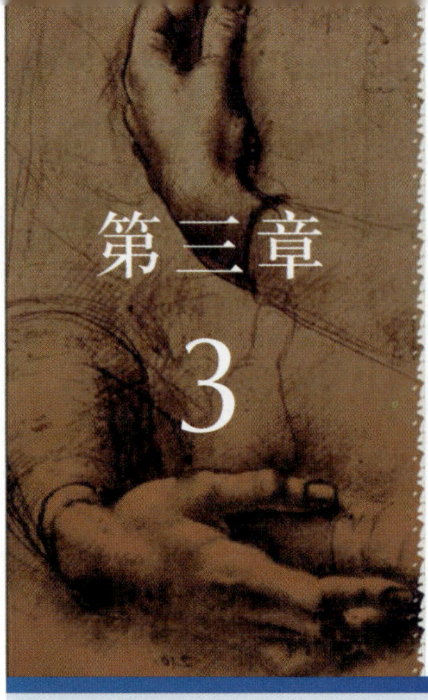

第三章 3 肘部解剖和运动功能学

原著者 JULIE E.ADAMS, MD AND SCOTT P.STEINMANN, MD
译 者 周 雅 孙常太

关键点

- 具有功能并稳定肘允许屈伸和旋前旋后的复杂运动满足日常生活需要。
- 肘关节的运动功能范围已确定为30°～130°幅度从前屈到后伸活动，旋前和旋后各50°活动。
- 肘关节是车轴关节，具有复杂的屈伸及旋转活动方式，很难适应近似的内植物或外固定器。
- 肘部稳定是由适宜的骨骼，韧带结构和动力性的肌肉力量运动所赋予。
- 后方入路在处理肘关节的各种状况时是实用的。特殊情况下可以有相应变化。
- 理解和鉴别肘关节复杂的解剖学结构包括软组织和神经血管结构，对涉及肘关节病变的治疗是必不可少的。

肘关节连接臂与前臂具有控制手在空间的位置和抓握活动的功能；它传导的力量，使前臂成为在做举起和搬运动作时的杠杆。功能稳定的肘关节可做屈伸和旋前旋后日常生活所需的复杂运动。肘部的稳定是由骨的一致性、韧带结构和肌力的动力作用所赋予的。肘部在生物力学方面涉及运动、功能和稳定性的内容。了解解剖结构所发挥的这些作用是至关重要的，将在本章中进行概述。

一、生物力学

据测定，虽然正常的肘关节运动弧是在0°～150°或160°的前屈后伸弧，旋前和旋后各为75°～85°，但是在日常生活中大部分活动中可完成功能运动范围是30°～130°的前屈后伸弧，旋前和旋后各为50°。当肘部受病理因素的影响，手在空间位置的控制能力受限。

在完全后伸时，60%的轴向负荷通过肱桡关节传输，然而40%的负荷通过肱尺关节传输。前屈时这种关系改变为肱桡关节和肱尺关节连接共同分担负荷。

肘关节屈伸弧不是一个简单的铰链式关节的运动。由于滑车沟和桡尺关节的斜行形成一个螺旋式运动模式（图3-1），内外翻松弛超过屈伸弧所测量的3°～4°。矢状面上的旋转中心位于肱骨前正中线，与肱骨远端前侧皮质在一线上。旋转轴贯穿于关节面纵向和横向面中心。前臂旋转时通过呈斜线的尺、桡骨纵轴和近端桡尺关节的桡骨头与远端桡尺关节尺侧头之间构成的一条假想线。Kapandji对此也有类似的描述，远端和近端的桡尺关节是起连接开始的作用。任何一个连接的破坏都会丧失完整的旋前旋后运动。

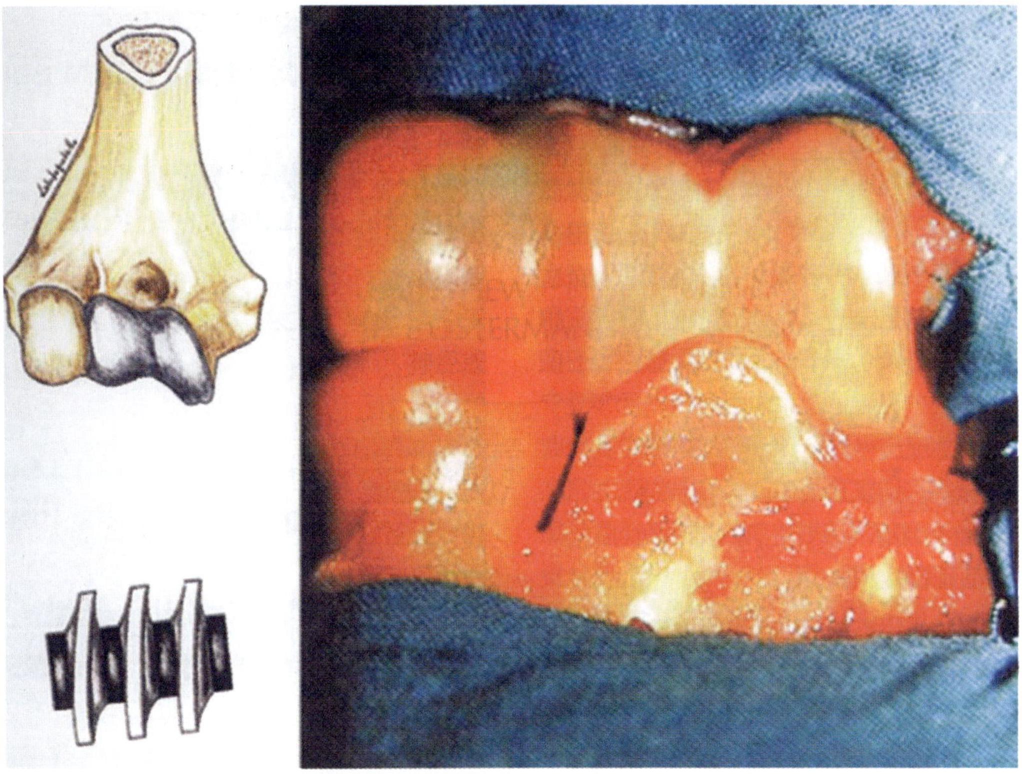

图3-1 鹰嘴在滑车关节面上如螺丝一般活动（Celli A.Chapter 1：Anatomy and biomechanics of the elbow. In：Celli A，Celli L，Morrey BF，eds.Treatment of Elbow Lesions：New Aspects in Diagnosis and Surgical Techniques.Milan，Springer-Verlag Italia，2008，pp.1-11.Used with permission from Springer-Verlag.）

二、解剖学

（一）骨科学

肘部可触及的骨性标志包括内、外上髁，桡骨小头和鹰嘴（图3-2和图3-3）。

突出的内、外上髁作为内侧副韧带（medial collateral ligament，MCL）、旋前屈肌群、外侧副韧带（lateral collateral ligament，LCL）复合体和伸肌总腱的附着点。远端肱骨关节与近端尺骨通过滑车形成一个轴线形平面。骨髓腔的中心横轴偏向滑车中心。鹰嘴和冠突共同形成半月形或更大的尺骨桡切迹（图3-4）。尺骨滑车切迹与肱骨滑车在冠状面上构成稳定促进运动。滑车的外侧缘突起小于内侧缘，呈外翻6°～8°构成手臂外翻提携角。肱骨小头外侧连接近端桡骨。桡骨也与尺骨小切迹相连接。肘关节屈伸和前臂旋转的复杂运动是由滑车近侧尺骨关节的铰链运动和肱桡关节的旋转运动共同完成。

解剖发现，在冠突和鹰嘴尖的中点有一个缺乏软骨的横向“裸区”。外科医师有可能粗心地忽略鹰嘴结构上的这一重要部分，骨折重建时未予考虑。桡骨切迹的前部的冠突，已逐渐被确认为是肘部稳定性的重要因素。在后方，鹰嘴尖为三头肌附着点。McKeever和Buck在实验室中确定，如果冠突及其前部软组织完整，切除80%以上的鹰嘴（肘部的）不会丧失稳定性。另外，An等注意到，尺骨鹰嘴切除术后肘部不稳定性增加，但实验室数据表明切除50%以上的鹰嘴可能与不稳定性没有相关性。如果（冠突）前部损伤，不稳定性取决于是否切除过多的近侧尺骨。如发生冠突骨折且未经治疗、明显的冠突损伤会造成不稳定。临床重要性在于，不伴有（冠突）前部损伤的严重粉碎性尺骨鹰嘴骨折可进行部分切除术治疗，尤其是老年人和低需求患者。然而，（冠突）前部损伤明显，重建是必不可少的（图3-5）。

桡骨头的关节面远离桡骨结节向桡骨颈成15°

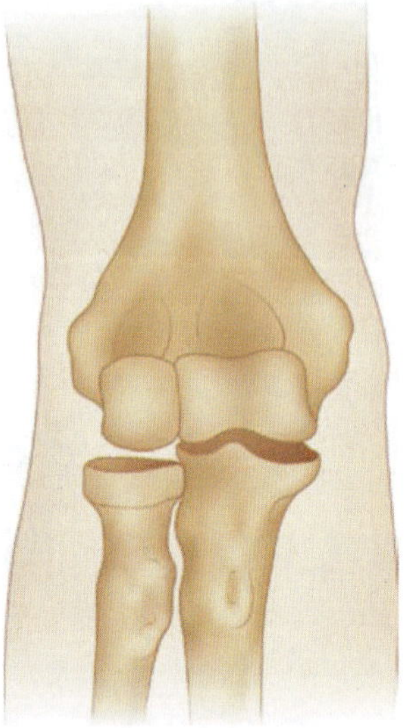

图3-2 肘关节前部骨性解构

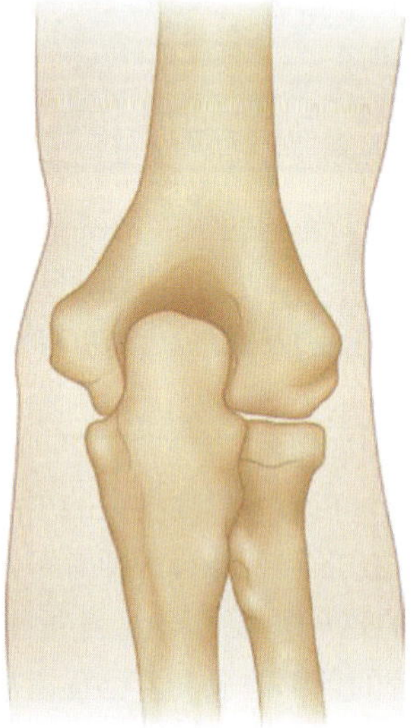

图3-3 肘关节后部骨性解构

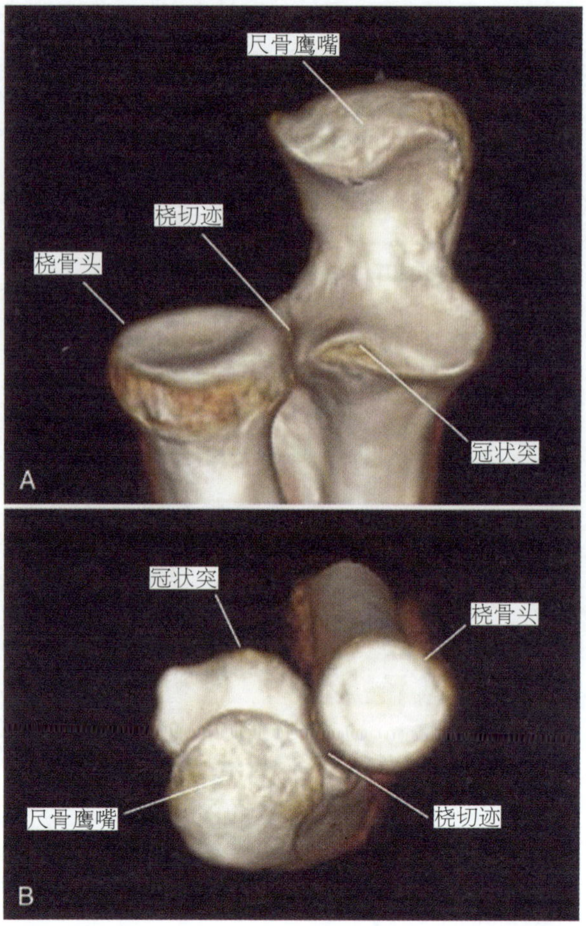

图3-4 A,B，尺骨和桡骨的相邻骨性标志（CT三维重建）（Celli A.Chapter 1：Anatomy and biomechanics of the elbow.In：Celli A,Celli L,Morrey BF,eds. Treatment of Elbow Lesions:New Aspects in Diagnosis and Surgical Techniques.Milan,Springer-Verlag Italia,2008,pp.1-11.Used with permission from Springer-Verlag.）

角（图3-6）。桡骨头被称为肘部的第二稳定因素。肘关节在韧带完整的情况下，桡骨头骨折或切除会使关节呈现不稳定。然而，在内侧副韧带损伤时，桡骨头变得对抵抗外翻力量的稳定至关重要。部分的桡骨头与肱骨小头是一个偏心盘形结构从颈部有不同的偏移，这两个因素对骨折内固定或假肢置换都有影响。否则，部分桡骨头与近侧尺骨具有重要的临床特点。桡骨头软骨包括约280°半径的边缘弧。

（二）韧带解剖

韧带结构对肘关节的稳定发挥作用，包括前方和后方的侧副韧带和关节囊。动态稳定是由跨越通过关节的肌肉活动所赋予的。

一般来说，内侧副韧带包括前斜韧带（anterior oblique ligament，AOL），后斜韧带（posterior oblique ligament，POL）和横韧带（图3-7）。内侧副韧带的前斜韧带是外翻应力最重要的稳定因素，应予以保留或重建。前斜韧带有两束：前束呈0°～60°紧张，后束呈60°～120°紧张。前斜韧

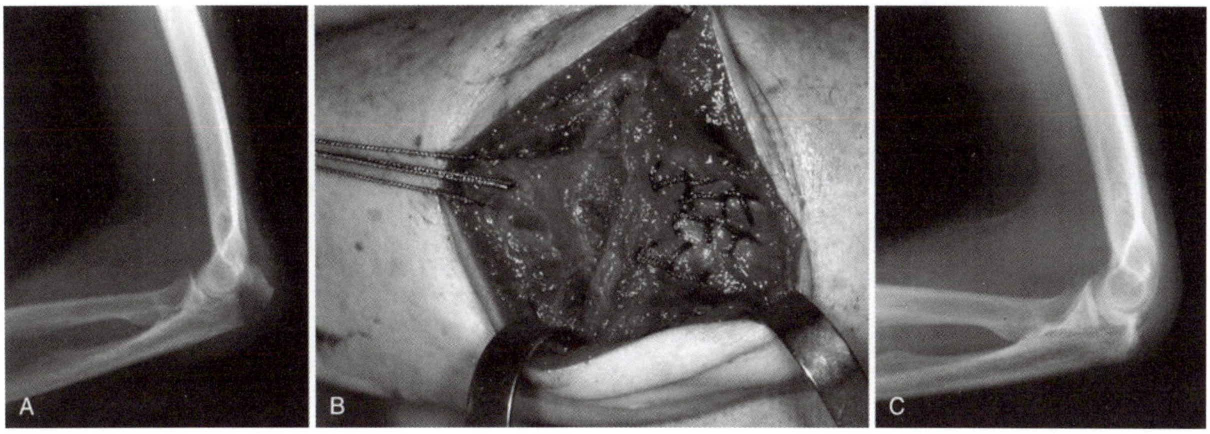

图3-5 A.69岁老年男性，患有1型糖尿病且控制不佳的ⅡA型鹰嘴骨折。B.随后他接受手术治疗，将其切除骨折碎片，并将肱三头肌与剩余远端骨折端缝合。C.在4年的随访中，此患者无抱怨、稳定性可，旋前旋后活动范围为80-80，可完全屈曲，但有25° 伸直受限。影像学结果令人满意（Adams JE，Steinmann SP.Fractures of the olecranon.In：Celli A，Celli L，Morrey BF，eds.Treatment of Elbow Lesions：New Aspects in Diagnosis and Surgical Techniques. Milan：Springer-Verlag Italia，2008，pp.71-81.Used with permission from Springer-Verlag.）

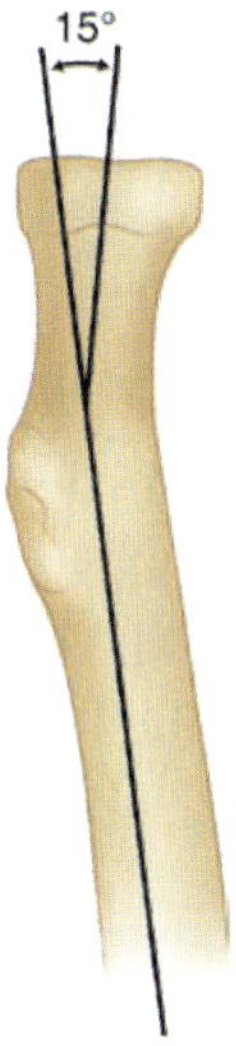

图3-6 桡骨近端与桡骨粗隆间夹角为15°（Morrey BF. Anatomy and surgical approaches.In：Morrey BF，ed.Reconstructive Surgery of the Joints，Vol.1，2nd ed.New York：Churchill Livingstone，1996，pp.461-487.Used with permission from Elsevier [Churchill Livingstone].）

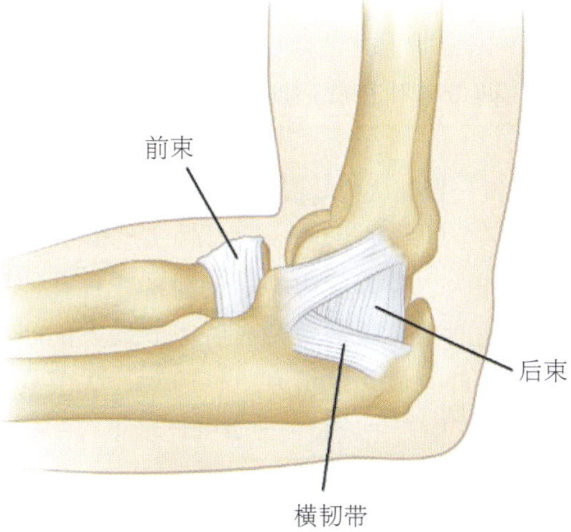

图3-7 关节内部。内侧副韧带的前束和后束始终呈现并可辨认（Morrey BF.Anatomy and surgical approaches.In Morrey BF，ed.Reconstructive Surgery of the Joints，Vol.1，2nd ed.New York：Churchill Livingstone，1996，pp.461-487.With permission from Elsevier [Churchill Livingstone].）

带和后斜韧带起自内上髁前下方的中部，止于高耸结节（前斜韧带）附近，沿扇形插入半月切迹（后斜韧带）。内侧副韧带的横断面似乎没有什么功能上的意义。

外侧副韧带复合体包括桡侧副韧带、外侧尺副韧带（lateral ulnar collateral ligament，LUCL）、环状韧带和外侧副韧带附件（图3-8）。外侧尺副韧带作为主要的外侧韧带稳定因素。它起自外上髁下部且止于旋后肌嵴。它在屈伸弧内趋于等距。桡侧副韧带也起自外上髁且止于桡骨环状韧带。环状韧带起始均在尺骨桡切迹前后缘。它的功能是稳定桡骨头与尺骨连接。由于桡骨头具有偏心盘型结构

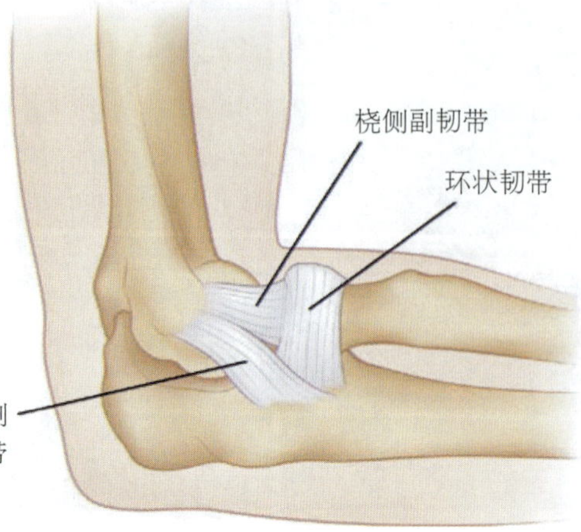

图3-8 肘关节侧副韧带复合体由桡侧副韧带、环状副韧带和少许尺侧副韧带组成（Morrey BF.Anatomy and surgical approaches.In Morrey BF, ed.Reconstructive Surgery of the Joints, Vol.1, 2nd ed.New York：Churchill Livingstone, 1996, pp.461-487.With permission from Elsevier [Churchill Livingstone].）

的性质，韧带前叶在旋后时收紧，后叶在旋前时收紧。

关节囊一直被认为是肘关节的被动稳定因素；然而，意见分歧就在于这一点。Morrey和An认为关节囊应作为内外翻应力的稳定因素并且在伸展而不是屈曲时对抗分散负荷。肘关节最大能屈曲70°～80°并且最大容积为25～30ml。关节囊可能在创伤后发生变化或是关节炎的环境下容积显著下降。在临床上，这可能使关节镜进入关节更加困难和危险。

（三）跨越肘部的肌肉

肱二头肌作为肘和前臂的屈肌和旋后肌。肱肌起自肱骨干远端的一半且止于尺骨粗隆，它作为肘有力的屈肌。

常见伸肌群和Henry动力块（the mobile wad of Henry）起自肱骨外上髁。Henry动力块包括肱桡肌、桡侧腕短伸肌（extensor carpi radialis brevis, ECRB）和桡侧腕长伸肌extensor carpi radialis longus, ECRL)，形成前臂的桡侧面外形和肘窝的外侧缘（图3-9）。肱桡肌长头起自肱骨的远端1/3，广泛止于桡骨远端半径轴和尺骨茎突。它是肘关节有力的屈肌。桡侧腕长伸肌和桡侧腕短伸肌起自肱骨外上髁且分别止于第二、三掌骨基底骨。这两块肌肉延伸到腕部。桡侧腕长伸肌的近端覆盖桡侧腕短伸肌，在肱骨外上髁炎开放性手术过程中必须充分暴露桡侧腕短伸肌病变源头。位于背面的有指总伸肌（extensor digitorum communis, EDC)，示指伸肌（extensor indicis, EI)，小指伸肌（extensor digiti quinti, EDQ or EDM)，尺侧腕伸肌（extensor carpi ulnaris, ECU）的肱尺附属物和肘肌。

在肘关节尺侧，旋前屈肌群起自肱骨内上髁包括尺侧腕屈肌（flexor carpi ulnaris, FCU)，掌

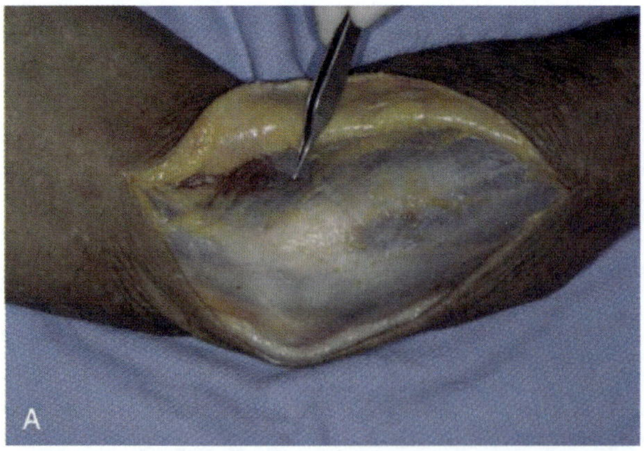

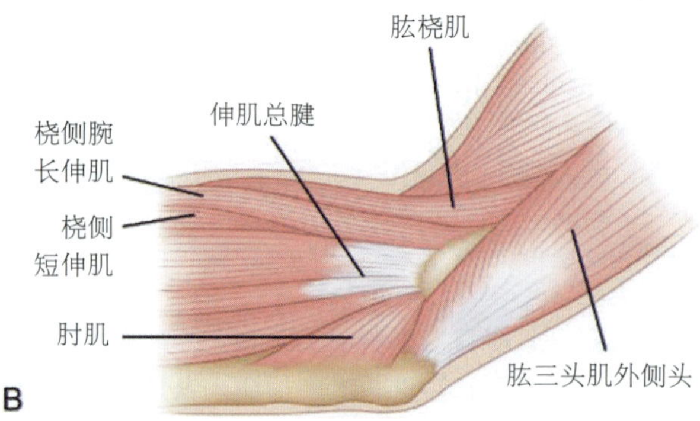

图3-9 A.肘的侧方展示可见桡侧腕长伸肌（镊子所指位置）和伸肌共同起点。B.侧方肘部及伸肌共同起点的绘图。桡侧腕短伸肌、桡侧腕长伸肌（Murray PM.Elbow anatomy.In：Trumble TE, Budoff J, eds.Wrist and Elbow Reconstruction & Arthroscopy：A Master Skills Publication.Rosemont：American Society for Surgery of the Hand, 2006.Used with permission from American Society for Surgery of the Hand.）

长肌，桡侧腕屈肌（flexor carpi radialis，FCR），指深屈肌（flexor digitorum profundus，FDP），指浅屈肌（flexor digitorum superficialis，FDS）和旋前圆肌。旋前圆肌通常有两头：一头起自肱骨内上髁，一头起自冠突，正中神经由此穿过。此为正中神经卡压点。旋前肌起自桡骨，是前臂有力的旋前肌，且有弱的屈肘作用。桡侧腕屈肌是腕部屈肌，掌长肌的功能微不足道但作为移植重建手术中的捐助者非常宝贵。旋后肌起自肱骨外上髁，外侧副韧带和尺骨近前部的旋后肌嵴。肌肉斜行最终环绕桡骨，广泛止于桡骨近端。如肱二头肌作为前臂的旋后肌。

肱三头肌在前臂后面可伸直肘关节，内、外侧头起自肱骨前面，长头起自肩胛骨。

（四）肘部的神经血管结构

复杂的神经血管结构在肘关节手术过程中或病变中有损伤的危险。对其解剖的理解至关重要，以避免医源性损伤，预估可能出现的问题，以及探索外科手术中神经间入路。

肱动脉穿行于肱肌和肱二头肌之间，下行于前臂，位于肘窝正中神经外侧。通常，桡动脉起自桡骨头水平，穿行于肱桡肌和旋前圆肌之间，且在近端发出返支（桡侧返动脉支）。桡侧副动脉和中副动脉（来自肱深动脉）吻合构成桡侧副动脉网。尺动脉有两大分支，分出骨间总动脉，然后又分出骨间前、后动脉。尺动脉如桡动脉一样，发出返支（尺侧返动脉前、后支）继而吻合成尺侧上、下副动脉，起自肘部肱动脉近端。贵要经脉和头静脉流向远端，以多种形式在肘关节交叉。

肘关节近端的正中神经穿行于肱骨内侧和肱动脉外侧之间。在肘关节，正中神经跨越肱动脉前方在肘窝位于肱动脉和肱二头肌肌腱内侧（图3–10）。正中神经在臂部没有分出的肌支。在肘前窝，正中神经当跨越肘关节时被肱二头肌腱膜覆盖。然后在旋前圆肌两头下方下行。第一运动支自正中神经旁侧分出止于旋前圆肌和桡侧腕屈肌。

此神经沿指浅屈肌背侧表面穿行于前臂，并支配指浅屈肌。

骨间前神经来自肱骨内上髁远端正中神经2～6cm处。这个单纯的运动神经沿前臂骨间膜下行。

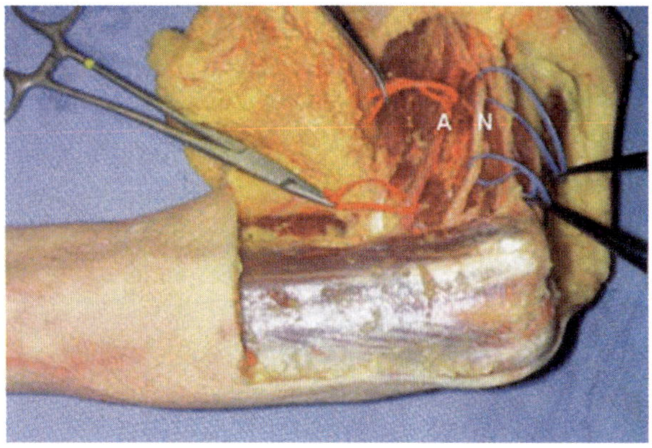

图3–10　正中神经（N）与肱动脉（A）在肘关节近端的关系（Adams JE，Steinmann SP.Nerve injuries about the elbow.J Hand Surg Am 2006；31A：303–313. Used with permission from Elsevier.）

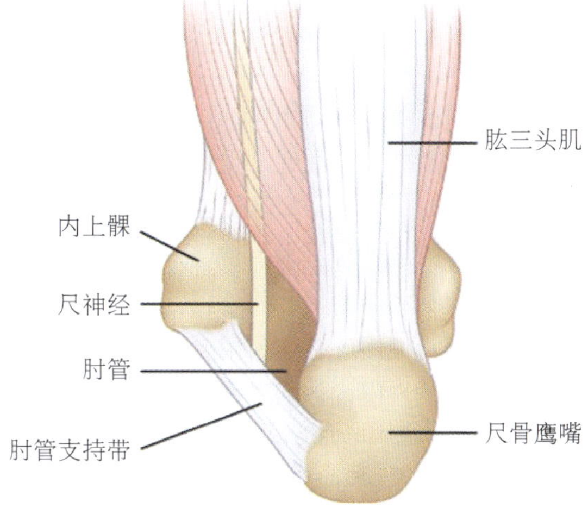

图3–11　肘管后部解剖

骨间前神经损伤联合（通常是儿童）肱骨髁上骨折，可能是由于挫伤、牵引或两者皆有，尤其是在高位难复性移位或粉碎性骨折的状况下。

尺神经沿手臂内侧面皮下穿行于喙肱肌外缘和肱三头肌内侧长头后缘之间（图3–11）。尺神经在喙肱肌止点附近通过内侧肌间隔和Struthers弓进入手臂后间隙。此时尺神经沿肱三头肌内侧头通过肱骨内上髁内侧。通过此结构后部和关节囊与内侧韧带表面进入肘管（图3–12）。前臂内侧皮神经后支在肱骨内上髁近侧6cm至远侧4cm之间的点上越过尺神经。

尺神经穿行于前臂时通过尺侧腕屈肌的肱骨头

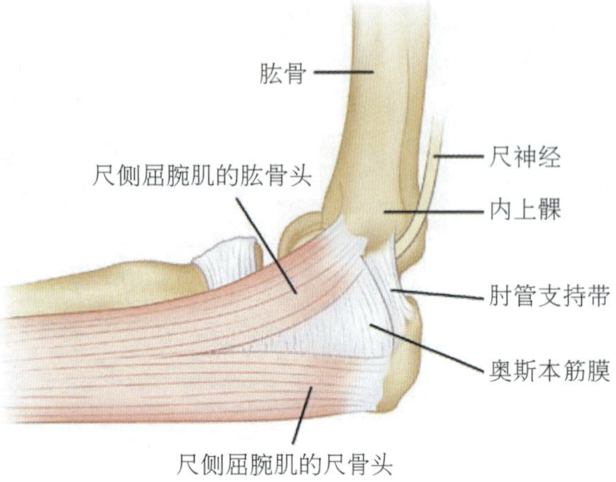

图3-12 内侧肘管解剖

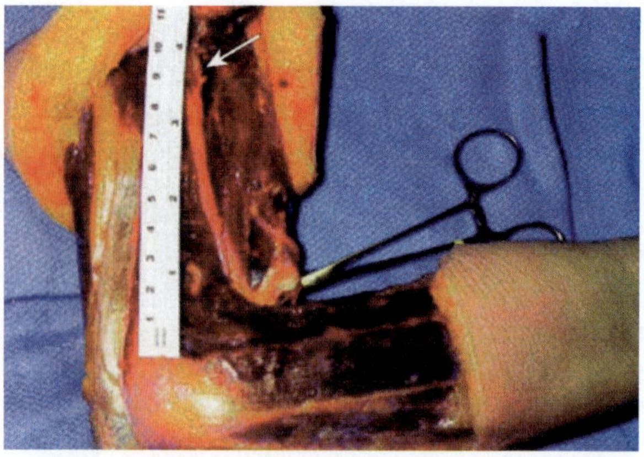

图3-13 桡神经（箭头所指）位于肘关节近端，穿过肌膜长9～10cm（Adams JE，Steinmann SP.Nerve injuries about the elbow.J Hand Surg Am 2006；31A：303-313.Used with permission from Elsevier.）

和尺骨头。第一肌支通常支配尺侧腕屈肌，多个分支可能起自在从肱骨内上髁近端4cm到远端10cm的某个位置。指深屈肌的肌支通常起自肱骨内上髁远端4～5cm处。

由于其肘关节邻近的内侧副韧带和其低位位置在肱骨内上髁上，尺神经通常受肘关节的病理改变影响。此外肘管综合征，尺神经在肘关节脱位可能被拉长，在骨折或外科手术中损伤。此外，后期的创伤后遗症包括如肘内翻、肘外翻、异位骨化的畸形问题。创伤可能促进粘连和瘢痕的形成，在此处可引起尺神经的卡压，包括肘管，弓形结构，内侧肌间隔，或尺侧腕屈肌两头之间。通常情况下，建议减压和或置换在如全肘关节置换术或肱骨远端骨折切开复位的过程中进行。同样，随着挛缩松解，如果做大的恢复动作尺神经特别容易在术后伸展；尺神经这种情况下可能需要评价。

桡神经出肘三角，穿行于桡骨后方。桡神经在远端从螺旋沟约10cm或15cm近端分别穿出至内上髁外侧和肘关节（图3-13）。肱三头肌内侧头肌支从以上的螺旋沟内发出，持续向下支配肘肌。继续向远端支配肘肌。外科手术远端入路在肘肌处。手术入路可利用这种关系来反应供应肘肌的相关邻近基底部保留的神经血管。向前穿出外侧肌间隔穿行于手臂前方，发出两个皮质：臂下外侧皮神经和前臂后皮神经。此时桡神经穿出外侧肌间隔，沿着肱骨外缘向下越过肱桡肌外侧缘。

肱肌和桡侧伸腕长肌的肌支从肘关节近端发出。神经向深部穿行于肱桡肌，桡侧腕长伸肌和桡侧腕短伸肌之间，直接越过环状韧带。在肱桡关节的水平面上，桡神经分出深支和浅支，深支成为骨间背侧神经（PIN），浅支继续作为桡神经浅支。支配桡侧腕短伸肌源于神经分叉水平并且是可变的。桡神经浅支近端位于肱桡肌深部，桡侧腕屈肌浅部，但远端位于肱桡肌外侧边缘来提供手桡背侧的皮肤感觉。

骨间背侧神经（PIN）穿过旋后肌弓-由肱肌、肱桡肌、桡侧腕短伸肌（ECRB）和旋后肌头部表面的纤维束形成的通道（图3-14）。该通道的基底由肘关节囊的前部和旋后肌头部深部组成。骨间背侧神经（PIN）包绕桡骨的外侧面，发出分支至旋后肌。在旋后肌的远侧段，骨间背侧神经（PIN）分为两条主要的分支：一条是一个短支或者是一个返支，它们支配ECU、EDC、EDM；另外一条是长支或者是一条降支，分布于拇长展肌（abductor pollicis longus，APL），拇长伸肌（extensor pollicis longus，EPL），拇短伸肌（extensor pollicis brevis，EPB）和EI，并接受腕部背侧的感觉。

Diliberti等在尸体研究中论证了骨间背侧神经（PIN）的旋前作用。在前臂完全旋后时，骨间背侧神经（PIN）跨越桡骨干至肱桡关节的平均距离是33mm（22～47mm），而旋前使骨间背侧神经（PIN）变的与桡骨的长轴更加平行，并且完全旋前使其刚才的距离增加至52mm（36～38mm）。

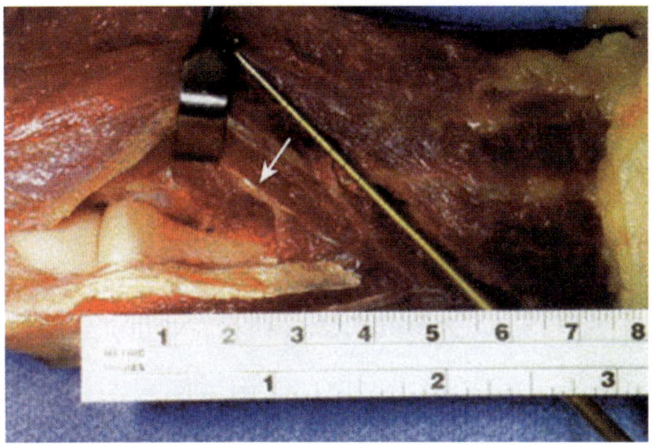

图3-14　骨间后神经（箭头所指）进入旋后肌远端桡骨头处（Adams JE，Steinmann SP.Nerve injuries about the elbow.J Hand Surg Am 2006；31A：303-313. Used with permission from Elsevier.）

骨间背侧神经（PIN）被旋后肌固定，因此在在桡骨旋转时随之转动。另外基于这种解剖基础，如松解旋后肌与尺骨之间的紧密贴连而不是越过桡骨，并且在手术中利用肱骨结节作为标志安全的暴露骨间背侧神经（PIN）可能有助于骨间背侧神经（PIN）避免损伤。

对于肘部来说许多皮神经非常重要。无意的损伤可以导致令人不快的局部麻木或者令人疼痛的神经瘤。肱骨前外侧皮神经是肌皮神经的感觉终支，穿过臂筋膜大概与肱骨外上髁相近3cm。超过肱骨内上髁4.5cm至肱骨外上髁。前支和后支分别提供前臂前外侧和后外侧皮肤的感觉。在暴露肱骨远端时肱骨外侧皮神经具有一定损伤的危险，需要将其在肱肌和肱二头肌之间鉴别并加以保护。

前臂内侧皮神经一直从臂内侧面延续至肱动脉。它在前臂中远端穿过深筋膜变为皮神经，并且与贵要静脉有着多变的联系。至内上髁距离平均14.5cm（1～31cm），前臂内侧皮神经分为前支和后支。其前支在内上髁与肱二头肌肌腱处穿过肘关节。后支再分出二支或三支额外支，这些额外支多有变异，并且在越过肘部时常接近于内上髁，在近端6cm与远端6cm之间。当肘管释放时，正中神经发出的前臂正中皮神经或其分支会损伤。

三、小结

对于肘关节及其软组织的复杂解剖结构与生物力学的理解，神经血管结构在该关节的治疗病理学方面具有重要作用。肘部稳定与各骨的协调性，各韧带结构和肌力的动态活动相关。肘部活动对于完成日常生活中的各种不同运动至关重要。肘部活动范围伸屈在30°～130°，旋内旋外的范围为50°。由于在肘有许多神经血管与其有密切的解剖关系，使得在肘损伤时极易受到损伤，在手术中需要加以保护。

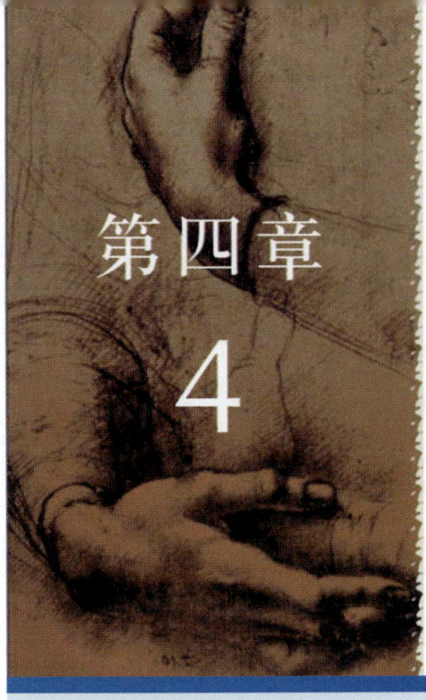

第四章 4

肩部解剖与运动功能学

原著者 MARK LAZARUS, MD AND RALPH RYNNING, MD
译　者 周　雅　孙常太

关键点

- 肩部活动是复杂的各个关节连同肩胛带肌肉在内相互作用共同运动的结果。
- 肩胛骨胸骨的运动很大程度影响盂肱关节的测量。
- 肩部运动在多平面进行测量与描述。
- 肩部稳定性决定于动态时与静态时的限制。
- 锁骨作为支撑结构连接于肩胛骨与胸骨之间。
- 肩胛骨运动是在3个平面上的复杂的相互作用。
- 锁骨、肩胛骨与肱骨的协调运动涉及12块以上肌肉的相互作用。
- 肩的运动节律是动态过程并适应速度变化，负荷及稳定性。

肩是人体中活动度最大的关节。通过肩胛区各关节复杂的相互作用产生运动，这些关节包括盂肱关节、肩锁关节及胸锁关节。它们的协调作用使肩部关节在运动与功能上表现出相当大的自由度。

一、运动范围

（一）测量正常的运动范围

通常来讲，肩的运动是通过测量上肢与躯干所形成的角度来描述。肩在矢状面向前抬高或屈，部分人可以达到180°。正常的变化范围，男性平均为165°～170°，女性为170°～172°。在矢状面上向后抬高或伸，平均为62°。前臂的轴向转动用旋内和旋外的角度来描述。旋外的角度平均为67°。轴向旋转的总角度（旋内和旋外的总和）大概为150°～180°。当前臂外展至90°时，轴向旋转的总角度降低至120°。在水平面上，当前臂垂直于躯干时，该运动通常描述为水平外展与内收（或者水平的屈伸）。

运动的范围受许多因素的影响，包括终点的影响，运动是在哪个平面进行的测量和肩胛骨是否稳定。通过比较被动的和主动的运动轨迹的相对影响，McCully等的研究结论是胸锁关节的运动对于肩关节的运动范围的测量有很大的影响。

影响因素如年龄、性别和优势手等同样也影响肩的运动范围。通常随着年龄的增长，肩关节的运动幅度下降。Boone和Azen报告了年龄相差12.5岁的两组男性，年轻组相比年长组，屈曲多3.4°，后伸多10.2°，旋内多8.4°和更多的旋外。

（二）Codman观点

肩部运动很少局限在某一个平面。因此，描述前臂在空间的位置时很有必要引入多个平面。描述肩部运动的传统方法不适用于复杂的运动，因为前臂的最终位置依赖于运动的顺序。通常采用被称为Codman观点的概念来描述。如果前臂上升至水平面，然后水平外展，接下来内收至一侧，最后前臂最终的位置是轴向旋外90°。然而前臂从未有特殊的旋外动作。直角坐标轴上连续旋转角度并不叠加，而是依照先后顺序进行的。X轴上的旋转，继而在Y轴上的旋转，与相反顺序的旋转相比，最终将会处于一个不同的终末位置。

（三）关节的三维运动

从关节运动学理解，主要特点是具有始终如一、测量有可重复性和描述运动的能力。一种描述提高复杂关节运动学的方法是利用垂直面参与的系统，与测量全球定位的纬度相似（图4-1）。单纯冠状面上的外展定为0°，单纯矢状面上屈曲规定为90°。水平面上最大内收为124°，而最大外展为88°，共产生212°的垂直面上的跨度。肱骨的抬高可用抬高的上臂和未抬高的上臂之间形成的角度表示。在整个协调的系统中，单独的向上屈曲90°被描述为（90，90），而单纯的外展90°被描述为（0，90）。最后，轴向的旋转根据在垂直面上肘关节屈曲90°时前臂形成的角度所描述。如果前臂与垂直面垂直，旋转即为0°。旋外为正，旋内为负。在此系统中，传统的军人敬礼即为（+30，+80，-406）。

二、盂肱关节解剖学

（一）关节盂

关节盂处于肩胛颈外侧缘，喙突与肩胛冈，肩胛骨外侧缘的交界处，是一个圆盘状结构，形成一个浅窝，相对于肩胛平面平均向后屈7°，但主要在冠状面维持一个30°的前倾角度。在肩胛骨正常的固定位置，关节盂还具有一个向上的倾斜角度，大约为5°。一般认为这种向上的倾斜有对下面稳定性的作用，它通过凸轮效应发挥作用，即加强上级囊状结构的功能。关节盂的表面积只相当于肱骨头表面积的1/3。关节盂的深度从上下方向看仅有9mm，而从前后方向观察仅有5mm，其中一半是由上唇构成。另外，关节的关节盂软骨周围比中央厚，可加深关节窝。因此，关节窝比骨性解剖要求的更为凹陷和适合。

（二）肱骨头

肱骨头相对于水平面向上倾斜45°，并且相对于肱骨末端髁间轴向后倾斜30°～40°。关节面大约占肱骨头球面的1/3。利用立体定向研究，与关节盂一致性是在2mm之内，在88%的情况下，球形偏差低于1%以内。青少年的头后倾更为明显，4月

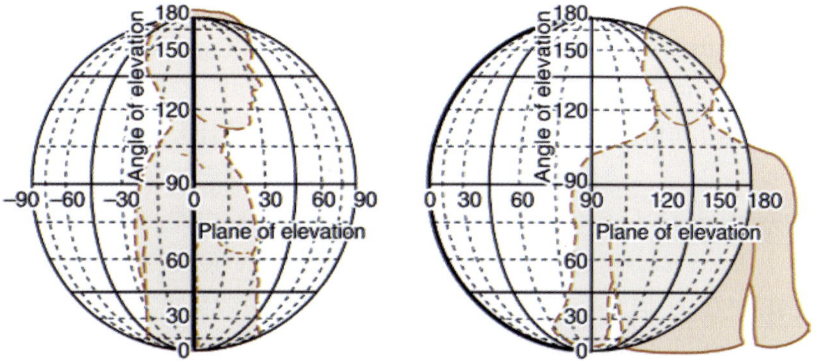

图4-1　肩关节的活动范围近似地球仪的活动（引自：Rockwood CA Jr，Matsen FA Ⅲ，The Shoulder.3rd ed. Philadelphia：Saunders Elsevier，2004.）

龄至4岁的儿童中平均为65°。8岁时肱骨头开始发生退旋直至成年。

三、盂肱关节生物力学

（一）松弛度

在所有正常的肩部检查中，发现盂肱关节都存在不同程度的松弛，在尸检中用20N的力被动活动肩部，显示股骨头平均变化的范围向前13.4mm、向后10.4mm。在健康志愿者的研究中，非麻醉下肱骨被动移动范围平均为向前8mm，向后11mm，向下1mm。远小于盂肱关节正常动力学变化。对正常志愿者的影像学分析证实，除外同时发生的水平面上的外展和旋外，肱骨头在任何位置均能够精准地保持在关节窝中。盂肱关节处于极端的位置是肱骨头平均向后移动4mm。这些研究证实，尽管盂肱关节具有巨大的平移运动的潜能，盂肱关节的稳定性仍能与中心保持相一致。

（二）松弛与不稳定性

肩部松弛是一种正常的属性，大多数人都普遍存在这种属性。盂肱关节的活动常用肱骨头在关节窝中的被动移位来进行测量，并且受多种因素影响，包括年龄、性别和先天性的因素。不稳定性是一种病理性的情况包括肱骨头在关节窝中的过度运动（图4–2）。不同于关节松弛，不稳定性通常是有症状的。它表明静止与活动时对于肱骨头精确地处于关节窝中的限制的缺陷。不稳定可能发生在一个方向上，例如创伤性前脱位后发生的前不稳定，或者也可发生多方位的不稳定，如发生在前、后、下方向的任意联合形式。发生多方位不稳定的患者通常患有对侧关节的无症状的关节松弛。这些盂肱关节与正常功能的关节之间的不同就在于肌肉，神经和结构因素的复杂的相互作用。

四、盂肱关节稳定性

肩脱位多见关节脱位，平均发生率为1.7%，测定显示肩部存在很大的潜在不稳定。起稳定作用的重要因素分为静止性因素和动态性因素。这些限制因素多相互作用且非常复杂。在病理性阶段，在

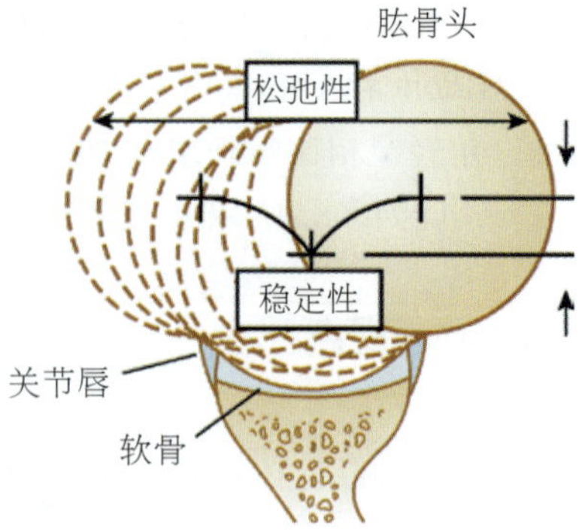

图4–2 此图形可证明其松弛性和稳定性之间的差异。松弛性是一个囊性张力的结束到另一个的转变。稳定性是以最低势能为中心点，它不仅与囊性张力有关也与关节吻合性有关（改编自 Lazarus MD，Sidles JA，Harryman DT 2nd，Matsen FA 3rd.Effect of chondral–labral defect on glenoid concavity and glenohumeral stability.A cadeveric model.J Bone Joint Surg Am.1996；78A：94–102.）

某个位置有一个或多个限制因素发生异常，就会引起不稳定。重建这些正常的解剖限制因素对于肩部的有效治疗和康复发挥了重要作用。

（一）静止性稳定

早期研究者关注的是盂肱关节稳定性的关节组成要素。肱骨头后屈指向胸壁，与关节窝大致匹配。Saha强调这种关节形式对于稳定性的作用，指出关节窝先天性前倾有经常发生脱位的趋势。随后的研究还未证实这种假说，反而发现在关节形式和倾向上有很大的变化。任何位置的旋转，只有25%～30%的肱骨头表面和关节窝接触。通过测量肱骨头相和关节窝的直径，已经可以计算出盂肱关节指数。推测肱骨头相对于关节窝直径较大的将会产生不稳定，但研究者并未提出这种关联性的结论。

相对于肱骨头较小的关节窝的关节面强调盂肱关节周围软组织的重要性，包括上唇、关节囊和韧带结构。上唇由致密的胶原纤维组成，环绕贴附在关节窝边缘，使关节窝更深且增大表面积。上唇功能性地使关节窝关节面与肱骨的接触增加约1/3并且增加关节的一致性，因此盂肱关节变得更加稳定（图4–3）。Lippitt和Matsen在尸体上研究证实了上唇对于关节稳定性的作用。按照Fukuda等

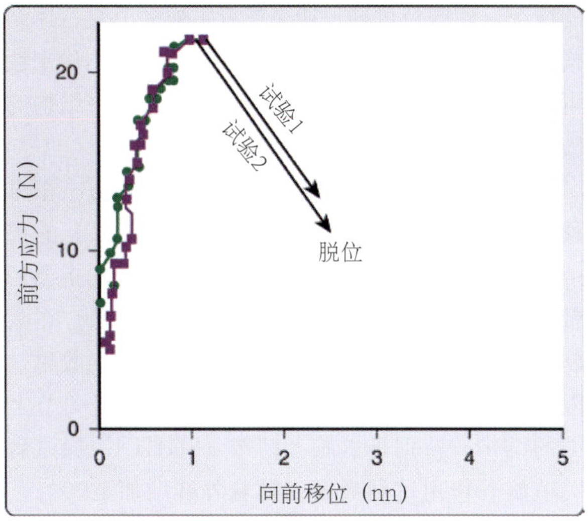

图4-3 在老年尸体的肩关节上，力量转化反应为肱骨头保持为相对集中的力量上升，直到达到一个阈值后，导致突发性的脱位（改编自 Lazarus MD，Sidles JA，Harryman DT 2nd，Matsen FA 3rd.Effect of chondral-labral defect on glenoid concavity and glenohumeral stability.A cadeveric model.J Bone Joint Surg Am.1996；78A：94-102.）

制定的关节稳定率的概念，切除上唇后可导致关节的稳定性下降20%。

关节窝与肱骨头之间的关节面曲度直径的轻度不匹配对于盂肱关节的稳定性可能有重要的影响。Saha最初介绍盂肱关节有三种类型：A型关节窝较浅，B型头窝关节面一致，C型为肱骨头大于关节窝。Soslowsky等利用三维摄影测量方法研究新鲜冷冻尸体发现，88%的盂肱关节是完全一致的。尽管如此，最近Kim等用MRI扫描分析患者盂肱关节多方向的稳定性及与正常MRI影像比较。他们认为多方向均稳定的患者中，关节窝关节面曲率半径大于肱骨头的半径，表明丧失这种关节适宜比例会对盂肱关节的不稳定性起一定作用。

盂肱关节内轻度的关节内负压同样具有维持关节稳定性的作用。正常情况下，盂肱关节内含1ml的滑液，它可以通过周围组织中高渗透压维持较低的大气压力。Warner等证实在正常的盂肱关节中，直接的16N向下方力可以使盂肱关节产生向下2mm的位移；尽管如此，如果同样的关节囊被切开，在同样的力作用下将会使盂肱关节产生28mm的位移。

符合性良好的盂肱关节，滑液在肱骨头和关节窝之间产生黏附力和凝聚力，如同潮湿的杯子黏附于杯托一样。黏附作用源自滑液的材料属性，但凝聚力则是由于关节的相符合性。附属的上唇则加强了关节的稳定性。

关节窝的几何形状和上唇与旋转套的肌肉收缩，在关节运动中一起担负其稳定性的责任。关节囊韧带结构在关节运动中保持松弛，而运动的终末期关节囊韧带起稳定关节的作用，而其他的稳定机制的作用则消失。

1.盂肱关节韧带

盂肱关节韧带由喙肱韧带（coracohumeral ligament，CHL）和盂肱韧带（superior gleno-humeral lig-ament，SGHL）构成（图4-4）。喙肱韧带宽而薄，关节外结构起源于喙突并广泛附着于大结节与小结节，混合有冈上肌和肩胛下肌的肌纤维。盂肱韧带位于喙肱韧带深部，超过90%的情况是起源于关节窝上盂并止于肱骨前面结节间沟的正中。这些结构共同阻止上臂旋内时向下移位。

盂肱正中韧带（middle glenohumeral liga-ment，MGHL）在所有的盂肱韧带中，它的大小

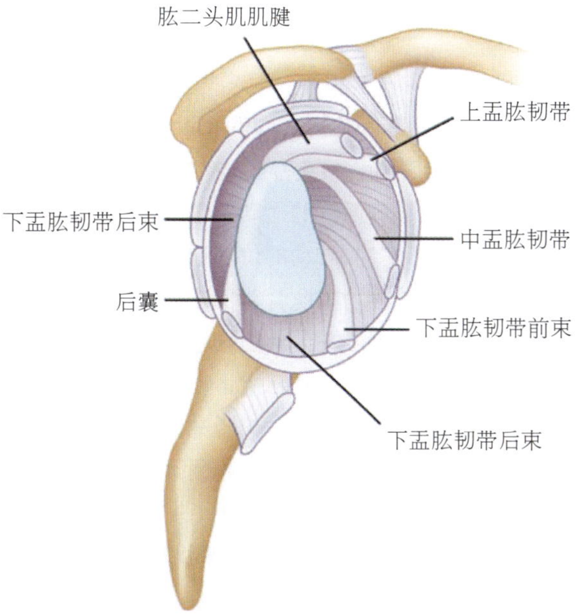

图4-4 盂肱关节由关节囊韧带维持稳定性，各韧带对于维持稳定性均有其单独的作用。IGHL.下盂肱韧带；MGHL.中盂肱韧带；SGHL.上盂肱韧带

存在很大的变异。约30%以上的肩部中缺如。盂肱正中韧带形态上可为薄片状，也可为条索状，并且常伴随盂肱韧带共同起源于关节窝盂上结节，止于上臂中部及小结节。尽管盂肱正中韧带在肩关节内收和旋外时限制肱骨向上移位，但韧带的主要功能是当肱骨相对于关节盂旋外45° 时，限制肱骨向前移位。在人体中条索状的盂肱正中韧带占多数，可能是与上臂外展60° ~90° 时和旋外时，限制向前移位的功能有关系。

盂肱下韧带（inferior glenohumeral ligament，IGHL）在肩关节中可能是最重要的韧带复合体。盂肱下韧带由增厚的条索构成韧带，或称为吊带，把肱骨固定在下面，如同一个腋下袋。典型的盂肱下韧带广泛起源于关节窝前面上半部与上唇之间的赤道线，并止于盂肱正中韧带的下面与小结节。在O′ Brien等进行的组织学和解剖学的研究中，证实盂肱下韧带的后面和前面部分含有致密的胶原纤维。Gohlke等确认前带的存在，但后带仅在62.8%的个体中出现。上臂在外展上升时，盂肱下韧带（IGHL）复合体稳定性方面的功能将会增加。上臂外展90° 并且旋外时，前带将会增宽且紧张，形成紧张的条索限制向前移位。相似的情况下，当外展的上臂旋内时，后带将会呈扇形展开且变紧。上臂外展90° 时，盂肱下韧带同样主要限制肱骨向下移位。

2.静止与动态限制之间的相互作用

韧带仅在某种程度有张力时才发挥作用。尽管如此，在盂肱关节正常的运动中，韧带保持着松弛状态。另外，大多数被动的位移通常为多方向的。而在正常的主动运动中肱骨头仍然完全地处于关节窝中央。因此，除了关节囊与韧带之外，一定还有其他因素对于盂肱关节在正常运动时起限制作用而不产生位移。为维持肱骨头位于关节窝中心发挥作用的因素保持肩部稳定性，静态因素（黏附性、凝聚力、关节内负压和关节的一致性）和动态因素（肌肉旋转套、肱二头肌、肩胛肌和协调的本体感觉反馈）的相互作用。

尽管这些复杂的动态和静态限制因素维持肱骨头处于关节窝的中心，但是肱骨头病理学上的位移却时有发生。在所有的情况中，除外最严重的松弛的情况，肩脱位可导致撕裂或者盂肱关节复合体结构的破裂。选择切除实验已经证实潜在的不稳定性可能是由于个体的盂肱关节的关节囊与韧带结构的破裂而引起。

尸检已经证实限制肱骨头在前方、后方、下方移位的主要韧带结构。盂肱下韧带（IGHL）的前上带是限制上臂外展与旋外时向前方移位的主要韧带。当外展减少时，盂肱中韧带（MGHL）在限制肱骨头向前方移位的作用增加。在上臂内收时，限制肱骨头向下方移位的主要限制因素是关节上方的结构，特别是盂肱上韧带（SGHL），通过肩关节旋外作用达到最大。随着外展增加至90° ，盂肱下韧带（IGHL）变成限制肱骨头向下移位的主要韧带。限制肱骨头向后移位的主要韧带是盂肱下韧带（IGHL）的后束。尽管关节囊后部切除会增加向后方的移位，但是对于肩关节向后方脱臼还不足以发生。尽管如此，如果相同的肩关节在前上方切开，切除盂肱上韧带（SGHL）和盂肱中韧带（MGHL），有可能发生肩后脱位。当盂肱下韧带（IGHL）的前束被切除或者关节窝附着处被去除，随着上臂伸30° 时，肱骨头的后移位则会增加。

（二）动态的稳定装置

肩袖肌肉群通过增加必要的负荷从关节窝的中央移动肱骨头来提高关节的稳定性。Lippitt和Matsen在尸体的研究中发现，需要高达60%压缩力的剪切力才能使盂肱关节脱位，同时发现当除去部分关节盂前唇后，关节稳定性也会下降。相似的情况，Wuelker等指出对于肩袖旋转力下降约50%时，肱骨头向前移位则会增加50%。盂肱关节反作用力已在尸体模型中计算得出，达到体重的0.89倍。盂肱关节接触压力是在上臂外展90° 和旋外90° 时，用压敏感光胶片测量的。当盂肱关节外展角度增加并至最大角度达90° 时，关节的反作用力也增加。渐进性关节压力集中在肱骨头中心，因此为上臂抬高提供一个稳定的支点。

其他因素可能也对动态的肩关节稳定性发挥作用。现已证明韧带可通过依附在肩袖肌群变得更为有力，而肩袖收缩可能会影响盂肱关节关节囊韧带复合体的张力调整。相似地，Pagnani等推测肱二头肌挛缩可能会使相对异变的关节盂上唇变得紧张，从而紧张相联合的盂肱上韧带（SGHL）和盂肱中韧带（MGHL）。他们还得出结论，肱二头肌的长头自身可能由于附着于盂肱关节位置而使肩部关节稳定。这是否是一个动态的功能还仍处于争议之中。Yamaguchi等注意到正常的肩袖和有缺陷的肩袖中，当上臂正常运动时，肱二头肌均没有运动。

盂肱关节关节囊韧带可能是提供关节位置的本体感觉的反馈的结构。Vangsness等发现在盂肱关节韧带中存在低阈值的，快速适应的小体纤维。还有人发现，在不稳定的关节中本体感觉减弱，当肩关节修复时本体感觉逐渐有所恢复。本体感觉反馈可能不仅有助于紧张肩袖肌群，还有助于维持肩胛骨和锁骨在空间中保持适当的位置。

五、锁骨和肩胛骨

肩部的关节窝相对于髋骨的髋臼来讲是相对地不受约束的。这就赋予肩部有更大的活动性可以满足协调运动与肌肉功能的要求，这些肌肉可维持肩胛骨和锁骨在空间中的位置。关节窝因此可能处于不同变化的位置，进而可以有效地抵抗由肌肉维持上臂的肌力与位置而产生的反作用力。

（一）锁骨的解剖结构

锁骨是具有双重弯曲的骨，作用是作为支柱及悬浮在胸骨与肩胛骨之间，并且可以保护在下方的神经血管结构（图4–5）。当一侧承担负荷时，如锁骨的功能作为支点，为提升锁骨和肩胛骨的肌肉提供一个支点，使负荷离开中线。锁骨两个末端所形成的关节间隙间均纤维软骨板并形成一个可动的关节。与典型观察到的关节相比，每个关节具有关节的形态与活动并允许做更多的活动。通过盂肱关节产生压缩为肩部肌肉提供动力。压缩力通过肩锁关节（acromioclavicular，AC）和胸锁关节（sternoclavicular，SC）传导至主干。圆锥形的、不规则四边形的肩锁韧带有力地悬在肩胛骨上方并保持处于锁骨上方。

1.胸锁关节

胸锁关节连接中轴骨和上肢。略微倾斜的骨关节提供很少的固有稳定性。取而代之的是两侧的韧带结构在前方和后方提供稳定性（图4–6）。早期研究证实胸锁关节关节囊对于胸锁关节的稳定性起作用，但它们不是孤立的个体韧带或者是关节囊的部分。Spencer和Kuhn在尸体中选择性的切除实验中证实，后关节囊是限制关节向前向后移位的主要抑制部分。尽管如此，前关节囊也非常重要，特别是在限制关节向前移位时。他们的研究还显示肋锁韧带和锁骨间的韧带不是胸锁关节稳定的重要稳定装置。

2.肩锁关节

肩锁关节是一个可动关节，由肩峰内侧端与锁

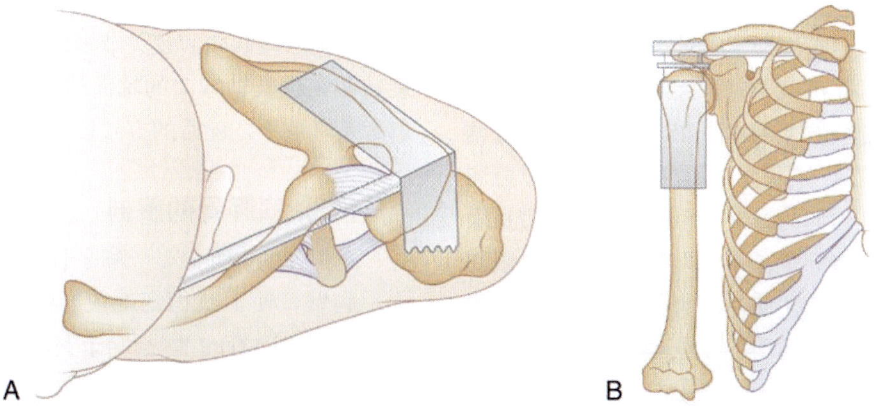

图4–5　锁骨作为使肩胛骨与胸骨远离的支撑点（A），并且作为肩胛带的悬架（B）(引自：Lazarus MD. Fractures of the clavicle.In：Bucholz RW，Heckman JD，Court–Brown C，et al.，eds.Rockwood and Green's Fractures in Adults.5th ed.Philadelphia：Lippincott Williams &Wilkins，2001.）

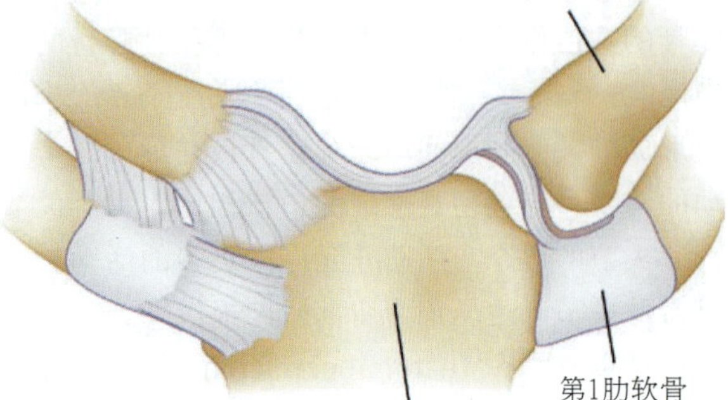

图4–6 胸锁关节是体内最稳定的韧带复合体（引自：Gray's Anatomy，2007.）

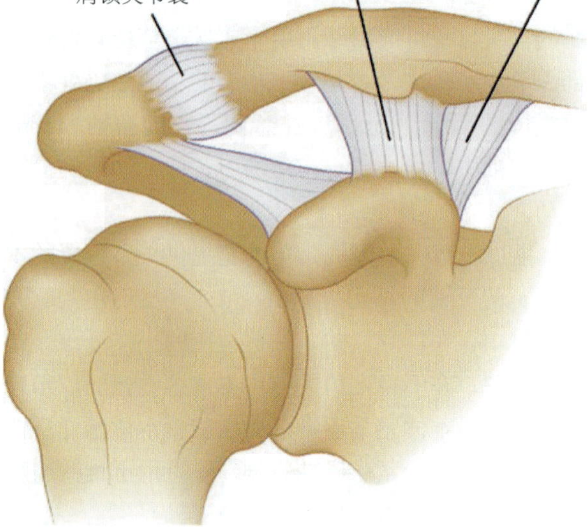

图4–7 肩锁关节的韧带解剖学（引自：Gray's Anatomy，2007.）

骨外侧段关节面组成。与胸锁关节相似，肩锁关节仅有少许内在的稳定性，反而其稳定性依赖韧带的支持（图4–7）。环绕在关节周围的关节囊，向上增厚形成肩锁韧带。肩胛骨通过连接在喙突与锁骨远端的圆锥形的、不规则四边形的韧带悬在锁骨上方。早期研究者观察到肩锁关节仅有轻微的运动。尽管如此，Fukuda等在尸体中选择性切除的实验中，测量由肩锁关节囊，圆锥形的韧带，不规则四边形的韧带对于小的或大的移位产生的相关的限制作用。他们的结论，在轻度移位中（10N大小的力），肩锁关节囊对于向上和向后移位是主要的限制因素。在重度移位中（90N大小的力），有一个转变即圆锥形的韧带主要限制向后的移位；尽管如此，90%限制向后移位因素仍然是由肩锁关节囊维持。喙锁韧带，特别是不规则四边形的，抵抗大部分在轴向压缩产生的负荷。Klimkiewicz等在尸体解剖实验中，已经深入地阐明对于抵抗移位肩锁韧带中每个韧带的作用。结论是上韧带和后韧带最重要，各自平均抵抗向后移位的25%和56%。这些结果被Debski等在尸体研究中用三维空间原位力测量结果所证实。他们的结论是肩锁关节上韧带是限制向后移位的主要韧带，并且圆锥形的韧带是限制向上移位的主要韧带。此外，他们指出肩锁关节的限制条件影响关节的运动，但是运动同时也作用于每个韧带。

3.锁骨的运动

锁骨的运动发生在前后和上下方向，还可以在它的纵轴方向旋转。Inman指出上肢向前抬高约130° 时肩锁关节比胸锁关节发生较多的运动，锁骨发生向上30° 的运动。当先上升40° 然后再向前移动15° ～20° ，运动超过130° 的仰角时，锁骨会产生向上10° 的运动。DePalma总结出这种锁骨远端上升和向前旋转，将锁骨远端的运动描述为形成一个大约为60° 的有棱的锥形。

Dempster最初描述肩锁关节的6个独立的运动（表4–1）。每一种类型运动的生理幅度有不同的研究规定。另外，前后方向的旋转的幅度大于上下方向的运动幅度，比率约为1∶2。胸锁关节的运动的受到的限制较肩锁关节多。这些运动主要视为旋转和锁骨长轴方向的轴向运动（前方和后方），或者是以上下、前后的方式铰链运动。

（二）肩胛骨的解剖

肩胛骨绝大部分是一扁平骨松弛、适宜地贴附于后胸壁，使上肢稳定地依靠胸骨。肩胛骨沿其周边在肌肉附着的部位和4个突触部位增厚：肩胛冈、喙突、关节窝及肩峰。

1.肩胸关节

尽管胸肩关节不是真正的关节，但对于将上臂

表4-1　胸锁关节的活动度（角度）

胸锁关节的活动	活动角度（°）
向上旋转	35
向前旋转	35
向后旋转	35
轴向旋转	45～50
向下旋转	10
向上旋转	45

定位空间的运动是完整的。在后胸壁上肩胛骨滑过肌肉床，它的形状符合处于下面的肋骨。处于静态时，从上面观察肩胛骨向前旋转约30°，在矢状面上向上约旋转3°，从侧面观察向前倾斜约20°。

2.肩胛骨运动

尽管肩胛骨的运动被认为是一个复杂的运动，但其运动大部分主要集中在冠状面和肩胛骨平面的描述。使用经皮插入传感器McClure和相关设备观察，证实肩关节的运动是三维的并且是与任务相关的。当上臂在肩胛骨平面上升时，肩胛骨向上平均旋转50°，沿中间外侧轴向后旋转大概30°，并且在垂直轴上向外侧旋转24°(图4-8)。

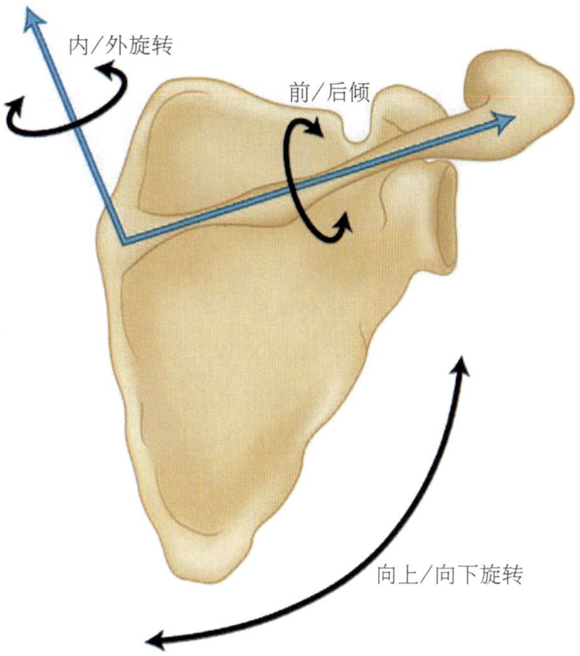

图4-8　肩胛运动的定义

六、肩部生物力学复合体

肩关节复合体运动有20多块肌肉协调运动。这些肌肉发挥不同的作用来进一步加强肩关节功能，包括三角肌的三头，肱二头肌两个头，肱三头肌三个头，斜方肌三个部分，胸大肌两个部分。这些肌肉的起始点和止点，分布在盂肱关节、肩胛胸廓关节和胸肱关节。

每块肌肉相对功能取决于三个因素：截面积、牵拉的矢量角和肌纤维容量百分比（或收缩强度)。肌电图（EMG）是有效的确定一个特定肌群相对活动水平，但是他无法衡量肌群的收缩力。要想了解肌肉的力量，需要计算肌肉的力臂和生理横截面积，这两者是动态的，能准确计算测量是富有挑战性的。

（一）解剖学研究

测量肩胛带几块肌肉的横截面积的测量。力向量的横断面测量和估计用于计算盂肱关节的反作用力。目前的研究集中于组织实验研究。

（二）上臂的主动抬高

上臂主动抬高时，三角肌和肩袖肌群同步活动可以联合立体摄影测量术和肌电图记录进行测量。Inman等证明上臂向前抬高时三角肌和冈上肌协同作用。其余肩袖肌肉的协同功能为提供肱骨头必要的压力，防止肱骨头向上迁移。三角肌提供了大量初始力量，约占总体潜在力量的90%。在广泛肩袖撕裂时，剩余肩袖提供了能保持盂肱关节在中心位置多达86%的力量。

冈上肌被认为在外展时发挥作用；而三角肌和全部四个肩袖肌在抬高上臂的全范围内发挥作用。对健康的志愿者进行选择性神经阻滞对每块肌肉的具体作用进行了研究。对肩胛上神经或是腋神经阻滞证明三角肌和冈上肌在主动抬高上臂时负责生成力矩。全部外展在腋神经阻滞强度降至正常50%时被证明起作用。同样，肩胛上神经阻滞可以减少强度时全收缩。而腋窝和肩胛上神经同时阻滞后所有主动抬高都消除，证明三角肌、冈上肌和冈下肌对抬高上肢是必要的。与肩胛上神经阻滞，在抬高30°时强度降低约50%，抬高90°时降低约35%，抬高120° 时降低约25%。

通常认为手臂抬高是2∶1比例的盂肱至肩胛胸的运动。更多近日的调查表明，第一个30° 的运动过程中复杂的相互作用主要是由于肩关节的作用，而在后面的60° 的运动过程中，运动的相互作用由肩关节与胸肩关节平等的作用。McClure等与在健康的志愿者中测得肩关节运动与胸锁关节运动的比率是1.7∶1。前臂上升的速度也作用着每个关节的相对贡献，在高速运动中肩关节占主导的地位。关于年龄因素，盂肱关节与胸肩关节运动的比率保持恒定；尽管如此，运动的幅度下降。

（三）肱骨的旋外

上臂向上抬升至最大程度需要肱骨的旋外协助。早期研究者们得出结论，肱骨结节越过肩峰，是肱骨旋外时必须的，但近来更多的临床和尸体研究表明，其他的因素起到明显的作用。最大化的旋外可能使盂肱关节在上升的位置保持稳定。Jobe和Iannotti基于尸体三个平面对运动幅度的研究结论是，必需的旋外使更多的肱骨头软骨与肩关节相结合。一项运用磁性三维追踪设备进行尸体研究断定肩关节最大化的上升伴随着近似35° 的旋外。在活体内的数据表明存在有更大的旋外。对志愿者运动磁场的研究，Stokdijk等发现有平均55° 的旋外。

七、肩部肌肉活动的协调性

肩胛肱骨的节律

当Codman发明了术语“肩胛肱骨的节律”去描述协调的运动后，了解了肩关节结构的复杂和依赖性的关系。Inman指出肩胛骨运动的起始相与终末相一样，表明肩胛骨位置固定于特定的有利位置对于在肩袖肌群的重要性。近来更多的动态的研究已经证实这种相互依赖的关系，在正常的情况和病理的情况下，精确地规定肩胛骨复杂的运动与肱骨的关系。甚至在手持3kg的重量时，肩胛肱骨的节律仍不会改变，除了在上升的中段位置，肩胛骨的位置弥补增加的负荷。在神经肌肉的协调中，这种精细的协调的适应性有助肩关节广泛的条件下保持动态的稳定性和完美的功能。

八、小结

肩部运动是盂肱关节、肩锁关节与胸肩关节之间复杂的相互作用的结果。肩部运动的力由超过20块协调运动的肌肉提供，在速度变化和承重时保持平稳。肩部运动在独自的运动平面中测量和描述，每个关节的运动都影响着其他关节的测量。盂肱关节广泛的运动范围使得肩部易不稳定和损伤，包括盂肱关节脱位。肩部的稳定性由动态和静态的限制因素所相互作用。上述内容可得出肩胛带的骨性解剖，软组织限制因素，以及动态的协调的肌肉运动。

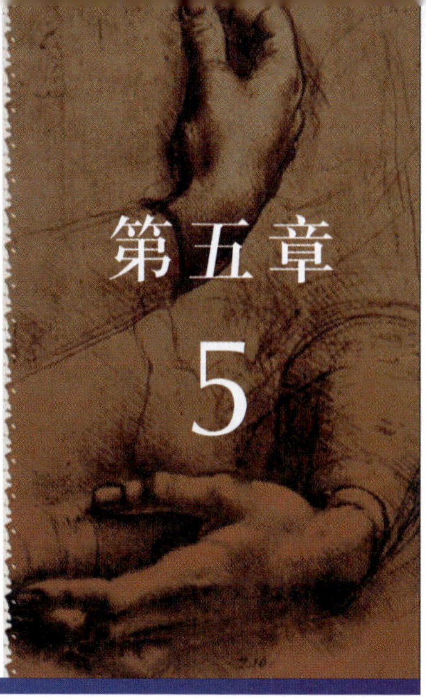

第五章

5

上肢的体表标志

原著者 NEAL E.PARTT, PhD, PT

译　者 唐和虎 洪 毅

关键点

- 本章的目的是介绍对临床医师最有用的相关上肢体表解剖标志。
- 上肢按区域，从近端开始，逐渐向远端介绍。
- 用相似方法按照一个单元或组织结构介绍每个区域，以便读者能根据解剖结构理解其逻辑关系。
- 在每一个区域骨性标志可作为大多数其他组织的参考。
- 本章重点是致力于通过皮肤标志来了解骨骼和肌肉结构。
- 肌肉运动时最容易观察到，适当的包括产生特定肌肉活动的动作。
- 无论是能直接观察还是通过明确的体表标志的关系发现其特殊位置，神经和血管的位置也应该包括其中。
- 本章所包含的大部分信息来源于多种途径。因此，正文中不包括特定的参考文献，但是附加信息的来源标注在本章末尾的参考文献目录中。

本章的目的是介绍与临床医师最有用和相关的上肢体表解剖标志。上肢按区域，从近端开始，逐渐向远端加以介绍。用相似方法按照一个单元或者组织结构介绍每个区域，以便读者能根据解剖结构理解其逻辑关系。

多数情况下在每一个区域骨性标志可作为其他组织的参考。本章重点是致力于通过皮肤标志来了解骨骼和肌肉结构。肌肉运动时最容易观察，包括产生特定肌肉活动的动作。神经和血管的位置也应该包括在内，不管是能直接看到的还是通过明确的体表标志关系发现其特殊位置的。本章所包含的大部分信息来源于多种途径。因此正文中不包括特定的参考文献，但是附加信息的来源标注在本章末尾的参考文献目录中。

一、颈后三角

颈后三角（颈后方三角）（图5−1）包含上肢主要的神经血管结构，该部位的各种临床疾病都可能涉及这些结构，甚至整个肢体。这个三角的边界很容易看见，大多数人可通过肉眼鉴别。该三角的底由锁骨中1/3的骨性结构组成，两个边由胸锁乳突肌的后缘和斜方肌上缘的肌肉结构组成。这些肌肉向上止于乳突。这些边缘可通过前方的肩部、上面的斜方肌和向对侧转头（胸锁乳突肌）得到加强。

三角的底是肌肉，在三角区内深压可看见。锁

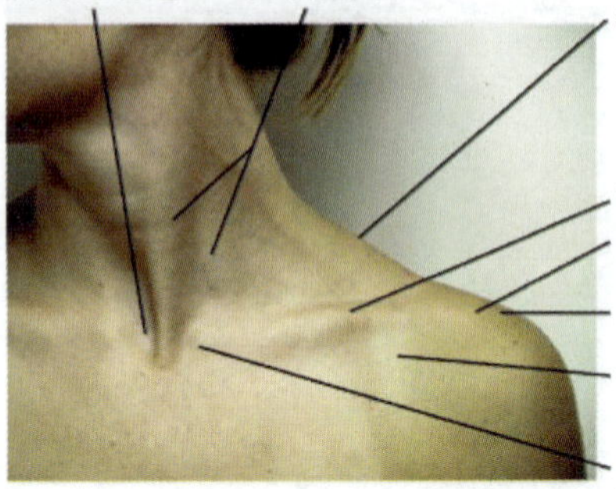

图5-1 左侧颈后三角前外侧观。突出胸锁乳突肌，头转向对侧

骨下动脉和臂丛的近端（根部和干部）通过该底部区域，可在三角的前内侧角看见（即胸锁乳突肌在锁骨的附着部）。在三角内，锁骨下动脉位于内侧和下方；在锁骨和胸锁乳突肌形成的角的部位可扪及其搏动，向后到锁骨，并在第一肋上方通过。臂丛的上干位于胸锁乳突肌后缘，锁骨近端上方2~3cm。其结构像牢固的绳子。即使副神经不能看见，其到后角的表面路径近似，因为其走形与耳垂和肩峰之间的连线平行。

二、肩

肩这个名词（图5-2~图5-5）是非特异性名称，因为该区域及其结构可能有相当大的变化。在本章，“肩”包括锁骨、肩胛骨、肱骨近端，以及相应的关节和软组织。

锁骨全长都能看见。在正中线位置，在胸骨柄上方和两侧锁骨内侧端之间很容易看见胸骨上（或颈静脉）切迹。胸锁关节位于该切迹的外侧；其位置可通过旋转上臂时锁骨的活动来确定。从该关节开始，向外可看见锁骨；其内侧向前凸，外侧向前凹。肩锁关节的锁骨外侧端，其特征为骨性结构隆起或“突然下降”。锁骨下窝深陷于锁骨凹面下方；喙突在锁骨下窝的深面可看见。

肩峰是肩锁关节外侧的骨性结构。肩峰的外侧缘突然终止，是肩胛骨最高和最外侧的部分。肩峰的后部向内延续，向下延续为肩胛冈。肩胛冈在内侧结束，在肩胛骨的内侧缘（脊柱侧），底部圆钝。肩胛冈基底部平第三胸椎棘突水平。从肩胛冈

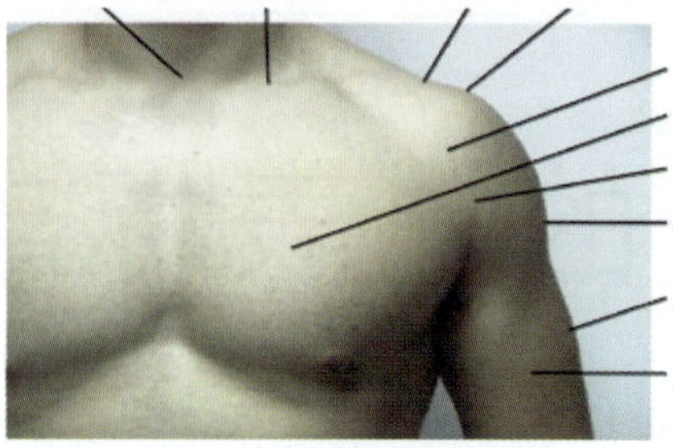

图5-2 左肩前面观，胸肌区手臂的近端

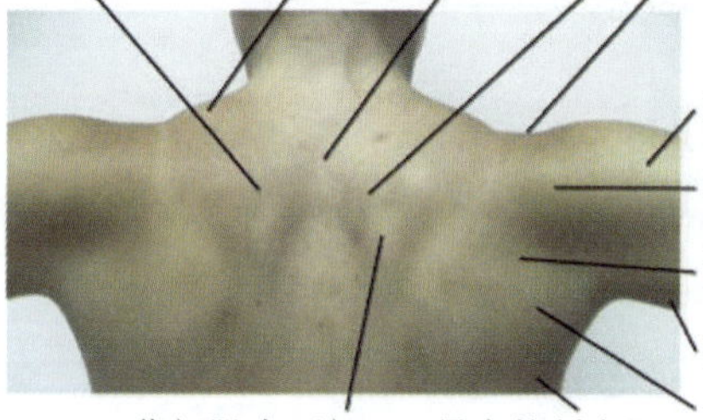

图5-3 背和肩胛区的颈部和上胸部后面观。上肢水平外展对抗重力，显示部分肩部内在肌和外在肌。因为上肢适度外展，肩胛骨有点向上旋转

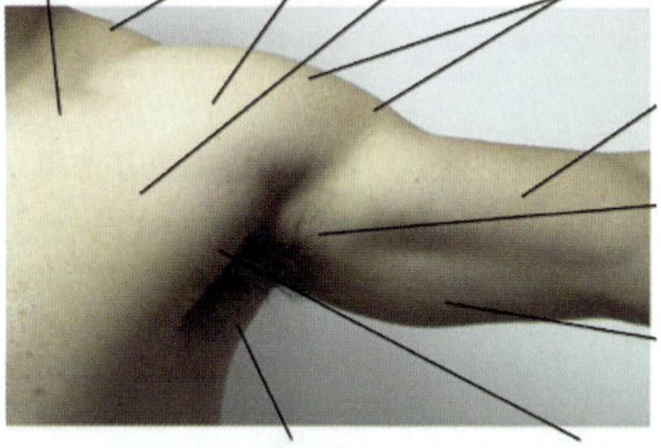

图5-4 左肩和腋窝区前面和部分下面观。前臂部分外展腋前后褶和中间的神经血管束均可显示

开始，沿肩胛骨内侧缘向上到达上角，向下到达下角。肩胛冈内侧缘的大部分可通过斜方肌扪及。从下角开始，沿外侧缘（腋区）向上到达关节窝，此处不能看见。

要触摸肱骨近端部分需要通过包绕肩峰的三角

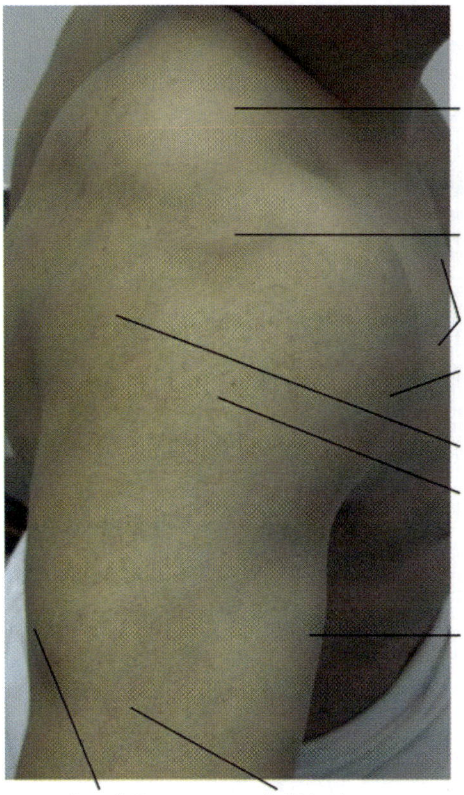

图5-5　右肩上外侧观

肌来感触。因为肱骨头与肩胛骨关节窝形成关节，但它位于肩峰下方，因此不能看见。虽然肱骨头不能看见，但包绕肱骨头的结节能看见。大结节位于侧方和后方，小结节位于前方。这些结构被位于前外侧的结节间沟隔开。通过旋转肱骨能够验证结节间沟的位置。三角肌结节常常位于肱骨干的外侧，大约在中段水平。

肩部的肌肉可分为内在肌和外在肌。与肩胛骨、锁骨和肱骨连接的外在肌，有稳定肩关节的作用和活动肩胛带的作用。斜方肌、胸大肌、前锯肌和背阔肌可看见。斜方肌既能看见也能触及，位于头和肩之间的颈部曲度由颈椎上部、中部和通过脊柱向外延伸的下部，以及表浅的肩胛骨部形成。当肩胛骨内收时，这些肌肉更加明显而容易看见。胸大肌覆盖整个前胸，在大部分锁骨的下方能够看见，并形成腋窝前襞。

手臂在水平位内收时参与运动。背阔肌形成腋后襞下部的大部分，可通过肩胛骨腋窝的侧缘看见，特别是手臂外展时。位于大多数肋骨前外侧的前锯肌将肩胛骨的脊柱缘向后和向上伸展。因为前锯肌的大部分位于肩胛骨的深面，只有其前面和下面部分能够看见。强迫肩胛骨前伸（如做俯卧撑）使这些附着点容易识别。大小菱形肌位于斜方肌深面，在肩胛骨和脊柱之间。只有当斜方肌不运动，这些肌肉运动时，这些肌肉的收缩才能感知，这时肩胛骨向下旋转（即对抗手臂后伸）。肩胛提肌也位于斜方肌的深面，尤其是上部，可使肩胛骨上角向上颈椎伸展。虽然这些肌肉外形像绳子，而不像粗大的斜方肌，但它也很难与斜方肌区别，因为这两个肌肉都是提升肩胛骨的。

肩部的内在肌起于肩胛骨或锁骨，止于肱骨，功能为稳定肩关节和使肱骨运动。这些肌肉中三角肌最大，形成整个肩的轮廓。其三部分很容易看见：手臂外展时可看见中部，屈曲时看见前部，后伸时看见后部。大圆肌起于肩胛骨腋窝侧的下部，止于肱骨近端前方；其上面是背阔肌，形成腋后襞的一部分。其对抗肱骨内旋或后伸时使这个粗壮的肌肉容易发现和明显。肩部旋转肌群难于发现，因为它们被粗大的肌肉覆盖（至少是部分覆盖），尤其是被三角肌和斜方肌覆盖。所有四个肌肉的肌腱都可通过止于肱骨结节的三角肌定位。肩胛下肌向前止于小结节，冈上肌向上止于大结节，冈下肌和小圆肌都向后止于大结节。当对抗肱骨外旋时，冈下肌和小圆肌的部分肌腹可在肩胛骨的后方，三角肌和大圆肌之间的间隙处看见。

肩峰外侧和肱骨之间的间隙，即肱骨上（或肩峰下）间隙，在临床上很重要，因为这是肩关节撞击综合征最常见的疼痛部位。这个间隙的软组织结构和三角肌的深面是肩峰下（三角肌下）囊，冈上肌肌腱和盂肱关节囊的上部。即使这些结构每一个都能看见，也是和其他结构一起看见。因此，很难区分。肱二头肌肌腱长头也通过这个间隙。其定位靠前，大部分位于肩峰下，只有在肱骨的结节间沟才能看见。

肩部的大部分神经血管结构很难触及，因为它们被其他许多结构隔开。但是，上肢的神经血管束通过腋窝，手臂轻微抬高就可触及。该神经血管束由腋动脉和正中神经、尺神经、桡神经组成。

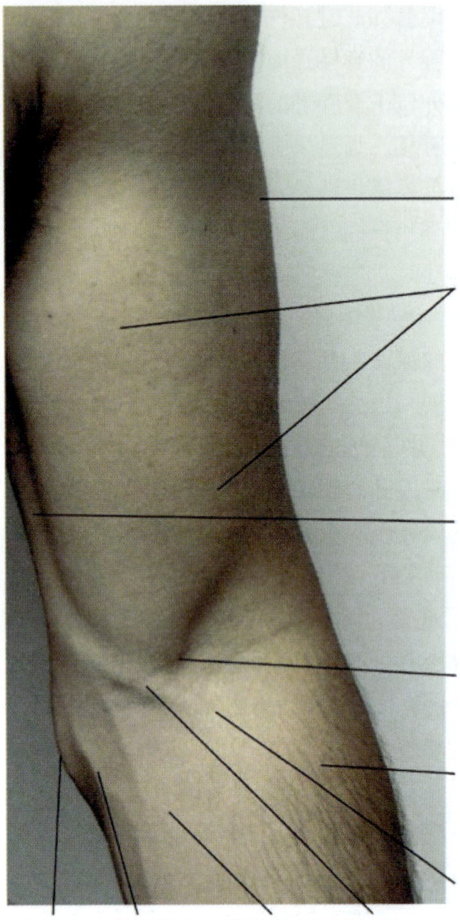

图5-6 左肘前面观

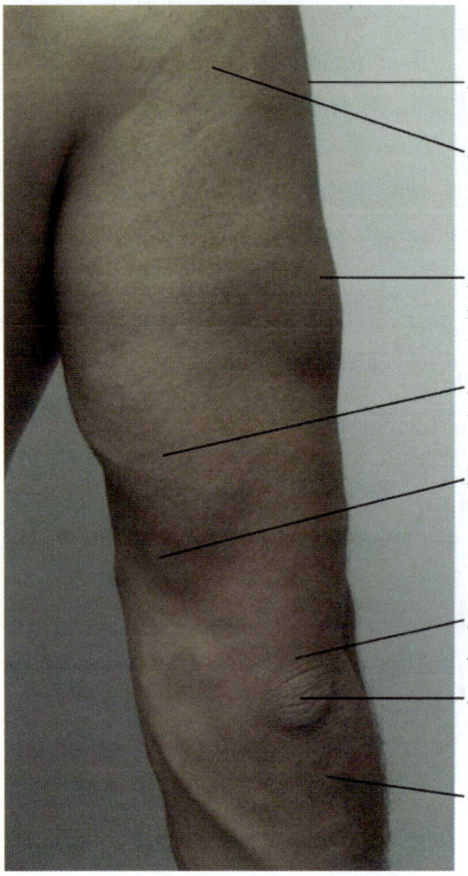

图5-7 右肩、臂、肘后面观。肘关节轻度对抗伸展

三、手臂和肘

手臂和肘部的骨性结构（图5-4，图5-6和图5-7）由肱骨远端和尺骨，桡骨近端组成。因为肱骨远端明显增宽，肱骨内外侧髁都容易触及，即在肘关节内外侧明显的突起。附着在内外髁的软组织是前臂表面的屈肌（内侧）和前臂表面的伸肌（外侧）总腱的起点。从每个内外髁开始，沿着近端向上大约4cm或5cm可触及髁上嵴。后方是尺骨的尖端鹰嘴突。从这点沿着尺骨干向下都可触及，因为整个尺骨都位于皮下。

内外侧都能判定肘关节的位置。横向联合线是桡骨头和肱骨小头之间，肘窝远端到肱骨外上髁，桡骨头的位置可通过前臂的旋后和旋前来判定。在桡骨小头远端，与桡骨干相比，桡骨颈变窄，位于前臂外侧肌肉的深面。连接线形成陷凹，侧方不清楚，前方和后方清楚，因为关节囊侧方增厚——侧副韧带（桡骨）。肘关节内侧线清楚，因为内侧髁突出。另外，髁后部和远侧因为尺神经而常常更加敏感。

由于内侧和外侧肌间隔，上臂的肌肉分成前部和后部肌群。外侧肌间隔从三角肌粗隆延伸到肱骨外上髁，而内侧肌间隔的位置标示从腋窝下行的内侧神经血管束。虽然在前间隔有三个肌肉，肱二头肌位于表面，其肌腹容易触及，尤其是对抗前臂屈曲和旋后时更加明显。肱三头肌实际上占据整个后部间隔在整个上臂后方都容易触及。甚至肱三头肌的三个头都能辨别（即位于近端外侧的外侧头，位于近端内侧的长头和位于肱三头肌肌腱另外两个头远端的内侧头）。前臂的肌肉分成前部肌群和后部肌群，即使这些肌肉并不真正位于前方和后方。前部肌群包括近端内侧和远端前方的肌肉；后部肌群包括近端外侧和远端后方的肌肉。在前臂近端只有几块肌肉能够触及，因为这些肌肉常常有几个腱或者位于其他组织的深面。但是，在腕部，这些肌腱都很容易鉴别。近端内侧，旋前圆肌在对抗旋前时能够触及；它从内上髁斜行横跨到桡骨的肌腱。其构成肘窝的内侧缘。外侧肌肉中，肱桡肌最明显。当前臂处于旋前和旋后位置屈曲时在前臂中段最明显。

肘窝是位于肘前部的三角形陷凹。其内侧和外侧缘分别是旋前圆肌和肱桡肌；上缘是两个肱骨髁之间的连线。除了尺神经以外，前臂和手的主要神经血管结构都通过肘窝，尺神经绕过内侧髁后方进入前臂、肱二头肌肌腱进入肘窝中部。由于该肌腱是一种纤维带——肱二头肌腱膜（纤维腱膜），经过内侧组合成前臂的筋膜。此腱膜的上缘明显，当前臂对抗屈曲的时候容易鉴别。在肱二头肌肌腱内侧缘可触及肱动脉搏动，正中神经位于肱二头肌肌腱和肱动脉之间。肘正中静脉位于腱膜的浅层，斜行跨过肘前面。该静脉连接上肢主要的浅静脉（即外侧的头静脉和内侧的贵要静脉）。

四、前臂和腕

如前所述，整个尺骨都可触及，在末端背侧是尺骨茎突。除了远端以外，在前臂桡骨的大部分都不能触及，有两个主要标志。在前臂骨中最远端的部分是两个茎突，在腕关节的外侧能够很容易触及（图5-8~图5-12）。在桡骨背侧的李斯特（Lister）结节是背侧最明显的突起。当拇指背伸时，桡骨背结节很容易找到，因为拇长伸肌腱使结节尺侧旋转（围绕结节尺侧旋转）。

在背侧，桡骨末端形成横贯性隆起，标志点是腕关节的连接处或桡腕关节。当手轻微屈曲时这个骨性隆起更明显。因为桡骨远端表面是凹面（背向手掌），背侧比掌侧更远，当手背伸时更接近腕骨的部分被桡骨背侧嵴覆盖。当手位于中立位或轻度屈曲时，凹陷正好位于末梢接近第三条线。这个凹陷标志桡骨和第三掌骨基底之间的间隙，包括月骨近端和头骨远端。舟状骨形成解剖学鼻烟壶的底。按压这块骨常常产生不适。

在掌侧，前臂和腕部的连接处，就是腕管的位置，能够判断。桡腕关节位于腕部掌骨皮肤皱褶的近端水平。远端皮肤皱褶大约位于腕管的近端。

附着在所有四个主要骨上面的腕横韧带（深部屈肌支持带）可以判定。豌豆骨只是位于尺侧远端腕横纹的远侧。钩状骨位于稍微远端和外侧；也比豌豆骨更深，因为靠近尺神经，按压可能产生不适。在桡侧，远端皱褶将舟状骨和大多角骨的结节隔开；两个结节大约都在桡侧腕屈肌腱的部位。

在腕关节掌侧，这三个肌腱都是固定不变的，是可靠的标志。桡侧腕屈肌腱粗大，通过腕部时位于腕中部外侧，作对抗手部屈曲的动作时，可以很清楚地看见。在尺侧远端，尺侧腕屈肌腱就位于豌豆骨的位置。当对抗腕关节屈曲和尺偏时，这个肌腱就更加明显。指浅屈肌腱占据桡侧腕屈肌和尺侧腕屈肌腱之间的间隙。这些肌腱都紧密排列，占据这个间隙的大部分。

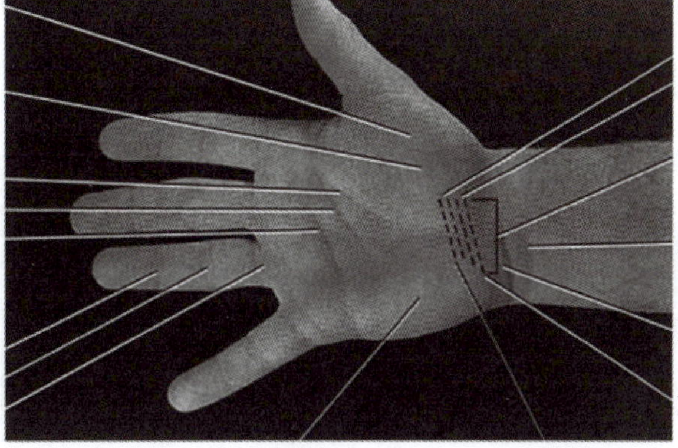

图5-8 手指伸展的右腕和手腹侧或掌侧观

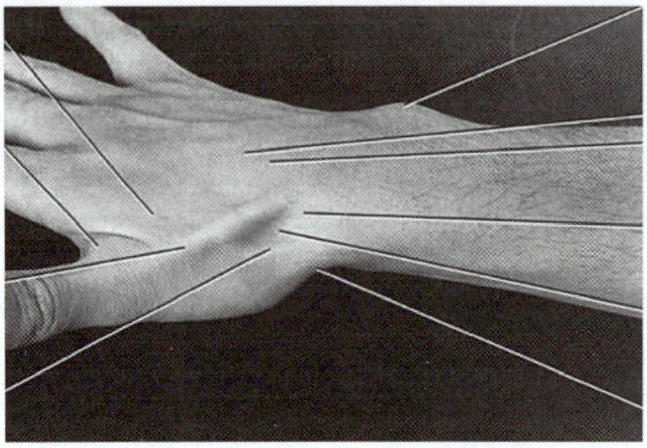

图5-9 手指伸展的右前臂远端，腕和手的内侧背面观

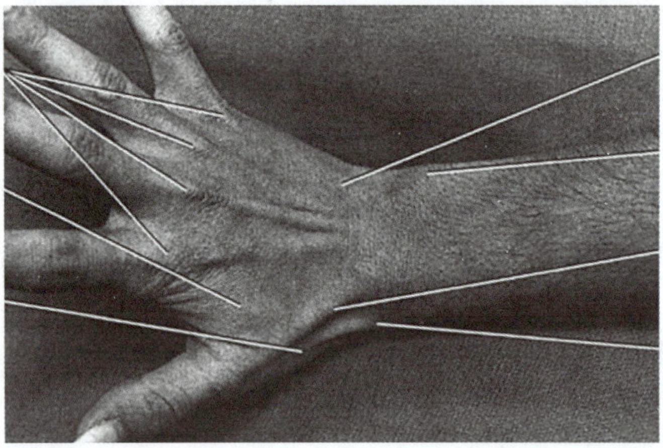

图5-10 手指伸展的右前臂远端，腕和手的背面观

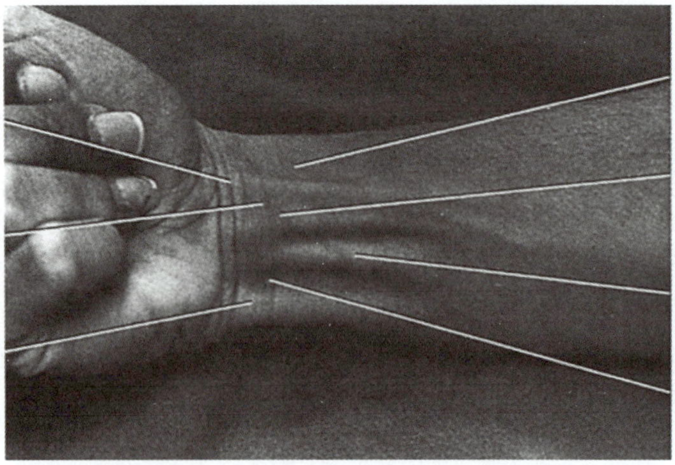

图5-11 右前臂远端，腕和手掌面观。手指用力屈曲，显示部分前臂肌腱

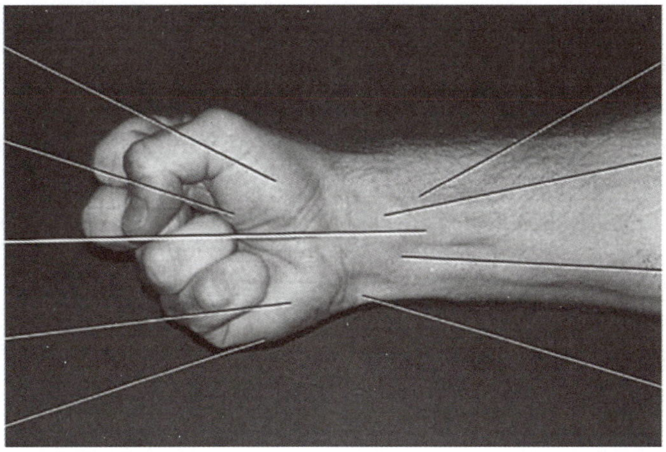

图5-12 前臂远端，腕和手的掌面观。手用力牢牢的握成拳头

掌长肌肌腱，在85%的人中，是腕部掌侧最表浅的肌腱。

它位于桡侧腕屈肌腱的尺侧，指浅屈肌外侧几个肌腱的表面。当手轻度屈曲和弯成杯状时掌长肌腱更加明显。

在腕部掌侧，正中神经位于桡侧腕屈肌肌腱和掌长肌肌腱之间的深面。当没有掌长肌肌腱时，正中神经就位于桡侧腕屈肌肌腱的尺侧。掌支，正中神经很小的一个分支，起于前臂末端1/3正中神经主干的桡侧。这个分支进入手部的浅面（不通过腕管）位于正中神经桡侧或中指的桡侧。在前臂末端，尺神经和尺动脉位于尺侧腕屈肌深面。在腕部，尺神经位于尺侧腕屈肌肌腱深面，尺动脉位于桡侧。这两个结构从桡侧的豌豆骨和尺侧的钩状骨通过Guyon管。虽然桡动脉不通过腕部的掌侧，但是在桡侧腕屈肌腱桡侧腕部近端2～3cm能很容易摸到桡动脉搏动。

伸肌腱通过腕部的桡侧和背侧进入手部。拇长展肌和拇短展肌的肌腱经过腕部时占据肌间隔。这两个肌腱位于桡骨茎突的表面，就像通过腕关节桡侧的大多数掌部肌腱一样。拇指外展时拇长伸肌肌腱明显。这个肌腱通过腕部时位于Lister结节的尺侧，然后立即转向桡侧到达拇指。沿着拇长伸肌肌腱和拇短伸肌肌腱方向，拇长伸肌肌腱形成解剖鼻烟壶的边界。桡侧腕长伸肌和腕短伸肌肌腱在桡侧末端能够触及，分别在示指和中指的走行线路上。因为这两个肌腱在其他肌腱的深面，当拇指和其他手指松弛并做对抗手屈曲的动作时，这两个肌腱最明显。指伸肌能完全看见，也能触及；手指背伸时更加明显。

最内侧的肌腱是尺侧腕伸肌。它位于尺骨茎突和尺骨茎突与第五掌骨基底部之间的切迹部位。

除了位置更深的桡动脉，通过腕关节背侧的神经血管结构都能在皮下发现。桡动脉经过解剖鼻烟壶，在所有肌腱的深面。常在表腕关节内侧和中间分别发现浅静脉组成的头静脉和贵要静脉。桡神经浅支横跨腕关节的背外侧。可在Lister结节和拇指的掌指关节之间的中部位置触及，在该处其跨过拇长伸肌腱。

五、手

像掌腕关节一样，手的掌侧有皮肤皱褶，其位置固定，可帮助定位深部结构（图5-8～图5-12）。手掌有三个这样的皱褶，大约位于示指掌指关节的起点。掌屈肌远端皱褶从该处通过，是掌指关节位置的标志。掌屈肌近端皱褶比远端皱褶更倾斜，大约位于小鱼际的末端。掌褶痕位于小鱼际边缘。其余四指每指均有三个皱褶。近端的指皱褶位于指蹼区域，中节和远节皱褶分别位于近侧和远侧指间关节。

通过以下方法能够判断在掌部两个动脉弓的近似位置。掌部表浅动脉弓大约位于屈肌近端的皱褶处；这位置也反应到整个拇指的远端表皮。深部手掌动脉弓大约位于远侧弓一个手指宽度的位置。

手掌的神经是由正中神经和尺神经支配。位于腕管远端的正中神经主干沿中指排列。在这个位置分成终末支。运动支（返支、鱼际支）循环进入鱼际肌肉系统，位于第一掌指关节和豌豆骨之间的中间。正中神经的指神经通过第一、第二和第三指蹼。

尺神经，通过桡侧到豌豆骨和尺骨再到钩状骨，分成浅支和深支。浅支继续道远端到第四指蹼。另外一个分支为指固有神经，通过尺侧到小指。尺神经深支进入深面与深动脉伴行。

指掌侧固有神经和动脉，正中神经和尺神经的分支，提供手指的主要神经支配和动脉供应。这些神经和血管位于手指掌面的尺侧和桡侧。

手内在肌只有少量能够触及。在大多数鱼际间隔的桡侧，当拇指做对抗外展的动作时可看见拇短展肌的轮廓。当拇指屈曲时，在鱼际间隔，拇指屈肌的浅面路径上也能触及拇短屈肌。小指外展肌和小指最小屈肌，分别在小指外展和屈曲时出现。在第一指蹼处能区别这两块肌肉。在背侧，示指外展时很容易触及第一背侧骨间肌。在这个指蹼的掌侧，当作对抗性外展动作时可看见拇收肌的远端。

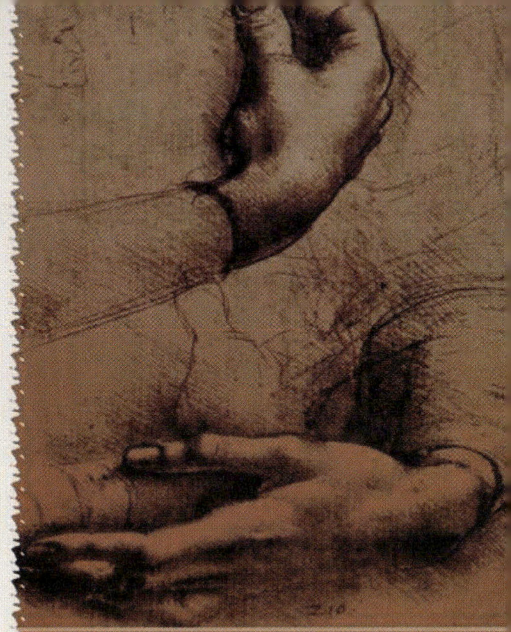

第二部分

2

检　查

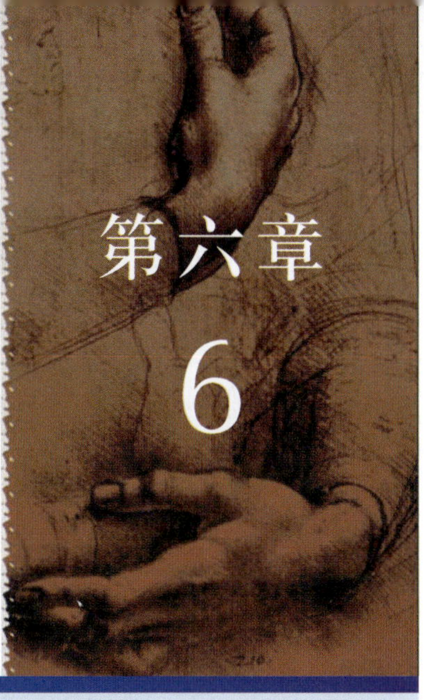

第六章

6

手部临床检查

原著者 JODI L.SEFTCHICK, MOT, OTR/L, CHT, LAUREN M.DETULLIO, MS, OTR/L, CHT, JANE M.FEDORCZYK, PT, PhD, CHT, ATC, AND PAT L. AULICINO, MD

译校者 李郭茜 孙常太

关键点

- 观察，视诊和叩诊以掌握患者一般健康状态和目前病情。
- 治疗师和外科医师须全面了解患者病情，以理解患者在生理、心理和经济等方面的问题。
- 进行系统的检查，归档，并完善数据统计与整理。
- 包括全部患者在内的医学筛查和各系统查体。

手的临床检查是外科医师和治疗师应该掌握的基本技能。理解手的功能性解剖实属必要。全面的病史，系统的检查和对疾病过程的精确分析可将检查者对于诊断的困扰最小化。在临床做出诊断后，X线、CT、MRI扫描、电诊断法和专业实验室检查可辅助证实（见第13章、第15章）。

一项系统化的方法及清晰简明的记录是至关重要的。对于新患者的查体，用线条勾勒的畸形或临床影像。数字影像可能是一种储存电子医学信息更有效的方式。患处的关节活动度（ROM）应被详细记录，表格是理想的形式。

主动活动与被动活动之间的任何差异，一旦表现出来，都应记录在案。如果未被准确记录，精湛的手的检查也是无效的。

本章概述了一种手的检查方法。最重要的是：系统地临床检查及准确清晰的结果记录。

一、病史

对患者的手进行检查之前，应准确掌握病史。患者的年龄，左、右利手，职业及爱好需被考虑其中。了解左右利手的另一方法是天蝎Waterloo Handedness问卷（见第12章）。若患者受伤，需了解其确切的受伤机制、日期、时间、早期治疗，以及早期手术过程、是否感染、用药及治疗方法。在获得背景资料后，医师将进行患手、患肢及疼痛的问诊（见第114章及框114-1）。关于目前症状和体征开放式的问题包括：患者目前禁止做的动作，或伤前可能做过的动作，或致使其进行手术或治疗的动作。关于病史的问题使医师产生了关于应激水平的假设。低敏是指疼痛在休息时微弱或消失，运动时短暂出现，症状不易被激发。高敏表现为疼痛在休息时出现，运动时剧烈，活动性降低。

应激水平决定了术者或治疗师在查体和最终治疗目标实施的实验和评估中力度的大小。

患者的目标是什么？这个问题至关重要。患者的回答帮助医师判断患者是否对损伤的本质属性有实际的理解。不现实的期望不会得到满足，还会导致患者、治疗师和术者的失望和沮丧。在问诊中，评估损伤或疾病对患者家庭、经济和社会生活的影响是很重要的。患者有悬而未决的诉讼或存在次要获益的时候，他们可能积极性差，不是选择性手术的候选人。成功的手部手术要求精湛的手术技术，后续专业的治疗，以及积极、依从性佳患者的配合。

获得确切的病史决定了患者的一般健康状况，尤其相关的疾病可能影响患者恢复或增加手术风险。另外可询问现阶段用药史（处方和非处方），过敏史和生活方式（烟、酒史或药物滥用）。目前的治疗趋势要求术者和治疗师做医学筛查和各系统查体。这在医学教育和训练里是关键性的部分；然而，这是治疗师入门教育里的附加部分，尤其是物理治疗师。更多内容将在后续章节提到。

应了解患者的社会史。他的支持系统是什么？患者及家属如何理解损伤和治疗需求？患者的业余爱好是？患者的经济状况可能会影响医疗的配合及后续治疗。他的保险范围和自付额度是多少？他有限定次数的授权访问吗？他的此次受伤是否显露了经济困境或影响了对儿童或老年人的照顾？

如果患者有工作，应收集相关的工作描述，实际需求或基本功能，以及他最后一次的工作即使此次受伤与工作无关。这些信息可能提示与损失相关的危险因素。治疗师和术者可以用这些数据大致拟定包括适度改良工作的治疗计划，以及在临床中开展工作导向课题，使患者能回到正轨，履行义务。虽然在检查的过程中便提到回归工作为时过早，但有经验的医师在患者关于工作的回答中可得知患者是如何积极地想回到工作岗位。得到疾病补偿金的患者可能更难治疗，他们可能会需要更长疗程的康复，相对于同样疾病而无补偿金的患者，他们更容易落下残疾。

自我报告健康相关情况的量表如臂肩手残疾（Disabilities of the Arm，Shoudler，and Hand DASH)，Carpal Tunnel Instrument，或Michigan Hand Outcomes Questionnaire（MHQ）可作为收集关于患者疼痛、功能、活动参与、残疾和满意度的有价值的工具。这些量表已被证实有效。Carpal Tunnel Instrument是环境特异性的量表，而DASH和MHQ是有地区特异性的。全球通用的量表如SF-36和未标准化的患者特异性量表也可以应用。这些问卷在收集日常生活能力（ADL）等信息方面是非常重要的，如如厕或性生活。患者通常不会乐于提供此类信息。检查者熟知自我报告健康相关情况量表并为患者选择最有用及临床相关性最强的一种是很重要的。第16章讨论了相关量表及上肢量表的应用。

在术者或治疗师对患者的问题或它对于患者生理、心理、经济方面的影响有了全面的了解后，病史就完成了。

二、体格检查

（一）观察，视诊及触诊

人们用手与环境接触并交流，“积极地”参与一些功能性活动。手“被动地”将患者的健康状况传递给医师。当对患者进行上肢检查时，医师必须掌握肩、上臂、前臂和手的检查。因此，患者须暴露整个上肢。医师应对其进行大体检查。表6-1罗列出了在体格检查中，皮肤和肌肉骨骼组织应予观察、视诊及触诊的生理学特征，以确定是否存在关节炎、损伤（如水肿）、运动的丧失及过敏。

皮肤和指甲的改变可能与肝、肾及呼吸系统的慢性疾病有关。系统查体和既往医疗史可了解相关情况。这些改变是慢性的，患者应该对其有所察觉。通常，在腕关节中立位手静止时，手指的屈曲由桡侧向尺侧逐渐加重。手正常静止状态的丧失意味着肌腱断裂、挛缩或外周神经损伤（图6-1）。

（二）水肿

临床检查的另一个重要组成部分是视诊时对水肿的评估。水肿可通过圆周或容量测量进行评估。容量测定主要用于手的整体水肿，单个手指除外。第63-65章详细陈述了关于手与上肢水肿和淋巴水肿检查和处理。

（三）活动范围

检查整个上肢和颈部的活动度时应考虑到手部损伤，并与对侧比较以检查可能存在的活动丧失和疼痛。若已证实关节主动和（或）被动活动度丧失，应予适宜的量角器测量。测量值在不同的

表6-1　体格检查中，皮肤和肌肉骨骼组织应予观察、视诊及触诊的生理学特征

大体观察	临床意义
手与身体的关系 患者如何搬动手臂？ 活动是自发的或轻松的吗？	抚摸手臂或采取保护性姿势是患者因强烈疼痛及高度应激性而对活动产生恐惧的表现
活动的质量如何？	肌无力或活动丧失的表现与神经损伤、失用或关节挛缩有关
患者在使用可替换的方式活动吗？ 患者可以把手放置于功能位吗？	若不能，肘与肩关节活动可能受限，若手不能置于功能位，完美的手功能重建是无效的
视诊	**临床意义**
肌肉萎缩	肌无力由失用或神经损伤引起
水疱和小切口	因神经损伤造成皮肤敏感性下降的表现
针痕	提示既往或现在因糖尿病等疾病而滥用药物或应用注射用处方类药物
伤口和瘢痕	瘢痕代表既往损伤或手术史。伤口代表皮肤敏感性下降
皮肤颜色、色调、湿度和营养改变	神经损伤的表现。干燥的皮肤提示外周神经撕裂。排汗增加（多汗症）表示交感神经活动性增高，可能与复杂性区域疼痛综合征（CRPS）*有关 颜色改变因代谢状况或疾病引起 皮肤去神经支配后已丧失了自主传入。指腹变得萎缩，光滑，干燥，同时伴指纹成比例的消失 去神经支配的皮肤不会起皱（放入热水后除外）（“皱纹”测试）
正常皮肤起皱或成脊状	皮肤水肿的减少或出现萎缩与神经损伤有关
手指是否成脊，有凹痕或畸形？	手指改变与肝、肾、呼吸系统慢性疾病有关
指甲的弯曲形状是正常的吗？	缺铁患者可见勺状指。这些改变可能与外周神经损伤有关
水肿，血肿，瘀斑	提示急性组织损伤及愈合
手无法保持静止状态	提示肌腱撕裂，挛缩或外周神经损伤
挛缩	运动的丧失
整体畸形	先天性，获得性，创伤性
掌弓的保留	掌弓变平与神经损伤或失用造成的固有肌肉萎缩有关
触诊	**临床意义**
温度	温度升高提示急性炎症 温度降低提示血流减少；可能与血管收缩不稳定有关
结节，肿瘤	良性病变可能与腕关节不稳，关节炎有关。Dupuytern病或其他软组织病变
水肿	凹陷性水肿在触诊后会留下压痕。非凹陷性水肿无可移动性且质硬
毛细血管再充盈	当触诊时皮肤变白，解除压迫后恢复正常
皮肤延展性	因纤维化、瘢痕及水肿造成延展性丧失
瘢痕	触痛（触觉过敏）提示超敏

*见参考网站第5版第14章表14-4

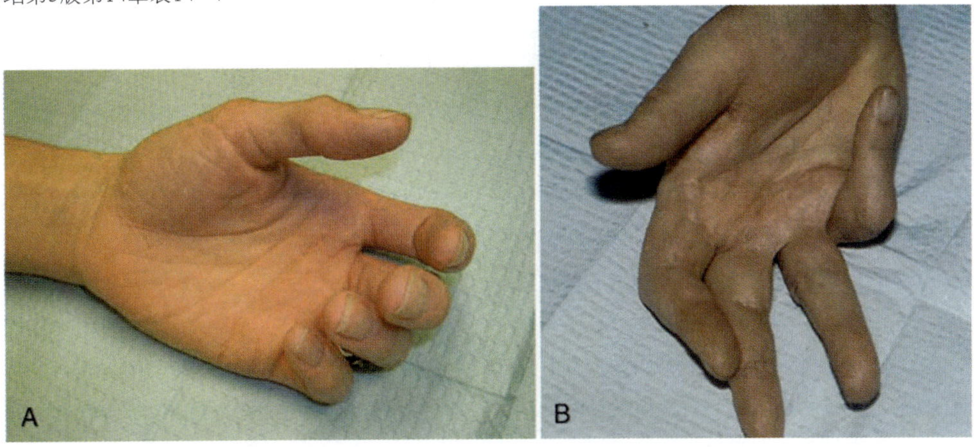

图6-1　A.在静止状态下手的正常姿势，注意手指由桡侧到尺侧呈逐渐弯曲。B.因Dupuytern病造成手指挛缩使手正常姿势消失

检查者中相对可信；种族内和种族间的变异度为5°～10°。可能的话，同一检查者可进行测量。

手指活动度可由金属的手指量角器放置于指骨背侧进行测量（图6–2）。若无法将量角器置于手指背侧，可将量角器置于手指侧方测量，这种异常情况应记录在案。如果可能的话，可采取灵活的测量方法通过复合的方式测量指关节活动。要求患者先屈曲后伸展手指。个别关节可单独进行测量，注意保持近端指节的稳定，并记录（图6–3）。

每根手指均应进行全主动（total active motion，TAM）和全被动（total passive motion，TPM）测量。TAM通过综合掌指的（metacarpophalangeal，MCP）、近端指间的（proximal Interphalangeal，PIP)和远端指间（distal interphalangeal，DIP）关节的复合屈曲活动，并减去关节的伸展进行测量。TPM运用同样的方法，不同在于运用了被动的方法。TAM和TPM提供了手指活动的相关数据并随时进行比较。在研究中此类文档被广泛应用。

检查者应不断回顾测角术指南中关于手与上臂关节活动的测量方法。腕掌（carpometacarpa CMC）活动度的测量，多种指南中方法各不相同。腕掌的伸展或外展起始角度不是0°；而是20°～30°。有些指南仅提到检查者应测量终末活动度。

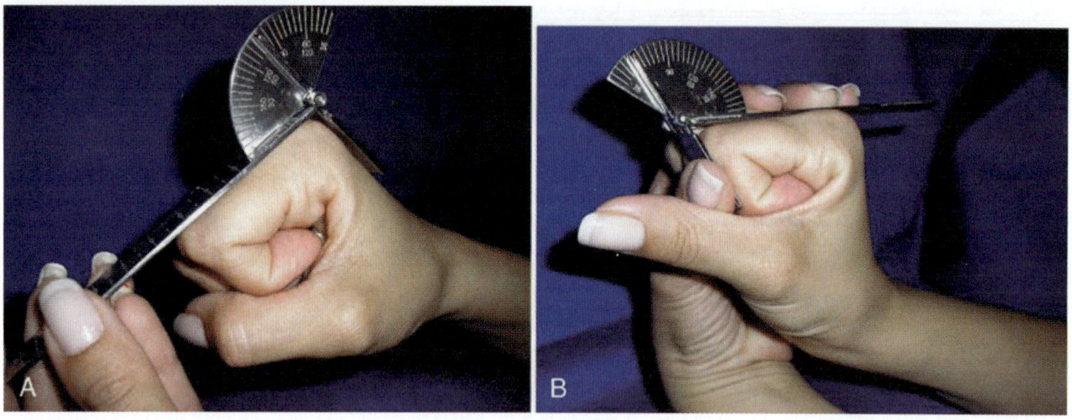

图6–2　手指活动度可由金属的手指量角器放置于指骨背侧进行测量。A.在手复合屈曲时测量掌指关节屈曲角度。B.手复合屈曲时测量近端指节屈曲角度

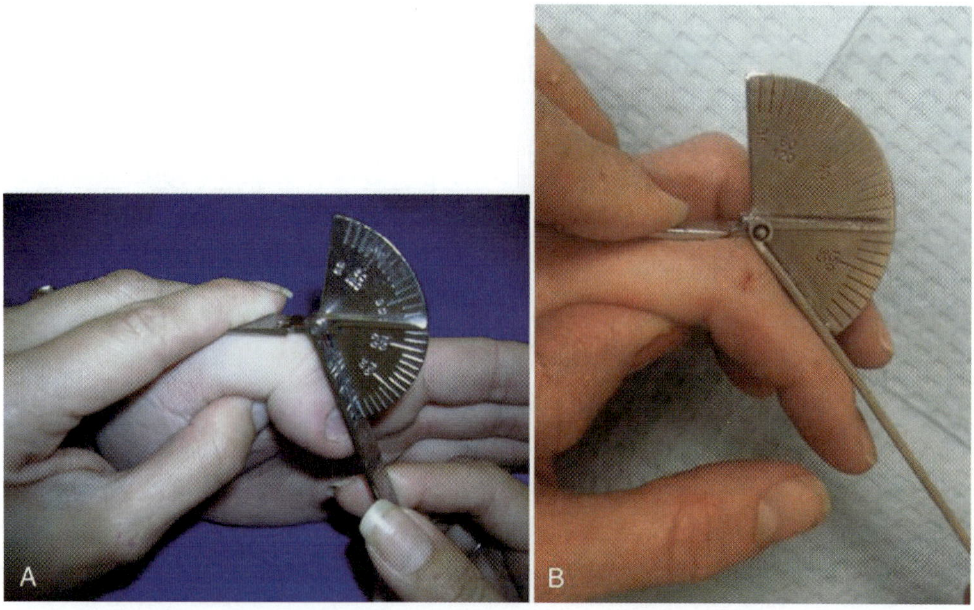

图6–3　A.运用指量角器测量拇指指间（IP）关节活动度（ROM）。B.运用指量角器测量示指远端指间关节活动度。注意远端关节的稳定性

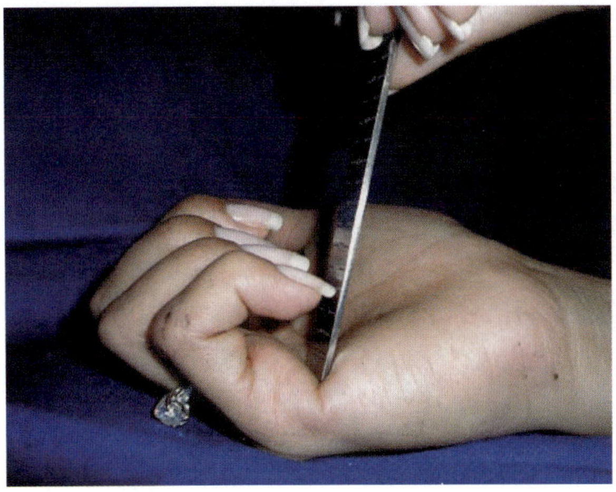

图6-4　测量指尖至远端掌纹距离的方法。主动与被动活动均应记录

在临床上，仅有终末活动度是有意义的，因为它关系到患者打开第一个空间的能力。治疗师和术者应就标准程序达成一致，使患者可就测量进行对比。

若活动丧失，应测量指尖至远端掌纹（distal palmar crease，DPC）长度。若指尖可触及掌纹但无法接触，由深部肌腱损伤所致，应予注意，并记录指尖与远端掌纹间距；然而，应注明手指触及手掌但无法接触（图6-4）。

当全部主动及被动活动测量完毕后；应进行腕部屈伸活动观察正规的肌腱固定术是否有效。手部未受伤时，腕关节屈曲，手指伸展，当腕关节伸展，则手指屈曲，拇指与第5指相对（图6-5）。这是手部的自主活动，要求患者处于放松状态。应检查手指的线条。不同手指的指甲应相互平行，且线条应与另一手的相似。每根手指应分别指向舟状骨结节，所有手指纵轴应指向舟状骨（图6-6）。

（四）肌肉测试

手的活动由固有和非固有肌肉提供力量。非固有肌起于前臂，肌腱止于手部。非固有屈肌位于前臂掌侧屈曲腕部与手指。非固有伸肌起于前臂背侧伸展手指、拇指及腕部。固有肌起止于手部，包括掌部与小鱼际肌及蚓状肌、骨间肌。掌部及小鱼际肌管理拇指与第五指活动，可使拇指反向运动并做挤压动作。骨间肌协助手指外展和内收。骨间肌与蚓状肌屈掌指（MCP）关节，伸指间（interphalangea，IP）关节。

1.非固有肌测试——非固有肌屈曲

当测试每块非固有肌肉-肌腱单位时，应将肌力分级并记录（表6-2）。在测试非固有肌时须考虑到重力因素，固有肌则不必。在肌肉收缩时应注意肌腱的移动，它会对关节活动度造成影响。

在检查中不必测试每块手部肌肉。每根神经支配的主要肌肉，桡神经、尺神经及正中神经，可选择性筛查。每根神经各选择其支配最近（“高”）和最远（“低”）的一块肌肉。表6-3已举例。若神经受损，应检查其支配的所有肌肉来判断损伤的程度并记录存档。

拇长屈肌（flexor pollicis longus，FPL）屈曲拇指指间关节。测试这块肌肉时要求患者主动屈曲拇指末端关节（图6-7）。

指深屈肌的测试。当检查者将手指完全伸展并防止近端指间和掌指关节活动时，患者逐一地屈曲

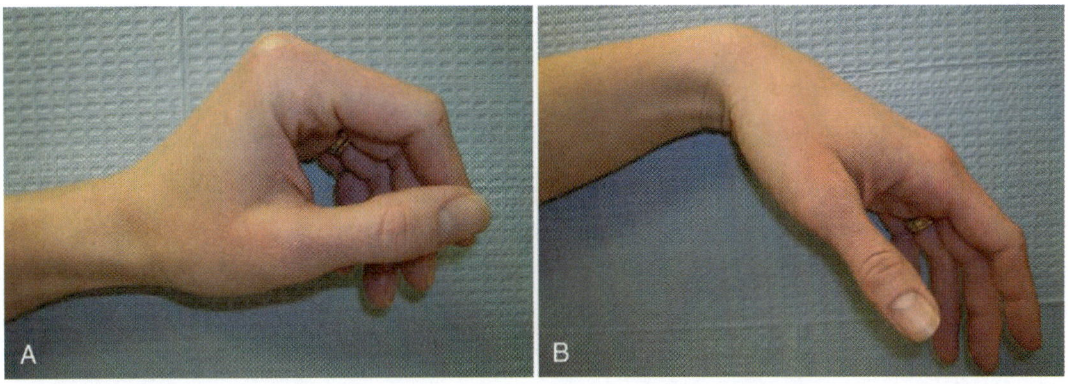

图6-5　手的肌腱固定术。A.腕部伸展时手指及拇指屈曲。B.腕部屈曲时手指及拇指伸展。出现肌腱撕裂，关节挛缩，屈曲或伸展系统粘连时，正常的肌腱稳固效应丧失。此测试可由患者主动或检查者被动进行

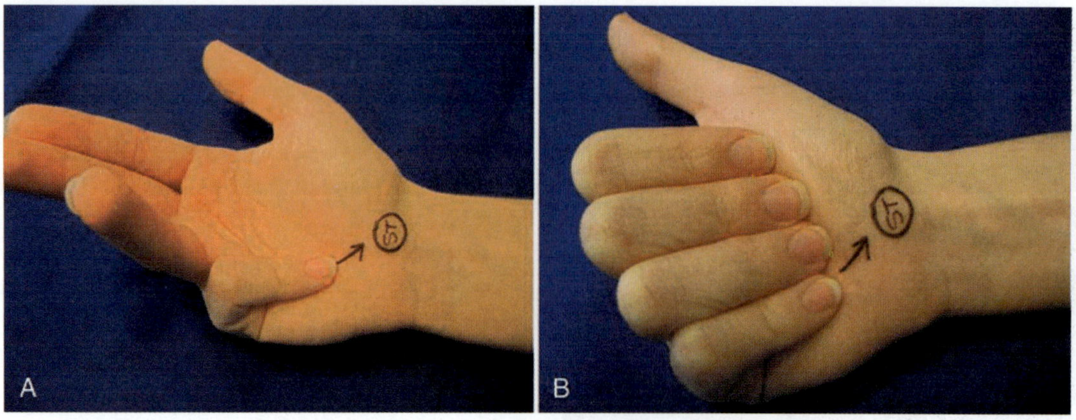

图6-6 A.屈曲时，第五手指指尖直接指向舟状结节，所有手指单独屈曲时也是如此。B.当所有手指同时弯曲时，指尖在舟状骨远端处合拢，但由于相邻手指的拥挤，所有手指的纵轴在舟状结节近端的位置重合。如果骨折不愈合，旋转对齐将会消失，手指将出现交叉

表6-2 手法肌肉测试分级——手部肌肉

定量分级	结 果	定性分级
0	无收缩或紧张表现	无
1	细微的收缩；无运动	微弱
2	出现肌肉收缩；部分或全关节活动 非固有肌消除重力因素	少量
3	出现肌肉收缩；抗重力的全关节活动	尚可
4	出现肌肉收缩；全关节活动可抵抗适度阻力	良好
5	出现肌肉收缩；全关节活动可抵抗最大阻力	正常

表6-3 外周神经关键肌筛查

神经	支配远端（“高”）或近端（“低”）	肌 肉
桡神经	高	桡侧腕短、长伸肌
	低	指伸肌或拇长伸肌
正中神经	高	桡侧腕屈肌或指浅屈肌
	低	鱼际肌
尺神经	高	尺侧腕屈肌或指深屈肌（环指、小指）
	低	掌侧或背侧骨间肌

远端指间关节。在测试单个指深屈肌腱时，因中指、环指和小指的指深肌腱，其他手指可能会无意识地屈曲，这是正常的（图6-8）。

指浅屈肌的测试。检查者使患者相邻的手指保持完全伸展。被测手指的近端指间（PIP）关节不被固定（图6-9）。若屈曲系统功能正常，PIP屈曲DIP仍保持伸展。小指的指浅屈肌肌力不足。不足以屈曲IP：测试中，掌指关节（MCP）屈曲，DIP和PIP关节仍伸展。在第5指指浅屈肌肌力不足的情况下，第4、5指的激发试验可显示第4指正常的浅筋膜功能。

腕部的屈曲测试可由患者屈腕并先后对抗桡侧、尺侧阻力，同时检查者触摸每侧肌腱。桡侧腕屈肌（FCR）可由腕部桡侧触及，尺侧腕屈肌（FCU）可由腕部尺侧触及。由尺侧到FCR可触及掌长肌腱。

2.非固有肌测试——非固有肌伸展

如上所述，手指与腕部伸肌起于前臂背侧，穿过六条不连续的韧带止于手部。

背侧第一部分包括拇长展肌（abductor pollicis longus，APL）和拇短展肌（extensor pollicis brevis，EPB)。APL包含多个肌腱止于第一掌骨底，也常止于大多角骨。在背侧第一部分里，EPB常位于一个独立部分。

EPB和APL功能相辅相成，共同辅助第一掌骨外展及向掌骨平面伸展。EPB也参与拇指MCP关节伸展。肌腱测试要求患者将拇指“向一侧，然后回来”。背侧第一部分和桡骨茎突部位的疼痛常见，这通常是狭窄性腱鞘炎的结果。这个现象在1895年由de Quervain首次描述，如今已成为一个以他名字命名的确认的临床现象。1930年，Finkelstein提出：狭窄性腱鞘炎的患者快速屈曲

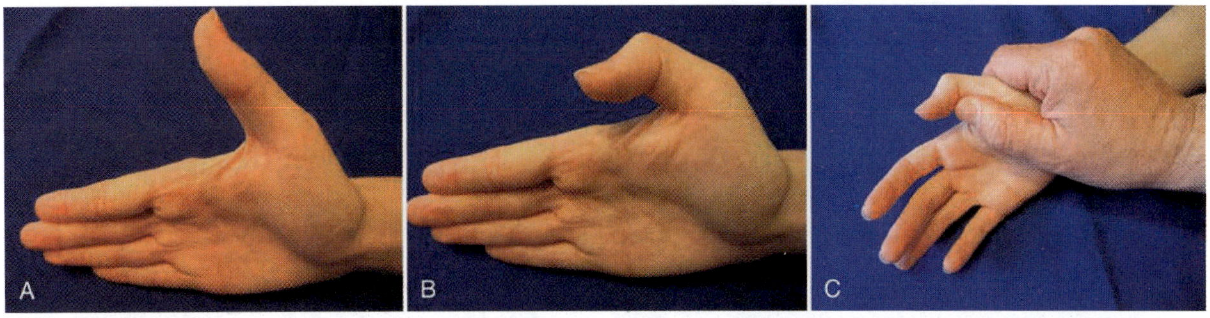

图6-7 拇长屈肌测试。A.拇指与指间关节充分伸展；B.患者自主屈曲指间关节；C.检查者在阻碍/不阻碍近端关节的情况下，应注意是否存在关节的运动，这点尤为重要。这不仅可用来测试拇长屈肌，而且可应用于其他屈曲系统。因为当阻力存在时，可产生更多的力量和运动

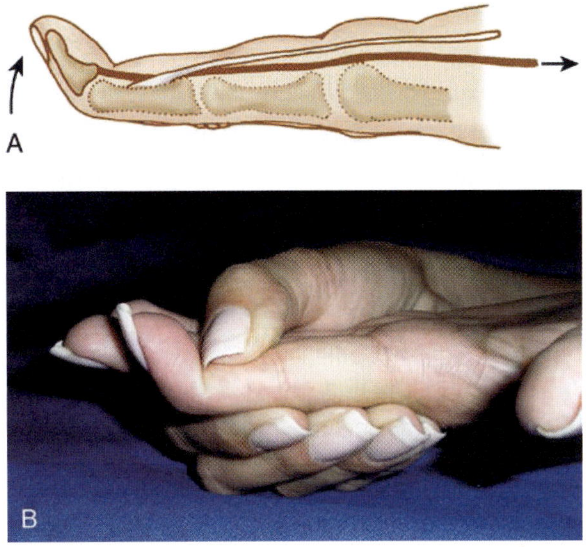

图6-8 深屈肌测试。A.指深屈肌屈曲远端指间关节；B.检查者要求患者伸展掌指关节和近端指间关节，屈曲远端指间关节（引自：Hoppenfeld S:Physical Examination of the Spine and Extremities.New York:Appleton-Century-Crofts,1976.）

拇指和将腕部尺偏，会感到背侧第一部分剧痛，靠近桡骨茎突区。这项检查就是目前广泛应用的Finkelstein试验（图6-7～图6-9）。桡侧腕长、短伸肌走行于背侧第二部分。长、短伸肌分别止于第二、三掌骨底部。测试要求患者握紧拳并强有力地伸展或背屈腕部，同时检查者触摸肌腱。

拇长伸肌（extensor pollicis longus，EPL）走行于背侧第三部分。它的肌腱延伸至拇指掌指关节并内收出第一个弧度。在桡骨远端骨折或风湿性关节炎发生后，肌腱会急剧穿过Lister结节并可能自发撕裂。测试要求将患者手掌平放于检查桌

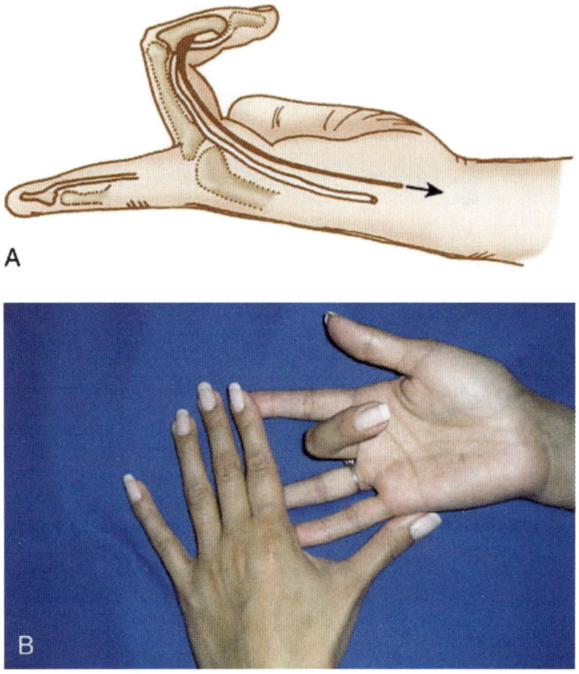

图6-9 浅肌膜测试。A.指间屈肌屈曲近端指间（PIP）关节。B.在患者屈曲被检手指时，检查者须保持邻近手指完全伸展。若屈曲系统功能正常，PIP关节可屈曲，且远端指间关节仍保持伸展（引自：Hoppenfeld S:Physical Examination of the Spine and Extremities.New York:Appleton-Century-Crofts,1976.）

面上，令其仅将拇指离开桌面。EPL可看到并触及（图6-10A）。

腕部在桡骨茎突远端，尺侧以EPL为界，桡侧以APL和EPB为界，称为解剖鼻烟壶（图6-10B）。这个区域中走行着桡动脉背侧支。桡神经感觉支支配该区域。鼻烟壶基底可触及舟状骨。此区域压痛提示急性舟状骨骨折或舟状骨骨折不愈

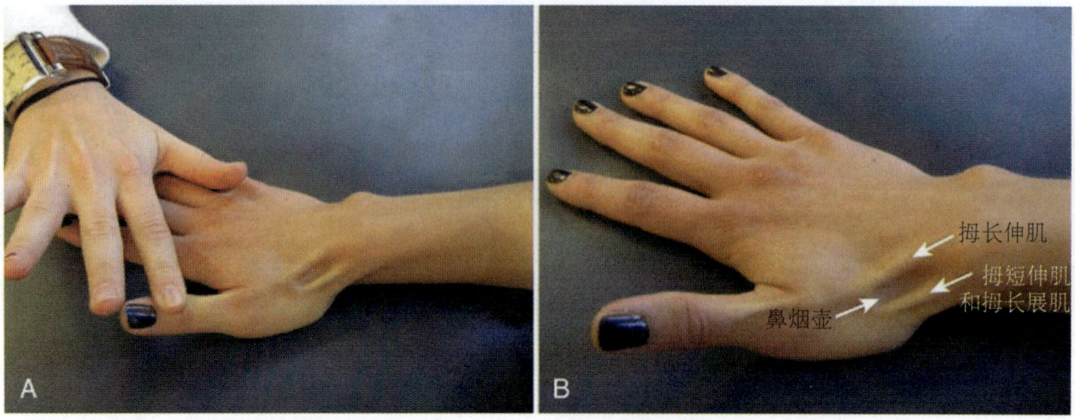

图6-10 A.拇长伸肌（EPL）测试要求患者手掌向下平放于查体桌，同时要求患者将拇指抬离桌面。EPL可看到并触及。B.EPL形成尺侧边界解剖鼻烟壶的边界，拇短伸肌和拇长展肌组成了桡侧边界

合所致疼痛。然而，常人此区域重压后的疼痛是由桡神经感觉支和桡动脉背侧支受压所致。

背侧第四部分包括示指固有伸肌（extensor indicis proprius，EIP）和指总伸肌（extensor digitorum communis，EDC）。这些肌腱参与了手指MCP关节的伸展。EIP使示指MCP关节非独立伸展。EIP测试要求患者伸展示指，其余手指弯曲成拳。EDC肌腱的主要动作测试则使患者伸展MCP关节。

测试要求IP关节屈曲，因为PIP关节伸展是有固有肌而非手长伸肌。这可能使经验缺乏的检查者产生困惑。桡神经重度麻痹的患者可通过固有肌伸展IP关节。

背侧第五部分包括小指展肌（extensor digiti minimi，EDM），可完成小指MCP关节伸展。测试要求患者伸展小指，其余手指屈曲。因指总伸肌中EIP和EDM独立活动，测试中多数检查者使患者在中指与环指屈曲的同时伸展示指与小指。

背侧第六部分包括尺侧腕伸肌（extensor carpi ulnaris，ECU），止于第五掌骨基底，使腕部向尺侧伸展。测试要求患者将被测手向尺侧背侧拉伸，同时检查者触及肌腱。

3.固有肌测试

手的固有肌包括大鱼际肌、小鱼际肌、蚓状肌和骨间肌。所有的肌肉均起止于手掌。固有肌和非固有肌之间的微妙平衡是手正常功能的必要条件。

大鱼际肌包括拇短展肌（abductor pollicis brevis，AbPB），拇短屈肌（flexor pollicis brevis，FPB），拇对掌肌（opponens pollicis，OP），拇内收肌（adductor pollicis，AdP）。这些肌肉使拇指保持功能位，并辅助完成拇指对抗时的复杂动作及拇指的内收。Bunnell指出，对抗产生于腕骨间、CMC和MCP关节。这三个关节可完成成角、旋转等动作，产生对抗。在对抗中观察拇指，内收后循半圆路径运动。拇指内转，近端指骨在第一掌骨放射状成角。若观察甲板，在对抗开始前，拇指甲板与掌骨平面垂直。在对抗末期，拇指甲板则与掌骨平面平行。

在对抗中，拇指掠过了半圆路径有力地扫过手掌。整个过程中，甲板始终与掌骨平面垂直。因对抗由正中神经支配而内收由尺神经支配，在观察长期单侧正中神经低位麻痹患者这两个动作的比较中，我们不难看出差别（图6-11）。

对抗的测试要求患者拇指尖碰触小指尖。在对抗末期，拇指甲板应与小指甲板垂直，与掌骨平面平行。

AbPB，作为大鱼际肌中最靠近体表和辐射状走行的肌肉，在正中神经严重失功时也是首先发生萎缩的，如长期腕管综合征。此肌肉测试要求患者外展拇指，同时检查者触摸肌肉。

拇指内收由拇内收肌（adductor pollicis，AdP）完成，运动受尺神经支配。该肌肉与背侧骨间肌共同完成有力的指捏动作。拇内收肌附着于手掌背侧，其在指捏过程中稳定拇指，同时伸展拇指指间关节。拇指内收测试要求患者双侧拇指

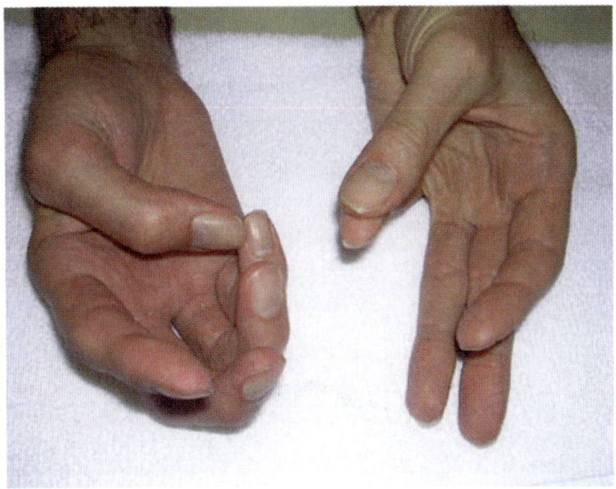

图6-11 右侧低位正中神经麻痹的患者，源于长期腕管综合征。注意在尝试对抗时，患侧（右）手甲板与掌骨平面垂直，健侧（左）手甲板与掌骨平面平行

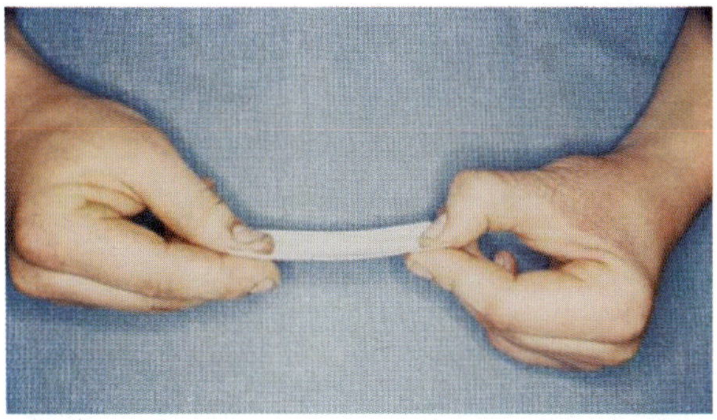

图6-12 右侧低位尺神经麻痹的患者。患侧（右侧）Froment征及Jeanne征证明其指捏无力（图片由Mark Walsh，PT，DPT，MS，CHT，ATC提供）

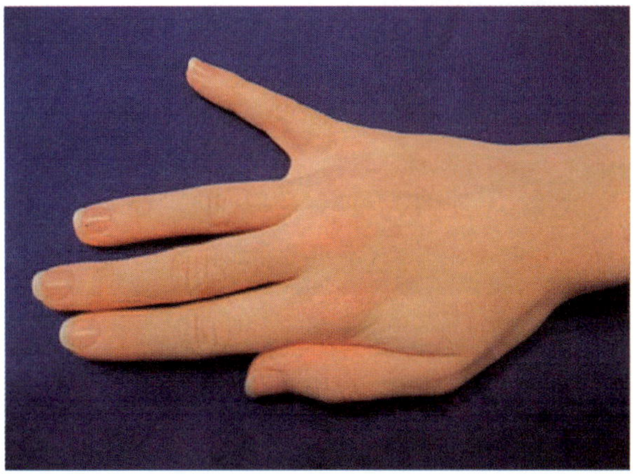

图6-13 让患者外展第五指来测试小鱼际肌的功能

及示指桡侧远端指节用力夹住纸条。当内收无力或不能时，拇指指间关节在测试过程中屈曲；这就是Froment征（图6-12）。Froment征是内收功能减弱或丧失的征象。Jeanne征是指捏过程中拇指MCP过伸的表现。

小鱼际肌由小指外展肌、小指短屈肌和小指对掌肌。外展肌和短屈肌辅助小指及其MCP屈曲。深层对掌肌在拇指与小指对抗中辅助第五掌骨内收和旋转。小鱼际肌作为一个单元被测试时要求患者外展小指同时患者触摸肌群（图6-13）。

骨间肌的解剖较复杂，存在多种起源和止点。骨间肌有7种：背侧4种，掌侧3种。这些肌肉起自掌骨干，止点多样化。骨间掌侧肌多止于手指背侧。第一骨间背侧肌多数止于骨。其余骨间背侧肌有多个止点。Eyler和Markee对其解剖进行了详尽了描述。骨间肌多由尺神经支配，少数例外。

4条蚓状肌起自指伸屈肌腱桡侧，止于指背。偶见少数肌纤维止于邻近指骨。这些肌肉是连接非固有屈、伸肌间的纽带，也是IP关节屈曲和伸展的调节器。

骨间肌较蚓状肌强健，但两组肌肉互相协调工作。它们对于IP关节的伸展和MCP关节的屈曲是至关重要的。骨间肌使手指内收、外展。骨间背侧肌是主要的外展肌，骨间掌侧肌主要使手指内收。

以上部分对骨间肌和蚓状肌的解剖和功能做了简单介绍，这两组肌肉的临床检查也相当简单。

骨间肌测试要求患者将其手指展开。最好的方法是患者将手掌平放于检查桌上以评估指长伸肌及其激发的骨间背侧肌功能（图6-14）。补充测试为：令患者将中指尺/桡偏，以反映MCP关节功能。若骨间肌麻痹，则无法完成指令；此测试即Egawa征。

第一背侧骨间肌使示指有力桡偏，并在指捏时外展示指。它的功能测试要求患者用力外展示指，同时检查者触摸肌腹（图6-15）。骨间肌及蚓状肌使IP关节伸展功能测试要求患者伸展IP关节，同时检查者使MCP关节保持屈曲（图6-16）。

若骨间肌和蚓状肌均功能正常，那么患者可将手掌呈现出“手内在肌阳性位”；即MCP关节屈曲，IP关节充分伸展。James提到这个体位可固定患手以保持MCP关节侧副韧带，并防止IP关节挛缩。

正中神经/尺神经损伤，或两者同时损伤，或手急性损伤可导致固有肌麻痹或挛缩。固有肌功能

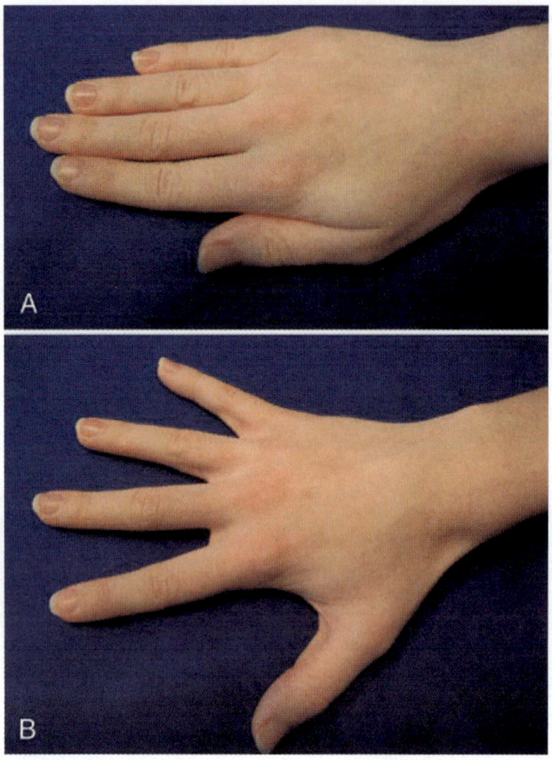

图6–14 骨间肌测试。内收与外展功能通过手指与第三掌骨轴线的关系评估。A.所有的手指向第三掌骨内收。B.所有的手指远离第三掌骨外展

丧失称作“内在肌阴性手”。此时手部已丧失了握杯功能。手弓形消失，且造成了固有肌群的萎缩。爪形指出现，如Duchenne在1867年所述。爪形指畸形即MCP关节过伸和PIP、DIP关节屈曲畸形（图6–17）。这是因固有和非固有肌的失衡造成的。非固有肌中伸肌使MCP关节过度伸展，屈肌使PIP和DIP关节屈曲。由固有肌发出并经过MCP关节的屈曲向量消失。且掌侧关节囊韧带伸展，使爪形畸形加剧。

缺血、急性损伤或其他病理状态（如风湿性关节炎）造成固有肌损伤，可导致固有肌紧张。固有肌紧张性测试在1920年首次由Finochetto提出。随后，Bunnell和Littler对该测试再次进行了描述。该测试要求检查者使患者MCP关节保持在最大伸展位（伸展固有肌），然后被动屈曲PIP关节。若MCP关节屈曲时PIP关节被动屈曲的角度比MCP关节伸展时的大，则证实固有肌紧张（图6–18）。类风湿关节炎的患者，固有肌紧张多见并可能导致鹅颈畸形。鹅颈畸形是因过度拉伸挛缩的固有肌，

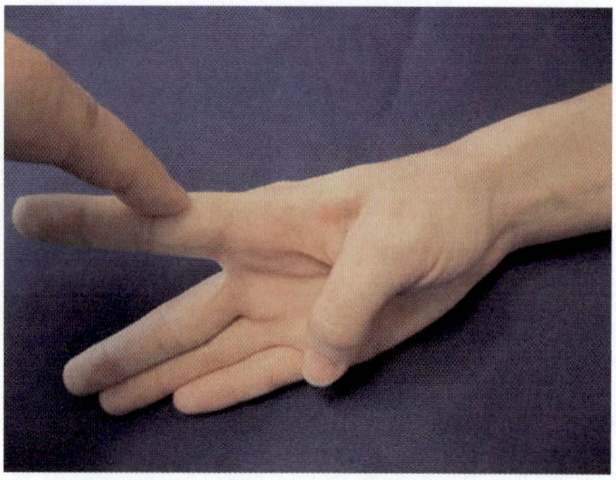

图6–15 患者示指外展时，检查者可触及第一背侧骨间肌。这是尺神经支配的最后一块肌肉

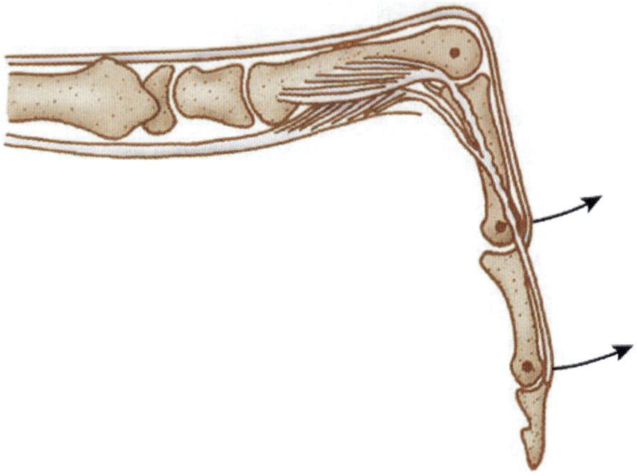

图6–16 固有肌。通过近端指骨和侧方连接附着，可使MCP关节屈曲，PIP关节伸展。蚓状肌和骨间肌功能测试要求患者伸展PIP关节，同时检查者保持MCP关节屈曲（引自：Tubiana R:The Hand Philadelphia:WB Saunders,1973.）

通过侧束，致PIP关节沿旋转轴向背侧半脱位。这种畸形即PIP关节过度伸展及DIP关节屈曲畸形。

人们偶尔会对PIP关节屈曲受限产生困惑。这是由固有肌紧张，非固有肌伸肌紧张（如PIP关节近侧的指长伸肌瘢痕化）还是关节本身造成的（如囊韧带和侧韧带紧张）。三个简易测试可区分以上三种情况。固有肌紧张测试帮助检查者排除或鉴别固有肌疾患。非固有肌紧张测试与固有肌测试相反。检查者使患者MCP关节达到最大伸展，同时被动屈曲PIP关节，注意屈曲角度。检查者屈曲MCP，并再次被动屈曲PIP关节。若非固有肌紧张（指长伸肌瘢痕化所致），MCP关节保持伸展时

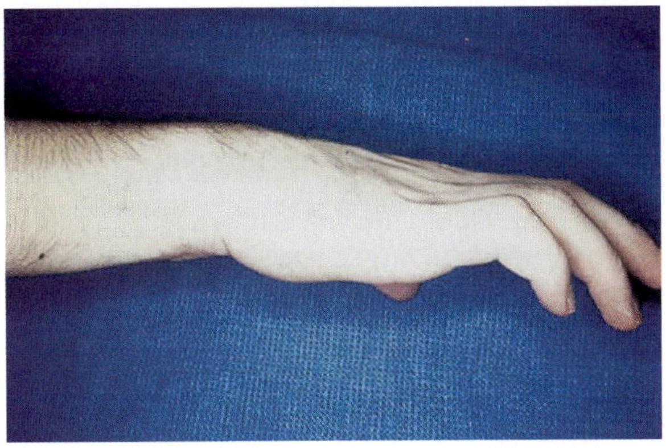

图6-17 内在肌阴性手由长期低位尺神经麻痹引起。可见手的正常弓形消失及掌骨间固有肌群萎缩。同时可见因尺神经麻痹造成的固有肌群中屈伸系统失衡而导致的掌指关节过伸和近/远端指间关节屈曲（图片由Mark Walsh，PT，DPT，MS，CHT，ATC提供）

PIP关节被动屈曲的角度要比MCP关节保持屈曲时大。若PIP关节的运动不因MCP关节的位置改变而变化，那么它的屈曲受限与PIP关节囊韧带、侧韧带紧张有关（图6-19）。

4.斜行韧带测试

患者偶尔会出现DIP关节活动受限。这可能是由于关节或斜行韧带挛缩造成的。斜行韧带起自指骨近端掌侧脊，与远端A2和C1滑车拥有共同起源。穿过远端及背侧附着于DIP关节附近（图6-20）。Shrewsbury和Johnson指出，肌腱在起源和生长上各不相同。然而，它总是因DIP关节的屈曲而紧张，特别是PIP关节同时伸展时。若韧带收缩，DIP关节活动受限。斜行韧带紧张测试为：被动屈曲DIP关节并同时伸展PIP关节，重复上述动作但同时屈曲PIP关节。若PIP关节屈曲时的活动度较其伸展时大，说明存在韧带紧张（图6-21）。同样若屈曲时的活动度小，提示关节挛缩。

5.握与捏力

在手的固有与非固有肌检查之后是患侧手粗大

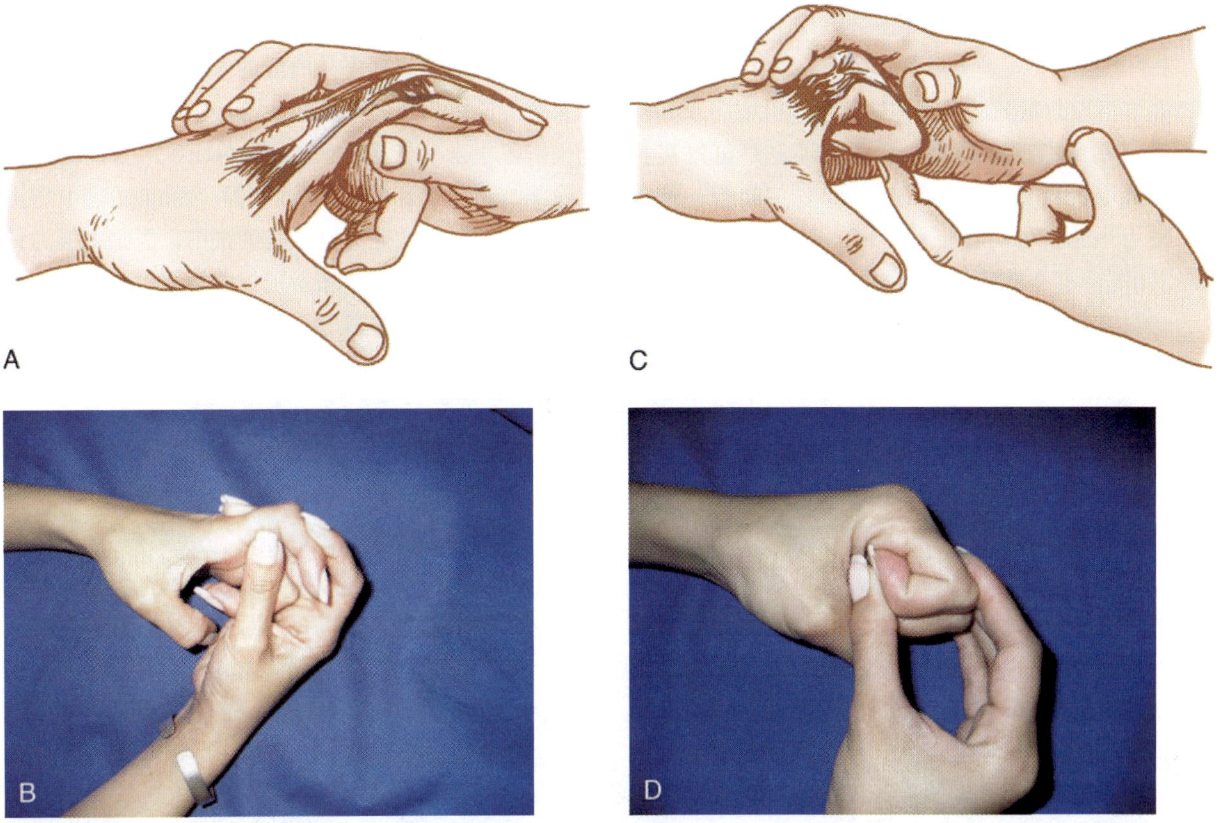

图6-18 固有肌测试。A，B.检查者将固有肌伸展，再屈曲近端指间（PIP）关节。C，D.通过屈曲掌指（MCP）关节使固有肌放松。若MCP关节屈曲时PIP关节被动屈曲的程度大于其伸展时，证实固有肌紧张（引自：Hoppenfeld S：Physical Examination of the Spine and Extremities，New York：Appleton-Century-Crofts，1976.）

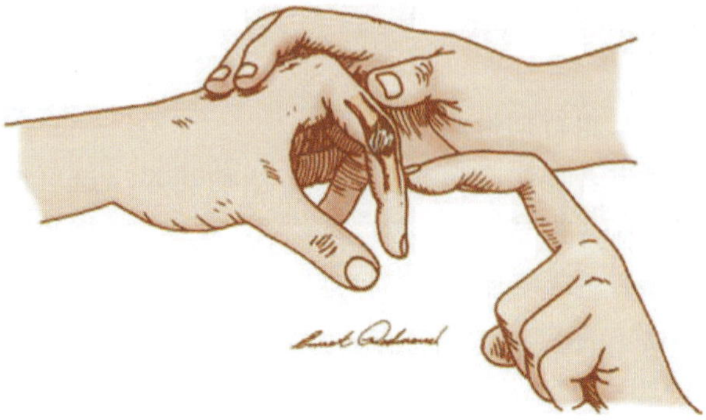

图6-19 远端指间关节（PIP）挛缩。侧韧带紧张限制PIP关节活动，与MCP关节位置无关

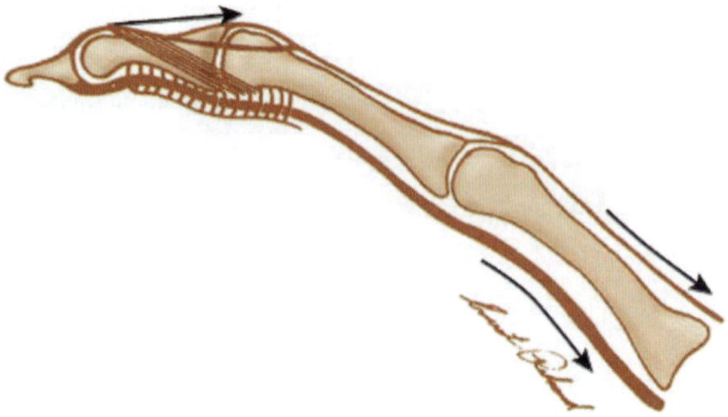

图6-20 斜行韧带（引自：Tubina R:The hand，Philad-elphia:WB Sauders,1981.）

抓握与指捏力量测试及其与健侧手的对抗。一些作为客观测量抓握力量的设备在市场上是可以买到的。握力计（见图12-4）可调整处理间距，精确了握力测量。握力计设置了1.0，1.5，2.0，2.5和3.0英寸五个调整间距。患者展示了如何使用握力计，并用最大握力抓握。抓握测试体位应标准化。前臂自然旋转肘屈90°。肩关节内收。患者自我选择腕关节位置并做抓握动作。O′ Driscoll提出在腕关节伸展35°时可达到最佳握力。握力于5个调整位置下分别被测量。左右手分别进行测试，每次握力均被记录。测试调整在固定频率以消除疲劳。若仅进行了一个水平的测试，每只手三次测试的均值将被记录。Bechtol提出，正常人优势手与非优势手之间存在5%到10%的差别。若患者使用最大握力且未合并正中或尺神经损伤，5个处理位置握力测试曲线可形成贝尔曲线。

握力在中间处理位置时最大，在每个末端位置最小，这是由每个处理位置固有与非固有肌的不同活动所致。在最宽处理位置时，以非固有指屈肌运动为主导；在最窄处理位置时，以固有指屈肌运动为主导。居中时，固有与非固有肌联合活动，使力量更大，从而五个处理位置数值均可由握力贝尔曲线中读出。在一般手无力的患者中，贝尔曲线均可呈现（图6-22）。然而，存在手内在肌阴性征的患者则除外。他们的曲线扁平握力由Ⅰ到Ⅴ级递增，是因非固有屈肌在宽处理位置时机械优势增大所致。其他呈现“扁平”曲线的患者可能因使用次最大握力所致；然而，这可能与产生的力量成比。

多年来，快速改变握力（REG）测试被用来检测次最大力。REG测试在整个标准试验中将测力计设定在最大握力值。在测试中，医师将握力计保持在适当的位置，患者则依照指令用最大握力抓握握力计，并快速换手。每只手抓握测力计5～10

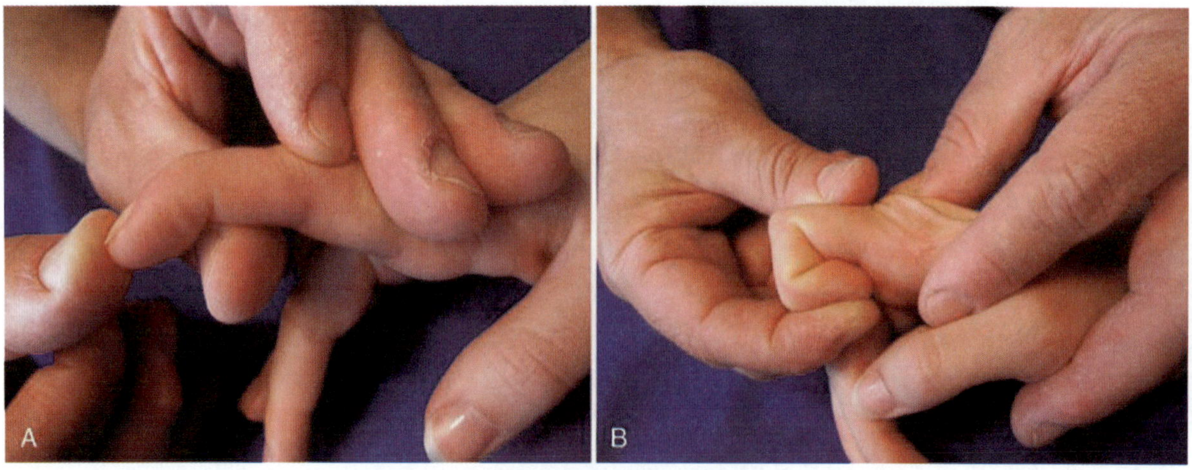

图6-21 斜行韧带紧度试验。A.远端指间（DIP）关节被动屈曲近端指间（PIP）关节保持伸展。B.然后DIP关节和PIP关节同时被动屈曲。若PIP屈曲时的活动度较其伸展时大，提示关节挛缩

次。正确的REG测试显示与标准分数相比，患侧手握力呈显著上升。正确的REG测试在标准测试后显示扁平曲线，提示患者用力的不一致。最近的研究显示REG测试因程序缺乏标准化并不能作为检测次最大力的可信方法。

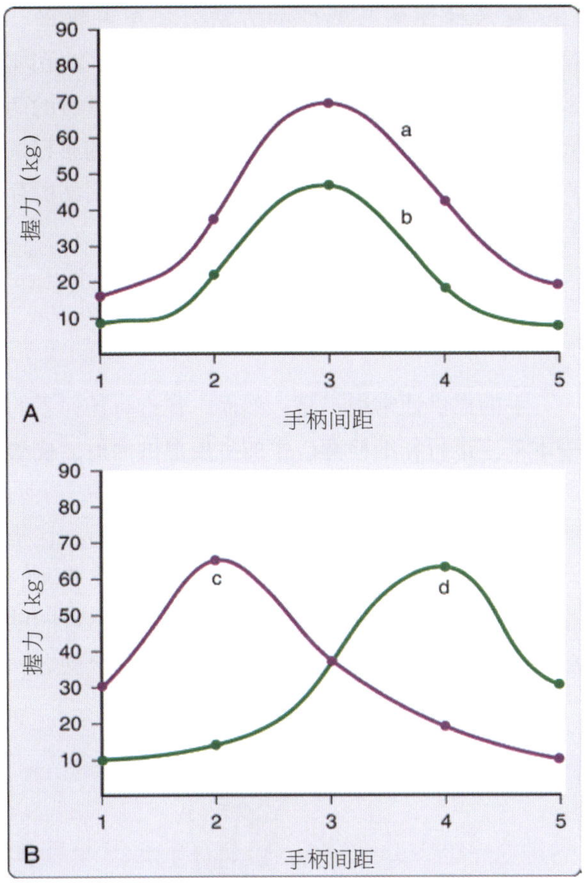

图6-22 A.患者健侧手（a）和患侧手（b）的握力已绘制为曲线。尽管患手握力下降，但曲线b仍维持了“贝尔曲线”形状，并与健侧手曲线平行。这些曲线在重复测试中可反复出现，但数值会发生细微变化。B.若患者手异常大，曲线会向右侧偏移（d）；若手极端小，则曲线向左偏移（c）。注意，尽管曲线发生偏移，贝尔曲线形状仍可保持

捏的基本类型有三种：①夹住，或三指捏；②侧方，或钥匙式指捏；③指尖捏（图6-23）。这些均可用握力计测得（见图12-6）。某些疾病进程可影响捏力：拇指基底关节炎、尺神经麻痹、骨间前神经麻痹等。

关于握与捏力功能性力量测试的其他信息将在第12章的功能性测试部分予以呈现。

三、手的神经支配——运动与感觉

三条神经为手提供运动与感觉功能：正中、桡及尺神经。Rowntree指出，手的运动与感觉功能的神经支配有很多分支。正中、桡及尺神经是臂丛的周围支。桡神经由C_6与C_7神经根发出。正中和尺神经由C_7、C_8和T_1神经根的分支发出。感觉支配皮区代表的神经水平见图6-24。正中、桡及尺神经末支见图6-25。对神经的分支及神经支配序列应有基本的了解，以精确指出损伤水平或分析再生神经的走行。

正中、桡及尺神经经过各种肌肉和筋膜平面进入前臂，并存在多种潜在的包绕。这些情况可能与急性损伤有关如肘、前臂或腕部骨折。神经的包绕会导致经典的临床案例，伴随运动功能的丧失（长期的压迫）与每条神经支配区的感觉异常。通过细致系统地检查皮肤的感觉及运动功能可确定压迫的范围。对这些压迫综合征的检查与治疗在本书的各章节中都有介绍。

皮肤敏感性

正常的敏感性是具备正常手功能的先决条件。

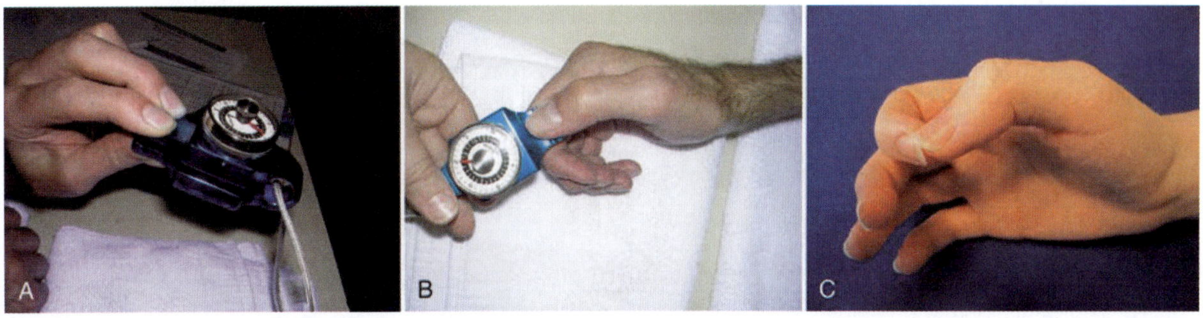

图6-23 A.夹住或三点指捏。B.侧方，或钥匙式指捏。C.指尖捏

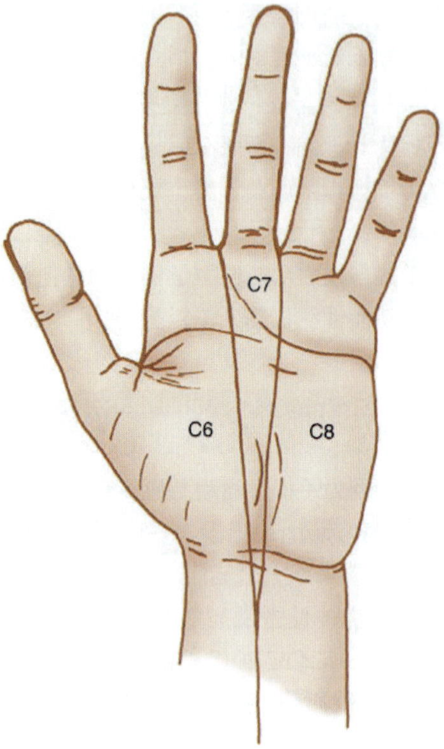

图6-24 手的感觉支配皮区与神经水平（引自：Hoppenfeld S:Physical Examination of the Spine and Extremities. New York:Appleton-Century-Crofts.1976）

正中神经损伤的患者即使所有的运动功能正常，因原发性“盲手”而使手功能严重残疾。因此敏感性的评估是手功能检测的一个主要及重要的部分。感觉神经的分布受运动神经分布的多样性制约。经典的正中、尺和桡神经分布见图6-26。

有多种评估敏感性的方法，如单纤维丝，Moberg's Picking-up实验，Seddon's coin实验，Dellon描述的移动两点辨别实验，Weber的两点辨别实验。本书此版的第11章和第五版的第14章对敏感性实验进行了详细的讨论（见合作网站的存档章节）。

四、手的血管分布

手的血供通常很丰富；然而，在进行任何手的手术前应进行仔细检查。手的主要血供为尺、桡动脉。有某些个体，手的主要血供可来自其中一支动脉。尺动脉发出掌浅弓，桡动脉发出掌深弓。这些动脉弓存在着广泛的吻合。掌浅弓发出4支普通的指动脉，后者又形成特有的指动脉。掌浅弓可能供应拇指血供，或者说拇指血供来自桡动脉分支之一

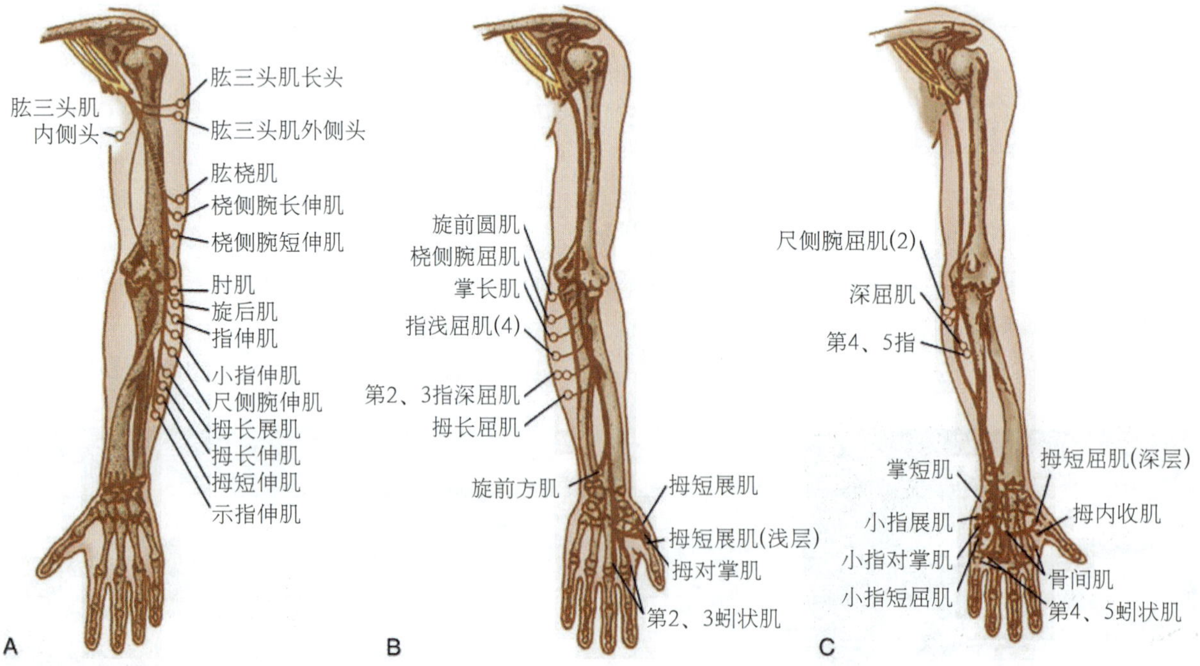

图6-25 桡（A）神经、正中（B）神经、尺（C）神经的周围支（引自：American Society for Surgery of the Hand: The Hand,Examination and Diagnosis,Aurora,Colo.:The Society,1978.）

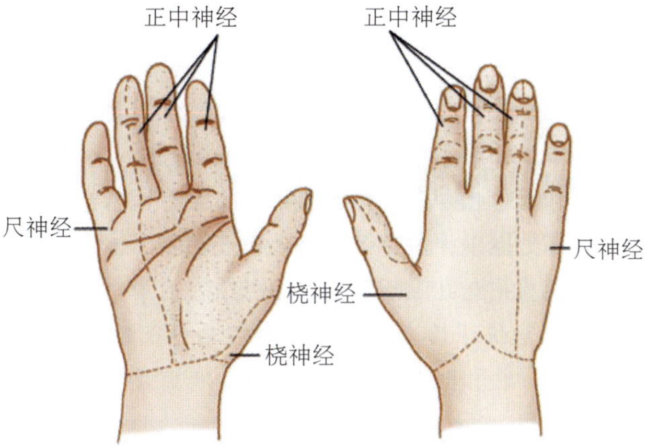

图6–26　正中、桡及尺神经在手部的感觉支配（引自：Weeks PM, Wray RC: Management of Acute Hand Injuries: A Biological Approach, St Louis: Mosby, 1973.）

即拇主要动脉。评估手的血供，我们应检查手的颜色（红、苍白或青紫），指毛细血管，桡动脉和尺动脉在腕部搏动，可行Allen实验。1929年，Allen描述了一种简单的临床实验来判定在血栓性脉管炎中尺、桡动脉的开放。实验要求患者开合手掌驱血，同时检查者在腕部指压使尺桡动脉闭塞。患者展开手掌，此时手掌苍白。检查者解除尺/桡动脉压力并观察手掌的血供重建。如果手未变红，则说明动脉闭塞。接下来在另一侧重复该实验（图6–27）。

修正后的Allen实验可应用于单独的手指。检查者须压迫及释放尺、桡动脉的指动脉，其余步骤与上述相同。

五、医学筛查与系统查体

直接通道是公众获得物理治疗服务的权力，而非通过法律途径而转诊。美国目前有45个州已实现直接通道。在过去的十年中，该法案生效并促进了专业物理治疗学生学习医学筛查的必要性。显而易见，即使没有直接通道，医学筛查对于物理治疗和作业治疗都是很必要的，因为任何患者都可能面对危险因子，预警，或治疗干预中的“危险信号”。

目前的训练趋势提示患者住院时间缩短，更可能的是门诊患者行当日手术。这意味着患者受到的监护不像以往那么密切了。若患者涉及到术后治疗，那么他可能面临更多的医疗问题或并发症。人民大众普遍都是患者，超过70岁的患者中约80%的人患有最少一种慢性疾病。治疗者需区分这些合并症。患者传递给临床治疗师的是一张签字处方，而没有必要的医学筛查，因为他们从来都看不到治疗师或辅助医疗人员，有时当他们确实看到医师时，他们却未被检查。最后，在过去的十年中，关于筛查某些医疗情况和疾病中危险因子的相关知识大幅度增加。例如，在临床中表现为摔倒后上肢骨折的

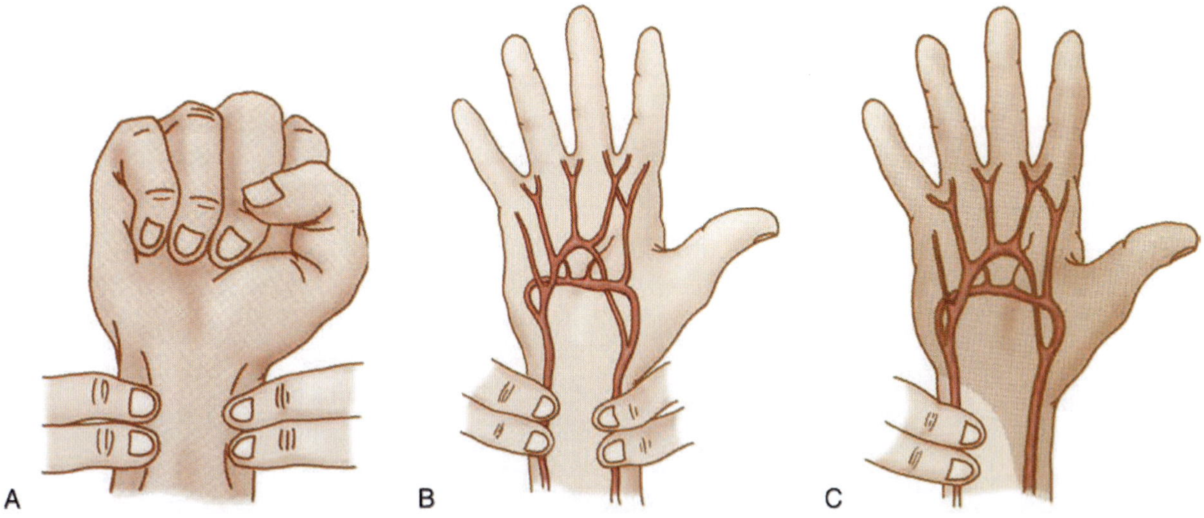

图6–27　Allen实验检验动脉通畅。A.检查者将手指压在患者腕部尺桡动脉处。B.检查者压迫尺桡动脉时，患者用力地开合手掌驱血。C.患者展开手掌，检查者释放一侧动脉，并观察手掌的逐渐变红，同法检验另一侧动脉通畅（引自：American from American Society for Surgery of the Hand, Examination and Diagnosis, Aurora, Colo: The Society, 1978.）

骨量低（骨质疏松）的女性患者，其相关筛查标准的制定已得到发展。腕关节骨折后的危险因子和平衡的筛查实验也已得到发展，因此治疗师可作为“守门人”引用摔伤危险，平衡损伤或低骨量。

Goodman为医学筛查创建了五步模型，包括：①个人和家族史；②危险因子评估；③临床汇报；④系统疾病的相关指证和症状；⑤系统查体。框6－1列出了上肢疾患患者系统查体的节选示例。

六、小结

临床检查是一项通过练习和经验得到促进的艺术。本章介绍了手的临床检查的系统方法。手部的术者和治疗师须应用有效及可靠的实验和措施来收集损伤数据以评估疗效。临床检查中应用的诊断特异性实验须对其诊断精确性和对结果的阐释进行评价。判定临床检查中手和上肢诊断性实验的敏感性，特异性和似然比的相关研究是非常必要的。

框6－1 系统查体（节选示例）

常见问题
发热，寒战，出汗（原发症状）
疲劳，不适，无力（原发症状）
生命体征：血压，温度，脉搏，呼吸
头晕，跌倒

表皮（包括皮肤、头发和指甲）
近期皮疹，结节或其他皮肤改变
头发增长加快（多毛症）
甲床改变

肌与骨骼、神经
频繁或剧烈的头痛
感觉异常（麻木，刺痛，“针刺”感）
无力；萎缩
协调和平衡方面的问题；跌倒
不自主运动，震颤
神经根性疼痛

风湿
肌痛，无力
皮疹
雷诺现象

心血管
胸痛或胸闷引起的不适感
活动中肢体痛（跛行；痉挛）
全身搏动痛，尤其是背部或腹部
外周性水肿；夜尿
疲劳，呼吸困难，端坐呼吸，晕厥
高/低血压，异常脉搏

肺
气促（呼吸困难，端坐呼吸）
盗汗；出汗不止
胸痛

心理
压力水平
疲劳，精神运动性激动
沮丧，困惑，焦虑
易怒，情绪改变

胃肠
腹痛
腹泻或便秘
关节痛后的皮疹（克罗恩病）

肝胆
腹部饱胀感，腹水
肤色改变（黄，绿）
皮肤改变（皮疹，痒，紫癜，蜘蛛痣，肝掌）

血液系统
肤色或甲床改变
出血：鼻，牙龈，擦伤，血便
关节水肿，肌肉出血，血肿

泌尿生殖系统
尿量减少，输出量降低
排尿时发热或出血；尿色改变
尿失禁，尿滴沥

妇产
痛经或性交痛
手术流程
怀孕，生产，流产和人工流产史

内分泌
水果味呼吸
头痛
腕/踝管综合征
关节周炎，粘连性关节囊炎

癌
持续、强烈的疼痛，特别是夜间骨痛
极度疲劳
杵状指的快速出现（10～14d）

免疫系统
皮肤或甲床改变
发热或其他全身症状
淋巴结改变

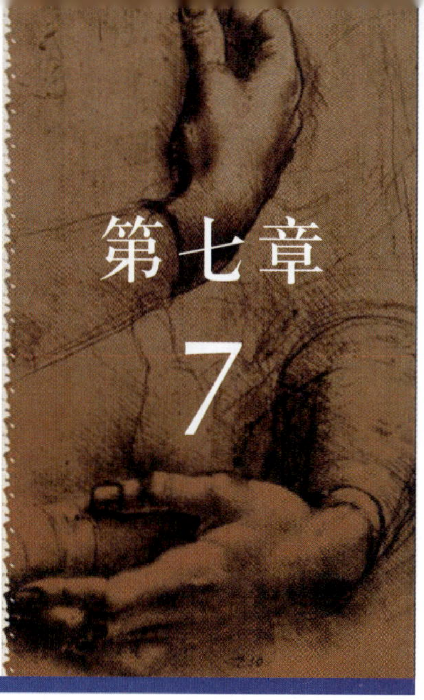

腕部临床检查

原著者 TERRI M.SKIRVEN, OTR/L, CHT AND A.LEE OSTERMAN, MD
译校者 李郭茜 孙常太

关键点

- 正确的腕部临床检查要求扎实掌握关于腕部解剖、生物力学和病理的相关知识。
- 腕部检查包括完整的病史、视诊、客观评价和系统的查体（包括触诊和诱发试验）。
- 成功检查的关键是将症状和潜在的触诊结构联系起来，并将损伤机制和机体表现结合起来。
- 在腕部检查之前，应对整个上肢进行细致的视诊，以排除其他与腕部症状相关的外在及和更邻近腕关节的原因。
- 触诊骨及软组织以明确压痛范围并确定最大压痛范围。
- 有症状的腕部应时常与健侧比较。
- 从无症状区开始检查可帮助患者建立对检查者的信任，减少腕部约束。
- 通过每一区域结构的系统检查，检查者可基本上集中患者的症状并明确鉴别诊断。

“腕扭伤”这一诊断曾经是腕伤患者一个常见并可接受的诊断。而近来，因对腕部解剖和病理相关理解的不断发展，诞生了更多复杂的临床检查程序，随之而来的是有了更多的腕部疾患的特异性诊断。

在相当狭窄的空间内，腕关节是一个高度复杂的关节。有效的腕部临床评估要求广泛掌握关于腕部解剖、生物力学、病理、表面解剖及相应潜在结构的相关知识。有效检查的关键是将症状和潜在的触诊结构联系起来，并将损伤机制和机体表现结合起来。在临床检查的基础上，很多常见的疾患较易识别，而其他疾患可能要求额外的诊断性研究，影像和反复的评估。

腕部检查包括详细病史、视诊、客观评估和系统的体格检查（包括触诊和激发试验以鉴别骨性结构的压痛和异常活动）。在进行腕部检查前，应对整个上肢进行细致的视诊，以排除其他与腕部症状相关的外在的和更邻近腕关节的原因。

一、损伤或起病的病史

详尽的病史可使医师深入了解腕部疾患的类别，并有助于其专注于随后的体格检查。应关注患者的年龄、优势手、职业和爱好。应考察发病的时间和起病的相关环境。若腕部疾患源自于单一的事故或损伤，那么应深入回顾损伤的机制，包括损伤当时腕部的位置及后来压迫发生的角度和位置。例如，一起急性前臂旋转性损伤或摔倒后手掌向下上臂过度伸展可致三角纤维软骨复合体（triangular fibrocartilage complex，TFCC）损伤。Mayfield描述了由桡侧或尺侧开始的月骨周围不稳的过程，与腕关节在负重时的位置有关。例如，背屈和旋后经常产生桡侧月骨周围损伤，然而掌屈和旋前则可产生尺侧月骨周围损伤。Weber和Chao发现在腕关节极度背屈时使手掌桡侧负重可致舟状骨骨折。

若腕关节疾患随病程迁延而加重，且并非由单一损伤造成，那么探查潜在病因尤为重要。有些患者对致伤原因的叙述欠完善，而另一些患者则进行了全面记录，须详细询问病史。繁重工作或家务劳动、业余运动爱好或缺乏用力技巧都有可能引发腕关节疾患。

出现的症状如疼痛、肿胀、麻木、刺痛、温度和肤色改变，异响，如咔哒声、摩擦音、金属音，以及症状出现的位置、频率、强度和持续时间均应引起注意。有些患者可能表现为局部症状，然而其他患者则主诉弥漫性不适。在后一种情况下，可引导患者指出最痛点或可将不适症状局限化到某些点。部分患者主诉长期疼痛，且自身无法限制不适症状，医师询问患者是否目前或“此刻”出现疼痛，这种方法有助于其更多地关注于症状发生的时间及频率。应注意使症状加重的活动、体位或状态及可使症状缓解的措施。回顾以往的干预治疗，如矫形器、抗炎药物的应用、注射和治疗，并评估疗效是很重要的。应讨论患者腕部疾患对其工作及日常生活造成的影响以明确因腕部疾病导致的残疾程度。

二、腕部视诊

腕部视诊并与健侧比较可为疾病的分类提供依据。患者进入临床环境后，检查者应观察患侧腕部及颈、肩、肘的姿势，因为腕部症状可能来源于外在因素和邻近部位。观察腕部的自发动作，它可提示残疾范围，并注意其与患者残疾报告的联系。若患者用患侧提较重的公文包或袋子，而后主诉无法承重，则该症状报告的可靠性应受质疑。

医师应视诊腕部，并与健侧比较。观察背侧皮肤、指甲、肤色、肌肉体积及某些包块，如背侧腱鞘囊肿（图7-1）、外伤性或手术性瘢痕。6个伸肌群均应进行检查，以排除聚集的管状肿胀，如伸肌撕裂或腱鞘炎。在检查伸肌的过程中，预警情况应予注意。观察腕部轮廓、力线并与对侧比较。典型病例包括桡骨远端骨折背侧成角畸形后桡骨短缩所致的创伤后畸形。另一病例为远端桡骨头的突出提示远端尺桡关节（distal radioulnar Joint，DRUJ）破坏（图7-2）。观察腕关节轮廓以判断某些力线不佳，如掌凹陷，或腕旋后，与健侧比较。可观察掌侧指尖是否存在胼胝或萎缩以确定使用程度。观察鱼际和小鱼际隆起以了解肌肉体积。

三、客观评价

腕关节各个平面的主动和被动活动角度（ROM），如旋前和旋后，应给予评估，当活动受限患者出现代偿动作时，应注意鉴别和排除。例如，患者尝试屈腕时可能会抬高肘关节来代偿。

当患者前臂旋转受限，其可能以肩关节活动代替。以测角器测量有助于精确评估。测量腕关节屈伸最可靠的方法是掌/背技术（图7-3）。检查者

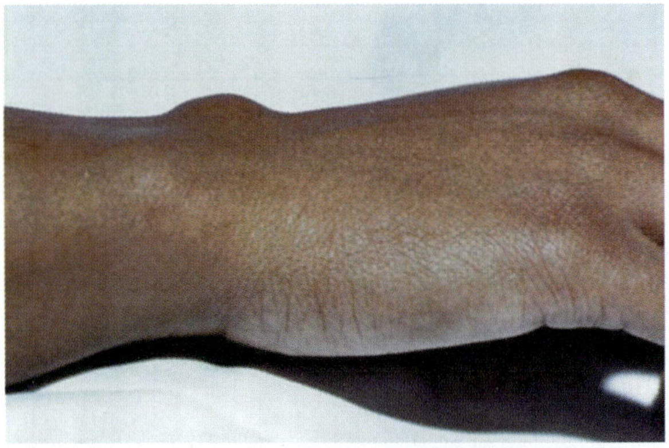

图7-1 腕背侧腱鞘囊肿，腕部背侧最常见包块

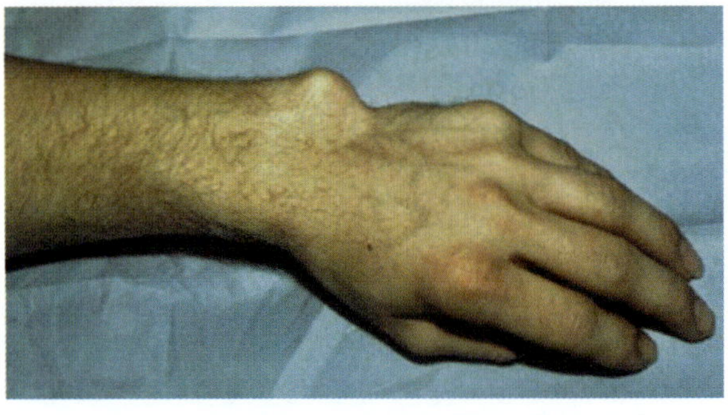

图7-2 远端尺骨的突出，提示远端桡尺关节破坏

须确定活动受限是否来自于疼痛或机械因素，如包膜挛缩或骨折不愈合。当评价腕关节活动时应考虑到腕关节正常的和功能性的ROM。在角度测量后腕关节最大正常ROM已有记录。然而，目前关于正常角度存在多种分类。因此，应同时测量健侧对比。功能性ROM〔即，可完成大部分正常日常活动的腕关节活动度（ADLs）〕已有记录。Palme等发现功能性的腕关节活动度为屈曲5°，伸展30°，桡偏10°，尺偏15°。Ryu等认为腕屈曲为40°，伸展40°，尺、桡偏共40°。

腕和手的肿胀可由容量器测得。健、患侧均进行测量以进行比较。Waylerr-Rendall和Seibly发现检查者进行测量时，容量器可精确到全部容量的1%。Van Velze等发现：在263名男性劳动者中，经容量测量非优势左侧比优势右侧小3.3%。她总结到由一只手的容量可预测另一只手的容量。双侧腕周径可作为判断肿胀的指标。

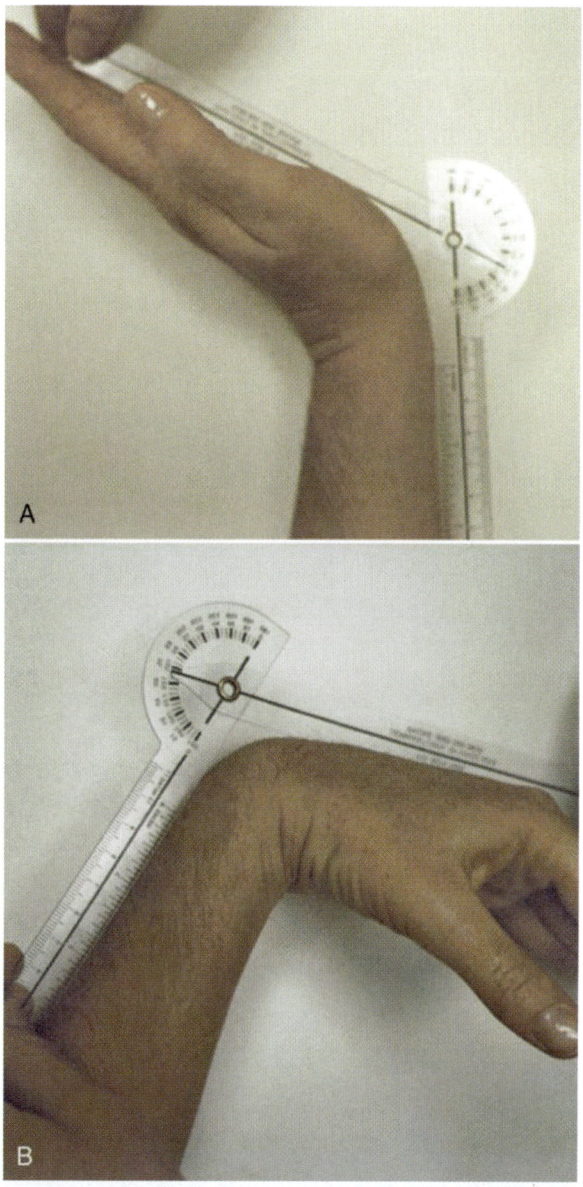

图7-3　腕关节伸展（A）和屈曲时（B）的关节活动度

若腕部疼痛不确切，握力试验被提倡为确定真实损伤的可靠方法。Czitrom和Lister发现在降低的握力、骨扫描阳性、病理确诊和慢性腕部疾患之间存在着有意义的联系。在快速置换握力试验和应用Jamar测力计得出贝尔曲线的五位握力试验中次最大力均被排除。

LaStayo和Weiss描述了GRIT（即，旋转挤压握力试验），它应用测力计在前臂处于中立、旋后、旋前三种位置时分别测量握力来确定是否存在尺骨撞击。该试验的基本原理在于尺骨撞击与尺骨变异有关，旋前抓握可使潜在撞击最大化，旋后抓握则可减少其发生。旋后和旋前值的比值，即，旋后/旋前，若GRIT比值患侧大于1而健侧为1，则认为发生撞击可能性大。

敏感性检查用于神经压迫的筛查。Semmes-Weinstein轻触阈值测试是发现神经压迫最敏感的临床测试。在腕部正中、尺和桡背侧感觉神经（dorsal radial sensory nerve，DRSN）可被压迫或激惹并成为腕部症状的起源。在敏感性试验中应着重注意这些神经的皮肤支配区域。

四、诊断性注射

注射有助于诊断并预测手术能否成功。Shin等提出注射可应用于可能损伤的关节或长肌腱，并鉴别关节内外病理变化。Bell等认为对于慢性腕部疼痛而影像学无异常表现的患者，采取腕中注射利多卡因后评价握力，是确定其腕关节内有无病理变化的有效诊断性试验。

他们发现腕中注射利多卡因可恢复28%的握力，与关节镜检查后诊断的相关性有统计学意义。这些作者发现诊断性注射是评价患者慢性腕部疼痛的有效方法。他们指出研究的局限在于正常人群的样本量小，且对于利多卡因是否深入腕桡关节无法确定，若TFCC或腕桡关节是病理改变的起源，则会影响试验结果。Freeland提醒人们应通过更多的研究来确立一个可靠的诊断性试验和阈值。

Green报道了一则回顾性研究的结果，腕管内类固醇注射对于腕管综合征（carpal tunnel syndrome，CTS）是合理精确的诊断性试验。89例患者的99个腕关节接受了腕管注射，且最终均进行了手术。注射的结果和最终手术的联系提示了注射后的好转是完美的诊断及预测迹象。另一方面，注射后无明显好转并不意味着患者无手术适应证。回顾最近的研究，Boyer报道了皮质类固醇注射的预测性价值目前尚未被证实。

五、体格检查

触诊的刺激试验是检查的重点。检查的目的是明确压痛范围，通过系统地触诊骨骼和软组织确定最大压痛区域，其与潜在的特异性结构有关，如骨骼、肌腱或关节。刺激试验用于确定腕骨不稳。此类患者常主诉疼痛，活动减少，腕部活动时会发出“咔哒”或“咯咯”声，这是由于腕骨异常活动造成的。刺激试验可能会减少上述声音。无痛的“咔哒”声可能是因无症状的腕关节韧带松弛造成的，并非疾病征象。患侧应时常与健侧比较。评价程序应根据患者最大压痛区域进行适当调整。由无痛区域开始检查有助于患者建立对检查者的信任，在腕部保护下可减轻疼痛。

Torosian等描述了腕部检查的系统方法。他们将腕分为5个区域：背侧3处掌侧2处。通过系统地检查每个区域，检查者可有效地将患者的症状定位，并得出特异性诊断。

（一）桡背侧区

检查桡背侧区的结构包括桡骨茎突，舟状骨，舟大多角骨（scaphotrapezial，ST）关节和大多角骨，第一掌骨基底和第一腕掌（CMC）关节，第一、三伸肌群和DRSN。

触诊桡骨茎突是在腕关节尺偏时按压鼻烟壶的桡侧（图7–4）。茎突压痛可能提示挫伤，骨折或桡舟关节炎。桡舟关节炎在长期的舟月骨间关节脱位和舟状骨不稳中是很常见的。在桡偏时压痛可能会加剧。

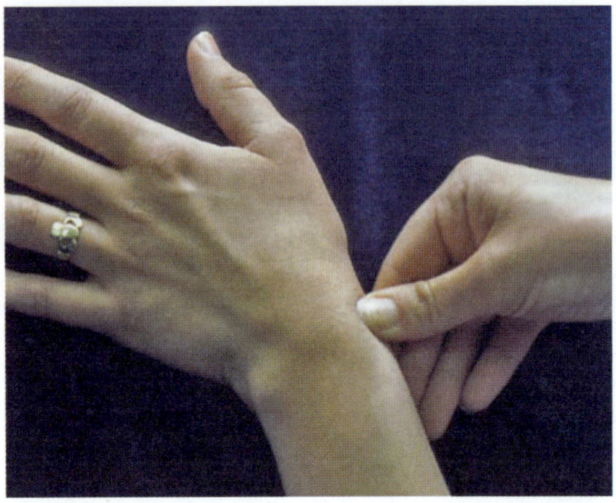

图7–4 桡骨茎突触诊

解剖鼻烟壶尺侧以拇长伸肌（extensor pollicis longus，EPL）为界，桡侧以拇短展肌（extensor pollicis brevis，EPB）和拇长展肌（abductor pollicis longus，APL）为界。在解剖鼻烟壶桡骨茎突的远端可触及舟状骨。当腕关节尺偏时舟状骨最易触及，因为尺偏时近侧列腕骨向桡侧滑行，而舟状骨呈现出延伸或垂直的状态。舟状骨压痛可能提示了舟状骨骨折，不愈合，缺血坏死（Preiser病），或舟状骨不稳。钳夹征指患者被问到腕部痛点时，会用健侧手指钳夹舟状骨的掌侧和背侧（图7–5）。

在舟状骨远端可触及ST关节和大多角骨。将拇指与小指相对同时腕关节尺偏，可使大多角骨更加明显且易被触及。拇指环形运动时触诊易于区别拇指掌骨基底和毗邻的大多角骨。此区域压痛可能

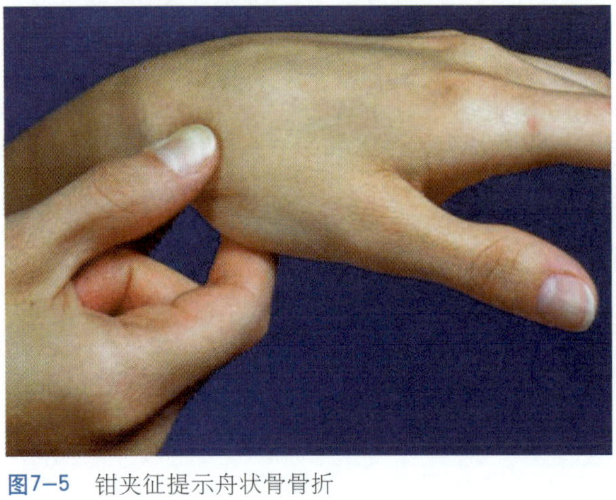

图7–5 钳夹征提示舟状骨骨折

提示ST关节炎，它可能由舟状骨不稳引起。

第一掌骨屈曲时沿其背侧向近端触摸，当有沉降感时即触及第一掌骨基底和第一CMC关节。这个凹陷处代表了第一CMC关节。此处压痛常由退化性关节炎引起。研磨试验应用于CMC关节炎要求在旋转第一掌骨时施以轴向压迫（图7-6）。这一临床试验研磨了第一掌骨基底和大多角骨关节面。阳性试验可诱发疼痛，并可闻及捻发音。第一CMC关节炎可能伴发第一掌骨基底桡侧半脱位。若脱位大于2～3mm，拇指轮廓可形成台阶称为"肩征"（图7-7）。有时，CMC关节痛是由松弛或不稳所致。在测试CMC关节不稳或松弛时，掌骨被干扰而由一边移动到另外一边或呈桡尺方向，而大多角骨则保持稳定。与对侧比较以确定是否存在关节松弛或不稳。

EPB和APL组成了第一伸肌群并形成了解剖鼻烟壶的桡侧界。拇指伸展并向桡侧外展以鉴别并触及这些肌腱。饱满，压痛和结节是狭窄性腱鞘炎的特征。Finkelstein试验用于确诊狭窄性腱鞘炎。此试验要求拇指屈曲同时腕关节尺偏（图7-8）。阳性试验可产生腕部桡侧定点痛。

EPL肌腱形成了解剖鼻烟壶的尺侧界。掌面向下同时拇指极度伸展，可辨别并触及EPL。应注意该肌腱的偏移并与对侧比较。

EPL肌腱经过Lister结节到达拇指，在桡骨远端骨折时它可能撕裂或附着其上，导致拇指伸展不全或不能。EPL肌腱炎，也叫鼓手麻痹，临床上表现为Lister结节尺侧第三伸肌群压痛。

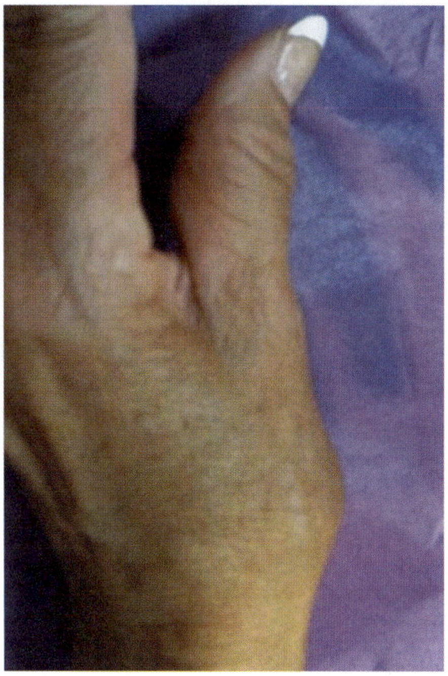

图7-7　"肩征"提示第一掌骨基底桡侧半脱位及第一腕掌关节炎

交叉综合征指的是EPB和APL肌腹与桡侧腕伸肌在腕部近端交叉摩擦而产生的腱鞘炎。这种情况多产生于要求有力、反复腕部屈伸的活动或运动，如划船、举重和网球。摩擦和捻发音可在腕部屈伸时桡骨茎突近端4～5cm触及，被称作"雏鸽腕"（图7-9）。当拇指活动时可触及EPB和APL肌腹以更好地辨识压痛或捻发音。

DRSN沿腕部桡背侧走行，桡侧的一系列损伤

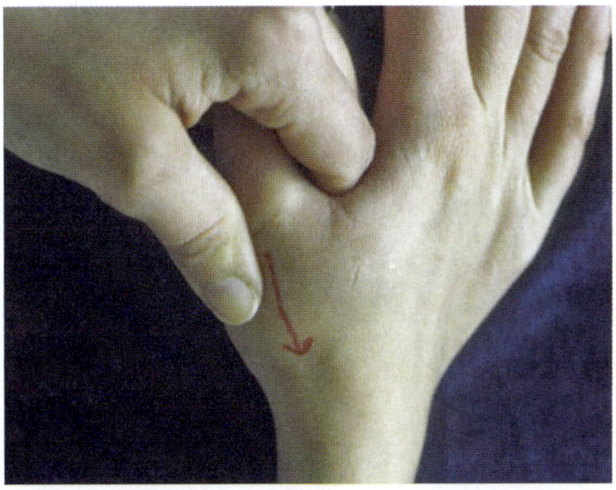

图7-6　拇指腕掌关节炎的研磨试验要求在旋转时给予轴向压力

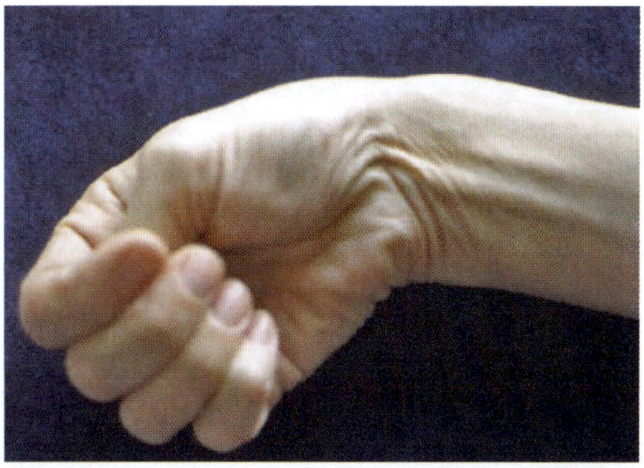

图7-8　Finkelstein试验诊断狭窄性腱鞘炎要求腕部尺偏时屈曲拇指

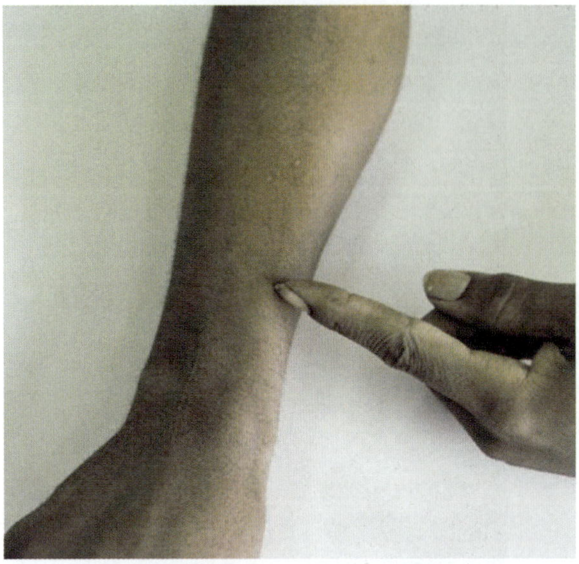

图7-9 交叉综合征症状局限在桡骨茎突近侧4～5cm

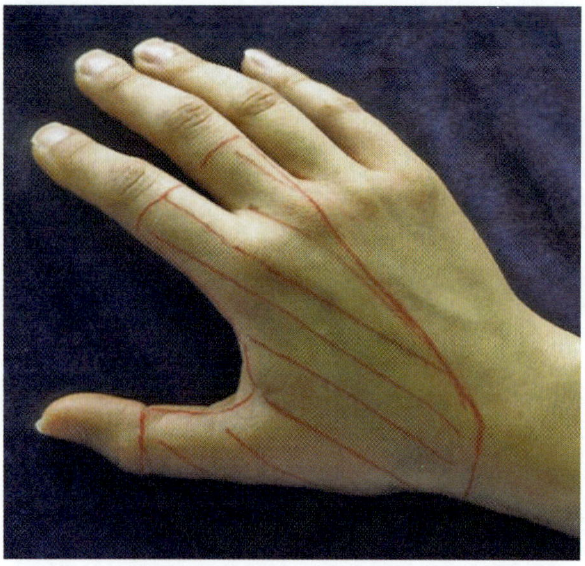

图7-10 桡神经背侧感觉支的皮肤支配区

均可将它牵连其中。DRSN激惹即Wartenberg综合征或Wartenberg神经痛。因其体表走行，易受压迫力的影响，如佩戴紧的腕带。前臂位置可突出DRSN因压迫造成的不适。当前臂旋后时，DRSN走行于肱桡肌和桡侧腕长伸肌（extensor carpi radialis longus，ECRL）之间，且未受到两者压迫。然而，当前臂旋前时，桡侧腕长伸肌在下方与肱桡肌交叉，类似剪刀状，压迫DRSN。腕关节尺侧掌屈使神经拉伸。当其激惹时，DRSN可致手桡背侧皮肤麻木，刺痛，烧灼和疼痛等不适感（图7-10）。沿神经走行的叩击可产生麻刺感和疼痛，并向远端传播。背侧指蹼和拇指背侧敏感性可由Semmes-Weinstein单丝测试。

（二）中心背侧区域

中心区域结构的背侧轮廓包括桡骨远端，Lister结节，月骨，舟月间隙，头状骨，第二、三掌骨。软组织结构包括第二、四伸肌肌腱和骨间背侧神经（posterior interosseous nerve，PIN）。

检查者可触摸桡骨茎突并移向远端来定位桡骨远端轮廓。此区域压痛可能是由桡骨远端舟状骨撞击所致。这种情况经常发生在某些活动如体操中，在腕部过伸的过程中舟状骨与桡骨远端边缘反复发生碰撞。在反复受压后，桡骨远端会形成骨赘，在腕部受压或过伸及桡偏时可产生疼痛。

Lister结节形成了桡骨远端背侧的解剖标志，易被触及。在定位其他结构时，可以其作为参考。

腕关节屈曲时，月骨位于Lister结节远端尺侧，此时月骨形成了圆形突起。触诊月骨时疼痛提示Keinbock病——月骨缺血坏死。

舟月间隙位于Lister结节远端，第三及第四伸肌之间。腕部背侧腱鞘囊肿是手背侧最常见的包块，多产生于舟月间隙。此类腱鞘囊肿多质软可移动，腕部屈曲时易被触及。腕部屈曲或伸展时会产生因压迫囊肿的继发性疼痛。隐匿性囊肿可在患者病史中有所陈述，且在深部触诊产生疼痛，临床检查中不易被发现。有时，囊肿会与腕伸肌退化形成的手短伸肌肌腹混淆。它是中指支持带远端的额外肌肉肌腱单位。

Watson关于如何定位继发于舟月区韧带过度紧张所致的滑囊炎时描述：舟月区饱满感或压痛可能提示舟月韧带损伤，隐匿性腱鞘囊肿或腕部背侧综合征。手指伸展试验通过在腕部屈曲时限制中指伸展证实腕背部综合征。若在舟月区产生疼痛则试验阳性。

Kayalar及同事将诊断为腕部背侧隐匿性腱鞘囊肿的患者进行了手术前后试验结果的比较，发现手指伸展试验的诊断精确率为92%。

舟月韧带损伤可导致舟骨不稳和旋转半脱位。涉及了舟状骨和月骨分离，及舟状骨旋转至掌屈位。Watson确定了5个舟状骨旋转半脱位的临床征象。包括鼻烟壶舟状骨压痛，舟骨-大多角骨-小多角骨（scaphotrapezial-trapezoid，STT）关节滑膜炎和压痛，舟月关节背侧滑膜炎，手指伸展试验阳性，舟状骨移位试验异常。

舟状骨移位试验（scaphoid shift test，SST），也指Watson试验或桡骨压力试验，被Watson等作为一项刺激性试验以评估舟状骨稳定性（图7-11）。当腕部在保持轻度屈曲由尺偏变为桡偏时，在手掌基底褶皱处可找到舟状骨掌面凸显处，SST要求对其加压。正常情况下，桡偏时，舟状骨掌偏。韧带松弛或撕裂时，在检查者拇指的压力下，舟状骨近端上移至桡骨远端背侧。当拇指压力撤回时，舟状骨复位并发出金属音。在试验人群中假阳性高达1/3，可能是由于韧带的过度松弛使头舟骨发生位移导致相似的结果。

LaStayo和Howell对SST的有效性进行了研究。他们发现69%的敏感性和66%的特异性，提示了样本中舟月骨损伤的病例约1/3流失，而将近1/3试验阳性的患者并无损伤。

Lane描述了舟状骨推挤试验，即在背侧推挤舟状骨结节。舟状骨向背侧移位则说明存在着舟月关节不稳。

舟月关节冲击触诊试验用于评价舟月关节不稳。试验要求一手的拇指和示指捏住舟状骨，另一手固定月状骨。然后将舟状骨移向月状骨的掌侧和背侧，若出现疼痛或相对于另一侧的运动增加应予注意。

在第三掌骨背侧向近端触诊直至细微沉降感即可定位头状骨。此处压痛可能与舟月关节不稳、月三角关节不稳、舟月骨进行性塌陷导致的头月关节退变性疾病、SLAC腕有关。SLAC腕是由包括舟状骨、月状骨和桡骨在内的关节力线不良导致的退行性改变。

在触诊示指和中指至各自基底部的过程中可触及第二、三掌骨和CMC关节（图7-12）。压痛提示了手和腕部用力掌屈后导致的CMC关节和韧带损伤。在第二、三掌骨基底部的骨性突起可能为腕骨凸。腕骨凸不是病理过程，而是某些个体的变异性改变。它可能是因创伤性因素造成的肥厚性改变。有时会导致疼痛和局部软组织刺激。

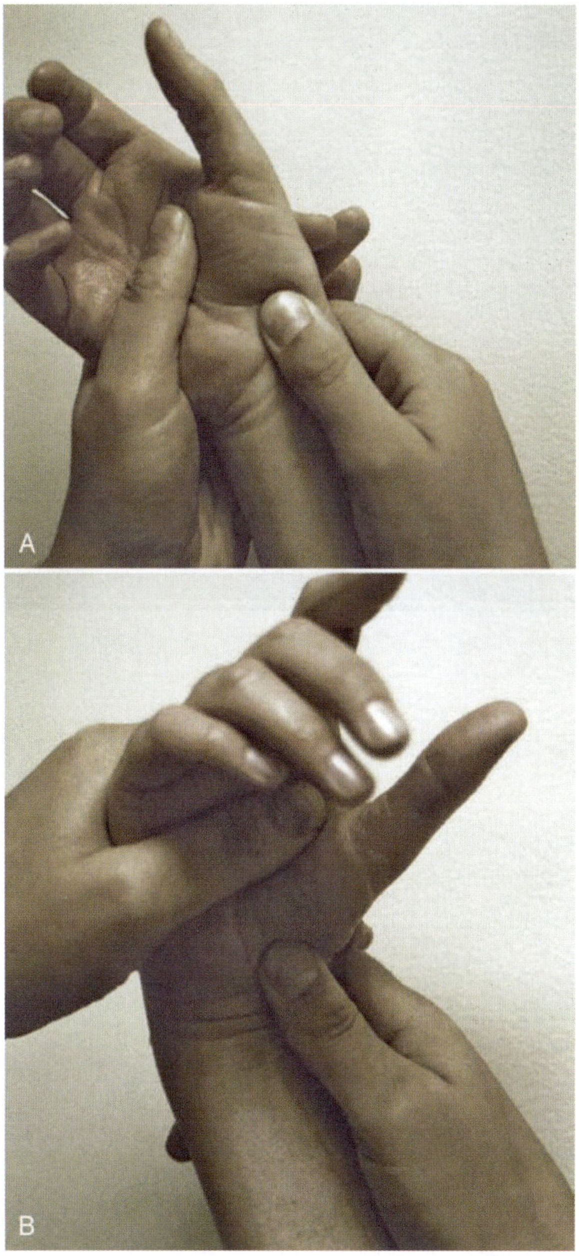

图7-11 Watson试验检验舟状骨不稳。A.起始体位要求腕部尺偏并保持轻度伸展，检查者拇指位于舟状骨掌侧突起处。B.腕部变为桡偏并轻度屈曲，同时保持拇指压于舟状骨上。阳性试验会诱发症状出现，即疼痛并伴随沉闷金属音

Linscheid试验用于鉴别韧带损伤和第二、三CMC关节不稳。

试验要求支撑掌骨体并向掌侧及背侧按压掌骨头。阳性试验为CMC关节处产生疼痛。

掌骨压迫试验即充分屈曲掌指（metacarpo-phalangeal，MCP）关节并使掌骨旋前旋后。试

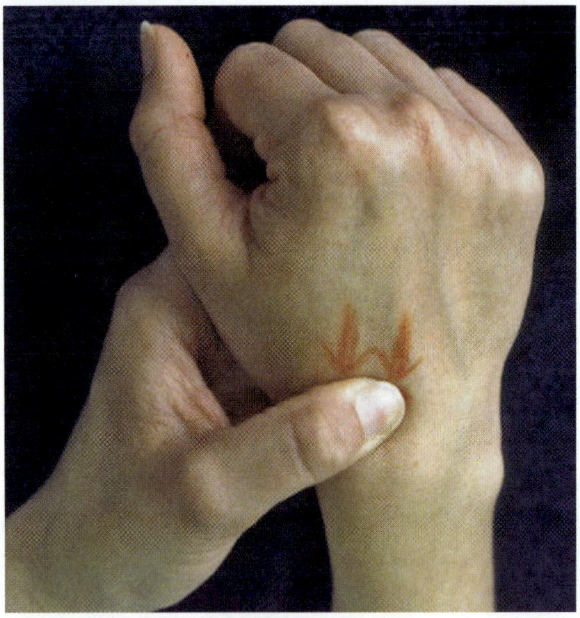

图7–12 第二和第三腕掌关节触诊

验有助于检测疼痛和CMC关节损伤。

ECRL和桡侧腕短伸肌（ECRB）沿Lister结节桡侧走行，止于第二、三掌骨基底，使腕部伸展并桡偏。指总伸肌（extensor digitorum communis，EDC）沿Lister结节桡侧走行可使MCP关节伸展。肌腱压痛，结节和饱满感及对抗运动时的疼痛可能提示肌腱炎。EDC肌腱功能的评价要求患者伸展MCP关节并完全伸展手指。指伸肌腱的伸展不充分提示了肌腱粘连或初步撕裂，以上情况可发生于腕部类风湿关节炎或桡骨远端骨折行背侧钢板内固定术后。

PIN作为指伸肌主要的运动神经，止于腕部背侧关节囊。当腱鞘囊肿增生并使腕关节囊膨胀，PIN可能导致疼痛。经背侧入路切除PIN神经瘤会导致术后持续疼痛。PIN神经炎的典型表现是在触摸腕部背侧和Lister结节近端皮肤时产生疼痛。

（三）尺背侧区域

尺背侧区域结构包括尺骨茎突，尺骨头，DRUJ，TFCC，钩状骨，三角骨，月三角（lunotriquetral，LT）间隙，第四、五CMC关节，尺侧腕伸肌（extensor carpi ulnaris，ECU）。

尺骨头在腕部尺侧形成了圆形的突起。它在前臂旋前位时最明显且易被触及。尺骨茎突在尺骨头略远端处。这个部位的压痛可能由尺骨茎突骨折或骨折不愈合引起。

DRUJ由桡骨的尺骨切迹和尺骨头组成，可在尺骨头的桡侧触及。这个位置的压痛可能由DRUJ不协调或DRUJ关节炎合并不稳所致。远端尺骨头突起是DRUJ不稳的征象之一，其可能与琴键征有关。前臂旋前时在尺骨远端施以轻微的向下压力。尺骨头向掌侧移动，压力解除后又回复，与钢琴键的活动相似。当这个动作引起疼痛时，患者会发出疼痛的“声调”。

琴键征的变化形式，琴键试验，也被用于评价DRUJ不稳。试验要求捏住尺骨远端，在上肢旋前和旋后时使其分别向掌侧和背侧被动移动。与对侧相比出现疼痛，压痛和活动增加，则说明存在DRUJ不稳。

尺骨压缩试验为给予尺骨头向桡骨尺骨切迹方向的直接压力。在DRUJ关节炎的患者中，该试验结合前臂的旋转会引起疼痛。

TFCC是支持DRUJ和尺腕关节的软组织和韧带结构。TFCC包括三角纤维软骨（triangular fibrocartilage，TFC）特有的或关节软骨盘，掌侧和背侧桡尺韧带，尺腕韧带，ECU腱鞘和LT骨间韧带。

TFCC可在尺骨头和三角骨之间触及。通过由近及远触及尺骨体侧面，检查者可触及尺骨茎突，继续向掌侧深部触诊，可触及尺骨凹（图7–13）。它是位于尺骨茎突基底部的一个凹槽，像TFCC的一个连接点。Berger和Dobyns描述了尺骨凹征，即检查者将其拇指向患者尺骨茎突和尺侧腕屈肌（flexor carpi ulnaris，FCU）肌腱间隙远端，尺骨头掌面和豌豆骨之间按压。压痛及反复疼痛为阳性表现。尺骨凹征对于发现尺桡韧带凹侧撕裂或尺三角（ulnotriquetral，UT）韧带损伤的敏感度为95.2%，特异度为86.5%。作者指出临床上上述两种情况的不同在于是否存在DRUJ不稳，不稳存在尺桡韧带凹侧撕裂，而无UT韧带损伤。

Kleinman指出了测试韧带间隔（译者注：ligamentum subcruentum译为韧带间隔。三角纤维软骨通过掌背侧韧带固定在尺骨关节窝上。这些固定在关节窝上的纤维与止于尺骨茎突的纤维被一个称为“ligamentum subcruentum”的没有血供

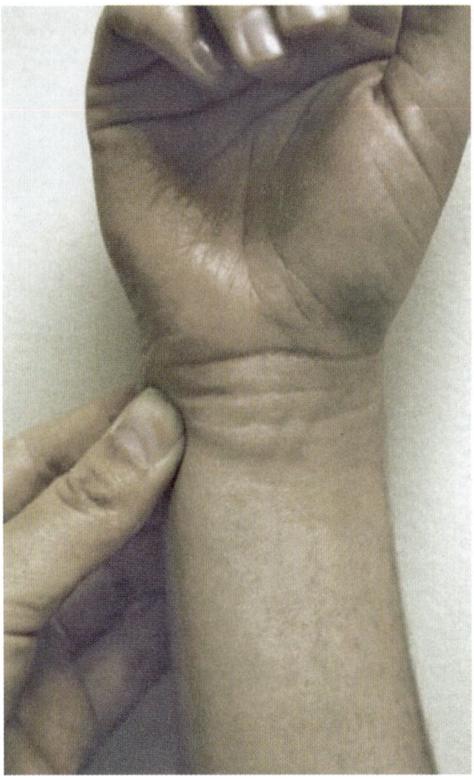

图7–13　尺骨凹的触诊，即尺骨茎突基底部的一个凹槽。压痛可能提示三角纤维软骨复合体损伤

的结构隔离）。掌侧及背侧纤维完整性的重要性，即TFCC插入尺骨茎突凹槽的深层部分。在患者前臂完全旋前时（韧带间隔背侧纤维达到最大紧张度），检查者坐在患者对面，对尺骨远端向掌侧施压，而将桡腕关节拉向背侧。若韧带间隔背侧深部纤维损伤，这个动作将产生疼痛并不断加剧，半脱位或整体不稳。试验在前臂旋前位重复进行（韧带间隔背侧纤维紧张），对尺骨远端向掌侧施压，而将桡腕关节拉向背侧。在这种体位下，疼痛来自于韧带间隔掌侧纤维。

尺腕连接处，TFCC在长尺骨（正向变异）末端和三角骨之间形成桥台或挤压，可能引起这个区域的疼痛。TFCC负荷试验用于检测是否存在尺腕桥台或TFCC撕裂。试验中使腕部尺偏并给予轴向负荷，同时使其不断向掌侧及背侧移动，或旋转前臂。阳性试验会诱发疼痛，咔哒声，或捻发音并使症状复发。Friedman和Palmer描述了尺腕压力试验并将其用于尺腕桥台的检测。试验中使前臂前后旋转同时保持腕部最大尺偏，以增加腕部尺侧负荷。阳性试验可在旋转时产生腕部尺侧疼痛。Nakamura发现具有敏感性但对于尺侧病理无特异性。

Lester等描述了“压力测试”，并将其作为一项检测TFCC撕裂的简单的激发性试验。患者坐在椅子上，用患侧腕部做出向高处推离的动作，以造成对尺骨的轴向负荷。阳性试验可产生腕部尺侧疼痛，并使患者再次产生不适。作者报道了一篇关于14位患者手术前后结果比较的综述，显示了100%的敏感度。

尺腕关节不稳是由尺腕韧带和TFCC撕裂造成的，它以掌侧松弛和尺腕关节旋前为特征。Prosser描述的转移试验为腕部旋前联合腕部尺侧的前后滑行，使腕部重新调整为正常力线。若尺腕关节半脱位复位并减少了患者疼痛则为试验阳性。

豌豆骨推举试验与转移试验相似。在豌豆骨掌侧施加向背侧的压力，使腕骨上升。本试验可能造成疼痛、捻发音或咔哒音，提示可能与腕部尺侧结构的支撑有关。

钩状骨可在第四、五掌骨基底部近端被触及。其背侧压痛提示骨折的可能。

三角骨在“鼻烟壶尺侧”尺骨茎突远端可被触及，Beckenbaugh用“鼻烟壶尺侧”一词指代FUC和ECU肌腱间隙。因腕部桡偏时近端腕骨会向尺侧滑行，故腕部桡偏可触及三角骨。压痛可能提示三角骨骨折或骨折不愈合。

三角钩状骨区背侧疼痛、肿胀、压痛提示了中部腕骨不稳。这种情况可能由韧带松弛或撕裂导致，以腕部由桡侧向尺侧转动时发生尺侧掌下垂和金属音为特征。中部腕骨移动试验（急速弹进试验、中心移动试验）中向头状骨施以向掌侧的负荷，然后使腕部尺偏同时给予轴向负荷（图7–14）。阳性试验即产生痛性的金属音，使患者症状复发。金属音提示腕部由屈曲到伸展腕骨列位置的突然改变，因腕部由桡偏转为尺偏时，头状骨头部联合月状骨，钩状骨联合三角骨均承受了压缩性负荷。Lichtman等以中部腕骨掌侧移动及金属音为基础对中部腕骨移动试验分级系统进行了研究。Feinstein等对中部腕骨移动试验进行量化评价证实了其有效性及实用性，可提示中部腕骨不稳。

LT间隙在月状骨尺侧可被触及，与EDC和小

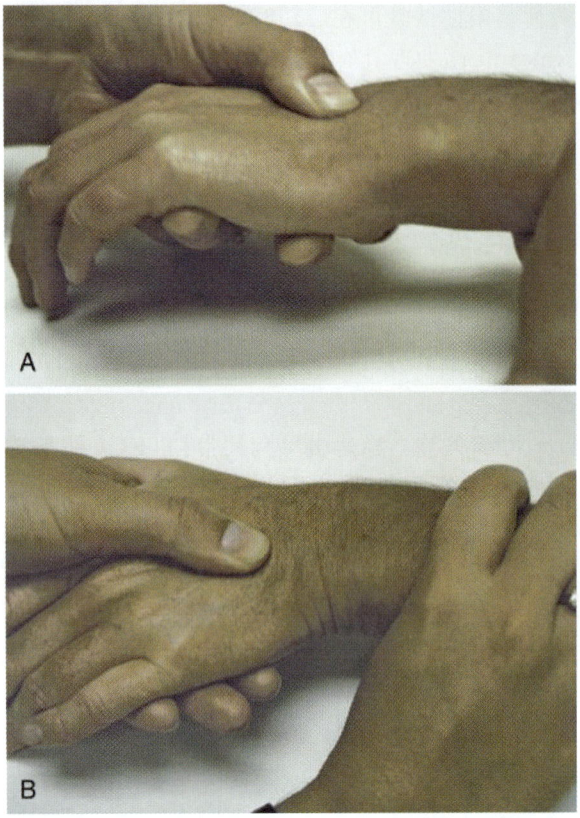

图7-14 中部腕骨移动试验。A.向头状骨施加掌侧的负荷使中部腕骨向掌侧移动。B.接下来在尺偏的同时给予轴向负荷。阳性试验即产生痛性的金属音，并使患者症状复发

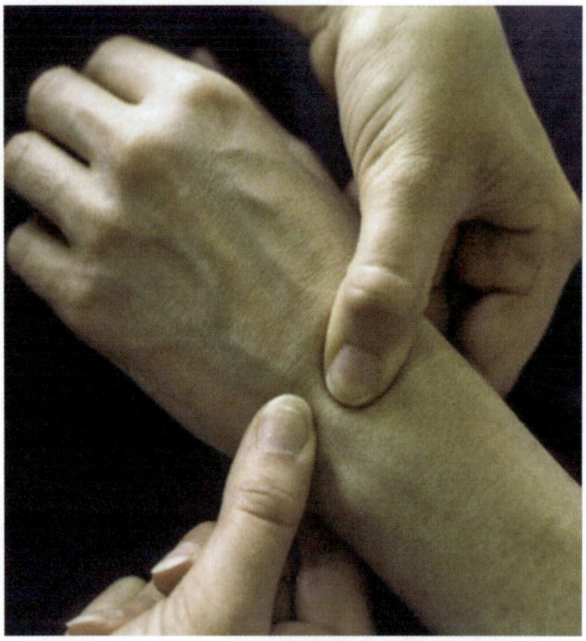

图7-15 月三角（LT）深部触诊试验用于评价LT不稳。检查者一手稳定月状骨，另一手将三角骨分别向掌、背侧移动。阳性试验可诱发痛性咔哒音

指伸肌腱之间的第四间隙一致。这个部位的压痛和肿胀可能由LT不稳所致。针对LT不稳的深部触诊试验为固定月状骨，另一手将三角骨向掌、背侧移动（图7-15）。阳性试验即出现疼痛，出现咔哒音或松弛。

LaStayo和Howell发现深部触诊试验检出确切损伤的敏感度为64%；这意味着，试验中漏掉了将近1/3 LT损伤的患者；特异度为44%，即超过一半试验结果阳性的患者无LT韧带损伤。

Kleinman描述了剪切试验证实LT不稳（图7-16）。检查者将手指放在月状骨背侧，拇指放在三角豆复合体。支撑月状骨，将三角豆复合体置于前后位，对LT关节施加剪切力。然后腕关节分别尺、桡偏。若产生疼痛或发出咔哒声则试验为阳性。

尺侧鼻烟壶试验为对由ECU和FCU形成的尺骨头远端的凹槽内的三角骨施加侧方压力。阳性试验即患者疼痛复发，提示存在LT不稳。

向近端触诊第四和第五掌骨背面至基底部可触及第四和第五CMC关节。这个区域压痛可能提示韧带损伤和骨折。

在前臂旋前及主动尺偏时，于尺骨茎突和第五掌骨基底间隙可触及ECU肌腱。对抗活动时出现压痛、疼痛提示肌腱炎。Ruland和Hogan认为ECU增效试验有助于ECU肌腱炎的诊断。此试验证实了在腕部中立位前臂旋后拇指对抗性向桡侧外展时，ECU为等长收缩。作者已通过肌电图证实，ECU和FCU协同收缩以稳定腕部。若患者出现腕部尺侧疼痛，则试验阳性。该试验将尺腕其他结构负荷最小化，明确了关节内外病理的不同。

疼痛和前臂旋转时的噼啪音可能由ECU半脱位引起。ECU肌腱一般由其腱鞘牢固地固定在尺骨凹。腱鞘撕裂后，ECU肌腱半脱位，同时在前臂旋转时被拉断，因ECU滑出凹槽像弓弦般越过尺骨茎突弹向尺侧和掌侧（图7-17）。测试ECU半脱位，要求前臂旋后腕部尺偏，可观察到肌腱同时触摸以评价其是否向尺侧及掌侧半脱位。

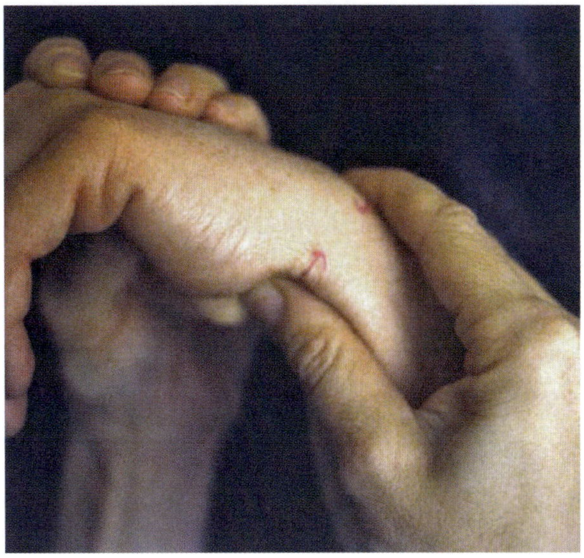

图7-16　剪切试验证实LT不稳。给予三角豆复合体背侧方向负荷，在背侧稳定月状骨，施加剪切力，同时将腕关节分别尺、桡偏

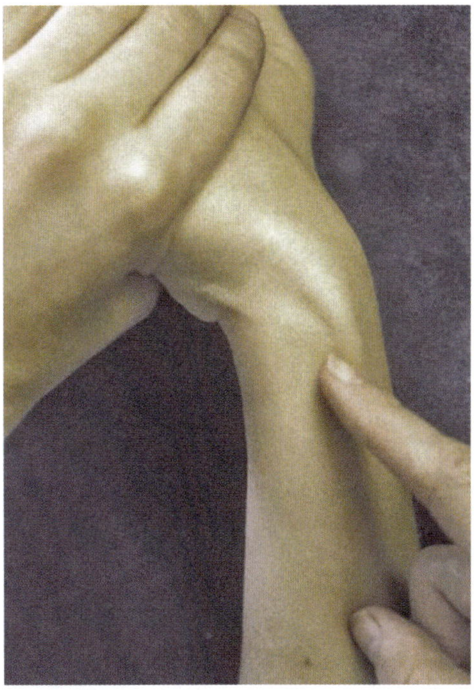

图7-17　尺侧腕伸肌（ECU）肌腱。测试ECU半脱位要求前臂旋后腕部尺偏，看到肌腱后触诊以评价其是否向尺侧及掌侧半脱位

（四）桡背侧区域

桡背侧区域须评估的结构包括桡骨茎突，舟状骨结节，STT关节，大多角骨嵴，桡侧腕屈肌（flexor carpi radialis，FCR），掌长肌，指屈肌，正中神经，桡动脉。

桡骨茎突位于解剖鼻烟壶的基底部。于掌侧触诊可触及其掌面部分。此区域压痛可能由桡骨远端骨折或桡腕韧带损伤引起。若发生了非固有韧带损伤，腕部伸展及桡偏可加重不适感。

舟状骨结节可在鱼际纹基底桡侧远端掌面触及。当触诊此区域时，腕部应由尺偏转为桡偏。舟状骨在腕部屈曲且桡偏时会更加明显，易于辨认。舟状骨掌侧压痛提示了舟状骨疾患。

STT关节位于舟状骨结节远端。此处压痛可能由STT关节炎引起，这是导致腕部桡掌侧疼痛的常见原因。当腕部桡偏时，舟状骨在大多角骨的应力下转变为屈曲位。STT关节炎的患者，桡偏时常常伴有疼痛和活动受限。

产生腕部桡掌侧症状的另一个原因是腕掌侧腱鞘囊肿，它是仅次于腕背侧腱鞘囊肿的手部最常见包块。掌侧囊肿可能起始于桡腕或STT关节，在临床上，它是位于拇指基底部和前臂掌侧远端1/3之间的明显的肿胀或软组织包块。

大多角骨位于舟状骨最远端的远侧。大多角骨压痛提示骨折。舟状骨结节尺侧为FCR肌腱，其收缩可使腕部桡偏，对抗活动时该肌腱压痛和肿胀是肌腱炎的指征。

在约87%的人群中指屈肌和掌长肌位于FCR尺侧。将拇指与小指相对同时屈腕，可识别掌长肌。屈肌腱肿胀及手指屈曲引起的不适与屈肌腱鞘炎有关。

正中神经位置较深位于掌长肌尺侧。Tinel征和屈腕试验可用于鉴别腕部正中神经受压——CTS。Tinel试验要求于腕部轻叩正中神经。阳性试验可产生疼痛、针刺感，辐射至正中神经支配的手指皮肤。屈腕试验要求被动屈腕15～60s（图7-18）。阳性结果为正中神经支配区可产生麻木、刺痛感。Smith等描述了屈腕试验改良版即屈腕的同时拇指、示指对捏；这在年轻人中可信度较高。Durkan腕管压迫试验中对腕管施以直接压迫。MacDermid和Doherty在一篇叙述性综述中记录到：屈腕试验和腕管压迫试验精确度最高，然而Tinel神经叩诊试验对于中度至严重的CTS所致的轴索损伤具有特异性。感觉评价中观察轻触觉和振动觉可明确早期感觉改变，两点辨识觉和鱼际肌萎

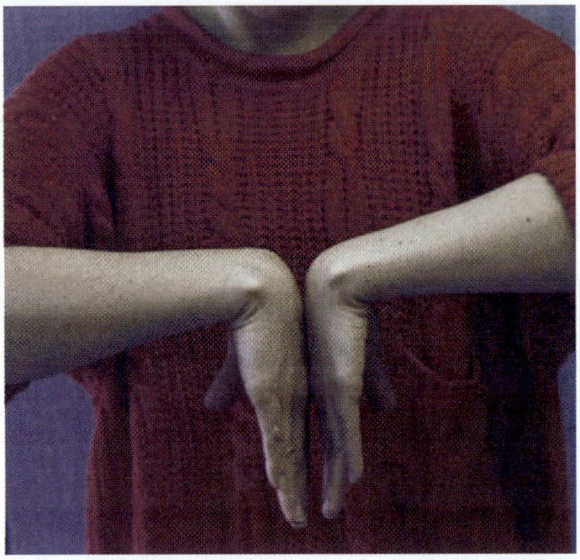

图7-18 屈腕试验评价腕部正中神经压迫，要求被动屈腕15～60s。阳性结果为正中神经支配区可产生麻木、刺痛感

缩提示神经压迫加重。

Graham等制定了CTS的临床诊断标准：正中神经支配区麻木，夜间麻木，无力或鱼际肌萎缩，Tinel征阳性，屈腕试验阳性，两点辨识觉丧失。作者指出上述标准可通过促进CTS诊断的一致性而使治疗更加有效。

桡动脉位于FCR桡侧。Allen试验用于评价尺、桡动脉是否通畅。试验要求患者握紧拳头，检查者将患者尺、桡动脉闭塞。患者手掌交替开合直至手掌变白。释放桡动脉保持尺动脉被压迫，观察手掌是否变红，提示血流通畅。若未变红或与对侧相比延迟出现，可能提示血管闭塞。重复试验以评价尺动脉功能，动脉闭塞症状包括肢体发冷、疼痛。

Gelberman与Blasingame介绍了修改后的Allen定时试验，记录尺/桡动脉压迫被释放后手掌颜色变化的时间。他通过一项包含了800只手的研究发现桡动脉再注满需2.4±1.2s，尺动脉需2.3±1.0s。手指Allen试验为将双侧指动脉由手指基底部闭塞，使患者屈伸手指至手指苍白后观察手指颜色恢复所需的时间。

（五）尺掌侧区域

尺掌侧区域须评估的结构包括豌豆骨、钩状骨钩部、FCU、尺神经、尺动脉。

豌豆骨位于腕屈时的皮肤褶皱处小鱼际突起的基底部。它是覆盖于三角骨之上，包裹于FCU肌纤维内的腕部籽骨。手部放松的时候，豌豆骨可由一侧移动至另一侧。豌豆骨触诊时压痛可能提示骨折或豌豆三角关节炎，可发生于腕部和手掌远侧受到冲击负荷时，导致豌豆三角关节面的碰撞。

豌豆三角关节炎冲击试验须将豌豆骨推向/越过三角骨。阳性试验可诱发疼痛或捻发音。

钩状骨钩部位于小鱼际突起处桡侧豌豆骨远端1～2cm处。压痛可能提示钩状骨骨折。腕关节尺偏且环指与小指对抗性屈曲时，易使疼痛加剧。因在屈曲时，环指与小指屈肌腱与钩状骨骨折面发生摩擦。

尺动脉栓塞可能导致尺侧疼痛和发冷。这可能是由于手部锤击对尺侧重复冲击造成的，也称尺锤或小鱼际锤综合征。Allen试验可用于检测尺动脉闭塞。

自行车麻痹是指尺神经在腕尺管内受压。远距离骑车会发生环指、小指的麻木，感觉异常，这种情况继发于尺神经在车把处的连续受压。

FCU可在尺侧，腕掌侧触及。很容易在腕屈曲尺偏和第五个手指外展时确定。柔软而丰满，抗阻力运动的有不适症状为肌腱炎。

六、常规测试

评估腕部疼痛的其他测试包括腕骨震动试验，风车试验，坐手试验。震动试验要求检查者握住患者前臂远端并“震动”或被动屈伸腕部，这是一个“全或无”的试验。即无抵抗或无不适均为有意义，提示腕部无疼痛。

风车试验为检查者握住患者前臂后被动、快速地移动腕部做环形运动，模仿风车旋转。这同样是全有或全无试验。

坐手试验用于评估腕部疾患的严重性。患者将手放置于椅座上，作推离动作，尝试仅用双手保持身体悬空。这个动作会对腕部产生强大的压力，滑膜炎患者难以完成。

七、小结

腕部临床检查要求具备广泛的腕部解剖及病理的知识。关键在于通过系统地触诊和重现症状来定位及辨别软组织结构，并通过刺激试验明确不稳。在每一次腕部检查中不一定需要用到所有前述的试验。要在筛选性评估后进行鉴别。应注意，谨慎地解释临床问题是非常重要的。因为很多试验的描述要求患者做出主观反应，而这易受到很多因素的影响，如扩大症状的动机或理解受限。North和Meyer结合临床和关节镜表现总结：可以从临床检查的基础上判断损伤部位，但特异的韧带结构除外。影响和其他诊断性研究在完善腕部评估和使诊断精确化方面是十分必要的。

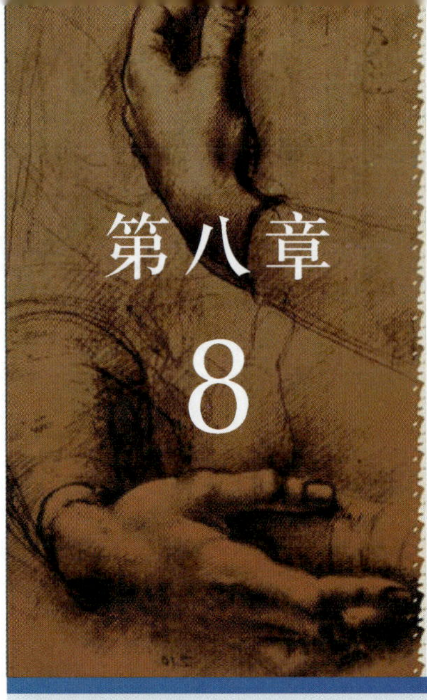

第八章 8 肘部临床检查

原著者 JOHN A.McAULIFFE, MD
译校者 唐和虎 洪 毅

关键点

外翻不稳

- 外翻不稳是由于内侧副韧带的前束薄弱或撕裂。
- 有症状的内侧副韧带损伤几乎是每个投掷运动员的问题（例如投手或标枪投掷运动员）。
- 运动员在投掷时常常表现为逐渐发作的疼痛，或者不能用大力或快速投掷，即使只是偶尔发生韧带撕裂。
- 由于投掷时重复外翻应力，也可能同时发生其他内侧肘部病变，包括内上髁炎、尺神经激惹和由于骨赘刺激引起的肘后正中疼痛（外翻伸展过载综合征）。
- 体格检查很少能发现明显的裂隙或不稳定，但是在各种外翻应力动作时可重现疼痛。

后外侧旋转不稳定

- 后外侧旋转不稳定是由于侧面的尺侧副韧带薄弱或撕裂。
- 后外侧旋转不稳定常常出现迟发性肘部脱位或半脱位。
- 侧方韧带复合体的医源性损伤，常发生在侧方肱骨内上髁炎或桡骨头骨折的手术中，是后外侧旋转不稳定的另一个原因。
- 虽然患者可能复发脱位或明显的半脱位，症状可能更敏感，包括疼痛、关节弹响、撞击声或锁定，特别是位于伸肘展位和旋后位时。
- 自然的不稳定或半脱位在体格检查中很难再现，除非在麻醉状态下；但是，在伸肘和旋后应力下出现疼痛和恐惧有提示作用。

相对有限的症状提示肘部功能障碍的患者就医。最常见的主诉是肘部疼痛，疼痛可能由于关节本身，或由于关节周围大量软组织中的任何一种组织。虽然位于关节内或关节周围的疼痛常常起因于关节病变、炎症或一些创伤，可能有更多其他的诊断不能忽略，包括神经系统疾病、代谢性疾病，甚至先天性疾病。由于既往手术治疗或骨折固定失败的并发症，特别是感染，骨不连或畸形愈合，也可能是疼痛原因。

活动受限占肘部疾病的主诉第二位。上肢中肘部活动范围最大，即使轻微创伤或短期固定它也可能形成关节囊挛缩。不幸的是，在一个关节出现这两种情况的协同作用可使肘部活动范围丧失。

与关节疼痛或者活动丧失相比，肘部不稳定不太常见，因此，只是到最近才开始对此有了更清楚的了解。不稳定可能是单纯创伤的结果，比如脱位，常常伴发骨折，在这种情况下，可能很少出现复发性脱位。肘部主要部位创伤后的不稳定可能引起明显的疼痛，导致僵直和关节挛缩。不稳定也可能是由于韧带结构的慢性磨损性损伤所致，比如投掷运动员。肘部不稳定的患者常常不会表现出“撞击声”或其他更明显的机械性症状，但是患者陈述他们的肘部在某一个位置不能用力或不能用力作他们以前习惯作的某种动作。使用肘部时伴发的力量减弱可能有其他主诉。在没有邻近神经损伤的情况下，这种主诉常常是潜在的疼痛性病变的结果引起反射性抑制作用或不稳定导致恐惧作用。

一、病史

肘部的检查从通过收集现病史开始。如果发生了特殊的创伤，要尽可能准确地判定损伤机制。那些信息常常能提示准确的诊断或损伤方式，除了肘部本身可能受累以外，可能累及的解剖部位。在没有特殊创伤的情况下，询问在症状出现以前数天和数周患者是否有从事了新的或者与以前不一样的活动会对诊断有帮助。

最好是在开始和患者会面时，让患者用他们自己的话来说明情况，他们可能会提供一些我们可能不会问到的问题。仔细提问，然后列出可能的鉴别诊断，这能指导体格检查。表8-1推荐了在收集病史过程中询问患者的问题。特别是就诊专科医师时，患者常常会忽视自己提供信息，他们认为与现在的情况无关。伴随症状，包括其他关节受累情况，发热，不适和身体相应的症状，都要努力寻找。整个病史的准确了解是恰当诊断和治疗的另一个重要的必要条件。

我们不仅要尽量了解那些促使患者就诊的肘部症状之间的相互关系，而且，可能更重要的是，这些症状怎样干扰职业和非职业功能。动态肘部不稳定可能使运动员致残，严重影响他们的生活，然而对老年人，常常久坐的人中，这通常只是一个很小的困扰，可进行对症治疗。

在一般人甚至不可能考虑治疗的相对较小的关节挛缩对部分音乐家或技术工人可能会导致其失能。

获得肘部症状的运动员的病史后，对特殊运动或活动的详细的知识会有很大帮助。例如，有尺侧副韧带功能不全或内侧肘部疾患的投掷运动员在投掷运动的起步期和加速期都可能产生症状，而肘后部病变的投掷运动员在加速期和投球时常出现疼痛。在训练中投球的方式，多局的投掷，平均投掷数量，甚至症状出现的时间都是要考虑的重要因素。

了解患者对以前治疗的反应对下诊断和进一步的治疗计划都有作用。阅览手术记录后对手术操作的详细情况就有更加清晰的了解。那些资料可能对关节面的情况或软组织支撑结构的情况能直接提供非常有价值的描述。特别是对了解在以前的手术中尺神经是如何处理的有帮助：神经转移到前面了吗？神经位于皮下或肌肉下？有时候，如果这些记录没有利用价值，以往的护理人员直接述说也可能有帮助。

表8-1　病史采集过程中推荐询问的问题

1.第一次出现症状是什么时候，在整个病变过程中，症状如何变化？
2.症状是持续性还是间歇性？
3.你注意到什么动作或什么情况使症状缓解或加重？
4.症状发生的部位？（要求患者回答“手指大小的疼痛点”，要尽可能了解疼痛的准确部位，虽然不总是能成功）
5.如果疼痛存在，需要描述疼痛性质（疼痛，烧灼感，刺痛），评估疼痛严重度？
6.疼痛放射到其他区域吗？
7.你因为疼痛而服药吗？如果服药，服什么药，多大剂量和服药频率？
8.做其他事情能缓解症状或者加重症状？
9.还有我们没有谈到的其他情况吗？

二、体格检查

当我们在判断肘部疼痛的原因时，我们不能只关注于肘部本身，而忽视其他相关疾病或病因性病变。肘部周围的损伤可能与整个前臂骨骼的骨折或脱位有关，特别是桡尺远侧关节损伤。肘部平面伴有严重畸形的明显的骨折可能会吸引我们的注意力，忽略肢体其他部位的更细微的、无关的损伤。在运动员，肩关节功能障碍可能改变投掷的力学，引起继发性的肘部病变。必须对整个上肢进行检查。神经根病变偶尔也可能引起肘部疼痛，必须仔细检查颈椎。

在检查肘部时，要检查整个上肢，包括肩部。患者作某些动作时必须使用标准的骨科检查台，特别是评估患者肘部不稳定的时候，患者仰卧位可能更容易操作。设计一套常规检查方案是可取的，尤其是对新手来说，这样每次都用相同的方法检查。这有助于确保检查的所有部分都不会被忽略，也使随访更一致和可信。首先检查正常和无症状的部位，再检查那些可能引起不适的部位，以便得出检查结论。将对侧肢体假定为正常并作为参照进行精细检查或发现问题。首先检查无症状的肘部可能会缓解患者的焦虑，使之更容易发现细微的问题，特别是评估肘部不稳定时。

所有通过上肢靠近肘部部位的三个神经都要检查，可能损伤或引起功能损害的肘部病变都要检查。进行任何治疗之前都要检查记录神经功能。肱骨髁上骨折，偶尔肘部脱位能导致十分危险的血管压迫或撕裂。在某些患者，伴行动脉血流不足，肱动脉损伤会导致远端肢体血液循环障碍。如果没有立即认识到某些损伤的危害，可能会导致破坏性后果，比如室间隔综合征、继发性缺血性挛缩或截肢。

（一）视诊

任何体格检查都是以仔细的观察开始的。创伤产生的明显的体征是容易注意到，包括水肿、瘀斑或皮肤损伤。除了最胖的那些人以外，所有人肱骨内上髁嵴和鹰嘴突的骨性突起很明显，除非由于肿胀的肢体掩盖。肘部周围发生的最明显的肿胀与鹰嘴囊炎有关，其不是炎症就是感染引起。

偶尔，在关节活动范围内（ROM）做动作时可看见尺神经或肱三头肌内侧头牵拉内上髁，虽然这种情况常常更容易出现在触诊内侧肘部时。在很瘦的人也能看见肱骨外上髁。有一个正常的陷窝(髁下窝），位于外上髁的远端和后方，有时候只能通过触诊来鉴别。关节积血、关节渗出或滑囊液增生能掩盖这个陷窝，引起明显的膨胀或这个部位的肿胀。肌肉萎缩或肌肉肥大可通过对侧肢体来鉴别，运动能使他们的优势肢体显现出明显的肌肉粗壮。

需要充分注意到软组织包膜的完整性。伤口部位，手术切口和以前创伤引起的瘢痕，粘连或皮肤萎缩都要有仔细的记录。由热灼伤引起的皮肤瘢痕常引起明显的关节挛缩。包绕这些关节表面的软组织质量低下可能影响治疗方法的有效性或可能不得不改变部分治疗计划，特别是打算手术时。

肘部的提携角要在肘部完全伸直，前臂完全旋后时进行评估。即使测量变化很大，正常肘部适度外翻，据报道外翻范围在男性平均为11°～14°，在女性平均为13°～16°。由于重复应力引起骨的适应性改造，大部分投掷运动员的优势臂的提携角为10°～15°。在有屈曲挛缩畸形时，难以评估提携角的大小，因为肘部在屈曲动作过程中提携角逐渐从外翻变为内翻。

提携角的改变也可能由于肘部周围骨折畸形愈合或由于儿童期损伤成骨结构引起生长紊乱所致。肘内翻与正常外翻提携角相反，当明显的时候，命名为枪托畸形。肘外翻常常描述为正常外翻提携角的扩大。该畸形可能是尺神经牵引性病变所致，多年后引起所谓的迟发性尺神经麻痹。

（二）触诊

由于肘部相对表浅，根据解剖结构进行全面和系统的触诊可以提供重要的诊断信息。肘部周围主要的骨性标志在皮下可直接触及。

1.后方

后面观，当肘部屈曲时，内上髁、外上髁和鹰嘴的顶端形成一个等腰三角形；完全伸展时，这三个标志在一条直线上。肱骨髁上骨折，该三角形结构还能维持，虽然他们与邻近肱骨之间的相互关系发生了改变。三角形的平衡性被打破表明鹰嘴和肱骨上髁之间的关系发生了改变，提示畸形愈合，脱位或远端肱骨发育障碍。

鹰嘴突的压痛、肥厚和波动提示鹰嘴囊炎。这些表现有时候可能与骨突起或滑囊内的纤维游离体有关。感染性滑囊炎可表现为明显的体温增高，压痛和皮温增高。

肱三头肌的主要附着点能被触及，在肌腱撕裂的病例中识别困难，虽然可能是由于急性损伤之后局部肿胀和出血引起这种困难。在投掷运动员，后正中鹰嘴是压痛，局部的关节软骨损伤和骨赘形成的常见部位（见下一节特殊诊断技术）。在青少年直接压迫鹰嘴产生疼痛可能是由于骨突炎所致。

在鹰嘴最邻近部位的骨赘形成常见于原发性骨关节炎。对于体形瘦的人，在鹰嘴的压痛要与在肘屈曲大约30° 时鹰嘴窝部位的深压痛相鉴别。在完全伸展时，鹰嘴附近的部分完全被鹰嘴窝包绕而不能触及；而肘部屈曲超过30° ，肱三头肌逐渐紧张，阻碍鹰嘴周围的触诊。

2.侧方

肱骨侧面髁上嵴可触及，止于侧面上髁的突起。肘部屈曲时三角肌侧面的部分牵拉肱骨上髁引起肘部症状比较少见。外上髁远端和稍微后方的地方可触及桡骨头的1/4，其余部分被肘肌及其下面的关节囊韧带结构所覆盖。

在前臂旋转时，桡骨头边缘在检查者手指下转动经过（图8–1）。外侧韧带位于肌肉组织覆盖下，不能直接触及。外侧韧带撕裂或功能不全很少引起局部的压痛，除非是损伤后的急性期。

髁下陷窝，位于外上髁、桡骨头和鹰嘴突围绕成的三角区，包含肘部囊最表浅和最容易触及的结构。关节积血、滑膜炎或关节积液等最早期体征易在该处发现。这也是实施肘部穿刺术的首选位置。

肱桡肌和腕关节桡侧长伸肌起于外上髁嵴的前缘，当肘部屈曲和腕关节作对抗性背伸时最容易鉴别。沿着这些肌肉走行的腕关节桡侧短伸肌，起点位于长肌的深面，Henry描述为“三个移动的wad”，应该认识到实际上这些肌肉相对于外上髁共同伸肌起点的其他肌肉来说，更能抓握和移动。肱桡肌基底部的宽度可能为8cm，更接近外上髁（图8–1）。

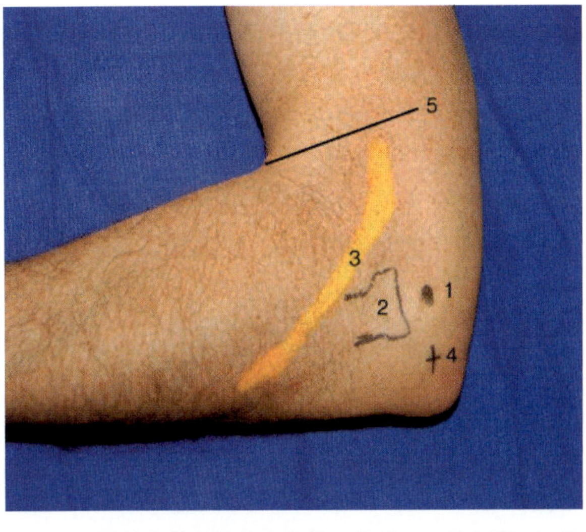

图8–1　肘关节外侧的临床照片。显示：1.外上髁；2.桡骨头；3.桡侧或后侧的骨间神经环绕桡骨颈的路线；4.髁下隐窝和关节抽吸时常用的进针点；5.外侧髁上嵴肱桡肌起点

所谓的外上髁炎（或通俗地讲就是网球肘）的退化过程最常累及腕关节桡侧短伸肌的起点。在这些病例中，压痛位于外侧髁顶部远端或靠近顶端的位置，对抗腕背伸时症状加重，特别是当肘部完全伸展，这种情况下肌肉能最大限度地伸展。在治疗这些疾病时反复注射激素可能导致覆盖软组织的皮下脂肪萎缩，从而形成皮肤凹陷和局部皮肤色素减退。

虽然骨间背神经位于肌肉的深面，不能直接触及，但它很容易鉴别，其在外侧髁远端4～5cm，走形沿着旋后肌，围绕桡骨近端（图8–1）。在这个区域的局部压痛，与肱骨上髁无直接关系，这有助于鉴别由于外上髁引起的后侧骨间压迫性病变，虽然有时候这两种疾病可能共存。累及指伸肌的运动麻痹可能引起该部位的神经压迫，常常是由于肌肉的作用或局部的创伤。更多的情况是在前臂近端骨间背神经的挤压表现为深部的酸痛，有时候放射到腕部，就是放射性Tunnel综合征。

3.前方

肘部的前部或肘窝是由旋前圆肌和肱桡肌外侧构成。正中神经，就像其名称所指，是肘窝正中的结构。在这个部位出现神经压痛是极为罕见的，这表示局部的神经压迫，即旋前圆肌综合征。但是在远端的腕管部位的正中神经压迫也可能引起肘部附近神经的压痛。在肘部附近正中神经的压迫很少引起远端神经分布区的感觉运动障碍，但是常常引起前臂近端深部的酸痛不适，活动时加重，休息后缓解。肘部伸直时，位于肱肌表面的结构被推到前面。因此，动脉搏动很容易触及，也能推断出神经的位置（图8–2）。

肱二头肌肌腱跨过肘前部中央，当肘部作对抗屈曲时很容易触及（图8–2）。这很容易完成，即让患者将手和腕置于检查台以下并作肘部屈曲动

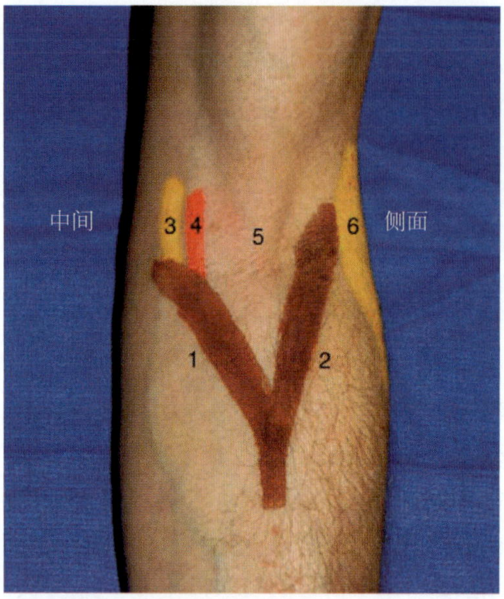

图8-2 肘关节前方临床照片，显示肘窝边界组成：1.内侧为旋前圆肌；2.外侧为肱桡肌，也表示3.正中神经走行；4.肱动脉；5.肱二头肌肌腱，作对抗肘关节屈曲时突起的部位；6.桡侧或后侧骨间神经

作。当我们不能触及远端肌腱时，肱二头肌肌腱仍继续插入桡骨粗隆，后者不能直接触及。肌腱延续为强壮的筋膜，即肱二头肌腱膜，或纤维膜，继续向内侧延续，位于屈肌和旋前肌的浅层。

肱二头肌肌腱断裂常常发生在年轻人或中年人突然遭受使肘部伸展的外力时。这种急性损伤在肘窝会导致明显的疼痛、肿胀和瘀斑。如果在急性症状消退之后患者才就医，一些患者在肘部前方不适的同时还伴有无力，尤其是前臂用力旋后时。不管在哪种情况下，在肘窝处不能触及肱二头肌肌腱就可诊断。如果肱二头肌腱膜完整，前部的肌腱缺损，肱二头肌肌腹向近端明显收缩，肘部屈曲时缺损不明显，但是与对侧肢体比较就常常容易鉴别。当患者主诉肘部前方疼痛、无力，能明显触及肌腱时，必须考虑部分肌腱断裂的可能性。其他不常见的情况包括尺骨滑囊炎和肱二头肌肌腱炎。一般不太可能只用体格检查来鉴别这些病变，常常需要软组织成像技术。

前臂外侧皮神经是远侧的纯感觉神经，是肌皮神经在前臂的延续。该神经在内外髁间线水平肱二头肌外侧沟处向后发出，穿过深筋膜至皮下，向远端进入前臂前外侧。虽然在该处刺激或嵌压前臂外侧皮神经不太常见，但也是肘前部疼痛的原因，患者常常主诉向下放射到前臂前外侧的感觉异常。在肘部前方的手术使该神经过度回缩是引起这种症状的最常见原因。

肱肌形成肘窝的底，作用于肘部前方的关节囊。据报道越过肱骨滑车的肱肌突起的中间腱部分的断裂是肘部前方疼痛和肿胀的原因，同时也能引起正中神经分布区的神经症状。

4.内侧

内上髁是肘部内侧最明显的标志。屈肌旋前肌组起于内上髁及肱骨内上髁嵴远端2～3cm（图8-3）。在内上髁顶端远侧触及疼痛，对抗腕屈曲时疼痛加重提示内上髁炎（高尔夫肘）。在青春期，在内上髁突起处直接压痛提示骨突炎。肱骨内上髁淋巴结位于内上髁近端约4cm处，常常在髁上嵴和内侧肌间隔的前方，并起源于该处。正常情况下不能触及，在严重的手部感染时该处淋巴结可能增大，有明显的炎症表现和触痛，如猫抓病（Bartonella感染）。

内上髁后方可触及尺神经（图8-3）。在神经压迫或神经牵拉时，叩击尺神经出现神经远端分布区刺痛或感觉异常，即Tinel征阳性，就叫肘管综合征。在这些部位叩诊正常神经可显示其敏感性。肘部最大屈曲可使神经处于牵张位置，也可能在尺神经分布区诱发出症状。肱三头肌远端止点明显增宽，肘部屈曲时有可能会造成肱骨内上髁撕脱性骨折。这种表现可能与髁上水平畸形愈合或其他骨骼畸形导致肱骨内翻脱位有关，包括内侧髁发育不全。尺神经本身也可能向前脱位超过内侧髁。这两种情况都可能在尺神经分布区出现神经症状。

不能直接扪及内侧韧带结构，因为他们位于肌肉组织的深层。深压肌肉下面的这些结构产生疼痛或触痛，可能意味着韧带损伤。激发试验，即在韧带上给予一定的张力来判断这些韧带的力学感应能力，患者出现疼痛或出现恐惧的表情，可能是评估韧带是否有损伤的更可信的方法（见下一节不稳定性）。

（三）活动范围

单纯用测角计测量肘部ROM在检查者与检查

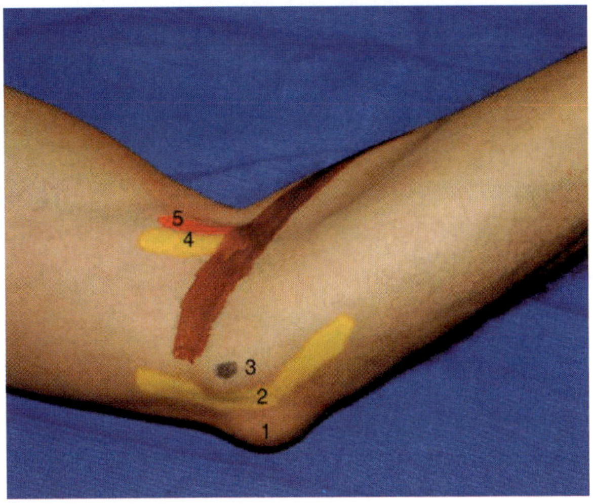

图8-3 肘关节内侧临床照片，显示 1.鹰嘴突顶点；2.尺神经在后方的走行；3.内上髁；4.正中神经；5.肱动脉穿行到屈肌或旋前肌近端的深层

者之间都显示有极高的可信度。甚至经过多次测量就很容易获得的平均值的方法都不需要，在测量的可信度方面没有任何帮助。电子角度测量法和其他更精确的测量方法可能在需要记录复杂的、快速的观测值的研究领域有帮助，但在临床工作中并不需要。主动ROM训练可能诱发疼痛，产生撕裂或其他关节症状，而在被动ROM时不会产生。

前臂旋转的测量最好是手臂放于身体侧面，肘部屈曲90°，以便消除肩关节旋转的影响。让患者抓铅笔或小的物体也可能对测量旋转有帮助。当测量前臂被动旋转时，应仔细操作以确保旋转力不作用在腕关节的远端，而是作用于前臂的远端。一部分关节松弛的人员表现为腕骨间旋前和旋后的程度明显增大，有时候会对测量造成混乱。虽然前臂旋转功能丧失可能是桡肱关节或桡尺近侧关节的畸形造成，但是在沿着前臂的任何部位都可能引起，常见因素包括骨折畸形愈合和远端桡尺关节紊乱。

虽然根据年龄和性别不同，肘部活动范围有很小的差别，但是屈伸范围在0°～140°，是比较公认的肘部屈伸的正常值。旋后的正常值平均为80°～85°，旋前稍微小一些，为70°～75°。

用电子角度测量技术测量肘部运动功能，显示最大活动为屈伸100°(从30°～130°)，前臂旋转100°(旋前旋后各50°)。关节挛缩相对轻微的患者，只要仔细地考虑了引起关节活动受限的因素，就可实施治疗。相反，与上肢其他任何关节运动功能丧失一样，肘部的严重挛缩和关节强直也可引起明显功能受限。肘部强直不能由相邻关节的运动进行代偿，使肘部功能受限的问题显得更加突出。

通常伸展功能是肘部最先丧失的运动功能，也是最后恢复的功能，这与肘部的内在的病理有关，测量肘部的伸展功能是关节病变的敏感指标，但不是特异性指标。投掷运动员常常丧失最后10°～20°的肘部伸展功能，这是由于反复的应力作用，使肘部后方的鹰嘴突的骨性结构重塑所致。肘部囊使肘部屈曲最大可达到大约80°。为了减小关节囊内的压力和产生疼痛，为了有助于肘部达到最大屈曲位，关节囊扩张，产生滑膜炎或关节积血。

（四）力量

虽然复杂的技术对测量肘部力量有作用，但是，为了临床评估目的，徒手肌力检查就足够了。优势肢体和非优势肢体之间的力量差别大约为7%，虽然在临床上不能鉴别出来。男性的力量比同年龄段的女性的力量增加大约50%。肘部屈曲90°时屈曲力最大。为了测量的一致性，所有肘部的肌力测量在屈曲90° 时进行。

（五）不稳定性

根据适当的损伤或运动历史，患者主诉和临床检查会引起临床医师怀疑存在肘部不稳定的可能。除了慢性严重不稳定病例，那些病例常常立即出现明显的表现，在清醒的患者要在临床上证明不稳定很困难。有肘部周围强大的肌肉的保护，加上关节内在骨性稳定结构，可能使很敏感的体检体征变得模糊不清。肩关节旋转也可能使肘部不稳定的检查产生混淆，因为在检查时很难稳定肱骨。偶尔，在关节内注射局部麻醉剂可能更容易判定肘部不稳定，可能需要在麻醉下检查。在临床体格检查中虽然不能鉴别是关节囊缝隙还是不稳定，在应力位检查时患者出现恐惧或疼痛常常是表示韧带病变的有价值的线索。

内侧副韧带的前束，起源于内上髁基底部，穿过尺骨结节的上面，是肘部内侧部分关键性的稳定结构。从解剖学和功能上，进一步将前束分为前带和后带，前者提供肘部屈曲30°～90°时的稳定性，而后者提供肘部屈曲60°～140°时的稳定性（图8-4）。当韧带的这一部分撕裂或减弱，外翻应力会使关节内侧产生缝隙，常伴有疼痛。这种应力常常出现在屈曲20°～30°时，放松关节囊前部，消除了被“锁”在尺骨鹰嘴窝中的尺骨鹰嘴突的骨性限制，因为是在完全伸展的情况下。外翻应力更容易出现在完全外旋以稳定肱骨的肩关节（见图8-5B）。这可以通过几种方法完成，患者和检查者站或坐，甚至患者仰卧，肩关节外展和外旋，肘部靠近检查床的边缘。

内侧副韧带不全损伤可能不会导致直接的不稳定，但是在特别需要内侧副韧带的患者，可能引起明显的症状，比如投掷运动员。在这些患者关节内侧缝隙只有1mm或2mm就可能足以引起症状，通过体格检查作出不稳定的判断几乎是不可能的。Veltri及其同事描述于“挤奶的动作”，即患者把对侧手放在受累肘部下方，抓握前臂完全旋后的患侧拇指的动作。肘部几乎屈曲90°时，外翻应力作用在肘部。作用于内侧副韧带的前方关节囊的后部纤维束的应力，在肘部屈曲位时，应力大小更加接

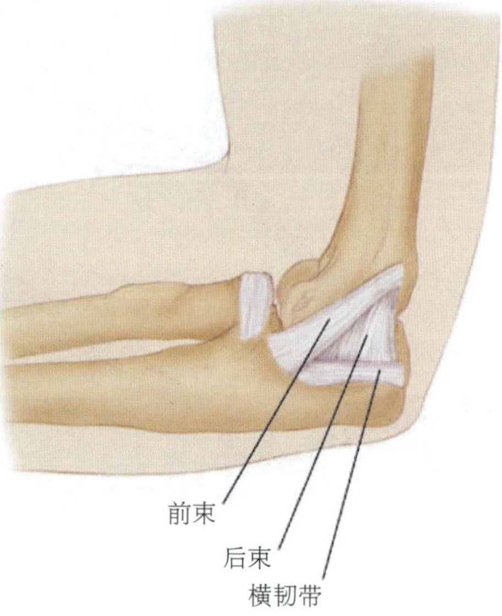

图8-4 内侧副韧带的前束，起源于内上髁的深面，插入尺骨结节顶点尺骨喙突，是肘关节内侧最主要的稳定结构。前束进一步分成前带和后带，他们在肘关节屈曲的整个过程中都承担着不同的稳定作用（引自：Green DP, Hotchkiss RN, Pederson WC, et al, eds.Green's Operative Hand Surgery.5th ed.Philadelphia：lsevier Churchill Livingstone；2005.）

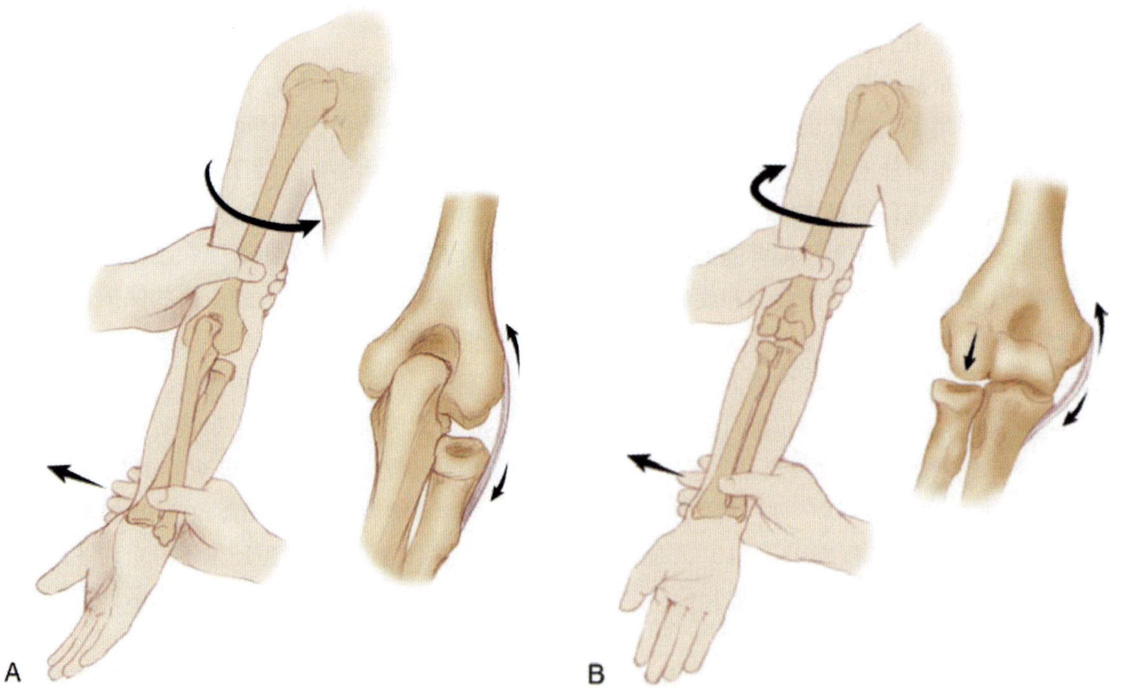

图8-5 A.桡侧副韧带松弛（肘关节内翻不稳定）是通过肱骨完全内旋，内翻应力作用于关节来进行检查的；B.内侧副韧带松弛（肘关节外翻不稳定）是通过肘关节完全外旋，外翻应力作用于关节来进行检查的。在这两种情况下，旋转帮助稳定肱骨，使松弛的韧带更容易鉴别（引自：Morrey BF, ed.The Elbow and Its Disorders.3rd ed. Philadelphia：WB Saunders；2000.）

近运动员在做投掷动作时，容易出现临床症状（图8–6）。虽然这个动作可能引发出疼痛或恐惧，但是在尸体标本的研究中，肘部全范围屈曲过程中前臂均旋转，而在中立位时关节松弛和关节间隙是最大的。O′Driscoll等最近认为投掷运动员在中等外翻力矩时“移动外翻应力试验”，也适用于肘部完全屈曲位，这时肘部迅速展开。与通过手术探查或关节镜外翻应力试验来判断内侧副韧带损伤相比，在肘部屈曲120°和70°时可再现肘部内侧疼痛，是内侧副韧带损伤的高敏感性指标。虽然在投掷运动员体格检查可能能再现疼痛，但很难证实内侧关节间隙的微小损伤，常常需要更复杂的诊断方法，包括关节镜检查。

外侧或桡侧副韧带（图8–7）对抗内翻应力，同样也要进行评估。作该检查时，肩关节完全内旋可用于稳定肱骨（图8–5A）。单纯的该韧带损伤导致完全内翻不稳定是十分罕见的。长期使用拐杖偶尔引起桡侧副韧带的磨损撕裂。

最常见的外侧韧带损伤是外侧的尺侧副韧带，从肱骨外上髁途经尺骨近端的外侧突起部位，叫作旋后肌嵴（图8–7）。该韧带损伤导致所谓的肘部后外侧旋转不稳定。在这种情况下，尺骨和桡骨近端，维持尺桡近侧关节的正常关系，旋后离开肱骨远端的外侧部分与完整的内侧副韧带形成铰链。

在半脱位的体位时，桡骨头位于肱骨小头和尺肱关节增宽部分的外侧面（图8–8）。这种不稳定的情况常常在休息时不会发生，只发生在负重或诱发试验时。近期认为，长期肘内翻畸形改变了肘部的力线轴，明显增加了慢性后外侧旋转不稳定的危险性。

后外侧旋转不稳定可用轴移试验，检查者让受试者肘部旋后，外翻和抗压应力试验。这种动作最好是在肱骨完全外旋锁定的状态下进行。因为肘部从半屈曲体位下外展，可能出现桡骨头后方半脱位，常常在关节外侧皮肤形成小凹；最大程度的半脱位常常发生在屈曲40°的时候。肘部继续屈曲可引起桡骨突然复位，尺骨位于肱骨上。这种动作可能最容易使患者在检查台上形成手臂过头顶并旋后（图8–9）。几乎都需要在麻醉下检查来证实这种情况。

要求患者用手推检查桌也能产生前臂旋后力，通过肘部的外翻应力和压力。明显的不稳定只可能发生在大多数不稳定的关节；但是，患者在作这个动作产生不适或在这个体位肘部不能耐受体重提示后外侧旋转不稳定。

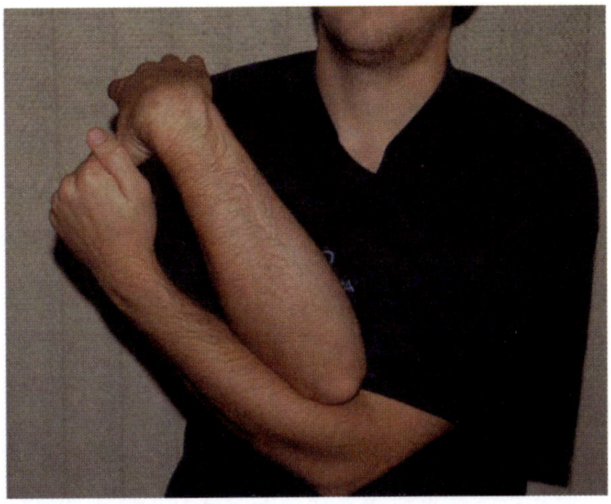

图8–6 “挤奶动作”通过牵拉拇指使外翻应力作用于肘关节。如图所示，通过患者自己操作，根据其原始描述。检查者也可以用这种方法使外翻应力作用于肘关节

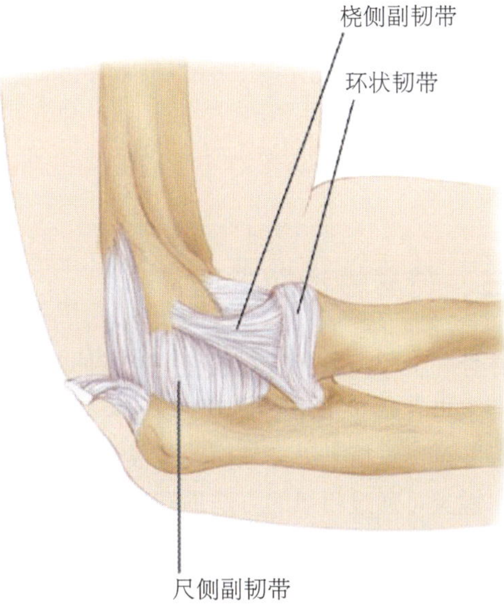

图8–7 肘关节外侧韧带复合体。桡侧副韧带，起于外上髁，插入环状韧带，对抗全部内翻应力，很少单独损伤。尺侧副韧带外侧损伤，其嵌入尺骨旋后肌嵴，更为常见，导致肘关节后外侧旋转不稳定（引自：Morrey BF，ed.The Elbow and Its Disorders.3rd ed. Philadelphia：WB Saunders；2000.）

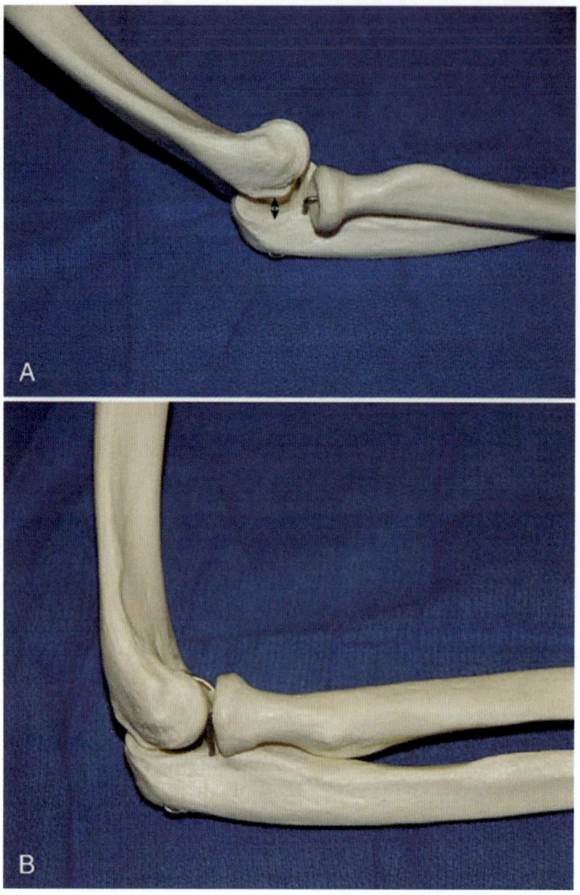

图8-8 肘关节骨骼侧面观。如果后外侧旋转不稳定，桡骨头位于肱骨小头的后方，尺肱关节的侧面部分增宽（箭头所示）。旋后，外翻和压缩应力作用于轻度屈曲的肘关节，造成半脱位，损伤尺侧副韧带外侧（A）；肘关节进一步屈曲导致桡骨和尺骨复位进入肱骨（B）

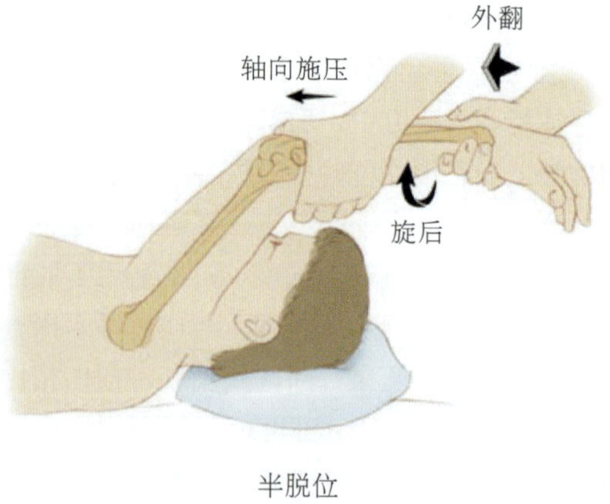

图8-9 后外侧旋转不稳定的检查最容易进行，患者仰卧，手臂举过头顶。外翻应力和轴向压缩力作用于前臂最旋后时，半脱位最常发生于肘关节伸展20° ～40° 时，进一步屈曲，可看见或触及复位（经许可重绘自The Journal of Bone and Joint Surgery，Inc.From O' Driscoll SW，Bell DF，Morrey BF：Posterolateral rotatory instability of the elbow.J Bone Joint Surg (Am).1991；73：440-446.）

三、特异性诊断方法

肱骨外上髁炎患者在对抗腕关节背伸时产生不适，要求患者站立并伸展肘部，前臂完全旋前，抓住椅背并试图将椅子举离地面，就很容易评估。肱骨内上髁炎可通过相似的方法进行评估，要求患者手掌旋后放在检查桌下面，肘部完全伸展，并试图向上举桌子。

外翻伸展载荷试验用于模拟在投掷的加速期横向作用于肘部的力学情况。当用一只手稳定肱骨，检查者将受试者对侧手旋转使前臂旋前，当迅速并最大限度伸展肘部时产生外翻力。后中部疼痛为阳性，与为适应投掷的慢性应力而形成的骨赘和局部滑膜炎引起的疼痛一样，压迫鹰嘴窝内侧壁（图8-10）。慢性外翻伸展应力可引起损伤，与后中部撞击和退化不同，包括尺侧神经源性病变和内侧副韧带劳损。肘部内侧这些损伤结构作出诊断更具有争议。

桡骨肱骨小头软骨软化试验本质上是“旋转摩擦”试验，包括肱桡骨关节。不管疾患是累及桡骨头（关节病）还是累及肱骨小头（骨坏死）该试验都为阳性。前臂旋转伴随肘部外翻应力和侧方压力，产生爆裂声或引起疼痛即为阳性。

四、其他诊断方法

肘部完整的病史和体格检查，常常包括诊断性影像学检查，首先是X线片。肘部影像学检查的详细描述见第14章。甚至在进行了详细的临床检查和影像学检查后，也有不能回答的问题。在这种情况下，进行关节抽吸和注射的关节穿刺术可能有帮助。术前感染和开放性损伤的问题要通过关节液检查和培养才能最终确定。向关节内注射局部麻醉药，通过观察疼痛源来帮助确定是关节内还是关节外病变。肘部关节穿刺术或注射常常通过髁下隐窝的后外侧进行操作，偶尔也可选择直接通过肱三头肌的后方入路，其位于鹰嘴窝的顶点。

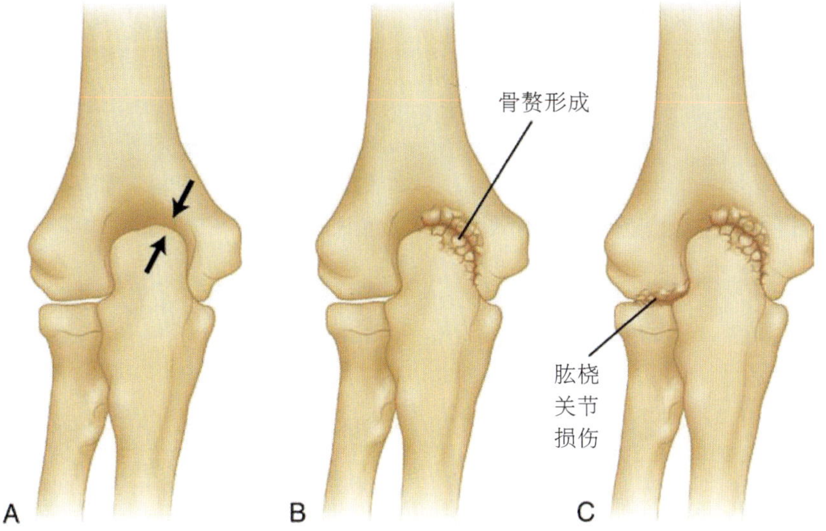

图8-10　本图表示投掷运动员肘关节外翻伸展过载情况（引自：Green DP，Hotchkiss RN，Pederson WC，et al，eds.Green’s Operative Hand Surgery.5th ed.Philadelphia：Elsevier Churchill Livingstone；2005，Fig.26-8，p.961.）

肘部关节镜检查可能能提供其他信息。在直视下对关节软骨的损伤程度可作出最好的评价。当有关节绞锁或锁住的症状，即使影像学正常，也可用关节镜进行确诊和治疗。在竞技运动员不完全性韧带损伤或轻微不稳定有时候也需要关节内检查，这种情况下只能通过关节镜检查。

五、肘部评分系统和自我报告措施

临床中常常使用公认的肘部评分系统。根据观察疼痛、运动和肌力等几种损伤进行计分，也包括稳定性、功能和畸形。在这些评分系统中，不同测量参数所标定的最大分数可能有很大不同。总分可能是100分内的分数，用于标定明确的等级（优、良、中、差），需要达到所给等级的分数，系统与系统之间也可能有变化。对5项观察研究的评分系统的综述发现对患者进行明确分级，这些系统之间很不一样。当对原始分数进行比较时发现在各种评分系统之间有很好的相关性，因此，使用这些评分系统时，推荐使用原始分数而非等级分数。遗憾的是，对不同的评分系统之间的比较研究还不可能。

Mayo工作能力指数（MEPI）是最常使用的观察者判定分数的评分系统，虽然其他的评分系统也有报道和比较。MEPI给出了疼痛分数、运动分数、稳定性分数和5种功能性技能。近期的研究注意到MEPI评分系统单独对疼痛评分其变异性为66%，而其他等级评分系统也有相似的发现。这些作者提出疼痛是疾病的心理社会方面的表现，在这些系统中权重过高，并且提出将疼痛与肘部功能的其他客观指标分开评估更为恰当。

近期使用的通过观察者进行的评分系统的另一个关注点，是各种系统产生的数字式的原始评分与视觉模拟评分法（VAS）中患者报告的功能评分之间只有中度相关性。由患者完成的问卷调查表，包括上肢功能障碍问卷调查表[或上肢、肩、手功能障碍问卷调查表（disabilities of the arm，shoulder，and hand，DASH）]和改良美国肩肘外科协会（American Shoulder and Elbow Surgeons，ASES）患者自我评分系统，显示与患者功能的感受之间有更好的相关性。患者评估的肘部评分系统（patient-rated elbow evaluation，PREE）是另一个疼痛和功能的自我评分系统显示有良好的信度和效度。PREE与ASES患者自我评分系统有很高的相关性，患者依从度更好，也有单纯对合并计分进行计算的其他优点。自我评估问卷调查表的附注见第16章。

肘部治疗效果的完整评估需要应用患者自我功能评分系统（自我报问卷调查表），同时也要与运动、肌力、稳定性、畸形的传统的临床检查和疼痛评估一起使用。

六、小结

完整的病史、详细的体格检查和简单有效的影像学检查可提供肘部病变最准确的诊断。只有很少的病例才需要更先进的诊断技术，比如MRI或有创诊断方法，包括关节镜检查。治疗结果的评估需要患者完成问卷调查表评估患者功能，另外需要更常测量的临床参数资料，如运动、肌力、稳定性和疼痛评估。

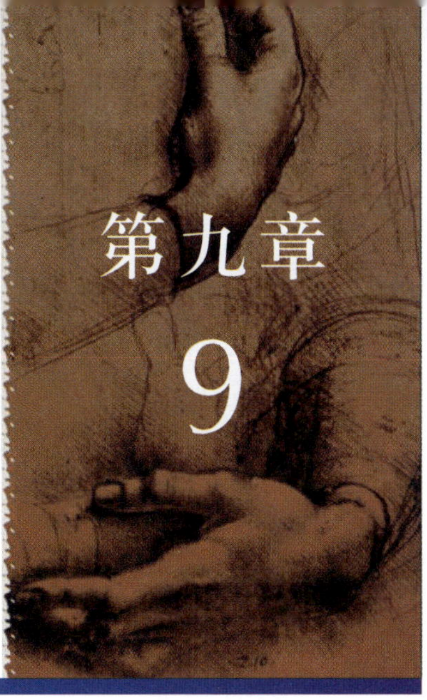

肩部临床检查

原著者 Martin J.Kelley PT.DPT.OCS and MARISA PONTILLO PT.PT DPT.SCS
译校者 王一昕　孙常太

关键点

疼痛特点

评价疼痛时：

- 使用视觉模拟量表或结果作为工具。
- 判断疼痛是持续性或是间断性。
- 夜间痛多常见于肩部疾患。
- 疼痛与功能性活动及体位的关系。
- 询问患者缓解疼痛的方法。

体格检查

- 查体从刺激最小到刺激较大的活动为序检查。
- 作者推荐查体由视诊开始，以触诊结束。
- 患者的兴奋性水平并不一定能确定病变范围，但有助于临床医师制订合适的治疗计划。
- 须经常反复评价，以确定疗效。

可收缩的和不可收缩的组织

- 一般可由抗阻检查评价收缩组织。
- 一般由被动活动评价不可收缩组织。

肩胛肌力检查和特殊检查

- 肩胛肌法的评价有助于区分肩胛运动障碍的病因。

被动活动范围

- 关节囊终末感被认为在肩部全范围的终末范围内是正常的；而在冻结肩患者中，肌肉防卫可能与关节囊终末感相仿。

特殊检查

- 确定患者是否为冈上肌全层撕裂时，外旋迟滞实验是非常有价值的。
- 撞击征阴性能有助于排除肩袖病变，该检查具有较高灵敏度。

触诊

- 肩部常见触痛部位。
- 肱二头肌肌间沟。
- 喙突。
- 三角肌后束纤维。
- 小结节。

肩部临床检查中确定病理变化、敏感度和功能状态方面是非常重要的。适宜的检查需要一个系统性的方法，包括完整的病史、观察，并对症状体征进行评估。对检查结果的解释能力来源于检查者的解剖力学和病理学知识。检查重要的目标是建立症状和体征的基线。治疗效果和结果的确定需要将基线所见与后续的检查结果相比较来确定。通过手册和视觉反馈，复查被纳入每次后续治疗随访。虽然在对患者查体前，通过询问病史过程常常就可以得出诊断，但应避免出现未对患者进行完整检查就做出“预诊断”的情况。

查体是患者与医师之间的初次接触，因此会给患者留下持久的印象。患者应感到舒适并信任医师。如果临床医师能进行彻底、有条理的评价，同时牢固掌握目前骨科相关概念和临床操作知识，并通过回答患者有关的发病率、病因、病理生理和预后的问题且做清晰的说明，临床医师和患者间关系将得到巩固。

一、患者特点

（一）年龄

患者年龄有助于肩部疾病病理分类。有两种最常见疾病，肩袖疾病和盂肱关节不稳，都与年龄相关。肩袖肌腱病变可发生在任何年龄，由外伤或过度使用导致。而发病率很高的退行性肩袖病变，其发病年龄超过40岁，可由肌腱磨损、血供减少、机械冲击和肌腱抗张强度下降导致。

诊断初发或复发肩盂肱关节不稳，一般患者发病年龄小于30岁。虽然它也可能发生于40岁以上患者，但复发率较30岁以下患者明显降低。

敏感性被用于描述关节炎症状和周围软组织结构。敏感性可被分为轻、中、重度（表9–1）。患者的敏感性水平并非与病理改变程度相一致，但确定敏感性确实能帮助临床医师制定恰当的治疗计划。如，A患者可能为轻度敏感，有完整的主动和被动关节活动范围（AROM，PROM分别进行），仅在外展时出现终末区轻度疼痛抵抗，撞击征仅有轻度疼痛。B患者，重度敏感，可能存在严重的AROM、PROM受限；明显疼痛，外展、外旋、屈曲抵抗无力；撞击征疼痛明显。A患者可能只有轻微的冈上肌肌腱炎，B患者可能肩袖有巨大撕裂，或患者都可能有相同组织受损，但处在炎症或愈合的不同阶段。他们敏感性水平决定是需要止痛或给予更用力地拉伸并持续。

（二）病史

通常在临床检查前，通过病史就能明确其病理变化，因为两者间存在相匹配的特定“模式”。如果该模式没有被识别或者有不同之处，可能反映出检查者经验欠缺或存在罕见的疾病。了解患者的年龄、职业和活动是分类诊断不可少缺少的基础。虽然肩袖病变与肌腱退变和骨刺形成有关，需负重或反复、持续性手臂高于头顶的职业与肩袖病变发病率的增加相关。患者一般健康状况和其他关节情况可能会通过全身或相关部位情况影响症状；因此，一般健康状况的细节和其他关节状况应予关注。此外，利手、药物应用和休闲活动的信息也应包括在内。确定患者的活动目标，有助于指导治疗。表9–2列出的主观信息，应在病史采集过程中记录。

（三）主诉

主诉十分必要。究竟是疼痛、麻木、虚弱，还是难以完成日常生活活动（ADL）的原因促使他们寻求医疗治疗？主诉可以是孤立的，但更常见的是一种综合症状。起病的时间应询问清楚。某些特定事件，如坠落，可以很容易地被定为诱因。

隐匿性起病是某些疾病如原发性冻结肩的特点。询问具体的、活动相关的问题可“唤起”患者对特定诱因的记忆。活动或环境新变化通常与之相关，如开始新工作，执行新锻炼计划，新网球伙伴，或粉刷房间。如果诱因是创伤，如高速失控坠

表9–1 激惹程度分级

高激惹性	中激惹性	低激惹性
强烈疼痛（≥7/10）	中等疼痛（4~6/10）	轻度疼痛（≤3/10）
持续的夜间疼痛或静息痛	间歇的夜间疼痛或静息痛	无夜间疼痛或静息痛
DASH及ASES残障评分高	DASH及ASES残障评分中等	DASH及ASES残障评分低
ROM终末前出现疼痛	ROM终末出现疼痛	ROM终末且加压时出现最小疼痛
AROM<PROM，继发于疼痛	AROM~PROM	AROM=PROM

AROM.主动关节活动范围；ASES.美国肩肘外科评分；DASH.肩肘手残疾评分；PROM.被动关节活动范围；ROM.关节活动范围

表9-2 病史采集

主诉?
↓
何时开始?如何开始?
- 隐匿性 ↗ 是 ↘ 与活动或环境改变有关(需要深入探究)→ 探究机制
- 与特殊活动有关,例如投掷动作 → 探究机制
- 与创伤有关,例如摔倒 ↗ 探究机制
- 之前的治疗
  - 手术
  - 康复治疗
  - 注射
  - 药物治疗

↓
症状出现的部位?过去及现在?
↓
强度?过去及现在
↓
频率?过去及现在
↓
- 间歇性 → 缓解方式?
- 持续性 → 加重方式?

↓
其他关节或内脏功能异常
↓
诊断试验
- 冲击试验
  - 注射部位
  - 缓解百分比

↓
- Xxg
- MRI
- EMG

患者目标
- 运动
- 职业
- 日常生活活动

引自:Kelley MJ:Evaluation of the shoulder.In:Kelley MJ, Clark WA, eds.Orthopedic Therapy of the Shoulder.©1995.Philadelphia:J.B.Lippincott Company.

落或车祸,应详细询问上肢受力方向的相关细节。如果损伤与特定的体育活动有关,应复制或分析确切的具体运动冲击或技术过程。特定疾病的损伤机制是类似的,如肩部上方受到向下的冲击与肩锁关节(acromioclavicular,AC)分离相关。常见致残性肩袖炎症可由相对无害的活动导致,如拿起汽车后座上的公文包,打开卡住的窗子。临床医师须明确肩部解剖学和生物力学,损伤机制,常见肩部疾病的发病机制之间的关系。在此过程中,可确定病变组织。

(四)疼痛特点

1.定位

明确疼痛部位有助于确定病变结构。一般来说,疼痛主要在颈部、肩上方或肩胛提示颈椎相关病变,可能为神经根、硬膜、椎间盘纤维环或小关节。疼痛可源于颈椎或协同负责肩部功能的肌肉。通常,肩胛提肌、斜方肌上部和中部痉挛,扳机点或过度使用酸痛,原发或继发性颈肩病变的反应。皮节、肌节、骨和扳机点对应位置的知识,对正确解释疼痛原因至关重要。

三角肌周围疼痛,通常为单侧,与盂肱关节或邻近软组织结构功能障碍有关。这一区域主要为C_5皮节,但症状常牵涉C_6皮节。诊断的冈上肌腱撕裂或肌腱炎的患者常存在侧方三角肌牵涉痛,而不是肌腱痛。牵涉痛可用脑和肢芽的胚胎发育解释。冈上肌肌腱是C_5皮节深部对应的组织。该结构病变刺激C_5对应的大脑皮质相应区域,从而产生混淆,常在侧方感觉疼痛。肩锁关节分离和胸锁关节疼痛特点是相应关节功能障碍,尽管C_4皮节的其他部分也可被刺激。

2.程度和频率

疼痛程度和频率特性可进一步判断组织敏感程度。炎症重与症状加剧和组织反应有很高相关性。视觉模拟量表可为疼痛强度提供客观指标。疼痛持续或间断对进一步描述症状特点非常重要。长期、持续、不能缓解的疼痛在盂肱关节或软组织病变中是不常见的,除肿瘤外。即使患者有急性创伤或进行手术也可以几天内或通过摆放特定体位疼痛得以缓解。神经受到刺激或损害可以产生不间断的疼痛。

间歇性疼痛的发生频率和程度可以是多种多样的。夜间痛伴肩部功能障碍十分常见;大多数肩袖病变患者发现患侧卧位很难入睡。能否患侧卧位是判断敏感性恢复或减轻的标准。活动和体位间的关系需要被探索。间歇性疼痛可能发生在剧烈活动,出现在手臂高过头顶的动作,或日常生活活动过程

中。发现缓解疼痛方法也很重要。颈7神经根病变患者可通过把手臂举过头缓解疼痛，但这一姿势对肩袖病变或肩袖不稳患者是一种挑战。也应该确定既往应用的医疗干预如注射皮质类固醇、运动、热疗和药物，以及有效性。

（五）诊断性检查

通常未经影像学培训的物理治疗师没有解析X线影像的能力，因而必须依赖放射科、骨科医师来解释X线片、MRI、超声、CT和骨扫描结果。肌电图（EMG）通常由专业人士进行并解读。临床医师应学习此类检查设备和结果的合理应用、局限性、敏感性和特异性相关知识。这些知识能提高临床医师评价患者功能能力并使其能够给予患者合理的进一步检查指导。

二、术后评价

除典型病史外，术后应注意与术前收集患者ROM和功能状态的资料的对比。无论医师是否提供具体诊断或患者是否接受过手术，无意间询问的详细病史可能为治疗师提供额外信息。

为提供安全翔实的术后评估，临床医师应了解手术及可能常见的相关并发症。在治疗术后患者的医师和外科医师应经常互动。若医师未说明手术的细节，术式的改变，或患者治疗的特异性，会损害患者的利益。虽然医师经常不阐述有关细节，治疗师也需熟悉手术程序。善于沟通的外科医师和了解详细情况的治疗师，会减少患者发生并发症的可能性并可改善预后。

在检查肩袖修复患者时了解有关组织特点，肌腱撕裂程度，肌腱侧方移动度，是否为慢性，以及是否存在滑膜炎非常重要。肩袖撕裂患者若术前明显的冈上肌腹萎缩和脂肪浸润就有较高的修复后再撕裂发生率。如果修复的是巨大慢性内收肩袖撕裂，必须谨慎内收和渐进式用力，因为再撕裂率高与关节镜下修复大于3cm撕裂有关。术前严重无力和无法改善的ROM受限被证明会影响术后结果。

也需特别注意患者重建术后出现不稳定，应该确定其是创伤或非创伤性。也需要了解盂唇、肌腱和关节囊固定质量的信息。全面评价顺应性高低可能是指导临床医师检查和治疗进展最有效的手段。若术后4周评价，患者顺应性明显高，上臂内收时可达50°的真性盂肱关节外旋且可上举150°，应注意不能再强调ROM，因为随时间进展由于结缔组织的柔韧性、稳定性可能丧失。

评估ROM和力量时，必须遵循组织固定和治疗原则。通常4～6周，囊和肌腱组织可达到足够的生理愈合（由组织的质量和紧张程度而定)。在关节囊紧缩术和Bankart术后2周，可以进行可控的、温和的张力处置管理。

以术后时间为分界进行患者的术后检查。无论进行何种手术，术后第一天查体与术后4周表现有所不同。应尽量避免需要大量阻力的力量评估，直至组织能具有完整性。该时间差异取决于根据前文讨论过的因素。在术后2周内进行次极量收缩，通常可以得到必要的有关肌肉、组织结构和神经血管完整性的信息。确定神经血管的完整性情况的确凿证据，尤其是多发伤，肱骨头骨折，以及任何外科操作后应该是所有早期评价目标。通常术后6周可进行完整的肩部检查，虽然肩袖修复后相关肌力评估需谨慎。

转归表格

使用患者为导向的转归表格，记录患者对治疗的反应是如今的临床上的必备手段。这些表格可提供治疗有效性和合理性的信息。许多通用的转归表格已被开发。SF-36作为一种通用的健康状况量表已广泛应用。然而，随着时间的推移，为达到更高评价灵敏度，一些研究者主张使用疾病特异性表格。近几年，几个肩部转归表格已被开发。

临床医师应考虑将转归表格作为检查的一部分。患者在首次就诊开始填写，此后间断记录，出院时再次填写。表格可能会询问患者疼痛，舒适度和功能；此外，一些客观的数据，如ROM，肌力和临床检查评价。临床医师应对肩关节转归表格进行研究，以确定适合的表格。

三、体格检查

技能、经验和系统研究法是正确收集和解释的症状和体征所必需的。无论病史是否存在差异，每个患者的检查必须保持一致性。这可以使临床医师鉴别“正常的”异常，伴发病变，以及常见联合病变（如肩袖疾病和肩锁关节炎）。患者的病史和体检结果应具关联性；如果他们看似无关，则需进一步检查。如果发现提示性症状和体征，应尽早排除灾难性病变的可能性。

体检的目标是通过重现症状确定主诉源头。患者须明白，特定技术和姿势的目的是再现或改变患者的主诉，无论是疼痛、僵硬或麻木。通常，评估过程从刺激最小的操作开始逐渐增大。如Cyriax所述，应最后做触诊，因为它会使临床医师产生偏见和混淆。同时若过早进行该检查，会过早刺激患者。患者应被提醒其症状在检查后可能会恶化，因此，应给予患者适当的缓解疼痛指导。

这里介绍的评价顺序根据的是我们的更喜欢的方法。

（一）观察

通过全面和细致地观察患者可以获得大量信息。全面观察上肢姿势和正常运动模式，如脱衬衫，可提供衡量敏感性和功能障碍的标准。典型的疼痛患者通过保持内旋内收位保护上肢。应始终注意动作的连贯性。如果患者在脱衣服时可以轻松地将其手臂举过头，但进行主动关节活动度评价时只能勉强抬高肢体，临床医师应注意到不相符性。必须找到该差异的生理原因，如果不能找到，应考虑诱因为继发获得或精神因素。

细节观察，评估软组织和骨性畸形或不对称性。患者应适当暴露，男性腰部以上暴露，女性应该穿长袍，允许适当显露完整的肩胛带和上胸椎正中区。对称观察骨性突起，特别是肩锁关节和胸锁关节。显露肩部和肩峰两侧，可能能显露三角肌萎缩或肩关节前脱位（图9-1）。前面观注意锁骨走行；慢性脊髓副神经损伤或面肩肱型肌营养不良症患者，因失去上斜方肌悬吊功能，锁骨和相关的肩带可能会显著萎缩和延长（图9-2）。

肌肉轮廓检查确定萎缩或肥大是非常重要的。完全神经或肌肉肌腱单元损伤产生显著的肌肉质量变化，而微小的体积差距，如投掷运动员冈下肌萎缩可能更难判断。后面观和上面观时，可观察到冈下、冈上窝和肩胛冈应被观察（图9-3）。窝凹陷

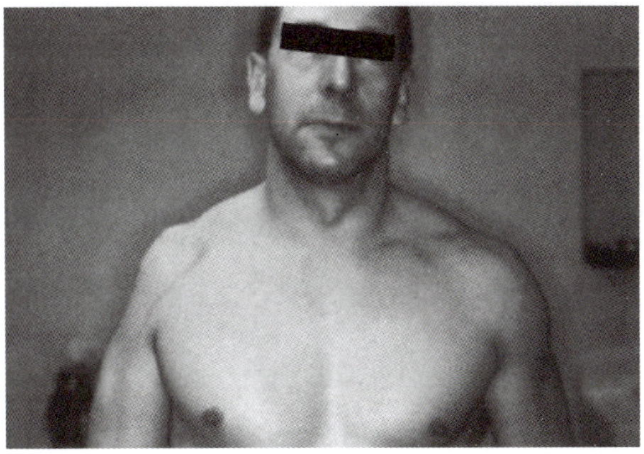

图9-1　明显的右侧三角肌萎缩由腋神经麻痹所致（引自：Kelley MJ. Evaluation of the shoulder. In：Kelley MJ，Clark WA，eds. Orthopedic Therapy of the Shoulder. © 1995 J.B. Lippincott Company.）

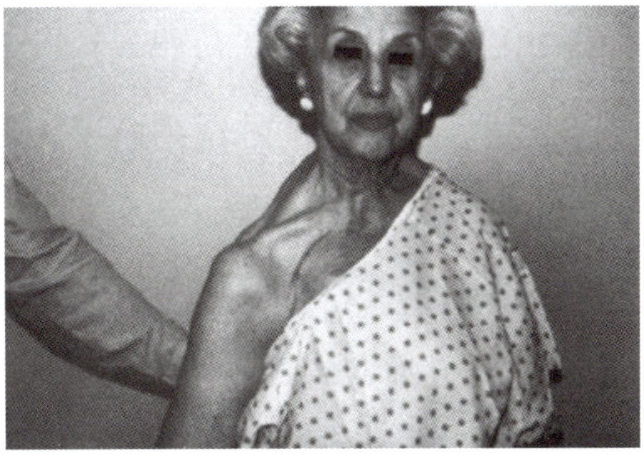

图9-2　该患者由于乳腺癌放疗放射线损伤导致脊髓副神经完全且无恢复损伤11年。注意下方锁骨方向（引自：Kelley J. Evaluation of the shoulder. In：Kelley MJ，Clark WA，eds. Orthopedic Therapy of the Shoulder. © 1995 J.B. Lippincott Company.）

提示肌肉肌腱单元、颈神经根、外周神经或上部的神经丛病变。肌腱断裂可产生明显肌肉轮廓改变，像“大力水手”一样的肌肉是肱二头肌长头断裂的结果。无病变或肥胖者的肌肉体积改变需要通过主动收缩或触诊辅助视觉观察。

姿势

用标准姿势评估确定肩胛骨和脊柱错位。姿势端正性应在患者坐位和站位均被观察且与激惹动作相关。脊柱是否垂直排列，直接影响肩胛带的位置和功能。久坐的人坐或站立时骨盆后倾，腰椎屈曲，胸部前屈增加，头部位置向前迫使肩胛带前

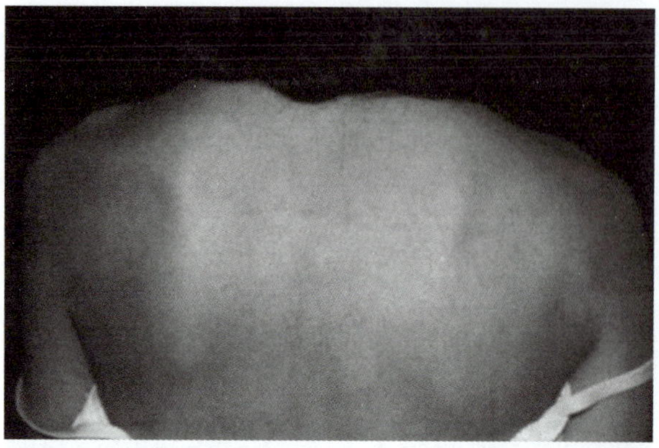

图9–3 凹陷的棘肌窝显示出冈上肌和冈下肌萎缩（引自：Kelley MJ. Evaluation of the shoulder. In：Kelley MJ，Clark WA，eds. Orthopedic Therapy of the Shoulder. © 1995 J.B. Lippincott Company.）

移。长期慢性保持该体位可能会导致适应性短缩和脊柱、躯干、肩部肌肉伸展无力。在该体位试图上举手臂限制肩胛骨旋转和阻碍躯干和肋骨扩张，从而出现活动受限。在该姿势下反复平肩或上举手臂可能易使肩部软组织过度负重导致扳机点形成或产生肩袖撞击。

无论坐位还是站立位，应从后、侧、前方观察寻找姿势异常。特别注意肩胛是否水平。后方肩胛骨下角应位于T_7棘突水平；与棘突距离应该是5～9cm，这取决于体型。应进行双侧比较，尽管利手会影响肩胛位置，但左利手有个体是特殊性，因为他们往往用右手执行许多活动。单侧活动越多，不对称性越明显。尤其是投手和网球选手往往有凹陷和延长的肩带。

肩胛骨位置有两个特点：①肩胛骨的位置在非惯用侧相对外展向下；②肩胛骨上移，内侧旋转，向前，但肩峰低于未受累侧。如前述第二种情况，肩胛骨位置，喙突被前拉，相对平坦的肩胛骨沿弯曲的后胸壁上移前倾，从而使肩峰向前向下。倾斜导致肩胛下角后移脱离胸壁；这常被误认为“翼状”肩胛。在上述的肩胛位置，中下斜方肌被拉长，趋于无力，胸小肌紧张。过度肩胛畸形已被描述为SICK肩胛骨、肩胛骨低位及下角，喙突和锁骨运动障碍（Scapula Infera and Inferior angle，Coracoid and Clavicular dysKinesis，SICK）。

（二）颈部活动范围

任何时候任何涉及上四分之一躯体，都需要筛查颈椎，以排除原发或伴随疾病。灵活的颈椎可进行前屈、后伸、两侧弯曲和旋转运动。评估ROM和症状，并与主诉相联系。通常旋转或侧屈时，患者诉斜方肌上部或颈部疼痛，被拉向有力侧。患者必须区分正常牵拉感觉与疼痛，为此，他会寻求医疗帮助。

比较患者坐或站立时与仰卧时的颈椎活动范围，是一种简单有效的技术。该技术有助于确定真实、完整的颈椎被动ROM，也有助于区分受限来自斜方肌疼痛或脊柱结构（如椎间盘、小关节、韧带或椎旁肌）。坐和站立时，肩胛带被自身重量和上肢的重量下拉，预拉伸上斜方肌，从而导致对侧弯和旋转颈部受限。仰卧位和人为向头侧上提肩部时重复该运动，使上斜方肌松弛，从而能全面评估真正的颈椎侧弯和旋转。如果承认坐位或站位进行颈椎侧屈和旋转为实际的活动度，就等于承认伸膝状态下，屈髋的活动度。

（三）颈椎特殊检查

1.旋转试验

旋转试验是确定颈椎受累的有效、但非特异的检查。头伸展，侧曲并向同侧旋转。过压，然后旋转，从而进一步压缩活动侧的后外侧椎间盘、小关节和椎间孔。该检查不能定位的颈椎水平或特定结构，但如果出现肩胛或上肢疼痛，强烈提示颈椎受累（图9–4）。

2.关节挤压和分离试验

头部中立位进行挤压和牵引也有助于确定颈椎是否受累。轴向压力通过头颈部，压迫椎间盘、神经根、或小关节。分离试验能够扩大椎间孔并减轻头部重量，从而减轻压迫。同时，它可以减轻间盘水平周围神经或硬膜的机械压力，通过扩大椎间孔的空间，可缓解神经根受压所致疼痛。有研究报道，分离试验有高敏感、特异性，其阳性似然比分别为44%、90%，以及4.40关节挤压和分离试验阳性提示颈椎病变为神经根型或存在机械压缩。

如果有以上阳性颈椎检查结果，提示需进一步

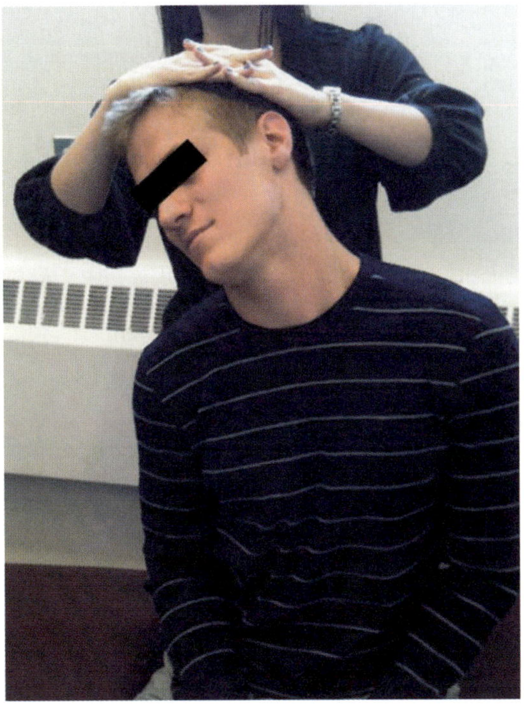

图9-4　Spurling 征

颈椎检查。本文中未详细说明这些检查，但现有很多文献对颈椎检查和相关疾病进行了深入讨论。

（四）可收缩与非可收缩组织

盂肱关节周围的组织可用可收缩或非可收缩组织来形容。在讨论体检前，需回顾可收缩和非可收缩组织之间的区别。

可收缩组织包括肌腹、肌腱和附着于骨的肌腱（腱骨连接）。非可收缩性组织包括关节囊、韧带、软骨下骨、盂唇、滑囊和神经。一般这两类组织可用静态抗阻收缩，简称抗阻运动加以区分，并用PROM评价。收缩链的病变，由于肌肉收缩时力量沿肌肉向肌腱、骨传导，会使疼痛加剧。PROM可以评估非收缩性组织。如果被动活动受限，运动（如外旋或外展）时相关部位会被牵拉，组织在运动过程中拉伸、疼痛和结束的感觉。临床医师必须考虑到当被动沿可收缩组织活动反向拉伸时，会引起可收缩组织病变部位疼痛反应，例如，当功能性内旋时拉伸冈上肌（手用力触及背部）。

当存在可收缩组织和非可收缩组织的双重部位病变，可能出现混淆。原发于关节不稳和继发冈上肌肌腱炎是常见的例子。

诱发可收缩或非可收缩组织的疼痛的第三种机制是压迫。例如，被动上举肱骨并稳定肩胛骨时冈上肌肌腱和滑囊都受压或撞击。这是“撞击征”的体位。外展90°或上臂上举时完全外旋，也可以导致收缩和非可收缩组织受压。两种体位，冈上肌肌腱与关节盂边缘均可发生撞击。

（五）主动关节活动度

尽管AROM在区分收缩和非可收缩组织方面无特异性，但仍可提供有价值的信息。AROM可提供运动评估的标准和能力分级，为医师提供敏感性状态、症状定位、痛弧和适当的肩肱节律等信息。

AROM应在所有基本位面被评价或测量并与健侧比较。评估上举、前屈、外展，或肩胛面外展的关节活动度和完成抗重力活动的能力。可在站立位时快速评估肩外展90°和中立位的外旋，同时可以功能性内旋（盂肱关节内旋、后伸和内收）。与健侧相比频繁疼痛、乏力，或结构性受限导致运动障碍。疼痛和运动速度有助于确定敏感组织。

疼痛部位可提供病变的更多信息。盂肱关节和其他软组织通常外侧在三角肌出现疼痛，也可以偏后方或前方。肱二头肌肌腱炎不适通常定位于肌间沟前方。肩锁关节和胸锁关节受累时各关节均有不适。尽管通常疼痛位于肩袖区域，但肱二头肌肌腱和肩锁关节病变常与肩袖病变同时存在。活化的扳机点，有特征性疼痛区，可进一步混淆诊断。

虽然骨科医师学会不再区分外展和屈曲，使用上举来替代，但在多位面评价上举可提供更多信息。疼痛可能在前屈而非上举时出现，反之亦然。病变和不同平面运动之间的相关性无法得出。而肩峰下空间组件和关节囊韧带复合体（capsuloligamentous complex，CLC）的机械性质已经被阐明。通过改变生理活动，其力学性能可被进一步解释，例如，保持外旋同时屈曲，同时禁止必要的内旋。有时，患者正常屈曲疼痛，但外旋并沿矢状面上举时无疼痛。这种改良屈曲运动，大结节和毗邻肩袖的离开其运动轨迹，近乎压迫，前肩峰及喙肩韧带下方。功能性内旋是一种简单的活动，可说明患者肩关节内旋、伸展和内收及肘关节屈曲和旋前的能力。临床医师应该注意到，在该活动中，冈上肌和冈下肌被拉长，如果存在肌腱损伤可导致牵拉痛。在与冻结肩患者中，功能性内旋及冠状面外展几乎均受限。

1.疼痛弧

痛弧可于主动上举时观察。典型的痛弧发生于60°～120°之间，与肩袖关节囊复合体经过喙肩弓下有关（图9–5）。若肩袖关节囊复合体发生炎症或异常上移，组织受压会产生疼痛。约120°上举，肩袖关节囊组织通过喙肩弓，因此症状减轻。在不同程度所有肩峰下撞击综合征（subacromial impingement syndrome，SIS）患者中痛弧具高度特异性（>80.5）。

不同疼痛弧可以运动终末疼痛的发生部位来划分。AC关节病变和肩袖关节囊病变均可出现终末范围痛。近来，Pappas等揭示上举终末范围导致冈上肌和上盂唇压迫。通常，疼痛弧仅发生于将上举的上臂放下时。这可能是由于肩袖偏心收缩或横穿腱内的负重增加的缘故。另一种解释是肩胛侧旋，尤其是前锯肌，在运动过程中的作用减少。很多人证明当自上举位放松时，早期肩胛侧旋或“下坠”导致喙肩弓“重压”肩峰下组织（图9–6）。这种肩胛骨下坠也适用于很多无肩峰症状的人。作者观察到进行多年俯卧撑和仰卧推举运动的人，放下手臂时倾向有更高肩胛下坠可能。如果嘱患者放下手臂时前伸并稍向上，疼痛弧可能会由于肩胛侧旋增加而消失。

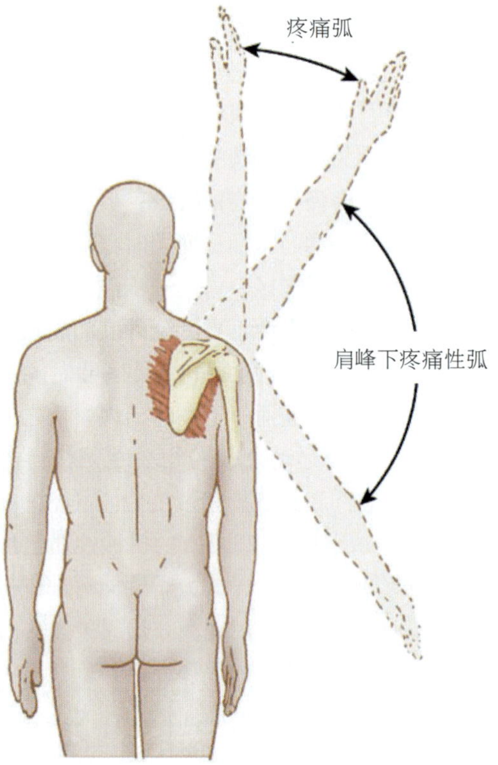

图9–5 痛弧可由肩胛下或肩锁病变引起（引自：Kessel L，Watson M.The painful arc syndrome.Clinical classifi cation as a guide to management.J Bone Joint Surg 1977；59B：166–172.）

2.肩肱节律

肩肱节律是肩部的肌肉和韧带系统驱动的骨结构的协调和同步运动。有文献报道尝试量化正常人和有症状个体的活动量。McClure等描述了肩胛在上提时三种运动的情况：后倾、向上（侧旋）和外旋。不过，肩肱比例现仍存在争议。但前盂肱关节不稳定和肩袖腱病的患者被发现存在肩肱节律异常。

异常的肩肱节律或肩胛运动障碍是肩胛骨在正常位置或正常运动时，肩胛肱骨运动的改变。已证实临床中测量肩肱节律是十分困难的，因为进行测量使用的设备在临床并不适用。临床医师只能目测和进行长度测量可靠性较低。Kibler主张的侧方滑

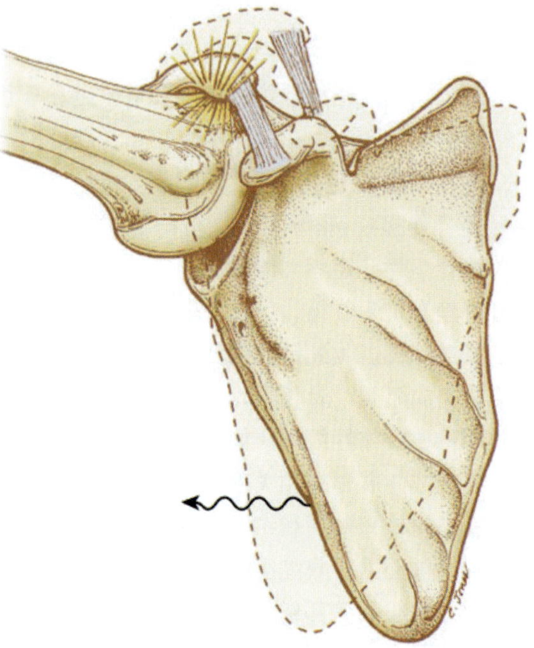

图9–6 肩峰下组织压迫导致肩胛骨旋转无力或功能障碍（引自：Kelley MJ.Evaluation of the shoulder.In：Kelley MJ，Clark WA，eds.Orthopedic Therapy of the Shoulder.© 1995 J.B.Lippincott Company.）

行测量，以客观确定上举过程中异常的不同程度的肩胛不对称性。明显的运动障碍很容易发现，而微小变化可能不会被观察到。在任何一种情况下，医师都需确定的运动障碍的原因并给予干预。对肩胛运动障碍病因的进一步讨论，见肩胛骨肌力试验和特殊检查章节。

（六）肌力检查

肌力检查可徒手或由测力计测定。徒手力量评估或徒手肌力检查（MMT）被认为是主观检查，其可靠性和有效性尚存疑问。然而，MMT仍然是临床肌力检查的最常用方法。单纯的MMT需要患者处于特定体位并抗重力活动。骨科的患者处于抗重力检查体位可能有刺激性并产生疼痛，因此并不实用。例如，肩关节前脱位2周后，患者俯卧位外展90°并完全外旋以评估外旋肌力是不明智且无意义的。该体位可能导致不稳事件或忧虑并产生外旋反射抑制。表9–3虽然没有MMT的体位的完整说明，但列出了肩部肌肉和检查方法的简要说明。

评价盂肱关节肌力更有效的方法，是坐位或站位，上臂放于身体侧方或轻度外展，同时肘屈90°。检查旋转和上举不同角度时的旋转肌和上举肌肌力可能是有益的。了解与体位有关的肌力减退非常有价值，由此可进行体位相关治疗。

肌力评估包括上1/4（评估每个肌节，包括肘、腕、手），同时检查者将可收缩组织看作与阻力“独立”。诱发试验是由患者在检查者指导下进行等长收缩。检查者逐渐增加力量，以诱发症状或克服患者的抵抗力，从而评估肌力。此外，应观察肩胛骨以确定其与胸壁间的稳定性。如果出现肩胛不稳，必须进一步进行肩胛肌检查。除伸腕、屈腕、手指内收等上1/4检查外，还需进行抗阻外展、外旋、内旋、屈曲、伸展、内收、屈肘、伸肘检查。

如果提示神经系统受累，应触诊主要肌肉（肌腱）以确定其活动性。神经系统受累多由多发肩外伤、挫伤或手术引起，如果不进行特定肌肉触诊往往被漏诊，三角肌尤其如此。当存在部分甚至完全三角肌麻痹时，完全的上举功能可能被保留，因为肩袖和肩胛胸廓的肌肉能够完成功能性手臂上举。在这种情况下，如不适当触诊，三角肌损伤可能不能被观察到。简单的三角肌触诊，要求患者自上举45°位置轻抬上臂，用于确定神经系统的完整性。

定量肌力检查

目前，已出现多种形式的定量设备来测量肌肉力量和耐力。这些措施包括手持式测力器（hand–held dynamometers，HHDs）、张力测力器、等速测力器、弹簧装置和自由重量。每种装置均有优缺点。如等速测力器可提供有价值的动态和等容数据，但昂贵且安装复杂。手持式测力器与之相比，价格低廉、使用方便且可靠，但只能产生等容数据。MMT、HHD、等张或等速测力是否可应用，必须标准化所有的测试方法，最大限度地提高可靠性、有效性和安全性。检查者须确定定量检查需要得到什么信息。如果仅需测定力量值，那么可能所需要的仅是HHD。Leggin使用HHD对肩部肌力进行可靠性评价。研究显示量化等容活动与等速值相匹配。当需要整个ROM中某特定位置的肌肉性能时，需应用等速设备。肌肉性能指南已公布在Sapega和Kelley的文献和总结中。评估健康个体时，两肢体间差异小于10%是正常的，差异10%～20%为可能异常（将专项运动肌肉力量高于对侧15%作为正常值），差异大于20%的为异常。伤后或手术后两侧比较，10%～20%差异为可能异常，大于20%为异常。人们普遍认同，运动员或劳动者肌肉恢复达80%～90%，可能已恢复到功能活动水平。而专项运动的性能和耐力是极限检查。

（七）对抗运动

如前所述，肌力评估应作为上1/4检查的一部分，并达到以下目标：①评估的主要肌肉的力量；②确定中枢或周围神经系统有无受累；③确定疼痛或无力的肌腱结构；④协助确定组织敏感性水平。因为需进行等长收缩，对抗运动的界定有些混乱。Cyriax认为对抗运动通过评估无力和疼痛情况，帮助确定有症状的可收缩结构（肌肉、肌腱和腱骨连接处）。如果病变区域内存在肌肉收缩链，当阻力方向沿该独立肌肉特定作用方向时，会产生疼痛。通常以禁止任何关节运动来确保真正的收缩单位隔离。此规定也有例外，如盂肱关节骨关节炎时抵抗内旋所致疼痛。

表9-3 徒手肌力检查

肌肉	神经支配	神经根水平	方法
斜方肌	副神经	副神经，C3～C4	患者直立位，颈部伸展位，侧方屈曲，向对侧旋转。患者上提肩胛骨，同时检查者从肩峰远端向下，从后头部向屈曲方向及对侧侧屈方向施加阻力
上斜方肌	上斜方肌		
中斜方肌	中斜方肌		患者俯卧位，检查者固定其肩胛骨，将上臂外展90°。患者上提上肢使盂肱关节处于水平外展外旋位，肩胛骨内收且无上提。检查者在肩胛冈远端向肩胛骨外展方向施加阻力
下斜方肌	下斜方肌		患者俯卧位，检查者固定其肩胛骨，将上臂外展135°。患者上提上肢使盂肱关节上举外旋，肩胛骨下降外旋。检查者在肩胛冈远端向肩胛骨上提及外展方向旋加阻力
胸锁乳突肌	副神经	副神经，C3～C4	患者仰卧位，上抬头部使颈部屈曲并向对侧旋转，检查者在前额施加阻力
前锯肌	胸长神经	干前分支，C5，C6，C7	患者仰卧位，上臂屈曲90° 肘屈曲。患者先前推送上臂。检查者在鹰嘴施加向后方推的阻力
菱形／肩胛提肌	肩胛背神经	C4～C5	患者俯卧位，检查者固定其肩胛骨，患者内收上提及内旋肩胛骨。检查者在肩胛冈远端向外展及下降方向施加阻力
胸小肌	胸内侧神经	内侧束，C8～T1	患者仰卧位，前伸肩胛带（伸展锁骨）。检查者在肱骨前方向后撤方向施加阻力
胸大肌			
胸骨端	胸内侧及外侧神经	内、外侧束，C5～T1	患者仰卧位，上臂置于冠状面外展135°，患者上肢伸展，用力水平内收。检查者在肱骨远端向反方向施加阻力
锁骨端	胸骨端	外侧束，C5～C7	患者仰卧位，上臂置于冠状面外展60°，患者向屈曲及水平内收用力。检查者在肱骨远端向反方向施加阻力
背阔肌	锁骨端	后束，C5～C8	患者俯卧位，从中立位开始向伸展及内收方向用力，在肱骨远端施加相反方向的阻力
大圆肌	胸背侧神经	后束，C5～C6	患者俯卧位，从中立位开始向伸展及内收、内旋方向用力，在肱骨远端旋加相反方向的阻力
三角肌	腋神经		
前三角肌	前三角肌	后束，C5～C6	患者直立位，将上臂上提至与矢状面向后成30°并轻度外旋。检查者在肱骨远端施加向内收及伸展方向的阻力
中三角肌	中三角肌		患者直立位，将上臂置于水平面外展、旋转中立位，在肱骨远端向内收方向施加阻力
后三角肌	后三角肌		患者俯卧位，将上臂置于水平面外展90°，保持旋转中立位进行水平外展。检查者在肱骨远端向水平内收方向施加阻力
冈上肌	肩胛上神经	臂丛上干，C5～C6	患者直立位，将上肢在肩胛骨平面外展并保持内旋位。检查者在肱骨远端向内收方向施加阻力
冈下肌	肩胛上神经	臂丛上干，C5～C6	患者俯卧位，上臂外展90°，前臂置于检查台下，向外旋方向用力。检查者在前臂远端向内旋方向施加阻力
肩胛下肌	上方及下方的肩胛下神经	后束，C5～C8	患者俯卧位，上臂外展90°，前臂置于检查台下，向内旋方向用力。检查者在前臂远端向外旋方向施加阻力
小圆肌	腋神经	后束，C5～C6	同冈下肌
喙肱肌	肌皮神经	C4，C5，C6，C7	患者直立位，屈曲并水平内收上臂。检查者在肱骨远端向反方向施加阻力
肱二头肌	肌皮神经	C4，C5，C6，C7	患者直立位，前臂旋后，肘屈曲。检查者在前臂远端向伸展方向施加阻力
肱三头肌	尺神经	C5，C6，C7，C8	患者俯卧位，上臂外展90°，前臂置于检查台边缘，伸展肘关节。检查者在前臂远端向屈曲方向施加阻力

引自：Kelley MJ：Evaluation of the shoulder. In：Kelley MJ，Clark WA，eds. Orthopedic Therapy of the Shoulder. © 1995，Philadelphia：J.B. Lippincott

Cyriax强调当进行对抗运动时，将关节置于中点或邻近部位。只要有可能，阻力应施加于孤立肌作用的单一关节骨远端。此规定的例外是旋转运动，需要在前臂远端的阻力，因此跨越肘关节。可以在各种运动轨迹的不同区域施加阻力做对抗运动，以清楚的说明参与组织机械性能。例如，上臂在体侧对抗外展出现中度疼痛，在外展45°时轻度的疼痛，外展90°时明显疼痛。这种情况的解释是，在存在的冈上肌腱损伤，内收体位造成明显肌腱紧张，肌肉收缩是其进一步放大。在45°时，肌腱松弛，被动的肌腱紧张和疼痛减少，力量甚至可通过肌腱传输。在90°时，对抗运动与可能存在的肌腱与喙肩弓撞击结合加重不适感。

1.疼痛和无力

评价对抗运动时，是否存在疼痛或无力是非常重要的。可能发生五种常见情况：有力无痛、有力疼痛、无力疼痛、无力无痛及全部疼痛。

如果特定的对抗运动未引起疼痛，甚至可产生强大对抗力时，负责该运动的肌肉复合体无异常。某些个体的激惹症状可能需要重复对抗运动或进行已知激惹活动的检查，特别是运动员或有仅有轻度反应的患者。

有力但疼痛的对抗运动通常表明特定肌肉、肌腱或腱骨结合区内的病变。病变可以从简单的肌腱炎到微小、巨大的肌腱磨损，再到部分甚至小的全层撕裂。通过检查确定其主要运动方向上最痛苦的部位，鉴别有问题的肌肉肌腱单位。敏感性程度通常与疼痛程度相关。

无力疼痛的反应常见于中到高度的组织敏感性病例或存在有反应的、显著撕裂的肌腱。对抗外展或外旋时出现无力疼痛可能见于肌腱病变或巨大肩袖撕裂患者。出现类似症状的其他疾病，包括结节骨折或肿瘤。当然，任何急性创伤，比如脱位，可能会出现对抗运动的无力疼痛。

如果超过一处对抗运动出现疼痛或无力，就很难确定异常的主要结构。病变累及肩袖以外的肩部肌肉比较容易识别，因为在肌肉的主要运动方向施加阻力，可出现肌肉特异的局部疼痛。如胸大肌肌腱撕裂的疼痛感觉沿肌肉的远端部分。区分肩袖内哪一部分受损更为困难，因为四个肌腱在肩关节周围组成一个联合的动力组织。冈上肌前方病变可能影响内旋对抗，因为肩胛下肌的一些纤维与冈上肌相连。同样，对抗外旋也可产生疼痛，因为冈下肌纤维与冈上肌交错。

若患者无痛但无力，可能存在巨大或慢性巨大肩袖撕裂。每当遇到无痛无力，均需明确是否存在神经系统受累，以确定是否病变位于脊髓、颈神经根、神经丛或周围神经的水平，全面评估徒手肌力，感觉和反射检查是必不可少的。

当所有的对抗运动均会引发会引发疼痛，可能存在急性炎症，如急性钙化性滑囊炎或肌腱炎，进展性肩关节退变，或肩袖病变。如果所有的临床和诊断性检查呈阴性，应考虑心因性疾病或癔症。

2.抗阻外展

抗阻外展可分为三角肌、冈上肌的肌肉肌腱单位。三角肌可能内有微小三角肌断裂或行开放的肩袖修补术患者的疼痛来源。偶尔，组织质量较差或过早回到肌肉活化点会导致三角肌撕裂。原发或继发三角肌扳机点可引起疼痛。

对抗外展疼痛通常是由冈上肌肌腱损伤引起的。鉴别肌腱炎、肩袖部分撕裂或小的全层肩袖撕裂是非常困难的。疼痛的程度取决于组织敏感性，可伴或不伴无力。反应明显的肌腱炎性疼痛程度可能超过反应轻微的部分或全层冈上肌撕裂。许多人都有部分、小全层，甚至巨大全层肩袖撕裂而无症状。外展无力多由全层肩袖撕裂导致。其他原因包括C_5神经根受压，上干神经病变，肩胛上神经麻痹，或腋神经麻痹。

评估外展，在冠状面或肩胛骨平面（POS）上举0°、45°及90°于肱骨远端施加阻力。检查不同位置上疼痛反应可以帮助确定反应性和软组织的机械效应。

3.抗阻屈曲

虽然冈上肌被认为是外展的主要肌肉，但屈曲力量的50%是由于冈上肌和冈下肌共同提供。因此，冈上肌肌腱损伤常导致在屈曲对抗疼痛并不奇怪。虽然肱二头肌不被认为是主要的肩屈肌，肩前屈对抗试验偶尔会诱发疼痛。肱二头肌沟疼痛有助于判断肱二头肌为病源。胸大肌锁骨纤维和三角肌前束也为肱骨屈肌。肩部屈曲无力，往往与肩袖全层撕裂或腋神经麻痹有关。腋神经前支麻痹，可能是由于三角肌切口手术，三角肌复位时的拉伸。这可见于在肱骨近端骨折盂肱关节节置换手术后。

阻力施加于肱骨远端以分离盂肱关节和相关的肩膀屈肌肌肉。矢状面0°、45°和90°进行测试。

4.抗阻外旋

冈下肌、冈上肌、小圆肌、三角肌后束均辅助外旋，但力量的80%归因于肩袖后方。外旋对抗时疼痛或无力最常见的原因是冈上肌病变。独立的冈下肌腱病极少发生，会造成疼痛或无力，但更多时候严重无力是由冈上肌和冈下肌的完全撕裂所致。冈下肌在抗阻外旋和触诊时，可诱发原发活跃的扳机点疼痛。通常，冈下肌扳机点其牵涉痛位于肩前方。其他疼痛原因包括C6神经根压迫，上干病变或肩胛上神经麻痹。

进行外旋对抗试验时，独立性是必要的。阻力应施加于前臂远端，而非手部。由于患者试图从外部旋转，临床医师应固定上臂远端，但未达到外展程度。有些患者试图以外展肩部或伸或屈肘来代偿。这种替代使外旋增强。如果发现屈肘或伸肘代偿，检查者将其第二、三指的中节指骨背侧放于腕部背侧。如果患者采用肘关节置换，手腕会脱离检查者手指。

进行对抗运动检查时，检查者应评价肩胛稳定效果。例如，如抗阻外旋时，患者感疼痛，医师有患者略回缩感（稳定于斜方肌和菱形肌）然后重新测试。

如果疼痛消失或显著减轻，应进一步检查肩胛肌肉。此外，这一发现表明，肩胛肌的整合可应用与肩袖力量锻炼时。Tate等报道撞击患者通过肩胛复位试验稳定肩胛骨，增加肌力。

5.抗阻内旋

内旋肌包括肩胛下肌、胸大肌、大圆肌、背阔肌。抗阻内旋疼痛可表明肩胛下受累。有报告孤立的肩胛下肌撕裂发生在前脱位过程中或上臂内收同时用力外旋时。明确的内旋无力见于前关节囊切开重建术后（Bankart手术或关节囊移位），肩胛下肌被切断并修复是肩胛下肌撕裂的诱因。严重无力被报道见于肩关节置换术后，并可能与破裂或肩胛下肌腱移位有关。需进行进一步检查包括抬离试验、内旋减弱征，和压腹试验。另一个肩胛下肌断裂的指征是，上臂内收并增加被动外旋。如果肩胛肌下已经断裂，应立即引起医师注意。

扳机点也可引起抗阻内旋疼痛。冈上肌撕裂，导致肩袖间隙（RCI）增大，由于牵拉相关撕裂的肩胛下肌纤维也可能会引起抗阻内旋疼痛。

冻结肩患者孤立内旋时出现疼痛和无力。肩胛下肌腱与关节前囊关系密切，因为它充当了附着区（图9–7）。张力可沿肩胛下肌传导至炎症性反应的关节囊韧带复合体产生疼痛。

肱二头肌肌腱炎患者抗阻内旋，也可感疼痛，因为肩胛下肌腱强化了肱二头肌肌间沟内侧壁且解剖上与肱二头肌腱鞘内膜关系密切。肩胛下肌腱断裂时肱二头肌肌腱频繁发生脱位/半脱位，可充分说明肱二头肌长头和肩胛下肌的关系。

评价内旋功能需在中立位进行，肘屈至90°，阻力施加在手腕远端。胸大肌、背阔肌和大圆肌拉伤或撕裂可能出现该情况，但因为这些肌肉是多效的，预拉伸或改变肩部体位，增加涉及的纤维的活动张力以帮助确定疼痛来源。

6.抗阻后伸

肩伸肌包括三角肌后束、大圆肌、背阔肌、肱

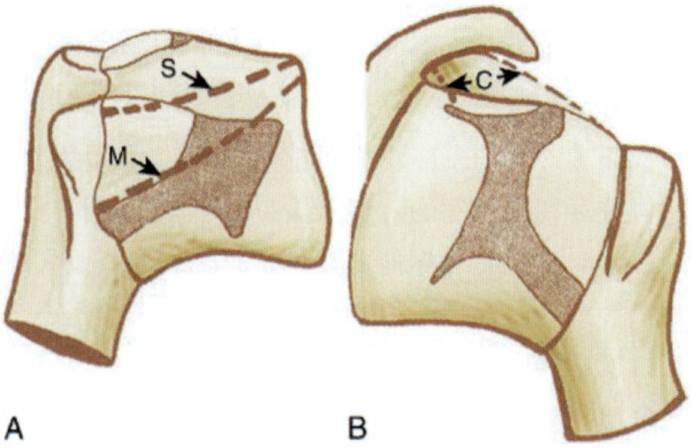

图9–7 肩袖区附着于肩关节韧带复合体。肌腱附着部位为阴影较淡部分，肌纤维附着部位为阴影较深位置。A.前面观；B.后面观；C.喙肱韧带范围；M.中盂肱韧带轴；S.上盂肱韧带轴（引自：Clark JC，Sidles JR，Matzen FA III：The relationship of the glenohumeral joint capsule to the rotator cuff. Clin Orthop 1990;254:29–34）

三头肌长头。通常，在中立位进行抗阻肩后伸是无痛的，甚至当显著肩部病变时也是如此。因此，尽管存在无力时应该记录，但其提供的信息对确定疼痛来源的帮助是最小的。当出现严重的肩后伸无力时，应考虑腋神经麻痹。

上臂置于体侧时，应在上臂远端施加阻力。

7.抗阻屈肘

屈肘肌分为肱二头肌、肱肌和肱桡肌；只有肱二头肌长、短头可延伸到肩胛骨。

肱二头肌长头肌腱炎可能会导致抗阻屈肘疼痛。我们再现疼痛时发现这是一种不可靠的定位检查，甚至在诱发中度有症状的肱二头肌肌腱炎症时也是如此。若伸肩伸肘、前臂旋前时可增加炎症反应肌腱的被动和主动张力，在此体位施加阻力，有时可以诱发肱二头肌肌腱疼痛。肱骨外旋、伸肘伸肩可进一步拉伸长头的肌腱并将其压挤向小结节。

上臂内收，前臂旋后，肘关节屈曲90°，阻力施加于腕关节远端。

8.抗阻伸肘

肘伸肌即肱三头肌。如果存在病变，常由于长头嵌入下缘盂唇，该检查可能诱发疼痛。肱三头肌长头肌腱炎可以发生在投掷、扣球或球类运动的运动员中。应探索不同体位上举同时屈肘体位，增加延长头作用的张力，以诱发症状。

上臂内收，前臂中立位，屈肘90°，施加阻力于手腕远端。

腕和手指的伸肌和屈肌及手内在肌也进行抗阻运动评价，以确定远端肌力减退是神经源性或固有肌肉肌腱受累，完成上1/4筛查。

（八）肩胛肌肉肌力检查和特殊检查

肩胛肱骨联合运动时，肩胛骨正常位置或运动的改变，称为肩胛运动障碍。肩胛运动障碍可由多种原因造成。翼状肩胛可能被认为是肩胛运动障碍的一类，其显著特点是肩部运动时肩胛内侧边界移位。Kelley、Leggin和Kelley描述了评价肩胛肌肉规则的特殊检查和肌肉检查方法。我们描述了检查测试，以协助确定肩胛运动障碍的原因，如神经麻痹、肩关节不稳或运动控制不佳。

首先观察患者站立位，肩胛翼状松弛、肩胛移位和明显萎缩。如果发现松弛翼状，应在躯干屈曲时检查患者胸肋突出以判断脊柱侧弯。中度松弛翼状可由胸肋角增加所致的扁平肩胛骨的内侧缘移位所致。应于站立位评估双侧肩部矢状面和冠状面上举的AROM。明显翼状肩胛定义是当矢状面肩屈曲上举时其超过90°，通常与前锯肌控制不良有关。如果内侧翼持续超过90°，提示胸长神经麻痹或后盂肱关节不稳定。通常，肩胛运动发生于上举时，但运动障碍在手臂下落时可被观察到（通常低于90°）。如前所述，“异常下坠”是许多人的共同特征，尤其是那些常年做台式推举或俯卧撑的。

异常下坠是其常见问题，可能与肩部疾病有关或无关。

（九）胸长神经麻痹

1.前锯肌分离试验

该试验检查前锯肌运动但无肩关节运动。患者前臂放置于体侧并外旋。主动突出并略提升肩胛骨（图9-8）。阳性结果是不能充分使其突出与对侧相等。检查者可以将手放在患者的背部肩胛骨内侧，另一只放于喙突和前肩上并施加阻力。检查者试图向后推肩胛骨。阳性结果是明显肩胛骨向后。患者不能移动到突出或上提位或对抗检查者的阻力时很容易被后推肩胛骨，表明支配前锯肌的神经受累。

2.plus征

要求患者上举上臂达矢状面90°，向前够同时身体无旋转，并使肱骨外旋。plus征阳性提示内侧的翼状增加（图9-9）。阳性基本可表明有胸长神经（LTN）麻痹，但必须考虑肩关节向后半脱位的可能性。若与不稳有关，在肩部上举前使肩胛骨突出并上提，可以消除后方不稳和翼状表现。

3.功能前屈对抗检查

要求患者上臂置于矢状面屈曲约135°。检查者对抗肩关节屈曲同时而触诊下肩胛角。要求患者上臂置于矢状面屈曲约135°。检查者对抗肩关节屈曲同时而触诊下肩胛角。对抗时，患者应该能够保持下角固定于胸壁。较小力量就出现明显的下角

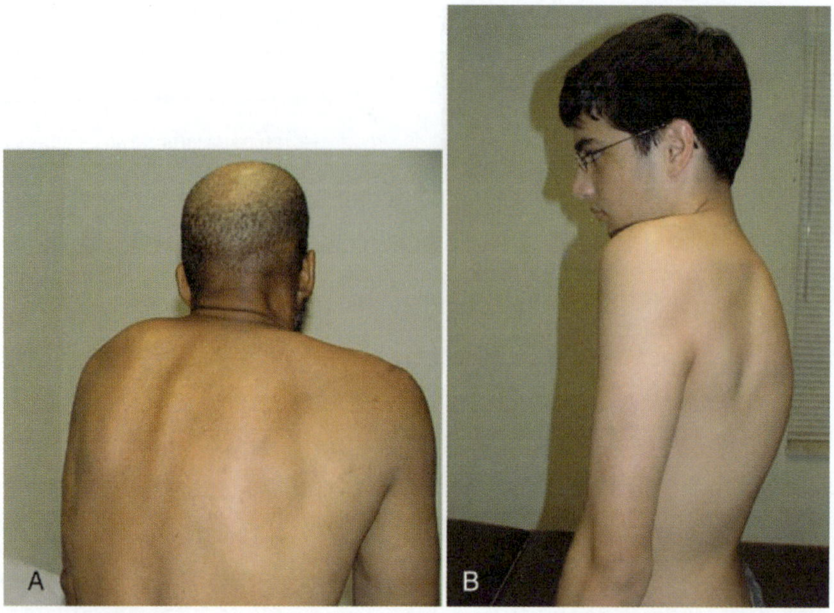

图9-8 前锯肌分离试验。A.阳性；B.阴性

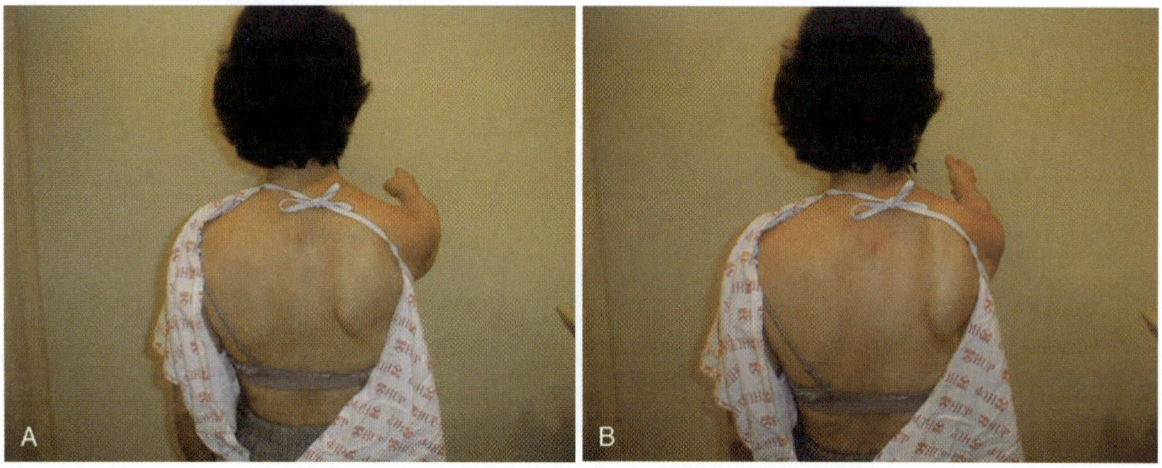

图9-9 Plus征。A.患者肩关节前屈时出现内侧翼状肩胛。B.Plus征阳性，由于她向前够时，翼状增加（引自：Leggin B，Kelley MJ.Disease-specific methods of rehabilitation.In：Iannotti JP，Williams GR，eds.Disorders of the Shoulder：Diagnosis and Management.Philadelphia：Lippincott Williams & Wilkins，2005.）

或内侧界位移，表明LTN麻痹。如果支配前锯肌的一部分已出现神经支配，移位较小。进行屈曲对抗前先予plus手法，抑制下斜方肌代偿。

4.后方不稳

肩胛骨内侧翼状与肩胛带肌肉异常激活产生的后方不稳有关。有些患者表现为，上举时快速后方半脱位可能抑制前锯肌激活。为帮助确定后方不稳是否为其诱因原因，不稳测试时可辅以外旋稳定手法（external rotation stabilizing maneuver，ERSM）。ERSM帮助获得稳定性被认为是由于肱骨外旋，收紧了肩袖间隙（RCI）且活化肩袖后方，两者共同改善后方稳定性。此外，外旋上举上臂也可最大限度地动员前锯肌。

（十）外旋稳定机制

如果肩胛面上举前臂出现翼状肩胛，患者应在保持肱骨外旋时重复抬高手臂。口令是：“手掌向上。”翼状肩胛消失，有助于确定后方不稳。有时患者可能需要先突出并轻微上抬肩胛再上举上臂。

运动控制不息

前锯肌控制不息，可以产生微小运动障碍及手臂上举时偶发的内侧翼状肩胛。判断前锯肌运动控制是否是运动障碍的原因，可运用前锯肌分离体位。要求患者突起并略提升肩胛，然后上臂在矢状面上举。如果肩胛运动障碍或症状消失，提示前锯肌运动控制不息。

明显内侧翼状肩胛的患者若存在以下情况可排除LTN麻痹或后方不稳：①前锯肌分离测试阴性；②Plus征阴性（肩胛向胸壁方向前移）；③当进行功能前屈对抗检查时，施加完全阻力没有或仅有很少的肩胛下角移位。通常，这种类型的患者有双侧翼状，并胸小肌自动激活，从而抑制前锯肌。

（十一）副神经脊髓支麻痹

副神经脊髓支麻痹（spinal accessory nerve palsy，SANP）影响斜方肌的相关症状和体征一直有报道。Kelley等介绍肩胛骨翻转征是种简单地用于确定SANP存在与否的测试。病例分析（n=20）所有肩胛骨翻转征阳性患者，无法在冠状面上举超过90°且中下斜方肌肌力0级。

1.肩胛骨翻转征

肩胛骨翻转征是通过肩部抗阻外旋评价的（图9-10）。患者上臂置于体侧，肩无旋转。检查者站于患者侧方以观察肩胛骨。要求患者用手腕推检查者的手（外旋）。肩胛骨翻转征阳性可见肩胛骨内侧缘从胸壁抬起（翻转）。这是因为继发于SANP的中下斜方肌正常的牵引作用消失造成的。

2.中斜方肌检查

患者俯卧，检查者手法提升肩胛骨至其解剖位。患者上臂置于水平位充分外展外旋90°位。指导患者上臂保持该体位，同时竖起拇指。触诊中斜方肌纤维。阻力施加于肩胛后角，或腕部。检查者试图将肩胛骨推向外展或手臂伸向地面。图9-11可见到菱形肌。

3.下斜方肌检查

患者俯卧，检查者手法提升肩胛骨至其解剖位。检查者的手臂与水平面约成135°。指导患者上

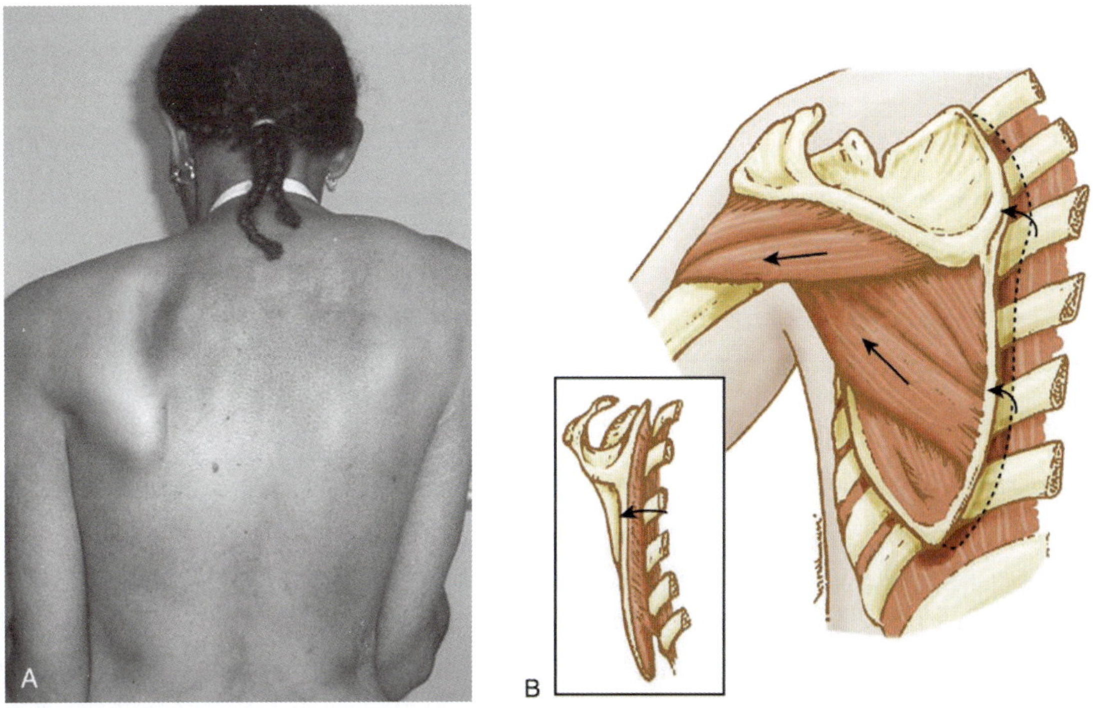

图9-10　A.肩胛骨翻转征阳性，当抗阻外旋盂肱关节时，肩胛骨内侧缘“翻”离胸壁。B.示意图说明无对抗推外旋肌拉抻会导致肩胛骨翻转征（引自：Kelley MJ，Kane TE，Leggin BG.Spinal accessory nerve palsy associated signs and symptoms.J Orthop Sports Phys Ther.2008；38(2)：78-86.）

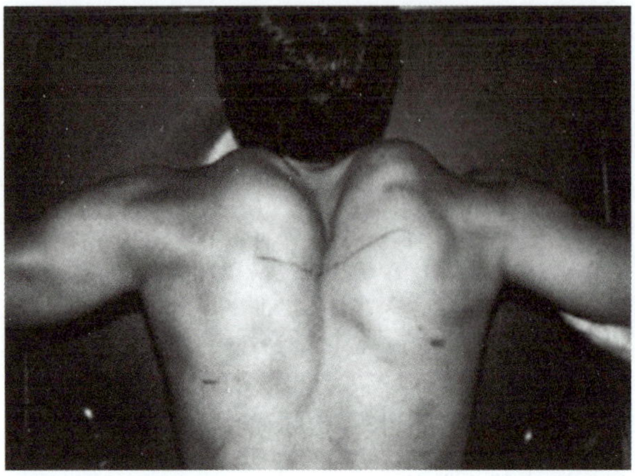

图9-11 右侧副神经脊髓支麻痹患者中斜方肌徒手肌力检查体位。注意左侧正确的肩胛内收体位。菱形肌和肩胛提肌代偿，右侧肩胛上提并内收（经许可引自：Kelley MJ.Evaluation of the shoulder.In：Kelley MJ，Clark WA，eds.Orthopedic Therapy of the Shoulder.© 1995 J.B.Lippincott Company.）

臂保持该体位，同时竖起拇指。触诊下斜方肌纤维。阻力施加于肩胛后角或腕部。检查者试图将肩胛骨推向外展向上或手臂伸向地面。

4.小结

对抗运动是区分可收缩和非可收缩组织并确定所涉及的肌肉肌腱单位的决定性因素。通过进行肘部以下的肌力检查完成上四分之一筛查，对于确认神经系统受累是必不可少的。

检查者必须保持体位，手的位置，施力方向和力度一致，还必须探索各种中立位以外的体位，以获得有关软组织的机械性质，骨结构，以及它们的相互关系的信息。

肩胛运动障碍可由神经麻痹，运动功能不良，或原发不稳所致。进行肩胛规律检查可以帮助确定运动障碍的原因。

（十二）被动关节活动度

PROM的评估，与对抗运动相反，主要确定非可收缩组织，特别是关节囊韧带复合体（CLC）。CLC的病变或粘连，通常会导致所有平面活动受限，虽然一个或几个平面活动受限可能占主导。Cyriax介绍了所有的滑膜关节活动受限特点的两种模式：囊性和非囊性。

肩部囊性模式的特点是外旋受限最大，外展和内旋其次。虽然囊性模式被认为是粘连性囊炎或冻结肩的特征，但客观检查时它也不是一直存在。若出现与囊模式不同比例的受限时，考虑存在非囊性模式。

三类病变可能会导致非囊性模式受限：

（1）孤立关节囊韧带病变。

（2）内部紊乱。

（3）关节外受限。

肩部模型，包括前囊孤立病变导致外旋受限，盂唇组织移位，急性下三角肌滑囊炎可导致外展活动受限加重。

被动运动过程中，应评估四项参数：

（1）关节活动度。

（2）疼痛。

（3）发作性疼痛和终末疼痛间的关系。

（4）终末感。

1.关节活动度

角度测量可确定PROM。表9-4列出了测量技术和常见代偿模式以测定终末区域。为优化测量的可靠性，技术标准化是绝对必要的。虽然有些医师认为角度测量不必要，但我们认为，它是为衡量进展或退化的设定了基准。

2.疼痛

PROM的评估中第二个重要的参数是疼痛，尤其是疼痛何时发生？疼痛发生于近终末范围、终末范围，还是达到最终范围后继续加压时？临床医师也需要确定，是否存在被动痛弧。有时，只要继续活动，疼痛造成的运动受限明显减轻。由于机械减轻组织压缩，肱骨旋转和上举位面的变化可使活动范围增加。

疼痛发生在真正的最终范围之前，活动完全或受限，表明炎症情况。这通常提示急性滑囊炎，反应性肩袖病变和反应性粘连囊性炎症的早期阶段。疼痛来自拉抻敏感的滑膜，关节囊韧带组织，炎症或肌腱撕裂或软组织（如关节囊和肩袖结构）受压。ROM范围中越早出现疼痛，炎症强度或反应性越强。评价和治疗初期或“冻结”粘连性囊性炎症阶段的不同个体需要谨慎对待，因为终末范围强制的拉伸会加重这一现象。疼痛出现在达到终末范

表9–4 角度测量法

运动方向	活动范围（度）	移动臂	固定臂	轴心	主要关节囊韧带复合体的牵伸	代偿
屈曲	160～180	肱骨干至外侧髁	躯干外侧	肩峰的后外侧至腋窝的中心	后方及下方	肩胛骨过度的旋转和（或）上提；腰部伸展；胸部上提(肋骨扩张)
外展(水平面)	160～180	肱骨干至内侧髁	与胸骨平行	腋窝中心	前方及下方	同上
外展（肩胛骨平面）	160～180	肱骨干至内侧髁	与胸骨平行	大约在喙突的外侧	下方	同上 肩胛骨前倾和上提
过伸展	50～65	肱骨大结节至外侧髁	躯干外侧	肱骨大结节	前方及上方	肩胛骨后倾和凹陷
外旋90°（冠状面）	90～100	前臂长轴至尺骨茎突	垂直或水平	尺骨鹰嘴	前方及下方	肩胛骨内收
外旋0°	50～76	前臂长轴至尺骨茎突	垂直或水平	尺骨鹰嘴	前方及上方	肩胛骨前倾和上提
内旋90°（冠同）	40～60	前臂长轴至尺骨茎突	垂直或水平	尺骨鹰嘴	后方及下方	肩胛骨外展外旋 肩胛骨内收
水平内收	125～140	肱骨大结节至外侧髁	冠状面	肩峰上面	后方	
水平外展	40～45	肱骨大结节至外侧髁	冠状面	肩峰上面	前方	

引自：Kelley MJ：Evaluation of the shoulder In：Kelley MJ.Clark WA，eda.Orthopedic Therapy of the Shoulder © 1995.Philadelphia：JB.Uppincott Company.

围提示中度敏感，可见于冻结肩3期患者。仍然应谨慎拉抻。疼痛感出现在前终末范围之后，提示轻度敏感，由拉抻可收缩结缔组织所致。这提示冻结肩4期，存在致密结缔组织纤维化而不伴滑膜炎。

3.终末感

ROM和疼痛相结合，终末感和终末范围被仔细检查。终末感是达到最终范围时，检查者感到的受限感。这种触感在判断组织情况和决定治疗方法上很有价值。六种终末感应被鉴别：

（1）软组织挤压感。

（2）骨对骨感。

（3）弹性感。

（4）关节囊性感。

（5）痉挛（肌肉防卫）感。

（6）落空感。

前三个点在肩部很少见。软组织挤压感可在一些关节见到，如肘和膝，当完全屈曲时，只有软组织阻挡进一步活动。正常骨对骨终末感，可于完全伸肘时感觉到坚硬的、突然的感觉。弹性受阻终末感来源于内部紊乱，典型例子是膝关节半月板撕裂移位时的感觉。达到终末范围继续压迫造成关节面间的关系紊乱，产生“弹性”效果。

在各种肩部终末范围内，关节囊终末感是正常的。其实际触觉被描述为拉抻坚韧皮革的感觉。文献通常将正常关节囊感的产生归因于CLC。然而，我们认识到由于肩袖肌腱和CLC、腱组织之间的密切关系，这些组织对终末感也有贡献。Turkel等发现，当上臂置于体侧时，由于切断肩胛下肌，外旋ROM可提高18°。显然，该肌腱主要限制外旋，从而也是终末感的主要来源。很难解释，无论是在正常或病理状态下，被动运动没有被肩袖肌腱或周围的肩部肌肉限制在一定角度上。

Cyriax使用痉挛感这个术语来形容具有的疼痛诱发不自主肌肉保护运动的终末感。由于痉挛涵义混乱，我们选择肌卫这个术语。现已对两种肌肉防卫类型进行描述：快速和慢速。快速肌肉防卫发生于上臂ROM过程中或在终末范围时，肌肉刺痛的保护活动。慢速肌肉防卫更可控，但会限制进一步活动。医师可能被慢速肌肉防卫蒙蔽，因为，在某些时候，无法察觉肌肉激活限制活动，酷似关节囊终末感。这种现象可以在肩部僵硬和疼痛的患者麻醉前后检查时观察到。通常清醒时达关节囊终末感，而在麻醉下可增加10° 或更多。只能得出结论：增加的活动度来源于疼痛和肌肉防卫的消失。

落空终末感有时是急性钙化性肌腱炎，该病的疼痛过强，以至于出现肩部肌肉的反射性抑制。落空感在到达终末范围前没有机械性受限的感觉，运动受限仅来源于疼痛。落空终末感也可见于肩胛骨或肩峰骨折或无移位的肱骨头骨折患者。

（十三）副运动（关节参与）

PROM可以显示一般非可收缩组织过度活动或活动不足水平。对副运动的评价提供了特殊关节韧带复合体挛缩或超弹性的内容。肩部周围所有的关节都可以用副运动进行评估和指导治疗。副运动是非自主控制的，但完成正常的关节功能所必须的运动。盂肱关节包括前、后、下肱骨头滑动，以及杂乱运动。除杂乱运动外，所有运动成分被认为是完全的关节运动所必需的。

（十四）稳定性检查

稳定性检查采用特定的技术和体位，以确定是否存在盂肱关节不稳。从概念上讲，这些检查与评估关节副运动的检查相似，用于确定活动性。有些检查与关节活动检查类似，除了其在于非松弛位（loose pack position，LPP）进行或不包括包括肱骨旋转以进一步诱发症状和体征。

稳定性检查对描述曾有不稳病史、关节“脱开”的患者或运动员有价值。然而，临床判断应确定不稳定试验的必要性。例如，前恐惧征可能不宜在有记录的前脱位2周患者上进行。通常，病史有助于确定不稳存在。在许多情况下，很多症状继发或原发于关节不稳的患者，经常被诊断为肩袖肌腱炎或撞击综合征。双向比较确定不对称性是必要的。多向不稳（multidirectional instability，MDI）患者，关节囊韧带松弛可能是对称的，但症状可能只表现在一个方向。

谨慎这个词对肱骨移位评价是必要的。副运动和松弛测试是主观检查。当对有症状的、严重不稳患者进行操作时，需获得信任的，尤其是在活动度检查结果是不对称的患者，当试图对隐性不稳患者进行定量活动度检查时，结果的有效性值得商榷。患者放松是绝对必要的。只有标准化技术和过程测试才有意义。不稳试验的灵敏度、特异性、似然比见表9–5。

超弹性或低弹性

在其他关节对总体结缔组织超弹性或低弹性评估，对诊断和治疗是必要的辅助方法。掌指关节、腕、肘、膝都应该评估其活动性。通常，MDI患者被证实存在其他关节的过度活动。确定大致的结缔组织弹性，对术后患者评价和改进ROM训练是有价值的。监控具超弹性关节的患者，使其不要出现过快运动恢复。这与结缔组织低弹性特点的患者需加速康复相反，他们会较早出现术后僵直。

（十五）特殊检查

1.恐惧手法

恐惧是指复发性肩关节不稳患者体会到它的上臂被置于诱发不稳体位的感觉。恐惧经常见于前方不稳。患者可在直立和仰卧位进行恐惧手法检查。在肩胛平面被动上举上臂成90°，同时屈肘90°。检查者用一只手逐步将肱骨向肩胛平面后方带，同时外旋肱骨（图9–12）。检查者另一只手的拇指可以放在盂肱关节后方作支点。仰卧位检查时，检查者另一只手的手掌放在盂肱关节背后作支点。由于关节外旋后伸，复发性前脱位的患者非常焦虑，即将发生脱位。多数患者为复发性半脱位而非脱位，该手法会感疼痛，而非恐惧。区分该动作产生疼痛还是恐惧是非常重要的，因为与恐惧相比，疼痛指标对复发性不稳来说，其敏感性和特异性均

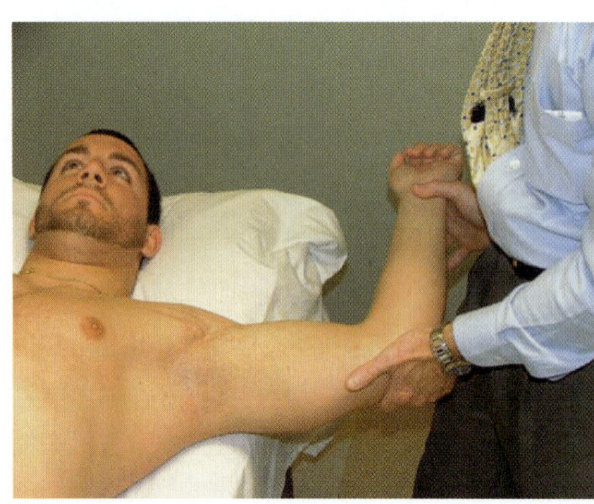

图9–12 恐惧手法

表9-5 不稳定的试验：敏感性，特异性和似然比

试验	特异性%	（+）似然比	敏感性%	（-）似然比	参考文献
后方盂肱关节不稳定试验					
Kim试验	94	12.00	80	0.21	94
Jerk试验*	98	36.50	73	0.28	94
后方负荷与位移	100	1.70	0	0.99	113
前方盂肱关节不稳定试验					
前方释放试验*	89	8.40	92	0.09	91
恐惧手法*	50	1.80	88	0.23	113
复位试验*	87	6.50	85	0.18	113
前方释放试验	87	6.50	85	0.17	113
恐惧手法——恐惧（+）	100	68.00	68	0.32	90
复位试验——恐惧（+）	100	57.00	57	0.43	90
恐惧手法——疼痛（+）	44	0.96	54	1.05	90
前方负荷与位移	78	2.50	54	0.59	113
复位试验——疼痛（+）	58	1.20	30	1.21	90
下方盂肱关节不稳定试验					
沟槽试验	89	2.80	31	0.78	113

* 原始的试验描述

引自：Uhl TL. Rehabilitation of Scapular Dysfunction. In：APTA Combined Section Meeting. San Diego,CA, 2006.

大大降低。

2.复位试验

复位试验是前方恐惧手法的改良方法。患者仰卧位进行复位试验检查，使用床边缘作为支点，而不是检查者的自由手。患者可能会认为在该体位感到疼痛或恐惧。如果同时施加作用于肱骨干的向后的力量，疼痛或恐惧减轻，可能存在前盂肱关节不稳或关节盂内撞击（图9-13）。与恐惧手法一样，当该试验所引起的症状为疼痛而非恐惧时，其对关节不稳的敏感性和特异性明显减低。

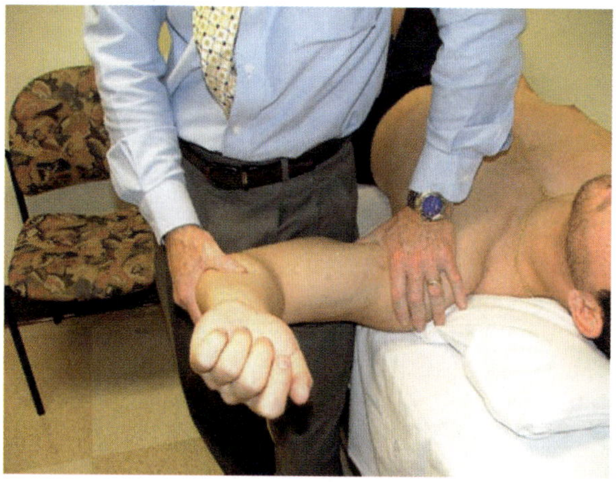

图9-13 复位试验

3.前方释放试验

前方释放试验通过重复诱发症状的机械运动，以诊断隐匿性前方不稳。患者仰卧于检查床上，患臂侧靠近床边。检查者外展患者上臂至90°，同时手向患者的肱骨头后方用力。保持向后作用力同时带动患者上臂终末外旋，然后减轻向后用力。这个测试可在阳性复位试验后立即进行，使用手法消除肱骨头复位方向上的力量。如果患者出现突发疼痛，疼痛明显加剧，或症状再现，为阳性结果。

4.前方-后方抽屉试验

前方-后方抽屉松弛试验要求患者坐位尽可能放松肌肉。检查者一手抓住肱骨头，另一只手和前臂将肩胛骨固定于胸壁。将肱骨头置于关节窝中央并缓慢向关节窝加压。肱骨头随之转向前方，可评价前方平移量（图9-14）；然后将关节头复位至关节窝中心，在向后方向重复该试验。

加载移位试验在两方面不同于前方-后方抽屉

试验：第一，它在患者仰卧位时进行。第二，在三个位置进行平移测试：①上臂置于体侧（即20°外展，肱骨中立位旋转）；②在肩胛平面90°上举，肱骨中立位；③肩胛平面90°上举，最大肱骨外旋，然后最大内旋（图9–15）。每个体位，检查者都一手支撑患者上臂部，另一手抓握肱骨。沿肱骨干的轴向负荷提供集中力和肱骨移向前方。随后力量向后重复该试验。对前后的平移量进行量化，并与对侧进行比较。平移程度具有显著个体差异，使肱骨头半脱离盂唇是一种正常变异，因此，与对侧比较非常重要。正常肩部在“体位①”两个方向的平移量最大，因为这是肩部LPP位，此时关节囊最松弛。虽然没有具体的平移度可明确排除不稳，但已建立多种评级系统，改良Hawkins评价最具临床实用性。评级系统分级如下：0级，没有或仅有很少运动；Ⅰ级，平移达肱骨头盂唇；Ⅱ级，可达肱骨头脱位并自动复位；Ⅲ级，是移除阻力后不能自动复位。这些测试主要用于评价松弛度，并不会引起症状。

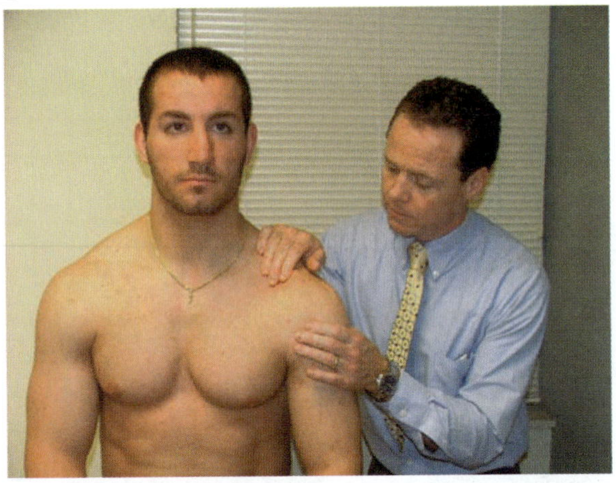

图9–14 前方抽屉试验

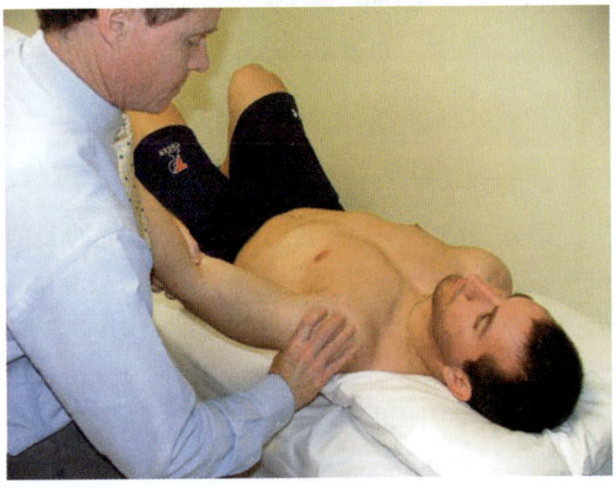

图9–15 仰卧位前后方松弛试验

5.沟槽试验

下方不稳是指手臂置于体侧时，有症状的肱骨向下移位增加。它常作为MDI一部分。手臂在体侧时微小的向下移位增加，而无自觉症状，对诊断下方不稳是不充分的。手臂置于体侧时，RCI是肱骨向下移位的主要对抗来源（即上盂肱韧带和喙肱韧带）。因此，进行沟槽试验时，RCI的松弛或缺陷是导致下移增加的原因。

沟槽试验在患者坐位或仰卧位进行。患者坐位双手置于膝上可能是最放松的，这也让检查者可以同时检查两个肢体的对称性。肱骨在旋转中立位，沿肱骨干施加向下作用凹略低于前肩峰，可被观察并量化测量精确到厘米（图9–16）。肱骨回到休息位，前臂置于体侧，尽力外旋，然后重复试验。正常肩关节，在外旋位，与旋转中立位相比无力。肱骨在盂肱关节的下移，可形成一个小凹，肱骨下移应明显减小或消失，因为RCI被拉紧。但RCI损伤时，要么外旋位小凹没有减少，或者对侧外旋减少的下移量明显较高。为使沟槽征真正在下方不稳或MDI中呈阳性，必须重现不稳患者的症状。当小凹达2cm或更多时，沟槽征具有高特异性。

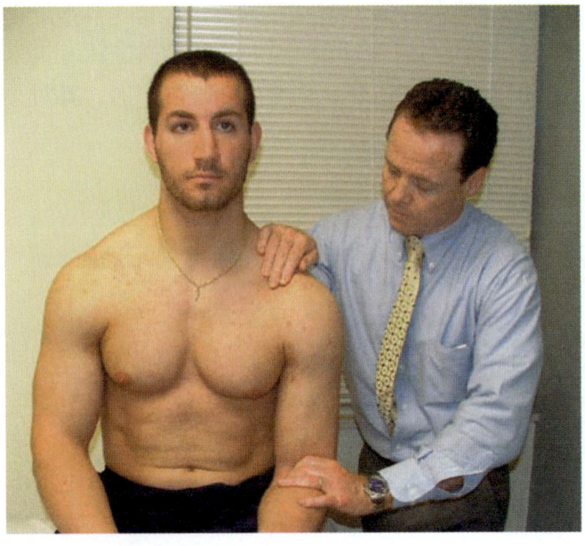

图9–16 沟槽试验

6.Jerk试验

Jerk试验用于诊断后下方不稳。患者直立最容易进行（图9–17）。检查者将患者上肢置于肩胛平面90° 上举，肱骨轻度内旋位。一只手将肩胛骨固定于胸壁。用另一只手，握住患者屈曲的肘部，施加轴向负荷于肱骨同时使手臂跨过身体内收，并最大限度内旋。可感到肱骨头经过后盂唇时弹响和颤动。随后肱骨外旋并回到冠状位。当肱骨再次通过后盂唇回到关节窝时，可感到明显的弹响或颤动。该测试有临床意义时，它必须复制患者的症状，并与正常的对侧不同。此外，本试验疼痛感与非手术治疗失败具有相关性；疼痛发生于肱骨头半脱位向后盂唇，往往提示存在结构性缺陷。

7.Kim试验

Kim试验是Jerk试验的改良版，设计用于检查肩关节后下方盂唇病变。患者坐位上臂外展90° 。检查者一手置于肘部，另一手置于上臂外侧并施加强大的轴向力。然后检查者将其上臂上举45° ，并向下和向后压。为使试验准确，必须施加强大的向后力量，因此，患者应坐于有支持的表面如有靠背的椅子上。突然出现的肩部疼痛伴或不伴弹响，认为是阳性表现。疼痛提示后盂唇损伤，而疼痛伴弹响表明盂唇损伤伴后方不稳。该试验与Jerk试验相结合，可提高对后下盂唇病变检测的灵敏度。

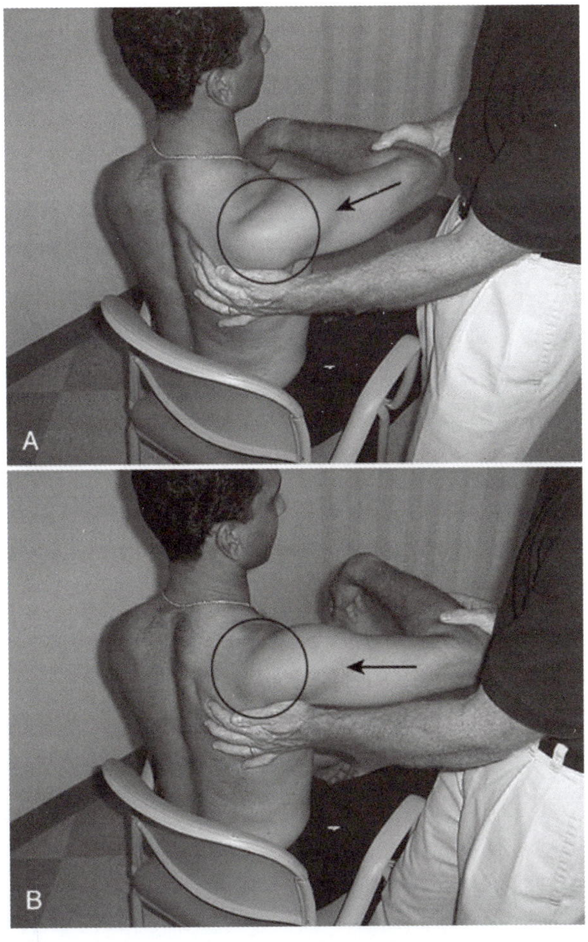

图9–17　Jerk试验。半脱位（A）减弱（B）

（十六）多方向不稳

MDI　检查与单向不稳相同。检查者面临的挑战是要区分多方向松弛和MDI。松弛者没有症状不属于病变。对称性松弛，甚至有症状存在，也可能并非症状的原因。一旦MDI的诊断基本确定，面临的挑战就变成了确定症状最重的方向。检查者作出正确诊断的能力，随经验累积而改善。同一患者，在不同时间进行多次检查可能也有帮助。

总结

副运动和稳定性检查通过确定过度或受限活动存在与否，评价受限情况和肩关节周围关节囊韧带复合体软组织的能力。为从这部分评价当中获取有效信息，临床医师必须：①具备不同体位的静态限制知识；②如果可能，稳定邻近部位；③结果与健侧进行比较。经验与病史相关联及诊断性检查非常重要。

（十七）上盂唇前后病变的特殊检查

1.主动压缩试验（O′Brien征）

主动压缩试验用于诊断肩关节上盂唇（superior labral anterior–posterior，SLAP）病变或肩锁关节病变（表9–6）。检查者将患者上臂置于矢状面内侧10° 拇指向下体位（图9–18）。要求患者对抗检查者施加的向下力量。出现疼痛弹响，为阳性结果，如果手臂外旋（掌心向上）则消失。第一个体位产生关节内高压，因为大结节负荷AC关节且肱二头肌盂唇复合体紧张；第二个体位，将大结节移出AC关节下，减轻肱二头肌盂唇复合体张力，从而在此检查体位症状缓解。此测试可被用于临床检查盂唇和AC关节异常，假设检查者和患者都可以区分AC关节疼痛或症状（“在上面”）与肩关节

表9-6 肩关节上盂唇（SLAP）病变的特殊检查

试验	特异性%	（+）似然比	敏感性%	（-）似然比	参考文献
上盂唇检查					
主动压缩试验（O'Brien征）*	98	21.00	100	0.01	95
曲轴试验*	93	13.00	91	0.10	108
肱二头肌负荷试验Ⅱ*	96	26.00	90	0.10	97
肱二头肌负荷试验Ⅰ*	98	29.00	83	0.09	96
抗阻旋后外旋试验*	82	4.55	83	0.21	98
前方滑动试验*	92	8.30	78	0.20	52
主动压缩试验	11	0.88	78	2.00	98
主动压缩试验	73	2.33	63	0.51	109
主动压缩试验	25	0.84	63	1.48	Michener LA et al., JOSPT, 2004
曲轴试验	83	3.40	56	0.50	Michener LA, et al., JOSPT, 2004(Abstract)
主动压缩试验	31	1.60	54	0.31	110
前方滑动试验	90	5.10	51	0.50	Michener LA, et al., JOSPT, 2004(Abstract)
主动压缩试验	55	1.04	47	0.96	114
曲轴试验	56	1.10	46	1.00	110
曲轴试验	73	1.50	40	0.80	111
曲轴试验	70	1.15	35	0.93	98
曲轴试验	76	1.00	24	1.00	114
前方滑动试验	83	0.50	8	1.00	114
Speed征-肱二头肌合并上盂唇撕裂	14	1.10	90	0.70	115

* 原始的试验描述

引自：Uhl TL. Rehabilitation of Scapular Dysfunction. In: APTA Combined Section Meeting. San Diego, CA, 2006.

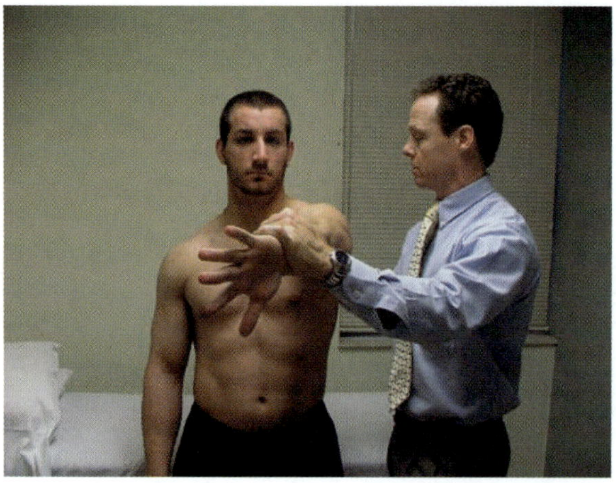

图9-18 主动压缩试验

深部疼痛或弹响，后者表示盂唇病变。

2.肱二头肌负荷试验Ⅰ

肱二头肌负荷试验Ⅰ用于检测具复发性前脱位患者的SLAP病变。患者仰卧位，检查者握住患者手腕和肘部，外展患者患侧肩至90°，并旋后前臂（图9-19）。患者放松，进行前方恐惧试验；当患者感恐惧时停止外旋。此时，要求患者屈肘，而检查者抗拒屈肘。患者被询问是否出现恐惧感改变。如果患者感到恐惧感或疼痛减弱，为阴性。如果保持不变或增加，为阳性。认识到试验针对前方不稳是很重要的，因此应先进行稳定性检查，以确定其是否需要。

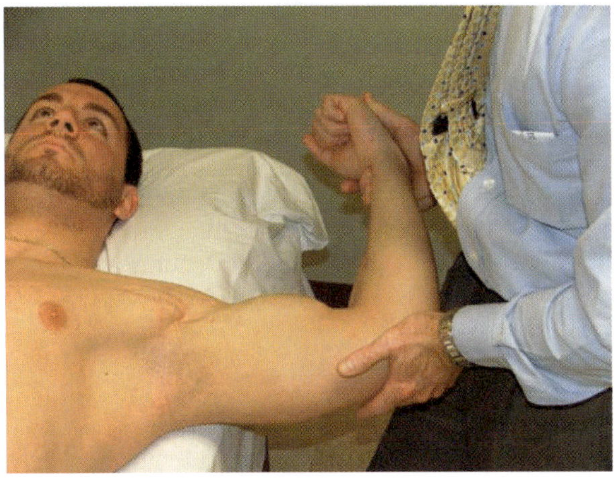
图9-19　肱二头肌负荷试验 Ⅰ

3.肱二头肌负荷试验 Ⅱ

肱二头肌负荷试验 Ⅱ 用于诊断孤立SLAP病变，尤其是对 Ⅱ 型病变更有效，分开确定肱二头肌锚定点。患者仰卧和检查者坐在其旁边，检查者握住患者的患侧手腕和肘部，肩关节外展120°，屈肘90°，肩关节完全外旋，前臂旋后（图9-20）。要求患者屈肘，检查者对抗该运动。若该动作引起疼痛，或患者抗阻屈肘疼痛增加为阳性。

4.前方滑动试验

前方滑动试验用于伴或不伴疾病运动员SLAP病变的诊断。患者可坐或站立，双手置于臀部，拇指指向后方（图9-21）。检查者将一手放在患者肩膀上方，向后，示指伸过肩峰前。检查者另一只手放在背后的肘部和并向前，对肘部和上臂轻微向上施力；患者对抗后推。如果疼痛出现在肩部前方检查者手下，或在同一区域感到弹响或爆破感，认为该试验阳性。该检查主要压迫肱二头肌锚定的前唇，不像其他针对SLAP撕裂的刺激性检查，并不需要终末范围体位，对高敏感性患者可能更舒适。

5.曲轴试验

曲轴试验用于诊断盂唇撕裂，尤其适用于肩关节稳定患者。患者直立位，检查者上举患者手臂至肩胛平面160°。检查者沿肱骨轴增加关节负荷，同时另一只手内外旋肱骨以寻找盂唇。手法活动中感疼痛（伴或不伴弹响）或衍生症状再现，提示阳性结果。外旋最易引出症状。如果患者坐位不能放松，可在仰卧位进行检查。

6.抗阻旋后外旋试验

在外展，最大外旋位，肱二头肌肌腱可能将扭转力传至上盂唇，旋转后的后上方关节唇内侧脱离关节盂，造成SLAP撕裂。这被称为“剥离”机制。抗阻旋后外旋试验通过重现SLAP撕裂发生的剥离机制，诊断上盂唇病变。患者仰卧，患侧肩部靠近诊床边缘。检查者外展其肩关节90°，肘屈60°～70°，前臂中立或轻微旋前。诊床可稳定患者肩胛。患者被要求尽可能使前臂旋后，检查者对抗该运动，同时肩关节外旋至最终范围。若患者出现前方或深部肩痛、弹响、突然卡住，或常见症状再现，为阳性结果。肩后部疼痛，恐惧感或无疼痛，为阴性结果。

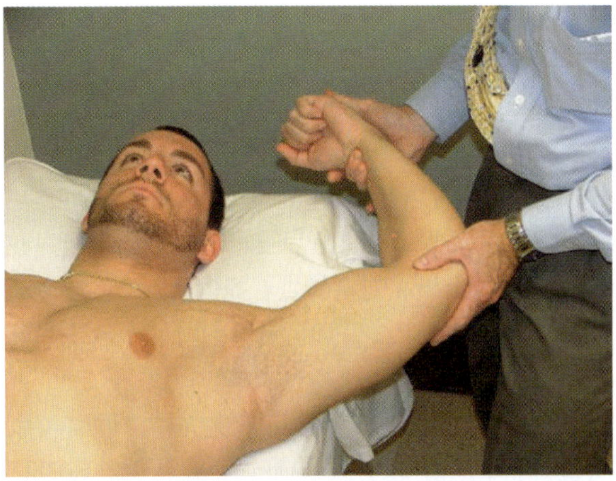
图9-20　肱二头肌负荷试验 Ⅱ

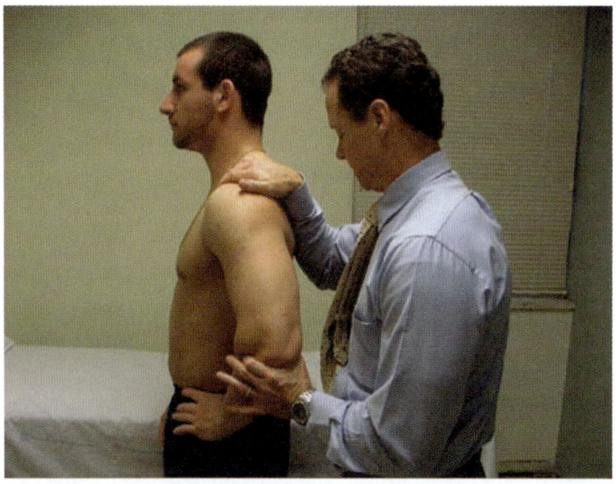
图9-21　前方滑动试验

7.总结

不幸的是，盂唇测试的准确性由于检查者的不同存在很大差异，且由于盂唇病变的患者患肩往往有并发疾病，也易造成混淆。翔实的病史和临床检查是临床医师的重要工具。患者有明确创伤或重复刺激性运动（也许最多为投球）病史，伴随的机械症状，如震动、弹响或卡住感，可能使临床医师考虑盂唇病变。这些患者可有经典恐惧体位疼痛，但不稳测试为阴性。应用一组测试的体格检查被发现比MRI诊断盂唇病变更为敏感，而关节镜仍然是金标准。

（十八）肩袖和肱二头肌特殊检查

1.Neer撞击征

冈上肌肌腱或肱二头肌对前肩峰及喙肩韧带的撞击可能导致前肩部疼痛。Neer撞击征是一种肩峰下撞击相关的可复制的疼痛。在肩胛平面稍向前的平面上，上举前臂可诱发该体征（图9-22）。由于上臂已达上举终末角度，接触发生于喙肩弓和冈上肌腱和肩峰下囊与肱二头肌之间。然而，最近的活体研究证据显示冈上肌撞击发生于上盂唇而不是喙肩弓。无论撞击部位到底在哪，该体征敏感性好但特异性差（表9-7）。这意味着，如果该检查无疼痛，他们可能没有肩袖、肱二头肌或肩峰下囊病变。

肩峰下间隙局部浸润麻醉后，再次进行该手法，撞击征的敏感性可被提升。如果撞击征不再疼痛，强烈提示存在肩峰下撞击综合征。联合肩峰下局部麻醉进行撞击征被称为撞击试验。

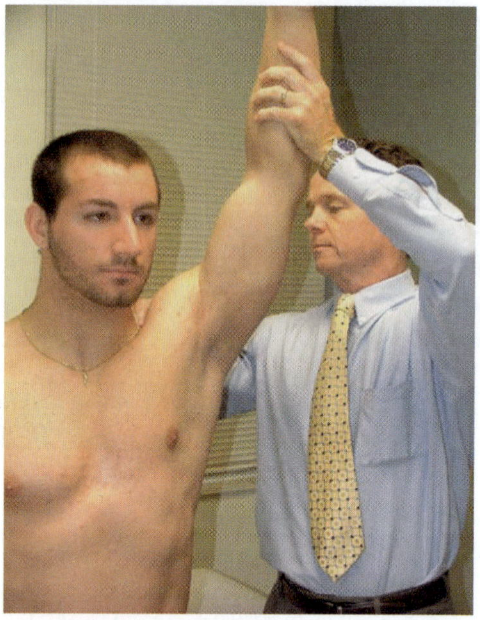

图9-22 Neer撞击

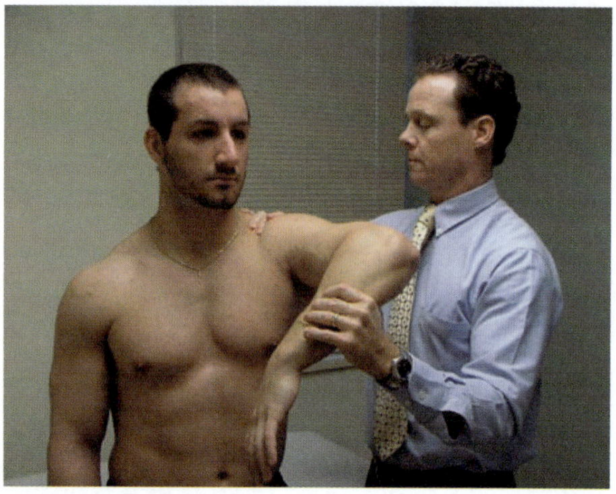

图9-23 Hawkins撞击

2.Hawkins征

Hawkins征或冲击强化征是基于在肩胛平面上举肱骨达90°使肩袖肌腱、肱二头肌和关节囊贴近喙肩弓的概念。在该体位，上臂被动内旋，从而使冈上肌肌腱、肱二头肌和关节囊压向喙肩弓（图9-23）。撞击综合征患者会感到疼痛。

3.肱二头肌刺激征

肱二头肌长头肌腱炎诊断较困难，除非肱二头肌主要受累。触诊肱二头肌肌间沟并不可靠。此外，许多常用引起肱二头肌肌腱炎患者疼痛的手法或检查，在其他肩部病变也会出现疼痛。Yergason和Speed征就是这样的。如果旋后屈肘并略微外旋，产生疼痛，Yergason征是存在的。Speed征要求患者上臂在肩胛面达到或接近肩高（约60°）同时保持肘关节伸直。然后要求患者进一步努力在该平面上抬上臂，对抗检查者提供的阻力。这个动作被认为可引起肱二头肌肌腱炎患者的疼痛，并具有良好的特异性。

一种改良Yergason征可以提高针对肱二头肌的检查特异性。屈肘90°和肱骨旋转中立位时将肱二头肌长头置于相对松弛的位置。该体位抗阻前

表9-7　肩袖和肱二头肌特殊检查

试验	特异性%	（+）似然比	敏感性%	（-）似然比	参考值
撞击试验					
Hawkins征*	44	1.64	92	0.18	111
Hawkins征	25	1.23	92	0.32	112
疼痛弧*	81	3.89	74	0.32	40
3/6组合阳性	44	1.50	84	0.36	112
Neer撞击征	31	1.28	89	0.37	112
Hawkins征	66	2.12	72	0.42	40
4/6组合阳性	67	2.12	70	0.45	112
Neer撞击征	69	2.19	68	0.46	40
Neer撞击征	48	1.44	75	0.52	111
Speed征	56	1.55	69	0.56	112
Neer撞击征合并Haawkins征	51	1.45	71	0.57	111
冈上肌试验（空罐）	90	4.40	44	0.62	40
冈下肌肌力检查	90	4.20	42	0.64	40
水平（跨身）内收试验	28	1.13	82	0.65	112
Yeargson征	86	2.66	37	0.73	112
Speed征	83	2.24	38	0.75	40
落臂试验	88	2.25	27	0.83	40
疼痛弧	81	1.69	33	0.83	112
水平（跨身）内收试验	82	1.28	23	0.94	40
落臂试验	97	2.86	8	0.95	112
肩袖撕裂伤					
外旋减弱（冈上肌与冈下肌）*	100	94.00	94	0.06	62
冈上肌全层撕裂——空罐[疼痛和（或）无力]	50	1.78	89	0.22	102
Hawkins征	43	1.54	88	0.28	111
冈上肌全层撕——满罐[疼痛和（或）无力]	57	2.00	86	0.25	102
Neer撞击征合并Hawkins征	56	1.89	83	0.30	111
Neer撞击征	51	1.69	83	0.33	111
内旋减弱征（冈下肌）*	96	19.20	80	0.21	62
冈上肌全层撕裂——满罐（无力）	74	2.96	77	0.31	102
冈上肌全层撕裂——空罐（无力）	68	2.41	77	0.34	102
疼痛弧	62	2.00	76	0.39	40
Hawkins征	48	1.33	69	0.65	40
抬离试验	100	62.00	62	0.38	62
Neer撞击征	47	1.11	59	0.87	40
冈上肌空罐试验	82	2.94	53	0.57	40
冈下肌肌力检查	84	3.19	51	0.58	40
Speed征	75	1.60	40	0.80	40
落臂试验	88	2.92	35	0.74	40
水平（跨身）内收试验	81	1.21	23	0.95	40
落臂试验	100	11.00	21	0.95	62

* 原始的试验描述

引自：Uhl TL.Rehabilitation of Scapular Dysfunction.In：APTA Combined Section Meeting.San Dieg o，CA，2006.

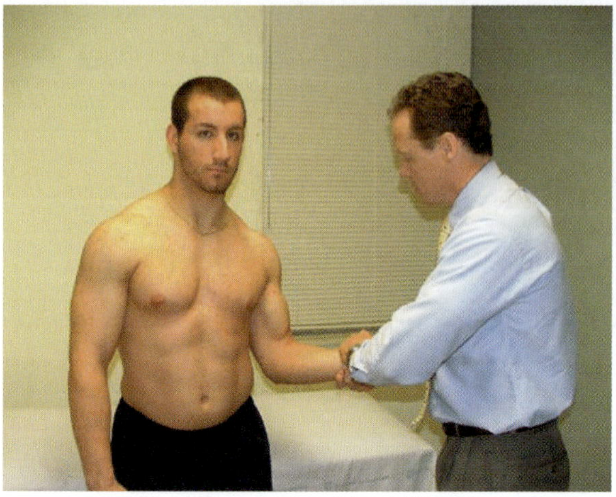

图9-24 改良Yergason征

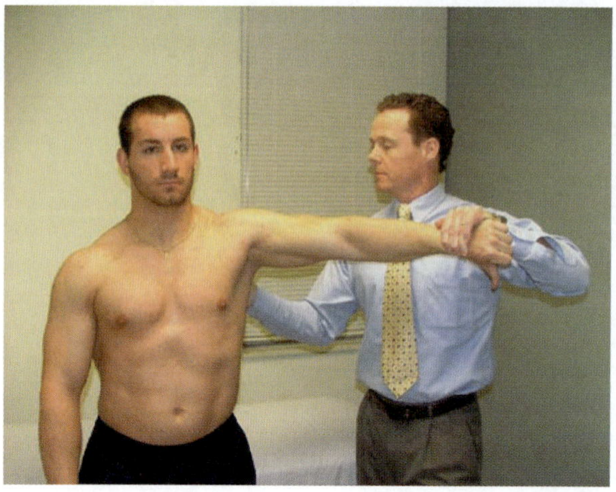

图9-25 冈上肌分离试验

臂旋后仅对肱二头肌造成较小压力。如果肱骨最大限度外旋，肱二头肌将被压向肌间沟内壁（图9-24）。在该体位抗阻前臂旋后，肱二头肌紧张更，肱二头肌肌腱炎患者会感疼痛。如果在第一个体位抗阻旋后无疼痛或轻度疼痛，并在第二个体位疼痛明显，则肱二头肌刺激征为阳性。

4.冈上肌分离试验

该检查体位最初由Jobe和Moynes提出，他们发现该体位增加冈上肌活性。手臂被放于肩胛平面（POS）90°拇指向下，保持内旋（图9-25）。然后检查者向下施加内收阻力。若存在冈上肌肌腱损伤，可诱发疼痛或无力反应。如果存在无力，该检查对肩袖全层撕裂更特异。Kelly和Speer发现冈上肌外旋的最大活力在POS 90°体位。该体位被发现更舒适，因为它趋向于避免压迫肌腱关节囊复合体的疼痛。另一种方式来避免肩峰下撞击但仍孤立冈上肌，即POS 45°，同时保持上臂内旋或外旋。

5.外旋减弱征和落臂征

外旋减弱征（ERLS）和落臂征，近期由Hertel和其同事提出用于评价冈上肌和冈下肌肌腱的完整性或神经受累。有两个体位。第一个是被动置于完全外旋，上臂POS外展20°（图9-26A，B）。应注意不要过度旋转，这可能会导致弹性回缩。检查者指导患者上臂保持在该体位并放松手腕，同时支撑肘部。

有完整的冈上肌和冈下肌的患者能保持上臂在该体位上。如果上臂放松，或者向内旋方向坠落，该检查为阳性。肌腱撕裂或神经受累的严重程度与坠落角度在一定程度上相关。减弱5°～10°表明冈上肌撕裂，减弱大于10°与冈上肌冈下肌全层撕裂有关。明显减弱可能也会出现于严重的完全的肩胛上神经麻痹。这个测试对术后评价肩袖完整性非常有价值。与所有抗阻运动检查一样，该检查最适合在患者肩袖修复术后6周进行。

落臂征多于上举时见到。患者的手臂被动置于POS外展90°和接近完全外旋位（图9-26C，D）。

嘱患者保持该体位，手腕放松，但支撑上臂。记录下降到内旋的幅度。该测试旨在评估冈下肌功能。患者90°位减弱征阳性，被认为有冈上肌和冈下肌全层撕裂。

6.抬离试验

患者坐或站位进行抬离试验。要求患者手背置于腰部并抬起（图9-27）。如果患者不能抬起手臂或仅能抬离一部分，为阳性结果。该体位使所有内旋肌处于短缩位，主要孤立肩胛下肌。为使该体位有效，患者必须进行无痛运动。许多肩袖撕裂患者，未牵涉肩胛下肌，其上臂由于疼痛或痉挛置于抬离体位也有困难。

7.内旋减弱征

该检查可帮助确定是否存在肩胛下肌撕裂。如

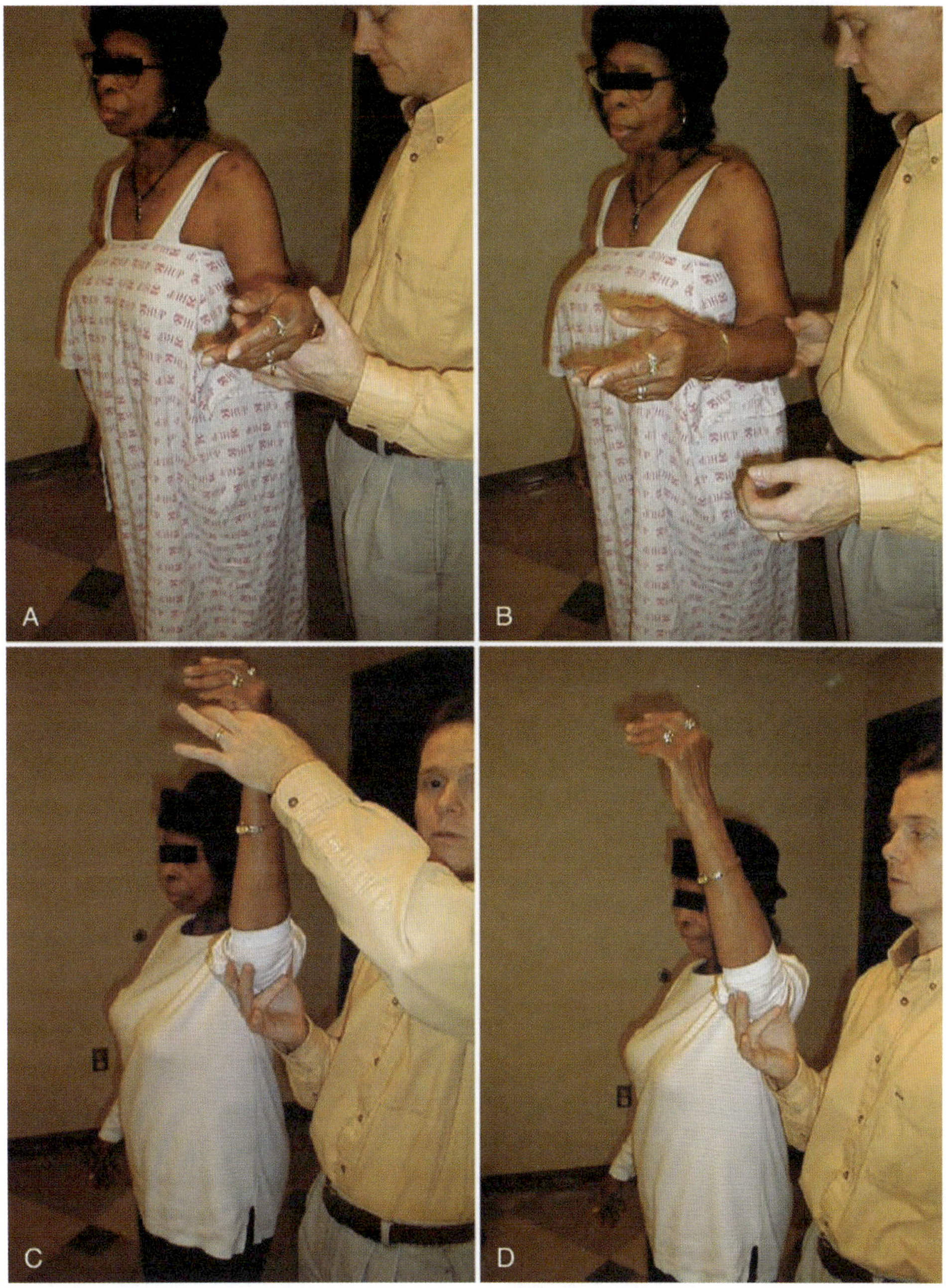

图9-26　A，B.外旋减弱征。C，D.落臂征（外旋减弱在上举位进行）

果可完成完全运动，可进行内旋减弱征检查。检查者将患者上臂被动置于背后内旋，并将手背抬离背部（基本上为完全抬离试验体位）（图9-28A）。必须小心不要过度旋转。支撑肘部，并要求患者保持该体位，同时松手。若手向背部下落或落于背上，为阳性结果（图9-28B）。抬离试验和内旋减弱征，检查者均需注意肩后伸和伸肘的代偿运动。

8.压腹试验

压腹试验对因疼痛或挛缩不能做抬离或减弱试验体位的患者非常有意义。而它仍然孤立了肩胛下肌。要求患者把手掌放置于胃部，肘部离开体侧并微前倾（图9-29）。嘱患者推胃部，并保持肘部离开体侧。手肘不能保持离开体侧并向前（上臂内收）为阳性。为进一步明确无力程度，检查者也可以尝试从胃部拉开患者的手。肩胛下肌断裂或功能

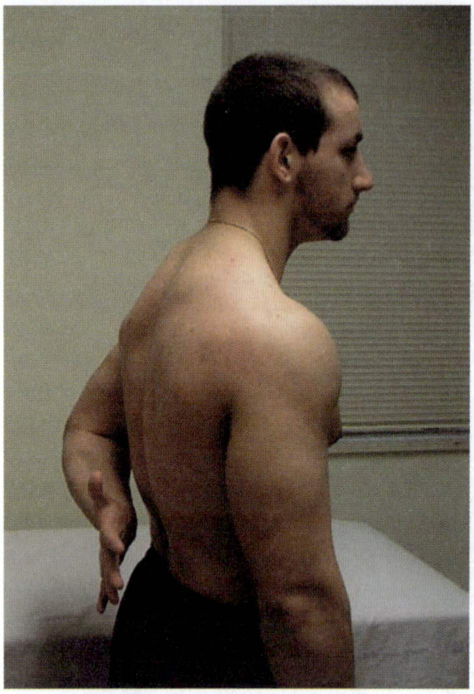

图9-27 抬离试验

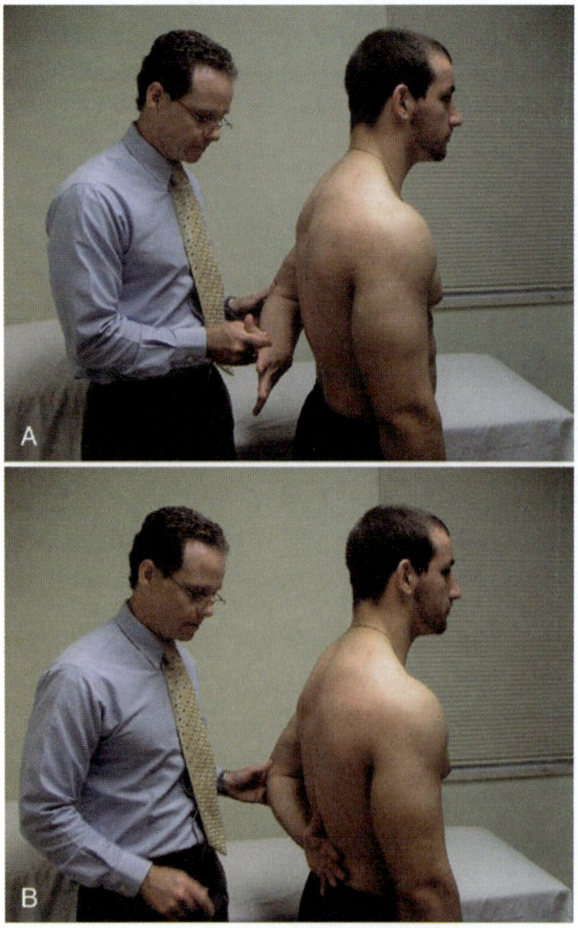

图9-28 内旋减弱征（A）抬离（B）确定为阳性

不全者，很容易将手从胃部拉开。

米勒等对全肩关节置换或半关节成形术后，存在肩胛下肌断裂并有阳性体征的患者进行报道。让人不解的是，这些人的肩胛下肌已被切断，但可以由肩胛下肌或肌腱移位所致的机械功能不全导致无力。

9.水平（跨身）内收试验

水平内收试验可在AC关节炎或关节盘紊乱患者上应用。该检查需在POS位被动地上举上臂到90°。然后手臂被动内收，手臂横向越过身体。AC关节炎或关节盘紊乱患者疼痛局限于AC关节。如果抬手臂上举略高于肩，该检查可能疼痛更严重。患者应进行仔细检查后下关节囊是否存在挛缩。在这些患者中，水平内收更早拉紧后囊，并可能导致在肩后方感觉疼痛或拉抻。在这种情况下前肩部疼痛也可能会被诱发，因为前方平移至喙肩弓下（撞击)。此外，上盂唇撕裂，该手法也可能出现症状。如果患者在AC关节局部感触痛，该试验针对为AC关节病变的特异性加强。此外，该试验结合AC关节局部麻醉注射也可判断关节受累。

主诉盂肱关节内侧疼痛的患者可能会在进行水平内收时症状复发。该手法出现喙突撞击疼痛与喙囊或肩胛下肌受压向喙突有关。检查者也必须认识

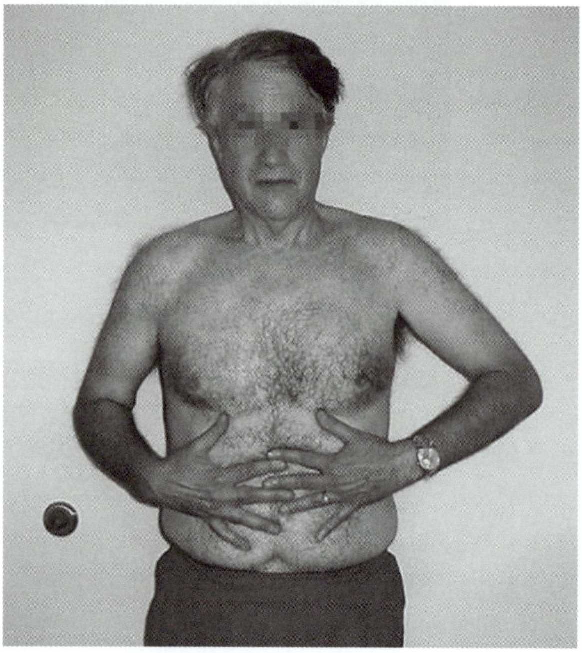

图9-29 右侧压腹征阳性

到，对后方不稳的患者来说，水平内收将盂肱关节置于刺激位。

（十九）神经检查

1.感觉和反射

感觉检查通过皮肤中断，确定神经系统受累，这是至关重要的。轻触觉、针刺觉、温差试验，应在所有神经根水平或周围神经相关的皮节被检查。如前所述，Spurling的测试对确定是否存在颈椎受累非常有效。双侧肱二头肌反射（C5），肱桡肌反射（C5～C6），肱三头肌反射（C7）需要进行检查。反射改变或消失需被记录，并与其他检查结果相联系。虽然血流改变时，血管测试被认为是阳性的，他们也会刺激毗邻血管结构——臂丛。像Rayan和Jensen的试验发现，正常人在血管的测试体位可以有神经症状，因此，解释结果必需谨慎。

2.上肢张力测试

上肢张力测试可以为医师提供从颈椎神经根延伸到外周神经的神经组织相关信息。组织的检查本身不存在阳性或阴性结果，是用于与其他检查联合帮助确诊。此检查应分段进行，详细监测。检查可侧重于正中、尺或桡神经。Elvey强调，检查者应关注于患者活动时作用于检查者的手的张力“感觉”。不应该刺激症状产生。该检查的技术在第118章完整描述。

3.Tinel征

Tinel征被描述为可由神经瘤诱发压痛。事实上检查该体征时，由于神经组织压迫导致的感觉异常会增强。在神经通路的任何地方，均可以进行检查，但在神经组织比较表浅的区域，该体征最容易被引出。Erb点、上臂内侧、尺神经沟、联合屈肌腱起点内侧、手腕掌侧正中和豌豆骨上是最适宜评价Tinel征的。检查需暴露所选择的区域；如果在该区域产生感觉异常或疼痛，或更典型的出现在受累神经感觉分布区，被认为是阳性表现。这表明神经在该水平受累或接近神经干。例如，Tinel征通常可在尺神经沟被引出，但病变可能在臂丛。

（二十）血管检查

临床多通过选择解剖体位和改变组织张力从而加重或减轻症状和体征来诊断血管病变。

检查者必须尝试通过每个诊断性操作评估动脉、静脉和神经系统引起的变化。胸廓出口综合征（thoracic outlet syndrome，TOS）可对肩胛带区域的三个或更多的解剖部位产生影响。经典的诊断手法试图通过对这些特定部位施加应力诱发神经血管紊乱。

血管损伤的检查手法和一般检查要求患者坐位并稳定。所有的测试都需双侧进行并比较。检查者应当首先观察的手放松放于大腿上，手掌向上。供应区用记号色标记并在检查过程中观察其变化。皮温和湿度都需注意。手掌向下前臂旋前放松置于大腿上，监测手腕处桡动脉脉搏。在休息位评价双侧脉量或强度。可检测双侧肱动脉血压并比较。超过30mmHg为显著性差异。

症状再现或加强是刺激性测试的目标之一。患者被要求报告休息位每个诊断性手法之前的位置、性质、强度，并在每项检查进行后提供对感觉变化的评论。在第54章介绍常见的测试。临床上为了更准确地诊断血管受损，建议进行检查。

在测试中的难点

难以保证诊断准确性主要有以下几个原因。TOS的症状和体征非常广泛，它们通常是间歇性的。桡动脉脉悸改变发生在许多患者是无症状的。桡动脉脉搏无改变提示缺乏明显的动脉收缩，但不排除静脉或神经系统受累。炎症的神经对拉伸或压缩病变远端部位是敏感的，且多个病变可以共存。感觉异常也可以发生在TOS检查无症状的个体；可使用疼痛或症状的衰减，降低该检查误诊率。

（二十一）触诊

触诊检查确定温度的变化、疼痛、萎缩、肿胀，并确定骨性标志和结构，如肌腹和肌腱。温度的变化可由炎症或循环不畅导致。温热感多见于手术后持续的愈合过程。在重度至中度肩袖刺激反应，大结节处可能会感温热。

通过手指对称的滑动触诊三角肌轮廓和肩胛窝周围区域的不对称性可发现微小的肿胀或萎缩。在AROM和PROM范围内可触及捻发音和弹响。捻发音提示关节或肩袖缺陷，而肩弹响是很正常的。追踪弹响的软组织，盂唇或关节的来源具有挑战性的，因为骨头能够传导振动。应注意有症状的弹响并记入检查结果。无痛弹响，如投掷运动是肱二头肌肌腱出现的弹响，因为反复的机械刺激可能出现疼痛。

检查者需要获得深触诊正常压痛区域评价。这包括肱二头肌肌间沟、喙突、后下方三角肌纤维、小结节。没有事先了解易产生压痛区域的，或如果触诊没有与对侧进行比较，可能会收集到错误信息。牵涉痛区和扳机点的知识在明确诊断和制定治疗计划时也是非常重要的。因为病灶在其他地方，在触诊牵涉痛区域时，医师可能会感到沮丧。

最后，只有当医师有完备的解剖学和生物力学知识时，触诊可被准确进行。解剖可视化对移除被覆组织是必不可少的，且生物力学原理也需要充分暴露基本结构。以冈上肌插入大结节的部位为例，尽管在休息位它位于肩峰前，但需肱骨内旋，后伸并内收才能充分暴露。

1.胸锁关节

胸锁关节在胸骨切迹外侧，可以很容易找到。肩带抬高、下降、前突或缩回可感觉到运动。手臂上举时的突发关节运动可能提示半脱位。

2.肩锁关节

肩锁关节位于肩峰与锁骨外侧远端交界处。局部压痛点可能提示存在病变，需要与对侧进行比较。Ⅱ度或Ⅲ度分离，肩胛骨下坠可能是喙锁韧带和肩锁韧带撕裂的结果。这会导致，与健侧相比，锁骨远端明显的突出。

3.冈上肌

肌腹。冈上肌腹很难独立检查，因为上斜方肌将其完全覆盖。通常，慢性疾病如巨大肩袖撕裂或肩胛上神经损伤患者，可在陷窝处观察到萎缩。近期的损伤，可能无法观察到萎缩，因为斜方肌的强制性活动，在上举活动时触诊冈上肌收缩也非常困难。为了更好地触诊冈上肌腹，患者需采取健侧卧位，该体位在手臂抬高时，可使斜方肌处于消除重力的相对位置。然后检查者使患者上臂被动外展约60°，要求患者保持该姿势，并触诊冈上肌腹。越过相对不活动的斜方肌，可感到冈上肌腹部收缩。若没有收缩感，应考虑肌肉肌腱或支配神经中断。

肌肉肌腱连接处。Cyriax介绍触诊冈上肌肌肉肌腱连接处，在锁骨远端后方和肩胛棘前方。该位置疼痛提示病灶的位置。

肌腱。应使患者手臂功能性内旋，充分暴露冈上肌腱插入处。该体位可完全暴露肌腱骨骼连接处和肌腱。使用前外侧肩峰作为参照点，检查者向下移动约2cm，这在肌腱和肌肉骨骼连接处可触及。肩峰下滑囊也可以在该位置摸到。临床医师应认识到，进行触诊的目的是确定这些部位是否疼痛并与肩袖肌腱鉴别。由于肩袖肌腱是平滑融合结构，且因为三角肌覆于该肌腱上，很少能“感觉到”该肌腱。

4.冈下肌

肌腹。在冈下窝，因为没有被覆肌肉，冈下肌腹很容易被触及。

肌腱。患者可俯卧或坐位，上臂90°屈曲，轻微水平内收、外旋。这使冈下肌插入部后移、肩峰下移。检查者需找到后外侧肩峰并触诊其下方约1cm处。肌腹远端可找到肌腱。

5.肩胛下肌

肌腹。肩胛下肌腹很难触诊到，因为它起于肩胛骨腹侧面。患者仰卧位，手臂外展90°，使肩胛侧旋可触诊到其扳机点，以评估患者情况。检查者找到背阔肌边缘并深度触诊达暴露出的肩胛下肌肌腹。肩胛下肌扳机点是疼痛来源，并可能限制肩关节活动。

肌腱。肩胛下肌肌腱和其小结节嵌入点可成为疼痛来源。为进行触诊，患者需采取直立或仰卧位，用肩峰前外侧作为标志点，定位小结节。检查者触诊下方约2cm处，上臂旋内，拇指指向外下。外旋，触诊小结节；同时内旋，手指会落入肌间沟，然后到大结节前方。为更好地暴露嵌入部和肌腱，肱骨需外旋约50°。

6.肱二头肌

肌腱。该结构包括关节内和关节外两部分。肌腱外伤是经常发生的，因为它包绕在小结节侧方。该区域容易出现摩擦，随着时间的推移，可能会导致磨损并最终断裂。关节内部分也可因为与喙肩弓的撞击出现损伤。

肌间沟。这是一个正常的压痛区，即使在无症状的肩部。因此，双侧比较是必要的。患者上臂内旋约10°，肌间沟位于前方。检查者发现肌间沟毗邻结节，前述的肩胛下肌腱触诊区下方。实际肌腱不能被检查到，因为它紧贴肌间沟并被前三角肌覆盖。许多医师在肌间沟误“触诊”到肱二头肌肌腱，但进一步鉴别显示，这是前中三角肌头之间的隔膜。当肱骨头倾斜向盂上结节时，肱二头肌关节内组件可在其上被识别。这在非常瘦的或者存在明确三角肌萎缩的个体触诊最佳。

7.三角肌

三角肌可存在扳机点，特别是在长期肩部疼痛患者中。三角肌需触诊压痛并与健侧比较。通常，有症状的扳机点多被发现在中三角肌前部远端。我们发现后三角肌的下方纤维是正常压痛区，可能由于这是腋神经体表定位区。

8.评价性按摩或指压

一旦确定可收缩部位压痛区，可以进行按摩，以确定症状和体征的影响。患者先进行检查并确定疼痛范围和抵抗运动。然后对可疑的软组织部位进行按摩或指压3～5min。然后重新评估和并记录患者疼痛减少百分比。本质上，这是一种非侵入性的等同于撞击试验的检查。这更适用于低反应性患者。如果某部位压痛剧烈，尤其是如果检查者确定为高反应性，应延后进行按摩或指压评价。

如前所述，触诊应最后进行，防止过早刺激病变结构并避免“诊断预判”。触诊评估，从字面上看就是评价过程中的“最后接触”。结果应与病史和之前收集到有关症状、病因和诊断的信息相一致。

四、小结

肩部的彻底检查，可以作为评价上肢时组成部分。在本章中，我们介绍了作者排序的肩部检查。患者的特点，可为肩部病变提供依据，并帮助诊断和区分敏感性。获得有关患者及其诊断的相关信息，包括主诉和疼痛性质以建立完整的病史是十分关键的。必要时，患者手术的具体信息也至关重要。

体格检查应该系统进行，要注意患者的敏感性和可能在恢复中的结构。观察，体位评估，并检查邻近关节对鉴别诊断和确定可能的混杂因素非常重要。要全面检查，包括可收缩、非可收缩组织，必要时进行特殊检查，以明确诊断并全面了解患者现状。此外，我们建议将触诊作为最后阶段的检查，以避免刺激病变结构的可能。最后，进行刺激性检查和局部的精细检查，帮助临床医师明确诊断、预后并最终给予患者治疗。

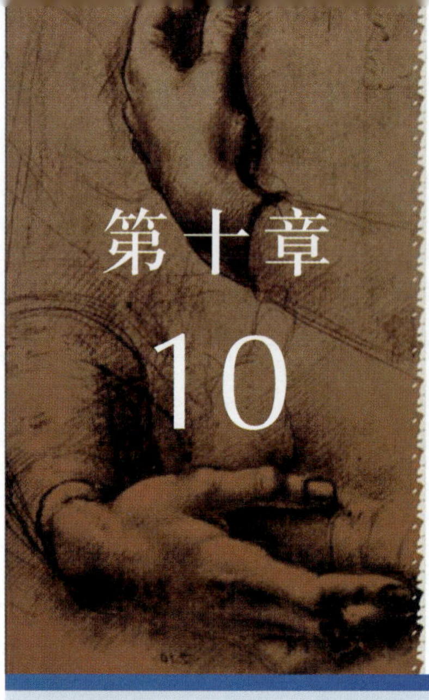

第十章 10 上四分之一区域筛查

原著者 PHILIP McCLURE, PT, PHD, FAPTA
译校者 赵庆祥 孙常太

关键点

- 当诊断不明确或可能是相邻部位的放射痛引起的症状时，则可进行上四分之一的筛查试验。
- 上四分之一筛查试验的目的在于确定患者的病变区域及排除感觉或运动神经障碍性疾病。
- 检查者应识别患者主诉疼痛或症状病变的区域，一旦确定病变区域，则需要对病变区域进行更详细的检查。
- 两侧都应进行筛查，特别是放松试验。因为放松试验的检查结果通常变化很大。

从解剖上来说，上四分之一区域包括颈部、上胸部和上肢。通常因患者病因无法明确的，所以筛查是确定患者病变部位一个非常有效的方法。上四分之一区域的筛查有两个目的：①大体确定相关的病变部位，再对病变部位进行更加详细的检查；②排除颈部神经根性病变或其他原因引起的感觉或运动障碍性疾病。

当患者的病因从病史中即可明确时，筛查可不进行，如手术或外伤原因。筛查一般适用于诊断不明确或其症状可能是相邻部位的放射痛或牵扯痛引起时。

牵扯痛可以简单地定义为非疼痛部位所引起的疼痛。虽然详细论述牵扯痛并非本章的目的，但了解关于牵扯痛的基本知识，对于临床实践是非常有必要的。首先，深部的、相邻组织结构更容易产生牵扯痛。因此，上四分之一区域筛查主要集中在颈部和肩部。因为相对于整个上肢来说，这些区域是最有可能的病变区域。牵扯痛极少发生在上肢的远端邻近组织中。典型的牵扯痛被认为非明确部位的、钝性疼痛。因此，如果触摸患者上臂的整个外侧面时，患者表现为钝性痛，而不是明确的一个部位，比如，肘部外侧面的刺痛，其极有可能是牵扯痛。

体格检查的目的就是为了再现患者疼痛或其他症状。有时，患者存有颈部关节活动的中度限制、不适感或在颈椎试验中有牵拉感。非患者主诉的、无痛性的活动限制不可认为是阳性的体征，而应为正常的变异。

具体的什么症状选择何种筛查试验合适，其变化很大，具体如图10-1。一般的原则是，检查方法的选择主要依赖患者的病史。基本目标：在不增加患者症状的同时获取足够的与疾病有关的信息。

患者姓名

日期＿＿＿＿＿＿＿＿

上四分之一肢体筛查表

视诊

☐ 头部向前
☐ 不对称
☐ 肌肉萎缩
☐ 畸形

颈椎（主动+被动关节活动）

	疼痛	关节活动度
屈曲	☐	☐
右转	☐	☐
左转	☐	☐
右侧屈	☐	☐
左侧屈	☐	☐
伸展	☐	☐

牵拉试验
按压
左椎间孔挤压试验
右椎间孔挤压试验

关节筛查（主动+被动关节活动）

	疼痛	关节活动度
肩关节	☐	☐
肘部屈曲	☐	☐
肘部伸展	☐	☐

腱反射

	左	右
肱二头肌	+1234	+1234
肱桡肌	+1234	+1234
肱三头肌	+1234	+1234

肌力筛查

	减弱	疼痛
耸肩(C2,3,4)	☐	☐
肩部外展(C5)	☐	☐
屈肘(C5−6)	☐	☐
肘部伸展(C7)	☐	☐
手腕伸展(C6)	☐	☐
手腕穹曲(C7)	☐	☐
拇指外展(C8)	☐	☐
手指外展/内收(T1)	☐	☐

感觉筛查（轻触觉）

	减弱	疼痛
锁骨上(C4)	☐	☐
手臂的前外侧(C5)	☐	☐
前臂侧面或拇指(C6)	☐	☐
中指(C7)	☐	☐
手的尺侧（C8）	☐	☐
腋窝的顶点（T2）	☐	☐

神经牵拉

	有症状
肩部外展/内旋	☐
+肘部伸展	☐
+腕/手指伸展	☐

触诊神经按压

	有症状
臂丛神经	☐
桡管	☐
肘管	☐
腕管	☐

图10−1　上四分之一肢体的具体筛查表格

因此，对于症状较为严重的患者，应该更进一步限制对其检查。为避免影响其他检查结果的准确性，任何时候，检查者应尽可能将可加重患者症状的检查或活动安排在所有检查的最后阶段。

筛查包括视诊、逐步用力地颈脊髓试验、对四肢关节简易的系统回顾、肌力检查、感觉检查、反射检查、特殊的神经牵拉试验和对一般易误诊区域进行触诊。

一、视诊

视诊包括从侧方、前方或后方观察。任何姿势的异常和肢体的不对称的体征都应注意。应仔细观察关键区域肌肉的外形，识别肌肉是否存在萎缩，如冈上窝、冈下窝（肩袖萎缩）、斜方肌的上段、三角肌等（图10−2A）。从身体的正面看，锁骨上区域是否存有突起，这可能提示臂丛神经损伤或上

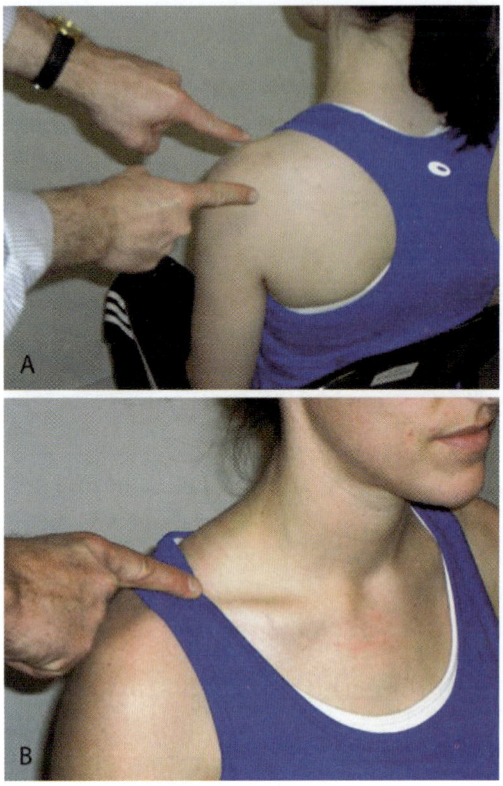

图10-2 A.上斜方肌、冈上肌及冈下肌正常软组织的表现；B.锁骨上区域的正常表现

肺部的肿瘤（图10-2B）。双肩明显的不对称（表现为优势侧比非优势侧低）在临床上经常见到，但是一侧肩部的升高可能提示对颈椎的保护性反应或者神经牵拉性的功能障碍，而一侧肩部的降低可能仅提示神经牵拉性功能障碍。

二、颈椎

颈椎疾病经常会引起上肢的牵扯痛。如果疾病是由于神经根或者脊神经（颈神经根病）受压，那么将可能引起感觉障碍或肌力的减退。但在没有神经根受压的情况下，颈部（韧带、脊柱关节、椎间盘、肌肉）的疼痛通常也会牵扯到上肢。另外一些情况下，检查的目的就是利用关节活动检查或某些特殊检查重现症状。检查关节活动应在各个方向进行，首次是患者主动地进行活动，如果主动活动时没有关节的疼痛，就可以在关节活动末进行被动地活动（图10-3）。一般来说，颈部牵拉是最有激发性的动作，所以应在所有检查的最后进行。如果正常的运动不会引起症状，那么可以进行特殊的检查。包括颈椎分离试验、椎间孔挤压试验、肩部外

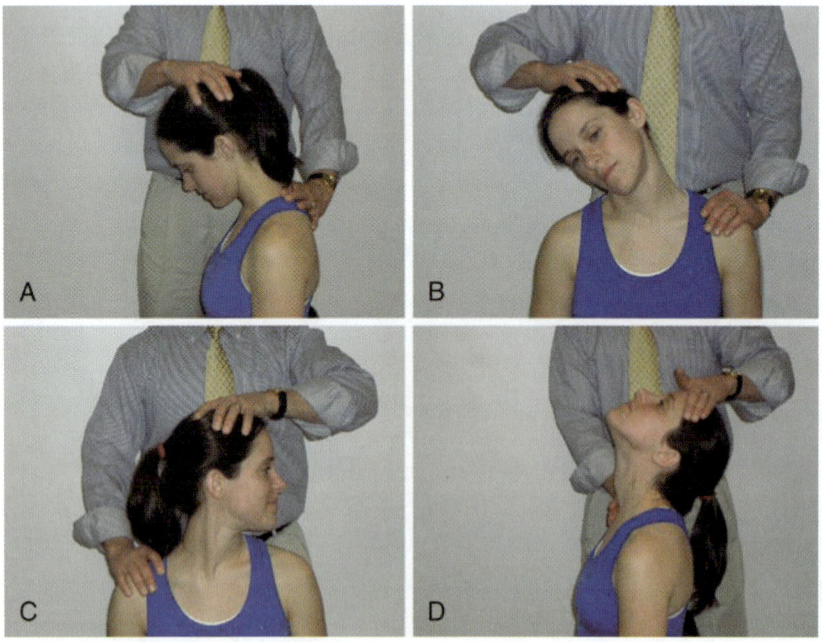

图10-3 颈部活动度测试。患者首先将颈部主动活动到关节活动度末端，如果症状没有引出，则进行被动地加压动作。A.屈曲；B.侧屈；C.旋转；D.伸展

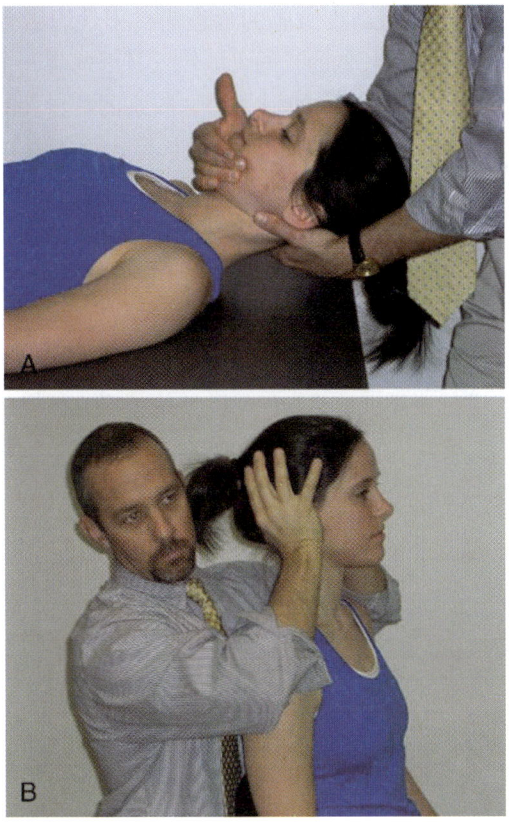

图10-4　颈椎的牵伸。A.仰卧位是使患者放松和和检查者应力最好的体位,但是在筛查时可能是不方便的。B.坐位,力较易施加在枕骨上。最好的要求患者靠在椅子上或检查者身上以使患者完全放松

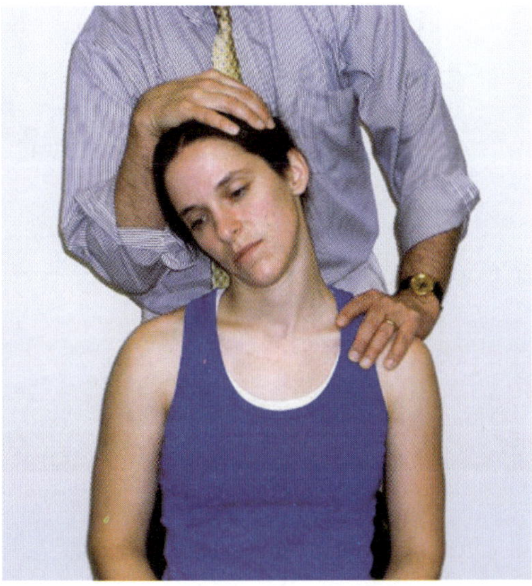

图10-5　通过颈部的侧屈和轴向加压动作来完成椎间孔挤压试验

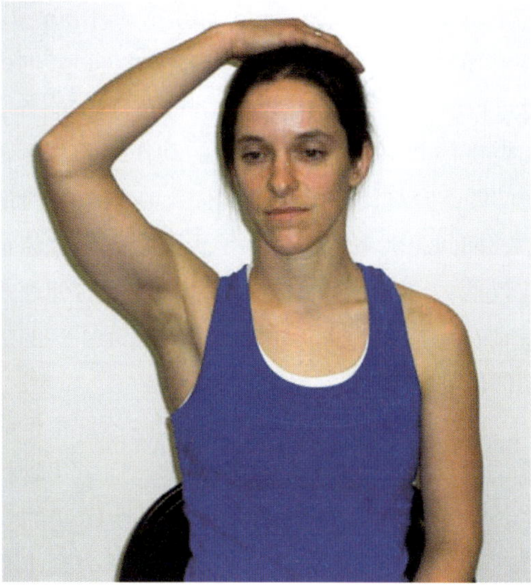

图10-6　肩部外展试验

展试验和上肢牵拉试验（图10-4～图10-7）。对于颈椎分离试验（图10-4A、B），患者必须放松，最好是仰卧位，检查者手放在枕骨和下颌处对颈椎进行牵拉。阳性症状为牵拉后症状缓解。允许患者坐位，并轻轻地依靠在椅子上，或直接依靠在检查者身上，以分散患者的注意力。尽管一些作者已经把椎间孔挤压试验描述为包含有同侧旋转并延伸的动作，但其最初被描述为利用较大的负荷和轴向负荷进行被动侧屈的动作（图10-5）。一个阳性的检查结果需重现患者的主诉症状，因为在操作时许多患者感到脖子本身有些不适，但这并不属于他们复杂症状的一部分。这个检查的基础是在这个体位下可使一侧最大限度地缩小椎间孔。肩部外展试验就是让患者将手以休息位置于头顶30s左右，阳性体征为主诉症状减轻或消失（图10-6）。上肢牵伸试验虽有很多方式，但均是利用肢体动作的组合，使神经组织逐渐紧张。针对肢体上四分之一的神经牵拉试验具体的介绍将在118章讨论。对上四分之一肢体一个简单的筛查是在冠状面保持肘、腕和手指关节伸展的同时，并主动地进行肩关节全关节地外展。通常，先使肘、腕和手的关节伸展后，再进行肩膀的外展运动。如主诉症状再现，或者当肘、腕关节和手指同时伸展时，肩部外展的角度减少时，必须进行反向的神经牵拉试验。Wainner和他

的同事对上肢牵拉试验进行了研究（upper limb tension test，ULTT，A部分），在患者仰卧位时，对患者进行以下一系列动作：①肩胛放松；②肩外展；③前臂旋后并保持腕和手伸展的动作；④肩侧转；⑤肘伸展；⑥对侧及同侧颈侧屈。在整个进行的过程中，询问患者主诉的症状是否再现。阳性体征的标准包括：①主诉症状的再现；②两侧肘伸展的角度差别在10°以上；③对侧侧屈时主诉症状的加重和同侧侧屈时症状减轻降。

一些研究已提供了关于检测这些颈部根性病变的临床试验效度的数据。在研究中，通常用针极肌电图或影像学表现作为诊断颈部根性病变的金标准。然而，阳性的肌电图结果或影像学表现未必会表现为颈部组织（如椎间盘、韧带、关节、肌肉）的牵涉痛，可能会伴有或没有颈神经根的直接刺激（根性病）。因此，这些研究只是用于对颈部根性病的筛查而不是用于检查任何与颈部疼痛相关的疾病。关于这些筛查的敏感性和特异性的研究结果见表10-1。检查的灵敏度越高，其作为筛查越有价值，因为高度敏感的检查错过阳性患者（例如：假阴性率较低的）的可能较低，因此是一个有用的“排除检查”。相比之下，较高的特异性的检查可用于“确诊”的一种特殊状态，而不是以筛查为目标的。基于现有的数据，ULTT因其高灵敏度，是目前最有价值的筛查试验。尽管其他试验对于诊断颈椎病变可能有用，但他们因具有较低的敏感度，通常不作为的筛查项目，但同时他们也具有一定的特异性，因此，当他们都有阳性体征时，患者应进行更详细的检查以排除其他可能的颈椎相关疾病。

三、关节筛查

检查完颈椎后，再对关节进行筛查，这是用于快速的确定疾病是否来源于肩，或肘关节。具体的操作是主动全关节活动肩和肘关节，并进行关节加压，如果症状不再现，则表明这些关节不是症状的来源。

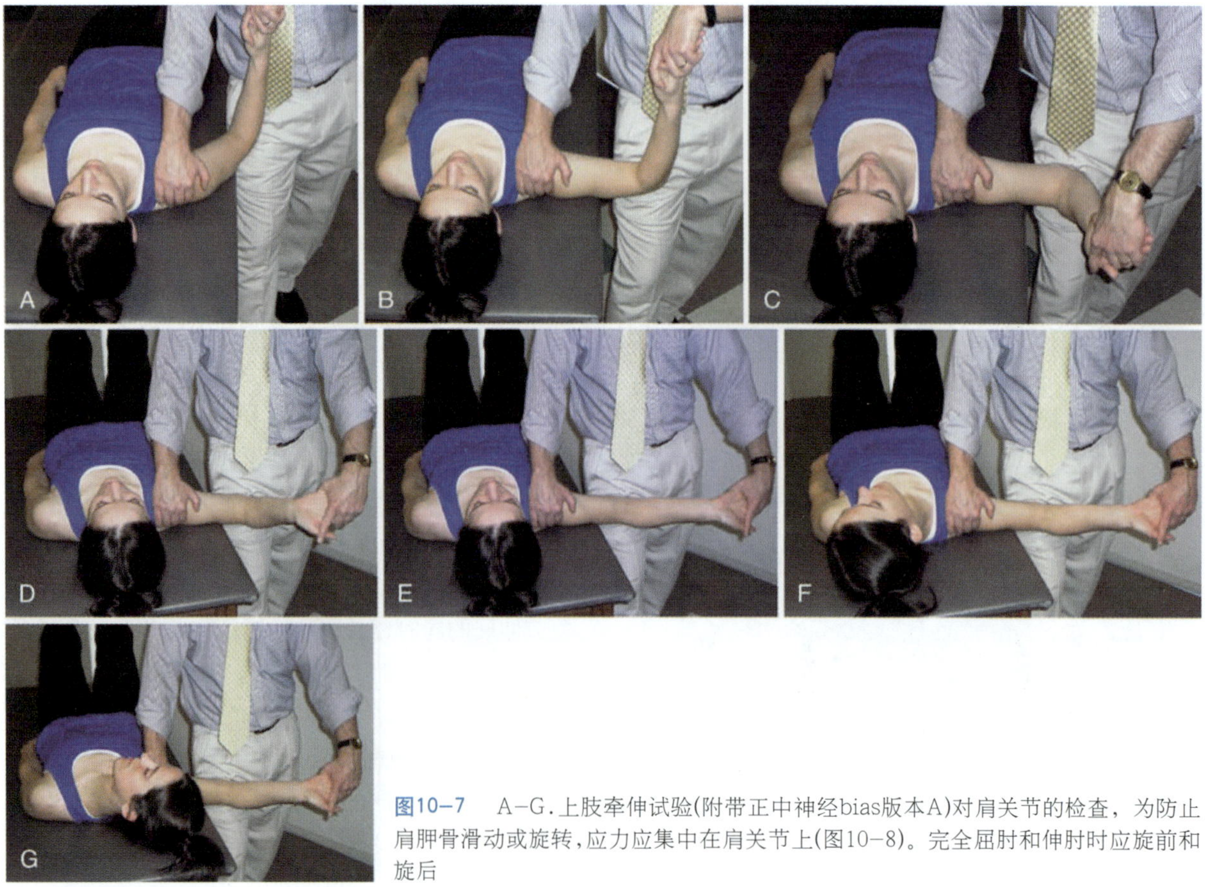

图10-7 A-G.上肢牵伸试验(附带正中神经bias版本A)对肩关节的检查，为防止肩胛骨滑动或旋转，应力应集中在肩关节上(图10-8)。完全屈肘和伸肘时应旋前和旋后

表10-1　几个颈椎病特殊检查的敏感性和特异性

检查创始人	诊断的金标准	患病	不患病	敏感度	特异性	–LR	–LR
牵拉实验							
Viikari-Juntura et al.	脊髓造影	9	35	0.44 (0.14~0.79)	0.97 (0.85~1.0)	14.7	0.58
Wainner et al.	EMC/NCS	19	63	0.44 (0.21~0.67)	0.90 (0.82~0.98)	4.4	0.62
椎间孔挤压试验							
Shah and Rajshekhar	核磁手术	29	21	0.93 (0.77~0.99)	0.95 (0.76~1.0)	18.6	0.07
Tong et al.	肌电图	20	172	0.3 (0.12~0.54)	0.93 (0.88~0.96)	4.29	0.75
Wainner et al.	EMC/NCS	19	63	0.50 (0.27~0.73)	0.86 (0.77~0.94)	3.6	0.58
肩外展							
Davidson	脊髓造影	18	4	0.78 (0.52~0.94)	0.75 (0.19~0.99)	3.1	0.29
Viikari-Juntura et al.	脊髓造影	13	13	0.46 (0.19~0.75)	0.85 (0.55~0.98)	3.1	0.64
Wainner et al.	EMC/NCS	19	63	0.17 (0.0~0.34)	0.92 (0.85~0.99)	2.1	0.90
上肢牵拉试验							
Quintner	颈椎平片	18	27	0.83 (0.59~0.96)	0.11 (0.02~0.29)	0.93	1.5
Wainner et al.	EMC/NCS	19	63	0.97 (0.90~1.0)	0.22 (0.12~0.33)	1.2	0.14

EMC/NCS.肌电图/神经传导检查

* 可以在ExpertConsult下载

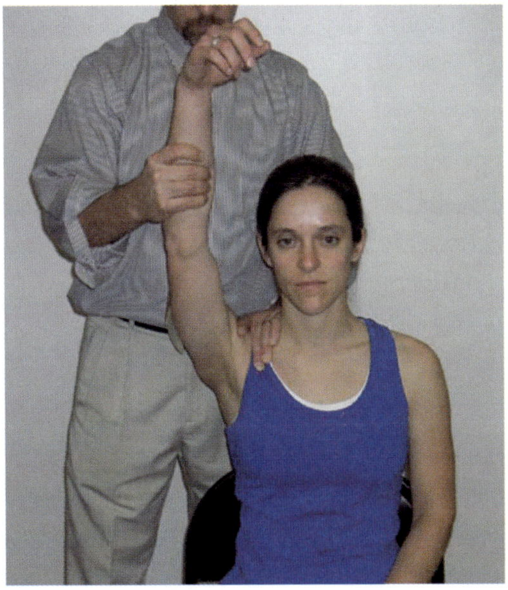

图10-8　对肩关节的被动应力。当被动地抬高手臂，应用一只手阻止肩胛骨的移动

四、肌力检查

在肌力筛查中（图10-9），与特定脊髓节段相应的肌肉具体检查见图10-1。

当检查者缓慢地有控制地增加力量时，应该指示患者“坚持住，不要让我移动你”。因为其主要目的是发现神经损伤性的肌力下降，且肌力的判断应与对侧进行比较以确定正常还是减弱。如果双侧都有肌力下降，检查者可基于经验进行判断是否存有受损。对于徒手肌力检查的结果必须谨慎，因为这种检查的可靠性在中低水平。如果在检查患者肌力时存有疑问，应采用一些更精密的仪器以更准确地显示肌肉的性能，如疼痛时关节活动起始端有阻力但在关节活动末端表现为较小的阻力，因为疼痛并不能说明是神经损伤，而更有可能是自身肌肉肌腱单位的过度刺激。不伴有疼痛的肌力减弱说明神经损伤或一个肌肉肌腱单元的撕裂。

五、感觉筛查

在感觉的筛查中（图10-10），对于特定脊髓节段相对应的皮节的轻触觉感觉检查已列在表格中。对患者进行感觉检查时，可使用棉花球或检查者的指尖轻划患者双侧相应的皮节，并询问患者两侧的感觉是否一样，如果患者回答“不同”，检查者应继续问“更强还是更差?”，检查者也应注意，尽量避免这样的询问“这里感到是不是较差?”，以防引导患者做出回答。

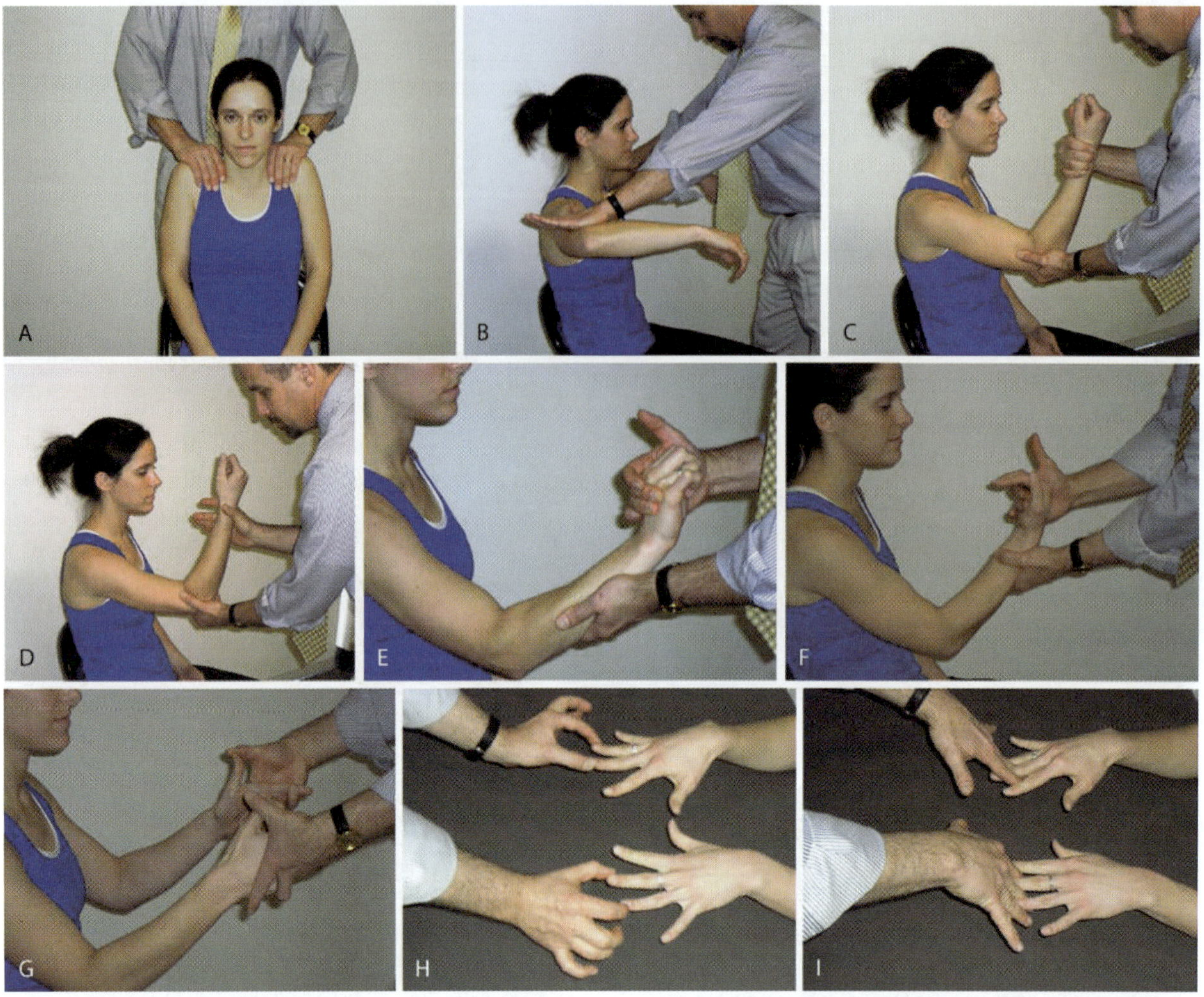

图10-9 肌力检查。A.耸肩(C2～4)。B.肩关节外展(C5)。C.屈肘(C5～6)。D.伸肘(C7)。E.伸腕(C6)。F.手腕弯曲(C7)。G.拇指外展(C8)。H.手指外展。I.手指内收(T1)

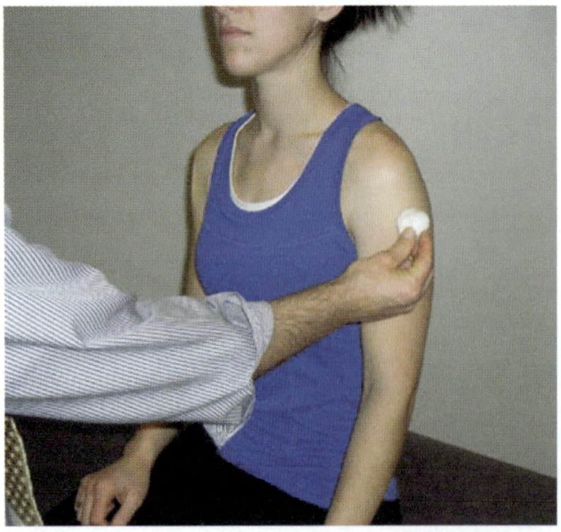

图10-10 采用棉球对C5进行感觉检查示意图

六、触诊

如果患者的病史已表明，有周围神经伤害的可能，则对常见病变部位进行触诊，可使症状再现（图10-11）。这些区域包括在锁骨上窝的臂丛神经，位于桡管并穿旋后肌的后骨间神经，在肘管中的尺神经及在腕管中的正中神经。

七、腱反射

腱反射的检查（图10-12）可有助于确定是否有神经损伤；然而，腱反射减弱的现象很普遍，所以要仔细比较双侧腱反射的状况。腱反射减弱代表

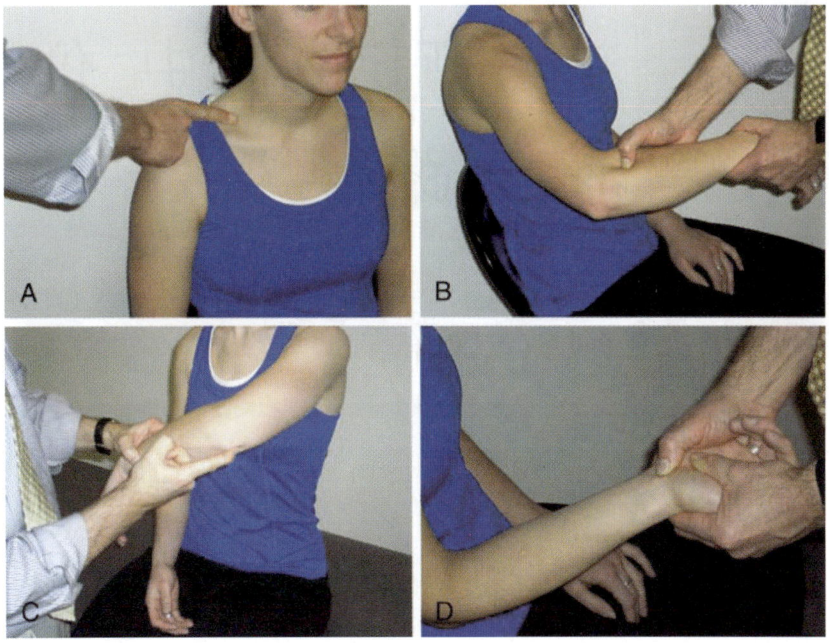

图10-11 常见挤压点的触诊。A.臂丛神经。B.桡管。C.肘管。D.腕管

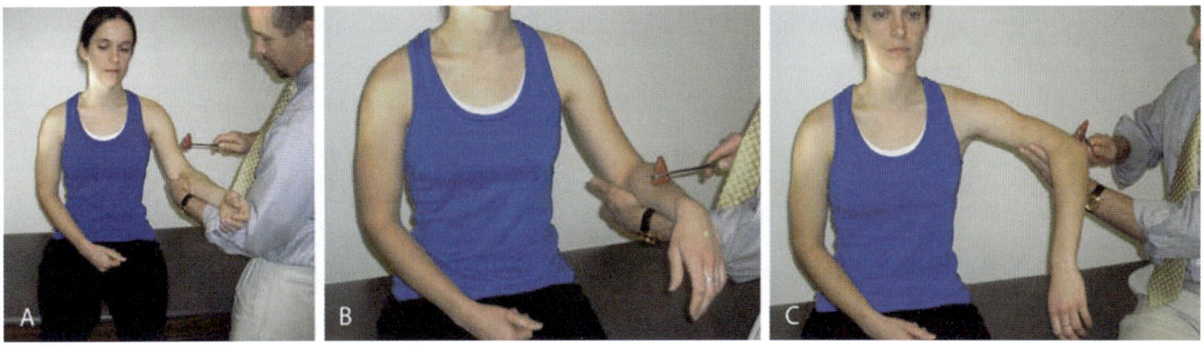

图10-12 腱反射检查。A.肱二头肌(C5)。B.肱桡肌(C6)。C.肱三头肌(C7)

下运动神经元的损伤，损伤可能在神经根、脊神经，或在一个远端的水平。如果反射亢进则代表着上运动神经元损伤，如颈椎管狭窄。

八、小结

上四分之一肢体的筛查是为了提供一个快速的方法（5~10min）：①以确定病变的区域，以方便进一步更详细的检查；②排除严重的神经功能损伤。对于病史表明有颈椎受累，牵扯痛，或者症状来源不清楚的患者，筛查是十分有效的。

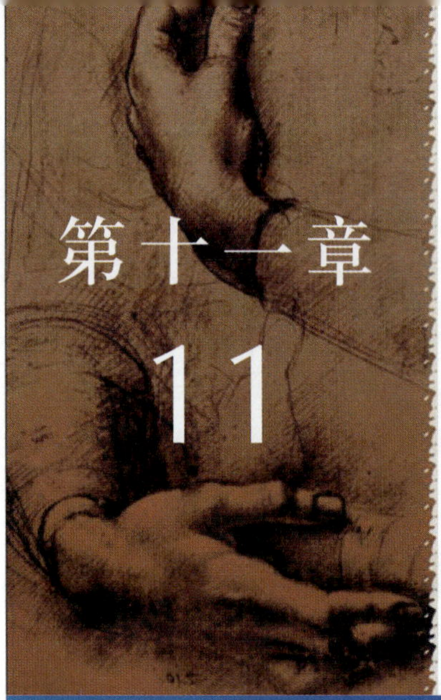

第十一章

11

感觉测试：病史，仪器，临床路径

原著者 JUDITH A.BELL KROTOSKI, MA, OTR/L, CHT, FAOTA
译校者 赵庆祥　孙常太

关键点

- 精细觉的检测有助于早期识别周围神经的病变，以达到早期干预和监控的目的。
- 触觉阈值的筛查应依据周围神经的分布区域，利用Semmes–Weinstein单丝检测及采用不同颜色标记的方法标记检测结果。
- 其他感觉检测，如两点辨别觉检测，可有助于全面评估患者状况。
- 对伴有周围神经疾病的患者除进行感觉检测外，应进行感觉和运动神经传导速度的评估，这是临床工作者制定治疗决策的一个至关重要的基础。

通常，神经生理学家们对“正常”的感觉功能感兴趣，而临床医师对“异常”感觉的准确评估和检测感兴趣。感觉检测者必须确定，患者对感觉强度检测的表现及正常感觉差异如何，若异常，可量化其改变的程度。本章中，临床医师通过不同的感觉检测方法所得出的异常检测结果均参考于正常值，可精确地评价和监测丢失程度。

一、检测仪器的注意事项

认定有效的感觉检测的结果之前，必须先确定检测仪器是否是完好。仪器精确度与所使用的刺激输入工具的质量有关。例如，如果感觉检测仪器缺乏相应的精确度，结果往往是不可重复的，则结果可能是不准确的。

一个面积为10mm的皮肤有超过3000个感觉末梢器官。感觉检测的目的是为了通过评估位于皮肤末端机械性感觉受体的反应，来检测周围神经的生理功能。主要原理是利用力和压力来刺激位于皮肤内感觉神经末梢的压力感受器（对拉伸和变形的反应）以达到检测目的，力或压力应是可重复的，单位应为国家标准和技术研究所所定义的标准。

二、损伤的病理力学和程度

感觉检测者应了解手和上肢的感觉神经的分

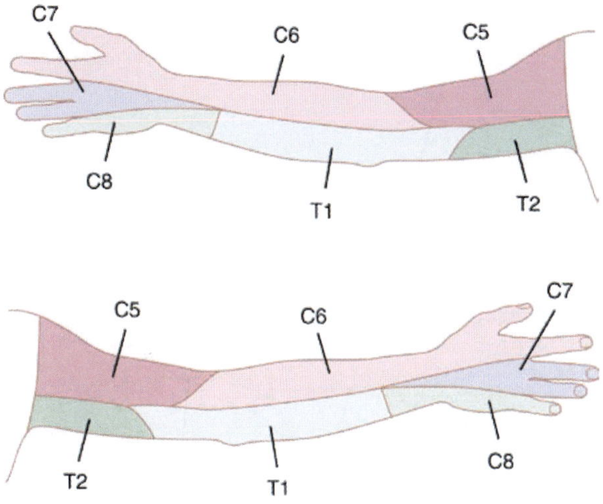

图11-1 上肢皮节的分布图

布及不同节段损伤所引起的典型的感觉症状和体征（图11-1和图11-2）感觉神经的功能恢复取决于所涉及的神经结构（轴突、神经内膜、神经束膜、神经外膜），和伤害的程度。神经损伤方式有机械性、热、化学性及缺血性。肿胀和炎症可加重内部和外部的神经压迫，并破坏对神经轴突极其重要的营养供应，特别是在神经所必须经过的结构紧密处。直接损伤会导致神经连续性的损伤（轴突传导的中断），甚至是完全横断。

检测之前，对患者进行观察和访谈可有助于识别焦虑的患者，其有夸大症状的可能。而那些因损伤而引起继发性病变的患者，通常，可通过他们实际状况来提供线索，如他们如何保持自身的手臂姿势，如何签署文件，如何使用物体，以及如何展现自己。如果患者有一段病史提示涉及周围神经的损伤，但检测结果却在正常范围内，检测者应采用某些可诱发症状的体位，或按压所伤及的神经，一旦引出症状，便可以诊断。压力检测可以是静态的（例如，维持腕在关节活动范围末屈或伸1min），也可以是动态的（例如，紧压5min，或刺激性的活动），并在按压前后进行感觉检测。

三、神经传导速度：一个辅助的评估方法

评价神经传导速度（nerve conduction velocity，NCV）的目的是确定神经传导速度，如果减慢或异常，应确定是否超过一个神经或神经元受累。NCV不能确定患者是否能存有感觉及感觉多少。为了确定一个对象的触觉阈值和感觉辨别能力，进行感觉时，需进行NCV的检测。临床医师必须了解NCV检测结果与感觉检测结果的关系，从而可全面解释周围神经的状态。在上肢，常见的周围神经神经疾病就是腕部正中神经的压迫，当患者手指发麻或刺痛时，通常最先进行正中神经的NCV检测。但是精明的临床医师会意识也可能涉及其他周边神经，甚至会涉及到几个节段，这称为“腕管综合征”。此外，双侧均应进行检测。患者可以在上肢神经分布的各个部位发生神经损伤，包括臂丛神经和胸廓出口处。感觉的损伤通常发生在运动损伤之前。Hunter及其他人则认为，导致高节段的牵拉性神经损伤通常是由于高速的交通外伤，重物砸落在伸出来的膀臂，重复的组装工作（外展或过头上举），过用（当繁重的工作超过身体能力）和采用异常的姿势。当通过初始病史及体格检测不容易判断损伤的水平、类型和程度时，建议从颈部到手指均进行双侧NCV检测。虽然NCV检测是有价值的，但是其结果会因一天中不同的检测时间，肢体温度，电极尺寸，电极放置的位置和仪器不同而发生变化。如果让有经验的人将仪器准确地校准，NCV的检测结果也是很准确的，且重复性较好。虽然NCV检测结果和感觉的检测结果之间大体相关，但并不是周围神经损伤的直接相关证据。“变慢”的NCV，或振幅异常，结合感觉检测异常结果，可确定为神经功能的异常。

一些NCV检测结果显示为“慢”的神经传导速度的对象，而轻触觉的阈值检测如Semmes-Weinstein单丝检测，结果却在正常范围内。临床医师可以认定，在感觉阈值检测中，存在着一个不可察觉的改变。对NCV报为“感觉缺失”的对象，在某些情况下，最重的单丝，或一个针刺，仍发现：刺激神经仍有残余的功能，这种残余的神经功能，如果积极治疗，其症状可获得改善。这些不同的检测结果并不意味着，那个检测方法更为敏感或客观，而是它们是神经生理功能不同的检测和测量方法。在第15章将详细讨论神经传导方面的研究。

注释：图中为一般构图，前神经丛有较多的G4分布，但没有T1，后丛神经不包含在C5，但是包含T2神经。

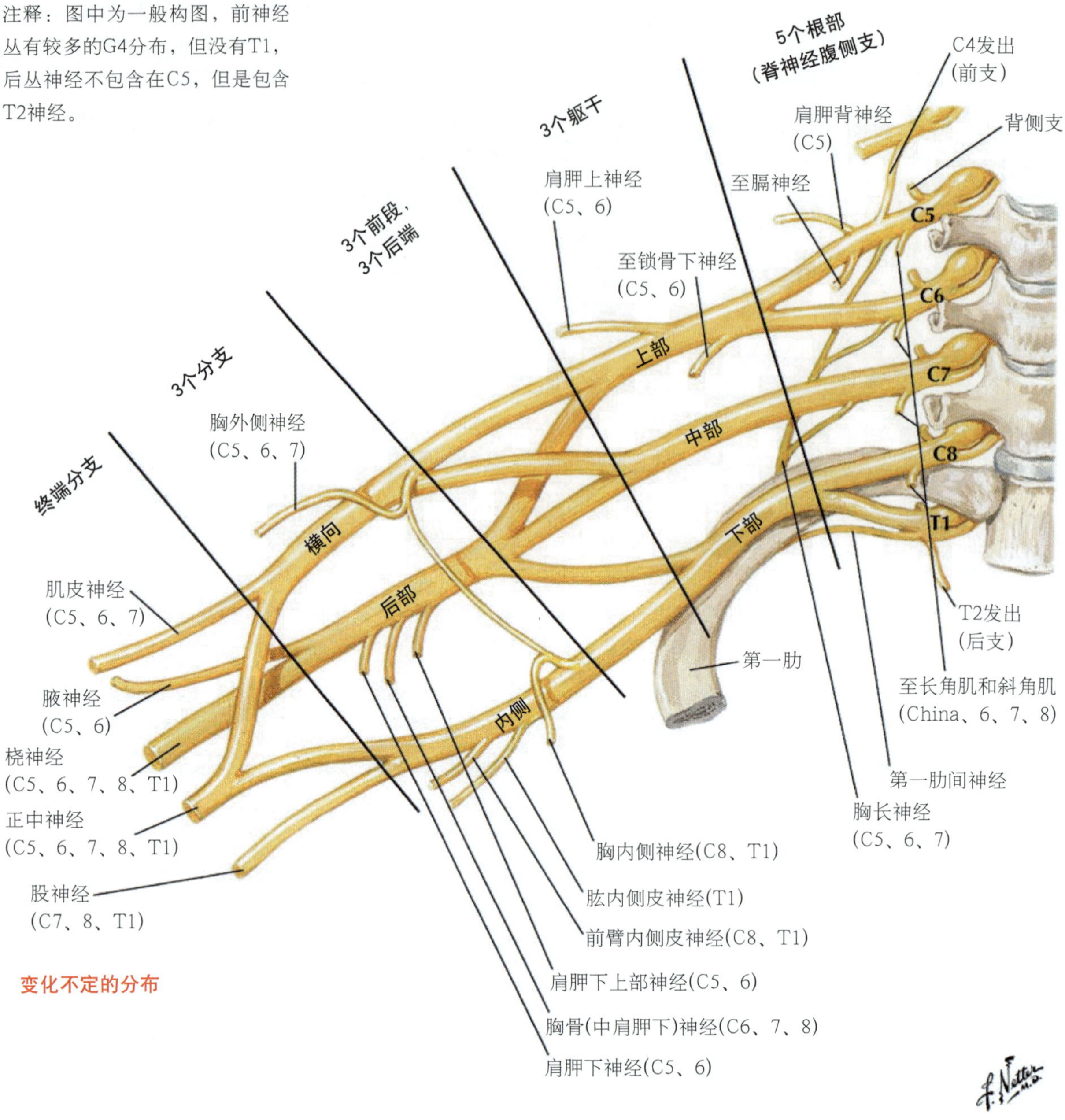

图11-2　臂丛神经（从www.netterimages.com获得的插图。 爱思唯尔公司版权所有。）

感觉检测的分类和分级

感觉检测的五级分类体系已由Fess和La Motte阐述。它包括以下几方面：自主/反射性的反应，触觉的检测，触觉的辨别、量化及鉴别。Callahanl将感觉检测分为四大类：阈值检测，功能检测、客观性的检测和刺激或压力检测。本文将从这些类别中选择一些检测方法在以下部分进行讨论。关于Callahan对感觉检测论述的更多细节，读者如需要，可登陆本书的同名网站。

四、触压觉的检测（Semmes-Weinstein单丝检测法）

触压觉的检测涉及到使用标准长度和直径的尼龙单丝，提供可控制的力梯度，以施加在皮肤上的机械性刺激感受器，从而确定从触压觉到深压觉的

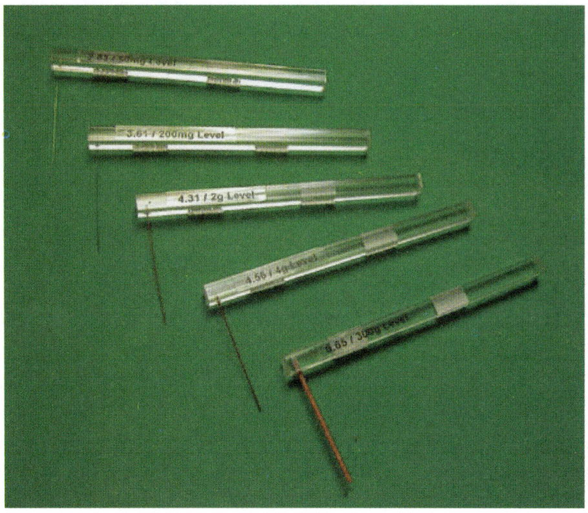

图11-3 Semmes-Weinstein单丝检查：手/躯体感觉筛查的单丝系列（总共20个中的5个）；用最少获得最佳检查的单丝，其数字为2.83,3.61,4.31,4.56,6.65

阈值（图11-3）。单丝检测对患者触觉的检测具有明显的优势，它可提供明确的、量化的、可重复的信息。单丝所检测出的感觉丢失模式可帮助鉴别病理损伤机制。

对触压觉阈值进行重复地检测，意识到其变化是非常重要的，但这需要临床医师做出合理的解释，以指导今后的治疗。

从轻触觉到深压觉阈值的提高可能被认为存有某些慢性疾病，甚至是恶化的状况，瘢痕和纤维化能预测或并发神经释放或缝合恢复的过程。而触压觉阈值的检测可反应出这些状况。

检测所用的单丝可用于遗传性、挤压综合征、割伤和其他异常的患者，包括糖尿病患者。检测能够显示汉森病患者（Hansen disease，HD）感觉缺失的状况，其患者感觉的早期改变通常较轻，随着病情的加重，其表现与其他的周围神经病变或压迫的症状相似。在这种情况下早期检测可使本病得到预防、逆转，或适时使用类固醇与其他抗炎药后神经损伤状况得到改善。

单丝检测简便易行，且能获得重要的信息。其结果可被检测者、医师、保险公司、护士、患者，以及其他从事治疗和就业的人所理解。万能的单丝检测可以用在一个10min的筛查中，或全面的展现清楚详细的范围和异常程度。筛查可用于评估正中、尺、桡神经或其他潜在或可能部位的神经分布的支配范围。单丝检测的结果可用于识别异常感觉的范围和程度，并重复检测可反映损伤随时间的变化。为了更规范研究，一种范围为20的单丝检测工具应包括用于检测轻触觉的单丝，所以研究内容应包括超出阈值的水平。当Szabo等利用可能的压或凹陷来检测患者时，他们利用了所有的用于检测正常水平的轻触觉单丝，以及筛查手的单丝，并认为使用最敏感的单丝是重要的。在时间允许时，为增加额外关于手筛查的数据，这是一个可以接受的检测。具体内容可看Szabo，Gelberman和Lundborg为他的检测所做的研究。

在手操作的单丝检测中，检测者有时为获得更大的范围而采用额外的单丝。5.07，10g水平是经常额外使用的单丝，专门为糖尿病足跖面的自我保护觉的检测所使用。有些人喜欢4.56，4g水平单丝（已包括在手操作的筛查工具中）筛选足的保护性感觉。

患者活动之后迅速检测会影响检测结果。例如，如果患者早晨相对放松，睡眠充足，享用了早餐，悠闲地散步后，比正常的日常工作安排更悠闲，检测结果或许比沉重工作几个小时后要好得多。检测者应注意瞬间压力性疾病的状况，并建议在活动后可诱发症状的姿势下进行单丝检测。

1.敏感性

单丝检测可识别身体各部的感觉阈值异常，甚至在比手更敏感的脸上和阈值较高以允许组织愈合的足底部也能识别。单丝在直径允许范围内的应力大小为最轻的4.5mg，最重的300g。Semmes和Weinstein和Weinstein发现在正常受试者中，男性和女性，左手和右手，年龄的不同是存有差异的。对于多数的临床检测，如何利用最轻的单丝去衡量患者感觉是否正常并不重要。2.83标识号（50mg组）的单丝是可用单丝中最重要的。在男女的左右两手筛查中，它是在正常范围内最轻的单丝。

在Paul W.Brand的实验室里，Bell-Krotoski和Buford对尼龙单丝的力量进行了检测。早在1989年，在路易斯安那州，卡维尔，前Gillis W.Long Hansen的疾病中心（GWLHDC）尼龙材料的单丝便已用于研究和生产。所有单丝均制作成直径大小符合Weinstein标准的和长度为38毫米的规格。Bell-Krotoski提供的由第一北海岸的医疗中心（NCM）生产的原始规格。GWLHDC系列和系类均被用于六位检测者共检测131例受试者的规范研究试验中（262只手，520检测；182只足，总计364次检测）。在这项研究中，所采用协议标准将在本章详细介绍，并运用了所有的轻单丝，2.83（标记号码）、50mg水平的单丝被确认为用于男性和女性、全身及左右两手正常值筛查的最优尺寸，但除了足的跖面，发现在3.61（标记号码）200mg水平是其更好的正常预测值。

一个正常的人是不会在100%的时间内感觉2.83，50mg水平的单丝，但一个正常的人会再大多数时候发现这个水平的单丝力。

单丝尺寸和所检测功能水平的相关性是由von Prince和Butler，Werner和Omer所提出的，而今天所使用的则是Bell（Bell Krotoski）所提出的。他发现3.61尺寸的单丝（尽管不轻）在识别绘制在指尖的符号和纹理上也有困难（“减少轻触”）（表11-1）。

使用标准规格的单丝（7mil直径以及38mm长度）长时间的重复测量，我们发现3.61尺寸的单丝可测量一个200mg的水平，而不能达到Weinstein原始计算力的400mg水平（表11-2）。200～400mg的力可用于检测轻触觉受损的水平。单丝的制造商们都知道：如果根据Weinstein的原始规格用于规范和临床研究的单丝的长度或直径发生改变，因单丝准确性和可靠性的改变，则这些研究就不能用于解释检测结果。建议每个单丝的应力应保持原设计

表11-1 单丝的简介

		单丝的型号	计算出的力(g)
绿色	正常	1.65-2.83	0.0045～0.068
蓝色	轻触觉减弱	3.22-**3.61**	0.166～0.408
粉色	保护性感觉减弱	3.84-**4.31**	0.697～2.06
红色	保护性感觉丢失	**4.56-6.65**	3.63～447
红线	无法检查出	>6.65	>447

*用粗体数字标注是Minikit单丝规格。基于其他标准尺度的描述和200例患者的数据的总结表

引自：Semmes J，Weinstein S：Somatosensory Changes After Penetrating Brain Wounds in Man，Cambridge，Mass.：Harvard University Press，1960.

38mm长度的标准和规定。

触压觉阈值的检测因有更严重的神经损伤而增加到克的水平。手的筛选可确定感觉功能的反应大小，从正常范围开始到轻触觉的丢失，“保护性感觉的减少”“保护性感觉的丢失”“深压觉”或无反应。

2.仪器的完整

单丝检测的结果已被证实是准确的，且如果仪器校准正确，并具有可重复性。单丝应用在患者身体时会发生弯曲，如果使用正确不会超出预设值。弹性尼龙材质的单丝可消减检测者手的振动，在手工测量的工具中，往往会出现这种无法控制的振动。在众多用来制造单丝的材料中，发现尼龙材料的特性非常实用。制造过程中的添加剂可以改变尼龙的物理特性，即应力方面的改变。某些制造商最开始应用尼龙钓鱼线来制作细丝，但它是由滚塑挤压而成，而不是拉直。即使再进行人工高温拉直，滚塑尼龙也不能重复校准，从而不推荐使用。临床医师应该认识到，当尼龙单丝已弯曲，应更换另一根使用。

拉直、再挤压的尼龙具有可校准性，因尼龙有无限的适用期，即使单丝稍微弯曲也可使用，直至损坏。拉直尼龙单丝的弹性、其弯曲能力和在一个特定力下的恢复能力意味着其应力是有限的和可控的，因此单丝的检测方法主要是力的可控制性。

在一些全套为20根的单丝工具中，其应力检测是非常接近的，以至于它们应用时偶尔会发生重叠和代表相同力量的现象（表11-2）。检测者关心其检测灵敏度的丢失状况，因为并不是20根单丝的灵敏度都需要考虑，感觉检测一般使用手的筛查工具，因其应力不会发生重复，而不是使用有可能发生重叠的全套工具。

Sidney Weinstein和他身为物理学家的儿子Curt Weinstein根据Bell Krotoski的理论、Fess的异常功能水平理论及手筛查工具研发了改良的Weinstein感觉检测系统（Weinstein Enhanced Sensory Test，WEST）。Weinsteins对Bell Krotoski“可装于口袋的单丝“手筛查单丝的原型进行了改进，通过简化单丝的末端，设计出一个不易损坏的系列工具（图11-4）。Weinsteins证明了

表11-2 单丝的编号、应力和直径的比较

MN	CF(g)	S-WF(g)	LMF(g)	B-TMMAF(g)	ASD(g)	直径（英寸）	直径（mm）
1.65	0.0045	0.0045	0.0040	0.0081	0.000	0.0025	0.064
2.36	0.0229	0.0230	0.0094	0.0146	0.002	0.003	0.076
2.44	0.0276	0.0275	0.034	0.0346	0.004	0.004	0.102
2.83	0.068	0.0677	0.091	0.0798	0.007	0.005	0.127
3.22	0.166	0.1660	0.112	0.1722	0.012	0.006	0.152
3.61	0.408	0.4082	0.213	0.2171	0.025	0.007	0.178
3.84	0.693	0.6968	0.562	0.4449	0.030	0.008	0.203
4.08	1.20	1.194	0.977	0.7450	0.060	0.009	0.229
4.17	1.48	1.494	1.58	0.9765	0.082	0.010	0.254
4.31	2.05	2.062	1.85	2.35	0.16	0.012	0.305
4.56	3.64	3.632	2.81	4.19	0.33	0.014	0.356
4.74	5.51	5.500	3.14	4.64	0.62	0.015	0.381
4.93	8.53	8.650	10.60	5.16	0.81	0.016	0.406
5.07	11.80	11.7	17.0	7.37	0.86	0.017	6.432
5.18	15.20	15.0	18.6	12.50	1.17	0.019	0.483
5.46	28.90	29.0	22.3	20.90	1.68	0.022	0.559
5.88	76.00	75.0	73.2	46.54	3.67	0.029	0.711
6.10	126.00	127.0	86.5	84.96	7.92	0.032	0.813
6.45	283.00	281.5	—	164.32	15.33	0.040	1.016
6.65	448.00	447.0	—	279.40	21.75	0.045	1.143

	单丝型号	MiNiKit标准单丝，平均应力值(g)	先前的Minikit单丝测量结果，平均应力值(g)
Minikit Screen fi laments	2.83	0.080	0.072
	3.61	0.213	0.205
	4.31	2.35	2.35
	4.56	4.19	4.91
	6.65	279.00	192.22

一个检查工具，七个完整的检测组件。

单丝的应力范围都看做均值±标准差。注：没有比较小单丝的平均值和小单丝的值是大单丝组件测试的结果。

ASD.平均标准差；B-TMMAF.应用Bell-Tomancik测量的平均应力值；CF.基于buckling方程所计算的应力值；LMF.Levin Pearsall和Ruderman 测量的应力值；MN.来源于对数表的标识号码；S-WF.Semmes-Weinstein的应力。

（本表已获得转载许可。Table V，Bell JA，Tomancik E.Repeatability of testing with Semmes-Weinstein monofilaments.J Hand Surg.1987；12A：155.）

WEST单丝的应力水平，并对Weinstein原有的计算应力作出稍微调整。WEST单丝工具被推荐用于研究工作（已获得美国康乃迪克州生物研究仪器设备处的通过），但当进行比较WEST与Weinstein标准单丝系列的阈值和所反应的功能尺度时，需要考虑不同的刺激。末端的几何特性已发生变化，则应力就会与标准的成套工具稍有不同。虽然仪器在刺激方面非常接近，需要更多的临床试验来比较WEST和标准的单丝工具在刺激方面的不同，及标准的单丝工具的解释量表是否适用于解释WEST。

如果尼龙单丝与把柄维持90°的角度，且单丝应用在皮肤的力上是正确的并远离检测者的手时，仪器把柄的不同不会影响单丝的应力。针对Semmes-Weinstein-单丝工具的两点建议：检测者很难观察到所使用的最小单丝的顶端，单丝往往在接到把柄处断裂，已提出了一个新的把柄设计。新设计的把柄末端将延伸到单丝出把柄处，并含有一个光源以照射所检测的皮肤，同时单丝与把柄保

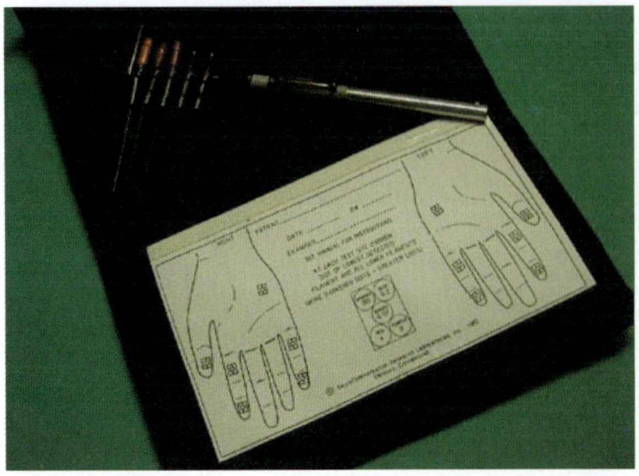

图11-4 改良的Weinstein 感觉测试系统(WEST),一套用于手和躯体筛查的单丝及常规应用的末端

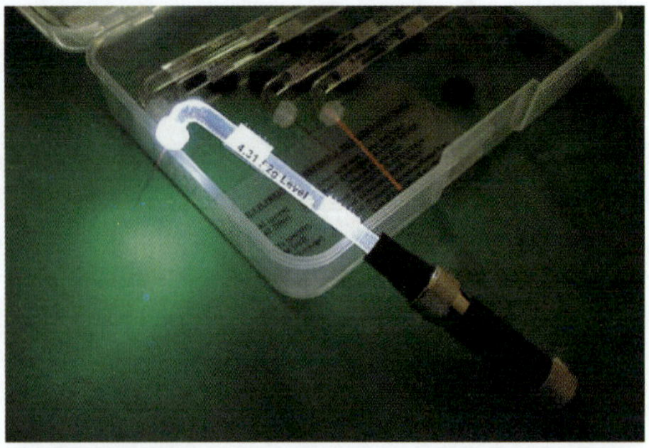

图11-5 BK清晰光照单丝工具.(Bell-Krotoski JA).用于评价感觉功能，已获得美国专利和商标局的许可(US-2009-0105606-A1,2009)

持90°的角度。这种新的手柄设计方案可防止单丝被邻近的单丝剪断，单丝的本身受压及无意跌落后自身的损坏（详见timely-neuropathytesting.com）（图11-5)。

3.校准

如果由纯尼龙打造，且直径大小和长度是正确的，标准Semmes-Weinstein型的单丝工具被认为是在一个小范围的特定的标准差里是具有可重复性的。可以用一个毫米尺检测单丝的长度是否已达到38mm的要求。

可以用测微尺检测其直径的大小。因为单丝并不总能保持圆的，所以应测量三次直径，取其平均值（其直径见表11-2)。

临床医师要么请求所使用单丝的校准值，要么自己测量以保证校准。测量单丝10次，然后取其平均值作为应力的测量值。尽管如此，最精确的方法是使用相同的检测工具取测量。一个已校准的工具只能在研究中使用，或者说按已发表的应力计算值的规格进行制作将使用的工具，这些均是远远不够的。

在单丝应力方面的一个已知的问题是使用高负荷平衡量表，来测量单丝的应力水平。对于大多数意图校准单丝的人来说，这些量表在测量单丝“动态”应力水平方面不准确，因为其仪器是用于测量静态重量的，其原理主要是依靠内部弹簧装置，来对抗尼龙的弹性作用。Bell—Buford专门设计了一种仪器测量系统，它在测量单丝动态应力和范围方面具有足够的灵敏度，包括所有的手持感觉检测仪器（图11-6)。反复应用单丝的信号被实时准确地显示在一个示波器上，并进行测量、检测针刺、检测员手的振动、或阈下应用。将最轻的单丝作为一个标准的变量测量仪，可精确到1g。若使用太快（少于1.5s）和“反弹”到皮肤，单丝的应力将尖锐，超量，且超过预期的应力量，因此技术的应用是非常重要的。频谱分析仪（未给予图）被用于测量系统以检测应力的频率。从最轻到最重单丝频率信号可通过可用频谱来检测，低频或高频（很慢或很快）终端反应则表示无效。

近年来，机械工程研究员James Foto和Dave Giurintano重新制造出早期的张力传感器和把力直接输出可一台读的计算机上。这个系统，就像原件，可以测量任何手持式的感觉测量仪器，并允许先前模拟测量的数据实时的转化为数字。应用计算机计算应力及其标准差可消除人工测量和计算平均值时的误差（得克萨斯州，奥斯汀市，美国国家仪器公司的虚拟仪器科技项目，正在研制)。最新的研究进展是将一个电动附件应用到单丝测量系统（图11-7)。对手持仪器的所有的改造就这样为了测量而被消除。在路易斯安那州立大学和在路易斯安那州的巴顿鲁治，Paul W的品牌实验室的国家Hansen疾病项目（NHDP）中Foto和Giurintano启动了这个自动化项目。

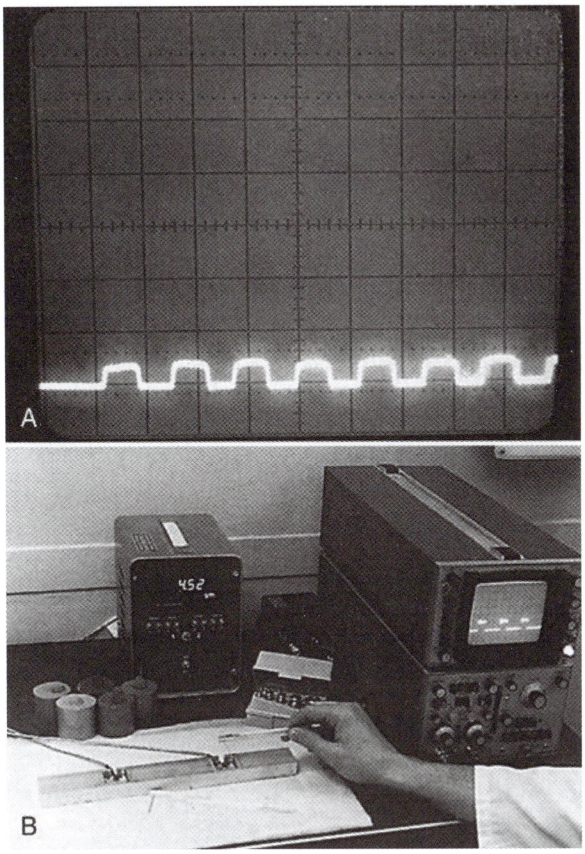

图11-6　A．示波器屏幕上显示是在正常范围内重复利用Semmes-Weinstein单丝(250毫克/分)的2.83(标记号码)的应力水平。如果单丝的长度和直径是正确的话，该仪器的应力可在非常小的频率范围内重复。B．感觉测量系统用于测量任何手控仪器的“动态性”应力水平

4.临床的有效性

虽然患者通常首先对第一种应用所作出反应，但三种最轻单丝均可应用于临床检测。它被发现在检测利用这些非常轻的单丝轻触一下可能不会达到所要求检测的阈值，但三者之一总是能达到目的阈值。临床研究和文件要求达到2/3、3/5或1/5等有反应是不正确的，因为这不是用于规范研究和临床研究的功能级的检测协议（需要三次试验中有一个正确答案）。

当仪器被正确地校准，并应用得当时，单丝检测是一种确定感觉阈值比较有效的检测方法。许多研究已证明了它们能准确地检测临床疾病。采用标准一致的检测协议，单丝检测能够比较患者个人数据和多中心研究数据，并可在没有较敏感的和可控的仪器以前，提供有关周围神经病变的信息。当校

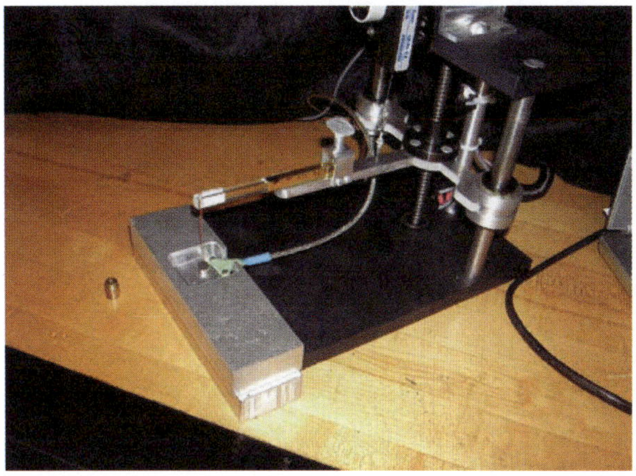

图11-7　应用感觉自动化检查系统以消除手控操作所带来的应力变化

准正确，这是少有的，如果不是唯一的，感觉检测仪器可达到一个客观检测的要求。

5.比较其他仪器的灵敏度

Weinstein发现身体触压觉的正常阈值的变化不会太大。这种感觉的相对一致性使轻触觉和深压觉的阈值可映射出皮肤的神经末梢分布。这与点的定位和两点辨别觉是相对应的。

由于这个问题，可能需要不止一次的检测以获得一张合适的异常神经图。单丝不能测量末端神经末梢的密度。一旦单丝阈值筛查出或映射出异常区域的范围，其他检测如两点辨别觉和定位觉均可确定异常区域，以帮助进一步检验和量化异常感觉的神经分布的密度和触觉的定位。

众所周知，单丝检测有时能在传统的两点辨别觉检测之前，揭示周围神经的损伤，并在两点辨别觉在指尖被检测很久之前，揭示神经分布的回路。过去，作者和临床医师均支持应用一个或更多的感觉检测方法，并且临床医师应该明白，确定其他仪器与单丝检测相对的可控性和有效性，一个对比研究要求采用一个有效的协议直接比较仪器和其检测结果。

神经撕裂后修复，功能恢复的首要信号不是利用一个最粗的单丝检测，而是一个远离损伤部位的Tinel征阳性。一个阳性的Tinel征——其神经支配的皮区的具有放电样电击感——是有价值的，虽然比较主观，神经生理反应与深触压阈值同时或在其

之前发生撕裂后，其恢复的指标可被测量的。因为周围神经的修复是从近端到远端，所以Tinel试验，如单丝检测，表明的是随着时间的推移神经向远端逐渐恢复功能。

6.背景知识

Von Frey是单丝的发明者，他所采用的材料是马毛，其只能用于检测轻触觉的阈值。Weinstein首先采用尼龙材料制作成20个单丝，这增加了检测的力度，而且他还做了规范的研究。尼龙材料的直径取决了单丝应力的范围。在一些研究中，一些研究者没有像许多研究者一样采用均等的数值相加的方式来制作单丝。今天，单丝编号主要是作为标志号码，以便于订购和指定单丝直径的大小（见表11-1）。

Von Prince受Moberg重视感觉和手功能的影响，开始研究一些由战争创伤所造成的各式各样的持续的周围神经损伤患者的残余功能。她观察到两例患者在检测时不能分辨一个和两个点之间的差异，一个人就可以感觉到火柴将烧他的手指，而另一个不能。因此，她描述了所有重要的“保护性感觉的水平”，而这些不能被广泛使用的Weber两点辨别觉试验所检测出。她还注意到两个患者对针刺的反应，一位有能力区分材质的不同，而另一位则不能。因此，她首次描述了“针刺觉的水平”，其水平等同于患者能区分其材质的平面。她不断寻找能够辨别这些不同的患者的试验方法，最终她发现答案就是Weinstein的单丝检测。Von Prince发表了她的发现，但完全完成她的调查之前，就已流传到海外。Omer意识到单丝检测的价值并坚持，之后由Werner继续坚持。

James M.Hunter，费城手康复中心有限公司的创造者，意识到单丝检测在患者神经状态方面的价值，而其他检测却无法获得相关信息。他坚持为他的患者采用这种形式的检测，其中，他们中的很多人均有以前长期悬而未决的周围神经的问题。但是这种检测往往包括与其他感觉检测，需要花费2h，且前后矛盾的编码和其他检测相关解释的采用，使单丝检测结果具有不一致性。

在1976年，Bell与Hunter（后来的Bell-Krotoski）对检测所映射的周围神经做了标准的规范，以减少其结果的不断变化。变化包括：①为整个上肢而不是单为拇指、手指、手掌的固定的量表说明；②两点辨别觉不再作为轻触觉的检测项目；③皮肤定位觉不再作为“好”的反应；④采用一致的从冷到暖的颜色，以快速识别的触压觉。通过与神经状态变化相比较，其所反应的结果可较易地在几秒内数字化地和可视化地识别周围神经损伤的严重程度和范围。这些结果被发现可预测神经修复或退变的速率，以及修复的质量或退变的程度（图11-8～图11-10）。

经过对一连串其他检测两年的检测与修改后，他发现并不是所有的单丝都能获得感觉功能平面的结果（图11-11）。这项研究是基于在手康复中心就诊的超过200例神经受压和割伤的患者的检测结果。说明量表和检测协议后来被用于其他的研究，成为了单丝检测的标准。

这项研究在本书的第1版里已有论述，解释量表在很大程度上认同von Prince和他的同事的阈值研究学说，以及Omer和Werner的“辨别性功能平面”的学说。在以类似的协议证实阈值的单丝检测和功能辨别之间的关系方面，这些独立的研究是非常重要的。用于手功能筛查的单丝是从标准的解释量表演变而来的，主要有选择最重的单丝应正常值按压及单丝是与各个功能平面相对应的。

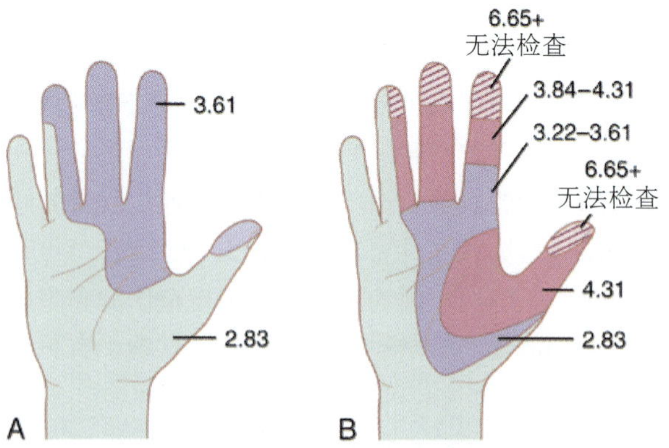

图11-8 A.单丝的检查指示图显示的是一个受压女性的正中神经，其有两年的麻木病史，一直没有纠正和干预。B.同一个患者4个月后的检查结果。从4个月前的轻触觉下降，到目前，触压觉已变得更差，在指尖处单丝也已无法进行检查

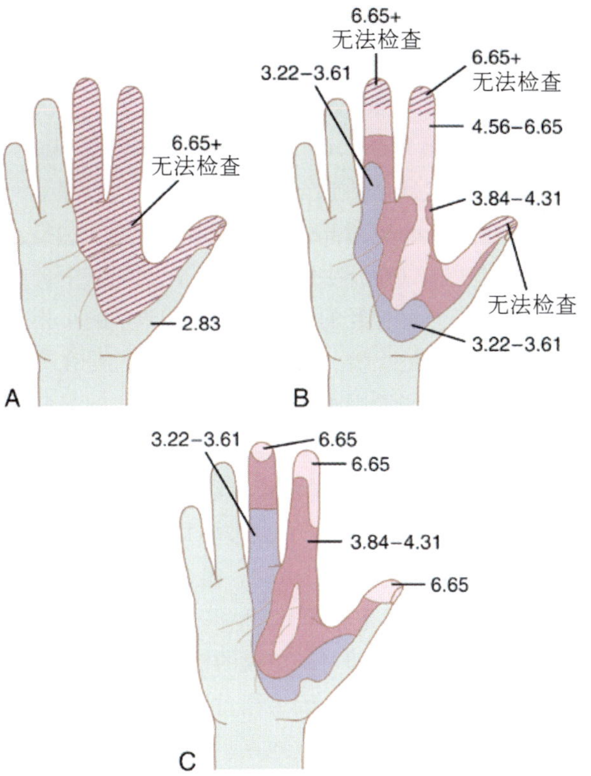

图11–9　A.单丝的检查指示图显示的是一个术前正中神经的撕裂伤，无法检查两点。B.术后3个月的同一患者。无法检查两点。C.术后7个月的同一患者，无法检查两点。可用单丝检查指尖

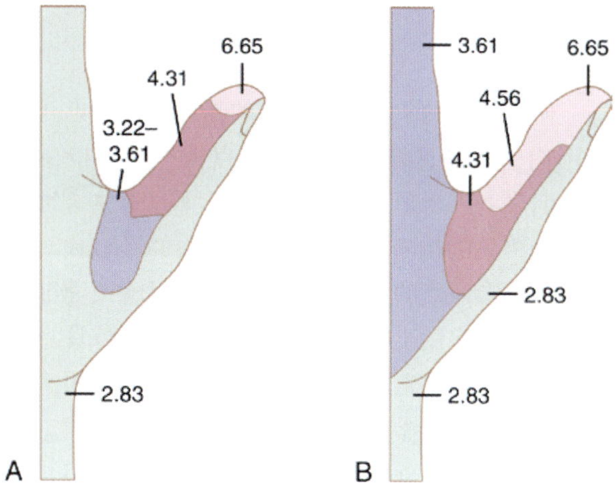

图11–10　A.不完全性的左拇指的断指再植术后两年。编码的神经没有进行再缝合术。背侧皮肤的Small centimeter pedicle是完好无损。B.同一个患者，在正中神经周围注射利多卡因后桡神经、正中神经是否仍按照原先的走向。注意，虽然拇指处的感觉减退了，但它和正中神经所支配的手掌区域感觉没有完全丧失。这一发现引出了在检查时需阻断对侧神经的问题。因为这样的阻断可能是不完全性的，并将导致错误的结论

（一）检测的规范

安静的环境

所有的感觉检测是最好在安静的房间进行，房间应具有良好的光线和正常室内温度。一个安静的检测环境是必须的。一直到患者可舒适放松地在一个卷着的毛巾上休息，才可进行手/肢体的检测。一个资料夹或屏障，用于阻滞患者的视线。(Theraputty可作为固定物且不推荐使用眼罩。)

1.病史

完整的病史可帮助确定详细检测的部位。除非有更高的病损节段，我们需要检测整个身体，否则一般只需要用单丝检测手即可。

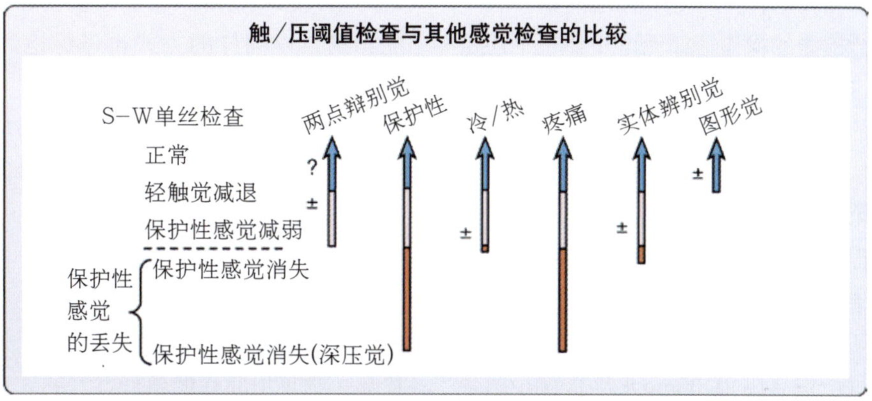

图11–11　单丝检查触压觉和其他感觉检查的比较

2.参照点

使用2.83的单丝，最重要的是建立一个在正常范围内的参考区域，这个参照点需患者总能感受到。向患者展示单丝并告诉患者其不具有伤害性后可进行相关的检测。一个更接近末端的区域或对侧就可满足参照点的要求，但也可使用后背或面部。这个参照点有助于临床医师减少猜测和确保注意力的集中。如果患者在检测区域没有反应，应再次检测参照区以确保参照区仍有反应，并作为对照。然后再检测区域以确认患者是真的不能检测出。

3.颜色一致

在手的描绘途中，可用从凉到暖的颜色来记录各区域单丝检测的级别。每一种颜色应与所检测的应力和功能性感觉的水平相一致。

4.应用

单丝得检测应在正常阈值区开始，并逐步增加单丝的应力直到患者可识别出。对相同的检测点用1.65～4.08的单丝分别检测三次，直到三个单丝中有一个有肯定的答复。

所有的单丝均应垂直于皮肤1～1.5s，并继续用力在1～1.5s，在1～1.5s内移开。1.65～6.45的单丝应该弯曲，已达到用力的目的。6.65单丝相对偏硬并具有可重复性。

在患者首次的检测中，先检测患者的基线水平。在随后的检测中，先前的检测结果作为一种比较，发现改变的方向是提高还是恶化。如果可能的话，应该让同一检测者进行再次的检测。但是如果仪器规格、协议和技术保持一定的标准的话，各个检测者均可进行检测的操作，如无论是在日本还是美国加州。如进行研究工作，检测者进行检测操作时应采用双盲的实验设计。

（二）手的筛查

手的筛查促使检测者可进行更频繁的检测和监测患者不同时间的治疗状况。手筛查用的单丝包括正常，2.83（标记号码）50mg组水平；减弱的轻触觉，3.61（标记号码）200mg水平；保护感觉性减弱，4.31（标记号码）2g水平；失去保护性感觉。保护性感觉丧失的检测可用两种单丝，所有中最轻的4.56（标记号码）4g水平，其对保护性感觉的丢失和减弱的保护性感觉的定义是非常重要的，以及最重的6.65（标记号码）超过300g水平，用于确定残余的感觉功能。

正中神经的检测部位是在拇指的指端、示指、和邻近的手指（避开手掌桡侧部，以消除正中神经分支影响）。尺神经的检测部位是在末梢的小指头的末端，手掌的尺侧。桡神经的检测部位是在拇指的背面。在检测周围神经时，这些均代表的是最小临界一致的点（图11-12A，B）。

用于手筛查的检测协议（还可以检测身体的任何部位）除了一些较少点被使用，其余均与其所代表的区域是完全相同的。虽然六个成套的单丝[包括5.07（标记号码）10g水平]均可使用，但通常使用五个单丝即可。单丝的检测记录的点应是既定的、一致的位点。因为相对于标记来说，在筛查时应限制在一个检测位地点，检测者应对无反应的位点至少检测三次，目的是为了确保单丝确实不能检测该位点。

（三）标记

对在手上任何不寻常位点进行注释和标记，包括皮肤是否有出汗、水疱、干燥或有光泽，硬结、割伤、皮肤变白等等。

1.用一个从远端到近段、从尺侧到桡侧的方式画出将要检测的整个地区。询问患者在哪个地方或者是否有感觉改变。不要问麻木的部位，因为患者所解释的麻木感是不同的。用墨水笔画出患者认为异常的区域（图11-13）。如果患者可以识别出异常的相关区域，那么检测就会较容易；如果患者不能识别，以同样的方式再进行检测，需要更多的检测时间。

2.建立一个正常感觉区域作为参考。让患者熟悉将使用的单丝，并在近端的参考区内证实对它的感觉。

然后，嘱患者闭眼睛，应用单丝在相关区域内检测，直到患者可以轻松识别2.83（标记号码）单丝，50mg组水平。涉及的手（人体解剖方位）的检测，则采用同样的单丝（2.83）和靠近躯干检测方式。用一个绿色的粗笔正确地识别出点（向患者

项目名称：	手功能筛查表			日期：
患者姓名：		出生日期：	SS No.	ID No：
患者文件编号：	所用药物：		诊断日期：	开始日期：

Ⅰ. **感觉检查**：首先用单丝（A）在指示点检查（三次）：如果没有反应，则使用下一规格的单丝，并确定感觉丢失的程度

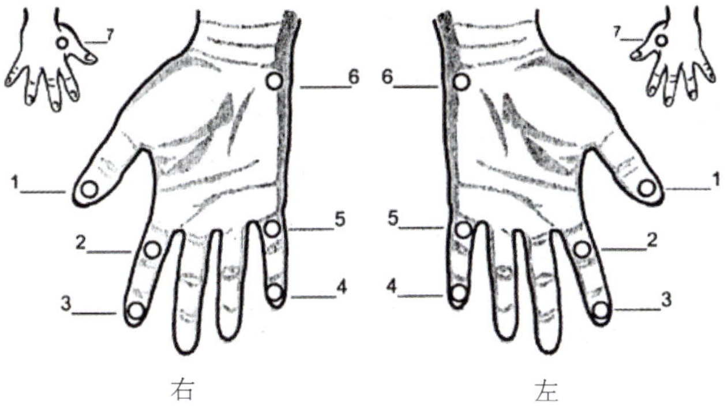

单丝规格	应力,gms	解释	(级别Pts.)
A 绿色（2.83）	0.05	正常	(5)
B 蓝色（3.61）	0.20	结构部分残留	(4)
C 粉色（4.31）	2.00	残留的保护性感觉	(3)
D 红色（4.56）	4.00	保护性感觉的丢失	(2)
E 橙色（6.65）	300.00	残留的深压觉	(1)

Ⅱ. **皮肤的视诊**（标记）： W-受伤 C-变硬 S-肿胀 R-变红
D-干燥 T-温度 M-丢失 J-挛缩

Ⅲ. **肌力检查**（标记如下）： S=有力 W=减弱 P=瘫痪（或0到5级）

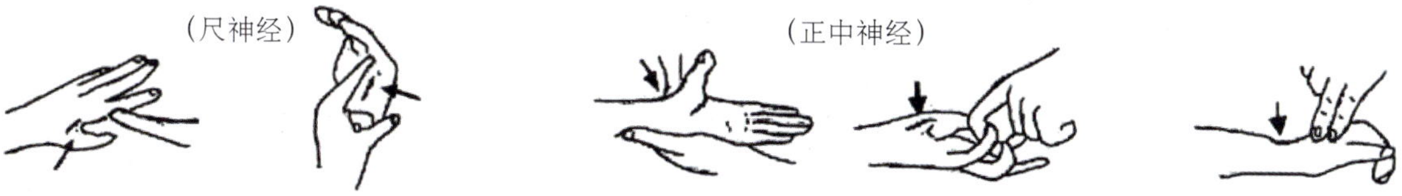

R__ L__ R__ L__ R__ L__ R__ L__ R__ L__

1）拇指外展 2）小指掌指关节屈曲 3）拇指内收 4）拇指与小指对指 5）腕背伸

Ⅳ. **周围神经损伤**（标记） U=尺 M=正中 R=桡

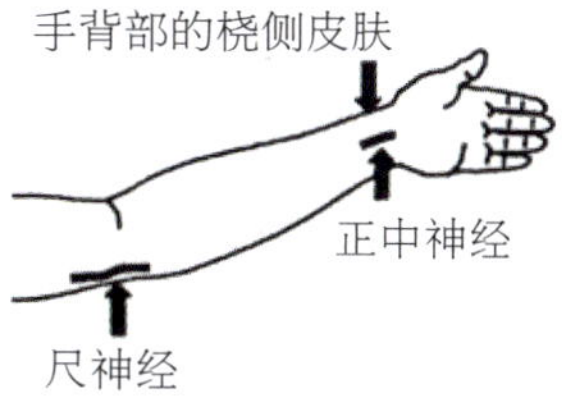

1）牵拉或肿胀的神经 R___ L___
2）牵拉或按压神经后疼痛 R___ L___
3）近12个月出现感觉减退 R___ L___
4）近12个月出现肌力减退 R___ L___

高风险（处于急性期或发生病变的神经） 是___ 否____
（与治疗师有关）

Ⅴ. **畸形**（如果存在，应进行检查）

1）保护性感觉丢失 R___ L___
2）爪形手但仍然能动 R___ L___
3）指尖粘连 （中度___重度___） R___ L___
4）损伤（损伤，水泡等） R___ L___
5）挛缩或僵硬的关节 R___ L___
6）腕下垂（桡神经） R___ L___

高风险（以上任何之一） 是___ 否____
（需要适当的治疗）

上次检查之后，手是否出现改变？ 是___ 否____

检查者：______________________________

NHDP FORM 130
HAND SCREEN RECORD

图11-12 A.手筛查表

项目名称：	周围神经检查		
患者姓名：	出生日期：	SS No.	ID No：
患者文件编号： 其他的诊断：		诊断日期：	开始日期：

1 FDI ____ 4 OP ____
2 L ____ 5 ECR____
3 APB____

1）神经增粗 ____
2）敏感的神经 ____
3）感觉改变 ____
4）肌力改变 ____

1）保护性感觉消失 ____
2）爪形手 ____
3）粘连 ____
中度____ 重度____
4）损伤 ____
5）挛缩 ____
6）腕下垂 ____

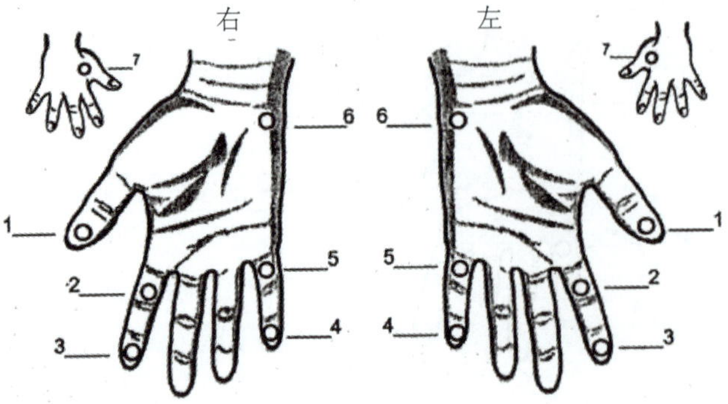

1 FDI ____ 4 OP ____
2 L ____ 5 ECR____
3 APB____

1）神经增粗 ____
2）敏感的神经 ____
3）感觉改变 ____
4）肌力改变 ____

1）保护性感觉消失 ____
2）爪形手 ____
3）粘连 ____
中度____ 重度____
4）损伤 ____
5）挛缩 ____
6）腕下垂 ____

评论：______________________________ 日期：______________
药物治疗：____________________________ 检查者：____________

1 FDI ____ 4 OP ____
2 L ____ 5 ECR____
3 APB____

1）神经增粗 ____
2）敏感的神经 ____
3）感觉改变 ____
4）肌力改变 ____

1）保护性感觉消失 ____
2）爪形手 ____
3）粘连 ____
中度____ 重度____
4）损伤 ____
5）挛缩 ____
6）腕下垂 ____

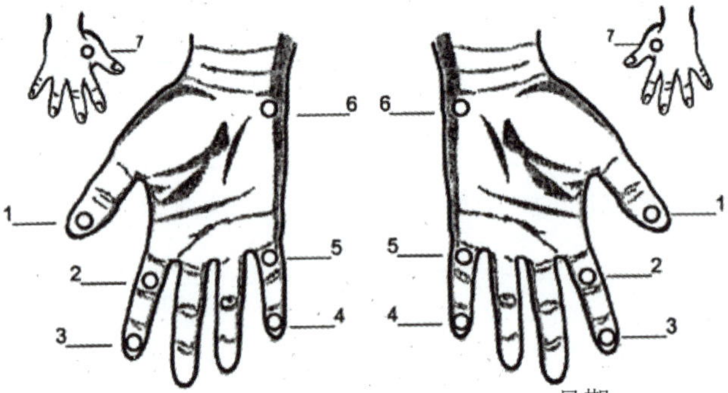

1 FDI ____ 4 OP ____
2 L ____ 5 ECR____
3 APB____

1）神经增粗 ____
2）敏感的神经 ____
3）感觉改变 ____
4）肌力改变 ____

1）保护性感觉消失 ____
2）爪形手 ____
3）粘连 ____
中度____ 重度____
4）损伤 ____
5）挛缩 ____
6）腕下垂 ____

评论：______________________________ 日期：______________
药物治疗：____________________________ 检查者：____________

1 FDI ____ 4 OP ____
2 L ____ 5 ECR____
3 APB____

1）神经增粗 ____
2）敏感的神经 ____
3）感觉改变 ____
4）肌力改变 ____

1）保护性感觉消失 ____
2）爪形手 ____
3）粘连 ____
中度____ 重度____
4）损伤 ____
5）挛缩 ____
6）腕下垂 ____

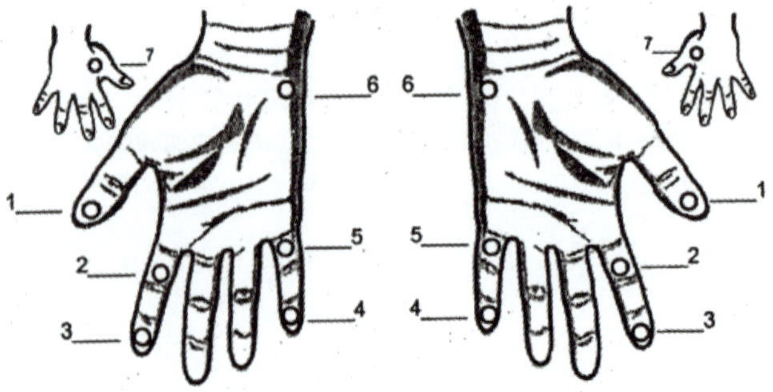

1 FDI ____ 4 OP ____
2 L ____ 5 ECR____
3 APB____

1）神经增粗 ____
2）敏感的神经 ____
3）感觉改变 ____
4）肌力改变 ____

1）保护性感觉消失 ____
2）爪形手 ____
3）粘连 ____
中度____ 重度____
4）损伤 ____
5）挛缩 ____
6）腕下垂 ____

评论：______________________________ 日期：______________
药物治疗：____________________________ 检查者：____________

NHDP FORM 131
PERIPHERAL NERVE MONITORING

图11-12 B.周围神经检查

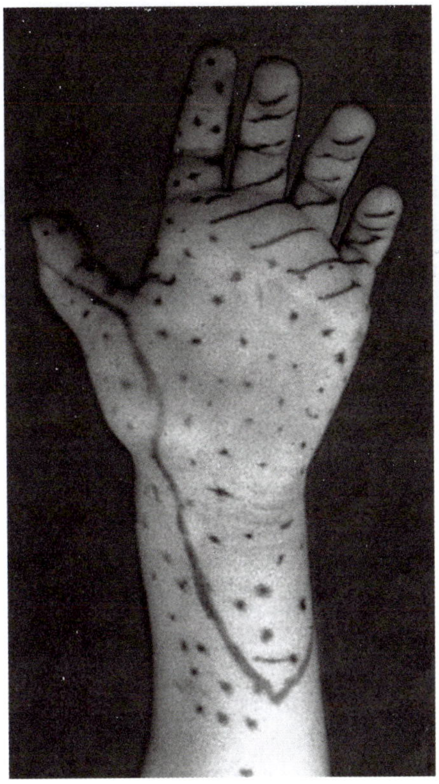

图11-13 周围神经标记图

解释这个接触是用于标记的笔）。一般来说，对患者采用由远到近的检测方式，尽量不采用相同的模式，以避免患者对将要检测区的预测。手的掌侧面区域如在正常范围内则标注为绿色，以相同的形式逐渐延伸到手的背侧面。因为手的背侧面的感觉区域无法像掌侧一样明确，因此首先应在掌侧建立感觉减退的区域。现在正常和减退的感觉区域均被确定。

3.回到手的掌侧。在减退的轻触觉平面进行单丝检测（见表11-1和表11-2，及彩色标记图。图11-8～图11-10），但是在这个平面，改变标记笔的颜色为蓝色。检测就像早前在无法识别的区域所讨论的那样应继续保持，首先在掌侧检测，然后再背侧。

4.如果区域仍然确定，在减弱的保护性感觉平面（紫色）继续单丝检测，然后是受损的保护性感觉平面（红色），继续检测，直到所有的地区被分辨出。

5.在报告表上记录颜色和单丝号码，从而形成一个感觉标记图（在表格上染色和标识手的区域）。注意任何变化和不寻常的反应，特别是延迟的反应。延迟反应（超过3s）被认为是异常，是应该注意的状况。注释所呈现的状况和触觉相关箭头的方向。

（四）功能的级别和对其的解释

正常轻触觉的水平应在正常范围内，深压觉也是。

轻触觉的减弱会减少对轻触的识别。如果一个患者轻触觉减弱，而患者的运动和认知能力是完好的，他或她的手仍能有效地使用；皮肤画图觉和实体觉都接近于正常且可运用；他或她具有良好的温度辨别，所以仍具有绝对良好保护性感觉；他或她仍有良好的两点辨别觉，所以患者可能甚至都不会意识到他或她有感觉的损伤。

保护性感觉的减弱可减少对手的运用，操纵一些物品可能会很困难，并倾向于摔掉一些物品；此外，患者可能会抱怨手的无力感，但是仍具有分辨痛苦和温度的能力，这可帮助他或她免受伤害，患者仍有一些动手能力。感觉再教育可在这个水平开始。在这个水平患者有可能拥有大体的两点辨别觉的能力（7～10mm）。

保护性感觉的丧失后，使用手时会吃力；如果功能保留，温度辨别的能力会减弱；在视线外无法操纵物体；具有易受伤的趋势；用尖锐的物体及在机器周边时具有受伤潜危险。需要保护指令进行提示以避免受伤。

深压觉就是一个初步的深压，可用最重的单丝进行检测。患者把它描述被重物压迫的感觉，但又和其他的触觉无法分清。这位患者的深压觉仍保留，受损的区域的感觉就不会丧失。说明在防止人体受损伤方面，保护性感觉具有重要的作用。

无法检测是指对单丝检测患者没有反应。一个患者可能有或没有感觉到针刺，但是对于其他感觉水平不具有辨别的能力。如果患者在一定区域感觉到针刺但是无法检测出，应注意的是一些潜在的神经反应是依然存在。在保护性感觉的指令是非常重要的，可防止发生与感觉丧失的手一样的问题。

感觉的受损或减弱是否会对患者产生影响主要依赖于受损的程度与范围，以及肌肉的功能是否受损。测量轻触/深压阈值的目的是治疗的需要，治疗的变化，及治疗的成功与否。

1.保护性感觉

维持自我保护性感觉的一个主要目标是防止因失去感觉反馈而受伤。伴有保护性感觉受损的患者是较易受伤的，往往经受同样的重复性伤病，这可导致终生的心理压力，以及畸形和残疾。当然，当谈到感觉异常和分辨或识别性功能时，在治疗过程中，对于患者来说，保护性感觉是否存在是一个决定性因素。因为它决定了对于锋利或热的物体，患者是否还相对安全，或者相反，处于受伤和因烧伤和损伤而发生截肢的危险中，这对于他们来说，在使用日常物体时是经常发生的。

2.手筛查的编码

计算机编码的方法是在1984年开发的，其用于监测在美国和海外项目中大量的HD患者。这种相对简单的方法可用于编码标记患者周围神经的状态。类似肌肉检测时，可对每一个单丝进行评分，从而将数据数字化以方便计算机分析，5=正常，4=良、3=好，2=差，1=无。对感觉的编码则采用、绿色，2.83（标记号码）=5；蓝色，3.61（标记号码）=4；紫色，4.31（标记号码）=3；红色，4.56（标记号码）=2，红色，6.65（标记号码）=1；没有反应则为零。可将每个神经的得分加和，并获得总分。对一只正常的手来说，正中神经共有15分、桡神经为15分，桡侧为5分，共计35分。利用Microsoft Excel或Access软件，可将数据输入计算机并进行分级，以分析手筛查的结果。

3.用于检测触压觉的计算机仪器

优化设计的计算机仪器用一个内置的装置自动地运用和控制用多少力。市售的计算机仪器是手持式的，需要应力测量，其报道的结果若是准确的，这些测量结果在其他规格的仪器上同样适用。

如果仪器仍依赖于手持式刺激的仪器，则它也须遵守手持设备的限制。计算机仪器可使刺激平均化，因此，可隐藏较高力的峰值和检测者手的振动（图11-14）。

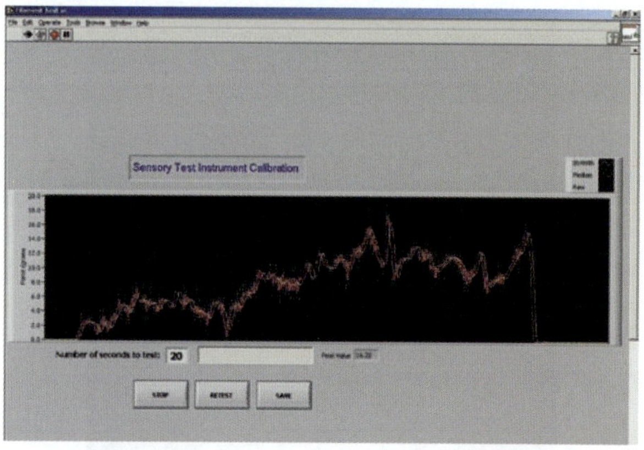

图11-14　力随时间的变化图——无法控制力大小的手持仪器所获得的变力情况

五、两点辨别觉

1.应用

两点辨别觉是几十年来外科医师经典的感觉检测项目。许多人认为它可检测神经分布的密度。一些人认为两点辨别觉是患者的功能和操作能力一个较好的预测项目。它的确遵循着，神经修复后，一旦两点辨别觉回到手指，则认为感觉功能恢复的较好。整体的检测结果还与保护性感觉的存在与否有关。曾经有一段时间，经常采用纸夹子检测两点辨别觉，但现在不推荐使用了。探头的尖端应是钝的，形状相同，不应是锐利的以防引起疼痛。常见的可用的检测两点辨别觉手持式仪器两点歧视从相对较轻的Disk-Criminator（马里兰州的巴尔的摩，P.O.16392信箱），到较重的Boley尺（休斯顿，得克萨斯州研究设计公司）（图11-15）。

2.感觉

除了触压阈值，Weinstein发表了一张关于全身两点辨别觉阈值的表（图11-16）。变化广泛的两点辨别觉的阈值不会随着检测阈值（0.17）的变化而发生变化，但却与触觉（0.92）的定位相关，甚至相同。两点辨别觉采用通用的计分方法，且在指尖检测它最准确。临床医师应该知道，许多研究已发现在检测两点辨别觉时，使受试者伴有压缩与凹陷的是正常的，但单丝和神经传导检测中这是不正常的。

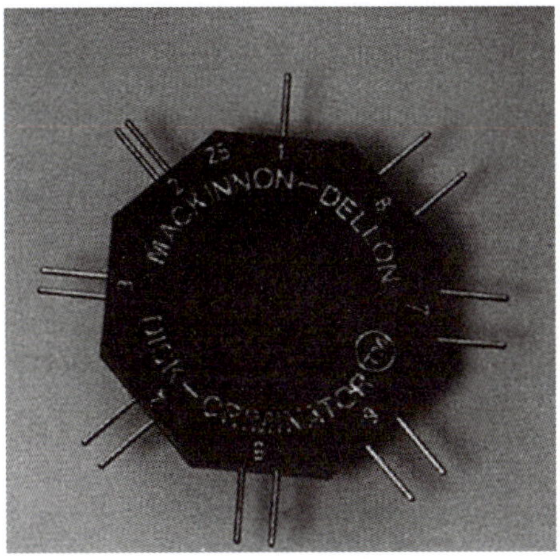

图11-15 disk-criminator。仪器的重量可提高应力的控制，但不能完全消除来自手持仪器变化的力

3.仪器的完整性

在两点辨别觉检测中，已知的不可控的变量是未确定的力，这是应用手持式的两点辨别觉检测仪器时均会产生的现象。除非仪器可控制手持式装置的力，否则他们就不能制造出相对的可重复的应力。不同的仪器有重量、结构及探针的不同。因为这个原因，进行重复检测时，检测者应该使用相同的仪器。

4.校准

许多人认为两点辨别觉的检测是客观的和可校准的，因为在检测时，它可以在两个探针之间调整具体数值的距离。如果应力可控的话，两点辨别觉可能是一个较好的检测，但是大部分的手持工具不能提供制造稳定重复的数据的机会（图11-17）。计算受力比特定的刺激压（压力/单位面积比）更精确。“移动的”两点辨别觉检测的应力（或压力）更无法受控制，因为手指的不同外形，探针在关节和指尖会发生移动。检测时“静态”和移动的形式均需限制应力，或在最小值时，即使应用不同的力/压力和仪器，其所显示的临床检测结果并不是不同的。

一个控制两点辨别觉的仪器原型已经被设计出，所采用的是较重的单丝，并用一个滑行的刻度来保持单丝的距离（timelyneuropathytesting.org；专利申请）（图11-18）。这是一个力可控的两点辨别觉检测设计，能够运用5g、10g或30g的力量。

5.临床的有效性

尽管缺乏可控的应力，但两点辨别觉的检测已经用于临床。其作用的大小取决于仪器的在控制应力方面的发展。

6.背景知识

Weber发明了两点辨别觉检测。Moberg等认为其检测与患者的“触觉”和用手进行精细运动和熟练操作的功能密切相关。Dellon介绍了移动的两点辨别觉检测。它的目的和基本原理是指尖的感觉高度依赖其运动能力。

在听到对两点辨别觉检测仪器中没有控制应力的批评后，Moberg认同了两点辨别觉检测仪器需要控制应力的大小，并设计出一种采用用5g、10g重量的工具原型。

（一）检测的标准

1.固定的两点

在静态的两点辨别觉检测中，通常只对指尖进行检测评估，作为整个肢体的标准位置。患者的手应完全支撑在一条毛巾上。检测者需小心谨慎，除了仪器，勿触摸患者的手和任何东西，一旦检测者不小心触及患者，可能造成患者的混淆。很轻地使用仪器的一个点或两点进行检测。遮住患者的视觉——通常采用一个文件夹，而不是一个眼罩遮挡患者视线。结果可记录在用于手筛查的表格或手绘图中。

检测时，两个点之间随机的距离开始为5mm，其中一个点应与身体的纵轴一致用于避免神经分支的重叠。所检测的皮肤点在应力下变白被认为是一个应力控制的状况，但这种变白的现象在不同的组织和不同的指端需不同的应力，有时会依赖于皮肤的条件。在10次检测中，7次有反应则被认为是准确的。如果没有准确的反应或无反应，两点之间的距离应逐渐增加1mm，直到在10次检测中，7次有反应则被认为是准确的。如距离在15mm，则检测结束。

2.结果的解释

正常的两点辨别觉被认为不超过6mm，中等

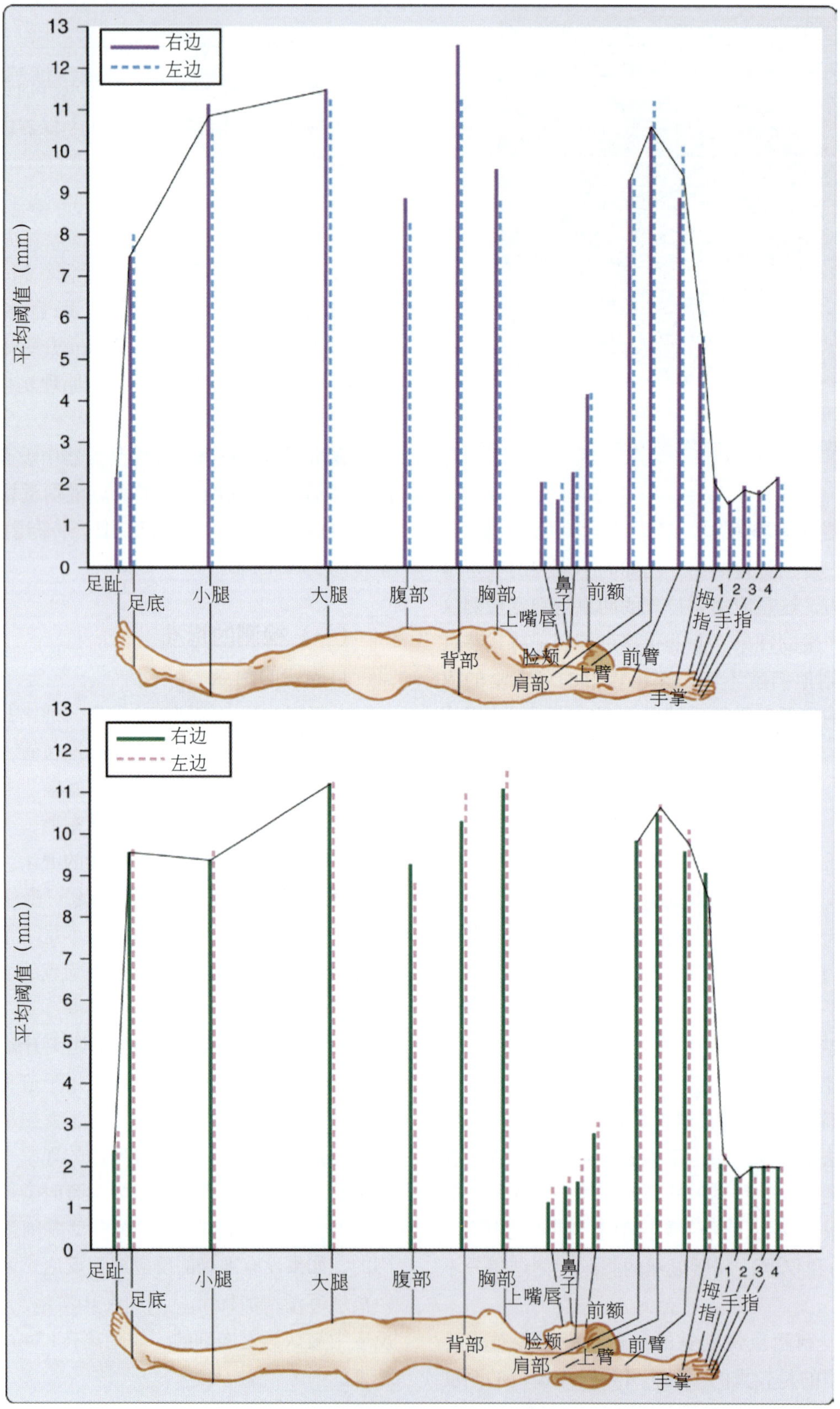

图11-16 Weinstein全身两点辨别觉的阈值（经许可引自：Bell-Krotoski JA.Advances in sensibility evaluation. Hand Clin.1991；7：534，Figure 11-3；and Weinstein S.Intensive and extensive aspects of tactile sensitivity as a function of body part，sex，and laterality.In：Kenshalo DR，ed.The Skin Senses.Springfi eld，Ill，Charles C Thomas.1968；pp 195-222.）

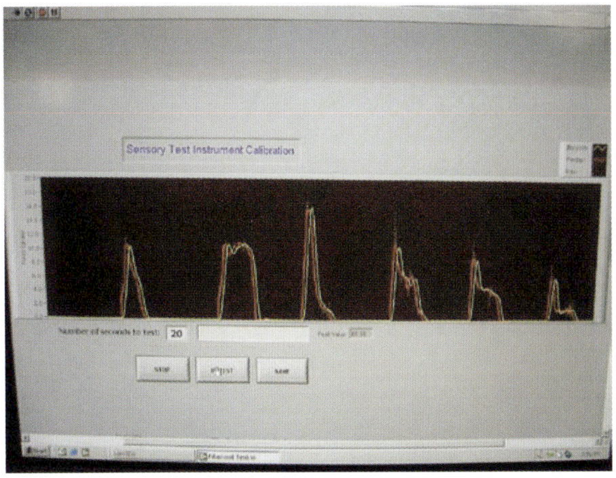

图11–17　传统的两点辨别觉检查仪器变化的力。6次应用感觉测量系统的结果

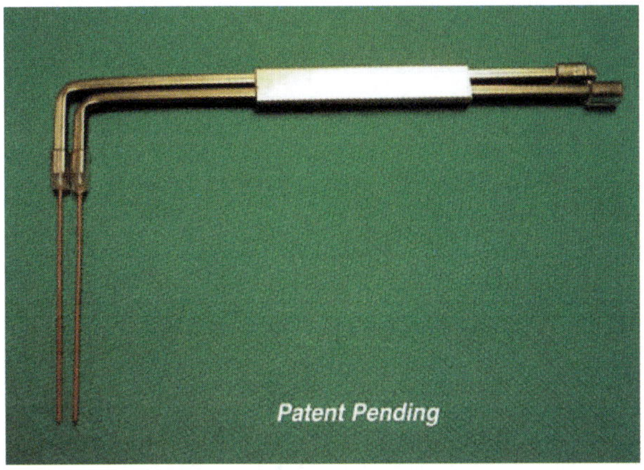

图11–18　可控应力的两点辨别觉检查仪器，表明为两点辨别觉检查设计可控制的力是可能的，也可提高检查的效果（Bell–Krotoski JA：Device for evaluating cutaneous sensory detection，notice of publication of application，United States Patent and Trademark Offi ce，US–2009–0105606–A1，2009.）

的水平是6～10mm，差的在11～15mm（见手外科国际联合会《美国手外科协会指南》）。

（二）Dellon移动的两点辨别觉

在移动的两点辨别觉检测中，检测时两点之间的距离以8mm开始。仪器平行于手指的长轴进行移动（逐个检测）。检测由指尖的近端到远端开始。患者正确的反应，应是在两点之间的距离逐渐缩小之前，刺激一个或两个点的10次检测中，7次有反应则被认为是准确的。检测停在2mm的距离上，认为是正常的。

1.解释

移动的比静态的检测方式更容易检测到两点间的刺激。几位作者已报道了移动的两点辨别觉与目标识别具有相关性。

2.检测两点辨别觉的计算机仪器

Dellon推荐专门的压力感觉装置（PSSD）为静态的和移动的两点辨别觉检测（PSSD，巴尔的摩Baltimore）的首选仪器。对于PSSD装置的特定检测技术，读者可查阅相关文献及资料。Dellon采用PSSD装置进行检测两点的辨别觉，其研究发现应用不同阈值的压力，临床结果也完全不同。并对剩余的电脑控制的应力装置和压力控制设备进行了试验研究。这些可帮助确定两点辨别觉阈值检测的最佳值。

六、定位的点或区域

1.应用

神经损伤或修复后，检测皮肤定位觉的目的是确定触觉刺激定位的正确性，当定位不准确时，以厘米为单位记录距离另一点、区域或手指触摸部位的方向和距离。周围神经撕裂或缝合术后，其再生的神经并不总能寻找到和支配相同的位于皮肤内的机械性刺激感觉末梢，除非一定密度的感觉末梢也得以恢复，因此患者没有足够的信息来准确地确定皮肤的位点。随着神经的恢复和再生，定位的能力一般会逐渐提高，但是这仍需要患者拥有完整的感觉功能和理解能力（图11–19）。

2.感觉

Weinstein对正常人进行了检测并发表了关于全身皮肤定位觉的阈值的图表。在正常人体中，定位觉检测的模式与检测触觉阈值的模式是完全不同的，但两点辨别觉非常相似。在正常成年人中，定位觉与两点辨别觉的阈值（0.92）具有较高的一致性，但与轻触觉的阈值（0.28）没有较高的相关性。

3.仪器的完整性/校准

所使用检测仪器的类型各不相同，从Werner

和Omer使用的锁钉，到单丝。单丝可提供一个重复性的应力，因此推荐使用刺激探针。为了获得最有意义的结果，无论使用什么仪器，对随后的患者均应报告并持续使用。

4.临床的有效性

神经早期修复的定位较差，会随时间和患处的使用逐渐提高。神经修复时较差的定位觉会严重地限制功能。然而定位觉会随着患者的认知能力而改变，以适应新的感觉通路，并会超越神经修复的实际水平和对触觉的反应。

神经撕裂后不久在缝合线的远端便开始出现Tinel征，用一个探头或重的单丝接触患者，可被其察觉到（压力识别），但其定位通常是不正确的。当被问到，患者可能会指另一根手指或区域。有些患者点的定位没有恢复，但是区域定位却大多数恢复。如果用所涉及的区域进行抓握和操作时，很少有人会反驳说点的定位会进步更快、更好相反的，相反，如果神经修复后，不及时地使用，那么其恢复地就比较慢，且功能较差。

如果对其进行再教育治疗，错误的定位觉常常可以减轻，这表示功能的恢复部位在于再学习的治疗，而不是神经的生理变化的结果。

Rosen和Lundborg关于大脑的可塑性的研究也支持这个观点。

5.与其他感觉检测进行比较

其他的感觉检测如单丝检测，可帮助进一步确定神经撕裂伤患者的感觉功能的状况，之后，可较易进行定位觉检测，并将其结果记录在一个手筛查的表格中。定位觉检测应单独进行，而不应包括在其他感觉检测的项目中。尽管它曾经是单丝检测的程序，但这样做会使人混淆检测的结果。

随着神经修复的日趋成熟，神经开始逐渐支配皮肤的轻触觉。随着轻触觉识别能力的提高，触觉的分辨距离倾向于减少，可以按毫米计。

6.背景知识

Werner和Omer描述了点定位、区域定位之间的不同，其在于首先恢复的是区域定位。在区域定位中，一定触及患者，因其区域被触及，患者会有反应。在点定位中，用一个厘米级的木钉触及患者，患者会通过点被覆盖而反应。

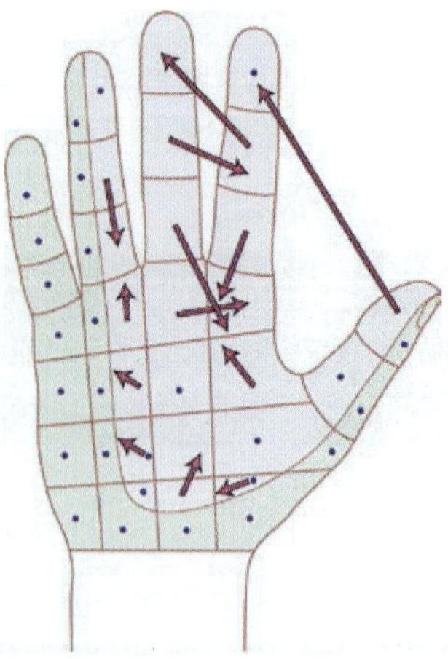

图11-19 触觉定位的描记图

7.检测的标准

在一个由Callahan推荐的检测标准中，用最轻的Semmes-Weinstein单丝来检测相关涉及区域的定位觉。采用手或臂的标准记录表格和划分区域网格的形式记录检测的结果。使用单丝时，应遮蔽患者的视线。指示患者睁开双眼，并触及患者一定的位点。如果不准确，距离修正为毫米单位。在记录单上画一个箭头，箭头由患者能正确分辨的点指向无法分辨的。如果刺激被正确地定位，在记录单是只记录一个点即可。Nakada提供了一种方法，其可通过用4.17（标记号码）Semmes-Weinstein单丝更客观记录错误评分和用游标卡尺测量定位的误差。

七、振动觉的检测

振动觉检测的目的是为了确定机械性感觉末梢的反应频率。一些神经病学家认为振动觉不能作为一个独立的感觉形式存在，而是只是一种对刺激变化的感觉。Dellon主张用30～256Hz的音叉检测患者的振动觉。然而，音叉的振动刺激是不可控的，且随检测者的技术和应力的不同，其刺激是不断变化的。

计算机化的仪器

Szabo和Gelberman利用计算机来研究各种检

测振动觉的工具，但仍没有发现应力和振动形式是可控的，所以均不可用于临床。Horch开发了一种计算机仪器，其探针具有可控的应力，且这种探针已被Lundborg及其同事用于实践，Lundborg报道了关于这种仪器的研究结果，但这些仪器还没有被商业化生产。

八、功能检测

（一）应用

单丝阈值检测可以预测患者的功能状况，因此它也是功能评估首选的方式。检测的结果可以帮助再教育治疗的集中在什么地方，以达到是神经生理恢复的可能。例如，轻触觉对于精细觉的功能是非常重要的。此外，保护性感觉，即使程度很小，避免手在使用过程中受伤也是非常重要的。应进行必需的避免皮肤受到伤害的保护性指导，直到在受伤的指尖保护性感觉功能完全恢复。但触压阈值的检测并不包括在功能检测第二项目中。人的大脑损伤后适应很快，即使没有神经功能的恢复，患者仍能具有适应能力而使用四肢。

1.感觉，仪器的完整性及校准

经典的Moberg捡取试验是一个要求运动的参与的识别检测对象的检测，对于正中神经或合并正中神经、尺神经损伤的检测是最适用的。FPST是符合标准化的，但对神经的变化不具有特异性。对临床医师来说，功能性感觉检测评价的规范化是一个相对而言仍然未被开发的前沿项目。

2.临床的有效性

当要确定受伤的患者能够回到日常生活和工作的潜能时，应特别要进行功能检测。这些可能预示着需要感觉再教育和训练或再培训（用于再教育检测的项目不能作为同一患者的评估检测项目）。

3.与其他感觉检测的比较

临床调查人员一直存在着关于哪台仪器最适合患者的功能检测的分歧，其主要原因是他们把患者的生理功能（检测时不需要考虑皮质和适应的因素）和患者的适应能力都考虑在内（包括复制和学习能力）。而患者的生理功能水平，经常可预测触觉的功能，这一般与患者功能执行的能力、他适应变化的能力有关，神经状态不能以适应力的程度作为直接预测项目。生理功能和适应能力都很重要，但是还需明确对它们的定义和分开考虑它们的内涵。

4.背景知识

Moberg特别强调伤后手使用的需求，把没有正中神经和尺神经的感觉支配的手看成是“盲的”。他认为感觉丢失的状况被很大程度地低估了，并认手掌面感觉的丧失就可看做100%的残疾。他谈及感觉时，认为手的触觉是整个身体的“眼睛”。

（二）检测的标准

1.Moberg捡取试验

现在经典Moberg捡取试验使用的是一套通常放在桌上的办公用品（纸夹、一块棉花等）。指示患者迅速拿起一件物品，然后将它放到盒子里，首先用患手，然后用健手，检测者负责计时和观察。整个过程需患者将眼睛闭上并重复进行。患者闭上眼睛，患者倾向于不使用手指或较差感觉的部位。Ng和同事等提出一个使用标准，即执行检测时应采用统一的物体。Dellon修改捡取试验的标准，使用标准统一的物品和运用可识别的物体（图11-20)。需展现物品两次，但识别物品时不允许超过30s。King认为腕管综合征患者的Semmes-Weinstein单丝的检测结果与反应时间及识别物体

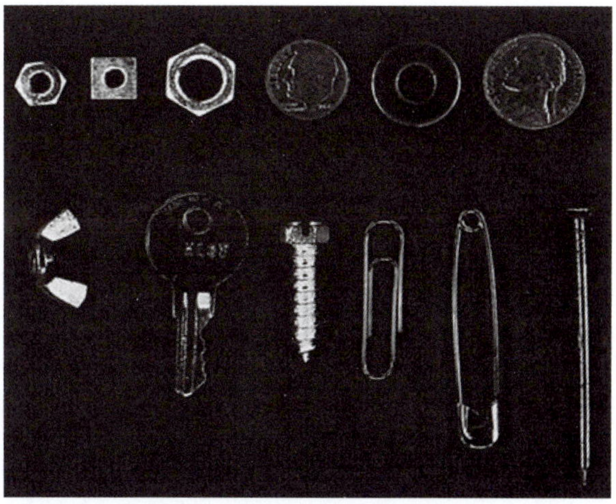

图11-20 Dellon 改良的Moberg捡取试验

的质地相关，并发现触觉的水平与所要识别的项目有较大的相关性。

2.Waylett和Flinn的感觉功能检测

Waylett设计出一个规范的触觉辨别试验。Flinn感觉功能检测（FPST）是一个标准和客观的功能检测，尽管很敏感，但是对于异常感觉不具有特异性。

九、其他有用的检测

（一）泌汗功能

Onne和Richards描述了周围神经血管舒张和营养方面的功能。泌汗功能在保持肌肤湿润及润滑方面是非常重要的，并保持皮肤正常的柔软度。当检测时，异常感觉区的皮肤在汗水和血管方面也会发生变化。受影响的皮肤，如不接受特殊的护理，会有干燥之感，而且会较易开裂，并可导致感染。在干燥之前，浸泡皮肤和采用一些油性物质在保持皮肤柔软和健康方面是一种有效的方式。

（二）茚三酮汗水试验

Moberg的茚三酮汗水试验目的是帮助记录汗水和显示损伤早期的感觉变化情况。Moberg对茚三酮汗水试验的结果进行打分，分值范围为0～3分，0分代表汗水缺失，3分代表出汗正常。Perry和Phelps已开发出商用的茚三酮显影剂和定影剂。患者的手必须是清洁的，先洗净，再用乙醚、乙醇或丙酮擦拭，等待最低5min，在此等待期间，手指不能接触任何物品。然后将指尖放置在铜板纸上，持续15s，然后用一支铅笔进行描画。将茚三酮喷雾试剂（N–0507）（密苏里，摩根路易的σ化学公司）喷洒在铜板纸上，和干燥24h或放在一个烤箱里在200T（93℃）下加热5～10min。之后，再用茚三酮固化显影试剂（N–0757）喷洒在印迹上。在一个正常的印迹中，代表汗腺的点可清晰见到，点的缺乏表示汗腺的缺乏。

（三）皱纹检测

O′Riain皱纹检测的目的是为了证明皱纹的缺乏。他观察到一个失去神经支配的手，放在温水（40℃；104T）内30min是不会起皱纹的。对这项试验采用0～3评分系统进行评价。它在确定成人或儿童撕裂伤后去神经支配的区域方面是非常有用的。Phelps指出，感觉没有恢复，但起皱仍能恢复，所以它可用于伤后早期的检测。

（四）温度的识别

检测热量的目的是为了证明温度觉的存在。温度觉的敏感性像痛觉一样，是难以准确定量的。在热与冷温度之间正常分辨力据报道是在5℃范围内，但是临床医师应用热与冷试管检测往往超过这个范围。温度识别能力的减弱可发生在触压阈值的减弱或完全受损及保护性感觉受损后。大多数温度检测都比较粗略，然而，不能够揭示变化较小的温度觉，其可能与较小改变触压觉有良好的相关性。神经生理学家和其他研究人员可采用可控的和较敏感的实验仪器去测量温度觉和痛觉，但这些仪器往往较昂贵，其主要用于实验研究。临床使用前，这些仪器的可靠性仍需提高，如电刺激的变化或电池电量变化的影响。

十、检测电池的建议

神经损伤的早期诊断为症状的改善提供了最好的机会。在最小程度时，推荐用手筛查工具的单丝（手和身体）进行Semmes–Weinstein–style单丝检测。在获得完整的病史后，推荐使用以下电池。尽量采用可减少变量的方式进行检测，并应获得合理的解释。最理想的情况是，治疗包括手术，干预的前后均进行检测，为了更清晰的显示出变化的方向，是否有改善，相同还是恶化。检测应采用一个标准的协议。

持续的神经病变

• 神经电图（NCV），以帮助确定损伤的部位和传导变慢或缺失的程度

• 利用手筛查用的Semmes–Weinstein或标记图，确定相关区域的触压阈值

• 进行静态和动态的两点辨别觉的检测（比较时可选）

• 症状反复的患者，进行应力检测时，应利用刺激性的活动或伴随着重复的神经电图（NCV）

体位（配合医师）或Semmes–Weinstein类型的触压阈值检测

- 功能及其他的检测按需进行

神经撕裂伤

- 检测手是否有交感功能障碍
- 在损伤的远处进行Tinel征试验以确定轴突再生远端修复的状况
- 利用手筛查用的Semmes–Weinstein或标记图，评估触压觉恢复程度和范围，并揭示随时间功能的变化
- 如果检测区域对最粗的（6.65标识号码）300g+水平Semmes–Weinstein–style单丝没有反应，则进行针刺觉的检测
- 对指尖（如果要显示）进行静态和动态的两点辨别觉的检测
- 神经修复的远端进行触觉定位的检测
- 对正中神经或正中神经合并尺神经功能障碍的患者进行Dellon改良的Moberg捡取试验
- 功能检测并对手进行日常生活能力的评价（如果有可进行FPST）

注意：对于一个小于4岁的孩子，皱纹检测，茚三酮试验和Moberg捡取试验是提供信息最好的检测项目。

十一、小结

临床医师需要掌握周围神经的检测项目，可采用上肢所有周围神经的筛查项目开始评估，即使某些检测项目只适用于特定的神经和损伤平面。外科医师、治疗师及其他从事周围神经评估的人在整个检测过程中，应检测准确和达成共识，这样有利于促进早期诊断和正确处理进展中的神经损伤问题。患者接受治疗之后，可以对从同一检测获得数据进行量化和比较。Semmes–Weinstein单丝的阈值筛查或标识图可以使检测者“看见”那些不可见的东西。手持仪器在实际应用中缺乏足够的控制，而无法产生重复性的结果，因此，在临床检测中是无法应用的。我们许多传统手持检测需要有一个有效的控制手段。计算机检测仪器可以帮助手持检测消除不可控的因素。但对于客观的检测来说，计算机仪器也必须满足灵敏度和可重复性的要求。联合神经电图（NCV）及感觉检测具有改善患者预后的潜力，它可早期识别疾病并在神经损伤变成不可逆转之前进行干预。

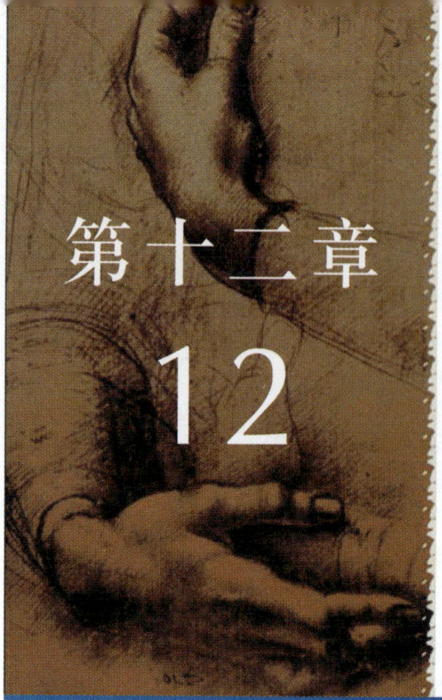

第十二章 12 功能测试

原著者 ELAINE EWING FESS, MS, OTR, FAOTA, CHT*
译校者 赵庆祥 孙常太

“第一条规则：当你得到一个奇怪的结果，首先应质疑检查过程是否正确。”

关键点

- 在统计上已证明正确使用相应的设备和程序之后，标准化的功能测试可测量出准确和适用的结果。
- 要使检查工具成为一个实用的测量仪器，它必须包含下列内容：可靠性、有效性、目的的阐述、设备标准和如何管理，得分和解释说明。
- 不同的信度和效度的手和上肢的评估工具将有不同测量水准，因此，应选择尽可能多满足测量要求的检查工具。

客观的功能测量可为手的功能康复提供一个基础，其主要是通过阐述基本病理变化，然后对患者的进展和治疗方法进行评估以阻断病理变化的进展。一个彻底的、不带偏见的评价程序可提供重要信息，这些信息可帮助患者制定匹配的治疗方案，预测康复的效果，为随后的比较提供数据，并可帮助医疗专家评估和计划所要采用治疗技术及其具体的治疗方案。从功能评估中得到的结论，指导治疗，激励医师和患者，预测患者的预后。通过对数据分析和综合而得到的功能评价结果，也可以作为专业的沟通的桥梁，最终可影响整个专业知识的构建。评价结果的质量取决于精确性、权威性、客观性、先进性、可预测性、灵敏度和用于收集数据所选择的工具。因此需要明智的头脑去选择功能评估的工具。可靠、精确的工具可让临床医师得出受外部因素或偏差影响较小的结论，从而减少主观性的错误并得到更准确地理解。测量精确度较差的功能检查的仪器不会产生特异性的结果。相反，精确计量的仪器可提供准确的、具有选择性的数据。想要获得良好的评估工具，沟通是最重要的原则。知识采集和传递，均是患者获得良好治疗和医师获得专业成长的基础，而想要增强的作用主要是通过采用和发展共同的专业语言，而这又依赖于制定严格的功能评价标准。使用“家庭自我制作的”功能评估工具，是不准确或不适当的，因为他们的结果可能会误导或延误治疗。本章有双重主旨：①来定义功能测量的术语和标准；②评估现有符合相关标准的评价上肢功能的仪器。推荐具体的测试仪器不在本章所叙述的范围之内。相反，我们鼓励读者根据相关的仪器标准，去评价在他们实践中使用的测量仪器，并使用那些符合标准的仪器，而抛弃那些不符合标准的仪器。

一、仪器的标准

在标准的功能测试工具中，其最先进的评估工具是在正确使用相应的设备和程序之后，在统计学上被证明其测量的结果是准确而适用的。在手/上肢康复评估上，真正的标准化的检查可用的较少，一般局限于评估手协调性、灵活性和手的工作负荷。不幸的是，并不是所有的功能测试都能达到所有的规范要求。

（一）基本的要求

对于一个可让人接受的测试仪器，它必须包括所有以下必要的因素。

可靠性的定义为功能测试的准确性和可重复性。换句话说，检查是不断地在仪器之间、试验之间及检查者之间进行使用吗?通常把相关系数看为可靠性的统计学证据。描述两套数据之间的“平行关系”，包括相关系数，范围从+1.0到-1.0。遵循国家标准与技术研究院（NIST）标准的设备，例如，测力计，通常比那些没有遵循政府标准的仪器，有可靠性较高的相关系数。当现行的标准，如NIST，可用于一个测试时，却利用人体自身性能去建立的可靠性，这是不可接受的。例如，你不会通过由5人需要多长时间跑完一英里，然后计算他们平均的时间，以检查你的手表时间精度。然而，在康复领域中，很多测试仪器的可靠性就是采用这样的方式。

一旦一个测试仪器建立了可靠性，下一步必须确认评判者和评判者之间的可靠性。虽然仪器可靠性是对于定义评价者的可靠性是不容商榷的先决条件，但研究人员和商业开发人员经常忽略这关键的一步，常选用极不严谨的人类经验典范来代替直接建立可靠的评判者。这个致命的错误似乎是显而易见的，但是如果一个测试仪器以这种不精确的方式持续测量，它可错误地产生具有较高可靠性的评价标准，这个评价标准是完全没有意义的。例如，如果四位研究人员用同样的严重不准确的标准，独立地测量同一个桌子的长度，只要其具体尺度始终保持在其内在错误的范围内而不改变，他们将相应得到一个具有高可靠性的结果（图12-1）。不幸的是，在用于临床和研究的评价工具中，这种情况反复发生，包括测试设备及相似的纸和笔检查。

有效性的定义为一个检查工具对其所要测量物体的测量能力。通过相关系数来描述检查工具的效度，范围为从+1.0到-1.0之间。可靠性是有效性的一个先决条件。一个测试只有可靠性（有效）而不精确（靠不住）是没有意义的。有效性的相关系数通常都不会高于可靠性的相关系数。像可靠性、有效性往往是通过与一个拥有比较相似特征的标准进行比较而获得的。当没有标准存在时，并且检查手段是较新和独特的，测试就被说成“表面有效性”。一个具有“表面有效性”的工具的实例就是容量计，其是基于阿基米德的排水原理而设计的。重要的是要记住，容量计在被认为具有表面有效性之前，首先必须是可靠的。一个新的功能测试可能要与另一个类似的功能测试进行比较，而其有效性先前是已建立的。然而，通过对比两个新的、未知的检测工具来建立有效性，会产生致命的错误。换句话说，“二乘以零仍然是零”。不幸的是，在康复领域所使用的功能测试中，我们会经常发现这类错误发生。

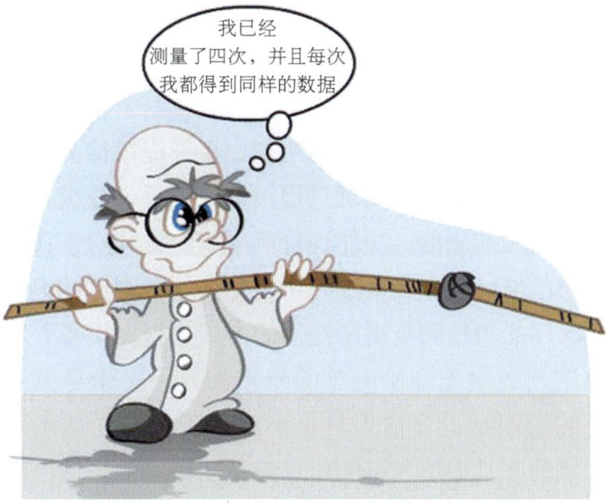

图12-1　如果用一个不准确的检查工具不断的测量且不随时间变化，其评分者内和评分者间的可靠性可具有较高的误导性。尽管有这些看似具有较高的相关性，使用不准确的测试仪器所收集的数据都是没有意义的（来源于Dr.Elaine Ewing Fess）

目标阐述的定义为概念性的原理、原则及测试的使用目的。有时测试的局限性也都包含在目的阐述中。目的阐述可能会用一到两句话，或多段话，其长度取决于测试的复杂程度。

设备的标准对于评价工具的信度和效度来说是必要的。除非在每一步都绝对相同，构成标准化检测仪器的部件是不可修改的或被其他部件取代，不管其替换的部件是多么相似。一个测试的信度、效度是由具体设备所决定的。当设备原件也发生了变化，其测试的信度和效度也变的无意义了，其设备必须重新再次建立。例如，如果在Jebsen Taylor手功能检测工具中，木跳棋被替换为塑料的跳棋，其测试结果是无效的。

管理，评分及解释说明主要用来提供检测的规则和指南，以确保测试过程正常地进行，分级方法是公正和准确的。功能评价所采用的方式对于评价结果的准确性和真实性是至关重要的。测试的程序和次序必须按照规则所描述的方式执行。设备程序或序列的偏差会使测试的结果失效。一个至关重要的规则是，评估工具是不能用于治疗。从患者训练的工具中所获得的信息是完全倾斜的，这会使结果无效且没有意义。患者是否疲劳、是否能适应测试、测试的难易度，及测试时间的长度也会影响测试结果。临床实践中，这意味着在评估抓或撮之前，应先进行感觉检查；提供适当的休息时间：如果可能的话，较难的检查项目不应安排在检查的早期。良好的评价方法应能达到测试协议和仪器的要求。此外，理解测试的说明是重要的。功能测试有具体的适用界限。超越这些明确的范围会导致夸大或缩小测试作用，会误导工作人员和患者。例如，角度的测量适用于关节的角度和运动的弧度。但不能测量关节的柔韧性和力度。虽然，基础仪器并非必不可少的，但在所参考相关文献通常会包含标准化的检查指南。这些信息有助于临床医师更好地欣赏和理解测试工具的如何产生、目的和用法。

（二）次级要求

一旦满足上述所有的标准，则可以开始收集数据以进一步证实测试的应用和实用性。

标准的数据需运用到大样本，应根据相应的变量，如优势手、年龄、性别、职业等，划分类别，再对每一类别进行适当的统计样本数。许多现有的测试与所谓的标准数据相关，但是他们未达到一些或更多的基本仪器的要求，包括可靠性、有效性；目的阐述；设备标准、管理、得分及解释说明。不管测试相关规范的信息有多么广泛的，如果这次试验不能达到仪器的基本要求，它就被看做是一个无用的测量仪器。

（三）第三选择

假设一个检查仪器符合仪器的基本要求，使用这个检查工具所得到的数据同样适用于其他的统计测量工具。测量工具的敏感性和特异性可帮助临床医师来确定采用相应检查工具所获得证据是否可适用于患者的疾病诊断。

灵敏度，一种统计手段，定义为在相应人群中，可正确识别出阳性反应的比例。换句话说，灵敏度可显示，在正确识别那些真正有症状的患者方面，依据比例，其检查有多好（图12–2）。帮助记忆的“SnNout”常与敏感性相关，这表明一个阴性的测试结果可排除疾病的诊断。例如，50人中，如果一个检查能从20人有症状的并检查为阳性（TP）的患者中正确识别15人，仪器的灵敏度为75.0%[TP/（TP+FN）=敏感度%]。

特异性，也是一个统计的特性，定义为在相应人群中，可正确识别的阴性结果的比例。特异性，用百分比的形式阐述了一个测试能正确的识别那些没有疾病的患者的效果（图12–2）。“SpPin”，与特异性相关的简称，表示为一个可诊断出疾病的阳性检查结果。如果在同样为50人中，如果一个检查能从30人没有症状的并检查为阴性（TN）的患者中正确识别12人，仪器的特异性为是40.0%[TN/（TN+FP）=特异性%]。

预测值的定义为，无论是阳性还是阴性的测试结果将要修正的概率。阳性的预测值应看检查所产

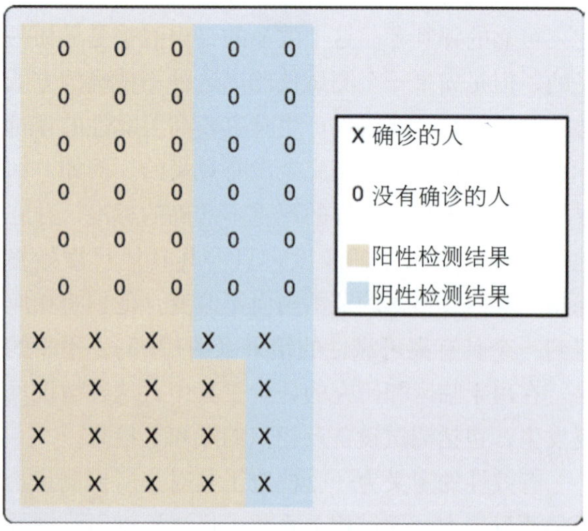

图14–2 假设群体(n=50)用于计算敏感性，特异性和预测值（引自：Loong TW.Understanding sensitivity and specifi city with the right side of the brain. BMJ.2003；327[7417]：716–719.）

生真阳性和假阳性率，并定义为阳性结果被修正的概率。用前面提到的例子，18名33个阳性测试结果中的18位是真阳性（粉色），形成的阳性预测值为54.5%。相反，一个阴性的预测值为，依据百分比，通过观察阴性和假阴性的结果，计算阴性的试验结果被修正的概率。用前面提到的例子，17位阴性测试结果中是12位真阴性（蓝色），阴性预测值为70.6%。预测值的优势在于他们的变化随着诊断的正确率而发生变化。在Loong，2003年发表的文章中，“右侧大脑用于了解敏感性和特异性”，对于那些刚接触这个概念的人和学生来说这是一个很好的比喻。

重要的是敏感性、特异性、预测值要具有较高的精度，测试工具应达到之前提到过的仪器的基本要求。如果一个测试工具前后测试不一致或不当，或如果忽视仪器的设备或程序指南的影响，这个测试的敏感性、特异性、预测值百分比也将受影响。

（四）其余

当选择测量工具时，应考虑测量仪器的规模和范围。

范围与测量工具的基本计量单位有关。范围应与预期临床应用相匹配。例如，如果一个测力计的测量刻度以10磅为一个计量单位，而患者握力的增加值为每星期半磅，测力计需要20周的时间才能发现患者的功能有提高。对于这种特殊的临床情况，在这个例子中的测力计是一个不合适的测量工具，因为它的范围太大而不能测量患者的病情进展情况。

刻度与测量工具的范围或宽度有关，换句话说，与仪器从开始到结束的距离有关。一个工具的刻度必须适用于相应的临床状况。例如，大多数的在临床所使用的测力计的范围为0～200英磅，然而，许多康复患者的握力的得分往往小于30英磅。此外，大多数测试仪器的精度在其范围的最低值和最高值时会降低。这意味着医师使用测力计最不准确的，低于15%的范围来评估患者的握力。有85%的范围未被使用，当前的测力计是不适于急性康复诊使用的。然而，这些测力计与正常人的状况是十分匹配的，在这种状况下，握力非常接近商用测力计的中间值。

（五）标准检查与观测性检查

通过解读，标准的检查可提供重要的信息，其信息可用于预测患者执行正常的日常任务的程度如何。例如，如果一位患者在标准的检查中达到x分，可预测他可以进行“测量值75%的工作量”。通过缩小检查中所定义的性能参数，可以缩减预期任务。

相反，观测性的检查通过随后的检查实验的对比来评价项目，并限于like-item-to-like-item的比较。观测性检查往往根据患者如何执行特定的检查项目来评分；也就是说，独立、设备的独立、介助等等。“患者在没有介助的情况下能用患手拿起12盎司的啤酒”。病情的恢复是基于这样的事实：3周前，他不能完成这个任务。然而，观测性的信息，不能用于预测患者是否能自己穿衣或在工作中操作一个特定的机器。假设超出了检查项目，比较不同的实验项目是无效的，且不相关的。若能正确使用，观测性检查是可以包含在一个上肢评价项目中的。

（六）计算机评价工具

计算机的评价工具与非计算机的评价工具也一样必须达到仪器测量的基本要求。不幸的是，患者和医护人员常常认为，以计算机为基础的设备比非计算机的设备更值得信赖。这种天真的假设是错误的，并容易产生错误的信息。在手的康复中，一些最常用的非计算机的评估工具的信度和效度（两种最基本的仪器准则）曾经或正在被研究。然而，在写这篇文章的时候，没有一个计算机化的手评价工具，在统计学上证明比NIST标准，拥有在仪器内和仪器间的可靠性。一些有“人体项目”可靠性研究都是基于人类致命缺陷的前提下，人体规范项目的性能相当于金标准的NIST校准标准。谁能接受重量单位的精度被“校正”到平均20位“正常”人举起重量的能力?人体不像机械设备所定义的可靠性（校准）一样可接受的标准的，包括那些用于上肢康复诊所的检查项目。

而且，因为非计算机化的检查设备已建立了可靠性，我们不能假定同样的计算机化的仪器是可靠和有效的。举例来说，尽管一些计算机化的测力计拥有完全相同的外部组件，内部部件已经“更换”，不再作用于液压系统。手动液压式测力计的信度和效度并不适用于“内部已更换的”电脑版本。即使是两个测力计都是液压的，计算机设备也具备独立的信度和效度。

计算机评价设备内在的复杂性在没有专业的工程师、计算机专家和统计学家的帮助下，很难确定设备仪器的可靠性。这种情况使问题更加复杂化，且联邦严格的标准经常不适用于“治疗性设备”。没有技术的帮助下，医疗专家和患者是没有办法知道从计算机治疗设备所得到的数据的准确性的。

（七）仪器的总结

尽管许多测量仪器被吹捧为“标准”，但大多数甚至缺乏统计上所要求的最基本的元素–信度和效度，反而依赖于对规范的表达如平均数。这些依赖于标准的测试仪表甚至没有关于仪器的要求，这意味着他们不能维持他们的测量一致性和他们本身所要达到的目的的能力。因为少有评估工具是完全符合规范标准的，所以仪器的选择必须尽可能多的满足前面所提到的要求。手/上肢的评估工具依据他们仪器本身的固有特性，有各自不同层次的信度和效度。作为消费者、医疗专家必须要求所有的评估工具最起码要符合相应的信度和效度。此外，“关于可靠性（和有效性）的数据应该是有效的，而不应该单采用其表面的价值；仅仅因为一个制造商说可靠性研究已经完成，或一篇论文叙述说仪器是可靠的，并不意味着仪器或检查工具符合规定的要求。从患者到专业的角度，购买和使用并不符合基本测量要求的评估工具在各个层面均会限制潜能的发挥。

二、用于功能评价的仪器

（一）利手

利手是上肢功能一个重要的组成部分。传统上，在上肢康复领域，患者的自述是最常见的确定利手的方法。尽管具有较好的信度和效度的手的检查已被心理学家使用来确定优势半球已几十年，然而知道这些检查的外科医师和临床医学家却十分有限的。最近的研究表明，Waterloo利手问卷（WHQ），一个32项具有较高效度和信度依赖的功能量表，比患者自述能更准确、更广泛地确定利手（图12–3）。WHQ具有价格低廉，管理简单和快速，评分容易，患者积极响应，用户界面友好和明确的个性化结果等优点。更确切的定义利手对于临床医师和研究者都是很重要的，它可提高日复一日的治疗的关注点和康复效果，通过更精确的研究，它最终可提高检查者专业知识的构架。（见评价握力评价部分）

（二）手的力量

1.握力的评价

虽然其他的测力计也可以运用，但握力的测量通常采用的是一种市面上买得到Jamar液压式测力计（图12–4）。它是由Bechtol开发并被专业协会所

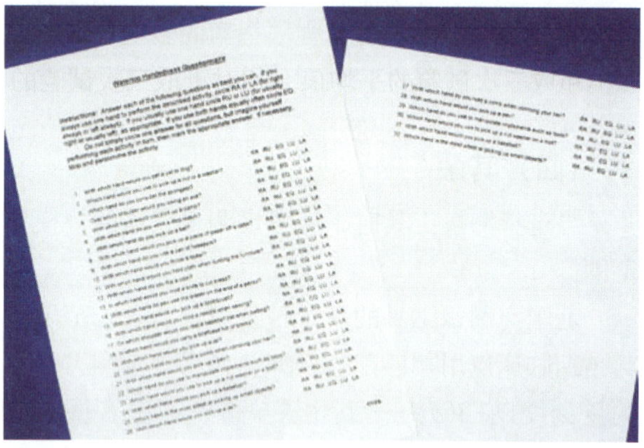

图12–3 Waterloo利手问卷(WHQ)比传统使用的自述法，提供了一个更精确的关于利手的定义

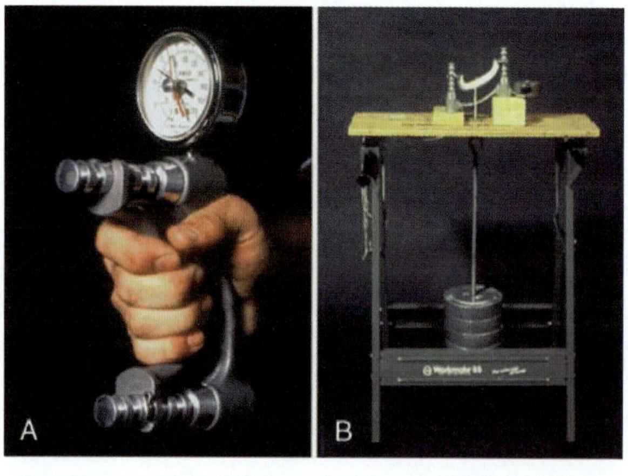

图12–4 A.液压式测力计正确校准后，推移具有出色的可靠性。B.校准的测试站很容易建立且随时间可支付成本。测试站最昂贵的组件是F–耐力测试器。联动挂钩的重量已被减去，以与总的重量值相匹配，所以不必减去挂钩的重量

推荐的，Jamar液压式测力计已被证明是一个可靠的测试仪器，并可提供校准维护和对测试对象的定位跟踪。

在仪器可靠性持续的研究中，作者评价了超过200位使用了Jamar和Jamar测力计的患者，51%达到了要求的与NIST F-耐力测试仪器（政府认证的高标准的重量测量工具）+0.9994相关系数。其中（0.9994以上），27%需要调小仪盘以读出他们实际测量重量的平均值。在30个全新的测力计中，80%满足+0.9994相关系数。有趣的是，在对两个已使用了超过12年的Jamar测力计进行多次测量后发现，其相关性的变化均少于0.0004，表明如果仔细维护和使用的话，这些仪器可维持它的校准能力。

测试程序是很重要的。在1978年和1983年，美国手外科协会建议，运用第二个位置以确定握力的大小和取三次试验的平均值。相对于取三次试验的平均值的建议，在小样本的队列研究中，一个人最大的握力具有稳定的可靠性。应谨慎推荐标准的偏倚，即取三次试验的平均值的标准，这种方法普遍地用于各种研究中。采用一种实验方法之前，需要搜集更多的相关信息。

握力随着物体的大小而会发生变化的概念是非常重要的。正常的成年人五指均用力的握力值是一个铃铛形状曲线，第一个（最小）位置在握力中是最没有优势的，其次是第五个位置和第四个位置，最强的握力在发生在第三个和第二个的位置。

如果采用检查单个手指的方式，来评估患者的进步，握力正常得分的变化可能会被错误解释为进步的上涨或下跌。对于取3次试验的平均值的标准来说，疲劳并不是问题，但可以成为确定当全手掌用力时何时记录握力的一个因素（总共15次试验，每个手指3次试验）。各个手指间隔4min进行休息以防止的疲劳因素的干预。尽管1min的休息时间足以避免疲劳的影响，而本研究所采用的测力计，其配置与Jamar测力计是不同的。41%的最大主动收缩（MVC）的要求对于理解正常的握持力和疲劳现象同样是重要的。例如用10%MVC维持等长收缩65min是没有肌肉疲劳迹象的。虽然Young报道在早上和晚上之间其握力的成绩无显著性差异，但与其他建议每天的检查的时间应一致的调查人员相比，他的研究时间较短。

关于利手更好的定义会对握力产生直接影响。利用WHQ，Lui和Fess发现对于正常人来说，利手与非利手在握力方面存在很大差异，相对于双利手或轻微偏向右利手或轻微偏向左利手的观念，WHQ分为右利手或左利手。这种偏离在第二Jamar手柄的位置最明显。

这些握力的规范是可行的，但在这些研究中，只有几个与Jamar测力计或其他类型的测力计相关。独立研究已驳倒了对正常受试者10%的规则，报告发现在正常人群中，非利手所占的比例等于利手占正常人的31%或更多。“10%的规则”也不适用于WHQ的利手分类标准。据报道握力与身高、体重和年龄有关，而社会经济如参与具体的运动或职业也会影响正常的握力。在老年人群中，可能由于发生了功能障碍和疾病的恶化而出现低于正常水平的握力值。值得注意的是，据Mathiowetz研究报道老年人可能经常会“低于他们正常水平多达10磅”。“在2005年，Bohannon和他的同事们联合了12家研究中心，依据美国手治疗中心（ASHT）所建议的测试标准，并采用了Jamar测力计的荟萃分析，所得到的参考数据可能是最有意义的。在2006年的一项研究中，Bohannon和同事们对20岁至49岁的年龄的成人的握力也进行了一项荟萃分析。

虽然在临床上握力的检查通常是应用于确定主动用力的真实度，但支持和反驳这个观点的研究均有，所以其有效性目前是仍有争议的。Niebuhr推荐同时采用表面肌电图和握力检查来更准确地确定用力的程度。快速交换的握力检查，一个目前常用的测试用力程度的检查，其检查程序和可靠性均存在问题；因其低的敏感性和特异性，其有效性是仍有争议的。

手握持力经常是营养不良一个指标。不幸的是，大多数的这些研究使用的握力仪器而不是像Jamar这样的测力计。此外，这些研究很少给出校准的方法，这使得他们的研究结果更加的具有不确定性。

Bowman和他的同事报道小指的屈指浅肌（FDS）的存在与缺失在正常受试者中，会使握力发生明显地改变，屈指浅肌缺失的握力值比正常组小了接近7磅，比屈指浅肌独立组小了略多于8磅的力。

多年来，许多研究人员用复杂的，有时冲突的结果分析了Jamar作为评价仪器的规范和延伸使用的能力。混乱很大程度上是由于大多数的研究报告必须依赖不存在的、不完全或不恰当的方法去检测应用于数据采集的测力计的准确度。最新的发展是采用WHQ可更好地定义利手。当出现新的可能信息时，科学探究便会进行和有所进步。虽然过去的研究提供了方向和始点，但很重要的一点就是要了解所有的握力研究需要用精确校准的仪器进行再次评估，以更准确地定义WHQ所提供的利手概念。

其他的握力评估工具需要依据严格的仪器标准，包括随使用时间的增加其精确度变化的纵向效应，并进行分级。当参照于相应的NIST标准时，虽然使用弹簧式的仪器或囊型的橡胶仪器（图12-5）可能具备良好的可靠性，这两类仪器展现出随使用时间的增长，其作为评估工具变得越来越不准确。

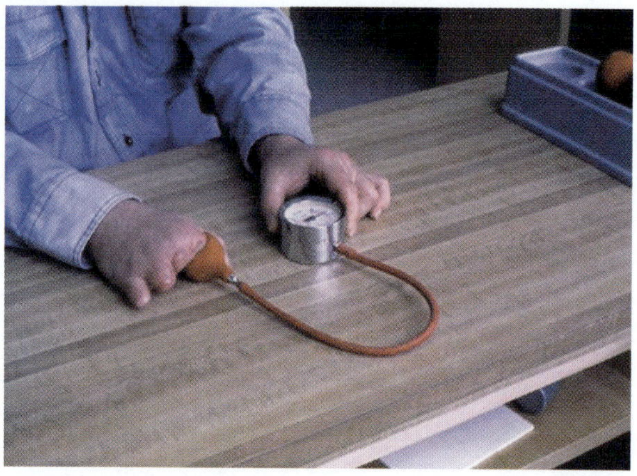

图12-5 橡胶或弹簧组件随着使用时间的增加而呈现出老化的现象，最终使测力计无法使用

（二）握力评价

商用型的捏力计需要测试后才能使用。一般来说，液压捏力计比弹簧捏力计更精确（图12-6）。常用的捏力计在顶部有一活塞式的仪盘且其形状呈一长条的C形，从机械的角度来说，它就是一个巨大的单独的弹簧，其两头均彼此受压来对抗c型弹簧中间的反作用力。这个设计在仪器的可靠性方面有一个内在的问题。

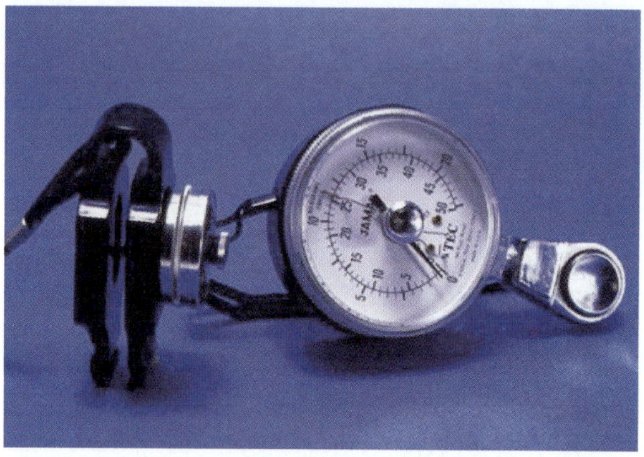

图12-6 一个液压式握力计(右)比普遍使用的C形弹簧式握力计(左)更可靠，这是因为C形弹簧式捏力计(左)实际上就是一个大的弹簧，它需患者同时按捏它的两个开放式的末端

通常评估三种类型的捏力：①拇指指腹抓住示指的中节指骨的侧方，(关键点、侧方或向侧方捏)；②拇指的指腹到中指和示指的指腹（三点捏)；③拇指尖到示指的顶端（点到点)。侧方捏在三种捏力中是最强的，其次是三点捏。点到点是一中位置性捏，用于活动时，需要良好的协调性，而不是力量。像握力的测量一样、采用三次试验取平均值的记录方式，并需与对侧手进行比较。通过WHQ，好的利手的定义可提高对利手与非利手捏力之间相对测量值的理解。Grunert Cassanova提出一个绝妙的方法-依据接触的组织面积对捏进行分类。通过一个广泛的文献回顾，他们发现了超过300个不同的抓握动作。这种分类方法可避免口语用法的不同并消除了描述捏功能时的混乱。

（三）敏感性

在敏感性检查的五个层级中（①自主系统/交感系统反应；②检查能力；③分辨能力；④量化；⑤识别)，只有最后的两个层次包括功能性评估（对于开始的三个层次的相关测试的详细信息见第11章。）尽管它们的概念被经常用于的感觉再教育的治疗项目中，但目前没有标准化的检查可用于这两个类别。然而，有几个基于观察的评价已应用于临床。

量化是敏感性检查的第四个层次。这个层面主要依据皮肤触觉的刺激程度。我们可能会要求患者根据触觉的变化去比较几个对象的不同，包括，但又不仅限于，粗糙、不规则、厚度、重量、或温度。列举一个对功能敏感性评价进行量化的例子，采用Barber的一系列覆盖有越来越粗糙砂纸的木钉，在视觉遮蔽的情况下，要求患者从平滑到粗糙对木钉进行分级。更多的细节，读者可登录本文的同名网站。

识别，最后，也是最复杂的敏感性级别，它涉及到仅通过触摸便识别出对象的能力。

Moberg的捡起测试，无论是作为一个正中神经功能的筛查测试，还是作为一个识别测试，均是十分有用的观测性检查。正中神经损伤的患者，当他们用一个开罐器捡小物体时，往往会忽视或避免使用受损的桡侧肢体，而是采用功能相对完整或部分缺失的尺侧肢体。在不使用视觉提示的情况下，通过要求患者识别被捡起的小物体，用于评估患者感觉识别能力。目前已有商用类型的Moberg 捡起测试。但Moberg仅是一项观察性测试而已。它不符合基本仪器的任何要求，包括信度和效度的证明；大多数的非营利性的类型，往往会加上一些随机的各式各样的常见的小物件，但它缺乏设备最基本的标准。

（四）日常生活能力

传统上，日常生活能力（DLS）进行评估到什么程度，主要依赖于各种康复中心的状况。例如，面向治疗外伤损伤患者的康复中心，比以关节炎治疗为主的治疗中心对DLS能力的评估和训练的要求较少。然而，随着当前对患者满意度报告的普遍关注，很明显，越来越需要对患者进行更广泛的DLS评价以识别一些对于不同患者而不同的特定因素。Flinn操作能力筛查工具（FPST）是很重要的，因为其具有优良的可靠性（92%的项目：Kendall T值>0.8和97%的协议）；因为它需随时间继续进行检测和升级（图12-7）。FPST允许患者独自判断哪些任务能或不能完成。事实上，这个测试是不会因检查者的存在而受影响，这是重要且不寻常的。繁忙的临床医师可能基于以前类似诊断的经验预先判断或假定患者能力；一些患者在披露个人问题时显得犹豫。在FPST中，可以消除潜在的治疗师偏见和一些现象，如患者由于社会问题而隐瞒一些病史的情况将会减少。患者可独自进行阅读和判断自己的等级。FPST由超过300层和日常活动照片的三个卷组成，这些均已经经过特异性和灵敏度测试。第1卷评估自我照顾的能力；第2卷评估家庭和外在活动；第3卷与工作活动有关。这个测试代表了一个重大进步，是用一种科学的态度去定义功能的概念。

（五）手工技艺和协调性

评估灵巧和协调性的测试，具有多种难度层次，允许依据个体患者的需要和能力去选择最适合的工具。正如前面提到的，当使用一个标准化测试仪器时，当务之急是不要偏离测试说明中所描述的方法，设备和测序。测试校准、可靠性和有效性决心于所使用的具体项目和技术，在规定模式下的任

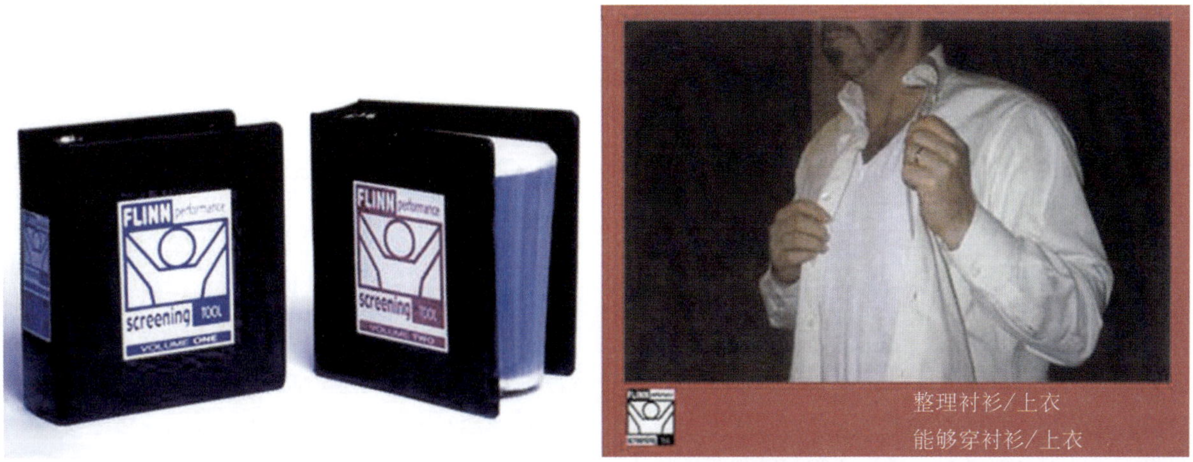

图12-7 具有较高的可靠性，Flinn功能的筛查工具(FPST)是由一系列的日常生活动作的照片和日常活动的工具所组成的，从这些任务中，患者可识别出哪些活动自己是有问题的。患者独自进行检查，从而避免评估者潜在的偏差或避免一些社会问题。A.卷1和2。B.1 － 3卷中300张照片中一张

何改变都会使结果数据呈现出无效和毫无意义。在治疗中，一个标准化的测试作为一个教育或培训设备使用，由于数据的偏差，不应作为一个评估工具。

1.Jebsen Taylor手功能测试

在目前可用的测试中，Jebsen Taylor手功能测试需要最少的上肢动作，是易于评价，易于管理和得分的。Jebsen由七个单项组成：①写作；②翻卡；③捡小物件；④模拟喂食；⑤堆积；⑥捡大而轻的物体；⑦捡大而重的物体。Jebsen原本是为类风湿关节炎检查所使用的，一直被用于评估年纪大的患者，偏瘫的患者，儿童，手腕功能障碍患者等。Jebsen的规范标准根据所需要的最大时间、惯用手、年龄和性别而分类。Rider和Lindon报告了塑料跳棋替换原始的木制跳棋所花费时间的在统计上的差异，和在使用较大的回形针时与最初描述呈现出一个加速趋势，从而使测试结果变得无意义。测试标准化的设备不能替代或改变原来的测试，除非测试是对新设备的再校准。在评估个体损伤的严重程度方面，Jebsen测试是一个优秀的测量总体协调能力的仪器，而不必使用其他协调性测试工具，其他协调性测试工具往往需要很好理解力。Jebsen已商用，但是，在使用之前，其商用版本必须彻底进行评估，以确保它满足了原始设备的标准和程序。

2.操作测试的Minnesota率

以在空的操作板上放置障碍物为基础，操作测试的明尼苏达率（MRMT）包括五个动作：①放置；②转动；③调换；④单手翻和放置；⑤双手翻和放置。其最初的设计是用于测试人员对臂-手的灵巧性工作要求，MRMT是一个测量总体协调性和灵敏性很好的例子，来源于适用于许多手/上肢康复需求。这台仪器的准则是基于11 000多位受试者的数据。不幸的是，一些商用版本的MRMT是塑料制成的。其可靠性、有效性和规范数据建立在最初的木制版本测试的基础之上，而不适用于新的塑料版本。从本质上讲，塑料MRMT来说是一个可靠性、有效性和规范化未知的工具，所以其被用作测试仪器之前，必须建立自己的操作规范。

3.钉板试验

普渡大学的小钉板测试要求比前两个测试更好的协调性，要求理解小针、垫圈、耳坠。Purdue的子类：①右手；②左手；③双手；④左、右手；⑤双手组合。正常的数据按照性别和工作类型呈现在各类别中：一般工厂工作的男性和女性申请者，女性对电子产品生产工作的申请，男性使用服务工作者等等。正常数据也可用于14～19岁的和年龄超过60岁的对象。当Purdue每隔1周5次进行相关测试时，Reddon和他的同事们发现了一些单项成绩的学习曲线，因此再次加强以下观念：标准化测试的工具不应该用作训练设备。关于精神运动方面，前面描述的所有测试评估活动，均被归类为熟练的动作，除了Jebsen用勺子捡小对象的任务。

熟练动作涉及到捡起和使用拇示指交互操纵对象。在这个级别中，不使用工具参与测试。相比而言，复杂性的适应能力，更高水平的精神运动，则包含工具的使用，需要一个更高的能力要求。

4.Crawford小部件灵敏度测试

为评估复合的适应能力，Crawford小部件灵敏度测试试验增加了另一个维度，在测试中引入工具对手功能进行评估。这个测试需要患者使用他们的手和手指控制实现工具，从而增加了难度的级别。Crawford需在小板上使用镊子和螺丝刀以评价插针、套项圈和拧的功能。它涉及到需要良好协调性的动作，例如雕刻、手表维修和时钟制造、办公机器组装和其他复杂的技能。

5.O′Connor钉板测试

O′Connor钉板测试要求使用工具将小钉放在平板上。

6.九孔插棒测验

尽管经常应用于临床，九孔插棒测验缺乏所有的基本的工具要求，包括可靠性和有效性证据的关键元素。这个“测试”确实报道有正常值，但没有主要仪器标准，因此作为衡量工具，它是无用的。

除了九孔插棒测验，之前所提到的所有的灵巧性和协调行测试均满足所有的基本和次级的工具要求。其他手协调性和敏捷性的测试是可用的。在用于评估患者前，这些测试应该认真评估其基本、次级、可选的工具要求，达到本章前半部分所讨论要求，以确保它们已经被证实是合理的和准确的。

（六）强化工作

强化工作测试了包括范围较大，符合工具的标准，许多落入了具体项目的类别中或满足个体患者的需要特别设计的任务纵向测试中。

1.Valpar组件工作样品

Valpar工作示例包括19个工作样本，其中每个均符合所有的测试标准。单个测试可以单独或多组使用，这取决于患者的需求。工作样本可能是任何顺序下使用。除了Valpar作品样本，许多强化工作测试并不是标准化的。

2.Baltimore治疗设备工作模拟器

Baltimore治疗设备-工作模拟器（BTEWS）采用了静态和动态模式以对应大量的工具和处理，要求均被插入到一个常见的运动头端。虽然这台机器的基本概念是创新的，其静态模式已被证明是准确的，并具有高度可靠性相关性，但其动态模式在产生稳定的阻力方面仍存有问题。Coleman和他的同事们发现无论是在机器中还是在机器之间，其动态模式抵抗性相差很大，当需要实施一致的阻力时，工作模拟器则不合适用于评估（图12-8）。因为波动和不可预知的动态模式下电阻的变化，其不能通过计算机打印输出得到准确反映（图12-9和图12-10），应谨慎用于急性损伤患者，老年患者，儿科患者，患有炎症性问题的患者如风湿性关节炎的患者、不稳定的血管系统疾病患者，或感觉损害的患者。纵向的BTEWS使用前和BTEWS使用后的体积测量可能有助于识别在工作模拟器动态模式下患者的炎症反应，其可能会逐步增加。

有趣的是，回顾涉及工作模拟器的可靠性研究可看出，其往往都是与康复机械相关的设备，在许多研究和报道还采用了临床试验来建立自身可靠性的模式。对于机械设备所采用的NIST标准，采用人体试验数据并不是一个适当的准确性或校准性的标准。此外，其所推荐的“调整”工作模拟器的方法涉及到一个重物悬挂的静态过程，这不能评估动态模式下的阻力。之后，当一个工程师团队根据NIST标准和采用适当的动态测量方法、可靠性和准确性，评估动态模式阻力的一致性时，发现动态模式下的准确性严重缺乏。

第二代“工作模拟器”，the BTE Primus，以及来自其他公司的类似机器，已进入市场。Primus弃用“静态”和“动态”模式的术语，转而选择等距、等张、等速阻力和持续被动运动的模式。这些第二代机器包括 Primus没有可依赖的可靠的NIST信息（采用的是患者对抗预设阻力模式）。Primus作为评估工具，或者，换句话说，

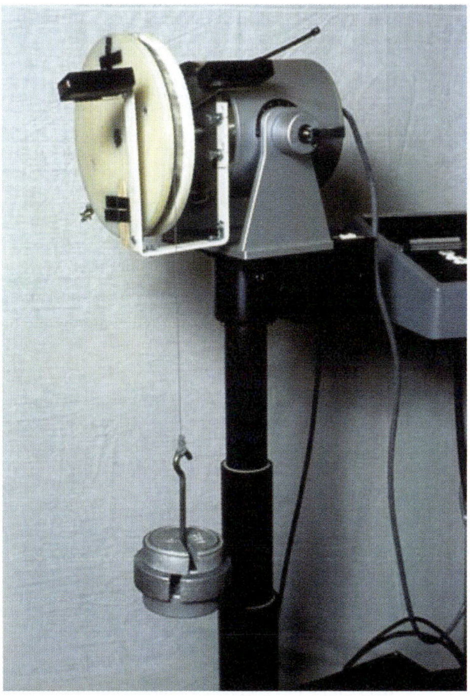

图12-8 由工程师所设计的，这种测试Baltimore治疗设备工作模拟器在动态模式下阻力的持续性的方法，比静态体重或人的性能数据更合适、更准确。工作模拟器在动态模式下的阻力设定在92%应用权重，当针被牵拉时，车轮开始对抗预设模拟器阻力旋转一个循环和在有控制下重物降低在地板上。如果阻力保持不变，定时下降的重物在体重下降试验之间和内部保持不变。然而，如果阻力发生变化，定时下降的重物在体重下降试验之间和内部是不一致的。在许多的工作模拟器中，由模拟器所产生的阻力激增足够强大到使20～40磅的重物在下降半空中停止。其他时候，当模拟器得阻力突然减少时，重物出人意料地到地板上（Coleman EF，Renfro RR，Cetinok EM，et al.Reliability of the manual dynamic mode of the Baltimore Therapeutic Equipment Work Simulator.J Hand Ther.1996；9[3]：223-237.）

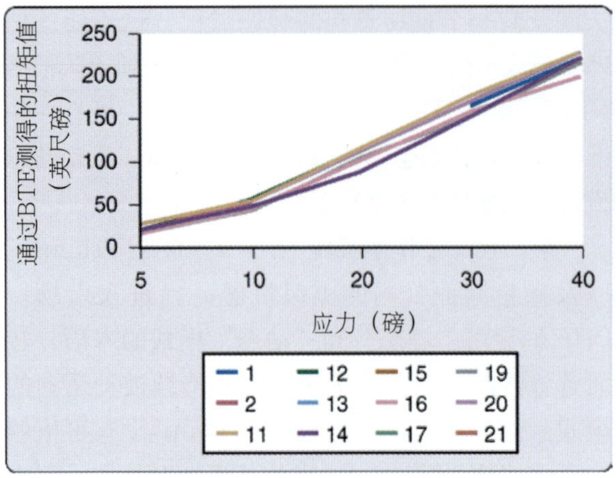

图12-9 一个复合的工作模拟器测试，这些报告是工作模拟器在动态模式下打印出来的由模拟器动态模式所产生的阻力值(扭矩）。模拟器打印出的报告显示的是输出数据与研究者所设定的输入阻力互为镜像（Coleman EF，Renfro RR，Cetinok EM et al.Reliability of the manual dynamic mode of the Baltimore Therapeutic equipment Wokk Simulator.J Hand Ther.996；9{3}：223-237.）

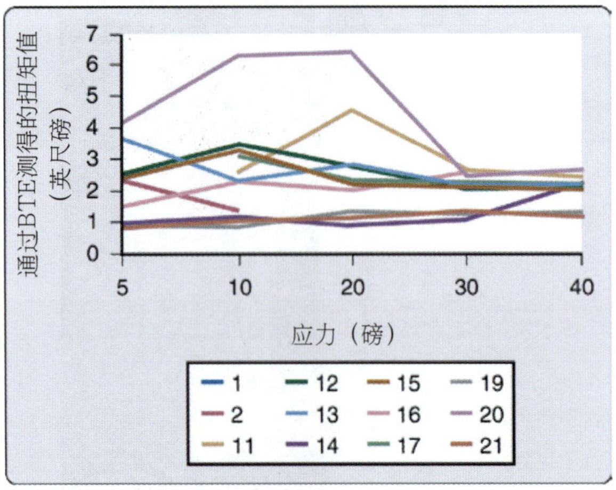

图12-10 相比于图12-9的打印结果，模拟器对抗定时重物所产生的阻力显示的是在各种动态模式下的工作模拟器阻力的不一致性。而且，模拟器所打印出的结果不能精确的反应出由动态模式所产生的阻力（Coleman EF，Renfro RR，Cetinok EM，et al.Reliability of the manual dynamic mode of the Baltimore Therapeutic Equipment Work SimulatorJ Hand Ther.1996；9[3]：223-237）

一个治疗工具被Coleman和他的同事们用于评估BTEWS，以识别出其阻力模式下阻力的一致性。不幸的是，在Primus操作手册的参考书目中，并不包括科尔曼和他的同事们的以NIST工程研究为基础的BTEWS。

患者重返工作的潜在能力评估是基于一组标准的和观察性的测试、具体工作情况的相关知识，对患者的动机和心理资源深入地了解，并正常理解残疾的手和上肢复杂性。尽管在过去它的重要性已经获得承认，患者受伤上肢的职业评估现在在大多数的全国主要的手康复中心也给予了较高的优先级。治疗不再以骨折的稳定、伤口愈合，平稳的运动和感觉为目的。这种注重的转变，在很大程度上，来源于费城手中心的贡献。

（七）患者的满意度

患者满意度的测试已成为康复不可或缺的一部分。就像其他测试仪器一样必须满足的它的基本要求，因此也必须评估患者满意度，它通常采用患者自我报告的调查问卷的形式。

当前用于评估患者上肢受伤或功能障碍的症状或满意度工具包括医疗效果的研究36项健康调查（SF-36)，上肢胳膊、肩膀和手的障碍（DASH)，简化的DASH，密歇根手效果问卷（MHQ)。相比DASH，MHQ考虑惯用手和手/上肢修复术等重要因素。这些评估工具已经经过了广泛的测试并达到了基本的工具要求。他们也可以在多种语言下使用。

（八）特定诊断的功能测试

1.风湿性关节炎

关节炎的文献中充斥着灵巧性和协调性的测试，由于大量研究成果涉及到药物干预的结果。一些更常用的评估包括顺序职业敏捷度评估（SODA)，Sollerman抓握测试，关节炎手功能测试、Keitel功能测试和前面提到的Jebsen Taylor手功能测试。

这些复杂的协调性测试是使用无处不在的血压计来评估握力。尽管在1999年的Unsworth和他的同事们的报告中，已发现“当实验对象用力时，不同直径和量的袋子给出了统计学上不同的压力读数，”但在目前风湿性关节炎的文献中，血压计仍然是一个评估握力的常用工具。

2.卒中

Wolf的运动功能测试（WMFT）适用于评估由卒中或脑外伤所造成的运动功能障碍的成人偏瘫患者。尽管最初的WMFT有21个项目，但调整后的WMFT则缩短到15个功能任务并包括一系列的运动的项目，这些项目对于临床和科研的研究均适用。从0.86到0.99的波动，WMFT-15具有良好的评分者内和评分者外的一致性、内部一致性及可靠性。具体的视频演示可在www.youtube.com/watch?v=SIJK88NdZM WMFT中寻找。

用于限制性运动疗法、原先的运动活动日志（MAL）设计为一个具有结构性的面试来评估卒中后轻偏瘫的个人在实际活动中如何更多地使用上肢。MAL分为两部分：在日常活动中，使用的数量（AOU）和运动的质量（QOM）。MAL是“在长期不进行干预的卒中患者中具有内部一致和相对稳定性。“然而，其纵向结构的有效性是可疑的。简化版运动活动日志（MAL），纠正了许多原始MAL的不一致性。

3.腕管综合征

在腕管综合征问卷中的症状和功能状态严重性是一个结果工具，它联合使用多种损伤评估工具，患者自我陈述他们的症状，以及完成一些特定的功能性任务的能力，这些功能对于那些有正中神经压迫的患者是存有问题的，从而是专为评估腕管综合征症状的。

三、小结

测量准确和如实的评价仪器让医师和治疗师能够正确识别的手/上肢病理状态和功能障碍，评估治疗的效果，并能提醒患者疾病的进展。准确的评估数据还允许对有效的治疗方法进行分析，通过研究为专业的交流提供了一个基础，并最终影响整个行业视野和方向。它们所获得的信息类型存在内在关系，所以测评工具应该仔细挑选。工具的选择直接影响患者治疗的质量和手功能专家之间的理解程度。标准的存在是为了当不同的评估师在不同的版本之间使用时，能够识别测量准确的可靠仪器。除非对“自制”试验的结果进行统计分析，测试尽量在数量庞大的正常受试者中进行，并对结果进行再一次地分析，假设一个测试可提供有意义的信息是天真的。在未来，通过检查他们与生物工程技术水平的信度和效度，目前使用的工具可能会得到更好地理解，并且在制定的协议时可能需要统计学家们的帮助，这将会产生更多精炼和准确的信息。我们作为手功能方面的专家有责任为患者和我们的同事对于我们所使用的测量工具的能力继续评价。没有评估，我们就无法治疗，我们就无法沟通，我们就不能进步。

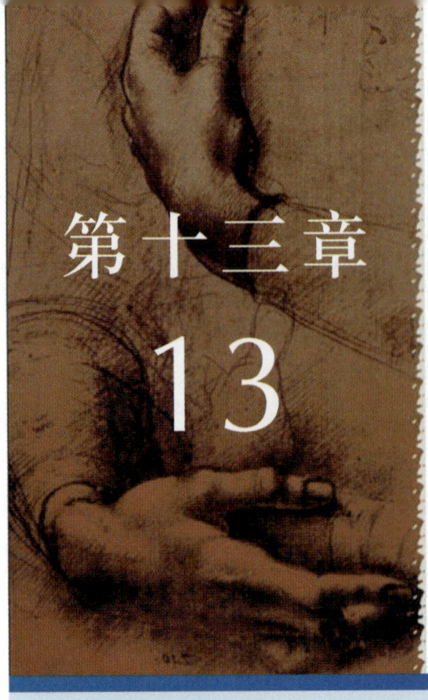

第十三章 13 上肢的影像学诊断

原著者 JOHN S.TARAS, MD AND LIONARD L.D ADDDESI, MD

译校者 赵庆祥　孙常太

关键点

- X线片技术是基本的影像学技术，可为手和腕部疾病提供许多重要信息。
- 当常规检查不能准确评价疾病时，应采用先进的影像学技术。
- 骨扫描是一种微创技术，可提供关于血流、软组织和骨骼病理学的信息。当解剖显示不清时，骨扫描是附属于其他影像学诊断技术的重要的工具之一。特别是诊断不清时，骨扫描是非常有用的工具。
- 动脉造影是一种微创的技术，可清楚地观察到动脉的解剖形态和完整性。当准备进行血管性手术或观察骨骼和肌肉损伤的血管情况时，动脉造影可能是必须的检查手段。
- 超声是一种非侵入性查看和辨别骨骼肌肉系统损伤的手段，特别是液性和囊性改变。超声可定量肌腱偏移，以及查看是否存在肌腱损伤。
- 电脑断层扫描（CT）是一种非侵入性检查，但有X线辐射。其优点是可识别可能被遮蔽的腕骨骨折、识别骨折片的移位及可对骨骼的愈合程度进行评价。CT对于桡尺远侧关节半脱位或全脱位是非常有效的检查手段。
- 磁共振检查（MRI）是一种非侵入性检查，是检查和辨别软组织损伤、识别腕部韧带和手腕内的三角软骨损伤及手和腕部隐蔽性骨折的金标准。MRI可较易识别屈肌腱和腱鞘炎。MRI对于安有心脏起搏器和耳蜗植入的患者时禁忌证。

上肢疾病的诊断依赖于病史、体格检查和一种或多种影像学技术的检查。X线片可为大部分疾病提供许多重要的信息，所以它是基本检查中不可少的部分。骨折的准确描述、骨折的对线、骨折愈合区域、脱位、软组织钙化、异物和通过这个唾手可得，节省成本，而且无创性手段，我们可以获得骨的细节。然而，在某些情况下，问题是不能通过常规的措施进行正确的评估；因此，需要其他成像技术提供进一步的诊断信息。在这一章，将进行讨论影像及先进的成像技术与手和手腕的障碍诊断的关系。

一、影像学技术

（一）常规研究

常规的研究包括手的前后位（PA），侧位和斜位图，它们用于评估骨密度、骨损伤、骨折、脱位，关节面和关节间隙的完整性，以及不规则的软组织（图13–1）。

骨密度，也就是总的评估，可能是正常的，少于正常（骨质缺乏），或超过正常水平（骨质硬

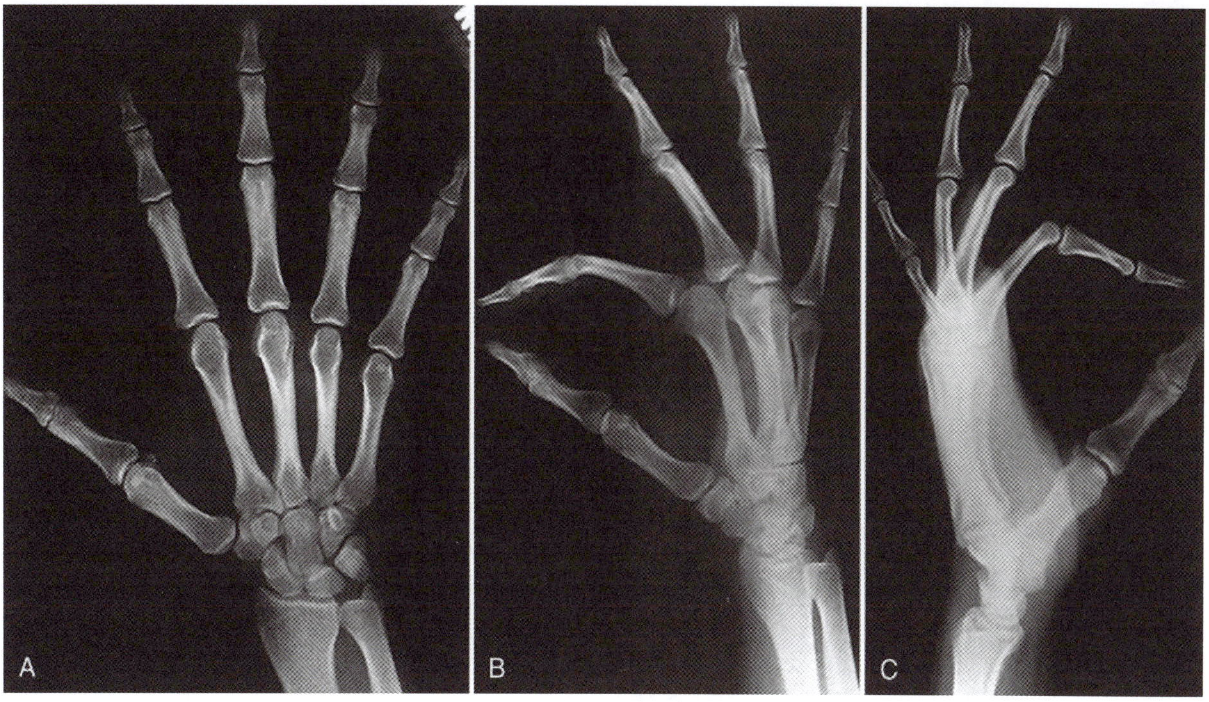

图13–1　手的常规拍片姿势。A.前后位；B.斜位；C.侧位

化)。首先会骨质减少常出现在老年人，并被称为与年龄相关的老年性骨质疏松。骨质硬化发生在如缺血性坏死（AVN）(图13–2)，骨折愈合和代谢性骨病中。平片可显示离散的或弥漫性骨病变，包括原发性或转移性骨肿瘤、感染和代谢性骨病（图13–3)。在急性骨折中，应仔细检查皮质的完整性（图13–4)，并在半脱位或脱位应评估关节、韧带。关节面、关节间隙和软骨的异常也应记录。软骨间隙的缩小可能表明是由退化、炎症、感染或外伤造成的关节炎（图13–5和图13–6)。最后，软组织的阴影用来评价是否平整。任何显示钙化（图13–7)，异物，或软组织的质量的证据必须与临床相结合。

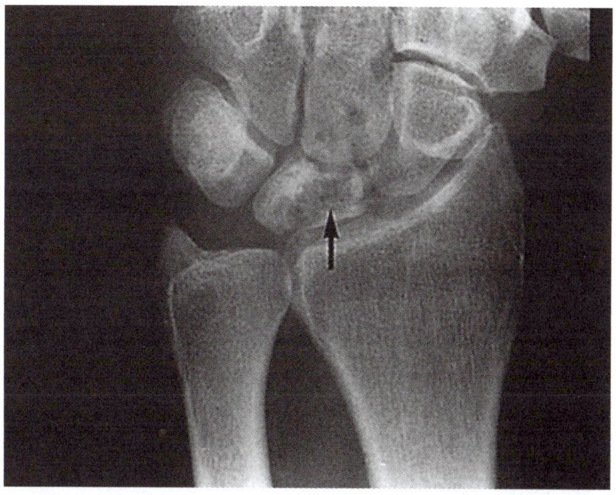

图13–2　月状骨的缺血性坏死(AVN)，或kienböck病。低倍焦距的手腕前后位片证实缺血性坏死两个表现：骨硬化，出现在月状骨的尺侧；骨质减少，出现在月状骨的桡侧(箭头)。其次是由于血液流的增加而试图促进骨的愈合

（二）特殊检查

如果询问的病史及体格检查显示一个局部问题，可对局部采用一个底部焦距的视图。这种放大的缩影技术专注于手腕的特定区域，这对于孤立的腕骨疾病是特别有用的，因为在这一地区骨折和畸形经常无法显示在平片中。特殊的定位和示范还用于一个可能的病理状态更完整的视图。例如，重点视图可以展现出，在常规平片无法显示的关节错乱。拇掌指关节（MCP）尺侧韧带的撕裂就是一个很好的例子，因为这些可以通过对关节用力使桡侧凸显的方法变得明显（图13–8)。通常需要一个特别的操作以证明Scapholunate韧带损伤的复杂性。这种复杂性在稳定舟状骨和防止旋转性半脱位是重要的。当它受伤时，在常规的平片中，舟

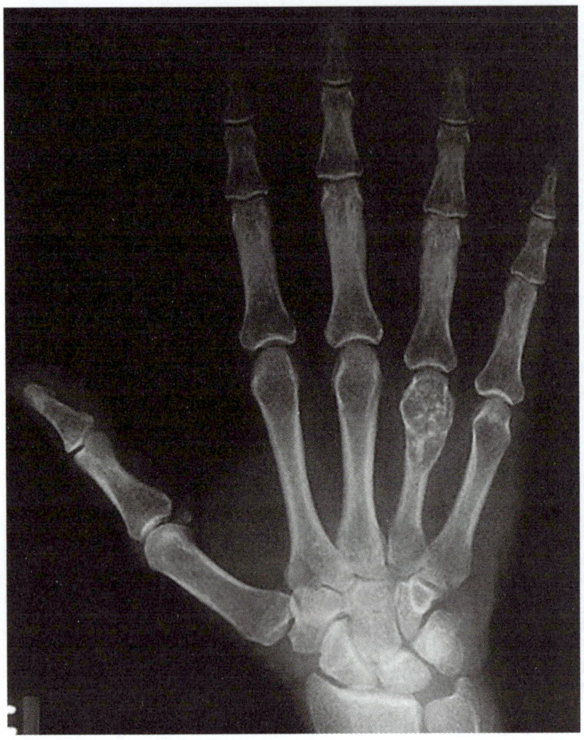

图13-3 前后位显示的内生软骨瘤。注意第四掌骨头和轴的骨密度的下降，及体积的增加。骨密度降低的区域可见钙化点，在这种类型的病变经典的表现

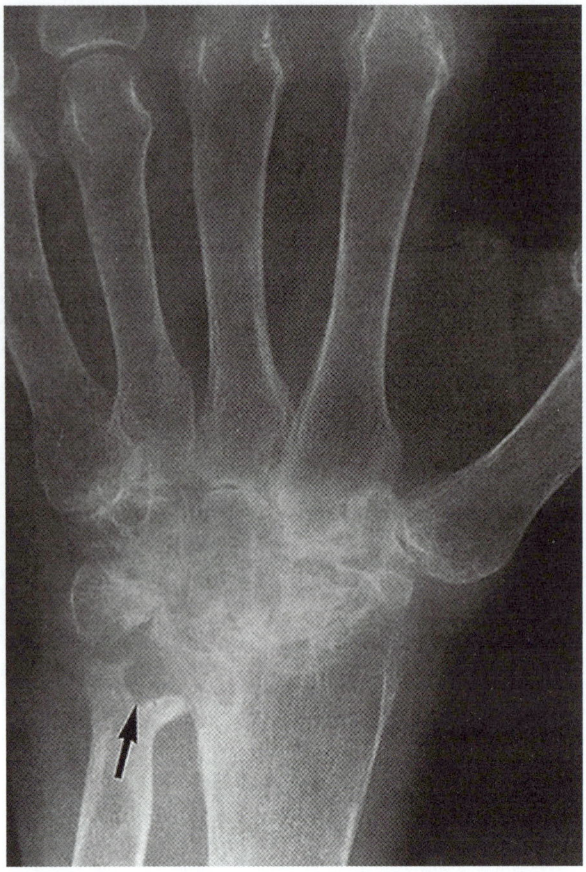

图13-5 腕部的前后位片展示的是类风湿关节炎的典型表现：首先是骨质减少，这可能是疾病最早的迹象(与图13-1正常的骨密度相比)，关节软骨的丢失，以及侵蚀现象。在这个患者，侵蚀现象在尺骨茎突表现的很明显(箭头)

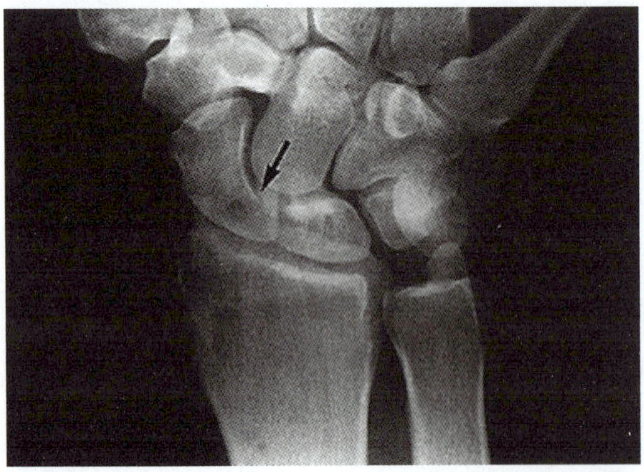

图13-4 腕部的前后位显示的是伴随一个囊肿的舟骨(箭头)近端1/3的骨折

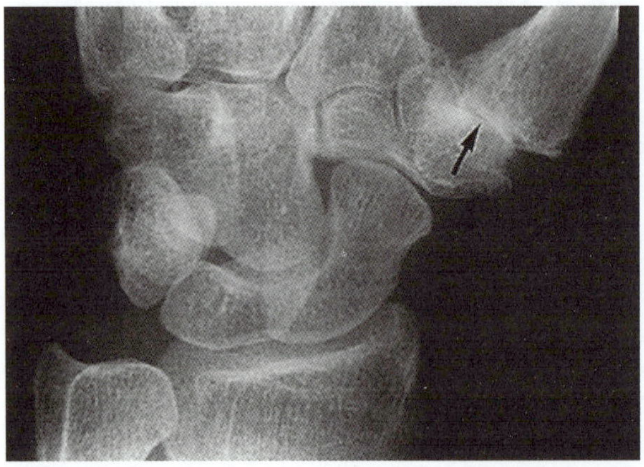

图13-6 骨性关节炎。腕部的斜视图显示的是在第一掌骨关节处关节软骨高度的下降(箭头)。这个疾病也导致在关节两边的骨密度的增加

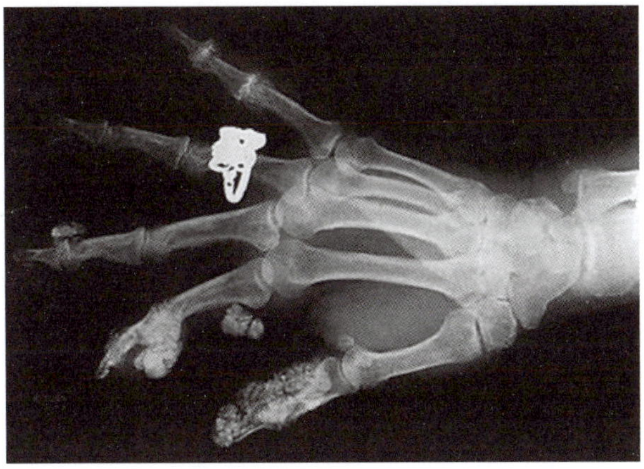

图13-7 手的斜位片显示的是广泛钙化的手指软组织

月间可能会出现完全正常的表现，但是通过紧握拳头并旋后的姿势加大负荷时，舟月间隙就会增大（图13-9)。最近，一个修改的紧握拳头并旋后的姿势，被描述为“握笔”视图。这个视图要求腕部适量的旋前以查看舟月间的最大间隙。特殊的视图，比如大多角骨的骨脊（图13-10）和钩骨的钩部（图13-11)，对于体现腕管和某些骨折的骨性解剖是非常有用的。

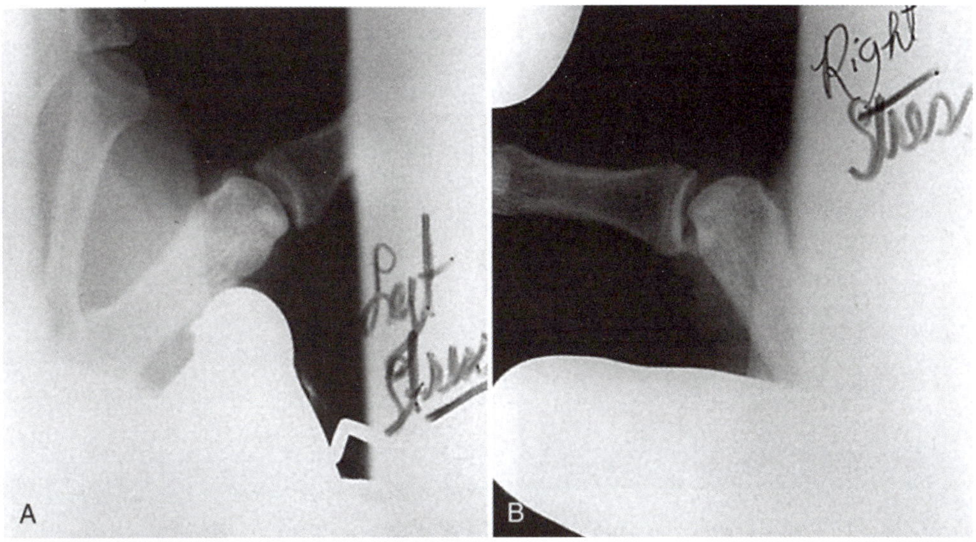

图13-8 拇指的脱位。A.这个患者的左手拇指在桡侧应力下看起来很正常；B.右手拇指,存有尺韧带的破坏,当受到同样的压力，显示出第一个掌指关节的半脱位

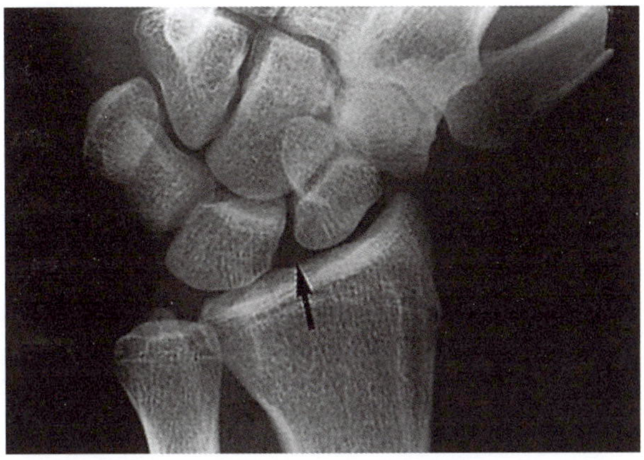

图13-9 当这个患者在旋后位握紧拳头时,显示出舟状骨的半脱位(箭头)

（三）前沿的影像技术

当一个诊断不能依靠常规临床影像学检查和平片而得出，更先进的成像技术可以使骨骼和软组织的解剖更完全的成像。决定使用另一种技术必须考虑它的侵入性、成本以及其特异性。

CT

平片断层扫描能够在观察骨的愈合和骨折的不愈合方面优于常规平片，尤其是在涉及舟骨和钩骨钩时。这种检查是无创和相对便宜的。在大多数中心，计算机断层扫描已经很大程度地取代了平片断

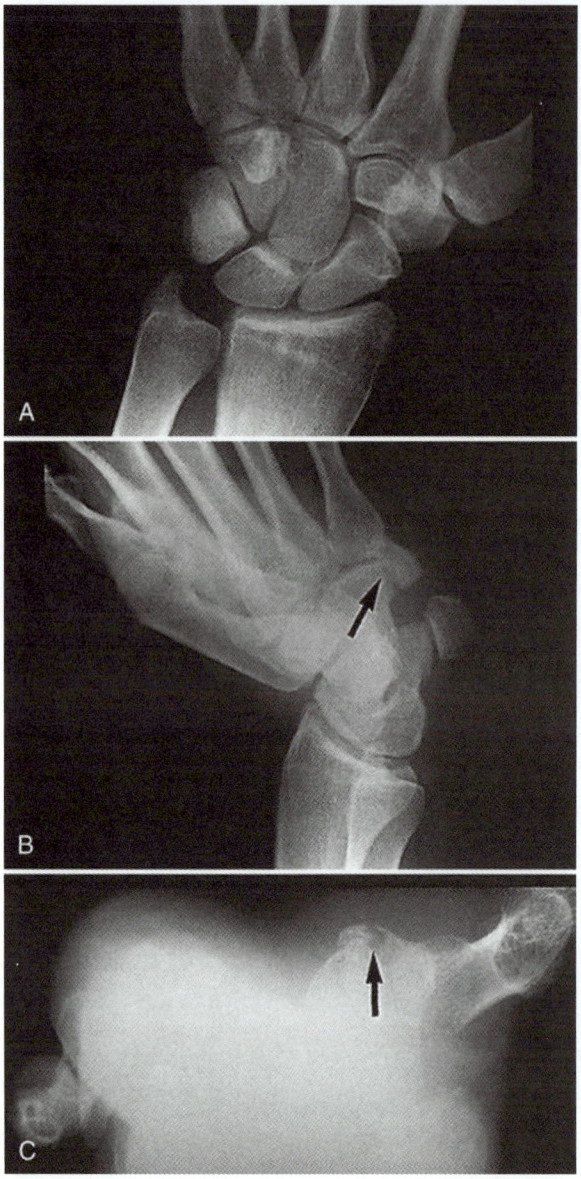

图13–10 大多角骨骨脊的骨折。A.腕部常规的前后位片是正常的；B.旋后的斜位片显示的是大多角骨骨脊的骨折(箭头)；C.同一患者腕管的平片也显示出这种类型的骨折(箭头)

层扫面。CT比传统的断层在临床上更加的实用，因为它可以在很短的时间内用高分辨率获得多个连续的层面，多维的图像的重建也是可行的，并且可以得到邻近软组织的额外信息。三维重建现在也可以帮助手术的规划。CT仍然是证明骨的架构最好的方式。

CT是在评估复杂骨折和骨的损伤方面是非常有用的，可提供皮质入侵、骨髓异常、矩阵钙化更

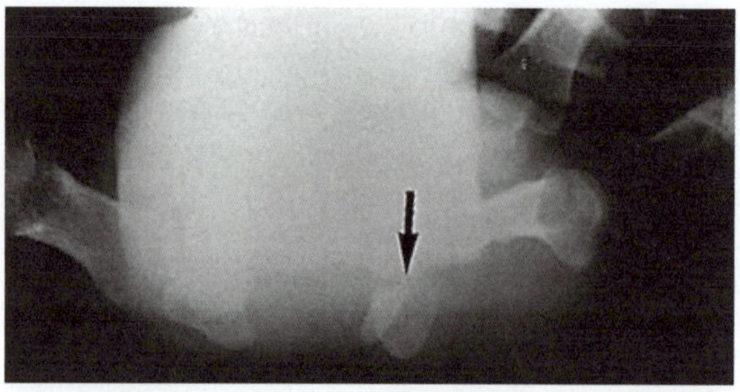

图13–11 腕管视图显示的是钩骨钩的骨折(箭头)

优质的细节。它也是一个描述桡尺骨远端关节的半脱位和脱位很好的手段。在含有金属硬件的患者中，在骨段通常会含有重要的伪影。可以用成像技术来最小化这个伪影以较好的显示骨的解剖。相对于传统放射学，CT在获得轴向图像方面的能力具有明显的优势，并可提供软组织的对比评价。它也是非侵入式的，除非配合使用对比剂。但CT使患者受到潜在的有害电离辐射。随着快速CT扫描仪的发展，已经引发了对患者的辐射剂量的增加。

（四）放射性核素骨扫描

放射性核素骨扫描涉及通过静脉通道（Ⅳ）注入的^{99m}Tc–示踪剂（MDP)，这种示踪剂可优先被骨骼所吸收。60s后生成流动的图像，并得到的核医学造影。推迟图像产生在3h后。异常的血流和骨代谢异常的区域可以在扫描中检测到，使其可用于评价感染，月状骨的缺血性骨坏死、肿瘤和反射性交感神经失养症。它还用于检查不明原因的腕部疼痛的患者（图13–12)。

这种检查是微创的并且有点贵。其扫描时较弱的解剖分辨率的是其主要的缺点。检查也没有特异性，让人很难区分各种组织，并可以引起摄取增加的示踪剂。其检查结果必须仔细与临床结果项结合。今天，在大多数中心的肌肉骨骼成像方面，磁共振显像很大程度上取代了放射性骨扫描技术。

（五）动脉造影

动脉造影是血管解剖、病理最具体的评价方法；它是用于评估动脉瘤、动静脉畸形、肿瘤血管来源、创伤性血管损伤和坚固的肿瘤血管（图13–13)。检查通过在股动脉处传入一根导管进入

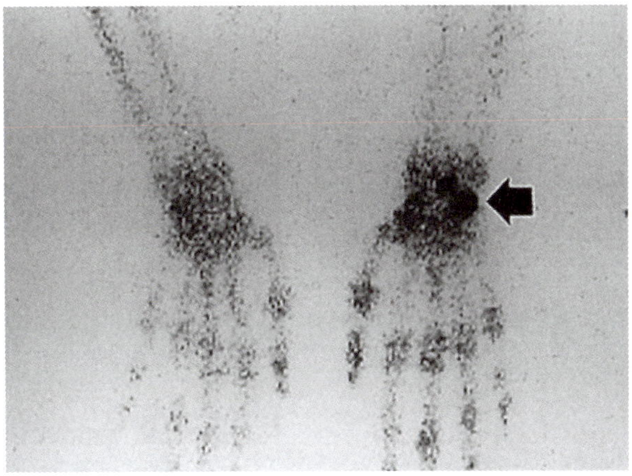

图13–12 骨骼扫描所显示的是右侧月状骨、右侧豌豆骨/三角骨区域，和第一个腕掌关节骨关节，对比剂吸收量的增加(箭头)。这些发现是非特异性的。早期月状骨缺血性坏死在其他成像的技术中获得证明

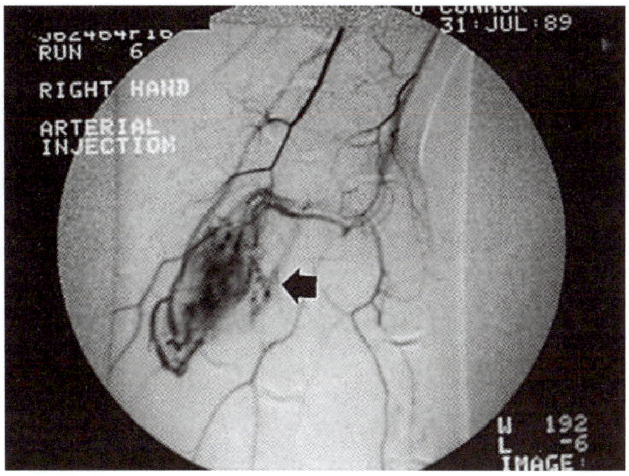

图13–13 腕部的动脉造影显示出在手掌尺侧的血管瘤（箭头）

肱动脉，注射造影剂，然后多个平片照射。即便在使用新的非离子型造影剂的情况下，其过程通常是痛苦的。并发症包括血肿，动脉瘤的形成、撕裂伤及血栓形成。对比的介质可能会导致动脉痉挛，尽管这可以通过使用舒张血管的药物得到控制。在使用对比剂时，过敏反应是另一个潜在的并发症，但严重的情况是很罕见的，发生率只有1/40 000例。

在骨与软组织肿瘤的诊断中，传统的血管摄影技术已经很大程度上被MRI和磁共振血管造影（MRA）所取代，以避免潜在的并发症。

（六）关节造影

关节造影用于评估三角纤维软骨（TFC）和腕韧带的完整性。检查包括将注射染料注入腕桡侧，桡尺骨、腕骨间隙处，所以必须谨慎操作将造影剂注入关节可使关节内软组织结构突出，如韧带和纤维软骨结构。在临床上不经意的穿孔可造成对比剂在腕部间隙的流动，从而无法显示病理状态。因此，检查结果必须与临床检查相结合并谨慎的解释其检查结果。虽然检查是侵入性的，但可以使患者感受最小的不适感。

造影的所扮演的角色已经逐渐下降，因为关节内结构的可通过核磁获得优秀的视图。100例的关节造影技术也已发现在检测三角纤维软骨复合体（TFCC）的撕裂伤方面只有60%准确度，舟韧带，或月三角背侧韧带。目前使用的关节造影技术作为磁共振和CT诊断的补充手段。

（七）放射性电影照相术

连续的放射影像技术有许多应用，如关节造影、腱鞘造影、滑囊造影、动脉造影和经皮骨与软组织造影。手腕运动的评价是一种有用的方法来检测新鲜稳定性骨折的稳定性或腕骨动态的不稳定性，这种无创和廉价的技术对于判断和记录舟状骨在动态旋转下的半脱位是一个较好的选择。磁共振在这方面的角色正在发展，但仍有一些问题。动态MRI是一种较新的技术，在腕部运动学方面比传统MRI可以获得更全面的临床相关的信息。

（八）磁共振技术

MRI通过应用强磁场与射频脉冲信号，记录各种组织信号强度的不同，从而能够观察到人体组织。磁场强度可以从0.2T到3T，而高强度提供更大的对比分辨率。MRI可提供较高的分辨率，以及整个关节和软组织结构高对比度的组织分割信息。它是非侵入性、不涉及电离辐射，并且允许体内含有铸件和玻璃纤维材料获得图像，而这在传统影像技术及CT是受到限制的。它的小缺点是对起搏器，耳蜗植入，或铁磁动脉瘤夹子的患者是禁忌的。植入的金属会使希望看到的组织产生“洞”和扭曲的图像。此外，患者进行检查时，需要躺在一个狭窄的磁孔内，由于它是一个封闭的空间，可能

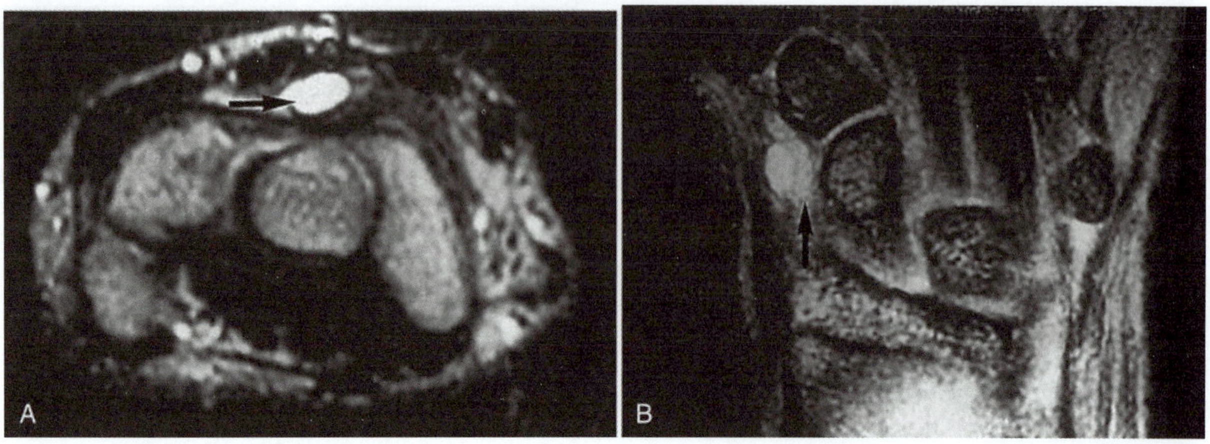

图13-14 腱鞘囊肿。A.磁共振的轴位像显示的是背侧的聚集(箭头),而在临床检查时并不明显；B.另一个患者磁共振冠状位显示的是外展肌腱鞘内的聚集(箭头)

会使一些人产生幽闭恐惧症。如果患者处于这种疾病的焦虑中，可以给患者服用第四代安眠药，在镇静下患者便能正确地进行检查。开放的磁共振检查技术已逐渐形成，其对于以上的状况比较适用。低磁场的开放性扫描仪器的诊断准确性与中高场扫描仪器是相似的。MRI的疾病评估涉及到多个序列的使用，包括T_1、T_2、短tau反转恢复（STIR）和快速旋转序列，出于这个原因，放射科医师和整形外科医师之间的密切沟通是至关重要的。MRI对于定义软组织的异常是很有价值的。在肿瘤的评价中，它并不能提供一个特定的诊断，但它可以定义骨髓和神经血管结构损伤的大小和参与的程度。MRI对于其他软组织异常的诊断更加容易，包括神经节、韧带的撕裂伤和软骨的异常（图13-14）。手腕背侧的疼痛可以归结于关节囊背侧的肥大及可能潜在发生的神经节。不明原因的腕背侧疼痛的患者是进行MRI检查的适应证。MRI是特别有助于诊断舟韧带和月三角背侧韧带的撕裂伤，特别是当在平片舟韧带损伤不是很明显时。TFC可通过磁共振检查来进行良好地描述，但必须认真解读其图像；椎间隙狭窄发生在许多患者身上，但除非观察到从尺或桡侧的撕裂，否则其结构的撕裂伤是不会被诊断出来。

MRA是另一个可以很容易地证明血管异常的工具。MRA可提供关于构成腕部拱背侧小血管解剖的详细信息。MRA是无创的，因为它不需要使用四代造影剂。相反，它依靠血液流动的特性，和用于增强血管内的流动的特殊脉冲序列。

传统的影像技术仍然被认为是检查手腕一线的方法。最近，CT较为常用，特别是用于检查骨折时。虽然评估腕关节病理学的黄金标准是关节镜，然而，磁共振成像方式已经彻底改变了整形外科医师的诊断和决策方法。

（九）超声

超声（US）应用高频的声波来产生图像。产生的图像由不同回声反射性特性的组织的反射而成的，在超声检查中组织的不同回声反射性特性决定了它的强度。囊肿和肌腱是低回声，而硬的的物体是高回声并出现在超声中显示为白色。多普勒图像可以记录运动，已常规应用于血液的成像中。

超声检查是无创的，不会发出电离辐射，容易获取，且患者易于接受。超声的两个主要适应证是肌肉损伤和肌腱损伤。关节渗出，神经节和大韧带（不是腕部骨间韧带）的损伤也可以被观察到。动态多普勒超声检查可以用于查看肌腱的运动。然而，非正焦的扫描，能产生类似部分肌腱撕裂或肌腱炎的高回声区。超声的使用是有限的，主要是因为无法穿透骨骼和查看骨的病理性变化，超声也依赖于操作者的经验，其检查涉及较长的时间，当在随后的时间进行观察时，其产生的是静态图像可能是难以理解的。超声检测神经节、硬组织的损伤、腱鞘炎，肌腱病变的准确性和可靠性是局限的。

二、临床应用

（一）伸指肌腱

伸指肌腱的包含在六个背侧分隔，分别为从腕部桡（I）到尺（VI）。Lister结节将间隔Ⅱ和Ⅲ分开。间隔I到间隔VI的伸肌障碍是罕见的；因此，炎症在多个间隔中流动通常代表的是滑膜炎，大多是关节炎的标志如风湿性关节炎。

通常，狭窄性腱鞘炎会影响到间隔I的肌腱（拇长展肌和短伸肌腱炎最常见）。这种紊乱被定义为Quervain病和与过度使用有关。它在女性中的发病率更高，也可能是妊娠的并发症，患者通常出现源自桡骨茎突到拇指和前臂的基底部的疼痛。疼痛往往会随着被动运动时拇指和肿胀或腕部的第一背侧间隔的按压而增加。临床上经常出现这种疾病。在MRI检查中，肌腱鞘炎症不断加重，且肌腱本身肥大，可能会显示为内部信号的增强。在冠状像中，会出现相邻的皮下脂肪的消失和在钆剂下显示为滑膜强烈增强。这种狭窄性腱鞘炎与肩周炎相类似。

间隔VI内包含有尺侧伸腕肌（ECU）的肌腱，这是另一种疾病的常见部位，如滑膜或腱鞘炎。ECU半脱位可能发生，这可能导致滑膜或内部物质的撕裂；因此，可以采用动态成像技术来确定诊断。我们应该认识到，在ECU中可见到增强的信号，可能代表亚临床的退化或正常解剖的结构。

（二）韧带损伤和腕管不稳定

腕部韧带的解剖结构是复杂的，因为需要为关节内大量腕骨和广泛的运动范围提供稳定。内在的腕韧带使腕骨彼此连接，而外在韧带将腕骨连接到桡骨和尺骨,以及掌骨。对于腕部整体的稳定性外在的韧带更重要并有一个复杂的腕部命名。一般来说，外在的韧带撕裂相对于内在韧带的撕裂更常见、更难诊断。韧带创伤可通过外伤或炎症如风湿性关节炎（RA）。

腕部两个主要的内在韧带是舟月间韧带（SL）和纤维软骨（LT）韧带。SL韧带的撕裂可以是自发的，常继发于重物落在伸出的手时，或与腕部不稳定的亚型相关。LT韧带的撕裂也可以自发或发生在创伤后。LT的撕裂通常与腕部不稳定的模式相关，也和TFC的撕裂高度相关。

在机械力学上，SL和LT韧带均可分为三个部分：背侧、掌侧和中央侧。中央或膜的部分是薄的，而掌侧和背侧是相对偏厚的，其单个束通常可见。

膜的撕裂会引起疼痛，但在生物力学上却无足轻重。这些韧带对于腕骨掌背侧的稳定性起重要作用。背部的SL韧带是更重要的部分，可防止背侧复合组织的不稳定（DISI)，而LT韧带的掌侧部分对于防止背侧复合组织的不稳定（VISI）是非常重要的。腕韧带在3D梯度回波（GRE）MR序列的冠状位和轴位像上展现的最好。他们看起来像桥接腕骨的信号空洞。如果信号是异常或结构被弱化，可以诊断为韧带炎症。在韧带撕裂伤中通常会伴随着中断，缺乏完整，并使腕骨间的距离增加。对于内在的撕裂伤最有意义的发现是在从桡腕关节到舟骨关节延伸的空隙中存有异常的流体。通常，月骨、舟骨和三角骨的末端应该是圆滑的。骨刺的存在是不正常的，通常是由于部分背侧或掌侧的撕裂而导致韧带在生物力学上的紊乱所形成的。存在骨髓水肿，软骨硬化或其他关节疾病的迹象表明韧带的功能障碍。两个相邻腕骨力点的抵消和正常关节并行性的缺乏挑逗的韧带也韧带功能障碍的标志。记住，SL或 LT韧带的穿孔与年龄有关；因此，在年龄超过35岁到40岁的患者中，只要韧带形态学异常，就应该诊断为韧带撕裂。腕部不稳许多类型的诊断可以通过常规的影像学诊断确立。侧位像对于评估DISI和VISI是很有用的。在DISI中，月骨是倾斜的，而舟骨被垂直的取代。在舟骨的纵轴（沿桡骨、月骨、头状骨和第三掌骨）和长轴的交点的角度是大于60°的，而它的正常值通常是30°～60°。应该评估桡舟月韧带是否有撕裂。这种伤害通常在来源于退行性病变并被认为是年轻的患者在伸手时所造成创伤的后遗症。在VISI中，月骨被弯向掌侧，且两个纵轴之间的夹角小于30°。注意，如果双边都存在并在一个年轻的女性患者中，这种征象的发现可能是正常的。整体来说，VISI比DISI更不常见。尽管它与风湿性关节炎存在关联，但大多数情况下被认为来源于退行性疾病。在矢状面MRI中这些征象也必须仔细阐释，当月骨可能会显得向背侧更加倾斜时，可能是在正常的腕部模仿一个DISI的征象。

评估这些韧带的异常一直都是个难题。在过去，评价局限于传统的造影技术。支持者认为，手腕造影有潜力提供与关节镜诊断技术相等价的评估，而关节镜技术依赖于 操作者的基础知识及腕部随年龄而发生的解剖变化。随着先进的成像技术的发展，如MRA，可以很容易观察外在和内在韧带。

在常规腕骨影像学的研究中，腕部不稳的原因是很明显的。较小的不稳可能需要更先进的成像技术。但在有关的文献中，关于MRI检测内在韧带撕裂伤的敏感性和特异性，一直存在的偏差。最近，CT造影被发现在发现骨间韧带损伤方面在检查具有高度的敏感性和特异性。Schmid和他的同事，将CT造影与MRI的灵敏度和特异性相比，磁共振成像在检测SL和LT韧带在手掌和中央的撕裂伤的精度小于80%。韧带的掌侧部分拥有0和100的敏感性和特异性，CT造影是更善于识别这些韧带的损伤。MR造影可准确的观察骨间韧带。Haims和他的同事发现在检测SL韧带撕裂方面，间接MR造影技术的敏感性要超过普通的MRI。

（三）腕骨融合

腕骨融合或联合在临床上非常重要，因为它会略微增加患者腕骨不稳和并发SL韧带撕裂的风险，有三种类型的腕骨融合。

1.先天性：孤立的融合涉及到相同行的腕骨，而症状相关的融合可能会影响到不同的行的骨骼（包括近端和远端）。尽管融合可能发生在几乎任何组合中，单LT和头-钩骨是孤立的融合最常见的类型。LT融合可能症状不明显，但舟月骨间空间的增大可通过影像技术看到。部分融合可能是由于相邻的骨头的囊性变和疼痛。广泛的腕骨融合，同时腕骨也受到影响，通常与先天综合征和染色体异常有关（例如，Turner、Holt-Oram、Ellis-van综合征）。

2.手术或创伤后。

3.炎症：沉积性融合表现在青少年特发性关节炎中。

（四）三角纤维软骨复合体

腕部最常见的内部紊乱涉及到TFCC，它包括三角纤维软骨，半月板相当的组织，尺月和尺三角（掌尺腕的）韧带以及腕伸肌尺侧的肌腱。TFC是一个双凹的纤维软骨，通常在所有核磁共振成像序列为黑色并被高信号的滑膜液或通明软骨包围。它的功能与膝关节半月板相似。TFC起于桡骨远端尺侧，延伸到尺骨小头间和茎状突之间，毗邻类似半月板的组织。位于TFC尺侧的类似半月板的组织由纤维脂肪组织组成，其在T_1加权像和质子加权像表现为高信号，而 TFC表现为低信号。目前许多作者认为，这种类似物不是一个纤维脂肪结构，而是脂肪之间插入了腕部尺侧的外部韧带。半月板的类似物在T_2加权像上不应该出现类似液体的征象。

TFC在冠状位上显示的比较好，特别是在薄层的D-GRE序列中。暗示TFC撕裂是MRI检查手腕的一种常见的适应证。其撕裂伤分为退行性和创伤性。

退行性撕裂伤，比较普遍，通常称为中央性撕裂伤。这些发生在 TFC的最薄的部分，它有点反常的朝向其组织的桡侧。外伤性撕裂伤发生在一个离散性损伤后，通常位于TFC尺或桡侧。外伤性撕裂伤倾向于垂直于TFC的长轴，并且与远侧尺桡关节（DRUJ）的流体，以及较少的与大量的桡腕关节流体相关。TFCC撕裂伤可以部分或全部的。尺侧的撕裂伤可发生在半月板类似物中。外伤性撕裂伤，在MRI上常被丢失。在T_2加权像上这一地区的高信号是最可靠的发现。在T_2加权像上，TFCC周围的任何流体不是在茎突前间隙或ECU肌腱鞘中，应该被描述为一个周围撕裂伤。TFCC的撕裂伤通常与LT关联，而较少与SL韧带的撕裂相关。

尽管TFC在所有序列中通常是低信号，但内部信号的增加有时可能会出现在GRE或T_1中。这代表TFC的退化，而不是一个真正的撕裂伤。这种衰退的信号是球状的，其关节软骨是低信号的，并不会延伸到TFC的两边。另一种诊断的陷阱是高信号的透明软骨线出现在桡侧，这可能被误认为是一种撕裂伤。真正的桡侧的撕裂伤是罕见的。他们通常都是由急性创伤所引起的，由在T_2中呈现出高信号的TFC桡侧撕裂伤所组成。此外，在无症状的手腕中，可发现TFC的切开的撕裂伤。撕裂伤至少两个脉冲序列中见到。当前形式的TFCC成像的准确性已出现在多个报告中。已发现了一例关于TFCC外周的附着物在磁共振成像中局限性的报告，其敏感性和特异性分别为17%和79%，在尺侧发现高信号作为一个外周撕裂伤标记，具有较低的敏感度和特异性。Blazar和他的同事认为，对于进入手外科大部分领域的核磁共振成像技术的使用是不相同的，且其获得不是在一个标准化的模式中，尽管标准化的模式已经进入到在各种领域中。经验较少的放射科医师也发现对于预测撕裂伤及它的位置，有较低的敏感性、特异性、准确性。Potter和他的同事们发现，但使用标准化的协议获得的图像具有更高的精度度。在提高预测TFCC的损伤方面，关节的MR技术也作为潜在的方式被评估。Haimes和他的同事将直接的关节MR造影技术与非增强的MRI进行比较，发现其在评价TFCC中间部的撕裂伤方面并没有明显的优势。而在另一方面，直接的MR造影技术较普通 MRI技术和传统的关节造影技术相比，具有较高的敏感性，特异性，准确性，且与传统造影技术比较时，MR造影技术具有最高的效率。在另一项研究中，CT造影在中央型的TFC撕裂伤中，具有较高的准确性，而不是外周的撕裂伤中。

（五）桡尺骨远端关节：不稳定、尺骨的变异，撞击综合征

有四种类型的问题将会影响到尺桡远端关节：不协调，不稳定，嵌入，独立的TFC撕裂伤。每种情况的存在或缺失都可以在某种成像技术中的一个序列中得以证实。关节的不协调可以在PA平片中评估，PA平片可以发现其不规则、硬化、骨突和尺骨头及桡骨头关节面的C型侵蚀（图13-15）。不稳定通常是由于缺乏DRUJ纤维软骨性的支持结构，可以依据临床检查而确定是否显示出在桡侧切迹中的尺骨头脱位或半脱位，与患者采取正确位置的普通平片可以证实其诊断（图13-16）。通过展示 DRUJ在轴位的方向，CT或MRI也可以确认半脱位或脱位。

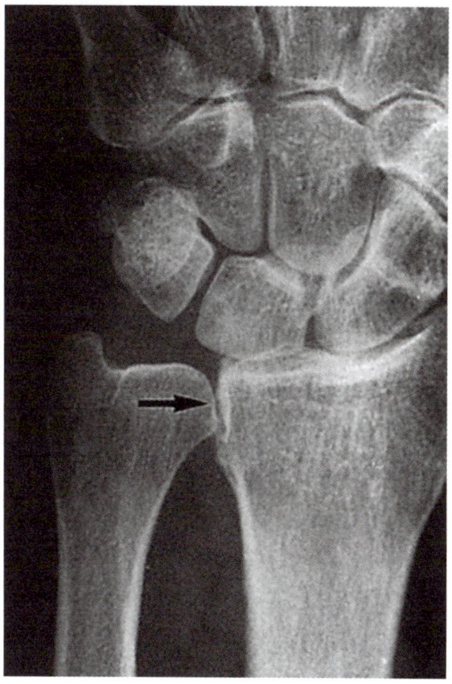

图13-15　桡尺骨远端关节的不协调。正常软骨空间缩小(箭头)证实了关节软骨的丢失

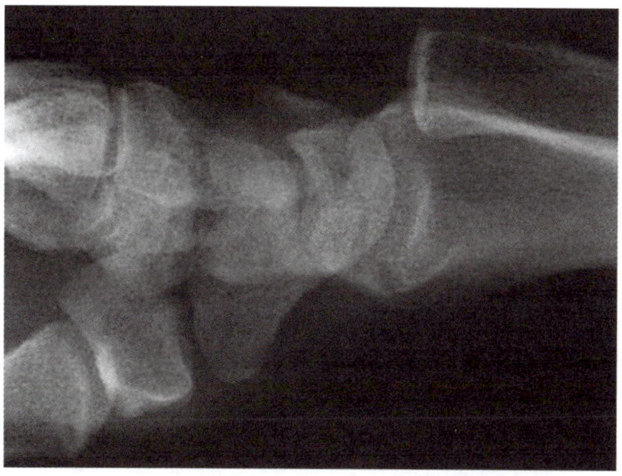

图13-16　腕部的侧位像显示：外伤后尺骨向背侧脱位

尺骨的变异指的是尺骨远端和桡骨之间的关系，不包括各自的茎突。通常，这些骨骼的关节面是对齐的。尺骨相对于桡骨长度的变化使通过腕部的压力受到改变。在存有变异的尺骨中，尺骨比桡骨的关节面更长，而在没有变异的尺骨中，则较短。在生物力学上，任何大于2.5mm的变异是极有意义的。尺骨的变异可以用传统的放射学技术在前臂中立位并保持旋后抓握的PA平片中看到。除了描述尺骨与桡骨切迹之间的关系之外，尺骨的变

异用MRI可能难以准确评估。

不存在变异的尺骨与月骨缺血性坏死是弱相关的。存在变异的尺骨是与退行性类型的TFC机械性撕裂伤相关的。存有变异的尺骨最终会导致月骨的嵌入伴或不伴有退行性TFC的撕裂（图13-17）。这就是尺骨撞击综合征。这也可能影响腕部的三角骨。在MRI中，月骨软骨的丢失伴随着最终的骨髓水肿、软骨下囊肿和最终的软骨下硬化可体现出其桥接的关系。软骨缺损在高分辨率图像上是最容易看到的，而硬化在T_1和T_2加权像中为低信号。GRE序列常常会突出这种黑色的信号。典型的焦点信号的变化可在月骨的近尺侧见到，而且往往在三角骨处更容易见到。

（六）缺血性坏死（AVN）

AVN常见于腕部。这可能是与过度使用有关，或者是继发于自身的创伤或全身性疾病。可导致AVN的系统系疾病，包括类固醇的使用和系统性红斑狼疮（SLE）。

与过度使用相关的AVN的例子发生在月骨，也可以被称为Kienbck疾病。尽管可能发生过一次

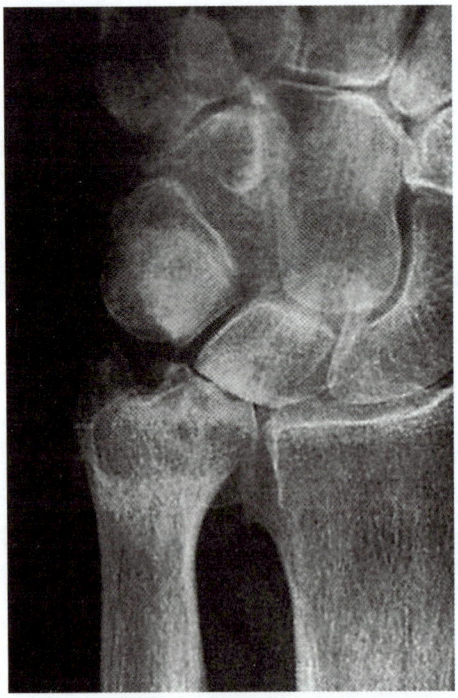

图13-17 在尺桡骨远端关节的前后位影像中，存有变异的尺骨可导致尺骨嵌入月骨。其硬化是骨对创伤反应的一种慢性硬化。关节软骨的损失也是显而易见的

重大创伤性事件，重复性微小创伤仍被认为是其主要的原因。优势侧通常受累，年轻男性比女性更容易受累。月骨的血供是脆弱的，因为其大部分的骨头被透明软骨所覆盖。月骨的近端是最容易受累的，如果AVN只涉及到骨的一部分，它也会影响到对侧。Kienbck疾病也被认为与尺度的变异有关。Kienbck疾病（从平片的分期中修改而来的）MR分期如下。

阶段1：月骨的轮廓正常，并伴随可透或不可透的放射线，这代表压缩骨折，骨折在T_1信号下降的区域。

阶段2：沿骨折线骨的吸收。

阶段3：阶段1和2的所有变化，再加上骨的硬化，坏死骨呈现为不等的T_1信号。

阶段4：月骨破碎或压扁。

阶段5：桡腕关节和腕骨间关节继发骨关节炎。月骨的破裂和T1的信号降低，并形成骨赘，软骨硬化症，或涉及相邻关节面的水肿，通常会形成相关联关节的积液。因为其解剖的特异性，MRI是能够证明AVN引起的骨髓异常，并且它能比放射性核素更早地显示这些变化（图13-18）。在MR影像中，骨岛与其有相似的表现，所以其结果必须是与普通的平片相结合。

Kienbock病的影像学表现为骨髓的替换，最好在T_1加权像上评估，表现为信号的降低。T_2加权像表现为不同的征象，但通常显示增强的信号。在所有的腕部的AVN中，经典的“双线征”是罕见

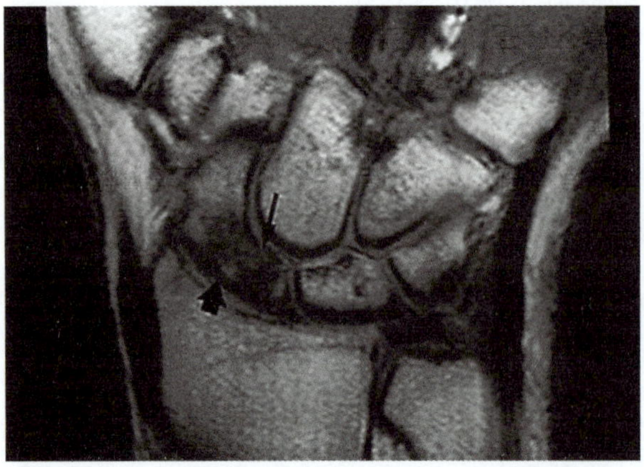

图13-18 磁共振图像显示的为舟骨骨折(在细箭头所指的塌陷的黑色皮质骨)。舟骨骨髓的信号相对更黑(粗箭头)，说明存有骨折后的水肿

的。其周围软组织通常是正常的，且关节积液的表现是不定的。

可在任何腕骨中看到创伤后的AVN；但是，最常见的是舟骨。继发于血供的障碍的AVN可影响舟骨的近端，近端可从进入远端的动脉分支和穿过舟骨中间的动脉获得营养供应。舟骨骨折可能会破坏这个血供，可能导致高达60%的患者发生AVN。骨折越靠近近端，AVN的风险越高。骨折存有一个可看得见的塌陷，其也会增加AVN的风险。在中MRI，已发生骨折的舟骨近端可能在T_1加权像显示为骨髓信号的减少。骨皮质的轮廓可能变得不清晰和塌陷后的不规则。MRI也可以表现出远端的骨折片活性的改变，但AVN很少发生在这里。而且，在T_2加权像上的“双线征”是罕见的。舟骨的AVN在MR表现为一种强“阴极”的征象，这是极不可靠，因为假阴性的结果通常会发生在伤后1到2个月中。利用钆剂增强的MRI可以更好地评估近端的血供，它是目前评估其征象的最好的技术。在T_1加权像上，近端可表现为低信号，在质子加权像的压脂像中可表现为高信号，其与坏死的近端相似；但在钆剂增强的T_1加权像的压脂像中可显示骨折片段内的组织的血供。它可替代自发的血管成形技术，或可能是来自骨折的不愈合端的某些不明确的反应性的组织炎症。同样，如果近端的脂肪含量看起来很高，则无法用钆剂增强的区域并不代表AVN。

自发或原发性的舟骨AVN被称为Preiser病。Preiser病显示为在T_1加权像中骨髓被完整的替换，T_2加权像为典型的水肿。相关韧带的损伤是罕见的，而表现为塌陷。头状骨是第三个最易发生AVN的腕骨，但是它很少发生，一旦发生，通常为自发的。

（七）腕管综合征

腕管是由腕骨凹陷的掌侧在腕横韧带围绕下而形成的，其范围从多角骨到钩骨钩。它包括8个屈指肌腱[指浅屈肌（FDS）和指深屈肌（FDP）]，拇长屈肌腱，正中神经。

腕管综合征（CTS）是一种常见的症候群，特征为正中神经所支配疼痛、感觉异常和无力感。50%的患者双侧均有症状，可能与机械性的重复动作有关，如打字。CTS的其他原因包括腱鞘炎、风湿性关节炎、淀粉样变、感染、包块（内在或外在）、怀孕、或发育异常。通常是通过肌电图（EMG）的检查进行临床诊断和确认。

MRI对于可能患有腕管疾病的患者仅发挥有限的作用。总的来说，腕管问题的诊断往往通过临床上达到，但MRI只适用于腕管的软组织肿瘤或感染。腕部MRI的适应证包括症状不典型，肌电图缺乏发现，高临床怀疑为包块，年轻的患者（可能是先天性异常），以及术后症状复发的患者。

在MRI中，腕横韧带通常以最低限度地拉紧凸侧，正中神经表现为大小一致（4mm × 2mm）、形状呈椭圆形，肌肉信号等强，而在T_2加权像上，屈肌肌腱不能区分。CTS的磁共振结果包括屈肌韧带掌屈，腕管内的腱鞘炎，位于豌豆骨处的正中神经焦点的扩大，神经本身的增强信号。正中神经可能表现为普通信号。注意，这些发现是非特异性的缺乏症状。正中神经的高信号是最不可靠的标志，经常会出现在没有症状的个体中。略有弯曲的屈肌韧带可能是生理性的；因此，除非发现是显著的，否则不应该考虑为CTS。包块很少导致CTS，但必须尽力寻找包块。腱鞘囊肿，延伸至足底或小鱼际处的脂肪瘤，或淀粉样蛋白沉积可能会诱发病变。专门的肢体MRI检查在本病的诊断中，是具有成本效益的。

在术后患者中，要检查屈肌韧带不完整的裂解是非常重要的。尽管韧带可能在手术中被完全地切除了，但它能够再生并看起来类似正常的组织。也应该进行复发或残留的包块和复发性滑膜炎的评估。术后，屈肌腱移向掌侧，正中神经通常可再生并恢复正常到大小。

（八）尺神经压迫（Guyon腕管）

在腕关节处也可能发生尺神经的压迫，并导致沿小鱼际区和第四和第五手指尺侧的麻木感和疼痛。伴随着尺动脉和静脉的尺骨神经，穿梭在Guyon腕管中。这个空间靠近腕横韧带，毗邻的钩骨钩。影响或延伸到这个空间均可能引起特征性的症状。Guyon管是由豌豆骨、尺侧屈腕肌和位于两边的钩骨钩所围成的。分开的腕横韧带是Guyon管形成的基础。在管中，有尺神经、尺动脉和静脉。手掌尺侧的疼痛可能是由于管处于病理状态所引起的，并可能会涉及到钩骨钩，豌豆骨、尺动脉或静脉，或尺神经。肿瘤如脂肪瘤或腱鞘囊肿，延伸到或出现在管中，通过压迫组织，也可能会引起类似症状。

钩骨钩或豆状骨的骨折在普通平片中可能很难观察到，最好在腕管视图或CT扫描中观察。应该进行一个前后、斜位像，对三角豆关节炎进行评估。三角豆关节炎可能源于先天性疾病或骨折。MRI对于检查血管和其他软组织结构是最佳的选项。常规MRI和MRA可无创地确定血管是否通畅。关于CTS的腱鞘囊肿，MRI或许可显示为管的包块，或Guyon炎性改变。尺神经的压迫通常是由纤维韧带所压迫，在MRI中，它可能不会被呈现出。应注意弯曲的尺动脉，在这个区域可能会产生类似腱鞘囊肿的征象。

几种类型的关节炎可影响到手腕，包括关节炎（OA），RA，晶体沉积病（特别是痛风和焦磷酸钙沉积病），和血色素沉着症。囊肿的存在和疾病特定的分布可有助于区分不同类型的关节炎。

因为手腕是一个非承重的关节，OA通常继发于其他的疾病，如创伤之前，炎性关节炎（RA），或感染。OA的桡侧分布很容易识别，其病理变化通常局限于第一腕掌关节脱位和在腕关节内的多角骨-舟骨的间隙。临床症状包括疼痛，运动的受限，不稳定性掌骨基桡侧半脱位的增加，骨间间隙的缩小，软骨下骨的硬化和囊性变化，骨赘的形成可在平片上见到，OA在的MRI变化表现为关节间隙的丢失，软骨下囊肿或晶洞的形成，以及骨的形成，骨形成的表现为软骨的硬化和骨赘的形成。

病灶的关节炎也可能继发于Ⅱ型月骨或舟月骨进行塌陷（SLAC）的手腕。OA在第一掌骨的基底部经常显示为明显地增生性改变，并伴有较大骨赘的形成和腱鞘囊肿，在 MRI中有时可以有类似包块的表现。这种类型的OA也可以类似半脱位的表现，因为骨刺的存在在平片中似乎可取代第一掌骨基底部，舟骨的OA是常见的，通常不与不稳相关；然而，这种类型的OA可以是韧带撕裂或不稳的后遗症，尤其是病灶为关节炎时。通常，这种类型的关节炎是由SL或者LT韧带的撕裂所引起的。

SLAC手腕可能是继发于，SL韧带长期撕裂及并发SL间隙的增大的患者。头状骨近端的移位，可导致头月骨和头月关节的局部关节炎。在MRI中，SLAC手腕表现为在SL关节远端的中央和头状骨的近端，软骨的损失和微小的骨髓水肿。由于腕管的缩小和正中神经的包裹，SLAC手腕可能会导致CTS。

OA的最后一个亚型发生在Ⅱ型月骨的患者中。在这个类型中，月骨一个额外的关节面与钩骨相关。其发生在大约一半的受感染者中。软骨丢失的加速及潜在的骨髓水肿可能被视为Ⅱ型月骨患者的后遗症。Frank OA可能出现在钩月关节的交界处。在这个区域，软骨损丢失的水肿可表现为类似AVN或应力性钩骨骨折。下一个影响腕部功能的最常见的关节炎是RA。RA对于腕部功能的影响具有特征性的区域，包括尺骨茎突（尺侧腕伸肌的滑膜炎）和第一和第二MP关节。与OA可见的焦点区域的变化相比，RA的软骨损伤表现为弥散的、对称性的关节间隙的丢失。关节积液是常见的，并常伴有滑膜增生（关节面血管翳)。这种血管翳在T_2加权像上类似流体，但也可能显示为继发于铁蛋白沉积的低信号。侵蚀的数量和大小，以及血管翳的体积，对于判断风湿的活动性是较好的标志。这些发现可用于评估医疗干预在这种疾病的有效性。

焦钙沉积病（CPPD）通常会影响到手腕的功能。通常可在TFC中看到钙化，但它也可能会影响到SL和LT韧带。包膜的钙化也可能发生，但这种类型的钙化通常是老年性或与之相关的甲状旁腺功能亢进所造成肾功能衰竭。在MRI中，可能很难看到的CPPD的钙化。这是因为TFC为低信号，因此信号的缺少使钙化不易显示。有时，钙化可能显视为明亮，特别是在质子加权像上。钙化可能表现为类似TFC，SL或LT韧带撕裂的表现，这是因为人为地将低信号的钙化和更高信号的退化结合在一起，但是没有韧带的撕裂。

在痛风中，沉积的尿酸盐晶体在T_1和T_2加权像上往往表现为低信号。通常看到边缘的大幅侵蚀，全腕的侵蚀，其在T_2加权像上表现为大小不等的高信号病变。类似信号特征的疾病包括淀粉样变、滑膜软骨瘤病及结节性滑膜炎（PVNS）。所有这些疾病也表现为变化不定的，但通常意义重大，敏感性较强。值得注意的是，某些类型的OA偶尔也会有一个独特的表现，其可能类似痛风或PVNS的表现。最后，关节炎导致的硅胶假体的移植也可以有一个相似的表现。

（九）骨折

大多数移位的腕关节骨折可以可通过普通的平片进行充分评估。常规地进行正侧位像检查，而进行尺侧及桡侧的平片检查对于腕骨的评价是非常有用的。除了腕管骨折的评价，腕管的定位和腕管内关系在腕管不稳定的评价中也是重要的。舟骨骨折是最常见的，基于骨折线的位置和骨折的移位情况进行分类和判断预后或并发症。孤立的三角骨骨折（背侧面），月骨、钩骨的骨折虽不常见但也可见到。

最常见不易发现的腕部骨折是涉及到舟骨的骨折。在临床方面，先进的成像技术通常是必需的，因为舟骨骨折在常规平片是很难观察到的。对舟骨影像学评估的要求，提出了四点：在握拳并尺偏位进行PA，在旋后60° 的位置进行斜位片的照射。过去，闪烁扫描、常规断层扫描和CT已被用于检查不易发现的骨折，但即使在CT或三位重建像上表现为阴性，如果临床高度怀疑，患者也经常会被当作一个骨折进行处理。如果随后的检查仍为阴性，其治疗会撤出。

最近，磁共振已经成为评估舟骨骨折是否存在的选择，已经发现器敏感性和特异性从95%到100%，并有100%一致性。临床提示为舟骨骨折的患者，MRI可清晰地展示出其异常，在T_1加权像上，它表现为一个黑的、线性骨折线。它也有展示其他相关隐形骨折自己的优势，通常涉及三角骨或桡骨远端的骨折。MRI检查标准应该包括冠状位T_1加权像和STIR像。如果STIR图像显示为阴性，其骨折可以确定地排除在外。许多患者认为舟骨骨折只有软组织损伤，包括韧带撕裂、外围TFCC撕裂、桡侧TFCC撕裂、SL或LT韧带的撕裂。

其他用于检测舟骨骨折的成像技术，例如闪烁扫描法和CT，也可以利用并可能在患者无法做MRI检查时运用。在检测存有移位的舟骨骨折方面，CT和传统放射学相比，分辨率超过1mm。平片具有较低灵敏度（52%），因而其无法检测掌/背侧的移位。同样，CT难以探测桡侧/尺侧的移位（敏感性在49%）。尽管因为所属时间短，患者首选CT，但闪烁扫描被发现在检测骨的异常率方面比CT更好。相对于闪烁扫描，MRI在伤后19d内检测出隐性舟骨骨折的敏感性和特异性为100%和100%，而闪烁扫描分别为83%和95%。最后，MRI与CT相比，MRI能够更好地检测所涉及的骨小梁，而CT在检测骨皮质方面更可靠。

隐性骨折也可出现在手腕其他部位，但它们不太常见并存有罕见的并发症。在腕部骨折中，三角骨骨折是第二常见的，但他们很少需要先进的成像进行诊断。第三常见的腕骨骨骨折是钩骨。钩骨骨折通常要么为背侧要么涉及钩骨钩，而这两个区域在放射学上往往很难看到。其骨折的诊断需要通过经过这一地区的薄层轴向CT。在MRI中，钩骨钩的骨折最好在轴位进行评估，因为邻近Guyon管和尺神经损伤的可能，所以在临床上他们显得非常重要。尽管月骨骨折是罕见的，但AVN是其一种常见的并发症（类似于舟骨）。在某些情况下，Kienbck病很可能源于这种创伤后的并发症。有时，月骨的囊肿可类似骨折的表现。

骨擦伤与隐性骨折是紧密相关的，单独用MRI区分是比较困难的。骨擦伤应该是分散，有小关节或皮质的延伸，但没有显示出明显的骨折线。然而，在腕部，隐性骨折也单独呈现出类似的表现。骨擦伤，尽管可能会有症状，其可在8～10周内自愈并没有已知的后遗症。另一方面，隐性骨折，是真正的骨折，如果不采取治疗措施，其可能不愈合，并会继发其他典型的并发症。据我们的经验，在手和腕部，T_1和STIR中均出现异常（或T_2压脂像）代表了存在真实的骨折。在STIR序列中，这些异常的损伤只有应该称为骨擦伤。

钩骨骨折，头状骨近端的骨折，钩骨钩骨折可能会因应力性伤害儿发生；然而，应力性骨折通常在上肢者比下肢发生的多。应力性的急性创伤性骨折的变异建立在时间的基础上。急性创伤性骨折发生在一个特定的时间内，但应力性骨折没有离散的事件导致它的发生。一般来说，应力性骨折是下肢较普遍，但他们也会出现在腕部，尤其是运动比较活跃的运动员。应力性骨折发生之前，存有试图改变的骨的正常生理反应（Wolff定律）。这种重构可在MRI见到，可看做骨髓微小区域的水肿。压力反应可导致患者疼痛，可以表现为对骨闪烁显像中等强度的摄入。压力反应可以被认为是骨挫伤，它可能是自身自限性的状况，一旦致病动作停止，其自发地进行治疗。如果这个动作仍在继续，可导致疲劳性应力骨折的结果。它通常在正常骨骼在经历异常应力时发生。在老年患者中，可发生非完全性的骨折，主要是由于正常应力应用到异常的骨骼时（通常是骨质疏松症的结果）。

（十）骨折的不愈合

骨折在伤后最初的6个月内不愈合，通常会发生骨折的不愈合或延迟愈合。延迟愈合是指一定的时间间隔之后才完全愈合，但没有发生未愈合。全身性疾病如酗酒、胰腺炎、肝硬化和营养不良，会产生延迟愈合。骨折的不愈合通常与骨折类型和位置，以及它是否被对位、对线充分相关。特别是，舟骨骨折有相对较高的不愈合率。舟骨的不愈合可能纤维性，软骨，或者滑膜性愈合（假关节）。

未经处理的隐性舟骨骨折，其不愈合在传统的平片中表现为类似囊肿的缺陷，常常误报为囊肿。先进的成像技术适合于有持续的手腕疼痛但在平片中表现为阴性的患者，其可能为隐性的舟骨骨折。

在MRI中，纤维性的不愈合表现为T_1和T_2加权像的低信号。因为这种表现类似于一些骨折的MRI特点，只有在物理检查时，存在的运动可完全地定义为不愈合。利用薄层CT进行细微的骨性连接的评价可能是有用的。在MRI中，骨不愈合部位的运动间接地表现为高T_2信号。这种骨折部位的水肿要么是不愈合的标志要么存有异常运动，但区分这两种状况可能是比较困难的。在小骨头中，这种水肿更可能继发于病理性的运动。软骨性的不愈合显示为中等的T_1和T_2加权像信号，还可以认为在骨折线处存有运动或水肿。在骨折后6个月，骨折区滑膜液的存在表示为假关节或滑膜性不愈合。在MRI上，诊断假关节的存在，应该利用大量的T_2加权像来对骨折部位的流体和假关节的水肿进行区别。在正常愈合的骨折中，其肉芽组织在长TE（时间回旋序列）像中表现为消失。

（十一）包块

在腕部最常见的包块是腱鞘囊肿，有时，会延伸到月骨的髓腔内，腱鞘囊肿通常是内在退行性病变的标志，可导致疼痛。第二个最常见的腕部包块是脂肪瘤。典型的位于掌侧或小鱼际处。在一方面，腱鞘的纤维瘤和巨细胞瘤也可能发生。远端，包块也可发生在手指。包括血管瘤、异物肉芽肿，甲沟炎，或重化脓性指头炎。MRI对于四肢的软组织包块是首选检查。

（十二）腕部背侧的疼痛

腕部背侧的疼痛可由伸肌、腕部背侧的关节囊及骨的病理改变而引起。

1.骨折

可在常规平片中，评价骨的结构。如果骨密度增加，可能为Kienbock症；否则，必须排除月骨早期的AVN。在Kienbock病中，进行骨闪烁显像，可能显示为在最早的48h内吸收的下降，然后是骨修复的增加而呈现出吸收的增加。然而，骨闪烁显像具有非特异性，无论骨代谢是否增加，其表现为吸收的增加，比如在关节的滑膜内。它较差的解剖分辨率也较差且并不能有效区分关节间隙和骨。MRI在评价的AVN时比骨闪烁显像能提供更高的分辨率。它显示骨血管的病变比其他任何成像技术都要早（图13-19）。

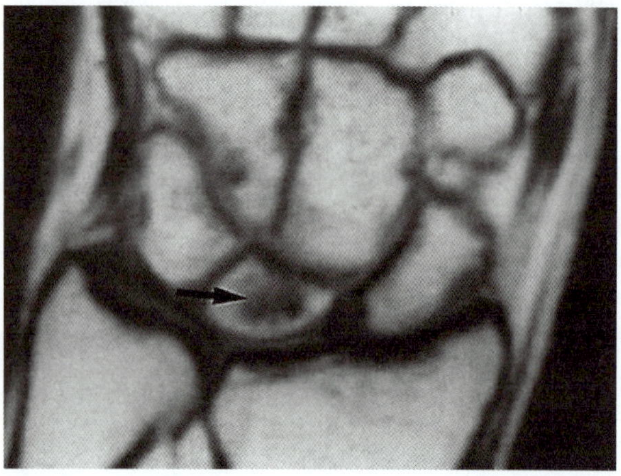

图13-19 月骨缺血性坏死(箭头)。冠状位磁共振图像显示出在骨髓中有一个黑色的区域。相应的核医学检查在图13-14

2.背侧关节囊

背侧关节囊滑囊的过度肥大在临床上与其他原因造成的腕背侧的疼痛不易区分，但MRI可提供一个明确的诊断，因为其具有优良的软组织结构的分辨率。

三、小结

手和腕部的疾病是很复杂的。普通影像技术对许多疾病是一个标准的成像技术，且与先进的骨扫描成像、CT和磁共振成像相比，其是必要的。先进的成像技术可提供能够更及时识别疼痛的原因，如隐性骨折、股骨头缺血性坏死。骨折对位和愈合的准确评估是可能的。重要软组织结构也能被检测到。为了防止不必要的使用更昂贵的成像技术，应该对其进行效益分析。最后，成像技术提供的信息，使卫生保健工作者在与患者讨论病情时知识更丰富，并帮助提供适当的治疗选择。

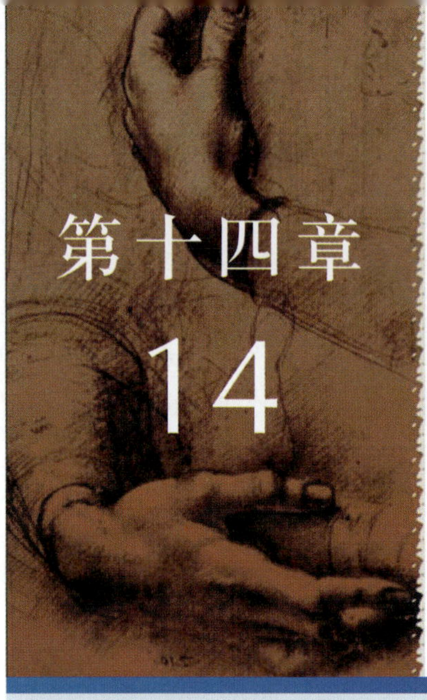

第十四章
14

肩部与肘部的影像学诊断

原著者 CONOR P.SHORTT, MB, BCh, BAO, MSc, MRCPI, FRCR, FFR RCSI AND WILLIAM B.MORRISION, MD
译校者 王永杰　孙常太

关键点

肩关节超声技术的应用

- 肩袖的完整性评价（尤其是关节成形术后）。
- 肩袖钙化性肌腱变性的评估与开窗术。
- 肩袖肌肉萎缩的评估。
- 撞击征的动态成像。
- 肩关节积液的评估。
- 引导肩峰下-三角肌下囊或关节注射。

肘关节的超声应用

- 内上髁炎和外上髁炎的评估与治疗。
- 内侧和外侧附属稳定剂的动态评估。
- 尺神经和骨间后神经冲击症的评估。

MRI的禁忌证

绝对禁忌证。

- 心脏起搏器/植入式心脏电除颤器。
- 中枢神经系统磁性夹。
- 环形金属异物。
- 电、磁及机械活性内植物。

相对禁忌证

- 人工心脏瓣膜。
- 非重要脏器内异物。
- 输液阀/神经刺激器。
- 耳蜗和镫骨植入物。

肩关节的MRI应用

- 肩袖的病理学。
- 上唇/囊损伤（最佳应用直接MR摄影术)。
- 肩袖内损伤。
- 肌肉和其他肌腱撕裂。
- 隐性骨折/骨挫伤。
- 骨及软组织肿瘤。
- 感染。

肘关节的MRI应用

- 隐性骨折/骨挫伤。
- 软骨损伤。
- 剥脱性骨软骨炎-稳定性评估。
- 内外侧副韧带损伤。
- 包括上髁炎在内的肘关节周围肌肉及肌腱撕裂。
- 骨与软组织肿瘤。
- 感染。

*这不能作为一个完成的目录，只是作为MR禁忌证的指南。就个体而言，在考虑行MR之前如有特殊问题，应直接与影像诊断部门讨论

在许多上肢疾患的临床检查评估中，影像学诊断是一项重要的辅助检查手段。掌握成像技术知识是至关重要的，对于一个给定的临床问题，它可用于决定应用最准确和最有效的影像学检查。某些成

像技术尽管较其他技术看似更加先进，但在特殊的临床环境下可能是不适合的。例如：大部分情况下，在肩关节成形术后肩袖撕裂的评估中，超生检查要优于MRI。在恰当的环境下采用正确的检查方法并结合患者的临床资料，以获得最大化的信息量、制定最优的治疗方案。

在大部分情况下应考虑行肩关节和肘关节X线检查，因为它为骨的解剖提供了有用的信息，为后续研究提供了对比基准，并为行进一步的影像学检查提供了有益补充。进一步影像学检查包括US、CT、MRI及核医学，在适当的临床环境中是十分有价值的，能够为医师提供最先进的影像学评估资料。本章首先讲述该技术在肩关节、肘关节影像中的应用，然后重点讲述对于特殊类型的肩、肘关节疾病如何进行影像学辅助诊断。

一、影像学技术

（一）X线片

基础的X线片已从如今仍在应用的屏-片摄影术发展为更加实用的数字和计算机X线摄影技术，该技术能够在工作站中进行更加有效地操作、图像传输、存储及查看。

标准的肩关节X线片包括AP（前后位）和侧位片（Y-view）。标准的正侧位片可对盂肱关节、肩锁韧带及肩部的骨质结构进行评估。X线技术在首次评估创伤部位可疑有骨折或脱位，以及在评估关节炎时尤为重要，在其他的一些情况下如肿瘤的评估和羟磷灰石沉着病（HADD；图14-1）所致的钙化肩袖的肌腱变性也是有益的。进一步进行肩关节的检查在某些特定的情况下也是有价值的，如：经胸侧位片和腋（轴）位片。

肘关节片的标准位包括AP和侧位X线摄影术。对于可疑有桡骨头骨折，但在标准位检查阴性的情况下，斜位片可能有着重要的价值。

（二）关节摄影术

如今在评估肩袖撕裂和黏连性关节囊炎时，尽管肩关节X线片很少单独应用，通常会联合MRI（直接关节核磁摄影）或者结合关节CT，但它仍然起着十分重要的作用。MR关节核磁摄影通常在怀疑有上唇病变，特别是在患者有关节不稳的症状和体征时进行。

进行肩关节摄影术，需要运用腰穿针（20～22号）在透视引导下，通过前路或后路的方法进入关节（图14-2）。关节内位置的确定通过注射小剂量碘造影剂，进行MR关节摄影时，通常注射14ml稀释的钆。进行CT关节摄影时注射未稀释的碘造影剂。肘关节摄影通常联合MR（直接MR关节摄影），用于评估中间和外侧韧带的完整性及评估软

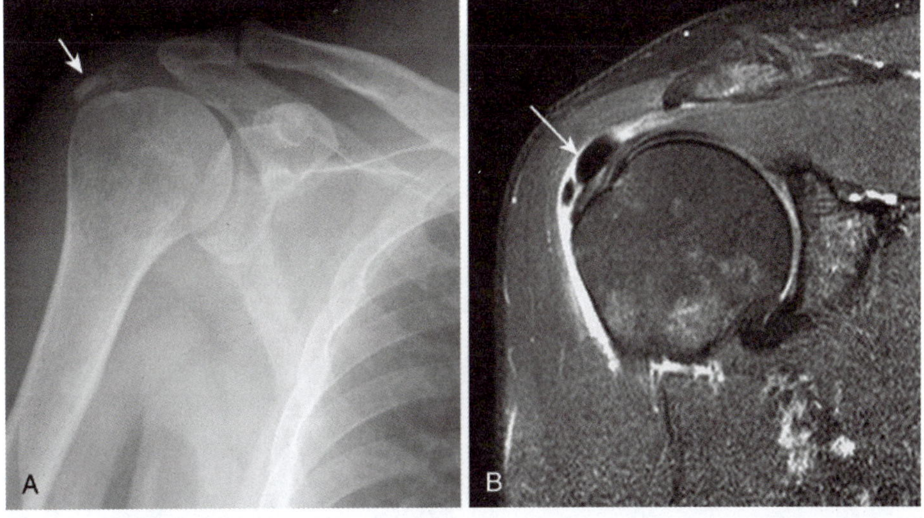

图14-1　肩袖和关联的滑膜囊钙化、肌腱变性。A.肩关节前后位片显示钙化病灶在冈上肌腱的远端，符合钙化、肌腱变性或羟磷灰石沉着病（HADD）。B.在同样位置冠状位肩关节饱和脂肪T_2加权像显示冈上肌腱远端病灶成低（黑）信号（箭头），挤压邻近肩峰下/三角肌下囊，并伴有相关反应性关节炎（流动的明亮信号）

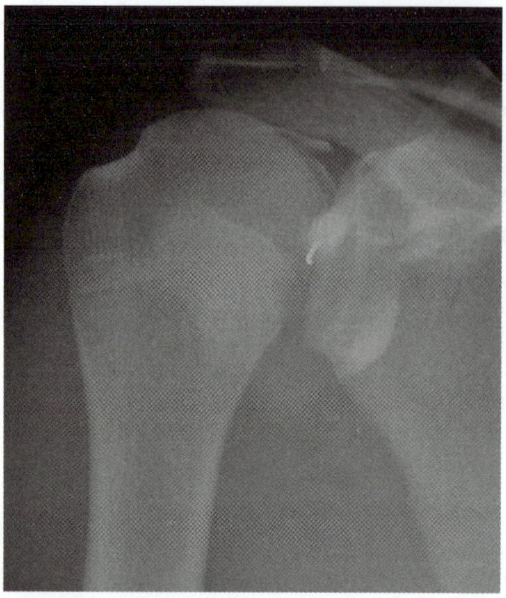

图14-2 肩关节造影。进行肩关节摄影术，需要运用20号或22号腰穿针通过前路或后路的方法进入肩关节。高浓度可视的碘造影剂可以很容易的通过针尖进入关节，以确定关节内的

骨的丢失情况和关节内游离体。

（三）计算机断层扫描

最新一代的CT运用多排多列探测器。螺旋CT（MDCT）是CT技术的一项重要进步，因为多排探测器可以沿着患者的纵轴同时采集多个层面信息。相比以前还可以采集更薄的层面，并可以进行三维重建（图14-3）。通过安装假体矫正硬件技术，可以减少伪影的出现。

CT能够精确的表现肩关节和肘关节骨折的特征，确定粉碎的程度及移位的程度，以及鉴别是否存在关节内游离骨块。CT关节摄影术或者MR关节摄影术能够评估肩袖撕裂（尤其是全层）、上唇撕裂和肩关节软骨丢失（图14-4）。CT还可能用于影像学引导下治疗。

（四）超声

US是一种医疗成像形式用于获得或显示组织的声频特性。一组传感器（发送和接收超声波）向患者发出声波及接收回波，并将其转换为影像。

肌肉骨骼影像多为一些表浅结构（肌腱、韧带），运用高频短波能够提供更高的空间分辨率和图像细节。因此，进行肩、肘关节影像学检查时选用恰当当传感器是十分重要的。现在已有高频传感器从7.5兆赫兹至高达15兆赫兹。

高质量的US图像有赖于操作者的经验，但另一方面超声在评价一系列肩关节和肘关节疾病中是非常重要的工具。通过改进传感器技术，US可提供更精细的解剖结构及更低廉的成本，其对诊断、治疗及临床特殊关心的领域已显示出了其强大的实用性。当存在临床疑问并有明显的分歧时，US就是解决问题的最好方法（如，这里是否存在肩袖全层撕裂？）。US对只能在某个特定动作或位置进行

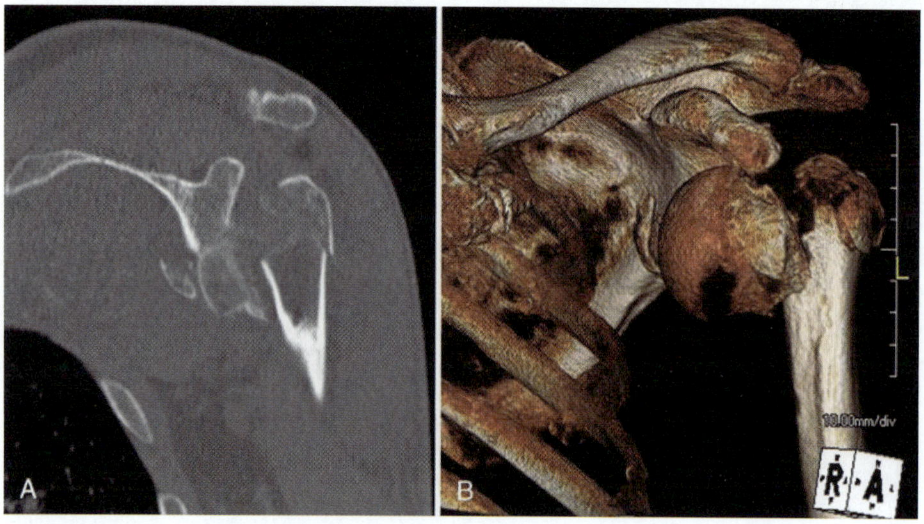

图14-3 关节内粉碎性骨折。A.右侧关节内肱骨头及关节盂粉碎性骨折，冠状位2D CT影像；B.同一患者的3维CT影像显示骨折的程度及模式，帮助制定手术计划

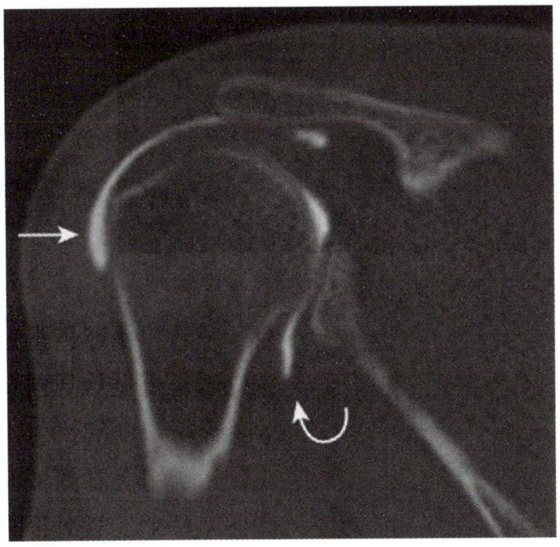

图14–4　肩关节CT造影术。对MRI检查禁忌的患者，进行关节CT造影检查能够获得很有价值的信息。在这例患者中，碘造影剂如预期的那样在肩关节腋窝下显影（弯曲箭头）。然而，在肩峰下/三角肌下囊（直箭头）也发现了填充的碘造影剂，提示继发肩袖全层撕裂（撕裂并没有显示）

观察的损伤进行评估时，同样极佳。例如，可在屈曲和伸直位证明存在尺神经半脱位。进行经皮操作时，US能够确保针尖的精确位置并且可以帮助引导穿刺针原理其他软组织结构和神经血管束。US在肩肘关节的应用详见框14–1和框14–2。

（五）磁共振成像

MRI主要观察全身肌肉骨骼的影像，包括肩关节和肘关节。MRI有赖于质子的磁性，并且不会产生电离辐射。它通过强大的磁场（通常1.5T）使质子排列。通过发送射频（RF）脉冲而后又使质子恢复到原来的排列状态，产生能级跃迁，释放能量。基于不同组织的弛豫特性，将这些能量构成了影像。考虑到组织不同的弛豫特性，制定了的不同“序列”。MRI系统的主要组成部分包括一个强大的磁场、线圈（发送和接受RF信号）和快速局部信号梯度系统。MRI技术不断发展，目前的发展集中在高场强磁体（3T）、改进线圈和梯度技术上。MRI的局限性包括患者的禁忌（框14–3）、源于设备的金属磁敏感伪影以及由于有闭恐惧症造成患者不能耐受。

肩、肘关节MRI的主要应用见框14–4和框14–5。直接关节MR造影对检查可疑有肩关节上唇撕裂而言是一项很好的技术。它包括如前所述的在透视引导下直接注射稀释的钆。它对肩袖及肘关节结构的稳定性的评估同样有价值。肩、肘关节间接关节MR造影包括静脉注射钆，它能够扩散到关节间隙引发“关节造影”效果。

框14–1　肩关节超声的应用

- 肩袖的完整性评估（尤其是在关节成形术后）
- 评估开窗术前肩袖钙化肌腱的变性情况和血管情况
- 评估肩袖肌肉的萎缩情况
- 撞击综合征的动态成像
- 评估肩关节积液
- 肩峰下/三角肌下囊引导或关节注射

框14–2　肘关节超声的应用

- 内上髁炎和外上髁炎的评估与治疗
- 内侧和外侧附属稳定剂的动态评估
- 尺神经和骨间后神经冲击征的评估

框14–3　MRI的禁忌证*

绝对禁忌证

- 心脏起搏器/植入式心脏电除颤器
- CNS磁性夹
- 环形金属异物
- 电、磁及机械活性内植物

相对禁忌证

- 人工心脏瓣膜
- 非重要脏器内异物
- 输液阀/神经刺激器
- 耳蜗和镫骨植入物

*这不能作为一个完成的目录，只是作为MR禁忌证的指南。就个体而言，在考虑行MR之前特殊的问题应直接与影像科讨论。

（六）核医学

在核医学中先给予（通常通过静脉）放射性药剂（放射性同位素结合在一种药物中），随后通过伽马照相机检测散发出的伽马射线。全身骨同位素扫描用于检测局部骨放射量增加情况，它根据放射性活跃的位置和程度预示着病变的存在（图14–5）。在肩、肘关节中主要用于评估肿瘤（尤其

框14-4 肩关节MRI的应用

肩袖的病理学
上唇/囊损伤（最佳应用直接MR摄影术）
肩袖内损伤
肌肉和其他肌腱撕裂
隐性骨折/骨挫伤
骨及软组织肿瘤
感染

框14-5 肘关节MRI的应用

隐性骨折/骨挫伤
软骨损伤
剥脱性骨软骨炎——稳定性评估
内外侧副韧带损伤
包括上髁炎在内的肘关节周围肌肉及肌腱撕裂
骨与软组织肿瘤
感染

是转移性疾病）和骨髓炎。

当今核医学最重要的进步是正电子成像术（PET）和联合PET CT扫描在肿瘤学中的重要应用。(^{18}F)氟脱氧葡萄糖（FDG）是一种代谢示踪剂，广泛应用于临床PET肿瘤学中。PET技术的应用正在扩展，但当前被认可的主要用于许多常见肿瘤的诊断、分期和再分期中，并在发现许多恶性肿瘤骨转移上很有成效，包括肺癌、乳腺癌和淋巴瘤。这些转移性疾病在肩关节或许可见，但通常很少见于肘关节，更远端则更是罕见。

（七）其他影像技术

其他影像技术很少应用于肩、肘关节包括X线透视用于评价肩关节稳定性，动脉X线造影用于评估及有时治疗（栓塞）血管性疾病如血管瘤和假动脉瘤。

二、肩关节疾病影像学

（一）撞击综合征

尽管肩关节撞击综合征是一个临床诊断，但其影像学表现有助于指导治疗。X线在撞击综合征的首次检查中扮演着重要的角色。X线可能发现肩峰下骨刺、肩关节骨关节炎，以及伴有肱骨头高度凹陷的慢性肩袖撕裂，这些发现对治疗的策略有着深远的影响（图14-6）。肩关节MRI平扫经常应用于评估撞击综合征。撞击综合征的主要临床表现如肩峰下骨刺、肩峰下/三角肌下（SASD）关节囊炎，以及肩袖撕裂在MRI下都能很容易的显示。肩袖撕裂的特征可通过MRI评估，包括撕裂的类型（全层还是部分层次）、撕裂的位置、撕裂的大小、撕裂的形态、撕裂的缺口/肌腱回缩的程度以

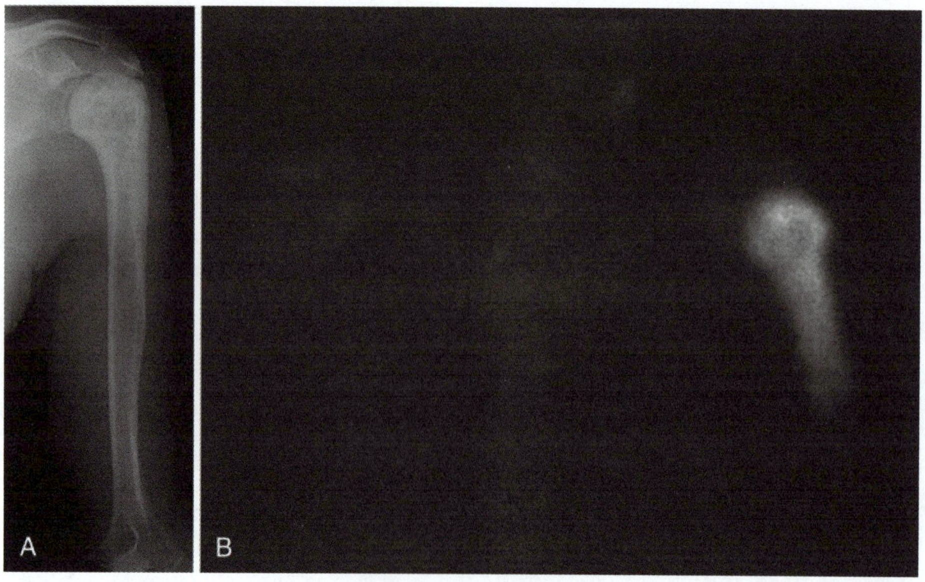

图14-5 Paget病。A.左肱骨前后位X线片显示骨质膨胀，近端至肩关节骨小梁和骨皮质增厚，符合Paget病。B.冠状位全身同位素骨扫描显示肱骨近端明显示踪剂聚集，符合Paget病

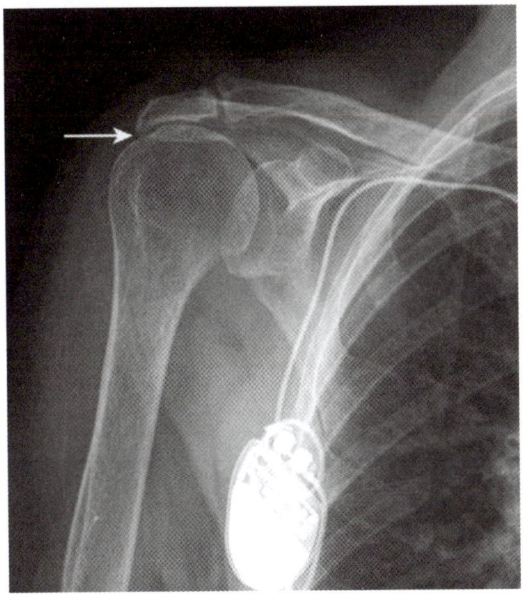

图14-6　慢性肩袖撕裂。肩关节前后位片显示严重的肩峰-肱骨距离狭窄（箭头），提示存在慢性肩袖撕脱。也可以看到明显的肩峰下骨刺形成。这例患者由于装有心脏起搏器，因此是MRI的禁忌

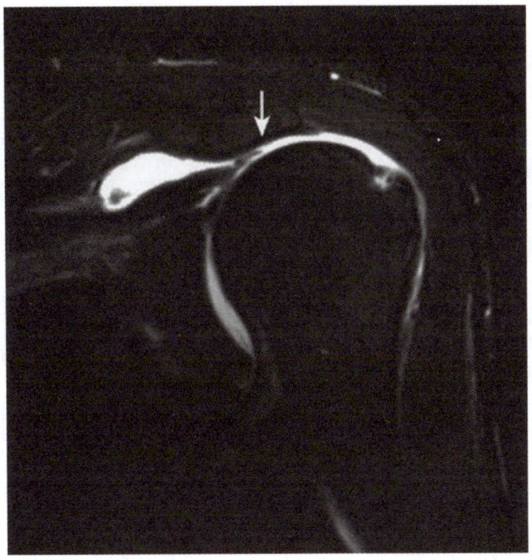

图14-7　肩袖全层撕裂。冠状位肩关节T_2加权抑脂像显示岗上肌腱的大面积撕脱。此肌腱是撕裂的、磨损的、向后回缩的，几乎到了肩关节水平（箭头）

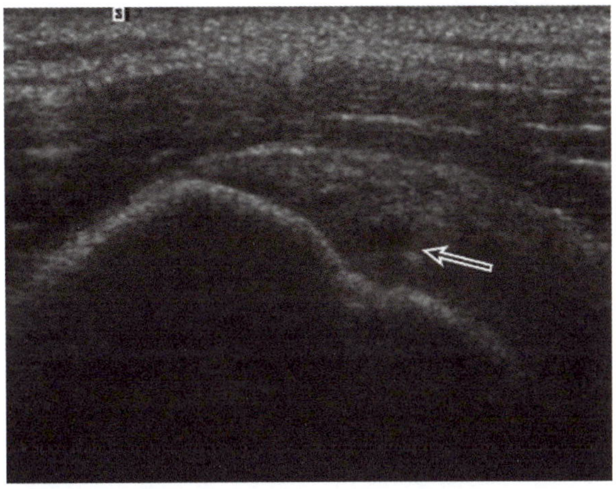

图14-8　肩袖部分撕裂。沿着冈上肌腱远端连接至肱骨大结节的长轴进行超声检查显示低回声（黑色）缺失，提示病灶下表面的部分撕裂（箭头）

及显示回旋肌的萎缩（图14-7）。

US对评估撞击综合征也是很有价值的工具并有助于评估肩袖的病变（图14-8），但它不能给予一个全面的评估，如上唇、滑液囊、软骨和骨髓病变。US对评价肩袖修复很有帮助，尤其是肩关节成形术后金属义体在MRI上呈现磁敏感伪影，将显示邻近肩袖的显影。此外，US能良好的显示肩袖的钙化性肌腱变性，并且在一些难治性病例中，常用于SASD滑囊类固醇注射、麻醉或针刺术。

（二）不稳定

X线有助于界定肩关节骨质的连续性，并有可能显示Hill-Sachs或骨的Bankart损伤。CT对关节半脱位/脱位后骨质结构的评估很实用，对于在MRI上可疑的细微Bankart骨折或关节内骨质骨片的评估上更加。CT有助于术前检查评估骨片的位置和移位情况。MR关节造影术是评估肩关节不稳定的绝大多数原因、临床表现和预后的最敏感检查方法。它能够对关节囊上唇和韧带复合体进行精确的评估。当关节内造影剂进入或位于上唇之下时，上唇撕裂即被确诊。MRI平扫也很敏感，推荐应用高场强扫描（0.7T）。上唇撕裂最常见于前下方或后方关节不稳（图14-9）。MR关节造影可以清晰的显示从前方至后方的上唇撕裂（SLAP撕裂），但此疾病通常与关节不稳无关（图14-10）。肌腱的撕裂可与关节不稳相关，包括肱二头肌长头撕裂或肩胛下肌撕裂，可通过MR关节造影或MRI平扫清晰的显示。典型的多方向关节不稳影像学形态常无明显异常，但可见大范围的凹陷。

（三）粘连性关节囊炎

导致粘连性关节囊炎或冻结肩的原因很多。影

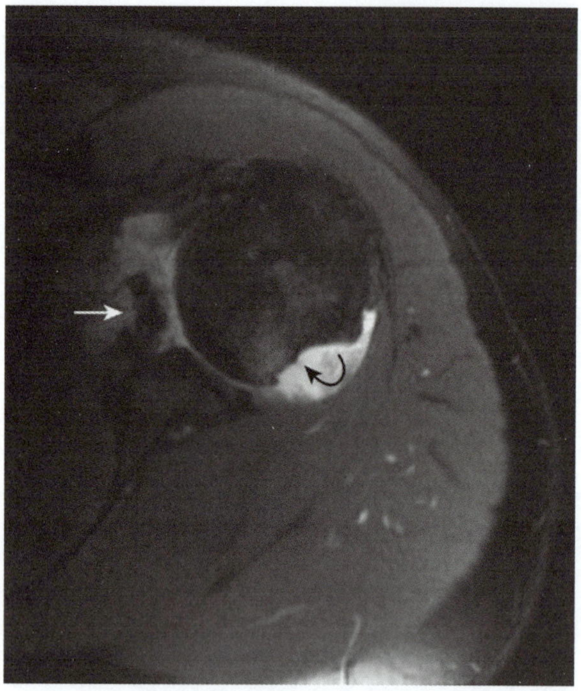

图14-9 Bankart's和Hill-Sachs损伤。关节内注射钆后（直接MR关节造影）的饱和脂肪MRI T1轴位像显示了肩关节前脱位后遗症。前下盂唇和骨性关节窝破坏（白色箭头）符合骨质Bankart损伤。肱骨头后方可见骨质缺失（弯曲黑箭头）符合Hill-Sachs损伤

像学特征常是非特异性的，但科通过包括关节造影发现关节容积减小，MR发现关节囊增厚、肩袖间隔滑膜炎，提示粘连性关节炎的存在。

（四）创伤

在肩部外伤的情况下，应始终将放射投影作为评估骨折或脱位的初始方式。此后，CT或MRI可用于评估X线片上隐匿的病变或进一步描述骨折。二维和三维重建CT对于术前计划非常有用（见图14-3）。MRI所提供的极好的固有软组织对比度可用于评估软组织结构（如肌腱和肌肉）的损伤（图14-11）。

（五）关节炎

放射投影是初步评估肩关节炎的主要手段。MRI有助于诊断不明病例，尤其是诊断感染性关节炎的滑膜炎。放射投影通常用于评估关节假体。盂肱关节和肩锁关节的化脓性关节炎和骨髓炎是罕见的，在早期可能没有影像学表现。脓毒性关节炎和

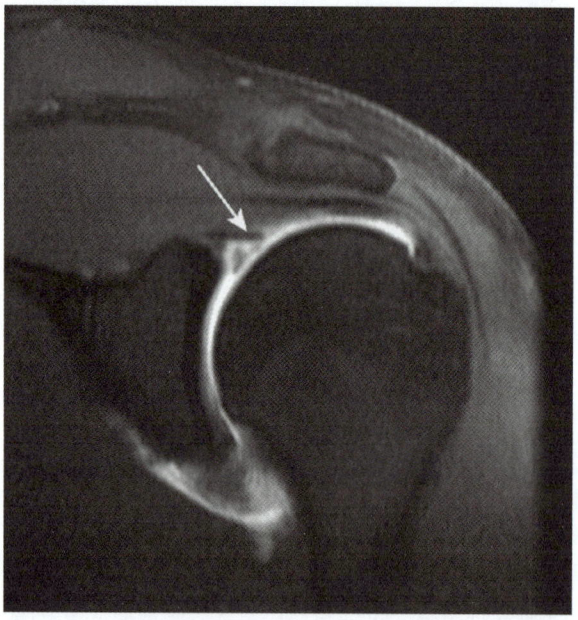

图14-10 盂唇上极前方至后方（SLAP）损伤。肩关节内轧注射后（直接MR造影）冠状位T1加权抑脂像显示造影剂在盂唇上极显影（箭头）符合SLAP撕裂

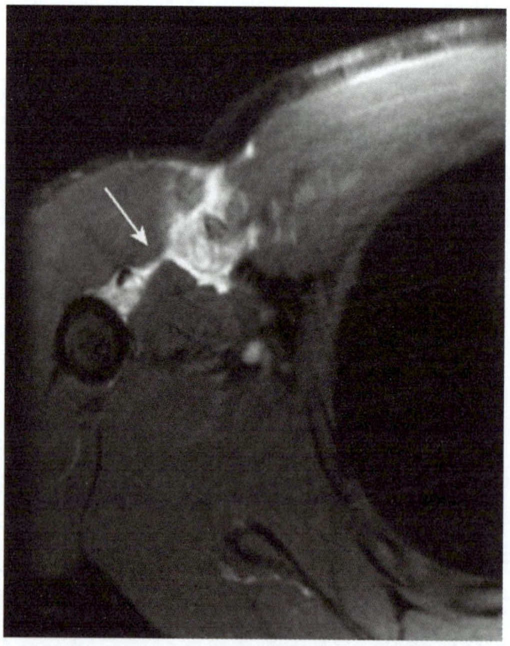

图14-11 胸大肌撕裂。右胸壁轴位快速反转恢复序列（STIR）成像，对上肢近端进行低场强开放磁场（0.3T）显示右侧胸大肌完全撕裂（3度），其内伴有明亮出血液体影（箭头）

骨髓炎的影像学表现包括软组织肿胀、关节间隙狭窄和关节糜烂。MRI是评估化脓性关节炎和骨髓炎的一种更敏感的检测方法，在骨髓炎的情况下显示关节积液、软骨下水肿和脂肪性骨髓。全身同位素骨扫描也可发现骨髓炎。事实上，如果怀疑感染性关节炎，应该通过关节抽吸来证实。

（六）肿瘤

评估肩关节软组织肿瘤常常需要先进的成像手段，即超声或MRI。肩关节可能出现的各种良恶性软组织肿瘤包括：脂肪瘤、脂肪肉瘤、纤维瘤、恶性纤维组织细胞瘤（MFH）、滑膜肉瘤。绝大多数学者推荐早期予以MRI并随后进行Ⅳ期钆强化扫描。如果病变侵犯到了骨质，US检查可能不能显示病变的完整特征，但可以进行影像引导下标本采集。在对骨肿瘤的进行首次检查时，X线是十分重要的。MRI常用于缩小鉴别诊断范围，尤其对于一些囊实行病变（需要Ⅳ期强化扫描)。MRI也用于显示病变的范围。对于评估骨皮质的破坏、病理性骨折、钙化性质上，CT比X线更加优越。

对于评估多发骨皮质损害，全身骨扫描是评价骨肿瘤的首选检查。

三、肘关节疾病影像学

（一）肌腱损伤

肱骨外上髁炎或“网球肘”是伸肌总腱起点的慢性肌腱相关病变，经常引起肘外侧疼痛。在MRI的液体敏感序列上，伸肌总腱起点表现为异常的高信号，当伴有肌腱部分撕裂时，表现为液性明亮信号。在更加严重的病例中，肱骨外上髁可能会出现相关的肌腱下骨髓水肿，但这不需要进行影像学诊断。US对于检查肱骨外上髁的形态有很重要的价值。在多普勒成像上超声检查的特点包括伸肌总腱起点增厚、结构不均匀、钙质沉着、部分撕裂、血运丰富（图14-12)。US还可用于引导类固醇或麻醉剂注射，以及肌腱开窗术。肱骨内上髁炎在伸肌总腱起点上有着相似的MRI和US发现。这两种疾病的存在与相邻的内外侧稳定结构的损伤相关。对于其他的肌腱，如肱二头肌、肱三头肌、肱肌的评估最好应用MRI检查。US对于直接检查肘部肌腱

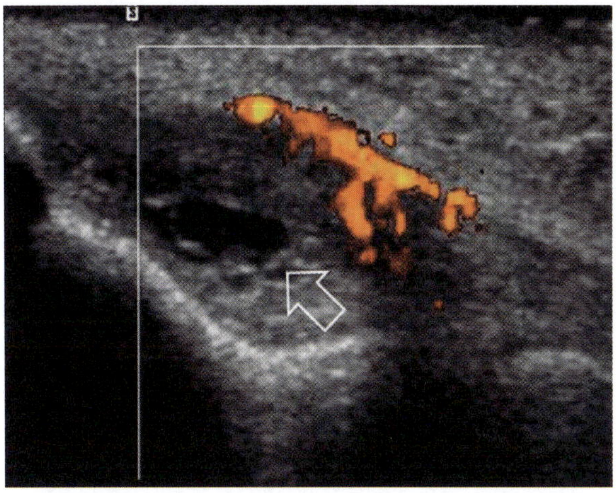

图14-12　肱骨外上髁炎/伸肌总肌腱部分撕裂。US影响显示伸肌总肌腱起点增厚符合肌腱变性/上髁炎改变，伸肌总肌腱起点低回声（黑色）缺损符合间质部分撕裂改变（箭头)。肱骨外上髁炎/伸肌总肌腱变性时，通过大功率超声多普勒检查常会显示局部血运丰富（橘黄色区域）

病变也很有价值。

（二）内外侧稳定性韧带损伤

直接MR关节造影检查对于怀疑存在内外侧稳定性韧带损伤十分重要。如棒球投手经常发生内侧（尺侧）副韧带损伤，通过MR关节造影能够精确的进行评估（图14-13)。US评估肘关节韧带同样很重要，而它有实时进行动态成像评估是否存在韧带松弛的能力，这点要优于MRI（图14-14)。例如：在外翻应力的状态下对内侧副韧带进行评估，两侧韧带长度相差2mm即可诊断为异常的韧带松弛。

（三）创伤

同肩关节相似，在评估肘关节急性创伤时，X线用于确定是否存在骨折或脱位。侧位X线片可见到后方脂肪垫或前方脂肪垫升高，这是一个非常重要的征象，提示存在肘关节积液（图14-15)。在急性创伤情况下，关节积液的存在提示有隐匿性桡骨头骨折。在辅助急性骨损伤情况下，CT检查也非常重要，便于术前精确评估骨折碎片和移位程度。MRI因其对于骨髓水肿和相关骨折的有高度敏感性，故对评估是否存在骨质隐匿性损伤很有价值。

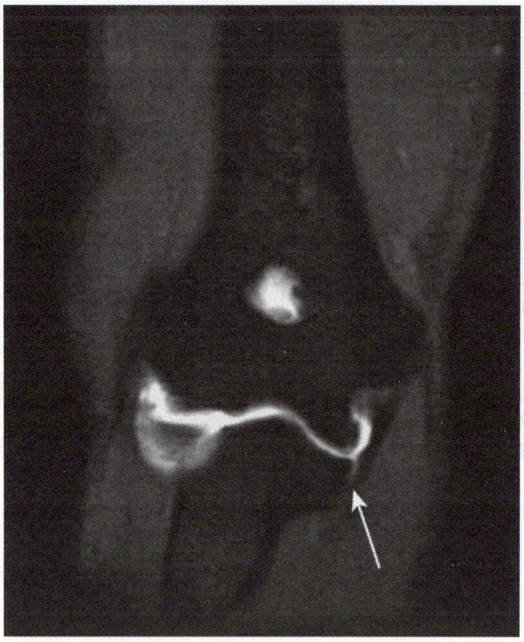

图14-13 尺侧副韧带撕裂。肘关节内注射钆（直接MR关节造影）后冠状位T_1加权抑脂像显示在胫骨结节顶点，尺侧副韧带前束与尺骨冠突之间造影剂异常显影（箭头），提示其末端局部增厚，底面撕裂

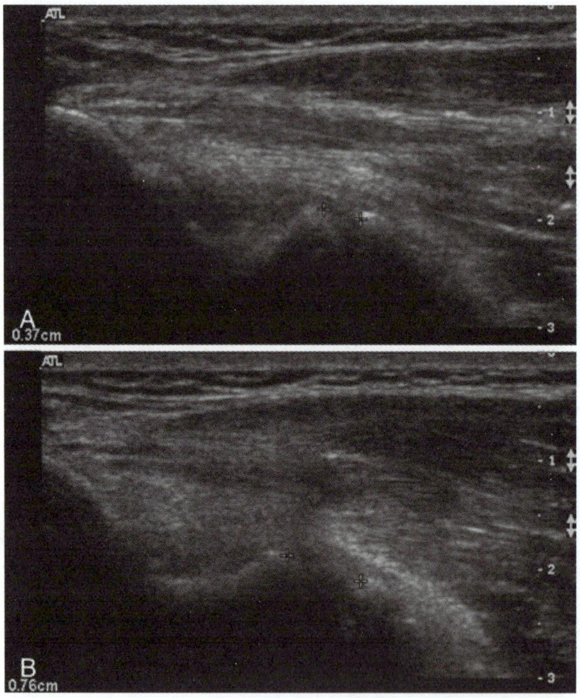

图14-14 尺侧副韧带（UCL）不稳。A.休息位超声。运用十字线对肘关节中部肱骨滑车与尺骨间间隙的最小值进行测量。B.当给予外翻应力时，这个间隙明显增加（相差3.9mm）符合UCL不稳定改变。休息位和应力位测量相差应小于2mm。应进行多次测量（如3次）并取平均数。与无症状的肘关节进行对比也很有价值

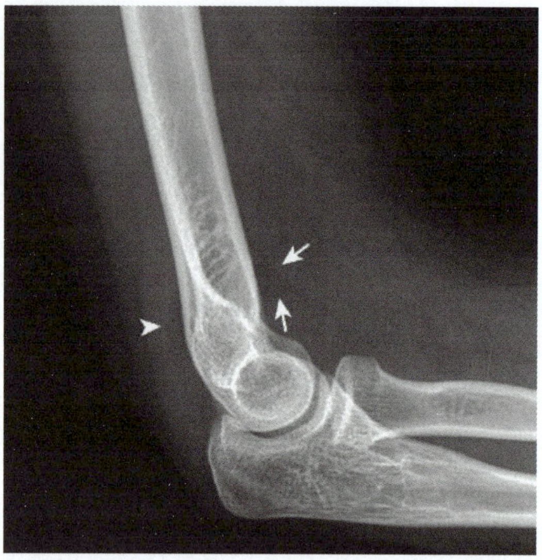

图14-15 肘关节积液。肘关节X线侧位片显示其前方脂肪垫异常升高形成“帆”形（箭头）。后方脂肪垫模糊（箭头）。前方脂肪垫升高或单纯可见到后方脂肪垫提示肘关节积液。在创伤情况下，肘关节积液通常伴有X线其他方面正常的隐匿性骨折

（四）神经病变

US在评估肘关节可能存在的神经病变时尤其重要。尺神经是最常受累的神经。神经病变表现为在肘管遭受冲击的部位或近端出现局灶性神经肿胀，该表现可以通过回声信号的改变予以证实。US还可以对肘关节屈曲位时出现的尺神经从肘管中半脱位或脱位进行动态成像（图14-16）。在肘关节正中神经也可能受到一些结构的卡压，最常见的是旋前圆肌。桡神经可能在肘关节上方受到损伤，继发于创伤或远侧的旋后肌卡压其前臂骨间后神经分支。与尺神经相似，US通过回声信号的改变来评估局灶性神经肿胀很有意义。

尽管缺乏动态成像能力，MRI能够确定神经肿胀、水肿，还可能确定一些特殊部位的损伤。另外，当神经受到损伤时，MRI能够显示其所支配的肌肉群的神经源性的肌肉水肿（早期征象）或脂肪萎缩（晚期征象）。

（五）关节炎

影响肘关节的关节性病变包括类风湿关节炎（图14-17），骨关节炎、结晶沉积病（痛风和焦磷酸钙沉积病）、滑膜骨软骨瘤病及化脓性关节

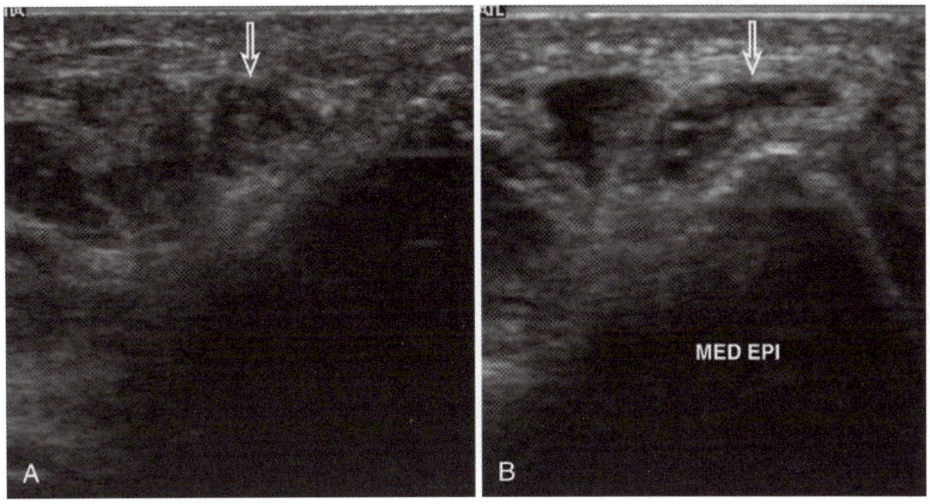

图14-16 尺神经半脱位。A.肘关节伸直位横向超声显示肘管内尺神经（箭头）位置正常；B.肘关节屈曲位，可见尺神经（箭头）向内侧半脱位，贴附于肱骨内侧髁

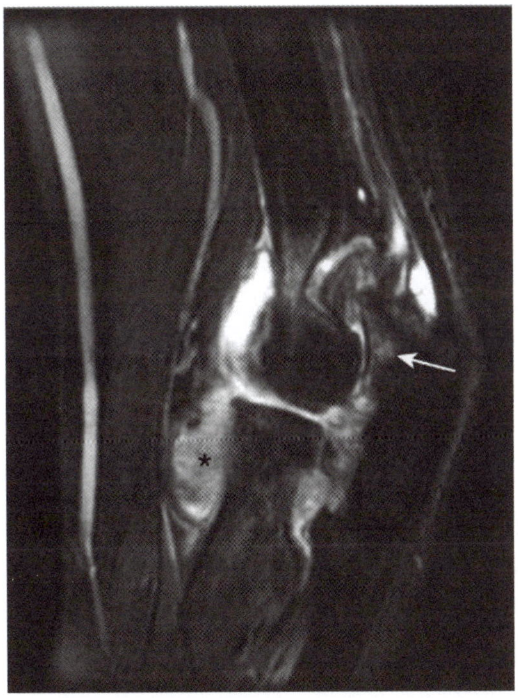

图14-17 肘关节风湿性关节炎。类风湿关节炎患者肘关节矢状位快速反转序列（STIR）显示广泛等信号的血管翳/滑膜炎（星号）伴有高信号软骨下水肿（箭头）

炎。与肩关节相似，首先应行X线检查，如果有需要再进行高级别的影像学检查。CT或CT关节造影对于评估关节内骨块很有价值。在这种情况下MRI和MR关节造影也很有价值，并且在炎症性关节病变存在时，其对滑膜炎的评估效果更佳。

（六）骨软骨瘤和剥脱性骨软骨炎

通常情况下，MRI或MR关节造影评估软骨性损伤的效果最佳。

MRI是评估Panner病（儿童桡骨小头骨软骨炎）最佳方法。MRI显示桡骨小头软骨下骨局灶性T_2高信号，伴有T_1骨髓替换。桡骨小头剥脱性骨软骨炎通常且最好运用MR关节造影进行屁股股，以确定病变的稳定性。不稳定病变的特点为骨软骨碎片周围存在液体，可能与软骨上或软骨下囊肿形成的破坏相关。对于软骨上结构完整的稳定性病变倾向于保守治疗。

四、小结

对于临床检查而言，影像诊断学是评估许多肩肘关节疾病的重要辅助手段。对于所有的病例都应该考虑进行X线检查，尤其是当有创伤病史存在时。

X线对骨质的解剖提供了重要的信息，并为今后的对比提供了基准，还为更高级别的影像学检查提供了有益补充。高级别的影像学技术包括US、CT、MRI及骨扫描是非常重要的，能够提供最高水平的影像学评估，并且可以作为X线的补充检查手段。通过相关的临床细节采用正确的检查形式能够最大化的获得信息和对患者进行最佳的治疗。

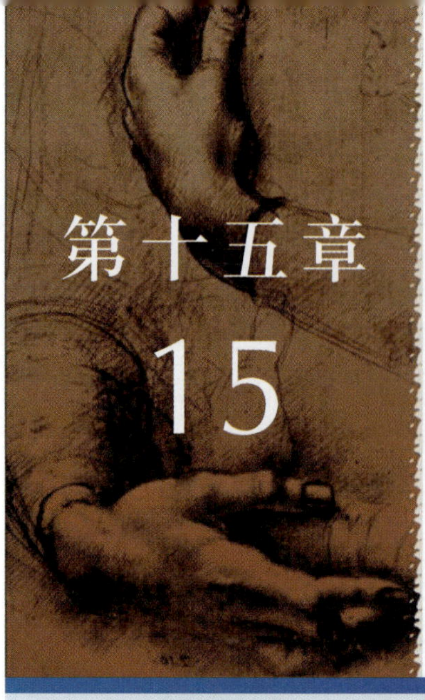

第十五章 15 上肢神经传导与肌电研究的临床解析

原著者 GLENN A.MACKIN, MD, FRAN, FACP
译校者 王永杰　张军卫

关键点

- 神经传导检查（NCS）和肌电图检查（EMG）为临床上怀疑的病变提供了客观的、局部的及预后的重要数据。
- NCS和EMG也可用于周围神经系统疾病，如并发的单神经根病、多发性神经根病、肌病及其他神经肌肉病变。
- 通常情况下，NCS对于诊断神经卡压和损伤更加重要，而针电极EMG对于大多数检查而言是一项重要的信息补充。
- NCS和EMG都是监测神经和肌肉产生的电位。
- 最佳的电生理会诊过程需要神经生理科医师和咨询医师在检查前后进行良好沟通，也需要神经生理科医师与患者在检查中进行良好沟通。

NCS和EMG对周围神经系统（PNS）的神经卡压和神经病的准确诊断和定位诊断的重要性仅次于获得详细的病史和进行神经科查体。不同于一些临床检查，如Phalen征，主要用于检查一些特殊的神经卡压疾病如腕管综合征（CTS），设计精良的NCS和EMG不仅能够为临床上怀疑的疾病提供客观的、定位的及预后的重要数据，对PNS环境下并发的单神经病、多发性神经病、肌病及其他神经肌肉病变也能提供不可或缺的信息。神经生理科医师应该按照所提及的问题及神经科检查提供及时的、易懂的、“概括性”的回答，以便能够明确PNS病变及其状况。最理想的神经生理科医师应为一名内科医师，在电生理诊断医学领域经过研究员训练及并取得认证资格，熟练掌握复杂的检查、神经肌肉结构的识别，能够根据患者的不同情况灵活的进行检查。本章节根据相关的临床效果和对NCS及EMG报告的质量判断开发了一种实用性框架，以便能够提供给临床医师及治疗师。

临床医师预约检查寻找一些实用性答案以帮助他们的患者。是否CTS或其他的神经卡压存在？精确定位在哪里？是否存在一些非典型性特征或是否并发了一些其他疾病如单神经根病或多神经根病？神经生理科医师的发现能够解释患者的症状和体征吗？或者这些发现与患者的症状体征相一致吗？这些发现暗示其他的或一些未知的诊断吗？或者暗示需要进行影像学或其他的检查吗？这些检查计划和结果合乎逻辑与科学的支持最终的解释吗？许多教科书、综述、课程关于神经生理学的理论和技术的资料都可供使用。当咨询的临床医师和神经生理科医师对于一些相互理解的解释性原则进行交流时，患者就得到了最好的服务，包括NCS和EMG的实际检测是什么，它的局限性是什么，并且对于结果而言考虑了时间有着重要的的意义。本章节的目的在于阐明一项重要的概念性框架。

一、神经传导检查

（一）总则

NCS对于诊断神经卡压和损伤更加重要，而针电极EMG对于大多数检查而言是一项重要的信息补充。NCS和EMG都是监测神经和肌肉产生的电位。在感觉和运动NCS中，通过向测试点发送毫安（mA）大小的方波刺激——通常是经皮的——检测点沿着神经走形，引发神经去极化。患者感觉到瞬间的震动而通常不会诱发去极化波形，因为这种刺激只沿着这根神经本身进行上下传递。NCS检测两个电极之间的电势差，第一个电极为位于单根神经或肌肉有效部位上的记录电极，距离刺激点有一定距离；第二个电极为“中立”的参考电极。用于感觉NCS的记录电极放置于神经上，而用于运动NCS的记录电极通常置于小型电池上，经常位于浅表肌肉的远端。NCS的参数包括波幅（感觉用μV表示，运动用mV表示）、来自于最远端刺激点的末梢潜伏期（DL，用ms表示）和传导速度（CV，用m/s表示），通过所选择的刺激点所划分神经节段，并计算传导速度。就一般而言，尽管神经损伤后会出现异常（详见下文），但NCS所反应的大小（波幅或面积）与所测量的轴突的总量（不是数量）是成比例的，通过对神经节段进行测试，速度（CV，DL）能够更进一步的了解髓鞘的完整性。

（二）神经传导检查说明模板

NCS的首要目标是对神经损伤进行定位，对其主要原因进行定性明确是轴突消失（AL）或髓鞘溶解，确定其严重性及预后情况，在恰当的时候辅助制定手术方案，并监测神经再生速度。在正常的神经中，DL、波幅、节段性CV是正常的（图15–1A）。随着粗大感觉或运动轴突的消失（AL），近端和远端波幅反应性减低，CV正常或轻度减慢，但不会超过正常下限的20%（图15–1B）。伴有AL情况的例子包括局灶性单神经病及绝大多数多神经病。脱髓鞘模式包括出现显著地广泛性或局灶性的同步减速（SS）（图15–1C～E）；传导阻滞（CB）或“神经失用症”，它可以是部分的也可以是完全的（图15–1F，G），在此类疾病中近端的引发性反应要弱于远端，并且存在暂时性离散（TD）；近端的反应时间明显延长且形状不规则（图15–1H）。髓鞘脱失的例子包括在CTS中经过腕关节及在尺神经神经病中经过肘关节出现的SS，位于或邻近肘关节的某些尺神经神经病中，以及桡神经沟内的神经受压所出现的CB，和在获得性髓鞘脱失的多发性神经病如格林巴利综合征（GBS）及慢性炎症性脱髓鞘性多发神经病（CIDP）所出现的TD。在神经卡压的病例中，感觉纤维呈现一种模式（如AL），而运动则神经呈现另一种模式（如SS）。

（三）传导减慢、脱髓鞘和髓鞘再生

NCS模式在满足已出版的标准情况下包括出现明显的SS、TD以及CB提示原发性脱髓鞘。上述所有的表现均可在获得性脱髓鞘疾病中出现，唯有SS只能在遗传性获得性多神经病如Charcot–Marie–Tooth病1型中出现。在伴有TD的神经节段中不一定出现原发性髓鞘脱失范围内速度减低，除非在传导纤维中出现SS。一般而言，当波幅正常或接近正常，DL（或发送至及来自于脊髓的运动神经“F波”潜伏期延长）高于正常上限30%或更高，或者CV低于正常下限30%或更低时，减速提示原发性脱髓鞘（在忽略的该标准的基础上，存在着一种普遍的解释性错误：只要显示CV速度减低就证明存在脱髓鞘）。CB和AL叫SS或TD而已与症状更加具有相关性，尤其是在运动轴突当中。SS和TD可以是无症状的，尽管在较长的神经节段中大的有髓轴突伴有AL时能同时发现轻度的SS和TD存在（一个常见的例子是CTS伴有运动神经AL；前臂正中神经CV由于大纤维AL而减低）。神经所支配的肌肉提示TD并不意味着肌力减弱，除非存在明显的AL或CB。

脱髓鞘改变可能是病理过程中的首发效应，例如神经卡压能够进展为AL。原发性脱髓鞘可以是可逆的、可以减缓或避免AL的发生，如果局部的卡压接受了及时的减压，或者如果一般性获得性GBS或CIDP运用免疫抑制剂进行了有效治疗。相比之下，其他的损伤机制和固有的轴突疾病引起的

原发性AL，它会引起轴突-髓鞘接触面紊乱，导致继发性髓鞘丢失。虽然绝大多数神经损伤时AL和脱髓鞘两种因素都同时存在，但NCS证据并不像活组织检查那样具有确定性，因此在绝大数的神经病变中，临床医师期望神经生理科医师能够一如既往的对主要的病例过程进行翔实的分析（对于神经生理科医师而言，他们习惯性的在所有的病例中模棱两可地报告“脱髓鞘和轴突消失”，是没有必要的）。

精确的定位需要在一个较短的神经节段上测量SS或CB。最经典的例子是CTS：目前的诊疗指南是在较短神经节段上测量NCS感觉的应力敏感性（在手掌刺激正中神经，记录近端到手腕的NCS感觉应力敏感性）。最近的文献支持在相同的距离上与邻近神经进行内部对照研究，以减轻DL和CV的冷却效果（手的温度低于32℃）。在CTS中经典的内部对照研究包括感觉对照（手掌至腕和腕至环指的正中神经与尺神经进行对照，以及腕至拇指的正中神经与桡神经进行对照）和运动对照（腕至蚓状肌-骨间肌的正中神经与桡神经对比）。感觉神经的内部对照是十分重要的，可以避免由于测量腕至手指的DL，其值在临界范围时，诊断假阳性CTS的发生。当一组内部对照处于临界时（如：手掌至腕正中神经与尺神经对照，正常差异<0.4ms），增加三组对照计算出“联合感觉指数”从而改善对照的灵敏性与特异性（正常<0.9ms）。

多条神经速度减慢提示存在广泛性的多神经病，很难确定任何不成比例局部减速是由于叠加卡压造成（例如：糖尿病多发神经病导致的CTS，进行运动神经内部对照研究会很有帮助）。局部减速可以确诊为脱髓鞘性病变（即便不符合标准）并且即可以在有症状的位置发生也可以在无症状的发生（如：跨越肘关节的尺神经速度减慢）。证明存在跨越多个位点的神经卡压的局部减速，无论常见与否，无论有没有症状，均提示为常染色体显性遗传性压力敏感性神经病（HNPP），对于此类疾病应进行基因检查。

如若有超过15%的近端反应持续时间不超过远端，通过对近端至损伤部位进行刺激，当所获得波形的波幅和面积较从远端至损伤部位刺激时所获得的波形下降超过20%（理想情况下50%）时，提示存在传导阻滞。在不考虑波幅改变的情况下，当近端波幅的持续时间超过远端15%时，提示存在暂时性离散。与诊断脱髓鞘疾病的速度标准类似，该标准仅在反应性波幅接近正常时应用。当远端的波幅较低时，近端的波幅需要有较大程度的下降才能确诊CB。假如运动性反应的数量级大于感觉性反应，从技术上来说在运动传导束中更容易发现CB。在诊断CB之前，神经生理学医师应该严格的排除技术性错误和不重要的异常以使得假阳性最小化。对一个长的神经节段上两个彼此分离的标准刺激点进行刺激，当提示有明显的CB存在时，为了明确损伤的部位，如果可能的话，对期间的短节段进行刺激也许是十分必要的。例如：位于肘部的尺神经CB时，“微动”刺激器以1～2cm的距离沿着神经进行刺激，可以精确的定位CB位于肱尺腱膜或髁后间隙，这样提供的信息要比仅仅像临床医师报告存在“经肘部的尺神经病变伴有神经失用”重要得多。解剖学上的变异也会影响结果的解释。例如：Martin-Gruber吻合术可能会在前臂出现假性尺神经运动支CB，可通过腕至手的尺神经运动支波幅比肘至手出现的明显增大予以证明，并可以通过对前臂间隙的正中神经进行刺激予以证实。技术性错误包括经皮刺激与预期刺激深度的靶神经距

图15-1　周围神经示意图对文中的“神经传导功能检查（NCS）模版”进行了说明。在所有的神经中，为便于测试，黑色水平条代表粗大感觉或运动轴突所占的比例，小方块代表粗大感觉和运动纤维上的髓鞘。黑色向下箭头表示位于远端所命名的感觉神经或运动点上的记录电极以及用于运动NCS的参考位点。蓝色闪电代表神经检测中相对远端的刺激位点，而蓝色矩形代表所记录的波形的幅度、面积，以及随着时间不同所表现的形态。红色闪电及矩形分别代表相对近端的刺激位点以及波形的记录。Y轴上的任意数值代表波幅而X轴上的任意数值代表记录时间，能够更容易和可视化的对正常和各种神经损伤模型进行对比。A.正常神经。B.轴突减少（AL）。C.广泛性脱髓鞘性同步减速（SS），见于Charcot Marie Tooth多发性神经病中的1型。D.局灶性末梢脱髓鞘同步减速（SS），见于腕管综合征。E.局灶性近端脱髓鞘同步减速（SS），见于肘部的尺神经疾病。F.局灶性部分性脱髓鞘传导阻滞（CB），见于肘部近端尺神经疾病。G.近端局灶性完全性脱髓鞘CB，H.暂时性离散（TD），见于格林巴利综合征，慢性脱髓鞘性多发性神经炎，以及一些卡压性疾病

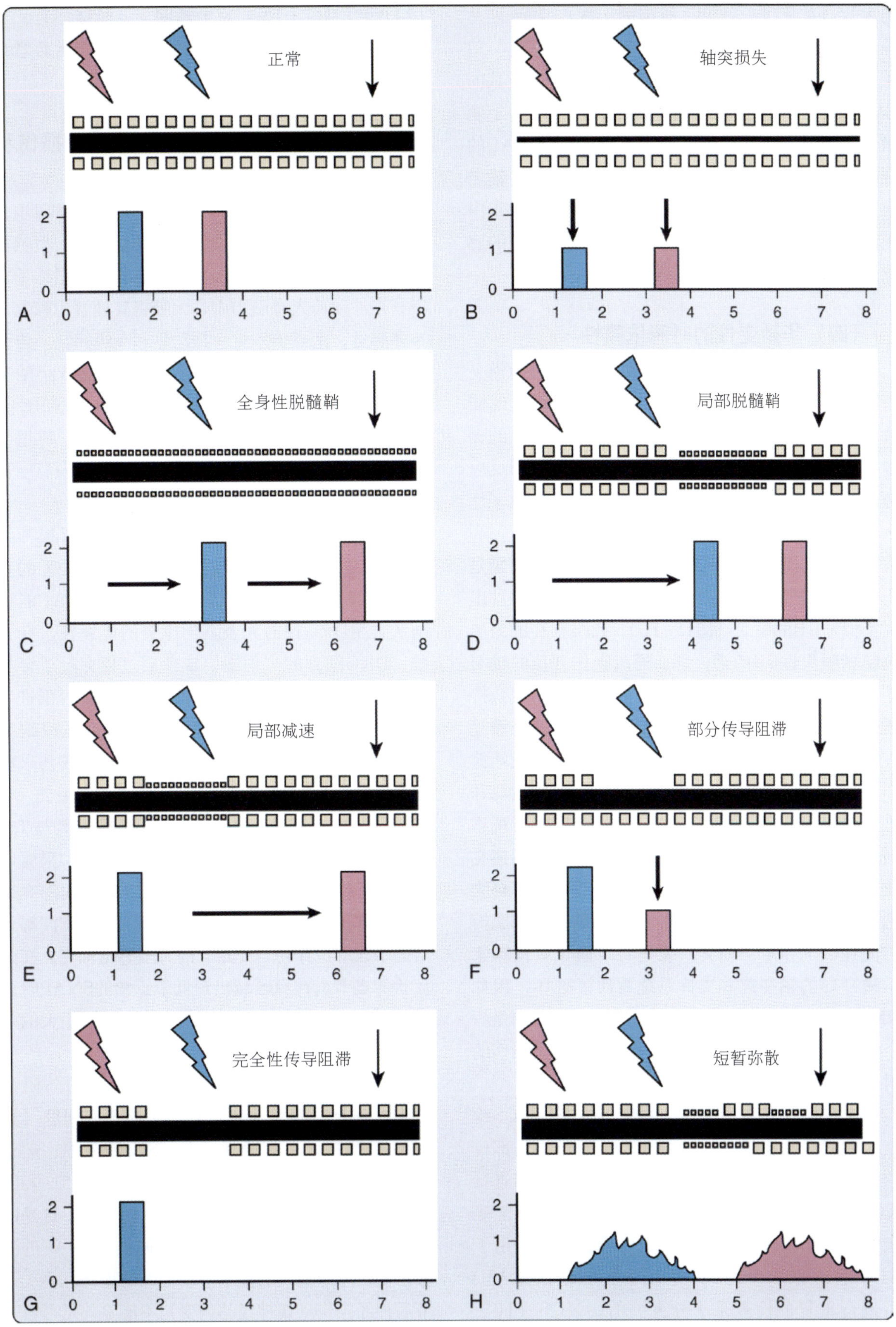

正常
轴突损失
全身性脱髓鞘
局部脱髓鞘
局部减速
部分传导阻滞
完全性传导阻滞
短暂弥散
A
B
C
D
E
F
G
H
0 1 2 3 4 5 6 7 8
0 1 2

离太远（如肥胖、水肿、肌肉的干扰），导致到达神经的电流不充分（假性CB）和“虚阴极”效果（由于不确定的去极化位点和错误的距离所致的CV错误）。当最远端CB成为可能时，它有助于刺激远端至标准远端位置。例如：作为CTS中AL的证据，在接收到低的正中神经感觉或运动波幅之前，基于由近端到腕的标准刺激；相反，手掌正中刺激或经过腕微动刺激可能提示明显增大数值的感觉或运动反应波幅与局部CB一致。

（四）华勒变性的时间依赖性

为了区别AL和CB，认识到AL后（包括轴突断裂）的华勒变性（WD）是一种活动性的、时间依赖性的过程是十分重要的。神经损伤后AL的关键指标是损伤后远端至损伤部位所引发的波形反应与近端至损伤部位所引发的波形反应相比发生了什么变化。

在神经损伤之后WD发生之前，远端的波幅是正常而近端波幅减低或缺失，提示传导失效且出现类似于CB的模式（图15-1G）。如果存在的为单纯髓鞘脱失性CB的话，那么通过损伤部位的轴突连续性能够保留并且在髓鞘再生之前CB模式会持续存在。如果存在单纯AL的话，末梢残端会遭受WD，并且远端波形会下降到与已经降低的近端波形相匹配，导致AL模式（图15-1B）。尽管运动和感觉轴突出现WD的时间相似，但AL病变后观察到远端运动波形下降需要3～4d而观察到远端感觉波形下降则需要10～12d。这种不一致可以解释为通过神经肌肉接头（NMJs）的受刺激神经和肌肉的内在调剂作用。轴突断裂使肌肉通过缓慢轴浆运输介导的轴突营养支持系统遭到了破坏，因此NMJ衰竭先于WD，引发运动波幅下降。WD是一个残端长度依赖性过程，很快就可以在肌肉损伤的附近发现。

当在神经损伤后WD发生前立即进行NCS检查，尤其提示有神经横断存在时，通过损伤部位的神经传导至少是部分连续的。损伤后立即进行NCS检查为今后的检查提供了基准，但并不能确定通过损伤部位的轴突出于无传导状态，是由于AL引起还是CB引起，或者由两者同时引起。WD后进行重复的检查是十分重要的，NCS（10～12d）和EMG（3周）将愈趋明显。总体而言，从基准线连续记录的波形下降的数量与AL的数量是成比例的。

（五）感觉神经传导束的检查、损伤和再生

感觉神经动作电位（SNAP）是当正常同步去极化波通过记录电极时，记录到的走行于大型感觉轴突内的该正常同步去极化波的总和。大型感觉轴突将电冲动传入脊髓当中，大脑将其理解为触觉，本体感觉，两点辨别觉、振动觉和高级知觉。传统的感觉NCS不记录编码冲动、实际知觉或小轴突的去极化（C-伤害性感受器）。也没有SNAP计算感觉轴突数量[独立定量感觉检查（QST）可用于测量大型轴突内的震动觉阈值及小型轴突内温度觉和痛觉]。

因为在位于或接近脊神经椎间孔的背根神经节（DRG）中，周围神经轴突是感觉神经元的基本组成部分，因此，一个可记录到的SNAP能够确认大型DRG神经元及其周围突的连续性。在上肢，DRG细胞的“周围”或节后过程穿过了臂丛和周围神经。SNAP不测量那些通过脊神经根进入脊髓的中枢或节前部分。SNAP波幅降低或缺如不是一个局部的病变，因为它提示DRG或其末梢的节后神经AL，通常为大型的DRG周围突消失（单神经病、多神经病），但有时为亲DRG细胞消失（感觉神经元病）。如果发送的刺激足够（最大限度以上），SNAP波幅异常降低提示大型DRG周围突或细胞局部消失。已发行的标准规定：SNAP波幅正常提示该部位存在“充足”的大型感觉轴突。在无症状的皮节或神经区域出现低于正常的SNAP时，需要进行左右比较，如果两侧存在两倍或更大的差异时是一种异常现象。

SNAPs伴有潜在的技术和解释上的陷阱。首先，进行左右对比时，双侧可能都有问题（如CTS）。其次，尽管通常情况下SNAP波幅比运动诱发电位更易受影响，但在节后神经AL后5～9d的时间窗内进行测试时结果却是令人困惑的，这是因为复合运动动作电位（CMAP）降低但SNAP的波幅正常，结果错误的提示节前神经的损伤。再次，节后神经损伤（如神经丛病变）不能除外是否合并

有节前神经损伤（如神经根病），尤其当损伤可能累及双侧时（如摩托车牵引致手臂损伤）。最后，当神经生理学医师运用他们将会发现什么的这种坚定的预期概念来处理受损的神经时，为了确诊，他们可能会错误地承认存在感觉反应降低或缺失。常见的例子包括在怀疑有肘部尺神经病变时，刺激腕部时在小指记录到尺神经感觉反应缺失，在怀疑CTS时，刺激腕部时在中指记录到正中神经感觉反应缺失。对每一个孤立的发现最为的慎重解释是在C_8和C_7的DRGs或其远端的臂丛或周围神经存在局部AL损伤。尤其对于尺神经病变而言，从腋窝到其终末分支，有许多潜在位置的局部损伤，定位检查应SNAP的降低检查转移为进行运动NCS和EMG检查上。

临床医师处理感觉症状的思维方法是通过脊神经根（皮节）和周围神经的皮肤分布进行的。想要理解SNAP实际所检测的是什么，重新回忆起节前纤维、节后纤维，或两者同时受损时所出现的相应皮节症状的位置是十分重要的。例如：C_8神经根病变和臂丛下干病变可能会引发远端相似区域出现感觉异常的症状。当C_8神经节前纤维出现病变时，其节后纤维的轴突是完整的，因此尽管皮肤的感觉是麻木的，但在C_8的皮节进行记录到SNAPs却是正常的（例如：在小指记录到的尺神经或在手的背侧记录到的背尺侧皮神经）。当臂丛的下干出现神经病变时，在前臂的正中或小指出现相似的感觉症状，并且出现与之相符的SNAP波幅缺失、绝对值降低、正常低限——但小于对侧值的一半、或者正常——如果症状的出现是由于不伴有AL的节后纤维兴奋所致，或者是由于选择性兴奋所致、或者是由于C_8皮节c-伤害性轴突损伤所致。

感觉神经损伤的恢复通过髓鞘的再生（经过数周至数月的时间）或断裂轴突的再生（1英寸/月或1～2mm/d）完成。感觉神经波幅降低要么意味着远端至实际局部CB位点的刺激和记录在技术上是不能完成的，要么意味着神经不在这里。随着损伤CB的髓鞘再生或大型轴突再生，SNAP波幅是增加的。但是由于神经瘤、瘢痕的阻滞、导向错误（异常再生）、再生失败（如某些中毒性神经病），感觉纤维（和运动）轴突的发芽不一定会到达他们原始的位点。

（六）运动神经传导束的检查、损伤和再生

CMAPs所阐述的内容与用于SNAPs的原则和“模板”相似，但是需认清几个不同点。尽管这两种检查都用于周围神经系统，但在重要通路的诊断中，近端的运动单元的解剖与大型DRG和周围突感觉系统是不同的。首先，有助于定位的下运动神经元（LMN）和DRG神经元的位点不同。LMN（前角细胞）聚集在脊髓的腹侧角，而无论是神经根还是感觉神经元其近端都位于DRG或椎间孔的附近。在颈髓的神经根病变中，SNAPs不反应感觉神经根的损伤。无论是运动NCS还是针电极EMG，“运动单位”存活的神经生理学检查都包括LMNs、运动神经根和轴突、NMJ、肌膜、肌纤维。在LMN或神经根水平有意义的运动神经AL可能反应为异常的运动NCS（图15-1B）、EMG或两者同时异常。因为有不止一条运动神经根支配肌肉，因此单一神经根出现急性AL必须相当严重才能在远端记录到CMAPs波幅的降低，尽管两侧CMAP对比可能会有所帮助。其次，由于前角细胞（AHC）和DRG的位点相去甚远，CMAP或EMG异常而来自于相同脊髓节段的SNAP正常时提示为节前神经病变。尽管应该通过合理的检查予以解释，相互增强的CMAP、EMG和SNAP发现提示存在节前神经而不是预期的节后神经损伤时应予以足够的重视。当临床和神经生理学定位出现不一致时，神经生理学医师有责任考虑到研究有关WD的时间点、进行附加的检查（双侧检查、专业化检查、连续检查）、意料之外的并发病变、甚至是神经肌肉疾病。有时患者存在无痛性鱼际肌萎缩怀疑存在CTS，预期提示有拇短展肌波幅降低，但EMG却发现存在广泛的运动神经元病。

尽管对于感觉和运动轴突而言，WD和轴突再生的比例是相似的，但是“运动单位”远端的解剖和CMAP的记录位点与反应SNAP的感觉系统有着明显的不同。首先，SNAP相当于在一个“被命名”的神经上经过记录电极的去极化行波的“快照”，与其不同，CMPA代表的是位于肌肉的“运动位点”的记录电极和肌肉的参考电极之间的电位差。尽管在患者中绝大多数记录到的

CMAPs减低提示存在与局部单神经病相关的AL或脱髓鞘引起的手的问题，更重要的是要记得在CMAP检查中运动单位所反映的更多是结构而不仅仅是神经。因此，CMAP的降低或缺失可能反应LMNs、神经根（抗压性、渗透性）丛、周围神经、NMJ、肌膜、肌肉的病变。其次，运动神经AL后神经再支配所致的CMAP波幅和范围（但波形是有差异的）的增加是通过两种机制构成的：侧方发芽和再生。因为感觉轴突没有分支，感觉神经再支配过程仅通过一种机制——生长锥末端生长。相比之下，部分AL后肌肉内的运动轴突通过连续3～6个月的侧方发芽以重新支配断开的肌肉纤维。另外，切断的轴突再生的比例与感觉轴突重新回到肌肉中的相似，假如他们没有被阻断或改变方向的话。在一个有限的时期内，一年或者更长，肌肉NMJs与向内生长的运动轴突连接，这取决于患者的年龄和各种延长这种接受能力的策略。由于CMAP（不是SNAP）是从末梢器官（肌肉）进行记录，且由于对于神经再生而言运动神经有两个机制而感觉仅有一个，无论在神经损伤后的急性阶段还是神经再生后的慢性阶段，正常的CMAP波幅都可能误导存在正常数量的运动轴突。通过EMG进行进一步检查将提示神经再生。

二、肌电图

这超越了本章在神经肌肉疾病评价中EMG的诊断能力的讨论范畴。甚至在评价局部周围单神经病中，EMG扮演着一个不可或缺的角色：它能够证明存在突如其来的PNS病变、显示神经损伤后临床症状不明显的局部运动神经连续性、对运动去神经支配和慢性去神经支配累积范围进行敏锐的洞察。精心设计的、熟练的EMG检查为NCS提供了如此重要的信息补充，以至于“仅行NCS”（节约针电极）对患者是不利的。

在标准的EMG中，一个无菌同轴或单极针刺电极插入到肌肉中以记录针刺部位的电活动、静止肌肉中的自发电位和进行自主收缩的运动单位电位（MUP）。

EMG针电极插入在静止肌肉中的插入电位常常被过度解读，但是当它明显增加时提示在轴突中断之后自发电位出现之前或潜在肌膜或肌肉病变时肌膜的即刻兴奋性（临床医师应该提防基于专门的“插入性电位增加”的EMG诊断）。

在静止肌肉中的自发电位包括纤维性颤动和正相尖波，它反应在去神经病变和在肌肉病变中肌肉分裂或坏死中的“急性”AL。在神经病变性疾病中，当EMG针尖靠近有活力的与轴突失去联系的肌肉纤维时可见到纤维性颤动和正相尖波，并在轴突的残端出现长度依赖式模式。在急性去神经支配肌肉伴残端较短时，如颈椎的脊柱旁神经根病变和接近肌肉处的神经横断，这些放电可能出现7～10d。但是，通常情况下在损伤部位的远端感兴趣的肌肉是正常的，如肘部急性AL后尺神经支配的手内在肌。在这样的病例中，纤维性颤动和正相尖波在WD发生后出现，这需要3～4周的时间。他们会持续存在直至通过侧方发芽、神经再生出现神经再支配或由于与神经营养支持相距太远出现肌肉纤维化而“消失”。肌束震颤是静止肌肉的自发放电，它反映从LMN到肌肉连续性运动轴突任何部位的敏感性，可见于运动神经元疾病、神经根病、单神经病变、多神经病变和肌肉病变。肌束震颤可通过目测肌肉观察到；纤维性颤动需要针刺EMG。

自主活动在EMG滤波器上产生“干涉图形”完美地反应了患者肌力的级别，从轻微到完全收缩。分析包括MUP振幅、持续时间和波形（神经再生后通常为更大的和更为多相），以及放电模式。相对于MUPs放电的数量而言，MUP募集用于分析判断单一MUPs的放电频率。在正常的肌肉中，不会出现MUPs的放电过快；因为这需要更多的力量，需要更多的MUPs募集。在去神经支配的过程中，募集的减低，意味着MUPs数量的减少并发现放电频率过快。在神经损伤后的即刻和WD之前、CMAP波幅下降及纤维性颤动和正向波出现之前，不论损伤时AL、CB还是两者同时存在，在无力的肌肉中EMG的募集是降低的。在脱髓鞘过程中的早期募集的降低（例如：“星期六晚上麻痹”或格林巴利综合征后不久）可能是近端神经失用CB的“顺行性”证据，它提示一个很好的预后伴有髓鞘的再生。神经生理学医师应该总是对异常的募集进行一个半定量严重性评估，因为连同NCS，此类评估能够在决策中给予很大的帮助。

“正性”感觉症状和敏感性检测

伴有神经问题的患者对于负性症状（感觉或运动功能缺乏）或正性症状（功能过度或异常）寻求帮助。负性感觉症状包括麻木，而正性症状包括刺痛和烧灼。负性运动症状包括无力，而正性运动症状包括痉挛和肌束颤动。来自于PNS的负性感觉和运动症状与NCS和EMG的异常有很好的相关性。同样的，正性运动症状和体征常常与在EMG检测上的单位电流和运动NCS异常或在肌肉收缩期间EMG的异常呈相关性。

相比之下，正性感觉症状是难以捉摸的，并且有时令转诊医师和神经生理学医师同样感到沮丧。如果记录位于较短的神经节段上，来自于大型感觉轴突的刺痛与其相关的SNAP可能是正常的、非局限性AL模式、或局限性脱髓鞘性SS、CB或TD。来自于小型感觉轴突的烧灼的相关SNAP可能是正常、除非存在可以测量的大型纤维NCS异常。这个词语“这项研究提供了神经生理学的证据”应该出现在每个单子的结论之前，因为严格来说，对于感觉异常而言，一项正常的研究不会“不考虑”PNS依据。对于特定的神经卡压而言，在普通和神经生理学检查中记得权衡敏感性和特异性是十分重要的。在早期的CTS中，有10%到15%的患者有“典型”的感觉症状却存在正常的NCS，敏感性水平有时受到批评的，因为它允许大量的假阴性存在。一些临床医师通过对神经卡压患者进行临床成套检测和应激检测，其敏感性比得上NCS，但是精确的临床定义和NCS标准的应用能够更好的自我实现。一些神经生理学医师通过进行许多特殊的NCS变种检测以发现一些异常或他们所强调的一种临界的改变。这些策略的风险是高的假阳性率，尤其在CTS卡压和尺神经病变中，在这些病变中进行标准的NCS和普通的内部对照研究是很敏感的。当卡压的NCS存在内在性不敏感时，神经生理学方面的医师应该进行声明（如旋前圆肌综合征）。

本文推荐的方法对确认非常轻微的临床卡压自然病史相对缺乏，完美的敏感性和特异性检测幻想、进行恰当的神经生理学咨询会较为客观，神经生理学方面的医师应提醒转诊医师。传统的感觉NCS检测疼痛–敏感结构，当激惹它们时，可能会引发位于其下的来自于“被命名”的次要神经、肌筋膜结构、感觉神经根或中枢神经系统的感觉异常。但是，在一些可能存在神经卡压的病例中结果正常时，对于这些病例而言NCS是高度敏感的，明确提示保守治疗是正确的。

三、小结：质量控制和患者及临床医师满意度

已经出版的神经生理学指南为临床医师提供了专业的、技术性的、客观的电生理诊断结论。尽管临床医师首先关注NCS和EMG报告结果的“基线”反应，在每篇报告的显眼的位置应该予以可信的标记。

为患者量身定做的研究标准包括：①偏离于常规，则确定为临界改变；②对偏离于正常的微小偏差进行谨慎的解释；③常规评估NCS22的严重性和EMG异常；④提及的问题与所研究的组织学范畴相“符合”；⑤真实的临床相关性；⑥提示为有两种可能的诊断时，应基于客观的数据报告进行鉴别。技术质量的外在指标包括：①在神经病的病例中，主要病理学过程的参数；②NCS正常值报告和温度检测；③“内部对照”研究；④对临界结果（尤其在臂丛病变时）进行双侧对比；⑤重复和仔细的核对不同的自我测试；⑥包括实际的NCS波报告；⑦患者的满意度。

通过令人信任态度和一丝不苟的工作方法与患者之间建立其信任是十分重要的，并且这种重要性怎样强调都不为过。由于NCS和EMG固有的不舒适性，为了得到最好的结果，患者的放松、配合是十分必要的。最好的神经生理学评估，除神经生理学医师和转诊医师之间在研究前后有良好的交流外，患者和神经生理学医师之间在研究期间也应该有良好的交流。优秀的神经生理学医师应把患者的利益放在第一位，它包括愿意友好的对待患者、与他们交谈、甚至在检查时出现疼痛时说“对于刚才的疼痛很抱歉”。

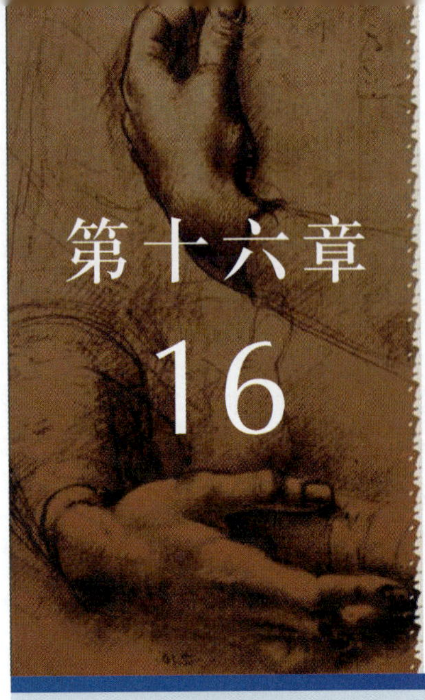

第十六章 16 上肢训练效果的评价

原著者 JOY C. MACDERMID, BScPT, PhD
译校者 王永杰　张军卫

关键点

- 效果评价需要可靠和有效。
- 治疗师所使用的效果评价应是目前广为接受的标准化手段，它应既应用于临床，也可应用于科研工作中。
- 通常用于评估随着时间的推移的效果评价，也可以被用来区分患者群体和预测患者未来的状态，如是否可复工。
- 临床实践效果评价的实施所需要的信息，可能需要购买或从开发商获得权限，并总是需要适当的得分和对于分数解释有关的知识。
- 选择合适的效果评价要开始于确定评价的目的和范围，然后要求匹配患者的问题，困难程度，以及发挥工具性能后的沟通能力。

一、什么是健康效果评价

一个健康的效果评价是对任何一个患者其健康状况的评估。有这样一个观点：健康状况可以是广泛的，比如我们可以衡量患者的整体健康情况或其生活质量。我们也可以关注健康的某一特殊方面。疼痛和功能就是健康的某一特殊方面，手部治疗师尤其关注这两点。健康可以随着时间的推移，由于时间、治疗和疾病的变化而变化。患者对于其健康状态的认识也可随着改变机体功能的解剖及生理改变、影响患者认知或健康标准的态度的心理改变及改变了一个特定的健康状况与生活经验的社会性改变而改变。因此，效果评价是复杂的并需要基础理论，以及可以应对不同观点及目的的各种评价工具。

由世界卫生组织提出的健康标准是最被国际公认的标准。该组织提出了疾病国际分类（ICD）（www.who.int/classifications/icd/en/）和国际功能，残疾和健康分类（ICF）分类（www.who.int/classifications/icf/EN/）。后者则越来越多地被用来作为分类中效果评价手段的框架（图16–1）。

机体的功能是指身体系统的生理或心理功能。人体结构解剖的部位包括器官，肢体及其组件。残损是指心理、生理、解剖结构或功能的缺失或异常。举例来说，手部治疗师通常评估的内容包括手掌大小、外观、强度、关节活动范围（ROM）、体

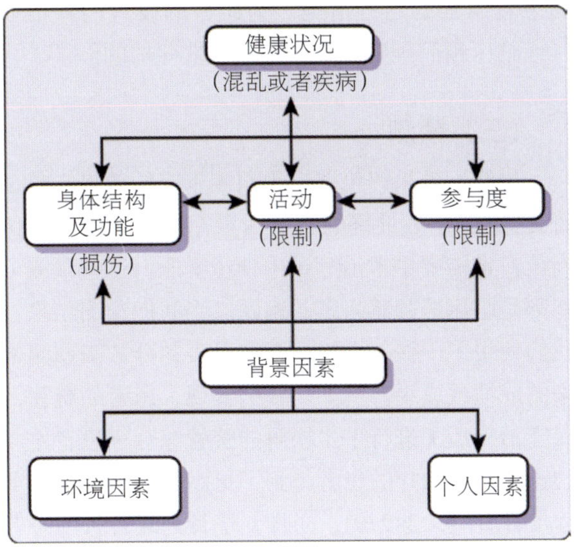

图16-1　国际功能分类的概念模型（引自：www.who.int/ classifi cations/icf/en/.）

积、感官阈值和疼痛。评估手部残损的方法和结果解释是传统手治疗的重点，在这本书中讨论评价的许多章节将详细介绍。

活动是指个体执行任务或行动。参与是指融入到生活状态中。无法完成上述两者可以称为活动受限或参与限制。评价特殊任务完成情况的测试包括如下几项测试：TEMPA（Test d'Evaluation des Membres Supérieurs de Personnes Agées）、Jebson手功能测试、Purduc钉板、明尼苏达手部操作测验、RNK灵巧度测试，以及其他一些可以评价活动受限的手功能测试。活动受限也可以自我报告的形式进行评估，通过询问个体是否可以完成某些特殊活动，如拎起杂货包。关注于是否可以恢复角色的指征，如返回工作，反映了参与能力，同时也认为是对真实情况或自我报告的评估。很多自我报告功能量表包含包括活动和参与的多类项目。实际上，大量研究现已将特殊上肢量表或使用ICF的手问题项目进行了分类。但是，将ICF融入至实践中的过程很漫长。最近，核心及简洁核心评估已被开发以评估手功能，这是使用循证的国际共识的过程。这些编码所有人都可使用。

在本章，我们讨论应用于所有效果评估的原则，但是会着重于自我评估部分，因为本书许多章节都着眼于障碍的评估。

二、临床工作者如何使用效果评价

有关评估分数的基本功能，包括随着时间的推移评价的变化，两组患者之间的差异，以及预测未来的情况。手疗法的特点是手功能障碍的先进评价措施的发展。《临床评估推荐》是美国手治疗师学会第一部著作，20年后才出版了第2版。本指南历来侧重于评估手部损伤。然而，越来越多成为标准手段，包括功能性的评估，特别是那些涉及自我报告的评估。《临床评估推荐》的一种扩展版本，预计在2010年出版，将包括自我报告的评估和ICF的信息。

一个标准化的评估结果要具有特殊性能：它可以被发表，有详细说明如何管理，评分，并解释测试结果，它有一个明确的目的，是为特定人群设计的；公布的数据是可接受的，且具有可靠性和有效性。在临床上，测量的标准化是必不可少的，以确保效果评估对患者的健康状况具有提供有效信息的能力。

（一）随着时间的推移评价

在临床实践中最常见的应用是随着时间推移的评价。最佳的评价是随着时间推移的评价，包括使用效果评估以制定目标，然后确定是否发现已发生的重要变化。

当设计一个治疗计划，手治疗师通常要确定哪种病理过程或身体损伤符合患者的主诉或下降的健康状态。然后制定治疗方案以促进最佳的恢复并尽量减少任何残存障碍或功能受限。干预前后，检查需要确定所选择干预的有效性。例如，如果一个治疗师评估肌腱修复和关注有关肌腱滑动，那么主动活动范围（AROM）是一项合适的评估。这名患者的治疗可能包括各种预期的干预措施，以改善肌腱滑动。对于手治疗师，评估有望改变的残损评估项目，如AROM，是至关重要的。然而，AROM对所有患者、问题或康复阶段来说并不是都与功能相关。治疗师应避免“生搬硬套”用任何标准来评估，而不考虑目前情况和评估结果是否能够提供有用的信息。如果我们思考屈肌腱患者通过手治疗达到滑动的改善效果，目标应该是伴随患者的改善而执行，如抓住把手及在工作中更为成功的参与能力。这些效果可以使用标准化的效果评估仪器测量。然而，审查评估患者的肌腱和神经修复时使用的效果评估，表明基本上关注于患者的残障，特别是关节活动度。

评估随时间变化的效果评估时，第一步为初步评估。治疗师必须选择一个适当的评估，它既与患者的问题相关，也有评估变化的能力（请参阅表16-1和同行网站的例子)。改善的一个短期目标是使用有关的最低检测变化（MDC）的文献证据。

制定短期目标要超过最低可能出现的变化，这样，您可相信患者的改善是超出可能会出现的某些患者状态的随机波动。依您的临床经验设置较长远的目标，它以患者数量或手术步骤作为合理的目的，同时已报道的研究结果，这些结果提供不同的患者群和恢复阶段的功能评分，可以有助于我们的工作。使用MDC帮助我们确定患者是否在随后的重估中有所变化。使用公布的结果数据，我们可以判断是否患者已达到可以接受的目标。

（二）差异

需要进行组间差异的辨别，其目的是辨别不同组别内人口群体之间的差异。例如，卡茨手图之间可区别是否存在腕管综合征（CTS）的个体。其他人也已经开发出一种诊断量表，评估CTS的发生概率。诊断测试不是效果评估，而是设计出的可以区分不同的群体的措施（例如，某些人处于病理状态，某些人没有)。在一般情况下，以诊断为目的的措施设计是不随时间变化的评估。例如，法伦的检查有助于CTS的诊断，但不适用于评估治疗效果或预后。差异也可以用于除诊断外的其他用途。它可以是重要的区分临床分组的方法，而不需要不同的治疗方法或评估不同的预后。例如，如果有重返工作岗位、安全移动及回归家庭的可能，如良好的敏捷性及能力，而文盲就可成为一个因素，来帮助决定如何最好地优化治疗计划和患者的治疗效果。我们越来越多地发现，需要以不同的治疗方法来区别患者组别的这些措施。为此目的设计的评估表（或临床预测规则）是一种差异性评估的例子。

（三）预测

最终，效果评价要用于预测未来的效果。什么将是骨折1年后最终的影响因素？谁将会重返工作岗位？谁需要手术治疗正中神经受压？这些预测可能都是临床医师感兴趣的问题。当我们预测结果，我们使用了一些初期阶段评定量表的分数来预测未来的成绩或成果。例如，我们发现，患者的腕管，保守治疗后又进行手术松解的腕管综合征患者比成功进行保守治疗的患者得到了更高的最初症状严重程度评分（3.3∶2.9)。同样，桡骨远端骨折的患者得到高基线分数不太可能在6个月内返回工作。事实上，基线得分是常用的最终状态的预测，患者表现出异常低的分数通常存在不良后果的高风险。

效果评估有具体的评估工具，来确定他们如何评价功能的变化、差异或预后。这些测量工具相互竞争，因此，为一个目的而设计的某个工具可能不适合其他目的。一般来说，手治疗师对评价措施最感兴趣。不幸的是，在某些情况下，医师使用差异作为评价成果的措施，但他们没有意识到这可能不适合于此类设计。例如，手图是有用的评估，但不用于评估治疗。同样，评价措施也可能无法预测。例如，AROM可用于评价随时间变化的肌腱滑动情况，但AROM有预测重返工作岗位的能力？我们发现，相比于自我报告评价，身体功能障碍不利于桡骨远端骨折复工时间的预测。虽然有一些临床文献证据表明了AROM可作为测量结果评价方面的，我们却不能肯定其预测性或差异性。但清楚的是“挑选合适的工具”是十分重要的。

三、效果评价的重要原则是什么

三个评估的根本原则是用于临床测量工具其可靠性、有效性和敏感性（检测随着时间的推移的临床变化)。

表16–1　应用于上肢恢复效果评价的自我评估量表范例

评估	目的	格式	可靠性	有效性	敏感性
视觉模拟评分法(Vas)—疼痛	衡量疼痛的程度	多种形式的10cm线段；需要仔细指导；分数是从0(无痛)至终点(可想像最严重的痛)间的距离；通常用于评价疼痛，也适用于其他用途(有效)	可多种多样，但已说明其可重复操作性	VAS与数字疼痛等级量表、手指测功机及疼痛口头描述等高度相关与VAS、手指测功机	可以测得21个级别的明显差异。一些人认为与慢性疼痛相比，急性疼痛变化的敏感性差
数字等级量表——疼痛	衡量疼痛的程度	疼痛0～10级，可口头执行或书面完成；0=无痛，10=可想像最严重的痛；也适用于其他用途和问卷式的等级表	无特别报道，但常见于其他评价表中的分量表	与其他评价表等高度相关	在桡骨远端骨折分量表中较高
疾病影响状态调查(SIP)	不同人口统计学及文化族群的健康状态	136项问题分为两个纬度(身体和心理)及12个类别	内部一致性，重测和评估者间信度(面接)都高	结构效度及同时效度已有报道，未广泛应用于上肢	不如部分上肢功能状态反应性好
(医疗效果)；短表SF～36	不同人口统计学及文化族群的健康状态	36项；8个分量表(身体功能，身体角色，生命力，身体疼痛，大体健康，社会功能，情感角色和精神健康及活力)；需计算两大部分得分(躯体及精神)，以美国人口基准将患者得分标准化	报道中较高	众多的有效性研究和规范的大量数据由Medical Outcomes Trust网站所支持；可能对于SIP更适合，作者认为应用于上肢时要与专门的某些测量方法相结合	在评估腕部骨折时，与DASH及PRWE相比缺乏反应性，是较为广泛使用的一般性评价
(医疗效果)；短表SF–12	不同人口统计学及文化族群的健康状态	12项；需计算两大部分得分(躯体及精神)，以美国人口基准将患者得分标准化	报道中较高	众多的有效性研究和规范的大量数据由Medical Outcomes Trust网站所支持；可能对于SIP更适合	在评估腕部骨折时，与DASH及PRWE相比总分缺乏反应性
肌肉骨骼功能评价	广泛适用于肌肉骨骼障碍的健康状态评估工具；是SF–36的补充	100项；分量表包括自我护理，睡眠/休息/手/精细功能，移动，家务，雇佣/工作，休闲/娱乐，家庭关系，意识/思考，情感调整	高	与其他工具及临床评价有较好的相关性；规范和比较数据已有报道	中等至大量的影响程度都有报道
上肢，肩膀，手功能障碍评价(DASH)	上肢功能障碍	30项，每项1～5分，大量评估上肢功能的问题		已有结构效度的说明	相较患者上肢病理状态的一般评估敏感性更好，可看出对于大多数上肢问题有可靠性，有效性及敏感性

（续 表）

评估	目的	格式	可靠性	有效性	敏感性
快捷上肢，肩，手功能障碍评价(QuickDASH)	上肢功能障碍	11项，每项1～5分，从原始DASH表中摘取，着重于局限性症状及上肢功能	对于一般0-5和VAS等级表来说可靠性都超过0.90	已有结构效度的说明	相较患者上肢病理状态的大体评估敏感性更好，与完整DASH表相同
上肢功能评估表(UEFS)	评估上肢障碍功能改善的效果	8项，每项0-10分	国际一致性高	与评估症状严重性的量表相比，有出色的收敛一致性与差别一致性	与CTS中抓握与捏拾项相比有更好的敏感性
肩疼痛及障碍指数(SPADI)	肩疼痛和障碍	疼痛及障碍每项各占50%，项目评分为视觉或数字模拟形式，5个关于疼痛的问题，8个关于功能的问题，数字版本(0～10)与VAS版本有高度关联性	高国际一致性，中等重测性	已评估其结构及标准有效性	比大体及局部评估有更好的敏感性
肩等级问卷	肩关节状态症状及功能的严重程度	总共21个问题，包括一个VAS形式的整体问题，18个李克特式问题，4个疼痛，5个日常生活活动，3个娱乐，4个工作，1个满意度	高国际一致性与重测可靠性	与关节炎效果评估量表相比有中等至高的有效系数	有效性
西安大略肩旋转袖	肩旋转袖病态患者的生活质量	21个VAS形式的问题，分为身体症状，体育/娱乐，工作，生活方式及情感等方面	高	与旋转袖病态的患者力量及关节活动度中等相关	手稿制作过程中，已呈递但未发表
西安大略不稳定指数	肩不稳患者的生活质量	21个VAS形式的问题，分为身体症状，体育/娱乐，工作，生活方式及情感等方面	高	与其他工具充分相关	与其他5个工具(DASH、ASES、UCLA、常数评分及罗氏等级)相比有高敏感性
美国肩、肘外科(ASES)肩量表	大量肩关节问题导致的患者相关疼痛及障碍	1项疼痛问题(VAS)，10项功能评分(0～3)	展现出高相关性及国际一致性	结构、容量及差异有效性已有说明	无充分有效数据
肩疼痛指数	评估肩病理状态患者的疼痛程度	7项问题，5项为4分的李克特分和1项VAS整体疼痛评估	未发表	使用因素分析来查明问题；着重于两个患者认为是消极及积极的因素	未发表
常数肩关节评分(患者部分)	适用于大量肩关节问题，包括障碍	疼痛分为0～4级；功能(工作，娱乐，睡眠，上肢姿态，工作)		大量研究证实，有效性问题的某些方面，如适当的年龄校正及测试方式和强度等级的标准化	

（续　表）

评估	目的	格式	可靠性	有效性	敏感性
肩关节障碍问卷	肩关节紊乱患者的功能障碍	16项是或否关于疼痛及障碍相关的问题	未发表		在319名一级护理的肩关节紊乱患者中有敏感性
主观肩关节等级评估	简明地主观评估有关肩关节主诉	多项选择，1项疼痛，1项运动，1项稳定性和1项活动	未发表	与Constant　Murley指数高相关但可更快的完成	未发表
简明肩关节测验	评估肩关节功能	是或非问题；2项疼痛，7项功能，3项关节活动度问题		与旋转袖病态患者有差别，与其他评估肩关节的量表有明显差异性	在大量肩关节研究中有一定敏感度
美国肩、肘外科(ASES)肘量表	评估肘关节病态患者疼痛、障碍及患者满意度	5项疼痛问题，患者可从0～10进行评分，12项0～3分功能问题，1项0～10分满意度问题	高	与PREE高度相关	未发表
患者相关网球肘评估(PRTEE)	评估肱骨外上髁炎患者疼痛及障碍程度	5项0～10分疼痛问题，10项0～10分功能问题	可靠指数超过0.90	与ASES(肘量表)高度相关	比其他大量评估，包括很多专为网球肘设计的评估有高敏感性
患者相关肘评估(PREE)	评估肘关节紊乱患者疼痛及障碍程度	5项0～10分疼痛问题，10项0～10分功能问题	高	与ASES(肘量表)高度相关	未发表
患者相关尺神经评估	针对于有尺神经受压症状的患者	疼痛，感觉/运动评分，和功能分量表	未发表	未发表，格式与同一作者发表的出版问卷相同	未发表
患者相关腕关节评估(PRWE)及患者相关腕/手评估(PRWHE)	评估腕关节紊乱患者疼痛及障碍程度	每项0～10分，5项疼痛，6项6项特别功能任务，4项人们日常护理、工作、家务及娱乐的常规能力	高重测性	内容基于专业外科/患者访谈的结构及效标效度评估已在腕、手状态中所确认	与针对于腕部骨折的DASH、SF-36相比有高敏感性，与针对于腕、手病态及与PRWHE形式相似的量表有一致性
腕管综合征(CTS)严重性及功能评估表	评估腕管综合征患者严重性，评估腕管综合征患者的功能问题	2个分量表每个问题为5分李克特评分问题；症状及严重程度评分都有11项，功能量表有8个项目	原格式及修正瑞典版本都较高	分辨CTS患者及非CTS患者的症状严重程度；修正版本增加了2项掌痛问题，8项满意度问题，和4项关于外壳干预满意度的患者可选择问题，此版本已翻译为瑞典语，有较高有效性	比大体评估或障碍得分有高敏感性，瑞典版本敏感性高，与CTS患者的密歇根手问卷相比敏感性高，与其他自我报告量表相比敏感性高，每一分的改变都有临床重要的差异
密歇根手问卷	手部紊乱患者的健康领域问题	37项，领域包含手功能，日常生活活动，疼痛，工作表现，美学及患者满意度	分量表重测可靠性	分量表支持因素分析；分量表间高度相关并与SF-12的区别有效性已说明	合适的敏感性。类风湿关节炎的患者有敏感性

（续 表）

评估	目的	格式	可靠性	有效性	敏感性
患者特别评估表	评估患者在自我选择问题上的严重性	患者选择5个项目，每个项目0-10分	可接受；手状态数据不足	对于大量不同肌肉骨骼状态已说明，与重返工作的时间相联系，一些问题关注于患者特殊评估后的解释	与针对患者某些状态，如手肿瘤、手指挛缩、CTS等的密歇根手问卷和DASH相比，对于患者个体有高敏感性，因为这些项目患者反映了个体的困境并且是重要的

（一）可靠性

可靠性是指评估的一致性或可重复性。可靠性是其他评估原则的基本，因为如果没有稳定性，任何评估的效用就会大打折扣。然而，可靠性高，本身并不确保其他评估原则也是可以接受的。因此，效果评估的可靠性和有效性在临床使用之前，应决定如何使用它们并应当记录。

评估可由同一治疗师（内部评估者），或由不同的治疗师（评分者间），或在不同的场合（重测）重复进行。一般来说，评分者内部的可靠性要高于其他形式的信度分析，因为我们不考虑测试和场合之间的差异可造成测量误差。然而，随着时间的推移来评估患者，如果患者保持稳定（即重测信度），评估也保持不变是十分重要的。当我们期望通过临床评估说明、进度报告或研究来分享我们的评估时，需要注意的是，我们报告的状态其他人已经确定是一致的（即间信度），这一点是重要的。一些医师误以为障碍评价比自我报告的评价更可靠，因为他们认为后者比较主观。当然，患者对自身状态的看法因最近的功能需求和情绪等因素有一些随机的波动。然而，在一般情况下，自我报告的评价比障碍评估有更高的可靠性系数。

此外，多种因素如握力会影响障碍的评价。这些因素包括口令和姿势摆放的一致性，干扰因素还包括测试工具，测试在一天中的时间点，疲劳，营养状况，情绪和动机的互动效应等。手治疗师应该知道使他们的评价结果与文献中所描述的相符及随着时间的推移保持恒定的方式。标准化方式，所包括的元素如一致技术，标记指示，定位和仪器校准，由手治疗师所应用以减少测量误差。这已被证明：当一个标准化的方法是，其使用可靠一定的临床措施，如ROM，无论是新手还是经验丰富的治疗师都可以执行。使用可靠性研究中所描述的方法，治疗师可以更有信心将自己与他人的结果进行比较。

使用不同的统计方法来评估可靠性。对这些统计数字的基本理解是对临床医师非常重要的，因为它可以帮助他们理解如何使用已发表的可靠性研究，以提高临床专业知识。常用的组内相关系数（ICC）在手治疗的文献中作为相对可靠性资料所描述（个体之间的变异与个体内重复测量观察变异之间的比率）。信度系数可以与基准比较。目前已经提出了不同的基准。弗莱斯建议小于0.40表示可靠性差，0.40至0.75是中等的，大于0.75表示出色的可靠性。这种方法的问题是，它表明，可靠性是以通过/失败的标准来表示评估是否有效。然而，手治疗师对于测量误差更好的理解是它出现于一切评估，更重要的是要了解它影响到一个给定评估的程度。统计数据如评估的标准误差（SEM），平均误差等让治疗师查看并量化测量误差。例如，已证实肘关节屈伸ROM测量，不同的测试相同的测试仪有平均3°～5°的差异，不同的测试仪有5°～8°的差异。SEM是很重要的，因为它可以用于计算的MDC。最低检出的变化（MDC）是一个有用的短期改善目标，因为它代表了量的变化，很可能表明状态的真正改变。

（二）有效性

有效性为评价准确描绘了健康状况的程度，并将其进行描述。它可以被认为是评价的“真实”性。有效性是难以确定的，因为手治疗师感兴趣的许多概念，如疼痛或残疾，没有单一的或可测量的真正答案。一个评价对于某一目的可能是有效的，因此不能用于其他目的。例如，可能是一般健康评估对于整体健康状况是有效的指标，但评估某些手部受伤后的上肢功能的变化时，未必有效。因此，有效性必须通过多种方法，并在各种情况下进行评估。有效性是累计提供的证据，以支持在特定的情况下其结果文书的使用，并执行特定的分析功能。出于这个原因，有效性的各种形式要得到确认。

内容效度的评估在某种程度上代表了一个被测量的概念要有足够的样本。由于患者问卷的发展，利用焦点团体或患者的调查，以确定哪些项目有助于成果规模，这是可以评估的。它可以通过协商一致的评价或检查现有项目专家小组来确定。例如，我们希望腕管评价CTS包括的典型症状，如麻木、刺痛，并在夜间醒来的问题。查看症状严重程度量表的项目后，我们作出判断，它具有内容的有效性。

建构效度是所得分数与此规模的理论基础一致的程度。测试根据评估理论基础所制的仪器要求对其关系进行调查。某评价是否以人们所期望的方式与其他评价相关联？评价类似结构的尺度应相互关联（收敛效度），而不同的结构不应该表现出显著的关系（不同的有效性）。另一种评价的结构类型，是评估根据基础理论建构或现有证据说明，来发现是否分组有所不同（已知组的有效性）。举例说，更严重骨折的人得分更糟糕吗？在养老院的患者比独立生活的患者得分更低吗？

证明是否有效和可靠的进程正在进行之中，并需要多个研究以确保评估表可应用于不同的临床患者和测试需求。临床医师常想设计自己的仪器，或修改现有的文书，使其直接适用于自己的临床情况。这是不建议的，因为新的评价既不有效，也与其他的分数无可比性。

（三）敏感性

检测随时间变化的能力对于确定患者随着时间推移的治疗改善或恶化是十分重要的。敏感性作为测量属性反映了这一点。无数的手治疗的文献比较了不同的自我报告和障碍评价的敏感性。手部治疗师了解他们可能会在实践中使用的不同的工具的敏感性是十分重要的。如果仪器不能够评价变化，那么保险公司、患者或保健团队的成员可能不会相信治疗工作是有效的。作为第一步，治疗师应参考文献，找到不同的工具敏感性的相关性。作为一般规则，评价对于某一问题或情况的治疗专业性越高，通常是其敏感度越高。作为一个例子，简表36（SF−36）是常见的评价一般健康状况的重要指标。然而，它反应手部情况的敏感性不高。这是可以预料的，因为在寻找评价量表时，只有其中少数一些涉及到上肢功能。然而，治疗师还必须考虑评价工具是否对于特定患者的仍有敏感性。一个常见的例子是具有较高的功能水平（年轻、健康的患者）或更高的要求（运动员、音乐家、工人）的患者，他们无法履行其正常的作用，也对完成一般较低级别的许多功能量表项目没有困难。作为一般规则，如果患者分数波动于某一分数的上限或下限范围，治疗师应该思考“天花板”或“落地”效应的潜力。如果得分在一个MDC可能无法实现的范围，则该评价工具是不适合于该患者。在这些情况下，不同的工具或患者特定工具可能会起到作用。

四、在使用效果评价工具前，应该知道什么

要选择对目的和临床检查可靠和有效的效果评价是重要的。对评价相关文献进行彻底的搜索以满足临床检查需要的是最明智的，因为有许多最新开发的障碍和残疾评估方式。然后，对潜在的有用的关于评价工具准则的文献应该进行审查，以确定哪些是可接受的评级准则。

一旦一个有可接受的评价准则的评价确定，临床医师就需要研究实用性问题。有些患者问卷调查

需要作者的许可或支付后方可使用（或两者都需要）。必须确定完成测试所需的时间，语言要求，成本，数据分析的要求及培训要求。关于评价是否在临床上可行的问题是重要的考虑因素。评价的使用标准在1991年由美国物理治疗协会标准专责小组通过出版《物理疗法的试验和测量》进行了描述。其他标准化信息的来源于美国康复医学协会的评价标准咨询小组和各种注重效果评价的出版物。这里的评价除讨论了一般标准外还讨论了其他方面。

评价者应该知道仪器的技术方面问题，那就是，他们应该拥有有关评价得分、解释、可靠性和有效性的文件。对于基于障碍的评价，校准的细节及测试定位过程是关键的。自我报告的评价有具体的评分指标。一些评价仪器，如臂、肩、手障碍量表（DASH）或基于患者的手腕评价（PRWE），治疗师可以在测试时得到分值。其他如SF-36，有更复杂的评分算法。

评价，应当由经过必要的培训，有一定经验和专业资格的人来进行。某些类型的测试，还需要特定专业人士进行。例如，某些心理检查，仅由持证的心理学家来完成。手功能检查的某些方面需要一个训练有素的拥有专业知识的手治疗师完成。然而，一些效果的评价可以由其他专业人士，甚至支持人员来完成。可靠性研究的目的之一是确定需要什么级别的培训和经验的人士来管理评价。一些评估未必有技术要求，因此，无经验和经验丰富的测试者都可以得到高度可靠的结果，例如肘关节屈伸和前臂旋转测试可由一位经验丰富的骨外科医师、经验丰富的手治疗师或一位没有经验的物理治疗师来评价。一些身体评估可能需要更丰富的技术能力，例如肩膀被动活动的特征由一位经验丰富的手法治疗师评价更为可靠。执行具体评价所需的专业技能知识，可以帮助确定适当的评价团队。

治疗师自己应该知道训练程序、应需妥善管理的评价，并确保遵守程序。执行测试或培训人员有时不会提供或者提供不完整的测试细节。敏捷测试，如Jebson手功能测试被广泛用于评估患者的治疗效果。然而，进行测试的细节不足，也会导致不同的临床表现变化。治疗师应按说明书执行或提供可靠性研究的详细信息。如执行测试的细节常缺如或不完整的，要提供详细说明并在临床实践中使用，这是评价人员的责任。

有了规范的数据或相可比较的数据，需要客观的对结果分数进行解释。例如，当聚焦于患者的力量时，将患者患手与其实际中正常的力量（如他的健侧手）或与其相似大小、年龄、性别的力量分数正常值相比较是十分必要的。可将康复期间力量恢复的程度或以执行任务为基础的力量大小的结论进行数据比较。如健康状况调查问卷SF-36，可将规范数据和病理条件下的数据进行比较。上肢自我报告评价的规范性数据不太常见，但临床研究中临床人群的比较数据是现成的。

治疗师应该知道完成结果评价的适当的环境条件和设备的要求。例如，感觉阈值检查，需要特定的设备和环境条件。如果要获得准确的测量数据，患者必须正确摆放体位，环境一定要安静。仪器必须对小的压力增量敏感，并必须进行校准，以确保它们随着时间的推移保持一致的可靠性。环境也可以影响自我报告的评价。患者可能会感到不安并对他们的医师或治疗师表示不满，但独立评估管理问题时，他们可以更坦率。最佳方法是由一个独立的人，如由诊所的接待员提供表格并让他们填写。

五、如何找到适合自己的效果评价

确定一个适当的工具首先要衡量哪些概念对正在接受治疗的问题和干预的预期效果是重要的。如前所述，ICF框架被越来越多地用作一个概念性的框架。效果的评价，可以通过搜索文献或着重于精神性原则的教科书。对于障碍评价，可在PubMed或护理及专业医疗文献（CINAHL）库上搜索（使用布尔操作符）评价的类型（如握力、力量、运动）AND（可靠性OR有效性）。你应该获取大量的文章以解决临床评价问题。自我报告评价，并没有标准术语，因此，对于自我报告评价，像“自我报告”或“问卷”或“测量结果”可以结合心理测量学方面的同义词（可靠性或有效性）进行检查，以确定适当的临床研究。有时你会很幸运的找到一个评价结果，如颈部残损指数、肩的效果评价、手评价或手骨性关节炎的专门评价等系统性回顾文章。通常情况下，必须从作者处获得所需要的实际表格，因为他们在文献中可能不会出现。查询效果评价工具的另一个来源是专业性网站。在搜索引擎中搜索“结果评价数据库”，你会发现包含不同评价结果信息的数据库。其中许多是由康复医学专业下属的团体。搜索你想找到的评分名称和PDF文件（或采用了先进搜索限制的检索PDF文件）可以帮助您在互联网上找到并下载。

两种常用的自我报告评价是DASH和PRWE。DASH是一个有30个项目的量表，着重是上肢残疾，但也包含症状的项目。这些项目使用一个简单的等式累加。PRWE有15项，5项关于疼痛和10项关于残疾（6个标准化的具体活动和询问患者受伤前的一般活动)。对于各种手和腕的情况，这两大量表都已经验证具有高可靠性和真实性，并已被翻译成多种语言，并用于各种手治疗的实践中。DASH在上肢评价方面非常有优势并被广泛认可。对于手腕情况的评价其敏感性要略低于PRWE，但大大超过通用评价的敏感性。最近QuickDASH已被介绍给大家，它从原来的DASH表中提取11个项目，在早期的研究表明其与DASH有相同的心理属性。任何这些评价是手治疗诊所常规日常使用的，是作为有关障碍评价的补充。然而，在一些患者中，传统的标准化自我报告的形式可能不够充足。例子包括要求高的（例如，工作人员或运动员)、拥有独特的技能（例如音乐家)、得天独厚的条件（例如先天性、不稳定的问题)，或一个原本健康但存在小问题的患者。在这些情况下，为了更高层次的运作，专门设计的评价可能是一种选择。然而，在许多情况下，这些都不可用。另一种方法可以是患者专门评价。此选项允许患者选择对他们重要的项目，以及他们目前遇到的困难。因此，难度是由患者控制。这方面的一个简短的评价是患者的特别功能量表，由患者选择3～5个的项目，并在随后的测试评价。更详细的临床管理的评价工具，是加拿大作业疗法评价，它可确定患者在不同的领域和等级职业的问题中的表现和满意度。这两项措施是适合实施于手治疗的，尽管使用后者更费时。患者特别评价在临床实践中非常有用，因为它们是自然的以客户为中心，往往是对临床变化最敏感的。一个缺点是，分数不能跨越患者相比，因为这些项目是不同的。但由于大多数治疗师都对随着时间的推移而产生的变化感兴趣，因此在治疗个别患者这并不影响其效用。

如果临床状况具有独特的特点，那么要研发一个共同的，适用于特定条件的评价工具。最常用的例子是评价手治疗的症状严重程度量表。这个工具有好几个名字，但聚焦于具体的CTS症状，如在晚上，麻木，醒来后刺痛的症状。它已被证明较功能量表和通用量表来检测CTS治疗后的恢复有更高的敏感性。

一些结合障碍评价的功能能力量表，如ROM和肌力，通常由医师进行评价。这些量表的例子包括Mayo肘关节性能指标（MEPI）和常规Murley评分。这些量表的分数经常被评为优秀、良好、一般或差，这使处于每个类别的患者数目可以在系列病例或成果研究中进行报道。医师应该意识到，这些量表有局限性。这些主观的类别是没有意义的，因为它们之间的尺度并不一致，有效性还没有得到验证，可靠性低。这些量表往往要由医师根据其个人意见，增加项目或加权，而且，尚未研发出最佳的临床度量。更令人关注的是，这些量表的可靠性和有效性往往很差。这种类型的量表研究最多的是评价肩关节的常规Murley。最近，一项系统性回顾研究评价了一些量表的优势和局限性。鉴于残损和残疾是独立的两部分，对于治疗师来说，在临床实践中分别进行跟踪和解释是明智的。凡使用这些基于临床的量表，则应报告实际得分，而不是“好”和“一般”的主观评价。

六、如何利用效果评价来评估患者的变化

当使用结果工具以评估个别患者变化时，必须考虑一些实际细节。谁来管理调查问卷？有些治疗师向患者介绍调查问卷，以方便他们的主观评价。其他治疗师喜欢将调查问卷由一个独立的人管理，以尽量减少误差的可能。治疗师需要在治疗过程中与他人合作，以确定哪个过程最适合他们的患者。

问卷的管理方式可能取决于患者的文化水平。文盲率的影响被严重低估。当患者要求配偶或家庭成员填写表格而拒绝合作，或要求将问卷带回家时，文盲可能是根本原因。某些人可能会试图通过填写表格，掩盖自己的文盲，但他们的答案将是荒

谬的。通过向患者慎重地朗读问题，或让他们的配偶完成，可以使这些患者有机会对自己的状态表达他们的意见，而没有损害他们的尊严。

计划多长时间管理一次评价结果工具是很重要的。基线和最终状态的评价是决定治疗效果的最低要求。然而，在整个治疗方案中使用评价工具时，他们可以帮助评估康复的过程。在这种情况下，他们必须找到一个MDC预计将发生的时间间隔。一些开发者建议2周，但显然这取决于问题点的变化率。评价通常不会在同一个星期内进行两次，因为患者可能在这段时间内相对稳定。

进行一些临床测试是为研究或改善评价，包括出院后的长期评价。但这是在手术和康复的效果已最大化后进行的。长期的后续治疗评价，也可以衡量恶化或慢性疾病患者，以评估晚期并发症的影响（例如，关节成形术失败患者）。在这些情况下，可能需要联合多种类型或时机的评价，以获得足够的敏感性。通过邮件、电话或互联网调查相结合，可确保足够的敏感率，从而信息将被认为是真实的。

七、如何分析结果得分

通过从基线到治疗后的评估得分变化进行治疗效果评估。MDC是超出测量误差量的变化。临床重要差异（CID）是使患者出现差别量的变化。这两个概念是绝对不同的，但这些方法的讨论超出了本章的范围。重要的是要意识到这两个指标有利于进行测量结果分数的解释。有时可以在临床测试研究中找到MDC和CID。结合这两个概念，可用于解释临床治疗后正常患者预期效果和数据的个人得分。MDC用于短期目标制定，因为它是量的变化，使我们有信心认为，实际中患者的能力已经有所改变。长远目标的制定应该超过CID，因为我们知道，这种改善的程度，要真正有助于患者。

在临床实践中如向患者推荐一个新的残损或残疾的评价时，你必须确保能联系到开发者。有时候，因为在科学期刊上的版面限制，测试方法介绍有时很简略，细节介绍的也不够。在这种情况下，用户有义务联系新方法的作者，以提供更深入的说明。

八、如何预知效果

当评价结果并描述给别人时，了解和记录结果的重要预测因素是十分重要的。不幸的是，对于残损如何转换为残疾的理解，我们正处于初步阶段。了解这种关系是很重要的，因为这可为患者提供一个准确的预后，确定谁可能从治疗中获益，并设计治疗方案，方案重点放在残疾和残障的关键部分。某些因素，如年龄、工作要求、合并症，可能以可预见的方式影响的结果；其他如性别，病理或结构特点变化也有可能是影响因素。

在评估效果时，损伤的严重程度是一个重要的考虑因素。治疗师需要了解损伤的严重程度，其对于预后和治疗反应的影响。例如，已建议保守治疗是最轻度的CTS有效。桡骨远端骨折的结果数据表明，越严重的骨折（即桡骨大量短缩）患者在他们的长期恢复中要承受越多的痛苦和残疾。另一方面，严重受限患者在基线评估中有最多的“可改进的余地”，原始分数会出现的最大变化。

患者的特点，也可以是有力的结果预测因素。因此，需进一步研究来充分了解影响上肢状态结局的患者特点。评估桡骨远端骨折患者特点和损伤特点的基线测定，其预测指标是6个月后由于骨折的疼痛和残疾程度所产生的损害赔偿（法定或工人的赔偿）。教育水平也是预测结果的影响因素之一。认识到这些充分但不是必要的原因也是十分重要的。

工作的难度水平或动机可能与损害赔偿有关。教育水平可能与一些因素有关，如完成工作要求的能力，获得要求不高的就业机会的能力，了解家庭计划的能力及顺从性。

九、如何对患者开展效果评价

在学习实践效果评价的实施中，要确定关键的要素。这需要初始时期花一些时间去评估可能有用的因素，包括如何使用评估结果。治疗师在临床工作中需要确定使用“高科技”还是“低科技”评估方法，这要根据实际情况，如是否有电脑辅助或资金状况。手部治疗师在实践中仍主要使用纸张和铅笔的自我报告方式。为手部治疗师定制设计的一个电脑数据库系统即将问世。无论是否开发系统，一些实际问题，诸如谁、何时、如何评估并管理等问题都需要解决，几个人一起在诊所工作，就需要进行小组协作。需要一些时间讨论研究，以确定需要哪些不同类型的仪器。在这一点上，医师可能会受益于参加过有关效果评价的研讨会。我们需要分配一段时间来寻找适宜的效果评价方法，并确定其正确的得分和规范化管理。建立一个现实的和渐进的过程是重要的，它应能规范日常实践中的效果评价管理，形成方便、职责明确的决策是必不可少的。通常情况下，两种不同的效果评价的试验可以帮助治疗师评估哪一项工作对于他们的实践是有益的。一旦熟悉如何管理效果评价的基础，治疗师要深入学习相关知识，如如何解释分数，并用它们来设定目标及更明确的书写病历。

十、小结

手部治疗师评估他们的患者，以确定上肢的病理因素所影响的残损，活动和参与。他们制定治疗计划，以减轻相关的问题，并通过采用标准化的效果评价评估治疗的有效性。手部疗法的基础是基于效果评价结果来提高评估残损水平、评估患者状况的变化、预测未来的结果、进行临床研究和不断提高服务质量的能力。

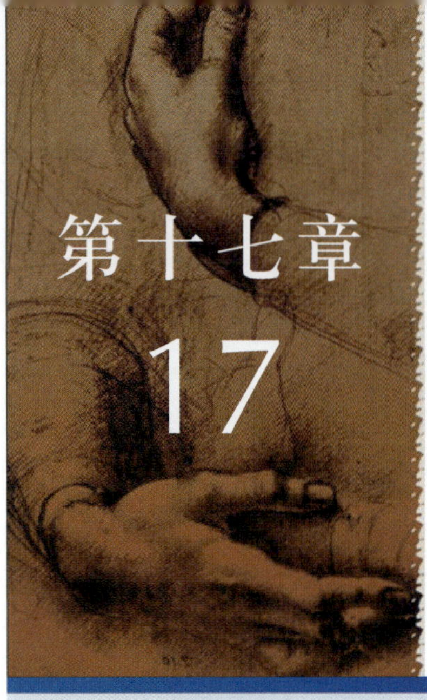

第十七章 17 残损评估

原著者 DAVID S.ZELOUF, MD AND LAWRENCE H. SCHNEIDER, MD
译校者 王永杰 张军卫

关键点

- 构成残损的定义是一个演变的过程，与最初的尝试相比最近的一次（永久性损害评估的AMA指南，第6版，2008年）表现出了一种思维模式的转变。
- 一旦患者已经接近最大限度的医疗福利时，就应该进行残损评估。
- 残损分级需要广泛的医疗评估，它包括通过客观的测量评估病史和体格检查。
- 如今第6版指南遵循由世界卫生组织（WHO）开发的国际功能、残疾和健康分类（ICF）。
- 对于上肢的诊断如今定义为三大类：软组织、肌肉-肌腱和韧带-骨-关节。如今有5种定义残损的分级，从0级（没有客观的发现，因此没有残损），到4级（“非常严重”的问题，上肢残损的程度为50%～100%）。
- 第6版对在体格检查中矛盾的地方做出了解释，并运用于诊断为基础的残损分级技术，在存在明显的矛盾时，对体格检查和功能状态给予了较少的权重。

一、问题的程度

在美国，上肢疾患很普遍并引起了相关的残疾和相对客观的经济后果。外伤和关节炎是最常见的上肢疾患，肌肉骨骼系统的问题包括上肢、下肢和脊柱是工作相关残疾的最常见原因。Kelsey和他的同事表明，每年大约发生1800万例急性上肢外伤，在任何给定的时间内，大约有3100万人有关节炎，他们当中有许多人存在上肢关节的受累。到医师办公室咨询上肢问题的人数每年有2400万人次，1995年的花费几乎达到了190亿美元。对骨与关节健康的医保花费和工资损失的直接财政支出总额预计已达8490亿美元或占据国内生产总值的7.7%。国家中心的一项调查：卫生统计于2005年出版，它报道称有5890万年龄大于等于18岁的成人（每100人中有26.4人）经历着慢性关节痛（定义为关节疼痛持续时间大于3个月）。这些统计数据阐明了这些问题的当前重要意义。

当前，在美国肌肉骨骼疾患和疾病是致残的主要原因，且相对于其他主要医疗疾病而言，它也是导致丧失工作日数量最多的原因。要了解更多的信息，读者可直接参阅Jacobs和Cowirkers信息文本：在美国肌肉骨骼疾病的负担。此文本是之前两个名为美国肌肉骨骼疾病工作的更新，它们分别于1992年和1999年由美国骨科学会和AAOS联合项目、美国物理治疗和康复学会、美国风湿病学会、骨与矿物质研究学会、关节炎基金会、国立卫生科学大学、矫形研究学会、脊柱侧凸研究学会，以及美国骨与关节十年出版。这个文本可在线免费获得。<www.boneandyointburden.org/>

二、残损评估的历史

随着一些福利项目和工人赔偿金（对于残疾人的一些私人和公共项目）的发展对于残损和残疾评估的需要变得愈发明显。有证据表明一些类似的组织在古代就存在，在中世纪，由一些商人和手工业者组织的以保护其的成员。

在19世纪的欧洲许多的指南得以发展，但因为缺乏规范标准，因此对于一些相同的残损其设定值有着很大的差异。评级是诸多因素的集合，并且因为缺乏确定性标准，医师在辩护其观点时处于劣势地位。在1927年，Kessler提议以医疗决策作为衡量因素的基础。McBride在参加的评估中开发了一个复杂的医学计量系统。由McBride授权，第一个关注于工人伤害贴偿的美国骨科评级系统于1936年出版。这是一次以一种更加科学的根据使评级标准化的尝试。不足的是，涉及主观因素的问题依然没有解决。Slocum和Pratt提出了一个以功能为基础的计划，如今看来它显得有些粗糙。为了反映残损评估的问题，1956年9月美国医学会（AMA）成立了一个机体残损的医学评级委员会，它被授权为评级系统建立指南。Kessler和McBirde担任这个委员会的顾问。1958年2月15日，第一个指南由美国医学会杂志专刊出版；它涵盖了上肢、下肢和背部。上肢部分，又被分为：手、腕、肘和肩。手再进一步细分为5个手指和手指各自的关节。残损的评级是以运动的丢失或关节僵硬或继发部分截肢为基础，由委员会进行指定并提供一个图表。从手指到手并从手到上肢再从上肢到这个人，对于这些缺陷得出一个功能数值。

由骨科医师完成的评估的标准化指南也于1962年由McBide主持的AAOS残疾评估委员会开发出版。这本30页的小册子是为了使骨科的评估标准化。尽管在委员会的名字中试用了残疾这个词语，但这篇文章明确的表示残疾的评级是一个行政责任而不是一个医疗责任。这些成绩很快就被AMA指南所取代了。

在1970年，Kessler推出了一个更加客观的评估方法。在他的文章中（出版于1970年），他也强调功能的丢失大于解剖结构上的丢失。他指出了一个事实，在AMA委员会中有着各种各样的见解，他和McBirde是这个委员会的顾问。

在1958年的第一次尝试后，AMA委员会的范畴得以扩展，从1958年到1970年在美国医学会杂志上出版了13个独立的“永久性残损的评估指南”。1971年在一个单独卷的独立章节中又出版了这些指南的第2版，命名为“永久性残损的评估指南”。这些AMA指南，现今为第6版（2008年更新），“基于公认的医疗标准，试图评估人体残损的严重性。”功能丢失的概念可以被转化为这个人的丢失的百分比。尽管指南是必须的，但在残损评估中问题的复杂性使得他们并不完美。这得到了大多数专家的公认，包括制定者，那些谨慎选择语言和阐述的人，“这是一个使评估程序标准化的尝试”。对矛盾之处进行频繁的更新将逐渐改善其实用性。指南上肢部分的更新与开发由Alfred Swanson及其同事完成，我们对他们在这一困难领域的工作表示感激。在这篇文章中，他们也提供了残损评估的之前的版本。这篇文章不是试图取代AMA指南，而是帮助读者应用指南，指出错误并加入一些对指南使用的建议。

三、残损评估

何时是进行残损评估的指标呢？残损评估不该在早期进行，但也不该在患者的状况已经稳定一段时间并到了所谓的最大医疗改善后进行。对于评估而言，残损必须是永久的；就是说，患者的状况是稳定的既不会随着时间而改变也不会由于进一步的治疗而改变。当进行一项评级检查时，评级医师应该理解残损和残疾这些词语的应用。

（一）残损和残疾

损害是整体的一部分和其功能偏离于正常。它标志着个体进行日常生活能力所削弱的程度。确定残损是一个以完整的病史和体格检查回顾为指导，结合恰当的实验室检查和诊断过程后，运用指南所做出的医疗决策。机体的残损包括解剖学上或生理学上的丢失，它妨碍了主体实施某种功能的能力。评估后残损评级能够被认定，然后这个残损评级可用于鉴定残疾。残疾是个体接触人、或社会、或职业需求、或活动能力的下降或缺失，残损个体不能完成上述事情。许多人表现出一定的残损但并不存在残疾。例如一个电梯工或医师失去了一个示指；尽管他们存在一只手20%的残损，但他或她并没有残疾。

最初的打算是医学上鉴定的残损分级由某个法人进行，如工人的赔偿金董事会或某些行政体，他们来评判残疾评级，但如今看来这些组织更多的是靠对医师所做出的残疾鉴定进行评价。尽管指南告诉我们根据指南的标准所推导出的残损百分率不应用于对残疾做出直接的估计。这些残损的检查绝大多数由致力于职业专科或残疾评级的医师进行，并且在一些州，这些专家通过进修一些课程便获得了进行类似评估的执照。此外残损的人并不一定是残疾人，并且全部的病例中，残损不会导致相同程度的残疾。残损评级是一项医疗鉴定并直接与个体的医疗状态相关，因此残疾仅在人、社会或职业需求的环境下鉴定，在这个环境下个体由于残损而不能适应这个环节。理想情况下，残损评估仅是残疾评级的一个方面。

（二）医学鉴定

医学鉴定是在获得了详细的病史后以体格检查的临床发现为基础。检查者必须认识到患者对于检查结果给予了厚望，这本质上是具有抗拒性的。尽管如此，检查者应该总是表现出一种中立的行为。主诉和发现应当与损伤和身体状况的本质有着合理的联系。检查者应该已认识到主观症状与客观发现进行一一对应是十分困难的。心理因素的叠加、症状的夸大，以及可能存在装病应该注意并在最终的报告中用词语指出这些不一致性。在检查时不应该存在这些争议，检查者应该坚持一种公平的态度。在主观测试中，富有经验的患者呈现的表现可能使得某种特殊的检查无效化。

1.病史

在检查之前应该对提供的记录进行回顾，检查者应该坚持提供这些记录。详细的现病史应该与当前的主诉和受试者功能障碍报告相伴随。在创伤中，它有助于了解最初受伤的细节。这些信息有助于检查者判断是否该事件有可能导致当前的主诉。治疗史与患者对治疗的感知反应相伴随。

患者的健康史可能是有意义的，因为一定的身体状况倾向于或解释某些情况或症状。既往的创伤应该予以记录，当前的症状可能会与其相关。了解当前的药物和治疗能够显示出任何并发的问题。应该了解所使用的不恰当的治疗。例如，应用麻醉剂治疗一个次要的问题，很大程度上的影响了患者的反应和对于疼痛症状的报告。以我们的经验而言，许多接受了长期不恰当的麻醉剂治疗的患者，他们都将受益于在评估之前撤出这些作为治疗一部分的药物。患者的社会史可能提示一个健康或不健康的生活方式，并且可能会揭示出增加他或她生活压力的一些问题。工作史能够揭示患者的许多问题。一个需要强体力的工作可能会揭示一些症状。另一些使工人感受到精神压力的工作，能够解释一些原本看似很难理解的症状。扩散、不良的局部症状、不明确的慢性疼痛、治疗的不良耐受、每一种使病情恶化的疗法、药物过量使用、和治疗中的较差依从性都应该被记录下来。

2.体格检查

体格检查应该包括全身检查的常见项。需要用到的仪器包括量角器、卷尺和一些测量感觉的设备。一个Jamar手部测力计和指捏力计同样有用。当前的指南是必须通过评估程序和软件以一种指南残损计算器来完成并生成报告，这种程序和软件可以通过AMA购买到。我们发现这个软件是有用的，它在计算过程中有着肯定的帮助。

对上肢外形进行记录包括明显的畸形、截肢、瘢痕、肿块、肌肉或指腹的萎缩、摄食的改变、皮肤的变色或异常出汗。对肢体尤其是手，应该通过触诊确定其温度和出汗模式。在所涉及的范围内进行全关节的活动度（ROM）测量。肢体的周径在肘上和肘下所规定的部位进行测量，并与对侧的肢体进行对比。感觉通过使用单丝和静态两点辨别设备进行评估。为了达到这个目的，所有的数据通过多种格式及摘要进行记录。恰当的影像学检查和神经诊断检查应该进行回顾讨论。所有的这一切都整理为一份完整的报告。

对推断出的体格检查运用与当前ICD−9代码相一致的诊断是一种很好的习惯。这些诊断应该能够反映出体格检查的发现，并且在考虑该诊断时应格外的谨慎，因为在很大程度上，它将成为一个标签，如果不准确的话，很难消除它。有时很难做出清晰的诊断。当诊断不确定时，对“上肢疼痛”运用非主观的诊断编码729.5是非常好的工具。当对一个患者的疼痛没有一个可识别的客观证据时，这种工具还是十分有用的，并且要优于那些武断的词语如纤维组织肌痛综合征、重复性累积伤害或慢性疼痛综合征。许多的混淆是这样产生的，当患者报告称有腕部疼痛时，他们被贴上了患有“肌腱炎”或“腱鞘炎”标签，而实际上，这些很容易确诊的炎症性疾病并不存在。在这时运用729.5编码指出存在对症状客观或合理的解释缺失，从而可以避免出现确定性的标签而造成问题的混乱。在这类病例中，检查者应该在报告的病例讨论部分中对所提供的意见给出原因。检查后，病史、测评及最终诊断联合指南，通过其等级分配的基本原理的估计出残损水平。

（三）应用指南对上肢的残损进行评估

指南的第1章和第2章涉及的是基本资料、定义及如何应用这些信息。上肢在第15章的肌肉骨骼系统部分予以了涵盖。实质的改变是在第5版和第6版之间，并且强烈的推荐读者在进行残损等级评估之前对前三章进行复习，这几章对于指南而言是最新版本的基础。现在指南遵循由世界卫生组织（WHO）开发的ICF。ICF框架意在个体和人群的水平上对健康和残疾进行的描述同时也对其进行测评。它的三个部分包括机体功能和结构的改变、活动的受限及参与的受限。第6版做出的改变表现在不断地进行评估并对残损的评估引进模式转换。本质上而言，指南变得更具诊断和功能基础并且更加强调在器官系统的评级中概念和方法论的一致性。通过对第6版进行学习，能够强烈的鼓舞读者，保留第1章及上肢的章节。以下是对存在改变的一个简要的综述，但这些改变在没有仔细学习新版指南时是很难完全掌握的，包括第15章所提供的示例。对上肢的诊断现今主要定义为三大类：软组织、肌肉−肌腱、韧带−骨−关节，并分为五个残损级别从0级（没有客观的发现，因此没有残损），4级（上肢残损范围50%～100%的非常严重的问题）（表17−1）。对于上肢而言绝大多数的残损值计算运用基于诊断的残损（DBI）方法。这种分级可通过一些非关键因素对其进行修改，如功能史、查体发现及临床研究。一旦诊断建立完成，就可以应用区域性表格了，它通过恰当的残损评级对任何正确的诊断、残损分级和等级加以确认。为了评估功能史，第6版特别强调医师应该应用包括骨科功能评价工具自我报告作为残损评级检查的一部分，并建议对上肢的残损使用小版本的臂、肩、手（DASH）残疾问卷。DASH问卷是由AAOS、ASSH、AAHS，以及加拿大安大略省工作与健康结构合作开发而成（源自永久性残损评估指南再版许可，第6版.芝加哥：美国医学会，2008.）。

无论是DASH还是有着相似效度的DASH子集QuickDASH，都可以在http：//www.dash.iwh.on.ca/outcome_quick.htm网站获得。它们可以免费使用。为了评估一致性，QuickdASH的结果应该与ADL问卷进行对比。根据结果，可能需要也可能不需要对默认的残损分级进行调整。尽管最初看来这些改变是复杂难懂的，但经过对最初章节和上肢章节进行回顾后，这种改变的逻辑就变得十分明显了。

表17−1　残损分级的定义

分级	问题	缺损范围	
		上肢(UEI)(%)	整体(WPI)(%)
0	无客观发现	0	0
1	轻度	1～13	1～8
2	中度	14～25	8～15
3	严重	26～49	16～29
4	非常严重	50～100	30～60

如今周围神经残损有着相似的评级，通过基于神经相关的以及相关的水平进行评级。各式各样的分级是根据缺损的严重性而定。卡压-压迫性神经病的分级也是不同的并且这方面的修改包括基于神经传导研究数据、病史、体格检查和功能级别（表17-2）。由于截肢造成的残损在第6版中也进行了修改，虽然很大程度上是基于截肢的水平，基于其他的一些“调节因素”分级可从默认的“C级”进行上下调整（表17-3）。

指南中关于上肢的材料如下：

1.基于诊断的残损，15.2

2.周围神经残损，15.4

3.复杂局部疼痛综合征残损，15.5

4.截肢残损，15.6

5.运动范围残损，15.7

尽管第15章中涵盖了上肢神经和血管缺损的问题，我们还是需要参阅一下第13章关于神经系统和第4章关于心血管系统的章节。第14章涵盖了精神和行为疾病，第3章关于疼痛的问题，也需要进行参阅。当疼痛成为一种因素时，其可能是与最主要的伤害状况相伴随的，对于疼痛而言在各部分中设定的残损的百分比需要进行修正。

指南中的每个章节包括测量技术的讨论；由于运动受限的相关残损表格、关节僵硬、截肢；联合方法和所涉及的各种残损。

四、指南的局限性

在这一部分，我们将对指南的相关章节讨论，并对其每一章节的优势与不足给出我们的建议与评价。首先，我们对其给出一些总体的局限性。包括以下几点：

1.年龄相关的改变很难与损伤区别开来，但应该尝试这样去区分。

2.有些测量方法缺乏可靠性和有效性。

3.许多的临床测试是主观性的。

4.心理因素能够极大的影响患者的表述。心理因素的重叠、症状的放大，以及装病对获得精确的残损评估造成很大的困难。

5.以一种有意义的方式来评价疼痛是不可能的，尤其当伴有复杂区域性疼痛症状、关节炎、腕部病变，以及可能未解决的不完全神经恢复。

这些局限性不是指南的错误之处，而是他们不可能完全解决这些问题。Swanson和Colleagues已认可了此事，他们明确的提醒我们“患者的主诉不一定与客观检查一致、患者对检测的反应不一定与诊断或自然病情相一致、患者对于检查的反应随着时间的推移是多变的。”他们继续说道这样的患者对检查者是有防备的。

不幸的是，许多标准化的和医疗检查当中鼓吹的检测是在患者的主观控制下完成的。这些检查包括一些经典的检查如对于腕管综合征的Tinel征或Phalen征。绝大多数临床检查尤其适用于这些表现为上肢疼痛的患者，其疼痛常是由于胸廓出口综合征或臂丛神经病变所致。许多患者已经接受过了多项检查，并且已经变得足够精明学会了如何提供那些所期望的回答。对这样的患者进行评价能够反映出测试者的才能。第6版的确对体格检查中反

表17-2 卡压-压迫性神经病残损

临床	级别修正0	级别修正1	级别修正2	级别修正3	级别修正4
检查发现	正常	传导延迟［感觉和（或）运动］	运动传导阻滞	轴突丢失	神经死亡
病史	轻度间断症状	轻度间断症状	明显间断症状	持续症状	NA
查体发现	正常	正常	感觉下降	萎缩或无力	NA
功能分级	正常(0～20)0 轻度(21～40)1 中度(41～60)2	正常(0～20) 0 轻度(21～40) 1 中度(41～60)2	轻度(21～40) 1 中度(41～60) 2 严重(41～60) 3	轻度(21～40) 1 中度(41～60) 2 严重(41～60) 3	NA
UE残损	0	1	2	3	4

NA.不适用；UE.上肢

表17–3 截肢残损

诊断标准关键因素	级别0	级别1					级别2					级别3					级别4				
残损范围(UE%)	%UE	1%～13%UE					14%～15%UE					26%～49%UE					50%～100%UE				
等级		A	B	C	D	E	A	B	C	D	E	A	B	C	D	E	A	B	C	D	E
拇指，位于							18	18	18	20	22	36	36	36	38	40					
							IP关节					MCP关节									
												37	37	37	39	41					
												一半掌骨									
												38	38	38	40	42					
												位于CMC的掌骨									
示指或中指，位于		8	8	8	9	10	14	14	14	16	18										
		DIP关节					PIP关节														
							18	18	18	20	22										
							MCP关节														
							19	19	19	21	23										
							一半掌骨														
							20	20	20	22	24										
							位于CMC的掌骨														
环指或小指，位于		5	5	5	6	7															
		DIP关节																			
		7	7	7	8	9															
		PIP关节																			
		9	9	9	10	11															
		MCP关节																			
		11	11	11	12	13															
		一半掌骨																			
		12	12	12	13	13															
		位于CMC的掌骨																			
手，位于																	54	54	54	58	58
																	除拇指外所有位于MP关节的手指				
																	90	90	90	92	94
																	所有位于MP关节的手指				
																	92	92	92	94	96
																	肱二头肌插入点远端到经掌指关节所有手指的缺失				
																	92	92	92	94	96
																	肱三头肌插入点至肱二头肌插入点的远端				
																	100	100	100	100	100
																	肱三头肌插入点近端				
																	100	100	100	100	100
																	肩关节离断术				

CMC.腕掌关节；DIP.远端指间关节；IP.指间关节；MCP.掌指关节；PIP.近端指间关节；UE.上肢

映出的不一致性进行了解释，并且使用DBI评分技术，当存在明显的不一致的情况下对于体格检查和功能状体应予以较小的权重。这将在15.5部分进行详细的讨论。

（一）关于在确定残损分级中恰当的应用指南的条件和说明

以下是关于指南相关章节优势与劣势的说明部分。

1.截肢

对于上肢不同水平的截肢，分别给出了标准的百分比例值。当学会了应用这些比例值，对于肢体由于截肢所致的残损评级就变得相对简单了。整个上肢的损伤相当于一个人的60%；因此完全的截肢或一侧肢体100%的缺失，等价于整个人的60%的残损。在肱二头肌插入点至近端掌指关节（MCP）水平对上肢进行截肢等同于上肢95%缺失或整个人的57%缺失（图17–1）。在MCP关节进行截肢相当于上肢90%缺失。对于手而言，每个手指相对于整个手都有其不同的分值：拇指为40%、示指和中指各为20%、环指和小指各为10%（图17–2）。

实际中，相对于整个手指而言，所截手指的每一个部分都有一个给定的数值。手指在MCP关节进行截肢相当于100%缺失了手指；在近端指间关节（PIP）水平相当于80%手指的缺失，远端指间关节（DIP）相当于45%（表17–4）。确定截肢的在不同关节水平以调整比例值。如果全部的手指和拇指在MCP关节截肢，相当于100%手的缺失，90%上肢或54%整个人的残损。学会这些简单的原则有助于对相关的截肢进行正确的估值。例如，对于一个没有截肢的但伴有活动受限或神经损伤的手指其残损分级不应该超过那些截肢了的手指。了解每个手指在截肢中的分值，对那些很少有限定性损伤的残损评估设定一个范围。

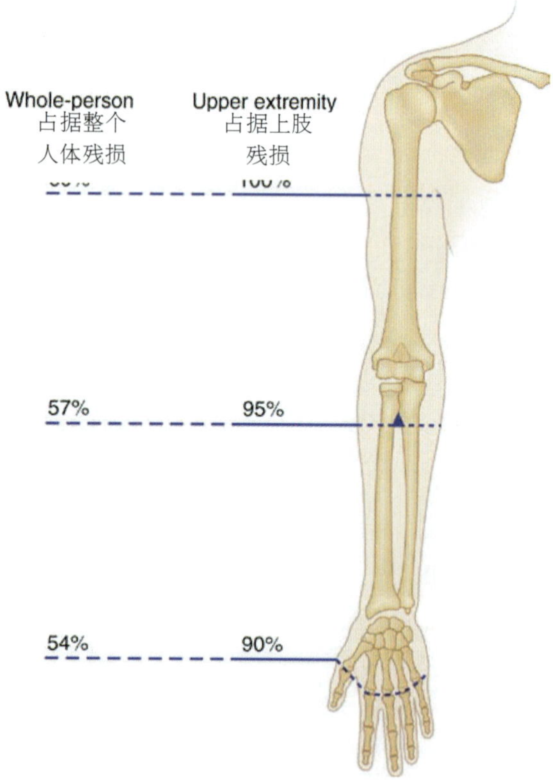

图17–1 上肢在各种水平截肢的残损估值（引自：Swanson AB.Evaluation of impairment of function in the hand. Surg Clin North Am.1964；44：925–940.）

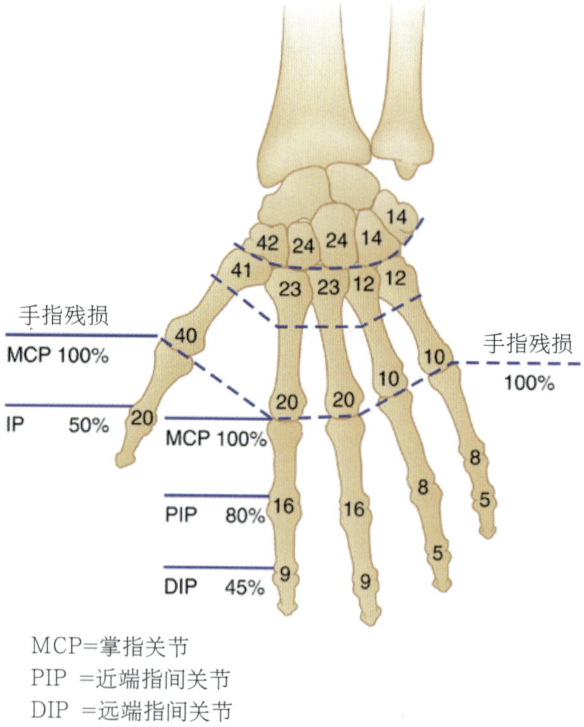

图17–2 基于截肢水平的手指和手的残损（引自：Swanson AB.Evaluation of impairment of function in the hand. Surg Clin North Am.1964；44：925–940.）

表17-4 不同水平上肢截肢的残损

截肢水平	手指	缺损范围		
		手	上肢	整体
拇指位于：				
IP关节	50	20	18	11
MCP关节	100	40	36	22
一半掌骨		41	37	22
位于CMC掌骨		42	38	23
示指或中指位于：				
DIP关节	45	9	8	5
PIP关节	80	16	14	9
MCP关节	100	20	18	11
一半掌骨		21	19	11
位于CMC掌骨		22	20	12
环指或小指位于：				
DIP关节	45	5	5	3
PIP关节	80	8	7	4
MCP关节	100	10	9	5
一半掌骨		12	11	7
位于CMC掌骨		13	12	7
手：				
除了拇指外位于MP关节的所有手指	—	60	54	32
位于MP关节的所有手指	—	100	90	54
前臂/手：				
从肱二头肌插入点远端到经掌指关节所有手指的缺失	—	—	94～90	56～54
手臂/前臂：				
从肱三头肌插入点远端至肱二头肌插入点	—	—	95	57
手臂：				
肱三头肌插入点和近端	—	—	100	60
肩关节离断术	—	—	100	60
肩胛胸廓（侧前部）	—	—		70

CMC.腕掌关节；DIP.远端指间关节；IP.指间关节；MCP.掌指关节；PIP.近端指间关节

2.活动范围

上肢诸关节ROM的消失是一个重要因素，用于功能性丧失的评估。例如，指关节的运动弧线（角度测量）通过两个数字表达，一个是在极度伸展状态下的另一个是在极度屈曲状态下。因此，每个关节都有个分子和分母。这些测量值的获得（仅就全部的拇指和手指而言就有14个）是繁琐和费时的，但没有其他更好的方法了。未来手套样嵌入式传感器或电子量角器可能会有助于获得这些数据。如今所使用的是简易量角器。对ROM测量值进行四舍五入。量角器并不完美，由于其需要放置在手指或腕关节的背侧。手指的肿胀会对测量造成偏倚。检查者和指南应该认识到这项用于测量的技术是一种折中的办法，并且应该认识到为了测量能够真实准确的，为了获得准确的结果需要沿着临近关节的指骨的中轴画一条纵线。尽管需要使用量角器，但对于一名有经验的检查者而言，可以对邻近的关节笔直的边缘以估值的方法获得测量值。如果一个患者的主动活动较预期值小的话，应该观察一下患者的病史、体格检查、放射线检查，这时检查者应试图确定是否进行最大力量的检查。受试者的主动ROM应该与其病理征象和医疗依据是相一致的。如果可以的话，应该进行温和的被动ROM测试。如果主动和被动活动存在差异与病变的过程不一致，根据基于诊断残损系统可以放弃ROM测试。如果ROM测试是可靠的，它可以和功能病史及临床研究一起对残损分级进行上下调整。总之，如果对异常的活动有疑问，可以将有疑问侧的ROM与对侧无损伤的关节进行对比。这样一来常常ROM测试就变得可靠了，但除了在拇指外，它的双侧ROM是不一致的。

3.周围神经病变所致的残损

感觉缺失。指南告诉我们任何感觉的消失或缺失造成的永久性残损都一定是明确的和永久的。一定要记得对于感觉消失的确定没有完美的和客观的检查方法，检查者依靠的是患者的输入。催汗功能能够客观的反应感觉的完整性，但是除了临床观察汗液模式以外，在日常使用中没有一个实际的检测方法。茚三酮实验还没有广泛的应用，但在一些没有其他解决办法的病例中可以偶尔进行应用。神经诊断检查对于记录神经的缺陷存在与否是有帮助的。对于感觉的评估，指南推荐要么使用两点辨别测试要么使用Semmes-Weinstein检查。在手部，当两点辨别超过15mm，在这个范围内被认为存在全部感觉缺失或100%感觉损伤。6mm或以下的两点辨别被认为是标准的灵敏度。手指的残损的百分比率见图17-3。明显的感觉缺失的确定性发现是通过干燥指腹显示排汗功能消失，它也有可能是萎缩造成的。因为两点辨别测试-当做法很正确时-进行起来非常复杂需要测试者很有经验而受试者很有耐性，在严格的病例中建议让经过训练和富有经验的有资格的手法治疗师来进行这项检查。我们不提倡使用针进行感觉功能测试，并且我们已经有许多年没有用过它了，因为我们发现当神经完全失去功能时，患者会觉得在神经支配区有出血的针孔。或者，当神经是未受损的，这项检查会使患者感到非常不愉快。更别说有一个愉快的状态了。感觉检查应与解剖和相关的患者的病史和其他发现相一致。计算拇指和手指感觉缺失的残损，检查者可参考表17-5和表17-6。

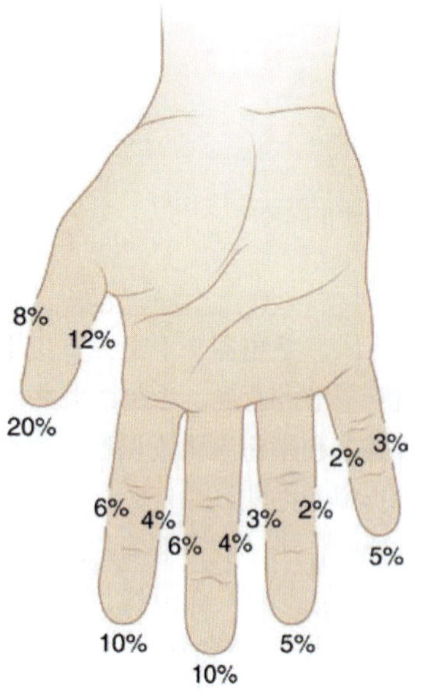

图17-3 感觉缺失的手部残损（重绘自 Swanson AB. Evaluation of impairment of function in the hand. Surg Clin North Am.1964；44：925-940.）

运动缺失。在完全去神经支配的肌肉中，评级相对是简单的，但在无力或部分瘫痪的病例中，可能需要进行详尽的肌肉测试。在这项测试中需要一个知识渊博和技术娴熟的测试者。适用于指南的标准化评分系统对能够抵抗完全阻力情况下完成全范围主动活动的肌力评为5分，而另一方面对于完全瘫痪评为0分。

相对于神经问题，指南的制定者同意达成某种

表17-5 拇指和小指感觉缺失的手指残损手指残损的百分比

手指长度百分比						
	横向丢失		纵向丢失			
	两个指神经		尺侧指神经		桡侧指神经	
	完全	部分	完全	部分	完全	部分
100	50	25	30	15	20	10
90	45	23	27	14	18	9
80	40	20	24	12	16	8
70	35	18	21	11	14	7
60	30	15	18	9	12	6
50	25	13	15	8	10	5
40	20	10	12	6	8	4
30	15	8	9	5	6	3
20	10	5	6	3	4	2
10	5	3	3	2	2	1

表17-6 示指、中指和环指感觉缺失的手指残损

手指长度百分比	横向丢失		纵向丢失			
	两个指神经		尺侧指神经		桡侧指神经	
	完全	部分	完全	部分	完全	部分
100	50	25	20	10	30	15
90	45	23	18	9	27	14
80	40	20	16	8	24	12
70	35	18	14	7	24	11
60	30	15	12	6	18	9
50	25	13	10	5	15	8
40	20	10	8	4	12	6
30	15	8	6	3	9	5
20	10	5	4	2	6	3
10	5	3	2	1	3	2

准则。对任何特殊类型的神经功能障碍设定建立了一个最大值。例如在前臂近端，一个完全无功能的正中神经损伤，包括完全的感觉和运动损伤，设定为上肢44%残损。

在相似水平的尺神经损伤则等同于上肢46%残损。这些准则给予检查者以参考，有助于对上肢的残损进行评分。

需要指出的是鉴定人员不能将残损分级用于一个以上的部分，因为这种重叠将会导致残损评分过高。当存在多个部位损伤时，由于伤及了周围神经，应当使用联合评分表。

4.疼痛

在残损检查中对慢性疼痛的评价是一项困难的问题。指南的第3章对疼痛的本质进行了完美的探讨，并且当慢性疼痛存在时指导读者参考其他的所适合的章节。总之，通过一些潜在的和可确定的问题，疼痛是可以被解释的。如果不能，就不可以通过DBI方法评级，疼痛相关的残损见表17-7。很明显，数值相当的低。

表17-7 疼痛相关的残损

疼痛相关残损的程度	疼痛残疾调查问卷得分	整个人的残损
无	0	0
轻度	1～70	0
中度	71～100	1
重度	101～130	2
极重	131～150	3

反射性交感神经营养不良。反射性交感神经营养不良（RSD），现称之为复杂区域疼痛综合征（CRPS），分为两型：1型，没有已知的神经损伤发生；2型，伴有可识别的周围神经损伤。2型在过去的文献里称之为灼性神经痛。第6章进一步确定了详细的诊断标准，如下：

1.已排除其他所需鉴别的诊断。

2.症状存在1年以上并由1名以上的医师确诊。

3.客观发现包括疼痛过敏、异常性疼痛、血管舒缩改变、泌汗改变，以及运动或营养改变。

如果符合诊断标准，所给定的残损分级要将功能性损伤、查体发现、临床研究（表17-8）考虑在内。指南建议检查者当患者存在CRPS但没有明确的发现时不要为其贴上慢性疼痛的标签。因为残损评估是一个损伤或疾病的晚期过程，残损的检查者可能没有见到CRPS的急性阶段但必须认识到该

表17-8 复杂的局部疼痛综合征

诊断标准（关键因素）	级别0	级别1	级别2	级别3	级别4
残损范围（UE%）	0%UE	1%～13% UE	14%～25% UE	26%～49%UE	50%～100% UE
客观发现（临界点）		≥4点	≥6点	≥8点	≥8点
严重等级		轻	中	重	极重
	0；不支持CRPS诊断	A B C D E	A B C D E	A B C D E	A B C D E

UE.上肢；CRPS.复杂的局部疼痛综合征。

使用表格前，检查者必须复习第15.1和15.5章。CRPS的诊断必须根据表15-24的定义予以诊断，复杂的局部疼痛综合征的诊断标准和特殊的临界点必须符合表15-25的定义，复杂的局部疼痛综合征的客观诊断标准相互参考AMA指南中的章节和表格

疾病的晚期破坏的结果，它可以表现为关节受限和持续的周围神经问题。重要的是不用随意使用诊断，只有存在明确的病史和临床情况支持下才能使用它，因为这种诊断常伴随着许多有规定的含义。Ensalata对评估这类疾病的困难性做了一个极好的讨论并且使我们认识到在这一领域依然有大量的工作要做。

握力测试。手功能的一项基本参数是对手握力的评估。据称握力的量化可通过Jamar测力计得以测量及重复的。不幸的是，在残损评估条件下使用这种个体的评估极大地降低了这种可测量参数的可靠性。Swanson及其同事告诉我们有许多因素影响无力，包括年龄、利手、疼痛、截指、特别是活动受限。患者在测试中不配合以及他或她不愿意尽力完成测试。当存在明显缺陷时，他们可能习惯于确定残损的比例。就我们看来，在缺乏明确缺陷时，评估中将力量的缺失作为一项影响因素是毫无效果的。尽管如此，我们还是在评估中测量握力以获得关于患者的额外信息。

一些标准技术可用于握力测试中。患者坐位、上臂位于躯干的两侧、肘关节屈曲90°。握力测试通常情况下在第二和第三手柄位置运用Jamar测力计进行。对于那些虚弱的关节炎的手来说，可以运用袖带血压计充气至50mmHg，抓握时所记录到的压力的变化代表了力量。有两种方法有助于发现那些在握力测试中没有尽最大力的患者。

1.在Jamar测力计的所有五档手柄位置上的测量中，所描绘的测量值应该是一个钟形的曲线而不是直线。

2.运用快速交替抓握，就是先运用一只手做一次，然后另一只手至少重复5次，有助于显示出那些不配合的患者，因为他们会比在常规检查中发挥出更高的水平，而当他们意识到这点时，则会表现出力量明显的下降。

据我们观察尽管许多人优势侧的力量要更加强大，约10%。Swanson及其同事在其无损伤个体研究中发现，在大范围的个人中两侧的力量是相似的。然而，体力劳动者通常优势侧更加强壮。

捏力也可通过捏力计进行测量。通常使用Key捏力计，但是同样，在那些不利的情况下其测量价值很小。在这项测量中不配合患者可以直接看到捏力计的测量值并且可能有意或下意识的调整他的捏力。在这种情况下，通常在第二次测试中将设备关掉以避免患者可见产生的力量，这是很有必要的。

总之，我们认为当有可能或有证据表明个体在进行握力测试中没有尽力时，对于残损的评估测量值就变得无效了。Swanson及其同事也支持这种看法，他们认为在基于解剖上残损的评估系统中不要把握力和捏力测量作为一项重要的评估手段。

（二）功能性能力评价

残损及随后的残疾评估的弱点之一是缺乏对患者功能性能力进行考察——实际从事工作的能力。我们所测量的实体可能与进行一项功能的能力并无关系。如今，残损和残疾评级之间的区别看起来是模糊的，体检医师常常被要求填写工作评估证明。这些表格可能用于一般性工作或特殊性工作，我们的对于这方面的认识可能是最基础的。即使擅长于残损的评估，我们也处于不利的位置。工作的能力与个人的身体能力直接相关，除此之外，还与个人的智慧和心理问题相关。进行工作的能力和愿望有着诸多决定因素，既是有意识的也是下意识的。病态行为能够渗透到评估中。在这些研究当中通过一个接受过训练的上肢治疗师进行功能性能力评估，对医师进行残损的评估而言是很有帮助的。

功能性能力评估（FCE）可以再分为身体能力评估和功能能力评估。身体能力评估检查身体的单个的部位或功能单元。工作能力评估的评价则涉及多个功能单元。

这些研究本质上来说是为了帮助工人在伤后重返工作岗位，但也可以对永久性残损情况进行评价。这些评估是相当重要的，因为美国的残疾人法案禁止拒绝有残疾的合格人才就业，并且一些机构需要评价工人的永久性损害。FCE有助于职业性残疾的确定并证明其有效性。而负面意义上来说这个检查不是标准化的并且如果想得到真实的评估需要进行更好的有效性检测。评估者需要接受过训练并且要熟练的进行相关的评估。我们见过这样的情况，检查结果极大的超过了客观残损，因此制造了很大的混淆。尽管在不同患者的病例中这些评估的价值是有疑问的，但是我们认为这些评估在这个过程中还是很有价值的，并且我们希望有更好的有效标准能够使得它们更具有效性。

（三）合并残损

当在一个部位存在一个以上的受损因素时，指南告诉我们在变换到下一单元之前要将其进行合并。在上肢进行残损的合并，如果有多个部位损伤的话，评估者首先要确定每一个部位的残损（手、腕、肘和肩关节）。运用指南背面的合并评估表完成合并。当在一个单元有多个区域有损伤时（如手指），这些损伤如活动受限、感觉消失在变换到手的残损评估前要进行合并。在手指和手的残损病例中，在转换到上肢残损之前局部的残损要进行合并。

合并后，残损可运用适用的表格将其转换为整体的残损。

原则：当一个单元有多处损伤时，在进入下一单元之前必须进行合并。必须要记住不能将一个部位残损的估值超过该部位截肢的水平。

五、小结

当需要进行残损评估时，要进行完整的体格检查和规范化的诊断。假设患者已达到了最大化的医疗改善，就可以进行残损评级。指南的第6版已包含了引导该过程的全新方向。绝大多数的病变都包括上肢，基于特殊的诊断可以进行分级。每一级别的界限是通过功能状态、体格检查和临床研究决定的。如果遇到非生理检查或 ·项前后矛盾的QuickDASH得分，检查和功能状态就维持在“默认”级别。最初使用区域性网格系统看起来有些笨拙，可一旦熟悉了这些概念，很快这种评级系统要明显优于之前的方法。方法学也考虑到了基于可靠的功能状态更高或更低的评级。我们认为这种新的DBI方法在上肢评级的演变中是一个进步。

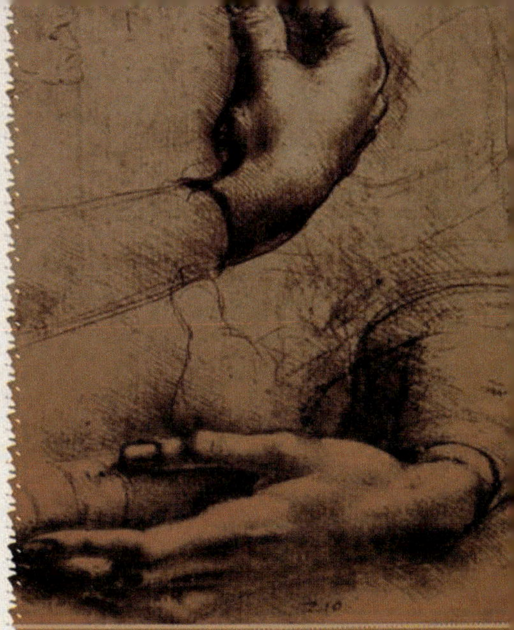

第三部分

3

皮肤软组织条件

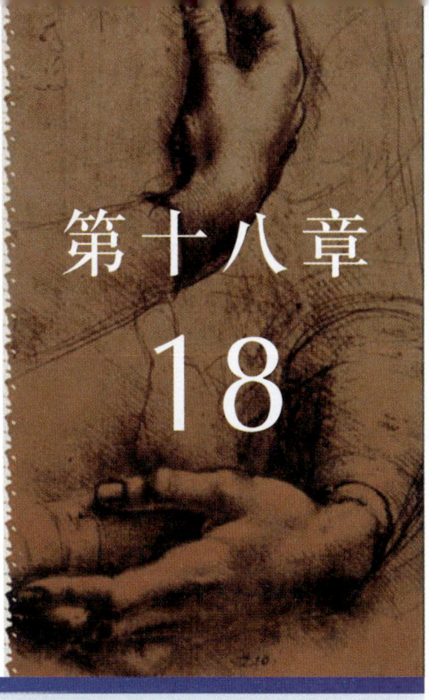

第十八章 18

外伤分类和处理

原著者 REBECCA L. VON DER HEYDE, PhD, OTR/L, CHT
AND ROSLYN B.EVANS, OTR/L, CHT
译校者 刘舒佳 洪 毅

关键点

- 伤口愈合分三步，以不同类型的细胞出入伤口床造成的细胞构成的变化为特征。
- 伤口自然修复的生物调控的最新进展，包括减少黏着形成的方法、使用生长因子以增加早期修复力量的策略，以及利用组织工程来生成替代组织等。
- 从影响愈合的风险因子、有无感染、位置、大小、外观以及愈合阶段等方面评估伤口。
- 治疗外伤的关键问题是理解清创、清洁、抗感染、包扎，以及物理治疗等措施对伤口自然愈合过程的影响。

对上肢损伤患者的综合治疗通常始于伤后或术后的几天之内。伤口愈合过程的生物学知识是成功的治疗措施的关键组成部分。本章的目的是综述两篇有创意的文献，文中描述了一种基于时间检验并提供了实时证据的方法，该法对伤口愈合的治疗有促进作用。

一、伤口愈合的阶段

伤口生物学、生理学组织修复方面的知识是简单、复合或多层面伤口外科治疗策略制定的基础。伤口的愈合是个细胞学事件。伤口愈合的每个阶段以各种细胞移入或移出伤口为特征，包括初级中性粒细胞、单核细胞、巨噬细胞、成纤维细胞及上皮细胞（图18-1）。这些细胞活动，由组织及血小板的崩解开始，受到生化改变的相互作用的调控，表现为吞噬作用、新血管形成及修补性胶原蛋白的生物合成。

伤口愈合是个动态的过程，通常分为三个相互重叠的阶段。修复的第一阶段，即炎症阶段或渗出阶段，中性粒细胞及巨噬细胞清理伤口内的细胞残片，为接下来的修复打好基础。巨噬细胞是炎症期最重要的调控细胞，因为其对杀菌控制及诱导成纤维细胞至关重要。巨噬细胞的分泌物能够促进成纤维细胞增殖及胶原蛋白的合成。巨噬细胞还可能在血管再生，即肉芽组织内形成新的血管过程中起重要作用。从伤口分泌液中能够分离出一种内皮细胞非有丝分裂的化学诱导物，可能就来源于巨噬细胞。内皮细胞的迁移，也就是上皮形成的过程，在受伤后几小时内即被触发，能够在6～48h内封闭清洁切开并缝合的伤口。内皮细胞的移动由形成伤口时的细胞接触的表观损失所诱发，亦受接触导向过程所调控。当分化细胞与类似的分化细胞相遇时这一细胞迁移活动即告终止，这一现象被称为接

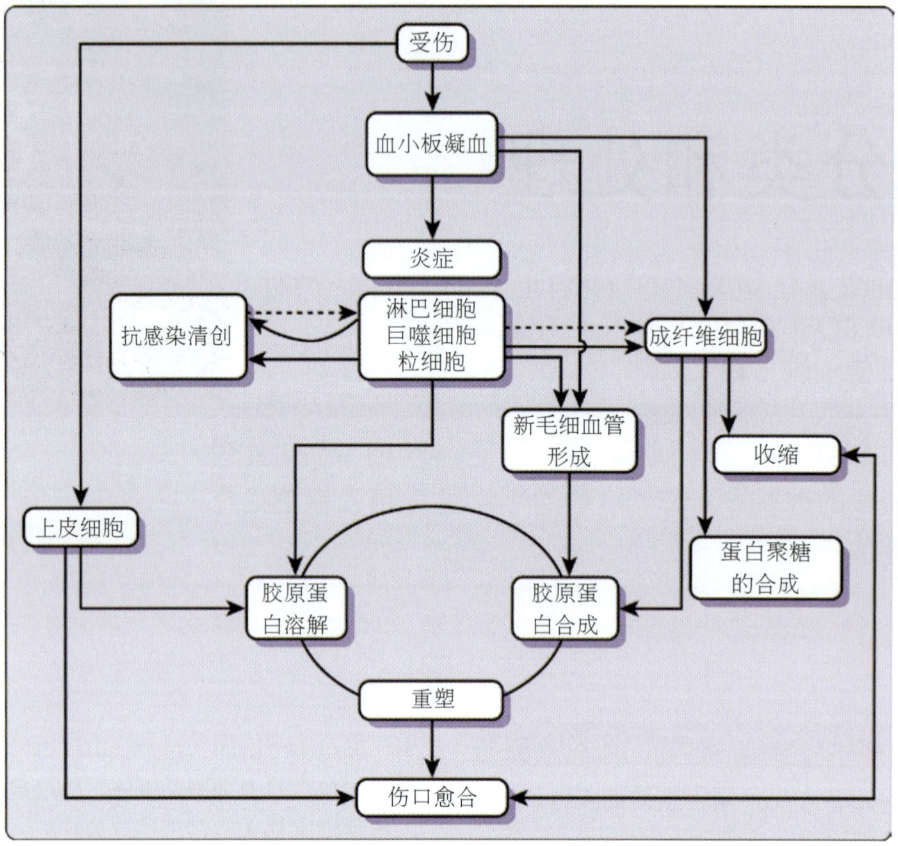

图18–1 伤口愈合概念图（引自：Hunt TK，Heppenstall RB，Pines E，Rovee D，eds.Soft and Hard Tissue Repair，New York，1984，Praeger，an imprint of Greenwood Publishing Group，Westport，Connecticut.）

触抑制。表皮细胞向有细胞缺损的区域迁移，以动员、迁移、有丝分裂和细胞分化的固有顺序进行。有丝分裂能够保证细胞的数量，包括远离伤口边缘的基底细胞和迁移细胞，最终新表皮层增厚，伤口完成再表皮化。这一再表皮化的过程能够被伤口内及周边组织所分泌的细胞活素所影响或者调控。在愈合的第二阶段，即成纤维或修补阶段，成纤维细胞开始合成胶原蛋白。在巨噬细胞、生长因子及其他单核细胞的信号传达下，成纤维细胞在伤后4～5d开始分泌基质、蛋白多糖及各种糖蛋白，进行胶原蛋白的合成。

成肌纤维细胞，一种成纤维细胞的高度分化形式，可能是导致伤口挛缩的原因。这种能够收缩的成纤维细胞兼具了平滑肌细胞和成纤维细胞的特点，主要见于开放性的肉芽性伤口，而成纤维细胞则见于闭合性伤口。研究者指出，成肌纤维细胞在组织学上是肉芽组织内的成纤维细胞的一种过渡形态，准备向已经愈合的伤口迁移。

表皮细胞在肉芽组织内形成新的血管，向伤口提供氧气和营养。这些营养对细胞外基质的合成、沉积和成型十分必要。通常认为血管再生是受生长因子和巨噬细胞分泌的生血管缩氨酸的化学调控的。

伤口愈合的第三阶段的特点是瘢痕组织或第二阶段形成的细胞外基质的成熟和重塑。这一阶段始于伤后21d，往往在数月甚至数年之后才结束。当愈合组织表现出弹性下降，就应当特别关注伤口所承受的压力，以降低修补期皮肤崩裂的风险。

年龄是分析和管理伤口愈合过程中必须要考虑到重要因素。年轻患者的结缔组织弹性和抗拉力更好，这有利于伤口的回弹和愈合。随着年龄的增长，胶原蛋白的弹性下降和脂肪沉积都使保护能力降低，导致皮肤更易受损。慢性疾病，如糖尿病和肾衰竭，会延缓伤口愈合的过程，导致感染和截肢风险上升。

因为伤口愈合的细胞学证据已经很大量且连

续，愈合过程中的组织学研究已深入到研究分子学水平。具体到手外科，过去20年的基础科学研究主要聚焦于伤口愈合及粘合过程的调整，主要是屈肌的愈合过程。

二、基础科学的进展

伤口愈合的组织学研究在过去的30年内高速发展。早期的研究主要是伤口微环境的调控及增加细胞活性。实验性的调控主要是控制或刺激伤口愈合包括缩氨酸、细胞活素、生长因子及伤口分泌液。正常伤口修复生物调控的最新进展包括减少黏附的形成的方法、生长因子的应用策略以增加早期修复力，生产组织替代物的组织工程学等。

（一）黏附形成的调控

胶原蛋白是人体内数量最多的蛋白质，对结缔组织的结合起着重要作用。尽管胶原蛋白合成在伤口愈合过程中有黏合作用，但是过度增殖的胶原蛋白会限制活动，并最终影响上肢愈合组织的功能。胶原蛋白的合成与成纤维细胞的活性相关，而且，成纤维细胞的化学调控作用已经被实验证实。

在鸡模型中，术中应用5-氟尿嘧啶（5FU）后发现滑膜增厚和粘连形成都有所减少。在随后的研究中发现，在行走距离、最大负重及屈曲活动等方面，粘连松解组与对照组相比并无明显差异。5FU已被证明具有促成纤维细胞作用，而这些细胞纤维骨化与粘连形成高度相关。其他的化学抑制剂，包括靶向蛋白酶及前列腺素，均可减少动物模型中的粘连形成。

透明质酸是一种在皮肤、软骨和滑液等的细胞外基质中的黏多糖。人类羊水中的这种碳水化合物能够减少瘢痕形成及促进愈合。在兔模型中发现腱鞘修补加上人羊水注射能够减少粘连，提高拉伸强度。

人羊水中还含有生长因子，能够生成刺激生长的蛋白质。因为黏附调控方面的研究没有引人注目的发现，所以推测生长因子带来的拉伸力以细胞修复的方式促进了肌腱的愈合。

（二）促进愈合

滑膜内屈肌腱内的各种类型的细胞分化既增强了黏附力也增加了拉伸强度，这对伤口愈合至关重要。先前关于外源性和内源性愈合的比较发现，促进胶原形成的催化剂存在于三个不同的位置：腱鞘、腱膜和腱内膜。瘢痕组织在转为修复肌腱和转而形成瘢痕之间的微妙平衡是生长因子及细胞调控的研究分析方向。

通过在体及离体两种动物模型来研究滑膜内屈肌腱的愈合过程。Oshiro及其同事在大鼠模型的体内研究中划定了以下的顺序：表皮修复，始于伤后第7天胶原降解，结束于第21天胶原降解完成，这时新胶原分泌来完成塑形及形成新生血管。在该研究中发现，预先生成的腱内膜成纤维细胞是紧密接触后的初级修复细胞。这与Gelberman及其同事正在进行的研究结论一致，他们将缺损肌腱的腱鞘成纤维细胞与无缺损肌腱的腱内膜成纤维细胞的作用进行了对比。Oshiro及其同事在他们的研究中也确认基质金属蛋白酶（MMPs）与胶原的降解和重塑有关。

另一个兔肌腱在体研究评估了乳酸盐在胶原产生过程中的作用。乳酸盐能够刺激胶原及生长因子并影响各种细胞。不过增殖最多并产生最多胶原的却是腱鞘成纤维细胞。一项关于愈合中的大鼠屈肌腱内腱鞘细胞的表达的研究发现，腱鞘细胞出现在术后24h，直至术后第5天呈持续增长，至第7天时开始减少。

在两个大鼠模型的饮水中加入钒酸盐后发现，随着侧副韧带的修复，钒酸盐能够使胶原纤维直径增粗、促进胶原形成，从而显著增加肌腱的生物力学刚度及抗拉力。

正常的及受伤的滑膜内肌腱内均可检测到碱性成纤维细胞生长因子（bFGF），其在腱膜及腱鞘细胞内的浓度在前8周的愈合期内呈升高水平。这一生长因子已被广泛研究，尤其是其对腱细胞增殖的促进作用。利用正常的大鼠在体模型研究发现，bFGF能够促进核因子κB（NF-κB）——一种细胞增殖的调节剂的表达。尽管尚未发现明确的机制，但NF-κB被认为很可能是生长因子、细胞增殖及胶原合成的信号通路。bFGF在愈合中的肌腱的表达的研究亦见诸报道。含bFGF的腺病毒相关载体（AAV2）在体外的表达明显增加，体内的外覆bFGF的尼龙缝线更加结实、腱膜更厚。

转化生长因子β（TGF－β）能够增加成纤维细胞的募集反映及胶原的产生，在腱膜、腱内膜及腱鞘各种细胞亚型内均可观察到胶原显著增加。所有这些增殖的特点促进了TGF－β抗体的研究，发现其能够减少粘连，增加修复术后的活动度，并能减低所有三类细胞的纤维化。

血管内皮生长因子（VEGF）的研究在体外动物模型的愈合中的屈肌腱中进行。这种蛋白质更多见于内源性腱细胞，修复术后7～10d是其高峰，约14d时回落至基线。一项大鼠在体跟腱修复试验发现VEGF能够提高肌腱的拉伸强度。正常的与愈合中的犬类肌腱中的血小板源性生长因子（PDGF）浓度明显不同。这种蛋白质商品应用于慢性伤口治疗，经临床试验证明能够提高愈合率。

随着生长因子作用机制方面知识的增加，更多的对照研究帮助人们详细了解其各自的作用。一项大鼠在体肌腱模型研究对比了VEGF和PDGF后发现前者的治疗作用较弱。VEGF能够显著增加TGF－β的数量，导致粘连，而胶原的产生数量仅为PDGF刺激所产生的胶原数量的1/3。PDGF和bFGF也优于VEGF和骨形成蛋白2（BMP－2），它们应用于犬类模型后表现出较多的细胞增殖，产生更多胶原。

（三）组织工程学

过去的十年里有很多关于组织工程学的研究。Woo及其同事将组织工程学定义为用生物化学及细胞调控的方式去影响蛋白质合成，以优化组织重塑。由基础科学发展而来的生物治疗技术包括生长因子应用于皮肤损伤，以及用高分子支架、种子细胞及生长因子来构建组织替代品。

生长因子已经以商品的形式初步推向了市场，通常的方式是浸润于生物敷料后再与生物组织相互作用。这些生物敷料通常包括皮肤替代品、真皮基质产品、支架，其功能类似于带血管真皮，为下一步半层皮片移植做准备。

现今对这些敷料的临床要求如下：必须安全，不能引起免疫反应、不能传播疾病、不能有细胞毒性、不能引起过度炎症反应。其他的产品特性还包括生物可降解性、足够支持组织重建的强度、足够的贮存时间、获取方便并易于操作。完整的皮片、支架或喷雾剂已经成功应用于真皮替代。

Integra（Integra LifeSciences，Plainsboro，NJ）是一种非常知名的真皮替代品，其应用于手部后经过了专门的随访调查。这种胶原基的伤口修复生物材料最初是用作严重烧伤后的组织缺损填充物，适用于大片全厚皮片覆盖创面后二期半层皮肤移植。Carothers及其同事报道在近端手掌肿瘤切除后将Integra直接缝合于创面。这个病例的特点是正中神经和屈肌腱在切除肿瘤后已经暴露出来。患者术后1d即出院返家，医师鼓励他进行手指的全范围活动，以减轻暴露组织与皮肤替代品之间的粘连。患者随后即接受了Integra替代覆盖并于7周后进行了半层皮肤移植，最终获得了完全功能恢复，没有肌腱粘连。

在真皮替代操作中有4个主要问题：安全性、半层皮肤移植的替代品、移植完成后替代组织的血管再生率的提高，以及操作更加简便。一个确定无疑的好处是组织工程学皮肤能够最大限度的减少用于药物测试的动物数量。

再生医学的交叉学科领域包括生物学和工程学。这一领域的任务就是使得支架、种子细胞和生长因子能够应用于人类。高分子支架是组织生长的结构基础。Chong及其同事认为理想的支架是一个具有生物相容性的装置，也就是说在新组织再生之前其要具有完整性，能够容纳种子细胞。支架的尺寸既要能够保持细胞存活，又要能够注射入系统，目前这一问题仍需研究。生物反应器已经用于循环加载，这个程序用于模拟压力，以期确定生理及生物化学特性。

种子细胞应用于组织工程学引发了公众及科学的广泛争议。胚胎干细胞的获得途径及克隆的可行性相关的伦理考量是争议的焦点。多能成体干细胞的可塑性与胚胎干细胞类似，因此争议较少。成体间充质干细胞能够从骨髓及大鼠获得，可向各型细胞转化，包括成骨、成肌、神经形成和血管形成。兔模型研究发现腱膜腱细胞、腱鞘细胞、骨髓源干细胞及脂肪源干细胞均可促进屈肌腱组织工程化，但是，应用干细胞会促进增殖。

生长因子能够促进胶原合成以增加工程组织的强度。关于生长因子的进一步研究方向是去必要浓度及最优转移技术。细胞分化的整个过程及分化的信号通路尚未完全阐明。

Cao及其同事于2002年报道了屈肌腱组织工程化的成功案例，Wang及其同事最近利用大鼠模型培育的人类胎儿伸肌细胞完成了伸肌腱的组织工程化。骨髓源性干细胞利用水凝胶支架植入大鼠皮下组织生成软骨也获得了成功。

可以预见，伤口愈合和组织工程学方面的研究进展将改变现有的肌腱、神经及复合伤的临床治疗模式。生物工程学技术和伤口的生物化学特性研究的整合将与我们的专业紧密结合，因为这些新的治疗能够上调细胞活性。将更加科学的治疗方案应用于伤口愈合会减少瘢痕沉积、加速愈合、减少伴发疾病：延迟愈合、疼痛、过度纤维化、延长的治疗时间及增加的医疗开支。这些治疗对那些简单损伤是有用的而非决定性的，但对复杂伤则是必须的。

这些新技术很可能会改变治疗技术的未来，但是至本书成书时，这些新技术应用于手部治疗为数尚少。究其原因，可能是因为上肢皮肤损伤的治疗对手外科医师而言是小菜一碟。6～48h内清洁切开及缝合，非感染伤口将按照预测的步骤那样最终愈合。只要对失活组织仔细清创、生理修复、清洁换药常规护理，就能够毫不费力的预测伤口愈合的自然过程。手外科医师，在大多数，情况下，都会把注意力集中在进度上：愈合、制动、深部损伤的组织修复和活动等。但是，当存在感染、伤口开裂等并发症，或愈合被营养不良、扩散、药物作用、免疫抑制、局部血供差等问题出现时，伤口管理就变成了一个大问题，此时科学临床治疗的重要性就显而易见了。愈合较差往往伴随着脉管炎、静脉淤滞、糖尿病、免疫抑制等问题，人们从多学科协作中获得灵感，总结出包括生物覆盖、氧疗及生长因子等方面的新治疗方法。癌症的研究获得了许多躯体伤口愈合的知识，对肽生长因子进行了早期分析。

下一章节涉及伤口评估后的临床决策制定和伤口愈合不同阶段的治疗技术对细胞活动的疗效。

三、伤口评估

既往文献已经就传统的伤口评估进行了详尽的描述。从愈合过程中的风险因子、有无感染、病灶位置、尺寸、外观及愈合阶段等方面来评估伤口。伤口水肿、出现血肿、血管灌流及深部组织情况均要注意。愈合率与受伤日期或手术日期相关，前期治疗时间或伤口的慢性程度都是治疗计划的重要影响因素。

感染的评估包括对病史、检视和组织培养的综合了解。在手术或药物治疗前，医师需要列出可预见的感染易感因素或愈合率的变更。这个信息决定关闭伤口或外科处理的时机。风险因子由准确的病史提供，包括受伤机制、致伤环境、患者的药物及免疫抑制状态、全身及局部营养状况、药物治疗或放射治疗的病史等等。手部治疗师及外科医师应该了解这些风险因子，因为治疗师可能比医师更多的注意到伤口情况。感染风险高的患者应该比预后良好的患者得到更多的关注。

检视能够发现伤口是否正在通过正常的炎症反应来愈合，或是否已经感染。红、肿、痛、热等感染的主征与伤口愈合早期炎症反应的生物化学和血流变化相伴，两者不应混淆。治疗师需要明白化脓并不一定代表着感染。如果炎症反应比较剧烈或者引流物为脓性，就有必要进行细菌计数以决定伤口的污染级别。

临床上，创面脓毒症的检测由创面培养而定。美国外科研究院把细菌引起的创面脓毒症定义为每克有机组织菌落培养计数超过10^5。皮肤、肌肉和骨骼均受累的创伤性创面不易评估，因为每层的菌落数量均不相同。

必须明白临床伤口愈合是发生在有菌状态下的；是细菌的数量多少而不是有没有细菌影响了修复过程。一定数量的内源性的、非致病性的微生物群落往往会刺激组织愈合。伤口内的有益微生物能够刺激表皮细胞迁移及愈合。伤口分泌物中的单核细胞及巨噬细胞数量显著增加，胶原沉积也增至10^2个。较低的细菌数量或者控制良好的感染能够增加趋化作用和杀菌活性。

但是，如果感染严重（细菌计数多于10^5/g有机组织），会出现明显的白细胞功能缺损、趋化作用减弱、细胞迁移减少、上皮形成减少及细胞内损伤。表皮感染可以通过释放嗜中性粒细胞朊酶类来破坏新生的上皮，细菌计数多于10^5会延缓伤口收缩。感染伤口受到过厚的结缔组织和过度增生的血管影响，会形成过多的瘢痕。Robson及其同事在一个细菌计数对纤维增生的影响的研究中发现，研究结果自相矛盾，但胶原和的羟脯氨酸浓度在感染伤口中较高。因此，感染控制不仅对愈合率而且对瘢痕控制也很重要。瘢痕最终会干扰组织的滑动，使得肌腱、神经、韧带、关节和皮肤发生偏移。

一期愈合的伤口通常易于评估和处置。这些病例你只需要关注深部结构的保护、缝线或皮钉的状态、缝线的张力、引流液的数量和性状及组织的活性即可。这些伤口可以用伤周水肿、炎症、感染、伤口张力、活性、上皮化比率来描述。

如果一期愈合后的伤口出现并发症及开裂，就转为二期愈合了。这时伤口可能会二期愈合，或发展为慢性感染伤口，带来更多复杂的问题，需要更多的临床问题解决方案，考验行医者的治疗策略制定技巧。以下章节试图为手部治疗师简化策略制定和治疗计划过程，因为他们常常被围绕复合伤而来的许多问题所困扰。

三色概念

Marion实验室与20世纪80年代晚期提出的通用分类系统仍然作为开放伤的描述标准。他们的方案运用“三色概念”来描述伤口状况。以红色、黄色、黑色，或其中两种或三种颜色混合来描述伤口。Cuzzel在多篇文章中对这种临床表现的分类系统进行了描述。以下用于评估及治疗的颜色描述即来自她的文章的总结。临床策略制定与清创、清洁、消毒及包扎等治疗性处理相关，我们以简表的形式将其与伤口颜色的关系进行标注（表18–1）。

1.红色伤口

红色伤口是未感染的、按照进度表的预测进行愈合的伤口，其特点是边界清晰，肉芽组织和血管再生明显（图18–2）。伤口内的成纤维细胞、成肌纤维细胞、内皮细胞及上皮细胞均具有活性，协同完成上皮化、血管发生及胶原沉积。供皮区或外科

表18–1 开放伤的临床决策制定

	黑色伤口	黄色伤口	红色伤口
描述	外覆较厚坏疽或焦痂	生成渗出物，外观似奶油，含有脓、残片和黏性表面分泌物	未感染的，有明确边界的适度愈合，粉红色或牛肉红色，肉芽组织及新生血管形成
细胞活性	自溶，胶原酶激活 防御，吞噬作用 巨噬细胞	免疫反应，防御 吞噬作用 巨噬细胞	内皮细胞：血管发生 成纤维细胞：胶原和基质 成肌纤维细胞：伤口收缩
清创	外科的，优先的 机械的，涡流的，包扎 化学的，酶消化	有力的擦洗、灌洗或涡流去除碎屑	不适用：避免任何组织创始或新生细胞剥离
清洁	涡流 灌洗 肥皂和水擦洗	不用抗菌药 肥皂和水 浸润了表面活化剂的海绵 Polaxmer 188，Pluronic F–68	不用抗菌药 林格乳酸盐 无菌盐水，无菌水
局部处理	低白细胞或蜂窝织炎的局部抗微生物处理	局部抗微生物处理以控制细菌污染 磺胺嘧啶银，百多邦 新霉素，多黏菌素B，新孢霉素	简单伤口无需处理 正服用类固醇患者给予维生素A 抗微生物处理以免疫抑制
包扎	坏死组织由湿变干 水解蛋白酶以清创 合成敷料，自溶 包扎使焦痂软化	由湿变干——宽网吸收和引流 由湿到湿——药物饱和 水状胶体，半透泡沫敷料，水凝胶类	封闭或半封闭包扎；半透膜 保护伤口渗液并避免干燥
治疗目标	移除碎屑及机械障碍以使上皮形成，胶原沉积开始 进展为清洁、红伤	不损伤新生细胞的轻度清创术 渗出液吸收 细菌控制 进展为红色伤口	保护新生细胞 保持伤口潮湿、清洁以加速愈合 促进上皮化、肉芽组织生成、血管发生及伤口收缩

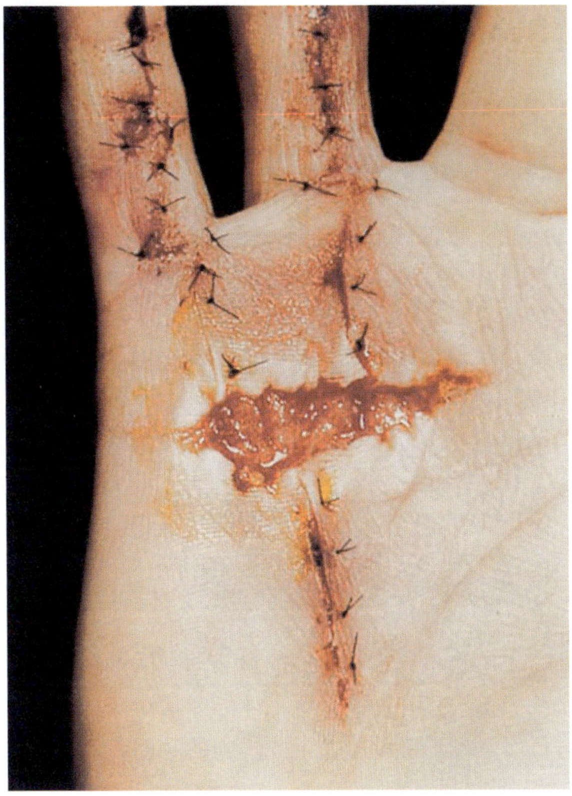

图18-2 迪皮特朗筋膜切除术后3d的红色伤口。掌面的伤口是牛肉红色，没有感染，上皮细胞、内皮成肌纤维细胞和成纤维细胞均有活性。注意手指的伤口已经上皮化

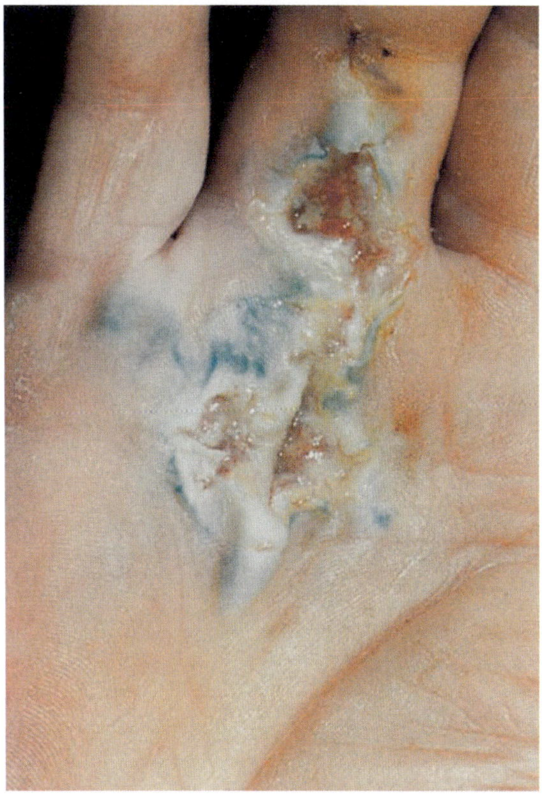

图18-3 迪皮特朗筋膜切除术后一期闭合的伤口被假单胞菌感染后开裂，成为黄色伤口。尽管一些绿色来自皮肤标记笔，伤口依然呈现出黄绿色，并有特征性的臭味。巨噬细胞中等活性，受细菌和炎症刺激而产生（引自：Evans RB：An update on wound management.Hand Clin.1991；7：419-432.）

切口二期愈合，以及开放性Dupuytren松解术，都是手外科常见红色伤口的例子。表皮损伤和急性期的部分或Ⅱ度烧伤也可归为红色伤口，只要其外观为均一的粉红色。

组织的氧合作用决定伤口的颜色。慢性期的红色伤口呈淡粉色到牛肉红色的肉芽组织，通常表示已到修复晚期。红色伤口的闭合方式为：肉芽组织从边缘向中心填塞达到二期愈合；或依靠伤口收缩及上皮化闭合；或在适当时机植皮闭合。

必须通过适当的治疗来保护并激发清洁红色伤口内的细胞活性。治疗目标是保护局部伤口环境，保持湿度，保留伤口渗液避免干燥，以及保护新形成的肉芽组织及上皮细胞。应该用乳酸盐林格氏液来清洗这些伤口，如果是在家护理则应该用不含除垢剂的稀肥皂水，如Ivory or Dove。仅在伤口周围涂抹肥皂并用流水冲洗。红色伤口不用抗菌药。如果患者感染风险较高则在局部应用抗生素软膏。避免新生细胞受到有害机械力量（如胶布、干敷料、半干敷料、涡流冲洗、刷洗）影响。封闭或半封闭包扎，能够保持局部伤口环境及伤口的湿度，这些将在以下章节详细描述。

2.黄色伤口

黄色伤口的范围从象牙黄色到淡黄色。假单胞菌的增殖会使伤口呈现黄绿色并伴有特征性的臭味。黄色伤口会渗液、流脓，其特点是组织结构呈流体或半流体腐烂，含有脓汁、黄色纤维样残片，或者是黏稠的表面分泌物（图18-3）。渗出物可能会促进细菌生长。细菌和炎症刺激巨噬细胞，产生中等活性。巨噬细胞的功能是清除坏死组织和移除病原有机组织，所以，它具有重要的抑菌和吞噬作用。

上皮细胞和成肌纤维细胞具有上皮化合伤口收缩的作用，能够在粉红色的伤口边缘活动，但是，整体而言，已经延迟了，除非感染或过度炎症被

控制。

黄色伤口的治疗目标是激发细胞活性，促使其转变为红色伤口。持续的清洁，移除失活组织，吸收多余的渗出液能够减轻巨噬细胞的工作负担。可以用肥皂水用力清洗这些伤口，使用水pick或注射器冲洗，或者用灭菌涡流装置来去除表面残片及坏死组织。局部抗菌药具有细胞毒性，会抑制白细胞的功能，这就破坏了人体自然防御机制，所以应该避免。如果需要控制细菌增殖，要在伤处使用磺胺嘧啶银或百多邦，不要使用局部抗菌药。仅将Wet-to-dry敷料覆盖于伤口，因为如果伤口周围组织也被覆盖的话会被泡软。Wet-to-dry敷料需要谨慎使用，因为移除敷料时可能会损伤伤口边缘的新生细胞。半透泡沫、水状胶质、水凝胶类敷料吸收了多余的渗出液，保持了潮湿的环境，适用于非感染伤口。

3.黑色伤口

黑色伤口的颜色从暗棕色到灰黑色，表层是焦痂或较厚的坏死组织（图18-4）。伤口修复不同阶段的细胞活性可能会同时发生。巨噬细胞能够清理伤口内的细菌及残片，并向成纤维细胞发出信号。随着残屑的清除，成纤维细胞和内皮细胞开始合成胶原及新生血管。通过外科手术、机械力或酶溶解的方式清除表面的焦痂激发了细胞活性，同时也减轻了巨噬细胞的工作负担，细胞迁移扫清了障碍。焦痂有机械阻挡作用，同时还是细菌增殖的良好培养基，因此妨碍了细胞的迁移及增殖。

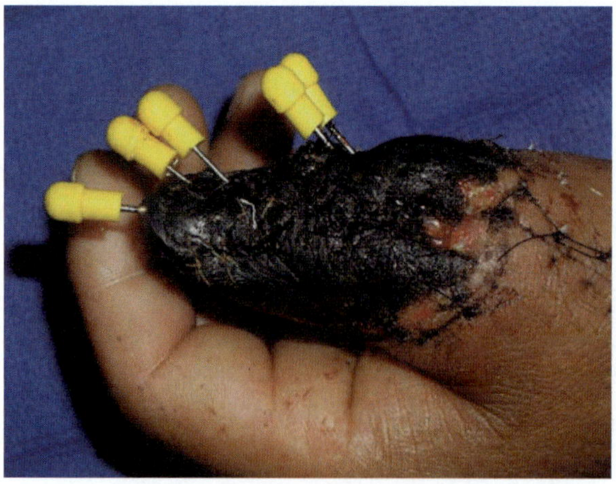

图18-4 再植术后拇指远端明显坏死的黑色伤口（图片由Dr.Miguel Pirela-Cruz, El Paso, Texas.提供）

黑色伤口的治疗目标是清创术。准确及时的清创术能够减低感染风险，激发自然细胞反应来促进愈合。可以通过外科的、机械的或是蛋白分解酶（如枯草菌酶或人纤维蛋白溶酶）的方式来进行清创。在机械性清创之前，应该通过刷洗或涡流的方式去除有活力的伤口表面的坏死组织，使组织得以软化。

局部抗菌药能够软化焦痂，减少细菌计数。敷料能够保护伤口环境、软化焦痂及促进自我分解。合成敷料能够保存伤口渗液内的白细胞，利用其吞噬作用来促进自我分解。

四、伤口处理

了解伤口修复和再生的自然细胞活性是准确评估伤口的关键，而准确评估才能成功治疗。伤口处理的关键问题就是了解治疗措施的对伤口愈合自然过程的生理作用，包括清创、清洁、抗感染、包扎、物理疗法或运动等。所有这些治疗都会对细胞反应起到积极或消极的作用。

治疗师能够通过以下治疗技术促进伤口愈合过程，包括保护伤口渗液、控制感染、减少机械性损伤及控制胶原的成熟过程。物理因素可能会加速细胞运动、加快血流速度、促进上皮化、增强巨噬细胞和成纤维细胞活性，以及刺激生长因子。研究发现干燥、机械性损伤，以及一些局部处理的有害作用会抑制正常的细胞功能，所以一些目前较为流行但不科学的伤口治疗方法应该改变。

（一）保护伤口渗液

早在40年前人们就认识到潮湿对伤口再表皮化的积极作用，最艰难的一些研究则发现潮湿是伤口愈合中最重要的因素之一。非感染伤口的潮湿环境有利于生化活性及细胞活性。伤口渗液中含有某种生长因子，能够与主体组织相互作用，促进细胞活性，有利于伤口新陈代谢。伤口内组织液的集聚能够为血管再生和肉芽组织形成创造良好环境，有利于上皮形成。

潮湿伤口会加速愈合已经在猪的全层皮肤伤口得到证实。在潮湿环境下中性粒细胞和巨噬细胞的数量迅速下降，而增殖阶段细胞（成纤维细胞和内皮细胞）的数量则快速上升。与干燥伤口相比发现潮湿伤口在塑型期的血管发生速度更快。

干燥

在未设保护的伤口里，组织破坏后的几小时内伤口渗液就通过蒸发离开伤口。深度为0.2～0.3mm的伤口开放暴露在空气中2～3h就会坏死。干燥的真皮或痂皮阻挡了上皮细胞的迁移，变成了一个机械性障碍，导致伤口内小凹或凹陷的形成，因为上皮细胞不得不从伤口边缘向干燥组织深面移行。这一过程在因闭合而不致干燥的伤口内则会最小化。

所谓“包藏”指的是一种允许伤口表面向空气进行水汽输送的伤口包扎技术。为了能保留非感染开放性伤口渗液内的细胞活性成分，以及为了便于自溶式清创而将伤口转为封闭或半封闭状态，人们研发了许多环境性敷料。

这些微环境敷料可分为膜类、泡沫类、水状胶质类、水凝胶类及钙藻酸盐类。尽管本质不同，但这些敷料的相似之处在于它们能够保持伤口的潮湿状态（通常是透气不透水)，允许气体交换，减轻疼痛，减少揭除敷料时的机械性损伤及吸收多余渗液。这些敷料的特性及适用征总结于表18–2，并推荐几篇讨论更加细致的优秀综述。

人类皮肤伤后经皮检测显示电位差下降。受伤组织脱水可能会降低侧方电梯度，而电梯度可能控制着上皮细胞的迁移。暴露伤口比封闭伤口更易发炎及坏死。后期，暴露伤口的真皮更易纤维化、纤维变性及瘢痕化。

（二）预防和控制感染

治疗师可以通过适当的治疗技术来保持伤口创面的清洁、无坏死组织或过多渗液，也可通过适当的包扎及指导患者进行正确的伤口家庭护理来避免伤口受到外界环境的损伤，这样就能控制感染。

表18–2 微环境敷料的性质、适用证及注意事项※

适用征	半透膜	半透泡沫	半透水凝胶	水状胶体
	清洁，最少渗出伤口；红色伤口，缝合伤口，供皮区（半层移植），表皮烧伤，Ⅳ位置敷料，表浅溃疡	黄色伤口，中到高度渗出，皮肤溃疡，odiferous癌，使用弹力袜或弹力绷带的静脉溃疡	供皮区，表浅上手术区域，上皮的慢性损害，黄色渗出伤口；可以应用局部抗菌药者	黄色伤口，摩擦大水疱，皮肤磨削术后，褥疮，静脉淤滞溃疡，皮肤溃疡
特性	半封闭，封闭，不可吸收，透明，薄，贴合，抗剪切，低摩擦，不可控温，氧气及水蒸气可透，水及细菌不可透	伤口面亲水，另一面疏水；吸收容量有限；水蒸气和气体可透；伤口面为减热减压聚乌拉坦泡沫胶	与水溶液相互作用的三维高分子材料，能够吸收并储存水分；不溶于水；帖服伤面；水蒸气和气体可透，水不可透；需要胶布固定	结合了封闭和吸收的优点；可吸收中到高度渗出；随着吸收渗出液向伤面扩张以提供伤口支持；不透明；可无创揭除；外层不透水、气、细菌
功能	模拟皮肤性能 隔离病菌，减轻疼痛，保持伤口潮湿，保存伤口渗液来促进愈合；隔离压力、剪切与摩擦	保持伤口潮湿 吸收多余的渗液，保持温暖，减轻疼痛，缓冲伤口避免“刺入”	保持伤口潮湿 促进自溶性清创；吸收多余渗液；透气同时保湿；去除伤口的毒性成分；保持温暖；减轻疼痛	吸收渗液形成胶冻状膨起；给深部溃疡加压；自溶性清创同时保持伤口潮湿；移除毒性成分；缩小伤口范围
注意	仅用于非感染的红色伤口；应用于伤口周围的干燥区域；2 in 敷料边缘的破口会使微生物进入伤口	无法目视检测；黏附性差，必须胶布固定	细菌可以透过；适于中度渗液；易于脱水；无黏附性	不可目视；不能用于有毛发的表面

※ 否认声明/禁忌证：所有的环境敷料必须依照其产品说明中列出的适应证、应用步骤及禁忌证来使用。一些禁忌证包括肌肉、肌腱及骨骼的溃疡、Ⅲ度烧伤的边对边焦痂、伴发骨髓炎及活跃期脉管炎、缺血性溃疡和感染的伤口。作者或出版商不为所有这些产品担保，仅列出供日后研究之用

1.清洁

外科术后24h内应当用弱肥皂水及流水对切开并缝合的伤口进行清洁。红色伤口需要用乳酸盐林格液来冲洗，因为与盐水相比，它与伤口环境的生物一致性更好。一些治疗师认为盐水的酸碱度对伤口来说太酸了。但因为盐水不会损害正常组织所以依然是大多数伤口清洗的常规选择。

红色伤口不能刷洗，因为此过程中的机械性创伤会破坏新形成的上皮和血管。黄色和黑色伤口可以用稀肥皂水来刷洗。家庭伤口护理可以用Dove or Ivory，或者如果需要更彻底的清洗时可以选用Pluronic F−68 or Poloxamer等无毒的表面活化剂。可以用高孔隙率的海绵（90 ppi）来进行机械刷洗，因为其磨蚀性较小，对组织的伤害较小。伤口清洁的目的是去除污物、颗粒和碎屑，而不是造成细胞损伤。喷水枪或涡流液压灌洗仅限于黄色和黑色伤口去除残屑时使用。伤口清洗时的推荐压力为4～15psi。

葡萄糖酸氯己定和异丙醇制剂、六氯酚及聚维酮碘（聚烯吡酮碘）等清洗液可在术前用于伤口周围的完整皮肤，但是如果用于伤口本身，它们则具有细胞毒性，会因杀伤巨噬细胞而招致感染。

一些作者研究了的聚维酮碘副作用。Aronoff及其同事发现长期局部应用聚维酮碘可能会导致全身性的吸收，产生不良后果。1%的聚维酮碘溶液就可能对伤口上皮化及早期抗拉强度造成负面影响。研究者们报道说这种溶液必须稀释到0.001%才不会对人类成纤维细胞造成毒害。这种浓度的溶液对金黄色葡萄球菌依然具有杀菌效应。但是，Rodeheaver报道说与盐水清洗相比，用聚维酮碘清洗伤口并没有明显优势。他发现用盐水或聚维酮碘处理过的伤口内金葡菌的感染数量级别相同。六氯酚和聚维酮碘刷洗均会裂解对伤口防御至关重要的白细胞，聚维酮碘还会破坏红细胞，造成明显的溶血。Feedar和Kloth呼吁重新思考是否应该使用聚维酮碘溶液灌洗或浸润纱布敷料，其他一些作者则呼吁完全停止使用这种溶液。

虽然使用这些清洁剂后伤口也愈合了，但是如果我们更好的保护了伤口渗液和细胞环境的话，也许这些伤口本来可以愈合的更快，花费更少的时间、精力和支出。

2.消毒

许多伤口治疗师因在局部应用抗菌药来清洁伤口后进行伤口去污处理而遭非议。最常被引用的一句话就是：只有能滴入治疗师眼睛的药水才是安全的，才能用于患者的伤口，这句话得到了许多治疗师的支持。Rodeheaver及其同事称所有的防腐剂均有细胞毒性，其唯一活性机制在于破坏细胞壁。他查阅了40年来被广泛使用的抗菌药后发现，碘、氯已定、过氧化物、硼酸、酒精、六氯酚、甲醛、次氯酸盐、乙酸、硝酸银、硫柳汞、龙胆紫、高锰酸盐及铝盐均有细胞毒性。

过氧化氢（H_2O_2），没有杀菌活性，可能会像聚维酮碘一样经常被误用。它适用于结痂伤口，或清洁伤口周围皮肤，不应用于痂皮揭除后的新生肉芽组织及闭合伤口内。

研究者们建议仅含有抗微生物剂的局部抗菌药是无毒的，有利于伤口细胞活性。莫匹罗星（百多邦）是一种广谱抗菌药，杀菌能力强于其他局部抗菌药，推荐应用。新孢子菌素软膏具有广谱抗菌活性，能够抑制人类和猪的皮肤中存在的大部分革兰阳性和革兰阴性细菌。杆菌肽锌是新孢霉素三种抗菌成分之一，研究发现与对照组相比，它能够使表皮愈合率提高25%。与仅简单保护或者使用抗菌药的类似伤口相比，细菌污染的水疱样伤口应用新孢霉素三联抗菌软膏（包括新霉素、多黏菌素B和杆菌肽）后菌落数量减少，愈合加速。1%磺胺嘧啶银乳膏的抗菌谱包括革兰阴性菌、革兰阳性菌和真菌。临床上用于烧伤伤口、部分或全部可疑皮瓣的抗感染治疗。一个包含100例样本的研究发现磺胺嘧啶银治疗能够使被污染伤口内的菌落数降至10^5以下。在实验动物模型中还发现能够加速上皮化进程。

每次更换敷料，都必须用这些软膏彻底清洁伤口，轻柔移除表面的凝血块，使新的抗菌药膏得以接触伤口床。仅使用抗菌软膏而不使用有细胞毒性的抗菌药，能够控制菌落数量并保护巨噬细胞的功能，这对伤口防御很重要。这些软膏能够使伤口潮湿，避免硬痂形成和干燥，从而消除了细胞迁移的机械性障碍，加速了上皮化进程。

3.清创

坏死组织促进细菌生长，并以机械性阻挡的方式干扰上皮细胞迁移。通过精确的清创移除这些坏死组织可能是急性期伤口抗感染治疗中最为重要的一个方面，对污染伤口和慢性期伤口的治疗也很关键。

清创可以通过机械的方式、酶的作用和白细胞的吞噬作用（自我分解）来完成。外科机械式清创对初期及慢性期治疗都很重要。治疗师利用精细镊子和锋利的剪刀将小块的黑灰色焦痂或残屑从黄色黑色混合伤口里剪除下来。坏死残屑的清除应当从伤口边缘向中心进行，以利伤口收缩的自然过程。黄色伤口内的坏死组织可以用小号骨刮匙刮除，但一定要小心避免弄断伤口边缘新生的微血管。外科清创之前应该用清水涡流处理，使创面清洁柔软。痂皮能够起到类似敷料的作用，可以留在表皮伤口处，但如果其底部发生渗液则一定要予以清除。

局部应用枯草菌酶或人纤维蛋白溶酶等纤溶酶来进行酶溶痂术，能够促进焦痂、痂皮或纤维凝血块的分离。Biozyme C和溶组织梭状芽孢杆菌蛋白水解酶软膏等胶原酶清创产品能够水解未成熟的胶原、加速顽固坏死组织的清创。Feedar和Kloth把这类局部酶列入选择性作用类，也就是说它们仅对坏死组织作用，这一观点得到了其他研究者的支持，他们发现这类酶并不作用于活性组织。尽管这些蛋白水解酶类可能会抑制白细胞的吞噬作用，但却并不会明显干扰愈合过程。水状胶质、藻酸盐或水凝胶敷料可以用于伤口的自溶性清洁。

自溶性的或生物学性的清创被认为是最具选择性的，因为其依赖人体的天然防御系统。这一天然吞噬活性非常重要，它引出了保留伤口渗液以利巨噬细胞清创的概念，也促进了能够增强自溶性清创的合成敷料的研发。

机械的、酶的或自溶性的清创有利于激发细胞反应，适用于黄色或黑色伤口。非选择性的清创，无差别的去除伤口内所有活性及失活组织，很可能破坏新生的上皮细胞和肉芽组织，应当谨慎运用。非选择性的方法包括wet-to-dry，wet-to-wet 和 dry-to-dry敷料、涡流治疗、大力刷洗、Dakin溶液或过氧化氢溶液。

4.敷料

覆盖伤口就是试图重建上皮细胞的屏障功能。初级辅料，即与创面直接接触的辅料，能够提供与外界环境的屏障并抗感染。非黏附性的、不可吸收的接触层，比如衔接蛋白、三溴酚铋、希帕胺或Transite，能够帮助阻止脱水并粘附于伤口次级敷料。这种非黏附性接触层可用于术后伤口封闭或上皮化之前，或用于清洁的红色伤口。Tegaderm，Opsite 和 Bioclusive等不可吸收的膜性敷料能够保护红色伤口不受外界环境污染（见表18-1）。这些敷料不透水，能够保持伤口湿润，各种益处如前所述。Tegaderm用于手指外露肌腱的保湿非常成功。这种膜完全不限制活动，依靠气压与伤口周围区域紧密接触，使肌腱免于干燥，直至伤口二期愈合或外科干预（图18-5）。这种敷料恰当的解决了难题，却并不适用于感染伤口。

渗液过多或感染时，需要根据残屑、渗液的产量及吸水材料的负荷来更换敷料。敷料将渗液吸收后减轻了巨噬细胞的吞噬及自溶性清创的工作量，同时消除了微生物生长的潜在可能。渗液吸收过多至外溢点会导致敷料泡软和细菌过度生长。因此，吸水敷料能够吸收渗液，却不能让渗液积聚至最外层敷料。如果发生“击穿”，就会产生一个孔道，微生物可经此由外界环境进入伤口。吸水敷料应当与伤口的需求相匹配。急性期非感染伤口在术后24h渗液量最大，因此，应该用棉或人造丝制成的编织或非编织抗菌可吸收纱布作为第二层敷料。

黄色非感染渗出性伤口可能需要应用新型的微环境敷料，其特点是可无“击穿”性的吸收、促进自溶性清创并保持机体温度（见表18-2）。水状胶质和水凝胶敷料结合了封闭与吸收的优点，常用于慢性黄色伤口。藻酸盐可吸收渗液，利于潮湿伤口愈合，可用于渗出性伤口的止血。亲水类产品往往会吸收过多的渗液。黄色伤口应用的水状胶质敷料揭除后，伤口表面的黄褐色胶冻状团块应当冲洗掉。黄色伤口流脓时需要每4～6h就更换一次4×4宽眼敷料以便引流脓液，或者采用饱蘸盐水或局部抗菌药的湿敷料。如果使用了局部抗菌药，那么就不宜再脱水，因为脱水会提高药物浓度，可能会使其细胞毒性增加。

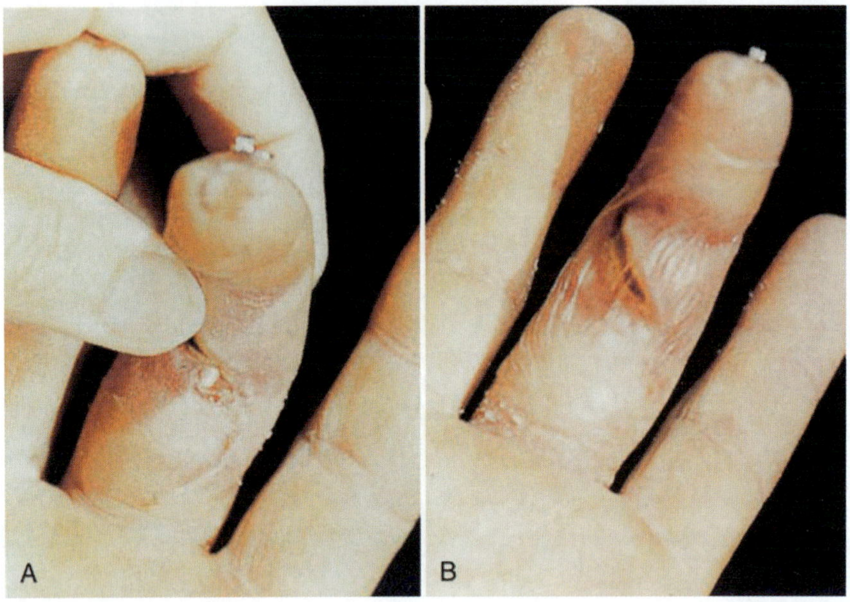

图18–5 A.屈肌腱修复术后3周肌腱外露。B.替加色罗敷料保存了伤口渗液并保护外露的肌腱直至伤口修复

有死腔的开放伤需要用小孔条状纱布轻柔填塞（如Nu Gauze）以使伤口的表层部分开放同时深部紧缩。要避免填塞过紧，否则会妨碍引流并导致组织缺血。小孔纱布（44/36）可以防止上皮细胞长入敷料。尽管不利于组织愈合，因其简易性和长期的习惯，wet–to–dry敷料仍然被广泛应用。

在对外科切口应用敷料与二期愈合进行比较的系统性文献中，数据不足限制了敷料选择与伤口愈合之间体现出关联性。不过还是找到了一些证据，支持泡沫比纱布在减少疼痛、提高患者满意度及减少护理时间方面具有优势。

（三）减少机械损害

影响愈合的机械性损害包括伤口水肿、血肿、伤口或切线的张力、异物、痂皮或坏死组织、医源性操作以及过度清创。

1.水肿

肿胀是伤口愈合炎症阶段的正常现象，不过它能限制炎症反应，从而减轻纤维化。伤口周围环境的水肿会导致炎症进入较长的慢性期，产生过多瘢痕。伤口周围区域的过度水肿改变了毛细血管流体静压，使氧气和营养供应减少，继而肉芽组织增殖减缓，导致血管形成减少。水肿的治疗包括炎症期患肢抬高、限制活动及加压包扎。自黏性莫能菌素绷带能够减轻手指伤口的水肿。伤口愈合各个阶段内都要慎用可能招致组织压力损伤的手法锻炼。应该避免引起疼痛或使肿胀加剧的锻炼。

2.血肿

血肿会减缓修复过程。血块占据了空间，灌流量相应减少，可能会导致植皮分离或伤口开裂，并增加了巨噬细胞的工作负担。血肿带来的过度炎症反应导致纤维和瘢痕增加。血肿还是细菌的良好培养基，会增加感染风险。

目前防止血肿的外科手段有封闭伤口前仔细止血、尽量缩小组织缺损、如有必要进行引流。手部及腕部外科术后24～48h应用大块敷料包扎伤口，如果是肿瘤切除、正中神经或尺神经松解类的前臂血管手术，还要在术后的5～7d内每日更换敷料。

手背部再覆盖类的大孔皮片移植术后，应用盐水浸泡的4×4大眼纱布敷料，能够产生持续的毛细作用，吸收渗液，减轻渗液黏滞。过多的渗液和血肿会使植皮与创面分离，这种敷料能够有效控制这种情况。必须保证这些敷料潮湿，否则一旦变干就会与组织粘连，更换时就会损伤所植皮片。这一制度必须保证在院内全天24h执行。

如果要用敷料保持伤口的外形，或是要确保移植物与创面紧密接触，比如球形敷料，那么最好用棉质敷料，因为化纤类敷料受压后会变形。

3.伤口张力

伤口张力过大会减低修复率，降低抗拉强度，导致最终瘢痕过大。伤口周围过大的张力会破坏局部血运导致坏死。伤口缝线打结过紧需要放松，沿切口的张力过大则需要用胶布、加压包扎或矫形器来限制活动和压力。

4.负压伤口治疗

负压伤口治疗是一项用于防止术后血肿形成或渗液集聚的技术，可用bolstered敷料来保护移植的皮肤。这项技术，名为真空封闭（VAC），利用负压来消除渗液集聚，增加氧张力及减少污染。负压伤口治疗的理论优势在于增加伤口组织的血液灌流、营养输送及肉芽组织生长率，减少细菌数量。以上这些在1995年得到FDA的认可，并因其减少换药成本、缩短住院时间、减轻护理负担而广为流行。

该治疗包括无菌海绵置入伤口，以吸气软管连接负压装置。依据伤口特点来调节泵压。对于急性期伤口，适宜的操作是125mmHg负压吸引5min后停止负压2min，依次循环。对于网眼皮肤移植，则以50～75mmHg负压持续吸引为宜。移植皮肤和海绵之间置入一层无黏着力的材料，VAC治疗5d。负压伤口治疗成功应用于需要广泛重建和植皮的上肢多发创伤的病例（图18–6）。

VAC使用的并发症的报道主要集中在技术方面，包括负压管周围组织的压力、密闭敷料导致的皮肤浸软肉芽组织长入泡沫敷料内及疼痛。慎用情况包括活动性出血、正在使用抗凝药及伤口止血困难。使用禁忌包括未经治疗的骨髓炎、恶性的或坏死性的伤口、有焦痂形成的伤口。术后需要密切关注伤口情况、VAC参数及液体引流情况。

VAC还用于治疗套脱伤，前臂尺侧游离皮瓣供皮区的并发症和封闭慢性伤口。最近有三篇文献对VAC的临床应用指征和效果进行了评价。Agency for Healthcare Research and Quality的综述认为没有足够证据支持该治疗在完全愈合率、愈合时间及加速伤口闭合等方面的优势。另一篇系统综述报告非全层烧伤后3d、5d及14d应用VAC有显著差异。该研究中没有发现并发症，但并未提供伤口愈合率、总体愈合时间、面积和比率等临床相关参数。第三篇综述涉及的文章对局部负压治疗与盐水纱布、水状胶质、凝胶和藻酸盐等其他治疗产品进行了比较。作者发现没有确实可靠的证据支持局部负压能够促进慢性伤口愈合，其与其他敷料相比治疗效果无显著差异。

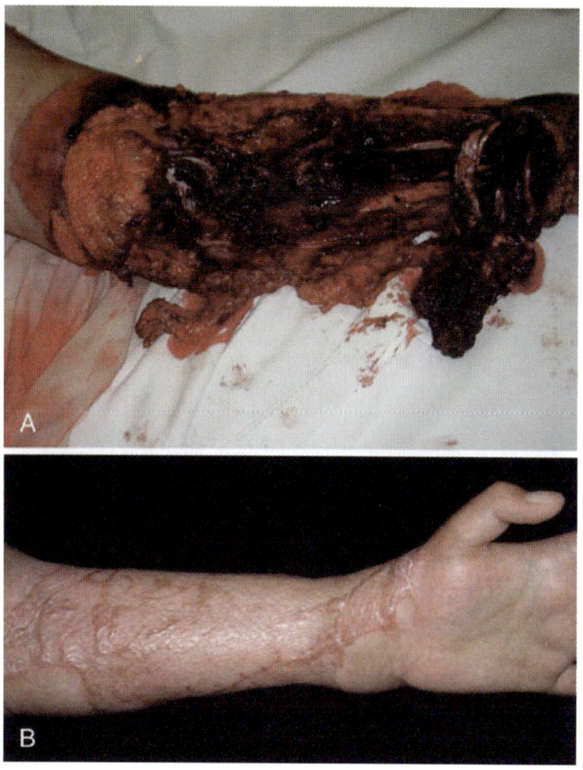

图18–6 A.遭18轮大卡车碾压的16岁女孩的左上肢远端。B.负压伤口治疗后的最终效果（图片由 Dr.Miguel Pirela–Cruz，El Paso，Texas.提供）

（四）物理因素

物理因素为治疗师提供了伤口治疗的其他选择。物理因素的应用及其对细胞功能的效果是伤口治疗领域内另一前沿话题，不过其细节讨论已经超出本章涉及的范围。讨论建议其中一些技术应该深入深究，包括外源性的电刺激，超声（US）对各种结缔组织的作用，以及热疗冷疗作为伤口治疗的辅助等。

所有这些方法都缺乏临床应用方面的确定性研究。许多综述类的文章都是临床医师的观点。

一些重要的研究指出，所有这些方法及其他伤口治疗技术应用的关键点是治疗师要清楚组织对这些方法的生理反应。

电刺激

治疗剂量的电流已经被证明能够促进人类慢性伤口及动物模型伤口的愈合。细胞培养的研究也表明电场能够促进愈合过程中所涉及的细胞的迁移、增殖，提高其功能，还发现电流能够激活生长因子。一项临床研究表明脉冲式电刺激对Ⅱ、Ⅲ、Ⅳ期的真皮溃疡有益，治疗时间每周5～7d，每天不超过60min，而较早前的研究中推荐每周电刺激的时间应少于20～42h。体外电刺激已证明能够激活局部生长因子，刺激人类真皮成纤维细胞，增加胶原合成。

体外研究中发现孤立的上皮细胞、细胞簇及细胞sheet向阴极移动，表现出趋电性。巨噬细胞向阳极移动，而中性粒细胞则向阳极、阴极双向移动。

研究人员发现在100V电压、100H_2的脉冲电流刺激下，真皮成纤维细胞转化生长因子β的表达速度是对照组的6倍。基金安愈合过程中则表现出了消极作用。鸡屈肌腱模型早期应用脉冲电磁场（PEMF）刺激导致抗拉强度的降低和腱鞘周围粘连的增加。

（五）脉冲磁场

一项实验利用脉冲磁场（PMF）研究其对大鼠跟腱修复的作用。造模术后给予两个30min的不同强度的PMF作用。3周以后发现与对照组相比，实验组的抗拉强度提高了69%。本研究的作者认为PMF能够加速细胞反应，使其更加有效。

超声

一项实验研究了低强度的超声对24例兔跟腱愈合强度的作用。经过9次治疗后切断跟腱与未经超声治疗的跟腱进行比较。实验组显示抗拉强度、抗张应力及能量吸收能力明显提高。这一结果证明促进肌腱愈合不必采用高强度超声，低强度的超声就能加速跟腱的修复过程。超声对大鼠跟腱的作用研究也得出了类似结论。治疗性的超声作用后肌腱的抗拉力、机械破坏强度和密度均有提高，胶原纤维呈定向排列。

对76只白色来亨鸡屈肌腱Ⅱ区术后不同时期应用超声的研究发现，伤口愈合早期应用超声能够增加活动范围、减少瘢痕形成，而且力量没有下降。

超声对于人类肌腱的效果尚无报道，亦无临床应用。但是实验性研究显示仅在非常早期的阶段超声处理体现出积极作用，而在随后的几周时间里均起到消极作用。关于时机、持续时间和强度的临床应用指南尚未建立，但是这些参数肯定能够匹配特定的细胞活性，使这种治疗效果最大化。

最近超声对骨修复的效果的研究发现低强度超声具有促进新鲜骨折愈合的作用。还有一些初级证据表明超声对骨折延迟愈合及骨不连的治疗无效。有一个病例研究认为低强度的超声促进了钩骨骨折骨不连的愈合。

Nussbaum报道了一篇有趣的综述，内容是关于超声应用于手外科的临床益处。

五、瘢痕治疗

瘢痕治疗从伤后第一天就开始了。慎重的制定治疗方案，必要时全厚皮片移植，及时控制感染。控制各种可能导致感染的因素，如过度炎症状态或脱水伤口，有助于使纤维变性及肥大瘢痕最小化。

深部组织粘连的控制将在肌腱、韧带和关节康复的其他章节讨论。制动对结缔组织生化和生物机械学方面的消极作用已经被许多科研及临床试验所证实，本文不再赘述，除了要指出一点：那些需要提高抗拉强度以保持组织体内平衡的伤口，以及需要促进胶原沉积的伤口有必要进行深部组织的制动。炎症阶段的活动会从生化学的角度刺激细胞反应。早期被动活动与成年犬肌腱内纤维连接蛋白（FN）浓度的增加有直接关系；修复术后7d即开始有限活动的屈肌腱内FN浓度是制动组的2倍。伤后修复期内成纤维细胞对底物表现出的趋化和黏附有FN的浓度直接相关。修复期的活动从生物机械学角度影响肌腱和韧带的滑动及软骨的营养输送。组织工程学承诺会在未来改变结缔组织愈合的治疗模式，但截至目前，尚未出现比有限负重更为有效的实验技术来促进肌腱和韧带愈合。

表皮瘢痕的治疗技术为手部治疗师所熟知，包括加压绷带、合成橡胶、硅胶护板及纸胶布等。肢体屈肌腱表面张力高，活动性大，肥大性瘢痕尤其多见。缝线加压以纠正复位和锻炼都会造成这些表面的肥大性瘢痕及功能受限。一个最常见的例子就是Dupuytren挛缩松解术后手部治疗师的用力失误。在这些病例中，像其他疾病一样，通过良好的矫形固定和小心的练习技术会取得较好的治疗效果。

局部硅胶护板（SGS）用于保护、控制及减少肥大性瘢痕的形成。临床上，它能够减轻瘢痕的颜色，减小瘢痕的范围而且患者感到痒及痛的并发症较少。SGS的活性机制尚不明了。

用纸胶布固定SGS所带来的压力是可以忽略不计的（<3mmHg）。温度和给氧的不同也可以排除。凝胶是封闭性的，其水蒸气漏出率比皮肤还低[4.5 vs.8.5g/（m^2·h）]。可是其他的膜却没有这样的抑瘢效果。有些研究者推断说可能是因为瘢痕表面由于覆盖时间较长而不再潮湿，但是却没有检测到瘢痕渗液的成分改变。还有学者猜测可能水蒸气的丧失会使毛细血管活性减低，因此胶原沉积和肥大瘢痕减少。目前还没有关于硅树脂吸收的组织学或电镜扫描证据，不过也不能排除化学作用。一些临床研究报道接受为期6个月、每天不少于12h的SGS治疗，能够有效减少外科瘢痕及疙瘩瘢痕的肥大化。

SGS除了能够阻止瘢痕发展外还是一种有效的伤口敷料。一项新鲜外科切口的对照分析显示，应用2个月、每天不少于12h SGS能够明显的抑制肥厚性瘢痕的形成。它们被用于邮票植皮术后防止鹅卵石样植皮错位的发生，为移植皮肤提供一个无菌环境，还被用于为儿童手指外伤后止痛。

在上皮化过程中沿切口纵轴应用纸胶布能够减低伤口张力，减轻瘢痕化程度。有几个研究报道了这项技术，其中一位研究者称其效果甚至优于SGS。Reiffel沿着长轴把纸胶布贴在可能会出问题是伤口上，结果发现没有出现肥大性瘢痕。他猜测作用机制可能是由于纸胶布限制了沿切开线上的牵拉力。他同时提出SGS有效控制瘢痕的机制是因其限制了切开线方向上的拉力，而非加压作用。

六、小结

伤口的愈合过程是治疗师治疗和易化的主体。在治疗简单和复杂伤口时，生理学方法能够加速上皮化和收缩进程，帮助控制胶原沉积，是非常重要的。我们的学科不应该过分强调关注这个方面。

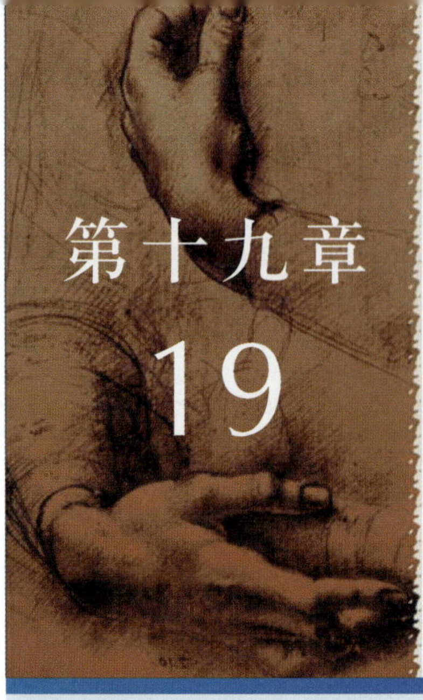

第十九章 19 手部常见感染

原著者 JOHN S.TARAS, MD, SIDNEY M.JACOBY, MD, AND PAMELA J.STEELMAN, CRNP, PT, CHT
译校者 刘舒佳　洪　毅

关键点

急性甲沟炎

- 概述：累及的甲襞感染，手部感染中最为常见（通常为金黄色葡萄球菌）。
- 诊断要点：所有指尖部分，甲床抗感染力最强。要仔细评估甲板或末节指腹是否存在感染。
- 陷阱：误诊，诊断延迟，没能发现潜在的骨髓炎。
- 外科要点：切开甲上皱襞时甲刀朝向基质外侧以免损伤甲床。
- 愈合时间及治疗进展：每日用稀聚维酮碘溶液（聚烯吡酮磺）浸泡；口服抗生素7～10d，早期手指全关节活动（ROM）。

疽

- 概述：闭合性感染，表现为伴或不伴波动的末节指腹紧绷。
- 陷阱：误诊，没有对所有脓腔完全减压，医源性指神经或血管损伤，导致不稳定指腹。
- 外科要点：压痛最明显和所有波动处均要切开。有损伤指神经和血管的风险，避免切口跨过屈褶。
- 愈合时间和治疗进展：引流棉条放置48～72h，住院患者用Ⅳ代抗生素，聚维酮碘纱布一天三换，早期手指ROM。

化脓性屈肌腱鞘炎

- 概述：卡内维尔4个经典表现
  1. 手指纺锤状肿胀
  2. 手指半屈曲的姿势
  3. 手指被动伸展时疼痛
  4. 沿屈肌腱鞘的压痛
- 要点：沿屈肌腱鞘触诊时和被动牵拉时的疼痛是最可靠的临床发现；腱鞘炎早期治疗包括抗生素、抬高患肢及多次评估。
- 外科要点：如果症状不缓解应该早期减压；鞘内灌洗的手术治疗有效。持续冲洗直至流出液变清亮。
- 愈合时间及治疗进展：Ⅳ代抗生素，如果症状不缓解需要反复清创，聚维酮碘纱布，镇痛以便早期手指ROM。

筋膜间隙感染

- 概述：背侧皮下、背侧腱膜下、小鱼际、鱼际和掌中间隙感染。

- 诊断要点：深部间隙感染的特点是手指广泛外展，难以活动，掌中凹陷消失，手指半屈位置，被动牵拉时疼痛。
- 外科要点：背侧掌侧分别切开特别小心避开掌浅弓、指神经血管和掌深弓。
- 陷阱：诊断延误，减压不充分，指神经血管的医源性损伤
- 愈合时间和治疗进展：Ⅳ代抗生素，如果症状不缓解需要反复清创，聚维酮碘纱布，镇痛以便早期手指ROM。

自从1944年发现青霉素及Allen Kanavel，一位著名的芝加哥普外科医师在前抗生素时代（20世纪早期）开展手部感染治疗的先锋性工作以来，手部感染的发生率就在下降，对这类疾病的认识和治疗则在不断提高。然而，尽管现代医疗技术发展迅速，手及腕部感染仍然是最主要的上肢致残疾病。手部感染多种多样，从只需要口服抗生素和制动的常见病，到需要局部切开和引流，直至导致明显畸形、疼痛和功能丧失的外科灾难性事件。

手部感染可能会导致终生残疾，所以患者常常要求增加住院和康复的时间。大部分手部感染源自小的穿刺伤或开放伤。

手部感染的特点和进展由几个因素决定，包括特定组织的特定位置、主体环境、特定有机体的毒性，还有最重要的是，及时的处置和适当的护理。降低手部感染率和严重度的关键是哪怕是最小的损伤也要给予适当的治疗。本章综述的目的是为常见或罕见手部感染的诊断、检查、评估及治疗提供系统性的途径。

一、总论

导致皮肤屏障受损的伤害几乎都会造成细菌污染。微生物是否会扩增并导致感染取决于其毒力和宿主的免疫反应。动脉血供差、静脉充血、组织坏死或受损、存在异物都是增加感染可能性的局部因素。患者的抵抗力会因某种全身性的问题而降低，最常见的情况就是糖尿病，美国的患病率是5%～7%。其他全身性状况包括AIDS、雷诺病、粒细胞缺乏症、严重的慢性疾病、免疫抑制治疗、营养不良、酗酒、慢性类固醇应用及毒瘾。

尽管绝大多数微生物均可引起手部感染，不过最常见的还是金黄色葡萄球菌（50%～80%）及β溶血性链球菌（15%）。其次常见的病原菌是产气杆菌（10%）、肠球菌（10%）及大肠埃希菌（5%）。穿刺伤导致的感染常常为单一菌属，但是超过一半的咬伤和Ⅳdrug应用病例则常常是多种微生物感染。最初的抗生素治疗往往都是经验性的，依赖革兰染色的结果然后推断出最可能的致病菌。获得性耐甲氧西林金黄色葡萄球菌（MRSA）的出现变成了一个特别的问题。多个研究显示人群中MRSA的患病率是34%～61%。随着MRSA发病率的升高，医疗服务机构应该及时应用抗MRSA抗生素治疗，以达到快速病因靶向治疗的目的。而且，对高危情况，比如静脉毒瘾者和户外、农场外伤者，应该应用抗革兰阴性菌的抗生素。

二、解剖

手部特殊解剖的彻底掌握是发现感染、准确定位及控制传播的关键。熟知手部复杂解剖才能准确暴露和引流而不伤及重要结构、不让感染扩散至未受累区域。皮肤、皮下组织、腱鞘和关节腔是手部的特殊结构，其解剖将在本文其他章节介绍。筋膜间隙和淋巴管也是手部重要的解剖结构，本章会作一简短概述。

手部有五处可积脓的筋膜间隙：①背侧皮下间隙；②背侧腱膜下间隙；③小鱼际间隙；④鱼际间隙；⑤掌中间隙（图19-1）。其他间隙比如屈肌腱鞘和关节腔，含有滑液，为微生物的快速增殖提供了最佳环境，它们被单独列为滑液层。滑膜腔内的感染是所有手部疾病中最具灾难性的。

依其起源和位置，手部淋巴管可分为两类。表浅淋巴管起自皮肤，穿行于皮下组织，深部淋巴管起自深部组织，与血管伴行。手指的淋巴管与指动脉伴行，在掌侧面大量存在。基于此，脉管在指间隙内沿着手中间及外侧缘流向背侧，到达背侧表面。这一解剖通路解释了掌面原发感染为何以手背肿胀为首发症状。

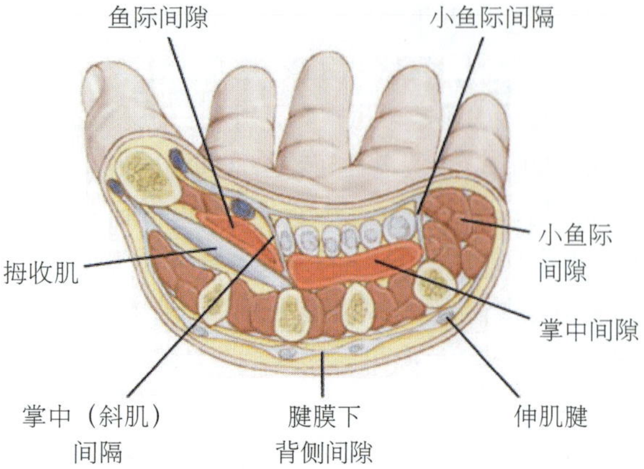

图19-1 手部横断解剖，显示鱼际、掌中、小鱼际、指间及腱膜下背侧间隙（引自：Wright PE Ⅱ：Hand infections.In：Canale ST，ed.Campbell’s Operative Orthopaedics，11th ed，Philadelphia，Mosby，2008，p.4349.）

三、诊断

怀疑手部感染患者的常规检查包括详细病史询问、体格检查、标准放射学及必要时特定的影像学检查。菌培养及药敏试验有助于更为严重感染病例的确诊及敏感抗生素的选用。外科手段，包括脓肿引流和坏死组织清创，需要在确定病原菌类型和毒力后再进行。

实际情况往往是因为伤很小，患者没有及时就医，或最初给予的治疗不恰当。如果是这样，确定受伤环境就很重要，因为这有助于判断究竟是何种病原菌引发的感染。症状的时间进程也很重要，因为有的感染只需要制动、抗生素和观察即可，而有的则需早期引流和清创。显著的临床特点亦不可忽视，因为许多疾病易与感染相混淆，包括痛风、假痛风、异物、硅树脂滑膜炎、风湿性关节炎和非特异性腱鞘炎。最后，要有一份明确的治疗表，尤其是抗生素相关问题。

已经确诊的感染往往表现为红斑、发热、肿胀和活动受限等非特异性炎症表现。感染定位的重要线索来自手的不同部位压痛最明显部位的确定。手部近端视诊能够揭示淋巴管炎的传播路径。局部波动及自发排出脓性物质提示化脓性感染可能性高。异物、骨髓炎和骨折需要放射学检查。软组织呈空气密度提示气性坏疽，这是由产气芽孢杆菌或其他产气厌氧菌导致的快速进行性的毁灭性感染。实验室辅助检查，包括外周血白细胞计数、红细胞沉降率、C-反应蛋白滴定度，亦有助于确定感染存在及判断机体对治疗的反应。其他影像学检查如MRI和超声有助于定位深部液体积聚，铟标记的放射性核素检查有助于骨髓炎的诊断。

应用抗生素治疗前应进行引流物的革兰染色和培养，往往要进行需氧菌和厌氧菌双重培养。特殊类型的病原菌如真菌、非典型性分支杆菌和病毒等需要特殊培养基。

尽管定量细菌学的概念早在第一次世界大战时就已经提出，但伤口评估的技术标准却是最近几年才发展起来的。规定细菌计数超过10^5/g组织就可称为临床感染，然而组织对挤压、撕扯、化学伤害及异物刺入等侵害都非常敏感。严重感染的患者还应该用全血细胞技术和血糖检测来筛除糖尿病。

四、分类

根据累及组织，手部感染分为四类：①表面扩散（蜂窝织炎和淋巴管炎）；②皮下脓肿；③滑液鞘感染；④筋膜间隙感染。患者通常是单一感染，少数罕见病例为混合感染。皮肤、皮下组织或淋巴扩散性感染与局部脓肿或封闭腔内感染的鉴别非常重要，因为这两类感染的治疗方案是完全不同的。

五、治疗原则

迅速、适当的治疗是手部感染治疗的关键。严重的开放伤很少发展为严重感染，因为伤口治疗常常很早进行。最终发展为结果较差的病例往往是表面上受伤很轻，结果被忽视或不当处理。

开放伤的初级治疗原则是在希波克拉底时代就已经提出的，包括轻柔冲洗以去除残屑和异物、失活组织清创、包扎以避免继发污染。当手部伤口感染已经确诊后，要确定感染区域的解剖边界，因为感染的类型决定着治疗方案。治疗包括支持治疗、抗菌素治疗、伤口护理、外科引流或物理治疗以保持关节活动度并预防挛缩。

伤口治疗是控制感染的关键。治疗措施的介入要安全、及时。表19-1是笔者首选的治疗策略。

表明性伤口感染经过患者宣教后在家处理即可。包括每日肥皂水清洗伤口。凡士林油纱布等无菌、无黏附性的敷料直接包扎伤口作为防潮层。最外层以清洁纱布包裹。纱布的包裹既要满足伤口引流又能保留最大关节活动度。深部伤口或有伤道的伤口需要每日或隔日无菌涡流灌洗或治疗师清洁换药，视引流量和炎症情况而定。清洗之后，用无菌纱布或碘仿纱布填塞伤口，然后再以表浅伤口同样方法包扎。对于慢性、不愈合伤口，在放置防潮层之前可将应用木瓜蛋白酶或尿素乳膏（10%菠萝蛋白酶粉）(Healthpoint，Ltd.Fort Worth，Texas) 直接涂于伤口表面。不建议在伤口局部直接应用抗生素。伤口完全愈合后，在防潮层下用无色无味的增湿剂有助于瘢痕区域健康化。

只要有可能就要避免制动，因为手部感染会导致纤维化和挛缩等后遗症。正确的做法是，用特别设计的治疗措施针对性的处理伤口、水肿、炎症、疼痛、瘢痕、活动受限等感染相关症状。当感染伴有急性炎症时，为了控制疼痛，防止感染沿组织平面扩散，避免将导致挛缩及手功能受限的关节畸形，建议短期制动。矫形制动的范围仅包括控制炎症、防止感染扩散及避免挛缩形成所必须的关节和结构。抬高患肢以利早期消肿，这是一个临时性的康复手段。湿热能够增加局部循环和抗生素输送，是一种对表浅扩散性感染非常有效的治疗。热还能易化关节活动。只要手部感染得到有效控制，就应该尽早开始ROM练习。即便特定的关节需要制动，邻近关节也应该最大限度的活动。

急性炎症减退后，患者应当进行全关节最大程度主动、被动ROM练习。早期ROM配合抬高患肢有利于控制水肿，这是减轻疼痛、阻止纤维化和挛缩的关键。感染活跃期内的逆向按摩可能会导致感

表19-1 伤口治疗首选方案（伤口类型一列完全搞不清状况）

伤口类型	清洁的	感染的
表面开放伤	每日自我伤口清洁 肥皂水清洗 局部无黏附包扎（防潮层） 清洁纱布包裹 自我ROM练习	经验性抗生素治疗 每日自我或指导下伤口护理 肥皂水或无菌盐水清洁 局部无黏附包扎 清洁纱布包裹 自我或指导下ROM练习
慢性不愈合	应用木瓜蛋白酶或尿素乳膏（10%菠萝蛋白酶粉）清洁伤口	应用木瓜蛋白酶或尿素乳膏（10%菠萝蛋白酶粉）清洁伤口
表面开放伤	处理同上	处理同上
深部开放伤	每日或隔日更换敷料 指导下肥皂水或无菌涡流清洗 无菌干纱布或碘仿纱布覆盖伤口 清洁纱布包裹 夹板制动保持舒适 指导下或自我ROM练习	经验性抗生素治疗 每日或隔日更换敷料 指导下肥皂水或无菌涡流清洗 无菌干纱布或碘仿纱布覆盖伤口 无菌纱布包裹 夹板制动保持舒适 指导下ROM练习
慢性不愈合	应用木瓜蛋白酶或尿素乳膏（10%菠萝蛋白酶粉）清洁伤口	应用木瓜蛋白酶或尿素乳膏（10%菠萝蛋白酶粉）清洁伤口
深部开放伤	处理同上	处理同上
闭合性感染		经验性抗生素治疗 夹板制动保持舒适 指导下水肿控制 指导下ROM练习

* 酶清创愈合软膏，Healthpoint，Ltd.（Fort Worth，Texas）.
ROM，活动范围

染向近端扩散，应当避免。

抗生素的使用应视临床表现而定。轻微感染往往仅以支持性治疗即可消退。口服抗生素对表浅感染有效，严重感染时要应用Ⅳ代抗生素。药物的选择要依据培养结果，不过最初的治疗应该针对最可能的致病菌。通常首选一代头孢菌素，因为其能够抵抗大多数葡萄球菌和链球菌。免疫低下或有失活伤口的患者易于发生严重感染，最好首先应用Ⅳ代抗生素。抗菌疗法的细节不在本章讨论范围，有兴趣的读者可参考相关专业教材。泥土、动物、呕吐物及粪便污染的伤口均应进行破伤风预防。如果患者有破伤风易感伤口，又从未接种过疫苗，应该用不同注射器在不同位点进行0.5ml破伤风类毒素及250～500单位破伤风免疫球蛋白肌注。青霉素也可以考虑。

六、感染类型

（一）浅表扩散感染

1.蜂窝织炎

蜂窝织炎是皮肤和皮下层的浅表感染，其特点是无脓或局部脓肿（图19-2）。常累及手指或手的背侧，致病菌通常是链球菌。典型病史是有搔抓、小的切割或穿刺伤。受累区域温热、红斑、触痛。治疗包括支持性措施、抬高患肢、支具固定、热敷、链球菌敏感的抗生素等。如果患者有系统性疾病或免疫力低下，则需要住院治疗，应用Ⅳ代抗生素。急性炎症控制后要开始ROM练习，便于控制水肿、防止关节僵硬。

2.淋巴管炎

淋巴管炎的发病率远低于蜂窝织炎，但却是手部感染中最严重、进展最快的一种。常由被忽视的轻微伤发展而来。也可能由毒力极强的致病菌直接接种而来，如β溶血性链球菌。致病菌通过淋巴管快速扩散，可能在数小时内发展为全身性感染。从接种位点开始，红线沿着淋巴管的走形向手和前臂近端发展。如果不予处理，可能会形成肘部或腋窝淋巴结脓肿。必须能够准确识别、住院治疗。治疗包括非口服的链球菌敏感抗生素。此外，制动、抬高患肢、湿热敷是有用的辅助治疗。与封闭腔内感染不同，对于有明确证据支持的局部脓液和脓肿形成或组织坏死，外科引流是很有效的。

（二）皮下脓肿

1.甲沟炎

甲沟炎，或称为“逃跑”感染，是一种指甲（甲上皮）周围软组织皱襞的细菌感染。是最常见的手部感染，常常由指甲板附近皮肤的蜂窝织炎进展形成脓肿而来。急性化脓性甲沟炎通常由甲刺或指甲卫生差所引起，最常见的致病菌是金黄色葡萄球菌。在晚期病例中，脓肿扩散至甲襞全部三个边界（逃跑脓肿）或扩散至甲板下层（图19-3）。早期甲沟炎的治疗包括温水浸泡和抗生素。但是，脓肿形成后就必须进行外科引流。如果脓汁在甲下积聚，为了充分引流可能需要部分或全甲拔除。

与急性甲沟炎不同，慢性甲沟炎的致病菌通常是白色念珠菌等厌氧菌和化脓性菌（图19-4）。

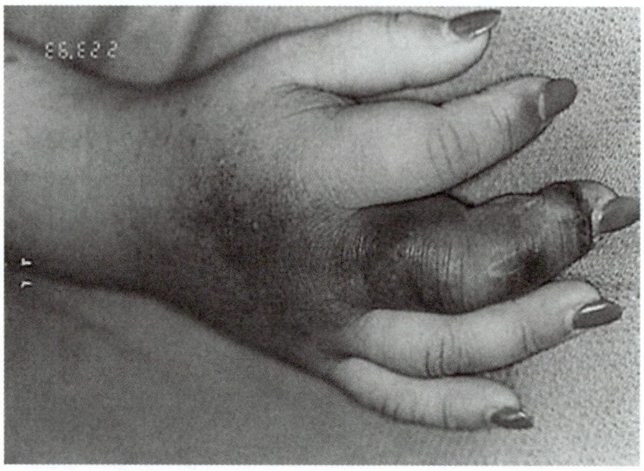

图19-2 蜂窝织炎。中指背侧的红肿。注意向手背部的扩散

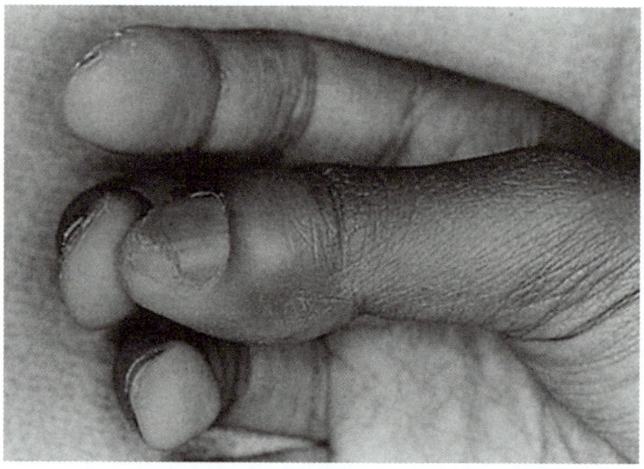

图19-3 急性甲沟炎，累及甲床沟，需要切开排脓

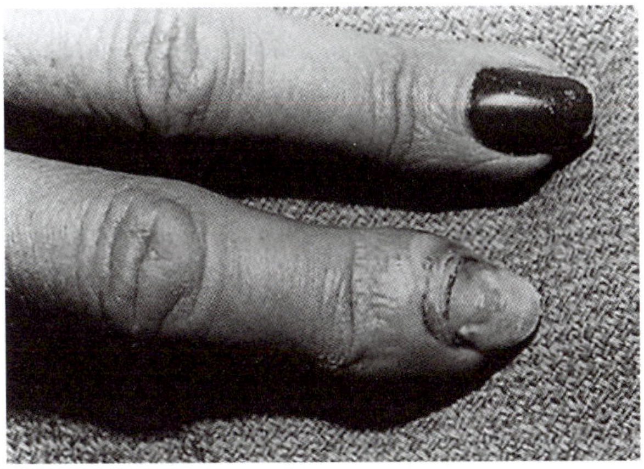

图19-4 细菌和真菌混合感染导致的慢性甲沟炎

手部暴露于潮湿环境的职业人员易患慢性甲沟炎。对这种疾病的治疗，不像急性甲沟炎的治疗那样有效，采用部分或全甲拔除。通常需要长期应用局部抗菌药。Keyser和Eaton建议行甲上皮袋形缝合术，将甲襞近端部分皮肤呈椭圆形切除，使感染的近端甲床充分引流。

2.疽

从皮肤到骨骼的纤维性隔膜将远端指腹分隔成许多隔室。指腹的感染或肿胀局限在这些隔室中，压力显著增加，导致严重的搏动性疼痛。疽是指腹部的深部感染，累及这些小的隔室。通常有刺伤史或其他穿刺伤。脓液在封闭腔内积聚导致指尖部严重搏动性疼痛、压痛及红肿。治疗采用外科引流。要在脓肿点直接切开或通过其侧面切开。引流术后以疏松纱布填塞，保持伤口开放，浸透后予以更换。

3.表皮下脓肿

表皮下脓肿是皮下水平的局部积脓。可发生于掌面或手指屈褶之间的指腹部（图19-5A）。同疽一样，通常由金黄色葡萄球菌引发。脓肿常常突向皮肤，穿刺引流后很快缓解。如果不予处理，可能会向深部发展，侵入屈肌腱鞘或掌面深部间隔。

（三）屈肌腱鞘感染

屈肌腱鞘内的感染，或称化脓性屈肌腱鞘炎，是手部感染中最具毁灭性和破坏力的。往往由肌腱在指间关节或掌指关节折皱处的刺伤发展而来，此处腱鞘仅以很薄的皮下组织与皮肤相隔（图19-6A）。也可由指腹感染扩散而来。一些罕见病例是由血源性传播所致。常见致病菌为葡萄球菌和链球菌，不过分支杆菌和淋病奈瑟球菌等其他病菌也可作为致病菌。

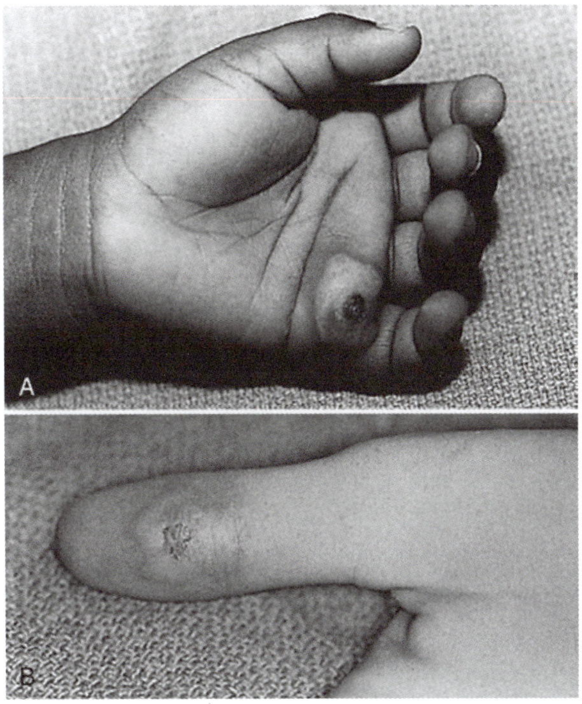

图19-5 远端掌面表皮下脓肿（A）和拇指指腹表皮下脓肿（B）

屈肌腱鞘是富含滑液的封闭空间，为细菌繁殖提供了良好环境。接种后感染在腱鞘内快速扩散。即使早期发现并治疗，依然会导致永久性的粘连、瘢痕，屈肌腱滑动和活动严重受限。压力过高会导致肌腱坏死，腱鞘毁损，脓汁侵入皮下间隙。

Kanavel总结了4条屈肌腱鞘炎的主要征象：①手指屈曲；②手指均匀肿胀；③受累腱鞘走形方向的压痛；④手指试图过伸时严重疼痛（图19-7）。

屈肌腱鞘感染必须手外科急诊处理。迅速诊断是避免感染扩散和肌腱、腱鞘毁损的关键（图19-6B）。患者需住院治疗，应用非口服抗生素。

有少数病例，如果症状和感染被早期诊断（比如24h以内），给予简单的实验性非口服抗生素、制动、抬高患肢治疗，也许不经外科手术也可痊愈。但是，如果感染症状没有很快缓解，还是需要尽快

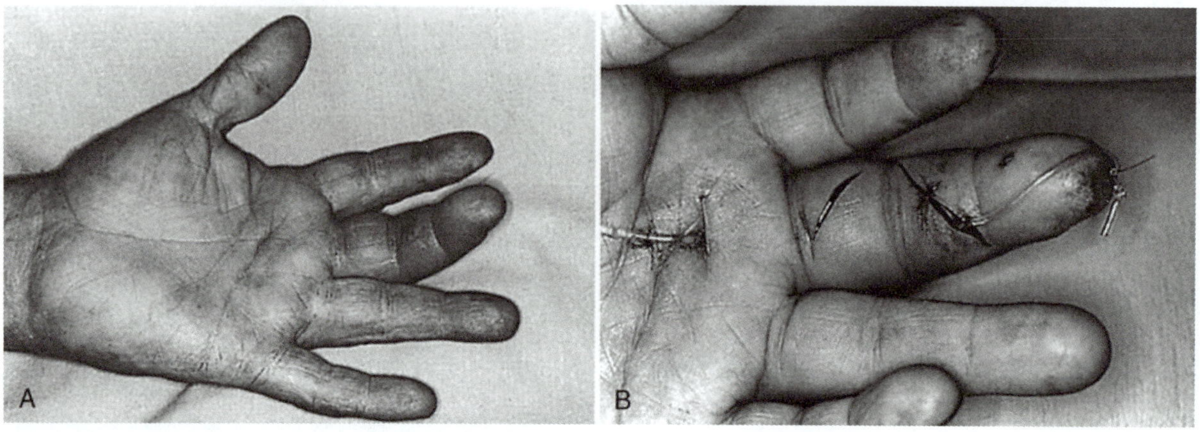

图19-6 屈肌腱鞘感染。A.中指近侧指间关节折皱处穿刺伤后24h的手部表现。B.治疗采用手指和掌部屈肌腱鞘切开灌洗和引流

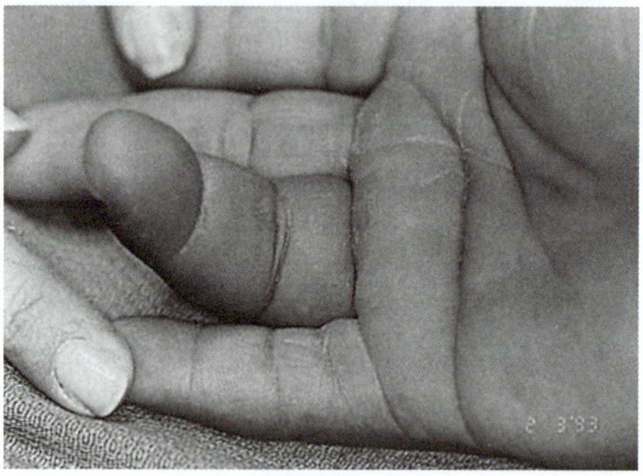

图19-7 Kanavel4主征（手指屈曲，均匀肿胀，受累腱鞘走形方向的压痛，手指试图过伸时严重疼痛）说明化脓性屈肌腱鞘炎的存在

手术治疗。

（四）筋膜腔感染

如前所述，手部有五处可积脓的筋膜间隙：①背侧皮下间隙；②背侧腱膜下间隙；③小鱼际间隙；④鱼际间隙；⑤掌中间隙。准确的诊断和治疗有赖于对这些间隙的界限和最常见的扩散途径的掌握。筋膜腔感染必须与另两种严重的手部化脓性感染相区别，即屈肌腱鞘感染和淋巴管炎。

治疗采用手术引流，最好在手术室全身麻醉和止血带控制下进行。切开是为了充分引流，要注意避免感染扩散至邻近未受累区域。采用标准无菌技术，警惕毒力更强的致病菌继发污染。

七、常见感染途径

（一）人咬伤

根据个人口腔卫生程度，人类唾液中可含有多达42种细菌，每毫升可含10^8个。从人咬伤伤口分离出的常见菌包括链球菌、葡萄球菌、微球菌、螺旋菌、梭菌、类杆菌、梭杆菌、奈瑟球菌及其他革兰阴性菌。罕见病例中，放线菌、苍白密螺旋体、乙型肝炎病毒和结核分枝杆菌亦可藉此途径传播。手部伤口被人类唾液污染的途径有咬伤、拳口接触、咬甲癖，以及牙签或牙科器械的意外戳伤。其中拳口接触造成伤口的并发症发病率最高，通常发生于第三、四、五掌指关节背侧面。这一区域易发感染，因为指节表面的皮肤柔软，仅为韧带、滑膜腔及掌骨头的关节面软骨提供了一层菲薄的屏障。

手部的人咬伤通常发生在“夜间混战”，一方握紧的拳头打到另一个人的嘴上。由于各种各样的原因，包括醉酒，伤者往往羞于就医，直至伤后数日（图19-8A，B）。这种耽搁常常招致侵入性的治疗，以便阻止感染恶化加剧。伤口必须用力清洗及清创（图19-8C），患者需要应用Ⅳ代广谱抗菌素。涡流治疗和ROM练习必须尽早开展以免组织纤维化及挛缩。开放伤口留待二期愈合。

（二）动物咬伤

狗咬伤占动物咬伤的90%，猫咬伤以远低于狗的5%排在第二位。然而猫咬伤的感染率却比狗咬伤的感染率高出将近3倍。这种咬伤会导致快速进

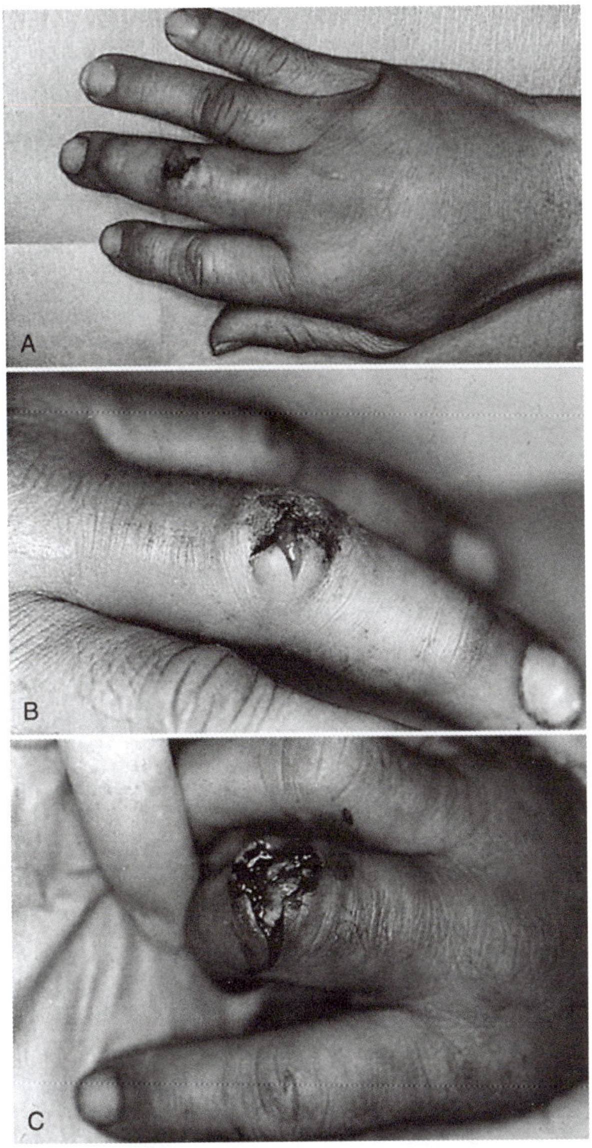

图19-8 A.一名酒吧顾客争吵致人咬伤后2d的外观；B.伸肌腱及周围组织化脓和坏死；C.治疗采用外科灌洗和清创的办法。近端指间关节的关节软骨受累明显

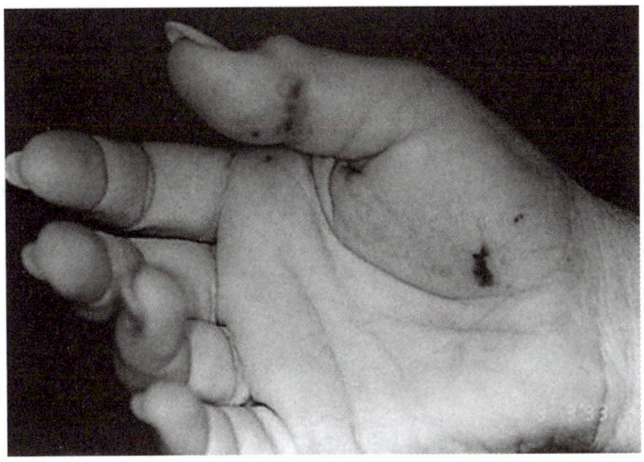

图19-9 猫咬伤所致多发穿刺伤，继发蜂窝织炎。伤口引流液培养，发现了巴斯德杆菌

展的蜂窝织炎或淋巴管炎，尤其是在没有处理的情况下。巴斯德菌，尤其是狗咬伤的犬巴斯德菌和猫咬伤的巴斯德杆菌亚型是此类伤口中分离出的特征性菌群。因为培养常常呈多种微生物感染，所以最好预先告知实验室存在巴斯德菌感染的可能性，以便准确判断（图19-9）。治疗包括伤口清洗及任何失活或坏死组织的清创。保持伤口开放，给予患者青霉素加一代头孢菌素或克林霉素加一代头孢菌素的联合治疗，以防止巴斯德菌感染。

（三）静脉内药物滥用

静脉内药物滥用者的手和前臂背侧的静脉注射位点常常发生脓肿（图19-10A，B）。这种感染常因局部外源性病原菌注入及注射液外渗所致的化学性坏死共同作用而成。静脉内药物滥用者的手部感染治疗较为复杂，因为这类患者常常依从性差，而

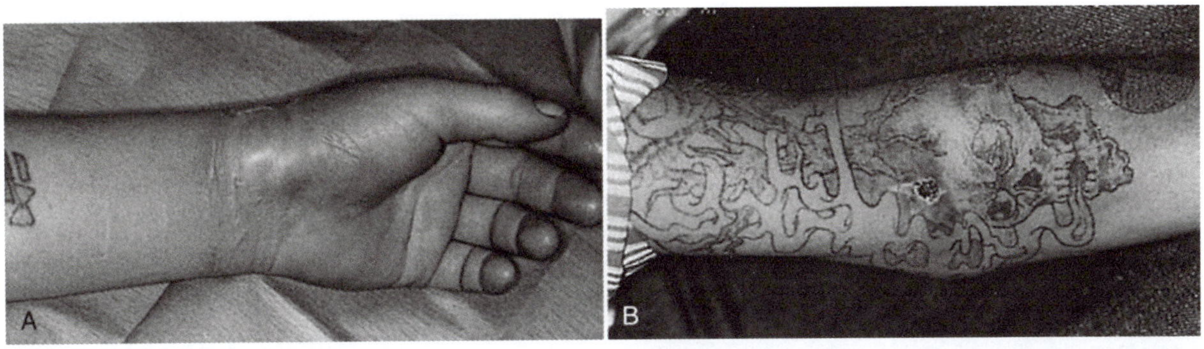

图19-10 静脉药物滥用导致的感染。A.一名年轻女毒瘾者腕部桡侧掌面的皮下脓肿。B.外科引流后肘窝皮下脓肿的表现。静脉注射可卡因后导致的感染。过多的纹身可能会掩盖针眼，或“痕迹”

且仅在感染发展到后期时才就医。治疗困难的原因还在于患者可能极度疲惫，这是由继发于营养不良、慢性感染的免疫应答低下所导致的，慢性感染包括HIV、其他病原菌或这些因素的混合作用。

切开引流皮下脓肿，开放伤口至二期愈合。屈肌腱鞘、关节腔、筋膜腔的感染确诊后以适当切口进行外科减压术。立即应用广谱抗生素，待培养结果回报后调整抗菌方案。因为依从性差，这些患者需要强制留院直至感染急性期结束。

有一类药物成瘾者对于静脉注射药物感到绝望，他们可能会选择桡动脉或尺动脉这种危险的方式进行注射。这些患者的主要问题不是感染，而是脉管炎。手指或手的远端坏死伴有干性坏疽，可能会产生缺血性疼痛。这样的症状可以用抗菌素和局部伤口护理来进行支持治疗。动脉导致的局部坏死需要截肢术治疗。

（四）分枝杆菌

手部分枝杆菌感染可能源于以下病菌，包括结核分枝杆菌、海分枝杆菌、鸟分枝杆菌及细胞内分枝杆菌。它们经常表现为无痛过程，侵犯皮肤、屈肌腱鞘、腕管、伸肌腱及腕背侧滑膜。结核分枝杆菌导致的感染表现类似于风湿性关节炎（图19–11A，B)。症状发作与最终诊断之间往往有几个月的延迟时间，而且部分患者可能没有肺部病史。

海分枝杆菌是最常导致手部感染的非典型分支杆菌。这种病菌通常存在于温水环境中，当患者在海边、湖泊、小河或池塘，或者在鱼缸擦伤或刺伤皮肤时就容易感染。感染表现为慢性皮肤溃疡，或沿指屈肌腱鞘、腕管，或腕背侧伸肌腱走形的腱鞘炎（图19–12A，B)。海分枝杆菌必须在30～32℃的特殊培养基内培养，因此，指导微生物学实验室对该病菌的检测是很重要的。深部感染的治疗采用滑膜切除术及延长抗结核药物使用时间。

（五）病毒

疱疹性瘭疽是一种表浅感染，表现为指腹或其附近的清亮水泡。常见于儿童和药物及口腔科从业人员（图19–13A)。有或没有身体其他部位单纯疱疹感染的病史。可能会伴有腋窝和肱骨内上髁的腺病。可以通过临床表现作出诊断，并以荧光抗体试验确诊。如果早期发现，任其发展2～4周，感染可自限。Ⅳ代头孢菌素和阿昔洛韦能够限制爆发期的时间。避免切开引流，因为这样会延迟恢复，可能会导致细菌二重感染（图19–13B)。

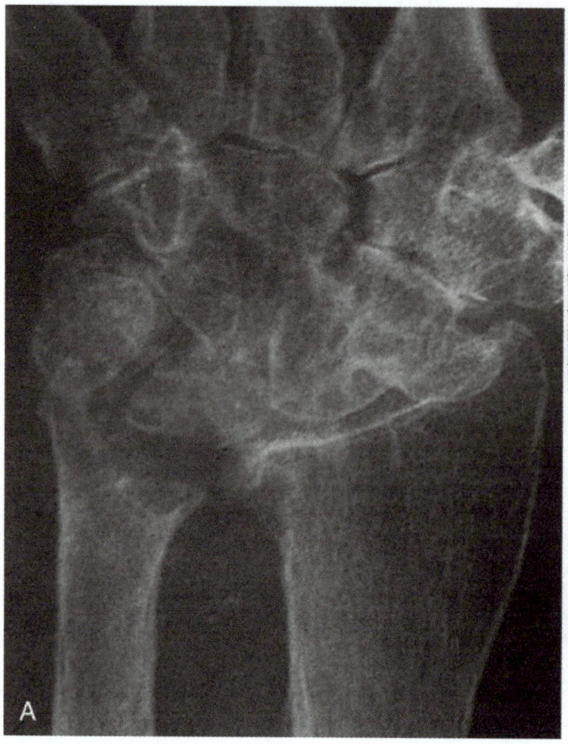

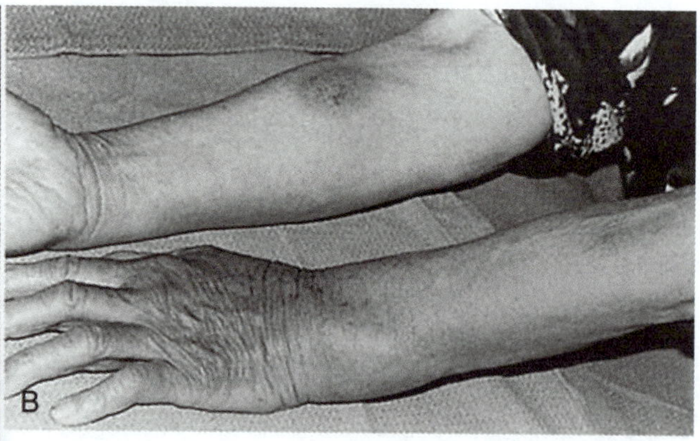

图19–11 这名东南亚女性表现为孤立的腕部疼痛，可能继发于关节炎。A.放射学检查显示骨质破坏；B.腕部软组织肿胀，对侧前臂纯化蛋白衍生物（PPD）皮肤试验阳性。外科取标本显示抗酸杆菌，培养显示结核分枝杆菌阳性

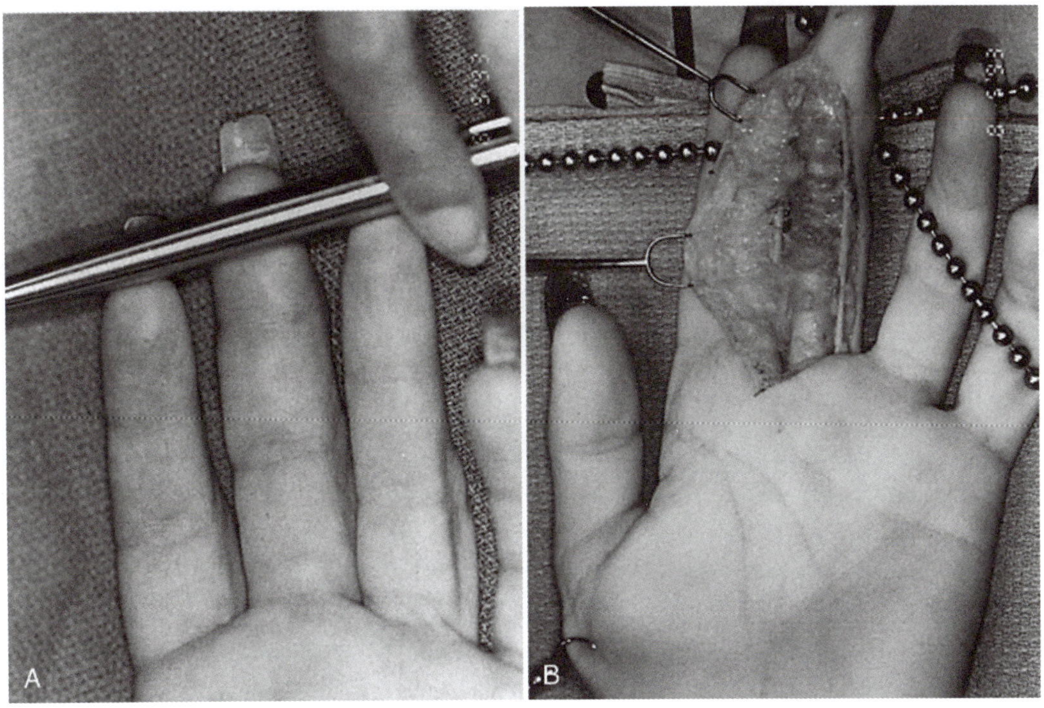

图19-12 A.慢性海分枝杆菌感染累及中指屈肌腱鞘；B.外科暴露屈肌腱鞘后显示广泛的腱鞘炎

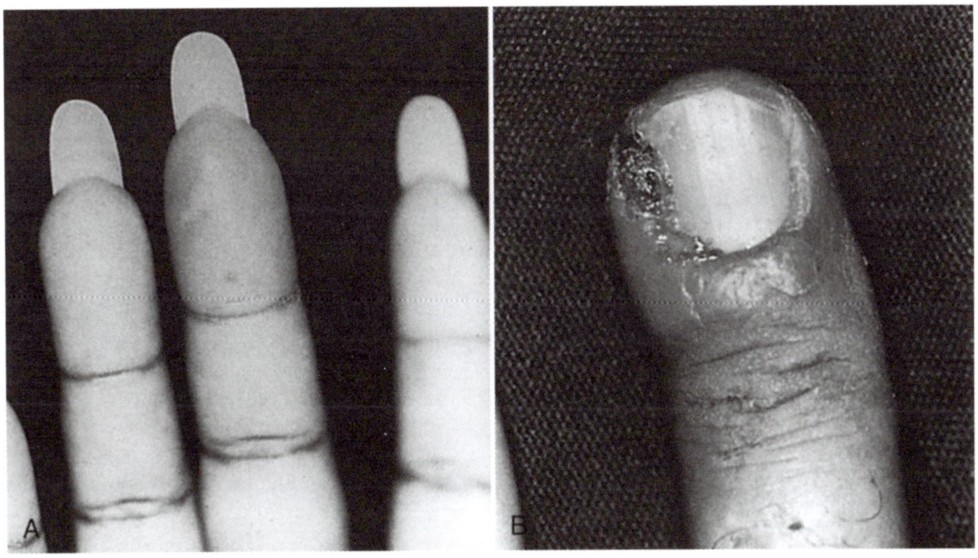

图19-13 A.疱疹病毒侵犯了一位呼吸治疗师的中指远端指腹；B.切开引流后导致甲襞周围疱疹病毒性囊泡并继发细菌感染

（六）脓性肉芽肿

脓性肉芽肿是慢性低级别感染或异物导致的皮肤外肉芽组织生长。局部持续的潮湿环境和绷带有助于其进展。这类感染很常见，表现为红色脆弱的肉芽，轻微的触碰就会引起出血（图19-14A～C）。在门诊进行简单的刮除术，然后用硝酸银进行灼烧即可治愈。如果病灶较大则需要手术切除。

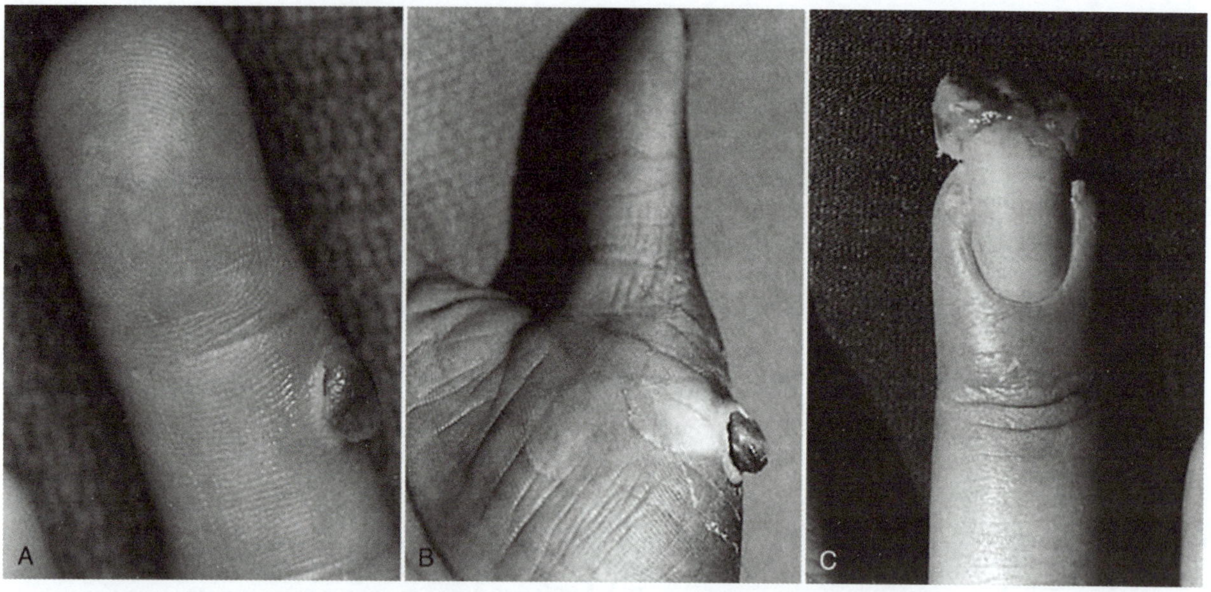

图19-14 脓性肉芽肿。A和B.病灶的典型表现；C.患者环指末端穿刺伤后发展出较大病灶

八、小结

手部感染治疗的关键步骤是灵敏的临床嗅觉，利用适当的实验室和影像学检查得出准确的诊断。医师必须为所有手外伤患者提供紧急治疗，包括灌洗和清创、靶向抗生素治疗、短期制动，以及最后准确应用手部康复模式，包括湿热、轻柔ROM练习及水肿控制。手部感染的严重程度和进展部分取决于宿主因素，也受到病原菌毒力的影响。所以治疗医师必须既考虑患者的免疫状态，又要考虑到致病菌的特点。必须熟悉常见致病菌及其传播途径，并给予快速处理。如果忽视，手部感染可能会导致上肢永久性失能。

手部感染的适当治疗包括谨慎的联用抗生素；促进愈合、控制水肿、阻止挛缩的适当治疗；必要时外科减压和清创。以此为纲，手外科医师和治疗师就能指引患者走出困难的病情，达到无痛、有功能肢体的理想状态。

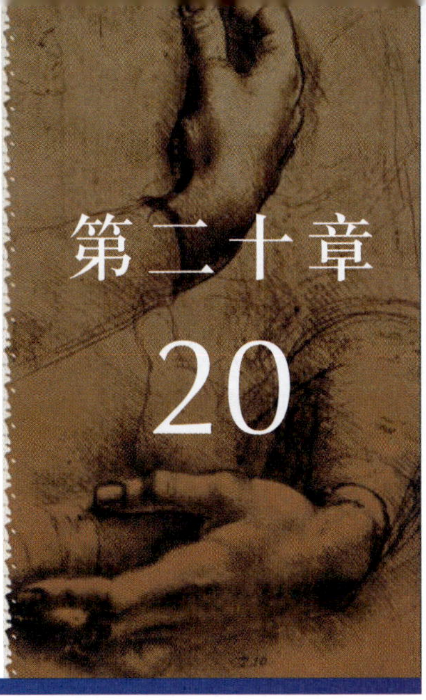

第二十章 20

移植皮片和皮瓣的处理

原著者 L.SCOTT LEVIN, MD, FACS
译校者 刘舒佳　吴　瑶　洪　毅

关键点

- 显微外科技术、术后管理及全面康复的进步使得新式皮瓣及功能性游离组织移植广泛应用，这大大的促进了上肢重建外科的发展。
- 软组织重建技术包括一期闭合、延迟一期闭合、二期愈合、皮肤移植、局部组织移植、游离组织移植，或这些技术的综合应用。
- 上肢功能重建的标准路径是根据伤口和缺损的范围和严重程度、患者的功能性需求和被移植组织的可用度来进行评估与治疗。这种标准路径能够促进局部愈合并使每位患者的功能恢复最大化。

过去的40年里上肢重建外科学有了长足的发展。显微外科技术、各种新式皮瓣以及功能性游离组织移植极大的丰富了重建外科的内涵和操作范围。同时，术后伤口处理的精益求精，为伤口愈合、康复及全面恢复创造了最佳环境。重建外科已经从一项为创伤性缺损提供软组织覆盖的简单操作，发展为一套复杂的伤口处理标准流程，包括彻底的临床评定、患者功能性及社会性的需求评估、制定并实施外科方案，以及细致的术后管理。这个标准流程为伤口的评估和治疗、从急性创伤性伤口到各种慢性损伤（包括骨髓炎、不愈合伤口及肿瘤切除后的缺损）的分类提供了重建性的阶梯表。这个阶梯表指导重建外科医师根据伤口和缺损的范围和严重程度、患者的功能性需求和被移植组织的可用度来进行重建外科治疗。重建外科医师的初级目的是重新构建软组织覆盖，为局部愈合提供血运良好的健康环境。有了成功的恢复和愈合，重建外科医师才能实现终极目标，即基于患者需求的功能重建最大化，为患者提供快速重返社会的机会，实现高质量的、有生产力的全面恢复。本章讨论重建手及上肢的标准流程，为复杂的外科病例提供优秀的解决方案，从皮肤移植到局部组织皮瓣，直至高级游离组织移植。列出促进局部愈合剂功能性恢复最大化的管理策略。

一、患者评估

重建策略发展的第一步就是对患者的评估。外科医师必须明确患者的临床重建需求，这基于创伤的严重程度、慢性伤口或恶性肿瘤切除术后缺损的范围和复杂程度。重要的考量因素包括年龄、重要的医疗情况、伤前功能状态、社会心理状况，以及每个患者的诉求和依从性。对于上肢急性创伤的患者，首先要彻底检查，排除其他威胁生命的损伤。在确定患者的血流动力学状态稳定后，再对肢体的情况进行进一步的临床检查。手和上肢的评估需要一套系统化的处理方法，把肢体当成功能性器官看待。彻底检查包括总体视诊、上肢血液灌流评估、主被动活动度检查及神经功能检查。如有必要，还要进行X线、CT、MRI、血管造影等影像学检查来明确软组织、骨骼及血管的受累情况。一旦临床检查完善，就根据患者需求制定标准外科管理策略，优化功能重建、术后管理、整体功能性康复。

二、管理策略

重建性管理策略的制定依据是伤口评估及患者需求。伤口的严重程度和范围、剩余组织的活力、深层重要结构的暴露情况决定了外科重建的难度。外科伤口管理的第一步是暴露、灌洗和准确的清创。清除全部失活组织为愈合创造了健康的环境，减少了潜在感染的风险。必须发现并修复重要结构的潜在损害。神经血管的损伤需要尽早修复，如有必要可以使用导管。骨折必须明确诊断，灌洗、清创后进行内或外固定。如果可能尽量一期修复肌腱损伤，或留待后期重建阶段处理。所有这些重要结构损伤修复后，首要问题就是软组织的覆盖。软组织重建方法包括一期闭合、延迟一期闭合、二期愈合、皮肤移植、局部组织移植、游离组织移植，或这些技术混合应用。

（一）伤口一期闭合

伤口一期闭合仅需将创缘大致对合。单独或混合利用缝线、U形钉、胶布或皮肤胶来完成。延迟一期闭合指的是暂缓修复，延期的目的是等待水肿充分消退以便直接缝合皮肤、或闭合伤口之前再次判断软组织活力等。

（二）二期愈合

二期愈合指的是保持伤口开放，待其通过收缩和上皮化自发愈合。手及上肢的较小损伤，如缺损小于1cm、没有骨质暴露的指尖损伤等，均可采用二期愈合的方式。但是，手及上肢较大伤口若采取二期愈合，可能导致明显的瘢痕形成和挛缩，继发关节活动度（ROM）及功能受限。

（三）皮肤移植

皮肤移植指的是将部分表皮及真皮掀起、与其血供完全分离后进行收集。首例皮肤移植的报道据信是来自Reverdin在1870年的研究，但是直到第二次世界大战期间Padget发明了取皮刀，皮肤移植术才得以广泛应用。取皮刀简化了起皮过程，是按照设想的尺寸和深度连续取皮的有效工具。时至今日，取皮刀依然是收集皮片的首选工具。随着皮肤移植技术的广泛应用，人们发现早期覆盖创面能够减轻伤口挛缩程度，从而限制了畸形和功能丧失。

皮肤移植分为全层和半层移植。全层移植指的是皮片包括表皮及全层真皮。全层皮肤移植的效果更接近于正常皮肤，包括纹理、色泽，还有毛发生长的可能。全层皮肤移植的一期挛缩最重，二期挛缩最轻。意思是全层皮肤移植术后，因为组织弹性的缘故，皮片会很快收缩、尺寸缩小。但是，当全层皮片早期适应了伤口缺损后，它的尺寸就固定下来了，伤口也就不再挛缩。全层皮肤移植有其局限性。其与伤口不贴合的风险稍高，另外移植前要充分考虑供皮区的可用度。全层皮肤移植供皮区必须能够一期闭合，否则由供皮导致的缺损还需要另外的半层皮肤移植来填补。

半层皮肤移植指的是皮片包括表皮全层和部分真皮层。部分厚皮肤移植依据取皮厚度不同可分为薄厚皮片、中厚皮片、全厚皮片移植三类。与全层皮肤移植相比，半层皮肤移植的一期挛缩较轻，二期伤口挛缩较重。薄半层皮肤移植因为所取弹性组织最少所以一期挛缩最轻，但二期伤口挛缩最重。厚半层皮肤移植能够减低伤口挛缩率，不过不能像全层皮肤移植那样完全不让伤口挛缩。

半层皮肤移植可以是网状的，或者是无网眼的。通常半层皮肤移植的网孔率是1∶1至3∶1，具体比率由缺损尺寸及供皮区特点而定。网格化有利于拉伸皮片，覆盖更多的伤口缺损。半层皮肤移植也可以不打孔而进行整张移植。整张移植能够避免网状皮肤移植带来的网状瘢痕，这样美容效果更好。

以缝线、U形钉、胶布或皮肤胶将皮片牢固固定于伤口边缘。基于此，伤口包扎及术后管理需要优先考虑。术后伤口护理在很大程度上影响着移植皮肤的存活率。许多种术后并发症都会导致移植皮肤的坏死。一丝不苟的术后护理是避免移植失败的最好方法。移植失败的首要原因是血肿。血肿可以起自移植物下方，阻止黏附，加速移植物失活。

预防方法包括术中仔细止血及术后适当包扎。移植皮肤外的敷料可以保持湿润预防干燥，适当的压力能够消除移植皮肤与伤口床之间的潜在腔隙，局部制动可以使移植皮肤免受剪切力的影响。所以适当的包扎能够通过制动、保湿及增加黏附来促进移植皮肤成活。将双酚α缩水甘油基异丁烯酸、三溴苯酚铋或Xeroflo等润滑（凡士林）纱布直接铺于皮片表面，然后再铺湿棉球、棉布或浸透邦内尔（Bunnell）溶液或者矿物油的纱布。邦内尔溶液由苯扎氯铵、乙酸和甘油组成，是我们常用的润滑液。凸出型伤口仅需简单包扎，因为伤口向表面凸起，自然与敷料之间产生压力。凸出型伤口常常需要支撑型敷料，或称垫圈或支架，来把移植皮肤压向伤口缺损表面。这通常需要用缝线、U形钉或环状包扎来完成，以保护移植皮肤表面的支持敷料，促进皮片黏附及愈合。最近伤口负压亦被用于稳固皮片，促进愈合。

严格局部制动对皮片的成活也很重要。这需要用支具来固定手指、手腕或肘部的相关关节，使之保持在一个保护性的姿势，以减小皮片受剪切力风险。

1.术后随访和管理

通常在上肢皮肤移植术后4～7d拆除敷料，重新评估伤口。此时，皮片应该已经与创面黏附，但仍需要仔细护理伤口以确保移植成功。因为移植皮肤脱水的风险持续存在，所以保持潮湿与润滑的环境对彻底愈合就非常重要。这可以通过不断更换wet-to-wet敷料或应用抗菌乳膏类的润滑剂（如杆菌肽）来做到。一旦移植皮肤的上皮化完成，即可停用润滑剂和敷料，开始改用普通的增湿霜。连续应用增湿霜，比如Eucerin或类似产品，结合轻柔按摩，能够使凸出的瘢痕变得平整，增强美容效果。一旦确认移植皮肤已经黏附，只要没有明确的潜在损伤，就要尽快开始并加强上肢康复。神经血管、肌腱和骨质损伤影响康复计划的实施，其受累程度决定康复介入的时机。

2.供皮区的皮肤管理

我们更愿意用OpSite（Smith and Nephew），一种透明的黏性敷料，将半层皮肤移植的供皮区覆盖，等待供皮区自发的表皮细胞再生。供皮区表皮细胞再生大约在1周后完成。如果敷料下有分泌物积聚，只需要针刺引流后用另一片OpSite贴补，或者更换整块敷料即可。随着供皮区表皮细胞再生完成，去除敷料，如有必要，可用Eucerin或类似物等增湿洗剂来处理愈合的创面。

（四）局部组织移植

我们在本章开篇时曾提到，皮肤移植并不适用于所有伤口。对于部分上肢创伤性软组织缺损，比如软组织下神经血管外露、腱旁组织缺损的肌腱、骨膜缺损的骨骼，或血供不充足的皮片等，重建需要更为复杂的方案。按照上肢重建标准流程，面对这种情况，外科医师首先想到的就是局部组织皮瓣。局部组织移植指的是剥离、掀起并转移皮肤，连同其下的部分组织，可能包括皮下组织、筋膜、肌肉、神经、肌腱或骨骼。组织缺损的类型和程度决定皮瓣的成分和应用方法。掀起局部组织皮瓣时要注意保留皮瓣的血供。这一皮瓣不可分割的部分包含着皮瓣的血供，以血管蒂为标记。局部组织皮瓣能够封闭局部组织缺损，建立良好血供，为促进潜在损伤愈合提供健康环境。局组织皮瓣的分类依据是皮瓣利用的组织、皮瓣血供方式，以及皮瓣移动方式。

1.表皮皮瓣

利用局部表皮皮瓣重建上肢缺损指的是旋转临近表皮及皮下组织去覆盖及封闭伤口。表皮皮瓣的设计要基于皮肤的局部血管解剖。随意式皮瓣是一种没有特定血管系统的局部表皮皮瓣。轴式皮瓣指的是沿其纵轴有解剖学上确定的血管走行的表皮皮瓣。岛状皮瓣是轴式皮瓣的一种，其皮桥被断开，仅有血管蒂在基底相连。表皮皮瓣也常按照转移技巧分为旋转式与前移式。旋转式皮瓣以固定点旋转至伤口缺损处（图20-1）。前移式皮瓣从供皮区沿直线前移至受皮区，没有旋转（图20-2）。文献中已经描述了大量局部皮瓣；局部皮瓣是手指、手、前臂和上臂各个水平的上肢缺损重建时有效而通用的选择。

2.手指重建

手指是我们接触环境的工具。无论是工作还是

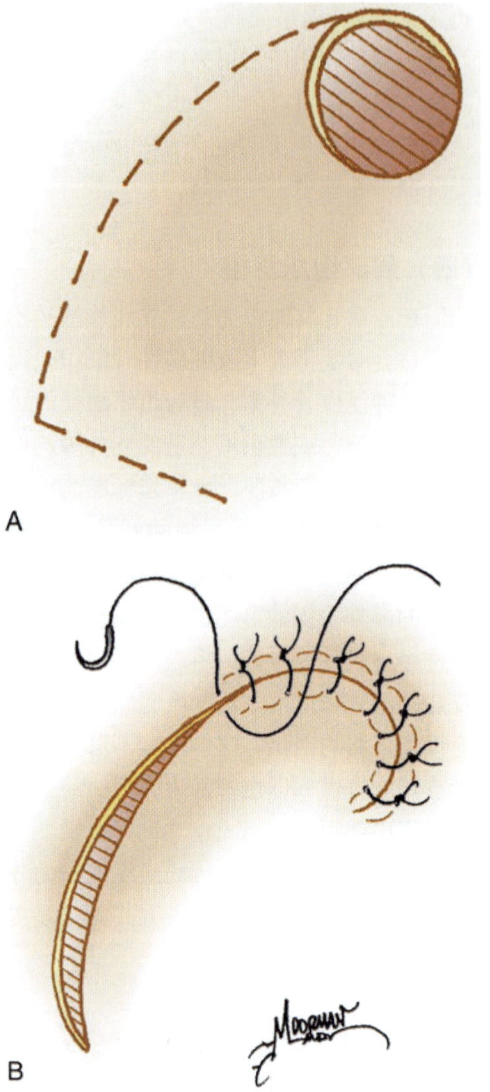

图20–1 旋转皮瓣。皮瓣以固定点旋转至伤口缺损处

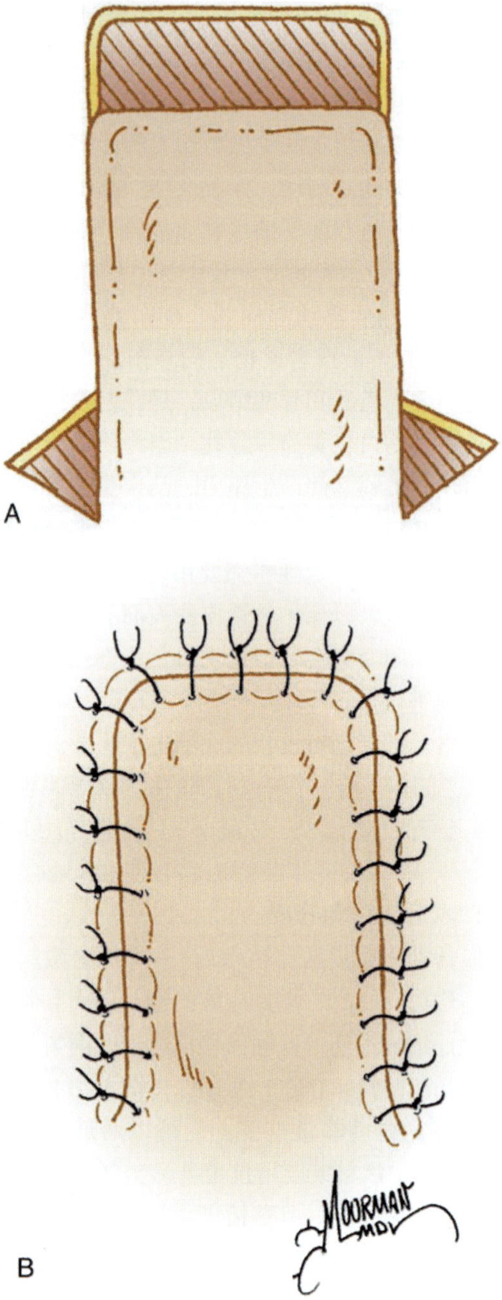

图20–2 前移皮瓣。皮瓣从供皮区沿直线前移至受皮区，没有旋转

玩耍，手指总是在我们前方，因而最易受伤。受伤区域小于1cm、没有骨质或重要结构外露的指尖伤可以留待二期愈合。伤口上皮化之前以潮湿敷料包扎。受伤区域大于1cm，或下层重要结构外露的指尖伤需要重建手术治疗。重建目标是覆盖伤口，恢复手指的感觉功能。如前所述，许多文献详尽描述了局部表皮皮瓣的治疗过程。具体治疗程序因人而异，主要依据是伤口缺损的尺寸和位置。

V–Y前移皮瓣。掌面V–Y，或侧面V–Y前移皮瓣是适用于小指指尖损伤的表皮皮瓣。这些皮瓣提供的重建直径为1～1.5cm。受伤组织适当清创后，在缺损下方以三角形切口创建掌面V–Y皮瓣。保留皮下组织，松解指腹向骨膜的纤维性隔膜。切开的V形皮瓣前移至远端覆盖缺损，然后以Y形缝合闭合伤口（图20–3）。以非黏附性润滑纱布覆盖皮瓣，大棉垫加以保护。2周后拆线，早期活动。

掌面Moberg式前移皮瓣。拇指指腹或其他手指的较大缺损，无法以VPY前移皮瓣覆盖时，也

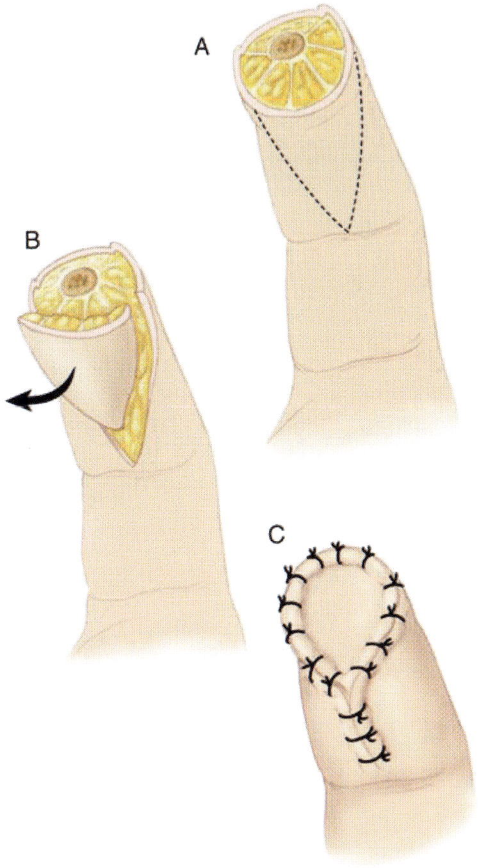

图20–3 V–Y前移皮瓣。A.设计V形掌面切口；B.掀起掌面皮瓣；C.掌面皮瓣向远端前移，Y形闭合伤口

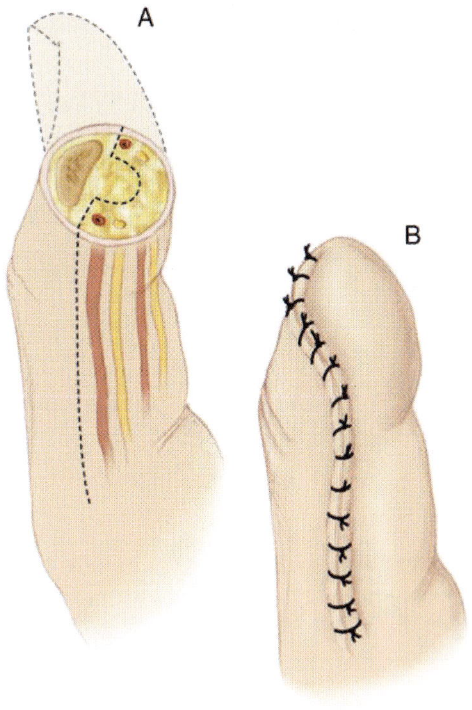

图20–4 Moberg皮瓣。A.拇指远端截指，设计侧正中切口。保留神经血管束，掌面皮瓣前移；B.掌面皮瓣前移，缝合伤口

许可以用Moberg式皮瓣覆盖。

Moberg掌面前移皮瓣的可前移距离是1.5～2.0cm，可用于覆盖累及拇指整个掌面或其他手指的创伤性缺损。在指尖缺损下方行侧正中切口来制作Moberg皮瓣。保留神经血管束，掌面皮瓣前移覆盖缺损（图20–4）。这是一种可靠的，有感觉保留的皮瓣，能够重建指腹感觉功能。以非黏附性润滑纱布包扎皮瓣，辅以保护性包扎及支具。

跨指皮瓣。传统的跨指皮瓣的做法是掀起一根手指的背侧表皮皮瓣，覆盖邻近手指掌面或指尖的肌腱或骨质外露的开放伤口。然后以皮肤移植来覆盖供皮区的缺损（图20–5）。反向跨指皮瓣的做法是在表皮皮瓣下另分出一个筋膜皮下组织皮瓣，用它去覆盖邻指的背侧伤口缺损。这个表皮皮瓣去覆盖供皮区的缺损，移植皮肤再覆盖转移性筋膜皮下组织皮瓣。每个皮瓣均可覆盖2cm的手指缺损。用支撑敷料来包扎移植皮肤，然后以支具或插针来固定手指以保护皮瓣。患者2～3周后返院进行皮瓣分离及缝合。早期开始ROM及功能治疗。

手指岛状皮瓣。手指远端或近端缺损超过2.5cm、关节或肌腱外露时，手指岛状皮瓣是良好的重建方法（图20–6)。首先根据局部缺损情况做表皮皮瓣，然后分离出固有的动静脉。固有神经可以包裹在内以增加重建皮瓣的感觉功能，或保留在其自然解剖位置。然后将蒂状皮瓣转向远端或近端覆盖手指缺损，以不可吸收线缝合。通常用小块全层皮肤移植来重建供皮区。

3.肌肉、肌皮和皮肌膜皮瓣

肌肉、肌皮和皮肌膜皮瓣是更加复杂的重建工具，用于上肢局部缺损的外科覆盖。手指近端较多软组织缺损的严重损伤的重建工作需要更为精巧的手法。肌腱、血管、神经和骨折常常外露，需要适当的健康软组织覆盖促进愈合。肌肉、肌皮和皮肌膜皮瓣，无论是用作局部皮瓣还是用于游离组织移

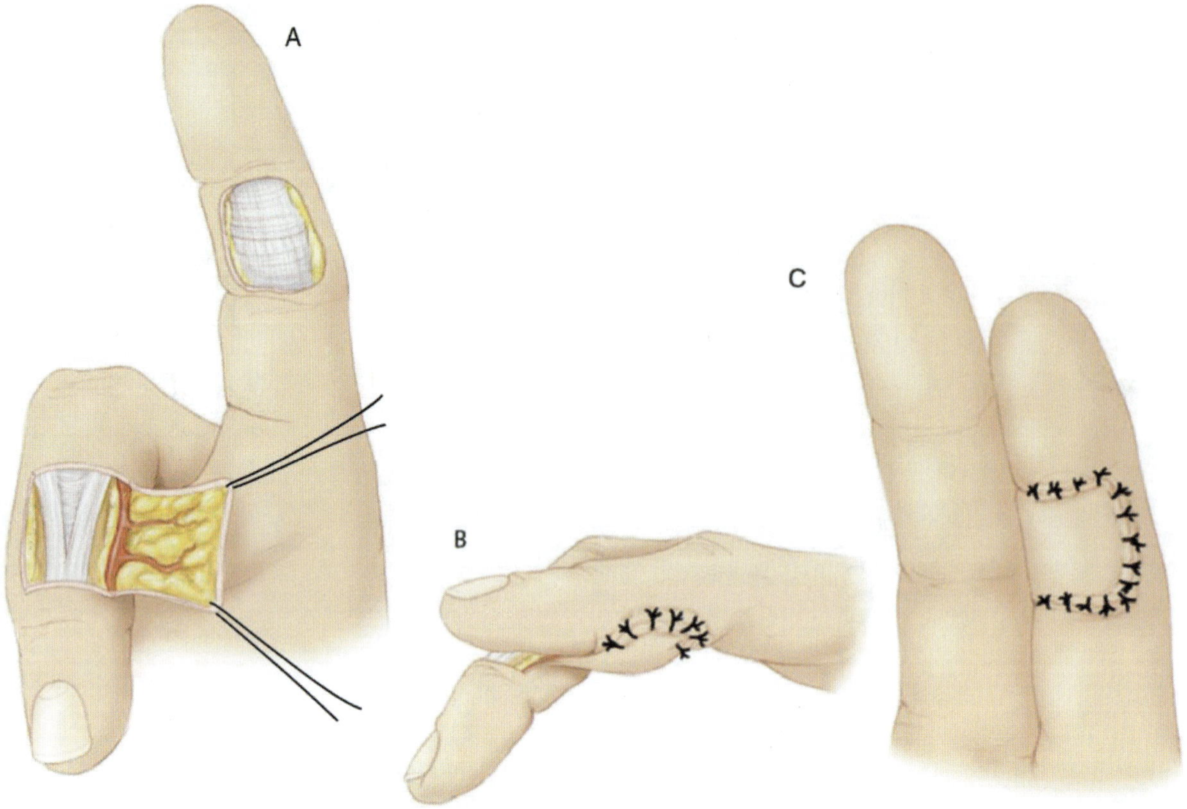

图20-5 跨指皮瓣。A.掀起匹配缺损的邻指背侧皮瓣；B.前移皮瓣去覆盖缺损；C.缝合皮瓣。以皮肤移植覆盖供皮区

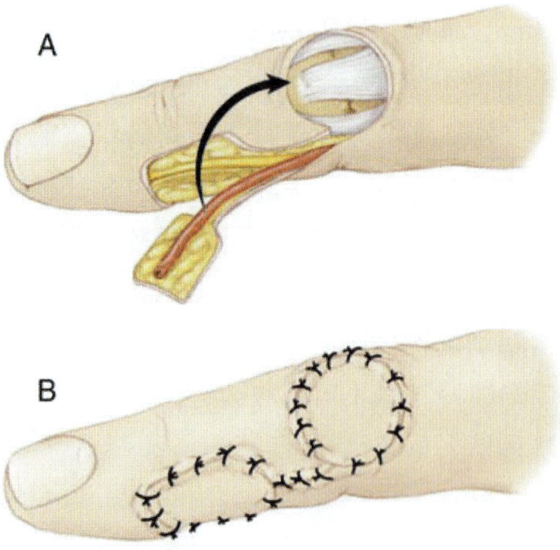

图20-6 手指岛状皮瓣。A.剥离并掀起带有指固有动静脉的表皮皮瓣，按照近端指间关节背侧表皮缺损的形状所设计；B.旋转岛状皮瓣覆盖缺损，用移植皮肤闭合供皮区

植，都能够提供足够的健康组织块去填塞伤口缺损。这些软组织皮瓣都是基于血管解剖学设计的，通用性和可靠性很好。上肢能够为局部组织移植提供不少优质选择。

前臂桡侧皮瓣。是一种前臂掌侧的皮肌膜皮瓣，其基底有桡动脉及其伴行静脉（图20-7)。这种皮瓣是重建外科医师的最佳选择，用于需要纤薄柔软组织覆盖的缺损。前臂桡侧皮瓣可以从其蒂部提起并局部旋转，按照前向性血流转向近端，或按照逆向性血流转向远端。这种皮瓣也可作为游离皮瓣使用，或者作为桡骨重建的一部分，与一条掌长肌或肱肌一起进行肌腱重建，或者连带侧前臂皮神经，制作成带有神经支配的皮瓣。这种皮瓣的缺点是前臂主要动脉的损失和供皮区缺损较大，需要皮肤移植。

骨间背侧肌皮瓣。骨间背侧肌皮瓣是一种皮肌膜皮瓣，可用作局部翻转带蒂皮瓣，血供来自骨间

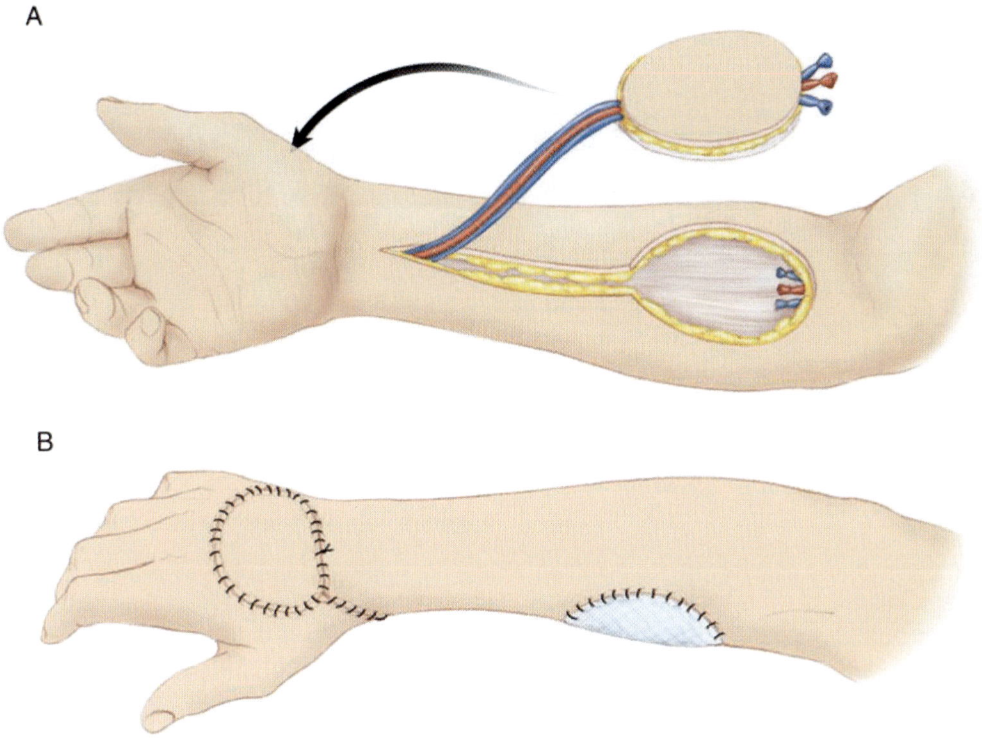

图20-7　前臂桡侧皮瓣。A.在桡动静脉表面掀起皮肌膜皮瓣，设计覆盖手背伤口缺损；B.向远端旋转皮瓣并缝合。供皮区皮肤移植

背侧动脉，用于覆盖腕部远端、手背及第一指蹼的缺损。重建皮瓣的尺寸可达8cm × 15cm，但是任何大于4cm的供皮区缺损均需植皮。这种皮瓣可以从前臂背侧剥取，向远端翻转，以外科缝线固定于缺损区。

臂外侧皮瓣。臂外侧皮瓣是上肢软组织缺损重建的理想选择。可按照顺行或逆行血流做成局部带蒂皮瓣，或用作游离皮瓣。臂外侧皮瓣可以有神经支配，重建尺寸可达15cm × 18cm。也可用作骨皮皮瓣，包括部分肱骨及部分前臂伸肌，或肱三头肌的部分肌腱，这取决于患者的重建要求。旋转臂外侧皮瓣可覆盖肘远端较大缺损。臂外侧皮瓣也可用作游离皮瓣覆盖手背或第一指蹼的缺损。

腹股沟皮瓣。腹股沟皮瓣是一种轴性皮瓣，是上肢远端损伤重建的可靠选择。是带有旋髂浅动脉及伴行静脉的带蒂皮瓣，用于覆盖手及前臂缺损（图20-8）。供皮区的缺损可以一期闭合，或需要皮肤移植。皮瓣封闭缺损后需要上肢制动以免张力影响血管蒂。门诊患者需要环状敷料、胶布或支具来维持制动并仔细护理。2～3周后患者返院进行断蒂及皮瓣修整。分离皮瓣前，要进行不涉及手指的轻柔ROM活动。

肩周及肩胛骨皮瓣。肩周及肩胛骨皮瓣是由旋肩胛动脉分支供血的皮瓣（图20-9）。重建尺寸可达10cm × 25cm。肩周或肩胛骨皮瓣可作为带蒂皮瓣局部旋转覆盖肩部或上臂后部近端缺损。亦可用作游离皮瓣覆盖前臂及手背缺损。肩周及肩胛骨皮瓣是重建外科医师的最佳选择，与伸肌筋膜一起用于肌腱修复；或与部分肩胛骨一同进行节段性前臂缺损的重建。

背阔肌皮瓣。背阔肌皮瓣是覆盖较大面积缺损的理想选择。主要制成肌皮皮瓣，以带蒂组织移植覆盖肩部及上臂局部较大缺损；或用作游离皮瓣覆盖上肢远端严重损伤。用作游离组织移植时，背阔肌皮瓣带胸背动脉及伴行静脉去填补缺损。将胸背动脉与受皮区损伤区域外的血管吻合后缝合皮瓣。这种皮瓣的重建尺寸可达20cm × 35cm，因患者身高不等而有不同。

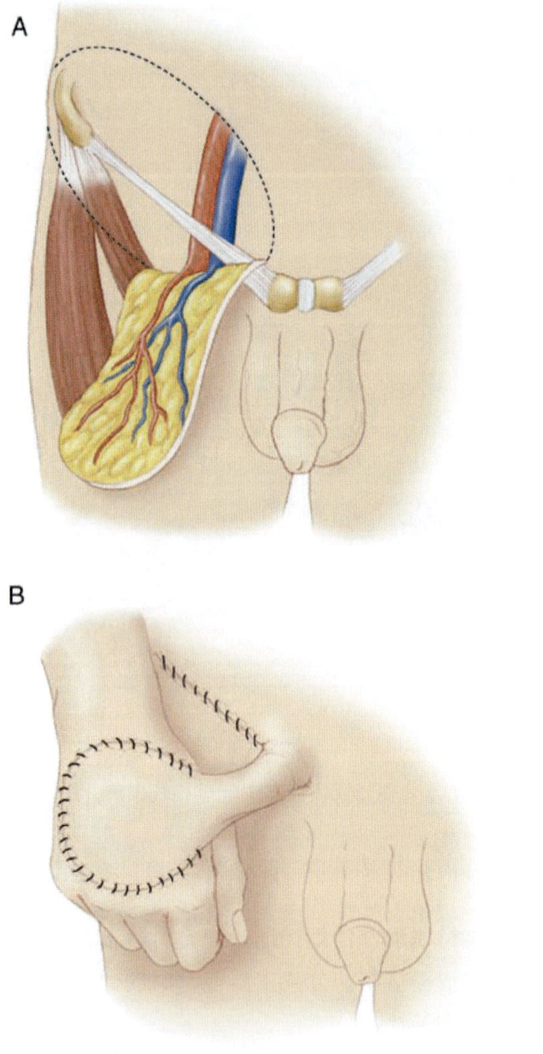

图20–8 腹股沟皮瓣。A.掀起腹股沟皮瓣；B.将皮瓣修整为管状去覆盖复杂的手部脱套伤

4.局部组织皮瓣的术后管理

术中以无菌敷料和支具在正确关节水平保护局部组织皮瓣。皮瓣表面敷料开窗以便直视观察。需要通过色泽和毛细血管再充盈来严密观察皮瓣血运。颜色发暗或再充盈延迟可能表示皮瓣血流差，而变色或快速再充盈则表示皮瓣淤血。所有这些临床发现都提示皮瓣失活可能，所以需要更加密切的临床观察，使重新暴露和修补可能性降低。术后用几个枕头把上肢垫高，或使用为抬高上肢而专门设计的泡沫楔形垫。抬高患肢是避免上肢肿胀从而导致皮瓣淤血的最重要的方法。在患者出院之前，要保持患肢抬高、支具支持及保护，促进局部重建组织的完全愈合。

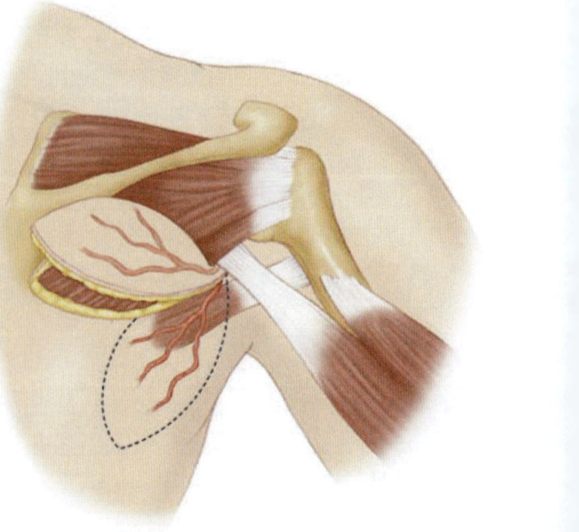

图20–9 肩胛骨皮瓣的解剖

患者或家庭护理机构需要在家监测手术引流装置，进行引流液24h计量。医疗随访结果显示24h引流量小于30ml后可去除引流装置。术后2周拆除缝线或U形钉，早期开展康复流程以促进功能重建及全面恢复。如前所述，术后康复的强度和时机取决于损伤的程度和特点。

（五）游离组织移植

局部组织皮瓣有时不足以重建上肢伤口的缺损。局部组织移植可能受限于伤口的位置或缺乏供皮区。血管蒂长度不足，或缺损面积过大。在这些情况下，重建外科的最终解决办法就是游离组织移植。

自体游离组织移植指的是身体一部分到另一部分的组织移植。这种移植通过手术显微镜和精巧的显微外科技术将游离组织移植皮瓣的小血管与受皮区局部血管相吻合来完成。

肢体重建显微外科开始于40多年前Jacobson介绍的手术显微镜下吻合小血管的操作。手术显微镜在20世纪60年代的手指回植中首次应用于指动脉修复。至20世纪70年代，手术显微镜的应用扩展到复合游离组织移植的显微外科领域。复合游离组织移植指的是剥离并转移复合组织，包括肌肉、筋膜、皮肤、皮下组织、神经、肌腱、骨骼，或其中某些组合。通过与接收区局部血管相吻合来保存游离移植皮瓣的流入及流出血管。显微外科医师的努力已经从为伤口缺损提供软组织块覆盖扩展至完全功能恢复的重建性目标。

游离组织移植在上肢复杂伤口重建中的重要性与日俱增。游离组织皮瓣，比如分离的肌皮瓣、肌皮皮瓣，或者皮肌膜皮瓣，可以从未损伤区域取得，然后移植给严重损伤的区域，提供健康组织覆盖，促进愈合。

游离组织移植优点很多，主要包括支持早期活动和康复。因为是一次性操作，游离皮瓣也为复合游离组织移植提供了可行性，甚至是在急诊处置中。游离皮瓣可能包括多种组织，能够当作一个功能整体进行剥离和移植，包括血管、神经、肌腱、肌肉、皮肤和骨骼。这些皮瓣能够按照缺损情况来修整，提高美容效果。

游离肌皮瓣能够重建特定的上肢运动和感觉功能。比如，前臂Volkmann挛缩后由于局部缺血导致的屈指功能丧失。在这种情况下，可以剥离股薄肌及其运动神经，制成带神经支配的游离肌皮瓣，重建屈指功能。类似的，带神经支配的背阔肌游离肌皮瓣可用于重建创伤或先天畸形导致的屈肘功能丧志。带皮肤感觉神经的游离皮肌膜皮瓣可用于重建特定区域的感觉功能。上肢游离组织重建的最高级别是断指回植或全趾手部移植。总之，游离皮瓣能够提供可塑性的软组织覆盖、健康的伤口愈合环境、帮助功能重建、支持早期活动和康复，使功能恢复最大化。

用于上肢缺损重建的游离皮瓣种类很多，要根据患者伤口的位置和程度做出最佳选择。有些皮瓣在上肢重建中既可用作局部组织皮瓣，也可用作游离皮瓣，我们在上文讨论过，包括前臂桡侧皮瓣、臂外侧皮瓣、肩周及肩胛骨皮瓣及骨间背侧肌皮瓣。其他的重建游离皮瓣将在下文讨论。

1.前锯肌/筋膜皮瓣

前锯肌皮瓣是有或没有岛状皮肤的肌皮瓣或筋膜瓣，带有前锯肌血管弓。其重建尺寸为10cm×18cm，成为重建外科医师修复上肢缺损所需的纤薄柔软组织或肌腱重建时所需的滑动组织的又一理想来源。带血管的肋骨亦可纳入皮瓣，用于其他骨性重建。

2.颞顶筋膜皮瓣

颞顶筋膜皮瓣由纤薄、柔软的筋膜组成，是带颞浅动脉和静脉的游离皮瓣（图20–10）。其重建尺寸为8cm×15cm，常用于手背、手掌和手指的缺损修补。颞顶筋膜皮瓣与伤口表面非常贴伏，不过为了完成表面覆盖还需要额外的皮肤移植。适当的包扎有助于保持潮湿环境，利于移植皮肤的存活和愈合。

3.股薄肌皮瓣

股薄肌皮瓣可制成肌皮瓣或肌皮皮瓣，用于上肢游离组织移植。皮瓣血供来自旋股内侧动脉终支及伴行静脉，重建尺寸为6cm×25cm。带闭孔神经肌支后即成为有神经支配的游离肌皮瓣，可用于重建上肢屈曲功能（图20–11）。

4.腓骨皮瓣

腓骨皮瓣是带有或不带有paddle皮肤或肌肉的骨皮瓣，用于肩、肱骨、桡骨、尺骨或腕部的节段性缺损及软组织缺失的重建。其血供来自腓骨动静脉，可含最长至26cm的腓骨段。腓骨的近端及远端6cm需要保留以保持肢体的稳定性。皮岛的重建尺寸为8cm×15cm，可从腓骨血管蒂取部分血管。供皮区需要或无需皮肤移植，视皮肤paddle尺

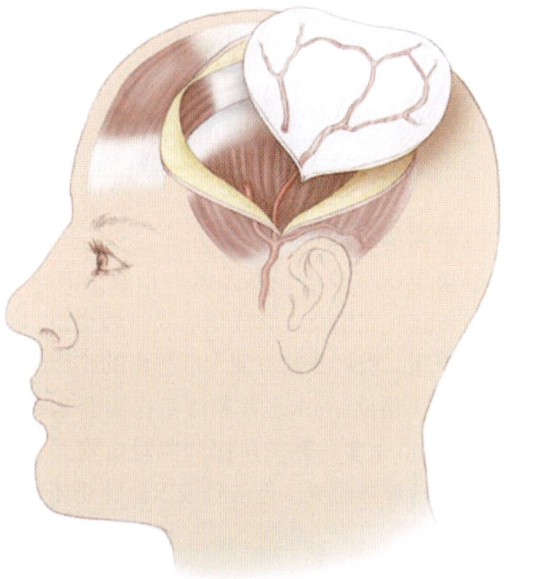

图20–10　颞顶筋膜皮瓣的解剖

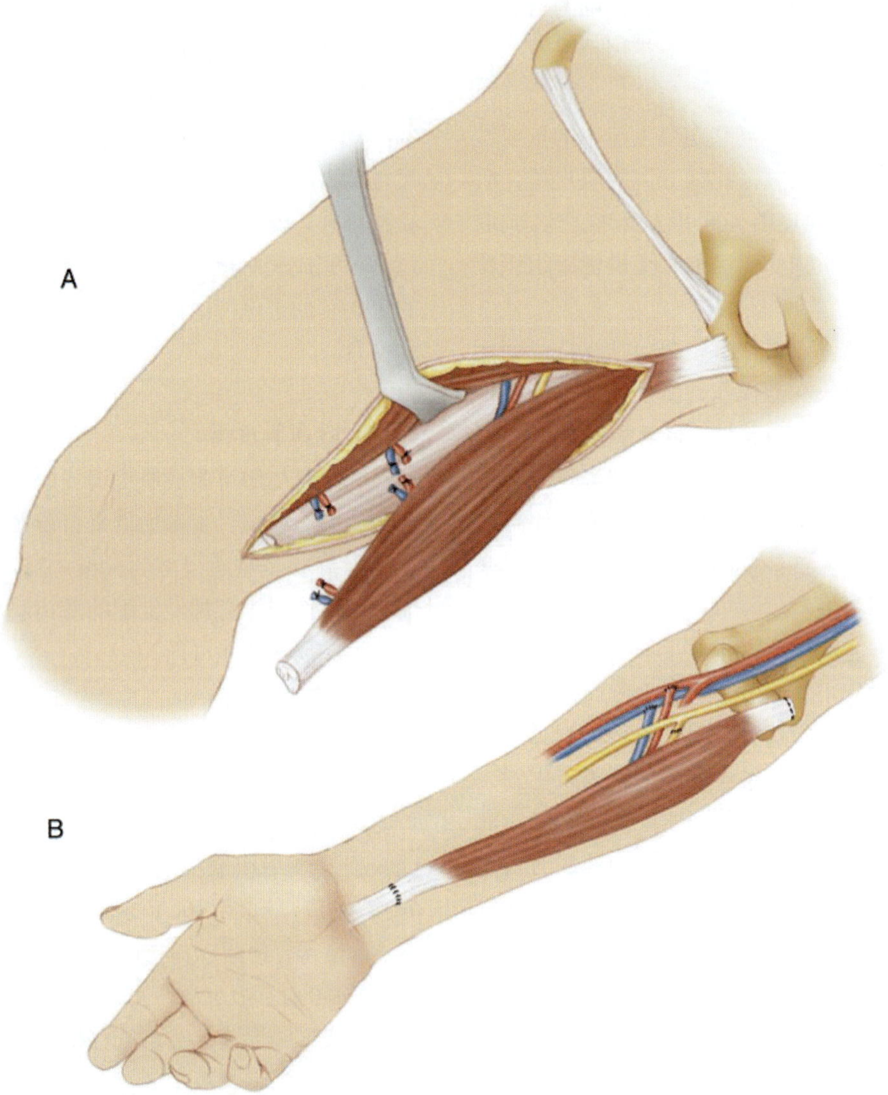

图20-11 A.剥离股薄肌皮瓣；B.带神经支配的游离肌皮瓣重建上肢屈曲功能

寸而定。

5.游离皮瓣的术后管理

游离组织移植后，以无菌纱布及支具保护皮瓣。伤口包扎完毕及支具成型后要密切观察，避免血管蒂受压。敷料开窗方便术后严密的临床观察。我们习惯于借助Cook多普勒流量探测器来监测游离皮瓣。Cook多普勒流量探测器对血管无损害，能够探及动静脉血流。无信号表示血管受压，游离皮瓣可能失活，需立即送手术室处理。最可靠的游离皮瓣监测方法还是一丝不苟的临床观察。

Cook多普勒流量探测器在术后4d去掉。如果没有并发症，患者次日即可出院。出院时要保持上肢制动，用支具提供支持及保护，叮嘱患者严格抬高患肢。重建区及供皮区24h引流量小于30ml后可拔除引流。2周后门诊拆线。早期开展康复，包括职业疗法和社会融入训练，视肌腱或骨等重要结构的伤情而定。

三、小结

上肢重建策略取得了持续显著的临床进展。新型皮瓣和功能性游离组织移植的广泛应用、显微外科技术进步、术后管理及全面康复共同促成了这些令人印象深刻的进步。我们已经成功的建立了上肢重建的标准流程。我们建立了重建阶梯表，用于评估及治疗上肢伤口和缺损，指导医师把握重建的适应证，根据伤口的范围和严重程度，患者的功能要求及组织的可用度。本章结合示意图讨论了临床实践中常用的重建方案、外科技巧及术后要点，提供了优秀的重建管理策略，有助于促进局部愈合，优化患者的功能性康复及全面恢复。

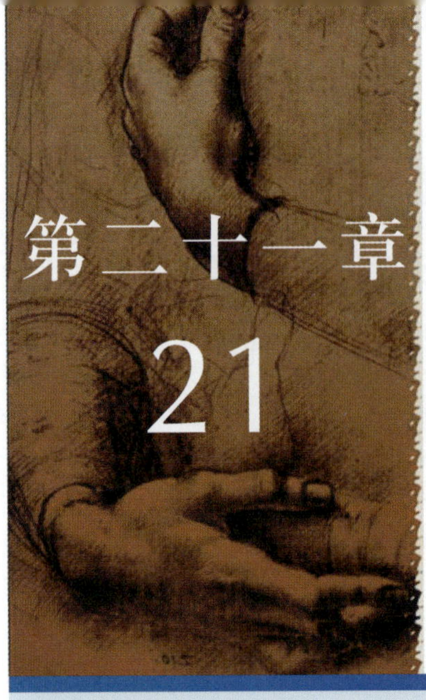

第二十一章 21 指尖损伤

原著者 AARON SHAW, OTR/L, CHT AND LEONID KATOLIK, MD
译校者 刘舒佳　洪　毅

关键点

- 指尖损伤十分常见，约占急诊病例的4%。
- 指尖损伤的后遗症包括瘢痕挛缩、寒冷耐受不良、过敏症、指腹容积不足，还有邻近关节及邻指僵硬，这是患者迁延不愈或frank失能所致。
- 治疗目标包括保留功能性长度、耐磨的表皮、有用的感觉能力，避免症状性神经瘤、邻近关节挛缩、短缩畸形，早期重返工作或生活。
- 所有的指尖损伤最终都需转送至手部治疗科室，使疗效最大化，减少长期后遗症。

指尖损伤十分常见，约占全部急诊病例的4%。治疗、误工及功能残障所致经济损失极大。而且，长期的后遗症包括瘢痕挛缩、寒冷耐受不良、过敏症、指腹容积不足，还有邻近关节及邻指僵硬，这是患者迁延不愈或frank失能所致。

指尖损伤的外科治疗方案很多，从简单精巧的操作到特别复杂的技术。需要根据患者的需求进行选择。包括保留功能性长度、耐磨的表皮、有用的感觉能力，避免症状性神经瘤、邻近关节挛缩、短缩畸形，早期重返工作或生活。

除了药物和手术治疗，所有的指尖损伤最终都需转送至手部治疗科室，使疗效最大化，减少长期后遗症。

一、解剖

简单起见，我们将指尖定义为指深屈肌止点以远的手指部分。包括指腹、指甲及深部的指骨。指尖的指腹是个封闭的腔隙。垂直纤维隔将指腹部分固定于指骨的骨膜上。指腹包含了表皮淋巴管的末端和神经血管系统的终支。

指甲为指腹执行钳夹及触知功能时提供保护（图21–1）。指甲由甲床的生发基质产生的角化上皮细胞组成。甲床是一层薄上皮细胞构成的无菌基质，为坚硬的指甲提供附着层。解剖上其邻近指骨骨膜。甲上皮形成了指甲基底部的背侧顶面，paronychium指的是侧甲褶。甲下皮是甲床与指尖远端皮肤的交界处。

二、外科病因

指尖部的损伤通常源自挤压伤或撕脱伤。损伤形式包括指腹撕裂、指甲损伤或指骨骨折（图21–2）。

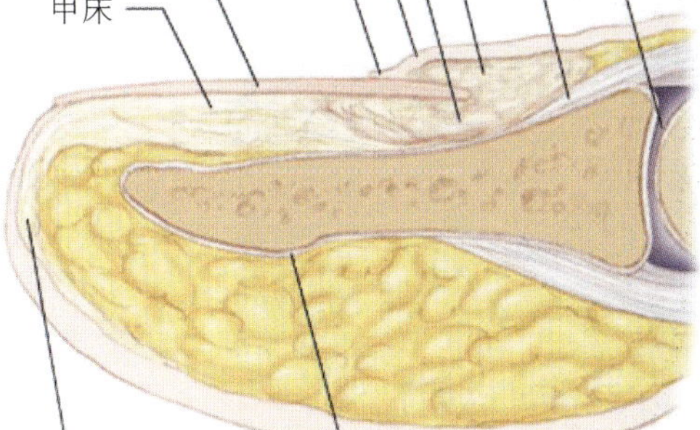

图21-1 手指指甲单元

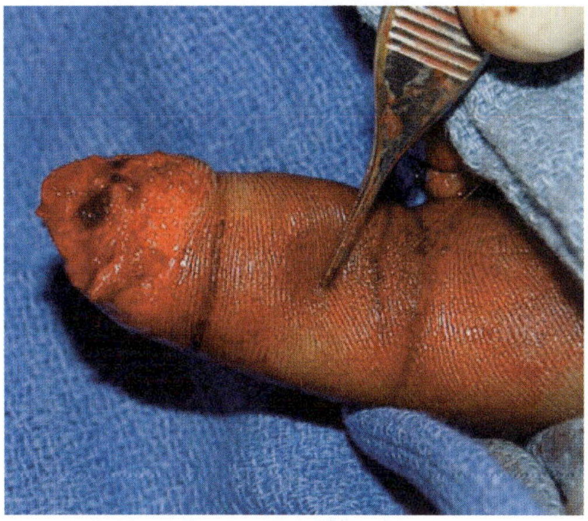

图21-2 一名32岁的卡车司机，钝器伤导致的指腹缺损、远节指骨开放骨折、指甲撕脱及甲床撕裂

最好在止血区域内用放大镜进行检查，保持患者舒适。为了舒适，通常要对患者进行局部麻醉。本文观点是腕管阻滞比手指阻滞更为有效。然后进行患指的多维X线检查。应用手指cot止血带。对于亚急性期处理，尽管伤口可能已经止血，检查和清创时难免会再次弄破伤口。用无菌盐水灌洗伤口，冲净血块和残屑。冲洗完毕后，以非黏附性纱布和外科海绵轻度加压包扎患指。厚实的包扎同时起到足够的制动作用。

伴有远节指骨骨折的指尖伤往往呈粉碎状或有骨缺失。这种情况下仅仅手术治疗骨性损伤并不常见。

远节指骨骨膜紧邻无菌基质，所以指端粉碎骨折几乎必然伴随甲床的撕裂。如果甲板没有撕裂，就不必进行外科拔甲术和甲床修补。完整的甲板是理想的封闭敷料，能够促进下层基质的愈合（图21-3)。如果甲板被折断，或撕裂，则需要拔甲，以细的可吸收线（5-0肠线）仔细修复甲床。将甲襞固定于原位甲板或利用外科包装裁出的无菌箔片缝合（图21-4)。

皮肤的线状裂伤很容易用细可吸收线来缝合。星状撕裂伤的缝合可以较为松弛。当裂伤累及近端或侧方甲襞时，必须小心的重建解剖结构，不能去掉下层的腔隙。指尖软组织缺损致骨外露的治疗引发了巨大的争议。患者的工作要求和功能重建的渴望主导了治疗的选择。显微外科回植、游离组织移植、带蒂皮瓣覆盖、软组织前移术、跨指皮瓣覆盖、鱼际皮瓣覆盖及皮肤移植都已经获得了不同程度的成功。但是，没有哪一个方法是普遍适用的。实际上，没有任何方法能够保证阻止寒冷耐受不良、指尖过敏或外观改变等令人讨厌的后遗症。

截指翻修术是最为快捷的方法，但是会产生至中节指骨头水平的短缩畸形。为了获得即刻的软组织覆盖而进一步截短伤指是所有患者都无法接受的（图21-5)。

考虑到伤口在愈合时的收缩，在最初检查时即以咬骨钳对外露骨进行简单短缩，然后包扎。肉芽组织能够重建令人满意的外观及感觉功能。这种方法避免了手术治疗，但是需要经受3～4周、每日2～3次的伤口严格护理。要求患者进行干燥敷料更换，轻度加压包扎（图21-6)。要求患者伤后3d就开始通过日常手部保健来充分利用患肢，包括用中度抗菌肥皂来轻柔清洗截指端。

最近，出现了一种治疗效果比外科软组织重建更好、价格更加便宜的治疗方法：局部生长因子换药治疗。目前还不清楚它能否改进技术含量稍低的复杂伤口护理。

尽管这种治疗方法很有效，但是除了一些很小的损伤，对骨干燥和骨髓炎的担心还是大大的限制

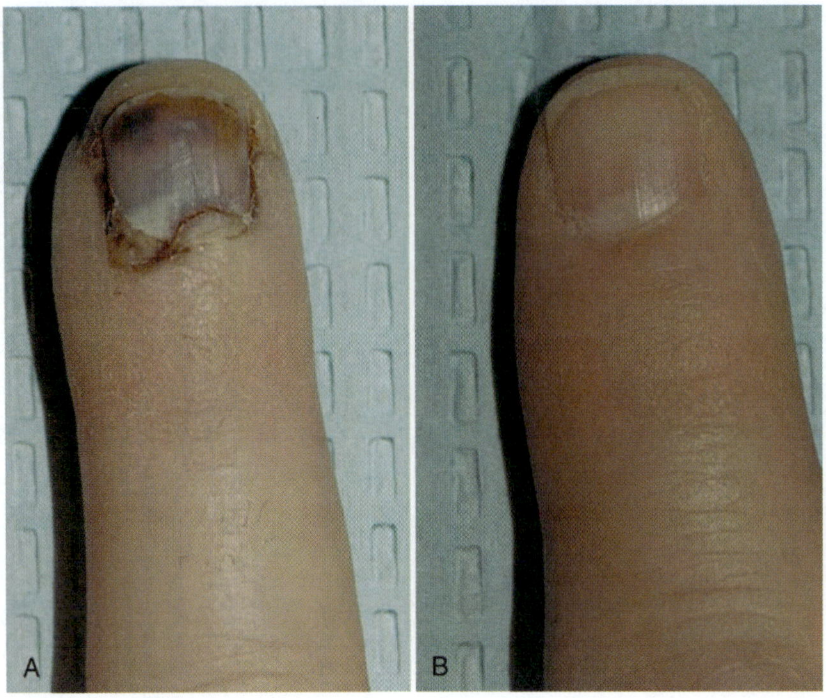

图21-3 指尖的挤压伤。A.大的甲下血肿，不过指甲并没有从甲襞下抽出。该患者的治疗为指尖保护性支具提供制动、保持舒适及水肿控制；B.受伤的指尖在3周后脱落，9个月后原位长出新的正常的指甲

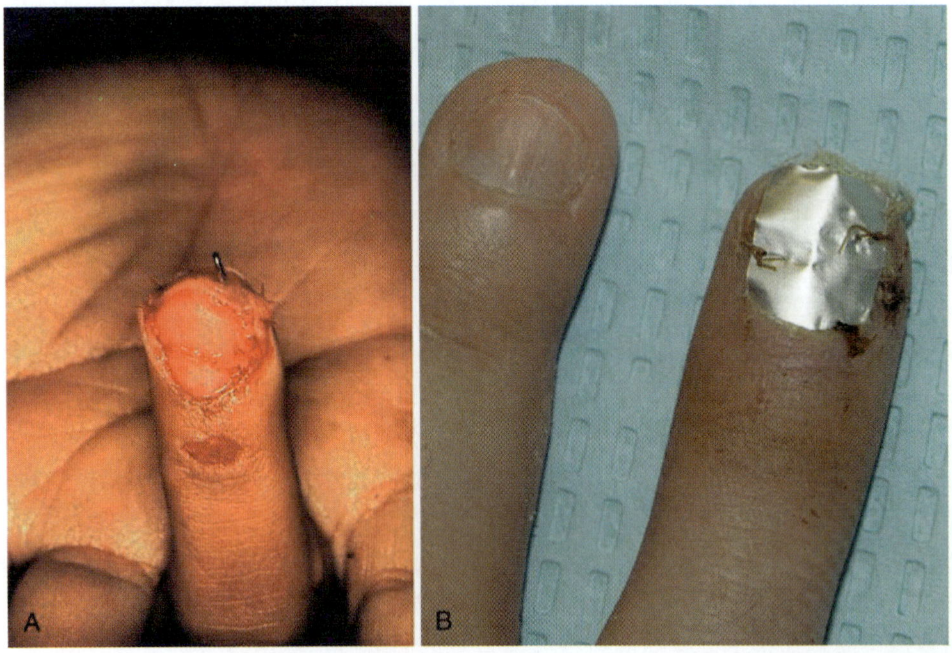

图21-4 A.指甲的线状撕裂，用细肠线缝合；B.我们临床上常用无菌缝线包装裁出“箔甲”来固定甲襞，保护甲床修复。注意要把箔片插入甲襞，近端及远端以可吸收线缝合

了它的应用。

全层皮肤移植治疗指腹及指尖缺损与简单二期愈合相比优势并不明显。尽管供皮区的发病率很低，但是为了移植物融合需要固定患指7～10d。所植皮肤感觉缺失，而且移植挛缩导致外观较差。

有骨质或肌腱外露的全层指腹缺缺损通常不会

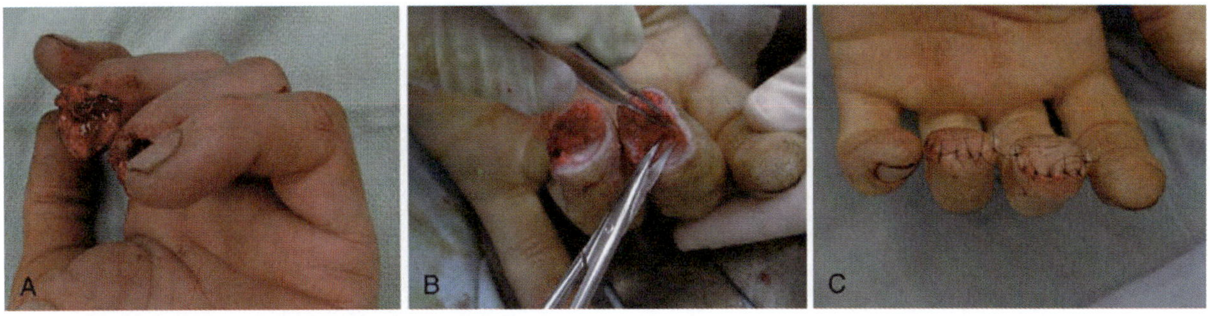

图21-5 截指翻修术。A.多指截指的患者；B.手术暴露、清创，实施神经切除术；C.一次性闭合局部组织

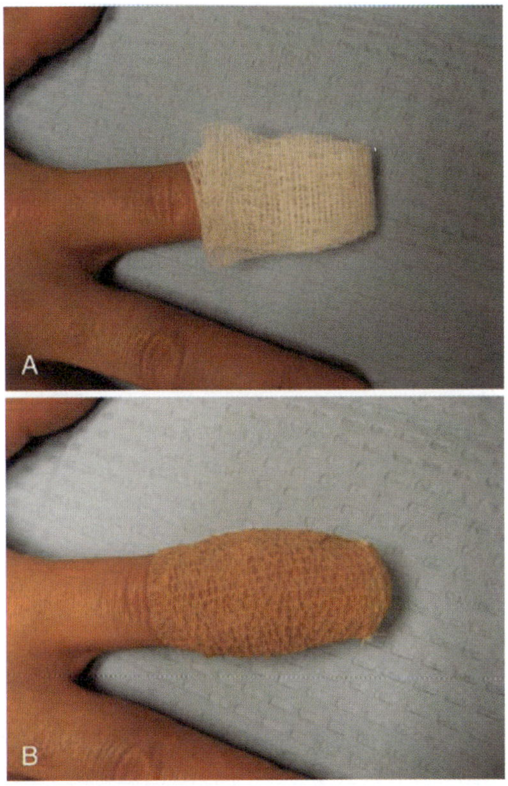

二期愈合。最近我们通过为期3周的阶段性重建来治疗这类损伤，包括去细胞真皮基质覆盖，以及全层皮肤移植（图21-7）。这一技术能够保证手指的长度及外形，不过需要二次手术，而且去细胞基质材料也非常昂贵。

同指皮瓣技术，比如V-Y前移皮瓣，自从Attasoy和Kutler分别报道以来，已经几乎没有改进的应用了几十年（图21-8）。按照深面分隔血管的走形前移组织。不必要延期制动，也不存在供皮区发病的问题。但是，临床上发现组织向远端前移的程度很有限。尽管能够前移约10mm，但是切口就必须非常大了，而且还有远端伤口组织失活的可能。

图21-6 A.单层干纱布置于指尖表面，不必过多包扎；B.这是轻度加压包扎。患者可以每日轻松更换

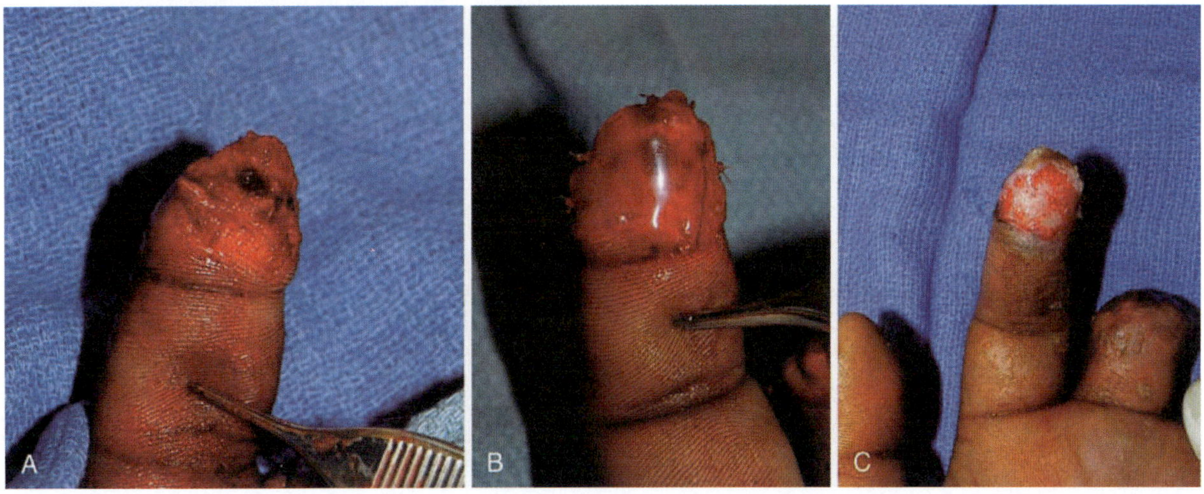

图21-7 A.全指腹缺损的阶段性重建；B.覆盖去细胞的真皮基质；C.3周后基质融入组织，为皮肤移植提供了适宜基础

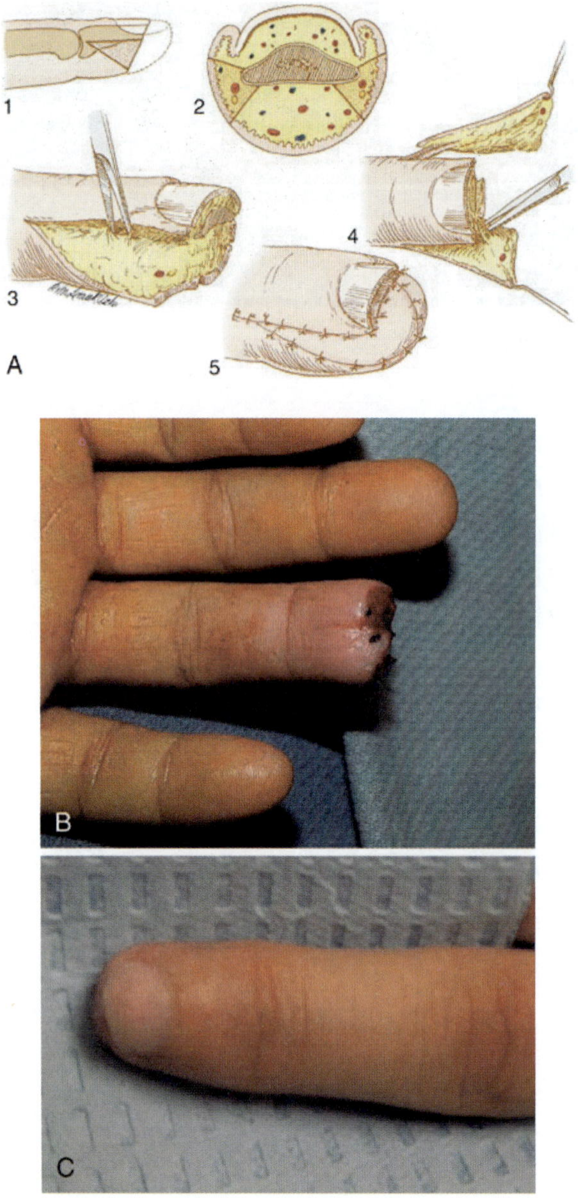

图21-8 A.V-Y前移皮瓣覆盖指尖的示意图（经许可重绘自 Green D，Hotchkiss R，Pederson W，eds.Green's Operative Hand Surgery，4th ed.Philadelphia：Churchill Livingstone，1999，p.1804.）；B.32岁，远节指骨横断的病例；C.桡侧和尺侧V-Y前移皮瓣治疗后4个月

筋膜“翻转”皮瓣是覆盖面积较大的手指背侧全层缺损的合理选择。其血供来自指固有动脉在近端指间关节水平发出的背侧皮下穿支。这种皮瓣能够延伸至从近端指间关节（PIP）到指尖部的整个指背，为其提供耐磨的覆盖。皮瓣外行全层皮肤移植，同时一期闭合供皮区伤口（图21-9）。

异指皮瓣，如鱼际皮瓣和跨指皮瓣，进一步丰富了指尖重建的外科手段。这些是剥自鱼际或邻指背侧的随意皮瓣。将患指与皮瓣缝合并保护性固定14～21d后二次手术。供皮区通常用皮肤移植覆盖（图21-10)。这种医源性的并指畸形，PIP关节常位于半屈位，特别容易导致永久性的屈曲挛缩。尽管我们经常见到这种并发症，还是有不少作者明确表示这种后遗症较为罕见。

近20年来，利用掌骨动脉系统来为覆盖手指缺损的组织供血已经十分常见。Quaba和Davison于1990年报道了一系列利用手背侧岛状皮瓣修补手指缺损的病例。这些皮瓣的营养来自掌背侧血管在掌指（MCP）关节水平、伸肌腱接合部以远的分支。但是即便是完全伸展，这些皮瓣也只能覆盖到甲床水平。

令人瞩目的指尖重建进展来自亚洲，在那里，首要原则就是保留指尖。Lim及其同事描述了一种治疗指尖缺损的螺旋形皮瓣。这种皮瓣被设计成螺旋形，被牵拉后可以延长至指尖。近端供皮区以移植皮肤覆盖。令人惊奇的是，这组病例恢复了正常的关节活动度（ROM）、正常的感觉功能，而且没有寒冷耐受不良症。在一项小尺寸游离组织移植研究中，Lee及其团队开展了大量第二足趾指腹重建手指缺损的工作。除了微血管吻合外，这些皮瓣还带有来自指神经吻合的神经支配。全部854个皮瓣中，仅有3例完全失败，翻修率也很低。作者报道称静态两点辨别觉可提高至8mm。这与二期愈合的效果区别不大。手术时间、费用及经验丰富的团队配合能力限制了我们开展这项技术。

三、作者建议

考虑到伤口收缩带来的二期愈合，我们采用认真换药来治疗远端软组织缺失的指尖损伤。有骨外露时，治疗医师必须考虑到保留功能长度的重要性。通常要将外露骨咬短至允许软组织闭合的长度。

对于远节指骨的横断伤，同指前移皮瓣能够重建其外形，并提供耐磨的软组织覆盖。指尖背侧全层软组织缺损，我们用背侧掌骨动脉皮瓣来治疗。不过近年来我们改用翻转筋膜皮瓣治疗本病。以往我们用异指皮瓣来治疗指尖掌侧全层损伤，不过

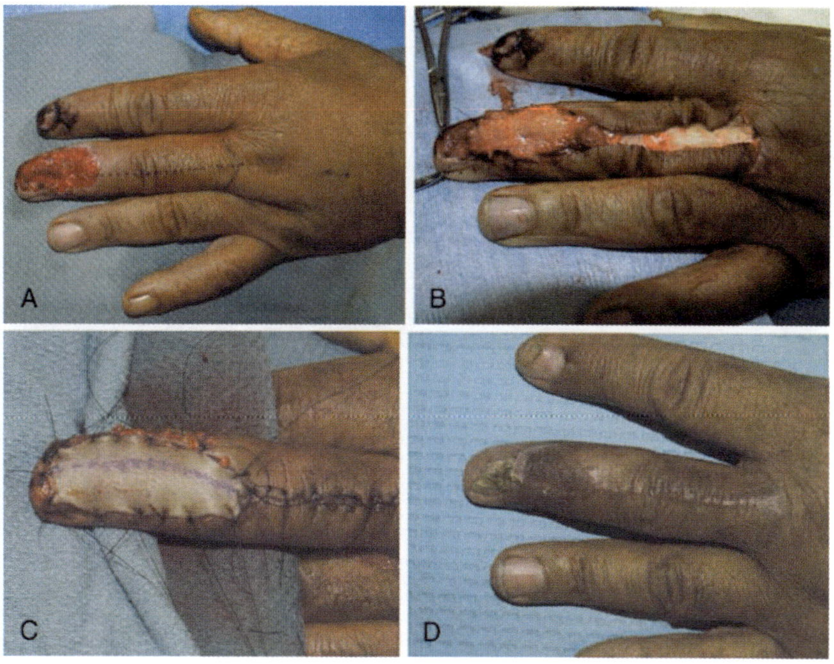

图21–9 翻转筋膜皮瓣。A.52岁工匠左手螺旋钻伤；B.从近端手指剥离翻转筋膜皮瓣，依照近端指间关节水平的血管穿支将皮瓣向远端翻转。覆盖指尖损伤；C.全层皮肤移植；D.术后3个月。术后10d拆除手术敷料后患者就开始工作了。工作时还要继续应用Coban指套

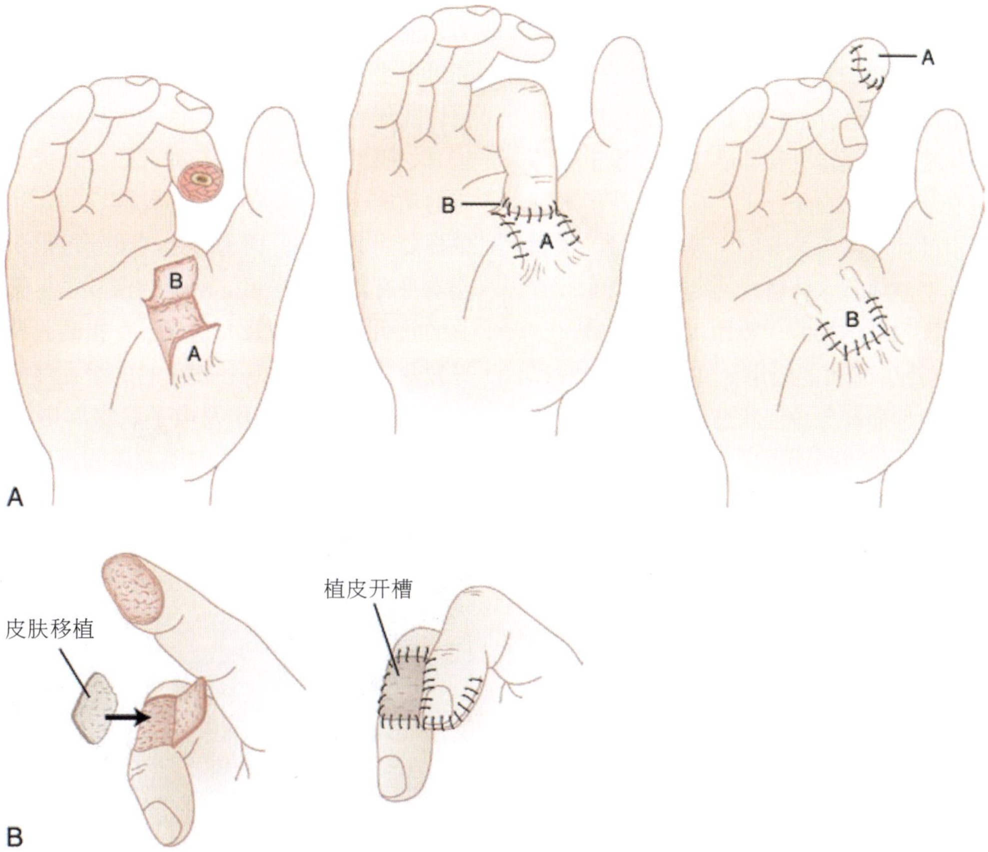

图21–10 A.用于指尖重建的鱼际皮瓣的示意图；B.用于指尖重建的跨指皮瓣的示意图

现在我们改用去细胞真皮基质阶段性重建的方法了，尤其是在指腹从指骨上撕脱下来的情况下，通过换药，基本上不用考虑伤口的大小。根据我们的经验，利用这种方法，大于1cm的缺损也很容易处理，并且疗效也很令人满意。

所有的损伤都要门诊复查，前3周每周一次，然后是前3个月每月一次。首次复查后治疗师即开始正式评估及治疗。

四、手部治疗评估

手部治疗评估应该包括详细的受伤史及外科治疗史。患肢其他手指或其他部分的损伤也要注意。特别要注意既往史中可能影响治疗的情况，诸如糖尿病、周围血管疾病、慢性肝病、酗酒、营养不良及慢性类固醇应用史。急性期损伤的疼痛、伤口情况、水肿及ROM应该正式评估。评估师和治疗师之间必须详细沟通，以保证康复治疗期间患肢能够得到适当的保护。而且，进行治疗时不能过度担心有些伤口比较奇特的外观。以下评估应该由接诊医师认真完成。受伤及邻近关节的主动关节活动度（AROM）及被动关节活动度（PROM）应该按照美国手部治疗师协会（ASHT）制定的标准来测定。以关节角度尺的固定臂和移动臂分别置于关节两端背侧进行手指ROM的测量。当所测手指水肿较重时，将角度计改置于关节侧面进行测量以求获得准确的活动度。随着水肿情况的变化，侧面放置角度计能够保证测量结果的一致性和可重复性。

ROM，以及手部功能应用，在刚刚受伤时以及手术后，均因疼痛和保护性状态而受限。伴有骨折或韧带撕裂伤的指尖损伤的ROM受限可达数星期之久。因缝合固定于甲床或指尖背侧所致的PIP及远端指间关节（DIP）屈曲会使患者感到不适并限制手部活动。水肿会限制肌腱及伸肌装置的滑动，导致受伤的和未受伤的关节全程ROM更加困难。尽管指尖损伤后DIP关节僵硬发生率最高，但是患者就医时往往会描述MIP及PIP关节的僵硬症状。许多患者在急性损伤后的几天内都会佩戴包括掌指（MP）、PIP和DIP关节的伸展支具。这种制动，此外还有急性的炎症过程，会导致关节僵硬。手内在肌的僵直、伸肌装置的瘢痕，以及手指侧方韧带在制动数星期后都会变得更加明显。判断导致ROM受限的结构的鉴别诊断是十分必要的。患者完成功能性任务的能力及独立完成这些活动时需要介助量，需要通过功能性评估来完成。详细了解受伤前的工种及家庭活动类型对康复而言是必要的。通过日常生活活动（ADL）、工具性日常生活活动（IADL）及模拟性工作来表现手的功能状态最为理想，不过这种状态不是在门诊仅仅通过面谈和评估前问卷（如臂、肩、手失能问卷，DASH）就能表现出来的。

握住并转动门把手、握住圆锥体和插销、使用餐具和书写工具说明指尖的运动水平已经超过了较好的级别。评估中应该加入一些功能性活动，如握持工具把手、捏起硬币和钥匙和系纽扣。这些任务能够说明患者操纵日常物品的能力，也许能够揭示正常动作的自发适应可以促进功能进步。

相比有些指尖受伤的患者把整只手都保护起来，那些仅仅把受伤的手指固定在伸直位、用其他没有受伤的手指替代工作的患者表现出更快的功能进步。拇指指尖受伤的患者完成抓握类任务较为吃力，而仅有示指或中指指尖受伤的患者则可以通过邻近未受伤手指的代偿来完成抓握动作。多个指尖损伤或伴有手部损伤时，因为疼痛或损伤的预防措施（如肌腱或神经修复）的缘故，不能进行整手参与的功能性任务检查。任何代偿性的运动模式及设备都要引起重视，因为不是“重新习得”，而是代偿本身有助于正常手部功能的恢复。尽管经过了专业的软组织重建和及时治疗，手指的长期废用仍将导致营养不良的外观和使用时的潜在疼痛可能（图21－11）。考虑到工作及电子联络周电脑使用频率的增高，应该进行打字耐受力评估。诊室里空闲的

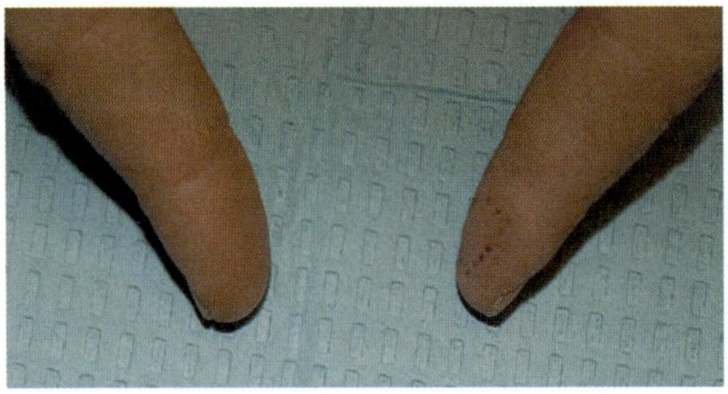

图21－11 中厚皮片移植治疗指腹撕脱伤后的指尖萎缩。患者术后12个月

键盘和鼠标就是进行这一耐受力检查的简便途径，通过伤指每分钟录入字数或键盘敲击次数来测定。指尖过敏要比ROM受限或力量减弱更加影响电脑工作者。

（一）软组织

急性损伤的伤口表现多样，从清洁的线状指尖切断到有残屑污染的、边缘不整的渗液性挤压伤。记录伤口的尺寸、深度、颜色及气味是一项标准流程，随着每一步治疗的进展，需要不断重新记录。

如果指甲折断或被拔除，应该用箔片代替指甲原位缝合，以保持甲下基质的完整，以利指甲再生（见图21-4)。箔甲需要保护至自然脱落，需要2～3周时间。外形完整的指甲损伤要格外留意，因为甲床周围的水肿或渗液可能会引发感染。

手指近节、中节和远节指骨的周径测量适用于有或没有伤口的指尖水肿评估。水肿的容量测定既客观又准确，不过不适用于开放伤或有污染风险的经皮穿刺伤。

如果发生了经皮穿刺伤，要对刺入点进行感染特征评估，包括刺入点周围的渗液和红斑，这是十分必要的。尽量早期做出判断以决定是开始服用适当的抗菌药或还是仅仅简单拔除钉子。

（二）感觉障碍

一旦软组织的情况稳定下来，就要对指尖的过敏状态进行评估。指尖密集的神经末梢分布常常导致无害刺激引发剧痛。无论骨折或伤口愈合的多么良好，指尖的感觉过敏仍然会使手指失去功能。

Barber建立了一套感觉过敏评价及治疗方法。评价方法包括三种感觉感知程式：质地、粒度分布和振动。患者按照刺激从轻到重的顺序对测试内容进行排列。有10种不同质地的材料固定在钉子上，患者用指尖敏感区域去摩擦、轻叩及翻转。下一个等级的测试中患者尝试把手伸进内壁贴附不同材料的桶，有的是柔软的棉球，有的是有棱角的硬块，患者按照刺激从轻到重的顺序把桶进行排列。手扶式变速振动器以每秒数次的频率振动，间断或持续刺激患指，按照患者对振动的耐受时间，以及振动的频率来对耐受度进行分级。这些级别构成了手指过敏的治疗基础。

五、手部治疗措施

（一）伤口护理

急性指尖损伤治疗的第一步应该是用支具保护受损组织，并告知如何调整及注意事项。静态伸展支具适用于大多数指端粉碎骨折、甲床损伤及DIP软组织损伤。通过伸展支具或DIP关节经皮固定来治疗累积伸肌腱末端的远端指骨骨折。应该佩戴指尖保护性支具（图21-12）以保护固定针，如果没有固定针也会起到保持DIP关节完全伸直的作用。

用非黏附性敷料外覆干纱布包扎开放伤口，可以防止伤口干燥，纱布还能吸收多余渗液。应该教会患者及其家属更换敷料的正确做法，因为如果有时渗液过多，需要一日数次更换敷料，渗液较少时则隔日一换。饱和的敷料影响愈合效果，会导致皮肤被浸软（图21-13)。敷料被浸透说明换药还不

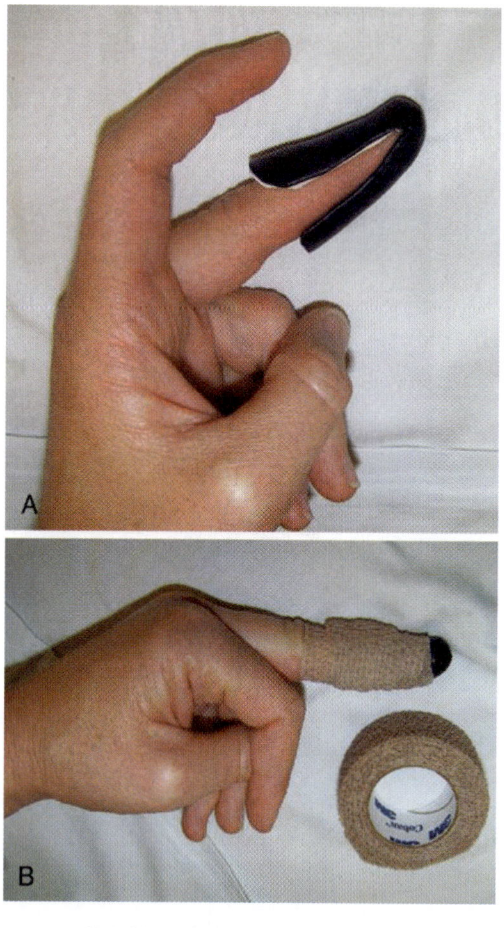

图21-12　热塑性塑料指尖保护支具（A）外覆Coban绷带（B）

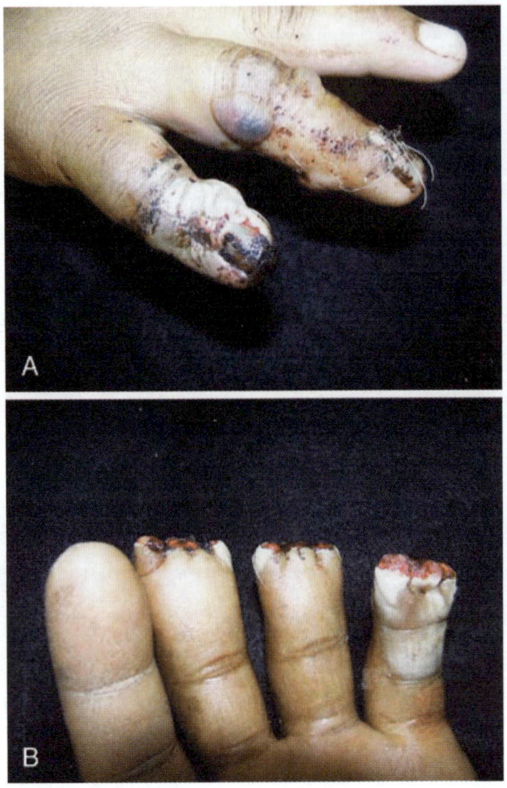

图21-13 被浸泡的伤口

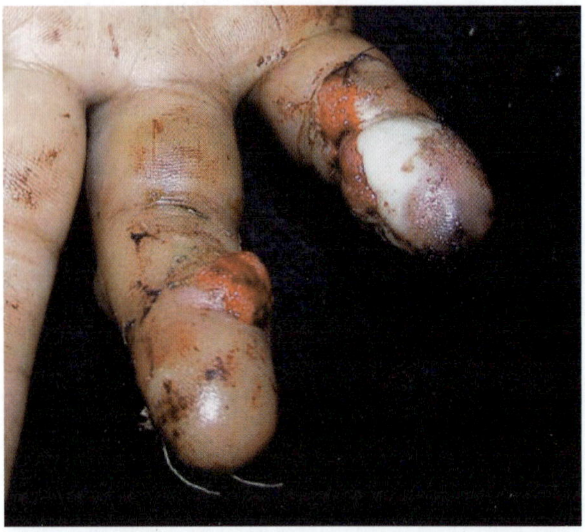

图21-14 伤口边缘的“赘肉”。局部应用硝酸银很容易处理

够勤，支具也该选用多孔热塑性塑料来制作以利透气。如果血液及渗液凝结导致敷料粘在伤口上，应该用温肥皂水浸泡来松解，避免更换敷料时撕去健康的愈合组织。

如果伤指有经皮固定，那就不适宜浸泡，应该改用饱蘸温肥皂水的海绵擦拭绷带。将伤指浸泡是禁忌的，这会增加固定点的污染风险。固定针应该用棉棒蘸取无菌盐水和双氧水按1∶1配成的溶液，每日清洁。用简单的蚌壳样DIP伸直支具保护伤指固定针不受污染及意外撞击（见图21-12）。离开诊室前，患者及其家属应该学会伤口及敷料管理的正确方法。从医疗用品商店买一个或者用少量热塑性塑料做一个手指纱布敷贴器带回家。严密缝合没有开放伤口的手指可以用这个敷贴器轻松、舒适的包扎直至拆线。

应该交给患者辨别感染的征象和症状，包括发热和寒战、肿胀、渗液、硬化及水疱型红斑。疼痛明显加重是最为敏感的感染标志，即使软组织还没有表现出明显的性质变化。针道感染的常见标志是固定针松动，伴有进针点渗液。如果及早发现，往往口服抗生素就足以治疗感染，或抑制感染直至拔除固定针。

过度肉芽组织，或称“赘肉”，是指尖或指甲单元损伤中的常见现象，即使创伤很小（图21-14）。

（二）脱敏

过敏是指尖损伤中常见的手功能下降的现象，一旦伤口闭合就应该进行评估。治疗目标是减少不适和指尖对碰触的痛性反应，这在临床上被称为脱敏，能够增加完成功能性任务时手指的耐受力。有许多方法能够用于指尖脱敏。质地、颗粒粒度和振动的感觉程式，曾经用于分级评估阶段，现在可以用于增加刺激强度和频率。一次10min，每日3～4次家庭脱敏练习。患者利用各种方式产生指尖刺激并忍耐，到能够耐受某种刺激后就进行下一系列的训练，直到所有的训练都能耐受。这个过程可以持续几周至几个月的时间来减轻过敏。

射流治疗也有助于脱敏，其作用方式为干热空气驱动涡流。在AROM治疗过程中，加热装置能够放松僵硬的关节。除了这些技术，患者还可以使用电钻和手锯等强力工具，逐渐加大力度来锻炼对振动的耐受。

脱敏是一个渐进的过程，在完全解决过敏之前，患者可以在使用工具时带上手套或者在引起严重不适的任务中用Coban（3M Coban Self-Adherent Wraps，3M Company，St.Paul，Minn.）等自粘弹力绷带包裹手指来适当保护。商用硅胶衬里指套能够缓冲手指受到的表面摩擦和振动，还能软化瘢痕。摘除这些保护层，让手指耐受正常活动和接触，对患者和治疗师而言是个挑战。治疗师应该采用握、捏类模拟动作练习来增加患者的力量和对接触及压力的耐受。刚开始握捏柔软的海绵或泡沫塑料，随着过敏减退，进展为握捏油灰。

（三）活动

指尖伤常导致PIP和DIP关节不能活动，但所有其他手指往往也表现出僵硬，需要治疗。僵硬的手指需要练习、牵拉，必要时应用支具固定。

对DIP关节以远的手指损伤，MCP和PIP关节应该立即活动以免关节僵硬。单独PIP的AROM和PROM练习，或与MP关节ROM练习共同进行。应该教给患者对僵硬关节进行牵拉的家庭练习技术，不过除此之外的关节活动需要在门诊进行。家庭牵拉一日数次以提高并维持关节活动。

各种形式的热疗包括射流治疗和固体石蜡均可用于手指牵拉前的准备工作。以Coban绷带固定手指于屈曲位，插入固体石蜡（图21-15）进行被动牵拉，同时将石蜡加热至舒适的温度。

首次尝试的时候要小心，因为指尖也许不能耐受石蜡的热度。手部存在开放伤、箔甲、固定针等情况不能应用石蜡。

最初治疗时指尖往往不能耐受手法按摩，所以DIP关节僵硬的治疗宜选择抗阻及紧握等AROM练习。日常生活活动中利用工具进行功能性抓握训练，比如毛刷把手、书写用具及餐具等，能够促进DIP活动功能。如果把手过小，患者不能把握，应当用泡沫塑料、Coban绷带或胶布予以加粗。随着患者ROM的提高，逐渐减少缠绕把手的Coban绷带或胶布。

并指胶带不仅有益于MCP和PIP关节僵硬，而且能够帮助患者改掉过度保护伤指的习惯（图21-16）。有些PIP和MCP关节僵硬的形成或加重原因是患者为了避免接触而将伤指置于完全伸直位。并指胶布将伤指与邻近手指绑在一起进行抓握练习、完成功能性锻炼。通过与未受伤手指一起活动，僵硬的手指获得了AROM。利用并指胶布进行承重、负重持锥形体及巴尔的摩治疗仪（BTE）练习很有好处。当患者恢复木工等重手力活时，可以在使用电钻、锤子和改锥时佩戴并指胶布，也可以在恢复全负荷工作时佩戴并指皮带。由于手指长度不等，并指胶布应用于DIP关节僵硬效果较差。

如果ROM牵拉练习不能恢复关节的ROM，患者就能可能需要应用静态进展型支具了。这种支具仅适用于AROM及PROM均丧失且对前文所述

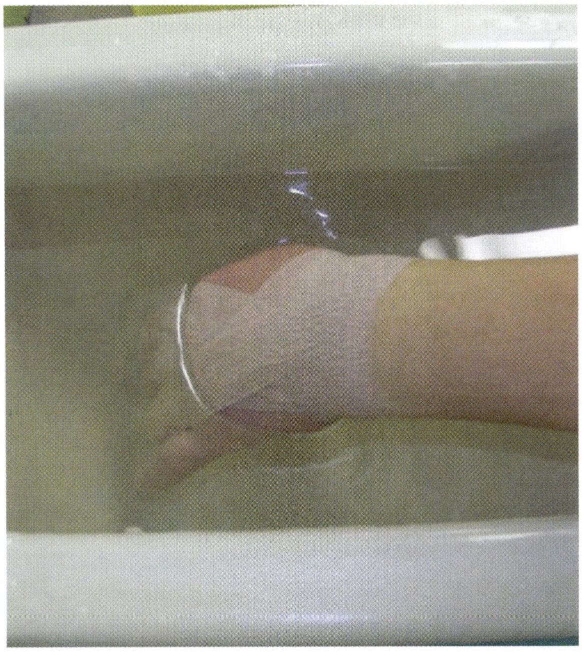

图21-15 Coban绷带缠绕同时石蜡浴，进行被动牵拉

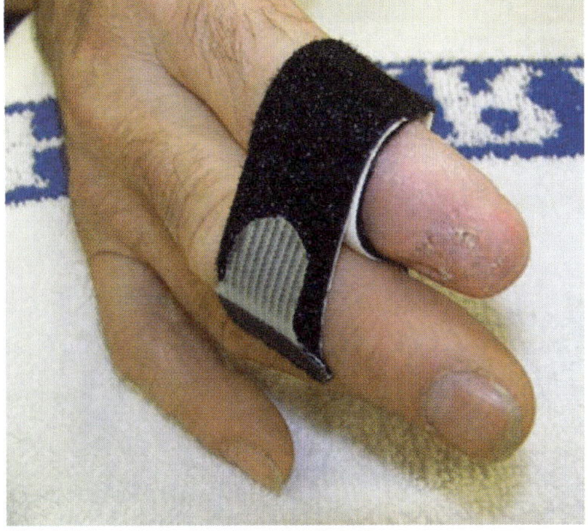

图21-16 并指胶带

各种治疗措施均无效的关节。静态进展型支具能够提供低负荷、长时间的牵拉，导致组织长度永久改变。支具可以制作成仅为MCP或PIP关节提供屈曲力或拉伸力而不对DIP关节造成牵拉的形状（图21–17），以免导致伸肌短缩，比如在肌腱止点损伤的情况下。静态进展型支具不应该应用于伸肌腱止点的损伤，除非经过几个星期的AROM、PROM及练习之后仍然没有明显进步。伸肌腱止点损伤后应用静态进展型支具导致伸肌滞后的风险很高，一定要避免以主动伸展为代价获得屈曲。如果MCP、PIP及DIP关节由于受伤及制动而僵硬，手指复合型支具能够为全部关节及周围组织提供牵拉（图21–18）。如果能够耐受，那么可以在夜间睡眠时佩戴支具，这样白天手指就能够进行功能性的活动了。

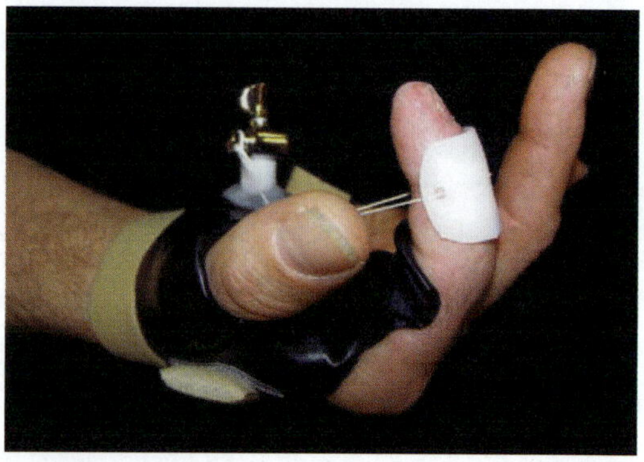

图21–17 为近端指间关节屈曲而应用的静态进展型支具

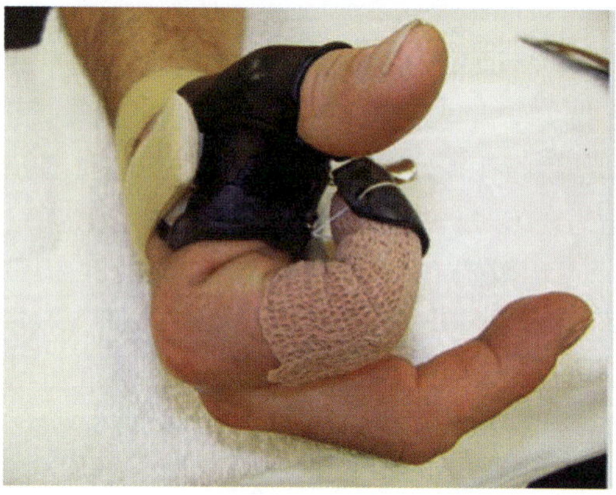

图21–18 复合屈曲型支具

六、小结

指尖所占体表面积不过0.25%。但是，这一小块区域的损伤，却会导致邻近手指乃至整只手非常虚弱和功能受限。外科治疗的目的在于寻找一种稳定而可耐用的软组织保护层。组织僵硬和过敏并非仅凭外科治疗就能够避免。

治疗力图通过外科干预获得最多疗效。这包括患者的自我护理在内，能够获得最大程度的功能恢复，同时使长期缺陷减至最低。

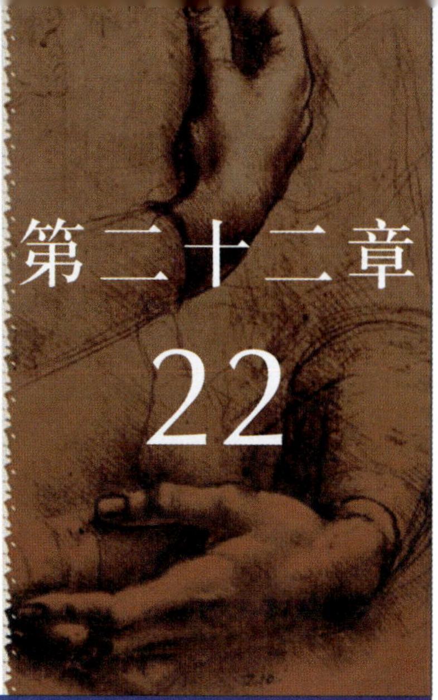

Dupuytren损害：手术处理

原著者 LARRY HURST, MD
译校者 杨智全　王方永

关键点：手术治疗适应证和时机

适应证

- 掌指关节（MCP）挛缩30°或更多。
- 近端指间关节（PIP）进行性挛缩20°～30°或更多。
- 功能障碍影响日常生活活动（ADL）或休闲活动（如打高尔夫球、弹钢琴）。
- 预计手术和麻醉可接受的并发症。

术前评估

- 详细病史和体格检查。
- 考虑到手部组织的条件，挛缩的速度和程度，以及患者的能力参与手康复项目。
- 考虑患者整体情况的严重性（是一个局麻下的简单过程，或是一个需要植皮和3h全麻的复发病例？）。
- 对潜在并发症迟钝，但要将统计学上的可能性放到实践的地位上。“在雨中下班开车回家走高速公路比做一台杜普征手术更危险。”

精要

- 熟悉正常筋膜的解剖是前提。解剖表明了病理线索。这遵循可预见的模式。
- 手术可以松解挛缩，但手术治愈杜普征掌挛缩。
- 手术的目的是松解：杜普征组织不能被完全切除。
- 手掌松解后做手指的切口。
- 预期复发，但老年非易患体质患者复发可能不影响功能。
- 从近端向远端切开。
- 在保护下方神经血管结构的同时，在表面弓形水平横向切断腱索。
- 完全切除不能减少复发。

技术要点

对于掌指关节（MCP）挛缩

- 可选择保留掌腱膜的横向纤维。神经血管束位于这些纤维的下面。
- 局部筋膜切除术和部分筋膜切除术都有效。没有证据显示广泛手术可减少复发。

- 释放止血带，避免血肿。如果需要在患者的辅料下放置引流。

对于近端指间关节（PIP）挛缩

- 在近端手指使用Z字形切口切除筋膜。
- 记住轻微的斜行切口可能使纵向弧线挛缩变直。
- 或使用皮肤筋膜切除术并切除皮肤、脂肪和筋膜。
- 确认神经血管束（可能被移置）。
- 首先，在手掌远端用钝性和锐性剥离并保护神经血管束
- 关闭Z切口或做Z成形术或做V－Y型推进皮瓣或用全层移植取代。
- 用神经钩在神经的近端轻轻的牵拉可帮助确定远端神经的位置。

不管筋膜切除术固定关节挛缩

- 小于30°的持续挛缩是可以接受的。
- 大于30°的挛缩考虑近端指间关节松解。
- 在止血带放气时检查拍打毛细血管再灌注和止血情况。
- 在止血带放气时要检查在近端指间关节矫正位置上的远端血管的耐受性。

误区

- 神经部分：神经血管束可向近端、表浅、中央移置。杜普征掌挛缩不粘连神经，但是需要反复探查神经是很乏味的，尤其是在手术中。
- 动脉部分：手指动脉受损或严重的近端指间关节挛缩导致被迫保持在伸展位可能发生严重的局部缺血（如：被压迫）。
- 手术经常比外科医师预想的或患者理解的更困难，恢复期更长，更容易复发。

术后护理

- 康复的数量要求变化很大。
- 发现手变得僵硬的患者，要用手法治疗和佩戴夜间伸展位矫形器进行干预。

功能运用

- 建议患者不要去工作或做剧烈的运动持续3～6周。

一、说明和建议

杜普征掌挛缩是一种手掌和手指筋膜的良性纤维瘤。它发生在手掌韧带，且组织学和手术病理解剖改变主要出现在纵向韧带。横向韧带如掌骨间韧带，可有符合杜普征掌挛缩的生化改变，但是临床上经常发生挛缩。杜普征掌挛缩始于手掌中可摸到的包块，通常在掌远纹水平。这种包块叫杜普征结节，可短暂出现并有轻微疼痛。随着结节增大，它形成向近端和远端延伸的病理性条索。随着条索变厚和变短，引起关节屈曲挛缩。第四、第五指最常受累，但是拇指、虎口、示指和中指也可累及。该疾病位于手桡侧的在糖尿病患者更常见。

对于杜普征掌挛缩的诊断检查包括详细的病史和体格检查。这种疾病的严重程度变化相当大。对于成功治疗还是随后复发的预后判断明显与挛缩的量和严重程度有关。那些有杜普征掌挛缩的患者（即，这种疾病的一个更具侵害性的过程）预计要做多次手术并且在他们的生活中有显著的手功能障碍损害。易患体质组由患者病史决定。易患体质亚组最初由Hueston规定，由有阳性家族史，双侧疾病，异位病灶如：足底纤维瘤，男性及发病年龄小于50岁的白人构成。

杜普征掌挛缩的体格检查显示有明显的结节和条索伴桌面试验阳性（图22－1）。应该用手指量角器记录固定的关节挛缩角度。大部分的挛缩是静态的，并且一个关节的位置并不影响同一个手指其他关节可测知的屈曲挛缩。然而，杜普征掌挛缩也可出现动态的屈曲挛缩。例如，一个横贯掌指关节和近端指间关节的中央型条索可造成不同程度的屈曲挛缩或伸展受限，这取决于每个关节的位置。如果掌指关节保持在中立位伸展，那么近端指间关节的挛缩将被最大化。如果掌指关节被屈曲，那么可记录的近端指间关节的挛缩将明显减轻（图22－2）。当评估挛缩进展，对比术前和术后查体结果时，或收集数据用于一个过程与另一个过程作对比时，理解这种潜在的可变性很重要。检查发现结节，条索和手指的挛缩可确诊杜普征掌挛缩。杜普征掌挛缩是一个非常少见的没有组织活检就可做出一个准确诊断的肿瘤。诊断杜普征掌挛缩不需要放射拍片和

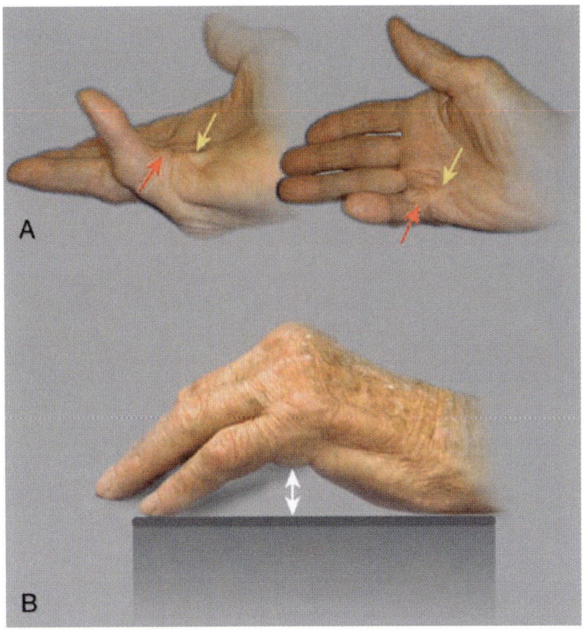

图22-1 A.手掌和箭头所示为杜普征掌挛缩的手掌和第五指。注意，结节（红色箭头）和条索（黄色箭头）；B.A桌面测试阳性—手掌和手指不能同时放在平整的桌面上。桌面试验阴性的正常手白色双箭头标记的距离应该是0

其他特殊诊断方法例如磁共振。极少的例外可能是那些伴有骨关节炎或风湿性关节炎的患者，对于他们关节炎的关节改变应该拍片检查。关节炎的关节改变可能是关节挛缩的次要原因。第二个例外可能就是在评估在掌长肌上嵌入掌腱膜的结实的指节垫或孤立的腕掌结节时。在缺乏杜普征掌挛缩的其他征象时，临床诊断就不能确定。

二、历史回顾

Elliot和Tubiana细致地用文献记录了杜普征掌挛缩的历史，从写于12世纪和13世纪的最早描述到现代。最早的参考文献来自奇迹般治愈杜普征掌挛缩的奥克尼和冰岛。这些治愈可能代表了杜普征条索的外伤性破裂。1614年瑞士医师巴塞尔的Felix Plater再一次描述了杜普征病。他认为这种障碍来自于肌腱损伤和继发的手指挛缩。第一次准确的杜普征病的描述是英国人John Hunter在1777年所写。Hunter是英国外科学之父，正确地分辨出了掌腱膜为杜普征挛缩的根源。有趣的是，同年杜普征出生。Hunter的学生Henry Cline提议做筋膜切开术。在1822年，Ashley Cooper发表了圆头细长刀的使用——用于闭合式筋膜切开术的一种长、窄的外科手术刀。1831年，杜普征通过一个横行切口完成了他的第一个开放式筋膜切开术。他将杜普征病归于外伤起源，并证实手掌腱膜为挛缩的源头。杜普征的学说和手术被记录在当时丰富的法语医学著作中。结果，手掌纤维瘤病以杜普征病为人所知，甚至Cooper的封闭式筋膜切开术仍为手术治疗的选择。全身麻醉在1842年由Long和Morton的引入和Lister的无菌操作技术在1865年的采用导致使用手术治疗杜普征病的增加。20世纪前半叶带来了许多各种手术切口及各类筋膜切开术和筋膜切除术的报道。在20世纪后半叶和21世纪初，外科学家及临床医师和基础科学家的合作以指数方式扩展着我们对杜普征病的认识。这次知识爆炸超越了Dupuytren在19世纪30年代所能设想到的任何事情；然而这次理解上的巨大发展只是开始拓展我们治疗的选择。Tubiana在他的教科书中记录了Hueston 1992年的一段话“我有个梦想就是有一天杜普征病将不用手术治疗。”希望在不久的将来，酶筋膜切开术将成为一种被认可的治疗方法，那也将小小地实现Hueston的梦想。

三、基础科学

关于杜普征病的基础科学研究在过去的30年里经历了一次信息爆炸。对杜普征病的一个基本理解始于一个这种障碍的全球流行病学的卫星视图。在人口水平，一个最经久不衰的研究是挪威人的研究，该研究显示男性中发病率为9%，女性中发病率为3%。这项研究也显示出衰老和杜普征病的发病率有明显的关系。在近几年，男/女比率开始相等，但是以全球人口来看，总体性别比率变化从2:1上升到10:1。Bayat和McGrouther已阐明杜普征病是一种白人中最常见的遗传性结缔组织疾病。Tubiana和同事估计全球的患病率在3%~6%。

随着焦点缩小到一个族群的视图，在疾病的发生率上，杜普征病的发病机制下一个方面特征基于种族和基因，地理移民，可能增加个体易感性的相关疾病和职业的潜在影响及外伤。很明显杜普征病是凯尔特人的一种疾病。在维京人和后来的北欧洲

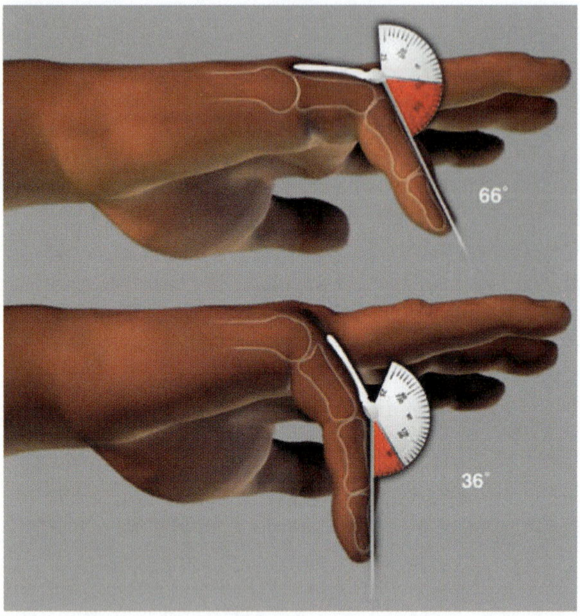

图22-2 在杜普征病掌挛缩中当一个中央型条索横穿掌指关节和近端指间关节时经常见到动态的屈曲挛缩。在这个例子中，当掌指关节保持在中立位（屈曲和伸展的0°位），近端指间关节挛缩测量为66°（顶图），但当屈曲掌指关节后，近端指间关节挛缩只有36°

人移居的地方，杜普征病的患病率增加。这种病在日本很常见，但另外在亚洲其他地方很少见并且在黑人中极罕见。杜普征病是一种通过有可变外显率的常染色体显性遗传方式传播的遗传缺陷。

杜普征病与糖尿病、酗酒、癫痫、吸烟、艾滋病和血管异常有关。

这些关联并不暗示原因和影响，并且不是所有研究都证实这些关系。然而，确实有显示伴有特定疾病如糖尿病的亚人群组更常罹患杜普征病。推测起来，这些患者的并发症引起在组织/分子水平上的改变，这些改变使他们的纤维母细胞易受那些触发器的影响，该触发器可引发纤维母细胞去分化为肌成纤维细胞并开始能导致结节、条索和挛缩的胶原转换不平衡。尽管Dupuytren自己提出了这种纤维瘤病与频繁长时间用手之间的关联，如他的马车夫由于使鞭子，手就发生了这种情况，但这个观点并没有坚持进一步推敲。现在已清楚繁重的手工劳动工作的工人比那些久坐不动的职业更易患杜普征病。McFarlane认为创伤能诱发杜普征病但不是它的原因。遭受裂伤的无症状结节可迅速发展为杜普征条索，但频繁长时间使用正常手不会引起杜普征结节形成。同样地，从基因方面不倾向于发生杜普征病的个体中，正常的手部撕裂伤不会产生结节或条索。无疑一个人的工作不会引起普征病；然而在一个携带错误基因的患者身上，一个简单的损伤就可诱发临床上明显的杜普征病。杜普征病遗传遵循带有可变外显率的常染色体显性遗传模式。经过一个分组人口分析，科学的焦点聚焦在个别患者和治疗患者的临床外科医师上。主要的治疗手段仍是手术，通常推荐筋膜切除术。这种手术治疗的基础是杜普征病的解剖和病理解剖的透彻理解，如同在后面部分描述的。随着被切除的筋膜标本被送到那些将我们的观察水平从个体改变到微观和分子水平的临床和基础科学家们那里，对杜普征病的认识进一步扩展。在过去的40年里与普征病相关的组织学、生物化学和生长因子已被深入地研究（图22-3）。最早的杜普征病的组织学研究之一是1940年Meyerdig对杜普征病的光显微镜研究和1959年Luck对它的分类，分为增生期、退变期及残留期。在20世纪70年代，Gabiani和Majno分辨出了结节性肌成纤维细胞和它们在产生挛缩中的作用。稍后，Chiu和McFarlane将细胞的发现与Luck对该病的临床分期联系起来。在接下来的10年，鉴定出了肌成纤维细胞的收缩系统的组成部分，包括肌球蛋白、肌动蛋白和ATP酶。

肌成纤维细胞的密集度与反复发生有关，并且在杜普征筋膜中鉴定出了树突细胞。接下来，研究了杜普征组织的微循环。Kischer和Speer证实外膜细胞增厚并推测存在潜在的低氧张力。显示血管周围的平滑肌细胞变成了肌成纤维细胞。对低氧的观察似乎与流行病学研究相对应，显示杜普征病伴有如老化、吸烟和糖尿病有外周循环差的问题时发生率增加。杜普征病的生化研究与认识也已在过去的30年里迅速提高。

氧自由基显示可刺激肌成纤维细胞扩增。Tomasek、Shultz和Rayan阐明了肌成纤维细胞和胶原蛋白三股螺旋之间的连接机制，显示纤维连接蛋白链将肌成纤维细胞连接到胶原基质。这使得设想在肌成纤维细胞质中肌球蛋白/肌动蛋白ATP酶-驱动机制如何拉动胶原蛋白通过纤维缝隙连接，缩短胶原蛋白三股螺旋，并让随后的胶原蛋白

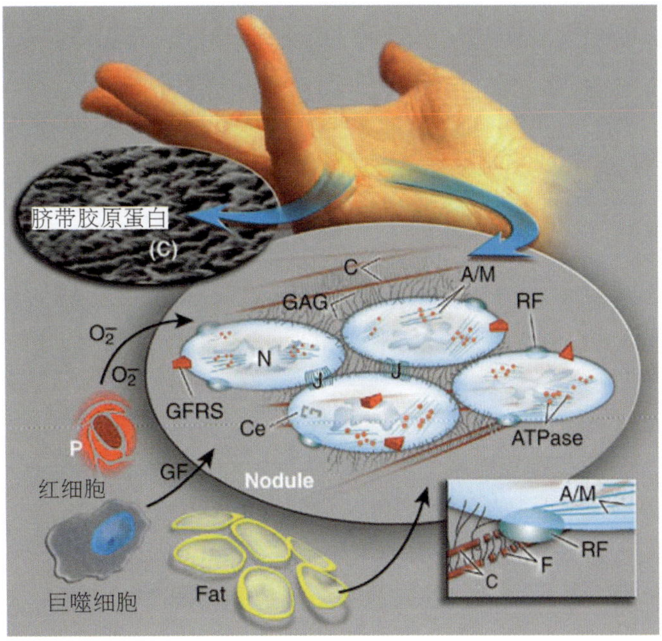

图22-3 杜普征病的细胞、分子及胶原成分。A/M.肌动蛋白和肌球蛋白细丝；ATP酶.三磷酸腺苷酶；C.胶原蛋白三股螺旋；Ce.中心粒；GAG.氨基葡聚糖；GF.生长因子；GFRS.肿瘤生长因子β、表皮生长因子β、血小板源性生长因子的生长因子受体部位；PDGF.血小板源性生长因子；J.缝隙连接；N.锯齿状细胞核；O^-_2.氧自由基；P.外膜细胞；RF.α_5，β_1–受体/纤维缝隙连接附着位点

翻转以保持基质处于缩短状态成为可能。关于杜普征组织的生物化学研究也显示在杜普征组织中前列腺素增加并可刺激肌成纤维细胞收缩。有趣的是，前列腺素异常也见于慢性酒精中毒，并且流行病学研究显示杜普征病与酒精中毒有关系。

在过去20年中，已经研究了在杜普征病的机制中生长因子和细胞因子的作用。白介素–1和生长因子如：肿瘤生长因子、表皮生长因子、血小板源性生长因子及上皮生长因子都已牵涉进杜普征病，作为分子信号有可能刺激纤维母细胞转化为肌成纤维细胞、胶原蛋白产物、增加的Ⅲ型胶原蛋白产物、纤维连接蛋白、纤维连接蛋白、剪接作用及血小板活化。鉴于这些众多的研究，看来可从微小细节上知道主要从一个正常的手到一个有症状的杜普征挛缩的手所发生的先后顺序。Alioto、Badalamente、Hurst、Rayan及其他人已经尝试着从大量的研究中描绘出解释杜普征病的“三羧酸循环”的概念。在最近的一篇综述中，Al–Qattan概述了杜普征病的基础科学知识并提议了一个涉及该种疾病的发病机制的多因素的复杂公式。然而，在一个杜普征结节组织中表达的主要基因网络图，最近发表在了Rehman和其合作者的出版物中，明显显示我们仅仅触及到了真实和完整的该病发病机制图的表面。对杜普征病的信号、通路及整体发病机制的完全理解应带来大量新的治疗选择，但到目前为止只是带来了新治疗选择的希望。

四、相关解剖学

手背部的皮肤附着松散，但掌侧皮肤通过固有韧带牢固附着在骨骼上。这些重要的韧带在抓捏时保持皮肤的位置。筋膜的固有韧带是手的正常结缔组织的一部分，并且它构成可分成手指筋膜、掌指连接筋膜和手掌筋膜的纤维连接（图22–4）。正常的结缔组织被称为筋膜、韧带或支持带。正常解剖的出色描述已由Bojsen–Moller、Gosset、Kaplan，Landsmeer、McGrouther、Milford、Rayan、Stack和White提供。手指筋膜是由横向手指腱鞘、表浅手掌纤维脂肪和背侧筋膜、位于神经血管束背侧的Cleland韧带及位于该束掌侧的Grayson韧带构成。所有这些韧带起着手指皮肤固有韧带的作用。

除Cleland韧带外，所有这些结构都可成为杜普征条索的病理成分。在正常状态下，手掌纤维脂肪和背侧筋膜缺乏细、小、单独的筋膜纤维，但在病理状态下，这种组织增厚、结合并成为界限清楚的病理解剖结构的一部分，如一个中央条索。在掌指连接区的筋膜结构包括螺旋支持带、游泳韧带及

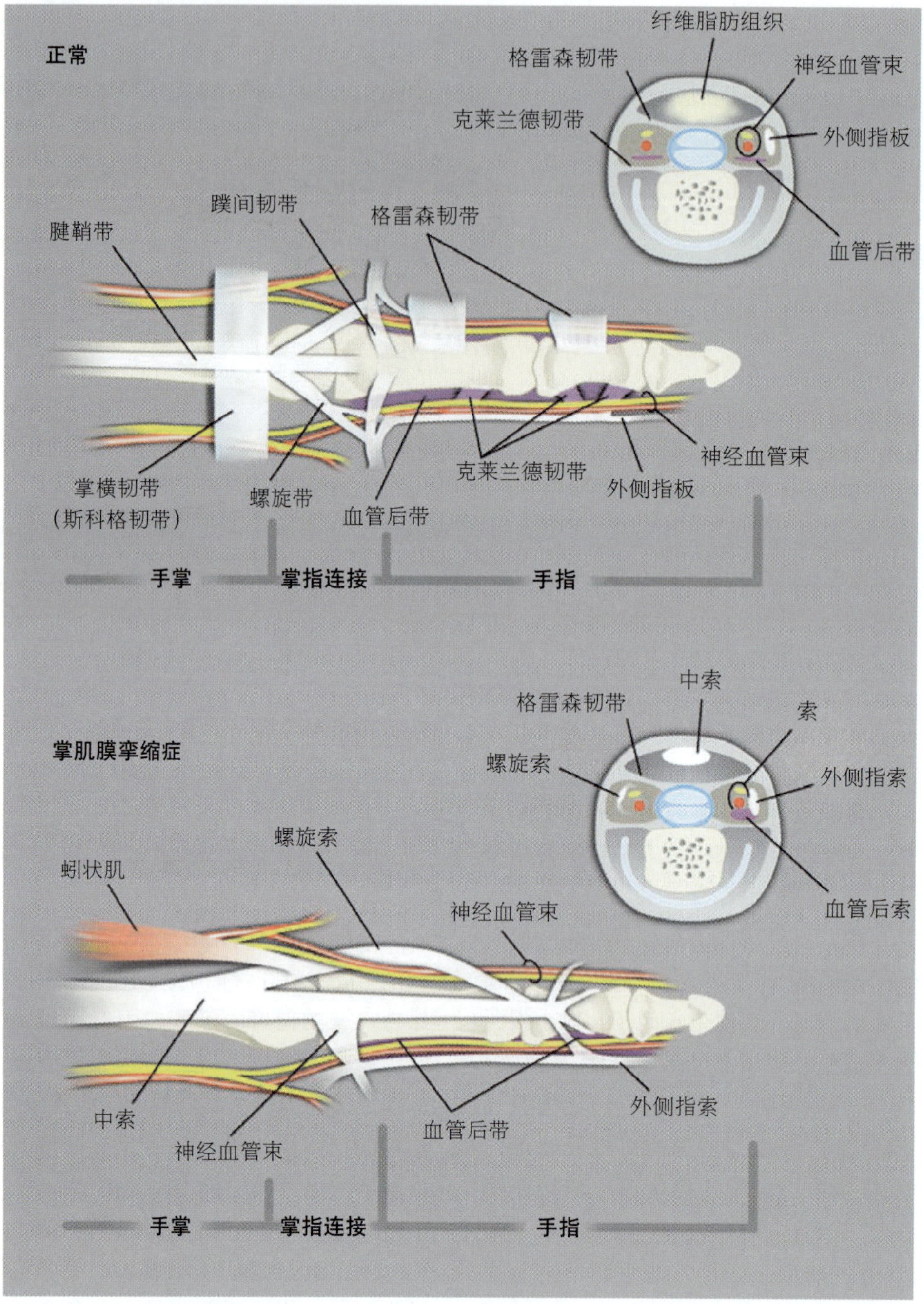

图22-4 远端手掌、掌指连接区及手指的正常筋膜解剖（上部）和常见条索的病理解剖（底部）

Legueu和Juvara的垂直纤维。在手指上，这些结构连接到Grayson韧带的近端部分和手指侧腱鞘。在手掌上它们连接到肌腱支持带和表浅横韧带。手掌筋膜结构包括肌腱支持带、浅横带及垂直隔膜。在矢状面，肌腱支持带是最表浅的结构并包括附着在皮肤上的细纵纤维。浅横带是垂直或背向到肌腱支持带的，并且垂直隔膜是最深的结构。垂直隔膜向背侧走行邻近掌骨颈并在掌指关节水平附着到伸肌腱帽。垂直支持带构成一个纤维通道包绕屈肌腱和掌骨并也使神经血管束和蚓状肌隔离在单独的通道内。垂直带（隔膜）附着于五个结构，Legueu和Juvara隔膜、掌板、深部掌骨间韧带、矢状带和松散的A－1滑轮。在肌腱支持带和A－1滑轮之间没有重要连接。通常在条索和屈肌腱鞘的A－1

滑轮部分之间有一个容易解剖分割的平面。随着McFarlane指出，这些筋膜结构是杜普征病的病理条索的建构。

常见的杜普征病的条索是肌腱拇指桡侧韧带、连合韧带、侧部血管后筋膜、小指展肌肌腱、中央条索、螺旋支持带、游泳韧带。认识这些可预见的条索的病理解剖对于安全并有效地手术治疗杜普征挛缩是关键。条索可单独起作用或联合产生手指挛缩。

五、病理解剖学

正常筋膜带向病理条索的解剖转换的认识，单独或联合改变正常手的功能，是手术治疗杜普征病所必需的（图22-4）。理解神经血管束参与了手掌手指的挛缩成分并知道如何使用正确的手术方法安全地切除病理条索是关键。Barton，Hall-Findlay，Landsmeer，McFarlane，McGrouther，Stack，Tubianat 和 White的著作提供了重要的关于这些复杂条索的病理解剖的详细信息。病理性中央条索（图22-5）源于肌腱支持带和手掌表浅脂肪纤维筋膜。中央条索的第一层由走行向皮肤的薄垂直支持带构成，中间层构成了大部分条索，深层通过垂直纤维连接背侧结构。在近节指骨条索插入皮肤。更远端的这种条索附着到近端指间关节远侧的腱鞘、中节指骨基底部的骨膜及侧方手骨腱鞘。这种条索是掌指关节联合近端指间关节挛缩的常见原因，也是动态挛缩的主要原因，在动态挛缩中继发于手指位置不同测量有变化。通常，这种条索只在近端指间关节水平远端分裂两次。在手指的每一侧分开的条索包绕神经血管束，部分走行到手掌的中节指骨而部分走行向Grayson韧带和侧鞘。因此，分开的条索用病理性条索组织既包绕桡侧也包绕尺侧神经血管束。由于这种附着在近端指间关节远端，因此中央条索经常导致近端指间关节挛缩。当Grayson韧带参与中央条索，神经血管束在中央条索的远端插入位置可被推向手指中线。

病理性螺旋条索（图22-6）源于五种独立的筋膜结构：肌腱支持带、Gosset螺旋支持带、手指侧腱鞘、垂直支持带和Grayson韧带。所有这些筋膜结构联合、增厚并挛缩形成这种条索。

这样，仅有部分掌指关节的网状联合不涉及螺旋支持带就是游泳韧带。其他网状联合的成分——Legueu和Juvara的垂直隔板支持带、螺旋支持带和侧鞘——是螺旋条索的所有部分。在正常的手，例如，在普通环指和小指之间的桡侧指神经（图22-4）在掌指关节水平分开，并且小指的桡侧指神经通过桡侧第五螺旋支持带并继续向远端到它的

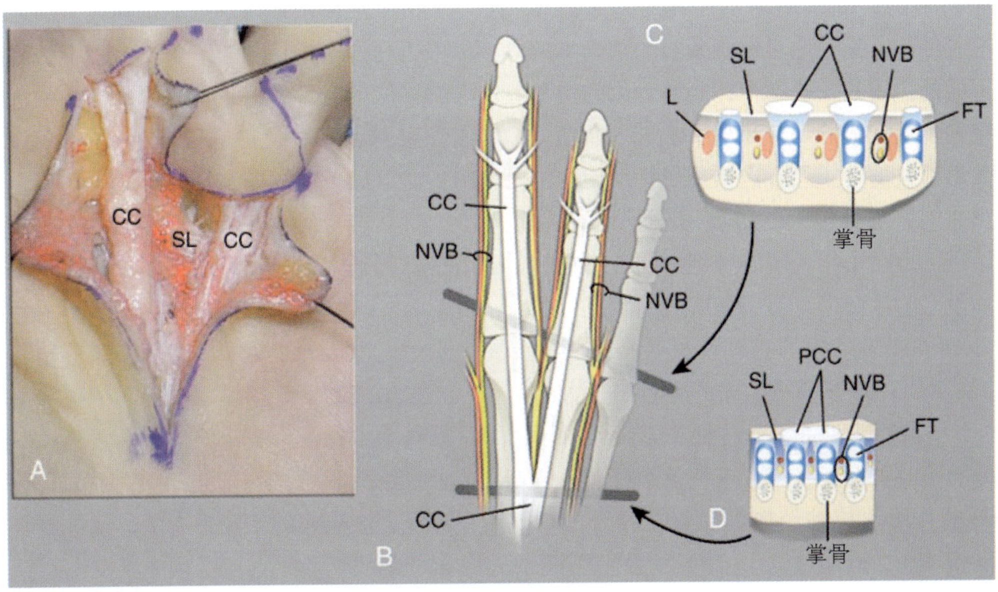

图22-5 杜普征病—中央条索。CC.中央条索；FT.屈肌腱；L.蚓状肌；NVB.血管神经束；PCC.近端中央条索；SL.Skoog 韧带

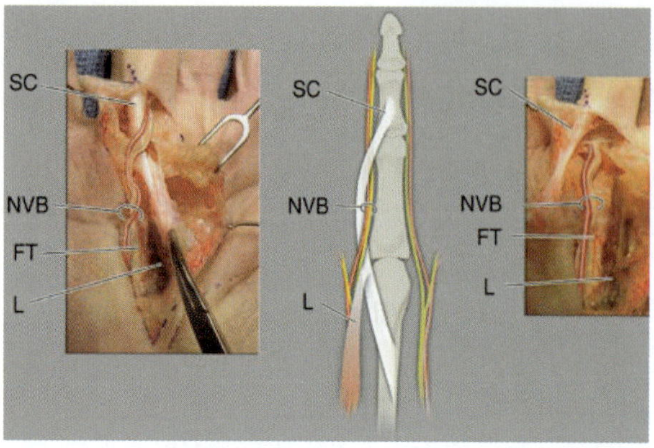

图22-6 杜普征病——螺旋条索；FT.屈肌腱；L.蚓状肌；NVB.神经血管束；SC.螺旋条索

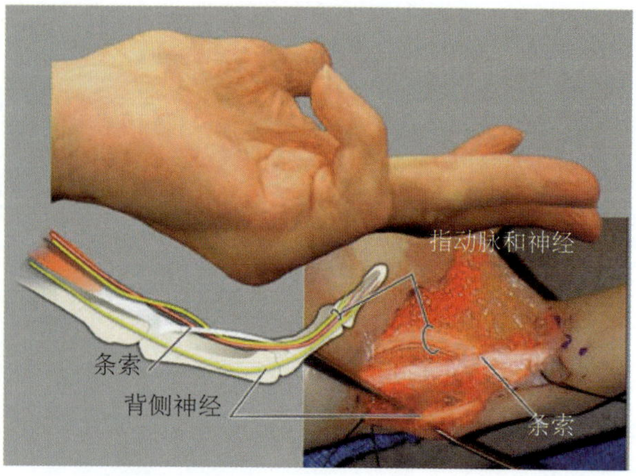

图22-7 杜普征病—小指外展肌条索；注意类似的神经关系同样在螺旋条索中见到

侧方中间的位置在Grayson和Cleland韧带之间。在病理状态下，随着螺旋条索增厚和短缩，螺旋条索推桡侧手指神经血管束向近端、中央和表面。解剖学上，它是这样的神经血管束，在手指中它实际上随着自身通过螺旋条索并行向背侧而且向桡侧扭曲到它的在Grayson韧带和Cleland韧带之间的解剖侧方中间位置而螺旋（图22-6）。由于这种独特的病理解剖，螺旋条索使神经血管束比其他任何杜普征组织更有手术损伤危险。随着外科医师在第一手指屈褶线水平螺旋条索前面切过，所遭遇到的第一个结构是神经血管束而不是条索的筋膜。螺旋条索可引起严重的近端指间关节挛缩。这种挛缩的严重程度是最可靠的诊断螺旋条索存在的方法。然而，根据笔者经验，完美地对螺旋条索的精确术前预测是不可能的。因此，手掌中神经血管束的切开和评估该束的位置在延伸切口和从手掌进入掌指关节区切开条索前很重要。只有当神经血管结构的位置被识别出来时，更具侵入性的掌-指关节筋膜切开才应开始进行。在小指尺侧的解剖不同于正常的指蹼解剖。没有游泳韧带；但小指展肌的肌腱可以是被称为小指外展肌条索的病理性杜普征条索的起源（图22-7）。在第五手指挛缩的患者中，大约1/4就有一个小指外展肌条索。这种条索经常源于这种固有外展肌的肌腱连接区。这种条索可起像螺旋条索一样的作用，拉神经血管向近端指骨的中线。除尺侧指神经在近端尺侧、桡侧及远端尺侧路径螺旋围绕手指外展肌条索，背部尺侧感觉神经也紧邻这种条索（图22-7）。背部感觉尺神经给第五指的侧面提供一个敏感的重要区域。像成螺旋形的第五尺侧手指神经血管束，在切开这种条索时背侧尺骨感觉神经也容易损伤，因而，如果可能必须鉴别出它的毗邻和辨别出它的位置。

外侧条索（图22-4）来自于外侧手指鞘的挛缩。近端的这种鞘由游泳韧带和螺旋支持带的联合构成。尺侧小指没有这种筋膜排列，然而，小指外展肌腱作用如同外侧条索。外侧条索通常插入手指的真皮层，并不导致严重的近端指间关节挛缩。然而在小指中，它可通过Grayson韧带附着到中节指骨并导致近端指间关节挛缩。

由于这种条索超过近端指间关节的远端延伸它也可引起远端指骨间关节挛缩。它不引起神经血管束的移位。血管后的条索由于手指筋膜背向到神经血管束引起，并且它是独立于横向的Cleland韧带的。血管后条索纵向走行。

就其本身而言并不引起近端指间关节挛缩，但结合外侧条索可导致远端指间关节过伸性挛缩。联合条索来自于第一游泳蹼韧带的挛缩，在第一游泳蹼韧带中这被认为是远端联合韧带和近端联合韧带。

当挛缩的第一指蹼在抓握时干扰拇指功能时就是外科手术指征。较小的连合条索经常发生在老年患者且用外科方法可通过第一指蹼Z成形术处理。在有侵袭性疾病的年轻患者中，经常需要植皮。在条索的筋膜切除术前，必须先鉴别出示指易受伤害的桡侧手指神经血管束及拇指的桡侧与尺侧神经血管束并加以保护。连合条索可出现与拇指桡侧条索

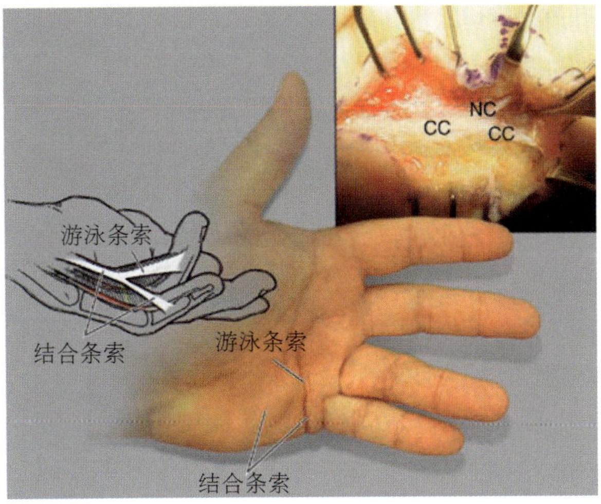

图22-8 杜普征病—结合条索包括中央条索（CC）和游泳条索（NC）

的结合。拇指桡侧条索很少引起拇指掌指关节或指间关节的挛缩，但当挛缩干扰功能时，可能需要做筋膜切除术。

条索结合并不罕见并可在单个条索松解后导致持续挛缩。最常见的条索结合是中央条索/侧部条索结合。这种结合使掌指关节和近端指间关节挛缩，并使神经血管束向中央集中。其他的常见条索结合是中央条索/螺旋条索结合。最初分离时，这种结合可成为一块实心板包绕神经血管束。中央条索/游泳条索结合或螺旋条索/游泳条索结合可引起两个邻近手指掌指关节同时挛缩（图22-8）。这些Y形条索为做封闭酶筋膜切开术提供了机会，因为在Y顶点的一个单一注射可同时矫正两个邻近手指的挛缩。

六、治疗适应证

在合适的患者中，挛缩改善和功能矫正的数量是可预见和有用的，但矫正的持久性不同。手术治疗的适应证是掌指关节挛缩30°或更大或者近端指间关节挛缩20°或更大，同时有文字记录进展。一个这种程度的掌指关节或近端指间关节挛缩产生桌面实验阳性并开始引起功能性问题如将手放入狭窄的地方困难，如口袋。如果挛缩变得更严重，那手术就更难做，尤其在近端指间关节，结果难以预料。然而，对于一个有非进行性的20°近端指间关节挛缩，已经在适当的时间间隔进行了随访的患者，并且没有功能问题，手术治疗并不是强制性的。用适当的教育，在一只功能手有非进行性挛缩的患者可决定自己什么时候回来做进一步评估或是手术治疗。然而，对于那些存在比最低程度的表示挛缩更多的患者，推荐手术治疗，因为随着时间的推移挛缩趋向更严重。挛缩越影响手功能，手术治疗就越复杂。当推荐手术治疗时，应该用他们可以听懂的词语与患者坦诚地讨论，手术风险、潜在收益、治疗的局限性及备选方案包括观察。数以千计的杜普征病患者通过手术得到帮助，但每位患者必须个体化评估并根据他或她自己的问题、目标和体格检查情况给予建议。在做出最终手术决定之前必须对患者的日常生活活动水平、预期麻醉类型和手术持续时间、医学评定、术前实验室检查、心电图和美国麻醉协会分级全部进行评估。如果现病症是一个杜普征结节和一个较小的条索，并没引起明显挛缩，那么显示需要进行安慰、教育和观察。在推荐手术治疗杜普征病之前，年轻、年老、酗酒、复发疾病、严重的骨关节炎、风湿性关节炎、之前的复杂区域疼痛综合征及杜普征病易感体质的相关问题都必须成为患者评估的部分。复发疾病的可能性或复发疾病严重到需要重复手术都必须与每位患者探讨。笔者的意见是复发疾病和之前没有受影响区域的疾病复发率高（20%～80%），但对于那些首次手术是50岁以后做的患者复发要求重复手术并不常见，但仍有可能。正如所有肌肉骨骼手术一样，当推荐杜普征病的手术治疗时，围绕现实的期望教育对患者而言是极其重要的。

七、手术类型

手术选择包括开放式筋膜切除术、封闭式筋膜切开术、针式筋膜切开术及酶法筋膜切开术（试验性的）。对于杜普征病没有完美的手术解决方案。手术不能治愈杜普征病；取而代之，它的目标是松解关节挛缩并改善手功能。手术不能消除疾病。像McGrouther所强调的，在筋膜的松解或切除时，每个手术程序必须处理第一皮肤、第二筋膜及最后任何残留的关节挛缩。许多手术皮肤切口已被描述为杜普征手术。基本上所有手术切口分为四组（图

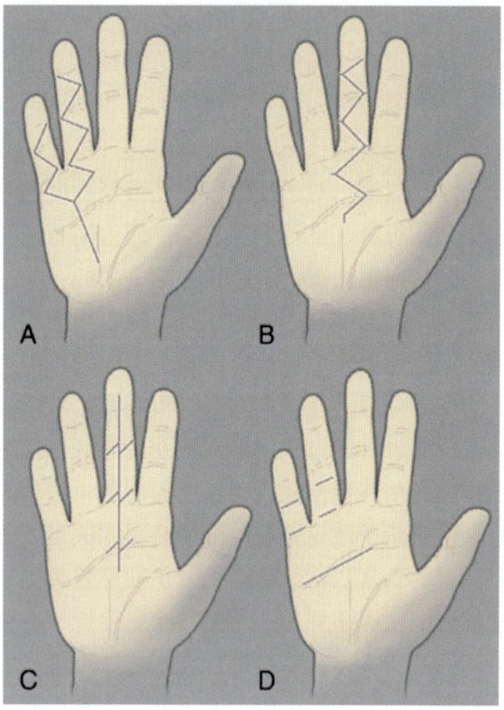

图22-9 杜普征筋膜切除术四种基本的皮肤切口形式：A.Z字成形术切口，线性延伸向近端到掌褶纹。在手指中可在屈褶线之间有一个斜行切口（如，第五手指）或在屈褶线之间两个斜行切口（如，第四手指）。B.Littler Brunner切口有小的横向延伸。Watson使用这些为V-Y成形术闭合，Bedeschi在蜂窝技术中让它们敞开。C.纵行切口，用Z—成形术闭合（斜形切口线）。D.McCash开放手掌技术的横行切口

22-9)。所有切口必须遵循基本的手部手术原则。第一，在闭合伤口时，切口不应以直角通过屈褶。第二，薄、可能无血管的皮瓣应该避开。只要可能无病变的皮下组织就应留在皮瓣上。如果杜普征组织深入的附着到皮肤，尤其在复发组织，那么就需要皮肤切除术加后续植皮治疗。第三，切开是从近基底部开始并行向远端。在手掌中做一个切口是合适的，部分松解条索，识别神经血管位置，再切开掌指关节的皮肤，并最终切开手指皮肤。在手掌中松解一条局部条索开始矫正并使恰当的远端切口的设计更容易。偶尔，在掌指关节区域内的神经血管束必须从近端向远端方向切开以保证它的识别和恰当的从被切除的病理组织移除。在杜普征病中筋膜挛缩的管理可以做通过有限开放部分筋膜切除术、有限开放筋膜切除术、开放根治切除术、带皮瓣开放筋膜切除术、皮筋膜切除术、无完整皮肤封闭的开放筋膜切除术（McCash技术)、开放或封闭筋膜切开术、针筋膜切开术或通过酶筋膜切开术来实现。现今对于杜普征病有限开放筋膜切除术是最流行的手术。这种手术的优越性是极好的暴露病理条索和正常结构如神经血管束。这种手术允许矫正挛缩并移除大部分纵向病理条索。如果不是切除物需要暴露，未涉及的筋膜就留在原处。笔者更喜欢切割并部分地移除Skoog的浅表掌骨间韧带以便暴露和保护神经血管束。

在掌指关节水平，通常手指动脉和神经分开处，这些结构的位置应仔细辨认。近端筋膜切除术的范围是条索和结节的近端终点或到一个特定的标志位点如浅表手掌血管弓。在切开过程中，病理条索暴露和切除的止血用双极电灼术来实现。电灼术应小心使用以避免意外损伤手指血管。在过去的50年中开放根治筋膜切除术已不流行。在这种手术中，不仅引起挛缩的纵向病理条索被切除，而且外观正常的筋膜也一样。推测起来，当麻醉和抗菌技术变得可用并且更长的手术过程成为可能时，这将变得流行。在20世纪50年代，McIndoe 和 Beare夺得了手掌筋膜切除术总数的冠军。这种激进的方法原打算通过切除筋膜松解挛缩并预防复发，不但不看病理，而且可能成为潜在的疾病复发的根源。不幸的是，更广泛的手术和更大的皮瓣引起更多的手术患病率并且没有明显减少复发率，尤其在近端指间关节。

皮筋膜切除术是一种不同的手术处理杜普征病的方法。这种手术是由John Hueston所倡导。最近，McGrouther已经强调了这种手术的实用性。在这种手术中，引起挛缩的筋膜带上覆皮肤被切除。然后用一个皮瓣来覆盖整个近端手指或部分手掌（或两者）表面。皮筋膜切除术的优势，就像McGrouther报道的，是移植的皮肤在剩余筋膜组织之间扮演一道新组织的“防火墙”。植皮术的确减少了复发机会，但并不能保证零复发。皮筋膜切除术在复发的侵袭性杜普征病伴有皮肤受累或皮肤短缺的年轻患者中被许多看杜普征病的外科医师所提倡。

在皮肤不足的老年人中，由于慢性严重的挛缩，横向切口，最初由McCash描述的，可被用于暴露和切除杜普征条索。切口的横向部分可保留

开放并避开移植的皮肤。横向椭圆的皮肤缺损在6～8周后将愈合留有一道线状横行瘢痕。在此期间，患者可以随手治疗师做手浸泡和关节活动范围（ROM）训练。不像需要一定时期制动的皮瓣移植术患者，开放切口的患者可以立即开始大强度的关节活动范围训练，在有很容易使关节变得僵硬的轻度关节炎关节的患者中这很重要。切割病理性条索但并没去除的封闭和开放筋膜切开术已经被应用了许多年。在1822年Ashley-Cooper描述了封闭式筋膜切开术，并且Dupuytren做了一台开放式筋膜切开术作为他的最初手术。在现在的实践中，尤其在掌指关节区域和手指由于有神经损伤的可能，大多数外科医师已经抛弃了封闭式筋膜切开术。通过一个中央条索的单切连同一个适度的封闭式操作可以取得显著功能改善的开放式筋膜切开术仍在被选定的个别案例中使用。一种介于有限筋膜切除术和开放筋膜切开术之间的中间方法是Moerman的部分开放筋膜切除术。他通过一系列短的弯曲切口做了一部分纵向条索的部分切除。像开放式筋膜切开术，这具有有限的外科手术切开继发性瘢痕形成的优势（图22-10）。两种另外的封闭式筋膜切开术是封闭式针筋膜切开术和酶筋膜切开术。封闭式针筋膜切开术由一组法国风湿病学家创始于20世纪70年代。经皮针筋膜切开术是由一个安装在注射器上的25号针做的。一些外科医师使用少量的局部麻醉，但其他人不这样。针被盲穿刺入皮肤并通过多层次反复插入条索来切割条索。随着条索被切割，手指被动地延伸完成条索的断裂。没有使用正规的手治疗。针筋膜切开术支持者注意到患者最适宜在一周内可以使用他们的手。

这种技术的并发症是肌腱断裂（0.05%）、手指神经损伤和3年内58% 的复发率。在最近针筋膜切开术和有限筋膜切除术的对照研究中，在针筋膜切开术组Van Rijssen显示出了伸展不足改善了63%（挛缩减少38°），相比筋膜切除术组为79%。掌指关节挛缩比近端指间关节挛缩反应更好。他的小组推断经皮针筋膜切开术不适合严重的挛缩。

封闭式酶筋膜切开术是一个临床研究过程。这个过程已经经历深入研究（表22-1）。研究中的梭菌胶原酶来源于溶组织梭状芽胞杆菌并由多个没有交叉免疫反应的胶原酶亚型组成，有不同的特异

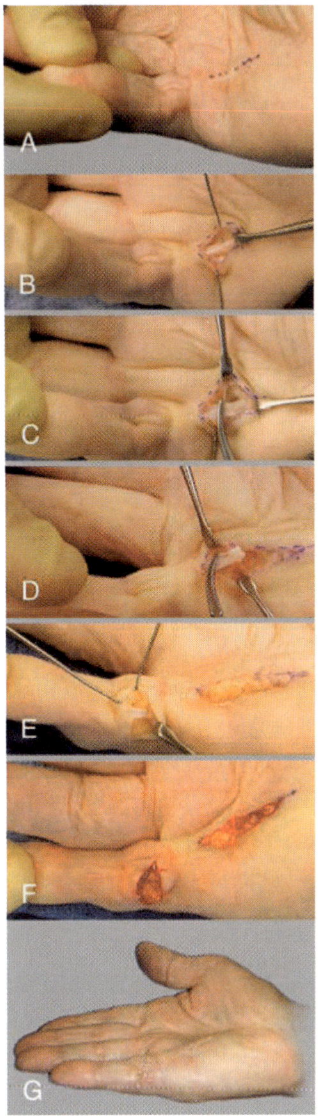

图22-10 杜普征筋膜切除术—部分筋膜切除术（A—G步）。A.手掌切口。B.手掌中的中央条索。C.在夹钳中的中央条索。D.向近端横切的中央条索。E.暴露在近端指骨区的中央条索。F.被移除地中央条索的两部分。G.术后手伸屈时挛缩充分矫正

性，并以协同方式起作用。此外，混合型胶原酶有被良好描述的溶胶原的特性。胶原酶被注入条索，在条索中它破坏胶原键。这种酶活性削弱条索。通常不需麻醉，第二天挛缩的关节被延伸，并且条索断裂发生。更多细节稍后被描述在作者的首选方法部分。胶原酶是一种罕见病药物。作为一种新药应用将提交给FDA，酶筋膜切开术已被用双盲、安慰剂对照Ⅰ、Ⅱ和Ⅲ期研究进行了严格的分析。在全球1000多位患者中，给予了2600多次注射。

表22–1 胶原酶研究*

	人口与治疗	结果
体外实验		
鼠尾肌腱模型	暴露尾肌腱并用纯化的梭菌胶原酶(150或300units)或无菌蒸馏水注射	24h后，明确证据显示胶原纤维溶解伴原纤维束中断 没有外渗到相邻组织 没有记录到神经血管损伤
生物力学研究	20个杜普征条索被从患者身上手术切除并随机分入用胶原酶(150units、300units或600units）或用对照缓冲剂治疗组	300units胶原酶是通过正常示指、中指、环指和小指伸肌的力量引起条索断裂的最小有效剂量 使用增加剂量的胶原酶胶原溶解增加
第二阶段研究		
非盲、剂量递增、2期、预实验	6位患者接受 300、600、1200、2400、4800或9600 units胶原酶的单次注射；29位患者接受10 000units (0.58mg）胶原酶的单次注射	直到给到9600units胶原酶才观察到临床受益 88%的掌指关节和44%的近端指间关节用10 000units胶原酶治疗实现0～5度正常 胶原酶治疗条索比安慰剂治疗条索取得更多的0～5度正常
单中心、随机、安慰剂对照、双盲研究与开放性延长期研究(研究101)	49位患者接受10 000units （0.58mg） 的胶原酶或安慰剂的单次注射 55个掌指关节 25个近端指间关节	在第一次注射之后，掌指关节分别为78%比11%，近端指间关节分别为71%比0%
随机、双盲、安慰剂对照、剂量效应研究与开放性延长期研究(研究 202)	允许在开放阶段增加到每个关节注射3次（共5次） 80位患者接受了2500(0.145mg)、5000 （0.29mg)、10 000 （0.58mg)units胶原酶或安慰剂的单次注射 55个掌指关节 25个近端指间关节	10 000units （0.58mg)胶原酶是导致临床收益的最小剂量 78%接受10 000units胶原酶的关节的、45%接受5000units的关节的和50%接受2500units的关节的获得0～5度的正常 对安慰剂没有观察到反应
安全性	允许在开放阶段增加到每个关节注射3次（共5次） 未成年人、被报道的短暂的不良事件如注射位点压痛、手瘀斑、水肿，但注射的6～7周内所有都会消退 胶原酶注射不会引起不利的全身性免疫反应、甚至是重复给药后	
完整的第三阶段研究		
随机、双盲、安慰剂对照研究(研究 303)	有杜普征挛缩的33位患者随机以2∶1的比率去接受多达3次10 000units （0.58mg)胶原酶或安慰剂注射 21个掌指关节挛缩 14个近端指间关节挛缩	接受胶原酶的关节的91%和接受安慰剂的关节的0%对于一个主要关节实现0～5度正常（$P<0.001$） 89.5%的治疗关节实现0～5度的正常
开放性延长期研究303(研究404)	19位患者（35个关节）来自303研究，没有实现0～5度正常或有其他涉及的同样的或双手的关节，继续治疗（最大剂量：每个关节3次注射，共5次）	
安全性与复发	被分级为轻度到中度的所有的不良事件大多数在1～3周内多数消退 最经常报道的不良事件：注射位点疼痛、手瘀斑和水肿 长期随访期间，在303和404研究中治疗的关节，4个近端指间关节和1个掌指关节，已经复发	

*一系列临床前的和临床的试验研究胶原酶对治疗杜普征条索引起关节挛缩的疗效。

表22-2 胶原酶Ⅲ期试验结果*

	CORD Ⅰ		CORD Ⅱ	
	胶原酶†	安慰剂	胶原酶	安慰剂
可评价的关节,n	203	103	45	21
关节实现0～5度正常,% (n/N)	64 (130/203)	6.8 (7/103)	44.4 (20/45)	4.8 (1/21)
改善,% (基线/上次注射后)				
关节达到从基线	79.3(50.2°/12.2°)	8.6(19.1°/45.7°)	70.5(53.2°/16.7°)	13.6(50.0°/44.3°)
关节挛缩减少≥50%	84.7 (172/203)	11.7 (12/103)	77.8 (35/45)	14.3 (3/21)

* 四个额外的第三阶段研究，选择胶原酶来减轻杜普征挛缩（CORD）Ⅰ和CORDⅡ，及JOINTⅠ和JOINTⅡ，正在进行。研究的基本终点是关节的正常化到0～5度正常，多达治疗研究的3个关节后。在完成CORD研究的双盲阶段后，最初接受安慰剂的患者或有其他影响的关节符合纳入开放扩展阶段的条件，在这期间所有的患者正在接受胶原酶治疗。

†胶原酶与安慰剂之间的所有差异在统计上是显著的（$P<0.001$）。

最近Ⅲ期研究非常令人鼓舞。最近公布了来自CORDI和CORDⅡ（为减少杜普征病的胶原酶选择）双盲阶段试验的原始数据（表22-2）。上次注射之后-在CORDI（分别为64%比6.8%；$P<0.001$）和CORDⅡ（44.4%比4.8%；$P<0.001$）的胶原酶组和安慰剂组中观察到主要终点矫正到正常度0到5（伸展0度）有统计上的显著差异。

最常报告的不良事件注射部位疼痛、肿胀、瘀青和皮肤瘙痒。没有全身性过敏反应报道。总的说来，在1000多例接受治疗的患者中，报道了可能与胶原酶相关的7种严重不良事件。包括3例被证实肌腱断裂（2例在CORD研究中，1例在药代动力学研究中）；1例滑轮韧带损伤；1例为复杂性区域疼痛综合征；1例深静脉血栓形成；1例肌腱炎。这些结果证实了那些早期研究并支持梭菌胶原酶作为杜普征挛缩患者的一种可能的治疗选择。杜普征结节的基本处理仍是观察。手掌结节通常轻微压痛，但即使结节保持不变，压痛经常会消退。Ketchum已经建议用曲安奈德治疗症状性结节。在平均3.2次注射后，他指出结节97%消退但50%再次复发。需要进一步的研究来证实经过这些注射挛缩的进展明显中断。对于两种特殊情况保留杜普征结节的手术切除。第一，表浅到需要手术松解板机指的结节应在扳机指松解术中切除。第二，造成无情痛苦的结节，尤其是任何夜间痛，也应切除。

在第一种情况，如果结节被切割接近屈肌鞘并没移除时，它可能迅速发展并很快产生杜普征条索和挛缩。因此，结节和周围筋膜应在扳机指手术中切除。在第二种情况，必须考虑到年轻患者中极少纤维肉瘤的可能性并且做结节切除活组织检查。

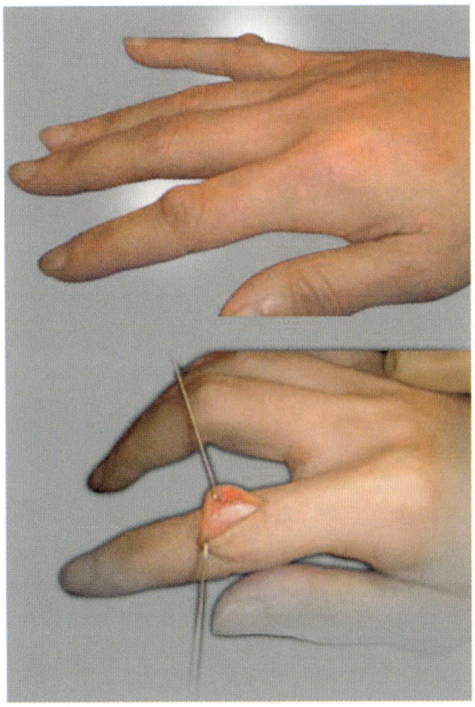

图22-11 杜普征病——指节垫。示指和小指上的巨大疼痛指节垫的术前图像（上图）。在完整的伸肌腱帽中被切除的示指指节垫（下图）

对异位手指关节垫的基本治疗也是观察。偶尔，单个关节垫可以是杜普征病的提示标志，并且诊断并不确定。那么可能显示需要手术切除。

当指节垫持续性疼痛、过大或影响活动如戴

戒指时也可能提示需要手术治疗。如果考虑手术处理，也必须考虑到复发。代表这种垫的纤维包块可通过纵向直线或曲线背侧切口着手处理（图22−11)。切开应从近端这种垫附着伸肌腱处开始。在伸肌腱与垫之间没有间隔，所以切开必须用虹膜剪或外科手术刀快速进行。必须非常谨慎的保护伸肌腱帽并预防术后纽孔畸形。

当它被食品和药品管理局批准时，胶原酶将是我的杜普征挛缩的一线治疗。在双盲、安慰剂对照研究中我的研究经历已经使我确信胶原酶是安全和有效的。注射和操作的适应证类似于目前的手术指征。当掌指关节挛缩等于30°或更大或当进行性近端指间关节挛缩是20°或更大时决定治疗。这个度数或更大的挛缩引起桌面实验阳性并影响手功能。一个决定性的适应证是影响抓或捏的指蹼挛缩。使用27号针和胰岛素注射器的无菌技术给予胶原酶注射（图22−12)。注射前，条索被置于拉紧的状态下，此时，通过观察和触诊来确定近端终点、远端终点及条索被从屈肌腱最大限度地分开的范围。在受影响的关节水平，在条索被从下面的屈肌腱最大限度分开的点，将针刺入条索。引起掌指关节挛缩的条索应用0.25ml中0.58mg的胶原酶。0.58mg的量被分为三份。1/3的量被注入条索中三个紧邻但分开的点（图22−12)。可通过将针一次插入条索做到这样并移动针尖来将1/3的量注入到条索中三个有轻微不同的位点，或选择分开三次将针插入。这个量必须注入条索不要穿过去。然后使用厚重的辅料包扎手，手指活动受限，并且手被抬高直到睡前。睡觉时，患者去除包扎。第二天患者继续手指的操作。检查感觉和肌腱功能。在研究方案中，麻醉通常已不被使用，但局部利多卡因阻滞已偶尔被使用。操作手指之前，通过屈腕保护屈肌腱。此时受影响的关节被动地伸展。如果掌指关节伸展，那么近端指间关节就保持屈曲。如果近端指间关节伸展，那么掌指关节将尽可能保持屈曲。经常地，先前注射过的条索的被动伸展导致被注射的杜普征条索可感知的或有时听得见的劈啪声。条索断裂后立刻，患者被要求屈和伸手指来显示肌腱的完整性。当条索不响时，经常要持续伸展几周。所有患者都要从被动伸展练习开始。时常，在接下来的一周，完全不响的条索要继续伸展，从而减少杜普征屈曲挛缩。所有患者穿戴夜间伸展矫形器3个月。在研究协议中，没有矫正挛缩到5或更小度数的患者间隔30d要给予第二次和第三次注射。这种治疗获得的良好结果详述在表22−1和表22−2中。此时2600多个关节，1000多位患者已被注射。这种治疗的不良事件（并发症）已是最小的和轻微的，除了3条屈肌腱断裂，都发生在小指的近端指间关节注射条索时（表22−3)。协议的修改到目前为止已经减少了这种并发症。这种操作技术的改进已包括不注射紧邻小指近端指间关节屈褶线区域并且注射时格外防止插入过深。再者，胶原酶必须进入条索，不要穿过去。

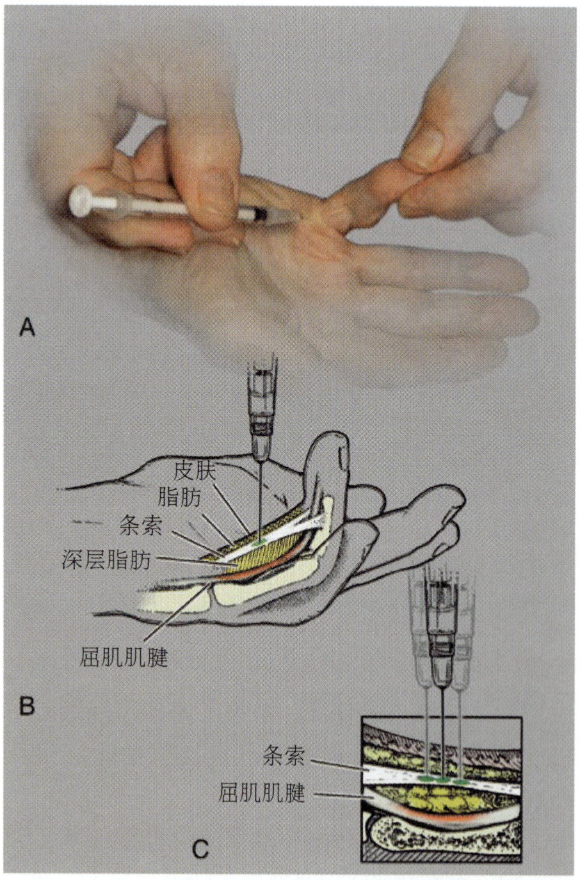

图22−12 杜普征酶筋膜切除术。A.0.25ml中0.58mg注入中央条索。B.胶原酶（绿色）在条索中扩散。C.0.58mg量的1/3进入条索中三个分开的区域

对于正在使第五指间关节挛缩的条索，如果可能，针应在一个水平面上进入条索，不是垂直的。此外，针的斜面约是1.25mm，并且针插入皮下不应多于2～3mm邻近第五指近端指间关节。在5年随访的这些研究中任何关节挛缩的复发已经大概

表22—3　胶原酶治疗的相关不良事件

CORD Ⅰ	CORD Ⅱ
关节疼痛	淋巴结肿大
n=8(3.9%)	n=11(12.4%)
6/8在第一次注射	感觉异常
2/8第三次注射	n=4 (8.9%)
n=20 (9.8%)	
大多数在第一次注射	
淋巴结疼痛	
n=21(10.3%)	
感觉异常	
n=3 (1.5%)	
感觉减退	
n=3 (1.5%)	
肌腱断裂	
2(第五指近端指间关节)发生在改进注射技术以前	
1例在CORD Ⅰ 中与1例在药代动力学研究中	
1(第五指近端指间关节)	
CORD Ⅰ	
至今，在1000多位患者中进行了2600多次注射。	
发生率0.2%	

CORD，选择胶原酶减少杜普征挛缩

10%为掌指关节和20%为近端指间关节。

在临床实践中我现在治疗杜普征挛缩是通过“Z”字形（Brunner型）皮肤切口做有限的部分筋膜切除术。这种手术技术以前已经在Blair的手外科技术中详细描述。这种手术方法是直截了当地（图22-13）。所有切口和解剖应该在放大镜下操作。在这种手术方法中，这种切口从近端在浅表血管弓水平开始然后以一道直的纵行切口延伸向掌远纹。从这一点向远侧切口继续在一个“Z”字形方式中进入所涉及的手指。在检查了手指血管神经束的位置后，通过最初的纵行手掌切口和“Z”字形切口的第一支小心地切入掌指连接区。在手掌中的条索部分松解后，再做最终的设计和手指中的切口。在部分矫正和手指伸展后，“Z”字形设计的各支适当倾斜可更好的鉴别。例如如果在小指和环指中有共存的条索，那么切口的纵向手掌部分可被置于两个条索之间。通过使用一个远侧的基于蹼的

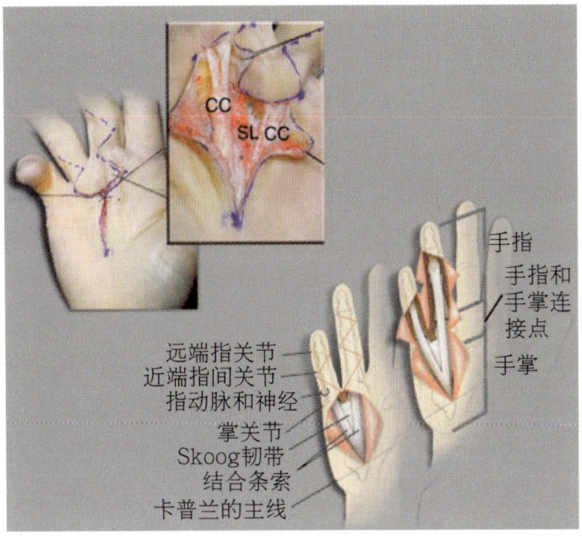

图22-13　杜普氏“Z”字形有限筋膜切除技术。CC.中央条索；DIP.远端指间关节；MCP.掌指关节；SL.Skoog韧带

皮瓣来暴露掌指连接区（图22-13）。在做切口的手掌部分后，在条索结合的点从近端开始筋膜切除术。每个手指条索被从这个近端的点向远侧分别切开。筋膜切除术在浅表弓水平通过横向切割条索开始同时保护这些潜在的血管结构。在手掌的远侧半浅表掌骨间韧带被切开以使神经血管束容易看到。接下来，切割垂直隔膜。

在手掌中这些初步松解经常允许挛缩有相当大的矫正。接着通过掌指区域继续仔细切开。在手指中第一和第二横行手指褶痕之间可有“Z”字形切口的一支或两支（见图22-13）。不同的分支设计允许外科医师去保持皮瓣尽可能厚，这样避免皮瓣在其基底部太薄或过于柔软。条索的病理解剖引导切开，尤其掌指区域和手指中。做筋膜切除来松解条索和去除结节及条索任何巨大明显的部分。我不想去除所有的病理性筋膜。如果在筋膜切除后，有比30°剩余近端指间关节挛缩更大的，那么我考虑一个近端指间关节掌侧松解并轻柔操作。我赞同McGrouther的观点，即所有杜普征手术应在止血带下进行。但在伤口关闭和流血被用双极电灼术小心控制前止血带应放气。如果有任何残余血流，切口的横行部分应敞开或应使用一个小的引流。在门诊手术中，引流被留在辅料下并第二天在诊室拔除。在已引起相当大的功能问题的显著挛缩的老年

患者，但也有严重的合并症的，我将用有限部分筋膜切除术或开放筋膜切开术代替早先描述的部分筋膜切除术。在有复发性疾病的年轻患者中，我使用从手臂内侧或腹股沟植皮的皮筋膜切除术。在有相关皮肤问题的老年关节炎患者中，我试图避免植皮并使用允许立即进行主动关节活动范围训练的开放手掌McCash技术。对复发性疾病手术也需要特殊考虑。第一，患者思想上必须有一个可获得的目标。完全矫正挛缩是不可能的。第二，切开更困难并花更长时间。第三，需要仔细的术前检查来确定以前受损的神经和血管。第四，重复筋膜切除术期间，神经血管损伤的发生率更高，因为正常解剖总是被扭曲。第五，恢复和术后治疗更严格。最后，可能需要辅助手术如近端指间关节松解、近端指间关节融合或关节成形术或截肢。

八、并发症

手术前后管理患者预期极其重要。患者必须理解杜普征手术通常改善功能但不能治愈这种病。除了在年轻患者中，笔者认为大于50岁的患者，再次手术的概率是极低的。为了避免医疗纠纷，必须做好重点的、和谐的针对所有可能并发症的术前谈话。杜普征手术并发症率已报道高达17%。依我的经验，然而，引起永久性伤害使患者功能比术前更差的并发症很少见。

潜在的并发症包括未能纠正挛缩、屈曲损失、手指神经撕裂（1.5%）、动脉撕裂、皮瓣损失、手指损失、肌腱鞘或屈肌腱损伤、血肿、感染、复杂反射交感神经萎缩症（RSD；另外被称为复杂区域疼痛综合征）及疾病和挛缩的复发或迁延。手术前管理这些并发症的第一步是预防和管理患者的预期。掌指关节挛缩几乎总是被矫正到中立位或非常接近。有近端指间关节挛缩，外科医师应预料到完全矫正是不可能的，并且一些矫正损失随着时间的进程将发生。如果在条索切除的末端有大于30°的近端指间关节挛缩，那么近端指间关节的手掌松解应作为筋膜切除术的一个辅助。屈曲损失不宜被矫正并应通过早期手治疗和尽可能限制手术切开来避免，尤其是有合并症（如骨关节炎）的患者。发生在手术中的任何手指神经撕裂伤应立即修复。伤口关闭之前应仔细检查神经血管束以保证这些修复机会不要错过。相当数量的患者手术后当即感到麻木。其中大多数继发于由手指神经回缩引起的神经失用症。在这些患者中，保护性感觉几乎总是完好的。如果辨认出被撕裂的手指动脉也应在关闭之前修复。在伤口关闭之前，应将止血带放气，小心的用双电极烧灼术止血，并用手指毛细血管再灌注来评估。在止血带松气时将温盐水浸湿的海绵放在手掌和手指伤口上，通过快速结束血管痉挛促进毛细血管再灌注。如果手指未能变“粉红色”，那么手指应置于一个更屈曲的位置并应再用更温暖的浸湿，用或不用血管神经束的利多卡因清洗。如果适当时间后手指仍不能充盈，应探查动脉遗漏的撕裂伤。在手术结束时应通过评估皮瓣活力再次预防皮瓣损失。随着需要，皮瓣小的无血管部分可去除，切口的横断面部分敞开，或做植皮。在严重挛缩中潜在的手指损失，尤其是第五近端指间关节，必须术前就向患者说明并讨论截肢的可能性。如果术后手指缺血应在恰当的水平做截肢。经常可留一个像A2和A4滑轮一样长的小腱鞘开口。其它肌腱损伤应随需要修复或重建。任何明显血肿应在手术室环境中引流，但用止血带松气来评估伤口，并且使用引流可使并发症最小化。任何有难以缓解的与做手术不成比例的疼痛的患者都应考虑反射性交感神经营养不良（RSD）。无论什么时候都得考虑RSD，疼痛中心会诊、手治疗和适当的药物必须立即开始。必须向患者解释在杜普征病中经常发生复发和疾病迁延。当挛缩复发严重到影响功能时，必须考虑重复手术，但重复手术，风险更大并仍不能获得治愈。在这些复发病例中，一些患者可以通过近端指间关节融合缩短、近端指间关节置换缩短或截肢得到帮助。最终，应理解一些患者有代表非常真实的功能问题的挛缩不能通过手术治疗得到安全的帮助。

九、术后管理和康复

基本上，所有的杜普征手术都是在门诊或日间手术中心做的。当手术过程结束时，手和手指应置于有舒适厚的辅料的伸展矫形器中，或复合性伤口辅料和矫形器。在最初的48h也推荐冰袋对着辅料。患者带着悬吊带回家，但应建议在家中将上肢拿出悬吊带并在最初48h保持手抬起高于心脏。抬高应继续直到下垂位置不伴有阵痛、肿胀或感觉异常。患者应在厚重辅料的限制下做轻柔的主动运动。告诉患者这种活动将引起不适但没有伤害。在1～5d之间，去除厚重的辅料。检查伤口和神经血管状态。如果使用引流，在术后第一天做第一次随访。这次随访拔除引流。接下来，使用新的小辅料。此时将患者交给手治疗师，开始关节活动范围（ROM）训练并做一个可动的夜间伸展矫形器。如果已经使用张开手掌技术，也开始浸湿和换药。使用夜间矫形器3～4个月。近端指间关节挛缩，矫形器或许需要经常修改。接下来术后随访10～14d，拆除皮肤缝合线。在这次随访中开始常规浸浴并按摩切口区域。这次随访后，患者每月随访一次直到他们结局稳定。推荐治疗随访每周一次、二次或三次，根据患者的需要。患者必须理解，治疗师是老师，做治疗师留的“作业”（即锻炼和使用矫形器）是患者的责任，并且为了优化结局锻炼必须一天做几次。如果近端指间关节已经松解、如果潮红反应发生或如果有任何交感神经营养不良（RSD）征象，可能需要额外的治疗措施。“潮红反应”是一种并发症发生在术后最初几周期间在其他方面显示良好的进展，然后经历水肿、发红、疼痛增强及僵硬爆发的患者。它经常发生在术后第三周或第四周。无论什么时候患者进展异常，治疗师都应与外科医师联系。本书第23章将对杜普征挛缩术后管理进行详细讨论。

十、治疗结果

如果患者随访时间足够长，术后某种程度的复发可能达100%，McGrouther强调。在之前所涉及的区域看得见的明显疾病的进一步发展（即疾病迁延）也常见。手术复发率从8%到54%变化。准确的外科手术不明显影响复发率除了皮筋膜切除术，因为它复发率稍微更低。患者随访越长，复发率越高。近端指间关节挛缩复发比掌指关节挛缩更多。胶原酶注射后在五年复发掌指关节约为10%和近端指间关节约为20%。也有报道经皮针筋膜切除术3年复发率为58%。

十一、小结

本章回顾了历史、基础科学和解剖学，及外科医师诊断和治疗杜普征病重要的背景信息。而且，这章综述了治疗适应证和现在所有的可用治疗选择。作者首选的部分筋膜切除术与潜在并发症和术后管理综述一起详细描述。最后，这章已经回顾了最近已获FDA批准用于治疗杜普征病的胶原酶。

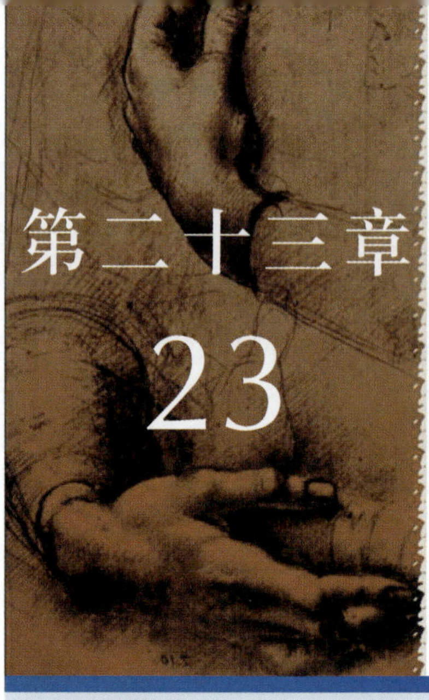

第二十三章 23 Dupuytren挛缩的术后处理

原著者 ROSLYN B.EVANS, OTR/L, CHT ROSLYN B.EVANS
译校者 杨智全　王方永

关键点：杜普征挛缩的术后管理是成功之钥

- 相关问题的恰当术前评估〔腕管综合征（CTS）、扳机指、外展肌支持带〕。
- 早期安排治疗，恰当的伤口护理和水肿管理。
- 最初术后3周用无张力矫形器。
- 轻柔训练技术防止伤口和神经血管紧张。
- 术后2.5周前禁止拆线，额外3～4周用24h纸带。
- 早期识别与感染、交感神经反应或腕管综合征有关的问题。
- 在术后3周进展为静态或动态伸展矫形器。
- 注意对内在肌、斜韧带（ORL）的牵伸及指深屈肌（FDP）腱的易化。
- 禁止重复抓握训练或强力被动活动。
- 夜间应用伸展矫形器4～6个月。

本章的目的是检查手术干预杜普征挛缩后的术后康复技术，尤其关注改善功能结局和消除术后并发症。对本内容更全面的综述感兴趣的读者可随时关注参考文献中的内容进行深入的研究。本章将详述作者首选的技术。临床经验教给我们伴随杜普征筋膜切除术的一些并发症可能部分是由于训练和使用矫形器的治疗师或患者对组织的积极处理；安排治疗晚、随访时间短或未诊断先已存在的腕管综合征或扳机指。对这种现象合理的临床研究和经验在先前的文章中和在线附录中已明确。

一、说明

杜普征病是一种影响手掌筋膜的增生性和进行性的纤维组织形成可导致掌指关节和近端指间关节屈曲挛缩，引起功能障碍。病理结果随疾病阶段变化，从最初的早期细胞结节到密集的纤维条索。

这种病自从由杜普征在1834年从解剖、病因、基因、病理生理、相关疾病、人口统计特征、手术技术、和功能结局方面加以描述开始，已被广泛的研究。

对杜普征挛缩的非手术治疗包括酶筋膜切开术、骨骼牵引和进行性机械张力矫形器的使用、放射、二甲基亚砜、维生素E、别嘌呤醇、超声治疗、类固醇注射、干扰素和矫形器的使用已被研究并总结在其他地方。大多数保守干预证明只是有限的短期改善，但一些更新的方法，包括胶原酶注射（酶筋膜切开术）与操作，和针筋膜切开术、已展示出有前景的结果并由于有限的并发症率和更快的恢复而获得流行。这些干预措施的远期疗效尚未公布。

虽然在生物化学和细胞方面有许多新的研究，杜普征挛缩现在更好理解，但这种病的真正原因仍是未知的，并且关于这些细胞对各种刺激因素的反应如：机械压力，很少数据可用。

虽然对于杜普征挛缩手术治疗技术和非手术治疗被很好的描述和评论在文献中，但关于术后治疗，在很大程度上，是不足和少见的，除了临床观察没有多少证据。Au-Yong和同事最近调查了141位手外科医师关于在杜普征挛缩（DC）治疗中手术和术后决策的实践模式。

关于实践模式的问题和他们调查的结果满足了对于手术临床决策的需要，但显示出没有多少关于术后管理的信息除了安排治疗和在矫形器中的时间没有关于关节角度或实际治疗方法给的详细资料。

文献回顾产生很少研究支持治疗干预和关于受益不吻合的支持，或这些干预措施缺乏受益。在撰写本文时，没有找到匹配的杜普征挛缩手术干预后针对物理因子或训练方案的循证医学或随机对照研究。术后矫形器的应用作为治疗干预也很少限定。

临床经验和文献回顾显示在手外科医师和治疗师之间术后矫形器的使用显著不同从放松伸展、积极伸展、减轻张力到无张力。矫形器使用的抗张力方案和作者描述的训练只是研究尝试去客观的将术后机械压力的影响与炎症、交感神经反应、增生性瘢痕、功能性关节活动范围（ROM）的并发症相关联。现在多中心、随机、对照试验将决定术后矫形器位置和使用持续时间的影响。

二、术前治疗的价值

在杜普征挛缩（DC）中术前治疗作用有限。一个简单的与治疗师的术前访视对患者是有价值的，因为治疗师能够支持外科医师的回访通过反复谈术后后遗症、康复的时间框架及延长夜间矫形器使用的必要，也帮助明确对预后的真实预期。这样一个访视对医师也有益，因为治疗师可帮助记录术前关节活动范围（ROM）；每个指神经的敏感性；指深屈肌（FDP）、斜韧带（ORL）的功能；内在紧张度；记录小指外展肌支持带；筛查腕管综合征（CTS）和扳机指；并且用标准结局量表记录患者的功能自评。早期发现并解决问题，尤其检查腕管综合征（CTS）、扳机指和外展肌支持带的存在可帮助预防术后并发症。一些调查人员已经用术前持续牵引技术改善关节伸展成功，但这些设备在外科医师中不能获得普及，的确有一些并发症，并且患者仍需筋膜切除术。作者有一个小样本的患者（n=9）（参见Paul Dell，医学博士，Shands Teaching医院，盖恩斯维尔，福罗里达州）术前已经用系列石膏固定给关节周围结缔组织和杜普征筋膜提供一个持续性低负荷治疗3周来改善近端指间关节（PIP）伸展。远端指间关节（DIP）还有自由可以牵伸斜韧带（ORL）并激活指深屈肌（FDP）。这要求每周改变两次系列石膏固定，于每阶段训练使近端指间关节（PIP）伸展并集中于激活指深屈肌（FDP）和牵伸斜韧带（ORL）。

在手术松解用系列石膏固定前，并注意到改善指深屈肌（FDP）功能和牵伸斜韧带（ORL），平均，获得25°～40°近端指间关节（PIP）伸展，但研究正在进行。如果这项技术缩短康复时间或改善最终结果虽然它尚未建立，但咨询医师认为系列石膏固定简化了松解术并可能帮助改善最终结果。由于这些患者通常在医疗保险年龄组，关于有限的访视问题是对自立式康复单元中治疗师的一种关注，所以术前治疗应保持在最低限度。

三、术后管理：作者的首选技术

术后并发症，包括感染、皮瓣坏死、苍白指、神经损伤、交感神经反应、增生性瘢痕、由于切口设计差致瘢痕挛缩、关节僵硬、复发和疾病扩展，已被很好地记录下来。我们可以料想患者有多于2个受累手指、桡侧疾病、近端指间关节（PIP）屈曲挛缩大于45°～60°，及红润型肤色（一个临床观察）可以预计会产生更多术后并发症。康复方案，由于它们与术后并发症相关，已在文献中受到有限的关注，但可能是一个重要的可变因素。

术后管理的目的是促进伤口顺利愈合通过防护伤口渗液、预防感染、最小化不良机械影响和控制胶原成熟过程。应遵循基本的伤口愈合原则来重获关节活动和软组织可伸展性不促进炎症反应。压力训练可危害皱褶处皮瓣和移植的皮肤，促进增生性瘢痕的进展，并由于积极牵伸神经血管束可能导致交感神经反应。

并不少见治疗方案包括在早期伤口愈合阶段积极使用伸展矫形器和侵犯性的手法治疗，经验给人教训，这将导致前面提到的炎症和术后并发症。对于治疗师，一个更好的方法是依据组织营养思考而不是关节活动范围（ROM）。应避免神经血管束张力和皮肤修复。对于这种“无张力”技术的基本原理是应用张力到手指血管和神经可能是局部低氧和发炎的部分原因。

组织缺氧可能有助于自由基释放和不良细胞反应，及在张力线中肥厚性瘢痕形成。

（一）术后护理——1～2周

在作者的临床设置中，术后患者要24h治疗。当他们是仰卧位术后第一次访视来预防血管迷走神经发作性症状和减少焦虑时患者一直在治疗。最初的伤口护理包括引流拔除管（如果存在）、用灭菌水清理伤口、冷压缩减少水肿和无菌更换辅料。治疗伤口用莫匹罗星（Bactroban）外用抗生素和接触层（如果皮肤被浸软使用Adaptic，如果没有，则使用Xeroform）。手指伤口用12.70/ 20.32cm（5/8英寸）管型纱布包扎用足够的辅料（5.08cm × 5.08cm无菌纱布衬垫）吸收所有出血，然后一单层5.08cm（2英寸）自粘性贴（Coban）去控制手指伤口水肿。包扎维持湿度加速上皮形成，预防辅料粘连，并且避免更换辅料的疼痛。对于湿润伤口愈合的益处和科学在其他地方论述。患者装有背侧阻挡型矫形器保持腕关节位于中立位、掌指关节在35°～45°屈曲和指间关节（IP）在放松伸展（图23-1A）。如果第一指蹼做了手术，拇指被置于轻度外展位。只包括手术的手指。关于手抬高和睡眠技术及需要保持敷料干燥和最初几天避免训练，既口头指示患者也给予书面注释，同时指导术后的手和他们平常的全身锻炼方案。肩部管理包括抬高和睡眠时恰当位置摆放防止肩关节撞击综合征位置并保持肩关节囊可伸展。斜方肌上部和肩胛提肌可能由于抬高、姿势的位置不当及与术后后遗症有关的误用产生板击点。对颈部双侧斜方肌上部和肩胛提肌的牵伸及对两者肌筋膜的按摩，可缓解这些症状。患者经常由于伤口护理48h内再次返回门诊并开始轻柔活动。伤口护理发展到在水槽中由治疗师指导用温和的（Dove或Ivory泵）肥皂水洗，与先前描述的辅料一起应用。指导患者进行轻柔复合手指屈曲训练，在矫形器限制之内，并避免给切口拐角处皮瓣压力（图23-1B）。避免练习到手指伸展和屈曲范围的末端。许多患者，尤其过去在事业和运动中用一种激进方法的退休男性，倾向于过度锻炼并修改治疗师的说明。这些患者需要一种严格的方法和定义明确的书面说明。

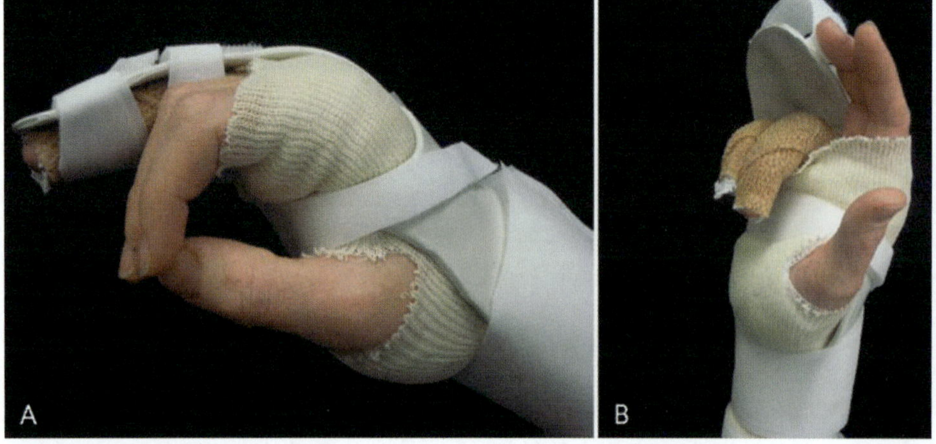

图23-1　A.杜普征筋膜切除术后应用无张力(NTA)方案术后立即使用背侧静态保护性矫形器。这种背侧矫形器的设计允许屈曲，但掌指关节不能伸展，在最初的术后2.5周于一个控制的范围预防神经血管和伤口张力。B.患者在矫形器中训练，在训练期间掌指关节固定于背侧塑板中

（二）术后护理——2～3周

2～3周包括对伤口愈合的训练，提升至增加屈曲和伸展角度。通过治疗师轻柔的手法、轴向牵伸预防软骨桥台指间关节（IP）才能最好的工作。积极被动训练只是伤口和增加关节炎症的折中方案，所以应避免。如果伤口愈合进展令人满意，包括被应用到手指的掌面的近端指骨（P1）、中间指骨（P2）和远端指骨（P3）的手指矫形器可和1英寸的变压孔带一起每天应用4～5次（图23-2）。这种带子为近端指间关节（PIP）提供轻微的伸展力。功能性电刺激（FES）可被用于作为一种肌肉再教育的形式并促进屈肌和伸肌肌腱滑动。用功能性电刺激（FES）去改善手指伸展既应用手法限制掌指关节（MCP）于屈曲位传递力到近端指间关节（PIP）水平经过3周又应用做复合伸展。伤口护理发展到更轻的辅料、持续单层Coban包裹，及当伤口边缘显示有足够的抗张强度时拆除缝合线。过早缝合线拆除伴伤口裂开导致更大和通常肥厚的瘢痕。伤口并发症的一个频发情景是在外科医师访视患者之前，术后10d或更短时间内由护士或助理医师拆除缝合线，导致伤口裂开。

在16～17d拆除缝合线，或如果患者有糖尿病和拐角处的皮瓣不稳定时间更长，帮助预防疼痛或增生肥厚瘢痕的形成。对伤口愈合基本原则的注意减少了并发症。瘢痕管理发展到24h纸带一旦手术缝合线被拆除使皮肤张力最小化。2.54cm（1英寸）微孔纸手术带沿切口线纵向放置，或张力线，尤其在切口经过关节的地方，使瘢痕/皮肤张力和肥厚性瘢痕进展减到最小。告知患者当他们淋浴后要更换纸带。在淋浴前应用轻柔的横向运动按摩瘢痕，并且再随着淋浴瘢痕和手掌组织用异丙醇清洁去掉所有油渍。用纸带去黏附，皮肤必须无油和完全干燥。如果瘢痕高度敏感和肥厚，就在夜间对这种瘢痕使用硅胶板。在夜间伸展矫形器里面佩戴硅胶。模塑的合成橡胶可与夜间矫形器联合使用对较大的手掌区域，然而，纸带不贵并且实际上可比更贵的凝胶或合成橡胶取得相同或更好的结果。

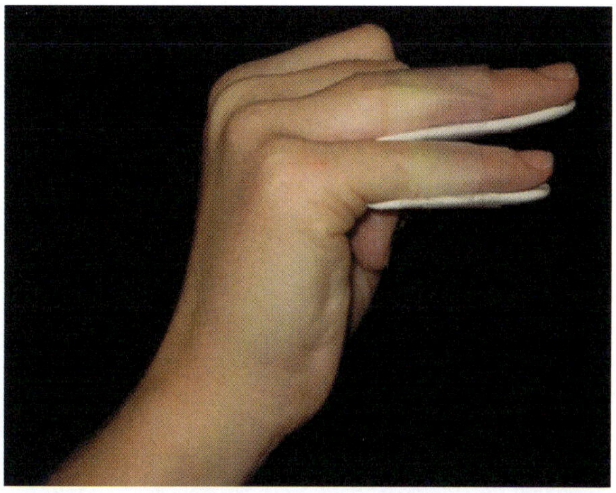

图23-2 如果伤口愈合进展满意，手指矫形器包括近端指骨（P1）、中间指骨（P2)和远端指骨（P3）被用到手指的掌面每天4～5次用1英寸的变压孔带，使用轻伸展力每期10～15min

抗张力矫形器继续用到3周，再停止白天使用。背侧矫形器被重塑为掌侧手基伸展装置策略性的将皮带置于掌指关节（MCP）和近端指间关节（PIP）上来维持或改善关节伸展并在夜间穿戴（图23-3A）。如果表现出了腕管综合征，矫形器应包括腕关节保持于2° 屈曲和3° 尺偏。应告诫患者对于重复复合握拳，会升高在A1滑车和腕管中的压力。控制对肌腱和韧带的压力，随着神经血管束开始适应增高的张力逐渐增加复合伸展的进度。单独屈肌腱滑动，包括挂钩，并且推荐完全握拳至少每天5次间隔要短（每次训练重复15～20次）。指导患者在内在牵伸中，单独远端指间关节（DIP）活动，同时近端指间关节（PIP）在0° 来促进斜韧带（ORL）牵伸。动态伸展矫形器可被用（用2～4周）在更困难的病例，在掌指关节（MCP）和近端指间关节（PIP）伸展不满意的地方和当多个手指应用静态矫形器患者独立使用困难的时候（图23-3B）。手指矫形器可放进牵引环内间歇提供一个复合伸展牵伸。不利用治疗辅具如：油灰和握力器因为它们增加腕管中和A1滑车区域的压力，并且，如果过度使用，引起屈肌腱的炎症反应。再者，应小心防止过度的激进训练。

（三）术后护理——4～6周

经过4周伤口上皮形成，水肿应被控制，并且大部分活动应恢复。治疗可中止或减少到每周1或2次直到患者进展不再令人满意。

训练进展继续用轻度强化方案。这应包括用一个2英寸的木钉做等长收缩代替如：推挤油灰的训

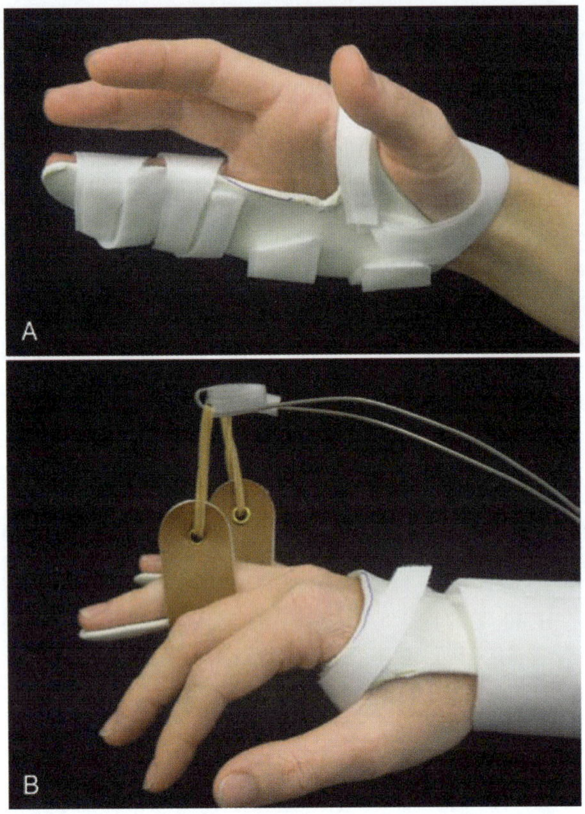

图23–3 A.背侧矫形器被重塑为掌侧手基伸展矫形器，策略性的将皮带置于掌指关节(MCP) 和近端指间关节（PIP）上来维持或改善关节伸展经过3周。夜间穿戴夹板，而白天短间期穿戴手指伸展矫形器。B.动态伸展矫形器可在白天使用（用2～4周）于更困难的病例当MCP和PIP关节伸展不满意及多指静态矫形器患者独立使用困难时

练，它带手指进入手掌并且如果重复利用，像早先提到的，增加腕管和A1滑车区中的压力。用家庭计划训练应继续包括牵伸内在肌和斜韧带（ORL)；指深屈肌（FDP）相对FDS滑动；加强和促进Ⅲ和Ⅳ区伸肌腱滑动；和整体强化腕伸肌和旋转肌袖肌肉组织恢复运动或更重的活动。凝胶衬垫手套在手掌区减少需要抓握的运动活动带来的压力。

复合手指伸展矫形器最好继续3～6个月，同时视作必需间断白天用手指伸展矫形器或动态矫形器。患者从短期访视治疗师确保依从长期应用矫形器中受益。在作者的诊所，如果由于依从性差丧失了关节伸展，那么就要免费快速殷勤的再次检查和服务去强调延长矫形器使用和作为干预手段的必要。

1.针筋膜切开术

有代表性地参考杜普征支持带针筋膜切开术后的患者确实不需要很多干预。相同的原则应适用于逐渐增加伸展矫形器的使用对于训练或矫形器没有激进的方法，且对于加压力到手掌面的活动，如：执拍运动、高尔夫或园艺，使用有装填垫料的手套的使用。根据作者的经验，这些患者期望见到治疗师仅1或2次随访并计划立即恢复正常活动。

2.对并发症的干预

治疗师应对与感染、炎症、水肿或交感神经反应有关的并发症快速干预通过送患者到内科医师处进行评估和调整药物，并通过改变治疗方案来解决具体问题。与术前漏掉或术后发生的腕管综合征发展有关的交感神经反应可能需要腕管松解（CTR)。以作者的经验，与杜普征手术有关的术后立即进行腕管松解（CTR）或板机指松解或作为一种术后并发症的干预手段，通过仔细管理所涉及的组织患者进展良好。炎症问题可以通过改变训练方式、矫形器位置及使用高压电流刺激和冷疗法解决。水肿可以用Isotoner手套、Coban包裹、流体冲刷训练及抬高解决。

疼痛或增生性瘢痕可以通过超声或用地塞米松磷酸钠、纸带和硅胶进行电离子导入、脱敏及按摩来治疗。在本文的其他地方论述了物理因子用做对水肿、疼痛和炎症的干预，但是正如前面提到的，除了临床经验支持这些对杜普征挛缩（DC）的干预外没有证据存在。

扳机指可以通过用手基掌指关节（MCP）伸展矫形器或只（P2，P3背侧矫正的）在白天使用一个深矫形器在A1滑车处88改变力以及通过限制重复抓握（图23–4）解决。很难的近端指间关节（PIP）屈曲挛缩可以用系列石膏固定来治疗数周，或用2.54cm（1英寸）的Transpore带精确捆在近端指间关节（PIP）上的间歇手指矫形捆绑使用来治疗（见图23–2)。动态的手指矫形器被一些作者推荐，但是易于移位并对小指适应困难。如果近端指间关节（PIP）或内在牵伸是个问题，那么可用蚓状肌阻滞（掌指关节在0°）来控制掌侧腕部用屈曲向量让近端指间关节（PIP）去牵伸内在肌并改善PIP屈曲（图23–5)。复合屈曲的问题经

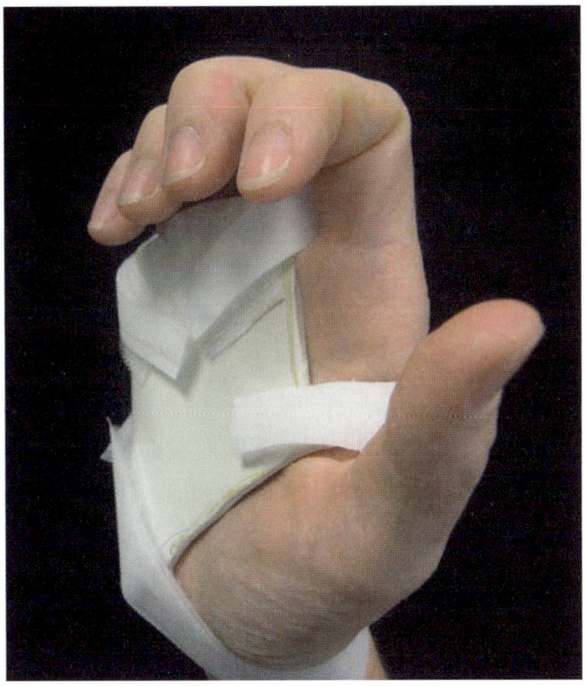

图23-4 扳机指矫形器：一个掌侧手基静态矫形器使掌指关节固定于0度较少在A1滑车水平的压力，这帮助减少在屈肌系统中的炎症和水肿。这个位置也促进不同的屈肌肌腱滑动和这些肌腱的滑液扩散一样并且已经证明对于扳机指的保守治疗有良好效果

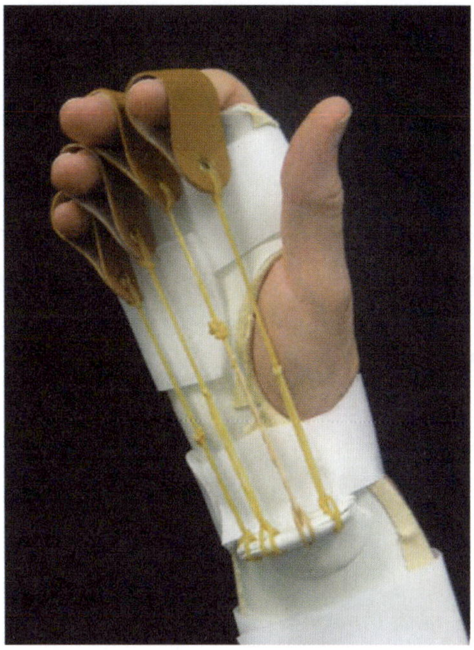

图23-5 如果PIP屈曲或内在肌紧张是一个问题，那么用蚓状肌阻滞（掌指关节在0°）控制掌侧腕部可与用于近端指间关节（PIP）的动态牵伸一起使用

常比关节或伸肌系统受限更多与内在肌紧张有关。改善内在肌的偏移促进复合手指屈曲。

家庭训练计划对于维持手术中获得的活动和治疗是关键。患者要在没有提示下重复训练同时恰当使用矫形器。典型的，大多数患者不以准确的训练姿势、重复或用力锻炼并且一旦他们离开正规的治疗大部分变得懒惰。书面训练计划，在治疗中提问及出院后快速再检查帮助确保依从家庭计划。

四、无张力技术的基本原理和临床经验

已经研究了机械应力对杜普征掌筋膜和细胞结构、毛细血管内皮闭塞、组织缺氧和氧自由基、生长因子释放的影响。试图理解这种情况的发生机制，有研究已明确了DD中肌成纤维细胞在力传输到细胞外胶原和基质中的作用。治疗方案的研究已经检测了手术前应用持续压力在杜普征组织的胶原纤维上的影响，结果表明术前这些组织上的压力可触发削弱胶原蛋白的酶的释放。

这些研究，讨论了这些组织对机械激动剂的生物化学和生物力学反应，可能提出关于一些矫形器的应用施加张力于血管、神经和切口线的流行康复技术和经常应用压力超出在这种手术组织中适应的生理限度的问题。杜普征筋膜切除术后早期组织营养没有得到治疗师的足够重视，并且由治疗师或患者所用的机械应力可能是在一直被人忽视的并发症率和结局中的一个关键变量。作者及其合作者假设在一个以前的研究中矫形器使用于筋膜切除术后张力下的手术手指上可能有助于神经血管功能的负面变化、改变组织营养和促进张力线上的瘢痕肥厚；并且导致水肿或炎症的压力训练技术可能也引起局部缺氧。这一理论在观察对机械应力和组织缺氧的细胞反应的基础科学研究中找到了一些支持。

（一）临床经验：材料

作者首次报道的临床经验阐述在别的地方，专门由作者治疗超过17年的268位患者的一篇回顾，对Dupuytren筋膜切除术后立即应用张力治疗患者的结果与那些用先前描述过的抗张力技术治

疗进行了比较。患者由49位外科医师做手术，在手术技术上没有控制。第一组应用张力（TA），n＝103，由76位男性和27位女性患者组成，平均年龄67.15（±8.91）并且平均手术的手指数量为1.96（±0.71）。这些病例回顾性的评估从1983到1993，而前瞻性的从1993到1999。主要作者从1983到1993术后立即使用伸展矫形器作为标准接受的方案来治疗患者。包括在这组中的从1993到1999的病例是那些在术后2周或更多穿戴医师应用矫形器被送到主要作者处的。由于在其他手术单位进行首次治疗后随访，见到的数量有限（n＝13）。第二组是无张力应用组（NTA），n＝165，由128位男性和37位女性患者组成，平均年龄69.33（±6.78）并且平均手术手指数量1.6（±0.7）。前瞻性地研究从1993到1999的这些患者，并用无张力方案治疗，随着由主要研究者做临床观察杜普征筋膜切除术后许多患者应用张力治疗发生皮肤红肿。

（二）治疗方案：方法

在TA队列中的患者接受张力矫形器用于手术的手掌和手指区域术后立即努力去获得掌指关节（MCP）伸展从20°～0°和近端指间关节伸展到中立位（图23-6）。伸展矫形器白天间歇地穿戴（自我练习期间要求每天4～6次），夜间也是。

按照标准的术后方案训练努力术后立即直接重获手指伸展。为了这项研究不做尝试去应用激进的张力，并且1993年以后的主要作者不使用应用张力的技术。无张力应用组（NTA）病例对手术的手掌或手指区域接受无伤口张力矫形器用静态背侧封闭矫形器通过阻滞最后40°～45°的掌指关节（MCP）伸展，该矫形器支持腕部在0°伸展，掌指关节（MCP）在40°～45°屈曲，并且近端指间关节（PIP）在中立位允许控制的屈曲但不超过这些参数的手指伸展规定背侧封闭矫形器穿戴24小时，同时建议患者每2小时在矫形器中使用温和的主动屈曲训练。小心留意温和训练技术和非重复力，预防来自用于这些组织训练的伤口张力。在术后7～10d手术的手指还装有掌侧手指伸展矫形器（见图23-2）来改善近端指间关节（PIP）伸展（在白天和夜间间断穿戴），并且在术后2.5～3周前白天停止使用封闭矫形器而在夜间用静态掌侧掌指关节（MCP）和近端指间关节（PIP）伸展矫形器（见图23-3A）。对每个手指关节，两组都用屈曲训练治疗，包括复合运动和单个关节阻滞训练。鼓励远端关节运动来牵伸经常紧张的斜韧带（ORL）并支持FDP肌腱滑动。

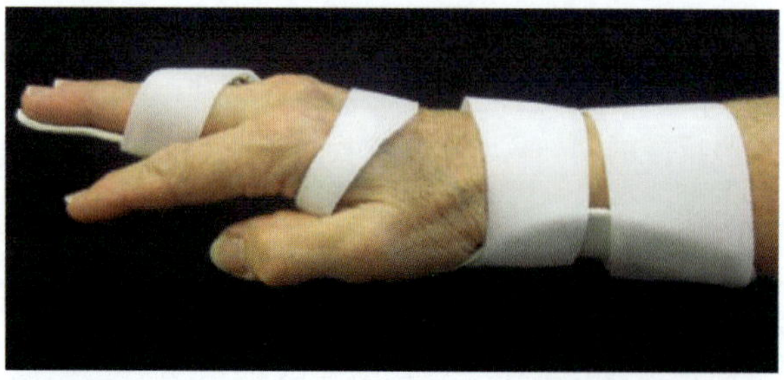

图23-6 Ⅰ(TA)组患者术后立即使用的手掌静态伸展矫形器。这种矫形器应用伸展力到掌指和近端指间关节作为手基伸展矫形器或者包括手腕

（三）临床经验：数据分析

从年龄、性别、外科医师、手指手术数量、治疗技术（矫正姿势和训练）、从开始到出院的天数、需要康复治疗访视的次数、掌指关节（MCP）和近端指间关节（PIP）的关节活动范围（ROM）、红肿程度和瘢痕程度，分析每个病例。不尝试去匹配个体素质、骨关节炎或外科技术的影响。做所有的比较都基于TA对NTA康复技术。所有的物理特征由主要研究者进行。红肿分级使用定义于表23-1中的标准。

根据症状和所需治疗给每位患者的皮肤红肿并发症分配一个数字（0，1，2）。同样地，瘢痕被分级并通过使用定义于表23-2中的标准来分配一个数字（0，1，2）。对于比较关节活动范围（ROM），用单样本 t 检验加Bonferroni校正来比较4个手指中每一个的近端指间关节（PIP）和掌指关节（MCP）的ROM。

自变量是张力，或者说由于缺少，因变量是关节活动范围（ROM），用度数表示。鉴于治疗中止的天数和访视数是因变量，一个独立的3×2方差分析（ANOVA）是使用张力、年龄和手术与开始治疗之间的天数作为自变量。Duncan事后检验被用于检测单个独立变量的影响，通过检验结果应该显示出任何差异。卡方检验被用于检测张力应用与

表23-1 用于评估红肿的分级系统

分级	说 明	所需治疗
0级	没有超过正常伤口愈合炎症	水肿控制
1级	炎症限于手术的手指，有发红、僵硬、水肿持续超过2～3周	水肿控制、高压刺激、冷敷、抗炎
2级	交感神经症状超过手术手指	经皮电神经刺激(TENS)、星状神经阻滞、加巴喷丁、类固醇、压力负荷

经许可引自：Evans RB,Dell PC，Fiolkowski P.A clinical report of the effect of mechanical stress on functional results after fasciectomy for Dupuytren's contracture.J Hand Ther.2002;15:333.

表23-2 用于评估瘢痕形成的分级系统

分级	说 明	所需治疗
0级	柔软、无痛的扁平瘢痕	轻按摩，在2周时用纵向的纸带
1级	无关节受限的宽厚瘢痕，柔软，感觉过敏	硅胶板，超声、使用矫形器，按摩
2级	伴有关节受限的肥厚顽固瘢痕，充血，痒，疼痛	硅胶板，超声、电离子导入、使用矫形器、系列铸型、按摩

经许可引自：Evans RB,Dell PC，Fiolkowski P.A clinical report of the effect of mechanical stress on functional results after fasciectomy for Dupuytren's contracture.J Hand Ther.2002;15:335.

瘢痕和红肿的发展之间的关系。卡方检验也用于检测性别与这些发展之间的相关性。显著性设置为0.05。

（四）临床经验：结果

一个独立的3×2方差分析（ANOVA）使用的年龄，性别和张力的结果作为独立变量说明影响康复中所花时间的既不是性别也不是年龄。另外，在年龄、性别和到出院需要治疗的次数或天数的变量之间没有相互关系。当比较TA和NTA时看到唯一显著的差别在这些措施中。为了取得相似的结果，TA队列要求20次治疗随访，与NTA的13次相比较（$P<0.01$）。类似地，TA患者治疗平均为67.73（±47.21）d，但NTA患者治疗仅36.49（±22.83）天从首次访视到出院（$P<0.01$）。对于TA组来说手术和治疗之间的平均时间是5天，NTA组2d。

最终屈曲位关节活动范围（ROM）对掌指关节（MCP）和近端指间关节（PIP）都显著改善，在NTA组与TA组相比较只在近端指间关节水平（PIP）于中指，环指和小指中有显著改善，并且这些差异分别为4.03°、3.83°和4.04°（$P<0.05$）。同样的，两种治疗只在近端指间关节水平在伸肌缺陷上产生显著差异。

这些差异分别为5.39°、6.91°和6.32°在中指、环指和小指中（$P<0.05$）。对皮肤红肿和瘢痕主观分级的分析显示了组间差异。对于皮肤红肿的发生（$P<0.01$）和瘢痕并发症的程度（$P<0.01$）两组间有显著差异支持NTA组。

伤口愈合的最初2.5周掌指关节（MCP）缓解张力的位置摆放不会引起任何在手指伸展中关节活动范围（ROM）的丧失，但它的确导致更少的治疗访视，缩短住院时间（因此，带来更少的治疗花费），并且减少红肿和瘢痕的并发症。

最终关节活动范围（ROM）在临床上两组是相似的，然而，达到在NTA组获得的相似测量结果TA组需要更多的治疗。

五、讨论

在NTA组中的患者更少有瘢痕并发症，更少发生皮肤红肿反应并更少需要治疗。出院时最终的ROM在统计学上显著支持无张力方案，但实际上（每指4°～9°的差异）在临床上并不明显。用这种方案不活动就不能伸展。临床经验显示在手外科医师和治疗师中，杜普征筋膜切除术后矫形器的使用从放松伸展，积极伸展、张力解除到不使用矫形器变化。临床经验教给我们治疗师之间、也有患者自己的练习中在施力上存在巨大的变化。许多患者倾向于导致局部炎症的重复和加压的过度练习。治疗“助手”如：练习油灰，握力器和海绵球，这些病例术后经常使用，会在A1滑车区和腕管中提升压力并可导致腕管综合征和扳机指。推迟近端指间关节伸展矫形器的使用7～10d并不导致由外科手术松解获得的运动丧失，并且掌指关节松解后延迟掌指关节伸展矫形器使用2.5～3周也不。在这个研究中描述的无张力技术可减少不良的组织反应和并发症率因为它可促进改善组织营养，减少炎症反应和降低切口线张力。这种理论的基本原理在有关组织缺氧、炎症反应和机械压力的研究中找到了支持。在本文网络版在可得到的附录中回顾了验证了这些概念的研究。

六、后续研究

该项抗张力技术在过去的8年中不断得到作者临床经验的支持并提示被应用的机械张力可能在这种手术的并发症中是一个重要的变量。一个更新的有相似的人口统计特征并来自一个使用无张力技术治疗的大型转诊基地的由这位作者从2002年1月1日直到2008年6月30日治疗的110个病例（149根手指）的图表总结，继续支持这项技术，平均治疗随访12例，平均治疗天数35.2d，平均手术与治疗之间的时间为1.9d。最终的屈曲位的关节活动范围（ROM）反映了最初的研究，平均掌指关节（MCP）屈曲85°；近端指间关节（PIP）屈曲91.5°；远端指间关节（DIP）屈曲50.5°；伸展受限示指9°，中指5.1°，环指6.2°，小指8.5°。关于瘢痕和皮肤红肿的并发症结果与最初的研究相似；8位患者有与术后手指神经失用、术后扳机指和CTS的形成或与过度练习有关的炎症反应相关的并发症。没有患者发生显著的交感神经反应。所有用纸带、硅胶、超声及按摩治疗瘢痕的患者，在这篇综述中只记录了患者比预想更多的瘢痕软化和并发症。

七、小结

虽然最初的研究受限于与评价皮肤红肿和瘢痕的定性研究方法相关的方法学缺陷，但数据支持在伤口愈合的早期患者用无张力和低负荷重复治疗性训练，比那些用张力的训练更好的结论。此外，MCP或PIP关节或复合关节不做屈曲活动，不如用无张力康复技术。总之，许多并发症可以避免，通过恰当的术前评估和教育、矫形器无张力技术的应用和训练、治疗师从组织营养的相关视角来恰当管理而不是积极努力去竭力增加ROM，以及早期识别治疗红肿和炎症。在减少并发症、改善运动、降低红肿和瘢痕率、更少需要治疗随访及减少患者费用方面，无张力技术已被证实更有效。

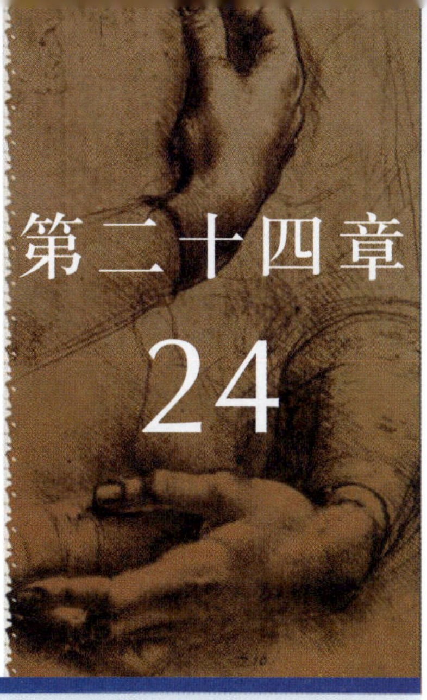

前臂和手部的软组织肿瘤

原著者 STEPHANIE SWEET, MD, LEO KROONEN, MD, AND LAWRENCE WEISS, MD
译校者 刘舒佳　洪　毅

关键点：手术治疗适应证和时机

- 对所有进行手术治疗的肿瘤进行活检和培养。
- 当有滑膜炎类疾病（例如年轻患者非创伤性的腕部尺侧肿胀）可能要进行类风湿疾病类筛查。
- 不愈合的伤口或感染性伤口与软组织肿瘤表现类似。
- 当切除腱鞘巨细胞瘤时要考虑检查邻近关节是否存在卫星病灶。
- 化脓性肉芽肿与炎症性大肠疾病及怀孕相关。
- 非典型性的细菌感染类似软组织肿块，必须做培养。当X线片不能确定异物的性质时，超声会很有帮助。

前臂、腕部和手的肿物是上肢外科诊室里最常见的病情之一。绝大多数前臂和手部软组织内的肿物都是良性的。但是经治医师必须非常熟悉多种鉴别诊断。肿物可能来自上肢的各种软组织成分，包括滑膜、脂肪、皮肤、淋巴结、神经、血管床，或骨。必须考虑到所有这些可能，才能进行适当的检查，制定出合理的治疗方案。本章的目的是让读者尽可能多的熟悉前臂和手部肿物的类型，以便合理的作出诊断和治疗。

一、上肢肿块的评估

当患者向你求治上肢肿物时，有必要从详细的病史和仔细的体格检查开始。通常对于肿瘤来说，如果病史非常典型，那么单凭体格检查就能作出诊断。可能不需要做活检。“第一次发现肿块是在什么时候”是必须要问的。是否有过外伤史?肿块的大小、形状、颜色或者软硬会变吗?肿块是逐渐增大吗?如果是，有多快?确认那些提示恶性病变的特定征象也很重要。患者是否出现过全身性的症状，比如发热、体重增加、体重减轻、疲劳、盗汗，或者痛醒等情况?既往史也很重要，因为许多手外科诊室里的常见病征都提示软组织肿物。比如风湿性关节炎、压缩、痛风和感染。而且，因为代谢性疾病可以表现在手部，所以任何小的恶性肿瘤史都应该关注。家族史也很重要，这有助于遗传性疾病比如多发性纤维瘤的诊断。体格检查要包括整个上肢。病损的大小、外形和韧度都要注意。病损的位置、皮肤变硬或变色及涉及神经血管的改变都很重要。除了特别直接的诊断以外，大部分病例都需要平片作为辅助检查。即使这些肿块好像就在软组织里，平片也能揭示其对深部骨组织或周围钙化组织的影响。如果有恶性可能，则需要进行进一步影像学检查。尽管CT和骨扫描都能起到辅助诊断的作用，但是磁共振（MRI）是描述病变解剖位置的检查。加用造影剂后影像得到增强，这对于恶性肿瘤的诊断/描述很有价值。最近，Cheng及其团队报道了应用超声诊断手及前臂肿瘤的经验。他们发现超声判断肿瘤是囊性还是实性，以及肿瘤与周围结构的位置关系等非常可靠。

二、组织活检的原则

适当的影像学描述及相关鉴别诊断完成后就有必要进行组织活检了。尽管某种常见的诊断，比如神经节囊肿，是显而易见的，但多数手外科的实性肿瘤还是需要组织活检或切除（或者均采取）。某些恶性表现，比如放射性增长或首次活检后复发，提示恶性可能。这些信息可以提示应该进行何种类型的活检。病变处活检的类型多变，有能够在诊所进行的针刺活检，也有必须在手术室进行的开放手术式活检。小的，境界清楚的原发性病变可以进行切除式活检，将全部肿瘤组织切除。但当诊断不确定及怀疑恶变时，应进行针刺式活检。仅切取小部分病变，待诊断确定后再完全切除剩余肿瘤。多数骨病理学家推荐由能够完成最终确定性切除的外科医师来进行活检。

进行活检时应遵循一些原则。首先也是最重要的是，如果病变有恶性可能时要作纵行皮肤切口。第二，相对于标准外科技术，活检时的外科切除应当尽量只包括单一组织成分而不要把不同的神经平面包括进来。最后，要小心谨慎的培养所有活检标本，因为常常会有赘生物造成或感染混淆。

上肢肿块分为类肿瘤样变、良性肿瘤及恶性肿瘤。框24-1列出了上肢最常见的软组织肿瘤。本章作者着重于分别描述这些肿瘤的特征。

框24-1 上肢常见软组织肿瘤

- 肿瘤样变
  - 风湿结节
  - 痛风
  - 假性痛风
  - 腱鞘囊肿
- 良性肿瘤
  - 巨细胞腱鞘肿瘤（纤维性黄瘤）
  - 脂肪瘤
  - 血管肿瘤
    - 血管瘤
    - 先天性动静脉畸形
    - 淋巴管瘤
    - 动脉瘤
    - 血管球瘤
    - 化脓性肉芽肿
- 包涵囊肿
- 神经肿瘤
  - 神经鞘瘤（施旺鞘膜瘤）
  - 神经纤维瘤
- 纤维瘤病
  - 钙化性腱膜纤维瘤
  - 掌腱鞘挛缩症（Dupuytren压缩）
  - Garrod结节
- 上皮肿瘤
  - 皮肤疣
  - 皮肤纤维瘤（皮肤纤维组织细胞瘤）
  - 角化棘皮瘤
  - 伯恩病
  - 汗腺肿瘤
  - 恶性肿瘤
- 恶性皮肤肿瘤
  - 基底细胞癌
  - 鳞状细胞癌
  - 恶性黑色素瘤
- 软组织肉瘤
  - 上皮样肉瘤
  - 滑膜肉瘤
  - 恶性纤维组织细胞瘤
  - 横纹肌肉瘤
  - 平滑肌肉瘤
  - 淋巴管肉瘤
  - 卡波西肉瘤
  - 恶性周围神经鞘瘤
- 肿瘤转移性疾病

三、肿瘤样病变

非赘生物的情况/病症类似于肿瘤。类风湿关节炎和痛风均表现为单发软组织。类风湿关节炎的几个特点容易迷惑经验不足的医师。孤立的软组织肿胀伴随着滑膜炎，尤其是年轻女性腕部的普利斯桥凹陷，是RA的。尽管很罕见，类风湿结节也可表现为孤立的。这些结节形成于类风湿因子和IgG所引发的小的血管炎症，导致组织坏死进而形成结节。尽管能够切除，这些结节常常复发，除非补充应用疾病调控因子进行药物干预。它们可以看作是高级类风湿疾病。

痛风和类痛风是另外两种可以表现为软组织病变的疾病。痛风是由DNA合成过程中嘌呤代谢紊乱所引起的。类痛风则是由于磷酸钙结晶在关节和软组织内沉积所导致的。类痛风最常见于腕部尺侧。当三角纤维软骨复合体（TFCC）周围的钙化在X线片上显影时，就要重点考虑与类痛风进行鉴别诊断了。与RA相比，痛风和类痛风首先表现出的是赘生物的特点，即孤立的肿胀和滑膜炎。疾病长期存在，患者可发展为tophi，即单钠尿结晶（痛风）（图24－1）或磷酸钙结晶（类痛风）在软组织内的沉积。在大部分病例中，如果病史中详细的提到了之前痛风或类痛风的诊断，那么现在的诊断则是显而易见的。在活检之前就作出诊断是非常重要的，因为tophus的外科治疗可能是不必要的，也可能导致痛风症状的临床表现认识。在脓肿突破皮肤的特殊病例中，可能需要进行去肿胀程序，在严重病例中可能需要进行切除术。

神经节囊肿是手和腕部最常见的软组织肿物，将进行详细讨论。其他表现为软组织肿物的疾病有杜普征挛缩，腱鞘纤维瘤，局部钙沉积，比如那些继发于血肿的机化。异常肿物比如非典型的细菌感染可能见于某些免疫宿主。疱疹性甲沟炎可发生于手部，呈典型的血管反应表现，不应引流，否则会造成病变扩散（图24－2）。

异物反应经过数月甚至是数年，也可发展为隐匿性表现。皮肤的病变因为很常见所以也编入本章。

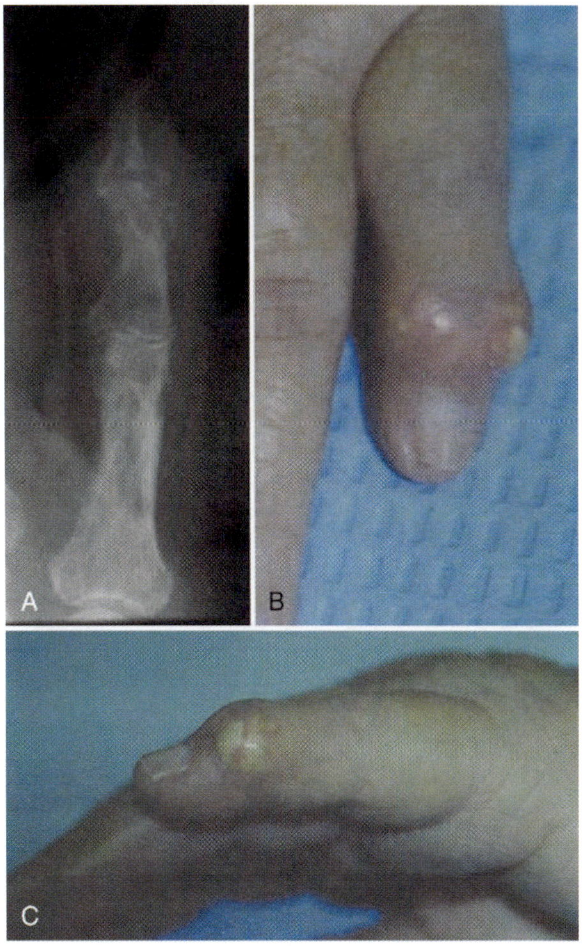

图24－1　痛风的放射学及临床表现

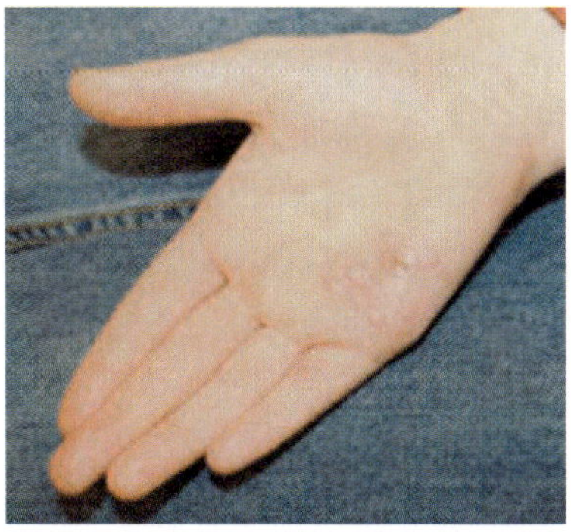

图24－2　疱疹性甲沟炎

四、神经节囊肿

根据Galen的解释，ganglion一词的意思是“聚集成球的东西”。神经节囊肿以上肢最常见的软组织肿瘤而广为人知，约占全部上肢肿瘤的15%～60%。它是来自于关节或腱鞘肿。有人认为这些肿块实际上是内膜的突出，尺寸不一，形成于关节的单向瓣膜效应。

作为最常见的良性软组织肿瘤，神经节囊肿临床上多无疼痛症状。但是当其体积增大到对周围结构形成团块效应时，比如压迫到腕管水平后interosseous神经的终支时，就会产生疼痛。患者常见的主诉是当腕关节在负重情况下做全范围的屈伸，比如做俯卧撑时，会有疼痛症状。患者多会描述肿块时大时小，有时还自然破裂或减压。尽管在韧带，尤其是韧带松弛的年轻女性人群中比较多见，但本病通常没有创伤史。腱鞘囊肿的诊断通常是比较直接的。患者通常描述无痛，但不美观且影响功能的肿块。有时会有既往的创伤史或反复发生的微小创伤，但多数并无明确病因。体格检查会发现病灶范围易于确定，边界光滑，有时多发。因为这些肿块内充满了胶质液体，如果足够大的话，对侧光照实验是有助于诊断的（图24-3)。

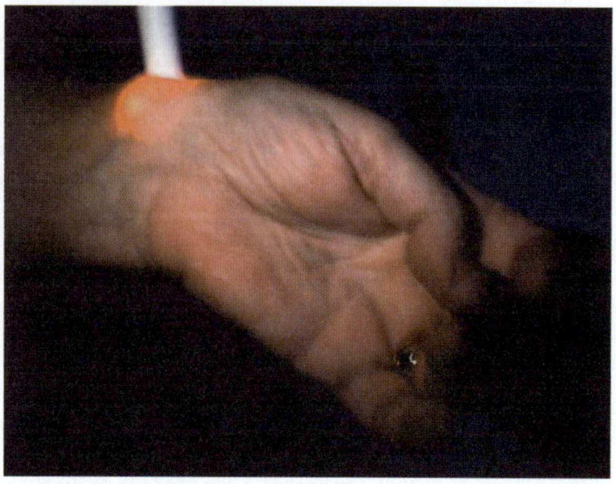

图24-3 腱鞘囊肿的对侧光照实验

腱鞘囊肿最常见于一些特征性的位置。腕背侧腱鞘囊肿最常发生于scapholunate间隙（图24-4)。腕掌侧是最常见的发病部位（图24-5)。Allen试验在评估腕掌侧腱鞘囊肿时很重要，因为桡动脉与腱鞘囊肿紧密伴行。腕掌侧腱鞘囊肿不应与桡动脉瘤相混淆。认识到了这点很重要，即突出体表的肿物未必就来源于其邻近关节，比如出现在腕背部正中或尺侧的肿物，如果沿着其走行向下探寻，可能会发现其来源于腕关节间隙。Ganglia可能见于Guyon管，其压迫尺神经运动支后可能造成手部固有功能障碍。图24-6呈现了笔者遇到的一个病例：一位狂热的乐队鼓手患腱鞘囊肿后导致原发性麻痹/瘫痪。在切除囊肿后功能完全恢复。另两种常见腱鞘囊肿是网膜性囊肿和黏液性囊肿。网膜性囊肿是发源于腱鞘的囊肿，多数位于腱鞘的屈侧。最常见于掌侧面，出现于A2或A1滑车（图24-7)。尽管并不常见，这些囊肿也有触发现象。在这些病例中，往往难于判断骨内腱鞘囊肿是否是导致腕部疼痛的原因（图24-8）。核素骨扫描成像能够侦测这些囊肿的代谢活性，有助于判断患者的疼痛是否由囊肿引起。如果外科医师认为是囊肿导致了疼痛，那么可以通过病灶刮除及骨移植术治愈。笔者认为在这类病例中关节镜是一种有用的辅助工具，尤其是在评估桡侧月骨骨内腱鞘囊肿累及舟月韧带时。腱鞘囊肿的治疗有多种办法。非手术治疗包括注射或不注射皮类固醇式囊肿局部穿刺。穿刺通常会抽出淡黄色的黏稠液体，这有助于确定诊断。腕背侧腱鞘囊肿单次穿刺后的复发率大约是60%，尽管反复穿刺能够将治愈率提高至85%。

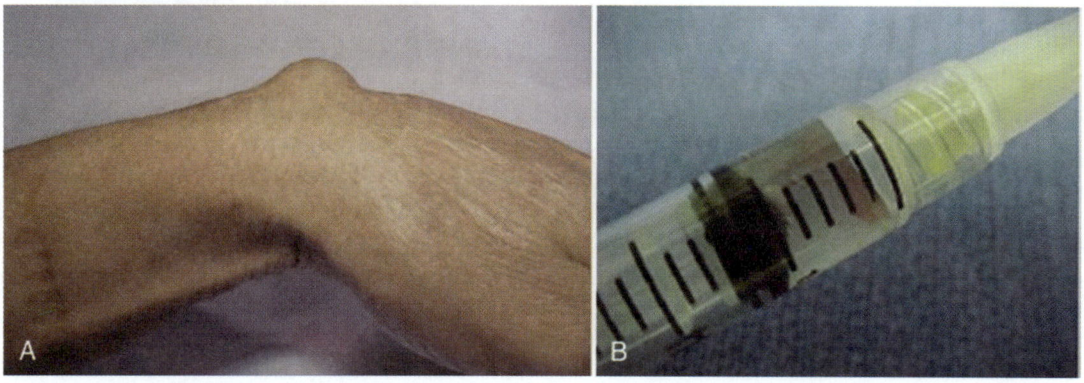

图24-4 腕背侧腱鞘囊肿的外观（A）和穿刺所见（B）

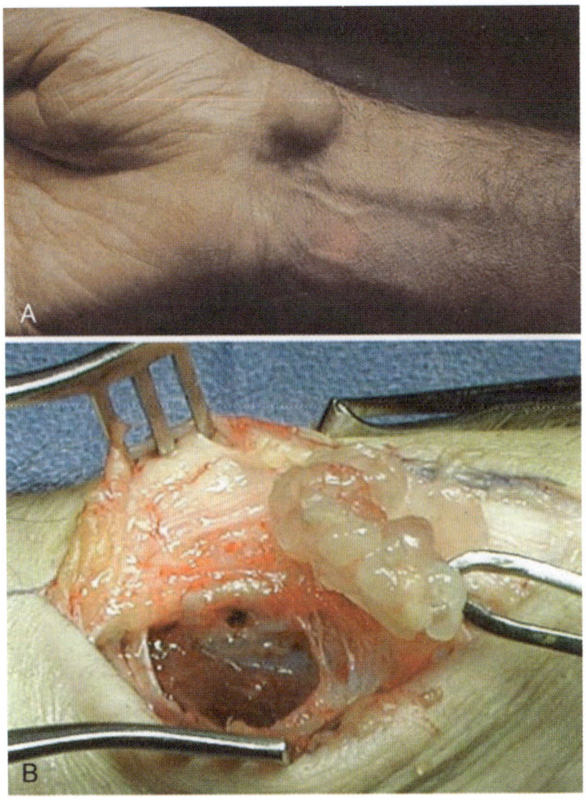

图24–5　腕掌侧腱鞘囊肿（A）和切开所见（B）

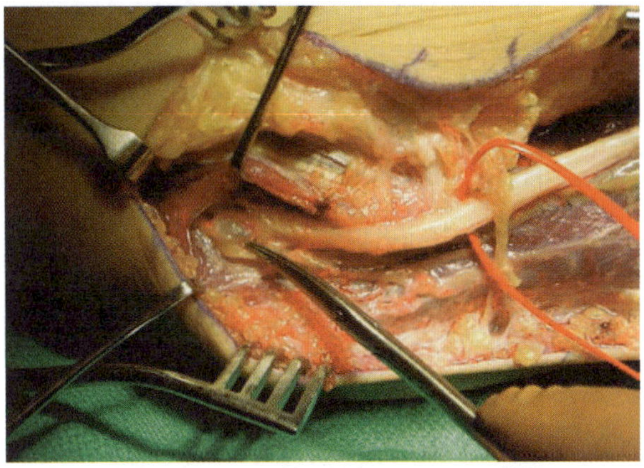

图24–6　尺管水平的腱鞘囊肿导致尺侧肌肉瘫痪

Bruneranecdotally报道支持带腱鞘囊肿的治愈率是14%～15%。因为腕掌侧腱鞘囊肿紧邻桡动脉，所以不推荐穿刺治疗该症。如果囊肿较大或有明显症状时我们更倾向于外科切除治疗。切除腱鞘囊肿时应同时切除一部分关节囊以减少复发。腕背侧腱鞘囊肿的外科切除可选择开放式或关节镜来完成。关节镜技术理论上的优点是能够减少术后疼痛及减小切口。如果腱鞘囊肿发自舟月间隙内，那么关节镜是最佳选择，因为腕关节桡侧建立3～4个关节镜通道能够起到明显的减压效果。切开或关节镜治疗的复发率相近，在2%～10%之间。黏液性囊肿切除后很重要的一点是要把骨赘也一并切除，以减少复发。对支持带囊肿的切除治疗时常常把小的不重要的屈肌切掉。尽管腱鞘囊肿的外科治疗是个常规处理，但也不是没有并发症。Watson及其同事曾报道过1例腱鞘囊肿切除后舟骨旋转脱位，可能是由于掌间韧带过度切除导致的。桡神经背侧感觉支在腕背侧腱鞘囊肿切除时有损伤风险。黏液性囊肿的表面皮肤常常很薄。程度重的往往需要皮肤移植或旋转皮瓣治疗。小儿腱鞘囊肿需要专门的会诊来确定。尽管其发生率远低于青少年腱鞘囊肿，但其自然病史的表现缺却不尽相同。Rosson和Walker于1989年报道，29名15岁以下腱鞘囊肿患者中有20名在2年内未经任何治疗痊愈。类似的研究中，Wang和Hutchinson随访了14名10岁以下的儿童，发现其中11名的腱鞘囊肿在2年内自愈。基于此，儿童腱鞘囊肿最初应以观察为主。

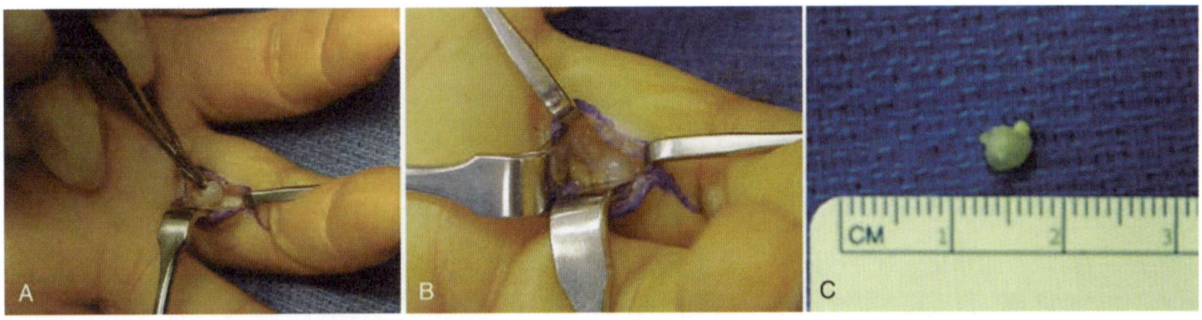

图24–7　从屈肌腱鞘入路切除支持带囊肿

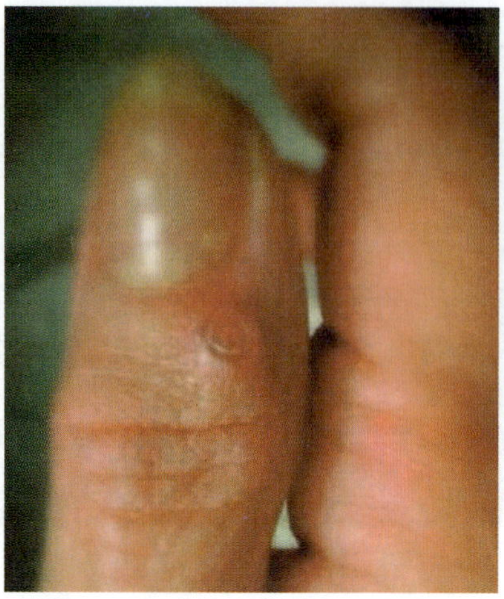

图24–8 近端甲床沟附近的黏液性囊肿

五、腱鞘巨细胞瘤

腱鞘巨细胞瘤（GCTTS）是排在腱鞘囊肿之后，第二常见的上肢软组织肿瘤。这类良性肿瘤有许多不同的名字。通常分为结节型和弥散型，后者又与染色绒毛结节部滑膜炎（PVNS）关系密切。女性发病率略高（2/3），发病年龄以50~60岁最为常见。临床上，本病表现为无痛性软组织肿块，常常存在多年。常见于手或指的背侧或掌侧。最常见的位置是近节指骨的水平（图24–9）。较之腱鞘囊肿，本病不常引起团块压效应，即压迫神经血管结构导致病灶远端的麻木或感觉过敏。Ward及其同事曾报道过一例GCTTS表现为急性腕管综合征。类似的，长期存在的肿瘤会侵蚀邻近骨质，会在平片上表现出来。组织学检查显示这些病损类似于PVNS。foma细胞以小核和胞浆内的载脂颗粒为特征。这些细胞伴随着棕色沉积。GCTTS的治疗主要是外科切除（图24–10）。必须仔细操作以确保完整切除肿块。切除前确认病灶近端手指的神经血管束的位置是十分必要的。基于此，应该应用extensile式切除。笔者曾经给指神经在病灶掌侧，动脉在背侧的患者做过手术。本病的复发率较高，接近50%，但是通过提高手术技巧可以减少之。Gholve及其同事研究过小儿GCTTS的外科切除治疗，经过2年的随访发现并无复发。他们将其成功归因为在loupe放大镜下仔细分离及切除。外科分离需要解剖至关节，因为GCTTS可能侵入关节内，因而需要关节镜进行彻底切除。

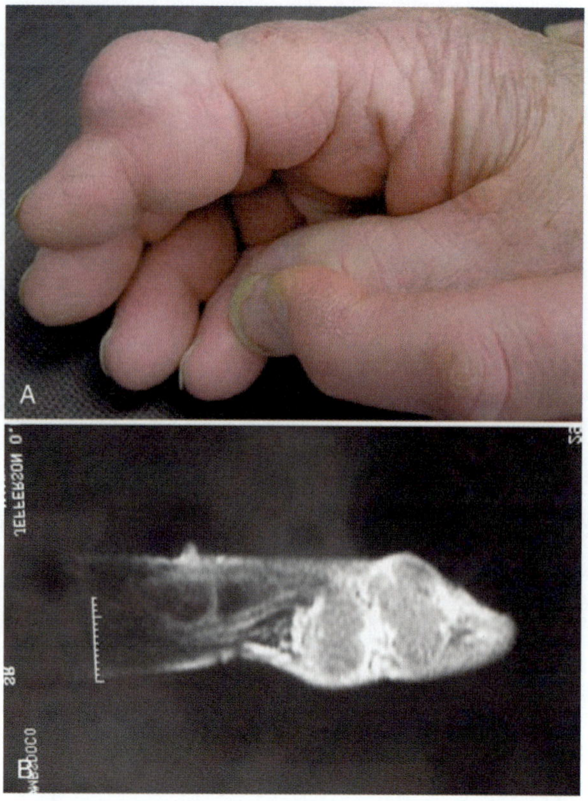

图24–9 腱鞘巨细胞瘤的临床及MRI表现

六、脂肪瘤

脂肪瘤是由成熟脂肪组织构成的常见的软组织肿瘤，其以韧度柔软为特征，但是其在手部的表现多样。通常是无痛的，且在体积明显增大前不会引起注意。本病可以起源于任何存在脂肪组织的地方，一些假说认为本病与早先的钝性创伤有关。本病在臂部尺寸较大，在手及指部尺寸较小。本病可发生于手内在肌之间。Babins、Lubahn、Vekris及其团队报道导致正中神经受压的掌侧脂肪瘤引发了腕管综合征。Azuma及其同事和Ersozlu及其同事报道了皮下脂肪瘤表现为整个指尖的膨隆。掌侧深部是手部脂肪瘤最常见的发生部位。影像学方面，MRI能够辅助诊断脂肪瘤。脂肪瘤在MRI各个序列上均与周围皮下脂肪表现相同。组织学上，这些病灶与周围脂肪组织一样，均为成熟的脂肪颗粒。但是，它们也常常表现为细长的梭状。不典型

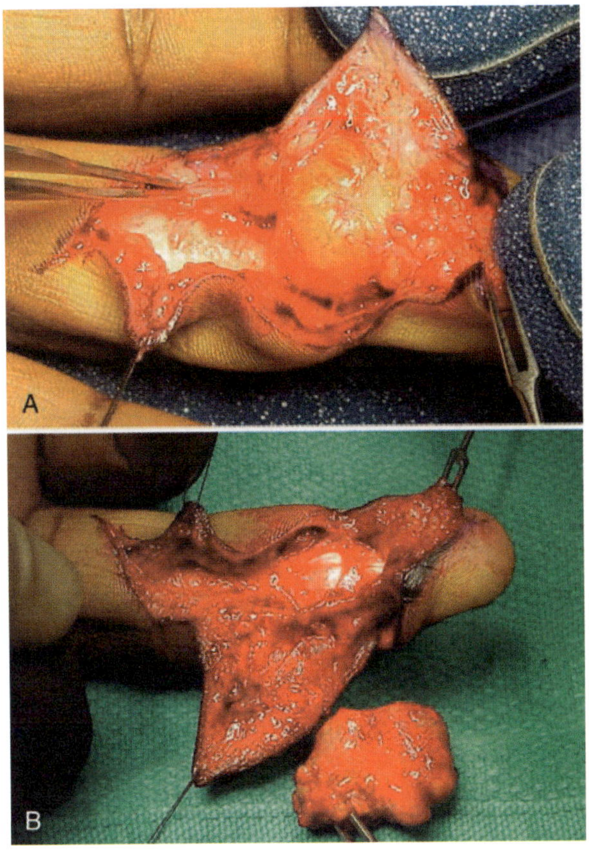

图24-10　腱鞘巨细胞瘤的外科切除

的脂肪瘤在MRI上表现为中等密度信号，这就需要活检来证实了。如果MRI已经确诊，那就不必再担心恶变可能了。有症状的团块切除范围要足够，复发率会因此降低。

七、血管肿瘤

上肢血管瘤可以是先天的也有继发的。 总体而言，血管瘤临床表现为蓝色或紫红色的肿块，痛性的或无痛的，伴或不伴搏动。血管瘤是血管汇集异常所致，常表现为手部软组织肿块。也可发生在皮内（草莓痣等）、肌肉内或骨内。本病的临床特点是有生命周期性，第一年生长最快，随着患者的成长而成比例扩大。最终，于大约70%的患者在7岁时消失。本病女性更常见，发病率约为男性的3倍。本病是儿科疾病，因为绝大多数会自行消失，很少会在年龄较大时还存在。本病的治疗包括观察及向患者宣讲本病的自然进程。如果病灶持续存在，可以进行外科治疗。外科治疗包括滋养血管的结扎和切除。动静脉畸形是另一种血管瘤，是由于胚胎期血管网的发育错误所致。临床上本病常表现为血管瘤。但是能够区分两者非常重要，因为AVMs不会自行消失。本病通常分为慢流型和快流型，前者源自循环系统的静脉或淋巴，后者则来自动脉。本病也可表现为混合型。AVMs患者的典型主诉是伴随着病损的畸形或是手部的疼痛或“沉重”感。平片有时能够显示软组织内的钙化。尽管MRI能够显示病灶的形态，但是超声对于判断病灶内血流类型还是很有帮助的。血管造影主要用于手术方案的制定。AVMs的治疗应该从非手术治疗开始，例如加压手套，钙通道阻滞剂，α肾上腺素抑制剂及止痛药。非手术治疗无效的痛性病灶可以选择外科切除。在这些病例中，选择性栓塞可用于快血流型以减少手术时的出血，尽管有肢体缺血的风险。淋巴管瘤源自淋巴系统，但在本质上与血管瘤非常类似。两者均为出生时即表现，随生长增大直至产生症状。非手术治疗无效可考虑外科切除。血管球瘤是一种痛性病损，最常见于手指甲下。血管球其实是体内的一个正常结构，负责体温调节。本病以经典的寒冷过敏、突发性疼痛和针刺痛三联征为特点。MRI表现为典型的高信号，是因为钆对比增高（图24-11）。本病偶尔会侵及下层骨质。治疗首选外科切除，切除甲板，然后在切除后修复甲床。Maxwell及其同事注意到约有1/4的患者为多发性，这些病灶本应在肿瘤的外科处理时彻底显露的。他还注意到如果在首次切除后症状

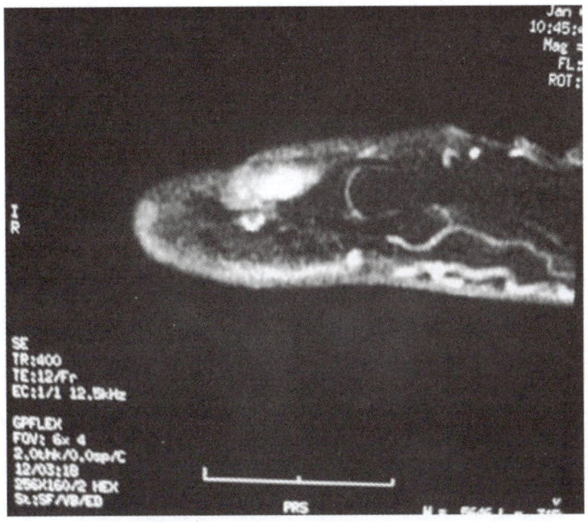

图24-11　血管球瘤

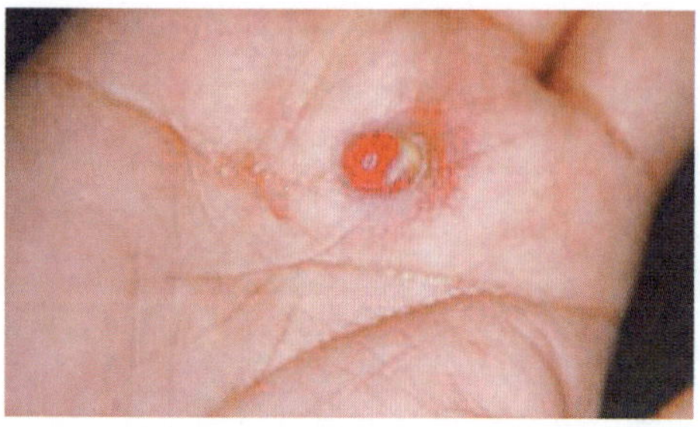

图24-12 化脓性肉芽肿

仍持续存在超过3个月，就需要再次探查伤口，寻找其他肿瘤。化脓性肉芽肿是以大量毛细血管增生为特点的病损。与其他血管类肿瘤相比，本病仅次于创伤，为排名第二的导致继发重复感染的疾病。临床上，本病表现为牛肉样红，血性易碎团块（图24-12）。本病无自愈倾向。电烙术、硝酸银及激光等治疗都有一定疗效。治疗的要点是仔细切除，首次切除时即应包括病灶旁的一小部分正常组织。

八、包涵囊肿

包涵囊肿在手部很常见。一般认为本病是穿入性创伤所致。创伤导致上皮成分被植入皮下。另一理论是休眠状态的胚胎细胞被创伤所激活。这些细胞在皮下增殖并产生角蛋白，形成肿瘤。因为本病可以自发生起发展多年，所以往往不能提供确切的创伤史。这些囊肿常见于手部经常受伤的成年劳动者。受伤部位以手掌和手指的掌侧多见。尽管多为小伤，同一只手的多重损伤亦见诸报道。除了皮肤组织，本病还可见于屈肌腱和骨内。有临床症状的包涵囊肿的治疗选择外科切除。这些团块通常是境界清楚的囊壁内充满了恶臭的干酪样物质。组织学上，细胞壁由上皮细胞构成，干酪样物质的成分是角蛋白。切除的目的是去除整个囊肿和外壁，而不仅是其内容物。有人推荐囊肿周围皮肤椭圆形切除以确保切除彻底。Goebel及其同事强调闭合切口时将皮缘外翻的重要性，认为这样能够降低复发率。当本病发生在骨内时，应挖除骨质至多孔滋养层。在一些极端病例中，如果侵蚀特别严重，就需要做骨整块切除后重建。图24-13显示的是笔者的1例指骨最远端被包涵囊肿所侵蚀的病例。进行了髂嵴骨移植及保甲处理取得了完美的功能及美观效果（图24-14、图24-15）。

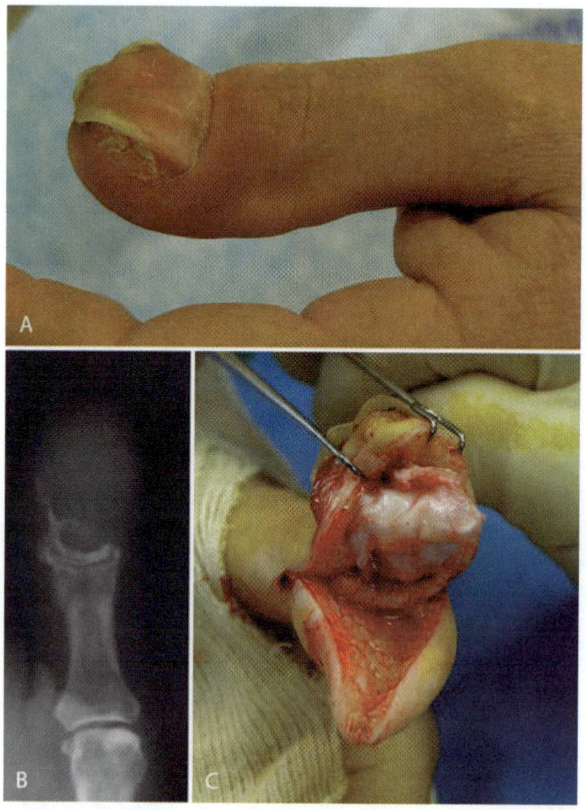

图24-13 A.表皮性包涵囊肿所致畸形。B.平片可见明显的远端指骨破坏。C.切开可见明显的白色珍珠样改变

九、神经瘤

神经鞘瘤（或Schwannoma）和神经纤维瘤是两类最常见的神经瘤。较为罕见，占手部肿瘤疾病的1%还不到。这两类肿瘤均起源于施旺细胞，它能够包裹在神经外面形成髓磷脂鞘。不过，神经鞘瘤因此仅累及神经的髓磷脂鞘部分，而神经纤维瘤也可累及发育中的神经纤维。

神经鞘瘤在神经瘤中更为常见，约占全部软组织肿瘤的1%～10%。多发生于30～50岁人群，发病率无性别差异。在不伤及深层神经纤维的情况下切除神经鞘瘤并不困难。这种切除术常常借助显微镜来完成。神经鞘瘤是良性病变，由施旺细胞完整包裹。临床上，本病进展缓慢，无痛性的肿瘤。通常不产生任何神经症状。但是假如肿瘤邻近神经，在其表面进行特纳征检查时会产生麻痹感。组织学上，本病由Antoni-A和Antoni-B两种特点不同

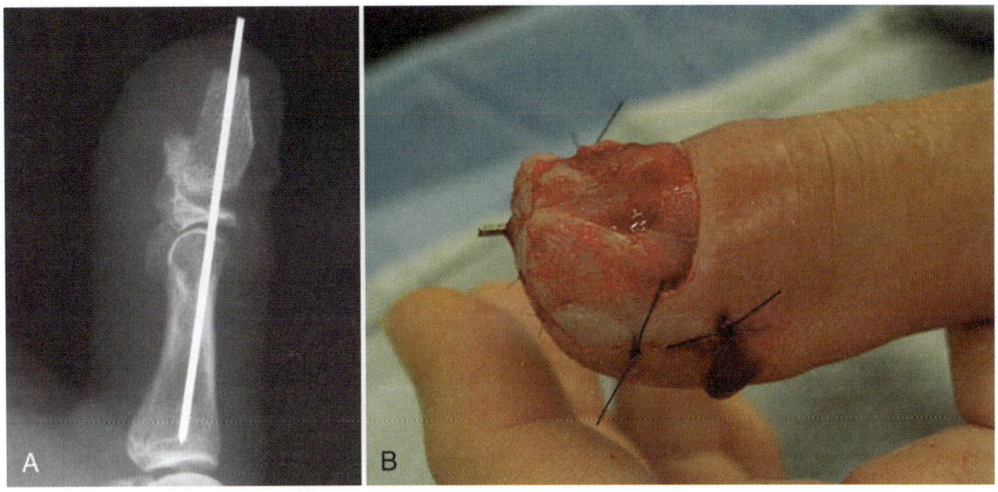

图24-14　表皮包涵囊肿的重建治疗。髂嵴骨移植以修补指骨远端骨缺损。保留甲基质以便指甲生长

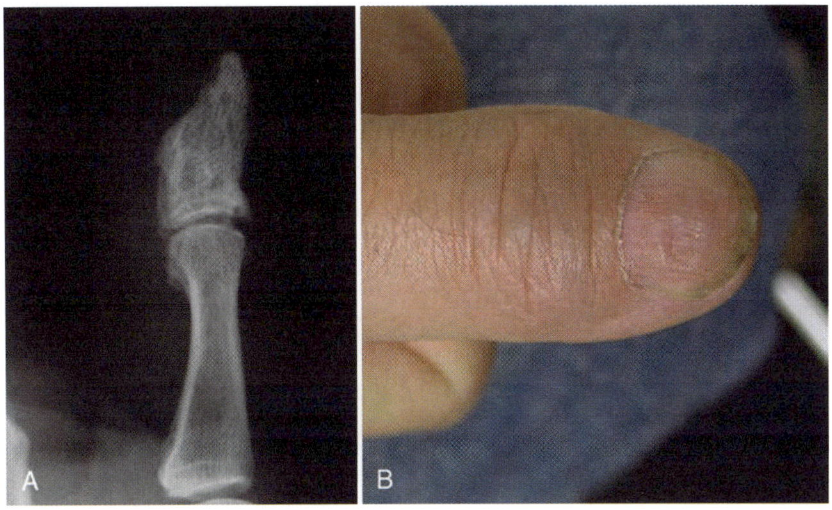

图24-15　表皮包涵囊肿重建后的最终结果

的细胞构成。Antoni-A细胞呈梭形，细胞排列致密，经常排呈“罢工栅栏”的样子。这种外形被称为Verrocay体。Antoni-B细胞的排列更为紧密，通常胞核较小。典型的神经鞘瘤中，这两种细胞排列模式必居其一。本病的恶性转归十分罕见。

神经纤维瘤，尽管也来源于施旺细胞，但同时还累及了深层的神经。90%的患者为单发型肿瘤。其余10%为多发型神经纤维瘤——其中一种被称为von Recklinghausen病，或神经纤维瘤病。神经纤维瘤病的特点及其他骨科方面的临床表现，如脊柱侧凸。因为本病常累及神经纤维，所以更可能表现出感觉异常等神经症状。恶性转归见于5%的神经纤维瘤病患者。神经纤维瘤的外科处理远比神经鞘瘤的处理困难，因为很难避免伤及深层神经。尽管两者的组织学特点相似，但神经纤维瘤内有神经纤维长入这点上两者是截然不同的。另外，常能观察到淋巴细胞、肥大细胞及黄色瘤细胞。其他诸如腱鞘囊肿、脂肪瘤及血管瘤等肿瘤如果发生在紧邻神经的位置也会引起与神经肿瘤类似的症状，而且影像学表现也很相似。此外，手指的反复创伤会导致神经的纤维增生，例如bowler拇，就是桡侧的指神经炎。

十、纤维瘤病

纤维瘤病在上肢的表现形式多样。诸如

Dupuytren挛缩、Garrod结节及钙化腱膜纤维瘤。纤维瘤病可发生在任何年龄段，虽然某些具体表现形式对应着特定的年龄范围。比如Dupuytren挛缩常见于60～70岁的老人，而钙化腱膜纤维瘤则常见于儿童。这些过程的特点是成纤维细胞的增殖，伴随着黏稠胶原蛋白的大量形成。钙化腱膜纤维瘤可以表现的与GCTTS相同。本病最先在1953年报道。本病较为罕见，仅在小于20岁的人群中发生。因此，本病最初的名称是少年钙化腱膜纤维瘤。但是，从那以后，也有成人罹患此病的报道。本病的发病率男性2倍于女性，且多首先发生在掌腱膜。通过MRI能够把本病于与更为常见的GCTTS区分开来。本病的MRI表现为境界不甚清楚，异源性增强且常有钙化。外科治疗方式为切除，以便确定诊断。但本病的复发率为50%，所以如果复发病灶并无症状，应以观察为宜。未见本病恶变的相关报道。

Dupuytren挛缩的相关描述最早见于19世纪初，是手外科的常见疾病。通常表现为孤立的结节，常见于掌面尺侧。随着疾病进展，常常会导致MCP及PIP关节的挛缩。病灶本身是无痛的。本病在壮年男性中的发病率是10:1，尤其是在北欧诸国或凯尔特裔人群中更为常见。但是，也有一些亚洲和非裔美洲人患本病的报道。成肌纤维细胞能够产生挛缩性胶原蛋白。当患者患有伴指关节胼胝的跖纤维瘤病时，一般认为这些病具有更强的侵略性，因此外科切除后更易复发。

腱膜切除术可以选择，用于切除病变的腱膜。胶原酶注射和针刺腱膜切开术均表现出了较好的早期疗效，可以作为腱膜切除术的备选方案。因为这些结构总是长期存在，因此，对其进行松解时往往会导致外被皮肤的缺损，还需要植皮来处理。开放掌面技术在累及多指的严重病例中依然应用，通常会在4～6周内完全愈合。这一技术也有利于血肿的引流和早期活动。术后夜间和间断佩戴手部背伸矫形器是本病治疗的必要组成部分。此外，笔者的观点是术后伤口小剂量类固醇的谨慎应用对于止痛、消肿及减少炎性反应都有良好的效果。指关节胼胝（Garrod结节）是PIP关节区域手背侧的纤维瘤病（图24-16）。本病在Dupuytren患者中的发生率为20%～40%。但是本病通常不会对患者造成功能性影响，因此很少需要外科切除。本病更常见于身体其他部位患有纤维瘤病的患者，也因此提示预后较差。在易发人群中，本病可能发展为习惯性刺痛，而且如果不能纠正错误动作的话，疗效较差（见第22、23章Dupuytren挛缩的外科治疗及康复的详细讨论）。

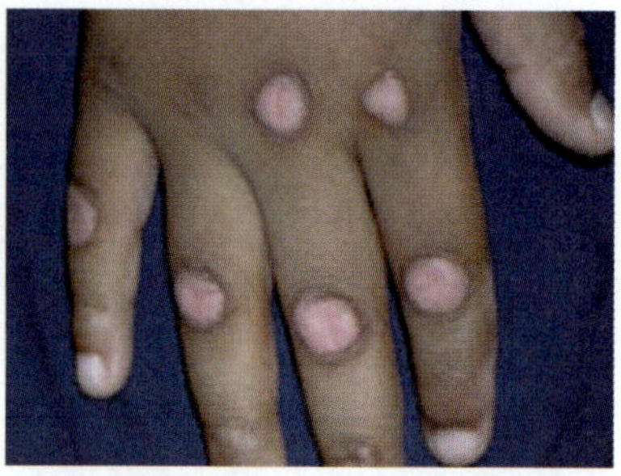

图24-16 Garrod结节（指关节胼胝）

十一、上皮细胞肿瘤

上皮是人体最表层的组织。皮肤病学家最常处理这类肿瘤。不过，其中几种会表现在手部及上肢。这些肿瘤，尽管很小，但有时却是癌前病变。因此，手外科医师熟悉这类肿瘤以便作出正确的诊断并给予处理是非常重要的。比较常见的皮肤肿瘤包括寻常疣和扁平疣、皮肤纤维瘤、角化棘皮瘤、Bowen病（鲍文病，癌前皮炎，博文病）、汗腺肿瘤和皮肤癌（鳞状细胞癌和基底细胞癌）。皮肤肉赘分为两类：寻常疣和扁平疣。这两者都是人乳头瘤病毒感染的结果。寻常疣的特点是高出表皮，表面粗糙。

扁平疣则与周围皮肤齐平，通常在太阳照射到的部位，例如手部背侧。这些疣的临床病程是自限性的，1～2年内不经任何治疗也会痊愈。如果病灶持续存在，或者长在引起不适或美观问题的部位，则需要处理。早期处理包括局部的应用水杨酸盐，然后在病灶外覆盖一层敷料。冷冻疗法也常用作手部疣的初级治疗，其实它通常用于生殖器及面部疣的皮肤科治疗。外科切除会因病毒传播而造成卫星病灶的形成，所以应该优先考虑其他治疗方法。另一种常见的上皮肿瘤是皮肤纤维瘤，也称作皮肤纤维组织细胞瘤。本病表现为坚韧的皮内结节，常呈现黄色、棕色或紫红色。虽然本病更多见于下肢，但也可发生于手部。本病在青年及中年人中多见，女性发病率稍高。本病的组织学特点是真皮内纤维细胞数量的增加，伴随着其他炎性细胞（淋巴细胞、巨嗜细胞、嗜酸性粒细胞、中性粒细胞及浆细胞）数量增加。周围组织通常会增生。切除式活检是很必要的，因为本病很容易与其他恶性肿瘤，诸如恶性纤维组织细胞瘤甚至是恶性黑色素瘤相混淆。角化棘皮瘤是另一种难于同恶性肿瘤相鉴别的上皮肿瘤。本病易与鳞状细胞癌相混淆。角化棘皮瘤来源于毛囊皮脂腺单元及皮肤上的体毛毛囊。本病通常生长快速，表现为过度角化的圆屋顶状病灶，多呈红色或棕色。本病常呈现为中心性的角蛋白栓。临床上，本病与鳞状细胞癌的特点非常相似。但是，本病通常并不固定于周围组织。而且，本病有自愈性，这也是与鳞状细胞癌的区别。本病的治疗也需要切除活检来确诊并判断有无恶变。尽管这两种病是完全不同的，但还是有部分人认为本病是鳞状细胞癌的癌前病变。博文病是局限于表皮的鳞状细胞癌。因为本病局限于表皮层，所以并不转移。但是，有3%～11%的本病发展为扩散性鳞状细胞癌。本病2/3为单发。多个因素诸如暴露于砷及阳光下等可能会促进本病的发展。人类乳头状瘤病毒也可能有关。临床上，本病表现为鳞状板。本病的治疗方式主要是病灶及周围浸润组织的外科切除。汗腺肿瘤，尽管源自表皮，临床上却经常与巨细胞瘤及血管瘤相混淆。本病可表现为从良性到恶性的多种形式。良性病变的名字有几个多，包括eccrine spiroadenoma，dermal cylindroma，eccrine poroma及hidroacanthoma。这些良性病变可以通过简单的切除性活检来治疗。因为本病的恶性型也可表现为良性，所以病理学家的检查是很重要的。本病的侵袭性良性类型称为侵袭性指乳头状腺瘤，治疗方法为范围适当的外科边界切除。

恶性表皮肿瘤包括基底细胞癌、鳞状细胞癌及恶性黑色素瘤。这些肿瘤均与暴露在阳光下有直接关系。手及上肢的基底细胞癌在这三种疾病中最少见。沿边界分布的珍珠样隆起为其特征。通常由皮肤病学家来指导治疗，应用Moh微创治疗本病取得了革命性的效果。鳞状细胞癌是上肢皮肤恶性肿瘤中最常见的类型。本病有潜在的致命性。既可表现为良性病变样的很小的病灶，也可表现为明显的坏疽大片病灶。鳞状细胞癌多发生在有明确的阳光暴露史的浅肤色个体。澳大利亚，因其位于赤道附近，而且有大量浅肤色人群，所以其皮肤癌发病率为世界之最。临床上，本病呈多样化表现。多数表现为鳞状化或粗糙化，但也有的表现为溃疡（图24-17）。Moh外科治疗是本病的标准治疗方式，复发率最低。如果病灶范围较大，或累及甲床，推荐截指（肢）术。转移性疾病常常累及淋巴结，所以前哨淋巴结活检是有价值的。

恶性黑色素瘤是致命的皮肤恶性肿瘤。源自真皮内的黑素细胞。本病的预后与病灶深度直接相关。再次强调，Moh外科治疗仍是本病的治疗首选，能够准确、完整的将病灶切除。但是，黑色素瘤如果侵及甲床则是预后不良的提示，通常需要在邻近病灶的指间关节处截指。

十二、软组织肉瘤

软组织肉瘤是源自肌肉、结缔组织等间叶细胞的较为罕见的恶性肿瘤。本病虽然罕见，但是是恶性肿瘤而且具有转移性。早期积极的治疗预后最好，所以当患者有软组织肿块时医师应当积极查出本病。总体而言，本病以其原发组织命名，就像向

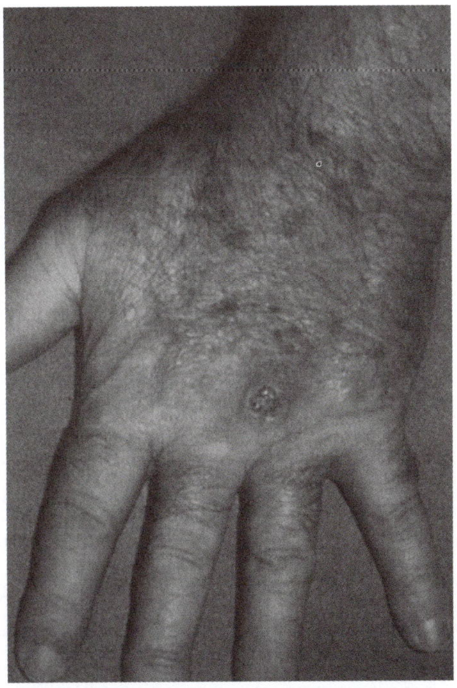

图24-17 鳞状细胞癌

先前提到的良性肿瘤一样。少数例外的是上皮样肉瘤和滑膜肉瘤，之前我们已经讨论过。上皮样肉瘤是手部最常见的软组织肉瘤。本病多发于年轻人群（10～35岁），且多见于指的掌侧。男性多见。本病通常不表现出侵袭性，但其临床行为却是侵袭性的。Steinberg及其同事报道他们经治的18名上皮样肉瘤的患者，发现以边界切除治疗复发率及致死率均很高。因此，应选择广泛切除或截肢作为治疗方式。此外，本病在诊断时常常已经转移至淋巴结，所以推荐进行前哨淋巴结活检。滑膜肉瘤，除名字外，并不起源于关节滑膜。它们通常发生在关节附近的肢体，组织学上可能表现出一些滑膜细胞的特征。它们通常起源于黏液囊及腱鞘。本病常见于上肢，不过不常累及手指。与上皮样肉瘤类似，它们表现得像良性软组织肿瘤一样，而且常常在诊断时已经向远端转移。其治疗方式类同于上皮样肉瘤，以广泛切除及截肢术为主。

恶性皮肤纤维瘤是与钙化腱膜纤维瘤类似的恶性肿瘤。本病多发于老年人群，尽管曾有3岁病例的报道。本病起源于前臂的结缔组织和肌肉。本病的治疗采取广泛局部切除或截肢，辅以化疗或放疗。源自肌肉的恶性软组织肿瘤包括横纹肌肉瘤和平滑肌肉瘤。横纹肌肉瘤源自骨骼肌细胞，平滑肌肉瘤源自汗腺及毛囊等处的平滑肌细胞。基于组织学表现，骨骼肌肉瘤可分为胚芽型、齿槽型和多晶型。虽然胚芽型是最常见的类型，但在手部，最多见的是齿槽型。这些肿瘤在未成年人群中多见。手部平滑肌肉瘤仅占全部平滑肌肉瘤的1%，但却需要手外科医师特别重视，因为其临床表现很像良性肿瘤。骨骼肌肉瘤和平滑肌肉瘤的治疗均为广泛外科切除辅以放疗或化疗（或放化疗）。淋巴管肉瘤和卡波济肉瘤均为淋巴组织起源的恶性肿瘤。淋巴管肉瘤见于乳腺癌乳房切除术后慢性淋巴水肿的发展。卡波济肉瘤最常见于AIDS患者。可表现为有色无痛结节，可进展为溃疡。经典的治疗为外科活检确诊，辅以化疗或放疗。非转移性的淋巴管肉瘤的预后很好。但AIDS患者发生卡波济氏肉瘤的预后很差，仅有20%的2年存活率。源自神经的恶性肿瘤被命名为恶性周围神经鞘瘤。发病年龄为40～60岁。病灶在上肢的占全部恶性周围神经鞘瘤的20%。多发纤维神经瘤（von Recklinghausen病）风险较高。治疗方案为广泛切除，当病灶与邻近神经关系密切时，辅以化疗。放疗并无明确好处。这些肿瘤的整体3年存活率为20%左右。有许多其他上肢恶性软组织肿瘤曾见诸报道，但都非常罕见。包括Clearcell肉瘤（软组织的恶性黑色素瘤）、纤维肉瘤及齿槽软组织肉瘤。所以这些软组织肉瘤的治疗方法都一样。最重要的是列出一个可疑肿瘤索引等等，即使是那些呈良性表现的肿瘤也包括在内。外科活检提供了组织学诊断。进一步的治疗方案需要骨科医师和肿瘤学家会诊后得出。

十三、转移性疾病

尽管转移性疾病是骨最常见的恶性肿瘤，但其在软组织中相对罕见。它可表现为指端的损毁样病灶（图24-18）。手部的转移性疾病仅占全部骨恶性肿瘤的0.1%，在软组织恶性肿瘤中所占的比例就更低了。Bush曾在其系列研究中报道了3个本病病例。其中一例发生在前臂，最初误诊为感染。是起源未知的腺癌。其他两例是转移性鳞状细胞癌和转移性胃腺癌。为慢性“甲床感染”不愈的年龄较大患者列出转移性癌的可疑因素高危索引是非常必要的。软组织转移性疾病的治疗目标是缓解症状。除非是结构性承重骨被破坏，否则不常规进行外科重建。

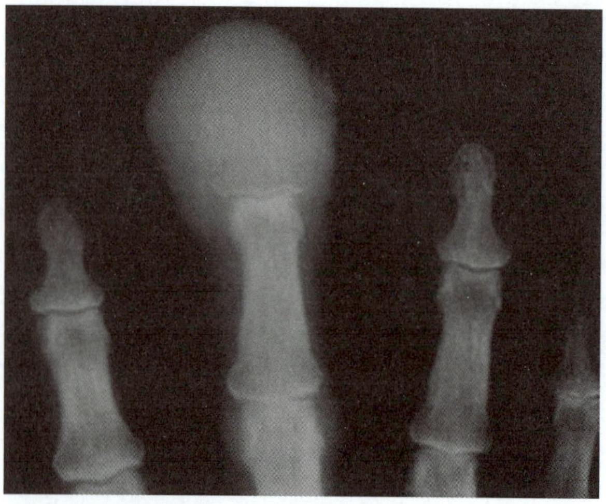

图24-18 指骨远端的转移性病灶

十四、治疗师的角色

鉴于与患者之间密切的关系，治疗师在进行上肢肿瘤的治疗时应充分考虑到患者的想法及恐惧心理。治疗师应该通过把这种恐惧心理传达给医师来成为真正的患者利益的维护者，并且通过典型案例使患者重塑信心。另外，无论是对于简单的腱鞘囊肿的切除，还是复杂的重建外科及截肢，手部治疗师在肿瘤外科治疗后制定适合的功能目标方面都扮演着关键角色。尤其是在处理上肢恶性肿瘤患者时，多学科团队配合对患者得到最大程度的治疗而言是非常必要的。手外科医师和肿瘤学家、物理治疗师、社工及手部治疗师的密切合作会使患者得到最大程度的益处。

十五、小结

上肢软组织肿块对手外科医师及治疗师来说都很常见。能够识别出这些疾病的标志性特征对最终的成功治疗而言非常必要，治疗方式从观察到放疗。准确的诊断和治疗对于患者的结局来说是至关重要的。

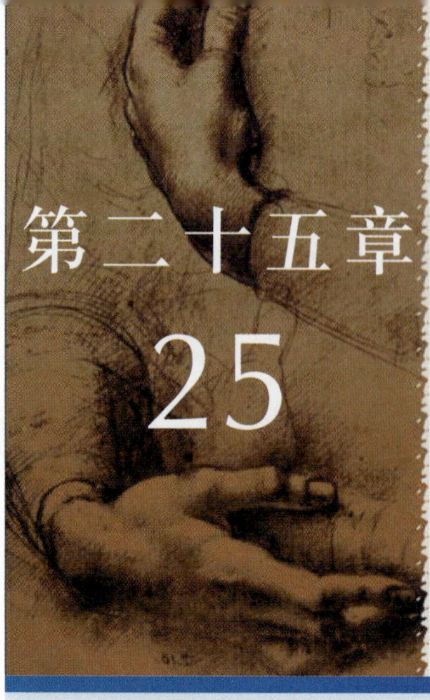

第二十五章

25 上肢烧伤的治疗

原著者 ROGER L. SIMPSON, MD, FACS
译校者 刘舒佳 洪 毅

关键点

- 上肢热烧伤包括主要损伤及失能，尽管与较小的体表烧伤面积不对称。
- 烧伤的深度预示了治疗的过程及功能恢复的程度。准确地评估非常重要。
- 深部烧伤应早期切除和移植。
- 烧伤挛缩和表面外形决定治疗方案。
- 烧伤瘢痕的质量取决于治疗，预期功能恢复的结果反映了烧伤瘢痕重建的时间和程度。

在美国，每年大约有70万人接受烧伤治疗，其中4万人需要住院。在这些住院患者中，将近80%上肢有烧伤。火焰烧伤是住院治疗的成年人最主要的原因。儿童烧伤的最常见原因则是开水烫伤；45%的烫伤儿童在5岁以下。烧伤住院中25%是工作相关的。

手及上肢的烧伤导致永久性的功能及精神的残损。残损的程度与原始损伤的严重度直接相关。热烧伤对手部会造成严重损伤，尽管看上去体表烧伤范围并不大。适当的评估，判断烧伤的深度，从而给予相应的治疗能够提高上肢烧伤后的功能恢复程度并缩短重返生产工作所用的时间。

一、急性期

烧伤的原因和暴露在烧伤源下的时间对于评估烧伤深度、判断恢复时间、制定治疗方案及预测功能恢复程度而言非常重要。如果烧伤局限于真皮层或表皮层，烧伤的愈合方式为再表皮化。存在于未被烧伤的真皮层内的毛囊、神经成分及汗腺的数量决定再表皮化的程度。真皮层内未损伤的这些附属结构保留得越多，烧伤的愈合就越快，随之产生的烧伤瘢痕的质量也就越好。真皮层的完全缺失，也就是全层烧伤，需要皮肤重新覆盖。愈合后烧伤瘢痕的质量与功能恢复的程度密切相关。准确的评估烧伤程度是治疗上肢烧伤的第一步。烧伤的治疗是团队合作的方案。所有患者的治疗方案必须在24h内制定出来。医师负责制定恢复和治疗方案。护士负责协助和补充敷料更换方案及家庭合作。他们同患者密切接触，使得他们能够向医师提供必要的信息，以便其就制定方案、更换敷料、治疗及休息等问题作出适当的决定。作业治疗师和物理治疗师合作制定矫形器应用及练习的方案，并与医师合作。营养师负责制定适宜的热量及蛋白食谱，与医护合作参与治疗。社会服务部门在保障患者利益、回答保险覆盖范围及工作相关问题方面起着十分重要的作用。还有许多人都参与治疗。在每周两次的多学科讨论会上制定治疗方案。患者及其家庭很快就能了解治疗方案及为使功能恢复最大化而修改了的治疗目标。密切关注上肢功能在患者的整体治疗中是所有治疗方案的目的。

（一）评估

用“九分法”来评估整体最初烧伤程度。全部体表烧伤面积都用这一简单、可重复性高的方法来评估。评估结果能够预测整体烧伤程度并估计出患者早期补液量。上肢占整个体表面积的9%，手部占3%。烧伤程度、烧伤面积及位置决定了治疗过程和功能恢复程度。这一评估结果也能尽早向患者及家属提供恢复时间方面的有价值的信息。Ⅰ度烧伤被定义为表皮层的烧伤，产生红斑和轻度不适。烧伤区域发红，检查时通常看不到水疱。功能全部保留，只是在急性期由于疼痛而略受影响。疼痛和肿胀持续很短时间。在烧伤皮肤表面局部应用增湿剂能够减少疼痛。再表皮化开始于48h内。不会形成限制性的瘢痕。Ⅱ度烧伤热力侵及真皮层（图25-1)。这类烧伤分为表皮Ⅱ度烧伤和深Ⅱ度烧伤。表皮Ⅱ度烧伤累及真皮的上层，预计在局部烧伤治疗10～14d内完成再表皮化。本型烧伤的特点是水疱（完整的或破裂的)、薄焦痂及严重疼痛。较之表皮烧伤，本型烧伤周围的红斑更显著。深Ⅱ度烧伤的侵及范围至真皮深层，对附属毛囊及汗腺的损伤程度更高。这削弱了患者再表皮化的能力并导致延迟愈合，需14～21d完成。本型烧伤区别于表皮Ⅱ度烧伤的特征性表现是没有水泡及中等厚度的焦痂（图25-2)。即时疼痛程度不重因为这个深度的烧伤已经损伤了表皮神经末稍。本型烧伤愈合后产生的瘢痕质量很差，增加了后期增生和继发瘢痕收缩的风险。烧伤的位置也是制订治疗方案的参考之一。皮肤较薄的地方、屈伸的折痕处及指间关节等处易受伤口慢性愈合时的持续炎症及瘢痕收缩的影响。如果愈合质量很差或瘢痕过度增生，必须考虑早期进行皮肤移植。全层烧伤，或称Ⅲ度烧伤，损坏了全部真皮层，不可能完成再表皮化和愈合。深度烧伤的特点是无弹性的厚焦痂（图25-3)。起初，烧伤表面并不疼痛。因为不会自发表皮化所以需要进行皮肤移植。早期皮肤移植能够减低预期收缩所致畸形和继发的功能减退程度。

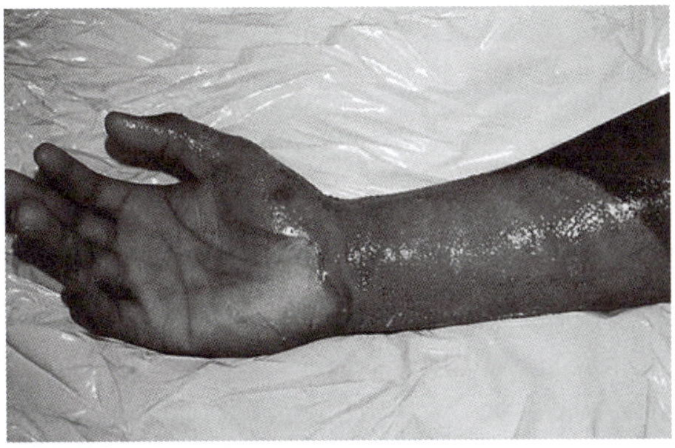

图25-1　表皮Ⅱ度烧伤，预计10d内愈合，瘢痕较小

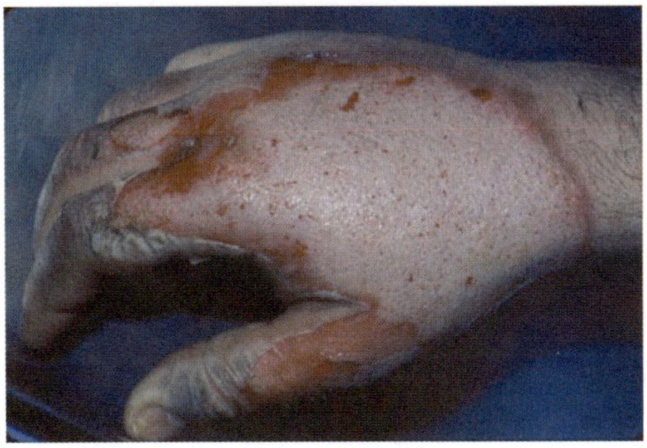

图25-2　中等厚度焦痂的深Ⅱ度烧伤

手对任何程度的皮肤收缩都非常敏感。Ⅳ度烧伤源自长时间的热力接触，累及软组织和深部的肌腱、关节和骨。本型烧伤累及的组织都烧焦了。长时间热水浸泡、持续的火焰接触及电烧伤会表现为这种组织毁损的烧伤程度。需要大范围的功能重

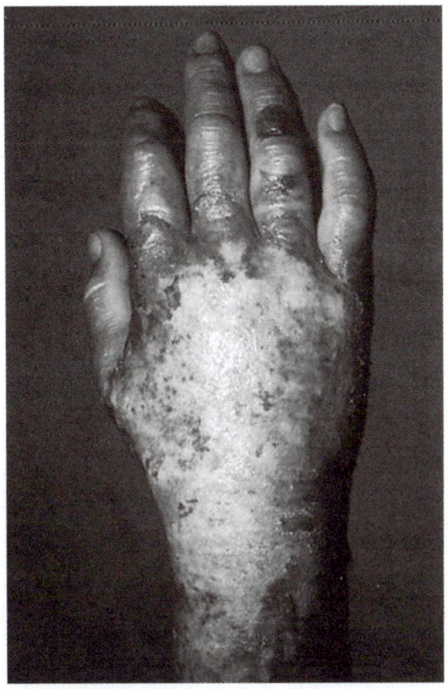

图25-3　全层组织缺失的Ⅲ度烧伤

建，更常见的是截肢。

手部的烧伤往往是混合型（图25-4）。表皮区域的愈合通过自发的表皮化来完成，但是其他结构则需要再铺平以避免功能缺失。必需谨慎评估烧伤程度后制定个体化的治疗方案。治疗的目标是把那些预计14～21d内不能完成再表皮化的区域，用适合的移植来完成再铺平。那些将会很快再表皮化的区域则需要每日评估进展。尽管烧伤的深度很重要，但是其他的信息对于治疗团队更为准确的制定计划也很重要。致伤热源的类型很重要。烫伤导致的烧伤深度和面积较为一致。了解液体的温度及接触时间非常有助于判断烧伤的深度。70℃/(158°F)的水在1s内就能对儿童造成全层烫伤。如果接触时间延长，那么即使温度较低也会造成同样的烧伤。含有脂肪或动物油脂的液体热量更多，会在较短的时间内造成较深度的损伤（表25-1）。在开放空气中燃烧的火焰温度大约是260℃/(500°F)。与燃烧物体接触或穿着的衣物着火几乎会立即造成全层烧伤。烧伤累及皮肤的厚度也扮演着重要角色。真皮层的厚度烧伤区域内决定该区域再表皮化的速度。皮肤损伤的深度也预示着愈合过程的质量。手指背侧、手部背侧、腕掌侧及前臂内侧的皮肤相对较薄。这些区域的深Ⅱ度烧伤会导致再表皮化延迟及烧伤瘢痕质量较差。瘢痕脱落、纤维化，烧伤位于

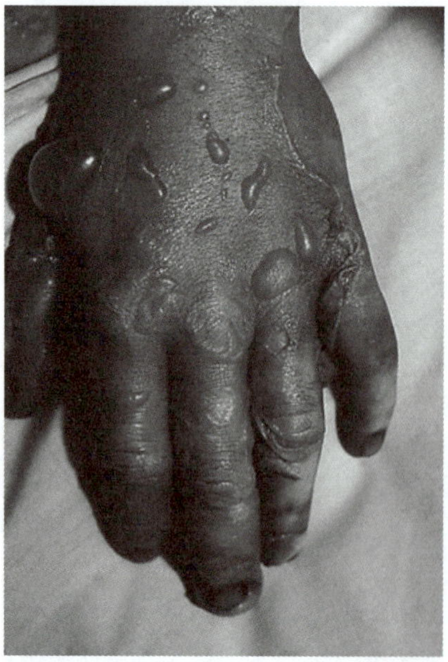

图25-4 深Ⅱ度和表皮Ⅱ度烧伤混合型。烧伤的深度与累及皮层深度有关

表25-1 热水浸泡产生Ⅲ度烧伤所需的时间

温度（°F）	时间
158°	1s
150°	2s
140°	10s
130°	30s
127°	1min
120°	10min

注：1℃=（°F-32）÷1.8

关节近端会因邻近关节的挛缩及活动范围受限而影响功能。同样的烧伤源及接触时间，如果发生在掌侧，其再表皮化的速度会更快，也不会有长期的功能限制，这是因为掌面真皮层的附属结构更多。烧伤区域的皮肤质量是另一个影响预后的重要因素。烧伤的严重程度取决于烧伤源的温度、接触时间、皮肤厚度及烧伤位置。这些信息，连同早期检查时的临床表现，有助于决定是继续保守治疗还是尽早计划伤口切除和移植。烧伤治疗的目标就是最短时间内用适当的软组织完成覆盖以最大限度地重建功能。

烧伤治疗必须个体化。患者的配合、了解患者所从事的工种及烧伤的范围是治疗方案的重要影响因素。医师及治疗师从预后角度来评估临床进展是整个治疗方案中极其重要的部分。

（二）急性期的治疗

超过体表面积10%～15%的Ⅱ度烧伤及3%的Ⅲ度烧伤应当住院治疗。需要复苏的患者及虽然烧伤面积较小但需要特殊护理的患者也符合住院标准。大多数轻度烧伤要在治疗中心或医师的诊室接受门诊治疗。初步治疗包括烧伤程度的评估及治疗方案的制订。清洁创面，去除异物。如果水疱是完整的，治疗师就要决定是进行清创还是保持水疱完整直到下次换药。从治疗方案角度来说，如果水疱表面是菲薄的上皮组织，那么需要连同其内分泌物一起清创。掌面的水疱表面的上皮通常较厚。这些水疱应当刺破，然后抽吸出液体，于是表皮就可以用作生物膜来完成创面的再表皮化。这样能够为伤口提供有效的覆盖、减少疼痛、使下层上皮化。对于没有上皮覆盖的伤口，应当用油纱或皮肤替代物暂时覆盖伤口，24～48h换药。更为严重的烧伤需要

局部补液，通常会产生水肿，这时需要立即应用矫形器，将腕关节维持于伸直位，掌指（MCP）关节维持于屈曲90°位，以保持韧带的张力。指间（IP）关节位于完全伸直位（图25-5）。这个伸直位能够减低IP关节囊、韧带及被烧伤皮肤的张力。当近侧指间（PIP）关节或远端指间（DIP）关节远端菲薄的皮肤被严重烧伤时，这一伸直位可保护伸肌腱免于暴露在外。纤维化及持续的小关节炎症是烧伤后僵直和关节畸形的原因。烧伤创面开放时间越久，小关节周围炎症的持续时间就越长。这种炎症是进展性瘢痕及活动受限的原因。急性期内手部的紧急处理至少应该每日两次，两次换药之间还需要护理人员给予持续的锻炼。疼痛、高级别的镇静及明显的肿胀都给主动或被动全关节活动造成了障碍。

（三）持续被动活动（CPM）

设备能够在患者恢复至参与主动练习前帮助患者维持全范围的关节活动。但是疼痛经常导致患者不能遵循练习计划，急性期内的治疗目标也常常不能达成。多数上肢烧伤的患者同时还有其他部位的烧伤。约4/5的非致命性烧伤会累及上肢。烧伤程度的评估依据是全身烧伤情况。补液和保持气道通畅是首先要保证的。一旦患者的紧急情况稳定下来，上肢的治疗就成为整个治疗方案中最具决定意义的部分。手部及上肢功能评价开始于对间隔内水肿的评估。必须在去除敷料后再进行评价。手部、手指及上肢的圆周性烧伤使得静脉压力增高，起到止血带的作用。加之软组织肿胀的加剧，间隔内的压力增高可达30mmHg以上，导致组织坏疽。当烧伤累及的部分既广又深时，最初的临床诊断也许是准确的。但是烧伤会表现出进展性的肿胀、逐渐增加的压力及间隔内综合征的亚急性期征像。患肢末端即使抬高依然肿胀、进行性的感觉缺失、固有的手部畸形姿势及持续的疼痛等临床特点都提示间隔内压力增高。可能增加的压力提示有必要测量间隔内压，并与伤后24h内得到的基线值进行比较。逐渐增加的压力或坏疽等间隔内综合征的表现提示有必要进行焦痂切开术（图25-6）。这时有必要对所有烧伤累及的间隔进行彻底减压。轴向的焦痂切开术切口能够使手指及上肢压力立即减低。为了减压，手部的间隔，包括内在肌可能需要切开。但是，焦痂切开术并不能保证这些组织的存活。最初的烧伤程度及暴露的范围对手指远端软组织的存活与否影响甚大（图25-7）。末稍肿胀的临床观察、组织间隔内压力测量及血氧监测均可用于评估这些情况。手部及手指的背侧皮肤较薄，在上肢的深度烧伤中常常由于类似用力握拳之类的保护性动作而被损伤。烧伤的紧急处理包括表面所有残片的灌洗，以及所有失活上皮及水疱的清创。磺胺嘧啶银抗菌油膏涂于柔软的大块无压力纱布上，局部贴服的应用于上肢的烧伤区域。在床旁安装与个人习惯相符的支具，以利将患肢维持于功能位并保护小关节。上肢Ⅱ度烧伤的治疗要参考烧伤深度和累及区域。保守治疗包括在规定时间内换药和治疗师帮助进行的适合于烧伤并有利于愈合的主被动关节活动（ROM）。早期切除及移植仅适用于那些不愈合及预期愈合质量差的患者。

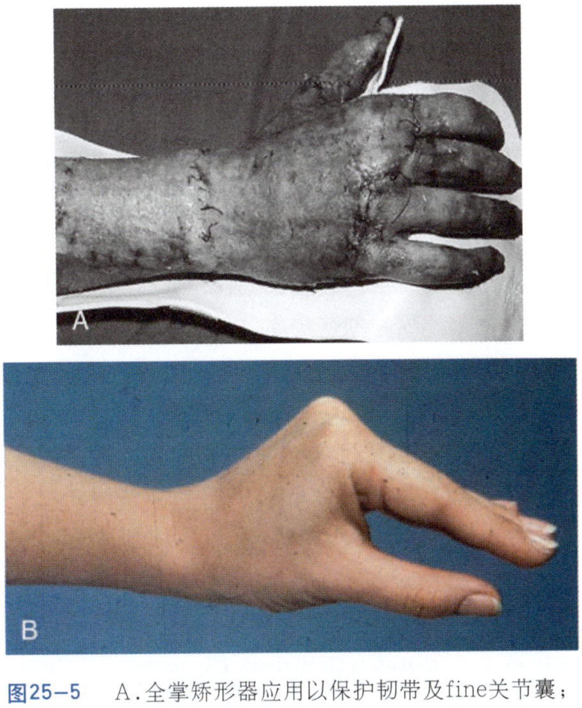

图25-5 A.全掌矫形器应用以保护韧带及fine关节囊；B.MCP关节位于90°，IP关节完全伸直

一些作者曾倡导过手部深Ⅱ度甚至是Ⅲ度烧伤应行延迟切除，目的是提供更多时间以观察再上皮化能否发生。在一组深Ⅱ度烧伤的患者中，Salisbury和Wright发现，强化治疗产生的功能结果与烧伤早期切除并移植手的功能结果相似。在这种情况下，患者的依从性是至关重要的。个人之

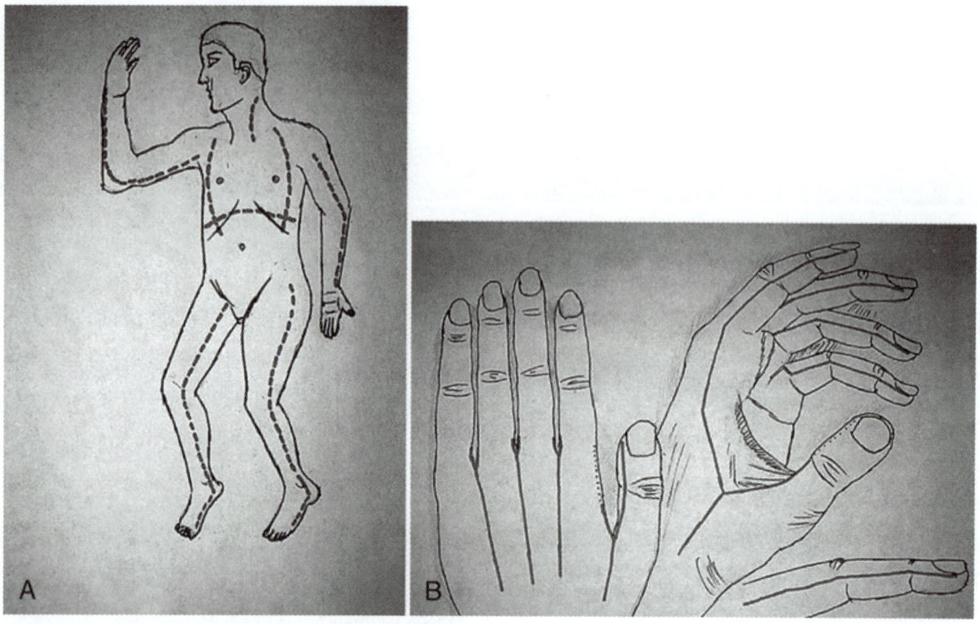

图25-6 即刻间隔减压的焦痂切除术的示意图（A、B）

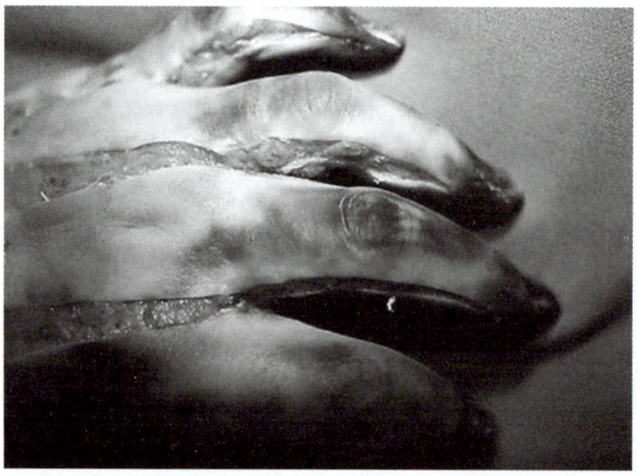

图25-7 已经完成焦痂切除术，但组织损伤仍导致了远端软组织的坏疽

见，手和手指的深Ⅱ度烧伤在14d内预测无法上皮形成，应早期切除并立即植皮。这会有可预测的功能恢复和较低的长期刚度。直接切除或筋膜切除术适用于不能通过上皮形成治愈的烧伤患者。决定手术且在患者麻醉稳定后，应尽早切除。在止血带控制下，应用边缘切除术切除所有的损伤组织，只留下有活力的真皮和良好的血管床以供皮肤移植。损伤的组织，只留下有活力的真皮和良好的血管床以供皮肤移植（图25-8）。如果烧伤累及真皮全层并导致真皮下血管血栓，那么切除平面必须深达筋膜层。尽可能切除手背部神经血管平面以上的部分。必须确保失活烧伤组织完全切除。这层组织的特点是白色、柔软、质韧。完全切除后松止血带，观察伤口真皮层或皮下渗血情况。可疑区域再次切除直至失活组织彻底切除。暂时加压包扎止血，抬高手及上肢准备为皮肤移植供皮。完成止血后，即可将移植的皮肤置于受皮区。对成人而言，邮票移植利于引流，皮片平均厚度约为0.012in，比较适于手部及手指应用。儿童植皮则要求皮片更薄。1:1.5、1:2或1:3比例的网状移植，能够最大限度地节约未受伤皮肤的用量（图25-8）。当患者烧伤面积大于体表面积的50%时，供皮区的皮肤保留是至关重要的。这些网状移植的网眼部分通过瘢痕爬行再上皮化来愈合，较之邮票移植其收缩程度更高一些。如果烧伤初期认为伤口不适合进行移植，那么就用局部皮肤替代品或频繁换药来进行创面即刻处理。延迟的二期移植要比冒着风险在非最佳移植床进行移植而至失败强得多。在伸指屈腕的手部功能位进行皮肤移植。用缝合、钉皮或纤维蛋白胶（或联合使用）来使移植牢固。首先用创面敷料，然后是厚棉垫和制动矫形器。负压辅助封闭（VAC）是一种伤口治疗技术，通过在泡沫状敷料内缝入引流管给创面提供负压来促进愈合。皮肤移植部位可以持续负压状态。VAC技术的使用，

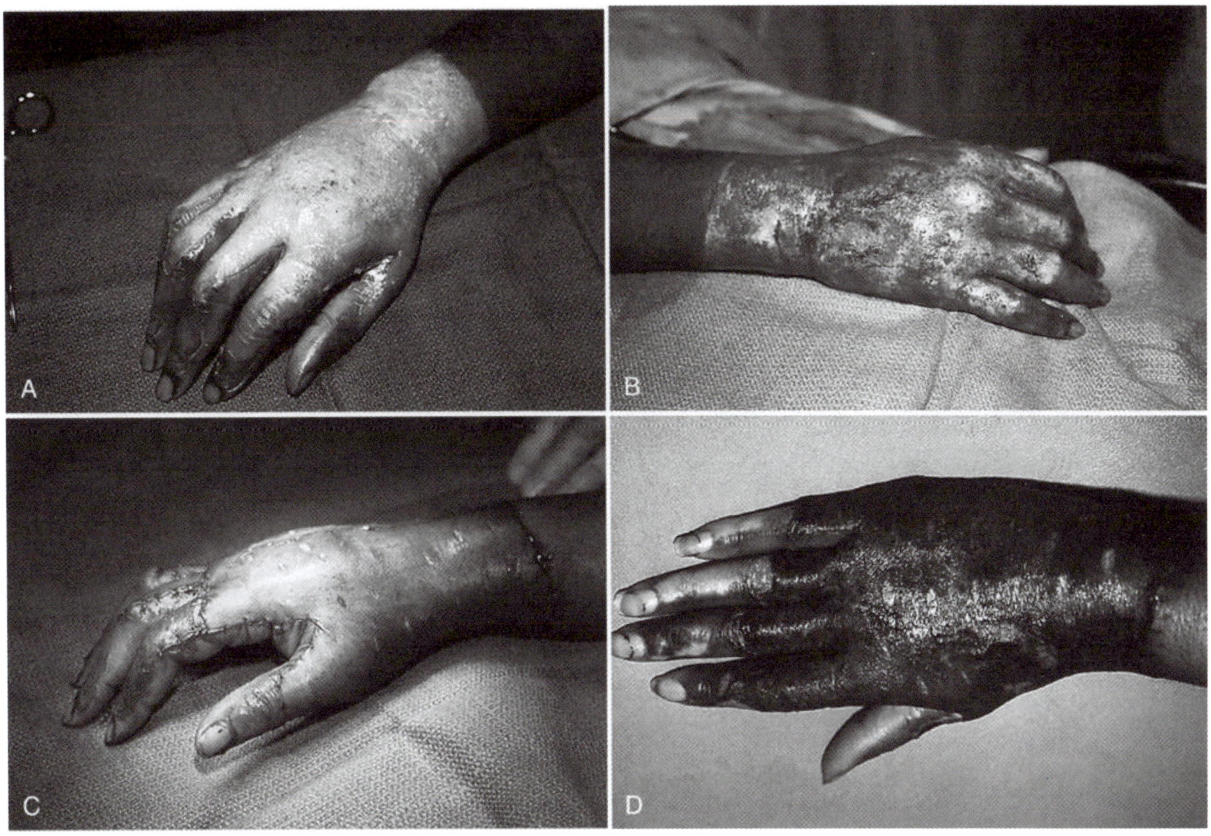

图25-8　A.手部及手指背侧的深Ⅱ度烧伤；B.焦痂外围切除后真皮层点状出血；C.split-thickness皮肤移植术后；D.柔韧移植3个月后较深的色素沉着

可以降低移植部位的剪切力，这样也就减少了再次移植的需求。在急诊切除之后的24～48h进行首次观察和评估移植，需评估止血的程度。如果敷料没被浸湿，那么在术后3～5d再进行下次换药。移植后4～5d，移植皮片黏附牢固后开始手部治疗。练习包括主动及轻柔的被动ROM。矫形器的设计重点是保证腕关节伸直及MCP关节屈曲。当僵硬及缺乏顺应性导致主动ROM回位受限时，如果移植皮片已经粘附牢固，可以应用动力型矫形器。疼痛管理是治疗计划中必不可少的部分（参见第26章关于手部烧伤治疗的深度讨论）。掌面烧伤往往需要更为保守的治疗方案（图25-9）。手掌和手指掌面皮肤的特点是表皮较厚、真皮层附属结构多。由于掌面皮肤较厚及对于烧伤的保护性屈曲反应，掌面烧伤的深度可能会在比预想更短的时间内完成高质量的再表皮化。在掌面烧伤的深度完全确定之前，应该尽可能保守治疗。如果是全层掌面烧伤，

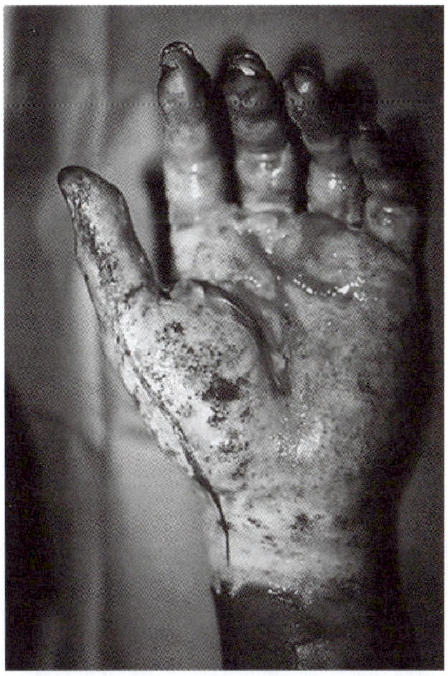

图25-9　在烧伤深度充分确定之前掌面的烧伤应该保守治疗

那么应该植皮，以免后期掌及指关节挛缩导致功能丧失。从伤后长期伤口增生、挛缩再发生率及烧伤后并指的发展考虑，应该用全层或半层皮肤移植来使掌面再表皮化。半层皮肤移植是急性烧伤的最好选择。这种移植的好处是血管长入时间更短、覆盖范围更大。对深部掌面烧伤长期挛缩率的研究未见显著差异。全层皮肤移植可以在后期重建步骤中应用，这时最初的移植失败的风险已经很低了。

二、重建期

一旦急性期烧伤彻底愈合，注意力就要转到瘢痕成熟期内活动度的提高、延展性的增加及姿势的改良上来。手部的治疗包括经常性的主被动活动。系列矫形器用于维持姿势；动力性矫形器常用于练习间期内持续的、渐进的牵拉。约12个月的成熟期治疗方案包括按摩、硅有机树脂护板及构型的应用。治疗师的主要工作就是使所有肢体关节功能最大化及软化软组织并使之脱敏。治疗师和训练师必须能够判定功能进展何时达到稳定期。烧伤瘢痕的质量与手部及上肢活动范围恢复的难易程度直接相关。如果瘢痕较厚、质量较差，那么在睡眠或静止后的僵硬就非常明显。

伤后6～12个月内软化瘢痕，能够明显提升关节功能，甚至达到全范围关节活动。密切关注原始烧伤的预期愈合时间、瘢痕的纤维化及增厚、小关节附近的损伤、年龄、职业等均有助于预测功能恢复的程度。深度烧伤早期移植，皮肤质量较好者其预后更好。以下的病例研究进一步阐明了烧伤后功能提高的实际意义。一名19岁男性在修理汽车引擎时被烧伤双手及手指背面，就诊于烧伤中心。双手及手指背面全部是深Ⅱ度烧伤，一直延伸到掌面及腕部背侧。左右手烧伤程度相近。掌面皮肤未被累及。没有并发症或压力升高的征像。医师决定早期切除深度烧伤组织并进行皮肤移植，先做右手，48h后做左手。全部手指和右手及手腕背侧进行了不全切除及移植。就在马上就要按照相同的程序处理左手前，治疗师做了一个决定：暂停手术，继续保守治疗等待左手自身完成再表皮化。于是治疗方案随之改变。在烧伤后第20天，左手再表皮化完成。患者在整个治疗过程中表现出非常好的顺应性，最终获得了双手全部手指完全屈伸能力。约在烧伤后4个月，其重返机械师的工作岗位。第6个月，在例行随访检查时，患者对烧伤愈合情况表现出了良好的观察力（图25–10）。他注意到在清醒状态下右手不会僵硬，所有手指能够完成全范围活动。他感到舒适，握拳时没有疼痛感。

手部移植皮肤非常结实，他说自从移植手术后伤口还从来没有开裂过。重返工作岗位没有任何问题，他甚至能够耐受机械修理带来的频繁的表

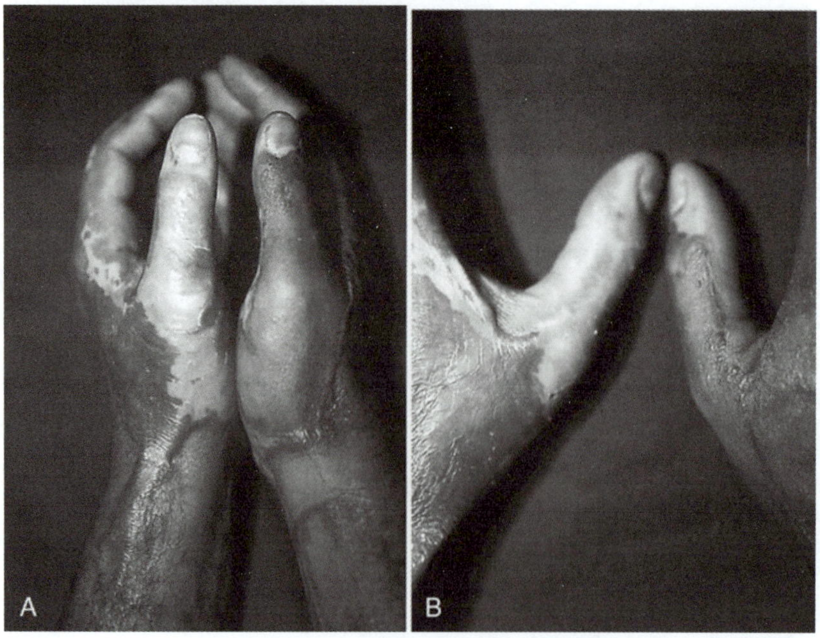

图25–10 A．Ⅱ度烧伤后移植治疗的右手与未移植的左手功能上的明显差异。注意左手羊皮纸样的真皮、过度增生点瘢痕及色素沉着的缺失；B.注意左手瘢痕质量差，经过挛缩后的愈合，而右手经过皮肤移植完成了再表皮化

皮损伤。但是，他的左手在晨起后依然僵硬，需要20min来克服小关节的僵硬，达到全范围关节活动。左手总是感到疼痛，轻微的创伤就会导致伤口开裂。左手是羊皮纸样的瘢痕，并且有并指现象，而右手却灵活自如，移植皮肤的颜色也很正常。除非瘢痕不稳定或者有连蹼限制的可能，否则不推荐患者进行二期延迟愈合治疗。患者双手得到完全覆盖，通过治疗获得全范围的主被动关节活动。烧伤后不同的疗效已经在这个病例中得到了充分的体现。努力达到既定目标是急性期治疗方案制订过程中很重要的一部分。伤口过度增厚或不稳定时再回过头去进行皮肤移植的观点是不正确的。长时间的僵硬及活动受限所致的纤维化、软组织短缩及肌腱失衡是无法完全扭转的（图25-11）。基于全面了解伤口愈合知识基础上的伤口早期积极处理能够减少重建期的许多问题。瘢痕重建期的治疗计划中的基本原则包括认真评估收缩带来的张力。掌握收缩的进展规律就提高了重建措施成功的可能性，避免了早期收缩复发率及由此带来的功能限制。这些原则是建立在假设瘢痕愈合良好并完全成熟，所有治疗措施都发挥了最佳功效的基础上。Montandon及其同事认为瘢痕会持续收缩，直到收缩力与反向的牵拉力达到平衡。瘢痕及移植皮肤会在成熟期的前3个月持续收缩。表皮表面的瘢痕收缩也影响着这一过程。较之凸起的表面，凹陷表面外的瘢痕受到的限制较少，瘢痕及指蹼迁移更多。这方面的例子包括腋窝部的收缩、背侧指蹼向远端迁移、肘部肘前面皮肤的屈曲收缩（图25-12）。瘢痕的质量（取决于治疗）、基于受伤区域轮廓作出的预期功能状态决定了烧伤瘢痕重建的时间及程度。烧伤瘢痕通常就指皮肤缺损。在重建计划制订时，必须考虑到瘢痕脱落后的软组织缺损往往大于预期。原始烧伤表面的形状有助于预测重建缺损的范围。仅仅依靠过多的供皮并不能确保重建成功，因为收缩力的大小是由植皮区的表面特点所决定的。向严重收缩的腋窝移植更多的皮肤并不能保证上臂外展受限不再发生。应用外展支具及早期恢复外展动作都能有效的抵抗收缩力。移植皮肤会持续收缩，直到与反作用的牵拉力达到平衡，这一过程也受表皮特点的影响。

（一）掌面挛缩

手部的休息位是指和腕轻度屈曲。如果忽略了一些正确的治疗细节，那么累及腕部腹侧、手掌及手指掌面的中度至深度烧伤很容易造成屈曲挛缩（图25-13）。通过再表皮化或是移植皮肤覆盖完成愈合的掌面烧伤有收缩的趋势，会导致屈曲畸形。瘢痕成熟期ROM及牵拉练习、贯序矫形器的应用能够对抗收缩力，最终达到正常活动。由于烧伤瘢痕的成熟导致改善屈曲畸形的治疗效果差，这促使大家认真思考，最终早期进行挛缩瘢痕松解、皮肤移植或片状覆盖及更新手部治疗方案以恢复ROM。除非应用外展支架，否则随着瘢痕成熟和收缩，屈曲收缩会持续加重，导致继发关节挛缩。应用矫形器后疼痛的加重及手指不能完全伸直使得可耐受的被动牵拉应用减少。收缩变成永久性的，

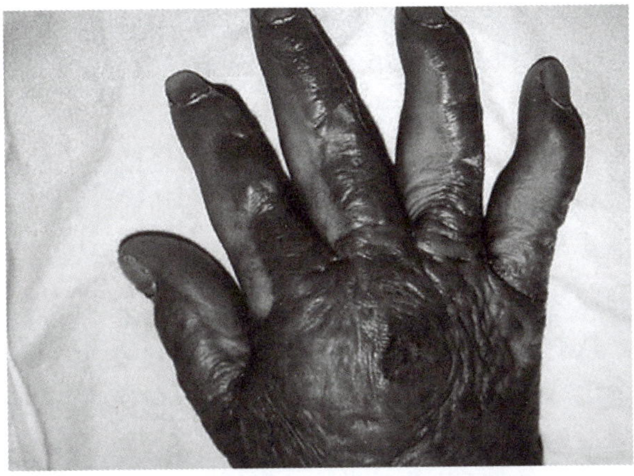

图25-11 深Ⅱ度烧伤后延迟二期愈合导致的严重纤维化及瘢痕过度增厚。其导致的僵硬将是永久性的

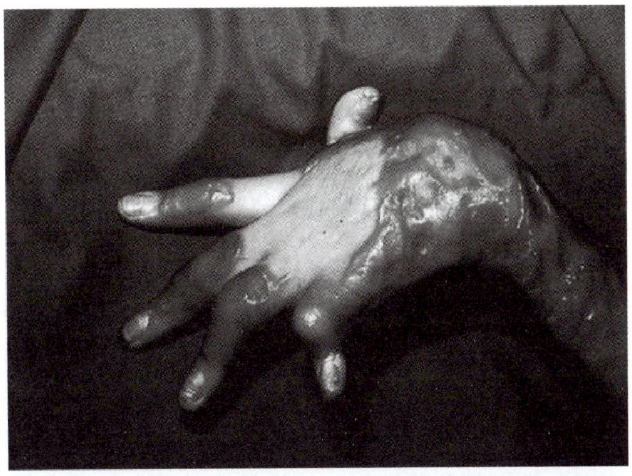

图25-12 由于抗收缩力减低所致的腕及指部凹面皮肤的烧伤瘢痕畸形

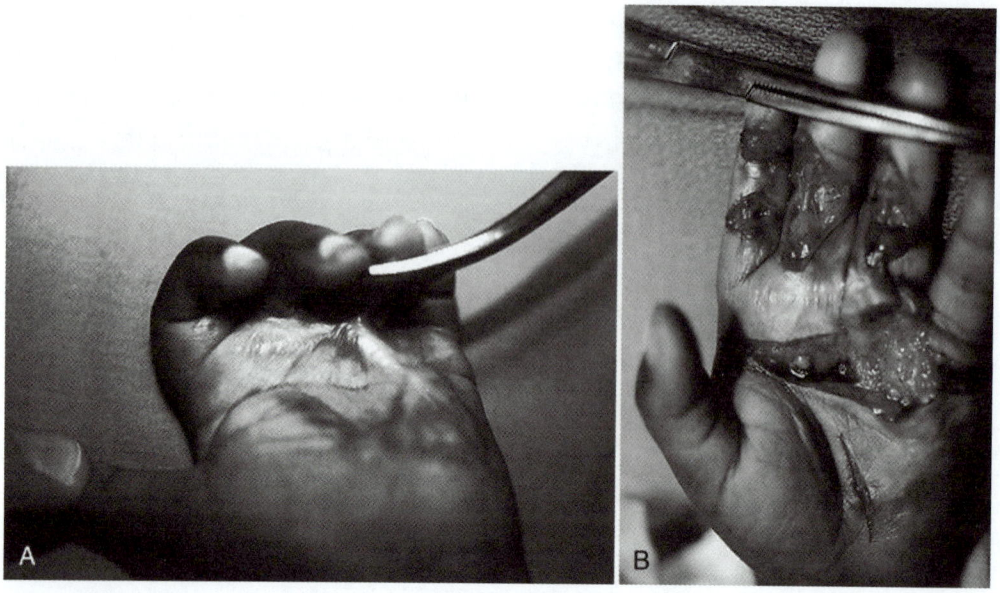

图25-13 A.掌面挛缩导致的软组织重度缺损，手掌的烧伤后挛缩总是需要额外的植皮；B.注意单纯烧伤瘢痕挛缩松解术导致的明显的组织缺损

减低运动和功能（的减少）。应当在关节挛缩进一步加重前就进行外科重建。重建之前先进行影像学检查以明确关节面的序列情况。Kurtzman和Stern按照皮肤缺损和关节收缩的程度把PIP关节挛缩进行了分类。特别严重的、长期的屈曲挛缩除了掌面皮肤缺损移植外还需要进行掌面关节松解。对于软组织充分松解后因继发关节毁损导致仍然不能完全伸直的手指，有必要进行关节融合术。应该沿挛缩最严重的垂直方向进行软组织彻底松解。Midaxial点的横行切开能够彻底松解组织紧张。软组织松解后挛缩关节的被动牵拉保证了张力的持续存在。通常不推荐烧伤瘢痕的完全切除，因为当组织张力减低后残留的瘢痕会随之成熟并软化。全层皮片移植来修补皮肤缺损。如果挛缩松解涉及到暴露的肌腱，如果可能的话局部片状皮片可作为选择。移植术后应该持续应用大块软敷料和外展支具。在儿童，挛缩获得充分的松解后，其纵向生长发育不一定会导致挛缩复发。主动外展练习能够增加对抗挛缩的力量，减少复发率。

（二）手背烧伤

成熟的手背烧伤的特点是活动受限及疼痛。应该在急性期就开始康复，包括早期活动和切除深Ⅱ度或全层烧伤的瘢痕。由于手背部皮肤相对较薄，以及热烧伤后手指的挛缩，都会导致手指屈曲困难，产生过伸畸形。要使MCP关节最大程度的屈曲增加了手背部的反牵拉力，是对抗伸展收缩最有效的方式。伤口愈合及成熟期主动ROM、屈曲性被动牵拉、动力性屈曲矫形器的姿势维持都能使手指维持在屈曲位。这种渐进式的屈曲增加了手背部的拉力，足以对抗收缩。如果不能逐渐增加屈曲牵拉，将会导致MCP过伸畸形及继发的PIP关节屈曲畸形（图25-14）。这种畸形在环指和小指更易发生，因为腕-钩关节的存在使得这两个手指的掌侧活动度更大。随着这些掌骨被持续背伸牵拉，对抗MCP过伸的力量就持续减低。如果处置不当，将会导致MCP关节过伸及PIP屈曲固定畸形。这种模式要区别于稳定的第二、第三腕掌关节（CMC）固定。此型过伸畸形仅见于最严重的烧伤收缩。要克服手部及手指背侧的过伸僵硬需要坚持良好的治疗依从性及忍受疼痛。有些患者尽管痛觉缺失并不断接受鼓励，但还是不能或不愿充分提高MCP的屈曲度以克服不断增加的收缩力。在与反向牵拉力达到平衡前，背侧移植皮肤或再表皮化的烧伤瘢痕会持续收缩，所以MCP关节会因收缩持续背伸直到形成固定畸形（图25-15）。第四、第五掌骨的持续，向掌面屈曲，导致MCP关节水平表面皮肤更加凹陷。对抗移植皮肤收缩的力量因此进一步减

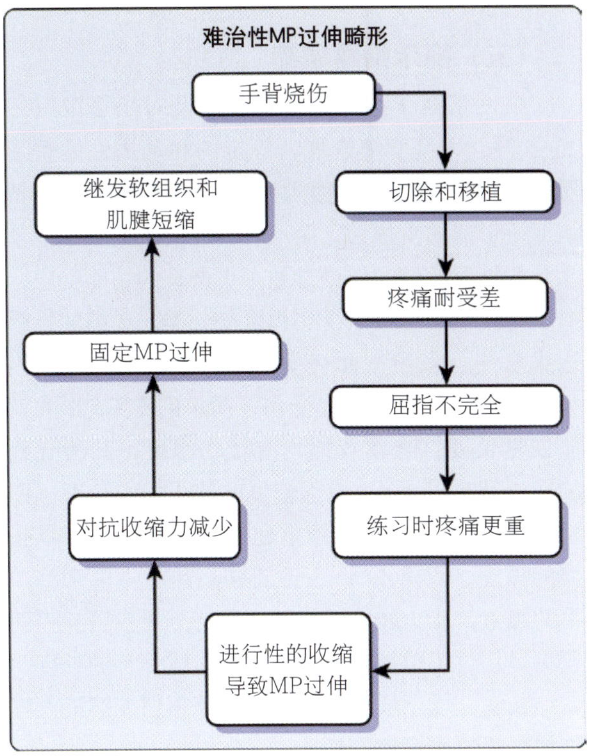

图25-14　早期实施手部治疗也许能避免掌指过伸畸形。关节活动及被动牵拉练习在继发软组织短缩之前减少了收缩（图内文字：导致运动减少）

少。这种显著的过伸在环指及小指更为突出。如果不打破这种循环，最终会导致MCP关节过伸固定畸形，并继发PIP关节屈曲畸形。

（三）PIP关节畸形

在这些病例中均源自MCP关节过伸畸形而非PIP关节直接受损所致。因为这些PIP关节的屈曲改变是继发的，所以这种畸形被称为假性纽扣畸形，用于区别于PIP关节水平深肌腱损伤所致的真正的纽扣畸形。MCP关节过伸收缩的重建应该在手部治疗到达稳定期时开始。背侧软组织的挛缩以横行切开放松，MCP关节囊受累亦需切开，皮肤缺损以半层皮片覆盖。

（四）术后矫形器

立即应用及移植术后（5～7d）动力性屈曲矫形器的应用有助于最大化的克服挛缩畸形。但是，克服畸形的前提是MCP关节的完全松解，还有克服关节囊及软组织再度挛缩的持续努力。

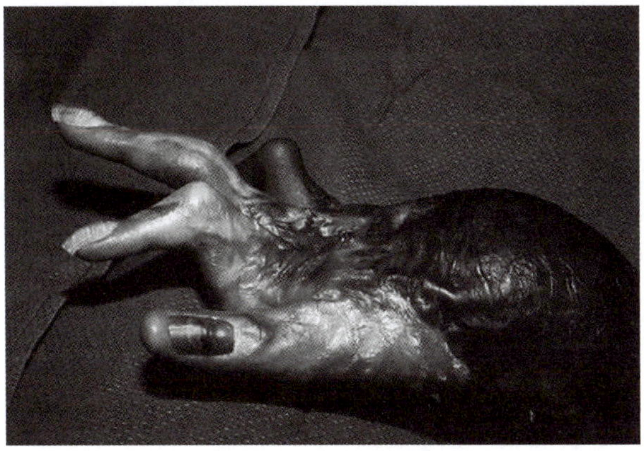

图25-15　掌指关节难治性的过伸畸形继发了远端指间关节屈曲畸形

手背部长期过伸挛缩如果不解决，会导致MCP关节过伸畸形（图25-16）。单纯外被皮肤的松解可能不足以解除关节囊及周围伸肌腱等全部软组织的张力。MCP关节被动牵拉也许能够达到理想的屈曲角度。如果医师希望背侧伸肌腱保留足够的纵向张力，那么可以通过K线将MCP关节固定在接近90°的水平。这些未去除的外周伸肌腱的张力常常在松解术后几周之内就导致过伸畸形的复发。在这种情况下，骨质和软组织的长度就显得不一致了。烧伤后软组织挛缩导致的MCP关节固定过伸畸形只能通过延长已短缩的软组织或截骨来解除，也就是使得软组织与骨质的比例恢复至1∶1。能够治疗这种难治性挛缩畸形的手段有掌骨截骨、MCP关节置换、关节融合术（骨性长度的短缩）及背侧伸肌腱长度重建（混合性软组织延长）。

使用置于伸肌腱下的组织扩张器能够牵拉肌腱及外被软组织和移植皮肤，这一先进技术能产生对抗挛缩的牵拉力，使得骨与软组织的长度比例恢复正常。扩张器的膨胀是缓慢渐进式的，即使是在烧伤瘢痕区也不会增加并发症的风险。去除扩张器后，被松解的MCP关节囊能够不受伸肌腱牵拉的屈曲至90°。动力性矫形器的应用能够使伸肌腱自我调整，与患者的MCP关节主动屈曲重新平衡。手指不受限制的屈曲力能够持续对抗过伸挛缩。一旦屈曲不再受限，那么外被皮肤及软组织就会保持稳定，不再挛缩。

PIP关节的深度烧伤可能会导致继发的过伸挛缩或真性纽扣畸形，具体取决于烧伤深度（图

25-16)。背侧皮肤非常薄，所以深度火焰烧伤患者伸肌腱暴露或受伤的情况非常普遍。急性期应用伸直矫形器的应用能否保护肌腱免于暴露，取决于原始烧伤深度。如果下层肌腱未受损伤那么早期皮肤移植能够提供高质量的组织保护。伸肌腱表面中心腱的损伤会逐渐导致真性纽扣畸形。如果表面皮肤条件很差，有必要进行PIP关节的关节融合术，缩短骨从而使其长度与软组织的比例达到最佳功能位置。已经有多种烧伤后纽扣畸形的软组织重建方案见诸报道。如果表面皮肤条件好，那么肌腱重建的效果可能会非常好。僵硬和肌腱失衡是顽固的。晚期并发症包括条件较差皮肤破裂和无法解决的关节僵硬。PIP关节的关节融合术能够通过骨的短缩来重新平衡挛缩的软组织，稳定外部皮肤，最终改善手部功能。

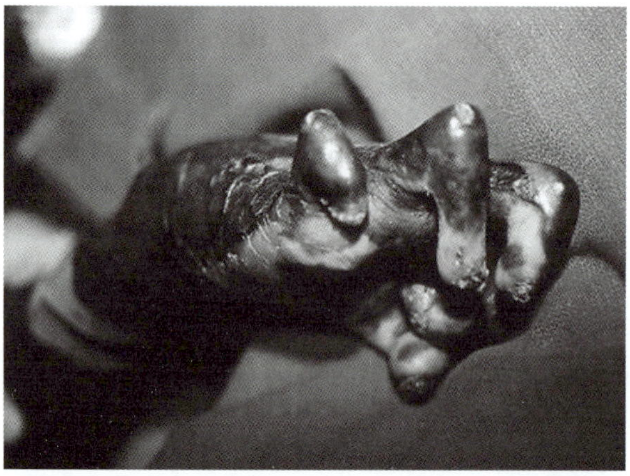

图25-16 烧伤后真性纽扣畸形是中轴和PIP关节囊暴露或过薄的结果

（五）拇示指蹼挛缩

第一指蹼挛缩导致拇指外展及对指受限（图25-17）。一旦挛缩进展，固定的和动力性的矫形器的作用就会下降，因为拇指MCP关节桡偏会抵消掉矫形器的支撑力。第一背侧骨间肌筋膜和多角掌骨的继发挛缩及僵硬导致了更严重的功能受限。拇示指蹼挛缩可按照受伤程度来分类。单纯的指蹼边缘挛缩，多由掌面烧伤所致，仅限制外展。因为背侧皮肤没有或很少受伤，简单的Z字成形术就能恢复长度。当掌背侧均有烧伤瘢痕，其所导致的缺损就超过了Z字成形恢复的软组织的长度（图25-18）。这时需要三维重建来延长瘢痕，恢复指蹼的深度。双重Z/V-Y改良法适用于中度挛缩缺损的覆盖。张力较大的指蹼挛缩特点是皮肤缺损面积大，超过了单纯局部皮肤成形所能弥补的长度。挛缩松解，以全层或半层皮片覆盖移植能够最大程度地恢复这些病例的功能。

非常严重的挛缩包括第一骨间肌和筋膜，甚至是掌大多角骨关节囊的挛缩。拇指会被逐渐拉向掌面，各项活动均受限。皮肤缺损、肌筋膜甚至是CMC关节囊的松解，能够使拇指回到功能位。皮瓣覆盖（前臂桡侧、自由皮瓣、腹股沟，随机）对于大面积皮肤缺损、深层关节的暴露的覆盖很有必要。挛缩松解后应维持关节位置以确保移植皮肤或皮瓣与受皮区之间稳定接触。该区域应制动5～10d，以确保移植皮肤或皮瓣完全结实，运动时不会撕裂。在一些严重病例的报道中，拇示指蹼被针刺固定或外展固定器固定。

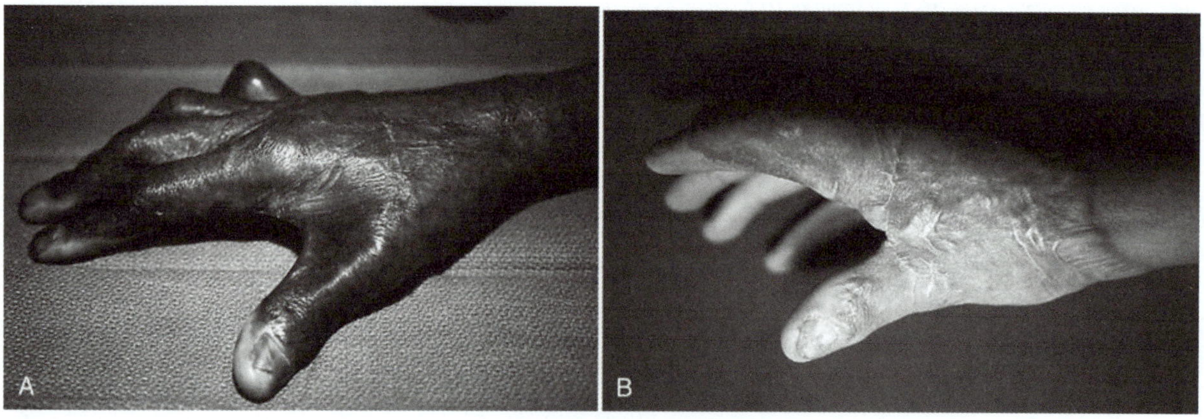

图25-17 A.轻中度烧伤后拇示指指蹼背侧挛缩；B.更为严重的挛缩导致拇指外展功能进行性丧失

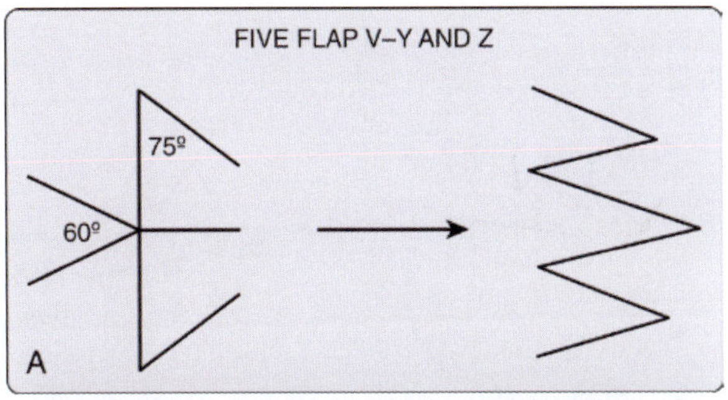

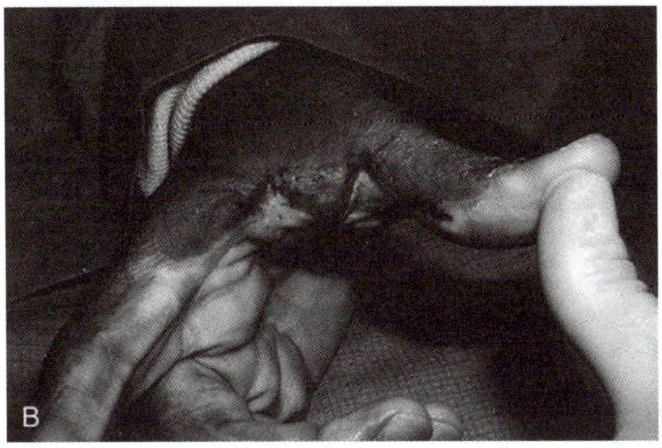

图25-18　A.指状突皮瓣设计，以延长瘢痕挛缩，加深指蹼空间。对挛缩后轻度皮肤缺损而言，这些皮瓣是最为有效的。B.重建指蹼外形及深度

（六）烧伤后并指

烧伤后并指多发于指蹼凹面，在这里挛缩向远端牵拉瘢痕或移植皮肤（图25-19）。在受到的阻力达到最大之前，瘢痕会一直向远端迁移。手背和手指的急性烧伤随着挛缩进展往往导致并指发生。随着真皮层深度烧伤后再表皮化的进程，烧伤后并指重建应该在将来成为整个重建计划的一部分。手部深度烧伤切除并移植后，在愈合及瘢痕成熟过程中，损伤会影响到指蹼及手指背侧，导致并指的发生。

早期植皮的细节应包括从指间背侧到掌侧应用深缝褶，尽可能防止移植物和正常软组织交界面的直线收缩。应用缝褶可延长移植物表面。这种技术可能不足以抵消移植物收缩造成的远端牵拉。这种牵拉会使柔软的背侧皮肤向手指远端延伸，形成一个突出的背侧兜。

穿戴压力手套，并在指间插入支撑器可产生外部压力，尽可能限制远端迁移收缩（图25-20）。

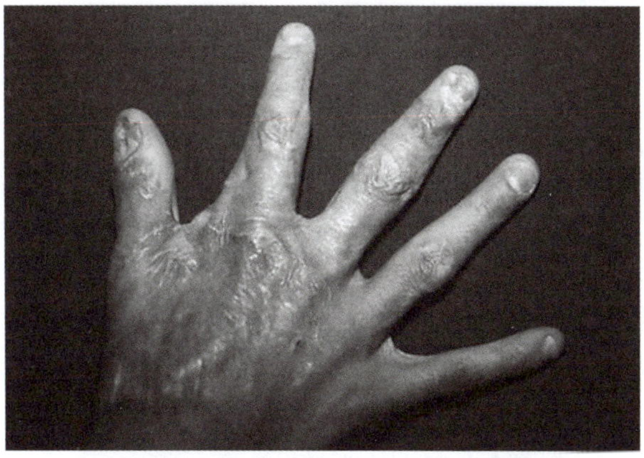

图25-19　烧伤瘢痕并指畸形显示背侧烧伤瘢痕向远处移位，扭曲了（指间）网状空间

在伤口痊愈前压力会一直存在。如果忽视了烧伤的进展，完全依靠自然愈合，很可能导致指蹼挛缩，使功能严重受限。已有多种重建技术见诸报道，依皮肤缺损的位置及程度而变化。简单的沿中线进行半层皮肤移植很快就回到了最初的挛缩模式，因此，常常复发。对于较小的指蹼挛缩，局部皮瓣转移就足够了。永远不要低估皮肤缺损的基本原则。分块移植的背侧皮瓣能够重建背侧指蹼的斜面以避免复发（图25-21A）。混合背侧皮瓣的组织很少挛缩。以背侧皮瓣间隔开手指侧面与中间部分的移植皮肤，能够避免后期瘢痕迁移及挛缩复发。压力手套及成型器一直应用到瘢痕完全成熟（约12个月）。

（七）手指远端烧伤挛缩

中远节指骨水平的瘢痕挛缩会导致DIP关节过伸挛缩及指甲和甲床区域畸形。挛缩一旦表现出来，主动锻炼和被动牵拉都不足以恢复全范围屈曲。DIP关节过伸后会敏感化，疼痛是常见症状。移植皮肤或皮瓣覆盖均可松解DIP区域的中心挛缩。纵向挛缩导致的指甲向近端蜷曲产生了甲床蜷曲畸形（图25-22）。重建指甲外层的曲度需要垂直于挛缩线对DIP区域进行贯穿松解。这通常都能提高活动度，重建指甲外形。但是直接烧伤可能会毁损指甲基质，这是简单的挛缩松解所无法重建的。全甲及甲床烧伤后重建技术已经取得了不错的疗效。

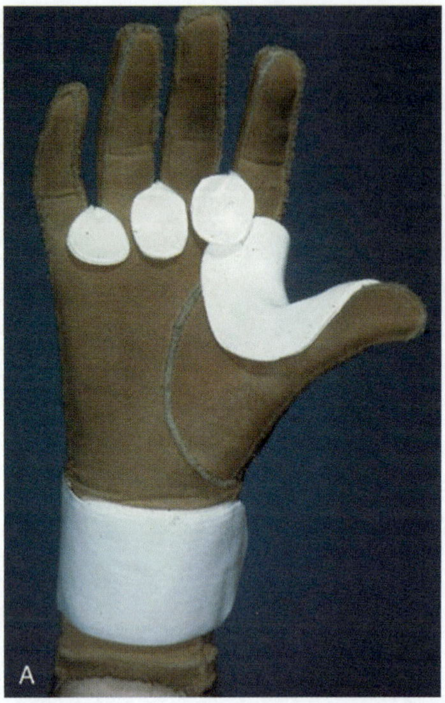

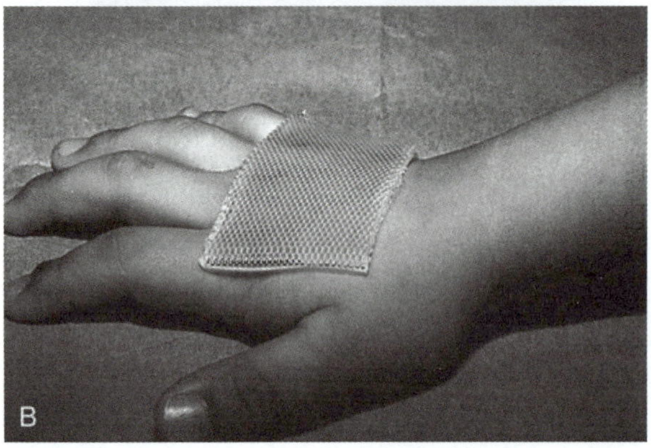

图25-20 A.压力手套或金属手套给手背侧烧伤提供压力。指蹼成型器（位于手套内面）或硅胶（B）网格都能软化挛缩及增生的瘢痕

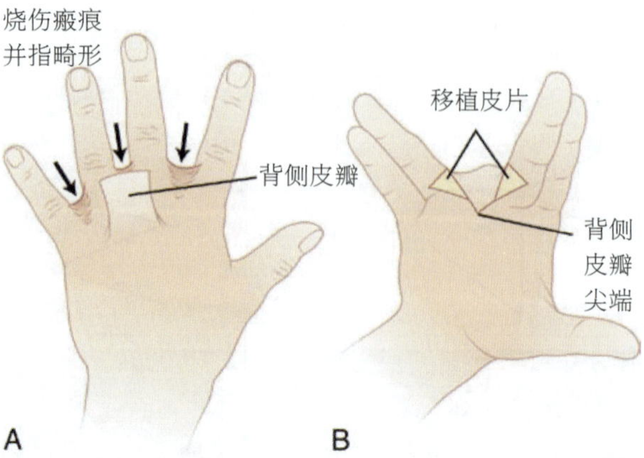

图25-21 A.烧伤后并指应用可靠的背侧皮瓣；B.必须进行全层皮肤移植

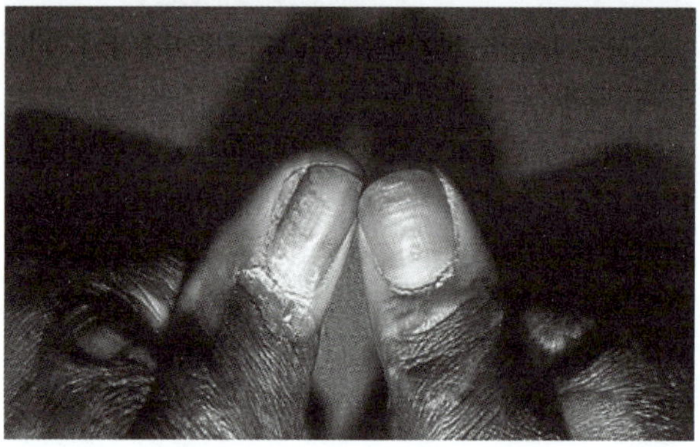

图25-22 在指间关节水平松解近端指甲蜷曲挛缩。全层皮肤移植能够减低张力并重建甲沟外形

（八）肘部及腋窝挛缩

Kurtzman及Stern将肘关节屈曲挛缩分为超关节挛缩和关节内挛缩。超关节挛缩可累及皮肤、肌腱结构和深面的关节囊（图25-23）。

必须先把表层所有组织进行松解，才能显示关节囊水平的瘢痕挛缩。沿肘关节中轴做水平切开来进行彻底的肘前松解。应用半层皮片移植能够使肘最大范围伸展并保证其基底软组织的稳定。在全部移植皮肤长牢固之前，要使用矫形器把肢体固定于外展位。待移植皮肤长牢即可开始被动牵拉及应用动力性矫形器，进一步扩大伸展范围。如果在松解深部多层组织时暴露了肘关节，就需要进行局部翻转皮瓣重建。松解至距最大伸直位30°范围内即可完成大部分日常活动。上肢烧伤后异位骨化的发生率不足2%。松解之前进行X线检查能够显示病变。骨化组织成熟后难以切除。手术指征包括肘关节活动受限、无法触及嘴或会阴部及全部关节活动范围小于50°。肘部关节软骨损伤或神经卡压并不常见。通常在伤后18个月之后进行外科矫正，这时能够提高关节活动度，减少复发率。腋窝前部或后部挛缩导致肩关节外展、屈曲和伸直受限。

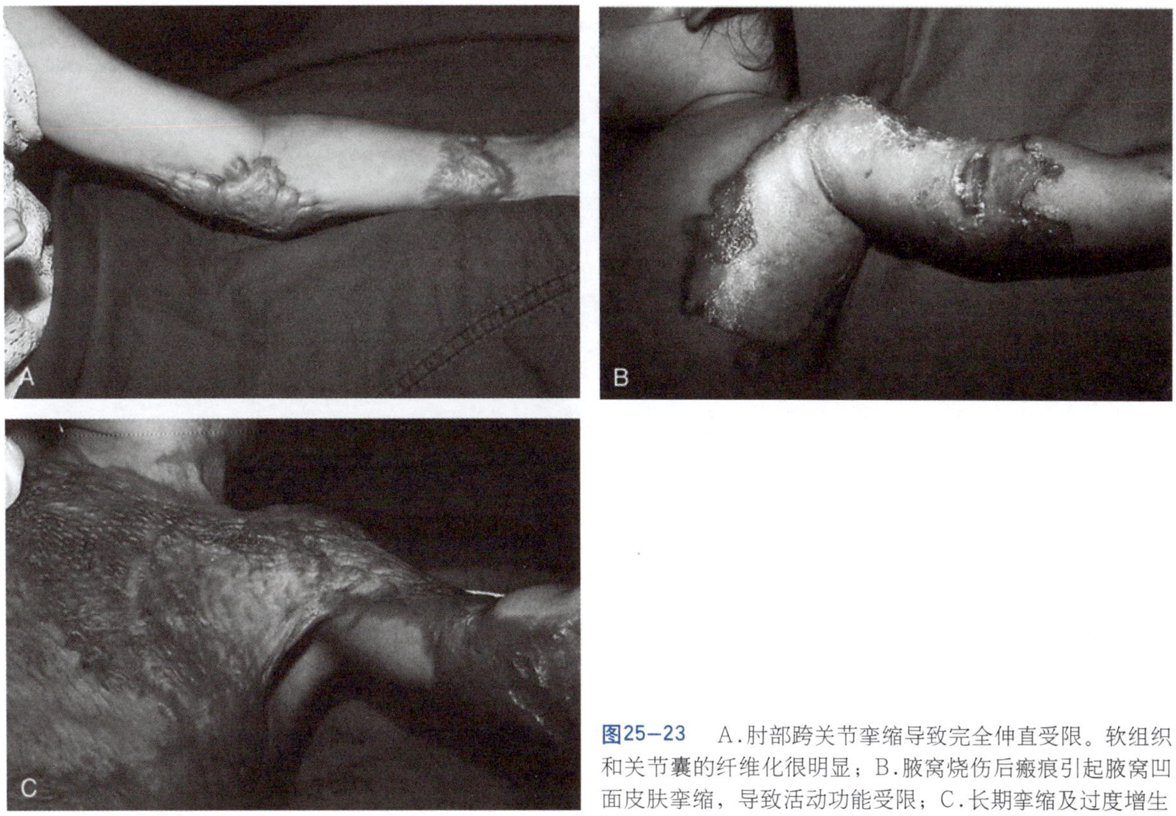

图25-23　A.肘部跨关节挛缩导致完全伸直受限。软组织和关节囊的纤维化很明显；B.腋窝烧伤后瘢痕引起腋窝凹面皮肤挛缩，导致活动功能受限；C.长期挛缩及过度增生

活动受限、进行性加重、难以治疗是早期松解的指征。某些病例中腋窝中央部分免于烧伤和挛缩。但由于肩外展常常因疼痛受限，所以腋窝前后面依然会出现进行性挛缩。垂直于腋窝的轴线松解其挛缩，应用半层皮片移植入腋窝至超过挛缩边界，以便移植皮肤长牢后进行早期主动和被动活动。挛缩累及胸肌筋膜时松解范围要包括侧胸壁。由于腋窝软组织也常常挛缩，维持长期松解比较困难。完全松解后重建腋窝表面，在主动牵拉之前需要应用外展矫形器。本例中大面积移植后腋窝前后均有挛缩复发。待移植皮肤长牢，已达最大外展后继续松解的情况并不少见。在更为严重的烧伤病例中，侧胸壁皮瓣或远处肌皮瓣能够有效减低挛缩复发率。

（九）组织扩张

烧伤重建时应用组织扩张能够替代软组织缺损，常用材料为供皮和颜色、厚度及质地接近的皮下组织。切除不稳定或较重的瘢痕，代之以扩张后的、质量好的、有感觉的皮肤。如果可能，尽量把瘢痕藏在较为隐蔽的地方（图25-24）。较之于横向广泛瘢痕，上肢的纵向缺损更易于扩张重建。广基的侧向皮瓣基底血供更加丰富。扩张皮瓣带来了额外的张力，因此，有必要对烧伤瘢痕进行阶段性重建。扩张皮瓣贴附牢固产生拉力之前应慎行瘢痕全切术。

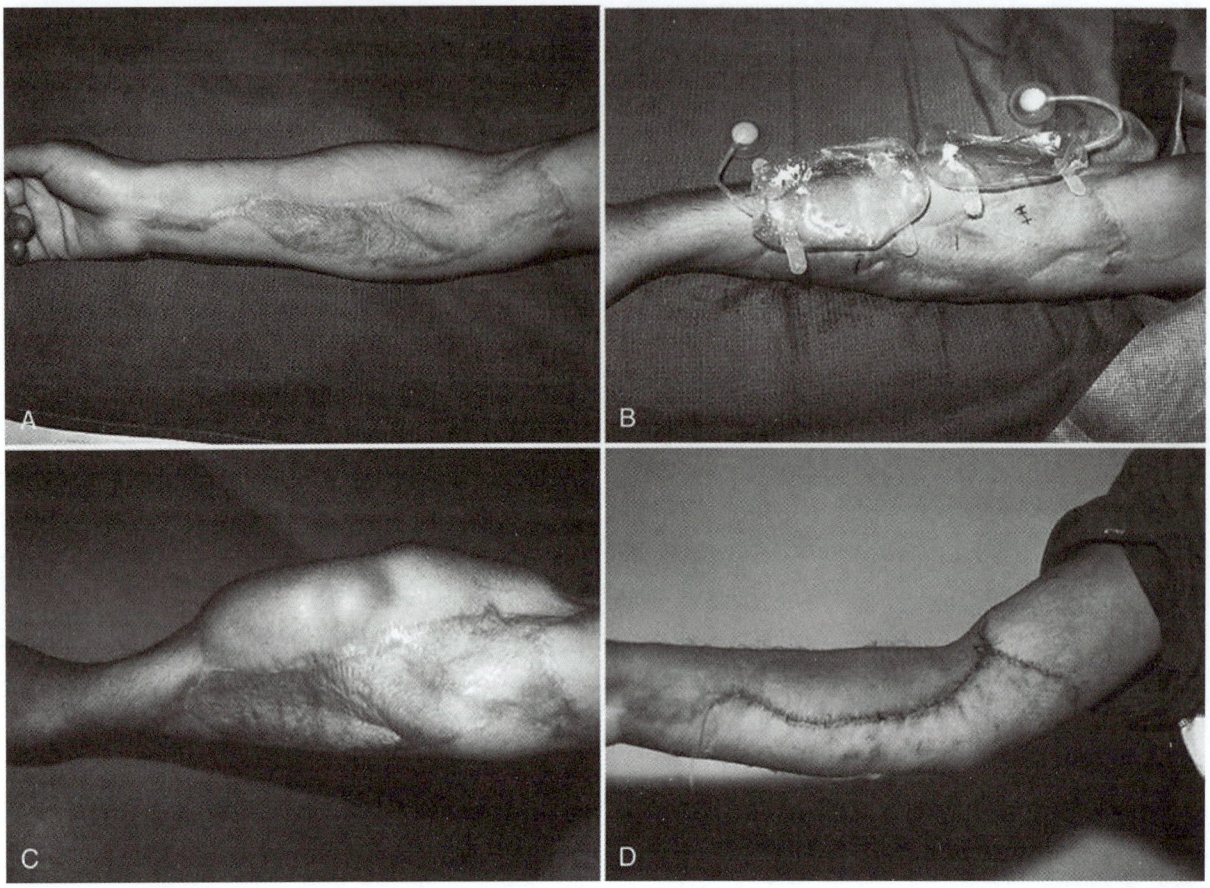

图25-24 A.组织扩张用于重型或不稳定型瘢痕；B.插入多个扩张器；C.进行性扩张；D.切除瘢痕后就进行对侧健康皮瓣覆盖

三、小结

上肢烧伤的治疗应该从关注急性期的细节问题开始。烧伤深度、挛缩的可能及功能丧失的程度的判断决定是否进行瘢痕切除和植皮等积极治疗方案。防止早期烧伤畸形、植皮后最大程度的恢复功能的治疗至关重要。一旦这些治疗获得了最佳效果，其他重建性的治疗就应慎行，必须权衡利弊。烧伤瘢痕、皮肤缺损、凹凸的皮肤外形都是重建方案需要考虑的重要因素。考虑到这些因素就能避免继发挛缩。早期烧伤患者的治疗目标是最大化恢复功能和高质量的皮肤覆盖。

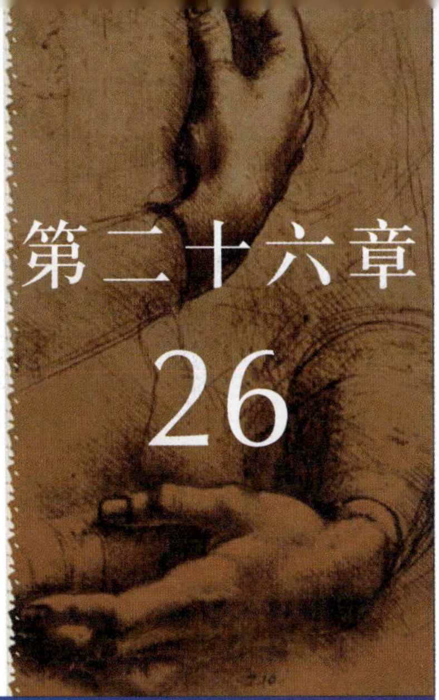

第二十六章 26

治疗师对手部烧伤的干预

原著者 PATRICIA A.TUFARO, OTR/L AND SALVADOR L.BONDOC, OTD, OTR/L, CHT
译校者 李秀丽　潘　钰

关键点

- 当治疗烧伤手时，治疗师花大量的时间来限制、减少或预防由于瘢痕过度增生和瘢痕挛缩对手的结构和功能产生的负面影响。
- 烧伤手位摆放程序的目的在于使水肿最小化、预防组织破坏、并维持软组织处于延长状态以促进功能恢复。
- 过度增生的瘢痕外观表现为颜色红、凸起、触之僵硬。触诊时的轻度压力即引起一过性的发白。
- 瘢痕疙瘩与瘢痕过度增生的区别在于，它的形状不规则（常常呈球状或悬垂状），延伸超过伤口边界，并侵犯周围的皮肤。

手只占全身体表面积（TBSA）的3%。虽然该比例很小，但是手部一旦受伤就可能导致终生的畸形和残疾。肌肉骨骼系统的损伤及正常外观的丧失能够影响患者的自我形象、职业和生活方式。为了维持活动及关节的完整性、预防瘢痕形成、重建良好的外观，并最终优化手的功能，熟练的治疗性干预是必不可少的。

手部烧伤是烧伤后引起残损的首要原因。它们通常被视为一种孤立的损伤；然而，在大面积烧伤时，手部很少不受累及。美国烧伤协会把手部烧伤分类为需要在烧伤中心治疗的重大损伤。虽然手部的烧伤通常不是致命的，但是它会引起十分严重的后果。丧失手的功能导致受累侧上肢95%的残损及人整体功能57%的缺失。早期的伤口闭合及康复能够促进手部功能的恢复。本章节描述了治疗师在烧伤恢复过程中每个阶段的作用，强调瘢痕的评估、预防和管理。

一、瘢痕过度增生及瘢痕挛缩

很多因素引起烧伤后手功能的丧失，包括感觉神经和神经末端损伤引起的感觉丧失，以及挛缩引起的运动丧失。挛缩从功能角度可以定义为软组织（包括皮肤、肌肉、肌腱、韧带和筋膜）的变短，从而限制了关节在全关节活动范围（ROM）进行活动的能力。对于烧伤手，挛缩形成可以是瘢痕形成和挛缩导致原发性或继发性后果。原发性挛缩的原因主要是过度的瘢痕增生和过度的瘢痕挛缩（图26–1）。

在典型的伤后愈合过程中，一旦胶原和蛋白多糖基质（即，我们所知的瘢痕）形成，受伤区域就开始缩小。伤后1周内，瘢痕覆盖伤口并主动挛缩形成瘢痕。瘢痕转换是一个主动地过程，但是可能

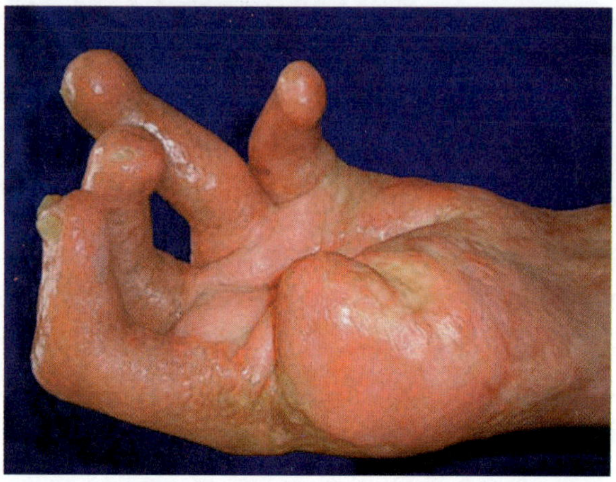

图26-1 一个例子显示瘢痕过度增生及挛缩限制了手的活动。注意右环指出现了鹅颈畸形，且近端指间关节屈曲挛缩（其他手指也许是纽扣畸形）

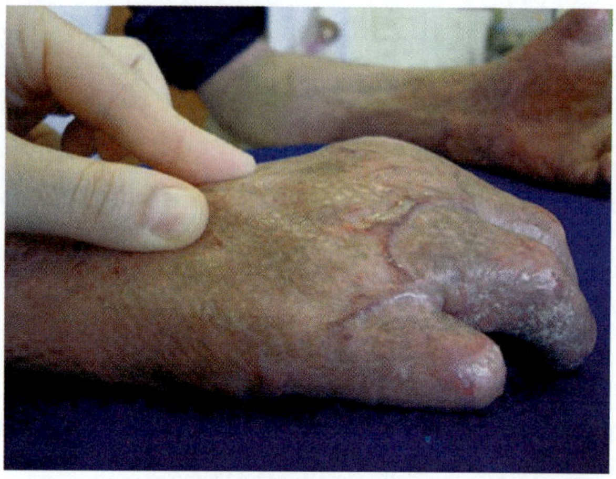

图26-2 通过捏皮测试评估瘢痕的延展性

进一步延伸为瘢痕挛缩，这个过程中瘢痕变短，聚集，并牵拉周围的非瘢痕组织。挛缩的瘢痕组织致密，与其下层的组织相连，相对难以活动，受到极小压力时即产生疼痛。许多内科医师和治疗师都没有分清瘢痕挛缩是一个过程，瘢痕挛缩是最终的结果。

瘢痕挛缩更容易发生在皮肤松弛或更加柔软的部位。通常，瘢痕会持续地进行挛缩，直到它遇到相同或对抗的阻力。挛缩瘢痕的牵拉使得其周围的皮肤变得紧张、柔软度下降，从而导致关节和软组织的活动受限。

随着时间的推移，紧张的周围皮肤丧失了延展性，即使并未受到损伤。一个简单的“捏皮”测试就能够让治疗师对挛缩瘢痕的向心性牵拉程度进行判断。捏皮测试可以对瘢痕周围皮肤的紧张程度和延展性进行评估，需要与对侧或未烧伤部位存在可比性的皮肤进行对比（图26-2）。皮肤柔软性的下降可减少关节的运动、减少关节的附属运动并在某些情况下减少肌腱的滑动。例如，手背的瘢痕挛缩会对掌指关节（MCP）进行牵拉，使其处于过伸位。尝试进行握拳动作时会很困难，因为瘢痕增加了阻力，牵拉抵抗典型MCP关节运动。此外，瘢痕和指伸肌总腱的粘连限制了肌腱的远端滑动，这样就难以达到最大MCP关节屈曲。

烧伤后恢复过程中皮肤组织的过度地增生，进而引起瘢痕的过度增生。瘢痕形成以成堆的结构紊乱的胶原蛋白的沉积和纤维组织基质的产生为标志，在局部形成网状结构，皮肤和邻近的组织被其中断。随着时间的推移，胶原交叉连接逐渐增加，并且皮肤和下层软组织在械应力下产生随后的纤维重组。胶原纤维由之前成堆的像草料一样的紊乱结构变得更平坦和更平行于皮肤表面。这个胶原重组的过程在伤后3～5周明显。然而，对于过度增生的瘢痕，这个胶原重组的过程显著地延长，并被持续的纤维增生和局部的慢性炎症反应复杂化。

通过视觉的观察，我们能够发现过度增生的瘢痕看上去发红、凸起、质地很硬。触诊时对瘢痕产生的轻微压力引起其一过性的发白。随着瘢痕的成熟，它将变得更加平坦、苍白、柔软。如果对瘢痕进行处理，这个成熟的过程将在烧伤后持续至少6个月。对于某些人群，尤其是色素沉着（皮肤颜色）更多的人，可能在瘢痕成熟过程中面临更大的挑战。瘢痕疙瘩与瘢痕过度增生并不是同一个概念，它的形状不规则，常常呈现出球根状和下垂状，延伸超过伤口边缘，侵蚀周围皮肤。除了家族性倾向，瘢痕疙瘩在组织学、生物化学和免疫学上均存在很大的不同。然而，这些差异并未被大家广泛都接受。临床观察和既往证据表明瘢痕疙瘩并不像瘢痕过度增生一样对传统的压力治疗产生很快地反应。

烧伤后瘢痕过度增生和瘢痕挛缩的程度与各种因素相关，包括受伤的面积和深度。在Deitch和他的同事进行的对瘢痕过度增生的相关因素进行预测的经典研究中，最主要的因素似乎是伤口完全闭合所需的时间。如果烧伤在14～21d愈合，33%的伤口发生瘢痕过度增生；如果愈合时间大于21d，78%的伤口出现瘢痕过度增生。在Smith和其同事进行的一项相关研究中，烧伤后的Ⅲ度烧伤比例越高、伤后时间越长，血清抗胶原抗体水平越高。Smith提出，抗胶原抗体的增加可能会导致烧伤部位胶原的沉积。

另外一个瘢痕过度增生的预测因子是烧伤的解剖部位。Richards和他的助手提出假说称：由于掌侧和背侧皮肤表面在皮肤运动时的方向不同，皮肤张力可能是瘢痕形成和挛缩的因素之一。Myer和McGrouther发现，通常在各种肢体运动中接受多方向张力的皮肤，由于对产生胶原的纤维母细胞产生过度的刺激，更可能出现瘢痕过度增生。Myer和McGrouther提出的机制能够部分解释为什么手和腋下这样更大面积的部位更容易出现瘢痕过度增生，即活动度更大，且在手和肩进行关节运动时产生多方向的皮肤张力。

另一个瘢痕导致挛缩的预测因素是手术干预的时机和类型。Sheriden和其同事证明，90%的深度烧伤患者在早期的焦痂切除和表皮移植后可以达到日常生活活动独立。皮肤全厚度移植（FTSG）几乎能够完全抑制伤口挛缩，皮肤全层部分移植（FTSG）的伤口挛缩与移植厚度呈反比。

在康复过程中，治疗师必须花大量的时间来限制、减少或防止瘢痕过度增生产生的负面效果。瘢痕过度增生和挛缩基本上在伤口开始愈合时就开始发生，并在伤后最初的4～6个月最活跃。但是，在烧伤康复的连续进程中，治疗师可能也需要对继发性挛缩进行处理。随着时间延长，软组织的活动性和张力的显著降低会引起自身的弹性下降，随后可能会引起继发性挛缩。挛缩一直被认为是外伤或术后制动的预期后遗症。在烧伤手，为了如移植术后等的安全考虑，在恢复早期可能采取制动的方式。然而，在随后的恢复阶段，瘢痕过度增生和瘢痕挛缩引起的原发性挛缩可能引起继发性挛缩。

一旦瘢痕成熟活动停止，瘢痕就成熟了。儿童瘢痕成熟的时间是12～24个月；对于成人，则是6～24个月。尽管早期瘢痕是活动的，可以通过如ROM训练、压力和矫形器的治疗性干预最小化或矫正瘢痕的过度增生和挛缩。瘢痕成熟也能产生可活动的畸形，亦或更差，即固定畸形。一旦瘢痕成熟完成，瘢痕可能将对非手术的干预措施不产生反应。

治疗师对瘢痕过度增生进行干预的另一个令人产生动力的因素是增加手部的美观。烧伤和瘢痕手的美观被认为是排在面部和生殖毁容形之后与患者身体形象和自尊最相关的部位。

二、烧伤恢复的阶段

对于治疗师在管理烧伤手中的作用分为4个阶段进行讨论：①紧急期；②急性期；③皮肤移植阶段；④康复阶段。由于烧伤和治疗方法的特殊性，烧伤手在恢复的某个时间点可能处于不止一个阶段，或由于早期的植皮而“跳过”急性期。

（一）紧急期

烧伤恢复的紧急期通常被认为发生在伤后的头24～72h。在一项Whitehead和Serghiou进行的关于治疗干预的调查中，91%的受调查者报道称在紧急入院24～48h接受了初次的评价。这个时候，治疗师的目标是检查患者并制定治疗目标和护理计划。这应该包括最小化水肿，获得手的最佳位置，开始活动，并最大化功能。治疗师的早期和及时干预对于帮助最小化受伤及其自然后遗症造成的畸形效果并且使功能最大化是必不可少的。

1.紧急初次评价

查阅病例并记录一下信息：年龄、全身体表面积（TBSA）、烧伤原因、手术（气管插管、焦痂切除术、筋膜切开术）、社会史和之前的医疗史。初次评价还包括一些附加程序：烧伤评估（例如：深度、颜色、质地、湿度、部位、关节受累情况）、水肿（描述和部位）、疼痛（通过视觉模拟分级）、认知、ROM（主动和被动）、感觉（尤其是轻触觉）、肌肉表现，粗大和精细协调（如：利手、对指、轮替运动，即快速进行相反的运动，如快速地重复旋前、旋后）和日常生活活动（ADLs）或玩耍。为了预防感染，ROM的测量在包扎上进行。因为手和上肢均有敷料，这个阶段不进行特殊的试验。

2.水肿

受伤和液体复苏引起了四肢的水肿（图26–3)。烧伤面积大于25%全身体表面积患者的液体重新分配于烧伤和未烧伤组织的血管外。在过去的很多年里，这种液体的转移被认为由毛细血管通透性增加引起。然而，研究表明，虽然毛细血管的通透性增加在其中起一定作用，烧伤引起的紧急期水肿主要还是由间质产生强烈的负压引起。皮肤的深度的部分和全层烧伤比浅度的部分烧伤产生水肿的时间要更长更严重，但是典型的全层皮肤烧伤比深度部分烧伤产生更少的水肿和渗出。水肿始发于发烧伤后的8～12h，36h达到峰值，1或2d开始消散，通常在7～10d时完全恢复。

水肿可能引起很多问题，例如缺血和纤维化，尤其在伴有无弹性的烧伤组织时容易发生。手内在肌血流减少能够引起内在肌发紧。水肿使得手处于畸形的位置，限制活动并影响日常生活活动和其他活动的进行。在伤后42～72h，未消散的水肿中富含蛋白质的成分可能围绕着关节囊、韧带和其他软组织沉积，并形成瘢痕组织基质，导致挛缩和活动的丧失。慢性水肿可能由背侧静脉和淋巴管的受损或破坏引起。

3.手部焦痂切除术

如第25章所描述，烧伤的焦痂（损坏，无法存活的组织）没有弹性。因此，如果损伤是环形的，这种无弹性的组织和水肿一起产生止血带作用。必须进行干预防止手内在肌的纤维化和缺血性坏死、神经损伤及手指的坏疽。如果循环血量减少，外科医师必须进行焦痂切除术（图26–4)。焦痂切除术后允许进行ROM的锻炼（主动和被动)。对于筋膜切除术后，在进行ROM之前对伤口进行观察是尤其重要的，以确保肌腱的存活和滑动。在一些病例中，可能需要在除去敷料后进行ROM以确保暴露后肌腱的滑动。通常，为患者进行全关节范围活动清除一切阻碍，但是，对于筋膜切除术后的缓和，ROM可能因为暴露组织的特性而受限。

4.肢位摆放

合适的肢位摆放是烧伤康复成功的一个关键。烧伤患者的肢位摆放程序是为了最小化水肿，预防组织损坏，并维持软组织处于延长的状态以促进功能恢复。在2006年，95%的受调查的烧伤中心报道在入院后24h之内进行肢位摆放，1994年只有54%。理想的上肢良肢位摆放应将上肢放置于心脏或高于心脏水平，伴肘关节的伸展位、前臂旋后或

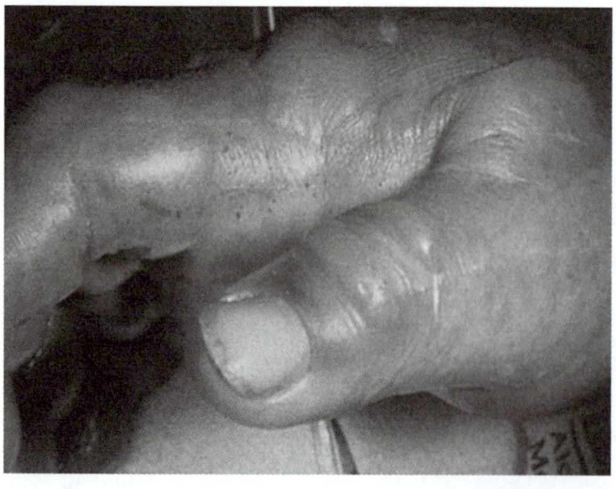

图26–3 这是一名手部深度部分烧伤和全层烧伤的儿童入院时的状态。注意水肿使得掌弓变平、掌指关节伸展及指间关节的屈曲

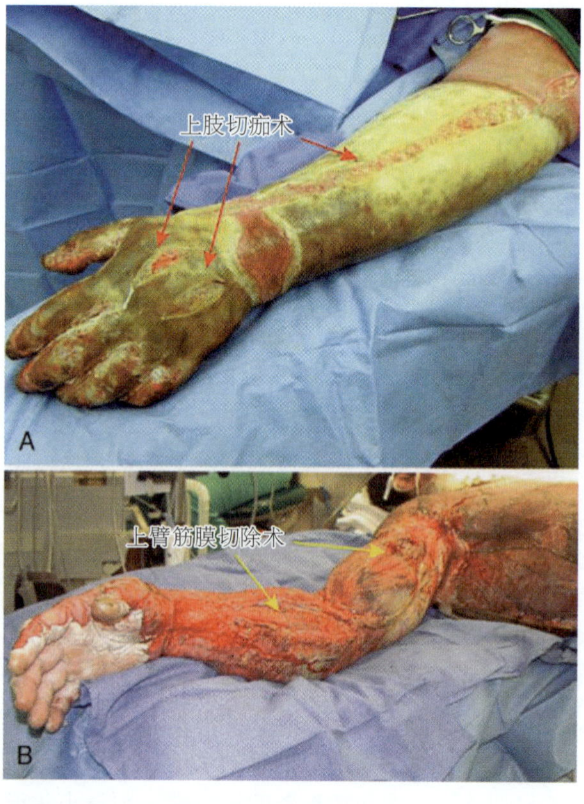

图26–4 A.前臂和手背侧焦痂切除术后；B.前臂和上臂筋膜切除术后

处于中立位、腕关节中立位、手内在肌牵伸位。在手掌烧伤的一个病例中，手指肢位摆放为指间关节伸展、第一、二指间隙轻度牵伸。在环形手烧伤中，手的肢位摆放每12h更换一次以考虑到掌侧和背侧的烧伤。

5.泡沫

楔形垫是一种有效且不昂贵的体位摆放器械（图26-5）。它使用简单并容易进行空间固定，被患者和工作人员乐于接受，并未被发现引起任何副作用，如疼痛或感觉问题。其他的上肢抬高装置包括商业手臂槽、枕头、毯子、床旁桌、和外科网（图26-6）。不正确的上肢肢位摆放能引起并发症。上肢抬高高于心脏水平可起手部动脉血供减少。应避免对尺骨鹰嘴的过度负重压力，尤其是在

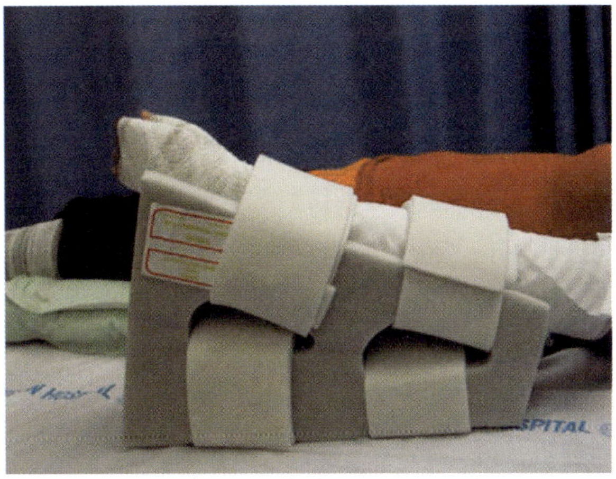

图26-5　使用泡沫楔形垫进行肢位摆放和水肿管理被患者和医院工作人员广为接受

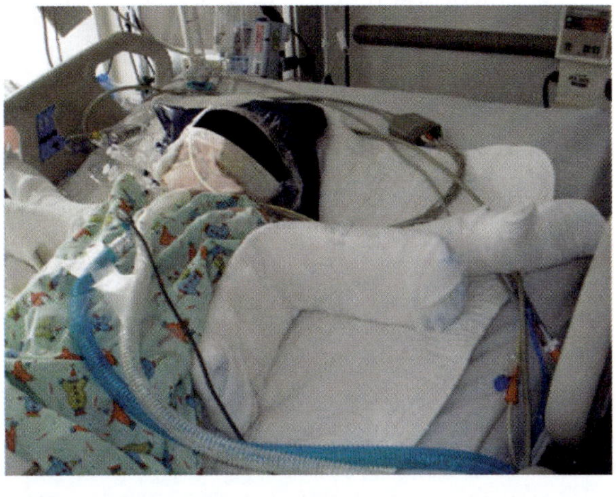

图26-6　矫形器材料制作的手臂外展槽对上肢进行肢位摆放

肘关节屈曲位时，因为这会导致尺神经的受压。Helm已经提醒过治疗师在对烧伤患者进行肢位摆放时考虑神经的问题。Helm引用了Wadsworth和Williams的研究，他们证明了为何长时间肘关节过度屈曲和前臂旋前有可能引起尺神经的受压。这可能导致手内在肌的运动力弱和尺神经感觉分布区的感觉受损。除此之外适当地抬高手部，锻炼和矫形器干预也能够控制水肿并最小化水肿的副作用。

6.矫形器干预

在紧急阶段，静态矫形器常常被用于对抗水肿的畸形固定，支持手部，维持关节对线烧伤后的水肿、疼痛和紧张的焦痂是引起ROM受损的首要原因。烧伤后手通常被放置在一个矫形器当中。Whitehead和Serghiou发现在2006年调查的烧伤中心中有61%在入院后24h内采用矫形器干预，而1994年这个比例是54%。在进行矫形器干预的时候需要考虑烧伤深度、ROM受限及觉醒水平（气管插管和非气管插管）。穿戴矫形器的时间并为得到充分的研究，具体视不同机构而定。Malick建议每2小时除去矫形器一次，以便清洗，防止患者感染。如果患者有意识，许多机构建议在睡觉时穿戴矫形器。对于气管插管的患者，矫形器经常在进行烧伤护理和治疗之外的所有时间佩戴。

为了对抗变形的力量并保护手部的结构，建议使用矫形器将腕关节置于中立位或轻度的伸展位、掌指关节置于屈曲位，指间关节置于伸展位，并且拇指置于远离手掌位置。该肢位通常被认为是“受保护的”或“安全的”手位置。把腕关节放置在轻度的伸展位，通过前臂外在肌肉的作用促进掌指关节处于屈曲位置-肌腱固定效应。

Boswick描述了一种基本的烧伤手矫形器，将腕关节置于30°伸展或更多，使得掌指关节处于屈曲状态。当掌指关节处于屈曲位置，屈曲肌腱处于松弛状态，伴随着手内在肌的牵拉，使得指间关节处于伸展状态。指间关节的伸展状态防止了掌板和侧方韧带的适应性短缩，以及指间关节的屈曲挛缩。

然而，Richard和他的同事通过文献回顾发现，不存在一套构成“基本”烧伤矫形器的共用的、标准的规格，甚至连名字都没有。他们发现对

于如何摆放背侧手部烧伤存在多于40种不同的描述以及不同的矫形器名称。尽管大多数的从业者同意应该将腕关节置于轻度伸展位，腕掌关节应该处于屈曲位，并引用了大量的特定关节角度。令人惊讶的是，大约有1/4的引用角度建议将近端指间关节置于屈曲位，报道的伴随的拇指位置多种多样。

我们建议将腕关节置于15°～20°伸展位，掌指关节置于60°～70°屈曲，指间关节完全伸展，拇指置于桡侧外展和掌面外展中间位置，掌指关节10°屈曲，指间关节完全伸展。除外保持拇指的对掌和外展，矫形器应该保持鱼际的间距并适当支持拇指的掌指关节，保持掌指关节10°屈曲。没能够适当支持拇指的掌指关节可能会导致鹅颈畸形。

在只有手掌被烧伤或在其他特定的手烧伤的情况下（如鱼际指蹼烧伤），之前描述的烧伤手矫形器不需要被使用。当对手掌烧伤使用矫形器时，腕关节应该置于轻度的屈曲或中立位，手指置于完全伸展和外展，拇指置于桡侧外展伸展位。这通常被称为“平底锅”矫形器（图26-7）。随着恢复的进展，矫形器应该被适当调整，以维持掌弓。只累及鱼际网格间隙的烧伤应把拇指置于桡侧外展位，但同时应该注意支持拇指的掌指关节。这通常被称为“C形把手”矫形器。

如果治疗师不能够直接制作个人定制的矫形器，可以先使用预制的手矫形器。然而，这种矫形器在进行商业化制作时，应该在初次应用之前把前臂的槽拓宽，这样能够适应水肿和大量的绷带。

对于清醒的患者，手部矫形器通常和系带一起使用以方便应用。儿童和插管患者的手矫形器应用弹性网状绷带（如Dermacea）固定。对于长时间佩戴矫形器的患者，弹力网状绷带可以预防矫形器

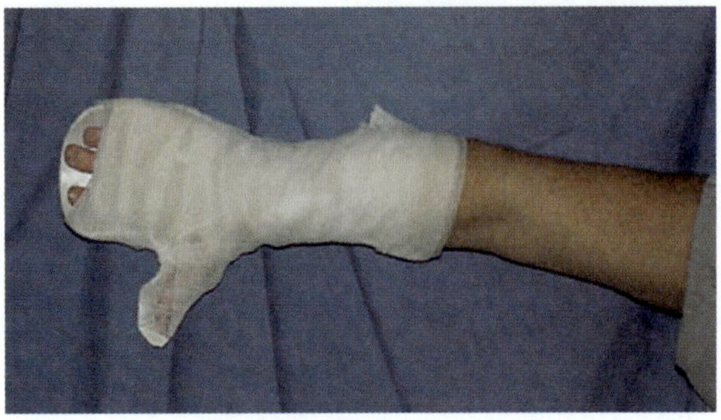

图26-7 静态平板矫形器

的摆位不当；对于儿童不使用弹力网状绷带要增加难度。如果这时候不使用矫形器，可以使用一小卷网状绷带对插管患者的手进行固定包扎，以帮助维持鱼际指蹼间距和掌弓。并非所有的烧伤手都需要被常规放置在矫形器当中。在紧急阶段的管理过程中是否需要使用矫形器由有经验的治疗师（与医师医嘱保持一致）依据烧伤的深度和程度及患者配合锻炼、肢位摆放和日常生活活动的能力决定。治疗师应该每天对患者进行评估以决定矫形器干预的需求程度，并确保其合适性。

虽然矫形器干预对于烧伤康复很常见，在不同的烧伤中心，关于决定何时开始使用矫形器、佩戴的时间和矫形器设计均存在很大差别。有必要进行进一步研究以决定每个康复阶段最佳的实践方案。

7.运动

开始进行ROM，尤其是主动的ROM，对维持功能和预防畸形是至关重要的。在紧急阶段主动ROM的目的是维持ROM、肌腱滑动、和肌肉功能。主动的运动与抬高肢体相结合也是早期管理水肿的有效方法。简单地摆动手指并没有专注地进行主动的全范围运动有效。肌肉的收缩必须产生足够的力量，这样才能产生泵效应以促进静脉血和淋巴液的回流。Whitehead和Serghiou发现调查的烧伤中心中96%在入院后24h内开始实行主动的ROM。如果肌腱受累就应该十分小心。参阅下一部分关于急性阶段肌腱暴露和断裂的管理注意事项。

（二）急性阶段

急性阶段通常从紧急阶段延伸直到伤口闭合。伤口闭合的定义是烧伤的手术闭合（在手部通常伴有皮肤移植的应用）或二期愈合（存留的皮肤部分缺损的伤口的大小要小于邮票的大小）。读者应当注意，根据本章节描述的愈合阶段，对于一些烧伤手可能不存在急性阶段。因为使用高级的手术技术，一些手部烧伤可能在伤后1～2d就能进行植皮手术。这对于已知深度小面积烧伤是尤其可能的。

急性阶段治疗师的目标是增加或维持ROM、维持肌腱滑动、维持肌肉活动、预防挛缩、并促进功能。Clark报道称胶原合成可能在伤后3d就开始了，并在6个月内保持很快的速度。6个月后，这个

过程减慢并持续至伤后1～2年。因此，早期的干预使沉积的胶原纤维重新定向以最小化或预防瘢痕形成导致的畸形。

1.运动

治疗师应该和之前描述的那样继续实施主动ROM锻炼。在急性阶段，治疗师应该明确全关节主动活动范围受限的原因可能包括：纤维性水肿、非弹性焦痂（图26–8）或新沉积的胶原产生的张力。开放伤口和闭合伤口均可能产生新胶原沉积的瘢痕带，尤其是当急性期较长时。为了判断患者的主动运动是否达到最大范围，可以轻度挤压瘢痕带（例如，在拇指桡侧外展时挤压鱼际肌指蹼）以测试其张力。如果瘢痕带和牵拉橡胶带一样紧并且发白，说明患者的确达到了最大的活动范围。如果不是，应该鼓励患者获得更大的活动范围。这个方法也可以应用于闭合伤口瘢痕的康复阶段。ROM，尤其是儿童，可以在患者术前麻醉时或换药时进行更加准确的测量。

如果患者的主动ROM受限，可以进行被动和主动辅助的牵伸以增加ROM。其他的包含在手部治疗或家庭锻炼程序当中的锻炼包括手指的肌腱滑动、对掌、抗阻锻炼，以及挛缩放松锻炼。当进行烧伤手锻炼时，治疗师应该对被牵伸的关节近端进行固定。疼痛的程度决定锻炼的强度，为了避免不必要的疼痛，应该在有焦痂的地方提供固定，而不是有肉芽组织的地方。

对于年幼的儿童，治疗师只能实施轻度的被动ROM，因为儿童无法配合进行主动ROM训练。

在进行被动ROM时应该小心。当以一种稳定、控制的方式对瘢痕组织进行一定时间的牵拉时，能够取得较好的效果。持续的范围过大的牵拉会对脆弱的新组织产生再次损伤，导致胶原沉积的增加，最后产生更多的瘢痕应该鼓励强调等张收缩的主动运动。患者应该得到锻炼的认真指导，然后治疗师对其进行观察确保锻炼的正确实施。在这个时候，应该鼓励同时使用上肢和手。治疗计划应该包含功能性的活动。

虚拟现实（VR）和视频游戏现在已经变成越来越受欢迎的治疗干预。VR和视频游戏通常被应用在疼痛或引起焦虑的干预措施当中。这些干预措施使得患者能够分散注意，使他们能够承受更加激进的清创和ROM训练，并且在游戏中更加主动更自由地活动。

2.暴露和断裂的肌腱

在进行初次伤口评价且焦痂被清除之后，治疗师应该仔细观察是否存在肌腱暴露（图26–9）。肌腱暴露也有可能出现在刚刚愈合的伤口。如果烧伤深度提示可能肌腱受累，治疗师应该抱着和已经确定肌腱受累同样谨慎的态度。两个肌腱暴露最常见的部位是手背（皮肤薄），和指间关节上的伸肌肌腱。Hunt和Sato在50例烧伤手患者的回顾性研究中发现，肌腱暴露越处于肢体远端，功能缺陷越

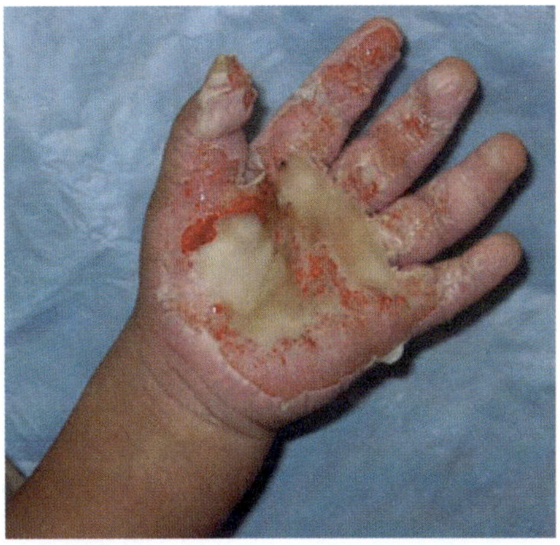

图26–8　接触性手掌烧伤。非弹性焦痂可能会引起烧伤手的主动活动受限

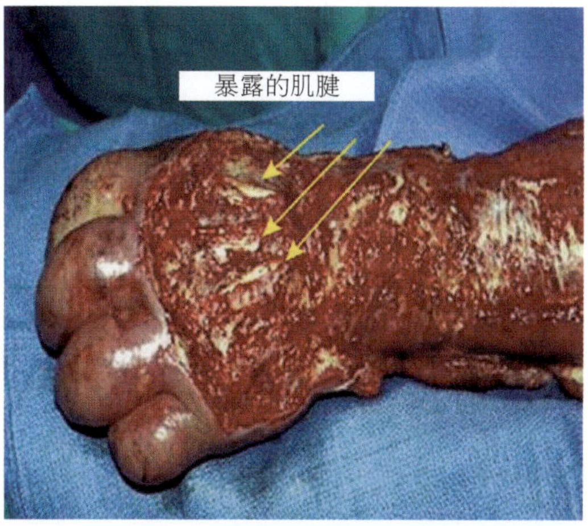

图26–9　检查创面暴露的伸肌肌腱

少，且功能预后最差的是指间关节上的伸肌肌腱受损。伸肌腱至近端指间关节背侧的中央束缺失导致纽扣畸形（见图26-1)。

在发现肌腱暴露之后，外科医师、护士和治疗师应该进行密切的观察和护理，以尽可能维护肌腱的完整性和功能。Saffle和Schnebly认为暴露的肌腱很快会变得干燥并因为其周围白细胞和细菌的作用而溶解。为了预防肌腱的干燥，需要对暴露的肌腱持续使用保护性敷料遮盖，这同时也有助于愈合。

暴露肌腱的锻炼和矫形器干预：植皮之前。根据肌腱暴露的程度和部位、肌腱和周围组织显著的完整性及患者遵循护理计划的意愿和能力选择特定的矫形器干预和锻炼程序。应当每天对这些条件和因素进行评估。收到医师医嘱后，治疗师应该监督患者进行锻炼。

如果肌腱看上去健康并且暴露得很少，一些治疗师和医师将选择更加积极的ROM锻炼程序。例如，当指伸肌总腱在示指的掌指关节背侧暴露时，腕关节应被放置在15°～30°伸展位，受累及的MCP关节处于30°～40°屈曲位（防止侧副韧带的紧张)，指间关节应处于伸展位置。当进行IP关节的ROM锻炼时，MCP关节和腕关节应该处于伸展位，使肌腱处于最大的放松状态。谨慎地将PIP和DIP关节进行温柔的被动伸展，然后进行PIP和DIP关节的主动屈曲。当伸肌腱至近端指间关节的中央束暴露时，PIP关节需要保持伸展位。但是，可以在可及的ROM内进行温柔地单独进行DIP关节的ROM锻炼。应该谨记之前的建议。

应进行锻炼以帮助维持关节的ROM，以确保肌腱的滑动并维持斜行和横行支持带的长度。手指矫形器，通常被称为手指槽，可以有效地使近端指间关节暴露的肌腱制动同时允许MCP关节的屈曲，尽管需要对其进行调整，手指槽形矫形器已经被使用，应用时穿在传统的手烧伤矫形器之下。使用1/6英寸的温塑材料制作的手指矫形器可以限制矫形器的体积，使得每个矫形器仅仅覆盖手指的掌侧，这样减少了体积并最小化的手指外展的程度（正如多手指矫形器)，应该避免手指的外展，这可能引起畸形，并可能因为侧方韧带的紧张限制MCP的屈曲。此外，手指矫形器应该仅仅覆盖近节和中节手指，这样MCP和DIP关节就能够完成主动地屈曲和伸展。槽形矫形器可以使用Coban（自粘型胶带）进行固定。

Pullium建议在损伤超过伸肌腱帽时使用全掌侧矫形器。同时应该更加限制该类患者的锻炼程序。当存在肌腱暴露时，应该对ADL任务进行检测，以防止肌腱的意外断裂。如果肌腱干燥并断裂，应避免关节的ROM活动以防止进一步的损伤。

3.矫形器干预

通常，如果手处于愈合当中，且无并发症，就无需使用矫形器。除非MCP或IP关节的主动活动存在20°或更大的伸展受限，或者MCP或IP关节的屈曲小于70°。如果主动地MCP或IP关节的伸展受限大于20°或更大，治疗师就可以开始制作伸展矫形器。如果MCP关节的屈曲小于70°，治疗师应该把手放置在之前描述的位置，即腕关节15°～20°背屈，掌指关节60°～70°屈曲，指间关节完全伸展，拇指放置在桡侧和掌侧外展之间，拇指的掌指关节10°屈曲，指间关节完全伸展。矫形器可以在MCP关节屈曲增加后进行调整。当存在活动受限时，治疗师应该进行评价并对治疗程序当中的其他的项目进行调整，例如锻炼和ADLs的参与，这可能帮助增加ROM。

除了对伤口进行评估，治疗师必须评估矫形器的合适程度及是否使用正确。如果矫形器使用不正确，并且固定不合适，它就可能滑出，造成外力促进拇指内收、MCP关节过伸展，IP关节屈曲，以及腕掌关节由于压力过大而受到损坏。绷带体积的变化也影响矫形器的适合度。

随着患者的ROM和觉醒程度的提高，白天矫形器的使用时间可以缩短。如果患者不愿意或不能配合，应该持续佩戴矫形器，并只有在换药、进行自理活动及治疗时才能够摘除。应该在睡眠全程佩戴矫形器。患者因为夜间未佩戴矫形器而造成显著的关节活动范围缺失并不少见。

治疗师应当注意不要对患者进行过度的制动。这会引起关节的僵硬、挛缩及软组织的粘连。儿童相比成人可以耐受更长的制动时间，因为她们的关节和软组织更具有弹性，但仍应该对她们进行监护。除了关注矫形器引起的制动，治疗师还应该注意患者是否由于自我固定或者肌卫造成关节僵硬增加，其原因通常为疼痛。

（三）皮肤移植阶段

一旦判断患者需要皮肤移植（见第25章）并进行手术安排，至关重要的一点是在手术之前获得全关节ROM，因为患者需要在术后制动2～5d（图26-10）。但是，在一些早期锻炼和植皮的病例当中，植皮时仍然会存在一些水肿或是因为疼痛导致ROM受限。对于大多数的手烧伤，植皮后在手术室时，治疗师就应该直接使用矫形器将患者的手放置在之前描述的抗畸形位置（腕关节伸展、MCP关节屈曲、指间关节伸展、拇指位于桡侧外展和掌侧外展之间）。这个矫形器应该佩戴约5d。邻近的非移植区域可以活动。正如之前在手掌烧伤中所讨论，腕关节和手指放置在伸展位，拇指处于桡侧外展伸展位。对于植皮后何时开始活动及允许多大的活动量，不同机构各有不同。一些机构偏向手部制动5d，然而其他机构可能更早就开始进行部分或全关节范围活动。恢复活动的具体时间取决于植皮的外观和患者的配合能力。当植皮部位看上去潮湿或褪色时，或者当出血量过大时，不允许进行手部的活动。假如植皮完好且患者配合，可以在术后第二天在小范围内进行轻度的AROM。到第三天或第四天时，允许进行轻度的全关节范围AROM。同样在第四天的时候，矫形器可以在白天去除，在夜间佩戴。对于全层植皮（FTSG），ROM通常在术后5～7d开始，视植皮和手掌的亲和程度而定（图26-11）。

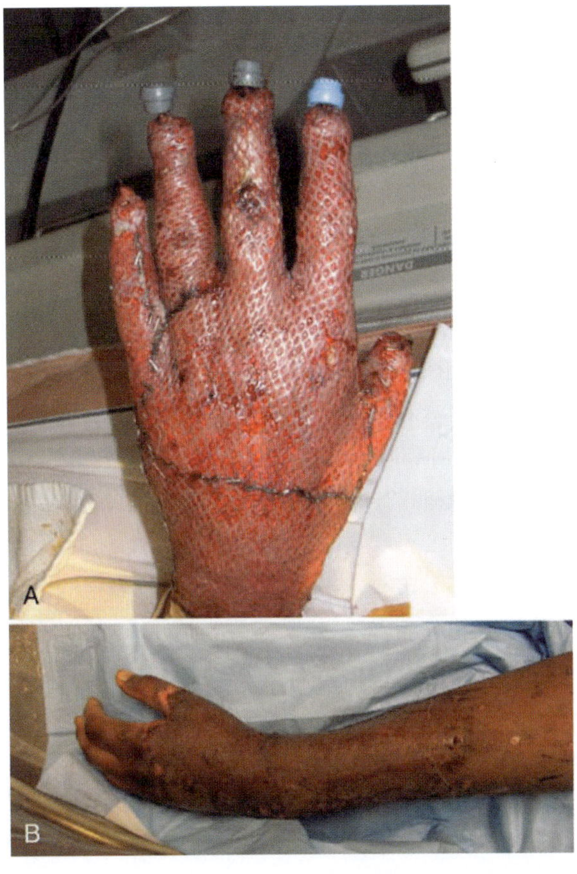

图26-10　植皮。A.伴有手指钉的网状薄皮；B.整块薄皮

1.培养的上皮自体植皮（CEA）

培养的上皮自体植皮比传统的分离全层植皮更加脆弱，通常缺少长期的持久性。

为了确保培养的上皮自体植皮的黏附和存活，通常需要调整治疗程序。CEA术后活动的恢复通常需要延迟至术后7～10d甚至更长，而不是标准的STSGs术后常见的典型术后4～5d制动时间。矫形器和弹力衣的使用也应当延迟或限制，因为这有可能产生压力和剪切力。

2.皮肤类似物

正如之前在第25章中所描述，Integra是一种人工皮肤，它由两层组成，两层均是临时必须的。Integra的一个重要好处是最小化瘢痕的形成。但它的一个缺点是最后真皮中不含有毛囊和汗腺；然而一位叫作Burk的开发人工皮肤的专家报道称，使用人工皮肤后感觉功能恢复至之前同等水平，且病程和正常自体薄皮移植相同。

使用Integra后何时开始进行ROM及何时移除

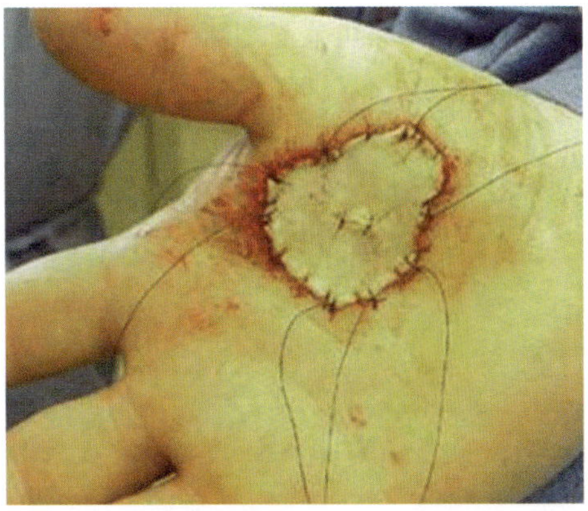

图26-11　在全层皮肤植皮中，通常在术后5～7d开始关节活动。还取决于植皮与手掌的亲和度

矫形器由外科医师的喜好而定。Integra生命科学公司声称，放置Integra的部位应该制动5d，在第5d开始进行ROM训练。没有其他的治疗指南被提出。一些机构仅仅允许部分ROM活动，直到伤口完全覆盖，但是其他的机构在伤口最后覆盖之前就开始进行全ROM活动。治疗师需要在开始和增加ROM活动之前和期间对Integra进行观察，这一点很重要。如果ROM程序太激进了，这会引起Integra的撕裂和脱离伤口床。

（四）康复阶段

康复阶段通常从植皮黏附或伤口闭合开始直至瘢痕成熟。这个阶段治疗的主要目标是对新的自发愈合的伤口或脆弱的皮肤进行保护、维持关节的活动性、增加力量和功能，并抑制瘢痕挛缩和过度增生的发展。

1.评价

除外典型的手部治疗临床检查，在康复阶段对烧伤手的评价应该包括对瘢痕的评价。如果患者同时伴有缺氧和电灼伤，评价就应该同时包括烧伤相关的其他方面，例如肌张力和认知。有数种手灵巧性的评估方法；但是其在烧伤人群当中的应用实在太少了。证据表明，捷成的手功能测试、明尼苏达手部操作测验、普渡插棒板测验和槽钉板测试正在被应用，还有更多的功能性非计时测试在不断出现，例如，操作能力测试，它包括患者的自我评价和临床医师的评价。自我汇报非临床医师实施的上肢专用成果衡量指标包括密歇根手结果问卷（MHQ）和残疾手臂，肩和手问卷（DASH）。这两种衡量指标的评定范围均超出损伤水平。一位儿童患者病例，应该进行发育评价或筛查，尤其是对精细运动技巧的筛查。

2.瘢痕评估

瘢痕的评估是为了提供既客观又主观的描述，评价治疗的需求和效果，并预测瘢痕的成熟度。现在已经存在数种方法和工具对瘢痕进行评估。

（1）使用血氧定量计对经皮氧张力进行衡量，作为成熟指数。

（2）使用激光多普勒流量测定计评估植皮和愈合伤口的变量，如瘢痕过度增生的可能性及瘢痕的成熟度。

（3）使用张力定量计对瘢痕的柔韧性、紧张程度，以及张力（可以用于量化愈合的过程并评估治疗的效果）。

（4）使用弹性定量计评估瘢痕的弹性，客观记录瘢痕对治疗的反应或瘢痕的成熟度。

（5）使用夸齐莫多伸长计测量过度增生瘢痕的延展性。

（6）使用皮肤转矩定量计测量瘢痕和植皮的黏弹性以评价各种柔软性的成分。

（7）使用超声（US）测量瘢痕的厚度以检测瘢痕过度增生的进展。

（8）对瘢痕良好形状的测量。

（9）使用剪切速度仪测量声剪切波通过皮肤表面的传播，以评价瘢痕生物力学的改变（例如，僵硬）。

（10）通过视觉及其他方面对瘢痕进行评估的量表。

尽管这些工具在对瘢痕的各个方面和瘢痕形成过程进行评估时能提供帮助，没有仪器和方法被广泛地接受并使用。许多仪器都非常昂贵，使用时耗时，在门诊并不实用。

在1990年加拿大不列颠哥伦比亚温哥华的温哥华综合医院的作业疗法科制作了温哥华瘢痕评估（VSS）（图26-12）。这个工具是目前治疗师最广泛应用的瘢痕评估工具。VSS对烧伤瘢痕的4个特点进行评估：色素沉着、血管形成、柔软性和瘢痕高度（图26-13）。VSS的制作者相信这些特点与伤口的愈合和成熟、外观及愈合皮肤的功能相关。一些作者和临床医师建议对VSS进行修改，包括Nedelec和他的同事。他们建议进行的修改旨在提高评估的建构效度。Forbes-Duchart和同事增加了两项对于白种人和土著患者的颜色评估，并采用Baryza和Baryza开发的有机玻璃工具。在他们的研究最后，他们进一步建议删除色素沉着部分，并重新划分颜色评估为“浅度”“中度”“黑色”。建议在自体植皮后及随后的每次在评价时使用VSS。虽然并不客观，但是使用照片能够有助于对瘢痕的改变进行分类。照片的拍摄应该标准化（即，距离、角度及镜片）。因为供体部位偶尔名字：

评价日期：____/____/____

烧伤 ____/____/____

供体 ____/____/____

植皮 ____/____/____

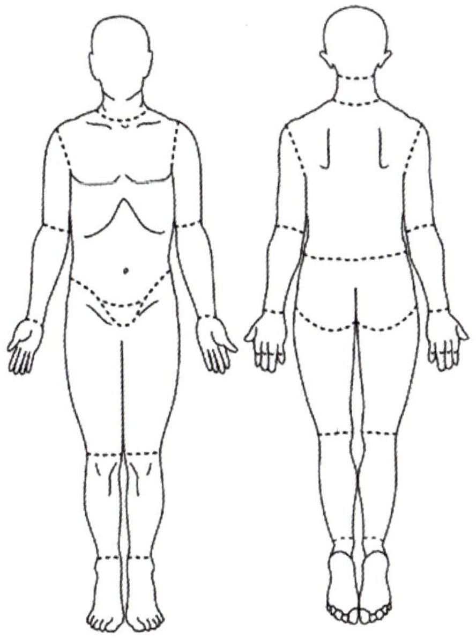

部位	色素沉着	血管生成	柔软度	高度	得分
头					
颈					
躯干前					
躯干后					
右臀部					
左臀部					
右上臂					
左上臂					
右前臂					
左前臂					
右手					
左手					
右大腿					
左大腿					
右腿					
左腿					
右足					
左足					
总和					

签名________ 日期________

温哥华烧伤瘢痕分级系统

色素–通过一片透明塑料（即UVEX）施加压力以使瘢痕发白。这排除了血管形成的影响，这就能够进行更加准确色素评估。将发白的瘢痕与附近患者未烧伤皮肤的发白区域进行对比。与正常皮肤颜色存在差异提示色素沉着改变。分解评估如下：

0=正常（最小的变化）
1=低色素沉着
2=高色素沉着
3=混合色素沉着

血管形成–这通过观察瘢痕休息时的颜色进行评估。另外，使用透明塑料使瘢痕发白，观察血液回流的速度和量。颜色恢复越多，评级越高。充血且再充盈缓慢或是不能完全发白的瘢痕被划分在紫色类。

0=颜色和回流速度正常，接近正常皮肤。
1=粉红色
2=红色
3=紫色

柔软度–评估时，将瘢痕放置于最小张力位，随后，使用拇指和示指之间对其进行手部触诊以评估瘢痕在压力下扭曲的程度。

0=正常 类似于正常皮肤的柔软度。
1=柔韧的 存在最小阻力。
2=可活动的 在压力下可以变形，并非作为一个单独的单元，但需要中等的阻力。
3=牢固 不可活动，瘢痕作为一个单独单元活动。
4=带状 像绳索一样的组织，随着瘢痕的伸展发白，可完成全关节范围活动。
5=挛缩 瘢痕永久的缩短导致关节活动范围受限。

高度–瘢痕的高度是通过视觉对瘢痕超出皮肤的垂直最大距离进行估测。使用表格上的毫米刻度尺来协助评估。

0=正常 扁平，与正常皮肤同高。

1≥0～1mm（大于1/4的区域升高0至1mm）

2≥1～2mm（大于1/4的区域升高大于1mm，小于2mm）

3≥2～4mm（大于1/4的区域升高大于2mm，小于4mm）

4≥4mm（大于1/4的区域升高大于4mm）

图26–12 A.温哥华瘢痕评估（VSS）

天普
烧伤中心
天普大学健康系统

评价日期：____/____/____

烧伤 ____/____/____
供体 ____/____/____
植皮 ____/____/____

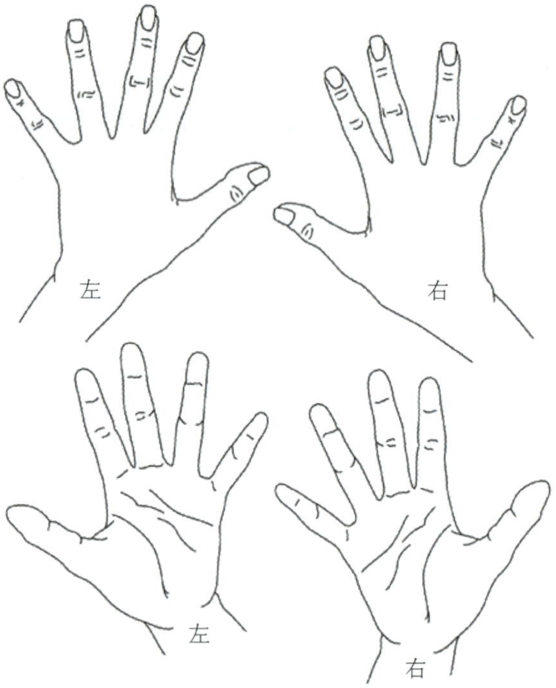

瘢痕带/挛缩部位注释为xxxxxxxx

部位	色素沉着	血管生成	柔软度	高度	得分
右手背					
左手背					
右手掌					
左手掌					

签名____________ 日期____________

温哥华烧伤瘢痕分级系统

色素-通过一片透明塑料（即UVEX）施加压力以使瘢痕发白。这排除了血管形成的影响，这就能够进行更加准确色素评估。将发白的瘢痕与附近患者未烧伤皮肤的发白区域进行对比。与正常皮肤颜色存在差异提示色素沉着改变。分解评估如下：

0=正常（最小的变化）
1=低色素沉着
2=高色素沉着
3=混合色素沉着

血管形成-这通过观察瘢痕休息时的颜色进行评估。另外，使用透明塑料使瘢痕发白，观察血液回流的速度和量。颜色恢复越多，评级越高。充血且再充盈缓慢或是不能完全发白的瘢痕被划分在紫色类。

0=颜色和回流速度正常，接近正常皮肤。
1=粉红色
2=红色
3=紫色

柔软度-评估时，将瘢痕放置于最小张力位，随后，使用拇指和示指之间对其进行手部触诊以评估瘢痕在压力下扭曲的程度。

0=正常 类似于正常皮肤的柔软度。
1=柔韧的 存在最小阻力。
2=可活动的 在压力下可以变形，并非作为一个单独的单元，但需要中等的阻力。
3=牢固 不可活动，瘢痕作为一个单独单元活动。
4=带状 像绳索一样的组织，随着瘢痕的伸展发白，可完成全关节范围活动。
5=挛缩 瘢痕永久的缩短导致关节活动范围受限。

高度-瘢痕的高度是通过视觉对瘢痕超出皮肤的垂直最大距离进行估测。使用表格上的毫米刻度尺来协助评估。
0=正常 扁平，与正常皮肤同高。
1≥0～1mm（大于1/4的区域升高0～1mm）
2≥1～2mm（大于1/4的区域升高大于1mm，小于2mm）
3≥2～4mm（大于1/4的区域升高大于2mm，小于4mm）
4≥4mm（大于1/4的区域升高大于4mm）

图26-12（续） B.VSS，费城天普大学医院作业疗法部

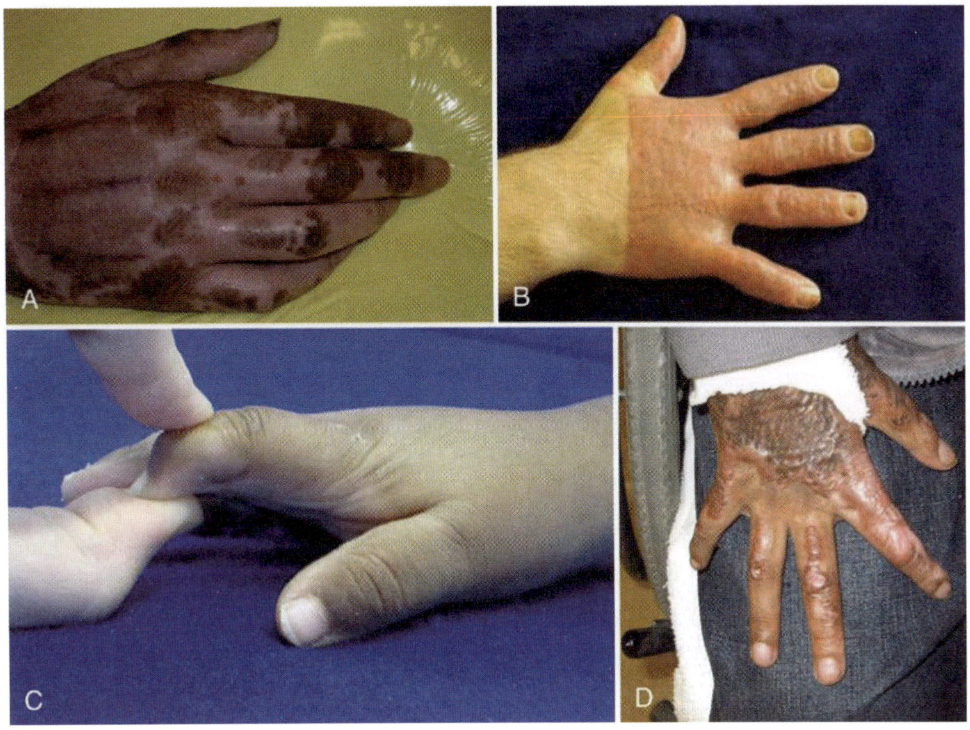

图26-13 温哥华瘢痕评估对烧伤瘢痕的4个特征进行评价：色素沉着（A）、血管形成（B）、柔软性（C）和瘢痕高度（D）

出现瘢痕过度增生，除外烧伤愈合和植皮部位，治疗师应该对供体部位进行评估。现在没有出版文献对患者的主观瘢痕评估与治疗师客观评估的关系进行评价。也没有任何研究探讨两种结果与功能和回归生活角色的关系。

3.水肿

在康复阶段持续出现水肿可以通过数种方法进行解决。如果一些伤口仍保持开放，可以使用如3M Coban和Co-Wrap这样的自黏性的包裹对手指进行水肿管理。但是，应该注意保护脆弱的新组织或最近连接的植皮，并且在穿戴时应该监测血液循环。如果减少水肿被视为治疗目标，应该在干预前后进行客观的测量（关节和手指的周径），以判断并监测干预的有效性。一旦手完全愈合，可以进行整个手部的包裹，或者使用可以购买的临时压力手套。因为新愈合组织和植皮很脆弱，建议最初压力手套最长穿戴数小时。

4.瘢痕按摩

按摩据报道能够有效增加和维持活动性（通过放松限制性纤维带）并增加血液循环。但是，在一项15名儿童患者的研究中，她们在3个月里接受了每天10min的按摩，使用改良VSS测量的血管形成、柔软性和瘢痕的高度并未发生改变，尽管有报道称一些患者的瘙痒程度减低。按摩可能有助于缓解常常被报道的瘙痒感，引起瘙痒感的部分原因为汗腺受损和瘢痕组织水分蒸发增多引起的过度干燥和开裂。按摩似乎还具有其他的治疗效果。Field和同事将接受按摩治疗的患者和未接受按摩治疗的对照组患者进行对比。按摩治疗组患者的瘙痒、疼痛、焦虑、抑郁情绪得到缓解，并且从研究第1天至第5周显示出在以上评估方面的长期提高。

Morienhe和同事进行的试验性研究中，8名儿童烧伤存活者接受植皮部位1天1次，持续3～5d的按摩。每次治疗20～25min。对瘢痕的治疗性按摩由5min的使用长轻抚手法（轻抚法）进行的瘢痕延伸、5min的牵伸和滚抚法（通过双手、手指或拇指之间对组织进行上提和滚动，即揉捏法）及2～5min根据儿童对疼痛的耐力进行的小的跨纤维运动（摩擦法）以松动瘢痕组织与其下层组织间粘连。按摩治疗的最后5min由总的衍生和滚动组成。总的来说，按摩能够增加儿童烧伤瘢痕的ROM；但是，注意不能改善其情绪。作者考虑到这个事实是因为研究是在一个烧伤营地进行的，因此，儿童对接下来的一周感到很兴奋。

对于新自发愈合及最近黏附的植皮只能进行轻柔的按摩，因为皮肤很脆弱并且摩擦能够引起皮肤的破坏和水疱的形成。新的或脆弱的皮肤可能看上去是半透明且潮湿的，对触碰很敏感，或似乎轻微的压力就能使之破坏随着皮肤变厚、变强韧，进行按摩时应沿着瘢痕进行转动以产生更大的压力。建议使用像 BIOTONE双用按摩胶这样的防水胶，因为它的轮滑性好，皮肤吸收慢。不应该对小的开放性创口进行按摩，因为这会导致这些部位的伤口愈合延迟。皮肤按摩应该由2天一次逐渐增到每天6次，每次操作5～10min。按摩后，应该清除过度的胶，重新使用压力衣。可以使用电或电池按摩器，这可能有助于后续家庭锻炼程序。也可以进行热敷，但是应该规律地进行皮肤检查（图26-14）。

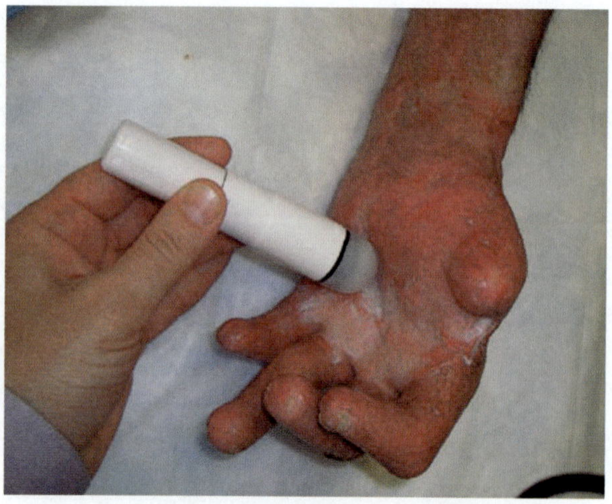

图26-14 电动按摩仪可能有助于执行家庭锻炼和脱敏计划

5.运动

当对最近愈合手的ROM进行评估时，治疗师应该对数个关节的整个ROM进行观察，并评估单个的关节活动。手背烧伤的患者，即使拥有MCP和PIP关节全范围的被动关节活动度，也可能无法完成主动握拳动作。挛缩性瘢痕导致的皮肤移动性降低，同样会造成邻近未烧伤区域主动运动的缺失。例如，手背烧伤的患者也许可在腕伸位完成主动握拳动作，但由于瘢痕挛缩，患者在腕中立位和腕轻度屈曲位时可能无法完成相同动作。训练方案至少应设定为一天3次，并且应包括腕关节全范围的主动、被动关节屈伸活动度练习，指关节总主动关节活动度（TAM）和总被动关节活动度（TPM）练习。如同内在肌练习，屈指伸肌腱和屈指浅肌腱的单独肌腱滑动练习也应该包含进去。如果存在单个关节的挛缩或肌腱的短缩，就应该进行PROM练习。轻度牵伸训练可用来帮助扩大关节ROM。指蹼区需要进行主动和被动的牵伸。应在各个平面内对拇指进行训练。将拇指维持于对掌位及拇指指蹼维持于桡掌侧外展位是很重要的。应强烈鼓励患手的使用，以帮助患者克服使用患手时对潜在性皮肤破溃或疼痛的惧怕。

6.肌力和协调

抗阻训练和激发手指灵敏度的训练应随着患者耐受性的增加而增加（图26-15)。Cronan和同事报道：由于肌肉组织是体内最易变动的组织之一，烧伤可像影响皮肤一样影响肌肉骨骼系统。Cronan和同事在一项有关烧伤患者重返工作的研究中发现：接受了等速、等长、等张训练的患者比仅仅接受等长、等张训练患者的评估结果要好。Citing和其他同事指出快肌纤维和慢肌纤维成等比例分布，Cronan和同事认为治疗也要包这两种类型肌纤维的训练。他们解释说，疲劳源于对慢肌纤维不正确的训练，而活动量增加后的关节疼痛或长时间内无法完成特定工作载荷，可能由于快肌纤维的不正确训练引起。训练也包括等速设备的使用。Cronan和同事认为轻度次最大挛缩选择性募集慢肌纤维，中度次最大挛缩又增加了快肌纤维的募集，最大挛缩会导致两种类型肌纤维“全或无”的募集。

针对未烧伤手的训练也应该包含在治疗方案中。Covey和同事在一项针对大面积烧伤手功能的

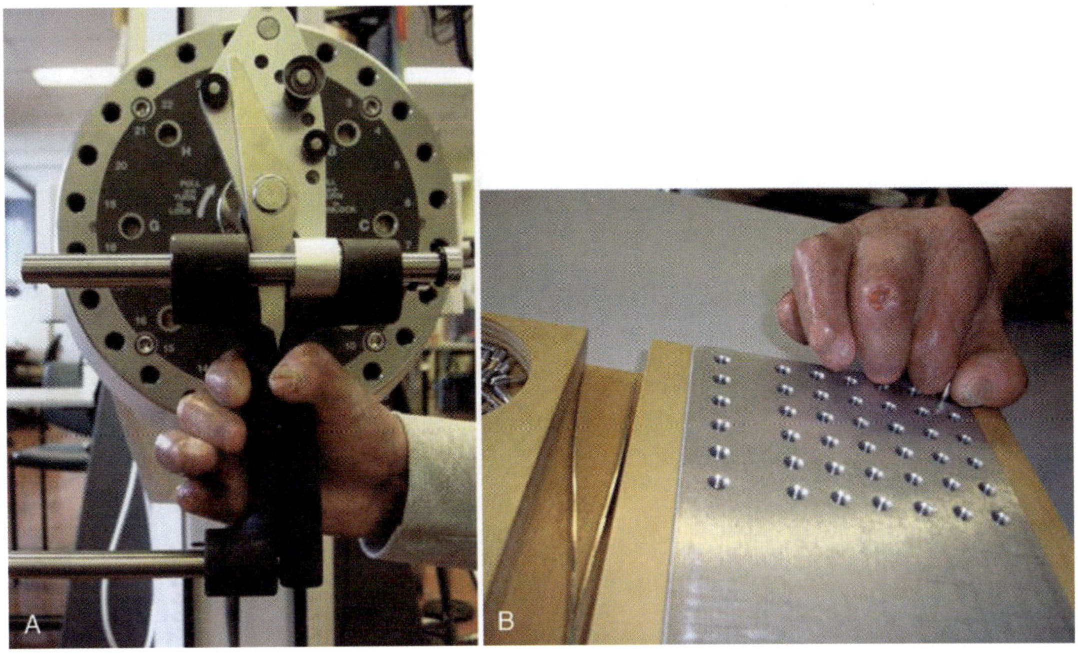

图26-15　抗阻练习（A）和激发手指灵敏度的训练（B）应该随着患者的耐受性增加而增加

研究中发现，患者出院时未烧伤手的肌力，TAM及协调性方面也会表现出某种程度的障碍。出院后3个月，所有患者的TAM均表现正常，大多数患者在握力和协调性方面恢复正常；但是，也有一些患者在出院后需要长达12个月的时间重新恢复正常的肌力和协调性。

除了因住院引起的肌无力外，许多新陈代谢失调可由烧伤引起，比如伴随肌无力的蛋白质动力学改变。研究者对未经制动及制动后烧伤大鼠的肌肉功能障碍进行了对比。他们发现，制动后肌力功能障碍主要是肌肉量耗失的结果，然而，烧伤后1～7d的肌肉功能障碍是表面张力降低引起的，烧伤后14d是表面张力降低和肌肉量减少的共同结果。一项对烫伤面积达40%的大鼠研究显示，尽管肌肉直接覆盖于表面皮肤之下，它们的破坏却不是由烧伤本身引起，而是由显著的细胞凋亡（细胞死亡是由细胞本身引起）导致的。细胞凋亡在远离烧伤区域也得以确认。这些变化在伤后3～7d达到高峰，提示研究人员需要对此进行早期和持续性的干预。

7.压力

压力治疗可追溯至16世纪。1835年，Rayer开始用压力治疗瘢痕瘤；1881年，Unna将压力用于烧伤瘢痕的治疗。在20世纪70年代，当血管支持符和矫形器治疗后的瘢痕组织改变被发现，压力治疗开始变得大受欢迎。从那时起，烧伤治疗师开始普遍地接纳和应用压力服（PG）作为瘢痕增生的一线治疗，尽管当时缺乏对其临床疗效的证据支持。许多的皮肤病学、组织学、临床学及轶事或病例研究证据都支持PGs的有效性；但其作用机制依然没有被完全揭示。正常皮肤和增生性瘢痕组织的气体交换研究中发现，大约25mmHg的压力就可以减少血流量，使胶原组织的新陈代谢加快。这些研究的作者还注意到低氧不会引起细胞死亡，但会直接影响到瘢痕增长和成熟细胞的代谢途径（例如，胶原的形成）。另一种观点是，压力仅仅引起瘢痕脱水（通过直接影响到肥大细胞），压力治疗后瘢痕的缩小是由于交联胶原蛋白的靠近引起的。

2009年，Anzarut和同事第一次对PG治疗在烧伤后瘢痕增生防治效果进行了荟萃分析。这篇综述涵盖了6组随机对照试验中的316例患者。在对瘢痕评估结果进行回顾分析后，他们没有发现接受PG治疗和未接受PG治疗的瘢痕之间有什么不同；但是瘢痕的高度却有降低的趋势。虽然这项研究的结果不能完全支持PGs的应用，研究者还是认为这篇综述因为研究对象数量较少在许多方面都有局限。

尽管缺少证据支持，治疗师们依旧对临床上观察到的正面效应加以利用。PG治疗的依从性存在差异，在一些实例中，甚至只有40%。绝大多数问题都是躯体上的，比如发汗、过热、瘙痒、疼痛、运动困难。治疗师和患者之间缺乏沟通及患者对相关信息认识较少，都是导致依从性低的原因。患者经常抱怨压力服的质量，对压力服磨损过快及替换的高花费常常耿耿于怀。

8.压力的最初应用

植皮区允许附着时及开放性伤口已闭合（开放性伤口小于1/4）的情况下，就可以应用压力治疗。这时，压力治疗的目的不仅仅是抑制瘢痕挛缩和增生，还可以抑制血管和淋巴的淤滞及防止超敏及脆弱性皮肤产生。

9.临时性弹性绷带和手套

临时性弹力绷带或手套需要使用到患者能够耐受商业定制手套为止。弹力绑带和手套类型的选择取决于患者能够承受多大的压力。患者承受压力的能力通常会随着时间而不断得到提高。患者接受了商业定制手套时，临时性弹力绷带或手套的使用进程通常就结束。但如果患者的皮肤过于脆弱，应该延长临时性弹力绷带或手套的使用时间。早期的压力作用形式包括自黏弹力绷带，比如Coban手套，还有商业性加压或水肿手套，比如Isotoner治疗性手套。许多公司可制作自黏弹力绷带。它们有多种颜色和宽度可供选择，能够轻松地应用在手指、手或敷料上。Coban手套对不耐受临时性手套的儿童是个比较不错的选择（图26-16）。下面是Cincinnati Shriners烧伤研究所的治疗指南：

1.从甲床开始，以螺旋形的方式缠绕每个手指直到靠近指蹼。

2.指尖应暴露，可以观察到毛细血管的灌注情况。

3.从指关节开始，以螺旋形的方式缠绕手掌，止于腕关节下方1in。缠绕时，自黏弹力绷带应拉伸至自身弹性的25%。

4.可在绷带上涂抹一层保湿霜，消除表面黏性。

5.手套每天都应摘下，以便于皮肤检查和清洗。一些PG公司也可生产临时性手套。它们通常比定制手套更软，提供的压力也更小。成人型临时手套有超小号到大号可供选择。为了使儿童用手套更加合适，治疗师必须测量患儿手远端掌横纹的周长（图26-17）。任何一种弹力绷带和手套都可以在小的开放性伤口上使用。在应用压力前，需要将非黏合敷料置于开放性伤口上。

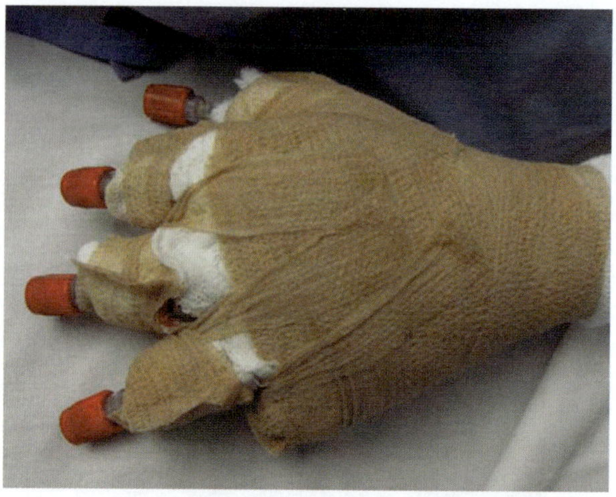

图26-16 Coban手套用于水肿的治疗，并且可以作为压力的早期作用方式

10.商业定制加压手套

商业定制加压手套可在许多公司中订购，比如Barton-Carey Medical Products (Jellico, Tennessee)；Bio-Concepts, Inc. (Phoenix, Arizona)；Torbot Group, Inc. (Toledo, Ohio)；Gottfried Medical, Inc. (Toledo, Ohio)；Empathy

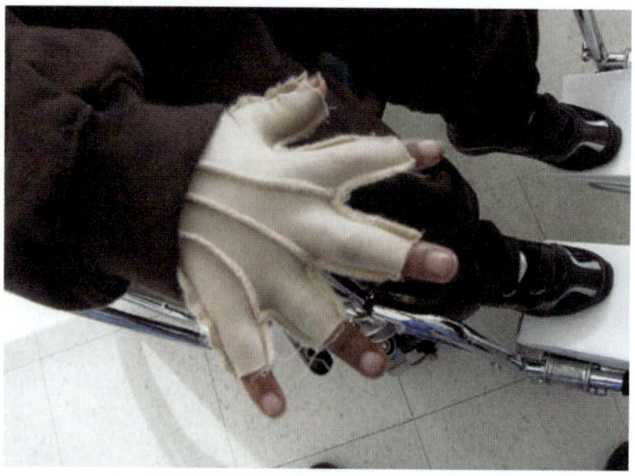

图26-17 最初使用的非定制手套样式

Inc.以及Medical Z Inc.（San Antonio，Texas)。这些公司有多种类型的制作材料、颜色、适用性，以及个人化定制设计可供选用。治疗师应该根据患者的个体需要进行选择。由于瘢痕成熟期、衬垫需求、患者日常活动方案等因素的改变，每个患者的个体需要也可能会随着时间的进展而变化。

11.手套制作材料和选择

治疗师可从许多种材料中进行选择。通过制造商，数种不同类型的材料（或两、三种材料的结合）都用来进行手套的制作。每种材料都有自身的平滑和延展特性。对那些皮肤易受损以及无法耐受常规材料的患者，可以使用较柔软的材料进行手套的制作。考虑到手套使用的耐久性，儿童手套应该选用常规材料制作，除非患儿的年龄小于1岁。对于这些小于1岁的患儿，考虑使用更加柔软的材料，尤其是那些在MCP和截肢区皮肤易受损的患者。手套可以配有拉链、尼龙扣或者两者都不配有。闭合处可以设计在手套的背侧、掌侧、尺侧等任何部位。如果有皮肤撕裂的情况存在，就可以将第一副手套定制成配有拉链的样式，以减少在新生和易受损皮肤上的摩擦。因为穿脱方便的缘故，患者和家庭成员也更喜欢拉链的样式，尤其是儿童。如果治疗师预期患者可能需要衬垫，手套就应配有拉链，以确保衬垫位置的正确安放，以及方便衬垫的使用。

是否配置拉链和尼龙扣需经过仔细考虑，因它们降低或中断了施加在烧伤瘢痕上的压力。闭合处替代了原本的弹性材料，非移动，易产生皱褶，引起作用部位上压力的中断。

这种现象在儿童手套上尤为突出，因为拉链会在手套上占据相当大的比例。一些情况下，拉链部位会在皮肤上产生压痕，造成皮肤破溃。如果不考虑要安放衬垫或在不合并皮肤撕裂的情况下，就不需要在手套上配置拉链或尼龙扣。在指蹼区安放斜行衬垫是手套的另一种改进方法。如果患者的指蹼周围是自愈性皮肤或植皮区，标准的处理方法是在手套内放置衬垫。制造商可根据要求在手套的各部位缝合省道，从而在特定的方向形成拉力。例如，在鱼际隆起处缝合省道，可以帮助将拇指拉向对侧。另外，手套开放指尖比闭合的情况下更方便将手套充满手的指蹼区。这样做也有助于手灵活性的改善。如瘢痕延伸到或超过DIP关节，就应当将指尖闭合。如果不累及手指，可选择将手套长度延长超过腕关节，并将前臂包含在内，或者定制一个长手套。

12.改善抓握功能

PG织料经常不利于患者从事ADLs、工作和游戏等活动，因为在手套的掌侧面缺少摩擦力和感觉输入。手套掌侧面抓握能力的改善可增加手的灵活性。O'Brien和同事与Torbot Group，Inc.（Toledo，Ohio）一起研制了New York-Presbyterian Dexterity Glove（NYPDG)。他们在手指和MCP的掌侧面添加了聚酰胺纤维（图26-18），Medical Z，Inc.（San Antonio，Texas）同样在他们的手套上面强化了抓握功能。Dewey和同事对Medical Z，Inc研发的5种不同的硅树脂和橡胶手套的抓握功能进行了一系列的研究分析。能够改善抓握功能的有矩形的橡胶方格，蜂窝图形的硅树脂，波浪图形的硅树脂，线形硅树脂串珠，或者织物内嵌入线形硅树脂串珠。研究表明在织物内嵌入波浪形硅树脂图案既能够提高抓握能力，也能够增加手套的耐久性。能够研制改善抓握功能手套的公司如下：Barton-Carey Medical Products，Inc.（Jellico，Tennessee)；Bioconcepts，Inc.（Phoenix，Arizona)；Gottfried Medical，Inc.（Toledo，Ohio)；Medical Z，Inc.（San Antonio，Texas)；and Torbot，Inc.（Toledo，Ohio)。

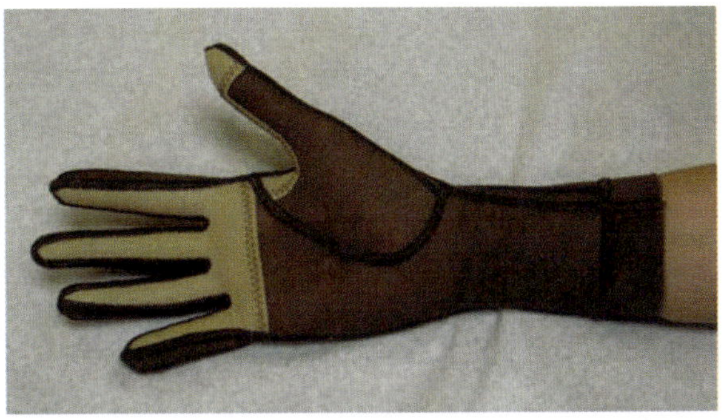

图26-18 New York-Presbyterian Dexterity Glove（NYPDG）改善了手掌面的抓握功能，增加了手的灵活性

13.手套的穿戴和护理

商业性定制加压手套一天中需要穿戴23h直到瘢痕成熟。在瘢痕成熟期，瘢痕不再活跃（比如增生和挛缩），移除手套也不会导致复发。当瘢痕还处在活跃状态，只能在洗澡时将手套移除。手套和衬垫会限制全范围的AROM，有时需在训练时将手套移除。处于发育期的儿童手部需要感觉和运动的输入刺激，因此儿童的手套在特定时期可全天移除。手套一般需要持续穿戴，推荐准备两副手套，一副手套在穿戴时，另一副可以进行清洗。烧伤手套穿戴要舒适，避免太紧。如果可用手指将织料从皮肤上捏起，证明手套穿戴过松。商业性定制加压手套在经历了频繁、快速和复杂的手部运动后会失去本身的弹性（当然还有压力）。新手套即使在初始看似很合身，也要每隔2～3个月检查一次，以确保手套可以提供充分的压力。许多因素都会导致弹性的失效。其中包括正常的磨损（所谓“正常”可能因职业和日常活动不同会有很大差别），油化洗剂和软膏的使用，洗涤。一些手套制造商建议清洗手套时要进行柔和脱水，但经过观察，这样做反而会导致更快的磨损。推荐使用软性肥皂和温水进行手洗，然后展开晾干。避免将手套放进洗衣机内清洗，这会使织料被过度牵拉。即使没有每天正常的磨损，手套也应定期调整或重新测量以适应水肿和体重变化、挛缩或者儿童的正常生长发育。

14.动态压力和衬垫的应用

制造商不同，手套应用的压力值也会有所差异。一些制造商将手套设计为可提供均匀的压力，其他的制造商则设计成压力梯度形式（比如，压力从远端至近端逐渐降低）。虽然手套被设计为在特定的部位能够提供特定的压力值，但实际压力值还是要小于治疗量或者随手体位的不同而变化。另外，虽然加压手套是定制的，看起来很合身，在坚硬、增厚及挛缩中的瘢痕上应用依然会产生许多问题。如果这是事实，作用于那些区域的压力应该是不足的。为了使治疗更加有效，压力必须均匀才行。手掌面是一个凹面。最好的定制手套通常要桥接手掌凹面，同时又能与凸处很好的贴合。当在掌面烧伤的手上穿戴手套时，需要添加衬垫以便获得充分的压力。许多材料都可以用于衬垫制作。比如，Rolyan Silicone Elastomer，Rolyan 50/50 Mix Elastomer Putty，Rolyan Polycushion，OTOFORM-K/c Elastomer，Rolyan Prosthetic Foam，或者 Rolyan Ezemix Elastomer Putty。

当Rolyan Polycushion或带有黏合面的海绵用于制作衬垫时，贴纸从黏合面移除，然后将弹力织物或者类似的织物置于黏合面上。海绵面与患者的皮肤接触。手套的制造商可以在手套的掌面、背面或者其他特定地方缝制口袋，将衬垫束缚住。然而，口袋的存在也许会干扰到衬垫与皮肤的吻合，这点需要注意。烧伤手累及手背的数量比手掌要多。虽然手背是凸面，衬垫仍需使用。即使穿戴上手套，指蹼仍然是可以增生的凹面。这些区域产生问题，通常不是因为它们是凹面，而是这些地方本来就缺少对手套的反向作用力。患者可以使用动态指蹼或增加衬垫（图26-19）提供均一应力的方法克服这个缺陷。指蹼可以用许多材料制作。比如，Rolyan Polycushion，Neo-Plush Sheet，1/16 in Aquaplast，Beta-pile，Otoform-K/c Elastomer，Rolyan Silicone Elastomer以及Oleeva FOAM。当使用了定制手套，坚硬区域表面压力要高于柔软区域。因此在柔软的区域更应添加衬垫。使用衬垫时，必须对皮肤进行例行检查，以确定皮肤是否浸渍和破溃。衬垫同样会限制运动

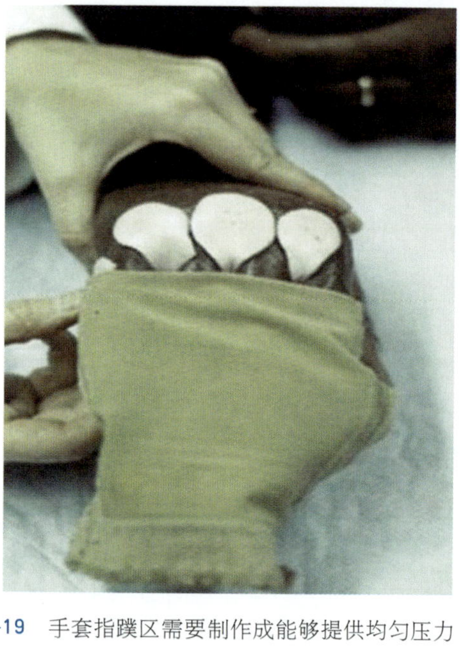

图26-19 手套指蹼区需要制作成能够提供均匀压力

功能，尤其是相对较硬或者体积较大者。由于上述原因，即使需要持续的压力作用，也只能在一天的部分时间里使用衬垫。柔软且较少受限的衬垫可在白天持续使用，晚上可以使用较硬的衬垫。同样可以制造在矫形器内特定使用的衬垫。理想的衬垫需要装入带孔的材料内，随后患者的手按照设定的部位置于衬垫上。衬垫受到挤压并且渗透到小孔内，就不会造成滑动。矫形器同样可以用1/16 in 的Aquaplast制作，当瘢痕和ROM改变时，矫形器就需要调整或者重新制作。因此种压力会限制手的使用，所以这样的矫形器只能在短时间令人满意或者仅能单独在夜间使用。矫形器与弹力绷带或者Coban手套相符。手背上的海绵或纱布卷衬垫需要包裹起来以防止手指蜷曲，且可提供均衡的压力和牵引。

15.硅胶贴

柔软、半闭合、有弹性的硅胶贴（SGS）自20世纪80年代美国上市以来便越来越受欢迎。一些品牌含有粘接面，可以帮助胶贴更好的固定。SGS适用于那些经过PG治疗后仍在生长或柔韧度减低的瘢痕。无论瘢痕是否对ROM有影响，SGS都适用。它禁忌用于开放性伤口，或已知对硅胶过敏的患者。SGS提高了瘢痕的压力值，也增加了起始穿戴24h后皮肤破溃的风险。因此，建议第一天佩戴4h，以后5d逐渐增加佩戴时间。如果患者抱怨皮肤起疹或瘙痒感增加，治疗师就应当将SGS移除，并且告知患者可能有了过敏反应。在这种情况下，可以尝试使用不含硅胶的Silon和Silipos产品。SGS应该用温水和软性肥皂每天清洗，然后展开晾干。如果SGS需要贴在关节上，患者就只能在休息时偶尔佩戴，即使他们可以从长期使用中获益。如果关节频繁地进行屈和伸的运动，就会导致加压手套下硅胶的卷起。许多对照性研究表明局部SGS对于预防和治疗增生性瘢痕和瘢痕瘤都是有效的，并且可以提高被烧伤挛缩限制的ROM。Ahn和同事在一项主观评价和客观测量都包含在内的研究中发现，将SGS放于增生性瘢痕上，每天最少使用12h，仅坚持2个月，就可在有效地增加瘢痕弹性以及缩小成熟的增生性瘢痕。它在抑制手术后瘢痕的体积方面同样有效。尽管报道称SGS对抑制任何类型的手术瘢痕都有效，但并不是所有成熟的增生性瘢痕都对SGS治疗有反应。它对治疗长期存在的增生性瘢痕方面有益，一些瘢痕可长达3年时间。Wessling和同事在针对双侧肘关节瘢痕导致ROM受限患者的一项对照性研究中发现：SGS和康复训练的联合治疗比单独的康复训练在AROM的获取方面得到的治疗效果更大；他们同样发现，这些结果的获取与安慰剂无关。

Cochrane Collaboration对SGS预防和治疗增生性瘢痕形成及瘢痕瘤方面进行了回顾性研究。他们回顾了15个试验，一共包括615名患者。从文献中他们得出结论，SGS疗效的证实被较差的试验质量所掩盖。

由于SGS的使用，那些存在瘢痕高风险的患者很少生成异常性瘢痕；然而他们同样报道了，上述发现很容受到主观偏倚的影响。有许多SGS可供选择。治疗师需要考虑到衬垫的弹性，应用部位，宽度及是否需要粘合底布。Oleeva Fabric在手背应用很好就是因为粘合底布的缘故。粘合底布可以减少摩擦，使手套在衬垫上容易滑动。Topigel和Oleeva Clear是两种较薄、具有粘合性的SGS，能够在手背及腕关节的背侧和掌侧应用。

16.矫形制作

矫形制作最初用于康复阶段ROM的维持，通过对抗瘢痕的挛缩实现，常用处于静止期的患者身上。牵伸也经常用于矫正瘢痕挛缩。最常使用的是静态和静态渐进式矫形器，但在某些情况下，动态矫形器会更有用（图26-20）。Bio Med Sciences, Inc.最近研制出了一种叫作Silon-LTS的矫形材料，它将热塑料和硅橡胶结合起来。这种材料在如手掌和指蹼等区域应用效果较好，这些区域通常很难施加稳定均匀的压力。佩戴此种矫形材料，建议将手套移除，这样做是有利于顶部、均匀的橡胶层对瘢痕的接触治疗。推荐一本关于烧伤矫形器的珍贵读物：*An Atlas and Compendium of Burn Splints*。这是一本单纯针对烧伤矫形器的综合性书籍。第4-9章主要针对上肢部分进行论述。每个矫形器所需的制作材料，制造说明，优点，缺点，适应证，注意事项和文献引用都已列出。

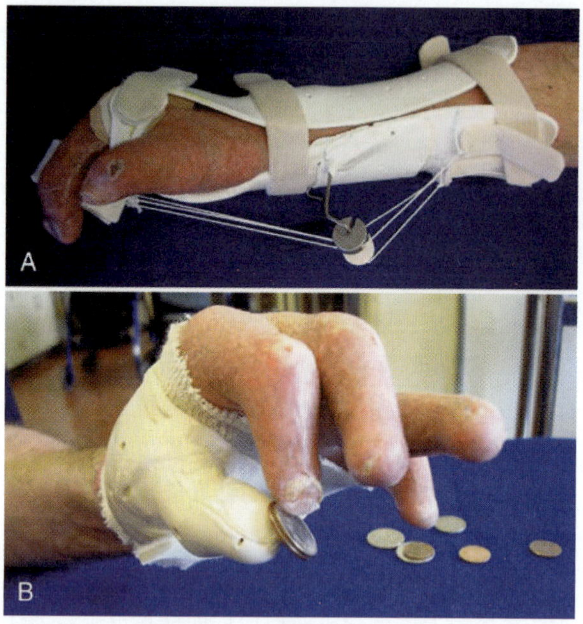

图26-20 A.静态渐进式矫形器增加了掌指关节的屈曲度；B.静态矫形器提高了抓握功能

17.石膏

石膏可以维持固定的体位，石膏固定法可以矫正瘢痕挛缩和增加关节活动度，这些方法在急性期和康复期的任何阶段都可以使用。石膏可能会推迟甚至避免通过手术的方式矫正挛缩，包括手指畸形、MCP过伸挛缩、拇示指指蹼挛缩及其他所有可能发生在烧伤后的软组织挛缩。石膏理论建立在的Brond著作的基础上，里面提到：在需要矫正的体位运用石膏提供持续牵引力可以促进软组织的延长和胶原的重新排列。石膏固定可以使软组织变得更加平坦和柔顺。另外，石膏能够对伤口及暴露的肌腱予以保护。石膏件不能被患者移除，也不能滑动，并且通过特定的铸造，石膏件可提供较高精度的吻合，这些都是石膏相对于矫形器的优势所在。当传统治疗方法效果不佳或者多重关节受累时，石膏就会显得十分有用。石膏可以在敷料及衬垫上使用。它们可以是圆形的、单壳式、双壳式，由石膏或者其他合成材料制作而成。3M Soft Cast和Delta-Cast Soft都是合成式石膏，它们重量轻、具有半刚性、使用方便，尤其适合儿童使用。两者都可以被剪刀移除或者由治疗师和患者解开。相比于使用石膏切割锯，这样的拆除方式不易惊吓儿童。专业用石膏绷带可通过温水浸泡以及展开的方式进行拆除，不需要使用石膏锯。Harris和同事对15名累及ROM的植皮和手烧伤患者采取了石膏固定法，目的为增加患者受累指关节的屈曲度。石膏大多在1d内移除及重新使用，第2副石膏中多数佩戴时间大于1d，少于6d。结果，平均ROM增加了51.1%。MCP的运动角度增加最为明显，第2副石膏的效果更佳。Rivers认为，烧伤手的屈曲和伸展活动度都受累时，推荐使用石膏增加关节活动度。这种情况下，需交替使用屈曲位和伸展位的石膏固定。石膏在维持幼儿MCP屈曲活动度方面尤为有效，同时可允许指关节屈曲。石膏固定在矫正瘢痕挛缩方面比较有效，对于儿童较小的手指来说也同样如此。石膏的特定选择要根据患者个人状态和需要而定。治疗师要考虑到石膏的材料类型，确保水温冷却，通风环境良好及温度、湿度适合。合并进行性水肿、循环障碍和神经性病变的患者并不是石膏的适应人群。若石膏应用于伤口上，必须要确保是伤口清洁无感染的。任何必要的外用药剂和非粘合性敷料都需在使用石膏前就应用到伤口上。某些情况下，放置石膏前和移除石膏后，对开放性伤口大小进行测量是有益处的。小面积敷料的使用可以减少石膏移动及由此造成的皮肤剪切力。

在需要均匀压力的部位使用衬垫时，要将它束缚住；衬垫只能放置在完整的皮肤上面。衬垫放置不应安排在石膏安置当天。因为安置石膏前，确保患者对衬垫的耐受性是很重要的事情，可减少皮肤过敏的可能性。下一步是穿上弹力织物、安放毛巾垫或者石膏垫料。石膏垫料，比如RolyanPadding和Polycushion，应该放在骨突出位置，并且沿伤口的轴线放置。为了减少石膏锯切割时的振动对产生的不良影响，可以绑住一条毛毯，保护患者免受伤害。如果使用石膏是为了增加ROM，就应将软组织置于最大或者接近最大的延伸位置。石膏固定法对ROM的增加量虽然很少，但低强度应用于瘢痕上，可以减少水肿、皮肤破溃、软组织撕裂及瘢痕的形成。如果石膏垫料体积过大，或者石膏过于松弛，就难以得到最大使用效果。然而石膏应用过紧，会导致皮肤破溃、血管损伤、周围神经病等。应该消除衬垫皱褶，因为烧伤患者皮肤容易受损，这些皱褶会引起皮肤的破溃。必要时，应检查和调整手的摆放位置。预期体位要维持到石膏变干、变硬时，同时避免治疗师手指的压痕。根据患者自身情况，石膏调整的频率在一天两次至一周两次之间。一个石膏平均穿戴时间是2～4d。另一种石膏方法是使用Delta-Cast整合性（聚酯石膏）胶带。2～4层石膏材料平行放置于目标部位（例如，从邻近手背PIP关节至前臂中部放置，以促进MCP屈曲）。绷带卷沿着石膏的长轴以螺旋方式上下缠绕（例如，PIP关节到前臂的2/3处）。Delta-Cast材料的优势是它很快就可以移除，并且可以当做矫形器使用。它的安置速度快，能在洗碗机中清洗，用吹风机晾干，在游泳池中也能穿戴。石膏获取的治疗效果要靠矫形器、压力、康复训练及其他所提及的治疗保持。

18.物理方法

除了之前讨论过的物理方法，还有很多方法可能对烧伤手的瘢痕治疗有效。许多研究和文献都对这些治疗形式的应用和疗效有所涉及。

19.石蜡

Head和Helm对石蜡在瘢痕挛缩上的应用进行了探讨。他们认为蜡疗配合持续地牵伸，能够增强胶原的延展性，使皮肤更加的柔韧，减少关节不适，增加ROM。石蜡和矿物油相混合：（12磅的石蜡和1夸脱的矿物油），温度要低于115T。手指屈曲受限的患者用自粘性绷带（比如Coban）包裹于屈曲位，也可以紧握圆锥体或圆柱体的同时将手浸入石蜡。患者经常不能忍受石蜡浴的温度，这种方法需要用刷子和纱布将石蜡涂于手上。石蜡涂上后，用塑料膜将手包裹。这样，手指屈曲位在弹性的石蜡包裹的帮助下得以维持。Gross和Stafford就曾探讨过蜡疗的改进方式。几块网格粗纱布浸于石蜡中，然后覆盖在瘢痕区域。随后再在瘢痕区域盖上一层塑料膜和一块毛巾。石蜡放置完成后，进行轻度的牵伸，以及主动训练。石蜡疗法不能用在皮肤易受损和感觉减退的患者身上。许多烧伤患者对热的灵敏度有所提高或者对热性液体表现出恐惧。

20.持续被动运动

治疗师可以使用持续被动运动机（CPM机）治疗烧伤手，用于维持或恢复ROM。CPM机也可以在敷料存在的情况下使用。CPM机不能替代治疗师本身，它只是治疗的一种辅助方式。另外，手CPM机并不能使所有指关节都在全范围ROM中运动。有研究发现在需要手术切除和植皮的手烧伤患者身上是否应用CPM机，在TAM和TPM的获取时间、水肿的消退、疼痛的报道、由运动导致的植皮功能丧失方面都无明显差别。一项研究的作者对最能在CPM治疗中获益的患者概括如下：广泛性烧伤累积多关节区域的患者；认知功能减低的患者及需要长期被动运动治疗的患者；因为疼痛、水肿、焦虑而丧失主动活动的患者。

21.功能性电刺激

Apfel和同事在一项研究中对功能性电刺激（FES）在三位严重手烧伤患者上的应用进行了探讨，这些患者在传统的ROM和主动训练中都没有取得满意效果。FES作用在手内在肌失衡患者的屈指浅肌群上。客观数据表明在使用FES后手功能得到改善。但FES在烧伤后的治疗应用却很少。

22.超声

超声（US）作用于瘢痕可以增加ROM、减少疼痛和瘢痕形成。1954年，Bierman报道了应用US治疗瘢痕后，患者的ROM增加且疼痛也得以减轻。除了一位患者接受US治疗前有2个月的烧伤史，其他患者的瘢痕时间都没有具体说明。1993年的一项研究中，Ward和同事们报道了对照组和实验组在ROM和疼痛的感知方面并无明显差异；其中对照组是患者接受安慰剂治疗后，再接受被动牵伸治疗，实验组是患者接受US治疗后，再接受被动牵伸治疗。就像Nussbaum所指出的，这项研究忽略了某些细节因素，比如损伤后的时间及不同烧伤部位的皮肤破溃情况，这些都可能与实验的结果相关。1970年，Wright和Haase在仔细检查了6位接受24h US治疗患者的瘢痕瘤组织切片和影像资料后发现：经过US治疗和未经过US治疗的瘢痕并无明显差别。

因为这些样本都呈现出大量的透明样结缔组织，Wright和Haase得出结论，US对瘢痕瘤后期的治疗是不成功的，因为瘢痕在这个时期会产生许多透明样组织。这篇文献中的利好消息是处在成纤维细胞期或纤维期的瘢痕瘤或增生性瘢痕得到了治疗。前面提到的US研究报道了被US治疗的疼痛是瘢痕痛，并且结果仍处在争议中。尽管关于US治疗瘢痕痛的结果并不一致，Head还是指出US在治疗烧伤后关节痛方面是有效的。

23.离子导入疗法

两项独立的研究表明，安尔碘（Iodex）离子导入法和甲基水杨酸软膏（因为它的硬化效应）离子导入法结合康复训练及手法治疗，对减轻创伤后瘢痕粘连是有效的。我们用0.9%～3%浓度的生理盐水对坚硬和黏附性烧伤瘢痕进行湿化。在瘢痕上应用离子导入方法时，建议低剂量长时间，因为瘢痕的组织抵抗性和渗透性较非烧伤皮肤更强。为了使组织扩散最大化，缓冲垫需在皮肤上放置几小时。我们发现这种方法是安全的，因为人的体液的主要组成成分是生理盐水。然而，我们仅仅是通过经验的方法证明这种途径的有效（图26–21）。我们使用的曲尼司特，在文献中似乎是唯一被熟知的广泛用于瘢痕治疗的药物。曲尼司特作为一种抗过敏药，当通过离子导入方法治疗瘢痕瘤和增生性瘢痕时，可以抑制胶原的合成。这种药物自从在日本研制出来后，就在那里得到广泛的应用；然而，在美国我们没有发现任何类似的对照性研究。

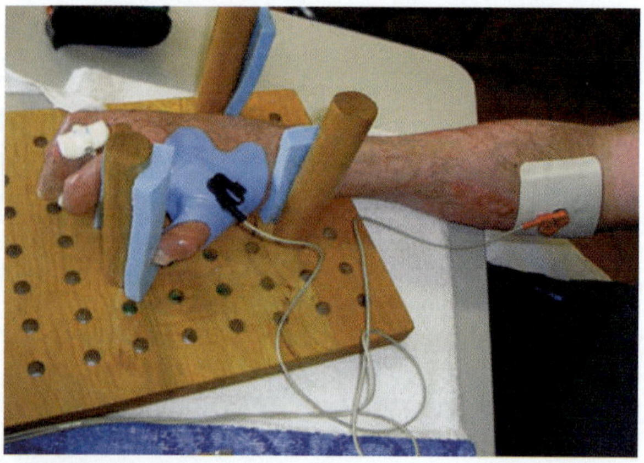

图26–21 安尔碘（Iodex）离子导入和甲基水杨酸离子导入可能有助于减轻创伤后的瘢痕粘连

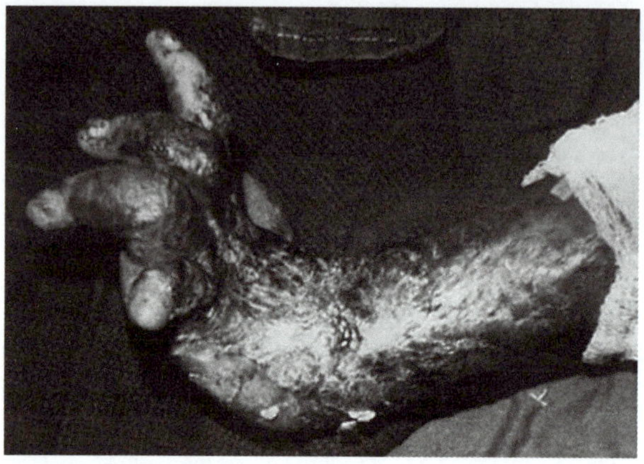

图26–22 深度烧伤手中，瘢痕增生和其他致畸因素导致畸形的极端例子

三、烧伤手常见畸形的治疗措施

手部瘢痕及挛缩畸形

如前所述，烧伤手愈合过程中，瘢痕增生和挛缩是导致功能降低、畸形、残疾的两个主要原因。瘢痕增生和挛缩除了对手的外观有影响外，如果没有治疗介入，他们对手的结构和功能也会产生灾难性的影响（图26–22）。瘢痕所在部位比瘢痕大小对手功能造成的影响更大。手背PIP关节1cm的瘢痕挛缩比掌侧面同样大小的瘢痕产生的影响更大。一项对有着10年治疗史的659例成人手烧伤患者的回顾性研究，不合并伸展功能丧失、关节囊和骨骼损害的患者，90%最终都获得了正常的功能。在一项针对儿童的平行性研究中，Sheriden和同事发现，深层肌腱和骨骼损伤的儿童手烧伤患者，仅有20%获得了正常的手部功能，但有70%的患者可以进行基本的ADLs。瘢痕的尺寸及它对功能的影响与占身体的比例有关。例如，成人手掌1cm的瘢痕对运动功能造成的损失很小。但对年龄较小的儿童，同样1cm的挛缩可能会造成比较明显的运动功能缺失。一项对985例烧伤患者的回顾性研究中，有接近1/4的患者合并有手部挛缩。在包含226例患者的亚组中，平均每位患者合并有10个关节挛缩，总计2320例手部关节挛缩。如果了解这些关节是如何接近及它们在抓握运动中是如何相互关联，这个数目也许并不令人惊讶。了解了手部的复杂性和烧伤后挛缩对功能影响程度后，治疗师应该对康复过程中的严重性和复杂性有所认识。

1.纽扣畸形和假性纽扣畸形

手指纽扣畸形在烧伤手中很常见（参见第25章 病理生理）。一旦了解纽扣畸形复杂的进展过程，就明白没有简单的解决方案。在非手术或手术前的康复治疗中，手指纽扣和假性纽扣畸形的患者可能会从维持PIP伸直位同时允许DIP某些角度屈曲的手指矫形器中受益。PIP伸展位可维持掌侧板长度，DIP关节主动屈曲可通过被动牵拉促进侧方张力带的背侧移位。除了维持PIP于伸直位外，手指外展和外展训练可以促进伸肌结构的近向移动，侧方张力带也随之向背侧移位。为了减轻由侧韧带紧张和斜支持韧带短缩引起的PIP和DIP关节僵直，患者必须在相邻近端指间关节（例如，MCP和PIP关节）中立伸直位下进行ROM练习。止于PIP关节的伸肌腱的中央腱束破裂时，PIP关节就要固定在伸展位6周，同时要行DIP关节的主动屈曲练习。DIP屈曲和PIP固定在伸展位可拉长斜支持韧带，从而能够预防纽扣畸形中DIP过伸畸形。4周后，矫形器就可以移除进行PIP关节的AROM练习。PIP屈曲练习时，应避免牵拉愈合中的中央腱束和PIP关节伸直滞延的发展。开始时，屈曲可以在有限的角度进行练习，训练量的设定应当有利于患者PIP关节的屈伸练习。第6周就可以只在晚间穿戴矫形器，只要没有明显的伸直滞延，就应开始PROM练习。如果没有严重的伸直滞延，第8周就可考虑将矫形器移除。文献中提到了许多手术技术，但基本上都没有产生一致的意见，烧伤后的纽扣畸形的手术修补术似乎流行两种基本原则：①维持PIP旋转轴背侧的侧方张力带同时伸直PIP和DIP关节的能力；②恢复伸肌结构中央腱束的连续性（见第25章进一步讨论）。

2.近端指间关节挛缩

烧伤后PIP关节挛缩以多种方式进展。PIP挛缩可由纽扣畸形、假性纽扣畸形及手指掌侧的瘢痕带引起。其他影响PIP关节挛缩进展的因素包括PIP被置于部分屈曲位及持续时间较长的手背水肿。手背水肿中，多余液体沉积会造成手背皮肤紧张，扁平手及伸肌腱的压迫。

PIP关节挛缩的康复治疗要通过多维度途径。

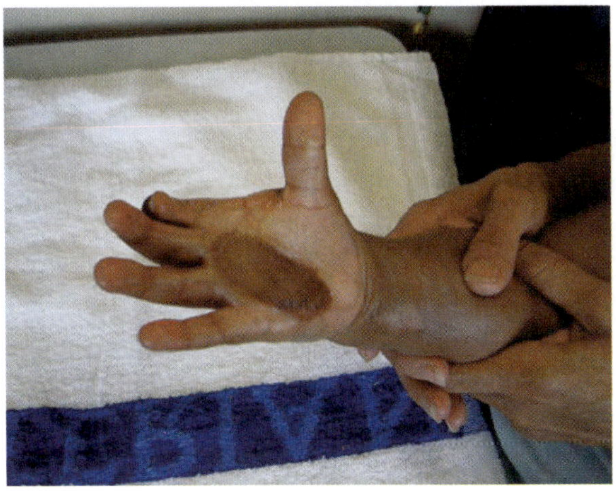

图26-23 由瘢痕引起的Ⅰ型PIP关节挛缩

Stern和MacMillan提出了烧伤后PIP关节挛缩的三种水平的分类方法。Ⅰ型PIP关节挛缩仅由瘢痕引起（图26-23）。Ⅱ型PIP关节挛缩累及到关节，包括侧韧带和掌侧板。Ⅲ型则发生在僵直非常显著，或关节被牢牢固定的情况下。为了突出关节挛缩的不同分型，Stern和MacMillan同样提出了PIP关节挛缩的不同演化机制。为了确保治疗的有效性，有必要去明确形成挛缩的具体病机。举例说明，如果挛缩是由于瘢痕捆束引起（1型），将瘢痕和挛缩放在一起治疗是非常符合逻辑的。“一石二鸟”的解决方法是佩戴远端延伸至DIP关节，近端至MCP关节的手夹板。这种夹板相对于三点式夹板更具机械性优势，因它扩展了力的作用，延长了矫正力的力臂，而且宽阔的板面对PIP掌侧瘢痕产生了广泛的压力作用。单纯的PIP关节挛缩在手烧伤中的发生率不是很常见，但它同样可用配有手调式背侧支撑装置的动态或静态渐进式矫形器进行治疗。无论治疗师选择动态或者静态的渐进式矫形器，矫形器制作的目标必须要对PIP关节掌侧结构提供低负荷的被动牵伸（图26-24）。PIP关节挛缩的其他治疗措施包括持续牵伸关节活动度末端的关节松动术，以及石膏固定法。石膏固定法适用于对传统的矫形器治疗及热疗效果不满意的患者。Bennett和同事在一项包含15例患者（总共34个关节）的研究中发现：平均54%的难治性烧伤患者可以通过石膏矫正治疗获得ROM的改善。

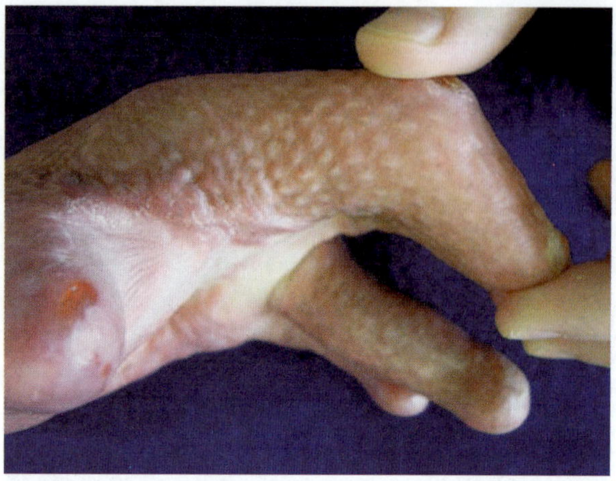

图26–24 矫形器制作目标是能够对近端指间关节的掌侧结构提供低负荷的被动牵伸

3.扁平手

腕骨和掌骨多样性构造连同坚固的韧带支持构建了手部3种重要的弓形结构：①稳定性强的近端横弓；②移动性强的远端横弓；③可变的纵弓。3种弓形结构是构成手的多种抓握模式的基础。

另外，纵弓移动性和稳定性是变化的。尺侧列，由第4、5掌骨和三角钩骨间关节构建而成，可提供强握、圆柱形抓握和球形抓握所必须的腕掌移动性。桡侧列，是由第2、3掌骨和月头骨间关节、舟骨小多角骨间关节构建，可提供精确的抓握模式，比如指尖捏和三指捏。扁平手会破坏基本手功能和协调性手功能所必须的解剖力学构造。如前所述，扁平手可能是手背水肿的直接结果。据我们观察，手背烧伤和腕部烧伤的瘢痕挛缩是目前形成扁平手的最常见原因。极少数病例中，部分皮层移植术对手背皮肤造成的过度牵拉可能导致扁平手的形成。扁平手可以通过功能性活动进行治疗，以促进手在多种形态中的使用。有必要在手背处增加额外的衬垫以增加瘢痕上的压力。在恢复早期阶段，治疗师需要采取积极的预防措施，不断地对手功能或掌弓处矫形器的使用效果进行评估。掌弓的保留应放在与维持腕、指关节活动度同等重要的位置。理想的矫形器能够同时达成上述两种效果。与扁平手相反的是杯形手。杯形手是远端掌弓扩大及移动性降低造成的。这种现象通常见于手掌烧伤及严重瘢痕带患者。频繁对手掌施加应力的手部动作，比如手操纵任务及握拳等，可使瘢痕成熟更快、变得更加柔韧。杯形手可使手功能丧失，但其对手功能的危害程度还是要小于扁平手。

4.指蹼挛缩和并指

手指或拇指指蹼挛缩在深Ⅱ度或Ⅲ度烧伤患者中常见，烧伤多定位于手背或周向环绕（图26–25）。指蹼挛缩通常以并指和瘢痕带两种方式形成。并指由瘢痕或移植皮肤长入指蹼区造成，在正常为下坡型的指间或拇示指间指蹼区形成了类似“头巾”的形状。指蹼挛缩可发生在手掌或手背区，经常需要实行重建手术（参见第25章进一步讨论）。另一方面，瘢痕带可沿皮肤张力线或移植皮肤边缘进展。当瘢痕带或头巾状物在指蹼区形成时，手指的外展（尤其的尺侧）及拇对掌功能会受限。结果，患者在进行需要球形抓握功能的活动时（比如，抓苹果及其他需要手握成杯状的运动）就会受到限制。另外，指蹼区的瘢痕带或头巾状物会形成“口袋”结构，又增加了额外的潜在问题，尤其是手卫生方面。无论并指还是指蹼挛缩都是由于瘢痕增生引起的，因此对加压手套的使用需要有具体的考量。加压衬垫是针对个体指蹼的特点而专门定制的，已经证实在减轻瘢痕增生，提高指关节ROM，甚至恢复指蹼的坡型结构，以及背侧倾斜等方面是有效的。

瘢痕带累及拇指时，致残率是很高的。Salisbury估计拇指占据了50%的手功能。实践中也发现，正常ADLs必须的大多数抓握活动都需要拇指的参与。加压手套和加压衬垫治疗拇指区的瘢痕带的效果并不令人满意。前面已讨论过的增生性瘢痕的发病机制：当拇指运动时，会对愈合期皮肤施加多向牵伸力，产生的多向牵伸力则成为瘢痕带进展的主要刺激。

因此，拇指指蹼需要佩戴较刚性器具，比如L–bar或桡/掌侧外展矫形器（图26–26）可在瘢痕区施加持久且渐进的应力，牵伸挛缩组织，限制作用于皮肤的多向牵伸力。可在矫形器下放置可塑薄衬垫，比如Otoform K/c Elastomer，对瘢痕带施加额外压力。较宽的C–bar矫形器更加侧重功能性，可在患者主动活动恢复后，为患者提供拇指MCP和IP关节的运动及示指的复合性屈曲；休息时使用的C–bar/L–bar交互式矫形器对瘢痕施加的压力更为持久。

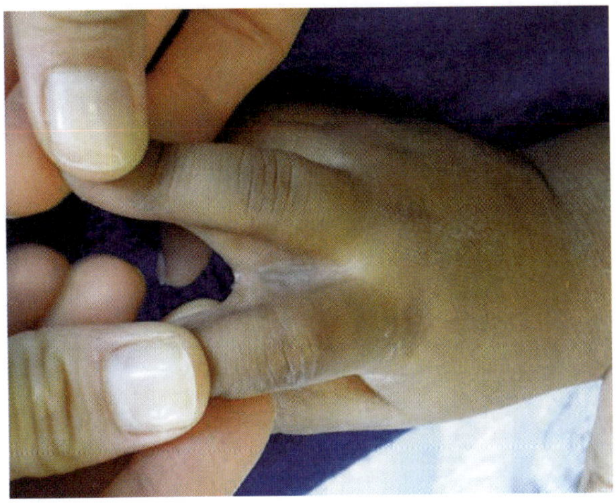

图26–25　手指或拇指指蹼挛缩在深Ⅱ度或Ⅲ度烧伤的患者中常见，烧伤部位常定位于手背或周向环绕（Howell JW.Management of theburned hand.In：Richard RL，Staley MJ，eds.Burn Care and Rehabilitation Principles and Practice.Philadelphia：FA Davis；1994：531–575.）

5.第5指畸形

除去拇指的其余四指中，第5指具有最大的移动性。因此，烧伤纽扣畸形更易在第5指上形成。第5指畸形包括扭矩旋转不良及瘢痕引起的MCP关节外展畸形。不像其他手指，第5指纽扣及相关畸形通常不是由创伤导致的，这意味着PIP关节的中央腱束并没有暴露、断裂或破裂。如果早期不注意第5指的摆放位置，累及伸肌结构和关节的严重瘢痕挛缩就会接踵到来。在康复早期阶段，为了预防MCP关节过伸及由此并发的PIP关节屈曲，我们在手休息位采用单独包扎或使用热塑棒，或者在第5指使用夹板。除了高移动性，第5指容易畸形的另一种解释是：人们在ADLs中经常不能将4、5指包含在内；他们主要使用对指捏，三指捏，或侧方抓握的方式完成日常活动。手烧伤患者尤为如此，因为大多数的致畸作用力倾向于使掌弓变得扁平，伸直或过伸MCP关节。然而，患者对第5指的定位才是导致畸形的最重要的原因，比如对使用第5指缺乏积极性，以及进行ADLs难以将第5指覆盖进去。因此，在执行如握瓶子或转门把手等特定操作时，要鼓励患者尽量使用第5指掌面接触物体。

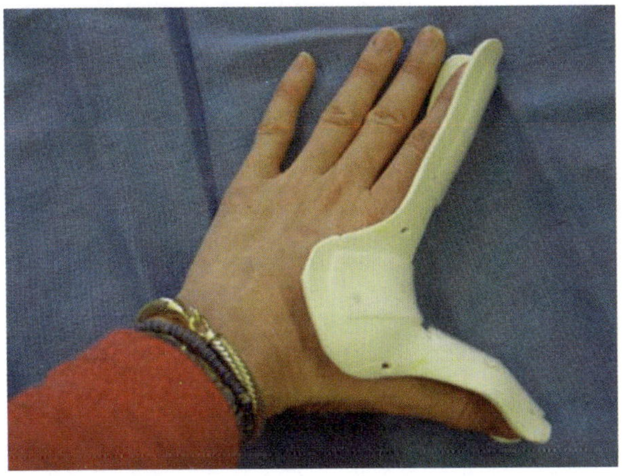

图26–26　C–bar或桡/掌侧外展矫形器可对拇指指蹼区的瘢痕施加持久和渐进性的压力

四、回归工作和学校

（一）工作

使患者重返工作岗位，无论与之前相同还是不同，在治疗的早期阶段就应该重视。达成理想的目标，需要患者本人、家庭成员、医护人员、工伤赔偿人事部门以及保险公司的协同努力。如果可行，进行职业训练对患者的职业评估、职业强化及工作适应更有利的。Zeller和同事报道了91%的烧伤患者在接受了职业强化训练后重返工作岗位，相比而言，其他诊断患者仅有60%。如此高的成功率归结于患者早期就转入进行职业训练及烧伤中心对烧伤后康复的重视。Helm和同事对手烧伤患者重返工作所需时间进行了研究，他们对以下变量进行了统计：①烧伤面积占体表总面积的百分比；②哪只手烧伤（利手还是非利手）；③是否需要植皮；④患者年龄；⑤职业类别。患者重返工作所需时间最好的指标是烧伤面积占体表总面积的百分比。植皮和双手烧伤同为第二相关因素。Helm和Walker对先前进行的研究进行了补充，增加了相关变量，涵盖了手烧伤和未合并手烧伤的患者。他们发现重返工作时间的最佳相关因素依旧是烧伤面积占体表总面积的百分比。虽然手烧伤占TBSA的面积较一般烧伤要小，但手烧伤患者重返工作岗位要花费更长时间。Saffle和同事在研究中发现患者住院时间、接受手术数量、TBSA和Ⅲ度烧伤面积大小，功能性活动的主观评估（包含手功能）、瘢痕形成和瘢痕外观的主观评估，都与患者重返工作岗位所需时间有关。更可能重返工作岗位的是那些在医疗保险覆盖下的患者，Medicaid覆盖下及卷入伤害诉讼的患者返回工作的可能性要低。作者同样注意到，患者功能性活动的客观评估并不是影响患者重返工作的唯一或者主要相关因素，患者重返工作的意愿和能力与患者个人、心理状态、法律和社会因素同样联系较深。

研究严重烧伤患者（不仅仅是手烧伤患者）重返工作岗位的影响因素的调查人员发现：烧伤的严重性及其他急性因素（比如接受皮肤移植术）都不是影响患者重返工作的最重要因素；最重要的相关因素反而是受伤前是否参加工作、是否接受职工赔偿、有没有个人谴责的心理影响及是否是白色人种。重返工作后的状态取决于患者受伤前的工作状态、烧伤面积、功能性限制及患者重返工作的动力。在通过工作调整或转变为轻型工作、注意环境影响及工作适应后，大多数患者可成功重返工作岗位。在患者重返工作前，需要对工作需要和工作环境进行详细测定。此时，患者不应该有开放性伤口存在，考虑工作需要时必须重视皮肤的脆弱性。环境限制下的轻型过渡性工作应当成为促使患者重返工作的重要一步。

（二）学校

尽管再入学训练项目已经提出，重返学校的轶闻报道也已出现，对此的实际研究工作却很少。如同重返工作岗位一样，重返学校在治疗的早期阶段就应予以重视。一些医院设有学校训练教程和辅导老师，一些学区也会派遣老师帮助住院期间的儿童继续课程学习。当儿童不在住院期时，也可根据需要派遣老师进行辅导。孩子能够成功重返学校，是孩子本身、家庭成员、医务人员、教学人员和同学协同努力的结果。再入学训练包括医务人员访问学校、教学视频的使用、玩具课程等，目标是促进儿童在身体健康、社会、情感等方面回归学校生活。学校辅导员可帮助儿童父母和烧伤中心人员（经常是游戏治疗师或社区外事协调员）进行训练的协调工作。将孩子的瘢痕外观、受伤经过、压力衣和矫形器作用的有关信息告知同学。将戏弄的不当性、瘢痕的非传染性及恐惧等问题与学生们进行讨论。特别要向学生们强调：尽管这个孩子也许外表看起来与别人不同，但内心仍旧与别人一样，依然可参加和完成大部分学校活动，即使当前不能完成全部活动，不久的将来也会有能力完成。这些信息，根据学生的年龄进行有目的的筛选和分类。将有关矫形器、压力衣、伤口和敷料、皮肤护理及防晒注意事项、瘙痒等问题的特定说明告知老师、校护及其他学校工作人员。包扎的开放性伤口不会妨碍孩子重返学校。一些情况下，需要与学校专业治疗师或物理治疗师接触和协调。对学生的休息或体育活动应进行限制，至少最初的时候要如此，因为患儿的皮肤容易受到损伤。如同重返工作岗位一样，应注意防晒和避免热烫伤。

五、功能预后

烧伤治疗方案有效性的评价是令人鼓舞的。烧伤手功能恢复的评估也令人感到满意。如同所预期的，需要皮肤移植的深度烧伤患者的ROM、握力及协调性方面也呈现严重的功能障碍。恢复至正常功能可能需要1年甚至更长的时间。一项前瞻性纵向课题中，Roberts和同事对烧伤儿童的肌力恢复与生活能力之间的关系进行了研究。所有研究对象都有功能性ROM。出院后第6周，所有研究对象的对指捏力评价结果均正常。第6个月，75%的儿童达到了握力、侧捏力和三指捏力的正常参考值。14～19岁年龄组在出院后6周就能达到正常标准，9～11岁年龄组在第6个月才能达到正常。研究人员预测，大龄组较高的恢复期望和较强的技能操作能力是造成恢复速率不同的原因。然而，由于受测对象数量的限制，研究人员不能确定抓握功能受限是否会妨碍患儿独立行使适合年龄的ADLs。一项对烧伤面积80%或以上、70%或以上的全层烧伤儿科患者的躯体和心理康复调查结果显示：80%可完成基本的ADL活动，86%的10岁以及10岁以上儿童可独立进行高级的ADL活动。手指离断患者比无手指离断患者在ADL操作方面更加独立。然而，单纯的手指离断并不是影响功能独立的最重要因素。因为，手指离断经常与大面积烧伤、截肢、关节融合和大脑缺氧共存。令人欣慰的是，心理社会适应指标是正常的。对移植皮肤敏感度的研究也已完成。尤其在过去，研究人员经常不能对此达成一致的意见。有数种变量可以导致感觉缺失及影响最终的评估结果。这些变量包括：损伤的深度、手术切除的类型（或深度），移植皮肤类型和年龄（但很可能只在患者年龄很小时）。较大面积的移植皮肤或皮瓣可能会减少神经再生轴突的数量。感觉减退的另外一种解释是增生的瘢痕阻碍了移植皮肤的神经轴突再生，可能需要花费1或2年才能完成感觉功能的恢复。

皮肤可通过发汗及充当阻止水分蒸发的防水层两种方式对体温的进行调节，皮肤的这种功能在自发性愈合创面或烧伤创面区会产生变化。STSGs中没有汗腺，虽然在网状植皮间隙中可能有汗腺的存在。排汗功能的丧失可能会导致热耐受不良，特别是大面积的BSA烧伤。一项针对未公认的手部损伤后遗症的研究表明：接受了植皮手术的手烧伤患者对热不耐受及排汗功能改变的主诉多于未接受植皮手术的患者。

Apfel和同事在一项研究中发现，受了酶性清创和部分皮层皮肤移植术的手烧伤患者的植皮区没有排汗现象存在。然而在下半年，邻近植皮区的地方出现了排汗增加的现象。Apfel和同事表示排汗现象的出现源于原始真皮层汗腺的保留，他们指出，这是酶切除（相比于手术切除）和深度烧伤手早期实行自体移植术的其中一个优势。Cadwallader和Helm的一项研究发现增生性瘢痕组织的功能性汗腺数量减少。然而有趣的是，烧伤区汗腺活动相比于未烧伤区域是增加的。一项关于已愈合的烧伤创面蒸发失水的研究显示：植皮创面失水量大大低于正常区域皮肤。瘢痕愈合的烧伤Ⅱ度创面的失水量比无瘢痕的愈合性烧伤Ⅱ度创面和植皮创面（无论是否合并增生性瘢痕）都要高。如此失水量引起患者皮肤的极度干燥，可能是患者常主诉皮肤瘙痒的原因之一。

心理

突如其来的烧伤常使人感到恐惧和难以应对。由此造成的心理影响通常要等到患者出院之后才能表现出来。早期就要针对患者及其家人进行指导，并且常常鼓励他们，使他们坦然接受治疗所需的大量时间和方案。功能性目标的设定要高一些，并且应与患者一同制定。如果治疗师对此期望值不高，患者的期望值也不会高。许多患者及其家人都能从一对一的咨询服务和烧伤支持小组里得到帮助。烧伤机构也会经常性派遣护工及烧伤患者支持小组以提供帮助。在线支持小组和网络聊天室也可以找到。凤凰会（2153 Wealthy Street SE，#215，East Grand Rapids，MI 49506，800-888-BURN）是一个公益性烧伤患者支持组织，可提供和承办再入学、互助支持、每年的世界烧伤大会、在线资源中心，以及烧伤学生奖学金等多种项目。

六、小结

手烧伤的康复在烧伤发生后就应立即施行。专业临床医师的早期治疗，可使烧伤手的功能性恢复及外观美化最大化。治疗师需要对手的解剖和运动学，伤口愈合分期，尤其是瘢痕成熟分期等有良好的理解和掌握，只有这样才能充分地对烧伤患者进行治疗。烧伤手的最好治疗方案仍待进一步的研究。

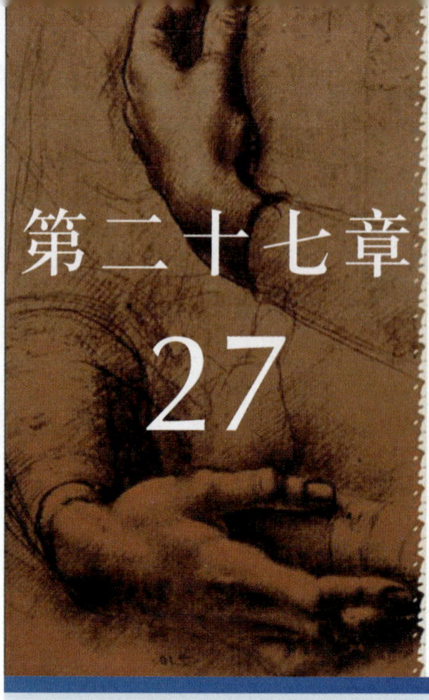

第二十七章 27 手部冻伤后急性期处理与康复

原著者 DOUGLAS M.SAMMER, MD
译校者 窦菲菲　潘　钰

关键点

- 冻疮是一种严重的、冰点温度、寒冷引起的损伤。
- 组织损伤是通过两种机制发生的：由于冰晶体的形成导致细胞损伤，且进一步导致组织缺血。
- 冻疮主要影响三种群体：①军人；②无家可归者、酒精或毒品上瘾者和精神疾病者；③寒冷天气的运动爱好者。
- 冻疮的传统分级是通过“度”来划分的，但并不是很准确。
- 骨截肢的风险与近端损伤程度有关。
- 在急性阶段，迅速回暖是治疗的基石，但在这一领域要不惜一切代价避免解冻和再冻结。
- 目的在于阻断花生四烯酸级联反应的治疗可能降低组织损伤。
- 康复的目标包括：水肿的控制、伤口护理和运动的保持。

一、介绍和定义

寒冷引起的损伤可分为主要和次要类别。主要的冷损伤包括冻伤（frostbite）和浸足（immersion foot）。次要冷损伤包括冻疮（pernio)和冻结伤（frostnip)。冷损伤还可根据发生时的温度进行分类。Frostbite和frostnip都发生在冰冻环境温度下，而冻疮和浸足则是在冰冻温度以上的温度。冻伤是指组织受冷后冰晶形成导致组织损伤和坏死。这会导致组织缺失和永久性的残疾。另一方面，冻结伤在文献中并没有明确的定义。冻结伤的临床症状包括麻痹、苍白和感觉异常。虽然这并没有明确的说明，但冻结伤中会立刻形成冰晶。不像冻伤，冻结伤并不会导致永久性的组织损伤。冻疮轻度冷冻造成的损伤，发生于持续、反复地暴露在零上低温下。临床发现包括红斑、水肿和皮肤瘙痒。病理表现为血管及外分泌腺的炎症。症状通常是自限性的，几周内就会缓解。如果pernio每年发生在相同的解剖位置，那么会形成慢性病。浸足是持续暴露在零上低温和潮湿下导致的。最初足发白或斑点，且患者感觉走路时像是走在空气中。临床表现包括脉弱和毛细血管再灌注迟钝导致血管收缩。回暖后，肢体出现充血。然而，毛细血管再灌注依旧很弱且可见出血点，说明微循环受损。接着会出现水疱和脱皮。愈合后，可能需要数月或数年完成冷敏感、多汗、感觉异常和疼痛的康复。

冻结伤和冻疮是轻度损伤，很少需要医师和手康复师的治疗。浸足几乎只发生在下肢。在这些提到的冷损伤中，冻伤最可能会造成严重的手部损伤。

二、历史

历史上对冻疮有很好的介绍，因为它们经常发生在大的军事战争中。比如，史料记载，公元前218年，Hannibal和他的军队穿过阿尔卑斯山时成千上万的士兵死于冻疮和其他冻伤。最早最大的关于冻疮的报道是有Baron Larrey在19世纪早期制作的。他还介绍了“雪摩擦按摩”，这是直到19世纪50年代使用的一种治疗方法。冻疮祸害军队一直到20世纪。在一战、二战和朝鲜战争中，出现100万例冻疮病例。冻疮尤其好发于高空投弹手身上，因为他们常暴露在零下温度里。当Merryman和Mills介绍了迅速回暖的概念，对冻疮的处理出现了大的进步。

三、流行病学

通常冻疮发生在30到50岁的成人，且主要是男性（10:1）。顾名思义，它更常发生在寒冷气候地。比如在芬兰，每年每十万人中有2.5例。在南极更高，每1000人中有65.6例。然而在美国没有大样本的研究，但可以想象在美国北部更常发生。三类人群有患冻疮的趋势：①军人；②无家可归、毒品依赖或精神疾病者；③寒冷环境下运动者。整个历史中，冻疮被认为是一种军队疾病。然而，美国军队最近19年的研究揭示每年迅速增多，可能是由于不注意和预防不当。嗜酒、吸毒、无家可归和精神疾病也与冻疮的发生有很大的相关性。回顾12年的流行病学研究，萨斯客彻温省北部，46%的病例与酒精成瘾有关，精神疾病者占17%，无家可归者占8%。一些学者认为在城市，精神疾病在65%的病例扮演了重要的角色。最后，寒冷天气运动爱好者比如攀岩者、雪地摩托车骑手、滑雪者和滑翔者等常会受到冻疮损伤。最近调查了637名登山者，结果显示每1000人里有366人曾受冻疮损伤。

四、病理生理学

（一）冷暴露的类型

随着环境温度进一步低于冷冻点，组织冷冻会更迅速发生。此外，冷暴露的长短和物质的传导特性是关键因素。比如，由于金属比木头导热性更好，因此在相同的温度下，一个冷的金属物体压在皮肤上比木头接触皮肤更迅速地形成冻疮。像木、空气相对都是热的不良导体。然而当风速增高，通过对流的热损失增高，创造了风寒指数的基础。比如20°F伴随35mph的快风时患冻疮的风险与0°F无风时的风险系数相等。其他因素像皮肤湿度或绝缘衣物都会影响冻疮发生的速度。

（二）生理因素

冻疮的发病与生理因素也有重要关系。正常皮肤的循环几乎是200ml/min，但会发生显著的变化。当人正在耗费体力时，皮肤循环可能会上升到8000ml/min。另一方面，在寒冷环境中不动的人其皮肤循环可能低至20ml/min。上升的皮肤循环会丢失身体热量但却能提高皮肤温度。相反，缓慢的皮肤循环导致皮肤温度下降，保存身体热量，更容易导致冻疮。当环境温度下降时，另一个叫做皮肤间歇性血管扩张（CIVD）的现象发生。在CIVD中，皮肤内血管在短时间内周期性扩张，增加血流量及在没有明显身体热量流失时温暖皮肤。CIVD对皮肤具有保护作用，帮助阻止在冷暴露中发生冻伤。其他的生理因素包括由于吸烟、糖尿病、周围血管闭塞性疾病或血管收缩药物造成的局部循环损坏。

（三）损伤机制

冻疮的组织损伤由两种机制造成：直接细胞破坏和间接组织缺血。直接细胞破坏是因为内外冰晶体的形成。外部冰晶体在温度下降时首先形成。这些晶体形成渗透梯度使细胞内水分流出并进入蜂窝组织。从而造成细胞死亡。

随着温度进一步降低，冰晶体在细胞内形成，导致扩张和机械性破坏。第二种机制——间接组织缺血——更为复杂。寒冷造成血管收缩和直接的内皮损伤引发纤维蛋白沉积、血小板聚集和局部及全身的介质释放。血栓形成导致进一步的缺血和循环传播。前列腺素F2-alpha和血栓素A2是这一过程中的重要介质。在冻疮水疱液体中有很高的含量，在动物实验中显示使用阻止它们影响的药物可降低组织损伤。

五、临床表现

（一）分级

冻疮通常随着严重程度的增加被分为4级（表27-1)。但这个传统的分级系统对最后的结果并不很准确（图27-1，图27-2）。因此又出现了很多其他的分级方法。

Cauchy分级系统（表27-2）随着进行性增长的严重程度分为4级，以迅速回暖后即刻体格检查和第二天再次检查为基础。还包括损伤第二天的骨骼扫描的结果。Cauchy分级系统的优点是它试图为每一级提供预后情况。Cauchy还说明在手部，截肢的风险与损伤的近端有关。

（二）影像

在冻疮损伤中影像的使用是有争议的。获得平片并不是为了预后的假设而是提供日后比较的基准。采用了许多其他的影像方式，目的是在治疗的早期确定组织损伤的程度。已使用I、Xe和Tc进行放射性同位素扫描。且已研究了造影、MRI和MRA。虽然这些影响检查在未来可能会很有用，但现在对于冻疮损伤直到2～3周时才能完全确定。因此，体格检查通常能较直接且更可靠地确定破坏的水平。

表27-1 冻疮的传统分级

级别	表现
1	麻木的白色斑块、周围水肿，或红斑
2	水疱，里面饱含清澈或浑浊的液体
3	出血性水疱、疮痂形成
4	坏死组织，进入皮下组织、肌肉或骨

六、治疗

（一）治疗前处理

在此领域最初的处理包括移除任何潮湿的衣物，其次是手的包扎和矫形器的应用。此时或转移到医院的过程中不要试图去使手回暖。重新冻结后

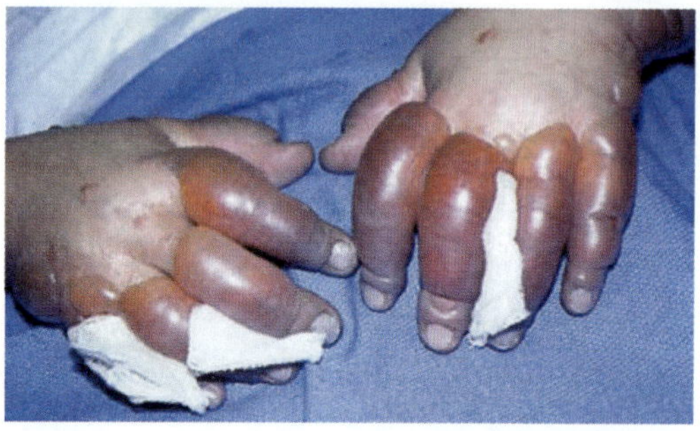

图27-1 Ⅱ度及Ⅲ度冻伤。注意大囊疱里的血性组织液

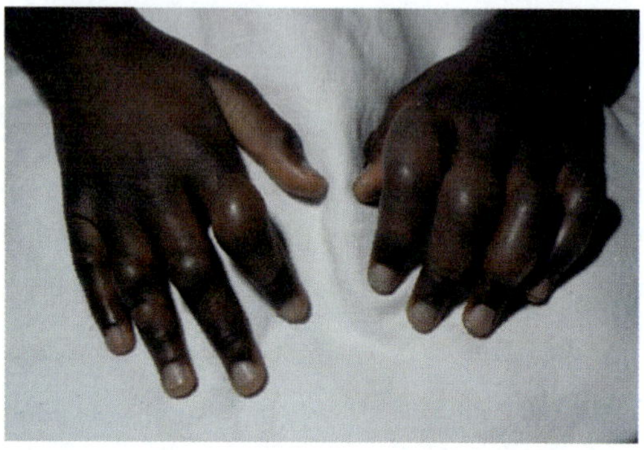

图27-2 注意部分手指由于在暴露时处于握拳姿势而免于冻疮

表27-2 Cauchy分级

分级	初级检查	第二天检查	第二天骨扫描	预后
1	无病变	无水疱	N/A	不用截肢
2	末节指骨病变	清澈水疱	放射性示踪剂的低固定	软组织缺失
3	中节或近节指骨病变	出血性水疱	无放射性示踪剂	骨截肢
4	掌骨或腕骨病变	出血性水疱（腕）	无放射性示踪剂	骨截肢，可能出现全身症状

的解冻会造成更严重的损伤。擦拭皮肤或“雪摩擦按摩”也要避免。发生冻疮的皮肤很脆弱且容易造成撕裂伤。一旦低温被解决了，则可以进行迅速回暖。

（二）迅速回暖

迅速回暖是由Merryman和Mills在19世纪50年代和60年代提出并研究的。研究是将缓慢回暖和快速回暖进行比较，结果显示快速回暖的效果更好。迅速回暖是将手浸泡在带有稀释的抗菌剂的循环热水中。温度要保持在40°～42°。过高的温度会导致皮肤的热损伤，而低于这个温度效果较差。在多数病例中迅速回暖需要进行20～30min且直到皮肤柔软。

（三）治疗后处理

迅速回暖后，主要是非手术治疗。外科清创至少要延迟3周进行，直到组织分明才可考虑。对于手术感染或疮痂切开术，早期的手术要保留。有很多关于早期软组织清创和血管软组织转移进行缺血骨的覆盖的病例报告。虽然这在某些情况下很有用，但它并没有成为治疗的标准。图27-3～图27-8说明了清创和随着时间流逝的冻疮损伤的愈合。虽然这种损伤最初表现得非常严重，但患者可在不手术的情况下完全愈合。迅速回暖后的非手术治疗标准包括：①布洛芬；②青霉素；③破伤风预防；④清澈水疱的清创；⑤外用芦荟；⑥手抬高。清澈水疱可在床边或涡流中进行来消除伤口表面带来的血栓素和前列腺素。出血性水疱应原封不动，避免深部真皮的暴露和干燥。芦荟也是用于降低血栓素的含量。其他许多治疗方式，包括高压氧、右旋糖酐、肝素钠、溶栓剂等，经动物实验研究证实可能有效，但尚无人类相关实验。

七、康复

手部治疗师在冻疮的治疗中扮演了重要的角色，不管是在急性期还是运动维持阶段。伤后的早期阶段会形成水肿。如果不处理，会导致许多问题。它会造成相应的组织氧含量下降及可能会加重损伤的程度。它还会降低皮肤抗链球菌的自然属

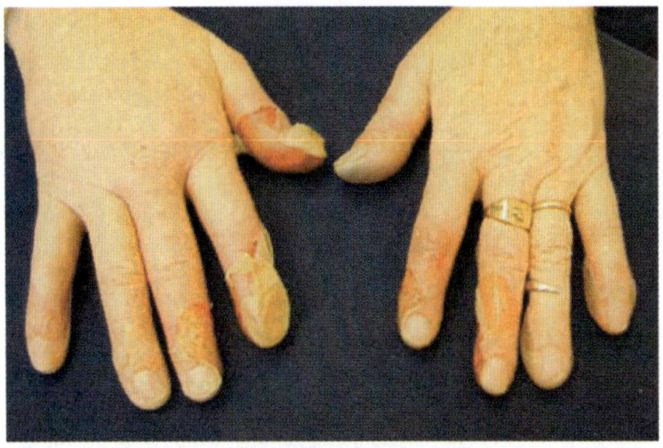

图27-3　另一位患者手部冻伤几天内的背面观。注意大部分囊疱内的液体都是非血性的

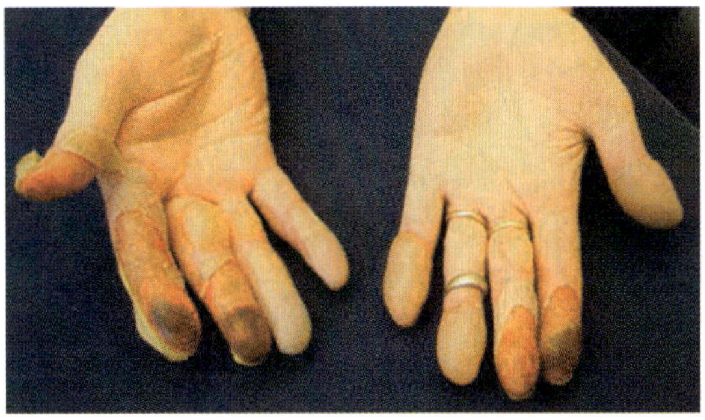

图27-4　冻伤几天内的掌面观。注意指尖深部的冻伤

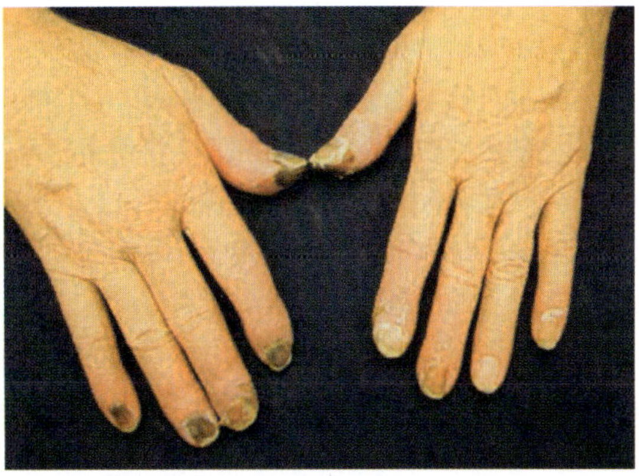

图27-5　冻伤后3周背面观。除指尖外大部分冻伤已愈合

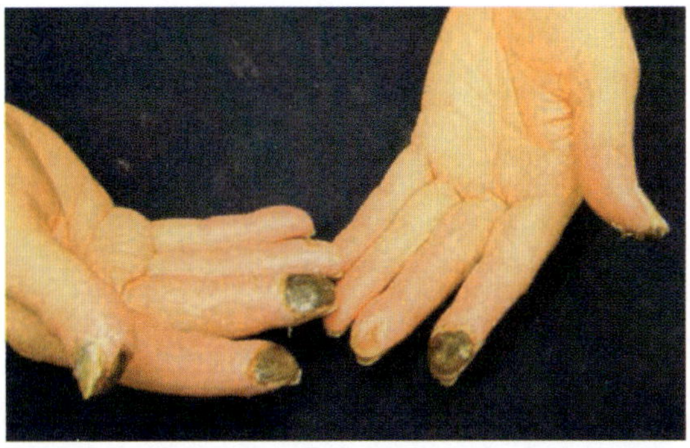

图27-6　冻伤后3周掌面观。注意指尖焦痂及深部真皮损伤

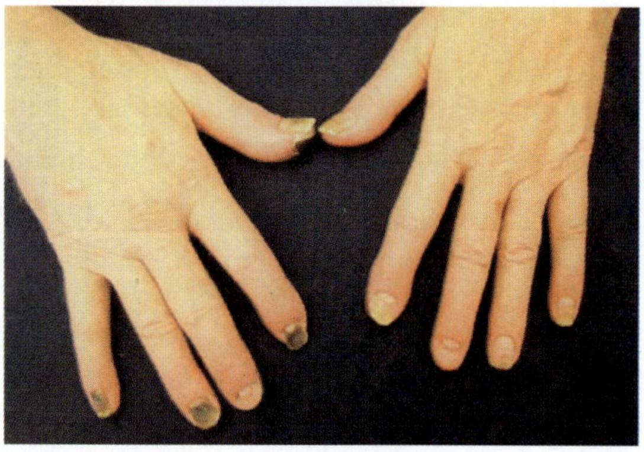

图27-7 冻伤后3个月背面观。皮肤完全愈合，甲床仍有色素沉着，双侧中指指甲缺失

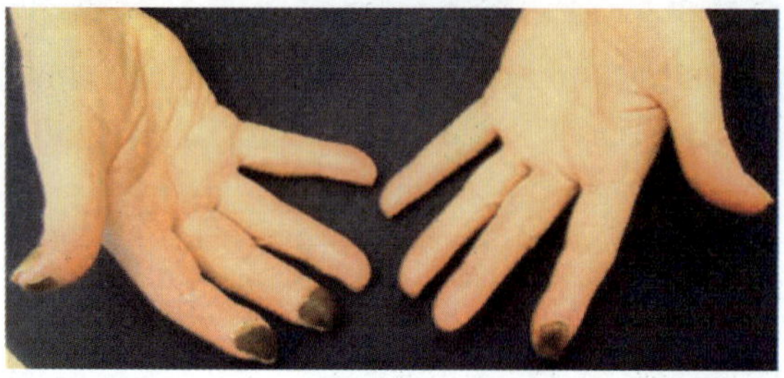

图27-8 冻伤后3个月掌面观。可以看到指尖焦痂境界清楚。2个月后未经外科清创或植皮，患者完全恢复

性。且限制主动和被动活动。使用矫形器或抬高，而且定期地进行主动的手指屈曲和伸展，这些都可适当的控制水肿。在伤后早期阶段不要使用压力带或手套，从而降低压迫缺血和撕裂伤的风险。应每天进行涡流浴或水疗。涡流液体应保温在40℃，并且应加入稀释的抗菌剂。涡流浴和水疗应重点在于两个目标：清创和维持运动。涡流和轻柔的脉冲灌洗用于帮助破溃水泡和松垮坏死组织的清创。这也是一个进行被动和主动关节活动训练的理想时期。需要注意的是在涡流治疗中手的相关位置可能会造成水肿的加重。因此每次要将时间限制在5分钟左右。伤后矫形器的使用重点在于预防挛缩，与烧伤患者的使用方法相似。手和腕要固定在舒适地功能位。避免使用紧粘扣带。起初，要将矫形器轻轻地用纱布裹住，而随着水肿的消除，矫形器要进行调整且需要粘扣带来提供更牢固的配合。撤掉矫形器后要指导患者进行主动和被动地关节活动。在组织损伤不清晰的区域，要通过轻柔的活动限制对损伤组织的压力。伤口愈合允许时就要尽快进行轻度的功能性活动。要评价患者日常生活动作的能力来配合治疗。找出影响个人日常生活、工作及回归家庭的因素并以解决和适应。最后手部治疗师要帮助患者进行瘢痕处理及伤口愈合后的脱敏治疗。

八、小结

冻疮是发生在低温下有寒冷造成的损伤。它主要影响三类人群：①军人；②无家可归者、药物成瘾或精神疾病者；③寒冷环境下的运动爱好者。组织损伤的机制有两种：冰晶体造成的直接细胞损伤和间接组织缺血。早期处理是要将患者转移至可进行迅速回暖治疗的治疗中心。治疗后的处理包括布洛芬、青霉素、破伤风预防、清澈水疱的清创、外用芦荟和手部抬高。外科清创要等到组织分明的时候才可进行。这可能会消耗数周或数月的时间，并且通常早期表现都很严重。手部治疗师应在患者治疗的早期介入。

在损伤的开始就应该进行矫形器的使用、抬高和关节活动。涡流浴和水疗对清创有帮助，并且可在关节活动训练时进行辅助。伤后矫形器的使用重点在于预防啰嗦，但要注意避免组织压迫。最后治疗师在瘢痕治疗和伤口愈合后的脱敏治疗方面发挥重要作用。

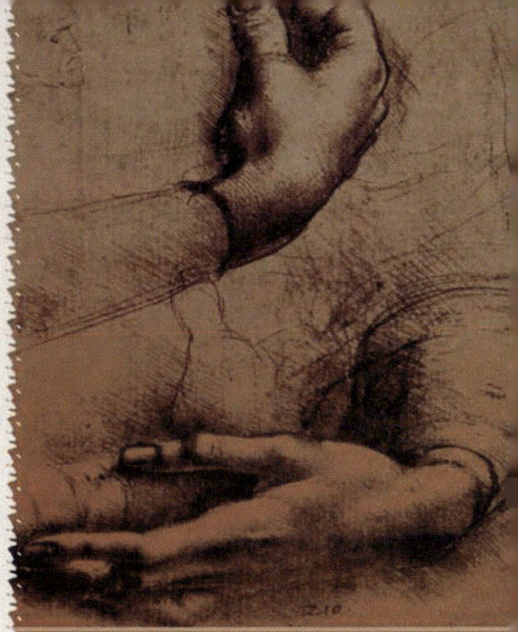

第四部分

4

手部骨折和关节损伤

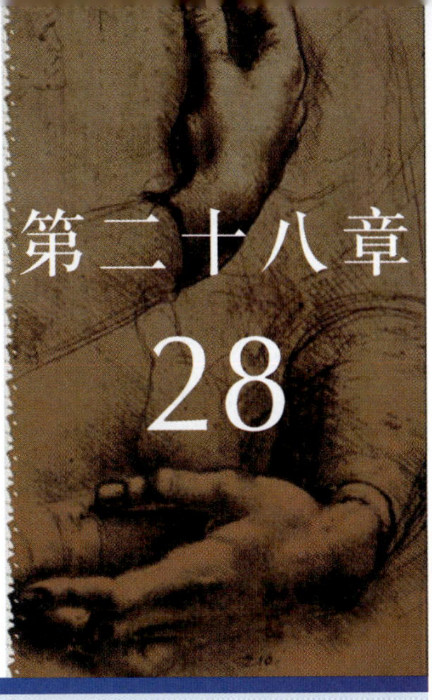

骨折：外科处理的一般原则

原著者 EON K. SHIN, MD
译校者 隰建成　马远征

关键点

骨折固定术

- 不稳定骨折需要手术固定。
- 克氏针以最小的软组织损伤提供足够的稳定。针道感染可以用口服抗生素或早期拔除克氏针治疗。
- 当指骨或掌骨骨折时，螺钉钢板内固定一般可提供坚固的稳定，允许早期活动，但是钢板取出对软组织解压是必须的。
- 髓内固定术常用于治疗掌骨骨折和一些桡骨远端骨折和肱骨中段骨折。
- 外固定常用于严重的粉碎性骨折或开放性骨折。

骨折愈合

- 炎症期的特征是骨折部位出血和血肿形成。
- 修复期开始于能够耐受轻度关节活动。X线片显示在骨折部位骨痂形成。
- 重塑期为临床骨折愈合之后的较长时间。

手和上肢骨折的治疗是外科医师和治疗师同样面对的难题。其关键是对上肢损伤外科治疗和康复的充分了解，而这又取决于他们经治上肢骨折患者的频度。以上肢损伤中最常见的掌骨和指骨骨折为例。很不幸，掌骨和指骨骨折经常被经治医师忽视或认为是轻微的损伤，导致不能达到最佳疗效。Swanson曾说："手部骨折如果不治疗可以导致严重的畸形，若过度治疗可以导致僵硬，如果治疗不当，僵直和畸形均可存在。"

上肢骨折的目标非常明确，但有时却很难达到。这些目标包括：

- 骨性愈合，骨折稳定。
- 消除成角畸形和旋转畸形。
- 关节的解剖复位。
- 相关软组织损伤的愈合。
- 早期恢复活动。

一、患者检查

（一）病史和体格检查

病史、体格检查及影像学评估是每一个上肢骨折的患者要完成的检查。在探究特定损伤的病史细节之前，确定伤者的个人职业和惯用哪只手是非常重要的。采集病史时，确定受伤的机制是了解骨和软组织损伤的关键。对于工作相关的创伤，详细了解工具机器的描述就很重要。这些细节可能包括：滚轴在压片机中的距离，移动金属部分的污染程度等。

这些细节给医师提供有关软组织损伤程度等线索，常常决定骨折内固定的最终效果。应该详细询问患者最初的受伤机制。这些线索对缩小检查范围、制定恰当的治疗方案十分关键。开放性损伤的患者应该要询问其破伤风接种的状况及预防性抗生素的使用情况。开放性损伤及血管功能障碍患者的受伤的时间是很重要的。一般情况的询问包括患者的既往史、手术史、常用药及过敏史。烟草制品会导致骨愈合延迟，因此，吸烟的情况也应在早期获得。

体格检查应当包括整个肢体。视诊及手法检查时应除去衣物，以便观察邻近关节的情况，即使是单纯手或前臂远端损伤也应如此。存在瘀斑、畸形和压痛的常常提示存在骨折，但还应该触诊整个肢体，以免漏诊其他部位的损伤或软组织的损伤。评估掌骨及指骨骨折时，检查者首先要在术前明确指骨力线，如有必要，在骨折复位后再次评估。临床上要求手指完全伸展的情况下比较指甲之间的位置关系来衡量力线。在此位置下指甲之间应该相互平行。反之，嘱患者屈曲手指，亦可评估手指力线。在此位置下，各指尖应指向舟骨结节。如有怀疑，当与健侧手进行对比检查。

所有受伤肢体的屈肌及伸肌肌腱都应逐一检查并记录。不论是闭合还是开方性骨损伤均有可能累及神经和血管。对损伤区域手指的检查应当充分，从中足以了解肢体的神经血管状态。常常用受伤区域的远端来证明肢体血管神经的状态。感觉功能应该用触觉的灵敏性和两点位置辨别觉来判断。循环状态可以通过视诊及指端毛细血管再灌注时间来判断。

（二）影像学检查

应该进行充分的的影像学检查。手部的管状骨需要三个维度的X线片（正、侧、斜位）来精确评估这些小骨块的位置与完整性（图28–1）。一个单个手指的骨折至少要有患指单独的正位片和纯侧位片。如果没有患指的纯侧位片可能会导致误诊或错误判断。Brewerton片是用于评估掌骨头双侧副韧带撕脱骨折的特殊的姿势的平片，姿势是指掌关节屈曲65°，手背平放到电极板上，管球角度从尺侧向桡侧倾斜15°。

前臂和肱骨骨折摄片应该包括患处近端及远端相邻关节以免误诊。例如肘部的桡骨颈骨折可以导致桡尺关节的破裂和骨间膜的损伤。

对于累及关节面的骨折或严重的粉碎性骨折，CT检查是必要的。最先进的CT扫描可以提供准确的骨的细节和难以置信的三维成像。磁共振也可以

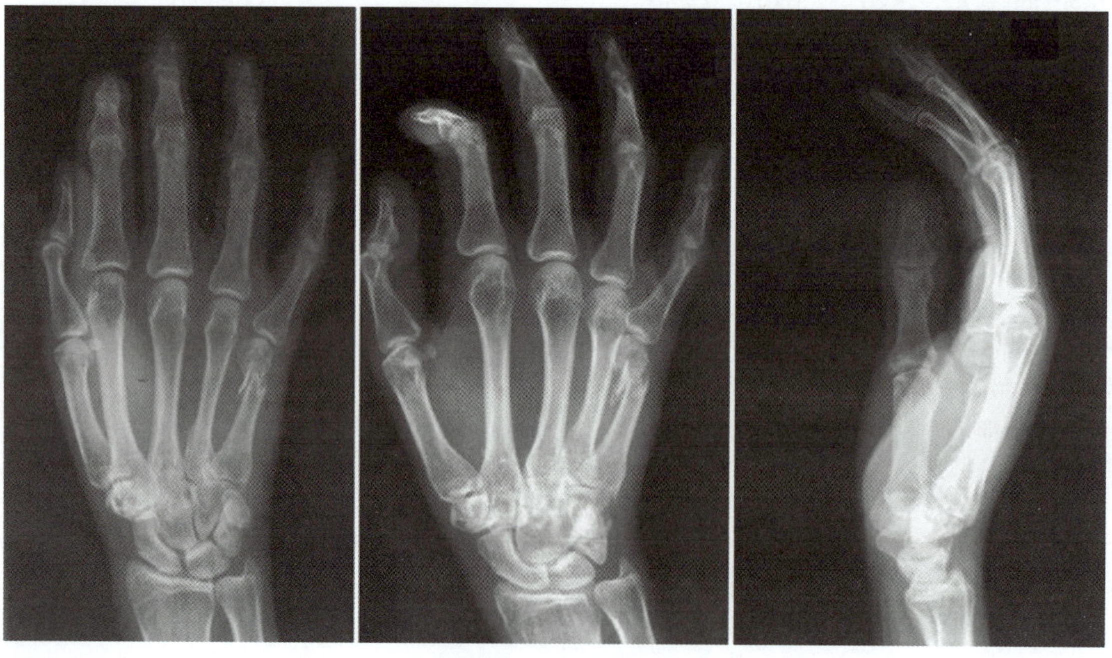

图28–1 第五掌骨基底粉碎性骨折的评估，正侧位及斜位

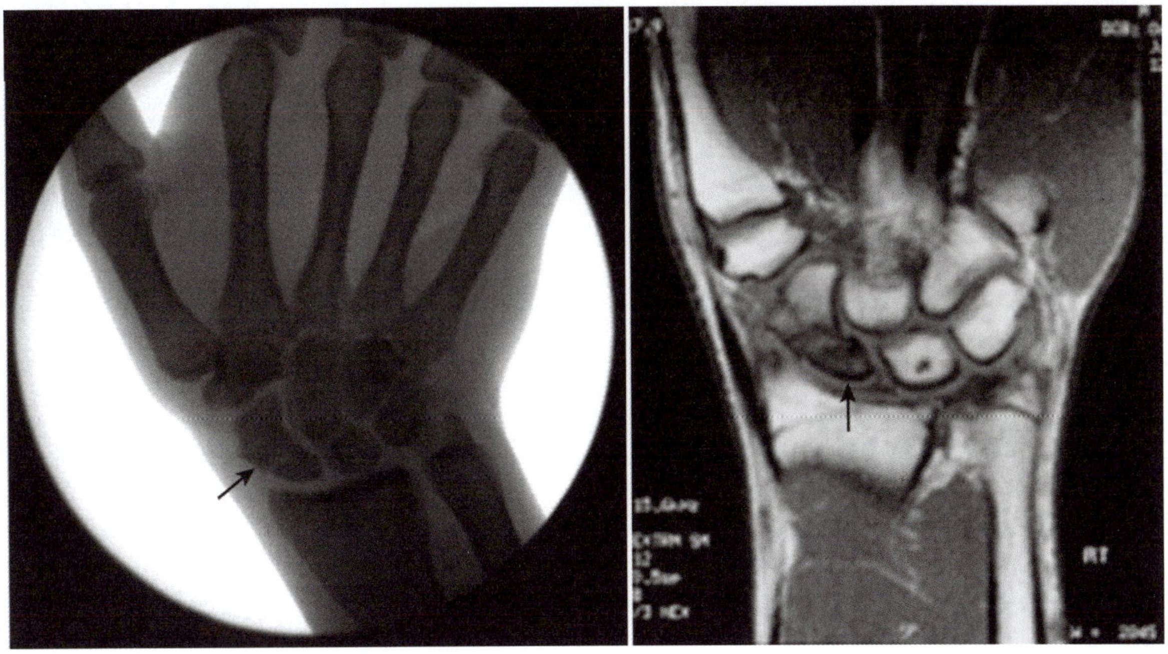

图28-2　舟骨近端骨折（箭头）。MRI显示舟骨近端缺血改变（箭头）

作为平片的辅助检查，但是它主要是用于软组织的损伤或血管伤（图28-2）。偶尔，磁共振也可以用于诊断那些不能在X线上直接显示的隐匿的骨折，例如，舟状骨损伤。最后，放射性核素显像，例如骨扫描，可以帮助最终确定隐匿骨折的位置。观察受伤区域的细节。但是，因为骨扫描的结果特异性不高，所以其在急性骨折治疗方面的应用很有限。对于大多数的上肢骨折而言，高质量的平片足以辅助诊断和治疗。

二、骨折的分类

手与上肢的损伤机制多种多样。最多见的是肢体外展位摔倒和直接的碰撞。总体而言，骨折的表现由暴力的方向和性质决定。尽管矫形创伤协会（OTA）对最常见的手与上肢骨折进行了分类，但依然有许多骨折常常要用描述性的词语去表述（表28-1）。

表28-1　骨折分类

分类标准	例子/注解
骨折位置	骨干
	干骺端
	关节面
是否分离	以毫米为单位测量
	按照骨折块百分比测量
骨折形态	横断
	斜行
	螺旋
	纵向
	星形
	单纯
	粉碎
开放/闭合	根据软组织损伤情况再分类

（一）骨干内骨折

通常根据骨折位置来对骨折进行分类。当桡骨、掌骨、指骨等长骨受累，骨折可分为：骨干骨折（在骨的中段），干骺段骨折（在靠近关节面的骨性区域内），或关节内骨折（在骨干末端并进入关节）（图28-3）。关节骨折可以按髁部更细致的分为T-髁部骨折或Y-髁部骨折。关节骨折也包括关节表面边缘部分撕托的骨折，这往往预示关节囊、侧副韧带或肌腱的撕裂（图28-4）。

（二）移位

上肢骨折常以骨折分离的毫米数或骨折占骨干

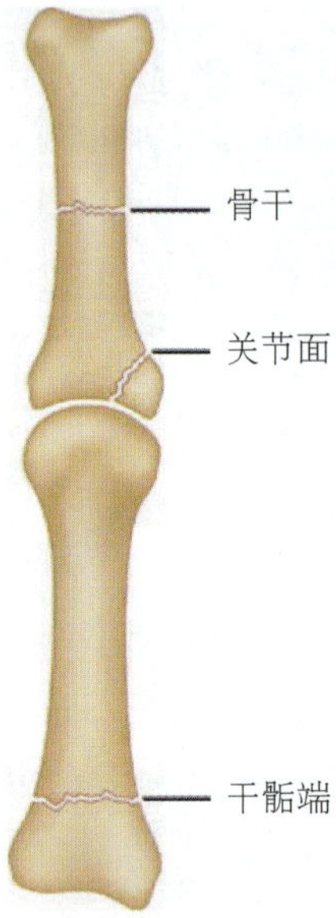

图28-3 骨折可以依据发生部位来分类：骨干、干骺端、关节面

横径的百分比来评价移位程度。肱骨等较大骨骼的骨折脱位较为明显，反而是关节内骨折导致的微小移位需要更加注意。

关节内骨折导致的关节对位不良会导致关节重塑功能的下降，因为关节需要逐步塑形，去除关节面不平整的地方。以桡骨远端骨折为例，Knirk和Jupiter发现关节面不平整的患者其桡腕关节容易发生退行性关节病。在其研究中，一组桡骨远端关节面骨折无关节对位不良年轻患者，仅有11%的关节病发生率。移位达到或超过2mm，91%的患者会发生退行性关节病。

Catalano及其同事也发现关节内移位和退行性关节病有重大关联，但同时也发现无论最初畸形状态有多严重，所有的患者经手术平均7年后，都可以获得良好或优秀的结果。Goldfarb及其同事对这组术后患者进行了15年的随访、评估。作者发现桡腕关节病患者经高水平的功能训练后，其力量和关节活动度的测试结果没有变化，但关节空间却减少了67%。手臂、肩部和手残障量表或其他客观标准的检测显示腕部损伤程度和上臂远端的功能之间不存在明显的相关关系。

虽然上臂骨折致关节内移位的不像以前想象中的那么严重，但现代主流观点还是认为关节内移位的程度越小越好，最好是控制在2mm以内。

（三）构型

骨折可以按骨折线通过骨的角度描述。常见的构型包括横行、斜行和螺旋骨折（图28-5）。不常见的骨折包括纵行骨折，即沿骨干长轴由近及远的劈裂；星形骨折，即从中心点向外辐射的粉碎样骨折（图28-6）。如果骨折碎片是两大块，称为简单骨折；如果有多个骨折碎片，则为粉碎性骨折。

（四）畸形（旋转或成角）

旋转畸形通过普通的平片很难评估。掌骨和指骨骨折最好的评估方法是让患者同时弯曲所有的手指。如果手指显著地重叠，则应该用切开复位术校正。掌骨颈骨折向尺侧成角，导致近端腕掌关节活动度部分增加，是可以接受的。

但是，其他的上臂成角畸形不能姑息。以治疗桡骨骨折为例，这一病例在1814年由Abraham Colles首先在英语语系学会中所提出。在他的报道中，Colles发现尽管成角畸形较严重，但这些骨折

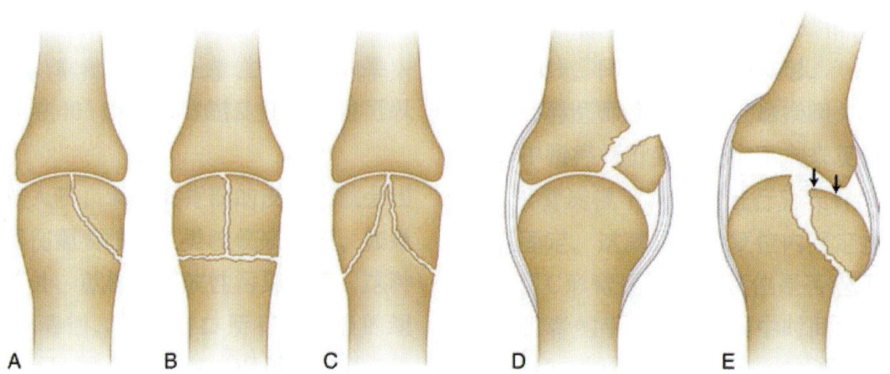

图28-4 关节骨折进一步分为：髁部骨折（A），T-髁部骨折（B），Y-髁部骨折（C），关节撕脱（D），关节凹陷（E）

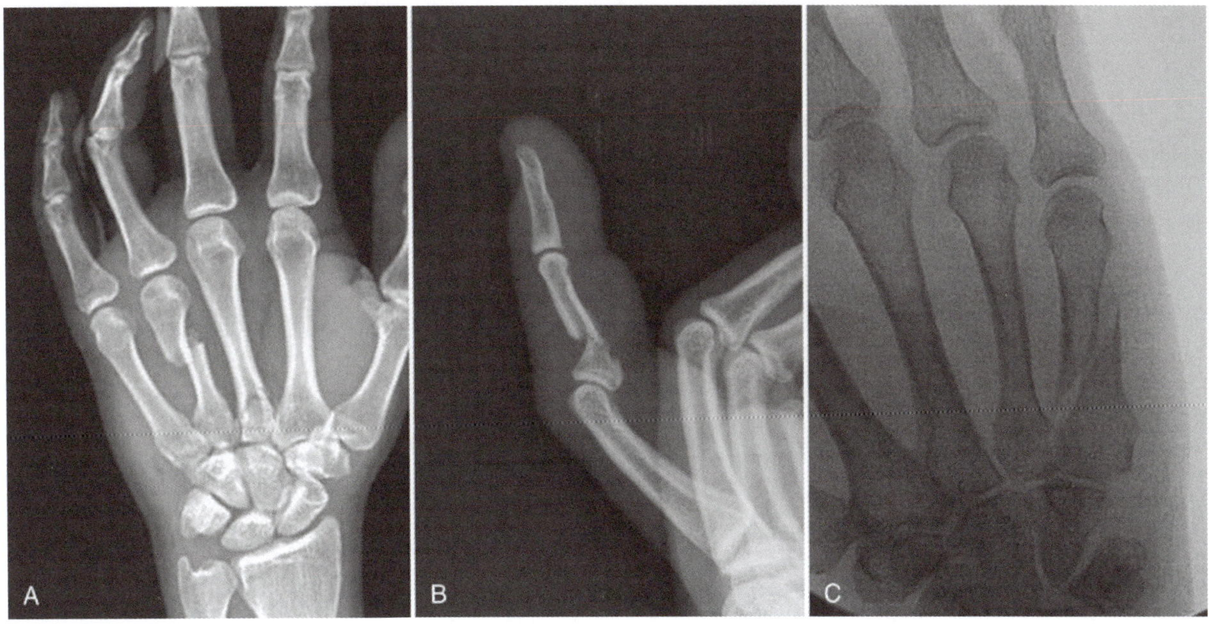

图28-5　依据骨折线通过骨质的角度来对骨折进行分类：A.第四掌骨横行骨折；B.示指中节指骨斜行骨折；C.第五掌骨螺旋形骨折

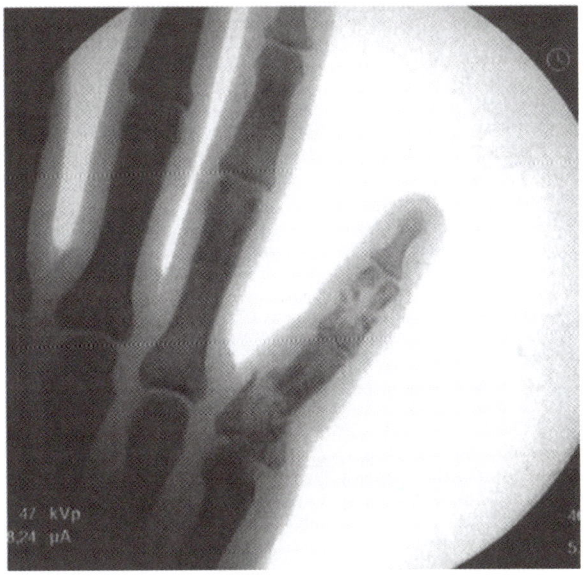

图28-6　枪伤致小指近节、中节指骨星形关节面骨折

愈合趋势却较好。Cassebaum随后在1950年证实了这一主张。在1988年，McQueen和Caspers证明桡骨远端骨不连与骨折预后不良间有明确的关系。从那以后，我们发现以外科技术来矫正桡骨远端骨折的成角畸形的文献才快速增多起来。绝大多数骨科医师和手外科医师均认可的桡骨远端位置标准是：桡骨远端尺偏15°以上，背伸15°和掌屈20°之间；桡尺远侧关节的桡骨长度短缩在5mm以内；关节内骨折碎片间移位小于2mm。

（五）开放与闭合创伤

开放性骨折的治疗比较特殊。所有的开放性骨折伤口均视为污染伤口，因为骨折点与外部相通。150年前，开放骨折等同于死亡，普遍需要马上对受伤的肢体进行截肢。

通常用Gustilo和Anderson分类系统对手和上肢的开放性损伤进行分类。开放性骨折的处理内容包括抗感染、骨愈合和上肢功能的重建。抗生素的出现大大降低了骨折术后感染的风险。Patzakis及其同事发现，相较于安慰剂，适当抗生素应用后感染率由13.9%下降至2.3%，达6倍之多。开放性骨折一经确诊，应在急诊科即刻开始应用抗生素。对于Ⅲ型损伤通常应用三代头孢（头孢唑林）并可能加用氨基糖苷类抗生素。如果存在气性坏疽等厌氧菌感染的症状，应当加用氨苄西林或盘尼西林。开放性损伤的患者的破伤风毒素皮试必须明确，在需要的时候给予适当的破伤风加强免疫或常规免疫。

虽然传统观点强调伤口培养，但其有效性最近产生了争议，因为这样并不能鉴别病原菌。在一项前瞻随机双盲实验中，共171例开放骨折伤口，感染17例，其中仅有3例（18%）根据最初的培养确定了病原菌。因此，初始培养法不再被广泛推荐。

虽然抗生素可以预防感染，但开放性骨折伤口处理中最重要的原则依然是强力的冲洗和清创。坏死组织深部植入式抗生素应用依然处于研究状态。伤口应当彻底清创，移除失活、坏死组织。伤口开放的患者经常被重新推回手术室再次清创，确保所有坏死组织均被清除，减少深部感染风险。传统而言，在首次清创术后再缝合伤口能够减少并发症。但，最近的研究表明，与清创后再缝合伤口相比，直接缝合伤口的并发症发生率并无差异。到目前为止，开放性损伤最佳闭合时机一直存有争议。骨性固定应尽早完成以防止软组织进一步损伤。可以用外固定架撑开骨骼，免去在污染的开放伤口内放置异物（钛板、螺钉等）。外固定架也是失血最少的权宜之策。一旦软组织完成重新覆盖，即可进而行切开复位钢板螺钉或髓内钉固定。对于几乎没有污染或由“肮脏”变“干净”的伤口，可以一期进行切开固定，提供骨性固定。

虽然Gustilo和Anderson分类系统在预测感染率和骨不连发生率方面经受住了时间的考验，但其在评估手开放性损伤方面的局限日益显著。Gustilo和Anderson最初选择了673例开放性长骨骨折进行研究，包括胫骨、腓骨、股骨、桡骨、尺骨和肱骨。然而，却没有专门针对开放性腕部，掌骨和指骨骨折的分类和治疗来研发分类系统。

Swanson-Szabo-Anderson开放性手部损伤分类系统将手部骨折分为两类。Ⅰ类伤口是没有明显污染的，没有延误治疗，没有系统疾病的伤口。Ⅱ类伤口是：①明显的污染伤口；②延迟治疗超过24h；③有系统疾病的（如糖尿病、风湿性关节炎）。Ⅰ类伤口的感染发生率是1.4%。Ⅱ类伤口的感染发生率是14%。不管是基一期内固定还是直接闭合伤口都可能增加Ⅰ类伤口的感染率。一期内固定不会增加Ⅱ类伤口的感染率。

开放性骨折程度越重，并发症的发生率就越高。粉碎性骨折导致缺血性坏死及血供丧失需要小心对待。另外，开放性骨折使骨折延迟愈合或不愈合的风险性增高，最终导致内固定失败。在复杂的骨折中必须要考虑到软组织的损害，因为骨折部位的软组织床常被累及。因此，修复软组织滑动结构，采取适当方式进行早期活动是手术治疗成功的基石。

三、小儿骨折

儿童骨折与成人的骨干内骨折类似，无论是否存在累及关节区的撕脱骨块。但是，当小儿骨折穿过骨化中心，累及骨骺或称生长板时问题就会变得更加严重。虽然小儿的重建能力远远高于成年人，但准确复位这些骨折是十分重要的。Salter和Harris对穿过骺线的骨折进行了分类（图28-7）。据Hastings和Simmons统计手部骨折中骨骺损伤比率达34%，高于其他骨骼结构。

理解干骺端-生长骨骺板-骨骺的解剖关系对理解Salter-Harris分型很重要。如果损伤破坏骨骺，如Salter-Harris分型为Ⅲ、Ⅳ、Ⅴ型的骨折，很可能导致发育畸形或生长停滞。Salter-Harris分型Ⅰ、Ⅱ型骨折如果没有准确复位，将会导致关节对合不良甚至成角畸形。相应的，Salter-Harris分型为Ⅲ、Ⅳ、Ⅴ型的骨折需要切开复位内固定以准确重建还原关节面。这些需要手术干预的损伤更要求手部治疗师提供早期的保护性活动，同时也是手部康复的挑战。

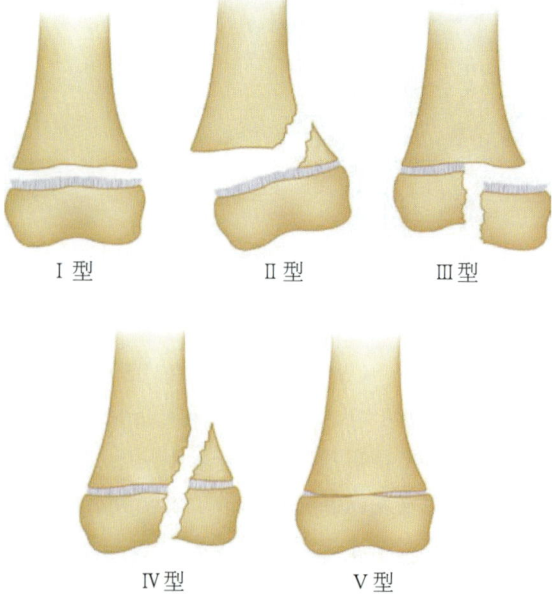

图28-7 长骨骨折的Salter-Harris分型

（一）骨折固定的选择

骨折稳定性要通过影像学和临床表现来判断。石膏或支具固定适用于非移位骨折和稳定的、经复位的移位骨折。也适用于因医学原因不能耐受手术的低要求患者。

不能准确复位或不能维持复位位置的骨折类型有粉碎性骨折，伴有骨缺损的骨折，关节内骨折和伴有旋转、成角、短缩等畸形的斜行骨折、螺旋骨折、横行骨折。需要通过手法检查来判断骨折复位是否能够维持或复位后是否存在即刻的再移位。患者主动屈指，检查者通过观察手指的重叠度或分散度来判断旋转不畸形的程度。高能量外伤导致的开放性骨折或合并邻近组织损伤的骨折多位不稳定骨折。在这些情况下，手外科医师必须通过医疗设备来重获骨性稳定。

（二）克氏针

因为手及上肢的可用骨量是有限的，所以术前的计划和内植物的选择是很重要的。不同的骨折固定方法各有利弊。克氏针固定软组织和骨的损伤小（图28–8）。如果透视发现克氏针的位置不满意，再根据复位要求重新插入克氏针问题也不大。当骨折点需要加压时，克氏针也可以弯成环形，起到张力带的作用。但骨折位置的暴露范围也相应增加。虽然许多前臂远端和手部的损伤常用克氏针来固定，但外科医师应该时刻准备将固定方式改为钢板螺钉切开固定。因为克氏针提供的固定力量较弱，而且如果发生针道感染，也需要尽早拔除克氏针。

（三）复合螺钉

手的斜性和螺旋骨可以通过闭合的方法复位，复合螺钉可以通过经皮植入的方式避免骨膜剥脱和血供丧失。这种方式的螺钉固定能够为骨折处提供坚强固定，仅需要切开改锥头大小的软组织。无头螺钉常用于固定舟状骨骨折。为了早期活动钉子帽被埋在骨的关节面之下。

（四）开放复位与内固定

用钢板螺钉的开放复位使骨折复位更稳定，从而允许早期关节活动（图28–9）。但开放性复位使骨折端暴露更大，软组织和血管相关并发症可能性增高。以开放复位固定近节指骨骨折为例，其手术入路常常需要切开伸肌腱。

因此，开放复位术后常常会发生粘连和僵硬。骨折愈合后往往需要进行内固定钢板取出术。最后，如果术后僵直情况较重还需要行肌腱松解术来治疗。

一项研究结果显示：36%的掌骨和指骨骨折切

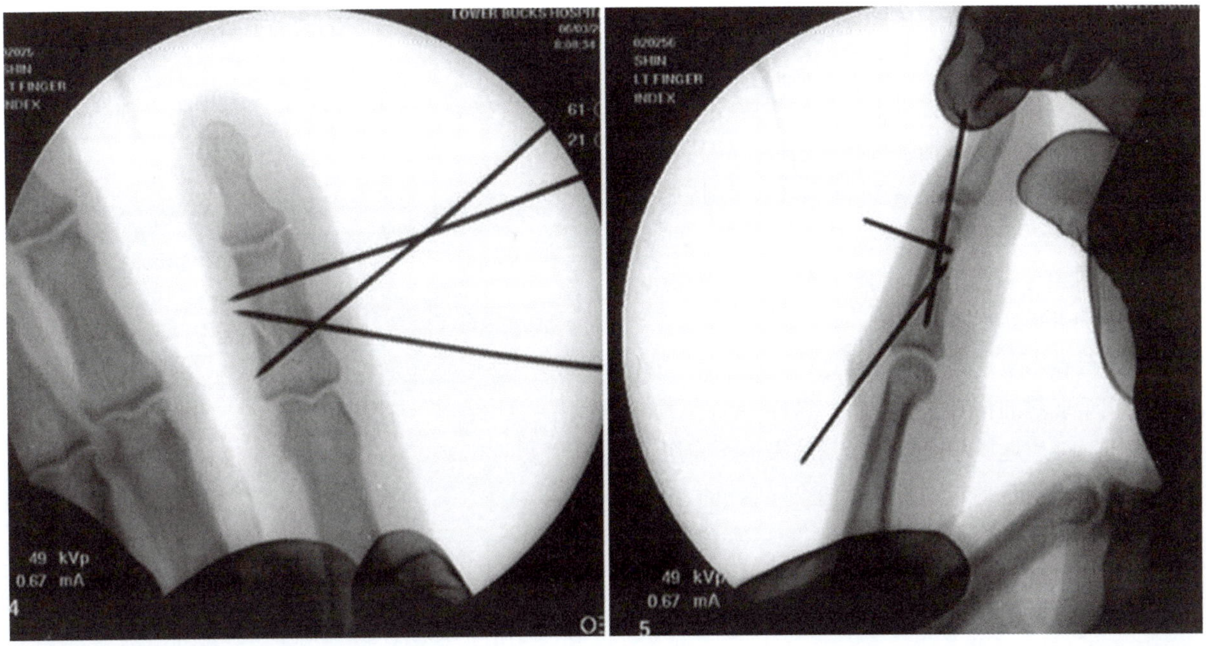

图28–8　中节指骨粉碎性骨折经皮克氏针固定

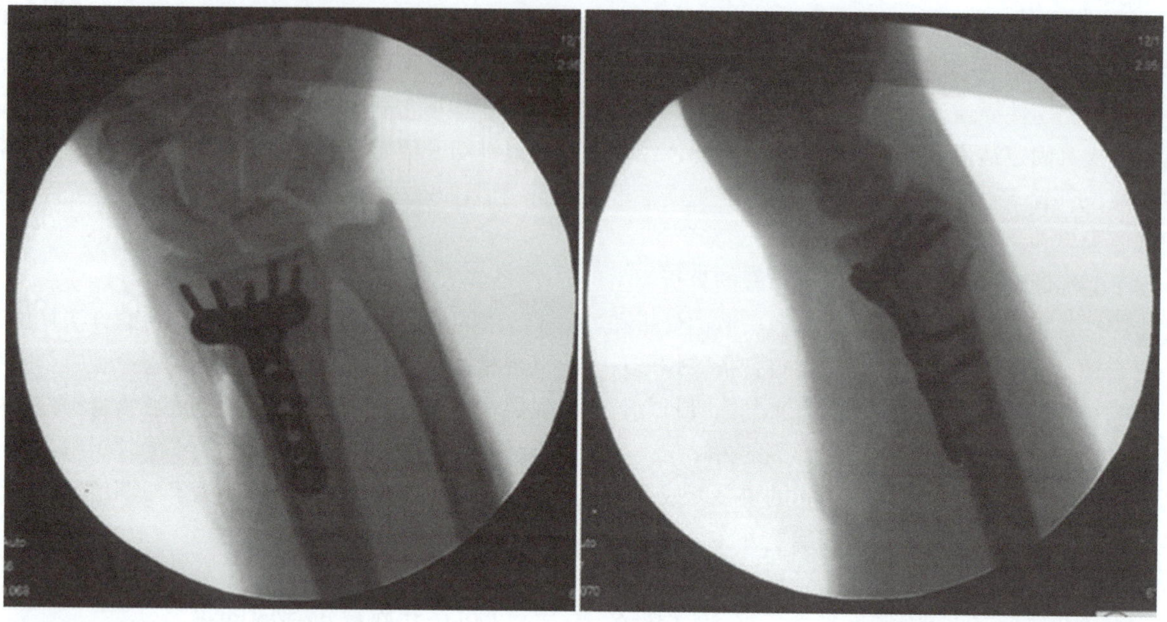

图28-9 桡骨远端关节外骨折切开固定

开复位术后发生僵直、骨不连、感染和钢板突出等并发症。但是，在桡骨远端、前臂、上臂骨折中，人们更重视内固定的情况，却往往忽略了软组织床的问题。因此，外科医师和治疗师必须合作，既重视固定的稳定性，又提供最大的活动性。如果内固定非常牢靠，支具也很舒适，那么术后2周内就应该开始主动运动。

（五）髓内固定

下肢长骨骨折治疗效果的显著极大的推动了髓内钉的广泛应用。髓内钉目前也应用于肱骨和某些前臂骨折。髓内钉可增加骨折的稳定性，转移骨折端的负荷，将瘢痕和组织粘连降到最低，保持血供以增加骨愈合。但是，肱骨扩髓腔会带来一些问题，诸如神经与血管损伤、肩部进针点附近功能异常，医源性骨折。

髓内钉技术最近被用于桡骨远端骨折。其适用于发生在干骺端的桡骨远端骨折，这样对关节面的影响最小。使用这些植入物的长期结果仍不确切。对于掌骨中段横行骨折，克氏针经皮穿刺技术也起到了髓内固定的作用。

（六）外固定

偶然的情况下，手外科医师必须面对不能使用克氏针、螺钉和钢板直接固定的情况。严重的上肢开放性骨折和关节内骨折不能使用内固定时，外固定就可以提供暂时的骨折端固定作用，甚至成为最终治疗方案。外固定提供纽带作用帮助维持骨折复位，从而防止骨折崩塌。另外，还可以对抗骨折点的压缩、扭力和弯曲力。

不稳定的骨折以指间关节为例，克氏针可以提供动态牵引固定/外固定。那些装置可以在维持近端指间关节轴向复位的同时允许伤指即刻活动（图28-10）。外固定的缺点是治疗时间漫长，可能导致针道感染、克氏针松动。手部治疗师是观察外

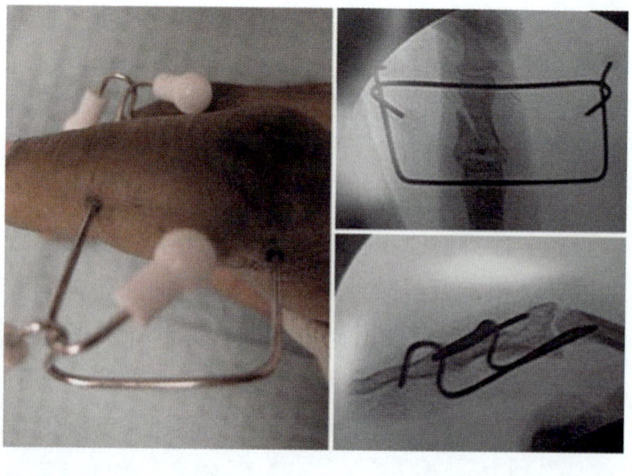

图28-10 近端指间关节骨折脱位后动态牵引外架固定（摘自 Stephanie Sweet）

固定最多的人，也往往是他们首先发现这些问题并警告外科医师的。普遍的治疗原则是敏感抗生素应用、移除钢针以预防或治疗骨髓炎。

四、骨折的愈合

骨折复位固定后，要经历一愈合及修复的过程，以物理查体和影像学来分期。这些阶段包括：①血肿形成和创伤炎症期；②血肿机化期；③骨痂形成期；④骨痂重建和骨愈合期。对骨折愈合的评估有助于医师和治疗师决定什么时候增加活动水平。

（一）炎症阶段

炎症期骨折端及周围软组织的渗血形成血肿，为造血细胞提供分泌生长因子的能力。骨折的位置血管舒张，软组织充血。这个阶段的临床特点是明显的局部疼痛和水肿。接着，成纤维细胞、间充质细胞、骨原细胞在骨折断端出现，血肿逐渐被骨折周围的肉芽组织替代。

（二）修复阶段

修复阶段发生在受伤2周内。如果骨是不连续的，桥接组织（软骨痂）将会增生并逐渐被编织骨（硬骨痂）代替。随着伤口闭合和石膏或矫形器制动，骨膜的桥接骨痂，在X线片上表现为“橡胶样”团块，在骨折端形成。在坚强的骨折固定（如加压钢板）情况下，骨愈合处看不到骨痂形成。这种无骨痂愈合要求骨折端绝对稳定、骨折块完全复位。外固定治疗骨折时，骨痂是否形成取决于断端固定的坚强程度。当固定不甚稳定时，早期的平片即可观察到桥接骨痂。在较稳定骨折中，骨愈合首先发生在加压钢板处。疼痛的水平随着骨折点的稳定而显著下降。在此之后，随着骨痂成熟，肿胀、疼痛和压痛通常会迅速消退。水肿和压痛的显著消退是可以开始跨骨折端负重的信号，这时骨折端移位的可能性就很小了。一般来说，成人骨折后4～6周（儿童手及上肢多数骨折3～4周），即可增加主动力量练习和辅助下的主动关节活动度练习。但是，这通常要在全面评估骨折后进行，还要充分考虑骨折类型、复位方式、整体健康状况、患者的依从性及影像学表现。

（三）重建阶段

重建阶段开始于修复阶段的中期，并持续至骨折临床愈合后很长一段时期。重建阶段的骨结构根据其所受压力的方向进行塑形。通过这个过程，修复阶段形成的编织骨被板层骨替代。骨髓重新填充完毕，骨折愈合重建即告完成。

多种生物和机械因素可以影响骨折愈合。最重要的生物因素是血供。烟中的尼古丁可以延长骨折愈合时间、增加骨不连的风险，并可降低骨痂强度。患者的系统性疾病（如糖尿病）也可以导致肢体血供减少而延缓愈合过程。医师和治疗师在制定方案时应充分考虑这些因素。内固定等方式给骨折端施加稳定的压力，能够促进骨折愈合及功能恢复。固定有利于早期开展逐级活动以提高肢体运动能力、邻近关节活动度。

五、并发症

（一）畸形愈合

骨连接不正是骨折治疗过程中较常见的并发症，是一种非解剖复位。例如掌骨骨折成角畸形，手内在平衡被打破，掌骨头凸向掌侧，导致握拳时手部疼痛。旋转畸形使手指形成剪刀畸形影响日常生活活动（图28–11）。桡骨远端的背侧成角，最常见于不当的石膏固定，可以导致慢性疼痛，增加发展成退行性关节病的风险。前臂近端骨折畸形愈

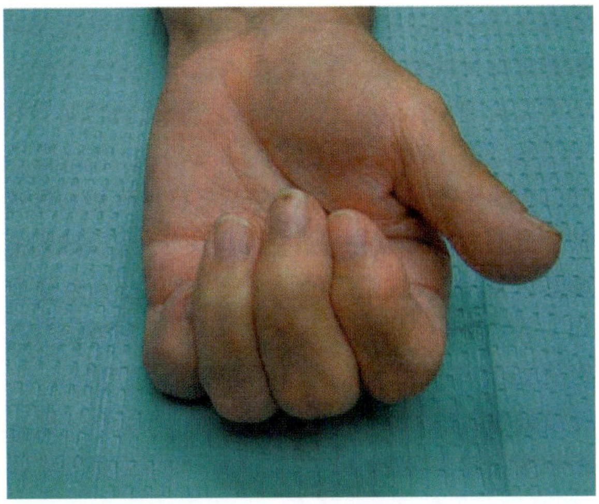

图28–11　第五掌骨骨不连导致叠指。注意示指、中指、环指的Heberden结节

合可影响肘部活动和前臂旋转。

畸形愈合一般需要截骨治疗以重建肢体骨力线。有许多方法能纠正指骨、腕部结构尤其是桡骨远端的畸形愈合。

这些方法的共同目标是纠正畸形，提高手臂的活动度，消除畸形愈合伴发的疼痛。

（二）骨不连

骨不连指的是骨折端未能连接。骨折治疗失败的结果是导致骨的持续不连。骨折治疗的基本要求包括稳定性，充足的血供，骨与骨的连接。虽然骨不连在手部并不常见，但它可以在严重的软组织损伤、骨缺损、开放骨折合并污染和感染时发生。污染严重的伤口需要精心的处理，根据伤情的不同（如农作物污染、半盐水浸泡、咬伤等）给予敏感的抗生素，必要时伤口局部清创，可能二期缝合。感染可以导致内植物松动，进而引起骨折点的活动和不稳。

已有一些动物实验中证实非甾体类抗炎药物（NSAIDs）不利于骨折愈合。临床研究亦发现服用NSAIDs的患者有骨延迟愈合或不愈合的情况。虽然越来越多的研究认为NSAIDs是导致骨愈合延迟的因素，但最终并没有形成统一认识。即使是肯定这种负面效应的人也无法真正解释清楚其中的生化机制。

骨不连的外科处理是植骨和坚强内固定。缺乏血管的区域，如舟状骨的近端骨折，需要用显微外科技术进行带蒂骨移植，以增加愈合概率。如果这种情况不处理，舟状骨骨不连可以进展为腕骨塌陷，继而发展为桡腕关节炎。

（三）僵硬

支具位置不良或支具固定范围过长可能导致关节挛缩。在手指或手掌损伤的治疗中，手保持在“安全位”是十分重要的：掌指关节屈曲70°或以上，指间关节完全伸直。手术后，丧失活动能力可以继发肌腱粘连，尤其是在近端指间关节水平。如果活动受限持续3～6个月，保守治疗无效，应该考虑行肌腱松解术。Schneider推荐去除固定物，以掌背关节囊切除术松解患者的软组织。在手术过程中采用局部麻醉，以便与患者交流。

关节僵硬也可产生继发于异位骨化。异位骨化可在烧伤、创伤、肱二头肌远端肌腱撕裂修复术或前臂骨折的手术治疗后发生。目前治疗异位骨化的方法有很多，疗效不尽相同。通常的做法是切除骨化组织及周围可疑软组织。切除术后辅以放疗或非甾体抗炎药。

（四）骨性关节炎

关节创伤复位不良可致创伤后关节炎。虽然创伤后关节炎通过X线片很容易确诊，但功能的损害等级必须通过临床评估来确定，并判断是否需要手术干预。桡骨远端骨折愈合后退行性关节病显著者，限制关节活动或全腕关节融合有利于对缓解局部疼痛。关节假体置换是另一种治疗思路。例如，桡骨头移位骨折手术复位失败就可以用桡骨头切除，软组织或人造材料植入的方法治疗。在一些掌指关节或指间关节的骨折中，可能需要首先行硅树脂假体植入来分担载荷，虽然这种办法法并不常见。

六、小结

为了最理想的疗效，手外科医师和治疗师需要共同努力，来处理上肢骨折。这需要准确的理解骨折修复中的解剖位置和生理过程。尽管骨折需要适当的稳定性来预防畸形愈合或骨不连，但制动方式必须适当，以免造成软组织粘连和挛缩。总之，骨折的治疗方式决定肢体的活动能力和功能状态。

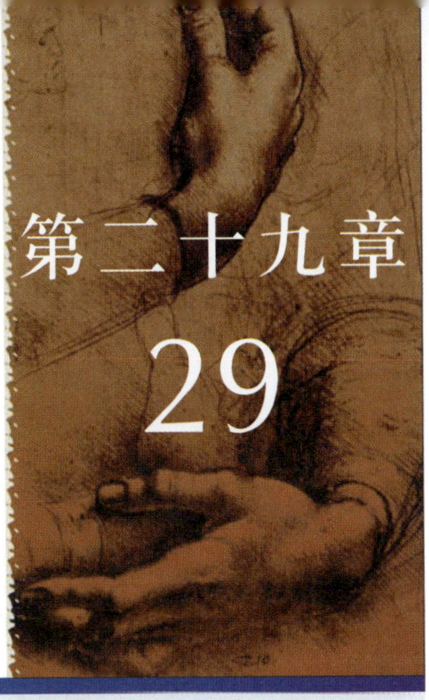

手部骨折的固定与痊愈：骨骼的稳定性与手指的灵活性

原著者 MAUREEN A. HARDY , PT, MS, CHT AND ALAN E. FREELAND , MD *, †

译校者 隰建成　马远征

一、骨折并发症
二、骨折的处理
三、解剖与功能的关系
四、掌骨骨折
五、指骨骨折
六、固定
七、骨折稳定性
八、病理生理学
九、间接骨愈合
十、直接（基础）骨愈合
十一、间质性瘢痕形成
十二、康复
十三、结果和并发症
十四、小结

关键点

- 骨折复位。
- 骨折的稳定性。
- 软组织的情况。
- 受伤的部位。
- 微创手术。
- 临床生理相关的组织愈合。
- 骨折愈合和软组织反应的临床进展。

手部骨折不是孤立发生的。每一个手部骨折都有相应的闭合或开放性损伤和相关的相邻软组织的嵌入，统称“受伤区”（ZOI）（图29–1A）。骨折后不久，在骨折碎片和肿胀区会发生中央血肿。间质水肿作为应对急性炎症反应的一部分，主要发生在软组织压迫和纤维蛋白沉积部位。炎症水肿的外周称为“ZOI”（图29–1B）（图29–1B～D）。

手部骨折的初期体征主要包括骨畸形、继发性关节畸形、骨折点的活动和不稳定、疼痛、触痛敏感、瘀斑和发热。如果不治疗，ZOI区的所有软组织会逐渐变成由细胞外基质包含的纤维蛋白和黏多糖形成的瘢痕。骨折附近的关节常受到影响，从而发生永久性内在或外在的粘连、僵硬和变形（图29–2）。肌腱通常位于两个相邻结构之间，所以肌腱损伤时有时也会导致相邻组织的损害（图29–3）。结果导致渐进性关节僵硬、萎缩、功能障碍和疼痛（骨折病）。

手部骨折治疗过程的关键是骨折的解剖学复位和稳定性的恢复；同时保持韧带和关节囊的正常长度和弹性；促进早期进行独立联合运动，肌腱滑动和手及手指的功能恢复。缓慢的被动运动应该在骨折固定稳定后尽早进行。早期运动刺激间质胶原纤维进行平行排列，增加了瘢痕组织弹性，在骨折愈合和关节与肌腱康复过程中，防止或破坏不同组织间早期的粘连。创伤越重，成纤维细胞应答增殖越剧烈，因此越有必要进行早期运动。根据骨折的稳定性、软组织的反应及患者疼痛的耐受性，逐渐增加训练时间和运动强度。手和手指休息时要保持在功能位，以防止关节挛缩和中央滑衰减。

骨折和软组织的愈合是一个渐进的过程，不是

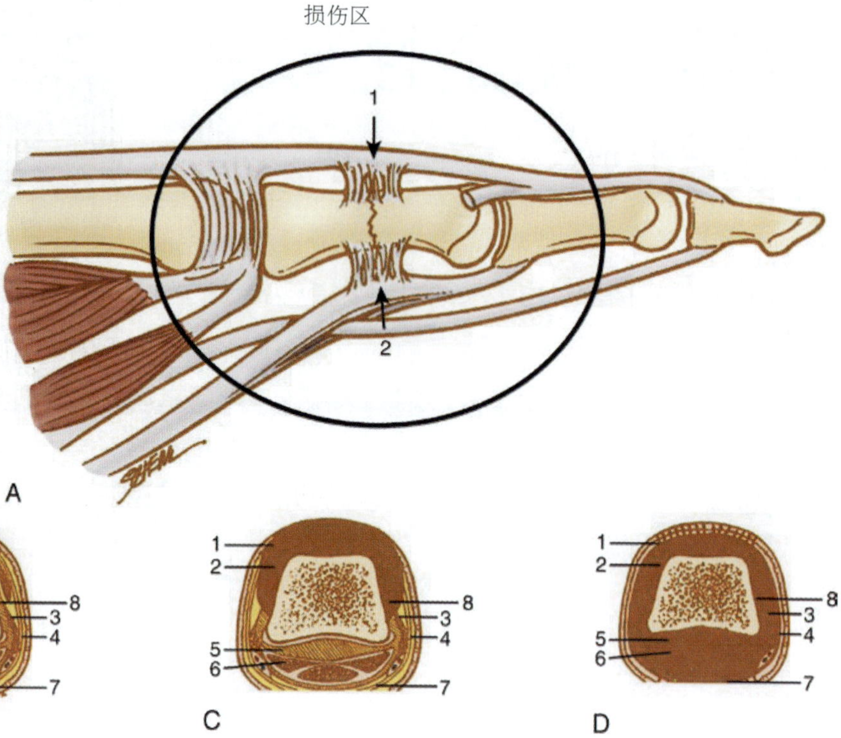

图29-1 骨折导致的损伤区（ZOI）比例与创伤程度相关。A.ZOI包括伸肌腱、屈肌腱，可能造成潜在的限制性粘连。（A1指骨骨折后伸指结构与近节指骨粘连；A2指骨骨折后屈肌腱与近节指骨粘连）；B.近节指骨背侧局限性水肿（暗色区域）累及伸指结构；C.水肿范围扩大，累及ZOI侧面区域；D.显著的创伤后反应辐射至ZOI周围，累及全部软组织。（1.伸指结构；2.侧副韧带；3.指动脉；4.指神经；5.掌板；6.近节指骨水平的指浅屈肌；7.屈肌腱鞘；8.斜行韧带横断面）

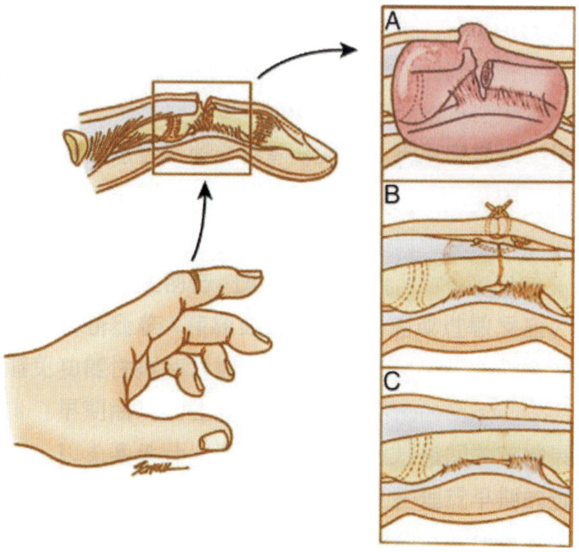

图29-2 伤口/瘢痕概念图。A.起初，损伤区内所有组织均呈炎性浸润状态。B.随着愈合过程，纤维蛋白（炎症反应）和瘢痕（骨反应）逐渐跨越损伤界面，起到黏合并拉紧创面的作用。C.如果没有治疗性的压力（缝合等制动），受伤组织能够通过黏合力较差的瘢痕反应来愈合(Reprinted, with permission, from Hardy M.The biology of scar formation. Phys Ther.1989;69(12):1014-1024.)

一蹴而就的。骨折愈合和瘢痕形成分为3个发展过程：急性或炎症阶段，修复或增殖阶段，改造或成熟阶段。3个阶段都包含了分子和细胞的相互作用，而且每个阶段的起止时间，和这些过程内部的相互关联及对邻近ZOI周围组织的影响都与分子和细胞学有关，这就要求医师和治疗师把分子和细胞学知识与临床功能康复和组织恢复相结合。因此，医师、治疗师和患者必须一起努力才能取得最好的效果。

一、骨折并发症

固定可导致所谓的骨折并发症。骨折并发症病开始于骨和关节未纠正的畸形，剧烈的疼痛和持续的水肿。如不及时干预，骨折病可发展为僵硬、肌腱粘连、荚膜和韧带挛缩或衰减、中央滑衰减、中央瘢痕形成及爪形手。由于肢体制动、辅料包扎过紧、关节突起较易引起水肿。结果，骨折并发

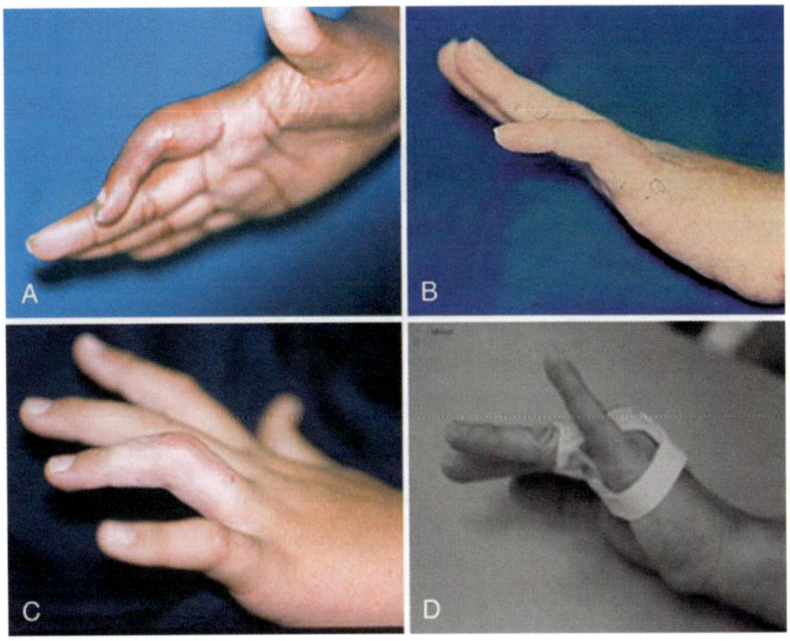

图29-3　骨折后伸指肌屈指肌粘连导致的爪形手，近端指间关节挛缩，掌指关节（MCP）代偿性过伸，如图A示指，B小指，C环指，D掌指关节固定支具

症范围可超出ZOI区域，而且因局部慢性区域性疼痛[CCRP，反射性交感神经萎缩症（RSD）]骨折并发症变的更复杂。伤后3～6周，关节畸形可能会逐渐固定，并可能发展为CCRP（RSD）。疼痛可变为慢性、持续性疼痛，以至于对普通治疗不敏感。还可能出现感觉过敏。如果不接受治疗，会发生营养状况的变化，包括多发性纤维化、皮肤硬化结节、皮肤变薄、皱褶消失、脱发、指甲的生长变化、温度及出汗异常和局部骨量减少等。由于骨折并发症和CCRP非常顽固需要长期治疗。因此，早期骨折复位和积极地进行手指功能锻炼非常重要。

二、骨折的处理

解剖学复位和稳定性恢复是手部骨折处理的首要目标。手部骨折如果没有移位或有固有的稳定性一般不需要固定，但在治疗的早期需要防止发生变形或受压。有些手部骨折手法复位后有内在的稳定性。即使如此也需要局部制动或功能性矫正3～4周。其余的手部骨折在愈合和康复过程中需要闭合或切开复位和植入临时或永久性内固定物，以恢复骨折部位的解剖学结构和稳定性。

早期的骨折复位和稳定性恢复可减少疼痛，促进骨与周围软组织愈合，有利于软组织修复和及时康复。骨折复位的方式决定术后手的功能。固定可防止骨折部位不适当的活动，允许血管再生和组织修复。骨折固定应尽可能“无创”，避免或限制额外的骨血流阻断、软组织损伤和纤维增生。骨膜和屈肌腱鞘损伤，尤其是手指近端指骨伸肌肌腱受伤可刺激更多的纤维增生。

（一）初期治疗

明确的骨折治疗后可能延迟5～7d闭合，非利手的骨折有两个碎片，结果变化不大。开放性骨折需要立即清理伤口，骨折复位，提供至少临时的骨折稳定，防止感染。而表面清洁且皮肤损伤较小的简单骨折，可能安全性和稳定性较好，此时则以皮肤修复为主。合并内脏损伤或较复杂的伤口应先保持开放，然后48h内再重新评估。进行伤口清洗和清创术目的是使大多数伤口清洁，以利于骨骼、肌腱、神经和皮肤的修复。如果伤口不清洁，每隔24～48h就要进行一次清洗、清创术和伤口评估，直到伤口清洁为止。内固定应从可行方法中选择侵入性最小的方法。

（二）复位

虽然肢体的长度、外观和功能可能有些损害，但在野外生存的原始人类和动物明显移位的骨折即使不处理也能成功愈合。间接骨折的早期愈合环境存在活动的因素。需要寻找安全的食物同时又要躲避肉食动物的追捕，导致骨折部位的运动，从而经常刺激骨痂形成。慢慢发现骨折通过解剖复位效果更好。最早的骨折复位术在埃及的象形文字中可以找到（公元前2450年），当时的矫形器用纸莎草制作，用于保护前臂远端的骨折。

短缩、成角和旋转是导致畸形的主要因素，可以单独存在也可复合存在。骨骼解剖结构改变的严重程度，引起骨功能发生相应的改变。复位可使骨折碎片恢复原来的解剖位置。即使不能完全复位，但手和手指有很强的适应能力，可以适应小的，甚至是大的骨折畸形。

三、解剖与功能的关系

最近研究报道了手部畸形与功能丧失的关系，这有可能帮助医师决定是否有必要纠正相应的畸形。优势手、职业或特殊需要也决定了是否要纠正畸形。对患者的观察和与患者的商讨，及商讨时间对决策过程中也至关重要。对于较小的手部畸形，术后出现手指僵硬的风险可能大于骨折复位带来的好处，尤其是骨折后期的骨折，因为早期形成的软或硬的骨痂阻止闭合性骨折复位的操作。

四、掌骨骨折

掌骨干骨折后由于骨间肌肉和手指屈肌远端肌肉拉力不均衡往往出现成角（图29-4）。当尖端向背侧成角30°时，缩短内收肌和改变肌张力可导致抓握无力。尖端向背侧成角可能会改变关节的正常轮廓，出现爪形手，甚至出现明显的掌骨畸形。由于腕掌的灵活性，环指和小指比示指和中指的背侧成角大。掌骨干远端骨折，尖端向背侧成角70°，治疗后也可以得到满意的效果。

成角大约7°的掌骨干骨折治疗后可使剩余的每个手指缩短2mm。而掌骨间韧带通常可防止手指缩短大于3～4mm。由于掌骨间韧带的存在，中间（第三和第四）掌骨比边缘（第二和第五）掌骨受到更大的限制。手内在肌可提供40%～90%的握力。掌骨每缩短2mm，就会减小多达8%的握力。因此，指骨骨折可允许3～4mm的短缩，有时会更多，而只有很小的临床畸形和功能丧失。在个别情况下，外科医师可以选择接受3～4mm或更多的缩短而避免手术后出现瘢痕和僵硬的风险。

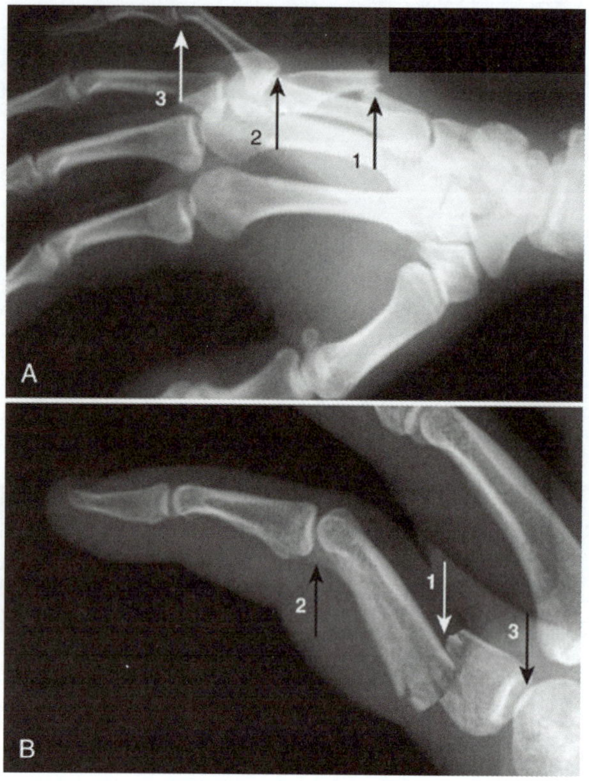

图29-4 A.第五掌骨骨折，尖端向背侧成角（箭头1），掌指关节代偿性过伸（箭头2），轻度近端指间关节屈曲（箭头3）。B.近节指骨骨折，尖端向掌侧成角（箭头1），代偿性指间关节屈曲（箭头2），轻度掌指关节过伸（箭头3）。注意：这两种未矫正的畸形导致爪形手

运动时如果没有明显的手指碰撞，5°～10°的横向成角骨折是可以接受的。手指伸直时观察掌骨角是最好的，而随着手指逐渐弯曲碰撞变得更加明显。

掌骨头之间的掌骨间韧可以给骨折远端碎片提供一些旋转稳定性。中间掌骨比边缘掌骨更稳定。大于5°的旋转畸形可能导致之间碰撞或“剪”（重叠）。Seitz和Froimson报道，如果掌骨旋转10°，可导致指尖重叠2cm。手指的旋转畸形在手张开时可能出现，随着手指的弯曲，韧带开始收紧，旋转畸形会变的更明显。

五、指骨骨折

分离骨折近端指骨的特点是指尖弯曲成角（见图29-4）。内在肌肉向近端弯曲，而中央滑附件弯向中央指骨的背侧。近端指骨骨折的旋转基线在骨边界的屈指肌腱鞘。骨折点距伸肌腱旋转轴的力臂距离比屈肌腱的长。Coonrad和Pohlman报道，关节外指骨骨折成角大于25°时影响手指弯曲，建议纠正。最近，Agee报道，如果近端指骨成角超过8°～15°，可以缩短近节指骨向表面的滑动距离，相对的延长伸肌长度。手掌弯曲可逐渐的缩短骨折近端指骨，由于伸肌具有黏弹性的自适应特性，在矢状韧带拉紧之前，伸肌可有2～6mm的伸缩空间。在近端指间关节，每毫米的骨腱差异可平均成角12°。在努力恢复伸肌和屈肌肌腱的滑动和功能时，骨骼要充分对齐，以防止或减少近端指间关节伸肌的废用和恢复屈肌腱鞘的基础功能。一个持续的近节指骨的成角畸形可能导致中央滑和伸肌功能的永久性衰退，即使后期畸形被纠正。中指骨折畸形也表现出类似的骨骼缩短、远端关节的伸肌滞后、屈肌腱滑动和动力学的变化等问题。

六、固定

治疗手部骨折的最终目标是功能恢复，而减少碎片的最终目标是恢复稳定性。如果只是单纯骨折而没有发生移位，或没有受到外力的撞击，可认为是稳定的。稳定性骨折允许增加肌腱滑动和关节运动，实现功能最大化恢复。对于有自发移位和无阻运动的骨折复位时，不能保持骨骼对齐。这些骨折需要固定以保持正常的解剖结构。骨折固定分外固定和内固定。微型钛钉、微型钢板、张力钢丝和90-90钢丝提供确切的固定以治疗骨折。弹性的固定例如K-钢丝和外固定架修复骨折安全性较差。弹性的固定允许骨折断端微动，从而支持和刺激间接骨愈合。在大多数情况下弹性的固定允许充分的锻炼以预防肌腱粘连和关节挛缩。锻炼开始时要控制它们的幅度和强度，防止骨折线移位或皮肤和软组织发炎。权衡骨折的稳定性以提供安全的运动是根据手的技能进行的科学预测。

骨折的类型、镶嵌、骨膜中断、肌肉的力量和外力都能影响稳定性。横向和较短斜行骨折是稳定的，而长斜行、粉碎性和骨质疏松患者的骨折是不稳定的。骨膜破坏与损伤的严重程度和断裂位移有关。完整的骨膜或已修复的骨膜或骨嵌入可以支持骨折对齐。若肌肉或外部力量不平衡，可以引起骨断裂位移或碎裂。安全的手的位置可以抵消骨折断端肌肉的力量，从而增加骨折的稳定性。

七、骨折稳定性

（一）非手术治疗

1.稳定不移位和小的的移位骨折

大多数关节外的闭合性手骨折很简单（两部分），无移位或很小的移位，所以可用最小保护矫形器进行安全有效地治疗并可以早期运动。尤其是近端指骨的横行或短斜行骨折，以及没有旋转移位的掌骨头下骨折更是如此。间接（继发性、软骨、“生物”“生理”或原位）骨愈合发生。

2.移位骨折的闭合复位固定

闭合移位的横向或短斜关节外手部骨折常被闭合操作和间接治疗而成功复位。伴有简单成角的骨折通常更容易复位。骨折成角侧的皮质，作为一个铰链可实现复位。可能完整的骨膜有助于实现复位后的稳定。近节指骨末端骨折可能稍微稳定，因为横截面积较小，而且骨折部位肌肉力量较弱。成功骨折复位需要静止固定3周。外固定保护骨折，允许早期的关节活动（图29-5）。

（二）内固定

适应证

对于手部骨折和畸形的矫正，医师要权衡好手术和非手术的利弊。不稳定性骨折、不能复位的骨折、粉碎性骨折、骨质疏松性骨折、手多处骨折、手骨折伴同侧肢体受伤、开放性骨折和病理性骨折则需要行内固定术。下肢长骨骨折的poly创伤患者，骨折稳定可利于患者的治疗和移动。Hall报道了安全固定对依从性差的患者的好处。

安全内固定的益处是可以恢复骨折处的解剖位置、保护伤口、防止早期水肿和可以早期开始锻

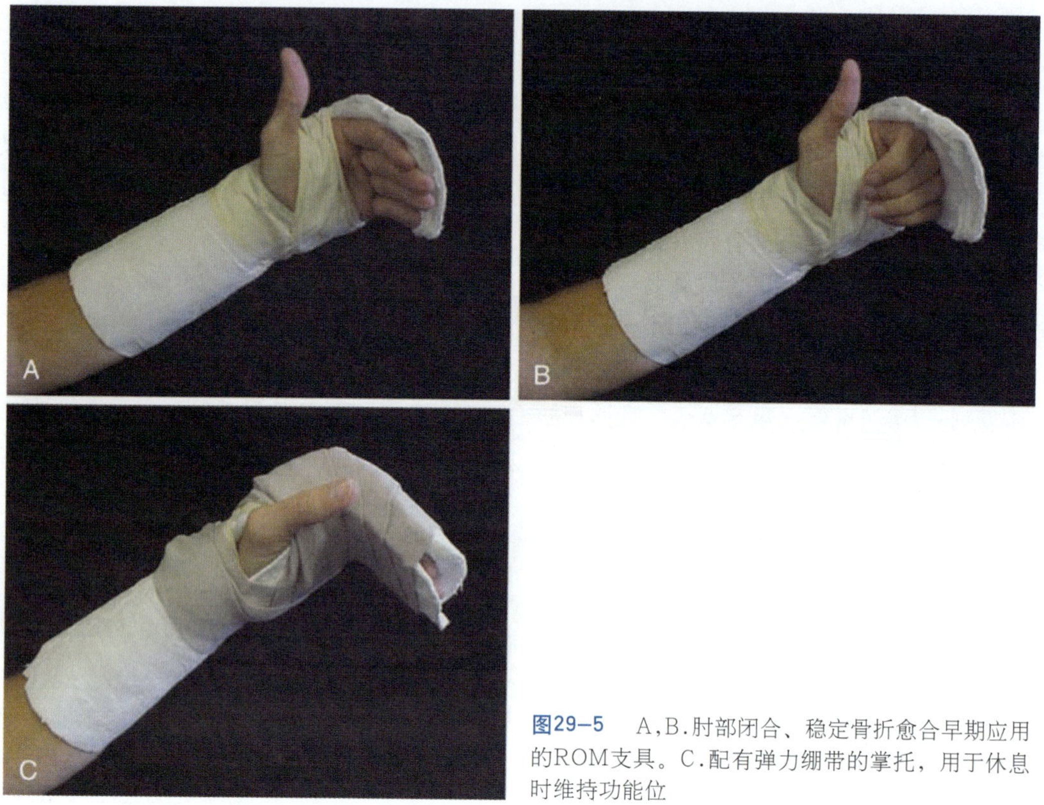

图29-5 A,B.肘部闭合、稳定骨折愈合早期应用的ROM支具。C.配有弹力绷带的掌托，用于休息时维持功能位

炼。当必须手术时，医师还要选择手术的方式和内固定物。内固定物不一定是最坚硬的，但要能支持骨折处完成骨痂形成和成熟。

（三）微创手术

手外科医师知道开放复位和内固定的危害，鼓励首选微创手术。微创手术的闭合复位和内固定（CRIF）可以保持骨折断端的骨膜完整，减少ZOI区的扩大，允许生物骨折愈合和减少额外瘢痕形成。闭合复位和内固定适用于简单的不稳定骨折。闭合复位和内固定可使骨折碎片恢复，避免骨膜剥离、骨暴露和避免干扰血液供应，减少植入骨的接触，刺激愈伤组织形成和允许逐渐的功能锻炼。

横行和短斜行指骨和掌骨骨折可以用简单或复杂的髓内导丝固定。锁定鞘和固定导丝在骨折点的一端或两端增加碎片的稳定性。闭合斜行指骨骨干骨折可以用经皮穿刺导丝固定。导丝的动力来源于矫形器的一个活动的附件。当骨折碎片压迫完整延长的骨膜时，牵引力可以缩短骨折碎片的长度（图29-6）。

（四）切开复位内固定术

为了实现初始骨折稳定，牢固的固定，需要切开另外的伤口才能实现。锋利、低能量、中性的切口比随机、高能量、钝性切口损伤小，但是纤维增生较多。切开复位方法通过早期锻炼可更好的抵消部分软组织瘢痕的形成。

大多数手部骨折复位采用背部切口。外科医师应尽可能地避免破坏皮肤与肌腱和肌腱与骨之间的腱鞘。在伸肌肌腱一侧切开皮肤和软骨骨膜，把牵引器放在骨膜和骨之间，以实现骨折的稳定复位。

正中外侧切口和侧方韧带的切除，可能促进近端指骨骨折处的暴露，减少出现肌腱磨损、瘢痕和内部过紧的风险，这些风险在横向切口和过长修饰时较常见。开放性骨折常导致伤口的延长。应该谨慎以确保骨折得以最稳定的植入器和恢复骨折结构手术的有效性。

压缩性斜行骨干骨折常需要两个或更多的微型钛钉。微型钛钉的头和螺纹可以像克氏针一样固定。通过压缩骨折处，微型钛钉的头连接邻近的皮质，而螺纹穿向对面的皮质以提高稳定性。在康复

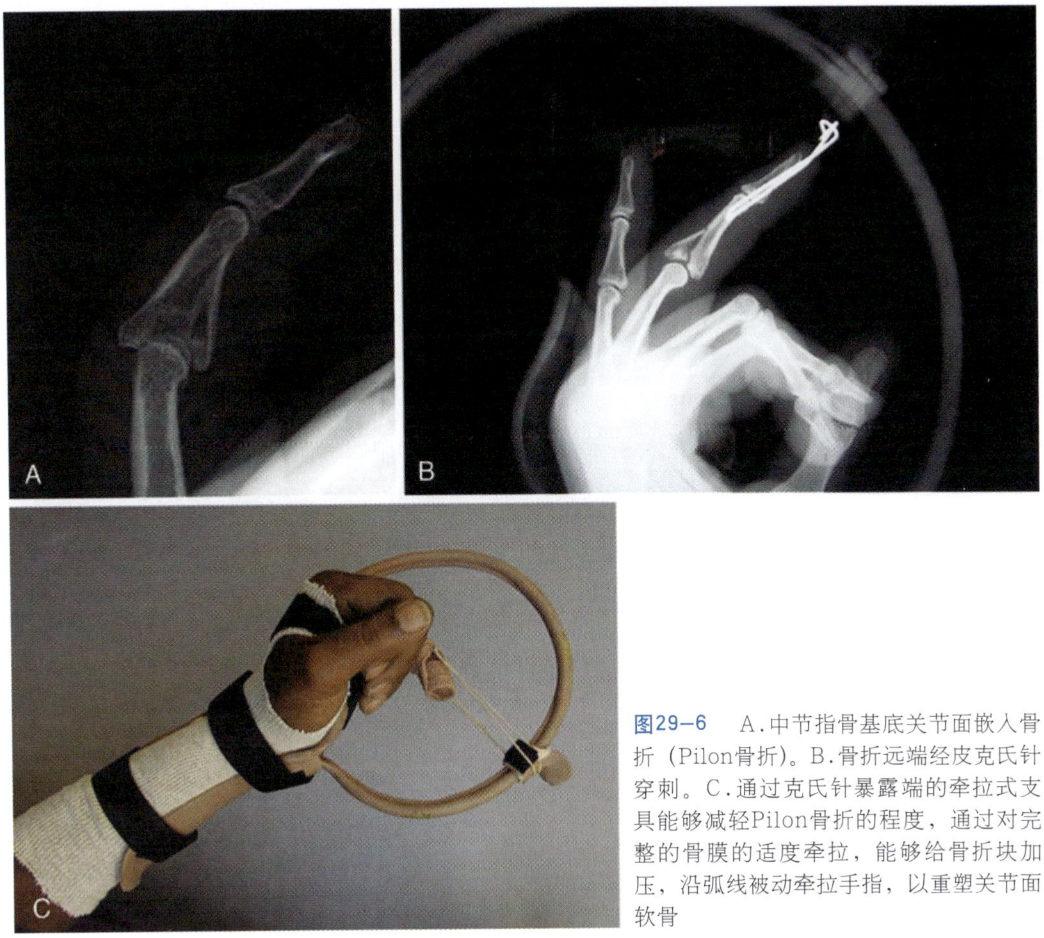

图29-6 A.中节指骨基底关节面嵌入骨折（Pilon骨折）。B.骨折远端经皮克氏针穿刺。C.通过克氏针暴露端的牵拉式支具能够减轻Pilon骨折的程度，通过对完整的骨膜的适度牵拉，能够给骨折块加压，沿弧线被动牵拉手指，以重塑关节面软骨

过程中，微型钛钉可保护骨折处受到剪切力，旋转力和弯曲力，并保持骨折愈合过程的解剖位置。骨钉固定支持基础的骨愈合。通常只有引起身体不适时才取出。

虽然解剖复位时需要用金属板，尤其是在闭合性骨折，它可能会阻断相邻骨的血液供应，延迟骨折愈合，促进纤维增生，但是钢板固定，在骨折愈合过程可保持骨的稳定性。在开放性骨折，特别是那些复合伤、粉碎性骨折和骨质疏松性骨折，往往必须首先考虑骨折的解剖复位和愈合。牢固的钢板固定比弹性固定允许更早更强的锻炼，至少可减少部分手术的弊端，如纤维增生。由于手术而耽误了早期训练，患者将面临两个问题：损失加剧和花费增加。

钢板固定在伸肌腱的背侧，背侧装置可以限制手指的极端运动，尤其是边缘的邻近关节。近节指骨相邻近端指间关节更适合。

直的微型钢板通常适用于中间骨干骨折。微小的踝部钢板有固定角的刀片或锁挂钩，可以协助减少骨折，也可适用于背侧或外侧髁的近关节骨折。大多数患者的原位或延迟原位骨移植都适合用钢板治疗。

Puckett和他的同事报道，在指骨骨折，微型钢板允许关闭骨膜改善结果，而较大钢板阻止骨膜闭合。对于稳定骨折，必要时的骨移植，伤口的闭合或包扎，伤后3～5d的康复，更倾向于选择手术完成。

八、病理生理学

再生是指用相同的细胞修复受损组织。尽管一些物种如蜥蜴（如蝾螈）和海星，可以再生丢失的全部肢体，人类只在特定的组织、肝、骨保留部分再生潜力。周围神经远端可能再生为细胞体，表浅的皮肤伤口可重新生成真正的表皮。大多数软组织损伤愈合不是通过修复的过程，纤维瘢痕组织形成

焊接受损的细胞。瘢痕，是生物“黏合剂”，允许失去再生能力的组织的愈合。骨愈合通过一期或二期再生修复。如果碎片互相离得太远或不稳定则不能再生。相反，骨折部位小程度的非破坏性循环压缩可刺激二次骨再生和骨重建。

骨再生和软组织修复通过复杂的机械感受和细胞信号过程招募祖细胞迁移到伤口。调节原始间充质细胞的增殖和分化，以修复骨和软组织。新形成的组织必须成熟，坚韧，能自我更新自己的结构恢复组织功能。

骨的最终愈合通过纤维软骨阶段（间接愈合）或骨折部位直接骨瘤样组织的再生（直接愈合）形成的新骨实现。这两种类型的骨折愈合最终导致强壮成熟板层骨的再生。

九、间接骨愈合

间接骨愈合也称为二期愈合，由软骨骨化愈合，或生物骨愈合。间接骨愈合可以引发伤口周围组织的细胞增殖以确保骨折的愈合。骨折部位和连接外周的梭状愈伤组织通过由血肿到肉芽组织、纤维组织、透明软骨、编织骨等的全部结缔组织，最终实现板层骨连接骨折碎片，并允许骨皮质和骨髓的愈合。间接骨愈合必要的5个因素：①骨折血肿作为信号分子的来源；②有充满活力的、多元化细胞群，以确保治疗进展和营养；③充足的血液供应；④不同细胞的演变过程；⑤相对稳定的力学环境，最大限度地减少骨折碎片的活动。这个程序的组织分化允许序列最健壮的细胞-成纤维细胞和内层细胞，确保经过妥协循环、氧气消耗和不稳定的环境，直到代谢和机械条件有利于成骨细胞成功形成新骨替代。最后脆弱的编织骨应力改建成强大的板层骨。循环相互微运动（压缩牵张技术）促进这一过程。

（一）炎症期（急性期）（受伤5d内）

手骨富含骨膜，骨髓和干骺端的血液供应。血管细胞横径均小于300μm。在骨折发生的前几分钟内发生组胺介导的血管舒张。血液进入由骨折碎片和软组织撕裂形成的空间内，形成一个液体血肿。局部受压、二级血管收缩，血小板、凝血级联导致血凝块的形成。在骨折凝块中没有功能性血管。血肿和受伤的骨膜在骨折愈合过程中扮演着补充的角色。因此，早期疏散血肿或切除或剥离受损的骨膜会阻碍骨的间接愈合。血凝块包含生长因子、细胞因子和其他复杂肽刺激血管形成，并吸引白细胞、巨噬细胞和原始间充质细胞到达骨折区。在骨折后24h内，内皮细胞髓内毛细血管扩大并迁移到受损区域，启动血管生成。细胞、营养和细胞信号肽从局部软组织和新的毛细血管扩散到周边的血凝块。白细胞分泌溶菌酶溶解血凝块。巨噬细胞和破骨细胞吞噬血块和坏死碎片。巨噬细胞和血小板生成的许多复杂信号肽调节间充质细胞分化和组织生长。在酸性和缺氧的环境中，间充质细胞从受损的骨膜、相邻的肌肉和再生供血区转化为成纤维细胞，侵入血凝块的边缘。骨膜是多能的间充质细胞的主要来源。肉芽组织（成纤维细胞和白细胞）在血凝块的边缘和碎片之间形成早期的柔软梭状外部骨折骨痂。

（二）修复阶段（增生期）（5～21d）

骨折的自然愈合（间接或二次修复）包括逐步的组织替代，在骨再生时保护骨折处。

在血管形成的过程中组织氧化逐渐改善，酸度比例减少，促进骨折外部骨痂向中心的愈合。这时间充质细胞分化为软骨细胞而不是成纤维细胞，直到纤维骨痂被透明软骨取代。如果在受伤后2～3周骨缺损不能被软骨连接，最初形成的骨痂也将破坏。

随着稳定性增加，组织有氧作用持续提高，细胞外液将会变成碱性。在伤后10～21d，软骨基质在细胞外液中逐渐的钙化。骨形态蛋白7（BMP-7），也称为骨原蛋白1（OP-1）调节间叶细胞变成成骨细胞。新生的成骨细胞侵入到软骨细胞在骨折点形成不成熟的骨小梁。软骨细胞凋亡，并被破软骨细胞清除。伤后第2到第6周，周期性轴向挤压可以增加皮质延髓的血流，刺激骨痂软骨形成。相反，在此期间过度的剪切运动，通过破坏新的小动脉和毛细血管，会延迟或防止骨折愈合。在整个过程中，外部骨痂逐渐稳固，变得更强壮。骨膜、皮层、松质和髓内血液流动正常化。髓内愈合。在伤后的4～6周，碎片内部活动逐渐减少直至停止。此时骨折达到临床稳定，即使在X线片仍可以看到骨折线。

（三）重建阶段（成熟期）（21d到18个月）

修复阶段过渡到重建阶段。最初累积成的不成熟编织骨随机排列，比正常的板层骨弱。骨折愈合的理想目标是恢复原来的形状和功能。逐渐改造不成熟的骨小梁，在轴向应力下形成紧凑的板层骨（Wolff定律），和重建哈弗斯管。在这个过程中，破骨细胞去除张力较弱的编织骨骨小梁，压缩面成熟的新骨成骨细胞依附线性层与压力成正相关。破骨细胞新陈代谢（骨吸收）比成骨细胞的活动（骨形成）强50倍。局部临时骨孔隙的不平衡建立，促进新血管和哈弗斯管的形成。手管状骨的骨重建和代谢平衡大约需要5个月完成。这些力量决定新骨的形成方向，以提供更好的机械优势，和复制正常骨原始的形状和强度。每一块骨的每一个应答区都有一些特殊的间歇性的应变，为重建产生“最佳的应变环境”。静负荷对骨结构几乎没有影响。独特的“剂量/响应”曲线是在骨生理安全的范围内的短时间、间歇性应变刺激产生的。影响骨折重建的最主要因素是活动，不同的活动不能超过骨允许的应变水平。重建不能在骨折所有区域同时发生。虽然骨折后18～24个月才能恢复到正常强度，但是损伤的骨头在骨折后3个月大约恢复80%的力量。

在年幼的儿童，和偶尔在青少年和成年人，骨折修复在力线对其的情况下允许些成角畸形，但不是旋转畸形。随着年龄的增长这些骨头可以纠正成角畸形。

十、直接（基础）骨愈合

当骨折碎片间的间隙消除、碎片减少和安全固定时就会发生基础骨愈合。在一期愈合时，一个或多个压缩植入物（骨钉，小型接骨板、张力带或90/90线）在解剖和生理上取代外部软骨梭状骨痂。骨折点的链接通过骨皮质和髓内管的基础愈合实现。压迫能防止骨折断端的活动，允许传递负荷，刺激愈合和重建。植入物最初承担通过骨折断端所有的负荷力。这种力随着愈合的过程逐渐转移给骨骼，所以随着骨折的愈合，植入物所承受的负荷逐渐变小。尽管最初骨膜切除或剥离可以抑制骨折愈合，但是在骨折愈合过程时能保持安全的固定。通常的骨折经过12周的治疗后骨折点的抗拉强度将会变得坚固。即使是好的复位术也不能保证所有的骨折碎片都能连接。接触区和小于1～2mm小缝隙同时存在于骨折碎片接头处。成骨细胞从骨膜转入小缝隙中，在骨折边缘成骨。新的编织骨形成。这个过程称为缺口愈合，有点类似重新修路时需要先把凹坑填满。

在外科手术48h后，骨折断端两侧的皮质骨开始连接时形成多细胞的基本单位（BMUs）。BMUs由破骨细胞、成骨细胞和小的营养血管形成。巨噬细胞源性破骨细胞移向骨折区，吞噬坏死的骨组织，血肿和骨碎片，随着他们向骨折区迁移形成一个“切锥”。间充质细胞分化为成骨细胞，排列在切锥的后表面，受中央再生小血管支持，以提供营养，去除可溶性废物。不成熟和板层骨成骨细胞共同转移到骨折区代替破骨细胞。

BMUs在成人骨维持较低水平的活动，维持骨吸收和沉积之间的平衡。骨折后局部BMUs被激活，可增加20～30倍。新骨单位，骨的基本单位，在骨折稳定后5～6周形成。

（一）修复阶段（增生期）（手术时间到术后21d）

骨折端通过开放复位、内固定和压迫后由急性期转化进入修复期。轴向切削锥从主要的皮质碎片到另一个。骨折固定术后约7d，新骨形成首先进行缺陷处的接触和间隙愈合。持续的BMU破骨细胞吸收活动，成骨细胞骨形成，是哈弗斯管重建的主要因素。BMU重建是不均衡的，破骨细胞活动（骨吸收）比成骨细胞的活动（骨形成）强50倍。这种内部不均衡允许骨形成更多的空隙，使哈弗斯管中更容易形成新生血管。

（二）重建阶段（成熟期）（21d到18个月）

伤后5～6周，半层骨已经取代了所有不成熟骨。骨折后6周，主要和次要愈伤组织是等效的。12周或更长的时间后，井然有序的层状骨将恢复到受伤前的状态。虽然骨折区外表面有血管成熟的板层骨，但是，大部分的骨骼不能应对轴向应力。正常松质骨垂直于肌肉的拉力方向。治疗骨折通过骨形成获得刚度以抵抗压力或组织变形和再骨折。骨骼组织的重复负载通过改变骨结构、密度和BMU的活动方向导致骨的改变。

甚至12周时，缺陷处的皮层与周围正常骨比，仍然存在一个截然不同的平面。随着不成熟的骨被清除，新的成熟骨开始承受垂直的负重。虽然骨硬度可以在早期骨折愈合中达到，但正常层状骨形成，骨强度恢复需要3个多月才能达到。

早期骨形成后，骨折处获得硬度，以抵抗压力或组织变形（再骨折）。获得骨硬度不意味着获得骨强度。骨骼组织的重复负载通过改变骨结构、密度和BMU的活动方向导致骨的改编。随着不成熟的骨被清除，新的成熟骨开始承受垂直的负重。虽然骨硬度可以在早期骨折愈合中达到，但正常骨强度需要数月才能获得正常层状排列。硬度决定愈合的骨头应对生理力量的作用；强度决定高强度的工作和运动。

十一、间质性瘢痕形成

（一）炎症期（急性期）（受伤5d内）

由于局部损伤，相对酸度、缺氧和毛细血管通透性增加，水肿（细胞外液）快速积聚在受伤局部的软组织处和组织间隙。水肿程度决定ZOI区。软组织的破坏可能局限于周围的骨膜和两闭合骨折碎片之间、低能量的皮下组织。高能粉碎或爆炸损伤比闭合性骨折有较大范围的ZOI区，可能会导致骨骼粉碎和复杂的伤口。

水肿液中含有纤维蛋白、多核白细胞、淋巴细胞、单核细胞和巨噬细胞渗透到骨折损伤ZOI区附近的组织间隙中。骨折48h内在ZOI区就可找到成纤维细胞。成纤维细胞长大，复制，在伤后3～5d开始合成和释放纤维蛋白。黏多糖、纤连蛋白和纤维蛋白渗透到ZOI区的细胞间质中。纤连蛋白附着于组织细胞表面，指导纤维蛋白迁移。纤维蛋白的力量是微不足道的，直到受伤后3～5d。

（二）修复阶段（增生期）（5～21d）

随着时间的推移，纤维蛋白演变成瘢痕组织。黏多糖在细胞间质逐渐凝固形成纤维蛋白，纤连蛋白强化形成“组织胶”，可以造成永久性组织粘连和关节挛缩。在这个阶段，整个伤口和所有受伤的结构都浸泡在炎性细胞液中。如果不治疗，ZOI区浸泡在炎性胞液中的组织邻近再生骨，可凝结成没有弹性的纤维组织和细胞间质，形成“伤口/瘢痕”。

不同组织，胶原纤维与表面物质的比值不同，亦会有不同的组织的弹性和强度。低氧张力和酸性（乳酸和丙酮酸）环境有利于纤维素增生演变。细胞外纤维蛋白遵循随机排列的纤连蛋白通道，在细胞间质中也随机排列。纤连蛋白和纤维蛋白附着在相邻软组织的细胞表面，随着时间的推移可以会发生粘连。骨折、纤维素增生和不合适治疗都可导致软组织损伤。

手指活动可促进水肿吸收，刺激纤维蛋白和胶原纤维与轴向压力平行，抑制纤连蛋白和纤维蛋白附着于相邻软组织，提高胶原蛋白弹性，可缩小创伤较少早期粘连。伤后第7天纤维增生达到最高峰，增生可持续2周，在随后的3个月速度逐渐较慢。在此组织高度增生期间，决定是否能恢复正常组织的完整性和运动。

软组织愈合由瘢痕组织修补的过程，称为修复，发生在撕裂的组织间，连接相邻组织。这些撕裂的组织是不可再生的，而被胶原蛋白（瘢痕）组织所取代，这些胶原蛋白是由成纤维细胞产生的。软组织愈合的次要目的是，由成纤维细胞直接形成的瘢痕。在愈合过程中，皮肤或肌腱边缘必须保持对齐和稳定，防止分离。在愈合过程中，小程度非破坏性的往复运动，刺激胶原黏合剂的生理（并行）纤维蛋白结合、粘连、强化和成熟，防止相邻结构间质组织粘连。

伤口缺损愈合的次要目的。伤口外周肉芽组织（白细胞和纤维蛋白）通过随机排列的纤维蛋白取代了最初的血肿，当同时发生伤口挛缩时，肉芽组织向伤口中心生长。大的伤口缺失可能需要皮肤移植和皮瓣覆盖。

（三）重建阶段（成熟期）（21d到6个月）

虽然与正常组织相比，伤口处胶原蛋白的代谢较高，但是合成与分解代谢会逐渐恢复平衡。最初伤口强度取决于相对较弱的，发生在每个胶原纤维的，分子内胶原蛋白黏合剂。伤后21d，不溶性胶原蛋白分子之间的二硫键（分子间黏合剂）开始出现，并迅速增加，从而增加了瘢痕组织的抗拉强度。手指运动继续使胶原蛋白分子平行于压力方向排列，当修复结构和重建时防止肌腱粘连和关节挛缩。胶原酶降解不必要的纤维，胶原蛋白沿着拉力方向重建。凋亡后不需要的细胞被清除。尽管代谢升高，但在正常伤口愈合时，胶原蛋白的合成和分解维持平衡。正弦模式的重组胶原纤维，允许正常软组织重建黏弹性，扩张和收缩，增加抗拉强度。过多的血管被去除后，瘢痕组织变得柔软，伤口颜色由红到粉红再到白色。

静态地长出错位韧带，胶囊或PIP连接，在非弹性收缩或休息位置重建。也可能出现粘连。可能发生手指的爪形手，并固定。正确的定位和早期运动，实现生理重塑、肌腱滑动和关节运动。

十二、康复

功能恢复是手骨折恢复的基本目标。医师必须告诉治疗师受伤的日期和损伤程度；CR、CRIF、切开复位和内固定的时间；固定的方法和可靠性；和任何预期的畸形或预测问题。医师和治疗师必须一起制定一个康复计划和时间表。他们必须通知，教育，鼓励和督促患者直到达到治疗目标，使患者达到最大限度的医学治疗。

（一）急性（炎症）阶段（受伤后或术后5d内）

在稳定的骨折固定和良好的矫形器的保护下开始进行功能康复。肿胀的手指由于MCP关节过伸，PIP关节弯曲和拇指活动空间的缩小，往往维持一个功能失调的姿势。休息的手应该定位在“安全”（康复准备）的位置，MCP关节弯曲50°～70°，PIP关节能充分伸展。掌指关节屈曲通过屈指韧带的拉长防止MCP关节的伸展挛缩。MCP关节屈伸创建一个远端滑移的伸肌罩在P1上，为手指骨折提供额外的软组织支持。PIP关节伸展可减少伸肌滞后，中央滑衰减，屈曲挛缩。拇指的活动空间允许捏和握。骨和关节突出处应该被足够的软垫和矫形器材保护，避免受压。包裹中手指小范围的活动是允许的。

RICE原则是休息-冰敷-压迫-抬高，受伤，CR，CRIF或ORIF后在家可立即实行。RICE原则首先是缓解水肿和其他严重激烈的创伤，之后促进它们的消耗。必须慎重的应用压迫，并进行小心监测。持续的、扭动的、不间断的疼痛，意味着压迫过紧，发现后要尽快解除。

（二）修复阶段（增生期）（5～21d）

在受伤或手术后的3～7天，最初的矫形架和医用辅料可被去除。切口和伤口要进行查看，评估，清创和矫正。X线片用于确认骨折处和植入点。

恰当的矫形器的使用，手抬高和康复运动是功能康复最重要的因素。矫形器必须保证重量轻和舒适。在治疗过程中，一旦骨折取得固有稳定性和关节灵活性，强度和耐力可以较轻松恢复。

定制或特定的骨折保护装置用于指骨骨折。矫形器用于保护骨折点、邻近的软组织和关节。手放置在安全康复准备位置。例如指骨骨折时，手腕的位置是弯曲15°～20°，允许外部伸肌肌腱协助内在肌肉扩展PIP手指关节（图29-7）。

相反，MC骨折时，手腕要扩展15°～20°以促进手指弯曲。矫形器需要添加附件，在治疗过程中和晚上保持PIP关节充分伸展。早期锻炼阶段需要把附件拿开。休息手的适当位置，早期运动增强关节恢复，肌腱滑动，胶原重塑，可限制组织粘连，关节挛缩和拇指活动空间，中央滑衰减，PIP关节滞后。一旦恢复充分活动，关节可脱离矫形保护（连续矫形减少）。连续矫正的减少，骨折愈合时，允许控制近端的手腕运动和远端的手指运动，减少发病率。保护矫形器要一直戴着，直到疼痛、肿胀和压痛减弱，直到附近关节骨折恢复全或最大主动运动。

手抬高和早期的手指活动能减少额外水肿，提高水肿吸收，较少静水阻力，抵抗肌腱、韧带和荚膜偏移。由于局部迹象消失，骨折刚度和强度提

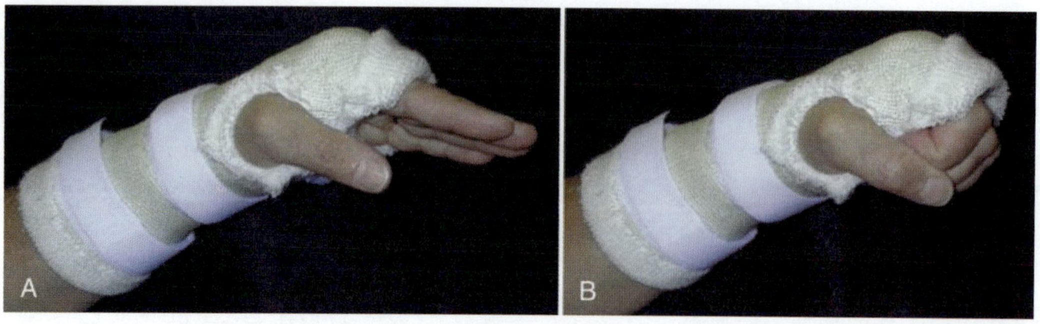

图29-7 A.近节指骨骨折支具，使掌指关节屈曲，向远端牵拉伸指结构以加压骨折块，拉长非固有伸指肌以便近端指间关节伸展。B.全部手指屈曲也是鼓励的

高，锻炼可能会成比例地增加强度和耐力。进展由软组织的反应，骨折稳定，患者疼痛的耐受性指导；没有发生额外的炎症或成纤维细胞反应。

虽然一些证据表明，由于能量低、尽量减少错位、简单的MC闭合或指骨干损伤，锻炼可推迟到伤后21天，但是大量证据表明早期康复会有更好的结果和较少的发病率，尤其是高能量闭合性损伤，开放性骨折和骨折需要ORIF。如果可以被纠正，粘连和挛缩或者不发生或在形成的初期阶段。骨折稳定可减少痛苦，并允许进行更快的锻炼。指骨骨折固定后，在治疗过程中，小心的Coban手指包裹和逆行性按摩，可以分散水肿，协助运动恢复。

指骨近端骨折的修复与Ⅱ区屈肌肌腱损伤有非常紧密的关系，MC骨折的康复对应同样的伸肌肌腱撕裂伤区Ⅴ和Ⅵ。Duran 和 Houser报道，在Ⅱ区屈肌肌腱修复后的4周期间，屈肌肌腱有4～5mm的恢复，可有效地防止骨和肌腱之间永久性粘连的形成，在90%Ⅱ区屈肌肌腱撕裂伤的患者，都有利于手指末端的运动。如果术后4周，屈肌肌腱没有达到4～5mm的恢复，则预后较差。推断这些发现于近端指骨骨折，两个相邻屈肌和伸肌肌腱有4～5mm的空隙，需要PIP关节有40°～50°偏弧和手指总自主运动（TAM）。最近的一份报告表明，只需要1～2mm的肌腱分离就可防止肌腱粘连。

在修复阶段的治疗时，以早期控制、软组织和疼痛调制手指运动和肌腱滑动为主。PROM练习主要是移动和延伸早期形成的瘢痕组织远端到固定的点。AROM练习是必要的，从固定点移向瘢痕组织。结合PROM和AROM练习有助于确保间质胶原蛋白和瘢痕组织的对齐并最终重建，弹性和运动。

在术后21d骨折治疗中的灵活固定，康复应该限制于肌腱活动锻炼和短弧PROM/AROM锻炼。这些限制有助于避免线放松和迁移，以及骨折错位（图29-8）。这些训练能交替的集中于关节逐渐的充分扩展，使PIP和MCP关节弯曲60°～70°。

PIP关节伸肌拉伤伴中央滑脱、背侧关节囊衰减和掌侧钢板粘连通常使近端指骨骨折复杂化。由于伸肌装置暴露于额外的纤维增生，近节指骨或PIP关节的背侧切口可能进一步混淆结果。假爪畸形可能会发生，并随着时间的推移而固定。PIP关节完全伸展，早期集中于末端活动的PIP关节伸展和中央滑移带和外侧带的差异滑动练习，可防止PIP关节滞后或畸形。

综合渐进式全弧手指锻炼在被动固定的骨折治疗时会被延迟，直到固定后21～28d，取得了固有稳定性和克氏针固定或外固定架固定被移除。

存在固有稳定性的骨折和骨折经稳定的内固定（骨钉，夹板，张力带，90-90线）后，从治疗开始就能忍受所有软组织的适当锻炼。综合全弧手指锻炼允许普通肌肉激活3个尺侧深肌腱一起运动，比单独的手指训练更有力量，也更好控制。手指能一起工作效果才最好。虽然独立的手指锻炼在恢复过程中扮演重要的角色，然而复合渐进式全弧手指锻炼可以帮助邻近的骨折点的手指避免僵硬。

一个腕部卡锁的矫形器能保护逐步进行交互腕，手指与手腕弯曲和手指伸展。伤后或术后1周有安全骨折固定的患者或弹性固定3～4周的患者，可以开始这些训练。PIP关节伸肌较弱，手臂的力量也较小。同时手腕屈曲和手指伸展，允许外侧手

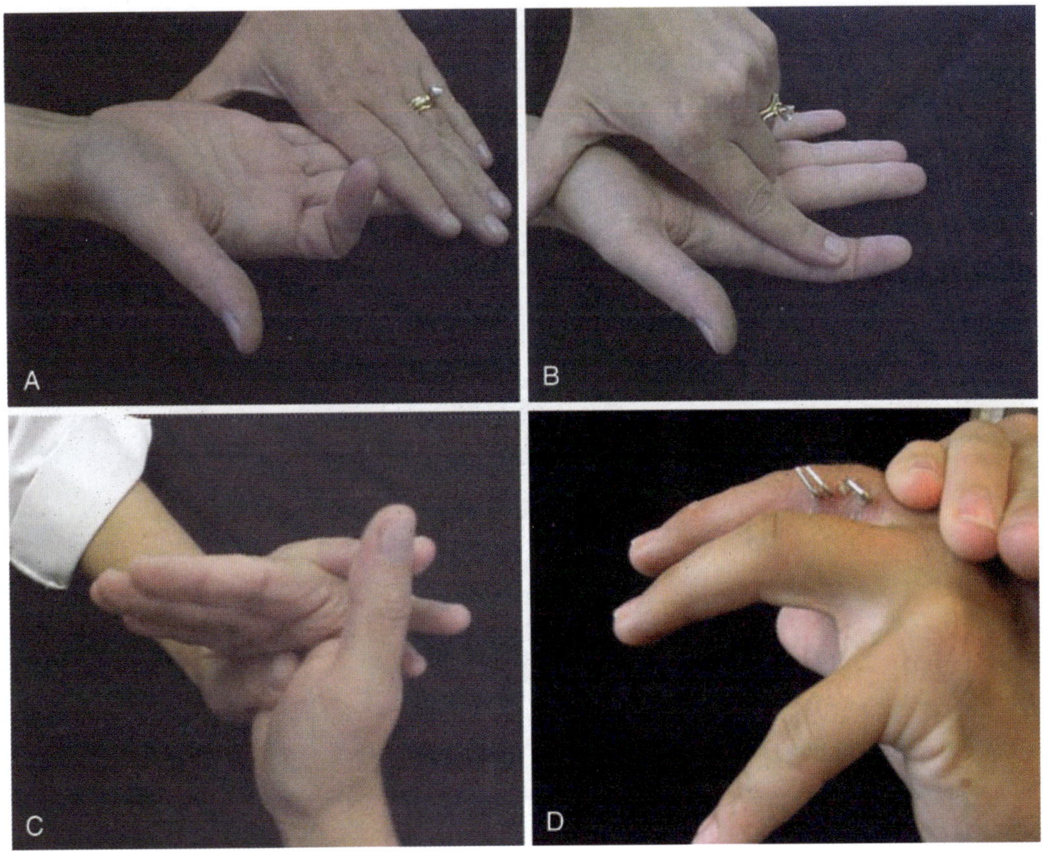

图29-8 肌腱滑动练习以保持活动性：A.指浅屈肌；B.指深屈肌；C.中央腱束；D.克氏针固定患者进行中央腱束滑动练习

指伸展时协助内在PIP关节伸展，以恢复全PIP关节伸展的关键位置和运动功能。休息时保持全PIP关节伸展是很重要的，直到恢复全关节的主动伸展或取得最大程度的进步。尽管支持使用矫形器和控制性渐进训练可抑制内在肌肉恢复，但是可以减少发病率和恢复工作或运动。

一旦切口和伤口清洁、闭合和干燥，可进行按摩软化，逐渐脱敏，调动瘢痕组织。可用于按摩的药物包括白凡士林，可可油和那些含芦荟和维生素E的药物。也可局部附着硅薄膜，也可以软化瘢痕组织。瘢痕治疗和脱敏可能对长达伤后6个月的都伤口有利。

指导和检查患者作为日常康复方案（DHP）。尽可能提供书面说明和图表。医师随访的同时一也可同时检查门诊患者。可以强化和进步。只要患者进展顺利，DHP就可以继续定期行门诊的监督。如果患者没有进展或退步，就应加强门诊患者的治疗和监督安排。这种策略结合了治疗效果和成本效益。

（三）重建阶段（成熟期）（21d到6个月）

伤后4周，骨痂通常已经足够稳固，疼痛、肿胀和压痛得到充分缓解，像暂时的克氏针固定就可以移除。

同时，当骨折稳定，功能恢复，愈合，疼痛和压痛消失，患者就可脱离矫形器。影像学检查一旦发现骨痂钙化，骨折闭合，骨折的治愈和稳定性就有了保证。这通常发生在伤后4～6周。骨痂坚固后就可以加强训练，包括强化和调节，被动伸展运动，肌肉电刺激和抗阻训练。

MC骨折，手背水肿，二级MCP关节伸展和内在MCP抑制关节屈肌的患者，在骨折愈伤组织或MCP关节易发生伸肌肌腱和荚膜粘连，限制MCP关节屈伸，导致爪形手畸形。一个切口覆盖MC或MCP关节，可能会使问题更加复杂。使用全指间关节伸展的静电矫形器，刺激MCP关节进行屈伸练习，将手指屈曲的力量转化给MCP关节，通过

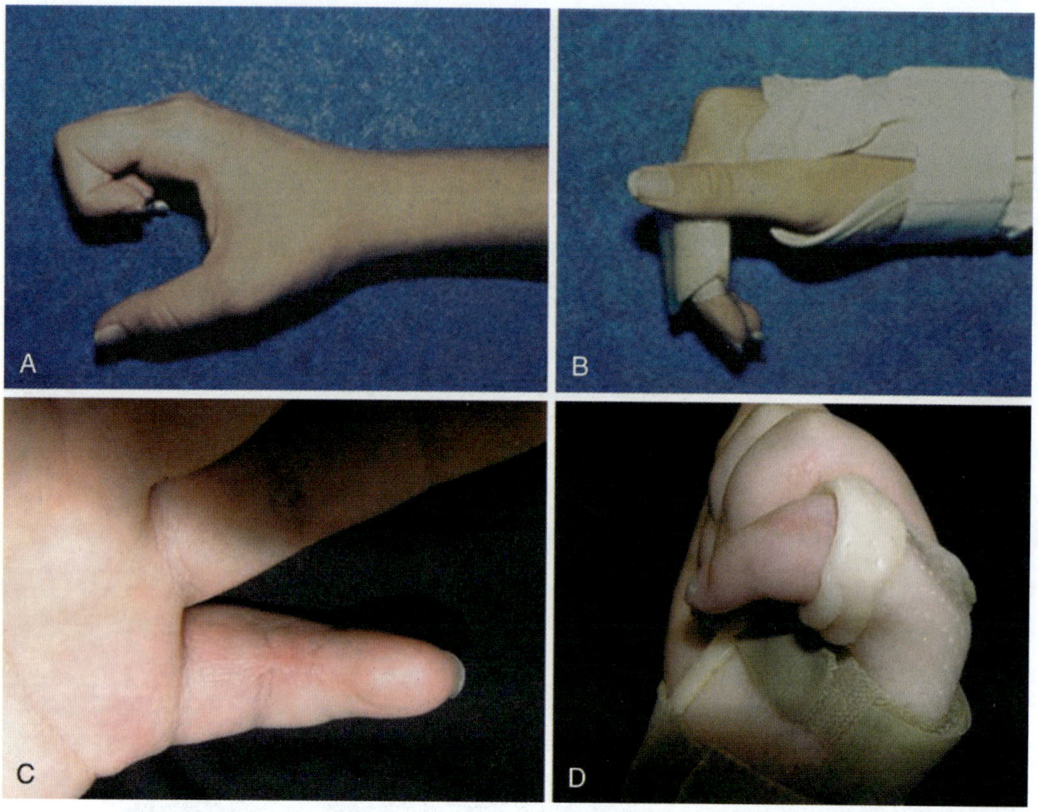

图29-9 A.掌骨骨折可以导致掌指关节屈曲受限。B.环形近端指间关节制动支具能够集中练习掌指关节水平的非固有屈指肌活动（腕部支具能够避免腕部进行代偿性的屈曲）。C.近节指骨骨折早期可能会导致指间关节伸展末期受限，随后会导致指间关节屈曲功能丧失。D.短款掌指关节制动支具，能够使非固有伸指肌及屈指肌的力量直接作用于远端指间关节

MCP指伸肌腱的连接来克服手背粘连，重建伸肌肌腱转动和MCP关节屈曲（图29-9A，B)。PIP关节的伸展挛缩比屈曲挛缩少见，但也确实会发生。MCP关节阻塞矫形器，允许PIP关节手指同时进行强有力的屈曲，可促进改善（图29-9C，D)。

在黏附缝隙点伸拉产生张力。拉力，重建期间用于治疗软组织，刺激组织强化。通过合成和分解，在愈伤组织中比未受伤的组织残留更多的胶原蛋白。生产成纤维细胞和胶原纤维，沿拉力方向排列。胶原酶分解和去除不必要的纤维，成纤维细胞合成新的胶原蛋白。弱排列纤维被吸收，被平行排列的纤维替换，指导治疗组织恢复损伤前的形式和功能。张力、压缩和拉伸的正常机械因素，在治疗期间要重新适应，通过机械诱导组织结构的变化，可导致抗拉强度增加。除了被动拉伸和抗阻练习，低负荷，长期或为了克服肌腱和关节粘连而设计的周期性动态矫形器，也可以安全的使用，一旦影像学检查发现骨折处的骨痂钙化。动态矫形器可用于结合被动伸展运动和有阻练习，或用于无法进行运动练习的骨折患者。动态矫形器应该每天要间隔佩戴至少6h，以取得最大效果。石膏矫正法可用于更严重的，长时间的或顽固畸形的骨折。在取代之前，石膏可戴6d。在固定的近端和远端，伸展和调动瘢痕组织是很重要的。

继续AROM练习可促进拉伸和有阻练习，使用动态矫形器和石膏矫正法以达到这一目标。

加热可以促进伸展。当胶原蛋白组织温度超过40℃，有25%的潜在伸长。Lentell和同事发现，拉伸时加热，比单独加热或拉长，在一半的时间可产生两倍的效果。石蜡表面加热，热敷和射流治疗是散热的好方法，因为温度升高和热度深度足够穿透小体积的手。

十三、结果和并发症

结果与并发症是密不可分的。并发症是良好结果的相反面。目前没有一个统一的手部骨折治愈结果分类的标准。入选标准不同，固定、随访间隔和评估，比较和分析结果的不同。而并发症可能来自这些数据。

骨折后，手指的活动与功能恢复高度相关。受伤手指运动总活动度，作为功能恢复的一个指标。功能测定的公式为TAM=AF（主动屈曲）MCP，PIP和DIP关节-3个的差。因此，任何关节挛缩或伸肌滞后都应在MCP、PIP和DIP的关节总数中去除。如果存在过伸，记录为0°，并记录下来。

屈肌肌腱修复后，适用于手指运动恢复的标准，已被用于手骨折的评价。85%～100%（手指220°～260°，拇指120°～140°）的手指运动总活动度是一个很好的结果。70%～85%（手指180°～220°，拇指95°～120°）的手指运动总活动度是一个好的结果。50%～70%（手指130°～180°，拇指70°～95°）的手指运动总活动度是一个一般的结果。低于50%的手指运动总活动度是一个差的结果。另一个更严格的分类标准是手指运动总活动度大于210°是一个好的结果，180°～210°之间是一个一般的结果，小于180°是一个坏的结果。用这些标准测得的为很好结果，PIP关节手指弯曲也应大于100°，并且伸肌滞后或挛缩至少小于15°。好的结果，PIP关节手指弯曲也应大于80°，并且伸肌滞后或挛缩至少小于35°。任何PIP关节手指弯曲小于80°，或伸肌滞后或挛缩大于35°时，则为差的结果。在分类结果为很好或好的，有适度活动的骨折，剩余手指的僵硬频率和手的能力。

一些研究者认为只有那些治愈的骨折，没有畸形和手指运动总活动度完全恢复的患者才是一个很好的结果；但这个标准没有在以前的报道中出现过。在一些相似的骨折中，常用6个月或更长时间的改善情况同6周时作比较，在那些手指运动总活动度没有完全恢复的患者中强调伸肌功能恢复的重要性。

僵硬是手部骨折最常见的并发症。在手指骨折中，拇指骨折的预后最好。MC骨折往往比近节指骨骨折有更好的结果。开始的软组织和骨折的严重创伤将严重影响功能恢复的结果。手骨折时，简单的皮肤伤口不会影响治疗结果。年龄大于50岁或有系统性疾病将会延迟骨折愈合。

内部稳定的无移位或很小移位的指骨或MC骨折超过90%会有一个好或很好的结果。不稳定的近端指骨的斜形骨折和MC骨折，经皮或开放钉或螺钉固定可有大约90%好或很好的结果。如果早期运动，并发症可能会大幅度减少。骨折邻近的关节持续的静止的固定不能超过21～28d。

多达15%的简单的手骨折患者，接受经皮克氏线固定可能引起皮肤过敏；手指神经损伤；针孔感染；线的松弛、迁移或弯曲；关节渗透；肌腱被刺穿或磨损；裂缝崩溃。简单骨折的永久性功能障碍是罕见的。如果克氏线插入后4周内移除，很少出现永久性粘连或持续感染。

一些重大的创伤尽管有最好的治疗和康复，但很难有好的结果。关节内的，粉碎性，多部位手骨折；伴有皮肤和骨缺损的骨折；需要内固定的骨折，几乎没有好或很好的结果，与需要非手术治疗或MIS治疗的低能量、闭合性、简单孤立的关节外骨折相比，有更一般或较差的结果。伸肌、屈肌或联合肌腱损伤进一步影响治疗和结果。跟腱完全撕裂的骨折与局部伤口相比，可能会失去更多的运动。伤口污染或护理延迟可能会产生有害的影响。有多个危险因素和肌腱损伤的患者有更大的危险。

即使存在多种因素导致关节的僵直，安全的固定和早期运动有利有利于患者恢复。如果手指整齐，不痛，并有足够的感觉和循环，那么就有可能恢复手的功能，因此如果有大的僵直，就应该将其切除。MCP关节的屈肌连接点，允许僵硬的手指完成有限的捏和抓的活动，操作物体、工具或机器和完成两只手才能完成的动作。

简单的手骨折很少见到不愈合的情况。对于粉碎性骨折，伴有不稳定、骨质疏松或严重复杂伤口的骨折，不愈合的概率可能会稍微大些。

MC和指骨粉碎性骨折，如果克氏针固定不牢固，就可导致骨折不愈合。骨延迟愈合或骨不愈合可以导致内固定针丢失或疲劳性损坏。

尽管一项研究报道，近端指骨骨折畸形愈合的发生率为13%，而手骨折的畸形愈合率为10%，但是由于畸形愈合而导致手功能受损的总体发病率低于5%。畸形愈合率受到骨折严重程度、治疗不及时和固定的技术不当的影响。

据报道，手部骨折有2%～10%的感染率。开放性骨折，尤其是脏的或肢体断裂的手部骨折，比闭合性骨折或可以择期手术的骨折容易更感染。骨髓炎的发生比较罕见，到也确有发生。

多达30%的患者，尤其是手工业者和优势手受伤的患者，很难重返工作岗位。有15%的患者不得不更换工作。

CCRP可能发生并可能被低估。CCRP-RSD可导致再次感染和不同程度的纤维增生。从而出现僵硬、萎缩、怕冷和感觉过敏。CCRP-RSD可以使骨折的治疗混乱延长，影响预后。早期识别和积极治疗是成功治疗的关键。

十四、小结

成功治疗手部骨折同时要求恢复内部骨折碎片和软组织的稳定，以恢复肌腱滑动和关节运动和促进闭合和开放手部骨折的瘢痕组织重建。认识到骨、软组织和瘢痕组织一致性，才能实现最佳的骨折愈合和功能恢复。手骨折的治疗和康复既是一门艺术也是一门科学。

应该在受伤后的5～7d内，尽可能地地实现骨折复位和稳定性。骨折复位和固定可减少出现畸形愈合、延迟愈合、不愈合和继发感染的风险，并为控制软组织的反应性累积打下基础，在发生粘连、关节挛缩，或伸肌滞后前的修复（增生性）阶段，恢复肌腱滑动和关节运动。弹性固定的骨折患者在骨折或术后约21d内，仅限于短弓肌腱滑动和不同的深肌腱的锻炼以防止骨折端错位，然而，也要保持几毫米范围的关节轻微活动，以防肌腱粘连。在愈合的整个阶段，患者由于安全的固定，活动度可能超过了软组织的承受范围。TAM弧的恢复，包括PIP全关节的伸展，以及至少有40°～50°的弯曲，这在修复阶段是至关重要的，必须逐渐地、得当地、有技巧地实现。

简单骨折，克氏针和外固定架应该在3～4周后拆除。微型钛钉、小钢板和张力带可以用于骨折的持续固定。

手休息时应该保持在手的功能位，即MCP关节屈曲和PIP关节伸直，直到局部和影像学证据提示骨折内部愈伤组织已愈合或PIP关节的伸展功能完全或大部分恢复。

通常在骨折或伤后4～6周，就会发现有形的愈伤组织，运动功能也开始恢复，然后逐渐进行有阻练习、强化练习、条件练习、被动拉伸练习和工作强化练习。动力牵引或石膏固定很容易导致关节僵硬而无法进行相应的练习。工作模拟、重返岗位和康复运动是治疗的最后阶段。

治疗结果和并发症与骨折开始的严重程度是密切相关。关节僵直是最常见的，也是最严重的骨折并发症，尤其是近节指骨骨折。骨折的解剖复位和稳定性恢复，以及手指早期运动以恢复关节功能和肌腱滑动，是成功治疗骨折的重点。手的外科医师早就认识到纤维增生和瘢痕形成，以及手的闭合性骨折由于开放手术而导致手指僵直的风险，尤其是毗邻屈肌腱鞘的骨折（“不毛之地”），并已告诫不要轻易选择开放性手术。微创手术对于关闭性的，并偶尔开放性的、简单的不稳定骨折，是一种重要的辅助治疗方法。可以避免由于开放手术带来的纤维素增长的危险，至少在某种程度上，与非手术治疗或克氏针固定相比，通过安全的骨折稳定性，允许早期和更集中的锻炼。

作为临床医师，我们努力发展骨折治疗策略以平衡骨折需要稳定固定的需要和运动需要软组织完整性的需要。骨折治愈的目标是维持骨折端的稳定，允许逐渐的运动恢复。我们的终极目标是成纤维细胞和成骨细胞可以一起很好地工作。

理解骨折愈合的过程和与骨折固定方法的联系，决定我们的临床决策。骨折开始治疗时好的决定，内固定物设计的技术进步，手术设计的改善，和早期制动有助于减少手部骨折并发症的发生率和严重程度。

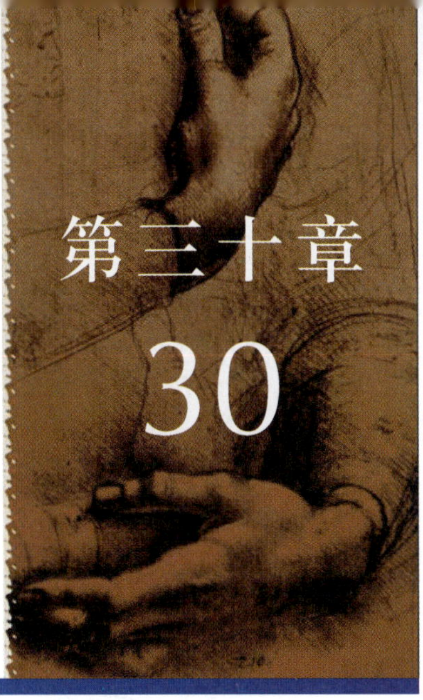

手部关节外骨折 第1部分：外科医师治疗的一种实用方法

原著者 MARK R. BELSKY, MD AND MATTHEW LEIBMAN, MD
译校者 隰建成　马远征

关键点

- 早期恢复运动是达到最好康复效果的关键。
- 坚强的内固定方法使早期恢复运动成为可能。
- 治疗方案的选择取决于骨折的具体情况，同时还要权衡利弊，在尽可能减少软组织剥离的情况下解剖复位，也要考虑患者的期望。
- 固定的方法有很多，简单的石膏固定、闭合复位并经皮克氏针内固定（CRIF）、切开复位用钢板螺钉进行内固定（ORIF）；对于复杂的损伤要结合钢板螺钉内固定和外固定支架。
- 如果不能获得满意的闭合复位，则需要进行切开复位内固定。
- 外科医师和治疗师之间的协作对于实现手部骨折管理的最优结果是必要的。

掌骨和指骨由腕骨延续，从腕弓向外伸展，形成手掌和手指（图30-1）。手与外界相作用的时候，可能导致骨骼创伤。骨折破坏了骨骼序列的稳定，造成手部功能减退。手的大部分重要功能丧失。治疗掌骨和指骨干骨折的技巧有很多。针对不同类型的骨折患者，给出最好的治疗方式是非常重要的，这需要考虑诸多因素。为了达到最好的疗效，现代理念提倡通过坚强内固定，早期恢复活动。外科剥离对软组织的损伤给这种手术至上的理念泼了盆冷水。对某些骨折来说，闭合复位和克氏针固定的疗效更好，且风险更低。我们治疗方案的选择取决于骨折的具体情况，同时还要权衡利弊，在尽可能减少软组织剥离的情况下解剖复位，也要考虑患者的期望。

在治疗之前，要对手进行细致、全面的检查。手的检查要注意肿胀、淤斑、擦伤、裂伤和畸形的准确部位。对骨关节面轻柔的触诊，找出压痛最明显的区域，因为急性损伤都很敏感。为了避免遗漏并发的损伤，评估邻近的骨与关节的情况是很重要的。

手指屈曲位最有利于评估旋转畸形。如果损伤太痛的话，可以通过指甲的方向来判断是否存在旋转畸形，但这样不如让患者屈曲手指来得准确。

一、掌骨干骨折

掌骨位于骨间肌和小指展肌之间其表面有一层薄板状筋膜覆盖，有助于非固有伸肌腱在掌骨背侧面平滑的滑动。掌骨干骨折常常会破坏这层“封套”样软组织的连续性。骨折的治疗方案中应当包括治疗周围软组织的部分。骨折的外科治疗可能会导致软组织粘连，限制活动。

从掌骨颈部到中间1/3的骨折通常发生于握拳猛击或手部被硬物击打。手背部骨折端会形成可见

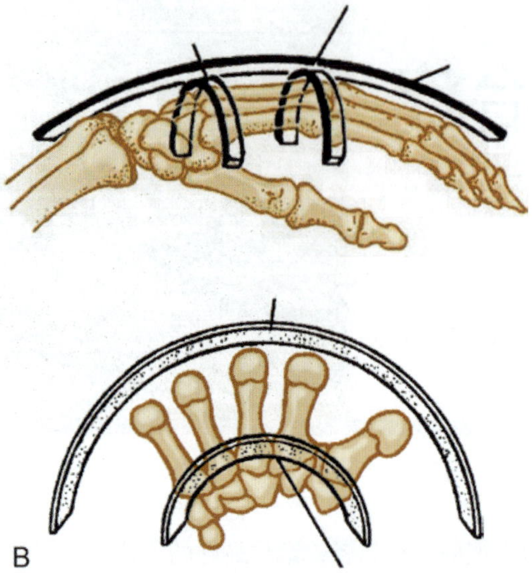

图30-1 图片展示的是手部弓形结构。A.掌骨从“罗马拱门”形的腕骨辐射开来；B.掌骨头及腕骨共同构成了手部的“金色拱门”结构

的、可触及的、明显压痛的畸形。如果患者在受伤之后的第二天才察觉，周围的肿胀可能会掩盖住骨折畸形。

掌骨颈部和骨干骨折的成角畸形常因对文献的误读或患者的表现而治疗不足。

掌骨头、掌骨颈的骨折，成角畸形范围在40°以内均可接受；而掌骨干骨折后成角畸形可允许的范围在20°以内。背部残留的肿块可以使肌腱偏移减弱握力。掌骨头屈向手掌，除了会明显影响手的屈曲功能之外，患者还会感到伸展困难，表现为“伸肌滞后”。

我们侧重于矫正20°及以上角度的掌骨干成角畸形或者是那种不被患者接受的骨折成角畸形。如果顶端是比较明显的畸形，那么除非复位，否则畸形会持续存在。掌骨颈部的压缩性骨折，如果头部旋转向下成角在40°以内且功能良好，那也可以接受。

如果患者被人咬，掌骨头背部的皮肤上就会出现牙印。这种损伤需要按照人类咬伤来处理。如果创口延伸到骨折处，就构成开放性污染骨折。这种损伤需要广泛的清创，切除伤口所有被污染的组织，使用第四代抗生素。复位完以后，为了稳定骨折，固定是必要的。在开放式骨折中，使用像克氏针或钢板等内固定需要慎重。直到伤口愈合不再有污染的情况下，再考虑最终的骨折固定。但是，当不稳定骨折合并伤口有严重的感染和污染时，可以用克氏针进行轴向固定。

如果创缘不齐，最好不要经掌骨头穿针固定，应采用顺行方式以克氏针固定骨折。Jorge Orbay发明了一种从掌骨基底经掌骨干至掌骨头的髓内针的固定技术和装置。对于简单的掌骨干闭合骨折，这种技术优势不明显，而且要想把插入掌骨基底部的髓内钉拔除，往往还需要再进一次手术室。

（一）掌骨颈部和干部骨折的闭合复位

大多数这类骨折可以通过简单的方法复位，尤其是在损伤7d之内的患者。塑形良好的石膏是一个可以接受的治疗方法。难点在于既要保持复位，让患者的手部舒适，保持掌指关节至少60°的屈曲，还要能允许连续拍摄平片来判断骨折复位的情况和复位维持的情况。

技术

患者适当镇静，仰卧，伤臂外展，舒服地放在床旁的小桌上。上臂扎止血带，但不要加压。常规消毒铺单。腕部或臂丛阻滞。

我们更倾向用腕部的神经阻滞麻醉。第五掌骨骨折（图30-2），尺神经和尺神经背侧感觉支的阻滞会使麻醉更充分。对于第四掌骨骨折，我们增加腕部正中神经和桡神经皮支的阻滞。一旦麻醉起效，闭合复位就可以进行了。对于大多数的掌骨颈横行骨折或短斜面骨折，需要按以下方式复位。

纵向的牵引骨折的手指，然后弯曲掌指关节。通过掌骨头，在手指背部实加压力。往上推掌骨头应当消除成角畸形。这有助于消除背部凸起，恢复正常曲线。同时纠正旋转畸形。

外科医师用拇指将近端指间关节向上推同时用示、中指将骨折尖端推向下方来复位。骨折复位后在C形臂透视下以电钻进行克氏针纵向穿刺对骨折进行固定。这就是闭合复位内固定技术（CRIF）。

用C形臂透视确认复位是否满意。尽量减少医师和患者的手暴露在X线中时间。X线的工作宽度大约是38.1cm（15英寸）。每远离辐射线0.92m（3英尺），辐射会减少25%.在面对透视机图像增强器

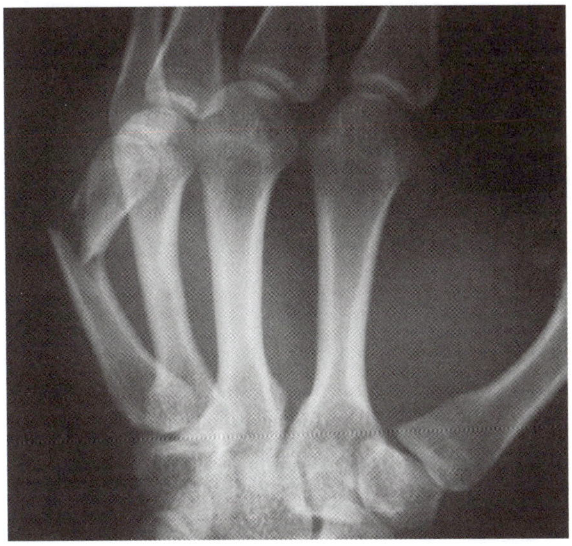

图30-2　第五掌骨远端骨干骨折，成角45°。给予闭合复位内固定的简单处理

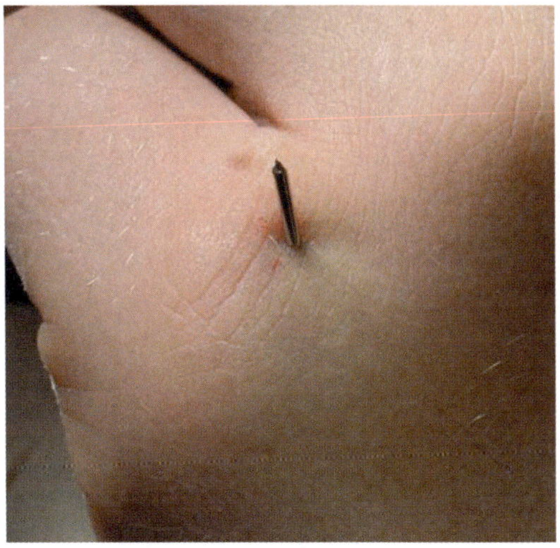

图30-4　注意皮肤的张力在克氏针的近端（右侧）。需要切开远端（左侧）皮肤以减轻张力。张力的方向是由远及近，松解后皮肤会沿此方向滑动

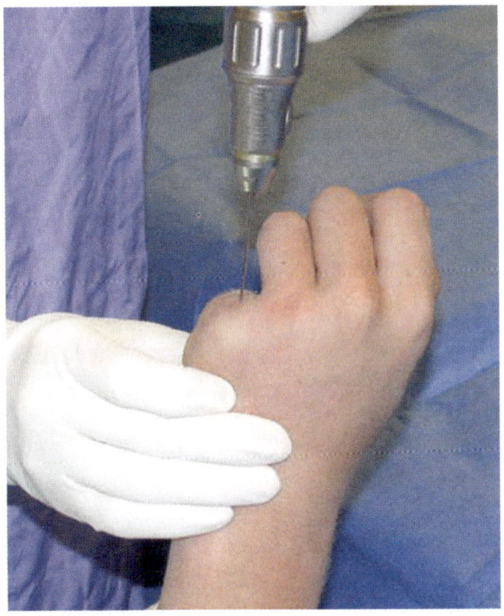

图30-3　用强力钻头将克氏针纵向穿过伸肌腱和掌骨头，直达掌骨的软骨下骨

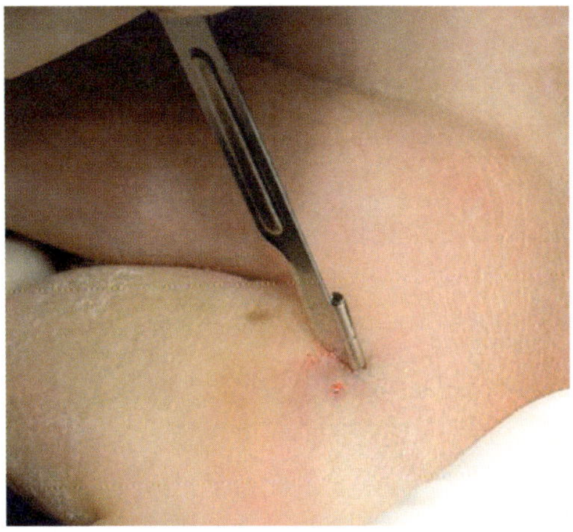

图30-5　远端皮肤切开后皮肤向近端（右侧）滑动，张力解除

的一侧辐射最大。

使用电钻（图30-3）将一个直径为0.14cm（0.054in)的克氏针从掌骨头穿通至掌骨体。第一根克氏针尽量向掌侧和尺侧穿行，意图是将克氏针固定至掌骨基底部的软骨下骨，但不通过腕掌骨关节。一旦骨折和克氏针的位置确定后，克氏针外露的部分要剪至露出皮肤3mm。

掌指关节结合部位要至少保持60°的弯曲功能。弯曲部位要维持掌指关节侧韧带一定的长度，避免挛缩畸形。要对穿刺克氏针部位的周围皮肤的张力进行评估，如果皮肤过紧，则需要释放张力（图30-4)。紧张的皮肤反映了张力的方向。沿张力较高的方向切开紧张的皮肤（图30-5)。要预防穿刺针眼的感染。用C形臂进行正侧位透视来确认骨折复位满意、定位来完成骨折的满意复位和克氏针的确实固定（图30-6)。

固定穿刺的部位由干仿纱布覆盖。短臂石膏托要对骨折手指和邻近手指固定3周。依从性好的患者，短臂石膏托固定的时间可以缩短。在1周时，

允许进行一些被动的近端指间关节运动。石膏托和固定针可以在固定3周时取出。用大号持针器旋转固定针，并纵向牵拉将其取出。

尽管片子没有显示愈合，但是大多数的掌骨体骨折通过这种方式治疗3周后，克氏固定针可以被取出。在这种情况下，取出固定针以后的3周，骨折可愈合并足以恢复运动功能。在取出克氏针之后，立刻恢复掌指关节结合部的功能有点困难。要鼓励患者积极的进行辅助关节活动度（ROM）的练习。在去除石膏托的最初几周，要将伤指与邻指胶布固定在一起以促进功能恢复。在去除石膏托的第一周，一些患者需要佩戴可拆卸的尺侧矫形器，以适应这个过渡期。闭合复位内固定后6周，患者在忍受范围内可以进行更多的有阻力的和负重的功能锻炼。

闭合复位内固定技术适用于所有的横向的和短斜行的掌骨骨折。当不能进行满意的闭合复位时，或者是长的斜行骨折，部分骨折或软组织插入骨折中，则应优先选择切开复位固定术。

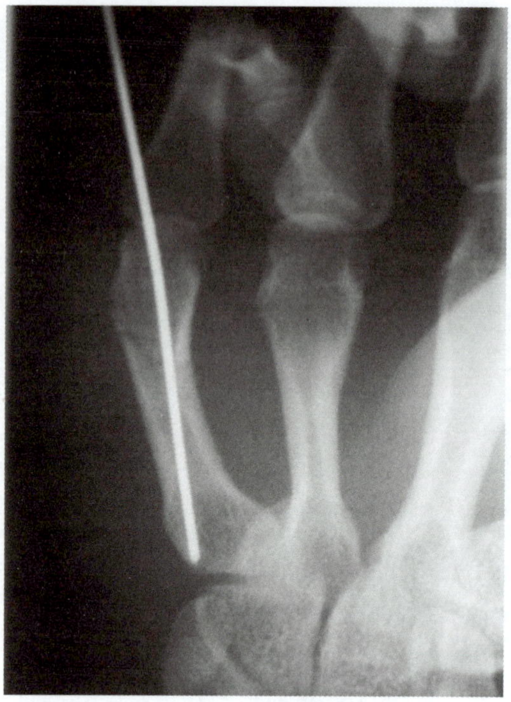

图30-6 骨折复位满意，克氏针固定，斜位相。后前位和侧位相省略

（二）切开复位内固定

一些掌骨体骨折更适合用切开复位内固定来治疗。一些掌骨体的长斜骨折，适合用自攻螺钉进行切开复位内固定。旋转暴力可以造成掌骨体下端的骨折，并可损伤附骨间的肌肉。这些临近的肌肉可以 入骨折端影响满意的闭合复位。同时这些肌肉可以使不稳定的骨折造成短缩畸形。切开复位内固定的目的是为了使骨折端达到解剖复位以恢复骨折稳定性，这样在骨折愈合之前，就可以进行功能锻炼。如果不能获得稳定的固定，那么运动必须要延迟到骨折愈合才能进行。

掌骨体骨折最好的手术入路是在掌骨体间背侧切开一个长的纵向切口。患者在闭合复位内固定时需要摆体位、准备和铺巾，但要首先进行臂丛（或锁骨上）阻滞。手臂进行驱血并在上臂打止血带进行加压，压力控制在收缩压以上100mmHg但不要超过300mmHg。

在伸肌腱之间做一长的纵行皮肤切口。轻轻推开非固有伸肌腱。沿着骨皮质做一长的纵行切口，大范围地剥离骨折部位的骨膜和肌肉及附件，以便充分暴露骨折部位。为了保护骨的血液供应和骨的愈合，骨折碎片处的所有软组织及附件都应保留。应用纵向牵引可以减少骨折的短缩畸形，恢复骨的长度。

花时间达到骨折的解剖复位，是很有意义的。因为仅1mm的旋转畸形就可能引起手指不美观的旋转畸形。掌骨的平均周长小于3.6cm。每毫米的旋转错位都会表现出至少10°的旋转畸形。通常超过5°的旋转畸形在临床工作中都是不被接受的，这种旋转畸形会影响骨折部位的功能。

一旦骨折发生，骨折钳固定好骨折端，然后临时将克氏针垂直固定于骨折部位。影像学证实复位满意后，在临时克氏针固定的部位植入固定螺钉替代。要仔细辨认骨上的裂纹，避免在裂纹处放置螺钉固定。螺钉尽可能地垂直置于骨折的平面，沿着骨折处间隙排列。钻孔打钉时要穿透对侧的骨皮质，以便能够给穿过骨折的钉子提供足够的压力。最好用螺钉将骨折碎片由小到大固定。在骨折线头部放置一枚螺钉，应避免邻近或在骨折碎片间放置螺钉（图30-7）。螺钉的植入要避免骨折处覆盖的肌腱受到刺激，要改善骨干骨折的固定。

这对指骨体骨折的固定尤为重要（参阅指骨

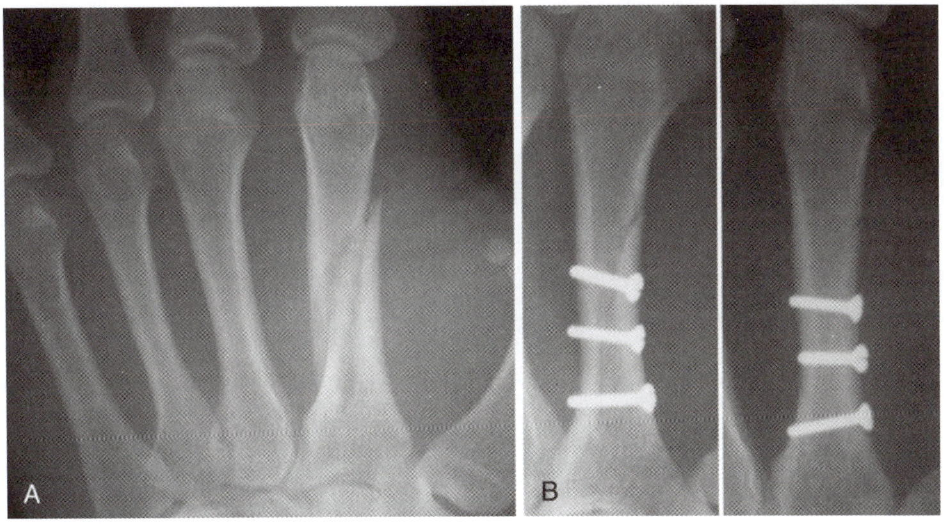

图30-7　A.第二掌骨长斜形骨干骨折，切开复位内固定；B.并用三颗骨折块间螺钉加固。术后几天患者即可很快开始ROM练习

体骨折部分)。螺钉的直径范围在1.3～1.5mm之间，螺钉的选择具体取决于患者的骨折部位的解剖结构。

一旦复位和骨折完成，软组织也要重新修复。如果可能地话，肌肉附件筋膜的边缘也会修复。要尽可能地保留骨折与皮肤之间的软组织的完整。通过肌腱固定术使手放置在被动的关节活动度位置，以确保手指良好的对齐并恢复它的自然解剖结构。

闭合切口后松开止血带。在充血的阶段适当加压有利于循环恢复。手用敷料加压包扎并被动放在支撑矫形器上。掌指关节弯曲程度不少于60°，手腕伸展30°～45°。通常术后4～7d，敷料可以被拆除，在保护的环境下，可以逐步地做一些主动关节活动度的锻炼（图30-8)。患者在手治疗师的监督和指导下，配合治疗，开始一系列的功能锻炼，使组织运动，关节活动，确保掌指关节的弯曲。重点是要成功的恢复掌指关节的弯曲和近端指间关节的伸展。通过早期的适当的功能锻炼来避免或减少骨折术后关节运动的内在僵直。

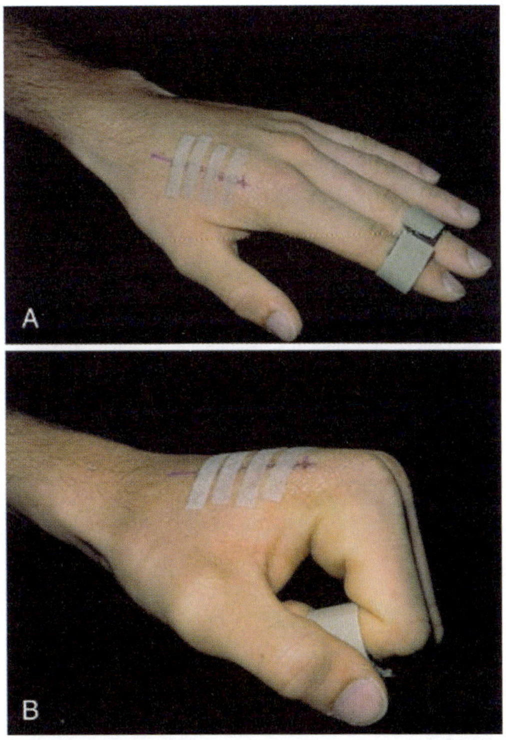

图30-8　A,B.图片所示为图30-7中那名患者，术后10d利用维可牢绑带进行主动ROM练习。注意为了显露第四掌骨骨折而做的纵行切口

（三）横行，短斜行和多发掌骨体骨折

某些掌骨体骨折的治疗最好是采用钢板固定，以提供更稳定的固定和术后更早的进行康复锻炼。横行，短斜行的和复杂的骨折，尤其是那些严重的软组织损伤的骨折，应该采用钢板固定。包括骨骼、肌肉和皮肤的开放骨折，被认为是一个复合型的损伤，因为它涉及多个系统。当复合损伤范围比较大的时候，例如手的劈木机挤压伤，引起复合

掌指骨骨折，钢板固定是特别有益的。在这种情势下，采用钢板固定，允许更早期的功能恢复，防止受伤软组织固有的瘢痕、粘连和纤维化。

各种各样的商用手模型可用于加护掌骨骨折。用2mm直径的螺钉固定钢板可以为早期的功能锻炼提供充足的稳定性。有一些手的模型加入了锁定钢板技术。如果螺钉锁定在钢板上，骨折的修复就更加稳定，特别是骨折质量不好，伴有粉碎的干骺端骨折。

钢板的应用确实要求有更多的解剖，但是也仅只是应用于骨折复位后的固定（图30-9）。钢板的长度在骨折两侧都要至少2个螺钉（四个皮质）。如果有粉碎现象，发生蝶形的碎片，碎片间内固定有助于更牢固的稳定。软组织的闭合以覆盖钢板，促进肌腱向邻近的内外键的偏移。手术后的护理和前面所说的患者切开复位内固定的护理一样。

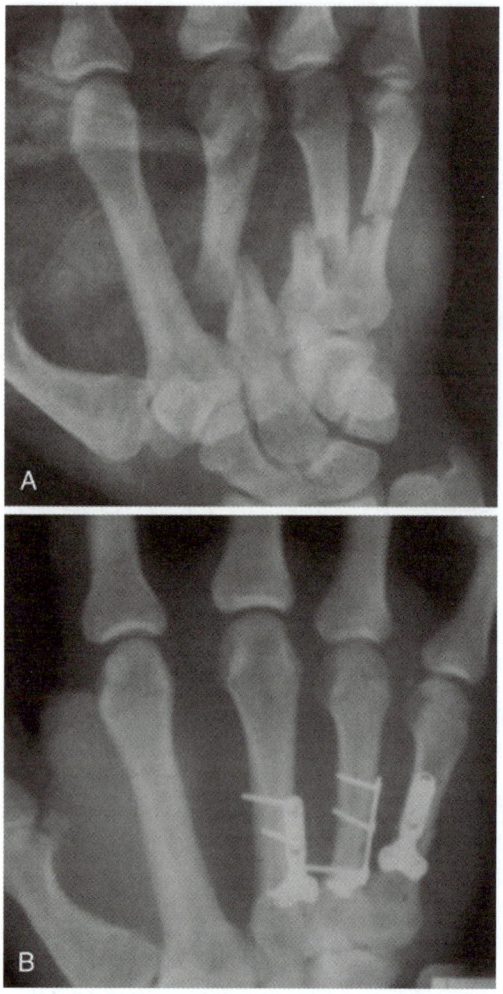

图30-9 严重碾压伤合并第二、第四、第五掌骨骨折。患者手部卷入原木分离器。B切开复位内固定

先前讨论的方法可用于治疗大多数的掌骨体骨折，然而，在一些少数情况下，需要选用其他的方法。当有大量的骨和软组织丢失，在骨移植和软组织修复之前，临时性的外固定是必要的。在某些情况下，环扎术可以作为补充固定。这些广泛的伤害不在本文讨论的范围内。

二、指骨体骨折

Swanson提出指骨近端骨折经常被人忽视或过度处理，更坏的是，极差的治疗。不幸的是，最常见的手骨折要遭受这三种可能。虽然拍摄骨折的影像是必要的，它与软组织包层骨折有密切的联系，并决定了结果。通过组织找到骨折复位和手术入路的平衡点是治疗骨折的关键。

闭合性近端指骨体骨折可分为横行、短斜行、长斜行和粉碎性骨折。对于大多数的横向，短斜行的骨折是由于指骨体的颈，中间和根部低速损伤而造成的，闭合复位内固定是更简单的，伤害性更小的，可以重复应用的治疗方法。

斜行和粉碎性骨折更适合闭合复位内固定、切开复位内固定或者是外固定，有些时候是这些方法结合使用。

（一）指骨体骨折的闭合复位内固定术

一般的近端指骨体的根部或中间骨折适合应用闭合复位内固定术。这种骨折的方法与掌骨骨折闭合复位内固定的方法类似。这些骨折在复位后是不稳定的需要添加额外的固定。

在腕部神经阻滞麻醉后，对手部的手术区域消毒铺无菌巾。将骨折手指进行纵向牵引然后弯曲掌指关节完成闭合复位。第1、2节指骨基底部和骨干中间的骨折尖端位于掌侧。这种损伤机制是可以预测的。具体机制是外部屈肌不均衡收缩导致近端指间关节屈曲，和内在屈肌收缩导致掌指关节屈曲及指间关节伸展。如果在损伤的5～7d之内进行治疗，大多数骨折都能通过闭合的方法修复。任何成角和旋转畸形都应适当地矫正。

通过C形臂影像机来证实复位的情况。一个满意的闭合复位必须在影像的指导下进行。一个

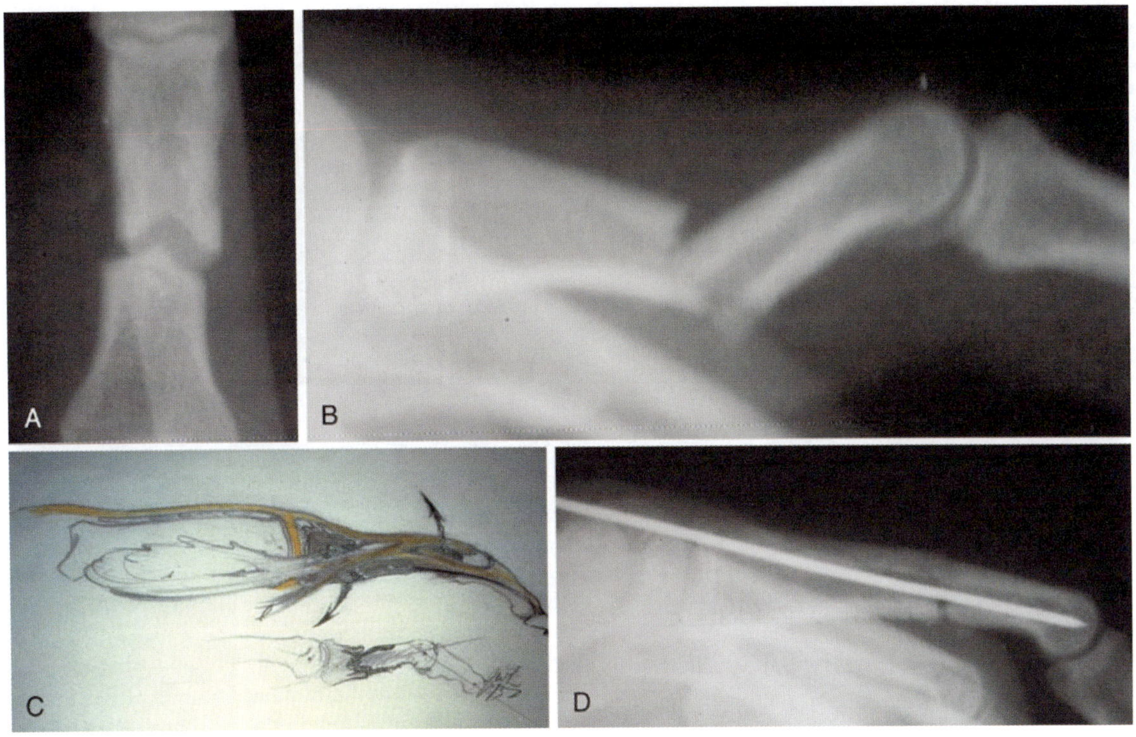

图30-10　A,B.低暴力损伤致第一指骨近节中段骨干骨折。注意典型的掌侧面塌陷。C.Littler.这一经典示意图进行了导致骨折移位的受力分析。固有肌收缩引起掌指关节屈曲，指浅屈肌收缩引起近端指间关节屈曲，D.使用0.045英寸克氏针经皮复位内固定后，骨折复位良好，稳定，石膏固定3周。3周后拆除石膏，开始活动

0.045英寸的克氏针钻通至掌骨头，穿过弯曲的掌指关节，延伸至近端指骨。克氏针应停留在近端指骨头的软骨内（图30-10D）。

暴露在皮肤外的针要剪掉3mm，以减小皮肤张力。一个圆形的固定件要固定骨折部分及邻近的手指3周。铸件要保持掌指关节及邻近的掌指关节弯曲，指间关节要保持一个舒服的位置（固有的位置也叫作舒服或安全的位置）。

3周的时候，铸件被移除，针也随之拔出。骨折通常在这个时候是比较稳定的。拔出固定针时，用一个重的持针器将克氏针轻轻地扭动，直到松动，然后同时拉伸和弯曲。

患者开始进行关节活动度的锻炼。起初患者不能完全伸展掌指关节。在接下来的一个星期，进行积极的辅助的一定范围的功能锻炼后，运动功能就可恢复。在外科手术后的6周，患者在忍受范围内可以适度的加强手的有阻锻炼。

近端指骨的长斜行骨折既可以通过克氏针闭合复位内固定方法治疗也可以通过切开复位螺钉内固定方法治疗。每一种方法都有自己的优点和缺点。我们的宗旨是避免切口通过包绕近端指骨的伸肌腱。当不能实现满意的闭合复位或早期运动至关重要时，最好选择切开复位螺钉内固定。

当斜的P1和P2骨折复位完成后，闭合复位开始应用于骨折，通过骨折夹加紧皮肤以减少骨折。骨折夹要放在骨折的中间。两个0.035英寸的克氏针平行的横向的钻入手指。两个克氏针分别钻在骨折的头部和尾部，骨折夹移开，在骨折中间放第三个克氏针（图30-11）。对于拇指和小指，我们一般采用克氏针穿透皮肤的边缘（拇指的桡侧和小指的尺侧）。对于中间的手指，针应该被隐藏或者是切短点，以避免刺到邻近的手指的皮肤，此时适合应用短臂的固定件。

3周后固定件被移除。由于针没有穿过关节（图30-11C），积极的辅助的一定范围的功能锻炼可以进行。当不锻炼的时候，患者通常佩戴矫形器。在第4周时，克氏针被拔出。患者继续进行功能锻炼以恢复所有的运动功能。

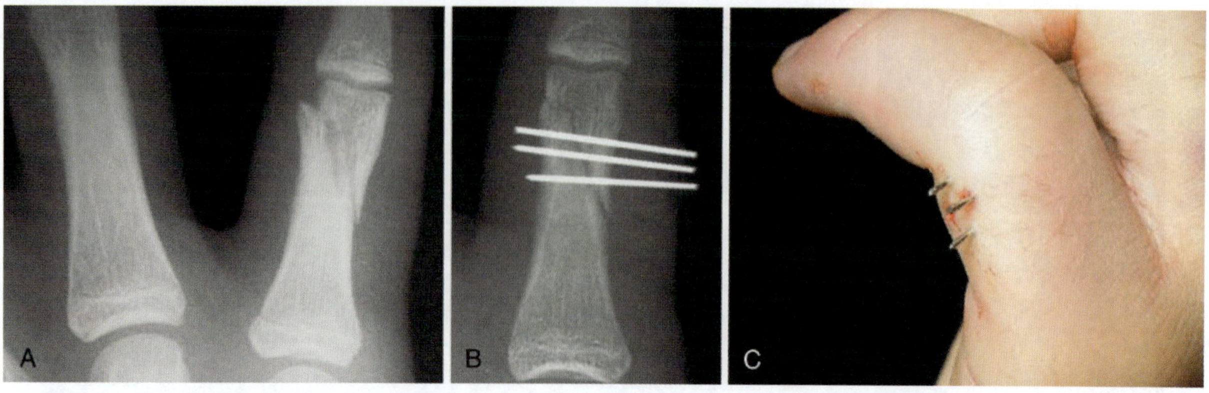

图30–11 A.第五指骨近节短斜行骨折，闭合复位，克氏针横行固定。B.纵向牵拉复位骨折块。复位钳固定后从第五指骨尺侧穿入3枚0.035号克氏针（从较小的骨折块穿向较大骨折块）。C.置针完毕后沿手指皮肤外缘剪断克氏针（本例中为小指尺侧缘）

（二）指骨体骨折切开复位和内固定

如果需要对指骨体骨折进行切开复位内固定的话，切口通常在中轴或背侧。中轴的方法允许伸肌的收缩，而背侧的方法需要切口和伸肌的修复。一旦切开，软组织进行修复和处理是运动功能恢复的一个重要因素。

适合P1和P2指骨长斜形骨折的螺钉内固定的放置是类似的。切开皮肤，伸肌收缩，如果有必要则切开伸肌，通过牵拉骨折端完成复位。复位时尽量减少旋转，临时将骨折进行固定。没有移位的骨折线看上去好像没有裂缝，应该谨慎地寻找。避免在骨折线头部有一个螺钉头直径大小的范围内放置螺钉。通过精细的技术，孔钻钻孔并进行深度测量，自攻螺钉放在孔内。重要的是确保该自攻螺钉不突出于对侧的骨皮质。皮质骨附近的孔可以钻过螺纹的直径，螺钉对骨折碎片进行加压。通常指骨骨折较适合用直径为1.3～1.5mm的螺钉（图30–12）。

某些骨折适合多种方法。无论是选择闭合复位内固定还是切开复位内固定，骨折周围总是会有一些张力，如图30–13所示。

（三）指骨干末端骨折

末端指骨骨折通常是由于甲床的挤压伤导致的。护理这些骨折包括护理甲床–幼嫩基质和无菌基质。甲床位于末端指骨的皮质层。如果第三节指骨体中间部的骨折移位，甲床是很有可能被撕裂。

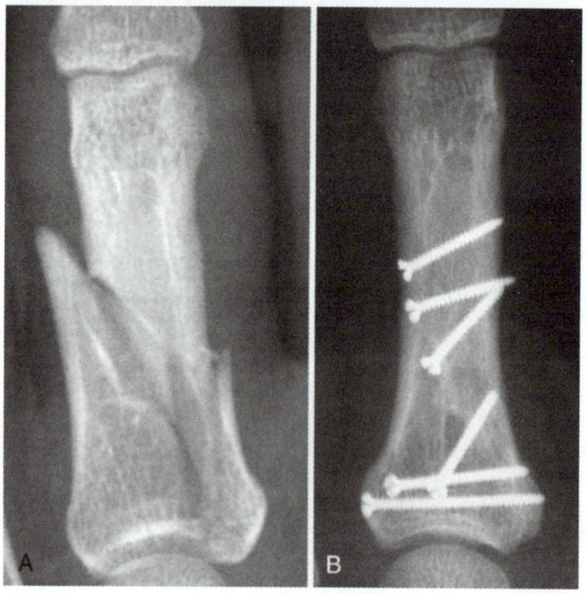

图30–12 近节指骨粉碎骨折（A），切开复位，骨折块间螺钉（B）内固定。这一特殊病例还用到了更多小尺寸螺钉

伴随着很大的血肿的甲床挤压伤经常包含第三节指骨的骨折。如果骨折不稳定，最好将骨折端用固定针固定。

对于指端粉碎骨折，没有必要用针固定。靠近基底部和骨干中间的骨折很有可能移位。由于伸肌和屈肌腱插入的细微差别，在骨干中间骨折后，会引起不稳定畸形。伸肌插入第三节指骨背侧表面的基底部。屈肌沿着近端手掌皮层的2/3插入，这经常会造成第三节指骨背部顶端的弯曲畸形。

成角的第三节指骨端骨折要用一个C形臂透视

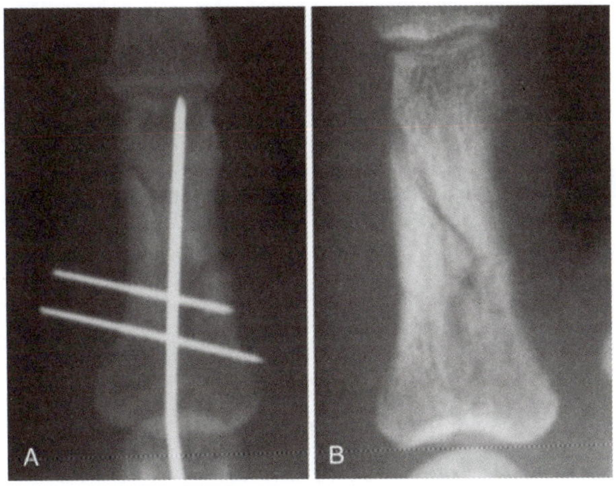

图30－13　A.类似的第一指骨粉碎骨折，闭合复位内固定。B.骨折愈合后拔除克氏针

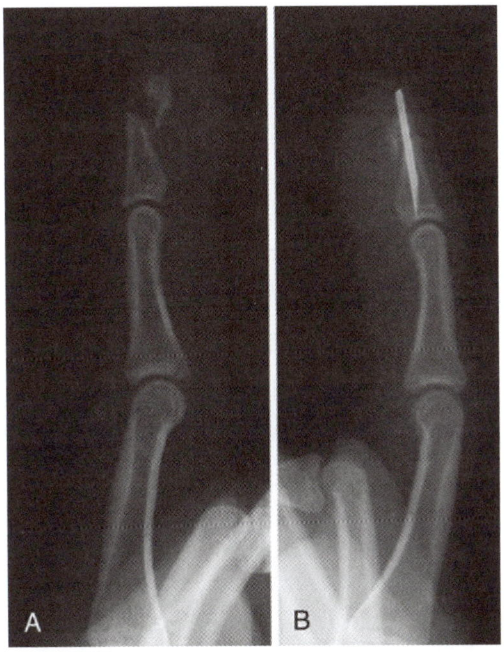

图30－14　第三指骨远端骨干骨折（A），切开复位克氏针内固定，甲床修补（B）

机和动力钻配合下进行治疗。如果有必要的话，钉板移除，暴露骨折和甲床伤。这需要骨折复位和细致的甲床封闭。穿过第三节指骨尖端，要放一个0.035～0.045英寸的克氏针（图30－14）。在直视下，通过甲床将指骨末端的骨折碎片进行复位。随后用针固定。根据骨折的水平，将固定钉置入第三节骨指的基底部，或者通过末端的指间关节将固定钉置入第二节骨指的骨干中部。

可吸收缝合（5－0或6－0）用于甲床的修复。与其他文献相反，除非是甲床延伸到了原始的基质，否则是没有必要在裂缝中取下指甲钉板。大多数第三指骨体骨折包括甲床的损伤。对于这种情况，我们放置单独的一层干仿纱布覆盖甲床，而把纱布放在指甲上皮下的裂缝中是毫无效果的。如果撕裂延伸到原始的基质，那么纱布进行铬缝合，防止粘连（生发基质上下层之间的附着力）。钉板的复位并不总是可以阻止指甲的撕裂。钉板复位最大问题是与甲床无菌组织的粘连。如果粘连发生，患者将忍受新的指甲钉板植入的痛苦。伤后1个月，指甲出现明显肿胀时，则需要在麻醉下切除。

以上令人痛苦的情况是可以避免的，在甲床上覆盖一单层干仿纱布，直到患者可以轻松剥掉。

固定于第3节指骨的克氏针在取出前要保持固定4周。固定针如前所述方法去除。但如果固定针位于第3节指骨的基底部，那么可以待X线片显示骨折损伤愈合后再将其取出。6周后，由于固定针周围的骨吸收，针可能会松动，很容易滑出。

三、掌骨和指骨骨折的并发症

掌指关节弯曲的功能障碍是由于掌指关节侧韧带通常被固定于伸展位置造成的。如果没有及时治疗，则可能有必要进行囊切开术治疗。掌骨体骨折被忽视，骨折背侧不雅观的尖端造成伸肌的滞后，这是由于掌骨头的位置不正和伸肌粘连造成的。对于初期和后期的畸形愈合，有必要采取截骨术治疗。有钢板固定的骨折，可以在术后1周内早期进行运动功能锻炼。如果因为某种原因钢板必须被移除，则需要待6个月后进行CT扫描来证实骨折的愈合后再取出。

如果手术时皮肤张力得到释放，并应用了结实的铸件，则固定针区域皮肤很少发生感染。以克氏针进行的闭合复位内固定术可以获得坚强的固定效果。固定针仅仅是一种内部的固定“矫形器”，前3周必须有一个坚实的支持。如果固定针区域感染深度超过周围皮肤，则需要将固定针取出。如果固定针区域皮肤有渗出物或该区域发生蜂窝织炎，则需要将固定针取出，对创口进行清创，并开始静脉使用抗生素治疗。由此产生的畸形，一旦组织愈合及感染得到控制，日后便可进行治疗。

手受伤内部僵直非常常见，但是经常被忽视。用Bunnell试验测试内在肌的紧张程度。“关节回滚”练习（图30-15）是一种促进机体内在伸展的好方法。患者进行掌指关节的伸展和指间关节的屈曲运动。患者用另一只手抓住受伤手的一个手指，被动的弯曲指间关节同时伸展掌指关节。如果内在紧张依然严重，应该在局部组织麻醉下背侧切除内部收缩肌。

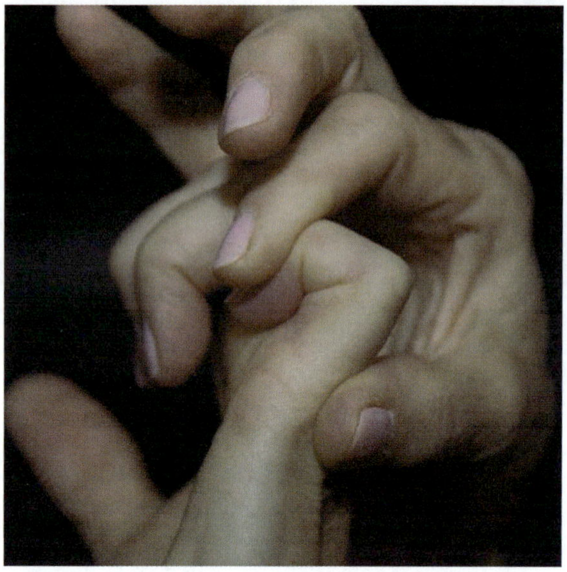

图30-15 指节回转练习。患者主动伸展掌指关节，同时屈曲指间关节。进而患者用另一只手被动伸展第五指间关节，每次一指，逐次完成。这种对固有肌的牵拉能够增加手指各个关节的活动

指骨骨折后可能发生邻近伸肌腱或屈肌腱的粘连。如果需要，在手术后的至少4～6个月进行粘连肌腱的松解术，同时钢板或螺钉可以被取出。肌腱松解术是在局麻下进行的，在手术过程中患者可以积极地参与并配合治疗。同时内在压力的释放是有益的。在进行手掌骨折闭合复位内固定时，长固定钉可能刺穿屈肌腱鞘。屈肌肌腱松解术通过中轴的手术入路实现。

指骨骨折可能导致旋转和（或）角畸形。第1节指骨畸形愈合的重建是复杂的。指骨或掌骨水平的截骨术在Jupiter和Ring和Freeland和Lindley等的文献中被描述，但在此超出了本文的讨论范围。

四、小结

大多数移位的指骨和掌骨体的骨折都能够通过简单的方法进行复位。固定的方法包括简单外部铸件固定、闭合复位克氏针内固定、切开复位螺钉、钢板内固定及伴随组织损伤使用的切开复位内固定与外固定的综合固定。如果不能获得满意的闭合复位，则需要进行切开复位内固定。外科医师必须运用所有的这些可行的治疗方法，以实现骨折的愈合。对于特定的患者的特定骨折，我们要选择创伤最小，效果最佳的治疗方法。

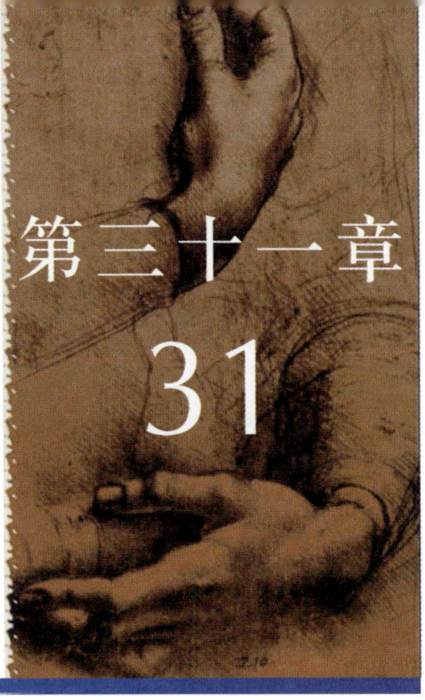

手部关节外骨折
第2部分：治疗师的介入

原著者 LYNNE M. FEEHAN, BScPT, MSc(PT), PhD, CHT*
译校者 隰建成　马远征

关键点

定义相对稳定型骨折的临床要点

- 骨折部位。
- 骨折线的性质和数量。
- 骨折最初的移位与序列。
- 复位和固定的类型。
- 复位和固定后的序列。
- 附属软组织的损伤性质。
- 骨折及手术后时间。
- 日常功能的需求和个体化要求。

需获得的重要因素

- 参考：全部且详细的骨折信息。
- 影像：复位固定前后的影像。
- 手术室报告：（如果可能的话）外科医师的书面（或口头）报告。
- 团队合作和沟通：患者和家属，内科医师、外科大夫以及治疗师之间。

一、背景

（一）流行病学调查与骨折的分布

手部骨折的发生率仅次于前臂骨折，位居第2位，在成年和儿童骨折发病率中可达20%，每年的发病率为36/10 000人。在青春期早期，即骨骼最快速生长的时期之后，男性和女性的手部骨折都是最常见的。一生中男性发生手部骨折的风险是女性的两倍，风险最高的时期在15～40岁之间，这是他们最活跃和最有创造力的工作时间。而对于疲劳骨折，65岁以上女性手部骨折的风险比男性更高（比率为1.5:1）。

超过50%的手部骨折为指骨骨折（包括远端、中段和近端）。其中，掌骨是最常见的长骨骨折部位，占到手部骨折的35%～45%，其次是指骨远端骨折占到手骨折的20%～25%，再次是中段和近端指骨骨折各占手骨折的15%。发生在第五指骨的骨折约占40%的手部骨折，拇指和第四指（环指）骨折分别占15%～20%。关节外手骨折占手部骨折的75%～85%。与工作相关的骨折占到了全部手部骨折的14%，其中指尖是职业外伤中最易暴露且受到创伤的部位，伴远端骨折的指骨骨折占职业人口关节外手部骨折的60%。在一般人群中，掌骨骨折是最常见的关节外手部骨折。

（二）保守治疗和外科手术

大多数表现为简单的、闭合、关节外的手骨折患者，仅需要进行非手术的闭合复位，在某些情况下需行经皮克氏针或髓内针（K-wire）固定，以维持早期骨折愈合中的骨折对位。无论是否经皮穿针固定，闭合复位可以避免额外的手术创伤。通常推荐闭合复位的方法治疗关节外的手骨折，复位后使用石膏或一个热塑支具来制动至少3～4周，作为骨折愈合的外部保护。通常，石膏或支具将手和手指固定于功能位（手腕背伸10°～15°，掌指关节屈曲70°，指间关节充分伸展、拇指手掌外展），而不相关关节维持屈曲以保证自由的活动。

尽管一些关节外手骨折可以通过闭合方式进行复位，当仍有一些手部骨折在闭合复位后失败，出现结构损伤或明显的错位。此外，一些手骨折表现为更复杂的临床损伤，包括严重的骨缺失或粉碎、关节破坏或开放性损伤伴有局部肌腱、神经、血管和皮肤组织的损伤，这些均需要治疗干预。对于上述情况，通常建议行开放手术或骨折复位术，采用更稳定或坚固的内固定或外固定方式，促进骨折早期愈合和早期运动。

在小的、不规则的手骨骨折中，进行切开复位和坚强内固定是有技术困难的，造成大范围的软组织和骨膜的破坏，带来了更加复杂的临床损伤，并且增加了瘢痕、僵硬及第二次手术修复的风险。因此，外科医师在治疗骨折时多会选择创伤较小的手术方法复位，或坚固性稍欠缺而更具弹性的骨折固定方式来保持骨折序列。但这些方法，并不一定能为骨折愈合提供足够的额外结构力量或稳定性。在此情况下，一般建议手和腕关节局部性固定4周以促进骨折愈合。

（三）微动和早期骨折愈合

动物研究显示，在骨折愈合早期一定的或控制下的周期性微小应力（通常是压缩）或微动，可显著影响愈合组织中的基因和分子表达。而基因和分子的表达又促进早期细胞增殖和分化，影响骨折早期愈合阶段的形态学和生物力学强度，最终促进骨折愈合的质量和速度。但也有类似研究发现，过多的骨折微动对骨折早期的愈合质量和速率产生不利影响。直到最近，仍不清楚在非负重肢体中被动活动不稳定性骨折的邻近关节，对骨折愈合的质量和速率是有积极还是消极影响。Feehan和同事们进行了一项对兔子非负重肢体的第三掌骨关节外骨折的研究，比较了骨折制动和骨折第5天时控制性被动活动联合轻柔挤压对骨折的影响作用。他们发现骨折后28d，实验组骨折愈合处的生物力学特点（力量和刚度）和骨折对位对线情况较对照组在统计学和临床表现中均有显著提高（>25%），为早期控制性保护性活动在治疗人类粉碎性关节外手部骨折的应用提供理念支持。

（四）早期的运动：变化趋势与临床证据

并不是所有的关节外手骨折都需在早期治疗阶段进行制动固定，有些骨折被认为是坚强稳定的，足以承受关节主动运动强度，这些更稳定的骨折可分为两种类型。一种是有坚固内固定的骨折，这是基于20世纪60年代到20世纪50年代Arbeitsgemeinschaft für Osteosynthesefragen内固定研究协会（AO/ASIF）提出的骨折固定理念。这个概念认为牢固的内固定不仅提供了一个“无活动”的骨折愈合环境，直接促进骨折内在愈合而不需要形成新的外骨痂完成重构，并且形成一个有足够力学强度的结构，允许周围关节早期功能性主动活动。

理论上，牢固的骨折固定结合早期运动的概念是很理想的。然而，从病例系列研究中来看，牢固手骨骨折固定（通常的钢板或螺钉或钢板和螺钉）的实际功能预后并不是那么理想。这可能一方面是机体因其复杂的手部组织解剖结构及多平面、间隙性运动，而无法耐受继发于外科术后继发的广泛限制性瘢痕。但这只是一种推断，因为支持或反对在关节外手部骨折中使用更多的固定替代物的临床证据是缺乏的。很明显，对于关节外手部骨折中的牢固骨折固定，其功效性和有效性需要进一步研究的。

第二个关于早期运动的理由是建立在功能性骨折支具的概念上。通常情况，这种类型的支具建议用于简单的、闭合的、轻度骨折移位的关节外长骨骨折。Sarmiento和Latta强烈呼吁将功能性骨折支具用于长骨骨折的治疗已超过30年，Colditz完成了一篇杰出的关于功能性骨折支具治疗上肢闭合性稳定性骨折的历史、理论和作用的综述，其中包括掌骨骨折和指骨近端骨折的应用（见第127章）。Latta及其同事认为，骨折支具是一种处理原则，而不仅仅是矫形工具的使用。基于这样的理念，可以说骨折端上下关节的固定对于骨折的二级愈合是没有必要的。

骨折固定的目的不是固定骨折碎片，而是在周围关节活动时为骨折区域提供足够的序列一致性和稳定性。功能性骨折支具的设计是为了提供长骨周围的区域性支持，支具可以根据肢体肿胀程度或周围的软组织环形周长进行调节，使骨折近端和远端的关节可通过一个无限制的主动运动弧自由活动。从循证医学实践的角度来看，已有几个独立进行的质量有限的随机临床试验证实该结论，即应用不同形式外部局部骨折支具（包括富有弹性的或者更加坚固的）结合早期功能锻炼治疗简单的、闭合的手指关节外掌骨骨折，与掌骨骨折的单纯局部制动相比，在提高运动功能恢复的比率、力量的恢复和重返工作岗位方面具有更好的优势。

在过去的十年间，有关长骨骨折固定原则的理念已经发生变化。已摒弃AO/ASIF的初始理念，即直接（切开）解剖复位和刚性加压固定，术后立即进行功能性再激活，进而转变为应用间接的、接近解剖的复位，采用微创、有限接触、弹性固定方法，术后予患肢制动或适量运动。这种新概念，以其生物性，或灵活的长骨固定为人们所知。该理念被Perren描述为在保持骨折愈合的生物完整性和提供稳定的力学环境之间取得平衡，即骨折愈合早期应适量的功能运动，而不是完全制动。

理论上，功能性骨折支具是与生物性或弹性固定的观念一致的。根据以上的理念，功能性支具也被定义为是一种无创的、外部的、间接的弹性骨折固定形式。现在通用较多的是创伤少或者微创技术，弹性手部骨折固定方式可提供一些额外的骨折对线和有限的结构稳定性，但未必是一个刚性或不运动的骨折愈合环境。一系列研究已经证实，早期积极的运动结合不同的固定形式可以被定义为生物性或弹性固定。具体包括克氏针固定、环扎固定、半刚性外骨折固定等方法来处理关节外的掌骨和指骨骨折。这一系列研究表明通过上述固定方法可以取得较好的效果，且很少有并发症。仅有一项关于对比牢固的螺钉固定与灵活的经皮穿刺针固定的随机临床试验。该试验证实对于指骨骨折后1周开始进行积极地运动者，指骨基底部斜行和螺旋行骨折在治疗后的疼痛、固定强度或移动性方面没有远期差异。因此，难以比较刚性固定结合早期运动锻炼与灵活固定结合早期运动锻炼在治疗关节外骨折方面的临床疗效（包括风险及受益）。

正如文献所述，骨折术后初期主要关注这些克氏针和外固定器周围的运动，及其是否增加周围软组织内针轨道感染或针迁移、松动的危险性。运动方案的选择可通过不同类型的固定方式来决定，而固定针可能一定程度限制软组织或关节运动，因此固定方法主要取决于需固定哪些软组织和关节。如果固定装置穿过关节或通过肌肉或伸肌，在固定装置被取出前这些关节、肌肉或伸肌运动不应进行运动。鉴于固定针的相关并发症风险增加，在骨折愈合早期，对于采取固定针或钢丝方式固定的骨折处，应强调其运动强调的渐进性。

（五）疗效与并发症

手部骨折后最常见的并发症骨折不是延迟愈合、不愈合或其他并发症（如感染等），而是肌腱滑动的减少或栓系，导致继发性关节僵硬或挛缩，以及制动相关的肌肉相关功能降低（力量、耐力、灵活性、协调性）。简单无移位的闭合性手骨折，通过闭合复位或不复位、无固定、限制性运动等治疗措施，可有效减少的长期并发症。相比之下，与引起需额外或长期治疗的继发性骨折后并发症风险相关的临床因素包括：多处骨折，骨质流失，其他相关区域的软组织损伤，近端指骨骨折，手术操作，钢板内固定和固定超过4周。幸运的是，大多数简单的、关节外手部骨折患者可恢复至正常或接近正常的局部组织功能（关节、肌腱、肌肉、神经肌肉），骨折12周后对返回正常日常活动无限制。然而，对于其他的手部骨折愈合不良、软组织损伤患者，应在早期采取正确和适度的干预治疗，以防止或减少骨折后局部组织的功能障碍并促进患者回归到正常的日常工作生活。

二、康复：一般原则

（一）定义相对稳定或结构强度

传统上，骨折的临床稳定是指骨折部位可足以承受非抗阻的主动运动而无移位产生，并根据其进行关节外手部骨折后的康复和功能锻炼。在许多情况下，关节外手部骨折的最初阶段，临床上认为是不稳定的。早期的骨折后康复，仅是提供一个固定矫形器和一些额外的支持性教育和建议，而主动运动和分级功能性激活只在因制动导致局部软组织并发症出现之后才开始进行。

定义临床稳定骨折的更加传统的概念是可以承受主动运动，临床上不稳定骨折需要制动。本章介绍了另一种康复进展观点，定义骨折结构强度为在整个恢复过程中的连续的相对稳定性（图31－1)。这种替代式的观点决定了在骨折愈合恢复过程中任何个人在任何时间点，基于目前结构强度或骨折相对稳定所进行的一些分级式运动、外部保护及功能性再激活相关的康复方案选择。基于相同的原则，在软组织损伤后（如肌腱、韧带或神经）设计、实施并逐步进行康复计划，并在受伤几天内开始康复治疗。以运动功能再激活为目标，采取受限、适度、受保护的运动训练。保护程度应逐步下降，并在未来数星期增加生理负重和功能性运动，直至全部功能恢复，这一过程通常需要持续到伤后3个月。

在任一时间点定义骨折愈合的当前结构强度或相对稳定性，取决于许多临床因素以及个人的功能需求和优先考虑事项。在关于其他手部受伤愈合及脆弱的软组织损伤治疗中通常涉及到相同的临床决策过程。在所有情况下，任何愈合组织的结构强度及必须承受的压力或负载类型是相对的。事实上这些组织，最好的具体康复干预时机并无规定。每个骨折的临床表现都是独一无二的，治疗计划必须根据每位患者的临床表现，具体的个人需求和优先事项，以及日常的功能需求制定可以达到的康复计划。了解影响这些独特骨折临床表现的因素和特定性，是发展高效和有效的康复计划，侧重于最大化的质量和功能恢复率的关键。

这些因素都详列在下面的讨论中。

1.哪个骨发生骨折，在骨的什么部位？

骨折的位置和周围的软组织解剖，决定了可能影响骨骼序列的局部静态和动态力量。第五手指的掌骨颈部骨折中潜在变形的力，与第一掌骨基底、第二近端指骨骨折相当不同。临床医师需要了解这些力量的本质，以正确规划关节的休息姿势。正确的姿势有助于减轻或抵消骨折部位周围运动时的力量（图31－2)。了解局部的解剖结构可更好的知道

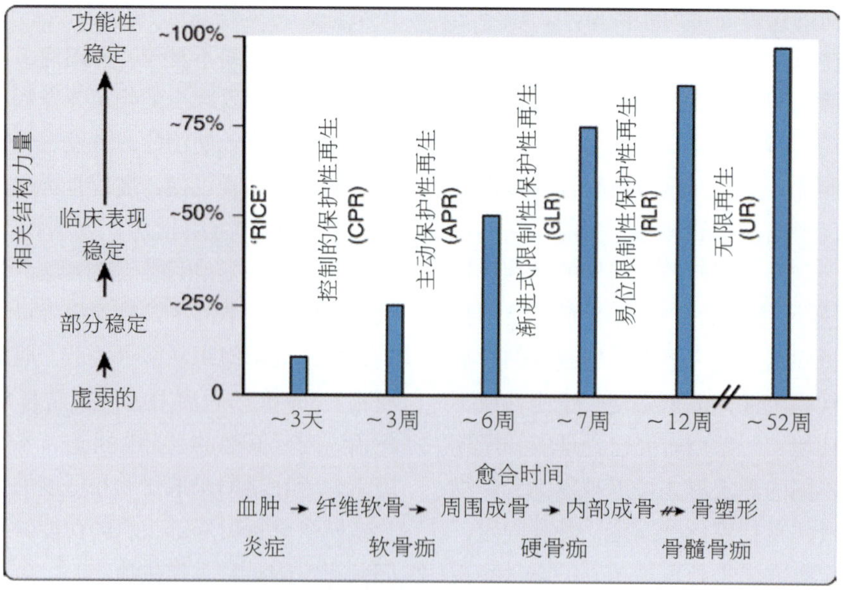

图31－1 骨折相关的力量及康复计划表

骨	部位	局部的变形力	畸形模式	
掌骨（MC）		内在肌：远端屈肌	背侧成角	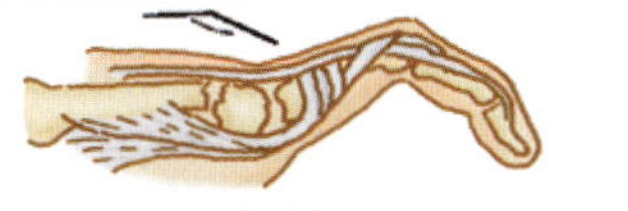
近节指骨（P1）		内在肌：近端屈肌 伸指结构：远端伸肌	掌侧成角	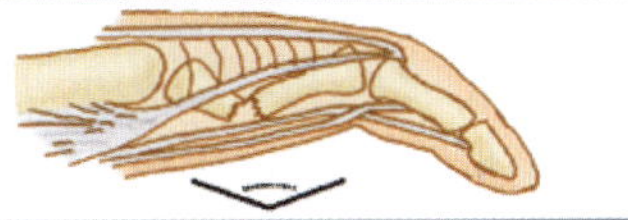
中节指骨（P2）	近端1/3	中央腱：近端伸肌 FDS：远端屈肌	背侧成角	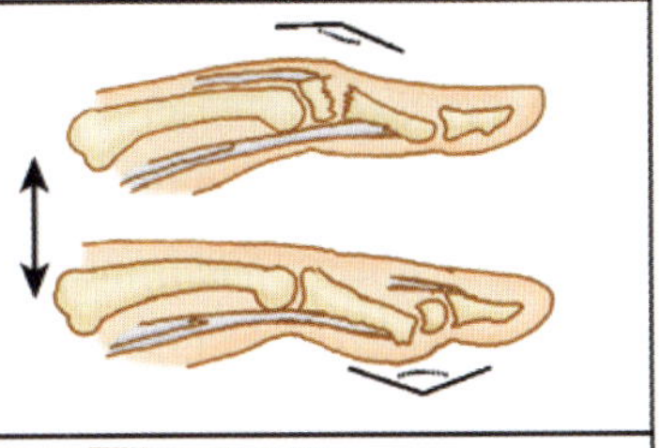
	远端1/3	FDS：近端屈肌 伸肌腱：远端伸肌	掌侧成角	
远节指骨（P3）	干部	伸肌腱：N/A（甲床损伤） FDP：远端屈肌	背侧成角	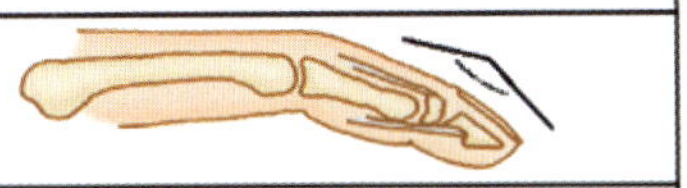
	头部	N/A：无肌腱附着		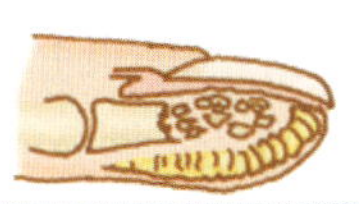

注意：所有的畸形−功能性骨短缩+/−指旋转或骨折远端侧方成角

图31−2　局部变形力和常见骨折畸形类型。FDP.指深屈肌；FDS.指浅屈肌；MC.掌骨

外伤后局部软组织的受损和功能受限情况，以及需何种再次手术治疗和固定方式（加上随后的固定）。如前所述，手部骨折后最常见的并发症是中部区域关节软组织、肌腱、肌肉的并发症，而不是骨折愈合的相关并发症。理解了软组织区域将发生何种并发症，是制定康复方案并预防他们的第一步。

2.骨折线的数量和性质

骨结构破坏方式有助于明确骨折对固有结构强度的破坏程度。本质上，骨折线的数量和在骨内的方向决定了骨折块移位的力量和方向。掌骨中段斜形或螺旋形骨折，相比于相同位置的横断骨折，更易被不同类型（压迫、牵引、弯曲和旋转）和方向（轴向、前后、尺桡偏）的力引起骨折端移位。斜行及螺旋骨折容易因为轴向压缩和旋转力量而移位，而横向骨折则更易受到前后向（AP）和尺桡方向（RU）力量的影响。骨折线的性质和数量，也能体现骨折内固定的类型或模式，可以用于帮助维持和稳定愈合过程中的骨折对线。

3.初始的骨折移位和对线

骨折移位程度和方向及受伤时骨折端实际移位方式，决定了骨折本身造成的结构破坏；受伤时骨膜破坏越多，骨质内部结构破坏越严重，复位后内在结构的强度破坏越严重。此外，初始骨折移位的程度和方向决定了减少或重组骨折断端所需力量的类型和方向。一般骨折通过引入一个与原有骨折模式或损伤相反的力来治疗，也会承受更多的骨折部位远端关节运动时产生的与骨折损伤相反的力和负重。如果骨折是由压缩或过伸性损伤引起，那么牵引和作用于骨折远端的屈曲力量和掌侧移位力量能够减轻骨损伤。这种类型骨折也可能承受更多的骨折远端屈曲运动，而不是全范围的伸展运动。

4.复位和固定的类型

骨折复位的类型（闭合，有限切开/微创，或开放）和任何附加固定（无，钢丝，螺钉或钢板，或两者兼有）的类型、模式和位置都会通过直接或间接方式影响骨折愈合的性质。此外，复位和固定

的类型决定了有多少骨血管及区域软组织被破坏，并受到金属撞击或侵占的影响。骨折固定的类型通过其机械结构（最小的、灵活的或低稳定性固定与绝对的、牢固的或高稳定性固定对比）决定了骨折的预期结构强度、稳定性程度和类型。

5.骨折复位术后和骨折对线

虽然骨折复位和固定的最终目标是实现完美的解剖复位，但这往往是不可能的，尤其是在行最小损伤的闭合复位或是微创的弹性内固定治疗时。通常情况下，为追求完美的精确复位和稳定需要更广泛的手术干预和留下残余金属在骨或手，而这两个方面对骨折愈合和患者的功能恢复有更大的潜在负面影响。

幸运的是，即使伴有一定程度畸形愈合的关节外骨折，受损手部组织和功能异常的患者有代偿和恢复功能的能力。但是，耐受或代偿畸形愈合的程度和类型也是有限度的。可以耐受的情况主要取决于受累的骨骼、骨畸形愈合的位置，以及患者的需求和对美观、功能要求的优先顺序。一般情况下相较于外侧成角或旋转畸形，手结构和患者能够更好地代偿和耐受掌侧或背侧成角畸形，前者可引起捏和抓握活动时指尖远离拇指的运动。

尽管医师和患者是在潜在风险-效益比不同的各种手术方案间作出的决定，治疗师仍需要了解各种畸形愈合模式对功能的潜在影响。这些认识是非常重要的，不仅能保证计划性治疗方式不增加畸形愈合恶化，尤其是在骨折后没有或很少的固定情况下，而且保证计划性支具或训练能够减少或预防畸形愈合相关并发症，尤其是任何功能性骨量减少和后续的骨折远端的关节运动范围受限情况下。

6.额外的软组织损伤的本质

无论是损伤还是任何手术创伤，相关的软组织损伤的程度都需要明确，因为它决定了康复计划中设计的相关区域的组织情况。相关软组织损伤程度越复杂，康复计划就越复杂，确保康复计划尽早开始以避免固定相关并发症的需求就越急迫。通常，在多个组织创伤的情况下，医师会选择更广泛的手术干预和更严格的骨折内固定，促进早期康复。即使没有明显的软组织直接损伤（如肌腱或神经裂伤），治疗师还需要了解如何实现骨折复位和固定的具体内容，也就是哪些软组织被切除、短缩、刺穿、夹紧、缝合或不缝合的技术细节，实现复位和固定有多困难，以及外科医师对固定有多大的信心。

重要的是记住即使是保守治疗的闭合手部骨折，骨折仍是最明显的损伤，因为在X线片上可以清楚看到。即使没有明显的外部证据，几乎所有的手部骨折也都是多发的组织创伤并包括软组织损伤。闭合型压缩、撞击、扭转型暴力通过手指或手传递有足够的力量引起骨折损伤，可能导致相同区域的神经血管、肌肉、肌腱、腱鞘或关节囊韧带的挤压伤、挫伤或撕裂伤。

7.骨折或手术开始的时间

通过直接或间接机制的愈合机制，骨折或手术为其愈合做好了准备。在一般情况下，骨折或手术后时间较长，骨愈合或矿化过程的结构强度越强。多数关节外手部骨折的愈合通过间接或继发性骨折骨痂来愈合，初始的几天为炎症的初始阶段，然后纤维软骨的增值或软痂形成，周围骨愈合、矿化或硬骨痂形成，最后进入内部骨桥或矿化阶段。随着矿化骨痂的不断增加，骨折部位的相对结构强度（刚度）重新恢复；这种刚度的逐步增加及相关的骨愈合或矿化往往决定了康复的阶段或干预类型和骨折后功能恢复情况（图31-1和表31-1）。

对于已行更为牢固内固定的骨折，要记住这些固定形式并不提供与正常骨相同的骨结构强度，所以其并不是功能性稳定。相反，他们提供的相对结构强度相当于临床上稳定的骨折或断裂，能够耐受骨折后3～4周内不受限的邻近关节活动，而不会产生相应骨折端移位或需额外的保护。在功能性活动时骨折部位仍需防护，尤其是在最初的3～4周内，不应逐步抗阻运动、被动复合伸展或进行未受保护的中度至重度功能性使用，除非有骨折的内部矿化的证据。骨折牢固内固定和内部矿化通常发生在同一时期，通过间接或继发性骨折骨痂愈合骨折内部矿化愈合，这发生在骨折后6周左右。

8.每天正常的功能要求和患者的优先选择

了解患者的正常日常功能需求和优先事项，决

表31-1　康复计划：手部关节外骨折

相对稳定：(结构性力量)	大概的时间范围	简写	活动(关节/肌腱)	外部保护(骨折)	恢复的限制因素(功能)
虚弱	0~3天	R休息/恢复 I制动 C加压 E上举	无关节活动：制动	制动 支具：多于2个关节(全程佩戴)	休息/恢复 上举/加压 限制性无痛功能锻炼(佩戴石膏或支具)
稳定性有限	3天~3周	C控制：稳定(活动) P保护(骨折) R激活(功能)	控制下稳定的关节活动 *类型 *弧度/方向 *关节数量 *频度	系列支具 复位/矫形支具：1个远端关节+1个骨折近端(手部清洁时去除)	轻度疼痛性功能锻炼(佩戴可调式骨折支具)
临床稳定	3~6周	A主动(活动) P保护(骨折) R激活(功能)	全弧度单一关节活动：主动+被动	骨折支具：不跨关节(夜间休息+白天活动时去除)	中度疼痛性功能锻炼(佩戴骨折支具)
	6~9周	G渐进(活动) L限制：保护(骨折) R激活(功能)	全弧度复合关节活动：主动+被动(活动范围最末期牵拉+支具)	限制性骨折支具：不跨关节(负荷较大时佩戴)	重度疼痛性功能锻炼(佩戴骨折支具)
	9~12周	R坚持(活动) L限制-保护(骨折) R激活(功能)	抗阻的，全弧度复合关节活动：主动抗阻(力量练习)	限制性骨折支具：不跨关节(风险较大时佩戴)	高风险(运动、娱乐、工作)无痛功能性活动(佩戴骨折支具)
功能稳定	12周以后	U解除限制 R激活	无限制关节活动	无保护	无限制

定骨折在功能性使用中的保护水平，也确定骨折后周围组织功能性再激活的优先事项和时间期限。大多数病例中，有计划地逐步地回归到正常的功能活动，包括工作、运动、休闲和个人护理活动，可以通过详细的设计、逐渐减少或改变外部骨折矫形器使用及与患者的需求一致的针对性功能激活训练来实现。整个骨折愈合中，早期有保护的功能再激活的优点是降低了受累手因早期骨折后固定和长期的功能废弃导致的捏、握力和耐力损伤的风险。

9.取得理解

了解骨折相对稳定性的重要因素：

- 一个来自于内科医师和外科医师的完整而详细的报告。
- 获得骨折复位和固定前后的影像学资料。
- 一个手术室报告（如果适用）或直接就手术细节与外科医师进行沟通。
- 团队合作，与治疗师、内外科医师和患者之间的沟通交流。

如果没有这些重要信息和相互支持的部分，治疗师只能通过有限的能力在“黑暗”中治疗手部骨折的患者，以最大限度地使其功能恢复。幸运的是，大多数手部治疗师已经建立了密切的团队合作（合作可以完成的更多）（详见第29章），通过与可以提供更多相关信息的内外科医师合作，获得手部受伤愈合其他类型详细信息。此外，因为大多数资料现在可以以数字形式在任何计算机上观看，临床上治疗师更易获得大部分的影像资料和手术报告。就其他急性手部损伤来说，如果转诊时无法获得详细资料，治疗师应在干预治疗前了解损伤和手术的细节，并咨询内外科医师进一步了解详细情况。此外，治疗师和外科医师应共同努力以确保患者是团队中的成员，并确保其了解手部骨折情况和康复目标及时间过程，同时治疗师和医师应监督、支持并鼓励患者，以达到最好的结果。

（二）康复阶段：基于骨折相对稳定性

这个阶段的关节外手部骨折康复与肌腱神经愈合修复在本质上是一样的：开始的几天是损伤后炎性愈合阶段，要进行休息和恢复；接下来的3～4周通过一个轻便的多功能性的并且有外部支持和保护的修复项目及仪器来进行有限的功能恢复训练。在几周之后，通过逐步降低或减少外部保护或有效治疗骨折，逐渐改变运动量及方式，随后进行被动伸展运动、抗阻运动和功能恢复训练。

骨折术后的康复分为六个阶段，包括骨折愈合的结构强度或相对稳定性变化过程（见图31-1和表31-1）。无论如何，手部骨折后任何变化的发生、发展或调整的治疗，必须基于在每个时间点的对骨折相对稳定性评估。这些阶段的康复原则需针对不同患者而调整。

1.第1阶段：脆性骨折阶段——休息，冰敷，加压包扎，抬高患肢（RICE）

在伤后第3～5天，可看到骨折创伤后的初步血肿和炎症反应。在此期间，除了可极少量使用手和基本的自我照顾，骨折手没有任何生物功能优势。除需要进一步的伤口护理和监测潜在的污染外，在开放性损伤中，手部骨折还应伤后休息和恢复3～5天。在这些初始阶段，光疗、加压、固定敷料或矫形器和抬高患手可最大限度地减少骨折术后的水肿和疼痛。大约骨折后3～5天，休息时和睡眠时的疼痛及其他伴随症状开始消退。这些通常标志着骨折固定或支持程度可以逐步降低调整，并逐步开始一些早期的适量运动和轻度的功能激活训练。

2.第2阶段：有限稳定性阶段——受控的、受保护的恢复运动（CPR）

在受伤后的第3天和第5天，如果关节进行了正确的固定或保护性矫正，大多数骨折部位有一些有限的稳定性，并可以耐受适度的关节运动以及少量功能使用。没有这个额外的保护大多数骨折尚未强劲到足以承受联合运动或无限制的功能性使用。幸运的是，如同其他脆性的软组织损伤愈合一样，很多低强度的适度运动可以在这个时期进行。大量的骨折支具可以在功能性使用过程中为骨折部位提供保护和支持。这些支具也在休息及功能性使用过程中稳定或固定至少一个骨折近端和远端，同时又可以保证关节在一个安全范围内下进行功能恢复锻炼（表31-1）。

3.第3阶段：临床稳定阶段——主动的受保护下的恢复运动（APR）

在经过3～4d最初的有限稳定性阶段后，以及3～5d的钢板或螺钉骨折固定后，通常患肢可耐受不受限、全弧的局部性关节运动。然而，骨折部位在没有持续的外部支持或保护下，尚未获得足够的强度和稳定性来承受多关节、全范围、被动拉伸和中度抗阻的训练。此时，如果在早期康复阶段使用固定矫形器或可调整骨折支具并逐渐过渡到传统的功能性支具，为骨折提供一个不包括关节骨折近端或远端的全范围支撑，则可为手的中度、无痛性功能活动提供便利（表31-1）。

4.第4阶段：渐进的、有限保护的恢复运动

约6周后，大多数关节外手部骨折有足够的结构强度耐受全范围、复合的、主动运动和被动伸展运动，或矫形器的使用的最终范围，渐进式抗阻运动（低强度）和中度功能活动，而不需要额外的骨折支持或保护。然而，在使用患手进行强化运动或功能使用时，仍需要外部支持或保护（功能性骨折支具）（表31-1）。

5.第5阶段：抗阻，少量保护的恢复运动

伤后约9周，关节外手部骨折可在没有任何额外的保护或支持的情况下耐受中等水平的职业或体育相关活动和较强的抗阻训练。然而，在高风险、高强度的活动中骨折部位仍需外部保护或功能性骨折支具，直到骨折后至少3个月（表31-1）。

6.第6期：无限制的恢复运动

由于无残留手组织损伤或功能障碍，通常骨折3个月后，患者应能够恢复正常的功能活动，而不需要额外的支持或保护的。然而这并不总是绝对的，此时的重点是需要继续通过不断练习和矫形器使用以最大限度地恢复局部组织、关节、肌腱和肌

肉功能。如果患者在骨折后3个月能够达到职业、体育或其他功能性活动水平，应进一步重视这个过程及具体的功能障碍或限制，明确进一步康复计划，以促进患手达到未受伤时的功能水平（表31－1）。

（三）治疗方案：运动，外部保护和功能恢复

图31－3提供了一个运动的概述，外部保护功能激活的选择和变化，治疗师在治疗时关节外手部骨折可能会考虑这些。虽然临床方案可能很复杂，但这其实与其他类似的手部损伤在治疗方面没有本质不同。

（四）运动的选择

传统上，在拆除固定或矫形器后才可以进行关节外手骨折部位的相邻关节运动，当骨折部位被牢固固定或达到临床稳定后可以早些进行邻近关节运动。在这些情况下，对患肢的活动通常从主动、全弧、复合运动开始。然而，当骨折有更有限的相对稳定或更有力的活动时，一些可控、可限制的运动方法可推荐给患者。

可以限制或控制的治疗方案参数包括（图31－3）：

1.运动弧（有限或全部）。

2.运动类型（被动，主动协助，非抵抗主动，被动的最终范围，主动抗阻）。

3.运动方向（屈曲或伸展，或两者兼而有之）。

4.移动的关节数量（单关节运动或多关节复合运动）。

5.运动频率（每次多少个，多久一次）。

6.运动条件（局部骨折稳定，监督下，在矫形器保护下）。

手部骨折之后如何进步、运动取决于骨折和患者情况。达到治疗目标并没有具体的时间表或规则，而无痛苦的治疗方案取决于骨折的相对稳定性。如果患者可以实现无痛、半弧的、被动的、孤立关节运动，则可以考虑进一步的治疗。如果该方案无法实现，应该重新审视和修改目标，转变为可耐受的强度稍低的运动治疗方案。如果可以耐受这个目标，且患者可以成功完成无痛、非抗阻、全弧的骨折远端关节主动运动，那么不管有没有额外的局部骨折稳定或骨折外部保护都可考虑发展到多关节全弧运动或低强度抗阻或轻柔的全范围牵伸。也许患者可实现骨折邻近关节的全范围无痛多关节主动屈曲，但不能保持一贯的主动伸展，则应继续延长白天矫形器练习伸展并在夜间休息时使用矫形器维持关节伸位。

1.外部保护方案

在骨折后最初的3～4周，传统上在因手部骨折而受影响的手指、手腕和前臂关节中应用某种形式的坚强石膏外固定、矫形器或支具，通过外部支撑，来有效地固定所有关节。尽管这些外部支撑可在骨折初步愈合期间提供足够的保护，但他们的功能并不完善，也不允许关节的适度运动。其次，这些笨重的外部支持往往在3～4周后被移除，以促进主动运动和部分功能恢复。但是，此时的骨折基底部仍然相对薄弱，需要从其他的功能保护，这意味着患者需要继续限制参与许多正常日常功能活动。整个恢复阶段，可以修改或适应外部的保护方法（图31－3）：

1.材料（刚性，半刚性，柔软或弹性）。

2.关节固定数量〔制动关节（>2个）；可调节的骨折支具（1关节骨折）；功能性骨折支具〕。

3.休息时关节的姿势（屈曲，伸展）。

4.其他设计考虑（伤口在掌侧或背侧，伤口的类型，限制性运动，其他局部固定方法）。

5.支具使用时间（一直可用，选择性或限制性应用）。

对于任何一种关节外手骨折，没有可控制的运动选项规则或最好的矫形器。骨折术后的矫形支具或背带多数需要按模型定做并适应患者和骨折的具体情况。个体化矫形支具和改良的骨折固定背带设计与制作的目的在于支具或背带设计和材料能够确保为骨折愈合期间的功能恢复提供足够的支持和保护。同时支具或背带要最低限度的包含运动关节，并且促进不需要移除护具的早期可控制的运动方案的导入。大多情况下没有一款护具或背带的使用能够贯穿患者的整个恢复过程。但是许多情况下大多数被定做的支具都能在整个康复过程中根据相关骨折的强度被特意的连续的简单的进行简化和改进。一些改良的功能性的骨折背带设计和不同关节外手骨

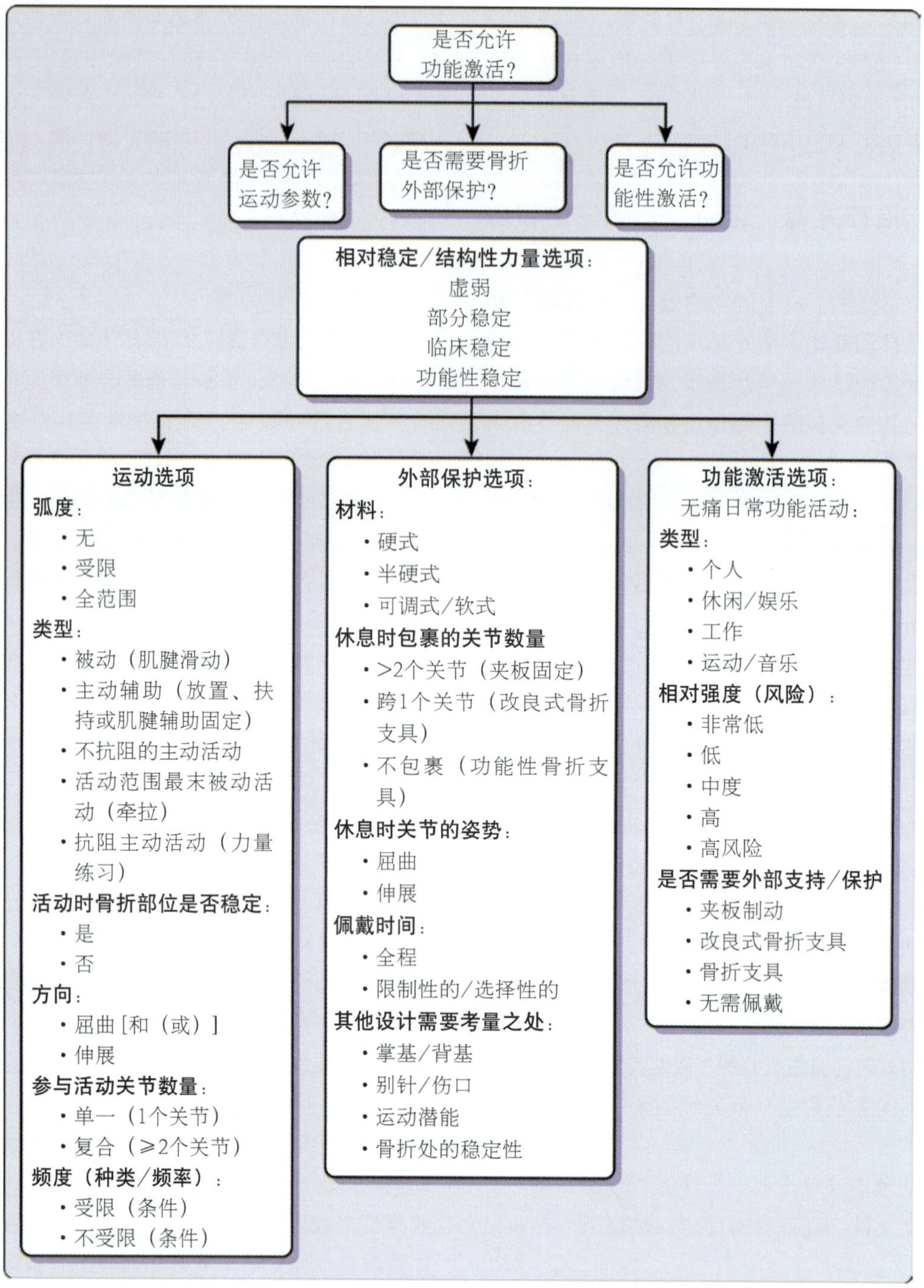

图31-3 治疗选项：运动，外部保护，功能激活

折的复位方法的例子将在本章后面的内容中提出。

2.功能康复的方法

整合康复计划中的功能性再运动计划是基于患者的日常功能需求、需求和优先考虑的事项，并应在康复的早期明确制定出来。在康复的过程中任何两个具有相似骨折的个体的特殊需求和保护措施都是不同的。一位体育学院的单身男性足球运动员患者想重返其运动生涯的功能需求是不同于一位退休的单独生活的靠拐杖行走的老妇人的。在骨折后不久，通过正确的功能性骨折支持和保护措施，所以患者都应恢复预期的工作或体育活动水平。骨折后数周，患者在活动的类型、强度、时间方面也需要有一个个体化的、有规划的、循序渐进的增长，在骨折的功能恢复期间骨折修复的保护需求也在逐渐减少（图31-3）。

三、早期活动：特殊骨折的注意事项

（一）掌骨骨折

局部的变形力：内部肌肉（图31-2）骨折的畸形愈合：尖端背侧成角伴随骨的垂直变形；骨折末端碎片的侧位偏斜或旋转。

软组织的常见并发症

1.伸肌腱粘连于愈合组织下=有效的手指复合伸肌滞后和有限范围内的复合屈曲（握拳样）。

2.内在肌肉的挛缩=有限范围内手指弯曲伴随掌指关节伸展（挛缩）。

3.背侧切口的瘢痕挛缩=有限范围内的多关节复合手指弯曲（握拳样）。

早期活动的注意事项

1.矫形支具的设计：掌指骨在休息时保持弯曲状态至少70°，以保持骨折的稳定。当使掌指骨进行伸展、外展活动并结合指间关节弯曲时，要为骨折提供额外的动态的局部稳定（图31-4）。

2.伸肌腱的滑动练习：早期被动或主动的稳定的手指多关节伸展（图31-4）。

3.内在的肌肉练习：早期稳定的手指外展、内收复合运动会促进指间关节弯曲和掌指关节伸展（图31-4）。

临床病例

图31-5展示了一个用于第五掌指骨折的护具设计，该护具限制了早期稳定而保持了一些弹性固定形式。最初的手掌基底部固定支具可以被简化为固定指间关节，或连续的简化为缓和的功能性骨折背带设计，该设计将掌指关节和腕掌关节包含在支具内。另外，该支具包括一个附加的三点反压力半硬式背侧插入物和可调整的皮带材料，以确保骨折周围支持的一致性。该支具可以进行大小变化的调节，这与全包覆式功能骨折支具的理念是一致的。

该护具允许有限的或可控制的掌指关节伸展运动，伴随骨折周围的局部稳定，手指进行掌指关节的伸展和指间关节的屈曲活动时，一种轻微的疼痛或局部压缩使动态变形力平衡和内在肌肉张力增加。最后这一改良的骨折背带可以通过移动保持掌指关节屈曲状态的末端组织而被继续简化，有效地将该支具转化为一种更传统的功能性的骨折支具的设计，可以为不限制邻近关节运动的骨折和骨折的远端提供支持。这种背带可以在接下来的几周时间继续选择性佩戴，在这期间可进行逐渐强化的日

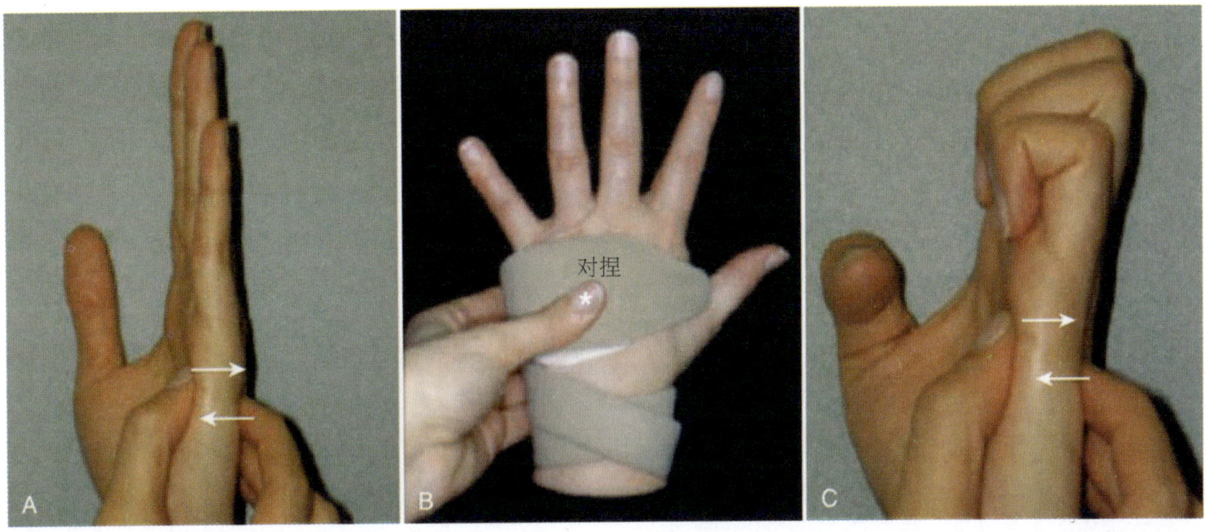

图31-4　第五掌骨关键练习：A.稳定主动复合伸指练习（去除支具演示）。佩戴改良式骨折支具亦可进行此练习，见图31-5．B.伸指的同时主动外展，力量逐渐增强（佩戴改良式骨折支具演示），*号表示需要额外轻轻捏住或局部加压的位置。C.掌指关节伸展，近端、远端指间关节屈曲，逐渐加大到全范围主动完成（手指皱褶）

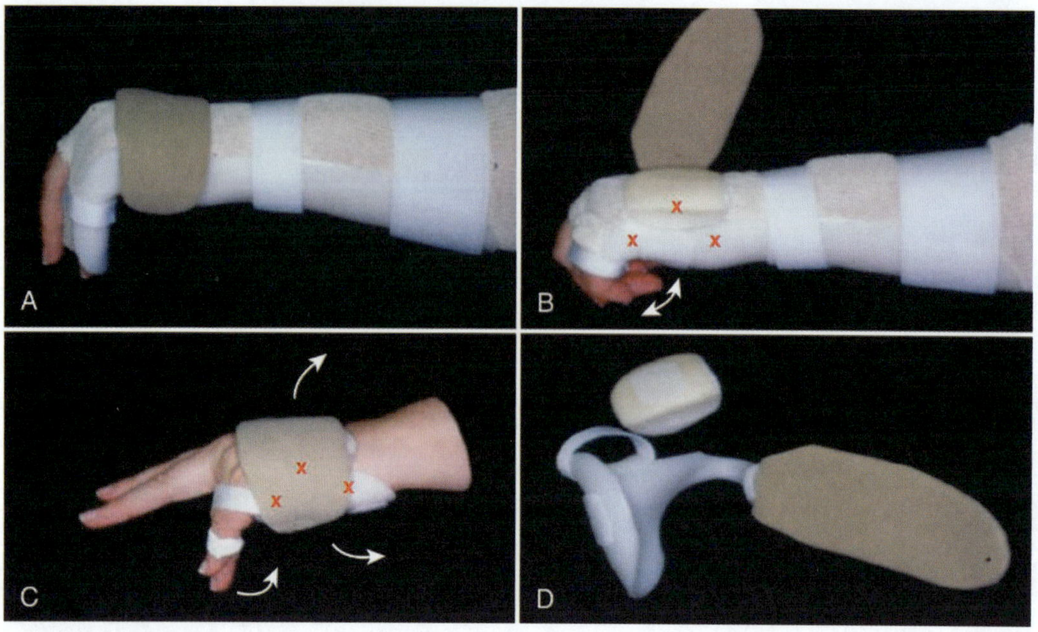

图31-5 第五掌骨骨折：改良式骨折支具。A.掌基支具承托腕部，第四、五指以可调式绷带经掌骨固定于功能位。B.去除背侧绷带，露出三点抗压半硬式内衬板，它可以为骨折处提供更多支持。逐渐去除支具，允许近端、远端指间关节活动。C.进一步解放腕部，以弹力绷带固定手指远端以控制活动时的旋转。D.C图支具的组成部分

常功能康复和治疗练习。另一个例子如图31-6所示，一个骨折支具可以通过限制骨折早期稳定的方式用于第一掌骨骨折。

（二）近端指骨（第1节指骨）骨折

局部变形力

内部肌肉和伸肌结构（图31-2）

骨折的畸形愈合：尖端掌侧成角伴随骨的垂直变形；骨折末端碎片的侧位偏斜或旋转（图31-2）

软组织的常见并发症：

1.伸肌结构粘连于愈合组织下=主动的指间关节伸肌滞后、屈曲、挛缩和有受限范围内的指间关节多关节屈曲（握拳样和挛缩）。

2.指屈肌浅筋膜粘连于愈合组织下=受限范围内的多关节伸展和远端指间关节和指间关节多关节的屈曲受限（握拳样和挛缩）。

早期运动注意事项：

1.*支具的设计* 掌指关节被保持在屈曲状态至少70°，指间关节在休息时保持伸展，要求周围和三点式固定。当主动地一定范围内进行指间关节的伸展或指间关节和远端指间关节屈曲时，应为骨折提供额外的局部动态稳定性（图31-7）。

2.*伸肌腱的滑动练习* 早期被动或主动稳定训练手指的指间关节和远端指间关节伸展（图31-8）。

3.*指深屈肌腱和指浅屈肌腱的滑动练习* 早期被动或主动稳定单一的远端指间关节或复合的指间关节和远端指间关节屈曲，同时也要尽早开始被动的或主动稳定指间关节的屈曲和远端指间关节的伸展（图31-8）。

临床病例

图31-7展示了一些支具设计的例子，这些支具可以用于受限早期稳定性的近端手指骨折或被用于已经被某种弹性固定治疗的骨折。这些背侧基底部的支具允许限制性运动或受控制运动的指间关节处于屈曲状态。这种情况可以发生无论是否伴有额外的局部的稳定性或局部的压缩以平衡动态变形力，伴随内在肌肉、伸肌张力的逐渐增长同时手指进行复合的指间关节屈曲或有限范围内的指间关节的伸展。图31-8展示了第一节指骨骨折的三个肌腱滑动早期锻炼的示例。不过，如果近端指骨骨折具有有限的早期稳定性或某种形式的弹性固定治疗措施，早期运动的启动可能只有一个联合（指间关

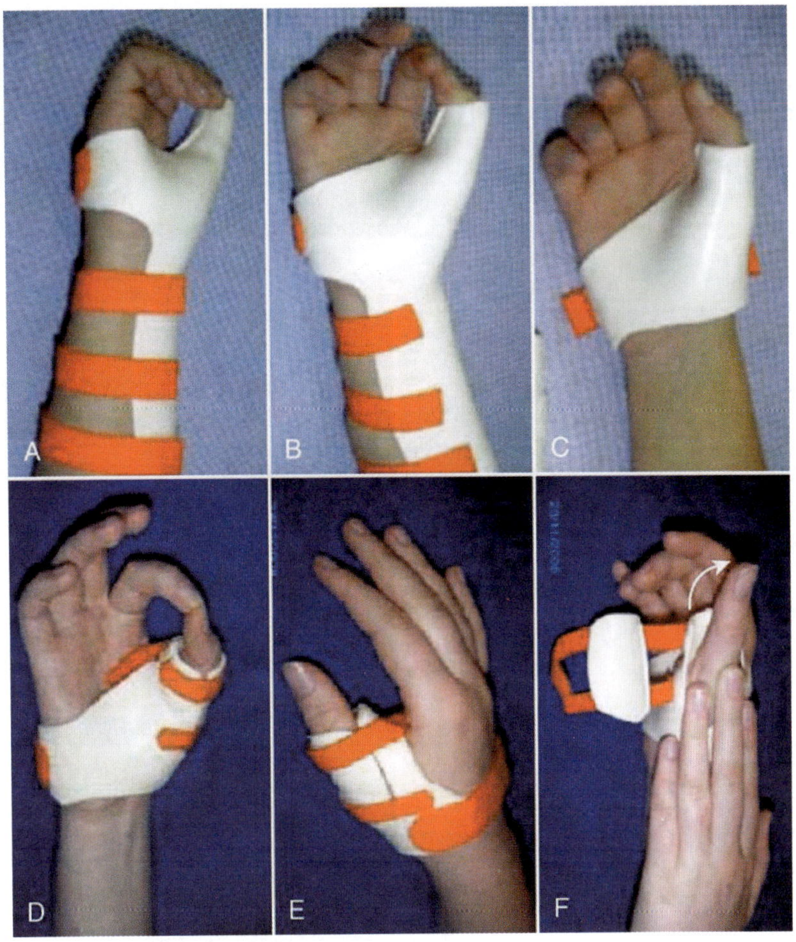

图31-6　第一掌骨骨折支具：A.全拇指人字支具（包括指间关节IP，掌指关节MCP，腕掌关节和腕部）。B.部分解开，放松指间关节。C.部分解开，放松腕部。D～F.功能锻炼和休息时进行近端指骨背侧开窗，穿过绷带牵拉。这些绷带和背孔有助于掌指关节主动伸展练习时的稳定，类似于第2至5掌骨骨折早期掌指关节稳定性伸展练习。图A/B中的长款拇指人字支具亦可进行背侧开窗调整

节或远端指间关节）或开头两个关节（指间关节和基底部）被动活动，通过有限移动（0°～50°）的屈伸取得进展，进行全弧、主动的肌腱滑动练习。这类似于屈肌腱修复后的肌腱滑动被动运动，确保伸肌结构和屈肌腱有足够的滑动或运动，以减少并预防骨折屈肌腱粘连。

（三）中指（P2）指骨骨折

局部的变形暴力：近端=指浅屈肌和中央肌腱。远端=指浅屈肌和末端伸肌腱（图31-2）。

畸形愈合：近端=伴随骨垂直变形的背侧尖端成角，末段骨折碎片的侧位偏斜或旋转，远端=伴随骨垂直变形的掌侧尖端成角，末段骨折碎片的侧位偏斜或旋转（图31-2）。

一般的软组织并发症：

1.伸肌结构粘连于愈合组织下=有效的远端指间关节伸展滞后/屈曲挛缩和有限范围内的复合指间屈曲（握拳样和挛缩）。

2.指深屈肌腱粘连于愈合组织下=有限范围内的复合手指伸展/屈曲挛缩和有限的主动的独立的远端指间关节和复合的指间关节屈曲（握拳样和挛缩）。

早期活动的注意事项：

1.支具设计：指间关节和远端指间关节在休息时保持伸展，同时保持骨折周围的稳定。当积极地进行指间关节复合屈曲时为骨折提供额外的动态的局部稳定（图31-9和图31-10）。

2.指浅屈肌腱滑动练习：早期被动稳定的单指间

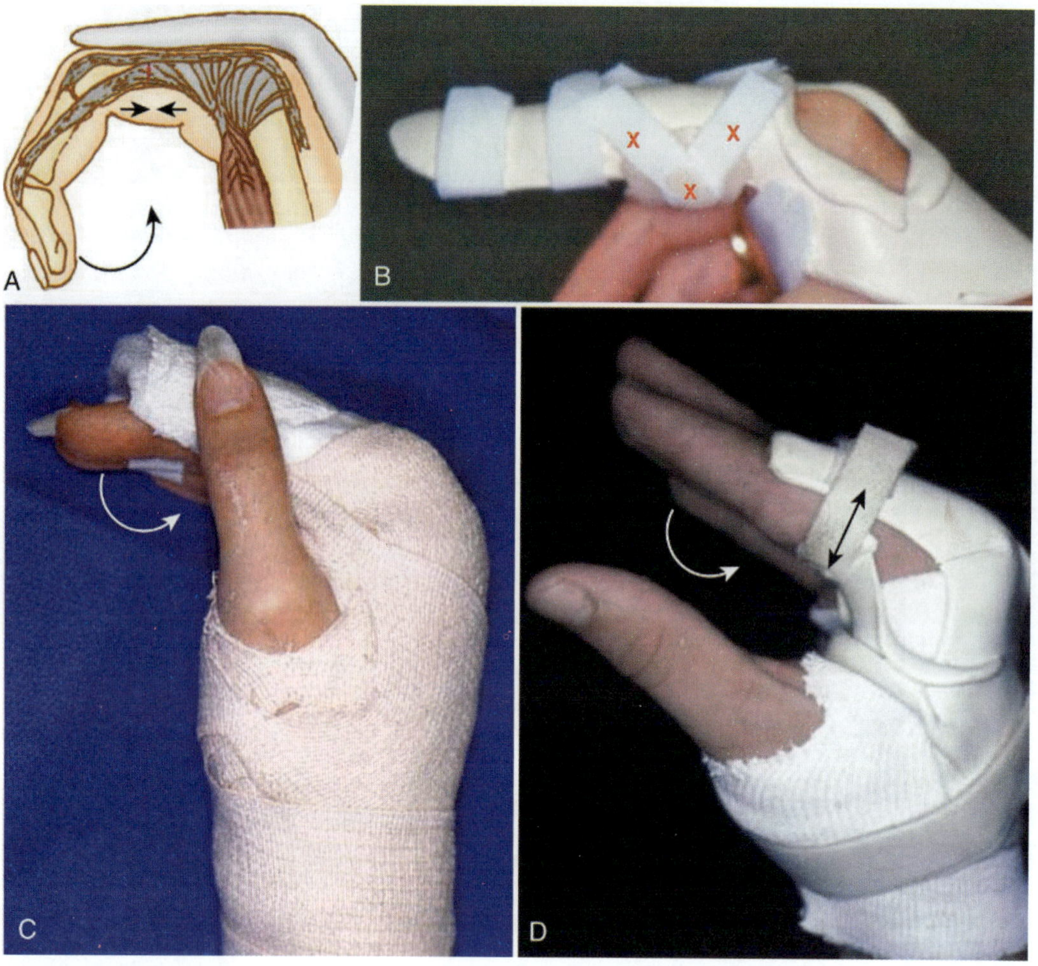

图31-7 近节指骨骨折：改良式骨折支具。A.指间关节固定于屈曲位行手指复合屈曲练习；此时远端伸肌结构的紧张产生了来自掌侧缘的拉力，有助于稳定骨折（经许可引自：Reyes FA，Latta LL. Conservative management of difficult phalangeal fractures. Clin Orthop Relat Res. 1987;214:23-30.）。B.改良型近节指骨支具。其远端背侧有弹力绷带，藉此可在休息时将指间关节固定于伸展位，而在运动时可放松，允许手指屈曲。还可以看到三点半硬嵌入式热塑板和绷带，这都可以为骨折部位提供额外的支撑。还可以背侧开窗，以适应突出皮肤的克氏针（未显示）。C、D.近节指骨骨折支具改进型：石膏材料（C）和热塑材料（D）[C、D图经许可引自：Feehan LM. Early controlled mobilization of potentially unstable extra-articular hand fractures. J Hand Ther. 03;16:(2)161-170.]

关节屈曲和伸展练习会促进主动运动（图31-10)。

3.末端伸肌腱和屈肌腱滑动练习：早期主动稳定的远端指指关节屈曲和伸展（图31-10)。

临床病例

图31-9展示了支具设计的例子，该支具可以用于一个中指骨折，该骨折已经一定的早期稳定性或已经被某种弹性固定方式处理。如果进行早期的功能锻炼，则手掌基底部的不允许运动的支具需要被移除。背侧基底部支具允许指间关节在支具中进行有限的或受控制的屈曲运动，伴有或不伴有额外的局部部分稳定性以平衡运动带来的动态变形力。图31-10展示了两个早期稳定的第二节指骨骨折的肌腱滑动练习（被动的指间关节屈曲和伸展及主动的远端指间关节屈曲和伸展)，如果骨折有非常有限的稳定性的话，以上两种练习可以一次进行一种并伴随有限的活动弧。

（四）远端指骨（P3）骨折

局部的变形力：邻近骨干（儿童中为干骺端）指深屈肌腱。一般的稳定性（图31-2)。

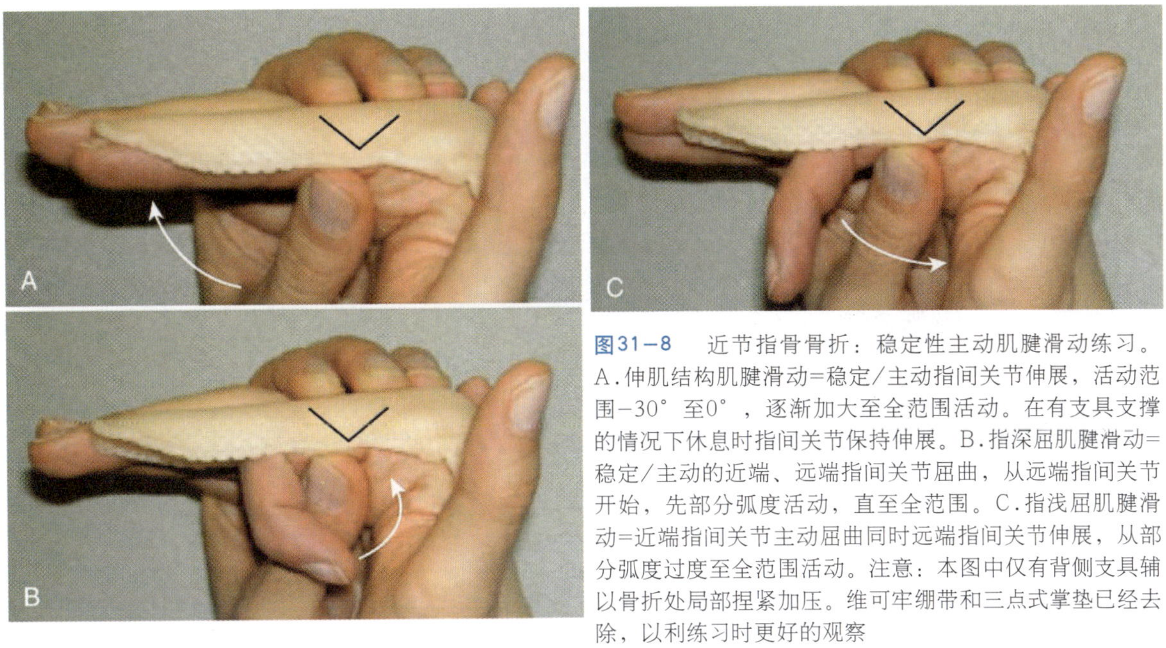

图31-8　近节指骨骨折：稳定性主动肌腱滑动练习。A.伸肌结构肌腱滑动=稳定/主动指间关节伸展，活动范围-30°至0°，逐渐加大至全范围活动。在有支具支撑的情况下休息时指间关节保持伸展。B.指深屈肌腱滑动=稳定/主动的近端、远端指间关节屈曲，从远端指间关节开始，先部分弧度活动，直至全范围。C.指浅屈肌腱滑动=近端指间关节主动屈曲同时远端指间关节伸展，从部分弧度过度至全范围活动。注意：本图中仅有背侧支具辅以骨折处局部捏紧加压。维可牢绷带和三点式掌垫已经去除，以利练习时更好的观察

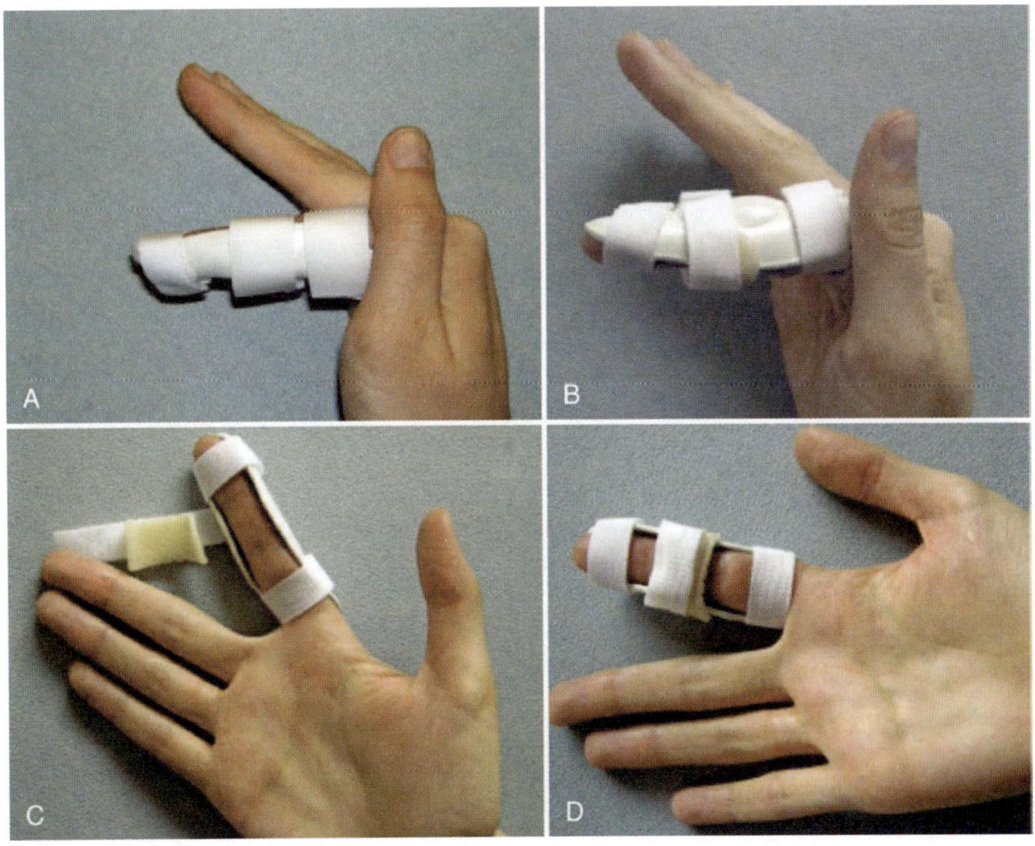

图31-9　中节指骨骨折：改良型骨折支具。A.掌-指基型近端指间关节及远端指间关节伸展支具。B.背-指基型近端指间关节和远端指间关节伸展支具（侧位），加用掌侧半硬式热塑支具和绷带，为骨折部位提供环状加压。C.同一款支具（掌面观），去除绷带，显示热塑性掌侧垫。D.同款支具（掌面观），包绕全部绷带。背侧和掌侧指基支具均可向近端延伸而成为手基支具，通过支撑掌指关节来提供额外的支持

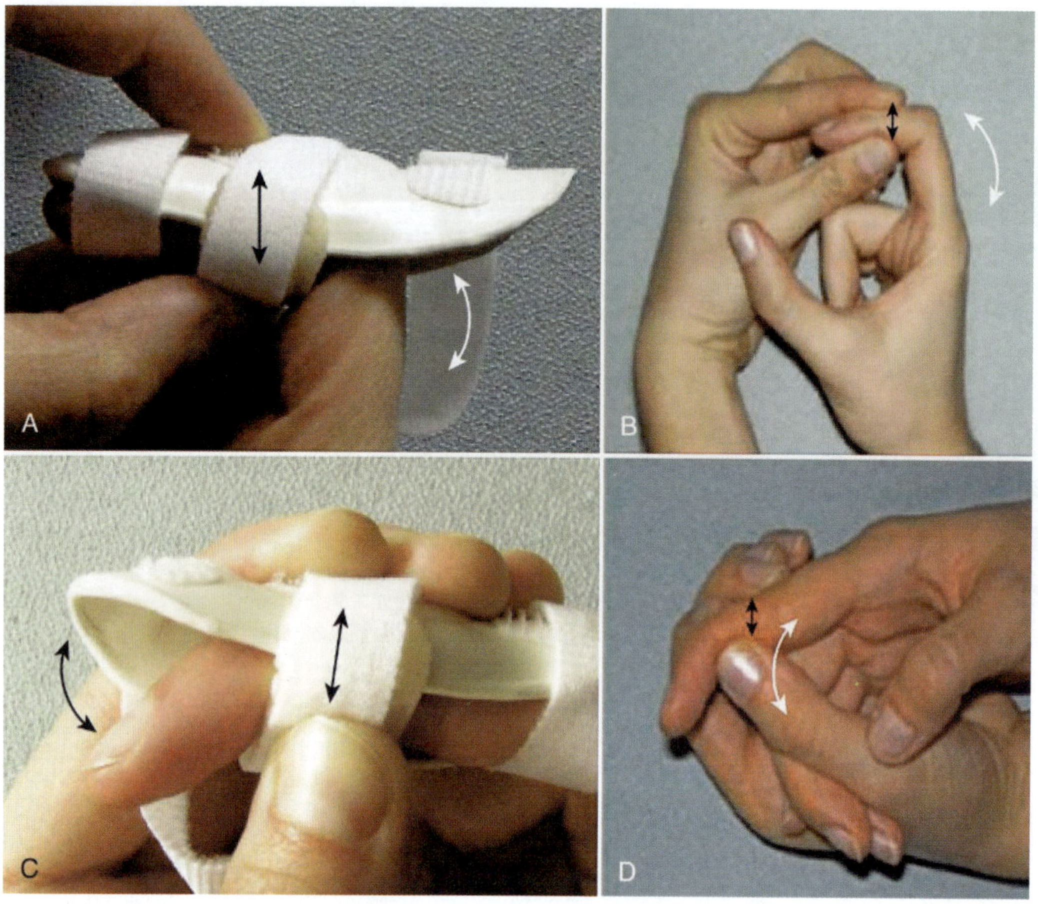

图31-10 中节指骨骨折：稳定型肌腱滑动练习。A、B.稳定的指间关节被动屈伸练习（A为佩戴支具，B为去除支具）。C、D.稳定的主动抗阻远端指间关节屈伸练习（C为佩戴支具，D为去除支具）

畸形愈合：骨干=背侧尖端、指甲床损伤（图31-2）。

软组织的常见并发症：

1.开放性创伤=伤口护理。

2.挤压伤/神经血管损伤=疼痛或过敏反应，避免功能性捏和紧握动作。

早期活动的注意事项：

1.**支具设计** 背侧基底棒形远端指间关节伸展矫形器、指尖支具。开放性创伤的护理或早期的远端指间关节运动，支具需要移除。通常在伤后早期如果疼痛可以忍受则矫形器需要移除，使用轻便的弹性支具促进远端指间关节的运动。

2.**远端指间关节的运动** 早期的无痛的半弧运动，逐渐过渡到全弧运动，远端指间关节的屈曲和伸展。注意远端指间关节的伸展滞后和一个缓慢发展的锥状指的损伤处理。

3.**皮带固定** 促进指尖损伤的功能恢复。

五、小结

目前大多是简单、闭合的关节外手骨折患者，可通过闭合复位或经皮钢针固定来保证骨折对线。涉及严重损伤或其他更复杂粉碎骨折受伤，以及关节的中断或联同其他区域的肌腱神经、血管、开放性损伤和皮肤软组织损伤者，需要手术治疗或直接骨折复位术并辅之以某种形式的刚性或更稳定的内部或外部固定。传统上，启动康复和关节外手骨折后功能恢复的进展基于临床概念的稳定或不稳定，很多手骨折愈合的早期阶段考虑临床上不稳定和最多固定4周，但此时多已经伴发了多种软组织并发症。

本章提供了另外一种观点，基于整个康复过程中康复强度的日益增加及骨折结构强度下降这个观念，将康复过程定义为6个康复进展阶段，包括一个有限的结构强度阶段和愈合早期的稳定性阶段。这一章集中叙述了循序渐进运动的一般原则及关节外手骨折的外部保护、功能康复，并以具体的临床例子进行分析。早期的关节外手骨折的被动运动和康复也遵循同样的计划原则，任何一个脆弱的软组织损伤后都需要一个个体化的康复计划。在损伤的几天之内采取某种治疗限制或控制损伤，保护运动功能恢复是伤后几周内通过一种受保护的、生理负荷之内的、渐进性的功能运动实现，直到所有功能恢复，通常需要伤后3个月的时间。

至于其他脆弱组织的修复，无论康复的类型和时间上，均无特殊的方法或原则。任何骨折均是独一无二的，康复计划必须适应每一位患者的临床表现、个人需要和优先选择，以及每日的功能需要。对于理疗师来讲，理解这些因素要比制定一个旨在最大限度恢复患者功能的质量和概率的康复计划要有意义的多，这也是理疗师的责任所在。令人欣喜的是，目前理疗师已经介入到骨折影像报告和手术室情况报告的活动中。通常，理疗师通过与相关内科医师和外科医师密切合作，保证以患者为中心，同时他们也了解手部骨折的细节及康复的目标和过程。理疗师、内科医师和外科医师应共同合作并致力于监督、支持和鼓励患者以达到最佳的治疗效果。

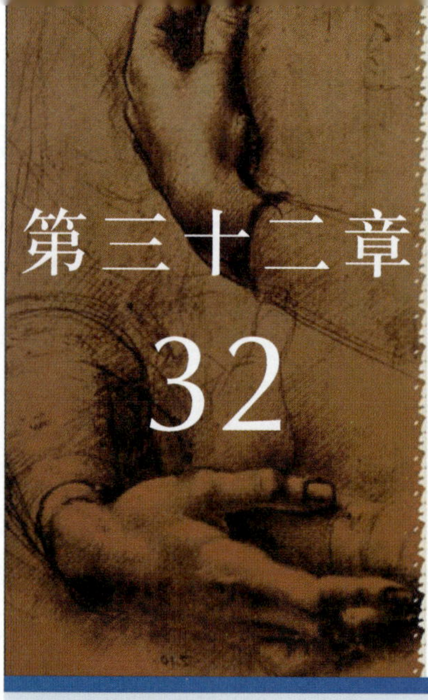

第三十二章 32 手部关节内骨折和关节损伤：第1部分 手术医师的处理

原著者 KEVIN J. LITTLE, MD AND SIDNEY M. JACOBY, MD
译校者 隰建成 马远征

关键点

- 人类在很多情况下会将手和指关节置于一个容易受伤的位置。
- 对关节和韧带解剖结构的全面掌握是提供最好治疗的基础。
- 良好的团队合作是治疗的关键，以无痛和功能最大化为目标，使患者重返工作和生活。

日常行为活动我们需要手的许多关节具有稳定和运动的功能。许多日常活动中由于手的至关重要的作用，使得其易受到创伤的影响，并且成为上肢最易受伤的部位。由于青年和壮年人群参与体育运动和工业生产，成为了创伤发生的主要人群。手外科的骨折手术中指骨和掌骨的骨折占到了10%。软组织损伤和关节的脱位仍是最常见的。主治医师和专家们的目标就是平衡为求治疗而进行关节固定和避免僵硬和疼痛。Swanson在其经典文章中声称：手部的骨折可由于不予处理而并发畸形，过度处理而致僵硬，而不适当的处理可导致畸形和僵硬并存。适当的外科手术和治疗的精确地平衡是非常必要的。以一个彻底的诊断评估和个体化治疗方案为基础来处理不同的创伤情况，临床医师可最大程度地促进患者康复和需求，加速恢复工作和生活的能力。

一、评估

创伤发生之后，医师应从患者那里得到一个完整的受伤经过，包括：机制，受伤时手的位置，畸形的情况，以前曾接受的治疗，以及主观感觉的稳定性。物理检查的主要目标是评估受伤关节的稳定性。评估水肿、瘀斑和畸形是否对称是第一步。应该进行标准的触诊，利用检查者的专业解剖知识来鉴别损伤的形式。

使用X线检查来评估移位的程度和稳定性来排除是否存在明显的不稳定和严重损伤。患手的后前（PA）位和侧位平片是十分必要的，而斜位平片可以是在判断关节损伤的程度中具有优点。有时，可使用CT或者MRI来进一步的评估关节内部解剖结构。应该对关节的功能情况进行两个阶段的评估：首先观察手指和腕关节是否因疼痛而活动受限（图32–1）。通过患者是否可以自由的伸缩关节

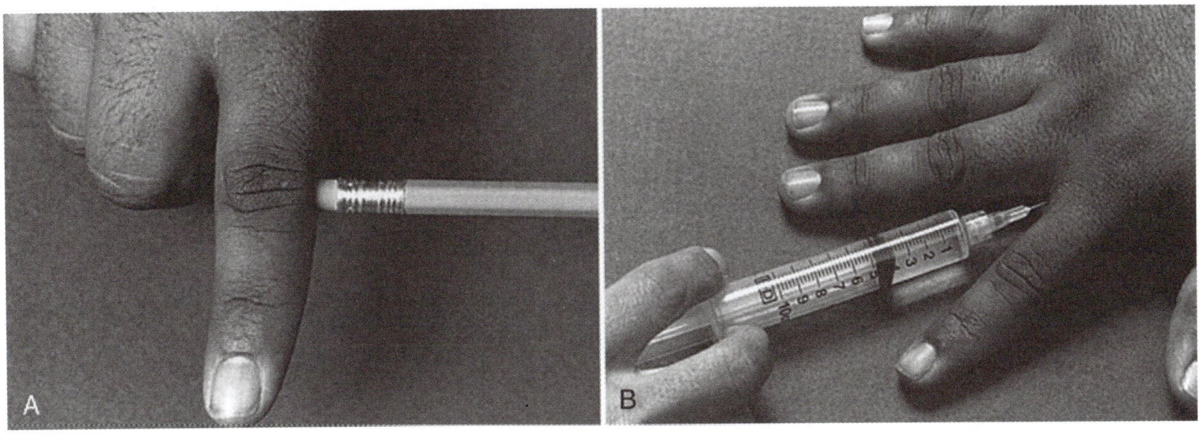

图32－1　检查受伤的近侧指间关节。A.了解各主要韧带损伤压痛点；B.掌骨注射镇痛药可以帮助在功能活动范围测试中减轻痛苦

来评估关节的功能是非常重要的。应注意不稳定的程度和其部位的角度来明确是否存在特定解剖部位的损伤。主动运动功能缺失的但被动功能不受损可推断肌腱的损伤，例如伸肌滞后意味着指伸肌腱的损害。主动运动评估之后，应该进行关节屈曲的被动运动还有侧向偏离。活动时捻发感和横向稳定性应在关节的完全伸展和30°角时检测，来确定是否有副韧带的损伤。掌侧板的连续性可通过被动过伸和背侧剪切应力来评估。与未受伤的手指比较可有助于辨别轻微的不稳定模式是生理性还是因伤所致。

二、近端指间关节（PIP）

近端指间关节本质上是一个屈戌关节或铰链关节允许一个110°的弧形运动，因关节不对称可允许9°的过伸活动。前/后稳定的实现主要通过关节中指关节厚关节唇的前部和后部调节。双髁性质的近端指骨，与有两面凹的隐窝和中间的脊沟的中指骨关节相连接，为横向平移提供了额外的稳定性。胫侧和尺侧的副韧带提供了关节侧面成角的稳定性。适当的侧副韧带（PCL）在结构上与背侧副韧带（ACL）融合，虽然其韧带被各自的插入所分割。侧副韧带和背侧副韧带均源自指骨的背侧面。PCL远侧横跨并插入中指位于上在中节指骨掌的外侧结节。ACL插入到厚纤维部分沿横向方面的掌板（VP），形成基底的近端指节联合。因此，侧副韧带（PCL）更多附着于背侧，屈曲状态下是紧张的，在背伸状态下是松弛的，而副韧带（APL）正好相反。掌板沿着整个掌唇中指骨，通过厚附着体交汇处的侧副韧带外侧。VP中央部分与中指骨骨膜越薄，允许弯曲的范围越大。近端VP逐渐集中，形成索状韧带，产生近端指骨骨膜，在远端的第二个环形滑车（A2）与第一个十字滑车（C1）合并融合。这些粗壮的韧带防止近端指节关节的过伸（图32－2）。

近端指节的动态稳定性是由贯穿关节的伸屈肌腱来保证的。指伸肌腱的中央腱束背附着到关节唇中指骨，而指屈肌腱（FDS）分为近端PIP关节，并单独插入中指关节沿着A3滑车中间形成指骨融合。手内肌通过表面结合，形成横向结合带，穿越背侧指间关节的旋转中心。横支持韧带（TRL）从副韧带结合处发出后，覆盖近端指节和侧副韧带，从而防止伸展位时背侧半脱位。斜支持韧带（ORL）从屈肌腱鞘到近端指节，插入终端伸肌腱并围绕近端指节旋转。这个韧带有效结合了近端指节和远端指间关节伸展，进而防止PIP过伸（图32－3）。

（一）侧韧带损伤

肩和肘关节的活动导致手部有非常大的活动空间。这种自由性使手部容易受伤，尤其是在运动和休闲时。如果有足够多的成角作用力加于手指，可导致韧带拉伤，甚至断裂。尸体的研究表明副韧带近端最容易受伤，但掌板远端撕脱较多。另外。桡侧副韧带（RCL）比尺侧副韧带（UCL）更易受

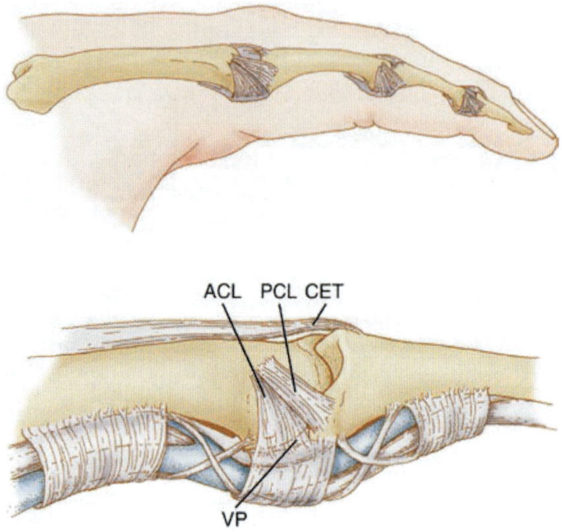

32–2 A.侧面掌观，近端指节，远端指间关节组成荚膜状韧带结构。B.近端关节，主要保留近端关节韧带中得合适的副韧带、关节囊和中央伸肌腱。掌板作为一个滑动面屈肌腱

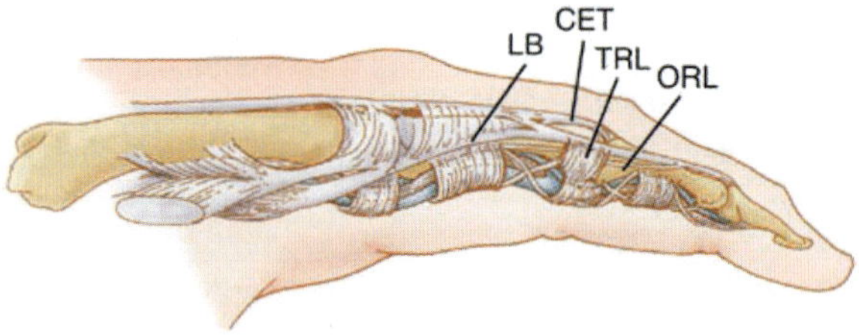

图32–3 许多结构补充近侧指间关节的稳定，这些包括中央伸肌腱、侧面韧带、横韧带韧带和斜韧带韧带

到伤害。

副韧带损伤可根据其病理解剖结构进行分级（表32–1）。一级损伤涉及韧带纤丝的破裂，但韧带完好无损。副韧带的触诊可引起疼痛，和成角的压力测试显示被动不稳定小于20°。在此损伤模式下，活动范围（AROM）和被动运动范围（PPOM）测试在整个活动范围内是稳定的，可以使用矫形器进行暂时固定以控制伤害随后1周内的由活动引起的疼痛。

二级损伤涉及韧带的完全撕裂破坏而不伴有主动活动时的关节不稳定。这些损伤可能与中间指骨的轻度撕脱骨折有关。当无法明确是否存在弗兰克错位时，涉及大于20°偏差的被动不稳定的压力测试，是一个二级损伤的指征。这些伤害都需要更积极的治疗，2～4周的U形夹板。而如果成角压力可以通过绑带避免或是在治疗师的监督下，则可以开始早期运动。

三级损伤意味着完整的韧带断裂合并掌板或背囊膜破裂。来自两侧的压力和背侧或掌侧的作用力均可引起主动被动活动中的关节不稳定。无论是自发或手法复位的脱位都可能发现这些伤害。非手术治疗需要保持活动减少。当不稳定存在时，阻塞矫形器可通过制动防止关节半脱位或脱位。如果不能保持轴向活动减少，则手术是必要的。

（二）背侧脱位

指骨近节指骨背侧脱位占85%的近端指节脱位。这些伤害是过伸应力联合作用的结果，纵向压缩直接导致不同程度的骨损伤。单纯的近指关节脱位，掌板破裂远端是相通的；然而，在罕见的情况下，可以近端破裂，随着检查韧带，它会插入骨折部位，阻止闭合复位的可能。Eaton和Littler提出可通过过度伸展指间关节闭合复位，并再细分为三个组。过度伸展的初步导致掌板在薄的中央部分破裂或撕脱纵向分布在ACL和PCL纤维之间。然而，掌板的厚的外侧部分，所谓的关键角可保持稳定。初始关节损伤可以导致过伸受限，必须通过手法复位。由于能量增加，关键部位多会受损，中

表32–1 累及近端指间关节的韧带损伤

	Ⅰ级	Ⅱ级	Ⅲ级
病理学	扭伤/分散性纤维断裂	一条侧副韧带的完全断裂	侧副韧带合并掌和（或）背侧结构的完全断裂
功能性ROM测试	主动→稳定 被动→<20°	主动→稳定 被动→>20°	主动→不稳定 被动→不稳定
治疗	制动，轻度屈曲3～10d，多层包扎	制动3～4周，开展早期保护性活动	闭合复位后如果稳定则支具固定，否则早期切开治疗

ROM：关节活动度

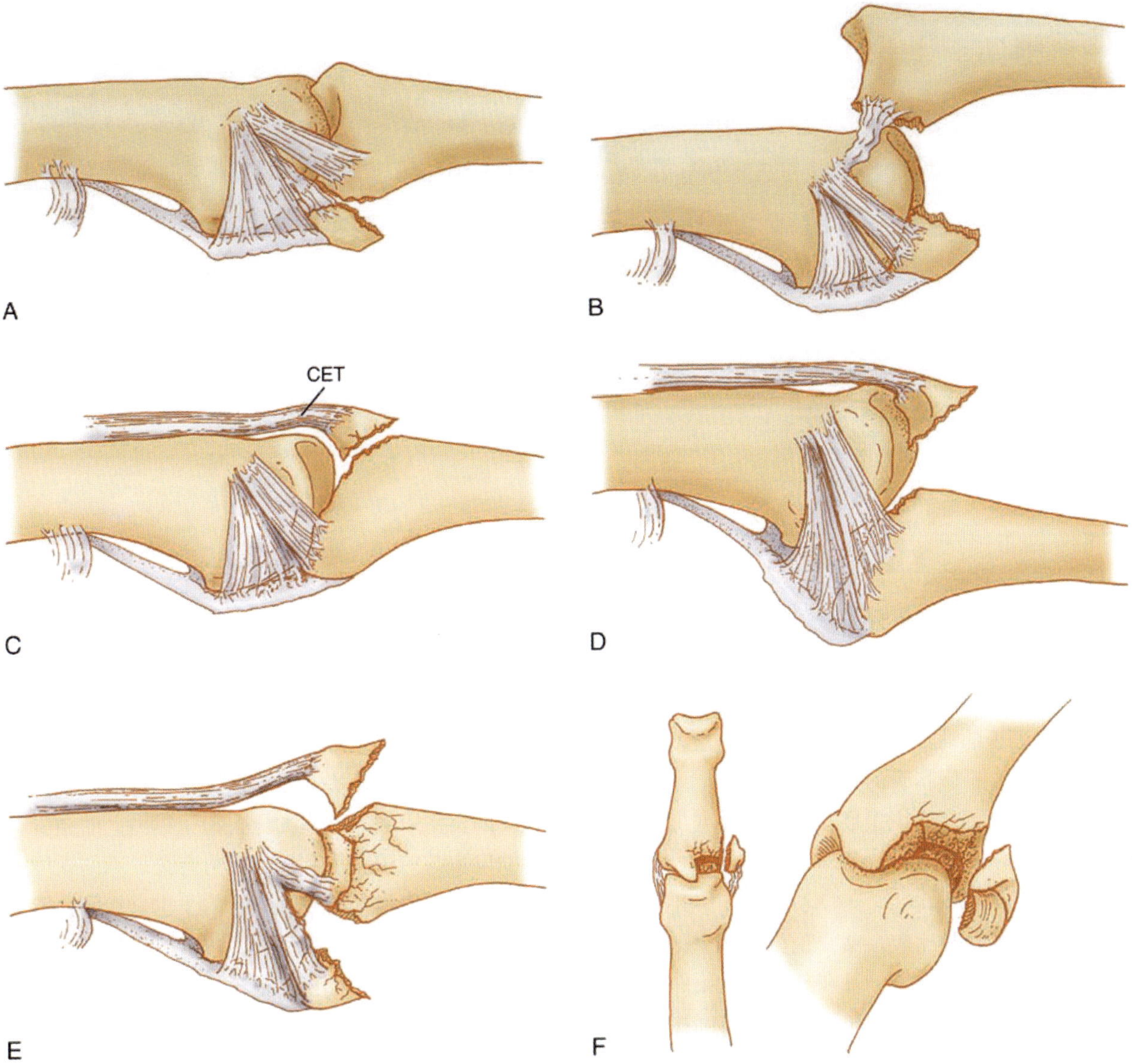

图32-4　A.中央撕脱的掌骨骨折。掌板保持连接的骨折碎片。B.掌背关节内骨折脱位，40%关节脱位，中央骨脱离位置，减少紧张的副韧带，保持中央指骨连接轴位。C.撕脱骨折的背唇。中央伸肌腱上仍附着有骨折碎片。D.关节内骨折掌侧脱位。E.粉碎骨折超负荷力导致中枢关节面的破碎，其余的关节面破坏和取代该关节。F.轴向压缩性骨折，造成的轴向力量过大，产生内陷的外侧关节面近端指骨髁骨折

节指骨背侧脱臼经常与完好无损的副韧带纤维保持线性相对。这些Ⅱ型损伤表现为一个单纯的背侧脱位，使中指骨的关节唇位于近端指骨髁，同时可伴有中间指骨基底部的小撕脱骨折。Ⅲ型损伤涉及同时韧带损伤和某种程度的侧向不稳定，但往往背侧脱位（图32-4)。

大多数脱臼可以行影像学下闭合复位，并通过主动和被动活动评估稳定性。如果关节保持稳定，充分伸展至25°，可以用矫形器固定，如8字矫形器。这些的矫形器允许指间关节主动屈曲，同时防止在伸展位中加重半脱位程度（图32-5)。脱位伴指骨基底撕脱是可以当作单纯错位治疗的。使用夹板固定3周，然后进行关节活动度训练。如果仍然不稳定或在大于25°屈曲稳定，则需关节掌侧钢板（VPA)、扩展块固定或动态外固定稳定。无法闭合复位的脱位需要切开复位，采用背侧入路，使用Freer以减少软组织插入。为了调动关节周围的肌腱，手掌需要一个较大的切口，但允许同时修复

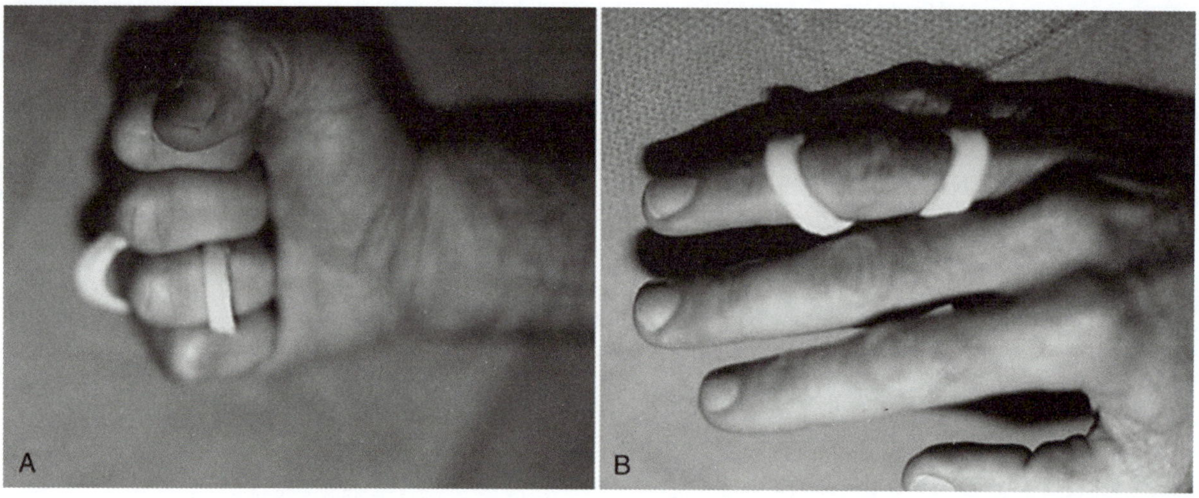

图32-5 A.8字矫形器；B.8字矫形器防止过度屈曲

伴随受伤的结构。

背侧脱位最常见的并发症是由于治疗不彻底和屈曲挛缩造成的残余不稳定。轻度屈曲挛缩畸形是常见的，已被命名为pseudoboutonnière畸形，然而它不是真正的畸形，关节仍然保持灵活，中央肌腱仍然连接在中间指骨的背侧。手术治疗可以导致针道感染和增加软组织瘢痕，导致僵硬增加。

（三）掌侧脱位

和背侧脱位相比较，掌侧脱位较为少见，但问题更多，因为他们经常涉及在其背部的附件中央撕脱。伴随单侧的副韧带损伤可以导致中间指骨的旋转半脱位，当它围完整手掌关节脱臼的韧带旋转。由于掌侧关节脱位、背侧关节囊撕裂，使近端指骨的头部嵌入的外侧带和中央肌腱之间。这种结构，可形成近端指骨髁周围的“绞索”，防止减少纵向牵拉引起的收紧绞索。减少伸腕和掌指关节（MCP）的屈曲，来放松的外在和内在的伸肌，改善中指骨弯曲和背侧压力。如果多次尝试闭合复位失败后，应该行切开复位。

固定后应手动测试中央腱束评估是否发生撕脱。中央肌腱如果是完整的，主动活动测试中没有半脱位发生，则可以开始早期关节活动度训练以防止关节僵直。然而，如果肌腱损伤的发生，则需将指间关节完全伸直在矫形器里定位，进行为期6周的愈合恢复。积极的DIP活动应立即开始，该关节不应被矫形器固定。固定后的仍有残余的不稳定应手术治疗，包括钢钉固定和副韧带的修复以改善轴向不稳定。

（四）关节内骨折

涉及远端和近端指间关节的关节面骨折是相当普遍，但关节的压力来自不同部位。近节指骨髁部骨折的发生可同时伴横向压力和压缩力，而指骨骨折的发生与抗压强度和屈伸应力有关。不同程度的纵向应力可以增加粉碎性骨折的发生。指间关节骨折很容易发展成关节僵直，因此，治疗的目标是最大限度地骨折稳定性伴以最小的软组织创伤，使积极的运动可以早期开始。

掌剪切骨折通常出现背侧指间关节骨折脱位。损伤程度的分级由涉及的关节面决定，这直接关系到骨折的内在稳定性。累及小于30%的关节面的骨折是稳定的，并且可以于伸展位固定治疗和早期运动训练。累及30%～50%的掌关节面的骨折稳定与否，取决于韧带损伤的程度。骨折碎片大于40%的关节面，一般包括大多数的副韧带损伤，致使中间指骨闭合治疗不稳定。大于50%的关节面损伤的骨折几乎没有侧韧带的稳定性并破坏了关节面形状，进而失去了关节的内在稳定。无移位的骨折和稳定骨折可通过一个指间关节的保护性支具固定治疗，同时允许掌指关节和远端指间关节活动。注意，密切随访是必须的，以确保在愈合过程中不会发生骨折移位或关节半脱位。确定骨折愈合后，可以停止使用矫形器并开始AROM/PROM训练，在2～3周

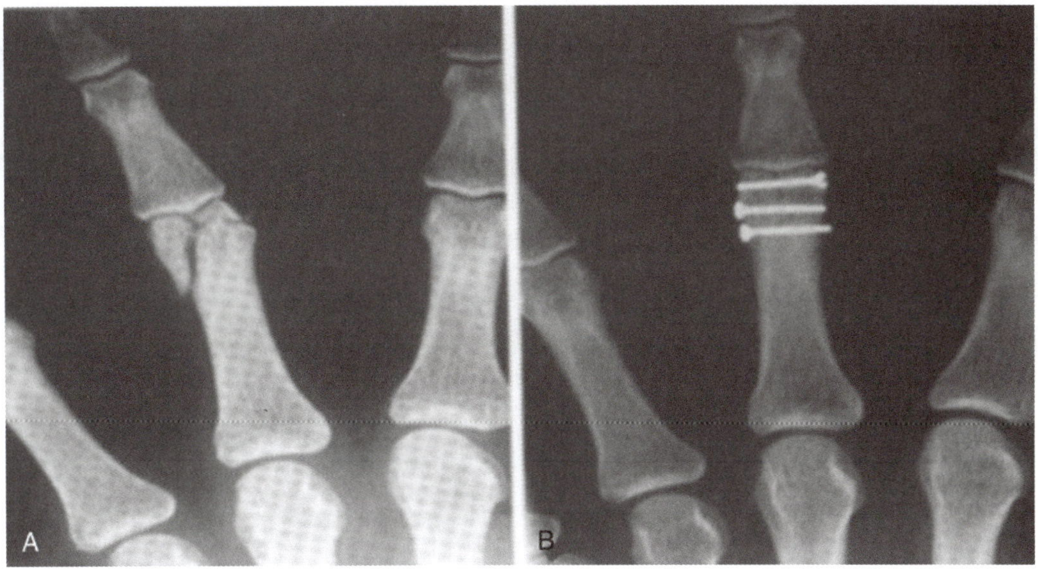

图32-6 近端指间关节骨折切开复位和内固定治疗。A.近端指节骨折的拉伸和成角畸形；B.解剖复位的三个螺钉

后开始治疗师的监督下进行AROM练习。矫形器不应的使用超过骨折30d后，同时关节屈曲角度不应大于30°，否则容易造成关节挛缩。

不稳定骨折模式需要有创的治疗，并在最近几年中，许多技术已被应用到手外科手术中。简单的大断裂片段的理想处理是拉力螺钉或克氏针的切开复位内固定（图32-6）。可以通过手掌侧入路，采用Brunner切口，暴露位于A2和A4的滑车间的屈肌腱鞘。手术矫正最重要的方面是恢复掌指骨唇，它可以提供最大稳定性并防止背侧半脱位复发。然而，粉碎性骨折放射性检查是经常发生且容易忽略的。如果碰到这种粉碎性骨折，可以切除骨折断端和用掌板（VP）的纤维软骨来填充缺损。这个掌板破损是可以被固定、缝合和弥补的（图32-7）。但是当粉碎性骨折大于50%则不可修复，因为，相当多的神经血管屈曲挛缩且关节半脱位为修复造成困难。

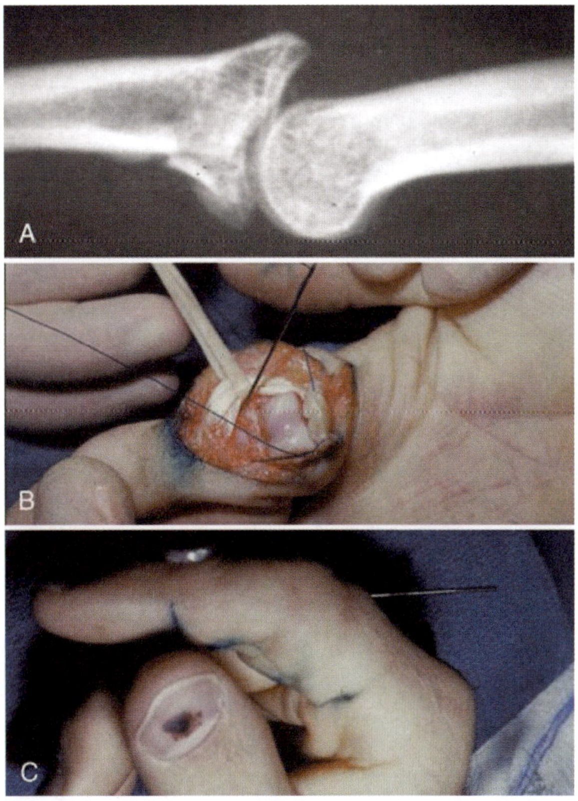

图32-7 关节掌侧钢板。A.前侧线表明近侧指间关节掌唇的50%的嵌插骨折。B.术中照片证明近端“check-rein纽带”游离和推进远端掌板。C.屈肌腱最后的临床图片展示掌板的远端指间关节背推进和拉

对于关节面损伤大于50%的粉碎性骨折，最近发明了一种极为有效的半关节成形术（图32-8）。与此过程中，游离与中指骨近端的双面凹相邻近的钩骨的远端关节面的背侧唇，并置于在缺损处，以便重建掌侧唇和提供关节稳定性，防止背侧半脱位。及时功能重建被推迟，此过程仍可以恢复近端

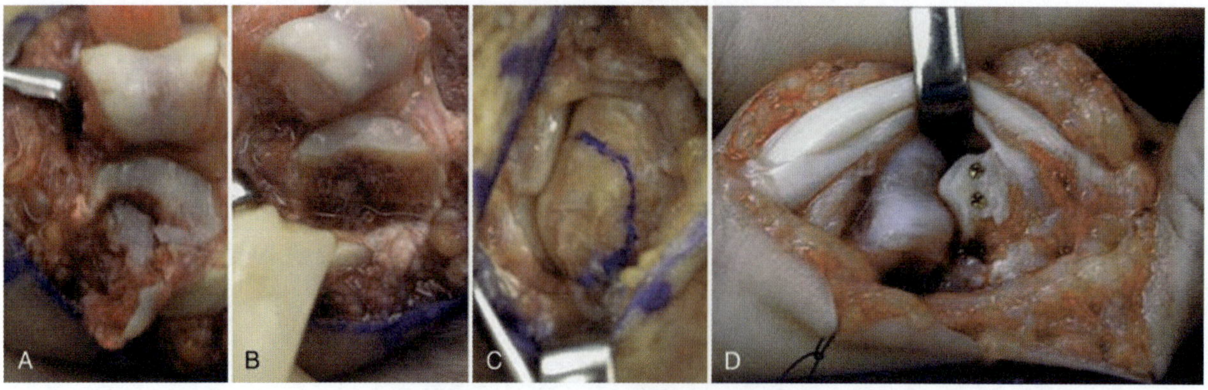

图32–8 hemihamate置换。A.术中照片描绘中央指骨的缺损嵌塞；B.照片显示准备依次进行骨折修复和整形；C.术中照片显示截骨和移植骨到缺损的中央指骨；D.最后的照片显示螺钉固定的中央指骨，有效的重组，正常的关节面

指节的最大功能。然而，长时间的手术推迟可导致运动减少，大多数患者因软组织制动而残余至少一个屈曲挛缩。但在这一过程中，没有关于持久背腕关节疼痛和腕掌关节不稳定的报道。

严重粉碎性掌唇骨折的另一种治疗方法是动态外固定（图32–9）。对此已有大量的治疗被报道。基本的治疗原则是一致的，通过纵向牵引力固定，同时固定关节半脱位并通过外部固定针将其置于适当位置。在此装置允许的范围内，可以适当被动活动。然而，针道感染容易发生（概率≤25%）。通常，如果进行适当的口服抗生素治疗，并不会导致长期的后遗症。此外，密切的放射检查是必要，以确保治疗成功。

必须防止中央肌腱撕脱伤导致的指骨背侧唇骨折愈合后期的畸形。骨折断端用外部矫形器固定并保持骨折对齐小于2mm的解剖对位，同时保留DIP关节的运动。伸肌腱的中央腱束治疗失败将使近端指关节和远端指关节的运动失衡，并导致

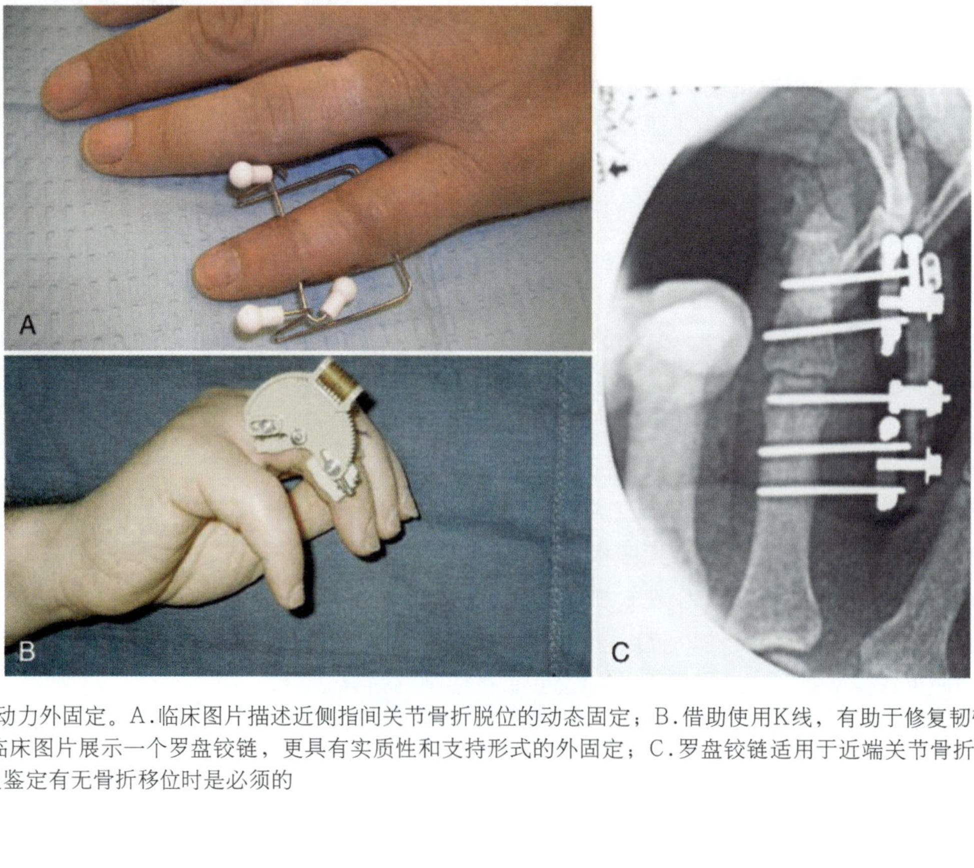

图32–9 动力外固定。A.临床图片描述近侧指间关节骨折脱位的动态固定；B.借助使用K线，有助于修复韧带整复骨折碎片；B.临床图片展示一个罗盘铰链，更具有实质性和支持形式的外固定；C.罗盘铰链适用于近端关节骨折，X线在进行外固定及鉴定有无骨折移位时是必须的

boutonnière畸形（远端指关节过伸固定，指间关节屈曲挛缩）。骨折一般4周可以愈合，此后即可恢复主动屈曲功能。简单的移位骨折，可以钢钉固定或切开复位治疗。然而，重要的是将钢针倾斜的放置在中央腱束和横向韧带之间，以防止产生瘢痕，避免近端关节和远端指关节运动受到限制。

累及整个关节面的粉碎性骨折首选治疗方法是动态外固定。这些碎骨片一般不适合进行切开固定治疗。动态固定可减少半脱位，纵向牵引虽然不能减少受损的关节面，但是可以重排手背和手掌序列。骨折块间钢钉固定可以进行重新估算骨折碎片并进行关节重塑，导致骨折碎片联合稳定。但是，由于最初的广泛损伤持续存在，创伤后关节炎和运动损失是非常常见的。关节置换术和关节融合术已经有少量的报道。一般不建议在尺侧指骨行关节重建，虽然它对关节运动是一个非常有用的单位，它（尺侧指骨的主要用途）需要一个绝对稳定的指间关节连接，在指间关节屈曲中起重要作用。

纵向的成角力可以导致近节指骨骨节的骨折，这种损伤尤其常见于运动中。由于这些骨折不涉及稳定和活动范围，因此是可以保存的。他们往往将这种骨折当成扭伤而不寻求治疗，直到造成三种非常严重的畸形。1型骨折是非常稳定的，没有移位和髁骨折；2型骨折是不稳定的，髁部不在正常的位置；3型骨折是高度代偿的骨折。无移位的单髁骨折可以通过矫正治疗和闭合复位治疗，尽管适当的治疗仍常见移位发生。不稳定骨折通过侧面中央入路，用经皮穿针或使用螺丝或微型髁接骨板稳定。即使是Ⅲ型损伤，也可以采用经皮骨折复位，临时固定以恢复解剖对线。明显粉碎性骨折，无法采用针或螺钉固定，动态外固定可起到较好效果。通过恢复关节表面对线，治疗结果总体上是好的，手术一年后患者可以通过行关节重塑改善术后的关节活动功能。

三、远端指间关节和拇指指间关节

远端指关节（DIP）和拇指指间关节的解剖是类似的，都是由粗壮副韧带提供指间关节稳定。伸肌肌腱群、屈指深肌和拇长屈肌的肌腱末端为关节提供额外的动力支持。由于力臂的减少和稳定的增加，远端指关节脱位是不常见的。然而，由于软组织的薄弱常常造成皮肤裂伤。实际上远端指关节骨折和脱位在运动中是常见的，但由于缺乏早期畸形可被误诊为扭伤。

远端指关节处的单纯脱位非常罕见，而且闭合复位后非常稳定。软组织插入阻止复位的情况并不常见，但可以导致屈肌肌腱、骨折碎片包埋，或者是异常的籽骨进入连接处。开放复位必须在闭合复位失败后，局部神经阻滞下实施。开放性关节脱位需要彻底灌洗和清创术。关节是否复位成功需要行影像学、活动范围和被动运动范围测试。残留的不稳定可以通过矫正器治疗2～3周，随后增加活动范围。显著的不稳定可以予跨关节的钢针固定4周，随后要进行渐进的康复。

包含远端指间关节处的骨折较脱位更常见，而且通常需要外科治疗。小儿患者会发展为骨骺骨折和无菌钢针下移位。这被称为西摩氏骨折，如果指甲下血肿存在必须按开放骨折处理。同时应注意甲床修复的护理。这种骨折一般使用保护性矫正器治疗3～4周后可以愈合，同时需要影像学随访确保复位成功。

一个直接作用于弯曲的远端指间关节的轴向应力通常导致远端指节骨的背唇上的伸肌腱断裂。这种撕脱伤可以是单纯肌腱损伤或者包括骨撕脱，撕脱伤可以使一小块碎片或大量的关节面。这种范围的损伤学名叫锤状指，也可称为骨或软组织的锤状损伤（图32－10）。不连续的末端肌腱使远端指间关节连接处于屈曲姿势，可以被动完成完全伸展，主动伸展不能完成。指间关节过伸伴远端指关节屈曲可形成天鹅颈畸形。所有锤状损伤应该用影像学评估骨折和伴脱位。关节面的受累程度可以预测其稳定性，弯曲小于43°的骨折仍然相对稳定，大于52°的骨折经常会半脱位。游离软组织锤状指可以通过矫形器进行180°拉伸治疗（图32－11）；远端指间关节连接处过度拉伸会减少肌腱末端微血管的灌注，而且导致愈合延迟。矫形器允许近端指间关节主动运动，并且需要佩戴6周，随后的2周逐渐减少佩戴时间。损伤后2～3个月，运动时应尽量佩戴矫形器。

手术治疗的适应证，包括开放性损伤和患者的职业不允许用矫形器（如卫生保健工作者），骨折

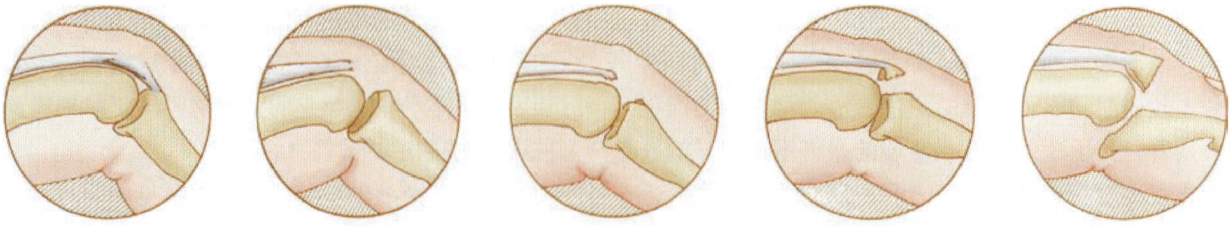

图32–10 伸肌腱断裂可产生的槌畸形，指伸肌腱或骨伸肌腱撕脱。侧远端指骨骨折和脱位，虽然没有肌腱损伤，但可以表现为槌畸形

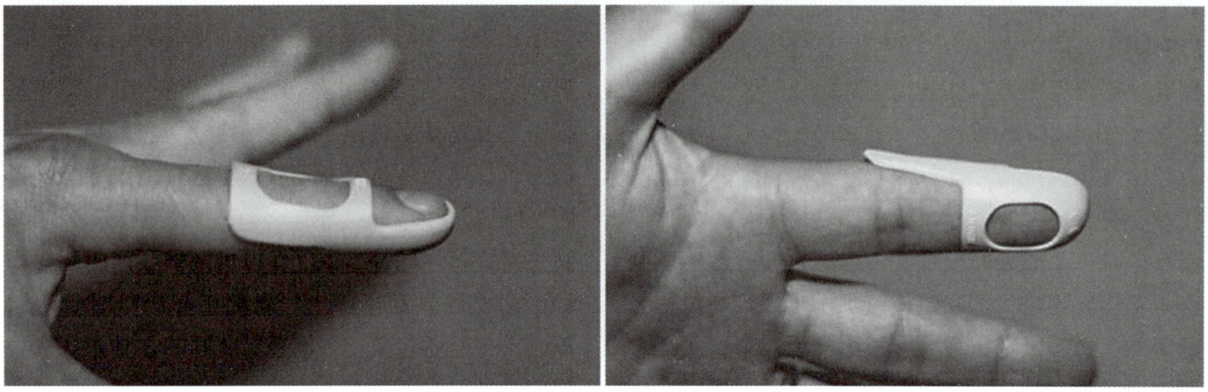

图32–11 槌矫形器

移位大于2mm，大关节内骨折大于关节面35%，剩余伸肌滞后大于35°，关节半脱位。软组织锤状损伤可采用跨关节的钢钉固定治疗6周，随后可逐渐开始功能再训练。存在较大骨折碎片的错位骨折可以采用伸展位固定或ORIF治疗。手术是存在并发症的，包括深部感染，关节不协调和持久的指甲畸形，发生率可高达54%。

远端指间关节掌侧基底部的骨折及骨折脱位是罕见的，它通常涉及拇长屈肌的撕脱伤。这些通常是由作用在弯曲的远端指间关节的伸展应力导致，被称为rugger–jersey损伤。患者表现为远端指关节肿胀，无法主动弯曲，但可能行被动屈曲运动。撕脱片段在可以预见的3个位置之一撕脱屈肌腱鞘。应轻柔检查肿块或掌屈肌腱鞘，并结合整个手X线片以协助定位损伤片段。在Ⅰ型损伤中，由于系带撕脱导致小片段被包埋进手掌并卡在蚓状肌处。在Ⅱ型损伤中，由于浅筋膜完整，小片段位于近端指节浅层的表面的。Ⅲ型损伤中，大片段是卷入A4滑车中。

所有骨折片段的损伤都应手术治疗以恢复远端指关节的屈曲功能。一个侧中或布鲁纳切口的方法可以进行寻找屈肌腱鞘中的撕脱片段。撕脱片段可以用螺丝固定，然而，螺丝不能穿过近背侧皮质超过10mm，否则会损伤基质造成指甲畸形。也可以使用抽拉式缝合线，在无菌甲床上固定指甲。必须注意保持A2滑车和A4滑车不被固定死，同时尽量减少在通过撕脱片段时对屈肌腱鞘的损伤，以免导致粘连形成。康复治疗与屈肌腱损伤相同，应当早期恢复运动以避免关节僵硬。

四、第2至第5掌指关节

掌指关节在自然形态下呈髁状，它有一个复杂的关节形态，根据关节位置允许各种各样的运动。近端指骨的基底是浅和凹陷的，而掌骨头部是狭窄的。关节的背伸运动是有限的，且有运动的轴向和尺偏差，但在一个平面可进行完全的屈曲运动。这种结构使掌指关节活动大于指间关节。掌指关节的侧副韧带本质上与指间关节的类似，位于旋转轴背侧，并插入指骨底部。因此，ACL在屈曲和用力时保持紧张，与大关节活动保持一致以稳定关节位置。侧副韧带起源于手掌，围绕掌指板旋转，尽管它没有副韧带坚固，但允许轻度的轴向和尺侧位移。掌指关节的掌板有一个厚厚的纤维软骨，其远端插入整个关节基底部和薄膜近端部分。这结构可以增加掌指关节的伸展和屈曲活动，同时在弯曲屈曲时使一部分薄膜进入掌指凹处。背部只有一个薄的关节囊，关节稳定性是由位于矢状位背侧的伸肌腱提供。掌板外侧稳定由屈肌腱鞘和附着于VP的A1滑车提供。

侧韧带损伤很少见，通常不在初期发生。稳定的侧韧带在关节弯曲屈曲时是最好的保证，因为在关节屈曲位时PCL比ACL提供更多的稳定性。任何被动偏差大于15°，且没有明确的终点的损伤视为病理损伤并定为3级撕裂。断裂或撕脱发生在近端或远端的比例相当。第一级和第二级损伤应非手术治疗，然而，关节应屈曲位固定在“关键”的姿势，防止侧韧带愈合过程中挛缩，从而防止关节屈曲。磁共振成像是一个有用的影像学方法，有助于临床描述骨和掌板的损伤程度。Ⅲ级损伤可以通过12周的并指贴扎治疗，但是在专业运动员和高强度运动者是有急诊手术指征的。最近，Stener-like损伤（见拇指MCP损伤）已经在手指中描述，其表现是侧副韧带撕脱于矢状带外。虽然其发生率只有6/38，但是这些病变可能导致非手术治疗失败。许多方法已经被报道用于治疗此种疾病，有多种手术方法可以选择。急性撕裂可以使用缝合线进行解剖学修复，但慢性破裂则需要掌长肌和指肌腱移植。撕脱骨折导致的大骨软骨碎片需使用螺钉或克氏针进行修复。

（一）单纯关节脱位

MCP关节脱位比PIP脱位少见，通常在手与MCP关节过伸的摔倒中。可能由于这种损伤可以自发性复位而少被报道和识别。在过伸的掌指关节无法靠近近端，近端指骨背侧将置于掌骨头。可以看到关节过屈和过伸，导致手掌的MCP脱位。VP可能插入到关节中，导致无法闭合复位。此外，掌骨头部可能被手掌软组织缠绕成一个绞索，位于桡侧蚓状肌肌腱，尺侧深肌腱，掌骨近端浅横韧带和蹼间韧带之间。此外，第一骨间背侧肌腱，关节腱索和籽骨都被报道可夹在关节间，影响复位。

单纯错位被定义为可自发复位或伴有可控性。许多掌指关机脱位被证明是复杂的，或无法通过闭合方法复位，即使是简单的、可还原的关节错位，如果治疗不当仍有可能无法成功复位。最简单的背侧或掌侧脱位可在局麻下闭合复位，通过手法依次推动近端指骨掌侧和背侧，同时避免纵向牵引，进而将VP拉进关节内。成功复位后，患者可在关机中立位予背侧矫形器固定，同时可允许关节完全屈曲（除非考虑伴随副韧带损伤）。

开放性手术的适应证为复位失败者和开放性关节错位。对于背侧错位者，可以通过简单的背侧入路，将Freer置于关节中，移除异常结构，从而使关节复位成功。这种方法还可以详细的观察到关节骨软骨骨折情况。许多作者主张掌侧入路，它可以更好地观察受损组织。但是，隆起的掌骨头往往将神经血管束推到皮肤下，掌侧皮肤切口时容易对其造成损失。此外，掌侧切口可以探查屈肌腱和切除A1滑轮，对屈肌腱进行减压，从而快速关节复位。掌侧脱位很少需要开放性治疗，通常推荐背侧切口。开放性治疗后应进行积极运动康复，可在佩戴矫形器下予受损关节30°～50°的屈曲，防止关节不稳定。

（二）关节内骨折

掌骨头的关节内损伤通常出现在弯曲关节的直接创伤或挤压伤后。在这个位置只有皮肤、伸肌肌腱和关节囊可以保护关节面免于受损。由于侧位片的关节重叠，导致传统的放射线检查经常漏掉掌骨头骨折，所以通常选用Brewerton位或掌骨位射片，以助于确定骨折形式。这种损伤大多数是开放性的，并且通常是由于拳击所致。对于这些损伤必须给予适当的手术冲洗、清创治疗和抗生素治疗，以防止关节积脓。骺板骨折在掌指关节骨折中很常见的，因为它是手上唯一的与近端和远端骨附着的关节。

无移位的、小的骨折可行非手术治疗，并将掌指关节固定在一个“内在”或“安全”的位置。骨折的开放性手术治疗指征为骨折涉及超过25%的关节面或伴有超过1mm关节裂隙。伴有MCP错位的大骨软骨骨折应采用无头螺钉ORIF治疗。粉碎性掌骨头是难以治疗，往往需要使用K线、环扎布线或利用骨或脚趾掌骨移植进行治疗。动态和静态外固定可用于维持关节对线。当关节无负重时，有些关节可以重建，患者进行无痛性关节活动。严重粉碎性骨折可以通过使用硅胶或热解炭植入行关节成形术。硅胶不应该用于会过度捏的示指也不应用于软组织覆盖或过度的骨丢失患者中。

在侧面或掌面近端指骨基底部，小的或无移位的韧带撕脱骨折可以封闭治疗。开放性治疗的适应证前文已经提到。切开复位内固定可以经皮K线缝合，或采用掌侧入路螺丝固定或K线缝合。轴向负荷可造成的更复杂的基底部骨折，尤其常见于示指，CMC关节可增加其稳定性。T形髁状突骨折需要经皮K线固定，并将其固定在关节屈曲位的掌骨头周围。不稳定骨折可以通过背伸肌分离和微型髁接骨板方法进行治疗。严重粉碎骨折或骨丢失应行外固定。

五、第2至第5腕掌关节

虽然掌骨基底部的骨折和脱位非常罕见，但如果没有适当治疗可以造成明显功能障碍。背侧和掌侧腕掌韧带及掌骨间韧带可提高关节稳定，防止发生移位。此外，附着于关节底部的腕屈肌和伸肌肌腱增加了这些关节稳定性。第二和第三掌骨是手的中央支柱，保证了手功能的稳定，而第四和第五掌骨的稳定性稍差，可增加抓握和掌部的活动中的关节尺侧运动。关节形态基础为第二和三掌骨提供了比第四和第五关节更多的关节内在稳定性和较少的关节运动能力。第二掌指关节基底部桡侧髁和尺侧髁包围小多角骨，并依次与大多角骨和头状骨相连。桡侧腕长伸肌（ECRL）将插入在背桡侧髁上，桡侧腕屈肌（FCR）插入在掌骨的掌侧基底部。第三掌骨略凹且具有背桡侧茎突，这有助于锁定头状骨和第二掌骨关节。桡侧腕短伸肌（ECRB）沿着茎突插入。ECRL和ECRB为用力抓握时的腕关节提供了稳定性。第二CMC关节可进行11°的屈伸运动，而第三CMC关节只可进行7°的屈伸运动。

第四和第五掌骨有相对不稳定的钩状关节面，可以增加这些关节的运动。第四掌骨的梯形边没有外在的肌肉附着，是由桡侧和尺侧的相邻掌骨和粗壮的韧带来保持稳定性。因此，孤立的第四掌骨基底不稳定是很少见的。第五掌骨基底部是一个钩状凸面，并具有一个尺骨斜坡。这种关节形态可以增加屈伸运动（第四关节20°；第五关节28°（第四CMC关节不动时）或44°（第四CMC关节活动时）；以及旋前和旋后运动（分别为27°，22°）和桡尺侧位移（7°，13°）。尺侧腕伸肌附着于尺骨背侧，而尺侧腕屈肌附着于掌底部，提供了作用于第五腕掌关节的变形力。

手部的CMC关节损伤往往是由直接创伤，纵向应力（冲击），或运动碰撞所致。第二、三掌骨生物关节和韧带的稳定性无法通过关节运动耗散应力，因此所施加的力趋于导致基底关节处骨折。简单扭伤是常见的，身体检查结果与特定韧带的压痛点结合就可以诊断。一个短暂的固定通常足够治疗这些损伤。如果伤害到手掌关节建议仔细审查平片。对于该部位损伤，强烈建议行标准前后位片、斜位片和侧位片检查，CT平扫可以协助看清关节内的病理改变。第五掌骨是最常见的发生错位的关节，常见于背侧错位，其次为掌侧错位。掌侧脱位通常由挤压伤导致，可造成尺神经运动支损伤（第四和第五）或掌深弓损伤（第三掌骨）。复合性损伤通常为高能损伤，且由于其不稳定，应尽量行经皮钢钉固定的开放性手术治疗（图32–12）。

桡侧腕长伸肌和桡侧腕短伸肌的背侧撕脱骨折可以同时伴有肌腱损伤。撕脱片段可以在原位或被拉远到近端前臂处。此外，粗壮的掌骨间韧带可造成撕脱骨折，这在第二和第五掌骨更常见。撕脱片段是在解剖位置和掌骨由于不平衡的肌腱牵拉转移到背尺侧，常见于第五掌骨，这种损伤是被称为“baby Bennett”或“reverse Bennett”损伤。在第二掌骨这被称为一个韧带反转班尼特骨折（ligament–reversed Bennett fracture）因为桡侧髁被撕脱下来同时保持连接班脱位的第一掌骨。由于尺掌骨的稳定性下降，该部位的骨折脱位和骨折更常见。

小片的对线好的游离骨片，可以通过与非手术治疗，固定3周后可开始逐步进行关节活动度训练。闭合复位后稳定性好的错位，可以行非手术治疗，但要提供影像学的证据。目前一些罕见的伤害，除了混合性骨折、持续不稳定和保守治疗的失

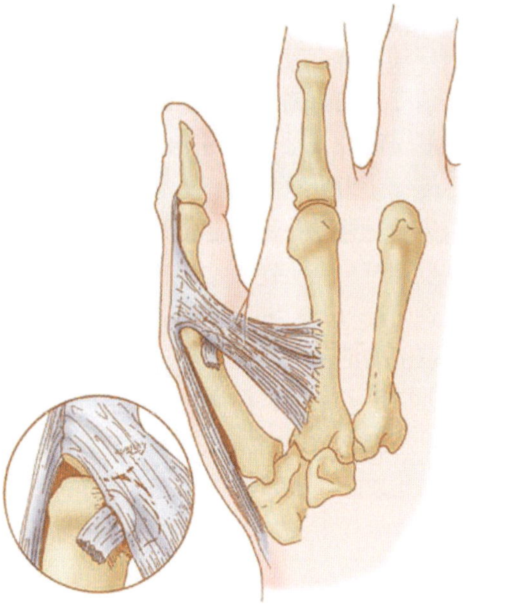

图32–12　特纳斯病变扩大图。一个过度的外展力导致尺副韧带远端完全破裂插入，近端发生位移。内收肌腱膜阻挡韧带回到自己的位置

败的骨折外，其具体的手术指征尚未达成共识。第二、三掌骨基底骨折由于其固有稳定的结构会影响关节不协调，一直主张使用非手术治疗，当也有报道发现治疗后会发生屈肌腱断裂、长期疼痛和无力等不适。肌腱撕脱伤应使用克氏针或螺钉固定，如伴肌腱损伤可行修复缝合，必要时也拔出缝线。不稳定骨折脱位，主要见于第五掌骨，如果存在大骨折碎片需要行经皮钢针固定或切开复位内固定治疗。

六、拇指掌指关节

拇指掌指关节，虽然和其他手指有明显相似的解剖外观，但其主要是一个铰链或屈戍关节。从关节形态变化可以发现其可以在任何方向进行6°～86°的屈伸运动。拇指掌指关节的主要功能是为刺和捏的动作提供稳定。与手指的掌指关节相比，掌指关节的僵硬是不稳定的，籽骨几乎总是存在关节内或嵌入掌板。拇短屈肌（FBP）和拇短展肌（APB）为部分插入籽骨上并提供了抵抗关节过伸的力量。韧带解剖看起来类似于掌指关节，对外在肌腱提供额外的支持。

拇指腕掌之间的背侧错位往往由过伸造成，这种损伤可以是简单或者复杂的。掌板近端肌腱在大多数情况下，可以包埋在关节内，防止闭合复位。影像学上其关节间空间的扩大或籽骨进入其中是复杂脱位的证据，其中掌骨头部钻入掌板并被拇长屈肌和屈拇短肌包绕。复位后，应用射线透照再次确保关节确实复位。屈曲过度损伤可引起关节囊或拇短伸肌肌腱断裂，并通过体格检查诊断。关于拇指掌侧脱位少有文献报道，其总是压迫部分或全部的伸肌肌腱，阻碍闭合复位。伴随韧带损伤的错位应在复位后检测其移位及稳定性，以决定是否需要进一步的治疗。若稳定性下降，应该使用掌矫形器轻度屈曲位固定3周，然后开始运动训练。伸展位的持久性不稳定是罕见的，急性期是掌板手术固定的禁忌证。

（一）尺侧副韧带损伤

桡侧脱位合并拇指过伸应力往往造成拇指掌指关节损伤。尺侧副韧带损伤的概率是桡侧副韧带的10倍。急性损伤往往由滑雪时滑雪杆从手中快速脱出造成，这种损伤被称为滑雪拇指伤（skier's thumb)，或者被称为猎场拇指伤（gamekeeper's thumb)。然而，这种受伤是由于重复的压力和由此产生的韧带的慢性疲劳造成，本病最初被描述的是经常狩猎兔子的苏格兰猎场看守人。急性损伤最常涉及远端副韧带撕脱伤。这种损伤还可以通过掌板、侧副韧带、和背侧关节囊发生。近端指骨在损伤中过度的桡侧位移可能导致韧带位于内收肌腱膜的顶部。触诊时疼痛，并可触及浅表性包块，此被称为特纳斯病变，于1962年被特纳斯所描述（图32–12)。特纳斯假定，韧带位于筋膜外无法治愈，如果不治疗损伤会导致长期的不稳定，这一发现在随后很多的研究中被证实。

治疗尺侧副韧带损伤取决于正确的诊断，应区分损伤属于完整的韧带破裂（Ⅲ型）或者是不完整的扭伤（Ⅰ型和Ⅱ型)。检查患者时韧带撕脱点可以有压痛，偶尔也可触及特纳斯病变。压力测试是诊断的关键，测试是进行全面伸展和30°的弯曲。侧副韧带在充分伸展时保持紧绷，在35°压力下保持松弛，或者在15°压力下和对侧的拇指相比，表明韧带完全破裂。副韧带在压力测试30°时保持屈

曲，在超过30° ～40° 的外翻应力下保持松弛，或在超过15° 的压力下与对侧拇指相比不同，则表明完全断裂。有些作者主张，缺乏坚实的点充分表明断裂发生。掌指拇指关节应该行前后位和侧位片检查，因为尺侧副韧带损伤中有超过50%的病例存在骨折撕脱的片段。在患者能够忍耐的情况下拍摄应力片是有益的（图32–13）。如果疼痛导致不能进行足够的压力测试可以行关节内局部麻醉协助控制疼痛。此外，超声造影、磁共振成像，可以被用于确诊完全性撕裂和特纳斯病变。

第一级和第二级的损伤可采用手的拇指矫形器治疗，同时允许拇指指间关节的运动。矫形器需持续佩戴2～4周，主要这取决于掌指关节活动时的疼痛，然后可以进行恢复性锻炼。对捏的运动和力量训练应在3～4周内逐渐增加；然而，对尺侧副韧带有过度的压力的运动8周内应当避免。对于掌指关节，其稳定性要优于其运动，应尽量避免过度治疗。由于非手术治疗的不可预测性，大多数医师主张手术探查和修复完整的韧带。如果可以利用先进的影像技术排除特纳斯病变，可以尝试用矫形器等非手术治疗4～6周。接下来逐步运动训练，应注意避免外翻应力的形成。涉及小于30%关节面的微小位移的撕脱骨折可以石膏固定或矫形器治疗。

经背侧入路的手术探查是较好的治疗手段，可以充分暴露内收肌腱膜下的韧带撕脱。部分撕裂者应首先修理或缝合骨膜远端撕脱。远端撕脱能用很多方法治疗，包括锚式缝合，可吸收线，或鱼钩电缆（预制可吸收线）。行牵引治疗时应略矫枉过正4周，以避免压力导致不能恢复到原来的样子，内固定被取出后可移除石膏固定或矫形器。大的撕脱骨折可以用螺钉、克氏针或无关节固定修复，以增加其稳定性。4～6周后进行恢复性锻炼，在3个月后开始全范围的活动。慢性不稳定的猎场拇指伤或延迟愈合者应手术治疗。往往发现有相当一部分的韧带可以重新缝合到近端指骨。如果没有找到韧带，掌长肌重建或跖肌腱移植是首选的治疗。最近研究发现使用骨结构重建具有良好的短期结果。

（二）桡侧副韧带损伤

拇指桡侧韧带受伤相较于尺侧副韧带伤较轻且不会导致功能丧失。桡侧副韧带常常由撕裂伤或作用于掌指关节的旋转应力引起。拇指桡侧韧带对于捏和打字或者推物是非常重要的。拇指桡侧韧带的特纳斯损害仅仅被报道一次，外展肌腱膜的解剖完全覆盖拇指桡侧韧带的旋转轴，该病很罕见。另外，拇指桡侧韧带损伤远较远端撕脱普遍。拇指桡侧韧带损伤的分级类似于尺侧副韧带，压力测试大于30° 是不稳定。体格检查和放射检查可显示关

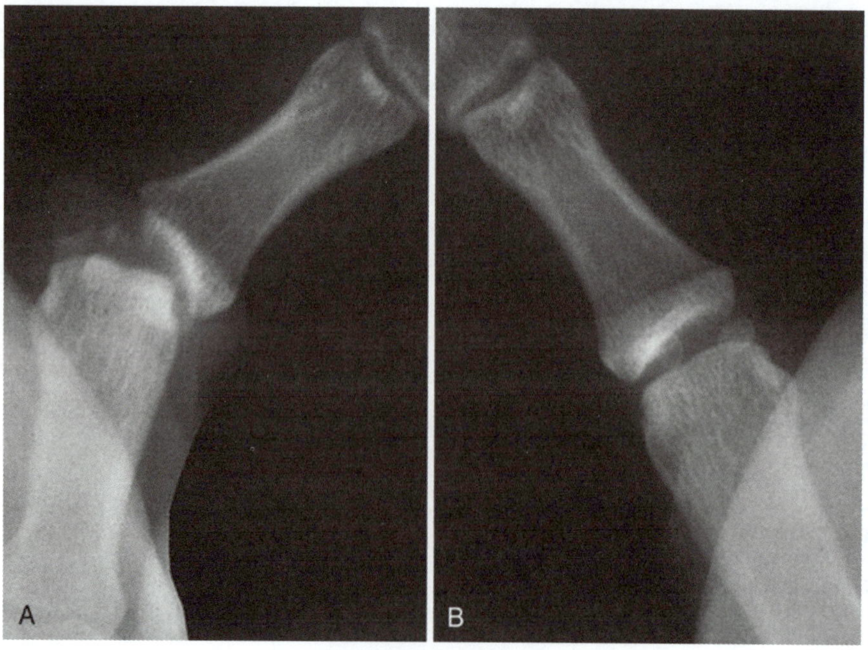

图32–13 比较应力摄影下，一个32年的滑雪者受伤的拇指关节（A）在测量位移和相关的碎片骨折（B）

节囊损伤导致的近节指骨的尺骨和掌关节半脱位。轻度移位的撕脱骨折治疗类似尺侧副韧带损伤的处理。一些学者主张对特纳斯骨折不需处理，直到它自己愈合。然而，另外一些人建议，伴有掌侧半脱位的完全断裂者应手术修复或重建采取尺侧拉伸拇长肌腱。手术适应证为掌侧半脱位大于3mm，与对侧相比，松弛超过30°或与健侧对比超过15°，慢性不稳定。手术治疗同样适用于尺侧副韧带损伤，对可用韧带行修复术或用缝合固定薄弱结构和纤维组织。康复也类似于尺侧副韧带损伤，然而，要延迟拇指用力时限及加强拇指保护，直到8周后确保组织完全愈合。

七、拇指腕掌关节

大多角骨掌骨关节的关节形态在人体中是独一无二的。两个梯形的掌骨关节垂直对立，呈鞍状关节面，有屈伸运动，握拳，内收内旋和外旋外展的功能。韧带的解剖结构为关节提供了额外稳定性，这主要是通过从掌喙梯形结节发出的掌斜韧带提供的。当手指对捏时，CMC关节屈曲和内收，掌斜韧带可对抗关节背侧半脱位的倾向。额外的稳定结构来自于手背桡侧、掌骨间的后斜韧带。后斜韧带在拇指外展时提供稳定性，在旋前时韧带紧张以抵抗关节活动，同时通过螺旋机制将掌骨喙突固定于大多角骨处。对于掌侧或背侧斜韧带是否是最重要的防止CMC关节背侧脱位的结构仍有争议，但大多数作者同意两个韧带均被破坏才能造成关节背侧脱位。拇长展肌（APL）是唯一插入掌骨并能提供稳定、联合的肌肉。但它更多地被认为在骨折和脱位中起变形力的作用。CMC关节的单纯性背侧脱位是罕见的，而且通常发生在弯曲关节的轴向应力作用于屈曲位关节时。它会导致背侧关节囊和斜韧带撕裂或掌骨或大多角骨骨膜下剥脱。据报道，前侧或掌侧脱位一直非常罕见。韧带扭伤是很难诊断的，因为极少的不完全半脱位能被发现。临床患者可出现外伤性拇指基底部疼痛，但由于大多角骨掌骨关节的内在稳定性，半脱位很难被引出。与对侧关节比较，可获得该关节的生理稳定。标准的射线检查往往错过这种关节伤，除非CMC关节的前后位和横向摄片是特殊的。一个好的摄片或双侧应力下X线片（用力将拇指对捏在一起），可以有助于对CMC关节稳定性的判断。部分韧带撕裂，可以用拇指人字石膏或矫形器固定4周，随后再逐步康复训练。全脱位患者通常可以局部麻醉下复位，并将拇指于外展位和轻度伸展位石膏固定。

手术成功稳定的适应证为复位后残余的不稳定损伤，可以用经皮穿针来固定。然而，尽管影像学显示已正确复位，仍许多学者报道有复发性不稳定发生，这可能由韧带或软骨碎片插入断端间造成无法解剖复位导致。瓦格纳式背侧切口开放探查并行关节囊缝合术和韧带重建的可用于治疗导致延迟愈合或保守治疗失败所导致的固定不佳或残余性不稳定。

关节内骨折

CMC关节的背侧半脱位或脱位也可由掌斜韧带和掌喙韧带的骨撕脱造成。这种骨折保持解剖位置，同时最近的掌骨背侧呈放线状称为Bennett骨折。这种骨折机制与单纯脱位相类似，而且他不会对抗APL、RPL和拇收肌群从而取代这种骨折。弯曲状态下的轴向挤压往往造成掌骨三个或更多的骨折碎片。这些损伤被称为罗兰骨折，即1910年由罗兰首先描述，仅包括Y和T形关节内的碎片。

治疗成功的关键是获得解剖复位，取得复位关节的一致性。封闭治疗仅适用于小的、无移位的Bennett骨折。经皮针穿过大多角骨掌骨关节要求骨折碎片最少接合20%的关节面。骨折通常牵引固定，内旋和外展，并在X线透视引导下进针。骨折涉及大于30%关节面或者关节裂隙大于1～2mm时，则用瓦格纳式切开复位。背侧螺钉固定对于大骨片是首选，如果手术中发现骨折表现稳定，也可以采取初期活动。用钉固定4周，同时拇指用矫形器制动直到愈合完全。Rolando式骨折需要手术干预，但各种手术结果往往不佳。大的骨折碎片可以通过微型髁接骨板或者用K-线解剖复位。粉碎骨折最好用外固定治疗或者牵引，虽然这样很难达到解剖学复位。

八、展望未来

小关节的关节镜手术，代表了技术的进步，可以帮助治疗小关节骨折、脱位及关节损伤。关节镜的具体优势包括切口小、剥离少，可以保留手部的关节囊、侧副韧带和肌腱。关节镜可以直接看到软骨和滑膜组织的缺损，并对腕骨间韧带损伤程度和稳定性进行评估。在开放性骨折中，关节镜骨折复位优于常规影像学检查，因为它的能够放大并清晰的观察骨折复位部位。手骨骨折的微创治疗优点还包括降低发病率，加快恢复，改善运动功能，提高患者的满意度。因为这样强大的功能，关节镜下复位内固定，将来可能会被认为是小关节病变的诊断和治疗的金标准。未来的研究方向包括AARIF扩张，PIP关节损伤，以及与其他技术比较作为对照研究，例如比较闭合复位、经皮钢钉固定和ORIF技术等。

九、小结

在很多情况下人会将手和指关节置于一个容易受伤的位置。对关节和韧带解剖结构的全面掌握是治疗的基础。一个良好的团队是治疗的关键，能够促进疼痛消除和功能最大程度恢复，使患者重返社会工作和生活。

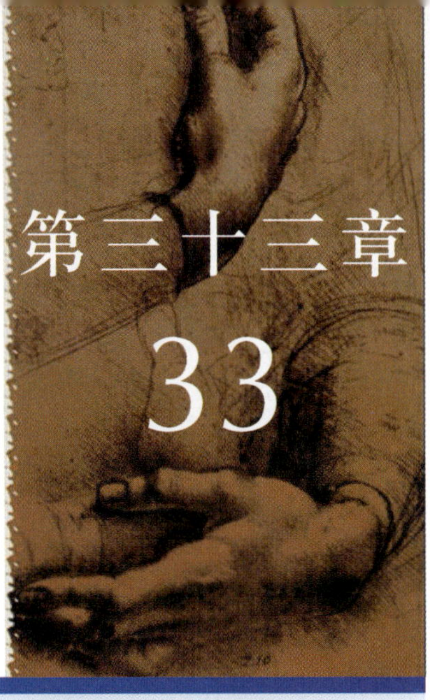

手部关节内骨折和关节损伤：第2部分 治疗师的处理

原著者 KARA GAFFNEY GALLAGHER, MS, OTR/L, CHT
AND SUSAN M. BLACKMORE, MS, OTR/L, CHT
译校者 隰建成 潘 钰

关键点

- 绝大部分的骨折和软组织损伤存在一定的愈合时限，康复的原则和目标要相符。
- 每位患者的具体病情，相关关节稳定性，愈合程度和预期疗效都将最终影响康复计划，这是由手治疗师在咨询手术医师后制定。
- 早期运动对于手部关节内骨折、关节损伤的好处，包括潜在的促进骨折及软组织愈合，提高受累及邻近关节和组织的活动度。
- 由一名经过认证的手康复师在康复的整个过程中对支具的制备进行调整，是康复计划中不可或缺的部分。
- 在治疗过程中精心挑选和监测各项活动、练习，并将之结合起来，以确保理想的运动和肌肉都被激活，所选活动不佳可能会导致期望的运动模式被加强的代偿运动所代替。

手是赋予我们与周围世界互动的最有效的一个方法。它看似有着无穷无尽的活动方式，其设计既能操作手持式凿岩机的苦力活，又能胜任刺绣或拉小提琴这样的精细的运动。它由关节和支持它的软组织复合物所连接的19块骨构成。这个错综复杂的设计兼顾了稳定性和灵活性，并能有效地将前臂肌肉的力量传递到指尖。手位于上肢远端，因而容易受到外力的影响，造成提供稳定性和灵活性的骨和软组织结构受损。受伤后会导致关节内骨折或损坏关节囊及韧带支持系统，从而引起不同程度的不稳定、脱位、半脱位或挛缩。

本章回顾了手部关节内骨折和关节损伤的康复。外科医师的处理在第32章里论述。

一、手部关节内骨折

掌骨和指骨骨折是最常见的上肢骨折。1998年美国的一项关于手和上肢骨折的研究表明，其中指骨骨折占23%，掌骨骨折占18%。掌骨和指骨骨折经常被漏诊或被看作无关紧要的伤害。成人和青少年的手部骨折通常需要某些康复。为了让患者安全、顺利地得到理想的结果，康复医师必须了解骨折专业术语、操作和治疗规范。这些信息，再加上对软组织损伤和治疗的透彻了解是治疗的基石。绝大部分的骨折和软组织损伤存在一定的愈合时限，康复的原则和目标应与之相符。然而，关节内骨折和伴随的软组织损伤的类型，以及手术复位的技巧，都更为多样化。所以，每一个关节内骨折患者的特征、相关软组织的损伤、形态的稳定性、治愈程度和预期的结果，必须与医师讨论，以确保能制定一个适当的康复程序。

可以用以下几个术语来描述骨折的初始状态。“骨骼完整的解剖学复位、还原，为运动提供了正常解剖基础，这是非常重要的。”“非移位性骨折”指的是骨折断端连接良好与正常骨骼解剖学无差异。移位的骨折是对线不佳的。移位的骨折必须复位到正常解剖位置并且可能需要固定以保持正常解剖关系。在骨折解剖学复位之后，医师决定骨折是否会维持其正常位置。稳定骨折是维持复位状态，且无论活动还是自然状态下保持不移位。在自然状态或活动时移位的骨折是不稳定的。医师需要进一步处理以解决其不稳定性并将它转换成一个稳定的骨折。骨折被描述为关节内的和关节外的。关节内骨折发生在骨头的头部和基底部的连接处。关节外骨折发生在关节外的骨的颈部或干部。更多关于骨折术语详见第29章。

当医师规划手术的时候，“必须把生物力学稳定性和生物完整性与血液供应相平衡，同时令瘢痕最小；内植物可以提供更多的稳定性，但是要避免过多的手术分离”。没有功能的解剖结构重建不能提供良好的疗效。在小关节内镜及术中成像的帮助下，新近开展的骨折内固定手术能够做到更好的稳定性，疗效更佳，软组织分离更少。

骨折固定物的选择取决于骨折及软组织损伤的类型，固定方法包括：①无论是否行闭合复位，均以管型石膏或支具制动；②闭合复位后外固定或内固定（外固定器、克氏针）；③开放复位（克氏针、髓内针），稳定（螺钉、张力带），或牢固的（拉力螺钉、钢板、90/90钢丝）固定。关于特定损伤固定方法的详细描述见第30章和第32章。

有一些出色的资源能够帮助我们彻底理解骨骼愈合过程。建议读者参考Journal of Hand Therapy，2003，volume 16，issue 2，一个关于手骨折处理的特刊。

新生骨形成以达到骨折愈合，同时产生瘢痕组织修复软组织损伤。再生新骨通过原发性或继发性愈合连接骨折断端。骨折愈合的类型依赖于固定的方法。

此前已就稳定和牢固的固定方法进行过描述。对骨折端进行加压，阻止骨折端的任何移动，从而促使骨折愈合。愈合初始期不形成骨痂。稳定和牢固的固定的好处是“精确的解剖复位，避免骨痂形成及可能的组织粘连，尽力防止手部外伤和水肿，早期活动以维持关节囊结构长度，早期进行关节面滑动运动及相关软组织损伤康复运动”。术后很快开始早期的康复计划才能实现这些优点。牢固的固定方法才允许早期和较少保护下的运动，对此的理解也很重要，但是骨折的愈合并未加速。所以，对抗阻力的活动需待骨折愈合到一定程度才能耐受。

用以下方法治疗骨折时可促进骨的继发愈合：外固定，闭合复位固定，闭合复位外固定（CREF），闭合复位内固定（CRIF），或开放复位和半牢固内固定，比如用克氏针。在此过程当中，骨折的愈合始于骨痂形成，然后重塑成骨。继发性愈合所形成的新骨是脆弱的，不能耐受压力，所以修复端的完整性依赖于内植物的强度。伤后2～3周骨痂形成，随后出现断端连接。

在骨折愈合期间，活动应降低到最少的，但是不能排除通过骨折间隙的运动。在骨折处的微小移动实际上可以通过刺激血流加强骨骼愈合。根据固定类型的早期运动的继发性愈合优点是可保留骨折部位的血供支持及软组织的完整性。

骨折的治疗时限与理疗师联合干预详见图33-1。

二、手关节损伤

日常生活活动（ADL）要求手部关节既要稳定又要有一定的活动度。手需要稳定性，以便将来自前臂肌肉的复杂力量传递至指尖。同时，手需要一定的活动度，以便手指完成各种各样的动作。手关节的结构是为了达到以上两种特性。然而，由于这些天生结构，关节容易受到外力损伤，并可能伤及相应的关节囊和韧带复合体。与骨折的处理相似，关节损伤的术语方面的知识，愈合的时限，对于患者获得最佳的恢复非常重要。

关节损伤的复杂程度介于稳定性错位到挛缩之间。错位指的是骨从其所在关节内的正常位置的暂

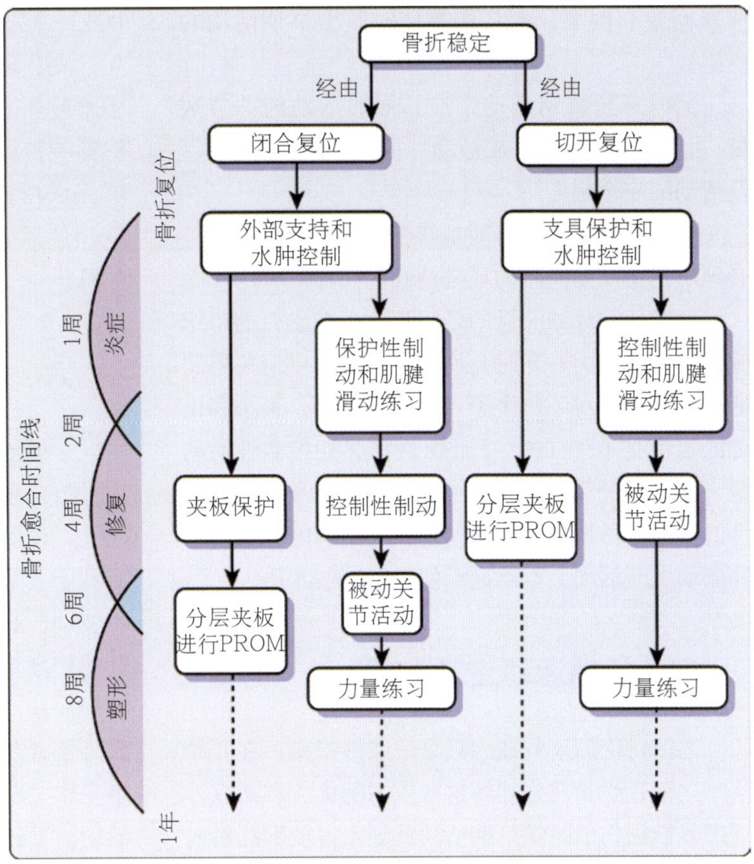

图33-1　骨折愈合时限及治疗干预：骨折得到稳定后经闭合或开放复位一个外部的支撑或保护性的支具是需要的。闭合复位后的外部支撑可以包括石膏、支具、护具或外固定器。与外部支撑或保护性支具相伴随的是在炎症期需要控制水肿，非制动关节的保护性的活动，比如轻柔的主动或者被动活动（闭合复位后外部制动期间）。能够有助于避免骨折部近端或远端关节的挛缩，并能滑动软组织结构，对于有控制的活动以及肌腱的滑动必须强调主动活动。尽管在修复期仍然需要一个保护性的支具，开放复位后，仍然需要强调被动的活动范围质量（PROM）；PROM在闭合复位后的干预必须在重塑期之后，闭合和开放复位后的强化在重塑期之后开始，严格的夹板固定及强化训练在第一个半年之后常常不再进行，但是这些措施可能需要一年（引自：LaStayo PC,Winters KM,Hardy M.Fracture healing:Bone healing,fracture management,and current concepts related to the hand.J Hand Ther.2003;16:81–93.）

时移位。关节损伤包括多种结构，比如韧带及相应的关节囊。另外，脱位还可能发生相关的关节内骨折（即骨折脱位）。脱位的方向（如背侧、掌侧、侧方）描述的是骨头和受伤关节之间的相互关系。例如，近端指间关节背侧的脱位指的是中节指骨位于近节指骨的背侧。一个不稳定的关节脱位，指的是解剖复位后它无法维持稳定。关节挛缩中，关节周围的软组织缩短紧张，进而限制活动范围（ROM）。

关节损伤所累及的软组织结构的愈合经过三期，以产生和重塑瘢痕。炎症期发生在0～5d，接着是增生性的纤维形成期维持5d至4周，然后是瘢痕重塑期，它大概从伤后6周开始，然后变成瘢痕。未经手术干预的肌腱骨愈合需要6～8周，然后才能对肌腱施加无限制的张力（如软组织锤状指和中央腱损伤）。

三、治疗原则

Feehan提供了一个系统的关于关节外不稳定性手骨折的早期运动指南（见第31章）。该文中的概念可以用于潜在的不稳定性关节内骨折的治疗。尽管缺乏循证医学证据，临床研究推荐即使在不稳定性损伤发生之后，也应该进行早期的活动计划。这样的好处包括通过间断和有限的负荷可促进骨折愈合的质量，改善结缔组织的愈合，因为早期施加了生理性的力量，提高了损伤部位的软组织活动度。如果活动造成了骨折不愈合或愈合不良或关节不稳定，那么上述优点就被否定了。另外一方面，太久的制动引起疼痛，结构退化，关节纤维化，以及关节僵硬。手骨折制动超过4周一般都会产生长期有害的结果。

早期活动的时机选择取决于组织结构强度，理论上讲纤维蛋白在3～5d可以获得耐受主动活动的足够强度。在此之前，控制水肿、休息和制动的措施是合适的。水肿未获控制时，手往往位于腕区掌指关节过伸，近侧指间关节弯曲的状态，这种位置可能迅速转变成固定的挛缩。预防早期挛缩的发生需要合理的关节位置摆放。其他影响局部血供的健康问题和因素，也将影响何时做出早期活动的决定。

何时开始早期活动牵涉到同时活动的关节数量，活动类型（主动或被动），活动持续时间，以及活动的安全幅度。

早期活动的启动时间是需要考虑的最后一点。必须决定活动是间断的还是持续的。

早期活动计划的目的是为那些正在愈合的组织施加最小的应力，同时允许软组织活动以避免限制活动的粘连。对于每个患者和损伤而言，最小和正确的量都是不一样的。LaStayo把早期控制性活动定义为受累关节或制动结构的主动活动和早期保护性的活动；早期保护性活动定义为主动的和被动的非制动关节活动。本章通篇使用了这些术语。

四、早期活动注意事项

之前讨论的这些概念只是一般性指南。在开始治疗之前，必须充分理解这些应力的优点和缺点，处理复杂损伤的时候早期活动计划不得使那些最弱的最受伤的组织过度负荷，即使受伤的其他结构是非常稳定，必须充分理解不适当的早期活动后果。

在某些患者无论是闭合或开放复位受伤的关节都需要制动到4周，这一段时间对于增生性软组织的纤维形成是必要的，增加关节稳定性，最终能够胜任主动活动。

五、康复的总体目标

康复师进行标准和系统的检查之后，识别出问题并确定目标。疗效评估比如患者腕手评价（PRWHE)。有助于功能缺损和疼痛的了解。

框33-1 手部关节内骨折脱位治疗的康复目标

减轻或控制水肿
伤口全部愈合，保持克氏针或外固定位置，预防感染
维持关节稳定性，骨折完全愈合
获得完全正常的运动功能而非代偿运动模式
减轻或控制疼痛
提高肌力，恢复功能
通过家庭康复程序及宣教达到独立状态

框33－1列出了手关节损伤患者的总体目标。首先，充分理解解剖、损伤、潜在并发症，所选择的手术或非手术治疗，组织对应力的耐受性，患者能够影响骨折或软组织愈合的其他健康问题，患者能够完成所需要治疗措施的能力及患者的目标和期望，然后开始制定治疗计划。完全恢复可能需要数月。

六、制动及控制和保护的运动阶段

一般治疗原则适用于大多数手关节损伤和关节内骨折。早期水肿控制可以通过抬高、冷敷，加压包扎，以及手法消肿活动来控制。早期水肿消除，有利于关节和肌腱活动，并预防挛缩。如果水肿发生波动，必须保持警惕，并评价和调节支具。固定针的护理对于防止激惹或感染是必须的。一般包括针周皮肤清洁，保持干燥，清洁及适当的敷料。如果外部硬件不直接影响关节的ROM，手术医师了解受累关节稳定性的情况，然后决定何时开始控制活动。要进行广泛的患者教育，使其理解必须的注意事项，理疗计划的目的及逻辑并动员患者参与。必须完全理解所有诊断相关的注意事项以及时机选择。早期控制活动，一般始于主动短弧活动，并将邻近关节置于恰当位置以促进肌腱滑动和运动。固定支具能允许活动的理想角度。阻断运动（blocking exercise）并不意味着骨折端的抗阻力运动，事实上在某些患者还能对骨折端提供支撑。锤状指损伤的活动是一个例外，一般开始于复合运动以避免伸肌腱末端的衰退。避免伸肌腱延迟的重要性再怎么强调也不过分。

早期保护活动始于独立的主动和被动活动，非制动关节的主动和被动活动，一旦受损结构的稳定性能够承受活动程度，可进展为完全孤立的关节活动同时注意有无伸肌腱的延迟。随着独立活动的改善，再开始复合运动（受伤手指所有关节的屈伸）和肌腱运动。

如果患者在治疗干预之后发生急性疼痛或水肿显著增加，运动将无法进展，及时把患者转诊给医师是需要的，以确保损伤是稳定的。僵硬的原因必须搞清楚，因为让一个愈合不良的、不稳定的、发炎的关节活动是禁忌。

应采取运动再教育策略以改善主动活动。早期使用镜面成像可以改善皮层退化。神经肌肉电刺激（NMES）对于肌肉的再教育以及特定运动的控制使得相应肌肉正确活化。时常，需要花时间和患者一起一对一的仔细观察及展示。分级活动的设计能促进相关类型的运动。这将有助于运动再教育。如果相关活动和肌肉未被激活，让患者做分级活动是徒劳的。事实上，选择不当的活动最终只是强化了代偿活动而非所期望的活动类型。

根据患者的需求进行回顾，采取调整和代偿性日常活动策略，然后逐步恢复受累肢体的功能。

支具能通过允许独立关节活动及抗阻力活动来促进主动活动，也能通过对短缩组织施加低负荷、长时限的张力来改善被动活动。

瘢痕处理包括联合不同组织平面之间活动的重建，瘢痕按摩，瘢痕垫或硅胶。

被动活动技术包括关节的牵张，以及置于关节活动末端位的热疗，短缩肌肉肌腱结构的复合牵张及关节松动术。

这些损伤的处理当中很少需要脱敏、感觉再教育治疗。疼痛的控制包括热疗或电疗，以减轻水肿、解决僵硬。

如果活动限制持续存在，需要做全面检查以确定何种组织结构受限，以及应采取何种适当的治疗方法。

表33-1和表33-2列出了每一个特殊类型的关节损伤和关节内骨折的制动，控制和保护活动，可能的问题，关键的运动，治疗方法和支具等基本治疗原则。应重点注意骨折的时期。

七、强化和恢复功能阶段

在最开始的2周内，患者可以佩戴护具或保护性装置来协助患侧上肢功能，但是不使用患指来辅助轻度的日常活动（如喂饭、吃饭）。随着骨折不断愈合，关节稳定性增加，患者可以在护具保护下开始像正常方式一样的使用患肢。当受伤处可以耐受轻度抗阻力运动时，患者可以不带支具进行轻微抗阻力的功能运动，比如挑选硬币，折叠毛巾，以及其他需要受累关节ROM轻微抗阻力任务。抗阻力性活动一般在8周后开始。

8周后或当损伤已经足够稳定可抵抗阻力的时候，可逐渐减少保护性支具的使用而不是突然停用。轻度家务劳动、工作或体育活动逐渐重新开始。治疗方面，抗阻力活动开始不带支具，密切观察有无不能耐受抗阻力活动的情况十分重要。应根据情况调整抗阻力锻炼计划。一般来说，12周时，患者可以恢复医师指导下的无限制的工作和运动，

表33-1 手关节内骨折和关节损伤的保护期处理

PIP关节损伤		
侧副韧带损伤		
损伤类型	制动-控制活动	时限
1. Ⅰ级（AROM、PROM稳定）	绷带包扎邻近手指在PIPJ上下；LF RCL损伤用绷带固定到IF，LF UCL则固定到RF，RF RCL损伤固定到LF，RF UCL损伤固定到SF。并邻指固定带可能需要衬垫以保证PIPJ的中立位	2～4周
	调整：如果有显著疼痛和肿胀使用将PIP和DIP置于伸直位的手指槽（支具）或用HB休息位的支具保持患指及邻指MP在屈曲70°，IP完全伸直位，并邻指固定带用于控制PIP于中立位，约一周之后用布带取代支具（图33-2）。	支具使用1周然后改用并邻指固定带
2. Ⅱ级（AROM、稳定）	患指及邻指的指槽将PIP和DIP固定于伸直位，或者HB休息位的支具，包括MP在屈曲70° IP完全伸直，固定2～4周。休息2周周后，用并邻指固定带取代支具	2周完全以支具固定，续以间断使用或固定带
3. Ⅲ级（AROM、PROM不稳定）非手术	见Ⅱ级。控制活动：当有不稳定时，FiB或HB静态伸直模具或者8字形支具以限制活动幅度（一般限制完全PIPJ的伸直）图33-3。拆除支具后用上述固定带 调整：可能需要医师透视观察模块的有效性	2～3周完全固定，续以间断使用

（续 表）

背侧脱位（P2在P1背侧）：腕侧板损伤：可能涉及骨折片：Ⅰ～Ⅲ型		
处理	**制动/控制活动**	**时限**
4.闭合复位	控制活动：一般需要2个并邻指固定带在P1和P2周围	2~4周
	调整：如果需要更多的保护，使用FiB和HB背侧PIP伸直模具或者8字形支具。允许去除FiB支具上的带子以便完全主动屈曲，由医师决定伸直模具精确的角度，医师可能需要透视决定。可以单独使用或联合并邻指固定带用于AROM练习（图33-3）	1～2周续以并邻指固定带4周
5.伸直固定针	控制活动：FiB或HB静态保护支具覆盖针。去除固定带以便进行主动屈曲运动	4周
	控制活动：取针后，过渡到8字形或者是FiB背伸限定支具，支具以限制过伸需要时可以屈曲	PRN
6.带铰链的外固定（常伴骨折）	控制活动：若需伸直限定模具，定制容纳铰链固定器的FiB或HB静态背侧固定支具，它允许主动及辅助的屈曲。保护性HB桡尺槽可用于保护外固定器FiB支具可用于提供更多保护，限制伸直（图33-4）	4~6周
	控制活动：固定器去除后支具的使用取决于关节的稳定性。若有不稳仍需佩戴	PRN
腕侧脱位（P2在P1腕侧）：可能损伤伸直肌腱中央束		
处理	**制动/控制活动**	**时限**
7.闭合复位——中央束完好	控制活动：指槽固定PIPJ于伸直位。支具可使DIP完全活动。支具可用环形设计侧方开小窗以容水肿变化，去除支具以便PIPJ行AROM	2~3周
	调整：去除支具后，如需更多保护可用腕侧指槽锻炼模具，允许PIPJ屈曲进展。若有明显僵直，并邻指固定带有助于患指的日间活动	开始ROM后
8.闭合复位——中央束破裂	制动：指槽如上。PIPJ必须维持全天维持于伸直位，尤其当去除支具做清洁时。缓慢撤出支具以免发生伸肌腱延迟	4~6周
	控制活动：白天使用Capener型支具如图33-5或FiB/HB动态PIP伸直支具，夜间使用指槽，若4周时开始PIPJ的AROM亦或伸肌腱延迟明显	开始ROM后
9.ORIF/中央束修补	制动：PIP和DIP伸直位指槽；若无内固定可用两种锻炼模具于控制活动图33-6 1.PIP伸直模具用于完成独立的DIP屈曲练习 2.可使PIP屈至30° DIP屈至25° 的指槽 2周时进展至PIP屈曲40° 3周时至50° 4周时至80° 若发生伸肌腱延迟，缓慢推进。若主动活动无进展，4周时间断使用屈曲支具 避免屈肌腱延迟超过30度至关重要	共6周
关节内髁骨折，P2/Pilon		
处理	**腕侧/背侧唇**	**时限**
10.腕侧骨折：小于30%关节面：无移位且稳定非手术	控制活动：FiB或HB静态背侧PIP伸直限定支具一般限制伸直的最后30° 。去除条带后支具允许主动屈曲 由医师经常复查，确保骨折保持稳定，必要时调整支具	0~4周
11.腕侧骨折：大于40%关节面/不稳定髁骨折：ORIF（拉力螺钉或克氏针）	控制活动或制动：HB休息位或指槽支具固定患指与邻指于MPJ屈曲70° ，DIP伸直和PIP的固定位置取决于固定方法。（一般是完全伸直）若固定稳妥可主动屈曲	0~3/4周

（续 表）

关节内髁骨折，P2/Pilon		
处理	腕侧/背侧唇	时限
12.腕侧骨折：沟骨重建	控制活动：FB静态背侧PIP伸直限定支具患指屈曲20°～30°。可去除固定带允许屈伸	0～2周
	控制活动：手指背侧限定或8字形支具限制完全伸直，并邻指固定带做屈曲练习	3～4（6）周
13.不稳定腕侧骨折/pilon骨折或髁骨折：动态外固定	控制活动：解除铰链行功能锻炼或佩戴外固定器时，用HB静态背侧限定支具限制PIPJ完全伸直	0～2/4周
	控制活动：定制HB桡尺槽需时保护外固定器以免不必要应力	0～4/6周
	调整：若有伸直肌腱延迟，用静态锤状支具固定DIPJ于伸直位。固定可以沿P2用绷带固定于侧方	0～4/6周
14.P2背侧唇骨折累及中央腱非手术或以克氏针ORIF	见上述第8项。PIPJ固定于伸直位。以支具保护固定针	非手术治疗6周 手术治疗后4周
15.复合骨折脱位——任何处置	控制活动或制动：FiB或HB静态保护支具位置取决于脱位的方向。支具或锻炼计划允许反向运动见上述4～9项	4周
	调节：数周的保护性支具使用之后，骨折经处理如仍有持续不稳定，PIPJ需全日制动以防脱位复发，位置决定于脱位的方向	2周
16.PIPJ关节成形	见第107章	
17.闭合复位	控制活动：FiB IP或拇指IP静态背侧限制伸直保护支具固定DIPJ伸直于20°～30°，允许DIPJ拇指IPJ主动屈曲。对于各种DIPJ损伤，重要的是维持PIPJ的完全ROM	2～3周
18.开放复位	制动：DIPJ/拇指IPJ静态支具保护DIPJ/拇指固定针	4周
关节内骨折		
处理	**制动/控制活动**	**时限**
19.锤状指——非手术(见第39章)伸肌腱	制动：使用DIP/拇指IPJ静态伸直支具见图33-7。去除支具行清洁时DIPJ支撑于伸直位。理疗师每周检查支具	6～8周
	锤状指的调节：PIPJ过伸位，PIJ伸直限定于30°屈曲位，DIPJ维持于伸直位，允许PIPJ屈曲，见图33-8	初始用2周
20.锤状指开放骨折ORIF	制动：DIPJ或者拇指IPJ静态伸直支具，带有固定针保护	6～8周
	调整：见第19项。如果使用伸直限定针，支具需置于背侧保护固定针	
21.手掌基底部骨折或骨折脱位，累及屈肌腱ORIF（见第36章）	控制活动：FA为基础的动态背侧限定支具固定MPJ于屈曲位，PIP完全伸直，可以用另外一个支具固定DIPJ，屈曲于30°，拇指IPJ于20°，保持3周	6周
示指与小指MPJ		
脱位和侧副韧带损伤		
处理	**制动-控制活动**	**时限**
22.侧副韧带损伤侧Ⅰ～Ⅱ级：非手术	制动：HB静态MPJ支具固定受伤的及邻近MPJ于屈曲70°位置，腕侧休息位或桡尺槽设计，成形技术/条带或衬垫把受伤的韧带置于内侧或外侧偏的位置可减少其张力，从而提供更多的保护	0～3/4周
	调整：控制活动：PIPJ和DIPJ可以背侧限制的伸直位与HB支具以更多地保护并避免PIPJ屈曲挛缩	
	控制活动：并邻指固定带在初步制动后使用。并邻指固定带固定三个相邻手指，有助于纠正MPJ位置	长达12周
	调整：HB铰链MPJ支持允许MPJ活动防止侧方应力	根据需要

（续 表）

示指与小指MPJ		
脱位和侧副韧带损伤		
损伤类型	制动-控制活动	时限
23.侧副韧带损伤Ⅲ级：术后	制动：上述支具（第22项）	4～6周
24.MPJ脱位：闭合或自动复位	控制活动：HB背侧MPJ伸直限定支具于中立至屈曲30°，允许去除条带MPJ完全屈曲	3～4周
25.MPJ脱位：ORIF	控制活动：HB背侧MP限定支具于MPJ屈曲30°～50° 上述支具的调节可根据稳定性允许MPJ主动屈曲	4～6周
关节内骨折		
处理	制动/控制活动	时限
26.MPJ关节内骨折于MCPJ（P1基地或MP头）非手术	制动：HB休息或槽支具固定MPJ于屈曲位一般不固定PIP。邻指包括在支具中	4周
	调整：如P1骨折不稳定或PIPJ屈曲挛缩明显则应包括PIPJ可考虑间歇性控制PIPJ活动	4周
	若MPJ有旋转畸形可考虑包括PIP和DIP条带的掌侧HB休息支具以纠正旋转畸形	
27.MPJ关节内骨折于MCPJ（P1基地或MP头）ORIF术后	支具同上（第26项）可容固定针。与医师讨论决定启动MPJ活动和旋转地调节。HB支具的调整同上（第22项）	4周
28.MPJ关节内骨折于MCPJ（P1基地或MP头）外固定术后	制动：HB休息支具，MPJ的位置由外固定器决定 HB支具的调整同上（第21项）	4/6周
29.MPJ关节成形	见（第107章）	6～12周
示指小指的CMC关节		
环指和小指的脱位，小指的关节内骨折		
处理	制动-控制活动	时限
30.RF和SF的脱位和示指/小指骨折：非手术	制动：腕支具于中立位 调整：可用FA为基础的尺侧槽或MPJ伸直限定支具固定腕关节于中立位，MPJ于70°以更多保护	4周
31.环指/小指脱位或骨折：术后(ORIF-螺钉或针)	支具同上（第30项）应可容外固定针，一般包括MPJ	4～6周
拇指的MP关节		
脱位		
处理	制动-控制活动	时限
32.腕背侧闭合复位，非手术	制动：HB拇指穗形固定MPJ于中立位	3～4周
33.UCL/RCLⅠ～Ⅱ级：非手术	制动：同上（第32项）可以仔细调节支具以尺偏MPJ更多的保护UCL，或桡侧偏以更多保护RCL，缓慢撤出支具	3～4/6周
34.UCL/RCLⅢ级：术后	一般关节需要固定针保护 制动：定制HB/FB拇指穗形，MPJ位置由固定针决定，IPJ自由，非常缓慢撤出支具	4～6周

（续 表）

关节内骨折		
处理	制动/控制活动	时限
35.骨折非手术	制动：FB或HB拇指支具固定腕和MPJ于中立位，IPJ自由	4周
36.骨折手术后	制动：同上（第35项）支具需容固定针	4周
	拇指CMC关节	
脱位（少见）		
处理	制动-控制活动	时限
37.非手术后闭合复位	制动：FB拇指穗形支具固定腕关节于中立位，CMC于掌外翻位，MPJ中立位IPJ自由.完全性的撕裂也可选用管型石膏	4～6周
38.术后	同上（第37项）支具应容固定针，若用螺钉开始10天内可开始控制运动计划	4～6周
关节内骨折		
处理	制动/控制活动	时限
39.闭合复位和固定针即ORIF	制动：同上（第37项）	4～6周

CMC.腕掌关节；FB.以前臂为基础的；FiB.以手指为基础的；HB.以手为基础的；LF.中指；ORL.斜形网状韧带；P1～3分别指近节中节远节指骨；RCL.桡侧副韧带；RF.环指；SF.小指；SP.静态进展性；UCL.尺侧副韧带

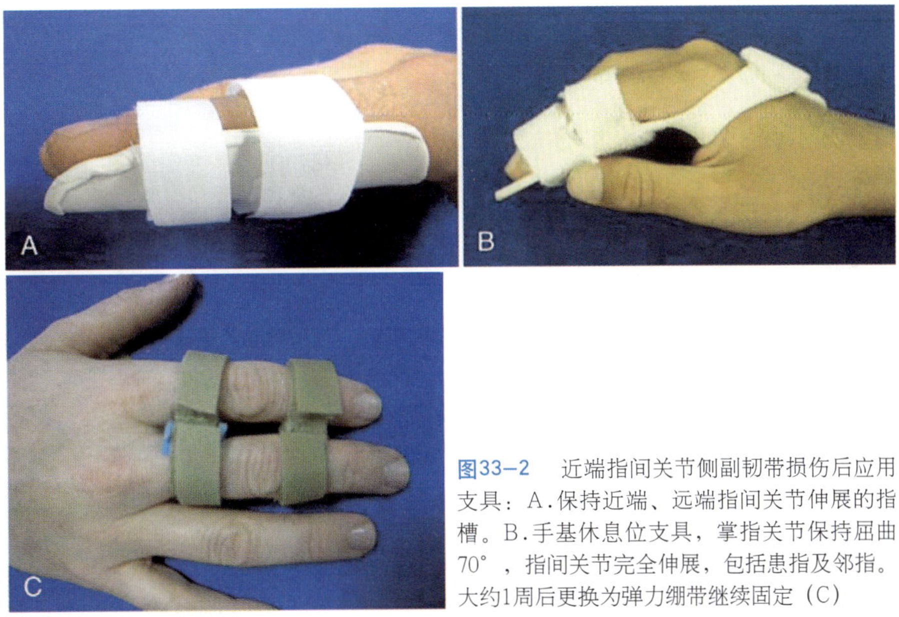

图33-2 近端指间关节侧副韧带损伤后应用支具：A.保持近端、远端指间关节伸展的指槽。B.手基休息位支具，掌指关节保持屈曲70°，指间关节完全伸展，包括患指及邻指。大约1周后更换为弹力绷带继续固定（C）

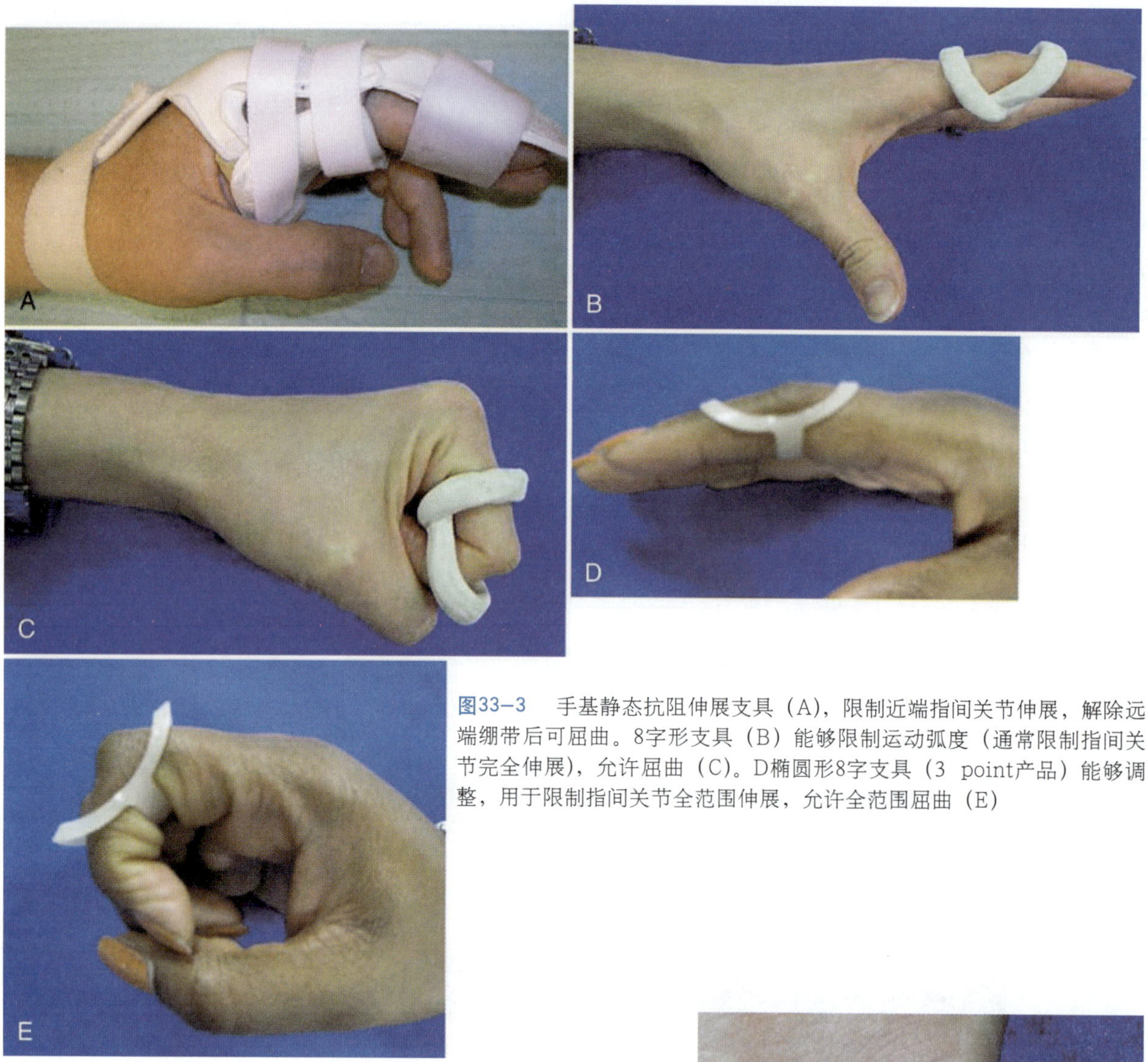

图33-3 手基静态抗阻伸展支具（A），限制近端指间关节伸展，解除远端绷带后可屈曲。8字形支具（B）能够限制运动弧度（通常限制指间关节完全伸展），允许屈曲（C）。D椭圆形8字支具（3 point产品）能够调整，用于限制指间关节全范围伸展，允许全范围屈曲（E）

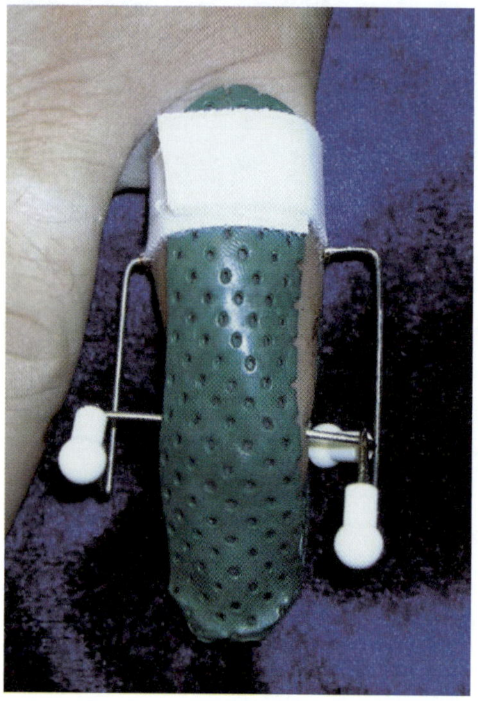

图33-4 指基支具能够提供额外的保护，并在动力性外固定装置配合下限制伸展

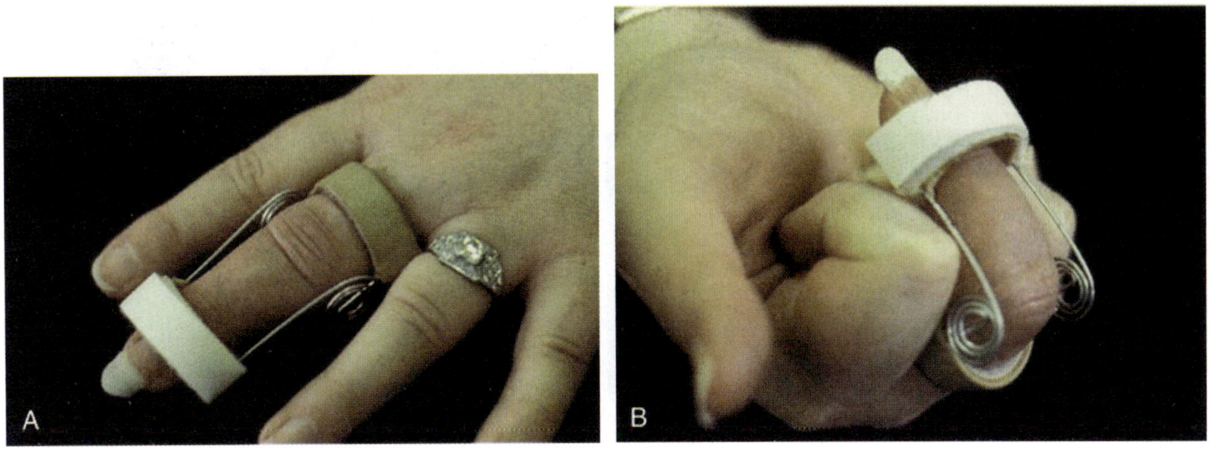

图33-5 Capener型支具辅助近端指间关节伸展（A）并允许屈曲（B）

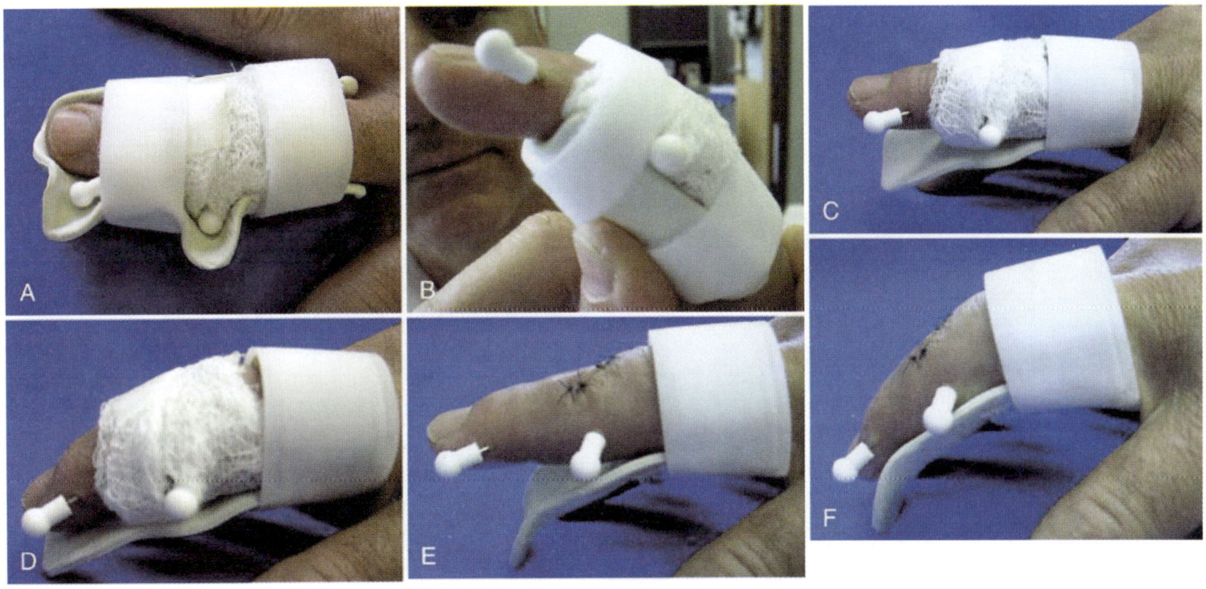

图33-6 A.配克氏针尖保护器的指槽，包裹了近端、远端指间关节。B.支具辅助近端指间关节伸展情况下练习远端指间关节屈曲。C-F.中央腱束损伤修复术后，按照Evans短弧活动方案，用掌侧指槽进行近端指间关节从伸展位逐渐屈曲的练习（Evans R. Therapeutic management of extensor tendon injuries. In Hunter JM，Mackin EJ，Callahan AD，et al (eds)：Rehabilitation of the Hand，St. Louis，CV Mosby，1990，p 492.）

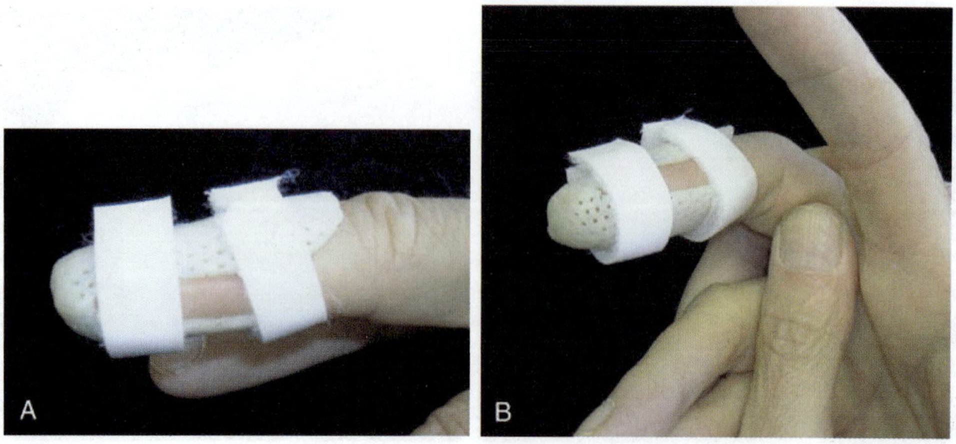

图33-7 锤状指支具能够把远端指间关节固定在伸展位（A）并允许近端指间关节活动（B）

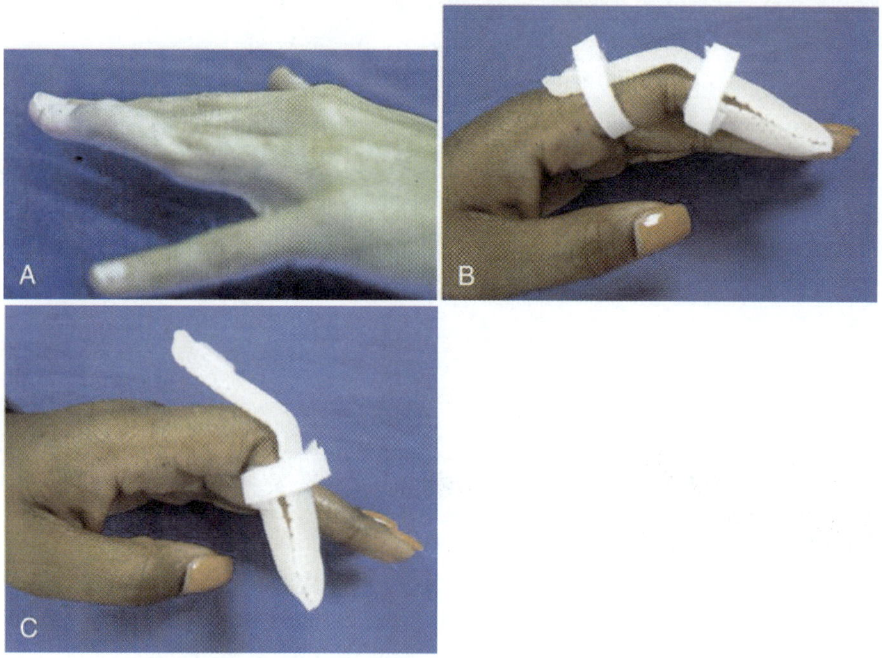

图33-8 锤状指矫形器使近端指间关节显著过伸（A）（鹅颈-锤状指）。B.近端指间关节在屈曲30°～35°位抗阻伸展，远端指间关节保持伸展。C.支具允许近端指间关节屈曲，同时保持远端指间关节伸展

表33-2 活动阶段的处理

PIP关节损伤		
侧副韧带损伤		
预计的问题	**关键练习/技术**	**支具**
1.侧方应力疼痛或明显侧偏	并邻指固定带用以控制休息及运动时的对位。 监视抓捏活动维持PIP关节的中立位	腕侧HB条带支具控制PIP关节位置，FiB支具进行改造以纠正偏向。 定制铰链PIPJ支具控制侧偏 戒指对位支具（图33-9）
2.有限的PIPJ主动或被动屈曲	主动地PIPJ屈曲阻挡练习——MCPJ固定于中立伸直位 PIPJ屈曲的轻柔PROM维持侧方稳定性 侧副韧带的按摩	用阻挡支具在主动锻炼时分离PIPJ的ROM——支具阻挡MCPJ和DIPJ的活动以集中进行PIPJ活动（图33-10） 动态/静态进展性PIP活动支具，PIPJ弹性/网状屈曲条带或PIP——DIP弹性屈曲环观察伸直延迟（图33-11）
背侧脱位		
预计的问题	**关键练习/技术**	**支具**
3.持续不稳定：PIPJ过伸或鹅颈畸形	分离的FDS强化尤其是抓捏活动	8字形支具限制日间PIPJ过伸，夜间用静态PIP支具固定于轻度屈曲位 阻挡支具以在主动屈曲运动时分离PIPJ的ROM，支具阻挡MCPJ和DIPJ的活动以集中进行PIPJ活动
4.有限的PIP主动被动伸直；PIPJ屈曲挛缩	PIPJ伸直的阻挡练习将MCPJ置于屈曲位，以引导EDC的活动方向，伸直PIPJ ORL和侧束的牵拉：DIPJ屈曲，PIPJ维持于伸直位，PIPJ活动技术 分离的被动PIPJ伸直同时避免DIPJ过伸	PIP伸直锻炼的阻挡支具：HB静态支具将受伤的MCPJ固定于屈曲位如图33-12或Merritt Yoke支具将邻近的MCPJ置于伸直位及患指的MCPJ与相对增加的屈曲以引导EDC的力量来伸直PIPJ 当进行PIPJ主动伸直锻炼时佩戴DIP屈曲支具 PIP伸直支具：①定制静态PIP伸直支具；②指腹槽伸直支具；③预置PIP伸直支具（LMB/Capener/弹簧圈）；④三点伸直支具；⑤动态或静态进展型PIP伸直支具；⑥系列石膏
5.ORL紧张	DIPJ屈曲，PIPJ最大伸直	练习支具，将PIP置于最大伸直位，允许DIPJ屈曲（主动及被动） FiB支具将PIPJ置于最大伸直位DIPJ维持于被动屈曲
腕侧脱位		
预计的问题	**关键练习/技术**	**支具**
6.PIP主动或被动屈曲受限	进行PIP屈曲阻挡练习同时检测伸直延迟	见上述第2项，屈曲同时监视伸直延迟
7.PIPJ主动伸直受限（中央束受损伴PIPJ伸直延迟）	MCPJ置于屈曲位的PIPJ伸直阻挡训练以引导EDC活动伸直PIPJ ORL和侧束的牵拉：DIPJ屈曲PIPJ伸直 伸直肌腱愈合阶段的等长收缩，PIPJ维持在伸直支具中 注重PIPJ伸直的平衡训练避免PIPJ应力屈曲推迟手指的A/P屈曲	使用PIPJ伸直支具：如小于30°：间断日间使用PIPJ伸直支具，夜间持续使用，如大于30°，全天使用PIPJ伸直支具时间是基于PIPJ伸直的恢复。行ROM练习张力性主动伸直活动。这时去除支具，PIPJ伸直支具包括FiB静态伸直支具；FiB/HB动态PIP或Capener型PIPJ伸直支具，日间使用 HB静态支具固定MCPJ于屈曲位 Merritt Yoke 支具将邻近MCPJ置于伸直位患指MCPJ于相对增加的屈曲位 动力绷带可用于手指腕侧日间使用 FiB静态DIP支具用于锻炼时置于轻度屈曲位
8.ORL紧张	见第5项	见第5项

（续 表）

关节内骨折：非手术及ORIF		
预计的问题	关键练习/技术	支具
9.潜在的不稳定	治疗早期，控制运动在PIPJ稳定范围的短弧 减少锻炼频率/运动弧或推迟运动的启动 考虑推迟DIPJ的AROM	定期的检测保护性支具 使用模板支具指导患者进行短弧运动计划
10.PIPJ侧偏	见第1项	见第1项如使用动态、动态PIP活动支具，须确保牵拉不引起侧偏
11.PIPJ主动、被动屈曲受限	见第2项 早期短弧活动 复合运动前先集中进行独立关节运动，以免伸直延迟	主动锻炼时用限定支具以分隔PIPJ的ROM 动态或静态PIP活动支具，PIPJ弹性、网状条带和（或）PIP-DIP弹性屈曲环，监测伸直延迟
12.PIPJ主动、被动伸直受限	见第4、7项 中央腱附着受累的骨折，4周始谨慎行主动分离的PIPJ主动屈曲，注意伸直延迟	见第4、7项
13.因必要制动引起的非伤关节的僵硬	可早期行MP的AROM。手动将P1、P2、PIP扶持于支具行DIPJ的AROM 邻指的A/PROM。Quadriga效应可能限制非伤关节的活动 对伤指而言，随稳定性的增强，先过渡到PROM，然后行复合运动 重症行运动再训练	上述限定支具引导特定关节的活动 随着关节活动的增加，使用带动态、静态牵引或屈曲条带的复合关节屈曲支具
14.DIP主动伸直受限（DIPJ伸直延迟）	制动试验期，见支具部分 避免DIPJ应力性屈曲 稳定MCPJ和PIPJ于中立位和轻度屈曲位，将伸直力量引导到DIPJ	如小于30°，间歇性休息于伸直位，或夜间戴静态DIPJ伸直支具 如大于30°： 试用全日伸直支具，时限视改善情况而定 可将动力带置于手指背侧，辅助其伸直 见第5项
15.ORL紧张	见第5项	见第5项
16.腕AROM受限	2周开始腕AROM	无支具
17.初始4周内PIPJ的A/PROM受限	1周：支具限定下A/AA PIP屈曲和主动伸直 2周：脱离支具完全AROM，进展到轻柔PROM至屈曲 4周：考虑轻PROM至伸直若PIPJ屈曲大于20° 注意：若用于骨折早期处理，此法效果良好。如用于后续处理，效果依赖于长期软组织限制的解决	HB动态PIPJ屈曲支具如锻炼进展不佳可考虑牵引 见4~6周后关节内骨折的处理
腕侧唇骨折的动态外固定		
预计的问题	关键练习/技术	支具
18.初始6周内主动屈曲和伸直受	限1周：A/AA屈曲，主动伸直达限定伸直支具的限制，消肿可耐受的情况下可用罗盘形铰链引导被动屈曲完成轻柔PROM至屈曲 根据关节稳定性逐渐增强PIPJ伸直 4~6周：去除铰链。一般可开始完全主动伸直	若不稳定，伸直限定支具固定于PIPJ 若有伸直延迟或需引导PIPJ活动，使用静态伸直支具 使用伸直支具之前由医师确定关节的稳定性

（续 表）

Pilon骨折的动态外固定		
预计的问题	关键练习/技术	支具
19.创伤后关节炎	无痛范围内A/PROM及强化训练	软垫或绑带在需要运动时可能有好处 夜间或抗阻训练时戴静态PIP支具于舒适位置（图33-13） 使用伸直支具和被动伸直之前由医师确定关节伸直的稳定性
其他受限见关节内骨折（9-15项）		
示指-小指DIPJ和拇指IPJ		
脱位（少见）、骨折		
预计的问题	关键练习/技术	支具
20.DIPJ或拇指IPJ主动或被动屈伸受限	隔离的关节阻挡和钩形握拳训练 如有DIPJ伸直延迟，改变计划 阻力阻断PIPJ和MCPJ于伸直位，反式阻断PIPJ于轻度屈曲位以增加DIPJ的AROM 拇指MCPJ置于伸直位行IPJ屈曲阻挡练习，反式阻断于轻度屈曲位以行IPJ伸直练习	屈曲：锻炼时静态阻断支具将MCPJ和PIPJ置于伸直位；动态、静态DIPJ屈曲支具 伸直：锤状指支具，间歇用指槽，可将动力带置于DIPJ背侧，辅助其伸直 拇指IPJ屈曲：屈曲训练时用阻断支具将MP伸直，以集中力量于IPJ；动态或静态拇指IPJ屈曲支具 拇指IPJ伸直：拇指锤状指支具；包括MCPJ和IPJ的HB拇指伸直支具；动态或静态拇指IPJ伸直支具
示指/小指的MPJ		
脱位/侧副韧带损伤/关节内骨折		
预计的问题	关键练习/技术	支具
21.MCPJ不稳定（侧副韧带）	骨间肌，蚓状肌，指总伸肌与不稳定方向相反的等长收缩	保护性支具时间延长，并邻指固定条带或HB铰链MCPJ支具固定邻指，提供外部稳定性 功能状态下绑带技巧、软条带有限支持
22.MCPJ主动或被动伸直受限	指总伸肌伸直 指总伸肌滑动时移动手背部瘢痕 内在肌或屈肌的牵拉可减轻肌腱单位挛缩，以利MPJ伸直	FB/HB动态MCPJ伸直支具或HB静态进展MCPJ伸直支具 阻挡支具限制IPJ活动，分离MCPJ伸直
23.MCPJ主动或被动屈曲受限	MCPJ屈曲阻挡练习：腕和患指CMCJ稳定在中立伸直位，以分离MCPJ屈曲活动 伸直肌腱复合牵拉练习：如明显伸肌腱缩短或粘连明显，注意伸直延迟 蚓状肌牵拉	训练阻挡支具以稳定腕和患指CMCJ；或患指PIPJ和DIPJ制动，引导MCPJ活动 被动：FB/HB动态、静态进展MCPJ屈曲支具 如伸肌腱紧张或短缩，可用复合屈曲支具
24.内在肌腱紧张	MCPJ完全伸直位行主动、被动PIPJ，DIPJ屈曲	HB动态、静态进展牵拉支具置MP最大伸直位，屈PIPJ和DIPJ（图33-14）
25.屈肌腱紧张	获得分离的关节被动伸直，然后屈肌腱复合牵拉 肘部抬高，手平放台面，手指墙面滑动 热疗	FB系列静态支具，以增强短缩屈肌腱的长度
26.伸肌腱紧张	获得分离的关节被动屈曲，然后伸肌腱复合牵拉 注意伸直延迟，相应调整训练 热疗	FB动态、静态进展支具，置腕于中立位，同时MCPJ，PIPJ，DIPJ屈曲

（续 表）

示指-小指的CMCJ		
脱位和骨折		
预计的问题	关键练习/技术	支具
27.腕，CMCJ，MCPJ主动或被动屈伸受限	第4、5指屈曲重建掌横弓 指总伸肌滑动见第22项 指内收外展练习 内收肌，屈肌，伸肌牵拉除非有伸肌延迟或骨擦感（见第24、26项）	FB动态或静态进展型MCPJ活动支具以解决被动MCPJ活动不足 可能需要用腕活动支具以解决腕活动不足 柱形锻炼限定支具将PIPJ和DIPJ固定于伸直位，分离MP主动活动，也需要近端稳定
28.伸肌腱刺激或断裂	限制反复伸肌腱锻炼，使用物理方法减轻炎症和钙化发展	维持保护性支具，考虑包括MPJ于伸直位
29.尺神经运动支受累	使用物理方法减轻炎症	继续保护性支具，如有爪形手畸形用HB抗爪形手支具
拇指的MCPJ		
脱位、MCPJ侧副韧带损伤和关节内骨折		
预计的问题	关键练习/技术	支具
30.拇指IPJ主动、被动屈伸受限	支具内早期IPJ行AROM 将MCPJ稳定于伸直位，阻断IPJ于屈曲位；反式阻断IPJ于伸直位，MCPJ于轻度屈曲位 抗阻力阻断	HB动态、静态进展IPJ屈伸支具，用牵引获得PROM．动力部件用于实现抗弹性牵拉的屈伸力量 锻炼阻断支具阻断MCPJ以分离IPJ的屈伸
31.MCPJ主动、被动屈伸受限	对此关节优先考虑稳定性，其次是活动疼痛问题 阻断、反式阻断MCPJ于IPJ于屈曲位、伸直位，CMCJ稳定 抗阻力阻断练习 避免MCPJ侧方应力 一般延迟捏拇强化锻炼	FB动态、静态进展屈伸支具以获得PROM，动态静力牵引避免MCPJ侧方应力
32.指蹼挛缩	指蹼按摩	HB静态指蹼牵张器。注意避免拇指尺侧副韧带应力（图33-15）
33.MCPJ不稳定	多角度等长锻炼拇内收肌，代偿策略和调节设备以减少MCPJ应力	保护性MCPJ支具等提供稳定性（图33-16） MCPJ 8字形支具用于MCPJ过伸
拇指的CMCJ		
预计的问题	关键练习/技术	支具
34.拇指IPJ，MPJ主动、被动屈伸受限	见上述第30、31项	见上述第30、31项
35.指蹼挛缩	见上述第32项	见上述第32项

*每种损伤相关的特殊问题均有相关关键治疗的描述。关节损伤总的治疗原则已在正文中详述。

术语：

保护性活动：未制动的关节进行主动或被动运动

控制性活动：损伤的或之前制动的关节的主动控制性活动

A/P，前后位；AROM，主动活动范围；CMC，腕掌的；DIP，远端指间关节；Dyn，动态的；EDC，指总伸肌；FB，前臂基的；f/b，然后；FDS，指浅屈肌；FiB，指基的；fx，骨折；HB，手基的；IF，示指；IP，近端及远端指间关节；LF，中指；MCP，掌指的；MP，掌骨；ORIF，切开复位内固定；ORL，斜行韧带；P1，近节指骨；P2，中节指骨；P3，远节指骨；PIP，近端指间关节；PROM，被动活动范围；RCL，桡侧副韧带；RF，环指；SF，小指；SP，静态进展性 thumb IP，拇指指间关节；UCL，尺侧副韧带

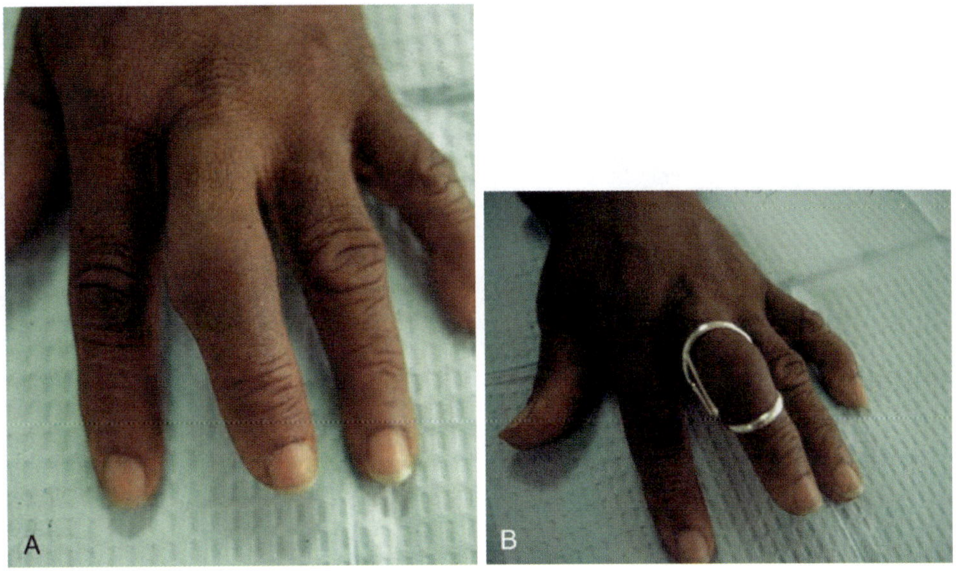

图33-9　A.近端指间关节侧偏畸形。B.银环对线支具

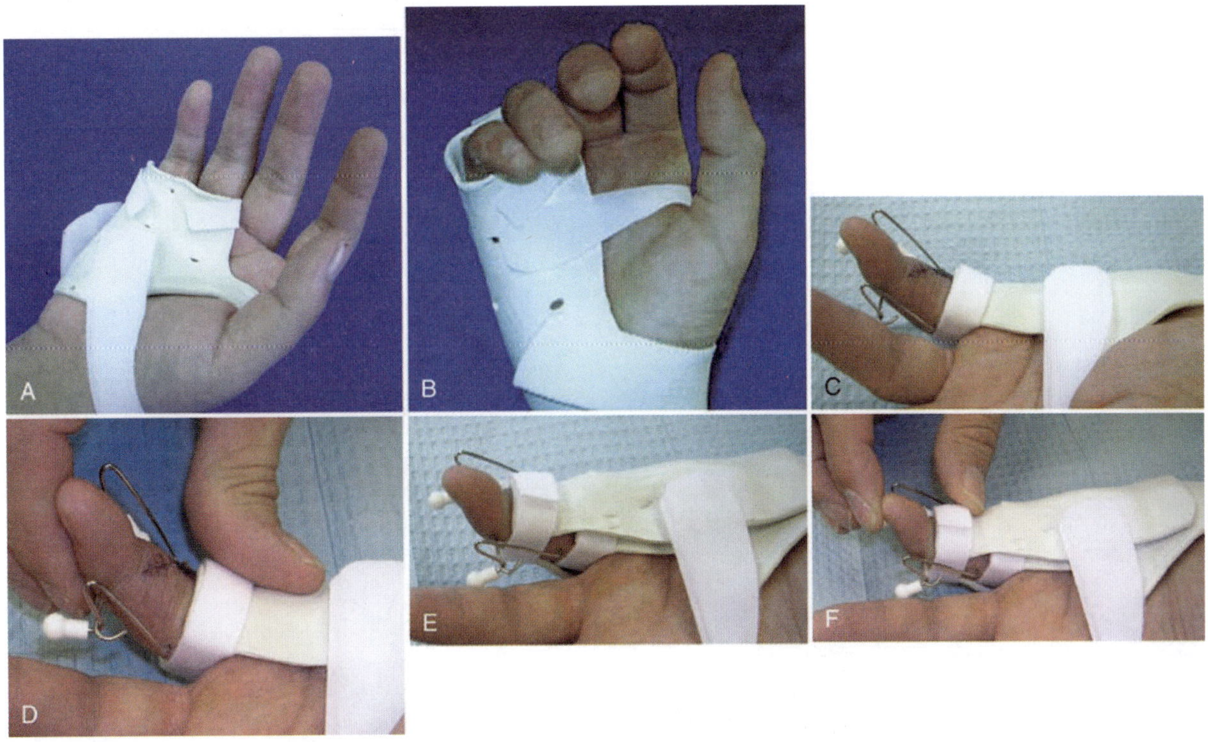

图33-10　限制性支具（A，B）能够在主动练习时单独限制近端指间关节的关节活动范围；（C-F）配合动力性外固定装置能够在固定近端指间关节的情况下允许远端指间关节主动及被动ROM练习

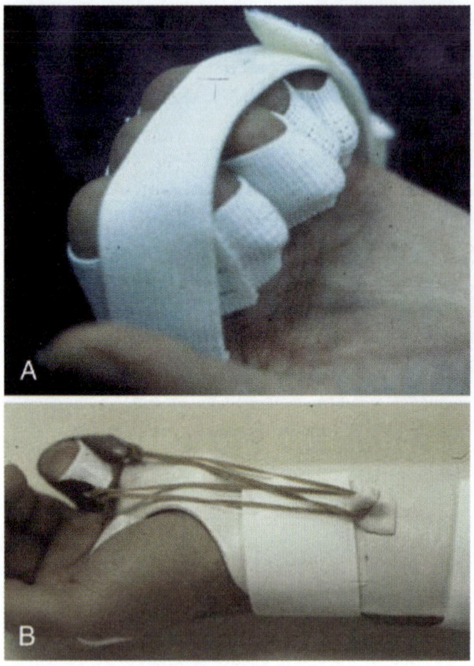

图33-11 增加近端指间关节屈曲的支具。A.屈曲绷带和屈曲指套。B.掌指关节屈曲支具，应用屈曲指套完成复合屈曲

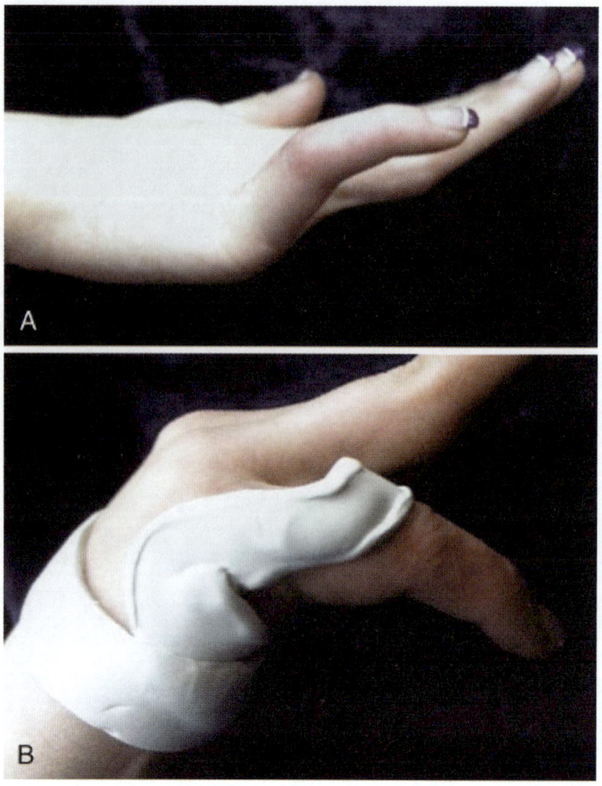

图33-12 A.近端指间关节伸展不全伴掌指关节过伸。B.限制性支具能够限制掌指关节过伸，允许近端指间关节伸肌腱主动收缩

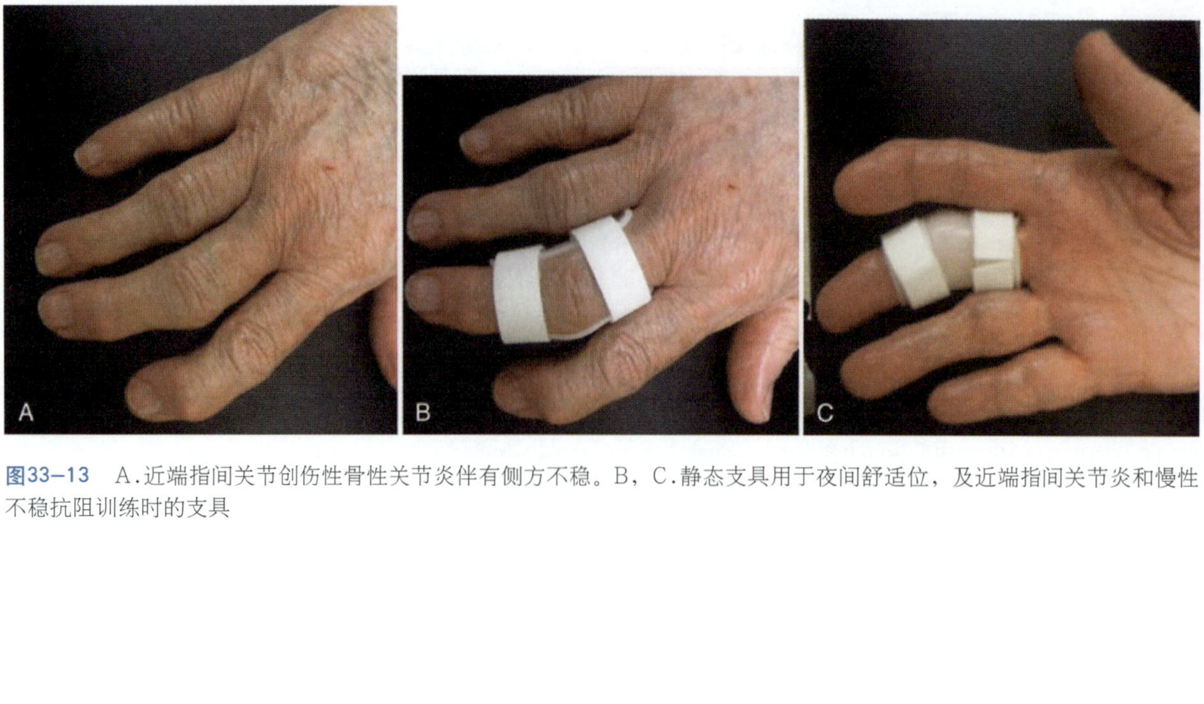

图33-13 A.近端指间关节创伤性骨性关节炎伴有侧方不稳。B，C.静态支具用于夜间舒适位，及近端指间关节炎和慢性不稳抗阻训练时的支具

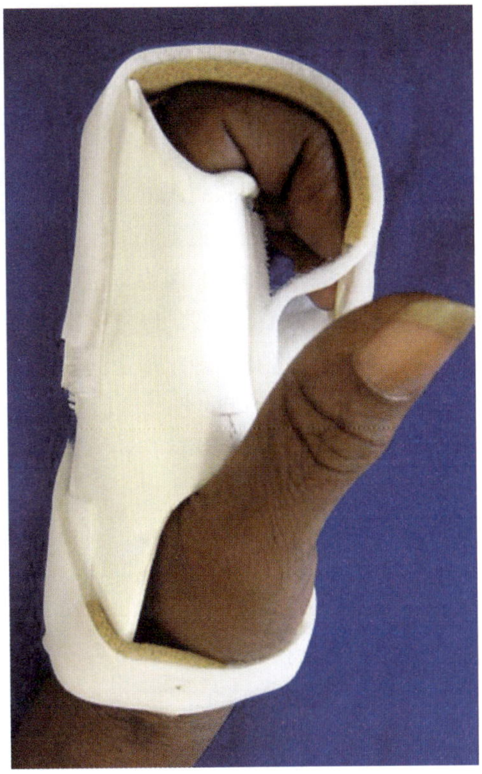

图33-14 手基，静态渐进式，内部牵拉式支具，让掌指关节最大范围伸展，近端、远端指间关节屈曲

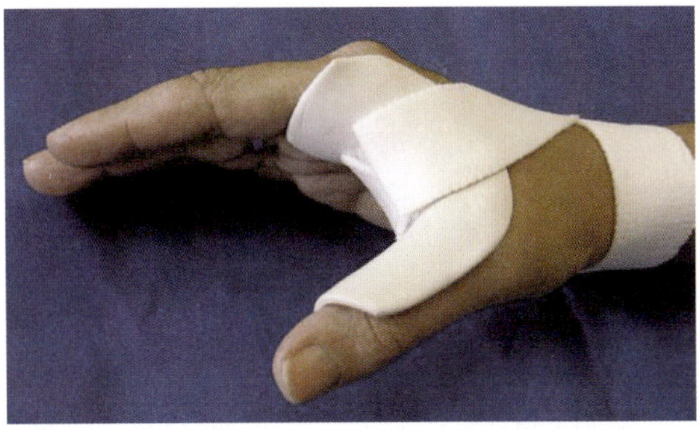

图33-15 手基静态webspace支具。需要留心避免第一腕掌关节侧副韧带受太大压力

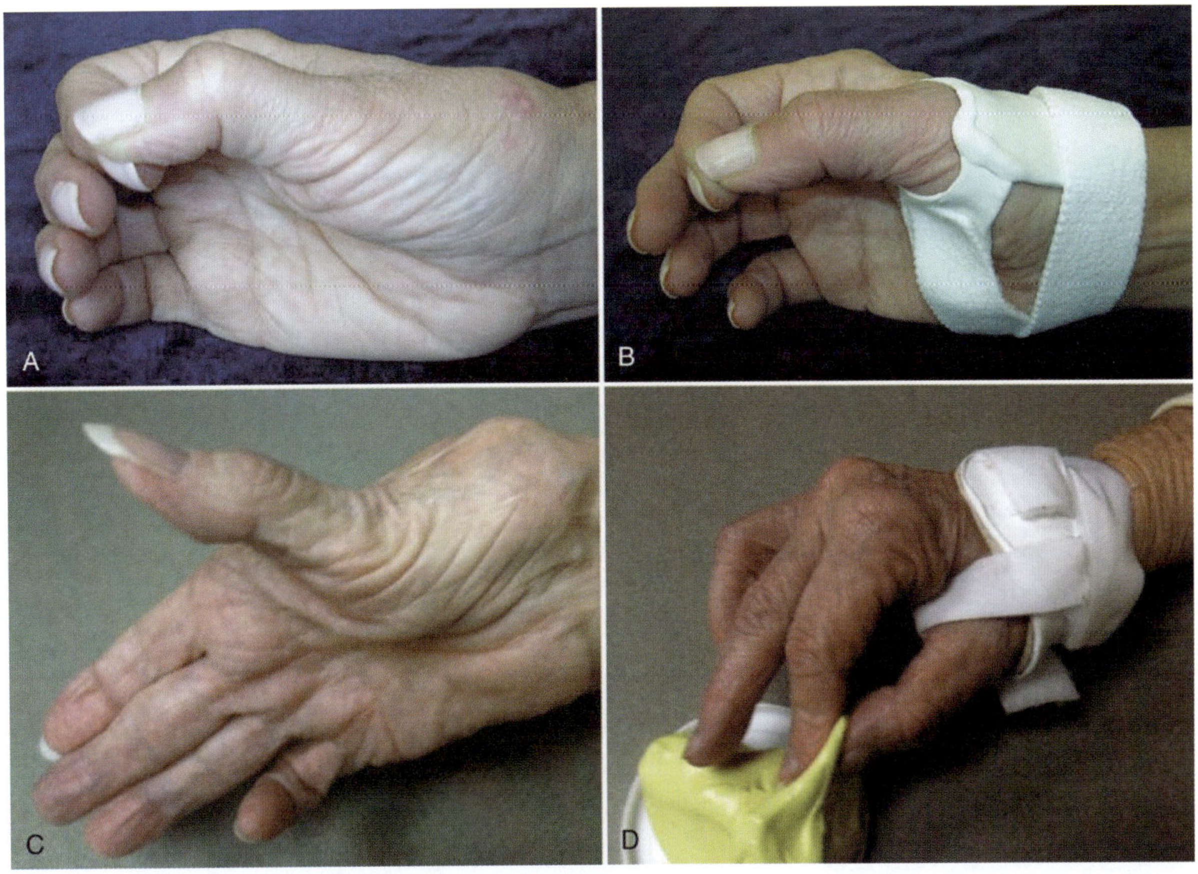

图33-16 A.侧捏时第一掌指关节不稳伴过伸。B.支具能够增加侧捏时第一掌指关节和腕掌关节的稳定性。C.更严重的腕掌关节和掌指关节不稳。D.侧捏时增加第一掌指关节和腕掌关节稳定性的支具

并根据损伤的严重程度，关节不稳程度，制动时间以及愈合机制（原发或继发）来调整功能恢复的时限。

八、并发症及相关思考

骨折畸形愈合、不愈合、关节不稳、需支持性支具或另外手术干预（或兼需）。一个关节的僵硬可能影响患指近侧或远侧关节甚至邻指的活动。动力链失衡可能发生并且需要矫正性的支具或手术。肌腱粘连或关节挛缩，如果理疗无效可能需要进一步手术。所有关节的伸肌肌腱愈合延迟，对于手术或理疗都是难题。

九、小结

手关节的损伤可以导致关节内的骨折或关节囊和韧带系统的损伤。遵守骨和软组织的愈合原则，对于提供安全和逐渐的康复是至关重要的。本章提供了制定个性化治疗计划的指南。因为每位患者损伤的制动时限各异，所以每个阶段的康复时限也有一定灵活性。因此，手术医师和理疗师之间的不断地沟通对于患者安全度过治疗的各个阶段是必须的。尽管本章关注早期活动，总体目标和治疗指南仍提醒治疗师，要想获得很好疗效需要关注各种问题和治疗方法。

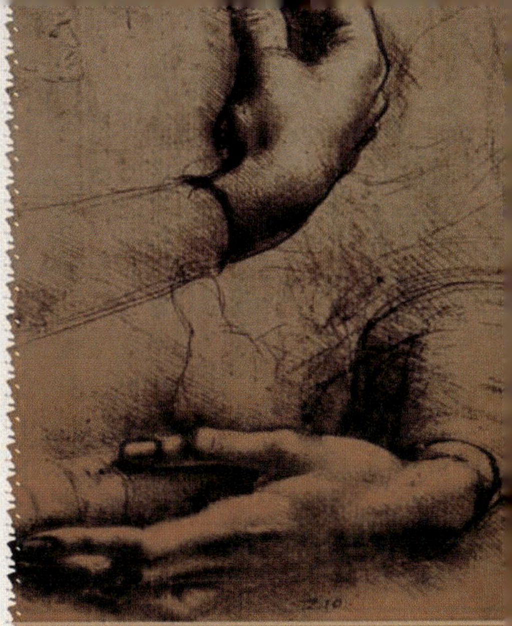

第五部分

5

肌腱损伤和疾病

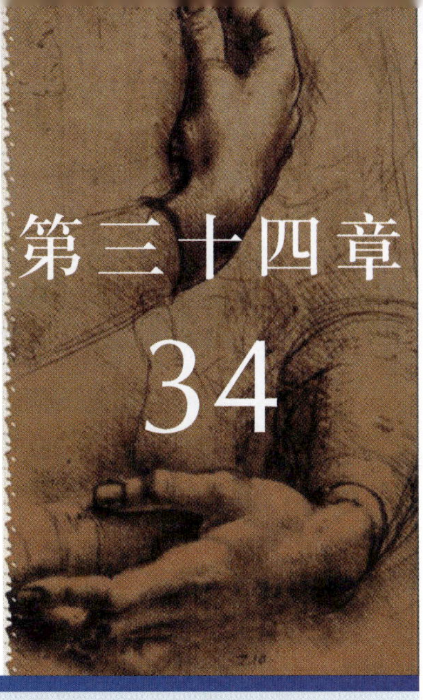

肌腱愈合和修复进展及其对术后处理的影响

原著者 PETER C.AMADIO, MD
译校者 黎　宁　周君琳

关键点

生物学

- 运动有助于愈合并减少粘连。
- 仅有负荷而不运动对肌腱愈合无帮助。
- 负荷会导致修复失败。

安全区

- 足够的运动负荷。
- 但不能对修复构成危险。

未来外科技术

- 裂口：光滑的移植物。
- 愈合缓慢：含或不含细胞因子、富含细胞的肌腱断端补片。
- 坚强的修复：更好的缝合方法。

一、肌腱损伤的意义

上肢损伤较为常见，约占所有创伤的1/3。肌腱损伤是上肢严重损伤之一，但目前尚无具体肌腱损伤数量的流行病学资料。据估计，全美每年大约有4万例以上的肌腱损伤行住院修复手术。更多的肌腱外科手术则在门诊进行。更为重要的是这些损伤几乎都发生在青少年或中壮年劳动时期，而且导致了相当高的致残率。典型的肌腱损伤愈合及康复需要3～4个月，在此期间，伤手不能从事工作。尽管对该问题的重视程度不断提高，但据报道仍有20%～30%的病例出现手术失败或残留损害。1976–1999年，美国手外科杂志中7%～8%的文献和肌腱损伤有关。尽管人们一直以来给予了持续的重视和关注，但研究进展对于临床预后的改善却是非常有限的。总的来说，肌腱重建最重要的进展仍然是20世纪70年代早期Kleinert所提出的早期被动活动治疗的观点。从那时开始，手术后功能改善病例有所增加。手术后肌腱断端再断裂率在5%～10%。这些病例需要较为复杂的二次重建手术。为了最终改善手术疗效，需要更好的手术方法促进肌腱内在愈合、减少术后肌腱粘连，修复后获得没有粘连的肌腱是其最终目标。

二、肌腱愈合

细胞外基质成分（ECM）是肌腱的主要组织成分，它决定了肌腱的主要物质特性。其主要组分为Ⅰ型胶原蛋白，蛋白聚糖（主要是核心蛋白多

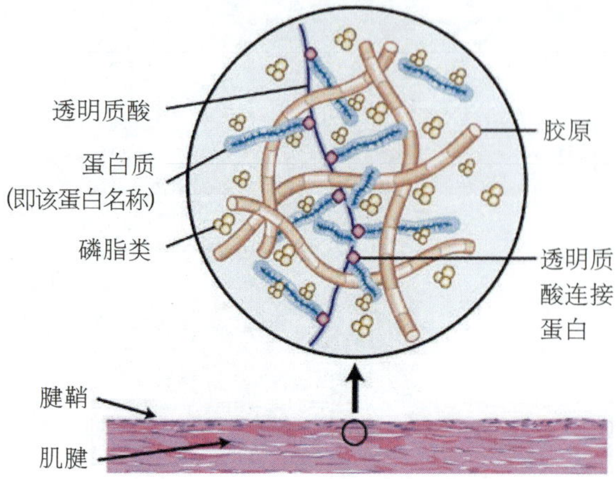

图34–1 肌腱的细胞外基质

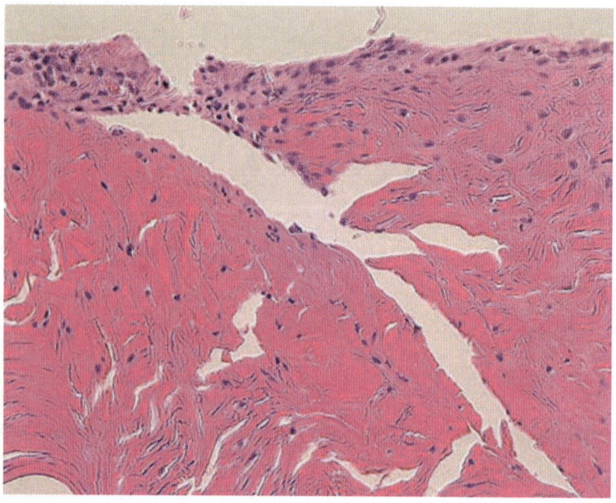

图34–2 伤后3周腱鞘细胞迁入修复部位（显微照片）

糖，但在肌腱的滑动区域还有聚集蛋白聚糖)，纤维连接蛋白和弹性蛋白。细胞基质由肌腱细胞组合而成（图34–1)。肌腱细胞被密集的细胞基质包围，因此代谢非常活跃，但并不参与肌腱的愈合。相反的，腱鞘中的未分化细胞则在肌腱的愈合、增生及断端两侧的细胞迁移并最终连接受损的肌腱断端过程中发挥重要作用，但这又会带来麻烦，如果它们从肌腱迁移到腱鞘则会引起粘连，从而影响肌腱滑动（图34–2)。事实的确如此，缺血的肌腱被血运相对丰富的组织包绕，在血管内皮生长因子（VEGF）刺激下形成血管芽。

肌腱损伤后，ECM会发生显著改变。这是因为肌腱细胞合成新的成分，如Ⅲ型胶原蛋白，原有基质成分被各种基质金属蛋白酶（MMP）降解，以及在细胞因子如生长转化因子（TGF–β）及机械因素等多种因素作用下发生重塑。对这些过程进行操控，增强其在肌腱断端的作用，而减少其在肌腱滑动表面的作用是许多研究的目标所在，这一内容在后文还有详细介绍。

药物治疗对肌腱愈合的作用

为了改变肌腱粘连的过程，人们应用了各种不同的药物。类固醇、抗组胺及β受体阻滞药对瘢痕的产生没有任何作用；而布洛芬和吲哚美辛在这方面可能有些作用。

理想的药物应该是没有全身副作用、适应证单一，而且应该直接作用于生长因子表达或细胞外基质（ECM）生成。比如一种抗代谢类药物5–氟尿嘧啶（5–FU)，不仅可应用于肿瘤化疗，而且可以应用于青光眼手术后粘连的预防。手术区域涂上5–FU后，粘连得到抑制。Blumenkranz和其同事已经发现5–FU对成纤维细胞增殖有抑制作用，从而减少视网膜粘连。单独以5–FU涂抹5min，对于成纤维细胞的增殖有抑制作用。这种纤维增殖的抑制作用在没有细胞坏死迹象情况下，可以持续36h。这个时间窗足以在术后锻炼开始前，进行肌腱粘连预防。药物对DNA和信使RNA（mRNA）合成的抑制作用可以使成纤维细胞增殖逆转，这种作用是通过抑制胸苷酸合成而实现的。更为重要的是其作用局限于使用的范围、作用时间可控。涂抹5min的5–FU可以明显减少兔和鸡模型屈肌腱术后粘连。其机制与对TGF–β表达下调以及MMP–2和MMP–9等产生的调控有关。其对肌腱表面的润滑作用尚未了解。上述研究中，尚未发现其对肌腱愈合方面的副作用。推测，5–FU局部应用并不能穿过肌腱表面，作用于深层细胞。在肌腱松解术中，可以选择性应用5–FU以提高手术效果。

生长因子

在肌腱的愈合过程中，生长因子是一种化学信号，它指导肌腱成纤维细胞的迁移和增生。其在皮肤伤口或其他软组织愈合过程中的作用已被广泛研究，然而在屈肌腱愈合中的作用研究才刚刚开始。这些因子包括TGF–β，血小板生长控制因子

（PDGF），碱性成纤维细胞生长因子（bFGF），胰岛素生长因子（IGF），表皮生长因子（EGF）及血管内皮细胞生长因子（VEGE）。这些生长因子对肌腱的组织工程学重建也同样有益。生长分化因子-5（GDF-5）在多个动物模型均证明能够加速肌腱的愈合，它属于TGF-β超家族成员之一。

TGF-β可以刺激ECM的形成。它使成纤维细胞产生胶原和纤维连接蛋白、减少蛋白酶的产生、增加整合蛋白的数量，从而提高细胞粘连和基质的聚集。在正常组织中，伤口愈合后，TGF-β活性消失；然而，在肌腱粘连形成和基质堆积过程中TGF-β仍处于活跃状态。TGF-β的过度表达对于许多组织都是有害的，其结果会导致心脏、肾及肝组织的纤维化。对TGF-β进行调节可以减少纤维组织在肾小球肾炎、真皮伤口及关节炎的产生，就如同其可以减少兔模型中腱周粘连的发生。肌腱损伤后TGF-β水平增高可达8周。在肌腱的愈合过程中，神经肽也起着重要的作用。愈合早期，肌腱内可见神经纤维长入。这种神经纤维的长入与P物质（SP）暂时释放有关。SP可以通过刺激成纤维细胞增殖来促进肌腱再生。进一步研究证明，肌腱的运动有助于调节SP的释放。将SP注射于断裂的腱鞘周围，可以促进兔肌腱愈合，增加其力量。同样的，TGF-5具有潜在的刺激和调节骨髓基质细胞（BMSC）增殖和分化的功能。目前研究也证明了GDF　5对肌腱愈合促进作用。

三、肌腱移植

过去，大部分的屈肌腱损伤都采用肌腱移植的方法治疗，但是现在，这种方法仅用于特殊的情况下，即仅应用肌腱移植来填充无法桥接肌腱的缺损。这变化本身是十分有利的，因为手部肌腱都位于滑膜腔内，其有特殊的滑动表面，而大多数的肌腱移植物，如掌肌或跖肌均为滑膜腔外的肌腱，都没有特殊的表面结构。如果采用这种移植物结果是导致了更多的肌腱的粘连。将来，人们或许可能设计制造出既能减少摩擦又能加快愈合的新的肌腱移植物。

四、应用干细胞促进肌腱内在愈合

屈肌腱Ⅱ区损伤的愈合有赖于成纤维细胞及其他细胞成分迁移到受伤部位。正常情况下，这些细胞来源于循环或局部的未分化细胞（即干细胞），它们由损伤部位表达的细胞因子募集而来。细胞因子在刺激未分化细胞转化为表达腱调蛋白和Scleraxis等标志物的肌腱细胞方面也发挥非常重要的作用。BMSC可以进入并参与软组织的愈合过程。在胶原结构中加入BMSC可以显著加快动物肌腱修复后的愈合，其他来源的干细胞在加快肌腱愈合方面的作用也在许多动物模型证实。现在，干细胞的研究主要集中在使原来隔离或分化的干细胞转化为肌腱损伤的修复细胞。将来，来自患者本身的骨髓细胞、脂肪、皮肤或肌肉细胞都能加快肌腱损伤的修复，或设计成为肌腱修复移植的材料（图34-3）。我们目前正探寻以下实验室手段：脱细胞同种异体屈指伸肌腱复合患者自体组织干细胞及组织工程获得的含透明质酸和黏多糖（lubricin）表面的肌腱移植物（图34-4）。这样的移植物可以桥接屈肌腱缺损，或许最终还可以用类似的材料替代。

（一）肌腱的润滑：透明质酸和黏多糖

除了胶原组织和蛋白聚糖（如核心蛋白聚糖），肌腱基质（ECM）中还存在重要的润滑成分，为屈肌腱的运动提供有效的润滑（图34-1）。位于屈肌腱表面的覆盖物分泌透明质酸到ECM中，从而为其表面的运动提供润滑。透明质酸，一种多聚糖，存在于所有的脊椎类动物的体内。它有许多不

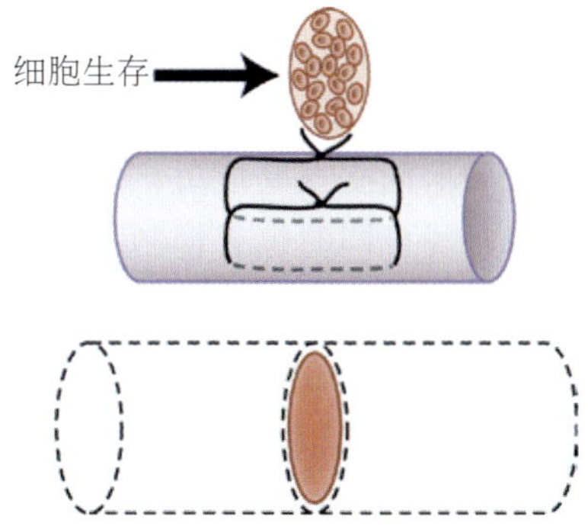

图34-3　干细胞补片增强肌腱修复的概念模型

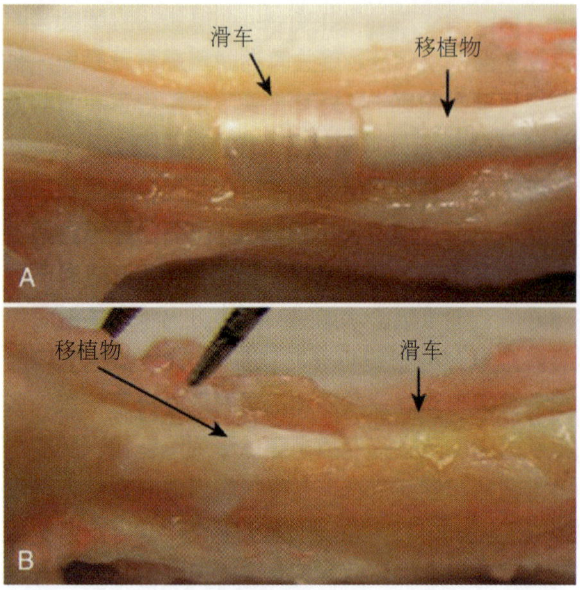

图34-4 A.经碳化二亚胺衍生物透明质酸处理的移植物，第6周可以看出粘连明显减少；B.肌腱移植物，第6周可以看出粘连广泛形成。(经许可引自：Zhao C,Sun YL,Amadio PC,et al.Surface treatment of fl exor tendon autograft with carbodiimide-derivatized hyaluronic acid.An in vivo canine model.J Bone Joint Surg Am.2006;88:2187, Fig. 8.)

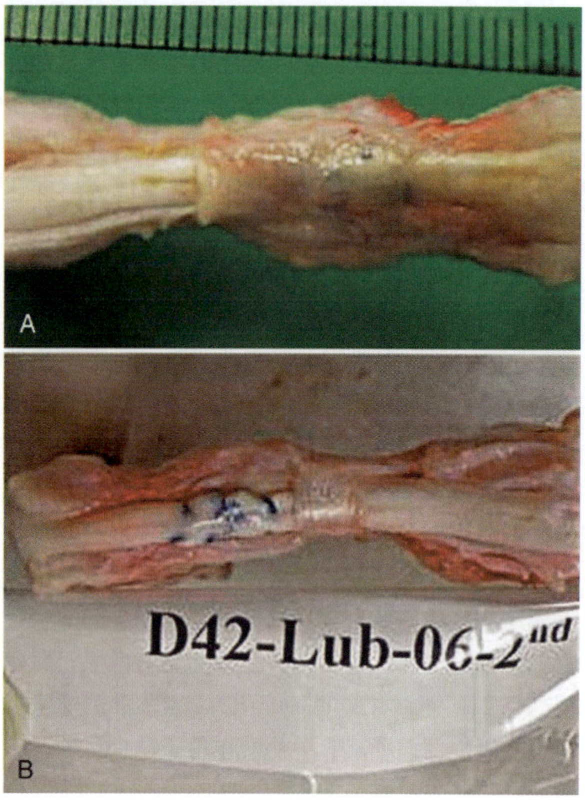

图34-5 A.肌腱修复第6周，看到有粘连形成；B.肌腱修复处经碳化二亚胺衍生物透明质酸和明胶处理，粘连明显减少

同的物理学性能，包括润滑、水的动态平衡及过滤、血浆蛋白的分布调节等。肌腱修复的第一周，体内的透明质酸（HA）开始增加。如果用透明质酸酶处理肌腱，这些酶分布破坏透明质酸，导致肌腱与滑车的摩擦阻力明显增加。这说明透明质酸在屈肌腱与滑车之间的润滑方面起着十分重要的作用。在活体实验中也证实透明质酸可以抑制兔滑液细胞的增殖，从而防止肌腱和腱鞘之间粘连。

最近的研究还证实：黏多糖是存在于关节软骨区域表面的一种蛋白聚糖，它不仅可以保持正常关节表面的润滑，还可以防止细胞黏附。黏多糖最初就是从关节软骨分离获得的。黏多糖存在于肌腱表面，并对肌腱润滑起重要作用。然而，黏多糖可以阻止细胞粘连，同时也有抑制组织修复的不良作用。

黏多糖的表达受白介素-1（IL-1），肿瘤坏死因子（TNF-α）和TGF-β调控。但手指屈肌腱黏多糖的表达和调节目前还不太了解，但通过对黏多糖调节可对屈肌腱表面修复和抗粘连产生明显的作用（图34-5），或许将来可把它置于生物工程的材料表面或肌腱移植替代物的表面。

（二）肌腱表面的处理

透明质酸（HA）在屈肌腱修复过程中的作用已被临床和动物实验所证实。体外实验证明应用HA可以防止屈肌腱与周围组织的粘连，而不影响肌腱的愈合，但在体实验结论尚不统一。由于HA在组织中的半衰期很短，天然HA清除太快而不能长时间维持物理屏障作用，而且肌腱不断滑动也影响HA从肌腱表面的清除。因此，延长HA的半衰期、提高其附着力对于提高外来HA的临床效果很有意义。

HA化学修饰产物——碳化二亚胺衍生物已开发并用于临床。这种经改良的HA因水溶性降低、与分子结合强度增加，从而延长了在组织中的存留时间。临床研究发现其专利产品（Seprafilm or Seprafilm Ⅱ，Genzyme Corp，Cambridge，MA，or Hyaloglide：Acp GEl Fidia Advanced

Biopolymers，Abano Terme，Italy）可以明显减少产科和腹部外科术后粘连。在此基础上，利用胶原蛋白作为介质（亚胺的透明质酸衍生物或CD-HA），将HA通过原位交联反应直接结合于肌腱表面，体内和体外动物实验研究结果证明初步疗效满意。为增加效应，还可以联合应用HA和黏多糖。研究发现，通过药物和理化方法干预虽然可以减轻肌腱移植和修复时的粘连，但可影响肌腱愈合、延长肌腱愈合时间。所以，如何将通过生长因子和干细胞移植加速肌腱愈合的方法与防粘连措施结合起来是目前研究者正在努力的。

五、肌腱修复

在过去的50年中，新的修复技术明显改善了屈肌腱手术的临床效果。关于肌腱修复技术的细节详见本书的第35章，其内容主要侧重于修复技术对肌腱愈合和运动的影响。

尽管肌腱修复技术不断进步，但仍不能避免肌腱粘连，特别是位于Ⅱ区即所谓“无人区”的肌腱损伤，此区的肌腱位于骨纤维滑车系统内。肌腱修复的关键在于获得坚强、微创的缝合并可使肌腱滑动。临床上常遇到两个问题：一是肌腱修复处再断裂形成间隙；二是腱鞘内粘连。尽管不断试图改善术后康复措施，但无论是增加负荷强度还是频率，均不能早期增强肌腱愈合的强度。

（一）修复的生物力学

理想的肌腱修复术应该是坚强的、易操作的并对肌腱愈合及滑动没有干扰。目前常规修复方法的修复强度中度，可满足正常轻微活动。但其中某些方法，尤其是那些在肌腱表面前方留下许多线圈和线结的方法，会增加肌腱运动时的摩擦力，并对腱鞘产生慢性磨损（图34-6）。新的缝合方法特点是肌腱表面线圈数量减少，使线圈位于侧方而不在中央，线结位于内部而不在外表面，所有这些旨在减少肌腱运动时的摩擦阻力，而不影响肌腱的断裂强度。新的缝合材料，如FeberWire缝合线是以单根聚乙烯作内芯、外面包裹聚酯纤维（arthrex，naples FL）的复合缝线，具有较高的断裂强度，所以可以很细、摩擦力很小。

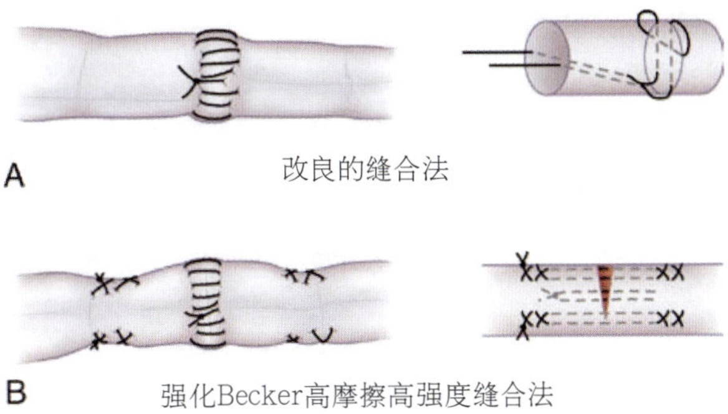

图34-6 改良Pennington缝合法，低摩擦，高强度修复[经许可改编自：Pennington DG.The locking loop tendon suture.Plast Reconstr Surg. 1979;63:(5) 648-652;and Tanaka T,Amadio PC, Zhao C,et al.Gliding characteristics and gap formation for locking and grasping tendon repairs: A biomechanical study in a human cadaver model. J Hand Surg Am.2004;29(1):6-14.]. B,Augmented Becker Massachusetts General Hospital high-friction,high-strength repair. [Reproduced, with permission,from Amadio PC.Friction of the gliding surface.Implications for tendon surgery and rehabilitation.J Hand Ther.2005;18(2):115,Figure 4.]

（二）摩擦力对肌腱修复效果的影响

过去10年的动物实验结果证明，即使进行理想的康复治疗等，肌腱高摩擦力修复仍导致腱鞘磨损（图34-7）及粘连形成。因此，应使用高强度、低摩擦的修复方法和材料。目前，作者常用的是3-0 Ethibond和改良Pennington线。现代资料显示Fiber Wire或许是更好的缝合线。

六、术后管理的影响

20世纪60年代中期以前，几乎所有屈肌腱修复手术后均要求制动3周。因为Mason和Allen的犬类屈肌腱修复实验结果证明，术后3周内其强度是降低的。随后，Kleinert、Verdan、Duran等研究证明，人的屈肌腱修复后进行主动背伸和被动屈曲相结合是安全的。

肌腱修复后，早期活动可以改善手术疗效。动物实验证明，术后早期活动可以使肌腱滑动和强度更好。最近的研究解决了一些细节问题，特别是运动时机及腕和手指不同运动方式对肌腱愈合过程中

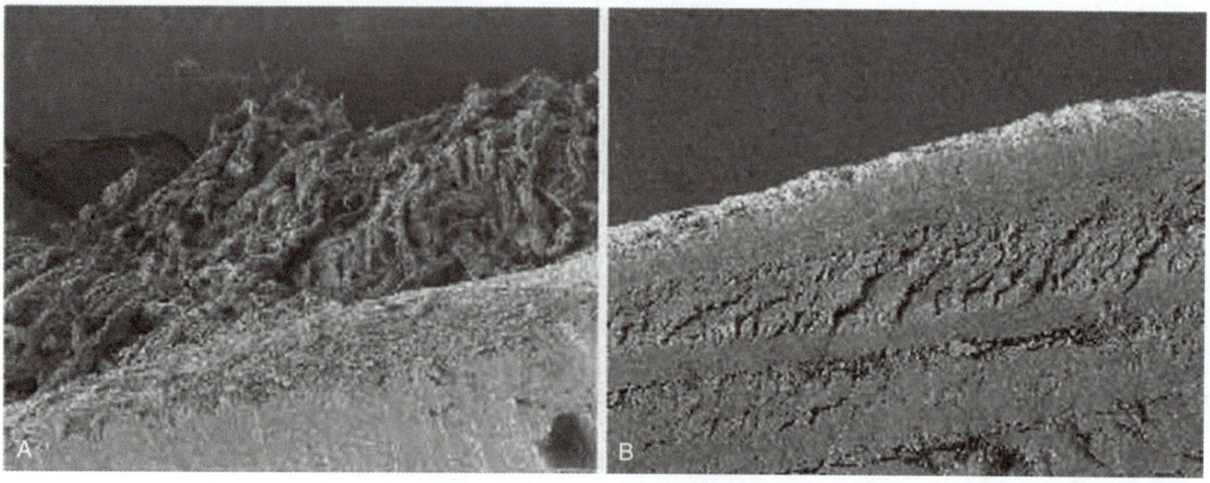

图34-7 A.麻省总医院高摩擦缝合部位的腱鞘（电镜照片）；B.低摩擦缝合（经许可引自：Zhao C，Amadio PC，Momose T，et al.Remodeling of the gliding surface after fl exor tendon repair in a canine model in vivo.J Orthop Res.2002；20（4）：861，Fig.6.］

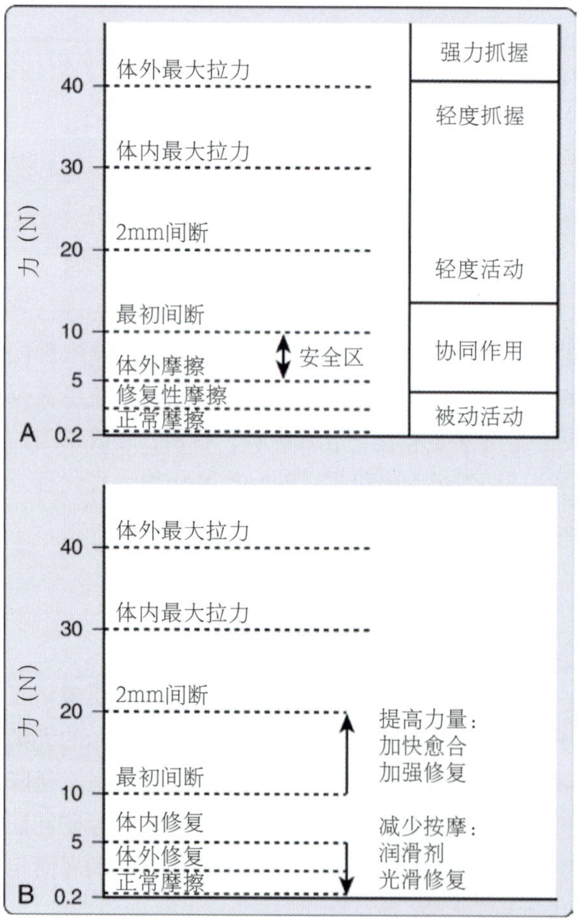

图34-8 A.安全区概念[经许可引自：Amadio PC. Friction of the gliding surface.Implications for tendon surgery and rehabilitation.J Hand Ther. 2005;18(2):115,Fig.3.]；B.肌腱安全区研究的启示

肌腱强度和滑动的影响。尽管主动活动疗法被常规应用，但令人感兴趣的是临床研究并没有显示其比被动活动的效果更可靠。而且，动物实验显示，增加运动负荷并不能明显提高肌腱的力量和运动幅度。因此，现有的证据表明，活动是肌腱修复后康复的关键因素，而不是负荷。

当然，适当负荷是肌腱滑动所必须的，最小也要能够克服活动时的摩擦力。正是这个原因，低摩擦修复才显得尤其重要——因其能够减小活动时所需负荷。当然，摩擦力并不是唯一的因素，还应考虑到克服关节僵硬、屈曲创伤、组织水肿及远端手指本身的重力等所需要的力量，这些力量远比摩擦阻力更大，特别是对伤指而言。因此，肌腱活动的最小负荷应该是摩擦阻力及活动关节和软组织力量的总和。这些力量的总和通常被称为是非负荷手指的“屈曲功”。

一般会认为，肌腱的断裂强度应该是可以施加予肌腱的最大负荷。其实并不然，因为在肌腱断裂前首先形成间隙，间隙将增加摩擦力，从而形成恶性循环，最终导致肌腱的裂开。因此，最大值并不是导致肌腱断裂时的力量，而首先是产生间隙的力量，而这个力量通常是比较小的。非承载负荷的屈曲和导致间隙的负荷这两种力量的不同决定了康复治疗的安全区域（图34-8）。早期，这个安全区域严格按照机械力学参数结合肌腱修复的生物力学和解剖学确定，后来增加了肌腱愈合的作用，总体拓宽了安全界限，使之能够形成合理执行Groth等级阻力锻炼计划，这个计划详见第36章。

不幸的是，有些病例不管通过何种肌腱早期运动方法均不可行。对于复杂的手外伤，运动可能使骨、皮肤、神经、血管受损。有些患者，由于年龄或精神原因，或者肌腱修复后肌腱太纤细，均不能运动。这样的病例，术后肌腱粘连是不可避免的。随着组织工程学的应用，生物相容性好的抗粘连屏障成为可能。将其直接用于肌腱修复术后，从而使得肌腱在愈合过程中即便不运动也不会出现粘连。作者正尝试解决这个问题，包括应用透明质酸的衍生物（CD-HA）、黏多糖以及胶原蛋白等。在本书的下一个版本，希望能够及时补充其最新进展。

七、小结

有关肌腱愈合和修复重建的生物学和生物力学方面的研究已经取得了很大进展。“安全区”的概念提供了一个关于摩擦、修复强度、愈合和负荷等相互作用的良好模式。尽可能小负荷的早期运动是取得手术良好效果的关键，但考虑到肌腱再裂开的风险，仅早期运动尚不足以防止粘连。所以，将来理想的肌腱修复可能需要以下三个方面：更好的、低摩擦肌腱修复技术；结合于肌腱表面的润滑物质以进一步减少摩擦、降低负荷、减少粘连；承载含细胞和细胞因子的“补片”以加速愈合过程、扩大康复安全区、减少并发症。这三个方面相结合有望最终为肌腱修复后正常功能的恢复提供最好的解决途径。

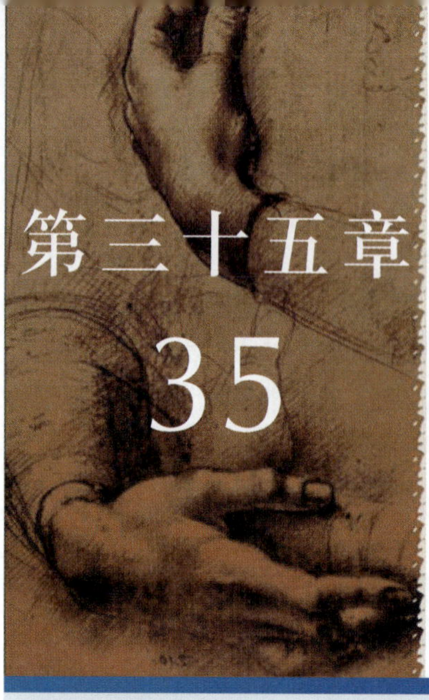

第三十五章 35 屈肌腱损伤的初期处理

原著者 JOHN S.TARAS, MD, GREGG G.MARTYAK, MD, PAMELA J.STEELMAN, CRNP, PT, CHT
译校者 黎 宁 周君琳

关键点

手术时机

- 3周以内的损伤，除非存在活动性化脓感染，不必急诊手术修复。
- 超过6周的损伤为一期修复的相对禁忌证。

技巧

- 多股中心缝合+连续腱周缝合。
- 如果需要抽出肌腱，应准备红橡胶导尿管。
- 修复和康复的目的是获得一个坚强的修复区域从而能够在进行轻微主动锻炼预防粘连时延长不超过3mm。

陷阱

- FDS分叉损伤的修复方法不同于FDP。

技术要点

- 在A2远端与A4近端之间进入腱鞘。
- 近端抽出方法：皮钩、反向 Esmarch，Sourmelis，直接显露。
- 被动屈曲DIP可显露肌腱远断端。
- 一旦残端通过滑车，用25号针头固定。
- 采用最细的4股缝线（4-0 Fiber Wire）中心缝合技术+外周6-0聚丙烯缝合线连续缝合（非锁边，线结打在肌腱内部）。

术后处理

- 在有资质的治疗师监督下按照分级主动康复方案训练。

手指功能的恢复是屈肌腱损伤后最有挑战的工作之一。最近几年，随着对肌腱解剖、生物力学、营养、粘连形成及肌腱损伤修复技术更进一步的了解，修复效果有了改善。尽管如此，诸如僵硬、瘢痕和功能受限等问题仍困扰着手外科医师。

一、解剖

对屈肌腱解剖和屈肌支持鞘的认识是手术医师处理屈肌腱损伤的关键。指深屈肌腱（FDP）起于尺骨近端掌面和内侧、骨间膜，少数还延至桡骨近端。和拇长屈肌（FPL）一起，在前臂近端屈肌间室内共同构成了屈肌深层部分。在前臂的中段，肌腹分成了桡侧束和尺侧束。在前臂远端的1/3处，桡侧束形成示指屈指深肌腱，尺侧束形成了尺侧三手指的指深屈肌腱。这些深部肌腱通过腕管，占据了其底部。通过腕管之后，深肌腱分叉到手指，蚓状肌起自这个水平。深肌腱在掌指关节（MCP）水平于浅肌腱下方进入腱鞘，在指骨近中端FDP穿越浅肌腱分叉处时更接近掌部组织，后继续向前直达远端指骨的基底掌侧。

正中神经的骨间膜前支支配示指指深屈肌腱，偶尔支配中指。尺神经则支配环指及小指指深屈肌腱。

指浅屈肌（FDS）来源于两个独立的起点，肱尺骨头起自肱骨内上髁和尺骨冠状突，桡骨头起自桡骨近端。在前臂近端，它占据屈肌间室结构的中间层，在指深屈肌腱浅面。在前臂的中1/3，有四块独立的肌肉。在前臂远端的1/3处，可见四根清楚的肌腱。小指的浅肌腱多变，21%的人此肌腱缺如。在腕管水平，与示指和小指相比，中指及环指浅肌腱位置居中且较表浅，示指和小指指浅屈肌腱位置较深且较靠边。

在掌指关节水平，浅肌腱进入屈肌腱鞘，并位于深肌腱的浅层。在近节指骨近1/3处，浅肌腱分叉并包绕深肌腱。而在Camper交叉处，这两片浅肌腱在深肌腱深层再次汇合，其中，50%纤维形成交叉，50%纤维仍留在同侧。浅肌腱分叉后分别形成桡侧和尺侧两部分到达中节指骨干骺端，正中神经单独支配浅肌腱。

拇长屈肌（FPL）起源于桡骨近端及骨间膜。在前臂近端1/3处，它位于屈肌间室深层、屈指深肌的桡侧。在腕管中，拇长屈肌位于桡侧的底部。经过腕管后，它在拇内收肌和拇短屈肌之间进入拇指的掌侧。拇长屈肌是唯一进入拇指屈肌腱鞘的肌腱，它附着于拇指末节近端基底的掌侧。正中神经的前骨间膜分支支配拇长屈肌。

手指屈肌腱鞘是一个表面覆盖滑膜的骨纤维通道。这个系统使得屈肌腱在可以紧贴指骨表面，从而在屈指时保证了有效的力学功能。这种屈曲鞘膜由可分泌滑液的滑膜及韧带纤维组织构成，各自有不同的功能。鞘的滑膜层由包绕屈肌腱的脏层鞘膜组成，壁层或外层位于鞘壁。这两层结构在腱鞘末端是连续的，产生了一个包绕屈肌腱的双壁中空管。在示指、中指及环指，腱鞘起自掌指关节，终止于指骨末节。在拇指和小指，这种滑膜鞘进入腕管分别形成桡侧和尺侧滑囊。这种系统为肌腱提供了营养，减少了滑动中的摩擦力。

腱鞘的纤维支持带的特点是呈节段性地覆盖于滑膜鞘（图35−1）。横向的增厚带被称为环形滑车，较薄的、有弹性的纤维交叉部分称为交叉滑车。强而宽的环形滑车结构为系统提供了力学上的稳定性，在肌腱一定滑动范围内保证了理想的手指屈曲功能。富有弹性的交叉滑车为系统提供了更好的活动弹性。可以识别出的滑车结构包括：掌腱膜滑车、五个环形滑车和三个交叉滑车。掌腱膜滑车由掌腱膜横行纤维构成。它位于膜性腱鞘的起始处，通过附着在深部掌横韧带的垂直隔膜锚定于腱鞘边缘。第一个环形滑车A1起自掌指关节的掌侧。第二个环形滑车A2起自近节指骨的掌侧面。第一个交叉滑车C1从第二个环形滑车A2延续到第三个环形滑车A3。A3滑车起自近端指骨间关节的掌板结构。第四个环形滑车A4起自中节指骨，通过第二个交叉滑车和第三个环形滑车A3近端相接。第五个环形滑车A5起自远位指间关节，通过第三交叉滑车和近端的第四环形滑车A4腱鞘相连

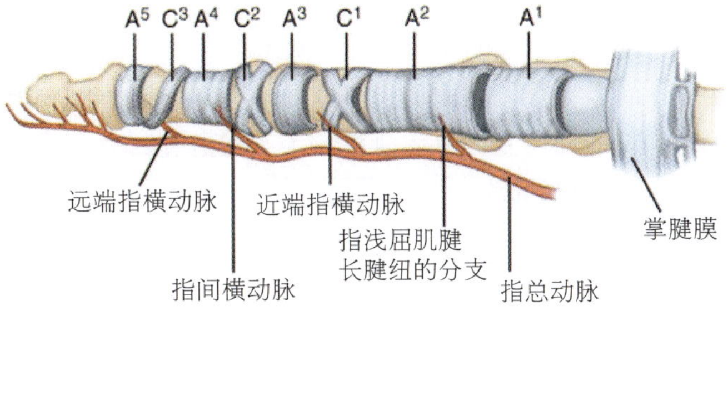

图35−1 指屈肌腱支持鞘和屈肌腱的血管供应

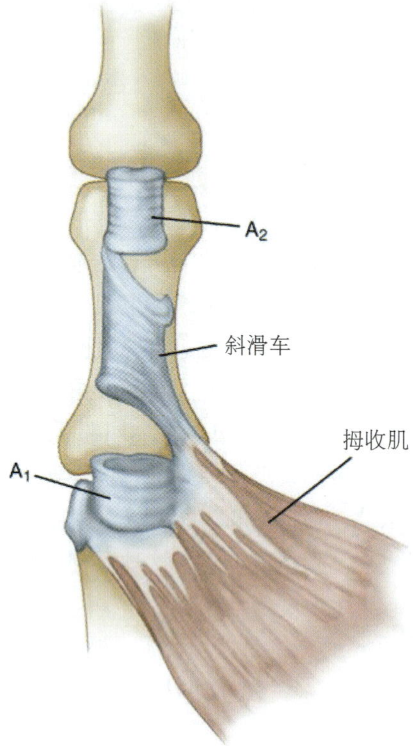

图35-2 拇指屈肌腱腱鞘

接。并不是所有的屈肌腱鞘都如描述的那样清晰，部分A3和A5无法辨认甚至缺如。

拇指的滑车结构和其他手指明显不同（图35-2)。可以识别的是一个斜行的、两个环形的滑车。拇指第一个环形的滑车A1起自掌指关节的掌板处，第二个起自指间关节的掌板结构。斜行滑车起止于近节指骨，并和拇收肌腱止点紧密连接。

解剖和临床研究证实，A2和A4滑车是最重要的屈肌腱鞘结构，他们的存在保证了整个屈肌系统的生物力学机制有效性。

当A2和A4损伤后，A3和掌腱膜滑车就变得非常重要。滑车结构受损可以导致屈肌腱出现弓弦效应，将增加力臂，导致迟发性屈肌挛缩。除此之外，为了获得手指的完全性屈曲活动，必须增加屈肌腱的滑动范围。在拇指，斜行的滑车是最重要的。如果失去斜行滑车，将导致拇指间关节活动范围减少。拇指A1和斜行滑车丧失功能，将导致失去30%的拇指指间活动。

通过尸体标本，已经测量到腱鞘支持带区域的屈肌腱滑动范围。DIP拇屈曲10°，FDP在FDS上滑动1mm。PIP拇屈曲10°，FDP和FDS相对于腱鞘一起滑动1.3mm。近来，临床手术修复后运动研究表明这种计算的滑动距离有所降低。DIP活动10°，FDP滑动0.3mm；PIP活动10°，FDP和FDS滑动1.2mm，这可能是造成屈肌腱修复后DIP活动不理想的原因。

二、营养

屈肌腱的营养是通过直接血管供应（图35-1)和滑膜渗透提供两种途径获得的。在手指腱鞘的近端，由起自近端肌肉组织的纵向血供通过腱周结构营养到达末梢。指动脉横行分支在腱鞘内通过腱纽系统提供节段性血液供应，这些分支包括一个到浅长腱纽的近端血管、一个近端指横动脉、一个指间横动脉和一个远端指横动脉。当这些横行分支到达中线后，他们汇合后通过腱纽结构向掌侧进入肌腱。短深腱纽呈短三角形，于屈指深止点附近供应屈指深肌腱。在近节指骨颈部，有类似的短腱纽营养屈指浅肌腱，但是这里的血管继续形成长腱纽营养屈指深肌腱。在近节指骨基底，屈指浅肌腱还接受来自浅长腱纽提供的血液供应。两部分肌腱都还存在来自其指骨止点处的血液供应。在整个腱鞘内，肌腱的血管均从其背表面进入，在掌侧的1/3基本无血管分布，这种解剖特点就要求外科缝合时应在肌腱掌侧部分进行缝合以保存血供。另外，在近节指骨中部、纵向血管和腱纽血管之间是FDP缺乏血供的区域。

除了血管系统对屈肌腱的营养供应外，实验已经证实滑液的营养渗透也非常重要。放射同位素研究证实：滑液的渗透营养比血管的灌注更为重要。有足够证据证实，一段游离的屈肌腱在无直接血管供应，而仅有滑液的环境下，其浅层可以得到愈合。这个结论使得一些作者推荐进行腱鞘的修复恢复周围滑液渗透。双重的营养供应系统在正常屈肌腱及屈肌腱修复术后的相对重要性尚未完全阐明。最近研究提示，在缺乏外周血管长入的修复区域，滑液的渗透与血管新生有关，对肌腱愈合发挥重要作用。

三、屈肌腱愈合

屈肌腱愈合问题是倍受争论的传统问题。两种理论都可以解释已经观察到的实验现象。第一为外部愈合理论，即肌腱的愈合是通过肌腱外细胞在外周发生的成纤维细胞的反应完成的。这个理论认为肌腱粘连是肌腱愈合的前提条件。所以，屈肌腱修复后要求制动。临床试验修复区域粘连证据支持这个理论。在外部机制中，最初愈合的48～72h为炎症期，4～21d为胶原纤维增生形成期，21d后，为瘢痕重塑期。

第二个理论为内在修复理论，在无腱外细胞和组织的情况下肌腱愈合是可能的。最近的理论及临床证据都支持这个理论，包括未进行修复的肌腱末端变得饱满、无粘连的肌腱愈合、体外无细胞条件下分离的肌腱愈合。其优点在于肌腱修复手术后通过限制性活动，既能促进肌腱愈合又能防止腱周组织的粘连。内部愈合过程开始于肌腱受伤或修复手术后0～3d的炎症反应阶段，此阶段腱鞘细胞层增生、增厚。5～7d时，胶原形成并早期血管长入。10d时可见纤维增生。2～3周时，腱内膜腱细胞长入增生。

尽管两种肌腱愈合理论都需要进一步论证，但临床上肌腱愈合最可能的机制是内在和外在细胞活动的共同作用结果。理论上，内在愈合过程参与越多，肌腱粘连就越少。这为肌腱修复手术后控制性松动疗法奠定了理论基础。

四、损伤分区

进行损伤屈肌腱修复手术之前，必须首先了解其受损的位置。根据Verdan屈肌腱损伤分类系统，可以将其分成五区（图35-3），肌腱鞘内损伤的部位及手指伸展的位置均应详细记录。

Ⅰ区从中节指骨FDS的止点到FDP在末节指骨的止点。这个区域的损伤涉及FDP的损伤或断裂。Ⅱ区从A1滑车到FDS止点的区域，FDP和FDS在此区均从屈肌腱鞘中经过，故损伤可能涉及两者。因为此区域的屈肌腱损伤治疗预后较差，故被Bunell称为“无人区”。在此基础上，还有人称其为“部分人区”，是指经过有经验的手外科医师恰当的治疗可以获得良好的预后。Ⅲ区起自腕管的远端止于腱鞘的A1滑车，除了指总神经、血管和两根屈指肌腱，蚓状肌也位于这个区域。Ⅳ区是指位于腕管内的、被腕横韧带覆盖的屈肌腱区域。在这个区域中，屈肌腱损伤可伴随正中神经和尺神经的损伤。Ⅴ区从前臂的肌腱结合部到腕横韧带近端。这个区域的神经血管损伤也会影响治疗的效果。

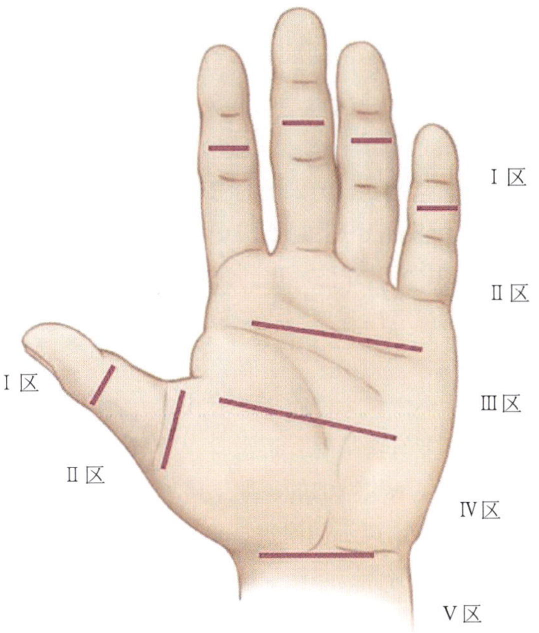

图35-3　屈肌腱损伤分区

拇指的屈指肌腱系统仅有一根肌腱。Ⅰ区位于FPL止点区域。Ⅱ区正好和拇指的屈肌支持带一致，从掌骨颈到近节指骨颈。Ⅲ区是鱼际区。Ⅳ区即腕管区。Ⅴ区是FPL肌腱结合部到腕横韧带之间的区域。

五、诊断

对屈肌腱解剖知识的掌握是做出正确诊断的基础。对于配合的患者，往往不难做出诊断。由于指深屈肌有共同的肌腹，所以可以仅通过控制其他手指、使其他手指尽可能伸直来评估FDS功能。FDS的功能是能够完全屈曲受检手指的PIP。因为示指的FDP有独立的肌腹存在，所以这个方法不全适用于示指的FDS检查，可通过示指和拇指的挤捏来了解其功能。

如果示指在远端指间关节（DIP）完全伸直或过伸时，可以屈曲近端指间关节（PIP）则可以确定其浅肌功能的存在。正如早期的观察结果，小指FDS常有变异，有21%的患者FDS缺如。可以通过其主动屈曲DIP来判断FDP的功能。通过主动屈曲拇指DIP可以评估FPL的完整性。进行有关检查时，如果患者出现疼痛，应该考虑到部分肌腱损伤的可能。

对于不合作、神志不清或儿童患者，其他诊断性体征可能有所帮助。正常时，手指的屈曲度从示指到小指是依次增加的。如果这种姿势和序贯性发生了改变，则提示屈肌腱损伤的可能（图35-4）。再者，挤压前臂肌肉使手指屈曲对检查也有帮助。最后，当屈肌腱断裂时，腕关节伸直状态下屈肌腱出现腱固定状态，这也表明了手指屈曲功能的受损。

在患者出院时，医师应检查确定屈指肌腱是完整的。如果不能确定，则需要进手术室进行探查。屈肌腱损伤的部位与受损伤时手指的位置有关。如果受伤时手指处于伸展位，则两根肌腱损伤平面常与皮肤伤口在同一水平。如果受伤时手指处于屈曲状，则肌腱受损的部位常在皮肤伤口远端。此外，由于移动距离的不同，FDP和FDS的损伤也常不在同一平面。

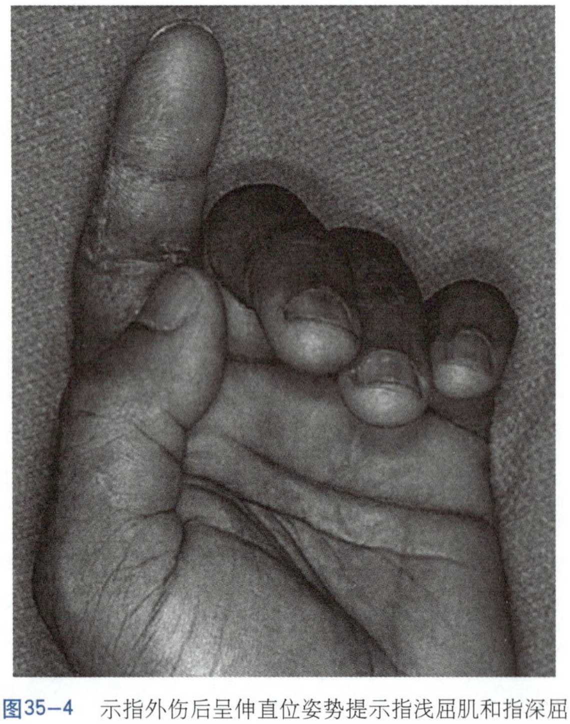

图35-4 示指外伤后呈伸直位姿势提示指浅屈肌和指深屈肌的完全损伤

六、适应证和禁忌证

过去，对于屈肌腱是否一期修复一直存在争议，特别是对于Ⅱ区的屈肌腱损伤。目前，即刻抑或延迟修复几乎毫无例外地都有所提倡。相对于二期肌腱移植手术而言，一期手术具有创伤小、恢复快、恢复正常肌腱的长度等优势。

可能出现感染的严重伤口污染是一期手术或延迟一期手术的禁忌证。另外，尽管已有肌腱修复和软组织修复同步进行的报道，但覆盖屈肌腱的掌面皮肤缺损也不应进行肌腱修复。另一种一期手术的禁忌证是广泛的屈肌腱支持带损伤，因为这种损伤需要进行滑车重建以及一期或二期屈肌腱重建手术。伴发骨折或神经血管损伤则不是肌腱修复手术的禁忌证。在骨折获得稳定后，则可以进行屈肌腱修复手术。

研究已经证明，即使在Ⅱ区，FDP和FDS同时修复的效果均优于单纯修复FDP。修复和保留FDS的优势在于保留了到FDP腱纽的血液供应、提供FDP滑动的表面、恢复有力的手指独立屈曲、减少PIP的过伸畸形。

Schneider等证实，延迟到伤后3周进行肌腱修复手术的临床效果和一期手术相似。尽管没有统计学差异，伤后10d内进行手术效果趋于优良。最近的动物实验也认为：早期手术可以改善肌腱运动状况。这些研究都证实：尽管肌腱的早期修复手术并非急迫，但伤后几天内进行手术疗效更有保证。

七、手术技术

一般要点

屈肌腱修复手术最好由经过专门训练的、熟悉屈肌腱解剖和手术潜在风险的临床医师进行。手术应在局麻或全麻、具有良好手术视野的条件下进行。常规应用止血带进行止血。近年来，Lalonde和其同事报道应用利多卡因、肾上腺素选择性注射到事先设定的手术区域进行手术。这种“绝对清醒”技术仅需要使用局麻，而不需要止血带，而且可以使手术区域没有出血。据其报道这种方法很少引起末梢坏死，且有利于观察修复后的活动状况。但对于在办公室进行手术的倡议，笔者并无相关经验。

应用2～4倍的放大镜可以减少血管神经副损伤。可使用侧方或掌侧Z形（Bruner）切口。我们更喜欢Bruner切口，它可以提供良好的显露，但却可导致指掌面形成瘢痕。手指侧正中手术切口对技术要求较高并可干扰到腱纽的横行指血管分支，但可以减少跨越屈肌腱表面的瘢痕，这样可以改善康复效果。医师必须能够精巧地使用器械，任何对肌腱或腱鞘的挤压、钳夹操作都将不可避免地影响手术效果。一般仅处理损伤的断端，避免直接对腱鞘进行操作，因为它可以产生晚期粘连。一般不需要对肌腱断端进行清创，如果必须则应使用手术刀或神经切割器械。许多缝合技术已有文献介绍。通常，外科医师选择改良Kessler双股锁扣核心缝合技术，这是建立在Urbaniak等的理论上。尽管大多数人用3–0或4–0的编织合成线缝合肌腱的掌侧三分之一，但笔者更喜欢最近研发的4–0纤维线FiberWire（arthrex，naples，FL），主要是因为它的强度比同样粗细的编织合成线要强，而且打结后，其结头较细小。许多作者推荐采用四股中心修复，穿过损伤区域并通过腱膜缝合加强，直接对损伤区域和腱鞘进行强化缝合，以提供足够的修复强度、满足手术后早期主动性功能锻炼康复的需要。文献报道了许多多股缝合方式，包括应用4～8股交叉缝合修复损伤区域。笔者更喜欢用单根线去实现四股缝合的修复效果，最初Seiler（图35–5）报道了这种做法。Mclarney和它的同事们报道了应用四股线交叉缝合修复肌腱的方法，笔者的缝合方法与之类似（图35–6)。Taras发现增加缝合线的直径会增加缝合修复失败的可能。对于5–0或4–0的缝合线来说，修复失败则意为缝线断裂。而应用3–0或2–0线修复，失败的原因为缝合线抽出，说明应用改良的Bunnell及双锁边缝合技术修复相对于改良的Kessler技术来说更为安全可靠。最近研究也证明：腱膜的缝合可以增加肌腱修复的强度。Silfverskild报道了腱膜的修复技术，即十字交叉缝合方法（图35–7），可以减少修复部位10%～50%的间隙。根据损伤的位置和肌腱的形状，浅层肌腱损伤最好采用四股核心线进行修复。Tran和他的同事们最近研究证实：在体外，单根四股Tajima缝合技术结合Silfverskild交叉腱膜修复术临床效果优于单根四股Tajima缝合结合连续锁定腱膜缝合技术，并能控制早期主动康复锻炼时的颤动等问题。

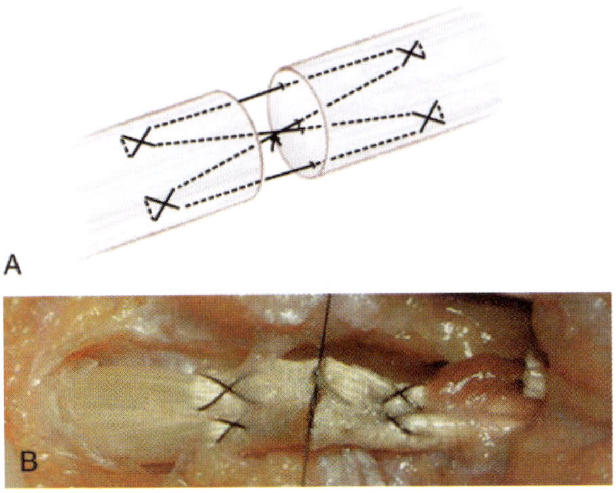

图35–5　Seiler屈肌腱损伤缝合（作者青睐）

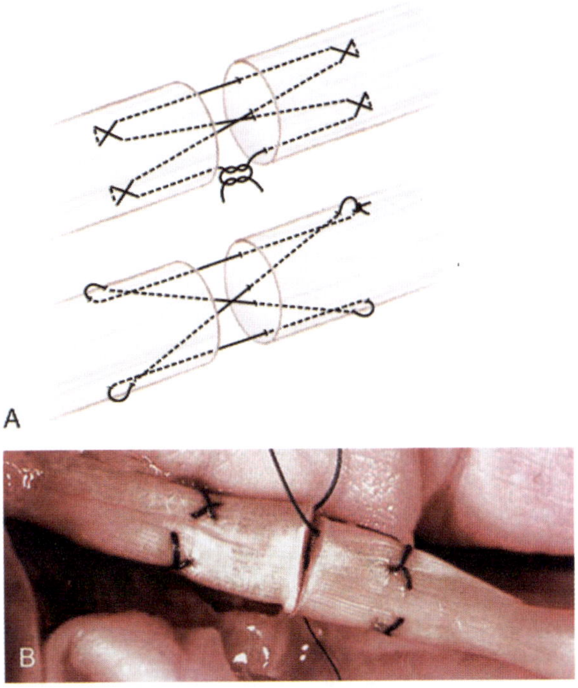

图35–6　四股交叉和交叉锁定修复

有几种技术可以无创地抽出回缩的肌腱断端。过屈腕及掌指关节，用力挤压屈肌肌腹可露出肌腱

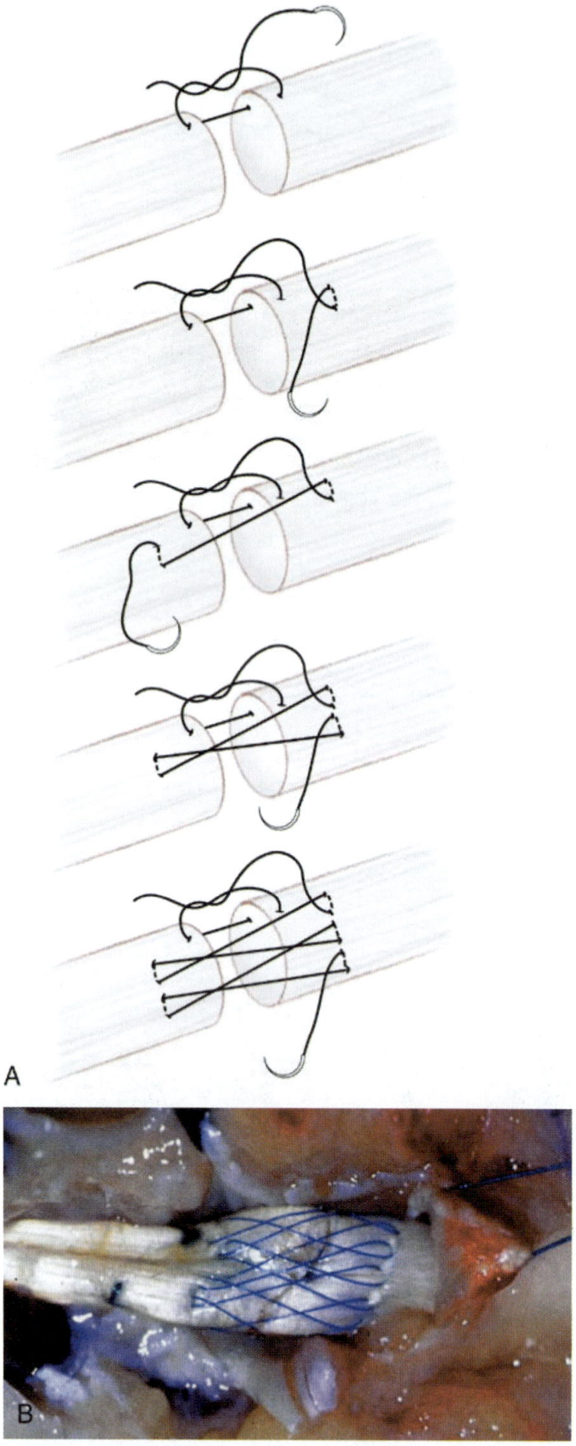

图35-7 腱周交叉缝合增加修复力量

的断端。如果这样不行，还有其他选择。如果腱鞘内可见肌腱断端，可以应用皮钩。钩子的一端沿着腱鞘滑动，直到滑过肌腱，此时钩子转向肌腱钩住浅层的肌腱，将钩子连同肌腱一起拉向远端。可以用Keith或25号注射针头通过皮肤或A2滑车区将肌腱固定以便修复。

另外常用的肌腱抽出技术可以使用红色橡胶导尿管、儿童胃管、Hunter杆或静脉输液管来实现。沿着屈肌腱，将它们从远端穿向近端，通过手掌另做切口，将导管缝在距A1滑车近端2cm位置的肌腱上，将导管拉向远端并运送肌腱断端达修复处。应用25号注射针头通过皮肤和A2滑车横行穿过肌腱维持其所在位置，放置缝合线，剪断手掌处导管固定线并抽出导管。

另一个常用技术是将一个导管通过屈肌腱鞘从远端穿向近端。将肌腱一端悬吊一针，缝线的另一端与导管端缝合。向远端拉动导管、缝线连同肌腱穿过腱鞘。同样可以应用25号注射针头通过皮肤和A2滑车横穿肌腱来预防其进一步回缩。

应用以上方法时，必须注意保持深、浅肌腱的解剖关系。解剖学上，腱纽由背侧进入肌腱，这一特点可以帮助手术医师正确判断肌腱方向并防止肌腱扭曲。

应该设法保留所有腱鞘的滑车结构。一般为了确认肌腱断端，通常需要在腱鞘开个小窗，对此是否进行修复目前仍存争议。理论上，修复有利于肌腱的滑动及营养。但迄今还没有临床研究证明修复比切除更具优越性。另外一个对比两种技术的前瞻性研究结果也是如此。如果腱鞘结构缺损小、修复简单易行、不绞窄腱鞘、不影响肌腱修复，我们倾向于尽可能使用6－0或7－0单纤维丝线缝合修复腱鞘。近来，一种不锈钢系统，TenoFix（ortheon medical，columbus，OH）被推荐用作Ⅱ区屈肌腱修复手术。作者报道其效果与四股芯线相同。但是，对较细的屈深肌腱损伤则无能为力。

八、急性屈肌腱损伤治疗

（一）Ⅰ区

Ⅰ区位于FDS止点以远，损伤的仅为FDP。患者可以主动屈曲PIP但不能主动屈曲DIP。尽管在某些情况下不予修复，患者仍可以保留一定的手指功能，但最好还是早期进行直接修复。这对于手指从桡侧向尺侧的精确抓握和有力抓握尤其重要。另外，有相当一部分人的小指FDS缺如，对他们而言，修复FDP就更为重要。及时修复可以使手指恢复近乎正常的功能。

如果损伤超过四周，由于FDP肌肉的挛缩和肌腱断端的退化，常常不能进行直接修复。Ⅰ区手术的另一缺点是手术操作可以影响正常的FDS功能。再者，不应为了完成肌腱修复，而使FDP前移超过1cm。否则，将导致伤指出现不能接受的屈曲挛缩，而邻指出现屈曲功能不全，即quadrigia综合征，对于尺侧三个手指尤其如此。

Ⅰ区的FDP损伤可有三种类型。第一种类型是FDP的短腱纽仍保持完整。这种情况很少见，FDP恰在其止点近端保留。对于这类损伤，可以直接进行修复。第二种类型是FDP的长腱纽保持完整，FDP断端位于FDS分叉处，早期修复的预后较好。第三种类型是FDP回缩到手掌内，两腱纽均断裂并丧失相关血供，此类损伤的修复需要较广泛的显露，应早期手术。如果此类损伤未得到及时诊断，则需考虑其他的治疗方法，如继续观察、肌腱移植、DIP腱固定及关节融合等。

Ⅰ区损伤的手术技术

采用起自PIP掌纹到DIP远端的掌侧Z形切口。尽量保护A4滑车。如果FDP远端残留较少，则可以在C3～A5滑车间切开屈肌腱鞘。如果FDP近端回缩到PIP水平，则可在C2滑车处做一窗口将其复位。

如果FDP近端回缩到手掌水平，则可将Z形切口向近端延长，或者在手掌侧A1滑车近端另做一横行切口。如果是新鲜损伤，FDP可以穿过FDS的分叉送回。对于陈旧损伤，可能需要牺牲FDS的一股以使FDP能够通过紧窄的屈肌腱鞘。任何情况下都不能为了修复FDP而完全切除正常的FDS。

极尽可能在不过度短缩的情况下修复肌腱断端。如前所述，FDP缺损少于1cm时允许修复。如果修复部位恰在A4滑车末端，则可能需要切开一小部分腱鞘。

如果远端残端太短或根本没有，肌腱应该直接固定在末节指骨上（图35-8）。在末节指骨基底掀起一骨膜瓣，注意不要影响DIP的掌板，应用骨刀处理皮质使其表面出血以利于肌腱-骨愈合。应用合成的单股缝线，如2-0 Prolene，以非锁定方式（利于日后取出）穿入肌腱，然后将缝线穿入Keith针。不管FDP的残端是否存在，笔者都应用“环抱骨”技术将其缝合。应用持针器将Keith针围绕远端指骨两侧从甲板中1/3穿出，注意应尽力避开原发甲基质床，理想的出针点应该位于甲半月以远3～4mm、距中线2mm的位置。随后，拔出Keith针，线直接在指甲上打结。术后6周，去除可抽出缝线。还可以选择骨锚进行此手术，注意骨锚的深度须避开甲床。据报道骨锚修复的疗效与可抽出缝合技术无明显区别。

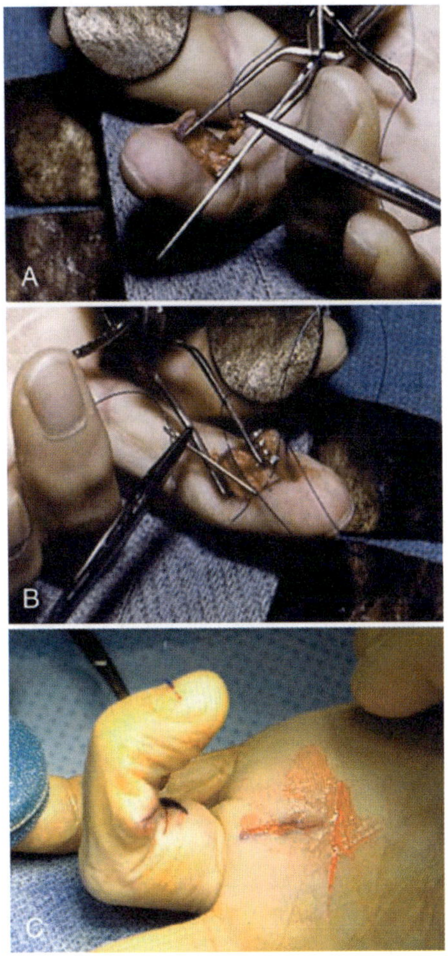

图35-8　指屈深肌腱Ⅰ区损伤的末节指骨止点重建技术

（二）Ⅱ区

此区即传统意义上的“无人区”，屈肌腱损伤手术具有极大的挑战性。两根屈指肌腱均位于腱鞘内，无创修复技术在此区域最为重要。如果伤口情况允许，FDP和FDS均应早期修复。

Ⅱ区损伤的手术技术

首选技术 选择掌侧Z形或侧正中切口显露。仔细保护神经血管束，显露屈肌腱鞘。如果存在神经损伤，则在肌腱损伤修复后，进行修复。尽可能保护环形滑车，特别要部分保留A2和A4滑车。尽可能通过交叉滑车外侧小切口或横行切口开窗来进行修复。一般通过快速屈曲手指便可辨认FDS和FDP远断端，并使肌腱进入创口处。回缩到近端的FDP残端可以采用前面已经介绍过的方法找到并送入伤口，送回肌腱时要保持FDP和FDS在一起，从而不影响血管连接。在这个区域，手术医师必须了解FDS的螺旋走行特点，即FDS分叉包绕FDP于Camper交叉处进入中节指骨。当FDS在其分叉以远损伤时，其远近断端可以沿不同方向旋转180°。这种解剖位置如不能正确修复将会明显影响FDP的滑动。

受损肌腱被送入伤口后，可以应用Keith或25号注射器针头通过皮肤或环形滑车，将其固定保持在这个位置。按照Seiler和Nogrchi等报道的方法，以四股、单交叉锁定方式放置3-0或4-0缝合线。传统上，为了避免损伤血供，一般将缝合线置于肌腱掌侧。但最近研究显示了背侧缝合的生物力学优势。屈曲DIP以降低肌腱张力，将线结打紧。而后，按照Silfverskild描述的方法，应用6-0 Prolene缝合线来交叉缝合肌腱表面。如果FDS在分叉以远损伤，每束使用两股锁定缝合就够了。如果在分叉近端损伤，作者更喜欢选用四股芯缝合线。应尽最大可能修复FDS。然而，如果FDS过大而影响了在A2滑车处的滑动，作者建议切除FDS的一个分支，而不要切除A2滑车。如果可能，腱鞘应用6-0或7-0缝合线进行修复。如果仍阻碍其在滑车处滑动，则可在腱鞘外侧切口开窗，以使术后能够无障碍活动。位于屈肌腱鞘近端处的损伤，可考虑切除A1滑车从而将Ⅱ区损伤转化为Ⅲ区损伤。这尤其适于修复位于A1滑车处、肌腱存在明显过大的情况。如果需要重建滑车，此区我们一般选择分期肌腱重建。

（三）Ⅲ区

Ⅲ区肌腱损伤修复的预后较好，这是因为肌腱在此区位于骨纤维管道之外，不容易形成粘连。指总神经损伤可伴发肌腱损伤。深浅肌腱都应进行修复。由于FDP近端被蚓状肌起点所牵制，所以可以在伤后3周或更长时间进行延迟一期修复。

Ⅲ区损伤的手术技术

选择掌侧Z形切口，局部切除掌侧筋膜有利于显露，注意保护相关的血管神经组织。3-0或4-0缝合线缝合肌腱内部，6-0 Prolene缝合线缝合肌腱外周。

（四）Ⅳ区

因为强大的腕横韧带及内外侧骨质的保护，Ⅳ区（腕管内）的屈肌腱损伤比较少见。因与屈肌腱邻近，所以正中神经、尺神经、尺动脉和掌浅弓也经常受到损伤。如果可能，所有的肌腱都应该进行修复。如果肿胀影响了肌腱的修复，则可以切除小指的浅屈肌腱。如果影响进一步修复手术，所有的浅肌腱都有必要切除。因为肌肉的静态收缩会影响修复，所以延迟一期修复应该在3周内进行。

Ⅳ区损伤的手术技术

采用掌侧Z形切口和腕管部切口进行手术显露。可以考虑对腕横韧带做Z形延长成形术。但一些学者认为如果术后能够恰当使用矫形器保持腕关节处于中立位，弓弦效应并不成问题。因为需要修复的组织中尺神经运动支位置最深，故如果受损应首先修复。Ⅳ区中所有的屈肌腱均使用4-0 FiberWire四股中心缝合修复。通常需要切除水肿和出血的滑膜。因会对正中神经构成压迫，直接缝合腕横韧带是不明智的，除非行Z形延长。术后应在维持腕关节于中立位、MCP屈曲70°情况下进行控制性运动以防止弓弦效应及对修复神经的挤压。

（五）Ⅴ区

腕横韧带近端的前臂深层损伤可波及多种结构，包括肌腱、正中神经、尺神经、尺及桡动脉。对所有结构均应进行一期修复。其预后一般满意，但恢复时间可能要达数月。

Ⅴ区损伤的手术技术

采用Z形或曲线形手术切口进行暴露。根据

损伤部位决定是否松解腕管。建议应用4-0 Fiber Wire或3-0Ethibond线四股中心缝合，具体选择应当根据损伤肌腱的直径决定。本区域的外科操作应当特别注意：如果存在多根肌腱和神经损伤，那么我们必须十分小心地按照从浅到深的顺序辨别并予以标记各个结构，这样可以有效防止因为近端肌腱残端正常排列顺序的丧失而导致的断端错认或错接。如果时间允许，周边的肌腱腱膜也应予以缝合，但这在多发肌腱损伤需要较长时间修复时并不特别必要。

（六）拇长屈肌

FPL与手指肌腱和腱鞘解剖上的区别前面已经有所描述。FPL仅跨越两个指间关节，而且它独立位于腱鞘内，这些因素是其修复术后效果较好的原因。FPL仅有一个腱纽，又无蚓状肌附着，因此在Ⅰ区和Ⅱ区损伤时容易回缩到掌部以近或腕部。只要创面情况允许，伤后3～4周内任何水平的FPL损伤均应直接修复。

拇长屈肌修复的外科技术

Ⅰ、Ⅱ区的FPL损伤均可以通过掌侧Z形切口显露，首先识别腱鞘，根据需要可在腱鞘上开窗探查以找到肌腱的断端，注意保留A1或斜行滑车，以防止出现后期弓弦效应。

附着点部位的肌腱损伤，可在末节指骨上进行前述的抽出式止点重建。

再靠拇指近端一些部位的损伤，如果能够较容易找到肌腱近端，一般是仍被完整的短腱纽牵制。如果难以在拇指上找到，就可能是回缩到掌部或腕部。不倾向探查腕管或鱼际区域来寻找肌腱断端，因为可能损伤拇指的感觉和运动神经分支；而可以在前臂远端另做一个横行或弧形切口来确定损伤肌腱的近断端。应用前面描述的方法，将管子或导管通过远端切口传到近端，即可以将肌腱无损地拉回。使用端端缝合加外膜缝合就可以完成标准的修复。

（七）屈肌腱部分损伤

对于屈肌腱部分损伤的治疗仍存争议。早先的实验证明，如果肌腱断裂超过60%，则在力作用下即可能发生断裂。另有报道，如果肌腱部分断裂不予治疗则可能出现诸如扳机指、断裂和嵌夹等并发症。另一方面，有学者注意到大部分完整的肌腱经中心缝合后其强度减弱、断裂的可能性增加。最近研究表明，对于部分肌腱损伤，早期、保护下的活动可以改善其张力。他们还推荐对于超过60%宽度的肌腱损伤应该给予修复。

屈肌腱部分损伤的外科技术

采用掌侧Z形切口探查和评估肌腱损伤。对于大于60%的肌腱部分损伤，我们采用改良的Kessler缝合方法加6-0线外膜缝合。对于肌腱损伤25%～60%时，用6-0线连续外膜缝合。损伤在25%直径以下者，采取最小的肌腱干预方法，将肌腱断边斜剪锐利，以减少嵌夹。术后进行控制下的功能锻炼疗法。

（八）闭合性指深屈肌腱损伤

当指深屈肌处于极度收缩时，DIP被动伸直可导致FDP断裂。这种损伤多见于足球和橄榄球运动时、抓住对方衣服时。患者常主诉远端撕脱部位的疼痛、肿胀。因为指浅屈肌可以提供PIP活动，所以这种损伤常被忽略，继而失去早期治疗的机会。应常规拍摄X线片，因为有时会有肌腱止点的撕脱骨折。

这种损伤可以发生在包括拇指在内的任何一个手指，但最常见的是环指。对环指的这种倾向有几种解释，包括环指指深屈肌附着点本身比较软弱；由于联合腱的原因环指缺乏独立的伸指活动等。

Leddy、Leddy和Packer将指深屈肌的撕脱断裂分为三种主要类型。第一种类型，指肌腱断端回缩到手掌部，由于腱纽的撕裂使其丧失主要的血供，对于此种类型损伤须在肌腱发生挛缩前即伤后7～10d内早期进行修复。第二种类型，撕裂的断端回缩到PIP处，腱纽保持完整，部分滑液营养仍然存在。建议早期进行手术修复，但手术延迟到伤后3个月，依然可以取得较满意的效果。第三种类型，损伤伴有较大的撕脱骨片，A4滑车可以阻止肌腱断端的回缩，对于此种类型可以采取早期止点重建术，对于大的骨片行切开复位内固定（ORIF）均可以取得令人满意的结果。ⅢA型损伤是指同时发生指深肌腱损伤和远端撕脱骨折，手术需要对骨片进行切开复位内固定术（ORIF）同时进行肌腱止点重建。

对此类损伤如果没有及时发现，错过了恰当的手术时机，可以采取继续观察、肌腱移植、DIP肌腱固定或关节融合术等治疗方法。

指深屈肌腱闭合断裂的外科技术

应用掌侧Z形或侧正中切口显露PIP近端到屈肌腱止点区域的腱鞘。对于第一类损伤，先紧靠A2滑车远端做横行开窗，如果未能找到肌腱残端，一般是回缩到了掌部，需在掌部A1滑车近端另做切口探查。找到肌腱断端之后，采用前述的方法，将其通过腱鞘和指浅屈肌的分叉处拉回。然后，采用3-0 Prolene缝合线通过甲基质远端指甲表面的纽扣将肌腱止点非锁扣缝合固定在末节指骨。第二类损伤时，肌腱残端位于A2滑车远端并被腱纽固定，不需要附加手掌部切口，采取前述方法行肌腱止点重建。第三类损伤或ⅢA损伤，可见位于A4滑车略远的撕脱骨折片。对此种损伤无须在A2滑车远端做横行腱鞘切口，撕脱骨片的ORIF疗效满意。对于ⅢA型损伤，手术需对骨折片进行ORIF而后进行前述的肌腱止点重建修复。

九、康复

粘连是屈肌腱修复术后最常见的并发症。术后矫形支具和康复技术的应用对屈肌腱修复手术后功能恢复方面起到了非常重要的作用。历史上来看，屈肌腱康复治疗最初来源于手术后用于制动的保护性支具，目的是保护修复的肌腱、限制活动、加快愈合以维持肌腱张力及增加肌腱的滑动。读者可以参考本书第36章关于手术后肌腱康复内容。

显然，康复策略的制定有赖于手术对肌腱修复的强度。康复治疗师应尽可能与术者沟通，了解相关资料，根据肌腱修复情况，制定康复计划。无论如何，术后支具固定和康复治疗应尽早进行。治疗师应特别注意水肿将大大增加修复术后肌腱运动时局部受到的压力，而且有些发病前存在的病症如糖尿病可以改变术后肌腱对力量的耐受力。如果治疗师不了解手术情况，建议选择常规保护下活动范围（ROM）内的肌腱训练。

首选治疗策略

我们近来转而采用Groth和Steelman等所报道的金字塔康复模式。根据这个计划，活动的进行是没有时间线的，而需要在实施过程中对每个治疗阶段组织的反应情况进行评估，以使患者能在组织反应允许的情况下取得康复进展。在手术后2～3天就可以开始。如同前面所介绍的屈肌腱两个术后康复计划，患者佩戴康复支具。治疗始于金字塔的基部并不断进展到其顶部区域。用于决定何时能进到金字塔下一步治疗的组织反应主要是关节主动活动的迟滞，它是指被动的ROM超过了主动的ROM。当ROM迟滞对治疗没有反应时，患者应该继续在恢复金字塔每步中的治疗阶段中取得进展（图35-9），直到达到良好的锻炼效果。如果出现副反应如肿胀、炎症，患者应该返回到相应阶段金字塔锻炼计划。如果不存在主动活动迟滞且ROM在可接受范围，患者则可以出院，不必等到主动握拳。相反的，存在明显瘢痕粘连的患者可以在几个治疗节段后即可在金字塔中进展到能够独立进行关节活动的程度。通过使用金字塔恢复计划，我们的屈肌腱修复手术患者取得了优良的预后，且没有发生不良反应。金字塔康复策略是一个很好的治疗工具，它指导有经验的手外科理疗师进行屈肌腱修复手术后的康复重建计划。

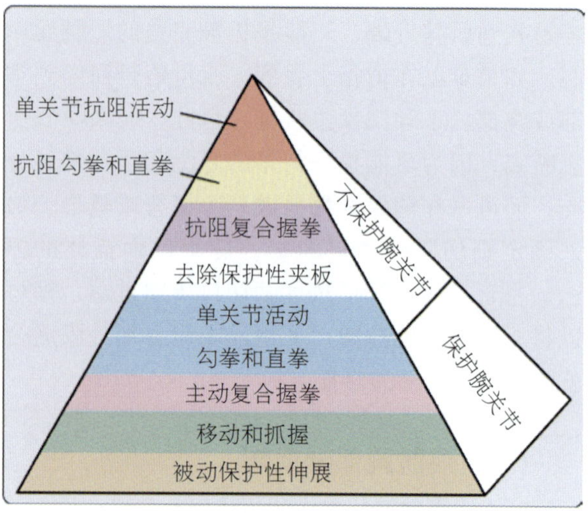

图35-9 肌腱康复金字塔

十、并发症

尽管采用了坚强的修复缝合技术和早期控制下的活动锻炼，粘连的形成仍然是屈肌腱修复术后最常见的并发症。如果经过3～6个月的正确康复仍不能恢复肌腱的滑动，则需选择肌腱松解手术治疗。

肌腱的再次断裂是不多见的并发症，它可以发生在手术后8周，但多见于术后的7～10d，治疗常规选择早期探查及修复。quadrigia综合征出现在FDP前移超过1cm时，这是由于FDP拥有一个总肌腹，一个手指的FDP前移就会限制其余手指FDP向近端的滑动，常表现为伤指屈曲挛缩，以及由于相邻手指无法进行充分活动而出现抓物无力。其他少见并发症有滑车失败和弓弦效应、扳机指和鹅颈畸形。

十一、展望

早期的主动活动或控制下的主动活动是屈肌腱修复手术术后可靠的治疗方法。但在临床实际应用时，必须考虑到多种因素。缝合材料的抗拉力强度必须合适，缝合的设计必须能够适应主动活动而不出现断裂和间隙。最近许多文献专门讨论了这些材料。从中得知，肌腱修复的缝针密度必须和修复要求的强度达到一定的比例。多中心缝合设计已经叙述说明。每个中心缝合应该采用最少四芯的缝合线及肌腱周围修复能够承受修复术后早期主动锻炼产生的应力。屈曲力量也和损伤处缝合材料的量成一定比例，这点应该为大家所熟知。目前已越来越认识到腱周修复在屈肌腱术后强度的最终恢复和防止破裂方面所起的重要作用。

十二、小结

目前的主题是从细胞、分子和基因水平对屈肌腱的愈合过程进行研究。

研究结果显示应用间充质干细胞有望复合支架桥接肌腱缺损。在分子医学时代到来之前，研究者尝试应用机械屏障物预防肌腱与腱鞘之间粘连的形成，如硅胶/羟磷灰石和聚乙烯等隔膜。还有尝试一些化学方法，如类固醇、布洛芬、5-氟尿嘧啶和透明质酸等，然而这些成分还不能用于临床实践。研究显示，靶向细胞因子（如TGF-B）的分子生物学技术可调控手术后瘢痕的形成，有望减少术后粘连、增加ROM，其他的方面包括应用骨形态蛋白（BMP-13）来加快肌腱愈合。

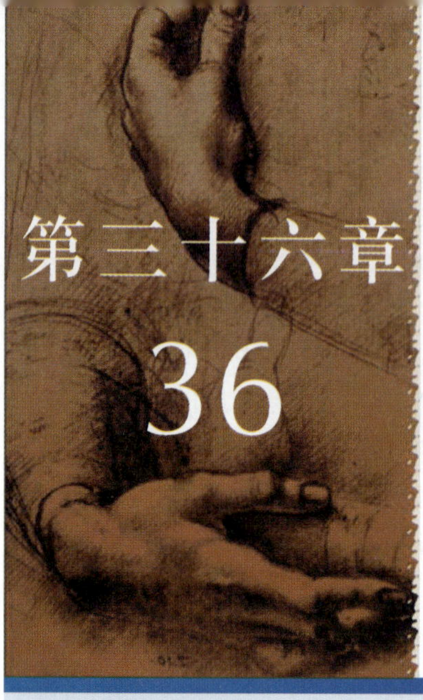

第三十六章 36 屈肌腱损伤的术后处理

原著者 KAREN PETTENGILL, MS, OTR/L, CHT AND
GWENDOLYN VAN STRIEN, LPT, MSC
译校者 黎 宁 周君琳

关键点

- 了解损伤和外科手术的特性。
- 计算安全区，如果必要再次评估。
- 康复计划建立在对屈肌腱解剖、愈合、移动和修复力量了解的基础上。
- 每位患者的反应不同，不要对不同患者应用相同方法，不要教条地坚持计划。
- 若治疗无效，改变治疗方式。
- 积极治疗进展是基本，但无需积极到激进的程度。
- 推进计划之前，确认所有相关组织，并合理制定针对性目标。
- 若近日发现计划有变应当立即更改，不要等到明日，因为你太忙了。
- 评估你试图改变什么，例如，测量近端指间关节屈曲被动收缩，因为有限的被动伸直是主动伸直受限的原因。

屈肌腱损伤修复后的管理需要全面了解对其解剖、生理、生物力学以及正常和病理的愈合过程，这不仅仅涉及屈肌腱本身，还包括其相邻的损伤结构。康复师通过触诊、视诊及测量对肌腱功能进行评估。当患者需要进行康复治疗时，外科医师会针对损伤、外科手术及临床处理等一些特殊性问题与康复师进行沟通。康复师也会向医师和患者了解相关的情况。在这些信息的基础上，康复师和相关外科医师共同讨论制定合适的治疗方式，并可依据需要随时进行更改。

本章介绍肌腱处理的基本概念，并再次复习有关屈肌腱术后处理的解剖、生物力学、营养机制及愈合理论。随后是对三种肌腱处理方式的讨论，并举例说明每项方案。每一个计划方案都给出管理流程，并且根据每位患者的具体情况来确定和调整。接下来的部分包含了对常见问题的防治方法。本章最重要的部分是关于临床措施的制定，以及肌腱愈合科学理论的应用。本章以拇长屈肌损伤及腕部多发性肌腱并神经损伤两种特殊情况收尾。

一、基本概念

目标：滑动自由的坚强修复

正常肌腱功能的发挥需要在无周围组织阻挡情况下的自由滑动。每个肌腱通过一定距离的滑动使手指完全并充分有力的屈曲。因为如此多的结构在手部这个较小的区域内，所以损伤或手术后，邻近组织的瘢痕粘连很容易发生。肌腱粘连限制了肌腱滑动的距离，所以它的功能可以受到严重制约；肌腱之间的粘连可以进一步影响其功能。

当肌腱滑动时，它会遇到一些正常的阻力或周围组织的牵扯。手术修复后一周内，这种牵扯会由于创伤后的正常反应和手术后肿胀、组织损伤、缝合造成的额外体积和新生的瘢痕等明显增加。肌腱修复后强度降低，所以必须特别注意手术后立即开始功能锻炼还要增加牵拉。这些诸如水肿和邻近周围组织的损伤因素会增加屈曲功时的负荷（屈肌腱滑动时克服所遇阻力所必要的）。计算这些屈曲功时应该将肌腱与腱鞘间滑动时所遇到的阻力和额外阻碍滑动的阻力（如关节僵硬、水肿）均考虑在内。

除了无阻力的滑动，肌腱修复时需要足够的强度，以承载肌腱在日常活动时正常的受力。肌腱在愈合早期如果受到额外的应力则可能会出现断裂或部分撕裂，所造成的断口可以通过瘢痕进行填充，但比起正常的肌腱来说，它不仅强度减弱，而且在负荷的作用下，肌腱会被拉伸和松弛。被拉长的肌腱在收缩时需要更大的移位。在肌腱修复后固定时期，断口的形成还会增加粘连，但在肌腱修复后功能锻炼的早期，它并没有表现出特别的意义。

因此，肌腱修复的目的是达到不断裂、无间隙的完美愈合，并获得日常生活所需的强度和活动范围。对于每一位患者，康复师必须完全了解肌腱修复后影响其滑动的可能阻力及愈合的危险因素并做到有的放矢。除了本章内容，为了更全面的掌握有关肌腱愈合、营养、滑动阻力及其与屈肌腱个性化治疗的关系，建议参阅第34章。本章后面会讨论如何根据这些变量制定治疗方案。

二、肌腱功能评估

为了制定有效的康复措施并进行评估，康复师有几个方法可对肌腱功能进行评定。最有效的是对主动与被活动角度（AROM和PROM）的测量。如果被动屈曲角度大于主动屈曲角度，则表明肌腱功能不全，可能存在修复肌腱的断裂、延长或粘连形成。为了帮助康复师估计肌腱粘连的程度、决定是否为增加肌腱移动范围而增加力量，Groth制定了肌腱粘连分级标准（表36-1）。这个标准把粘连分为无粘连（手指主、被动屈曲活动度相差不大于5°）、有效（本阶段治疗前后手指主动活动延迟角度改进大于或等于10%）和无效（本阶段治疗前后手指主动活动迟延角度改进小于10%）。通过这个标准，康复师可以计算出迟延角度（被动屈曲角度大于主动屈曲角度的度数），评估对治疗的反应。如果对治疗有反应，相应的计划则可以继续进行。否则，计划需要升级以更积极解决粘连。然而，粘连的存在和程度并不是其全部的信息，这时康复师需要触诊肌腱的所经之路，寻找阻碍其滑动的原因。这种阻碍可能非常细微，所以需要耐心和经验准确地评估肌腱的滑动，但这是康复师最有价值的技巧之一。

虽然受到限制，粘连的肌腱经常还存在一些移动，但其全部的移动可能被单一的关节屈曲所占有。例如，近位指间关节（PIP）和掌指关节（MCP）被动伸直时，粘连的指深屈肌（FDP）可以使远端指间关节（DIP）产生主动屈曲活动；但当近端关节放松时，这种受限的移动则不足以让所有关节屈曲。

如图36-1所示，肌腱粘连还可以限制手指的

表36-1　粘连分级系统

无粘连	手指主、被动屈曲活动度相同或相差小于5°
有效	本阶段治疗前后手指主动活动的迟延角度改进大于或等于10%
无效	本阶段治疗前后手指主动活动的迟延角度改进小于10%

引自：Groth GN.Pyramid of progressive force exercises to the injured flexor tendon.J Hand Ther 17:31,2004.

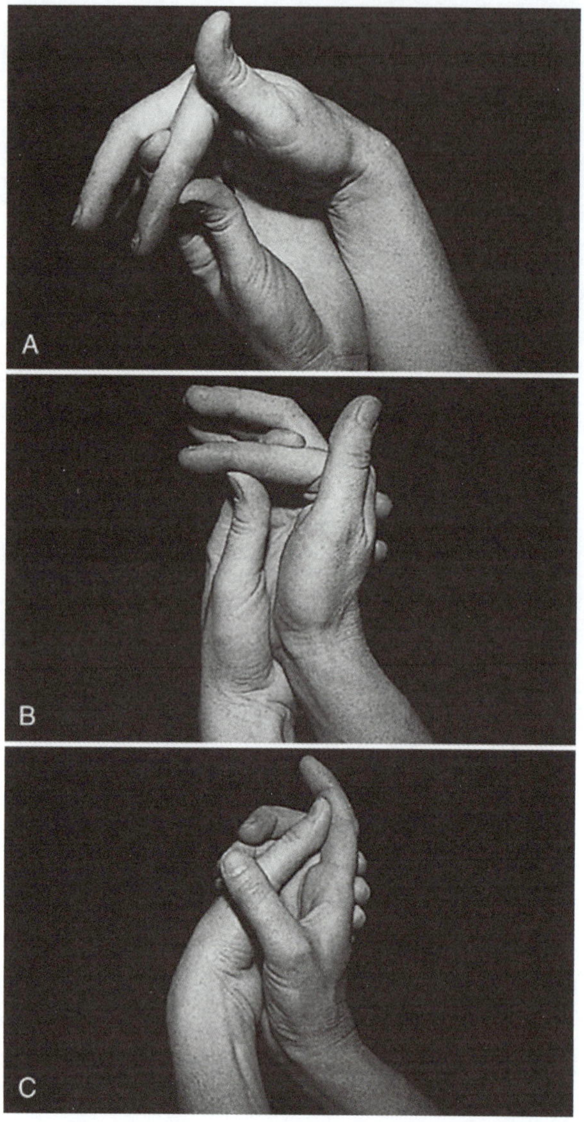

图36–1 A.当腕和掌指关节屈曲时，近端指间关节可以完全伸直。这意味着近端指间关节本身及周围组织没有影响其关节活动；B.当腕伸直时，近端指间关节依然可以伸直，但可以看到远端指间关节开始屈曲，说明指深屈肌腱紧张；C.当掌指关节和腕同时伸直，近端指间关节不能伸直，说明屈肌腱在掌部或掌指关节或近端指骨水平可能存在粘连（引自：Stewart KM.tendon injuries.In:Stanley BG,Tribuzi SM,eds.Concepts in Hand Rehabilitation. Philadelphia:FA Davis,1992;353–394.）

被动伸直，这是由于肌腱于单个或多个水平被组织牵制、被动滑动和延长受到限制所致。除此之外，康复师在评估时还应区别手指活动受限的原因是由于肌腱功能受损还是关节或关节周围问题所致。

三、肌腱康复治疗方法

肌腱修复术后的康复治疗措施不外乎以下三种。

制动：指肌腱修复术后完全制动3～4周，之后再开始主、被动活动。

早期被动活动：指修复手术后早期（一般在术后1周内，通常是24h开始）通过人工（康复师或患者）或动力牵拉进行屈曲活动。被动屈曲可向近端挤压肌腱，限制性主动伸直或被动伸直可将肌腱拉向远端。

早期主动活动：指手术修复后（几天内）通过伤指一定范围内、谨慎地主动收缩，活动修复的肌腱。

四、解剖

关于屈肌腱的解剖分区在第1章和第34、35章已经介绍。下面根据肌腱损伤分区，简单介绍与手术后治疗有关的解剖特征。

Ⅴ区损伤，肌腱一般和覆盖其上的皮肤和筋膜有明显的粘连。由于粘连发生在肌腱和腱旁组织间，所以一般影响不大。腱旁组织是疏松的结缔组织，不像屈肌支持带或骨纤维鞘管那样附着牢固、不易移动，所以Ⅴ区的粘连不会明显限制肌腱的滑动。

Ⅳ区位于腕管，粘连主要为滑膜鞘粘连、肌腱相互粘连或与腕管内的其他结构粘连。如同Ⅱ区一样，腱间的粘连限制其间的滑动，明显影响手的功能。

Ⅲ区位于腕管以远，容易与相邻肌腱、蚓状肌、骨间肌及覆盖其上的筋膜及皮肤等发生粘连。

Ⅱ区的屈肌腱解剖十分复杂，完整内容读者可以参阅第1章和第35章。

如此狭窄的骨纤维鞘管内容纳这么多的组织结构，粘连很容易发生，在FDP和FDS之间、肌腱和腱鞘之间、肌腱和骨、血管和其他软组织结构之间都有可能。如果FDP和FDS的两个分叉修复在同一水平粘连就会变得更为复杂，因为其所形成的三个缝合团块明显增加肌腱滑动的阻力。如果仅修

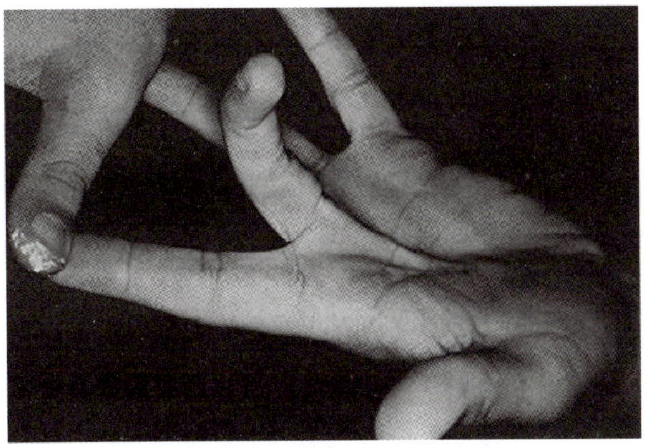

图36-2 童年创伤致使滑车缺失，屈肌腱呈现弓弦效应

复了FDS的一个分叉，则可能与另外一片没有修复的FDS残端形成粘连，并被卡在滑车边缘、阻碍滑动。外科医师会在术中修剪残端或去除近端未修复的突出部分来降低粘连风险。如果肌腱已经回缩（超过伤后14d的延迟修复或手指在屈曲状态下受伤以至于肌肉收缩把肌腱残缘拉入手掌），则必须将其拉回，不可避免地增加手术创伤。延误修复的情况下，肌腱可能出现短缩，就会使修复出现张力，均会增加粘连的机会。除此之外，滑车的损伤可能导致肌腱功能的受损，腱纽的损伤可能影响其滑膜的营养。如果缺乏滑车的制约，每当肌肉收缩，肌腱就会离开指骨，出现“弓弦状效应”（图36-2）。最后，即使肌腱的移动距离仅仅减少几毫米，就有可能导致明显的功能受限。毫无疑问，针对Ⅱ区肌腱损伤已在如何控制粘连、增加营养促进愈合、获得最大滑动等术后处理技术方面做了大量工作。在Ⅰ区，肌腱的滑动距离小（仅仅5～7mm），所以即使一点的丧失就会导致其功能受限。而这些对于A4或A5滑车损伤和修复的减弱，更易于形成修复后粘连。

五、营养

屈肌腱的营养在第1章和第35章已经详细说明。

需要重点指出的是，Ⅱ区的肌腱位于滑车系统内，相对缺血，肌腱的营养来自于两个方面，即血液供应和滑液扩散。滑液是在手指的主动屈曲活动中受到滑车的挤压而被动进入肌腱。这种肌腱与牢固阻挡的滑车之间所产生压力影响下的泵的机制相当于关节软骨滑液弥散的机制。两种营养供给通路之间存在微妙的平衡。在相对缺血的区域，营养主要来源于滑膜的滑液渗透；当这些区域受到损伤时，平衡受到破坏，可见大量粘连形成。这种粘连为肌腱带来血供以利其愈合，然而，也限制了肌腱的自由滑动。腱纽本身的损伤也会影响肌腱营养的平衡，阻碍愈合，形成粘连。

六、肌腱愈合概念

一般将损伤愈合分为三期：渗出或炎性期、纤维组织增生期和塑形重建期。实际上，这三个阶段并不单独存在，而是重叠交错，同时受到外部或内部的多种因素影响。肌腱愈合过程详见第34章。

事实上，肌腱修复后的愈合特性涉及所有受伤组织和因素而非仅肌腱本身，如皮肤、皮下组织及其深层的所有组织都参与伤口的愈合过程。肌腱修复后的前些天需要制动，此时肌腱断裂处被瘢痕填充，而这些瘢痕由基质和许多类型的细胞构成。前3周内所形成的瘢痕将所有相关的组织层“黏合”在一起，肌腱所具备的独立功能丧失，Peacock称此概念为“一个伤口”，康复师和外科医师的任务就是恢复肌腱在软组织间的滑动，恢复其独立功能。

以下为肌腱愈合的要点。

受伤后，渗出及炎性阶段立即出现。由于肌腱断端的软化，修复后制动的肌腱张力在前3～5d内减弱，但这种软化不会发生在修复手术后1周内控制下进行活动的肌腱。

在增生期，成纤维细胞移向损伤区域，约在伤后5d左右开始产生原胶原蛋白。原胶原蛋白是三股螺旋结构分子，缺乏张力。随着这种脆弱的原胶原分子的氢键结构被三股螺旋之间的坚强连接键所代替，胶原纤维形成，其延展强度增加。胶原组织形成无序的网状，连接伤口内的所有组织。从伤后第5天到第21天，随着胶原组织的成熟和分子内交联的继续，制动的肌腱张力增加。如同我们将看到的那样，修复早期承受一定应力可以使肌腱更快地获得力量。

在第3期（塑形期），组织进行分化、密度增加，坚硬的瘢痕变得更柔软。瘢痕塑形期的特点就是胶原蛋白的生成和裂解之间达到平衡。肌腱断端随机排列的胶原蛋白在应力作用下逐步被新生的、沿肌腱长轴分布的胶原蛋白所替代，其延展强度明显增加。然而，在肌腱与周围组织之间所形成的杂乱无章的瘢痕组织必须变得松散、菲薄才能使肌腱恢复滑动功能。

七、外在和内在愈合

目前认为，肌腱的愈合是内在愈合过程和外在愈合过程共同作用的结果。

外在愈合，主要依靠肌腱和周围组织的粘连而产生。这些粘连提供了肌腱愈合所需要的血液供应和细胞（特别是成纤维细胞），但不幸的是，它们同时又阻止了肌腱的滑动。

内在愈合，仅仅发生在肌腱的断端，不形成粘连。这种愈合主要依靠滑液来提供营养，不会导致肌腱滑动的受限。其修复过程中的细胞来源于腱内膜和腱外膜本身。

尽管实验研究显示肌腱愈合可能是通过内在或者外在的方式，但实践发现均会存在不同程度的粘连，所以肌腱的愈合可能是内在和外在愈合机制之间达到的一种平衡反应。

八、运动和力量对肌腱愈合的作用

大量的实验研究证明，早期运动和应力有利于肌腱的愈合。1941年，Mason和Allen注意到尽管早期活动的危险大于其所带来的益处，但运动可使一些犬类腕部屈肌腱修复后的力量增强。手术7d后，尤其在保护下进行运动可使肌腱张力强度明显增加。

Gelberman等学者在对犬的实验中进行了一系列的肌腱早期被动活动作用研究。据其报道，与早期制动或者延期活动相比，早期运动可明显提高肌腱的滑动距离和肌腱力量，其原因可能与内部愈合的增强、肌腱滑动表面的恢复有关。这些结果支持这种假设，即运动可以改善肌腱的营养和（或）肌腱细胞的代谢。

1987年，Hitchcock及其同事以鸡为模型对比研究了指深屈肌腱术后制动和术后立即进行限制下活动的愈合情况。如同前人报道，他们发现制动的肌腱愈合后强度下降，这是因为早在修复后5d时的渗出期肌腱断端出现软化所致。相比之下，活动组的肌腱不经过明确的渗出阶段，断端不像制动组那样出现软化现象，而是通过内在愈合过程、极少形成粘连，获得愈合的强度。许多其他研究也最终确定了早期活动的益处。

九、肌腱愈合的发展方向

许多研究者试图通过改变肌腱粘连形成的类型和数量来增加肌腱愈合的质量。为了限制粘连的形成，一方面需要减少肌腱与周围组织间的愈合；相反，另一方面需要加强肌腱断端的愈合以传递肌肉收缩产生的力量。后面这种不同的愈合方式是屈肌腱损伤修复后肌腱恢复自由滑动和功能十分必要的。

过去15年间有大量的关于生长因子对肌腱愈合影响的研究。生长因子是一些能够影响不同细胞的功能、调节肌腱愈合过程的分子。这些研究结果在肌腱愈合的实际临床应用中的价值尚不明确。近来有研究学者研究应用润滑剂如黏多糖和透明质酸以减少肌腱修复后的滑动阻力，有关研究在第34章阐述。

十、术后管理

（一）影响愈合及康复的因素

许多不同的因素会影响肌腱修复的效果。这些因素包括患者的个体差异、与损伤和手术相关的因素及与治疗有关的因素等。

1.患者个体的相关因素

年龄 已证明的唯一和年龄有关的因素是腱纽的数目，即腱纽数目随着年龄增大会相应地减少。相应地，肌腱较大范围缺乏血液供应、愈合潜力下降。除此之外，理论上，细胞老化也将降低肌腱细胞的愈合能力。

基本健康状况和愈合潜力 一般来说，患者身体状态好，则愈合能力强。某些生活方式或者饮食

习惯会影响肌腱的愈合能力，如吸烟会导致延迟愈合。

瘢痕形成率和质量　在实际中，临床上经常会发现这种现象：两例患者即使损伤、手术和治疗均相同，但一例患者会很快出现严重的瘢痕致使肌腱移动困难；相反另外一例则瘢痕形成缓慢、量少，但出现肌腱再断裂的风险较高。

患者的主观能动性　手术后患者的主观能动性和对手术后康复计划的执行力是决定屈肌腱损伤修复预后的关键因素。如果患者对相关的康复治疗计划不清楚，不了解自己在其中所起的重要作用，则不能指望其认真、自觉地执行康复计划。不同患者的康复目标是不同的，这取决于患者的职业。康复师必须认真了解患者的目的，使他们成为整个治疗计划的一部分。

对患者进行教育可以减少肌腱断裂的风险，防止过度积极的患者在锻炼过程中过量，帮助活动较少的患者认识到家中锻炼在肌腱粘连中的作用。

社会经济因素　患者的家庭生活方式、经济情况和其他的社会经济因素可以帮助或阻碍康复。患者可能没有健康保险、经济来源或者需要养家糊口却无法工作。患者的家庭不支持其康复治疗或者简单而言没有能力帮助她。她可能独居、不能完成这个复杂的家庭康复计划的日常要求。如果在计划时不考虑这些因素，则可能导致康复治疗的失败。

2.与损伤和手术有关的因素

损伤的部位　损伤的区域不同，其影响也不同，这些因素前已描述。

损伤的类型　损伤的性质是又一个决定预后的重要因素。如果创面不整齐或者为挤压伤，继发的感染会使炎症过程延长，并延缓组织愈合。挤压和钝性挫伤一般会引起较广泛的周围组织损伤，从而形成更多的瘢痕组织。钝性挫伤还经常会造成血管的损伤，从而影响肌腱的愈合，尤其是对于系膜组织的损伤，影响更为明显。当合并损伤的周围组织（如合并骨折或神经血管束）必须受到保护时，肌腱术后的康复治疗方案则要做相应更改，这样也会影响到其最终的治疗结果。

如果仅为FDP损伤，其修复愈合后的粘连则较轻，而不像屈指深、浅两个相邻肌腱同时损伤均需要修复那样容易引起肌腱间的粘连。如果FDS的两个分叉均受到损伤，修复后就会在局部形成更大的团块，阻碍肌腱的滑动。同时，FDS的损伤更容易波及腱纽，影响血供，增加粘连的机会。

肌腱部分损伤后的血液供应系统一般是完整的，所以其预后一般要好于肌腱的完全损伤。关于肌腱部分损伤是否需要修复还存有争议。如果不予修复，表面不整齐的部分损伤肌腱在与腱鞘接触时，可能就会导致扳机指或肌腱卡拌的发生；而且，理论上来说部分损伤的肌腱如果不予修复还存在着完全断裂的危险。有的建议仅将部分损伤的肌腱做斜面修剪以防止滑动时出现问题。

如果损伤时手指处于用力屈曲的状态，这时收缩的肌肉就会如同橡皮筋处于张力状态下被切断一样向近端牵拉肌腱的近断端，同时系膜组织可被撕裂或牵拉，从而影响血供。在手术修复时，必须将肌腱近断端抽回，这些操作可以对肌腱和周围腱鞘造成进一步损伤。

肌腱损伤时手指所处的位置也会对预后产生影响，因为位于肌腱上的某一点会随着手指的屈和伸分别向近端和远端移动。例如，试想一个试管在患者手里破碎导致单个手指FDP和FDS损伤的情形，这时手指处于屈曲状态。如果手指伸直，则每根肌腱的远断端可以向末梢滑动达3～4cm，这取决于患者本身肌腱的移动性和肌腱受损伤的平面。对此，手术后应该注意手指的位置避免使肌腱修复处靠近原始损伤部位和其他受累的肌腱。

腱鞘的完整性　在Ⅰ区或Ⅱ区的损伤常会累及腱鞘和滑车。

滑车的损伤会降低肌腱运动时的生物力学优势，还会因为其在滑液的渗透中发挥重要作用而影响肌腱的营养。

一些研究表明腱鞘修复并没有优势。显然，在手术后早期出现的单层细胞就像腱鞘再生。然而，很多外科医师试图修复腱鞘以避免在肌腱愈合部位开放的腱鞘导致扳机指的发生。

外科技术　精细的外科技术可以最大程度减小周围组织损伤和血肿的出现，降低局部粘连。过量的术后血肿会引起炎症反应和细胞反应，加重修复肌腱周围的粘连。

组织处理必须仔细　Potenza证实，即使手术

中止血钳在腱鞘上仅留下痕迹，就足以触发粘连的形成。有研究报道了不同外科因素对肌腱修复后粘连形成的作用。Matthews和Richards研究显示，缝合材料可增加滑动肌腱的粘连。另外，腱鞘的损伤和支具的应用也是增加粘连形成的因素。再者，缝合可影响腱内血液供应，从而引起粘连。事实上，缝合经常用在肌腱的掌侧、相对无血管的区域，而避免损伤背侧肌腱血液供应系统。

缝合强度是关键因素 只有当无损伤和坚强的缝合后，肌腱修复后早期的活动才能考虑。缝合必须有足够的强度来承担较轻柔的力量而不使肌腱修复处产生间隙。早期主动活动更依靠充分的缝合强度。关于缝合的详细内容不在本章阐述，但值得一提的是，最新的缝合技术足以耐受早期仔细控制下的主动活动。文献表明，对于一个好的抗张力缝合而言，其修复的强度与其穿过断端的数量直接成比例，如图36-3所示。还有研究指出，精心设计的周边缝合会增加任何修复的强度。缝合线打结的位置也会影响修复的强度。其他的还考虑到屈曲功，亦即由于中心或周围缝合的位置、大小等设计方面所产生的滑动时的阻力等。

修复的时机 肌腱修复的耽误时间越长，康复的困难就越大。损伤2周后，肌腱断端即与周围组织形成粘连，这在手术时必须予以游离。同时，肌-腱单位发生短缩，并将肌腱断端向近端牵拉，这样就增加了修复时的张力，随之增加了再断裂的风险。另外，这种短缩还会增加后期的屈肌挛缩。有关损伤、手术的相关因素见框36-1。

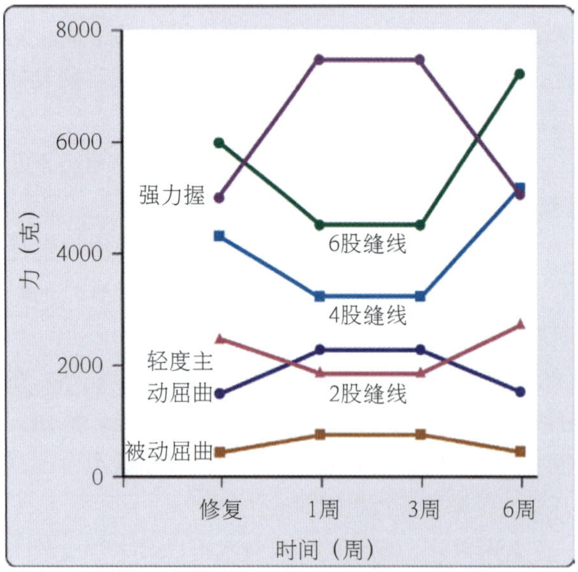

图36-3 该图显示了2股、4股和6股缝线可提供的对抗被动屈曲、轻度主动屈曲和强力握的拉力（可以存在摩擦、水肿和压力）(引自：Strickland JW.Development of flexor tendon surgery: twenty-five years of progress.J Hand Surg. 2000 25A:214.)

3.治疗相关因素

时机 如前所述，制动会降低修复肌腱的初始强度，而早期活动增加其修复强度。因此，如果需要早期活动，则康复应尽早开始。如果在手术后一周开始活动，此时修复部位强度减弱，存在断裂和

框36-1 损伤及外科相关的、作用于愈合与康复的因素

损伤的水平决定了解剖、愈合、生物力学等特点，这些都是在制定治疗计划时应当注意到的

损伤种类

- 较大的切割伤。感染可延长炎症过程，影响手术修复，从而增加粘连的危险
- 单纯的指深屈肌腱损伤，其滑动功能很容易恢复，因为只有单根肌腱受伤
- 指深屈肌与指浅屈肌同时损伤

两者同时修复导致出现滑动受限的危险

单独的指浅屈肌片修复，增加了阻碍及粘连的危险

- 指浅屈肌的损伤，导致腱鞘系膜损伤的风险加大，将引起粘连
- 部分损伤，预后较好，但必须有良好的术后康复。

当损伤时手指的位置

- 如果屈曲时手指受伤，屈肌腱向近端回缩，复位困难，引起更多的粘连增生

避免在损伤的原来位置修复，可以防止粘连

- 腱鞘的完整 腱鞘的修复不能改善修复肌腱的愈合，但却可以改善腱鞘滑车的滑动损伤

肌腱的生物力学优势受到削弱

- 影响腱鞘滑膜的营养

外科技术

- 组织处理 无损伤外科技术减少皮肤的粘连危险
- 缝合技术 缝合可以明显破坏肌腱内部的血管系统而且可以引起更多的粘连
- 缝合强度 这是我们选择的合适的治疗方法吗?

修复时机 延期修复将引起肌腱断端粘连的形成或使肌腱断端的缩短，或两者都有，这两者均可以增加粘连的形成

FDP.指深屈肌；FDS.指浅屈肌

变形的危险。这时，粘连也开始形成，使薄弱的修复部位负荷增加。1995年，Tottenham和他的同事们发现，位于Ⅱ区的屈肌腱损伤，手术后1周内开始被动活动的临床效果优于手术后1～3周开始活动的患者。然而，对于严重水肿的手指，手术后当天就开始的早期活动是危险的。经过术后1d左右的休息或加压包扎后将患肢抬高会减轻其炎症和水肿，降低屈曲阻力。

关于康复时机的另一方面是要按照肌腱愈合的状况决定康复进程。每个康复计划可以分成三个阶段。最早的阶段是保护阶段，它包括肌腱愈合的炎症、增生或纤维形成期，有时还包括塑形早期，这时修复处于最弱的状态，持续3～4周。下一个阶段是中期，此时通过早期活动或在活动时减少保护，肌腱的应力逐渐增加。最后一个阶段一般开始于术后6～8周一直持续到治疗结束，肌腱承受的应力增加，同时逐渐增加肌肉的强度训练和工作技能锻炼。

技术　正如接下来我们将阐明的，应该选择与患者相适合的康复手段，并不是每例肌腱损伤都需要同样的治疗计划，最好的方式通常是将不同的技术结合在一起。

专业　选择术后康复方式时还必须考虑到康复师的专业。如果不具备充分的准备、实践经验和必需的管理就不能实施相应的康复治疗方案，这似乎是显而易见的。但事实上，尽管对于肌腱损伤的处理有许多方案可以选择，但许多康复师却试图按照一些生硬的方案采用一些他们不了解的方式，而这些计划缺乏个性化的考虑，缺乏客观依据。无论何时何地，对治疗合理性的充分了解远比康复实施本身更重要。

对缺乏深入理解的读者很容易被文献上不同的试验结果所误导。除了对研究设计、设备及其他相关成分进行评估外，康复师必须对研究中的人群和正在进行治疗的患者两者间的差异加以注意。例如，军队中的患者可能比市民的依从性更好。卫生管理信息系统报告的预后也存在不同。部分研究的对象是住院患者，可以更严密地进行管理和指导。如果鉴于保险的限制，患者每周只允许访问一次，那么选择的方式就需要更改，抑或对患者进行教育并检测进展情况。

另外，有许多研究应用不同的屈肌腱修复术后效果评估方法，感兴趣的读者可以参考Elliot和Harris对肌腱修复后疗效评估不同方法的综述。

下面是制动、早期被动活动和早期主动活动，这三种屈肌腱处理基本方法的原理、指征和代表性方案。其中对于制动的讨论是最具体和详细的，包括可能用于其他治疗的概念和技术。

十一、制动

（一）原理与适应证

对于屈肌腱损伤无论采用多么先进的治疗和手术方式，在一定情况下的制动总是必须的。早期锻炼方案适合于那些对于锻炼计划和预防措施比较了解并能积极主动进行配合的患者。对于那些年幼的、存在认知障碍的、或者由于其他原因不能够、不愿意进行复杂康复锻炼的患者来说，选择术后制动治疗。通过制动保护可使修复区得到充分的愈合并形成粘连。有些情况下，为了保护其他受损的结构，肌腱还须继续制动。有些情况下，患者未进行手术后的支具治疗，而是仅应用石膏到术后3周或4周来康复时。因此，所有康复师必须有足够的准备，对制动的肌腱进行专业、仔细地治疗。但是，由于存在严重粘连，要想使修复的肌腱移动可能并不是一件容易的事情。

（二）修复后制动肌腱的处理

下列治疗原则基于Gifaldi Collins等所提出的方法，确保对制动后的肌腱进行充分的治疗，这些方法和概念适应于所有屈肌腱损伤术后的管理。

1.早期（0～3或4周）

支具固定　手术后应用前臂远端背侧支具或石膏固定腕关节于10°～30°屈曲，MCP关节于40°～60°屈曲，IP关节完全伸直的位置。

功能锻炼　术后患者可在家对未受累关节进行最大活动范围内的活动以防止关节僵硬，24h全天候佩戴支具，康复师每周随诊一或二次，这时可将支具除去，保护下进行轻柔的PROM练习。保护性PROM练习的方法：康复师首先控制相邻关节于屈曲状态，然后屈伸每个关节。例如，对于PIP的伸直锻炼需在腕关节、MP关节和DIP关节保持屈曲状态下进行，这样可使屈肌腱松弛。如果在相邻的MP关节和DIP关节仍处于伸直位进行PIP关节的伸直锻炼，则肌腱的松弛就会被抵消，PIP关节的伸直就会对肌腱造成牵拉并可能在近节指骨水平出现断裂。这个保护下被动运动锻炼原则适用于所有屈肌腱术后康复方案。

在治疗期间，康复师可去除患者的支具，进行皮肤清洁，将伤口缝合线拆除，达到愈合后，可对瘢痕进行按摩。随着瘢痕的愈合，按摩有利于改善皮肤和肌腱的粘连。弹力敷料或其他加压敷料有助于抚平较大的瘢痕团块，但一般应该在夜间使用，以免其对日间活动的限制。对部分患者，还可在早期不去除支具即开始使用。

2.中期（第3～4周开始）

支具固定　第3～4周，支具调整为固定腕关节于中立位（0°），患者可时而去除支具进行锻炼。

功能锻炼　保持腕关节10°的背伸，首先进行被动手指屈曲和伸直练习，随后进行主动的各种屈指肌腱滑动练习（图36–4）。这些练习可以在腕–掌水平使屈肌腱达到最完全和不同的滑动。伸直握拳是指在DIP关节伸直时屈曲MCP和PIP关节，这时FDS相对于周围组织结构的滑动距离最大。完全握拳是指MCP、PIP和DIP关节均屈曲，可使FDP达到最大滑动。钩状握拳指MP伸直，两个IP关节屈曲，这样可以达到FDP与FDS之间的最大滑动。Cifaldi Collins等的方案还增加了腕关节的协同运动练习（SWM），即屈曲手指时伸直腕关节锻炼；伸直手指时屈曲腕关节锻炼。目的是增加肌腱的滑动，防止腕及指所有关节的同时屈曲活动。

经过3d或4d的练习，应对肌腱功能进行评估。康复师测量MCP和IP关节总的主动和被动屈曲度。如果总的主动屈曲和被动屈曲度数相差超过50°，则可以认为肌腱滑动不理想并存在严重粘连，患者应当继续下一个阶段的治疗。按照最初的治疗标准，如果这种角度之差小于50°，患者应该继续当前阶段的治疗直到手术后6周。但本章作者认为除非差异极小，否则不必等到术后6周（参阅Groth压力进展金字塔，后面有进一步讨论）。

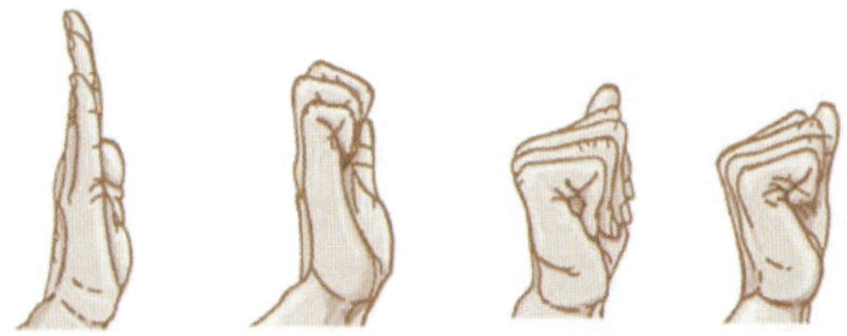

图36–4　不同肌腱滑动锻炼的姿势（勾拳，直拳，握拳）

3.后期（根据肌腱的滑动情况，第4周或更晚开始）

支具固定　停止使用背侧限制型支具。如果屈肌–腱单位短缩明显，应该在晚间使用前臂掌侧支撑型支具，保持腕及手指于舒适的伸直状态（图36–5）。支具由热塑料或石膏制作，应随着伸直情况的改善而不断调整。

功能锻炼　患者开始进行FDP和FDS独立滑动的轻微阻挡练习。FDP独立滑动功能锻炼方法：使

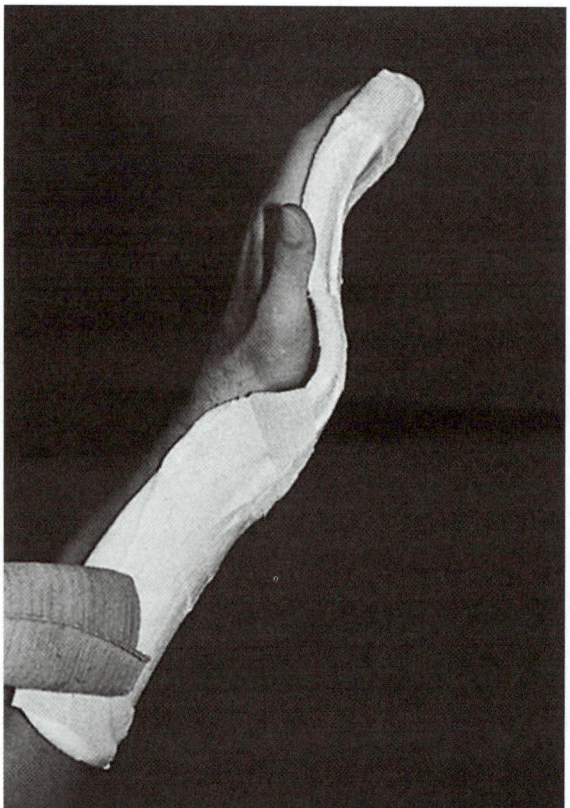

图36–5　夜间使用前臂支具或石膏牵开器维持最大的舒服伸直。这些支具还要根据伸直的恢复情况不断调整或重新制作

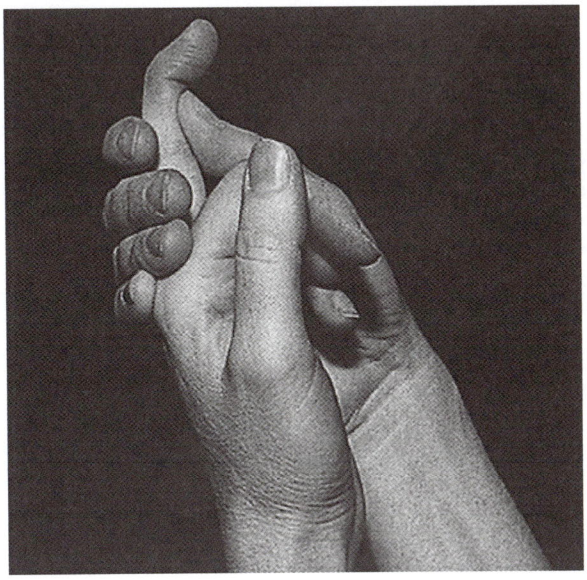

图36–6　指屈深肌腱滑动练习的阻挡法。维持近端指间关节被动伸直防止指屈浅肌腱滑动。阻挡练习时要注意，避免强力屈曲远端指间关节，以免给刚愈合的肌腱造成过多的应力（引自：Stewart KM. Review and comparison of current trends in the postoperative management of tendon repair. Hand Clin. 1991;7:447–460.）

MCP和PIP关节处于伸直位以防止FDS滑动，然后屈曲DIP关节以发挥FDP独有的功能（图36–6）。对于某些患者来说，如果不加大外力，则不能够完成这项锻炼，这样会有肌腱断裂和修复失败的风险。对此，在“粘连的治疗”和“临床决策”等部分提供了其他可供选择的方法。FDS独立滑动功能锻炼时，应使相邻手指处于完全伸直状态，这样可以保证FDP（它一般拥有一个肌腹）达到最大伸展，从而在FDS屈曲PIP时无法发挥屈曲功能（图36–7）。示指一般拥有一个独立的指深屈肌肌腹，所以即使邻近的中指位于伸直位时，其FDP仍然可以滑动，但是，常常可以教会患者以中指伸直为参照，仅仅应用示指的指浅屈肌腱功能。

如果主动屈曲锻炼进展不明显（按照原始文献的要求应该在1周内有明显进展），康复方案就要升级到增加肌腱修复部位应力的一些活动，使肌腱获得更大的滑动，但要根据情况循序渐进。如果进展迅速，则应当适当减慢计划执行的速度，以避免修复肌腱在进行滑动训练时承担过多的力量。

加大屈曲时的阻力可使肌肉收缩加强，有助于减轻肌腱粘连、改善肌腱滑动，但是过大的力量又

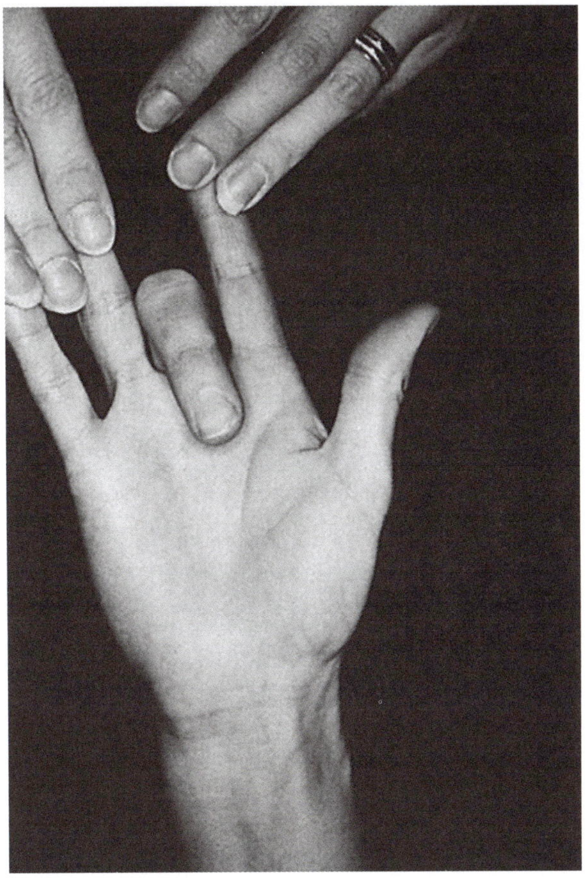

图36–7　指浅屈肌腱的单独主动屈曲锻炼—用健手固定其他不锻炼的手指在伸直位，每次只屈一个手指的近端指间关节

可以导致肌腱的破裂，这个情况甚至可以发生在伤后3个月。一般说来，肌腱粘连的越多，则其在抗阻力滑动时就越安全。滑动良好的肌腱不需要增加过多的阻力。10～12周，几乎所有肌腱修复均不适于较重的抗阻力（比如提起10磅重物）和体力劳动锻炼。

十二、早期被动活动

（一）基本原理与适应证

如果有适当的保护，早期被动活动（开始于手术后几天内）可以产生较好的预后。很明显，这是由于早期的活动抑制粘连形成，增加了内部愈合时滑膜的渗透，加快了愈合过程，防止修复肌腱固定后所产生的延展强度的下降，这些曾经被Mason、Allen及Urbaniak和他的同事们所提出过。在一项

研究中，Silfverskild及其合作者应用金属标志物测量了被动屈曲IP时肌腱的滑动距离。在相关研究中，May及同事，Silfverskild及其合作者们通过长期的随访调查发现IP关节的早期被动活动与其后期的主动屈曲度之间存在明显相关。根据这些研究及其他相关证据，Strickland总结了指长屈肌腱被动屈曲滑动的情况：对于未受损的屈肌腱，被动活动MCP，不提供任何肌腱滑动；DIP关节每屈曲10°，FDP可滑动1～2mm；PIP关节每屈曲10°，FDP滑动1.5mm。肌腱修复后，被动屈曲DIP关节10°，屈肌腱仅产生0.3mm的滑动（明显下降），而被动屈曲PIP关节10°，则会产生1.3mm滑动（和未受损相比，减少较小）。显然，修复后肌腱的滑动受到了增加的结块和其他增加滑动阻力的因素影响。

（二）文献发表方案

早期的被动活动方案基本有两种：一种是基于Kleinert及其同事们的工作；另一种基于Duran和Houser的工作。手外科专家在以上两种计划的基础上，进行了许多改良。实际上，很少有资深康复师完全使用一种或另外一种方式。

在两种方式中，前臂背侧支具用于控制MCP关节及腕关节固定在屈曲位，使屈肌腱放松，IP关节不予固定或使之能在支具内伸直到中立位。支具的固定允许手指被动屈曲，但不允许超出支具允许范围的背伸。应用动力牵引使手指保持在屈曲位，以使肌腱进一步松弛并防止不经意的主动屈曲。这种动力性牵引可由橡胶带、松紧带、弹簧或其他设备提供。可通过手术中留置的缝合线或通过粘贴于指甲上的衣钩、尼龙扣、软皮、斜纹布或橡皮条本身将牵引固定于指甲上。

1.Duran和Houser法

早期（0～4.5周）

支具　腕关节保持在伸直20°位置，MCP关节保持在屈曲的放松位。

练习　Duran和Houser通过临床和实验观察，证明3～5mm的滑动足以防止肌腱顽固性粘连的形成，并由此设计出锻炼方法（一天两次，每次6～8个循环）。使MCP和PIP关节屈曲，被动伸直DIP关节，则可使FDP修复处向远端滑动并远离FDS修复处。使DIP和MCP关节屈曲，被动伸直PIP关节，深浅肌腱修复处均向远端滑动并远离可能形成粘连的周围组织（图36–8）。

中期（4.5～7.5或8周）

支具　4.5周后，应用橡皮筋牵引的腕带代替腕关节支具（图36–9）。

练习　在腕带限制下开始主动伸直练习。5.5周时去除腕带，开始主动屈曲（阻挡锻炼，FDS滑动，握拳）锻炼。

后期（7.5～8周开始）

抗阻力屈曲锻炼应在7.5～8周之后开始。本方案在“制动”章节的原则下进行了修改。

2.改良Duran法

手部康复师并不总是应用标准Duran治疗法。一些康复师（包括本章作者）目前常用的是所谓“改良Duran法”。这种方法是应用一个背侧保

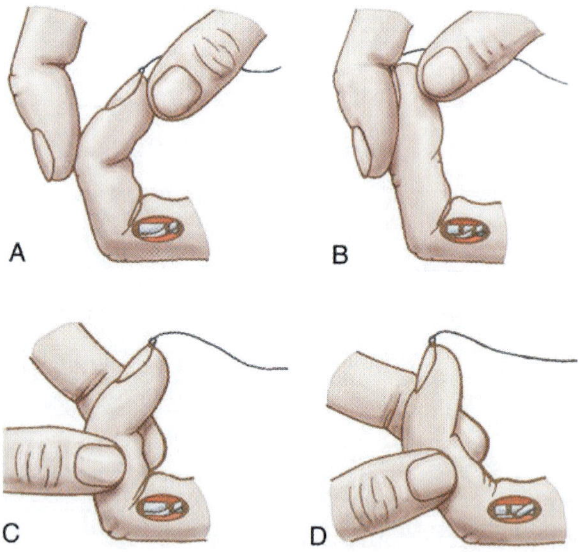

图36–8　Duran和Houser的屈肌腱被动滑动练习。掌指关节和近端指间关节屈曲(A)，远端指间关节被动伸直（B)，从而使指屈深肌修复处移向远端，远离指屈浅肌修复处。然后保持远端指间关节和掌指关节屈曲(C)，伸直近端指间关节(D)；两条肌腱的修复处向远端滑动远离修复部位及可能形成粘连的周围组织（引自：Duran RJ, et al: Management of flexor tendon lacerations in zone 2 using controlled passive motion postoperatively.In Hunter JM,et al,editors:Rehabilitation of the Hand,ed 3.St Louis:Mosby,1990.）

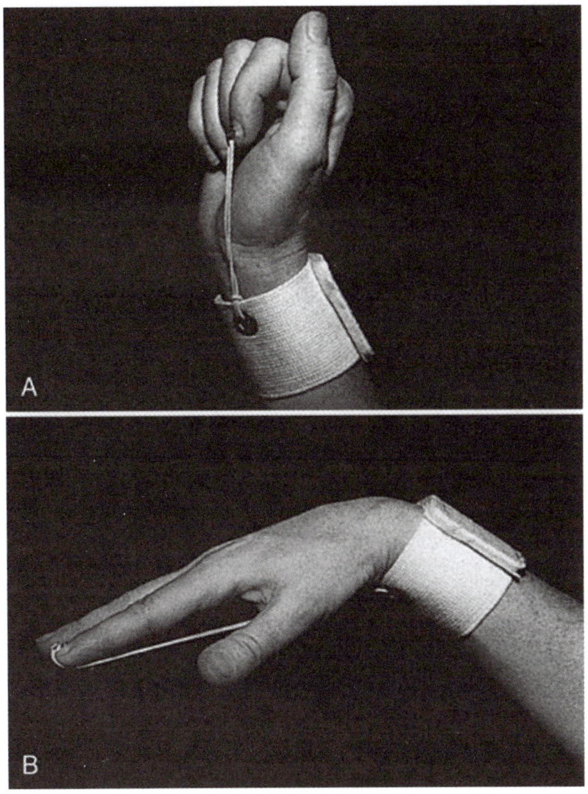

图36-9　腕带的弹性牵引可以防止腕和手指同时伸直。A.腕伸直时，手指在弹性牵引下被动弯曲。B.手指伸直时，腕被动弯曲（引自：Stewart KM.Tendon injuries. In:Stanley BG,Tribuzi SM,eds.Concepts in Hand Rehabilitation.Philadelphia:FA Davis,1992;353-394.）

护性支具（我们推荐MCP关节屈曲40°～50°，腕关节角度可依据修复的质量及其他相关因素在20°背伸到20°屈曲的范围），可省略橡皮带牵引，但在练习间隙或夜间要控制IP关节于伸直位（图36-10）。患者进行单独的和复合的被动屈伸练习、主动混合伸直练习（手法控制MCP关节于最大屈曲位，从而使IP关节能够完成最大主动伸直）以及Duran和Houser提倡的被动屈伸练习。只有在治疗期间可以去除支具进行小心保护下的SWM练习（被动或者辅助下同时屈曲腕关节和伸直手指或背伸腕关节和屈曲手指）。显然，是否进行SWM练习取决于肌腱受损的部位及操作手法的安全性。

3.Kleinert法

Duran和Houser应用动力牵拉使手指处于屈曲状态，而Kleinert及其同事们则应用橡皮带来抵挡手指的完全主动伸直，其根据主要是基于肌电记录

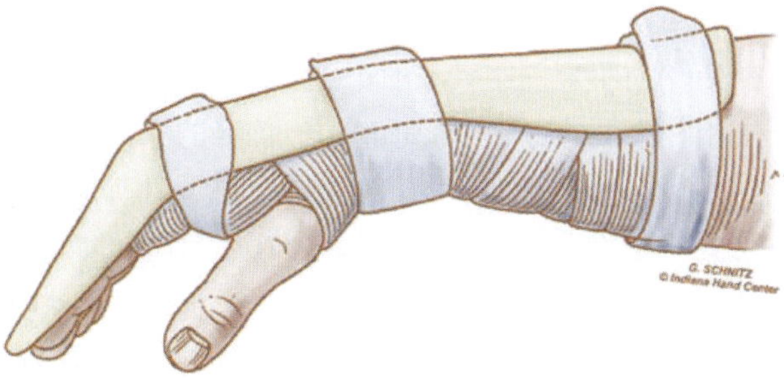

图36-10　改良Duran方案使用的背侧限制支具。腕关节和掌指关节屈曲，当不锻炼，手指固定成指间关节伸直位（引自：Cannon N.Indiana Hand Cen News.1993;1:13.）

发现当手指抗阻力伸直时屈肌处于肌电静息状态，最近的一些研究对此提出了质疑（见后）。

这种方法的原始形式已基本不再应用，所以在这里不做详细描述。

支具　最初的Kleinert法是应用控制支具使腕关节屈曲45°，MCP关节在10°～20°[改良后，腕关节屈曲角度减小（20°）而MCP关节屈曲增加（40°）]。牵引的橡皮带从指甲直接连接到腕或腕的近端（最近改良方法是通过掌部的一个滑车直接牵引，下面May计划章节或本章稍后将加以说明）。

练习：在支具限制范围内，尽量主动伸直患指，随后橡皮带使患指自动屈曲，每小时锻炼10次。

术后3～6周，根据肌腱滑动的情况可以开始轻柔的主动屈曲（中期），但是抗阻力练习要在6～8周后（后期）才能进行。

May及其同事们报道了所谓“四指”的早期被动锻炼方法。具体是指，固定腕关节于屈曲30°～45°、MCP关节50°～70°位。背部支具仅固定到PIP关节，以允许PIP关节能完全主动伸直。橡皮带牵引通过掌部的滑车，患者每小时均可以进行IP关节的伸直练习。所有的四个手指均被牵引，甚至包括没有损伤的手指。在练习过程中，可对四指进行人工加压以取得最终的被动屈曲。在主动伸展练习过程中，患者可以利用健手向末端拉橡皮带来减少其阻力。夜晚，可以解除橡皮带，在手掌内放置一物体以保持IP关节处于伸直位。

4周时，可停止使用支具，开始主动屈伸锻炼（中期）。

正如以上所述，所有的早期被动活动方法均包括最少使用背侧阻挡支具3周及相关的被动屈曲和主动伸直锻炼。除了Duran法，练习的频率为每天1～2h。另外，随着时间的推移，练习时所使用的腕关节屈曲度数也趋向于越来越小，因为极度的腕关节屈曲既不舒适又可能导致腕关节伸展受限。而且，在Ⅳ和Ⅴ区的肌腱损伤，过度的腕关节屈曲还将导致严重的屈曲挛缩。

十三、早期主动活动

（一）基本理论

早期活动已经应用于损伤和血肿的肌腱并在缝合部位有团块形成的情况下。肌腱在周围腱鞘内滑动或其他结构也有血肿难以提供一个良好的光滑表面。在早期的被动活动计划中，肌腱被推向近端进行活动，就像所指出的那样，和在一个通道内推挤意式面条相似。肌腱可能是重叠或成捆束状活动，而不是滑动。早期的主动活动是受损伤的屈肌腱的主动收缩，从而拉动肌腱往近端，相应的，这可能形成了更好的滑动。确实，此计划的结果迄今并不令人鼓舞，支持这个观点的实验结果显示当患者作弊或在活动中增加一点主动活动，则早期被动活动的最终效果会更好。许多研究发现被动的指间关节屈曲可以形成被动的指深屈肌滑动。而且，一名学者报道：尽管被动的近端指间关节屈曲，相对于主动活动而言，对肌腱的滑动可以提供90%效率，而对远端指间关节则为36%。这意味着当进行被动活动的时候，对于Ⅱ区、中节指骨指深屈肌的损伤的预后更差。

Kubota和合作者调查了在肌腱端端修复中，其断裂力量和早期活动产生的细胞活动增加后发现：在康复过程中，缺乏张力的早期活动不如将两者结合起来的效果有效（如同发生在主动活动中）。我们认为主动活动产生了一个强大的修复能力，同时有更好的伸展能力，特别是在中段指骨水平。而且，如果当肌腱获得了更好的伸展能力，这种“挤奶”样的作用可以增加或加强通过肌腱产生的渗透性营养作用。

修复技术近年来明显提高：我们现在可以进行强大的、较少团块的缝合，使滑动可以更流畅。很明显，只要可行，早期的主动活动优于被动活动。文献快速增长，包含不同的手术后治疗方式，目前困难在于能够找出一种方式明显优于另外一种方式的理由，或者选出对于早期主动活动特别合适的患者，但是，这不能阻止资深康复师和外科医师探索其他方法，只要我们记得一种警示：如同制作意式面条通过管道挤压时那样，当挤压力量太大时，它也会断裂。如果康复师和外科医师在肌腱修复方面具有水平和经验，他们之间及时交流和沟通，缝合后足够坚强，而患者对整个计划有充分了解而具有高度依从性，那么早期主动活动是唯一合适的选择。

（二）发布方案

多数的早期主动活动方案是针对Ⅱ区损伤的。几乎所有的应用背部限制支具均习惯于早期的被动活动。练习及练习的频率不同，但是，在第3～6周，所有的计划出于保护肌腱的目的，均限制肌腱的主动活动。下面我们讨论几个被选择方案的区别。相关文献随着发表无疑已经更新，无论何地只要有可能，在下列内容中均可能发生变化。

1.主动活动

Belfast和Sheffield　两位作者来自英国，他们建立了一系列的关于早期主动活动的计划。两个起源相近的计划均很快被其他学者改良。下面是Gratton最新发表的具有较详细内容的计划。

早期阶段（从0到4或6周）

支具　手术后的固定要求保持腕关节于屈曲20°，掌指关节在80°～90°的屈曲，允许指间关节完全伸直。这种固定超过手指尖2cm，以防止手的活动。一个径向的石膏包绕在腕部及其近端直到拇指处，为的是防止石膏向远端移位。在治疗开始时，手术后的固定是应当压实以允许其进行锻炼。

练习　对于Ⅲ区域损伤，修复治疗于最初24h就开始，但是Ⅱ区域，修复手术后应该允许其休息不超过48h，使其水肿有所减轻，再开始修复治疗计划。在支具治疗时，每4小时进行一次练习，包括所有手指的两种重复活动，包括完全的被动屈曲，主动屈曲，主动伸展。第一周，目的是完全的被动屈曲，完全的主动伸展，和近端指间关节主动屈曲到30°，远端指间关节屈曲5°～10°位置。主动屈曲是逐步增加直到数周，直到近端指间关节到80°～90°，而远端指间关节50°～ 60°，这是第四周应该达到的。在实际中，这些精确的屈曲测量是不会用到的，取而代之的是要求患者另外一只手的全部四指越过受损手的掌部置于其上，此时其小指尖接触手掌处。患者被要求屈曲受伤手指去触摸对侧示指，而这个示指和受伤手指相近。取得进展后，患者再使其他3个手指放在手掌内来取代4个手指，再设置一个新的增加屈曲度数的目标，再后是2个手指，直到最后一个手指。这样便可以逐步的移动增加目标，以使手指屈曲接近手掌。

中期阶段（4～6周开始）

支具　如果肌腱滑动困难不能达到上面所给的目标，支具应用4周时应当结束，多数人会在5周结束，而对于那些拥有良好的肌腱滑动手术后2周可以完全握拳者会在6周结束。如果支具应用3周时就停止使用，则剩下的屈曲挛缩应当有包含动力手指伸展支具的屈肌收缩装置来进行治疗。

练习　在这个阶段，屈曲肌肉收缩的情况下，唯一的练习特点是保护性指间关节的被动伸展保持掌指关节处于屈曲位。据推测，患者继续进行主动的屈曲和伸展练习，对于康复计划来说，将应用于任何的肌腱。Small和其同事们报道了在手术后第6周，应用这种阻力练习会增加肌腱的滑动，Cullen等也报道了在第8周，练习之最初的阻力练习和第8周应用较重的手部加压练习会增加其进展，并有可能在第12周恢复全部功能。

回顾这个观点相关的文献，最初应当在医院治疗以保证依从性。在英国，多数患者不再是这种情况。该计划还没有非住院情况的结果。

2.主动保持或移动以保持运动

Strickland和Cannon　均试图量化计算肌肉屈曲收缩时的力量或张力，例如被动、主动屈曲、伸展对抗各种不同的阻力等。每个作者都应用了不同的方式，并取得了不同的数据。对于早期活动的计划，Strickland和Cannon设定类似Urbaniak和合作者所测量的力：对于指深屈肌被动运动是500g（Urbaniak等测量为200～300g）而对于“轻抓握”则为1500g（Urbaniak等：1500g是屈曲抵抗中度阻力）。对于指浅屈肌来说，其在收缩时产生的力量价值仅为指深屈肌的15%～30%他们的计划是假定对手术后的肿胀或其他因素，必须留出余量，达到2150～4300g，因此他们认为在最初的3周进行Tajima修复时应当附加横行的支持垫或一个相等的四股线缝合，而进行环形锁定缝合。他们通过保持腕关节于屈曲位，并保持掌指关节屈曲，为的是进行主动屈曲练习。以上这些都是建立在Savage的工作基础之上，认为主动进行手指屈曲工作所需要的力量减少，当腕关节保持45°屈曲位、掌指关节保持90°屈曲位时。

这可能是在讲一种“主动把持”或“进入维持主动活动”计划。手指在屈曲时处于被动位置，随后患者通过轻度肌肉的收缩来保持其处于屈曲状态。患者会通过未受伤的手应用最小的力量来进行练习，而且还通过生物反馈的方式来控制其收缩的强度（<10mV在Cyborg生物反馈单元中）。

早期阶段（从0到4周）

支具　两种不同的支具应用于临床。大多数时间是佩戴一个背侧控制性支具，它保持腕关节在20°，掌指关节50°屈曲位（图36-11，图36-12）。另一种是练习支具，其于腕关节处呈铰链连接，它允许腕关节完全屈曲，但是伸展限制在30°，允许完全性手指关节屈曲和完全性指间关节伸展。但是掌指关节伸直被限制到60°。支具对远端FPL修复（T1区）作用类似，但它允许指关节伸展仅仅25°（就像Evans 1区计划），也防止出现修复畸形和滑动到A2滑车等问题。在目前工作中，作者有时仅仅使用练习支具，这样在练习期间，在保持腕关节屈曲时，其铰链结构之间就形成了其屈曲的阻碍。

练习　患者在掌侧保护支具内从事改良的Duran练习每1小时，随后则应该置于练习支具内以保持手指于屈曲状。患者主动伸直腕部，同时会自动地被动屈曲手指（图36-11）。主动保持手指屈曲5s（图36-12）。患者在支具内随后放松并允许腕关节屈曲，并伸直手指在支具的限制范围内（图36-13）。再次提示：SWM的应用有两种作用，保护肌腱和增加移动功能。

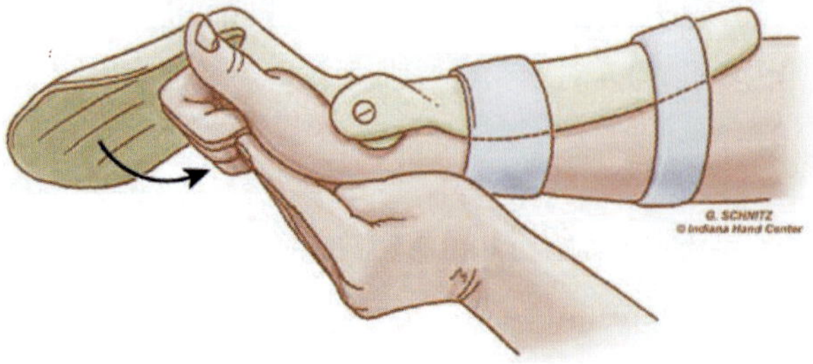

图36-11 患者主动伸腕的同时被动屈指（引自：Cannon N.Indiana Hand Cen News.1993;1:13-17.）

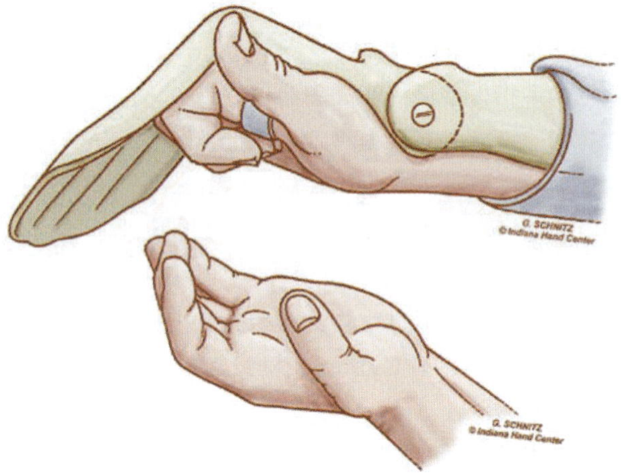

图36-12 患者通过轻柔的主动肌肉收缩维持手指屈曲（引自：Cannon N.Indiana Hand Cen News.1993;1:13-17.）

中期阶段（从4周到7或者8周）

支具 练习支具要去除。患者应该佩戴背侧限制支具，除非进行屈曲练习。

练习 SWF练习（图36-14）应每2小时进行一次，但现在屈曲应该是主动进行。患者应该被告知避免同时屈曲腕及手指。指浅屈肌滑动练习也可以增加。5~6周时，如果要改善肌腱滑动，则需要阻滞和钩拳。

后期（开始于7~8周）

支具 停止使用。

练习 患者逐步恢复日常的主动活动，14周前无限制。FPL移动范围更大，超过手指屈肌腱，小指的屈肌腱也应当最小移动。按照作者的临床观察：这些肌腱的修复是最容易出现畸形和破裂的。

Silfverskild和May这些作者对他们以前建立的早期被动活动计划（见前述May及其同事计划）增加了主动维持相关状态的内容。对于Ⅱ区指深

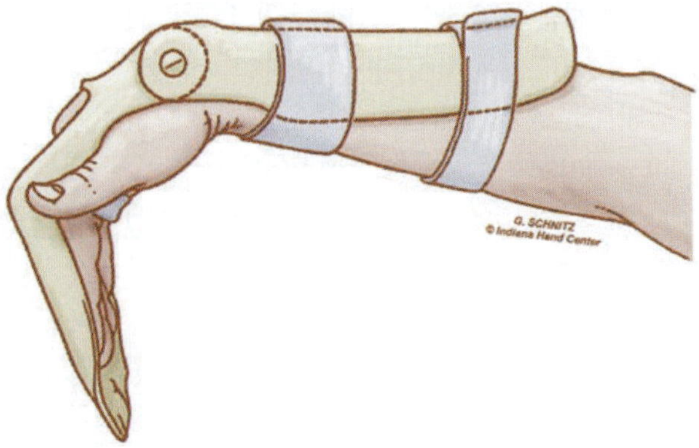

图36-13 腕关节可屈曲放松，伸直手指(掌指关节限制在60°）（引自：Cannon N.Indiana Hand Cen News.1993;1:13-17.）

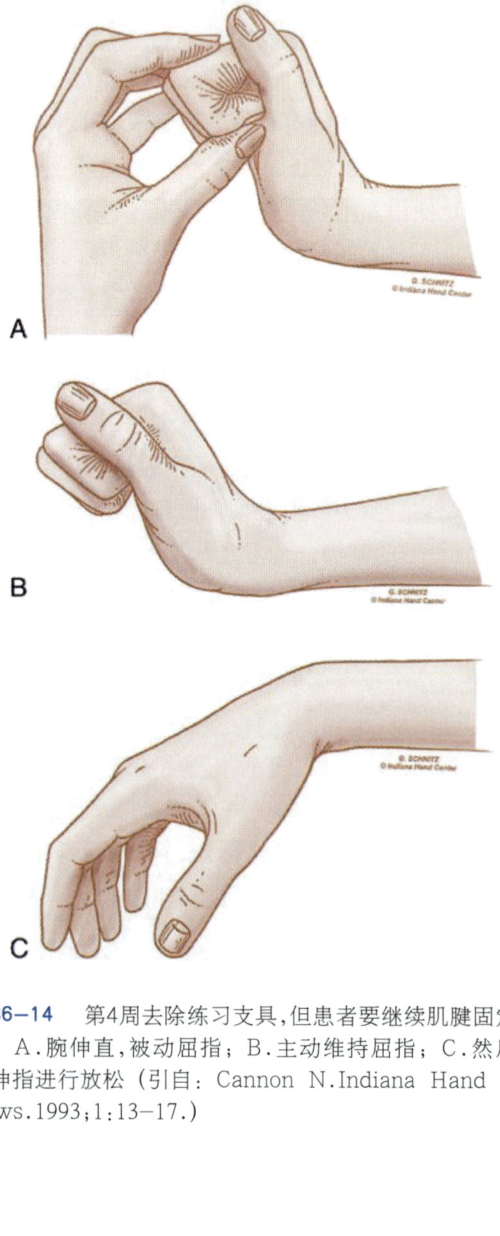

图36-14 第4周去除练习支具，但患者要继续肌腱固定练习。A.腕伸直，被动屈指；B.主动维持屈指；C.然后屈腕伸指进行放松（引自：Cannon N.Indiana Hand Cen News.1993;1:13-17.）

屈肌腱损伤应用改良Kessler缝合方法修复和新型腱鞘缝合法修复者（交叉缝合）。腕关节保持中立位，代替了先前的30°～45°屈曲位，然而在早期被动活动计划中掌指关节保持在50°～70°屈曲，支具仅延伸到指间关节，支具是相同的。练习与4指计划相同，但是用健侧手压受损手指直到完全屈曲之后，患者应主动进行肌肉收缩，以保持受损手指的屈曲状态并维持2～3s，以上为进行练习的要点，而且全部4个手指是相同的。这个计划对于4个手指在同一方面都是有进展的。在对47位患者中共56位受伤手指手术后的临床研究中，作者证明了良好的结果。值得注意的是在最初瑞典人的研究中，患者初期住院治疗，以保证患者对计划的依从性。现在，瑞典患者施行这个计划不再住院，最新没有新的成果报道。

Evans和Thompsom　对于活动时最小肌肉张力的基本原则（MAMTT），即最小张力是克服肌肉肌腱最小单位的抵抗黏弹力，早期主动保持活动就是应用了以上的原理，而Evans和Thompson则检验了MAMTT生物力学方面的原理。他们测算了每个肌肉肌腱单位被拖拉时的情况，其主要包括克服拖拉时的阻力，正常时手指处于屈曲不同位置时的力量。两个主要发现是屈曲阻力明显增加，一是在屈曲活动的末端处于完全握拳位；二是当手指屈曲同时有腕关节屈曲的时候。作者调查了一般的肌腱修复缝合法和为早期维持活动肌腱而设计的缝合指导标准，而其缝合腱鞘则连续缝合。他们回顾分析165个应用他们的指南治疗的肌腱屈肌腱和伸肌腱。

当患者早期在家进行被动活动计划后（作者并不认为这个计划有什么特别之处；应用背侧阻挡支具练习，但不用橡皮牵引），MAMMTT练习只能在康复师严密观察下进行。为了进行MAMMTT练习，把支具去除。腕关节置于被动伸直20°左右位置，掌指关节屈曲83°，近端手指指间关节屈曲75°，而远端手指指间关节屈曲40°。患者被告知保持相应位置，应尽可能和一块肌肉收缩一样轻柔。肌肉收缩的力量可以通过Haldex的微量（<150g）测量仪来测量。带圈套的一根绳索，和测量仪臂相相垂直，另一端和手指尖处连接。患者屈曲手指的力量小于50g或更小。

和Strickland/Cannon计划不同，Evans和Thompson的标准却提示：没有任何人可以在家完成此项锻炼。然而，Evans确实有以下经验：她的一位患者，在家自行对正常手指进行了主动的把持练习，结果可能诱发其受伤手指的主动肌肉强度增加。

3.协同主动练习

Sundow和McMahon这些作者提供了不寻常的练习方式。他们将腕关节置于伸直20°，以减少其主动屈曲时腕关节的被动伸展阻力，掌指关节于90°屈曲，使所有指间关节伸直。他们在手术室进行协同主动屈曲。这些练习以小时为单位进行练习。患者每周复查一次，以了解其情况，及时调整相关计划。支具在6周后去除，周围用紧密的绷带包裹以暂时保护。本计划和其他肌腱锻炼计划进展是相同的。

（三）早期主动锻炼计划的开始时机

基于早期的主动活动有利于修复肌腱强度的增加，多数的康复计划均要求运动开始于手术后的24h或48h。但是目前，有几个学说研究却提示：最初的主动活动应于晚些时间开始进行。他们研究了所有肌腱手术后的第一周内主动活动时肌腱的不同时间点。Haliks和他的同事们比较了制动愈合和修复后立即、3d就开始活动和5d后开始活动者后发现：修复后立即活动者的屈曲负荷明显增加，而3d就开始活动者屈曲负荷增加最少。其他学者建议将活动的时间延迟到5～7d时再开始。

十四、粘连治疗

屈肌腱修复术制动后，其限制性粘连是最常见的并发症。有许多技术使用这种粘连的肌腱运动，其共同的目的是逐步的延长粘连，从而允许肌腱进行更大的滑动。本题目并不是要消除粘连，因为这种内部的损伤将导致更严重的纤维增生和新的粘连。

最好的治疗粘连的方法是预防其产生，或在早期就控制他们。为了选择最好的治疗方法，康复师首选要确定粘连的范围及部位，如同以前所说的。

这种确定可以帮助制定准确的干预计划，如果仅仅是一根指浅屈肌腱粘连，主要对这种单一肌腱进行滑动性练习，附带相关负荷和不带负荷均可（见图36–7）。如果是所有的指浅屈肌均有粘连，在主动练习时远端指间关节可以应用伸直支具，有助于增加指浅屈肌的滑动。

许多不同的练习的设计目的是为了能够增加肌腱的移动。常见的是阻碍性练习（就像较早所描述的“制动”），就是对部分肌腱进行的单独性练习。这种练习如果不能正确的掌握，对于刚刚进行修复手术后患者来说是危险的，特别是单独练习远端指间关节屈曲的。如果患者不仅局限在远端指间关节屈曲活动，而且使得近端指间关节伸展受到阻力，这种主动练习就会变成强大的练习阻力。当手指处于水肿和指深屈肌滑动困难时，患者就会进行更为粗暴的练习。对患者的教育应该包括，过度的负荷练习有导致破裂的危险，部分患者并不适合在2～3周之前练习，而2～3周后修复后的肌腱才会更为健实。

肌腱的滑动练习（见图36–4）促进了指深屈肌与指浅屈肌之间的滑动，而这种滑动控制了肌腱间的粘连。如果患者有困难了解练习的力度，轻轻地抓住和协调的腕部运动可以对此有所帮助。如果患者不了解协调的腕部运动或过度屈曲的含义，下面的方法可能有所帮助。患者坐在有靠背的椅子上，腕部放松朝向屈曲。他可以逐步伸展腕部，但保持手指放松。如果能够做这些，则他的手指应当处于放松半屈曲位置。如果其手指能和腕部一起顺序伸展，则可令其伸展腕部，同时将其手指与拇指相触或握住一较轻物体状如铅笔，这些可由康复师辅助完成。一般来说，功能位抓握要比结构性练习来讲，对患者来讲更好理解。

坚持主动的抓握活动，如同沙子中的铁钉，应用钯子或其他的花园工具，或者说骑行可引起等长屈肌收缩。一些患者发现手中总是抓握一支唇膏、一个小药瓶或一个小的圆柱体等，仅仅是抓握而已，非常有帮助。频率是每日10次，每次10～30s。

治疗上对屈肌腱进行挤压等阻止其延展伸长，会诱发其大力收缩。无论任何时候，功能运动可以代替相关的练习，如在桌边进行“钢琴弹奏”，整理毛巾、叠纸、掷骰子、抓“爆米花”或豆子、用手收拾不同大小和形状的轻物体等。应该鼓励患者恢复其日常活动，只要这些活动是安全的，因为这样不仅促进了相关受伤肌腱运动的协调，居家将功能性抓握等活动转化为促进肌腱的移动。

患者自己进行练习中最为常见的错误是过度抗阻力或仅进行自己喜欢的活动，尽管这种阻力对受伤肌腱是很小的。这将导致炎症，引起纤维化或僵硬。患者可以形成扳机指（狭窄性腱鞘炎），这是反复性的抓握或掐挤（如进行抹等练习）所致。康复师不仅应该告诫患者这样做的危险性，而且需要经常对其A1滑车等触诊，以确定其是否已经有“扳机指”。

神经肌电刺激可以引发强烈的肌腱收缩：这在抗阻力练习最初1周内是合适的。超声对于肌腱粘连部位应用可以提供深部加热，它和屈肌腱被动伸展、主动收缩等相结合，可以帮助改善和拉伸粘连部位。感兴趣的读者还可参阅第118章讨论部分。浅表和深部的粘连对于促进软组织活动技术反应较好，如交叉推拿等。患者在对粘连肌腱进行推拿时还可以进行主动的收缩，如果肌腱向近端移动时可以向远端推移局部皮肤，这样对局部肌腱有积极的作用。

如果屈肌腱粘连限制了伸展，支具的位置及轻柔的被动伸展对于恢复其伸展的功能是必要的。支具包括动力型和静力进展型伸展支具，为白天间断使用，系列静力型支具为夜间使用。

十五、计划之外：临床决择

很多工具和技术供我们选择，最困难的决定是什么时候采取哪一种技术。所有的计划内容均为原则和要点，而不是具体方法。下面例子是流行方法的改良版及研究中新的指导和新的工具，而这些工具使用临床推理辅助康复技术的应用和整合最新进展均有所帮助。

（一）近端指间关节屈曲挛缩的预防

当手指保持近端指间关节屈曲同时进行动力性牵引，近端指间关节屈曲挛缩是经常的结果。一种解决方法是在夜间去除牵引或使指间关节伸直。康复师应该在夜间和白天间断使用支具，目的是为了纠正在Kleinert和“改良Duran”计划中近端指间关节开始出现的屈曲挛缩，特别是当纤细的末梢神经修复或其他损伤需要将近端指间关节置于屈曲状态时的最初时期更是如此。静态的近端指间关节伸直支具可以在背侧限制性支具及手指背侧支具之间插入使用，开始就这样使用，目的是为了解决这个问题。然而，预防是最好的治疗。

另外一个近端指间关节挛缩的原因是受损手指伸直时克服过度阻力有困难。最近研究证明：增加动力性屈曲牵引的强度并没有什么优势，事实上，肌肉肌电图研究与Lister和其同事们的观点不一致，认为不管伸展的力量多么大都不能始终抑制关节屈曲收缩（也提出对早期被动活动计划中伸展时阻力应用的怀疑）。研究还显示：在手指伸展时橡皮带被进一步拉长，提供了阻力负荷。Burge和Brown发现这种阻力的增加通过其掌部滑车或掌指关节置于不大于20°的屈曲时是合适的。在May和其同事们的计划中，进行练习减轻伸展期间，患者可以被指导手动放松橡皮带的张力。

另外一个解决方法是在支具的设计中改变动力牵引的方式。在华盛顿疗法（也称改良Kleinert法）经常应用两根橡皮带，其中一根从中部切断，其目的是使其成为一根橡皮带。进行主动伸展练习之前，患者可以分离拆除近端的完整橡皮带，从而使患者在伸指练习时，仅有一根橡皮带抵抗伸展，较容易达到手指的完全伸直。手指休息时完全屈曲，直到其接触到掌侧远端皮纹。Werniz和其同事们的支具设计合并了一个线圈杠杆，从而可以提供了更为连续的阻力，而且使得完全伸直更为容易。然而，这种支具并不是一般使用的，它本身是较为便宜的、可供选择方法之一。

尽管缺乏动力性屈曲牵引，如果手掌伤口或外科切口形成粘连挛缩限制近端指间关节伸直；如果过度水肿；或患者由于疼痛、担心限制手指完全伸直，抑或是支具限制了完全伸展，患者仍旧会出现近端指间关节的屈曲挛缩。不幸的是，永久性近端指间关节屈曲收缩是常见的。如果患者出现这种倾向，则应当将其指间关节置于完全伸直位，如果需要的话，可以使用动力或静态支具相结合的支具，或者说完全静态将近端指间关节置于过伸位置。如果患者出院时仍有近端指间关节屈曲收缩，夜间保持其伸直则是关键所在，其时间要从术后前几个月持续到术后1年。

（二）力量和移动问题

1.移动距离

McGrouther和Ahmed发现指深屈肌的移动距离和指深屈肌与指浅屈肌之间的移动是通过远端指间关节的屈曲实现的，这个理论被也被拇长屈肌（FPL）所证实。换句话说，为了使得修复后的肌腱能够滑动，屈曲远端指间关节到修复是必要的。Horibe的关于指深屈肌在Ⅱ区滑动的尸体研究也强调了远端指间关节屈曲的重要性，而且发现远端指间关节屈曲可以相对于肌腱鞘之间产生最大的移动距离。Silfverkild和其同事们在其一系列的研究发现证实了Horibe的结论。随后，通过大量的病例，他们发现了在控制被动的近端指间关节屈曲ROM和指深屈肌腱移动之间的重要联系。所有的这些研究都共同提示：早期的被动活动计划应当包括指间关节最大的屈曲活动可能。牢记Strickland和其他专家们所提示的那样：在屈肌腱修复中要注意被动的移动距离的减少。

Kleinert首先设计的标准动力屈曲支具中，橡皮带的牵引是直接从腕或前臂的远端到手指指甲处。这种结构屈曲掌指关节到更小程度，但使远端指间关节实际伸直（图36-15）。Slattery和McGrouther提出：增加一个掌侧的滑车，来引导动力性收缩，从而可以完全屈曲远端指间关节（图36-16）。这种改革的支具使用（也可称其为改良Kleinert支具），对于Ⅱ区屈肌腱损伤来说已经成为一个标准。在拇长屈肌损伤中，拇指掌指关节制动，应当直接对其指间关节活动予以重视和努力，Brown和McGrouther随后也提出了类似的意见。

Evans建立了其本人的分析资料，主要是肌腱移动距离分析资料和专门为Ⅰ区肌腱损伤所设计的早期被动活动计划的结果，这些研究资料主要倾向于肌腱移动问题，同时给出了正常Ⅰ区指深屈肌移动受限的可能性。在更大的背侧保护支具内，她使远端指间关节通过一个小的支具保持屈曲位置，而且用同样的方式使其早期进行主动活动。

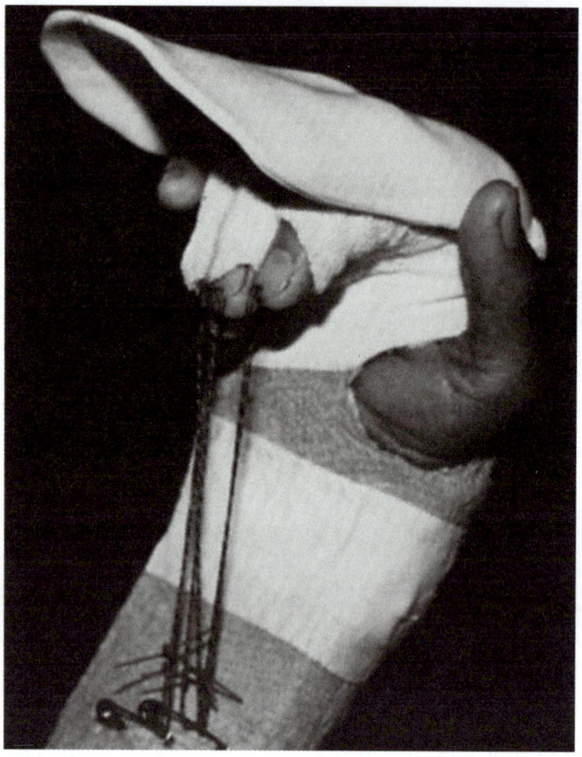

图36-15 最初设计的Kleinert支具上，通过橡皮筋的牵拉使掌指关节和近端指间关节维持在屈曲位，但远端指间关节几乎仍处于完全伸直位

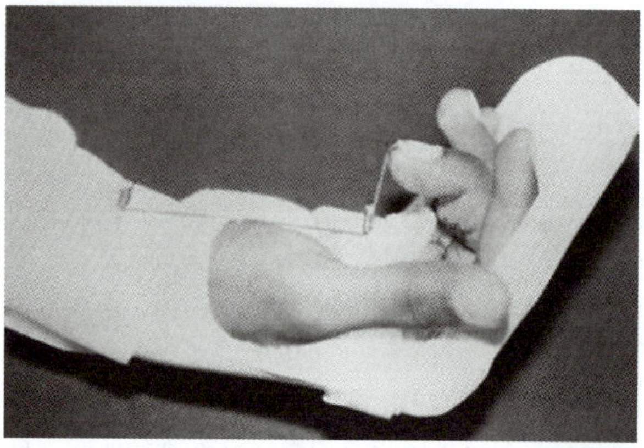

图36-16 安全别针固定在远侧掌横纹处条带上形成一个简易掌侧滑轮。把线穿过别针的小孔，准确引导牵拉方向

Cooney和其他的学者们通过尸体研究比较了指深屈肌、指浅屈肌和其两者的移动距离之差别，通过三种不同的方法，得到了三个移动水平（Ⅱ、Ⅲ和Ⅴ区）。第一是来源于前臂远端的Kleinert牵引。第二是带掌部滑车的一个支具（Brooke Army支具或改良Kleinert支具）。第三是应用SWM产生一种对肌腱的动力性固定作用：腕部收缩导致手指伸展，腕部伸展导致手指屈曲。研究发现：尽管所有三种支具都产生了足够的、全部的肌腱移动（Duran和Houser推荐3～5mm），但Brooke Army支具产生的移动要比Kleinert支具更多，而且SWM支具产生了最多的肌腱移动。令人惊奇的是，通过对以前肌腱修复后治疗相关研究的分析，传统的Kleinert支具比Brook Army支具可以产生更多的不同滑动，而SWM支具超出了以上两种支具。最近的资料测试检查了在各种腕关节与指关节活动相结合的情况下，相关的移动距离和力量的相互关联。几位作者得出了以下结论：如果腕关节屈曲，手指被动屈曲和伸展后，则肌腱移动较小，对修复的应力也较小。但如果腕关节伸直时，肌腱移动明显，则对肌腱的修复产生较大的影响压力，而如果腕关节能够协调运动（腕关节伸展，手指屈曲），反之，随着腕关节屈曲，手指伸展，则肌腱可以产生明显移动，但其对肌腱修复的压力则明显减小。

2005年，Amadio和Tanaka建立了通过改良的SWM锻炼计划，目的是通过早期被动活动增加肌腱滑动（图36-17）。在腕及手指完全屈曲时手可以开始锻炼。第一步是受伤手指关节被动伸展及屈曲。接下来，腕部伸展同时手指保持在屈曲状态。最后，腕关节仍保持伸直，同时，指间关节保持屈曲，掌指关节尽可能伸展。然后的步骤是反过来：掌指关节屈曲，腕关节屈曲，但手指伸展。所有这些练习都应当轻柔、逐渐的进行，而且必须考虑到软组织的阻力、关节被动活动角度情况及水肿的观察等。

2.运动与张力

对于肌腱愈合来说，持续存在一种争议，主要是关于两种不同的力量对于肌腱愈合的重要性，包括移动对肌腱的力和作用于修复处的力。正如以前报道的那样，Kubota和其同事们发现修复区域的细胞活性在其运动或存在张力的情况下，要比没有这些运动和张力时明显的多，而且最活跃是两者相结合。

更进一步通过对狗的实验，不同张力及肌腱移动距离的检查，发现增加移动距离（>1.7mm）并

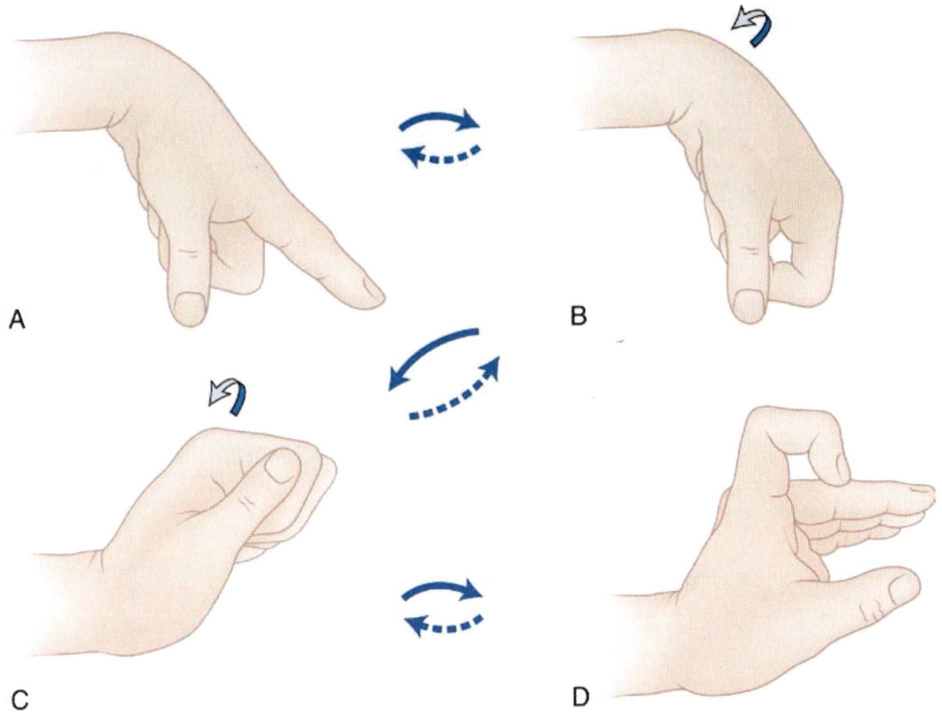

图36-17　改良的腕关节被动协同活动方案。A.保持腕关节屈曲60°，被动完全伸直掌指关节、近端和远端指间关节，向远端拉伸肌腱；B.维持腕关节屈曲60°，手指做被动复合屈曲；C.腕关节缓慢、小心地伸直到60°（或舒适的最大伸直角度），手指仍保持屈曲；D.掌指关节缓慢、小心地过伸至45°（或舒适的最大伸直角度）。再按相反的顺序重复（经许可引自：Amadio PC.Friction of the gliding surface.Implications for tendon surgery and rehabilitation.J Hand Ther. 2005;18:112.）

不能改善肌腱修复最终的滑动距离或张力。这和较早的Silfverskild和相关的学者的发现相矛盾，后者的学说是被动移动的距离越大（≤6～ 9mm，大于时受益更少），最终主动活动时移动的距离更大。更进一步说就是大的力量（腕关节和指关节同时屈曲或伸展，或其力量增加到5～ 17N）对肌腱的修复无改善或并没有增加修复过程中的强度。根据这样的结果，康复师做出了以下结论：①腕关节的协同运动在练习中是最安全的（大的滑动距离和低的力量）方式并能获得最大的滑动距离，不管是主动还是被动活动；②在早期的活动中，尽管运动和力量两者均对早期活动有众所周知的益处，但确实没有证据证实，在增加肌腱强度或肌腱滑动距离方面，较高的力量比较低的力量更具显著作用；对于早期主动或被动肌腱滑动来说，到底多少的滑动距离对于理想的预后是合适的，也没有确定的答案。

（三）选择合适的方式和合理的计划执行进度

屈肌腱修复术后最为重要的治疗问题是在最初开始的数周内如何治疗患者。简单地说，可归结为制动、早期被动活动、早期主动活动。最理想的应该是：在具备理想患者、外科医师和康复师的情况下，早期主动活动是应当选择的治疗方案。但并非所有患者都能够具备这些条件。对于不能遵守早期活动计划的患者（因为年轻、患病或其他原因），制动是唯一的选择。患者如果可以服从复杂的计划，早期的主动或被动活动均应当进行。如果选择了早期活动，随后一系列的因素就会引导做出进一步的决定，这些因素包括修复的强度、水肿或其他原因导致肌腱滑动的阻力，患者能够参与治疗的频率，外科医师的喜好，康复师的喜好，临床需要的技术，选择计划的自主程度，以上因素在做出相关决定时均应有所考虑。Groth最近的文章调查了屈肌腱处理临床决定制定和康复师制定临床决定时自主性的相关内容。

外科–康复师团队A决定进行早期被动活动时，如果患者表现能够参与并有点过度热心时：在早期的主动活动计划中，少许的善意“欺骗” 就可能导致肌腱的破裂。

外科–康复师团队B决定进行早期主动活动，而其患者的缝合牢固，水肿可控制而患者特别小心谨慎。

在以上的两个实例中，组织的反应或患者的反应不能预料，治疗计划需要在随后的复查进行更改。对于外科医师和康复师来说，必须了解不是每位患者都能够紧随治疗计划进行治疗，更多的患者需要有微小差别的计划来进行治疗，而这种计划之间的改变需要通过每一次的复查发现来实现。除此之外，使用一个或多个可行的临床方案的决定方式，康复师和外科医师应该能够更仔细地检查计划方案的信息和设计，而该方案的内容是关于增加或减少肌腱练习受力和滑动，决定从被动到主动活动转变的，而不是仅限于局部或以安全名义直接进行升级。

Groth提出了金字塔负荷练习进展计划，该计划基于现有关于肌腱滑动和负荷阻力的研究，是一个对肌腱愈合进行系统评估的，以及展现负荷增加情况的有效模式。她应用了9层“金字塔”理论的基本概念来说明这个方式（图36–18）。这个“金字塔”广阔的基础代表了在修复过程中最小的负荷力，因而其使用最广泛；而其顶点则代表了在修复过程中最为强大的负荷阻力，因此使用最少。这9个水平更进一步区分成为在练习过程中腕关节保护种类（最低的5个水平）和腕关节不保护种类。早先讨论的粘连等级系统（见表36–1）将帮助康复师下定决心什么时候推进治疗计划。基本上，当肌腱屈曲进展迟缓及对目前治疗反应不充分时，练习的计划将会被推进加强。

关于这9个练习水平的描述及其合理性简单如下所述。被动保护手指末节包括指间关节的被动伸展或屈曲，这种两种运动的独立和协同，再加上SWM将会增加肌腱的滑动距离，而减少对肌腱修复上的作用力。下一级是在腕关节伸展20° 时，使手指或部分手指屈曲并保持此位置，Evans和Thompson练习也是如此，其目的均是在肌腱处于较低张力下而获得混合性主动屈曲。第三级练习在

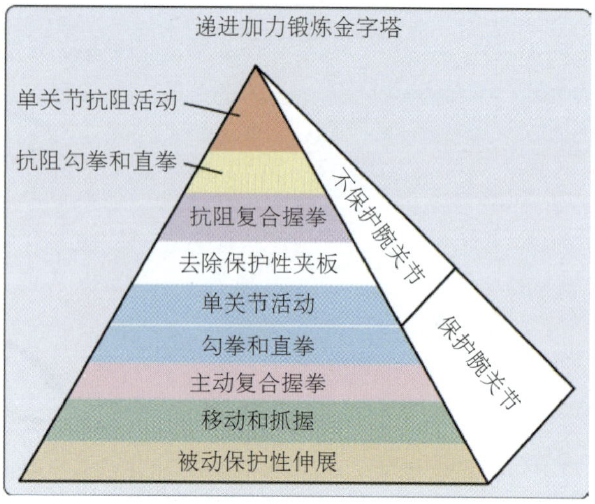

图36–18 滑膜内屈肌腱修复后的递进加力锻炼（经许可引自：Groth G.Pyramid of progressive force exercises to the injured flexor tendon. J Hand Ther. 2004;17:31.）

腕关节轻度屈曲的情况下，全部进行主动屈曲练习（对修复增加负荷）。在第四级练习中，加入钩直拳练习，以帮助增加全部和不同肌腱的滑动距离。独立的关节运动是第五级的练习，主要是指深屈肌滑动时增加其负荷，近端指间关节屈曲，指浅屈肌滑动，以增加肌腱修复时的负荷阻力。剩下的4个练习级别中，去除保护姿势位置，抵抗复合握拳，抵抗钩和直拳，抵挡关节独立运动，所有的均消除腕关节的保护（即是否通过加入腕关节的协调运动，是否在手指活动时保持腕关节在特定的位置），成功地增加修复肌腱的负荷。尽管肌腱的滑动和其负荷阻力数值仍然有所限制，Groth计划仍然使用了相关的数据，这些数据逻辑上是有关肌腱对相关治疗反应的数值。因此她是为安排治疗提供了一个有用的工具，是根据肌腱的现在状态进行治疗，而不是完全按照时间的安排。最近von der Heyde提出她的版本的金字塔模式，使用同样的资料支持协调的腕关节活动，正如Cannon所说。

另外一个潜在可利用的工具是安全区域的概念，这是康复师和外科医师用于诠释肌腱活动方面的概念。这一概念最初由Amadio提出，包括负荷方面数据，滑动的阻力，肌腱修复的强度，目的是说明肌腱在相应负荷下可产生的滑动，但不引起肌腱破裂或缺陷的范围。在图36–19中，我们看到了狭窄的安全区域（innewtons）可以产生移动和过

力因而存在肌腱破裂或缺口的风险，说明了安全区域如何随着修复强度的增加（图36–20），或随着滑动阻力减少而增宽。

Groth和Amadio的模式可以一起应用。临床工作者在治疗初始确定安全区域，随后决定如何在安全区域之内开始活动。如果并发症增加（特别是超出预想的水肿加重），安全区域变小，则练习计划必须进行改变，以减少肌腱修复区的负荷，或者在安全区域扩展之前，保持现有的负荷强度水平（特别是水肿减轻）。当负荷水平必须改变时，粘连–分级系统可以帮助临床医师做出决定，负荷“金字塔”系统会给出结构性方法，以便选择如何增加或减少修复的负荷压力。

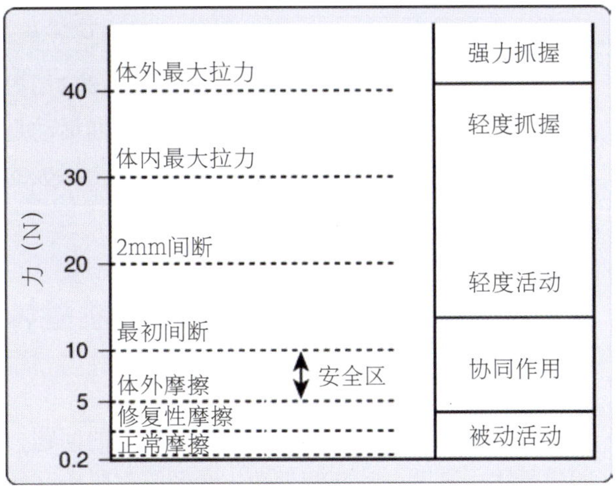

图36–19 四股线缝合后抗断裂强度达40N（9磅）的小范围安全区域（引自：Amadio PC. Friction of the gliding surface. Implications for tendon surgery and rehabilitation. J Hand Ther. 2005;18:112.）

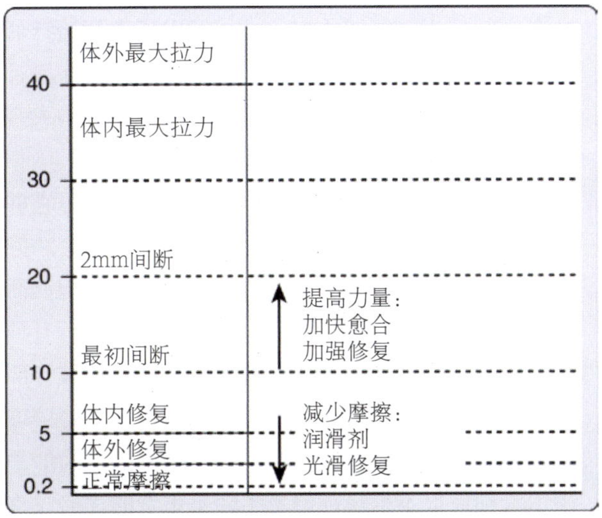

图36–20 缝合强度增加安全区域更多，愈合更快。使用润滑剂和修复部位光滑的滑动面能减少摩擦（引自：Amadio PC.Friction of the gliding surface. Implications for tendon surgery and rehabilitation.J Hand Ther.2005;18:112.）

尽管Groth描述的步骤是合理的，但也不需要毋庸置疑地遵照执行。例如，部分患者独立进行远端指间关节活动时，他们保持远端指间关节的稳定就存在困难，而这样就可能由于指浅屈肌局部急性的阻力而发生危险。同样的患者可以很容易地从事一些合适负荷的活动，如功能性的主动抓握或捡拾物品或传递大卷聚酯棉絮。

“金字塔”的负荷和安全区域的概念已经存在于实际的练习计划中，如印度城邦铰链支具计划。患者推迟主动活动练习计划或开始被动活动计划均没有必要。在铰链支具保护下，只要安全区域允许，康复师就可以选择主动活动（移动和保持）。

手术后只要有可能，我们就会尽早开始手术后的支具制动治疗。如果开始进行主动活动，就必须进行多方面的被动活动，同时控制肢体的水肿。而手术后3～5d，在其炎症有所减轻，屈曲活动减少之前，应推迟开始主动活动。我们在进行主动活动之前，总是进行水肿情况的观测及被动屈曲活动减轻活动中的组织阻力，最终归结于主动活动的改良Duran计划。

十六、拇长屈肌

拇长屈肌FPL的修复为康复师带来了很多问题，造成这种情况有以下几个原因。拇长屈肌损伤后其肌腱回缩的程度及速度要比其他手指屈肌快和明显得多。这可能是由于其缺少蚓状肌起点，肌腱近端缺少其他组织的原因，或者，正是由于Elliot和Southgate所猜想的那样，拇长屈肌本身就存在快速回缩的特殊性。尽管有时手术延期较短，但手术切口不仅要求在腕部或其附近做单独近端切口，以重新复位近端的拇长屈肌，而且在修复肌腱时还要求局部存在一定的组织张力。肌腱的延长可以减少其在修复过程中的张力，但是额外的粘连可能源于切口延长和近端切口损伤，以及修复近端组织碎片所带来的牵拉损伤。更为复杂的是，手指神经血管束损伤、掌部肌肉、在掌部隆起鱼际处的正中、尺神经等常伴发损伤，以上结构还可能同时存在损伤。有研究证实：74%的拇长屈肌损伤发生在Ⅱ区，82%的拇长屈肌损伤伴有一侧或两侧神经血管系统损伤。因此，目前的问题：①尽可能地早期修复损伤，修复尽可能在张力小的状态下进行，缝合尽可能牢固；②肌腱锻炼计划应该积极而有明显进展的，目的是有足够长的功能性肌腱滑动，以防止和改善严重的粘连，而且要防止出现肌腱的断裂；③如果存在不可修复的指神经损伤，也要注意恢复拇指的功能，尽管其所有的神经触觉不可能恢复。

我们在计划进行治疗时，必须了解拇指肌肉活动主动控制的平衡状态和残余肌力及ROM缺陷对其功能的影响。Cooney和其同事们通过对肌电图的研究发现：拇长屈肌是最初涉及等长收缩的肌肉，是钥匙捏持的首要肌腱（连同拇内收肌、拇短屈肌和拇对掌肌），但是它在其他种类捏持中起次要作用。此外，关于其功能恢复中需要保持指间关节屈曲位目前还有争议，同时还有意见认为限制关节活动在伸展（−25°）和屈曲（30°）时并不显著影响功能。拇长屈肌修复后功能重建方面的文献相对较少，多数的康复师均要求腕关节应该处于一定程度的屈曲位置，拇指在腕掌关节轻度屈曲时处于内收位，掌指关节屈曲及指间关节完全伸展位。被动屈曲活动时，指间关节可以完全伸展。对于被动活动来说，一些人应用Kleinert技术，但是其他的人却用改良Duran技术。但是无论哪一种技术，对于Ⅰ或Ⅱ区的损伤来说，康复师在指间关节被动屈曲时，应将掌指关节制动，这样做是根据Rrown和McGrouther的理论确定的，他们发现当掌指关节屈曲时，拇长屈肌滑动不会超过近端指骨水平，而掌指关节不制动及指间关节被动屈曲或伸展时，其会有相当距离的滑动。

已经发表的拇长屈肌损后康复的理论运用了各种方式的运动练习，并运用各种方法进行结果评估，从而使得它们之间难以进行比较。大多数研究检查的是其制动或早期的被动运动（或两者）。有意思的是没有任何研究有足够的人数超过其他研究。

Ellion，Sirotakova及其同事们最近发表的一系列文章，对于早期主动活动提出了系统的看法，同时提出了一些新的问题。他们比较了四组不同的患者，其修复的缝合方式及手术后管理均不同。手术效果的改进有以下三个特殊因素：①练习间隙手指进行制动（防止拇指指间关节不经意的屈曲拿捏动作，增加肌腱破裂的概率）；②腕关节处于尺偏10°，同时伸展10°（减少当拇长屈肌位于腕管远端边缘，其转向受力点处的压力）；③坚强的缝合（四股缝合线交叉周围缝合）。尽管作者注意到没有早期被动与早期主动运动比较的证据，因而也就没有孰优孰劣，但他们推荐了一种四股缝合缝线和交叉缝合法。

主动活动计划作为最新的理论，它包括在第1周内，拇指指尖首次与中指尖进行接触，第2周拇指和环指尖进行接触，随后依次类推。屈曲活动是辅助性的，如果功能恢复需要，可增加更为积极的被动屈曲训练。

十七、特殊病例：Ⅴ区多发肌腱神经损伤

Ⅴ区内的多发肌腱损伤存在一个特殊的问题。如前所述，Ⅴ区（从腕管近端边缘到肌腱肌肉移行处）屈肌腱相互相邻很近，并和主要神经（正中神经、尺神经）、血管（桡动脉、尺动脉）接近。这种损伤被作者们称为“意大利面条腕”“自杀腕”“全房综合征”。正如Ⅱ区全屈肌腱损伤，很少有文献或报道能够给出一个关于术后康复治疗的好的建议或计划。然而，为了制定合适的练习计划，我们可以通过实践，很好地了解相关结构愈合的过程及相关的特殊文献资料。

损伤的心理学过程是很重要的，幸运的是它并非不可克服。患者中有一定比例的人由于有自杀倾向，社会生理学及情感方面的原因，导致他们反而期盼差的预后。然而，部分作者也发现损伤后有预后理想和心理状态改善情况的发生。许多人被打碎的玻璃扎伤，当一个愤怒的年轻男人用拳头打碎玻璃时。患者的不成熟和对冲动缺少抑制的行为似乎预示着预后很不乐观，但是年轻是患者的优势，许多作者报道其预后很好。

这些患者经过正规的治疗，逐步可以使手指完全屈曲，因为滑膜外肌腱能产生完全屈曲，即使肌腱和周围表面的皮肤及周围组织有严重的粘连，限

制活动的情况下，早期收缩活动的肌腱也可达到完全屈曲的位置。独立的指浅屈肌滑动是很困难的，但并未发现其会导致功能损害。事实上，最近的研究提示：在正常手指中，指浅屈肌是不能像人们所能够想到的那样独立滑动。腕及手指的伸展由于屈曲粘连而受限。独立的腕关节伸展及混合性的腕、手指伸展可能存在受限。在多数患者中，经过不懈的坚持治疗，其被动的伸展功能最终可以恢复，或者患者发现其伸展功能的缺乏并不是功能损害。

另外一个较大的问题是神经移植。感觉及肌肉本体的神经移植对于其全部功能的恢复是必须的。一个小规模的研究提出：尺神经损伤其预后较正中神经损伤明显差。无论如何，除了屈肌腱功能的损害，这些患者缺少部分或全部肌肉本体的功能（取决于哪根神经损伤），以及正中或尺神经感觉区域感觉。患者可能由于缺乏正常的感觉回馈，在他们试图正常使用手时发生损伤，或出现抓握困难。他们缺少完全的抓握及拿捏力量，在缺乏肌肉的本体感觉、缺少肌肉协调及平衡受限的情况下完美灵巧。在整个的治疗过程中，如果不认真治疗，就会导致“爪形手”或“猿手”畸形，近端指间关节屈曲挛缩，拇指内收挛缩，而造成的缺陷就是外形难看和功能受限。

文献中记载了早期被动活动及早期主动活动两种方式。一般来说，每种方法的选择需要按照患者的个体情况来选择，同时参阅已经进行的早期活动情况。所有的已经建立的规范均要求腕关节保持某种屈曲位，但是相对其他水平的损伤，最近的倾向是保持腕关节轻度屈曲状态。当损伤接近腕关节和屈肌腱鞘时，腕关节屈曲过大可能会使伸展功能恢复非常困难，这也是屈肌腱粘连的主要原因。

最理想的位置是保持患者腕关节尽可能地接近中立位，同时掌指关节屈曲40°左右。保持掌指关节在屈曲位置可以增加其内在紧张度，而这种情况对于需要较长时间固定以等待恢复的神经功能来说是有益的。在一定张力下进行神经修复，应小心地使腕关节保持更大的屈曲角度。

早期的手术后管理对于肌腱其他各区域的损伤均是相同的，但随后必须给予特殊的关注。主动活动开始后，必须尽可能使训练计划包括不同肌腱的滑动。因为被动伸展是常见问题，所以患者必须在夜间也保持伸展位（见图36-6），这种情况在手术后最早4周应该开始，动态的伸展过程在随后1周内也应当开始。通常屈肌腱的张力限制了由于内在肌瘫痪形成的爪形手，如果没有了这种限制，则应当使用控制“爪形手”支具（防止掌指关节过伸，但允许腕及手指关节屈曲），这是为了防止其形成“完全爪形手畸形”。在保护阶段，康复师也可以选择放弃内在伸展练习，目的是使其内部的肌张力能够像之前所说的那样，可以较早得到加强。

十八、小结

本章节复习了肌腱康复练习的基础，并探索了一系列的管理方式。没有任何单一的内容可以完全满足临床医师治疗修复后屈肌腱康复的需要。读者可以阅读每个计划的原始内容，并对其关键内容进行研究。当我们研究缝合力量和滑动特性，测量肌肉和肌腱的力量，收集数据，根据科学原则选择计划，同时不能忽视最重要的因素：患者。毕竟，我们的工作对象是患者。如果患者不积极（不能完全参与他的康复计划），所有的努力都是徒劳的。理解是屈肌腱术后有效管理的关键，患者要理解我们治疗的科学依据，我们也要理解患者。

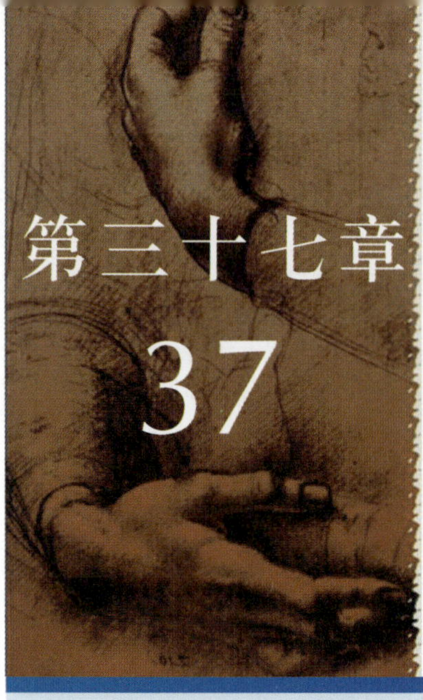

第三十七章 37 分期/延期肌腱重建

原著者 EDWARD DIAO, MD AND NANCY CHEE, OTR/L, CHT
译校者 范伯元 王起奎 周君琳

关键点

- 整形外科医师在处理延期肌腱重建时应采取多个步骤，包括肌腱松解术，滑车重建术，肌腱即时移植以及肌腱分期重建。
- 评估患者的生活方式和参与手部康复治疗的能力是告知患者各种可能的手术方案并做出术前决策的关键部分。
- 这类患者获得满意效果所必不可少的是手部康复治疗。高水平的专业知识对于手术和康复治疗来说都是必须的。
- 知情同意的内容必须包括肌腱粘连或断裂引起肌腱重建失败。

如果说屈肌腱的急诊修复和康复是评判手术决策、手术实施、治疗效果以及患者、手术医师和康复师的参与这些因素之间相互配合是否成功的标准之一，那么延期肌腱重建可能是手部重建和康复团队最大的挑战之一。

决定延期屈肌腱重建术时有几方面的因素需要重点考虑。因漏诊或伴发疾病造成屈肌腱治疗延误对治疗团队来讲是不可避免的。患者就诊和制定术前计划时要特别注意伤口、手指和手的状况（包括合并伤）、皮肤和软组织覆盖情况、骨和关节损伤及血管神经损伤、以及患者的整体医疗情况。这些情况决定着肌腱床的质量，影响手术重建的总体成功率和康复疗效。从受伤到重建的时间长短决定着纤维骨隧道里面及其周围软组织的改变，以及离断后肌肉–肌腱连接体的长度–张力关系。有时相关的医疗问题、创伤患者的整体情况或软组织损伤的愈合情况都会决定延期治疗的最终时机。

以下因素直接影响重建时的手术决策。

1.纤维骨隧道的质量。

2.关键滑车的状况。

3.肌肉–肌腱的滑移和长度。

患者可用的延期屈肌腱重建的手术选择有如下几种。

1.牵伸近端肌腱–肌肉连接体成功后直接修复肌腱以恢复正常的长度–张力关系。

2.在肌腹和肌腱连接处延长前臂近端的肌肉–肌腱联合体后直接修复。

3.Z形延长手掌部的近端肌腱后直接修复从而恢复正常的长度张力关系。

4.在离断肌腱的远端和近端之间植入一小段移植肌腱行即时肌腱移植。

5.远端连接处位于远端肢体上或指深屈肌（FDP）止点，而近端位于掌部以上的前臂水平时，可使用原有可活动的肌肉–肌腱联合体做即时肌腱移植。

6.保留或重建近端指间关节的活动功能，并且通过远端指间关节的肌腱固定或关节融合牺牲远端指间关节的主动运动，从而形成浅屈指。

7.通过放置硅合成的屈肌腱条分期重建肌腱，必要时可在游离肌腱移植后重建滑车。

当代手部重建外科医师应做好运用上述各种方法成功重建受损手指的准备。重要的是在术前与患者讨论这些可能性，以便患者有所准备。如果分期肌腱重建至少需要两次手术，每次都需要康复治疗，而且两次手术的间隔时间长，这时就显得尤为重要。整个分期重建手术可能需要一年甚至更久。假如需要即时或二期肌腱移植，还要确定肌腱的供体部位，以及是否需要从下肢获取滑膜内或滑膜外的移植肌腱。

本章分为两部分。在线的补充部分中，我们完整地保存了James Hunter和Evelyn Mackin1写的关于分期屈肌腱重建的章节，该部分内容现今很大程度上仍然是正确的。我们对这类重建的作用做了一些评论。由于初次屈肌腱重建的技术和结局取得显著进步，所以分期屈肌腱重建的应用范围一定程度上已经缩小。在损伤复杂、治疗明显延误，和先前屈肌腱手术失败的情况下，分期屈肌腱重建仍然是一项重要技术。为了手术的决策与实施我们重点谈论之前所述的其他治疗方法，随后讨论屈肌腱重建术后的康复问题。

第一部分：分期/延期肌腱重建

一、直接修复法

最大限度地缩短从受伤到手术的时间是可取的。随着时间的延长，肌腱–肌肉挛缩的可能性增大，使手术方法更为复杂。时间的延长还可增加纤维骨道的软组织改变的可能性，将阻碍修复或重建后的屈肌腱成功滑动。然而，有些情况下由于转诊的时间、伴随损伤及其他方面的考虑，使得延期修复不可避免。急性屈肌腱损伤的前几个星期，通常可直接修复。然而治疗的目的是使受损的屈肌腱恢复伤前的长度张力关系。因此，这就需要外科医师在修复术前和术中，尝试恢复正常的长度张力关系。

使回缩的肌肉肌腱联合体恢复长度张力关系的最简单方法是找出肌腱的近侧端，并给予拉伸。找出近端肌腱已在第35章急性屈肌腱损伤中讨论。找出近端肌腱：①使用精细的蚊氏止血钳或肌腱穿引钳通过纤维骨道向腕部近端小心钳夹肌腱；②在纤维骨道的近端开口直至能够夹住肌腱的近侧端，然后使用手术器械沿纤维骨道将肌腱相继向远端传送；③把缝线传递到近侧残端，再利用缝线由近端向远端牵拉，最后牵至远侧肌腱残端。有些情况下，不锈钢丝环或红色橡胶导管可方便肌腱的传递和吻合。

一些情况下，术者使用Kelly钳或Kocher钳之类的器械，手动牵拉5min即可使肌–腱联合体成功恢复到受伤前的状态，并且克服肌肉静力改变。如果成功实现了这一点并且纤维骨道的质量也可接受（比如最重要的A2和A4滑车有功能并且完好），那么可以应用多线缝合技术直接修复急性屈肌腱断裂。

现在很多修复技术可供使用。这些技术都将利用多线轴心缝合及外围缝合来改善肌腱的滑动潜力并且增加肌腱修复后的强度。如果肌腱没有恢复到原有的长度–张力关系，医师可有数种方法供选择。

二、指深屈肌撕脱伤

指深屈肌（FDP）腱撕脱伤分为几个类型。撕脱的肌腱轻度回缩至Camper交叉水平的LeddyⅡ型，或撕脱端维持在远端指间关节水平的LeddyⅢ型，由于其断端回缩及长度-张力改变不明显，所以即使延期超过6周通常仍可行一期修复。LeddyⅠ型损伤中，撕脱的指深屈肌腱回缩至掌部，腱纽损伤和腱鞘血肿及肌静力性挛缩随之产生。通常6周后就无法一期修复，但可以使用以下介绍的手术技术。这种情况下，正如引言中提到的，要决定是否在指浅屈肌腱功能正常的情况下为改善整个手指的功能而行延期屈肌腱重建术修复指深屈肌腱。

三、延长肌肉肌腱交接处的直接修复

为延长肌肉肌腱交接处直接修复肌腱，医师需要在前臂做一个近侧切口，探明受累的屈肌腱。探明正确的肌肉肌腱联合体，应使用标准技术，在前臂近端依次牵拉单个联合体，同时注意各手指末端的反应。依断裂的程度和部位的不同，断裂的联合体的屈指作用会出现异常迟钝或完全丧失。一旦探明恰当的肌腱，就可以应用剪刀技术小心分离肌肉肌腱交接处，同时用手牵拉肌-腱联合体的远端部分，并用Kessler或Bunnell法缝合肌腱以牵拉住肌-腱联合体并维持一定的张力。通过分离嵌在肌腱上的肌纤维而不完全破坏肌腱近端的肌肉，大约可增加1cm的长度。如果对肌肉肌腱交接处的完整性有所担心，可以采用褥式缝合或Bunnell编织缝合加强肌肉与肌腱的连接。当差大约1cm或更短的长度就可恢复正常的长度-张力关系时，该技术能派上用场。该过程完成后，可行屈肌腱延迟一期修复术。

四、Z形延长掌部肌腱的直接修复

上述技术的替代方法是首先通过缝合远端受损的屈肌腱，延迟一期修复肌-腱联合体。这种情况下，该手指的休息位与相邻手指相比其屈曲程度会异常加大，而且破坏手指休息位时的正常“阶梯”排列。对于这一点，如果损伤位于纤维骨道的Ⅰ，Ⅱ区，可在吻合肌腱断端后在掌部近端行Z形肌腱延长术。该方法使用压舌板和15号或11号刀片，纵向分离大约3cm的肌腱。这样可增加肌腱直接修复处近端肌-腱联合体的长度，可调整该长度恢复正常的长度-张力关系。一旦适当的延长完成后，使用不可吸收缝线做三次褥式缝合，把分离延长肌腱而形成的两条臂牢固结实地侧-侧缝合在一起。如果设计合理，该接口可正好位于纤维骨道的近端和腕管远端之间（图37-1）。

五、一期肌腱移植

如果纤维骨道的质量尚可，但肌腱远近端的间距过大，而无法采用上述方法对合时，可考虑即时肌腱移植。通过与肌腱的两断端吻合成远、近两个接口完成即时小段肌腱移植。缝合方式依损伤部位而定。如果损伤位于纤维骨道水平，就需要采用标准的Ⅰ区或Ⅱ区屈肌腱修复术。另外，指深屈肌腱远端可被清创掉，将移植肌腱附着于指深屈肌残端和骨之间。有几种方法可以实现该目的。小段屈肌腱移植中，若肌腱的近端残端处于Ⅱ区近端的掌中部Ⅲ区，这种情况下可允许更臃肿但强度更好的吻合。

根据近端吻合端的位置或近端肌-腱联合体的破坏程度，外科医师可以采用长肌腱移植，使肌腱近端达腕部以上的位置，在肌、腱交接处附近与肌-腱供体缝合在一起。这样可使近端修复部位远离受损区域，该部位修复后形成的结节既不会受到腕横韧带的影响也不会受到纤维骨道的束缚。该部位的修复还可采用肌腱编织法，这种修复方法牢固且不易断裂。

六、浅屈指

医师和患者在遇到以下情况时会选择形成浅屈指：指深屈肌腱严重损伤、远端指间关节损伤、近端指间关节纤维骨道远端严重受损、近端指间关节以远的部位发生复杂的骨与关节损伤，或A4滑车系统遭到破坏。该技术中，手指的屈曲功能的实现只是靠指浅屈肌。当单纯Ⅰ区发生损伤时，只有深屈肌腱受损，而浅屈肌-腱联合体完好，此时不需要肌腱重建。这种情况下只需要处理周围软组织

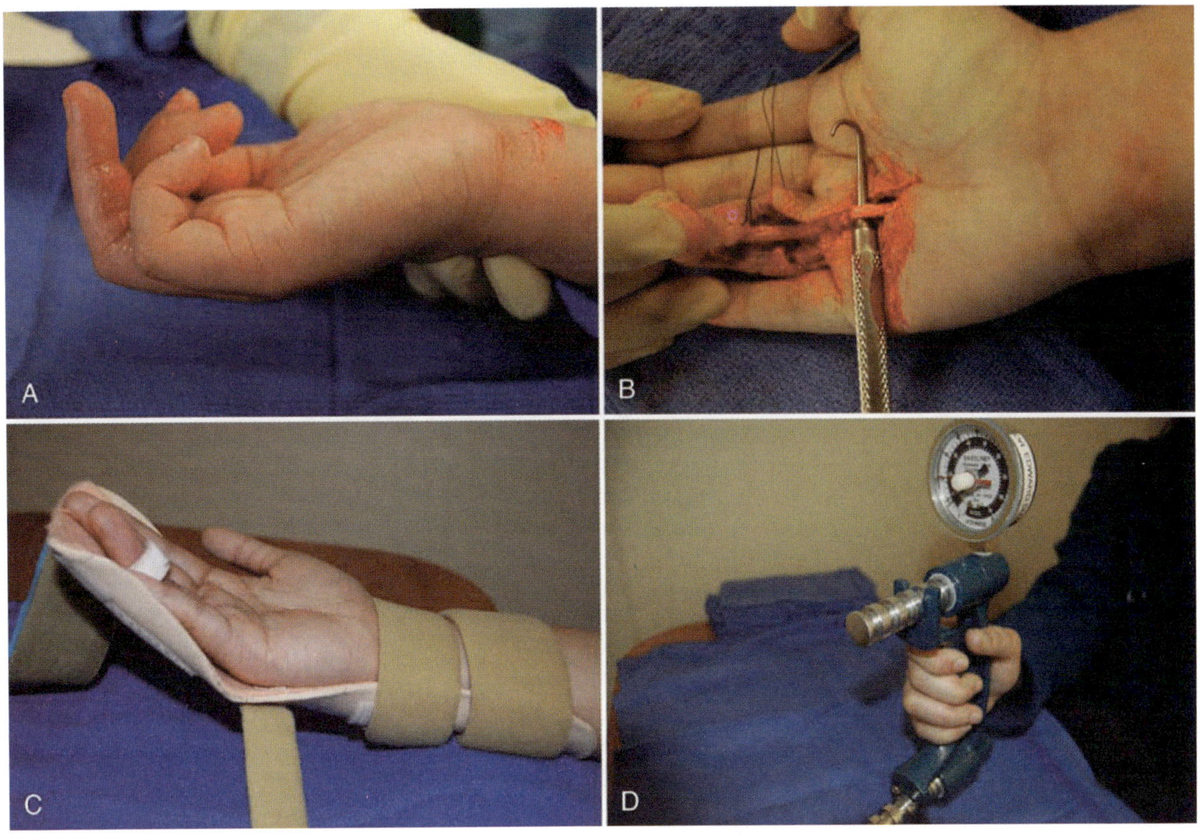

图37-1　A.28岁女性患者，工作中从梯子上摔下受伤。其第四手指裂伤伴有远端指间关节屈曲功能和手指感觉的丧失。由于工人赔偿案的诉讼问题，患者在受伤后一个月才接受手术；B.术中在Ⅱ区找出并分离肌腱的近远端，用2根3-0Ticron缝线修复。尽管对近端肌肉肌腱联合体做了牵拉，但该结构的慢性挛缩使患者的手指丧失了正常的阶梯排列。因此Z形延长指深屈肌腱的近端至修复部位，可以避免使用替代性肌腱移植物或用硅条进行2期肌腱重建；C.术后的背伸限制支具也可看作保护A4滑车的滑车环；D.术后患者逐渐恢复了正常的近端指间关节活动，如测力计所示抓握能力、极好的远端指间关节活动以及握力也得到恢复

的问题。此外，根据远端指间关节的松弛度，以及捏持时出现关节过伸或者“关节完全脱位”的可能性大小，可用深屈肌远侧残端做肌腱固定或在做好远端指间关节融合准备后使用克氏针或螺钉穿过该关节行关节融合术。如果抓取东西时，指深屈肌近端不耐触碰或深压，可切短近侧肌腱残端，使其末端位于近端的掌部、腕管或前臂。鉴于分期肌腱重建漫长的间隔期，或虽然分期肌腱重建有望成功，但手指有并发伤，这种重建方式也许是可接受的。

七、滑车重建

由于成功重建重要的滑车和屈肌腱并使两者同步康复存在困难，所以当肌腱和滑车同时损伤时可采用分期肌腱重建术。在这些情况下，一期规范重建滑车的分期肌腱重建术是很好的选择。这种分期手术的好处在于静置的肌腱段不会对滑车造成明显的张力，这样滑车在肌腱联合体、肌腱段或肌腱移植物通过之前获得愈合的机会。

传统的滑车重建术是利用残存的屈肌腱，或牺牲屈肌腱用指深屈肌腱做分期屈肌腱重建，或者有的情况下利用指浅屈肌做滑车重建。

移植来源可以是腕部的屈肌或伸肌支持带。这种替代材料具有结构更薄，强度好的优点。近节指骨水平A2滑车的理想修复是形成连续的组织环，该环在背侧位于伸指装置下，通过指伸肌腱与近节指骨背侧之间；在掌侧处于纤维骨道的水平。该环可自身缝合后并与周围软组织补充缝合。另外，附着于指骨本身的纤维骨道残端可用缝合固定移植

物，或用作使移植物穿过的带环。采用这种方式可以重建非环周360° 的滑车。然而，这却是一个很不结实的重建滑车，与360° 环周滑车移植物相比失败的可能性大。

中节指骨水平的A4滑车的重建可做成360° 圆周环，由于其接近远端指间关节的末端肌腱止点处，这种情况下，该环应位于指背侧伸肌腱装置的表面（图37-2）。

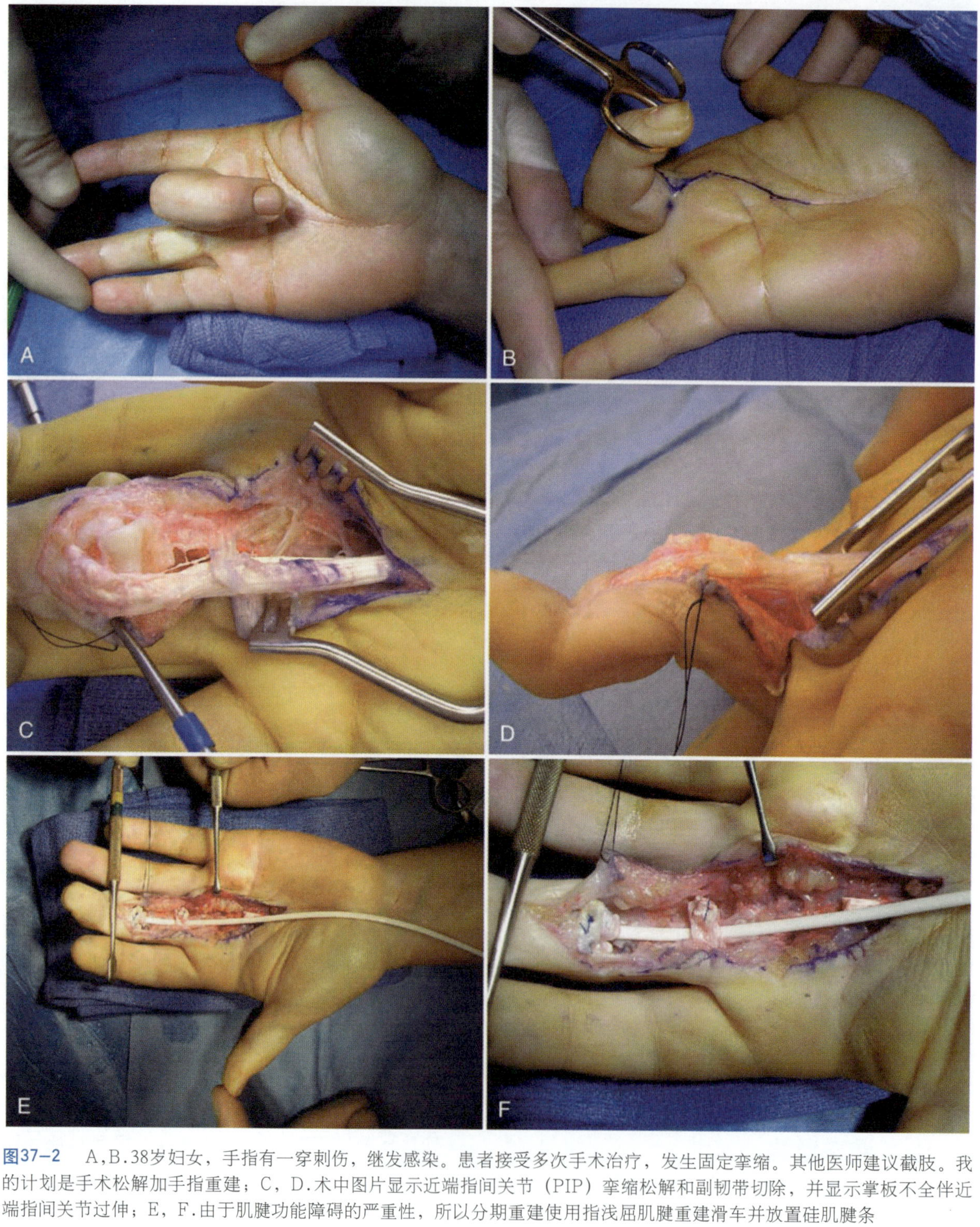

图37-2 A，B.38岁妇女，手指有一穿刺伤，继发感染。患者接受多次手术治疗，发生固定挛缩。其他医师建议截肢。我的计划是手术松解加手指重建；C，D.术中图片显示近端指间关节（PIP）挛缩松解和副韧带切除，并显示掌板不全伴近端指间关节过伸；E，F.由于肌腱功能障碍的严重性，所以分期重建使用指浅屈肌腱重建滑车并放置硅肌腱条

八、滑膜内与滑膜外肌腱移植

Seiler及其同事们的工作已经证实，滑膜内的肌腱移植与滑膜外的肌腱移植有明显的不同。他们的移植方法和强度恢复的数据显示，在纤维骨道系统中，滑膜内的肌腱移植比滑膜外的肌腱愈合快。截取下肢滑膜内的肌腱移植物——足底屈趾肌腱的方法文献中有描述（图37–2E，F）。

九、替代技术：指浅屈肌腱移植替代指深屈肌腱

一些情况下，手指的深浅屈肌腱同时损伤，可以采用近端的指浅屈肌腱修复远端的指深屈肌腱。当两条肌腱的损伤程度允许时，这种方法是可取的，并且该方法可以避免屈肌腱移植或分期重建肌腱。通过采用这种方法，仅有浅屈功能的手指可转变成具有浅、深屈功能，以及主动的近、远端指间关节屈曲功能的手指。该方法的好处在于使用一段有功能的指浅屈肌腱，通过一次手术，即可实现远端指间关节的主动屈曲。该方法的缺点在于指浅屈肌使近端指间关节和远端指间关节屈曲的力量相对薄弱。然而，与单靠指深屈肌腱提供近、远端指间关节屈曲的方法（如标准的两步肌腱重建）相比，该方法没有太大差别。

十、两期屈肌腱重建

由于纤维骨道肌腱鞘和滑车系统损伤，或因广泛损伤的抢救，上述方法不能成功实施，推荐行两期肌腱重建。关键的步骤是仔细做好切口设计，联合应用掌侧Z形切口（称为Brunner's切口）和侧正中切口暴露纤维骨道。适当的计划还应考虑到一期及二期手术时的创面覆盖及推进皮瓣的问题。肌腱床的准备包括扩大髓鞘、保留尽可能多的软组织包括滑车，选择大小合适的肌腱移植物。如果关节存在挛缩，应做适当松解。如果滑车有缺损，应当重建滑车，尤其是关键的A2和A4滑车。该方法在之前提到过（图37–2）。更多的细节，可以上网查阅James Hunter和Evelyn Mackin所著的本章版本。

十一、小结

延期或是分期肌腱重建术对外科医师，康复专家，当然还有患者来说都是一个挑战。通过使用本章介绍的原则和指导方法，可以针对不同的患者，不同的情况制定相应的对策，从而增加成功的概率。对于外科医师来说，精通一定数量的重建手术是必须的，包括肌腱修复，肌腱延长，即时肌腱移植，分期肌腱重建，以及滑车重建。康复情况则由修复的强度和重建组织的多少决定。

第二部分：延期肌腱重建：术后治疗

手术技术的进步为肌腱重建患者的术后管理和护理提供了更好的选择，包括肌腱和关节的早期活动。术后治疗的选择取决于修复的强度（缝合周边的多线修复），肌腱的质量（磨损还是清洁），以及腱鞘是否需要修复。当这些因素最佳时，可以强化康复锻炼。鉴于手术方法的多样性，屈肌腱重建后，手术医师和康复师之间交流和协作非常重要。

延期肌腱重建的不同手术方式会有相应的术后治疗措施，包括固定，早期被动运动，早期主动锻炼。已发现早期有控制的主动活动可增强修复处的拉伸强度，改善肌腱的滑动性，增加关节的活动性，恢复顺滑表面，重塑外在瘢痕，减少瘢痕粘连，改善营养促进修复肌腱的内在愈合。判断何种术后处理方案最好时应考虑修复的程度和类型，手术技术，康复师的肌腱术后处理经验，患者的因素（年龄、认知水平），社会经济因素（经济情况，家庭支持情况），以及患者的执行能力（积极性、依从性）。

康复师在肌腱修复术后有很多种恢复方案可以选择。这些方法在第36章详细提到。特殊屈肌腱重建术后处理方案会在下一节中涉及。

一、制动

肌腱重建术后很少制动，除了一些特殊情况。当肌腱重建合并其他损伤（骨折，软组织损伤，皮

肤缺损）时，可能需要制动，直至情况平稳。小孩，不配合的患者，以及认知缺陷的患者需要制动以保护修复部位。经济以及有限的保险覆盖情况也会影响患者跟进治疗的能力。

最初，可使用支具或管型石膏维持固定3～4周。一般情况下，要保持腕关节屈曲10°～30°，掌指（MCP）关节屈曲40°～60°，近侧指间关节和远侧指间关节伸直。具体的固定位置取决于重建的屈肌腱的长度-张力的性质变化，以及是否进行了延长。这种情况下，外科医师和康复师之间的沟通可以避免矫形器的位置不合适。

不能由患者独自进行锻炼。功能锻炼只可在康复师的直接监督下进行，锻炼内容包括被动锻炼（PROM）和保护下的主动伸展。3～4周可开始主动活动（AROM）和肌腱滑动练习。

二、早期被动活动

早期被动活动可用于修复不理想的情况，包括延迟修复、肌腱磨损、张力下的修复，或是患者的治疗转诊被延误并且患者在修复后1周或更长时间没有复诊。术后5～21d，肌腱的拉伸强度下降，可考虑保守的治疗方法。背侧限制支具可使腕关节屈曲0°～20°，掌指（MCP）关节屈曲40°～50°，近侧指间关节和远侧指间关节伸直。支具保护下的锻炼包括用手被动屈曲受累手指到屈曲位，并且主动伸展至受保护的屈曲位。动力牵引可用于使手指被动屈曲，还可使手指在支具内伸展。禁止主动屈曲，以免修复处受到有害张力而有断裂的风险。术后支具和锻炼方案的详细内容可在第36章中找到。

三、早期主动活动

当手术修复理想，并且其他因素不影响患者的依从性和治疗结局，可在修复的3～5d开始修复部位的早期主动活动。该方法可以使被修复肌腱的肌肉主动收缩，并且可使肌腱固定或腕关节协同运动，从而促进改善肌腱滑动。夹板的固定位置有所不同，腕关节可屈曲0°～20°，掌指（MCP）关节屈曲50°～80°，近侧指间关节和远侧指间关节完全伸直。也可以考虑采用能够附加练习的肌腱固定术或铰链支具。初始的练习包括手指的被动握拳，轻柔的主动肌肉收缩，以及在支具内握手指。第36章中介绍了这些操作细节，支具固定位置及它们的使用原理和支持证据。

四、分期肌腱重建——术后治疗

（一）钝性肌腱植入——Ⅰ期（Hunter/Mackin）Ⅰ

钝性肌腱移植物植入后，随即可开始受累手指有保护的运动治疗。用尽可能薄的敷料单独包裹手指可使单个手指活动。这种手术方法，不需要保护修复的屈肌腱。然而需要注意的是应避免扭结或刺激肌腱条的近端进入腕部，还应避免因不加限制地使用患手或者过于激进的手部锻炼而引起过度的炎症反应。

可应用背侧限制支具使腕关节屈曲30°，掌指关节（MCP）屈曲60°～70°，指间关节充分伸直。支具必须全天候佩戴（每天24h）。第一周，可以从轻柔的被动屈曲受累手指和指圈开始有保护的锻炼，在该指圈里，相邻手指可主动辅助受累手指屈曲。该练习每次做10个重复动作，可忍受的话每天进行4～6次。伤口闭合后可进行其他的治疗来控制水肿和处理瘢痕。

手术后3周，可以除去背侧限制性夹板，并使用尼龙套圈或并指带将受累手指与相邻手指固定在一起。这样可以保护受累手指，同时不影响手在日常生活中的功能。一些情况下，患者可根据工作要求恢复工作活动。

预防措施和并发症

手指的早期活动可以减少粘连和挛缩。然而，患者手指术后早期活动，有可能形成滑膜炎的风险。激进的活动或锻炼过度可能增加切口部位的疼痛，肿胀，并且减少手指的被动活动范围（PROM）。此时应告知医师，并停止锻炼，同时使用支托支具固定手部直至滑膜炎解除。持续的滑膜炎可以导致腱鞘增厚，活动度损失（ROM）以及挛缩形成。

如果近端指间关节或远端指间关节在术前存在挛缩或在治疗的任何阶段有挛缩形成的迹象，应立即佩戴支具以恢复手指的完全伸直。持续的屈曲挛缩可能在肌腱重建的两个阶段都需要持续的监测、支具调整以及佩戴夜间支具。通过屈曲受累关节的近端和远端关节，伸展受累关节，从而进行有保护的被动活动。持续挛缩的处理也可以通过在近节手指的背侧放置近端关节楔，增大掌指关节（MCP）的屈曲。然后将尼龙吊带置于手指远端，牵拉挛缩的指间关节拉至轻度伸展。

一期肌腱重建的目标是使被动活动范围最大化，获得良好的关节活动，防止屈曲挛缩，并且为最终的肌腱移植塑造一个有活力的滑行鞘。

（二）肌腱移植——Ⅱ期

Ⅱ期手术重建是将移植肌腱的近端与残存的提供动力的肌腱固定，然后把其远端固定在骨上。远端固定可以用或不用钮扣和钢丝，并且要维持固定至少6周。手术后转诊做康复治疗，康复师应和手术医师根据修复的强度和状况制订一个治疗计划。如果修复处结实并且腱鞘状况极好，可在术后第1周开始早期主动活动（参见之前部分）。可在保护性矫形器的限制内进行被动的复合握拳和主动的屈指握（放开和握住）。如果移植肌腱修复和腱鞘不理想，可以进行早期被动活动或动态牵引。参见第36章中早期被动或主动功能锻炼的治疗指南。在Ⅰ期中，应采取措施尽量减少滑膜炎或者挛缩的发生。

此期还应注意监测患者在最初3～4周的肌腱滑动量。那些肌腱可充分滑动或远近指间关节活动度接近正常范围70%的患者其肌腱修复处发生的粘连最轻，但是断裂的风险会更大。这种情况下，背侧限制支具佩戴应满6周，并且主动活动应小心进行。如果放置纽扣和钢丝作为肌腱远端的锚定装置，那么支具可能要放置更久一些（长达12周），从而留出更多的愈合时间。

（三）活性肌腱移植——Ⅰ期

活性肌腱植入物的置入与钝性肌腱植入物相似，然而，其近端与有主动的动力肌腱相连，从而允许早期活动和发挥功能。术后3d内即可开始康复治疗，并且Ⅱ期肌腱移植术后可进而行早期主动活动。

如果需要重建滑车，通常在Ⅰ期手术中进行，使其在Ⅱ期修复前愈合。钝性肌腱移植中只固定其远端，修复的滑车不需要保护，这是因为其活动是被动的，因而对滑车造成的张力较小。而活性肌腱移植中，滑车环是必须的，因为肌腱的主动活动会给修复的滑车造成张力和损害。术后第1周，患者行主动练习时可使用柔软的尼龙带或用患者的另一只手在修复的滑车上施加压力用以保护修复的滑车。随着手指的肿胀减退，使用热塑形的滑车环可在康复锻炼和使用手时保护修复的滑车。如果所需的保护期较长，可以使用厚的金属环。修复的滑车至少需要保护6个月。

由于活性移植物的强度，患者的康复练习和活动进展较快。温和渐进的阻力练习，如使用泡沫卷或海绵，可在术后3周开始，并且第4周可以进而使用轻阻力的橡皮泥。尽管活动积极的患者需要额外2周的保护，但是背侧限制支具还是应在术后6周去掉。从8～12周，患者可以完全使用手进行活动，但12周以后患者才能进行强力的抓握和举重。鼓励患者可以逐渐加强力量锻炼的同时逐步恢复工作活动。

（四）肌腱移植——Ⅱ期

活性肌腱移植物维持原位和功能的时间不确定。然而，任何可能出现的挛缩，粘连或断裂都应立即行Ⅱ期肌腱移植。Ⅱ期肌腱移植应考虑手指动力结构的强度，最佳的活动度，以及软组织的柔软度。活性移植物的Ⅱ期肌腱重建与钝性移植物相似，先去除移植物，再植入移植肌腱，并且通过早期被动或主动活动不断增进术后康复。

五、小结

屈肌腱重建术后的恢复需要外科医师，康复师和患者的密切交流与合作。选择手术方式时，除了创伤的具体细节外还应考虑患者的生活方式和环境，这一点极其重要。康复师还应监测患者对术后支具及锻炼方案的反应，并根据患者的进展及愈合情况咨询外科医师后做出调整，而不是死板地执行时间表。

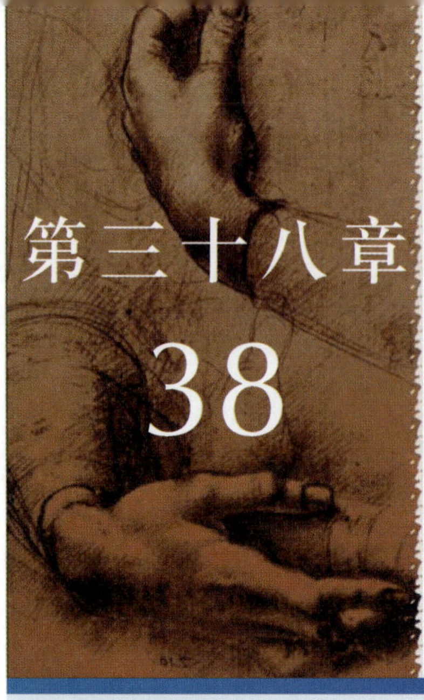

第三十八章 38

伸肌肌腱：评估与手术处理

原著者 ERIK A.ROSENTHAL, MD AND BASSEM T.ELHASSAN, MD
译校者 李一汉　王起奎　周君琳

关键点

- 如同屈肌腱损伤一样，伸肌肌腱损伤的治疗和康复一样复杂、费力、耗时，结果常令人失望。
- 手掌和手指背部伸肌肌腱的位置使得这些肌腱有相当面积易于受伤，产生瘢痕限制活动。
- 腕部伸肌肌腱支持带有功能的部分必须予以保留，以防止肌腱弓弦样改变及其造成远端背伸延迟。
- 修补伸肌肌腱的缝合技术应当考虑到肌腱的大小和纤维方向，以及肌腱床和覆盖组织的一致性。
- 早期的保护性运动方案应选择性在患者身上使用。早期运动不建议在肌腱末端（Ⅰ区）修复之后进行，腕部屈肌腱或者前臂近端的肌肉肌腱相接点应修补后进行。
- 手指伸肌肌腱功能解剖机制的研究对于了解锤状指畸形、纽扣状畸形和鹅颈畸形的病理机制和治疗是必须的。
- 伸肌肌腱运动的瘢痕限制能够打破远端节段的屈伸平衡，限制的位置和范围能够通过仔细的临床检查来发现。
- 再次手术松解瘢痕，比如在治疗上能够取得最大的改善，客观上肌腱粘连松解术应在患者的病情不再改善后进行。而且，手术过程中将分离肌腱与周围组织中的供血血管，肌腱的修补应当在其能够耐受手术打击并恢复的情况下进行。

正常的手功能反映了伸肌腱的完整，因为它们对手的平衡、力量、灵活性和活动范围的贡献是必须的。伸肌腱的任何活动受限都会表现为手指功能的部分损失。伸肌腱的损伤所带来的不良作用通常认为轻于屈肌腱损伤所带来的不良作用，而且其损伤的治疗和康复总被认为不如屈肌腱损伤的治疗和康复错综复杂、耗时，并且预后也相对更好。可是经验表明，伸肌肌腱的损伤一样复杂，耗时，效果令人不满和失望。手指的伸肌比它们的拮抗肌——屈肌更弱小，它们工作的能力和滑动的幅度也更小，它们也需要横向的运动，而这是并非屈肌功能所必须的。伸肌肌腱的伸肌支持带至更远的部分相对薄而宽，表面相对大，易于受到损伤，容易形成瘢痕粘连。手指的伸肌肌腱结构精细，手指间的关系复杂，这也增加了受伤后功能异常的可能性。伸肌肌腱或者它们的附属结构所受的任何暴力会引起潜在的功能异常。

一、背部筋膜

对于前臂和手筋膜的解剖认识有利于受伤后外科手术操作的设计，也有利于调整康复计划。

手背柔软的皮肤缺乏可以稳定手掌皮肤的筋膜隔。做攥握动作的时候，原本手指背伸时出现的皮肤皱褶会消失。手背部皮肤的收紧能够挤压手背部的静脉和淋巴管，从而起到有效的静脉和淋巴泵的作用。

手背部表浅的筋膜是由不同厚度的脂肪层和其之下包含背部静脉、浅表淋巴管、桡神经和尺神经感觉支的膜层共同组成。表浅筋膜与深层筋膜连接并不紧密，从而存在着一个潜在的腔隙。背部皮下出血和淋巴水肿将使手指处于背伸位并使拇指处于背伸–反掌位。上述的泵的机制受到了限制，这使得水肿加重，而做握的动作就更加受限了。背部瘢痕也限制了正常攥握的力量。而在这种难以控制的背部水肿之后继发出现的不利情况是掌指关节（MCP）和拇指间隔紧张导致关节僵硬（图38–1）。

前臂的筋膜分为浅层和深层。而在腕部水平的伸肌支持带则是由起源于前臂筋膜深层的浅腱和深腱层组成（图38–2）。浅腱层是由指向不同方向的编织性纤维构成的，包裹着腕部。桡侧近端的浅腱伸肌支持带在掌长肌的上方与前臂筋膜融合；中间的纤维与桡骨远端相连接，纤维的远端与掌部筋膜相连。尺侧的浅腱支持带包裹着尺骨远端但并不与之连接。浅腱支持带的尺侧近段纤维跨过尺侧腕屈肌肌腱（图38–3），并与前臂筋膜融合，中间纤维连接着三角骨和豌豆骨，而远端的纤维连接着小鱼际的筋膜。6条垂直的间隔连接着浅腱支持带，延伸到桡骨远端，组成了背侧的5个间隔室。这些被定义为骨纤维管的组织固定并且支持伸肌肌腱，它

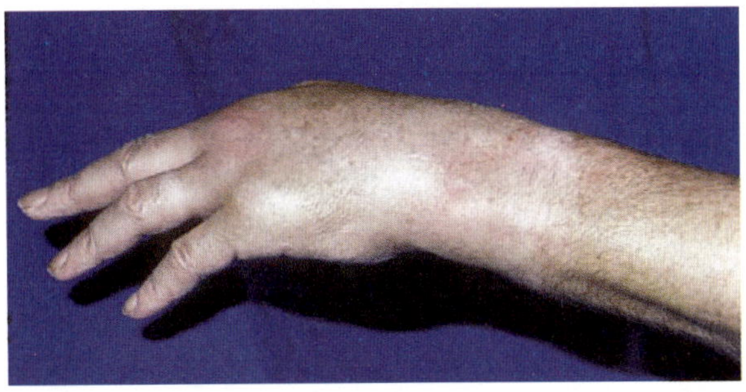

图38–1　背部皮肤和筋膜的扩张使掌横弓反转并将手指牵拉向背侧

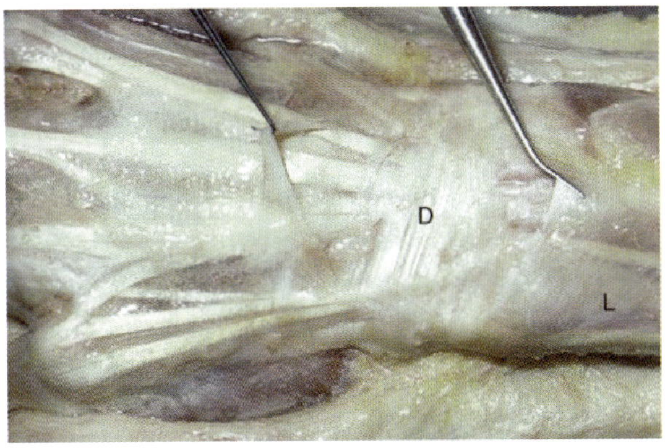

图38–2　背部深筋膜解剖。探针将背部深筋膜向近端提拉，同时用钩子将深筋膜牵向伸肌支持带的远方。网状腱周筋膜，腱旁组织包裹着伸肌肌腱，拉向伸肌支持带远方。筋膜增加了肌腱运动的效率，改善了肌腱的内部血液循环。D.伸肌支持带；L.linea jugata

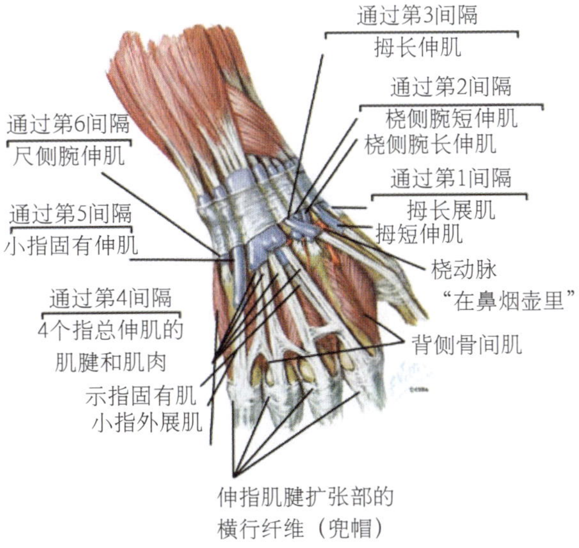

图38–3　伸肌肌腱解剖（Reprinted, with permission, from Lampe EW.Surgical Anatomy of the Hand. Summit,NJ:CIBA Pharmaceutical,1969.）

们的腱鞘在头状骨的近端支持着腕部的轴向运动。肱桡肌腱和桡骨远端的骨膜覆盖着第一个间隔室的底部，而桡骨骨膜构成了第二个和第三个间隔室的底部。深腱支持带构成了第四个和第五个间隔室的底部。第六个间隔分开了小指伸肌（EDQ）和尺侧腕伸肌（ECU），并且连接到桡骨远端的尺侧，但不与尺骨相连。这一桡侧的连接构成了一个纤维核心并成为背侧远端的尺桡韧带和尺腕复合体的起点，即一种纤维核聚集物的类似物——韧带联合，就像在手指掌指关节的掌角所描述的那样。第六个间隔室支持带是由间隔连接来固定的，这个连接是完全由软组织构成的，且并不直接连接至骨组织。这个间隔室相对坚韧，由于其拉伸及变形能力的突出，故可以承受较大的拉力和较高的负载。这在有症状的尺侧腕伸肌腱（ECU）的移位出现时是有临床意义的。

深腱伸肌支持带与浅腱伸肌支持带之间存在疏松的网状组织将两者分开，而前者构成了固定尺侧腕伸肌腱（ECU）的第六个间隔室所在的独立骨纤维管。这一不与浅腱伸肌支持带相连的情况使得在手掌内翻，外旋的过程中尺骨的旋转不受限制。固定的骨纤维管或者腱鞘，4只存在于尺骨头的远端，与三角纤维软骨复合物（TFCC），三角骨，豌豆骨，第五掌骨相连。这一骨纤维管在手掌内翻，外翻的过程中将尺侧腕伸肌腱（ECU）固定在尺骨茎突和第五掌骨之间，使之保持直线方向（图38-4）。尺侧腕伸肌腱（ECU）在手掌向上的运动中滑到尺骨茎突的背侧及其运动的沟的外面。尺侧腕伸肌腱（ECU）通过筋膜结构，linea jugata，动态地固定于位置不变的腱鞘近端，而linea jugata在手掌外翻时紧张并对抗肌腱的移位（图38-2）。

伸肌支持带延续覆盖手掌的背侧，形成深筋膜。这一深筋膜由两层：背侧的浅腱和深部的深腱层组成。它们共同构成了一个闭合的筋膜间隙，其边缘为：伸肌肌腱腱鞘的近端，第二及第五掌骨以及掌骨头的远端。在深筋膜的两层膜之间，伸肌肌腱变得扁平，靠腱周筋膜——即腱旁组织的血管供血（图38-2）。深筋膜的深腱层则固定于骨间膜上（图38-5）。

腱周组织在胚胎时期出现，并被认为产生伸肌

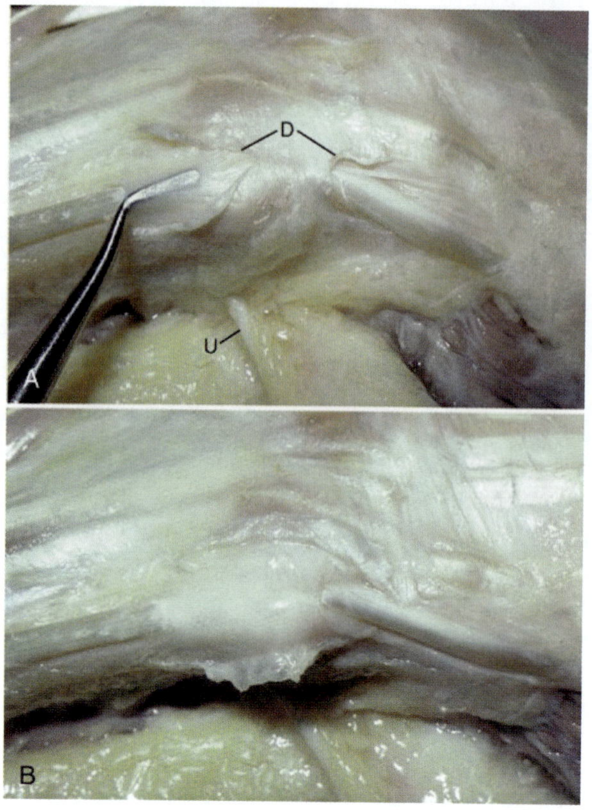

图38-4 第六背部间隔室。浅筋膜伸肌支持带在表面，与间隔室相连，不与腱鞘和尺侧腕伸肌（ECU）腱相连。A.伸肌支持带向近端和远端切开，保留中间纤维。小间隔在腱鞘内。尺侧腕伸肌（ECU）腱在腱鞘内固定于尺骨茎突的基底部至三角骨，而这一筋膜的腱鞘管来源于深筋膜伸肌支持带。尺侧腕伸肌（ECU）腱位于第五掌骨的右侧；B.在掌外翻的运动中，肌腱的成角增加了尺侧移位的力量。腱鞘在正常的情况下固定尺侧腕伸肌（ECU）腱但不限制其滑动；D.伸肌支持带；U.尺神经的背侧感觉支

肌腱。伸肌肌腱的解剖学变异可能反映出成人腱旁组织进展性的变化。这一透明的血管膜允许伸肌肌腱在深筋膜的两层之间滑动。在一定的创伤条件下会产生了大量的瘢痕组织及粘连（见“塞克雷汤病”，Secrétan's disease)。

伸肌肌腱是通过血管系膜——腱系膜来接受血供的，腱系膜是屈肌腱连结物的同类物。桡动脉和尺动脉的分支——穿过骨间膜前动脉的背支——和构成掌深弓的血管在这些筋膜的可折叠的褶皱中进入肌腱。腱系膜更长，也适应于更长的肌腱背伸。伸肌肌腱的肌腱内血管结构几乎是不变的。伸肌肌腱支持带下面的滑液弥散提供了伸肌肌腱70%的营养，是首要的营养途径。通过腱系膜的血管灌注提

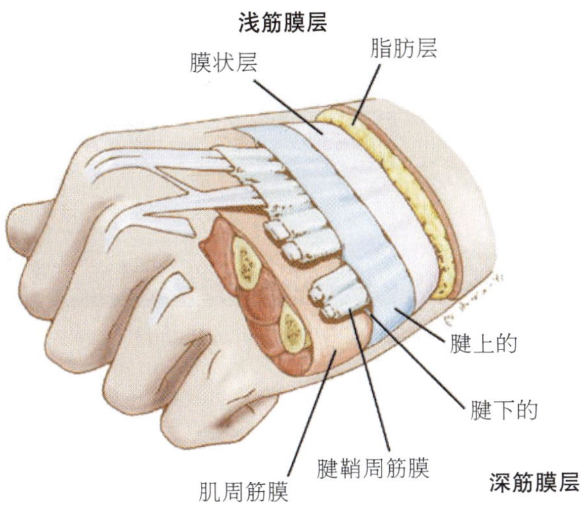

图38-5 手的背侧筋膜（Redrawn, with permission, from Anson BJ, Wright RR, Dykes J. The fascia of the dorsum of the hand. Surg Gyn Obst. 1945; 81: 327-331.）

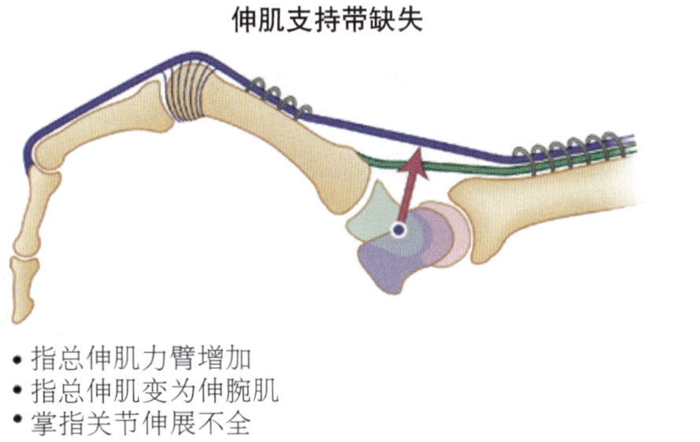

图38-6 伸肌支持带缺如。示意图表示源自于伸肌支持带缺如而引起的解剖及生物力学的改变（Reprinted, with permission, from Rosenthal EA. Dynamics of the extensor system. In: Hunter JM, Schneider LH, and Mackin EJ, eds. Tendon and Nerve Surgery of the Hand. A Third Decade. St. Louis: Mosby Year Book 1997, Plate 7.）

供了明显不足（30%）的营养。纵向的肌腱内脉管系统没有提供有意义的营养供应。深筋膜在向伸肌肌腱内部提供营养方面起到的作用和骨纤维鞘在屈肌腱滑液弥散中起的作用类似。

背部筋膜对伸肌肌腱还有另一种作用。浅腱层组成了背部滑车，而这一滑车结构有效地提高了伸肌的固有力量向远端的传导及肌腱的背伸。选择性地移除部分背部筋膜仍可以保留功能。在桡腕关节和尺腕关节的水平，伸肌支持带应保留一部分。在手腕进行同一程度的背伸时，伸肌支持带不存在的情况下肌腱的背伸是伸肌支持带存在的情况下肌腱背伸的2倍（图38-6）。过度的肌腱移除将导致明显的弯曲及伸肌动力学的改变。当手腕背伸时，患者可以通过减低它们手指的主动背伸来代偿弓弦样改变及伸肌力量的减低（图38-7）。

为了治疗背侧第一间隔室的狭窄性腱鞘炎而进行的伸肌肌腱鞘切除术应当保留伸肌支持带与桡骨远端的连接，并且限制任何桡骨茎突远端筋膜的剥离。如果影响第一间隔室的手掌部的连接，那么在腕关节屈曲的时候，第一间隔室的肌腱将可能出现移位。桡骨茎突远端的过度的剥离能够带来肌腱的弯曲，从而改变正常的拇指力量。通过拇长展肌（APL）进行的第一掌骨的外展将会减弱。拇短展肌（EPB）的弯曲增加了第一掌骨背伸的力

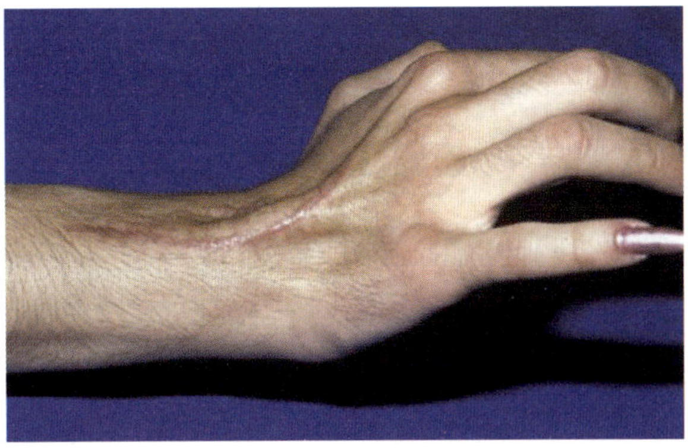

图38-7 因为移除背部保留的筋膜层而引起的背部弯曲和伸肌背伸的效力。伸肌支持带的一部分必须保留以维持正常功能并避免外形毁损

臂，但可以减少掌指关节的背伸（图38-8）。

手术后覆盖敷料应使手的水肿得到控制并减少血肿的形成。Mountain Mist消毒（Leggett and Platt，Inc.）聚酯棉球浸入生理盐水中，湿敷于伤口表面可以使手获得舒适的、轻缓的挤压制动，并且促进伤口渗血的排散。这种有浮力的防水材质使得水分排散，促进伤口通风，这样可以减少皮肤的浸泡发软（图38-9）。

8个伸肌肌腱损伤区已经由Kleinert和Verdan定义出来，而Doyle提出了第九区。Ⅰ、Ⅲ、Ⅴ、Ⅶ区跨关节，Ⅱ、Ⅳ、Ⅵ区跨骨干或者管状骨，伸

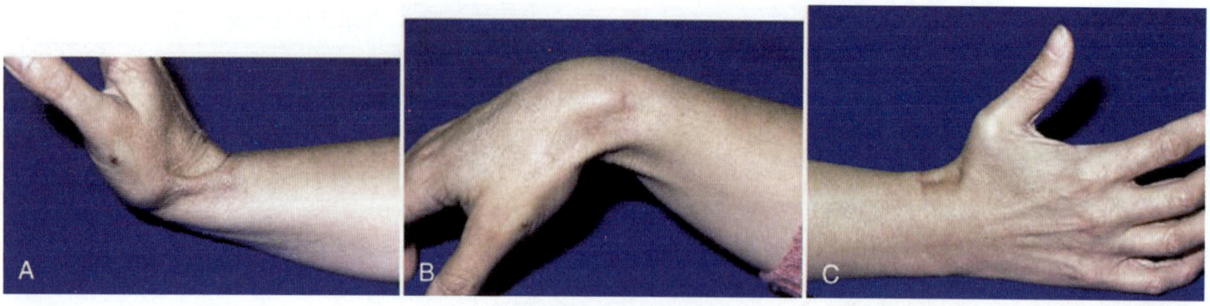

图38–8 拇指不平衡的姿势反映出伸肌支持带和可以限制拇长展肌和拇短展肌的深筋膜的移除。A.手腕背伸时肌腱的移位和弯曲；B.手腕的屈曲；C.在掌指关节水平第一掌骨的过度背伸出现了背伸延迟，这是源于力臂的改变和这些肌腱背伸效力的减低。当第一背部间隔室表面的伸肌支持带被剥离后，桡骨远端的深筋膜应当被保留，桡骨远端的筋膜无需剥离

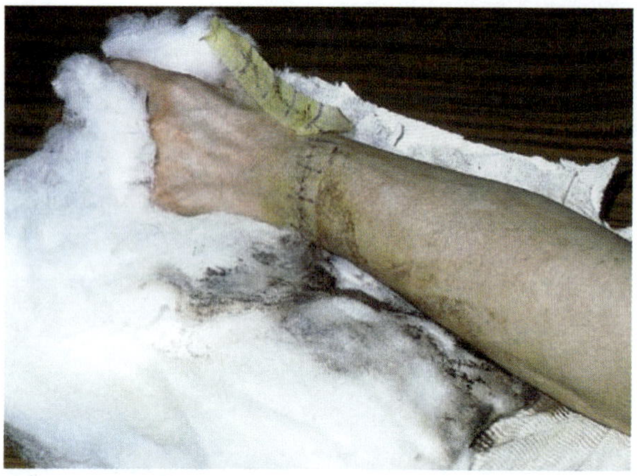

图38–9 湿润的聚酯棉絮辅料对伤口有舒适、轻缓地挤压并将伤口的渗血吸收；这种有浮力的材料也可以防止皮肤浸泡发软

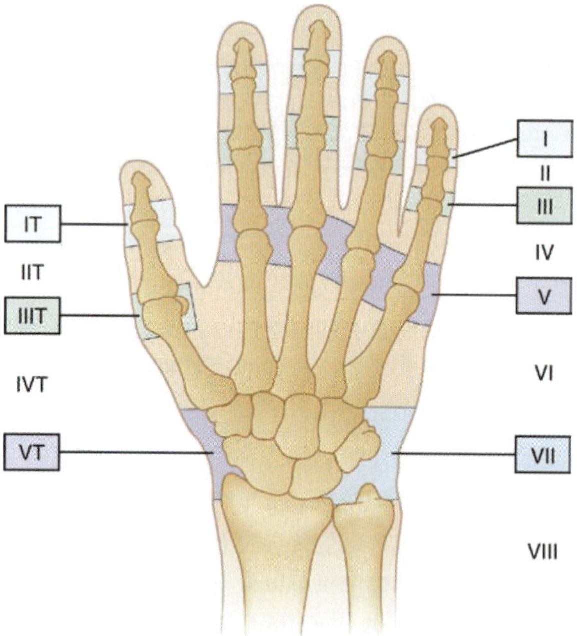

图38–10 手及前臂的伸肌肌腱损伤区域。前臂远端的Ⅷ区位于伸肌支持带的近端。Ⅸ区包括前臂剩余的更近端的部分

肌支持带近端的Ⅷ区覆盖前臂远端，Ⅸ区包括前臂近端的剩余部分（图38–10）。

二、腕伸肌肌腱

在平衡手的功能及伤后康复得到成功的方面，腕部的伸肌肌腱起着非常关键的作用。局部的攥握依赖于三条腕部伸肌肌腱选择性的稳定力量。在没有腕部伸肌肌腱的情况下，手指伸肌肌腱依然能够引起腕部的背伸。可是这一替代模式缺乏正常的力量，并且在手的空间定位上没有主动的灵活运动。手指的背伸能够引起手腕的背伸，但是一种不自然的功能结果。

在桡骨及尺骨远端的水平位置上，第二、第三及第六背部间隔室内，桡侧腕长伸肌（ECRL），桡侧腕短伸肌（ECRB）和尺侧腕伸肌（ECU）的各自位置相对于手腕运动的轴线是固定的（图38–3）。这三个手腕背伸肌肉有不同的体积，横截面积，纤维长度和力臂。这些不同体现在不同的表现和对手腕运动的不同贡献。

桡侧腕短伸肌（ECRB）有最长的力臂和最大的横截面积，是最强和最有力的腕伸肌。桡侧腕长伸肌（ECRL）向近端延展至肘部，起自肱骨外上髁，止于第二掌骨基地部，有最长的肌纤维和最大的体积。因此，在维持负荷方面它的能力最强。它向远端延展，向桡侧偏移，与尺侧腕屈肌（FCU）相对抗。手内翻时，前臂内的尺侧腕伸

肌（ECU）在尺偏上有最长的力臂，在尺偏肌上最有力。在腕部屈伸时，桡侧腕伸肌有37mm的幅度，尺侧腕伸肌（ECU）有18mm的幅度。这三块肌肉有着不同的解剖特点，但是在起点上彼此融合，共同平衡着手腕的背伸和屈曲，以及尺侧和桡侧的偏移。

尺侧腕伸肌（ECU）在这些腕部伸肌肌腱中是独一无二的。在所有腕部运动的时期中都表现出某种程度的收缩。手腕背伸时，它的潜能变化取决于前臂旋转的位置。在手内翻时，正常的肌腱位于尺骨头的中间（尺侧）并稳定着手腕。它是一块强大的尺偏肌，并且平衡手腕运动轴线桡侧的肌腱张力（在头状骨近端的终点），但是一块相对弱小的腕伸肌。当前臂外翻时，为了手腕背伸的尺侧腕伸肌（ECU）的力臂延长，成为更为有力的腕伸肌。

尺侧腕伸肌（ECU）肌腱止于远端的第五掌骨基底。尺侧腕伸肌（ECU）在起于尺骨茎突基底至三角骨的区间内，凭借着本身的骨纤维鞘而在尺骨头远端的位置非常固定。而这个骨纤维鞘其实是有带条状滑囊的强大深筋膜条带，与其上面的伸肌支持带的浅筋膜层相分离。而尺侧腕伸肌（ECU）的骨纤维鞘与其表面的三角纤维软骨复合物（TFCC）有着宽而强的连接。在手腕背伸时，剥离三角纤维软骨复合物（TFCC）会增加尺侧腕伸肌（ECU）的背伸和弓弦样改变（图38-4）。

在近端，尺侧腕伸肌（ECU）肌腱通过纵行的增厚的前臂筋膜带，linea jugata，动态地固定着，而linea jugata起自尺骨茎突，斜行走向桡侧近端。肌腱在手外翻时呈现出尺侧方向的钝角。这个角的顶点在近端动态稳定结构，linea jugara，和远端固定结构，subsheath，过渡点之间。这个角随着前臂的外翻而逐渐变小并增加尺偏。尺侧腕伸肌（ECU）的收缩，前臂的外翻，手腕的尺偏增加了尺侧腕伸肌（ECU）尺侧的张力，而这一张力为subsheath，伸肌支持带和linea jugara所对抗（见图38-2）。

由张力引起的腱鞘炎所产生的尺侧腕伸肌（ECU）的摩擦合并部分肌腱断裂，是慢性手腕尺偏疼痛的原因。在手腕旋转时尺侧腕伸肌（ECU）的深筋膜管能够断裂，允许肌腱出现半脱位。这一疼痛情况反映出这一特异的解剖缺陷。对于保守治疗后症状仍旧持续的患者而言，以伸肌支持带在桡侧重建一个皮瓣是可行的。以缝合锚钉修复或者加深尺侧腕伸肌沟都曾经被报道过。

有报道称，由于手外翻而引起的尺骨远端尺侧腕伸肌（ECU）腱可以断裂。由于尺骨骨赘引起的第六伸肌间隔室底部的糜烂是一种变异，但是可以引起肌腱的摩擦。断裂的肌腱可以通过游离的肌腱移植物而重建。

尺侧腕伸肌（ECU）可以出现一种少见而反常的运动，及肌腱滑动至小指伸肌（EDQ）的运动。两个肌腱之间的连接通过不同的背伸能够阻止小指和手腕的同时屈曲，产生伴有疼痛的功能异常。这时切除这一反常肌腱是有手术指征的。

在手或者腕部出现损伤而没有腕部伸肌肌腱直接创伤的情况下，手腕伸肌功能可以加重。垂腕发生后，一种替代手指伸肌的形式将出现来完成手腕的背伸。这种由中枢控制的手腕肌腱背伸的情况应及早发现，并开始使用支持性的手腕矫形器。手腕应固定于轻微背伸，允许手指屈曲和背伸，而手腕伸肌受到限制的位置。背伸手腕，对抗外力并且手指完全屈曲对达到目的是有帮助的。手腕伸肌和手指屈肌之间的自然协同能够辅助康复（图38-11）。

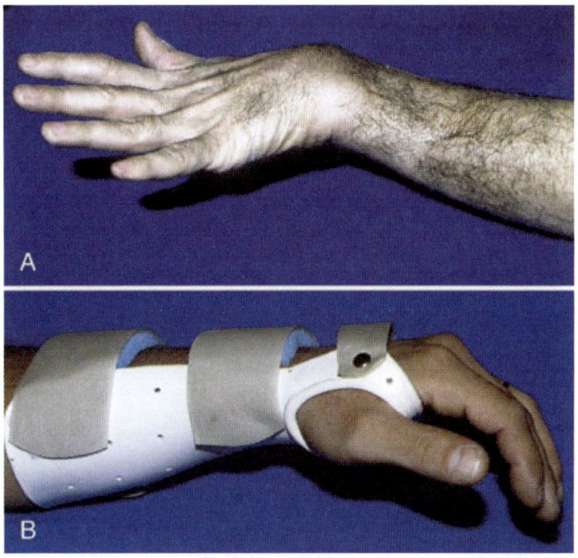

图38-11 创伤后手腕伸肌功能的丧失。没有对手腕伸肌的直接创伤。A.手指伸肌利用这种替代模式完成手腕的背伸；B.针对手腕伸肌而进行早期矫形器的使用并进行再教育是必要的

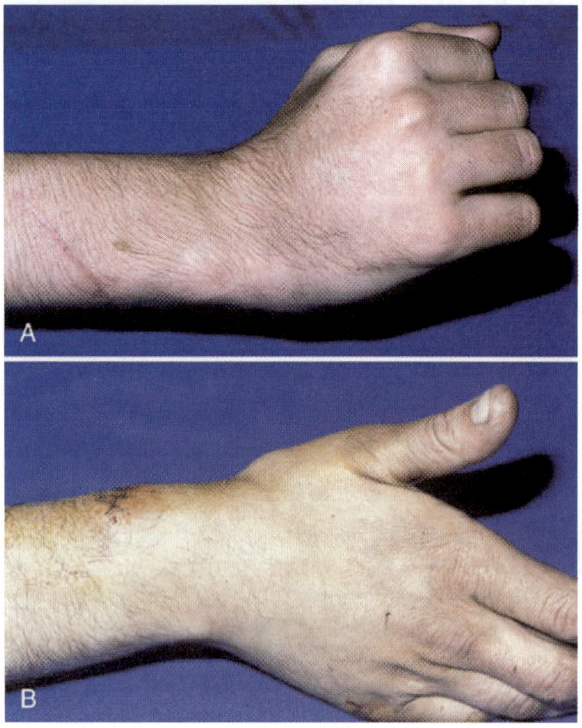

图38-12 A.尺侧腕伸肌（ECU）的中断表现为手腕背伸的不平衡。修复后的康复治疗需要了解尺侧腕伸肌（ECU）正常功能的多个方面；B.桡侧腕伸肌肌腱的撕裂。手腕无法向桡侧屈曲，造成了手无法空间定位及攥握的力量减低

尺侧腕伸肌（ECU）的撕裂在某些患者中出现了明显的不平衡。如果腕部桡侧伸肌没有足够能力来平衡张力的话，将会产生手腕持续的桡侧偏移。尺侧偏移的背伸无法完成，握力减小，大部分功能都表现笨拙（图38-12A)。桡侧腕伸肌的撕裂也会干扰手的空间定位和攥握的灵活运动（图38-12B)。所有这三条背伸肌肌腱都明显影响着正常的功能，每一根都应当在受伤后完全修复。在常规受伤后对着三条腕伸肌肌腱进行修复将改善长期的功能预后，否则将减低攥握或者掐的力量。

三、指伸肌肌腱

（一）掌指关节的近端（Ⅸ、Ⅷ、Ⅶ、Ⅵ区）

手指的伸肌肌腱是指总伸肌（EDC）肌腱，示指固有伸肌（EIP）肌腱和小指伸肌（EDQ）肌腱。指总伸肌（EDC）和示指固有伸肌（EIP）的

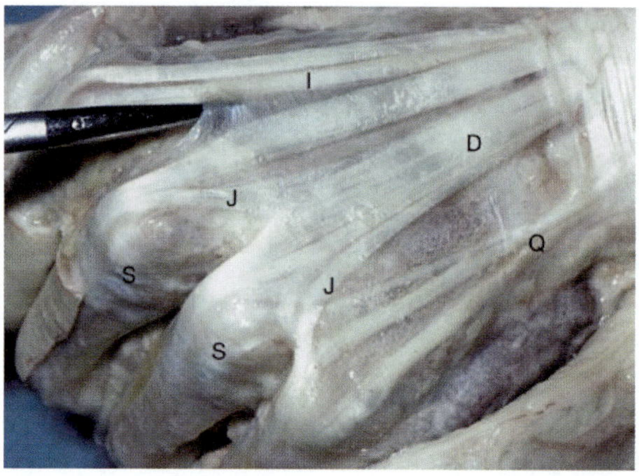

图38-13 伸肌肌腱解剖。深筋膜已经被移除。手术器械提起了连至示指伸肌肌腱的联合腱；D，指总伸肌（EDC)；I.示指固有伸肌（EIP)；Q.小指伸肌（EDQ)；J.联合腱；S.掌指关节上方的矢状束。在攥握的时候，联合腱动态稳定伸肌肌腱

肌腱在背侧第四间隔室内的腱鞘中通过伸肌支持带的下面，然后在手指的掌指关节的上方与矢状束相混合，分散进入各自的路径。它们在深筋膜各层的中间变得扁平。指总伸肌（EDC）向远延伸为示指、中指、环指的肌腱，使得小指出现不同的滑动（图38-13)。指总伸肌（EDC）的解剖变异是常见的。异常的指短伸肌可以表现为上肢背侧的一个小包块，但是没有临床意义，它通常起于手桡侧背部至第三掌骨，以肌腱止于示指和中指。

中指和环指的掌指关节的背伸取决于邻近手指的位置，完全独立的背伸是不存在的。中指，至少是环指的独立的伸肌是不存在的。独立的伸肌的缺失归因于前臂指总伸肌（EDC）肌腹内的纤维联合带和联合腱的完整。在示指固有伸肌（EIP）转换后，到示指的分离的指总伸肌（EDC）肌腹有独立的神经支配，这支神经来自骨间后神经，故可以保留独立的示指背伸。

示指固有伸肌（EIP）和小指伸肌（EDQ）拥有独立的肌肉，因此有独立的功能。不管其他手指的位置，示指和小指的背伸是容易进行的（图38-14)。示指固有伸肌（EIP）和小指伸肌（EDQ）走行向尺侧，与指总伸肌（EDC）相对应的部分类似；示指固有伸肌（EIP）通常有一根肌腱，而小指伸肌（EDQ）有两根。示指固有伸肌（EIP）可以分出一根少见的异常的肌腱至拇

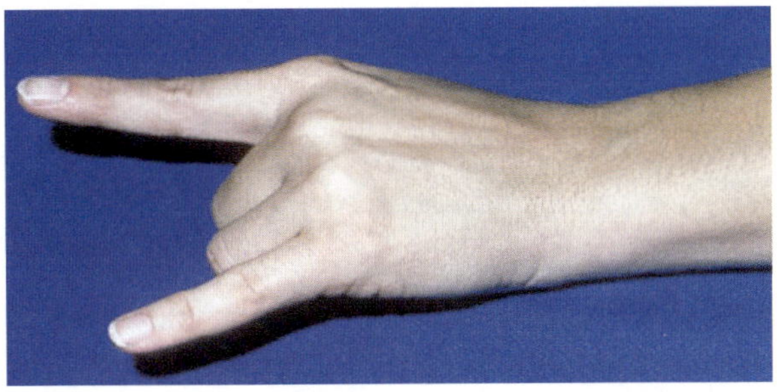

图38-14　示指固有伸肌和小指伸肌因为有独立的肌肉而有独立的功能。其远端没有圈合故与其他手指的位置没有任何关系。指总伸肌（EDC）至示指可以有独立的肌腹，有独立的神经支配

指，即拇、示指跖肌腱。还有一块异常肌肉，起自前臂背部间隔室，止于中指伸肌肌腱，即中指固有伸肌，是示指固有伸肌的同类肌肉。当示指固有伸肌（EIP）劈裂并止于示指和中指，这一异常被定义为共同的示指和中指伸肌。

非固有手指伸肌肌腱的背伸为50mm：腕部屈伸31mm，掌指关节运动16mm，近端指间关节（PIP）运动3～4mm，远端指间关节（DIP）运动3～4mm。远端指间关节（DIP）运动可以引起近端指间关节的近端伸肌肌腱的运动，而这只能在该关节限制在中立位时进行。正常情况下，在指间（IP）关节屈曲的时候，通过侧带的掌侧移位，终末肌腱的延展在近端指间关节（PIP）的水平消失，但不影响伸肌肌腱的近端。

1.联合腱

联合腱是一种宽的肌腱间联合，发散于指总伸肌（EDC）至环指。这些条带将指总伸肌（EDC）肌腱与中指、小指，有时与示指连接（图38-13）。小指伸肌（EDQ）通常接受了明显的支持，但是示指固有伸肌（EIP）则没有。指总伸肌（EDC）肌腱与示指伸肌肌腱的连接通常仅剩一个残留的遗迹。在背伸时，这些条带通过转移力量辅助邻近相连的手指背伸，使得伸肌肌腱作为一个整体而起作用。伸肌肌腱近端的断裂通常因这些条带的作用而被掩盖。受损肌腱直视下的全范围的潜在运动是需要进行检查的，尤其是在排除肌腱撕裂的可能性之前（图38-15）。示指的指总伸肌（EDC）和拇长伸肌（EPL）之间的联合腱是一种解剖变异。当这

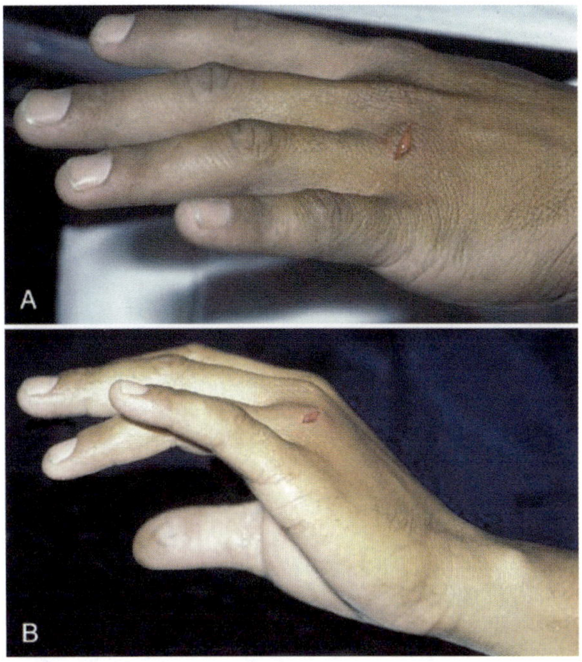

图38-15　环指伸肌肌腱的撕裂。A.在手腕处于中立位时无明显缺陷。掌指关节通过筋膜连接完成背伸；B.通过联合进行手腕及手指背伸来检验功能时，手指功能缺失明显

种变异存在时，拇指指间关节（IP）的屈曲会限制示指的背伸。

延伸至手指的伸肌肌腱分散至伸肌支持带的远端。手指屈曲时，这些肌腱独立地向远端滑动。当联合腱向远方移动时，表现出横向的位移及张力的增加。它们将力通过桡侧矢状条带分散至示指和中指，通过尺侧矢状条带分散至环指和小指，从而动态地固定手指。主动的攥握可以增加掌横弓的稳定性，可以增加掌指关节背部上方的伸肌肌腱的集中。

在伸肌肌腱断裂的重建中，联合腱的作用和指伸肌肌腱正常的移位受到了利用。断裂肌腱的远端缝合至完好的邻近肌腱。肌腱连接处的张力凭借着屈曲的手指进行调节：肌腱完好的手指完全屈曲，损伤肌腱的手指比完全屈曲略背伸一些。这可以保证缝合的肌腱之间的角足够小以利于主动背伸力量的传递和肌腱在手指屈曲时不至于栓系（图38-16）。

2.第五指伸肌

延伸至小指的伸肌肌腱有明显的解剖学特征。由于存在来自环指的斜行联合，在小指伸肌（EDQ）

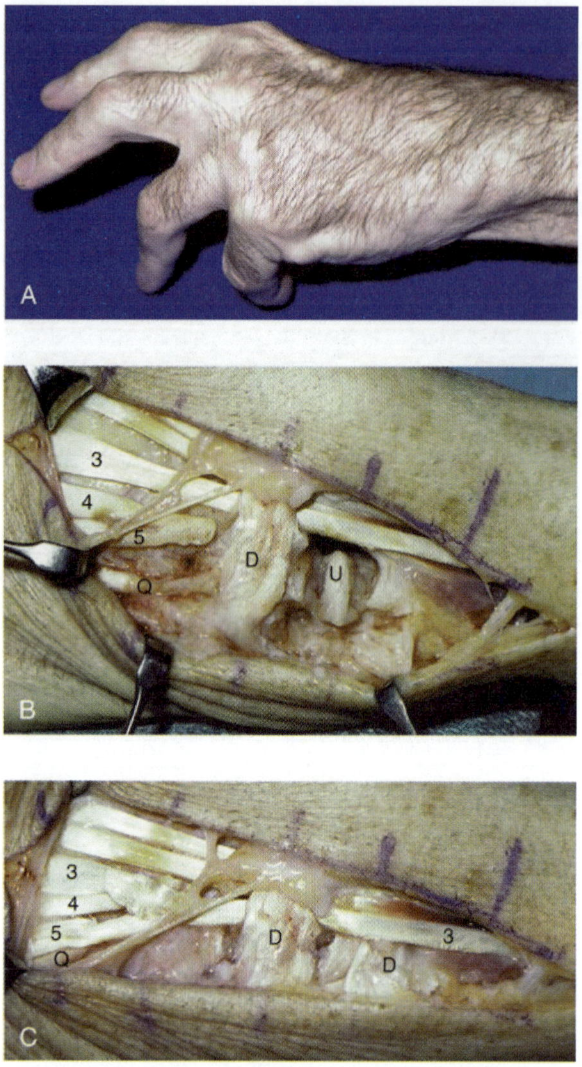

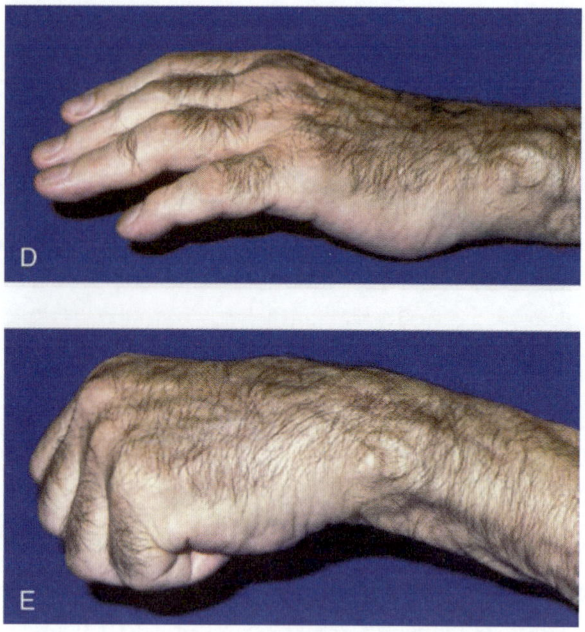

图38-16 65岁的老年男性患者因为类风湿关节炎而出现尺骨头综合征，造成环指和小指伸肌肌腱的断裂。A.主动背伸缺失；B.伸至环指和小指的小指伸肌（EDQ）和指总伸肌（EDC）断裂的肌腱的远端处于伸肌支持带的远端。畸形的尺骨头磨损了关节囊；C.指总伸肌（EDC）的环指和小指与指总伸肌（EDC）的中指肌腱的缝合，以及小指伸肌（EDQ）与指总伸肌（EDC）的小指肌腱的缝合。肌腱联合是平的，缝合在肌腱下方进行；D.重建后6个月开始主动背伸；E.手指屈曲被保留了。D.伸肌支持带；U.尺骨头；3.指总伸肌（EDC）至中指；4.指总伸肌（EDC）至环指；5.指总伸肌（EDC）至小指；Q.小指伸肌（EDQ）

近端断裂后，小指依然能够背伸。患者只有在发现力量减弱和独立的背伸消失后才能发现功能缺失。这一情况在类风湿患者中较为常见（图38-17）。

小指伸肌（EDQ）通过将它的尺侧肌腱连接于小指展肌（ADQ）肌腱而获得与指骨近端基底的外展肌结节的连接。一些尺神经麻痹患者不能过屈掌指关节，但不会出现爪状畸形，会因为第三掌骨间肌的麻痹而出现小指外展畸形。这些小指通过斜行的联合腱，即一种弱的生物力学的连接，与环指相连。小指伸肌（EDQ）是相对非对抗的，可以外展小指。没有这种畸形的患者有联合腱的横向移动，而这种联合腱是一种可以对抗畸形的生物力学的连接（图38-18）。

3.肌腱断裂

手腕和手指的伸肌肌腱会因为桡骨远端的骨折或者尺骨远端的脱位而出现卡压。造成迟发性肌腱断裂的摩擦的疾病已经从多方面进行了报道，包括前肢短伸肌肌肉异常，Madelung's畸形，磷酸石沉积，类风湿腱鞘炎，尺骨远端创伤性背侧半脱位，结节性腱鞘炎，骨外骨软骨瘤，Kienbock's病，舟骨骨折不连接，过度外科切除术后尺骨远端不稳定，螺钉固定，Lister's结节骨折不愈合。

4.塞克雷汤病（Secrétan's disease）

本病表现为涉及手背的硬性、严重肿胀的水肿，自从1901年被提出后就引起了争议。这种疾

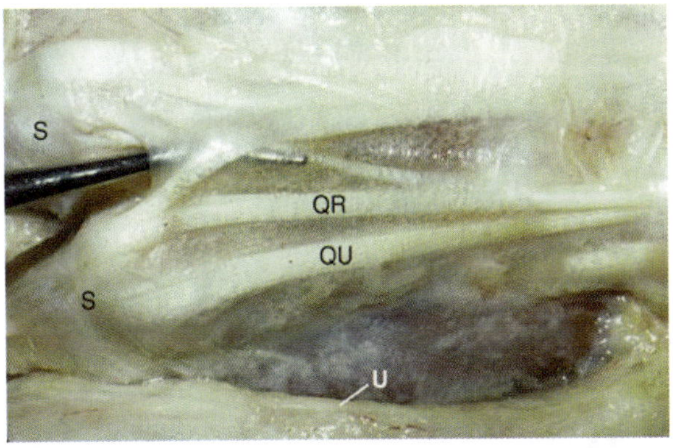

图38–17　小指的非固有伸肌肌腱。深筋膜被移除了。手术器械提起了连于小指的斜行的联合腱。这一斜行的连接能够掩盖小指伸肌（EDQ）近端的破坏。QR.小指伸肌（EDQ）的桡侧肌腱；QU.小指伸肌（EDQ）的尺侧肌腱；S.矢状束；U.尺神经的背部感觉支

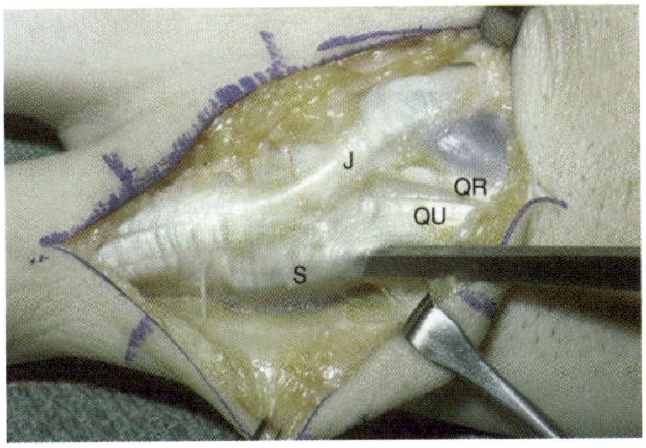

图38–18　伸肌肌腱终止于小指的掌指关节。小指伸肌（EDQ）通过将它的尺侧肌腱连接于小指展肌（ADQ）肌腱而获得了与指骨近端外侧结节的连接

病出现在手背部外伤后，病程长，外科手术预后不尽如人意。它被认为是人为的，或者自感水肿的类似疾病。获得大量金钱及安慰被认为是有明显的引发因素。手背的解剖和外科医师的临床观察支持这个论点：伸肌肌腱和联合腱周围存在着纤维样变的特异性病理变化，而这是在受伤后深筋膜层内发生的，而这是与人为造成的手背水肿相区别的。而纤维化的方式和分布与已经描述的背部筋膜的解剖是一致的。肌腱周围的瘢痕限制了手指伸肌肌腱和它们的联合腱的背伸，妨碍了肌腱的纵向和横向滑动。治疗必须包括外科、心理和康复三方面。这一情况还包含一系列的临床挑战及不确定的预后。

（二）掌指关节和远端（Ⅴ、Ⅳ、Ⅲ、Ⅱ、Ⅰ区）

在包绕着手指的掌指关节矢状束的位置，伸肌肌腱的形式和复杂性发生了变化。在远端，它们是由一系列连续的精确排列的纤维层构成的，并且传导张力。这一纤维的排列以一种由韧带系统和支持带系统构成的一分为二的圆锥形式包裹着指骨，而这个韧带系统传导着张力，支配着运动，支持带系统稳定着肌腱系统。而连接的改变或者近节指骨或中节指骨长度的改变会引起肌腱系统正常的力量调整的变化，以及允许伸肌支持带系统的缩短。肌腱系统的不平衡造成了畸形；支持带系统的紧张将这一畸形固定了下来并且影响了改正。

掌指关节背部宽的纤维盖是由来自联合腱，矢状束，伸肌肌腱的纤维构成的。伸肌肌腱在矢状束的两层之间固定着：一层浅表而纤细，另一层深而粗厚。这两层在边缘彼此融合而形成单一而坚实的一层。除了中指的浅层矢状束和深层的伸肌连接相对薄弱外，这一纤维的融合是结实的。掌指关节在完全背伸的时候尺偏的力量是最大的，并且在屈曲的前60°逐渐减弱，继续屈曲会增加这一力量。保持正常的伸肌肌腱位置的力量是相对小的，而防止肌腱向尺侧偏斜所需的力量明显更高；在掌指关节屈曲时尺侧移位的肌腱倾向于向更远处移位。在完全背伸或者在攥握时矢状束破裂是有可能发生的，并非常可能伴有手腕的尺侧偏移，有时会影响到桡侧矢状纤维。对尺侧矢状束实验性切除并未引起伸肌肌腱的不稳定。在中指，伸肌肌腱可以和下面的矢状束相分离并且可以在矢状束没有中断的情况下移位（图38–19）。

伸肌肌腱在掌骨近端的终止位置是不同的，而这对手指的背伸是没有重要影响的。如果有，这类终止方式可以将伸肌肌腱集中但是对手指正常背伸的力学没有影响。手背部伸肌肌腱的背伸和掌指关节运动的角度之间是存在着线性关系。掌指关节的背伸是通过矢状束和垂直分布的纤维完成的，而这些结构包绕着附属的韧带和关节囊，这些附属的韧带通过掌板和关节两端的近端掌骨连接着伸肌肌腱。这些带状结构组成了功能性的吊带结构，在关

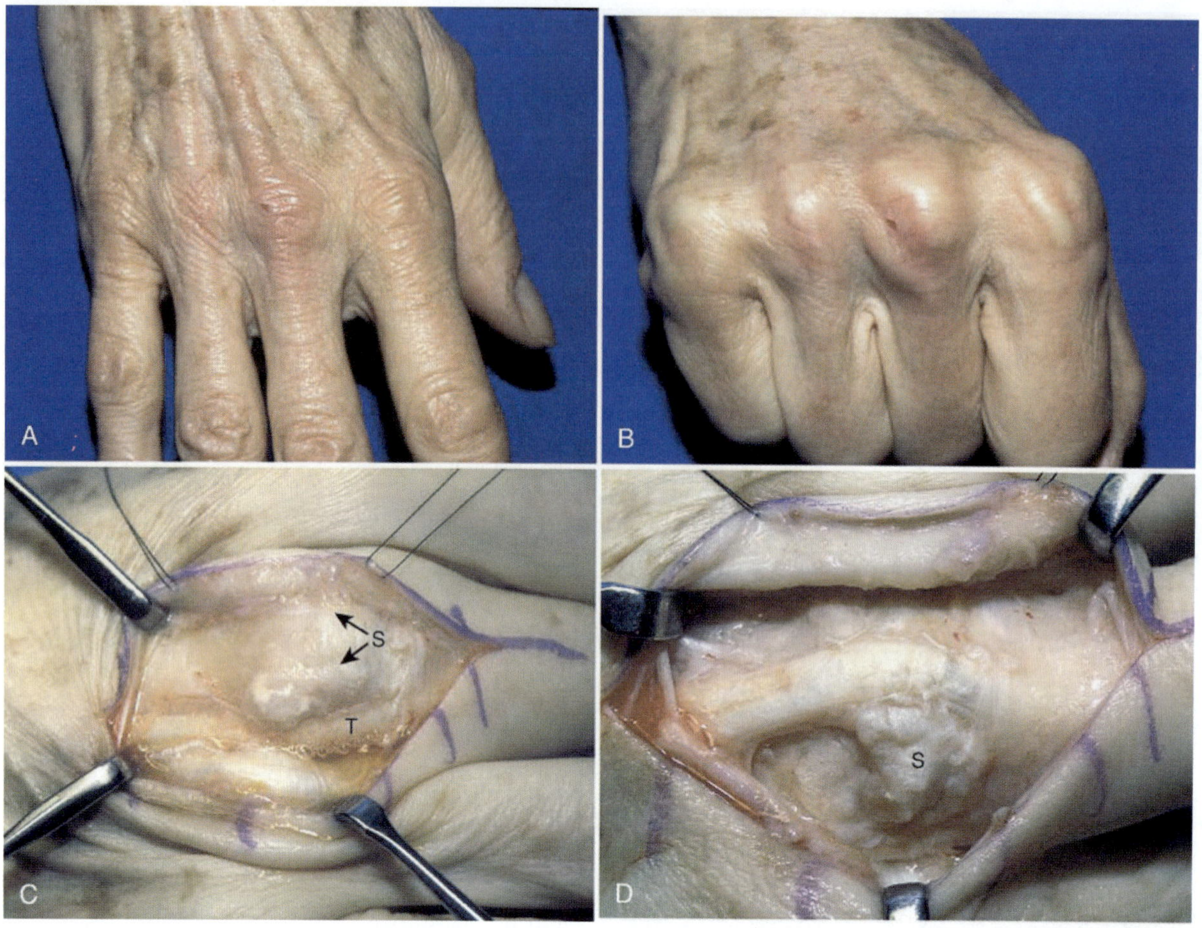

图38–19 中指的创伤性指伸肌肌腱的尺侧脱位。A.没有水肿或者变软。肌腱集中着。在掌指关节背伸的情况下，肌腱的不稳定并不明显；B.伸肌肌腱的尺侧移位随着掌指关节的屈曲而加剧；C.手术发现：伸肌肌腱移向掌指关节的尺侧；矢状束是完整的。移位肌腱原有的正常路径是明显的。白色沉积物是源自于类固醇注射后的晶体残留；D.肌腱进行了解剖复位，并以编织的5–0 Merdilene间断，边缘缝合固定。T.指伸肌肌腱；S.矢状束；黑色箭头.肌腱的正常路径

节囊和内部肌肉之间通过。在背伸时它们覆盖着关节运动的轴线，并在屈曲时通过运动轴的远端。在屈曲时，它们稳定着掌指关节背侧的伸肌肌腱，支持着联合腱。

矢状束撕裂或者闭合破裂打破了掌指关节背侧伸肌肌腱的稳定性。屈曲时，伸肌肌腱移向尺侧。在手指进行反掌运动时，主动地背伸可以造成掌指关节的尺侧成角。如果伸肌肌腱在背侧移位时，背伸是可以伴随着疼痛和弹响的。紧张的加重维持着尺侧偏移畸形，防止伸肌肌腱在背侧的移动，防止掌指关节的完全主动背伸。

矢状束的远端，蚓状肌和骨间肌通过近端垂直和远端斜行纤维来帮助掌骨近端的肌腱背伸（图38–20）。垂直纤维将屈肌的力量传导至掌骨近端以屈曲掌指关节。

斜行纤维将背伸张力传导至近端指间骨节（PIP）和远端指间关节（DIP）。这一掌指关节和指骨近端的由非固有和固有韧带纤维联合而成的邻近薄层在医学上有一个非常合适的专业词汇：背部结构，因为它既能帮助背伸也能帮助屈曲。非固有伸肌肌腱首先是掌指关节的伸肌。只要掌指关节没有出现完全背伸，这些韧带还是能够背伸指间关节的。而固有韧带屈曲掌指关节并能够背伸指间关节（图38–21）。

指骨近端的伸肌肌腱的力学特性在近端指间关节屈曲时表现为体现着多种空间定向的多方向纤维收缩的叠加混合力。这些纤维连接着中央肌腱和在不同的层面内的侧带。来自中央韧带的纤维在浅表

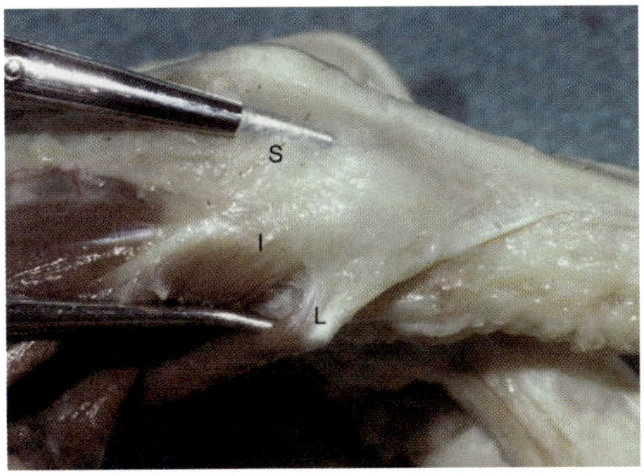

图38-20 非固有和固有肌腱在示指掌指关节桡侧融合。矢状束影响着掌指关节的背伸。骨间肌和蚓状肌通过背部结构和侧方带索结构传导着张力使掌指关节屈曲，指间关节背伸。S.矢状束；I.骨间韧带；L.蚓状肌

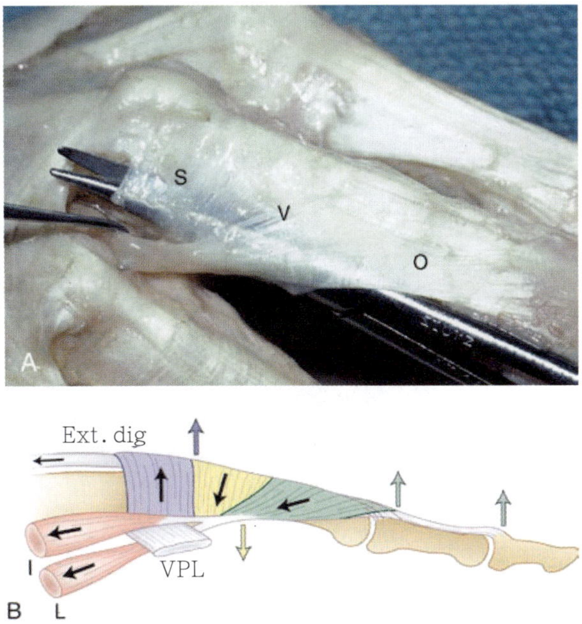

图38-21 A.手指的背部结构。钩子钩回了蚓状肌。矢状束将固有肌肉和掌指关节囊分开。这些纤维很容易受到瘢痕的影响；B.垂直矢状束（蓝色）是非固有肌腱纤维，能够延展掌指关节。垂直固有肌腱纤维（黄色）屈曲掌指关节。非固有和固有肌腱在远端融合，形成了斜行纤维（绿色），能够背伸指间关节并形成联合的侧带。Ext.dig.指伸肌；S.矢状束；V.垂直固有韧带纤维；O.斜行的非固有和固有肌腱纤维；I.骨间肌；L.蚓状肌；VPL.掌间板韧带（掌骨深横韧带）

通过，连接来自固有侧带的纤维。在屈曲时，侧带的下降伴随着这些纤维之间纵向的角度的增加，换言之即紧张的肌肉网的扩展。这些几何性的改变是由纤维的定向改变引起的，而不是各自纤维的长度变化引起的。这种纤维之间相互作用的精确性也造成了这些手指的伸肌肌腱对瘢痕限制的敏感性。非固有伸肌肌腱随着内侧韧带的中间纤维延续着，同时中央韧带终止于中指背部的基底部。联合的侧带体现着固有肌腱的斜行纤维的连续性，由中央伸肌肌腱的侧部纤维补充着。而侧带向远端延续着，在中指上方融合成一个单一的终末肌腱，并终止于指骨远端基底部的背侧到甲基质的近端（图38-22）。

侧带在正常的情况下，背伸时位于近端指间关节（PIP）运动轴的背侧，屈曲时下降覆盖着关节运动的轴线。侧带的这一改变使得近端指间关节和远端指间关节的运动能够同步，而这是通过对这两个关节的半径——或者力臂——的差异进行代偿而进行的。正常的指间关节运动是联动的：活动范围最大的且较大的近端指间关节的运动早于活动范围稍微小一点的且较小的远端指间关节。而稍小一点的远端指间关节的背伸活动相对于近端指间关节而言是不成比例的，因为没有侧带改变而产生的代偿性改变（图38-23）。

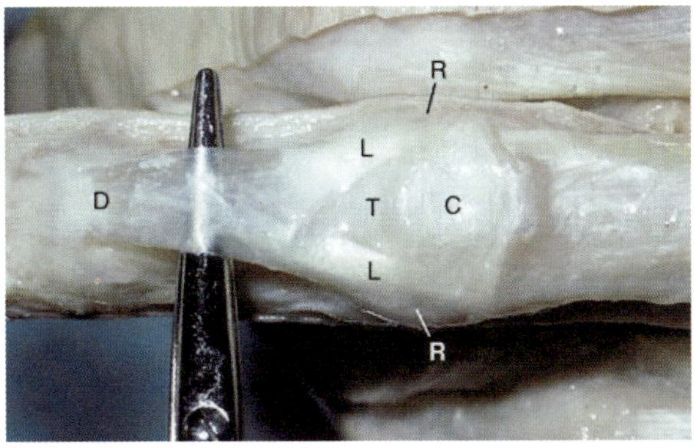

图38-22 中指和近端指间关节（PIP）伸肌肌腱的解剖。中央韧带（非固有伸肌肌腱的延续）走向近端横行的伸肌支持带深部的纤维，终止于中指背侧的基底部。更远的伸肌支持带纤维（三角韧带）在近端指间关节（PIP）屈曲时正常情况下限制着侧带的下降。这些纤维的瘢痕化能够减弱近端指间关节（PIP）的屈曲。手术器械提起了彼此联合的侧带，它可以作为终末伸肌肌腱终止于右侧。中指上方伸肌肌腱的切除引起瘢痕化，从而限制了远端指间关节的运动。C.中央韧带；D.终末韧带；L.联合侧带；R.横行的伸肌支持带；T.三角韧带

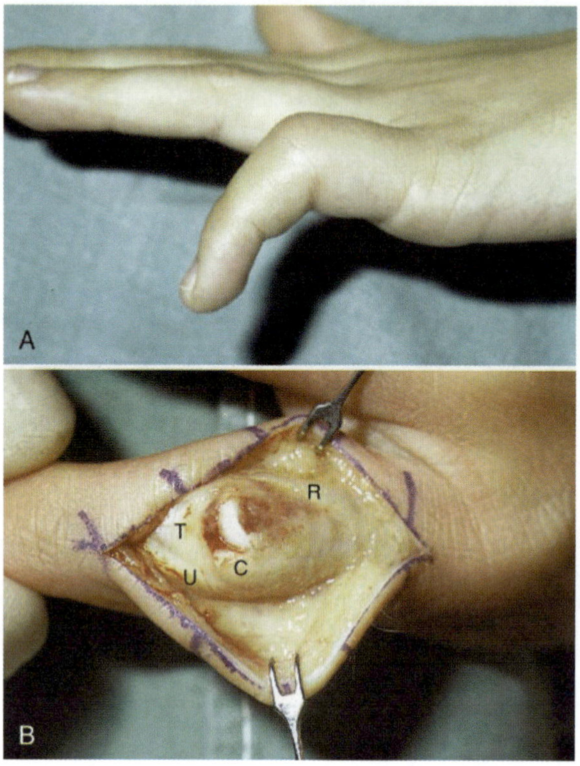

图38-23 近端指间关节（PIP）周围伸肌肌腱闭合性破裂。主动和被动的背伸受到了限制，但是远端指间关节没有屈曲的限制。A.损伤手指的临床体位；B.手术发现：中央肌腱的破裂，伴随着近节指骨头的突出；三角韧带得到了保留。桡侧侧带在近端指骨髁下方卡住了。近端指间关节无法被动背伸是在这个水平进行伸肌肌腱损伤修复的手术指征。C.中央肌腱；R.桡侧侧带；T.三角韧带；U.尺侧侧带

支持带韧带

支持带韧带是由在近端指间关节斜行着包绕手指的纤维组成的。它们起自于屈肌纤维骨鞘和掌板的近端，走向关节的背侧远端。它们的功能类似于掌指关节的矢状束。侧带的掌纤维——横行的支持带韧带——在屈曲时，有利于近端指间关节的轴向稳定性，限制着侧带的背侧移位，辅助着侧带的下降。在背侧，这些纤维连接着侧带：近端纤维覆盖着中央肌腱的止点和固有肌腱的中间纤维；更远的纤维连接着彼此融合的联合侧带。这些远端纤维组成了三角韧带。在中央肌腱破裂或者手术分离之后保留这些背部支持带韧带可以限制主动的近端指间关节的背伸，不会引起纽扣状畸形的产生。横行的支持带韧带的中断可以引起侧带的背部移位，造成鹅颈畸形（图38-24A，B)。

斜行支持带韧带在近端指骨起源于屈肌的纤维骨鞘，移向近端指间关节轴线的掌侧，进入横行的支持带韧带的深面，终止于远节指骨背侧基底部，邻近终末伸肌肌腱。在终止前，远端纤维与终末肌腱相互交叉，这是重要的解剖特征，影响着锤状指肌腱损伤的临床表现（图38-24C，D)。

只有终末肌腱能够完全地使远节指骨背伸。近端指间关节侧方韧带的背侧直角节段能够在屈曲45°时支持远节指骨。如果终末肌腱不存在，完全屈曲的远侧手指关节会被动的回复至中度屈曲，这是因为侧方韧带是由背侧关节囊和斜行支持带韧带来支持的。

在正常手指中，斜行的支持带韧带可能对近端指间关节的背伸有一点帮助。近端纤维的位置取决于近端指间关节的位置。只有当近端指间关节屈曲时，它们才能在关节轴线的下方。近端指间关节的被动背伸不能正常地通过斜行支持带韧带减小张力。它们可以稳定承担载荷的指尖，只要在一定条件下进行完全屈曲，比如在掐脸蛋或者弹拨着小提琴的E弦时内在肌伸展位伴随着近端指间关节屈曲。它们在由于手指功能不平衡而产生畸形或者因为瘢痕而发生改变时起到了非常重要的作用（图38-25)。

四、掌指关节伸肌肌腱损伤（Ⅴ区）

手指掌指关节周围的软组织闭合性损伤可能会破坏伸肌肌腱、矢状束、背侧关节囊、侧方韧带和邻近的固有肌腱。掌骨的闭合性骨折和掌指关节螺旋形骨折会产生水肿和疼痛，这必须和软组织损伤来鉴别，进行临床和放射学检查。在手指的掌指关节受伤后进行放射学检查以评价肿胀和压痛，这应当包括前后位（AP)，侧位以及Brewerton’s位，排除隐秘的边缘骨折的可能性。

鉴别诊断

1.伸肌肌腱的半脱位

在这一水平位置的伸肌肌腱半脱位最早是在1868年描述的。这主要是因为慢性的持续的拉力，肌腱摩擦，突然运动或者直接外伤造成。桡侧矢状束的破裂有时可能发生。伸肌肌腱的创伤性尺

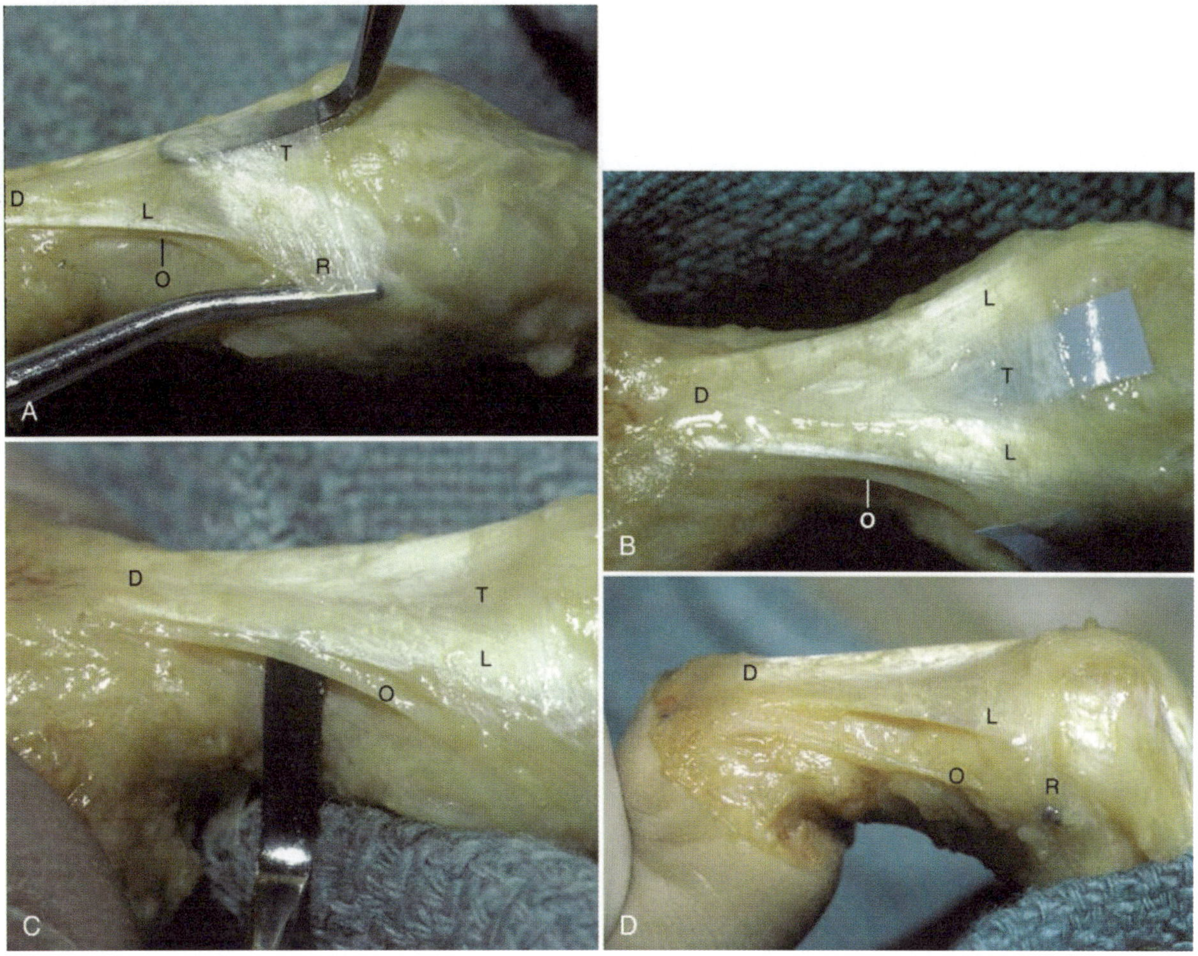

图38-24　手指支持带韧带的解剖。A.近端指间关节的垂直纤维。这些连续的纤维在屈曲和背伸的时候影响着侧带的下降和上升；B.屈曲的时候，桥接着背侧侧带的纤维限制着手掌的移动。蓝色插入物在背侧支持带纤维的下方，在中央韧带终点的浅表；C和D.斜行支持带韧带。纤维在手指的轴向上排列。近端纤维在手掌的横行支持带韧带下方走行。远端纤维与侧带和终末韧带相混合。D.终末韧带；L.侧带；O.斜行支持带韧带；R.横行支持带韧带；T.三角韧带

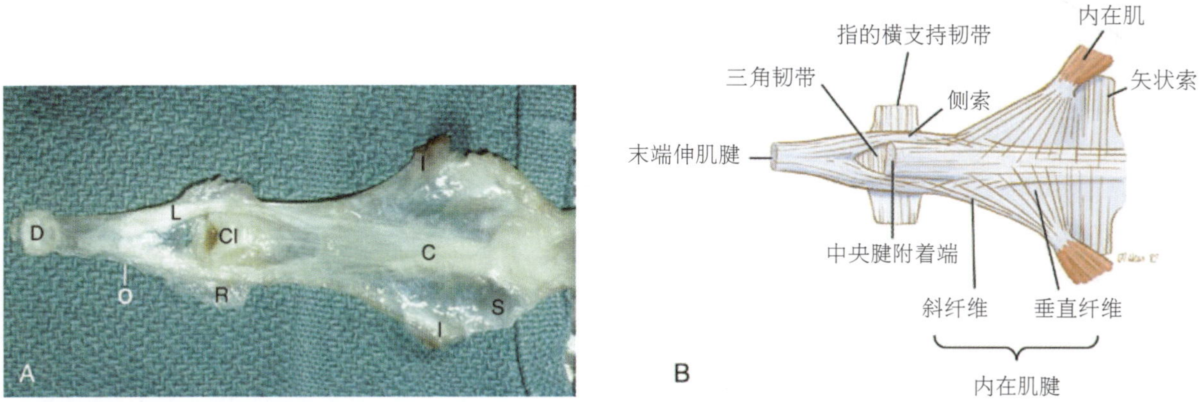

图38-25　手指的伸肌肌腱由支持带韧带固定，表现为一个连续的特殊化的纤维层。A.伸肌肌腱复合体的深部的边。终末韧带在左侧；B.A的示意图。C.中央韧带；CL.中央韧带止点；I.固有韧带；L.侧带；O.斜行支持带韧带；R.横行支持带韧带；S.矢状束；D.终末韧带

侧脱位不伴随矢状束中断可以发生在中指，在这里的伸肌肌腱到矢状束的纤维性连接较其他手指明显薄弱。不伴有伸肌肌腱的移位，伴随着慢性疼痛和肿胀的掌指关节上方尺侧矢状束的部分弓形撕裂已经被报道了。伸肌肌腱的桡侧移位是少见的。引起慢性疼痛的背侧关节囊创伤性破裂且没有矢状束破裂是可以发生的，在那时应进行关节囊修复。

急性损伤时造成的肌腱移位可能会被肿胀所掩盖。示指、中指或者环指的伸肌肌腱半脱位伴随着尺侧手指成角可能不立即出现并且可能伴随着桡侧矢状束完全的中断。小指的尺侧成角是与联合腱相对的。

当急性的临床患者出现水肿、压痛和瘀斑时，应考虑到严重的纤维断裂。而如果有矢状束损伤时，手指向检测的矢状束方向偏斜然后抵抗手指背伸会引起疼痛。

对近期受伤进行的非手术治疗应当包括受伤的掌指关节制动至少4周。手腕制动不是必需的。指间关节也可以运动。以手部矫形器将掌指关节固定于中立位是舒适并且有临床效果的。桥矫形器将受伤的掌指关节支撑于背伸位，且大于邻近的掌指关节10°～15°保持8周是另一种方法。

针对桡侧矢状束完全断裂（伸肌肌腱半脱位伴手指成角）和尺侧肌腱脱位慢性复发的患者，手术是治疗急性病例的适当选择。仅以闭合方法进行精确的正常解剖关系重建以恢复平衡只能是希望达到的效果（见图38–19）。

手术修复伴有伸肌半脱位的矢状束缺损最早是由Haberern提出。在足够的非手术治疗后，手指不平衡和功能异常可以由保持伸肌肌腱集中的手术来进行改善，包括桡侧或者尺侧矢状束的修复，解剖复位以及各种肌腱固定术。

2.马鞍综合征

骨间肌和蚓状肌肌腱在中指、环指、小指的掌指关节桡侧，在掌骨横韧带深层远端融合（图38–26）。闭合性损伤后，掌骨横韧带深层周围的肌腱因为限制性粘连而彼此结合为一，即马鞍综合征。这一常见的慢性疾病主要表现为攥握时的持续性疼痛。在邻近的掌骨颈之间的直接和压迫疼痛，伴有对抗的疼痛性主动固有功能（指间关节背伸和掌指关节屈曲），排除了固有紧密实验后的疼痛（掌指关节进行背伸而指间关节被动屈曲），这几点支持这一诊断。固有限制可以通过将手指远离被检测的一边来变成仅为一边的检测。内部肌腱松解术，包括取手掌切口掌骨横韧带深部的远端边缘切除，建议在症状持续的时候进行。

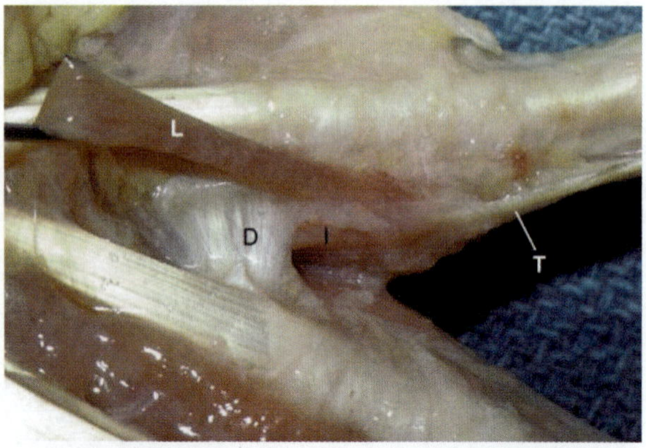

图38–26 骨间肌和蚓状肌肌腱在掌骨横韧带深层远端融合：马鞍综合征的解剖学基础。钩子将第三蚓状肌与连接着中指和环指的掌指关节的掌板钩开。在韧带和固有肌腱之间的粘连可能会引起伴有疼痛的固有功能异常。D.掌骨横韧带的深层；I.骨间肌；L.蚓状肌；T.背侧结构固有肌腱纤维

3.侧韧带破裂

如果完全屈曲时出现掌指关节不稳定，向侧方偏移，那么早期诊断是非常明确的。正常情况下，在完全屈曲时这个关节是最稳定的。当受伤的韧带进行检查伴有疼痛但是稳定时，说明韧带部分破裂。影像学检查是必要的。早期为了软组织损伤应进行闭合治疗；明显的关节骨折应复位并行内固定治疗。闭合性螺旋形骨折在制动之后仍旧疼痛，进行了支持性的保守治疗后可能仍需要手术。对于完全韧带中断的患者，早期手术治疗可以更早的使韧带康复以及尽早地进行工作。

4.慢性肌腱粘连

伸肌，固有肌腱和下方的关节囊之间的非弹性粘连可能会造成持续的疼痛、水肿和无法运动。背部关节囊的增厚可能出现下方伸肌周围瘢痕化。多次创伤而引起的伸肌周围慢性增厚，这在空手道练习者中有过报道，这被定义为：肥大浸润性肌腱

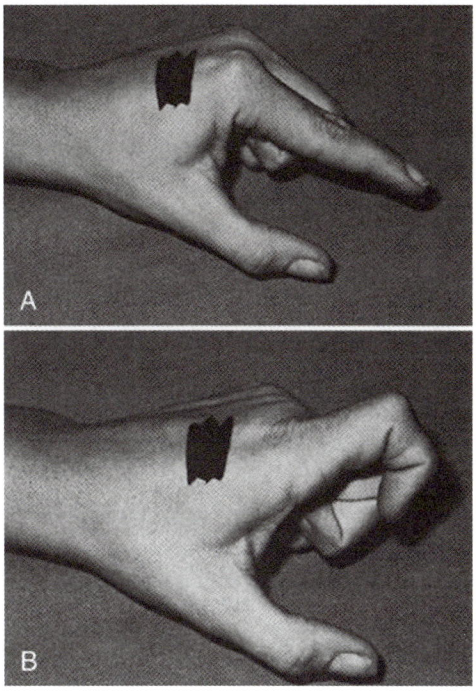

图38-27　掌指关节近端由于伸肌肌腱受限而引起的伸肌腱附加手指肌腱固定术。A.主动或者被动的掌指关节屈曲，进行指间关节背伸的被动肌腱松解术；B.主动或者被动地进行指间关节屈曲以被动地背伸掌指关节

炎（HIT综合征）。在手指的掌指关节粘连将非固有和固有肌腱固定在一起的时候，主动运动出现疼痛，进行非固有肌腱固定术〔伸肌-附加现象（图38-27)〕，以及固有紧张实验阳性可能会被发现。对非固有和固有肌腱系统进行选择性的肌腱松解术，必要时再进行背部关节囊切除术，可以松解被固定的肌腱（图38-28)。

五、近指间关节伸肌肌腱损伤（Ⅲ区）

近端指间关节的伸肌肌腱中断可能源自撕裂，闭合性创伤，烧伤，类风湿滑囊炎，或者用石膏管型和矫形器过紧。之后如果出现畸形，那么就说明在正常情况下由肌腱和伸肌支持带系统一起平衡的力量变成了扭转的力量。早期对畸形进行恢复更加简单，如果畸形持续时间过长将出现韧带和肌腱的粘连，恢复变得复杂。持续的畸形使得改善受到限制，将治疗的预后变得不利。

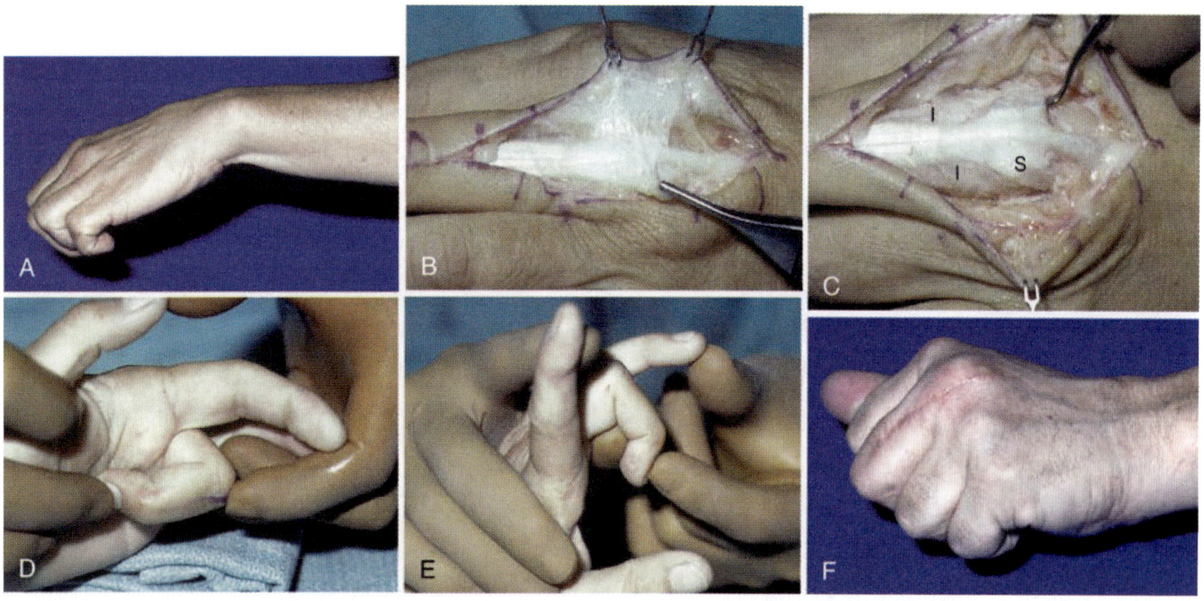

图38-28　女性患者，54岁。中指掌指关节受到局限性砸伤引起的非固有和固有瘢痕化功能异常。A.受伤后6个月出现限制性疼痛性攥握；B.掌指关节背侧暴露。皮肤皱褶和伸肌周围的粘连非常明显；C.在肌腱松解术后解剖结构非常清晰；D.外部肌腱松解术被排除了；E.固有紧密实验阴性；F.手术后10周主动攥握。S.尺侧矢状束；I.背部结构固有纤维

（一）功能解剖

中央肌腱是近端指间关节最主要的伸肌肌腱。固有肌腱参与构成了中间束并终止于中指的背侧边缘，邻近中央韧带，接受来自外侧肌腱的侧束，这样形成了侧束的联合。侧带在正常的情况下屈曲时下降，覆盖关节运动的轴线，而在这个轴线上它们无法开始进行背伸。在此位置上，它们没有传导多少张力，并在开始时没有产生对近端指间关节造成明显畸形的屈肌力矩。中央肌腱独自就可以产生屈曲关节的背伸。如果背伸时它们向背侧移动，通过侧带传导的张力就会逐渐增加；而在向背侧移位时，它们对近端指间关节的背伸的帮助是增加的。在背部停顿的侧带能够使近端指间关节保持背伸。正常情况下，在近端指间关节完全屈曲时，侧带是放松的，由中央韧带固定，不能使远端指间关节背伸。在中等的近端指间关节屈曲中（30° ～ 40° ），通过侧带传导至远端指间关节的张力是弱小但是明确的。这在临床上可以表现为：使掌指关节保持中立，近端指间关节中度屈曲，远端指间关节的主动背伸弱但是明显（图38–29）。

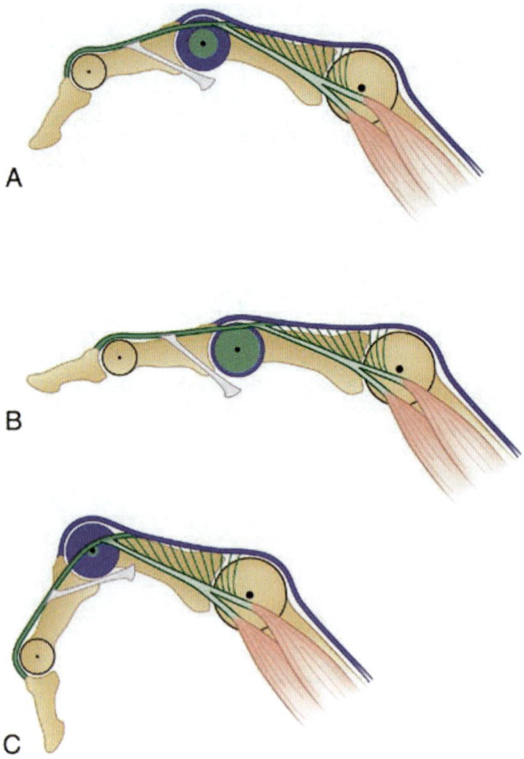

图38–29 侧带的改变。蓝色圆圈的半径表现出近端指间关节背伸时中央肌腱的力臂；绿色圆圈的半径表现出侧带的力臂。A.休息位时，中央肌腱和侧带之间存在着张力的平衡。指间关节是部分屈曲的。通过侧带，固有肌肉的张力通过部分侧带下降得到减小。主动的远端指间关节的背伸是不完全的；B.背伸时，侧带位于背侧。通过侧带，近端指间关节背伸时的力臂最大。主动的远端指间关节背伸是非常强的。甚至单一的侧带都能维持完全背伸的近端指间关节的背伸；C.侧带力臂随着近端指间关节屈曲逐渐减小；中央肌腱的力臂则不然。正常情况下，只有中央肌腱能够使完全屈曲的近端指间关节开始背伸。主动的远端指间关节背伸是弱小、不完全的

横行的支持带韧带和它们背部的纤维连接着侧带，在掌指关节的功能上与矢状束类似；它们有利于近端指间关节背伸。侧带的转换是由支持带韧带的纤维控制的。下降受到了支持韧带背部纤维（三角韧带）的限制；背侧移位由横行的支持带韧带限制。掌板和指浅屈肌肌腱抵抗高张力。

（二）病理学解剖

中央束的中断干扰了正常的近端指间关节主动的背伸。屈曲关节背伸的启动消失了。最终的15° ～20° 的主动背伸也消失了。在手腕和掌指关节固定于屈曲位，这可以由主动的手指背伸来表现：它暗示着中央束受到了干扰，可能会引起纽扣畸形的产生。在侧带背部保留时，得到定位的近端指间关节在背伸中可以通过侧带得到维持。

中央束的分离使得手指伸肌的力量滑向近端。这增加了通过横行的支持带韧带传导至中节指骨的力量，增加了通过侧方束，联合的侧带和终末韧带传导至远节指骨的力量。在掌指关节保持着中立位，而近端指间关节完全屈曲时，远端指间关节的主动背伸能够展示出来。近端指间关节的过高张力受到了指浅屈肌肌腱，掌板和横行的支持韧带的抵抗，而这一韧带的背侧移位在背伸时是受到了侧带的限制的。这一发现形成了对选择性的锤状指畸形患者进行手术切断中央束的解剖学基本原理。

支持韧带的背侧纤维（三角韧带）在中央肌腱破裂后明显地影响了这一事件的后果。三角韧带的部分撕裂还是保持了对侧带的足够的控制的，在闭合治疗后恢复伸肌功能良好，保证了背伸时背部位置的固定。可是，在损伤后，如果未保护的运动持续进行，部分撕裂会加重。伴有中央韧带的三角韧带完全撕裂排除了两个关节背伸和侧带的控制。这

一情况引起了不平衡，而这一不平衡导致了畸形的固定，直至手指治疗的干预。近端指间关节的被动背伸暗示着侧带已经恢复至背侧，三角韧带不再结合，可以进行闭合治疗。

在屈曲的近端指间关节置于扭转应力的时候，手指容易合并软组织损伤，而这种损伤可以涉及伸肌肌腱，附属韧带和掌板。闭合损伤之后出现伴有伸肌肌腱破裂的轴向不稳定是进行手术的指征。近端指间关节主动或者被动背伸的消失发生在这种情况：在中节指骨扩张的髁之下，侧带受到了固定。这是手术的另一个指征（见图38-23）。

（三）近端指间关节受伤检查

手指的畸形和水肿的分布是非常重要的，通过它们可以推断出损伤的位置和损伤的特性。以指尖或者铅笔末端的橡皮头进行触诊可以准确地将压痛定位。放射学检查应当包括受伤手指的后前位，完全的侧位，桡侧、尺侧斜位。

主动的近端指间关节背伸应当在掌指关节保持中立的时候，进行对抗重力和外力以进行评价。只有中央束能够启动完全屈曲的近端指间关节的背伸。当侧带位于关节运动轴线的背侧时，它们能够独立的维持住被动的背伸体位，但是它们不能启动关节完全屈曲的运动。只要保留一根侧带，即使其他侧带和三角韧带全部撕裂，也能够保持背伸状态。不能启动完全屈曲的近端指间关节的主动背伸运动及中央束中断，这两者是相一致的（图38-29）。

中央束的完整性也可以通过肌腱固定术的过程来检验。使得手腕和掌指关节保持于屈曲位，对近端指间关节的主动背伸进行检测。近端指间关节的15°～20°的背伸延迟表明存在中央束的损伤，且伴有出现纽扣状畸形的潜在可能。

在近端指间关节中度屈曲（30°～40°）及完全屈曲的时候，对远端指间关节的背伸进行评价。正常情况下，侧带在近端指间关节完全屈曲的时候，处于关节运动的轴线下方，不会向近端指间关节传导张力。而近端指间关节完全屈曲的时候，侧带不能够使远端指间关节背伸；近端指间关节部分屈曲的时候，远端指间关节只能稍微背伸，除非中央束中断。与邻近的正常手指相比较，在近端指间关节完全屈曲或者部分屈曲的时候，相对明显的远端指间关节背伸说明了中央束的中断并且至少有一条侧带得到了保留。而当两侧的侧带都中断了，远端指间关节的背伸就不能进行了。

在正常情况下，如果远端指间关节处于完全背伸的位置，那么侧带就是远端指间关节的弱小的背伸结构。与邻近的正常手之相比较，在近端指间关节完全背伸的时候，远端指间关节被动屈曲的张力增加表明存在着伸肌肌腱向近端滑动及中央束的中断。

康复师应当评价关节两边的轴向稳定性及过度背伸的稳定性。轴向不稳定说明附属韧带的破裂。斜向的过度背伸能够使掌板近端的连接破裂，伴有压痛，但是最初的影像学表现是正常的。进行矫形器固定并进行早期活动可以预防假纽扣状畸形的发生。轴向不稳定伴伸肌肌腱破裂是一种联合的组织损伤，也是进行手术治疗的一个指征。

（四）纽扣状畸形

纽扣状畸形在伸肌结构受到伤害后发生，表现为近端指间关节屈曲伴有远端指间关节过度背伸。在中央束破裂及支持带韧带的背部纤维（三角韧带）破裂后，伸肌结构出现缺损，近节指骨头由此突出。类似的畸形发生在拇指，表现为掌指关节屈曲和指间关节背伸。闭合性损伤的机制包括主动背伸的手指非自主的有力的屈曲，对关节背部的钝性损伤，以及关节脱位合并伸肌肌腱的撕裂和韧带的稳定。

中央束和三角韧带的中断使得伸肌结构向近端移位，侧带的掌偏。非对抗的指浅屈肌（FDS）使近端指间关节屈曲。非固有伸肌肌腱从中指分离出来，通过侧带传导力量，增强掌指关节的背伸。非固有和固有肌肉通过联合的侧带传导了过度的力量以使远端指间关节背伸。横行的支持带韧带、斜行的支持带韧带、掌板的翼状韧带在畸形出现的早期变得松弛（图38-30A，B）。支持带连接的检查是阴性的，畸形可以被动地矫正（图38-31A）。侧带返回它们背部的正常位置，能够维持背伸。在这一早期阶段使用矫形器治疗的预后是令人满意的。

侧带逐渐下降，近端指间关节不能够维持在完全背伸的位置。主动背伸延迟可以发生，而这时也

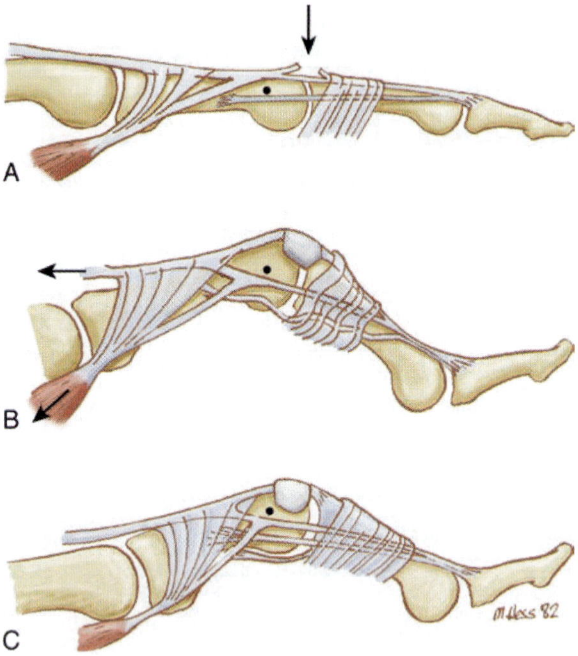

图38–30 纽扣状畸形的发生。A.损伤涉及了中央肌腱在中节指骨基底的止点，伴有横行的支持带韧带的背部纤维中断；B.中节指骨被指浅屈肌拉成屈曲状。在关节轴向上侧带移向掌侧，变成了这个关节的屈曲结构。在这一阶段，掌板韧带和斜行和横行的支持带韧带是松弛的。畸形的矫正相对容易；C.畸形的形成是由伸肌肌腱变短，掌板韧带，斜行和横行的支持带韧带紧张造成的。支持带紧张试验阳性。畸形的被动恢复受到了抵抗。这一阶段的畸形恢复缓慢，需要外科医师和康复师进行干预

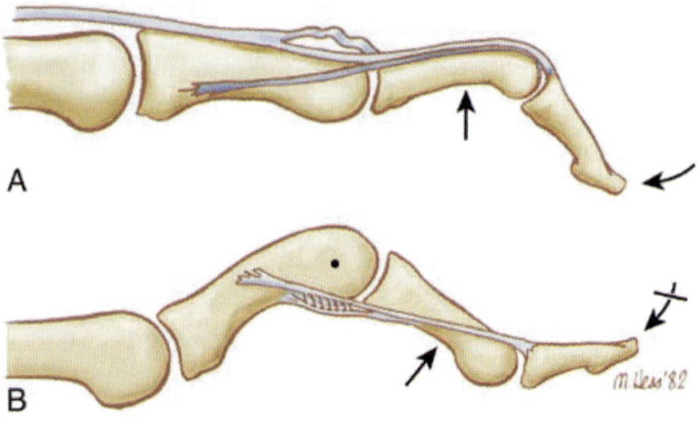

图38–31 斜行支持带韧带的连接试验。A.通过远节指骨被动的屈曲对中节指骨被动的背伸，这在正常的手指上是容易的：阴性；B.斜行的支持带韧带的收缩，伴有近端指间关节屈曲受到阻力，远端指间关节过度背伸。当近端指间关节背伸被动增加，远端指间关节不能够被动屈曲：阳性

可以被动地纠正的，而横行和斜行的支持带韧带及掌板仍然柔软，并且没有缩短（图38–30B）。

移向掌部的侧带固定在下面的附属韧带和关节囊上，支持带韧带和掌板紧张并对抗被动的畸形矫正（图38–30C）。远端指间关节失去主动的屈曲，出现高张力，并逐渐失去被动屈曲。支持带连接试验那时就是阳性的了（图38–31B）。畸形固定，而且如果没有持续的努力就无法回复正常。固定的畸形的治疗是复杂的，预后也不确定（图38–32）。

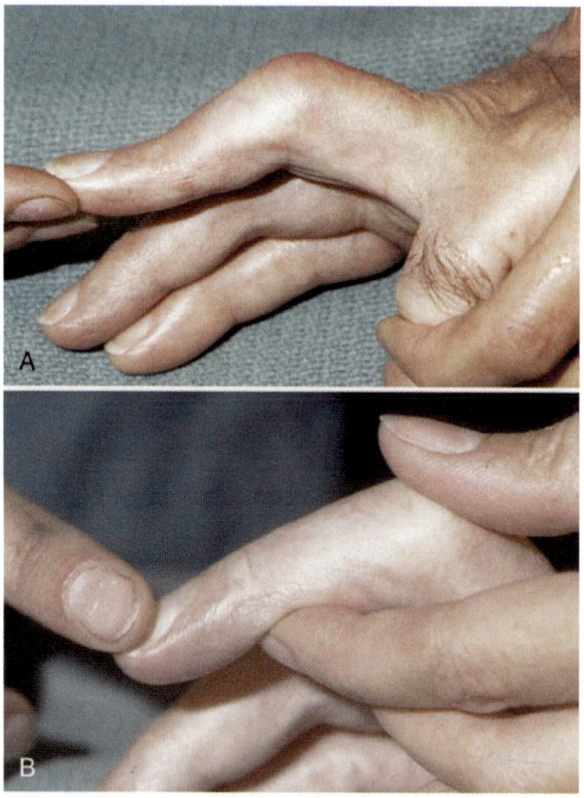

图38–32 出现纽扣状畸形。A.近端指间关节固定于屈曲畸形，远端指间关节过度背伸；B.远端指间关节伴有阻力的被动屈曲。因为侧带的移位而产生伸肌肌腱连接，而这一情况更加重了支持带韧带的连接，所以无法背伸近端指间关节

（五）非手术治疗

近端指间关节的闭合性伸肌肌腱损伤必须进行准确的评估和密切地监测。医师建议的治疗是针对特殊损伤而设计的。潜在出现假纽扣状畸形的掌部损伤与引起典型的纽扣状畸形的手指背部损伤是不同的。即使在检查时发现手指结构完整，手指出现水肿和背部压痛应当被认为是伸肌肌腱损伤的表现。部分的韧带和肌腱撕裂可以加重，除非受损的手指得到了保护。近端指间关节固定在背伸的位

置，1周后对手指再次评价。在这一阶段内远端指间关节可以运动。如果对手指进行连续的功能检查而结果都正常，那么说明完全的肌腱破裂没有发生。可是如果再重新评估检查中存在水肿、压痛或者瘀斑，矫形器需要再用2周。3周后，如果患者继续表现为伸肌肌腱完整，没有出现畸形，那么可以停止使用矫形器（表38-1）。

通过手指矫形器或者QuickCast将近端指间关节固定于中立位，而不采取手术治疗近端指间关节的闭合性伸肌肌腱损伤。而掌指关节和远端指间关节则不予以固定。主动的远端指间关节屈曲可以使固有的和非固有的伸肌肌腱肌肉更加放松。当近端指间关节受到了限制，3～4mm的滑动可以通过侧带与中央束分离。斜行的支持带韧带也可以通过连续的远端关节运动来锻炼。

针对纽扣状畸形的矫形器治疗的方案应当根据患者的组织条件进行调整。医师和康复师应当对伸肌肌腱的解剖和所治疗的畸形的病理学机制相当熟悉。最开始的矫形器定位应当让近端指间关节保持中立位，并同时允许远端指间关节主动的屈曲。应该连续使用6周而没有间断。然后开始仔细的观测近端指间关节的屈曲运动。当主动运动不再被追求，近端指间关节应再固定于背伸位2～4周。近端指间关节持续固定反映了手指的姿势稳定性。如果伸肌延迟及纽扣状畸形复发，那么就应该再次使用矫形器。当近端指间关节的背伸可以维持，在随后的复查中没有病情的加重，那么建议只在夜间使用矫形器。

通过局部使用矫形器治疗纽扣状畸形的康复时间可能会被延长。对于有阻力的病例在伤后需要注意并且监视6～9个月。手指潜在功能完全实现了的组织成熟的结果可能在一年内无法实现（图38-33）。

（六）手术治疗

对于近端指间关节无法被动背伸的急性闭合性损伤的病例应当首先进行手术治疗，当中央束破裂合并软组织受伤可以出现关节不稳定。合并骨折的严重软组织损伤可能需要多阶段的治疗。先修复骨折，然后在骨折愈合后，分阶段重建肌腱。

对于治疗慢性纽扣状畸形的手术的选择是依靠个人决定的。近端指间关节轻微的屈曲畸形（>30°）对于不同人有不同的影响，但是可能不足以明显影响攥握或者手指的功能。美容学的畸形通常不为患者所接受，但是这不足以构成进行重建手术的理由。舒适、在有效的范围的两个指间关节的主动屈曲可以产生出色的功能，尽管近端指间关节会出现持续性的轻微屈曲畸形。

表38-1 近端指间关节的伸肌肌腱的闭合性损伤的治疗

· 建议检查 · 主动背伸 · 被动背伸 · 没有骨折	· 无法主动背伸 · 被动背伸 · 没有骨折	· 无法主动背伸 · 无法被动背伸 · +/- 轴向不稳定 · +/- 骨折
近端指间关节行矫形器固定，1周后再次评价	近端指间关节行矫形器固定6周？克氏针	进行修复，切开复位骨折？二期行肌腱重建术

获权翻印、修改自Rosenthal EA.Extensor surface injuries at the proximal interphalangeal joint.In Bowers WH,editor:The Hand and Upper Limb, Vol.1—The Interphalangeal Joint.London:Churchill Livingstone,1987,p.99.

更加严重的畸形确实对功能有削弱。出现纽扣状畸形之后的大部分困难主要是远端指间关节的屈曲消失。备选的手术患者应当仔细挑选，之前应评估他们的症状，畸形，治疗效果的期望，依从性。选为接受手术的患者就意味着愿意接受有严密监测的，经常延长的，术后的康复训练。

近端指间关节屈曲畸形应当被矫正，术前主动地远端指间关节屈曲应当建立起来。当关节畸形在术前就得到了纠正，那么手术的效果就会更好。在长时间地置于张力条件下，成熟的、坚硬的、有阻力的瘢痕组织有时会展示出惊人的弹性。仅仅进行伸肌肌腱重建不能进一步改善术前已经取得的被动运动的情况（图38-34）。如果手指不能通过矫形器和受到监视的治疗得到改善，那么就要求进行广泛的外科松解，而这会引起新的不平衡并可能造成进一步的畸形（图38-35）。

手术修复的方法由中央束和侧带的情况来决定。Elliott的解剖学重建需要足够的中央束和两侧的侧带。Littler和Eaton通过缩短近端指间关节背侧的侧带和中央束的残留来重建近端指间关节的背伸。蚓状肌肌腱和斜行的支持带韧带得到了保留以

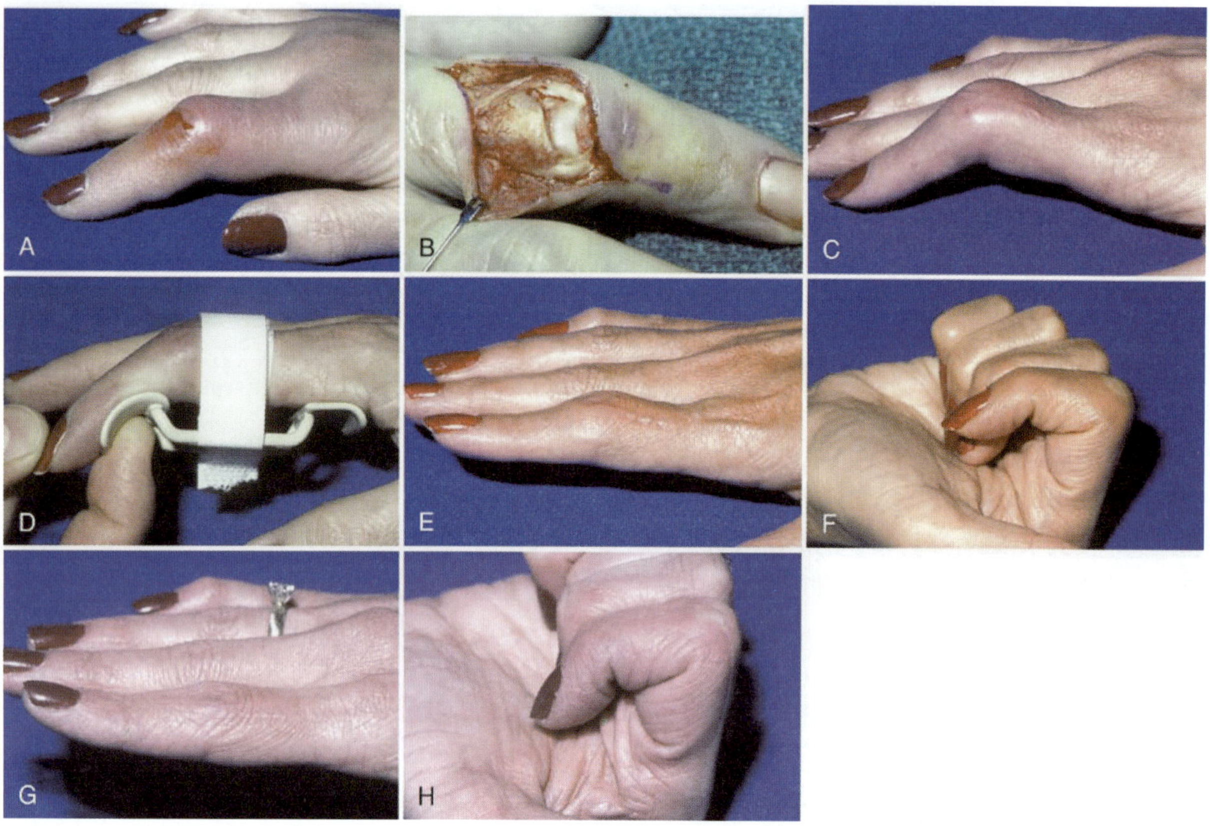

图38-33 纽扣状畸形的保守治疗。治疗延迟及伸肌肌腱撕裂和伤口感染。A.受伤后5天未治疗的撕裂；B.手术发现：中央肌腱的完全分离；侧带的掌侧移位；链球菌引起的近端指间关节积脓；C.7周后手术：近端指间关节屈曲及远端指间关节背伸受限的固定的畸形；D.监督使用一种系列稳定的矫形器，这种矫形器设计用来重建近端指间关节的背伸和远端指间关节屈曲的畸形；E.在方案设定好后，以正常的力量主动背伸5个月。组织逐渐柔软。远端的包块消除了美容学上的缺陷；F.5个月后主动屈曲；G.3年后软组织完好，可以完全背伸，美容学缺陷减低；H.3年后主动屈曲

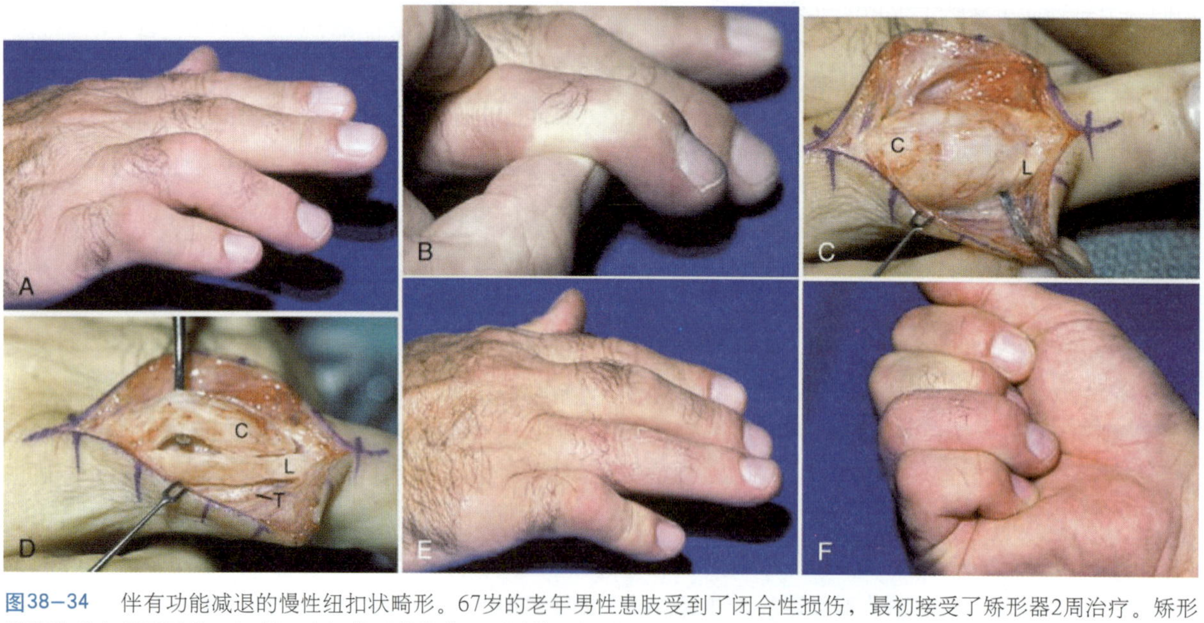

图38-34 伴有功能减退的慢性纽扣状畸形。67岁的老年男性患肢受到了闭合性损伤，最初接受了矫形器2周治疗。矫形器移除后出现了回缩。A.第一次评价时的姿势。通过使用矫形器治疗，近端指间关节取得了被动的改善；B.远端指间关节主动的屈曲以及近端指间关节处于中立位表明肌腱的反转和韧带的连接；C.近端指间关节周围的正常肌腱解剖受到了瘢痕的改变；尺侧侧带的半脱位粘连至关节囊；D.提起器将中央韧带从瘢痕组织中提起。侧带进行了手术。增厚的横行的支持带韧带被切开了。近端指间关节和远端指间关节在功能上重新得到了平衡；E.术后7个月主动背伸仍有20° 的不足；F.7个月时的主动屈曲。C.中央肌腱；L.侧带；T.横行的支持带韧带

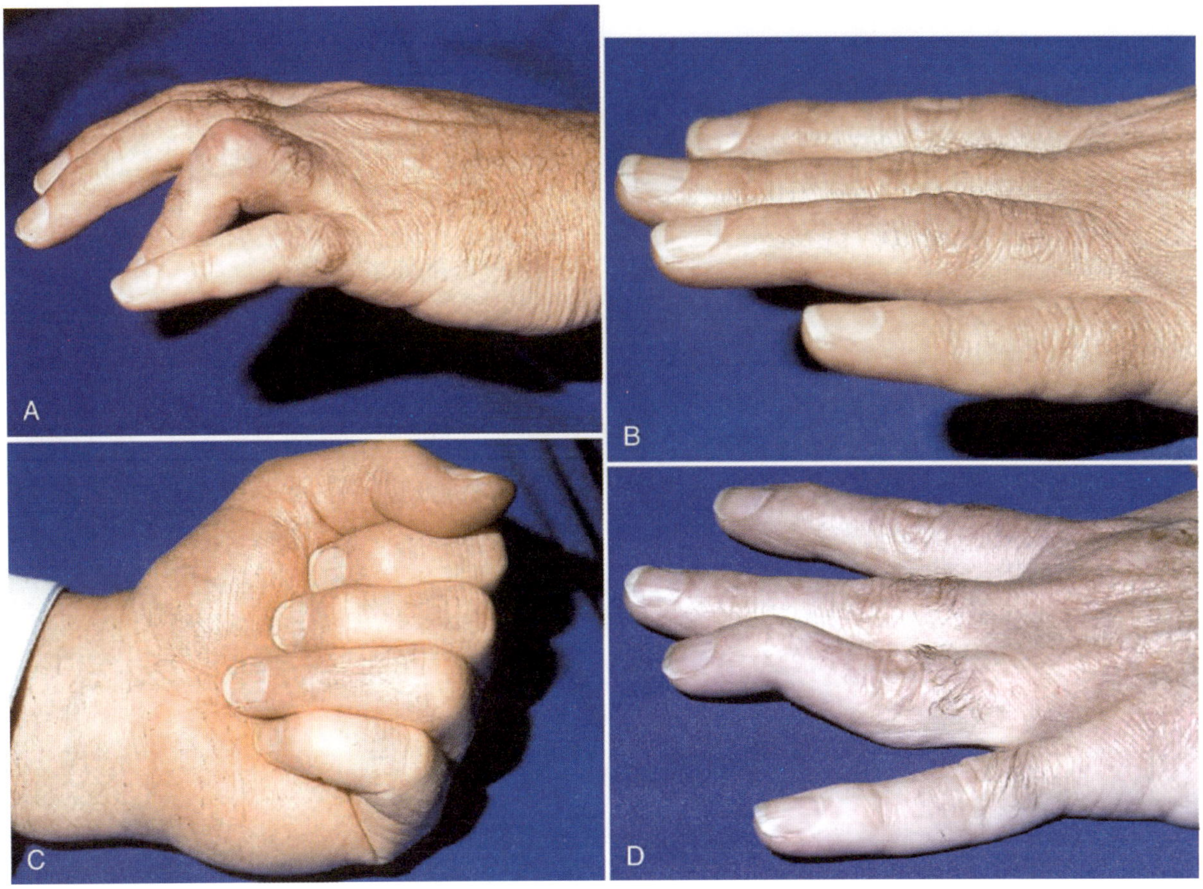

图38–35　55岁的老年男性在近端指间关节水平的伸肌肌腱受到了闭合性损伤。受伤后3个月进行了不成功的外科手术，没有改善纽扣状畸形。手术包括背侧的侧带缝合及终末韧带的肌腱切断术。A.术后4个月的固定畸形第一次观察；B.解剖重建中央韧带，松解掌板，切除近端指间关节附属韧带6个月后的临床背伸情况；C.手术后6个月的主动屈曲；D.重建术后9年的姿势。因为近端指间关节过度背伸的不稳定所造成的鹅颈畸形。远端指间关节主动屈曲。置于慢性张力下，成熟的瘢痕保留了弹性

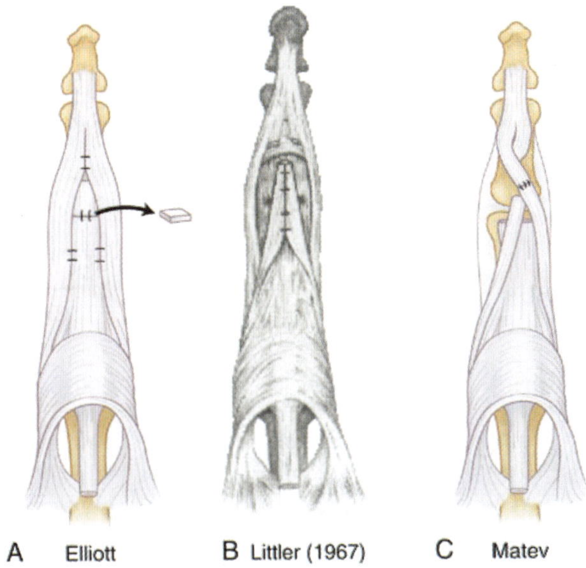

图38–36　慢性纽扣状畸形重建术手术方法。A.由Elliott描述的解剖重建；B.重置中央束，侧带向远端折叠，固定于中节指骨的基底部，这是Litter描述的；C.Matev的重建方法，利用双侧的侧带调整终末肌腱，重建中央束

维持远端指间关节的背伸。Matev的方法在中央束缺损时得到应用；这一方法使得近端指间关节和远端指间关节重新恢复了平衡（图38-36）。在治疗纽扣状畸形时，还有一些改良技术得到了发明以改善皮肤-皮下层，中央束及侧带的缺损。如果出现中央束实质的缺损，完好的侧带可以被移动，之后转置于近端指间关节的背侧中央，而不伴有终末肌腱的中断。移动的侧带能够通过将双侧横行的支持带韧带折叠来加固。缺失的中央束能够通过将一侧侧带重建止点来进行替代；远端反转取自近端伸肌肌腱的节段性肌腱移植物；从邻近的手指转移侧带；使用近端非固有伸肌肌腱或者固有肌腱游离肌腱移植物将中央韧带固定；中断指浅屈肌（FDS）肌腱，正常情况下这一肌腱通过位于中央束的止点通过背部；位于中间的掌长肌游离肌腱移植物包括了前臂深筋膜；动脉化的含有侧带的腱膜皮瓣。在治疗慢性纽扣状畸形中，使用缝合锚钉在近期得到推荐。Burton和Rosenthal的工作得到了推荐，以此来拓展近端指间关节周围伸肌肌腱损伤所致畸形的手术处理的讨论。

六、远指间关节伸肌肌腱损伤（Ⅰ区）

锤状指即为在远端指间关节的水平上的伸肌肌腱力量的中断。这一专业词汇并非描述性的词汇，但是得到了全球的认可（图38-37）。

终末伸肌肌腱可以使远端彼此融合的侧带背伸，而侧带终止于远节指骨背侧的基底部。肌腱更靠中间的纤维参与了斜行的支持带韧带的远端背伸，而这一支持带韧带终止于靠近终末韧带的远节指骨侧方的基底部。在终止前，邻近肌腱和韧带纤维彼此交织使得在这一水平位置中央束问题的治疗能够成功。

（一）损伤的类型

闭合损伤的模式取决于受到损伤的时候远端指间关节所在的位置和造成损伤的力量的方向，而治疗取决于损伤的类型。

在最初的远端指间关节屈曲45°的过程中，远节指骨的被动屈曲受到了终末韧带的张力的抵抗。斜行的支持带韧带和侧韧带在这一范围内是放松的。针对部分屈曲的远节指骨的创伤使得在中节指骨滑车上方的终末肌腱的中央纤维破裂。这些中央纤维终止于远节指骨背侧的尖端，在远端指间关节背伸时有最大的力臂，是主动背伸的最有效的终末肌腱。侧边的终末肌腱纤维终止于远节指骨，近于关节运动的轴线，对于远端指间关节的背伸作用稍小，在被动关节屈曲时，所受的应力较小，可以保留。斜行的支持带韧带不受张力并保持完整。肌腱和韧带彼此交织的边缘纤维在解剖上保持着与远节指骨基底部的连续性。通常在这些患者中部分远端指间关节背伸是存在着的，这是因为侧方终末肌腱纤维得到了保留。被动屈曲的远端指间关节的反弹是凭借了关节的侧韧带和支持韧带的。背伸延迟可以被动地改善。这是纯粹的肌腱损伤（图38-38）。

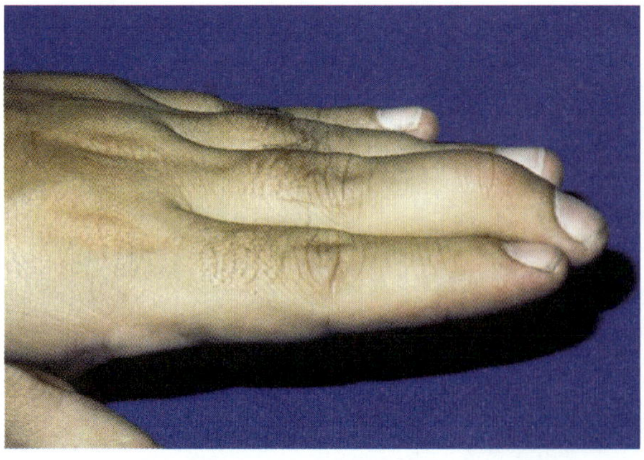

图38-37 锤状指表现为近端指间关节过度背伸畸形。终末肌腱的断裂使得背伸的力量集中到了中节指骨。伴有锤状指的鹅颈畸形的肌腱损伤的严重性可大可小

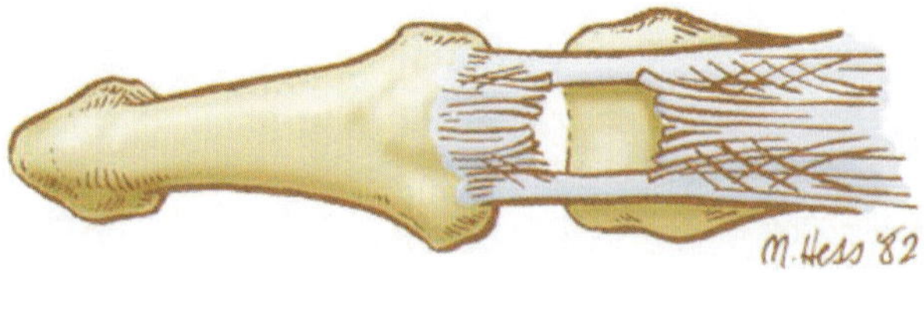

图38-38 锤状指肌腱损伤。终末肌腱的破碎或者撕裂在它的止点近端，中节指骨滑车上方出现。中央纤维终止于远节指骨背侧的尖端，在远端指间关节背伸时有最大的力臂，在被动的远端指间关节屈曲的时候受到了较大的张力，最先破裂。终止的位置更靠近关节运动轴线的更多的侧方纤维，在背伸时的作用较小，所受的应力较小而得以保留。侧方伸肌肌腱纤维和斜行的支持带韧带彼此融合，可以维持与远节指骨伸肌肌腱的一致性

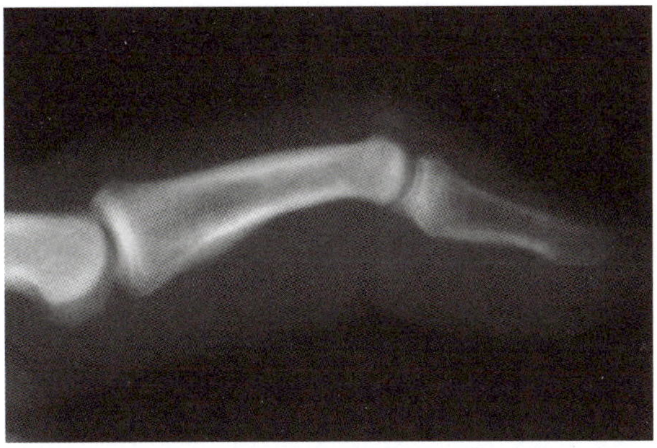

图38-39 与邻近支持带韧带共同终止的终末伸肌肌腱的中断可以合并小的背部撕脱骨折，产生了锤状指畸形。远端指间关节残留的背伸来源于残存的侧方肌腱纤维

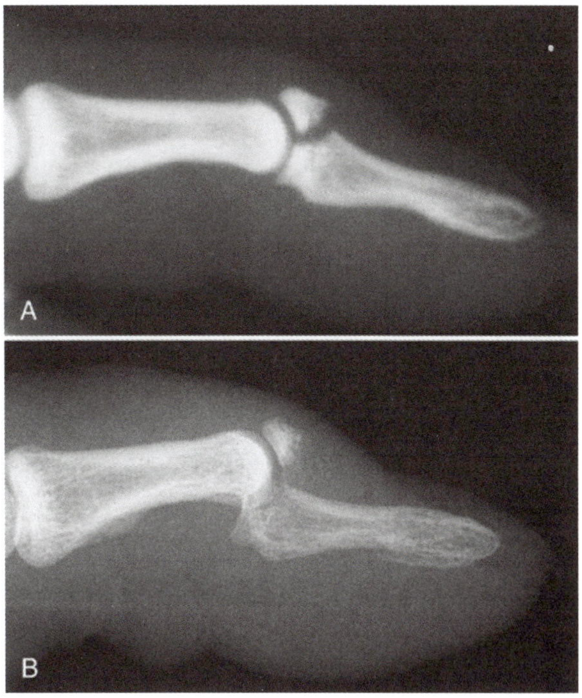

图38-40 撞击产生了过度背伸的损伤，引起了严重的关节骨折，合并潜在的远端指间关节的不稳定性，通常没有锤状指畸形。A.损伤时的影像学检查；B.伤后6周：持续的掌侧半脱位是明显的；有创伤性关节炎。严重的远端关节损伤可能是不稳定的。尽管重构有明显的潜在性，手术复位内固定是更加值得期待及喜欢采用的

终末肌腱和斜行的支持带韧带在远端指间关节屈曲超过45°的时候受到一定的张力。远节指骨被动屈曲的时候通过终末肌腱张力得到了传导，产生了撕脱骨折合并伸肌肌腱功能连续性的完全中断（图38-39）。

由于纵向的撞击力使得远端指间关节过度背伸，这造成了远节指骨基底严重的关节骨折（图38-40A），损伤意义重大。针对伸肌肌腱功能的作用通常很小，不伴有锤状指畸形。体积大的背部骨折块使得侧韧带连接于中节指骨。远节指骨基底部的背部骨折如果大于1/3可能会引起不稳定。当骨折块测量后发现不足关节面的43%，半脱位可能不会出现，但是在大于52%时可以持续出现。不稳定的程度与连接着远端骨折块侧韧带的中断相关联。稳定的远端骨折块的屈曲；不稳定的远端骨折块通过指深屈肌拉至近端，伴有手掌的移位（图38-40B）。患者通常将这一损伤当成小问题而不寻求治疗。

（二）畸形的产生

终末肌腱终点的中断使得伸肌肌腱缩至近端。这可以将张力传导至中央束和联合的侧带。中央束（通过骨性止点）及侧带（横行的支持带韧带）将背伸的力量集中在中节指骨。掌板抵抗着近端指间关节的过度背伸。支持带韧带最初是松弛的，如果掌板松弛，那么就可以出现近端指间关节的过度背伸。指深屈肌（FDP）使得远端指间关节屈曲，造成了轻微的鹅颈畸形。近端指间关节畸形的严重性部分取决于掌板的稳定性。由锤状指所引起的鹅颈畸形有时不足以减弱手指屈曲的能力，除非近端指间关节的过度背伸加重（图38-41）。

（三）治疗

1.闭合损伤

不伴有骨折的锤状指肌腱损伤，应当将远端指间关节不间断地固定于轻微背伸的体位连续6周，近端指间关节不用制动。由Smillie提出的经典治疗方法是将远端指间关节固定于屈曲位并将远端指间关节固定于过伸位制动，但是这一方法已经不再受到推荐。过伸可以使得背部皮肤苍白，终末韧带缺血。如何将矫形器安全地放置是因人而异的；在制动的位置上，背部皮肤不应该变得苍白。患者可以通过矫形器进行治疗；其他人则需要克氏针固定。一些患者则需要调整针对接受治疗的关节的态度，因为损伤所致的水肿可以消失，更大背伸可以

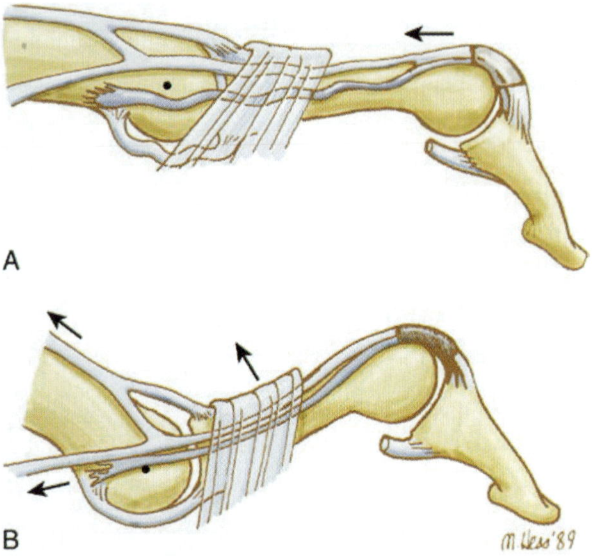

图38-41 锤状指畸形的产生。A.远端指间关节上方的伸肌肌腱中断使得通过指深屈肌（FDP）肌腱出现没有对抗的关节屈曲。远端限制的缺失使得伸肌肌腱向近端滑动。斜行的支持带韧带和侧带变得松弛。近端指间关节的掌板对抗着过度背伸；B.来自非固有和固有肌肉的背伸力量集中起来，通过中央肌腱，侧带和横行的支持带韧带传导，造成了近端指间关节的过度背伸。当掌板破坏后，过度背伸将增加。转移至背侧的侧带和紧密的斜行的支持带韧带抵抗着屈曲，直到由于指深屈肌（FDP）肌腱使得远端指间关节末端屈曲而造成的掌部拉至近节指骨的髁部上方

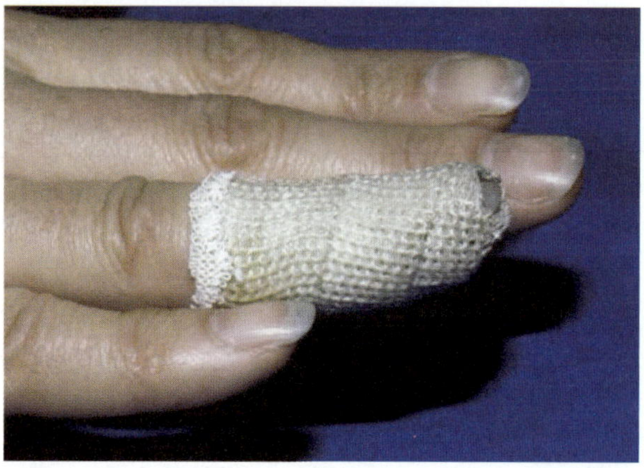

图38-42 以QuickCast2治疗手指的锤状指。在Coban上使用石膏管型来减少水肿，在进行皮肤护理的时候可以将其劈裂移除。使用手指管型可以取得更好的制动效果，没有由于更换可移除的矫形器而产生局部改变而引起的危险

忍受。

在治疗的初始阶段（伤后2周内）或者在延迟阶段（伤后超过4周）进行仔细的观察治疗，对于回复远端指间关节的背伸和减少背伸延迟，是成功的关键。虽然有些病例在延迟阶段进行治疗也取得了成功，但是早期治疗较之可以取得良好的预后可能性更大。治疗锤状指畸形应在指根麻醉下完成，其间以C形臂观察，进行克氏针固定，这是最安全和效果最优的方法。在治疗期间，固定的克氏针越长，针道感染的可能性越大，患者也越可能主动地活动手指。因此，剪除皮下克氏针的远端在预防感染和保留正常功能方面是值得进行的预防措施。但这一预防措施需要进行二次手术来移除克氏针。

为了治疗锤状指大量的矫形器被发明出来。手指外形在变化，远端指间关节背伸能力不同，伤后水肿情况不同，对此每个矫形器都是根据手指的具体情况来设计的。在更换矫形器的时候，一个仔细塑形的手指QuickCast可以仅仅制动远端指间关节，这是一种可以避免错位的稳定制动的方法。这些石膏管型减少水肿，但在使用Coban（3M Health Care，St.Paul，Minn.）时更加有效。管型需要定期更换来保证皮肤在制动期间保持卫生（图38-42）。远端指间关节背部使用泡沫衬垫的铝质矫形器不会破坏所接触的手指掌面，避免肌腱损伤位置的压力聚集。目前商业可以提供的材质，如更薄的泡沫衬垫可以做成更好的矫形器。在泡沫材料和皮肤指间放置布胶带可以减少皮肤被泡软的情况。对于理解治疗的患者可以进行定期更换矫形器，其他患者则需要内科医师或者康复师更加频繁的观察。传统的Stack矫形器展示出较高的潮湿排干的能力，并在使用矫形器期间允许接触果汁，但是比起QuickCast2或者铝质矫形器来，还是不太被接受。带有尼龙粘扣带的带孔热塑形矫形器也是可以得到的。带有Steri带（3M，St.Paul，Minn.）的可弯，半管型，小碎块板，墨西哥帽式矫形器也被成功的运用了。近端指间关节的主动运动在使用矫形器期间可以一直进行；这一屈曲减少了受伤位置的张力。使用矫形器时，远端指间关节运动在连续佩戴6周后开始进行。在远端指间关节运动开始后，远端指间关节夜用矫形器再持续使用2～4周。在开始主动远端指间关节运动时，如果临床病情加重，应再次开始使用全时矫形器（图38-43）。

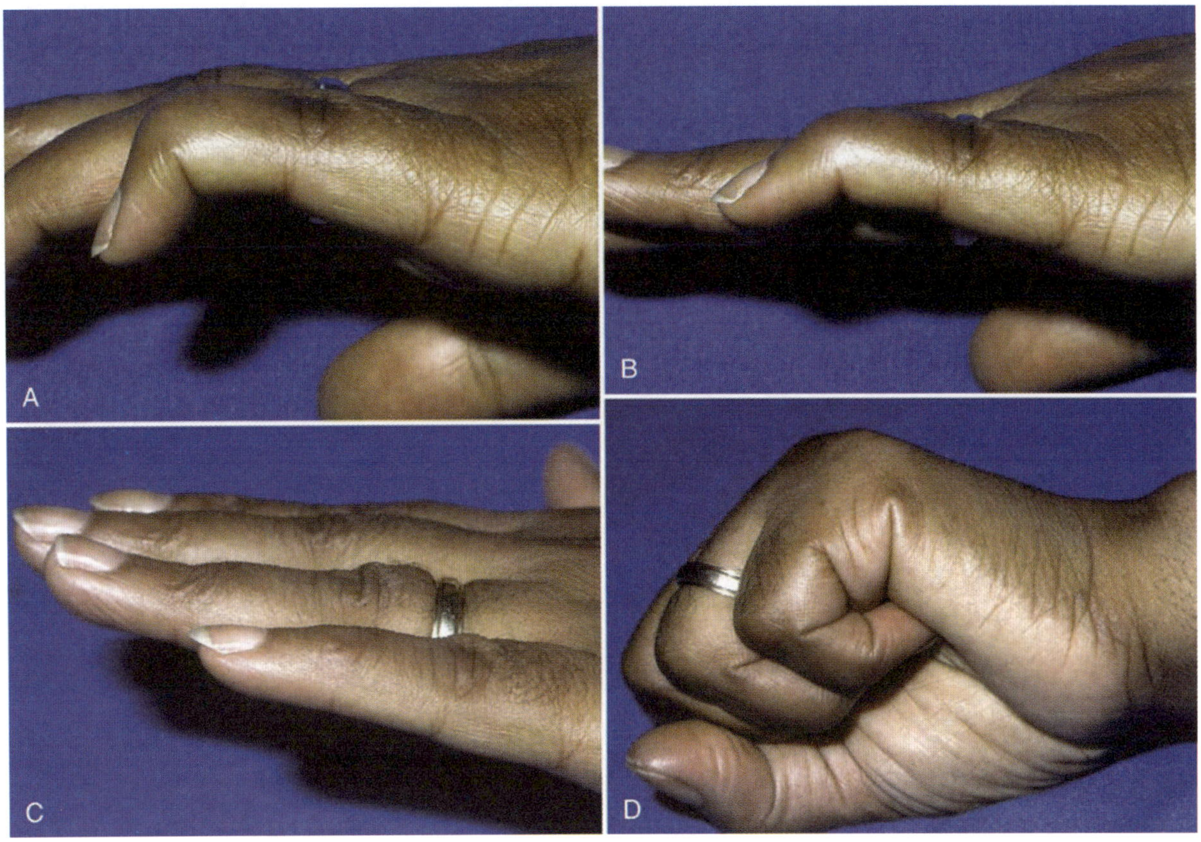

图38-43　54岁老年女性由于钝性损伤造成慢性锤状指畸形。A.休息位为70°；B.主动背伸达到了55°，使用矫形器有益处；C.在连续使用矫形器7周后主动地背伸，并再使用夜用型矫形器4周；D.主动屈曲

由于终末肌腱瘢痕而失去主动的背伸——背伸延迟——和远端指间关节屈曲的减少是闭合治疗锤状指肌腱损伤的两个并发症。而背部皮肤发软或者坏死是矫形器使用不当的并发症。有相关报道说，闭合治疗锤状指的并发症发生率达到了45%。

伤后临床效果至少在6个月内无法实现。因为愈合肌腱瘢痕的收缩，所以早期的背伸延迟较小。Pulvertaft观察到使用矫形器后60%的患者取得了满意的效果，在超过能够接受的时间后，多于20%的损伤有效地改善了。

治疗远端肌腱撕脱骨折的方法和前述治疗纯粹肌腱损伤的方法是相同的。将远端指间关节固定于轻微的背伸可以将远节指骨恢复位至小的近段骨折碎片。进行矫形器使用前和使用后进行侧位相的比较，以此来明确是否成功。桥接骨痂的钙化可以造成背部的凸起，但是它体现了伸肌肌腱功能上的连续而且通常不引起症状。对远节指骨较大的关节面骨折进行非手术治疗是得到推荐的，因为远节指骨对其关节面有明显的重塑能力，术后可能造成并发症的概率很大。治疗涉及关节面的伴或者不伴半脱位的远节指骨，多于1/3的患者取得了满意的临床效果，在对以切开复位来治疗远节指骨严重的关节面骨折的患者，最常见的问题是由于中节指骨上面的瘢痕性肌腱炎所引起的远端指间关节屈曲降低。治疗这一损伤的手术所引起的附加并发症包括伤口感染、背部皮肤变薄、关节损伤、甲床损伤、髓纤维变性、疼痛、感觉不适（图38-44）。有报道说，手术治疗后的并发症发生率达到53%。

尽管这些受伤的关节有能力在非手术治疗后进行重构，还是应该注意进行准确的骨折碎块的联合。远节指骨与回缩的骨折块之间的再次联合是通过在骨折位置上进行局部横行切开来实现，这样可以对关节近端的终末肌腱不造成干扰。近端的背部关节囊不应该受到干扰。斜行的0.028in克氏针在骨折的位置上穿入，预防终末肌腱向近端的回缩。背部碎块的掌面可以接受克氏针的穿入，将远端指

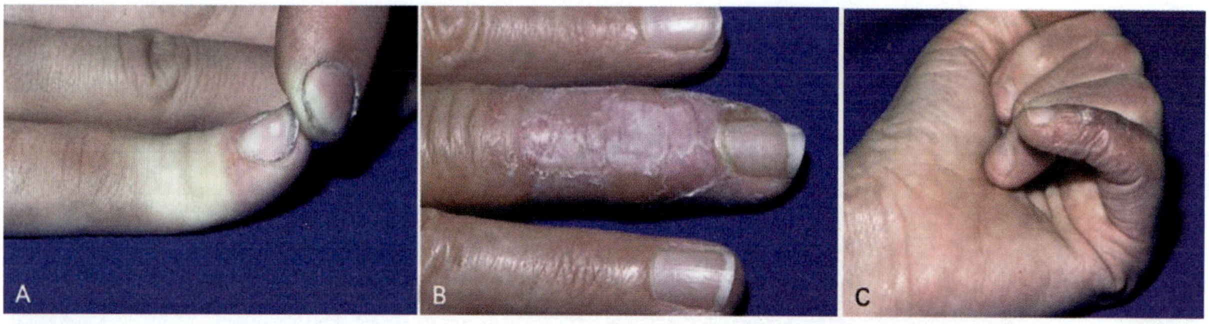

图38-44 治疗锤状指畸形的并发症。A.背部皮肤变得苍白，表明皮下组织和终末肌腱的缺血；B.由于忽视，矫形器下面的皮肤泡得软化了，容易继发感染；C.术后中指发生了骨髓炎，合并伸肌肌腱的肌腱炎。远端指间关节发生半脱位

间关节固定于中立位。这一精细的操作要求一定的技术，在准确性上也是一种挑战。术后6周移除克氏针，进行主动活动。使用夜用型矫形器2～4周，直到背伸延迟确定不存在了（图38-45)。其他的手术治疗方法包括：通过“伞把”技术进行经皮固定，拉入技术，钩板，切开复位螺钉内固定和外固定。

慢性锤状指畸形可以表现出只有远端指间关节存在畸形，或者可以表现为全部手指的不平衡性萎缩——鹅颈畸形。在之后的缝合修复之后，可以取得满意的效果，而可以合并终末肌腱的隆起，即肌腱皮肤固定术。终末肌腱有小的伸展，而肌腱炎是由于远端指间关节的运动造成的。这时手术的禁忌证包括：存在固定的屈曲收缩，关节不稳定或者骨关节炎。通过使用Mitek Micro Arc骨锚钉将伸肌肌腱重新连至远节指骨来手术治疗慢性锤状指是能够取得成功的。如果远端指间关节不好看或者突出，远端指间关节的关节融合术可以使其处于中立位，使用一根克氏针固定是一个可靠的手术，可以取得无痛、稳定、美观上有所改善的手指效果。处于中立位的远端指间关节融合在功能上及美学的接受性上都优于远端指间关节在屈曲位上融合。

合并鹅颈畸形的慢性锤状指畸形是一种复杂的疾病。对手指进行手术以重建平衡不应当进行，除非两个关节都正常而且关节的畸形可以被动地矫正。通过对终止于远端指间关节的中央束进行肌腱切断术可以重建手指的平衡。固有肌腱的侧束及至少一根横行的支持带韧带必须被保留。终末肌腱的连续性及非固有伸肌肌腱是由侧束维持的。通过向背侧移位的侧带，横行的支持带韧带抵抗着远端指间关节的过度背伸。在邻近支持带韧带背部纤维的伸肌肌腱处取纵行切口，松解中央韧带，这样两个横行的支持带韧带可以被保留。在肌腱切断术后，如果远端指间关节的姿势没有改善，那么就需要进

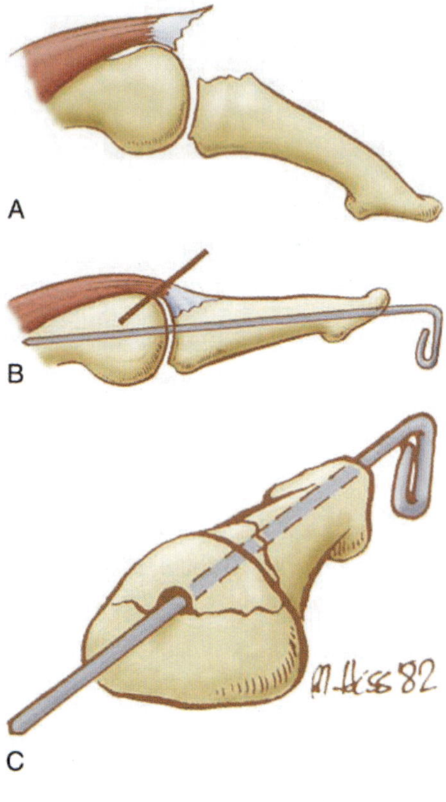

图38-45 治疗严重的远端指间关节面骨折的手术方法。A.这种损伤体现出关节面完整性的中断和潜在的不稳定性。对于伸肌肌腱的影响可能很小；B.骨折碎块的准确复位。纵向的克氏针将远端指间关节固定在中立或者轻微背伸的位置。斜行的起到支撑作用的克氏针挤压骨折位置，防止近端骨折碎块被伸肌肌腱移位；C.近端骨折碎块的掌面可以进行克氏针固定

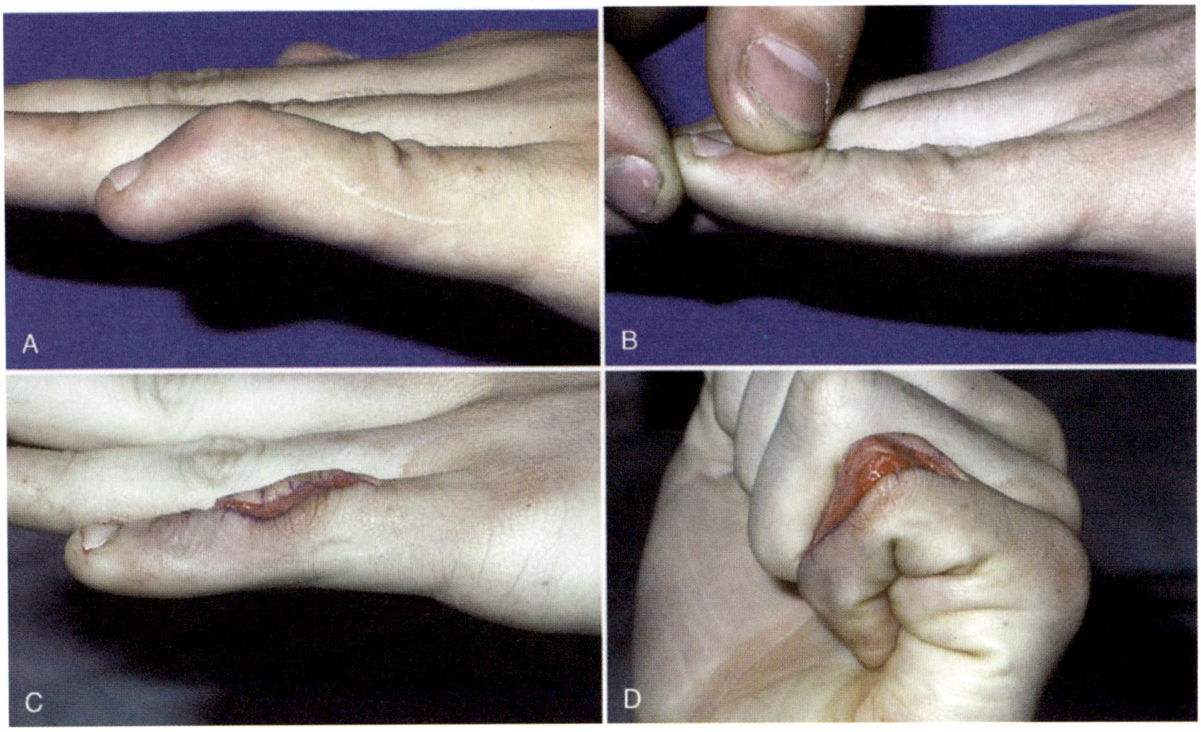

图38-46 对于可以被动回复的锤状指畸形的选择性的患者进行治疗，可以采取对终止于中节指骨的中央肌腱进行肌腱切断术。肌腱切断术调整了通过伸肌肌腱的张力，恢复了远端指间关节的伸肌肌腱缺陷，减小了近端指间关节处的过度背伸。A.患者在玩足球时共造成了三次终末肌腱断裂，之前进行了解剖复位手术两次，这是术前的情况；B.畸形的被动回复证明了远端指间关节的完整性，进行肌腱松解术之前是必须的；C.对中节指骨上方进行肌腱松解术及中央肌腱的肌腱切断术，之后进行主动背伸。两个横行的支持带韧带被保留；D.主动屈曲

行中节指骨上方的伸肌肌腱松解术。在这一手术后，远端指间关节发现背伸延迟时，可以正确地使用矫形器来改善。一年内最终的改善可能无法实现（图38-46）。

合并锤状指的鹅颈畸形伴有明显的远端指间关节的过度背伸，这可以通过使用游离的肌腱移植物进行斜行的支持带韧带重建术来重新恢复平衡。肌腱移植物通过了远节指骨的背部，在手指的掌侧连接至屈肌腱鞘，连接至远端指间关节的近端。恢复了远端指间关节屈曲和近端指间关节背伸。

2.开放损伤

终末肌腱的撕裂应当进行连接。对远端指间关节用髓内克氏针固定于轻微背伸位进行连接时的伤口很小，不需要肌腱缝合。断裂的肌腱需要缝合的话，可以使用细的5-0或者6-0编织的白色非可吸收缝线缝合。可以进行间断8字缝合或者水平褥式缝合，这取决于肌腱末端的一致性。终末肌腱上存在着一个相对缺血关键的区域，其在骨-肌腱联合部近端11～16mm，屈曲时，该肌腱挤压着中节指骨头。这可能会影响术后这一区域的愈合。远端指间关节使用克氏针固定，因为修复最初是依靠缝合的完整性。运动在6周后开始，使用矫形器在主动活动期间佩戴于远端指间关节，为期2周。伸肌背伸延迟的发展表明需要更进一步的矫形器使用。Ⅰ或者Ⅱ区的伸肌肌腱损伤修复治疗后，没有明确的理由来进行这一早期运动方案。

七、鹅颈畸形

手指的塌陷性畸形被比喻为鹅颈畸形，这是一种大量原因造成的体位性畸形。这种畸形来源于手指内部力量的不平衡，因而在近节、中节、远节指骨之间造成了不稳定性及塌陷。近端指间关节的过度背伸和远端指间关节的屈曲——鹅颈畸形——就是产生的体位性畸形。

锤状指肌腱损伤后产生的鹅颈畸形就是这种不平衡的一个例子（见图38–41B）。可是，由于其他原因造成的鹅颈畸形的病理性力量对手指伸肌肌腱和支持带韧带、关节囊韧带产生了类似的扭转作用。始动因素可以使通过伸肌肌腱或者固有肌腱力量的增加，远端指间关节的不稳定性，指浅屈肌（FDS）肌腱的消失，远端伸肌肌腱连接处的松解。

鹅颈畸形的基础原理与讨论过的锤状指畸形类似。如果是由这些原因引起的，这种畸形的严重性就会增加，并且很难回复：横行的支持带韧带的牵拉，三角韧带纤维的变短，侧带移位到背侧并被固定，过度背伸的远端指间关节时将无法屈曲。由于斜行支持带韧带向背侧移位和变短，自我维持的畸形建立了起来。在屈曲时，收缩的斜行韧带和侧带无法横穿近节指骨的髁。近端指间关节屈曲在正常情况下参与了远端指间关节的屈曲，然后被远端指间关节超过了：同步的指间关节屈曲被终止了。远端指间关节屈曲在没有近端指间关节屈曲的情况下进行着，直到指浅屈肌（FDS）肌腱的力量超过了远端指间关节背侧结构的抵抗力量。突然屈曲造成了侧带在远端指间关节上方撕裂，这是造成鹅颈畸形的病理力学机制。在治疗之后，类风湿滑囊炎或者损伤造成的关节情况加重继续存在。

造成鹅颈畸形的大量原因可以按照畸形产生的通路进行解剖分类：

- 非固有肌腱连接
- 固有肌腱连接
- 关节型
- 远端肌腱松解

（一）正常变异

正常的指间关节过度运动的患者能够通过它们手指的固有肌肉有意识的收缩来产生所有手指的鹅颈畸形。除了会引起好奇，他们的手表现为正常的变异，不需要治疗。

（二）非固有肌腱连接

中央肌腱的连接使得中节指骨过度背伸。在这一领域内，由于脑瘫造成的指总伸肌（EDC）挛缩是一种动力性因素。

手腕屈曲畸形和手指的掌指关节半脱位都使得非固有伸肌肌腱通过延长背部的骨骼来变得紧张。掌指关节半脱位可能由于类风湿滑囊炎，固有肌肉的收缩，或者手术时过度松解附属韧带而引起。在每个例子中，远端指间关节的过度背伸（抵抗着被动屈曲）随着掌指关节的屈曲而增加。这是与固有紧张相区别的重要特征。

手背部的伸肌肌腱瘢痕化进行了伸肌附加肌腱固定术，因而在掌指关节屈曲的时候，通过中央束的张力增加了（见图38–27)。

由于这一领域内的病因所造成的鹅颈畸形的治疗是不完全的，除非近端畸形被改变了。近端指间关节的过度背伸是一种远端畸形，其来源于更靠近近端的不平衡。

（三）固有肌腱连接

通过固有肌腱增加的张力能够引起掌指关节的掌侧半脱位和手指的近端指间关节过度背伸。畸形在掌指关节水平受到了附属韧带的类浅窝节段的抵抗，以及在近端指间关节水平的掌板和指浅屈肌（FDS）的抵抗。脑瘫造成的挛缩，类风湿关节炎，固有肌肉的缺血性肌挛缩，以及创伤后固有肌肉连接通过固有肌腱紧张性的增加而产生了这种畸形。肌腱因为虚弱而产生的转变或者伴有尺侧挛缩的爪形手通过同样的通路能够造成鹅颈畸形。不太严重的连接使得远端固有连接试验呈阳性（图38–47)。更进一步的连接影响着掌指关节和远端指间关节。

在这一领域疾病的治疗是通过减小固有肌腱连接和畸形平衡的重建来进行的。这一手术的选择取决于疾病的阶段和受累关节的位置。例如，对于风湿性疾病合并稳定的掌指关节的患者进行屈肌腱鞘切除术及远端固有肌腱切除术就可以取得足够的效果。否则，近端固有肌腱切断术及掌指关节矫形术在重建手指平衡的时候也是必须的。

（四）关节性原因

近端指间关节掌板的破裂将引起过伸，如果不使用保护性矫形器，那么病情可能会发展。治疗是将远端撕脱的掌板重新联合起来。在治疗长期破裂时，这是可行的，在伤后10年都可以成功施行。

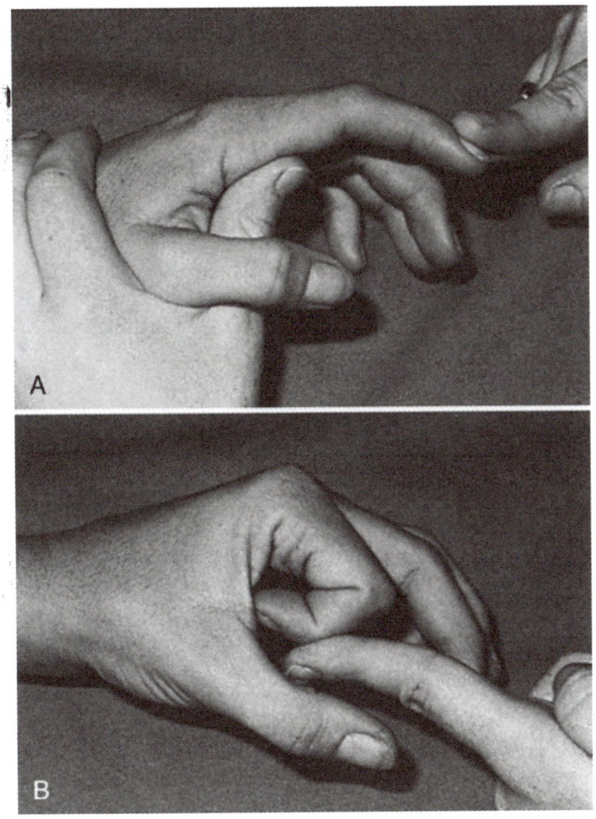

图38-47　intrinsic-plus试验。A.掌指关节固定于中立位，指间关节被动屈曲以检测通过远端固有肌腱的连接性。桡侧和尺侧固有肌腱通过将手指移动至远离测试的一侧来逐个进行检测；B.掌指关节屈曲放松固有肌肉，减小通过伸肌肌腱的张力，减少被动指间关节屈曲的抵抗力

掌指关节或者近端指间关节滑囊炎将削弱手指的稳定性。类风湿关节炎和银屑病关节炎是最主要的形式。狼疮性关节炎通过其他方式而不是引起滑囊炎进而发生软骨腐蚀诱发这种畸形。关节周围炎症引起肌腱、矢状束、支持带韧带的粘连。这一类型的鹅颈畸形非常难以治疗，因为受累加重的关节涉及了粘连和伸肌肌腱的移位。

（五）远端肌腱的松解

肌腱损伤后出现锤状指，终末伸肌肌腱的松解通过中央束将背伸的张力集中在中节指骨上。合并中节指骨骨折的背伸畸形在功能上得到延长。在骨折复位后远端指间关节运动的预后可以通过在骨折位置的上方进行肌腱固定术来保证。

指浅屈肌（FDS）肌腱的损失使得远端指间关节一个重要的稳定器缺失了。畸形的严重程度取决于掌板的粘连稳定性。在这一肌腱用于进行肌腱转移以在近端指间关节近端的屈肌纤维骨鞘内保留最大的肌腱连接的时候，应当尽可能地向近端分离。

八、拇指伸肌肌腱

拇长伸肌（EPL）肌腱是手指伸肌肌腱中活动度最大的一根。它的58mm的纵向伸展超过了所有其他手指伸肌肌腱的伸展（拇长伸肌总伸展长度为58mm：腕部运动35mm，掌指关节运动15mm，指间关节的屈曲-背伸8mm）。桡侧远端的肌腱存在13mm的中外侧移动，这在第一掌骨屈曲-背伸的时候发生。拇长伸肌（EPL）外翻及内收拇指，通过拇短展肌（EPB）使拇指掌指关节背伸，通过拇指固有肌肉背侧的纤维背伸拇指指间关节，是能够过度背伸指间关节的唯一肌腱。当拇长伸肌（EPL）被激活时，指间关节的过度背伸正常情况下超过了掌指关节的背伸。

拇长展肌（APL）和拇短展肌（EPB）在第一背侧纤维骨间隔室内固定在桡骨远端的侧方边缘上。在伸肌支持带远方，它们在深层筋膜的浅层之下通过（见图38-2）。在治疗伸肌肌腱的狭窄性肌腱滑囊炎（de Quervain病）的手术中在伸肌支持带远端进行筋膜切除术可能会改变拇指力量的平衡。拇长展肌（APL）和拇短展肌（EPB）肌腱的桡侧屈曲可以产生第一掌骨过度的背伸及掌指关节背伸的延迟（见图38-5）。沿着伸肌支持带背侧边缘取纵行切口，松解第一背部间隔室，然后以可吸收的细线疏松地缝合松解的部分，这样可以防止松解的肌腱出现掌侧半脱位和屈曲。使用腕部矫形器3～4周是常规的建议。“Ω”滑车成形术保证了第一伸肌间隔室滑车前方连接的骨膜的提升，这样可以扩张容积，有效地减压肌腱而不使用筋膜切除术。

掌指关节周围的伸肌肌腱解剖类似于手指近端指间关节的解剖。横行纤维，类似于横行的支持带韧带，包围着关节囊，连接着屈肌纤维骨鞘。在尺侧的拇内收肌和桡侧的拇短展肌帮助背侧的伸展，稳定了伸肌肌腱并且将背伸的力量传导至指间关节（图38-48）。因此，拇指的固有肌肉能够将指间关节背伸至中立位置，但是不能过度背伸。

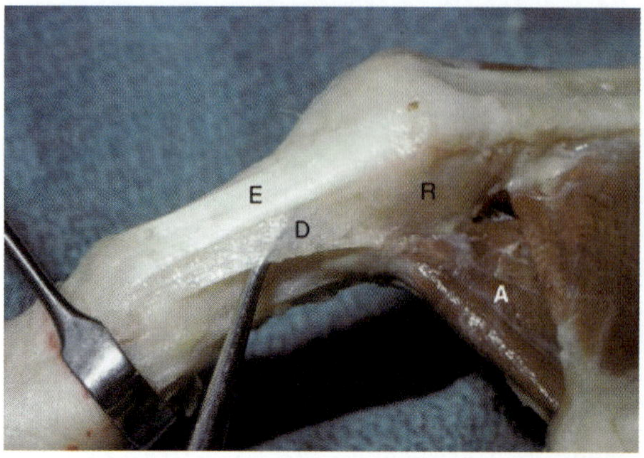

图38-48 拇指的伸肌组合结构。拇内收肌（AP）帮助背部伸展，辅助指间关节的背伸。掌指关节周围的垂直纤维代表着拇指横行的支持带韧带纤维。A.拇内收肌；R.与横行的支持带韧带同源的纤维；D.来自拇内收肌和支持带纤维的背部伸展；E.近节指骨上方的拇长伸肌

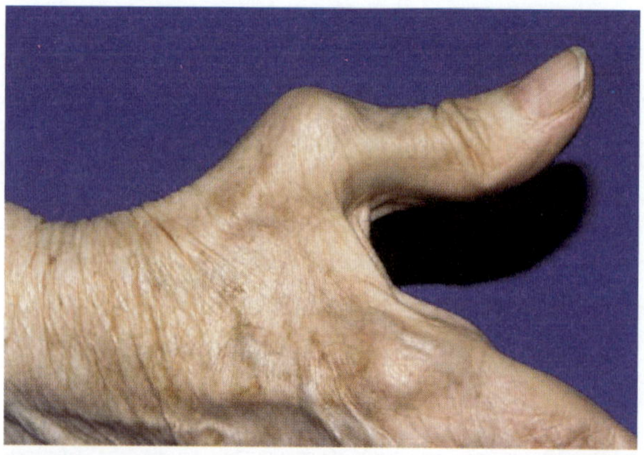

图38-49 拇短伸肌和背部伸肌组合体的纤维破裂使得掌指关节无法背伸。拇长伸肌（EPL）的移位使得掌指关节屈曲增强及指间关节过度背伸。拇长伸肌（EPL）肌腱清楚地确定了

拇短展肌（EPB）通常终止于近节指骨基底的背侧，但是也有位于拇长伸肌（EPL）的第二止点。它使第一掌骨和掌指关节背伸。拇短展肌（EPB）在近节指骨基底部的中断使得背伸乏力。当掌指关节屈曲的时候，通过拇长伸肌（EPL）肌腱张力增加，使得指间关节过度背伸（图38-49）。

通过背部组合体的纤维，拇长伸肌（EPL）能够使得掌指关节背伸。这些纤维的分离或者破裂可以使肌腱向掌侧移位。当移位至关节运动轴的下方的时候肌腱使得掌指关节屈曲，这可以使指间关节的背伸力量增大。这一外翻畸形通常伴随着类风湿关节炎，是手指的纽扣状畸形的类似物。

闭合损伤

1.拇长伸肌破裂

拇长伸肌在进行正常活动的时候接受连续的应力。腱鞘炎归因于在经典的鼓手麻痹中的过度使用。这一肌腱受损的音乐家会在进行灵巧动作时遇到困难。在敲击钢琴键盘时拇指从其他指下方穿越的转变或者弦板的操作因为涉及拇长伸肌（EPL）疼痛的困扰而受到严重的阻碍。

肌腱通常在桡骨远端的水平伸肌支持带下方破裂。类风湿滑囊炎及通常不会移位的桡骨远端骨折是常见的预先条件；桡骨远端手术，尿毒症，糖尿病，局部类固醇注射是略微少见的原因。破裂的原因被认为是由于正常情况下血管条件差而引起的肌腱节段的缺血。对于微血管图的研究指出伴随着滑囊炎或者骨折的渗出压力阻碍了这一节段肌腱的固有营养。超声检查发现桡骨远端骨折6周后拇长伸肌（EPL）肌腱增厚，这更支持了这一理论。口服合成的类固醇与通过钙化和破裂造成的纤维解离相关。

在拇长伸肌（EPL）破裂之后最影响功能的损伤是掌指关节处的无法背伸。拇长伸肌（EPL）的起点很长，在肌腱破裂后肌肉维持了一定的收缩性。在摩擦引起的肌腱破裂发生后的肌肉稳定性连接能够在重建术后通过强大的掌部和拇指屈肌拮抗肌来克服。以游离的肌腱移植物连接破裂的肌腱两个断端，康复能否成功取决于回缩的肌肉的潜在功能。示指固有伸肌（EIP）肌腱的改变（在伸肌支持带远端通过将浅表筋膜层连接于深部筋膜层并且在拇指的掌指关节处缝合至拇长伸肌）在技术上更简单，只需要一根肌腱的修复，可以模拟拇长伸肌（EPL）正常的方向。EIP和EPL有着近乎均等的纤维长度和张力分数。移位后示指通常可通过EDC保持独立的伸展（图38-50）。

2.拇长伸肌止点的破裂

拇长伸肌（EPL）闭合性破裂类似于手指的锤状指肌腱损伤。可以出现指间关节完全主动的背伸的缺失合并背部的局部水肿。在屈曲之后不完全的背伸来自完好的侧方韧带的纤维。治疗是通过连

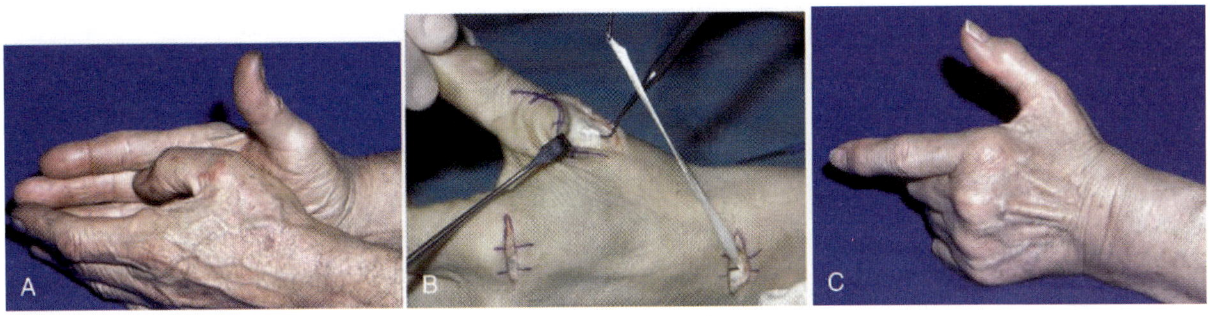

图38-50 拇长伸肌（EPL）破裂。A.掌指关节无法背伸及指间关节过度背伸；B.通过示指固有伸肌（EIP）转换而重建。示指固有伸肌（EIP）的伸展与拇长伸肌（EPL）相当。肌腱转换的走行模拟了破裂肌腱的正常方向。转换在伸肌支持带远端转至掌指关节上方的肌腱纤维（终点由器械提起）；C.转换位置10周后拇指主动背伸。通过示指伸肌实现的独立的示指背伸保留了

续使用背部矫形器并使指间关节处于过度背伸位6周。接下来使用夜用型矫形器2～4周，这是推荐的方法。使用矫形器位置的选择不应引起皮肤的苍白。

九、骨折和伸肌肌腱畸形

（一）掌骨

通过直接固定，正常肌腱力学的中断，产生粘连，骨折造成了通过伸肌肌腱的畸形。骨骼结构和骨骼周围的伸肌肌腱分布影响了骨折的移位和畸形的类型。掌骨和指骨突向背侧。因为骨间肌的作用，掌骨横行骨折屈曲。螺旋形骨折屈曲、旋转，远端骨折块向掌侧移位。屈曲的掌骨头使掌指关节定位于过度背伸位。背部骨折的尖端改变了Ⅵ区的肌腱。延长的背部骨骼通过非固有伸肌肌腱增加了传导至背部的张力。掌指关节通过增加伸肌肌腱的张力处于过伸的位置。远端指间关节因而处于屈曲位，这是背伸延迟。如果背部关节囊和掌指关节附属韧带缩短，掌指关节的背部收缩因之而产生。这是extensor-plus爪形手畸形。

（二）近节指骨

非固有伸肌肌腱和示指伸肌肌腱的远端纤维在近节指骨周围定位于背侧。近节指骨的横形骨折在骨折位置上出现了过度背伸。节段性骨折由于失去了骨头的支持而产生线性缩短。在螺旋骨折中，远端节段旋转，向近端移位，向背侧倾斜，存在着成角及线性缩短。每一种情况使伸肌得到松弛，肌腱功能性的延长，指间关节背伸减弱。近端指间关节的背伸延迟可能出现。而矢状束使掌指关节过度背伸，而伸肌的力量向近端转移，作为通过中央韧带的代偿性力量来完成近端指间关节背伸。伸肌力量对于近节指骨短缩进行代偿的能力——伸肌肌腱储备——受到了矢状束掌侧连接的限制。在尸检研究中发现，伸肌肌腱储备到达了2～6mm（图38-51）。近节指骨骨折和相关的粘连可以阻碍纤维骨鞘内的屈肌肌腱。近节指骨的重新连接时的伸肌肌腱的力量达到了平衡，并且使得掌指关节过度背伸得以保留。如果不首先恢复骨骼的长度并且进行连接，那么通过肌腱很难恢复手指的平衡。近节指骨长度的保留以及连接是伤后的第一目标（图38-52）。

（三）中节指骨

在横行骨折后，中节指骨因为背侧伸肌肌腱和斜行支持带韧带的作用而出现过度背伸。近端骨折碎块屈曲因为指浅屈肌（FDS）肌腱的终点而加强。螺旋形骨折使得骨骼短缩，这让远端伸肌肌腱得到了放松。随着而起的畸形为合并近端指间关节背伸的远端指间关节背伸延迟。近端骨折碎块的屈曲通过中央束使背伸的力臂增大了，并且增强了近端指间关节的背伸。这一畸形受到了近端指间关节稳定性韧带的抵制。近端指间关节过度背伸造成了鹅颈畸形。

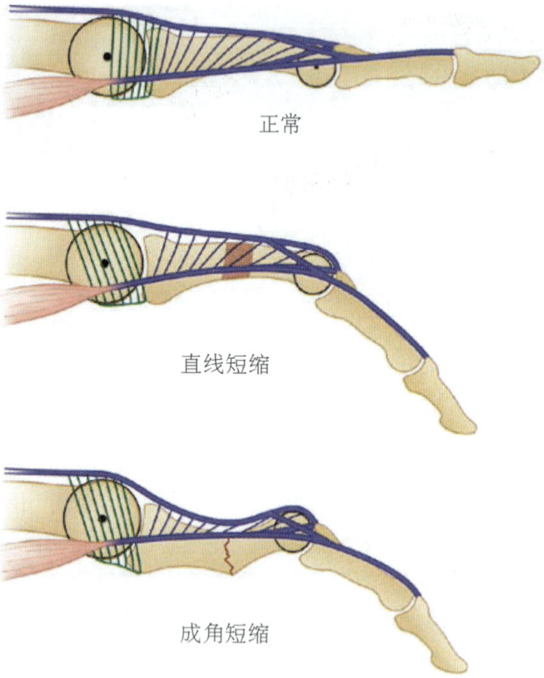

图38-51 手指伸肌肌腱结构的张力及非固有和固有肌腱纤维之间的平衡在正常情况下依靠着近节指骨的完整性来维持。节段性的骨的缺失产生线性的缩短。近端干骺端和骨干的不稳定性骨折将引起背侧成角，这会造成成角缩短。这两种情况在功能上延长了手指伸肌结构及指间关节的背伸延迟。代偿缩短的能力——伸肌肌腱储备——受到了限制。固有肌腱能够伸展的能力较低，非固有肌腱受到了矢状束限制，而它连接着掌板和近节指骨

十、伸肌肌腱断裂（解决肌腱缺损）

筋腱断裂后，正常情况下，进行分阶段的愈合序列变化。血管和能够产生胶原纤维的纤维母细胞移植伤口处。大概4d后，肌腱末端会出现蛋白质聚集和胶原纤维联合。在生物物理和生物化学因子的影响下，肌腱开始重构。理想的屈肌肌腱修复能够重新建立胶原纤维的连续性，使得表面平滑。功能性伸肌肌腱修复的要求不是那么急迫。只要桥接胶原纤维出现就足以恢复肌腱功能。

研究者反复衡量了伸肌肌腱修复后制动和控制运动之间的平衡。修复后1d使用矫形器进行运动拉伸了修复位置，引起了背伸的延迟。制动3周会造成关节僵硬及屈曲受限。10d曾经是最乐观的制动时间。对于以修复术和3～4周传统的矫形器的使用治疗伸肌肌腱的撕裂的长期效果是令人失望的。没有相关损伤的患者取得64%的优良率（完全的主动屈曲，230°），但是如果发生了相关损伤的患者的优良率为45%。损伤部位在Ⅰ～Ⅳ区的患者的预后明显差于损伤部位在Ⅴ～Ⅷ区的患者。手指屈曲损失的百分比超过了背伸损失的百分比。通过控制的张力对愈合肌腱的生物物理环境的改善，而

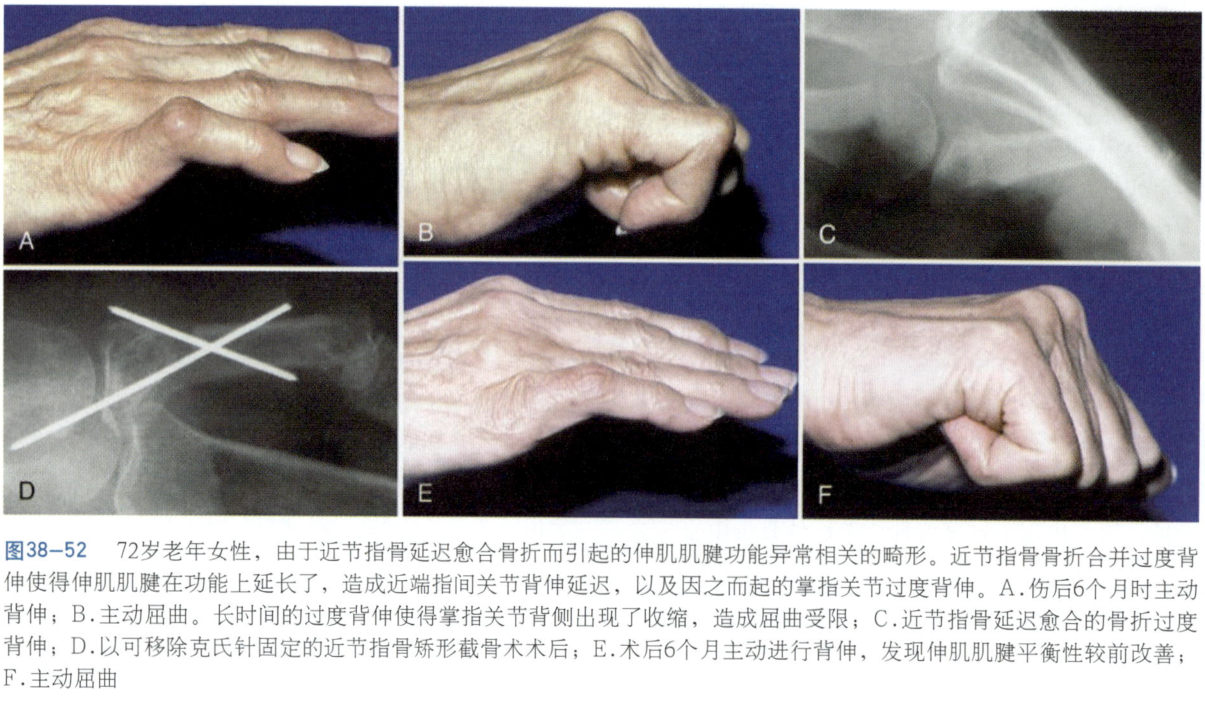

图38-52 72岁老年女性，由于近节指骨延迟愈合骨折而引起的伸肌肌腱功能异常相关的畸形。近节指骨骨折合并过度背伸使得伸肌肌腱在功能上延长了，造成近端指间关节背伸延迟，以及因之而起的掌指关节过度背伸。A.伤后6个月时主动背伸；B.主动屈曲。长时间的过度背伸使得掌指关节背侧出现了收缩，造成屈曲受限；C.近节指骨延迟愈合的骨折过度背伸；D.以可移除克氏针固定的近节指骨矫形截骨术术后；E.术后6个月主动进行背伸，发现伸肌肌腱平衡性较前改善；F.主动屈曲

这可以改善肌腱愈合的质量和临床效果。在屈曲肌腱修复后进行早期受保护的运动可以运用于伸肌肌腱的损伤，并取得了良好的效果。在伸肌肌腱近端Ⅴ～Ⅷ区有效的方法总结了出来，并应用于更远端的Ⅲ～Ⅳ区。早期运动方案取得成功的生物力学和电物理学的相关原因有利于临床领域内这些方法的执行。此时，对于Ⅰ或者Ⅱ区伸肌肌腱修复术后或者腕部伸肌肌腱修复术后的早期运动方案没有任何调整。

肌腱的抗张强度与钢铁的抗张强度相当。而肌腱结合部的强度大约只有肌腱强度的10%。愈合后的肌腱的抗张强度大约相当于肌腱结合部的强度。修复后的肌腱在肌肉-肌腱联合中是最弱的一环。在愈合过程开始后，分离的肌腱抵抗着被动的接近；远端指间关节的复位不是复位可预期的办法（图38-53）。断端间隔大的患者需要的康复时间大于断端间隔小的患者，愈合后强度也更差。治疗的目的是使肌腱间隔的影响最小。

（一）肌肉撕裂

不对肌腹撕裂进行修复会引起间隔的产生，它可以中断肌内膜管平行的排列，阻碍肌肉的再生，通过瘢痕形成而愈合。过度的间隔使得肌肉休息位的长度增加，减小了有效的收缩。动物身上完全撕裂的肌肉能够恢复产生张力的能力的50%，产生正常伸展的能力的80%。游离的肌腱在所有的部分都可以使撕裂的肌腹有效的接合：41%进行这项治疗的患者肌力恢复到5级。

（二）伸肌肌腱修复

准确的修复为的是将肌腱间隔减至最小。伸肌肌腱修复在强度和质量方面有明显的问题。缝合后的伸肌肌腱大约有屈肌肌腱强度的50%，大致是因为复位肌腱的结构和缺乏胶原连接。在尸体上Ⅵ区

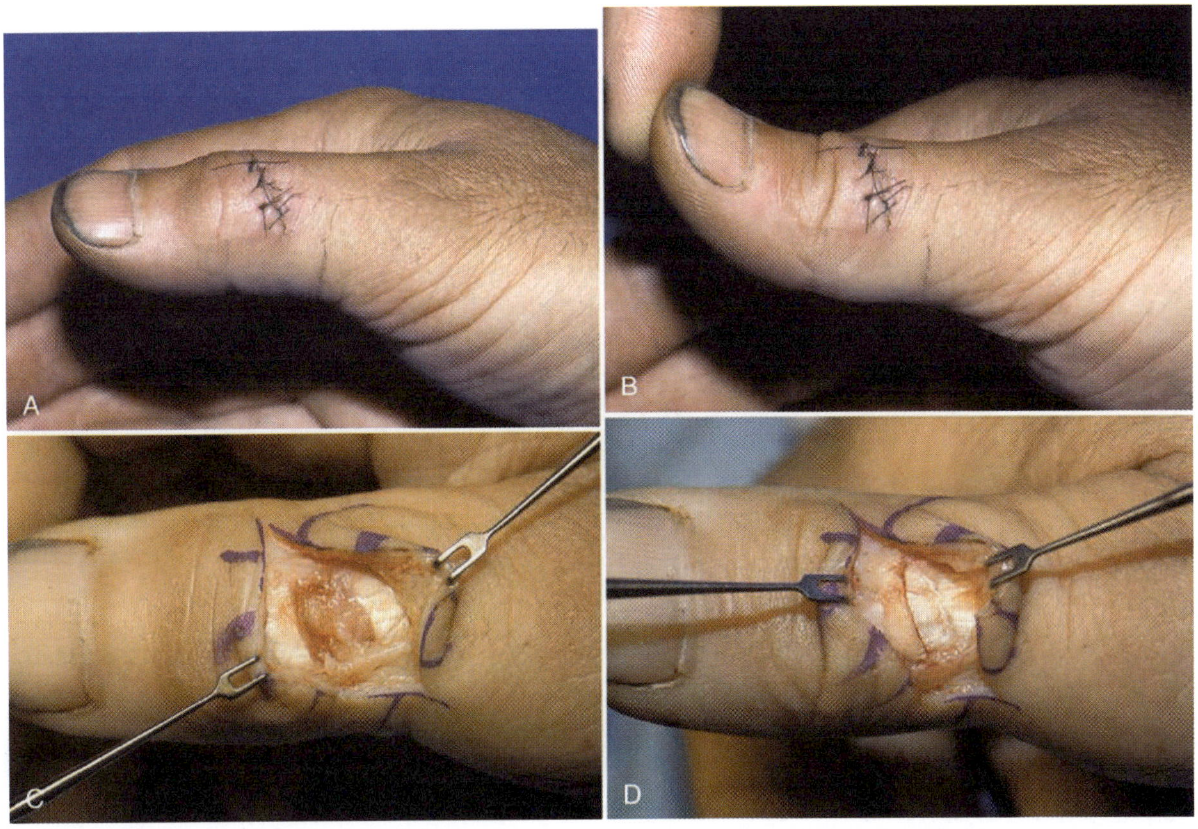

图38-53 拇指Ⅱ区的拇长伸肌（EPL）肌腱撕裂后10d，当时进行了伤口修复而没有进行肌腱修复。A.因为拇长伸肌（EPL）肌腱功能的缺损，指间关节主动背伸缺乏过度背伸的能力；B.关节运动能力表现出被动活动的潜力；C.肌腱通过早期肌腱愈合成分而连接起来。而肌腱末端没有通过指间关节背侧的被动复位而准确连接；D.肌腱间隔被消除并且肌腱末端准确地结合上了。通过将肌腱间隔最小化而使得肌腱强度改善并且将粘连减至最小

进行所有修复技术的监测，修复造成了肌腱变短和掌指关节运动受限。由Kleinert改良的Bunnell法和Kessler法是最结实的。

缝线直径和方法的选择取决于临床上横截面的结构和肌腱的强度。经常使用的是编织的白色非可吸收线。如果皮肤菲薄，可见皮下的时候，染色的单丝非可吸收性缝线不应使用，而且它们的硬结能够造成腐蚀性损伤。当皮下脂肪缺乏或者皮肤菲薄的时候，结应在伸肌肌腱深部打。Kessler外周缝合或者Bunnell编织缝线用于治疗圆形或者椭圆形肌腱，比如拇长伸肌（EIP）、示指固有伸肌（EIP）、小指伸肌（EDQ）。水平褥式缝合在检测时发现是一种力量弱，间隙大的缝合方法，但是在治疗小而平的肌腱时是有效的，比如联合腱，近端指间关节周围的侧带，以及远端的拇长伸肌（EPL）。棒球缝合经过改良，可以通过肌腱末端，在治疗宽而薄的肌腱时受到欢迎，比如在Ⅵ区的指总伸肌（EDC）肌腱。掌指关节上方的伸肌肌腱结构是一种替代结构，由纵行的肌腱和横行的矢状束纤维组成，可以很好地承受单纯或者“8”字缝合。中央肌腱和终末肌腱的终点在结构上较手指伸肌结构的纤维更加坚韧，可以缝合固定。当没有引入无法忍受的张力，较大的间隔是无法避免的，这时必须进行桥接。置入有利的肌腱移植物，就像所描述的拇长伸肌（EPL），有很广泛的应用前景（图38–54）。

（三）功能性假肌腱

肌腱修复后的裂开或者修复肌腱失败可以导致在肌腱末端之间出现巨大的空隙。肌腱之间以瘢痕填充后将只能承受与正常肌腱相比很小的外力。这种假肌腱不能滑动，并且没有正常肌腱的物理学特性，但是在进行外科游离之后有足够完整的结构连续性来发挥足够的功能（图38–55）。

十一、瘢痕化伸肌肌腱受限的模式

受损的伸肌肌腱容易形成瘢痕，并受到它的限制，而且很难康复。它们的表面区域不成比例的大，而伸展的幅度、强度和承受张力的能力较之屈肌肌腱又相对较小，因此，在受伤后即修复性手术后面临着特殊困难。

肌腱粘连造成的阻塞位置可以通过对比主动和被动的活动范围来确定。通过皮肤附着，局部坚

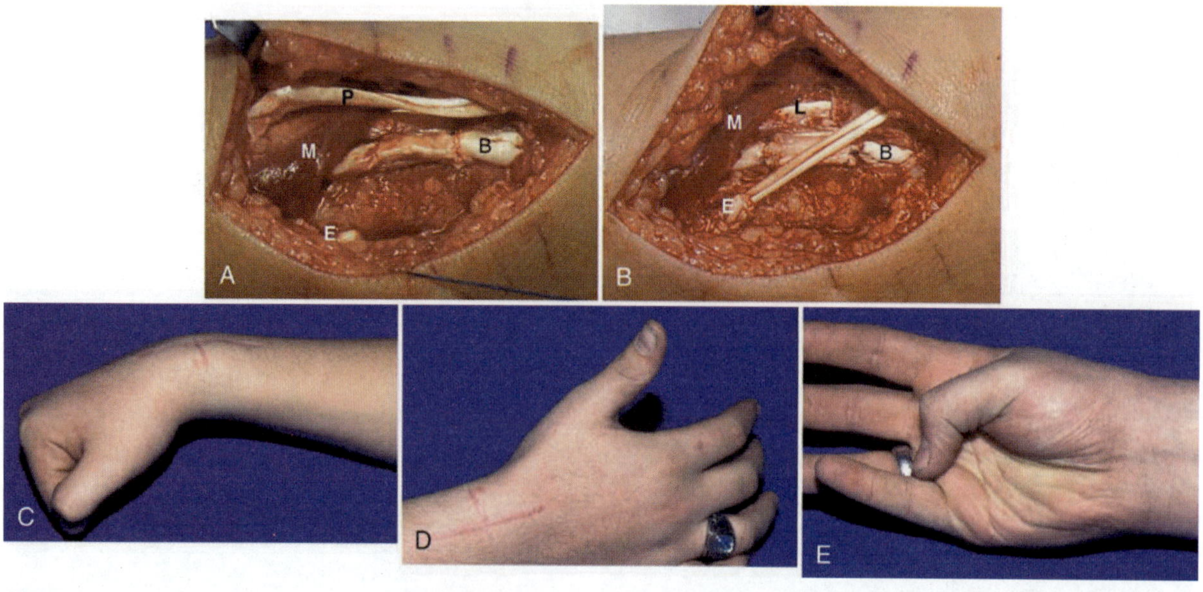

图38–54 15岁男孩伤后4周桡侧腕短伸肌（ECRB）及拇长伸肌（EPL）肌腱（Ⅵ区）撕裂。桡侧腕长伸肌（ECRL）没有受伤。由于肌肉稳定连接造成的肌腱间隙由有利的肌腱桥接。以肌腱移植物治疗撕裂肌腱的肌腱间隙可以在受到过度张力的时候避免肌腱再次修复。A.止血带放松。取自桡侧腕长伸肌（ECRL）的移植肌腱连接着桡侧腕短伸肌（ECRB）的肌腱间隙；B.对折的掌长肌腱移植物连接着拇长伸肌（EPL）肌腱间隙；C.修复后7个月手腕的背伸；D.主动的拇指背伸；E.拇指背伸不受限。B.桡侧腕短伸肌（ECRB）；E.近端拇长伸肌（EPL）；M.拇短伸肌；P.拇长伸肌（EPL）近端的掌长肌移植物

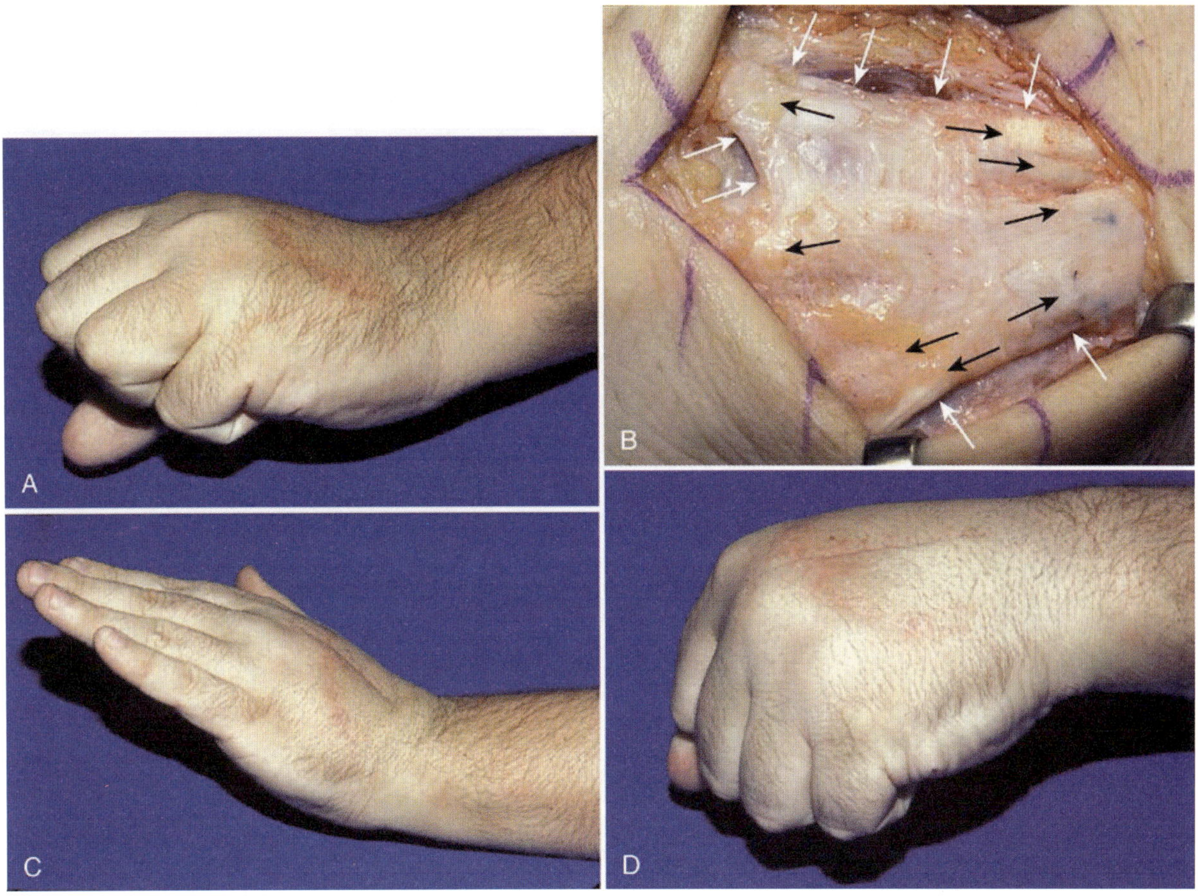

图38-55　功能性假肌腱。33岁男性患者在进行了修复示指、中指、环指Ⅵ区的伸肌肌腱的手术后10个月攥握受限。A.攥握时，掌指关节和近端指间关节屈曲受限，伸肌附加肌腱固定术；B.伸肌肌腱固定术产生了瘢痕的功能性的薄层——假肌腱——对修复后开裂的伸肌肌腱末端进行连接。肌腱向近端右侧牵拉，在肌腱上面可见黑色的单丝缝线。肌腱的独立性丧失了，但是单一手指背伸功能的潜力得到了保留；C.肌腱固定术后9周进行主动背伸；D.主动背伸。黑色箭头.肌腱修复后裂开的末端；白色箭头.肌腱松解术后手术发现的假肌腱的边缘

硬，皮肤皱褶可以确定限制型瘢痕的位置。下面内容将讨论伸肌肌腱和支持带系统相关的内容。除非关节被动活动，否则这些原则无法应用。

（一）伸肌支持带近端

伸肌支持带近端的手指伸肌肌腱的瘢痕粘连限制了手腕联合手指的屈曲。由此引出的手腕背伸/手指屈曲的攥握模式可能出现；主动的手指屈曲使得手腕被动的背伸，同时手腕的主动背伸通过减少阻碍位置和伸肌肌腱止点之间的距离使得手指更加屈曲。被动的手腕屈曲开启了肌腱固定术使手指被动地背伸。在只有手腕伸肌肌腱受到影响的时候，只有手腕屈曲受到削弱（图38-56）。

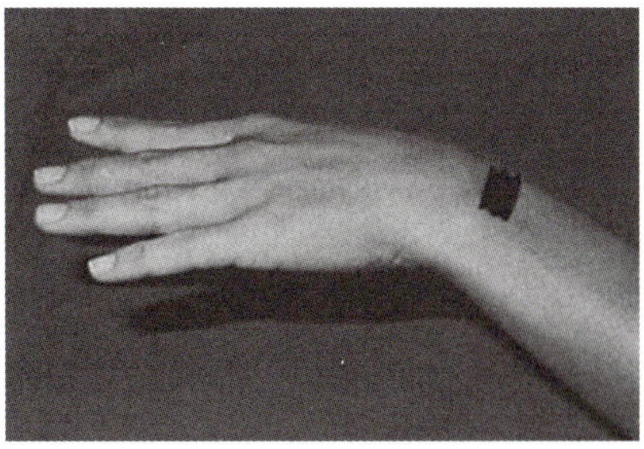

图38-56　伸肌支持带近端的肌腱限制。A.因为肌腱固定术，手腕屈曲过早地使示指背伸

（二）伸肌支持带远端

手腕的主动或者被动都没有减弱。在此水平的瘢痕受限模式取决于瘢痕是否能够滑动，就如同伴

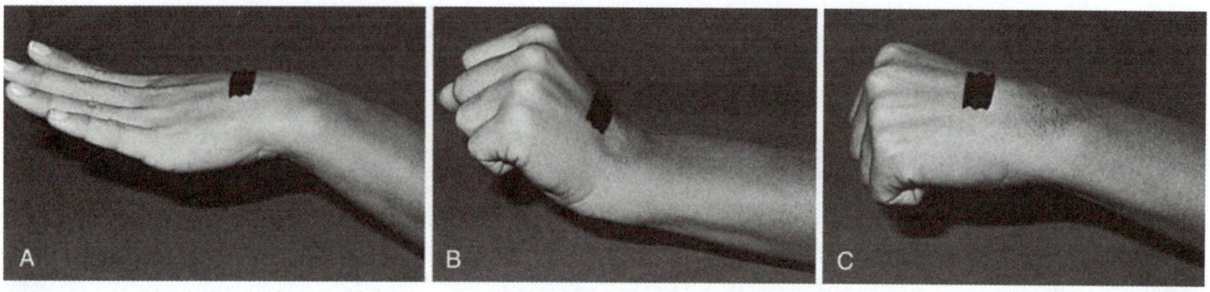

图38-57 伸肌支持带远端滑动的瘢痕。A.体积巨大的瘢痕毗邻伸肌支持带，阻碍着手腕和手指的同时背伸；B.在手腕背伸之前的手指屈曲增加了手腕背伸的潜力；C.手腕和手指的屈曲没有受到削弱

随着一个巨大的肌腱修复，或者锚定在深筋膜。因为滑动的瘢痕本身不能通过深筋膜或者伸肌支持带下方，它的运动是受到限制的。联合的手腕和手指背伸是受到限制的。手腕背伸可以首先通过手指屈曲来加强。这将产生阻碍的瘢痕推向了远端，远离于毗邻韧带的远侧边缘，并且于瘢痕在伸肌支持带近端受到阻碍之前使得手腕额外地背伸（图38–57）。

锚定的瘢痕将手指的伸肌肌腱固定在深筋膜上，产生了伸肌腱附加现象。当掌指关节屈曲的时候，肌腱固定术被动地背伸手指的指间关节。当指间关节屈曲的时候，肌腱固定术转移至近端，而且掌指关节被动地背伸。主动和被动的相互作用存在于掌指关节和指间关节之间。联合的掌指关节和指间关节屈曲受到了限制（见图38–27）。

（三）固有连接VS肌腱瘢痕化

固有肌肉的连接和涉及固有肌腱掌指关节周围与邻近的伸肌区域的粘连动能影响手指屈曲。伴随有以上任意一种情况，主动和被动的屈曲将引起疼痛。涉及伸肌周围的瘢痕能够产生一种在临床检查中发现的与固有收缩相区别的情况。固有连接可以通过被动的手指的掌指关节背伸，同时指间关节屈曲来检查——这种固有连接试验由Finochietto描述。每一根手指的桡侧或者尺侧固有肌可以通过分别将手指远离被检查的一边来检查。检查发现的固有限制可能源于肌肉收缩或者固有肌腱的背侧粘连（见图38–47）。仔细地临床检查通常可以鉴别掌板间韧带的瘢痕化——马鞍综合征——和掌指关节的伸肌周围瘢痕化。水肿和压痛的位置有利于鉴别这些疾病。手术前这种鉴别不是绝对的；在肌腱松解术时，鉴别可以做出（见图38–28）。

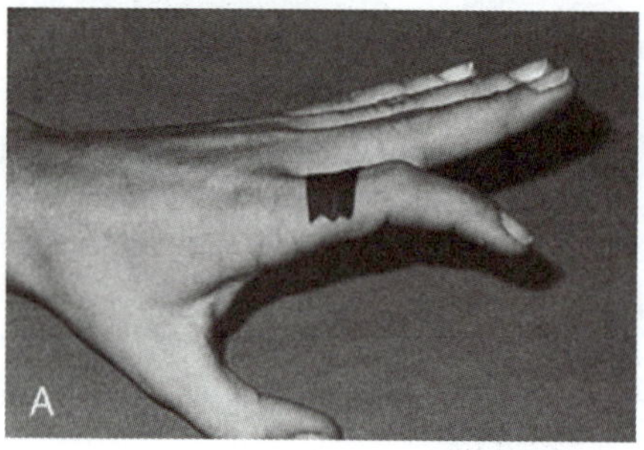

图38–58 背侧结构的瘢痕限制。超过休息位的主动背伸受到了限制

（四）近节指骨

近节指骨上方的伸肌肌腱瘢痕化限制了非固有中央韧带，固有扩展或者全部的背侧结构。在运动最终停止的时候，近端指间关节的休息位反映出伸肌肌腱的位置。近端指间关节的主动背伸无法超过休息位（图38–58）。有时，背伸延迟是存在的，被动改善至中立位是可能的。近端指间关节的主动和被动屈曲受到了限制；在检测中，受限关节运动通常有弹性的特点。

近端指间关节的屈曲可能由于三角韧带的瘢痕化而受阻。这也限制了背侧的侧带，并且以中央韧带的止点加强侧带。近端指间关节的屈曲在这两种情况中受到限制：①通过侧带向掌侧下降受到阻止；②中央束存在的时候行肌腱固定术。当远端指间关节屈曲为这些情况所阻碍的时候，远端指间关节的屈曲有时会受到限制。

（五）中节指骨

中节指骨上方伸肌肌腱瘢痕化阻碍了近端指间关节的屈曲。与近端指间关节位置无关的主动和被动的屈曲限制意味着伸肌肌腱的瘢痕化。支持带韧带通常也会涉及（图38–59）。这些韧带对于正常的手指活动没有什么影响，但是在形成瘢痕并通过限制远端指间关节屈曲及产生畸形而影响手指平衡的过程中起到了重要的作用。一根紧张的斜行的支持带韧带使得支持带附加检查为阳性（Haines'maneuver），也叫内在肌伸展手指。正常情况下，还有一些被动的近端指间关节的屈曲，而同时远端指间关节在背伸时得到了支持。斜行的支持带韧带的短缩或者瘢痕化限制了远端指间关节的屈曲。这一限制取决于近端指间关节的位置（增加了近端指间关节的背伸，减小了远端指间关节的屈曲），而这可以与伸肌肌腱固定相鉴别。关节囊挛缩和远端指间关节僵直也能够限制远端指间关节的运动，而这取决于远端指间关节的位置。而完整的病史评价，临床查体，影像学检查可以帮助我们搜集确定诊断的证据（图38–60）。

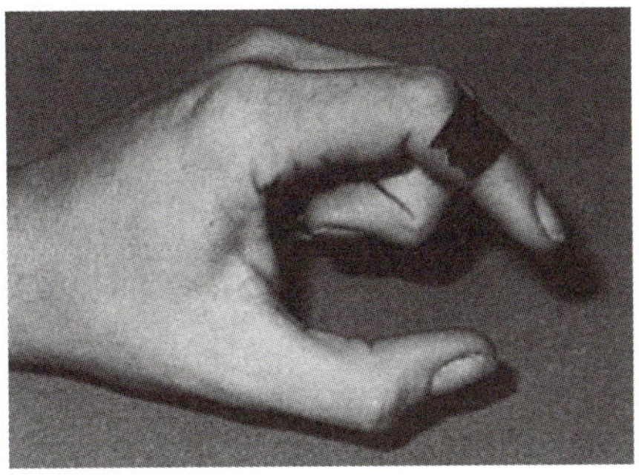

图38–59　中节指骨上方伸肌肌腱受到了限制，主动的远端关节屈曲是缺乏的，背伸延迟存在

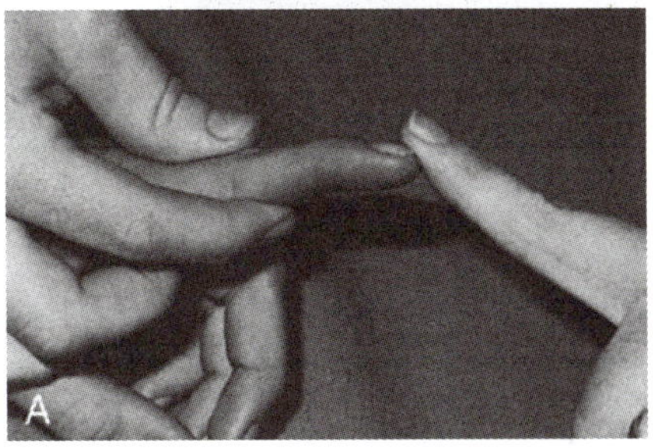

图38–60　reinacular–plus检查或者intrinsic intrinsic–plus手指。斜行的支持带韧带连接通过被动的远端指间关节屈曲同时近端指间关节保持在中立位来检查。限制是相对的，并且应当与正常手指来比较。相对的抵抗表明试验阳性

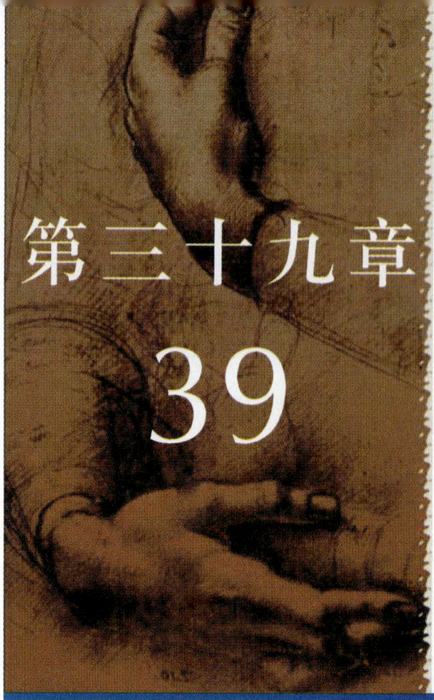

第三十九章 39

伸肌肌腱损伤的临床治疗：治疗师的作用

原著者 ROSLYN B.EVANS, OTR/L, CHT
译校者 刘 洋 周君琳

关键点

- 仅术后3d，维持患肢精确的矫正位置和规定的运动弧，可使除手指Ⅰ、Ⅱ和拇指TⅠ、TⅡ区外的所有伸肌腱耐受有限的主动伸直活动。
- 即刻给予肌腱吻合处张力的理念得到生物力学和临床研究的支持。
- 矫正位置、活动姿态及屈曲角度，取决于患处损伤程度和邻近组织的状况。
- 行屈曲活动前，确保患手各部位恢复伸直状态。
- 伤口愈合的前3周施行早期干预，对处理水肿、炎症，以及预防随之而来的关节活动及肌腱滑行障碍至关重要。

复杂的伸肌肌腱创伤或是简单的伸肌肌腱损伤处理不当所带来的问题已被手外科医师所熟知。大多数肌腱系统的功能性问题都与肌腱损伤或修复密切相关。尽管已有数十项关于这一课题的研究，然而由于瘢痕形成所致肌腱术后功能障碍仍然是最不可预知的因素。早期控制性运动最初被用于屈肌腱损伤的治疗中，在过去的30年中，这种技术逐渐被纳入伸肌肌腱术后治疗标准。我们已经进行过相关的临床研究并得出以下结论。

1.除了Ⅰ区以外，所有区域的伸肌肌腱可以承受可控制主动活动。

2.在控制力量和肌腱滑动范围的情况下，肌腱吻合口松散或断裂很少发生。

3.相比以往观念，如果是Ⅴ～Ⅶ区的肌腱损伤，允许更多的指间进行早期控制性活动。

4.手腕位置对于降低来自屈肌系统的抵抗力起着至关重要的作用，同时也是手指活动时肌腱得到真正滑动的重要因素。

5.应用动力型矫形器，在限定范围内活动可以获得最大主动活动度。

6.早期就诊时，注意矫形器的形状及控制压力，这对于最终的治疗结果至关重要。

尽管临床经验和文献回顾对于术后早期控制下主动运动提供了支持，但一些研究人员采用术后固定的方法也得出了相似的结果。然而，近5年发表的关于术后治疗的学术研究大多数都验证了早期研究的结论——应用动态矫形器和物理运动进行控制下伸肌肌腱主动运动均可获得良好效果。在这些实验中唯一的不同点仅仅在于改变了矫形器的设计，以及将主动活动整合为手术后锻炼项目。治疗的原则与本文以前的版本相同：在手术后第3天开始治疗，放松肌腱（自修复部位及其远端），利用矫形器来控制其活动，保证其在修复区域能够运动至少5mm（或更多）。

检索2004－2009年有关伸肌肌腱康复的文献（随机对照研究）中，仅有1篇对伸肌腱修复后不同的康复方式的疗效进行了系统评估。这项研究包含4项随机对照试验和一项其他设计研究。结果显示，经过固定治疗的短期效果要劣于早期进行活动治疗的方案。此外，一些有限的证据表明，术后早期控制性功能锻炼优于术后4周主动活动。然而，对于不同的康复方式的疗效，长期随访（12周）未得出结论性的证据。

对于肌腱吻合部位机械刺激的积极生物力学效应不断得到基础科学研究支持，而更进一步关于肌腱机械性免负重与其机械特性丧失之间关系的机制研究同样支持了先前的研究，该研究证明肌腱和韧带的制动会使其器械特性急剧降低。Buckwalter和Grodzinsky指出，本世纪骨科最重要的概念在于理解负载可以促进骨骼纤维组织及骨骼肌的痊愈。由此我们可以总结出，在早期通过控制下主动运动仍然是目前修复肌腱最好的方法。

组织工程的概念是以细胞和生化为媒介，从而正面影响蛋白质合成及改善组织结构。它集合了目前大量的科学研究成果。Woo和同事作出预测，应用基因转移来提供生长因子的细胞治疗将为我们改善肌腱和韧带修复提供新的契机。尽管基础科学通过组织工程和机械增压治疗结缔组织方面不断进行研究探索，而早期就采用控制水肿、精确的矫形器具及短弧型运动来使修复点在可控的范围内滑行仍然是目前能达到最佳功能状态的最为可靠的技术手段。即使那些新的生物治疗方法在将来对于促进骨骼及纤维组织的康复带来了更多希望，但目前还没有证实这种治疗方法比组织负载治疗更加有效。

大多数关于肌腱的基础和临床研究都集中在含滑液的屈肌腱方面，以解决屈肌腱修复后的功能性滑动的问题。临床医师可能一直过于将这些基础研究应用于伸肌腱的临床治疗中。在两种肌腱系统中，虽然组织学、代谢学、营养学三方面有着不同之处，事实上，所有的肌腱都是一种密集的结缔组织，相对于周围组织进行滑动，其功能都是将肌肉的力量转移到骨骼，从而发挥作用。

不论对于屈肌腱还是伸肌腱，任何水平损伤后其创伤反应及维持肌腱滑动的后续问题都是相同的。每当凝固的血块形成时，伤口处会有非特异性炎症。而凝固的血块将充满成纤维细胞和毛细血管，会产生胶原物质，这一过程既可以修复破损又会限制肌腱的运动能力。肌腱运动纤维及附近结缔组织的损失会降低肌腱强度、活动度及力量传导的协调性。肌腱的康复只是在确保修复部位不出现新的空隙或新的破损的前提下重建其滑动能力和力的传导。

本章主要讨论不同水平伸肌肌腱损伤后会出现的问题，以及在现有的肌腱修复技术的实验性临床研究基础上寻求相应的解决办法。伸肌肌腱相关的解剖学，临床评价学及手术处理在本书中已由Pratt（见第1章）及Rosenthal和Elhassan（见第38章）论述。

无论是否有相关经验的见习生，都应该认真学习第38章，Rosenthal和Elhassan所著有关伸肌肌腱解剖及修复的内容。

第一部分，总则，回顾涉及肌腱修复后早期功能锻炼的基础和临床研究的有关文献。虽然这些文献对于学生或没有经验的治疗师而言可能较复杂，但它们对于负责肌腱康复的治疗师或医师而言都是必不可少的。只要没有特殊情况，按照程序进行治疗即可取得良好效果。然而在实际的临床应用中，我们更多地需要面对同时伴有骨骼、关节、神经等受损的肌腱损伤。患者很可能还有代谢系统、免疫系统或是其他的问题。并且对于外科医师的手术技术和手术时机的把握会更加复杂。这就需要治疗师能够在固有的治疗肌腱创伤的知识基础上，结合修复肌腱的强度，制动或早期功能锻炼所致肌腱生物化学及生物力学的效果，对实际治疗方法进行调整。

曾经有一位名叫Paul Brand教授的年轻治疗师向我提出一个问题，如何使用增加张力治疗结缔组织（何时？频率？多长？多少？）类似的问题将在本章得到解决。而这些问题都是临床手术医师在决定每一项肌腱治疗项目时应当仔细考虑的一部分，从而选取最佳方案。

第二部分，伸肌肌腱损伤的临床处理，重点介绍根据肌腱损伤的不同区域采取不同处理方式。在这一部分中，还介绍术后制动，早期被动运动，以及早期主动运动时矫形器位置以及活动强度。

一、总则

不同区域的伸肌肌腱有着各自的不同特点，所需的治疗方法也不同。国际手外科联合会肌腱损伤委员会将手指肌腱分为7个区，拇指肌腱分为5个区（图39–1）。

制动时间的长短，控制下活动的强度和逐步增进的对抗性运动都是由修复后肌腱的强度和伤口愈合分期情况所决定的，因为它们与不同区域和解剖层次的肌腱的生理特性和力学特性密切相关。实际治疗需要以生物力学和生化为基础，同时要应根据各患者和创伤的实际情况而调整。外科医师需要告诉治疗师肌腱修复的质量、类型、肌腱长度的改变、组织的完整性、周边组织的情况，以及其他可能改变肌腱可承受的可控张力的大小的疾病，并且要根据预期的情况对患者进行评估。这些信息都会影响固定的时间和活动的时机。选择治疗手段时需要考虑创伤愈合过程中的生化特性和生物力学特性及我们的治疗技术在这些变化中所起到的作用。患处炎症的处理，控制下主动活动的时机，应力的合理应用；主动与被动运动治疗的成效，矫形器及运动的位置，以及运动的持续时间全部都会对结缔组织纤维的治疗和修复起到积极或消极的作用。

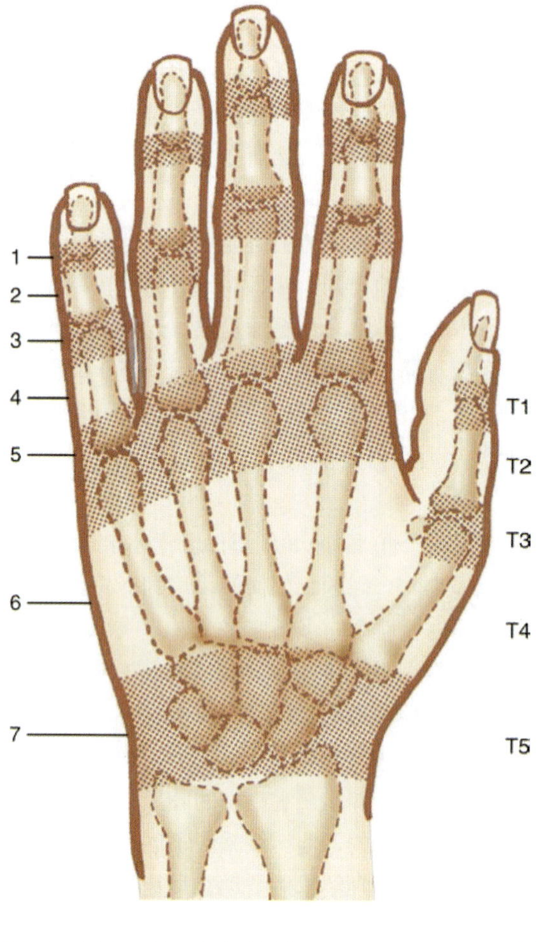

图39–1 国际手外科联合会肌腱损伤委员会定义的伸肌腱区域（Kleinert HE，Schepel S，Gill T.Flexor tendon injuries.Surg Clin North Am.1981；61：267–286.）

（一）控制炎症

在过去的文献中很好地记录了早期修复、无创手术、防止感染和控制水肿作为减小创伤后炎症反应方法的重要性。纤维母细胞的响应程度及患处最终产生的胶原总量与炎症的反应程度成正比。复杂的背侧创伤会伴有明显的水肿，并且在治疗最初的5～7d需要较厚重的敷料加压包扎，但是如果只有轻微的组织反应则只需较简单的敷料包扎并且应在手术后24h进行运动。每个手指需要一个单层2in（英寸）的莫能菌素敷料分开单独包扎，这样有利于控制手指的水肿，因为只要有额外水潴留就会表现在近侧指间关节（PIP）处，包扎时间一般会持续到术后8～12周。患肢抬高24h，活动未受累关节，控制下活动受累关节均可以帮助减轻水肿，但是需要患者精准的配合。对患者进行教育（详尽地解释解剖结构，伤口愈合的进程及注意事项）是康复的重要组成部分。大多数人希望能尽早康复，如果他们明白活动的重要性那么他们就会遵守医嘱。然而，一项近期的研究调查了接受矫形器和家庭治疗方案的患者，通过发放一共76份匿名问卷进行调查，发现有67%的患者没有坚持使用矫形器。并且患者的病情和这种非连续使用的情况有明显的关联。沿着这样的思路，在一项致病因素的研究中发现，Ⅰ区和Ⅱ区指伸肌腱断裂的原因有一半是因为“无知的行为”。经验丰富的临床医师很清楚地知道，患者是否能遵医嘱，取决于如何给患者下达指引。这需要医护人员的耐心、专业知识和决策。

对污染的或是切割后缝合的伤口做合适的处理是防止感染和控制炎症最重要的一部分。细致的清洗、保护伤口处的微环境，适当敷药以加速上皮细胞分裂和加强吞噬细胞的活性，可以使炎症的程度降到最低。暴露在外的伤口比封闭的伤口更容易引起炎症和坏死。在后期，暴露伤口的真皮层会更倾向于纤维化和形成永久性瘢痕。

（二）固定的位置

术后前3周，使用矫形器让修复的肌腱处于休息位，这样可以减少吻合部位的张力，从而减少间隙的形成。因为间隙的形成会带来局部粘连以至于降低临床治疗效果（图39-2）。一项屈肌腱试验性研究证实，吻合处出现不超过3mm的间隙不会增加粘连的发生率或降低运动范围，但是它会降低肌腱修复的强度和坚韧度。吻合处的任何空隙都可能造成肌腱的延长，这在Ⅰ～Ⅳ区是尤其致命的，因为这些区域肌腱滑动的力臂与范围均很小。而在3～4周内，任何区域的伸肌肌腱松弛都会比伸肌紧张更难处理，但可以通过精确的位置固定来预防。

（三）制动的效果

制动的结缔组织（肌腱、韧带、软骨）的生化特性和力学特性的改变已经在动物模型的各处关节进行过研究。因为我们试图将非人类模型上的基础科研结论应用在临床治疗当中，所以我们必须仔细地解读从这些实验性研究中得到的信息，而且这些研究要多侧重于屈肌腱滑液鞘。炎症期和成纤维细胞增生期完全制动的消极效果主要是由于糖胺聚多糖浓度降低、失水、纤维连接蛋白的损失，以及腱内膜的流失。从生物力学的角度来讲，制动的肌腱在术后2周内会失去张力强度，并且在术后10d内失去滑动的功能。

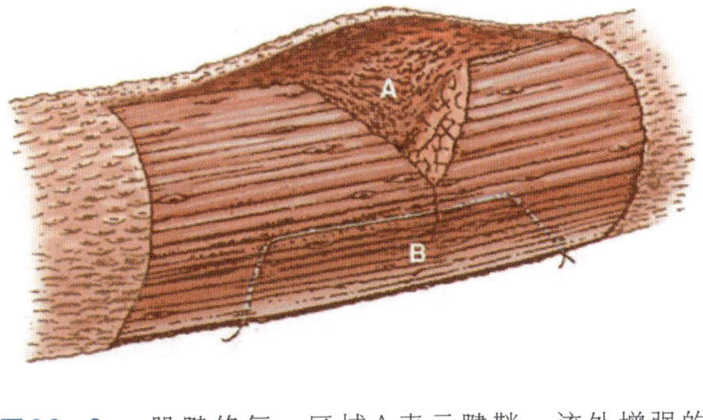

图39-2　肌腱修复。区域A表示腱鞘，该处增强的外部愈合机制与裂隙形成有关。区域B表示腱内膜，该处增强的内部愈合机制与修复部位的准确对应有关（Gelberman RH，Vandeberg JS，Manske PR，AkesonWH.Early stages of flexor tendon healing：a morphologic study of the first fourtecn clays. J Hand Surg.1985；10A：776-784.）

（四）控制张力的效果

许多学术研究证实了对正处于恢复期的肌腱施加张力可起到积极的作用，可以提高肌腱的拉伸力量，增加肌腱的滑动性，促进吻合处DNA的复制，以及加速肌腱周围血管增生及塑形。运动可能会加强肌腱内滑膜的液体在滑膜处的扩散运动。张力产生的电位可能会增加结缔组织的愈合潜力。有研究表明，在临床相关的肌腱修复模型中，早期进行的被动运动会增加修复处纤维连接蛋白的凝固性和成纤维细胞的趋化作用。而机械刺激修复点所带来的生物力学性能上的积极作用也得到了基础研究的支持。近期的临床研究也表明，在制动的基础上进行控制下主动活动对于修复伸肌肌腱很有帮助。

（五）治疗时间

伸肌肌腱从受伤到屈肌腱内滑膜鞘修复的这段时间被认为是单一的变量，这段时间已被证明对于狗的肌腱恢复后功能有着显著的影响。肌腱受创后立即修复比伤后7～21d修复，其旋转和滑动度方面要好得多。但三个组中，吻合处的胶原浓度及还原希夫基交联水平没有明显的差异。

Gelberman对在犬类模型的实验中证实制动的肌腱在修复后10d会受到粘连带的影响，然而对于立刻进行活动的肌腱而言，由于早期的肌腱滑动，其肌腱表面并没有明显的粘连带生长。

初步的实验性研究显示，在伤口愈合早期的炎症阶段，时间与张力改变的关系非常密切。一项针对鸡的屈肌腱的实验性研究显示，在拉伸力量方面，通过可控被动性运动治疗的肌腱修复后的3d与制动治疗的肌腱比有显著的改善。两组实验对象中，这种力量上的差异大小随着时间增大而增加。该项研究的作者总结认为，在修复完成之后立即进行手指活动的制动可以使肌腱复原过程中，不会受到Mason和Allen在1941年提出的软化和弱化理论所影响。

而在另一项关于鸡的肌腱拉伸性研究中，早期进行控制下被动性运动可以改善治疗效果。这项研究的结果证实了控制下被动运动的肌腱在负载、负压及能量吸收等方面比制动肌腱更有价值。

纤维连接蛋白是肌腱早期修复过程中一个极为重要的元素，它局限于肌腱修复的局部。成纤维细胞的趋化性和对底物的黏着性在肌腱受创和修复后与纤维连接蛋白的浓度有着直接的关系。在早前的研究中就发现，早期被动性运动与肌腱修复模型的纤维连接蛋白的浓度有关。在手术之后的7d，制动的肌腱的纤维连接蛋白浓度是非制动的肌腱的纤维连接蛋白浓度的2倍。Iwuagwu和McGrouther坚持认为术后5d进行负载运动可以减少肌腱修复过程中成纤维细胞的生成。Zhao和同事也证明，在犬类模型中，在肌腱修复后的第5天开始控制下活动效果优于术后第1天开始活动，因为这时阻碍肌腱滑动的不良因素，如手术带来的水肿和其他因素已基本消除。

目前尚没有直接对人体处于愈合状态的肌腱使用立刻进行的运动的成效进行研究，大多数的肌腱实验工作都是在动物模型的伸肌腱滑膜上进行的。然而，这些基础的科学研究为我们提供了手术修复后进行早期运动能够增加细胞活性和力量的事实依据，证实了肌腱强度和时机两者之间关系的重要性。术后7～10d的“早期活动”可能根本不是真正的早期运动。术后7d，时间窗已丧失了立即活动的优势，而到了术后的第10天，肌腱活动可能已被紧密的粘连带所包围。

（六）运动的持续时间

临床研究中，每日进行的被动性运动的持续时间是肌腱修复的一个非常重要的变量。一项对51位进行过伸肌腱修复的患者进行的前瞻性多核心临床研究结果显示，修复肌腱手术之后的6个月，每日控制下被动性运动持续时间越长，指间关节的活动范围越大。两组患者，一组接受持续的被动性运动，另一组按传统方法只在早期进行被动性运动，然后比较指间活动度。作者得出的结论是，控制下运动的持续时间在肌腱修复后的运动情况中也是一个重要的变量。

在一项相关的研究中，针对初步修复之后的肌腱进行不同频率和持续时间的控制下被动性运动处理，对处理结果进行统计对比。按照被动性运动的频率不同，将成年犬类分为两组。结果显示两组的肌腱活动功能基本相似，而高频率组中在拉伸性能、最终负载量、能量吸收这三方面显然表现更加优异。作者得出结论，手术后进行的控制下被动性运动的频率也是加速肌腱完全恢复的一项关键因素。频率越高效果越好。

这些研究在早期治疗阶段中都得出“越多越好”的结论。然而，在我们的临床实际经验中，患者如果做过多的运动，不论屈肌腱还是伸肌腱均会在滑膜区域加重肌腱炎或滑膜炎。这是由于肌腱滑动受到粘连带的限制，以及肌腱恢复过程中代谢量增加而至肿大所致局部摩擦增大从而加重炎症。此外，患者是否遵照医嘱也同样是一个关键因素，而且这个因素更加难以控制。Dobbe和他的助手发明了一个设备来记录患者术后应用矫形器进行运动持续时间。这个方法可以在临床中改善患者的依从性，但是目前为止还没有实际应用报告的数据。事实上，最近的研究都反映出，“无知行为”是肌腱破裂的最大原因，这在前文已经提到过。

（七）伸肌腱运动

在肌腱康复的早期阶段，肌腱滑动的范围应当限制在可以耐受的最大应力范围内，因为这样的张力可以适应吻合处机械生物化学特性的改变同时刺激吻合处胶原的形成以促进肌腱愈合。同时，肌腱滑动的范围也必须限制在不会造成吻合处产生裂隙或破裂的范围内。一些研究人员提出关于被动活动过程中急性肌腱断裂的一些问题。控制下主动活动对于肌腱吻合点在较大范围内滑动是十分必要的，而被动活动只是吻合的折叠和堆积而不是滑动。这是一项术后肌腱康复的病例研究，随机选择术后是控制下主动活动还是被动活动。参考下一章提到的在尸体上进行肌腱滑动的测量方法——通过弧度测量及肌腱滑动与被动关节活动的关系测量。

肌腱移动范围在3～5mm对于维持肌腱的滑动及刺激细胞活性是十分必要的。

Duran和Houser建议在手指腱鞘处，肌腱滑动3～5mm可以有效防止粘连增生。Gelberman和同事在一个较早的研究中提出3～4mm的被动性活动距离是有必要的，这样才能刺激固有的修复进程并且不会导致屈肌腱吻合点的畸形。而近期更多的学术研究指出：在犬类动物模型中，屈肌腱修复点移动1.7mm即可以有效地防止粘连形成，而额外的活动距离几乎不会带来更多的好处。手指伸肌腱Ⅴ～Ⅶ区，拇指伸肌腱T－Ⅳ区，T－Ⅴ区允许早期主动和被动活动的移动距离大约5mm，而手指伸肌腱Ⅲ～Ⅳ区允许移动范围大约4mm。

为了对正在愈合中的肌腱施加合适的张力，治疗师必须理解肌腱的滑动与关节的活动是有关的；肌腱能承受的拉伸的强度与缝合技术和治疗进程有关。这需要既要了解对文献中记载的关于肌腱移动的知识，又要掌握Brand法利用反射技术和相应关节的活动来计算肌腱移动距离的技术。

（八）伸肌腱移动的文献回顾

关于伸肌腱移动的报道虽然多样但均集中于一个相对一致的范围内。多样性主要由于不同作者之间及不同指伸肌腱区域选择不同所致；也由于各研究方法中所选择的手或关节的测量及检查方法不同所致。而以尸体为研究对象的实验则受缺乏正常的生物化学特性和肌肉状况的影响。

Bunnell研究对尸体的肌腱移动提供了详细的信息，并且与Brand所描述的结果有较紧密的关联。Bunnel对腕关节处于中立位时掌指关节（MCP）近侧指间关节（PIP）、远侧指间关节（DIP）肌腱移动度进行了评价（表39－1）。肌腱的移动距离随着关节大小减小而减小。

手指伸指肌腱在Ⅲ区和Ⅳ区移动距离较小，但比Bunnell计算结果稍大。Bunnell计算的手指肌腱活动范围：示指为2mm，中指、环指为3mm，小指为2mm。而在其他的尸体研究中在相同水平手指肌腱活动范围有所不同。如Tubiana得到的结果为8mm，Valentine得到的结果为7～8mm，Zancolli的结果为6mm，Devoll和SAldana得到的结果为5mm。

An和同事计算了肌腱移动的空间和尸体的示指关节力臂大小，发现肌腱移动范围和关节位置变化并不总是呈线性关系。如伸指肌腱，近端指间关节活动度平均89.5°时肌腱移动平均5.58mm。Micks和Reswick判断肌腱的力臂大小在指间关节处不是一个常数，而是会随着弯曲的程度加深而增大。

Elliot和Mcgrouther以7具尸体手为实验对象，研究肌腱移动度和关节活动度之间的关系，并发现5个手指其两者均呈线性关系。他们同时发现肌腱位于近节指骨中段的移动受到近端指间关节活动度的影响。他们计算出在其他关节制动且周围的组织结构放松的情况下，单个关节活动每改变10°会产生对应的肌腱移动。示指、中指和环指近端指间关节每弯曲10°，肌腱移动0.8mm；每弯曲30°，肌腱移动2.4mm。小指近端指间关节每弯曲10°，肌腱移动0.6mm；每弯曲30°，小指为1.8mm。但这一结果与An所得到的结果相反。

（九）通过弧度和力臂计算肌腱活动空间

Brand描述了掌指关节和近端指间关节水平，关节活动和肌腱移动之间的一致关系。尽管一致性并不是十分精确，但是肌腱的力臂并不会随着关节运动而急剧改变。Brand在尸体研究中还计算出示指的掌指关节的平均力臂大小为10mm，而中指的

表39－1　Bunnell报道的手指伸肌肌腱滑动幅度

	总和（mm）	腕关节（mm）	掌指关节（mm）	近端指间关节（mm）	远端指间关节（mm）
指总伸肌肌腱					
示指	54	38	15	2	0
中指	55	41	16	3	0
环指	55	39	11	3	0
小指	35	20	12	2	0
	总和（mm）	**腕关节（mm）**	**掌指关节（mm）**	**近端指间关节（mm）**	**远端指间关节（mm）**
拇长伸肌肌腱					
拇指	58	33	7	6	8

Boyes JH．Bunnell's Surgery of the Hand.Philadelphia：JB Lippincott；1970.

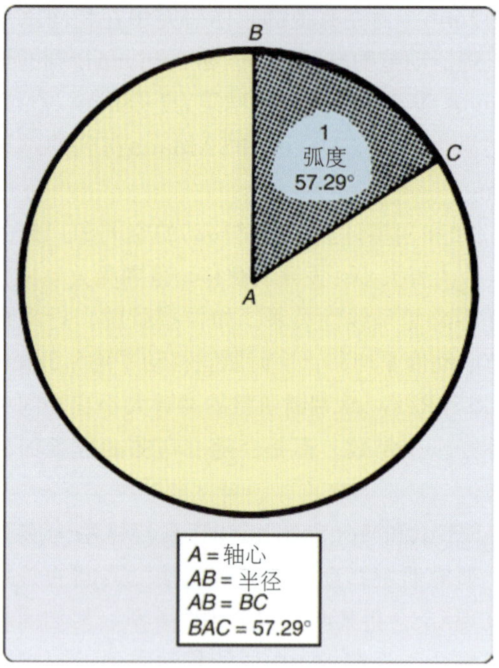

图39-3 "1"弧度表示弧长与半径相等时，弧线两端与圆心连线形成的夹角。图中角BAC为1弧度，即57.29°（Brand PW，HollisterA.Clinical Mechanics of the hand，2nd et. st. Louis:Mosby；1993：62-91.）

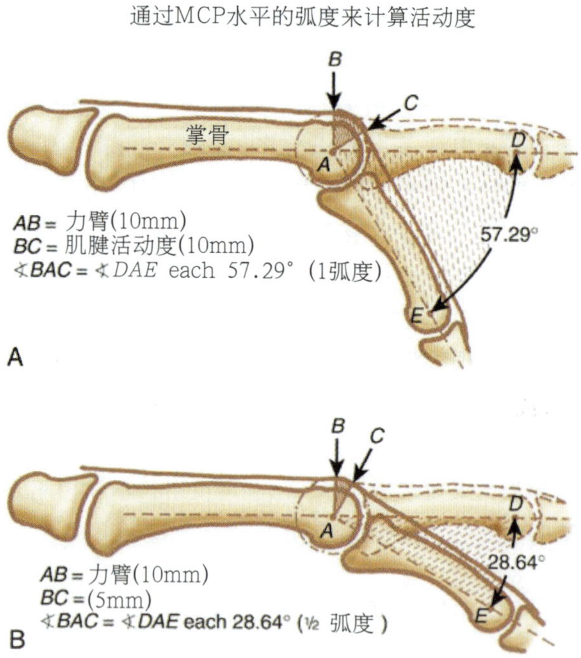

图39-4 A.如果把掌骨头看作一个圆，那么伸肌腱的力臂等于该圆的半径。如掌指关节活动为57.29°或1弧度，伸肌腱的滑动距离等于力臂，即AB=BC。如果力臂为10mm，角度变化57.29°伸肌腱滑动10mm；B.角度变化0.5弧度，28.3°伸肌腱滑动5mm，这是推荐的早期被动活动方案（Evans RB，Burkhalter WE.A study of the dunamic anatomy of extensor tendons and implications for treatment.J Hand Surg.1986；11A：774-779.）

近侧指间关节处力臂值为7.5mm。力臂随着关节活动度大小而变化，但是这些数据给了我们一个基础值，从而可以计算出肌腱移动的接近值。

肌腱移动可以通过弧度来进行几何计算得出。弧长等于圆半径长的弧所对的圆心角为1弧度（图39-3）。1弧度大小约为57.29°。为了计算伸肌腱在掌指关节水平的移动度，将掌骨头顶端看作一个圆（图39-4A）。如果掌指关节移动了1弧度，或称57.29°，那么伸肌腱的力臂等于伸肌腱的移动。

使用BRAND的10mm作为示指伸肌腱的力臂长度，掌指关节的活动为57.29°(图39-4A)。为了获得Duran、Houser和Gelberman所提出的5mm数据并减小外在附着物，关节必须做0.5弧度的旋转，或是28.64°(图39-4B)。

由于关节的大小有变化，治疗师必须考虑肌腱移动和力臂长度角度之间的关系。带有较小力臂的小关节在相同的角度下会带来较小的肌腱移动。例如，如果一个小指掌指关节活动力臂为7.5mm，其角度改变为0.5弧度或28.64°，那么肌腱滑动的范围会达到3.75mm。也就意味着，为了在较小的关节或手处获得需要的肌腱滑动空间，那么关节活动度至少需要0.5弧度的旋转。

（十）通过安全参数计算控制下活动的量

Evans和Burkhalter通过早期伸肌腱Ⅴ～Ⅶ区生物力学的研究，提出了一个简单的公式来计算这一区域伸肌腱移动度：某一关节处肌腱移动距离除以关节活动角度等于达到有效肌腱移动1mm所需要的关节活动度。

关节活动度（度数）/肌腱移动度（毫米）= 每毫米肌腱移动所需关节活动度

这一公式可以在各个掌指关节水平及远端手指关节活动度和肌腱移动度中应用，其结果被认为是肌腱愈合期能承受的安全有效的压力。

应用这一公式计算出各指掌指关节平均活动：示指85°，中指88°，环指90°，小指92°。而Bunnell对每个手指都分别进行测量从而再对肌腱

框39-1 指总伸肌掌指水平位移的计算

指数=5.66°/mm×5mm=28.3°
长=5.5°/mm×5mm=27.5°
环=8.18°/mm×5mm=40.9°
小=7.66°/mm×5mm=38.33°

引自：Evans RB，Burkhalter WE.A study of the dynamic anatomy of extensor tendons and implications for treatment.*J Hand Surg*. 1986;11A:774-779.

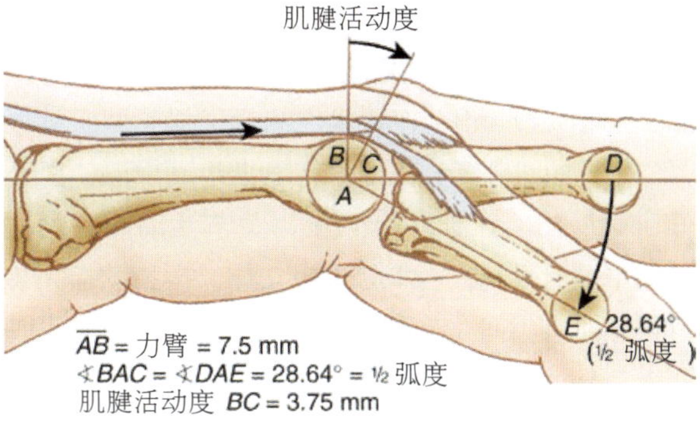

图39-5 由弧度计算出的中央腱束（Ⅲ区）的滑动距离。AB=中央腱束的力臂。角BAC=0.5弧度，即28.64°。如果近端指节关节活动0.5弧度，那么中央腱束的滑动距离为力臂的一半，即3.75mm。BRAND和HOLLISTER20测得中指中央腱束的平均力臂为7.5mm（引自：Evans RB，Thompson DE. An analysis of factors that support early active short arc motion of the repaired central slip. *J Hand Surg*. 1992;5:193.）

移动进行描述（框39-1）。Duran和Houser及另一项术中肌腱耐受力的实验性研究提出给肌腱附加一定压力使其产生5mm的被动性滑动是安全有效的（框39-1）。

通过8具新鲜尸体标本伸肌腱运动度研究，作者发现如果腕关节背伸超21°的情况下，被动完全握拳，Ⅴ区和Ⅵ区的伸肌腱几乎不会滑动。基于此研究，作者推荐在腕关节背伸多于45°的情况下，肌腱滑动6.4mm为安全域值。他们的研究强调了腕关节的位置对于肌腱滑动的重要性，但其结果是基于尸体所得出的结论，在临床应用中需要慎重。

（十一）术中肌腱移动度的测量

Evans和Burkhalter测量了手术中Ⅴ区至Ⅶ区伸肌腱的活动度，掌指关节移动30°相应的伸肌腱滑动5mm，这与前文提到的公式计算结果是一致的。在作者34年的伸肌腱早期功能锻炼的临床经验中，应用控制关节活动度的方法取得了良好效果。但是，另外一些学者认为用矫形器维持腕关节背伸手指背伸的位置下，手指完全屈曲是安全的。

尸体研究和数学公式并没有虑到生物学因素。至今仍然没有一项研究显示修复后体内肌腱的主动或被动运动的精确测量结果。如此看起来手术中进行的测量肌腱移动度应比在尸体测量肌腱移动度更可靠。

（十二）应用弧度测量的伸肌腱中央束滑动距离

近节指间关节活动度、伸肌腱中央键束滑动距离可以使用相同的计算方法，而且这一方法都被用于确定肌腱修复早期进行主动活动时中央腱束移动度的安全参数。从生物力学的角度讲，近节指间关节水平伸肌腱滑动度与关节变化的角度成正比。中指的近节指间关节的力臂确定为7.5mm。因此近节指间关节每运动57.29°（1弧度），伸肌腱相应滑动7.5mm；每运动28.64°（0.5弧度），伸肌腱相应滑动3.75mm（图39-5）。

而在近节指间关节处肌腱力臂的数据在不同文献中则有一些分歧。Micks和Reswick坚持认为近节指间关节处肌腱的力臂并不是恒定的，而是随着关节弯曲角度增大而增大。Brand则认为在近节指间关节水平肌腱的力臂是较恒定的，不随关节运动而改变。AN和他的团队则发现肌腱移动度和近节指间关节的活动度不呈线性关系，而Elliot和Mcgrouther则得到了相反的结论。

实验研究，伸肌腱Ⅲ～Ⅶ区早期运动时在掌指关节和近节指间关节水平，关节活动度应控制在30°～40°；因此伸肌腱的力臂变化较小并不能用于计算肌腱的滑动度。

（十三）拇长肌腱的滑动度

文献显示，拇长伸肌肌腱（EPL）的滑动度在25～60mm。拇长伸肌肌腱在T-Ⅳ区和T-Ⅴ区并不像其他手指那样，存在掌指关节水平肌腱伸弯曲角度轴。通过倾斜的轨道在数学上计算肌腱滑动空间是很复杂的，这个倾斜的轨道是腕掌处

（CMC）Lister结节做内收或外展的旋转运动时产生的从而拇指导致各处肌腱的力臂都是不同的。Evans和Burkhalter在手术中测量了拇长伸肌腱外（EPL）的滑动度，以测量在早期运动中要使拇长伸肌腱（EPL）滑动5mm所需关节活动的角度。研究中同时发现，当腕处于中立位、拇指掌指关节背伸位时，指间关节活动60° 时会引起拇长伸肌肌腱滑动5mm。

（十四）肌腱真正的滑动

肌腱修复后早期被动运动活动产生的问题已被提出来。完整新鲜冷冻尸体标本的实验研究性证实，在低张力的条件下，屈肌腱被动活动的移动度只有理论上的一半。研究表明，只有当修复处拉力达到300g时，实际上肌腱的活动程度才等于理论预计值。目前并没有关于活体伸肌腱及其移动度类似的研究，但是以尸体为对象的研究则提出只有Ⅴ～ⅤⅡ区的肌腱有可能随着指关节运动而滑动。

肌腱修复之后立即进行主动运动的目的仅仅是保证肌腱修复点能向近端滑动。一些临床医师认为目前并没有确定主动活动时肌腱修复点向近端移动所需的张力，但被动性活动只能使修复点的肌腱弯曲、折叠或卷曲。肌腱修复后立即进行主动运动作为限制粘连带的产生和改善肌腱滑动的一种方式不是一种新的康复方法也没有被临床广泛采用，但现在这种康复方法重新被重视。为了适应修复后主动活动，屈、伸肌腱较牢固的肌腱缝合技术被设计出来。屈、伸肌腱修复术后主动运动在临床上也得到了较好的效果。

在肌腱康复的早期被动性运动所用到的动态肌腱矫形器可能会被移动得较为频繁，因此，在使用这种矫形器的情况下，针对“主动与被动”肌腱滑动的讨论对区域Ⅴ至区域ⅤⅡ没有实际意义。Newport和Shukla对一组正常的志愿者们进行肌电图（EMG）测试，测试在使用动态肌腱矫形器的情况下，EDC的活动水平。他们的研究验证了大多数治疗师临床观察到的，大多数患者会主动移动带有动态肌腱矫形器的伸肌腱。他们发现如果掌指关节被固定在0° 位置时，EDC肌腱会在动态矫形器内变得活跃。然而，如果掌指关节被固定在极限的20° 位置时，伸肌腱会在拉伸运动中静止不动。该项研究的作者利用这一信息推荐将掌指关节固定在20° 位置从而防止修复的肌腱活动。而作者则利用他们的信息，支持将掌指关节固定在0° 的位置来方便修复处进行各种物理性活动。作者认为掌指关节应该固定为0° ，不仅可以防止拉伸延迟还可以在修复处产生更多张力和近端迁移。

（十五）应力

压力的应用带动肌肉凝聚力和组织黏弹性，而黏弹性是对抗性的肌肉紧张、关节周围系统的阻力、水肿和附着物的结果。来自Coban包裹或包扎物的阻力，在早期积极性运动治疗中必须将其看作是一项增长的应力。必须建立一个安全余量，使应力小于肌腱的拉伸力量。

（十六）修复处的应力

在两部关于早期主动运动治疗的学术著作中提到，内部肌腱的力量可看作肌腱的拉伸系统和弯曲系统两者的综合。这些生物力学的分析在一系列否定肌肉肌腱产生阻力的数学模型中被提出来并且使用一个为人所知的外力来代替。当手腕处于扩展位置并且没有外在负载进行EDC的力量分析，从而得出肌腱力量的保守值（图39–6）。当手指处于中性位置，EDC的张力为零，但是当手指扩展，拉力增大到1200g。而如果手腕处于20° 的弯曲位置时，这些力会急剧减少，如果手腕固定在20° 弯曲的位置，因为来自伸肌腱的阻力会因手腕位置而减少。施加在掌指和近端指间关节的弯曲肌腱的力（30° 的弯曲至0° 的拉伸）已被数学计算出约为300g。

（十七）伸肌肌腱修复的抗张强度

刚缝合的肌腱拉力取决于缝合的材料、方式、链节之间的平衡性、链的数量、肌腱的大小等因素。几项学术研究调查了肌腱修复和缝合材料对力量的影响。Newport和Williams报道了按2mm进行缝合的伸肌腱的生物力学特性会出现空隙和极限的力量。以褥质缝合可承受488g的力而不出现空隙，840g的力为极限。Kessler缝合在1353g的力出现空隙，在1830g的力损坏。Bunnell缝合的数值则为1425g和1985g。一个关于4项伸肌腱修复技术

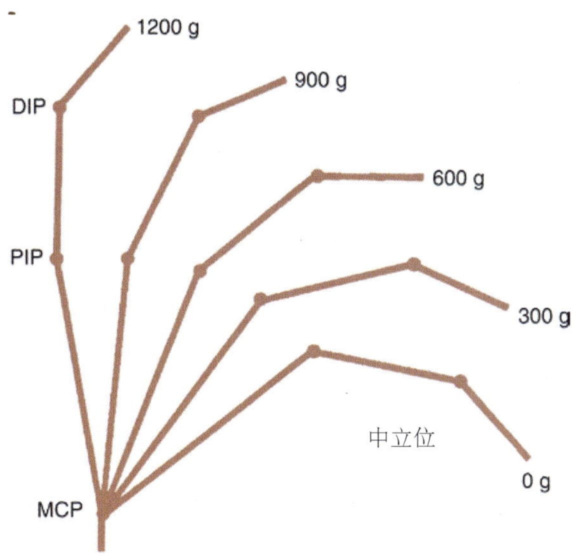

图39-6　该图显示了手腕伸直时，指总伸肌腱在关节处于不同角度时的应力分析。可以看到当掌指关节、近端指间关节和远端指间关节处于中立位时，指总伸肌腱的应力为零，但是随着这些关节伸直角度增加，应力会逐渐增加至1200g。当腕关节屈曲时，这些力会大大减小（Evans RB，Thompson DE.愈合肌腱的应力施加J HandTher.1993；6：270.）

的对比性研究显示，改良后的Becker缝合技术和Kessler缝合技术相对于6链环和8位缝合技术可以明显提高。我们在应用可控活动性运动时必须注意到使肌腱出现空隙的负载值。空隙的形成会导致附着物的形成和不良临床结果。虽然多数外科医师认为1～3mm的空隙属于交叉的结果，相关调查人员则声明在一项体内研究中发现，对于正常的关节活动度，在使用被动性运动处理时，修复后的深度趾弯曲肌腱（FDP）最大达到10mm的空隙都是可以接受的。Gelberman和他的同事则声明，任何在修复处大于3mm的空隙都不会增加附着物产生的概率或者影响关节活动度运作但是会抑制力量和刚性的增长。

（十八）改良方程式

描述应力和拉伸力量的方程必须改良，用于考虑来自手术后水肿、刚性关节、包扎的阻力，并且留下一个空间允许可能发生的拉伸力量减弱现象。修复处拉伸力在不加外力的情况下，手术后5～15d最多降低25%～50%。然而接受立即进行可控运动的肌腱则可能不会发生这种情况。这时则应该将修复处的应力翻倍再进行计算以适应阻力的增加。

（十九）复合创伤的效果

组织受创程度和生物反应的关系是伤口复原中一个基础点。严重的创伤需要巨噬细胞加强运作，而活跃的巨噬细胞则需要成纤维细胞工作。在严重的伤口处沉积胶原物质或纤维质是可以预见的。

Rothkopf和他的合作人研究了犬类肌腱模型上的力学创伤和固化现象从而了解附着物的产生和复合创伤之间的关系。这些研究人员将复合创伤定义为伴有神经损伤的擦伤，或是制动处理的肌腱创伤。他们的实验模型展示了肌腱活动空间的减少。这一动物肌腱上的实验模型可以为人类伸肌腱作参考。

我们通过临床观察到越复杂的创伤越可能引起复杂的纤维化反应，因此复杂创伤的制动处理会使问题复杂化。很多作者赞同对复杂创伤使用早期运动处理，但是一些文献上的临床报道则称运动处理会引起裂伤。Koul等最近发表了21例带有单层重建的肌腱区域Ⅴ～Ⅶ复合创伤的报道，包括通过立即进行的主动运动处理的柔性组织重建。他们得到了非常好的结果，并减少了这种处理后的发病率和治疗成本。

二、临床处理

（一）区域Ⅰ和Ⅱ

伸肌腱端的病变可能导致远端指间关节畸形，也就是常说的锤状指。锤状指的治疗和预防取决于与其相关的创伤和治疗之前的时间。这些创伤可以是开放式或封闭式的，可以是带有或不带有骨折的。在很多病例中，使用矫形器固定进行保守治疗足够恢复肌腱的连续性。但是，开放式且带有骨折或慢性畸形的创伤，可能需要进行直接修复（详见第38章）。

大多数作者推荐连续6～8周持续使用矫形器来固定。Dagum和Mahoney推荐用一个简单的手腕控制矫形器来固定手腕除了远端的关节矫形器来防止区域I出现空隙。然而在我的临床经验中这是不必要的。Katzman等在对尸体研究锤状指形成空隙时，认为关节向近端指间关节运动。关节内的回缩不会引起手指出现肌腱空隙。Honner推荐在4周内对肌腱拉伸进行限制，并在之后的四周内的运动期间隙期进行持续的固定。远端指间关节可以使用Stack矫形器、铝填充矫形器或成型热塑性矫形器进行固定（图39－7）。

矫形器通常应用于PIP关节水平的掌侧。在DIP关节背侧放置一条宽塑料胶带，起到抗压力作用，使DIP关节完全伸展。作者更喜欢使用3M公司的Transpore胶带，胶带上衬有一小块斜纹棉布，直接覆盖DIP关节。背侧固定使PIP关节更自由，并能保留指尖的感觉功能。然而，在患者的手上，背侧固定（图39－8）不如掌侧固定有效。临床经验告诉我们，通过矫正体位对Ⅰ区伸肌损伤进行早期干预，在伸肌延迟和固定所需时间方面取得了最好的效果。然而，Jablecki和Syrko最近在一篇综述中指出“保守治疗有效的时间段仍在延长，但绝对的时限仍不清楚。”

矫形器的使用通常用于近端指间关节处。矫形器的位置和皮肤的完整性需要仔细观察。远端的关节必须固定为0°或只有轻微的过伸。极限过伸会危害背部皮肤的流通性。Rayan和Mullins在一项对皮肤坏死并发症的研究中，建议过伸应小于导致皮肤烫伤的角度。他们认为远端关节的平均总过伸量应为28.3°。允许轻微拉伸的矫形器会导致弯曲延迟，因为肌腱愈伤组织处于过长的位置。

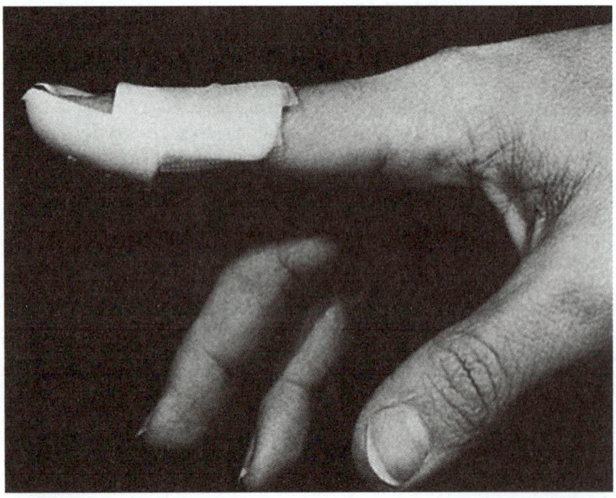

图39－7 Ⅰ区伸肌腱损伤的套型支具，固定远端关节于轻度过伸位（From Evans RB. Therapeutic management of extensor tendon injuries. Hand Clin. 1986;2:157－169.）

皮肤浸渍也是这些创伤可能带来的问题之一。患者难以保持受影响的手完全干燥持续6～8周，大多数患者会因为一处关节受伤受到诸多限制而感到烦恼。必须指导患者学会矫形器使用、皮肤保护等，从而保证远端手指关节是在完全拉伸的情况下休息。矫形器可以使用厚绒布有助于吸收汗液，并且当绒布变湿后应及时更换。

在固定阶段，如有必要，患者应每周进行伤口护理，调整矫形器的功能，并保持未受影响关节的运动。在矫正调整中，远端关节必须持续保持伸展，以防止愈合肌腱变薄。

当远端指间关节完全拉开时，近端指间关节应被固定在30°～45°的弯曲（图39－9）。Doyle描述了一种锤状指的治疗方法，用石膏铸造60°的近端指间关节同时远端指间关节处在轻微过伸状态。他指出，在大多数案例中，近端指间关节固定是不需要的但是同时固定近端和远端关节是一个可行的解

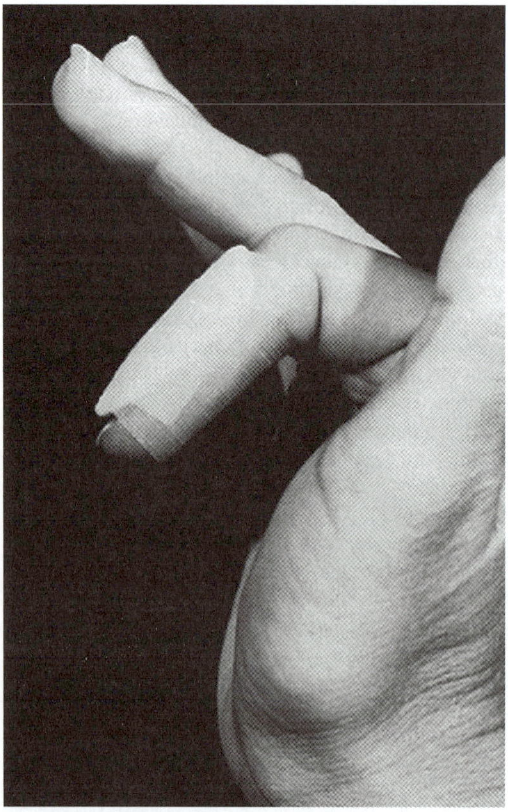

图39－8 从背侧固定远端关节可使近端指间关节有更多的自由，并能保留指尖的感觉功能（引自：Evans RB. Therapeutic management of extensor endon injuries. Hand Clin. 1986;2:157－169.）

决措施。Bunnell解释了控制为60° 的理由。在这个位置，侧束移动了3mm。这个移动可能引起近端指间关节挛缩，而临床实践中也表明45° ～60° 的位置比较合适。在开始的几周内可能不需要固定近端指间关节，之后长矫形器可以更换为远端指间单关节矫形器。最有效的组合是P_2、P_3DIP矫形器。患者应每天活动近端指间关节6次（15次重复）。而DIP关节在容积矫形器中保持不活动，以确保PIP关节完全运动。

在6周不间断的拉伸固定之后，可以开始轻柔的弯曲运动。对立的FDP是一个有力的肌腱单元，很容易压倒脆弱的肌腱端。Brand和Hollister计算了肌腱拉伸的工作为弯曲能力的1/3。因此弯曲增量应逐渐跟随活动肌腱变化。因为伸肌腱的力臂较小，所以其肌腱活动也较小。对患者的训练要根据实际情况进行。

第1周内训练，远端关节可弯曲范围应在20° ～25° 以内，运动频率为每2小时10～20次。到了第2周，如果没有出现松弛，弯曲角度可以到35° （图39-10）。如果远端关节较紧，需要通过人工固定近端指间关节来拉长斜韧带（ORLs）。

如果出现了拉伸松弛，那就需要重新定位肌腱，而训练活动则要推迟几周。建议在活动的前2周（受伤后总共8～10周）内进行两次锻炼之间的体位调整，并在停止间歇性日间体位调整后，应继续使用掌侧静态矫形器进行夜间体位调整4周。

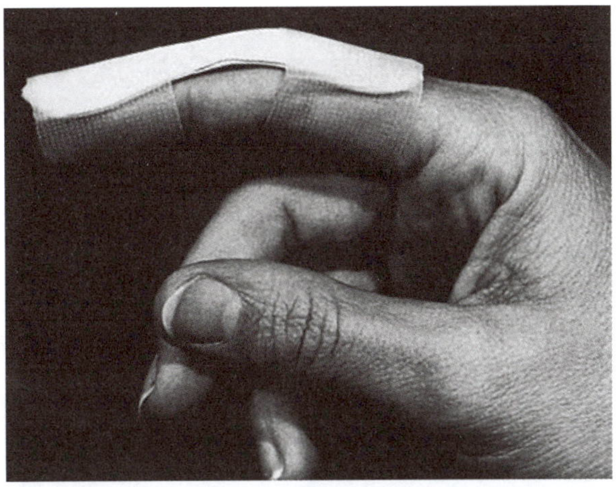

图39-9 可形成鹅颈畸形的槌状指的近端指间关节应固定在轻度屈曲位，从而能靠近外侧腱束（引自：Evans RB. Therapeutic management of extensor tendon injuries. Hand Clin. 1986;2:157-169.）

早期主动或被动运动在这一水平的肌腱尚未被接受，在这一水平的肌腱偏移较小，肌腱组织变得更硬、更软骨化。然而，由于这些损伤的临床结果不一致，以及丧失前屈和伸展的问题，早期的运动技术已经被研究。Nakamura和Nanjyo报道了他们的经验，对15名刚受锤击无相关骨折的患者（从受伤到手术的平均时间为19.4d）进行了为期3周的钢丝置入和K型钢丝固定的手术干预，在3周时移除K型钢丝，并逐渐增加远端关节运动允许。肌腱残端的钢丝在5周后移除。Nakamura和Nanjyo 报道，这种技术改善了ROM，减少了并发症，也缩短了固定时间。Zlatkov报道了Ⅰ区和Ⅱ区伸肌肌腱采用“肌腱缝合术”的特殊手术方式和早期主动运动治疗改进的结果（62.5%，优良率为20.8%，满意率为12.5%，不满意率为4.2%）与固定治疗组（45.7%，优秀，22.9%良好，20%满意，11.4%不满意）相比，超过了那些接受固定治疗的人。

抓握和协调活动应作为ROM练习的补充。在患者将手指纳入抓握活动之前，挤压伤或甲床伤可能需要对疼痛的手指尖进行脱敏。运动可能会逐渐

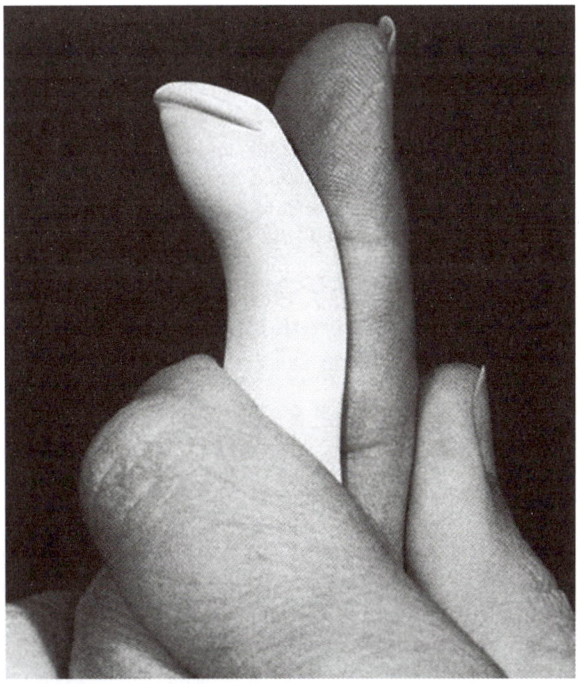

图39-10 模型锻炼支具可限制手指逐渐屈曲，防止锻炼过于积极的患者对末端伸肌腱造成过度牵拉（引自：Evans RB. Therapeutic management of extensor tendon injuries. Hand Clin. 1986;2:157-169.）

进行抗阻抓握和挤压活动。只有在保持完全伸展的情况下才应增加屈曲角度，并且在3个月前不应尝试完全屈曲。

Ⅰ区和Ⅱ区伸肌腱损伤的治疗主要是教育性的。如果患者了解损伤的性质和治疗的基本原理，他或她大部分应该能够独立进行治疗。对于这些患者，通常每周监测一次矫形器的正确位置、顺应性、PIP关节的运动和皮肤问题。对大多数患者来说，这是一种非常刺激性的损伤。作者发现，大多数Ⅰ区和Ⅱ区损伤患者需要大量的鼓励，以坚持该计划，并精确地进行定位和制定运动方案。

Medline检索文献时发现1篇综述，质疑了支持Ⅰ区和Ⅱ区伸肌腱损伤干预的证据。4项随机对照研究的结果“都有方法上的缺陷”，确定没有足够的证据支持定制或“现成”的矫形器，也没有足够的证据确定何时需要手术。

（二）区域Ⅲ和Ⅳ

Ⅲ区和Ⅳ区的伸肌腱损伤可能会导致纽扣畸形（详见第38章）。在文献中对伸肌腱在Ⅲ区的损伤已有明确的分级。随着时间推移，肌腱和韧带组织紧缩并且改变形态。直到畸形得到矫正。近端指间关节上伸肌腱的Ⅲ区和Ⅳ区中央束的作用不一样。然而，对所有实践的目的，作者对两个区域采用一致的定位和运动技术，此后会再提到Ⅲ区或中央滑膜处这样的创伤。

1.Ⅲ区的传统处理

在文献资料中有很多关于直接修复和使用K线制动处理与区域Ⅲ的创伤保守处理观点截然不同。但大多数作者推荐前6周采用保守的治疗方法，即将近端指间关节固定在0°位置。开放性损伤修复后的创伤最早可在3～4周后开始活动，并且在3～6周要在关节活动处使用保护性矫形器。但一些作者则建议在开始活动前需要持续固定6周。这类创伤的传统处理通常指导人们将近端肌腱的关节像近端指间关节那样固定。除非区域Ⅳ的创伤非常靠近区域Ⅴ，作者从未将手指以外的地方进行过固定处理，事实上作者也从未在临床实践中发现过这样的问题。通过各种手术或非手术治疗，近端指间关节的矫形器必须固定在0°的位置，否则，在修复处出现的张力可能会产生空隙，最终导致肌腱处于被拉长的状态。

可以通过一个手掌静态热塑性矫形器固定近端指间关节（图39－11），或降低手指周围的压力从而减少水肿发生的概率（图39－12A），同时可以拉动紧绷的手掌结构。

手石膏是一项技术，在患者使用之前需要经过练习（详见第125章）。石膏材料可以直接在创伤处使用，并且在固定之前可以添加少量苯偶姻。对于开放式的伤口，需要先加上一层无菌纱布包裹伤口。如果伤口处的区域或皮肤较脆弱，可以在近端指间关节处直接加上一小块亲细胞性胶黏泡沫从而分散石膏的压力。在使用石膏期间需要保证空气流通。在患者离开诊所之前至少要进行20min循环监测。石膏固定手指如果发凉、变色，则需要重新进行石膏固定处理。应当告知患者，如果手指膨胀或疼痛，则需要先浸温水直到石膏材料变软再将其去掉。治疗师可以给患者提供一个手指静态拉伸矫形器以作备用，直到下次复诊。为了保证合适，手部石膏必须在水肿消退后7～10d去除并更换。

如果侧束不需要手术的修复，那么远端关节可以不处理防止远端关节过紧或失去ORL的拉伸能力。如果侧束修复完成，远端指间关节可以固定4～6周，但可能会导致远端关节运动能力明显降低，因此作者会在第3周开始对其进行活动训练。对远端关节进行适当的运动训练（图39－12B）。

制动治疗时间的调控，对于开放性伤口一般为3～6周，而封闭式伤口则为5～6周。这种方法的倡议人推荐在3～6周进行保护性的拉伸固定。近端

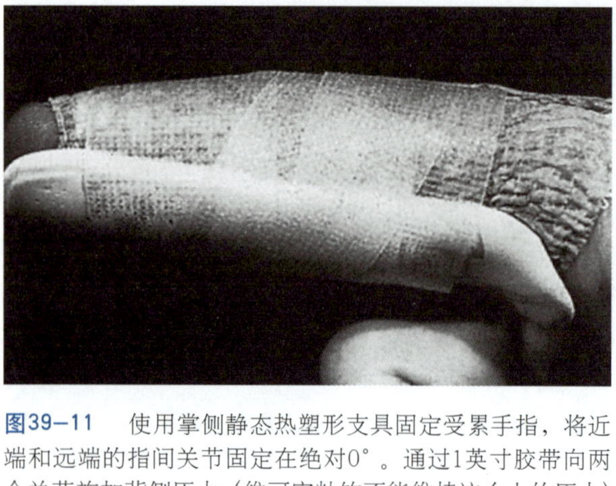

图39－11 使用掌侧静态热塑形支具固定受累手指，将近端和远端的指间关节固定在绝对0°。通过1英寸胶带向两个关节施加背侧压力（维可牢粘钩不能维持这么大的压力）

指间关节屈曲运动应当小心，因为制动的伸肌腱只有很小的拉伸力量并且很可能作用在其近端的骨骼上，限制了修复处提升拉力的水平。在开始活动的第1周，应当强调的是，活动近端指间关节时，应把掌指关节控制在0°屈曲的位置，但近端指间关节活动屈曲也不应超过30°。如果没有出现松弛，在第2周可以把活动的幅度增加到40°～50°。之后每周增加20°～30°。不适宜进行过度拉伸练习，如果出现松弛的情况，可以加强拉伸定位和减少屈曲练习（图39–13）。

如果没有出现松弛，那么可以使用一个前臂动态矫形器直接把弯曲力作用在僵硬的近端指间关节上，防止掌指关节继续拉伸，并在中间质骨层施加一个小的牵引力（<250g）至中指骨（P_2）水平。或者使用一个手掌练习矫形器预防掌指关节继续拉伸从而促进近端指间关节在握拳状态下拉伸。又或者使用P_2、P_3手掌矫形器，手动调整P_1，同时屈曲近端指间关节（图39–14）。

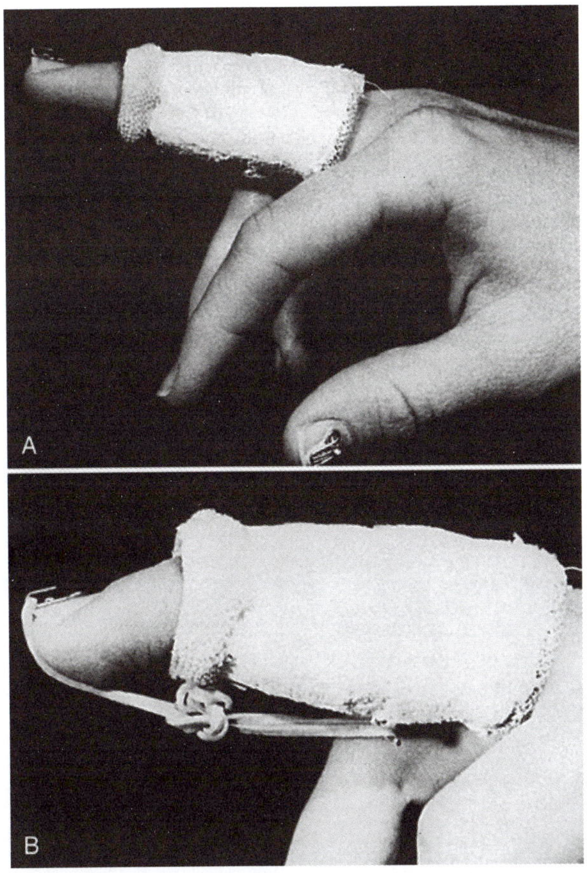

图39–12 A.圆筒状管型石膏固定将近端指间关节固定在0°伸直位。石膏的环周压力可以有效减少手指水肿。B.如果斜支持韧带过紧，可通过手指石膏向远端关节周围结构施加间断牵引（引自：Evans RB. Therapeutic management of extensor tendon injuries. Hand Clin. 1986;2:157–169.）

手指的肿胀可以通过5.08cm（2英尺）的莫能菌素敷料包裹进行控制。可以通过按摩和添加硅胶护板或者弹性磨具促进瘢痕变浅。患有骨关节炎的指间关节如果是肌腱炎症并且无法完成握拳动作，可能会造成屈曲系统损伤，所以不应进行抓握练习，慢性纽扣畸形需要在手术前对两种指间关节使用矫形器并且通过活动练习来重获被动性活动的能力。对于纽扣畸形的治疗，有几位作者做了很好的介绍。

2.修复后的中央束即时主动短弧运动

精确修复后的中央束创伤，通过传统的4～6周制动治疗常常会受到伸肌腱松弛、肌腱活动空间不足、关节僵硬和屈曲能力损失等问题的影响。Newport等在一项长期肌腱修复研究报道中发现，相比那些更近端处的创伤，使用制动方法治疗手指的伸肌腱创伤可能获得较差的结果。他们还发现区域Ⅲ和Ⅳ区的创伤更有可能造成拉伸松弛（35%）和屈曲度损失（71%）。他们注意到，几乎没有附着物的形成。Verdan观察到，在近端质骨处的拉伸创伤会造成最差的结果。Lovett和Mecalla发现

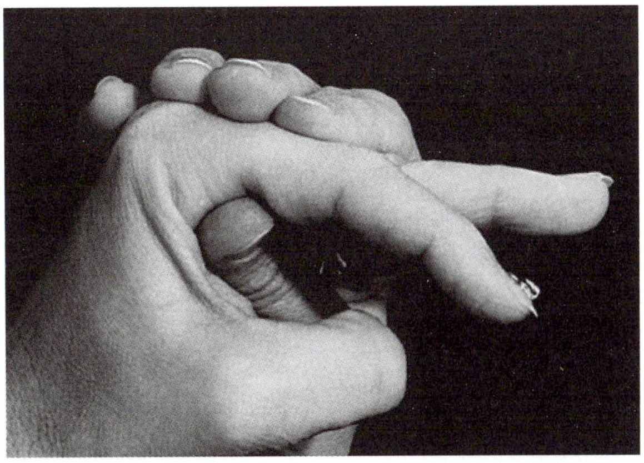

图39–13 当患者近端指间关节放松至轻度屈曲状态，随后主动恢复完全伸直时，用手固定受累手指的近节在屈曲位，随后将关节变为完全伸直状态。掌指关节处于屈曲状态时，近端指间关节的伸直主要靠骨间肌，蚓状肌也起到一定作用，但指总伸肌腱几乎不起作用。由于掌指关节屈曲时矢状韧带向远端迁移，所以中央腱束的张力下降。还要在掌指关节处于伸直0°时锻炼近端指间关节，增加中央腱束的应力

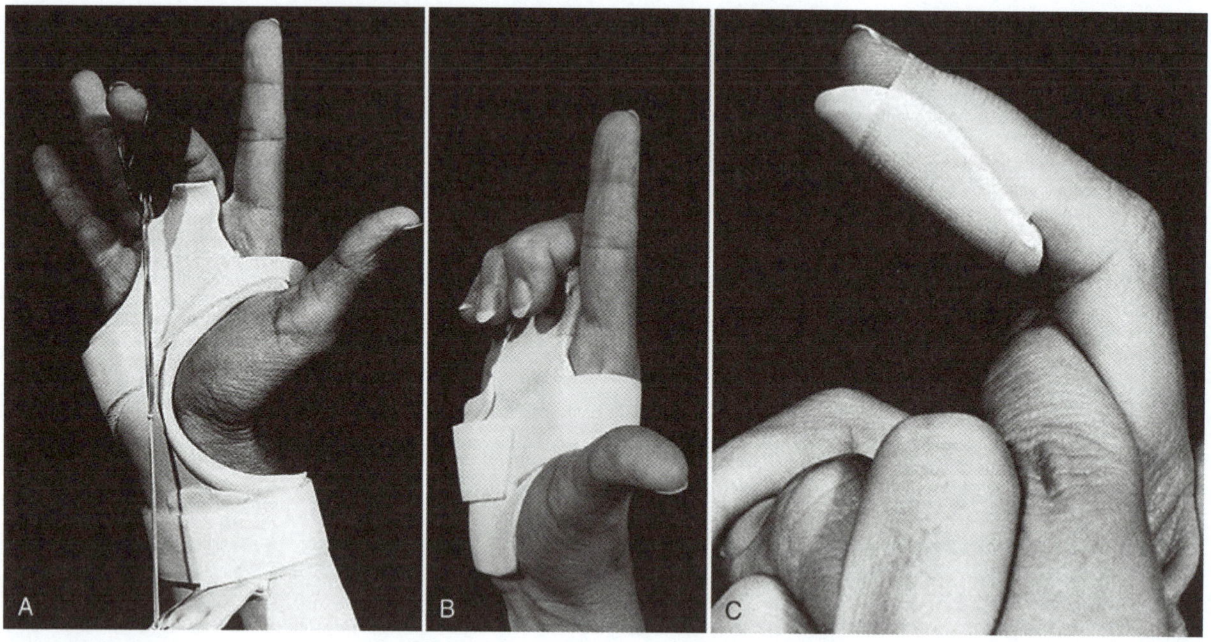

图39-14 通过动态支具固定掌指关节在伸直位，并对手指中节施加不超过250g的牵引力，从而使近端指间关节屈曲（A）；以手为支撑的静态支具将掌指关节固定在伸直位，同时促进近端关节深度屈曲呈勾拳状（B）；或使用远端关节固定支具抵消深屈肌的力量，用手固定掌指关节，主动屈曲近端指间关节

区域Ⅲ和Ⅳ发生拉伸松弛概率最高。

以下因素可能会对修复后制动处理的中央束创伤造成负面影响：①区域Ⅳ的腱骨端口；②在固定期，肌腱没有绝对控制在0°位置；③压力处理近端指间关节的结缔组织效果。

3.区域Ⅳ的腱骨连接

Brand等注意到，在人体中P1区肌腱与骨骼的比例比其他地方更为不利。这也是手术失败的重要原因。

区域Ⅲ的创伤往往比较复杂，往往会有伤疤的问题。作者在1985-1992年治疗过的一系列临床中央束创伤一共64起案例中，79.6%的创伤与相邻的柔软组织、近端指间关节或远端关节有关。1992-2009年的临床经验也显示相似的结果。有其他的临床医师也报道了相似的发现。研究人员通过实验展示了通过制动治疗的复合创伤可能会造成成纤维细胞剧烈反应。

考虑到这些因素，我们可以假设区域Ⅲ伸肌腱的活动问题实质是区域Ⅳ腱骨附着物的问题（图39-15）。因为区域Ⅳ附着物带来的阻力会提高区域Ⅲ的拉伸力，最后可能会超过修复处拉伸力量的

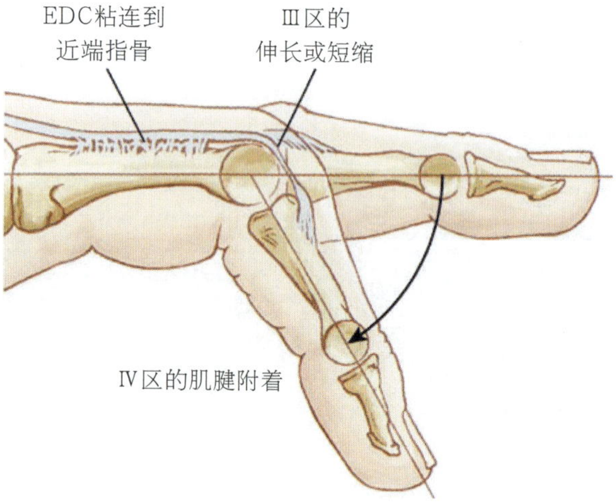

图39-15 示意图显示了背侧手指伸肌装置受损后，肌腱与骨之间的粘连问题。Ⅳ区广泛的腱-骨接触面以及伸肌腱和骨外膜的密切接触使得Ⅲ区的损伤出现功能性滑动的问题。由于修复后的中央腱束更近端的部分发生粘连无法滑动，所以在后期活动时位于Ⅲ区的这段肌腱可出现裂隙或变薄。Ⅳ区阻力的增加，需要向Ⅲ区施加更大的力，可能会超过肌腱修复部位的抗张强度。EDC.指总伸肌腱（引自：Evans RB，Thompson DE. An analysis of factors that support early active short arc motion of the repaired central slip. *J Hand Ther*. 1992;5:190.）

承受能力。这些可以在临床中观察到。制动期间修整处于功能性长度的肌腱。

4.近端指间关节的解剖学理论支持屈曲处理

常规的近端指间关节放松状态为30°～40°屈曲，在这个位置，中央束有较大的力臂，而近端纽带的力臂较小，且两者拉力相等。一个水肿的近端指间关节在30°～40°之间变化，因为这个位置的关节可以较舒适地容纳水肿增大的体积。一个水肿作用于近端指间关节的示意图可以帮助我们看到中央束下的积液和水肿的影响效果（图39-16）。体积的增大会导致中央束的力臂增大，因此导致修复处的拉力增大。

这些创伤的一个共同问题是矫形器的位置不准确可能会使近端指间关节在治疗过程中发生屈曲从而导致拉伸松弛。Alumafoam矫形器可以促进膨胀并且使关节在屈曲状态下放松。不经常检查会导致近端指间关节随着水肿消退而放松。以作者的经

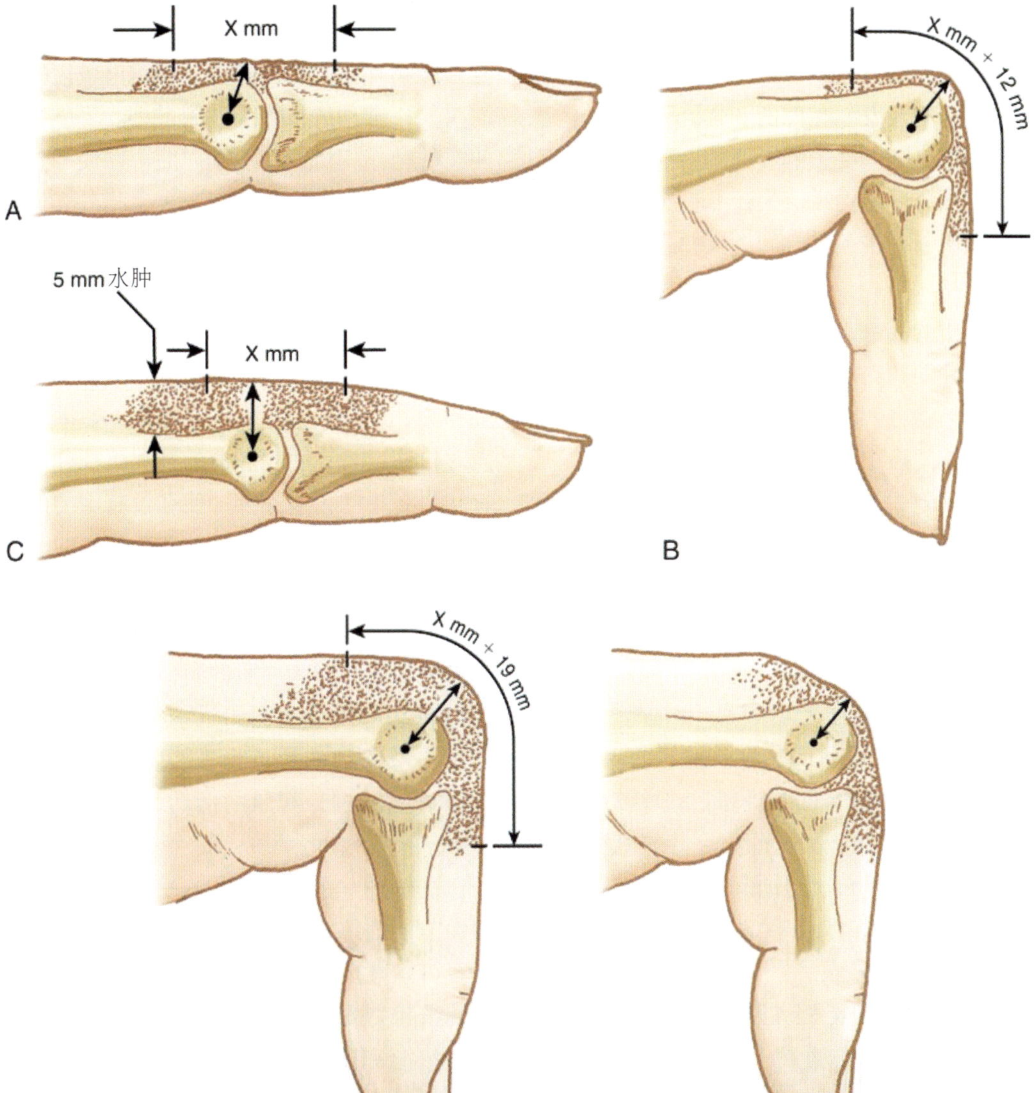

图39-16 Brand绘制的示意图显示水肿使手指直径增加5mm的后果及其对背侧皮肤的影响。A和B.手指屈曲90°手指背侧的皮肤拉长12mm。C和D.水肿增厚5mm，手指屈曲90°时手指背侧的皮肤拉长19mm。E.如果持续缓慢施加力矩，水肿会向四周扩散，使皮肤更为靠近关节，可以减少皮肤牵拉。该图有助于读者看到蛋白和细胞水肿的影响，这些问题可出现在中央腱束下，使肌腱的力臂增加，有可能导致肌腱修复部位变薄或是手指呈轻度屈曲的固定姿势（引自：Brand PW：Clinical Mechanics of the Hand. St Louis：Mosby；1985.）

验看来，不持续监视矫形器的使用其效果不佳。

矫形器的位置需要放置空隙的形成，而修复的衰减需要绝对扩展为零。这个位置给修复处近端减少了拉力（见图39-11）。

5.结缔组织应力消除

多次动物模型研究证实固定结缔组织的生物化学和生物力学特性上的变化，总计制动4～6周可能使未受伤的软骨组织受到伤害。这些研究的结果引发了我们对人体的结缔组织增压的效果思考。对这些实验性的研究成果必须予以谨慎的解释，因为我们将把非人体模型的实验结论用于临床治疗。在制动的韧带和软骨处会发生相似的变化。

韧带处的压力降低会影响胶原的合成而引起退化，同时引起水分和蛋白质流失。非韧带处的创伤经过制动可能引起韧带长度的问题，并且有证据表明，韧带的结构减短，会限制关节活动度。研究表明无拉力状态下的韧带与收缩的肌动蛋白相关联。

不能忽视活动和软骨代谢之间的关系。关节活动必须与软骨活动之间获得动态平衡。软骨细胞所需要的物质可从间液中获取，这些养分通过软骨来输送。关节制动随后减少了输送到软骨的养分。长时间地制动处理会导致力学性能下降，超微结构混乱及改变生物化学性质。因此，在可能的情况下不应该在近端指间关节层采用制动处理。

6.短弧运动的解剖学考虑因素

短弧运动（SAM）处理是将手腕屈曲固定为30°，掌指关节拉伸为0°，近端指间关节活动范围为0°～30°并且最终回到0°的状态。只有受影响的手指的指关节需要在每次活动练习之间的间隔进行固定，并且允许手腕和掌指关节做完整的活动。如果近端纽带已被修复完成，且近端指间关节固定在0°时，远端手指的关节可以屈曲25°～30°；而如果近端指间关节固定在0°，近端纽带还未修复完成，那么远端手指的关节则需要回复到0°的状态。

在愈合阶段内，计算肌腱修复处的活性力和阻力必须考虑到周围的柔性组织的弹性。Tubian指出，手部运动的协调性取决于近端关节的主动或被动因素。被动因素包括韧带活动和肌肉弹性的限制，主动因素包括肌肉对抗性之间的动态平衡。因此，我们必须考虑关节位置的移动效果和对周围柔性组合的影响。

解剖对伸肌腱区域Ⅲ的影响已经在有关SAM的文章中详细分析过了。

中间或中央伸肌腱活动的影响会扩展到全部3个指骨。当掌指关节处于过伸位时，P_2区域会延长，而当近端指间关节处于屈曲状态时，P_1区域会延长。并且会通过ORLs的协调性导致远端关节延长。

因为对抗性肌肉肌腱的黏弹性影响，手腕的位置会影响外在肌腱的拉力。当肌肉较短并开始伸长的时候，被动的拉力会达到最小。手腕屈曲和手指伸长的动作相协同。手腕屈曲可以使手指拉伸更有效果。手腕屈曲的位置会减少手指外在屈曲时的被动拉力。虽然这个位置可能会增加肌腱系统的被动性拉力，实际上普通肌腱需要用于扩展手指关节的力会因拉伸黏弹性的减少而减少。当手腕屈曲时，骨间肌的活动可能会减少指间关节的手指拉伸所需要的力。Close和Kidd总结得出，如果所有的手指同时拉伸或者在手腕屈曲的情况下拉伸手指，那么骨间肌与指间关节拉伸即使在没有阻力的情况下也是有关的，活动的手腕拉伸和手指屈曲是协调的。在活动练习的间隔时间内使用手指矫形器，手腕和掌指关节可能会有不受限制的活动。当手腕拉伸，掌指关节就会因为屈肌的黏弹性而屈曲。矢状纽带会随着掌指关节屈曲向远端滑动，这实际上会减小中央滑膜处的拉伸力。Tubiana声明，指骨的动作可以通过骨间肌的活动而与手腕的位置分离开来。

在解剖学的基础上，SAM建议下，在近端指间关节活动练习时，手腕的位置建议为30°。这个位置可以减少屈曲阻力、方便骨间肌运作从而拉伸近端指间关节，并因此而减少EDC的工作需要量。

掌指关节从完全拉伸到完全屈曲过程中会使矢状纽带滑动，并且骨间覆膜的近远端距离会有16～20mm的变化。因为矢状纽带的远端迁移作用，中央肌腱上的拉力会随着掌指关节屈曲而减少。在一个中央滑膜拉力的研究中也提到了类似的手术中测量结果。随着掌指关节屈曲，近端指间关节的拉伸会通过骨间肌受到影响，但是较少受到EDC的影响。一项关于手指姿势对肌腱系统作用力影响效果的研究，其结论支持了先前提到的生物学研究。

拉伸掌指关节会使矢状纽带向近端滑动。随着掌指关节伸展手背部附着物变松弛，可以将远端转化的力量作用在中央滑膜上。

Long通过EMG判断，蚓状肌是随着掌指关节扩展而活动，并因此作用于指间关节拉伸。蚓状肌通过减少FDP的黏弹性来间接影响指间关节拉伸。蚓状肌收缩会拉动深处的远端关节，从而减少对抗性肌腱的工作需求。因此在手指拉伸时，蚓状肌抵消了深的拉力黏弹性。

虽然Long使用EMG来表明骨间肌对于掌指关节伸展没有起作用，Valentie坚持在解剖实验得到的结论：如果掌指关节受拉而伸展，则骨间肌的收缩力会直接作用在侧束上进而引起指间关节伸展。如前面提到的，Close和Kidd声明，如果所有掌指关节同时伸展或者手腕处于屈曲状态，则骨间肌会发生收缩。因此，当通过蚓状肌和骨间肌的作用来最小化EDC的工作需求量时，掌指关节伸展的位置可以方便EDC的力量作用于远端和中央滑膜上。远端关节运动是该方案控制侧束滑动空间和ORLs偏移的一个重要方面。在进行近端指间关节30°的活动练习时，远端指间关节处于不受约束的放松状态。当近端指间关节和远端指间关节同时屈曲，终端肌腱没有滑动到EDC但是会被手掌侧束的滑动所占用。Zancolli观察了在两具尸体解剖中的FDP运动，两种指间关节都屈曲；中央指骨比远端的指骨更早屈曲；并且在屈曲过程中，中央关节屈曲的角度大于远端关节。在EDC、侧束和ORL肌腱固定术的联合作用下，更方便进行远端关节的拉伸。近端指间关节受长肌腱影响而启动的活动的关节拉伸会带来ORL中的拉力，这有助于远端指间关节拉伸。远端指间关节拉伸随后会随着侧束背侧提升而最终达到和中央肌腱一样的拉力。

因此在SAM方案中，近端指间关节30°的中度屈曲，远端指间关节因不受限制可能会在侧束和肌腱处产生1～2mm的伸展。如果侧束修复完成，近端指间关节固定在0°，远端指间关节屈曲至30°可以方便为这些结构提供一个最小的覆盖。如果侧束未修复完成，在近端指间关节固定在0°的情况下远端指间关节可能完全屈曲。远端指间的弯曲和近端指间的不受约束可能会通过侧束的活动在区域Ⅳ传授3～4mm的位移到EDC上。这个练习活动的位置实际在创造区域Ⅳ肌腱的远端位移时，减小了区域Ⅲ修复处上的拉力。

7.活性短弧运动作用于修复后的中央滑膜的临床应用

在与固定区域Ⅲ和Ⅳ的伸肌腱有关问题的评估基础上，作者在1988年发表的早期运动方案中使用了活性SAM来处理修复的中央滑膜。该方案如下。

除了在练习运动期间，有关的手指要固定在一个手掌的静态热塑性矫形器中，只固定近端指间和远端指间关节（见图39–11）。这种矫形器直接使用2.54cm（1英尺）的IRANSPORE胶贴在近端指间和远端指间关节上，从而保证两种关节都在0°状态下放松。

近端指间关节活动使用的1号模板矫形器是一种将近端指间关节控制在30°，远端指间关节控制在20°～25°的手掌静态矫形器（图39–17）。2号模板矫形器则是为P_1、P_2区控制近端指间关节为0°，对远端指间关节不加以约束的手掌矫形器（图39–18）。患者被要求在非睡眠时每小时将固定矫形器移除一次以便近端指间和远端指间关节进行活动练习。手腕则放在30°腕曲位置，掌指关节放在0°拉伸或极轻微拉伸的位置。患者需要按指示将掌指关节放在1型模板矫形器中，允许近端指间关节屈曲至30°并让远端指间关节在20°～25°自由活动。患者每天重复20次主动弯曲并伸展近端指间关节30°范围的动作。并且每次动作都应缓慢进行并且保持完全伸展的状态一小段时间。2号模板矫形器则需要手动固定在0°的近端指间关节上。如果侧束并未修复完成，远端关节应保持完全屈曲状态；如果侧束修复完成，远端关节则只能在30°～35°之间活动（图39–18C）。

患者应按指示做可控的活动性运动，通过主动的拉伸活动在内部肌腱上施加很小的拉力。为使治疗有效，必须让患者理解应当在规定的位置进行活动（手腕30°屈曲，掌指关节0°至轻微屈曲，近端指间关节，远端指间关节在矫形器的范围内活动），练习动作应缓慢而频繁，固定矫形器的位置必须准确使近端指间关节和远端指间关节处于0°

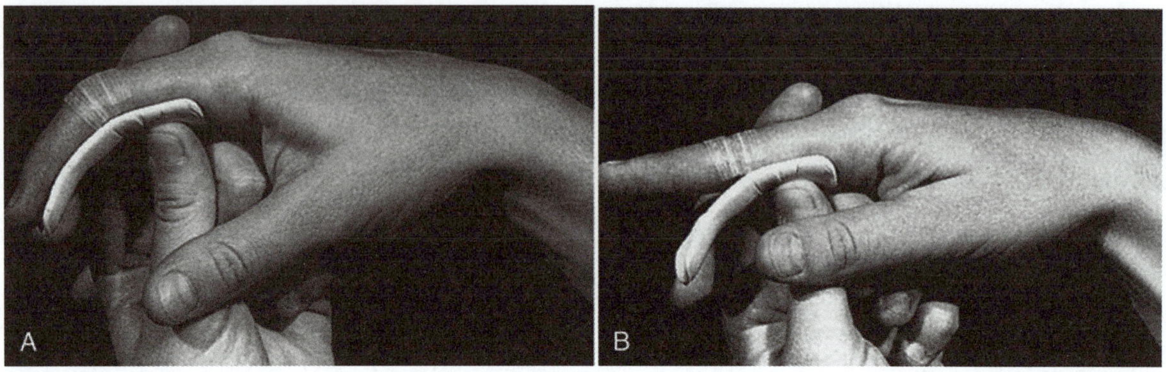

图39-17 A和B.限制性支具1号可以允许近端指间关节屈曲30°，远端指间关节屈曲20°～25°，通过只允许中央腱束在预先计算好的范围内滑动可以防止患者牵拉肌腱的修复部位。腕关节固定在屈曲30°，用健侧手固定手指近节，近端指间关节在控制的范围内进行主动屈伸（引自：Evans RB. Early active short arc motion for the repaired central slip. J Hand Surg. 94;19A:992-997.）

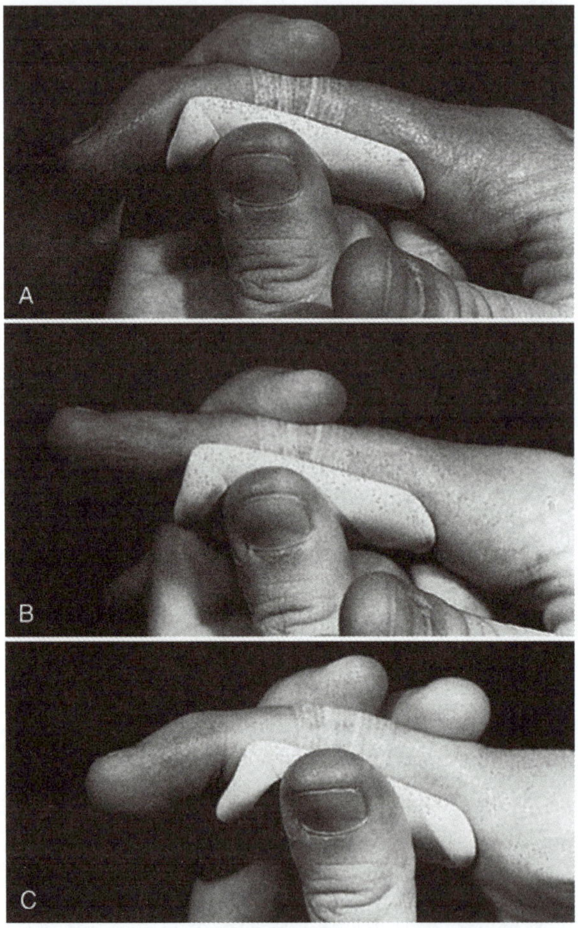

图39-18 A～C.限制性支具2号只固定近端指间关节，允许远端关节单独活动从而使侧腱束得到滑动。如果侧腱束未修复，那么远端关节可以完全屈曲和伸直（A，B）。如果侧腱束得到修复，则远端关节只可屈曲30°～35°（C）（引自：Evans RB. Early active short arc motion for the repaired central slip. J Hand Surg. 1994;19A:993.）

放松状态。在这个位置进行施力时，所受的阻力只有手指的重力，并且从关节紧张的组织或水肿的拖动力不可超过300g。当近端指间关节主动活动超过30°范围时，区域Ⅲ和Ⅳ的伸肌腱滑动约为3.75mm（图39-5）。

手术后2周左右，如果没有出现拉伸松弛1号模板矫形器可以转换至允许近端指间关节活动40°。手术后第3周这个角度可以达到50°。到了第4周结束时，如果近端指间关节可以主动伸展至0°，那么关节活动最多可到70°～80°。如果出现了拉伸松弛，弯曲增量应当适当减少，并且应更注重主动拉伸练习。在作者的临床经验中，手术后第4周，近端指间关节主动活动范围为60°～70°，到了第6周，伸展角度可达3°，屈曲角度可达88°。僵硬的近端指间关节在第四周可以间歇性地被弯曲，但是在第5周或第6周之前仍应对手指进行持续性的固定。到了第5周，可以进行适宜的屈曲练习和轻度力量练习。按照SAM治疗方案，在第6周PIP近端指间关节可以进行放松，患者可以在家继续进行治疗活动。

手腕关节、掌指关节和其他无关的手指可以进行自由关节活动度活动，而只有受伤手指并受影响的近端指间和远端指间关节需要固定处理（图39-19）。应当随后使用冰、莫能菌素敷料包扎等手段对伤口进行一般性护理和水肿控制。通过主动的练习、轻微的牵引技术来进行可控的运动处理可以防止软骨之间桥接，用小于250g的拉力进行动

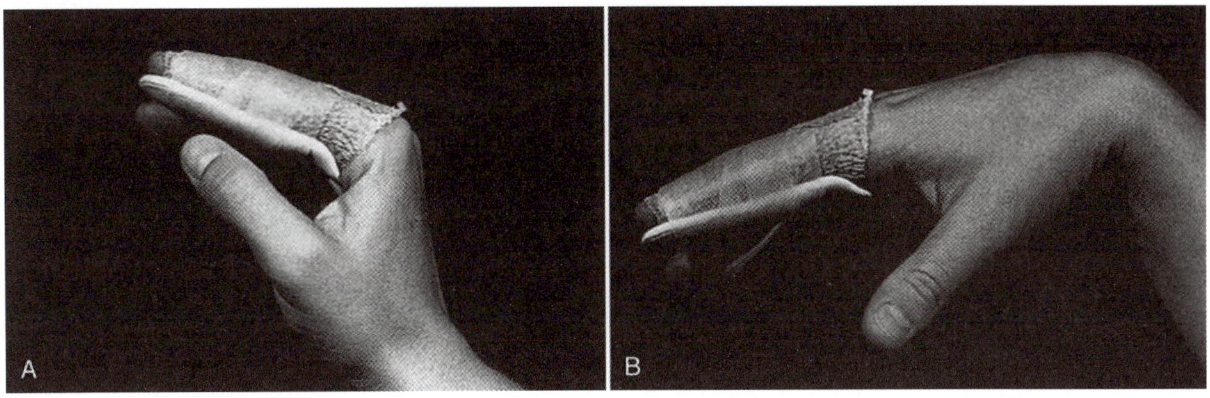

图39–19 A，B.腕关节和掌指关节及未受累的关节在可动的范围内自由活动。腕关节背伸、手指屈曲以及腕关节屈曲和手指伸直，这种自然的肌腱固定动作，可使矢状韧带向近端和远端移动，但是对修复部位的应力最小，通过固定近端指间关节伸直位，使其得到保护（引自：Evans RB. Early active short arc motion for the repaired central slip. J Hand Surg. 1994;19A:993.）

态的拉伸牵引，有助于拉长关节周围的结构，促进肌腱滑动并且最终在手术后4～5周重建近端指间关节活动的能力。在不损伤伸展功能下屈曲。因此除非伸展完成，否则不应增加施压和屈曲的角度。

（三）制动处理和短弧运动的比较性研究

1985–1992年，作者采用两种方案进行治疗的开放性中央滑膜案例取得不同的效果。第一组作者对其进行长达3～6周的制动处理，而第二组则采用SAM方案进行治疗，在手术后第2至第11天开始。两组都根据纯肌腱创伤和复合型创伤进行细化。初步研究结果在表39–2中显示，从2009年之后作者对类似病例的临床经验来看这个结果是正确的。从这个临床研究来看，结论是开放性中央滑膜创伤接受SAM方案治疗与3～6周制动处理，在拉伸松弛、TAM及治疗时间方面都有差异。可能由于制动处理期间的不当位置，以及区域Ⅳ中的肌腱附着物，制动处理往往会造成较大的拉伸松弛。

Kalb和Pommersber进行了一项关于作者的SAM方案的研究，在近端指间关节伸展效果不佳。他们声明将会在他们医院中采用这种方案进行

表39–2 中央腱束修复后小幅活动和固定治疗的最终结果及统计分析

	结果组Ⅰ（固定）	结果组Ⅱ（小幅活动）	t检验统计学显著性差异	卡方检验统计学显著性差异
手指个数	38	26		
平均年龄	39.9	42.2	>0.5，无显著性	
男性比例	86.8%	80.8%		>0.5，无显著性
复合伤比例	76.3%	76.9%		>0.5，无显著性
开始活动的平均天数	32.9	4.59	<0.001，显著性	
受伤至出院的平均天数	76.07	51.38	<0.001，显著性	
活动第一天PIP伸直延迟	13°	3°	<0.01，显著性	
出院时PIP伸直延迟	8.13°	2.96°	<0.001，显著性	
第6周PIP活动度	44°	88°	<0.01，显著性	
出院时总主动活动度（PIP和DIP）	110.7°	131.5°	<0.01，显著性	
出院时DIP活动度	37.63°	45°	<0.01，显著性	

引自：Evans RB. Early active short arc motion for the repaired central slip. J Hand Surg 1994;19A:994.
DIP.远端指间关节；PIP.近端指间关节

治疗。其他人则依然支持采用6周的制动处理。

（四）短弧运动处理对封闭性、非手术性纽扣畸形的效果

虽然传统治疗方法推荐对封闭性非手术性的中央滑膜病变佩戴矫形器4～6周，作者在过去20年中，采用手指石膏和SAM方案成功治疗中央滑膜创伤。在这20年期间，有36例治疗结果支持采用石膏固定、放置自助矫形器和SAM方法进行治疗的方案，并且在功能性关节活动度、减小近端指间关节拉伸松弛及康复时间等方面得到更好的效果。1988—2008年，36个病例接受这种方法进行治疗，近端指间关节屈曲平均达到92°，近端指间关节肌腱损失约6°；远端指间关节完整屈曲角度可达47°。总共8周的时间里，患者平均每周接受2次治疗。这个方案从石膏固定开始，将近端指间关节固定在完整拉伸状态，远端指间关节不加约束。患者需听从指示，手动支持在石膏固定中的近端指间关节，每2h缓慢屈曲远端关节10～15次以承受ORLs的滑动并改善侧束。在2～3周内，根据近端指间关节在治疗过程中的主动滑动多少，以及患者意愿，每周需要更换2次石膏固定。治疗的初始阶段，手指石膏固定附近的压力需要每周更换至少2次以减少水肿。在治疗师的监督下，可以允许近端指间关节活动30°～40°并主动拉伸，当治疗师完全伸展近端指间关节时，远端指间关节可以进行完整弯曲，但不能进行复合性的弯曲。虽然在这些病例中加干预没有相关临床学术研究发表支持方式干预这些病例。使用加热、超声对背部近端指间关节进行处理可以用于促进结缔组织复原，且可以减少水肿。在第2周或第3周末，如果水肿处于控制之下并且近端指间关节可以主动伸展至少10°～15°，那么可以不继续使用石膏固定，而将手指使用5.08cm（2ft）莫能菌素进行包裹，然后放在近端指间关节手指矫形器中，对区域Ⅲ和区域Ⅳ如前文所述独立采用SAM方案进行处理。

（五）区域Ⅴ和区域Ⅵ

考虑到前文描述的，采用可控的运动处理来治疗肌腱，除了区域Ⅰ、Ⅱ和T－1、T－Ⅱ的肌腱以外，作者不推荐采用完全制动的方法来处理肌腱。然而，对于较年轻或常常不遵守规范的患者或者是较简单的伤口而言，这种治疗还是有必要的。手背部丰富的流动性软组织有助于这一区域的肌腱滑动功能重建，并为使用制动处理治疗肌腱提供一个柔和的环境。附带有压伤的肌腱创伤不适合采用完全的制动处理来进行治疗。

无创手术技术、肌腱旁肌保全技术和适当的手术后制动处理可以使肌腱复原阶段出现的问题最小化。降低附着物产生，水肿控制是非常重要的。伸肌腱在区域Ⅴ和Ⅵ中有11～16mm的滑动空间，需要对手腕和手指采用制动或可控型矫形器防止修复处产生过大的拉力。

（六）制动治疗

在肌腱修复手术后进行制动治疗的前3周，治疗师需要对伤口进行护理、水肿控制和适当的术后固定以防止修复的结构破裂。手腕的固定位置应为35°～40°弯曲，掌指关节为0°～20°屈曲，指间关节则为0°弯曲。很多作者建议将掌指关节固定在轻度屈曲的位置，这样可以保留附属组织的完整性。但作者的临床经验认为将掌指关节固定在轻度屈曲的位置，会造成掌指关节拉伸松弛。因此，早期运动方案中，在活动练习休息时将掌指关节固定在0°的位置就可以解决拉伸松弛的问题。处理肌腱单纯的裂伤只需要对修复手术后肌腱处进行固定处理即可。然而，如果带有EDC，则必须考虑肌腱的动态稳定掌指关节的功能。如果修复处与互连的肌腱处于近端位置，则所有的手指都应该固定在伸展位。如果与互连肌腱处于远端位置，那么相邻的手指应固定在30°屈曲的位置（图39－20A）。后者的位置可以利用肌腱连接力来促进切断的肌腱复合同时减少结合处的张力（图39－20B）。

在手术后3周内，治疗师在换药时和检查矫形器时评估固定的手指关节的僵硬程度。当所有关节位置都为0°时，治疗师应手动将手腕放在完全伸展的位置上。同时治疗师应谨慎地对每个掌指关节的活动性进行评估，包括将长手指从过伸状态变为30°～45°屈曲，将环指和小指从过伸变为40°～50°屈曲（图39－21）。这种保护性的活动会产生3～6mm的肌腱活动空间，而不会危害到修复工作。框39－1中显示这个数据的计算和解释。如

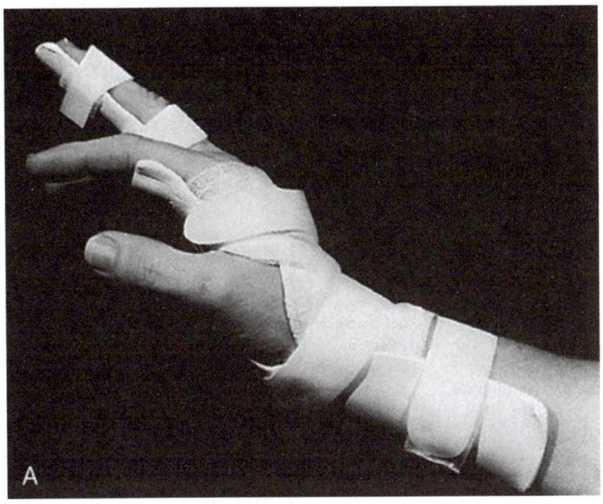

A

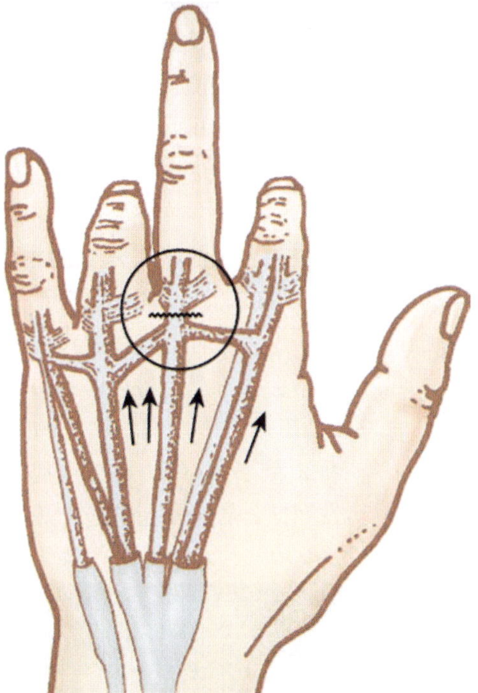

B

图39-20　A.中指指总伸肌腱腱间联合以远部位的修复，可通过使用支具将中指掌指关节固定在0°，相邻的掌指关节固定在30°，使修复部位得到充分的保护。该位置在维持未受累手指的侧副韧带一定延展性的同时，还可减少修复部位的张力；B.当指总伸肌腱的吻合处位于腱间联合处时，如果相邻手指固定成轻度屈曲位，那么可使肌腱吻合部位的张力减小。该固定体位可通过腱间联合的作用力使断裂肌腱的近侧端靠近另一端（引自：Beasley RW: Hand Injuries, Philadelphia: WB Saunders; 1981.）

果掌指关节僵硬程度过大而无法轻易承受这样的活动，那么手术医师和治疗师应当考虑使用被动性的活动或动态固定来处理而不是采用静态固定的方

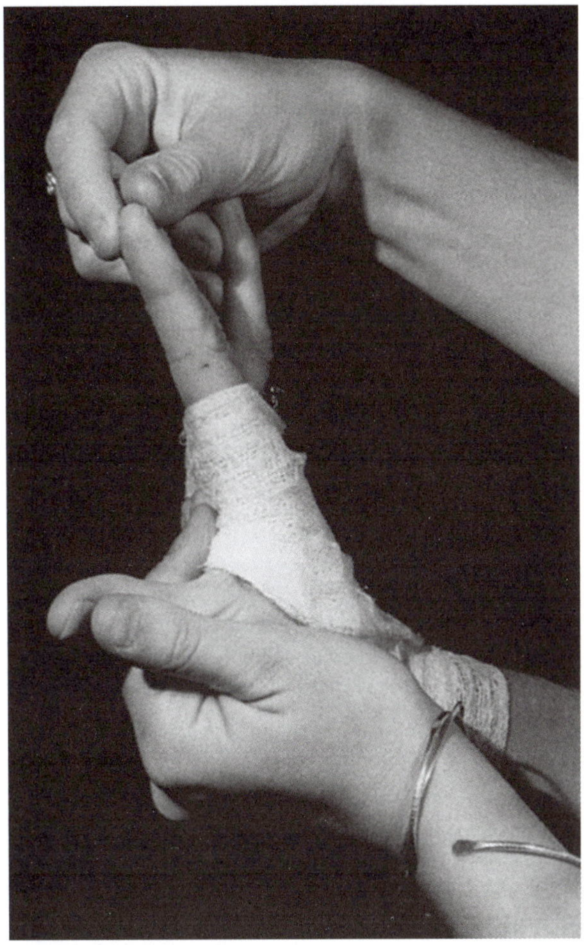

图39-21　手术后的第1～2周，需要对制动手进行评估，以确定是否存在掌指关节和近端指间关节过于僵硬的现象。手腕和手指均被动地固定在最大伸直状态，随后治疗师将示指和中指的掌指关节屈曲30°，环指和小指屈曲40°。关节周围结构僵硬可能需要改变固定体位或改变治疗方法，进行早期被动活动

法。若要对近端指间关节进行评估，则需要将手腕和掌指关节控制在伸展位置。指间关节的活动会在区域V和VI产生少量的肌腱滑动。

一项在8具尸体手上进行的肌腱拉伸幅度研究表明，如果手腕固定在超过21°屈曲的状态，那么区域V和VI的伸肌腱滑动会很小甚至没有。该项研究的作者认为，如果手腕处于伸展状态，再进行被动的屈曲是安全的。但作者认为过多的肌腱滑动是不必要的。当手腕和掌指关节固定在伸展状态时，每个指间关节可以独自被动地完成一个完整的全关节活动。对于有近端组织关节炎或指间关节肿胀的僵硬问题的解决办法是解除每个近端指间关节的

固定矫形器从而允许其进行主动和被动的运动（图39－22A）。这些关节应在每个活动练习之间进行休息，从而预防拉伸松弛，以及近端指间关节屈曲挛缩等后遗症。可以在矫形器上加装一个可拆除的掌部附件，从而让指间关节在活动练习期间得到休息（图39－22B）。

在手术后第3周应当开始可控的主动运动练习，固定的肌腱中几乎没有来自腱内膜的拉力，但是有来自腱鞘周附着物的拉力。在活动练习间隔时间内，患者应按要求进行适当的关节固定以保护修复处。若还有手部创伤，则在开始治疗时应对皮肤进行清洁，并告知患者如何进行自我护理。可以在手腕与手指均处于伸展位下对手进行清洁。可以使用SGS或Otoform来软化瘢痕。手术后2周到2个月内应在干燥的皮肤上以纵向的方式贴上微孔纸以缓解伤口处张力从而减少瘢痕。这个方法与使用SGS效果相差无异且更加廉价。在第3到第4周，应对掌指关节进行轻柔的主动运动和辅助性运动练习，同时将手腕放在自然状态或轻微屈曲状态以减少对抗性屈曲系统的阻力，而当掌指关节进行40°～60°活动时手腕应处于伸展状态从而承受掌指关节附属组织的拉力。这种手腕屈曲、掌指关节伸展及手腕伸展、掌指关节屈曲的协调动作允许肌腱进行主动的滑动而不会在修复处施加过大的力。可以将手腕和掌指关节完全伸展，然后让指间关节进行全范围的活动练习。在活动练习间隙，可以佩戴一个动态拉伸矫形器对修复起保护作用，将手腕固定为20°背伸，手指为0°（图39－23)。

活动练习的持续时间最需要临床经验来进行判断。在本章第一节中讨论过的一项关于屈曲肌腱创伤处理的临床研究中提到，越长时间的活动练习可以得到越好的效果。但是在伸肌腱中并没有类似的研究结论。作者通常会要求患者每小时每个动作重复练习10～20次。并且提醒他们，过度的练习可能会造成组织炎症。到了第4周，可以在腕伸展的状态下进行复合性屈曲。各个手指的拉伸练习或保

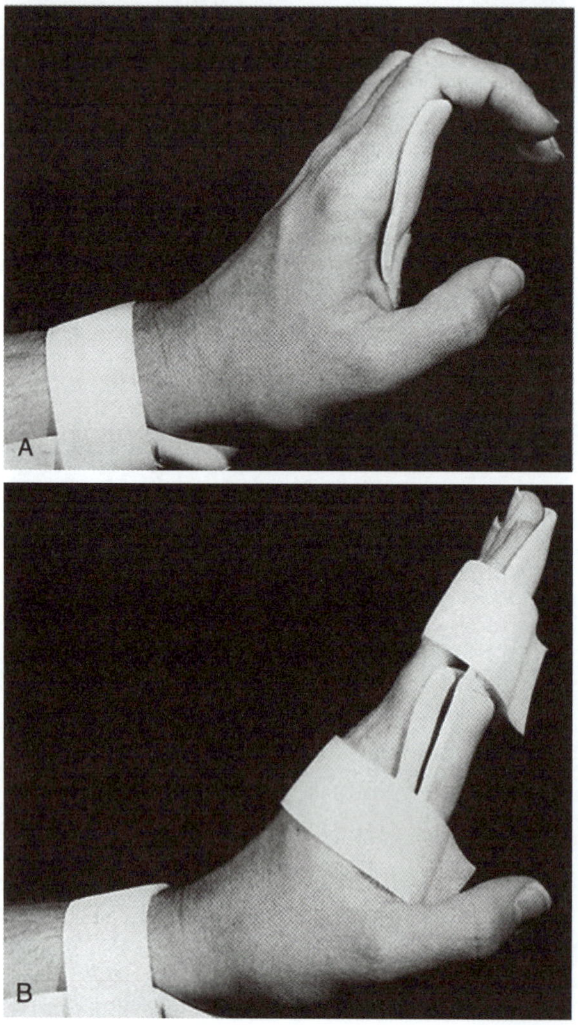

图39－22 A.静态伸直支具将腕关节和掌指关节固定在伸直位，近端和远端指间关节可以活动，不会损害Ⅴ区到Ⅶ区的修复；B.锻炼活动的间期加用可拆卸的伸直支具配件，以防止掌板紧缩和伸直延迟——这些问题与近端指间关节的肿胀导致其屈曲固定有关

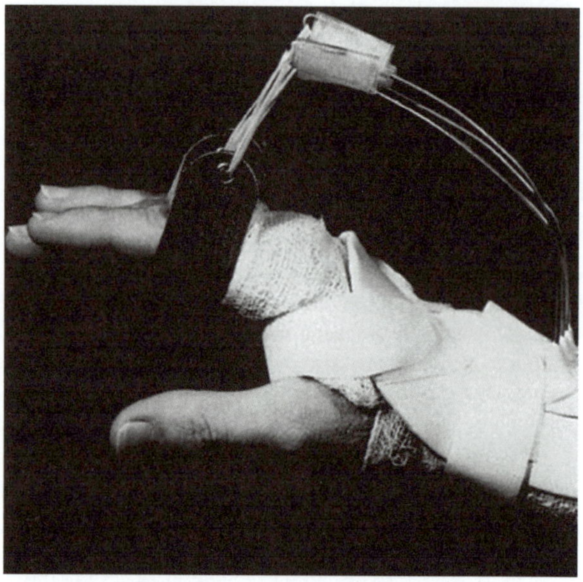

图39－23 背侧动态伸展支具将掌指关节固定在0°，手指可以进行有控制的屈曲，从而防止在鼓励关节活动和增加肌腱滑动的同时给肌腱修复部位造成过多的应力

持在屈曲状态下都会将压力引导向外在肌腱（图39−24A）。如果关节活动只能达到30°～40°，并且感觉僵硬，最早可在第3周开始使用动态屈曲矫形器来对掌指关节和近端指间关节施压，第4周则把运动限制在50°～60°。在进行主动的活动练习时，可以通过使长屈肌的力无效（图39−24B）或直接在近端指间关节上佩戴掌部手指拉伸矫形器用于将力引导向僵硬的掌指关节。在第3和第4周，僵硬的指间关节应固定在一个单独的矫形器中从而阻断掌指关节的拉伸，并将力导向关节周围的结构上，但到了第4周和第5周时，则可以将关节掌指和近端指间关节联合起来进行牵引从而将力导向伸肌腱。第4至第5周期间，可以指导患者逐级进行手指复合性屈曲练习。到了第6周，修复的肌腱可以承受复合性手指和手腕屈曲活动练习，并且可以在练习时进行轻度抗阻。手腕的内外旋练习时可以每数周增加1磅的力从而增强肌腱的拉伸力和加强ECRB和FCU。因制动及长时间不使用使这些肌力减弱，使得那些想参与体育运动或手动活动而没有进行力量练习的人患上髁炎。前臂的力量练习重复次数较少，每天3组，每组动作重复10次。BTE工作模拟器或其他的计算机化练习设备可以用来进行轻度力量练习，但应增加家庭中进行的治疗方案。在现代的医疗−经济环境下，对一位患者进行长达6周的跟踪性治疗往往是不可能的，但采用制动治疗通常会产生肌腱附着物和关节僵硬等并发症，因此，只有当医护人员认为没有其他选择时才会使用此疗法。应建议患者在第10周至第12周肌腱已恢复到接近正常水平之后才进行抗阻运动练习。

（七）早期被动性运动治疗

在1979年，作者建立了一种对应区域V至区域Ⅶ可控的被动性运动治疗方案，目的是减少复合性创伤的各种术后问题。对伸肌腱采用可控的施压疗法和对屈肌腱采用的原理相同：为了促进固有的组织愈合和附着物进行纵向重新定位。虽然这个层次单纯的背部创伤往往被忽视，在康复的前3周内的制动处理、矫形器位置不当和注意力不集中都可能导致附着肌腱的问题或者拉伸松弛。Rosenthal讨论了当受到外界干扰时伸肌腱旁的炎症反应，尤其是在复合性的伸肌腱创伤中，肌腱旁产生伤疤的能力。可以观察到的一个物理上的反应是受到干扰的肌腱在附近的组织处产生了更多的附着物。这就解释了在区域Ⅴ和Ⅵ中的复合性肌腱创伤中附着物增生的常见原因。在作者较早期的报道中，建议在这些有骨膜损伤、擦伤或软性组织损伤的创伤区域进行被动性活动，现在作者建议对单一的肌腱创伤也采用这种方法。从临床角度讲，作者观察了即使是接受制动处理的单一的创伤也会存在问题，而早期活动处理所带来的生物化学和生物力学方面的益处是不容质疑的。

1.临床应用

对修复的肌腱佩戴一个前臂动态拉伸矫形器

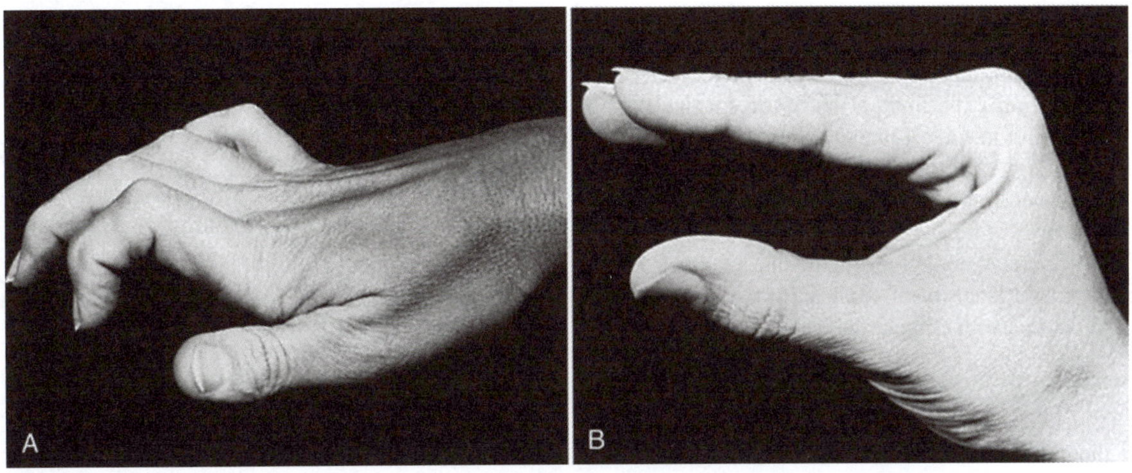

图39−24　A.内在肌阴性体位或“爪形”姿势可使外在伸肌在锻炼中独立发挥作用；B.在锻炼的过程中，如果腕关节处于伸直位，那么内在肌阳性体位可使外力作用于掌指关节的侧副韧带而不会对Ⅴ、Ⅵ或Ⅶ区的修复造成过多的应力

后活动5mm以对肌腱进行加压。将手腕控制在背伸40°～45°可以直接放松对修复处的压力。Minamikawa等认为，将手腕放在中立位置可能会引起拉伸松弛。掌指和指间关节则在一个动态拉伸中放松（图39-25A）。作者更倾向于使用一个弹簧钢制成可动的高配置支撑杆来处理。Boozer等做的相关研究也支持使用这样的支撑杆。患者应按要求在掌指关节处屈曲手指直到手指能碰到手掌矫形器，随后放松手指，让拉伸支撑杆被动地使手指关节恢复到0°（图39-25AB）。患者还应按要求每小时重复练习至少20次。如果患者在屈曲掌指关节方面有困难或者近端指间关节无法恢复到0°放松，则应为有这种问题的手指佩戴一个掌部手指拉伸矫形器。同样可以使用一个低配置的带有停止珠子的支撑杆，但是如上所述，作者更倾向于使用活动的高配置的支撑杆（图39-25C和D）治疗师需要关注患者的伤口处理、矫形器调整和指间关节可控性被动性活动。将手腕和掌指关节完全拉伸，减小指间关节层中的肌腱滑动，每个手指都可以通过一个完整的被动全关节活动进行活动，且不对区域V和近端修复处产生过多的压力或空隙。患有水肿或关节炎的手指关节独立活动练习很重要的。Cooney等强调屈曲肌腱方案中手腕肌腱固定训练对于增强修复处被动性滑动的作用。作者引入了这些参数，将他们所说的肌腱固定术运用在伸肌腱上：在治疗师监督下，手腕伸展至最大，掌指关节弯曲至40°随后开始关节的被动性运动，随后将手腕屈曲至20°，同时将所有手指固定为0°。手腕肌腱固定术

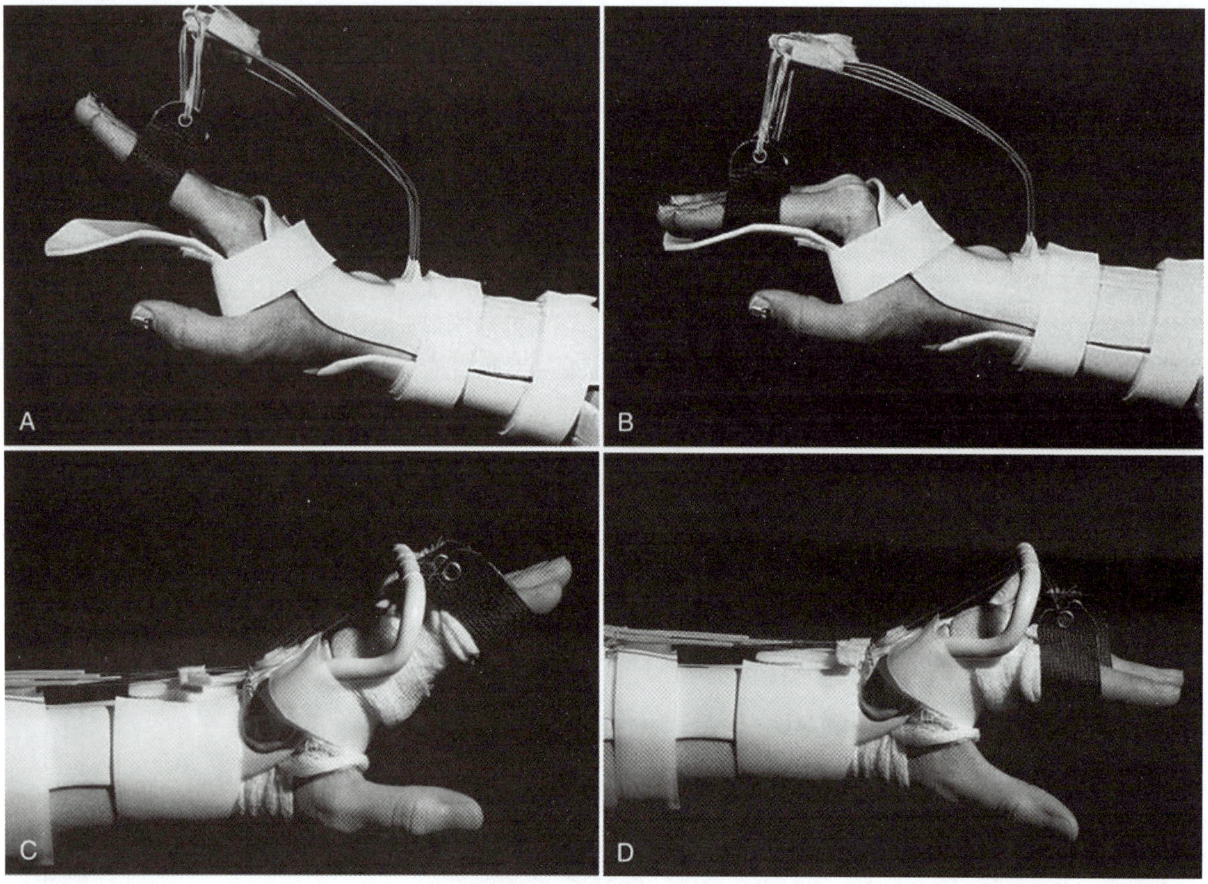

图39-25 A.前臂支撑的背侧动态伸展支具将手腕固定在伸展45°，所有手指固定在0°，从而使修复部位处于其正常休息体位以外的位置以防止出现裂隙和伸直延迟。掌侧的阻挡允许掌指关节只在既定的范围内屈曲，还可使尺侧手指的屈曲稍大一些，从而能够达到必需的肌腱滑动；B.患者主动屈曲手指至掌侧挡板大约可使伸肌腱被动滑动5mm，在每个清醒小时内重复20次。动态牵引可将手指恢复至0°，但是大多数患者还会不经意地在吊带内主动伸手指；C.低配置动态支具将手指各关节固定在0°；D.掌指关节所应做的活动由限制橡皮筋和单线滑动的固定珠控制（引自：Evans RB，Burkhalter WE：A study of the dynamic anatomy of extensor tendons and implications for treatment. J Hand Surg. 1986;11A:774-779.）

的概念受到前文所提到的尸体研究报告的支持。需要注意的是尺侧掌指关节在过伸状态下放松，以维持横向掌骨拱起。患者可以按照要求移除手背的支撑杆组件和重置Velcro表进行简化包裹从而保护手掌部分。其他时间手指必须在0°位置保持放松以防止肌腱破裂产生空隙或拉伸松弛。作者有时对患者使用一个亚掌部静态矫形器，让他们在睡眠时掌指关节固定为0°。患者回家后在动态拉伸矫形器和掌部限制器的限制下进行主动屈曲、被动拉伸的练习。在3周内这些动作应当保持每天练习，之后可以移除掌部限制器，让手指关节和肌腱在动态拉伸矫形器中活动。在接下来的2～3周内还需要矫形器的保护，但是在白天只需要带上动态拉伸部件，晚上只需要掌部静态部件即可。本节提到的关于活动练习、模式及动态矫形器的位置可以对肌腱进行为期3周的被动性运动治疗时用到。在作者的临床经验中，到了第4周或第5周时，患者就可以做出复合性手指屈曲动作，到了第6周则手指手腕可以做出复合性屈曲动作而没有松弛了。

2.采用立即进行的主动拉紧治疗

修复后的伸肌腱进行最小化主动拉力训练的临床应用分为两部分。第一部分，缓慢而重复进行被动性运动直到拉伸运动弧的扭矩小于200～300g的力。缓慢的被动性的力可以减少阻力并帮助疏通水肿。随后进行的第二部分则是主动控制。治疗师将手腕固定在20°屈曲的位置，所有的手指为0°，随后要求患者维持这个位置让肌腱系统发力。当手腕固定为20°屈曲，主动让掌指关节做30°屈曲到0°拉伸的活动。一个小型Haldex力度校准器可以帮助患者了解拉力的大小并为治疗师在施加拉力时提供一个可靠的工具。如图39-26B的方法使用力度校准器。如同前文提到的，对手指施加的拉力应在0～25g的范围。对于修复后的区域V和区域Ⅶ而言，不受除手指重量以外的外力影响，其应施加的力的范围经数学计算应为300g。治疗的主动控制部分应该在进行被动性运动处理之后进行。主动的运动治疗还需要增加前文提到的手腕肌腱固定术。当患者在家中可以较轻松地重复完成练习动作时，就可以摘除保护性矫形器。如图39-25A、B或C、D，患者应当增加使用一种双动态矫形器和前文提到的被动性治疗活动。固定在伸展位的手指可以活动到一定角度。对区域V和区域Ⅵ来说，在3～12周逐步增加抗阻运动和肌腱滑动的方法。主动运动治疗的一个至关重要的部分是时间控制。作者倾向于在手术后24h内对患者进行观察。这对患者的伤口护理、预防水肿、配置合适的矫形器和医嘱都是非常重要的。在早期阶段，缝合处较硬且还没有产生胶原纽带，因此肌腱滑动受到限制。研究人员通过实验得出，早期对修复处施压可以防止拉伸力量减退。第7天到第10天，当骨间膜的附着物生成且易对修复处产生压力而造成破裂风险，就可以开始治疗。

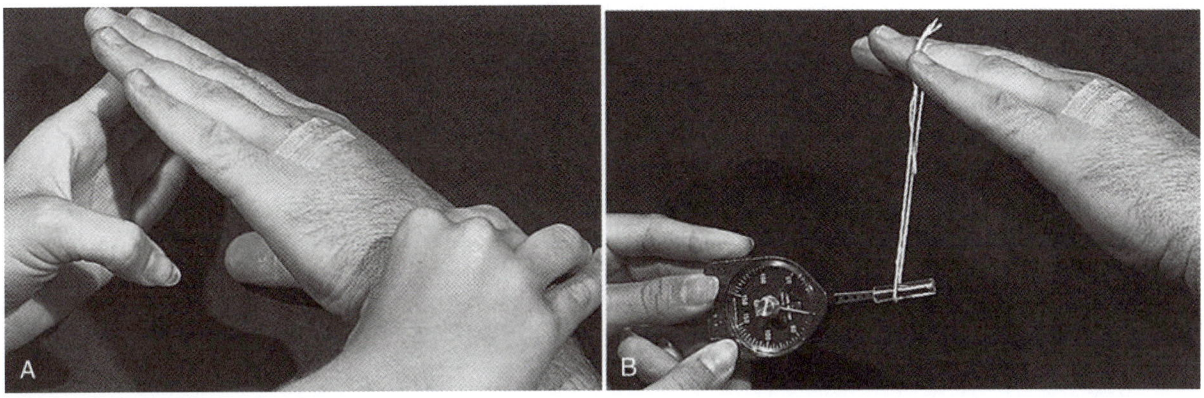

图39-26　A.保持腕关节轻度伸展，被动伸直V区至Ⅶ区伸肌腱的修复部位，减轻水肿、关节发紧和拮抗的屈肌带来的阻力；B.主动控制组件（最小肌-腱主动张力）要仔细控制。主动控制保持腕关节屈曲20°，手指伸直，使用小的Haldex力度校准器，患者可在治疗师的监督下维持上述手部姿势的情况下主动施加25～50g的力量（引自：Evans RB，Thompson DE：The application of stress to the healing tendon. J Hand Ther. 1993;6:276.）

3.临床结果

作者对采用制动治疗和可控的主动运动及被动运动肌腱的结果进行了比较（包含1979–1990年的病例）。结果如表39–3和表39–4。采用腕部肌腱固定和主动的运动结果显示其对于单纯肌腱创伤和复合型肌腱创伤与被动运动肌腱的优越性。而主动运动和被动运动结果中的相似性可能是由于在被动处理的过程中，实际上也发生了主动性运动。1993–2009年的病例中，接受主动运动的伸肌腱没有出现过破裂情况。

（八）矢状带损伤

矢状带（SB）的功能是维持EDC处于合适位置。矢状带破裂或减弱导致受累的EDC半脱位至掌骨间区域（通常为尺侧，最常见长手指），导致EDC力矩改变和主动伸展丧失，同时MCP关节出现疼痛和肿胀症状。在SB的解剖和生物力学研究中，Young和Rayan明确指出，MCP关节完全屈曲时平均压力最大（50mmHg），MCP关节屈曲45°时平均压力最小（30mmHg）。当增加MCP关节桡偏或尺偏力时，MCP中立位压力最大

表39–3 伸肌系统一期修复临床结局

分区	病例数	肌腱数	肌肉肌腱即刻最小主动张力						
			平均年龄	男性比例	复合伤比例	手术后到出院的时间	关节活动度 Strickland–Glogovac	*总主动活动度	伸直延迟
Ⅲ，Ⅳ	28	32	42	80%	77%	51	135°		3°
Ⅴ，Ⅵ	14	24	40	56%	41%	50		249°	0°
固定+									
Ⅲ，Ⅳ	30	38	40	87%	76%	77	111°		8°
Ⅴ，Ⅵ	8	15	50	86%	60%	80		193°	31°
Ⅶ	1	4	38	100%	100%	50		210°	20°
T–Ⅲ，T–Ⅳ，T–Ⅴ	6	6	38	100%	50%	53		120°	5°

From Evans RB, Thompson DE. The application of stress to the healing tendon. J Hand Ther. 1993;6:278.

* 总主动活动度=MP+PIP+DIP–伸直延迟

+ 1990，1991，1992，1993.

表39–4 伸肌腱临床结局早期研究结果

分区	病例数	肌腱数	复合伤比例	总主动活动度
	早期被动活动*（Pilot研究，1986）			
Ⅳ，Ⅴ，Ⅵ	36	66	100	210°
1989多中心研究（早期被动活动）+				
Ⅴ，Ⅵ	32	50	0	240°
Ⅴ，Ⅵ	16	35	100	237°
Ⅶ	8	17		242°
T–Ⅳ，T–Ⅴ	8	8	56	116°
（固定1989）				
Ⅴ，Ⅵ	6	9	100	185°，伸直延迟30°
Ⅶ	3	12	100	188°

From Evans RB, Thompson DE. The application of stress to the healing tendon. J Hand Ther. 1993;6:281.

*Evans RB, Burkhalter WE. A study of the dynamic anatomy of extensor tendons and implications for treatment. J Hand Surg. 1986;11A:774

+Evans RB. Clinical application of controlled stress to the healing extensor endon: a review of 112 cases. Phys Ther. 1989;6B:1041.

(57mmHg)，屈曲45° 时压力最小 (35mmHg)。结论是SB在完全伸展时受力最大，而在完全弯曲时受力较少；SB破裂常见于中指，较少见于小指；SB的近端损伤导致伸肌腱不稳定，而非远端损伤；腕关节屈曲导致SB断裂后伸肌腱不稳定，可能加剧损伤的严重程度。

矢状带重建在文献中得到支持。

这些损伤最常采用外科修复或重建治疗。然而，一些研究人员报道，如果及早识别和治疗损伤，使用MCP关节伸展矫形器进行保守治疗能取得成功。Catalano和他的同事描述了一种静态伸展矫形器，称之为“矢状带桥”。这种矫形器实际上与Howell及其同事描述的“相对伸展”轭式矫形器相似，后者用于Ⅳ区至Ⅶ区伸肌腱修复的术后治疗。矫形器使受伤的MCP相对于邻近的MCP关节有25°～35° 的过伸，PIP关节可以完全活动。基于他们对10例非类风湿患者手部SB破裂引起急性MCP脱位的回顾性研究结果，作者推荐对这些损伤进行早期的非手术治疗干预。

Inoue 和 Tamura 报道了27例SB破裂的治疗。21例患者接受手术治疗，6例患者在损伤后2周内采用MCP关节置换术。作者报道了所有没有复发半脱位病例的良好结果，并建议损伤2周内的患者采用保守的体位治疗。

部分SB破裂或在损伤后立即治疗的患者，可采用保守治疗，在MCP关节伸展或过伸时进行固定。然而，对于EDC手指成角畸形的半脱位，手术修复效果最为可靠。作者有一些保守治疗的积极经验，使用静态的手部伸展矫形器将受损伤的手指和邻近的手指在0° 伸展位下保持4周，保护6周，并进行有控制的运动 (图39－27A)。修复SB损伤更可靠的一种治疗方法是，保持MCP关节动态活动，控制关节屈曲，采用与作者修复伸肌腱相同的方案，在4～5周时开始主动张力治疗，并进展性使用buddy胶带 (图39－27B)。或在某些情况下，通过MCP关节静态伸展与PIP关节水平的动态牵引，以保护更细微的修复，同时促进PIP关节水平的肌腱移动和关节运动 (图39－27C)。

Chinchalkar和Pitts提出了一种减弱类风湿患者手部SBs的动态伸展矫形器，以促进MCP关节主动伸展，改善功能，并阻止继发性疾病发生，如天鹅颈样畸形。

(九) 区域Ⅶ

手腕处的伸肌腱呈膜状，膜鞘和背部的支持带像滑轮一样工作，维持肌腱和骨骼之间的关系。膜鞘对于肌腱营养来说也是很重要的。

对手指伸肌腱的力臂和其相应的肌腱滑动在手腕处是最大的 (表39－5)。Bunnell测得EDC在腕关节从小指到桡侧三指的活动空间有20mm左右 (见表39－1)。手腕处从肌腱到肌腱的拉伸相对于屈曲而言同样非常显著。肌腱活动空间和关节的运动幅度基本呈线性关系 (见图39－5)。

Elliot和Mcgrouther提供了一系列长距离拉伸的数值用作计算肌腱空间的参考值。在手腕和掌指关节运动时示指EIP和EDC的滑动空间是没有区别的，而对于示指的EDM和EDC来说这个结论同样成立。在手腕关节处，EDC和环指、中指之间的

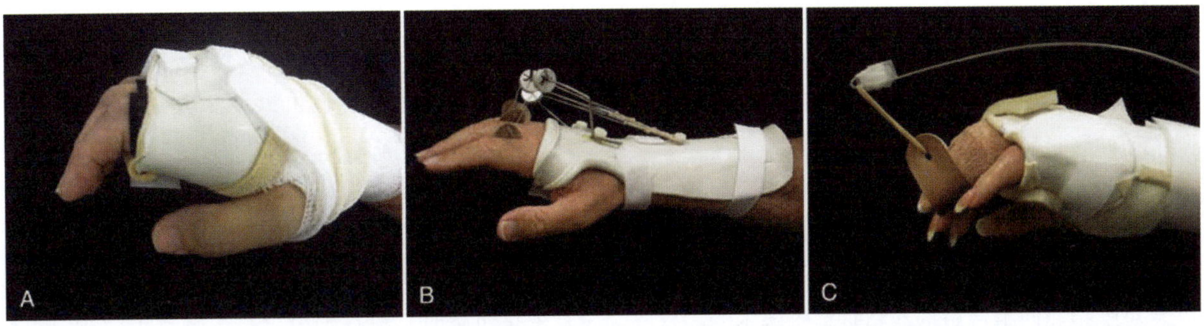

图39－27 A.使用手部支撑的静态伸展支具将受累手指和邻近手指固定在0° 4周，用胶带并指包扎保护6周，并进行有控制的渐进锻炼，这些可作为闭合性矢状束断裂的早期保守治疗方案；B.矢状束修复 (更可靠的方法) 后，可使用伸肌腱修复后立即给予主动应力的相同方案，给予其动态固定，使掌指关节可以进行有控制的屈曲；C.在某些病例中可以将掌指关节用指间关节的动态牵引力固定，从而保护修复处

表39-5 Bunnell报道的腕部伸肌腱滑动幅度

	屈曲（mm）	伸直（mm）	桡偏（mm）	尺偏（mm）
ECRL	16	21	8	16
ECRB	16	21	4	12
ECU	14	4	3	22

ECRL.桡侧腕长伸肌腱；ECRB.桡侧腕短伸肌腱；ECU.尺侧腕伸肌腱

Boyes JH：Bunnell' s Surgery of the Hand. Philadelphia：JB Lippincott；1970.

滑膜联系非常紧密。手腕处外在手指的肌腱可以采用上述3种方法之一来治疗。附着物的问题与区域Ⅱ的屈肌腱处理相同。因此采用早期被动性运动或可控主动运动是非常重要的。手腕应固定在40°～45°背伸位，手指受到动态牵引时维持在0°的位置，从而允许肌腱放松至平时的位置防止拉伸松弛（见图39-25A、B）。在前3周内，手腕肌腱固定术练习时应保持手腕10°屈曲的空间切不可超过20°。EDC的多重修复需要不同类型的肌腱活动练习，如上所述，可以将一只手的掌指关节屈曲而将其他手指保持伸展，但因为中指和环指直接联系着手腕，对其进行活动很重要。掌指关节在前3周可以活动至30°～40°，到了第4周则可以达到40°～60°，到了第5周，手腕完全伸展时可以达到70°～80°。

如果选择制动，则手腕和掌指关节都要固定在伸展的状态如图39-28。为了防止近端指间关节僵硬、拉伸松弛或主动拉伸力量过大，可以加装一个可拆除的组件如图39-22。

为防止PIP关节过紧、伸肌滞后或主动伸展力过大，可使用如图39-22所示的可拆卸部件。保持伸展的手腕主动伸展可显著提高修复部位的力，此位置的力可能超过修复的抗拉强度。腕关节和MCP关节伸直时应保持被动，如果将矫形器从手上取下，手腕保持在中立位置至稍微弯曲的位置，则主动伸展是安全的。

制动无疑会导致肌腱与滑膜鞘粘连。肌腱移动受限和粘连引起的摩擦增加等问题可能造成手部频繁活动时的炎症问题，并导致长时间的康复进程，以及对腕指屈曲组合矫形器和肌腱松解术的需求。腕背韧带近端粘连限制腕和指的联合屈曲，因为肌腱不能在背滑轮下向远端滑动。腕部屈曲导致指伸肌肌腱固定效果过度，使患者握力减弱。支持带远

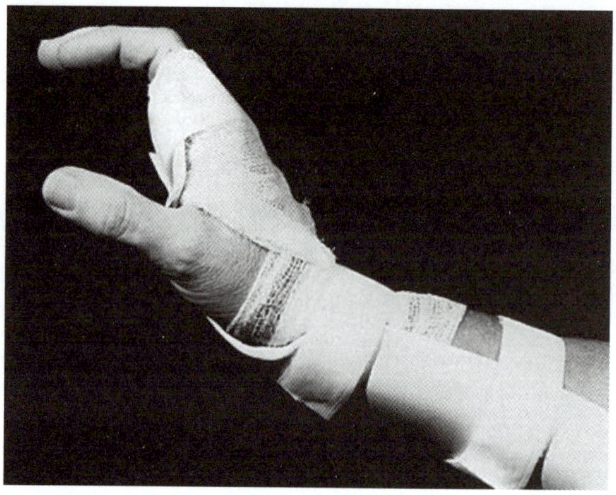

图39-28 手指Ⅶ区伸肌腱损伤修复后需要固定腕关节和掌指关节

端瘢痕允许腕和指同时屈曲，但阻止腕和指同时伸展，因为肌腱不能在背滑轮下向近端滑动。

通过正确的术后矫形器支持、使用动态矫形器早期活动和控制性手腕肌腱固定术后锻炼，可以使这些问题最小化。微孔纸胶带（3M）可以对抗皮肤切口线的张力，如果从第2周一直佩戴到第8周，对防止增生性瘢痕非常有效。当皮肤创面开始生长时便开始应用SGS，可抑制瘢痕形成并减少皮下粘连的密度。这种生理机制目前还不清楚，但作者用这种材料取得了很好的临床效果，特别是应用于伤口早期愈合。致密瘢痕也可以在第6周通过运动或动态矫形器，在所有运动弧度内，使用施加压力或机械应力的弹性模具对肌腱进行治疗。

早期具有矫正定位和主动保持部件的被动运动或受控主动运动治疗如Ⅴ区和Ⅵ区修复所述。在修复手指肌腱时，治疗师可以将手腕置于约20°的弯曲位置，将手指置于0°的伸展位置，同时患者轻轻保持在此位置。然而，如果腕部伸肌肌腱受累，腕部不应超过10°～20°的伸展度，然后治疗师应

意识到修复部位的力随着腕部位置的变化而增加，因为对抗性屈肌的阻力增加。

Chinchalkar及其同事描述了一种鼓励Ⅵ区至Ⅷ区修复肌腱相对偏移的技术，他们称之为双反向Kleinert技术。这种动态矫形器可以促进不同的肌腱滑动，以控制术后早期形成的肌腱间粘连。这种设计鼓励单独和组合的手腕和手指运动（图39–29）。

腕背韧带断裂或广泛切除会增加伸肌肌腱的力臂，降低力学效率。腕关节伸肌肌腱的弓弦延伸转化为MCP关节的伸肌滞后（图39–30）。Boland认为伸肌支持带的缺失与腕关节水平的伸肌滞后仅2°～4°相关，但在MCP关节水平的伸肌滞后高达70°，这取决于支持带筋膜的丢失宽度。随着力学效率的降低，伸肌肌腱的负荷增加，尤其是在需要持续腕关节和手指伸展的活动中。因此，治疗师应意识到：①背侧支持带缺失或减少时，可能无法通过治疗纠正MCP关节的滞后；②粘连或滑车丢失导致的生物力学改变可能导致累积性创伤问题，治疗应适当调整。

腕伸肌的工作能力和负荷要求很高，需要长达8周的保护性固定。与屈伸和尺桡偏斜相关的三个腕伸肌的肌腱偏移确定受控运动程序的参数（见表39–5）。之前描述的腕关节肌腱固定练习是在愈合的前3周进行的。到第3～4周，修复后的腕部肌腱（预计其抗拉强度为25%～30%）在消除重力时可从0° 主动活动至完全伸展。较大的肌腱具有更大的缝合表面积，其抗拉强度高于远端水平的修复。EDC肌腱可用于在主动运动的第1周帮助腕部肌腱承受一些外部负荷，并可能减少腕部肌腱吻合处的应力。

从第5～8周，手腕屈曲的增量应缓慢增加。同样的注意事项应用于侧向运动。例如，ECU的尺骨偏移量为22mm，桡骨偏移量为3mm，伸展量为4mm，弯曲量为14mm。为实现ECU的最大偏移，手腕锻炼应为尺偏和桡偏，前臂均旋后和旋前。患者可能会倾向于用EDC肌腱抬起手腕，就像我们在手腕骨折后看到的那样。在康复的后期阶段，运动期间的应力必须通过排除运动中手指的伸展或功能性电刺激而直接作用于腕部肌腱。

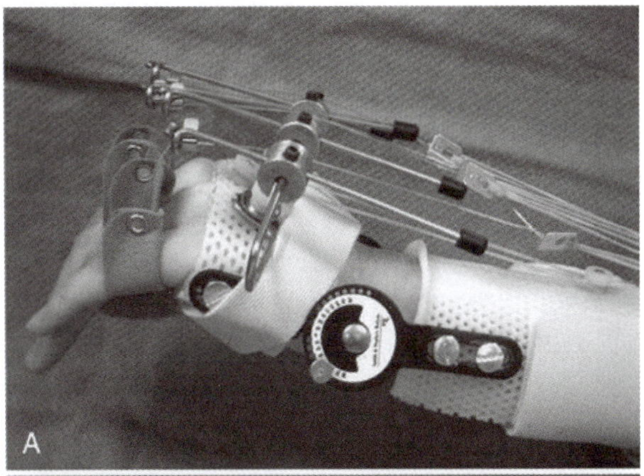

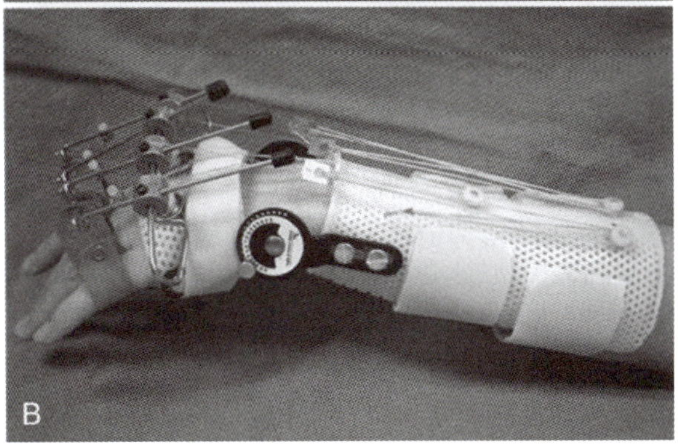

图39–29 A、B.定制的动态伸展支具可使Ⅵ、ⅦⅡ、Ⅷ区修复后进行有控制的活动。Chinchalkar和Ah Yong描述的双反向克莱纳特伸展支具是设计用来通过腕部的肌腱固定方案促进支持带处伸肌腱的滑动逐渐增加（引自：Chinchalkar S, Yong SA. A double reverse Kleinert extension splint for extensor tendon repairs in zones VI to VIII. J Hand Ther. 2004;17:424–426.）

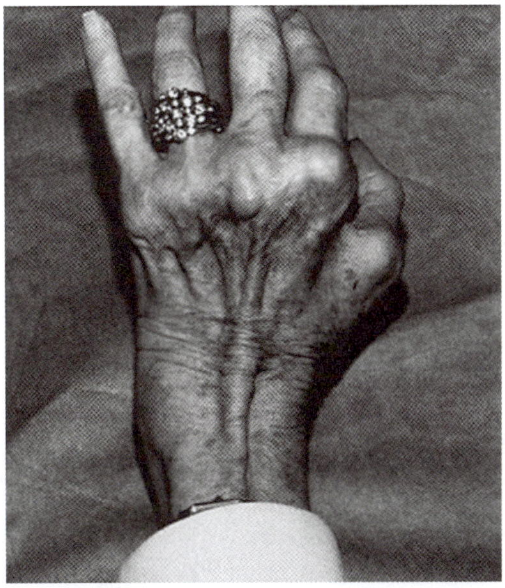

图39–30 腕背侧支持带的破坏使伸肌腱的力臂增加，导致其机械效能下降以及掌指关节伸直延迟

（十）Ⅳ至Ⅶ区的相对运动矫正定位或即时受控主动运动

自20世纪80年代中期以来，Howell及其同事在Ⅳ～Ⅶ区伸肌肌腱修复的即时受控主动运动（ICAM）技术中采用了主动运动，允许更多的肌腱运动，并发表了支持该技术的技术和结果。他们发现其他人描述的早期行动方案“过于谨慎和费力”，他们的矫形器设计将受累手指相对于未受伤的手指过伸，以缓解修复部位的压力。矫形器设计有两个组件：一个简单轭式矫形器控制MCP关节和一个手腕控制矫形器。第3版ICAM矫形器将腕关节控制组件放置在腕关节伸展25°～30°，受伤手指的MCP放置在相对过伸15°～20°（图39−31）。他们的治疗方案适用于涉及多个相邻手指的损伤，只要至少一个指伸肌腱完好。该计划包括3个阶段：第1阶段：术后第1～21天，包括持续佩戴矫形器、伤口和水肿治疗、缝线拆除时的瘢痕处理，以及矫形器范围内的完全主动和被动运动。第2阶段：第22～35天，患者在矫形器内进行完全指伸和指屈时，仅在较轻活动时佩戴轭架，在任何较重活动时佩戴两个矫形器。如果没有伸肌滞后，腕关节运动会进展。第3阶段：第36～49天，患者完全放弃腕关节控制组件，从轭矫形器脱离至buddy胶带，恢复复合手指和腕关节的屈伸。他们的技术得到术中测量、140例病例回顾、198例持续经验和最近发表的生物力学研究的支持。所需的治疗次数、无并发症及使用ICAM技术进行的最终ROM测量令人印象深刻。

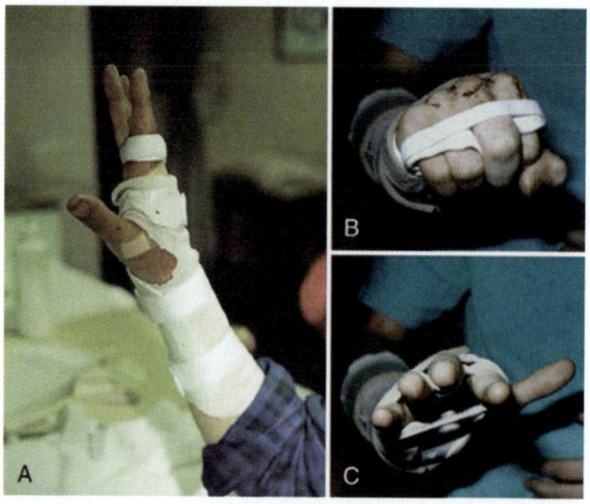

图39−31 有控制的即时活动支具将受累手指固定在相对未受累手指过伸体位可减少修复部位的张力。支具分为两部分，一部分为控制掌指关节的简易轭状支具，另一部分是控制腕关节的支具。现在的ICAM支具将腕关节控件固定在伸直25°～30°，受累手指的掌指关节维持15°～20°过伸（A）。患者可以在ICAM支具内立即进行完全主动屈曲活动（B）和完全主动伸展（C）活动（引自：Howell JW，Merritt WH，Robinson SJ. Immediate controlled active motion following zone 4−7 extensor tendon repair. J Hand Ther. 2005;182−190. With Permission.）

（十一）拇指

拇指的伸肌腱分为五个部分。如图39−1所示。T−Ⅰ和T−Ⅱ区域的创伤处理与其他手指区域Ⅰ和Ⅱ的创伤处理相似。有关“锤状指”的文献中提到这种类型的创伤较罕见，其手术性的处理与传统的采用矫形器固定的方法不同。区域T−Ⅰ的创伤需要将指间关节进行长达8周的0°或轻微过伸位的固定，如果需手术性修复，则需要5～6周。这两种方法都还需2～4周的时间，在每次活动练习间隔中需要佩戴矫形器固定。区域T−Ⅱ处的创伤需要使用一个静态矫形器将掌指关节和指间关节固定在0°，并将拇指径向拉伸。第3周开始进行主动性短弧运动，幅度为25°～30°。肌腱−骨骼处附着物的问题与近端手指处相类似。需在活动练习的间隙中持续6周使用矫形器来保护。区域T−Ⅲ和T−Ⅳ的创伤处理则需要将拇指掌指关节控制为0°并轻轻绑定，手腕则控制为30°屈曲。掌指关节没有过伸放松或者矫形器固定没有向远端偏移。否则掌指关节恢复屈曲的功能是非常困难的。如果掌指关节在过伸状态下僵硬，则可以使用一个带有轻微牵引力的掌指关节动态矫形器，有助于拉长关节周围的结构从而恢复屈曲功能。区域T−Ⅴ的创伤会造成不同的康复问题。密集的附着物会限制EPL的活动空间。将掌指关节不适当地固定在空间不足的过伸位置会引起掌指关节挛缩，以及拉伸能力恢复不利。如果胶质纽带的牵引力小于250g，那么在第2～3周将掌指关节动态屈曲固定有助于预防掌指关节拉伸挛缩。在第4周至第5周进行肌腱活动较合适的方法是进行绑定和屈曲固定相结合以及适当的练习（图39−32）。

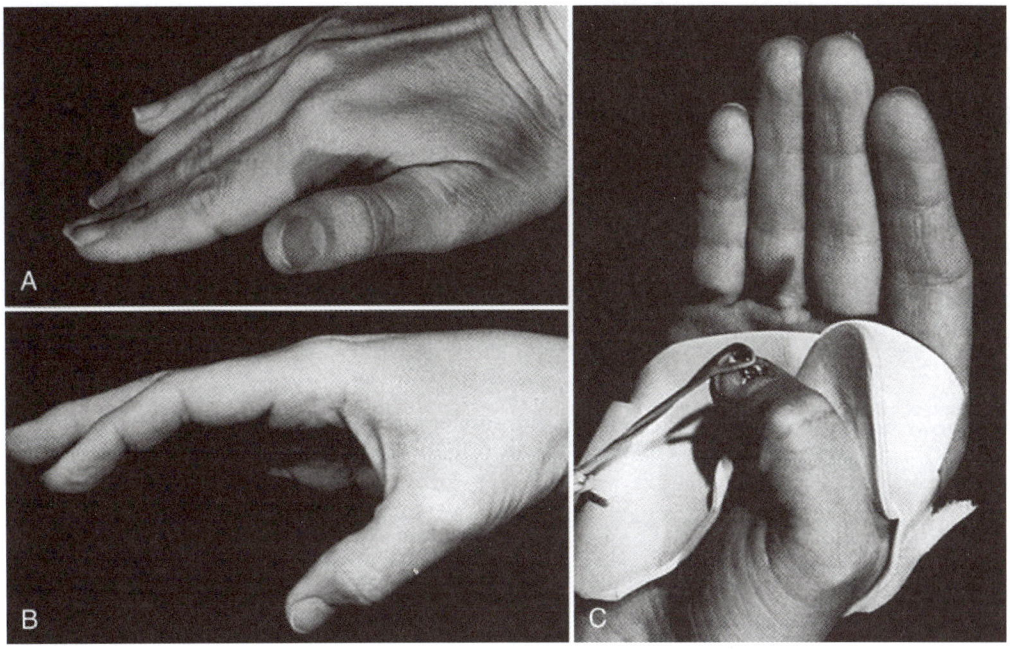

图39–32　A.第6周，拇指应从腕关节伸直拇指完全翘起开始锻炼；B.在腕关节屈曲时同步外展屈曲拇指，使拇长伸肌腱获得完全的滑动；C.可能还需要配合使用拇指外展屈曲支具，以纠正固定期间内收腕掌关节、过屈掌指关节的错误方式

早期运动处理

文献中显示EPL的活动空间值在25～60mm变化，且与许多变量有关。由于肌腱活动空间和关节的活动幅度不呈线性关系，所以不能通过弧度技术计算肌腱的活动空间。通过倾斜的路径来计算肌腱活动空间是非常复杂的。因此Evans和Bunkhalter在手术中通过测量EPL认为，手腕放在中立位置，拇指掌指关节控制为0°伸展，指间关节伸展60°时肌腱活动距离为5mm。手腕拉伸超过30°可能会改变指间关节活动从而促进肌腱迁移。最近针对EPL的肌腱活动进行了一项研究，将25名健康女性志愿者的手腕放置在4个不同的角度测量肌腱的滑动。结果是当手腕处于中立位置、30°伸展、30°屈曲和20°尺偏的情况下，EPL肌腱活动距离分别为1.79mm、2.45mm、1.09mm和1.36mm。当手腕处于伸展状态时，EPL的肌腱滑动最大。早期被动活动时需用动态矫形器将手腕固定在伸展位置，掌指关节固定在0°，指间关节固定在0°。矫形器的手掌部分在掌指关节处分开，从而使指间关节保持60°的位置如图39–33。作者已经改变原来使用的方法，增加其他运动方式。在手腕保持伸展，指间关节固定在0°，增加掌指关节被动运动，幅度约为30°。作者还增添了“主动固定”的部分。在有助于减少水肿和关节僵硬的被动性活动之后，将手腕放在20°屈曲位置，腕关节、掌指关节和指间关节均保持伸展位，随后要求患者放松并保持这个位置。手腕屈曲程度最小的位置可以减少修复处固定练习的内力。在第3周至第4周内，患者需一直佩戴矫形器，在活动练习或洗澡时可以摘除。到了第5周，需进行复合性屈曲和相对活动练习。

（十二）类风湿肌腱的考虑

患有类风湿手的肌腱会由于矢状束破裂、固有和外在肌腱系统的不平衡、肌腱破裂之前的完整性、患病关节处的固定处理等原因更为复杂。修复手术的类型会影响手术后固定和训练。治疗师应当根据缝合的类型，调整手术后肌腱拉伸力量活动练习的强度和频率。作者已成功运用SAM方案治疗患有类风湿区域Ⅲ处的肌腱问题。Mayo的临床试验小组对区域Ⅴ至Ⅶ和T–Ⅴ即时性SAM方案提出了修改，他们针对热解碳近端指间关节置换术来达到区域Ⅲ和Ⅳ伸肌腱重建时的安全活动空间。在制动阶段中，区域Ⅴ至区域Ⅶ的肌腱如因内力而僵硬则应放松手指近端指间关节，掌指关节固定为

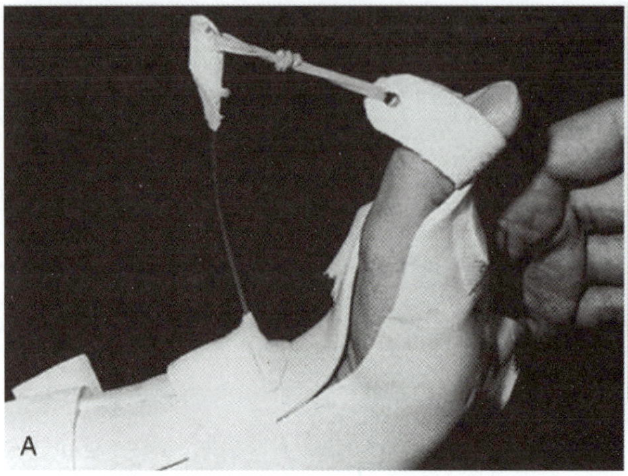

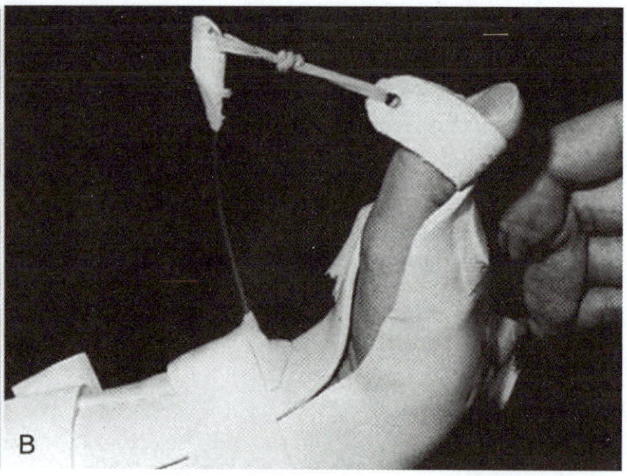

图39-33 A.Ⅳ区和Ⅴ区的拇长伸肌腱修复后通过支具动态牵引使腕关节伸直、腕掌关节处于中立位、掌指关节和指间关节处于0° 伸直位。B.患者可以每小时在可活动的范围内（不要超过60°）间断主动屈曲远端关节，使肌腱在Lister结节处达到滑动5mm的效果（引自：Evans RB，Burkhalter WE：A study of the dynamic anatomy of extensor tendons and implications for treatment. J Hand Surg.6;11A:774-779.）

0°。这样能够保护修复处，但是会使手指处于内在舒展的状态。如果在早期被动活动中使用了动态拉伸矫形器且出现鹅颈状畸形，那么手指应该放在装有手背部静态双关节矫形器背带中，将近端指间关节保持30° 屈曲（图39-34）。这样佩戴矫形器可允许近端关节屈曲，改善鹅颈状畸形，并有助于将被动活动的力转移到其他区域。在接下来的治疗过程中应保持佩戴这样的矫形器，目的在于方便掌指关节伸展，近端指间关节弯曲。

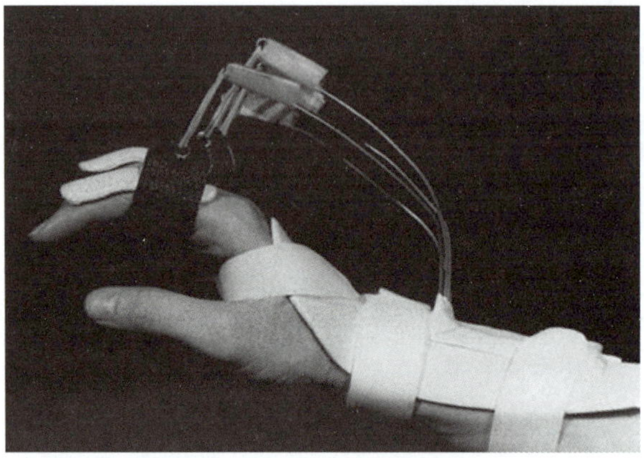

图39-34 通过固定手指来纠正鹅颈畸形有助于开始主动伸展锻炼时将伸展力转移至Ⅴ区和Ⅵ区的部位

三、小结

在过去30年中，伸肌腱的术后处理方法进展很大，从长时间制动处理，到短时间制动处理辅以被动活动练习，以及降低主动的肌肉-肌腱拉力。研究人员发表声明称，除了区域Ⅰ、Ⅱ、T-Ⅰ、T-Ⅱ以外，其他所有区域的伸肌腱都可以受益于修复处相关关节的短弧运动。立即运动练习的概念在实验性的研究得到生物学理论的支持。控制水肿、术后固定及可控运动练习中的细致护理可以极大地改善单纯肌腱创伤或复合性肌腱创伤的治疗效果，还包括功能上、时间与金钱的花费。

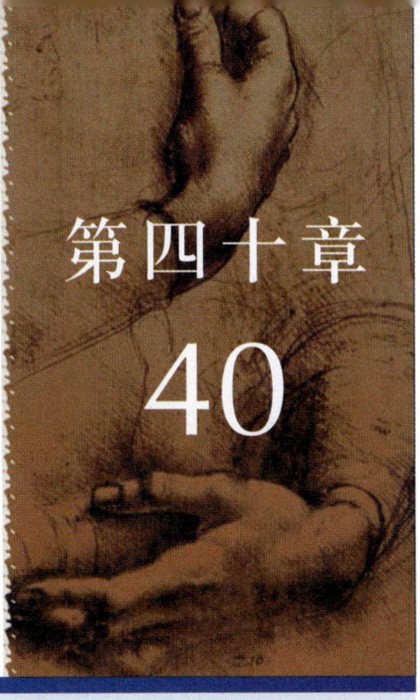

第四十章 40

伸肌腱和屈肌腱松解：手术医师与治疗师的作用

原著者 RANDALL W.CULP, MD, FACS, SHERI B.FELDSCHER, OTR/L, CHT, AND SERGIO RODRIGUEZ, MD*
译校者 吴智勇 王起奎 周君琳

关键点

适应证

- 外伤或术后3个月，病情恢复进入平台期，仍遗留因肌腱粘连而活动受限的问题。
- 被动活动度（PROM）大于主动活动度（AROM）。
- 被动活动度与主动活动度相同，但手部握力不充分。

术前评估

- 患者有接受手术的强烈意愿，同时骨折和伤口已愈合、组织柔顺性好、被动活动度达最大、肌力良好。
- 术前告知患者手术方式、术后治疗措施及术后各种不适症状。
- 告知进行伸肌腱松解手术的患者，随着屈曲功能的恢复，部分患者伸肌功能会出现一定程度的受限。

精要点

- 肌腱松解术后要求立即进行主动活动。
- 术后2～3周必须达到术中的被动活动度。

技术要点

- 局麻下实施手术，患者能够主动配合，手术医师才能够确定松解是否彻底。

缺点

- 如果手术不成功，患者手部功能非但没有改善，甚至会加重。
- 手术有进一步破坏已经受损的血供和神经支配的危险。
- 肌腱松解的另一个严重不良后果是松解后肌腱发生断裂。

注意事项

- 完整性差的肌腱，断裂风险高，需要使用保护性支具，进行有保护性的活动，使其能够在最小张力下获得最大的活动度。
- 术后前几周应避免过度牵拉松解后的伸肌腱。

术后治疗

- 术后第1周
  - 治疗内容包括伤口护理、主动和被动活动度、屈指稳定练习、控制水肿、支具固定。

- 经皮神经电刺激（TENS）、布比卡因（或两者同时使用）可用于处理术后不适。
- 家庭锻炼内容包括每小时一组5～10次各种主动锻炼、每天4组每组10个轻柔的被动活动动作；每小时一组10个上举活动。
- 必要时，可在术后1周后，对肌腱完整性较好的患者进行神经肌肉电刺激治疗，以增加肌腱的滑动性。

- 术后2～3周
  - 在患者可以忍受的范围内，增加活动量。
  - 湿热敷、超声波和瘢痕治疗。
  - 家庭计划包括每天4～5次按摩；术后2～3周可做轻松的日常活动；3～4周行握拳练习。
- 术后4～6周
  - 渐进性抗阻练习、渐进性加强握力练习、全身锻炼、第六周开始有氧练习。
- 术后7～8周
  - 练习的重点在于通过模拟和强化/培训工作内容，为重返工作岗位做准备。
  - 术后第8周可开始高强度的抗阻运动。

重返工作岗位

- 目标是术后8～12周重返工作岗位。

肌腱松解术作为补救性手术，目的是松解外伤或手术后肌腱表面所形成的影响肌腱滑动的粘连。只要肌腱表面受到损伤，撕裂伤、挫伤或手术操作都可造成肌腱粘连。肌腱表面任何部位受到损伤都可能在愈合过程中形成粘连。如果康复锻炼不能解决这些粘连，就应该考虑手术治疗。该手术要求和肌腱吻合术一样高，不可以轻视。肌腱松解术是要对之前受伤或手术的部位进行再次手术。如果不成功，患者手部功能不但没有改善，还可能会加重。同时手术可能会使已经受损的手指血供和神经支配进一步破坏。肌腱松解术另一个不良并发症是术后肌腱断裂。本章讲述肌腱松解术的术前评估和治疗、手术时机、手术技巧、伸屈肌腱松解的技术要点、术后处理和预期的临床疗效。

一、肌腱松解术术前评估

要想得到最佳的预后，必须严格遵守几个标准。首先，挑选患者是肌腱松解术获得成功的关键。患者在肌腱修复或损伤后，已接受大约3个月的主动和轻柔被动活动的康复锻炼，且病情已无改善希望。在此期间还要评估患者术后配合治疗的依从性。无法完整进行康复训练的患者不宜进行松解手术。损伤或初次手术3个月后，如果医师和患者都觉得活动度不够，就要从患者需求和功能要求的角度讨论松解手术的风险和效果。但是一定要从客观的角度出发。即使活动度可以完全恢复，但也无法改善手术的血供和感觉。人们往往主观性地做出松解肌腱手术的决定。例如，对于老年人、功能要求不高的患者，或伴有关节面损伤或退变性关节炎的患者获得正常活动度的50%也是可以接受的。

肌腱松解术成功的其他必备条件：①皮肤覆盖充足，即瘢痕稳定柔软、皮肤柔顺；②骨折愈合良好，解剖对位良好；③肌腱完整；④肌力良好。

肌腱修复术后因局部形成粘连，导致活动受限的患者最适合做肌腱松解手术。通过松解手术，能够恢复正常的活动度。然而，这种情况非常少见。更常见的是受累的肌腱形成较长的一段粘连，需要充分暴露。肌腱活动受限可继发关节挛缩，也需要同时进行松解，这就使手术和康复变得更加复杂。

二、手术时机

肌腱损伤或修复术后，患者已经进行了大约3个月的手部被动和主动康复锻炼，并且病情恢复已进入平台期，在过去的6周内病情没有任何改善。患者牵拉粘连肌腱时，伤口能够愈合。在肌腱损伤后3个月内进行肌腱松解手术，会增加损伤肌腱血供和断裂的风险。

三、手术方法

一旦发现患者适宜手术，并且具备所有的必备条件，就可以进行松解手术。我们倾向于在局麻下进行松解手术，便于更好地在术中进行评估。这样可以确定粘连松解是否达到恢复手指活动的要求以及是否需要进一步做关节松解。局麻应用1%或2%利多卡因，局部浸润麻醉皮肤或在掌骨水平做指神经阻滞。也可在腕部进行神经阻滞，但由于经常出现手内肌麻痹，所以即便有很多优点也不建议使用这种方法。静脉用药可以缓解患者的焦虑和止血带疼痛。很多静脉使用的麻药不仅可以镇静止痛，同时还能使患者在手术中主动配合治疗。如果患者情况允许，可以使用该药物来缓解患者的不适。重点是需要有经验的麻醉师监测手术中患者的生命体征。滴注药物时必须小心，镇静药物过量可降低患者的配合能力。麻药剂量合适，患者能够耐受止血带1h。肌腱松解术确实考验手术医师的技术能力，很多技术和器械应运而生。我们喜欢使用MEALs肌腱松解刀（乔治蒂曼公司，霍伯格，纽约）。手术应从近端未受累的区域向远端受累肌腱快速松解，并且在出现止血带麻痹效应之前的20～25min反复检查患者的活动度。如果需要进一步松解，可以继续手术松解，但检查要在松开止血带且止血后才可以进行。此时如果发现还需要再做松解，可以再次给止血带充气，直至完成松解手术。局麻的好处之一是医师可以直接判断肌腱活动是否有效，滑动是否充足。如果使用全身麻醉，就需要牵拉肌腱来判断松解是否彻底。仔细检查松解后的肌腱是否完好或是否需要肌腱移植（通常2期进行）。松解手术后肌腱恢复到可接受的主动活动的范围，就可以闭合伤口，包扎敷料。

四、屈肌腱松解术

我们倾向于使用布鲁纳“锯齿形”切口充分暴露屈肌腱。该路径可以完整地看到屈肌腱及滑车系统。处理挤压伤时，尤其是有相关的指骨骨折时，通常要进行手对侧的肌腱松解。所有做屈肌腱松解手术的患者都要签署知情同意书，如果屈肌腱装置无法保留时可能要做分期肌腱重建。

屈肌腱松解术要点总结

1.采用锯齿形（Bruner）切口；必要时，做好暴露整条肌腱的准备。

2.尽可能保护滑车（特别是A2和A4）。

3.如果关节挛缩明显，需要进行关节松解。

4.检查肌腱修复或损伤部位时要极其仔细。要小心肌腱缺损之处被瘢痕组织填充的肌腱。虽然可以利用瘢痕组织修复出一条类似肌腱的组织，但是如果大段缺损的肌腱都被瘢痕填充，肌腱会变长且功能下降，肌腱断裂的风险也会增加（第5条）。

5.术前让患者签署知情同意书，告之患者如果术中发现肌腱无法一次重建，可能需要进行分期重建。

6.直接修复失败后（图40-1）比肌腱移植失败后的肌腱松解更易成功，这一发现进一步强调在伤口条件允许情况下应尽早修复损伤的屈肌腱。

（一）屈肌腱松解术术后处理

围术期的处理和松解手术一样重要。虽然仍有不少并发症，但是术后进行正确的手部康复治疗，可使这些并发症降至最少。患者的转诊信息应包括以下内容。

1.松解后肌腱的完整性。

2.术中主动活动范围（如果可得到）。

3.术中被动活动范围。

4.其他的处理措施（如关节囊切除术）。

5.手指的血供。

6.医师对活动度的预后判断。

这些信息能够指导术后康复治疗。例如，完整性好的肌腱可以耐受更主动的术后康复治疗，而完整性差的肌腱断裂风险较大，需要进行有保护的康复治疗，在肌腱松解部位用最小张力产生最大的滑动。

1.完整性差的肌腱

Cannon和Strickland介绍了一种“受损肌腱康复方案”，适用于那些术中肌腱完整性差，需要预防肌腱断裂的患者。这种保护性的活动方案包括屈指固定锻炼（图40-2C），即先使手指完全屈曲，再主动伸直到0°，从而使狭长的屈肌腱产生最大滑动。这是最佳的主动屈曲康复方式，对松解后肌腱产生的张力小于其他主动康复，而且可以达到与患者主动把手指屈曲到最大程度时产生同样的肌腱滑动范围。该方案可以缓解疼痛、降低肌腱断裂风险、便于维持松解后肌腱滑动性。此方案还可

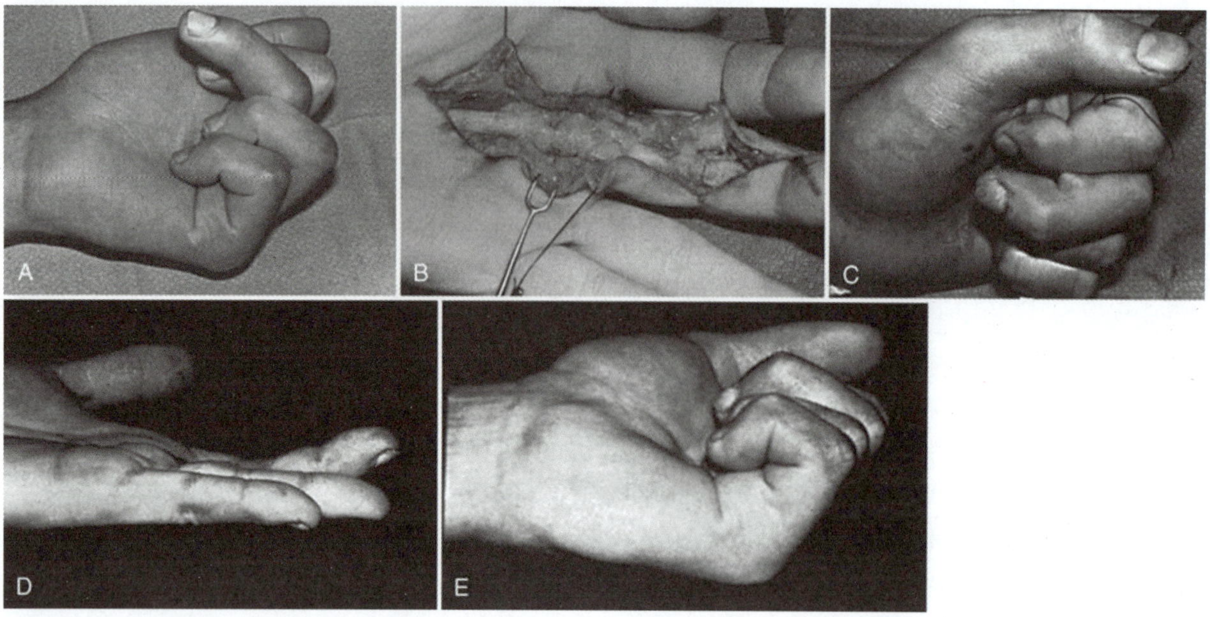

图40-1 屈肌腱松解 男性，17岁.左手中指深浅屈肌腱断裂。指深肌腱初次修复后4个月，屈肌腱的滑动性降至最低。A.尝试屈曲左手中指；B.肌腱松解术中发现修复部位存在大量粘连；C.局部镇痛下完成松解，患手在手术台上获得良好的主动屈曲；D，E.通过主动康复锻炼，患者保持了手术中所能达到的效果。术后3个月的手指伸、屈照片

用于术后存在肌腱摩擦或腱鞘炎同时又存在肌腱断裂风险的患者。随着肌腱的愈合及肌腱功能的增强，经手术医师允许后可以逐渐增加轻柔的主动活动。

2.完整性好的肌腱

最近学术界开始争议肌腱松解术后的康复时机问题。普遍认为术后应当尽早进行主动活动。一些临床医师要求术后第一天即开始主动活动，而有些医师则提倡3～5d后炎症以及肌腱和腱鞘之间的摩擦减低且肌腱的滑动条件改善时再开始活动，从而降低康复锻炼开始前屈肌腱的负担。还有些学者，例如Foucher等和Goloborod’ko发表了他们的肌腱松解术后锻炼方法，即先把手术后的手指简单固定在屈曲位，使松解后的肌腱与周围的组织形成轻微粘连，然后被动伸直手指使这些粘连打开。我们提倡在不影响伤口愈合的前提下尽早开始主动活动。

（二）术后1周

肌腱松解术后即可开始主动活动。手术当天可在手术室和复苏区开始活动。如果可能的话，患者可在术后当天进行康复锻炼。术后第一天可执行更详细的康复方案。理想的情况下，患者在术后的5d内每天都可进行康复锻炼。

这5d在术后的处理中占有重要的地位。在组织愈合的过程中会有炎症存在，可导致水肿和不适。康复期间应尽早恢复至术中的活动度，努力防止粘连复发。

1.评估

任何时候都要注意创口的全面保护。对患手进行评估和治疗时要铺盖无菌巾。医师要佩戴无菌手套。初次评估的内容包括对伤口、水肿、主动和被动活动范围、不适程度的检查。

去除手术部位厚重的敷料，不要揭除黏附在切口上的敷料以保护伤口。记录伤口状况。治疗结束时，用干的无菌纱布覆盖切口。如果伤口在手指上可用指套固定敷料，如果伤口已延伸至手掌和前臂，需要用绷带来固定敷料。下次治疗时才能去掉伤口上的敷料，术后进行包扎敷料是为了保护伤口而不是限制关节活动。因此，肢体在包扎敷料后必须能够充分地进行主动活动。用卷尺包绕敷料测量水肿肢体的周径并做记录，还要测量主动活动度和

被动活动度，记录手指主动屈曲时指尖到远侧掌横纹的距离。可以用现有的一些疼痛或功能评价表来评定患者主观性诉说的不适，例如DASH，该表是评价症状和躯体功能的有效、可靠、敏感的调查问卷。通过这些评估可以了解患者的功能水平、疼痛耐受性以及患者完全参与康复治疗的能力。

2.治疗

初期康复治疗包括主动活动、被动活动、水肿控制、疼痛管理、必要的支具固定及家庭治疗指导，也可考虑采用一些提高肌肉活动性的措施，以及使用持续性被动活动设备。

主动活动度 术前应向患者解释术后的治疗方案，提醒患者术后应立即开始康复治疗，尽管医师给出建议，患者还是会因为术后不适而不愿活动刚做完手术的手指。康复医师必须给予患者支持、理解和鼓励。患者和医师必须互相配合，尽各自最大的努力来取得最好的恢复效果。必须让患者明白，只要他经常持续进行锻炼，随着关节活动度的增加，以及僵硬程度的减轻，锻炼会变得越来越容易。术后第一次随诊可以做轻柔的主动锻炼，包括肌腱滑动练习（TGEs）和屈指固定练习。有时可以进行一些手指抗阻练习和单独的指浅屈肌腱滑动练习，但这些练习通常会安排在术后第2周进行。

（1）肌腱滑动练习（图40–3A）：包括完全伸直、钩形拳、完全握拳、手指伸直半握拳。可使手指屈曲呈桌面状从而使掌指关节的活动度达最大，握钩形拳时指深屈肌腱和指浅屈肌腱的滑动差异最大；完全握拳时指深屈肌腱的滑动最大；手指伸直半握拳时指浅屈肌腱的滑动最大。肌腱滑动练习可以减轻肌腱之间及肌腱和骨之间潜在的粘连。康复早期，可以保持腕关节中立位。所有的肌腱滑动练习都从腕关节中立和手指伸直位开始。随后腕和手指依次进行共同屈曲（图40–3B）和伸展（图40–3C），通过这样的练习可以增加肌腱的滑动性。

（2）屈指固定锻炼（图40–2）：患者用健手把患手弯成轻度、中度和最大屈曲三种姿势，健手离开，患者练习用患手独立维持这三种姿势。

（3）依次对每个手指进行抗阻练习（图40–4）：①维持（抗阻）掌指关节伸直，主动屈曲近端指间关节；②维持（抗阻）近端指间关节和掌指关节伸直，主动屈曲远端指间关节。抗组练习可以使肌腱的滑动性作用于治疗关节，从而增加治疗关节的主动活动范围。

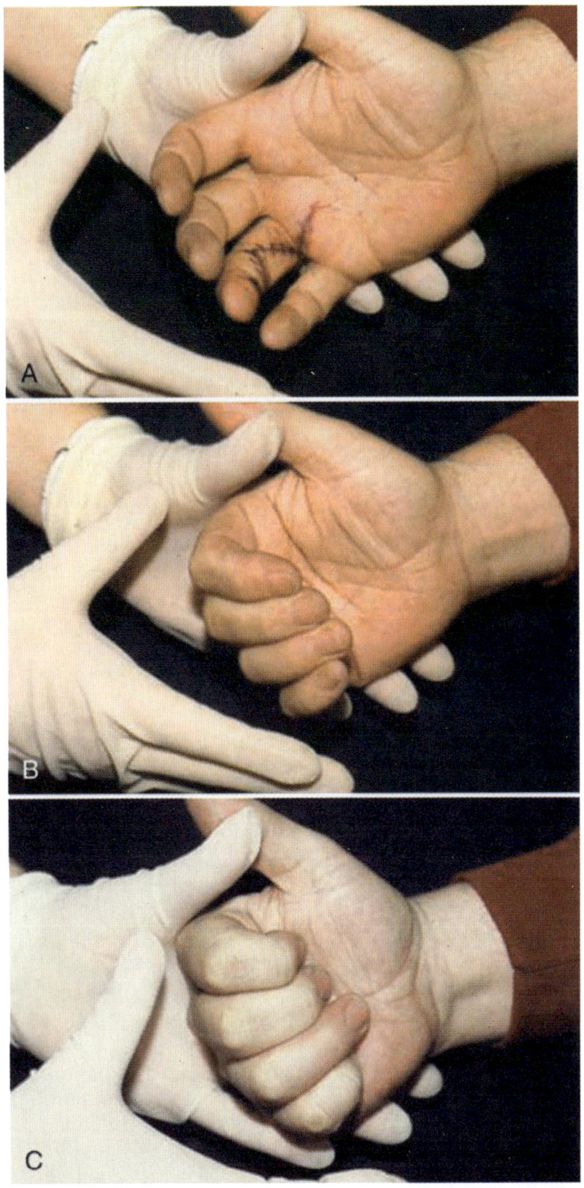

图40–2 “屈指固定”锻炼时，患者使用健手把患侧手指屈曲成轻度屈曲（A）、中度屈曲（B）或完全屈曲（C），然后患者利用患手本身的肌力维持各个屈指姿势

（4）指浅屈肌腱单独滑动（图40–5）：患者掌心朝上平放于桌面，除了做屈曲锻炼的手指之外，医师用手把其他的所有手指都固定在伸直位。指导患者向掌心主动屈曲近端指间关节。该锻炼要求指浅屈肌腱功能独立，并且能提高指浅屈肌腱和指深

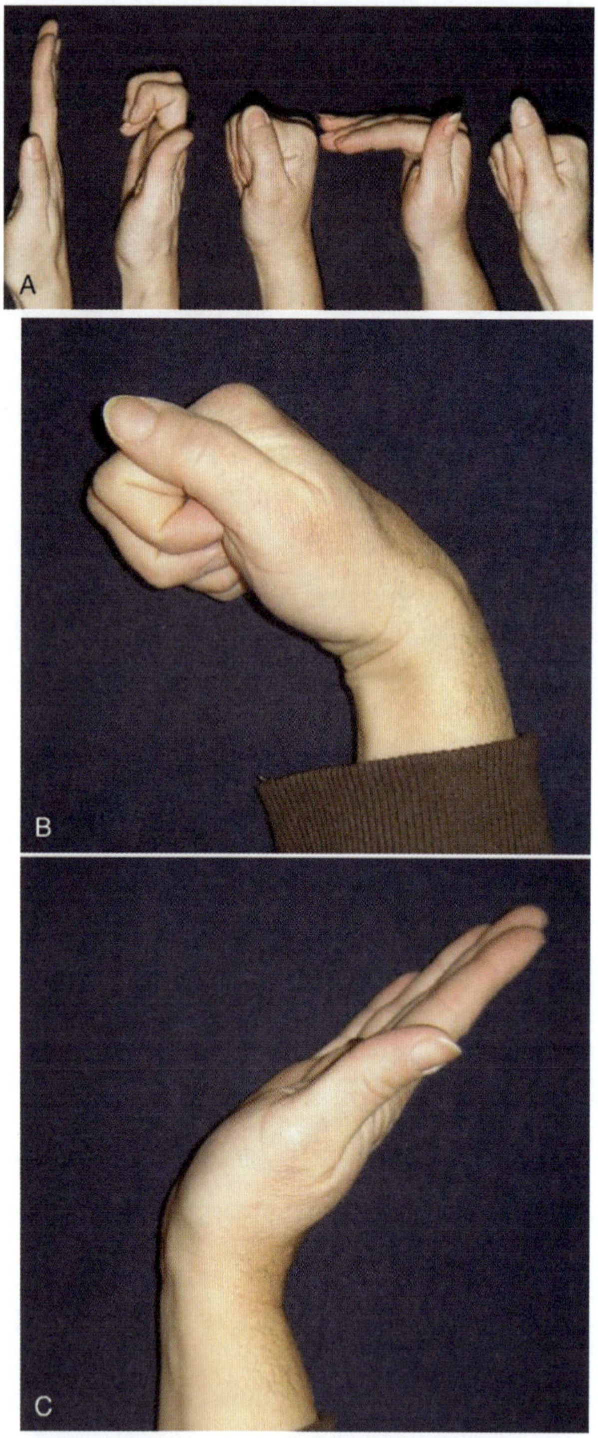

图40-3 A.肌腱滑动锻炼可使屈肌腱做最大程度地滑动；B、C.活动腕关节可进一步增加肌腱的滑动

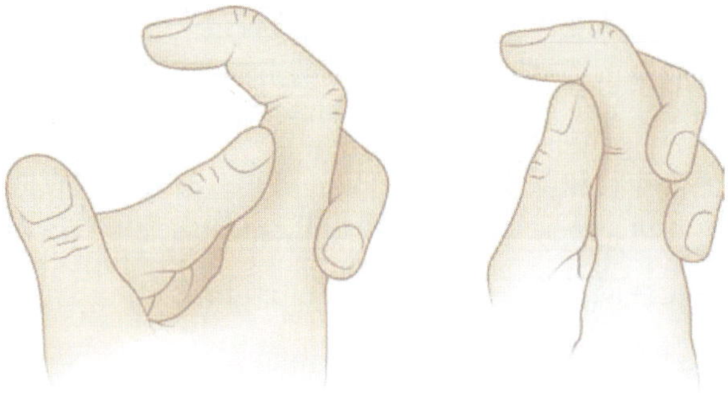

图40-4 抗阻锻炼可使肌腱的滑动更好地作用于目标关节，增加手指的主动活动度

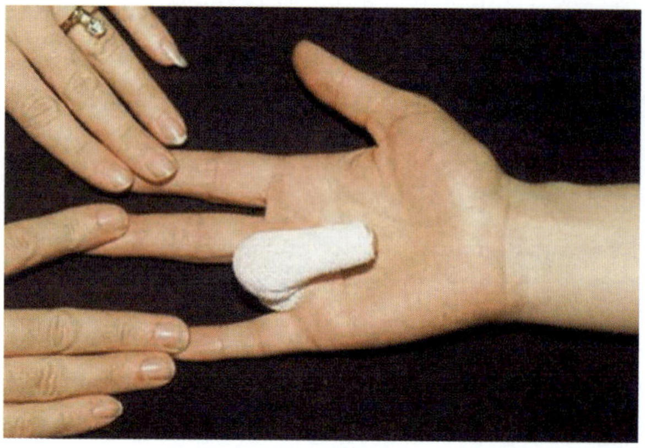

图40-5 指浅屈肌腱滑动锻炼可使指浅屈肌腱单独发挥作用，促进它和指深屈肌腱之间各自滑动

屈肌腱各自的滑动性。

被动活动度 如果存在关节僵硬，就要进行轻柔的被动活动。进行被动活动时一定要小心。活动过于剧烈可使疼痛和炎症加重，反而会妨碍病情恢复。

水肿控制 水肿是创伤后的正常反应，但持续性水肿会导致组织明显的瘢痕化和纤维化，不控制水肿还可导致关节活动和肌腱滑动受限，所以水肿必须早期控制。

可以把手抬起高于心脏预防肢体下垂来控制水肿。如果抬高肢体不能有效控制水肿，应考虑使用其他方法。可在手抬高的同时，每天把冰袋敷在患侧肢体上3～4次，每次15～20min。使用冰袋时，必须保持伤口干燥无菌，还要密切注意血供情况。

也可使用自粘式弹力绷带（科班）由远及近“8”字形无张力地包裹血供良好的手指。除了做伤口护理，必要时可全天使用科班绷带。如果科班绷带妨碍关节活动，可以在康复时摘掉。

全手广泛水肿，但手指血供良好的患者可佩戴治疗手套（lsotoner)。

患手举过头顶并用力握拳，每小时重复10次，这种康复方法可以有效控制水肿和促进肌腱主动滑动。

疼痛管理　经皮电神经刺激疗法（图40–6A）可以治疗疼痛，可在术后立即使用。可以指导患者在家进行治疗，方法是沿着支配受累部位周围神经的分布安放预先灭菌的一次性电极，疼痛缓解后可逐渐减少每天使用时间，直至不再使用。另一个缓解术后疼痛的方法是手术时在切口的近端，跨过感觉神经束置入导管，通过留置聚乙烯导管（图40–6B）进行局部麻醉。患者可以每4小时向患处缓慢滴入少量（1～2ml）局麻药（布比卡因0.25%或0.5%）。每次更换敷料时，要在导管的皮肤入口处涂抹抗生素软膏。导管留置5～7d，在此期间患者要口服抗生素。尽管这样可有效减轻术后疼痛，但存在伤口并发症的风险，所以近年来较少使用。

支具固定　为了促进愈合，防止活动时破坏受损组织，或者是为了保护薄弱的肌腱和修复后的滑车，就需要使用支具来达到或维持术中获得的活动度。肌腱和关节屈曲挛缩都进行松解的患者需要进行受累关节伸展位的静态固定（图40–7）。除了做康复和伤口护理，早期需要全天支具伸直固定。随着伸直功能的改善，可以逐渐减少支具使用时间，

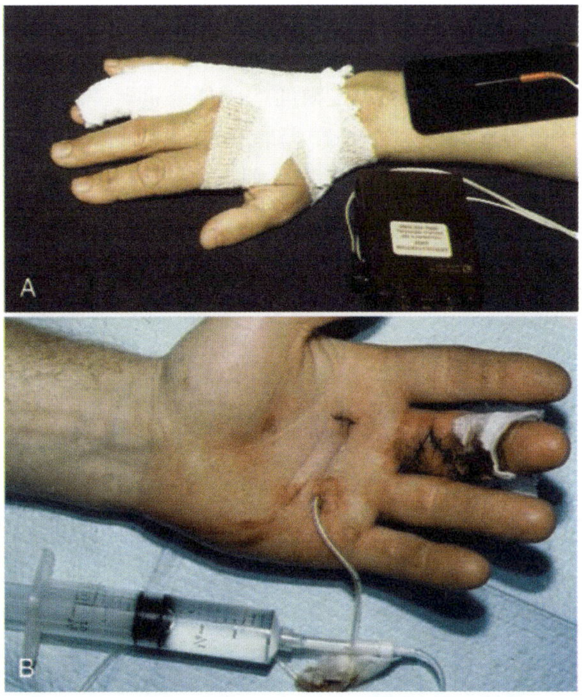

图40–6　经皮神经电刺激（A）或盐酸布比卡因（丁哌卡因）导管（B）可用于治疗那些有时影响患者锻炼的术后不适

但夜间的伸直固定可能要一直维持6个月。必须仔细观察用于改善或维持被动活动度支具的使用情况，防止过早施加太多的应力加重疼痛和炎症。通常需要对完整性差的肌腱使用背侧限制支具以保护薄弱的肌腱，并且要求患者全天佩戴，同时在医师的指导下完成“受损肌腱康复方案”。

松解肌腱合并重建滑车并不常见，如果同时进行滑车重建，则需要支具进行保护性固定。开始主动性活动之前，需要使用由毛毡和尼龙搭扣组成的滑车环保护重建后的滑车。水肿消退后，即可使用热塑形材料制成的滑车环，为了更加美观和耐用，有的患者选择佩戴金属环来代替热塑形材料环。患者康复时，直接用健侧手按压重建后的滑车也可起到保护滑车的作用，应全天佩戴滑车环至修复术后6个月。

如果进行动态或持续静态伸直固定时，可以做2个滑车环来充分保护修复后的滑车。一个在有支具固定的时候使用，用于抵消伸直支架时的被动伸直力，另一个用在无支具固定时进行康复的时候使用。

家庭计划指导　指导患者进行家庭康复计划，要求患者每小时进行5～10次各种主动康复训练。根据患者的耐受力和病情进展，逐渐增加训练强度。由于持续的疼痛，有的患者不能耐受康复治疗，需要对康复方案做出调整，通过减少重复的次数和锻炼频率（例如每隔一小时重复3次）。可使肌腱在松解部位持续滑动而不会加重不适感。指导患者在每次训练的终点位置上主动用力伸屈手指保持10s，从而使肌腱滑动最大化。每天对每个受累的手指进行4次轻柔的被动活动，每次重复5～10次。每个家庭康复方案都包括控制水肿。

强化肌肉训练　肌腱松解术后可进行神经肌肉电刺激治疗，即通过刺激肌肉收缩来改善肌腱滑动性、肌力和关节主动活动度。如果患者没有表现主动肌肉收缩良好；且关节被动活动度大于主动活动度；手术医师评估肌腱完整性良好，就可以在术后第一周末进行神经肌肉电刺激治疗。神经肌肉电刺激治疗主要考虑肌腱的完整性，高强度的神经肌肉电刺激相当于抗阻训练。术后6～8周内，脆弱的肌腱可能无法耐受这样强度的肌肉收缩，过早进行刺激会造成肌腱断裂。使用神经肌肉电刺激治疗时要

注意避免训练过度，以免引起炎症反应，进而妨碍康复。可进行神经肌肉电刺激至关节完全恢复主动活动度，或关节活动度不再进一步改善为止。神经肌肉电刺激可以配合肌电图生物反馈治疗共同加强肌肉活动、恢复功能性的协调活动、鼓励患者转移术后疼痛的注意力，从而促进肌肉放松。

CPM McCarthy等对肌腱松解术后CPM辅助治疗效果进行研究。通过连续5d使用CPM，而不进行主动活动，发现使用CPM不仅与肌腱断裂增多相关，还与主动屈曲手指所需的终末力增加有关。组织学解释是被动活动可刺激肉芽组织过度增生，从而使肌腱变脆弱、活动能力降低。

Schwartz和Chafetz对接受肌腱松解（或关节囊切除）的2组患者进行了回顾性的研究。一组患者术后立即使用CPM（15人，22个受累指）；另一组患者进行标准的术后功能训练（21人，26个受累指）。发现两组患者的主动活动度改善在统计学上无显著性差异。他们认为使用CPM没有明显改善关节活动度，也没有明显缩短治疗周期。

肌腱松解术要求术后立即进行主动活动，最大程度地增加肌腱的滑动性、增强肌腱的张力、改善肌腱-肌肉结合部的营养。CPM可作为肌腱松解术后的辅助治疗，而不能替代主动活动。在患者不进行主动活动的时候可以使用CPM。Cannon总结了肌腱松解术后使用CPM的适应证。这些指征包括术前被动活动不够柔顺、初次损伤后疼痛或水肿时间较长、形成大面积瘢痕、肌腱松解范围从手指直至前臂区的肌腹处；患者恐惧和害怕活动手指。肌腱松解术后主动活动最为重要。

（三）术后2～3周

随着伤口愈合进入增殖期，瘢痕组织形成，伤口的抗张能力开始快速增强。如果再次形成粘连，

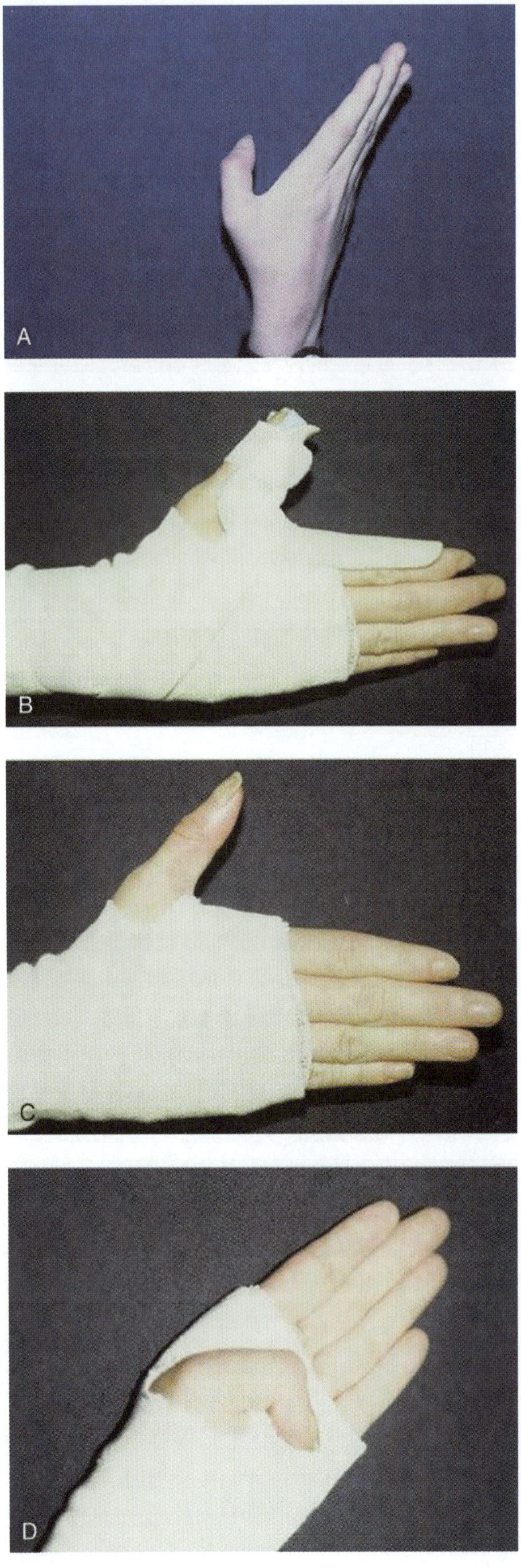

图40-7 30岁右利手患者，工作时滑倒摔伤。结果导致右手Ⅲ区的拇长屈肌腱、手掌近端至第一指的正中神经、第一指的桡神经和指神经、第二指的桡侧指神经发生断裂。A.初次修复术后3个月，拇指的主动活动度：掌指关节20°/65°，指间关节30°/55°；B.肌腱松解术后，给患者制作一个指蹼撑开支具，让患者夜间佩戴，维持改善后的关节活动度；C、D.术后第8周患者出院，关节主动活动度仍维持在正常范围内

将更难恢复或维持关节的主动活动度。在此阶段，水肿和不适感持续减轻，理想的情况是关节的主动活动度可以达到术中的水平。

1.评估

评估内容包括伤口、瘢痕、水肿、主动活动度、被动活动度、不适感、日常生活中的表现及感觉功能（如有必要）。伤口愈合良好后，还要对瘢痕的厚度和移动性进行评估。厚的、不移动的瘢痕会限制肌腱滑动，需要立即处理。水肿的评估应在伤口完全愈合后测量肢体的周径或体积。主动活动度、被动活动度，以及不适感按前述方法进行评估。日常生活中的表现可通过观察、患者随访或结局评估（如DASH评分）进行评价。当在整个治疗过程中间断使用DASH评分时，DASH评分就可起到监测肢体功能和症状改变的作用。感觉的评估可使用塞姆斯-温斯坦（Semmcs-Weinstein）单丝测验进行检查。

2.治疗

治疗目标：胶原蛋白开始形成粘连期间关节主动活动度的维持、水肿控制、瘢痕管理、患手的功能性使用，以及日常活动中的独立性。伤口愈合、拆线后，逐步加强治疗计划。

湿热敷　湿热敷可以提高胶原组织的延展性、减轻僵硬、有助于炎性渗出的消退。超声波也可用于提高胶原组织的延展性、改善血供、减轻疼痛、提高关节活动度、增强肌腱滑动性。超声波结合热敷时，可以把组织的温度提至更高。

超声　有关肌腱愈合的研究表明，超声治疗的时机在肌腱愈合过程中至关重要。Gan等对早期和晚期进行超声治疗的效果进行了比较，发现超声波在屈肌腱愈合的早期是有帮助的。也有研究表明超声波可加快肌腱修复速度、加快胶原的合成和成熟、增强愈合肌腱的抗断强度。现有的关于超声波的研究动物模型较多、实验参数不一，使得很难得出可用于临床的结论。文献中超声波的剂量参数不统一。有的文献中手部和体表以下1～2cm的组织使用3.0MHz的频率。1.0MHz可用于更深层的组织。超声波的能量取决于强度。给患者治疗时应使用能达到理想效果的最低强度的声波。促进组织愈合的超声波的强度应为0.1～0.5W/cm^2。急性和亚急性损伤可使用0.5W/cm^2的强度。选择连续或脉冲模式取决于伤后所处的阶段和所要达到的治疗效果。如果手术医师确定松解后的肌腱可以安全地进行主动收缩时，则可以使用连续波。如果血液循环不好、感觉异常、水肿未控制或异常发热，则不能使用持续模式的超声波。文献表明低强度的脉冲波可能最适合用于治疗急性和亚急性炎症、促进开放伤口和组织愈合、加强肌腱、神经和骨的修复。最新的研究报道脉冲模式超声波比连续模式在肌腱愈合早期促进断裂肌腱的愈合更有效。肌腱松解术后要达到最佳的治疗效果所需的超声剂量还需要更多的研究来确定。

瘢痕管理　由于胶原粘连的形成及其加深，伤口一旦愈合，就应该开始深层按摩来软化瘢痕和维持组织移动性。可在夜间佩戴弹性垫、Otoform模具或直接使用硅胶垫，来软化增生肥厚的瘢痕。

关节活动　患者应持续进行关节主动活动并根据耐受程度逐渐加强，若患者持续存在关节僵硬可进行关节被动活动。

水肿控制　一旦伤口愈合的炎症期结束、出现纤维增生，如果需要进一步减轻水肿，可采用手法消除。关于这种非常有效方法的更多内容，读者可参考第65章。

支具固定　支具的固定方法如前所述，但支具要随着关节主动活动度的改善和水肿的消退进行调整。

家庭计划　家庭计划的内容包括每天沿着瘢痕进行4～5次的深层按摩。随着纤维连接的形成及加深，可采用深层按摩来软化瘢痕、维持组织的移动性。如还需减轻水肿，可教给患者在家中进行手法消除水肿的方法，每天可以重复多次。患者可开始从事轻松的日常活动，来促进患手的功能性使用。

（四）术后4～6周

伤口愈合的增生期逐渐结束，瘢痕重塑作用逐渐加强。瘢痕重塑期内，胶原纤维的排列更加有序，平行铺在伤口的表面。此时伤口能良好的愈合、瘢痕开始软化、水肿和不适感减轻或消失、关节主动活动度等于或大于术中水平、肌力逐渐增强。

1.评估

评估的内容包括瘢痕、水肿、关节主动活动度、关节被动活动度和抓捏力量。对于完整性不好、正在进行康复的肌腱，抓捏力的评估应尽可能推迟到第10～12周。

2.治疗

治疗的目标是在纤维连接持续形成和强度增强的期间维持关节的主动活动度；继续瘢痕管理、增加抓捏力量。继续主动活动、被动活动、使用支具，随着患者耐受性增加逐步增加活动强度。如有水肿可继续控制。继续应用瘢痕管理方法以此对瘢痕重塑产生影响。如果手术医师认为肌腱完整性良好，可在术后3～4周开始持续抓握练习，随后可逐渐增加阻力练习，如抓握木棒、抓握泡沫、等长收缩等练习。如果肌腱完整性差，那么只有在手术医师的指导下才可以增加抓握锻炼。

家庭计划 家庭计划的内容包括主动活动配合持续抓握练习、深层摩擦按摩、轻松的日常活动。必要时可继续被动活动和控制水肿。要定期评估家庭计划，及时更改不需要的内容。

力量 第6周时，患者在家里和治疗过程中，可以进行梯度握力练习和渐进性抗阻练习。对于即将重返工作岗位的患者，必须考虑全身状况，建议进行如步行和骑自行车这样的有氧锻炼来增强全身的力量和耐力。

（五）术后7～8周

治疗的重点开始转向工作模拟、工作强化和参观工作现场，为重返工作岗位做准备。

1.评估

评估的内容：活动度和肌力的检查。此外，还要根据参加工作的要求对患者的能力进行功能性评估，包括举重、提物、推/拉和伸手取物，还要评估抓握技巧以及使用工具的能力和耐力。

2.治疗

治疗的目标包括从事轻体力的工作模拟训练，同时维持关节活动度并最大程度增强力量。视工作要求的高低，可在肌腱松解术后8～12周让患者重返工作岗位。第8周可开始抗阻训练。

（六）结局

回顾文献可发现报道数据的方法和结论不尽相同。Schneider和Hunter在1975年曾报道60个患者中有72%向远侧掌横纹主动屈指的能力得到改善，48%的结果为优或良。使用改良的Verdan量表发现其中有4例肌腱断裂。Strickland报道做过肌腱松解的手指中有64%的人总体主动活动度改善50%。其中15%的患者功能良好，20%无效，8%发生肌腱断裂。多个研究都报道类似的、积极的屈肌腱松解术后的结果，78%～85%的主动活动度得到改善，其中50%～65%的患者结果为优或良。Birnie和Idler对26名小于16岁的儿童做了屈肌腱松解的研究。其中年龄在11～16岁的儿童治疗结果与上述结果类似。而年龄为10岁及以下的儿童中没有取得优或良的结果。从而使他们得出小于11岁的儿童不适合做屈肌腱松解的结论。关于复杂病例的研究较少，Jupiter等报道了37个再植手指和4个再植拇指肌腱松解治疗结果。总体主动活动度平均增加58°。使用Srrickland公式进行评估，他们报道13例结果为优、11例为良、6例为一般、11例为差。他们支持对再植后的手指进行肌腱松解，但拇指不适合。Eggli等报道了在复杂的Ⅱ区损伤修复后接受肌腱松解23例患者的研究。结果表明88%的手指在功能上获得了明显改善。背侧肌腱松解后总体主动活动度平均增加51°；掌侧肌腱松解后增加55°；联合松解后增加了63°。使用Buck-Gramcko评分系统进行评分，15例结果为优，8例良，4例一般，5例效果差，所有患者都重返了工作岗位。他们报道进行屈肌腱松解或联合肌腱松解的部位中有3处肌腱发生断裂，但伸肌腱松解的部位无一处断裂，他们认为该手术方式是安全的，这也是唯一涉及握力的研究，他们报道了握力从对侧握力的45%提高到75%。Hahn等进行的另一项研究发现，随着创伤严重程度的增加，治疗效果会降低。他们报道36人中有84%的人的总体活动度增加了110°，使用Buck-Gramcko评分系统进行划分，80%的患者效果为优、良或一般。Foucheer等及Goloborodko分别报道了肌腱松解术后的康复方法和康复效果。Foucheer等报道在78个手指中，手指的总体主动活动度增加了68°，拇指增加了50°，占到了总例数的84%。其中有4个手指没有改善，9个手指反而加重，活动度平均损失25.4°，还有2个手指发生肌腱断裂。Goloborodko按照Strickland公式进行评分，报道了20个手指的评分结果，其中18个为优秀，1个为一般，1个效果差。其中有5个手指出现肌腱完全或部分断裂、屈曲挛缩等并发症。

五、伸肌腱松解术

随着术后早期活动方案的实施，伸肌腱修复术后已较少需要做肌腱松解。而伸肌腱松解更多地是用在掌骨和指骨骨折致伸肌腱装置受损，粘连形成的情况下，而且往往是在取内置物的同时进行肌腱松解。这些粘连像绳子一样固定在手指背侧，不仅限制手指的伸直还会限制手指的屈曲。如果伸屈肌腱都需要松解，那么应先松解伸肌腱，使手指在屈肌腱松解之前能进行完全的被动关节活动。

（一）术前准备

手术前，手指的被动活动范围一定要达到最大。如不手术松解挛缩，患者主动伸直的程度只可达到术前被动伸指的水平；当限制性的粘连被清除后，手指可获得更多的屈曲。必须提醒患者，屈曲功能恢复的同时，部分患者出现伸直功能受限。

1.手术方式

纵行切开手指背侧皮肤暴露伸肌腱。分离时应从手部的未损伤区逐步过度到受累区域。

肌腱松解术还需要从掌指关节到近端指间关节沿外侧腱束的掌侧缘进行松解。可把手外科剥离子由掌侧向背侧插至掌骨间韧带，彻底松解蚓状肌（掌侧）和骨间韧带（背侧）之间可能存在的粘连。

在近端指间关节处，还要沿横行支持韧带的掌侧面进行松解。

做伸肌腱松解时要特别小心，避免损伤中央腱束中节指骨基底部的止点或三角韧带。

松解完伸肌腱后，让患者主动伸屈手指。如果仍存在屈曲受限，应进行内在肌紧绷试验，即在保持掌指关节伸直的同时，评估近端指间关节的屈曲。当内在肌存在紧绷时，在掌指关节伸直的状态下，近端指间关节屈曲受限，而当掌指关节屈曲时，近端指间关节才可以屈曲。如果内在肌存在紧缩，应行内在肌松解。

如果关节活动范围仍然受限，应切开近端指间关节和远端指间关节的背侧关节囊。关节囊切开后，再次评估关节的活动范围；如果还有一些紧绷，可松解侧副韧带的条索部（大部分背侧部）。

如果关节囊切开后检查关节的活动度时，没有发现各表面之间存在任何滑动迹象，而是在背侧形成楔形张开，那么就需要对掌板进行松解，该结构很可能有瘢痕形成。

2.伸肌腱松解技术要点总结

（1）粘连部位应做S形切口（图40−8）。

（2）松解肌腱时应尽量保持肌腱的连续性。

（3）切口位于中央腱束和侧腱束之间便于显露。

（4）经常需要做关节松解，特别是背侧关节囊的切开。

（5）尽量保留部分腕背支持带。

（6）伸、屈肌腱均粘连时，预后很差，但手指有时仍可保留（图40−9）。

（二）术后处理

伸肌腱松解术后治疗的主要原则和方法与先前屈肌腱松解中描述的内容相同（见关键点列表）。不同之处显示如下。

（三）预防措施

术后前几周必须保护伸肌腱免受过度牵拉。过多强调被动屈曲锻炼可造成对伸肌腱装置的过度牵拉，而伸肌腱的过度牵拉可造成手指主动伸直延迟。伸肌腱本身就比屈肌腱要薄弱很多，而且还会因为术前受到牵拉而变得更加薄弱。必须密切注意手指的主动伸直。保留伸展功能而重新获得屈曲功能是相当重要的。恢复屈曲功能固然重要，但不能以损害伸直功能为代价。如果患者的屈曲功能得到改善但伸直功能有所丢失，那么就需要调整康复和固定方案，使其偏向于伸直功能的恢复。

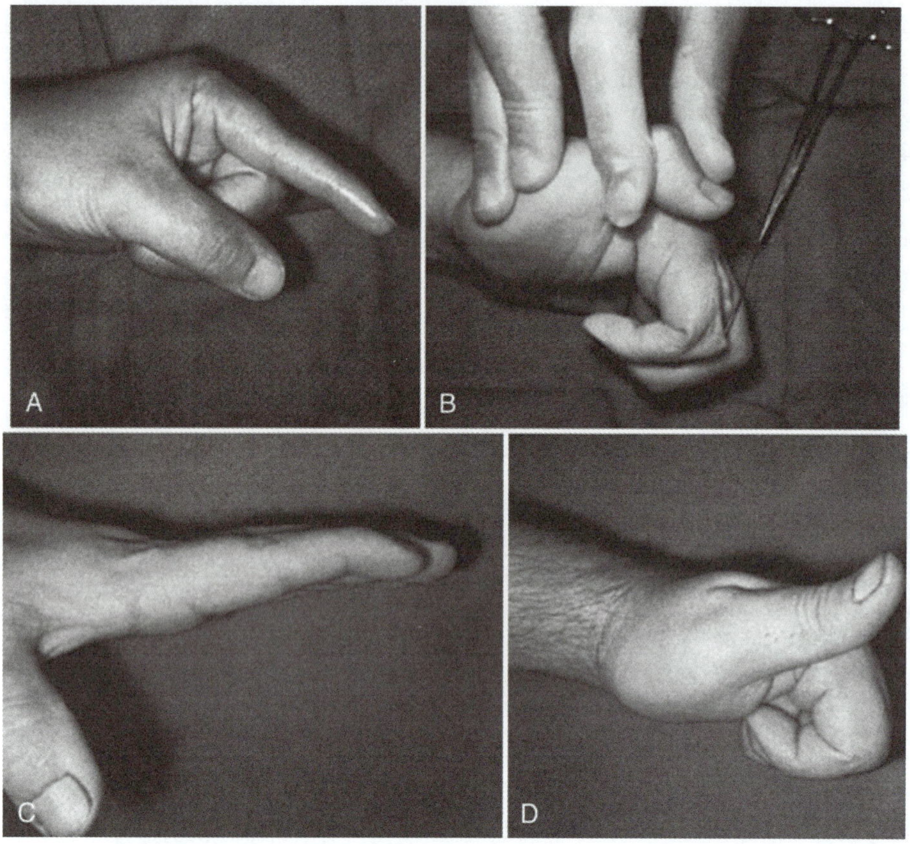

图40-8 伸肌腱松解 42岁，男性患者。左手示指近端指间关节处伸肌腱装置断裂。修复后尽管进行了主动康复锻炼，但是伸直挛缩仍然存在。A.松解前手指呈现伸直固定；B.松解肌腱粘连并切开近端指间关节的背侧关节囊后，患者可在手术台上主动屈指达到90°；C、D.肌腱松解术后3个月，通过康复锻炼，关节的活动度得到了维持

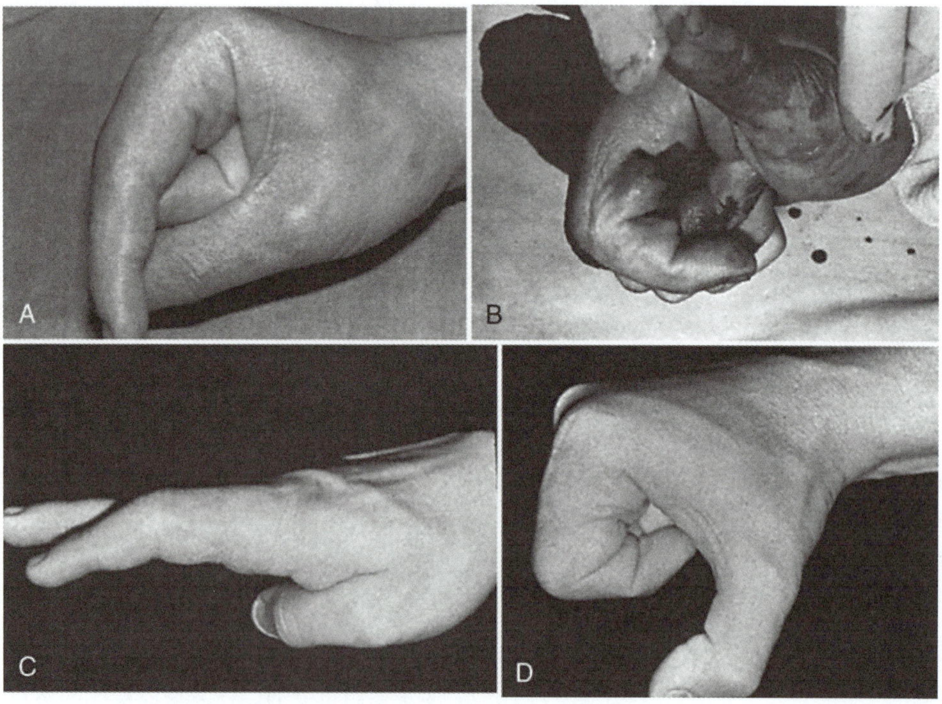

图40-9 伸屈肌腱联合松解35岁，男性患者。右手示指遭受挤压伤。主要伤及伸肌腱装置。手指呈现伸直挛缩，近端指间关节只有20°的屈曲范围。A.近端指间关节的最大屈曲；B.伸肌腱松解并近端指间关节背侧关节囊切开后患者的被动屈曲得到改善，但主动屈曲没有变化，通过显露掌侧发现屈肌腱存在粘连。松解这些粘连后，患者的主动屈曲得到改善；C.第4个月主动伸直仍能维持；D.第4个月仍可能主动屈曲

1.支具固定

术前存在屈曲挛缩或伸直延迟时可使用伸展支具。刚开始时，全天佩戴支具，在主动活动、护理伤口和清洗时才可摘下。夜间要持续使用伸展支具固定6个月。当患者表现出可以独立保持关节活动度的时候，可以逐渐不用支具。支具的固定方法因受伤部位而异。I区和Ⅱ区的损伤需要使用静态远端指间关节伸展支具。Ⅲ区和Ⅳ区的损伤可能要使用手支撑的动态近端指间关节伸展支具，以提高活动度（图40–10A)。这些支具可通过低负荷、持久的拉力来加大近端指间关节的被动伸展；增加外在伸肌腱的功能（指导患者配合橡皮筋的牵拉进行主动伸直)；并且手指还可主动对抗轻阻力进行屈曲，从而增加手指屈曲的能力。特别是近端指间关节存在僵硬时，可在该支具的基础上增加静态渐进的外力（图40–10B）来进一步改善近端指间关节的伸直。Glasgow等发现总关节终末活动时间每天超过6h可以更快地松解挛缩。V区及其近端区域要求使用动态掌指关节伸展支具，维持掌指关节的伸直，防止伸肌腱被拉长，而手指还可以完全屈曲。如果腕部也被累及，就必须间断摘下支具让腕关节进行主动活动。

伸肌腱松解后，需要进行屈曲固定，以增加被动屈曲。屈曲固定可使用屈曲手套、静态或动态渐进式掌指关节或近端指间关节屈曲支具、网带，近端指间关节/远端指间关节吊带，或联合使用。固定时应从最小的力开始，并且要密切观察，以防对伸肌造成过度牵拉进而引起伸直延迟。

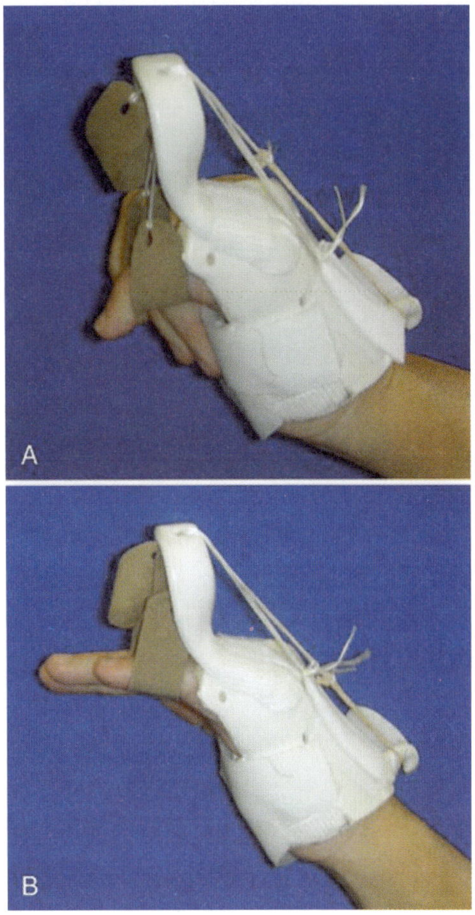

图40–10　该支具可同时提供动态牵引和静态渐进牵引来增加关节活动度。A.可每天佩戴动态近端指间关节伸直支具，来提供低强度持续的应力，从而增加近端指间关节的被动伸直，增强外在伸肌腱的功能，使手指能够对抗轻阻力主动屈曲，增加屈肌腱的滑动；B.特别是僵硬的近端指间关节，可在夜间通过该支具施加静态渐进牵引，使总关节终末活动时间达到最大，并进一步改善近端指间关节的伸直

2.被动活动度

每一锻炼环节都应从被动伸展开始，以确保松解后的肌腱不是在克服组织的阻力。如果原始损伤部位累及I区或Ⅱ区，当被动屈曲远端指间关节时必须多加小心。

3.主动活动度

主动锻炼必须重视松解后伸肌腱的充分滑动，同时还应重视屈肌腱。对于屈曲受限的患者，开始阻挡锻炼时要小心，每次一个关节。向完全握拳的过渡要根据患者的疼痛程度和组织的阻挡情况来定。

必须对患者的情况进行评估例如外在肌腱的紧张度和内在肌的紧张度，并通过锻炼计划及支具固定来进行纠正。

以下是针对伸肌腱的一些主动锻炼项目：

(1）通常被称作“反向抵抗”，用健手将掌指关节固定在过屈位，同时行近端指间关节的主动伸直（图40–11)。掌指关节的过屈有利于近端指间关节的伸直。当近端指间关节存在屈曲挛缩或伸直延迟，并且存在进一步挛缩的风险，那么可通过该锻炼来促进近端指间关节的伸直。

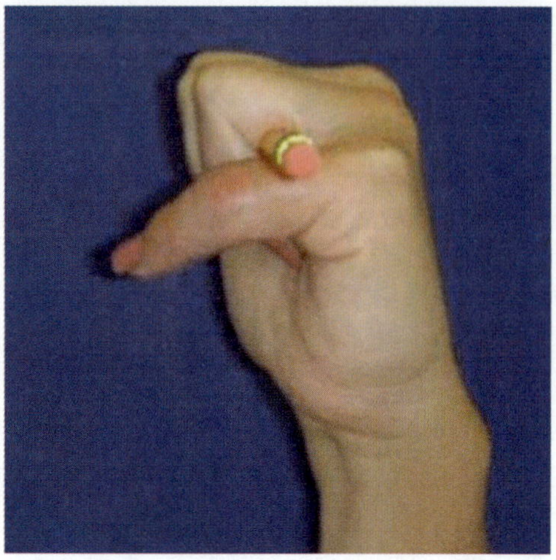

图40–11 “反向阻挡”可促进近端指间关节存在屈曲挛缩或有挛缩风险的患者进行近端指间关节伸直锻炼。锻炼时可用健手或一支铅笔（如图所示）维持掌指关节过屈

（2）指总伸肌滑动锻炼中，患者先完全握拳，再慢慢变成钩形拳，最后变成手指完全伸直（图40–3A）。

（3）指总伸肌滑动锻炼时患者先完全握拳并坚持10s，直接变成钩形拳再坚持10s。然后再恢复成握拳姿势，按照该顺序重复10次。

（4）掌指关节主动伸直锻炼，患者把手平放于桌面，掌指关节悬在桌子边缘。指导患者上抬手指，直至与手向平，坚持10s。

Brown等发表了他们使Ⅳ区到Ⅵ区的肌腱损伤获得最大滑动的方法（用于完整性好的肌腱），该方法是专门针对近端指间关节和掌指关节的伸直延迟而设计。他们的方法要求给予伸肌一定负荷，使伸肌在关节完全屈曲的状态下进行等长收缩。读者可参看他们的文章了解更多的内容。

4.肌力强化

当存在伸直延迟时，应首先进行伸肌强化锻炼，随后再屈曲抗阻锻炼。

（四）结局

Creighten和Steichen报道了一系列指骨骨折后做伸肌腱松解的病例。他们发现单纯做肌腱松解患者的总关节主动活动度平均提高54°，主动伸直延迟改善50%。而同时做肌腱松解和背侧关节囊切开的患者中尽管总关节主动活动度提高了34°，但主动伸直并没有改善。他们发现伸肌腱松解并背侧关节囊切开的患者，术后6个月活动度不再有改善。

Landi等报道了一系列肌腱缝合、移植、闭合性损伤后的肌腱松解病例。结果为优的（掌指关节主动屈曲>80°，近端指间关节屈曲>90°，伸直正常）占总数的19.35%；结果为良的（掌指关节主动屈曲>70°，近端指间关节屈曲>90°，伸直受限<30°）达32.25%；结果满意的（掌指关节主动屈曲>50°，近端指间关节屈曲>60°，伸直受限<30°）达22.5%；结果差的（掌指关节主动屈曲>50°，近端指间关节屈曲<60°，伸直受限>30°）达6.5%。Chinchalkar及其同事对伸直挛缩的近端指间关节接受伸肌腱松解和关节囊切开后的效果做了统计分析。他们对25名患者的26个近端指间关节做了分析，发现使用背侧入路实施伸肌腱松解和关节囊切开能获得优良的结果。他们报道经该术式治疗后活动度平均增加38.3°。

六、小结

肌腱松解术对手术和康复的要求都非常高。有些情况下，肌腱松解术是患者的最终选择。成功的治疗，需要患者、手术医师和康复医师通力合作，竭尽全力恢复肌腱的自由滑动。

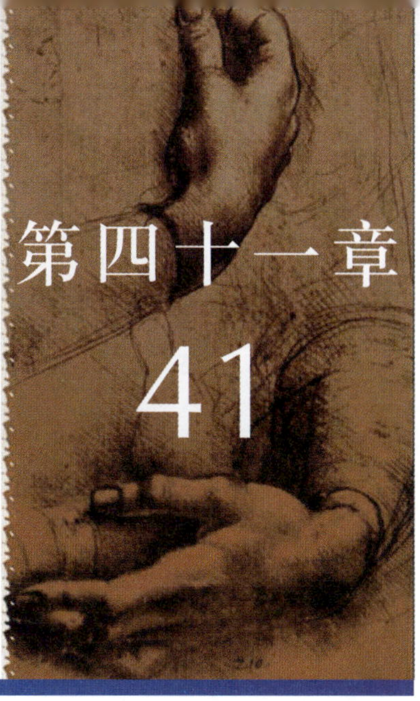

第四十一章 41

手与腕部肌腱病的处理

原著者 MARILYN P.LEE, MS, OTR/L, CHT, SAM J.BIAFORA, MD, DAVID S.ZELOUF, MD
译校者 吴智勇 周君琳 白金柱

关键点

- 手和腕部腱鞘炎在女性当中更常见，原因是女性更多从事反复手工动作。
- 患有糖尿病、类风湿关节炎、代谢病者更易患病，往往累及多根肌腱。
- 保守治疗包括非甾体抗炎药，局部封闭，理疗，精神安慰。
- 手术适用于解剖异常，局部器质性病变，代谢紊乱，严重退行性变和保守治疗无效者。

肌肉通过肌腱把力量传递到骨，从而帮助手实现运动和稳定的功能。肌肉收缩可使肌腱产生拉力，并被拉长。当经过纤维骨性通道时，肌肉也遭受压缩力和剪切力。纤维骨性通道有利于肌腱在其内滑动，并可防止其偏移。多数腱鞘炎发生在此处。尤其在手部第一环指滑车（A1）和腕部伸屈肌支持带处。这种情况通常称为狭窄性腱鞘炎或肌腱卡压。肌腱止点病变在手及腕部发病率性对低些，如止于掌骨基底部的桡侧腕伸肌。支持带和肌腱都有增厚。纤维骨性通道容积有限，结果导致疼痛和肌腱滑动受损。全身情况通过影响纤维组织可加剧症状。如糖尿病患者发生腕管综合征和弹响指的概率高正常4～5倍。类风湿关节炎可导致增生性滑膜炎，累及关节面，侵蚀肌腱。怀孕或激素增加可导致体内液体潴留，纤维骨性通道压力增大。

本章我们使用肌腱病统称所有急性、慢性、炎性、非炎性肌腱病变（如肌腱炎、肌腱变性）。首先讨论的是主要由局部退变和过度使用导致的肌腱病，而后是继发于全身疾病和感染的肌腱病。本章对先天性弹响指也予以了概述。

一、狭窄性腱鞘炎

（一）病理

狭窄性腱鞘炎是指韧带及覆盖其上的支持带鞘均发生肥大导致狭窄和压迫的情况。支持带鞘发生纤维软骨化生，导致深层出现不规则的结缔组织形式，包括小胶原蛋白纤维和丰富的细胞外基质（图41-1）。鞘膜厚度可增至原先的3倍。鞘膜的增厚还可导致肌腱实质的继发改变，可触及结节形成。这种“结节”通常由增厚的支持带鞘和内部发生改变的肌腱共同构成。在某些全身情况下，滑液鞘并不发生炎症。腱鞘炎患者的活检显示滑膜细胞增殖并不常见，增殖受到了支持带鞘的限制。在慢性病例中，肌腱、滑膜和滑车会发生粘连。组织层的增厚和压迫会影响血供和营养，增加了扩散的距离。虽然典型情况下会出现疼痛，但其并非是一个普遍存在的症状；例如，患者可能出现明显的激发症状但并无明显疼痛。疼痛来源尚不明确，一些学者认为是源于腱鞘的神经支配。

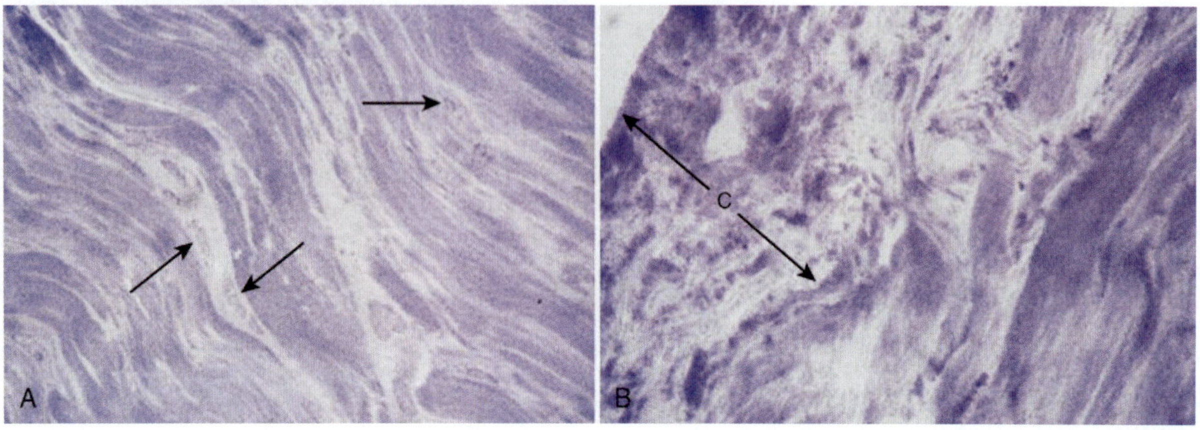

图41–1 A.正常滑车标本，正常纤维中可看到纺锤形纤维细胞（箭头所示）（半薄切片，苯甲氨蓝染色）；B.病理滑车样本。内层由薄层不规则结缔组织组成，与屈肌腱相对（半薄切片，苯甲氨蓝染色，250倍放大）（引自：Sbernardori MC，Bandiera P.Histopathology of the A1 pulley in adult trigger fi ngers.J Hand Surg. Eur Vol.2007；32（5）：557.）

（二）统计学和病因学

腱鞘炎在女性更常见。Lapidus和Fenton报道男女比率为1∶4。职业和生活方式在发病中起一定作用，但为多因素致病。通常在一些个体中发病，并与CTS、弹响指、桡骨茎突狭窄性腱鞘炎（De Quervain病）、肱骨外上髁炎、肩袖疾病并存。过去一个世纪，相关报道和研究一直在争议创伤和反复应力在腱鞘炎产生过程中的作用。

最近，Armstrong等根据流行病学数据得出，从事高强度反复积累力工作者较正常者患病高29倍。程序员、音乐家、屠夫更易患病。有100名音乐家曾在Mayo医院治疗，发病通常在练习增加时；超过一半有肌腱病症状。键盘手每秒可弹奏24个音符，期间前臂旋前，腕部反复尺偏桡偏，小指过度外展，手指不断屈伸、外展，使得腕部和手指的肌腱应力成倍增高。吉他手由于追求极度屈腕，左手指腹持续加压及右手持续的夹捏和拇指活动，也会导致多发屈腕和屈指肌腱鞘炎的发生。肉类加工者扳机指的发病率也很高。当他们在寒冷的环境下握起小而滑的刀把，带上工作手套时，手会握地更紧，从而增加了纤维骨管的压力。

（三）评估

评估从充分了解病史开始，包括激发活动和相关药物应用，从而了解患者肌腱病的情况。疼痛通常是局限的，可由对相应肌腱直接的压力，牵拉和对抗诱发。急性期可伴红肿。亚急性和慢性的病例可触及捻发音。A1滑车处可探及扳机感或绞锁感。主动活动明显少于被动活动提示肌腱拉伸能力较差，在极少的病例中会出现肌腱撕裂。诊断不明时，一些医师建议可采用听诊器或传感器对上述组织进行检查，其特定的功能障碍会产生独特、可重复模式的震动。Wallace发现腱鞘狭窄处可闻及尖锐高亢的摩擦音，而未受累的肌腱通道内并无此现象。

术后医师应评估伤口状态、水肿、感觉、肌腱滑移和滑动能力等情况。在恢复过程中还应监测手术瘢痕的敏感度和粘连情况。

（四）一般治疗原则

尽管争议不断，在过去的一个世纪，肌腱炎的治疗已经不断改进。Howard提倡“适当、完全地固定受累肌腱影响的关节，以实现最合理和有效的治疗。”他主张“烘烤，热疗，按摩，弹性加压，胶带捆绑都是权宜之计，而且应用它们都没有注意到病理的改变”。Griffiths认同按摩，热疗，冷敷是“无用功”。在过去的几十年，提倡手术治疗。Lapidus和Fenton为423个腕部和手指肌腱炎患者中的354人实施了手术（84%）。他们主张“尽管会自愈，但当症状出现超过1个月时，应选择手术治疗”。在20世纪50年代，类固醇注射出现，手术治疗随之减少。Lapidus和Guidotti报道了给予扳

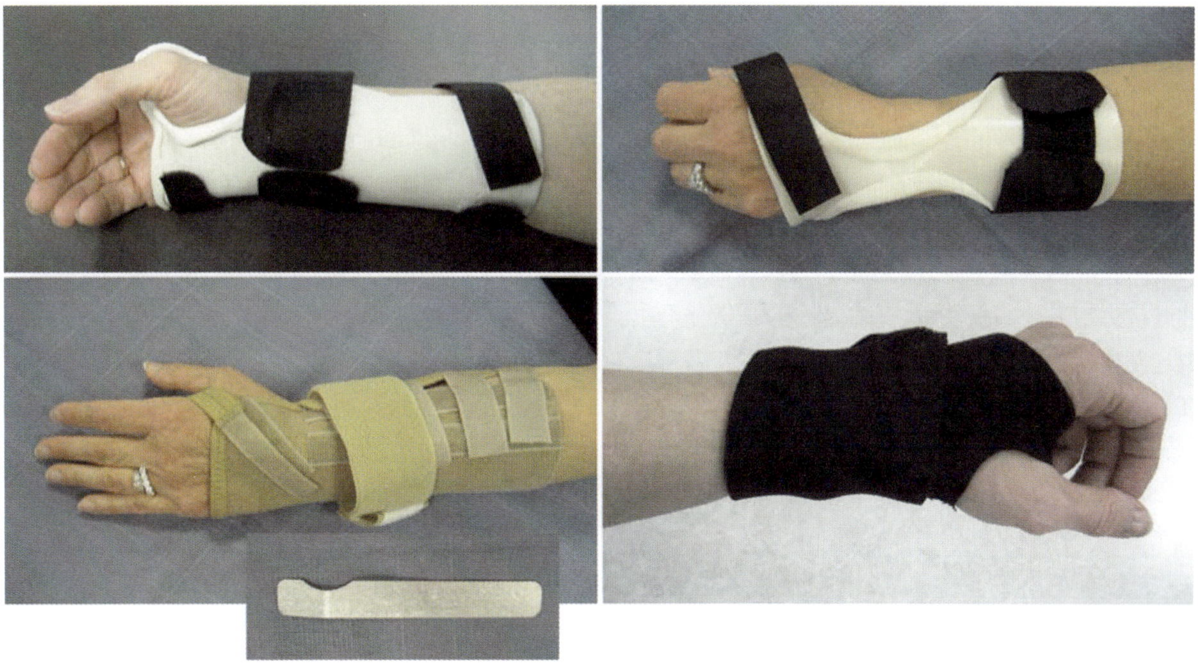

图41-2 支具选择 从左上角开始顺时针方向：完全制动的掌侧热塑形材料支具；背侧半屈曲的轻热塑形材料支具，腕关节可以部分活动，掌部存在触觉反馈；韧性橡胶护腕；带有可拆除固定片的腕部预制弹性支具

机指及第一伸肌筋膜室注射药物可获得67%的成功率。手法治疗也是帮助手和腕关节减轻炎症症状的非手术疗法，并可防止复发。

1.减轻疼痛和炎症

(1) 休息：急性期，受累的肌肉肌腱复合体应该得到休息，直到症状缓解，产生疼痛的运动应予以消除或减少。初期应采用硬支具完全固定，以减轻急性期症状；当严格固定不可行或症状缓解时，可采取较软的半弹性支具（图41-2）。根据症状反应支具使用应该逐渐减少，避免长时间固定。

(2) 非甾体抗炎药和类固醇激素：除了可以减轻炎症，非甾体抗炎药可以通过加速胶原纤维间交联的形成，促进愈合。非甾体抗炎药包括阿司匹林、布洛芬、普萘生、环氧酶-2抑制剂（如Celecoxib塞来昔布）。皮质类固醇激素通过阻止前列腺素合成和减少白细胞向伤口迁移，阻止炎症过程。Sampson等提出非甾体抗炎药对降低肌腱炎中纤维软骨化生有效。类固醇阻止胶原合成，因此如过度使用，可使肌腱无力。皮质类固醇激素应用于免疫功能不全患者应谨慎，因为激素能干预免疫防御机制。类固醇可口服、外用或注射。

注射。一般来讲，可给予患者1～2次皮质类固醇注射。中间可间隔数周到数月。如果肌腱炎继发于糖尿病、类风湿关节炎等系统性疾病，则应告知患者单独药物注射效果会降低。严格无菌条件下将利多卡因（无肾上腺素）和可溶性类固醇混合物置于3ml注射器内。一般我们喜欢用倍他米松。用27号或25号小针头注射。注射部位应接近肌腱，或直达腱鞘内，但不到肌腱。对于腱鞘内、外注射类固醇的疗效是否改变，仍存在争议。但我们一般把类固醇和利多卡因混合物注射在腱鞘内。并发症包括褪色、皮肤、皮下组织萎缩，特别是对免疫功能低下患者注射时。合并糖尿病者，应告知注射后可有短暂血糖升高。Wang和Hutchinson报道在1型和2型糖尿病患者，扳机指注射后第一天早晨血糖水平比普通人增高73%。

(3) 物理治疗：冷冻疗法，温热疗法（表面热疗，US），超声波法和离子渗透可用于减轻疼痛，改善炎症，可用于腕部和手部肌腱炎的康复。现在还缺少证据支持物理疗法的作用，大部分因为缺乏很好的研究设计。有报道称物理疗法有助于短暂缓解某些损害如疼痛、水肿和ROM减小。但其应用应与护理计划相辅相成，包括患者教育，精神安慰，疗法锻炼。如果疼痛没减轻，活动度无改善，或治疗作用与物理治疗无直接关系，则治疗应停止。根据患者自身状况，现有设备，潜在的预防措施或禁忌证选择合适的物理疗法。在将来，如果有支持肌腱炎应用物理疗法的证据，将有助于临床决策的制定。冷冻疗法简单应用于临床和家庭。常用的有冰袋或商业冰袋，但冰按摩对于疼痛和炎症局部区域作用最好。应告知患者应用冷疗后可能会出现过度使用和再损伤，因为冷疗可能会“掩盖”疼痛，直到组织温度上升。糖尿病和类风湿关节炎患者腕部和手部肌腱炎发病率高，但此类患者冷疗法应谨慎应用，或避免，因为这些患者对冷刺激敏感，或导致雷诺现象。

温热疗法如表面热疗（热袋、蜡疗、热水袋）和US可提高血流量，改善软组织伸展性，减轻疼痛。US可促进胶原合成，组织修复，加强肌腱拉力。如前所述，支持使用物理疗法的证据是有限的，然而，Klaiman等报道了4个De Quervain病患者应用US后，疼痛在短期内有明显的改善。

支持应用US提高局部组织的运动能量，将其作为经皮给药或其他物质的增强子的证据是有限的。Cameron和Monroe报道在含水的胶体里倍他米松传递88%US能量，而气化可的松膏剂少于30%。为了得到最大传递，Byl建议使用US局部传递给药，为了维持US胶体于靶组织，在治疗后包扎要严密，并通过加热和（或）整理毛发预处理皮肤。US强度的选择应适合于组织愈合的阶段。在炎症急性期，应选择0.1～0.2W/cm^{2}的强度，避免热反应。文献推荐的最佳应用占空比不同，一些建议低占空比，例如20%，确保非发热效应。其他认为持续模式（100%占空比）是更有效的。离子透入的渗透深度至少1cm，以利于手部表面和腕部肌腱给予地塞米松，特别不能耐受注射的患者。研究表明地塞米松磷酸钠对控制疼痛和炎症时有效的。但需要更多研究，特别对于腕部和手部肌腱炎。地塞米松玻璃酸钠的浓度是4mg/L，对于肌腱炎，没有合适的电流剂量参数。但在离子透入中，可应用40mA-min。耐受性决定电流振幅。在美国出产的最大振幅4mA。最近有电池驱动的电子设备可以以低至0.1mA的振幅进行离子透入数小时。Anderson总结到，由于提高了患者耐受性，这个新方法更有效。

2.增强肌腱愈合和活动度

（1）按摩：按摩被认为可通过改善循环和肌腱营养，重塑肥厚的肌腱，减小滑车部位组织的体积来改善肌腱功能。Evans等提倡按摩整个腱鞘和周围组织。Cyriax推荐应用横向摩擦按摩（TFM），医师垂直肌腱纤维方向推移皮肤，加大压力，按摩15min。如果肌腱和滑车都受累，他们主张医师应该保持肌腱紧张，而且垂直于腱鞘推移。除了一般报道，TFM在手和腕部的效果再也没有对照研究，尤其是针对狭窄性腱鞘炎的研究。TFM要求严格，患者并不是总能耐受，对于医师操作也并不简单。

（2）滑动和牵拉：受累肌腱滑动和牵拉可阻止或降低粘连，通过滑液扩散提高营养。当肌腱单位长度变长时，关节运动的张力减少。表面热疗和ROM一起能改善组织伸展性。应该轻柔，逐渐地，在可忍受范围内移动肌腱。肌腱滑动可用于伸指肌腱和屈指肌腱。复合肘、腕和手指伸直动作可使腕、指屈肌全长拉伸，反之伸腕联合屈指屈腕可以拉伸腕指伸肌。De Quervain病患者行握拳尺偏有助于第一背侧间室内肌腱的滑移和拉伸。治疗师可以通过对肌腹手法加压增强患者肌肉-肌腱延长的效果。

3.逐步强化

急性症状平稳后即可开始强化。当进行逐级的、无症状练习时，可加速肌腱细胞新陈代谢，加速修复，为满足患者的日常锻炼做准备。强化可以在等长、等张、等速模型下完成。等长收缩是肌肉静息长度下（约中等长度位）起始的。Lowe提议对于手和腕部肌肉锻炼，应行简单等长收缩锻炼：特别是每天进行5遍每次6s的锻炼。当在等长锻炼牵涉多个关节时，可同时进行向心或离心的等张锻炼。离心强化可对慢性肌腱炎有效。锻炼计划应根据患者的功能需要进行调整。对于壁球运动员，后手击球要求腕部伸肌突然发力，逐步对抗训练可能是最适合的。对于打字员和钢琴演奏者需要更频繁的中等重复锻炼。在家中使用油灰、免荷和有约束力的带子有实际价值（图41-3）。

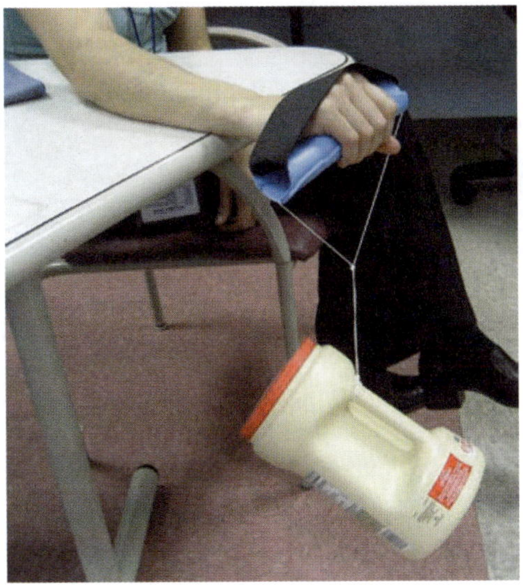

图41-3　自制锻炼腕关节的大手柄哑铃，水瓶可减少过大的抓握力还可逐渐增加重量

4.恢复日常活动和改变生活方式

应该反复评估运动，而且在无痛状态下进行。人体工程学方面的改良包括防止复发的技术，可以是工作和运动任务以及演奏乐器（框41-1)。手套对于分散压力、降低腱鞘压力有作用，但会使应用者在抓握时因需要克服纤维的僵硬和弥补感觉反馈障碍而费力。前臂旋后位或中立，腕部中立或轻微伸展位肌肉的效率最高，并可使肌腱通过腕部时去除应力。“工欲善其事，必先利其器”，从人体工程学键盘到手枪式把手，目前已经有很多合适器械出现。Tittiranonda等在其随机安慰剂对照研究中发现有CTS或手腕肌腱炎的计算机使用者在应用微软自然键盘6个月后，较应用其他三种键盘者的症状有很大改善（图41-4)。Zecevic和同事报道了相似的结果。其他的策略包括用更大的关节完成任务，降低任务频率和时间，多样化工作。医师应通过告知患者加强营养的原则，心血管状况，如何平衡工作、放松与休息，鼓励患者保持总体健康和体型。还应向患者交代生活方式选择对健康的影响，如吸烟。

手指中部加力而不用远端，可以降低A1区滑车的扭矩。

5.手术干预和术后处理

总体来说，手术包括对挛缩纤维滑车的减压，

框41-1　降低强有力的握力和抓力的方法
使用摩擦材料的手部工具
手部接触面最大
佩戴手柄带间断放松抓握
使用电气化工具替代手动工具
使用触发工具用四个手指代替单一手指分散压力

在一些全身性状况下，切除过度增生的肌腱。各种状况下都有适应的手术方式，下面将予以讨论。术后，通常石膏固定腕部和受累手指1周。为了实现关节完全活动和肌腱滑动，术后第1周结束时可开始进行轻微的主动和被动活动。医师应该注意伤口情况，水肿和感觉，以便开始减轻水肿的手段。热疗有助于脱敏，重塑和瘢痕移动。在加热过程中，可以在短缩的组织上施以牵张力，可以使肌腱滑移和延长（图41-5)。对于过敏和过度增生的瘢痕可应用硅橡胶片或模具进行按摩及应用压缩套（图41-6)。术后3～6周随着功能活动的逐步恢复可开始强化训练。6～12周根据患者进步情况及任务中身体的需要可开始恢复工作或运动。

（五）狭窄性腱鞘炎类型

狭窄性腱鞘炎可发生在手部和腕部23条肌腱中的任何一个。指伸屈肌腱易于受压，而且好发于腕部和中节指间关节，在此它们通过肌纤维隧道，腕部屈肌腱包裹于滑液鞘内，当通过腕管时，偶尔可以发病。大部分伸肌腱鞘炎发生在腕部伸肌支持带处，伸肌支持带尖锐的纤维形成6个间隔，下面是尺骨和桡骨，其中包含腕部或手指的12条肌腱。间隔包括ALP和EPB肌腱在远端背侧间隔和第六间隔最易受影响，因为它们包含ECU肌腱，腕部止点腱鞘炎和骨间肌腱腱鞘炎不常见，将在各自章节讨论。

1.腕管内屈肌肌腱病

腕管综合征将在第48章和第49章进一步讨论，它主要由正中神经在腕部受压导致。受压原因是腕管深处屈肌腱鞘肥大。保守治疗包括应用腕部支具固定腕关节于中立位，屈肌腱和正中神经滑动以及活动矫正。类固醇注射效果不持久。文献报道成功率低。手术治疗包括关节镜和开放手术（标准术

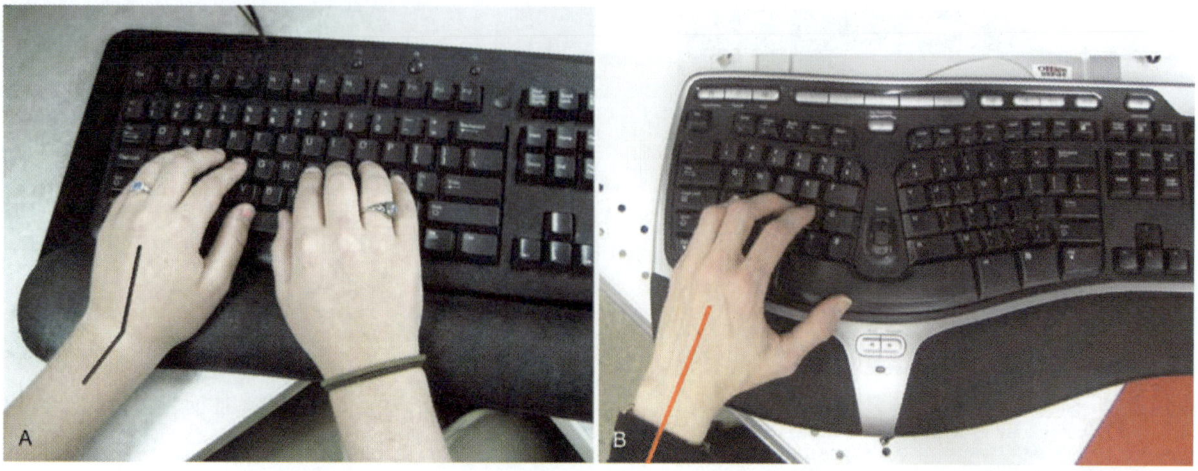

图41-4 键盘。A.标准键盘使腕部被迫尺偏；B.人体工程学设计的键盘可使手腕位于中立位，减少前臂的过度内旋

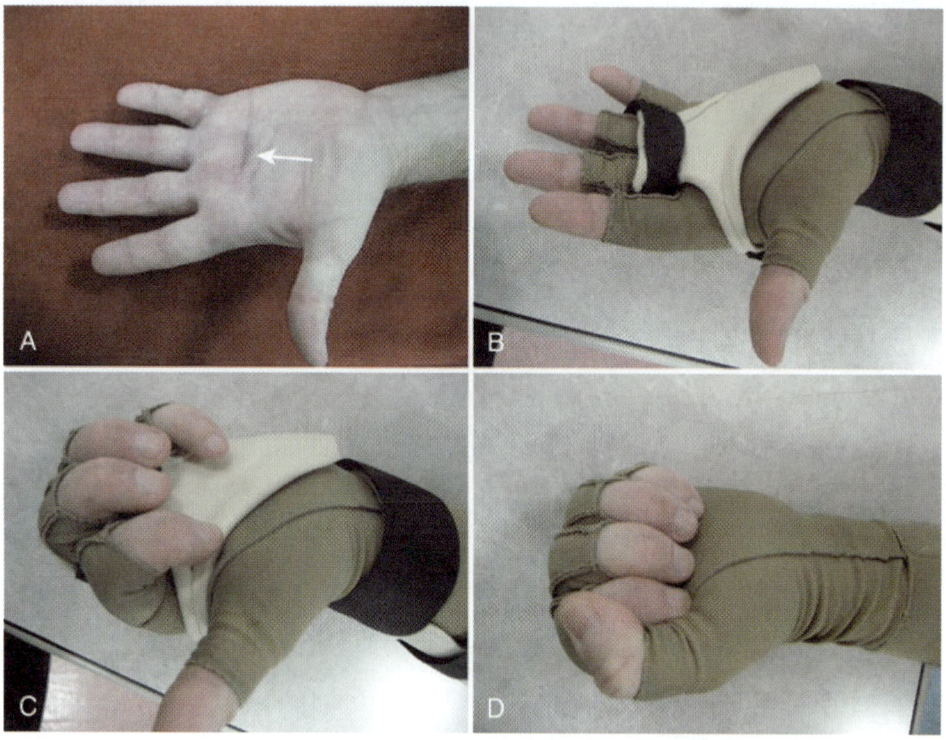

图41-5 该患者中指和环指扳机指松解后出现中指屈肌腱滑动度丢失（A），带有加压手套的前臂支撑的掌指关节限制支具（B,C），不仅有利于水肿消退，还有利于指浅屈肌和指深屈肌滑动，恢复完全握拳（D）

式，小切口或双切口），切断腕横韧带。当肌腱增生导致神经受压时，行开放腱鞘切除术和减压。在这些病例中，治疗应包括止痛，控制水肿，减少瘢痕，屈肌腱滑动，指浅屈肌和指深屈肌独立锻炼。这些患者可能需要腕部支具更长时间的矫正，晚上佩戴柔软的固定，使手指处于相对伸直位，以帮助解决手指疼痛和水肿，并维持屈肌腱长度。

2.弹响指

（1）解剖和病理：手指屈肌腱弹响指好发于由掌骨颈背侧和从A1滑车处到末端手掌掌横纹处的MCP关节组成的纤维骨通道内。在极少数病例中，可在A3滑车或A2滑车近端发生。在拇指MCP关节处，由于屈肌腱止于籽骨之上，该处也可受压。指浅屈肌腱也常受累是因为它直接位于A1滑

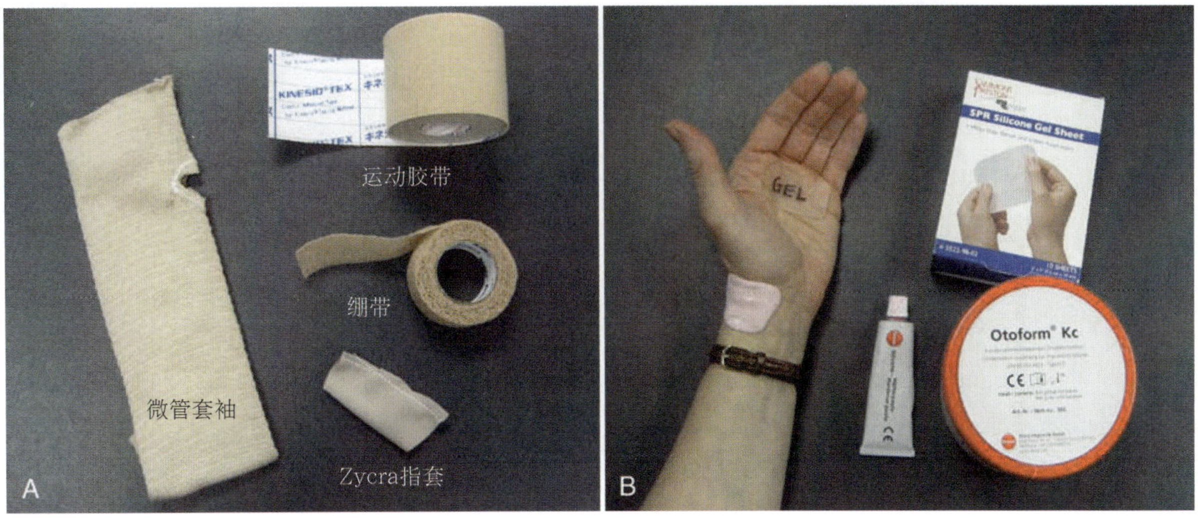

图41–6　处理水肿（A）和瘢痕（B）用品

车之下。其他作者认为指浅屈肌腱也是病因，有人推测在一些严重病例中两个肌腱间的粘连造成扳机指的形成。肌腱水肿增粗，纤维在滑车末梢团聚，看起来像一条线珠通过针眼。1850年，Notta首先描述在邻近可触及结节的膨大处会有一个沙漏状的狭窄部。另外，A1和A2滑车之间血供较差导致肌腱更易发生退变（图41–7）。弹响指高发率和键钮缺如的相关性已得到公认。腕管减压后也可出现A1滑车的弹响；腕横韧带横断后屈肌腱于腕部绞索，也会在A1滑车处产生更大的张力。

捏物时，力作用于手指末梢，屈肌腱在纤维鞘近端力臂最长因而张力最大（AI滑车跨越MCO关节之上）。另外，随着MCP关节屈曲增加，滑车处张力也有所增加（图41–8）。牵涉拇指或手指活动的握、抓或压等运动，要求手指屈肌腱承受拉力载荷。因此，MCP关节屈曲状态下长时间维持和反复行高度拉力负荷运动是有害的。由钝器伤或长时间使用工具造成A1滑车直接受压也是一个损伤来源。

（2）流行病学：弹响指主要发生在健康个体，女性发病率是男性的2～6倍，平均发病年龄58岁。拇指、环指和中指最常受累。示指和小指很少发病。

（3）诊断：手指移动的质量和灵活性随着疾病进展而有所改变，从缓慢伸指，到近节指间关节（PIP）屈曲挛缩和锁定。受累肌腱滑动时，可能

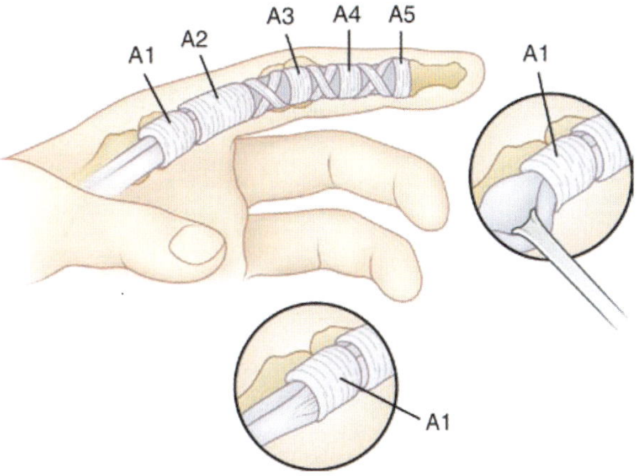

图41–7　屈指肌腱滑车系统的解剖。上图：指深屈肌腱结节样增厚。下图：指浅屈肌腱磨损，A1～A5环形滑车（引自：Tara S，Miskovsky C.Nonoperative Management of trigger digits.Atlas Hand Clin.1999；4：1.）

伴随或不伴疼痛。疼痛一般发生在A1滑车处，有时在指间关节处。背侧指间关节疼痛可能由伸肌过度牵拉造成。可以依据肌腱滑动质量进行更准确的分类分级（表41–1）。扳机指的鉴别诊断包括游离体，籽骨变异，籽骨炎，掌腱膜（Dupuytren）挛缩，屈肌腱肿物（如结节、肿瘤、脂肪瘤）。

（4）保守治疗：症状超过4～6个月、多个手指发病、有弥漫性肌腱肥厚及孤立结节的患者，还有存在明显弹响者，保守治疗效果差。大部分这些特征都可出现于因结缔组织功能障碍继发的弹响

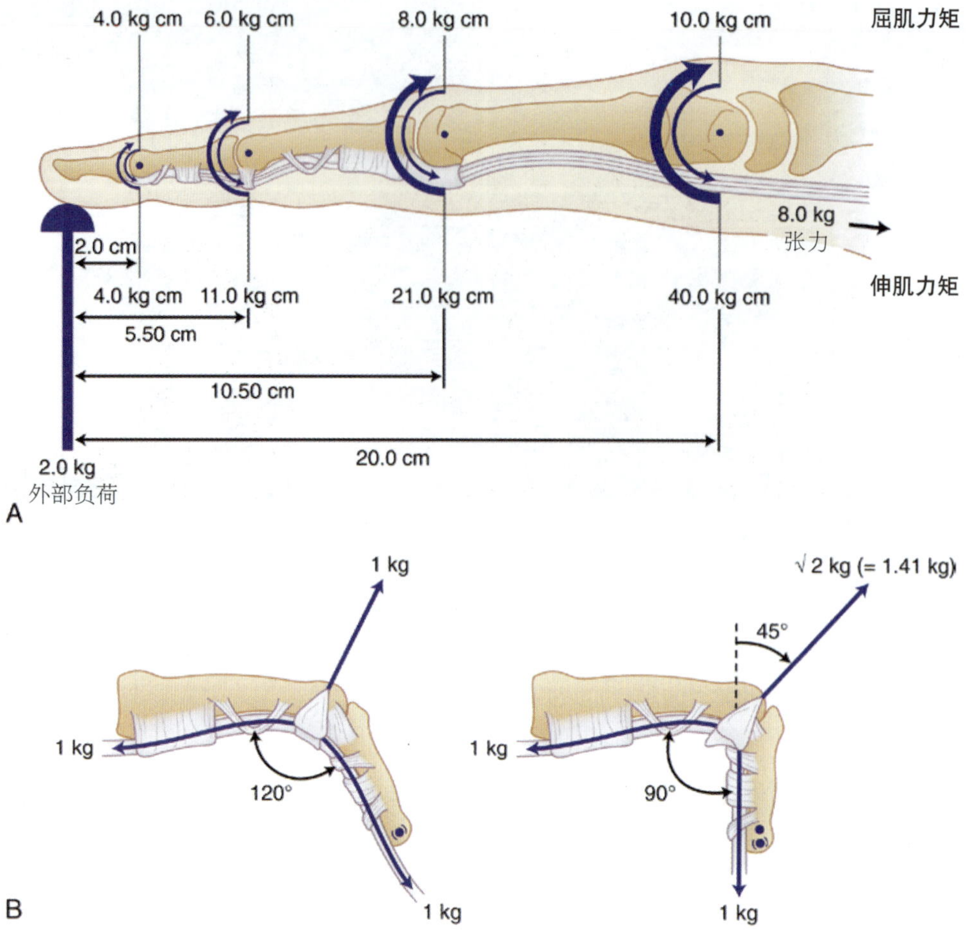

图41–8 A1滑车受力的生物力学。A.力的作用点距离受力关节越远，克服该力所需的转力矩就越大。因而，如果在指间部位施加一个伸直作用力，那么腕关节和掌指关节克服该力的转力矩最大，指间关节最小；B.随着关节屈曲角度的增加滑车的张力也相应地增大（Modified from Brand P，Hoolister A.Clinical Mechanics of the Hand.2nd ed.St Louis：Mosby，1993.）

表41–1 A1滑车狭窄性腱鞘炎分级（扳机指）

分级	释义	特征
I	触发前	疼痛：抓卡史但体检不明显；A1滑车上压痛点
II	主动	可证实的抓卡，但可全程主动活动
III	被动	可证实的抓卡
A.	——→	需要被动拉伸
B.	——→	或导致不能屈曲
IV	挛缩	可证实的抓卡，伴远侧指间关节固定屈曲挛缩

指患者。

类固醇注射

效果 文献报道的成功率为50%～ 94%。成功的定义是症状完全缓解，或只有极小和偶发的症状而不致影响功能。一些研究并没有详细说明注射后无症状期的长短或患者的特征，如并发症等。总而言之，存在并发症的患者如糖尿病患者（50%），其成功率明显低于总体人群（72%～ 93%）。Newport等对235例非类风湿患者的338个弹响指进行了研究，发现77%的患者在接受1～3次注射后症状缓解或改善。随访期平均3年，未行支具固定或其他治疗。Baumgarten等进行的前瞻性随机双盲研究对糖尿病和非糖尿病患者接受类固醇注射的结果进行了比较。非糖尿病患者1～2次注射后成功率可达86%。糖尿病患者1～2次类固醇注射后成功率可达63%，而仅注射1%利多卡因的安慰剂糖尿病患者组成功率为53%。在糖尿病组患者之间没发现统计学意义。有糖尿病系统症状（神经病变）者，对类固醇注射反应差。Kazuki和同事，前瞻性研究了弹响指患者，给予鞘外类固醇注射。疼痛和弹响分别减轻98%和74%，一半患者复发。对于弹响指鞘内注射存在争议。Taras和Miskovsky进行一项前瞻性随机研究，想了解鞘内注射的精确性以及鞘内注射效果是否优于A1滑车上的皮下组织注射。应用造影剂行术后影像学检查可确认注射的精确度。腱鞘内组，类固醇全部注射于在腱鞘内者19/53（37%）。9个（17%）完全不在腱鞘内，全部注射入腱鞘内者中9个（47%）效果好。皮下注射组45个（70%）手指效果良好。尽管此研究没有统计学意义，但结果表明腱鞘外注射和腱鞘内注射对于弹响指的治疗效果一样。虽然结果如此，但我们仍旧尝试进行腱鞘内类固醇注射。注射类固醇后，指浅屈肌腱和指深屈肌腱迟发断裂也有报道。

作者（DZ）倾向的技术　注射技术多种多样，但一般使用2%利多卡因0.2ml（不含肾上腺素）和1ml类固醇（倍他米松）混合液进行注射。消毒患手，手指略伸展，触到掌骨头，进针于屈肌腱鞘内。如有需要，嘱咐患者屈伸手指明确进针部位，位置正确时针可随之活动。拔针应当缓慢，当针从肌腱慢慢退出到腱鞘时阻力减低。注射药液时，在近端或远端，可感觉到液体波动。Godey等介绍了用US精确注射类固醇治疗弹响指的技术。

支具：关于支具治疗弹响指的文献较少。Rhoades和同事报道用支具和注射治疗的成功率达72%；因此，单用支具是否有效还没有任何结论。受累手指在MCP和IP关节屈曲15°持续固定3周。Eaton还提出了类似位置用于夜间固定的支具。他主张支具在远端牵拉肌腱，减轻滑车入口的水肿和冗聚，从而使肌腱在早晨可以更容易滑动。基于相似的原理，Evans和同事在1988年介绍了一种手部基础支具，让MCP处于0°位休息位，IP可自由活动。他们报道日常使用支具和勾拳锻炼3～6周，38个非类风湿患者的55个手指成功率在73%。夜间PIP伸直支具可用于治疗PIP屈曲挛缩。症状少于4个月的患者效果最好。与Evans等相似，Patel和Bassini使用专门设计的支具和外在肌腱滑动方案。50个手指全天固定和训练3～9周成功率在66%，相比而言另50个手指仅注射药物成功率为84%。其他手指应用支具的效果较拇指好，成功率分别为70%和50%。作者没提到在其中是否应用药物。最近Rodgers等应用支具固定了31个有疼痛或弹响但无绞锁的切肉工的手指。远端DIP关节伸直位支具固定平均8周，有效率55%。与其他作者不同，他们假想FDP在弹响指发病机制中起作用，通过减少它的偏移，可以解决滑膜炎和小结节。总之，一个或多个手指关节伸展可能是减轻或消除症状的必要条件。临床指导医师选择支具的一个简单方法是伸直位固定患指的特定关节，同时允许其他关节屈曲，注意每个位置对肌腱滑动和疼痛的影响。使用可达到此目标应最有限的支具。对于弹性指，作者推荐可以使IP关节自由活动的MCP关节伸直支具，以提高伸肌腱滑动和营养，并可解决内部紧缩问题。然而，对于拇指，小的IP关节伸展支具对于手部功能更有实用意义，并且佩戴时可消除弹响（图41–9）。

训练和活动：Wehbé 和Hunter认为肌腱滑动训练有助于改善肌腱营养，并可解决小结节和粘连问题。在勾拳位，指浅屈肌和指伸屈肌肌腱间滑动程度差异最大，弹响通常不发生。Evans和同事们提倡在支具固定下勾拳20次，并清醒状态下每2小时维持握拳（图41–9A），通过按摩整个手指腱鞘单位增大效应。如前所述，当症状持续时，应避免反复握拳。在多个位置可行抗阻训练，如勾拳和改良手内在肌位。这对于腕管综合征患者术前和术后同样重要，因为过度锻炼可导致A1滑车处弹响。

手术：保守治疗失败，患者出现明显屈曲挛缩时可行手术治疗，文献报道治愈率60%～100%。文献介绍了各种经皮技术治疗弹响指的技术。报道疗效满意者在73.3%～100%。在一项100例弹响指开放手术和经皮松解的前瞻性随机研究中，Gilberts和同事们发现开放手术治疗成功率98%，经皮技术治疗成功率100%。这些结果没有统计学意义。

技术：可通过开放或经皮手术治疗弹响指。开放手术治疗弹响指在局部麻醉下进行，可以应用或不用镇静药，通常需要应用止血带。沿患指掌骨头部行1.0～1.5cm的横切口。我们通常在MCP屈曲横纹内侧行切口。钝性分离皮下组织和手掌筋膜，达屈肌腱鞘。暴露近端边缘和整个A1滑车。A2滑车的近端边缘也应暴露。分离A1滑车和掌腱膜滑

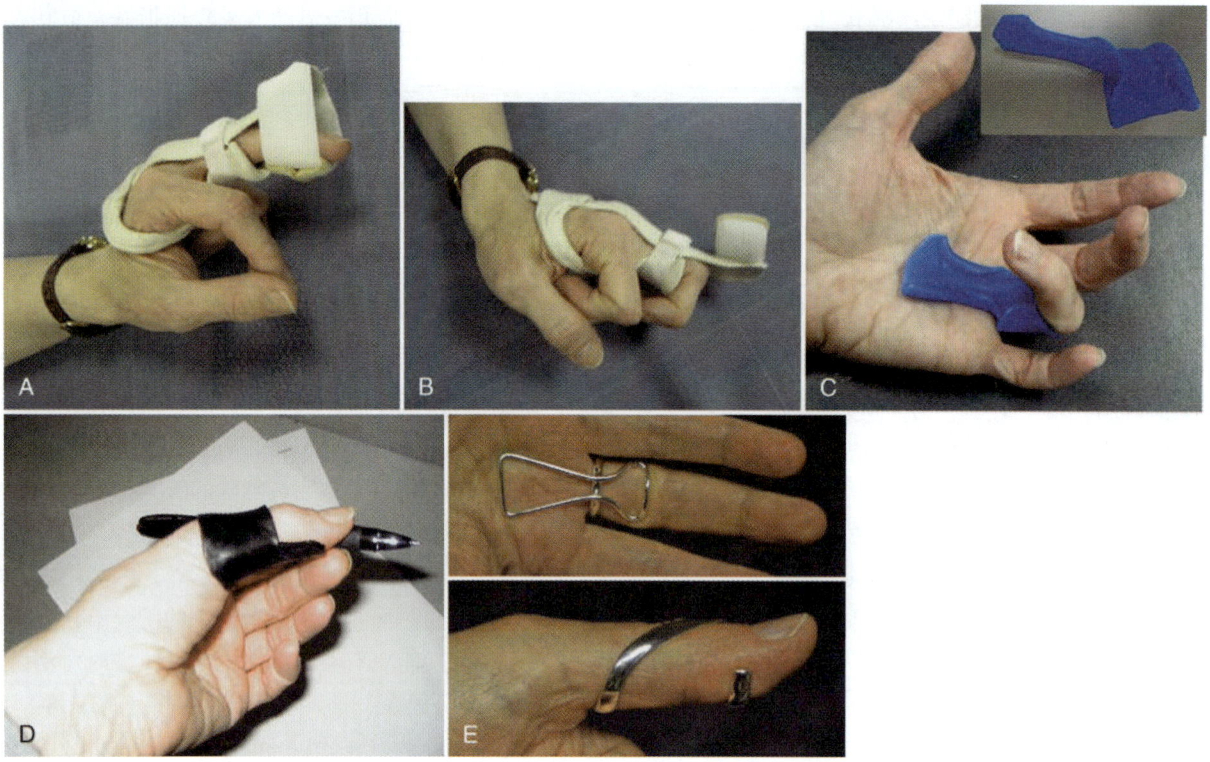

图41-9 扳机指支具固定选择。A.固定在手部的掌指关节伸直支具；B.用于近端指间关节屈曲挛缩，背侧元件用来提供静态渐进伸直作用；C.浆状设计可限制掌指关节的屈曲但不影响其伸直；套脱式设计便于穿脱（Linder-Tons和Ingell设计,1998)；D.套脱式拇指指间关节屈曲限制支具；E.慢性扳机指的银环型支具（photographs courtesy of Silver Ring Splint Company，www.silverringsplint.com.）

车。小心勿损伤A2滑车。我们通常切除A1滑车中心部分，以防弹响持续或复发。要求患者主动伸屈手指，以确保弹响已消除。为防止弹响持续存在，除了对手掌和A1滑车适当松解，我们还要进一步检查指深屈肌和指浅屈肌之间是否有粘连或肥厚性腱鞘炎。对于复杂弹响指的手术治疗包括部分浅肌切除术，完全浅肌切除术，指深屈肌腱复位成形术。术后应用小的手部支具，并保持手指可自由活动。一些外科医师开始提倡经皮手术。手术在无菌室进行。局麻后，置19号针于A1滑车，清扫后，松解A1滑车。只有在弹响指情况可于诊室下行该手术。通过要求患者主动伸屈手指明确松解是否完全。一些医师采取经皮手术治疗拇指和示指弹响指。我们不提倡此法，因为该法有损伤血管神经组织的风险。复杂弹响指因需增加额外的操作也不该采用该法，如需切除颈部小结（如屈肌腱复位成形术），松解指深屈肌和指浅屈肌间的粘连（图41-10）。

并发症：包括指神经损伤，僵硬，无意中切除A2滑车可导致屈肌腱绞死，随后整个手指屈曲障碍和整个PIP关节伸直障碍。复发和（或）持续弹响、瘢痕增生也有报道。经皮手术弹响指松解未有肌腱或神经血管损伤的报道。如果发生指神经损伤，应尽快探查、修复、重建。术前PIP关节屈曲挛缩严重的患者即使接受了外科松解和术后治疗，通常也不能获得完全的活动度。

术后治疗：术后当日即可开始进行主动训练。术后3d不能获得全部ROM的患者，PIP屈曲挛缩患者，出现增生或过敏性瘢痕的患者，需要进行正规的手部治疗。最初治疗包括创伤和水肿治疗及肌腱滑动。支撑MCP于伸展位的支具可保护切口，同时不影响IP关节活动。当PIP屈曲挛缩存在时，行静态进展PIP关节伸展可加用背侧片。通常术后3周开始强化训练，但多指发生弹响的患者，强力握拳应该推迟或减小。

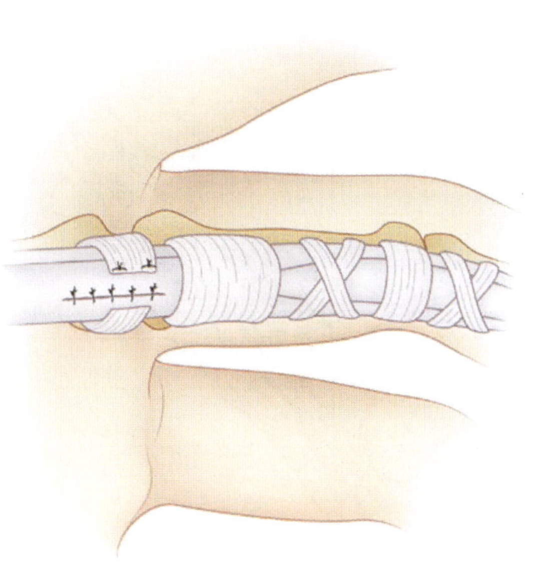

图41—10　A1滑车的手术松解：复杂扳机指的屈肌腱复原成形术（Osterman AL,Sweet S.伴指间关节挛缩的复杂扳机指的治疗。Atlas Hand Clin.1999;4:9.）

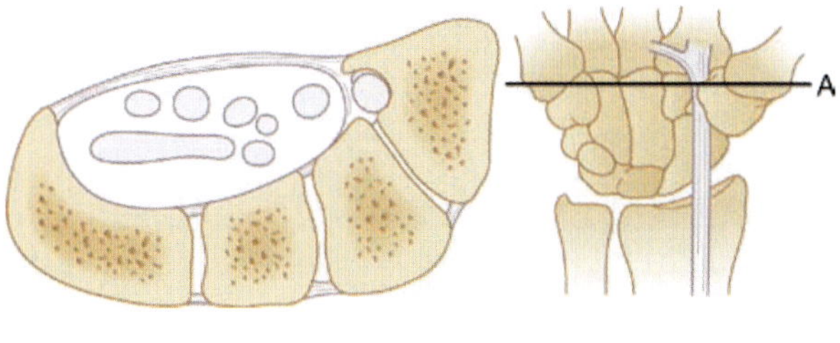

图41—11　桡侧腕屈肌腱通道解剖。左图为大多角骨远端桡侧腕屈肌腱通道的横截面图。桡侧腕屈肌腱通道由掌侧的大多角骨脊、桡侧的大多角骨体、背侧的大小多角骨关节和小多角骨、尺侧的支持带间隔组成。整个通道的90%的空间被肌腱占据。右图为桡侧腕屈肌腱的指点（A）（引自：Bishop AT，Gabel GT，Carmichael SW.Flexor carpi radialis tendinitis.Part I：Operative anatomy.J Bone Joint Surg.1994；76A：1011.）

3.桡侧腕屈肌肌腱病

（1）病因和病理学：腕侧桡侧屈肌（FCR）肌腱容易发生狭窄性腱鞘炎和（或）由于腕部创伤、退行性改变而发生继发损伤。大多角骨和腕横韧带形成纤维骨隧道（图41−11），桡侧腕屈肌占据90%。桡侧腕屈肌呈锐角绕过大多角骨止于其示指掌骨基底部，还有分支止于大多角骨结节和第三掌骨基底部。FCR肌腱病常与腱鞘囊肿、基底关节退行性关节炎，舟状骨骨折和不愈合，还有De Quervain病相混淆。腕部创伤和退变可与FCR腱鞘炎并存，尤其是在舟大多角骨关节，可与FCR肌腱病并发，常见于老年女性。Parellada等通过MRI描述了FCR腱鞘炎和舟骨大多角骨、小多角骨骨髓炎间的解剖和功能关系。Fitton和两位同事提出肌腱周围潜在的退变可能是肌腱内或周围磨损改变的原因。这包括肌腱磨损，断裂，滑膜充血，腱鞘增厚，粘连，骨赘形成。

（2）症状：疼痛部位超过腕横纹近端和在舟状骨结节部位是比较常见的。疼痛可以放射到背侧鱼际，或近端手臂。局部水肿很明显。持续腕关节屈曲或桡侧偏移可导致疼痛。被动伸腕拉长肌腱也可以导致不适。

（3）治疗：最初治疗包括非手术治疗。可以是基于支持前臂的腕部支具固定，非甾体抗炎药和类固醇注射。Gabel和同事认为对于初期FCR肌腱病保守治疗有效，但对于其他局部损伤往往需要手术治疗。潜在病理改变未予处理的话可能会发生摩擦断裂。手术包括腱鞘松解，腕管减压，切除腱鞘囊肿或外生骨赘。从腕横纹近端到肌腱走行上方做纵行切口显露肌腱。避免损伤正中神经掌侧皮支和桡神经感觉支。近端切开腱鞘，向远端延伸超过大多角骨隧道。完全检查肌腱。大多角骨边缘的骨赘予以去除，而且应该开放腱鞘。给予舒适的敷料，术后鼓励活动腕关节。有两项研究表明，术后成功率在80%～90%。

4.尺侧腕屈肌肌腱病

（1）症状和诱因：尺侧腕屈肌（FCU）肌腱病是最常见的屈腕肌肌腱病。FCU肌腱病也可以伴随豆三角关节病发生。症状一般局限在尺侧腕屈肌于豌豆骨和小鱼际筋膜止点处。疼痛可放射至近端前臂和肘内侧，远端达手掌尺侧。Budoff和同事发现在FCU肌腱病患者中最明显的压痛点位于FCU在豌豆骨部位止点近端约3cm处。持续屈腕和尺偏可导致疼痛。被动拉伸FCU（如伸腕桡偏）也可引起不适。FCU肌腱病通常是双侧发病。高尔夫、壁球、羽毛球等活动均可导致FCU肌腱病。

（2）治疗：FCU的治疗通常选择非手术治疗。急性期，常用非甾体抗炎药和轻度屈腕的休息位支具固定。手术很少应用，然而，慢性FCU

腱鞘炎患者，可行骨膜下豌豆骨切除，保留FCU的连续性，肌腱Z字延长可减轻症状。Budoff和同事描述了6个非手术治疗失败的FCU肌腱病病例。这些患者接受了FCU肌腱深面退变组织清除术。所有病例中都有血管纤维母细胞增生（如肌腱变性）。5个患者进行了随访，在平均20个月的随访中患者症状均完全缓解或基本完全缓解。

5.De Quervain病

瑞典外科医师Fritz de Quervain，在1895年首次描述了第一背侧间室狭窄性腱鞘炎。在1893年出版的《格林解剖学》中，描述了相似的情况，命名洗衣女劳损。De Quervain狭窄性腱鞘炎是一个普通情况，在两个系列综述中，称其占影响手部和腕部腱鞘炎的1/3。

（1）解剖和病理：ALP和EPB肌腱通过伸肌支持带的背侧第一间隔，长约2cm（图41–12）。然而，带滑液的腱鞘比其包裹的肌腱更长。个体间解剖变异存在很多。事实上，只有不到的20%个体可能有正常解剖。EPB常比APL细，而且有5%～7%的患者缺如。ALP经常有2、3个或更多腱束，可能止于第一掌骨基底，大多角骨，腕掌侧韧带，拇对掌肌和拇短展肌。EPB可能占据自己的间室。在300个尸体腕部研究中，40%的APL和EPB间存在分隔。相反，患有De Quervain病者，67%～73%有分隔。像其他类型腱鞘炎一样，纤维过度增生肥大。滑膜除了狭窄部位均有增厚。肌腱可呈漏斗状，而且可在粘连部位卡住。在对手术治疗的23例De Quervain病患者的研究中，Clarke和同事观察到腱鞘增厚和黏多糖聚集，表明黏液状变性。无活动性炎症的腱鞘细胞内基质黏液样变是这组病例的特征性表现。

（2）病因和相关因素

轻微创伤累积 持续强力或重复拇指外展，同时腕尺偏可导致De Quervain病。开罐头，拧手，用剪刀，使用撑开器，弹钢琴，做针线活都是一些触发活动。与Finkelstein相反，Muckart提出夹捏桡偏比拇指外展尺偏应力更大，因为APL和EPB肌腱被拉紧，而且在腕部和大多角骨掌骨关节部位呈锐角。结果滑车桡侧边缘“撕裂扭伤”。Muckart也主张摩擦不是重要因素，他引用了Th-omapson

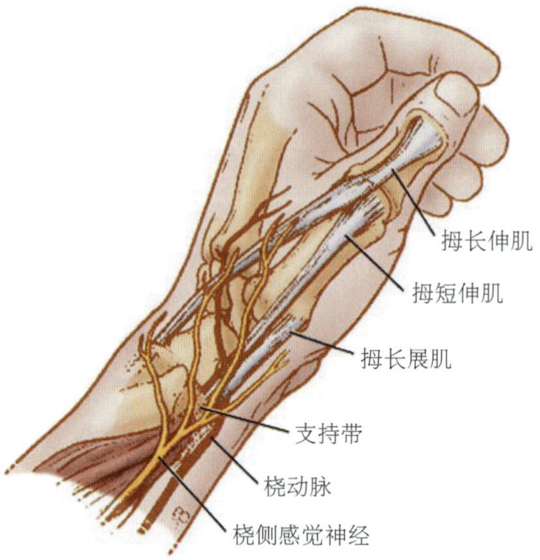

图41–12 第一伸肌间隔、桡神经、桡动脉。(引自：Bednar JM,Santarlasci PR.First extensor compartment release and retinacular sheath reconstruction for De Quervain’s tenosynovitis.Atlas Hand Clin.1999；4:39.)

和同事对419例有咿轧音腱鞘炎的女工的研究，其中仅有2人发展成De Quervain病。

性别 在狭窄性腱鞘炎的其他状况中，女性与男性相比De Quervain的发病率至少为4:1。发病年龄在35～55岁。孕第3个月和产后易于受累。肌腱急性成角增加可能是易感因素。

急性创伤 尽管不常见，但第一背侧间隔可以发生急性创伤。当人们想制止一件物品或人时腕部或拇指突然扭转，或掉到张开的手中都可导致损伤。

（3）诊断和物理检查：De Quervains腱鞘炎最常见的主诉是桡侧腕背部疼痛，特别在手背第一背侧间隔桡骨茎突上的位置，可放射到拇指和前臂背侧。随着拇指运动疼痛会加剧。典型表现为，EPB 和APL拉力负荷增高（如拉伸或收缩）可加剧疼痛。Finkelstein试验阳性：拇指置于手掌内，腕部屈曲尺偏（图41–6E），患者通常会感到剧烈的疼痛，因为肌腱会在桡骨茎突上同时拉伸和受压。腕部的屈和伸会参与到这种经历中；屈腕时加剧疼痛，伸腕缓解症状。拇指抗阻伸直疼痛导致疼痛并复制出症状。其他症状包括肿胀，偶尔出现一个可见的突出（图41–13），还有极少见的假弹响

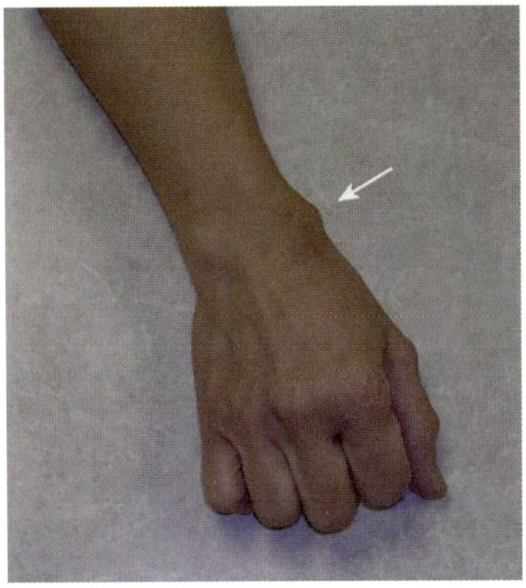

图41-13　可见De Quervain腱鞘炎的明显突起（箭头所示）

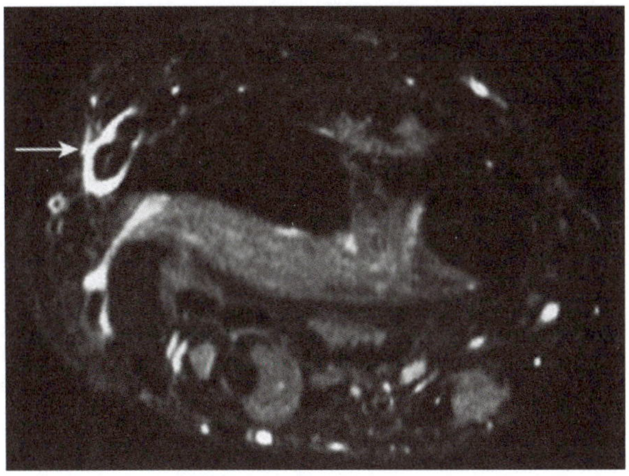

图41-14　MRI示第一伸肌间室积液

（发生率约1%）。再者必须考虑导致腕桡侧疼痛的其他原因；这些原因包括大多角骨关节炎，舟状骨骨折，桡舟骨关节炎，舟月骨不稳定，交叉综合征和桡神经炎（Wartenberg综合征）。其中的一些状况在De Quervain综合征也会出现。这需要放射学检查去排除前述的一些情况。MRI可能会显示出第一伸肌间室积液（图41-14）。

（4）非手术治疗：活动改良和支具固定。可以应用能够减轻腕部尺偏和替代大力抓捏的器具。比如人体工程学的键盘，带有枪柄的装置和钥匙握持器。但文献中缺少支持腕部支具功效的有力证据。Stern建议腕部处于中立位、拇指向桡侧外展在腕部支具中固定3周。Witt和他的同事报道用注射法，配以腕部20°伸直位，拇指MCP和IP关节伸直位的支具固定，这种方法的满意度为62%。Weiss和他的同事对37例病例进行了研究，单用支具的成功率为30%，相比之下，单用注射法成功率为69%，注射法加支具的成功率为57%。因此他们得出结论：应用可的松注射时，联合应用支具是没有额外收益的。Avci和他的同事们研究了18例有De Quervain病的妊娠和哺乳期妇女。其中接收单独注射治疗的9例患者疼痛都得到了完全缓解，另外9例单独接受支具治疗的患者没有一个得到完全缓解；但是，到哺乳期最后，其中有8例患者症状自发缓解。Lane等认为当患者的症状严重到影响日常活动和睡眠时，提倡初次应用类固醇注射治疗。依我们的临床经验，在急性阶段应用腕部支具有助于控制症状；可以短期去除支具在无疼痛症状的范围内行肢体活动。当疼痛消退时，患者可以将硬性支撑换成弹性支撑（图41-15）。

注射　文献报道在一到两次注射后成功率在50%～90%。Meld的研究表明症状出现在2个月内的患者注射的成功率为90%。

技术操作　术前准备桡骨茎突区域。当患者外展和伸拇指时能够很容易触到拇长展肌和拇短伸肌肌腱。检查者用戴手套的拇指和示指在桡骨茎突近端挑起这两根肌腱支撑住。然后引针进入肌腱鞘内。起初会感到阻力。然后维持注射器活塞的压力缓慢撤退针头。当阻力减小时，一半的类固醇和利多卡因溶液已被注射进去了。注射区域近端和远端能够触及波动感。然后针头应向尺侧调整以便注射液能够渗透到拇短伸肌腱鞘内（这个间隙可能是个单独的间隙）。

（5）手术治疗：当保守疗法不能缓解症状，诊断性注射治疗后疼痛减轻，可行外科手术减轻第一背侧间隔压力。伴随假弹响的患者保守治疗效果一般较差，通常需要外科治疗缓解。外科治疗的缓解率很高，最近，Ta和他的同事们报道说他所做的43例患者中的满意度为91%，其症状也得到了完全缓解。Yuasa和Kiyoshige强调了拇短伸肌副间隔松解的重要性。他所收治的De Quervain病有73%的患者被发现拇短伸肌副间隔。单独松解这个间隔就能完全缓解他们的症状。虽然我们不提倡单纯松

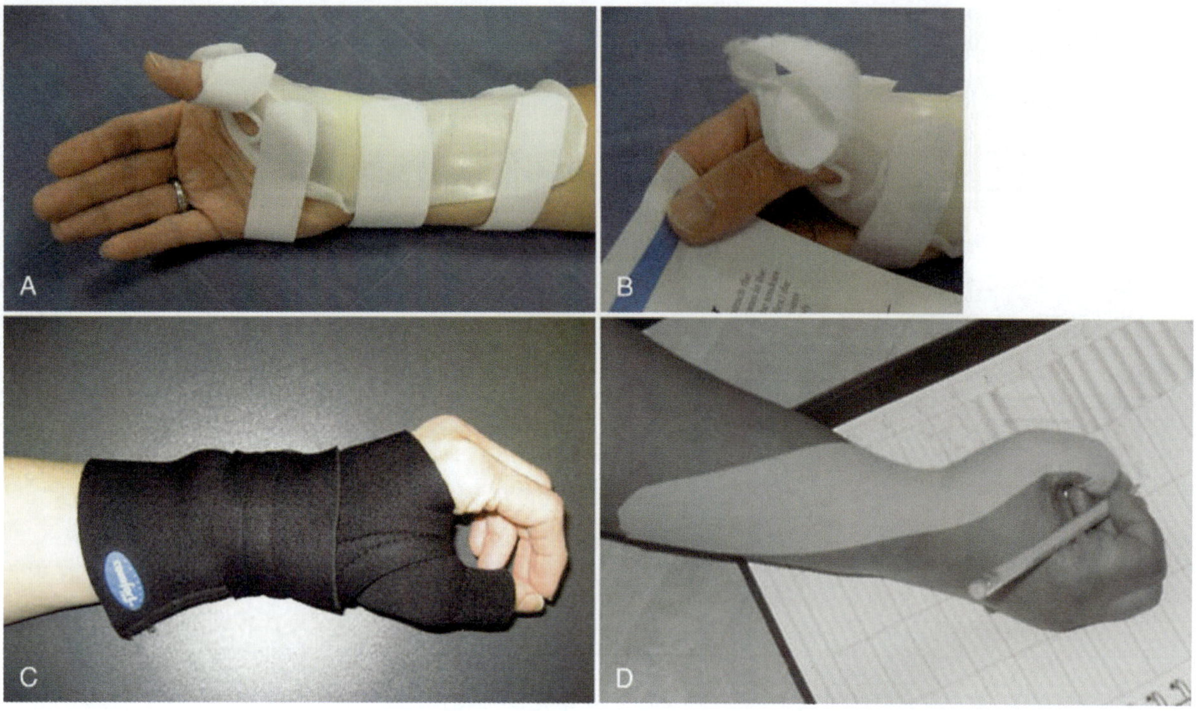

图41–15　Quervain病的固定和包扎方法。A.前臂支撑的拇指热塑材料支具，可使拇长展肌腱和拇短伸肌腱得到充分休息；B.拇指固定带可拆除，使掌指关节能够屈曲；C.拇指/腕关节韧性橡胶支具；D.人体工程学弹力胶带

解这个间隔，但是它的存在不容忽视。

技术方法　操作在局麻和静脉药物镇静下进行。在上臂绑一充气止血带。我们在第一伸肌腱间隙上接近桡骨茎突大约1cm的地方做一纵向切口。做纵向切口而不是横向切口有利于术中显露和减少桡神经浅支神经干的牵拉。操作一定要小心细致，要保护好这些感觉神经的分支，因为损伤这些神经会导致长期疼痛和功能障碍。这些神经分支在表皮深层下斜跨过第一伸肌腱间隙。然后暴露出间隙上的弓状韧带，沿着背侧缘做一切口。避免完全切除第一伸肌腱腱鞘，因为那样会继发第一掌指关节的不全脱位。其中关键的一步是找出拇短伸肌副间隔，找到后完全松解。如果需要的话可行腱鞘切除术。把肌腱各自分离开，提出管鞘，这样可以保证肌肉肌腱联合处到离支持带至少1cm远的地方完全解压。手术操作完成后，腕关节被动屈曲并检查肌腱是否存在掌指关节不完全脱位。如果存在，一部分韧带可以用来阻止掌指关节不完全脱位。术中还要留意重建的肌腱鞘不要太紧（图41–16）。松止血带后应充分止血，闭合皮肤切口。然后手部覆盖厚实的敷料，最后用拇指人字石膏固定。

并发症　并发症包括桡侧感觉神经的医源性损伤，这会导致痛性神经瘤形成。粗暴牵拉神经会导致串状神经瘤的发生。其他并发症包括交感反应性营养不良，瘢痕过敏和粘连，减压不完全和肌腱不全脱位。还有比较常见的是疼痛未完全缓解。再有要考虑其他相关性诊断，比如腕掌关节炎。对于持久性疼痛的患者，要考虑到拇短伸肌副间隔是否被松解。Louis指出在这些患者中，当把患者拇指置于向桡侧外展和MCP关节被动屈曲位时同样会产生疼痛：在这种情况下，拇短伸肌紧张，拇长展肌松弛。有症状的掌面肌腱半脱位，有时需要应用一部分肱桡肌肌腱进行重建。

（6）术后治疗：术后手需要支具固定7～10d。如果施行的是腱鞘重建手术，手腕关节要静态支具维持外展20°固定3周。如果未重建腱鞘，最初的2～3周要应用基于前臂的拇指人字石膏控制术后疼痛和肿胀。手术几天后要开始进行轻柔的ROM活动和肌腱滑动训练。目标是约在Finkelstein试验位APB和EPB可以全程无痛滑移。大约术后2周开始进行抓持力训练。至6周时，患者通常能够进行重体力活动。

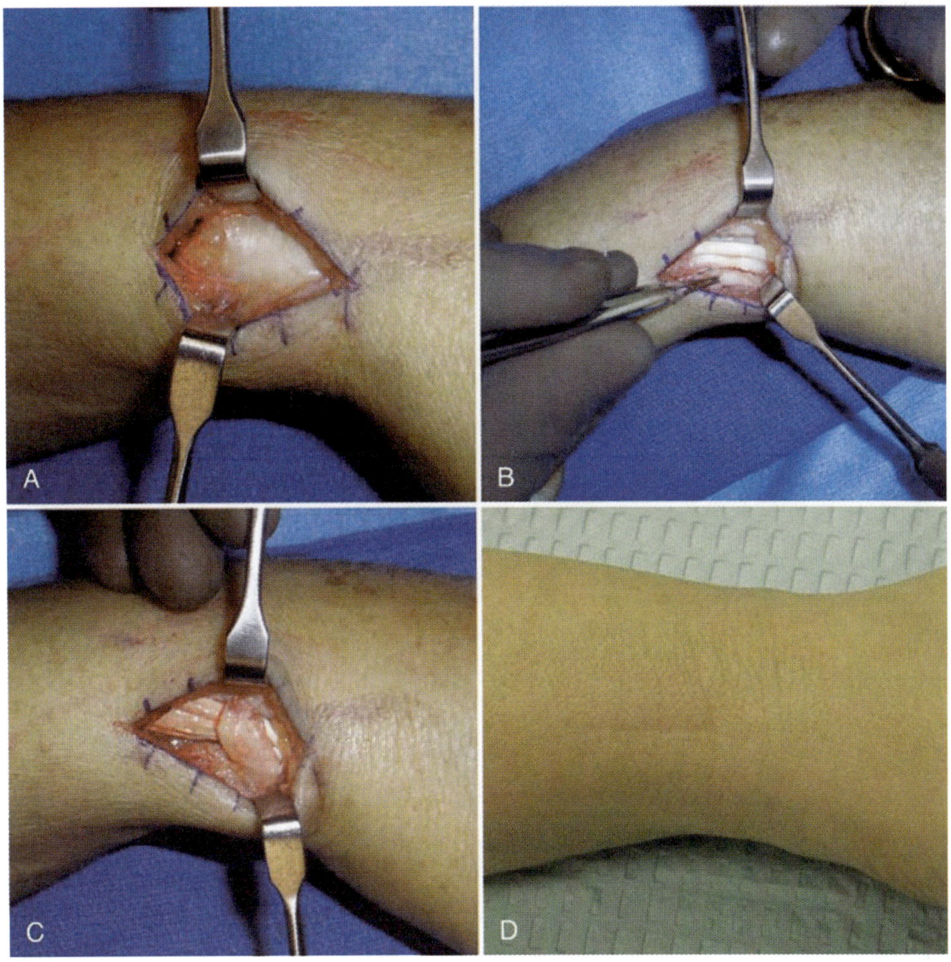

图41-16　手术松解第一伸肌间隔。A.Quervain腱鞘炎中典型的支持带肥厚；B.沿支持带背侧缘做了切开；C.利用局部组织重建支持带，防止拇短伸肌腱和拇长展肌腱向掌侧半脱位；D.愈合后的桡侧第一间隔的纵行切口

6.交叉区综合征

如名所示，交叉区综合征发生在桡侧屈肌腱止点处，因其肌腱通过Listers 结节近侧4cm的APL和EPB肌腹下方（图41-17）。交叉区综合征还可表述为在第二背侧隔的狭窄性腱鞘炎，伴APL和EPB整个肌腹的水肿和疼痛；APL和EPB疲劳性间室综合征；以及腱鞘周围包裹性炎症或“雏鸽腕”。根据Wolfe的研究，第二背侧间隔肌腱的滑膜组织出现炎症而单独的囊性病变。这经常见于运动员，尤其是举重运动员和划桨者。研究发现腕近侧4cm部位疼痛和水肿，在一些严重病例中拇指和腕部活动时会出现局部发红以及伴有疼痛的爆裂音。握和捏力减弱并伴有疼痛。患者经常有腕部和拇指反复活动的病史。

保守治疗与De Quervain综合征相似，类固醇注射于第二背侧间隔，前臂腕或拇指人字石膏固定以及改良活动，包括避免反复伸屈腕部，均可减轻症状。对于顽固病例，可行第二背侧间隔松解手术治疗，若有炎性囊肿可一并清除。术后，可佩戴轻度伸腕的腕部支撑支具固定1～2周，之后逐渐活动。

7.指伸肌腱鞘炎

拇长伸肌（EPL）长长的肌腱可见于第三背侧间隔，在Lister结节处呈锐角绕行。拇长伸肌腱在腕部炎症和退变、桡骨远端骨折、肌腹过度肥大延伸至第三背侧间隔时可受到影响。在第三背侧间隔肌腱炎的两个病例中，Mogensen和Mattsson发现EPL的肌肉延伸到第三背侧间隔。他们解剖了15具

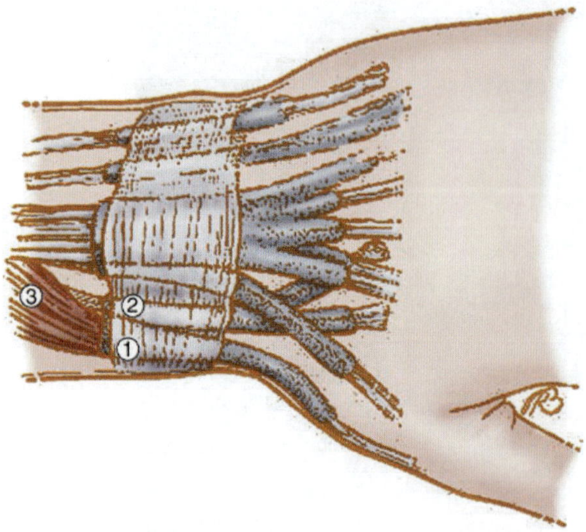

图41-17 交叉部位解剖包括：①背侧第一间隔；②背侧第二间隔；③背侧第一间隔肌腱的肌腹（拇长展肌和拇短伸肌）跨过背侧第二间隔肌腱（桡侧腕长伸肌、桡侧腕短伸肌）的上面（Reproduced with permission from Kirkpatrick WH.Intersection syndrome.Atlas Hand Clin.1999；4：55.）

尸体，发现肌肉肌腱联合止于间隔内的占27%。虽然很少发生，但多被以下活动诱发，包括腕部和拇指的反复活动，尤其是极度偏移时。鼓手、键盘手及背屈桡偏位执笔的作家都是易发人群。症状包括疼痛、肿胀、压痛，在Lister结节处还常有爆裂音。疼痛会向近端或远端放射。主动或被动屈曲IP关节都会诱发疼痛。保守治疗包括NSAID类药物应用以及基于前臂的拇指支具固定，包括IP关节。一些顽固病例可能需要类固醇注射。某些时候还需要行第三背侧间隔手术松解以防止疲劳性EPL肌腱撕裂的发生。以Lister结节为中心做一2cm切口。避免桡侧感觉神经的损伤。确定第三背侧间隔并切开。将EPL向Lister结节移位并闭合腕横韧带防止肌腱再次半脱位至沟内。Wolfe认为术后固定并不是必需的，只要患者能够耐受就可开始。手指的伸肌腱包括在第四背侧间隔内的示指固有伸肌（EIP）和指总伸肌（EDC）以及第五背侧间隔内的小指伸肌（EDM），这些肌腱很少原发狭窄性腱鞘炎。示指和小指EDC更易受累，因为它们在伸肌支持带远端边缘成角更大。单独EIP腱鞘炎常继发于Colles骨折导致的支持带鞘内肌肉疝入。临床表现为受累间隔上的肿胀和疼痛，并且屈腕时受累手指MCP抗阻伸直会使疼痛加剧。治疗主要有保守治疗，包括休息，改良活动，冰敷，NSAID以及一些病例行类固醇注射。腕部轻度伸直并能固定受累MCP关节的支持支具有助于恢复（图41-18）。

8.尺侧腕伸肌腱鞘炎

包含尺侧腕伸肌（ECU）的第六背侧间隔，是第二个最经常受累的伸肌间隔。尺侧腕伸肌腱鞘的基底部较厚，参与形成三角纤维软骨复合体（TFCC）的一部分，并有助于稳定下尺桡关节（DRUJ）。尺侧腕伸肌腱鞘炎可以单独发生或者并发于以下情形，如TFCC的不稳定损伤。诱发因素包括在网球、高尔夫或者举重运动中发生腕部快速而反复的移动。突发的扭转性损伤尤其是屈腕状态下的过度旋转可以导致覆盖于尺侧腕伸肌上并将其固定的尺侧腱鞘撕裂，导致ECU不稳定和腱鞘炎。症状包括腕部或是前臂活动时的尺侧腕部的弥漫性疼痛，这种疼痛在抵抗尺偏、伸腕，或是被动牵拉使腕部屈曲桡偏时可以得到确认。为了保持稳定性，可将处于背伸旋后状态下的手腕移动至屈曲尺偏状态。如果尺侧腕伸肌腱不稳定，将导致掌向的半脱位，伴或者不伴有听得到的“咯哒”声。保守疗法包括使用阿司匹林，冰敷，腕部支具，或者封闭，尽管封闭很少能持久地减轻病痛。Futami和Itoman报道了一种对反复过度应用，而无暴力创伤、不稳定性或是TFCC的牵连损伤患者成功率很高的非手术治疗方法：通过弹性绷带，腕部支具或是服用NSAID类药物或是固醇类封闭等疗法使得43名患者中40名患者的症状消失。像拧螺丝刀，拧衣服等活动是被禁止的，因为这些动作需要用力的重复性腕部及前臂的复合运动。

外科治疗 尺侧腕伸肌腱鞘炎很少需要外科的手术治疗。然而当保守治疗失败以后，可于桡侧对第6区进行减压。在下尺桡关节做一3cm的切口，注意保护背侧的尺神经感觉神经的分支不受破坏。然后对第六纤维骨隧道进行完全减压。支持带修复是存在争议的。Kip、Peimer和Wolfe还指出术后的不稳定性已经不再是问题。术后并发症包括背尺侧感觉神经损伤。术后，手腕应维持于休息位固定1～2周，然后恢复肌腱滑动及力量的治疗就可以开

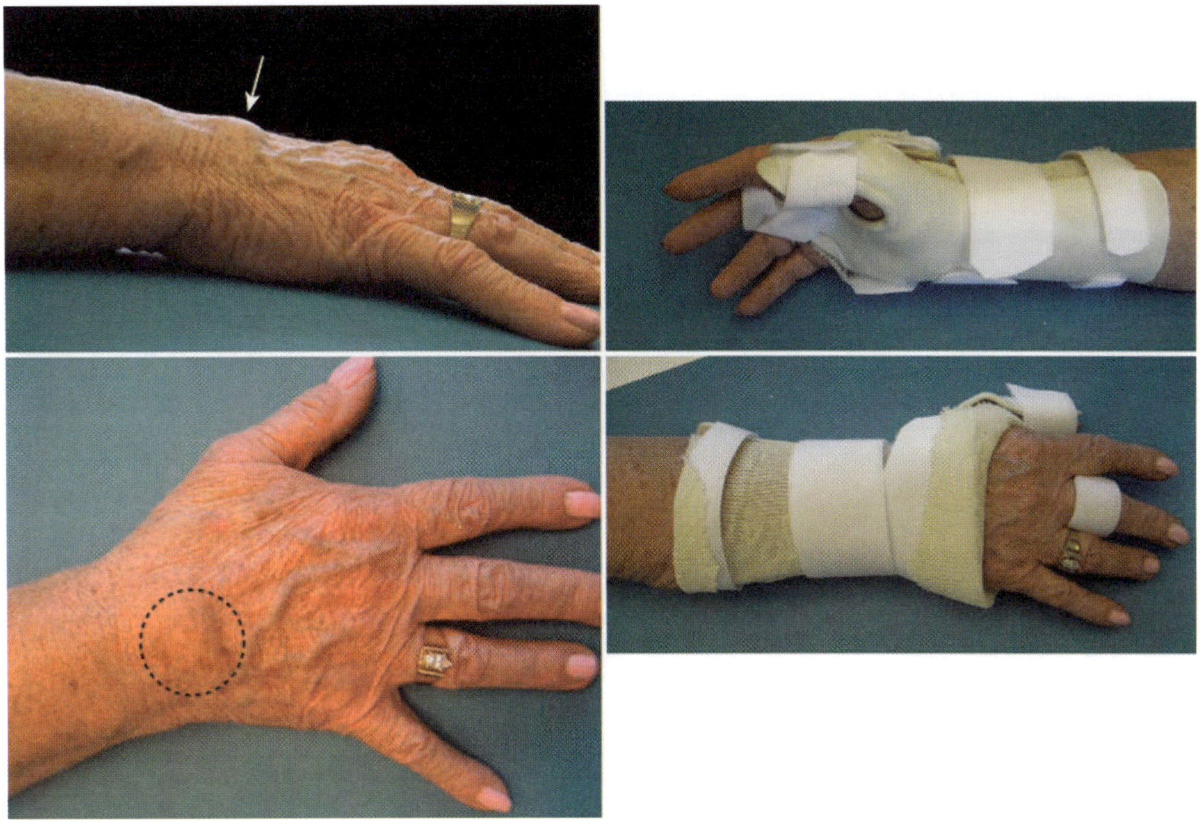

图41–18　伸肌腱腱鞘炎（非风湿性）。将有症状手指固定在伸直位。箭头所指即为圆圈所示区域

始了。患者可以先进行孤立的单平面运动（比如腕部的屈伸，然后桡–尺偏最后旋前旋后），然后再进行复合运动。

二、止点肌腱病

（一）桡侧腕伸肌

那些使得桡侧腕伸肌变得突然紧张或者持续疲劳的活动能导致桡侧腕长伸肌和桡侧腕短伸肌的微型撕裂。这些刺激性的活动包括用力的抓取动作或者如壁球、网球、高尔夫等体育运动，在这些运动中手腕需要突然的加速或者减速及持续的手腕过伸状态如竖琴演奏。疼痛可能由于抵制桡侧偏曲引起，或者由于在第二背侧区的李斯特结节处触诊引起。随着时间的推移，位于2、3掌骨基底处的桡侧腕长伸肌及桡侧腕短伸肌止点的腕管内部分肥厚并发生退行性病变，此种状况就称为CMC调遣。大部分的CMC调遣无症状。此类患者治疗方法包括休息、改良活动、腕部支具或者非甾体抗炎药。某些患者采取了注射类固醇类药物，但口服药物是更好的，因为在极少数情况下注射药物可导致肌腱的断裂。如果可能的话，体育设备，乐器或者其他工具，甚至人体力学及技巧等都应该进行改进。对于一名网球选手来讲适应球拍柄及网线的松紧，调整手腕的握拍以及击打技巧能够减少对于桡侧腕伸肌的力并防止复发。在一些顽固病例中，可以采外科手术进行相关CMC关节的楔形切除。然而，这个术式并不是完全可控的，有些外科医师主张进行CMC融合术。在某些特异性的病例中我们推荐融合术。

（二）掌骨间肌腱

掌间关节突发的、剧烈的或者重复性的尺偏或者桡偏可以拉伸骨间肌腱。症状表现可能不具有特异性但基本上发生于MCP关节或者掌骨间水平。握手或者近端掌骨间结节（掌间肌腱的骨性止点部分）加压都可以引发疼痛。除了常见的保守治疗方法，相关的掌间关节还可以借助一个手部矫形器保持在接近70°的屈曲位来治疗。症状减轻以后，近端指骨的并指绑带可以允许掌间关节在没有横向移动的情况下进行一些屈伸活动。

三、与系统性疾病和感染相关的腱鞘炎

某些系统性疾病能导致结缔组织变性然后增加狭窄性腱鞘炎的发病机会。根据不同情况，肌腱滑膜囊，纤维韧带，或者局部的血管组织都会受到不利的影响。

（一）糖尿病

糖尿病是由于糖代谢改变而引起的疾病。糖尿病会导致胶原蛋白机化终产物的不正常的积累，并导致胶原蛋白的交联，缠绕及硬化。腱鞘内纤维组织的增生导致腱鞘纤维管狭窄。糖尿病所带来的微血管的病变产生了包括使得非手术治疗失败在内的许多不好的结果。由于病变呈弥漫性，糖尿病患者中具有多个组织系统的并发症是很常见的。有4/5的糖尿病患者多发腱鞘炎，比如腕管综合征，弹响指，尤其是胰岛素依赖患者。而且他们还易患多系统并发症及多发性疾病。Griggs等称59%的胰岛素依赖患者都患有多系统并发症，相比而言非胰岛素依赖患者的患病概率只有28%。同时他们还指出患有更加严重疾病患者的腱鞘炎往往是弥漫型的而不是结节型的，同时还有更严重的血管病变及成纤维细胞反应。如果将保守治疗作为初步治疗手段，必须严格监测血糖水平，因为这将极大影响糖皮质激素注射后的效果。对于许多患者来说，手术减压是不可避免的，尤其是对于那些胰岛素依赖患者（58%的比例，而与此相比只有28%的非胰岛素依赖患者需要手术）。

（二）风湿性疾病

类风湿关节炎，银屑病关节炎以及狼疮都可能对肌腱产生不良影响。超过65%的类风湿关节炎患者患有手部或腕部腱鞘炎，而且多常见于伸肌支持带（图41-19）。增生性腱鞘炎可能会由腱鞘部滑膜炎引起，有的也可能由邻近关节病变侵入而致。增生的腱鞘组织不是指存在于肌腱的滑车界面而是弥漫的沿着整个腱鞘。在类风湿关节炎患者中浅筋膜下的韧带卡压大概可以占到弹指响患者的22%。在日益增长的体积和破坏性酶的作用下，与患有炎症的腱鞘相连的肌腱及滑车关节黏附在一起，弹性变差，甚至撕裂。防止肌腱的断裂是治疗类风湿关节炎的首要任务。药物疗法，包括一些改良药物，归根到底还是试图控制疾病的进展。用来放松受损韧带及支撑不稳定关节的支具能够减轻症状。对于那些患有慢性或者多部位弹指响的患者，三点支具的使用能起到不错的效果（图41-9E)。除了药物治疗方法以外，外科手术治疗也是必要的，如果出现撕裂情况，可以采用扩大腱鞘切除术和肌腱移植术。为了防止屈肌腱的尺侧半脱位，A1滑车应该完整保留或者只在尺侧边缘切除。

（三）甲状腺功能减退

肌肉骨骼病变如关节僵硬，掌腱膜挛缩症，腕管综合征或是弹响指常并发甲状腺疾病。Cakir和他的同事报道了10%的亚临床性甲减患者出现了弹响指。

（四）晶体性肌腱病

晶体样物质在密闭的腱鞘空间内沉积可以引发以剧烈疼痛、肿胀、红斑疹为表现的急性炎症反应。痛风是由尿酸盐代谢紊乱引起的疾病，患者表现为尿酸高和高尿酸血症。谷氨酸钠尿酸结晶沉积在关节或肌腱内，导致滑膜炎。痛风累及屈肌与腕管综合征的发病有关。对于痛风石的治疗，固定和药物治疗可以收到不错的效果。治疗药物包括秋水仙碱和抗炎药。对于严重或者药物治疗无效的患者，外科疗法如滑膜切除术，肌腱内痛风结石切除，或是肌腱移植都是必要的。

钙化性肌腱炎的发病与钙盐的释放有关。钙盐的沉积常常可用皮质类固醇激素注射或者非甾体抗炎药物治疗，但很少需要手术切除或是行肌腱松解术。焦磷酸钙沉积症（假痛风）在腱鞘内很少在腕管内引起暴发性腱鞘炎并产生正中神经压迫症状。

（五）沉积病

淀粉样变是由于血浆清蛋白即β_2-微球蛋白在骨骼或者软组织内的沉积引起的病变。一些厚的斑

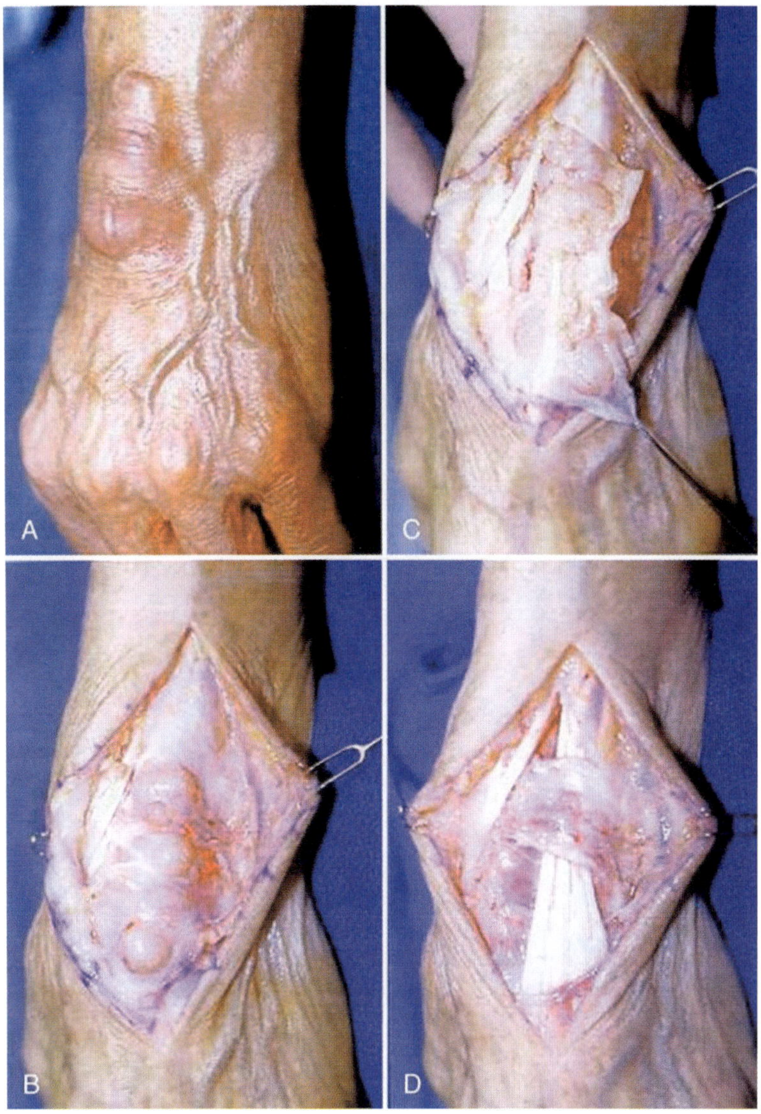

图41－19　风湿性伸肌腱腱鞘炎手术切除。A.术前表现；B.皮肤切口；C,D.伸肌腱鞘切除

片状物质沉积在肌腱上导致了严重的弹指响及肌腱断裂。这种情况既可以表现为原发性的酶缺陷也可以是继发性肾衰竭透析继发病变的一部分。手部的并发症经常表现为腕骨部位的囊性占位及极其严重的关节炎。曾有报道称一例原发性淀粉样变性主要表现为伸展性腱鞘炎。治疗方法就是手术治疗，腱鞘切除术可以有效减轻腕管综合征及狭窄性腱鞘炎的症状。

黄褐病是一种很少见的由基因缺陷引起的色氨酸代谢紊乱。沉积的尿黑酸，是一种深染的蛋白质，经常在关节、椎间盘或者肌腱等部位被发现。手术治疗能够减轻狭窄性腱鞘炎的症状。

（六）结节病

结节病是一种由免疫介导的全身性肉芽肿性病变。它主要影响肺、脾及淋巴结。将近25%的患者会有骨、关节或是腱鞘病变。结节病可能会引发继发性痛风。引发手部并发症的病例极少，而且据英国杂志报道少于20%。治疗方法包括系统性糖皮质激素应用及腱鞘切除术。单一的应用腱鞘切除术而随后不应用固醇类药物则易导致复发。

（七）化脓性腱鞘炎

感染性媒介可以从一个深度裂口或者穿刺的伤口传播进入指屈肌腱鞘。针刺伤及动物的撕咬等都

框41-2 Kanavel屈肌腱鞘感染的四个主要表现

1. 手指均一性肿胀
2. 手指呈屈曲休息位
3. 腱鞘上方触诊叩痛阳性
4. 手指被动伸展状态下疼痛

是常见的原因。免疫缺陷患者或者是严重糖尿病患者都是高危人群。Kanavel关于屈肌腱鞘感染的四个主要表现都可以在感染的手指上表现出来（框41-2）。自受感染48h内要采用腱鞘吸引术，并在接下来给予合适的抗生素。经上述治疗无有效反应或者顽固病例，则具有了引流指征。术后，手臂需在一个前臂支具支撑下使得掌指在肌肉放松位置休息。如果感染在靠近关节部位出现，那么腕部也必须被包括进去。当感染控制住以后，才可以进行肌腱的移动或者滑动。对于那些顽固的挛缩和粘连患者，可能需要通过动态、连续静态或静态进展型支具施以低荷长期应力。

四、先天性弹响指

先天性弹响指这个名称严格来说其实是错误的，因为这种疾病也是只有出生后才能诊断，而且儿童易感表现为受累指节的屈肌挛缩，并不是弹响指。Roders和Waters发现在受检的1046名新生儿中，有73名在儿童时期表现为“先天性弹响指”而在3个月内却没有症状。Slakey和Hennrikus也发现在4719名新生儿中有15名孩子是相同状况，在3个月内无症状，这15名中的14名是在1岁以后诊断出来，10名是在2岁以后表现出来。因此，获得性屈肌腱挛缩是一个更准确的描述。在普通人群中的发病率是0.05%，男女比例基本相当。大拇指最常被累及，其他手指很少发病。发病原因不明，有些家长称孩子幼儿时期有手外伤或是喜欢吸吮手指。获得性IP关节屈曲挛缩可能与三体综合征有关。

原发性弹响指的病理也与成人类型有些差别，表现为肌腱和滑膜的受累而不是腱鞘。在掌指关节上方的拇长屈肌腱上常可发现一固定坚硬的结节（Notta结节），而且指间关节常保持20°～75°屈曲状态挛缩，有时还在伸直位绞锁。其他可以导致拇指屈曲的情况包括脑瘫、关节挛缩症、拇指伸肌发育不全。如果在掌指关节保持屈曲状态下指间关节可以伸展的话，则可以排除指间关节的病变。

根据Dinham和Meggitt的说法，如果此种疾病是在1岁之内确诊的话，有30%的机会会自行痊愈。因此，他们给的建议是在决定手术之前要先观察1年。如果是在6～30个月大确诊的话，则可以观察6个月，因为自行痊愈的机会只有12%。如果没有改善的话，则建议进行手术治疗。如果拖延治疗超过3岁，则恢复起来更加困难还能导致残留的畸形。

一些专家建议应用支具对拇指指间关节进行固定。Tsuyuguchi和他的同事报道称经过平均9个月的持续应用弹簧圈矫正器的持续拇指掌指关节伸直位固定，75%的病例症状完全缓解。Nemoto等指出在晚上或者休息时佩戴静态伸展支具并持续约10个月，治愈的成功率只有56%。接近23%的病例治疗失败。我们的意见是如此长时间支具的使用时间是不切实际而且苛刻的，尤其是在这么小的孩子身上。

接下来的对于A1滑车的手术松解治疗，应该通知其父母保持孩子术后2～3d内的衣服干净和干燥，接下来再应用绷带。大多数专家承认正常的活动有利于恢复全部的运动功能，而且太正规的治疗是不需要的。然而，如果掌指关节和指间关节的伸展性没有在术后1周内完全恢复，那么，必须应用手部治疗及正确的支具固定。

五、小结

手或者腕部的腱鞘炎是疼痛及功能紊乱的常见病因。腱鞘炎经常是年老、系统性疾病以及病理性纤维化的表现形式，尽管在一些正常人群中关节过度活动的积累也可导致此病。由于激素水平、解剖因素及职业因素等，女性比男性更容易患有此病。对于一些个体比如那些患有获得性指间屈曲畸形的儿童，发病原因尚不清楚。手外科医师应该掌握完整的病历，发现那些诱发因素，了解发病时的症状及个体的职业因素的影响。治疗方法应该因人而异，要考虑其症状的持续时间，患者的年龄，生活方式和并发症等诸多因素。在急性期，固醇类激素的应用及休息时给予矫正器的治疗在消除疼痛和炎症方面是很有帮助的。当病情控制住以后，如果有必要的话，无痛性肌腱滑动就可以开始了。如果保守治疗失败，那么针对狭窄腱鞘的手术治疗可以解决大多数患者的问题，类风湿关节炎患者是一个例外，他们可能需要扩大腱鞘切除术，某些情况下还需要肌腱移植。最后，医师还应教会患者如何纠正刺激性动作，选择合适的人体工程学装备，使用半柔韧性支具来控制症状或减少复发的可能。

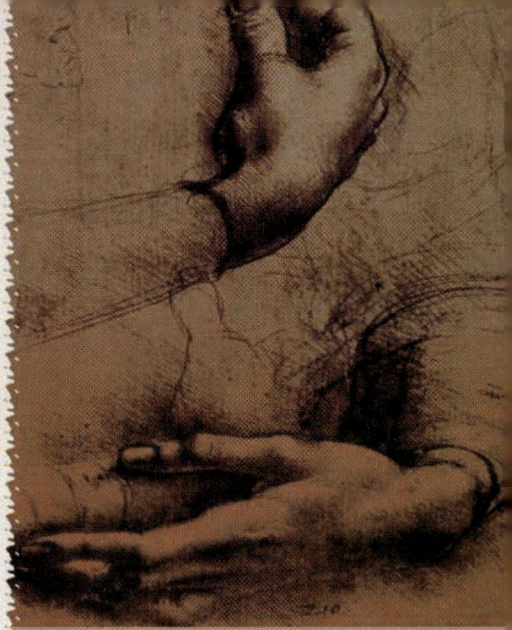

第六部分

6

神经撕裂

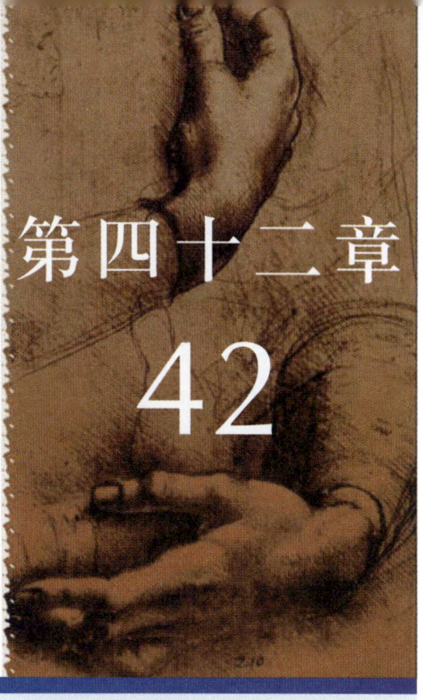

周围神经损伤与修复基础

原著者 MARY BATHEN, RANJAN GUPTA
译校者 吕 振 洪 毅

关键点

- 神经元：是构成外周神经系统的基本细胞，它本身可以去极化，同时具有树状突（接受信息）和轴突（传递信息）。
- 神经：成束的轴突被特殊分化的结缔组织鞘包绕在一起构成神经。
- 施万细胞：对外周神经系统的轴突起支持和髓鞘化作用的胶质细胞。
- 神经内膜：包绕单一的神经轴突及其施万细胞的胶原组织的总称。
- 神经束膜：本质为一层血-神经屏障，由成纤维细胞组成的同心性结构层在神经束周围形成的鞘。
- 神经外膜：围绕外周神经外层边界的胶原组织层，保护神经防止外界压力。
- 单束的：由单一的大神经束构成的外周神经纤维。
- 少束的：由少量的神经束构成的外周神经纤维。
- 多束的：由不同大小的神经束构成的外周神经纤维。
- 神经麻痹：以神经损害后神经传导减少或完全阻断为特点的神经损伤。
- 轴突断裂：以神经传导被阻断和轴突连续性中断为特点的神经损伤。
- 神经断裂：以神经传导被阻断，轴突连续性中断和结缔组织损伤为特点的神经损伤。

人体神经系统客观地反映了人的本质。通过这个复杂精细的系统，实现人体与环境之间有效的沟通和反应。这个系统保证了进行基本反射的同时完成复杂、协调的运动。这些能力是通过构成人体中枢神经系统——大脑和脊髓，以及外周神经系统的大量神经细胞共同完成的。外周神经系统，是本章的重点介绍内容；它完成了中枢神经系统与外界环境的信息传递工作。

神经科学的思维定式很长时间以来认为，外周神经系统拥有外伤后的自身再生能力，而中枢神经系统不具有此能力。尽管在外周神经修复技术方面已经取得了很大的进步，但目前成年人外周神经损伤后功能的完全性恢复仍为罕见。为能更好理解目前神经损伤治疗方法的局限性，临床医师应该学习掌握外周神经解剖、损伤与恢复的基础知识。这些知识将是本章的重点内容。

一、发育解剖学与功能解剖学

外周神经系统起源于胚泡的外胚层，大多数的外周神经细胞来源于神经嵴。外周神经系统的基本细胞为神经元——是一种本身可以去极化，同时具有树状突（接受信息)和轴突（发送信息）的神经细胞。

神经是成束的轴突被特殊分化的结缔组织鞘包绕在一起构成的组织。在神经的内部，可见许多不同的卫星细胞，称为神经胶质细胞，包括施万细胞、巨噬细胞和成纤维细胞。因此，外周神经可以被定义为包括神经元、施万细胞、成纤维细胞和巨噬细胞的异种复合结构。

1839年，Theodor Schwann发现了该细胞并以自己的名字命名。施万细胞起源于神经嵴，是能对外周神经轴突起支持和髓鞘化作用的神经胶质细胞。

一个成熟的，起髓鞘作用的施万细胞负责延伸自身质膜来将轴突包裹在髓鞘内。髓鞘是一种多层的膜状鞘可以包绕中枢神经系统和外周神经系统的轴突。髓鞘本身是包绕轴突的绝缘体，降低动作电位在沿轴突向远端传递过程中往周围媒介的扩散消耗。髓鞘在神经纤维上的中断处被称为郎飞结，是沿着外周神经纤维具有特殊形态和生化特征的区域（图42-1)。郎飞结包含高浓度的电压门控钠通道。动作电位到达郎飞结后使局部细胞膜去极化，钠离子通道开放使大量的钠离子内流入轴突。这就产生了电流脉冲，其沿轴突向下一个郎飞结扩布，这个过程称为跳跃式传递。跳跃式传递不仅允许神经冲动传递速度的提高，而且减少了能量需求。

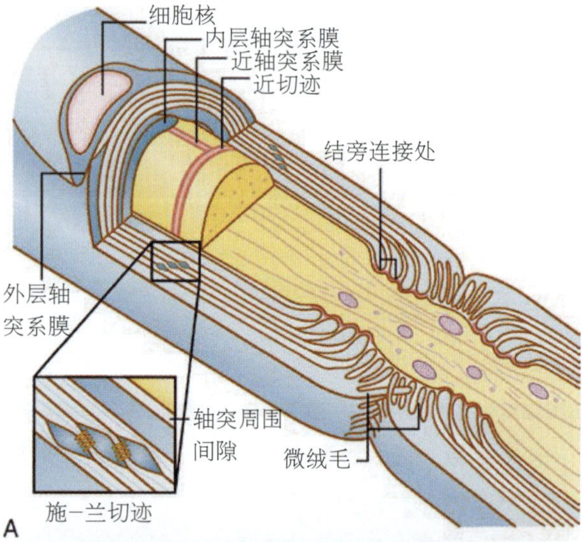

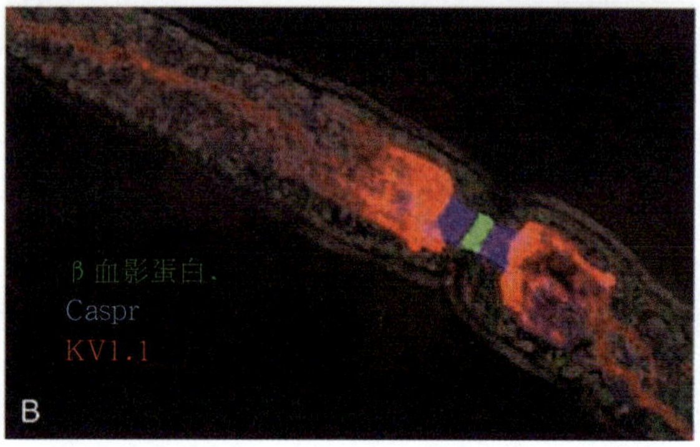

图42-1 外周神经系统髓鞘化轴突区域的形态学特点。A.外周髓鞘化神经的结构。一条髓鞘化的轴突（灰色）外被两个髓鞘包绕的切面图来展示郎飞结（红色）结构；它包含施万细胞的微绒毛，结旁环及其连接结构（绿色)，近结旁区域（紫色)，施-兰切迹，这些结构共同组成间隙处的连接（高倍放大区域)，致密的髓质（浅蓝色）和内层及外层轴突系膜。轴突直径在郎飞结和结旁区域变小，而在这里有更多的紧密压缩神经微丝，以及更多聚集的膜状囊泡和线粒体。在结内轴突特异化，近轴突系膜和近切迹结构可被发现。整个结构被基底膜所包绕（未进行描述)；B.共焦免疫荧光显微镜下显示坐骨神经纤维的轴突结构。郎飞结因为β Ⅳ-血影蛋白被染色（绿色)，结旁结构因为Caspr被染成蓝色，近结旁结构因为Kv1.1被染成红色，近轴突系膜的Kv通道也被染色。图中显示为不同干扰对比显微镜所拍下的相片，以展示髓鞘的整体大小(图像来源于Salzer JA.髓鞘化轴突的极化区域，神经元。2003；40：297-318.)。

脱髓鞘神经和髓鞘化神经纤维被三层主要的组织呈束状包裹在神经束内（图42-2)，这三层组织为神经内膜、神经束膜和神经外膜。神经内膜是包绕神经轴突及其相关施万细胞的胶原组织。神经束膜是血-脑屏障的延伸，被称为血-神经屏障，它是由每一个神经束周围形成鞘状结构的向心性成纤维细胞层组成。突出的基底膜和大量的紧密连接通过限制朝向神经束内的扩散来控制神经细胞内环境。神经束膜是一层主要抵抗纵向牵拉的神经结构，为外周神经提供了一定的弹性特点。神经外膜是围绕外周神经外侧边界的胶原结缔组织层，保护外周神经防止外界应力损伤。神经外膜分为两层：内层和外层。内层神经外膜为神经纤维提供缓冲作用，而外层神经外膜保护神经纤维防止外界损伤。

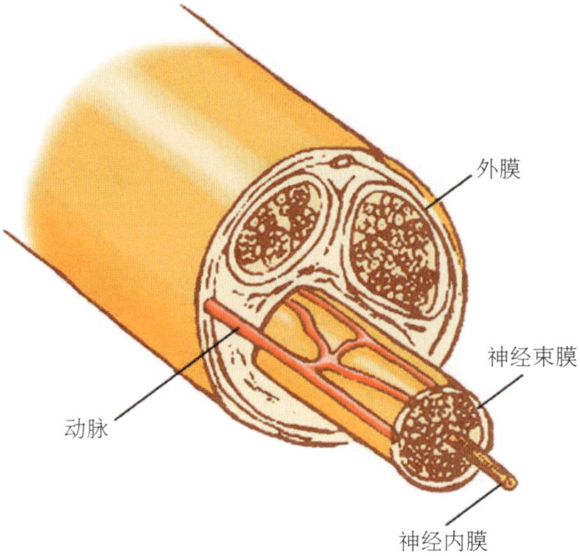

图42-2 神经的解剖。末髓鞘化的神经和髓鞘化的神经被同时包绕在神经束内。单一的轴突被神经内膜包绕，整个神经束被神经束膜所包绕，同时形成血-神经屏障。神经外膜包绕整个神经，将所有的结构包绕在一起

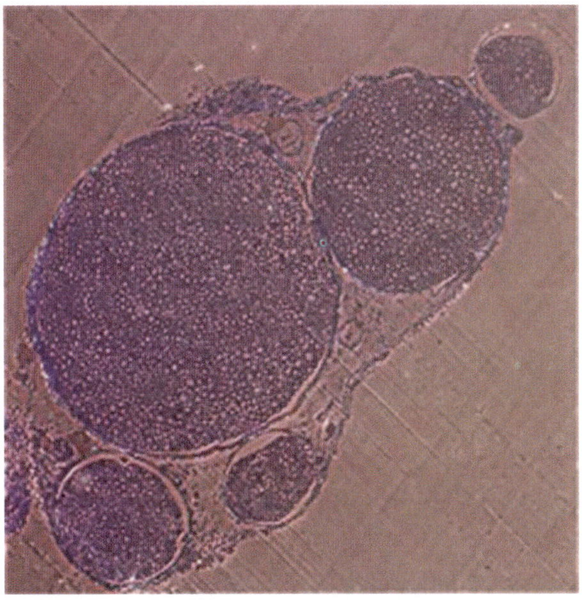

图42-3 一条正常鼠坐骨神经的多束神经纤维甲苯胺蓝染色切面图（×10）

神经纤维束分为以下三种类型：单束神经纤维，少束神经纤维和多束神经纤维。单束神经纤维是由一条大的神经束组成，而少束神经纤维是由少数神经纤维束组成，多束神经纤维是由不同大小的很多神经纤维束组成，进行神经束分组或不进行分组（图42-3）。研究发现上肢的神经纤维束通常为多束神经纤维。在从上肢至手指的过程中，外周神经纤维在上臂为多束神经纤维，肘关节处为少束神经纤维，手部和手指为单束神经纤维。例如，尺神经在臂丛，直至肘关节以上水平时为多束神经纤维，至肘关节水平变为少束神经纤维。在腕关节水平分出运动支后，其变为单束神经纤维。这些神经纤维束类型有助于对于某一种特殊神经损伤，判断哪些类型神经修复是可行的。在外科手术修补术中，正确鉴别神经纤维束类型对创造一个良好的神经损伤预后具有重要意义。

外周神经的神经外膜、神经束膜和神经内膜被广泛的独立或互相连接的微血管系统所血管化。

外周神经的血管以纵向排列的血管束为特点，大量的互相联系的血管吻合。外周神经脉管系统是内源性血管系统和外源性血管系统组成。内源性神经系统由神经内膜、神经束膜和神经内膜的血管束构成，外源性血管系统由伴随神经走形的血管组成。内源性微血管系统的作用对于慢性神经激惹、压迫、制动牵拉和横断损伤后的效应具有重要作用，所以应该在决定外科手术治疗时得到足够的重视。

二、神经损伤分类

神经损伤通常采用标准的Seddon或Sunderland分类表格进行描述（表42-1）。1943年，Seddon对三种不同级别的神经损伤进行了鉴别：神经麻痹、轴突断伤、神经断伤。

神经麻痹是神经损伤最简单的类型，以神经损伤处传导减弱或完全中断，而损伤近端和远端的传导功能保留，同时神经损伤处轴突的解剖连续性存在为特点。神经麻痹性传导中断是由于局部节段性脱髓鞘造成的。这种脱髓鞘改变常常是因为慢性神经压迫疾患如腕管综合征，导致施万细胞进展性功能障碍而介导的。神经麻痹性损伤的预后常常较好。

轴突断伤是一种较严重的神经损伤类型，以轴突连续性的中断，而神经鞘的完整性保留为特点。神经损伤后，发生华勒变性。神经挤压损伤就是轴突断伤的例子。

神经断伤是最严重的神经损伤类型，于轴突、

表42-1 Seddon和Sunderland神经损伤分类

损伤	病理生理学	临床表现	基础研究	预后	常见病例
神经麻痹（seddon）	可逆的神经传导阻滞	运动麻痹：完全性，但可逆	远端神经传导：存在	好	慢性神经压迫性损伤
第1度（sunderland）	局部节段性脱髓鞘	肌肉萎缩：轻度	运动单位动作电位：缺失	通常数天至2～3周完全恢复	腕管综合征
	施万细胞功能障碍	感觉异常：轻微	纤维颤动：有时出现		
轴突断伤（seddon）	轴突连续性中断	运动麻痹：完全性	远端神经传导：缺失	相对较好	挤压综合征
第2度（sunderland）	神经鞘保存	肌肉萎缩：进展性	运动单位动作电位：缺失	非手术治疗可能完全恢复	
	华勒变性	感觉异常：完全	纤维颤动：存在	以每天1mm的速度恢复	
第3度（sunderland）	神经内膜破坏，神经束膜和神经外膜未受损	同第2度变化	同第2度变化	同第2度变化	
第4度（sunderland）	神经内膜和神经束膜破坏，神经外膜未受损	同第2度变化	同第2度变化	同第2度变化	
神经断伤（seddon）	轴突、髓鞘和结缔组织破坏	同第2度变化	同第2度变化	差	横断性损伤
第5度（sunderland）	神经内膜、神经束膜和神经外膜破坏			需要外科手术，功能完全恢复困难	撕裂伤

髓鞘和结缔组织成分均受破坏，发生破裂或横断。神经断伤发生时，如不进行外科手术治疗，神经再生恢复是不可能实现的。这种类型的损伤可能发生于切割伤、骨折或撕裂伤，被称为神经断伤。

1951年，Sunderland提出了一个五级分类表，目前此种分类方法比Seddon提出的三级分类法应用更加广泛。粗略地分析，第Ⅰ级和第Ⅱ级神经损伤分别对应神经麻痹和轴突断伤。Sunderland根据轴突支持结构的损伤程度，进一步将Seddon分类中的神经断伤分为第Ⅲ，Ⅳ和Ⅴ级损伤。第Ⅲ级损伤中，因为丧失了神经内膜管，轴突连续性被破坏，而神经束膜保留。第Ⅳ级损伤中，神经纤维束（轴突、神经内膜、神经束膜）被破坏，神经内瘢痕形成，但是神经鞘的连续性存在。在第Ⅴ级损伤中，神经内膜、神经束膜和神经外膜完全分离，伴有大量的神经周围出血和瘢痕形成。

尽管不是常规使用，最近也有一些分类方法的改良出现。1988年，Mackinnon和Dellon提出了第Ⅵ级损伤分类，指外周神经的复杂损伤，包括Sunderland损伤分类方法的组合。同时1992年Millesi修订了Sunderland分类方法，增加了相关的纤维组织增殖程度的评价内容（A型纤维化、B型纤维化、C型纤维化）。

三、创伤性/急性神经损伤

尽管现有的损伤分类标准对临床医师有所帮助，但是基础科学研究专家将神经损伤分为急性或慢性损伤。

急性和慢性神经损伤导致受累神经及周围邻近组织完全不同的生理学和组织病理学变化，包括脱髓鞘、变性、再髓鞘化和再生。

急性外周神经损伤常突然发生，如神经挤压伤和横断性损伤。几乎在瞬间，损伤的神经发生华勒变性，而损伤的节段被吞噬，然后从第一个未受损的郎飞结开始逐渐向远端再生。轴突细胞骨架的颗粒性崩解，华勒变性的标志性出现，是由于轴质钙的增加所触发，并沿着轴突方向顺行发展的。损伤后的48～96h，轴突的连续性消失，动作电位传导中断。之后的36～48h，髓鞘不断崩解。轴突和髓鞘碎片的清除为轴突的再生创造了合适的环境。

施万细胞和巨噬细胞在急性外周神经损伤后的

变性和再生过程中起着重要，且互相关联。损伤后不久，激活的施万细胞分泌趋化性因子来募集血源性单核细胞朝向损伤部位移动，然后再分化为巨噬细胞。巨噬细胞是髓鞘的初级吞噬细胞，可以在72h内聚集。早期，巨噬细胞表达主要组织相容性复合体Ⅱ抗原Ⅰa，而并不是吞噬细胞。后来，血源性巨噬细胞透过基底膜，丧失Ⅰa的表达，变成巨噬细胞性，并产生白细胞介素。白细胞介素刺激施万细胞产生神经生长因子，后者是轴突和髓鞘再生所需要的。

施万细胞在再生过程中还发挥着其他作用，而正常成年的施万细胞并不分裂。远端的施万细胞在损伤后24h内开始分裂，并在72h内达到峰值。他们形成“Bunger带”，有细胞质构成，在神经纤维的基底膜下方互相交错排列成行。再生中的轴突沿着这些通道走行，达到靶器官。

损伤后的5～8周，变性的过程基本完成。剩余的组织成分为神经纤维残余，是由神经内髓鞘包绕的施万细胞组成。然而，在大多数的严重损伤中，更加显著的局部反应发生，出血和水肿导致强烈的炎症反应。成纤维细胞，神经胶质细胞有助于保持细胞外的矩阵，细胞增殖，密集的纤维瘢痕引起损伤节段纺锤样肿胀。此外，筋膜间的瘢痕组织不断发展，最终使神经干增粗。在神经重新支配的过程中，神经内管开始萎缩，损伤后3～4个月时达到最小尺寸。同时，施万细胞基底膜外层空间内胶原质的聚集神经内鞘逐渐增厚。在严重的损伤中，大量的神经内管并不接受再生的轴突，最终被纤维化组织逐渐替代。

损伤近端的神经细胞体和神经纤维内的变化，依赖于损伤的严重程度和损伤节段与细胞体之间的距离。在一些特殊的例子中，细胞体变性，整个近端神经发生华勒变性，并被吞噬细胞吞噬。有争议，细胞体和轴突的恢复互相依赖：没有外周神经连接的功能性重建，细胞体是不能完全恢复的，轴突最终直径与细胞体的恢复密切相关。轴突损伤后，神经细胞核会发生染色质溶解，细胞核迁移到细胞的外周，Nissl颗粒（神经粗面内质网）破裂然后分解。染色质溶解一定程度上是周围神经节细胞增殖和延伸过程的信号，在这过程中，突触连接中断，神经细胞相对隔离来完成修复。此外，染色质溶解重组细胞内代谢性细胞器增加细胞脂肪和蛋白质产生用于神经细胞再生。细胞染色质溶解的过程是神经再生最早的信号之一。

在轻微的损伤中，再生与修复过程几乎是立即开始的，但是在更加严重一些的损伤中神经再生只发生在华勒变性之后。神经再生的早期征象之一是损伤近端的髓鞘和脱髓鞘神经纤维新鲜轴突的出芽（生长锥）。轴突成功地重新支配损伤残端表示轴突的成熟。Magill和同事们发现当鼠的坐骨神经被挤压后，100%的运动终板在伤后1周失神经支配，部分运动终板在伤后2周重新获得神经支配，伤后3～4周发生超神经支配，伤后6周轴突和运动终板恢复至1∶1的比例关系。施万细胞有助于引导再生的轴突芽至失神经的运动终板，重新形成神经肌肉连接。根据神经损伤的面积和程度，轴突可以在6～8周时再生并髓鞘化；但是神经的初始厚度是无法实现的。平均而言，轴突生长速度为每天1～2mm，在损伤远端区域，生长速度下降。然而，在更加严重的损伤中，长时间的失神经导致肌肉萎缩。失神经的肌肉纤维萎缩速度是相当迅速的（平均2个月内横截面积减少70%）。尽管不是很常见，偶然的肌肉纤维丢失确实可以在后期（失神经后的6～12个月期间）发现。

四、急性神经损伤的愈合：再生与再髓鞘化

与中枢神经系统不同，外周神经是能够在损伤后自我修复的。当外周环境允许，神经细胞的内源性生长能力激活时神经再生开始。功能性再生需要轴突的再生长和施万细胞介入下的再髓鞘化。

功能性再生往往不能达到最佳效果，常由以下原因引起：①正确的器官没有在正确的位置得到神经支配；②靶器官在轴突生长入器官之前可能已经变性；③错误的受体得到了神经支配；④受体的位置错误；⑤轴突的连续性遭到破坏。

很多其中的因素与外科手术有关。即使在理想的外科治疗后，临床结果常常不能十分满意。因此，多数外科医师认为没有医学治疗的进展，分子学机制在正常功能再生的恢复过程中不是有效的。

（一）再生

1.内源性生长能力的激活

内源性生长能力激活的研究主要集中在背根神经节（dorsal root ganglion，DRG）的初级感觉神经元。背根神经节细胞是假双极细胞，从胞体只发出一个轴突，然后再次分为两个次级轴突：外周分支支配外周组织的感觉器官，中枢分支进入脊髓然后升至背侧柱止于脑。大多数时候由于不同的外周环境，外周分支在损伤后自发地变性，而中枢分支则不会。然而，如果外周分支在中枢分支之前发生损伤，会发生一种条件性外周损伤现象，此时在脊髓内的抑制性环境下，中枢分支在超过损伤位置发生变性。

内源性生长能力被一些基因及基因产物和蛋白所控制。髓鞘相关糖蛋白（myelin–associated glycoprotein，MAG）是外周神经中重要的髓鞘组成成分，它主要是由前髓鞘节细胞表达，并在髓鞘过程中的早期阶段起重要作用。MAG具有双向的功能：在发育的早期它能促进轴突生长，在成熟期它会抑制轴突的再生和轴突的过度生长。在成年髓鞘或MAG与NOGO神经营养受体复合体的结合都会激活Rho通路，此通路反过来会抑制细胞骨骼的集合。

在体外试验中已经证实MAG能够抑制DRG的生长。然而，体外和体内试验已经证实当外周分支损伤后，DRG轴突可以有效地激活内源性生长能力来克服MAG的抑制性效果。两项独立的研究认为由于损伤后环磷酸腺苷（cyclic adenosine monoposphate，cAMP）的增长可以导致去抑制的发生。cAMP是从三磷酸腺苷中合成而来，是一个细胞内信号传导过程中常见的第二信使。将双丁酰–cAMP（一种cAMP类似物）注入到未损伤的DRG中能够引起其中枢分支的再生，可见cAMP的重要性。

cAMP通过蛋白激酶A（protein kinase A，PKA）来发挥作用。PKA指的是依赖cAMP水平来发挥作用的酶家族。研究证实如果PKA被阻断，损伤诱导的通过MAG起作用的神经元生长也会被阻断。cAMP和PKA都是转录依赖性的，他们被cAMP反应元素结合（cAMP response element binding，CREB）蛋白所调控。CREB蛋白是一种转录因子，通过结合某段DNA序列来调节某种基因的转录水平。当PKA通过CREB触发基因表达，

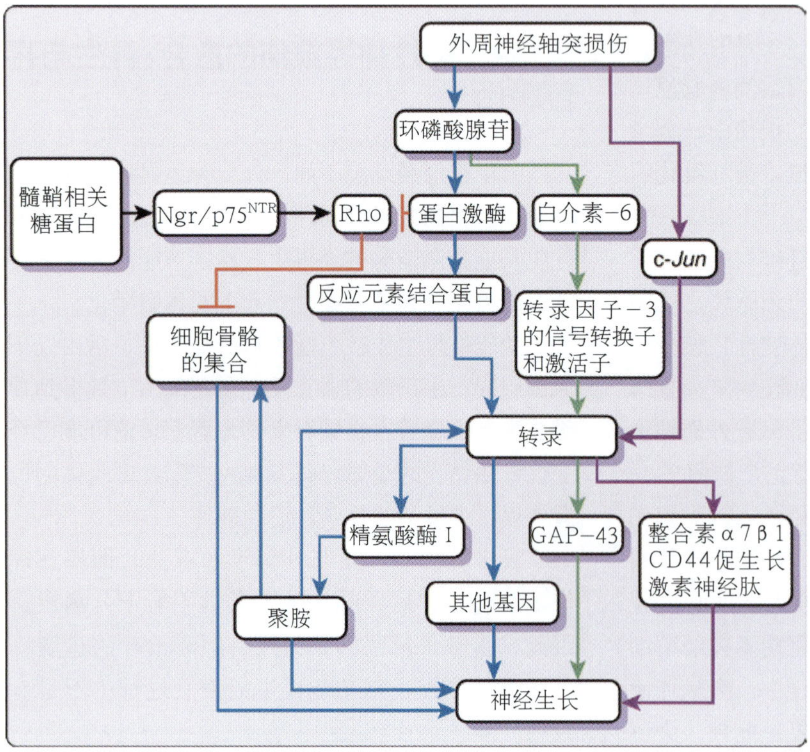

图42–4 外周神经损伤后内源性生长能力的激活。外周神经损伤提高了细胞内cAMP水平，后者可以激活蛋白激酶A（PKA）。PKA通过cAMP反应元素结合蛋白（CREB）触发基因表达，导致再生相关基因的转录上调，如Arginase I。Arginase I促进聚胺的合成，后者可以直接调节细胞骨骼的组合或者进一步诱发再生必要的相关基因表达。PKA的激活也抑制了Rho拮抗髓鞘相关糖蛋白或髓鞘诱发Rho神经生长的激活和抑制。提高cAMP水平还可以上调白介素（IL–6），后者通过转录因子–3的信号转换子和激活子，来诱发再生相关基因的表达，如能产生生长相关蛋白–43（GAP–43）的基因。外周神经损伤还会引发C–Jun转录因子依赖的再生相关基因表达，如整合素α7β1 CD44和促生长激素神经肽。内源性生长能力的激活主要受转录水平的调控（图片来自Chen ZL.regeneration.Annu Rev Neurosci.2007；30：209–233.）。

再生相关基因的转录，如Arginase Ⅰ便会上调。Arginase Ⅰ是肝脏精氨酸酶的亚型，是一种聚胺合成（尿素循环）有关的酶类，研究发现，当聚胺合成被阻断时，MAG的cAMP去抑制作用会无效。有种假说认为聚胺可以引发其他再生基因的表达或可以直接影响细胞骨骼的构成。总之，cAMP通过PKA对CREB的激活来增加Arginase Ⅰ的转录（图42-4）。

一些其他的通路在再生过程中也起着重要作用。cAMP也可以直接上调白介素-6（IL-6），并抑制髓鞘相关Rho的激活。而且，Raivich和他的同事研究发现c-Jun基因敲除的大鼠某些再生相关分子的诱导作用受损，包括CD44，促生长激素神经肽和整合素$\alpha_7\beta_1$。

2.外周神经轴突再生的环境因素

一些争议认为环境的不同可以解释为什么外周神经可以成功再生，而中枢神经不能再生。中枢神经轴突再生尤其困难是因为髓鞘相关抑制分子的存在和神经节瘢痕形成所致。外周神经在损伤后的反应为阻止髓鞘相关抑制蛋白的聚集。外周神经损伤后，施万细胞和巨噬细胞快速移除髓鞘的碎片，施万细胞分化并下调髓鞘蛋白。Nogo-A，一种中枢神经系统内的强化抑制剂，而在外周神经系统内常常并不表达。神经胶质瘢痕在外周神经损伤后并不形成，因为星形胶质细胞，一种能够形成神经胶质细胞瘢痕的神经胶质细胞，在外周神经系统内缺失。

成功的神经再生也依赖于轴突的引导性因素，包括细胞外基质蛋白（extracellular matrix，ECM）和神经元黏附分子。层粘连蛋白是近些年来受到广泛关注的一种ECM蛋白，因为研究证实层粘连蛋白在神经轴突过度生长的体外试验中意义重大。层粘连蛋白是异源三聚体糖蛋白，由α、β和γ链组成，是基底膜的主要成分。有价值的证据证实层粘连蛋白在神经轴突过度生长的体外试验中有重要意义（参见综述Luckenbill-Edds 1997）。在已知的15种层粘连蛋白异形体中，层粘连蛋白-2和层粘连蛋白-8在外周神经的神经内膜中有表达，并在外周神经损伤后出现上调。因为层粘连蛋白能够直接促进神经轴突的延伸生长，在层粘连蛋白被敲除的大鼠施万细胞会受到严重的影响，所以有人主张层粘连蛋白通过直接提供轴突延长所需的物质或间接支持施万细胞功能，或两者联合作用于影响轴突的再生。尽管层粘连蛋白支持再生的确切机制目前并不清楚，体外的研究已经证实层粘连蛋白在通过PI/AKT信号通路的轴突建立过程中起重要作用，层粘连蛋白与受体结合（如整合素，肌营养不良蛋白聚糖）能够触发磷酸肌醇（phosphoinositide，PI）3-激酶的磷酸化和激活过程。PI3-激酶的激活能够触发AKT的激活。活化的AKT能够使糖原合成激酶-3β磷酸化并抑制其活性，触发细胞骨骼结合蛋白来构建细胞骨骼的延长。

3.影响外周神经再生的其他因素

一些神经营养因子、细胞因子和转录因子可能在创造允许神经再生的环境过程中起到重要作用。神经营养因子阻止神经细胞死亡，从而使得轴突再生成为可能。一组主要的神经营养因子是四组结构相关性蛋白：神经生长因子（NGF），脑源性神经营养因子（BDNF），神经营养因子-3（NT-3）和神经营养因子-4（NT-4）。神经营养因子的信号指令是通过两种类型的受体来介导完成的：三类高亲和力的Trk受体激酶（每种神经营养因子均具有特异性）和一类低亲和力的p75NTR（其可以通过类似的亲和力结合所有神经营养因子）。

NGF、BDNF和NT-3被认为与外周神经再生有关。NGF是发现的第一个神经生长因子，针对初级感觉神经元和交感神经元的一个亚群，其与正常状态下神经细胞的生存与保持有关。因为NGF的信使RNA表达在外周神经损伤后会明显增加，NGF是神经修复过程中的重要成分。尽管NGF已经表现出与低亲和力（p75）和高亲和力受体（TrkA）的结合能力，研究证实只有那些具有高亲和力受体的神经元才能受到NGF的影响。因为运动神经元并不表达TrkA，所以运动神经的再生不受NGF的影响，尽管有些研究结果与此不符。

除了NGF以外，BDNF和NT-3也正被作为外周神经再生的可能介质进行研究中。BDNF和NT-3（还有NT-3和NT-4/5）均参与受体介导逆行性传导入神经元来防止神经元死亡，促进体外运动神经元存活和分化，调节神经肌肉接头的功能。综合以上，这些研究提示BDNF和NT-3可能用于促进神经再生。最近的两项研究报告BDNF促进外周神经损伤后的功能恢复，但是其他的现有研究看起来似乎与此结果相矛盾。而且，NT-3在外周神经损伤后出现下调，近来研究发现NT-3通过纤连蛋白丛可以促进外周神经再生。

细胞因子也被认为与外周神经再生有关。细胞因子与神经营养因子类似，除了细胞因子是可诱导的，而神经营养因子是需要表达的。有争议的是研究最广泛的细胞因子是睫状神经营养因子（CNTF）。CNTF在神经系统内具有广泛的功能，对于失神经支配的肌肉具有营养作用。CNTF的神经特异性与那些神经营养因子有相当的重叠，然而，其细胞定位，受体结构和信号通路是有区别的。在正常外周神经内，CNTF的表达数量巨大，常常定位在髓鞘化中施万细胞的细胞浆中。轴突切除后，CNTF促进离体的和新生儿的运动神经元的存活，有假设认为CNTF在损伤后被神经胶质细胞释放并扮演着“损伤因子”的作用。而且，CNTF能够保护失神经支配的肌肉避免肌肉萎缩。在外周神经再生过程中，提到的第二个细胞因子是白介素-6（IL-6）。IL-6是起着促炎和抗炎双重作用的细胞因子（细胞连接蛋白）。IL-6的mRNA是在背根神经节内的感觉神经元内诱导的，常发生于损伤后和坐骨神经挤压伤后神经发生华勒变性的位置。在IL-6敲除的大鼠中，成年鼠表现出感觉缺失和挤压伤后感觉神经轴突的延迟再生。另外一种细胞因子，白血病抑制因子（LIF）是坐骨神经挤压伤后诱发的。LIF可以逆行性传输至背根神经节的感觉神经元来诱发基因表达促进神经再生，LIF基因敲除的大鼠表现出外周神经再生能力的下降。神经损伤后cAMP水平的提高，除了以上提到的效应，还能引导IL-6和LIF来激活转录因子STAT-3（转录的信号转导因子和激活子），后者可以引起再生相关基因，如生长相关蛋白（GAP-43）的转录。STAT-3条件性基因敲除的大鼠表现出STAT-3是运动神经元存活所必需的。还有其他的神经营养因子被认为与外周神经再生有关，但是对每一种细胞因子的彻底讨论已超出本章的内容（见综述Terenghi，1999）。

（二）再髓鞘化

功能性恢复只有在施万细胞将再生长的轴突再髓鞘化后才有可能实现。在任何时候，施万细胞只能处于一种状态：去分化-增殖或分化-髓鞘化。施万细胞注定要进行髓鞘分化来促进施万细胞的髓鞘化，延伸细胞浆束形成一个1∶1的独立轴突（放射状排序），并在髓鞘内包裹轴突。

多能神经嵴细胞如何分化成为成熟的髓鞘化的施万细胞的过程目前不是十分清楚，但是，众所周知轴突接触的建立触发施万细胞的发展，而轴突接触的缺乏导致变性。β-神经调节蛋白作为神经调节蛋白-1（见神经营养因子和外周神经再髓鞘化部分）的一种蛋白产物，被认为在这种接触介导的效用中起到重要作用。而且，已经发现分化的比率是受成纤维生长因子的正调控和内皮素的负调控。当施万细胞接受到来自轴突的促髓鞘源性的信号时，施万细胞会产生大量质膜，并上调许多种具有髓鞘化能力的蛋白，包括MAG、轴周蛋白、P0、髓鞘基础蛋白（MBP）和PMP22。两种转录因子，Oct-6和Krox-20，已经表现出促进和介导从前髓鞘化到髓鞘化的表型转换。Oct-6在施万细胞的祖先细胞内表达，而不在成熟的髓鞘化施万细胞内表达；它是终末髓鞘特异性基因P0和MBP的强化抑制物。Krox-20只在成熟的髓鞘化施万细胞内表达，可以促进施万细胞从细胞循环中撤出。

如前所述，施万细胞经历了神经损伤后的表型变化，这些变化在变性-去髓鞘化和再生-再髓鞘化的过程中都起着重要作用。Stoll和Muller证实神经损伤后施万细胞的轴突接触的缺失会导致施万细胞的去分化，以及随后的一系列增殖。一旦施万细胞再次接触到了一个再生中的轴突，施万细胞的再次分化便被触发。如同正常的发育过程，Oct-6的表达是在Krox-20表达和髓鞘特异性基因的再引导之后发生的。

近些年来，逐渐开始研究脱髓鞘性疾病，已经发现施万细胞的表型很大程度上受ECM蛋白、神经营养因子和激素的影响。

1.细胞外基质蛋白和外周神经再髓鞘化

Bunge和他的同事们证实施万细胞需要基底膜

的形成来进行合理的轴突髓鞘化。基底膜是ECM的一层，它能够包绕施万细胞的轴突单位。层粘连蛋白，如前所述，是基底膜的主要成分，对于髓鞘化过程具有重要意义。事实上，近些年来的研究证实来自层粘连蛋白的信号，而不是连续性基底膜本身的集合，是髓鞘化过程所需要的。Yang和他的同事们，以及Yu和他的同事们研究证实外周神经系统内的层粘连蛋白的破坏会导致施万细胞分化的异常，轴突放射性排列的缺失，以及严重的髓鞘化不足。Yu和他的同事们分裂了层粘连蛋白-γ1基因，该基因在层粘连蛋白链中含量最多，在所有已知的外周神经系统内均可见其异型体。在一个相关的研究中，Yang和他的同事们发现层粘连蛋白-2/层粘连蛋白-8的组合式缺陷会导致几乎完全的髓鞘化缺失。一项严格的数据分析提示层粘连蛋白-2和层粘连蛋白-8在去肌束颤动中起主导作用，层粘连蛋白-8能促进无基底膜的髓鞘化过程。

层粘连蛋白显著地影响髓鞘化过程的能力依赖于其自身与合适的受体结合的能力。因此，层粘连蛋白受体目前正被研究用于促进髓鞘化过程。层粘连蛋白受体包括整合素受体，其他血浆膜分子，如肌营养不良蛋白聚糖。整合素是细胞表面与ECM互相影响，并介导不同细胞内信号的受体。从结构上而言，整合素是专性的异二聚体，具有两条清晰的结构链（由α和β亚单位组成）。施万细胞表达的两种层粘连蛋白结合整合素是$\alpha_6\beta_1$和$\alpha_6\beta_4$整合素。另一方面，肌营养不良蛋白聚糖是肌营养不良蛋白相关糖蛋白之一，在骨骼肌中，起到ECM和细胞骨骼跨膜连接的重要作用。Lefort和他的同事们，Masaki和他的同事们证实再髓鞘化的施万细胞上调β_1整合素和肌营养不良蛋白聚糖。后来的研究提示β_1整合素是轴突合理排序所需要的，而肌营养不良蛋白聚糖能够保持髓鞘，并调节髓鞘厚度。施万细胞外表面的基底膜成分如何传递信号来影响轴突的排列（影响内外表面的过程）引起这样的发现：层粘连蛋白信号激活施万细胞内Rho家族的GTP酶Rac1，来引起轴突的放射状排列和后续的轴突髓鞘化。

除了层粘连蛋白和他们的受体，细胞外蛋白酶（如纤溶酶）也可以调节再髓鞘化。纤溶酶是一种重要的血液酶类，可以降低纤维蛋白。研究证实神经损伤后，纤维蛋白原浸润至神经内部。纤维蛋白原转化为纤维蛋白，后者可以积累并预防再生的两个关键步骤：施万细胞的迁移和再髓鞘化。施万细胞对于纤维蛋白聚集的反应是产生组织纤维蛋白溶酶原激活物（tPA），后者可以激活纤溶瀑布式反应，逐步实现施万细胞的再髓鞘化。

2.神经营养因子和外周神经再髓鞘化

起初，神经营养因子的关注点在于其对神经元存活和再生的作用，但是，近来的研究证实神经营养因子在施万细胞的分化和髓鞘化过程中也起到重要的作用。

如前所讨论，神经营养因子一个主要的组群就是NGF、BDNF和NT-3等，有研究认为他们在外周神经损伤后的再髓鞘化过程中起着重要作用。一项研究证实补充内源性BDNF或去除外源性NT-3能够促进髓鞘化，提示BDNF是外周神经再生的正性调控因子，NT-3是负性调控因子。另一项研究证实抑制TrkB（针对BDNF）并不能阻止髓鞘化过程，而阻断p75NTR对髓鞘化过程有阻碍作用。这些结果提示p75NTR是合理髓鞘化所必需的。不难想象，NT-3的下调和BDNF与p75NTR的上调能够促进神经损伤后再髓鞘化。对神经营养因子的表达与转运的进一步分析可能有助将创新性研究应用于临床治疗。例如，一项近来有趣的研究揭示了DRG感觉神经元是BDNF的主要来源，DRG转运和隐匿性内源性BDNF位于轴突表面，并以顺行性方式排列。理解其表达的具体机制是促进髓鞘化的内源性能力的关键。

除了神经营养因子（neurotrophins），有很多其他神经因子影响施万细胞的分化，但是每种神经因子的综述都超出本章节讨论的范围。神经调节蛋白-1（neuregulin-1，NGR-1）和转化生长因子（transforming growth factor-β，TNF-β）是目前两种研究活跃的神经营养因子。神经调节蛋白是一个具有四种结构相关蛋白的家族，其中结构相关蛋白是部分表皮生长因子的家族蛋白。神经调节蛋白-1家族包括超过15种表皮生长因子样的配体，它与ErbB受体酪氨酸激酶相互作用来控制神经的发育。在发育过程中，神经调节蛋白-1的异形体能够正性调节处于多个阶段细胞谱系的施万细胞。NGR-1第三型异形体是早期施万细胞谱系（包括前体）的基础调控子，NGR-1第三型异形体的阈值水平触发施万细胞的髓鞘化。此外，NGR-1第三型异形体调控髓鞘细胞厚度来适应轴突的直径。Carroll和同事们研究发现神经调节蛋白和ErbB的表达在坐骨神经切除后会有所升高。然而，近来的一项研究证实在成熟的施万细胞破坏ErbB2后并不妨碍神经损伤后的再生，这使得将NRG-1应用于促进再髓鞘化的热情明显降低。值得注意的是，这些研究强调施万细胞分化的发育过程并不是神经损伤后施万细胞分化的关键之处。

在发育过程中，TGF-β保持了处于非髓鞘化，增殖状态下的施万细胞，并调控施万细胞的存活。Scherer和他的同事们阐述坐骨神经损伤后，位于神经残端远端的TGF-β1 mRNA增加，而TGF-β3 mRNA下降（TGF-β2无法检测到）。

这表明神经损伤后，施万细胞改变TGF-β1和TGF-β2的表达情况。研究已经证实，如同神经发育过程中所见，神经损伤后TGF-β阻断施万细胞分化-髓鞘化过程。TGF-β通过阻碍Ski的表达来发挥作用，Ski是一段原癌基因，能够协调施万细胞从增殖到分化的转变过程。神经损伤后4d内Ski基因表达降低，但是在神经完全再生或髓鞘化后能够恢复至受伤前水平。探讨Ski基因的表达调控来促进外周神经损伤后的再髓鞘化是非常有趣的。

3.激素与外周神经再髓鞘化

除了ECM蛋白和神经营养因子外，研究证实神经的髓鞘化与再髓鞘化还受到一些激素的影响，包括孕激素、甲状腺激素（三碘甲腺原氨酸，T_3）和红细胞生成素。孕激素，是一种肾上腺分泌的类固醇激素，参与女性的月经周期、胚胎发生和受孕（支持妊娠）。Koening和他的同事们发现阻断孕激素的作用能够降低神经损伤后再髓鞘化的髓鞘厚度，而添加外源性的孕激素至损伤部位能够促进髓鞘形成。T_3是由甲状腺产生的一种以酪氨酸为结构基础的激素，在机体代谢与内环境稳定过程中起着整体调控作用。Voinesco研究小组发现将T_3注入到大鼠损伤的坐骨神经内可以增加神经再生，增加再髓鞘化轴突的数量、直径和髓鞘厚度。红细胞生成素（EPO）是一种糖蛋白激素，能够调控红细胞的生成，它在外周神经的轴突和施万细胞内表达。近来研究发现EPO能够通过促进施万细胞增殖，减少介导损伤和坏死的肿瘤坏死因子（TNF-α）来促进外周神经再生。

五、慢性神经压迫性损伤与恢复

慢性神经压迫性损伤（chronic nerve compression，CNC）如腕管综合征，肘管综合征和脊髓神经根管狭窄，影响了成千上万的患者。与急性神经损伤不同，CNC损伤的发病要经过数周甚至数月。直到近期，CNC才被认为不同于急性神经损伤，它常常反复发作而且具有类似的发病机制。很多早期的文献描述压迫性神经病理学为发生在损伤位置的轻微华勒变性的副产物。近来的研究采用活体和离体的模型系统已经开始对上述理论进行了深入研究。对慢性神经压迫性损伤的积极研究已经揭示了关于发病机制和相应修复机制方面的重要细节。第46章提供了关于神经压迫性损伤的病理生理学内容，本章节重点是施万细胞的相应变化。

慢性神经压迫性损伤引发施万细胞的增殖和细胞凋亡，而早期轴突病理学方面的细胞形态测量学变化很小。采用严格设计的立体学技术方法揭示施万细胞的数量在损伤后第1个月时相对于压迫的正常位置增长到6倍，然后逐渐下降至对照组水平。细胞凋亡的测定研究发现在压迫后的2周出现施万细胞大范围的凋亡，通过对溴脱氧尿苷标记的施万细胞进行计数研究证实了同时发生的细胞凋亡和增殖。电镜分析研究证实施万细胞这些显著的变化发生在没有出现神经传导速度明显异常之前，和未发生轴突变性及轴突肿胀的条件下。虽然目前认为华勒变性可以触发施万细胞增殖，还有其他假说存在，如机械刺激为施万细胞有丝分裂提供信号。一项体外模型研究，采用层流的形式对施万细胞进行剪切力的刺激证实了机械刺激确实能够引起施万细胞的增殖。这些研究结果提示CNC损伤通过最小的轴突损伤引起施万细胞的分裂周期变化，支持了机械刺激促进施万细胞有丝分裂的作用。

如同施万细胞在早期CNC阶段就要经历明显

细胞分裂周期变化一样，脱髓鞘化和再髓鞘化过程也可发生在同一时期。通过神经剥离技术和无偏的立体测量学，对压迫性损伤后1个月和8个月的髓鞘化过程进行测量。对髓鞘厚度和轴突的直径采用严格设计，无偏立体学测量评估，揭示了平均结间长度的显著降低和髓鞘化轴突的比例明显升高，间接证实了再髓鞘化的过程。在第1个月和第8个月轴突平均直径存在一定程度的变化。髓鞘厚度的测量证实直径较小的轴突（小于5 μm）数量6倍的增长，同时有正常轴突特点的较粗髓鞘的轴突数量的比例有所下降。这些结果证实早期CNC的反应是局限性脱髓鞘和再髓鞘化，这可能是压迫后早期阶段神经功能改变的主要原因。

除了刺激施万细胞增殖，在体外机械负荷也能够改变许多不同细胞类型的表型。持续暴露在剪切力的环境下，施万细胞降低了自身mRNA的表达，MAG和MBP的蛋白水平。MAG和MBP的mRNA表达分别下调21%和18%，但是，Western印渍技术证实MAG和MBP蛋白表达分别下调29%和35%。数据显示髓鞘相关蛋白的下调可能是轴突对物理刺激的直接反应，而不是轴突损伤后继发的改变。免疫组化数据分析揭示当MAG和MBP下调之后，损伤早期轴突即有显著的出芽改变。由此看来，MAG和MBP的下调能够为轴突出芽创造一个合适的外界环境。

定量显微镜技术有助于定义这些出芽反应的本质，并分析是否增殖的施万细胞引起的MAG下调能够促进局部的轴突出芽。

在CNC神经的外部区域，发现了轴突的出芽反应，并无华勒变性的证据。免疫标记和Western印渍技术分析提示损伤区域局部的MAG下调，和纯化的MAG蛋白局部聚集能够阻碍轴突的出芽反应。这些数据证实CNC损伤能够触发轴突的出芽反应，并提示外周神经在压迫性损伤后局部MAG的下调是轴突出芽反应的关键信号。

在CNC损伤区域，研究已经证实除了施万细胞的变化，血管渗透性和神经血管供应增加。血管内皮生长因子（VEGF）是内皮细胞潜在的有丝分裂原，并促进血管出芽，增加血管通透性。VEGF mRNA和蛋白的表达于压迫性损伤后2周内在施万细胞内增加，1个月时达到峰值，之后血管数量逐渐明显增加。

除了施万细胞表型改变带来的变化，CNC损伤与急性损伤时巨噬细胞的聚集也有明显不同。在急性损伤中，巨噬细胞直接被募集，伤后24～96h逐渐达到峰值。CNC损伤中，巨噬细胞逐渐募集，而且在压迫性损伤后1个月，巨噬细胞主要聚集在轴突横截面积的外1/3，之后慢慢扩散到外层。

损伤后，血源性募集的巨噬细胞释放可诱导一氧化氮合酶（iNOS），后者可以引起局部一氧化氮升高（NO）。NO是一种自由基，扮演着自由信使的角色，在通过抑制神经毒素促进再生的过程中起着整体调控作用。iNOS的表达绝大部分位于神经束膜内，而不是在神经周围，提示iNOS的上调是血-神经屏障局部缺血导致的结果。巨噬细胞是施万细胞促有丝分裂的因素。在巨噬细胞的消耗试验中，血源性巨噬细胞聚集到CNC损伤区域是血-神经屏障变化的积分效应，但是对CNC损伤后施万细胞的增殖没有明显影响。

六、小结

临床医师应该理解外周神经解剖，损伤和愈合的相关基础科学。关注那些已经证实急性和慢性神经损伤病理机制和预后完全不同的最新研究，也是十分重要的。强大的基础科学背景可以提高神经的功能性恢复，这在当前是很少见到的。

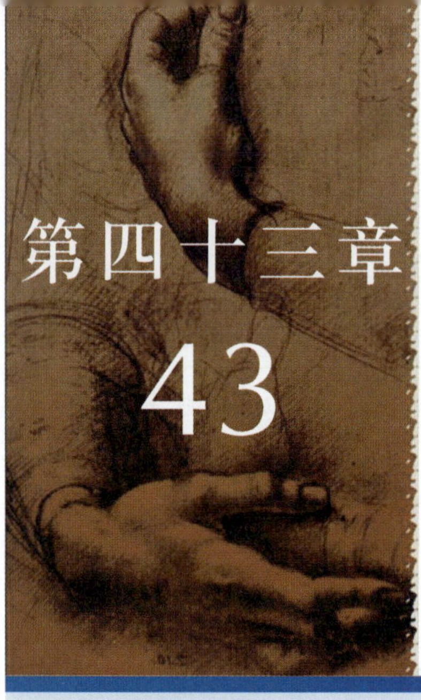

第四十三章 43 损伤与修复的神经反应

原著者 KEVIN L.SMITH, MD, MS
译校者 吕 振 洪 毅

关键点

- 外周神经终末器官需要神经支配来保持各自的功能。失去神经轴突的营养刺激注定终末器官发生萎缩直至坏死。
- 失神经支配的肌肉通过外界的电刺激可以再次发生功能，而且这可以一定程度预防失神经支配带来的副作用。
- 神经损伤可以由许多不同的机制产生。他们可以由内部力量（如肿瘤、骨折、皮肤的硬结组织）或外部力量（止血带或"腋杖麻痹"）的压迫产生，或因为缺血、牵拉、X线、意外注射损伤，或电损伤而产生。
- 损伤后外周神经的再生受到机械力学因素、修复的延迟、患者年龄、神经损伤水平的影响。
- 当最小的瘢痕位于损伤的神经断端，且神经束排列整齐时，神经轴突可能获得最大程度的再生。
- 外周神经显微连接应用最广泛的技术是神经外膜修补术。
- 电生理学研究支持有张力条件下在显微结合处使用移植物，并证实即使在两条缝线表面也取得了良好的恢复。

有很多不同的原因导致外周神经功能障碍，大多数的治疗已经超过了手外科医师和治疗师的研究范围。尽管其中一些神经功能障碍的后遗症可以通过外科手术来治疗（如肌腱转位或减压术），实际上关键的只有外伤性外周神经损伤——横断、挤压、压迫和牵拉伤可以通过外科手术来修补或重建。因为每一种类型的神经损伤具有不同的预后，所以完全了解每一种神经损伤的表现和其影响神经细胞、轴突和靶器官的程度是非常重要的。通过这些知识，外科医师和治疗师能为患者提供针对病情预后和手术重建预期结果的更合理的建议。关于神经损伤和修补的基础知识更加详细的讨论，请参阅第42章。

一、终末器官失神经支配后的变化

只要神经细胞体存活，便具有无限的再生潜力。这并不适用于感觉和运动靶器官。外周神经终末器官需要神经支配来保持功能。神经轴突失去营养性刺激因素的作用注定终末器官发生萎缩甚至坏死。但是，这些功能退变对每一种终末器官来讲发生的时间又不同，所以了解每种终末器官退变时的病理生理学特点有助于确定手术干预治疗的时机。

（一）感觉终末器官

感觉终末器官在失神经支配的反应沿着连续体的分布是明显不同的，从肌肉萎缩到变性，直至消失。这些反应不仅有时间依赖性，而且依赖于受体的生活周期。肌梭、分化后不能进一步分类，在失神经支配后逐渐发生肌萎缩。其他细胞类型（以短生活周期和高更新率为特点），如味蕾，失神经支配后表现为变性，1～2周完全消失。感觉神经受体的完整性明显依赖于未损伤的神经纤维，尽管并不是必需传出纤维的冲动传递。只要保持轴突未受损伤，脊髓神经节在与脊髓连接切断后，仍能保持其感觉性结构。

3个最常见的感觉终末器官为触觉小体、默克尔细胞（轴突复合体）和环层小体，它们具有类似的失神经表现。华勒变性后随着时间延长轴突终末端逐渐发生变性，9个月时结构消失。触觉小体和环层小体的层状结构逐渐发生萎缩，但是并没有完全消失，默克尔细胞–轴突复合体的支持结构也有类似的结果。默克尔细胞在失神经支配后数目有所减少，并发生萎缩，有可能逐渐分化为过度细胞或角质化细胞。如果感觉性受体长时间失神经支配，会逐渐发生完全变性，受体池逐渐消失，原因是成年哺乳动物失去了重新形成感觉受体的能力。肌梭受到感觉和运动纤维的双重支配，以相似的方式发生变化。当γ–神经纤维支配被切断后，肌梭两极区域发生萎缩，而中央区域感觉成分（核袋或核链区域）保持完好状态。当负责感觉功能的背根受损后，中央区域体积变小，失去细胞核中位线的集合功能，最终被横纹肌替代。

（二）运动终末器官

骨骼肌失神经支配后，发生的相应变化是很明显的。临床上发现肌肉功能丧失，常有肌肉整体萎缩。神经损伤后肌肉萎缩导致肌肉整体重量下降，总蛋白量下降，肌肉横截面积整体下降。即使结缔组织间质的数量相对增加，个体肌纤维数量不会下降。肌萎缩的比率变化可以有很大差异，有报道提示失神经支配后，1～3周内肌肉重量下降40%。这并不代表是不可逆的退变，然而，无对照的研究报道失神经支配22年后，神经功能又成功恢复。事实上，功能性神经再支配，在失神经2年后不可能恢复。失神经支配的肌肉通过外界的电刺激来恢复功能，并能一定程度预防失神经支配后变化。但是，功能性电刺激在外周神经损伤后的重建和康复中的作用仍需进一步的研究。

二、神经损伤的机制

患者无论什么时候遭受外周神经的损伤，临床医师和治疗师都必需充分理解损伤的本质和损伤的机制。每一种不同类型的损伤都具有不同的预后。在急性损伤时，麻木、麻痹、感觉异常和疼痛等临床发现能为损伤的病理生理和最终的预后提供线索。通过了解损伤的机制和其病理变化，临床医师能够更好地预测患者的预后，更好为患者的临床护理和神经损伤的重建制定治疗计划。

神经损伤可能为多种不同机制引起，如内源性致压因素的压迫作用（如肿瘤、骨折、胼胝）或外源性致压因素（止血带或“腋杖麻痹”），或缺血、牵拉、X线、意外性注射损伤或电损伤。尽管每种机制代表不同类型的损伤，所有损伤都源于机械变形，缺血引起的代谢功能障碍，或两者皆有。

机械变形损伤包括神经损伤的所有类型，从1度的神经失用性损伤到5度损伤。通常而言，机械变形损伤依赖于变形力量的应用比率，力量作用的神经范围和力量幅度。神经的局部解剖和其邻近结构，还有神经靠近下方的骨头和坚韧的筋膜带的程度必须要认真考虑。内部神经解剖也很重要。

外周神经以单束构成者比多束神经构成外周包绕保护性结缔组织者更易发生损伤。产生机械变形损伤的机制包括急慢性压迫损伤、挤压伤和牵拉伤。所有这些损伤包括一定程度的血管损伤。支持血管的闭塞，伴随任何变形者，在变形力量解除后可能持续保持闭塞状态。神经的恢复可能依赖持续缺血的程度。当一个外周神经遭受一个严重的，突然作用的变形力量，可能引起三种程度的损伤。可能出现突然的可逆性的生理性阻滞，局部脱髓鞘改变或华勒变性。尽管目前不能完全理解哪种机制——机械变形或缺血引起神经损伤，每种因素都有一定的作用，他们也可能都是附加因素。

（一）急性压迫性损伤

急性压迫性损伤尤其适合实验性检验，并可通过气压式止血带实现重复。在低压状态（30mmHg以内）下，损伤的静脉血流可以被观察到，神经内膜液体压力达到正常的3倍。生理学上来看，神经传导速度的降低是显著的。在60mmHg的压力下，神经纤维的生存能力因为局部代谢受阻和继发的缺血性改变而受到威胁。此外，在这样水平的压迫下，神经纤维的机械变形是能够发现的。在更高水平的压迫（90mmHg和更高水平），可以发现更高水平的轴突和支持结构的机械变形（施万细胞），同时神经内膜下的微循环也会崩溃，后者可能是变形力量释放的原因。使用止血带使压力保持在收缩压以上，而不足引起细胞损害的水平可以导致渐进性的30～40min的向心性感觉缺失和麻痹。在这些1度神经失用症的患者中，最早的病理生理学改变是神经传递重复冲动能力的丧失。

尽管神经损伤真正的机制并不清楚，压迫导致的缺血的确能够引起离子和轴突运输的缺氧性阻滞。此外，高水平的压迫可以引起轴突的狭窄，神经内膜液体压力的升高和随后神经内膜的肿胀。急性神经失用性压迫的神经病理学改变包括短暂的传导阻滞和由于外周神经的局部压力引起的感觉异常。这些原因可以引起单一肢体的“睡眠状态”。当压力解除或姿势改变时，传导阻滞可以迅速恢复。当运动神经受累时，感觉成为“假性钳夹”。通过延长的止血带应用使压力超过收缩压后，运动障碍和轻微的感觉缺失就表现出来。快速传导的粗大轴突出现更严重的损伤（主要是运动、本体感觉和轻触觉纤维），但是较细的无髓鞘的轴突纤维（疼痛、温度和自主神经功能）常不受累。更高水平的压迫会导致较长时间的传导阻滞，这是因为局部脱髓鞘而无轴突连续性变化所致。局部传导阻滞是由于机械变形引起（结肠阻滞）。作用于神经纤维的更高水平的压力引起了更加严重的机械变形，后者导致轴突系膜的施万细胞受到剪切力而远离轴突旁细胞部分。这些因素破坏了髓鞘结构，之后发生退化远离暴露的轴突区域。传导功能直到再髓鞘化完成才能完全恢复，功能的恢复在大多数病例需要3～6周。因为轴突的连续性保持，这里很少出现靶器官的变性。因为轴突具有不同的敏感性，完全性瘫痪（大纤维）可能在没有皮肤感觉缺失的情况下出现（小的有髓鞘和无髓鞘纤维）。长期的压迫或高水平的压力集中在相对小面积的外周神经可能产生挤压性损伤，后者可能为2度、3度甚至4度损伤。这些被称为“损伤的连续性”，他们的预后依赖于神经内膜破坏的程度。当挤压性损伤是轴突断裂性损伤，而轴突的基底膜保持完好，再生发展顺利良好，并有正确的靶器官配对与良好的神经功能恢复。尽管神经恢复会有延迟，大多数患者能在4个月内实现50%的功能恢复。当挤压性损伤为神经断裂伤（3度或4度），神经功能会因为有一些轴突与合适的靶器官耦联的失败导致轻微地或中度地减退。轴突混合物与神经内瘢痕的增加会阻碍神经功能的完全恢复，出芽的轴突在周围的瘢痕中迷失方向，而发展成为“神经瘤”。

（二）慢性压迫性损伤

由低强度的慢性压迫所致的损伤与急性压迫性损伤在病因学、组织学和临床表现的各个方面都是不同的。外周神经对慢性压迫损伤的敏感性是内部解剖的一种功能。近端的神经，包含了很多神经束和大量的支持性结缔组织，与远端神经比较，不容易受到压迫性损伤。在每一个神经内部，外周神经束比中央神经束更易受到损伤，在每一个神经束内，外周性轴突比中央性轴突更易受到损伤。如果患有营养不良、酗酒、糖尿病或肾衰竭，患者更容易受到压迫性损伤。

慢性神经压迫性损伤的组织学评估提示髓鞘的非对称性，神经外膜的纤维化，神经束膜增厚，严重时会引起神经内膜的纤维化。粗大的纤维表现出“脱离”，还发现有一些华勒变性和轴突的同步再生。急性压迫性损伤的神经病理学与其不同，其可以形成神经节的套叠现象（nodal intussusception），受压迫周围变细的髓鞘内层的终末循环，与神经节的轴突循环分离。大量髓鞘出现在结间位置的对应侧终端，结间出现球形肿胀。髓鞘的分离和后来出现的髓鞘回缩导致多发性连续结间脱髓鞘改变。这就是一定程度上解释了慢性压迫性神经损伤后神经传导速度的下降。急性压迫性神经损伤时的传导阻断很少在慢性损伤中见到。

慢性神经压迫性损伤也影响受累节段的血供。在压力处于30mmHg时，可以观察到受损静脉血流局部的淤血和缺氧。这样会引起缺血，进一步导致血管舒张，神经肿胀和更加严重的压迫，最终引起恶性循环。一些慢性压迫性损伤的可逆性支持其血管病因学说。

轴浆流在慢性压迫性神经损伤时会下降，即使压迫的力量不足以引起脱髓鞘样改变，神经功能仍会受到深远的影响。在压迫性力量的远端，神经变得对低水平的压力更加敏感。沿外周神经给予多发的亚临床水平的压迫，会导致压迫性的神经病理性症状。双重挤压综合征表明连续的轴浆流限制从本质上来是附加的。

对接受慢性压迫的神经组织学变化进行研究，神经外膜的纤维化和神经束膜的增厚十分显著，受累的外周神经束内粗大轴突数目有所下降。因为血-神经屏障的丧失出现蛋白质性的神经水肿，血-神经屏障内有增殖的成纤维细胞来修补神经节段性瘢痕及潜在的缺氧。晚期的慢性压迫性神经损伤比早期损伤更可能需要广泛的外部神经松解术（有时甚至是内部神经松解术），因为广泛存在的神经内瘢痕。慢性压迫性神经损伤的患者经常诉有疼痛，这可能起自受累神经的任意区域，并误导诊断。一项更加有意义的，与压迫位置相关的诊断体征是Tinel征。在外科手术探查中，常发现受累的神经在压迫的近端区域有肿胀、水肿、充血。被压迫的神经常有苍白、狭窄。在外科减压手术后，几乎所有的患者感觉疼痛减轻，尽管神经传导速度的延迟在数周或数月后才恢复。

（三）牵拉性损伤

外周神经必须整合自身的结构，能够适应关节位置的变化。为达到这个目的，神经本身通过周围疏松的连接物，使其在解剖位置上具有一定的牵拉、回弹和滑动能力。在最小的张力下，神经纤维保证在神经束内的起伏状行程。当纵向的张力作用于神经时，神经在其解剖位置上（神经床）滑动，并开始接受一定的负荷，具有张力。神经外膜是一种弹性结构，通过“牵拉”和神经束作用开始逐渐延伸。当纵向的张力去除后，神经回弹，恢复其休息状态时的自然长度。只要神经保持在其“神经床”内的自由滑动，显著的牵拉在无损伤条件下能够耐受。神经的正常偏移区别很大，从最大的15.3mm（臂丛神经平均值）到最小的1.15mm（神经平均值）。

当一条神经损伤（通过压迫、瘢痕、包埋或粘连）后，其被随之而来的瘢痕组织限制在神经床内，在正常生理需要过程中，此神经可以接受“过度牵拉”。当然也有某些特殊的创伤状态会超出正常神经偏移或弹性极限，从而产生神经损伤。一条神经通过神经束膜来实现其长度。神经束膜层在其外层鞘内具有3个方向的胶原纤维：环形、纵行和斜行。当纵向的张力作用于神经束膜的延长过程，横截面积常有丢失。这就使沿着整个神经的长度产生了神经束内压力的升高。只要神经外膜未受损，神经就可以保持其弹性特性，但是神经内损害可发生在很轻微的机械性损伤中。弹性极限或允许的牵拉极限大约为超出正常范围的20%。在此水平上，可以有一处或多处神经内剪切伤，同时伴有轴突和神经束的破坏及出血。成纤维细胞的增殖，最终引起神经内的瘢痕。

尽管神经牵拉性损伤的真实发病率不是非常明确，这些损伤常常与创伤有关，如骨折、脱位、产伤和外科手术过程中意外牵拉伤。在与骨折有关的神经损伤中，95%发生在上肢，其中最常见的5种受损的神经，58%是桡神经，18%是尺神经，16%是腓神经，6%是正中神经，2%是坐骨神经。Omer报道一项648例与外科手术有关的神经牵拉损伤的前瞻性研究，70%获得了自发性的恢复。在低速度的枪伤中，69%的患者在伤后3～8个月获得恢复。高速度的枪伤患者也从损伤得到恢复，但是恢复的时间需要9个月。在那些与骨折和关节脱位有关的神经损伤的患者中，83%的患者在1～4个月有自发性恢复；在那些神经牵拉伤的患者中，86%的患者3～6个月恢复。

并不是所有的牵拉伤都是外伤性的。一些患者的牵拉伤是在重建手术时尝试克服神经间隙所导致的损伤。这种损伤见于神经残株通过牵拉来实现再吻合，或将关节固定在屈曲位置，由于术后关节的逐渐伸展而导致的牵拉。逐渐的关节伸展可以导致缺血性损伤或超出神经弹性极限。已经证实神经通过缓慢的牵拉可以获得一定程度的延长。此研究已经通过组织膨胀技术开始应用，并应用于克服神经间隙的神经重建术之前，使得神经获得一定程度的延长。当护理一位神经牵拉伤的患者，我们必须意识到神经损伤可以影响到神经的全长。最严重的损伤可能远离四肢的急性损伤部位，这对诊断专家来讲也是难题。

（四）缺血性损伤

外周神经需要一个维持有氧代谢的连续充足的氧供来维持正常的轴浆运输功能，保持细胞的完整状态，以保证神经冲动传导必须的膜电位的再生、维持和恢复。为实现此目标，神经具有精密的血管丛，它是由两套完整的，但功能独立的血管系统组成。外周神经能够耐受相对长时间的缺氧间期，并能较快的恢复功能，但是更长时间的急性缺血或慢性缺氧会产生不可逆转的神经损伤。肌肉无力、疼痛、麻痹、过敏和感觉缺陷是神经缺血性损伤的常见症状。

缺血性损伤可能由于三种不同的病理过程导致。可能是大血管闭塞、小动脉血管病变或营养性毛细血管疾病。大血管闭塞常由于外伤或静脉血栓引起，适合临床治疗或直接手术限制。小动脉和毛细血管疾病是在尝试改善神经环境（如神经床的皮瓣重建）或去除神经束膜和神经内膜瘢痕时（或两者同时）间接获得。一些能够影响小动脉（直径50～400mm）的病理状态是坏死性血管疾病，如结节性多动脉炎、类风湿关节炎、Churg-Strauss综合征、韦格纳肉芽肿、血栓闭塞性脉管炎（Buerger病）。所有这些疾病状态会影响神经外膜小动脉，导致斑块阻塞和缺血性神经损害。

缺血性损害存在的时间长短是决定缺氧性损伤的最重要因素。在神经缺血的最早10min内，神经细胞膜休息电位和电阻有一个突然的降低。15min内，动作电位下降，静息电位进一步下降，导致传导受阻。30～40min内传导功能完全丧失。再氧化在1～2min内可以使其功能恢复，但是恢复通常要在10min内完成。这表明缺血性病理损害是一种代谢现象，而并不是一种形态学改变。在慢性缺血性神经中，可以发现节段性脱髓鞘以及不可逆转的轴突梗死发生。如果再生发生，将有一个令人满意的预后，因为神经内部的破坏保持轴突基底膜未受损伤。这就保证了直接地轴突再生和适当的神经终末器官的连接性。

当再植术和自由组织移位提出来时，缺血耐受程度变得十分重要。一个正常的神经组织能够耐受长达8h的暖缺血（室温），并仅有很小的形态学损害。通过血管再生，营养性血流迅速增加。8h后，血-神经屏障被破坏，随之而来的蛋白质液的内流通过刺激成纤维细胞增殖和神经内瘢痕形成影响神经再生。对于大多数近端截肢术，有大量的肌肉受损，神经组织的缺血耐受程度已经不是重要的临床问题，因为在受累的神经发生不可逆性损伤之前，靶器官已经发生不可逆性改变。然而，受损的神经纤维比正常的神经组织对缺血更加敏感。这可能是因为轴浆运输在损伤的神经内（尤其是损伤严重的神经）有明显的减少。

（五）电学损伤

上肢的电学损伤可能引起轻微伤至威胁生命等不同程度的损伤，并与后期的截肢百分比（32.5%）有关。这些损伤的严重程度依赖于电流、电压水平、组织的电阻和电流间期等相关特点。电学损伤后的神经学缺陷通常是损伤后即刻发生，运动神经受累多见，而其具体原因尚不完全清楚。大多数的受伤神经表现出随时间延长部分恢复的特点，但是严重损伤的完全恢复十分罕见。电学神经损伤的主要病理学变化是因为产生热能导致的凝固性坏死。电流沿着电阻最小的路径传导，不同组织按照电阻逐渐增大的顺序排列如下：神经、血管、肌肉、皮肤、肌腱、脂肪和骨骼。所以，电学损伤更容易沿着神经血管束分布，并引起深部组织破坏。同时瞬间的热烧伤常见于这些电学损伤的入口和出口处。在对报道的22%电热学损伤患者中，神经破坏是损伤的直接后果。在非破坏性损伤中，电学损伤有引起刺激阈值升高和超最大强度刺激后神经反应幅度下降的特点。

尽管一些损伤是可逆性的，但是电学损伤引起潜伏期的持续升高和传导速度的持续下降。严重的损伤能引起整个神经的片状坏死和中央性坏死。脑出血和蛛网膜下腔出血也是很常见的。如果神经没有遭受破坏，也可见到神经多灶性完全脱髓鞘，神经滋养管处的血管也有严重的损害，因此引起迟发性缺血性损伤。复杂的电学损伤会引起剧烈的强直性肌肉收缩，后者可能引起脑出血、肌肉破裂和骨折。晚期的变化主要是源自与血管破坏和进展性神经束膜纤维化有关的慢性缺血性变化。与过去提到的血管病理学特点不同，这种慢性缺血性损伤可能对神经松解术和神经再血管化有所反应（如肌皮瓣、网膜移位）。

（六）放射性损伤

随着放射性治疗变得更加明确和精炼，它作为癌症的一种治疗方法的应用也逐渐增加。随着放疗应用的增加，癌症患者的存活率升高，使得我们能够有机会观察到放疗对周围软组织和神经组织的晚期效应。在过去，中电压（不足100万V）放射线是标准剂量，同时这个技术具有非常浅的组织渗透性。在严重的神经损伤出现之前，显著的皮肤变化限制了放疗的总体剂量应用。在如今，兆伏级放射线（100～350万V）的应用已经能够允许更深组织的渗透增加，而皮肤损伤降低到最小，最终导致照射区域内的邻近结构接受了更高剂量的放射线。

外周神经的放射性损伤了解甚少。损伤可以来自直接的细胞损伤，也可以来自由于支持性血管和结缔组织损害引起的间接损伤。这些损伤是具有协同作用的。对神经组织而言，幸运的是，细胞数量是相对稳定的（核分裂能很小，因此很少有显著的生物学损害发生在基因编码水平），直至神经再生发生。如果放射性损伤之前合并有神经损伤，并已经开始刺激细胞支持组织的增殖，那么细胞破坏将更加严重。放射性损伤是永久性的，并不随时间延长而逐渐消失。从组织学上讲，有轴突的破坏，放射性损伤节段髓鞘的片状消失，尝试使施万细胞增殖引起细胞总数目的下降来产生异常的薄髓鞘。神经横截面积的增加提示有与异常神经内血管渗透性有关的持续的神经内水肿。晚期的检查发现显著的神经内和神经束纤维化，伴有明显的神经束的纤维替代和大量的较厚的白色瘢痕形成。

由于放射线在乳腺癌治疗中的广泛应用，臂丛神经放射性损伤已经成为放射性损伤中研究最广泛的疾病类型。臂丛神经病变的发生率变化较大，这与放射治疗的途径和总体剂量直接有关。在一项系列研究中，使用4MV的放射线，15%的患者在接受了5775rads（5.775Gy）放射线后产生了神经学症状；在接受了6300rads（6.3Gy）放射线后，发病率提高到73%。在放射剂量给予15MV后，22%接受了400rads和50000rads（0.4和5Gy）的患者发生了光化的神经丛病变，接受550～6600rads（0.55～6.6Gy），发病比例提高到47%。放射治疗与臂丛病变发病的潜伏期范围从短的5个月到长的20年，平均潜伏期为4.25年。疼痛是目前臂丛病变最常见的临床表现，约80%的患者报告疼痛。50%的患者诉疼痛严重，65%的患者表现肌无力和肌萎缩，这些体征常常与上肢显著的淋巴水肿有关。

大多数具有感觉和运动缺陷的患者表现有正中神经和尺神经的损害。

那些就诊于手外科医师的患者，伴有上肢疼痛和肿瘤的放射治疗病史，常常使诊断变得十分困难。问题在于鉴别光化学性的神经丛病变是局部复发，还是肿瘤的神经转移。两者有类似的体征和症状，且有相同的平均发病时间。两者都要逐渐进展数年，但是放射性损伤引起的逐渐进展的神经丛病变没有其他转移性病灶。所有外科治疗的患者，没有转移性疾病必须通过活检得到证实。

放射性神经损伤需要外科介入治疗的最有力的适应证是难以治疗的疼痛，但是外科手术不应该以骑士的方式来进行。功能的损伤是一个可能的并发症，因为受累的神经不能耐受过多的外科操作。外科治疗的目标应该轻柔地摘除粘连在一起的纤维化瘢痕，通过移位至良好的血管床或皮瓣重建来提高受累神经的血管功能。

（七）注射性损伤

外周神经在很多环境下对直接的注射损伤十分敏感，并可能导致神经永久性损伤。将不同物质注射到神经周围是十分常见的，如进行局部麻醉时将局麻药物注射在神经周围，炎症性病变时将类固醇激素注射到局部。此外，肌内注射抗生素可能导致深层神经的意外性注射损伤。多数这些损伤能够通过对体表和深部解剖的了解来避免。当注射性神经损伤发生时，患者在注射位置会有剧烈的疼痛，并有神经放射痛。这常与神经功能障碍有关——感觉、运动或两者均有。

注射性损伤被认为是由机械性针损伤、过敏性视神经炎、缺血和环形瘢痕不断发展，以及神经内神经毒性物质的积累所引起。一些研究表明只有神经内注射神经毒性物质才能引起严重的神经纤维损伤。只有使用地西泮、氯氮、氯丙嗪和苄青霉素进行神经束外注射才与神经损伤有关。最严重的损伤是与神经束内注射哌替啶、地西泮、氯丙嗪、氢化可的松、曲安奈德、普鲁卡因、丁卡因有关。严重程度略轻，但仍属严重的损伤是由庆大霉素、头孢噻吩、甲泼尼龙、曲安西龙、曲安奈德、利多卡因（如果与肾上腺素合用，情况更加严重）、丁哌卡因和盐酸肾上腺素引起。这些药物中包括一些缓冲剂，而且可能是违规药物。

急性期可以见到轴突消失和华勒变性。血管-神经屏障的变化会改变正常神经内环境，导致由于随后出现的肿胀、缺血和神经内瘢痕引起的晚期变化。神经损伤后8周，会有严重的神经纤维化伴有很小的外部瘢痕。

当一个外周神经的注射性损伤发生时，通过损伤后6周进行的电生理学研究发现，最初3个月的观察是有必要的。早期的通过灌注药物或外部神经松解术来进行手术探索是不提倡的。因为损伤位于神经内部，神经外部的操作并不能解决病理学变化。如果在4个月内没有临床恢复，再进行手术探查是合理的。内部神经松解术应该解除瘢痕性神经束的压力，并进行数月的观察来了解神经功能的恢复情况。如果只有极少的功能恢复，患者应该进行神经瘤切除，然后进行重建手术。

（八）撕裂性损伤

神经撕裂伤是外科医师面对的最常见的外周神经损伤之一。撕裂伤有完全性或部分性损伤之分，所有的损伤都是5度的神经断伤。锐利的器具导致大多数的损伤，但是部分损伤与闭合性骨折有关。所有这些损伤与运动和感觉障碍有关，如果不进行外科手术治疗，神经功能将不能恢复。大约20%的神经撕裂伤表现为完全性损伤，但事实上只有部分撕裂伤，残余部分神经束的神经失用和轴索断伤只能用挫伤和牵拉来解释。神经撕裂伤本质上是低速的挤压伤，只有非常小面积的神经受累。即使在理想条件下，被分裂的神经在近端和远端也会有部分挤压伤的成分，这是在外科手术重建时必须认真清创的。

三、影响再生的因素

外周神经重建是建立在一定原则基础上的，当进行重建时，应该促进神经的自然再生过程。外周神经损伤后的再生受到机械力，修复的延迟时间，患者年龄和损伤水平的影响。

神经再生的机械性干扰在于瘢痕组织的形成与不适当的位置方向。当很小的瘢痕位于损伤的神经断端之间，而且神经束的排列准确，神经轴突完成准确的再生可能最大。这就提高了再生的轴突进入本身的神经纤维完成合理的连接过程的可能性。

重建手术前的延迟是另外一个重要的影响因素。神经细胞再生的能力本质上讲是无极限的，只要神经细胞不出现死亡现象。但是，随着时间的推移，损伤神经远端（瘢痕和直径的逐渐下降）和靶器官内（萎缩和变性）出现时间相关性的改变排除了再生的可能性。

大家普遍认同年轻患者神经损伤后会有较好的功能恢复。神经再生的比率是与年龄相关的。随着年龄的增长，再生发生率下降，这可能与随着年龄增长缓慢轴突转运效率下降有关。此外，营养机制在年轻患者似乎能发挥更远的距离，同时这能够促进更加准确的神经断端与器官的连接。年轻与老年患者之间在感觉功能恢复情况的差异可以归于老年人受体数量的自然减少（至少触觉小体的数量）。最后，年轻患者神经功能较好的恢复是由于中枢神经较好的可塑性。这是中枢皮质再学习或输入信息空间重组的能力，促进外周神经更加准确的连接。

损伤的水平（近端与远端）是决定再生成功预后的重要决定性因素之一。近端损伤较远端损伤导致更加严重的预后。在近端损伤中，神经元死亡的可能性更高。其次，如果损伤发生在近端，损伤距离靶器官的距离更大，在轴突再生很长的距离进入靶器官时，相当程度的萎缩或变形已经发生。神经内局部解剖也起到相当重要的作用。神经损伤越靠近近端，神经束的不均一性就越大。高位神经损伤中，再生过程有更多的轴突混合，这使得合理的靶器官连接，如果有可能的话，变得十分困难。

神经损伤的原因是十分重要的，相关的结构皮肤、骨骼、关节和血管系统，在任何重建手术之前都要是稳定的。失活的组织必须要进行清创，骨骼必须稳定，血管如果有损伤必须进行修补。严重的损伤可能由于牵拉、压迫或缺血引起多水平的神经损伤。随着损伤程度的增加，神经和神经床周围的瘢痕会更多，因此会降低再生的质量。此外，如果患者的情况不稳定，修补手术应该推迟。神经修补或重建手术应该在良好的皮肤，稳定的骨骼（理想条件下有柔软的关节）和良好的血供条件下进行。感染应该积极对待，辅助治疗如皮瓣覆盖，如果能够促进早期神经重建，也应该积极进行。

四、神经再支配

靶器官的神经再支配包括的内容远超过了轴突再生和连接。轴突到达靶器官后，神经肌肉连接处和轴突末端的感觉受体必须重新建立，如果轴突与靶器官配对错误，这些反应是不会发生的。

因为高位神经损伤再生的随机性，这里有5个再生可能的结果。通过建立与原有器官的连接，轴突可以实现准确的再支配。如果神经末端与器官没有受到不可逆性的损害，神经功能可以恢复到基本正常。如果神经末端与器官连接已经变性，将不会出现有意义的功能恢复。错误的受体可以在合适的位置再次获得神经支配，导致不适当的输入，或轴突可能与正确的受体在不适当的位置实现连接，产生错误的定位。最终，轴突会受阻不能实现神经末端与器官的连接，致使无效果的再生。

当再生的运动神经轴突达到失神经支配的肌肉，神经再支配常常发生在原来的运动终板处。此时，轴突出芽，并再次支配邻近的肌肉纤维，产生组织化学均匀的巨大运动单位。当神经肌肉接头重新连接后，运动功能的恢复不能立即发生。在神经刺激可以引发肌肉收缩之前有18d的延迟，另有5d的时间出现功能性反射活动。功能性活动的恢复与γ运动纤维对肌梭内纤维控制的恢复情况具有最好的相关性。没有足够的γ反射，即使反射是正确的，临床肌肉功能因为不正确的运动也会有所下降。

感觉功能的恢复通过反复既往的顺序实现，此顺序与再支配受体的形态学有直接相关性。疼痛和温度的感觉恢复在触觉恢复之前，触觉恢复按照以下的顺序进行：30Hz频率刺激，运动触觉，连续触觉，最后是256Hz刺激。

五、外周神经功能重建

在过去的20年里，针对神经损伤的患者采用的治疗方法已经发生了很大的变化，并通过术中电诊断技术的应用，更高级的仪器和放大率，以及对外周神经结构和功能的更好的理解而得到提高。防止损伤的神经处理和缝合技术已经提高了神经重建的可能。对神经束解剖的了解使神经修复的结果更加准确，理解到损伤位置存在张力的不良效应使得神经介入移植提高了一大步。重建术后，感觉恢复模式的相关知识形成了感觉功能再教育的精确模式，促进更多的功能性应用。

（一）时间选择

关于神经修补的时间没有绝对的原则，应该经过对损伤的本质，患者的情况和相关神经的状态认真考虑之后再做出决定。神经损伤可以分为两种大的类型。第一种类型是怀疑横断性的损伤。如果所有的条件允许，这些必须通过重建来完成。第二种类型是怀疑神经完整性，或有多水平损伤或严重挫伤者。这些损伤需要二次重建手术。通过定义，主要的修补是在损伤后48h内完成。早期的二次修补在6周内完成，晚期的二次修补在3个月后完成。

如果神经损伤的限度可以描述，那么进行主要的修补或重建就具有肯定性优势。如果修补在4d内完成，电刺激可以用于鉴别远端神经束损伤，神经残端的回弹是有限度的。如果修补延迟超过4d，就有可能发生华勒变性，应用电刺激就没有意义。如果伤口被污染或有软组织缺陷及骨折，神经修补必须要推迟，直到有一个清洁稳定的伤口为止。如果有足够的清创，软组织重建和骨折的稳定，神经修补可以同时进行。如果早期的神经修补因为条件不良导致手术失败，患者可能的预后会比等待条件良好后的二次修补更差。

外科医师推迟损伤后的修补或重建，是由客观时机要求的。这些时机指预期有第1、第2或第3度损伤时。没有外科重建手术能够提供比未受损的神经束自身恢复的预后更好，时机应该用于解决低度的损伤。采用8～16周来解决非横断性的钝性伤或牵拉伤是合理的。

初期神经重建的最大优点是时间的节省。很大的不利之处在于不能观察到神经损伤的具体程度，尤其是不能探查到的牵拉伤或多水平损伤。如果修补术在后一种情况（未探查到损伤）下完成，一些功能可以随着时间逐渐恢复，但是外科医师就要面对再次手术来完成更大的恢复或等待那些不可能到来的进步。所有二次修补术最大的优点在于外科医师和手术小组能够有效地进行手术，而无疲劳；在手术室合适的条件下，进行一丝不苟的显微接合更加容易。

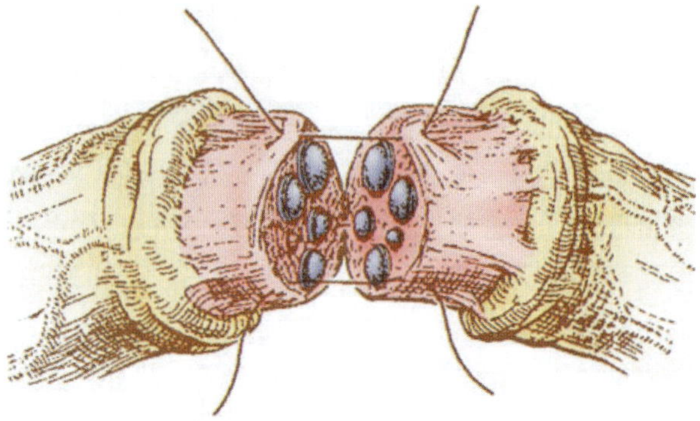

图43-1 神经外膜修补。显微吻合图解。神经外膜的外层从近端到远端被切除。经过认真地神经残端的排列，对内层的神经外膜进行缝合。如果有必要，可使用8-0尼龙线进行2～3针减张缝合，10-0的尼龙线进行吻合（引自：Terzis JK，Smith KL.The Peripheral Nerve：Structure，Function and Reconstruction.New York：Raven Press，1990.）

（二）神经修补技术

损伤后的探查通常应该在止血带控制下完成。这允许更加精确的切开和损伤鉴别。神经显微接合并不需要无血的术野，只要解剖结构位置合适并加以标记。事实上，有些时候应该优先选择显微外科修补之前放松止血带来获得内稳态，因为很难在完成神经修补术后不损害接合处的神经。

神经损伤应该接受广泛暴露，近端和远端均要暴露。神经切除范围从未损伤部分到损伤部分，尝试保留所有的血管附属物。对于撕裂伤，高倍放大也应该用于连续性损伤的神经束切除术中。当达到损伤处时，未参与神经瘤构成的神经束能够从瘢痕和其他神经束中小心地游离出来。电刺激或术中电诊断可以用于决定哪种神经束保持足够的传导功能，并能被保留。参与组成神经瘤的神经束可以被切除，修补或通过植入的移植物来进行重建。

端端吻合

外周神经纤维吻合术应用最广泛的技术就是神经外膜修补术（图43-1）。这项技术应用于完全性横断性神经损伤，该技术的优点为简易、快速的操作时间和使用放大装置需求最小。

有切割的神经末端被认真地清创，并连续切片直到在正性神经束膜内压力下轴浆流如蘑菇般生长，神经束模式被鉴别出来，产生相对小的瘢痕。远端的神经残端也是这样处理，此时，当神经无张力的平置，放大倍数要增加到25倍，神经外膜的缝合需要10-0的尼龙缝合线，当经过对神经束认真重新排列之后，神经束可以完成精确的吻合。很少数量的缝合是用来完成修补的，通常对一个粗大的神经只需要8-10针缝合，而对较小的神经2针缝合即可。如果神经间隙很大，以致第一个10-0线缝合不能将神经末端对合，1针或2针8-0线缝合是可以应用的。

神经外膜修补失败的主要原因是神经末端的间隙、覆盖、弯曲和骑跨。即使很小的张力就能产生明显的神经内间隙，后者能够充满瘢痕组织，导致神经再生及其困难。

第2个外周神经重建常用的技术是神经束膜修补（图43-2）。大量的讨论集中在神经外膜修补或神经束膜修补（神经束修补）是否是外周神经重建可选的治疗方法，大量的文章报道两种技术在神经再生和功能恢复方面没有区别。当重要的清创需要在显微吻合之前完成时，神经束配对通过此技术能够得到提高，这也在选择插入式移植时应用广泛。

在高放大率的条件下，神经终端准备良好后，神经外膜被切除。神经束被分离，吻合在配对的神经束之间进行，进行内层神经外膜缝合。缝合时应注意保护神经内膜，防止其受损。神经束膜技

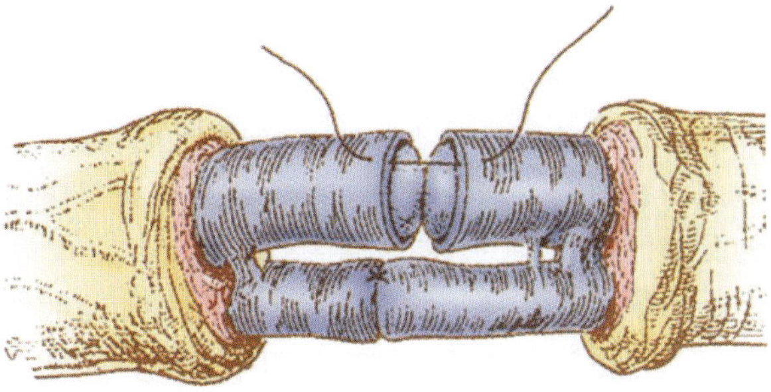

图43-2 外周神经（神经束）修补术。显微吻合术图解。外侧和内层神经外膜从神经残端的远端和近端进行切除。神经束排列整齐，使用最小号的10-0尼龙线进行必要的缝合（最少为2针），注意将缝合线放在内层神经外膜或神经外膜，不要损伤神经内膜（引自：Terzis JK，Smith KL.The Peripheral Nerve：Structure，Function and Reconstruction.New York：Raven Press，1990.）

术的最大优点是准确吻合相似大小的神经束。最大的弊端是增大切除和异物（缝合）会刺激到大量的神经内瘢痕。

（三）张力与神经移植

神经损伤后，在神经断端之间有一个间隙存在，或者在创伤后，或者需要清创，外科医师进退两难。神经间隙应该通过伸展位制动和牵拉（通过张力下神经修补）来桥接？神经缺陷通过神经移植来桥接，促进轴突跨越吻合端？还是肢体应该保持屈曲位使得神经末端靠近，然后缓慢地完全伸展关节，期望牵拉神经到达适当长度？

吻合部位的张力导致修复过程中瘢痕组织的增殖。随着瘢痕的成熟，其限制了神经内部再生的轴突。如果关节是屈曲的，制动能够避免已经损伤的神经发生二次牵拉损伤。如果再生的轴突尝试跨越缝合线，沿着神经纤维生长，在大多数病例他们可能无法实现功能性再生。研究表明重复的牵拉一条缝合的神经将无法实现轴突的延长，反而导致重复性牵拉损伤。

比较有张力条件下显微吻合处的神经移植的预后。Millesi报道如果进行无张力修补术，使用或不使用移植物，在吻合处仅可见很少的异物残留。电生理学研究支持应用神经移植物来代替有张力的吻合，并证实即使面对两条缝合线的时候仍有良好的恢复。神经移植通过外科手术来完成，如同其他的神经探查手术。神经末端被暴露出来并准备妥当，一个合适的神经供体（常常为腓肠神经）被分离到足够的长度。根据损伤神经的直径，植入移植物的数量来选择合适的横截面积。神经束配对需要进行，神经束膜也应该准备妥当。

（四）神经移植的替代治疗

自主神经移植已经不再是神经间隙重建的唯一治疗方法。神经间隙可以通过神经延长技术或生物或非生物材料管桥接来缩小。

为避免自体神经移植引起的供体位置疾病，众多专家的兴趣重新集中在多种神经套管术和同种异体移植（移植）。如同自体神经移植，非神经结构的神经管为发芽的轴突提供了一个管道，生长的神经可以被引导跨过神经间隙来实现与远端神经残端的连接。目前使用中的这些管道的成分有聚乙醇酸、自体静脉和羊膜。使用这些管道来重建指神经的小的神经间隙（<3cm）的功能预后与无张力的神经吻合术基本相同，因此使用这种技术对于消除供体位置疾患是非常有意义的。但是，目前通过神经套管技术能桥接的最大神经间隙看来只有3cm，通过神经套管的重建技术需要术后2～3周来进行体位矫正。

组织扩张技术也已经取得令人鼓舞的效果。华勒变性神经的缓慢扩张引起施万细胞的加速增殖和血管化增加，从而促进神经再生。永久性延长的30%能够通过组织扩张技术来获得，修复的效果等同于无张力早期神经吻合术。但是，近端节段耐受组织扩张技术要比远端节段更好。

通过成功的神经修补，进展性的Tinel征可以沿着神经再生扩散，如同出芽的轴突沿着神经分布。跟随最大的刺激点是十分重要的，因为这勾画出了大部分轴突的最远端的范围。如果Tinel征不能发展并保持在吻合的位置，这便是进行再次神经探查和修补的适应证。如果Tinel征持续出现的修复的远端，必须确认那里有以前没有发现的神经二次损伤。

神经修复之后，通过制动对神经吻合处保护7～10d是十分重要的。在神经再生期间，主要的治疗应该集中在保持受累部位柔软和可移动性并准备接受生长的轴突。只要发现有感觉神经的再支配，感觉功能的再教育计划就应该实施了。

六、小结

在过去的几十年里，外周神经重建手术包括从相当粗陋的神经断端的缝合而不关注张力或神经走行方向，到很好地了解神经内部解剖的精确的手术技巧方法，已经可以更好地进行神经束对合，并有效提高临床预后。但是，这些进步仍然远远落后于理想的解剖排列。或许在今后对营养和营养治疗更好的理解使我们能够实现更好的临床预后，实现精确的靶器官神经再支配，掌握无张力无缝神经吻合技术和瘢痕处理方法，来排除纤维组织对再生的干扰。如今，我们可以很欣慰的是神经细胞本身具有无限制的再生能力。外科医师的职责是在神经损伤后进行尽可能简洁的神经修补，治疗师的职责是通过保护性矫正定位，关节活动度治疗，按摩及其他合适的治疗来帮助患者保持终末器官的功能，实现神经损伤后修补可能的最好的功能预后。

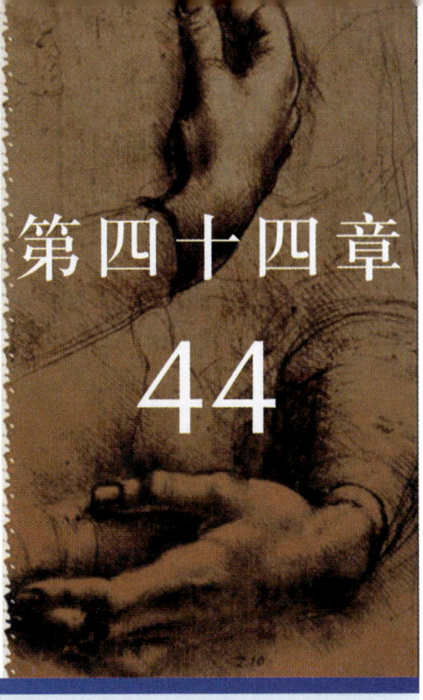

神经修复新进展

原著者 DAVID J.SLUTSKY, MD, FRCS(C)
译校者 吕 振 洪 毅

关键点

适应证

- 开放伤的运动或感觉功能障碍。
- 挤压伤或牵拉伤在3～6个月之后没有运动或感觉功能的逐渐恢复。
- 不能修复的神经损伤。

优先考虑

- 早期原发性神经无张力修补以达到最佳预后。
- 丧失神经物质10%以上的神经移植。
- 神经修补之前将开放污染的伤口转换为干净闭合伤口。

注意事项

- 神经束的电学鉴别有利于前臂正中神经/尺神经的修补。
- 感觉神经间的间隙小于3cm才可应用替代性神经导管。
- 高位正中神经/尺神经损伤或臂丛神经后的神经移位应在6个月内完成。

愈合时间与治疗进展

- 原发神经修复后采用短弧运动掌侧/背侧矫形器治疗3周。
- 神经移植物植入术后伸直固定肢体8天，然后不受限制活动。
- 感觉再教育对感觉神经重建或转移后的良好结果至关重要。
- 运动再教育强调供体肌肉在神经移植后的联合收缩。

陷阱

- 避免张力下神经修复。
- 不可尝试通过血管缺乏的床层进行神经移植。

预防措施

- 与外科医师就最佳的肢体固定位置进行沟通至关重要。

重返工作和日常活动的时间

- 大多数患者3～4周后开始日常活动。
- 因为运动和感觉功能的恢复持续2年时间，长期的工作调整是必要的。

一、基本知识点

尽管神经修补技术已经发展到相当高的水平，但是就神经本身而言仍显得相对粗糙。在过去的20

年里，我们在基础神经修补的操作方面已经取得了一些进步，但令人吃惊的发现损伤后这些修补术妨碍了神经再生的能力，这便带动了神经重建技术的发展。那些用于臂丛神经手术的相似的手术技术现在应用到了上臂，包括端侧修补、神经导管技术和神经移位技术。

（一）神经解剖

神经重建技术的基础知识和原理，建立在对于神经解剖、神经生理和神经损伤与愈合知识的深刻理解之上。读者可参考第42章关于这些内容的详细讨论。

（二）神经生化

一个正常的神经具有一定的纵向强度能够承受一定程度的压力和拉力。外周神经在起初很容易被拉伸。华勒变形后延迟修补的神经弹性会下降大约50%。实验研究发现，神经被牵拉8%后，血流减小50%。当牵拉15%后，神经完全缺血。当长度牵拉17%时，将不能缝合。这表明缺血和接合部位的非断裂是急性神经修复的限制因素。神经是一种黏弹性组织，这意味着当低负荷的张力长时间作用于神经，神经组织会被拉长而没有神经传导速度的变化。很有趣的实验研究证实，利用神经组织膨胀技术和外固定，逐渐拉长神经组织跨过神经间隙部位，但是不能成为标准化治疗方案。

（三）神经间隙

神经间隙（nerve gap）和神经缺损（nerve defect）是不同的两个概念。神经间隙是指神经末端之间的距离间隙，而神经缺损是指神经组织丧失的实际数量。神经分离后通过简单的神经回缩，可以发现纤维排列是相似的。随着位于近端和远端神经残端之间神经缺损增加，更多的纤维错配发生在残端之间，导致神经预后的不良，尤其是在神经间隙大于5cm的时候。

二、神经修补

神经束在神经内部的排列是不同的，当神经纤维从一侧神经束移位至另一侧时，在神经束之间存在交互连接。在进行神经修补或移植时，术中使用运动和感觉神经鉴别能够减小神经束错配的风险。

1.神经束的电学鉴别

运动和感觉神经束72h内能够通过直接电刺激来鉴别。前臂远端的正中神经和尺神经最适合此种技术处理。一个低电流刺激器可以常规的方式应用于局麻下患者的近端神经末梢的大多数神经束。感觉神经束将引起疼痛，并可能标记在特定的手指。而运动神经束并不会在低强度刺激下引发反应，即使高强度下也很少局限化疼痛。近端神经残端的横截面草图已经制作完成。感觉神经束被10−0的尼龙线标记，患者接受全麻。远端的残端以类似的方式接受刺激。倒转的图像将会呈现，运动神经束刺激后引发一个肌肉抽搐，而感觉神经束没有任何反应。一个横截面积图再次被制作出来，用于近端和远端运动感觉神经束的配对。

另外一种方法，作者曾在肌肉抽搐的位置使用神经动作电位（nerve action potentials，NAP）来描计远端神经残端。复合运动神经动作单位（compound motor action potential，CMAP）在7～9d会消失，然而感觉神经动作电位（sensory nerve action potential，SNAP）10～11d才会消失。慢性损伤中，NAP并不存在，因此解剖远端运动神经分支，沿着运动神经束找到神经残端是很有必要的（图44−1）。

2.适应证

手术适应证为切割伤和神经障碍的患者1周内没有任何恢复。任何神经吻合术的目标都是无张力修补。当清洁伤口的神经横断，神经间隙是因为弹性回缩造成时，急性早期神经修补也是适应证。

3.禁忌证

神经修补在感染的伤口是不能进行的。如果神经纵向的损伤程度不能确定，神经修补应该延迟进行。

（一）神经修补的类型

1.神经外膜缝合

这项技术对于包含1个或2个神经束的小神经是很适合的，例如指神经。因为它们只包含感觉神经纤维，神经配对并不是一个麻烦的问题。神经外膜修补对于那些单独的运动和感觉神经束鉴别不能实现的混合神经也是适合的。

2.神经束组缝合

运动和感觉神经束组如前所述。在一个大的神经，如正中神经或尺神经，选择4组或5组神经束进行缝合。这就完成了合适位置的神经断端配对，以及良好的神经内膜和神经外膜的缝合。

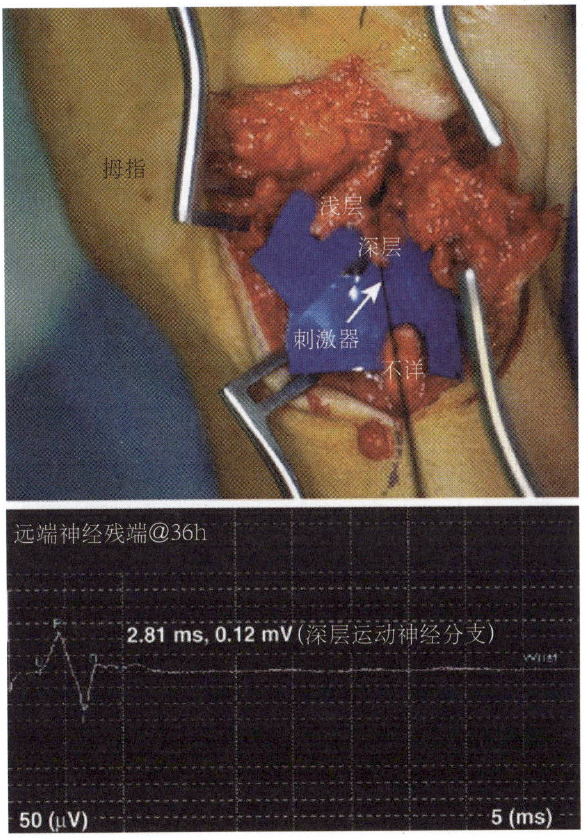

图44-1 术中腕关节尺神经刺激。A.深层运动神经分支刺激；B.复合运动神经动作单位潜伏期正常，但幅度下降

3.外侧神经外膜夹板

Jabaley采用外层的神经外膜作为夹板装置。外层的神经外膜沿着其表面进行纵向切开，并与下方的神经纤维束分离。神经外膜被贴附在神经的表面，且每个神经末端之间有几毫米的距离。在神经的深层表面，使用8–0的尼龙线进行间断缝合来连接剥除外层神经外膜的神经末端，完成夹板的制作过程。这项操作为无张力或小张力的单一的神经束或神经束组提供了吻合技术（图44–2，图44–3）。

（二）术后康复

神经修补术后，康复治疗集中在三个方面：早期制动以保护修复的神经，关节活动促进神经的纵向生长，运动和感觉功能的再学习。伤口愈合之前，邻近关节被摆放在不同屈曲和伸展角度，以保证最佳的肢体位置使神经修复的位置免受负荷。特殊的体位通过特殊的矫形器固定3周，但允许存在有一个短弧度的运动范围，以保证神经有一定程度的滑动。读者可以参阅第44章对于术后管理与康复的具体讨论内容。

三、神经移植术

1.适应证

当神经撕裂伤的治疗延误时，神经末端的纤维化最终会阻碍神经修复，因此神经移植便成为一项需要的治疗，尽管没有神经组织的缺失。神经移植术来修复神经缺陷的适应证，为神经断端之间需要桥接的长度大于神经自身能延长的10%。这是对于神经移植术根据神经间隙本身来看，更好的适应

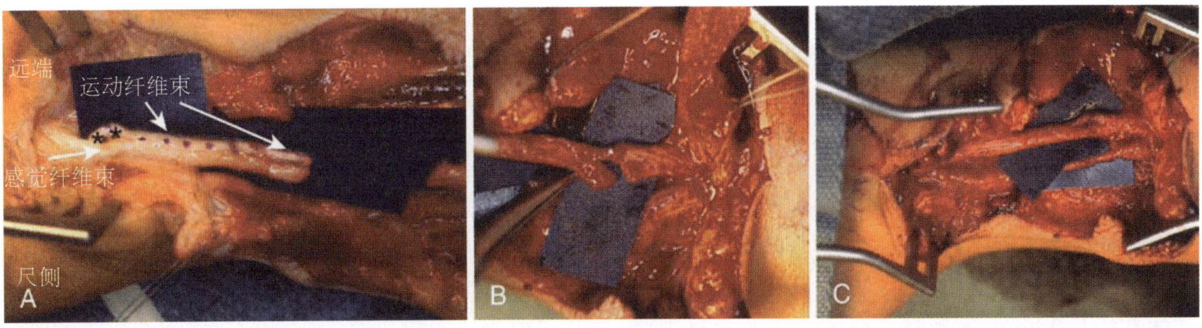

图44–2 A.尺神经运动纤维束沿着远端的神经残端进入手掌内部深层的运动纤维束；B.运动纤维束组的修补；C.残存的感觉纤维束的神经外膜修补

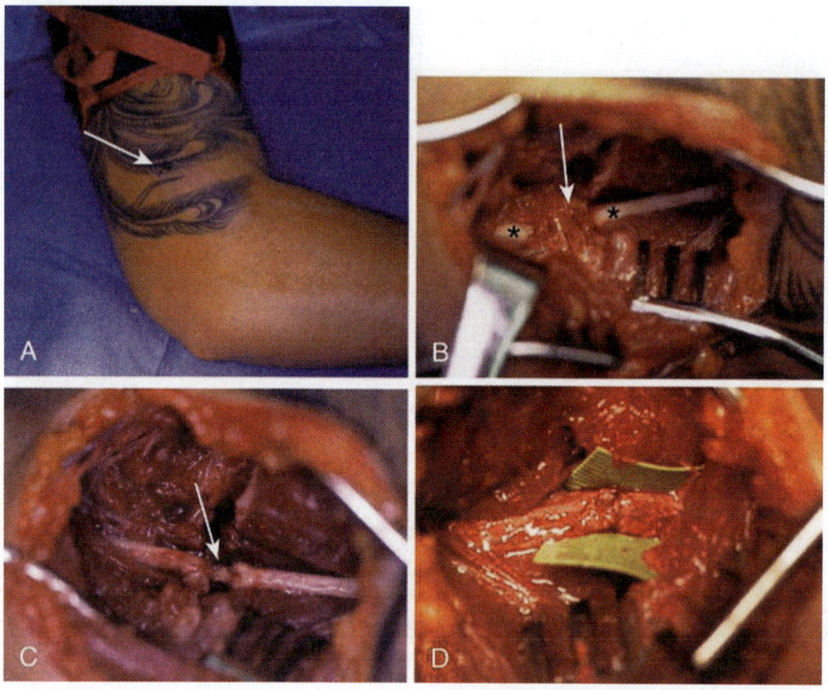

图44–3 A.臂内侧的刀刺伤导致的微小盾片伤口（箭头示）；B.刀伤的路径（箭头示）将远端与近端神经离断；C.剥离的后方神经外膜被缝合，以减少修复后的张力；D.完整的神经外膜修复（引自：Slutsky DJ.A practical approach to nerve grafting in the upper extremity.In：Slutsky DJ，Hentz VR，eds.Peripheral Nerve Surgery：Practical Applications in the Upper Extremity.Philadelphia：Elsevier，2006授权）

证，尽管4cm常被认为是神经缺陷的临界阈值。

2.禁忌证

一旦移植的神经从组织床中获得血管化，神经移植术便不能在烧伤或辐照组织中采用。

3.神经移植的作用

神经移植术提供了一个空的神经内管道来源，再生的轴突可以沿着此管道生长。一个正常的神经可以适应肢体屈曲和伸展时的长度变化，因为神经周围被包绕的滑动组织允许神经一定程度纵向的活动。一个移植的神经通过再血管化黏附在接受移植的区域。结果神经移植物对于张力变得特别敏感，因为它的周围没有纵向的滑动组织生长。最终获得的移植神经一定要有足够的长度来连接神经间隙，同时在邻近关节伸展时，移植部位没有张力。这也是术后临时制动的体位要求。如果肢体或手指被固定在屈曲位置，移植的神经就固定在这个体位，当肢体在术后8d开始活动时，神经断端的远近端将会受到张力的影响，即使移植的神经长度在开始时足够。早期尝试延长移植的神经组织会导致神经连接的中断。

供体神经移植的考虑　直径小的移植神经自发地再血管化，但是较粗的移植神经会发生中央坏死，导致后来神经内膜纤维化最终阻碍任何轴突出芽生长的进展。供体位置的缺陷一定要适应患者。由于这些原因，大部分可以使用的移植神经为皮神经。常用的供体神经包括前臂内侧及外侧皮神经和腓肠神经。骨间背侧神经和掌侧神经远端适合远指间关节水平的指神经移植。

4.外科技术

Millesi已经对这个题目有很多的描述。如果受体神经的直径与移植神经区别不大，两个断端可以进行横断切除，直到正常外观的组织（无神经纤维化）显露出来；移植神经通过神经外膜修补技术嵌入到神经断端之间。多个神经移植可以用于完全覆盖每一个神经纤维束的横截面积，通常的比例为1∶2或1∶3（图44–4）。如果没有成组的纤维束排列，不应进行神经纤维束之间的切断。移植神经的嵌入通

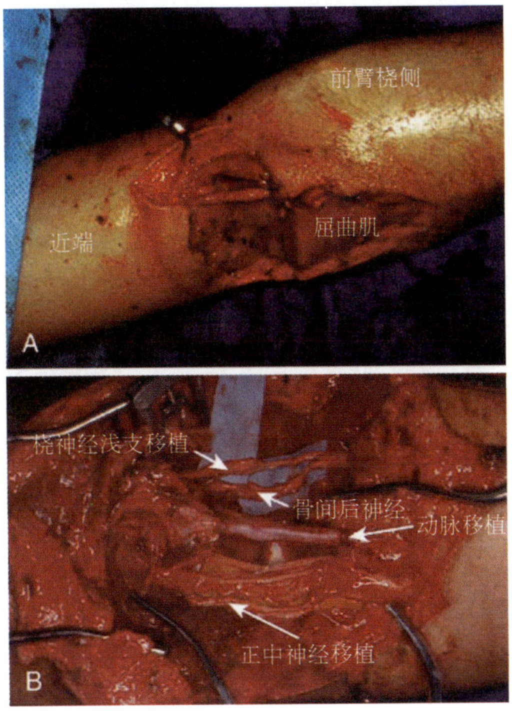

图44-4　近端正中神经和桡神经移植。A.通过肘窝的撕裂伤；B.正中神经的多种纤维移植，桡神经浅支和骨间后神经

过特殊损伤位置的神经内部描计图的引导来完成。

5.**神经修复或神经移植的结局**

大多数神经修复系列结果的报道是使用英国医学研究会等级系统（British Medical Research Council grading system）来评定的，该系统已被Dellon和MacKinnon改良过。

在这个分类方法，S0和M0的分数分别表示感觉和运动功能的缺失，S1或S2和M1或M2表示可被发现功能障碍。S3表示疼痛和触觉敏感性的恢复，两点辨别觉大于15mm。S4代表正常的感觉功能。M3代表肌肉力量的恢复，但不能克服重力。M4代表能够克服重力和部分抗阻能力，而M5表示正常的肌肉力量。如下文所述，一些其他的分类方法也在同时被采用，这就增加了不同研究之间对比的难度。

Ruijs等进行了一项623例正中神经或尺神经损伤患者显微外科神经修复术后的Meta分析研究。运动和感觉功能的恢复是密切关联的。在尺神经损伤的患者中，运动功能恢复的概率为71%，比正中神经损伤后的恢复率低。Kallio等评价了132名正中神经损伤患者（平均年龄28岁），修复术后平均10.4年。大多数神经损伤为锐器伤或钝器伤。共有87例患者，大多数损伤位于腕关节水平。34例患者接受了二次修补术，98例患者接受了神经纤维束移植。神经间隙平均为5.8cm。有49.2%患者取得了良好或满意的效果。神经修补术后效果在以下情况时不令人满意：患者年龄大于54岁；损伤的位置距离手指尖大于56cm时；术前延迟时间大于24h；移植神经长度大于70mm。

Secer等报道枪伤导致尺神经损伤的407例患者的治疗效果。15%的患者进行较高水平神经修补术，29%的患者接受中间水平神经修补术，49%患者接受低水平的神经修补术，均取得良好的效果。手术治疗的关键时期是伤后6个月内。尽管发现最佳的神经移植长度为5cm，但是这个发现并不令人满意。Kim等观察了45名手术治疗骨间后神经卡压或损伤的患者。7例接受神经修补术，7例接受神经移植术，其余患者接受神经松解术。大多数肌肉能够达到3级或更高（路易斯安那州立大学健康科学中心分级标准）。

Kallio研究了95例患者，254个损伤的指神经，神经修复后平均12.4年。53例患者进行二次神经外膜缝合术，37例进行神经纤维束移植，5例进行神经纤维束缝合。其中进行神经外膜或神经纤维束缝合患者中79%的神经和神经纤维束移植患者中56%的神经获得良好的感觉功能恢复。

大家普遍认同儿童的预后要明显比成人的预后好。Tomei等评估了25个不足15岁儿童的腕部神经修补术，并进行了12个月以上的随访。发现感觉功能的恢复十分理想（其中23例患者恢复到S4或S3+），而运动功能的恢复只在M2和M3。

Frykman和Gramyk回顾了1990年以前发表的关于神经移植的8项研究。包括167名患者，他们接受了正中神经移植术。整体来看，81%的患者运动能力达到M3，79%感觉功能恢复到S3。近来Daoutis等对47名接受正中神经移植术的患者进行观察，发现68%的患者运动功能达到M3或更高水平，75%的患者感觉功能恢复至S3甚至更好。Kim等报道50名患者中，有72%的患者取得M3/S3的进步。Milessi报道61%的患者达到至少M4水平的进步，42%达到至少S3的进步。对于尺神经，他报道49%的患者达到至少M4水平的进步（运动功能），27%的患者达到至少S3水平的进步（感觉功能）；然而在指神经修复中22%的患者取得S3水平的进步。

四、神经重建术

（一）端侧修补术

在兔子和灵长类动物模型的研究数据已经证实未损伤的供体神经具有从轴突向侧枝出芽的能力，能够穿过神经断端，神经周围和神经外膜而生长，再次支配靶器官恢复功能性活动。一个标准的端侧吻合包括将受体神经缝入供体神经外膜的窗口上，这项技术的优势在于供体神经不丢失任何功能（图44-5）。

端侧修补术不能替代完全的一期修复术，但是该技术已经作为一种神经连接技术被用于以下情况：未损伤的神经进入肌皮神经支配肱二头肌；高位尺神经麻痹患者，尺神经的远残端在腕关节处进入正中神经；尺侧指神经进入未受损的正中神经感觉支。肢体被制动3周以减小张力，然后进行运动和感觉功能的再教育训练。该技术在伤后早期6个月之内进行效果最好，如果超过这个时间界限，预后会较差。Mennen研究的40名患者中，包括33名尺神经至正中神经的修补术，7名正中神经至尺神经的修补术，其中56%的患者取得M3/S3的进步。

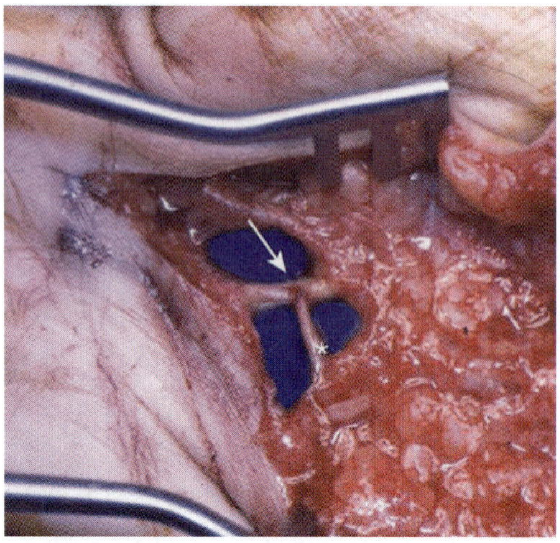

图44-5 高位尺神经麻痹。通常小指至中指的指神经是通过端侧修复术完成的，神经来源于第三个网格（箭头）的指神经

（二）神经植入

Brunelli首先提出了在运动神经撕脱，不能进行直接神经缝合或神经移植的时候，失神经支配肌肉的原位神经直接植入的概念。他们证实在大鼠和兔子的模型中，轴突与失神经支配的肌肉纤维相接触能够生成一种新的神经肌肉连接。运动终板实际上不是一种解剖结构，而是轴突末端与肌肉纤维直接接触后的功能变化。这项技术的前提准备是肌肉存在一定残留的营养作用。可以通过肌电图上的纤颤电位得到证实。此项技术的禁忌证是肌肉萎缩且无纤颤电位或广泛的瘢痕存在，或关节僵硬。

足够长度的移植腓肠神经取得后，对供体神经进行端端吻合。神经移植的远端部分自神经外膜进行游离，并分成足够多的人工神经纤维束。人工纤维束被植入到肌肉中，生物蛋白胶覆盖，神经外膜缝合，制动15d，然后进行肢体活动。在Brunelli 80名患者的研究中，有72名患者肌肉力量达到M4/M5。

（三）神经导管技术

神经营养作用是指趋化激素或生长因子提高神经再生的比率。神经营养因子是由靶器官所产生的，并进行逆行轴突运输来支持细胞体的功能。神经定向作用描述的是再生的方向准确性。生长圆锥由神经营养蛋白所趋化，此蛋白是由神经横断后远端变性的神经节段所产生。这种现象已经开发了合成或自然的导管技术来桥接神经间隙。从组织学上看，纤维蛋白凝块数小时内就会进入导管内部。第1周内，纵向排列的纤维蛋白基质桥便会跨过神经间隙。在第2周，成纤维细胞，施万细胞，巨噬细胞和内皮细胞会渗入到纤维基质中。轴突从近端出芽，向着远端神经断端生长，4周后发生髓鞘化。轴突不断完好地延伸至远端试管内的内皮细胞再次支配靶器官。起初使用的是不可降解的硅导管。近来，天然的假体导管包含了冻融肌肉（包含一层基底膜）和自体静脉移植物。可生物降解的合成材料包括聚乙醇酸、聚己内酯和胶原。术后康复包括该部位的早期活动，因为修复部位的张力不是目前需要考虑的，然后就是合适的感觉和（或）运动功能

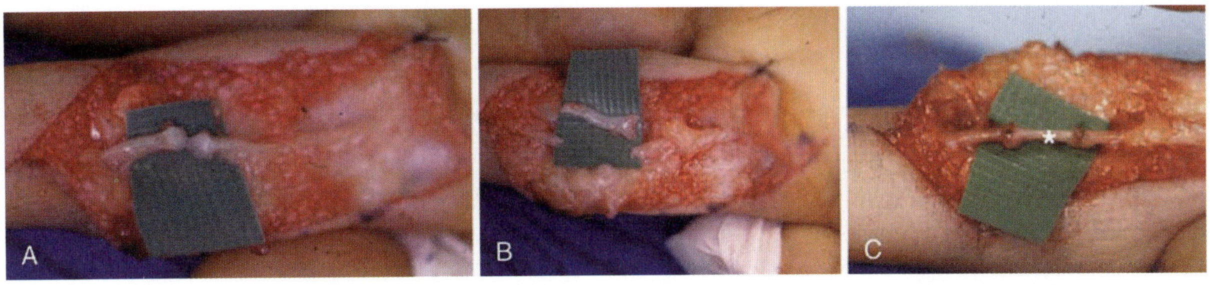

图44-6　指神经瘤。A.桡侧指神经的神经瘤；B.背侧切除至正常筋膜，自体静脉反转插入移植；C.完成修复

再训练。

Lundborg比较了硅胶导管技术治疗3～4mm神经间隙（11例）与传统显微外科修补技术治疗前臂正中神经或尺神经横断性修补（7例）的治疗效果。结果证实两种技术没有显著性区别，尽管由于硅胶导管会压迫再次形成的神经，需要后期取出。Chiu等做了一系列的动物实验，使用自体静脉移植物来桥接1～6cm的神经间隙。这项技术包括将反转的静脉移植物缝合在神经远端，以使静脉瓣膜不会阻碍神经轴突的生长。神经近端的修补要在静脉移植物内充满盐水之后再进行，以预防凝结块形成产生瘢痕影响轴突生长（图44-6）。在他们的临床研究中，Chiu和Strauch报道对于感觉神经损伤不足3cm者，进行神经修补和移植术取得相似的临床效果。

Weber等进行了随机的前瞻性多中心研究，98名患者，136个手部神经横断伤，对比使用聚乙醇酸导管技术和端端缝合修补术或神经移植修补术。对照组有56个神经修补，神经导管组有46个神经修补进行了随访。最终整体结果两者之间没有显著性区别。

神经间隙小于或等于4mm时，使用导管技术修补神经，感觉功能恢复更好；移动两点辨别觉的平均值在聚乙醇酸导管修复组为3.7±1.4mm，而在端端吻合修复组为6.1±3.3mm（P=0.03）所有的损伤神经有8mm及以上缺陷者，或者接受神经移植，或者神经导管技术来实现神经重建。亚组水平同样表现出显著的区别，聚乙醇酸导管治疗效果更好。移动两点辨别觉在导管组的平均值为6.8±3.3mm（P<0.001），而且17个神经中有7个神经取得非常好的效果，然而平均移动两点辨别觉在移植修复组的平均值为12.9±2.4mm（P=0.06），8个神经中没有任何一个效果好的。Bertleff等对比了使用聚己内酯导管技术与基本修复技术治疗34例神经间隙大于2mm的指神经损伤。通过压力特异性感觉测试装置和两点辨别觉测试，神经导管技术与其他修复技术的疗效是相同的。

（四）神经移位

外周神经重建技术中，近来有一项最令人兴奋的研究进展是神经移位技术的使用。当需要把很大数量运动轴突很快植入到失神经的肌肉中，同时又没有足够的时间来等待轴突逐渐地长入肌肉，此时便是神经移位适用的指征。对于运动神经，需要选择靶肌肉附近的，有大量轴突的，完全是运动纤维的运动神经作为供体神经。如果供体肌肉是靶肌肉的协同肌，效果会更加理想。运动再教育训练是十分重要的，包括供体肌肉的募集练习，再支配肌肉的收缩练习。感觉神经移位需要感觉功能再训练。一些特殊的上肢神经移位的例子见下文。

1.肱二头肌再支配

1994年，Oberlin描述了4位患者接受了成功的神经移位术，他们使用分布至桡侧腕屈肌的神经束，完成尺神经至肌皮神经运动支的移位，进行了肱二头肌的神经再支配。他们的研究小组通过使用正中神经和尺神经的双侧神经移位术，来实现肱二头肌和肱肌的再支配。这些神经移位术适用于C_5、C_7臂丛神经损伤，而不能进行直接的神经功能重建患者。混合的臂丛神经损伤，如果下位神经根有足够的临床功能恢复的话，也可以使用该技术。由于神经吻合处靠近靶器官，所以神经吻合对于那些外科手术治疗延迟的患者尤其适合。关于屈肘功能成功恢复的报道也可见于1年之后的损伤患者。神经移位术的绝对禁忌证是臂丛神经的完全麻痹，且尺神经功能没有恢复，因为神经移位术需要C_8和T_1神经根的功能正常。

完成Oberlin神经移位术后，患者需要在起初的2周内使用吊带，然后再进行被动的肘关节活动。一旦有证据表明神经再支配，患者便应开始进行肌肉的再教育训练和等长肌肉强化训练。屈肘功能的提高可以通过桡侧屈腕肌的激活来实现，这个动作要求患者握拳同时尽量屈曲肘关节。在文献综述中，Sharpe和Stevanovic总结了100个病例。80%的患者屈肘力量恢复至M4以上水平，9%恢复至M3水平，11%恢复不足M3水平。肱二头肌神经再支配的临床证据，在术后平均3个月时可以观察到，时间范围在2～7个月。恢复至M3水平的时间范围在术后4～13个月。对着那些恢复到M4水平的患者，屈肘力量在0.5～7kg。

2.腕关节和手指的伸展

Tung和Mackinnon等已经证实正中神经支配指浅屈肌、桡侧屈腕肌或掌长肌的分支可以用于神经移位。在31个手臂标本的解剖中，他们发现在94%的标本中指浅屈肌是由双重神经支配的。他们还报道了两例行指浅屈肌神经移位至旋前圆肌重建旋前功能。他们后续又报道了在一位高位桡神经瘫和一位臂丛神经病变的患者分别使用此神经移位技术至桡侧腕短伸肌分支和后骨间神经，取得良好的临床疗效。在一个独立研究中，这个研究组织还报道尺神经的桡侧腕伸肌分支也可以使用，但是需要另外的手术切口。

肘关节的近端，正中神经被压缩成三束。起自前束的分支可以看到其支配桡侧腕屈肌和旋前圆肌。指浅屈肌的分支与桡侧腕屈肌，掌长肌纤维起源于中间束。通过手持式电刺激器，他们被认真地与手内在肌区分开来。

桡神经通过相同的切口进行暴露游离。在肱桡肌和肱肌之间可以发现此神经，它又发出分支表面感觉神经分支和后骨间神经。Mackinnon建议使用掌长肌和指浅屈肌或桡侧腕屈肌的分支，移位至后骨间神经和桡侧腕短伸肌。正中神经的纤维分支在靠近后骨间神经的位置切断，以避免修复位置的过度张力。端端吻合术在局部完成。如果有必要，一段短的移植神经也可以插入。术后需佩戴跨肘关节的支具保持屈肘90°，肩关节、腕关节和手指不固定。1周后进行轻柔的肘关节屈曲，然后是肘关节的伸展练习。运动再训练对神经移位有很重要的意义。患者被指导进行主动的肌肉收缩训练，最终产生腕关节和手指的伸展。

已经出版的关于神经移位的研究文献目前仍缺乏。在Mackinnon的研究中，一位51岁男性左侧桡神经近端麻痹，接受了掌长肌和指浅屈肌的分别神经移位至后骨间神经和桡侧腕短伸肌。患者术后14个月时，伸腕肌力量恢复至4级，而伸指肌力量无明显恢复。另一位24岁女性患者，医源性臂丛水平桡神经损伤。掌长肌和指浅屈肌的神经移位至后骨间神经，另一个指浅屈肌的分支移位至桡侧腕短伸肌。患者最终实现了腕关节和指伸肌的4级肌力。

3.内源性肌肉再支配

满足神经移位所有需求的内源性肌肉再支配的唯一供体神经是前骨间神经的远端部分。这可以用于正中神经运动分支的再支配，或尺神经深层运动纤维的再支配。这几乎是完全的腕关节本体感觉纤维的运动保留，而且这本身是可消耗的，因为即使旋前方肌失神经支配，他的功能也很少有障碍。前骨间神经在进入旋前方肌之前，轴突计数为正中神经和尺神经深部运动纤维的75%。在远端正中神经或尺神经足够的神经束间纤维切断之后，切断的远端前骨间神经的直接缝合多在正中神经的鱼际分支或尺神经的深层运动分支处进行。

对于鱼际处的神经再支配，Wood已经注意到前骨间神经的远端只能用于那些在前骨间神经起始处远端的正中神经失去功能，和全部前骨间神经的分支功能保留者。这项技术应该用于那些即使经正中神经修补或重建仍不能恢复正中神经支配鱼际肌运动功能的患者。类似的是，对于内源性肌肉再支配，前骨间神经远端移位术可以应用于上臂或更高水平的尺神经横断患者，这些患者经过尺神经修补或重建术的内源性运动功能恢复，效果不良或者无法预期，尤其是存在神经间隙的病例。在任何一个病例，损伤都不应该在过于靠近远端，以至于影响正中神经与尺神经运动纤维的鉴别。手术操作应该在受伤的6个月之内完成。

4.感觉神经移位

手指感觉的神经移位术的目的是把未受损的传入神经从不重要的部位转位到更重要的接触点。拇指的远端、示指的桡侧和小指的尺侧面，从功能性的角度，要优先考虑感觉功能的重建。拇指和示指的麻木限制了指捏和良好的运动任务完成，然而小指的麻木导致手部本体感觉很小的功能障碍。第3和第4手指指底间隙的邻近面是相比较而言可牺牲掉的。当一个神经移位适用于近端正中神经损伤，远端正中神经修补或移植失败，或上背部外伤（$C_{5,6}$），尺神经支配的第4指底间隙神经可以用于神经转位，与第一指底间隙神经进行端端吻合来重建拇指和示指的感觉功能。在尺神经受损的病例中，正中神经支配第3指底间隙的神经可以作为供体神经用于小指的移位神经。供体神经支配区域的感觉缺失可以通过二次手术进行感觉神经的端侧吻合术完成，至少保留了保护性感觉功能。例如，第4指底间隙神经通过端端吻合移位支配第1指底间隙区域，第4指底间隙神经的远端进行端侧吻合进入未损伤的尺神经支配小指的指神经。近端的正中神经和尺神经损伤，桡神经浅支是唯一可用的感觉神经供体。Ducic等报道了2例患者近端正中神经损伤后，进行桡神经浅支移位至支配拇指的尺侧指神经分支和示指桡侧的指神经分支的手术，结果患者保留了保护性感觉。类似的，在$C_{6,7}$损伤病例中，尺神经背侧皮神经提供了另外的感觉性轴突来源。

时间并不是感觉神经功能重建的关键，因为运动终板在感觉神经并不存在，因此，该手术可以在医师和患者的意愿下进行。随着神经再生的不断进展，专门的感觉功能定位训练要融入术后康复治疗中。Stock等报道有85%的患者取得了S3+或S4的进步。某些指尖的感觉在3～4个月恢复，并在神经移位后2年，感觉功能不断成熟。在Mackinnon的实验中，初级神经转位的断端吻合术，至少保留了保护性感觉功能的恢复。通过Strauch等设计的10项测试评估，即使没有感觉功能的再学习训练，感觉功能在端端吻合修复后也有6/10的恢复，端侧吻合有3/10的恢复。供体神经支配的手指对感觉刺激定位功能可以保持2～3年，受体手指的感觉定位功能随着时间、使用情况、感觉神经的再学习逐渐进步。

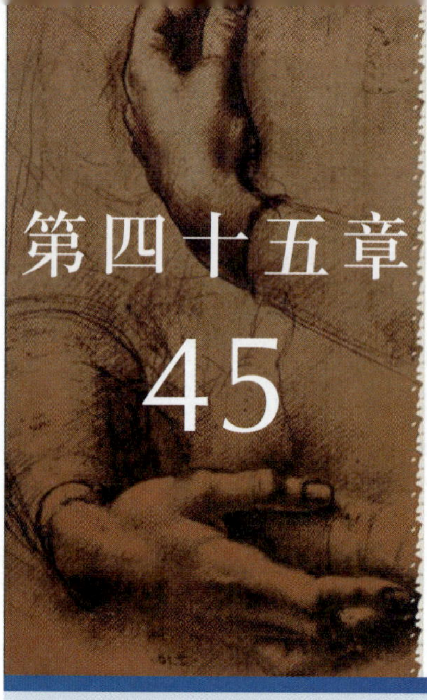

第四十五章 45

治疗师对周围神经损伤的处理

原著者 SUSAN V.DUFF, EdD, PT, OTR/L, CHT and TIMOTHY ESTILOW, OTR/L

译校者 李文静 潘 钰

关键点

- 周围神经损伤后，肌肉的失神经支配和感觉的缺失导致上肢末端抓握能力的受限，从而出现上肢运动的不协调和不良的适应性反应。
- 康复治疗成功的关键在于坚持早期的注意事项来保护修复后的神经，然后整个康复时期随着患者个人的进步提供精心设计的治疗活动和功能练习。
- 更多的重点要放在神经重组的培养和感觉运动功能控制的恢复上，这些内容可以促进神经损伤修复后灵活且有效的抓握技巧的恢复。

抓握能力丧失或减弱之后人们才知道抓握能力并不是与生俱来的，如同周围神经损伤后的病例。周围神经损伤后，肌肉的失神经支配和感觉的缺失导致抓握能力的受限，从而出现上肢运动的不协调及不良适应性反应。为了有效促进损伤之后神经恢复以及抓握能力的再获得，临床医师不应该只重视神经损伤和功能状况，还应该重视通过特殊的感觉和运动训练改善运动控制能力。

本章①分析损伤之后的适应性变化；②回顾损伤后的临床表现；③讨论评估方法以建立评估基线来监测神经恢复的进展；④回顾能够防止畸形，促进康复进程及抓握能力获得的康复手段。

一、损伤后的适应性变化

周围神经损伤后即刻，中央神经系统和周围神经系统就要对感觉输入的减少做出适应性调整。神经对于感觉输入变化做出的适应性改变，或者说可塑性，包括从轴突变性直至神经结构的重组。周围神经损伤后的残留功能取决于轴突和结缔组织受损的程度（第42章和第43章）。

（一）早期周围神经改变

伤后周围性改变包括华勒变性和神经再生的开始。华勒变性包括轴突崩解、神经末端到损伤部位的脱髓鞘，以及具有吞噬功能的巨噬细胞与施万细胞相互作用以清除细胞碎片。长时期的神经损伤导致神经横断面积的缩小，终末器官变性，从而神经内膜管也会发生皱缩甚至瓦解。

周围神经损伤后，神经功能的减退先发生在直径最大的纤维，然后直径最小的纤维。直径大的神经纤维（A型和B型）是传导速度快的有髓神经纤维，而小直径的纤维（C型和Ⅳ型）是传导速度慢的无髓神经纤维。

神经损伤后，功能的丧失按照以下先后顺序：运动功能，本体感觉/振动觉，触觉，疼痛觉，排汗功能。负责运动功能，感受本体感觉以及振动觉信息的大直径纤维可能首先丧失功能，而最晚恢复功能。因为疼痛觉信息基本上是由最小直径的纤维承担的，所以通常它是最晚丧失，而最早恢复的感觉功能。

周围神经损伤后的恢复包括再髓鞘化，轴突侧枝出芽及轴突再生。神经麻痹或轴索断裂之后的再生是即刻发生的，而神经断裂通常需要神经修复手术。经过2～3周的潜伏期，修复的神经开始再生。为了神经能够再生，轴索必须存活，周围环境要适宜轴突的生长，轴突与受体要及时建立连接，中枢神经系统能够整合从周围神经系统传来的信号。施万细胞引导轴突的再生。在一个有利的环境中，轴突以“手指样”的生长锥出芽开始其再生过程，施万细胞提供神经营养因子的来源，并发散到神经残端的远近端。成人神经撕裂伤或神经修复术后的神经生长速度每天1～3mm，挤压伤后的神经生长速度每天3～4mm。而神经受压解除压迫后，轴突生长的时机变异较大。

影响神经再生的因素：①损伤类型（例如挤压伤，牵拉伤，撕裂伤）；②与细胞体之间的距离；③年龄；④损伤后的时间；⑤健康状况；⑥基因因素。基因因素包括肌纤维类型、身体密度、运动单位数量、身高、体重。限制神经再生的因素有轴突跨越修复位置的能力差，轴突生长速度慢以及感觉纤维和运动纤维的错误匹配。克服限制因素的方法研究包括神经营养因子的应用，电刺激和反复的练习。本章节的后面部分对这些方法做了回顾。

（二）早期中枢神经改变

感觉输入的消失或减退引起中央神经系统的改变，包括皮质和皮质下结构的改变及脊髓水平的改变。神经重组可能来源于以下机制。

1.受累区域抑制性控制的去除和暴露。例如，脊髓内兴奋性和抑制性机制的改变会改变强直抑制机制，引发触觉的感觉过敏。

2.支配身体其他部分的细胞迁移至传入神经阻滞的皮质区。

3.基于伤后经历的现存神经连接和阈下兴奋性输入的不断强化。

4.投射至皮质的皮质下区域的重组，例如基底节、脑干和丘脑。

5.新路径的神经再生及出芽。

（三）抓握的控制

反馈和前馈控制

躯体感觉反馈和前馈控制是抓握和操作的重要组成部分。目前的视觉信息和从过去感觉运动经验中得来的记忆，使得在接触物体之前实现手预成型（图45–1），以适应物体的大小和形状，有助于获得稳定的抓握点。视觉和躯体感觉信息也用于手指与物体接触面摩擦条件的预先形成，以及评估物体的重量形成抓握和提起物体适应的指尖力量（抓握方式和负荷方式）。假如前馈控制是充分的，抓握（正常或者紧握）和负荷（切向或者上举）力量的增长率会更高，能够抓握更重或者更滑的物体。

抓握任务执行的运动表现，包括运动路径、速率和手指宽度（孔径）以及抓握形成的过程都能用运动（空间的–时间的）分析进行检测。指尖力量的运动（力量）信息可以从图45–2A所示的多轴测力传感器获得，并如图45–2B加以记录。运动分析和动力学分析顾及失神经支配，局限性手部张力障碍和粗纤维神经病时感觉输入缺失或感觉输入扭曲后，运动和力量控制中时空改变的密切观察。

既往的运动学和动力学分析表明，受损的视觉技能或躯体感觉功能与前馈控制之间有密切联系。

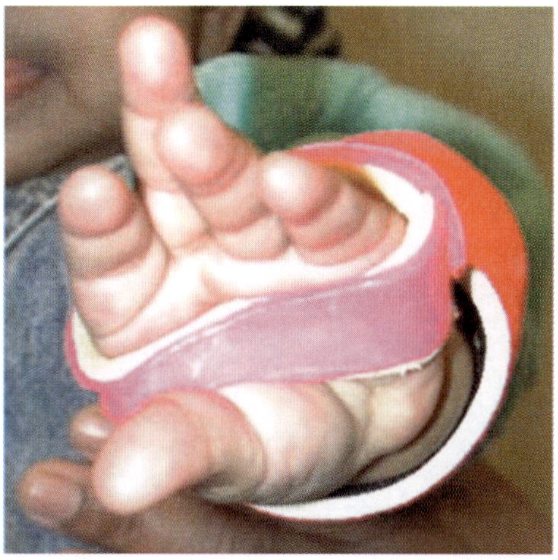

图45–1 背侧腕关节矫形器支持下的抓握过程中的预成型

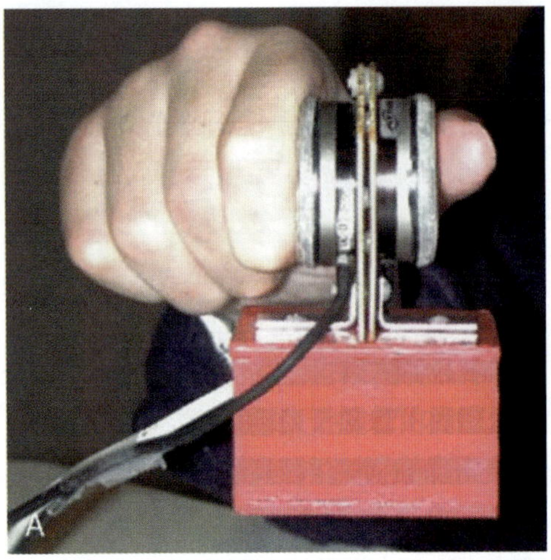

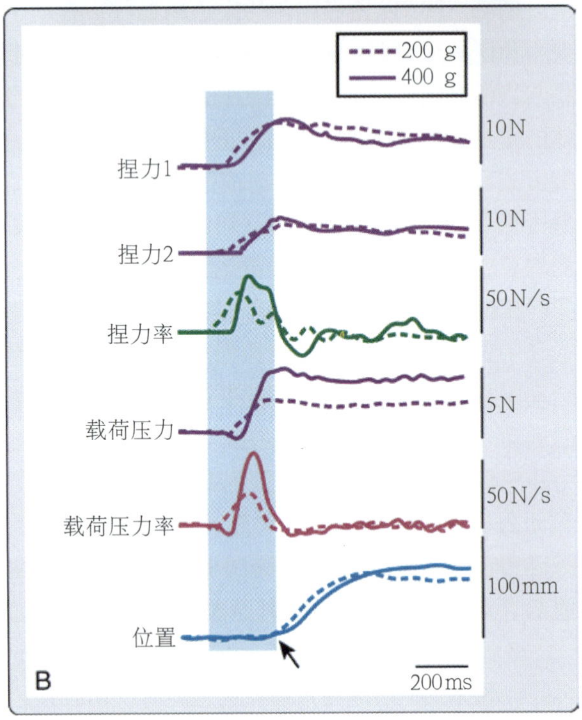

图45-2 A.握力计装备了两个平行的多轴力传感器和一个磁场位置传感器（盒内）；B.从这台设备获得的数据类型包括每个手指间的捏力、捏力率（由捏力衍生）、载荷压力、载荷压力率（载荷压力衍生）、位置（物体脱离桌面）以及上升加速度（位置的第二个衍生物-未显示）。“位置”上的箭头表示物体脱离桌面的情况。灰色区域表示物体的质量未知。因为较重的物体会使捏力和载荷力率（力启动时的比率）较高，所以该图也展示了前馈控制或者说是指尖力量的预先策划

视觉或躯体感觉缺陷可能会导致手指张开不全，抓握物体的接触点错误，接触物体时滑动，时间延迟及在精细动作任务中过多指尖力量的使用。周围神经损伤伤及手指尖的皮脂腺，使物体摸起来好像更光滑。假如躯体感觉输入减弱，抓握力量和运动时间会增加以防止滑动，确保成功。为了检查神经损伤后指尖力量的大小，Cole及其同事制作正中神经受压模型，并通过电刺激由近端到腕管的神经诱发感觉神经动作电位。直到受压诱发的感觉神经动作电位降低50%，感觉功能才开始减弱，受试者开始用额外50%的握力来稳固物体。

周围神经损伤后，感觉功能减退和肌肉去神经化，运动单位的数量和关节活动都会降低。因此，改变了的感觉和运动功能降低了所涉及的手和手臂的自由度和运动方向，这对于抓握模式是非常必要的。比如，桡神经损伤后，腕关节及拇指的主动伸展减弱。因而，为物体接触做准备的手预成型可能会有困难。正中神经损伤后，鱼际肌的去神经化可能要求精确度到力性抓握的变化或者双侧与单侧的抓握模式的应用。低位尺神经损伤后，明显的Froment征（侧捏时拇指指间关节过度屈曲）表明拇内收肌受累，导致无法避免的拇长屈肌参与侧捏动作。正中神经和尺神经损伤会明显地影响指尖力的形成，影响灵活性和利手。尽管激活了完整的肌肉辅助功能，手的协调性仍然受累，这就增加了困难程度，因而，参与抓握任务的付出也就相应增加。

二、特殊神经损伤临床表现

（一）桡神经损伤

桡神经损伤可以来自于肱骨干骨折（中下部1/3）、肘关节脱臼、骨折及桡骨头和旋后肌之间的挤压（腕管综合征）。拐杖的不正确使用或者不当的睡眠姿势（周六晚麻痹）都会使腋下的神经受压，导致桡神经损伤。损伤对于功能的影响取决于损伤的水平（图45-3）。垂腕是桡神经损伤典型的畸形，表现为前臂旋前、腕屈曲、拇指屈曲及外展，掌指关节轻微屈曲和指间关节伸展（图45-4）。患者不能同时伸腕伸手指或者不能外展伸展的拇指。依损伤水平不同，可能会因相关的指伸肌和拇伸肌及尺侧腕屈肌的萎缩而导致前臂背侧肌肉萎缩。损伤水平更高可能会导致外上髁附近伸肌群的肌肉萎缩，如肱桡肌、桡侧腕长伸肌、桡侧腕短伸肌或者肱三头肌。

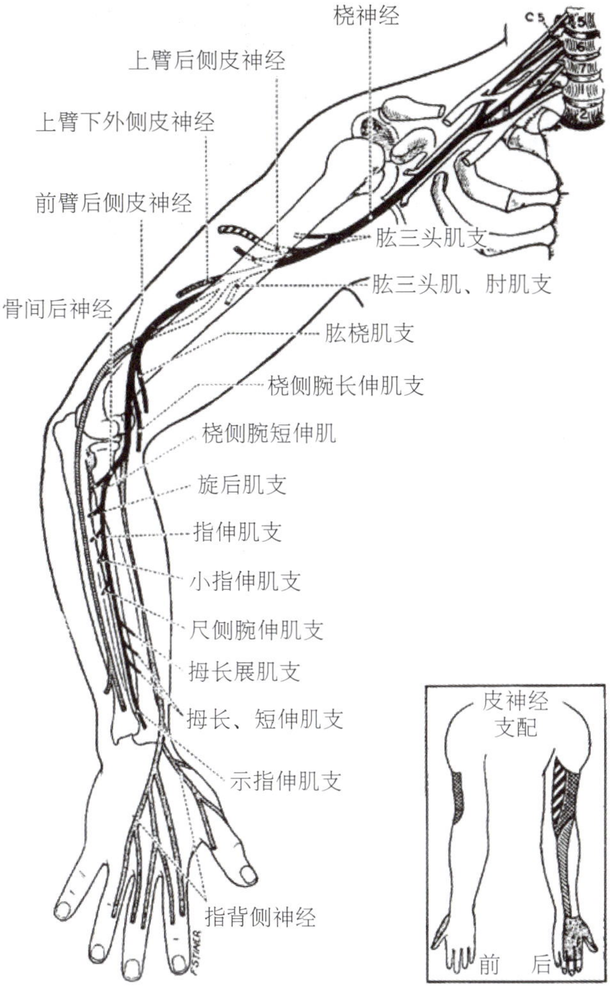

图45-3 桡神经的走行及分布（引自：Haymaker W，Woodhall B.Peripheral Nerve Injuries.Philadelphia：W.B.Saunders，1953.）

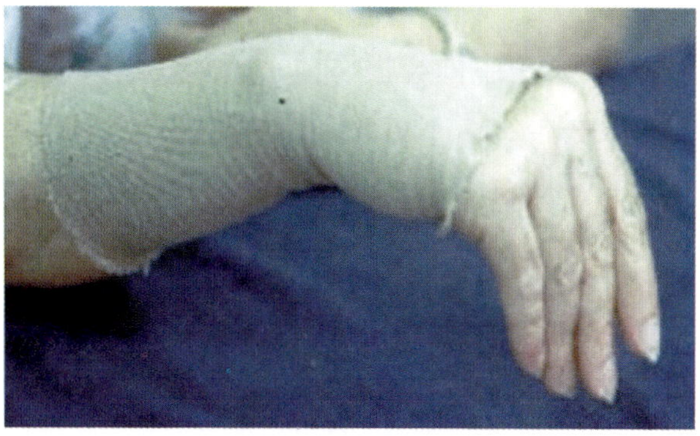

图45-4 继发于肘关节附近桡神经损伤的垂腕畸形

1.腕关节水平损伤

当腕关节处的桡神经在鼻烟窝处暴露时，其感觉支可能会受到损伤。损伤机制可能包括尺桡关节脱位或者神经受压（腕管损伤）。该水平的损伤只影响拇指背侧、示指、中指和环指桡侧到近端指间关节（不包括甲床）的感觉功能。

2.前臂或肘关节水平损伤

前臂水平的损伤可能会导致以下肌肉的全部或部分去神经化：尺侧腕伸肌、指总伸肌、小指伸肌、拇长展肌、拇长伸肌、拇短伸肌、示指固有伸肌。前臂水平的损伤可能导致尺侧腕伸展、各手指的掌指关节伸展、拇外展或伸展功能的丧失或减弱。正如低水平损伤所描述，手背桡侧的感觉功能也会受到影响。

肘关节水平的损害会导致手背桡侧部分的感觉减退，除前所述的全部或部分肌肉加之旋后肌、桡侧腕长伸肌、桡侧腕短伸肌的去神经化。损伤处于这个水平，腕关节的桡侧伸展功能丧失或减弱，旋后功能减弱。靠近肘关节的损伤还会累及肱桡肌和三角肌，导致轻微的肘关节屈曲受限及伸肘功能丧失或减弱。

3.功能性含义

腕关节水平（或更高水平）损伤导致的手背桡侧面感觉丧失或减弱对手的功能几无影响，因为手掌表面还能够继续获得抓握所需的感觉输入。然而，受伤的患者在日常任务中还是需要保持警惕，预防手背部表面损伤、烫伤及烧伤。前臂或肘关节水平的损伤限制了手翻转及伸腕取物的能力。腕关节稳定性不足可能会抑制稳定抓握模式的形成，例如用于打开广口瓶及一般瓶子和完成像钉纽扣这样的操作性任务时的球形抓握及桡侧手指抓握。手指及拇指伸展受限会妨碍手抓握及物体的释放并且可能导致手的不对称。为了弥补抓握功能的不足，腕关节可以屈曲以被动地伸展手指或者将物体从非受累的手转移至受累的手中。物体的释放可能通过腕关节屈曲完成，摇晃物体至离手或通过使用未受累的手来取回物体。抓握活动和任务，例如书写或打字，在腕关节屈曲位是很难完成的；手指和拇指在伸展位也限制了恰当握力的应用。

（二）正中神经损伤

正中神经损伤可来源于撕裂伤、肱骨骨折、肘关节脱位、桡骨远端骨折和月骨脱位至腕管。当正中神经分叉为骨间前神经和进入腕管的神经时，神经受压可发生在旋前圆肌的两个头之间（旋前圆肌综合征）。正中神经损伤相关的功能性改变取决于损伤水平（图45–5）。正中神经损伤后典型的畸形为“猿手”，表现为拇指休息位内收，示指和中指休息位伸展并内收。更高水平的损伤可能引起旋前圆肌和桡侧腕屈肌的萎缩，导致内上髁附近掌侧肌肉块的消失。手掌肌萎缩通常见于陈旧损伤（图45–6）。

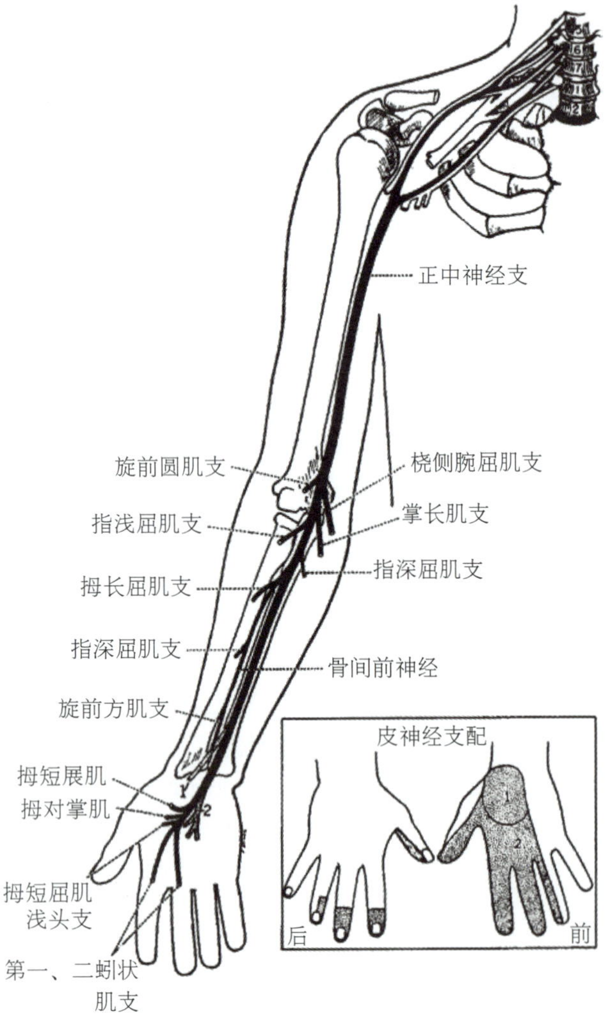

图45–5 正中神经的走行和分布（引自：Haymaker W，Woodhall B.Peripheral Nerve Injuries. Philadelphia：W.B.Saunders，1953）

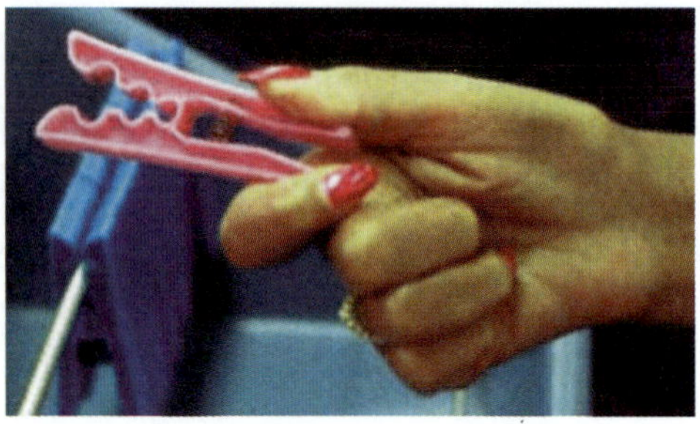

图45–6 鱼际肌萎缩的表现

1.腕关节水平损伤

腕关节平面损伤导致拇对掌肌、拇短展肌、拇短屈肌浅头和第一、二蚓状肌的全部或部分去神经化。腕关节水平损伤后拇指屈曲、掌外展和对掌运动都会消失或减弱。拇指、示指、中指及环指的桡侧半掌侧和甲床的感觉可能会受损。如果损伤发生在腕管，鱼际处的感觉将会保留，因为皮支不经过腕管。

2.前臂或肘关节水平损伤

前臂或肘关节水平损伤将会导致除前所述的肌肉外，还有旋前圆肌、桡侧腕屈肌、指浅屈肌、掌长肌、指长屈肌、分布至示指和中指的指深屈肌及旋前方肌，全部或部分去神经化。消失或者减弱的运动包括：旋前、腕关节屈曲、桡偏、拇指指间关节屈曲、示指和中指近侧指间关节及远侧指间关节屈曲。由于指总伸肌的过度激活可能会观察到掌指关节过伸。

3.功能性含义

正中神经损伤后抓握技能受累。手指屈曲、拇指屈曲、掌外展、对指运动的丧失或减弱阻碍了抓握任务中抓握动作的形成。稳定桡侧手指抓握任务中对捏力量的能力，以及使用固有肌进行手内操作的能力也会丧失或减弱。稳定桡侧手指完成抓握的能力，和使用内源性肌肉完成手内操作的能力会丧失或减退。第一、二蚓状肌的运动不足妨碍了手指与拇指精确抓握的形成，导致了一种倾斜模式或微弱的侧捏动作。不适当的拇指运动妨碍了小物体的手内操作，以至经常采用双手操作的代偿模式或者抵抗身体来稳定物体的运动模式。手内操作，例如：旋转（转动）、移动（指尖到手掌或者手掌到指尖)、转移（沿着指尖运动）硬币、木钉或者钥匙这样需要单手操作的运动会受累。正中神经完全损伤可能会导致60%侧捏力量及32%抓握力量的丧失。

手掌桡侧感觉的丧失或减弱，破坏了物体认知、协调、运动排序等所需的躯体感觉的反馈。如果反馈被破坏，个体经常用过度的握力以防止物体滑动或掉落。过度握力的使用导致的过早疲劳限制了写作或者其他组别相关任务的耐久性。触觉反馈减弱导致抓握和定向运动的准确度下降。另外，触觉反馈不充分使得患者在打字、发信息、计算等的任务中明确始末位置十分困难。正中神经损伤明显地限制了日常生活动作的完成，如果利手受累经常会要求患者进行利手变更。

（三）尺神经损伤

尺神经损伤的原因有直接撕裂伤、肱骨内上髁或尺骨鹰嘴骨折。尺神经受压发生在肘尺管或腕尺管中。损伤后的功能影响取决于患者的年龄及损伤水平（图45-7）。损伤水平高的年轻患者，在修补术后恢复得很好，然而，成年患者很少能重获运动功能。尺神经损伤的典型畸形为骨间肌及第三、四鱼际肌运动丧失，示指和中指姿势减少（鱼际肌完好）所形成的“爪形手”（图45-8）。当神经再生发生时，姿势常常会增多。这种畸形表现为：掌指关节过伸，环指和小指的指间关节屈曲。长期损伤会导致小鱼际隆起，以及第四、五指骨间内在肌的萎缩。高水平损伤会存在前臂内侧的肌肉萎缩。

1.腕关节水平损伤

低水平损伤会导致以下肌肉全部或部分去神经化：小指展肌（ADM）、小指屈肌（FDM）、小指对掌肌（ODM）、第三、四鱼际肌、背侧骨间肌（DI）、掌侧骨间肌（PI）、拇短屈肌（深头）（FPB-deep）和拇内收肌（AP）。由于手内在肌的部分或全部去神经化，手指外展和内收、拇指内收及小指的对指运动会消失或减弱。小指及环指的掌指关节屈曲与指间关节伸展不能同时进行或减弱。因为指浅屈肌和指深屈肌的功能保存完整，并且指总伸肌能够收缩，所以尺侧内在肌的萎缩或爪形姿势比高水平尺神经损伤的患者更为显著。腕关节平面损伤后，手掌远端的尺侧、小指及环指的尺侧半的感觉功能会丧失或减弱。

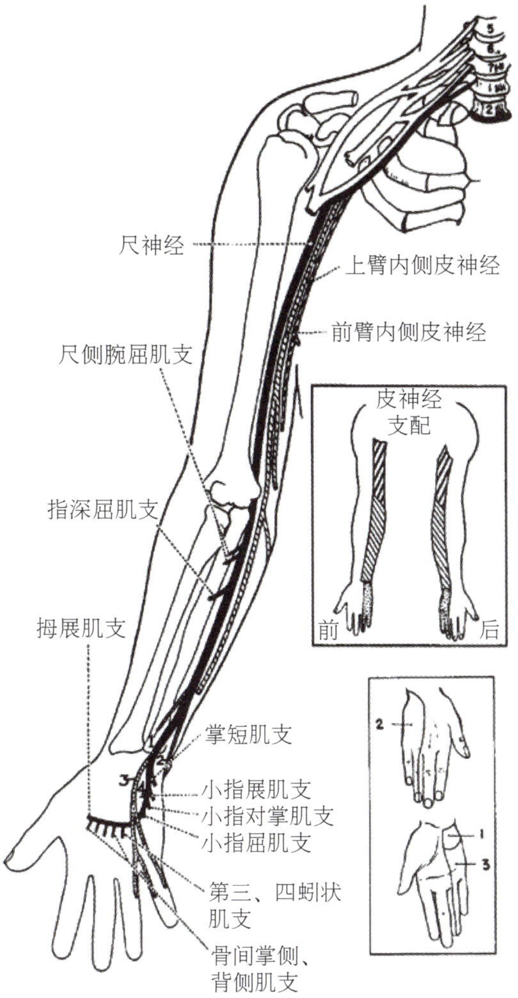

图45-7　尺神经的走行和分布（引自：Haymaker W，Woodhall B.Peripheral Nerve Injuries.Philadelphia：W.B.Saunders，1953）

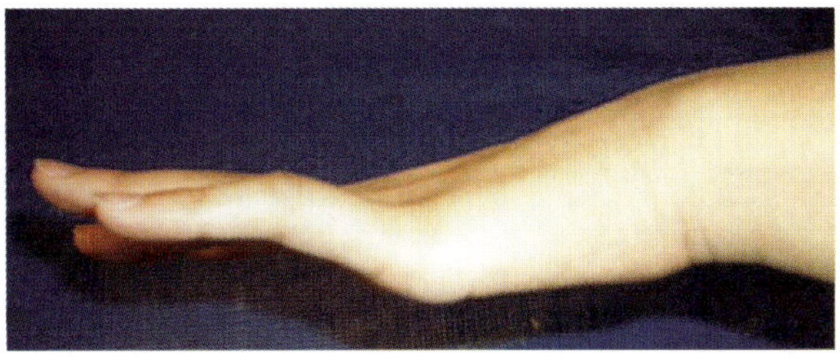

图45-8　尺神经损伤后尺侧掌指关节过伸导致的“爪形手”

2.前臂或肘关节水平损伤

肘关节及以上平面的损伤会导致除前所列的肌肉外，尺侧腕屈肌（FCU）和指深屈肌到环指和小指的全部或部分肌肉的去神经化，导致尺偏和远端指间关节屈曲丧失或减弱。指深屈肌和指浅屈肌的功能丧失，环指和小指固有肌的萎缩，因为指总伸肌的收缩而不再严重但依然可见。小指的背侧面和掌侧面、环指的尺侧半，以及手掌近端的尺侧感觉功能会丧失或减弱。

3.功能性含义

在许多日常任务中，手的尺侧边界作为接触面。因而手尺侧感觉的丧失或减弱增加了烧伤、撕裂伤和皮肤损伤的危险。为了预防损伤，受损患者保持警觉是非常重要的。建议受损患者暴露在以下环境中时应佩戴手套：极端温度、锋利或坚硬表面或重复体力劳动反复摩擦。

手的尺侧为有力的抓握、捏及操作提供了稳定点。尺神经损伤后抓握稳定点的不牢固影响了打开广口瓶及搬运重物所需的粗大抓握。手内肌功能的丧失或减弱限制了灵活的抓握和释放，降低了抓握力量。尺神经阻滞后，Kozin及其同事发现抓握力量平均减少38%，捏钥匙的力量平均减少77%。受累的钥匙捏力使得牢固扣件及开门困难。Froment征是钥匙捏力量弱时的一种低效率的替代方式。内源性姿势异常抑制了抓握过程中容纳大物体或者尝试接住足球或篮球时尺侧手指的伸展。有尺神经损伤的四分位或投手可能在投球时球的释放有困难。指深屈肌功能丧失或减弱抑制了远端指间关节的屈曲，后者在进行手内移动（手掌到指尖或指尖到手掌）的操作时用于抵抗手掌以保证物体的安全。

三、介入

临床医师可以通过精准的评估和创造性的治疗策略，来影响PNI后的全面恢复。受伤后个体参与精心设计的治疗活动可能有助于损伤和修复后的神经再生与重组。

（一）评估

与其他手部损伤一样，与转诊医师讨论神经修复时施加的张力、理想的矫正位置和肢体固定的持续时间是很重要的。神经损伤通常至少需固定3周。

（二）病史

从医师处获得相关信息后，可以从问卷或随访中获得相关病史和人口统计学信息，包括损伤原因和时间、受伤日期、年龄、既往治疗情况、社会/工作信息以及优势手。还应明确当前问题点的性质、并发症、心理社会因素、日常生活能力及职业或学校要求的评估信息。应使用诸如McGill（麦克吉尔）疼痛问卷或视觉模拟量表（儿童面部表情疼痛量表）进行疼痛评估。通过轻击神经诱发Tinel征（引起远端刺痛感），可评估神经再生的当前和持续进展。体格检查需要根据恢复阶段进行个体化评估，并且与未受累肢体进行比较。

（三）交感神经功能

交感神经功能可以通过观察和触诊进行评估，包括：①血管舒缩功能（如肤色、皮肤温度、水肿等）；②发汗功能（出汗）；③毛发运动功能（起鸡皮疙瘩）；④营养变化（皮肤和指甲的营养）。图45－9显示了交感神经纤维支配的手掌皮脂腺功能丧失带来的的影响。交感神经功能的快速测试是皱纹测试，它具有97%的敏感性和95%的特异性（详见第11章）。交感神经对机械创伤有很强的恢复能力，所以交感神经功能的缺失强烈提示手敏感性的缺失。一些交感神经的变化会立即出现，但其他的要在神经损伤后3～6周才会明显。

（四）运动功能

在第一阶段（固定期），运动评估包括检查非受累关节的主动关节活动度（AROM）和被动关

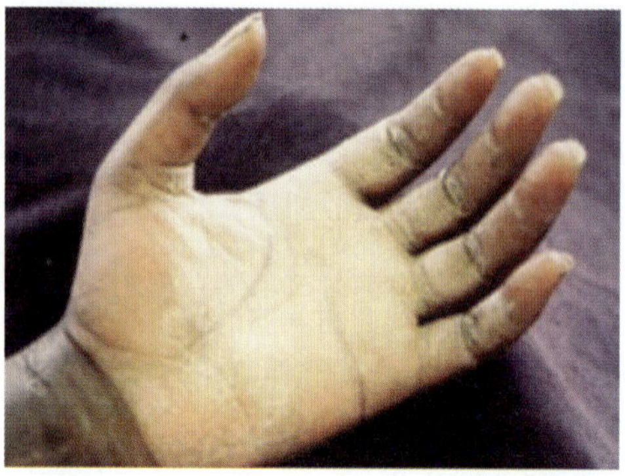

图45－9 营养变化证据，由于皮脂腺交感神经失神经支配致皮肤质地改变

节活动度（PROM）。固定期后（第二阶段），可以通过大体观察或手功能测试来评估受累关节的AROM、PROM以及抓握模式。如Sollerman's Test of Hand Grip，是一个基于普通握把的标准化手功能测试，由20个ADL项目组成（见第12章）。为指导肌肉功能测试，治疗师可以遵循肌肉再支配和能力的预期顺序模式：①在无关节活动时产生可观察到的、可触及的肌肉收缩；②保持姿势，但不产生相同姿势；③主动活动受累关节；④耐受阻力。在外科医师允许患者进行力量测试和抗阻运动后，有几种方法可以评估力量。徒手肌力检查（MMT）是最广泛使用的，包括标准的0到5级评分（从无肌力到正常肌力）。在近端关节固定、对活动的骨远端施加阻力时，检查肌肉力量。阻力可以在受试者保持姿势等长收缩或在整个范围内等张收缩时提供。另一种常常使用的工具是手持式测力计。该设备可评估肌肉力量与耐受阻力的大小。尽管校准过的夹捏测力计测量的是手的总力量，但手持式测力计测试的是单个肌肉的力量。在肌肉测试期间，了解代偿模式非常重要。表45-1列出了各种神经损伤的经典代偿模式。

（五）敏感性

感觉恢复的顺序：①深压觉和针刺觉；②动态触觉；③静态轻触觉；④辨别觉。最初，位置觉较差，引起的感觉向近端或远端放射。准确的触觉定位是最后恢复的功能之一。Semmes-Weinstein单丝或Weinstein Enhanced Sensory

表45-1 神经损伤可能的代偿模式

桡神经	正中神经	尺神经
肘关节伸展：通过重力作用及前臂旋前和肩关节外旋	旋前：重力作用下肱桡肌的旋后带动，肩内旋可以替代	拇内收通过掌轻度外展时拇短展肌内侧收缩获得。拇内收的保持通过拇短展肌的收缩和拇长屈肌轻度屈曲获得（寻求拇短展肌、拇长伸肌、拇长屈肌的收缩）
旋后：通过肱二头肌收缩获得	腕屈曲：通过尺侧腕屈肌和拇短展肌收缩腕关节桡偏带动	手指外展是掌指关节伸展时通过指总伸肌的收缩获得。如果示指的掌指关节屈曲阻滞，那么小指的外展通过指总伸肌和示指固有伸肌获得。试验：掌指关节中立位下中指外展
腕关节伸展：通过手指屈肌的活动引发腱效应。如果手指保持伸展，腕关节则不能伸展	手指屈曲受累，除非尺侧指深屈肌能活动 手指屈曲通过手指伸肌的腱效应被动获得	如果掌指关节能够屈曲的话，手指的内收通过手指屈肌获得。预防：在水平面将掌指关节固定于屈曲位，观察示指固有伸肌收缩产生的示指的代偿
手指伸展：通过腕关节屈肌活动引发腱效应	拇指指间关节伸展：通过拇指外展和腕关节伸展时拇长展肌的牵拉获得。当腕关节中立位时，拇指内收	掌指关节屈曲通过示指和中指处的蚓状肌收缩获得。环指和小指的掌指关节的屈曲只能通过指间关节的伸展获得
拇伸展：通过拇短展肌的帮助（滑至拇长伸肌腱）	拇指外展：通过拇短展肌活动获得。测试：将拇指垂直移动到示指以防止拇长展肌的代偿	示指和中指的指间关节伸展弱。环指和小指的代偿通过掌指关节过伸时指总伸肌的收缩获得
	部分拇指对向运动可以通过拇短屈肌（深层）和拇内收肌获得。代偿：弯曲的拇指接触小指侧面 示指和中指的掌指关节屈曲通过手内肌收缩获得 示指和中指的指间关节伸展弱但仍保持，因为骨间肌是完整的	

Test（WEST）可以通过检查被动敏感性以评估触压觉；鉴别器可以判断静态和动态两点辨别觉。Moberg拾物测验、触觉或立体觉的通用测试可以评估主动敏感性（详见第11章）。

（六）灵巧性

周围神经损伤患者通常需要代偿策略和抓握模式来执行日常任务，更加费力但效率不高。定时灵巧性测试可用于记录基线成绩和运动功能的进步。常见的灵巧性测试（详见第12章）包括九孔钉测试、普渡钉板测试和Jebsen手功能测试，与其他测试一样，可用于测试手的操作功能。尽管大多数测试都可以获得规范数据，但也应与另一只手的表现进行比较。

（七）治疗方法

损伤和功能是周围神经损伤后需要关注的重要问题。致力于运动学习和控制的方法能促进运动协调性的提高，促进功能的恢复。早期鼓励使用健手或提供额外反馈信息的治疗策略可能有助于功能恢复。等待周围神经再生时将反馈信息转换为另一种形式能够保持中枢神经的功能。一旦神经再生出现在有意义的认真制定的，用于局限性手部及张力障碍或中枢神经系统损伤的训练任务，神经再生可能有助于功能重组并改善功能预后。

1.分期管理

损伤后的管理可分为三期恢复：一期指的是早期愈合，该期需要肢体制动；二期指的是神经再生期，该期强调神经再活化、感觉功能再学习以及积极的运动控制；三期强调强化功能性表现。康复方法通常包括姿势矫正、主动关节活动、生物反馈、神经肌肉电刺激和功能性任务。辅助方法包括按摩、水肿治疗和感觉再学习。每期的治疗目标和常见的治疗方法见表45-2，下节将对姿势矫正进行详述。

表45-2 各期的总体目标和治疗方法

	目　标	方　法
一期	如果进行了手术要保护修复区域，或者休息过用的结构，并防止神经受压和牵拉	静态姿势矫正
	水肿管理	评估、加压、非受累关节的主动运动
	保护感觉减弱或缺损的区域	教育
	鼓励未受累关节的主动运动	主动关节活动度练习和任务
	感觉替代	感觉手套的使用
二期	重获主动关节活动度	镜像视觉反馈
	促进感觉运动控制	包括受累结构的主动关节活动度练习和任务
		练习抓握和各种形状、尺寸、材质的物体操作及复杂操作性任务
	感觉再教育	脱敏和主动躯体感觉训练
		感觉手套的使用
	在受累及未受累关节保持正确的生物力学位置下促进功能恢复	姿势矫正
	保持受累关节及周围关节的被动关节活动度	练习抓握和日常生活活动（ADL）任务及无矫形器下的被动关节活动度练习，肌筋膜的释放，位置，教育
三期	提高力量	治疗泥、治疗带、护腕重量、健身器、工作刺激器、水疗和生物测定装置
	促进有氧运动	有氧练习（例如：臂力计）
	重获之前的功能水平	工作刺激
		不同日常生活任务的刺激
	再评估目前的功能状况：代偿策略、后续提高的空间、手术介入的需要	适应性设备/矫形器，术前调节

一期：神经修复后，需佩戴定制的固定矫形器或石膏最少3周，通过限制修复侧的张力起到保护作用。所需矫形器及需要摆放的姿势取决于所修复的神经。静态矫形器能提供正确的生物力学位置，防止去神经肌肉的过度牵拉和相关畸形。疼痛、水肿和炎症可通过抗炎药和物理疗法来治疗，物理疗法包括：超声波疗法、声透疗法和冷冻疗法。宣教常用于：①抬高患肢及正常关节的主动运动缓解水肿；②保护感觉减弱或缺失的部位；③回顾家庭计划。在制动期，通过方法改造及辅助设备来解决日常生活活动受限的问题。

二期：制动期过后，肢体放置维持技巧及主动运动促进肌肉的活化和关节运动。放置和维持技术要求肌肉在各种肌纤维长度下激活，具体方法：由临床医师或患者将肢体放置在可以短暂维持的位置。主动运动早期要求关节在受保护的范围内进行免重力位的运动，慢慢发展到抗重力位全关节活动度范围的运动。水疗可能对此有益，因为水的浮力可以提供辅助主动运动。姿势矫正主要用于神经再生时促发新的运动和功能。

为了提高二期和三期的功能和神经控制，治疗活动应该集中在运动再学习和适应性策略上。一般来说，生物反馈和神经肌肉电刺激能促进运动学习和运动控制。当肌肉收缩时，生物反馈能提供视觉或听觉（或两者）反馈信息，帮助肌肉活化和放松的再学习。当存在神经感应的迹象时，神经肌肉电刺激增大肌肉的活性，同时也提供本体感觉和触觉输入信息以增强肌肉的活性和认知（图45-10）。然而，电刺激在全部或部分去神经化的肌肉作用上仍存在争议。

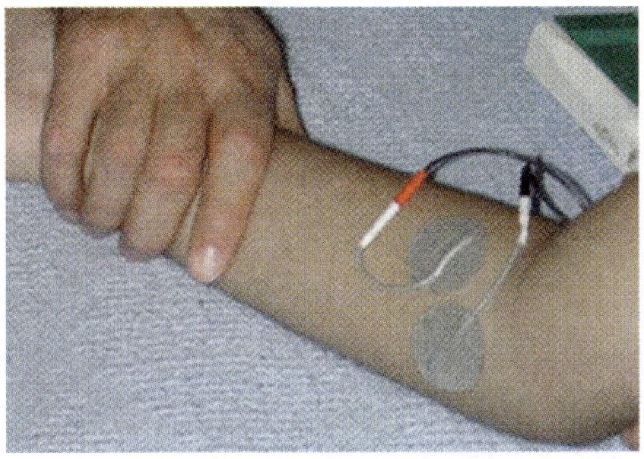

图45-10　用于促进旋前肌群肌肉活性的神经肌肉电刺激（NMES）的电极放置

多感觉通路有助于维持皮质代表区的功能，并能够实现神经再支配时感觉输入的更快整合。由Rosen和Lundborg引入的“感觉手套”提供了听觉反馈以替代周围神经损伤后进行精细动作任务时的触觉输入。听觉刺激的类型依所抓握物体的纹理而异。镜像视觉反馈通过镜像来提供受累手运动的感觉，也是另一种有效的方法。镜像视觉反馈时，个体被指导观察非受累手完成运动的镜像，镜像处于中线上（受累手在镜后）。理论上，视觉系统会将镜像视为受累手的运动，从而刺激脑内镜像神经元。其目标为重获大脑对患手有意识的控制。在制动期，患者仅仅需要观察反射的图像；在神经再支配期，患者需要尝试进行镜内观察到的运动。依据所报道的减轻患肢痛和复杂性局部疼痛综合征的成功案例，周围神经损伤后镜像视觉反馈可能是成功的并且能进一步研究。

在治疗活动的设计中，视觉信息影响抓握和物体操作的预控制。早期阶段，抓握熟识的物体、进行熟识的任务可能有助于运动控制。然而，当有进一步提高时，新奇物体和任务的引入可能会要求神经系统进行更完善的感觉运动控制。

三期：一旦免重力位和抗重力位均能进行全关节活动范围的主动运动，就可以进行巩固提高练习了。阻力可来源于以下形式：治疗泥、治疗带、自由重量、护腕重量、健身器、工作刺激器和电脑游戏（比如：生物测定装置）。水疗也会有效，因为浮力也能成为一种阻力。像其他分期一样，治疗师需要强调正确的训练技术以防止损伤。

如果患者进入平台期，那么治疗活动就要着眼于长期解决方案的考虑，以处理残存的缺陷。解决方案包括使用设备或矫形器以替代丧失的运动、稳定性或力量。如果考虑手术介入，那么患者应该接受术前教育和治疗。

2.矫正姿势

由于损伤后肌肉的全部或部分去神经化，个体存在二次损伤的危险，如果护理不当，就会出现肌肉萎缩、肌肉肌腱单位的过度牵拉、关节挛缩等。矫形器能够通过静力型或动力型装置来制动或松动受累的结构。矫形器的设计和佩戴随不同神经损伤的类型、程度和位置而不同。多样的患者因素（比如：认知）和所期望的结果也影响设计方案。不管出于神经恢复的哪一期，为了最大程度地遵守矫形器的护理和穿戴原则，耐心的教育是非常重要的。

周围神经损伤后矫形器的设计要求关注细节以保证足够支撑、合理配置，还要考虑到最佳感觉、穿脱便捷、力线准确并且美观等。在一期，固定（或石膏）期：①保护修复的神经（或将受累神经置于休息位）；②维持解剖的完整性；③预防畸形。制动的方法和时间取决于损伤的严重性和早期医疗护理的要求。如果实施了手术修复，那么患者最少需要制动3周。不需要手术修复的周围神经损伤，矫形器摆放的位置依据损伤类型和损伤水平而定。二期摆放的目标：①维持被动关节活动度；②促进神经再生期的功能恢复。

（1）桡神经损伤

一期：桡神经损伤后，手指和腕关节需要支撑以防止屈肌萎缩和伸肌过度牵张。夜间应佩戴手休息位矫形器，该矫形器使腕关节置于中立位或轻度伸展位，掌指关节置于伸展位。白天应佩戴背侧手夹板，要求用弹性带将掌指关节置于伸展位并允许手指的运动，同时使腕表面暴露以接受感觉输入。

像其他神经压迫性损伤一样，腕管综合征患者需要休息以减少疼痛和炎症。根据Gelberman及其同事的研究，桡神经减压的最佳位置是肘屈曲90°，前臂中间位或旋后位，腕关节轻度伸展位。长上肢矫形器可以提供该休息位的姿势（图45-11）。

二期：在该期腕关节及手指伸展缺陷或伸展力量弱。由掌指关节支撑的背侧腕手夹板矫形器能稳定腕关节和掌指关节，并允许基本的精细动作完成。另一个选择是重建肌腱固定术模式提高神经再生期的手功能（图45-12A）。肌腱固定矫形器运用完整的手指屈肌以控制腕关节伸展。连接于手指吊索的静态尼龙搭扣，将近节指骨与连接于背侧前臂远端的悬吊支架连接起来。佩戴矫形器后，主动进行手指屈曲能使腕关节被动地处于中立位，从而实现有力的抓握，反之，主动进行腕关节屈曲能使手指被动地伸展从而实现物体的释放。桡神经矫形器也可以变化为包含手指的矫形器，以扩大有效的抓握功能（图45-12C，D）。两种矫形器都能促进有力抓握，并允许使用患手来进行日常生活动作。如果力量和控制得到了提高，那么就有另外的选择了，比如使用动力型Lycra手套或动力性胶布。

三期：功能性评估决定在该期姿势固定是否必要。如果存在挛缩，静力型渐进式矫形器固定可能

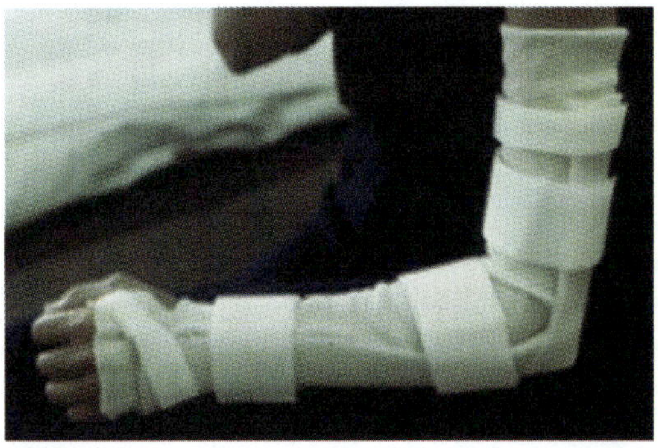

图45-11 用于肘管综合征或桡神经解压，促进稳定性的肘关节矫形器

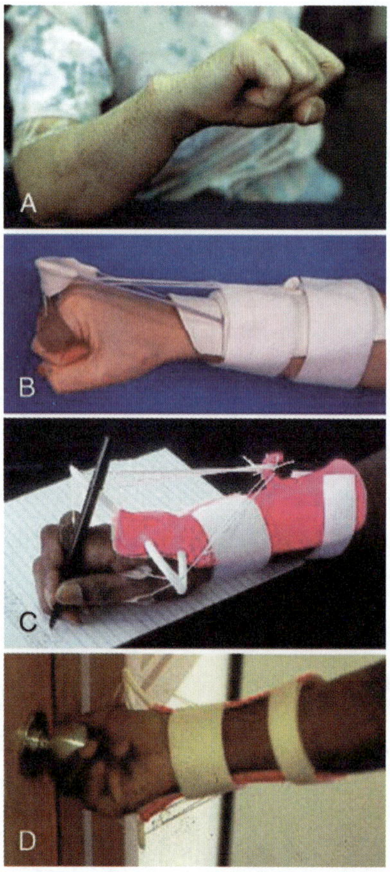

图45-12 A.桡神经损伤后使用肌腱固定来屈曲手指以伸展腕关节；B.肌腱固定矫形器：手指屈曲将腕关节稳定在伸展位（Colditz JC.Splinting for radial nerve palsy. J Hand Ther 1987；1（1）：18-23）。C、D.改造的桡神经矫形器的功能使用示范，该矫形器延伸到腕关节之上并将拇指包含在内

会有助于增加被动关节活动度。如果患者没有恢复，或者功能恢复不足，那么转诊至手外科医师考虑手术治疗可能会更有意义。

（2）正中神经损伤

一期：为了预防拇指内收和指间挛缩，腕关节平面损伤的患者应该佩戴夜间矫形器来维持第一指间关节的被动活动范围。如果是高水平损伤，那么夜间应该佩戴将手固定于功能位的固定型矫形器或者基于手腕的缠于拇指的人字形绷带（图45–13A），以保持拇指和中指固有肌的长度，在指间功能保存时支持拇指的对指运动。白天佩戴短对指肌矫形器（图45–13B）为拇指提供支撑以使手指能够运动。

二期：主动的拇指活动度丧失或受限是该期的主要功能障碍。将拇指置于外展和对掌位的短对指肌矫形器（图45–14）允许拇指和余四指指腹的接触以完成桡侧手指抓握或指尖抓握。如果存在鱼际肌萎缩，那么佩戴短对指肌矫形器可能会非常不舒服。一种选择是用油灰样的材料制造一种柔软的矫形器，该矫形器用弹力带或者覆盖一层厚塑料来保证它的柔软性（图45–15）。如果力量和运动控制得到了提高，其他的选择，例如佩戴Benik手夹板或氯丁橡胶拇指带，能在运动时提供有限的支撑。

三期：功能评定将决定如何推进该期的神经恢复及是否继续使用矫形器。如果患者没有恢复，或功能恢复不足，就需要借助手术治疗了。

（3）尺神经损伤

一期：不需要手术修复的尺神经损伤，佩戴背侧掌指关节封闭式矫形器，该矫形器将掌指关节置于屈曲位以防止在不利位置时环指和小指出现爪形手畸形（图45–16）。掌指关节封闭式矫形器帮助重新分配指总伸肌的力量至指间关节，以促进指间关节全范围伸展。如果存在指间关节挛缩，那么短期内目标应该是通过系列的计划和姿势矫正来重获运动功能。轻度挛缩可以通过静力型渐进式或动力

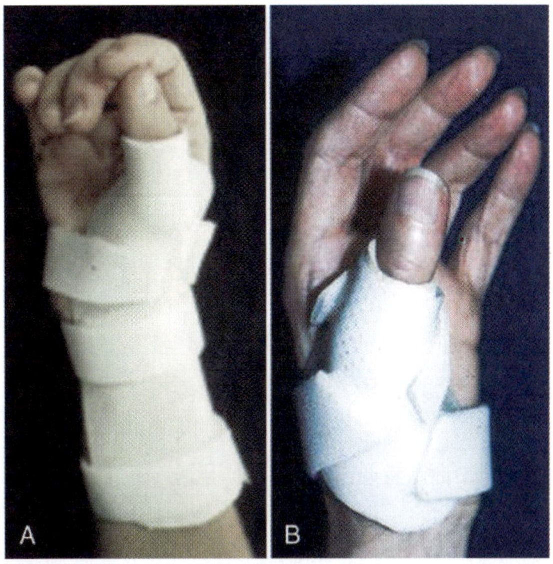

图45–13　A.腕底到拇指的8字形绷带将腕关节和拇指置于功能位；B.手内拇指绷带式矫形器支撑拇指并允许余四指的使用

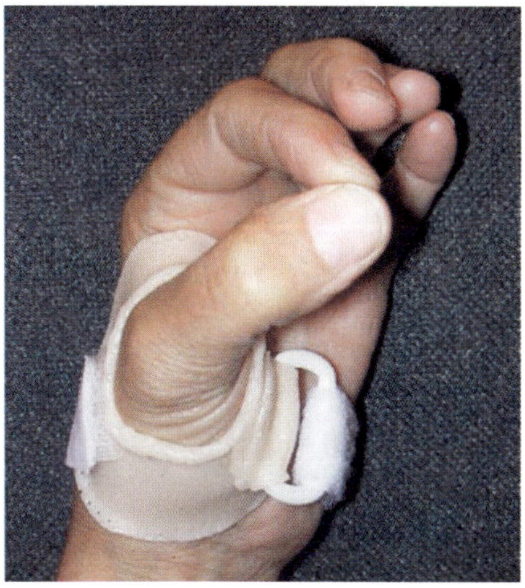

图45–14　对指矫形器将拇指和余四指置于可实现对指功能的位置

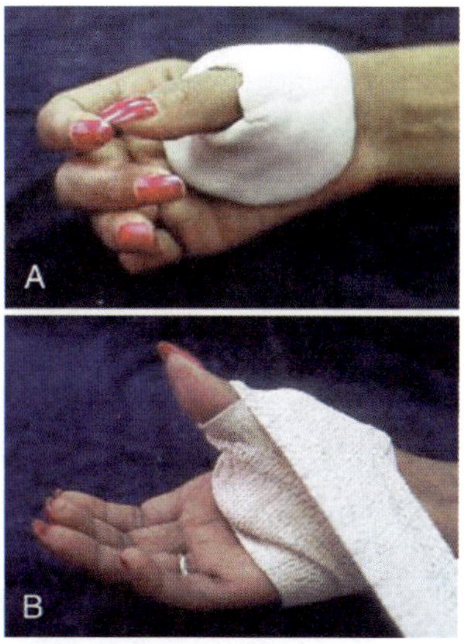

图45–15　选择性对指矫形器使用泥样材质形成一个柔软的矫形器，该矫形器可以用弹性带加固

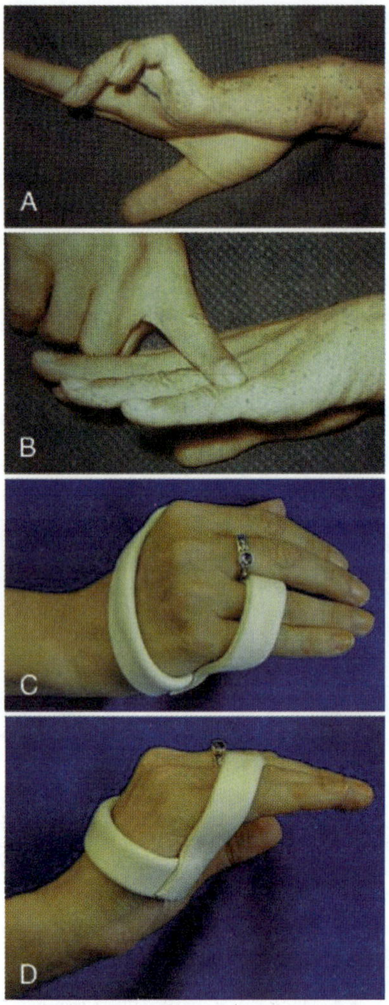

图45-16 背侧掌指关节抑制矫形器，防止手内肌挛缩或爪形手畸形。A.尺神经损伤后的爪形手畸形；B.通过抑制掌指关节过伸，将指总伸肌的力量重分配至各指间关节，以实现指间关节的伸展；C.尺侧爪形矫形器抑制了掌指关节过伸；D.当掌指关节过伸被矫形器抑制，就能实现指间关节的主动伸展

型的近端指间关节伸展矫形器来矫正。

二期：如果力量和运动控制得到了提高，个体就可以佩戴更少限制性的矫形器。例如，覆盖于环指和小指的手指环或手指袖带，可以通过一条静态的绳子连接于手掌横纹或腕带，以使自身的不利姿势降低到最低限度，同时使手指实现更大的屈曲和最好的灵敏度。

三期：该期的功能评定决定如何促进进一步的功能，以及是否需要继续佩戴矫形器以防长期性损伤（图45-17）。如果患者没有恢复或者恢复不足，可能需要借助手术的方法，比如肌腱移位术。

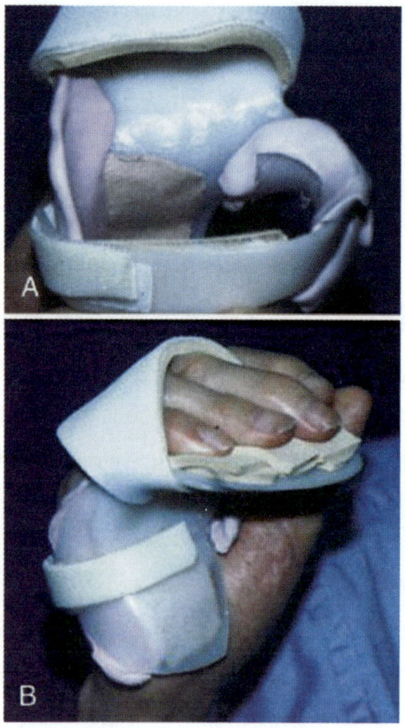

图45-17 A.为长期桡神经损伤伴关节挛缩患者装配的矫形器，加垫以缓解萎缩和骨性突起引起的不适感；B.将掌指关节置于屈曲位，指间关节置于伸展位的矫形器

四、促进神经恢复和抓握功能

神经修复期及以后的促进神经恢复期的方法包括：神经营养因子的应用、对修复神经的直接电刺激、训练或运动和感觉再学习。

（一）神经修复后的轴突再生

神经营养因子对于神经的再生非常重要。遗憾的是，周围神经损伤后，神经营养因子运回胞体的数量减少。这会导致细胞死亡和神经再生停止。研究表明，多种神经营养因子[比如，脑源性神经营养因子（BDNF）和胶质细胞源性神经营养因子（GDNF）]作用于两种不同的细胞群体能增加受损神经元的存活率，促进神经再生。或者，人骨髓间充质干细胞的使用也会促进周围神经再生。人骨髓基质细胞能通过骨髓穿刺得到，并能分化为多样细胞，比如干细胞。早期发现表明人骨髓基质细胞能分化为厚而健壮的施万细胞，该细胞有助于神经营养因子的产生。尽管神经营养因子已经显示出对神经再生的积极影响，但是因为正确的使用剂量及应用方法的顾虑目前仍未投入临床应用。动物模型研究将来可能减少这些问题。

Brushart及其同事用大鼠模型实验证实神经修复后术中给予神经低频电刺激1h能促进轴突跨过受损部位的能力，并有助于引导轴突到达适当的感觉或运动纤维。研究发现电刺激与神经元内的神经营养因子水平上调有关联。将来，用电刺激直接刺激术中的人类神经以促进神经修复术的成功可能是可行而安全的。

（二）抓握和感觉运动控制

神经再生和重组是有活动依赖性的过程，在丰富的环境中更有利于该过程的诱导。动物模型表明训练有利于轴突再生，然而对于人类来说，参与那些能引起其注意力和积极性的有意义、富于挑战、目标明确的活动可能会最好地促进神经的恢复。如果慎重使用，生物反馈和神经肌肉电刺激能增加反馈并促进任务完成。

即使运动功能恢复的很好，如果手尚未重获感觉功能，那么功能性的结果也是不满意的。感觉再训练是促进神经重组的一种方法。依据Lundborg的理论，感觉再学习目的在于：①阐释并促进异常的手部功能的正常化；②改善皮质接受域，使其更好地分辨感觉信息；③促进感觉加工。感觉再学习：①脱敏治疗以处理神经性疼痛；②感觉再学习以促进功能性抓握。感觉再学习的详细内容详见第46章。

五、病例分析

MC，5岁男性，右利手，自玻璃门上跌落后造成右腋下的深部撕裂伤，导致肱动脉和肱静脉、尺神经和正中神经及臂内侧皮神经的完全损伤。损伤的修复持续4h。肱二头肌部分撕裂但未修复。术后立即将MC置于正确的肩关节固定装置达4周。

（一）一期

术后4周内，手外科医师判定MC在正中神经和尺神经支配区运动功能和感觉功能完全丧失。患者被转诊至治疗师进行矫形器的装配、训练和学习。初次就诊时，MC的手置于2～5手指固有肌最小的位置，但是被动关节活动度在正常的范围（WNL）。装配了两个矫形器：①夜用手休息位矫形器，该矫形器使腕关节轻度伸展、掌指关节屈曲、指间关节伸展；②静态白天用矫形器将固有肌置于最小的位置以防止异常姿势的出现。虽然装配了矫形器，但是由于赔偿金的问题，MC不能在我们部门接受治疗，只能转诊至其他治疗中心。遗憾的是，MC及他的家庭未遵医嘱进行后续治疗和佩戴矫形器。他也错失了一些内科医师的诊治。初次转诊5个月以后（术后6个月），在新的保险政策的支持下，MC重返我们部门进行每周1次的治疗。

1.评估

术后6个月，我们对MC的病史和社会史进行了回顾并对以下方面进行了评估：①休息时体位及可获得的抓握模式；②感觉功能；③主动关节活动度及被动关节活动度；④灵巧性（九孔钉盘试验、Jebsen Taylor手功能试验）；⑤日常生活能力；⑥个体及家庭中喜爱的学习方式。

休息时，MC的腕关节处于屈曲位、掌指关节轻度屈曲位、指间关节屈曲位。因为无力和关节挛缩，MC只能呈现以下模式：倾斜抓握、微弱捏力、手指间微弱的剪刀状抓握。在需用双手完成的任务中，MC无法用右手稳定物体，只能依靠双手去抓握及上举物体。

2.功能性限制

当时MC主要担心的是他右手不能抓住玩具、不能协助穿衣、不能进行入厕后的清洁。在需用双手操作的任务中，MC也存在困难，比如说，扶住车把、扣安全扣、切食物时稳定盘子和食物。由于他的局限性，MC不得不进行利手交换，由右利手交换为左利手。

3.影响神经恢复的因素

在确立MC和家属的治疗目标，并推测可能产生的结果时，分析影响神经恢复的因素是至关重要的。MC的年龄、健康状况以及修复及时都是神经恢复的有利因素。MC目前6岁，总体健康状况良好，并于伤后4h内接受了神经修复手术。他很积极，充满活力，乐于参加治疗性活动并有他希望达到的特定功能性目标。限制他取得优良预后的因素包括：损伤水平、多处周围神经受累、依从性。MC的撕裂伤在腋窝水平，正中神经和尺神经损伤严重，并且他及其家属有治疗不依从史。起初他寻求康复服务的延迟导致其关节挛缩、未达到最佳的手部休息位姿势，并可能延误了感觉和运动功能的恢复。

4.介入

对于MC来说，区分目标和治疗的优先顺序，以及对多处周围神经损伤而导致的功能障碍，进行持续的康复再评估是非常必要的。在治疗期，MC表现出了显著的右上肢主动关节活动度损伤。并且，康复介入启动较晚及MC的年龄决定了需要对如前所列的典型的治疗目标及治疗策略进行修正。患者宣教包括：对治疗目标的回顾、预防、对于恢复的时间期限/期望及对于功能缺陷和原因的阐释。

（二）二期

由于年龄的原因，MC需要多种方式的个性化教育，包括示范，手把手帮助，口头的、文字的或者图示的说明。为了启动再学习抓握和释放功能，我们使用了镜像视觉反馈。用于扩大主动关节活动度的治疗策略：水中进行腕关节屈伸练习的任务、双边定位练习、排球和棒球的空中击球练习、俯卧位的滑板车练习、轮胎秋千练习、利用肘关节或腕关节的屈伸进行的曲棍球练习，以及上肢划船器练习。为了使肌肉活动独立，我们运用了生物反馈及姿势维持练习，这两种方法都很有效。我们通过循序渐进的抗阻练习来增进肌肉力量，比如说使用举重护腕、治疗带、治疗泥、生物测定装置、用于双侧游戏的健身球来提供阻力，增进肌肉力量。为了促进感觉运动控制，我们使用生物测定装置来促进玩电子游戏时手指力量的分级控制。我们也鼓励木工项目的设计（玩具船、车）和操纵游戏的参与，比如说层层叠、Connet Four、“快艇”游戏、乐高玩具、Connex（连通）等。我们利用虚拟现实游戏和护腕等来加强右上肢的使用，增强耐力。感觉再学习任务包括纹理辨别瓷砖、实体辨别游戏及睁眼和闭眼时的触觉定位。参与感兴趣的双手操作任务，例如饭前准备和穿衣，这都给予了MC功能提高的机会。

当有功能进步时，矫形器佩戴计划就要进行修正了。一期佩戴的长臂对指矫形器用于提供腕关节的稳定性并将拇指置于易于抓握的位置，当出现腕关节的伸展时，该矫形器即可不再佩戴了。然后我们制作了短对指肌矫形器，将拇指置于易于抓握的位置并联合康复贴治疗以促进腕关节的主动伸展。我们还制作了8字形矫形器以防止手固有肌的异常姿势。

遗憾的是，感觉能力差及神经性疼痛降低了MC使用右上肢来进行日常生活动作的意愿，所以，感觉再学习策略按如下过程进行：①脱敏；②静态及动态触觉的鉴别；③触觉定位；④触觉认知；⑤触觉辨别。

（三）三期

MC首先要集中于加强右上肢的功能，提高抓握控制。经过1年的治疗，MC显示出了最佳疗效，并被转诊至手外科医师进行手术方面的咨询。他仍然表现出手内固有肌的异常姿势及肌肉废用等特征（图45–18A），也不能完成拇指和小指的对指运动（图45–18B）。

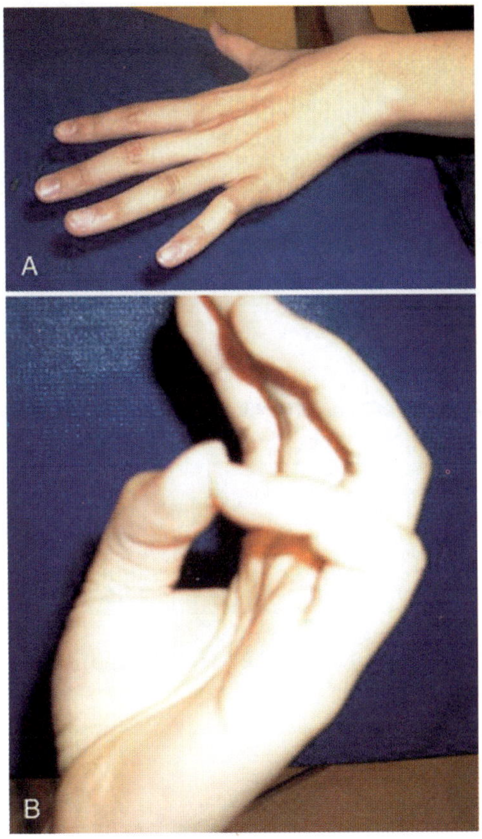

图45-18 案例分析：正中神经和桡神经损伤；A.固有肌的异常姿势和2～5掌骨间的肌萎缩；B.6个月以后不能实现拇指和小指间的对指运动

在进行再评估时，MC在很多方面，包括手的灵巧性，都有进步。依据他目前的功能状况及手术咨询的结果，他应该接受肌腱移位术。肌腱移位术的结果见第59章。

六、小结

由于周围神经再生的巨大潜力，压迫、牵拉或撕裂伤后进行康复和修复是非常有益的。成功的关键是坚持早期预防，休息并保护修复的神经；然后在个体恢复各期内提供丰富的治疗环境。这种策略不仅能够促进周围神经的康复，也能促进中枢整合。另外，如果充分强调感觉运动控制的整合和康复，那么患者可能会在神经损伤后重获灵活而有效的抓握技巧。

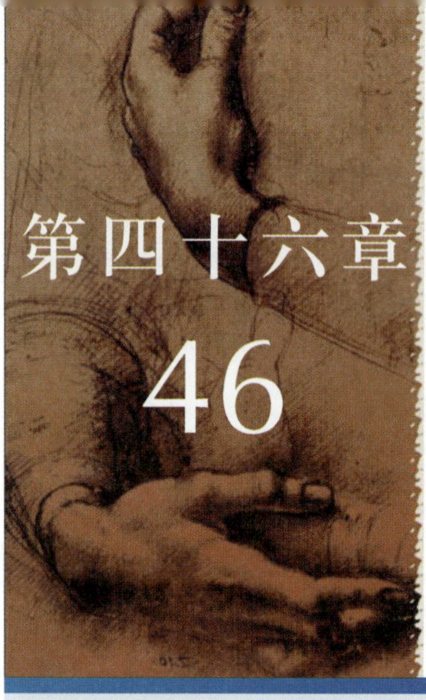

第四十六章 46 感觉训练

原著者 BIRGITTA ROSEN OT, PhD AND GORAN LUNDBORG, MD, PhD
译校者 张振荣 佟安妮 封玉坤 王方永

关键点

- 神经损伤后，手部传导的皮质信号变得混乱、减少或可能消失，这可能严重损害手功能。
- 大脑比以前认为的可塑性更强，即使在成人也具有很大的皮质功能重组的能力。
- 感觉训练的目标是找到修复神经损伤后维持或恢复手在皮质的信号表达方法。
- 修复主要的神经干后，第一阶段持续数月，再生纤维尚未抵达感觉缺失的手部；然后是第二阶段，代表手部神经再生。
- 我们相信，感觉训练应该在神经修复后立即开始（第一阶段），以保持手在皮质信号的表达。

成人上肢神经干损伤后的修复通常无法完全恢复手部的感觉功能。一种解释是，在神经损伤后手部的皮质信号会变得混乱、减少或消失，可能会严重损害手部功能。就像手“对大脑说了一种新语言”一样。感觉训练的目的是促进“新语言”的习得并提高手部感觉功能的恢复。

长期以来，人们认为皮质躯体图在成人大脑中牢牢固定，但根据不断发展的概念，现在认为大脑比以前更具可塑性，即使是成人大脑也具有很强的皮质功能重组能力。运动和感觉输入的变化能导致皮质的快速重组，如由于麻醉、截肢或神经损伤，身体部位代表的皮质区域将减少。此外，大脑具有跨模态和多模态的能力，意味着一种感觉可以替代另一种感觉。

因此，在这种情况下，主要目标是寻找保持或恢复手部皮质信号的方法。神经重建后，不仅进行感觉训练很重要，而且在躯体感觉皮质仅有微小变化的情况下，维持或恢复皮质体感模式以促进感觉运动神经网络也可能同样重要。

修复主要的神经干后，最初的阶段持续数月（第一阶段），再生纤维尚未抵达感觉缺失的手部；然后是第二阶段，这代表手部神经再生。

这两个阶段都需要进行特殊训练，并且我们认为，感觉训练应该在神经修复后立即开始，以保持手在皮质的信号表达。

一、手的感觉——概念框架

来自手部的特定丰富触觉信息，经过大脑的灵活处理后，使人的手成为了精密的仪器，具有在探索性的触摸动作中同时感知、执行和表达的强大能力。功能性的触觉为双手的使用打下基础，而这种触觉是活动的重要组成部分，活动是人类的基本动力。

1749年，法国哲学家狄德罗（Diderot）在《论盲人书简（Lettertre sur les aveugles）》中讨论了训练在正常知觉发展中的作用，即“触觉因其使用而更加灵敏”。简而言之，感觉训练和感觉再学习是关于“使用或失去”的知识；而在改善神经损伤后的功能方面，感觉训练确实是一个挑战。

让·艾尔斯（Jean Ayres）在《感觉统合理论》中描述了行为与感觉传入神经无处理之间的动态关系。大脑必须将多种来源的传入信息组织成有意义的模式，用于参与环境和日常生活活动。这种在大脑中连续的跨模态和多模态网络可用于感觉再学习。当触觉灵敏度较弱时，其他感觉可以进行辅助。如触摸水果是可以系统地与其口感、气味和颜色相关联，从而创造出“触感盛宴”。

四种主要的躯体感觉是触觉、本体感觉、痛觉和温度觉。还可以确定触觉功能的层次：第一个层次是触觉识别，能感知触觉的存在，即基本的触觉感知；第二层次是触觉定位；第三层次是主动感知物品、形状和纹理——更精细的触觉感知。

对感觉功能进行了分析。深入研究了一种通过整合感觉和运动机制及本体感受器来控制抓握力量的适当反馈系统，这对感觉反馈至关重要。还强调了在协调性良好的手部敏感性的重要性，其中，敏感性和记忆是控制我们获得的运动程序的关键因素。大脑皮质表面的直接记录技术及其他的现代大脑成像技术，诸如正电子发射断层扫描、磁共振成像（MRI）、脑磁图和经颅磁刺激，也使探索大脑中的触觉加工和大脑可塑性问题成为可能。

纳皮尔（Napier）将手形容为“触觉器官，可感受到圆角，是黑夜里的眼睛”。手外科之父斯特林·邦内尔（Sterling Bunnell）将感觉描述为手指的“眼睛”；莫伯格（Moberg）用经典长着眼睛的手指来描述缺乏敏感性的手相当于瞎子。

“功能敏感性”是手外科文献中经常使用的表达，是“手可以进行活动（如有目的地使用手）”的基本功能。精细敏感性使抓握“看得见”，而不仅仅只是察觉，更重要的是感知触觉。布兰德（Brand）和扬西（Yancey）也指出手部敏感性的重要功能保护：“疼痛是没人要的礼物。”永利-帕里（Wynn-Parry）以及后来的德伦（Dellon）和柯蒂斯（Curtis）在手和手的敏感性上表达了这种整体看法，重要的不仅仅是进行运动再学习训练，也要进行感觉训练计划，以改善神经损伤后的不良结果。

莫伯格（Moberg）在1958年和1962年的经典文章中提出了触觉诊断这一术语，将其作为功能敏感性的特定方面，用于解释神经末梢功能与对大脑感觉印象之间的相互作用。触觉诊断功能可以在没有视觉的情况下辨别物体的质量和特征。感觉训练中对触觉诊断功能有专门的解释。

手有时被形容为与大脑和人格密切相关的感觉器官。近年来，这种看法在外科技术改善神经损伤后不良效果的讨论中也越来越重要。这些讨论的重点不仅强调先进的外科技术，还涉及迅速发展的神经生物学知识，其中的几种方法能影响受损神经元，并在进一步发展的感觉训练中利用神经元的自身可塑性。

二、神经损伤后感觉训练的预后影响因素

神经损伤可能会严重影响个人的正常功能，而后天造成的残疾往往非常严重。敏感性有缺陷的手，其功能也通常非常有限。患者极有可能丧失工作能力且生活质量降低，常伴有终身的手功能障碍、疼痛、感觉异常、痛觉超敏和寒冷不耐受等症状。神经损伤还会对患者和社会造成重大经济影响。

（一）年龄

尽管成人神经修复的效果不佳，但众所周知，儿童在没有任何规范感觉训练的情况下也能有不错的功能预后。儿童神经纤维的再生距离更短，再生能力更好，通常能解释这些良好的结果。然而，儿童皮质中枢更有能力适应新生混乱轴突的传入冲动，为更好的康复预后提供了解释。恢复手部功能的敏感性似乎有一个关键的年龄段，小于10岁的儿

童预后最好，而青春期后期迅速下降。有趣的是，这与移民人员语法测试中的分数相对于他们开始学习新语言的年龄而绘制的模式图之间有着惊人的相似。因此，神经修复后重新获得功能性触觉能力的关键期类似于学习第二语言的相应关键期，这表明在获得功能敏感性方面大脑也具有很强的学习能力。

（二）修复时间、神经类型、损伤部位和损伤类型

应当尽快对新鲜的横断神经进行修复，不得延误或尽量减少延迟修复。早期修复将大大降低术后神经元的死亡率。

神经的损伤类型会严重影响预后。如果只是单纯运动神经纤维受到损伤，则不存在运动轴突和感觉轴突之间不匹配的风险，这有利于神经修复的准确性。像指神经这样的单纯感觉神经纤维，也是一样的。

神经横断后，轴突发芽和生长有初始延迟。一致认为，人类的神经纤维每日生长1～2mm。在指神经损伤中，再生轴突与其远端靶点距离很短，但上臂水平的损伤则不同，它需要更长的时间来恢复手部功能。腕部神经元损伤后出现手部神经再生的征兆，可能需要3～4个月。

与神经完全横断相比，神经挤压或压迫损伤预后较好。挤压伤后的初始延迟较短，轴突的生长速度要快于神经横断后的生长速度，施万细胞基底层仍然是连续的，因而可以将轴突引导回到其原来的周围靶点。挤压伤的正确周围神经支配说明了神经支配的身体部位与原始皮质代表区域的完美匹配。

（三）中枢神经系统因素——认知能力

外科医师的目标是使用修复技术，将更多神经纤维引入正确的周围皮肤区域。但是，至少有三个强烈的迹象表明，与皮质重塑相关的中枢神经系统因素是神经修复预后不良的主要原因。第一，与成年患者相比，年龄在10～12岁的儿童通常能有出色的功能敏感性恢复。儿童实现完美的感觉恢复的关键“年龄窗”与其他类型的学习过程（如掌握第二语言）非常吻合。其次，认知功能是成年人触觉功能恢复较差的重要解释因素。第三，在一项为期5年随访的临床随机试验中，尚未发现神经病变后周围修复技术能影响功能预后。另一项随机前瞻性临床试验将硅胶管修复技术（在神经切口间留下一小段距离）与常规显微手术修复的预后进行了比较。该研究纳入30位前臂正中神经或尺神经损伤的患者。术后5年内定期对患者进行神经生理学评估和临床评估。5年后，除硅胶管修复技术的患者耐寒性明显降低外，两种方法的预后未见差异。触觉感知改善最显著的是术后第1年，但运动功能的改善则在很晚才能观察到。尽管手术2年后患者的神经传导速度和振幅不再变化，但所有患者的功能敏感性一直在持续改善。这证明了神经修复后的皮质重塑与中枢神经系统因素相关的重要性，且未来改善神经修复的预后必须针对大脑和周围神经。

除了大量的周围和中枢因素外，在日常生活中主动和有意识地使用手，以及患者的主观能动性对恢复功能敏感性也非常重要。布鲁恩斯（Bruyns）等发现，对于正中神经和（或）尺神经损伤的患者，强化教育、手功能训练依从性高及神经单处损伤预示可以更快地回归工作岗位。最近的meta分析显示，年龄、损伤部位、损伤的神经和延迟修复对神经修复的预后有显著影响，早期心理压力对预后会产生负面影响。

三、皮质重塑——对感觉输入的反应

人的手和大脑已发展为一个复杂的功能单元。在大脑感觉皮质中，手占据了很广阔的区域，且特定区域接收手的特定部位传入的神经冲动。这种身体映射揭示了触觉辨别能力的巨大差异。指尖、嘴唇和舌头占据较大的区域，具有最高的分辨能力。但是，当感觉输入的先决条件或需求改变时，大脑的可塑性允许皮质区域发生变化。这就是学者们探讨的功能重组。

根据近几十年来不断发展的概念，大脑比以前认为的更具可塑性，在成人中也有不错的皮质功能重组能力。在直接记录大脑皮质信号的灵长类动物实验中，成年灵长类动物体感皮质中确实可因多种原因出现快速的皮质重组，例如手部感觉体验和性能改变、过用、截肢或局部麻醉。可以通过经验来

重塑大脑，这种动态变化终生都存在。大脑的重塑能力使感觉训练和感觉再学习成为可能。在各种神经病、手的局部肌张力障碍或制动时，躯体感觉皮质混乱可能是手功能障碍的重要原因之一。

（一）基于经验的皮质重塑

1.感觉输入增加带来的影响

直接记录猴的体感皮质，发现经验诱导的皮质重塑继发于单独手指的触觉刺激增加。对成年大鼠足部附近触觉刺激数小时也诱导了特定皮质区域的选择性扩大。此现象已在涉及人类受试者的试验中得到证实。对指尖单独的区域连续刺激2～3h，导致该区域皮质的S1区扩大，这种现象与两点辨别觉的显著改善有关。

从功能的角度来看，这很有趣。需要提高辨别能力的任务使得手指在皮质的相应投射区扩大。可以在受到长期大量触觉刺激的指尖看到相同的现象。失明患者用示指阅读盲文，表现出手指投射区的扩大。小提琴家的手指在脑的体感和运动皮质中占据了扩大的投影区域。这种现象在躯体感觉和听觉领域的其他音乐家群体中也得到了证明。

2.何时增加感觉输入

立体和重复的精细运动能降低手在躯体感觉皮质中的感觉表达，并导致正常的运动控制丧失。这见于罹患过用综合征（例如功能性肌张力障碍）的音乐家，他们无法控制和调节单个手指的运动。此时，皮质手功能图会被扭曲并重新构建为混乱模式。其生理学基础可能是重复的单调触觉刺激，以及长时间的使用。在训练猴子进行单调重复的手部动作（包括对手的各个部位进行触觉刺激）后，人们看到各手指通常分开的皮质区域融合在了一起。皮质区域的“分指手套”变成了“连指手套”。通过使用特定的训练计划（包括非常具体的感觉辨别任务）来逆转重组改变，已在肌张力障碍的治疗中显示出良好的效果。部分信息请参阅第135章。

3.感觉输入减少带来的影响

触觉输入的减少或完全终止可能导致皮质区域的缩小。脑瘫患者的手收缩成重度屈曲的姿势而缺乏感觉体验，将导致感觉能力下降。外科手术使手张开可能使其感受新的触觉，从而唤醒这种敏感性。双下肢被固定后，其在运动皮质中的区域将减少，这种现象在恢复活动后是可逆的。感觉训练在长时间制动后的情况下可能会有所帮助。

（二）神经损伤与修复

在严重的神经损伤后，体感大脑皮质将发生即时和长期的重组。无感觉输入的沉默区域将引起相邻皮质区域的扩张和侵袭。这是皮质神经元网络动态相互作用的开始，受神经再生和神经支配过程中若干生物学和心理情况的影响。这些在几分钟之内发生的变化，可能是基于正常发生的但被抑制的突触连接的覆盖。有理由相信，这种联系可能会发生进一步的变化。在损伤的神经再生之前，手部没有感觉，也无法收到通常由受伤神经支配区域的感觉传入。在以下各节中，此期被称为第一阶段。

显微外科神经修复技术已臻于完美，但在神经修复部位仍存在较为明显的神经再生紊乱。因此手部皮肤区域很大程度上不再受原有神经轴突支配。结果是正常的皮质区域产生了新的变化。原有的手皮质区域变成了扭曲的模式（图46-1）。再生的神经无法与初始皮肤区域连接。原来单个手指映射在特定皮质区域的模式消失，变成手指间的重叠模式。这些结果主要是基于灵长类动物实验，但在功能MRI技术的基础上，人类也有相似的发现。在灵长类动物实验中，每个手指对应特定皮质区域的模式完全改变。手对大脑说出一种混乱的、需要重新学习的新语言。此时为第二阶段，代表手的神经支配。在腕部神经损伤后，第二阶段通常在神经修复后3～4个月开始，进行感觉教育的时机可能至关重要。神经修复后的两个阶段均需特定的治疗策略，我们建议在神经修复后立即开始感觉训练，以保留手的皮质区域。

总之，除了细胞和生化改变外，也应当寻找中枢神经系统的因素。这些因素与周围神经系统的变性和再生有关，可解释神经修复后感觉无法完全恢复。上肢神经损伤后，大脑皮质发生明显的功能重组改变，这主要是由于轴突的再生方向错误所致。这些中枢事件是大脑快速可塑性的表现，在当今的感觉训练计划中起着主导作用。对于神经损伤康复多学科临床实践和研究而言，这既是挑战，也是机遇。

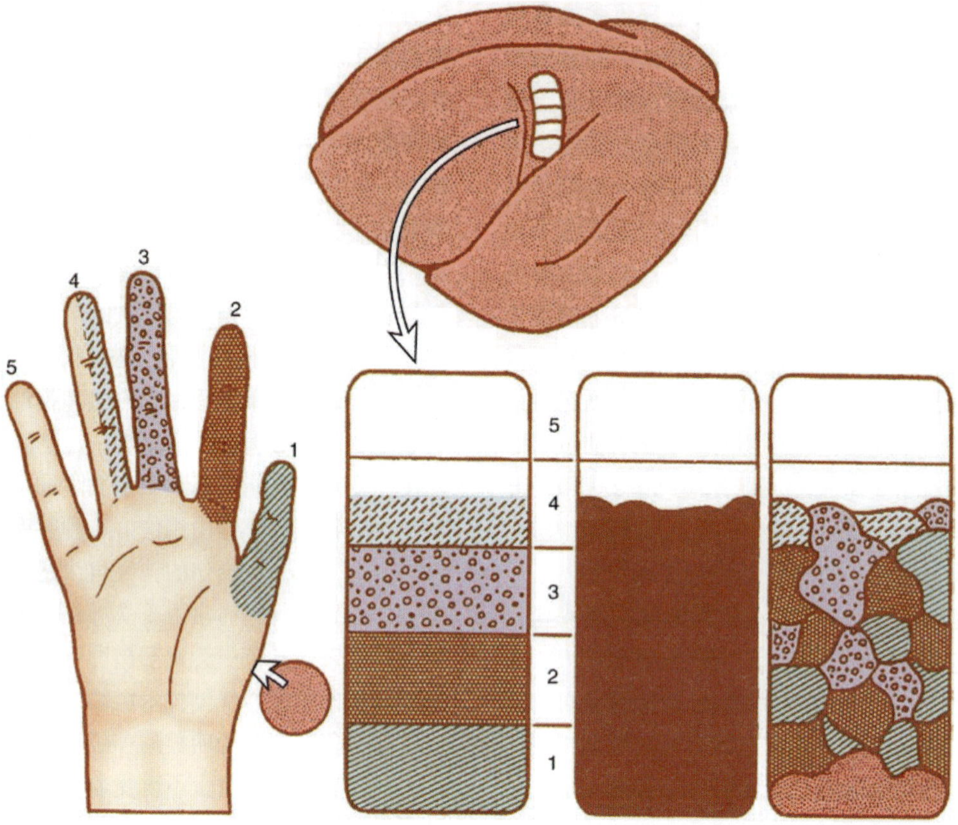

图46-1 正中神经修复后“皮质手功能图”的变化。损伤前，每个手指均有其特定区域。在第一阶段，该区域变得“沉默”并被相邻区域占据。在第二阶段，因为轴突的生长路径与受伤前不完全相同，当新的轴突生长到皮肤和肌肉时，神经支配区域产生变化。神经支配变得杂乱无章且难以解释

四、感觉训练——原则和计划

感觉训练与运动训练长期并存在康复过程中，但直到Wynn-Parry和Dellon设计出首个正式方案，感觉训练才被认识到。训练后的功能改善可能是由于扭曲的手部映射的正常化，或者也可能是由于高级大脑中心的适应能力破译了扭曲的手部映射。具体哪种解释是正确的，需要进一步的研究证明。

学习是所有损伤后康复过程的一个关键词。新的感觉和运动的代码呈递给大脑，大脑必须利用这些新代码编码出有目的的感觉运动的交互和功能性应用。当触摸到熟悉的物体时，再学习的过程需要去适应新的、扭曲的感觉输入。大脑无法理解这些与特殊的纹理图案和形状相关的新的“感觉代码”。为了促进和加强这一过程，特定的感觉训练治疗常规被用于重获触觉感知。根据这些治疗策略，大脑在再学习过程的基础上重新编程。感觉训练的基础是视觉引导下的触摸和高级皮质功能，比如在几个星期或几个月内每天进行几次短暂的注意力和记忆练习。在主动使用手之后，患者学会了去编码整合被动和主动的传入刺激，但这比正常更慢、传导神经纤维更少。

感觉训练统合在整个康复方案中并且根据患者的感觉功能水平进行个性化调整。如前所述，主要神经干修复后，最初是一个持续数月的时期（第一阶段），这时没有再生的纤维到达失去知觉的手，随后是代表手的神经再支配的第二阶段。每一个阶段都需要一个特定的治疗策略。

在第一阶段由于没有保护性的感觉，因此在用手期间要小心，以避免皮肤损伤。在这个早期阶段，保护性感觉的缺乏是要与患者交流的一个重要信息。在第二阶段，轴突已经到达手部。在这个时

期，对正常的触摸表现为感觉过敏很常见。如果是这样，应在训练之前进行脱敏练习。感觉过敏、触痛及它们的治疗在第113章到第116章中有描述。

具体的、简单的、重复性的、不断增加复杂性和难度的感觉再学习练习，应该由患者每天在家里通过频繁而简短的训练进行。每周可以安排有治疗师参与的训练来提供指导和反馈。建议在安静的地方进行训练以提高注意力。在日常活动中主动地、有意识地使用手，加上患者的高积极性也是重要因素。神经修复后的康复是一个漫长的过程，可能需要几年的时间，所以需要很大的耐心。伴随相互作用现象的神经损伤后的复杂性取决于众多因素。这种复杂性不容易被患者理解。因此，对患者进行有关损伤的知识教育和传授感觉训练理念至关重要。如果患者不理解训练的理念，他就很难有动力去完成训练。每个患者都应该有一个书面的家庭计划。此外还应鼓励患者在日常活动中有意识地使用患手。

时间——感觉训练开始时间

在本章提出的感觉训练方案是 WynnParry和Dellon经典的训练技术，但重点是在开始训练方案的时间，不仅是在第二阶段，而且也在第一阶段。该策略是激活代表受损神经的皮质区域，从而减少皮质重组，维持手部在皮质的映射。面部在躯体对应的皮质映射区域中靠近手部，Borsook等证明，手部截肢后，面部触摸的幻觉最快在受伤24h就能产生。Weiss等证明在截指术后10d内截指的可塑性。在局麻药阻滞后也可以看到类似的现象。这种现象可以短暂的引起神经元感受阈的变化及皮质重组。

一旦触摸可以在受累的区域感觉到，传统的流程就要引入感觉训练。然而，此时重组的大脑呈现出一种混乱的模式，这可能无法逆转。Cheng等对指神经修复术后(术后3周)早期触觉刺激进行了前瞻性随机研究，结果显示训练组的效果优异并且感觉辨别能力明显更好。

如果失神经支配手的“空的”皮质区域能够在修复后早期通过视觉线索从手部得到相关信息，这可能有助于减少突触重组。当神经的再生和再支配达到周围靶区时，这可能更有利于大脑为再学习过程做好准备。

考虑到神经科学和脑成像技术的巨大进步，我们对大脑可塑性的机制有了更多的了解，但在过去的几十年里，感觉训练的设计和方案没有改变，这是令人惊讶的。因此，我们提出了利用成人大脑的交叉通路和多通路能力，以及大脑的重塑能力来进行感觉训练的新策略。

五、感觉训练第一阶段——感觉准备

在第一阶段，我们关注的是通过使用大脑的感觉想象能力及大脑的视觉-触觉交互能力来维持手部在皮质的表现。第一阶段持续到手部出现用Semmes-Weinstein单丝检查可测量的感觉。我们利用大脑的整体组织具有广泛的交叉通道和多种感觉通道的能力，使得能够在手上没有任何感觉的这个关键的早期阶段开始感觉训练。这个早期阶段的感觉训练，结合手部的运动训练，旨在激活和维持大脑中的手部映射，使轴突再生后感觉再学习变得更容易。这给了大脑一种手部有感觉的错觉。

用视觉来指导感觉训练是经典感觉训练的基础，但所有感觉之间都存在着持续不断的相互作用。接收一种以上感觉输入的多感觉神经元可从一种感觉通路提取信息，并且通过利用多感觉通路相关区在另一种感觉通路中使用。

大脑多感觉通路的能力和大脑在感觉丧失的情况下的适应能力可以在失明的个体身上得到解释。当盲人阅读盲文或进行其他触觉辨别任务时，初级视觉皮质和躯体感觉皮质一起被激活。

（一）感觉想象

感知和想象在皮质功能方面存在相似点。在没有声音的情况下想象音乐时，听觉皮质被激活，视觉想象时视觉皮质活跃，对气味的想象则与大脑中嗅觉区域的活跃有关。想象一个动作就会激活前运动皮质。在运动想象过程中的躯体感觉激活模式与在真正的运动执行过程中观察到的模式非常相似。几乎没有研究感觉想象与初级感觉皮质区域有关的报道。仅仅是想拍打手背就能激活感觉皮质。建议患者在第一阶段尝试想象触摸手部。

（二）观察触摸、阅读或听“感觉”词汇，观察“感觉画面”对着镜子练习

通过观察手的活动，运动神经元也可能作为前运动皮质的镜像神经元被激活，这是一个众所周知的现象。这种现象被认为在行动和模仿中都发挥根本性作用。镜像神经元区域也参与理解行为的意图。阅读或听与手部运动相关的动作词汇会激活运动皮质中的手部代表的区域，并且假想地阅读或听“感觉”词汇或看“感觉”图片都与躯体感觉皮质的活动有关。其他激活躯体感觉皮质的方法包括观察被触摸的身体部位。Keysers在触摸双腿的研究中证明了这一点，同时我们也已经证明了在仅仅研究手的触觉刺激时，视觉-触觉皮质的相互作用。这表明躯体感觉皮质区，SⅠ和SⅡ皮质，与镜像神经元系统有关。患者观察自己的手被触摸是术后第一天的早期感觉训练的一个组成部分，这可能会由于视觉和触觉的相互作用而激活皮质的手部映射区域（图46-2）。

Ramachandran介绍的对照镜子的训练可以进一步增强这种效果。在患者前面横置一面镜子，把神经损伤的手藏在镜子后面，未损伤的手映在受伤的手的位置上。触摸未损伤的手会产生触摸神经损伤手的错觉。在这些训练过程中，临床观察发现，患者经常通过镜像错觉和未损伤的手的真实触觉来感知神经损伤的感觉缺失的手的触觉刺激。这种练习通常在第二阶段进行，即当手有感觉时可以使用（图46-3）。

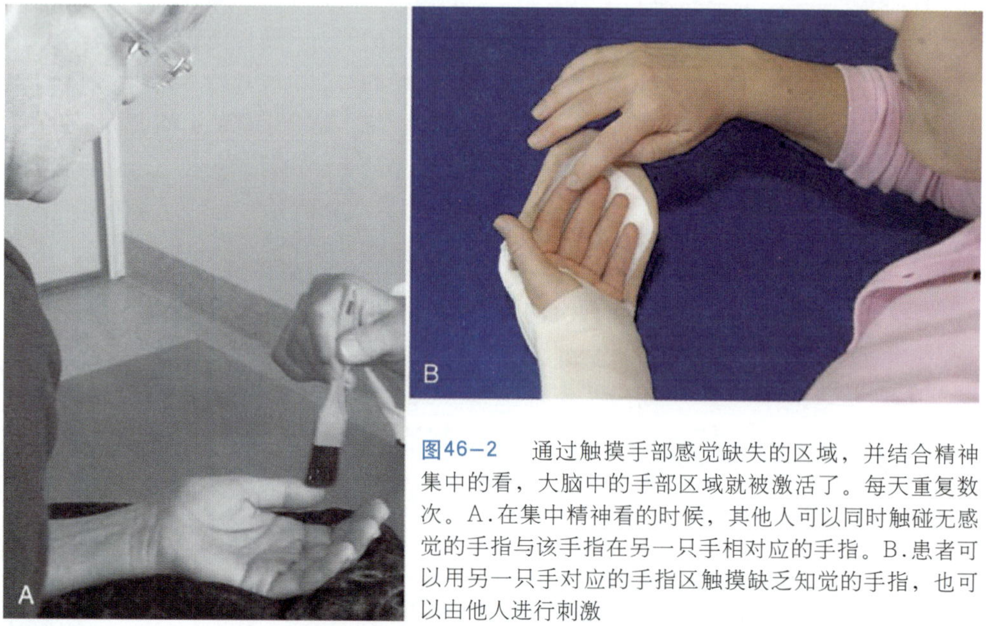

图46-2 通过触摸手部感觉缺失的区域，并结合精神集中的看，大脑中的手部区域就被激活了。每天重复数次。A.在集中精神看的时候，其他人可以同时触碰无感觉的手指与该手指在另一只手相对应的手指。B.患者可以用另一只手对应的手指区触摸缺乏知觉的手指，也可以由他人进行刺激

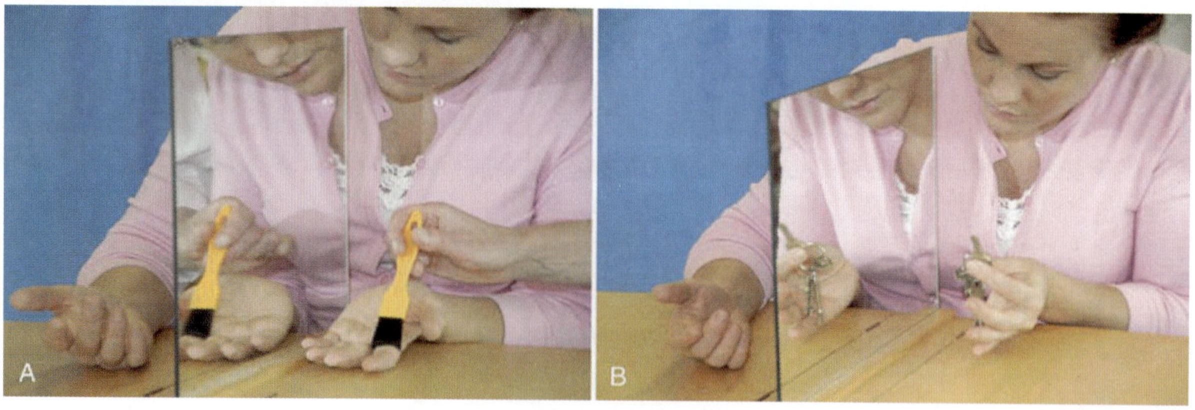

图46-3 如图所示进行对镜训练，未损伤的手映在镜子上如同那只损伤的手。受伤的手藏在镜子后面。这就产生了一种错觉，使大脑认为受伤的手有活动。A.触摸定位；B.用熟悉的物体进行训练

六、听–触觉皮质相互作用

另一个原理是用另一种感觉，比如听觉来代替感觉，从而利用大脑的多感觉通路能力。这种方法可以进行早期的感觉再学习，从而给感觉皮质提供“相关”信息。最近的功能核磁技术证实大脑皮质的听–触觉间存在相互作用。

在一项前瞻性随机多中心研究中，正中神经或尺神经损伤修复的患者与对照组相比触觉感知明显更好。术后1周内用听–触觉交互的感应手套进行训练就观察到了显著的结果。麦克风安装在指尖水平背侧，或通过感应手套系统中的微型立体处理器连接到耳机。有了这个系统，患者可以听到手的感觉。听觉刺激代替触觉刺激。特定的和典型的摩擦声与触摸不同的纹理图案相关。根据上面描述的训练技术，进行纹理图案辨别和定位练习，每天进行数次。

在神经修复后的第一阶段，无论选择何种方法，我们有充分的理由比现在更早地开始感觉再学习，这样做的目的是尽量减少或抑制由神经损伤引起的躯体感觉皮质的重组过程。作者的经验是，选择方法必须个体化。患者必须熟悉这些练习，并理解第一阶段训练的目的。

七、感觉训练第二阶段

（一）感觉训练技术

第二阶段开始于手掌有可测量的感觉时（最小的Semmes–Weinstein单丝编号no.6.65,300g力）。当指尖有一些保护性的感觉可以正确定位时，辨别形状、纹理图案和物体的区别练习可以开始。使用经典的训练技术是Wynn–Parry和Dellon所描述的。这种技术是基于刺激强度变化和眼睛交替地睁开和闭上增加难度。用这种方法，另一种感觉(视觉)辅助训练，改善了缺乏的感知(感觉)(图46–4)。感觉过敏/触痛在神经损伤后的再生阶段很常见，在这种情况下，脱敏练习应该先于感觉训练。

一旦建立了感觉减弱的区域，首先要进行训练的是定位触摸的能力。神经重建后的触觉定位错误是无视觉参与下辨别物体功能问题的一部分。由于在皮肤上被刺激的点不再与它们的中枢投影匹配，患者不能将改变的感觉解释为一个有意义的整体（图46–5）。当定位改善后，就可以触摸和探索各种大小、形状和纹理图案的物品。可以使用各种工具和专门设计的产品（图46–6），但也建议使用真实和熟悉的物品（图46–7）。这使患者更容易将

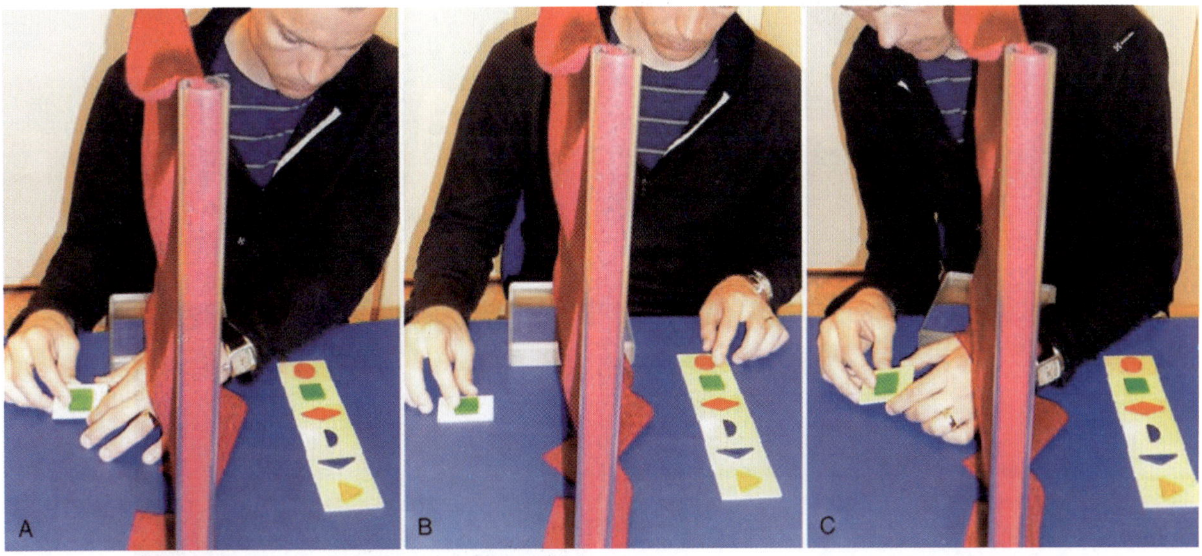

图46–4　结合视觉和感觉信息，教会大脑理解来自右手的“新语言”。如何在有或没有视觉的情况下进行训练的例子：A.触摸一个藏起来的纹理图案、形状或物体，并试着辨认它；B.用未受伤的手触摸纹理图案、形状或物体的副本，同时用受伤的手触摸隐藏的物体，并比较感觉；C.是正确的吗?如果不是或者太困难，可以触摸和看同时进行，然后看向另一个方向或者再次闭上眼睛

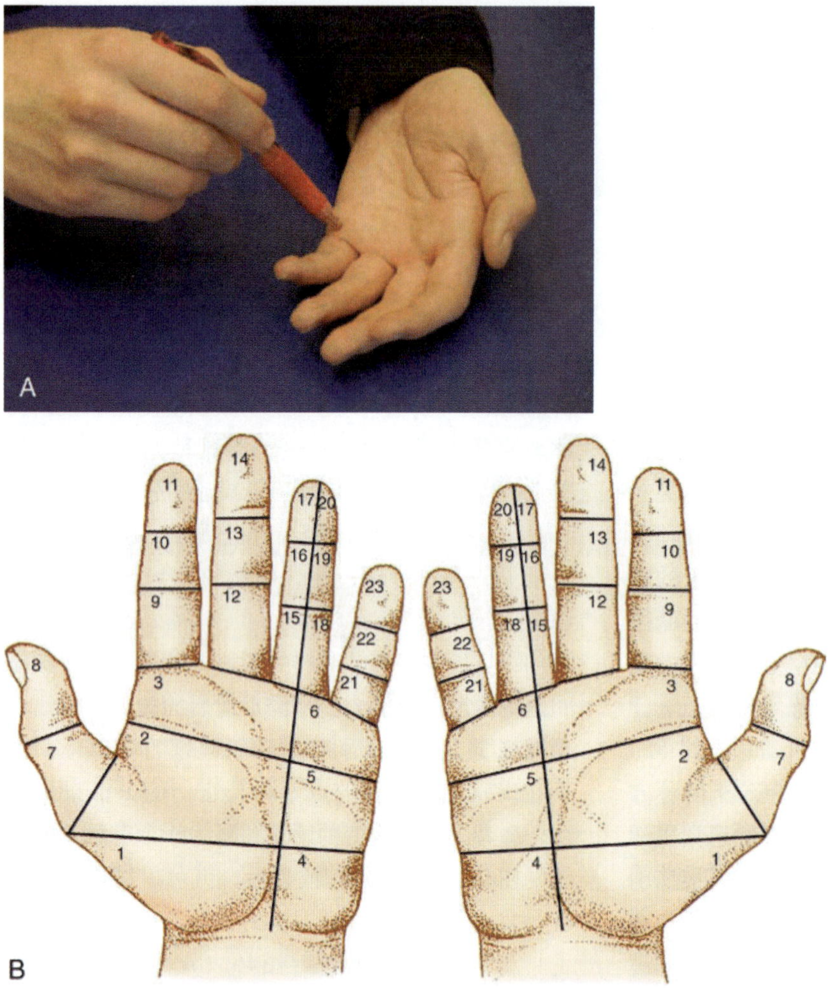

图46-5 定位触摸，辨别感觉减退区域。A.患者被指示用一个钝物，如笔的末端，触摸其中一个区域的皮肤。物体可以被按压或移动到足以感知触摸的程度。触摸也可以与一个具有正常感觉的区域相比较。应要求患者集中注意力在位置、什么东西和感觉如何。这是在你触摸的区域么？还是其他地方?这是静态的触摸还是移动的触摸?这种感觉与正常感觉区域是否不同?触摸应反复数次，先睁眼，后闭眼，直到患者感觉自己知道刺激在哪里。建议先对几个区域进行操作，直到患者可以正确地定位为止。然后，移动到邻近的区域。在接近感觉正常的区域开始操作也可能是有帮助的。一个好的反馈是让别人来刺激以确保有感觉再学习；B.为了达到这个目的，这种分格很有用

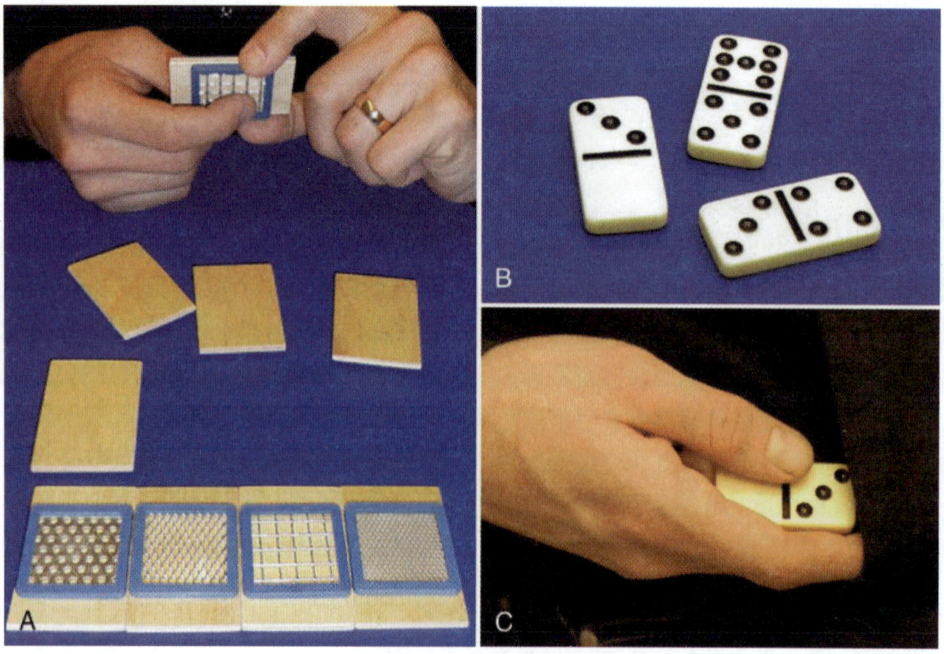

图46-6 结合相同纹理图案（A）和不同难度的多米诺骨牌（B，C）进行家庭训练

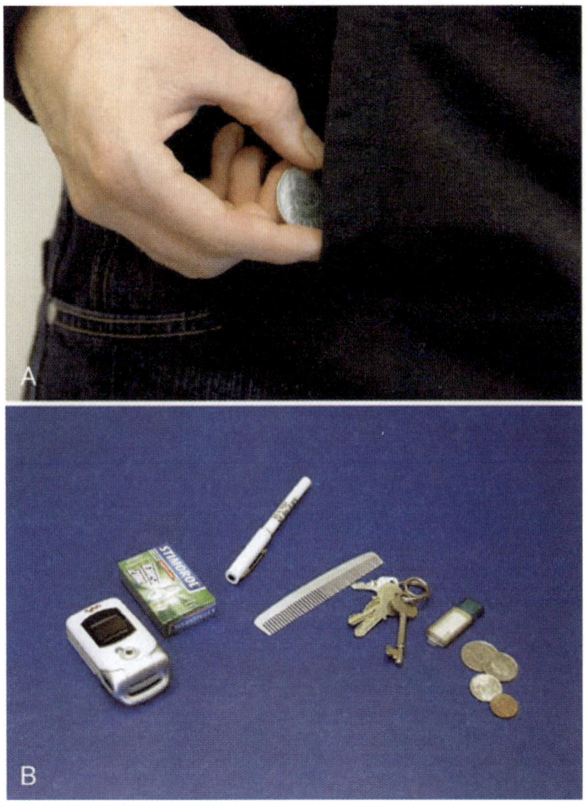

图46–7 A、B.鼓励患者在口袋里随身携带一些熟悉的物品，试着辨别它们，并思考它们的形状、纹理图案、重量，摸到的是什么。物体的大小是根据触觉感知判断来决定的。例如，如果指尖的感受阈为4g，15mm的物体不能被正确辨别，那么训练物品必须是简单且较大的

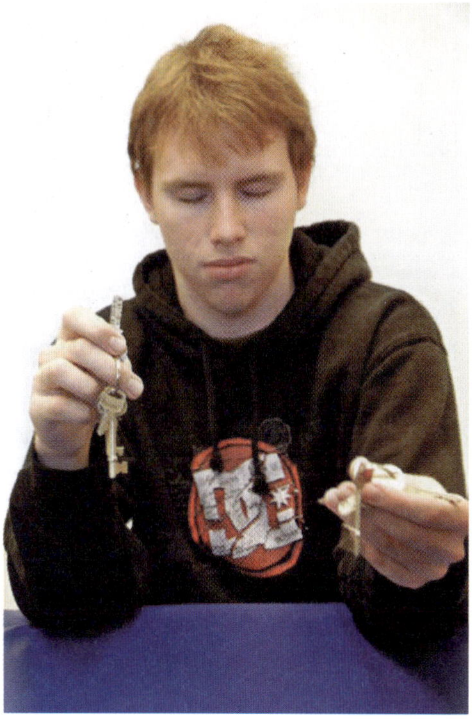

图46–8 强调感觉和运动训练的协调和辨别。患者闭着眼睛用右手和左手(受累的手)拿着相同的钥匙，并尝试用左手找到特定的钥匙

感觉训练的概念结合到日常活动中，并且这是最重要的。强烈建议将感觉和运动结合起来进行训练（图46–8）。

第一个感觉训练项目包括在限定时间辨别一系列熟悉的物体，难度逐渐增大。在Dellon的训练计划中，训练的时间是按再生过程和特定的感觉性质的恢复安排的。运动的选择是基于神经生理学上皮肤感觉的证据。训练的开始取决于患者何时能感知和辨别远端的移动和（或）持续的触摸。

双侧触觉刺激，包括受累手和未受累手，可能有助于在感觉再学习中对中枢基质产生积极的影响。感觉输入通常在对侧半球得到最大程度的处理，但在某种程度上也存在同侧激活。代表大鼠触须的躯体感觉皮质整合了对侧和同侧触须垫的信息。有研究已经表明，对于人类来说，从受过感觉训练的触觉能力改善的手指到对侧手之间存在一种转化。同时这被证明，与练习相关的感觉辨别的改善可以跨过皮肤位置、大脑半球和感觉产生。因此，有充分理由在训练过程中使用双手。使用非受累手的同侧通路可以为大脑半球提供正确的触觉信息，从而促进学习过程，此侧的大脑半球为受累手对侧。在日常活动中有意识的在双侧进行感觉再学习非常有用。康复患者应养成尽量去感受日常物品的结构和形状的习惯（图46–9）。

（二）利用大脑的快速可塑能力强化感觉训练第二阶段的效果

把大脑快速重新分配皮质资源的能力作为康复过程的一个组成部分是合理的。这在脑卒中患者康复的文献中已经被充分地描述。例如，我们都知道选择性麻醉$C_{5\sim8}$的腹侧神经根(肩部和肘部的运动神经支配)可增强手的运动功能($C_8 \sim T_1$神经支配)。其机制是特定皮质区域(肩和肘的代表区)的传入障碍使邻近的皮质代表区域(手部)扩展。我们最近的研究表明，选择性阻滞健康成年人的前臂皮肤传入神经可改善手的感觉，并扩大邻近的代表手

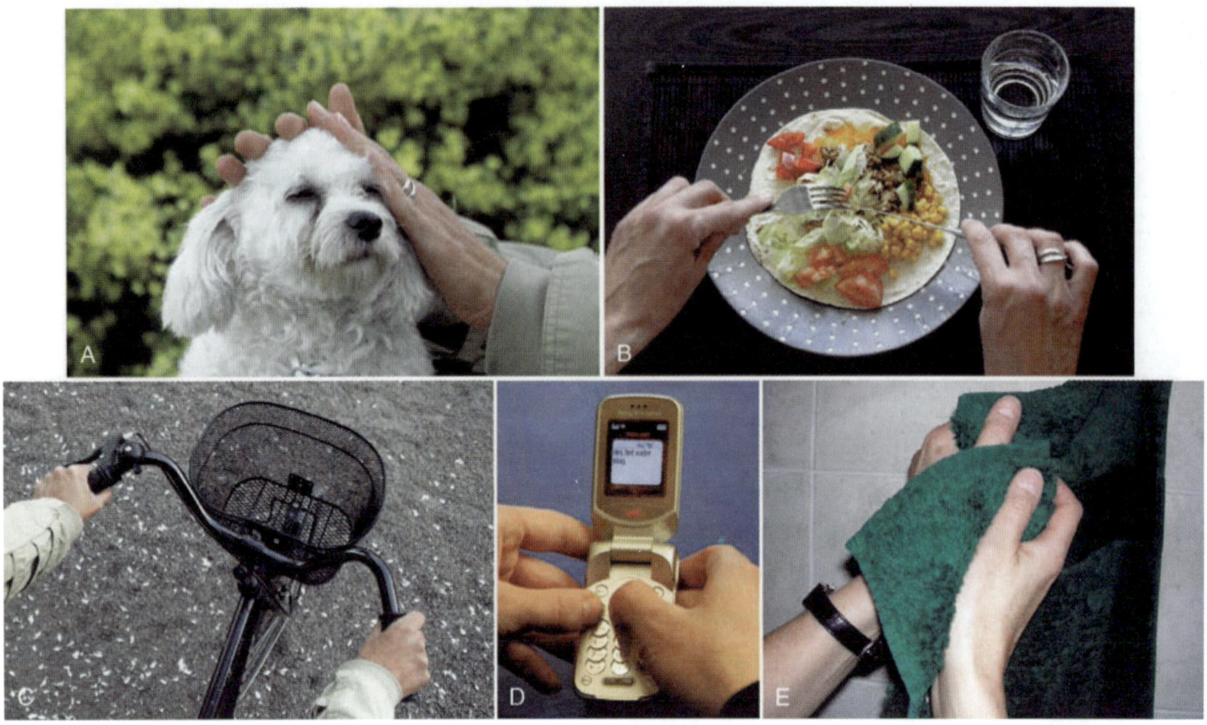

图46-9 A-E.如果患者养成习惯去感受日常物品的结构和形状——最好是双侧，这将有助于训练患者的感觉

部的皮质区域。选择性麻醉后几分钟内感觉功能的快速改善可能是由于暴露了现存的那些正常情况下被抑制的突触。长期持续的影响可能是由于突触的长期强化，甚至形成新的突触位点。

因此，除了第二阶段的传统感觉训练外，我们还对神经损伤手的前臂近端进行选择性临时麻醉。这短暂的麻醉期直到患者的指尖恢复了一些保护性感觉。这是通过使用标准化测试程序进行定期随访建立的。该方法尤其适用于指尖水平的神经再生良好，但触觉感知能力较差的病例。目的是让手部的皮质代表区扩展。使用麻醉乳膏对前臂掌侧的皮肤进行麻醉。治疗是在诊所仔细监督下进行的，并且是在事先确定患者对局部镇痛药没有不良反应的历史之后进行的。患者接受EMLA（利多卡因加丙胺卡因；AstraZeneca，Mississauga，ON，Canada），从频繁的使用EMLA开始，然后逐渐减量。在训练的“窗口”完全敞开的时候，治疗是与紧锣密鼓的感觉训练过程和辅助的训练监督相结合的。双盲研究表明，那些存在指尖最小Semmes-Weinstein单丝no4.31（1.4g力）感觉，且接受该治疗并结合强化感觉训练的患者，相比安慰剂乳膏的对照组，他们的触觉感知（功能性触觉）改善最为显著。所有患者的触觉感知都得到了改善，这可能是单独强化的感觉训练的结果，但EMLA组明显优于安慰剂组。

在感觉训练中反复使用选择性临时麻醉理论上应该为受累的躯体部位保留一个较大的皮质区域，反过来也可以增强大脑对受累神经区域信号的理解能力。这可能会为感觉训练产生更好和更持久的效果打开一扇机会之窗。应用的最佳频率还有待未来的研究。这是一个新颖的概念，可以增强感觉训练的效果。

八、感觉训练对大脑组织的影响

感觉训练对大脑组织的影响鲜为人知。一种可能性是感觉训练可以使受损的皮质组织恢复到正常模式。另一种可能性是皮质的手部映射区永久扭曲，然后关键是在更高的皮质水平上感觉网络的处理和感知能力得到了改善，从而促进了对皮质的手部映射区的解读。虽然与成年人相比，年轻人在神经修复后可能有更大的潜力使皮质的手部映射区正常化，但这种通过训练使皮质的手部映射区正常化的能力在成熟的大脑中可能不存在。Florence等对该课题进行了研究，调查了丰富的环境感觉体验对曾经进行正中神经修复的猴子的皮质组织的影响。其中一组有丰富的环境感觉体验，包括在人造草上放食物和玩具，而对照组只允许有限的活动，没有这种丰富的感觉体验。直接的皮质记录技术证明了丰富的感觉环境对感受器的大小有显著的影响。更小的、正常化的和有更好位置的感受阈可能提供更好的解析。此外，与感觉受限动物相比，感觉丰富的动物的皮质手部映射区扭曲程度更低。人类的感觉再学习过程，包括丰富的环境，可以在理论上解释康复后功能的改善。

九、环境对感觉训练的影响

有几个因素可能以积极或消极的方式影响感觉训练的结果。例如，患者在日常活动中有意识地主动使用手和在训练中集中注意力并有较高的积极性，这些都是非常重要的。丰富的环境是促进学习的基础。已经证明丰富的环境通过刺激新突触的形成来影响学习。刺激的环境、有意义的活动和鼓励等因素会影响大脑向积极的方向发展。也有证据表明，被动的、无人陪伴的和重复的任务会导致感觉皮质相关区域产生消极的变化。特别是在肌张力障碍和重复劳损问题的成因模型上，这些观察结果已被讨论。

音乐是否能刺激学习还有待证实，但有几位作者认为音乐影响大脑活动。音乐是否能增强感官再学习，以及哪种音乐最适合这种学习，这些都有待研究。大脑的整体组织和大脑各区域之间持续的相互作用支持在感觉再学习过程中有意识地使用所有的感觉。

十、评估——感觉训练的结果

结果评估为患者和治疗师在康复期间提供了重要的反馈，这种反馈应以标准化的方式，运动循证检测工具，每2个月或每个月进行1次。正如前面所讨论的，在修复很长一段时间后还可以看到恢复；因此，在神经修复后，例如在腕关节水平，建议随访患者伤后至少1年。感觉训练和再学习通常是一个漫长的过程，患者需要在这个过程中得到建设性的反馈以保持对抽象原理的训练动力。在这一过程中，良好的临床记录是一个有用的工具。患者应该在评估中发挥积极作用。这可能有助于他与治疗师一起计划训练，并专注于结果中的薄弱部分。建议使用一种对具体功能细节的细微变化及随着时间推移的整体预后敏感的工具。多年来已经提出了几种方法，它们的优缺点在其他文献中进行了讨论。我们建议使用“神经修复预后记录模型”，这个模型中包括感觉、运动、疼痛-不适和“总分”。功能细节和总分可以确定。这个模型工具是标准化的，并且是一个适合临床以及科学目的的工具。成年人正中神经或尺神经在腕部水平修复后的长期恢复曲线和计算出的预后值，可在感觉训练过程中起到良好的反馈作用。

大部分的再学习过程可能是通过在日常活动中有意识地使用手来获得的，用视觉作为受损的触觉的向导。然而，为了促进和加强这一过程，特定的感觉训练方案应作为成年患者恢复功能性触觉的临床工具。在神经损伤后，必须强调治疗师在患者漫长且往往很艰难的训练期间所起的支持和指导作用。

十一、小结

感觉训练后功能性感觉的改善已有报道。然而，神经修复后的结果往往是令人失望的，特别是成年患者的触觉感知。最近的一项系统综述也表明，很少有发表的可靠的科学研究来调查此类训练的有效性。我们不知道这些训练是如何影响功能性皮质组织的。因此，这是未来研究和实施循证医学临床治疗常规的一个重要领域，神经损伤后的恢复记录文件使这一领域的临床研究成为可能。

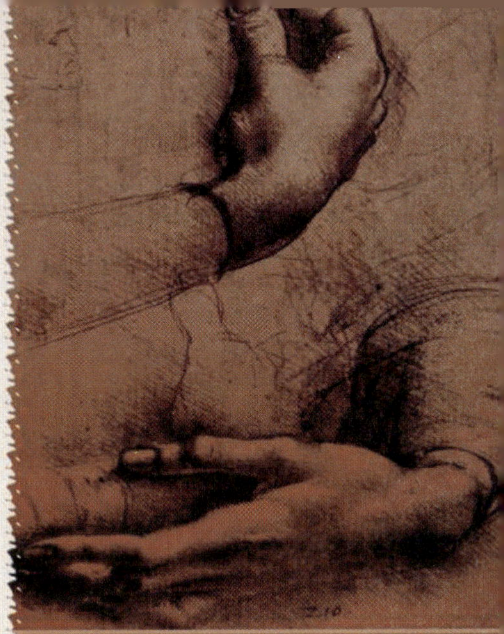

第七部分

7

压迫性神经病

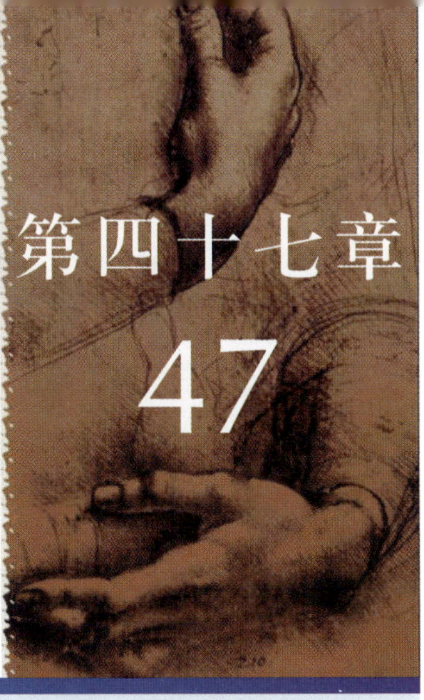

神经压迫基础

原著者 SIDNEY M.JACOBY, MD, MATTHEW D.EICHENBAUM, MD, A.LEE OSTERMAN, MD
译校者 王彦辉 路 茜 张军卫

关键点

结缔组织特点

- 神经最外层的结缔组织为神经束膜和神经外膜，他们提供了防止毒素进入神经的扩散屏障，同时提供了抗张力和压力的生物力学支撑。
- Schwann细胞是对长期卡压导致神经形态学变化和脱髓鞘改变引起神经反应的主要介质。

神经卡压分类

- 液体（水肿液）在神经内膜间隔的累积增加了神经内膜的压力，减少了神经的血供。这就是神经卡压主要的病理生理学。
- 大多数神经卡压综合征是类型Ⅰ（神经失用）损伤，产生轻度至中度的感觉症状。更重的损伤包括运动损伤是类型Ⅱ（轴索断裂）损伤。
- 神经卡压发生于神经通路的某一节段，它会增加这一节段远端或近端神经对压迫损伤的敏感性。

原因推测为沿通路轴浆运输的中断。诊断和治疗神经卡压综合征至关重要的是对解剖学、病理生理学、周围神经病变表现的扎实理解。治疗卡压性神经病变患者，临床医师需要具体掌握周围神经系统对急性和慢性压迫的反应。同时需要临床的敏锐观察，卫生保健提供者经常依靠影像和电学诊断研究作为周围神经病变的辅助诊断。一旦诊断确立，医疗组可以设计一个治疗方案，彻底解决所有潜在的神经压迫。

一、周围神经通路

脊神经根从颈髓发出通过椎间孔移行为上肢的周围神经，其间存在许多潜在的神经卡压部位。每一个节点，筋膜室内的空间和筋膜室内容物本身都

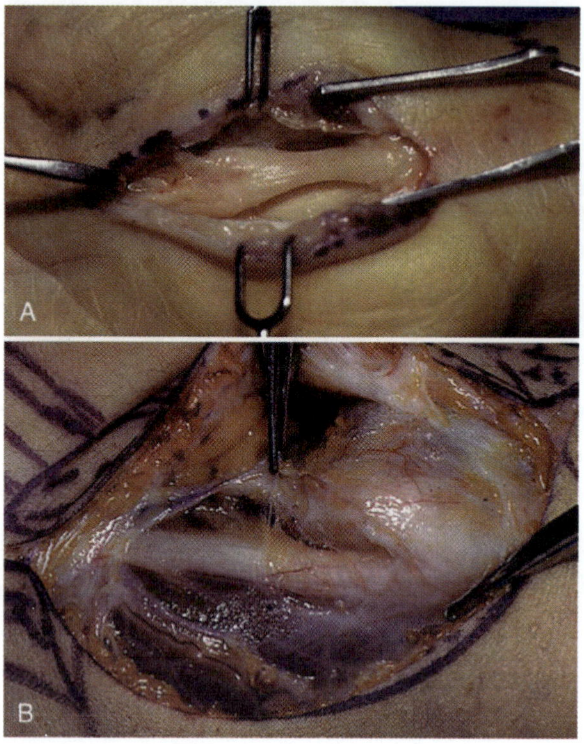

图47-1 A.正中神经在腕管严重受压的术中照片。注意沙漏形狭窄两端均形成了假神经瘤（左.腕管远端；右.腕管近端）；B.尺神经在肘管受压的术中照片。尺神经受压变窄通常不明显，假神经瘤常见于正中神经受压。这说明缺血和牵拉是肘管综合征的主要原因（左.肘管远端；右.肘管近端）

存在着潜在的不匹配。任何筋膜室横截面积减少或者筋膜室内容物容积的增加可以导致通过其组织间隙的滑行受限。任何因素导致神经内压升高同样可以损害外在的和内在的神经组织血供，最终产生一系列生化改变，导致功能障碍、疼痛或者特定神经支配区域的麻木。最常见的两个神经卡压部位是腕管和肘管（图47-1)。另一个常见的部位发生在桡神经，叫作“星期六夜晚麻痹”，因为人们对上臂长时间的压迫，只有短暂的有限的认知能力。这些经典的卡压性神经病变产生的临床表现的严重程度，与血管损伤程度、神经水肿和最终与细胞层面累积的神经损伤相关。

二、周围神经显微解剖

在手部及上肢手术和康复的每个方面，对解剖

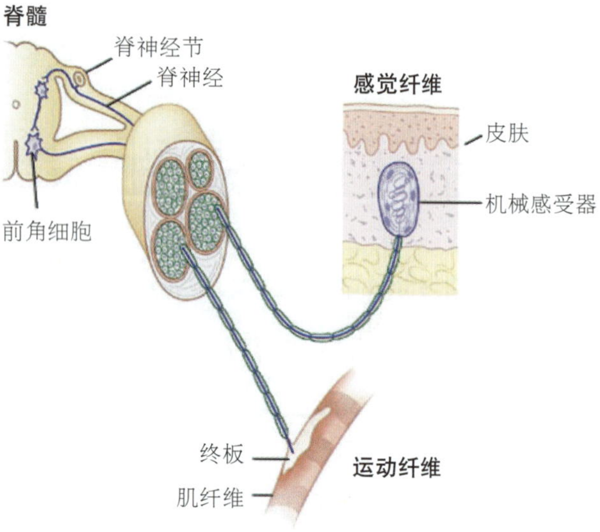

图47-2 周围神经与脊髓中枢的联系及与效应器官的联系

的深刻理解能为卫生保健提供者正确分析病理过程的严重程度和内涵提供保证。周围神经系统将各种类型组织功能以运动和感觉刺激协同传出和传入中枢神经系统（图47-2)。

神经系统的主要功能单位是轴索（神经纤维)。轴索本身捆扎成束，又被坚韧的结缔组织基质，编入神经干（图47-3A)。周围神经有三层独特的结缔组织鞘。从外向内，依次被称为外膜、束膜、内膜（图47-3B)。外膜由成纤维细胞和细胞外基质组成，包含绝大部分的蛋白质和弹性纤维、肥大细胞。外膜为神经束提供了结构支撑和生物力学保护，起到扩散屏障作用，也包含血管和脂肪组织等支持要素。继续向内，神经束外被束膜，束膜在物理学方面是抗牵拉和压缩力很强的膜。神经束膜相比内膜更加系统，内膜本身是包被单一轴索的结缔组织细胞鞘。除了结构的完整性，神经束膜对神经束起到“血管-神经屏障”的作用，调节和控制神经束的内环境。任何打破重要血管-神经屏障的情况，将使内环境稳态丧失，最终导致神经功能异常。神经内膜的渗漏将导致神经内压升高和神经纤维水肿。血管-神经屏障的断裂，将导致蛋白质堆积和淋巴细胞、成纤维细胞、巨噬细胞侵入，启动炎性反应，最终瘢痕形成。神经纤维被具有复杂网络结构的支持胶原所包被和保护，这些胶原结构提供了机械稳定性、营养和内环境稳态，保证了神经

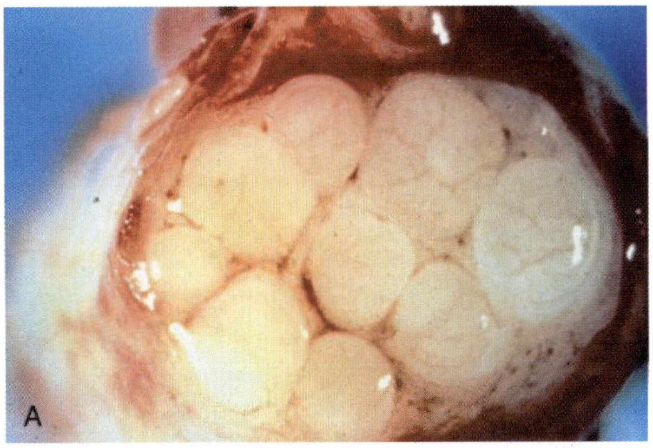

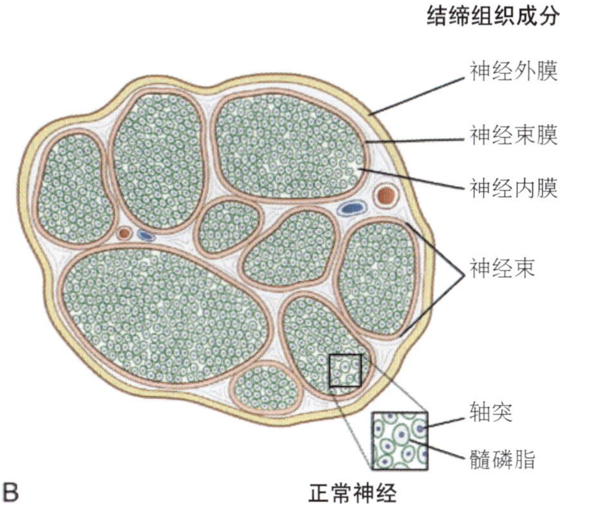

图47–3　A.20倍放大的结缔组织基质包裹的成簇神经纤维束；B.正常神经外结缔组织，包括神经外膜、神经束膜和神经内膜。神经间质（未显示）是疏松结缔组织，神经可在其中滑动；血管支从其中穿过，在不同水平进入神经干。神经外膜结缔组织含量最多，为轴突提供支持和保护；富含血管丛，滋养神经内膜。神经束膜是一层薄鞘，包绕着每一个神经簇，起到血液神经屏障的作用，能够双向屏蔽弥散。神经内膜是疏松的胶原基质，为其下的神经纤维提供支持

功能的正常发挥。任何平衡打破、内部紊乱或者外源性压迫、牵拉，都将导致神经功能障碍。

如果不提及施万（Schwann）细胞，一种周围神经系统主要的胶质细胞或者支持细胞，任何对周围神经系统基础解剖的讨论都不完整（图47–4）。这些细胞在轴突周围形成髓鞘，围绕周围神经以质膜包裹延伸。通过对周围神经损伤的治疗和深入研究，证实形成髓鞘的施万（Schwann）细胞是对长期卡压引起神经反应的主要调节者。在20世纪70年代早期，由Ochoa等开展的一项经典研究，最早提出了伴随神经卡压神经髓鞘的病理解剖学改变。以动物为模型，作者在母狒狒的膝关节周围缠绕充气袖带并向内充气，造成局部胫神经的传导阻滞，产生小腿和足部无力。对充气袖带区域下方的神经纤维样本进行电子显微镜检查，揭示了典型的髓鞘破坏模式，包括正常位置郎飞结的替代。这种替代表现为在节点一侧，节旁髓鞘延伸，在节点另一侧，节旁髓鞘内陷。破碎的包膜将节旁髓鞘与其周围的施万（Schwann）细胞分裂开来，产生了一个轴突传导中断和局部脱髓鞘环境。Ochoa研究的重要性在于，通过神经卡压模型的设计，确定了非缺血性原因造成的神经传导减弱和局限性轴突脱髓鞘改变。

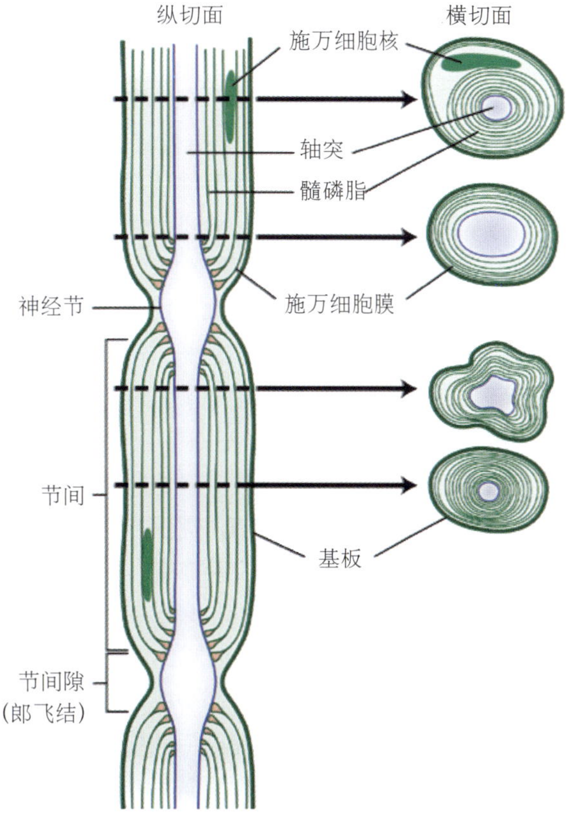

图47–4　施万细胞结构，其构成包绕轴突的髓鞘，由神经纤维外浆膜层外延并包绕而成

三、基础神经生理学

正常的神经功能依靠电脉冲在细胞之间传递也叫作动作电位。正常的神经功能依赖一个复杂而又协调的系统。和其他细胞一样，神经细胞需要足够的血液供应来发挥最佳功能。躯体神经系统的细胞体位于腹侧角（运动神经）和背侧后根神经节（感觉神经），发挥神经细胞的“主力”功能。轴突是神经细胞体细长向外的延伸，负责动作电位的传递。轴突及周围的辅助细胞或施万（Schwann）细胞组成了存在多种亚型的神经纤维。A型神经纤维代表最粗的有髓鞘的躯体传入纤维和传出纤维，传导速度最快。B型神经纤维包括有髓鞘的自主神经纤维和节前纤维。而C型神经纤维包括最细的无髓鞘的内脏和躯体痛觉纤维，以及属于交感神经系统的痛觉纤维。

不论哪种类型的神经纤维细胞都具有一层生物膜，生物膜所具有的静息电位是由半透膜的自然属性产生电荷分离形成的。这层多孔生物膜排出钠却允许钾进入细胞内。一次动作电位是一种“全或无”现象，一个兴奋的去极化事件被启动，同时传导信号从细胞体传向靶器官。电流很快通过轴突，但是却不能通过神经纤维的髓鞘部，代之从一个节间部“跳跃”到另一个节间部。这样，有髓神经纤维通过动作电位快速传递到轴突，从一个节间部“跳跃”到另一个节间部，增加了传导速度，这一过程被称为“跳跃传导”。

神经纤维的营养供应来自于发达的微血管网，遍布于神经外膜、束膜和内膜。周围神经有双重血液供应，神经内膜存在内部交换血管，神经外膜间隙存在外部供应血管丛，血管丛穿过神经束膜与内部循环吻合（图47-5）。血供的减少或者中断会导致神经缺血。外部血管供应局部小血管，沿神经纤维走行进一步分支供应其营养。当局部小血管到达神经干时，它们分成升支和降支纵向通过神经外膜层。神经束内部，纵向模式的毛细血管分布于神经内膜。当血管通过神经束膜的最内侧部分到达神经内膜时，通常斜行跨入，导致它们对外部压力非常脆弱。

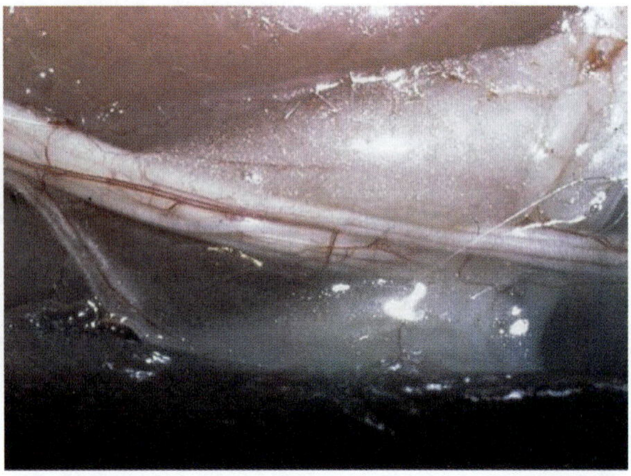

图47-5 神经干的微血管系统，包括神经外、神经内血管

四、神经卡压的病理生理学

与完全性周围神经损伤相比，神经卡压性病变独特性在于神经保持了连续性，没有神经成分的断裂或撕裂。由压力负荷导致的神经退变和再生在过去30年里被广泛研究，并且产生了大量关于神经卡压的病理生理学信息。总之，这些研究证明了神经损伤与压迫的程度和持续时间相关，不论机械因素还是缺血因素导致的神经功能障碍。

外伤和持续的压迫会导致神经干内膜间隙水肿。由于神经外膜的扩散屏障作用，以及神经内膜间隙缺少淋巴血管，这些液体不容易渗漏。结果导致神经内膜液体压力的升高和正常微循环的破坏。Lundborg等表明通过压力使兔子的神经产生缺血的实验持续2～8h，神经内膜液体压力迅速升高并持续至少24h。另一个代谢性传导阻滞的例子，是在松开上肢止血带后，会发生感觉丧失和运动麻痹。这种类型的代谢性传导阻滞由神经内微循环的局部抑制引起，当压迫解除，可立即回复。如果压迫持续，神经束水肿会导致神经内压力升高，危及神经内毛细血管血供，数小时或数日，也可能永久性影响神经功能。

五、神经损伤分类

周围神经损伤的成功修复过程最终与压迫的程度和持续时间相关。有效的神经损伤临床评分系统的发展，揭示了神经损伤显微变化与患者症状的相关性。

神经失用，即Ⅰ型损伤，是最轻的损伤形式，仅仅是神经传导中断。如果组织学上有何变化，也就是节段性区域脱髓鞘改变。因为没有轴突的损伤，所以不会进行轴突再生。大多数卡压性神经病变患者属于这种类型。Ⅱ型损伤被称为轴突断裂，涉及轴突的损伤。肌电图检查可以发现纤维性颤动，电学诊断检测显示振幅减小，与失轴突改变一致。这种损伤有神经最终再生的可能性。Ⅲ型损伤是一种更重形式的轴突断裂，在神经内膜会有一定程度的瘢痕组织形成，因此恢复不可预测。严重卡压性神经病变的患者属于Ⅲ型损伤。神经保持连续性，但是完全被瘢痕组织阻断，神经失去恢复的可能性，这种损伤类型提示Ⅳ型损伤。Ⅴ型损伤为神经的完全离断。Ⅳ型和Ⅴ型损伤不适用于卡压性神经病变。有趣的是，一些神经卡压的患者，如腕管综合征，有近似正常的电学诊断研究结果。尽管电生理诊断研究事实上是客观的，但是这些患者有时症状表现严重，相比轴突及其周围辅助细胞的结构性损伤理论，功能性缺血理论更可信。

六、神经卡压的生物学后遗症

各种各样的方法被用来诱导周围神经急性或慢性卡压的动物模型。例如，止血带被扎在鼠、兔子和灵长类动物的肢体上，持续不同的时间。在狒狒肢体上压力达500～1000mmHg，成功诱导了结构性神经改变。由于止血带压迫很难精确控制，其他研究者应用了一种小型充气袖带环绕于流通的神经数小时，达到更加符合的压迫模型。这些研究表明神经损伤与压迫的程度和持续时间相关，随之机械性和缺血性因素加速了神经功能障碍。

（一）急性影响（数小时内）

有几个精心设计的研究，对健康志愿者的腕管从外部施加压力，最长时间提高到4个小时，同时监测神经功能。压力通过对手掌施加可调负荷的压板被精确控制，同时腕管中神经的外压利用充满液体的导管测量。当达到50mmHg时，神经功能被阻断，而在40mmHg时，一些功能丧失。实验对象的血压不同，但神经功能阻断的神经外压临界阈值是30mmHg，比心脏的舒张压小。观察发现高血压在治疗过程中对腕管综合征也有显效，这一调查结果对急性神经功能障碍的缺血机制提供了另一层支持。

（二）短期影响（数天内）

人们关于神经卡压的急性影响的研究，显示了中等程度的压力对神经功能的快速影响；然而，他们却没有重视低压力持续作用的影响。Rydevik，Lundborg和其他人已经在动物身上研究了在短期低压力作用下，持续神经内水肿的影响。实验证明8h的持续压力使神经内压升高达到导致神经内血流减少的节点。有趣的是，这些研究也论证了在低水平压力仅作用2h，神经内液体压力迅速升高而且在压迫解除后，至少持续另外的24h。这些长期影响可能原因是，神经外膜和神经内膜血管通透性在长时间压迫后增加。

（三）长期影响（数周内）

为了更近似的模仿腕管综合征，神经卡压模型使用硅胶气囊置于老鼠坐骨神经和灵长类的正中神经上。毫无疑问，观察到压迫的持续时间和神经损伤的对应关系。最初的变化表现为血管-神经屏障的打破，随后神经束膜下水肿和纤维化。后来的变化包括局部的晚期扩散，脱髓鞘改变，最终沃勒变性。

七、神经卡压的组织病理学

大多数神经卡压综合征通过神经减压和肘部尺神经移位治疗。因为神经很少活检，大多数关于慢性神经卡压的组织病理学的报道仅限于尸检报告或者少数患者于受伤处远端或近端被部分切除的神经进行的比较。来源于尸检的材料表明无髓鞘神经纤维发生变性和再生，有髓鞘神经纤维发生节段性脱髓鞘改变。对60－81岁死亡的人体尸检发现，沿正中神经走行的结缔组织密度增加。毫不奇怪，结缔组织密度最高区在腕皱褶水平被发现，也就是屈曲活动最大的部位。这些研究证实在神经屈曲部位有细胞外基质沉积。人体样本尸检报告揭示，神经内膜和神经束膜小血管壁增厚，同时受伤部位神经水肿、增厚和纤维化，髓鞘变薄。

施万（Schwann）细胞替代、血管通透性增加和神经血管再分布，仅仅是与慢性神经卡压相关的部分组织病理学改变。在第42章，Gupta将着重从施万（Schwann）细胞形态和生理变化方面，探讨神经卡压的组织病理学。

八、双卡现象

双卡现象这一有争议的概念是由Upton和McComas约30年前提出。他们提出假设，近端层面的卡压使远端部位对卡压更为敏感（图47-6）。临床相关性显示神经根型颈椎病使周围神经对卡压更易感。Upton和McComas指出，与颈神经根损伤相关的腕管、尺管综合征具有很高的发病率。他们认为沿神经分布的卡压叠加，导致轴浆流的改变及其伴随病理变化。远端部位的卡压使近端神经更易遭受二重卡压，也同样存在，被命名为反双卡现象。两种情况的主要理论是任何卡压可以引起神经细胞体的结构和生化改变，改变轴浆转运，从而促使卡压性神经病变的发展，表现为卡压。这种假说也适用于肥胖、风湿性和内分泌疾病、酗酒等系统状态，这些状态同样被认为更易促使卡压性神经病变发展。

九、慢性神经卡压——临床相关性

腕管综合征是最常见的卡压性神经病变，因为临床症状与确定的病理生理学结果有很好的相关性，从而提供了卡压性神经损伤的模型。Gelberman等开展研究确定人类患者中神经通行的临界压力水平。他们检测腕管中的组织液压力，发现当腕管平均压力达到32mmHg时，患者出现临床上明显的腕管综合征表现。当压力达到50～60mmHg时，正中神经出现运动、感觉传导阻滞，感觉功能消失先于运动功能10～30min。

因为没有前臂肌肉泵活动，前臂组织液重新分配，而且睡眠时手腕经常置于屈曲休息位，所以腕管综合征最初症状通常出现在夜间。正中神经的缺血反应，通过产生神经冲动，被患者感知为正中

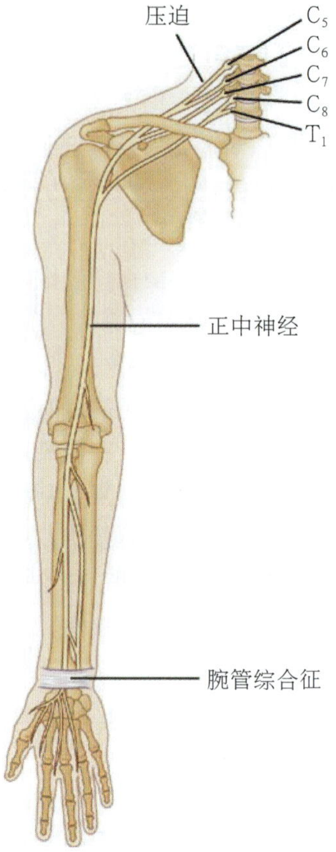

图47-6 近端脊神经水平的压迫，远端腕管水平的压迫

神经分布区的感觉异常。假如症状持续，很可能发展到下一阶段的神经病理过程。患者会出现灵活性丧失，正中神经支配的鱼际肌群无力，长期、不缓解的内侧三个半手指的感觉异常。这些晚期症状意味着更明显的病理过程，一些神经纤维承受由于水肿导致的局部代谢障碍。而其他神经纤维承受由于局部髓鞘变薄、降解而导致的神经失用。基于代谢问题，手术减压可以使症状缓解，但是失用的神经纤维需要更长的时间来恢复。如果晚期改变与轴突中断一致，神经功能的恢复，需要轴突再生。这一修复过程需要数周或数月，并发症多或者高龄患者这一修复过程会被显著削弱。

十、接振的基础研究

神经卡压综合征的现代知识表明，接振和神经结构载荷是与腕管综合征和其他周围神经病变发展的最强相关因素之一。周围神经病变的病理学改变已经被大量接振的实验和临床研究所证实。此外，

还对接振的人类神经和动物模型进行组织学评价，表现出的结果符合压迫型损伤。使用一个频率范围从几赫兹到几千赫兹的震动工具，当超过某一关键的时间阈值，直接的手部接触会产生反向作用。实际上，手-臂震颤综合征，主要表现为感觉神经功能紊乱，在长期接触手握式震动工具后表现出来。其他研究清楚的表明震动对周围神经功能有累积效应，大量的流行病学研究表明接振和卡压性神经病变，尤其是腕管综合征，有很强的相关性。

关于周围神经功能的接振作用的研究结果与基础神经卡压病理生理学评估研究结果相同。一项评估周期性波动神经外压作用的研究通过使用大鼠的胫神经模型完成。在最小值为20mmHg和峰值为50mmHg（分别为2.7和6.7kPa）波动的压力，平均值为35mmHg（4.7kPa），每秒为一个周期直接作用于神经，完成20 000个周期，频率为1Hz。伴随的神经功能减弱与压力为30mmHg（4.0kPa）静态压迫作用相同。尽管这项研究主要是证明快速波动的压力对神经功能的影响与压力平均值相关，而不是最小值和峰值，也说明低频周期压迫也就是震动，在短期初次接触后，引起周围神经病理性改变。

动物模型被用于研究周围神经接振所发生的一系列变化。频率82Hz，压力0.21mmHg大小的急性震动，每天作用5h，持续5d，会导致邻近震动诱发器的神经纤维发生神经内水肿和一过性结构降解。降解过程与卡压性周围神经损伤相同，由于接振损伤，脱髓鞘改变最先发生，随后发生轴突变性。

与直接的神经卡压相同，接振导致神经内水肿和神经内压增高，感觉和运动传导速度随之降低。持续的接振导致神经功能的下降，伴随周围神经脱髓鞘、施万（Schwann）细胞和成纤维细胞增殖，这些变化是神经损伤导致的部分再生反应。因为额外的接振发生的周围神经病变导致了结缔组织增加，引起周围血管和周围神经纤维化。最后，随着慢性接振持续，轴突损伤则代表了振动导致神经病变的晚期阶段。

十一、对振动的临床反应

Stromber等将接振工作的10名男性标本近腕关节的骨间背神经的组织学研究结果，与对照组10具年龄匹配尸体比较。作者发现所有10项研究对象均发生髓鞘退变、周围神经和间质纤维化的病理结果，证明了接振工作可以引起腕部周围神经的结构性损伤。这个结论可以解释有接振史的患者，腕管松解术后效果不佳的原因。

手-臂震颤综合征（HAVS）的诊断进一步强调了接振在引起周围神经病变中的作用。从HAVS患者的手指取出的活检标本证明了三种显著的病理学改变：①明显的动脉壁肌层增厚与个别肌细胞肥大；②周围脱髓鞘病变与施万（Schwann）细胞和成纤维细胞数目增加；③增加的结缔组织引起周围血管和周围神经的纤维化。因为HAVS的病理生理学特点，包括显著的血管和肌肉变化，还有对神经物质产生的损害，手部接触频率变化从几赫兹到几千赫兹震动工具，当接触超过某一重要的阈值，便会对手部产生不利影响。同时，这项研究也清楚地表明，震动对HAVS患者血管和感觉神经成分有累积效应。而且，由于震动导致的周围水肿和神经内压升高，神经传导速度减低。结果是受累患者肢体感觉和运动功能减低。另外的研究表明，皮肤的震动感觉受体对震动损害敏感，同时这些受体的功能丧失，导致更加严重的感觉障碍。

十二、关节姿势和手部负荷的影响

有大量研究对手腕部姿势对上肢神经结构施加压力的影响进行了评估。对腕管综合征研究组的腕管内神经外压的测量，证明了屈腕或伸腕对正中神经施加的压力增加2～10倍。对照组腕关节屈曲、背伸，显示了相同的反应，尽管腕管中神经外压绝对值较低。肘部尺神经的尸体研究也证明了关节屈曲时传导到神经的压力也有类似增加。健康个体进行手指位置改变、腕关节屈曲和背伸、前臂旋前时，对腕管进行神经外压监测研究。Rempel等调查结果表明，从前臂中立位到完全旋前位腕管压力最小，极度旋后位腕管压力最大。对未受卡压性神经病变影响人群的大量研究证实，随着腕关节背伸增加，腕管中压力增加达到最大程度，腕关节屈曲、前臂旋后和掌指关节屈曲，腕管中压力有较低程度的增加。

类似的研究也被用于监测手指进行抓捏的动作或任务时腕管中的压力。尸体模型显示，屈肌腱负荷可以增加腕管中神经外压。对健康志愿者的大量研究证实，持物和紧握动作的屈肌腱负荷可以增加腕管压力。由Seradge等进行的一系列关于捏握和手部负荷对腕管压力影响的调查，证明了手指完全屈曲握拳，腕管中产生最高的相关神经外压。另外两个关于腕管中神经外压与手指姿势及负荷关系的研究，证明了腕管压力随着指尖负荷的增加而成正比增加。补充数据显示拇指、示指夹捏动作产生的压力2倍于单独示指完成的按压动作。

总之，上肢和关节姿势及功能性负荷对神经外压影响的研究，证实保护性矫正肢具仅仅配合活动方式和职业的改变，可以减轻与轻度卡压性神经病变相关的临床表现。

十三、神经卡压的评估

针对卡压性神经病变患者制订有效的治疗计划，取决于成功识别与诊断所有部位神经卡压。正如前面论述，双卡现象的观点考虑到多个部位同时发生神经卡压的可能性。因此，一个完整的评价需包括受累神经的全部行程，从神经根在脊髓的起始处至感觉和运动终支所支配的肌肉和皮节区。为此，合理利用物理检查结果、特定的神经激发试验和电生理学诊断研究，对潜在的卡压部位和最有可能的病因进行全面的描述。随后，可以制订和实施一个恰当的诊疗计划。

十四、小结

上肢神经卡压综合征十分常见，可以导致力量减弱的症状。临床医师需要对解剖、病理生理学、卡压性周围神经病变的临床表现有深入的了解，如此才能最好地的诊断和治疗患者。对神经卡压的根本原因和加剧神经病变的最常见接触和姿势的评价，将有助于医师全面考虑和正确识别上肢卡压性神经病变。神经激发试验、感觉检查、电生理学诊断分析的使用，有助于医师制订直接恰当的治疗方法和康复方案。

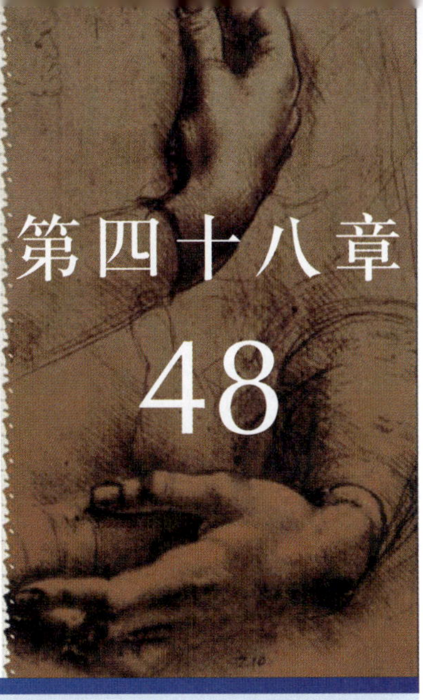

腕管综合征：手术医师的处理

原著者 PETER C.AMADIO, MD
译校者 王彦辉 徐 峰 张军卫

关键点

- 腕管综合征（CTS）是手外科医师治疗的最常见的周围神经病。
- 大多数腕管综合征是原发的，但是病因明显包括腕管中压力升高。
- 腕管综合征与特定工种的关联性存在争议。
- 非手术疗法，如活动方式改变，夜间使用矫形器，封闭治疗，对症状较轻的患者有效果。
- 最有效的治疗方法是手术减压，通过切断屈肌支持带（腕横韧带）。
- 尚未有证据支持一种术式优于另一种术式；有限切口也许可减轻术后即刻痛苦，但也可能会增加减压不彻底以及神经损伤的风险。
- 术后制动并不支持更好的临床疗效。

正中神经在腕部卡压或腕管综合征，是上肢最常见的卡压性病变。最新的数据显示腕管综合征发病率可高达3%。近一半的患者寻求医疗救治，其中一半的就诊患者最终被施以腕管松解术，这使得腕管手术成为最常见的手部术式。在美国，腕管综合征也是导致工作时间流失的最常见原因之一。然而，对于其最恰当的非手术疗法、最理想的手术方法或康复方案，甚至结果评价的最合理方式尚没有达成共识。更重要的是，在大多数情况下，病因是特发的，使得制定预防策略完全靠推测。

一、沿革

尽管腕管综合征是手外科医师最常诊治的疾病，但不论长期还是现今我们对它的了解，要追溯到半个世纪以前，正如最近的一些评论中记录的那样。最早的正中神经病变描述是继发于桡骨骨折的正中神经卡压。早期治疗包括手术切除和矫形器的使用。尽管手术切除不再作为腕管综合征的一种治疗方法，但矫形器仍在使用。后来，切除掌部骨痂开始尝试应用，直到再后来的正中神经松解术。

1933年，Abbott和Saunders将染色剂注入尸体的腕管中，观察到随着腕关节的屈曲运动，染色剂的流动阻力增加。基于这项研究，他们宣称的腕关节屈曲（Cotton-Loder）位，从那时起被广泛应用于Colles骨折的治疗。继发于Colles骨折的腕管综合征仍然是一个重要的临床难题。尽管创伤后腕管综合征最先被注意，到19世纪晚期，非创伤病例也被记录，但它们的本质却不为所知。1880年，Putnam描述了37例夜间麻木的患者。他记录如下："仅仅把前臂悬于床外或者摇晃……（或应用）长时间的摩擦可以使症状减轻"。这些当然是腕管综合征的经典症状。Putnam认为正中神经是症状的原因，却没有把卡压作为病因考虑。考虑卡压因素时，臂丛神经常被误认为是卡压的位置。对于腕管综合征患者来说不幸的是，臂丛神经病变的病因学假说流行开来，到20世纪40年代晚期，导致了各种各样的错误手术。1913年，Marie和Foix解剖尸体时在腕管近端发现一个很大的假性正中神经瘤。他们认为：如果该诊断早一些做出，韧带横断就可以阻断症状的发展。遗憾的是，这份报告被忽视了20年，直到Learmonth描述了两例通过分离屈肌支持带来处理正中神经病变。随后，Phalen等发表并强调术中频繁发现滑膜的纤维化而非炎性变。

二、解剖

腕管是一个无弹性的结构。其底面由腕骨凹陷的弓组成。尺侧边界为钩骨钩、三角骨、豌豆骨；桡侧边界包括大多角骨、腕舟骨、跨越桡侧腕屈肌的筋膜。腕管的顶部由前臂深筋膜、屈肌支持带、大小鱼际肌远端腱膜组成。屈肌支持带从舟状骨结节和大多角骨延伸到豌豆骨和钩骨钩。腕管内容物包括正中神经和9根屈肌腱。拇长屈肌腱、4根指深屈肌腱、4根指浅屈肌腱，正中神经位于其浅面且呈放射状通过腕管（图48-1）。在腕管的远端边缘，正中神经通常分成6条分支：2根指总神经，3根较大的指神经及支配鱼际肌的运动支。正中神经于近端、放射状发出掌浅支，位于腕皱褶近端近5cm处。这些分支伴随神经主干走行1.4～2.6cm，穿过掌长肌和桡侧腕屈肌之间的前臂筋膜。掌浅支通常浅出于腕皱褶近端皮下，支配手掌部。

正中神经存在多种分支形态和解剖变异。这其中包括高分化，正中动脉的持续存留，支持带肌肉

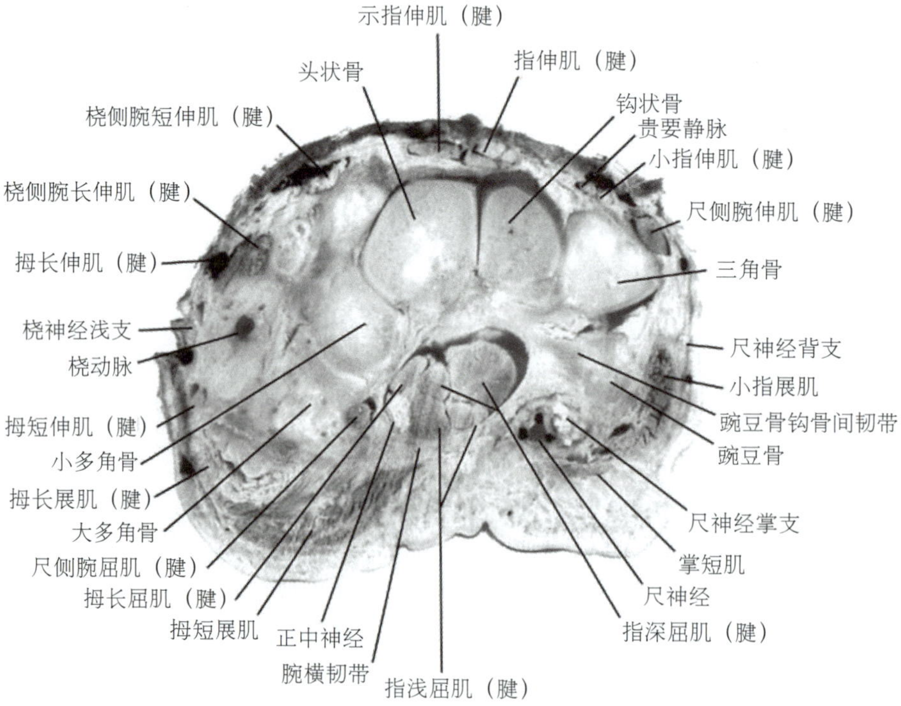

图48-1 腕管水平腕部横断面

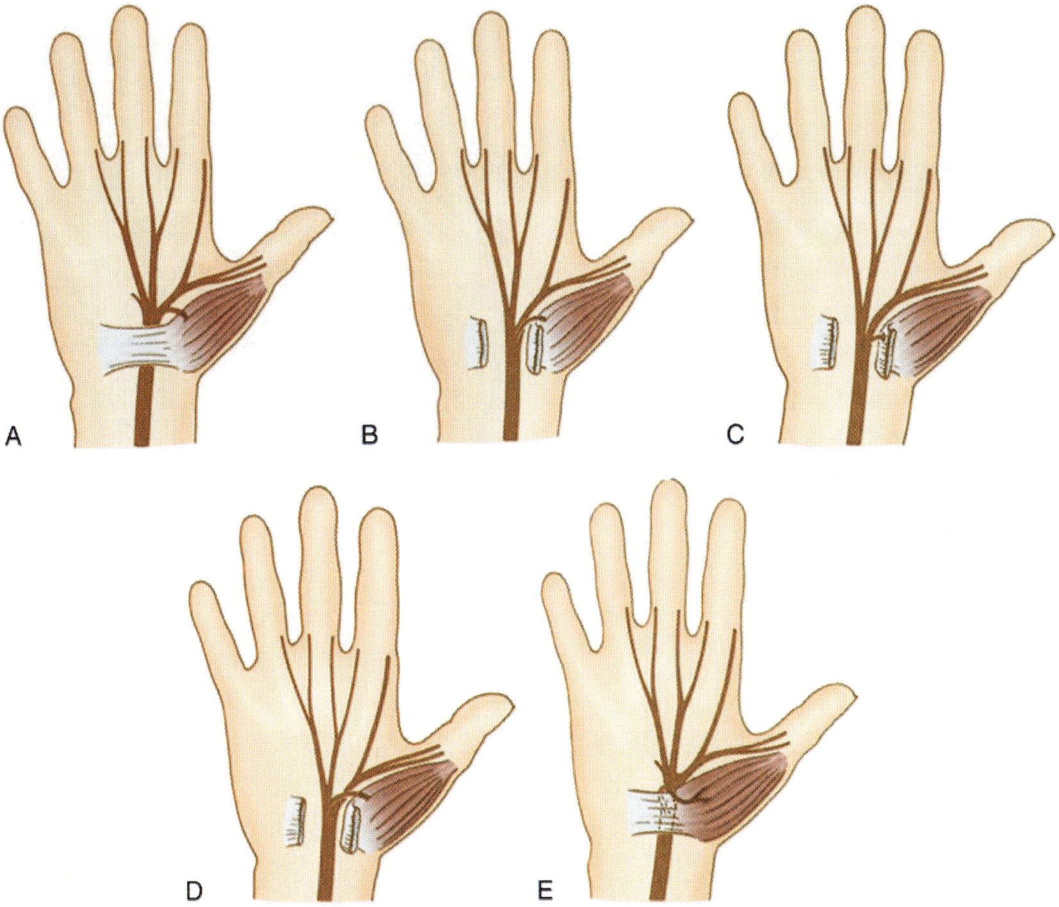

图48-2 正中神经在腕管的解剖变异。A.最常见的模式是运动支在韧带外发出返支；B.在韧带下分支返回正中神经；C.返支从韧带中穿出；D.少见的情况是运动支从正中神经尺侧发出；E.运动支亦可位于屈肌支持带表面（From Green D. Green' s Operative Hand Surgery. 4th ed. Philadelphia：Churchill Livingstone；1999.)

肌腱结合异常，与尺神经的近端交通支，大多数很罕见。更常见的是于蚓状肌近端进入的运动支（图48-2)、掌浅支、尺神经的远端交通支，其分支和行程存在变异。稍后详解，在腕管松解术操作时，注意这些神经的变异是必要的。

三、发病

大多数腕管综合征的病因不确定，但是，病因和腕管中的压力增加呈明显相关性。实验表明，在正常志愿者中，腕管中压力的持续增加会产生典型的腕管综合征症状，同时腕管综合征患者静息时的腕管压力升高，运动时可达1000mmHg，与之相比，正常人运动时的腕管压力为30～50mmHg，静息时为10mmHg。

（一）影响腕管压力的因素

总体而言，任何减少腕管横截面积或者增加腕管内容物容积的因素都可以导致腕管中压力的升高。前一种类型中，骨折和腕关节炎是常见原因。在后一种类型中，发生率不是很高，包括肿瘤和滑膜炎、体积增大的神经或滑膜。然而，最常见的却不是这些因素，尽管这样一些条件，如糖尿病患者和涉及用力握和屈腕动作的特定工作，与腕管综合征的诊断有统计学关联，但是，具体的因果关系还未最终确定。最近一些研究提示，蚓状肌为腕管中一种间歇占位结构。当手指背伸时，蚓状肌位于腕管的远端，但是当手指屈曲时，尤其是腕关节屈曲时，它们位于腕管中。临床上，这是很重要的，因为指屈肌的持续收缩可以增加正中神经在腕管部分因为蚓状肌的挤入而承受的静水压。正如随后的治疗干预章节，当设计矫形支具时，应当考虑到蚓状肌挤入的可能性。

（二）外部压力

腕管的内部压力也可以被施以手掌的外部压力所影响。Cobb和他的同事提出：屈肌支持带增加1kg外部压力，腕管中的压力增加至103mmHg。相同外部压力施于小鱼际区，腕管中的压力增加至75mmHg，施于大鱼际区，腕管中的压力增加至37mmHg。这些发现可能具有重要的临床意义。工具、矫形器和石膏可以增加掌部的压力，从而提升腕管的压力。

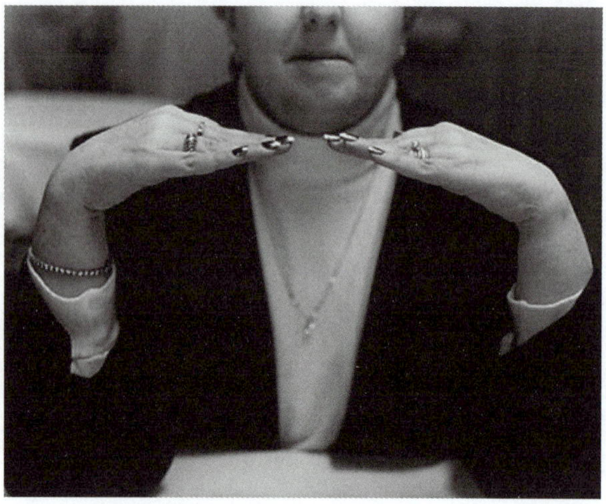

图48–3 腕掌屈试验（Phalen test）

四、临床表现

典型腕管综合征患者的临床表现是拇指、示指、中指麻木。通常，患者也会表述灵巧性的丧失，尤其表现为操作小物体时，例如钱币、针线和别针。这些症状在夜间表现明显或加重，同时典型的动作，例如持书本或报纸、驾车，这些反复的有力的手部活动使症状加重。正如130年前，Putnam描述的那样，在摇晃和伸直患手后，症状通常会减轻。

腕管综合征的临床表现包括正中神经远端支配区域的感觉异常（即拇指、示指、中指掌侧和指尖、环指桡侧半、手掌桡侧半）。通过持续按压正中神经（Durkan′s sign）或者敲击正中神经（Tinel′s sign），这些症状可以复制，但是这些表现只含有适度的灵敏性和特异性。屈腕试验或者腕掌屈试验（图48–3）为极度屈腕持续60s，观察是否会产生或者加重患指麻木、刺痛感觉。尽管被普遍使用，但是这项试验只有有限的灵敏性和特异性。鱼际肌萎缩和感觉丧失（两点辨别觉或者Semmes–Weinstein压力阈值），标志着慢性正中神经卡压形成。这些表现是特异的，却不是敏感的，因为它们只出现在疾病的后期阶段。

五、诊断检查

对于腕管综合征的确诊，电生理学检测仍然是最有名和最可信的研究方法。正常值变化各异，但是一般标准值包括远端运动潜伏期异常值高达4.5ms，远端感觉潜伏期异常值高达3.5ms。正中神经潜伏期与尺神经不同，1.0ms被认为有明显意义。大鱼际肌电图波形为正向波或纤颤波，表明了神经损伤的长期性和严重性。仍然，这个结果是较特异的，却不是敏感的，因为它不可重复。近期一项关于电生理测试的应用以及它的灵敏性和特异性的文献荟萃分析，发现正中神经电生理和神经传导速度研究是有效地，可重复的，较特异和灵敏的。

腕管综合征是一种临床综合征，15%的患者可以通过手术解除正中神经卡压和临床症状同时神经电生理检查正常。因此，最佳的诊断预测不是实验室或临床检查，而是症状问卷调查甚至是症状图。在某些情况下，对特定治疗的反应，例如封闭，也被用于腕管综合征的临床诊断。

六、鉴别诊断

腕管综合征的鉴别诊断是复杂的。它可能与其他周围神经病变混淆，例如旋前肌综合征，糖尿病性神经病变，手–臂震颤综合征，也可以是神经根型颈椎病，甚至是中枢神经系统病变。腕管综合征与其他疾病的典型区别是症状的分布，它只限于正中神经支配的手指、部分手掌或者手背（可以被更近端的神经病变影响）。环指的桡侧半感觉异常而尺侧半正常，几乎是腕管综合征所特有的。

七、保守治疗

对于轻度腕管综合征的非手术治疗有效性已经叙述。保守治疗对于中度至重度腕管综合征来说不是合适的选择，尤其是有肌肉萎缩或者明显感觉障碍的患者。腕管综合征的诊断应具备临床检查依据，而且潜在的近端卡压应当被除外。腕管综合征保守治疗方法包括支具的使用，非类固醇类抗炎药，向腕管内注射皮质激素，肌腱神经滑动训练，维生素，离子导入，超声波，日常活动或工作地点的改变。以下文章描述了多种以目前实验为基础需要进一步研究和审议的保守治疗方法。

（一）封闭

封闭治疗的目的表面上是通过减轻炎症进程，从而减轻屈肌腱滑膜的增厚，但是这种说法从未被证据证实，通常认为大多数腕管综合征几乎没有炎症反应。所以，尽管封闭治疗有效，但是作用机制未知。研究数据表明初次接受封闭和支具使用治疗的患者，近40%～80%症状缓解，但是治疗后18个月，数据下降到22%。即使症状反复，封闭治疗也是有价值的，表现在症状的减轻验证了诊断，同时对封闭的良性反应预示良好的手术结果。然而，封闭疗效不佳不能推论手术后效果不佳。

（二）抗炎药物和维生素B_6治疗

在腕管综合征的科学研究中，从未证实非类固醇类抗炎药有效。1976年，Ellis等提出缺乏维生素B_6可以导致腕管综合征。尽管一些文献和出版物主张在食物中添加维生素B_6，但是尚没有随机对照的前瞻性研究证实维生素B_6和其他保守治疗方法同样有效。

八、手术方法

（一）适应证

急性腕管综合征需要快速确诊和早期腕管切开减压。腕部外伤、感染、系统性风湿病和血液病短期内增加腕管压力，影响正中神经功能。所以，当急性创伤引起的腕管综合征发生时，与继发于神经挫伤的传导功能障碍区别开是重要的。在这种情况下，医师应该测量腕管压力。如果压力升高，腕管减压被认为是紧急处理原则。如果压力未升高，医师可以根据损伤的严重程度选择一段观察时间，也可以选择切开减压，探查神经同时排除完全或部分神经横断及神经内血肿。发生于骨折闭合复位的腕管综合征也需要早期探查，因为神经卡压于骨折块之间甚至横断已有报道。如果可以推断或证实无菌性屈肌腱鞘炎，腕管应该早期减压从而避免神经的无菌性坏死。

对于原发腕管综合征，临床或者电生理学诊断证实正中神经与相应肌肉失去支配关系是手术减压的相对适应证。缺乏明显临床或电学诊断的失神经改变，数周的保守治疗无效，手术治疗仍然是一个合理的准则，正如近期一篇回顾性文章所提供的证据。尤其那些必须继续手部工作岗位的患者，没有症状改善的长期的非手术治疗是没有成效的。

（二）步骤

1.腕管切开减压

近一个世纪，切开屈肌支持带是腕管综合征治疗的主流。替代疗法包括滑膜切除而不是横断，取得了一些成功，如一些较低可信水平的研究证据，但是可信度高的证据总是支持屈肌支持带减压，尤其是切开减压。分离屈肌支持带可以明显增加腕管的横截面积，成像研究表明平均增加24%的腕管容积。因为正中神经病变部位和尺侧血管神经结构的变异有较高的发生率，所以对腕部正中神经减压，采用腕管切开仍然是手术医师的首选。这种技术可以实现对腕横韧带和腕管内容物的全面探查（图48－4）。麻醉方法可以使用局部麻醉、区域阻滞、全身麻醉，但是需除外焦虑患者，对于简单松解术，局麻会伴有能耐受的局部疼痛。局麻药配伍肾上腺素的使用省却了止血带（另一个术中致痛的因素），但却干扰了手术者在术中对血管神经的评估能力，一些人视这些血管神经为预后标志。松开止血带后血流的快速充盈与良好的预后关联。本人偏向利多卡因局部组织浸润麻醉，对有必要的患者配备镇静药。一些人对局部浸润麻醉导致组织层次模糊表达了关切，所以偏向使用腋窝或者静脉区域阻滞，本人认为这些都不是问题。尽管没有使用

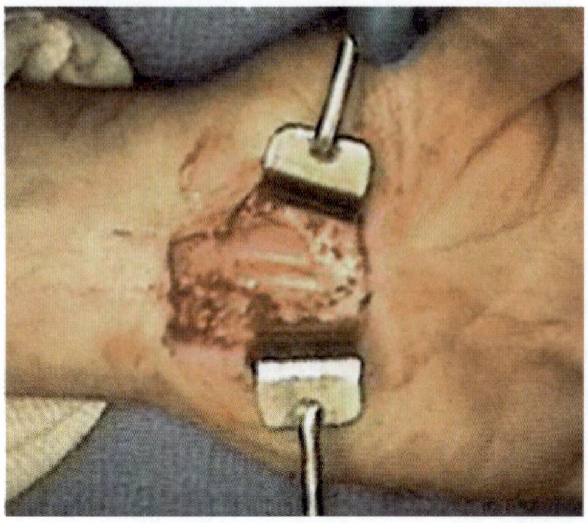

图48-4 切开后充分暴露的腕管

和不使用止血带的效果比较依据，如果不适用肾上腺素，不妨使用止血带来减少出血和保证视野。当止血带使用是相对禁忌证时，如腋窝淋巴结清扫术或者放疗者，作者建议使用利多卡因和肾上腺素（两者浓度1∶100 000和1∶200 000较好），同时使用止血带。如果肾上腺素被用于替代止血带，在切开前等待数分钟使血管收缩是必要的。切开时，选取掌侧切口，位于大小鱼际肌隆起之间近卡压尺侧区，近似中-环指蹼间线上，最低程度损伤正中神经和尺神经的掌浅支。在钩骨钩的桡侧对尺侧血管神经束的损伤最小。切口从Kaplan基线延伸到第三指蹼间隙轴线近端（图48-5）。切口近端不必延长到腕横纹处，但本人偏向使用，因为在这个层面很容易确认正中神经，松解前臂远端筋膜，沿正中神经束方向从近端向远端切开，不论神经如何变异，几乎不会伤到神经束。一些学者喜欢从远端向近端切开，甚或掌背侧联合切口。还没有证据支持任何一种方法优于其他方法。

在屈肌支持带浅面的皮下组织中，尽量保留正中神经掌浅支、Henle神经、尺神经掌浅支。分离掌腱膜浅层与皮肤切口平行。深部屈肌支持带沿其尺侧面纵行切开。本人喜欢避开钩骨的切口，因为骨膜的损伤会产生支撑痛，但是仍然没有证据支持这种观点。切口远端，在脂肪组织床中确认掌浅弓并将其保护。这是切口的远端边界标志。充分止血后，冲洗伤口，可吸收线缝合。一些学者倾向切口靠近掌腱膜。

正中神经切开减压经受了时间的考验，对有相关诊断的众多患者，提供了可靠的临床疗效。这种

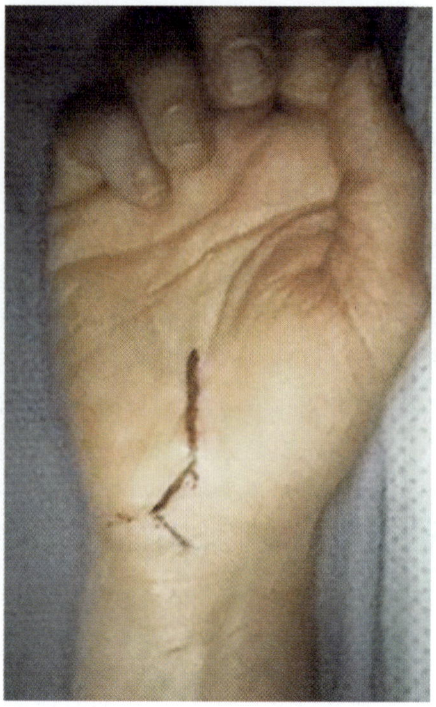

图48-5 腕管松解的首选切口

手术方法对所有解剖变异提供满意的视野，如果必要，清除占位病灶，如骨赘或者增生的滑膜。关于腕管切开减压，一些高质量的研究和荟萃分析证实患者满意度和症状缓解率达到86%～96%。夜间疼痛相比其他症状得到更大改善。症状和功能受限的缓解需要一个时间过程，术后6周内夜间痛、刺痛、主观麻木感改善。然而，如果两点辨别觉初始异常，术后可能仍然异常。无力症状和功能受限逐渐改善。术前抓捏力量减弱，术后2～3个月可恢复到术前水平，近10个月后得到最大程度改善。一组44例腕管切开减压患者，平均随访35个月，Osterman报道96%的患者达到满意和症状改善，同时84%的患者回归术前工作岗位。

切开减压的一种优势是手术并发症罕见。最常见的并发症是减压不彻底。充分显露可以减小神经血管损伤的概率。深部伤口感染也很罕见，尽管有浅部线结脓肿发生。术后主要问题通常是手掌触痛，也就是所谓的支撑痛，可发生在切断支持带的一侧。有趣的是，这种疼痛发生于所有类型的腕管减压后。一项研究报道，术后1个月大小鱼际肌隆起处疼痛达到41%，术后3个月减少到25%，术后12个月减少到6%。术后手掌疼痛使患者恢复工作

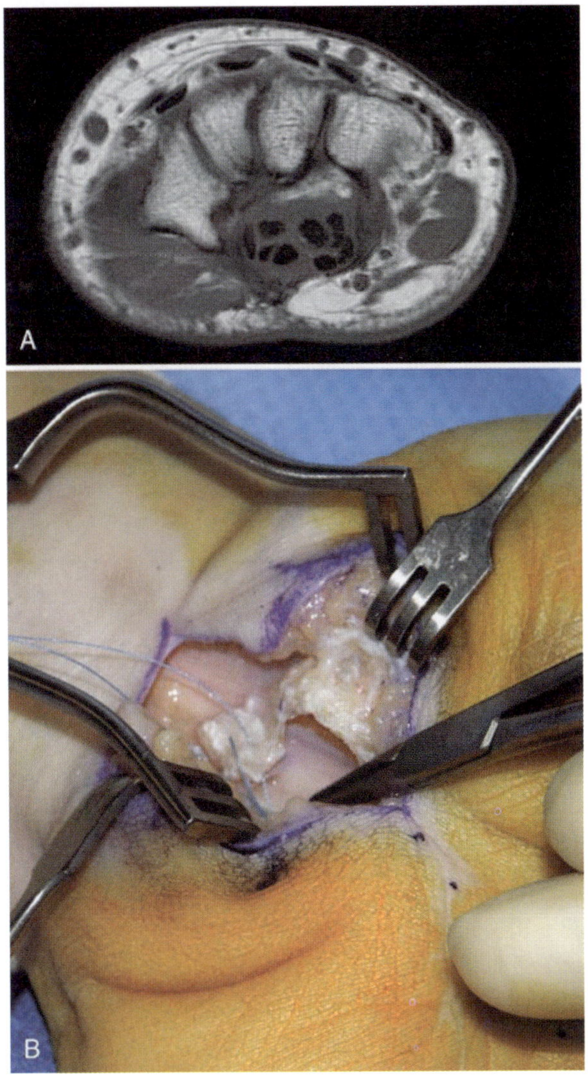

图48–6　远端旋转皮瓣重建屈肌支持带。A.术前MRI显示弓弦状态；B.皮瓣进行旋转就位

延迟，尤其是那些正在获得工作补偿金的手部劳动者。支撑痛位于大小鱼际肌区，必须和手掌切口或者瘢痕疼痛区分开。相关解剖支持与屈肌支持带的骨骼和肌肉附件相关，起因于3块大鱼际肌和3块小鱼际肌。这种疼痛随着时间延长递减，似乎又独立于减压手术的术式。更罕见的并发症是屈肌腱抵抗，当抓握动作时，钩骨钩处屈肌腱产生强烈疼痛，或在极端情况下，形成正中神经和手掌皮下组织的痛性粘连。作者试图术中确认这个问题的原因，让患者在松解术后用力抓握；假如肌腱和神经移位于腕管的前方，用远端皮瓣重建支持带（图48–6)。如果患者的工作需要有力的抓握和屈腕的动作而且不能改变工作，例如口腔科保健专家，作者也会采用这种术式。许多年来，传统的腕管切开减压术后处理需要一段时间的制动，从数周到1个月或者更长时间。最近，术后早期活动更受重视，可以减少术后并发症和更快的返回工作岗位。根据一些报道显示，术后制动并没有益处，作者要求患者术后就开始活动手指和手腕，只是限制提重物的重量，而且要求前臂旋后提重物，如此提重物时，手腕保持伸展。这会在后文进一步论述。

2.内镜和小切口腕管松解术

各种各样的微创技术，如内镜和小切口腕管松解术已经被提出，通过小切口选择性切断屈肌支持带，从而降低腕管松解术后并发症，切口位于手掌以外或者至少远离手掌中部。尽管有这些创新，抛开技术层面，从严格意义上讲，支撑痛的发病率几乎相同。替代技术的倡导者声称，切口触痛减少，但是大多数研究表明这些区别仅仅在术后几周内显著。尽管如此，内镜和小切口术式可以提前数周恢复抓捏力量而且可以提前返回工作。在某种程度上，这些好处被一系列手术并发症抵消，如更高比率的松解不彻底、正中神经损伤、尺侧血管神经束损伤（超过通常切开松解)。尽管许多手术医师反对经过腕部的切口术式，但是所有内镜松解技术都需要前臂远端切口。单入口松解仅使用一个近端切口（图48–7)，而双入口松解技术使用这个近端切口和一个手掌远端小切口。单入口和双入口使用多种专门设计的设备来松解支持带。小切口术式通过使用掌部小切口，避免了前臂远端切口，通过使用特殊的拉钩来扩大视野（图48–8)。

（三）辅助程序

各种各样的辅助程序已经被联合用于腕管松解术，尽管还没有证据支持它们的常规使用。屈肌支持带重建、滑膜切除和神经松解都有相应的倡导者，但是目前尚不支持常规使用。

九、术后处理

术后处理的细节将在第49章讨论。从术者的角度讲，不论屈肌支持带切断采取哪种方式，术后早

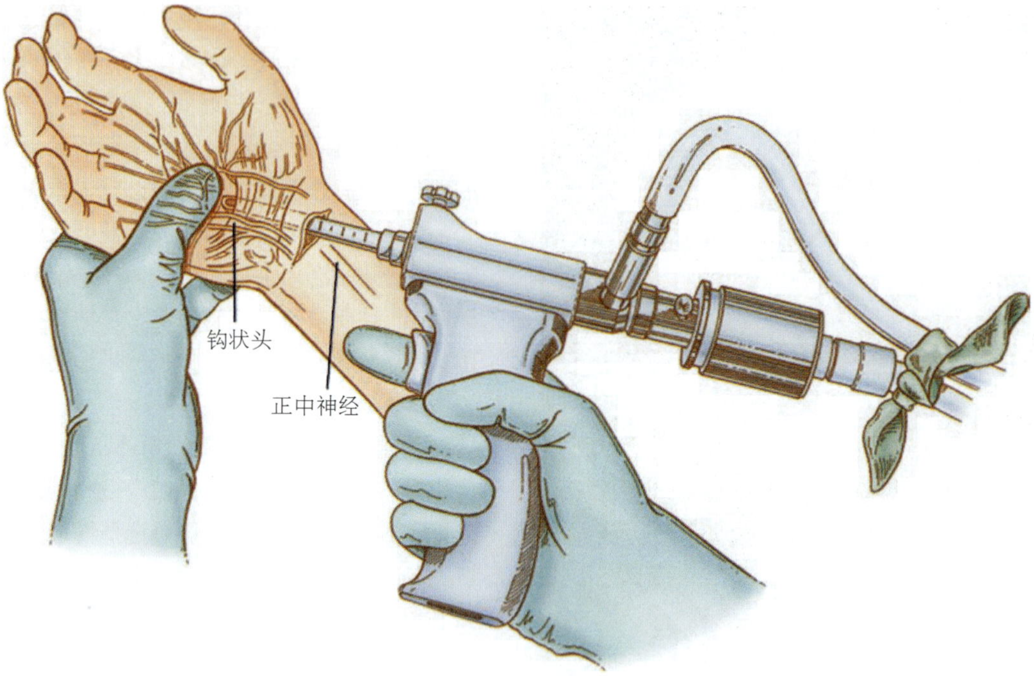

图48-7 腕褶痕掌侧近端横切口内镜下行腕管松解术（Modified from MicroAire Surgical Instruments,Inc.In：Green D：Green' s Operative Hand Surgery．4th ed．Philadelphia：Churchill Livingstone;1999.）

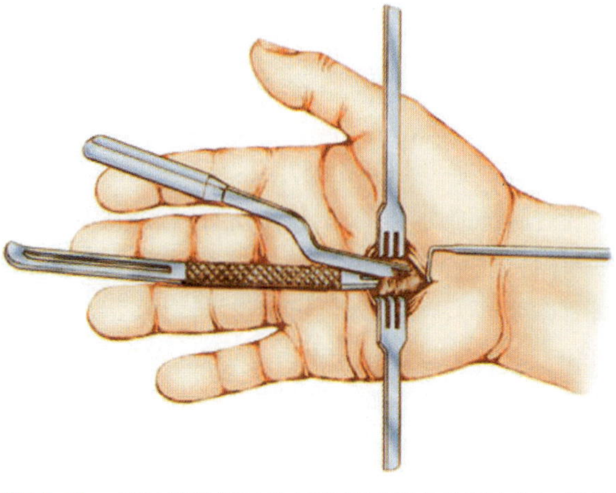

图48-8 通过特殊设计的导向器可以在掌侧小切口进行微创腕管松解术（Courtesy of Kinetikos Medical Inc., San Diego，California.）

期活动达成了粗略共识。正如随后的讨论，返回工作岗位不能随意的遵照一个指南，而应是依据患者的手功能、利手习惯、患者的职业以及更换的工作岗位。

十、复发和不缓解的腕管综合征

初次腕管松解术通常会获得成功，然而，研究表明持续的或复发的需要二次手术的腕管综合征患者占到1.7%～3.1%。

虽然大多数患者经过二次手术症状减轻，但是在某种程度上，术后持续的症状与术前相同，失败率远比初次腕管松解术要高，尤其是那些经历多次手术的患者。二次手术前谨慎的病例选择是至关重要的。

对腕管松解术后症状复发或者不缓解的患者进行评估时，要考虑到器质性和非器质性病因。在初次腕管松解术前，目前症状和术前体征的详细病史是必要的。完善各项检查是必要的，同时重视异常结果的重复性。存在腕管综合征的原始诊断错误或者合并未辨识的神经根型颈椎病、旋前圆肌综合征的可能。也需要考虑到患者的动机和继发获得的可能性。客观工具，如明尼苏达多项人格调查表，对于持续的或不缓解的症状可能存在的非器质性原因评估有帮助。电学检测在这组病例中起到重要作用，腕管松解术后，电学检测异常而且临床表现符合正中神经病变，可以诊断为持续的或者复发的腕管综合征。

与症状迟发患者相比，症状持续或者早期复发的患者更可能是腕横韧带松解不彻底。屈肌支持带远端部分延伸至钩骨钩远端近1cm处，正是这部分屈肌支持带最常导致腕管松解不彻底，尤其使用内镜技术。初次腕管松解术后有迟发症状的患者，可能原因为正中神经内瘢痕形成，粘连的正中神经对牵拉感觉异常，屈肌支持带的增生，正中神经从腕管中脱位。

在腕管松解术翻修前，应该尝试非手术疗法。那些从事高重复、高要求职业的患者，应该尝试活动方式的改变。同样对于加速腕管综合征发生的活动方式的改变，对减少术后复发有益。局部封闭是恰当的治疗。

二次手术的手术技巧和初次手术相同，但是通常要延长切口，这样从开始到结束，可以在原来没有受到干扰的组织层面中进行探查。

重要的是对正中神经彻底暴露和完全减压。应避免神经内探查，除非确认有神经部分撕裂，应当采取修补或神经移植治疗。对于周围神经纤维化的患者，可以使用局部皮瓣或者静脉包裹降低术后粘连。二次手术失败的风险因素包括强烈要求工作赔偿金的患者，尺神经支配区域疼痛，无异常的术前电生理学诊断检测。

十一、孕期腕管综合征

孕期腕管综合征严重到需要治疗很少发生（10 873例孕妇患者的回顾研究中发病率为0.34%），通常在怀孕9个月时确诊，与全身性水肿相关。症状大多表现为麻木，保守治疗有效或者产后自愈。支具使用，加用或不加用封闭治疗，被证明能有效减轻不适症状。治疗孕期或者哺乳期腕管综合征患者的医疗组，应该与其妇产科医师协调治疗方案的各个方面。

在一个大型研究组中，诊断为腕管综合征的孕妇患者，每50人中有7人保守治疗不成功。这些患者产后施行了手术治疗，并且术后症状解除。因腕管综合征而残余轻微手部症状的产后患者，开始对保守治疗有效，但是多年以后，症状可能严重到需要手术减压治疗。残余手部症状的产后患者需长期随访。

恢复工作

从接受手术到恢复工作的时间间隔主要取决于患者的动机、利手偏好、受影响的一侧和具体的工作要求。在一些病例中，保险的情况也起到了作用，尤其当工人的赔偿或诉讼参与其中。如果优势手受影响，久坐或不反复活动手部的工作数天或数周就可以恢复。预期需要更长时间恢复工作的患者，他们的工作大多要求手腕手指的反复活动，有力的抓握，同时腕指屈曲，对手掌频繁的直接的压力，震动或者重体力劳动，尤其是优势手受到影响。这些动作和静态姿势与腕管压力升高有关，可能是症状复发的原因。恢复工作时间尤其长的职业包括口腔保健医师、肉类包装工。与工作相关的具体康复策略在49章论述。

十二、结果预测

在腕管综合征诊断方面，大量研究支持临床评价的重要性。术前可以确定一个手部症状图，一个解剖学上疼痛、麻木模式的患者，腕管松解术后，更可能取得满意的结果。相比，电生理学检测结果对腕管松解术后结果预测并无太大价值。两组患者——糖尿病组和有工作赔偿金组，腕管松解术后效果不佳，他们术前的电生理学诊断研究趋于正常或轻微异常。

在一项前瞻性研究中，接受封闭和支具治疗的患者中，年龄小于40岁的女性腕管综合征患者，症状最不容易缓解。接受手术治疗的患者中，术前有长期持续症状（研究显示3～5年）的患者，相比及时接受手术治疗的患者，症状完全缓解的可能性要低。经济上和心理上的可变因素对恢复工作和症状的缓解程度，起到确凿的影响，不论对手术还是非手术治疗的患者。残余的症状、长时间离开工作岗位以及更换工作的需要，在腕管松解术后的体力工作者，尤其是工作补偿金的受领者中是非常普遍的。手部疼痛特别延长了术后恢复的时间。与职业相关的腕管综合征的治疗是富有挑战性的，它需要患者、医师、康复师、雇主之间的交流与协作。

十三、小结

腕管综合征是手外科医师最常处理的周围神经病变。大多数腕管综合征是原发的，但是病理学明显包括腕管中压力的升高。特殊工作与腕管综合征相关还存在争议。非手术疗法，如活动方式改变、夜间支具的使用及封闭治疗，对症状较轻的患者有帮助。最有效的治疗是手术减压，切断屈肌支持带（腕横韧带)。支持一种术式优于另外一种的证据是不充分的；有限切开也许术后即刻疼痛少，但是却带来减压不彻底和神经损伤的风险。术后制动的应用并不被可信的证据支持。

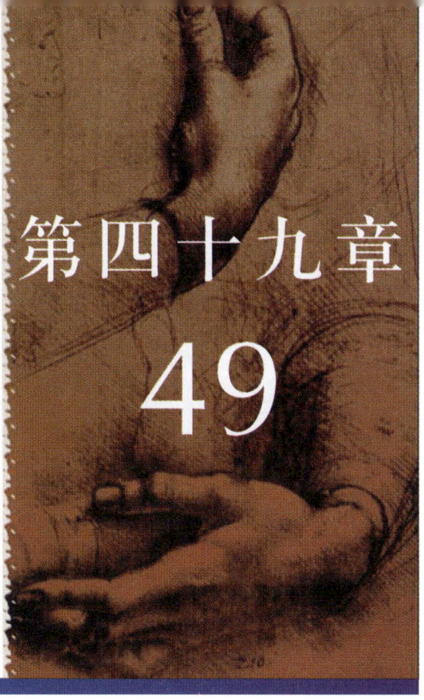

治疗师对腕管综合征的处理：实用路径

原著者 ROSLYN B.EVANS, OTR/L, CHT
译校者 刘介生　张军卫

关键点

保守治疗

- 完善上肢的临床评估。
- 降低腕管压力/增加神经局部的血液循环。
- 合适的支具使用。
  - 腕关节屈曲2°，尺偏3°。
  - Berger试验阳性则存在蚓状肌受阻或者屈肌滑膜炎。
  - 拇指运动链上患正中腕掌关节的关节炎。
  - 夜间平放腕关节以减轻疼痛。
- 主动调整以减少姿势、张力负荷、蚓状肌受累和屈肌滑膜炎或肌腱炎的影响。
- 避免持续的抓握、挤压或者肌肉收缩。
- 若存在对掌肌萎缩、中指塞姆斯塞温斯坦(Semmes-Weinstein)单丝测验超过3.61、白天持续感觉异常、夜间疼痛无改善、夜间使用支具1周后刺激试验阳性，推荐行电生理检测辅助诊断或外科会诊。
- 在其他组织接受治疗之前的较长时间未经合适的处理。

术后治疗

- 腕部控制性姿势以减低伤口张力及防止过度使用。
- 合适的伤口护理以促进早期愈合。
- 术后15～17d伤口拆线，此时伤口有足够张力防止裂开。
- 应用1英寸微孔纸带（3M）以降低皮肤-切缘张力至4～6周，与伤口垂直。
- 轻微张力和神经滑动允许肌肉组织缓慢地收缩用力，避免重复的主动抓握。此时不宜行握力测试。
- 仅在伤口瘢痕疼痛或者屈肌炎症时建议行物理治疗，而不需功能电刺激以促进屈肌腱滑动。
- 通常短期治疗即可，但个别病例除外。

这一最常见的上肢疾患，成为争议和研究的主题显得十分有趣（既往经验表明，大部分病例对于经验丰富的治疗师和外科医师来说，从诊断、手术到功能康复并不困难）。带着这一观点，基于文献复习和作者个人的临床经验，作者在此提出关于治疗师处理腕管综合征（CTS）的实践方法。

尽管本病高发，许多文章中对于此病症状的复杂性存在争议。争议主要是关于病因、评估技巧、保守治疗的效果、手术技术及术后护理的价值。

一场关于作业疗法治疗CTS及其他可能由于积

累劳损造成的疾病争议如火如荼地进行着，这些普遍而又使人疲倦的问题尚未得出确切的答案。

若干解剖学、病理生理学、临床及电生理诊断学、保守与外科治疗方法及相关证据的研究结论都有更新，本文进行总结以飨读者。

健康管理的推广介绍以及针对治疗转诊模式的改变，都增加了不恰当的转诊次数，同时也增加了未经首诊医师或其他专科医师诊断或诊断不正确的患者人数。这也提高了对治疗师的临床评估和治疗技术的要求。目前的环境下，上肢治疗师的体格检查水准须与手外科医师相当，才能为患者提供合适的治疗措施和健康教育。另外，治疗师给予患者的治疗措施须在第三支付方所能包括的范围之内，并力求效果最佳。这些压力常见于那些基于最新的医学成果所做出的正确诊断和治疗措施当中。

治疗师对于CTS采取的错误保守处理，最常见于对疾病的错误诊断或者与易被忽视和误诊的相关疾病之间的鉴别，以及不恰当的支具使用和增加而非降低腕管压力（CTP）的运动处方。

本章节的目的不在于回顾那些显而易见的内容，亦不会重复书中其他地方出现过的部分，而在于将手外科医师或者其他专科医师的注意力吸引到影响腕管内压力的因素上来，这些都有可能受到保守治疗措施的影响，并希望从那些或多或少对外周神经卡压起作用的治疗措施相关的临床经验和文献复习中得出结论。部分观点是从术后管理中获得的，这可能避免并发症的发生并降低治疗支出和减少误工时间。第48章已涵盖了CTS的外科治疗方式。

CTS的处理措施包括保守治疗和外科手术两方面，目的在于降低正中神经受到的压力，也为了改善神经循环及减轻症状。一些医师支持早期选择保守治疗可短期缓解症状，但对于大部分患者来说最终不得不选择手术干预来彻底解决相关症状。

治疗师行保守治疗的某些过程可能对腕管（早期治疗的病例）产生潜在的影响，如改变手部姿势、肌腱负荷、肌肉活动及外部压力，这些可通过主动调整和支具固定来实现。屈肌肌腱炎作为可能引起CTS的一种病因，可通过治疗而缓解，也可分担负荷于屈肌系统而有所改变，蚓状肌固定支具和神经松解作为保守治疗措施，尚缺乏足够的支持，下一章节中将会进一步讨论。

一、临床检查

早期精确的诊断对于提供合适的保守治疗、正确的手术方案及减少潜在的残疾尤为重要。症状持续时间是评估影响恢复和术后疗效的关键。当处于压迫的早期阶段时，保守治疗的价值最能体现出来。在正中神经发生轴突损伤之前，对压迫综合征的鉴别及治疗是至关重要的，同样，在解释诊断检查结果和估计保守治疗反应时，对各阶段神经受压的病理生理学改变的分析也是非常必要的。

以作者个人的经验，每当患者提及初诊医师甚至神经科医师对其手部的治疗时，常有患者主诉因“手部疼痛”而被误诊，因此，治疗师对上肢彻底的临床检查及提供正确的处理措施同样重要。而拇指基底部关节炎、A1滑车或腕管水平的屈肌肌腱炎或者桡骨茎突狭窄性腱鞘炎或肌腱变性相关的症状也可成为手部疼痛的来源。临床评估需包括相关病史，以利于鉴别相似症状的系统或代谢疾病，工作、业余活动时机械力对肢体作用的分析和症状复发及该期间的治疗。初步问诊一般包括询问患者是否存在疼痛、麻木及活动无力等不适。患者主诉有正中神经支配区的疼痛和麻木、刺痛感等，以及手部肿胀通过少数检查即可诊断。主诉夜间症状加重是CTS典型的诊断提示。通过连续记录CTS患者的夜间腕管内压力，揭示了CTS初期症状常发生在夜间。夜间肌肉不活动的情况下手臂的组织液会重新分布，神经内血压和身体系统的血压也会下降。夜间腕关节屈曲位时也可造成正中神经的缺血。

（一）作者的方法

在繁忙的临床工作中，作者的方法是询问病史后，紧接着进行塞姆斯塞温斯坦单丝验测（Semmes-Weinstein压力触觉检查仪，North Coast Medical，Campbell，CA）来确定正中神经和尺神经分布区的轻触觉和深压觉阈值。检查操作过程中保持上肢关节于中立位（尤其是前臂），随后行屈腕试验（即Phalen试验），此试验要求保持屈腕动作60s。快速行Tinel试验（叩击腕管），蚓状肌挤压或Berger试验（腕管中立位时握拳30～40s，可使蚓状肌挤入腕管），Durkan试验（应用带刻度的活塞对腕横韧带施加压力）（Gorge Medical，Hood River，Oregon），或者如临床上常用的手指按压，并观察软组织肿胀。

作为针对CTS特异检查的补充检查，包括压迫（由远到近）指浅屈肌（FDS）近端头部之间、肱骨和旋前圆肌尺骨头之间、纤维腱膜和胸廓出口下的纤维桥，以及检查C_6～C_8节段的神经根病变。正中神经不同的压迫部位——上肢肌肉、Struthers韧带、肱二头肌腱膜、旋前圆肌、指浅屈肌、拇长屈肌（FPL）附件头、血管结构——近期被重新评估。如前所说，也须排除相关的常见问题如第一腕掌关节炎、桡骨茎突狭窄性腱鞘炎、手指狭窄性腱鞘炎（扳机指）、腕或手指肌腱炎、上髁炎或者尺神经压迫。

作者为初诊医师推荐的是，对于存在夜间疼痛、白天感觉异常、阳性体征（Phalen、Tinel、Berger检查，或者持续拇指捏示指引起感觉异常）；中指Semmes-Weinstein数值达到或超过3.61及拇指对掌肌萎缩的患者，须先行电生理诊断并到外科医师处咨询。腱鞘炎的治疗措施、活动水平的改变及夜间手部姿势调整都可能缓解疼痛，但是，腕横韧带松解术才能根治症状。

（二）临床评估：文献复习

一些作者声称缺乏足够的科学证据证明上肢临床综合评估的信度和效度，不同研究之间的比较对象的敏感度和特异性差异较大，但其余作者还是承认CTS临床诊断性检查的价值。然而，是否存在评估CTS的金标准仍在争议之中。

2007年5月18日，美国骨科学会通过了诊断CTS的循证医学实践指南，推荐内容包括病史、体格检查（感觉检查、徒手肌力测试、刺激试验）、两点辨别觉检查及电生理诊断测试。指南不包括MRI、CT轴位片或者腕和手部的压力特异性感觉运动仪器检查（pressure-specified sensorimotor devices，PSSD）。

通过meta分析，德国手外科、神经外科、神经病学、骨科、临床神经生理学和功能影像学、整形、重建和美容外科及创伤外科，推荐相似的诊断指南，包括准确的病史和临床神经学检查（临床测试）及电生理测试（远端运动潜伏期和感觉神经）。他们认为X线、MRI和高分辨率彩色多普勒超声检查可作为补充检查。

Szabo和同事发现如果患者Durkan试验阳性、Semmes-Weinstein检测感觉异常、徒手画图异常（患者画图时有不适症状）、夜间疼痛，那么患有CTS的概率达到0.86。若4项检查都正常，患有CTS的概率为0.0068。他们发现额外的电生理诊断测试不会增加这4项临床检查的说服力。他们的工作得到了其他人的支持。

MacDermid的一项关于CTS临床测试属性的系统回顾中指出，60项研究有详细描述，其中很多研究说服力不足（12项平均质量得分6.6，60项中的15项得分达到或超过8分）。研究最为频繁的是Phalen试验，总体评估结果为68%的敏感性和73%的特异性。接下来为Tinel征，结果为50%和77%，然后是腕管压力，为64%和83%。两点辨别觉及拇短展肌萎缩或肌力检查证明具有特异性而无敏感性。

Berger认为刺激试验如制造蚓状肌侵入腕管的检查可达到与Phalen试验一样的敏感性与特异性。此项试验要求患者腕关节放置于中立位并握拳。30～40s引起疼痛或感觉异常则为阳性。握紧的拳头可导致蚓状肌侵入腕管约3cm，增加腕管内容物，进而引起正中神经受压。

其他研究还介绍说主诉患手肿胀可作为CTS诊断和预后的重要影响因素，按压掌骨远端的手法有利于诊断及矫形器设计。Goloboro描述了一种刺激检查，检查者用手指在背侧第一掌骨和豌豆三角骨处及掌侧的月骨处施加压力。能造成CTS相似的症状则试验结果为阳性。手部评估试验的敏感性为88%，特异性为98%，与其他已知的试验一起被推荐用于CTS的诊断。前3个刺激试验引起感觉异常提示有阳性结果。

狭窄性腱鞘炎即可作为CTS的病因，亦可引起CTS复发，通常通过CTS的临床检查方法可以检查到，其重要性也得到了治疗师的关注，并用于诊断和治疗与CTS症状既有联系又有区别的屈肌肌腱炎。最近的一项经验研究推测，滑膜下组织的非炎症性纤维化与CTS有关，滑膜下组织的多少及硬度可能成为正中神经受压的来源。El Miedany和同事在一项针对患有前臂症状和腱鞘炎患者的刺激试验研究中发现Tinel、Phalen、反Phalen及腕管受压试验的敏感性，在诊断腱鞘炎中要高于诊断CTS（Tinel试验46%和30%，Phalen试验92%和47%，反Phalen试验75%和42%，腕管受压试验95%和46%）。与之相似的是，这些试验的特异性在腱鞘炎中也比CTS高。他们建议这些试验可用于提示存在腱鞘炎并予以相应治疗处理。

虽然各研究的观点与结果不同，大部分学者认可CTS临床评估本身的价值，或者作为对电生理诊断试验的辅助，CTS的早期诊断对于治疗的效果至关重要。

二、保守治疗：文献复习与治疗建议

即使早有研究，保守治疗的价值也未被证实。许多患者缓解症状的经验，如支具固定、局部激素注射、抗炎治疗及外力的改变，但最终还需要正中神经松解术。多数受访者还是认为手术松解的效果优于保守治疗，也比支具固定的性价比高。

CTS保守治疗的临床研究包括局部及口服激素，NSAID，支具固定，超声波，超声药物渗透疗法，离子电渗疗法，利多卡因敷贴，运动疗法，瑜伽，手法松动，神经松动，维生素B_6，工作场所的调节，低强度激光治疗和减肥。

体重或身体质量指数（BMI）的增加已被作为CTS的危险因素。肥胖者（BMI>29）患CTS的可能性是偏瘦者（BMI<20）的2.5倍。其他研究已证明BMI与CTS之间的统计学相关性。需氧运动和全身健康的重要性应该被关注，尤其是对于久坐职业和体重超重的人。

人们对“神经动态手法治疗”或者神经松动术对CTS患者非手术治疗的兴趣在不断提高。正中神经游离已经被实验，也包括颈、肩、肘、前臂、腕和手指关节活动导致不同程度神经松动的临床运动疗法的基础。据推论，间歇性腕和手指的屈伸练习可降低腕管内压力，与之略有差异的是，屈肌肌腱滑动练习是通过减轻腱鞘水肿和提高神经束的静脉回流而降低腕管内压力的。神经系统松动术的生理学原理，支持神经松动或滑动刺激轴索运输增加局部组织营养，并可提高神经传导这一理论。最新的研究证实，前臂旋后是被动松动正中神经的正确姿势，因为此时神经大幅拉伸向远侧，然而主动的握紧手指也可能产生正中神经向远端滑动。

尽管一些证据支持神经松动技术的有效性，受人尊敬的临床医师遵循着谨慎的原则，我们不应该对主动和被动手法太过“痴迷”，而应该对于可能造成受包围神经的张力进一步增加的手法做出相应处理。Walsh指出：“在应用神经松动术治疗的特定人群中，只有少量的证据表明结果满意，治疗参数是否合适（如疗程、频率和振幅）也需进一步证实。”由此可见神经松动术的有效性仍未明确。

Michlovitz为我们提供了相关文献的综述并指出在文献中得出关于CTS治疗成功结论的难点在于，“结果的测量方式、CTS严重程度不同，疗程、剂量和随访时间的不一致”。基于文献复习，她推荐轻中度的CTS患者接受保守治疗，夜间佩戴腕部支具并维持于中立位。她推荐间歇练习（神经滑动练习）、主动调节、缓解疼痛模式在缓解疼痛和减轻症状上有所帮助。她的研究得到了Baysal及同事的一项随机对照试验的验证，这项研究支持联合支具固定、神经松动练习和超声疗法在CTS保守治疗中的应用。

这些关于保守治疗获益研究的meta分析并没有得出确切的结论。临床异质性的缺乏也是难以做出比较和得出结论的一个重要问题。我们关于保守治疗有效性的证据基于以下的文献复习。

在一项随机对照研究的系统回顾中，Gerritsen等发现利尿药、维生素B_6、NSAID、瑜伽和激光针刺疗法对短期内症状缓解效果不大（证据级别有差异），但激素注射有效（有限证据）。他们发现超声和口服激素有效性的证据存在矛盾，超声的长期效果证据也有限。他们的结论是，大部分关于CTS的保守治疗方案的有效性我们都知之甚少。

O′Conner等在一项关于除外激素注射的保守治疗的meta分析中发现，目前的证据表明口服激素、支具固定、超声治疗、瑜伽及腕骨松动技术的短期效果显著。其他非手术治疗不能明显获益。与安慰剂或对照组相比，磁疗、激光针刺疗法、练习操或者按摩没有有效缓解症状。

Verdugo等在Cochrane数据库的一篇综述中发现，绝大多数患者需要手术，再手术的可能较低。他们的结论是CTS的手术治疗效果优于支具固定。

一篇选自2027篇CTS保守治疗的文章的24项研究的定性系统回顾中，Muller等研究支持CTS患者的支具固定、超声疗法、神经滑动术、腕骨松动术、磁疗和瑜伽的证据级别为B级（所推荐的治疗基于2～3项随机对照研究的证据）。

Piazzini等对1985年1月至2006年5月关于CTS保守治疗文献的meta分析发现：①强有力的证据（1级）表明局部及口服激素的有效性；②中度证据（2级）证明维生素B_6无效，而支具有效；③有限或矛盾的证据（3级）证明NSAID、利尿药、瑜伽、激光和超声治疗的有效性，然而运动疗法和肉毒素B注射是无效的。

德国手外科、神经外科、骨科、临床神经生理学和功能影像、整形，重建和美容外科及创伤外科协会发表的循证医学指南中，表明在保守治疗方案中，夜间佩戴支具和皮质类固醇激素的局部浸润注射是有效的；口服激素、姿势固定和超声疗法仅仅短期内有效；手术治疗效果优于所有保守治疗。他们发现开放手术和内镜下手术（有足够经验的医师进行操作）效果相当，不推荐常规神经外膜切除术和神经束间松解术。他们还认为术后早期的功能锻炼是重要的。

（一）降低腕管内压力和减轻相关症状的临床实践方法

所有治疗方法的目标都是降低腕管内压力，理论上就是增加动脉血供、改善组织营养从而减轻症状。因此，对于手功能治疗师来说，正确评估减低腕管内压力的效果是很重要的，以避免无效或过度的治疗。

2.姿势、负荷和外部压力对腕管内压力的影响

回顾以往控制腕管内压力的临床经验可以提供一些方法来降低其机械压力，比如制动、工作或休息时姿势的变化及分担负荷于腕管周围的结构变化。手腕、拇指和前臂姿势的改变，可使负荷分散于掌长肌（PL)、指深屈肌（FDP)、指浅屈肌、拇长屈肌（FPS）和蚓状肌，导致施加于手掌和手腕部位的外力及对于震动的反应，都可影响腕管内的压力。

2.腕部姿势的影响

临床上，我们发现腕关节姿势对于CTS的影响是显著的，且活动幅度超过20°时，神经受压症状就会有所变化。定制金属棒嵌入的支具常会增加腕部过度背伸位的感觉障碍和疼痛。我们也发现过度或持续工作姿势对于CTS和肌腱炎症的影响。

腕管形态随腕部姿势的改变而变化。腕部的屈曲位姿势减小了豌豆骨和钩状骨的横截面积，而背伸位则减低钩状骨水平的横截面积。当腕部伸展时，掌长肌经其入口进入掌腱膜（如屈肌支持带远端部分)，腕管形状可因其分担负荷于屈肌支持带而发生改变。

腕管内压力通过腕管和腕部姿势而分布负荷于不同肌腱。除外负荷的状态，腕管内压力在伸腕时要高于屈腕时。这就显示了腕部姿势与非负荷状态之间的关联。因腕部姿势而引起的屈肌肌腱通道内的改变增加了对正中神经的接触力，亦受到剪切力的控制。

Keir和Bach解释了腕伸位时外侧指屈肌有侵入腕管近端的可能性。在尸体标本中，被检测到腕伸位时指深屈肌和指浅屈肌在腕管内的占位与豌豆骨的关系。他们发现外侧半的指屈肌在腕伸位时可进入腕管，这可引起腕管内压力的升高。他们得出结论应避免在腕指背伸位时使用指屈肌。

Fung等在最近的一项关于腕关节姿势和活动的研究中，发现腕部频繁屈伸和用力增加腕管综合征的进展风险，而腕部中立位和手指的重复活动与腕管综合征无关。Keir等针对腕部姿势提供的指南可应用于工具设计和手功能应用频繁的工作，并建议多处于中立位。他们的研究中规定腕关节背伸26.6°，屈曲37.7°，桡偏17.8°，尺偏12.2°可保持腕管内压力于30mmHg以下。

正常人腕管内压力的测试结果：腕部中立位2.5mmHg，正常屈曲位31mmHg，最大背伸位30mmHg。Burke等也发现腕部姿势对腕管内压力影响重大，并表明腕管内压力在接近中立位时

最低，尤其是腕关节屈曲2°尺偏3°的时候。他们建议此姿势用于腕部制动支具的制作。Weiss认为压力最小时的腕关节姿势为背伸2°±9°、尺偏2°±6°，Burke也推荐相似的姿势作为支具固定的姿势。

其他作者支持夜间将腕关节正中位作为夜间支具制动姿势或全天的姿势。

发病的初期3个月内使用支具控制姿势被认为最有效。其余学者支持短期内夜间使用支具，无论正中神经的受损程度，均可缓解腕、手或手指的不适症状。

一些研究者进行为期6个月的随访，发现夜间佩戴支具治疗（保持中立位）可缓解症状且神经生理功能得到提高。Walker等在一项比较全天与业余时间佩戴腕部中立位支具的研究中发现神经功能改善发生在全天佩戴的患者身上；然而，其他人并没有发现佩戴支具与否对腕管内压力的影响。

临床意义。腕部制动支具的合适姿势是中立位，将腕部固定于屈曲2°伴尺偏3°（图49-1A）。预制的支具常固定腕关节于背伸位可能会增加腕管内压力（图49-1B）。轻度屈曲位的腕关节工作姿势需要手指分担负荷，减轻腕管内压力。早期时夜间佩戴支具十分奏效，且仅需在白天控制工作时姿势为中立位。如果同时合并有狭窄性腱鞘炎或者手术的首要目的是减轻疼痛，术前尽早使用支具固定是有价值的。这些支具经过改造之后也可适用于术后佩戴，以控制伤口张力、预防过度活动及相关炎症。

腕部中立位姿势可以允许工作活动中手指的重复活动；腕部背伸伴手指重复的负荷活动的姿势应避免。

3.手指姿势的影响

临床上我们发现为减轻CTS的症状和疼痛有时需要限制手指的活动，相当一部分病例中仅仅控制腕部姿势不能减轻疼痛。这在手工劳动者中体现得尤为突出，他们往往拥有发达的蚓状肌，也可见于伴有焦虑的老年患者，他们试图通过持续屈曲手指来缓解症状（如“强迫抓握”）。这些患者也发现适度的掌指关节（MCP）伸展位可减轻不适症状，这可限制屈肌腱伸出腕管及蚓状肌突入腕管。

当腕部处于中立位时，腕管内压力可因手指牵拉蚓状肌的姿势而减低。最近的一些试验分析了蚓状肌与腕管之间的动态关系。

蚓状肌突入腕管与手指屈曲动作有关，因增加了腕管内容物而增加腕管内压力。

4块蚓状肌起自指深屈肌腱而穿过手掌。解剖学研究已证实，蚓状肌来源于腕管远端维持手指于伸直位，然而当手指主动屈曲时则突入腕管内。当握拳时，指深屈肌肌腱会牵拉蚓状肌近端进入腕管。

4根手指固定时蚓状肌突入腕管的状态已经有研究报道。蚓状肌起点距离腕管的平均距离：手指伸直时为7.8mm，屈曲50%时为14mm，屈曲75%时为25.5mm，100%屈曲时为30mm。蚓状肌只有

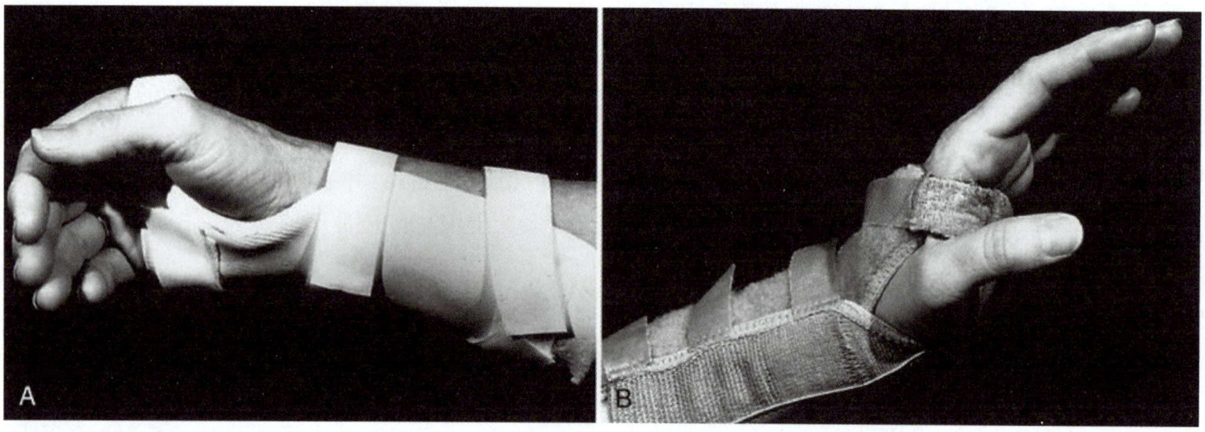

图49-1 A.腕部制动支具可减轻腕管内压力，其正确姿势为中立位保持腕关节屈曲2°伴尺偏5°；B.不正确的支具姿势可能增加腕管内压力30～40mmHg

在手指完全伸展和50%屈曲时，位于钩骨的钩部远端和近端面之间。

从临床角度来说，这些信息是非常重要的，因为钩骨钩部被发现是腕管的最狭窄部位，因此，蚓状肌突入此处可能会引起对正中神经最严重的压迫。其他学者阐述了正中神经在钩骨钩部水平受压最为严重。因此，当手指屈曲超过50%时，本已拥挤的区域因为蚓状肌的突入而更显狭窄，也会对正中神经造成更大压迫。

Ham等也研究过手指屈曲对于蚓状肌突入和正中神经的影响。应用MRI对12位健康志愿者进行手指完全屈曲和完全伸展情况下的连续腕管横断面的测量。此研究中，蚓状肌的存在、数量、形态和尺寸都会对腕管内正中神经的走形和形态产生影响。研究中还描述了蚓状肌存在的情况下，屈曲手指可造成脂肪压迫、正中神经扁平和移位，以及来自指深屈肌腱和指浅屈肌腱的压力。

Ditmars和Houin认为MCP屈曲引起蚓状肌回缩入腕管，且在指间关节（IP）主动伸展位时收缩，腕管远端内的正中神经受压迫。他们建议在患者主诉写字、拿书或者搬运物品一段时间后产生间歇性感觉麻木，则可用此原理进行解释。

已知CTP与腕部姿势有关，一项关于手指姿势对CTP影响的研究中，描述了掌指关节屈曲45°可能是设置支具或者工作时最合适的姿势。

临床意义。来自这些研究和临床经验的意义在于，某些病例中，仅控制腕部姿势来降低腕管内压力是不够的（或者来限制有炎症的指屈肌腱的分离)。同时限制蚓状肌且维持掌指关节于20°～40°的腕部支具可减少50%的手指屈曲，并可降低腕管内压力。一项比较常规的固定腕部和掌指关节于中立位的预制支具与腕部竖立的预制支具影响的研究中，支持增加阻断蚓状肌以避免蚓状肌突入腕管的理论。

在蚓状肌发达、Berger试验阳性或者腕部掌侧肿胀提示屈肌滑膜炎的患者中，亦或伴有“强迫抓握”的患者中，掌指关节应被阻限在适当伸展位以减轻蚓状肌突入腕管的影响（图49-2)。在患有严重夜间疼痛而不能立即接受手术的患者，或患有扳机指又或者拇指基底部关节炎的患者中，作者常常为其定制一种完全休息位的扁平支具，维持拇指活动及手指于中立位（图49-3)。限制屈指肌腱滑膜炎或者滑膜增生患者屈肌腱的分离，对于减轻疼痛、炎症及预防狭窄性腱鞘炎显得非常重要，这些患者常常是需要被迫维持勾拳姿势进行工作的腕管综合征患者。

腕管综合征患者需要重复抓握的工作姿势应该被改变，同样需要改变的是要持续抓握或捏指的手的姿势。正如前面章节提到的，需要频繁利用手指的活动最好维持腕部于中立位。那些鼓励频繁抓握

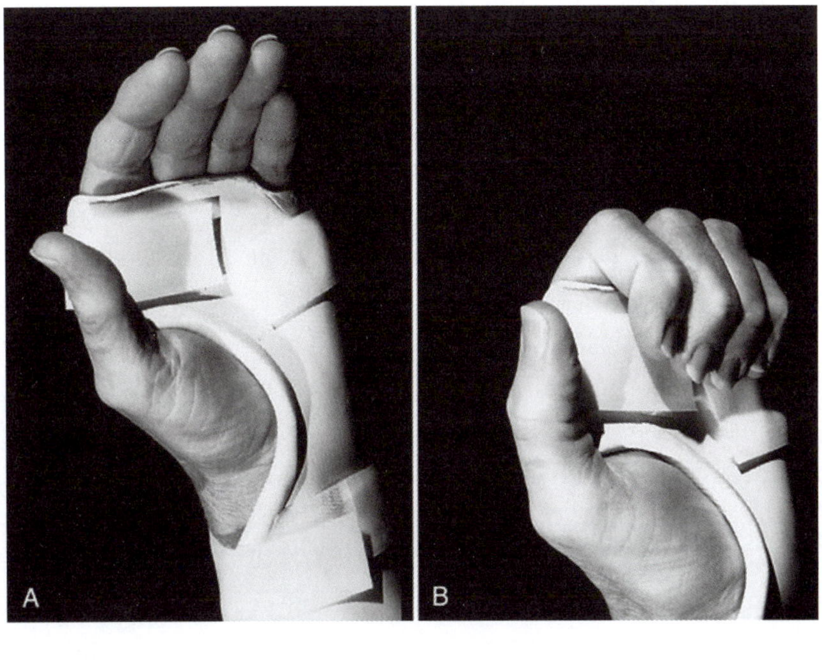

图49-2　A.拥有发达蚓状肌的患者，Berger试验阳性，与屈肌或伸肌滑膜炎有关，或者持续屈曲手指以减轻症状的患者应该保持腕部中立位及掌指关节20°～40°屈曲位以防止蚓状肌突入腕管并减少屈肌和伸肌分离；B.此支具维持勾拳姿势可降低A1滑车和腕管内的压力，使指深屈肌腱和指浅屈肌腱之间产生轻微分离

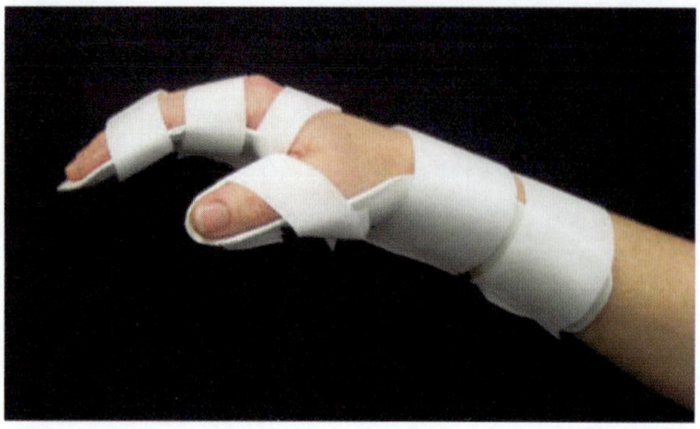

图49-3 拇指掌指关节炎、指屈肌腱炎或剧烈夜间疼痛的患者佩戴完全休息位支具后症状缓解，此支具保持拇指运动链于正中位，腕关节0° 位，掌指关节轻度屈曲，指间关节中立位。这一支具针对所有问题并最大程度地降低腕管内压力

练习的治疗方法，作为损伤所引起的手部炎症或水肿或者诊断腕管综合征患者的力量练习项目应该被制止，包括比如治疗用油灰训练或者抓手练习。

频繁屈指运动可增加腕管内压力并可导致腕管综合征及扳机指。更好的腕部力量练习包括等长练习或者只需手指弯曲50%的按钉训练。力量练习不应该成为腕管综合征保守治疗的一部分。

4.肌腱负荷和姿势的联合影响

腕部和手指姿势及负荷，比如抓握和捏指已被证实增加腕管内压力。手指的主动对抗性屈曲可增加屈肌支持带正中神经向尺侧滑动。

腕部姿势和肌腱负重的联合效应已在尸体上有所研究。据描述腕管内压力依赖于腕部姿势及通过腕管传递的肌腱负荷。8具尸体标本的腕部分别在4种肌肉负重状态下进行腕管内压力的测量，拇指、示指、中指呈捏-握姿势，分别在示指和中指屈肌、掌长肌、拇长屈肌0负荷及1kg负荷下进行测量。这项试验表明肌肉负荷会增加腕管内临界点以上的压力。肌肉负荷效应由大到小依次为掌长肌、指屈肌、拇长屈肌。掌长肌在腕部伸张位时产生的压力最大，而在腕部屈曲时压力中等。作者推测，当肌腱受到压迫时，掌长肌突入屈肌支持带可能改变腕管的形态。腕部屈曲时指屈肌的负荷对正中神经的压迫是中立位时的2.5倍。无论腕部屈曲45°或者背伸45°，肌腱负重都会使腕管内压力增加30mmHg。拇长屈肌在腕部屈曲或背伸状态下负荷对压力的影响与无负荷状态下相似，但在尺偏位时，腕管内压力是无负重状态下的2倍。尺偏位用力抓握会对正中神经造成严重的压迫。

9种手和腕功能位下腕管内压力已经被测量出来，Cobb等早期的工作也对此表示支持。正常人强力握拳时腕管内压力会超过正常压力200mmHg，实际上正常人握拳时腕管内压力的增加大大超过屈腕或伸腕时的压力。用力抓握会增加腕管内压力至223mmHg，手指等长屈曲抗阻增加至41mmHg，腕部屈曲增加至56mmHg，腕部伸展增加至77mmHg。

Rempel和同事研究了CTP和指尖力之间的关系，发现：①所有10个手腕姿势测试中，指尖负荷都会增加CTP；②指尖负荷增加CTP与腕部姿势相独立；③相对较小的指尖负荷对CTP有很大的影响。他们得出的结论是，持续的捏指和抓握加剧腕部正中神经病变。

临床意义。腕管内压力的测量值随各研究方法的不同也有差别，但所有的结果都提示CTP随姿势和负荷的改变而改变。这些研究意义在于提示工作中应避免以下姿势，如用力抓握、腕部尺偏捏指、腕屈超过10°～15°的抓握，也要避免腕部背伸。

在工作中应该避免单独的指尖受压和持续抓握。还有，工作中维持手腕和手指于中立位。我们应该谨慎的询问造成发炎和组织肿胀的其他诊断（如桡骨远端骨折或肩袖修复)，可通过Theraband训练（需要持续手部抓握)、工作刺激工具、工作模拟、锻炼使用黏土和抓握等方法进行检查。

狭窄性腱鞘炎既可作为CTS的病因，也可导致其复发，应用临床检查筛查CTS旨在强调治疗师要诊断和治疗与CTS相似的或相反的屈肌肌腱炎的重要性。治疗师应该意识到一些通常用于CTS的刺激性检查试验（Tinel，Phalen，反Phalen，腕管加压测试）在诊断狭窄性腱鞘炎时比CTS更有优势，也能为狭窄性腱鞘炎的处理做出指导。

5.拇指姿势的影响

临床上，我们观察到一些患者在第一CMC关节患有炎症时也会存在正中神经受压症状，如果仔细询问患者病史的话，常有做持续捏指动作，如拿着报纸或钢笔的时候正中神经感觉异常会加重。第一CMC关节发炎、对掌肌牵拉屈肌支持带及握一本重书时持续的内在收缩，提示可作为腕管内压力增加的来源。

有解释说，比起无负荷，屈腕或伸腕状态下FPL在负荷时并不增加腕管内压力，但FPL在腕部尺偏时的负荷是非负荷状态下的2倍。Keir等推测鱼际肌收缩屈肌支持带的比率与FPL相等，对示指的负荷相反。

临床意义。所有患有正中神经受压症状的患者都需评估是否存在第一CMC关节炎症或者拇指基底关节炎，若存在，需在白天佩戴短对掌矫形器（图49-4A），夜间佩戴长对掌矫形器（图49-4B），应该避免长时间捏指或腕部尺偏的动作。制动拇指活动需要对拇指解剖学、运动学知识及精细的矫形器制作工艺了解清楚。固定不当会造成CMC疼痛。矫形器制作完毕后，治疗师应该亲手将掌骨置于梯形内，允许MCP关节轻度屈曲，并能保证拇指P2和示指P3的对指活动。患者在工作及业余活动中应避免重复的抓握及捏指动作。通过增加书写用的钢笔或铅笔的尺寸来减小第一CMC所需的内收力，可应用关节抓握高尔夫球棒，或通过其他工具来增加抓握能力。

6.前臂姿势的影响

Rempel等发现CTP受到MCP关节活动和前臂姿势的影响。他们测量了17位正常受试者旋前和旋后位的CTP及MCP关节角度。记录到的最大平均压力（55mmHg）在完全旋外和MCP关节屈曲90°的位置。最小平均压力（12mmHg）发生于内旋45°和MCP屈曲45°。MCP关节角度（屈曲90°）增加，CTP达到最低值的60%，内旋-外旋（外旋90°）时会达到最小值的225%。

临床意义。基于这项研究的结果，接近45°的旋前和适度MCP关节屈曲的工作姿势可能将CTP降至最低。如果CTP在活动相关性CTS的病因中扮演重要角色，那么重新设计工具和改变工作会降低CTS进展的风险。继发于肌肉骨骼损伤的前臂中立位等长力量练习，可能更适合这些患者，相比较于向心或离心训练。这项研究可能会让我们重新思考感觉测试，如Semmes-Weinstein单丝测验，此测试中患者需保持前臂放松外旋且腕和手指需用锻炼用黏土模型进行支撑。这种外旋姿势不仅在腕管处，也在屈肌-旋前肌水平增加正中神经压力。

7.外部施加压力的影响

我们观察发现一些加强手部力量或拉伸结缔组织的训练技术会增加正中神经症状。

在尸体标本中，外部力量应用于手掌增加了CTP，且腕管内压力的改变依赖于所施加力的位

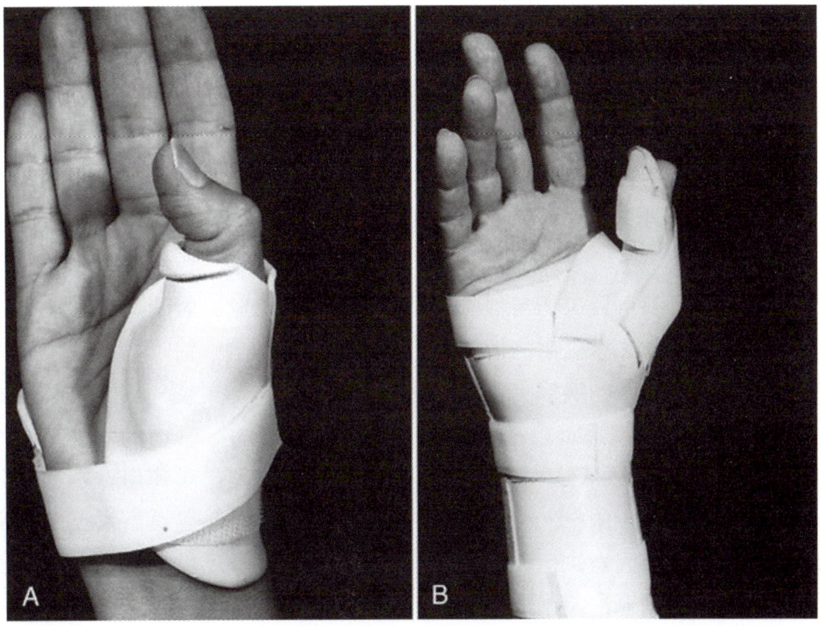

图49-4 A.患有第一腕掌关节（CMC）炎症或疼痛性关节炎的腕管综合征患者，应在白天佩戴短对掌支具。这种支具可防止CMC脱位及对抗捏指时的内收力量，且可减轻放置于梯形内的屈肌支持带的关节炎和水肿；B.夜间固定的支具应包括对腕部和拇指活动链的控制

置。报道称，1kg的外力施加于屈肌支持带会增加103mmHg的CTP，施加于小鱼际则为37mmHg，施加于腕管远端的大鱼际则为75mmHg。最高的压力为施力于钩骨钩部（平均136mmHg）。

临床意义。也许我们应该仔细观察手握力器的使用、一些工作仿真工具、应用外力于大鱼际或小鱼际区域的进行性静态支具会增加腕部背伸，还要注意支具对正中神经的压迫作用，来明确我们的治疗方法是否会造成正中神经的压迫。

8.工作的影响

国际上对于CTS与重复性活动及工作之间关系的争论一直在继续。少数作者指出推论性因果理论和阴性推论性疾病理论与CTS有关。Derebery回顾工作环境作为CTS的原因和谬误，并论述“工作相关的CTS理论已占如此大的部分以至于成为社会难题”，文化的认知、期望、错误认识已被卫生部门支持为一个“巨大的虚拟医学范例”。Lozano等最近分析了117篇有科学依据的定量分析关于CTS病因源数据的文章。他们的结论是“目前的科学依据不足以表明环境或工作因素对CTS的影响”。

美国职业安全与卫生研究所（NIOSH）的结论是，在一项超过30项流行病学研究的综述中检查了工作场所因素及他们与CTS的关系，暴露于被研究的工作因素中的患者（重复劳动、外力、姿势等）其患CTS的风险会升高。CTS发病率最高的职业分布于需要密集手工作业的行业（肉类加工者、禽类加工者、手机装配工）。然而，即使包含高度重复手工操作或特别腕部姿势的工作与CTS的发病有关，但其因果关系并未建立起来。职业安全和卫生署已经接受了关于对待创伤性疾患的原则和策略。标出重复性工作、外力、姿势和震动是职业危险因素。

美国手外科协会工伤与预防委员会目前的观点是“目前的医学文献提供的信息不足以建立特殊职业活动与众所周知的疾病主体之间的因果关系”，如CTS。这一观点最近已被Lozano等的meta分析所证实，且在一项从1984–2002年长达17年包括471位产业工人的前瞻性研究中发现肥胖和性别是CTS的持续预警因素，但CTS与工作场所的关系并不明确。澳大利亚法院系统更进一步认为重复性劳损（RIS）并不能作为身体疾患。

相反的观点也是存在的。加拿大安大略省汉密尔顿市McMaster大学的研究人员，对工作场所的人体工程学因素如重复、用力、静态肌肉负荷，以及极限关节姿势与暴露下工人肌肉肌腱的演变以及神经受压疾患之间的关系，进行了一项基于流行病学证据的meta分析。他们回顾了54项相关研究，发现其中的3项符合入组标准，一项存在明显缺陷。他们从这个分析中得出的结论是，重复性、力量型工作与手及腕部的肌腱腱鞘损伤、腕管内正中神经受压之间的因果联系存在明确依据。

被一些人认为高风险的职业有敲击电脑；点击鼠标；过度用力；不协调姿势及腕、手和肘的活动；手掌的持续压迫；撕裂运动及手套的使用。最近的数据表明工作人群比非工作人群CTS发病率更高，很大一部分被诊断为CTS的患者分布于低级别的白领和蓝领工人中。

在工作中做出改变作为一个有效的保守干预措施也没有得到足够支持，相反的研究也有发现。Viikari和Silverstein在一篇关于姿势因素、用力抓握和捏指、重复的手和腕部活动、外部压力及震动在CTS发病中的作用的文章中，推论出以往经验研究足以证明CTS发病率和严重程度都会因工作模式的改变而得到改善，如减少需持续用力的工作、极限腕关节姿势、震动的持续时间、频率和强度。

一篇最近发表的针对患有颈肩手臂（CANS）症状的患者的保守治疗（如运动、放松、运动疗法、生物反馈、肌电反馈、工作环境调整）的meta分析，指出所有研究的质量不高。从这一综述中他们得出的结论是，改变键盘按键的力–位移或几何结构的证据有限，而运动相较于按摩、操作电脑过程中的休息相较于不休息、增加按摩治疗相较于单纯手法治疗及增加手法治疗相较于单纯运动治疗，其效果的依据也有限。

临床意义。虽然病因仍在辩论之中，且缺乏强有力的证据来支持工作任务或工作场所的人体工程学作用，端正姿势至中立位及降低肌腱系统的压力以缓解常见的狭窄性腱鞘炎是术前处理CTS的可行性方法。这能通过一系列的已被证实引起肌腱炎（姿势、用力和需要重复的活动如园艺、运动、体育、工厂或装配工作、操作键盘）的工作来实现。我们意识到我们缺乏病因或治疗方面的科学依据，正如缺乏其与工作之间关系的依据；然而，常识和经验告诉我们休息、工作中保持中立位及减少工作时间及强度有助于减轻症状。

（三）保守治疗的结论

总体来说，CTS的保守治疗应减少，除非伴随其他问题如腱鞘炎、扳机指、桡骨茎突狭窄性腱鞘炎、关节炎或者创伤后遗症。正如前所说建立临床诊断显得非常重要。

腕管内压力可由于姿势、肌肉活动、肌腱负荷的改变及外部压力的减低而减低。腕部支具的最佳角度是屈曲0°～2°尺偏3°，以减轻对正中神经的压迫。如果有蚓状肌侵入腕管或者握拳试验阳性；存在屈肌腱炎症或腕屈肌滑膜炎；A1滑车部位薄弱或者存在任何手指的扳机指；或者不留意的“强迫抓握”时，应将掌指关节固定于屈曲20°～40°。

如果患者被夹板固定，要求做出运动改良、人体工程学改变及近端姿势的改变，出院时应该制订家庭计划并简单复检感觉变化及症状改变，除非因其他问题正在进一步治疗。改良的运动处方不能防止手术，手术昂贵，尽可能在医保允许的范围内手术。屈指肌腱滑膜炎相关的正中神经症状最适于保守治疗，如支具固定、改良的屈肌肌腱活动及药物处理。患者来源广泛的治疗师建议，监督下的治疗对于存在提到的术后问题或者对于运动过度或运动不足的患者是有益处的。

正如提及的评估部分，通知相关医师评估患者手术减压效果的内容包括白天感觉异常、夜间疼痛需支具固定以保证睡眠、中指Semmes-Weinstein检查读数超过3.61，或对掌肌萎缩。

患者将从正确的宣教及他们对相关症状的理解出发，以保证从家庭治疗中获益。许多患者从非同行来源处获得了错误的建议。Scangas等在最近的一项关于腕管综合征病因的科学疾病理论的研究中指出了研究热点（Internet，网络）与科学理论（Index Medicus，文献索引）之间的显著差异。我们作为健康专家的回应是保证我们自己的知识来源是基于同行评审的科学文献，且我们的患者接受的是正确的教育，以避免造成否定性疾病理论。

三、术后处理

文献中证实腕管减压术有效且是CTS最好的治疗方法，但需要指出的是手术治疗也会存在部分其他问题。术后遗留问题，如疼痛不完全缓解、感觉恢复不佳、运动功能障碍复发、周围神经瘢痕相关症状、瘢痕压痛、柱状痛、屈指肌腱或神经的撕裂伤及创伤性神经瘤。其他问题包括术后伤口感染、拆线早期伤口裂开、缝合处脓肿、术前未觉察的扳机指及患者运动的积极性有限、掌长肌炎症、不完全肌腱滑动及复合性局部疼痛综合征。这些并发症是由进行开放手术（OCTR）和内镜下手术（ECTR）的手外科医师报道的。

术后的护理价值存在争议。报道称术后康复有助于尽快回归工作岗位，但对功能的恢复或症状复发没有作用。很明显，治疗对于仍有机械压迫的神经没有影响，也不影响神经功能恢复重建的速率，但是对于患有并发症如伤口感染、疼痛性瘢痕、不完全性屈指肌腱滑动、骨关节炎相关的关节僵硬、疼痛性第一腕掌关节炎、未诊断的扳机指、掌长肌发炎或者柱状痛的患者，有监督的治疗处理能够有所获益。

许多外科医师并不推荐患者在腕管松解（CTR）术后进行康复治疗。最近的一项随机研究没有发现行短切口CTR术后并接受2周手部治疗的患者获益，且推断出无并发症的CTR进行监督下的治疗产生的费用是不公正的。对于大部分病例笔者都同意此观点；然而，此处的关键词是无并发症，关键点是短切口，且需要指出的是这些患者是由经验丰富的手外科医师进行的手术。

术后固定的价值也存在争议。Finsen等发现支具固定4周的CTR患者的并发症如瘢痕疼痛、柱状痛、抓握或捏指与未用支具固定的患者没有区别。Martins等在一项比较CTR术后腕部制动效应的前瞻性研究中得出了结论，术后立即腕部制动的患者相比较于不制动的患者未见明显优势。其他人也支持他们的结论。作者的经验是，CTR术后支具间断固定2～3周有利于控制过度使用及炎症，并能防止切口处张力过高。支具固定不见得有益于肌腱或神经滑动的问题，因为患者会拿掉支具来控制腕部背伸和手指运动。

作者经验是，瘢痕压痛是CTR术后最常见的问题，此并发症常见于跨过腕部的切口或在伤口获得足够张力前就拆线时，这可引起随后的伤口裂开。

一项关于CTR术后重返工作的预测因素的研究中，Katz等阐述持续的症状和瘢痕压痛与无法回归工作关系最为密切。虽然在此研究中也确定了其他人口统计学预测因素，作者的结论是CTR术后6个月不能工作的占29%，临床结果中最主要的预测因素是症状缓解和瘢痕。

Cassidy等报道称对于腕横纹近端5mm到远端10mm的伤口疼痛的增加存在解剖基础。一项10只尸体手的研究中，测量了真皮层内、表皮与浅筋膜之间及浅筋膜与腕横韧带之间的神经密度，以评价标准CTR区域是否存在神经密度变异。此研究表明皮下神经峰值是在腕横纹近端5mm至远端10mm的区域，平均是更远处或更近处的2倍。

OCTR术后早期拆线引起小的伤口撕裂常会导致肥厚性瘢痕的形成，增加瘢痕压痛，延长治疗时间。这是违反基本的伤口愈合原则，花费雇主及患者的财力物力，且会对医师和治疗师造成不良后果。

减轻瘢痕压痛的措施包括切口不要穿过腕部，细致的观察伤口愈合，以及术后2～3周佩戴支具以降低切口处张力。以作者个人的经验来说，最有效的瘢痕处理技巧是仔细规划切口不要横穿腕横纹、术后16～17d拆线以利于伤口愈合、CTR后最初几周佩戴支具以减轻切口张力。

术后2周至2个月，应用纸胶布[1英寸微孔纸胶布（3M）]纵向包扎于伤口上以降低伤口（皮肤）张力来帮助预防肥厚性瘢痕，特别是针对穿过腕横纹的切口。局部硅胶闭合凝胶薄膜也可用于覆盖疼痛的瘢痕和改善肥厚性瘢痕；然而，在一项双侧缩胸模型中已证实微孔纸胶布比硅胶闭合薄膜（SIL-K）和硅胶表皮更能缩小瘢痕。

有时CTR有关的腕部疼痛与掌长肌腱炎症有关（若患者感觉抗阻时疼痛沿着掌长肌肌腱分布则为阳性）。掌长肌炎症患者在止点处因深部压力而疼痛，且在抗阻屈腕或牵伸腕部使其伸展时也会疼痛。这些患者需佩戴支具固定腕部于屈腕5° 至3周，避免牵伸腕部及减少屈曲时的负荷。

临床上，我们见到大部分CTR患者术后24h即接受了伤口护理及支具固定。术后敷料被移除，手部会被消毒、按摩、应用塞罗纺和无菌敷料重新包扎，然后应用腕部支具固定于背伸25° 位。

患者术后最初几天被指导着轻度握拳开始工作，到第四天时逐渐进行轻度肌腱松动练习及神经松动练习。具体的书面指示可减少术后过度锻炼、锻炼不足、过度使用等问题及伤口潮湿、感染等问题，尤其在老年人、糖尿病患者及运动员当中。

术前未诊断的扳机指可在术后期间恶化。深部压力、不均匀滑动或者直接锁定引起的A1部位疼痛可通过改变屈肌肌腱在A1水平的侵入而缓解。这些患者最好的支具固定方式是结合腕部制动及蚓状肌阻断，后者即固定MCP关节于屈曲20°（图49-2A）。这种姿势强制患者在勾拳的状态下活动手指，增加FDS和FDP最大滑动10～11mm，也可使肿胀的肌腱在不同水平滑动以通过A1滑车，因此，可防止发生于符合握拳时的疼痛锁定。这一姿势也会降低A1滑车处的压力，允许滑车和肌腱放松，因此减轻炎症。Azar等在一项尸体标本的屈指肌腱滑车系统动态压力研究中，推论出休息位时环形滑车和屈指肌腱的压力为0～50mmHg，而在手指屈曲至远端掌横纹时增加至500～700mmHg。如果这种支具设计伴有锁定功能，应用单关节背侧锁定支具固定中节和远端指节之间的远端指间关节，仅留近端指间关节活动。如果不考虑腕部固定控制，支具可以基于手部结构进行制作。拇指扳机指可应用包括近节和远节的单关节背侧支具固定。

大部分患者CTR术后需要康复治疗，但有些就没必要了。术后护理见于所有手部手术，涉及控制水肿、伤口护理、受累和非受累关节的活动等标准技术，以及对炎症和相关症状的早期干预。除了内在肌的轻度等长收缩练习，作者不会对术后患者进行力量练习。建议患者手术后的手通过正常使用进行缓慢的力量锻炼，以避免频繁抓握和捏指练习（应用锻炼用黏土或握力器）而可能导致A1滑车部的炎症，使第一掌指关节恶化，如果关节改变已存在，应避免3个月使用震动工具，且应用微孔纸胶布保护伤口2个月。重返工作需要的策略包括与职业监督员沟通，减轻压力、减少频繁关节活动、符合人体工程学改变、避免使用震动工具和有填充物的工作手套。已形成的观点是，虽然有若干关于CTS的有效治疗措施，但目前仅有少数的科学依据支持可以用于临床的选择方法（手术、物理治疗、药物治疗、矫形治疗、生物行为干预以及职业医学）。

四、小结

对于大部分病例如果早期发现的话，应用文中提出的干预措施，是不需要太多治疗的。术前能做的最大贡献是合适的上肢临床检查并推荐给首诊内科医师或外科医师，指导患者合适地使用降低CTP的技术及合适的支具。术后最重要的治疗是伤口愈合的正确处理以预防瘢痕问题，正确的运动技术指导以预防炎症和减轻肌腱侵入及神经滑动，与重新回归工作岗位有关的部门进行交流。

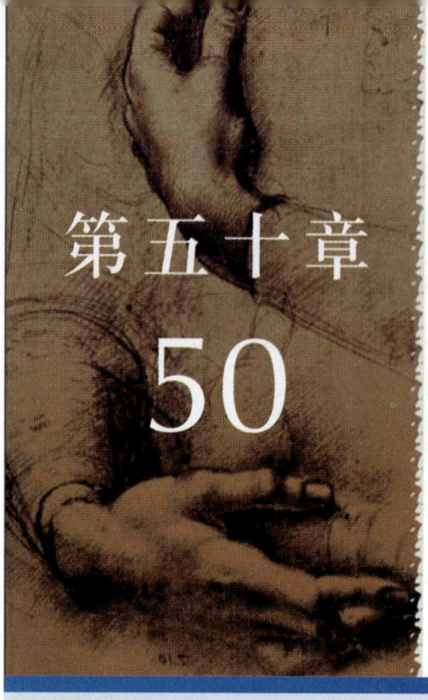

第五十章 50

肘管综合征的诊断和外科治疗

原著者 MARK S.REKANT, MD

译校者 王彦辉　张军卫

关键点

- 尺神经常常在于内侧肌间隔（MIS），Struther弓，肘管及尺侧腕屈肌（FCU）深浅头之间被压迫。
- 尺神经压迫的三种形式：压迫、牵张、摩擦。
- 肘关节伸直时肘管容积最大。
- 尺神经在肘关节屈曲时受压最严重，尤其是在尺侧腕屈肌紧张时。
- 患者有周期性症状，在肌肉未萎缩时，电生理可以提供很好的诊断依据。
- 外科治疗方法包括：内镜下的松解（包括压迫的局部和内侧切髁等），尺神经前移位术。
- 术后的治疗主要取决于外科操作已完成。
- 术前症状超过1年或术前肌肉开始萎缩的患者，术后运动完全恢复的可能性大大降低。

尽管肘关节附近的解剖结构对尺神经产生压迫为人熟知已1个多世纪，但肘管综合征是1958年才由Feindel和stratford命名的。1898年，Cartis向人展示了第一例公开的尺神经元病变病例的治疗方法，就是由尺神经前移位术组成的。

一、解剖

尺神经是臂丛内侧束分支的末端，包含的神经纤维从C_8至T_1节段，有的人还包括了C_7。图50–1显示的是尺神经在肘关节区域的潜在压迫部位。喙肱肌在肱骨中1/3附着点水平，尺神经穿过这个MIS，形成一个潜在压迫点，然后进入到臂后区。此处，尺神经位于肱三头肌的前方，这一段与之伴行的为尺上副动脉。MIS从喙肱肌附近向下延伸时，是一个薄弱部位，一直到肱骨内上髁变成粗大结构位于肱骨内侧一直延伸到前臂中1/3。

另一个压迫点位于Struthers弓。此结构距离肱骨内上髁上方8cm，从MIS向肱三头肌内侧头延展，70%的患者症状产生于此。Struthers由肱骨内侧附着的韧带（喙肱肌肌腱），筋膜，浅层的肱三头肌内侧头的肌纤维和MIS组成。

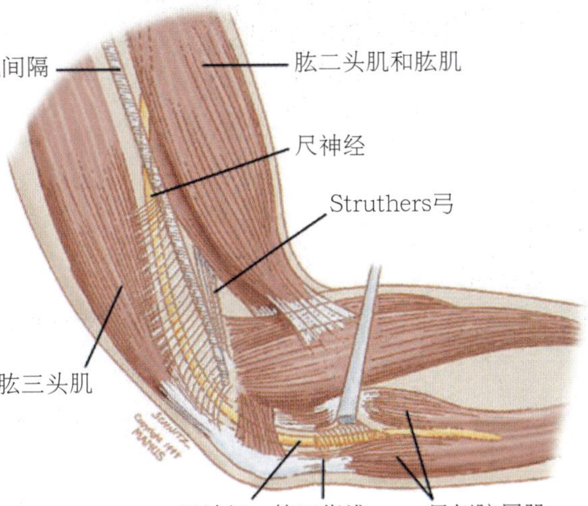

图50-1　肘部尺神经潜在致压点

接下来，尺神经穿过肘管，肘管起于肱骨内侧髁和鹰嘴之前的尺神经沟。肘管的底为肘关节囊和肘关节尺侧内侧副韧带。顶为尺侧腕屈肌深头的包埋横带及Osborne系韧带，也就是我们熟知的尺管支持带。肘管支持带只有4mm宽，从肱骨内上髁桥接到尺骨鹰嘴内侧，这个支持带与尺侧腕屈肌腱膜方向垂直，尺侧腕屈肌与尺管支持带远端混合在一块。内上髁和鹰嘴组成肘管的壁。

肘关节伸直时，肘管的容积是最大的，因为此时尺管支持带是松弛的，尸体解剖证明：肘关节从伸直到屈曲，角度每大45°，尺骨鹰嘴到肱骨内上髁的距离就大5mm。肘管的形状也从圆形变成了椭圆形，高度下降了2.5mm。随着肘关节屈曲而发生的形变使这个肱骨内上髁附近的肘管容积丢失了55%。一旦穿过了肘管，尺神经也就相当于穿过了尺侧腕屈肌的肱头和尺头。肱头和尺头之间的纤维性结构已经被视为将尺神经远端压向肘管的因素。

Sunderland在局部解剖学中描述尺神经内在结构（图50-2），感觉及支配内在肌的神经纤维位于尺神经的浅层。支配FCU（尺侧腕屈肌）及指深屈肌的纤维位于尺神经的深面。这些纤维之间的部分可对抗外力，起到保护作用。

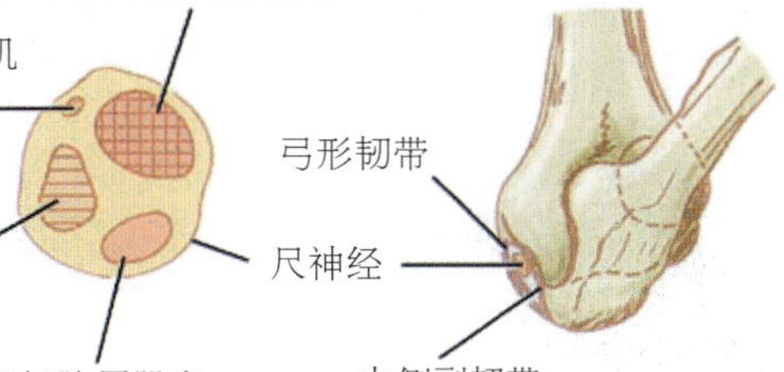

图50-2　尺神经在内上髁的内部解剖

二、病理生理

压力在肘关节处作用于尺神经有三种表现形式：压迫、牵张、摩擦。轻压力作用于尺神经最初的表现为影响神经内的微循环。夜间多发的感觉异常通常是睡觉时增大的组织压及水肿影响了神经干。据报道：危险的压力是指神经内压达到了30mmHg水平。功能的丧失是由于急性压迫引起的缺血，而不是机械压迫而造成的形变。Pechan和Julis在测量尸体肘管内尺神经的压力时发现：肘关节伸直时压力为7mmHg。肘关节屈曲90°时压力为11～24mmHg。Werner和他的同事注意到：在屈肘时，尺神经内压会增大7倍，若同时伴尺侧腕屈肌紧张，压力会增大20倍以上。

实验证明：一个持续增厚的外侧和内侧神经外膜也会引起神经束膜的增厚。持续的感觉异常与尺神经纤维化引起的神经内血流量减少相关。肌肉萎缩和两点辨别觉的丧失与增大的神经压力引起的神经纤维功能丧失相关。

超过28d的长期神经外压力也被研究过。短期研究表明：即使神经外压力去除后，神经外膜下的水肿仍会持续存在。炎性反应及纤维囊沉积会在神经外压力产生的数小时内发生，随之而来的是神经内膜下的成纤维细胞及毛细血管内皮细胞的增生。成纤维细胞及内皮细胞的增生是在数天时间内发生，接下来杆状细胞和巨噬细胞会侵入到内皮下的空间，神经受压迫4周后会发生轴突变性。

神经受压力损伤立即进行的组织学检查显示了神经内膜和神经周围微脉管系统的增生及神经外膜

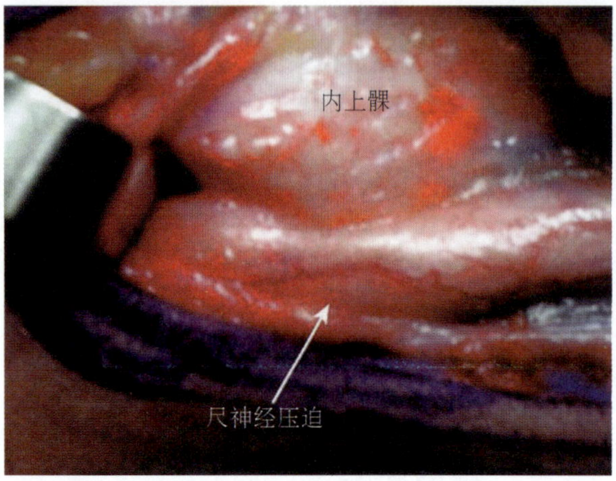

图50-3 内上髁水平的尺神经压迫

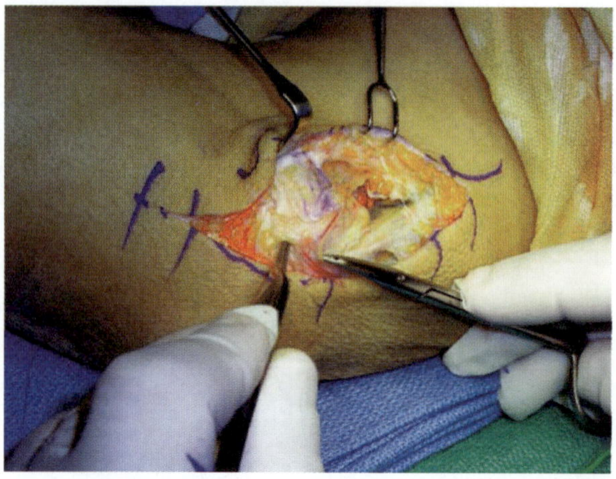

图50-4 尺侧腕屈肌表面的筋膜是神经卡压或刺激的潜在位点

空间的水肿及纤维改变。初期的改变发生在神经-血管屏障，接着是神经外膜水肿和纤维化。神经外周的磷脂鞘也随之变薄。持续的压力会带来轴突的变性（图50-3）。发生上述情况的概率与程度在同一神经上也不相同，可能因为各处结缔组织的量不同，这种病理表现与压迫的时间与强度成正比。

三、病因

潜在神经压迫点或刺激神经的部位包括Struthers，内上髁沟水平肘管内侧肌间隔以及Osborns韧带（尺侧腕屈肌深浅两个头之间的纤维连接）（图50-4）。别的原因还包括尺神经从内上髁不全脱位，肘外翻骨赘刺激，骨膜增生，肌肉变异，神经节和直接创伤。

肘关节松弛的纤维腱膜会导致尺神经从髁上半脱位，大约16%的人都被发现存在无症状的神经活动度过大。

另一原因是肌肉异常（图50-5），因有症状而接受外科治疗的患者中有3.2%发现滑车上肘肌异常。1868年由Wood及1897年由LeDouble在他们关于人体异常肌肉的研究报告中提出肘肌。肘肌的发现，常常被认为是肱三头肌肉内侧头部的一个突起物，当时认为尺神经从上方到肱骨髁内上的肘管、鹰嘴切迹水平一直被肱三头肌所覆盖。这个特殊结构引起症状加重并使外科处理有所不同。1986年，Dellon通过观察证实64具尸体标本11%存在肘肌，24%的标本证实尺神经走形于肱三头肌内侧头的下方。临床观察到一些肌肉发达的人在不具备其他危险因素的情况下，也会出现肘管综合征。

可使用MRI的轴位像观察肘肌从内上髁到鹰嘴的扩展，可测量肌肉的直径并可观察肘肌的形状与尺寸。冠状位和矢状位可观察肌肉的位置，测量头尾长度。短时反转恢复图像可以揭示是否存在肌肉水肿。目前尺神经、肌肉及邻近软组织的关系都可以用MRI观察。

四、进化史

通过对灵长类动物的解剖：Dellon发现类人猿的无尾猴类，如狒狒，尺神经存在于肱三头肌之内并有肘肌出现。类人猿的尺神经非常表浅，仅覆盖在一层肱三头肌内侧的纤维束之下直达肘管。肘神经已经出现，Osborne韧带尚未发育完全。随着进化过程，人类的肱三头肌内侧头渐渐退化，仅留有一层薄薄的纤维层从肱三头肌一直到肘管，尺神经就存在于这一薄层纤维膜以下，肘肌纤维如此的薄以致于被Osborne当作为残存的肌肉。Padoa关于比较解剖的研究揭示肘肌和肱三头肌内侧头在动物攀援时加强肘的内收及伸展，这个因素在对人类的研究中未被报道。另外，肘肌及肱三头肌内侧头的隆起区也是电位压缩的部位。

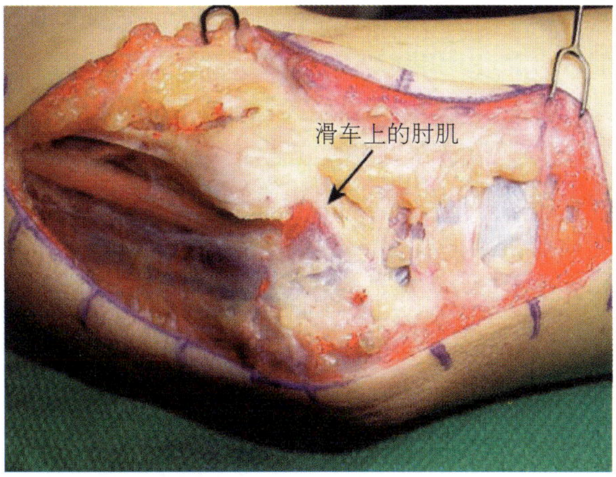

图50–5 肌肉的解剖变异：滑车上的肘肌

五、分类法

McGowan分类系统。

Grade Ⅰ：轻度损伤伴尺神经分部区域感觉异常并且患肢感觉迟钝，无内在肌肌力下降和肌肉萎缩。

GradeⅡ：中等损伤，伴肌肉萎缩和肌力下降。

GradeⅢ：严重损伤伴骨间肌麻痹和严重的手内在肌萎缩。

Wadsworth归纳肘管综合征的病理因素主要为：①急性或亚急性外部压迫；②局部空间占位或尺骨侧方畸形（幼年骨骺损伤）造成的慢性压迫。

Childress研究了1000名正常对象共计2000组尺神经，发现肘关节屈曲时16%尺神经存在从肱骨内上髁尺神经沟中脱位或半脱位。研究发现两种形式的脱位：①当肘关节屈曲至或超过90° 时肘部尺神经滑至内上髁顶端；②肘关节完全屈曲时尺部神经越至内上髁前方。75%的尺神经脱位或半脱位属于前一种情况。

六、诊断

肘管综合征患者主诉通常是肘内侧锐痛或酸痛，放射至近肘关节附近或稍远。典型的患者常主诉为在小指及环指尺侧半麻木或麻刺感，附带握拳或小指活动时出现无力。症状包括有从不舒服感到疼痛过敏，症状开始为时有时无，渐渐地越来越重。很多患者诉说他们的症状在睡觉时加重，尤其当肘关节屈曲时。长时间的神经症状导致手握、捏的力量及手的灵巧性降低，最终导致内侧肌肉萎缩，爪形手，小指外展。

体格检查包括肘部尺神经叩痛试验（Tenels征）阳性，尺神经在内上髁过度的移动，或明确的肘管内压迫，或肘关节极度屈曲时症状加重。肘关节屈曲试验可重复或加重疼痛或麻木症状的出现。整个的评估应包括肌力和皮肤感觉，后者由振动觉及轻触觉构成，操作步骤见第6、第11、第52章。

电生理检查有助于临床诊断与治疗。感觉诱发电位丧失是传导改变的敏感指标。尺神经在肘部受压使电传导速度大大降低，甚至低于50m/s，肌电图研究表明，当神经传导速度低于41m/s时尺神经支配肌肉的失神经电位与肘管综合征表现相一致。

X线检查也是应该考虑的检查手段，用于测量肘外翻的角度或评估骨损伤等潜在影响肘管的情况。

目前肘部尺神经超声成像检查也是协助确诊尺神经卡压的有效手段。超声成像因其廉价、准确性高，并可在屈曲肘关节时提供动态图像被广泛使用。许多学者认为超声成像的重要贡献在于发现尺神经在卡压部位明显增粗。如先前研究显示，卡压患者与对照组相比尺神经明显增粗。

七、治疗

（一）非手术治疗

非手术治疗包括患者教育，制动、局部热敷超声治疗和睡眠期间佩戴矫形器。参考第52章关于非手术治疗的讨论部分。患者症状间歇出现，无肌肉萎缩，温和的电刺激有效都是非手术治疗的适应证。持续的或日益加重的肘部尺神经症状，无论是特发还是继发于确定的创伤都需行外科治疗。

（二）外科手术治疗

外科手术治疗包括内镜松解、原位减压、内上髁切除和尺神经前移术。所有的手术都围绕在肘管内解压尺神经而开展位。

1.内镜松解

内镜技术松解神经并非新技术。Tsai及其同事早在1992年就开始应用内镜松解尺神经。在他们的病例中，根据Bishop分级，有61%的病例疗效显著。33%的病例疗效良好。这种方法的安全性及有效性在尸体标本上也得到了证实。

这个技术可使术后早期症状减轻，患者满意度较高，几乎所有的患者在手术后1周症状明显减轻，经过长达16个月的长期观察，92%的患者疗效满意，另一个研究表明，最佳治疗效果是在术前症状轻或中等的组别中获得。另外，内镜减压还可以避免前臂内侧皮神经，并同时避免了瘢痕形成，症状反复及肘管关节挛缩问题。

2.原位减压

原位减压是指小切口切开去除多余的弓状韧带及腱膜顶部。手术原理与腕管综合征切断腕横韧带相类似。Wilson和Krout38报道过对16例患者（17个肘关节）进行原位减压，效果8个优，5个良，4个中等，其中1个需二次手术。作者认为通过原位减压，尺神经可以修复得与正常一样。Miller和Hummel报道过12个出现症状日益加重的病例，中等或严重的肌无力，并出现肌电图改变。经过原位减压，6/7的患者疼痛减轻，9/12的患者感觉异常症状减轻，11/12的患者肌电图检查好转，1例尺神经需要进行前移。

作者总结，原位减压在轻度肌无力，症状开始之初，轻度感觉异常的情况下最为显效。原位减压的优势在于切口直观，切口疼痛小。将局部血供破坏减轻到最小程度，有利于快速恢复。局部麻醉下可行，不用术后固定。缺点在于减压不充分，症状易反复，尺神经半脱位，对感觉运动进行性丧失和骨骼解剖异常（如肘内翻）的患者未能重视所有潜在的病理改变。

皮肤感觉丧失或解剖变异及可能存在病理改变者有失败的可能。

3.内上髁切除术

1959年，King和Morgan报道了跨越内上髁做12～15cm切口的手术方式。就像简单减压的术式一样，前臂内侧皮神经、尺神经经识别被保护起来，骨膜下锐性分离肱骨内上髁，上翻前臂屈肌起点，至始至终保护相关的神经及筋膜，用骨刀去除已被暴露完全的内上髁，保留此处的韧带及前臂屈肌联合起点。用咬骨钳和骨锉去除骨刀操作残留的毛刺和不平处，为前臂屈肌起点的回植提供光滑、不产生压迫的部位。放松止血带并彻底止血。去除内上髁实际上是去除了髁沟或所谓髁管的一侧实现了肘管减压的目的。在不进行尺神经前移的情况下，这个术式保障了在肘关节屈曲伸直活动过程中尺神经不会受到压迫。

Craven和Ggreen研究了30例被诊断为尺管综合征并行内上髁切除术的患者，病史平均为10.8个月。28例症状减轻，并且神经传导速度从平均33m/s提高到平均54m/s，并且无前臂屈肌肌无力症状出现。作者推荐肘部神经传导速度减慢的肘管综合征患者进行这个术式治疗。Heithoff及其同事回顾性研究43例接受内上髁切除术的尺神经症状出现时间较长的患者，平均随访时间2.3年，8例疗效显著，23例好转，9例一般，3例疗效不满意。疗效不满意者为长时间神经症状未得到改善。目前尚无关于该术式引起肘关节不稳，前臂屈肌肌无力或者尺神经脆性增加的报道。作者认为该术式是肘部尺神经减压的安全术式。

Ogata及其同事在对灵长类动物研究中发现，尺神经前移术在术后的几天内，局部血液灌注减少，但是在原位减压和截骨减压的术式中，并不存在此问题。截骨减压的优势在于操作相对简单，并且截骨减压不需要像尺神经前移术那样完全暴露，因此尺神经损伤的危险也要远远小于后者。此术式另一个优势在于可以适用于内上髁炎及症状持续加重的患者。此截骨减压比原位减压更彻底地解除尺神经上的压迫。该术式的缺点在于：由于截骨及肘关节周围韧带的损伤，造成患者术后最初几天的轻微不适应感；内上髁截骨不正确造成的肘关节失稳；前臂屈肌肌力减退；以及异位骨化的发生。

4.尺神经前移术

对于肘关节处尺神经压迫症状逐渐加重的患者，第三种选择就是进行尺神经前移术。尺神经前移术有三种模式已经被证实是有效的：皮下包埋、肌肉中包埋及肌肉下包埋。三种术式各有其优缺点。三种模式都能将尺神经从肘管解放到肘关节前方。

从内上髁上7cm做中后方弧形切口一直延伸到肘下8～10cm（图50-6），注意识别并保护前臂内侧皮神经（图50-7），前臂内侧皮神经可能横跨切口。这个入路可以直视下去除覆盖在前臂屈肌上方的筋膜束带，Struthers弓的腱膜顶部是最容易压迫尺神经的部位。

按手术说明，尺神经前移是将前移的神经置于皮下和皮下脂肪层的下方。1898年，Cartis描述了这个技术，它在现代仍十分流行。实际上，作者选择此方案的目的是减压尺神经所有可能被压迫和刺激的部位，使神经受压发生率极低（图50-8）。Eaton和他的同事提供了一种皮肤束悬吊方案，可固定前移的尺神经。作者认为，尺神经转移到皮下时用神经外悬吊可最小程度减轻神经损害。相比神经移至肌肉内或肌肉下，神经移至皮下要容易一些。但是后者的弱点在于，对于较瘦弱的人而言，神经移至皮下所面临的再次损伤的风险就要大一些，因为神经缺乏足够皮下组织的保护。

将神经移至深处——无论是在前臂屈肌之内还是之下，可作为一种新的选项。Learmonth详细描述了这种神经转位的方式并对其大加赞赏。前臂屈肌被从内上髁起点处取下（图50-9），将神经置于其下方，再以延长长度的方式修复（图50-10）。这个方法的优点在于尺神经被肌肉血管床保护起来。这个方法在截骨的部分又被改进，将内上髁连同前臂屈肌起点一同凿下，然后用螺钉原位固定在髁部。

这个方法的优点在于松解了尺神经所有可能存在的压迫点，并将神经保护在不易受损害的前臂屈肌组织的下方。缺点在于需要长时间术后固定，有可能出现前臂屈肌肌无力，并对术者提出了更高的要求。

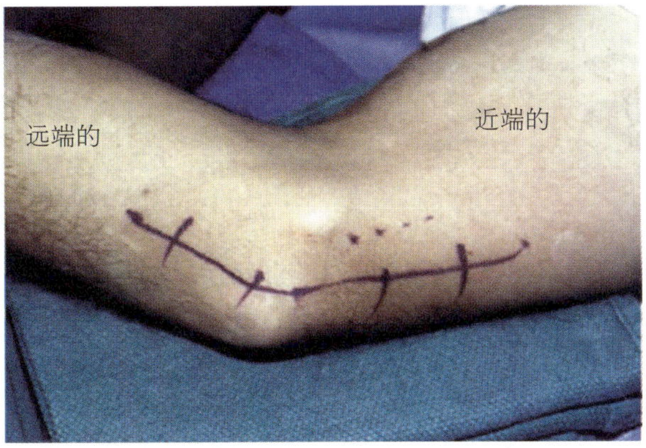

图50-6 前转位术的手术入路是距内上髁远端7cm、近端8~10cm的后方曲线切口

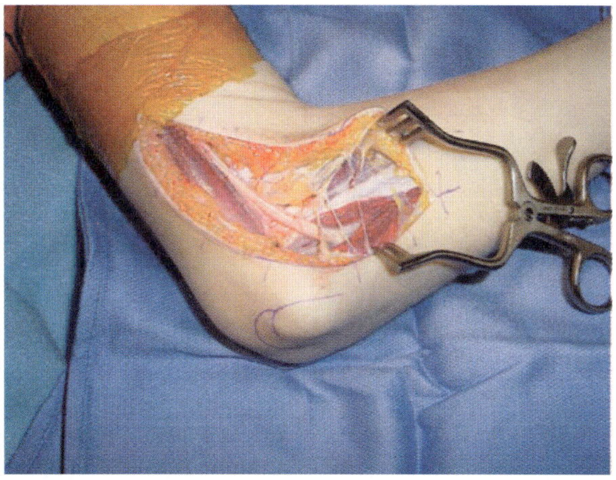

图50-8 皮下转位

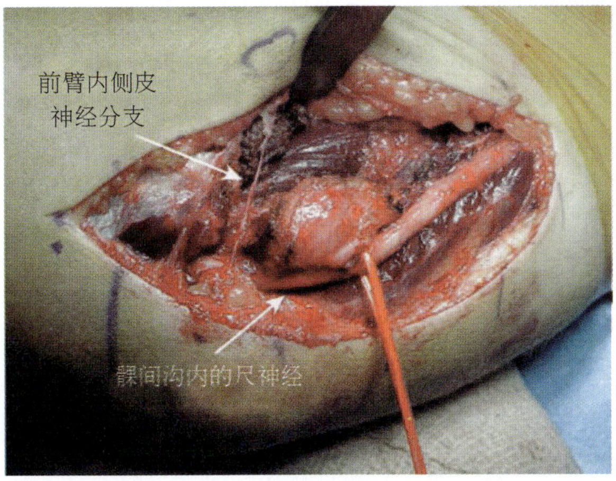

图50-7 前臂内侧皮神经必须仔细寻找到并予保护

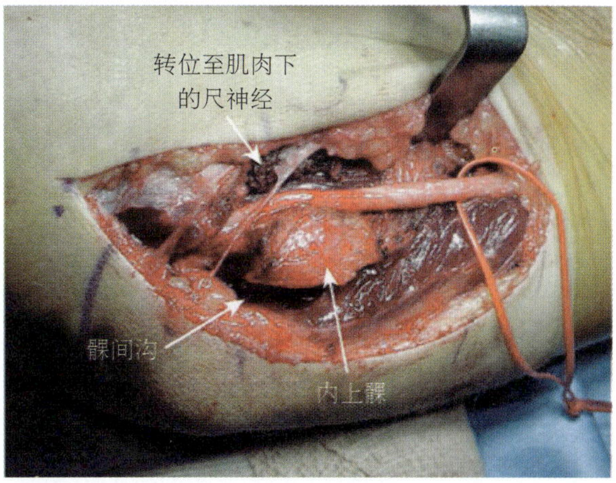

图50-9 需从内上髁切开屈肌-旋前肌群以完成肌下转位术

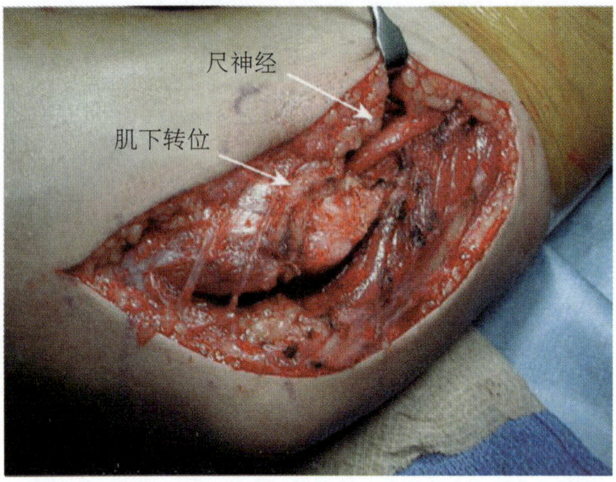

图50-10 尺神经自肌下完成转位，之前切开的屈肌-旋前肌群经延长后重新固定

前移术的优点在于将神经从一个容易瘢痕粘连的位置移到了一个更合适的位置。另外，神经的有效长度也延伸了几厘米，减少了肘关节运动时对神经的牵拉。缺点在于更大的切口，更长的恢复时间，尤其是神经前移至前臂屈肌下方的方式，需要进行肌肉功能锻炼。另外，将神经从原有部位移开，会带来更高的神经缺血发生率。

八、术后护理

术后护理取决于手术采取何种术式。原位减压术后采取弹力绷带加厚棉垫包扎，截骨减压和皮下尺神经转位术后保持肘关节90°屈曲位，肘后石膏托外固定1～2周。肌肉下转位术后为供肌腱修复，应固定3～4周后肘关节逐渐伸直。

九、结果

原位减压、内上髁切除及神经转位术三种方式都被证明是有效、安全的治疗方式，疼痛减轻，感觉逐渐恢复。诱发的感觉症状随着临床症状也会慢慢恢复。但是，肌无力仍可能维持原状，手内在肌萎缩恢复的希望较小。各种成功的外科术后预期没有差别。但是第二种转位术常常会好于预期。术前症状超过1年或术前肌肉开始萎缩的患者，术后运动完全恢复的可能性大大降低。

十、并发症

可能与外科治疗相关的并发症，除了感染以外还有术后关节强直，持续疼痛，神经损伤，以及再次发生压迫。术中牵拉或解剖暴露时，刺激或撕裂前臂内侧皮神经后支可能导致肘关节内侧暂时性或永久性感觉丧失或超敏。屈曲挛缩最有可能出现在肌肉下转位术后。尺神经脱位或半脱位最有可能出现在原位减压术后。内侧副韧带不稳或分离最有可能出现在内侧髁截骨或神经前移术后。

十一、结局和预后

一般看来，所有的研究报告中优良率在85%～90%。目前没有对术式的优良选择达成一致。根据优良率判断术式的优劣是武断而不可取的。这很大程度上取决于术者的喜好和经验。最近几个病例结果证实简单减压也是有效的。

Heithoff及其同事回顾了12个临床研究的350例进行了内侧髁切除的病例，72%～94%的患者获得了满意的疗效。Keampffe和Farbach回顾27例进行了内侧髁切除的病例，主观感受好转的达93%。

Zlowodzki及其同事进行的荟萃分析显示，在除外外伤和之前的手术对肘关节的影响，原位减压与尺神经转位术的患者在肌肉-神经传导速度及临床评分方面没有明显的区别。在非随机系统回顾分析中，尺神经原位减压疗效最为明显。但是，作者指出，原位减压往往是病情简单，症状轻微的患者，而转位术治疗的是症状等级较高的患者。

Nabhan及其同事进行的神经转位和原位减压之间前瞻性随机对照研究中，一共66例肘管综合征患者，32例进行原位减压，34例进行皮下尺神经转位术，术后3个月及9个月的回访发现，两组在疼痛、肌力、感觉及肌肉神经传导速度方面均没有明显的区别。作者更为推荐肘管原位减压术。Biggs和Curtis报道了23例原位减压术病例与21例神经转位术病例，两组获得几乎相同的疗效，但是神经转位术组出现3例伤口深部感染的患者。作者得出原位减压术在取得相同疗效的情况下，并发症更少的结论。

Bartels及其同事报道了75例原位减压术和77例皮下尺神经转位术的前瞻性随机分组研究，作者发现两组之间临床症状没有明显的差异，但是原位减压术9.6%出现并发症，而皮下尺神经转位术有31.1%的患者出现并发症。作者认为原位减压术更为简单，因为原位减压切口附近软组织薄弱，不需要分离肌肉。此外，原位减压术可能出现神经半脱位，但是它面临的并发症更少。

更早的研究包括Bartels和他的同事对1970—1997年的文献研究得出结论：原位减压术后效果更理想，截骨解压及神经转位的结果相对较差。Heithoff回顾14份原位减压术的临床研究，发现75%～92%的患者获得了满意的效果。

十二、小结

肘管综合征是全身周围神经卡压发病率第二、肘部周围神经卡压发病率第一的疾病，患者在症状早期往往选择保守治疗，但是患者出现持续疼痛、麻木、肌力减弱时需要在卡压处行手术治疗，有很多种手术方式可供选择。患者主诉和术者经验往往左右了术式的选择，术后治疗与术式紧密相关。症状不超过1年的患者，治疗效果一般都很好。

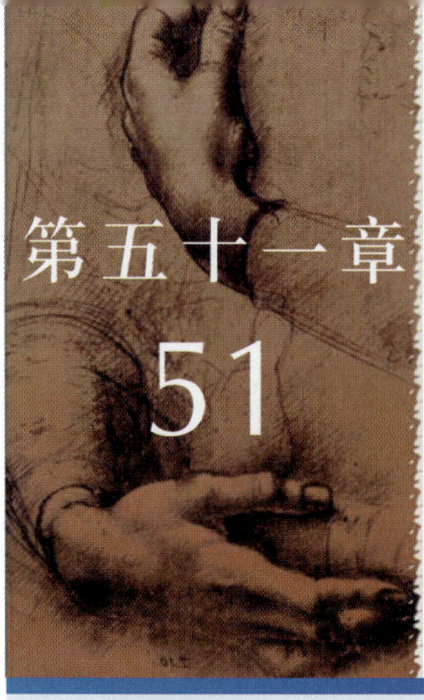

第五十一章 51

其他腕部和肘部神经压迫综合征

原著者 JOSHUA M.ABZUG, MD, GREGG MARTYAK, MD,
RANDALL W.CULP, MD, FACS
译校者 王彦辉　张军卫

关键点

- 临床上需要对腕部桡神经压迫或激惹症状进行仔细检查，排除更为常见的网球肘和腕部的桡骨茎突狭窄性腱鞘炎De Quervain病。
- 近端正中神经压迫症状比腕管综合征更为少见，很少需要手术治疗，由于其很少引起夜间痛，所以很容易与腕管综合征鉴别。
- 由于尺管内占位性病变是引起尺管综合征的病因，所以外科手术减压是最常见的治疗方法。
- 神经压迫引起的运动感觉障碍的临床表现与受压神经常有很好的一致性。肌电图对诊断桡管以及旋前肌综合征的临床意义低于更常见的腕管综合征和肘管综合征。

一、桡管综合征

1956年，Michele和Krueger首次描述了桡侧旋前肌综合征，这也被认为是第一次将桡管综合征单独作为一种新的疾病提出。他们报告了一种与外上髁炎完全不同的疼痛综合征，同时建议行骨间膜后神经减压（PIN）可以解除难治性肘外侧疼痛。在1960年的英国医学会年会上，Capener首次报道了松解旋后肌治疗难治性网球肘。1972年，Roles和Maudsley首次提出了桡管综合征这一概念，并且建议骨间膜后神经受累可以导致肘部外侧和前臂疼痛。

（一）解剖

肘部桡神经及其分支的解剖通常变异较多。理论上认为，桡管起至肱桡关节水平，桡神经及其分支紧贴在肱桡关节囊外。桡管内侧由近端的肱肌和远端的肱二头肌肌腱组成。桡管顶部和外侧分别由肱肌、桡侧伸腕长肌及桡侧伸腕短肌组成。最初，认为桡管终止于神经穿入旋后肌近端处，然而其他学者认为桡管延伸到旋后肌的远端，其中五个最容易受累的部位分别为框51-1和图51-1。

在肘部水平，神经通常被纤维脂肪结缔组织包裹。增厚的筋膜包绕神经将组织的肌肉组织固定在肘关节囊上，是第一个最容易出现桡神经及分支受压迫的地方。桡管顶部起始于肱肌和肱桡肌筋脉交汇处，向前延伸的肱二头肌肌腱成为其内侧，桡侧伸腕长肌远端为其外侧。在这个平面，桡侧伸腕长肌深面可能自其腱性起点处有增厚的纤维束，是第二个容易导致压迫的地方。第三个容易导致狭窄的

框51-1

> 肱桡关节增厚的浅层筋膜组织
> 桡侧伸腕短肌起始端的纤维组织
> 桡动脉回旋支———Henry束
> 旋后肌近端边缘———Frohse Arche
> 旋后肌远端边缘

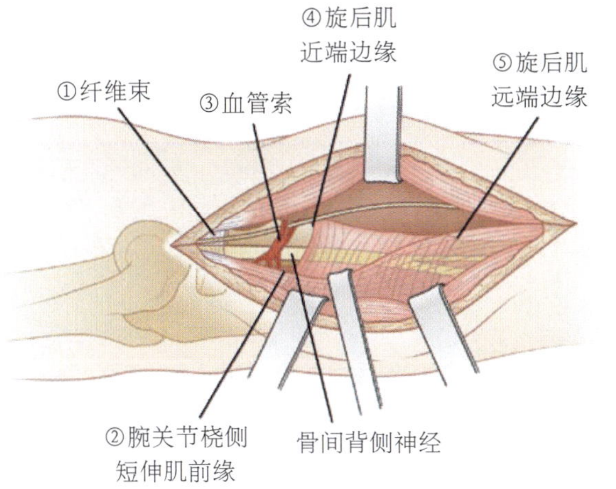

图51-1 骨间背侧神经的5个常见压迫点(引自：Steichen JB.Radial tunnel compression sites.In：Gelberman RH,ed.Operative Nerve Repair and Reconstruction,Philadelphia:JB Lippincott,1991.)

地方是与桡神经紧密相邻的血管束及其分支。这些桡动脉的远端分支被称为Henry束，从侧面通过肱二头肌肌腱，远端进入桡管，有可能造成该部位神经受压。

桡神经在旋后肌的近端分为浅支和深支，其深支即为骨间膜后神经（PIN)。PIN向前走行，在桡骨远端进入旋后肌，而周围的纤维组织束，Frohse弓，可能造成该处神经卡压。这个位置是最容易造成PIN卡压的地方。一项临床研究表明，90例桡神经卡压的患者，其中83例神经卡压发生在该处。Frohse弓是一个起至外上髁尖部和内侧的一个半圆形结构，Spinner等报道了该处解剖结构的变异情况。Frohse弓外侧通常是腱性结构，而仅有30%的患者Frohse弓内侧为腱性结构。1979年，Werner报道了90例中的78例Frohse弓为纤维组织。Prasartritha等报道在30例尸检中，57%的Frohse弓为腱性结构。桡神经沿着旋后肌中向前走行，在其远端穿出，支配浅伸肌。旋后肌的远端是最后一个容易造成PIN受压的地方。有文献报道

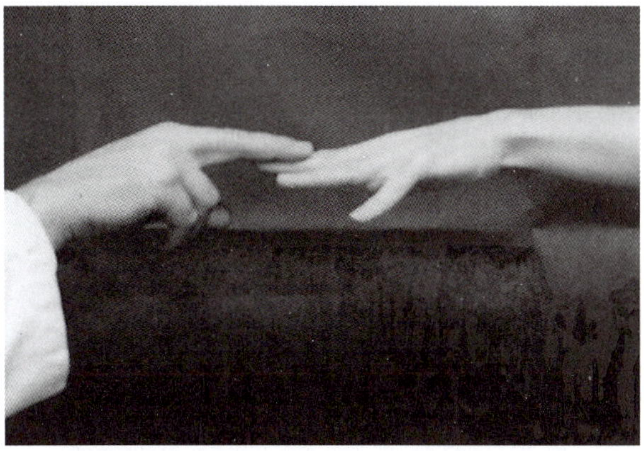

图51-2 中指伸展抗阻

在30例尸检中，65%的患者该区域有纤维性或腱性束状结构。

（二）临床特征

桡管综合征患者常出现前臂背侧疼痛，包括肱桡肌、桡侧伸腕长肌及桡侧伸腕短肌及其他前臂桡神经走行的位置，通常发生在距离肱骨外上髁远端4～5cm的地方，并可向前臂远端放射，常表现为烧灼样痛，在前臂旋前和屈腕时常加重。也可出现夜间痛和静息痛。感觉障碍和乏力也可出现，但并无特征性意义。

体格检查可有如下阳性发现：①肘部伸直，前臂旋前、腕部中立位时，中指伸直受限（图51-2)。该征通常发生于桡侧伸腕短肌、肱桡肌压迫桡神经引起的疼痛。②肘部伸直时，前臂旋后受限（图51-3)。该征常发生于Frohse弓压迫骨膜后神经引起的疼痛。③肱骨外上髁远端4～5cm处的压痛点（图51-4)。

桡管综合征的鉴别诊断：颈椎病-桡神经病变、肘关节病变、骨膜后神经受压、肱骨外上髁炎等（框51-2)。桡管综合征与肱骨外上髁炎的鉴别尤其重要。有报道显示5%的患者可同时并发桡管综合征与肱骨外上髁炎，所以两者的鉴别较为困难。在体格检查中，肱骨外上髁炎在肱骨外上髁远端，即桡侧伸腕短肌的起始点有明显的压痛点（图51-5)。而桡骨综合征的压痛点通常位于肱骨外上髁远端4～5cm处，在伸肌之内，BR和ECR之间外侧或mobile wad和肱肌内侧（图51-4)。肱骨外上髁炎可以表现出先前列出的桡管综合征激发试验阳

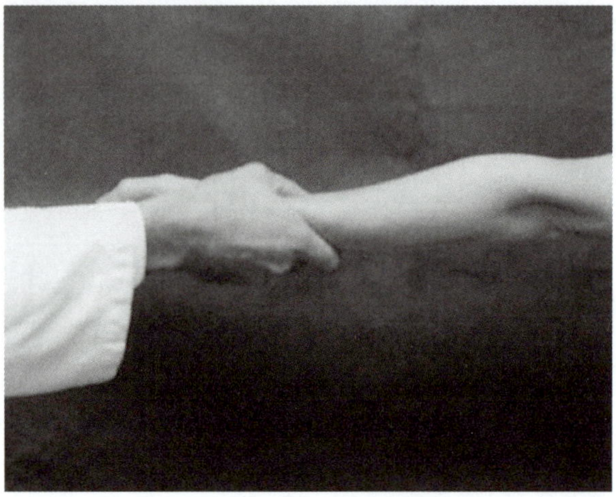

图51–3 旋后抗阻

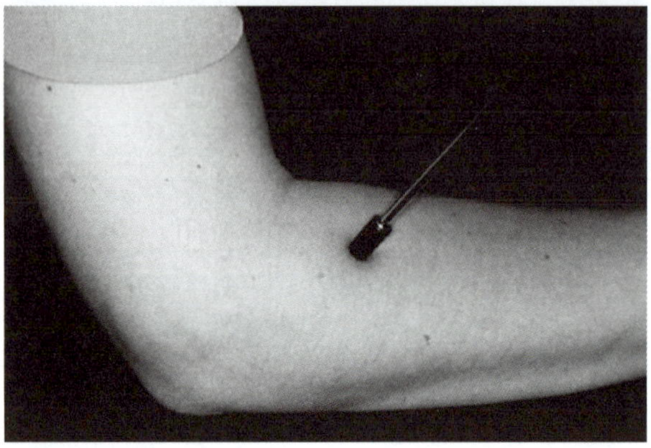

图51–4 桡管综合征痛点

框51–2 桡管综合征鉴别诊断

- > 臂丛损伤
- > 颈椎病–桡神经病变
- > 慢性伸肌筋膜室综合征
- > 慢性肘肌筋膜室综合征
- > 前臂侧方神经炎
- > 外上髁炎
- > 骨膜后神经综合征
- > 肱桡关节炎

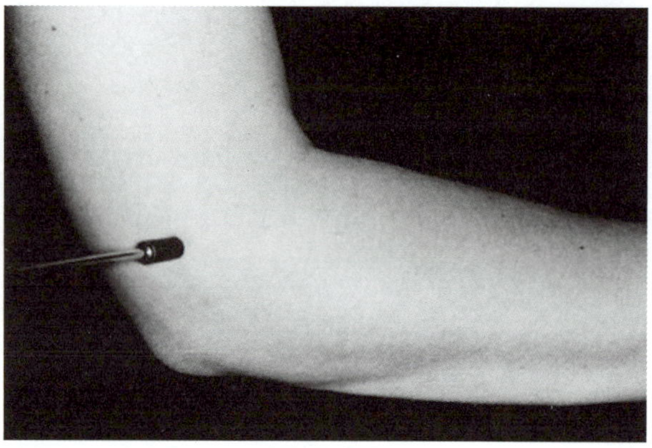

图51–5 肱骨内上髁炎痛点

性，但并不是总能引出。然而被动牵拉桡侧腕短伸肌（ECRB）和一般伸肌起点时则更能引发疼痛。通过腕部伸直并屈腕屈指可以被动牵拉常见伸肌起点。同样，有肱骨外上髁炎，但无桡管综合征的患者在限制伸腕时肘外侧疼痛会加剧。

诊断性注射也可用于鉴别诊断桡管综合征和肱骨外上髁炎。桡管内肱肌和肱桡肌之间的注射有助于诊断桡管综合征。要想明确诊断，注射就应当产生一定的运动阻滞和短暂的症状缓解。对于同时并发桡管综合征和肱骨外上髁炎的患者，在外上髁常见伸肌起点处的注射可以部分缓解疼痛有助于诊断桡管综合征。

骨膜后神经受压由于会引起运动功能障碍，包括部分乏力甚至完全丧失功能，所以与桡管综合征容易鉴别。这种运动障碍可能会先于桡神经和后骨间神经支配区域出现的疼痛。肱桡关节病变可有关节的创伤病史或关节过度劳累病史，MRI、平片及体格检查也可用于鉴别。

（三）电生理学诊断

电生理学检查对桡管综合征的诊断存在争议。许多人认为桡管综合征可表现为正常电生理结果。一些研究表明桡管综合征可有异常的电生理表现，但是尚缺乏对其特征性表现的共识。Roles和Maudsley等报道10个桡管综合征患者中，8个肌电图检查提示运动潜伏期延长。然而，Jebsen和Engber报道患者可表现为神经传导速度正常而肌电图异常。Lister和Ritts1也报道了肌电图的异常。1980年，Rosen和Werner报道了28例临床诊断为桡管综合征的病例。他们对术前及术后患者在静息状态、前臂旋后时运动神经传导速度，以及肌电图进行分析，发现实验组与对照组相比及实验组自身两侧对比，在静息时运动神经传导速度无差异，但是前臂旋后时，运动神经传导速度及肌电图则明显不同。所以，他们最后认为旋后肌水平骨膜后神经的动态压迫可以导致肘关节外侧疼痛和局部压痛。1991年，Verhaar和Spaans总结发现桡管综合征的临床表现和体征并不是由骨膜后神经受压引起的。他们对16例桡管综合征患者进行了在前臂旋后时肌电图和运动神经传导速度的监测后发现，肌电图均未明显变化，其中有一例运动潜伏期延长，但在随访过程中未接受手术亦恢复正常。1998年，Kupfer等报道了25例桡管综合征术前与术后电生理检查的变化情况。他们记录了前臂在中立位、被动旋后和被动旋前时桡神经运动潜伏期的变化情况。他们证明在三个位置潜伏期均延长，与对照组差异有统计学意义。他们还证实了术后运动潜伏期明显缩短。他们认为桡神经的运动潜伏期的变化可作为诊断桡管综合征的敏感指标。

（四）手术治疗

保守治疗失败后，应该考虑手术治疗（见第52章）。手术治疗之前，务必排除引起症状的其他可能原因。并发的肱骨外上髁炎或肱桡关节病变应该得到有效处理。通常有四种桡神经及其分支减压的入路，每种手术入路的适应证介绍如下。

1.前路（改良）Henry入路

前路（改良）Henry入路，采用起始于肱骨外上髁近端5cm弧形切口，向肱桡肌前部延伸。该切口经肱桡肌内侧斜行经过肘屈曲部。在近端，切开肱二头肌与肱肌及肱桡肌之间的筋膜，在远端，切开肱桡肌筋膜内侧。然后，在肱肌与肱桡肌之间的间隙内，辨别桡神经，将肱桡肌及桡神经轻轻地拉向一侧，并游离桡神经远端。在肱骨外上髁水平，注意辨别桡神经浅支并加以保护。由近端向远游离桡神经，将其从肱桡关节上及其他纤维束中分离出来，同时松解桡侧伸腕短肌有可能压迫神经的地方。接下来，辨清桡动脉回旋支并结扎，辨清并分离骨膜后神经，旋后肌近端边缘及Frohse弓。进一步向远端分离旋后肌，从旋后肌中分离出骨膜后神经。在旋后肌远端，骨膜后神经有可能锐角进入浅深肌，需加以注意。在旋后肌的远端务必充分游离骨膜后神经。

2.Thompson后入路

Thompson后入路，取起始于离肱骨外上髁上棘5cm弧形切口，向前向肱骨外上髁，远端向尺侧Lister结节延伸。辨清桡侧伸腕短肌和指总伸肌间隙，切开肌间筋膜，如果进入该间隙有困难，可利用内收长肌和内收短肌，定位桡侧伸腕短肌和指总伸肌。由近端向远端分离，游离桡侧伸腕短肌和指总伸肌，显示包绕桡神经的旋后肌。

在这个位置，可在旋后肌的近端或远端辨清骨膜后神经。从近端到远端，将桡侧伸腕长肌和桡侧伸腕短肌的起始端从肱骨外上髁下分离下来并牵开。在旋后肌近端辨别骨膜后神经，并辨清Frohse弓。采用以前介绍的方法松解潜在压迫神经的地方。

另一个方法就是从旋后肌近端或远端鉴别骨膜后神经，向远端分离，识别Henry束，并结扎。在肱骨外上髁水平将骨膜后神经或桡神经从关节囊上分离下来。

3.经肌间肱桡肌分离入路

经肌间肱桡肌分离入路可采用多种切口，如直线切口、S形弧形切口和横行切口。切开皮下组织，辨别并保护前臂外侧神经，识别肱桡肌，并纵形切开筋膜，钝性分离肱桡肌，拉开肱桡肌之间的间隙，继续分离，直到看见一层脂肪组织。桡神经背部的感觉神经常位于脂肪层内，在该层下面可见到骨膜后神经和旋后肌近端边缘。识别桡神经分支后，继续分离肱桡肌近远端充分暴露，进一步减压可能导致狭窄的部位。

4.经肱桡肌/桡侧伸腕长肌间隙入路

采用经肱桡肌-桡侧伸腕长肌之间间隙的S形切口。分离皮下组织，辨清肱桡肌-桡侧伸腕长肌的间隙，保护前臂侧面神经。肱桡肌-桡侧伸腕长肌的间隙起源于肱骨外上髁一直到旋后肌的中部，辨清桡神经背部感觉支，向近端追踪。辨清骨膜后神经，向远端从桡侧伸腕长肌上分离桡神经或骨膜后神经的运动神经分支。向外侧牵拉桡侧伸腕长肌和短肌，充分暴露旋后肌远端边缘，松解旋后肌的剩余部分。

5.外科决断

外科手术方式需要个体化，通常与病变长度和医师的经验有关。

6.外科处理效果

最开始的研究报告显示桡管综合征效果可靠，但最近有研究亦有不同观点。

7.外科并发症

桡管减压后的手术并发症多种多样。有报道称当翻修手术发现症状由ECRB瘢痕导致时，增生肥大的手术瘢痕可能需要注射糖皮质激素或Z字成型甚至是切除。浅表桡神经麻痹也有不少报道，但处理后常无并发症。完全骨膜后神经麻痹也有报道，通常保守治疗可以缓解。复杂性局域疼痛综合征，通常被称为反射性交感神经萎缩也有报道，但很少发生。星形神经节阻滞和手法治疗可缓解症状。在强化手术操作技术的情况下其他并发症，如感染、血肿、肘关节僵硬少见。

二、桡侧感觉神经压迫

（一）解剖

1932年，Wartenberg描述了5例桡神经浅支受压的单神经炎病例，并命名为Cheiralgia感觉异常，也就是现在的Warenberg综合征。而实际上1926年Matzdorff报道了第一例桡神经感觉支受压的病例。桡神经由臂丛后束发出，组成$C_5 \sim C_8$的神经根前支，由前面穿过肩胛下肌、胸大肌以及背阔肌，然后穿入肱三头肌长头的深面。之后，沿后方行走经肱三头肌内外侧头之间通过肱骨干后侧。在肱骨干，桡神经位于神经沟内，然后向远端经外侧肌间隔走行，于桡骨头水平跨环状韧带。在肱骨外上髁远端，桡神经分支为桡浅神经和骨膜后神经。

桡神经浅支即桡神经背侧感觉支（DRSN），常位于肱桡肌深面。接下来，在肱桡肌和桡侧掌长伸肌之间通过，沿肱桡肌内侧向下走行。在这个位置，神经向前臂背侧皮下走行，接受手掌背部桡侧的感觉。在3%～10%的人群中，DRSN穿过肱桡肌的肌腱，从而进到皮下。另外的一个变异是从肱桡肌的两个肌腱之间穿过。Turkof等证明在150例尸体解剖中，该种解剖结构约为3.3%。DRSN最终分为三个分支，即背支、掌支以及示指与中指桡背侧和尺背侧的感觉神经。背支支配拇指尺侧和示指尺侧的感觉，然而掌支支配拇指桡侧背面的感觉。DRSN的压迫常发生在以下两个位置。第一个位置是DRSN出现在肱桡肌与桡侧伸腕长肌之间。前臂旋前造成肌腱间隙变窄，卡压神经。反复的旋前和旋后会由于剪刀效应，压迫神经。剪刀效应是由于肌腱可以自由调整位置，但DRSN被附着的筋膜和瘢痕拴系所致。另外一个容易压迫的位置是DRSN进入前臂皮下组织的位置。该部位的压迫主要是继发于腕部反复屈曲和尺偏而神经缺乏滑移的情况下。

（二）临床检查

桡侧感觉神经受压，Wartenberg综合征的患者，常表现为前臂和腕部背桡侧的烧灼样疼痛，常在屈腕和尺侧屈肘时疼痛加剧。另外，快速反复的旋前和旋后可能加重疼痛表现，如拧螺丝刀、打字、敲击电脑键盘、长时间的书写等，患者还会主诉继发于疼痛的抓握无力。很紧的手表和手铐通常也会使症状加重。其他的加重因素包括糖尿病、反复暴露在寒冷环境中，创伤或脂肪瘤等。激发实验可用于桡侧感觉神经受压的检查。在神经卡压时，前臂正中桡侧Tenel征通常为阳性。临床医师亦可以行假阳性握拳尺偏（Finkelsein）试验，拇指屈曲或腕部向尺侧偏斜时引起的疼痛，试验为阳性。

临床上需要注意引起类似桡侧感觉神经压迫的其他疾病。在考虑桡侧感觉神经压迫时，务必考虑桡骨茎突狭窄性腱鞘炎。Pick报道该病可有局部肿胀、第一前臂筋膜室有压痛点，以及握拳尺偏试验阳性。行握拳尺偏试验时屈掌、腕部向尺侧偏斜、同时内收拇指，引起前臂桡侧疼痛时，考虑该试验阳性。这可以用于与前面提到的假阳性握拳尺偏试验相鉴别，因为假阳性握拳尺偏试验与拇指的位置无关。另外一个鉴别依据是桡骨茎突狭窄性腱鞘炎无DRSN支配区域的感觉丧失。在75%的患者中前臂外侧神经与桡侧感觉神经支配皮下感觉范围重叠。在松解第一背侧伸肌筋膜室时常容易损伤前臂外侧皮神经。切口周围的创伤性神经瘤样综合征可以与前臂外侧神经或桡感觉神经相关，通过神经阻滞可以鉴别受损的神经，通常采用向前臂筋膜内注射局麻药的方式阻滞前臂外侧神经。如果疼痛是由前臂外侧神经引起，症状可暂时缓解。如果症状持续，再向桡神经感觉支穿入肱桡肌与桡侧伸腕长肌间隙内注射局麻药。

颈椎间盘疾病导致的桡神经病变务必考虑，所以详细的体格检查至关重要。

（三）电生理学评估

电生理检查对桡侧感觉神经压迫的诊断具有重要意义。Dellon和Mackinnon发现在19例中的16例肌电图均证实存在局部传导阻滞或局部桡感觉神经受压。

（四）非手术治疗

DRSN受压在手术治疗前常先采用非手术治疗。非手术治疗的方法在第52章中已有介绍。另外，也可在肱桡肌和桡侧伸掌长肌间注射糖皮质激素治疗。

（五）手术治疗

外科手术治疗的原则是松解任何可能造成桡侧感觉神经压迫的地方。有一种经掌侧入路可以避免直接在神经走行上方切口，可以避免术后瘢痕压迫神经。向近端和远端充分游离，大约10cm，使得在屈腕和腕部尺侧偏斜时神经得到充分松解，务必不能切断前臂外侧神经的交通支。另外，需在肱桡肌和桡侧伸腕长肌进行减压，以避免剪刀效应，可以通过切除肱桡肌的一部分肌腱来实现。如果神经从肱桡肌的肌腱裂隙通过，通常需要切除部分肌腱。伤口需要彻底的冲洗和缝合，将腕部处于中立位然后包扎。

Dellon和Mackinnon证明85%的患者经过外科治疗可以获得较好的效果。

（六）康复治疗

术后观察3～5d第一次换药，嘱患者开始主动活动手指、腕部及肘部。PT或OT疗法（或两者联合）有利于桡侧感觉神经支配区的脱敏治疗。术后4周内，禁止举重物，术后6～8周可恢复正常工作。详细的术后康复治疗方法详见第52章术后康复治疗。

三、骨间膜前神经综合征/旋前圆肌综合征

（一）解剖

1951年，Seyffarth首先描述了前臂近端正中神经受压综合征，并命名为旋前圆肌综合征，表现为前臂和腕部的疼痛以及正中神经支配的区域感觉异常。正中神经由内侧和外侧束融合而成，组成C_5、C_6、C_7、C_8及T_1神经根的前支。一旦形成后，走行于上臂内侧，沿着肱动脉内侧下行，途中不发出任何分支，直到旋前圆肌。正中神经发出的这些分支支配旋前圆肌、桡侧腕屈肌、掌长肌及指浅屈肌。正中神经在穿过旋前圆肌两个头间隙时，穿过深部的纤维化的腱膜。随后，正中神经在指浅屈肌和指深屈肌之间走行。在腕部近端，正中神经变得更加表浅，在指浅屈肌和桡侧腕屈肌肌腱之间走行。然后，正中神经在进入腕管前向深部穿入掌长肌肌腱。骨间膜前神经是正中神经在距离肱骨外上髁远端5～8cm处发出的一个主要分支，亦是旋前圆肌近端桡骨头处。骨间膜前神经在骨间膜前与正中神经并行，向下行走，支配掌长屈肌、示指和中指的指长屈肌及旋前方肌。文献已经报道可有多个压迫点可导致旋前圆肌综合征。第一个近端的压迫点是肱骨下端肱骨外上髁棘突周围的Struthers韧带下方。当正中神经向前走行时，其穿入的纤维化的腱膜的深面为第二个压迫点。继续向前走行，在旋前圆肌的桡骨头和尺骨头之间的间隙穿行。在此点，神经可被肌头之间的纤维束、跨尺骨头的纤维弓或腱性尺骨头压迫。Beaton和Anson发现在240个前臂中82.5%的正中神经穿过旋前圆肌的两个头之间，8.8%在肱骨头下方，6.3%在两个头下方穿出，而2.5%穿过肱骨头。另外，穿过神经的血管束也可造成神经受压。最后，在前臂近端由指浅屈肌的两个肌腱构成的拱状结构也可造成正中神经受压。

另外一个由于压迫正中神经引起的疾病，被称为骨间膜前神经综合征。该病由Kiloh和Nevin在1952年首次提出。由于骨膜前神经仅支配运动功能，所以受损后，仅表现为运动功能缺失。该神经潜在的压迫点包括旋前圆肌的肱骨头、指浅屈

肌的两个肌腱构成的拱状结构、拇长屈肌的副头（Gantzer's muscle)、掌长伸肌的肌腱端及附属的纤维化腱膜。

（二）临床检查

旋前圆肌综合征患者常表现为前臂近端掌侧疼痛，反复的前臂旋前旋后可以加重疼痛，另外可有拇指、示指、中指的感觉异常，正中神经支配的手掌侧皮肤感觉麻木。由于没有夜间痛，这些症状可与腕管综合征相鉴别。

旋前圆肌综合征的体格检查可以通过激发可能造成正中神经压迫的点来实现。第一种方法是保持前臂中立位，同时伸直肘部，可以激活旋前圆肌综合征的表现，提示压迫点出现在旋前圆肌。第二种方法是保持前臂旋后位，伸直肘部至120°～130°，出现疼痛，常提示压迫点在纤维腱膜。另一个方法是屈曲中指近端指间关节，引起疼痛，常提示压迫点在FDS。最后，旋前圆肌综合征可以通过旋前圆肌压迫试验来准确诊断。检查者压迫患者双侧旋前圆肌，如果在30s内出现正中神经支配区域的感觉异常，而其他区域感觉正常，常提示旋前圆肌综合征。骨间膜前神经综合征患者也常表现为前臂掌侧疼痛，前臂反复运动时，可造成疼痛加剧。另外，由于前骨间膜神经支配肌肉乏力，患者常诉说不能完成手的精细动作，比如写作和捡起细小的物体。这些肌肉包括旋前方肌、指长屈肌、示指屈肌。需要注意的是骨间膜前神经综合征不会引起感觉异常表现。前骨间膜神经综合征的体格检查包括对前骨间膜神经支配肌肉和双手的精细动作的检查。临床医师需要排除可以引起相似表现的其他疾病，包括脊髓在内的详细的体格检查至关重要，潜在的其他疾病包括颈椎病变引起的桡神经病变，臂丛病变以及胸廓出口综合征。另外，腕管综合征必须加以鉴别，因此，检测腕部正中神经的Phalen试验及Tinel征。腕管综合征具有明显的夜间痛综合征，而旋前圆肌综合征则无夜间痛表现。双卡综合征继发于单一神经走行的区域多处受压引起的系统病变。继发于单轴突的神经功能受损会导致其他受压部分更容易受损。

（三）电生理学评估

电生理学检查在旋前圆肌综合征诊断中的价值尚存在争议。有研究表明神经传导监测对诊断前臂近端和肘部正中神经受压无明显意义。Tetro及Pichora认为原因在于腕管综合征在腕部近端不同距离可以造成正中神经传导速度减慢。Hartz及其同事认为应用电生理学检查定位诊断神经病变位置基本上不可能。然而肌电图的相关研究却显示了更加确实的结果。肌电图最大的好处在于可以用于在诊断正中神经压迫性病变中，排除腕管综合征。

（四）非手术治疗

Haussmann和Patel研究表明一半左右旋前圆肌综合征的患者在4个月内恢复。处理的第一步就是限制前臂的剧烈活动，比如反复的旋前旋后、提重物或打网球等。患者使用肘后矫形器，保持前臂中立位、屈肘90°，持续2周，有利于恢复。前骨间膜综合征/旋前圆肌综合征具体的处理方法在第52章中有详细介绍。当其他非手术治疗方法失败后，旋前圆肌的局部封闭也是不错的选择。

（五）手术治疗

在保守治疗失败8～12周后，可考虑手术治疗。在手术治疗过程中，需要充分减压可能造成正中神经压迫的地方，所以对于前骨间膜综合征/旋前圆肌综合征手术方法基本一样。Mackinnon描述了以下手术技巧。患者取仰卧位，患肢外展置于手架上，在手术部分近心端上止血带。从肘窝起，取S形切口向前延伸，长约10cm。切开皮下组织，注意保留皮下感觉神经的分支，切除增生的纤维结缔组织，松解第一个可能导致狭窄的地方。然后，在切口远端辨清旋前圆肌尺骨头的肌腱，延长肌腱，在旋前圆肌水平松解正中神经，向前追踪正中神经，至进入旋前圆肌尺骨头处，松解该处纤维结缔组织，解除对正中神经可能的压迫。一旦这些结构被松解后，外科医师可以沿着正中神经近端探查韧带结构，如果韧带结构还存在，手术切口应该向近端延伸，超过肘窝，识别韧带结构，并切除。彻底冲洗伤口，缝合皮下和皮肤，肘部轻微屈曲，腕部处于中立位，后路矫形器固定患肢。Tetro和Pichora报道85%～90%的患者松解术后可达到较好的治疗效果。

（六）康复治疗

术后连续观察3～5d，去除矫形器和敷料，鼓励患者主动活动手指、腕部和肘部。在术后的前2周内，患者晚上需要使用矫形器或绷带，防止肘部的完全伸展。鼓励患者进一步尝试肘部的伸展和前臂旋后运动。术后6～8周，患者可正常活动或重返工作岗位。

四、尺管综合征

（一）解剖

很多学者已经描述了尺管（Guyon管）的三个解剖区域。第一个区域内有尺神经运动和感觉分支，背侧边界分别为指深屈肌及腕横韧带，尺侧为FCU肌腱和豆状骨，桡侧和掌侧为腕掌侧韧带。第二个解剖区内仅有运动神经，所以神经受压时仅表现为运动障碍。该区域的背侧为掌短肌，掌侧为小指对掌肌，豌豆骨钩骨间韧带和豌豆骨掌骨间韧带，尺侧为小指展肌，桡侧为腕横韧带和屈小指短肌。第三个解剖区域仅含有感觉神经。该区域的背侧为掌短肌，掌侧为小鱼际筋膜，尺侧为小指展肌，而桡侧为长屈肌肌腱（图51-6）。在这三个区域中第一区域最容易受伤。

（二）临床特征与检查

局部占位性病变，如神经结节性病变、良性肿瘤（如脂肪瘤），以及其他肌肉结节是引起尺管综合征的最主要原因。其他原因如钩状骨骨折，长时间以手代“锤”压迫小鱼际，气动工具应用，以及在自行车把上休息。掌腱膜Dupuytren挛缩、类风湿关节炎、烧伤及硬皮病等也可导致局部占位性病变。

感觉症状，如疼痛、麻木在夜间或腕部屈曲和伸直时常常加重。这些感觉的改变往往分布在尺神经分布的环指和小指区域，这可与腕管综合征鉴别。患者经常感觉钩骨钩部位“发紧”。第一区域

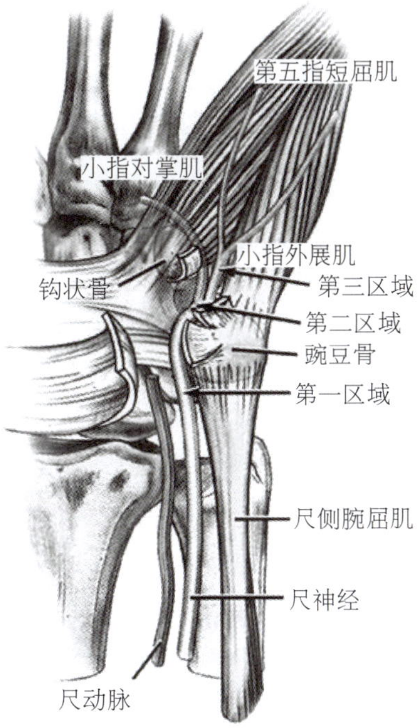

图51-6　Guyon管的三个解剖区域。翻转腕掌韧带以显示第一个区域，其内有尺神经感觉和运动分支。第二个解剖区内仅有运动神经，深入小鱼际肌群，在钩状骨附近转向桡侧。第三个解剖区域仅含有感觉神经，沿尺动脉主干走行于肌肉表面（引自：Berger RA,Weiss A-PC,eds. Hand Surgery.Philadelphia;Lippincott Williams & Wilkins,2003.）

和第二区域运动神经的长期受压可导致肌肉无力，特别是骨间肌、桡侧蚓状肌、内收肌。但是第二区域运动神经受损，常不会累及小鱼际肌。长期受压可能导致尺侧爪形手畸形。

患者尺神经外伤的病史常常有利于临床诊断，特别是在共存时，如果没有尺神经外伤的病史，常常提示局部占位性病变。标准的影像学检查包括标准的侧位和后前位相以及肘管相。CT和MRI有利于鉴别骨折和占位性病变的性质。电生理学检查对定位诊断有一定的参考意义。所有的检查均需要包括肘部，以排除肘管综合征。

（三）处理

外科治疗是处理局部占位性病变或一些骨折的主要方法。非手术治疗在第52章中已经有较为详细的介绍。对于非占位性病变或骨折的患者，以及对NSAID药物不敏感、矫形器或支具治疗疗效不佳

的患者，非手术治疗尤其重要。

五、小结

详细的病史、仔细的体格检查及充分的鉴别诊断是诊断肘腕部神经受压所必须的，其他可能导致相似病变的疾病必须被排除。在明确诊断后，首先进行充分的保守治疗，然后才考虑手术治疗，手术方案应该遵循个体化的原则，需要充分考虑病变性质、病变范围及医师的经验。需要充分探查可能造成神经压迫的所有地方。术后的康复治疗十分重要，需要制定针对病变神经系统的术后康复方案。

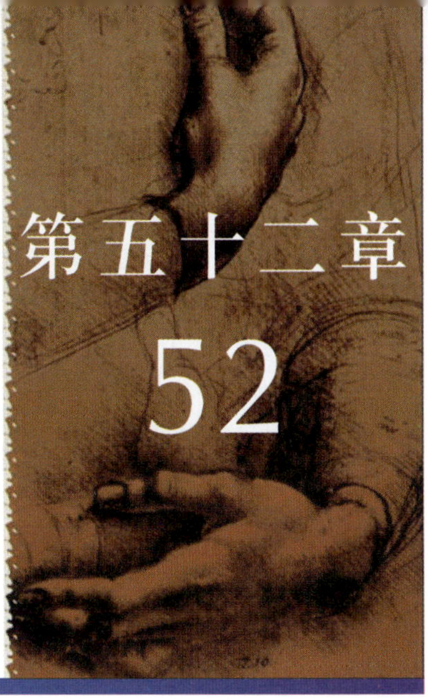

第五十二章

52

治疗师对其他肘部和腕部神经压迫的处理

原著者 ANN PORRETTO-LOEHRKE, PT, DPT, CHT, COMT AND ELIZABETH SOIKA, PT, DPT, CHT
译校者 刘介生 孟予斐 张军卫

关键点

保守治疗原则

- 恢复肌肉长度和肌筋膜移动性。
- 神经松动。
- 矫形器使用和防护。
- 活动调整。

神经松动理念

- 固定邻近关节。
- 限制关节活动范围（ROM）。
- 摆动卡压水平的近端或远端（或两者同时）。
- 缓慢，有节律的摆动。
- 无负性症状。

术后治疗原则

- ROM保护。
- 神经松动。
- 瘢痕治疗。
- 感觉脱敏。
- 活动调整。

对上肢专科医师来说，诊治肘、前臂及腕部的神经卡压综合征既具挑战性又令人颇感棘手。除非高水平医师进行提示，患者求助治疗时的主诉通常会很模糊，比如“肘部疼痛-请帮助检查一下”。这种情况经常被归于重复性应力损伤（RSI），RSI是患者长期从事使症状加重和恶化的职业或娱乐活动所引发的。本章涵盖了肘部的肘管综合征、前臂的桡管和旋前圆肌综合征、腕部的Wartenberg和尺管综合征的保守治疗和术后治疗。

一、病史

病史是诊断的重要组成部分之一，可为治疗方案的构建提供许多有用信息。提到患者的病史，下面6个问题就非常重要：何人？何事？何处？何时？何因？何种程度？

何人？患者的年龄、性别、过去病史和社会史可为治疗师提供一些基本线索。患者近期是否有引发症状的创伤史，比如交通事故？是否有引发代偿模式的儿童期骨折史导致了患者目前的症状？其他的疾病，比如糖尿病和甲状腺功能减退，也容易使患者出现周围神经卡压综合征。

何事？患者最重要的主诉是什么？有没有对烧灼感、麻木感、刺痛感、疼痛或无力感等症状进行描述？症状持续多长时间？突然出现还是缓慢进展？是否有某一项特定的活动或动作激发或加重患者的症状？

何处？症状定位于哪里？局限于某个特定部位还是游移不定？它有助于治疗师从一些可能暗示近

端病变的模糊主诉中对局部神经卡压进行识别。

何时？症状什么时候出现？它们被某一特定动作激发还是延迟出现？上述问题的回复可帮助患者找到症状长期存在的线索。患者从事的生产线工作是否需要反复的肘关节屈伸？患者的睡姿是不是倾向肘关节屈曲的胎儿体位？

何因？患者过去是否出现过相同的症状，还是刚刚开始？什么原因促使患者前来寻求治疗？什么活动是患者目前无法做到的？通常，慢性病患者会对自己由轻度疼痛或感觉异常逐渐演变为功能受限的过程进行描述。这也是多数患者寻求治疗的阶段。

何种程度？这些症状是仅仅令人感到麻烦，还是限制了患者完成特定工作任务的能力或使患者无法履行社会职责，比如照料孩子？这些问题的答案有助于临床医师对卡压部位神经应激程度的认识。症状处于高度应激状态还是轻度应激状态？患者是不是需要服用抗炎药或其他药物才能进行日常活动？

上述6个问题的答案有助于治疗师对患者疾病的总体认知，从而指导患者的诊查过程，最终确定如何保守治疗。

为确保检查结果的准确性，需对近端部位进行筛查，排除颈椎受累或者胸廓出口综合征（TOS）。筛查可在相对快速、系统化的方式下进行。第10章介绍的上1/4筛查法包含了对可能造成功能受限和疼痛的颈椎及上肢运动检查，也包括对可能形成显性神经“危险信号”的颈椎肌节和皮节检查。同样在第10章介绍的Spurling方法有助于排除椎间孔狭窄引起的神经根性疾病。阳性结果表明上肢远端症状是颈椎病变所致。

上肢抬举试验（EAST）（Roos试验）和Cyriax试验（CRT）可排除胸廓出口区域病变。EAST要求患者肩关节外展90°，同时肘关节置于90°屈曲位（图52-1）。随后，患者进行3min节律性的握拳、松开动作，或症状被激发出时终止动作的进行。CRT最初由James Cyriax博士提出，通过被动的肩胛骨上抬对患者上肢进行上提或“去荷”。这个动作在患者上肢放于桌面和枕头上时最容易完成。治疗师站在患者身后，通过支持患者肘部和前臂，被动地上提肩胛骨（图52-2）。

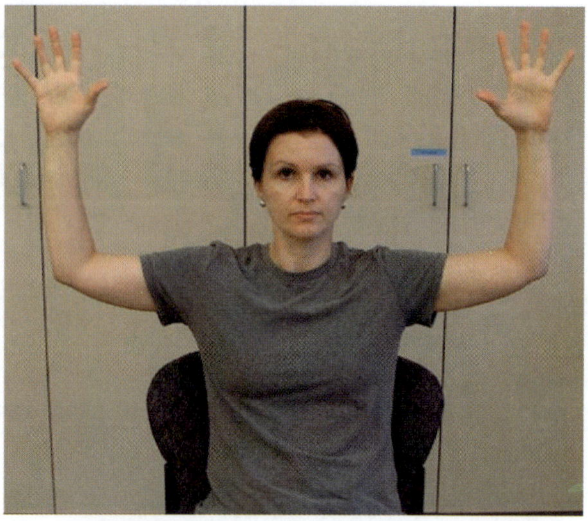

图52-1 EAST试验

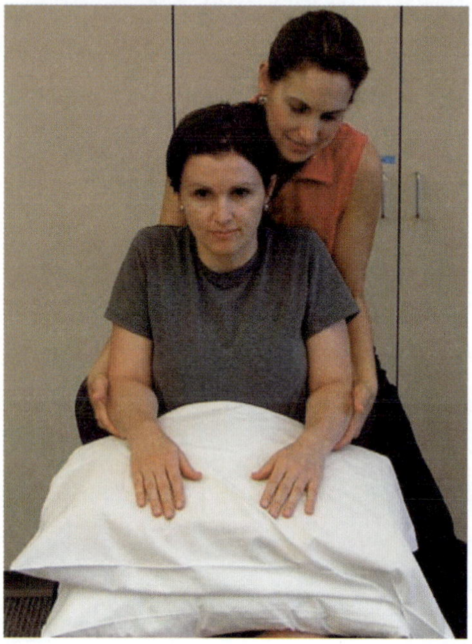

图52-2 CRT试验

动作进行3min，或直到症状被激发出来为止。如同EAST，患者远端症状出现即为阳性。EAST和CRT的敏感性和特异性目前已有报道。治疗师需对物理检查中观察到的症状和体征进行全面考量，不要仅仅依赖少量的特殊检查就做出临床诊断。

某些情况，患者在局部检查及EAST或CRT中都出现了阳性刺激症状。这时，对近端和远端病变都要进行处理，以便获得最佳治疗效果。Smith和同事进行的一项研究发现：存在尺神经病变的自行车骑乘人员中，相当一部分TOS临床检查的结果为阳性，出现了双卡现象。受试对象中CRT阳性占43%，EAST阳性占32%。

近端筛查完成后，治疗师要对远端神经卡压综合征进行特定激发试验。本章还会对此进行详细的讨论。

二、保守治疗的基本原则

开始周围神经卡压治疗时，治疗师要考虑到4个基本原则。本章会对这些理念进行介绍，在特定神经卡压综合征一节还会进行详细阐述。这4个基本原则在本章开头关键点列表的第一部分中已被列出，包括维持肌肉长度和肌筋膜移动，神经松动术，矫形器使用和防护，活动的调整。

（一）肌肉长度和肌筋膜移动

神经卡压综合征的进展通常归因于过度使用，炎症，神经刺激和肌肉僵硬的循环出现。久而久之，肌肉和邻近筋膜的移动性会降低，造成活动时作用于周围神经的应力增加。局部手法治疗，比如肌筋膜松解，可增加组织的延展性，对患者有益。为防止牵张神经引发的局部缺血，在治疗区的近远端，周围神经都应处于松弛状态，这对神经高度应激的患者十分重要。指导患者进行肩胛骨主动上提，同时头部朝向患侧（也就是颈部向同侧屈曲），可将神经置于近端松弛状态。根据神经卡压综合征的特异性决定是否对神经远端进行松弛。其他治疗技术，比如使用肌内胶贴布，可以改善肌筋膜移动性。热疗，比如湿热疗法和连续超声治疗，在肌肉牵伸训练前及训练中对病变区的血液循环有促进作用。

（二）神经松动

康复早期改善肌筋膜移动性的同时，保守治疗的第二个原则也应开始。神经松动的目标有两个：既改善神经外（即与周围软组织粘连的神经外膜）移动性，也改善神经内（即轴突流和神经束内运动）移动性。神经松动原则应基于周围神经解剖和生物力学特性及它们对应力和应变的反应。神经松动对周围神经系统的诊治在第118章有详细的文献论述。

治疗师进行神经松动时的最大错误是做的太多太快。开始神经松动治疗时，治疗师对周围神经生物力学特性的基本掌握显得尤为重要。应变被定义为：轴向牵伸应力引起神经长度的改变，常以伸长率来表示。神经相对于周围神经床的滑动被叫作滑移。神经松动的目标是使滑移最大化，同时使牵伸应力最小化。神经牵伸至超过其静息长度的8%可使静脉充血，阻碍血液流动，因此神经松动时应避免于神经上施加应力。比起神经牵伸，笔者更倾向神经滑动，或“牙线样移动”，就像牙线清洁牙齿−先移动神经节段的近端，然后是远端。“牙线样神经移动”可以充分地松动神经，同时又避免对神经的牵伸。

Butler对“滑动技术”进行了描述，做法是：对关节神经床进行延长，同时减少邻近关节神经床长度。这种方法促使神经轴滑移最大化的同时，减轻了作用于神经的牵伸力。Coppieters和Butler证实了“滑动技术”比传统神经牵伸技术能大幅度增加神经滑移的假设。

距离运动的关节最近的神经节段承受的牵伸力也最大。使用神经松动术治疗特定神经卡压综合征应注意避免高应激病变区邻近关节的主动运动。例如，肘管综合征的神经松动治疗中，松弛近端神经和被动运动腕和指关节的同时，应维持肘关节于静止体位。神经被快速牵伸时，神经紧张会更加明显；因此，要以缓慢、节律的方式进行神经松动，避免神经的过度牵伸。对高应激阶段的神经卡压综合征患者尤为有益。

石膏或矫形器制动的患者，其神经对牵伸力的耐受性也会降低。为避免负面的神经紧张，治疗师在开始神经松动治疗时要充分注意这一点。负性症状包括疼痛、感觉减退及防御性肌痉挛。

有助于形象记忆的“牙线样运动”涵盖了安全、有效神经松动术治疗的基本原则。“牙线样运动”将在本章的神经卡压综合征分论中进行阐述。

固定邻近关节

限制关节活动范围（ROM）

摆动卡压水平的近端或远端（或两者同时）

缓慢，有节律的摆动

无负性症状

（三）矫形器使用和防护

这部分将介绍降低神经紧张以创造理想愈合环境的一种方法。矫形器可用于减轻急性症状或存在于休息位并随运动进行而加重的症状。矫形器和肌内胶贴可预防白天和夜间患者的非注意运动导致的症状恶化。配合合理的康复训练，矫形器对患者功能也有改善作用。

（四）活动调整

第四项原则涉及如何避免对周围神经施加应力的动作和体位的病患教育。重复性载荷可导致神经生理和结构变化。这项原则可分为患者如何运动（比如，姿势和神经肌肉控制），以及家庭、工作活动的人体工程学两方面。帮助患者理解某些运动和体位激发症状产生的机制，有利于减少日常生活中的神经刺激。姿势和肌肉募集模式很大程度上影响了患肢使用的常规方式。例如，键盘高度和耳机的简单改进对过度使用循环能起到很好的限制作用。

对上肢远端神经卡压综合征患者的生活习惯要留意，尤其是那些激发症状出现的日常活动。大肌肉群的募集较差，比如腹部肌群和肩胛稳定肌群，可导致对前臂和腕远端肌肉组织的严重依赖。有多少肘管综合征的患者发现自己使用电脑时是倚靠在患侧肘部上的？强化核心稳定性的神经肌肉再教育既有助于肩胛骨正确姿势的维持，也能有效地减轻病变结构负荷，使其在日常活动中得到充分休息和修复。加强肩胛带稳定肌群和肩袖肌群肌力可使远端代偿最小化。8字带或锁骨背带同样有用，尤其在康复早期阶段（图52–3）。

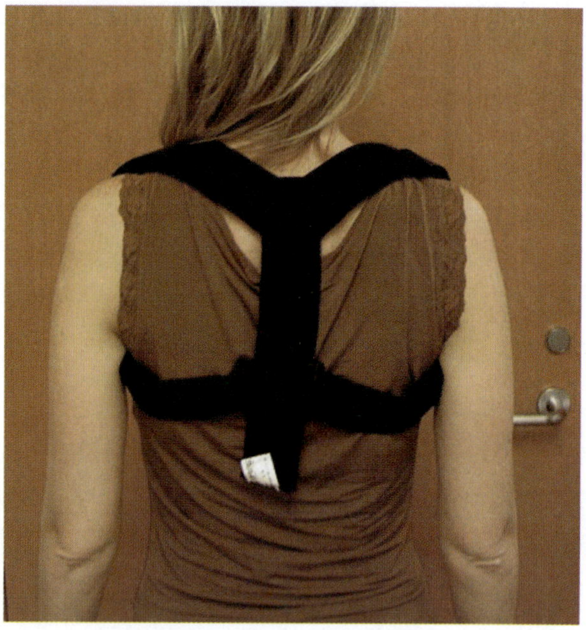

图52–3 8字带

三、术后治疗的基本原则

术后治疗的基本原则在本章开头关键点列表的第三部分已被列举出来，包括ROM保护，必要时矫形器的使用，神经松动，瘢痕治疗，感觉脱敏和活动调整。

（一）ROM保护

关节活动训练从能够避免对松解和修复后的组织施加应力的轻微活动开始。例如，桡管松解患者康复中应避免前臂的终末旋前位，避免对手术区或神经的牵伸。ROM保护适用于某些，而不是全部术后康复方案。各个康复方案的ROM注意事项在本章还会详细论述。肌下尺神经转移术患者可佩戴长上肢矫形器保护术中切断的屈肌–旋前肌群。矫形器的具体使用在术后治疗部分还会进行讨论。

（二）神经松动

恢复神经移动性可使松解部位的瘢痕粘连最小化，也能促进神经卡压区近远端神经外筋膜组织的移动。术后神经松动术治疗的关键是认清周围神经的走行路径。“原位”的尺神经减压维持了尺神经在肱骨内上髁后肘管内的解剖位置，然而尺神经转移术则将尺神经转移至肘关节前方。仔细阅读患者手术报告可使治疗师对神经走行有更清楚的认识，以提供更理想的治疗方案。

（三）瘢痕治疗

瘢痕治疗包括闭合切口深浅层瘢痕组织的松动，以及瘢痕和周围软组织差异性滑动的改善。拆线和移除敷料后，患者应在指导下进行瘢痕组织松动训练。要在牢固接触下对瘢痕下深层组织进行松动，避免仅于皮肤上的滑动。使用硅胶贴（SGS）对愈合中瘢痕施加压力可促进瘢痕塑

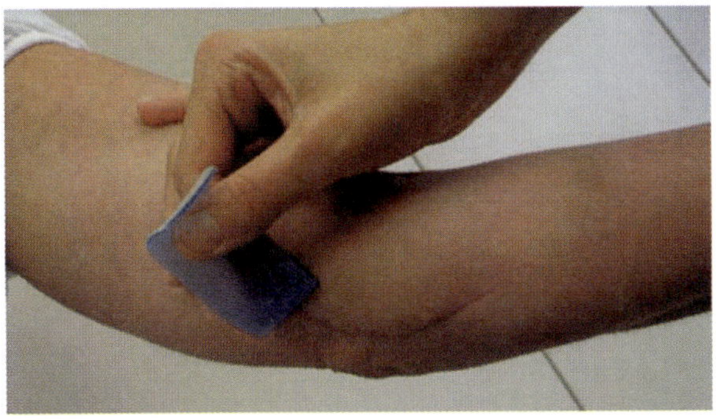

图52-4　硅胶贴（SGS）用于皮下尺神经移位术的患者

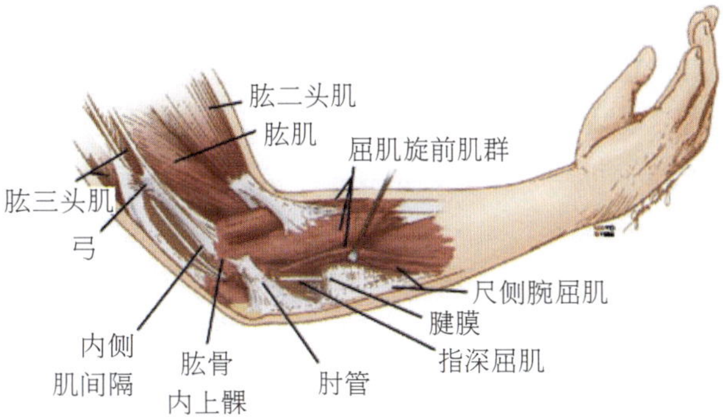

图52-5　肘部尺神经解剖，显示了5个潜在神经卡压点（Copyright.The Mayo Foundation.From Amadio PC.Anatomical basis for a technique of ulnar nerve transposition.Surg Radiol Anat.1986；8：155-161.）

性（图52-4）。对不采纳SGS治疗的患者（由于医保限制或现金支付方式），笔者发现肌内效胶贴对改善瘢痕移动性是个划算且有效的治疗方法。纸胶贴可能是另一个低成本的替代方法，它的使用在第49章已有讨论。

（四）感觉脱敏

第四个原则在术后治疗应用中会有差异。感觉脱敏经常适用于桡管松解的患者，对旋前肌松解的患者也许并不适用。对轻触、深压、振动等外部刺激的感觉超敏可以影响患者的生存质量和功能修复；一旦其症状或体征得以明确，就应尽早进行严格的脱敏治疗。脱敏治疗是将超敏区暴露于可耐受刺激下，从外周逐渐过渡到最敏感区域。刺激接近超敏反应阈只会引起很小的不适感，这时的刺激量被认为是可耐受的。当超敏区适应了棉花等细质材料时，就可以向麻布等粗质材料过渡。推荐读者在相应网站上阅读本书第3版Lois Barber编写的“脱敏和再教育”一章。

（五）活动调整

如同保守治疗，活动调整对预防松解后神经卡压征的复发将起到相当重要的作用。强化患者躯干和肩胛的稳定性可使术后治疗效果达到最佳。

四、特定的神经卡压综合征

（一）肘管综合征

尺神经走行于肱骨后内侧，接着于肱骨内侧沿着肱骨内上髁和鹰嘴围成的骨性管道穿行。随后，尺神经在弓状韧带底部发出，于尺侧腕屈肌（FCU）两头之间进入前臂。肘管综合征的潜在发生部位包括Struthers弓，连接肌间隔和肱三头肌的部分阔筋膜，以及肘管本身。肘管的顶部由弓状韧带和内侧副韧带的底面组成（图52-5）。肘关节屈曲位使肘管的顶部和底部变得紧张，增加了对尺神经的压力。肘管综合征是上肢第二常见的神经卡压综合征。

患者感觉异常和感觉减退的主诉有助于尺神经卡压水平的认识。环指尺侧半和整个小指的掌、背侧的感觉异常是肘管水平卡压的指征。相反，腕部水平（比如腕尺管和Guyon管）的尺神经卡压仅会产生环指尺侧和小指掌侧部分的感觉异常。询问患者时，要考虑到患者日常活动和睡觉时肘部的姿势。患者在一整天通话状态时，肘关节是不是维持在屈曲位？患者在看电视和坐车时是不是倾向倚靠在患肘上？肘关节屈曲的胎位睡姿同样会刺激尺神经。在肘管综合征进展期，患者可出现强握时手内在肌无力，捏力减退或主诉手灵活度降低。

对怀疑肘管综合征的患者评估时，注意对TOS进行快速筛查，因为TOS中尺神经经常受累。一旦排除了近端病变，就开始定位检查。患者手部形态可提示第一骨间背侧肌萎缩，或于进展期观察到环指或小指（或两者）呈轻度爪形手畸形。爪形手畸形在肘管卡压的患者中不是很明显，但对远端腕尺管卡压患者，尺神经支配的环指和小指的屈指深肌群（FDP）会和手内在肌一起被累及。腕尺管卡压的患者的屈指深肌群（FDP）通常是完整的，导致了手内在肌和手外在肌失调造成的显著爪形手畸形。随着手内在肌肌力的减退，Wartenberg阳性刺激征也会出现，提示患者小指外展能力缺失。

肘关节的徒手检查经常要从肘关节屈曲试验开始，它是肘管卡压敏感性和特异性最高的检查之一。在进行此项检查之前，要观察患者进行肘关节主动屈伸活动时尺神经是否向前半脱位。尺神经半脱位通常可在肱骨内上髁触及，半脱位时可听到“啪”的一声。如果不存在尺神经半脱位，就可以进行肘关节屈曲试验。笔者喜欢将肩关节置于中立位，而不是屈曲位，以避免牵拉胸小肌下方的臂丛神经。一旦触及到肘管内的尺神经，就可将肘关节置于屈曲终末位以及前臂旋后位，人工按压肘管槽。要注意保持腕关节的中立位，因为屈曲位可导致腕关节处的尺神经受压。测试体位持续60s，治疗师要注意患者的尺神经症状是否出现（图52–6）。

患者屈曲位时要注意观察患者的解剖排列，因为对肘外翻的患者来说，肘关节屈曲位对尺神经上支持韧带的牵拉使肘管综合征更容易进展。

这是由肘关节屈曲时尺骨鹰嘴突移向肱骨外上髁，容纳尺神经的肘管容积变小造成的。可在主动关节活动度（AROM）检查或肘关节屈曲试验中观察到。

通常，抗阻检查不会引发肘管综合征的症状；然而，在一小群患者中，对肘关节伸直施加阻力可使肘管综合征的症状出现。这是由于一块叫作“滑车上肘后肌”的异常肌肉造成的。Amadio和Beckenbaugh发现这块附着于尺骨鹰嘴和肱骨内上髁的肌肉在约10%经历了肘管综合征手术患者身上出现。这块肌肉的挛缩会对肘管内的尺神经产生直接的压力。由于这些生物力学特性，肘关节反复进行强力屈曲和伸直的患者肘管综合征进展的风险更大。

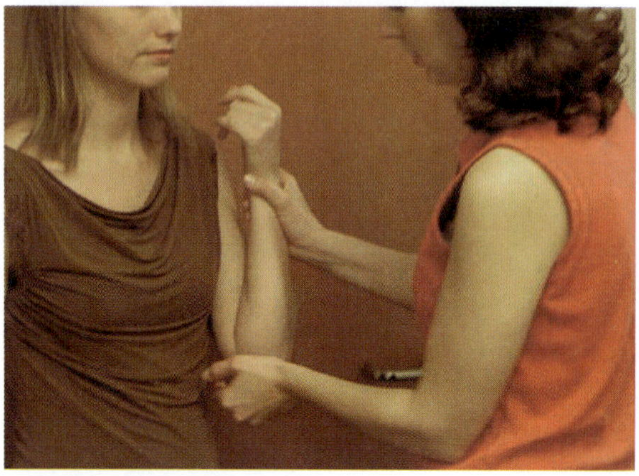

图52–6 肘关节屈曲试验

许多患者的肌力检查显示在他们在侧捏力和侧向抓握力上存在不足。第一骨间背侧肌力减弱的患者，在侧捏过程中会使用拇长屈肌（FPL），以及拇指指间关节（IP）的过度屈曲代偿拇短屈肌（FPB）和拇内收肌（AP）（Froment征阳性）。患者也可出现掌指关节（MCP）的过度伸直（Jeanne征阳性）。感觉检查也可区分肘管和腕尺管综合征；手的尺背侧感觉障碍会出现在肘管卡压的患者身上，腕尺管卡压则不会出现。本书第11章详细阐述了感觉检查步骤。

1.保守治疗

肘管综合征的保守治疗包括本章开头关键点列表第一部分列出的四个基本原则的应用。

（1）恢复肌肉长度和肌筋膜的移动性：尺神经于尺侧腕屈肌（FCU）下方走行。对于前臂屈肌–旋前肌肌群的过度使用会造成肌强直和肌筋膜移动性的丧失，增加了对尺神经的压力。肌筋膜技术包括缓慢及长时间的牵伸训练，配合患者轻度的牵伸，可降低肘管发出后尺神经上的压力。对前臂屈肌–旋前肌群进行轻度的牵伸时，注意使近端尺神经处于松弛状态。可通过颈部患侧侧屈以及患侧肩胛上提的动作达到这一目标。患者的患侧前臂置于旋后位，患手握住健侧手，将患侧腕关节牵至伸直位，同时维持患侧肘关节于伸直位（图52–7）。肌内效贴布置于肘关节屈曲终末位有助于改善肘管顶部肌筋膜的移动性。

（2）神经松动：对肘管综合征患者实行神经滑动技术时，要避免对神经进行牵拉。肘关节本身处于静止状态，运动是由邻近关节提供的。肘关节屈曲终末位对尺神经的牵拉最明显，因此要将肘关节置于伸直及前臂旋后位。患者的健侧手帮助患侧腕关节、环指、小指进行屈曲位和伸直位的转换，同时需保持患者肩胛主动上提及颈部患侧侧屈，使尺神经近端处于松弛状态。上述动作应以缓慢、有节律的形式进行，避免尺神经支配区产生疼痛、感

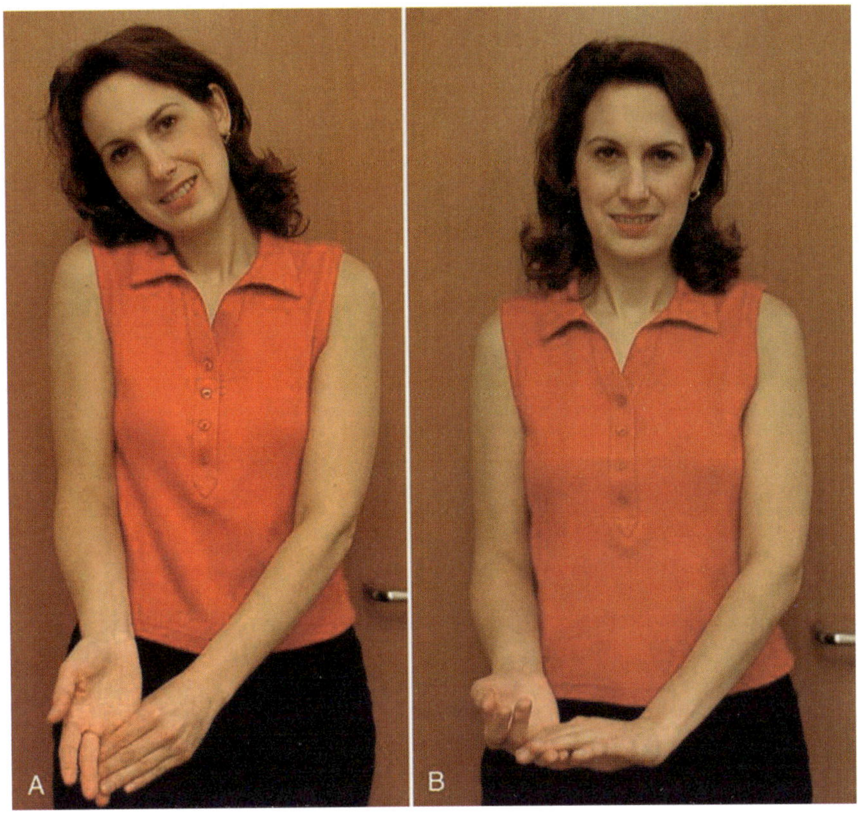

图52-7　肘管综合征（高应激阶段）的神经松动治疗。A.步骤1：患者患侧肩胛骨上提，颈部向患者屈曲，同时牵伸腕关节、环指和小指。前臂始终处于旋后位，肘关节处于伸直位；B.步骤2：肩胛骨和颈椎回到中立位时，腕关节、环指和小指置于轻度屈曲位。整个动作以缓慢、节律的方式进行

觉异常和感觉减退。例如，对左侧肘管综合征的患者施行神经滑动技术时，颈部向左侧屈曲的同时上提左侧肩关节或进行“耸肩”动作，随后左侧腕关节、环指和小指进行辅助下主动的屈曲和伸直。在整个神经滑动过程中，维持患者的左侧肘关节于伸直位和前臂的旋后位。下面的FLOSS原则适用于本章每节所提到的神经松动术。

①固定近端关节：对于高度应激阶段的神经，肘关节置于伸直位或轻度屈曲位。当神经处于轻度应激阶段时，神经近端松弛状态下肘关节于适当范围内活动。

②限制关节活动度：限制肘关节屈曲终末位，避免神经的过度牵拉。

③摆动卡压水平的近端或远端（或两者同时）：

a.高度应激阶段，患者患侧肩胛骨上提，颈部向患者屈曲，同时牵伸腕关节、环指和小指。前臂始终处于旋后位。肘关节处于伸直位。肩胛骨和颈椎回到中立位时，腕关节、环指和小指置于轻度屈曲位。

b.轻度应激阶段：患者在神经近端处于松弛的状态下，肘关节屈曲至60°，进行腕关节、环指和小指伸直位、屈曲位的转换。

④缓慢、节律的运动：以每秒1～2次的节律运动，可使神经滑移最大化，对神经的牵拉最小化。

⑤无负性症状：避免疼痛、感觉异常和感觉减退和保护性肌痉挛。

请读者参考相关网站上的视频资料，以做详细了解。

（3）矫形器使用和防护：预制或定制的肘屈曲阻碍物是肘管综合征的标准保守治疗方法。尽管肩关节外展位也会增加对尺神经的牵拉，但姿势矫正还是集中于肘关节，患者也被教导睡觉时将上肢置于身体两侧。通常，枕头置于肘下使肩关节处于中立和轻度内收位是一个不错的方法。在笔者看来，预制的矫形器比定制热塑性矫形器的舒适性和耐受性更高。Apfel和Sigafoos对四种不同的预制

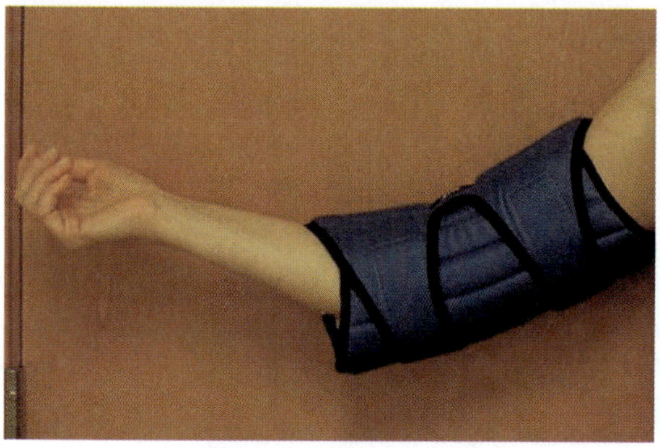

图52-8 Pil-O夹板

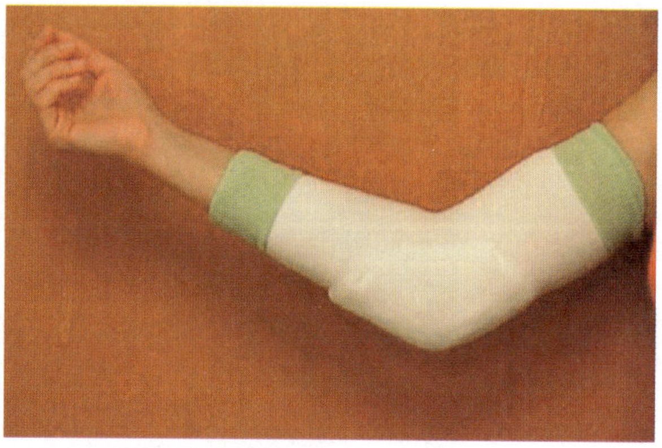

图52-9 Heelbo垫

矫形器和一个自制肘屈曲阻碍物的ROM限制效果进行了比较。自制的肘屈曲阻碍物是用折叠的毛巾缠绕肘关节并用胶布固定的方法制造而成。他们发现Pil-O夹板、Hely & Weber夹板以及折叠的毛巾对限制肘关节超过100°或110°的屈曲范围最有效，这个范围的关节活动度对肘管施加的压力最大（图52-8）。

日常活动中，Heelbo垫（由一个袖套和置于肘关节内侧的胶垫组成）对减少作用于肘管的集中应力非常有效（图52-9）。注意，袖套不应增加对上肢的环向压力，因为袖套有时会变得很紧。置于肘关节终端屈曲位的肌内效胶贴对限制患者日常活动中肘关节的屈曲倾向十分有效。进展期的肘管综合征导致的爪形手畸形，可以使用人工定制的抗爪形手畸形矫形器。

(4)活动调整：指导患者避免肘关节屈曲终末位或近屈曲终末位是保守治疗的一个关键组成部分。对于那些倾向于倚靠患侧肘关节的患者就显得尤为重要。腹带可帮助患者重获躯干和肩胛骨稳定性，从而减少患者倚靠肘关节于屈曲位的倾向。有时一些外部支持带，比如8字带，可帮助患者维持肩胛骨解剖位置，对那些不能容忍自己倚靠扶手支撑的患者来说尤为适用。敲击键盘时，将前臂倚靠在托盘上可以防止作用于肘管上的压力，并使作用于尺神经的应力最小化。对于那些在一天的绝大多数时间都处于通话状态的患者，可以使用耳麦或者无线耳机，减少肘屈曲位的时间。胎位睡姿会在肘管内的尺神经上施加更大的应力。避免这些体位的患者教育及矫形器的应用都很有益处。

2.术后治疗

（1）原位尺神经减压术：手术方法是松解肘管的顶部筋膜，对尺神经进行减压。除非合并有疼痛或者限制功能恢复的感觉超敏，患者一般不会进行术后治疗。通常，患者不会合并ROM受限，并且可单独完成全范围的肘关节和前臂运动。由于尺神经依旧位于肘管内，因此可使用保守治疗中的神经松动术进行治疗。如果允许，瘢痕松动术和感觉脱敏治疗也可以应用。

（2）皮下尺神经转移术：手术方法是将尺神经从肘管内移出，将其转移至肘关节前方皮肤和皮下脂肪以下。患者在术后2周内要进行第1次术后随访。长上肢矫形器并不是必需的，但对回归单手工作时感到强烈不适或需要保护的患者来说可能有用。此类手术在不会导致术后ROM受限，但4～6周患者进行全范围肘关节伸直运动时会感到不适。第一个疗程就应该包括神经松动术，但这项技术需要修改以适应肘前尺神经新的走行路径。应将肘关节置于屈曲60°～90°的位置，而不是轻度屈曲位。松动术的近端、远端运动与前面所述并无差异。瘢痕松动术和感觉脱敏也同样可以应用。术后3～4周就应着手力量训练。

（3）肌下尺神经转移术：手术方法是将尺神经从肘管内移出，并将其转移至肘关节前方的屈肌-旋前肌肌块之下。将屈肌-旋前肌肌群切开并且重新缝合，使尺神经在其下滑动，因此术后需要定制矫形器加以保护。患者术后2～3周的第一次随访就应为患者制作长上肢矫形器，将患者上肢固定于肘关节90°屈曲位、前臂轻度旋后位及腕关节轻度屈曲位。此时应开始肘关节、前臂、腕关节的AROM训练，指导患者保持前臂轻度旋后位及腕关节屈曲位，使作用于屈肌－旋前肌肌群的牵张力最小化（编者按：某些临床情况，早期治疗可在术后2周开始，并且仅限于被动活动，以避免对屈肌－旋前肌肌群起始处的牵拉。被动练习需在舒适的活动范围内进行，同时避免对活动度末端粗暴的牵拉。第4周可开始AROM训练）。为方便AROM练习，患者一天内可移除定制矫形器5～6次。与前面论述的皮下尺神经转移术相似，此时可开始神经松动术的治疗。术后6周，患者于训练间期和晚上可佩戴长上肢矫形器。通常，佩戴轻压袖套可使肘关节处的局限性水肿最小化，以减少关节僵硬的发生概率。术后6周应开始被动关节活动度（PROM）的训练，并停止矫形器的使用。重要的是确保患者不要发生肘关节挛缩，因为它并不少见。如果患者的肘关节屈曲挛缩大于20°，需要在夜间佩戴静态肘伸直位矫形器。术后第8周应开始力量训练。瘢痕治疗、感觉脱敏及日常活动的修正都应视为术后康复的一部分。

（二）腕尺管综合征

腕尺管综合征（UTS）包括腕掌侧和手水平的尺神经卡压。有3个潜在的卡压部位：①Guyon管近端或Guyon管内，可导致感觉障碍和运动障碍；②小指外展肌和小指屈肌之间，钩状骨钩附近，仅仅可导致运动障碍；③Guyon管远端，仅仅累及感觉支。UTS的病因包括腱鞘囊肿，尺动脉血栓，腕关节尺侧骨折或脱位。副小指外展肌或小指短屈肌等异常肌肉也对UTS形成起到推动作用。反复创伤，比如骑自行车时将小鱼际搁置于把手上或长途卡车驾驶中搁置于方向盘上，同样可促进卡压综合征形成。

1.保守治疗

（1）恢复肌肉长度和肌筋膜的移动性：这类损害在UTS中并不典型。

（2）神经松动：以下需遵循FLOSS原则。

固定邻近关节：腕关节维持在中立位。

限制ROM：避免终端腕伸直位。

摆动卡压水平的近端或远端（或两者同时）：神经近端处于松弛状态下，维持肘关节于伸直位、腕关节于中立位，患者进行适当范围的环指、小指屈曲和伸直运动。若神经处于轻度应激状态，可将腕关节置于中等伸直位配合小指伸直进行神经松动治疗。

缓慢、有节律地运动：以每秒1～2次的节律进行，使滑移最大化，作用于神经上的牵拉力最小化。

无负性症状：避免疼痛，感觉异常以及保护性肌痉挛。

（3）矫形器使用和防护：内置衬垫的手套或凝胶垫可帮助分散小鱼际处的压力。伴有运动障碍的晚期UTS可导致环指和小指严重的爪形手畸形，这是由于完整的FDP和肌力减退的手内在肌失衡造成的。定制的抗爪形手矫形器可改善患者抓握和持物的功能。

（4）活动调整：避免腕关节伸直位小鱼际肌的承重或压力的病患教育是非常有益的。避免捶打动作以及减少患手在振动处的暴露（如同手握方向盘）可减轻对神经的有害作用。打字时，分离式键盘可预防腕关节过度尺偏和伸直，使该区域尺神经张力最小化。

2.术后治疗

腕尺管松解：手术方法是沿着之前描述的卡压部位进行尺神经的松解。这类患者并不倾向进行术后治疗，除非疼痛和感觉超敏限制了患者功能的恢复。通常情况下，患者不会合并ROM受限，可以独自进行全范围的腕关节活动。可使用保守治疗部分介绍的神经松动术。必要的话，也可使用瘢痕松动及感觉脱敏治疗。

（三）桡管综合征

肱桡关节（HRJ）水平附近，桡神经分为骨间后神经（PIN）和桡神经的浅层终末支（桡背侧皮神经）。大约在HRJ近端和远端3cm之间的区域发出分支；因此，肘关节处的桡神经卡压可累及桡神经或PIN（或两者都影响）。桡管长约5cm，延伸于肱桡关节和旋后肌之间。HRJ的关节囊和旋后肌的深头构成了桡管的底部。肱二头肌和肱肌肌腱构成了桡管的内侧界，桡侧腕长伸肌（ECRL），桡侧腕短伸肌（ECRB）及肱桡肌（BR）肌腹构成了外侧界。桡神经浅支于旋后肌的浅表面出桡管。相反，PIN则通过Frohse弓的旋后肌纤维弓深穿至旋后肌的浅头，并在旋后肌的两头之间向远端延续。

桡神经和PIN卡压可由HRJ退变、桡骨头骨折、肿瘤和腱鞘囊肿引起。神经卡压可位于Frohse弓，旋后肌浅头和深头之间，ECRB和EDC的肌间隔，或由桡侧返动脉的血管带压迫所致。桡管综合征（RTS）或PIN综合征的医源性成因包括外侧髁的反作用带或矫形试装中捆扎带的安置。

RTS和PIN综合征尽管成因非常相似，临床上却大不相同。PIN是支配旋后肌、腕伸肌和指伸肌的运动神经；因此PIN综合征以上述肌群的肌力减弱为特征。桡神经支配PIN分支近端的ECRL，因此PIN麻痹并不累及桡侧腕伸直功能。前臂背侧广泛的疼痛及外上髁远端4cm处压痛点是RTS的经典表现。外上髁明显的压痛暗示肌腱病的可能性较神经性刺激大。RTS中大约5%的患者合并肱骨外上髁炎。

导致RTS的职业风险因素包括尖嘴钳的使用，反复用力大于1g（每小时>10次），肘伸直位的工作，工作中前臂置于旋前或旋后位。同夜间痛一样，过度使用引发的症状恶化，尤其反复的前臂旋转动作，经常与RTS联系在一起。

前臂背侧疼痛也可能是颈椎，胸廓出口处，肩或肘损伤的结果。如果怀疑有RTS，应通过本章之前讨论过的筛查法排除近端病变。肱骨外上髁炎与RTS的临床表现非常相似，本部分将会讨论如何用刺激手法“梳理”出产生疼痛的结构。

以下刺激手法应用于RTS和肱骨外上髁炎都会产生疼痛：①中指MCP伸直抗阻；②前臂旋后抗阻；③腕关节伸直抗阻；④桡神经的上肢神经动力学测试（肩胛骨下降、肩关节外展、肘关节伸直、前臂旋前、腕关节屈曲尺偏、拇指内收的复合式体位）。但这些产生的疼痛可通过疼痛的定位进行鉴别诊断。前臂背侧广泛疼痛及肱骨外上髁远端约4cm处的压痛是RTS的特征性表现，肱骨外上髁处明显的压痛可诊断为肱骨外上髁炎。

有时RTS和肱骨外上髁炎会相伴出现，治疗应集中于刺激检查中的最高应激区。

1.保守治疗

保守治疗原则和本章讨论的其他卡压综合征一样。

（1）恢复肌肉长度和肌筋膜的移动性：通过筋膜技术和轻度牵伸训练恢复旋后肌和ECRB的肌肉长度。软组织技术中，患者主动上抬肩胛骨及颈部同侧侧屈，使神经近端处于松弛状态。

（2）神经松动（图52-10）：固定邻近关节：对于高应激状态神经，神经松动术中，肘关节应稳定90°屈曲位，前臂稳定于旋前位。

限制ROM：通过限制腕关节屈曲、肘关节伸直、前臂旋前的复合体位，避免对神经产生有害的牵张力。

摆动卡压水平的近端或远端（或两者同时)。

高应激阶段：维持示指和中指的指间关节伸直位、前臂旋前位，患者上抬同侧肩胛骨、颈部侧屈的同时，适当范围内屈曲腕关节。随后，腕关节回到伸直位，颈部回到中立位。

低应激状态：使神经近端处于松弛状态，将上肢置于肘关节中等伸直位、前臂旋前位、腕关节屈曲、尺偏位的复合体位（提示：“像海龟在沙滩扒沙一样”），然后回到起始位。

缓慢、有节律地运动：以1～2次/s的节律进行，使滑移最大化，作用于神经的牵伸力最小化。

无负性症状：避免疼痛，感觉异常及保护性肌痉挛。

请参考相关网站视频资料，以做更详细了解。

（3）矫形器使用和防护

高应激阶段：佩戴腕手矫形器（WHO）固定腕关节于轻度伸直位，可降低病变区的牵张力。

肌内效胶贴：笔者发现胶贴有利于降低腕伸肌负荷，促进前臂旋后。无论是否处于应激阶段，此方法都可以应用。

（4）活动调整

人体工程设备使用：分离式键盘，垂直鼠标或笔型鼠标，配有手枪式握把工具的使用。

避免某些活动或姿势：反复前臂旋转，腕关节屈伸，肘伸直，长时间静态捏和抓，避免使用反作用带。

活动调整：在3点和9点位握方向盘，推购物车和割草机时前臂处于中立位，长时间电脑工作时将

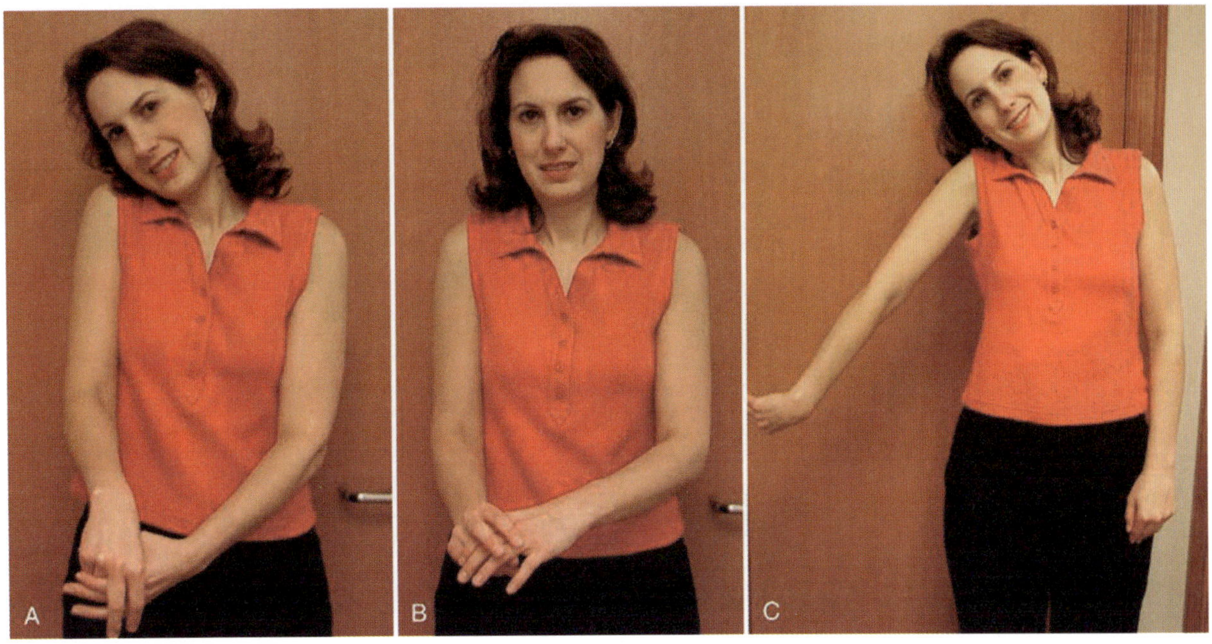

图52–10　桡管综合征神经松动术。A.高应激阶段。步骤1：维持示指和中指指间关节伸直位、前臂旋前位，患者上抬同侧肩胛骨、颈部侧屈的同时，适当范围内屈曲腕关节；B.高应激阶段。步骤2：腕关节回到伸直位，颈部回到中立位，整个动作以缓慢、有节律的方式进行；C.低应激阶段。使神经近端处于松弛状态，将上肢置于肘关节中等伸直位、前臂旋前位、腕关节屈曲、尺偏位的复合体位（提示：“像海龟在沙滩扒沙一样”），然后回到起始位。整个运动以缓慢、有节律的方式进行

钢笔或铅笔置于示指下，过伸MCP关节使桡神经处于松弛状态（图52–11），使用轭具将示指和中指的MCP关节置于伸直位，降低桡神经负荷（图52–12）。

肩胛和核心稳定性：可选择用于姿势再训练的8字带。

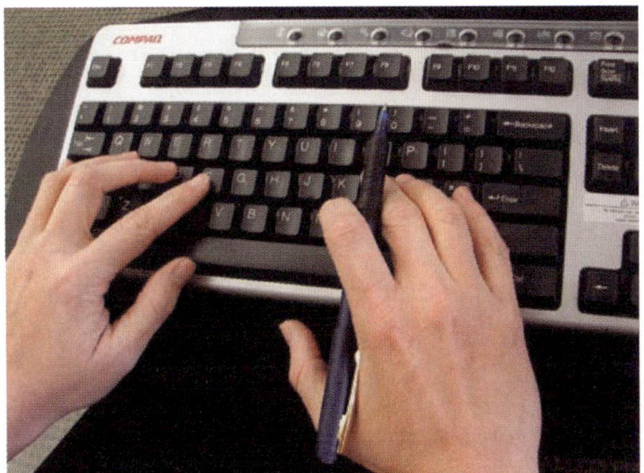

图52–11　人体工程学介入：敲击键盘时，通过握笔降低作用于桡神经的负荷

2.术后治疗

手术减压包括Frohse管韧带和旋后肌浅头的松解。肘关节、前臂和腕关节的AROM从术后的3～5d开始。注意避免肘关节伸直、前臂旋后、腕关节屈曲的复合式体位，因为这个体位使桡神经和周围软组织处于过度牵伸状态。矫形器并不是此手术的术后常规治疗，因为轻微活动有助于预防神经和瘢痕粘连。然而，当患者进行必要的日常和工作活动时，可选用可移除式腕伸直位矫形器以提供舒适性和保护。回顾患者的手术报告后，治疗师可开始基于FLOSS原则的神经松动术治疗，这在保守治疗部分已有论述。活动的调整需遵循保守治疗原则。瘢痕治疗和感觉脱敏是术后治疗非常重要的组成部分，因笔者观察到与这类手术相关的超敏反应非常普遍。术后3周应开始腕和手的肌力训练，术后6周扩展到肘和前臂。

3.骨间后神经综合征

无论保守治疗还是术后治疗，治疗师的任务都是通过自适应设备和矫形器的使用促进患者精细功

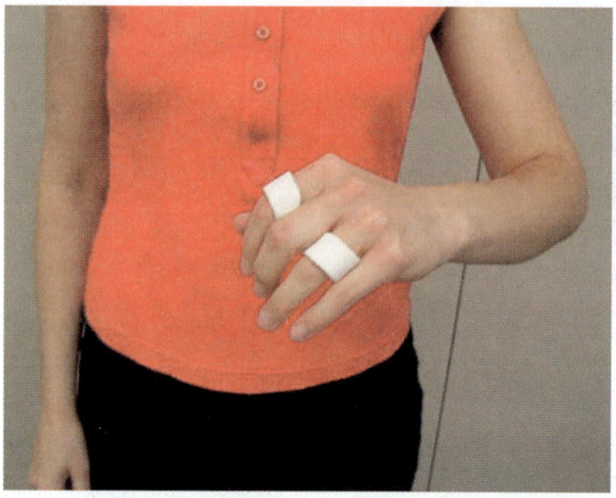

图52-12 人体工程学介入：轭具习惯上用于伸肌腱的修复，在日常活动中将中指掌指关节置于伸直位，可降低作用于桡神经的负荷

能的恢复。等待运动功能恢复的过程中，可使用动态腕、指MCP关节伸直矫形器促进功能的恢复。瘢痕组织、水肿及疼痛的治疗在PIN松解术后就可开始。另外，避免重复性抓握、前臂旋转动作的病患教育可使作用于神经上的牵伸力和压力最小化。治疗师应该告知患者神经损伤后运动功能恢复的比率，让患者理解恢复的时间可能长达6个月（见45章）。

（四）Wartenberg综合征

Wartenberg综合征是累及桡神经浅支的疼痛性疾病，桡神经浅支也叫作桡背侧感觉神经（DRSN）。由于患者前臂和腕的体位，DRSN在BR和ECRL之间被牵伸和压迫。

前臂旋前位时，ECRL肌腱交叉至BR肌腱之下，以剪刀状形态压迫DRSN。在旋后位，DRSN位于ECRL和BR之间，不被压迫。神经在前臂旋前，腕屈曲、尺偏的体位下被牵伸。重复性前臂旋前旋后联合腕关节屈伸动作可引发BR和ECRL交叉处炎症和疼痛的产生。

Wartenberg综合征的阳性刺激征如下：

Tinel阳性刺激征位于BR和ECRL的交界处，Lister结节近端4cm。

前臂旋后位进行腕关节伸直伴桡偏的抗阻试验。

前臂旋前位进行被动腕关节屈曲伴尺偏运动。

Wartenberg综合征有时会和桡骨茎突狭窄性腱鞘炎一起出现。为了对两者进行区分，需要进行Finkelstein试验，方法是将前臂置于中立位，然后重复做全范围的旋前动作。试验中，前臂旋前位出现较重的疼痛，提示合并Wartenberg综合征，因为DRSN在旋前位的卡压程度最重。单纯的第一背室腱鞘炎也会产生相同程度的疼痛，但和前臂体位无关。

保守治疗

（1）恢复肌肉长度和肌筋膜的移动性：注意进行牵伸训练或肌筋膜技术时，不要使DRSN变得紧张。可通过将神经近端置于松弛状态来避免上述问题。肌筋膜技术中通过手指和腕关节的伸直将神经远端置于松弛状态的方法也是有益的。这个体位允许治疗师在症状不加重的情况下进行轻度局部牵伸训练或肌筋膜松动技术。

（2）神经松动（图52-13）

固定邻近关节：高应激状态的神经，前臂稳定于旋后位。轻度应激状态的神经，神经近端松弛状态下，所有的关节可在适中范围内运动。

限制ROM：通过限制腕关节屈曲伴尺偏、前臂旋前、拇指对掌的复合体位，避免对神经产生有害的牵张力。

摆动卡压水平的近端或远端（或两者）

高应激阶段：将前臂被动置于旋后位，进行轻度、适中范围的拇指对掌和回位运动，运动时示指和中指MCP维持在被动伸直位。

低应激状态：神经近端松弛状态下，进行适中范围前臂旋前联合拇指主动对掌运动；前臂旋后需联合拇指的回位运动。

缓慢、有节律的运动：以1～2次/s的节律进行，使滑移最大化，作用于神经的牵伸力最小化。

无负性症状：避免疼痛，感觉异常以及保护性肌痉挛。

请参考相关网站视频资料，以做更详细了解。

（3）矫形器使用和防护

高应激阶段：佩戴掌侧型矫形器维持腕关节于伸直位及拇指的后移位置，使作用于DRSN的牵伸力最小化。

笔者发现将肌内效胶贴置于腕关节的桡背侧，

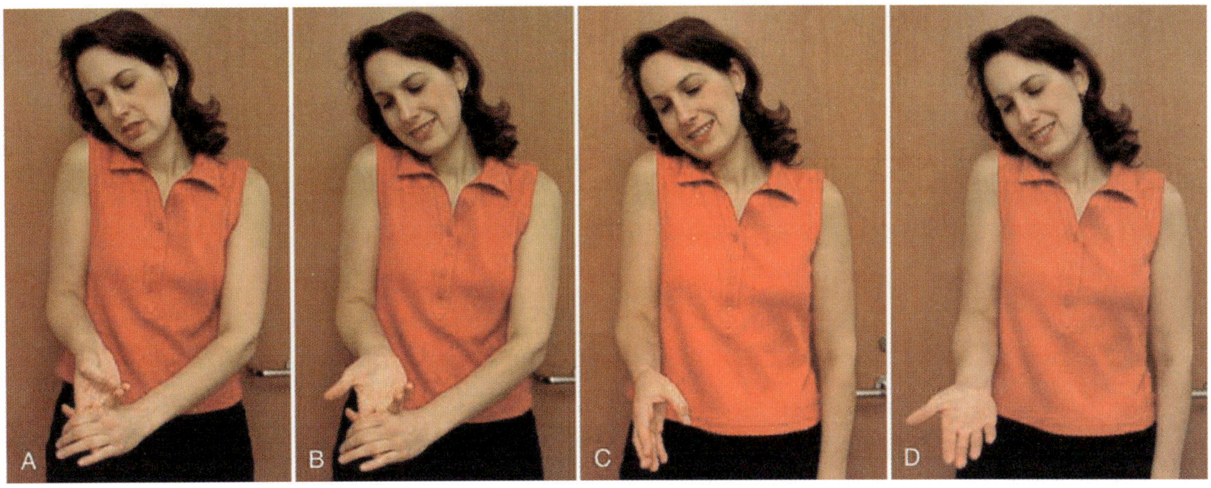

图52–13 Wartenberg综合征。A.高应激阶段。步骤1：前臂置于被动旋后位，中指和示指的MCP关节被动伸直，进行适中范围的拇指对掌运动；B.高应激阶段.步骤2：当患者进行主动的拇指对掌运动时，前臂和手指依然保持原位。以缓慢，节律的方式进行；C.轻度应激阶段。步骤1：神经处于近端松弛状态时，患者进行适中范围的前臂旋前联合拇指对掌动作；D.轻度应激阶级。步骤2：患者进行适中范围的前臂旋后联合拇指对掌动作

有利于减轻Wartenberg综合征的疼痛和不适感。

(4) 活动调整

人体工程设备：分离式键盘，垂直鼠标，大直径工具和书写用具的使用，示指和中指间放置一支钢笔，减轻前臂旋前作用于桡神经的负荷（见图52–11）。

避免某些活动：反复腕关节屈伸伴前臂旋转；网球；修剪草坪；捆扎箱子或在流水线上工作；避免佩戴手镯和紧贴腕部的手表；疾病的加重阶段，避免穿长袖衣服和长手套。

日常行为矫正：推购物车时前臂处于中立位；3点和9点位握方向盘。

(五) 旋前圆肌综合征

正中神经在肘部和前臂近端易受卡压。旋前圆肌综合征（PS）已经变成了肘和前臂水平正中神经卡压综合征的全面诊断名词，无论造成卡压的解剖结构是什么。肘关节处正中神经走行存在个体差异，包括四个潜在卡压点。近端起始处，正中神经可被Struthers韧带压迫，Struthers韧带附着点从肱骨髁上突延伸至肱骨内上髁。此韧带被视为肘关节处的异常结构，仅在0.7%～2.7%的个体中出现。一旦出现，就可能压迫正中神经或肱动脉。

第二个肘部潜在卡压点是肱二头肌腱膜，是从肱二头肌远端肌腱扩展到屈肌–旋前肌上的纤维带。在肘前窝水平，正中神经和肱动脉在肱二头肌腱膜下穿行。对抗坚强阻力的突然、强力的肘关节屈曲运动可导致肱二头肌远端肌腱完全或部分断裂，同时也在肱二头肌腱膜处拴系住了正中神经。此外，该神经在肘关节反复屈伸运动过程中也会受到损害。

正中神经进入前臂时在旋前圆肌（PT）的深浅两头之间穿行，这是第三个潜在的卡压点。前臂反复或抗阻旋转可造成这个水平的神经卡压。最后，正中神经沿着屈指浅肌纤维（FDS）弓向远端延伸至腕部，约在肱骨髁水平下6.5cm处。这是第四个潜在卡压点。

PS的发生率是罕见的，女性的发生率是男性的4倍。五十多岁的人群中最常见。合并有PS患者的最常见主诉是前臂掌侧近端疼痛，在反复的前臂旋转和肘关节运动后加重。他们的职业可能需要强握或强扭的动作，比如木工，可反复地在旋前圆肌、屈指浅肌纤维弓或肱二头肌腱膜处的正中神经上施加压力。除了前臂疼痛之外，一些患者在拇指、示指、中指及环指的桡侧半皮肤也存在感觉异常。PS的显著特征是在由正中神经掌侧皮支支配的手掌大鱼际皮肤存在感觉异常。正中神经腕管水平的卡压不会引起手掌皮肤的感觉异常，因为卡压部位位于感觉支的远端。PS几乎不存在夜间感觉异常，这是PS区别于腕管综合征的另一个特征。

主观肌无力和易疲劳也是PS的特征性症状。

对正中神经解剖知识的彻底理解可为PS测试提供良好的理论基础。Lee和LeStayo提出了3种激发试验，可以从正中神经走行路径的不同点中定位，具体的卡压部位如下。

肘伸直位下前臂旋前抗阻：这个试验在前臂置于中立位时进行。当患者逐渐伸直肘关节时，检查者对患者前臂旋前动作施加阻力。患者的症状被激发出来即为阳性，表明PT水平的正中神经卡压。

肘关节屈曲抗阻：如果正中神经在肱二头肌腱膜水平卡压，这个试验就可激发出疼痛和感觉异常。患者肘关节从120°～130°开始屈曲，检查者对屈曲动作施加阻力，患者的前臂始终处于完全旋后位。

中指的近端指间关节屈曲抗阻：如果该试验诱使患者的症状重新出现，卡压点可能位于屈指浅肌纤维弓水平。

另一个临床检查可能有助于PS的诊断，即旋前肌受压试验。检查者在双侧旋前圆肌肌腹上施加压力，时间为30s。受累上肢出现正中神经感觉异常即为阳性。对于慢性PS（>4个月），手的Semmes Weinstein感觉试验和前臂的Tinel征可能为阳性。

1.保守治疗

PS的保守治疗原则与本章讨论的其他神经卡压综合征的保守治疗原则非常相似。

（1）恢复肌肉长度和肌筋膜的移动性：基于检查结果，软组织技术应着手治疗受累结构：肱二头肌腱膜，PT或者FDS。肌筋膜技术治疗肱二头肌腱膜的方法可能包括：在肘伸直、前臂旋前的体位下，对肱二头肌远端肌腱进行缓慢、长时间的牵伸。

注意在施行软组织特定技术时，避免对神经进行过度牵伸。患者主动使其肩胛骨上抬，颈部向患侧屈曲，将神经近端置于松弛状态。

（2）神经松动（图52–14）

固定邻近关节：对肱二头肌腱膜水平神经卡压来说，需要稳定肘关节和前臂，因为肱二头肌在肘关节屈曲和前臂旋后的动作中都有参与。同理，如果卡压部位位于PT两头之间或FDS纤维弓，则需要对前臂进行稳定。

限制ROM：通过限制腕关节完全伸直和前臂旋后位，避免对正中神经有害的牵伸，尤其应避免两者协同的模式。

对卡压水平的近端或远端（或两者）进行摆动。

肱二头肌腱膜

高度应激阶段：肘关节稳定于90°以及前臂中立位；进行肩胛骨上抬联合腕关节部分伸直动作，随后进行肩胛骨下降联合腕关节屈曲的动作。

轻度应激阶段：当神经近端处于松弛状态时，进行轻度肘关节伸直联合前臂旋后、腕关节伸直的动作。

旋前圆肌。

高度应激阶段：前臂稳定于中立至轻度旋前的范围内，进行肘关节轻度伸直联合腕关节屈曲的动作，随后患者进行肘关节轻度屈曲联合腕关节部分伸直的运动。

轻度应激阶段：从肘关节90°屈曲位、前臂中立位以及腕关节轻度伸直位开始，然后进行肩胛上抬联合肘关节轻度伸直、前臂旋后、腕关节轻度伸直的动作。

FDS弓。

高度应激阶段：前臂稳定于旋后位，进行肘关节轻度屈曲联合腕关节部分伸直,以及示指、中指伸直的动作，随后患者进行肘关节轻度伸直联合腕指屈曲的运动。

轻度应激阶段：同高应激阶段的动作一样，但运动的弧度要更大。

缓慢、有节律地运动：以1～2次/s的节律进行，使滑移最大化，作用于神经的牵伸力最小化。

无负性症状：避免疼痛，感觉异常以及保护性肌痉挛。

请参考相关网站的视频资料，以做更详细了解。

（3）矫形器使用和防护

对于高应激状态的神经卡压，Lee和LeStayo建议使用肘后方矫形器，固定肘关节90°屈曲位及前臂中立位2周左右，只有在进行轻柔ROM训练的时候才能移除。轻柔的神经松动技术可在矫形器内进行。

肌内效胶贴：笔者发现肌内效胶贴有助于减轻作用于屈肌–旋前肌肌群的负荷。

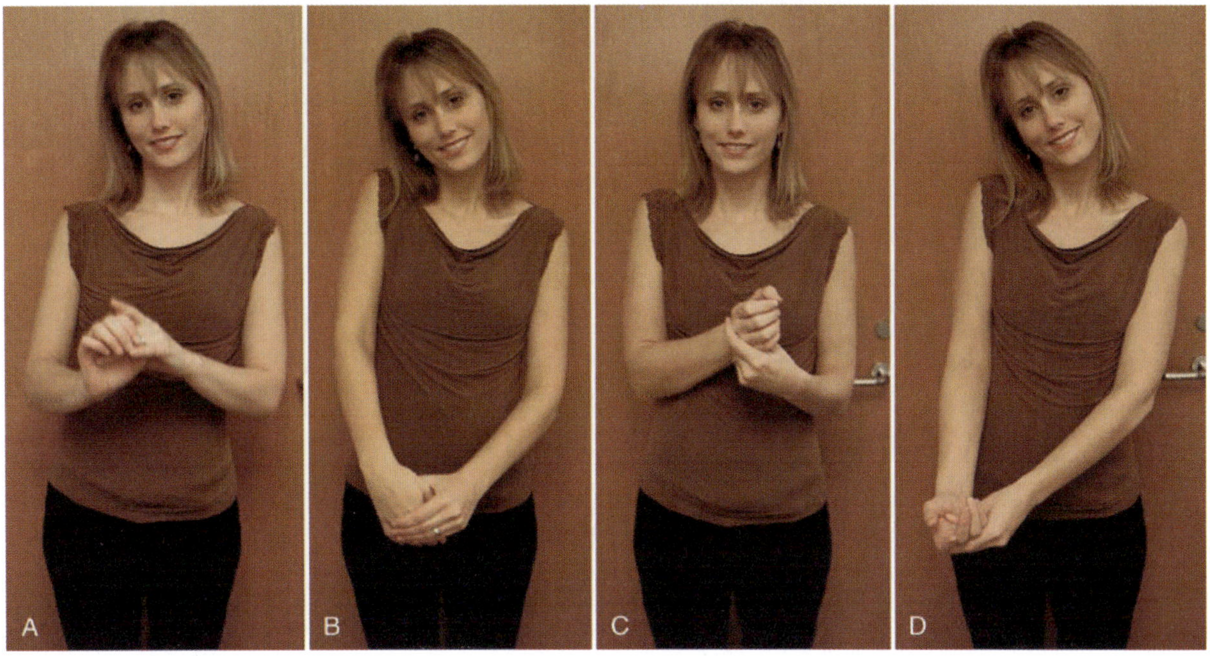

图52–14　旋前圆肌综合征。A.高应激阶段。步骤1：前臂稳定于中立至轻度旋前的范围内，以肘关节轻度伸直联合腕关节屈曲的方式进行摆动；B.高应激阶段。步骤2：患者进行肘关节轻度屈曲联合腕关节部分伸直的运动。动作以缓慢、有节律的方式进行；C.轻度应激阶段。步骤1：从肘关节90°屈曲位、前臂中立位以及腕关节轻度伸直位开始；D.轻度应激阶段.步骤2：进行肩胛上抬联合肘关节轻度伸直、前臂旋后、腕关节轻度伸直的动作（在低处给一个“5”）。该动作以缓慢、有节律的方式进行

（4）活动调整

人体工程设备使用：可调式分离键可以减少打字时前臂的旋转动作，垂直式或笔型鼠标可避免前臂的旋转，使用配有枪式握把的工具。

避免某些活动或姿势：应避免反复的前臂旋转和腕关节屈伸动作。

活动调整：3点和9点位握方向盘；推购物车时前臂处于中立位。

肩胛和核心稳定：可选择用于姿势再训练的8字带。

2.术后治疗

PS的手术松解包括Struthers韧带、肱二头肌腱膜、旋前圆肌（PT）纤维带处正中神经的减压及屈指浅肌弓的分离。术中松解的PT肌还要被重新连接，因此术后必须对其进行保护。

（1）保护ROM：避免前臂处于终末旋后位。

（2）矫形器使用和防护：Koo和Szabo建议石膏固定肘关节于90°屈曲位，前臂45°旋前位，以及腕关节轻度屈曲位，拆线后再考虑将石膏固定移除。

（3）神经松动术：治疗师回顾患者的手术报告后可开始神经松动术的治疗。神经松动术治疗应基于FLOSS原则，这在保守治疗部分已经讨论过了。

（4）瘢痕治疗和感觉脱敏：扩大的“S”形切口需从肘横纹近端10cm处向远端延伸至前臂的中部，因此瘢痕的治疗对这些患者非常重要。深层瘢痕组织松动及SGS是康复过程中的关键组成部分。相比于桡管松解，PS松解的患者出现的感觉超敏问题要少一些。

（5）活动调整和术后注意事项：若PT肌松解后又被重新缝合，康复早期阶段需避免前臂的主动旋前及被动旋后动作，以保护松解的PT肌。这种情况下，需佩戴矫形器对前臂旋转动作进行预防。

（六）前骨间神经卡压综合征

前骨间神经（AIN）是正中神经的一个主要分支，支配拇长屈肌（FPL），示指和中指的指深屈肌（FDP）及旋前方肌。AIN的潜在卡压点包括PT肌深头，肱二头肌腱膜副头，指浅屈肌（FDS）

弓，以及FPL异常纤维束或副头（Gantzer肌）。肿瘤，栓塞血管和骨折可能会导致AIN卡压。Casey和Moed报道了4例由于术后敷料过紧导致的AIN卡压综合征，病史均已超过3年。

AINS的发生率是罕见的，在上肢卡压性神经病的比重小于1%。患者可能主诉在前臂近端有隐隐作痛感，并随活动而加重。据报道，患者在进行类似书写、操纵旋钮、使用拉链及捡起小物件等需要指捏动作的活动时可能会有功能的受限。报道中，这些患者在疼痛和运动障碍出现之前可有肿瘤史或反复活动的经历。预防接种或病毒性疾病后出现双侧指深屈肌（FDP）和拇长屈肌（FPL）的自主运动障碍，可能暗示Parsonage–Turner综合征。治疗师需对病史全面了解有利于排除引起AINS类似运动障碍的近端病变。

对患者指捏活动时的手形态进行观察和分析，可以看到患者示指远端和拇指的指间关节呈伸直位，示指近端指间关节和拇指MCP关节则呈过屈位。FPL肌和示指、中指FDP肌的单独主动屈曲动作可能缺失或者减弱。

保守治疗和术后治疗

无论保守治疗还是术后治疗，治疗师的任务都是通过自适应设备或矫形器促进患者精细功能的恢复。拉链头和大直径钢笔可能对患者有用。银戒指和oval–8矫形器可通过稳定拇指和示指IP关节于屈曲位帮助患者进行指捏动作。AIN松解术后，可进行瘢痕、水肿、疼痛等方面的治疗。另外，避免重复性抓握和前臂旋转的病患教育使作用于AIN的牵伸力和压力最小化。治疗师应该告知患者神经损伤后运动功能恢复的比率，让患者理解恢复的时间可能长达6个月。

五、小结

肘、前臂、腕关节处的上肢神经卡压综合征需以系统的方式进行评价和治疗。对患者个人病史，家庭、工作情况的全面考量可帮助治疗目标和计划的构建。恢复软组织和神经移动性，加以矫形器保护及运动调整构成了保守治疗的框架。康复的早期介入可减少病变结构应力，使治疗结果更加理想。术后治疗中遵循相同的原则可促使功能的及时恢复。

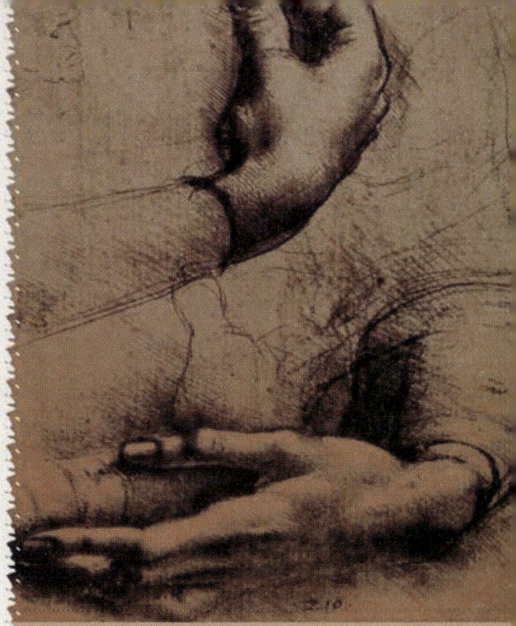

第八部分

8

近端神经疾病

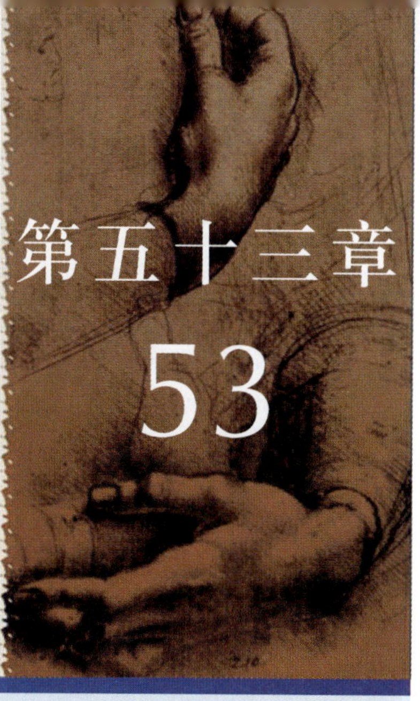

第五十三章

53

神经根型颈椎病

原著者 MITCHELL K. FREEDMAN, DO, MADHURI DHOLAKIA, MD, DENNS W.IVILL, MD, ALAN S. HILIBRAND, MD, AND ZACH BROYER, MD

译校者 李 想 洪 毅

关键点

- 神经根型颈椎病发病的高峰年龄为50–54岁。
- 50%～75%的患者在1～5年内出现颈部疼痛复发。
- 提示预后欠佳的因素包括：年龄、既往骨骼肌肉性疼痛病史、工作强度大、社会保障程度低、身体功能差、无工作保险、不良的工作姿势、长时间坐位和从事精密工作。
- 神经根型颈椎病的诊断一定要基于病史、查体，并结合影像学检查综合分析。
- 核磁检查对于神经根型颈椎病的确诊是一种可选的研究方法。
- 非甾体抗炎药、对乙酰氨基酚、肌松药、阿片类药物和抗惊厥药可用于神经根型颈椎病的治疗。
- 理疗、针灸、牵引和经皮电刺激可用于神经根型颈椎病的治疗。
- 颈椎椎板间和经椎间孔硬膜外激素注射有助于缓解根性症状。
- 手术治疗的目的在于通过解除神经压迫达到缓解上肢疼痛和恢复神经功能的作用。

在老年人群中，神经根型颈椎病的发病率要低于腰椎病变引起的根性疼痛。5%～36%的根性病变由颈椎引起。Radhakrishnan等报道，神经根型颈椎病发病的高峰年龄在50–54岁，年龄段的发病率约为202/100 000，而神经根型颈椎病在整体人群中的发病率约为83.2/100 000（男性为107.3/100 000，女性为63.5/100 000)。14.8%的患者在疼痛发作前有过度劳累或外伤病史。21.9%的神经根型颈椎病患者可确认存在椎间盘突出，而68.4%的患者可存在脊柱关节炎、椎间盘突出或两者兼有。神经根型颈椎病按节段分布分别为C_7占70%，C_6占9%～25%，C_8占4%～10%，C_5占2%。

一、发病率和患病率

Kondo等发现，有症状的椎间盘突出的发生率为5.5/100 000，其中男性为6.5/100 000，女性为4.6/100 000。发病率最高的年龄段男女均为45～54岁，其次为35～44岁。最常见的累及节段为$C_{5、6}$，其次为$C_{4、5}$和$C_{6、7}$。根据脊髓造影和放射学检查结果，Kelsey等发现75%的患者累及节段为$C_{5、6}$和$C_{6、7}$水平。

二、危险因素

成人发生颈部疼痛的危险因素包括吸烟、烟草暴露及较差的心理状况。年轻患者、乐观患者、社会需求度较低，以及较为自信的患者预后较好。而心理状况较差、易怒、沮丧及焦虑的患者预后较差。50%～75%的患者在1～5年间可出现颈痛复发。在工作年龄段的人群中，颈痛的危险因素包括年龄、既往骨骼肌肉疼痛病史、工作强度大、社会保障程度低、身体功能差、失业、不良的工作姿势、长时间坐位和从事精密工作是出现颈部疼痛的危险因素。女性比男性更易发病。经常锻炼及从事白领工作是预后良好的积极因素；而无法掌控工作状态、蓝领工人、既往颈痛病史，以及存在后遗症的患者预后较差。60%～80%的工人在1年内可出现颈痛复发。

三、定义和病因

神经根型颈椎病患者可由于颈部神经根受累而出现一侧或双侧上肢的放射痛。一般认为是由于神经根压迫或炎症所引起的。压迫因素包括颈椎间盘突出、颈椎病、滑膜囊肿、引起神经根受压的脊柱骨折、创伤造成的神经根撕脱、椎管内肿瘤、骨的恶性或转移性病变、脊膜囊肿、动静脉瘘和椎动脉受压等。神经根炎可由于带状疱疹、糖尿病和自身免疫性疾病等因素所引起，也可能是特发性因素。

四、鉴别诊断

神经根型颈椎病的鉴别诊断包括臂丛损伤和单根神经病变，包括胸长神经、肩胛上神经和腋神经。对于急性疼痛应注意与神经痛性肌萎缩（Parsonage-Turner综合征）相鉴别。远端神经病变，如尺神经、正中神经、桡神经，可引起远端疼痛和感觉障碍，类似根性疼痛的表现。累及肩关节和腕关节的机械性原因也应考虑在内。对于上肢疼痛，还应该鉴别是否为肩袖功能障碍、肱骨内上髁炎、肱骨外上髁炎，上述疾病也可能是由神经根型颈椎病导致的肌力不平衡所引起的。颈胸椎筋膜炎、椎间盘源性疼痛和小关节功能障碍也是引起上肢放射痛的原因，特别是发生于下颈椎的病变更容易引起上述症状。

脊髓型颈椎病（图53-1）可由创伤引起的骨折或脱位、颈椎髓核突出、椎管狭窄、肿瘤、动静脉畸形、硬膜动静脉瘘、脊髓空洞、亚急性联合变形（维生素B_{12}缺乏）、感染（硬膜外脓肿、脊髓结核、晚期梅毒、莱姆病、人类免疫缺陷病毒相关脊髓病），以及遗传性截瘫所引起。鉴别诊断必须包括引起上运动神经功能障碍的其他原因，包括脑部疾病（脑卒中、脑脊髓炎、肿瘤）、前角综合征和多发性硬化等。

五、病史

询问病史时应注意任何可能引起疼痛的事件或动作。患者应该勾勒出疼痛的分布情况或具体的疼痛点，以及感觉障碍的类型。患者常描述疼痛的部位在肩部，但如果将患者的描述转换成医学术语，则认为疼痛的部位在斜方肌或肩胛骨所在的区域。因此利用图示来表示患者疼痛的确切部位是十分重要的。特别要询问哪些活动可导致颈部、肩部和上肢疼痛加重。肩部和肘关节外侧存在感觉异常分别提示为C_4和C_5节段神经根受累。拇指部位代表C_6，中指代表C_7，小指代表C_8，肘关节内侧代表T_1，腋窝代表T_2。上肢广泛性感觉障碍提示为臂丛神经受累。下肢无力或二便障碍进一步提示为脊髓型颈椎病。

对患者应进行全面评估，以排除内脏因素引起的疼痛及对治疗效果的影响。可引起肩部和肩胛骨部位疼痛的内脏疾病包括心源性疾病（心梗/心肌缺血、主动脉瘤），肺源性疾病（包括肿瘤、

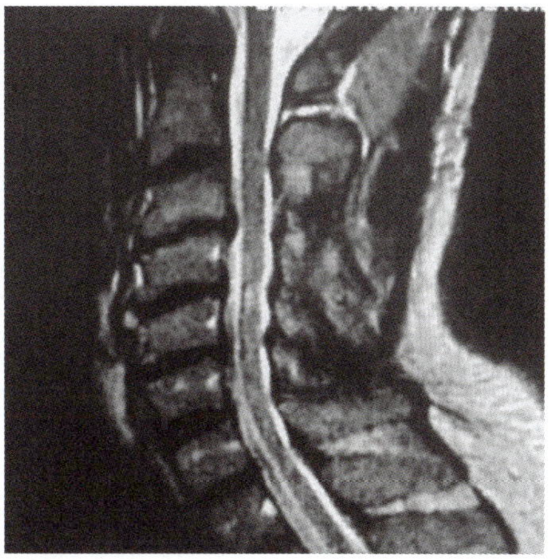

图53-1 颈椎MRI结果显示由于椎管狭窄、颈脊髓病导致脊髓内出现T_2异常信号改变

肺炎、肺栓塞），胃肠道疾病（消化性溃疡、胆囊炎、胰腺炎）。还应询问患者既往药物治疗、运动疗法、治疗模式，以及注射治疗的效果。同时还应对患者进行全面的功能及社会学评估，以明确疼痛对患者日常活动的影响程度。

六、体格检查

在可能的情况下，体格检查应首先观察患者步入诊室时的步态（是否存在痉挛步态）。患者应脱去衣物以便更好的观察上背部和上肢的肌肉。通过两侧对比可发现肌肉萎缩的部位。让患者保持站立位并通过激惹时间检查患者是否存在翼状肩。翼状肩与胸长神经损伤导致的前锯肌无力有关。通过检查上中下斜方肌的肌力可评估副神经的完整性。触诊颈部椎旁肌和斜方肌有助于发现压痛点和扳机点。颈部活动范围检查包括各个方向的屈、伸、旋转、侧屈活动。Spurling试验要求当检查者在患者头部施加向下的压力时患者颈部保持后伸、旋转和侧屈体位。患者在检查时出现的旋转侧上肢的放射痛应与之前的神经根型颈椎病的症状相一致。Tong等利用电生理诊断法发现，Spurling试验的敏感性为30%，特异性为93%。

七、影像学检查

如果在进行关节活动度检查时诱发出肩部疼痛，就应该进一步检查是否存在肩峰撞击综合征和肩袖功能障碍。肘关节检查应注意排除局部神经卡压综合征，例如尺管综合征、桡管综合征、肌腱炎，如伸肌总腱炎（网球肘）、屈肌总腱炎（肱骨内上髁炎）。在有关肩关节和肘关节的章节中有对体格检查，以及特殊临床表现的详细介绍，这对于进行全面检查及鉴别诊断提供了更进一步的信息。对四肢的感觉、运动及腱反射情况也要进行检查。若患者存在反射活跃或下肢痉挛、阵挛、巴宾斯基（Babinski）征阳性，应考虑存在上运动神经元病变。当怀疑此种情况时，应注意排除颈部以上，以及颅脑病变的可能。如果患者存在尿失禁，则一定要检查腹股沟区及直肠感觉功能情况，直肠自主收缩，以及直肠张力也应同时检查。在上运动神经元病变时，可能出现直肠括约肌无力和张力增高两种情况（脊髓休克期结束）。在上运动神经元病变时还会表现为球海绵体反射和肛门反射活跃。

病变神经节段的检查方法如下：屈肘肌（肱二头肌/肱肌，C_5），伸腕肌（桡侧伸腕肌，C_6），伸肘肌（肱三头肌，C_7），中指屈肌（指深屈肌，C_8）和小指外展肌（小指展肌，T_1）。腱反射对应节段：肱二头肌肌腱反射（C_5），肱桡肌肌腱反射（C_6），肱三头肌肌腱反射（C_7）。皮肤感觉功能分为针刺觉和轻触觉两种。各节段皮节对应点如下：C_2，枕骨粗隆；C_3，锁骨上窝；C_4，肩峰上端；C_5，肱骨外上髁；C_6，拇指伸肌表面；C_7，中指掌指关节背侧；C_8，第五掌指关节背侧；T_1，肱骨内上髁。本书第10章对上述检查方法有详细描述。

在检查上肢时也应注意评估脉搏情况，特别是桡动脉和颈动脉的搏动情况。出于诊断和治疗的目的，在可能的情况下应测量双上肢血压。治疗神经根病变的药物可能存在心血管系统的副作用，因此，在使用肌松药和非甾体抗炎药前应明确基础血压情况。

颈部平片对于神经根病变的诊断作用有限。平片可反映与年龄有关的退变性改变、序列变化、先天性异常，以及明显的骨折。屈伸位片可反映动态不稳。但这种退变性改变并不一定是疼痛的原因，因为在很多无症状患者中也可以看到这种改变。

磁共振对于神经根型颈椎病是一种可选的诊断方法。它可以对患者的神经结构和椎间盘组织作出准确的评估，并且具有无创和放射线暴露的优点。对于脊髓内部结构的损伤，包括水肿、出血、肿瘤和脊髓空洞也可以作出准确的评估。磁共振还可以对软性或硬性间盘组织作出鉴别，增加对诊断椎间盘突出的敏感性（图53－2和图53－3A和B）。在一项对34例手术患者的回顾性研究中，Brown等发现磁共振对病变预测的准确性为88%，CT脊髓造影为81%，而CT为50%。

CT脊髓造影是一种有创的诊断法方法，在观察脊髓或椎间盘组织方面并不比磁共振敏感。然而对于有内固定，或者是存在磁共振检查禁忌（如体内安装了起搏器，存在金属内置物，脊髓刺激器）的情况下，CT脊髓造影可以作为一种替代的检查方法。普通CT对骨性结构显影良好，可用于发现假关节和急性骨折。在磁共振检查存在禁忌及担心脊髓造影创伤性的情况下，普通CT可作为椎间盘突出的诊断手段。

在缺乏临床症状的前提下，上述影像学检查无法对疾病作出准确的诊断。影像学检查只有和患者的病史、体格检查，以及其他辅助检查相符，才能作出明确诊断。对于无症状的患者CT检查也可能发现影像学异常，而21%的无症状患者表现为脊髓造影异常。Boden等发现19%的无症状患者表现为磁共振检查异常，而对于年龄小于40岁和年龄超过40岁的患者出现磁共振异常的概率分别为14%和28%。

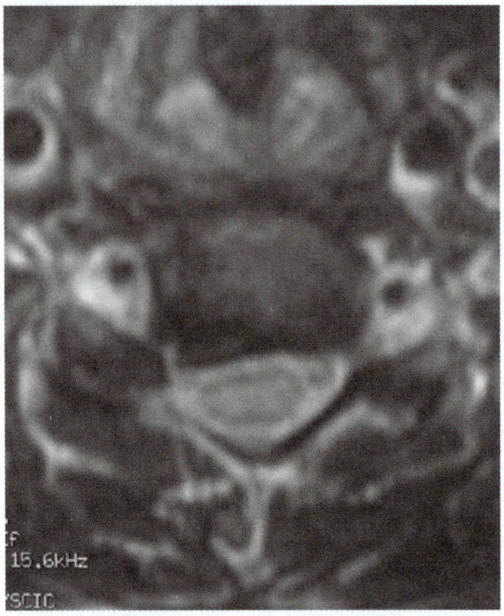

图53－2 MRI结果显示$C_{5、6}$节段骨性间盘突出

肌电图和神经传导功能检查是评估外周神经功能的一种生理学评价方法。除了可用于神经根病变的诊断外，还可用于神经丛损伤、单发外周神经损伤和脊髓病的诊断。在损伤后10天至6周的时限内，上述检查结果可能无明显异常。与标准的临床检查、脊髓造影及术中判断相比，肌电图和神经

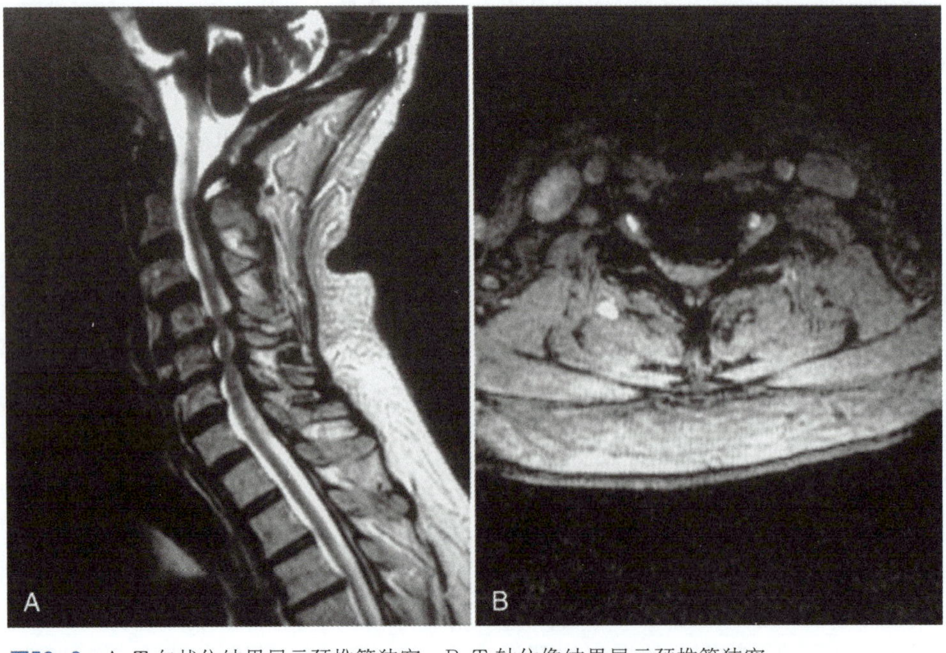

图53－3 A.T_2矢状位结果显示颈椎管狭窄；B.T_2轴位像结果显示颈椎管狭窄

传导功能检查对于诊断神经根型颈椎病的敏感性为61%～67%。病变节段神经根所支配的两块或更多肌肉表现为自发电位，而其他节段神经根所支配的肌肉则无此种表现。在腰段脊柱，由于30%的无症状患者会出现椎旁肌电生理异常，因此单纯椎旁肌的电生理异常并不能诊断为腰段神经根病变。本书第15章对于上述电生理评估方法会有详细的介绍。

颈椎小关节病变也是导致颈部疼痛及头部和上肢近端疼痛的原因之一。诊断颈椎小关节功能障碍可采取诊断性注射来直接或间接阻断病变小关节邻近节段脊神经背支的内侧分支。Dwyer等对小关节病变引起的牵涉性疼痛的分布部位作了详细的阐述。病史、体格检查及影像学上所发现的退变性改变并不足以作出诊断。一项有关小关节诊断性注射的非对照性研究发现，其假阳性率为27%。患者至少在两次诊断性注射中获得50%～80%的疼痛缓解率方可作出小关节功能障碍的明确诊断。对照研究可对比安慰剂和局麻药，以及长短效局麻药的治疗效果。

颈椎选择性神经根注射也可用于诊断。此项检查结果应和病史、体格检查和既往诊断结果综合分析，而不应单独作出诊断。在存在下列情况时诊断性注射可对病变神经根作出定位诊断：①疼痛放射的部位不典型；②有多个可能导致神经根病变的解剖结构异常；③神经根远端部位存在引起疼痛的病理因素。上述情况均可对病因学诊断造成影响。肩关节或肘关节内注射可用于判断疼痛的产生原因或参与因素。腰段脊柱进行诊断性注射的假阳性结果应引起注意。使用安慰剂和阻断力学结构，以及外周神经传入纤维可能是导致假阳性反应的可能原因。

八、药物治疗

治疗神经根型颈椎病的药物主要分为非甾体抗炎药、肌松药、阿片类止痛药、口服激素、局部应用药物、抗抑郁药、抗痉挛药和对乙酰氨基酚。对大多数颈椎病变患者，非甾体抗炎药是首选的治疗方案。非甾体抗炎药具有抗炎、止痛和退热的作用。在治疗神经根型颈椎病中，减轻炎症反应是很重要的。非甾体抗炎药在大剂量时具有抗炎作用，而在低剂量时具有止痛作用。对于非甾体抗炎药的选择应采取个体化的方式。对某种非甾体抗炎药无效的患者可能对另一种非甾体抗炎药有效。与非甾体抗炎药有关的危险因素包括胃肠道副作用、肾衰竭、肝功能衰竭和心血管疾病。对于COX-2的研究结果与其所倡导的胃肠道安全性是相矛盾的。

口服激素对于神经根型颈椎病的治疗是安全、有效的，患者一般耐受性良好。对于治疗总量不超过550mg的泼尼松患者，尚未见缺血性坏死的报道。

Peloso等回顾了药物治疗对颈部病变及挥鞭样损伤的治疗效果。尽管囊括了36项临床试验，但用于测试的药物种类却很少。主要包括口服非甾体抗炎药、止痛药、精神类药物、激素注射、局麻药注射和A型肉毒素注射。肌松药、止痛药和非甾体抗炎药的治疗效果值得商榷。

研究结果显示，与生理盐水相比，在减轻疼痛和改善功能方面A型肉毒素并未显示出明显优势。局麻药注射对于慢性颈部疼痛可产生一定的治疗效果，硬膜外联合注射激素和局麻药对于伴有上肢症状的慢性颈部疼痛患者可产生一定治疗效果。在伤后8h内应用激素可减轻挥鞭样损伤患者的颈部疼痛水平。

骨骼肌肉松弛药主要分为解痉药和抗痉挛药两种。相比于非甾体抗炎药，骨骼肌肉松弛药并未表现出更好的治疗效果，同时还具有较多的副作用。其所具有的镇静副作用可帮助患者降低夜间静息痛的程度。

阿片类止痛药也是一种治疗选择，但应注意控制治疗时限。开具阿片类药物的医师必须遵照政府的相关法律，同时注意筛查那些具有药物滥用病史的患者。由于此类药物具有生理依赖性，因此应考虑其他种类的药物。

对于不愿接受全身给药副作用的患者，使用局部作用的药物，如5%利多卡因贴皮剂和包含非甾体抗炎药的贴皮剂具有一定的优势。患者主要表述的不适为费用、对黏合物过敏和贴皮剂移位。含有多种成分的贴皮剂可能会有一定疗效，但目前还缺乏有关其超适应证使用的循证医学证据。

抗抑郁药可较好的缓解根性疼痛，提高患者睡眠质量。尽管选择性5-羟色胺再摄取抑制药可避免三环类抗抑郁药的很多副作用，但两者疗效孰优孰劣尚不得而知。双重摄取抑制药（5-羟色胺和去甲肾上腺素）由于具有抑制去甲肾上腺素摄取的作用，因此相对来说更有优势。但目前还缺乏相关的结论。抗痉挛药，如加巴喷丁，正在越来越多的用于根性疼痛的治疗。对于其他类型的神经源性疼痛，加巴喷丁的疗效是安全有效的。但目前对于选择单一用药还是联合用药还缺乏随机、对照性的研究结论。

九、物理治疗

神经根型颈椎病治疗的主要目的是减轻疼痛，恢复肌力和功能，以及防治复发。对于大多数患者来说，物理治疗是推荐的首选治疗方案。由于缺乏随机对照研究，有关物理治疗的疗效主要来自于病例系列研究、病例报道，以及个人经验。一旦出现颈部疼痛和根性症状应尽早开始治疗。研究显示，病程在1个月内的患者，物理治疗的效果要优于病程超过6个月的患者。

物理治疗频率一般为每周2～3次，持续约4周，具体治疗项目包括：颈部等容锻炼、姿势锻炼、牵引、颈部推拿、颈围领制动或使用经皮电刺激方法（TENS）。发病早期当颈部活动出现疼痛的情况下可首先采用颈部等容锻炼。当疼痛减轻后可开始颈部牵拉训练恢复颈部活动度。拉伸及强化训练主要针对颈部椎旁肌、肩胛带肌，以及腰部肌群。在一项包括10例患者的病例系列研究中，Cleland等发现颈部牵引、颈部屈肌和肩胸肌的活动和强化训练可显著改善患者的疼痛和功能水平。在对88项随机对照试验进行回顾后，Gross等发现对于存在颈部机械性疼痛和挥鞭样损伤相关疼痛的患者，颈部牵拉，以及强化训练可取得部分治疗效果。

急性期缓解疼痛的其他方法还包括热疗、冷疗、电刺激，以及使用颈部围领。有关颈部软性围领的治疗效果还缺乏统一的观点。有些研究显示，相对于主动治疗和休息，软性围领并未显示出明确的治疗效果。在疾病急性期围领可能会让患者在睡眠或活动时感觉更加舒适，但疗程应限定在2～3周，以免引起颈部椎旁肌无力。

经皮电刺激是通过表面电极向疼痛部位输送电流的一种治疗方法。经皮电刺激的治疗原理是调节感觉神经对于胶状质（门控理论）的传入信号及引起内源性脑啡肽的释放。关于电疗对于颈部疼痛的治疗效果还存在争议。有一些研究显示经皮电刺激可有效缓解急性非放射性颈部疼痛患者的疼痛水平，恢复活动能力。但荟萃分析结果却得出了相反的结论。在电疗开始前应注意患者是否合并电疗的禁忌证，有关内容将在第117章进行讨论。Gross和Hurwitz等报道，对于因挥鞭样损伤或机械性颈部功能障碍引起的颈部疼痛的患者，使用磷脂酰乙醇胺N-甲基转移酶的疗效要明显好于安慰剂组。

尽管很少获得文献支持，但牵引仍然是治疗神经根型颈椎病最常使用的方法之一。生理学研究结果显示，在颈部施加25磅的牵引力可使脊柱延长2～20mm。在颈部屈曲30°位时给予间断性的颈部牵引可使椎间隙前方高度增加21%。一项研究比较了单侧C_7神经根病变的患者使用功能调节和功能训练与间断牵引、功能调节加功能训练的治疗效果。结果发现牵引组在经过5个疗程的治疗后握力得到明显改善。这种握力的改善在10个疗程的治疗后消失，提示牵引的治疗效果是即刻的，也是短暂的。牵引对于扩大椎间隙后方的作用也是短暂的，在牵引后20min即恢复基线水平。Gross等发现，有中等强度的证据支持间断牵引对于缓解颈部疼痛和根性疼痛的效果要好于对照组或安慰剂。

颈部牵引可以通过机动装置或滑轮装置来完成。牵引借助与装置连接的枕颌带来提供向头端的牵引力。牵引开始时推荐使用5～10磅的牵引力，之后可逐渐增加重量，但最大不超过50磅。在患者可以耐受的情况下，一般推荐的牵引持续时间为15～25min。家庭牵引若使用不当或缺乏有效的监控可导致疼痛加重。颈部过伸位牵引可能导致疼痛加重、椎基底动脉供血不足或脊柱不稳，因此应尽量避免。此外对于老龄患者、合并韧带结构不稳、椎间盘炎、骨髓炎、脊椎或脊髓肿瘤、骨质疏松、无法控制的高血压、怀疑颈脊髓病、严重焦虑、有椎基底动脉供血不足病史、类风湿关节炎、中央型髓核突出或急性斜颈者，也是颈椎牵引的禁忌。

治疗师在为患者进行脊柱推拿时往往同时进行

颈椎手法牵引。轻柔的手法按摩通常被称为颈椎松动术，具体操作是在颈部屈、伸、侧屈和旋转时施加轻柔的压力。Gross等发现，有较强的证据支持多模式治疗，包括功能锻炼和松动术或按摩，可减轻颈痛和根性疼痛患者的疼痛程度，提高功能水平，但单独使用手法按摩则无上述效果。高强度的手法按摩通常由经过训练的按摩师或医师来完成。应该注意的是，这种治疗方法可导致严重的副作用，如卒中、无力或瘫痪（发生率1/10 000～6/100 000)。对于合并椎管狭窄或血管疾患的患者，发生上诉情况的概率更大。其他与高强度手法按摩有关的并发症包括头痛、晕厥、眩晕、头晕、上肢感觉异常或一过性疼痛加重（持续6～72h)。应用抗凝药物、未控制的糖尿病、动脉粥样硬化、可疑椎基底动脉供血不足、骨质疏松、韧带松弛、脊柱骨关节病和急性椎间盘突出都是高强度手法按摩的禁忌证。

神经根型颈椎病的物理治疗方案还包括患者宣教、“颈痛学校”、体能训练和人体工程学评估。颈痛学校主要进行健康训教，通常4～10名患者一组，向患者讲授颈部解剖和避免颈部过度受力的方法。颈痛学校有可能减少神经根症状复发的概率，但无助于减轻疼痛。

对于人体力学方面，一般认为应避免引起颈椎间盘负荷加重的姿势，如颈部前屈、旋转或长时间的后伸等。同时注意在坐位时应利用肩部和上肢支撑身体。人体工程学评估应保证患者在工作环境，特别是使用电脑时不会加重上述症状。

最后，患者在理疗过程中应定期进行重新评估。如果理疗4～6周后症状无改善，应终止理疗并考虑其他的治疗方法，如药物治疗或注射治疗等。如果治疗后症状改善，可对患者进行指导并于家中开展训练。本书第55章对于上述情况的处理办法作出了详细的阐述。

十、针灸

针灸（针灸一词来源于拉丁语Acus，针；和pungere，刺）是一种古老的技术，医师将一种像头发丝一样纤细的针插入患者身体的特定部位以达到防治或治疗疾病的目的（图53–4）。针灸过程中还会使用各种刺激技术，包括手法技术、电刺激技术、热刺激技术（艾草或艾灸）或激光刺激技术。西医观点认为针灸止痛是通过刺激外周神经系统、调节自主神经系统、抗炎，以及直接的针刺效果而发挥作用的。根据Pomeranz和Berman的观点，针灸通过刺激肌肉中的细小神经纤维引起脊髓、中脑和下丘脑垂体中内啡肽和单胺释放，发挥止痛作用。根据针灸针插入部位和刺激形式的不同，针灸可通过上述三个系统来发挥作用。将针灸针插入紧邻疼痛的部位可刺激上述所有三个系统发挥最佳的止痛效果，而将针灸针插入疼痛的远隔部位则仅激活中脑和下丘脑系统。通常上述两种治疗方法共同作用可发挥最佳的治疗效果。

尽管这种治疗方案被很多患者接受，但是在医疗界，有关针灸治疗神经根型颈椎病的确切疗效还是存在争议的。针灸确实可以减轻颈部疼痛，并产生具有统计学意义的治疗效果，但与安慰剂组相对比并未表现出明显的优势。最近两篇有关针灸治

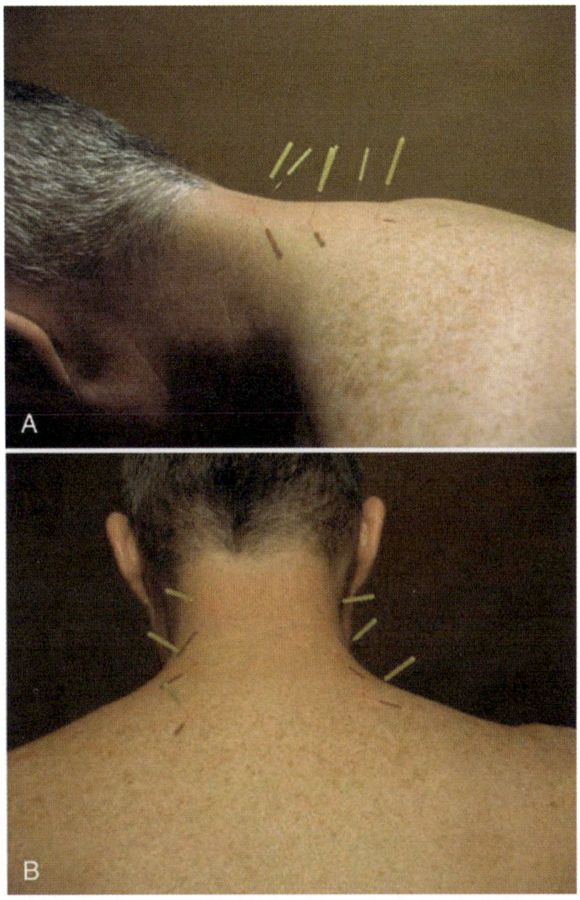

图53–4 颈椎针灸的侧面观（A）和后面观（B）

疗颈部疼痛的综述表现出不一致的结果。White和Ernst发现有效和无效患者的人数相当，而Smith认为针灸并未对慢性颈部或背部疼痛产生有效的止痛作用。

最初接受针灸治疗的患者前2周总计治疗3～4次。若出现明确的功能改善，则推荐再接受4～6周，总计8～12次的治疗。由有资质的医师进行针灸治疗通常是安全的，很少发生严重的并发症。White等和MacPherson等观察了英国2001年接受针灸治疗的66 000名患者，未发现严重的并发症。Ernst等发现最常见的副作用是拔针后少量出血、血肿和头晕。

十一、颈部注射

在颈部可采用经椎板间或经椎间孔途径进行硬膜外注射。由于颈部周围有很多重要的结构，因此为确保安全和有效，颈部穿刺一定要在X线透视下进行。

椎板间注射要求穿刺针进入到硬膜外间隙后方。这一间隙越向头端越显狭窄。在C_7水平，硬膜外间隙的厚度为1.5～2.0mm，在此阶段之上厚度为1.0mm。病理情况下这一间隙的水平可能变得更窄。因此颈部穿刺最常选择的间隙为$C_{6、7}$节段和C_7T_1节段，而C_7T_1节段空间最大也最安全。

对于患有特定节段根性症状的患者可采用经椎间孔硬膜外激素注射的方式来进行治疗（图53-5）。对于选择性神经根阻滞的患者，主要目的在于阻滞神经根以明确疼痛来源，因此无需注射激素。如果阻滞后疼痛缓解，则被阻滞的神经根应该考虑为疼痛的来源。在以治疗为目的的神经阻滞时可注射激素以减轻局部的严重反应。

目前，还没有随机试验来证实颈椎硬膜外注射可缓解颈部的轴性疼痛。有2个随机试验证实颈部椎板间注射可有效缓解根性疼痛（图53-6）。Stav等的研究显示，相对于痛点注射，颈椎硬膜外注射在术后1周和1年时的疗效更为显著。对于根性疼痛，椎板间注射在术后1周和1年时的有效率分别76%和68%，而痛点注射的有效率为36%和12%。在另一项随机试验中，Castagnera等发现椎板间注射的有效率在术后1个月时为71%，而在术后3、6、

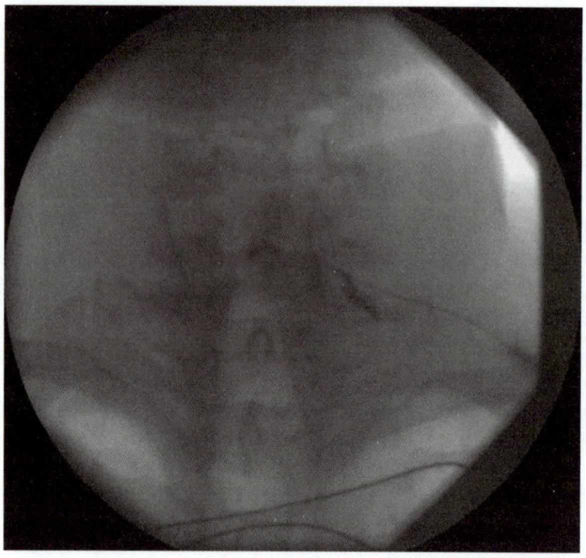

图53-5 颈椎经椎间孔硬膜外激素注射术中正位X线

12个月时均为79%。

有一项非随机试验证实颈部经椎间孔注射可有效缓解根性疼痛症状。在Kolstad等开展的一项前瞻性研究中，准备接受颈椎手术的患者先接受2次颈部经椎间孔注射。在注射后的6周和4个月时，患者的疼痛有明显缓解，5/21的患者取消了手术。在一项回顾性研究中，Lin等发现70例患者在颈椎硬膜外注射后根性症状有所缓解。在经过平均13个月的随访后作者发现，63%的患者临床症状得到改善，并最终避免了手术的可能。Cyteval等发现60%的患者在颈部经椎间孔注射后疼痛症状得到改善，在随访6个月时未见症状复发。在一项前瞻性研究中，Bush和Hillier发现在注射后7个月时疼痛症状仍可得到明显缓解。

颈椎椎板间和椎间孔硬膜外注射并发症较为少见，但有时也会发生一些严重的并发症。Waldman总结了790例接受颈椎硬膜外注射患者的临床资料，发现有3例出现血管迷走神经性晕厥反应，1例出现表浅性感染，2例出现硬膜撕裂。硬膜穿透的概率为0.5%～5.0%。这可能导致姿势性头痛。这种头痛在站立和坐位时加重，仰卧位时可缓解。其他并发症包括恶心、呕吐和畏光表现。

有关颈椎硬膜外注射的严重并发症也可见文献报道，包括脓肿和感染。如果手法不当还可能穿透硬膜进入脊髓导致创伤性脊髓损伤和脊髓空洞形

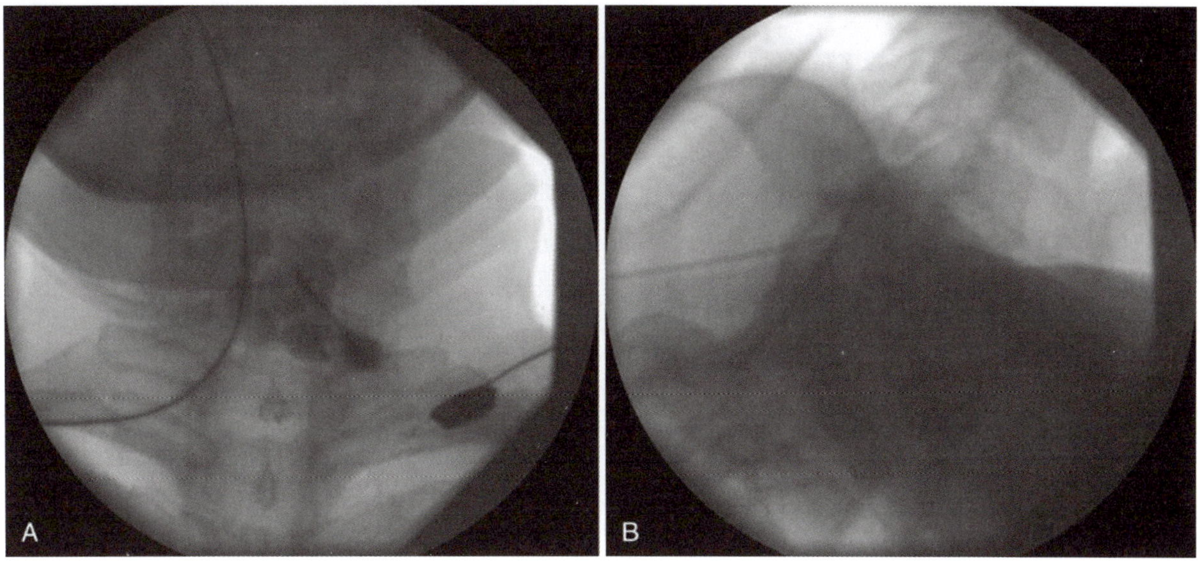

图53-6　A.颈椎经椎间孔硬膜外激素注射术中正位X线；B.颈椎经椎间孔硬膜外激素注射术中侧位X线

成，以及中央综合征。

颈椎经椎间孔硬膜外注射的严重并发症也可见文献报道。在一项对美国疼痛学会医师进行的匿名调查中，总结统计了78例并发症，包括16例椎基底动脉供血区脑梗，12例颈脊髓梗死，2例脑和脊髓同时梗死。总计有13例意外死亡，其中5例病因不明。受试者不会因为存在诉讼或诉讼未解决而隐瞒报道并发症。

十二、手术治疗

在过去的50年中，神经根型颈椎病的手术疗效要好于其他脊柱疾患的治疗效果。神经根型颈椎病的治疗目的包括通过解除神经压迫（如切除突出的间盘组织和骨赘，限制异常活动）缓解上肢疼痛，恢复神经功能。很多手术方式都据称可达到上述目标。但是手术治疗主要适用于保守治疗无效的患者。

对于大多数神经根型颈椎病患者，非手术治疗可部分缓解上肢疼痛，恢复正常活动。未接受任何治疗的神经根型颈椎病患者有2/3可获得一定程度的症状改善。手术治疗一般需等待正规的非手术治疗接受后再进行考虑。但某些情况下也存在例外。第一个例外就是有少数患者出现对日常生活功能影响较大的肌群无力，例如患者由于$C_{4、5}$节段椎间孔处间盘突出导致右侧肱二头肌肌力下降至3级。这种情况可严重限制患者的日常生活能力，如伸手触摸头部、剃须、刷牙或梳头。另一种越过保守治疗阶段而直接考虑手术治疗的情况是针对机械师或外科医师，此类患者主要依靠双手完成日常工作，因此一旦出现手内在肌无力应尽早接受手术治疗。另一条更为模糊的手术指征是“顽固性疼痛”。通常此类患者经过保守治疗根性症状往往无法获得满意的缓解。

对于MRI或者CT脊髓造影显示有明显压迫且患者也存在根性症状的患者是否应采取手术治疗，也是一个很难决断的问题。对于普通人群来说，MRI出现脊髓压迫表现的比例大概在5%～10%，但出现脊髓病表现的比例不到1%。对于出现根性症状及MRI上有明显压迫表现的患者，当出现脊髓病表现以及运动不协调，灵活性和平衡性下降，以及行走困难的情况下应考虑越过保守治疗阶段，尽早接受手术治疗。颈脊髓病的自然病史并非良性。患者虽然无脊髓病的症状，但体格检查可能会有所表现，例如反射亢进或霍夫曼（Hoffman）征阳性。

对于此类患者应定期观察神经学表现。但由于目前还无法准确预判脊髓病的进展程度，因此对治疗方法的选择造成一定的困难。我们一般建议患者接受保守治疗，但对于根性症状持续存在的情况下，有脊髓压迫表现的患者更应该接受手术治疗。

一旦决定手术治疗，接下来要考虑的就是合理的手术入路。根据文献报道，前路和后路对于根性疼痛的缓解率均达到90%以上。后路手术需要在神经根自脊髓发出的部位进行椎间孔扩大或椎间孔切开。对于椎间孔部位存在间盘突出压迫神经根的情况下，这种方法可以对神经根进行直接减压。后路手术可使90%的患者根性症状获得改善。相对于后路手术，前路手术的应用更为广泛，适应证也更宽泛，主要包括椎间孔处或脊髓前方的压迫。此外前路手术通过椎间融合或放置人工椎间盘，可达到限制局部异常活动保持稳定的作用。前路手术还适用于有明显颈部疼痛、明显关节炎表现或滑脱的患者（图53-7）。

Bohlman等报道了有关神经功能改善及疼痛缓解的长期临床疗效。在平均5年的随访中患者上肢疼痛和神经功能改善率均达到90%以上。最近来自美国食品药品监督管理局的数据显示，有关颈椎间盘置换的临床试验进一步支持Bohlman等的研究结果。

有关前路和后路手术对根性症状临床疗效的比较性研究还未见报道。Herkowitz等进行的一项前瞻性研究包括44例神经根型颈椎病的患者，根据手术方式的不同分为前路组和后路组。平均随访时间4.5年，前路组疼痛缓解率达到94%，后路组为75%。

手术并发症的发生率虽然较低，但可能是灾难性的。在一项近500例因神经根型颈椎病或脊髓型颈椎病而接受颈椎手术的研究中，术后发生不同程度瘫痪的比例为0.2%。其他危及生命的并发症的发生率约为1/1000，包括椎动脉损伤和食管损伤。两种手术均可能出现的常见并发症是减压不充分导致术后症状改善不满意。对于并发症的发生率还缺乏可靠的数据，但根据已有的报道结果认为发生率低于10%。后路手术发生感染的概率约为1%，如果切除小关节超过50%还有可能因医源性脊柱不稳而导致症状复发。前路手术可能出现假关节形成，发生率一般小于10%，患者通常在术后经历3～6个月的症状缓解期后出现症状复发。发音困难和吞咽困难也是前路手术的常见并发症，但一般在术后6周左右可自行缓解。

总之，神经根型颈椎病的手术治疗有助于改善疾病进程，获得比非手术治疗更好的临床疗效。但手术治疗的风险要显著高于非手术治疗，因此只有在非手术治疗失败时才考虑手术治疗。设计一项前瞻性研究比较手术和非手术治疗对于神经根型颈椎病的临床疗效，可能会对手术治疗的确切效果作出

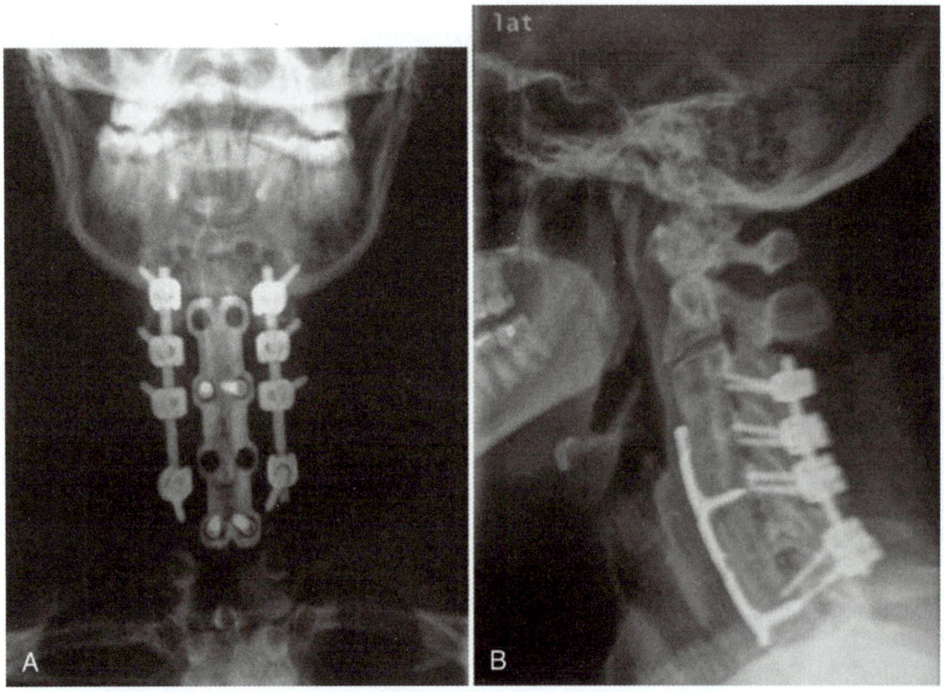

图53-7 $C_{3\sim7}$前后路融合术后正位（A）和侧位（B）X线

准确的评价。

十三、小结

由于对于牵涉性疼痛和上肢疼痛的诊断方法存在很大差异，因此无论是对于临床医师还是治疗师，神经根型颈椎病的检查和治疗都存在很大的挑战。有很多种方法可用于减轻患者疼痛和麻木症状。首先应确保患者接受保守治疗。如果症状无改善应考虑其他的治疗方案，如针灸、硬膜外注射和手术治疗。早期的正确处理对于避免疼痛和其他临床症状加重具有意义。

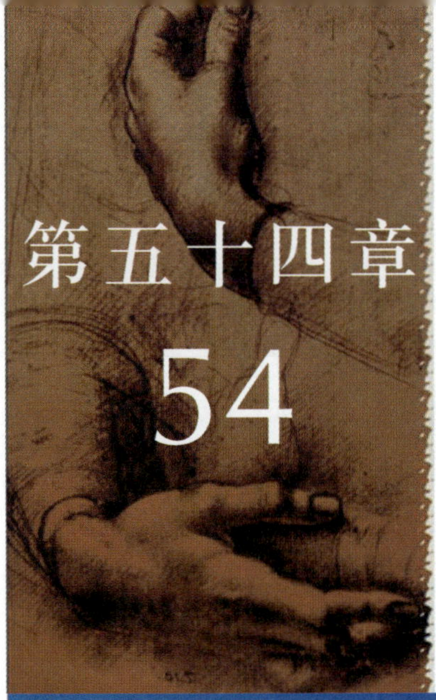

第五十四章

54

胸廓出口综合征

原著者 A.LEE OSTERMAN, MD AND CHRIS LINCOSKI, MD

译校者 王方永　洪　毅

关键点

- 胸廓出口综合征存在争议。
- 诊断需要彻底的检查并且主要为临床诊断。
- 主要表现在三个方面：神经、动脉和静脉。
- 大多数病例可以通过非手术治疗。
- 手术减压胸廓出口空间有助于治疗症状顽固的病例。

在手外科和治疗专业很少有疾病像胸廓出口综合征（TOS）那样会引起如此大的争议和困惑。TOS的定义是胸出口神经结构的压迫综合征。TOS产生的争议和困惑源自于缺乏对解剖结构一个完整理解和客观的查体。由于其难以诊断和缺乏一致的治疗反应，TOS仍然是最难治疗的上肢压迫性神经病变。本章简要回顾这个有争议的综合征的历史和相关的解剖学基础并讨论目前的诊断标准和推荐性手术治疗方法。下一章（第55章）讨论物理疗法在治疗TOS中所起的作用。

一、解剖学

胸廓出口区域是指从椎间孔到喙突及其包含的臂丛神经、锁骨下动脉和静脉（图54–1）。压迫可以发生在三个不同的解剖区域：肌间沟三角（斜角肌间隙）、肋锁间隙和喙突下区域。任何条件下，如先天性变化，占位性病变，炎症或纤维化，继发创伤，均可以缩小这些空间，从而引起臂丛压迫性神经病变或动脉或静脉受压。

肌间沟三角接壤处前面是前斜角肌，后面是中斜角肌，下方是锁骨（图54–2）。臂丛和锁骨下动脉通过该区域，锁骨下静脉在其前方通过。斜角肌作为辅助呼吸肌在深呼吸时可以提升第一肋骨。由于与锁骨下臂丛的连接紧密，并且锁骨下动脉在前斜角肌和中斜角肌之间通过，这些肌肉收缩可以导致神经血管压迫。有文献报道异常的斜角肌包括前斜角肌和中斜角肌互相重叠插入和各种方式的融合（图54–3）。小斜角肌是一块变异的肌肉，起点位于$C_{6、7}$椎骨横突，插入第一肋骨和胸骨，穿行于锁骨下动脉和臂丛下部之间。此肌肉变异可以

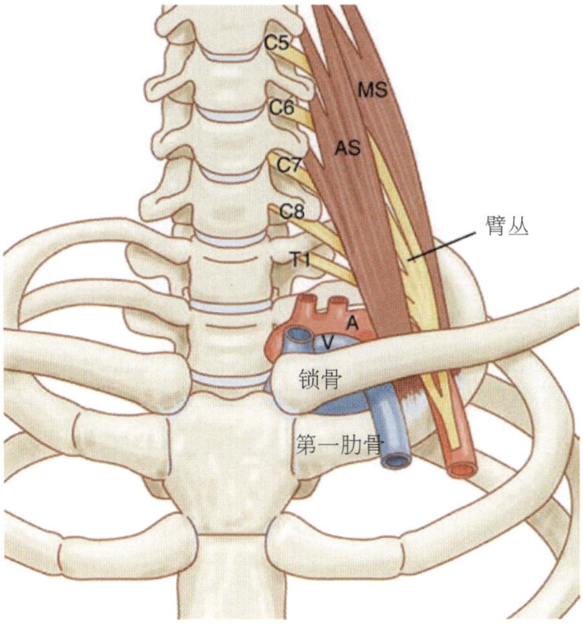

图54-1 胸廓出口指斜角肌至第一肋骨边缘的区域。锁骨下静脉在前斜角肌的前方，在锁骨的下方。A.锁骨下动脉；AS.前斜角肌；MS.中斜角肌；V.锁骨下静脉

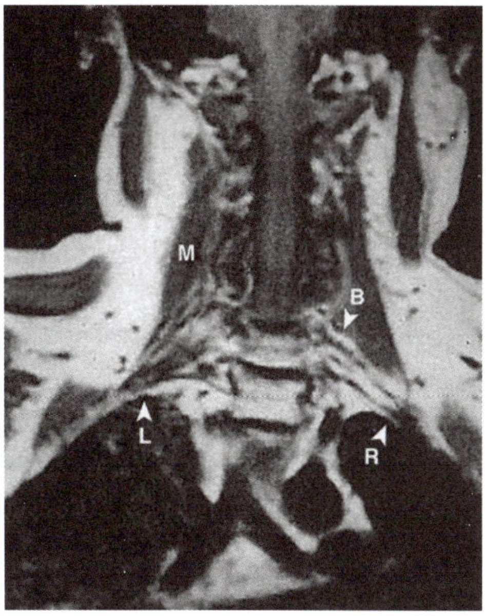

图54-3 无异常团块的正常臂丛磁共振图像。B.臂丛；L.肺尖；M.斜角肌；R.第一肋骨

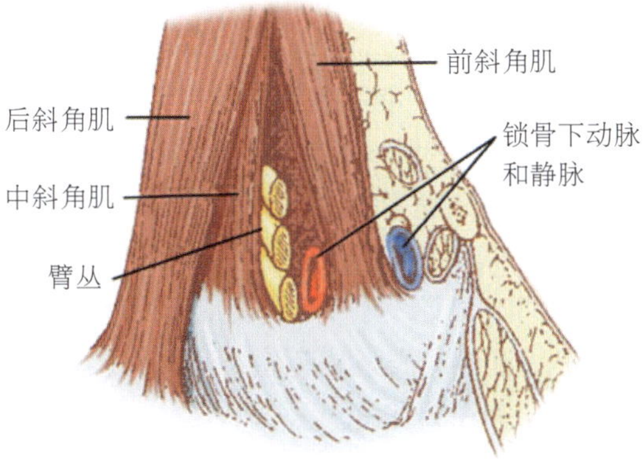

图54-2 肌间三角区前方是前斜角肌，后方是中斜角肌，上方是锁骨。臂丛和锁骨下动脉穿过该区域。锁骨下静脉走行于该区域的前方。深呼吸时，斜角肌作为辅助呼吸肌可以提升第一肋骨

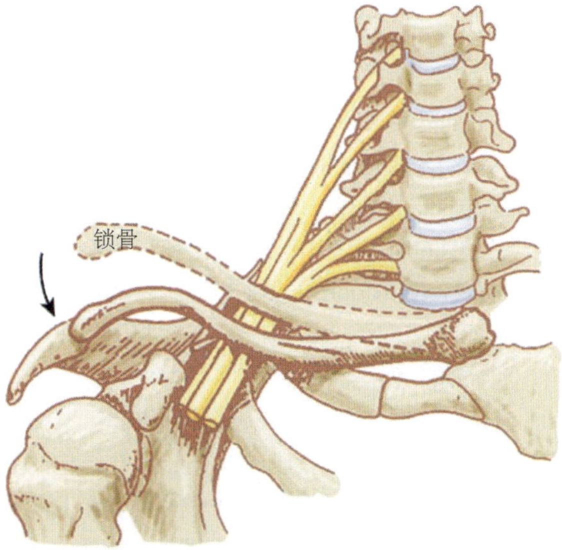

图54-4 肋锁区或三角区的前方是肋锁韧带和锁骨下肌，后中侧是第一肋骨，后外侧是肩胛骨。该区域是动态变化的，当我们向前运动肩膀时锁骨旋转空间缩小

缩小斜角肌间隔，造成神经压迫。据报道占TOS的30%～50%。

肋锁空间或三角形由前方的锁骨、肋喙韧带和锁骨下肌及后侧面肩胛骨组成（图54-4）。可能有以下几个原因导致锁骨下血管和臂丛的压迫：第一肋骨或锁骨中段骨折或组织血肿，不良姿势如肩部下垂，或先天性狭窄或异常。肥大的锁骨下肌压迫锁骨下静脉，引起Paget-Schroetter综合征。肋锁韧带也可以压迫锁骨下静脉。

喙突下空间压迫在三种潜在的空间压迫中最常见。神经血管束走行于喙突的前方和胸小肌的下方，插入喙突。肢体的过度外展可以使胸小肌挤压神经血管束。上肢外展可直接牵拉喙突周围神经血管束，也可以使胸小肌紧张，造成进一步的压迫。

Wright第一次使用过度外展综合征这个词组，并对Wright过度外展试验进行了描述。粗矮的男性反复伸展上肢超过头部时，上肢的过度外展使锁骨向后上方移动，缩小了肋锁空间。

颈肋是与TOS相关的最常见一种的结构。0.2%～0.6%的个体出现颈肋，50%～80%为双侧。可以形成的比较完整，但多数是不完整的，并有纤维束连接颈肋骨尖和第一肋骨。Wright和Roos描述了9类筋膜束导致的血管神经压迫。这些纤维束常黏附到某一颈肋的顶端，如C_7横突，第一肋骨，与常见的动脉压迫密切相关。也可以引起臂丛神经压迫，造成神经系统综合征。

第一肋骨形态异常可以进一步缩小胸廓出口。这些异常包括颈肋融合至第一肋骨，第一肋骨融合至第二肋骨，异常定位或分叉肋骨。第一肋骨骨折的结痂可导致神经血管结构压迫。

二、历史

著名的外科医师Galen、Vesalius、Halstead、Ochsner、DeBakey和Adson对TOS的历史发展贡献卓越。TOS始于Galen和Vesalius对颈肋重要性的认识。1860年Willshire第一次使用颈肋综合征的诊断。1861年Coote首先报道出现颈肋压迫可进行的肋骨切除手术。1910年Murphy报道了第一例第一肋骨切除手术。

随后，转移到对TOS发病机制的研究。Adson和Coffey报道了斜角肌肌肉对神经血管结构的压迫。他们推荐了一种新的手术方式，前斜角肌切除术并切除异常插入的肌腱，描述了Adson现象（稍后讨论）。1935年Ochsner等报道了斜角肌肌肉异常，并且第一次使用前斜角肌综合征。此后斜角肌切开术成为治疗TOS最普遍的手术方式。由于其复发率为60%，斜角肌切开术逐渐淡出历史舞台，重点放在了寻找其他致病因素。由与锁骨和第一肋骨之间的空间压迫关系密切，1943年Falconer和Weddell提出了肋锁压迫综合征。

渐渐的，研究重点由斜角肌转移到第一肋骨。1966年Roos描述了经腋入路进行第一肋骨切除的方法。报道称可达到93%的改善率，成为治疗TOS的首选治疗方式。Roos将手术重点集中在解决臂丛压迫而不是血管压迫，并描述了许多由先天性神经束压迫引起的TOS。Atasoy结合Adson和Roos的研究指出斜角肌间隔和第一肋骨均是可出现压迫的部位。1996年，Atasoy报道联合进行经腋路颈肋切除术和经斜角肌切除可完全解除胸廓出口的压迫。许多外科医师为TOS的诊断做出了贡献，他们先是侧重于血管压迫，后侧重于神经压迫，导致了各种各样的命名的出现。命名的多样性凸显了诊断的困难性和疾病表现的多样性。TOS曾经被称为颈肋综合征，斜角肌综合征，喙突下-胸小肌综合征，锁骨综合征，第一肋骨综合征，中斜角肌综合征，Paget-Schroetter综合征，背包麻痹征，垂肩综合征和过度外展综合征。胸廓出口综合征由Peet等提出。

三、分类

Wilbourn将TOS主要分为两种类型，血管性和神经性（框54-1）。血管性较少，占TOS的不到5%。血管性TOS进一步细分为两种亚型，动脉性和与静脉性。由于亚型不同，TOS可以有不同的描述。压迫的锁骨下静脉和压迫的锁骨下动脉分别表现为静脉性和动脉性TOS，而臂丛神经压迫引起神经性TOS。据估计，臂丛是最常见的压迫结构（90%），其次是锁骨下静脉（6%～7%）和锁骨下动脉（3%～4%）。血管亚型表现出诊断的客观体征和症状，而神经类型常没有。因此，围绕TOS的很多争议与神经性有关。

（一）动脉胸廓出口综合征

动脉TOS是最少见的类型，在Sanders等报道的超过2500例的临床病例中占不到1%。动脉TOS可为急性、慢性或急-慢性。急性TOS临床表现明

框54-1 胸廓出口综合征分类

血管

动脉胸廓出口综合征

静脉胸廓出口综合征

神经

真性神经性胸廓出口综合征

争议性神经性胸廓出口综合征

显，进展迅速，可导致肢体缺血。体征和症状包括疼痛、面色苍白、脉搏消失和感觉异常。慢性或急-慢性动脉TOS常伴随血栓栓塞并发症。慢性动脉压迫导致内膜损伤、动脉狭窄、血栓形成、血栓栓塞并发症和动脉瘤形成。以上往往是晚期诊断。有单侧雷诺病病史的应怀疑慢性动脉TOS的误诊。因患TOS综合征的患者出现神经压迫时，应做有关微栓子疾病的检查。包括跛行、指尖溃疡和寒冷不耐受。动脉TOS几乎都是由骨异常引起压迫造成的。几乎所有患者有颈肋或骨异常而造成压迫。源自颈肋或C_7横突延长部的致密筋膜束与之密切相关。另外，畸形的锁骨或第一肋骨可能导致动脉压迫。在Adson试验中的移位和Wright过度外展可引起锁骨下动脉压迫。在锁骨前方可以触摸到锁骨下动脉并可听到杂音。对于动脉TOS的患者，应该做胸部X线以评估有无颈肋或其他骨骼异常。血管TOS的诊断最初可通过无创性检查进行评估，如双成像，并做血管造影进行确认。急性动脉TOS的治疗是紧急栓子清除术。治疗慢性动脉TOS是手术减压与动脉修复重建。

（二）静脉胸廓出口综合征

位于胸廓出口的锁骨下静脉闭塞可引起静脉TOS，比动脉TOS较常见，但比神经性TOS少见，只占所有TOS病例的2%～3%。与动脉TOS一样，静脉TOS可以是急性的也可以是慢性的。血栓或突然大幅度运动上肢后可导致急性静脉TOS的发生，称为血栓形成或Paget-Schroetter综合征。主要发生于肌肉强壮的年轻男性进行高强度运动后，一般认为是肋锁韧带冲击造成的。也可发生于用手过度的运动员，由于上肢过度外展，造成压迫和锁骨下静脉闭塞。急性闭塞导致上肢突然疼痛肿胀，而慢性阻塞表现为更多潜在的肿胀或发绀。最好的诊断性检查是动态静脉造影术。如果静态静脉造影是正常的，上肢可外展到180°，可以显示该位置的病理性压迫。锁骨下静脉血栓形成常是由一些次要原因造成的，如内在凝血异常或锁骨下静脉导管。肿瘤也可以引起锁骨下静脉的外来性压迫。锁骨下静脉的压迫主要发生在肋锁空间。治疗包括通过溶栓移除血栓和校正潜在的异常。如果压缩是由先天肋锁空间狭窄所造成的，可以通过经腋入路第一肋骨切除术进行手术减压治疗。

（三）神经性胸廓出口综合征

Wilbourn分类中，神经性TOS是目前最常见的类型。神经性TOS最常见的病因是颈部创伤后由于个体解剖易感性导致胸廓出口的狭窄。过度伸展颈部外伤可导致斜角肌瘢痕。Ochsner描述了前斜角肌的肥厚、变性、纤维化，被认为是导致神经受压的原因。神经性TOS的另外一个常见病因是重复性应激损伤。不良的姿势在发病中也有一定的作用。

Wilbourn将神经性TOS细分为“真性”神经性TOS和“有争议的”神经性TOS两种类型。真性神经性TOS是极为罕见的，有客观存在的神经压迫体征，常见于低位臂丛。客观的体征和症状包括低位神经丛感觉异常，握力下降和小鱼际萎缩。患者通常有轻微疼痛，但也有客观存在的神经压迫体征。真性神经性TOS几乎总是存在骨骼异常，如颈肋造成神经性压迫。感觉异常是最常见的症状，可达95%。感觉异常最典型的发生在前臂内侧，第四和第五指。

有争议的神经性TOS症状不太明显，可以包括肩部疼痛、四肢无力、头痛、颈部和肩胛肌肉痉挛、上肢感觉迟钝和感觉异常。由于优势下丛的参与，感觉异常常见于内侧前臂，第四和第五指，也可以是模糊的，涉及整个上肢。这些不典型的表现是有争议的神经类型特点。患者可能抱怨“死臂”的感觉，整个上肢可能“休眠”。患者也可以有四肢无力和疲劳感，深部肌肉的表现更加明显。在上肢上举与上肢过度外展时，症状加重。有争议的神经性TOS，也可引起不明显的血管症状，如肿胀、发绀和手部温度较低。

四、诊断

由于胸廓出口压迫症状的多样性，诊断TOS是很困难的。此外，绝大部分神经性TOS患者属于有争议的类型，没有客观体征或有意义的电生理学测试结果，使这一诊断特别具有挑战性。诊断主要靠临床表现与辅助研究，并排除其他诊断。大约98%的症状是神经系统症状。近20～40年女性的发病率是男性的3倍，原因不清楚，可能与颈部骨和软组织异常发病率增加有关。有趣的是，该疾病更常见于有私人健康保险的人群，少见于需要医疗救助人群。在美国TOS发病率呈增加趋势，而其他国家如英国却不太常见。

TOS可以伴发腕管综合征，肘管综合征或其他压迫性糖尿病性神经病变，如双重挤压现象。近端臂丛压迫可以增加腕管和肘管压迫的易感性。相反，反向双挤压可伴随远端压迫，由于改变了近端轴浆流动，增加了近端压迫的易感性。Wood和Biondi报道的双重挤压现象占TOS的42%。与TOS相关的最常见的双重挤压是腕管综合征，165例患者中有41例。腕管综合征的发生率在20%～45%，肘管综合征占大约10%。这些综合征需要排除TOS才能做出诊断。

初步检查应包括彻底和全面的体格检查，刺激性检查，诊断研究，如颈椎X线，胸部X线，电生理学测试和体感诱发电位（SSEP）。

五、体格检查

因为诊断TOS往往是以临床为基础的，缺乏客观的验证性试验，因此查体应该全面。首先，开始体格检查时暴露患者肩部，摆正患者姿势，检查上肢有无肿胀。颈部、肩部韧带和锁骨窝检查应手法轻柔，检查Tinel征应注意有无翼肩和肌肉痉挛。使用Semmes-Weinstein量表进行彻底的上肢体检，包括详细的肌力及感觉检查。刺激性检查应排除其他情况，如腕管综合征、肘管综合征、颈椎神经根疾病、肌腱炎和回旋肌撕裂，然后才能进行TOS的刺激性检查。

（一）Adson试验

最初由Adson和Coffey描述的Adson试验（Adson操作）是将患者一侧上肢平伸，颈部过伸，将脸转向患侧，然后深呼吸（图54-5A和B）。医师站在患者身后，监测有无脉搏减弱和感觉异常。吸气时辅助呼吸肌收缩，斜角肌间隔缩小，造成臂丛和锁骨下动脉压迫。经典的刺激性检查为吸气时脉搏减弱。然而，试验结果可以是正常的，由于有的患者无症状，该试验的诊断价值有限。Sanders和Hammond认为它对TOS的诊断没有临床价值。还应注意患者症状的再现性。

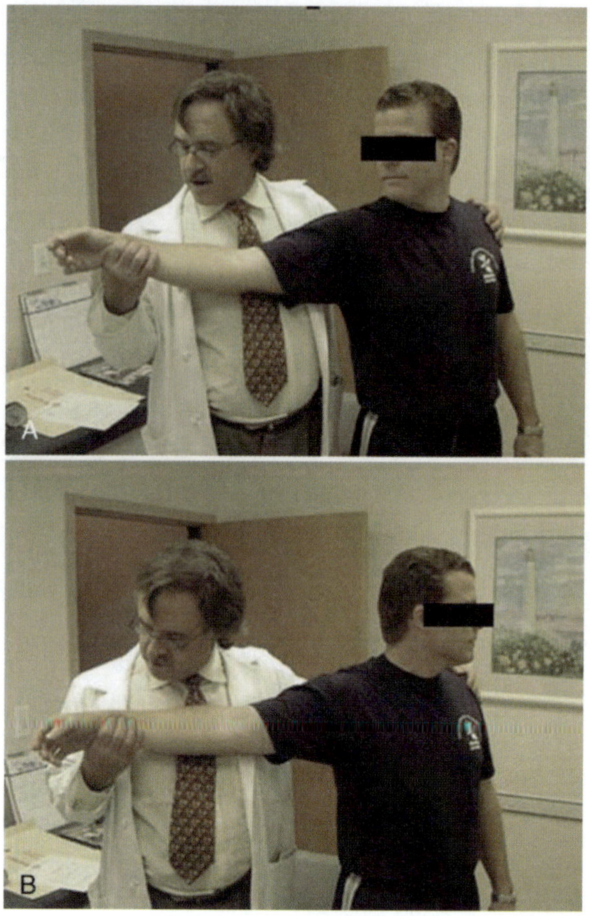

图54-5 A.Adson试验：将患者一侧上肢平伸，颈部过伸，将脸转向患侧，然后深呼吸。由Adson 最先描述；B.Adson反向试验可以在进行标准试验之后进行。患者将头冲向对侧，操作者可以观察到脉搏降低和症状再现。多数患者脉搏降低而无症状

（二）过度外展试验（Wright试验）

患者上肢外旋到180°，肘关节弯曲90°并深吸气（图54-6），测试结果阳性表现为脉搏减少。在Wright的原文中，指出睡眠时过度外展会造成上肢感觉异常。Mackinnon对该试验进行了修改：通过伸展肘部，减少对肘管的压迫。有人认为该试验阳性结果具有可重复性。过度外展可引起喙突下区域胸小肌的压迫。

（三）Roos试验

Roos试验也被称为上肢上举压力试验（图54-7）。上肢保持90°外展和外旋位置（竖起位

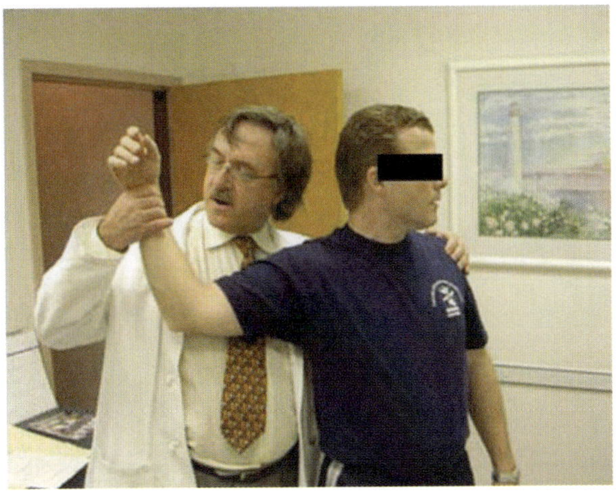

图54-6　过度外展试验。在患者深吸气时，将手臂外旋并外展至180°，肘关节屈曲90°。阳性结果为测试时脉搏下降

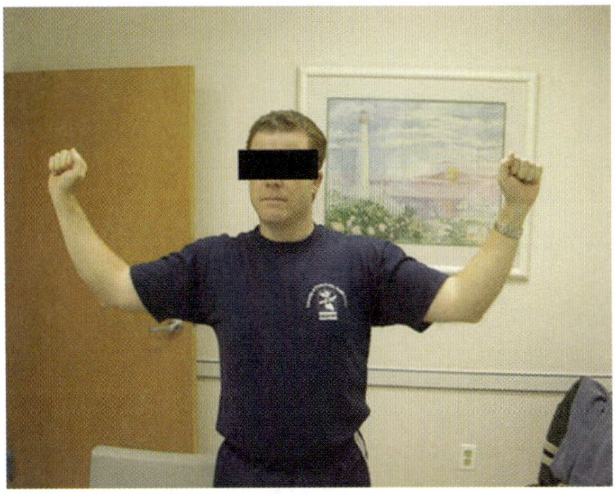

图54-7　Roos试验或上臂加压试验。上臂保持90°外展和外旋位置（竖起位置）。患者慢慢的握紧和松开双手，时间为3min。指端出现症状或快速出现疲劳感为阳性结果

置）。患者慢慢的握紧和松开双手，时间为3min，指端出现症状或快速出现疲劳感为阳性结果。TOS患者通常无法完成这个试验。许多人认为这是诊断TOS最可靠的试验。当上举上肢症状快速出现时，具有诊断意义。研究显示94%的神经性TOS可出现相同的症状。这个试验可以重现其他病理症状，包括腕管综合征、肘管综合征和肩袖综合征，对这些结果的解释应仔细斟酌。

（四）臂丛拉伸试验（Hunter试验）

这个试验是用最大的拉力牵拉一部分臂丛神经，重现患者的症状。上肢处于90°外展位置，伸展肘和手腕，手掌向上可最大程度的牵拉低位神经，引起前臂内侧和第四、第五手指的疼痛和麻痹。Whitenack还描述了处于不同的位置可对上位和中位神经丛分别产生最大程度的牵拉。

（五）Halsted试验

Halsted试验也被称为军人肌紧张试验或者肋锁试验。患者肩部向下方和内侧移动，胸部突出，如军人的姿势，胸廓出口缩小。向下牵拉上肢可进一步缩小胸廓出口，造成对锁骨的压迫。

（六）Elvey上肢牵拉试验

进行上肢牵拉试验时，上肢分别置于三个不同的位置。位置1：上肢外展90°，肘部伸展。位置2：位置1加手腕背屈。位置3：位置1和2加头部倾斜至对侧。阳性测试结果表现为沿上肢辐射的疼痛和感觉异常，位置1的阳性表现最为明显。最近的一项研究显示，98%的TOS患者具有这一阳性体征。对假阳性率和争议较大的体征研究表明脉搏变化或感觉异常并不可靠。阳性结果如疼痛，在Adson试验、Halstead试验和锁骨上压力试验（在锁骨上窝的斜角肌肌肉施加压力30s）均有合理的低假阳性率。阳性结果如上肢因疼痛而不能连续上举或因多次上举而产生疼痛也有一定的低假阳性率。有人还建议对诊断特异性较低的体格检查操作应当提前进行讨论。

六、诊断研究

对TOS最初的诊断性研究为颈椎X线、胸部X线、电生理学测试和诱发电位。有些试验对于诊断血管性TOS和真性神经性TOS是有价值的，而对于诊断神经性TOS却没有“金标准”。最初的诊断研究在排除其他疾病后才能诊断为有争议的TOS。通过颈椎影像学诊断为颈椎椎间盘疾病，退行性关节疾病或神经孔缩小，所有这些疾病都与TOS相似。颈椎X线和胸部X线应该用于评价是否存在颈肋，C_7横突延长，第一肋骨和锁骨结构异常，这些表现常存在于真性TOS中（图54-8）。从前后方看，凸向T_1横突侧面的C_7横突延长了。肺尖部分应以胸

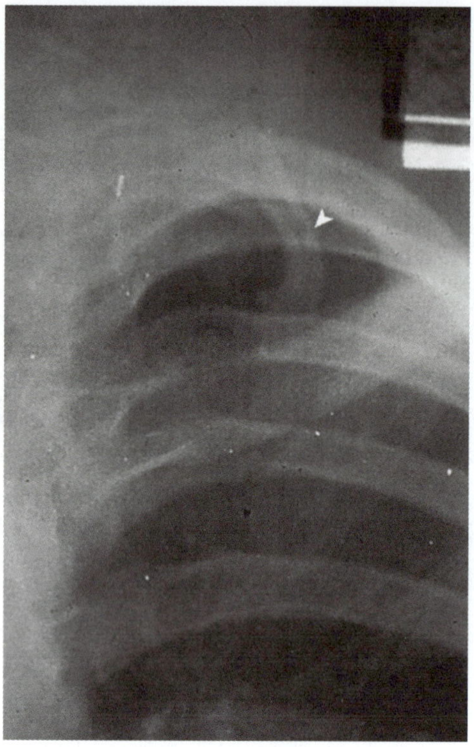

图54-8 常规X线检查示颈肋（狭窄）

部X线排除肿瘤。对于C_8～T_1段感觉异常的患者肺上沟瘤肿瘤必须列入鉴别诊断中。

如果怀疑血管压迫，可以进行无创性检查如多普勒超声，搏出量记录，体积描记法。如果不考虑血管压迫，常规诊断神经性TOS并不需要这些检查。血管TOS可以通过血管造影和静脉造影表现的金标准进一步评估（图54-9）。有报道说，使用磁共振血管造影可诊断动脉TOS；然而，最近发表的血管CT造影的循证研究表明，该方法可能成为成像方式的最佳选择。

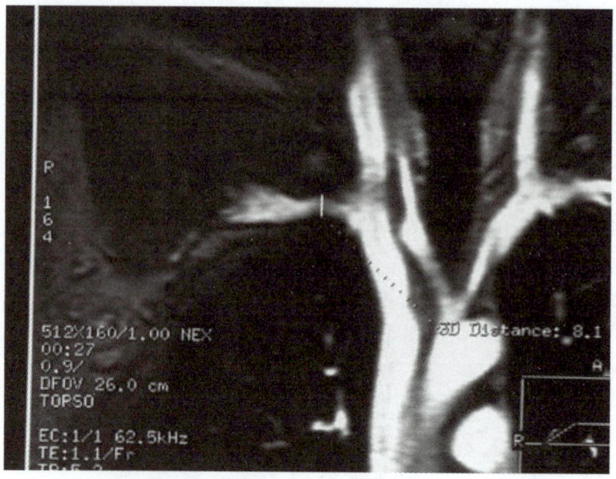

图54-10 增强血管磁共振显示胸廓出口水平闭塞比较

磁共振成像最好用于排除颈椎疾病而非诊断TOS。有些报道将磁共振成像用于诊断臂丛压迫；但目前磁共振成像并不包括在诊断TOS的标准中。最近，一个评估TOS患者位置改变的双盲研究表明，成像在有阳性表现的位置，如Halsted试验，对于诊断TOS更有价值（图54-10）。

七、电生理学测试

虽然有争议的神经性TOS患者的电生理学测试结果为阴性，肌电图（EMG）和神经传导速度（NCV）检查仍然是对怀疑有TOS的初步评价的重要部分。EMG和NCV用于排除远端压迫和双重挤压综合征。由于没有诊断有争议的TOS的金标准，排除其他有类似病理变化的疾病如腕管综合征和肘管综合征显得尤为重要。可以做EMG和NCV检查。常规的EMG对诊断有争议的神经性TOS没

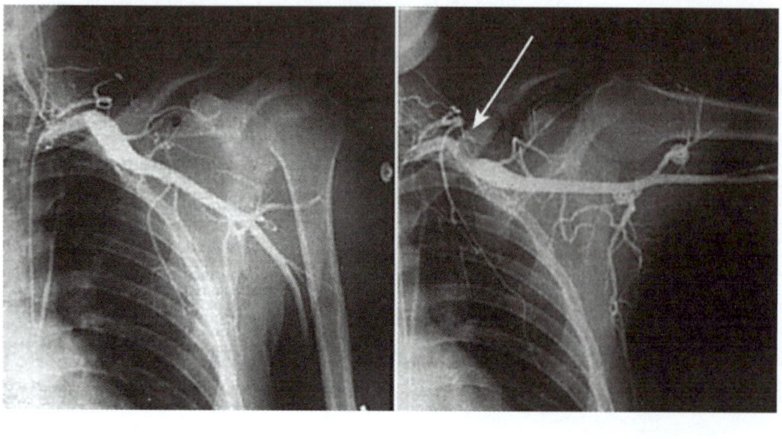

图54-9 应力血管造影显示，手臂外展外旋位下胸廓出口处（箭头）造影剂显影流变窄

有价值但对诊断真性神经性TOS具有实用价值。真性神经性TOS患者的尺神经和正中神经复合神经动作电位的振幅减小，前臂内侧皮肤（MABC）感觉神经动作电位（SNAP）减小或消失。在此部位进行EMG检查有助于真性神经性TOS的诊断。电生理学测试的优势是对于阳性结果可以提供客观的诊断数据。有神经压迫的患者具有客观的体征。如肌萎缩，EMG和NCV显示慢性失神经支配，尺神经SSEP振幅减小和潜伏期延长，F波延迟，正中神经和尺神经SNAP动作电位改变，MABC的SNAP振幅减小。一份关于16位患者的MABC的SNAP研究报告显示神经性TOS包括低位神经丛病变的MABC的SNAP振幅减小，表明该方法可以作为一种早期诊断的工具。同样，疑有上位神经丛病变时，可以进行前臂外侧皮神经振幅检测。

SSEP是检测臂丛末端神经感觉、神经根、脊髓和中枢神经系统电传导的方法之一。研究表明，SSEP对于有肌萎缩和肌无力客观体征的TOS患者的诊断有意义，对于仅有主观症状的TOS患者没有意义。该方法有助于诊断真性神经性TOS，但是否可用于有争议的神经性TOS，目前尚未达成一致意见。Komanetsky等报道了21例进行SSEP检测的TOS患者。TOS组与对照组的臂丛传导时间没有明显差异（峰间潜伏期）。但上肢处于不同位置时，尤其是处于外展和外旋位置时差异显著，SSEP对于有争议的TOS的诊断没有帮助。

八、治疗

一线治疗方法是理疗。大多数TOS患者通过一系列治疗计划包括全面的姿势矫正计划，神经滑动练习，健康宣教和强化练习后症状有明显的改善。这一疗法在下一章节中有详细的讨论。本章接下来讨论手术治疗。

真性神经性TOS和血管TOS的手术指征是比较明确的。出现动脉压迫和供血不足的患者应该进行紧急减压手术，常用的是联合方法。真性神经性TOS的手术指征包括内部肌肉萎缩，常伴有EMG和NCV检查时神经压迫的客观表现。有争议神经分类的手术指征不明确。至少在进行手术治疗前要进行长期的理疗。手术治疗前，需要对患者的远端神经压迫症状进行评估和治疗。MacKinnon和Patterson手术指征是3个月的指导治疗失败和远端压迫中双重挤压的手术治疗失败。有学者提出了有争议的神经性TOS的手术指征。Urschel认为必须有尺神经和正中神经NCV的延长和保守性治疗的失败才能考虑进行手术治疗。

治疗TOS常用的手术方法有两种。其一是前斜角肌切除术伴或不伴臂丛神经松解术。其二是第一肋骨切除术。所有病例均有解剖结构异常如颈肋、纤维粘连颈肋。可以通过经腋路或锁骨上切除第一肋骨引起的压迫。每种方法都有手术适应证，效果相似。目前，究竟哪一种是TOS最好的手术治疗方法还未达成一致意见。

（一）经腋窝肋骨切除

1966年，Roos首次进行经腋窝肋骨切除并推广了这一手术方法。支持者认为这是一个较为安全的方法，因为切开部位不靠近臂丛神经和腋血管，也避免了远期胸、膈神经损伤并发症的发生，术后的形体效果较容易接受（图54-11）。缺点是第一肋骨后方的手术视野较差，缺乏臂丛（常附着于第一肋的中部），先天性神经束或颈肋的手术切入点。上位神经丛病变不能进行该手术。需要进行整根肋骨的切除。手术视野较差容易导致肋骨残端残余。而肋骨残端的长度在TOS的复发中起着重要的作用。

（二）锁骨上肋骨切除术

锁骨上手术方法可以充分暴露臂丛，更直接的进入颈肋或纤维带造成的压迫部位。如果第一肋骨异常或存在纤维带，通过锁骨上的方法可以很容易移除。这种方法更容易进入臂丛和不规则的斜角肌进行斜角肌切除术与上丛神经松解术，因此该方法受到许多神经外科医师的推崇。该方法的缺点是胸导管和膈神经损伤发生率较高，膈神经麻痹报道多达7%。

平行于锁骨在锁骨上做一个大约2cm的切口，开口1cm的侧方到达中线（图54-12A和B）。暴露锁骨上神经，切开颈阔肌，暴露前斜角肌。邻近前斜角肌是膈神经。分离前斜角肌肌肉暴露第一肋骨。可以进行臂丛神经丛与中斜角肌切除术。可以

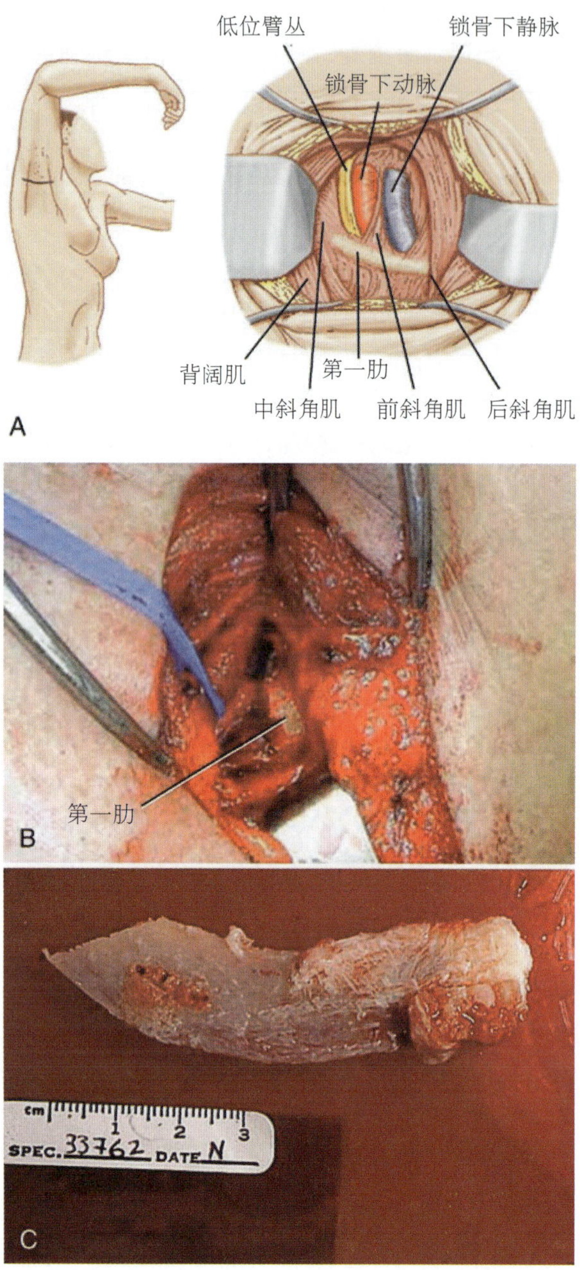

图54–11 A.经腋窝肋骨切除；B.直视下的第一肋骨；C.切除的第一肋骨

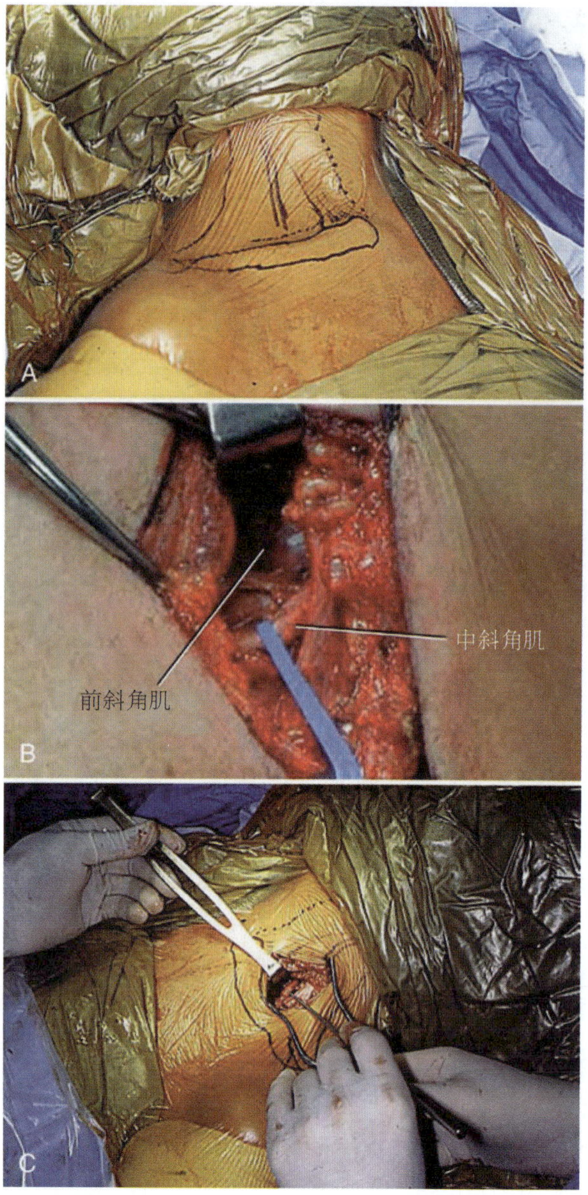

图54–12 A.肋骨上方法可直接进入臂丛和斜角肌；B.前斜角肌后的臂丛；C.切除斜角肌后，动脉和释放的臂丛

单独进行斜角肌切除术，臂丛神经松解术而不切除第一肋骨。如果进行第一肋骨切除，通过这一方法可以很容易地做到。

（三）前斜角肌切除术和臂丛神经松解术

1927年Adson和Coffey对前斜角肌切开术进行了描述。这一手术治疗方法曾经应用普遍直到Clagett报道了该手术高失败率并建议用第一肋骨切除术代替。

据报道，前斜角肌切除术比前斜角肌切开术有较高的成功率，并且不需要移除前斜角肌。前斜角肌切除术比单独斜角肌切开术可以更有效地移除压迫臂丛的侵入结构。此外，可以很容易地进行中斜角肌切除术，减压更完全。据报道，前斜角肌切除术失败率仅为12%。现在，这一手术方式常用于臂丛神经松解术。据报道，与神经松解术联合应用可提高手术效果。也可以与第一肋骨切除术和前斜角肌切除术联合进行。

前斜角肌切除术是在平行于锁骨上方做一个5cm的切口经颈阔肌进行剥离。横断胸锁乳突肌锁骨头部后，可以看到前斜角肌肌肉。此处可能误切胸导管和膈神经。然后横断前斜角肌肌肉并将其全部移除。如果部分中斜角肌压迫臂丛，也可以将其移除。并发症发生率小于2%，包括臂丛神经损伤、血胸、气胸、膈神经损伤、淋巴囊肿和乳糜胸。前斜角肌切除术发病率低于第一肋骨切除术。

Wehb é 和Whitaker描述的阑尾切除术是切除神经外膜和周围受影响的神经。锁骨上方法也是如此，包括前斜角肌切除术，广泛的臂丛和外膜及任何压迫结构。Wehbé和Whitaker报道此方法症状减轻率为90%，复发率为10%。其他推荐臂丛神经松解术仅适用于矫正手术或创伤后疑有瘢痕的病例。

（四）联合术式：经腋路第一肋骨切除术和前中斜角肌切除术

这项技术已经经Atasoy普及，是完全解决胸廓出口压迫的推荐性联合手术方法。第一肋骨切除术有效解除下神经丛的压迫，斜角肌切除术解除上神经丛的压迫。第一步进行第一肋骨切除术，理由是一旦从第一肋骨上释放前、中斜角肌远端插入部分，斜角肌切除术更容易进行。该联合术式与其他各类TOS手术相比，复发率最低。目前为止，没有任何涉及该联合术式的前瞻性随机试验。这种技术也主张应用于失败的TOS手术或复发性TOS。

（五）血管性胸廓出口综合征的治疗

患者出现动脉压迫时，需进行紧急手术减压，并进行压迫组织如颈肋或纤维带移除。推荐联合手术方法。对于静脉受压的患者，要进行溶栓，并进行第一肋骨切除术，同时可行经皮血管成形术，以消除任何残余的锁骨下静脉狭窄。

九、结果

大多数患者手术治疗后症状明显改善。然而，症状没有改善的患者在各类手术术后都有一个已知的比例，一小部分患者有明显的功能障碍。由于缺乏诊断TOS的通用标准，明确的手术适应证及前瞻性随机对照试验，这些结果很难解释。大多数研究报道中，70%～90%的患者术后效果良好。Leffert和Perlmutter报道了282例经腋路第一肋骨切除术，85%的患者疼痛有改善。但并发症发生率高，31%手术中发生气胸。11例进行臂丛神经松解术和斜角肌切除术而没有行第一肋骨切除术的回顾性研究表明，82%效果良好，可以恢复正常的日常活动，症状有完全或显著改善。作者的结论是：不行第一肋骨切除术通过锁骨上显微外科减压是有效的治疗TOS的一种方法。770例系列的锁骨上肋骨切除术显示59%的效果非常好，27%的效果较好，手术并发症的发病率低。尚未得出斜角肌切除术联合第一肋骨切除术优于其他单独进行前中斜角肌切除术的手术方式。去除第一肋症状并没有明显的改善。因此，有些作者不再行第一肋骨切除术而单独行前、中斜角肌切除术。因随机对照研究较少，对于哪种是最佳手术方法还没有达成共识。

术前预测的不利因素包括急性缺血，感觉或运动缺失，系统性神经症状恶化。心理因素对于TOS的手术效果也发挥了重要作用。预测因素与持续的功能障碍包括抑郁症病史，未婚和低于高中教育程度有关。

十、复发性胸廓出口综合征

真性复发性TOS发生在术后无症状期间，如果术后没有改善或没有无症状期，有可能是诊断错误、二次获得或手术的技术性失误导致的。技术性失误包括第一肋骨切除不全，未能移除颈肋和无意中去除第二肋而非第一肋。残留的第一肋骨残端与TOS的复发密切相关。真性复发是假定治疗是成功的，手术减压是可靠的，但随着时间延长效果往往恶化。真性复发通常是由臂丛周围的瘢痕组织或第一肋骨残端引起的进一步压迫造成的。进行矫正手术时，锁骨上方法最常用，因为它可以充分暴露臂丛神经，而有利于进行神经松解术。矫正手术的并发症率更高，成功率较低。

十一、小结

TOS是胸廓出口神经结构性压迫。由于其诊断困难和缺乏一致的治疗反应，因此是最具挑战性上肢压迫病变之一。有效掌握该疾病的基础是详尽了解胸廓出口的解剖结构，TOS的种类和临床表现，体格检查，诊断研究和电生理学测试应用。手术前，对一系列治疗方法的尝试应作为一线治疗。

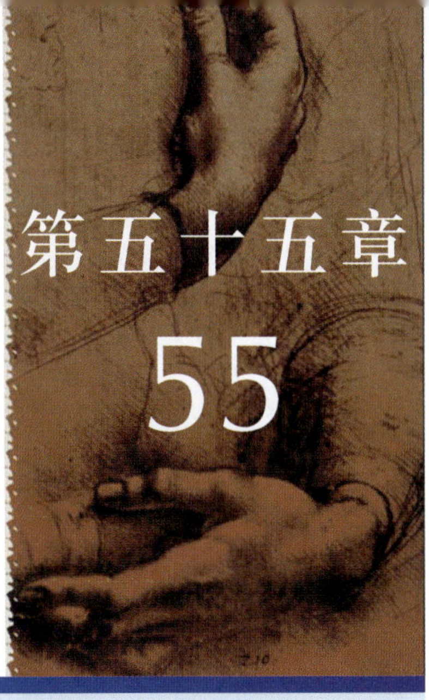

第五十五章

55

治疗师对上肢神经病变的处理

原著者 MARK T.WALSH, PT, DPT, MS, CHT, ATC
译校者 王雪菲 张军卫

关键点

- 有两种类型的损伤，治疗师应该重视：压迫性损伤和夹伤。
- 治疗师对患者的正确分类，对于提供合适的治疗方法十分重要。
- 治疗师治疗策略：需要对患者全面评估来确定受伤的组织和水平。
- 康复治疗是以患者的分类所指导的。治疗三阶段包括：控制、恢复和康复。

本章重点讲的是上肢臂丛神经疼痛，即所谓臂丛神经病变（BPN）。其他和上肢有关及颈椎病变所引起的周围神经病变使得诊断变得十分复杂。BPN的一种类型被称为胸廓出口综合征（TOS），现仍存在争议，伴随着臂丛神经和周围神经生物力学的改变，这种疼痛综合征在中枢神经系统中已有很长的历史，诊断和治疗特别困难。本文旨在对臂丛神经病变给一个明确的解释，介绍其多样化的临床表现，更清楚地了解它，使临床医师有一个评价、评估和治疗该疾病的逻辑顺序。

一、主要类型

（一）压迫性臂丛神经病变

下面我们就臂丛神经丛病变的两种主要类型进行讨论：第一种类型为压迫性臂丛神经病（CBPN），传统描述为TOS。这指存在神经血管结构被压迫，使得它们通过胸廓入口潜在空间的直径减小了。这种压迫的机制可能是解剖学异常，肌肉肥大或周围筋膜代偿性短缩，或占位性病变所致。姿势功能障碍是这两种类型的主要原因。姿势改变是一个主要原因，特别是长期的姿势改变，可能会导致那些神经血管必须通过的胸廓入口空间变成缩窄空间。长期的头部向前姿势有可能造成斜角肌三角间隙继发的形状和直径的缩小，肋锁旁或腋窝间隙的组织空间受限。

（二）臂丛神经卡压综合征

臂丛神经病变的第二种类型，臂丛神经卡压综合征（BPES），其鲜为人知。这一术语通常会被叫作神经源性胸廓出口综合征（NTOS）。最近，这一病变被称为颈臂疼痛综合征（CBPS），包括牵拉臂丛神经损伤，挥鞭伤或其他上肢压迫性的神经病变。外伤后BPES损害神经组织的活动性，神经内或神经外纤维化使得其对牵拉的耐受性下降，颈段、胸段脊髓的局部病理学证实了长期受压或过度使用。这种限制神经的适应性或顺应性，称为不良的神经紧张（ANT），或最近被称为神经紧张功能障碍（NTD）。由于肢体过度活动导致的NTD超越了周围神经系统的顺应性极限，在周围神经系统内产生了异常的紧张，进一步恶化了患者的症状。

二、臂丛神经解剖关系

几个解剖关系对于治疗师评价和管理BPN是很重要的。第一个关系是位于颈椎臂丛神经的神经根出口和椎前筋膜的关系。臂丛神经干穿过斜角肌三角间隙进入胸廓入口。在这个水平的一个重要关系是与锁骨下动脉的毗邻关系，因为它伴随着臂丛神经干通过斜角肌三角间隙。相比之下，锁骨下静脉进入胸廓入口时在斜角肌三角间隙之前。在临床上可以解释为什么患者有神经源性的典型动脉症状而无静脉症状（图55-1）。

神经血管束聚集并穿过肋锁关节周围间隙，位于锁骨下方，第一肋骨上方。神经血管束继续穿过腋窝进入上肢。在肋锁周围间隙中，患者可出现与臂丛神经的前部和后部相关的神经症状。在腋窝，症状可遵循线形分布。图55-1进一步说明了这些关系。在临床上，每一种都可能有不同神经主诉和疼痛分布。最终的解剖关系要考虑的是肌肉。Machleder及其同事，Sanders及其同事描述了被诊断为BPN患者的斜角肌的组织学改变。这些变化包括斜角肌内Ⅰ型肌纤维的增加和Ⅱ型肌纤维的萎缩。这些组织学变化支持这一理论：长期站立导致的颈臂疼痛可能是BNP的根本原因和病理学基础。与正常肌肉组织相比，斜角肌内结缔组织的百分比增加，证实了斜角肌三角的“硬化”，导致这些肌肉的顺应性下降，使得神经血管结构损伤的风险更大。

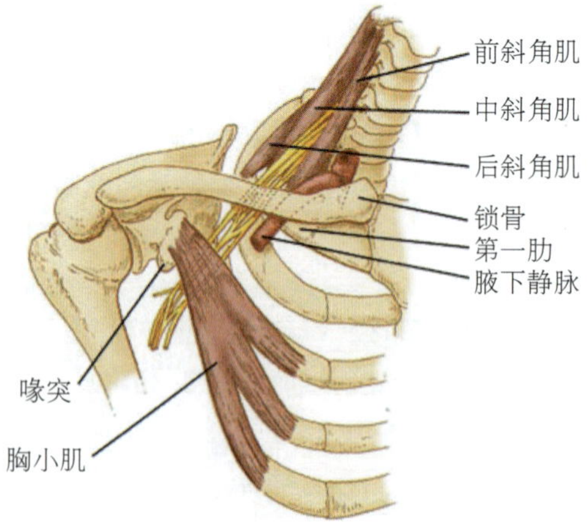

图55-1 胸廓入口解剖关系（引自：Pratt N.Clinical Musculoskeletal Anatomy.Philadelphia:JB Lippincott, 1991.）

潜在的解剖间隙

对CBPN或逐渐进展的BPES在胸廓入口内有三个潜在空间。第一个和最内侧的空间是位于颈后三角边界内的斜角肌三角间隙。臂丛的前方和后方伴随其他解剖异常的存在，可能会加重神经血管不良的移动性和张力减退。肩胛带损伤或重复创伤可能会引起相应症状和病理学变化。如前讨论，第二个潜在空间是肋锁关节周围间隙。向一侧移动会发现第三个潜在的空间，即腋窝间隙。在该区域的前部分结构中，肩胸筋膜、胸小肌和喙突可能成为潜在的神经血管结构的压迫部位。

三、臂丛神经病变的发生率

BPN更常发生在女性，年龄常常在40-60岁。臂丛神经病也与颈椎、胸椎或肩部外伤，关节炎，不良姿势，重复性的运动障碍有关。臂丛神经病变可以包括与静脉、动脉、自主神经系统相关的症状，多系统相关的症状常常变化极大，使得CBPN或BPES的诊断主要通过一个排除诊断的过程，而不是具体的客观体征或诊断测试来诊断。因此，认真而细致的评估和假设诊断对于明确可能共存于这些患者多种问题的可能原因是必要的。

四、诊断与分类

（一）诊断

这些患者的诊断和分类仍然存在争议。争议已被提出以支持和反驳臂丛神经病变的存在，尤其是被称为TOS。臂丛神经病变的分类和诊断根

表55–1 治疗师的临床分类标准

	TOS（CBPN）	BPES
姿势	不良姿势=↑症状	抗张力姿势=↓症状
开始形式	隐匿性	外伤性的（颈部/肩部）反复性应激损伤（RSI）
易激惹性	低	高
症状	常为一过性	持续性（以神经受损性疼痛为特征）
特殊测试	姿势/活动	低敏性——分散的症状
	↑阳性测试结果数目=↑敏感性	斜角肌三角
	Adson 试验	腋间隔
	Wright 试验	锁骨后间隙
	Halsted 试验	
神经活动性测试	低症状反应	高症状反应
	轻微活动受限	明显活动受限
治疗：柔和的/神经组织松动术	出现一过性症状	出现持久性症状

CBPN.压迫性臂丛神经病；BPES.臂丛神经卡压综合征；TOS.胸廓出口综合征

据症状分为4种类型：动脉血管、静脉血管、真实的（特定的）神经源性和假性（非特异性）神经源性TOS。TOS经常被用于作为包括臂丛神经病变在内的其他神经病变的一个术语。这种混杂的诊断方案使得临床医师难以制定合理的治疗策略。无论哪种方式，臂神经丛需要被认定为上半身的神经性疼痛。这就要求治疗师对疼痛有一个清晰的认识。读者可以参考第113章疼痛机制内容和第114章疼痛评估和治疗内容进一步理解该疾病。

Cuetter和Bartoszek将胸廓出口与臂丛神经丛病变分为4类。他们确定了两个血管源性分类，动脉和静脉，并认为这些是无可争议的，因为我们可以通过诊断性试验来明确血管的闭塞或其他变化。此外，在本章后面讨论的特殊的临床检查技术，可进一步支持血管受累的存在。剩下的两个分类是神经源性。Sanders及同事还确定了3种类型：动脉、静脉和神经源性。这些已被确定为真（没有争议）或假（有争议）NTOS。诊断NTOS的标准：①X线存在颈肋；②手废用；③感官上的变化；④神经干下部所支配的区域疼痛或感觉异常。LeForestier和他的同事还提到了第五项标准：阳性电生理研究结果。然而NTOS也表现出臂丛神经之上的症状。约5%的胸廓入口内的神经血管病变存在神经或血管症状，其余95%被列为虚假NTOS，像后面要讨论的BPES一样分类。在这个分类，假NTOS跟真NTOS症状是相同的，但是这些情况缺少4个标准。Ribbe和他的同事开发了TOS症状和体征的指南，试图为确诊TOS建立一个明确的参考。该指数包括手臂抬高，尺神经或臂丛下干分布的区域感觉异常，臂丛神经在锁骨上窝压痛，“ROSS”试验阳性。一个标准化的分级制度缺乏使得BPN的识别或诊断有了阻碍，并且妨碍了有序的治疗方法。

（二）治疗师分类

1.压迫性臂丛神经病或胸廓出口综合征

由于缺乏共识，作者认为有必要制定一个临床分类将臂丛神经病变划分为两大类。表55–1列出了这两种类型之间的对比。臂丛神经病变的第一种类型是经典的TOS或是作者归为的CBPN，这是一组压迫血管或臂丛神经的病变。经典TOS，如文献中所述，有6个典型的特点：①姿势在患者的症状中发挥重要作用；②不适症状常常隐匿发作，且呈一过性；③这些症状通常与肢体位置、姿势或某些特定的动作相关，尤其是从事高空工作或上肢长时间保持静态动作的患者；④异常的姿势或活动被纠正后，症状常可缓解。相同的症状在治疗期间可能会一过性被诱发；⑤稍后讨论的TOS诱发试验，可能在明确潜在解剖间隙时更加可靠；⑥患者多表现为轻微的静息痛，最小的睡眠障碍，很低的疼痛评分（口头报告或视觉模拟疼痛量表），症状发作时能快速恢复，组织敏感性较低，一旦伤害性的临床检查停止，症状能够快速解决，需要特殊知识以减轻他们的症状，证实组织的易激惹性。

2.臂丛神经卡压综合征

第二种类型的臂丛神经病变是臂丛神经卡压综合征（BPES），常与外伤相关，通过直接或间接的臂丛神经牵拉力量损伤，或局部软组织炎症导致臂丛神经的血流量不足，引起神经内或神经外纤维化。这种纤维化损害臂丛神经的移动能力及缓解由上肢和颈椎运动带来的张力的能力。这些患者通常会说在他们受伤后的数天、数周、数月后出现迟发性顽固性疼痛。从理论上讲，发病症状延迟是生物愈合的正常过程和神经病理性疼痛的发展引起的。成熟瘢痕的形成最终压缩神经血管结构，限制臂丛神经的活动，造成神经张力功能障碍。在这些条件下，上半身运动的结果造成了神经组织的反复牵拉和症状的不断进展。在这些患者中，用于判断空间是否狭窄的TOS刺激试验的可靠性是很差的，并且通过牵拉神经或周围组织，很容易诱发临床症状而造成假阳性结果。用于典型TOS患者的治疗方法，在给BPES患者做治疗的时候，可能会诱发症状，也可能几个小时或一天之后再出现反应。通常，这些患者会在下次复诊时诉症状显著增加。最后，BPES患者的组织反应变得更加易激惹。症状很容易被上半身的轻微运动所诱发，患者经常诉自发性疼痛和其他神经病理性疼痛。读者可以参考第113和第118章关于神经性疼痛的进一步讨论。此外，随之而来的相关功能障碍，如肌筋膜触发点，肩部病变或颈胸椎病变，可能都伴随着臂丛神经病变的症状。

这条将TOS区分于BPES的理论是被Jordan和他的同事在颈臂症状问卷中开发的。他们在一个由85位患者组成的，接受TOS治疗的病例组，确立了几个能预测治疗效果的因素，比较TOS治疗有应答的一组（N=59），无应答一组（N=26）。作者发现后一组患者有颈臂疼痛综合征（CBPS）治疗抵抗。结果表明TOS的治疗应答组是不太可能有合并症，少手术，少普遍感觉症状，超过下神经干分布的范围不大可能有弱点。相比较而言，CBPS组主诉超过下部神经干分布的区域有感觉和肌力，非TOS相关手术更多的病史和更多的合并症，如复杂的区域性疼痛综合征和纤维肌痛。

（三）鉴别诊断

除了分类这些情况，治疗师必须考虑可能与臂神经丛相关的类似症状等鉴别诊断。主要的列在框55-1。肌筋膜触发点，由Travell和Simons研究报道，可以模仿臂神经丛的分布规律。表55-2包含了常见的肌筋膜触发点，可能会模仿臂神经丛病变症状。盂肱关节病变或功能障碍也可能引发的症状，在性质上与被称为死臂综合征的臂丛神经丛病相似。Upton和McComas等所报道的，双重或多重挤压综合征的存在也可能掩盖了臂丛神经的参与。Eurroll和Hurst，Mackinnon和Seror报道说，这些相关联的双重挤压可能包括腕管综合征，尺神经受累或骨间前综合征。这些疾病和其他症状的存在可能有助于解释治疗为什么失败。治疗师还必须考虑内脏等原因引起的臂丛神经或冠状动脉病变，比如说肺尖部肿瘤侵占。

五、治疗师处理

1.病史

为了上肢压迫性神经病变分类，仔细彻底的检查是必不可少的。从关于疾病机制的详细检查开

框55-1　治疗师的鉴别诊断

颈椎功能障碍/病变
盂肱关节病变
肌筋膜触发点
内脏病变
多重/双重挤压

表55-2　常见肌筋膜触发点

肌肉	参考区
斜方肌	面部和肩胛骨间的区域
斜角肌	上臂后外侧/桡侧三指
冈上肌	上臂外侧/前臂
冈下肌	上臂外侧/前臂和手的桡侧半
背阔肌	上臂后中部，前臂和手的尺侧半
胸肌	肩的前部，上臂中部和尺侧两指
肩胛下肌	上臂后中部和腕
前锯肌	上臂中部，前臂和尺侧半手/手指

始，到患者症状的具体分布和定性属性的机制进行详细检查。如前面所讨论的，症状的分布可以变化很大。病史还提供了有关特定的位置，姿势或舒缓的活动，加重或症状加重的深度信息。这有助于治疗师确定所累及的组织或解剖空间。图55-2是与上下臂丛神经干有关的一个示例。神经性症状经典分布在下神经干，但也可包括上主干、中主干和臂丛神经的分支随着上主干病变（C_5～C_6分布），疼痛就更倾向于近侧了。

这个近端疼痛可以分布在颈部的前面和外侧面，面部的一部分，肩胛和肩胛间区的部分。远端感觉异常和疼痛可能分布在中间或者沿尺神经分布（或两者兼有），或C_5～C_6皮节区。相比之下，主干下部（C_8～T_1），疼痛和感觉异常的神经丛病变症状主要分布在远端。感觉异常可定位在臂的内侧面，前臂和手的尺侧面。如果发生在一个更严重的侧卧位，如脊髓级别臂丛神经受累，症状分布的变化可能会更加明显。使用体图来表示症状分布可能会提供进一步的洞察力，其中前面提到颈臂综合征问卷。

患者的病史还包括调查既往伤害史或药物史，以确定上肢外伤或症状（如以前的机动车事故有颈椎损伤），或肩部和斜方肌上部区高出的那一部分直接钝伤。先前的受伤可能意味着存在的神经移动性问题。药物史可提供有价值的信息，如糖尿病、甲状腺功能亢进症或甲状腺功能减退症，关节炎或其他全身性神经系统疾病。同样重要的是要注意症状已经存在的时间长度。有次生组织功能障碍，发展趋势的时间越长，症状持续越久；知道症状持续的时间有助于准确的判定预后。在一般情况下，症状越分散开来或持续的时间较长，越需要延长治疗时间，而且不大可能彻底解决病灶。关于具体询问患者职业或可能危及胸廓入口内的神经血管结构的职业活动也必不可少。

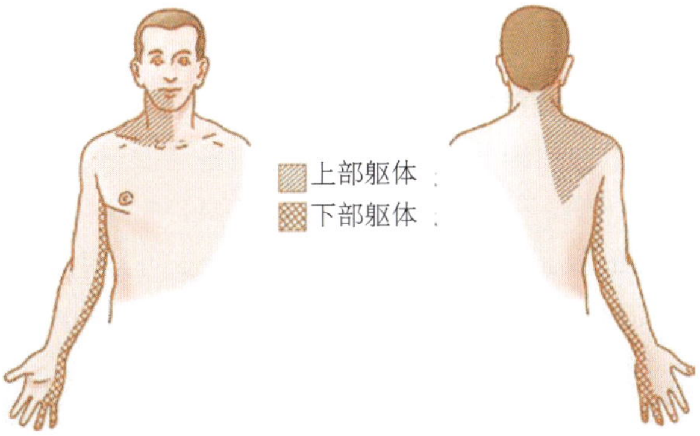

图55-2 臂丛神经损伤累及上部和下部躯体部位

2.症状

（1）神经症状：对于症状的分布和既往史导致了更具体的有关症状的定性性质的问题。神经症状包括运动、感觉或自主神经的神经系统，如特定的肌肉不能起作用，感觉的改变以及血管舒缩不稳定。这些可以在感觉异常和麻木的分布区域和疼痛觉交织在一起。伴随着这些早期的神经系统症状可能是自主神经系统的表现，如多汗症和烧灼痛在相同的分布区域。Raskin等和其他同事报道称30例确诊为TOS中有26例患有头痛。实验性的诊断是第一肋骨切除术后症状缓解。利用等速测试技术，Ozcakar及同事能确认和量化患者的虚弱和疲劳。

晚期神经症状的主诉包括疼痛，感觉改变，在颈外侧区后面，前肩和肱骨后侧面感觉异常。更明显的特征是下神经干支配的手的区域肌肉无力，反射的变化与感觉缺失。这些感官上的变化也可能表现为在受累神经分布手指上有笔点一样的感觉异常。最常见的主诉在框55-2中列出。

（2）血管症状：静脉症状包括远侧水肿，特别是在活动后，疼痛的性质为钝痛，位置不确切。患者还主诉患肢感觉比较沉重。随着越来越多的重要静脉受累，发绀也可以存在。动脉症状包括疲劳，缺血样疼痛，肢体末端发凉，雷诺现象。该缺血性疼痛可能是弥漫性的或特定的从近端到远端。虽然很少见到，到了晚期可能有远端血栓形成或者栓塞伴随缺血改变。血管的临床症状包括，当进行诱发压力测试时远端脉搏减弱或测不出，受累血管可用动脉描记图检测到。

3.诊断测试

诊断测试也能有所帮助。X线可提示颈肋的存在及其他骨骼情况，或一个突出的C_7横突，这可能暗示了退化的纤维带占用了斜角肌三角间隙的潜在空间。动脉造影可表明锁骨下或腋血管可能堵塞。利用体感诱发电位，前臂内侧皮神经的神经传导速度和肌电图的研究也有帮助。所有这些测试可

框55-2 臂丛神经病变常见症状
病变同侧头痛
颈部疼痛
肩/上臂疼痛：间歇性（TOS）或持续性（BPES）
上臂/手乏力（动脉性）
上臂沉重感（静脉性）
伴随上举或搬运时的疼痛/感觉异常：臂丛神经牵拉
进行上抬过头部的活动时出现疼痛/感觉异常
臂丛神经Tinel征阳性：神经性痛觉过敏

BPES.臂丛神经卡压综合征；TOS.胸廓出口综合征

（引自：Ide J，Kataoka Y，Kamago M，et al. Compression and stretching of the brachial plexus in thoracic outlet syndrome：Correlation between neuroradiographic findings and symptoms and signs produced by provocation manoeuvres. *J Hand Surg*. 2003;28-B:218-223;and from Ozcakar L，Inanici F，Kaymak B，et al.Quantification of the weakness and fatigue in thoracic outlet syndrome with isokinetic measurement. *Brit J Sports Med*.2005;39:178-181.）

能会提供神经病理学有关的位置和程度的信息，可以排除双重或多重挤压综合征的存在。

当成像技术联合应用诱发试验时更具预见性。Gillard和他的同事在48例TOS患者的确诊中用超声检查证实了血管的变化，29例患者做了MRI和12名健康人作为对照。Demirbag和他的同事断定，在激发试验中，病例组和对照组在MRI检查中存在着显著的差异。虽然需要进一步的研究来证明成像的有效性，这些研究在客观的诊断CBPN（TOS）上已崭露头角。

4.意见

为了从患者那里获得病史，治疗师应注意观察患者的站姿和坐姿。治疗师应该寻找颈椎不对称，胸椎后凸变化或呼吸方式。颈椎姿势的实例显示在图55-3。如图所示，在严格的矢状面中观察姿势可导致我们获取的信息不正确或不足。图55-3B展示了在矢状平面上经典头向前和圆肩姿势，在CBNP中可以看到平的上胸椎后凸。在冠状面上（图55-3A）颈椎向患侧旋转和侧屈，不对称性是显而易见的，伴随着斜方肌上部的肌肉张力的增加。通过这种观察，治疗师能够推测患者的敏感易激的水平。这个姿势给了这样的示范：患者通过斜

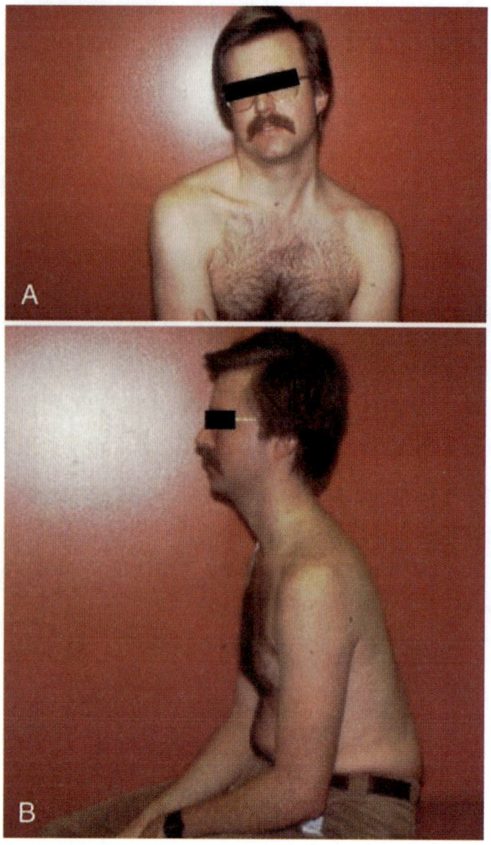

图55-3 臂丛神经病变患者常见的颈椎姿势图。A.正面观；B.侧面观。请注意只在一个平面上检查，治疗师可能得不到全面的信息

方肌上部和肩胛提肌的收缩来使颈椎旋转和横向弯曲，从而减少臂丛神经张力。治疗师还必须检查锁骨上窝出现的水肿和任何萎缩现象及营养状况，上肢温度或颜色的改变。还应该注意上肢的位置，以确定患者是否是通过肘部弯曲，前臂中立位，手腕和手指屈曲这个姿势，来使用远端关节减少神经紧张。这些组分可以单独出现或存在组合，并且每一个都可以改变患者的姿势和疼痛。

5.上肢检查

上肢的细节见第3章介绍，但是考虑到上肢的神经病变，颈椎活动度范围（ROM）来评估运动方面的限制和颈椎机械性疼痛，检查可能引起患者疼痛。特殊的测试，包括斯珀林试验（Spurling test）即椎间孔挤压试验，还有椎动脉的测试，用于确定神经根或血管是否受累。肌节检查和反射测试在神经传导方面提供更进一步的信息。Tinel试

验在锁骨上窝和腋窝，沿外周神经，能识别神经的痛觉过敏或其他上肢周围神经病变。IDE和其同事报道，在111例被确诊为合并压缩和拉伸TOS的患者，103例患者在锁骨上窝表现出Tinel征阳性。最后，锁骨上窝和腋窝应听诊是否有杂音的存在。

通过震动和单丝皮肤压力测试进行仔细的感官评价。这些阈值的测试报告比其他形式的敏感性测试还要敏感，以便及早发现周围神经病。感官评价应进行以下调查：①皮节分布，以排除可能颈椎神经根受累；②周围神经分布，以排除可能的局部周围神经压迫性神经病；③感觉障碍有关臂丛神经及其分支。在完成一般上肢1/4的检查后，应进行评估运动功能障碍。这个过程在第118章有解释。运动功能障碍试验的目的是为了确定神经系统在不同的位点是否对周围施加张力，改变了颈椎或上肢活跃的运动。运动功能障碍阳性有助于治疗师查明神经系统的不适主诉。

6.诱发（特殊）试验

特殊的诱发试验将在本章后面描述，只有在治疗师已经完全掌握了病史和为了找出假定的敏感区域而做的上肢1/4检测之后进行。这些诱发试验的定位位置可以找出外周神经系统或臂丛潜在的不良位点，加重患者的症状和诱发假阳性结果。这些特殊的试验，最初是用来探查血管和臂丛神经系统完整性的。

作者质疑这些试验的特异性、灵敏度及可靠性。这些无症状受试者的阳性表现为脉搏减弱或消失。这些研究都没有与正常人群比较，或认为症状是诱发的。Falconer和Weddell在4个病例中利用肋锁手法检查了3处血管和1处神经源的特异性和灵敏度，即产生阳性的肋锁诱发试验。他们证实了受累的肋锁间隙。在100例19－47岁正常人中，男性50例，女性50例，肋锁手法呈阳性反应的有25名男性和29名女性。在50%的男性和60%的女性，Adson或肋锁诱发试验是阳性的。与此相反，Adson在诱发试验中发现男性9例、女性11例有脉搏减少或消失。1980年，Gergoudis和Barnes研究了诱发手法的可靠性和有效性。该作者用光电容积描记测量Adson研究的血管情况，而Wright试验了130例正常人。他们发现1个试验至少60%的人有异常，2个试验27%的人有异常，3个试验有异常的人小于7%。应该注意的是，对任何一种被诱发出来的神经症状都应谨慎对待。1987年，Warrens和Heaton用光电容积描记图审查了这些诱发试验以确定假阳性的频率结果。在正常的64位志愿者中，他们发现有17%的人主诉了一些症状。他们确定至少在一个试验中有58%的人脉搏是完全消失的，30%的人有双侧表现。肋锁手法的阳性发现率为27%，Adson试验为15%，Wright试验为14%。使用光电容积描记图，受试者在至少一个试验有39%阳性，只有2%的人在3个试验中均呈阳性。

在确定上臂压力试验（EAST）阳性或Wright手法发病率时，Costigan和Wilbourn将24例正常人和确诊为腕管综合征（CTS）的患者分为两组。92%的CTS患者EAST呈阳性，对照组的阳性率为74%。Novak和他的同事报道称，在115例中有65例可疑TOS患者，这65例EAST阳性率为94%，当给锁骨上区直接施加压力时，确诊的TOS患者，65例中EAST的阳性率是100%。阳性结果是因为有症状存在，但不一定是患者主诉的确切症状。1995年，Rayan和Jensen在100例典型患者中研究了3个诱发手法的阳性应答。受试者被分成两组：年龄小于40和40岁以上的人。他们报道该100例中，87例至少有一个阳性的血管征象，41例至少有一个阳性神经性反应。Plewa和Delinger检查50名健康受试者的脉搏，11%的人用Adson手法和肋锁手法，62%用Wright试验，21%用锁骨上压力试验。诱发症状（疼痛或感觉异常）为阳性的有：Adson手法为11%，肋锁手法为15%，Wright试验为36%。他们的结论是，每一个项试验的特异性随着阳性率增加而提高，因为只有6个受试者在全部3项试验表现为阳性。1999年，Toomingas和同事检查了男性工业工人和上班族外展/外旋的位置。在1987年，他们统计的阳性患病率是人口的24%，1992年为15%。远端症状呈阳性的占人口数的12%～20%，而近端症状占5%～6%。他们认为手麻木症状的特异性和敏感性最高，与触觉敏感性降低相关。

最近，使用MRI和超声检查了特殊试验的准确性。Demirbag及其同事利用MRI测量了胸部入口的各种空间大小和解剖关系，并在一个29例患者组成的病例组中证实了Adson手法和Wright（过度牵张）、Halsted（肋锁）的诱发试验结果有显著改变。在Halsted和Hyperbduction试验中，患者组和12名对照组之间也存在显著差异。Gillard和合作者报道，早期使用超声检查的3项主要试验的平均敏感性和特异性值分别为72%和53%。他们还确定，结合一个以上的试验可以提高灵敏度。Finally Ide和合作者使用神经影像技术检查了150名诊断为压迫、混合压迫/拉伸和拉伸TOS的患者，确定“拉伸试验”（上肢在中立状态下轴向牵张）和90°外展/外旋位（Wright试验）导致患者压迫和混合压迫/拉伸组的敏感性更高。

7.诱发试验应用技术

最初，支持诱发试验者是利用它们来描绘神经血管压迫的胸廓入口位置。Adson诱发试验提出受累的斜角肌三角存在的危害。这个试验是Adson和Coffey于1927年提出的，包括颈椎旋转和伸展到受试侧，上肢支撑在患者大腿上。接着是深吸气，持续30s，同时检查者触诊桡动脉脉搏的变化。脉搏的减弱或消失是一种阳性检测。如前所述，脉搏的重要性仍然存在疑问。诱发试验报道的患者有同样的或更为重要的症状。同时，临床医师也提醒，这个姿势也可能会压迫对侧斜角肌三角并间接引发症状。

Wright在1945年描述的过度牵张试验（Wright′s试验）暗示了腋窝间隙。该测试分两步进行，患者舒适坐位，颈椎处于中立状态。手臂被动定位在内收90°，90°外旋长达1min，而临床医师监测患者的症状和桡动脉脉搏情况。该动作可能涉及锁骨下血管和神经丛，因为它在喙突-胸大肌环上会受到压迫。阳性检测为脉搏消失，累及腋窝间隙。当对150名正常年轻人进行这项测试时，83.3%的人右侧桡动脉搏动消失，82%的人左侧桡动脉搏动消失。

Halsted最初是这样描述的。Falconer和Weddell进一步研究并强调肋锁动作或卧倒军姿的肋锁间隙。这个测试是在患者坐位情况下，临床医师可以帮助患者摆好体位，如肩胛骨前伸、抬高、回缩和下移。患者保持这个姿势30s。该患者的手臂保持舒适的支撑在大腿上，同时医师监测脉搏变化。如桡动脉脉搏发生变化或诱发出症状，该试验为阳性。

1966年，Roos和Owens描述了一个使用负荷运动和定位诱发的手法。没有测试特定解剖间隙。患者中立坐位，肱骨外展到90°，完全外旋，肘弯曲90°。然后患者重复进行屈伸，持续长达3min。检查者若四肢下垂，表示可能疲劳和动脉受损。治疗师还应观察最远端肢体的颜色，并左、右进行比较。据Roos研究，这个试验强调三个间隙所有动脉、静脉、神经的张力。该试验被视为阳性结果是，患者由于疲劳或疼痛不能维持3min。这4个试验动作示范如图55-4所示。

Smith，Lindgren，Elvey与Butler和Gifford假设了另外三项试验，以通过胸廓入口对神经血管结构施加压力。Smith描述了压力过伸位置，可能涉及所有三个间隙，对血管或神经受累无特异性。脉搏变化、诱发出症状表示为阳性。1992年，Lindgren和合作者描述的颈椎旋转/侧屈试验，该试验旨在评估臂丛神经痛（TOS）患者第一肋的升高位置。他们通过将其与X线影像表现进行比较，再现了本试验第一肋骨的位置。在23名有症状的患者中，试验的阳性结果是颈椎运动受限。

Elvey首先描述，Butler和Gifford完善，上肢张力试验系统地将上肢神经血管结构处于紧张状态。诱发出症状和活动受限为阳性。该试验应该首先确定每个患者正常的反应。请参见第118章，有进一步的定义和解释本试验的正确应用。

8.组织移动性和触诊

在患者仰卧位下观察胸小肌和胸三角筋膜紧张性，注意肩的高度，在冠状面上要对称。治疗师也可以检查胸小肌紧张性。站在患者的一侧对着患者的头部，治疗师把他或她的手心对胸腔下角，然后在同一侧的肩部被动地向前弯曲。治疗师触诊下肋角用来确定是否有前后移动的发生。这种运动的结果是，胸小肌的紧张性可以在喙突的角度转化，如图55-5。评价胸小肌紧张性的另一种方法是测量从底座到肩锁关节表面静止高度的相对差，在仰卧位下观察患者，从头部比较患侧与健侧。如Travel和Simons所演示的，检查主动肌筋膜触发点，用来确定是否有与臂丛神经病变相似的疼痛或与肌筋膜触发点有关的症状。最常见的肌筋膜触发点见表

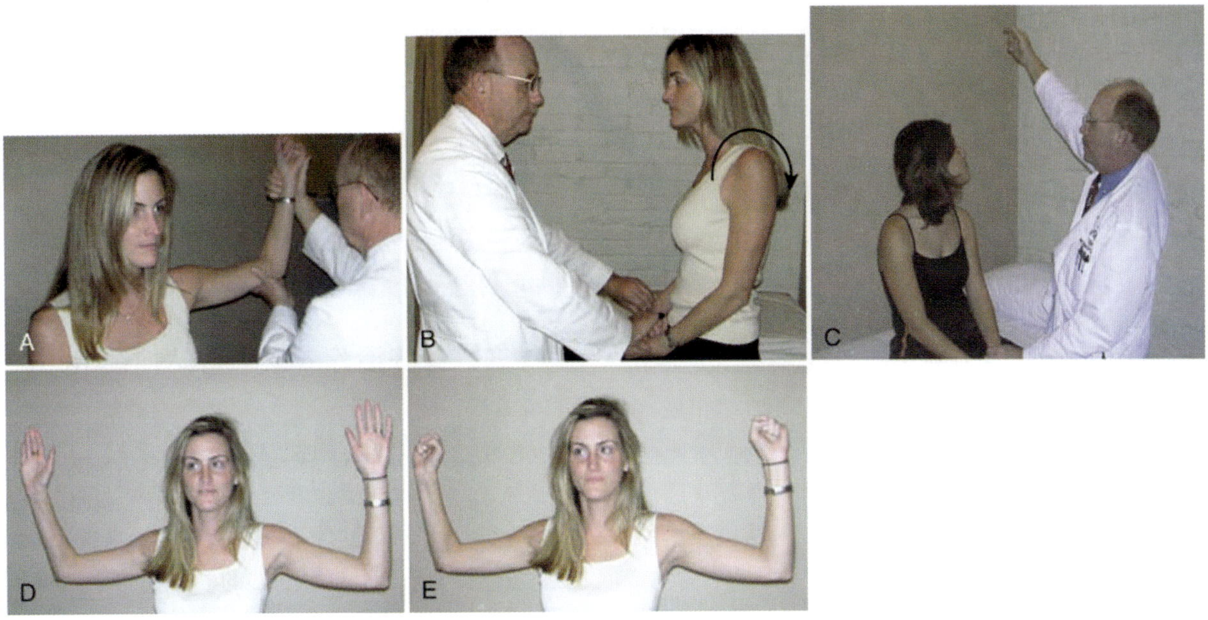

图55－4 胸廓出口综合征4种常见检查：A.Wright试验；B.肋锁关节；C.Adson 试验；D,E.Roos试验。只在进行Adson试验时屏住呼吸

55－2。最后，检查应在颈椎和肩胛带区域寻找胸锁关节压痛或肌肉痉挛的证据。这样做是为了区分颈椎区域和上肢1/4区域的组织，这可能有助于支持或反驳BPN的假设。

六、介入疗法

（一）保守治疗的有效性管理：压迫型臂丛神经病（胸廓出口综合征）

治疗师很可能会遇到对TOS或BPES关于保守治疗的不同意见。实现保守治疗存在很多矛盾，这关系到保守治疗的存亡和用于确定诊断标准。Peet和共同研究者在1956年报道了TOS的保守治疗。研究中，他们为55名患者进行了治疗，技术包括湿热敷、按摩、肩部抬高强化、加强胸大肌力量、姿势矫正训练。他们报道，70.9%的患者得到改善，20例患者在3～28天好转，13例在4～12周改善。1968年，Urschel和共同研究者用湿热、主动运动、肩膀抬高强化、颈椎牵引的保守治疗方法治疗了120位患者，其中50%的治疗是“有效的”。治疗时间从3个月至数年。1974年，Dale和Lewis应用保守治疗，包括肩带强化和药物治疗。他们指出，150个肢体中，63%表现良好。McGough和共同研究者对1300位患者进行了大量研究。治疗包括肩带加强、姿势矫正、湿热敷、按摩和药物治疗，只有9.4%需要手术。治疗时间从2个月至2年，平均治疗时间为7.2个月。Woods描述的治疗方案包括药物、运动和皮电神经刺激（TENS)。在这项研

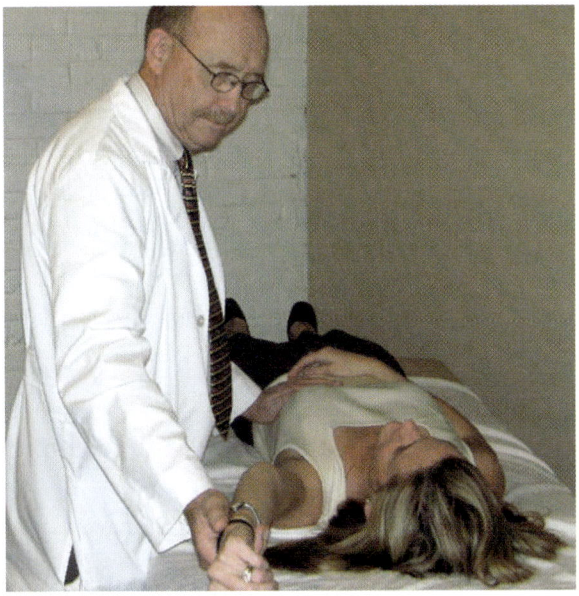

图55－5 胸小肌紧张测试。如果胸肌紧张，触诊手将感到肋下角向前翻转

究的109例患者中，在平均9个月的治疗时间内，50%的患者病情得到缓解；TENS在治疗的109位患者中40位有效果。这些研究主要的缺点是在诊断时都缺乏统一的标准，只描述了研究结果。

1979年，Smith所描述的治疗方案包括骨科手术技术的应用，以增加胸廓入口，灵活性、柔韧性训练，纠正行为和姿势。20例患者中75%症状显著减少。治疗次数为1次到14次，平均治疗时间为10次。1984年，Walsh对刚发病，症状隐匿、无外伤史，以及两个或两个以上的诱发手法阳性（出现脉搏变化和诱发症状，症状主要是短暂的感觉异常和疼痛）的患者制定治疗方案。在16位患者共19个患肢中，68.5%缓解到无症状，10.5%适度缓解，5.2%临时缓解，15.8%无缓解。6位手术的患者中3位有中度缓解或没有缓解。随访了14例患者中1例复发。

对其他保守方法也进行了检验。Ingesson和同事描述了对于CBPN（TOS）理疗方法。治疗包括常规和具体部分。常规部分包括对患者的教育，避免刺激的姿势和活动，并进行人体工程学的干预。具体部分包括放松累及的肌肉；呼吸训练，拉伸缩短的肌肉；体位训练，包括前后姿势肌肉的协调，颈椎和胸椎的特殊活动和一个家庭运动的计划。这种治疗在50%的患者中取得了“积极效果”（125位中63位）；剩下62位中有45位患者需要手术治疗。1990年，Sucher在接受肌筋膜治疗的4个病例中应用松解技术为主要手段。4个病例症状都得到“显著改善”。具体技术不作详细描述。然而，收缩放松，舒展，有力伸展受累的肌肉或周围筋膜这些有被提及。

1995年，Novak和助手报道了42例TOS保守治疗的患者。治疗包括病理生理学的教育、避免不好的体位和对姿势的认知。疗法结合体位校正、疼痛控制、拉伸和运动治疗、有氧训练和一个家庭运动计划。25位患者获得症状改善，10位无变化，7位恶化。总体结果不佳，这与肥胖、工人的赔偿以及随之而来的双重挤压伤（腕或肘管综合征）有关。那些没有这些问题的患者手臂和手疼痛显著改善。1997年，Lindgren报道了139例用肩胛ROM模型治疗的患者，上颈椎标准化的练习（靠墙站立下巴收缩），抵制颈椎前屈，旋转和延伸，来使第一肋骨功能正常化，伸展前颈椎和提肌。在出院时，88.1%患者对结果很满意。

Cramer为了减少包括臂丛神经失用症在内的疾病复发率，而为运动员制定了康复计划。该方案包括4周保守治疗，8周渐进性的康复训练。这包括每周3次加强颈椎训练，每周2次改善肩部力量训练。没有具体的患者数据支持这种方法。

（二）保守治疗效果：臂丛神经卡压综合征

其他很多作者也描述了保守治疗方法。不良神经张力（ANT）的概念或神经张力障碍（NTD），为那些被认为BPN的患者提供了额外的病因和治疗方法。最近ANT或者NTD的概念使得CBPN和BPES的分类系统得到发展。一些作者研究BPES（肱颈椎疼痛综合征）的治疗效果。Allison及共同研究者在30例单盲、随机试验中，试验组和对照组比较，两种不同的手法治疗技术效果：颈椎神经松动术与间接手法治疗盂肱关节和胸椎关节结构。他们发现在手法治疗组疼痛强度、疼痛质量得分、功能残疾水平得到改善。神经松动术组视觉模拟评分（VAS）也显著降低。2003年Coppieters及同事比较了两个干预组：20例神经源性CBPS患者的颈椎对侧手法治疗组与超声治疗组。他们报道说，在上肢神经张力测试中手法治疗组疼痛感觉显著减少，肩胛带高度下降（高于肩胛骨），ROM（肘伸展）增加。在50位患者的研究组中，Hanif和同事治疗NTOS患者的方法是：加强椎旁和肩胛的肌肉、斜角肌、胸锁乳突肌、胸大肌的锻炼，每天1次，每周4天，共6个月。31位患者有完全或者显著的改善，16位局部得到改善，6位无变化或加重。Landry和同事比较了NTOS患者手术和保守治疗长期的功能预后。保守治疗是物理治疗，但没有进行具体描述干预措施。接受手术的患者没有更多的治疗。然而，在康复患者数量、症状改善程度等方面并没有显著差异。他们结论是，第一肋切除并不能改善功能状态。

各种保守治疗策略的持续时间变化很大，因为涉及缺乏诊断标准和具体的治疗方法。治疗持续时间的指导方针是根据患者的症状反应和治疗师的体格检查为依据的。在一般情况下，①症状持续时间越长，保守治疗越可能有必要；②多系统受累，如肱骨关节疾病，肌筋膜触发点或双重挤压综合征，可能需要长期的保守措施；③比起那些典型的TOS（CBPN）患者，BPES患者保守治疗可能需要更长的时间；④社会、医疗、情感和职业因素在患者的保守治疗中起重要作用；⑤出现多重或双重挤压综合征时，可能需要处理颈椎、远端周围神经病变和BPN。

（三）注意事项

一般情况：三个阶段的治疗

诊断为TOS和BPES的患者常常表现为多系统受累。治疗方案是从测试和评估出来的信息而制定的。治疗这些患者没有配方或食谱，尤其是当他们的条件高度复杂的时候。问题是CBPN（TOS）还是BPES，治疗控制阶段的目的是为了减少和控制患者的症状。在较复杂的情况下，它对于组织的功能障碍来制定问题清单是很有用的。此清单可能包括滑囊炎或肩肌腱炎；粘连性囊炎，肌筋膜触发点阳性；刻板不灵活，颈椎或胸椎疼痛；双重或多重挤压及其他软组织情况。治疗师必须记住，如果有双重或多重挤压综合征，可能需要治疗更末端周围神经病变。问题清单应该是以控制总体目标来划分优先次序。因此，臂丛神经引起的症状可能是在计划里面最后一个讨论的。最初，试图干预臂丛神经可能只会加剧患者的症状，结果可能以失败告终。而且这个阶段也是势在必行，治疗或缓解患者症状的方法。治疗师对组织兴奋性的掌握和解除痛苦的方法是进展到恢复阶段必不可少的。

保守治疗的恢复阶段只有在控制和症状缓和后才能实现。患者应该有最低水平休息痛，并没有睡眠障碍。在这个阶段，软组织治疗带来的组织损伤，比如说运动受限，或者与臂丛及其伴随神经受压或受夹有关的诱发症状。治疗可能瞬时加剧了患者的主诉症状，然而，治疗不应该持续到治疗期之后。治疗师必须掌握必要的康复治疗方法控制症状。体位姿势纠正也应在这一阶段启动。

最后一个阶段，康复阶段，包括适应和加强肌肉，姿势矫正，恢复下肢较弱的肌肉力量，增加活动耐受力是很有必要的。姿势矫正带入日常的生活活动中，包括可能会导致NTD的日常生活活动和工作。功能性和职业活动可通过患者教育和符合人体工程学的干预得到解决。

1.控制阶段

（1）患者教育和行为矫正：在一般情况下，典型CBPN（TOS）和复杂BPES的治疗方法，可以基于主要症状控制和缓解。虽然这两种情况持续治疗时间差别很大，但是BPES患者可能需要更多的时间。控制阶段治疗的重点在行为矫正，姿势校正和姿势的意识，以及膈肌呼吸模式。行为矫正包括指导患者在休息的时候上肢有一个合适的姿势，来避免臂丛神经和伴随的血管结构出现张力。被动抬高肩膀纠正了臂丛神经受的压迫，对减轻症状是有利的。姿势的建议包括使用对侧，没有受累的肢体去支撑臂丛神经松弛受累的肢体，如图55－6所说的，在患肢周围放一把椅子或枕头当扶手。站立的时候，患者通过他的腰带或者把手放在衣服口袋里，这样张力可以得到缓解。睡觉前将患肢搭在椅子的扶手或枕头上30min还可以有助于减轻症状。剧烈活动后获得充分的休息，能使得累及的那些肌肉得到放松。避免患者从事剧烈的有氧活动在初始阶段治疗中是有益的，因为剧烈有氧运动可能会造成劳力性呼吸困难，增加了辅助呼吸肌的活动，潜在地损害了整个胸廓入口神经血管结构。

活动能加重患者的症状是在询问病史的时候得出的。很多时候，患者是不知道类似的活动，包括

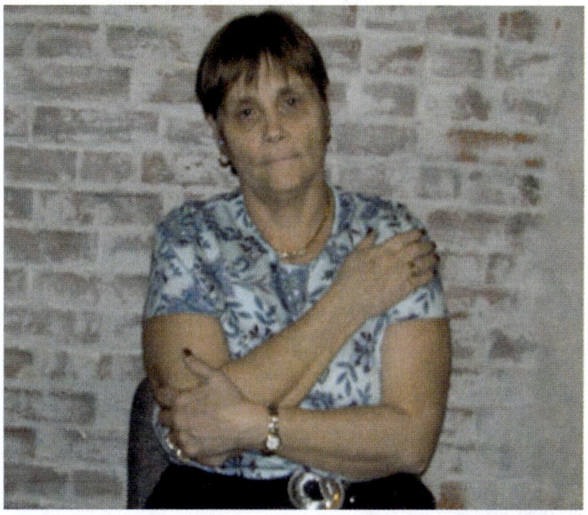

图55－6　臂丛神经损伤所致的迟缓姿势。注意头部和颈椎偏向患侧

同一个恶化的举动。患者应接受教育，在初始阶段应避免一切能使症状加重的活动和运动。这个教育方法贯穿整个护理的全过程。患者应避免胸廓入口有任何压力。额外垫料能增加汽车安全带的表面积从而减少压强。女性应该穿无肩带的胸罩或增加额外的垫料，来增大肩带的表面积。最后，患者应避免用患侧肢体搬运重物，包括提手袋。这些活动会增加肩膀牵引力而牵拉神经血管结构。

适当的睡眠往往是重要的，以控制症状，避免睡眠障碍。睡眠的姿势是把受影响上肢放在一个适当的位置，最大限度地减少臂丛及其神经血管结构，颈椎以及远端周围神经系统的张力。图55-7给出了睡眠姿势。应保持脊柱在中立位，支撑上肢，避免胸廓入口神经血管结构有张力。找到一个有益的睡眠姿势，可能只需要对床的一侧进行改造。

（2）体位教育：体位教育过程应融入日常活动和职业环境。消除不合规定的休息姿势，如头向前和圆肩的姿势，或在工作期间上肢高举过头顶，这都是这种教育的重要组成部分。在工作场所纠正体位对于实现这些目标可能是必要的。重要的是要重视姿势的长期效果，相应的组织能适应它。因此，重建上肢的平衡姿态和稳定需要耐心。体位意识和纠正这些概念在治疗师提出来时候患者要认真

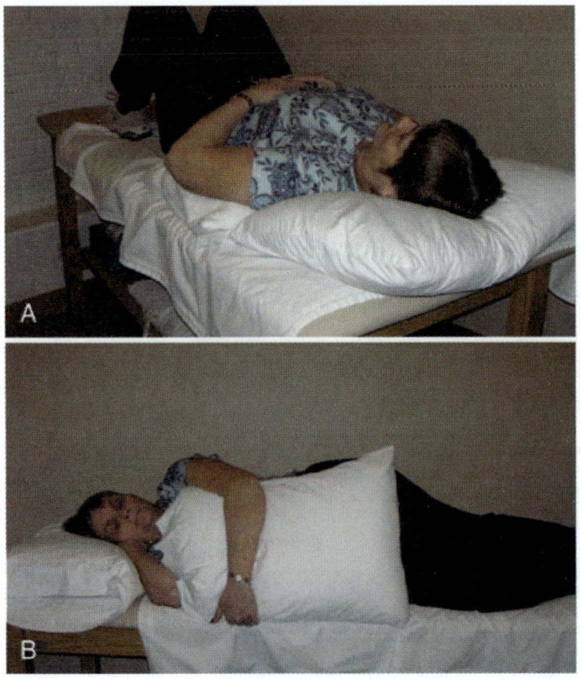

图55-7 睡眠姿势 A.仰卧；B.侧躺

对待。姿势和呼吸在每次治疗时是很有必要花时间进行讨论和执行的。适当平衡伸展和加强锻炼是必要的，以允许姿势矫正。矫枉过正的姿势往往会导致症状进一步恶化。因为这些患者大多是40岁或者更年迈，这些姿势长期异常导致组织适应了这些变化。这些软组织在筋膜内、肌肉、关节结构、神经血管结构有了适应性。姿势矫正也应考虑到神经系统，以避免额外的不良的神经丛及伴随的神经根产生张力。在姿势矫正过程中家属教他们认清异常的呼吸模式，提高患者的自我意识是很有帮助的。在这个阶段，一个强度小的，能忍受的有氧运动能使大关节和肌肉群活跃起来。据Novak和他的同事报道，这些患者中85%都有体重和健康的问题。

（3）正确的呼吸方式：BPN患者在休息和活动时常改变呼吸方式。使用斜角肌、肋间肌、胸小肌辅助呼吸的模式常常出现在患者静态姿势下。所有的这些都影响神经血管结构横向穿过胸廓入口的路径。这个辅助呼吸模式是由浅的呼吸伴随胸腔头侧偏移的增加和周围扩张的减少。同样的呼吸模式可能在活动期间显现得更明显，如演奏乐器，在电脑前工作，读书或写字。在膈肌呼吸模式方面，教育和指导患者与这些异常的呼吸方式有关的问题是必不可少的。膈肌呼吸要求治疗师做出指导，来帮助患者重建以膈肌为主要呼吸肌的呼吸模式。膈肌呼吸能够让辅助呼吸肌松弛，胸腔的移动得到改善。将膈肌呼吸模式引到手法处理技术和家庭计划中，患者这一项对于进展到后期治疗阶段是很有益处的。

（4）其他注意事项：BPES患者的治疗涉及两个额外的考虑。这是治疗师确立疼痛平面所必须的。确定参与神经病理性疼痛的水平，由Gifford和Butler描述的5个临床疼痛类型：①外周疼痛；②周围神经性；③中枢神经系统相关的；④交感神经系统相关的；⑤情感诱发性。患者的主诉里虽然是这些中的一个或两个占优势，但是所有5种都可能存在，或还有更复杂的问题。通过识别这些不同的疼痛模式，能够建立更直接的治疗方法，改善预后。主要为中枢神经系统型、交感神经系统型，或情感诱发性疼痛型后者的治疗更困难，其结果往往不太理想。通常，治疗师让患者的症状得以完全解决是不现实的。这一特殊患者群体的目标可能是通

过控制症状、获得更大的无疼痛的ROM、改善患者的生活质量，从而让患者上肢有更多的功能。

在此期间，接下来的问题会被直接处理，例如，处理与症状有关的阳性肌筋膜扳机点，通过姿势和锻炼缓解疼痛，治疗双重或多重挤压征。它也适合于通过低强度有氧健身运动或通过脊柱和下肢运动实现肢体大振幅运动。请参见第118章。

2.恢复阶段

恢复阶段的主要目的是在评估过程中“恢复”或逆转软组织功能障碍。这个阶段的治疗是在症状控制后开始的。在典型的压迫性TOS，Smith描述的软组织活动度可能被提起。这些手法技术的目标是改善相关组织的柔韧性，恢复正常组织的休息时长，并协助恢复正常的姿势。解决这些问题可能会增加潜在的压迫间隙的大小和减少神经血管压迫。软组织活动度包括解决肩锁关节、胸锁关节和软组织的活动度。此外，它是适当提高第一肋骨位置、活动度及颈椎功能。这些技术还可通过深层按摩和伸展解决缩短的肌肉问题，如胸大肌和斜角肌，同时消除了臂丛神经张力。臂丛神经滑动自如或周围神经松动术可能被提起。这些技术见图55-8。

讨论周围神经松动术的具体情况超出了本章的范围，请参见第118章。在一般情况下，周围神经松动术的目的是恢复正常的神经生理学和神经生物学，从而改善神经的柔韧性。据推测，缓解神经内和神经外压迫的结果是在改善血管功能和神经轴浆流动性。这是通过上肢和下肢张力测试恢复神经的活动度。然而，在进行周围神经松解术之前，治疗师被建议获得有关这些技术的更多信息。使用这些技术，特别是在前两个阶段的早期，没有症状控制，可能会显著加剧患者的症状。

恢复期的治疗需制定一个家庭锻炼计划。最初由Peet和其同事描述，随后有许多其他作者改进，家庭计划旨在提高整个胸廓入口区和与之配套的神经血管结构的灵活性。下面的示例并没有全部概括出，其他的练习对于特定患者可能会更合适。颈椎牵引和收缩或“轴向延伸”练习可以帮助消除头向前和圆肩姿势，重建颈椎定位正确的本体感觉。治疗师会提醒正确的枕部旋转方式，恢复腰椎的姿势。将膈肌呼吸融入到锻炼计划中，使更多的组织进入恢复期，而且使臂丛神经直接得到松解。膈肌呼吸可以联合斜角肌、肩胸筋膜、胸小肌的伸展。例如患者在症状出现时，肩部前倾前屈到一个最低位，然后使用膈肌呼吸通过呼气时下胸腔的周长减小来伸展胸小肌。伸展胸大肌，也可以通过患者站立时手臂抬高90° 来完成。肩胛胸柔韧性练习及肩胛运动的控制可以改善软组织和臂丛神经的灵活性。除此之外，肩胸稳定技术如四足定位或使用治疗球可能有助于恢复肩胸运动的控制。颈椎脊柱的灵活性可能会随着ROM的增加、肌肉收缩和其他技术而增加。适当的神经滑翔练习可能与这些技术一起或单独练习。一些家庭练习示例如图55-9所

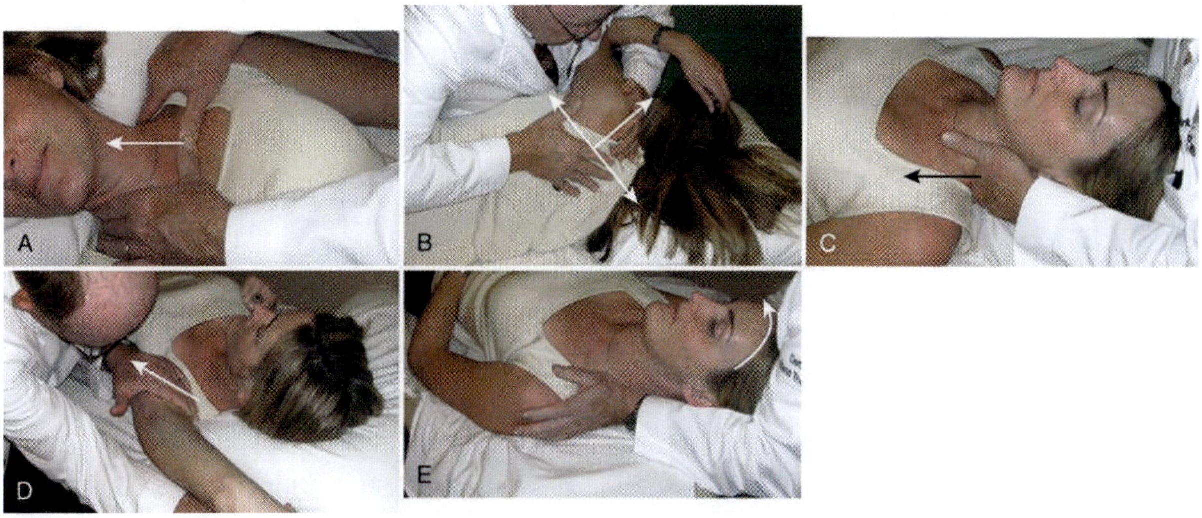

图55-8 可用于提高胸廓入口灵活性的手法技术。A.胸锁关节；B.肩胸关节；C.第一肋骨；D.胸小肌的紧张性；E.斜角肌的拉伸

示。

BPES患者的运动方式需要修正，以避免神经血管丛及相应的周围神经产生张力。治疗先前被诊断的继发性问题。在这个阶段，治疗师必须注意神经受累造成的运动功能障碍，以避免运动到终末活动范围，可能产生有害的张力，加重痛苦。如果症状已经得到控制，可以进行臂丛神经的滑翔练习。由于患者面临的这个问题时间较长，家庭计划是必要的，可能比在医院手法技术更重要。只有在一个长的时间内，组织才能适应变化，使得软组织和神经血管之间维持平衡。在这个阶段，没有治疗或家庭训练计划会诱发出轻度一过性症状或更多的症状。正如前面提到的，这些患者大多存在神经性疼痛，治疗太积极或治疗进展过快可能会引起组织过敏性疼痛。

3.康复阶段

臂丛神经卡压神经病变。对于压迫性BNP患者来说，这个阶段首要的策略旨在提高整体的有氧代谢能力和健康状况，改善维持姿势肌肉的平衡能力，并改善工作场所环境，同时继续加强患者的姿势感知性和呼吸。此外，鼓励均衡营养，帮助超重患者减重，体重超重是一个问题，因为肥胖与TOS相关。继续加强协调体位的肌肉和肩胛运动的控制，这成为增强患者姿势自我意识的重点。通过这些技术完全克服一个长期错误的姿势或习惯它有时是不切实际的期望。希望患者尽量改变这些姿势是可能的。

康复锻炼也应调整工作条件，做些具体的工作，避免给臂丛神经不适当的压力。在工作场所中，姿势和呼吸也应调整。患者如果比较晚才意识到这两项的话，一开始就失败了，导致症状持续或反复发作。最后，在CBPN治疗的恢复阶段，应对患者主观、客观、功能和职业状况进行持续的重新评估。出院前解决以下问题：

臂丛神经卡压综合征：治疗措施在BPES患者那里也会有。加强上肢运动要小心，避免因对神经系统施加不当的张力导致症状恶化或复发。此外，局部或次要累及的周围神经系统应该尽早实施神经松动术。这可能需要定期到诊所随访，以适当地修改或改进锻炼的处方。在这一阶段同样重要的是治疗师要重新评估患者康复期的期望值。这是近几年来不幸的经历，就是患者得到60%～70%改善时，进一步尝试改善上肢症状而导致患者最初主诉的症状加重。这需要返回到治疗的初始阶段，在剩下两个阶段到来之前重新控制症状。治疗师和患者的目标和预期结果想达到100%缓解症状是不可能的。因此，在接下来的日常训练和职业任务中，对患者进行可容忍症状和可能加重症状的健康教育是极为重要的。

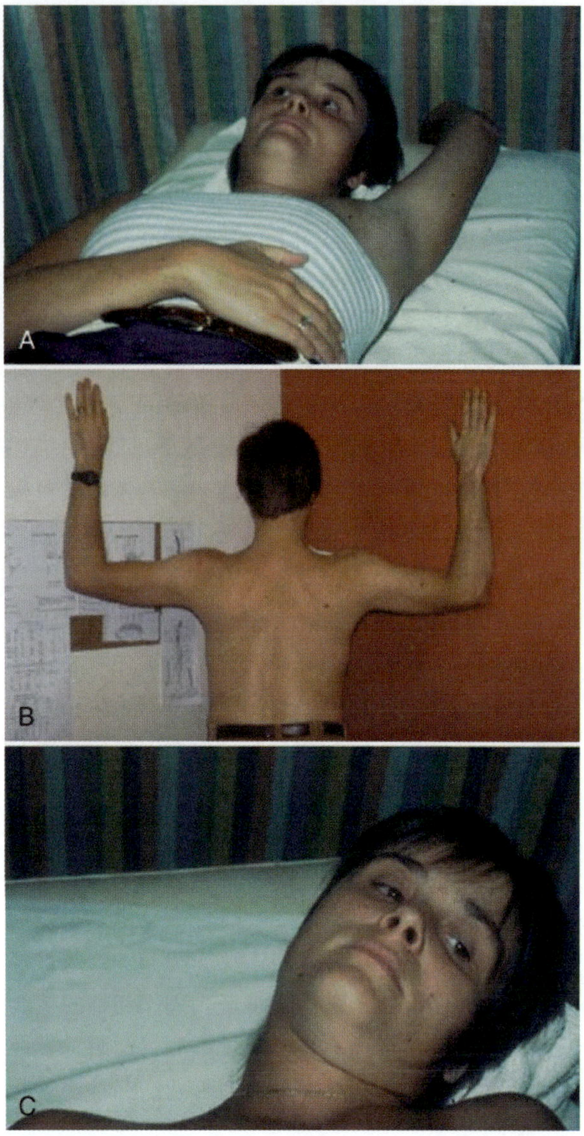

图55-9 A.膈肌呼吸联合肱骨前倾前屈的胸大肌密封性；B.胸肌肌群和肩胸筋膜紧张性的伸展；C.斜角肌伸展

七、病例

下面的案例可能有助于说明臂丛神经病变患者的治疗方法。

18个月之前，一名29岁的女子因一起汽车交通事故，医院诊断为“臂丛神经病变”。3位医师和2位物理治疗师提供的治疗并没有让她获得明显改善。以前治疗包括姑息疗法和严格康复计划。尽管进行了这些干预，她的症状却逐步恶化。客观地说，患者出现带有3个肌筋膜触发点，颈椎运动受限，盂肱关节受限以及臂丛神经张力功能障碍的表现。患者也有受累肢体主动和被动运动功能障碍（神经功能测试），提示NTD。

控制阶段的治疗是指向患者的肌筋膜触发点，并采用适当的技术和干预措施消除触发点的臂丛神经血管的张力和压迫。通过将患者摆在一个让臂丛神经松弛的体位来实现的（见图55–6）。从这个体位，局部拉伸所涉及的触发点，尽量减少周围神经系统的刺激。用ROM管理程序限制颈椎ROM和手动松解技术。在这一点上，构成她BPN的问题没有具体处理。

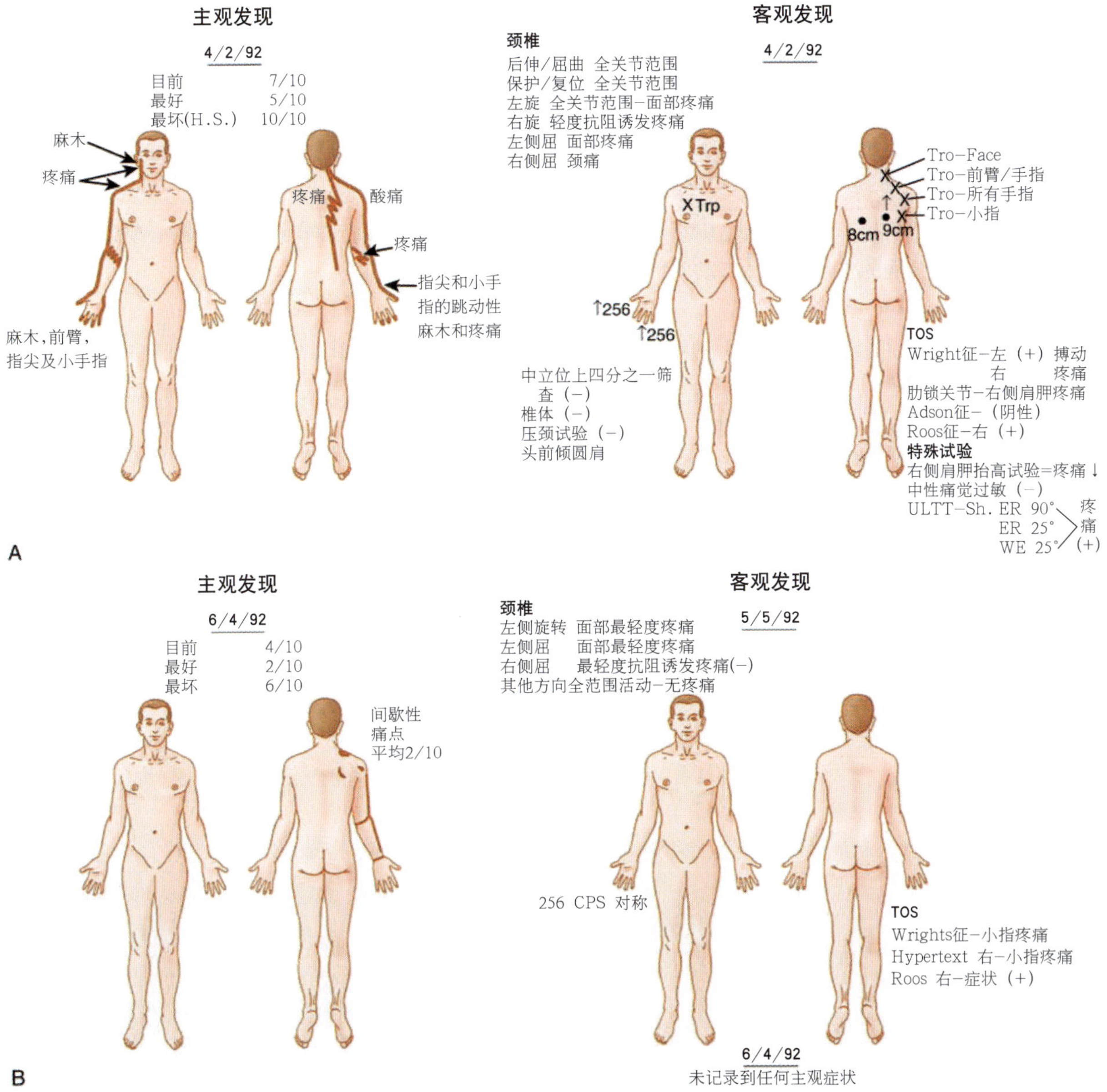

图55–10 患者预处理和处理后的结果图表。A.预处理主观疼痛；B.处理后主观疼痛

进展到恢复这一阶段，肌筋膜触发点消退了，颈椎运动改善，症状得到控制。现在的干预措施包括软组织松解术周围神松解术（滑动）。这些技术持续到患者不再有ANT的征象，TOS手法诱发试验阴性，筋膜触发点不敏感。尽管症状没有完全改善，但是患者回到工作岗位，在治疗前不能达到的功能也改善了。在康复阶段，她进行了额外体位加强训练，体位和呼吸意识还有废用症状的教育持续进行。图55-10做了该患者预处理和处理后的对比。

八、小结

治疗上肢（肱骨）骨折患者的臂丛神经病变，特别是那些长期表现为神经性疼痛患者，对于职业治疗或物理治疗师来说，可能是一个复杂和具有挑战性的问题。文献支持，这些CBPN或BPES患者最初可以使用保守治疗。这些患者当中有许多表现为额外的继发性疾病的主诉，包括主动肌筋膜触发点，原发性或继发性盂肱关节疾病，颈椎病变，以及双重或多重挤压的远端周围神经病变。由于这些原因，这些患者的治疗很少是直截了当的，并且通常也是复杂的。治疗需要治疗师理解患者主诉的病理机制。这种理解，只有通过治疗师进行了全面检查才可获得，把患者的情形适当地分两类：CBPN或BPES是很重要的。治疗应首先解决舒适性和症状控制的问题。通过三个阶段逐渐推进治疗，治疗师警惕在整个治疗过程中患者的症状反应。治疗师还必须认识到，组织不良适应已经存在了数年，尤其是当他们的症状有一种强烈的姿势和随之而来的重复性症状。在这些特殊情况下，治疗需要耐心和理解，这是一个持续的过程，家用运动处方、体位意识、纠正异常的呼吸模式是最好的解决方法。最后，治疗师需要用一种非常温和的、系统的和可控的方式以达到最小症状反应的方式进行治疗。对患者的行为矫正进行适当的教育，运动依从性、症状控制及体位意识是获得最佳效果的必要条件。

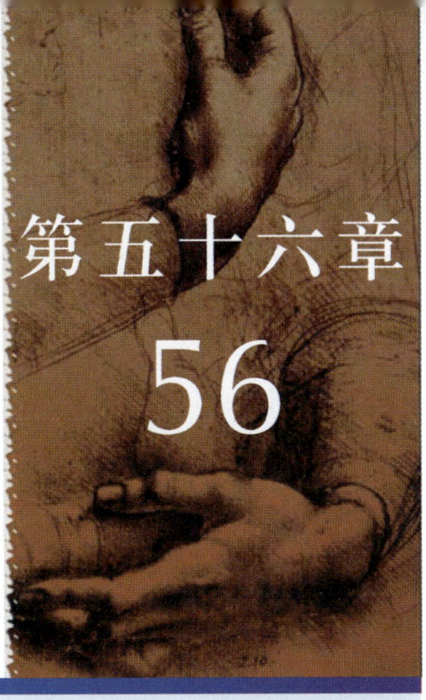

外伤性臂丛神经损伤

原著者 LANA KANG, MD and SCOTT WOLFE, MD
译校者 刘 畅 陈山林

关键点

手术适应证

绝对适应证：

- 开放，污染的伤口。
- 医源性损伤。
- 伴有相关血管损伤。

相对适应证：

- 近期的撕脱伤（最佳为伤后的3～6周）。
- 近期的牵拉伤（最佳为受伤未见改善后的3～6个月）。

优先行为

- 解决危及生命的情况。
- 评价受伤的程度和类型。
- 早期治疗，多学科支持。

关键

- 采用多种诊断方式，例如全面的体格检查，影像学及电生理诊断检查。
- 术中进行电生理评价。

注意事项

- 术前对于神经的完好或受伤情况鉴别不当。
- 术中缺乏其他后备计划。
- 与患者及家属对于手术预期的讨论不充分。

康复时间与治疗进展

- 患者与家属需准备持续的治疗、康复和监测长达几年。
- 预料到个体差异。

成人外伤性臂丛损伤（TBPI）可为破坏性的，经常发生在危及生命的事件中，例如高处坠落、贯穿伤、人身攻击、机动车事故等。在当今社会，交通是高速的，体育活动也是高危险性的，因此此种损伤的发生率正在增长一点也不足为奇。尽管TBPI伴随严重的生理及心理损伤，但及时的多学科治疗可以使这些患者的功能得到较好的恢复。

即便准确的TBPI发生率并不知道，但全球发生率却可以认为是稳步上升的。本病多累及15–25岁的男性。对18年间共1068位患者的研究，

Narakas指出70%的受伤来自机动车事故，其中70%涉及摩托车和自行车，并且这些患者同时合并其他外伤。

TBPI可根据其损伤机制、水平、方式分类。按损伤机制分为闭合的钝挫伤和开放的贯穿伤。闭合伤包括牵拉伤和挤压伤，其发生率远远超过开放伤，约占全部病例的95%。牵拉伤可导致神经撕脱、断裂或拉长。头颈与肩部向相反方向分离的暴力，常引起臂丛上干和$C_5 \sim C_6$神经根损伤；如果上臂在头顶上方受到牵拉，则引起臂丛下干和$C_8 \sim T_1$损伤。

根性撕脱伤又可基于发病机制进一步分为外周型、中央型撕脱伤。外周型撕脱伤发生在根丝水平，原因是附着在此处的神经根丝悬吊韧带过度牵拉神经。C_5和C_6处悬吊韧带的强度比C_7至T_1悬吊韧带强度大。中央型撕脱伤少见，多由于在脊索纵向或弯曲力作用下引起神经根的撕脱却没有造成根外硬膜的移位。

一、解剖和分类

依据臂丛神经解剖位置，受伤水平从近至远可分为：①根；②干；③股；④束；⑤支（图56-1）。

根性损伤的分类与背根神经节（DRG）位置相关。节前（或节上）损伤位于DRG近端，节后（或节下）损伤则远离DRG。节前/节后损伤的运动感觉缺失情况、物理检查结果及肌电图结果不同，治疗方法也不同。节前、节后损伤均可表现为运动功能的丧失。在节前损伤中，神经根在脊索处撕脱，因此相应的脊髓前角细胞产生的动作电位（MUP）和这些运动纤维均断裂。然而感觉细胞位于背根神经节内，即便相应分布的体表感觉完全麻痹，感觉神经轴突及其感觉神经活动电位（SNAP）均保存下来。这是节前损伤与节后损伤很大的不同。节后损伤的运动、感觉检查表现与节前损伤相似，但MUP和SNAP在肌电图中表现不同。尽管动物研究中已经可以将撕脱的神经根直接再植于脊索，但此种努力在人体中却未被证实可以成功恢复功能。所以，节前损伤的治疗采用神经或肌肉移位，而不是神经的缝接或移植。

基于损伤类型的分类可以同时描述损伤的机制和水平，并提示发生率。这两个主要的类别就是锁骨上损伤和锁骨下损伤。发生在锁骨上的损伤占TBPI的70%～75%，占全部臂丛损伤的50%。其中上干（$C_5 \sim C_7$）损伤占35%，单独的$C_8 \sim T_1$损伤占3%。在涉及全臂丛（$C_5 \sim T_1$）神经根损伤的病例中，60%为上段颈神经根的断裂合并下段神经根的撕脱。

锁骨下臂丛损伤发生率为25%～33%，并涉及臂丛束部或支部的损伤。这些损伤多不完全，并与肩带骨折-移位，锁骨骨折，肩胸分离有关。30%涉及单支或多水平脊索损伤，25%涉及单独外周神经损伤。5%～25%锁骨下损伤合并腋动脉损伤。

受伤类型将稍后在本章描述，对其的理解在决定康复预后和治疗选择上很有帮助。

二、体格检查

在TBPI的患者中，肌骨系统的检查是其评价中重要的部分。对称的检查运动和感觉可以基本定位受伤位置并指导诊断和治疗。体格检查在康复预后的判断上也十分有用。对于亚急性或慢性损伤的患者，全面的体格检查也是必要的，可以判断用于神经、肌肉、肌腱移位的潜在供区情况。

在患者伤情危及生命的情况下，对臂丛及外周神经细致的检查可能并不现实。适宜体格检查的患者是意识清晰，查体合作的。下面介绍基本的肌骨系统检查原则。首先观察上肢姿势、关节挛缩、肌肉萎缩的情况。测量关节主动和被动的活动度。采用医学研究委员会的分级标准将肌肉收缩力分为0至5级（表56-1），用于协助诊断损伤类型并可作为后续肌肉功能比较的基准。

特异性的体征对于诊断节前神经损伤的类型很有帮助。其中的一个症候群就是Horner征，因T_1神经根撕脱伤引起交感神经节功能的丧失，即位于T_1水平上的交感神经节接收、发出头颈部交感冲动的途径中断，表现为瞳孔缩小、眼球内陷、上睑下垂、患侧无汗。高能量节前损伤的患者多数伴有大面积的擦伤，锁骨上区域红肿以及头部偏向健侧（预示胸锁乳突肌损伤）。患者甚至可因节前神经牵拉伤引起灼性神经痛。急性节后损伤往往没有神经痛，取而代之的是受伤处Tinel征阳性，皮肤发

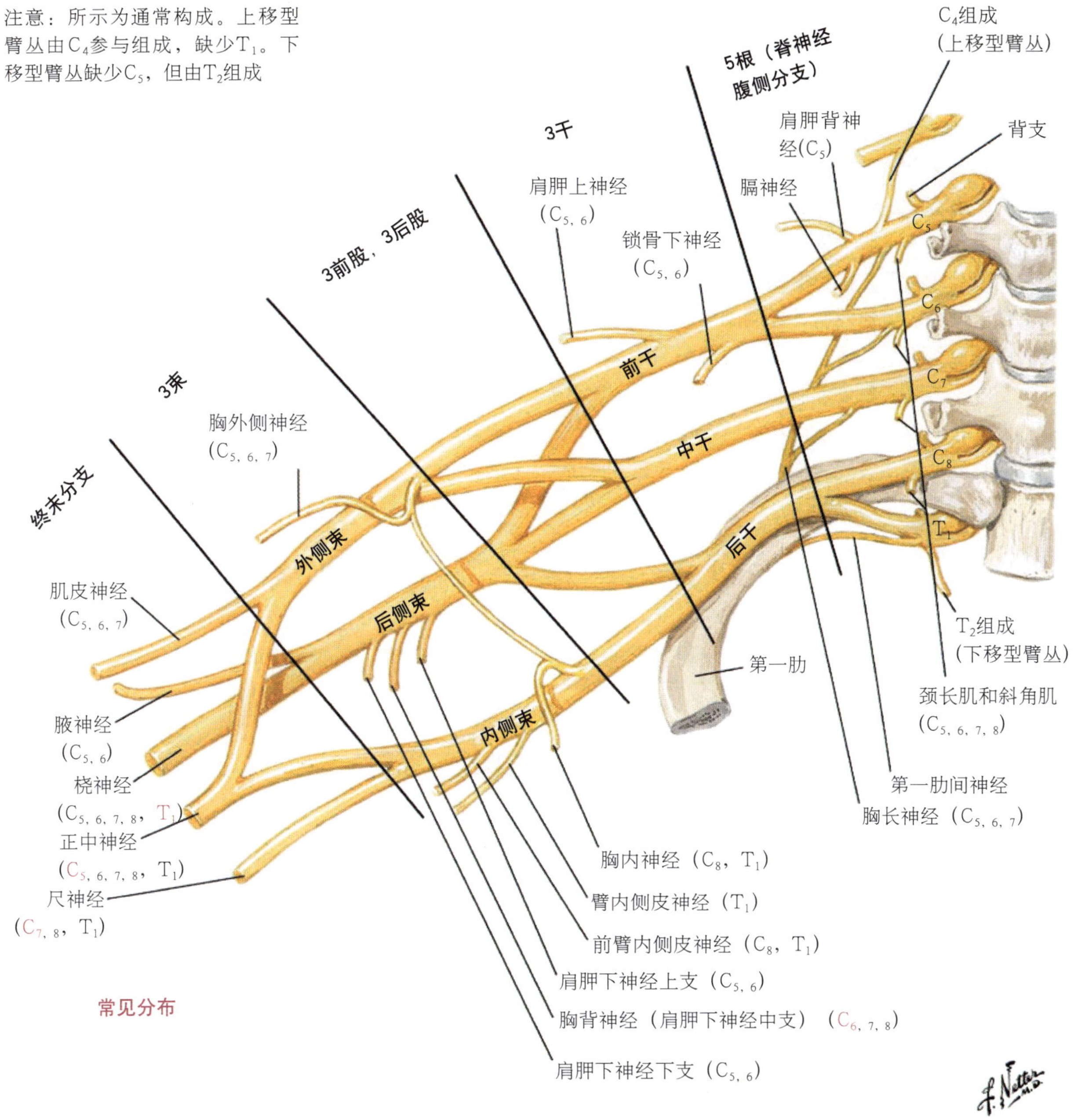

图56–1 臂丛神经解剖。臂丛神经有五个主要部分：根、干、股、束、支。锁骨位于股分支处。根和干的部分组成锁骨上臂丛，束和支的部分组成锁骨下臂丛

亮、干燥、萎缩等一些丧失交感支配的表现。

系统检查患者神经及其运动功能是以臂丛神经的解剖为基础的。脊髓相邻水平神经损伤，例如C_3，C_4和T_2损伤，或是臂丛解剖变异等会干扰损伤类型的判定。臂丛神经的解剖变异并不少见，在诊断损伤类型时需仔细考虑。当C_4神经根参加臂丛组成，即臂丛由C_4～C_8神经根组织，称上移型

表56–1 肌力表

分级	肌力
M0	无收缩
M1	轻微收缩
M2	自主运动无法对抗自身重力
M3	自主运动可以对抗自身重力
M4	自主运动可以对抗自身重力和阻力
M5	正常肌力

臂丛。如果T_2神经根参加臂丛，即臂丛由C_6至T_2神经根组成，则称下移型臂丛，此种较为少见。臂丛神经的高能量损伤也可能累及副神经，确定此神经是否受累对于手术方式的选择很重要。

检查开始前需暴露患者上半身，方便直视颈、肩、胸、臂和肩胛骨。通过耸肩，转头，内收肩胛骨，直臂推墙并抗阻力检查，依次判断斜方肌、胸锁乳突肌、菱形肌、前锯肌的张力和功能。斜方肌和胸锁乳突肌由第11对脑神经（副神经）支配，前锯肌由胸长神经（T_5～T_7）支配，菱形肌由肩胛背神经支配。因为支配菱形肌和前锯肌的神经起源于臂丛上干，所以这两块肌肉功能受损意味着紧靠上干处的神经断裂或撕脱。尽管前锯肌功能的丧失是引起翼状肩胛的最常见原因，但斜方肌麻痹也可以引起肩胛骨运动的改变，成为翼状肩胛，并影响肱骨在关节盂处的外展。肩胛上肌群（冈上肌和冈下肌）由肩胛上神经（C_5～C_6）支配，此神经是臂丛上干第一支也是唯一的分支，其损伤后表现为肌肉的萎缩和肩关节外展、外旋不能。

接下来患者需面向检查者，患者上臂做抗阻力的屈曲和内收时检查胸大肌两部分（锁骨部和胸肋部），用于评价胸外侧神经（C_5～C_7）和胸内侧神经（C_8～T_1）的完整性。背阔肌由胸背神经（C_6～C_8）支配，检查时可使患者坐在椅子上用上臂撑起自己。肩胛下肌群（肩胛下肌和大圆肌）由相应的肩胛下神经（C_5～C_6）的上下支支配，可采用“抬离试验”检查。患者站立，将手背置于同侧下背部手心向后，给予阻力的同时嘱患者将手抬离背部。

腋神经（C_5）的检查为抗阻力肩关节外展时观察三角肌肌力。臂丛神经终支的检查为屈肘[肌皮神经（C_5～C_7）]；伸肘、伸腕、伸指[桡神经（C_6～C_8有时合并C_5和T_1分支）]；屈腕、屈指[正中神经（C_6～T_1）和尺神经（C_8～T_1）]；手内在肌和拇指的运动（正中神经和尺神经）。前臂和手部的每一块肌肉都应有条理的检查并记录，因为神经的部分损伤对于提示预后非常有帮助。

感觉检查比较困难，尤其当患者紧张或合并其他外伤、软组织损伤时。然而，感觉功能还是应该尽最大可能的检查完全。轻触觉和针刺觉可以检查外周神经的完整性，两点辨别觉可以用于部分或痊愈的神经。因为皮肤的感觉神经分布众多，变化大，不同神经支配区域间的精细感觉检查并不可靠，但确定感觉异常分布区对于定位神经损伤水平依然有所作用。交感活动的缺失表现为皮肤的异常干燥，皮温较低，颜色异常。通过叩击神经Tinel征可以在任何损伤的外周神经处引出。持续进展的Tinel征表明损伤正在康复，提示预后较好。

灾难性的血管损伤占臂丛损伤的11%～55%，并减少受损肢体的灌注和血管搏动。在这些损伤中，10%的锁骨上损伤伴有锁骨下–腋动脉断裂，20%的锁骨下损伤伴有锁骨下–腋动脉断裂及腋动脉栓塞。在肩部闭合性损伤，例如肩关节脱位中，有64%的病例合并血管阻塞，极少数情况下合并近端肱骨骨折。在这些情况下，迅速的诊断、治疗是十分重要的。

在胸廓出口综合征中，细微的血管损伤情况可以被一些特殊检查识别。除了淤青、远端脉搏异常，还可采用Adson试验检查锁骨下动脉的异常。患者将头转向一侧，抬高颏部并深吸气使第一肋骨上移，如同侧桡动脉搏动消失，则记做Adson试验阳性。Wright试验和Roos压力试验是另外两种可以诊断胸廓出口综合征的方法。Wright试验阳性表现为患者极度外展外旋上臂时同侧桡动脉搏动减弱或引发症状。在Roos压力试验中，患者双肘屈曲90°并上臂外展外旋至与肩齐平，双手连续快速伸屈几分钟。阳性表现为患侧出现症状或肩部出现沉重、无力（图56–2）。

三、影像学研究

最初创伤检查包括常规的颈椎和胸部X线。相关颈椎骨折或脱位，横突骨折，锁骨和第一肋骨折，肩部骨折或脱位都增加了臂丛神经损伤的风险。肩部损伤需采用前后位和腋区角度进行评价。膈神经受累使臂丛上干节前损伤更为复杂，在胸片中可依据患侧膈肌上抬诊断。如果考虑动脉弓或锁骨下动脉受累，还应行动脉造影或磁共振血管成像。

对脊髓的进一步检查采用CT脊髓造影或MRI。CT脊髓造影被认为是目前诊断神经根损伤水平的金标准。可以用于评价根性撕脱伤后假性脑脊膜膨出的发展情况。CT脊髓造影检查的最佳时间在

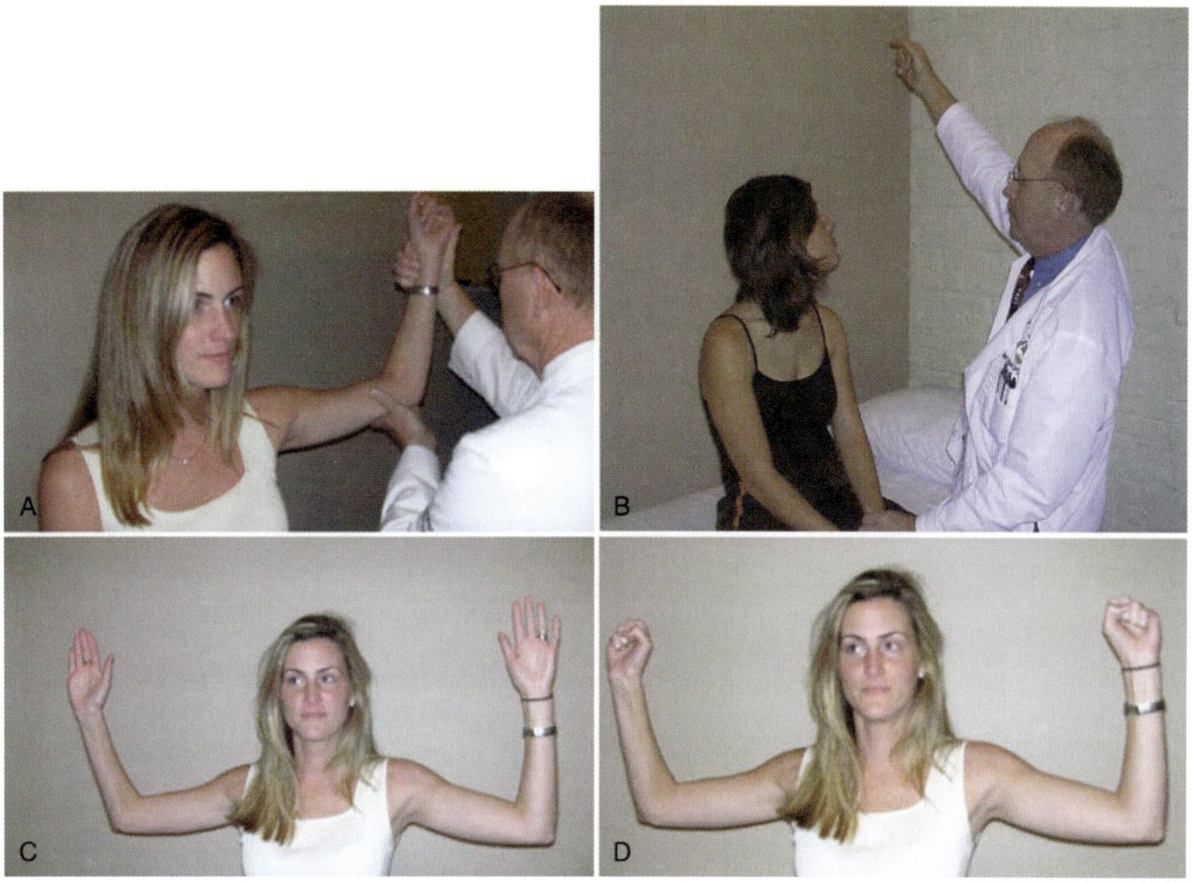

图56-2　胸廓出口综合征的一般检查。A.Wright试验；B.Adson试验；C，D.Roos试验

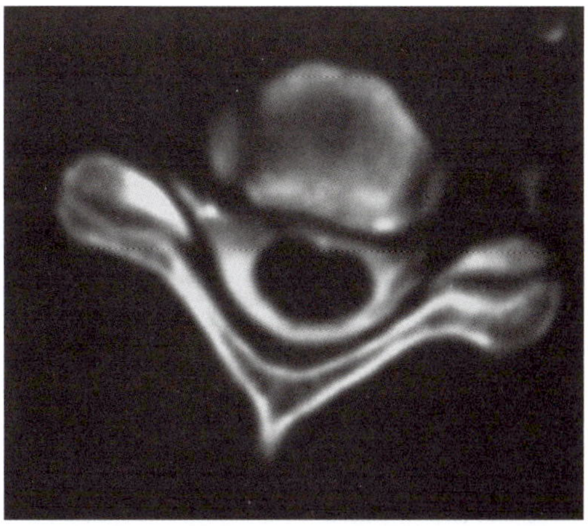

图56-3　伤后3～4周CT脊髓造影，显示脊髓处神经根分支

伤后的3～4周。如果太早检查，可能因局部血肿而阻碍造影剂扩散和假性脑脊膜膨出的探查（图56-3），而过晚检查，则可能错过最佳治疗时机。

在一些高级研究中心，可以同时行MRI和CT脊髓造影检查。技术上的革新使得MRI成像清晰，以便区别骨与软组织的损伤、炎症和瘢痕。同时MRI可以识别神经瘤、血肿、脓肿、血清肿和其他一些潜在引起臂丛压迫或损伤的原因。MRI检查是吸引人的，因为其侵袭性较脊髓造影低，非时间依赖性，可行性也在增加，并且可以用于评估臂丛神经从远端直至脊髓和神经根处的损伤。但没有一项技术是完美的，MRI对于探查神经根撕脱伤尤其是C_8至T_1水平，没有CT脊髓造影精确，因MRI在此水平的脊神经成像为斜行，较难评估。所以，影像学的联合检查可能更为精确和必要。

四、电生理诊断

电生理诊断评估对于外伤性臂丛损伤的检查和术前评估都是重要的。其评估结果从另外一个视角了解外伤性臂丛损伤的类型、范围和程度。为物理检查等提供了额外信息，包括预期信息和意料之外的信息，帮助医师定位损伤位置，判断轴突损伤的严重程度等。

电生理诊断检查包括肌电图（EMG）和神经传导速度检查。前者检查肌肉的电活动，后者则研究神经电传导能力，两者联合可提供评估的基准。理想检查时间是伤后3～4周，因为在这个时间段，瓦勒变性得以完全发生。之后，每6周复查一次肌电图，评估自发恢复及再生情况。有关电生理诊断试验的详细内容可参见第15章。

EMG通过针电极检查肌肉放松和收缩时放电情况。近端肌肉，最早10～14d可以检测到失神经电位，远端肌肉最早3～6周可以检测到失神经电位。肌肉的失神经化表现为肌肉纤颤。严重的失神经化表现为放松状态下大量的纤颤电位，肌肉随意收缩减弱，运动单位电位（MUP）缺失。只有少量纤颤电位且伴MUP则预示部分损伤。节前、节后损伤也可通过检查颈部椎旁肌群和外周肌肉受神经支配情况进行鉴别。

神经传导速度检查评价神经运动和感觉的活动。损伤表现为复合肌肉动作电位（CMAP）波幅的降低。如前所述，节前、节后损伤也可通过SNAP的表现进行鉴别。因感觉神经细胞紧挨DRG外侧，在节前损伤时，尽管受累神经支配的皮肤已完全麻痹，但SNAP却被保留，这是根性撕脱伤的特定表现。而节后损伤则没有SNAP。

五、预后

选择手术干预要考虑诸多因素，一定要根据患者的伤情，具体问题具体分析。包括患者急性创伤时的医疗环境，耐受手术的能力，年龄，合并损伤等。通常情况下，不论是急慢性病程，年轻的患者都更容易恢复神经功能，更容易选择较为积极的治疗。对于超过50岁的患者，曾经认为手术效果很差，不建议手术治疗。但近来发现即使是老年患者，也可能有满意的结果，特别是在一些革新的神经移位术后，因此，手术适应证也适当放宽。

另一个影响预后的因素就是损伤程度和水平。锁骨上损伤较锁骨下损伤更难自行恢复。根性撕脱和根性断裂在锁骨上损伤中常见，非手术难以复原。单独的外周神经可能在其走行途径上被卡压，增加节段性轴索损伤的风险，并可能继发远端部位的神经压迫。比如，腋神经在肩关节四边孔区，肩胛上神经在肩胛上切迹处，肌骨神经（原文：musculoskeletal nerve）位于喙肱肌腱弓处。正因为这个原因，积极手术探查是有指征的。通常锁骨下损伤发生神经断裂的可能较低，因所处部位远离神经“定位点”。所以，对于闭合性锁骨下损伤，原则上不建议急性期手术探查。

医源性完全性周围神经损伤，例如颈部、腋窝的淋巴结清扫，肋骨切除，肩关节骨科手术后等，应该在伤后3个月内及时诊断并行神经修复或移位手术。相反的，低能量枪伤引起的TBPI，多数是神经失用性损伤，自行恢复可能性很大，因此通常需要观察3～6个月，以评估神经功能恢复情况。

六、手术干预

手术时机可能是手术治疗中最重要的因素之一。切割伤、开放性撞击伤伴血管损伤，应尽早探查。在开放伤伴组织污染失活的病例中，应早期清创、骨折固定、动脉修复，神经断端分离、标记以便后期修复。明确的C_5至T_1完全撕脱伤在伤后的1～2周也应早期探查。

延迟探查指受伤3个月后才进行的手术。适用于完全损伤后12周无恢复和远端肌肉有恢复迹象但近端肌肉却无恢复的情况。对于伤后9个月以上的成人TBPI，神经重建术的结果并不明确，尽管有报道称手术对于伤后长达12个月的患者仍有改善，尤其是越来越多采用神经移位术以后。

手术团队需要清楚手术目的，并需要简明地介绍给患者。通常，大部分从事臂丛手术的医师认为屈肘是最需要重建的。接下来是肩部活动，包括外展、外旋和肩胛骨稳定性。肱三头肌是第三重要修复的功能，术后相比桡神经远端有更好的恢复。肘部以下肌肉运动功能的修复是值得称赞的目标，但各种标准的神经重建术结果并不理想，原因是神经修复处至目标肌肉群的距离过远。一些新近出现的前臂神经转移术，如果得以批准使用，结果可能会令人惊讶。最后，正中神经的感觉功能恢复可能会对多节段臂丛受损后造成的难治性疼痛患者带来福音。

手术方式包括神经修复、神经松解术、神经移植术、神经移位术、游离肌肉移植术等。直接的神经修复在急性损伤尤其是切割伤中采用，而在闭合伤中因早期瘢痕挛缩，增加张力，则较少采用直接神经修复。神经松解术极少单独采用，除非在治疗因瘢痕包围产生的持续痛的情况。术中在神经松解术前后都需要进行神经记录，以便证明术后神经传导功能的改善。

在所有涉及生理臂丛神经的手术方式中，都需要常规在术中进行电生理诊断评价。具体检查的方式和技术均因受伤情况和手术方式的不同而不同。躯体感觉诱发电位（SSEP）是术中电生理诊断工具的一种，用于证明中枢神经是否通过背根与外周神经系统相连。腹侧运动神经根的功能并没有直接测量，其功能状态是通过由感觉神经根的功能情况推断的，后者被认为有几百根完整的神经纤维。SSEP在节后损伤或节前节后联合损伤中缺失。相对的，运动诱发电位（MEP）通过经颅电刺激评价运动通路的完整性。术中MEP对于远端完全性损伤并无用处，因为对于远端肌肉需要一段时间再生。然而对于部分损伤的情况确有价值，因有功能的轴突数与损伤情况成比例。

另一种术中电生理诊断试验的形式是手持神经刺激器。通常，这种工具稳定、可靠，可以在神经松解的术前和术后快速判定神经有无功能。Mackinnon和Kline展示了手持神经刺激器在一种新的神经移位术中的作用（手术将后续介绍）。一种便携式仪器（Varistim Ⅲ；Medtronic，Jacksonville，FL）用于确定供体神经的功能及定位其中可以用来移位的神经束，例如正中神经中用于支配桡侧腕屈肌、指浅屈肌、掌长肌的神经，尺神经用来支配尺侧腕屈肌的神经。作为供体的神经束需要被松解和移动。为了优化刺激的特异性，地极电极被置于靠近供体神经松解后的部分。神经束支移位后，供体神经要剩余足够的功能，这一点也要通过术中电刺激剩余神经束来确定。

对于界限清楚的神经断裂和神经瘤，可以进行神经移植术。如果缺损少于10cm，可获得满意结果。术中神经瘤切除后，必须确定剩余神经束的活性。通过在手术显微镜下直视评估，并对神经末端的切面进行冷冻切片而证实。理想情况下，神经束和轴突在近端以极少的束周纤维包绕分布。完好的SSEP帮助确定近处残端的完整性，然而却不能反映运动神经元的情况。腓肠神经是最常用的供体神经，可提供长约40cm的神经。其他潜在供体神经有臂和前臂皮神经，术中通常可以在同一视野中获取。其他较为少用的供体包括桡神经感觉支及尺神经（带或不带血管）。神经移植通常需要翻转（以避免轴突向下游再生时在分支处长出），并根据预先确定的长度，做电缆式编织缝合，然后桥接在缺损处。纤维蛋白胶经常用于固定电缆式神经的两端（图56–4）。较短的缺损（<10cm）再生情况优于长缺损，近端肌肉功能恢复通常优于远端，因到达目标的再生距离更短。

对于成年人臂丛神经损伤而言，过去十年里，出现了一些新的神经移位或修复方法，给臂丛神经的治疗带来了革命性的改变。神经移位术可以用于急性、延迟甚至择期手术的慢性病例。这项技术通常转移一根完好神经至受损神经，极少情况下，如果远端没有可供吻合的神经，也可将有功能的神经

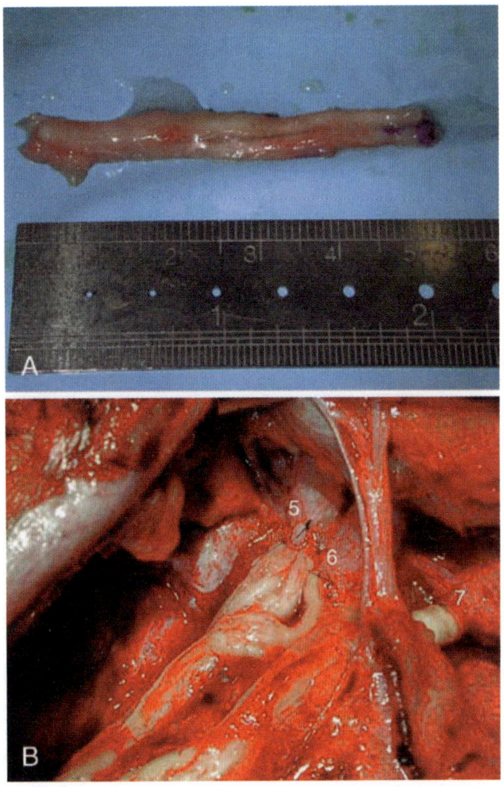

图56–4 A.神经移植准备，5cm电缆式腓肠神经和纤维素胶；B.多根神经电缆式移植插入C_5～C_7神经根

移位缝合于肌肉内。丛内神经转移，指的是将有功能的臂丛神经属支的部分神经束切断，并移位修复损伤神经的远端，因修复点靠近运动终板，因此，功能得以较快恢复。例如将胸内侧神经或尺神经束支转移修复肌皮神经，将桡神经肱三头肌长头支转移修复腋神经等。丛外神经移位，指的是将来自臂丛以外的运动神经（例如副神经、肋间神经、膈神经）转移至臂丛内受损的神经（例如肩胛上神经、肌皮神经、腋神经）。术式则依据臂丛外有哪些未受损的神经而定。

Oberlin的方式是臂丛内神经转移术重建肱二头肌功能的范例。它将一条或多条尺神经束转移至支配肱二头肌的神经。显露切口在上臂内侧由胸肌开始沿神经血管束切开15cm。显露肱二头肌束并定位肌皮神经。在距肩峰12cm处定位支配肱二头肌两头的运动神经，刺激神经以确保其完全损伤。在近处探查神经分支，此处肌皮神经多汇聚成一条，锐性分开神经，便于尺神经移位。分离尺神经，切开神经外膜。在肌皮神经分支水平远侧3～4cm处，选取几束尺神经，并用便携式神经刺激器刺激神经。定位其中单独一支较大的神经束，要注意刺激此神经束时，引起的是尺侧腕屈肌的最大收缩，而不是骨内间肌的收缩。尽量向远端分离此束神经，并将其直接转移至肌皮神经的运动支（图56–5）。

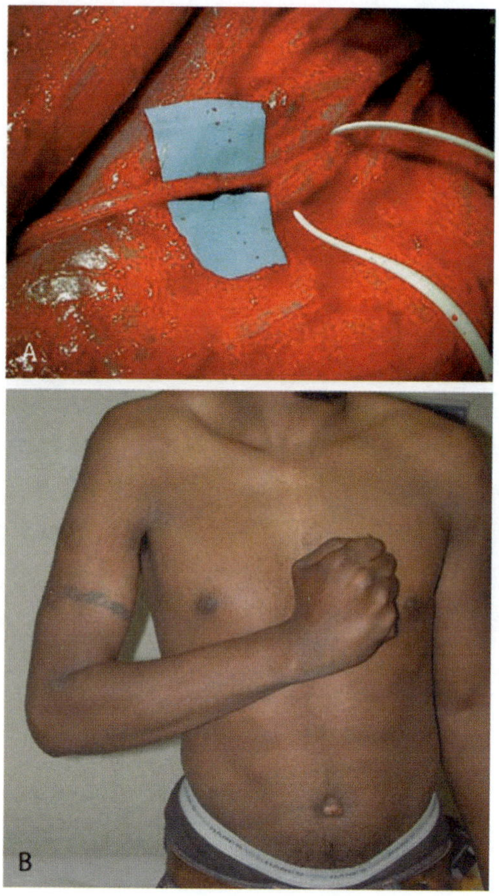

图56–5 A.Oberlin转移法，将尺神经（白色橡皮带）中的一束移位至肱二头肌的运动支；B.6个月后肱二头肌功能恢复

如果确定重建三角肌功能，桡神经支配肱三头肌长头、外侧头、内侧头的分支就可以作为臂丛神经内移位的供体神经，用于改善肩关节外展功能。这个革新的技术采用肱三头肌分支中的一支直接转移修复腋神经运动支。沿肱三头肌外侧头和长头肌间沟15cm切口，在外侧头和长头间分离显露桡神经。提起分支并依次刺激，定位内侧头、长头、外侧头的分支。腋神经在四边孔区定位，并探查其小圆肌分支、三角肌后支、皮支、三角肌前、中支。有报道称桡神经深部（内侧）分支更为粗大，对于腋神经轴突重建更为有利。在这种指导思想下，将桡神经肱三头肌分支可以用于作为供体的神经分离、反折，直接修复腋神经运动支。如果两者大小不同，可采用导管套接的方法修复（图56–6）。

另外还有一些传统的丛外神经移位的方法，如将脊副神经转移修复肩胛上神经或肌皮神经，膈神经移位修复腋神经，健侧C_7神经移位修复正中神经（通常用于完全或多水平多支神经受损，影响供体选择的情况）等，肋间神经也可以移位修复臂丛神经终支（肌皮神经、胸长神经、腋神经、桡神经、正中神经）。

副神经是一条单纯的运动神经，支配胸锁乳突肌和斜方肌。将其移位后可与附近的肩胛上神经直接缝合，无需移植。采用平行于锁骨上1cm的项链形切口，长约15cm（图56–7）。分离颈阔肌，分离并保护锁骨上神经。副神经位于近锁骨处斜方肌的上外侧缘的深方，分离并向远端探查。刺激神经，斜方肌收缩，表明副神经功能正常。锐性切断副神经远端，将断端与肩胛上神经直接吻合。

膈神经是另一条传统的修复肩胛上神经的供体神经，不需移植神经，术后8个月内肌力恢复至3

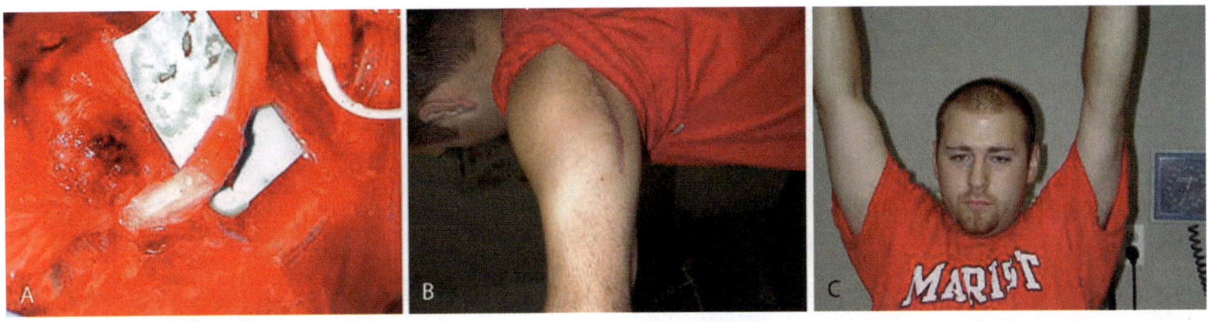

图56-6 A.20岁足球运动员C_5至C_6撕脱伤，肱三头肌长头神经转移至腋神经运动支，神经导管桥接；B.12个月时三角肌饱满；C.12个月时可上举过头

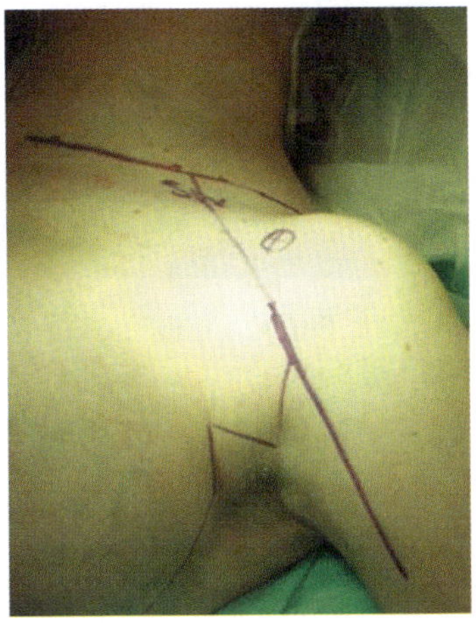

图56-7 臂丛手术常规切口。锁骨上区域通过锁骨上1cm平行锁骨的项链式切口显露。切口跨过锁骨，位于喙突内侧，直接显露锁骨下臂丛。臂丛内神经移位术的切口可向下沿上臂内侧延长。肋间神经移位可行Z形切口，沿第5、6肋穿过腋窝

级。但切断膈神经将影响膈肌运动和肺功能，因此并不适用于合并胸部创伤的患者。

另一种较为满意的丛外神经移位的供体神经是肋间神经，1988年由Narakas和Hentz共同描述。选择胸部切口显露，在肋骨下缘进行骨膜下分离。这些神经较易受损，例如高能量创伤，胸导管置入，肋骨骨折后的瘢痕。另一个缺点是这些神经是混合神经，可用的运动轴突数目不多，需多根神经移位，才能修复受损神经。由于改良后的丛内移位术，如胸神经、尺神经、桡神经、正中神经等，已可获得预期结果，肋间神经移位术仅用于不能做上述手术的病例。但是，医师还是应当熟悉这种手术方式。手术切口为长弧形，在腋窝近端起始，平行于胸正中线向下，直至同侧乳头下方即第5肋下缘（图56-8）。将胸大肌向内上反折，钝性分离一束前锯肌，显露肋骨。使用电刀切开骨膜，用一把弯的骨膜起子从肋骨内面分离骨膜。锐性分离肋间神经和伴行动脉，因神经紧贴在胸膜表面，因此分离要极其小心，以免穿透胸膜。刺激神经定位运动支及感觉支。标记后分别与受区神经（通常为正中神经）的运动、感觉支对位缝合。

尽管也可将其转移修复更远处的肌皮神经、腋神经，但均需神经移植。采用神经移位术重建肩、肘功能时，如果不需神经移植，效果更好。

近年来，神经移位术不断完善和发展，其中包括双神经移位用于重建屈肘和肩外展。重建屈肘功能时，将尺神经和正中神经束支移位至肌皮神经的肱二头肌支和肱肌支。对于肩外展功能，应用双神经移位恢复冈上肌、冈下肌和三角肌的功能。

重建肘关节以远部分的功能仍是个挑战。内在肌及屈腕、屈指功能很难通过神经移位重建。通过修复正中神经，重建感觉和屈指功能目前是一种可行的选择，双功能游离肌肉移植术也是一种选择。关于神经移位术将在第61章进一步讨论。

游离肌移位术目前可以用于完全的TBPI或无可供选择的供体神经等情况。手术需将肌肉移植至新位置，并应用显微外科技术吻合肌肉和受区的神经血管束。可供移植的肌肉很多，例如股薄肌、背阔肌、股直肌等，其支配神经分别是闭孔神经前支、胸背神经和股神经。用于屈肘功能重建的情况多为慢性损伤或原始肱二头肌和肱肌在创伤中被严重损伤（图56-9）。移植肌肉的神经通常与肋间神经吻合，其血管则与锁骨下动脉分支吻合。因股薄肌神经血管蒂位于肌肉近端，缝合后神经可以较快

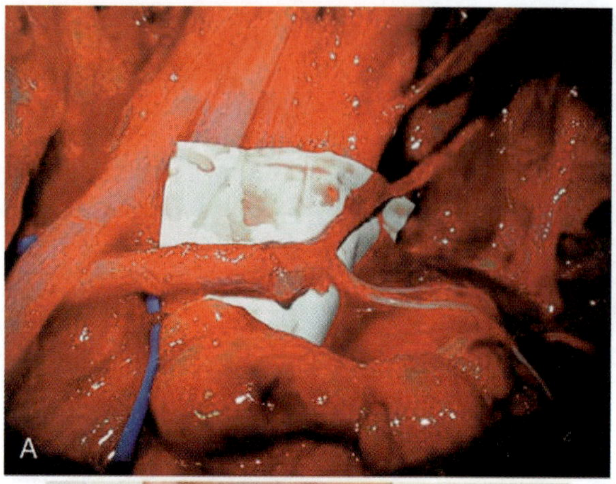

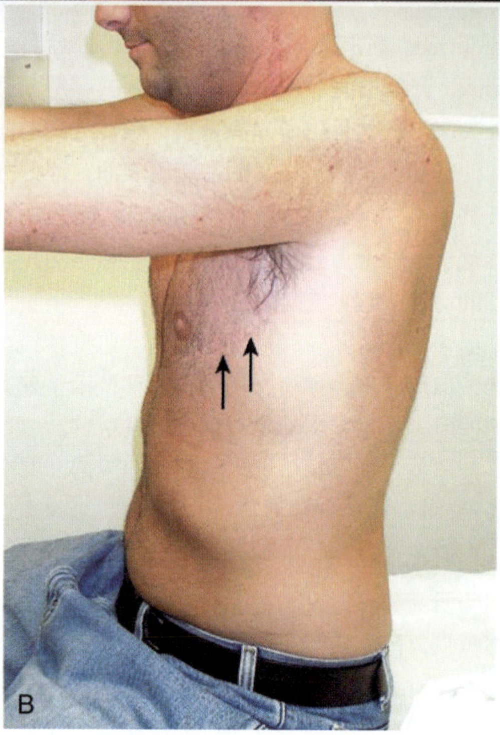

图56–8 A.将三根肋间神经用纤维素胶粘连在一起，与腋神经直接吻合，不需神经移植；B. C_5～C_7撕脱伤后，行肋间神经移位（箭头）至腋神经和肌皮神经，术后5年

长入肌肉，同时，腱性部分长，在重建屈肘的同时可以用于手和腕部功能重建。

七、康复

伤后应尽早开始康复治疗。活动关节可以减轻肌肉挛缩的程度，并刺激恢复肌肉的潜在活性，在临床检查时，这些肌肉通常还没有显示恢复迹象。对所有已知的单独神经损伤，应采用适当张力对抗萎缩的肌肉。特别是对于计划进行手术治疗的患者，尤为如此。因为手术治疗的结果是以关节活动的完好为基础的。

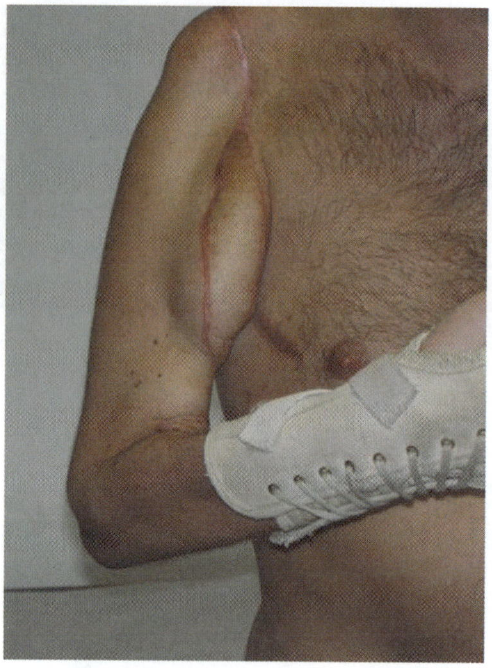

图56–9 游离股薄肌移植术治疗慢性完全性臂丛麻痹，术后5年。动力神经为肋间神经

术后的康复需要术者和康复师紧密合作。术后的立即康复治疗需要确保一段时间的制动，保证软组织愈合和血肿吸收。理想的情况是，关节在各个方向被动活动，显微吻合的血管都没有张力。如果达不到这种情况，则应清楚告知康复小组术中情况，并因时间不同而调整手术方案。

患者及家属必须做好较长时间康复治疗的准备，同时承担相应的理疗费用。包括常规治疗周期，以及每3～4个月随诊1次，直至伤后2～5年为止，以判断最终恢复结果。

八、结果

手术的风险和收益应该与患者详尽讨论，避免患者期望过高，超过可能达到的最佳结果。预后与损伤类型息息相关：C_4～T_1的完全断裂伤是最严重最难以重建的，C_5～T_1撕脱伤可恢复肩肘关节功能，但远端功能只能有限恢复。如果下干未受损伤，则手术治疗效果最佳。

检索同期文献显示，各种神经移位的经验正在不断完善和发展。肋间神经移位修复肌皮神经术后3个月，查体时最具特征的标志是，挤压肱二头肌可引起胸痛，术后6个月时，深吸气时可看到肱二头肌收缩（M1），18个月时肘关节可抗重力屈曲。这已经被Merrell及其同事通过1088位神经移位的患者数据分析而证实，其中在肋间神经转移至肌皮神经中，72%的患者肱二头肌肌力大于3级，37%的患者肱二头肌肌力大于4级。一些研究发现，在术后12个月内，有高达65%的患者可以抗重力屈肘，术后3年，肱二头肌可以自主收缩，不再依赖呼吸周期。

如前所述，肋间神经移位的结果还是令人鼓舞的，但更大的进步源自通过移位尺神经或正中神经的一个完整束支来修复肌皮神经肱二头肌或肱肌的运动支。早期采用此革新转移方法的患者，75%～100%都至少实现了肱二头肌抗重力（M3）的能力（图56-5B），最近的患者中，75%～94%达到M4的肌力。

Oberlin手术使94%～100%的患者肱二头肌达到M3的水平。Merrell及其同事的研究表明大于70%的病例都可实现M>3的屈肘功能。2005年，Mackinnon及其同事报道了在其双束支移位重建屈肘的6位患者中，都可以达到M4或更好的功能恢复，临床上肌肉重获神经支配平均需要5.5个月。

重建肩外展功能的新的神经移位方法也有相似的表现。Leechavengvongs报道称在采用桡神经长头支转移至腋神经的7位患者中，5位结果为优，术后28个月时，肩外展平均124°。大部分作者如今认为对于肩外展功能的移位，联合采用副神经至肩胛上神经，桡神经的肱三头肌分支至腋神经效果最佳。Merrell及其同事分析表明，采用双束支移位重建肩关节功能（至肩胛上和腋神经）明显优于单根神经移位，在采用肋间神经和副神经移位重建肩外展患者中，超过70%的患者可以达到M3的外展水平。移位修复肩胛上神经的有效率（92%）远大于修复腋神经的结果（69%）。Chuang最近报道采用联合神经移位术重建肩关节外展的病例中，根性撕脱伤患者外展可达60°，上干根性撕脱的患者肩外展可达90°甚至更多。在一些副神经移位的病例中，Songcharoen报道，移位至肩胛上神经后，有80%的运动康复（M>3），同时获得60°的肩外展功能和45°的前屈。同样的病例中，副神经移位至腋神经则只有60%的成功率，较差的结果可能因其神经生长途径更长，且需要神经移植。

在肘部以远处，通过神经移位重建功能的报道很少。在一组111位患者，采用健侧C_7神经转移至正中神经的研究中，有30%恢复至M3，20%恢复至M2水平。尽管运动功能的恢复并不理想，但有83%的患者获得保护性的感觉功能恢复。

九、小结

理解损伤类型对于决定预后和选择合适的治疗方法非常关键。医师要进行全面查体，然后结合影像学、电生理诊断检查来决定具体手术方式。手术方法包括神经修复、神经松解、神经移植、神经移位和游离肌肉移植等。手术的风险和收益应该与患者详尽讨论，避免患者期望过高，超过可能达到的最佳结果，患者要明确预后与损伤类型息息相关。患者和家属必须理解康复治疗对于达到最优结果的重要性，而且要了解恢复时间漫长，随诊时间可能长达5年。

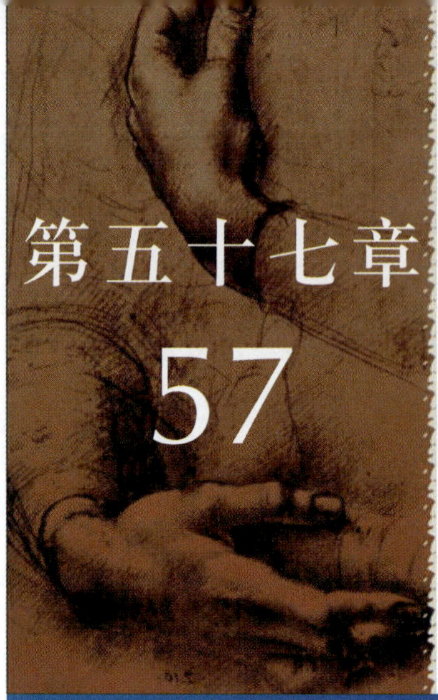

第五十七章 57 肩部常见神经损伤

原著者 JOHN M.BEDNAR, MD amd RAYMOND K.WURAPA, MD
译校者 刘 畅 陈山林

关键点

- 治疗肩部的神经损伤需要对肩关节进行全面检查及电生理诊断，确定神经损伤的部位和程度。
- 对于常见的肩部损伤，无论手术与否，康复治疗都非常重要。
- 理疗方案应重视肩胛部功能障碍，预防形成冻结肩。

一、诊断和处理

肩关节是一个具有复杂运动学原理的关节，既需要充分的活动度，又需要足够的稳定性，为此，肩周肌肉正常发挥功能至关重要。支配这些肌肉的神经损伤后，会显著改变这种平衡。总的来说，肩部疾患临床常见。虽然神经损伤相对来说并不常见，但常常容易漏诊。表现出的体征或症状可能源自解剖结构的问题（例如肩袖撕裂、肩关节不稳），但经标准化治疗后却不能改善症状。肩关节本身的异常还可能造成上臂、前臂出现症状，使诊断更为困难。

肩部神经损伤与其他更为常见的损伤并存，既有急性损伤，也有慢性损伤。损伤可以原发于神经内疾患，也可能继发于肩部其他结构损伤造成的对肩部神经的压迫或牵拉。神经损伤可发生在不同的解剖部位，包括神经根、臂丛神经及支配肩部的外周神经。颈椎疾病可导致神经根或脊髓水平的神经损伤。现存的系统性疾病（例如多发性硬化、恶性疾病、韧带附着端病）也会使诊断更加困难。因为以上这些原因，肩部神经损伤通常都是难以诊断和处理的。

神经损伤水平和（或）原发神经疾病可以依靠详细的病史和查体而定位。其他诊断方法，包括肌电图（EMG），神经传导试验，脊髓或大脑皮质激发电位试验，磁共振成像术（MRI），脊髓造影术，计算机断层摄影术，这些对于临床诊断和指导治疗都有所帮助。

处理的目标是早期正确诊断。只有在做出正确诊断后才可以施行合适的治疗，避免萎缩和（或）挛缩并且重建肩部的稳定性和运动性。

（一）解剖

支配上肢的神经起源于脊髓的颈段，包括颈神经根C_5、C_6、C_7和C_8以及胸神经根T_1。臂丛神经由这五条神经根的前主支组成。偶尔也会有来自C_4或者情况更为少见的T_2部分组成。这五条颈神经根在锁骨上处汇合，形成三条干：上干，由C_5和C_6组成；中干，由C_7组成；下干，由C_8和T_1组成（图57-1）。每条干又在锁骨下处分为前后两支。上干和中干的前支组成外侧束，下干的前支组成内侧束，上、中、下干的后支组成后束。这些束是围绕锁骨下动脉排列并根据它们与动脉的相对位置关系

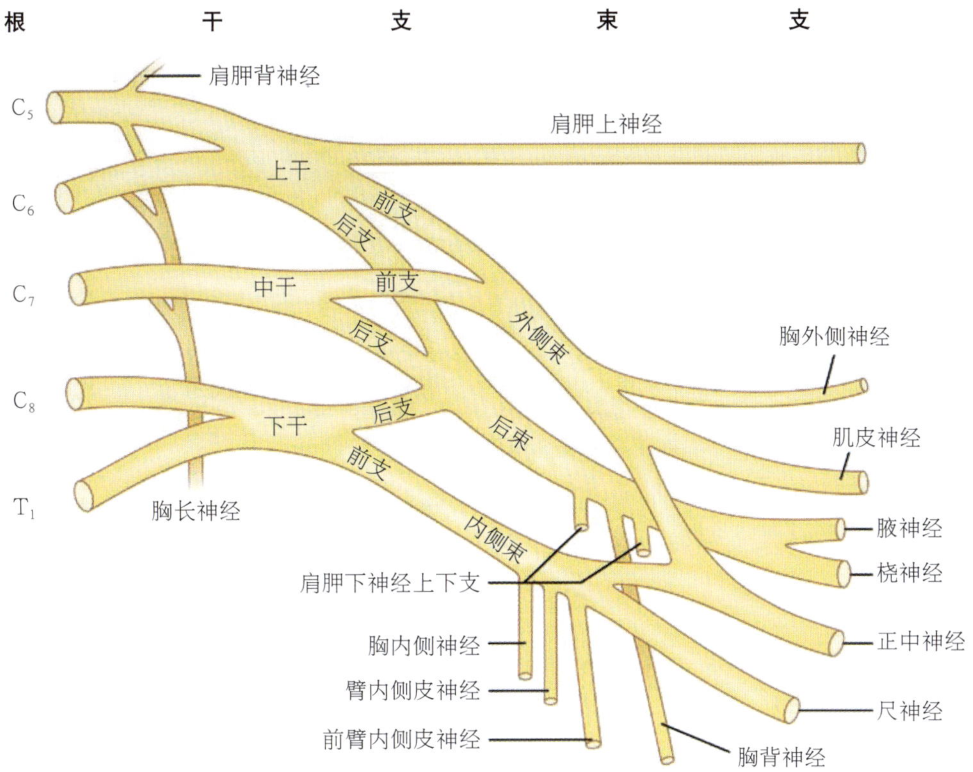

图57-1 臂丛神经解剖

而命名的。外侧束包括胸外侧神经，肌皮神经和正中神经。内侧束包括胸内侧神经，臂内侧皮神经，前臂内侧皮神经，正中神经和尺神经。后束包括肩胛下神经上下支，胸背神经，腋神经和桡神经。

其余分支起源于神经束、干、根的近端，支配肩带肌群。肩胛背神经支配菱形肌，直接起源于C_5神经根。肩胛上神经支配冈上肌、冈下肌，是上干的分支。胸长神经支配前锯肌，来源于C_5、C_6和C_7神经根（表57-1）。

（二）神经损伤类型

神经可发生撕裂伤、牵拉伤或者压迫伤。撕裂伤由穿透性损伤或骨折及治疗的直接创伤引起。牵拉伤是钝性创伤的常见机制。肩关节脱位可以引起臂丛神经的牵拉伤。肩关节摔伤伴颈部侧方移位可以引起臂丛神经上干牵拉伤。臂外展位受到牵拉伤会导致臂丛下干神经牵拉伤。压迫伤可因神经周围瘢痕或创伤后骨痂或外源性损伤如神经节、肿瘤压迫等造成。

表57-1 臂丛神经分支

外周神经	来源
胸长神经	C_5，C_6，C_7-神经根处
肩胛背神经	C_5-神经根处
肩胛上神经	C_5，C_6-上干
肩胛下神经上支	C_5-后束
肩胛下神经下支	C_5，C_6-后束
胸背神经	C_7，C_8-后束
胸外侧神经	C_5，C_6，C_7-外侧束
胸内侧神经	C_8，T_1-内侧束
臂内侧皮神经	C_8，T_1-内侧束
前臂内侧皮神经	C_8，T_1-内侧束
腋神经	C_5，C_6-后束
桡神经	C_6，C_7，C_8-后束
正中神经	C_5~T_1-内侧束和外侧束
肌皮神经	C_5，C_6-外侧束
尺神经	C_8，T_1-内侧束

患者病史决定受伤机制。每种机制中损伤的程度则由体格检查和电生理检查决定。以Seddon和Sunderland的分类为基础，神经损伤程度可以划

分为以下三种类型。

神经失用症（功能性麻痹）：神经的微小损伤，以短暂、完全可逆的神经传导阻滞为特点，预后较好。

轴索断裂：神经中度损伤，以轴索、髓鞘断裂为特点，但神经外膜完好，可以引导神经再生，预后一般。

神经断裂：神经重度损伤，以神经完全被破坏为特点，神经再生功能差。

另一种由Sunderland提出的神经损伤分类系统对于神经损伤有更多的分型。神经再生速率约为每个月1英寸，在神经康复中，必须依据神经与支配肌肉或皮肤的距离评价康复速度。

（三）体格检查

神经损伤的检查应该作为每一个常规体格检查的一部分。患者合理暴露躯干和上肢，以便检查中患侧可以和健侧进行对比。即使是小范围的萎缩、畸形、色素脱失或肿胀，都应引起重视。然后测量颈、肩、肘、腕和手的主、被动活动度，同时检查这些关节的稳定性。肌肉功能评价是神经系统查体中最重要的部分。应细心检查肩部的每一块肌肉，包括活动和稳定肩胛骨的肌肉。有效的动作检查通常可以确定神经损伤部位。肩部肌肉的神经支配在表57-2中列出。

每块肌肉的力量也应该采用Sunderland肌肉分级系统进行记录（表57-3）。感觉缺失可以沿皮区（神经根）分布（图57-2）或沿着外周神经分布。如果怀疑脊索损伤，需要细致全面的检查所有感觉功能（疼痛觉、冷热觉、振动觉、位置觉）。

（四）诊断性检查

电生理检查目前仍是评价神经受损情况最常用的检查。这项检查由两部分组成：肌电图检查和神经传导速度（NCV）测定。NCV和EMG联合使用，可以定位神经损伤，评价损伤受伤时间和程度，提供神经康复证据。第15章已经详细描述了这项诊断性检查方法，但本章仍进行简单回顾。

EMG采用记录针电极刺入肌肉，观察肌肉电活动。正常肌肉在放松时为电静息，在自主收缩时产生界限清楚的单峰电位（运动单位电位MUP）。

表57-2 肩部常见损伤神经

外周神经	支配肌肉
胸长神经	前锯肌
肩胛上神经	冈上肌，冈下肌
肌皮神经	喙肱肌，肱二头肌，肱肌
腋神经	三角肌，小圆肌
脊副神经	斜方肌

表57-3 肌力分级

级别	临床表现
5正常	完全抵抗阻力
4好	抵抗一定的阻力
3一般	可以抵抗重力，不能抵抗阻力
2差	抵抗重力受限
1轻微	肌肉收缩，无法运动
0消失	没有收缩

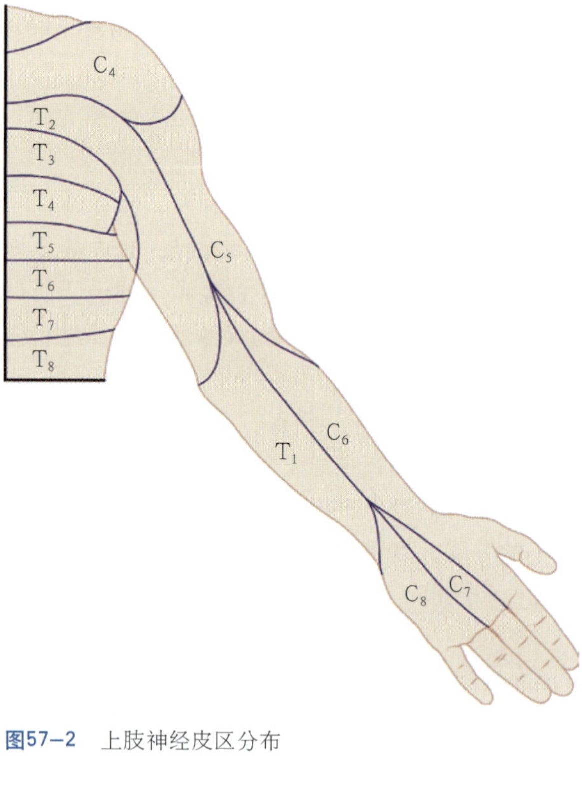

图57-2 上肢神经皮区分布

急性损伤伴失神经状态的神经在放松时会产生自发放电信号，包括纤颤电位或正向尖波。依据轴索损伤情况，MUP可以改变或消失。这些发生在急性损伤期的电信号变化在损伤3周后消失。随着神经再生，纤颤电位消失。完整的运动神经发出支芽支配那些失去神经支配的运动单位，产生以多峰表现的多相MUP。多相电位的出现预示着神经损伤已经多于3个月。

EMG可以探测由下运动神经元损伤引起的失神经变化。但不能够定位脊索和肌肉间的损伤，除非多处肌肉分别被记录以便定位。EMG可以确定病情发展是否涉及多处外周神经。同时也可以确定已知的病理表现是否为全身周围神经病或慢性肌病临床表现的一部分（例如肌营养不良）。

NCV是对四肢周围神经传导的直接测量。髓鞘是神经轴索的绝缘物质。如果压迫或损伤造成脱髓鞘，通过此节段的传导将会减慢。这项检查可以辅助确定沿着外周神经受压或损伤的区域。测量方法为在肢体上直接刺激神经近侧，记录冲动沿神经传导至肢体较远一点处的时间。测量值记录为米/每秒。异常值（减低的传导速度）通过与健侧肢体或公布的正常值对比而来。神经传导也可以通过以下方法测量，在距某一解剖标志固定距离处刺激神经，然后记录（在远端肌肉）从刺激至记录到MUP的时间。这种测量为运动潜伏期，以毫秒为单位。感觉潜伏期通过在指尖处刺激神经然后记录沿此神经传导至近端固定距离处的时间。这些测量值如果延长，则暗示着在测量处解剖区域内神经传导异常。

（五）脊副神经

脊副神经为第XI对脑神经，是支配斜方肌和胸锁乳突肌主要的运动神经。因为其在颈后三角处走行表浅，所以较易受损。颈后三角的边界由斜方肌、胸锁乳突肌和锁骨围成（图57–3）。损伤可以为钝性创伤造成的神经直接受累，如肩部向下，头部向对侧用力造成的神经牵拉伤，或者为在颈后三角处手术带来的医源性损伤，最常见的为颈部结节活检。脊副神经受伤后表现为斜方肌麻痹。

脊副神经麻痹表现为肩部下沉，钝痛或疼痛，以及明显的臂上举和外展无力（图57–4）。也有斜方肌萎缩的表现。如果损伤部分在近侧，胸锁乳突肌也表现为萎缩和无功能。患者无法耸起受累侧肩膀。因为缺乏斜方肌的悬吊力量，在背部查体时可以见到翼状肩胛。

如果损伤由钝性创伤或牵拉造成，则最初采用

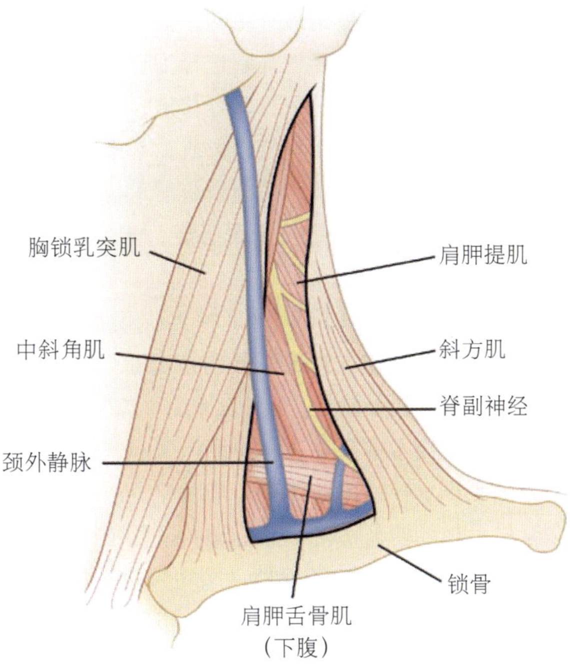

图57–3　脊副神经位于颈后三角

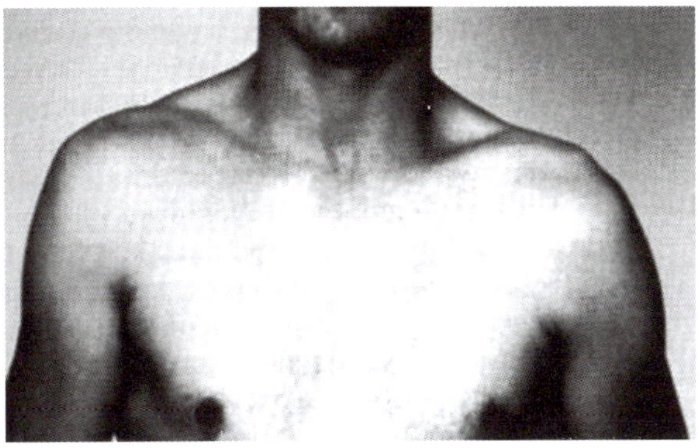

图57–4　脊副神经损伤继发左侧斜方肌萎缩

保守治疗，吊带制动，预防冻结肩，加强斜方肌和周围肌肉的力量。

这些患者可能因撞击综合征的表现寻求治疗。脊副神经麻痹引起的肩部下垂可以继发撞击综合征，并且与肩锁关节的病变无关。斜方肌功能缺失后，只是单纯的加强其周围肌肉的力量难以代偿，并且经典撞击综合征的传统疗法很难改善此种继发撞击综合征。

闭合损伤的表现将持续3～12个月，如果6个月内没有电生理证据证明神经再生，则斜方肌麻痹将永久持续。

当此种损伤是医源性或开放性时，6个月内行

神经松解和神经修复是最有用的。如果手术探查显示神经横断，神经修复方式则选择为直接修复或在无法无张力缝合的情况下行神经移植。如果探查显示神经连续性存在，伴神经瘤形成，术中需行神经传导检查，用以确定单纯的神经松解术是否有效，或者切除后神经直接修复是否必要。术后需要1年的观察时间评价疗效。

Kim等报道了111例脊副神经损伤后手术疗效。最常见的损伤方式是医源性（103），其中82例患者进行过淋巴结活检。8例为神经牵拉伤，3例为撕裂伤。19例术中探查显示神经连续。这些患者术中电刺激显示神经传导存在，采用神经松解术。当探查显示神经撕裂伤时，其中26例患者行神经端端吻合，58例患者行神经移植。平均移植长度为1.5英寸。在行神经松解术的患者中，95%恢复了4级及以上的斜方肌肌力。在行神经缝合和神经移植的患者中，77%恢复了3级及以上的肌力。

如果斜方肌功能没有恢复，则需要功能重建。对于孤立、完全、永久的斜方肌损伤，肌肉移位是推荐方式。Eden–Lange术式采用肩胛提肌移位至肩峰，菱形肌移位至肩胛冈下窝。Romero和Gerber报道了采用Eden–Lange术式治疗的12例患者，并平均随访32年。9例评级为优秀，2例为一般，1例为差。11例患者中疼痛完全控制。9例患者可以上举过头。较差预后的患者并发胸长神经麻痹。

在合并神经肌肉疾病和多发神经损伤累及肩胛旁肌的患者中，推荐行肩胛骨悬吊或肩胸融合术。

（六）胸长神经

胸长神经起源于C_5、C_6、C_7神经腹侧支，在臂丛神经和锁骨下方，第一肋上方走行。神经继续沿胸壁侧壁下行，支配前锯肌（图57–5）。因为其走行表浅且较长，所以当肩部或胸部受到撞击，或肩部受到持续的牵拉时，神经较易受损。

前锯肌稳定肩胛骨在胸廓后壁，提供牢固位点辅助肩胛骨起源的肌肉带动上臂。同时，前锯肌和斜方肌、肩胛提肌一同带动肩胛骨上旋，使盂肱关节获得更大的上举。

临床表现包括肩部周围的钝痛，翼状肩胛，肩部主动活动度下降。患者通常表现为无痛的翼状肩胛。通过前推墙壁（图57–6）或臂负重并上提，

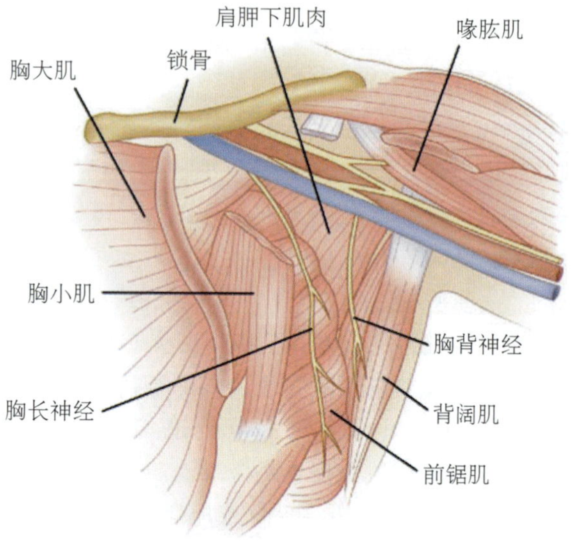

图57–5 胸长神经解剖

翼状表现更为明显。越重的疼痛通常预示受累肌肉越弥漫，并且臂丛神经受累。一种原发性的前锯肌麻痹已经被报道，命名为神经痛性肌萎缩症，表现为麻痹性臂神经炎，偶尔仅累及胸长神经。胸长神经麻痹必须与多发性肌炎，肌营养不良，颈椎病等鉴别。

电生理检查对于这种损伤的诊断和预后都是有价值的。EMG确定神经受累范围，损伤是否累及颈神经根、臂丛神经或单纯胸长神经。

尽管目前还没有公认的满意的治疗方案，但休息和理疗是常用的保守疗法。理疗可以加强前锯肌和周围肌肉的力量，维持肩关节的活动度。这些患者也可能因为误诊为肩撞击综合征而接受治疗，因为胸长神经麻痹可以继发肩部翼状畸形。翼状的肩胛向前旋转，降低肩峰和大结节间的距离，引起肩袖撞击。

前锯肌麻痹的整体预后好，受伤后可以逐渐康复，恢复期可长达2年。如果伤后12个月内，没有任何的临床或电生理证据证明康复，则可以诊断为前锯肌永久性麻痹。

对于功能持续缺陷的患者，有下列方法可供选择。

1.神经松解术。Nath报道了50例患者采用胸长神经锁骨上部分神经松解术治疗。平均随访25.7个月。神经松解改善了49例（98%）患者

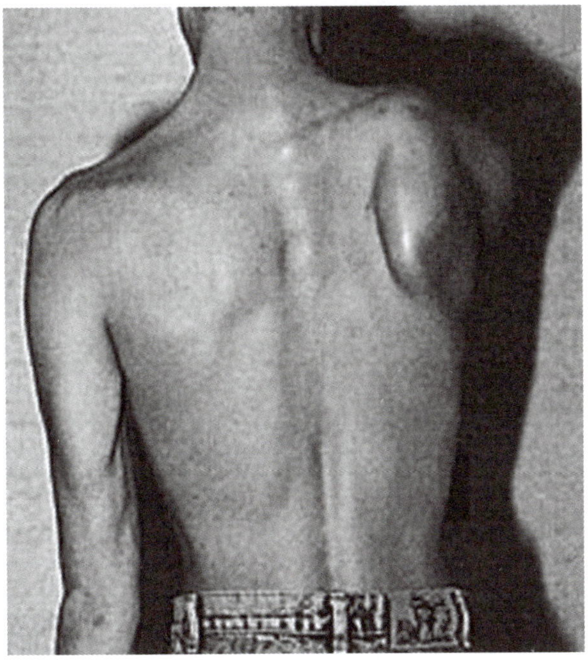

图57-6　胸长神经损伤引起的翼状肩胛

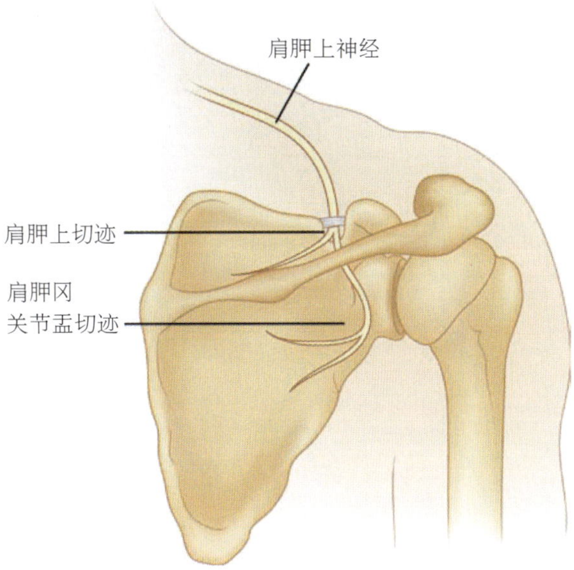

图57-7　肩胛上神经解剖

的翼状肩胛情况。疼痛减轻评级为好或极好在43例（86%）。

2.肌肉移位。Perlmutter和Leffert报道了16例患者采用胸大肌肌腱移位至肩胛骨的治疗结果。8例患者获得正常功能且无痛，5例有间断的轻微不适，1例有频繁的轻微不适不伴翼状肩胛。2例患者因创伤事故而失败。

3.肩胸关节固定。将肩胛骨稳定至胸壁可以缓解疼痛，但也会严重影响肩关节活动度。

（七）肩胛上神经

肩胛上神经起源于臂丛神经上干，后者源自C_5、C_6神经根。神经穿出颈后三角，在肩胛舌骨肌和斜方肌前缘下方走行。神经走过肩胛上切迹，被肩胛横韧带覆盖，支配冈上肌。神经在此点也分出感觉支，分布在肩、肩锁关节的关节囊韧带组织。肩胛上神经近肩胛冈外侧缘继续向下走行，穿过肩胛冈关节盂切迹，支配冈下肌（图57-7）。

大部分的损伤为肩胛上神经在支配冈上肌前，于肩胛上切迹处被肩胛横韧带嵌顿。造成冈上肌、冈下肌无力的症状。另一种常见嵌顿区域是肩胛冈关节盂切迹。因为此处神经已经支配冈上肌，损伤只造成冈下肌无力。

肩胛上神经损伤最常见由直接肩部外伤引起，包括骨折或脱位，但也可由牵拉致伤。临床表现为肩胛骨后部钝痛。体格检查发现上臂外展和外旋无力。更重的病例可见冈上肌、冈下肌萎缩（图57-8）。

鉴别诊断应该包括肩袖撕裂伤，颈部神经根病，肌病，臂丛神经病。患者最初通常诊断为肩袖损伤，并进行一系列的检查。然而，如果MRI检查显示肩袖结构完整，且冈上肌、冈下肌选择性萎缩，则应怀疑肩胛上神经压迫。EMG和NCV检查可以证实肩胛上神经嵌顿，并且可以确定嵌顿位置在肩胛上切迹或肩胛冈关节盂切迹。MRI可以发现在盂肱关节处是否存在压迫神经的囊肿。

早期采用保守治疗，包括休息，抗炎药物，理疗加强受累及周围肌肉力量。如果发现解剖异常，则需要采用手术减压。肩胛上神经探查可以发现肩胛横韧带增生，在肩胛上切迹和肩胛冈关节盂切迹处压迫神经。在肩胛冈关节盂切迹处，囊肿是常见压迫原因。根据致伤原因的形式和时间，减压手术的临床效果可以不同，从没有改善一直到疼痛完全缓解且肌肉形态和力量的完全恢复。Kim等报道42例患者行肩胛上神经的减压手术。3例患者采用囊肿切除术，术后功能恢复，39例患者行神经松解术。31例患者术前表现为轻度至中度的肩部疼痛

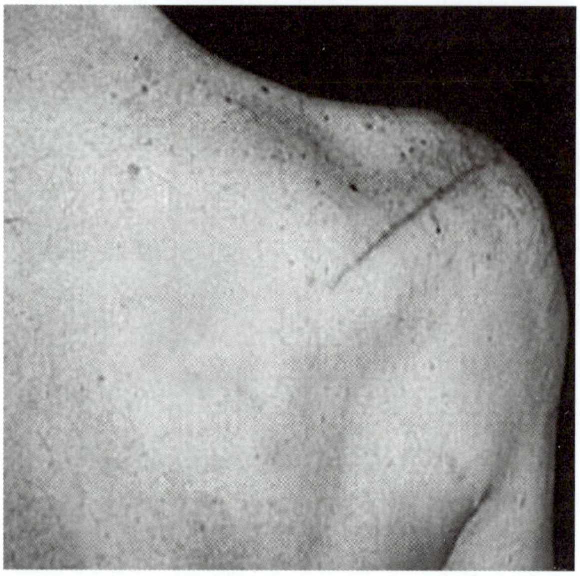

图57-8 肩胛上神经损伤引起冈上肌、冈下肌萎缩

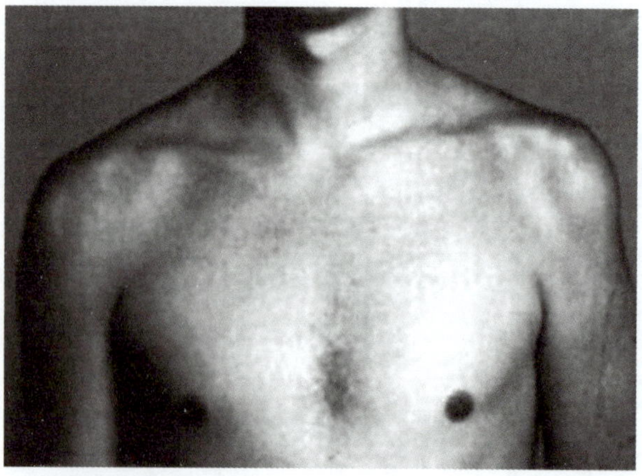

图57-9 腋神经损伤引起三角肌萎缩

和肌肉无力。术前冈上肌、冈下肌功能评级为0至2级。术后冈上肌功能4级或以上28例（90%），3级以上10例（23%）。8例患者术前表现为严重的疼痛和3级肌力，术后此组中7例（88%）患者自述疼痛改善，所有的患者肌力维持不变或提高至4级。

肌肉严重长期萎缩伴EMG示失神经电位的患者，减压手术后效果不佳。因为冈上肌在上臂上举时将肱骨头稳定在关节盂，冈下肌提供肩外旋90%的力量，所以持续的肌肉无力将会限制日常生活，妨碍患者重返竞技性运动。

（八）腋神经

腋神经是臂丛后束的分支，接受来自C_5和C_6的神经纤维。神经在肩胛下肌肉前下外侧，沿肩关节中下部分走行，在肱骨颈附近穿四边孔。四边孔位于肩部后方，上界是小圆肌，下界是大圆肌，外侧为肱骨骨干，内侧为肱三头肌长头。腋神经继续沿肱骨近侧的后侧面走行，分为前后支，支配三角肌和小圆肌。感觉支分布在上臂外侧部的皮肤。

腋神经损伤通常由肱骨近端骨折造成，或者源自直接创伤。医源性损伤可以来自任何涉及肩关节囊下部的手术，或者拉钩引起的压迫，或者切开关节囊引起的直接损伤。腋神经在肩峰下水平走行5cm，三角肌分离术超过5cm将会损伤神经，使三角肌前部失神经。因为这根神经的解剖位置，使其在肩部受伤时有很高的受累率。

临床表现多样，包括难以定位的肩部前侧疼痛，三角肌萎缩伴臂上举外展无力，上臂外侧麻木等（图57-9）。外展无力可能临床表现不明显，因为冈上肌有效的功能代偿。一旦诊断腋神经损伤，后束的残留分支必须被评估功能以定位损伤。需要检查胸背神经支配肌（背阔肌）和桡神经（腕、指伸肌）功能。电生理检查可以帮助确定损伤部位和程度。

如果神经部分损伤，治疗采用休息和理疗。理疗主要在于加强肩部肌肉的力量，尤其是三角肌和小圆肌，并且保持肩部活动度。因为此神经路径短，观察3～4个月，可以看到一定程度的恢复。如果这段时期后神经没有恢复迹象，经神经松解术或神经移植术也可获得满意疗效。Kline和Kim报道了56例单独的腋神经麻痹患者，其中90%伤及神经连续性，采用手术探查。如果可以在受伤区域记录到神经动作电位，则采用神经松解术。如果没有神经传导证据，则切除损伤部分，采用神经移植。神经松解术组获得了平均4级肌力。神经移植术组获得了平均3.7级肌力。

四边孔症状为旋肱后动脉和腋神经穿过四边孔时受到压迫。表现为腋神经受损症状，症状同前所述，以及在臂外展、上举、外旋时桡动脉搏动减弱（激发体位）等。可以在采取诱发体位时行动脉造影以确诊。一旦诊断，通常需要手术减压缓解症状。Cahill和Pamler报道了18例患者采取四边孔减压手术。8例症状完全缓解，8例症状改善，2例没有任何改善。

（九）肌皮神经

肌皮神经是外侧束的终支，接受来自C_5和C_6神经根的神经纤维。它支配喙肱肌、肱肌、肱二头肌、肘关节，终支行经前臂称为前臂外侧皮神经。单独的肌皮神经损伤并不常见。它通常伴随肩部创伤。肩部手术可能会造成医源性损伤（例如肩关节前部关节镜检查）。喙突下方5cm处此神经斜向进入喙肱肌，此区域被描述为“安全区”。然而随着臂外展，解剖位置的变化，这段安全距离将减少。医源性损伤也可由术中对上臂的牵拉引起。

肌皮神经损伤的临床表现为肘关节屈曲无力，尤其当前臂手掌向上时，同时前臂掌外侧感觉缺失。除非神经明确被切断，任何术后即刻肌皮神经损伤的患者均需要在最初3周内采用理疗，而非手术。理疗主要锻炼肩部肌肉，尤其是喙肱肌，肱肌，肱二头肌，并且维持肩部活动。术后3周，可以采取电生理检查进一步评价神经状态。神经康复将会在伤后3个月内有所体现。如果3～6个月没有康复表现，则应该采取手术探查和修复。Osborne等报道了85例外伤至肌皮神经损伤后手术修复的患者。57例术后结果好，17例一般，11例差。损伤类型是决定手术结果的最重要因素。在13位伤口干净整齐的患者中有12例结果好，而在48位闭合牵拉伤的患者中有30例结果好。如果伤后14d内即修复，或者神经移植短于10cm，则手术结果更好。如果伴有骨头或动脉损伤则结果较差。

二、小结

肩部神经损伤并不常见，但却是肩功能障碍的常见漏诊原因。神经损伤通常合并其他更为常见的肩关节疾病。处理目标是通过仔细的体格检查和电生理检查早期诊断。

一定要准确诊断才能有目的的治疗，以重建肩关节稳定性和活动性。治疗很大程度上依赖于对肩胛骨功能障碍的正确处理，此部分将在第93章全面讨论。

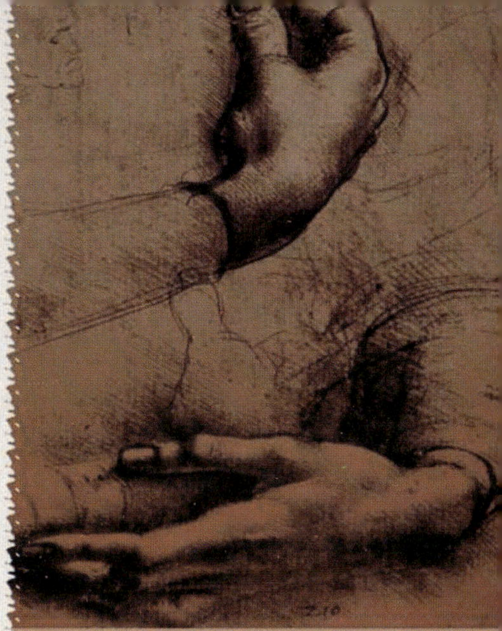

第九部分

9

外科重建神经损伤

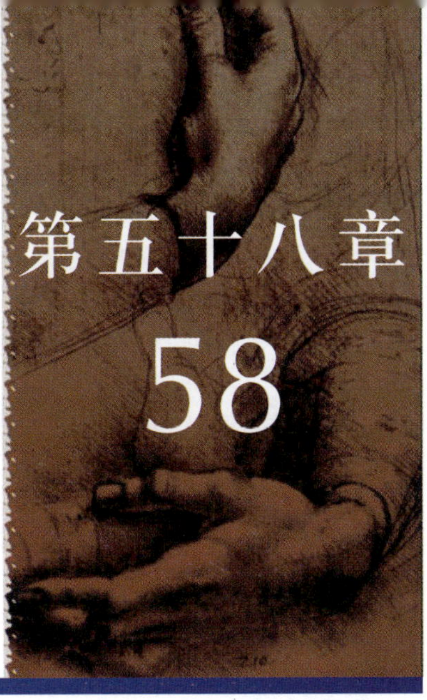

上肢周围神经损伤的肌腱移位

原著者 JOSHUA A.RATNER, MD AND SCOTT H.KOZIN, MD
译校者 刘 畅 陈山林

关键点

- 可用于肌腱移位的供体肌肉条件
  1. 有足够动力来驱动受体肌腱。
  2. 与重建肌肉有相似的肌腱活动。
  3. 与重建肌肉有协同运动或部分协同。
- 桡神经麻痹需要肌腱移位来重建伸腕、掌指关节（MCP）的伸展和拇指伸展功能。
- 正中神经麻痹需要肌腱移位来重建拇对掌，指间关节（IP）的屈曲功能。
- 尺神经麻痹需要肌腱移位来重建拇内收，MCP关节屈曲，IP关节伸展和示指外展功能。
- 手术时机取决于是否达到了组织平衡。
- 临床治疗的成功需要对患者的多学科治疗。

根据受损的神经不同，损伤位置的不同，是否合并骨和软组织损伤及严重程度不同，外周神经损伤引起的功能缺陷差别很大。用于重建腕、手基本功能的肌腱移位术，因上肢肌肉丰富、功能重叠而变得可行。肌腱移位的手术步骤为确定失神经支配的肌肉，评价患者的功能缺陷，选择用于移位的肌肉。可能的肌腱移位供体是指有足够动力驱动受体肌腱，与受体肌腱具有相似的肌腱活动，且与受体肌腱有协同功能（例如伸腕与伸指，拇内收与屈腕，伸指与拇外展）。当然，不能因为要重建一个功能而丧失另一个现存功能。

手术时机取决于是否实现组织的平衡。肌腱移位术获得功能重建的前提条件：伤口愈合，骨折连接，僵硬关节恢复充分被动活动。临床治疗的成功需要对患者多学科综合性治疗，包括临床医师、护士、理疗师、电生理师。对于外周神经伤后肌腱移位的康复策略，可参考第59章相关内容。

一、桡神经

（一）解剖

桡神经是臂丛神经后束的分支。桡神经第一组分支支配肱三头肌。桡神经在上臂后方走行，紧贴于肱骨后方走行长达6cm以上的距离。穿过外侧肌间隔，在肱骨外上髁近侧约10cm处，桡神经进入臂前区。桡神经与肱骨和外侧肌间隔坚韧纤维的位置关系使其在此区域内易于受外伤和医源性损伤。一旦进入臂前区后，桡神经走行在肱桡肌（BR）和肱肌之间，并沿此间隙向远走行，发出运动分支支配BR和桡侧腕伸肌（ECRL）（图58-1）。在桡神经经过旋后肌两个头之间进入前臂之前，桡神经分为两支，一支为感觉支，称背侧桡神经感觉支（DRSN），另一支为运动支，称骨

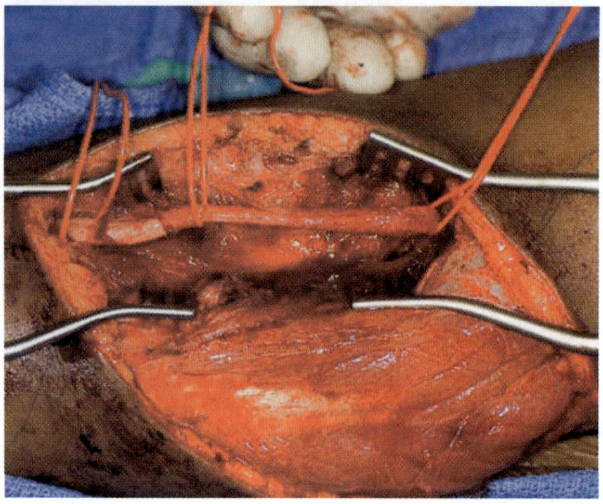

图58-1 在前方筋膜室内，桡神经位于肱桡肌和肱肌之间

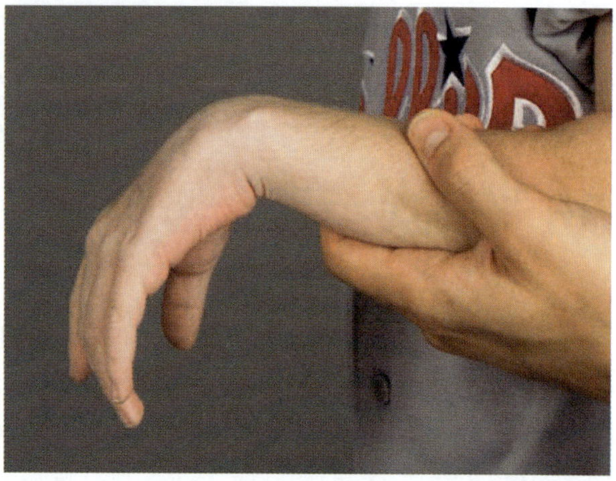

图58-3 一名7岁儿童，左肱骨骨折伴高位桡神经麻痹和垂腕

间后神经（PIN）。桡侧腕短伸肌（ECRB）由桡神经或PIN（在多数情况下）支配。

PIN走行在前臂背侧近端，支配指总伸肌（EDC），尺侧腕伸肌（ECU），小指伸肌（EDQ），拇长展肌（APL），拇长伸肌（EPL），拇短伸肌（EPB），示指固有伸肌（EIP），最终成为腕部的感觉神经，并位于背侧第四伸肌腱的深部。

（二）体格检查

桡神经支配的最近侧的肌肉是肱三头肌，在大部分外周神经损伤的病例中，其伸肘的功能常得以保留。如图58-2所示，肘关节近端的桡神经损伤引起所有伸腕肌肉（ECRL，ECRB，ECU）功能的丧失，表现为垂腕（图58-3）。伸腕功能丧失后握拳无力，可以通过握力计测出。EDC的功能可以通过要求患者同时伸展示指至小指MCP关节来进行检查（图58-4）。EIP和小指伸肌的功能通过单独伸展示指和小指的MCP关节来检查。EPL功能通过同时伸展拇指所有关节来检查。拇短伸肌（EPB）功能的检查需要在拇指指间关节（IP）屈曲时伸MCP关节。

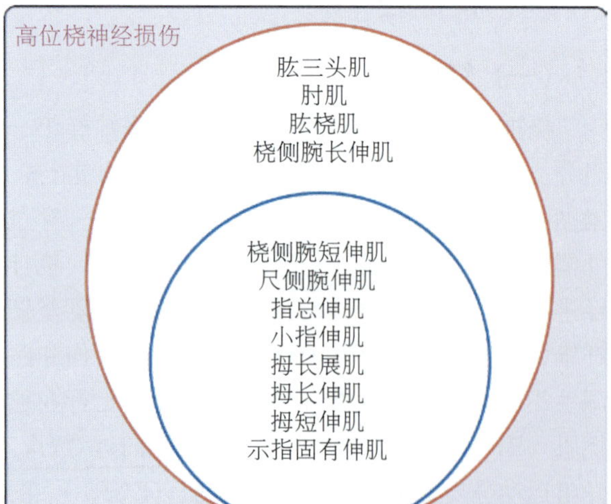

图58-2 近肘关节的桡神经损伤引起所有伸腕肌肉（桡侧腕长伸肌，桡侧腕短伸肌，尺侧腕伸肌）功能的丧失，表现为垂腕

相对于高位的桡神经损伤（也被称为桡总神经损伤），肘关节远侧的损伤只累及由PIN支配的肌肉（图58-2）。临床上低位桡神经损伤的患者表现为主动伸腕时桡偏，因为ECRL功能保留而ECU功

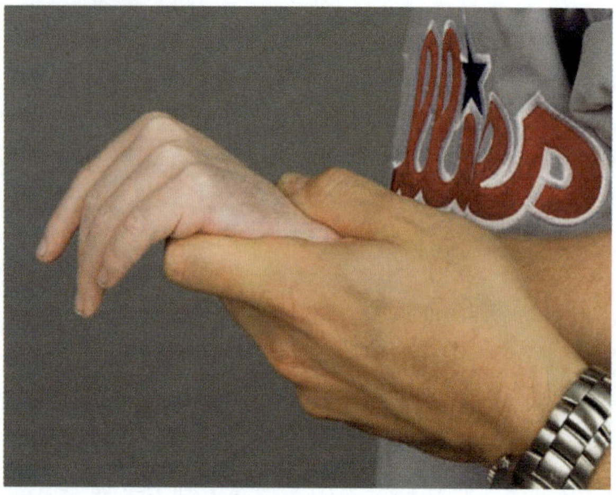

图58-4 将腕关节置于伸腕位，不能主动伸指

能丧失。

在最初的评估和诊断桡神经麻痹后，建议为患者配一个合适的桡神经损伤专用矫形支具。传统的牵引支具或新型的轻便易用的支具联合应用可在家里进行合适的锻炼，可以阻止腕和MCP关节挛缩，利于功能改善（图58-5和图58-6）。读者可以在第45章看到更多的关于手部神经损伤支具的内容。对于桡神经损伤的患者，随访中一系列的体格检查是非常重要的，可以观察康复情况，指导进一步治疗方案，调整患者预期。

尽管桡神经损伤后，BR活动的缺失仅引起少部分功能受限，但检查这块肌肉是否具有重新获得神经支配的体征，在伤后几周至几个月里是十分重要的。因为BR是桡神经在前臂前区内支配的第一块肌肉，所以BR的重新支配预示神经传导至损伤处远端。一旦肱桡肌的运动功能恢复，则腕关节和MCP关节的伸展功能也有望很快恢复。

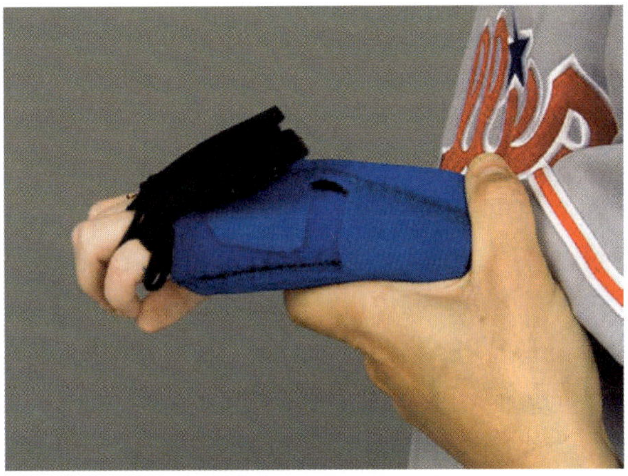

图58-5　佩戴薄的轻便型支具维持腕关节于伸直位，并通过粘扣保持掌指关节于伸直位

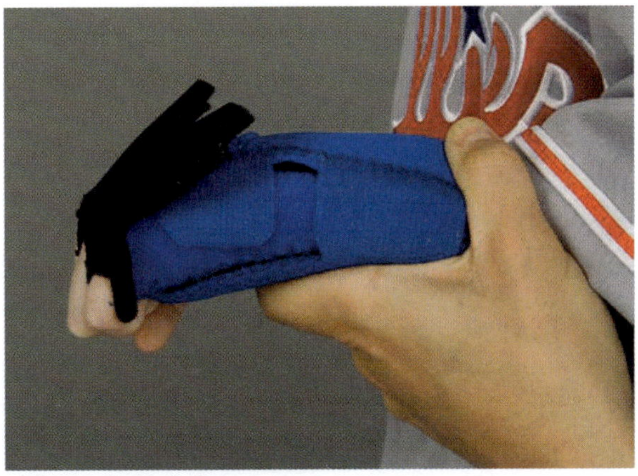

图58-6　主动屈指可以克服扣带的张力，促进手功能恢复

（三）肌腱移位的时机

对于桡神经损伤的肌腱移位时间有两种较好的选择：一是早期移位，作为一种“内支具”，另一种是晚期移位，指确定无法自行恢复功能时的肌腱移位。早期移位在神经损伤后的几周内进行，通常指移位单一肌腱用于伸腕功能重建。这种伸腕功能重建允许拇指和其他手指在良好生物力学的角度获得有力的抓握。屈腕动作诱发手指的张开，这与指长伸肌肌腱的固定作用有关。对于晚期移位的时间选择在不同的作者意见分歧很大（6～18个月）。

任何周围神经损伤的预期恢复时间都可以依据Seddon分类计算出来（表58-1）。神经失用随着伤后立即的再髓鞘化，3～4周即可康复。与此相反，轴索断伤后的华勒变性，并提示不完全的，缓慢的神经再生过程。假设神经再生速度是每天1mm，那么可以通过损伤部位和神经待支配的BR的间距，推算出临床上功能恢复的预期时间。因此，肱骨中段桡神经损伤至少需要6个月来恢复。已超过足够的神经恢复时间时，进行晚期肌腱移位是合理的。在这段时间里，桡神经损伤专用支具可以改善功能，推荐常规使用。

（四）桡神经肌腱移位

对于单发的高位桡神经损伤，可以使用正中神经和尺神经支配的肌肉-肌腱单位进行移位。如果屈腕肌［桡侧腕屈肌（FCR）和尺侧腕屈肌（FCU）］和旋前肌〔旋前圆肌（PT）和旋前

表58-1　神经损伤Seddon分类

类型	定义	预后
神经失用	神经传导阻滞，一些节段脱髓鞘，轴索连续性存在	可逆
轴索断伤	轴索中断，神经管完整	华勒变性，不完全康复
神经断伤	神经完全中段，轴索和神经管丢失	没有自发康复，需手术治疗

取自：Seddon HJ.Adapted from Seddon HJ.Surgical Disorders of Peripheral Nerve Injuries.2nd ed.Edinburgh，Churchill-Livingstone，1972.

方肌〕的功能得以保留，可有多种供移位选择的肌腱。传统的桡神经损伤的移位术包括Brand，Jones和改良Boyes移位。在这些移位术中，通常采用PT移位至ECRB，掌长肌腱（PL）移位至EPL。对于EDC的动力选择在不同的作者中各有不同。对于低位桡神经损伤，因为ECRL的功能得以保留，所以不需重建伸腕功能。

尽管这三种移位术都已经被众多作者采用，但对于桡神经损伤更常见的移位方式是PT移位至ECRB，PL至EPL，FCR至EDC。最后一个移位选择的基本原理是FCU功能的保留，后者在大力动作时非常重要，例如挥锤子等。尺侧的屈肌功能保留也可以平衡由肌腱移位至ECRB引起的桡偏。这对于低位桡神经损伤中ECRL功能完好的病例特别重要。FCU的术中剥离相比FCR更加费时，因为FCU在整个尺骨上都有肌肉和筋膜附着，必须剥离足够大的范围才能获得最大的移位距离。如果选择FCR作为EDC的动力，则仅用一个桡侧弧形切口就可满足所有的移位。

根据我们的经验，进行指浅屈肌（FDS）的移位，不论是通过骨间膜还是绕过前臂尺侧重建EDC，结果都难以满意。非协同肌移位（启动屈指来完成伸指动作）本身的困难及经骨间膜移位术后的粘连是结果欠佳的主要原因。

手术方式

FCR和PL在前臂掌侧全厚皮瓣下方很容易定位。分离并保护桡神经感觉支和桡动脉。切除背侧组织显露PT肌腱，其位于桡神经感觉支穿出的深方，BR腱腹交接处的下方。分离PT肌腱止点时要包含一层骨膜，以便增加与ECRB肌腱的吻合。进一步抬高背侧皮瓣以显露ECRB，EPL，EDC分别位于第二、第三、第四背侧区。PL在其进入掌腱膜处被分离，指向游离的EPL肌腱。EPL必须从第三区移至PL。这种移位提供更好的伸拇功能，消除了EPL的拇内收作用。

拇指和手指伸肌的肌腱移位要在腕关节肌腱移位之前完成。这种顺序可以保证术者通过腕部的屈曲活动来判断重建后的伸拇、伸指肌腱的张力。EPL被编织缝合到PL，FCR被编织缝合到EDC。张力调节至屈腕30°时有足够的伸拇、伸指，伸腕时可以被动屈指至手掌。一旦完成伸指、伸拇肌腱移位之后，PT就被编织缝合到ECRB。张力调整至腕部休息位时背伸30°。所有的肌腱都采用不可吸收缝线编织缝合牢固。缝合切口后，将腕关节固定在背伸30°，MCP关节充分背伸，拇指外展且IP伸直的位置。

桡神经肌腱移位术后康复将在下章详述。总体来说，桡神经损伤的肌腱移位术可以改善取放物体的能力（图58-7）。

二、正中神经

（一）解剖

正中神经来源于臂丛神经的内、外侧束，由来自C_5、C_6、C_7、C_8和T_1的神经根组成。正中神经经过肱动脉外侧和肱二头肌内侧向臂远端走行。在上臂中远1/3处，正中神经从肱动脉前方移行至动脉内侧，随后进入肘窝，行于肱二头肌腱膜深部。

正中神经在PT的两头之间进入前臂。在前臂近侧，发出运动支支配屈曲-旋前的肌肉，包括PT、PL、FDS、FCR（图58-8）。骨间前神经（AIN）在内上髁远端5～8cm处从正中神经分支，并支配示指和中指的指深屈肌（FDP）肌腱，拇长屈肌（FPL）和旋前方肌。与PIN相同的是，AIN的终末支是腕部的感觉支。

发出AIN后，正中神经继续在FDS和FDP中前行，直至在腕横纹近端几厘米处走行变表浅。正中神经的掌皮支在腕横纹近端5～7cm处发出。随着向远走行，正中神经进入腕管，最终分支为运动返支和三支指总神经，分别传导拇指、示指、中指掌面、环指的桡侧半的感觉。运动支的解剖已经被详细的研究过。大约一半的病例，运动支都在腕横韧带远侧缘分出，并且在近侧偏桡处反折，支配鱼际肌。经韧带和韧带下的变异也有报道。

考虑到手术治疗腕管综合征的频率和腕部掌侧非事故性撕裂伤的发病率，低位正中神经损伤较高位损伤更为常见。

（二）体格检查

正中神经损伤后的临床表现因损伤水平不同而

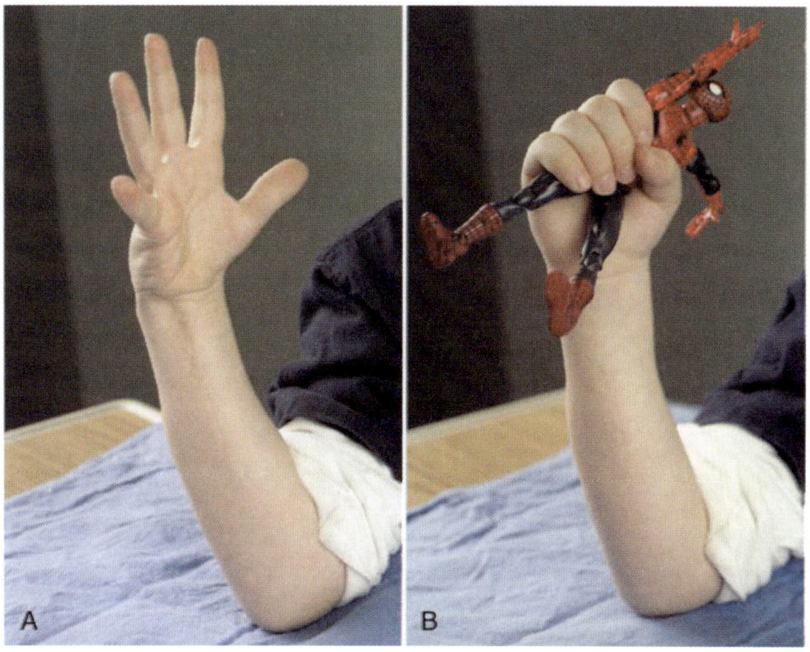

图58-7 一名5岁男孩桡神经损伤后行肌腱移位后的功能状态。A.轻度屈腕时，拇指和手指可充分伸直；B.伸腕时，可充分抓握物体

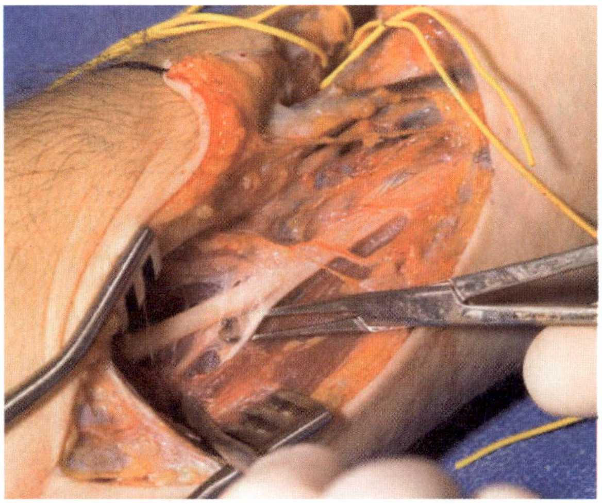

图58-8 在前臂近侧，正中神经肌支支配旋前圆肌、掌长肌、指浅屈肌、桡侧腕屈肌（图58-9）

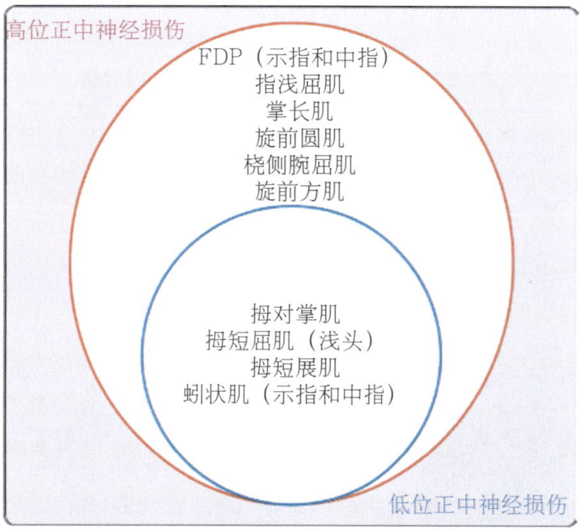

图58-9 低位正中神经损伤主要影响拇对掌，感觉，指深屈肌功能

有所区别。高位损伤会引起拇指IP屈曲障碍，FDP（示指和中指）功能受限，前臂旋前障碍，拇指对掌功能丧失。简单的检查方法为无法完成“OK”手势，此手势需要拇指IP和示指远端IP屈曲。正中神经支配的手指感觉也丧失。低位正中神经损伤主要影响拇指的对掌功能和感觉（图58-9）。体格检查必须检测掌侧外展，此动作为单独观察拇短展肌功能（图58-10）。拇对掌功能必须仔细检查，并且与正常侧对比（图58-11）。对掌是拇外展，MCP关节屈曲，拇旋前动作的结合。正中神经损伤后，MCP关节屈曲还可通过拇短屈肌的功能实现，这块肌肉由正中神经和尺神经共同支配。但因为拇外展和旋前功能的缺失，真正的对掌功能已经不可能实现。

因为在上臂正中神经与尺神经和肱动脉的位置邻近，所以高位损伤应该仔细检查尺神经功能和手部血运（图58-12）。

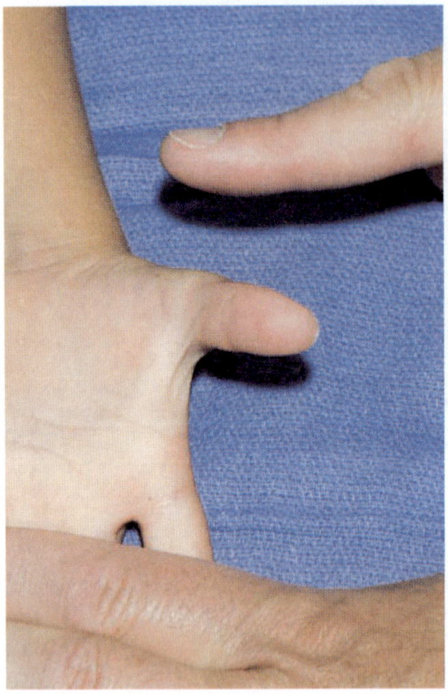

图58-10 检查掌侧外展功能，为独立的拇短展肌功能

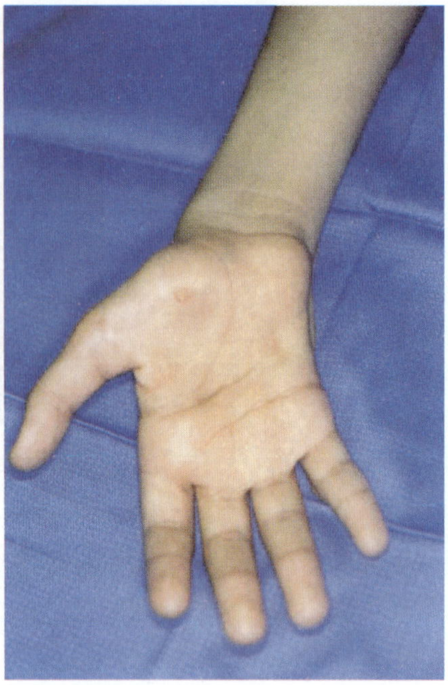

图58-12 一名15岁男孩，患夏科-马里-图思（Charcot-Marie-Tooth）病，合并正中神经和尺神经继发受累引起的内在肌缺失

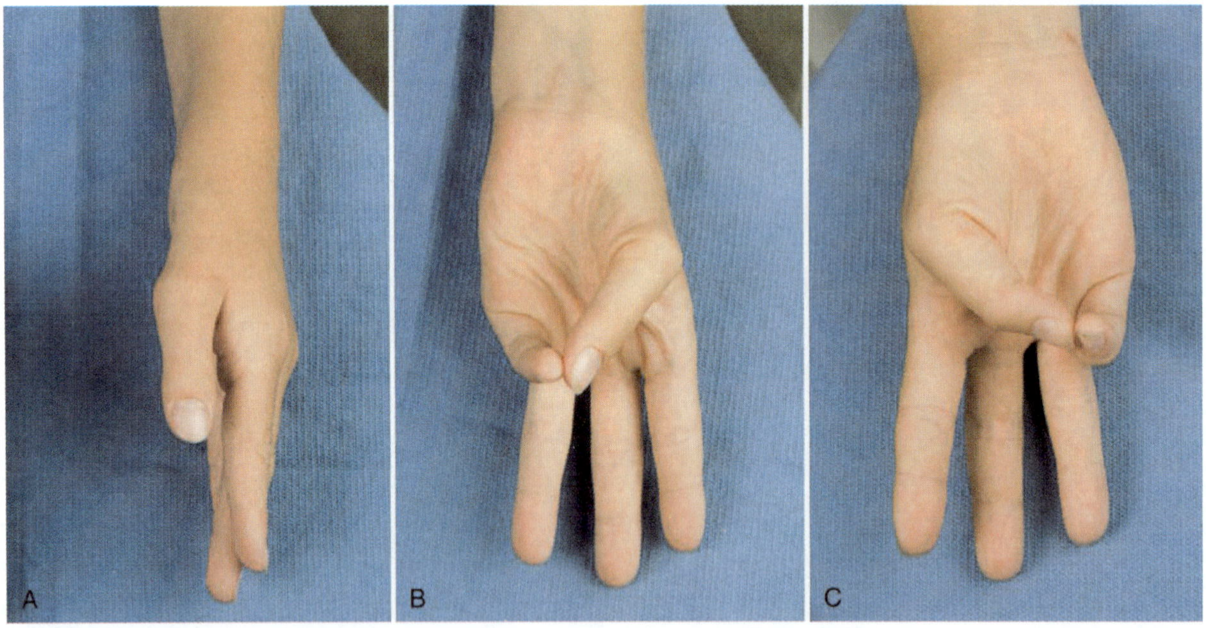

图58-11 一名8岁儿童，左拇对掌不能。A.侧面观，显示鱼际肌缺失；B.主动拇对掌只引起掌指关节屈曲；C.正常的右拇对掌

（三）肌腱移位时机

如果正中神经损伤后已无自发恢复的可能，或者神经修复后已没有恢复的希望，则选择肌腱移位术重建功能。移位术成功的关键已经在前文提到，尤其是要达到软组织平衡。

（四）低位正中神经损伤的肌腱移位术：拇对掌功能的移位

拇对掌功能的缺失造成显著的手功能障碍。Bunnell描述了一种对掌成形术，在豌豆骨水平建造滑车，采用肌腱通过滑车，跨过掌侧至拇指掌骨的尺背侧。这种方式提供了更好的对掌，包括拇指掌骨外展，屈曲和旋前。

这种传统方式已经有很多的改良版用于重建拇对掌功能，选择由尺神经或桡神经支配的不同肌肉。可用作移位的供体肌肉–肌腱单位包括中指或环指的FDS（在高位正中神经损伤中不可用），EIP，EPL，ECU，ECRL，EDQ，PL和小指展肌等。

对于单独的低位正中神经损伤后对掌功能重建的方法，我们更偏爱采用环指FDS对掌成形术。

手术方式

在环指A1滑车处做一斜行标准切口。纵行切开滑车，将FDS从FDP中分离。屈曲环指，FDS肌腱在邻近其分叉处横行切断。保留FDS肌腱的尾部，贴附在腱鞘底，防止近指间（PIP）关节过伸。

同时，塑造环指FDS肌腱的滑车结构。在前臂远端掌尺侧FCU进入豌豆骨处切一斜行切口。暴露FCU和环指FDS肌腱，保护尺侧神经血管。在FCU肌腱进入豌豆骨的近侧4cm处，横行切断肌腱的桡侧一半。纵行分离肌腱的桡侧半，形成远侧固定的肌腱移植束。移植束在远端缠绕成环，穿过FCU在豌豆骨止点的远极，用不可吸收线固定。将环指FDS肌腱从腕管牵出，进入近侧切口。环指FDS肌腱穿过FCU环。在豌豆骨和拇指MCP关节桡侧切口间做皮下隧道。供体肌腱穿过滑车，并进入拇指桡侧切口。

在各种可供选择的肌腱止点中，我们更偏向背侧（加强旋前）和桡侧（加强外展）附着。肌腱附着点的确切位置，需术前依据患者的需求和患者拇指的功能决定。

不论选择何种止点，准确的张力是获得最佳疗效的必要条件。肌腱的张力通过固定肌腱来调节，需要在被动伸腕时达到最大化的拇对掌，而且被动屈腕时有足够的伸拇。缝合皮肤切口后，需要将拇指固定在对掌位，腕部轻度屈曲位，保证移位的肌腱免受张力。

（五）高位正中神经损伤的额外肌腱移位

除了重建拇指对掌，高位正中神经损伤还需要

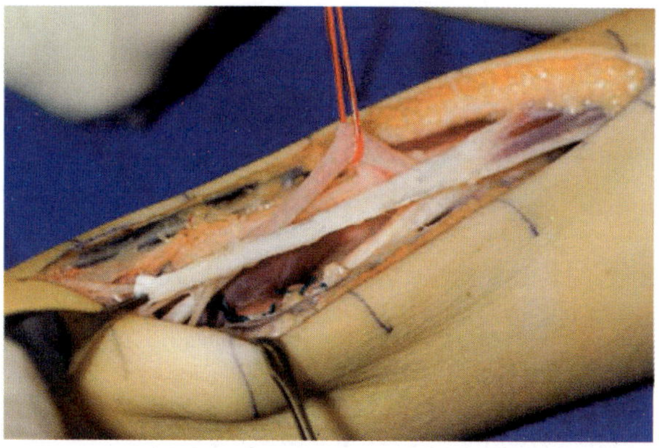

图58–13　移位肱桡肌至拇长屈肌，重建拇指指间关节屈曲动作

重建FPL和FDP（示指和中指）肌腱的功能。BR是重塑FPL的较好供体（图58–13）。示指和中指IP屈曲功能重建常用的方法是将其与尺神经支配的环小指的FDP肌腱编织缝合。旋前功能的缺失可以通过调整桡侧肱二头肌在桡骨的肌腱止点来解决，并将肱二头肌由旋后位转换为旋前位。

三、尺神经

（一）解剖

尺神经由C_8和T_1的脊神经构成，是臂丛神经内侧束的最大分支。在上臂近端，尺神经位于腋动脉及随后的肱动脉的内侧。在内上髁近侧8cm处，尺神经穿过肌间隔，从上臂前侧进入后方。在肘关节水平，尺神经走行在内上髁后方的肘管内，穿FCU的两头之间进入前臂（图58–14）。在前臂，尺神经支配FCU和FDP（环指和小指）。在前臂中段，尺神经在FCU和FDP间走行，下行至腕部，此处其位于FCU肌腱的桡侧深面。

尺神经通过腕尺管（Guyon管）进入手掌，分成深、浅两支。掌浅支的感觉支分布在尺侧手指，肌支支配掌短肌，深支支配小鱼际肌（小指外展肌，小指屈肌，小指对掌肌），拇内收肌，掌、背侧骨间肌，第三、第四蚓状肌，拇短屈肌（深头）。深支运动支的终支在第一背侧骨间肌。

（二）体格检查

在低位尺神经损伤的体格检查中，最显著的

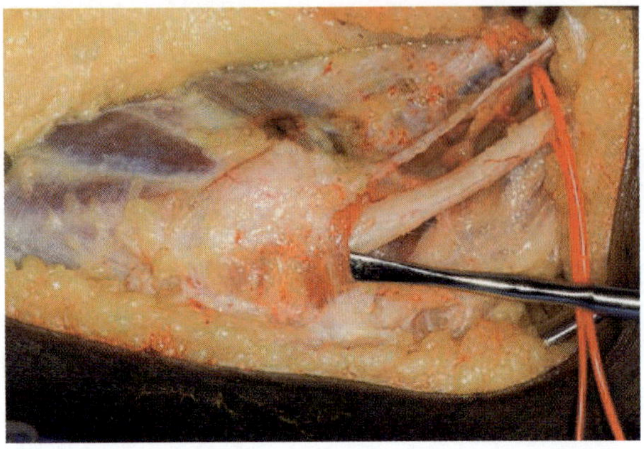

图58-14 尺神经走行在内上髁后方的肘管内，穿FCU的两头进入前臂

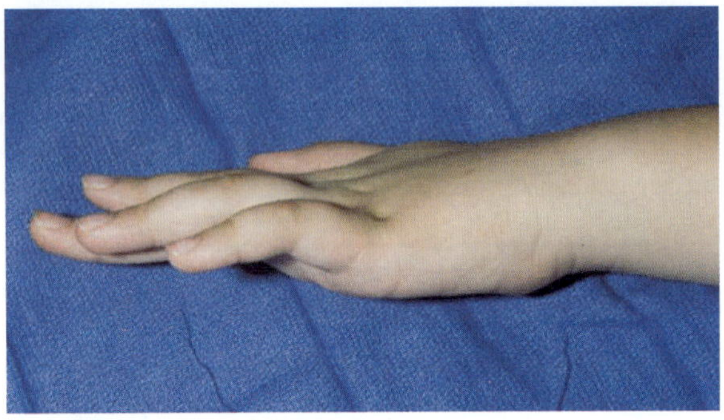

图58-15 低位尺神经损伤引起环小指爪形

是因内在肌麻痹而形成的环、小指的“爪形”姿势（图58-15）。示指和中指并没有呈爪形，是因为它们的蚓状肌由正中神经支配而功能得以保留。相应的，全手指爪形表示正中神经和尺神经均受累。因为小指掌侧骨间肌功能丧失，无法提供内收力量，EDQ（桡神经支配）外展力量失去对抗，小指将保持外展位（Wartenberg征）。Froment征是拇、示指做侧捏动作时，FPL的募集，导致因为拇内收肌力量的缺失，而出现拇指IP屈曲。内在肌功能和协同功能的缺失使得手指无法相互交叉。手部内在肌功能的丧失还可能导致MCP关节屈曲时IP关节屈曲的协调性丧失，出现“滚动屈曲”现象，这将妨碍抓握物体和获取物体。小指和环指尺侧感觉丧失。高位尺神经损伤后FCU和环小指FDP功能丧失。因为无法屈曲环小指IP关节，爪形手畸形反而不明显（图58-16）。

（三）肌腱移位时机

如果尺神经损伤后已无自发恢复或手术修复后

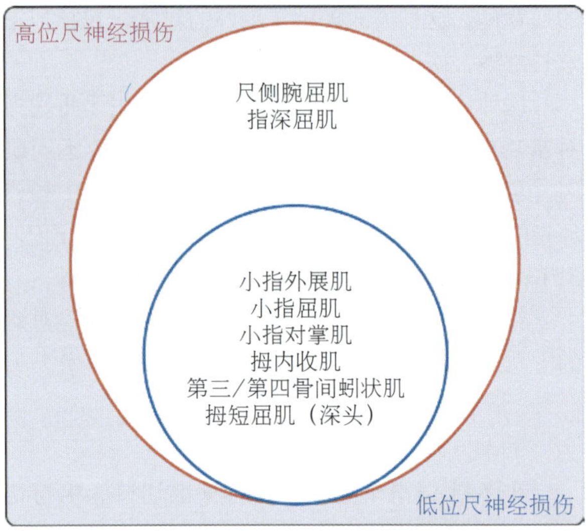

图58-16 高位尺神经损伤包括尺侧腕屈肌和环、小指的指深屈肌功能丧失。因为无法屈曲环小指指间关节，爪形手将不再出现

恢复的可能时，可行肌腱移位术来恢复功能。与桡神经和正中神经相似，应满足肌腱移位成功的必要条件。在治疗间期，保持手被动活动度的治疗是非常重要的。同时，使用防止MCP关节过伸的蚓状棒形矫正器可以改善手功能，并阻止环小指MCP关节的掌侧指板变弱。读者可以在第45章获得详细内容。没有佩戴这种矫正器将会引起MCP关节伸展位的挛缩，相应的中央束变弱，使得功能重建难度增大。

（四）低位尺神经损伤的肌腱移位

对于尺神经损伤的肌腱移位术的目标包括重建拇指内收和示指外展功能用于捏物体（如钥匙），同时重建MCP关节屈曲时内在肌的功能（需要时IP屈曲）。

（五）内在肌功能的肌腱移位（内在肌成形术）

一些通过腕部和手指外在肌作为供体肌腱，改善手内在肌部分功能的方式是可行的。常见的两种手术方式包括：将腕部动力+肌腱移植伸展术（four-tail移植）和FDS移位术（Stiles-Bunnell移位）。两种方式的目的都是重新调整手部平衡，改善手指运动的不同步和爪形畸形。

在准备尺神经损伤的肌腱移位术时，作为重建策略的一部分，必须考虑IP关节伸直的需求。Bouvier检查帮助判断是否有必要重建IP关节伸直功能。检查时，固定MCP关节于屈曲位，嘱患者伸直IP关节。屈曲MCP关节伸直IP关节的动力源自外在伸指肌。可完成IP伸直，视为Bouvier试验阳性。在这种情况下，移位的主要目标是屈曲MCP关节，采用肌腱移位至近节指骨。阴性的Bouvier试验表示外在伸指肌不能伸直IP关节，需要附加移位用于IP伸直。这需要移位至指伸肌腱侧腱束。

（六）FDS移位术

这种方法采用FDS作为运动–肌腱单位供体，用于平衡手部运动，纠正爪形畸形，提高同步运动。但力量不会增长。从示指或中指分离FDS，并将其分成两股。将劈开后的两股肌腱腱束通过环、小指蚓状肌管，引至手指侧方，与伸指肌腱侧腱束编织缝合（最常用）。如果FDS从近指间关节处切断，肌腱束通常长度足够，一般不需要肌腱移植。这种方法也有一些改良，包括切分中指FDS为四束，移位至四指，缝合腱束至屈肌腱鞘，或者将腱束止点穿过骨性隧道缝合固定在近节指骨上。

手术方式

FDS肌腱在PIP关节处或手掌处切断，但需要通过牵拉保证肌腱长度足够。两束肌腱显露清晰，并可见其Camper分叉。表浅的肌腱会缩回至近端的切口，沿着肌腱纵向劈开，保证两束肌腱直径相同。

在环、小指桡背侧指根处切开皮肤。定位每个指伸肌腱的侧腱束。将两条FDS腱束必须沿着光滑的通道引导至背侧，其背侧结构为指总动脉及神经，掌侧为掌骨间横韧带。一定要保证通路通畅，不影响腱束滑动。使用肌腱传递器（tendon passer）可以开阔路径并分别将腱束牵拉至目标手指。

合适的张力指是腕关节伸展位时，MCP关节能屈曲至最大角度，这种位置消耗了供体肌腱滑程的50%。修复术后，腕关节进行一定范围的活动，以证实在腕关节屈曲时所有手指MCP关节的肌腱固定情况。伸腕时，MCP关节可被动伸直。术后需固定腕关节，固定体位为腕关节背伸45°，MCP关节屈曲60°，IP关节伸直。

（七）拇内收的肌腱移位（内收成形术）

通过内收成形术重建侧方捏持的方法已经报道了不少。最常见的方式包括ECRB和FDS移位。采用BR，ECRL，EIP和EDQ的方法也有描述。对于内收成形术的供体肌腱的选择可能会因为内在肌重建术式的不同而有区别。

手术方式（ECRB移位拇内收功能重建术）

在伸肌支持带的桡背侧做几个小横切口，于第三掌骨基底部选择ECRB切口，从伸指支持带的下方抽出肌腱。在第二掌骨间隙近侧面做一2～3cm的横切口，并切断第二骨间背侧肌表面的筋膜。在腕背部和手部切口间做皮下隧道。同时在拇指MCP关节尺背侧弧形切开2～3cm，暴露拇内收肌肌腱止点。

为了增加ECRB肌腱的长度，可以取同侧的掌长肌腱移植，移植肌腱的切取通过掌侧2～3个小的横切口完成，也可在肌腱剥离器的辅助下获得。也可选择其他的自体肌腱移植（例如跖肌，第一足趾伸肌）。或者，也可以纵形劈开ECRB肌腱，但要保留远端2cm肌腱的完整。将其中一束在腱腹交接处近端切断，翻转至远端，以增加肌腱的长度。使用弯钳穿过第二掌骨间间隙的掌侧至掌骨，然后经拇内收肌和第一骨间背侧肌之间的间隙引导至MCP关节。

肌腱或移植肌腱的一端被缝合在拇内收肌肌腱的指骨骨性止点处。移植肌腱的另一端在第二掌骨间隙处抽出。移植的肌腱通过皮下隧道达到腕关节近侧的切口，伸肌支持带背侧。将腕关节置于中立位，牵拉移植肌腱使拇指紧邻示指掌桡侧，将移植肌腱与之前游离的ECRB肌腱断端编织缝合，这样大约消耗ECRB 50%～80%滑程。在采用劈开ECRB肌腱延长术的病例中，同样的方式调节张力。在腕部屈曲时，拇指应该内收至紧靠示指掌骨，重建侧方捏持。在腕部伸展时，拇指应该可以轻松的从掌心外展。石膏固定腕关节背伸45°，拇指外展位。

（八）重建示指外展

除了拇指内收功能之外，示指外展功能是重建有力的捏钥匙动作的第二重要条件。通过拇长展肌的附加肌腱移位或使用EIP肌腱重建第一骨间背侧肌功能的方法是有效的。然而，示指EIP提供的尺偏动作的丧失，将会导致示指处于无法接受的过分外展位。我们并不常规重建示指外展功能，因为患者通常对于只重建拇内收功能的侧方捏持是满意的。

（九）高位尺神经损伤的附加移位

将尺神经支配的环小指FDP与正中神经支配的示中指FDP肌腱编织缝合，可以重建环小指的IP关节屈曲功能。

四、正中神经和尺神经联合损伤

低位尺神经与正中神经同时损伤是最常见的联合损伤，高位尺神经和正中神经损伤位于第二。正中神经和尺神经联合损伤的致伤情况是非常严重的，不仅因为运动功能的丧失，还因为所有手指掌侧面感觉的丢失。

因为可用于移位的供体数量较少，尤其在高位联合损伤的情况下，所以需要最先考虑患者的需求。表58-2总结了最常用于尺神经、正中神经联合损伤肌腱移位的方式。

表58-2 高位正中神经和尺神经联合损伤的肌腱移位

缺失的功能	存在的供体	备注
拇内收	ECRL至拇内收肌	采用第三掌骨作滑车
	BR至拇内收肌	采用第三掌骨作滑车
	EIP至拇内收肌	采用第三掌骨作滑车
拇IP屈曲	BR至FPL	
	FPL肌腱固定	只能被动活动
示指外展	APL至第一骨间背侧肌	合并拇指MCP关节固定
	EPB至第一骨间背侧肌	合并拇指MCP关节固定
	PL至第一骨间背侧肌	合并拇指MCP关节固定
屈指	ECRL至FDP	
内在肌瘫痪	ECU内在肌成形术	合并肌腱移植

APL.拇长展肌；BR.肱桡肌；ECRL.桡侧腕长伸肌；ECU.尺侧腕伸肌；EIP.示指固有伸肌；EPB.拇长伸肌；FDP.指深屈肌；FPL.拇长屈肌；MCP.掌指关节；PL.掌长肌。

五、小结

通过肌腱移位，减轻了外周神经永久损伤带来的严重后果，可以重建患肢的重要功能，例如捏、抓、取、放物体等。尽管不可能完全恢复到受伤前的功能状态，但通过准确计划和实施手术方案，可以最大程度地恢复功能。

影响恢复结果的因素很多，包括是否合并其他疾病，是否准确实施了手术方案，是否有并发症，患者的依从性，以及是否积极进行了专业的康复等。

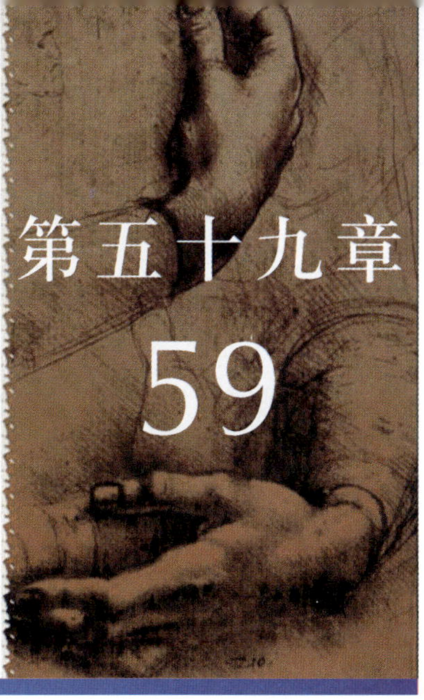

治疗师处理肌腱移位

原著者 SUSAN V. DUFF, EdD, PT, OTR/L, CHT AND DEBORAH HUMPL, OTR/L
译校者 孙小花　陈固稳　杨　绯　潘　钰

关键点

- 团队合作是有效地处理术前问题和提高术后成功率的重要因素。
- 团队应考虑的术前因素：①社会心理学问题；②神经恢复状态；③肌肉骨骼系统的准备情况；④灵敏度水平；⑤运动学习能力；⑥功能需求。
- 术前治疗包括维持或加强被转移肌肉的力量、最大化增加被动活动范围、纠正关节挛缩、术后注意事项。
- 外科手术后治疗有三步：①固定；②转移肌肉激活；③强化或恢复功能。
- 肌腱转移后，应用定制矫形器是治疗程序中很重要的一部分。
  1. 手术过程和患者临床表现将指导矫形器的精确定位。
  2. 通常配置矫形器固定转移肌腱影响的关节，保护移植肌腱休息位的张力。
  3. 熟悉手术细节、治疗特点和定位对配置、监测和修改上肢矫形器都是非常重要的。经认证有经验的手功能康复治疗师（hand therapist）是唯一有资格制作矫形器的人。

周围神经损伤后神经恢复达到平台期，肌腱转移是增加抓握和相关功能的一种方法。但进行肌腱转移之前需要考虑很多事情以确保手术成功。

本章内容：①术前考虑梗概；②回顾用于建立基准和监控项目的评估；③肌腱转移后用于促进抓握技能的术后康复方法。

一、术前照顾

肌腱转移在外伤后立即进行，作为抢救程序要求医师、患者和家属做快速决策。但是，如果肌腱转移要在周围神经损伤完全康复后再进行，术前团队评估经常被用于在准备肌腱转移过程中指导术前干预措施和辅助决策将要进行的手术过程。

（一）团队评估的好处

团队合作是有效地处理术前问题和提高术后成功率的重要因素。理想团队应包括手外科医师、医师助理或护师、手功能康复治疗师（职业或物理治疗师）、电生理诊断师、社会工作者、委托人和他（她）的家庭。患者的首位治疗师也是重要团队成员，因为他（她）最熟悉患者的情况。理想的情况是团队成员之间会相互交换其当前功能状态和术前目标的详细情况。

（二）术前诊断

团队应考虑的术前影响因素：①社会心理问题；②神经恢复状态；③骨骼肌肉系统的准备情况；④灵敏度水平；⑤运动学习能力。

1.社会心理问题

术后成功康复与认知能力、过去和现在的功能/兴趣、患者发挥的作用、动机、依从性等有关。通过与首位治疗师、家庭或患者访谈、非言语行为观察可获得相关信息。对少年儿童和有可能影响肌腱转移训练的个体需要进行认知筛查。可显示患者作用和责任的关于手臂、肩和手残疾调查问卷可提供有用的信息。参与治疗记录和家庭项目记录可帮助判断患者治疗动机和依从性。

依从性差使肌腱转移手术成功率下降，也可能与以下因素有关。

（1）拒绝接受：有人认为这种情况将会自我解决或者因为其他肢体很好，他们真的不需要提高。

（2）沮丧：患者和他的家庭参与治疗和康复做了很多，但没有获得满意的神经恢复。

（3）对治疗项目缺乏信任：患者因为结果或其他原因对康复项目或治疗组成员不信任。

（4）财政问题：当时间、保险自付和差旅费成为问题时，康复治疗花费非常昂贵。

（5）时间：作为家庭成员、固定工作者和家庭主要支柱可能占用患者时间，并影响其参加康复治疗次数。

如果依从性差的潜在原因被解决，康复成功机会将增加。

2.神经恢复的状态

在肌腱转移前，团队需确定已经没有神经再生的可能，恢复达到平台期。例如反复评定肌肉力量、感觉和灵敏性提升在过去的几个月进步减慢或没有进步。为了证实当前功能，通过给予扩大运动和功能的康复技术（例如矫形器固定或神经肌肉电刺激）与患者本身功能进行比较（见第45章）（图59-1)。电生理诊断测试的结果如肌电图或神经传导研究能进一步证实恢复已经达到稳定，并且提供患者已经做好手术干预准备的支持。

3.肌肉骨骼准备情况

（1）关节活动度：在手术前必须全面了解被动和主动关节活动度，特别是相关关节。用测角器比较患侧与非患侧。在功能任务中主动关节活动度

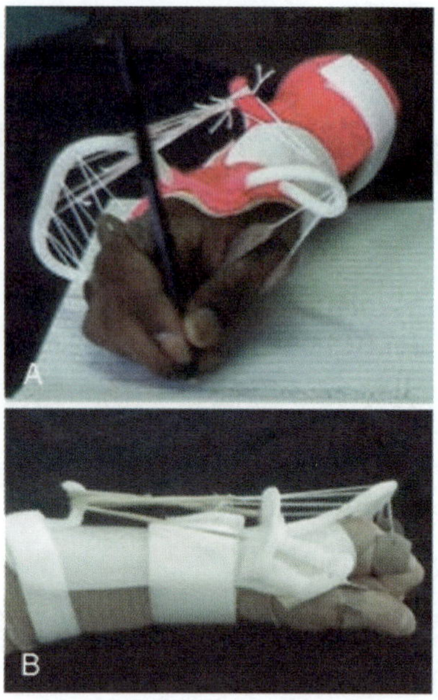

图59-1 为桡神经损伤改良夹板的两种形式——附带或没附带动力部件。支持手腕和掌指关节以便患者书写或抓握更有效

也要被评估，因为动作质量可能不同于角度测定法中所显示的。

（2）肌肉力量。肌力测试可帮助决定哪些肌肉足够强壮可进行转移。尽管肌肉生理横截面积跟最大肌肉肌力是成比例的，但它不容易被测量出来。因此，肌力经常用手工肌肉测试或手提式测功法来测试（例如M500肌收缩计；Jtech Medical Industries，Salt Lake City，UT)（图59-2)。传统上肌肉在标准0-5手工肌肉测试比例中必须如4/5一样分等级，转移后要考虑新位置有足够的往返空间。邻近肌肉无力和不协调可降低肌力，产生治疗师应认识到的代偿模式（见表45-1)。抓握和捏测力计可确定握力。但对肌腱转移和测力计测力尚未建立推荐建议。

（3）灵巧/功能的评估：用标准化测试评量协调性、技巧和功能可证实患者对肌腱转移的需要和记录术前表现。

4.灵敏度水平

精确的被动和主动灵敏度测试在目标控制中扮演重要的角色，需要进行检测。压力接触和辨别力是被动灵敏度的两种形式。压力触觉阈通常用

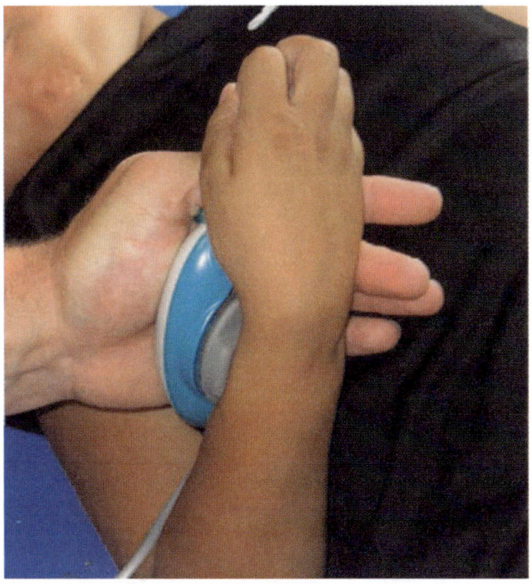

图59-2　用来测试肌肉力量有数字化读数器的手提式的测功法

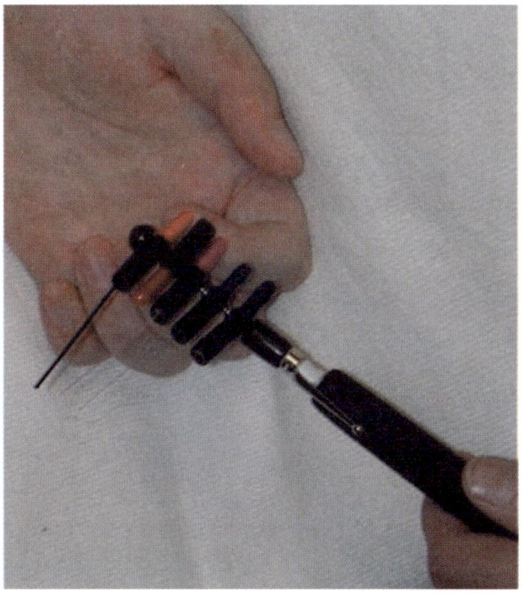

图59-3　温斯坦加强灵敏度测试用来检测压力敏感度

Semmes-Weinstein单丝，或温斯坦加强灵敏度测试量表来测试。辨别力可用Disk-Crimina-tor中静止或移动两点辨别来评估。可供选择的是指定压力感觉装置，它是被设计辨别两点或一点金属齿而确定压力数值的。主动的灵敏度或实体觉可用Moberg捡拾测试来测量，或Byl-Cheney-Boczai感觉辨别测试。临床医师建议在灵敏度测试过程中依照神经分布和对照双侧肢体评估。

5.运动学习能力

在转移后激活肌肉肌腱来学习新的控制策略。术前运动学习能力可衡量出动作的四个水平：获得物、保持力（连贯性）、转移（灵活性）和效能。最初的练习或新任务包括技能获得或技能控制。当某项技能或部分技能经学习后短期或长时间后仍然存在，可认为是学习的记忆力或一致性。转移或灵活性指在学习某种技能一段时间后，执行相似技巧或进行微小改变的能力（例如改变压力或时间）。效能是指很好的执行运动中将能量消耗降低到最小的能力。理想的测试将测量所有四个水平。

运动学习能力应该测量患侧及健侧肢体。获得（的能力）能通过观察执行新奇的任务来评估。例如，要求患者按顺序快速放置10个小物体进容器（获得）。在随后的治疗期间，记忆力（保持力）通过让患者在没有辅导的情况下，以同样的要求重复放置这些物体来测试。作为一个转移任务，要求患者在没有先前的回顾下以反序放置这些物体。最后，通过执行的时间来测量其效能。

（三）术前治疗

当患者还没有满足手术标准时，他可能被转回重新治疗以便进一步提高关节活动度和力量。例如，在一期愈合阶段可造成肌肉萎缩或挛缩。它可能是由于治疗方案不足或患者对推荐的方案服从性很差，进而影响预后。这些问题必须在肌腱转移手术前解决。

1.加强术前被动关节活动度的方法

关节挛缩会影响成功转移肌腱。因此，术前必须使关节达到最大被动活动度，可通过静态渐进式的矫形器或系列石膏矫正。

系列石膏矫正可有效地解决末梢的挛缩。它通过较小负荷来拉长缩短的组织，提供关节活动度的快速提高。它可确保患者的服从性，因为系列石膏矫正不容易移动。但延长系列石膏穿戴可能影响效果、改变皮肤的完整和暂时使需要移植的肌肉力量下降。这些情况下，静态渐进式矫形器是最好的（图59-4）。

易受挛缩改变的结构取决于损伤的神经。桡神

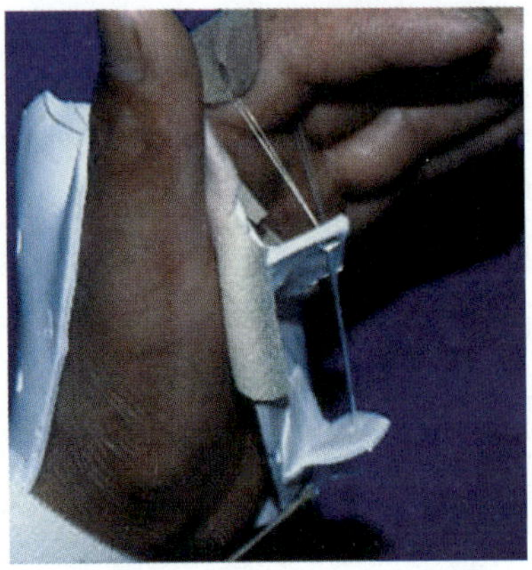

图59-4 静态渐进式矫形器提供较小的负荷维持拉长掌指关节

经损伤后，由于手指伸展的缺失，外部的屈肌腱单元缩短可能发生并且这将限制腕关节和手指的伸展。这种情况，可以配置前臂到指尖的石膏或矫形器，安置在指关节和腕关节伸展关节活动范围的末端。矫形器能连续地调节及渐进性拉长已经缩短的指屈肌，增加腕关节和指关节联合伸展。正中神经损伤后，内收肌挛缩极易造成拇指和示指间的空间变小。拇指空间矫形器或系列石膏可固定掌指关节，帮助拇指最大程度地外展或伸展。尺神经受伤后，慢性内在因素或爪形姿势可导致掌指关节过伸和指节间关节弯曲挛缩。使掌指弯曲和指间关节伸展的矫形器或系列石膏可增加这两个关节的被动活动度（图59-5）。

2.转移前加强

术前鼓励维持或增加拟转移的肌肉力量。生物反馈可有效对有各种残疾的个体发出指示信号，激活肌肉获得更大的力量和更加强健。神经肌肉电刺激也在潜在的转移肌肉中被用来增强肌肉收缩，如图59-6显示的。水中治疗或涡流提供一个没有强大压力和重力有益于加强肌肉的减重环境。一旦肌肉充分激活，可以以无重力、轻重力（cuff weights），Thera-Band（阿克伦卫生保健社团），theraputty，运动器械，工作模拟和计算机游戏（例如，生物测定装备；Biometrics Ltd，Ladysmith，VA）的形式提供阻力。如果抓握模式受限，轻重力提供没有要求的无重力抓握阻力。

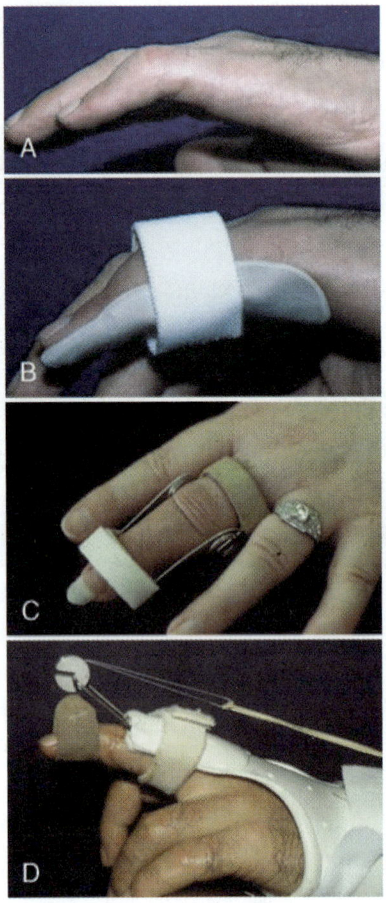

图59-5 A.最接近的指间关节挛缩；B.静态三关节延长矫形器增加伸展；C.弹性钢丝近端指间关节伸展矫形器；D.动态近端指间关节伸展矫形器

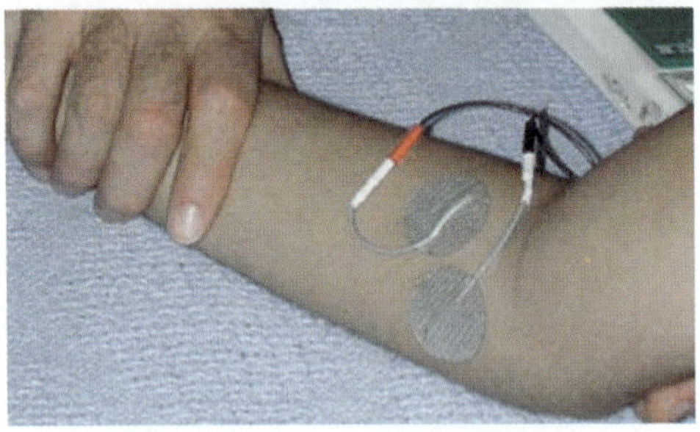

图59-6 神经肌肉电刺激使旋前圆肌适应在肌腱转移前作为腕关节伸肌这个新角色

二、术后规划

（一）教育

术后指导应在术前术后进行分析，以明确手术预期。指导包括矫形器、治疗频率、注意事项和活动限制。应强调手术成功必备要求，包括治疗时间和家庭训练服从性的价值。这些讨论可能促使患者计划生活安排如围绕手术日程的体育参与。建立现实的功能成果可能会增强术后预后和康复动力。社会工作者可以帮助解决医疗费用或交通费，确保术后治疗的参与。介绍另一个肌腱转移患者可能提高对这个经历的理解。

（二）术后分阶段处理

手术后分为三个阶段处理：①固定；②转移的活化；③加强/恢复到以前的功能（表59-1）。

1.第一阶段：固定

肌腱转移后的肢体通常是首先固定在笨重的石膏壳敷料里，3~5周后手功能康复治疗师制作一个铸型或定制热塑矫形器。肌腱转移后早期运动的公开证据较少。在20例患者的临床研究中，示指固有伸肌到拇指长伸肌的转移来修复拇指的伸展，给予患者固定或早期的动态运动（动态主动拇指伸展，有限范围的屈曲）。作者发现，4周后运动组结果更好，但6周和8周后两组手功能相似。早期动态运动患者手功能恢复比固定组患者更快，康复时间更短，动态运动治疗成本效益好。Rath报道一项类似的研究，与固定不动者比较，术后即刻开始活动可以减少康复时间平均19天。患者更多获益是较早恢复了日常活动能力。

由Giessler等开展的近期研究发现，自由主动运动与带有伸展矫形器运动比较，两种方案（动态与早期活动）实现类似的临床结果。

然而，肌腱转移后固定期须更多的特别练习，特别对于年轻的或依从性差的患者。

（1）矫形器的制作：在患者石膏拆除后，通常为继续保护转移肌腱的完整性而配置矫形器。根据患者外科手术过程和临床表现指导矫形器定位。一般来说，矫形器保护肌腱转移所影响的关节，保护转移肌腱休息位的张力。例如，环指指浅屈肌腱转移后到拇指恢复对抗，托住手腕的拇指人字形矫形器可给拇指对抗下安置在10°~20°的掌屈位置用。如果环指指间关节过伸出现鹅颈畸形，静态三点过伸限制矫形器可保证限制指间关节过伸。保护矫形器只有在练习和洗澡时候摘下。

（2）控制水肿：术后即刻患肢抬高防止肢体

表59-1 对每个阶段的一般目标和处理方法

阶段	目标	方法
第一阶段	保护修复的位置	肌腱转移用石膏，然后换为减少肌腱张力的静态定位矫形器
	解决水肿	抬高，加压，主动活动健侧关节
	保护触觉减少或消失的区域	教育
	鼓励非受累关节的主动运动	主动关节活动度的练习和任务
第二阶段	恢复主动关节活动度	包括受累结构的主动关节活动度练习和任务
	转移肌腱的激活	同时利用转移后肌腱以前的和新的功能；首先用对侧肢体执行预期动作，然后一起双侧肢体；利用放置和保持技术；早期在减重情况下运动
	加强感觉运动控制	练习抓握和操控各种形状、大小和质地的物体，复杂操作的任务
	感觉的再教育	脱敏和主动体觉训练；感应手套的利用
	在受累和非受累的关节保持合适的生物力学位置时加强功能	定制矫形器；没有矫形器时练习适于抓握和日常生活能力的任务
	在受累及周围关节保持被动关节活动度	被动关节活动度练习，筋膜松解
第三阶段	加强力量	有益的疗法，Thera-Band，减重的，运动设备，工作模拟，水疗，生物力学设备
	加强有氧训练	有氧活动（例如臂力计）
	重新恢复先前的功能水平	模拟工作；困难的日常生活能力任务模拟
	关于目前状态的再评估；代偿策略；持续改进的能力和手术干预的需要	适应设备或夹板的问题，术前训练

末梢水肿。手术近端部位活动可以防止水肿的形成和减少继发关节僵硬的发生。加压服也是必要的。

（3）软组织的运动：术后处理包括为了防止粘连的措施、增加肌腱活动和手术供肌腱区的活动。有以下几个方法。一是在激活转移肌腱时按摩或单独进行按摩，每天至少2次。如果需要，可以在按摩之前使用振动来减轻疼痛。另一种提高软组织活动性和减少增生性瘢痕的方法是使用硅凝胶，通过皮肤的水合作用发挥功能。用弹性绷带套（tubigrip）凝胶上面插入可以使它固定，在瘢痕上加压来控制水肿。

（4）家庭计划：在固定阶段，首要目标是保护转移肌腱。通过石膏和矫形器固定来完成。其他目标，如控制水肿、非受累关节的主动ROM和软组织活动可以在家里巩固完成。

2.阶段2：激活转位肌腱

转位肌腱的活动需要学习，在激活肌肉肌腱单元中发挥新作用。为动员转移肌腱，鼓励患者用以前的和当前新方式同时运动。例如，如果旋前圆肌是作为腕伸肌转变到新的角色，这种转变可通过前臂转向下和伸展腕关节同时来调动（图59-7A）。在消除重力平面它可能会更容易引发分离运动如腕伸（图59-7B）。如果他（她）是无法在一个消除重力平面动员转移肌腱，可能会更容易优先尝试被动地将肢体摆放在新位置，然后保持（摆放和保持技术）。另一个策略是用非受累健侧肢体执行预期运动，然后主动试图移动患侧肢体或同时移动双侧肢体。

患者可能会觉得有必要将大力移动或强迫转移肌腱运动；但告知患者需要缓慢移动和进行短时间锻炼以防止转移的肌肉疲劳。推荐策略是对患者通过重复10次来启动转移肌腱，然后在休息期间同时进行瘢痕按摩、水肿控制和被动关节活动度。程序运动可重复三次，最后应用矫形器。

下面是对尺神经、桡神经、正中神经瘫痪选择性激发移植肌腱的方法（表59-2）。

（1）桡神经肌腱转移：在前臂和肘部受伤后肌腱转移可增强手腕或手指/拇指伸展。旋前圆肌通常用来改善伸腕。如果患者激活转移肌腱困难，肢体放在前臂旋前20°，而治疗师提供反压力，患

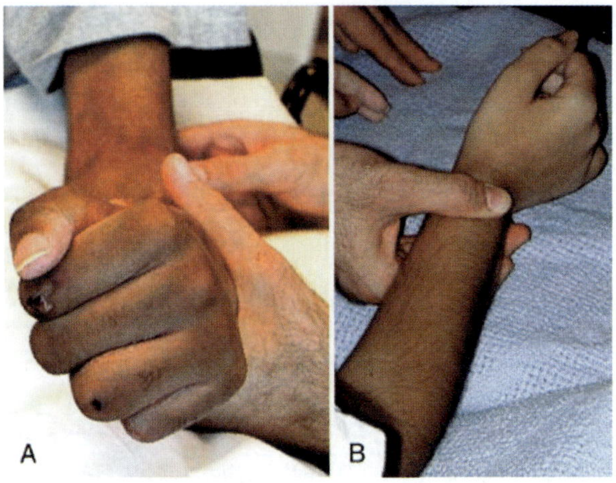

图59-7　旋前圆肌转移后，开始主动运动。A.结合前臂旋前尝试伸腕；B.在消除重力平面做分离的手腕伸展动作

者尝试主动旋前。抵制旋前应该刺激转移肌激活伸腕（见图59-7A）。为了增加手指伸展，腕屈肌可能转移到指总伸肌（EDC）。在治疗过程中，会鼓励患者弯曲腕关节到中立位（从伸位）。不鼓励腕关节过度屈曲，因为这相较于主动运动可能会促使肌腱固定。然后，如上面所提到的，患者将遵循同样的休息和运动规律。

（2）正中神经肌腱转位：手腕神经损伤后进行转移最常见的是对掌成型术，为了实现这个目标，环指的肌腱可以转移到鱼际肌，如拇指对掌或拇短展肌，增强拇指对掌。在治疗期间，激活转移肌腱过程中如果出现环指屈曲受阻可鼓励患者对抗。可以通过进一步积极辅助拇指呈对掌姿势或通过矫形器固定拇指进行轻微活动（图59-8）。

另一种更高平面损伤后肌腱转移是将肱桡肌转移到拇长屈肌。开始时，在屈肘、前臂中立位时激活肱桡肌。一旦患者能够激活转移肌腱，就可以反复进行练习了（图59-9）。

（3）尺神经肌腱转位：通常手腕、前臂或肘部尺神经损伤后肌腱转移是为了降低内肌阴性手或爪形手。在这种情况下，通常使用Zancolli套索，手指插入其中在掌指关节掌侧第二环状韧带处伸展指浅屈肌使手指分离。肌腱转移是为了限制伸指时掌指关节处过伸。从而使伸指动作延伸到近端指间关节和远端指间关节。消除爪状畸形。要激活转移肌腱，需鼓励患者在掌指关节处维持较小角度（20°～30°），要特别注意避免掌指关节过伸以

表59–2 普通的腱转移

水平	功能	转移	早期预防措施
桡神经	伸腕	旋前圆肌到桡侧腕长伸肌和腕短伸肌	避免刺激腕关节和手指屈曲来防止转移后的过伸
	指伸 拇指伸展	尺侧腕屈肌、桡侧腕屈肌到指总伸肌 掌长肌、指浅屈肌到指长伸肌	
正中神经	抵抗 拇指指间关节屈曲（高损害）；示指末端指间关节屈曲（高损害）	指浅屈肌、掌长肌或小指伸肌 肱桡肌到拇长屈肌；中指、环指和小指指深屈肌到示指指深屈肌	避免刺激腕关节、拇指和手指的伸展
尺神经	爪形（控制掌指关节过伸）	指浅屈肌、示指固有伸肌，小指伸肌到固有肌	避免完全的掌指关节伸展；避免手指、拇指和腕关节的伸展
	拇指内收 示指外展	指浅屈肌或桡侧腕长伸肌到拇收肌 拇长展肌，桡侧腕长伸肌或示指固有伸肌到第一骨间背侧肌	
	中指、环指、小指末端指间关节弯曲（高损害）	示指指深屈肌腱侧对侧固定术	

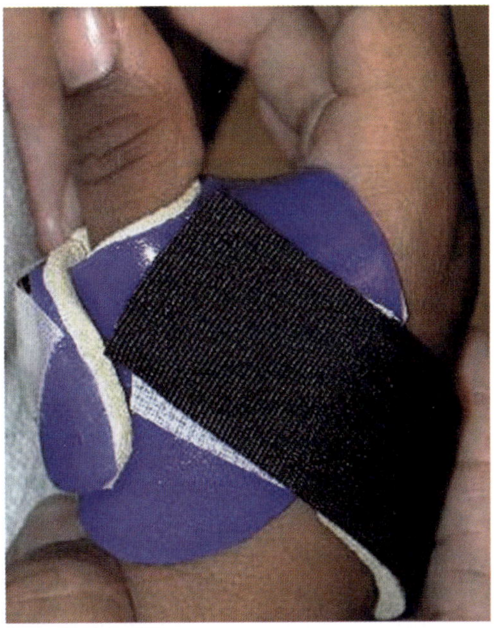

图59–8 拇指对掌支具

免影响转移肌腱。早期可以使用腕部矫形器固定掌指关节屈曲，指间关节伸展，随着治疗进展，患者可以选择手工制作的矫形器，如图59–10所示。

（4）扩大肌肉激活：可选择不同的方法增加转移肌肉的激活，包括利用镜像视觉反馈、漩涡浴治疗、振动治疗。镜象视觉反馈要求在镜子前面运动健侧肢体，当患肢在镜子后面运动时健侧肢体可提供视觉和本体感觉反馈。这一过程证明对侧大脑半球镜像神经元参与活动，从而帮助启动患侧肢体运动。另一种选择是将患肢在低强度漩涡浴或治疗池，通过浮力辅助运动。另一种有用的方法是施加振动到肌肉–肌腱单元，以促进肌肉激活。

（5）生物反馈和肌电生物反馈：早期因为没有可见的关节活动因而难以激活转移肌腱，治疗过程中提供视觉和（或）听觉的生物反馈有助于激活转移肌腱。如果生物反馈不能成功地增强活化，可能需要肌电生物反馈。手持式简易装置，如可以使用M500肌电生物反馈仪器。

如果肌肉在持续用力中进行等长收缩或是患者不能将肢体移动到新的位置，肌电有助于激活肌肉，根据患者的年龄、需求和忍耐力来设置肌电参数，在无重力下进行全关节运动后，可以进行抗重力运动，进而进行抗阻运动。

（6）家庭计划：在活动阶段，白天要穿戴矫形器，但在进行康复训练时需摘下矫形器，同时，在家需进行软组织牵伸和消除水肿。

阶段3：力量和功能

术后8周：患者可以在没有辅助情况下激活转

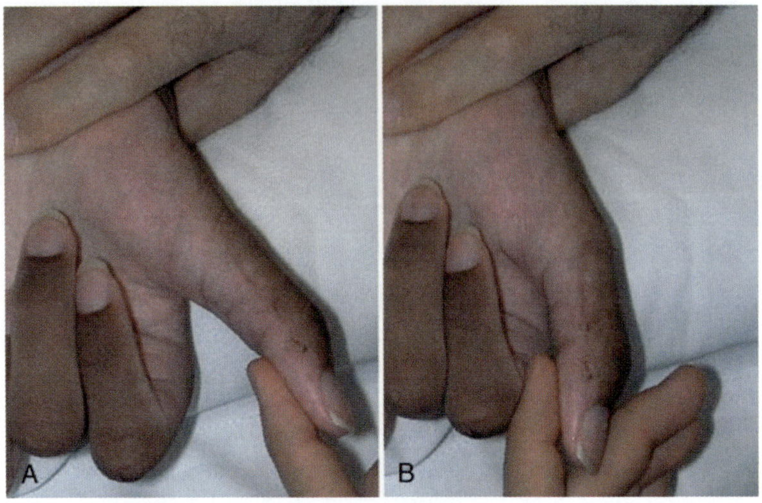

图59-9 肱桡肌代拇长屈肌转位术后拇指屈曲训练

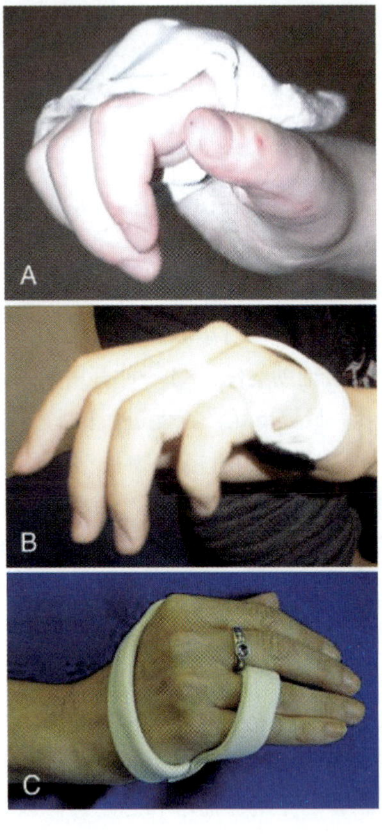

图59-10 掌基型第2～5（A）、第4、5（B）掌指关节过伸限制型支具

移肌腱，就可以进行力量和功能训练，在这个阶段，晚上可以继续使用矫形器进行固定，也可以不用。

（1）力量练习：可以进行握、捏和上肢功能的练习，另一种有效的抗阻训练方式是生物反馈组件（Biometrics Ltd，Ladysmith，VA），这种通过渐进性抗阻运动产生不同的捏握模式直观反映到电脑屏幕游戏上来激活或增强肌肉力量（图59-11）

（2）任务训练：此阶段应增加功能性锻炼活动，以鼓励患者回归日常生活、工作、学校、休闲活动中。例如，肱桡肌向拇长屈肌转移后，拇指可以屈曲、内收，所以可以持笔写字（图59-12），临床医师根据反馈类型和通过治疗将运动相关的两部分成功联系在一起，这样能够实现部分功能或全部功能。练习可以选择区段、随机或组合的方式。标准的成人研究数据来源于区段练习，然而，随机或组合练习似乎更支持保留和转移技术，另有研究报道在临床研究中区段练习能取得更好的临床效果。

（3）反馈：进行哪种类型生物反馈或频率更好？实验证明，采用间歇式生物反馈比连续生物反馈训练治疗效果更好。因此，如果对错误结果的认识被反映在一个带宽或当误差超过容许极限，运动学习会变得容易。信息反馈比仅仅积极强化更有帮助，如“很好”或“做的好。”例如，你可以说“你的手腕比上周更有力气了，你能保持手腕10秒了“。此外，间歇性的反馈比并发或持续的反馈更有利于学习。

（4）家庭训练计划：在此阶段，应该做从激活到强化转移练习，关键是要多做练习，因此，需要制定一个康复训练时间表。

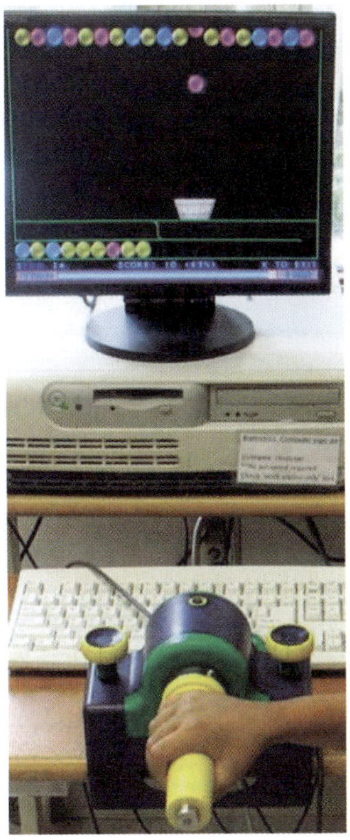

图59-11　滚筒等接驳电脑的强化训练装置

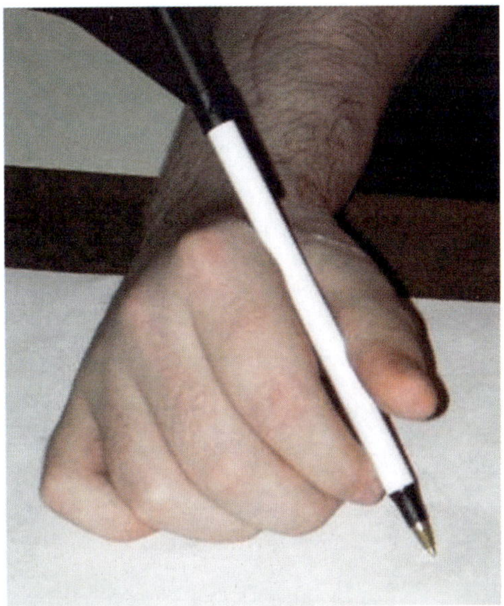

图59-12　肱桡肌代拇长屈肌转移术后练习书法以增强拇指屈曲、内收力量

三、案例分析：第二部分（见第一部分，第45章）

M.C.是一个活泼的7岁男孩，右利手合并桡、尺侧神经中重度损伤。他在我们门诊接受为期1年的神经康复治疗。包括感觉再学习，关节活动度和力量训练。他的家庭对于治疗方案和治疗随访配合较差。但对他的预期恢复相当投入。M.C1年后到功能外科医师那里进行随访检查，医师推荐他进行肌腱转移到手腕和拇指。M.C.进行了术前被动关节活动度、力量、本体感觉、灵活性评估。1个星期后，M.C.进入手术室，将旋前圆肌肌腱从桡骨分离后转移到桡侧腕伸短肌，右手示指伸肌腱被转移到拇短展肌，以便拇指对掌。

（一）阶段一：固定

M.C.上肢固定5周，保持肘屈曲90°、伸腕30°、拇指掌侧外展30°，术后2周他被固定在同样的位置。4周后，固定被拆除，给M.C.制作休息矫形器，这使他保持在伸腕30°，拇指掌侧外展30°、掌指关节屈曲30°、指间关节和末端指间关节屈曲5°的状态。因为术前缺乏肌肉控制能力，所以晚上使用矫形器是为了保护转移肌腱、肌肉供区和维持手的形状，他还使用拇指人字矫形器用于日常佩戴（图59-13），M.C.家庭对于佩戴矫形器配合较差。因此，详细指导他的家人佩戴矫形器的细节，通过家庭训练计划使手术后效果达到最大化。

（二）阶段二：转位后激活

第一时期的主要目标：①增强软组织的活动性；②增加被动关节活动度；③降低疼痛；④激活转移肌腱。

治疗时先从按摩前臂、拇指瘢痕和被动关节活动度开始，M.C.能够被动伸腕50°，拇指外展60°，用Wong-Baker疼痛量表评分被动关节活动得分为6/10分。为了缓解疼痛，治疗中经常休息或提供一些零食。为了激活转移肌腱，指导M.C.将上肢放在治疗桌上，肘关节屈曲90°，前臂中立位，引导手掌转向下以便诱发伸腕动作，通过这些方法，指导他示指伸直，拇指外展。M.C.能够完成主动伸腕25°和外展10°。有趣的是，健侧肢体的活动能够激活增强患侧伸腕和拇指外展功能。每次治疗包括瘢痕按摩、被动和主动关节活动度3次。

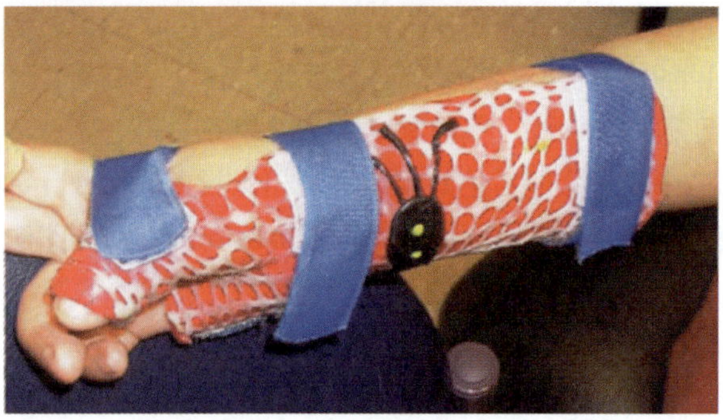

图59–13 M.C.肌腱转移术后4周佩戴腕基拇指人字支具

鉴于M.C.过去的家庭问题，为他提供专业的指导很重要，要求M.C.家人对其每天进行5次同样的治疗训练。家庭计划包括详细的矫形器穿戴细节、训练方案、瘢痕按摩。最初的5d，矫形器很脏，有强烈的气味，说明M.C.在佩戴矫形器，这是个好兆头。尽管在第一次随访时已经强调过，然而根据家访情况，M.C.在5d内没有摘下过矫形器，因此，再一次向他家人强调整个治疗方案的重要性。

接下来的1周里，M.C.继续在消除重力的情况下练习伸腕和拇指外展动作。在治疗过程中，利用棉花球、泡沫块、挂销进行桌上曲棍球比赛。在消除重力下利用手背和手腕伸展动作来完成比赛。也可以利用生物反馈提高转移能力，尤其是进行对抗，因为这个对M.C.来说很难。此外，M.C.掌指关节屈曲只有60° 时，就不能有效进行指间关节活动，固定期1–1/2周后，M.C.很快可以在抗重力体位下进行伸腕动作了，可以进行主动伸腕10° ，掌外展2° 。

家人反映白天晚上交替穿戴矫形器很麻烦，所以晚上没能继续穿戴矫形器。所以，M.C.白天和晚上都穿戴拇指人字矫形器。激活治疗包括在垂直倾斜的表面如宽松的工具架上、水不粘附泡沫块、垂直投币插槽上放置和拆除物品，M.C.还需在高于肩膀的位置利用整个上肢进行抓放乒乓球练习。还利用生物识别装置对M.C.进行0° ~25° 无抗阻伸腕关节活动。2周后，M.C.可以佩戴矫形器进行简单的游戏活动，但晚上也要佩戴矫形器。

（三）阶段三：力量和功能

8周后，M.C.可以手扶自行车把手、系鞋带、抓迷你足球，这些都是他喜欢做的，而在损伤后1年多他都不能完成这些动作。M.C.在掌指关节屈曲示指伸展80° 时能够进行拇指和示指掌侧掌握。但指间关节过伸影响手指捏握能力，利用肌内效贴把指间关节固定在屈曲5° 限制指间关节过伸，维持拇指和示指对掌稳定性。这个阶段的力量训练包括：弹力带、治疗用硬式粘土、练力网、锻炼、捏不同规格的缝衣针，其他的生物反馈设备（抗阻抓握、伸腕和捏钥匙等）、螺母和螺栓配置板和练习固定扣件、扣衬衫的扣子和鞋带，这些动作在M.C.神经损伤期间都是不能完成的，通过感觉功能再训练，包括使用木质拐杖、水凝温箱（能进行抗阻力和本体感觉反馈训练的冷热交替水基凝胶中型水箱），进行协调能力训练如玩扑克牌、手捏、握硬币，交替抓放各种大小木桩和木钉。

术后3个月，M.C.进行更大强度的力量训练如墙面俯卧撑，弹力带，投掷球到篮板，我们还增加了测试活动，如手臂测力计（图59–14）；术后3个月，在功能和灵活性方面明显改善。术后6个月，M.C.在伸腕、拇指对掌、捏握功能改善显著（图59–15）。报告显示他可以完成一些受伤前才有的动作；在术后6个月，他还可以在功能和灵巧性方面持续改善。成功手术治疗后，他很少执行家庭训练计划，并最终放弃，仅在手科门诊随访。

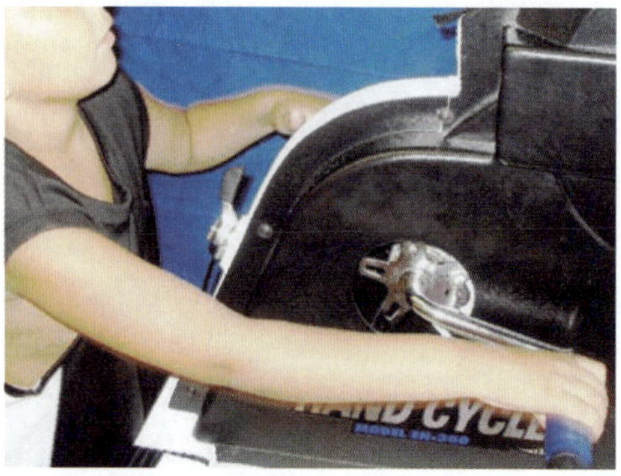

图59–14 应用臂力计调节

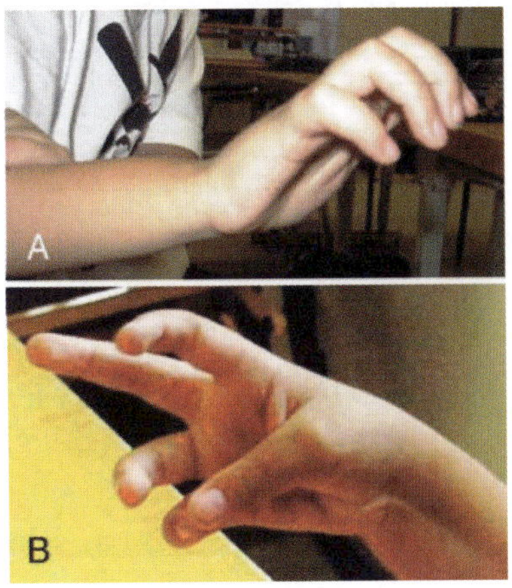

图59–15　M.C.术后6个月。A.腕背伸；B.拇对掌

四、小结

因为术前准备、手术和康复是漫长而又艰辛的过程，如果周围神经损伤后进行肌腱转移，患者已趋于平稳，手功能治疗团队和家庭必须对潜在的结果进行深入探讨，术前需通过客观对比参照进行全面检查，相关关节要维持或达到最大被动关节活动度，肌肉力量也要达到最大，术后和康复阶段包括配置固定矫形器以保护转移肌腱、维持和增加肌肉张力和力量，安排有效的训练时间表以达到改善患肢关节活动度、力量、捏握能力。通过设计和制定康复流程，从而达到每天改善和增加肌腱转移后功能。

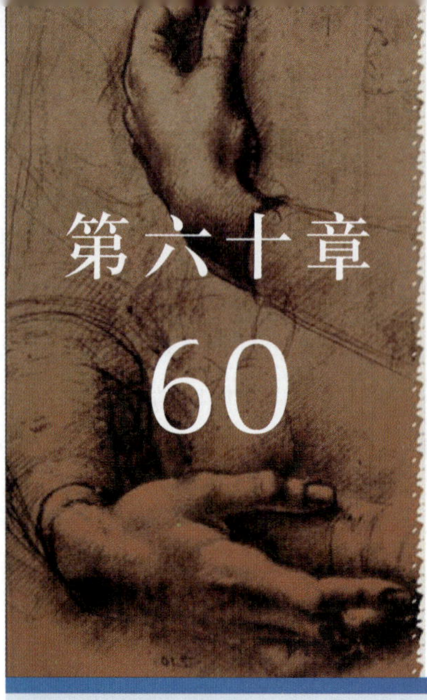

第六十章 60

臂丛神经损伤重建：肌腱移位，截骨，关节囊松解，关节融合

原著者 SARAH ASHWORTH, OTR/L AND SCOTT H.KOZIN, MD

译校者 刘 畅 郭 阳 陈山林

关键点

- 臂丛神经重建的核心内容为肩、肘、腕和手的肌腱移位。
- 关节囊松解在肩和肘关节挛缩时采用。
- 正确截骨、重建肢体位置，并固定摇摆的关节是重建臂丛神经损伤的辅助方法。
- 体格检查应该包括全上肢，从肩袖至手，而且必须评估肌力、感觉、关节活动度。
- 主动活动度、肌力和被动活动中任何的不足都是治疗计划中重要的因素。
- 列出什么存在，什么丢失，什么可用，什么需要是手术计划的基础。

对于臂丛神经损伤的儿童和成人，造成损伤的原因并不相同。牵拉是造成臂丛神经损伤的主要原因，增加了神经根或干内承受的应力（框60-1）。上干和中干为上下走行，基础张力比较低。下干横行在第一肋表面，且相对松弛，这种解剖的不同使得上干较下干更易受牵拉伤。牵拉可因多种受伤机制引起，例如踢足球，交通意外，或产伤任何增加头或颈部与肩距离的方式都会引起臂丛的张力。受伤的程度与范围与力量的方向、强弱和持续时间都有关。越大的力量则引起越多的臂丛神经根受伤。

除了牵拉，还有其他原因可能引起臂丛神经损伤，包括贯通伤、感染、神经卡压。这些致病因素都表现为对臂丛神经的直接损伤，它们的特点也更加多样，与子弹和匕首的路径、感染的区域、压迫的位置有关。例如，病毒感染（Parsonage-Turner综合征）通常影响胸长神经，表现为翼状肩胛，而胸廓出口综合征通常累及较下段的神经束，表现为尺神经障碍的体征和症状。

臂丛神经损伤患者的年龄和病因虽然有所不同，但重建术的治疗原则都是相似的。本章将重点介绍损伤后恢复不完全，或无法进行神经重建的臂丛神经损伤。

治疗的核心是关于肩、肘、腕和手的肌腱移位。关节囊松解可在肩和肘关节挛缩中采用。正确截骨、重建肢体位置，并固定摇摆的关节是臂丛神经重建的辅助方法。

框60-1 臂丛神经损伤病因

创伤
- 非贯通伤（牵拉伤）
- 穿透伤（匕首，枪伤）

神经压迫
- 胸廓出口综合征

感染
- 病毒性臂丛神经病（Parsonage-Turner综合征）
- 辐射

纤维性变
- 放疗后退变
- 肿瘤

原发（施万细胞瘤或神经纤维瘤）

继发（肺尖部肿瘤）
- 神经性病变
- 医源性
- 腋窝或斜角肌麻醉
- 手术活检
- 术中体位
- 中央胸骨切开术
- 无意牵拉

一、分类

臂丛神经损伤可根据受伤水平分类（表60-1）。上臂丛损伤是最常见的，累及第五和第六颈神经根或上干。这种损伤被称为Erb-Duchenne或Erb麻痹。定义广泛的Erb麻痹也涉及第七颈神经根或中干，并相当常见。独立的下臂丛神经损伤并不常见，被称为Klumpke麻痹。最严重的损伤是整个臂丛的断裂——完全性损伤。

表60-1 臂丛神经损伤分型

分型	累及神经根	原发缺陷
上臂丛（Erb-Duchenne）	C_5和C_6	肩外展和外旋
广义的上臂丛	C_5，C_6和C_7	以上外加屈肘，伸肘和伸指
下臂丛（Dejerine-Klumpke）	C_8和T_1	手内在肌，屈指
全臂丛	C_5，C_6，C_7，C_8和T_1	全臂丛
外周臂丛损伤		多样

二、患者评估

最初的检查包括病史、体格检查和影像学检查。病史应该包括原始受伤的细节，并关注致伤力的强弱和范围。受伤后肢体的使用和功能恢复是重要的内容。伤后的治疗和其对于肢体功能的影响也是基本信息。相关的系统和局部损伤在计划重建策略时也应考虑。例如，评估产道引起臂丛损伤的婴儿应该包括分娩的细节，肩难产的询问和相关损伤的问题（例如锁骨骨折或Horner综合征）。

体格检查应该包括全上肢，从肩袖至手。颈部也应该评估活动受限和疼痛的情况。检查必须包括肌力、感觉和关节活动度。主动活动度，肌力和被动活动都是治疗计划中重要的因素。统一的肌力评价体系和记录方式在术前评估是必须的。使用臂丛神经表格是记录肌力和阻止重要信息遗漏的有效方式。肌力分级从0至5，使用减号标注等级间情况。肢体的感觉通过标准化方法测量，包括指触觉和两点辨别觉。

儿童比成人更难检查，因为他们注意力浅，难以听从指令，缺乏合作。需要非常有耐心，需要反复查体以获得足够的评估内容。检查不能着急，可以通过互相玩耍评价上肢功能的运用。各种玩具、支柱和游戏在完成这项任务时使用（图60-1）。标准化的评估包括主动活动量表，Toronto量表和改良Mallet分类（图60-2和图60-3），这些方法都

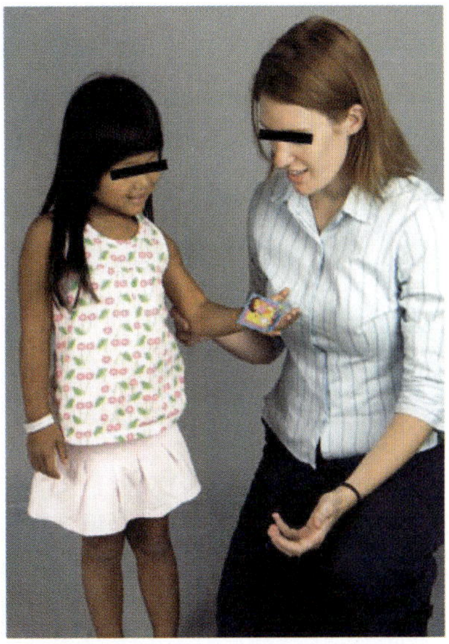

图60-1 使用各种玩具、支柱和游戏检查儿童

改良Mallet分级 （1级=无功能，5级=正常功能）						
		1级	2级	3级	4级	5级
全外展	无法检测	无功能	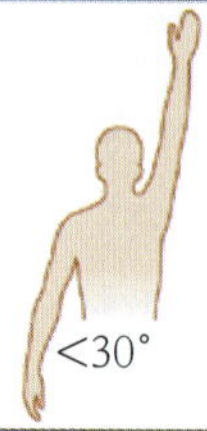 <30°	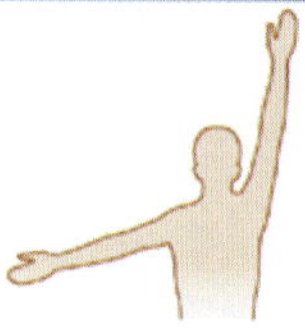 30°～90°	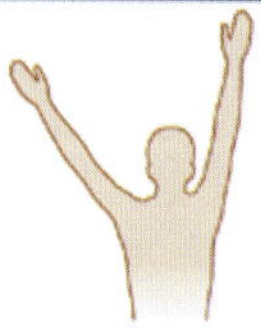 >90°	正常
全外旋	无法检测	无功能	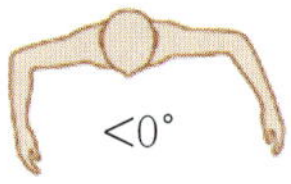 <0°	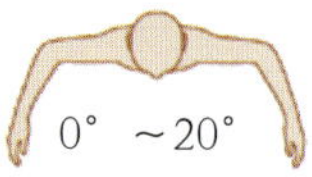 0°～20°	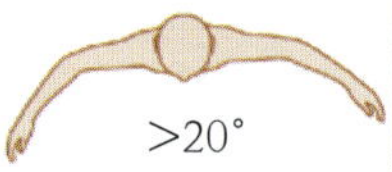 >20°	正常
手触颈	无法检测	无功能	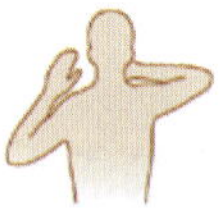 不可能	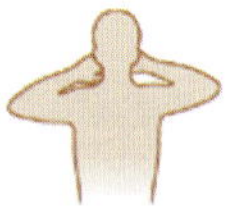 困难	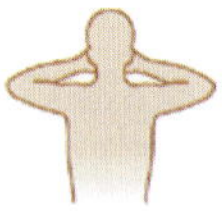 容易	正常
手触脊椎	无法检测	无功能	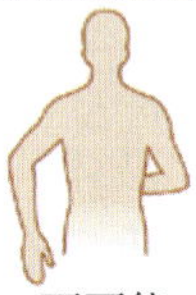 不可能	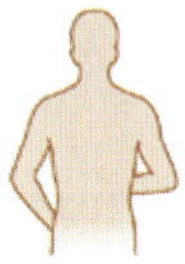 S_1	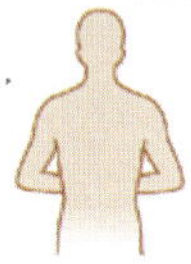 T_{12}	正常
手触嘴	无法检测	无功能	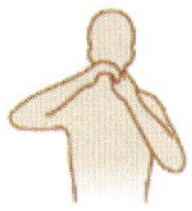 显著的小号征	 部分小号征	 外展<40°	正常
内旋	无法检测	无功能	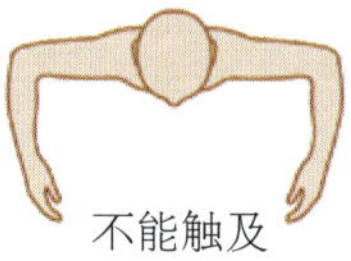 不能触及	 屈腕后可触及	 掌心及腹部，无屈腕	

图60-2 改良Mallet分级伴附加内旋评分。1级.无功能；5级.正常功能

可以很快学会并用于小孩的评估。含有“Hand-to-Belly”的方法可以更加敏感的检测肩内旋的变化。对儿童感觉的测定可以采用O'Riain皱纹法，立体觉测试或客观的观察手功能。两点精细辨别觉在9岁前都不可靠。评估方式因儿童年级、发育、智力的不同而略有不同。

通过问卷和检查进行的功能评估是制定治疗策略的基本步骤。日常生活的能力和实现这种能力的方式都需要评估。例如，伸指功能障碍的患者，通常可以通过被动屈腕和固定指总伸肌肌腱实现松开物体的伸指动作。预期的手术计划必须避免限制屈腕动作（例如腕关节融合）或通过关节固定重建主动伸指功能。考虑患者的预期也是术前评估的重要方面。实际的目标将会避免患者失望，并促进更好的医患关系。

测量预后的最低水平也是患者初始诊断和术前评估的一部分。目前来看，对于臂丛神经损伤预后的准确评价标准还不明确，在儿童中的测量则更加困难。然而，臂丛神经损伤和（或）手术后结果的精确评价对于改善这些患者的后续治疗是很有必要

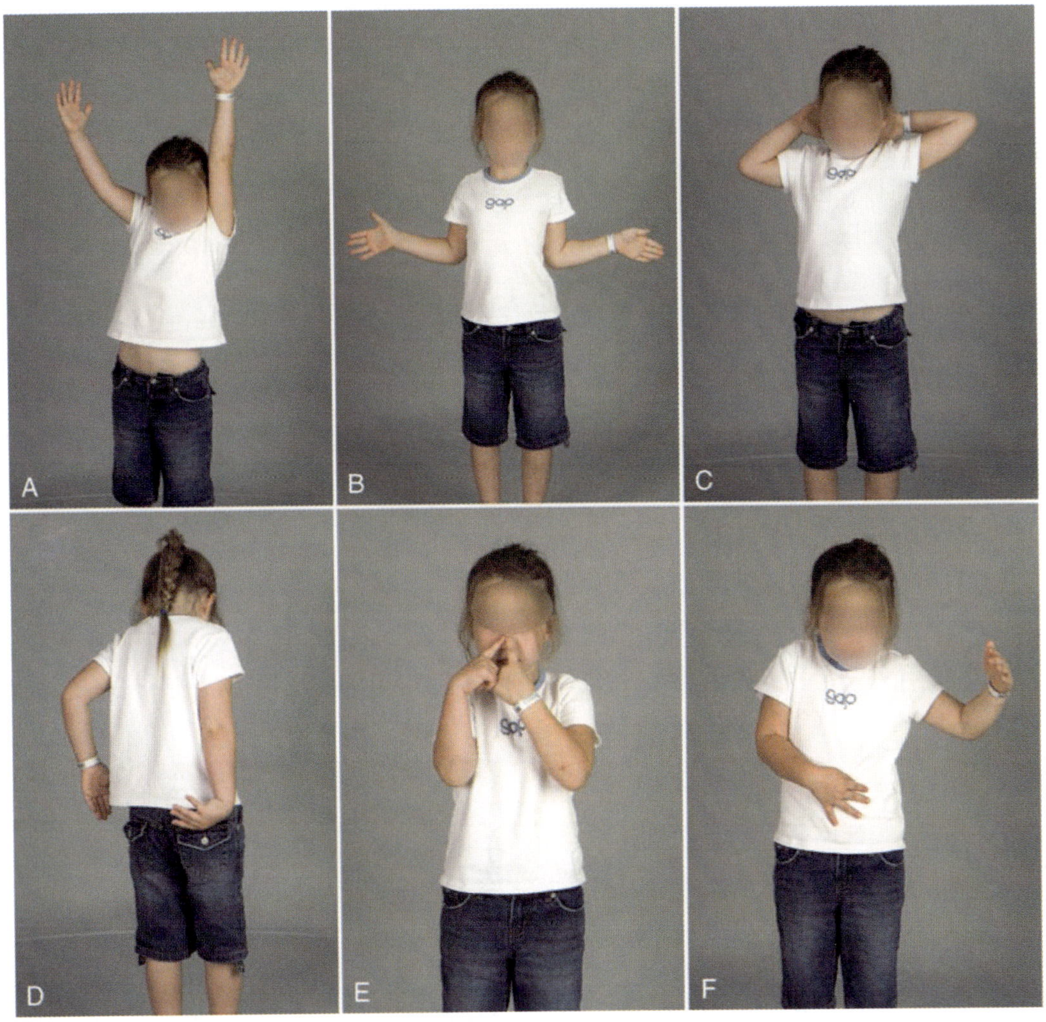

图60-3　一位3岁儿童关节镜下关节囊切开术后，Mallet评估。A.全外展（4级）；B.全外旋（4级）；C.手触颈（4级）；D.手触脊椎（2级）；E.手触嘴（4级）；F.内旋（3级）

的。这项任务需要准确记录术前状况和术后从主观、客观两种角度观察到的变化。成人患者在手术干预前应该至少完成RAND SF-36问卷。Mallet分类在评价儿童产瘫后的肩功能是可信的工具。加拿大工作能力评估（COPM）对于儿童（可面试看管人）和成人都是合适的评估预后工具。COPM测量检查者观察的表现与自我认同的目标满意度间的改变。对于每个目标，表现和满意度均通过10分的Likert量表计分，1分是负（无法实现，不满意），10分是正（表现很好，非常满意）。这种预后测量工具也鼓励了术前关于合理预期的讨论，避免了患者失望，同时保证了患者和看管人均被完整告知任何治疗的可能。

三、辅助检查

在体格检查和制定治疗计划时，辅助检查是有帮助的。患肢的影像学检查用于评估之前的骨折情况和儿童的骨骼发育。被动活动的限制不应该总是认为继发于软组织挛缩，而影像学检查就是需要的。对于肩关节，前后位和腋位X线对于青少年和成人患者已经足够。但儿童的骨骼不成熟，需要进一步的影像学形式（如MRI）真实描绘肱盂关节形态。我们推荐MRI，因为这种形式可以提供儿童肱盂关节最准确影像，精确描绘关节软骨，肱骨头位置和关节盂形态。

电生理诊断检查在医师计划早期神经修复和（或）重建时，可以提供一些关于神经和肌肉康复的有用信息。然而，肌电图并不是定量的测定，所以其并不能够代替仔细的体格检查测量肌力值。神经再支配时表现出异常的电生理信号，例如峰值增加和多相波。这些表现表示肌肉有萎缩，这块肌肉不宜作为合适的供体。因而，电生理检查在制定二期重建计划时意义受限。

四、肩

肩通常在臂丛神经损伤后受伤，因为大部分主要的动力肌肉都是由上臂丛支配的。肩袖由C_5和C_6支配运动肱盂关节，在活动时下压肱骨头，保持肱骨头和关节盂的同心圆关系。在臂丛神经损伤和不完全神经再生后，这种功能和肩袖与三角肌间精确的同步运动改变。外展丢失（三角肌和冈上肌）和外旋缺陷（冈下肌）是最常见问题，尤其在产瘫损伤中（图60–4）。内旋通常很少受影响，因为内旋的动作由多块肌肉（胸大肌，背阔肌，肩胛下肌）提供。肌力的失衡使得一段时候后形成内旋挛缩，尤其在小儿产瘫群体中很常见。因此，在产瘫后对婴儿的最初评估中，父母或其他看管人需要学习被动外旋的训练。肩胛骨必须固定以独立肱盂关节旋转（图60–5）。这些被动活动在早期婴儿期实施，并且密切监测肱盂关节状态。如果早期发现肩胛骨被固定后，被动外旋减少，需要转为针对肱盂关节旋转的正式的治疗。已经形成内旋挛缩（例如无外旋）并对理疗反应不佳的需要手术松解。无法维持外旋将会引起肱盂关节发育的改变，肱骨头形状异常，关节盂缺陷（图60–6）。如果肱骨头后方半脱位以及关节盂发育畸形，则推荐手术治疗。临床检查固定肩胛骨的同时被动外展内收。负向的活动范围（ROM）预示半脱位，并且提示需要MRI检查。切开前关节囊可以合并肌腱移位重建主动外旋。在小儿（小于3岁）患者中，孤立的切开通常是推荐的，后续需要仔细监测外旋的神经功能。

在考虑内旋动作时，理解肩胛下肌在内旋后期的作用是重要的。因为臂丛神经损伤，切开术、延长术增加外旋后，引起肩胛下肌无力，可以造成手触及躯干或腰部受限（图60–3F）。内旋ROM和后期力量的基准评估在预测和最小化术后中线功能限制方面是重要的。内旋无力需要术后主动中线活动的早期配合。

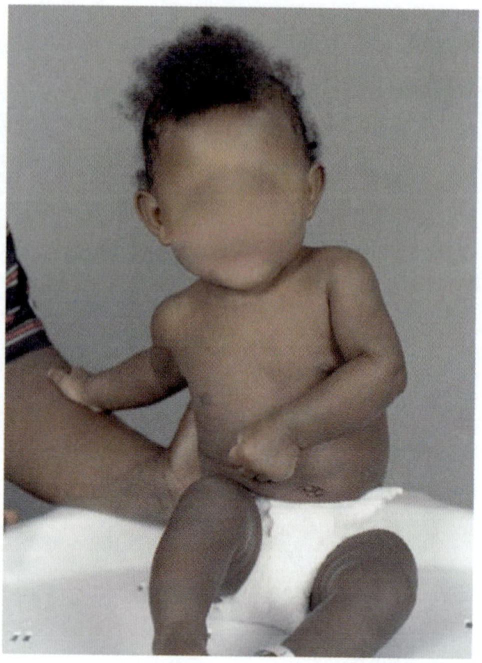

图60–4 6个月儿童左臂丛产瘫，缺乏肩外展和外旋

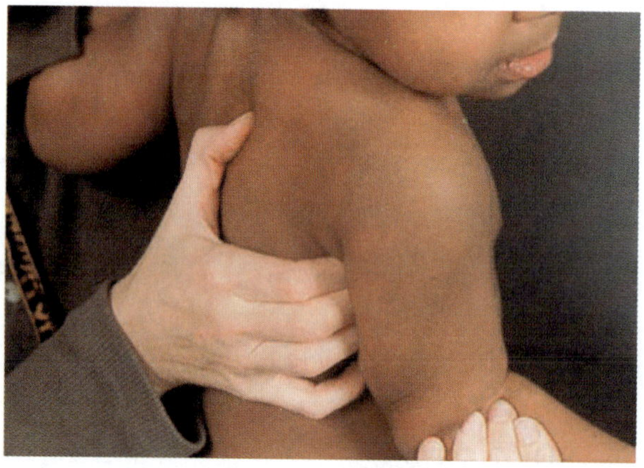

图60–5 在外旋锻炼时，固定肩胸关节对于独立肱盂关节活动是必要的

五、肘

肘经常在臂丛损伤后受累——尤其是肱二头肌和肱肌丢失后继发的屈肘功能。无法屈肘是相当严重的损伤，因为手触嘴的功能难以实现。在完全性损伤和手功能很差的患者中，患肢使用肘关节作为握持物体时前臂的支撑。屈肘功能丧失将进

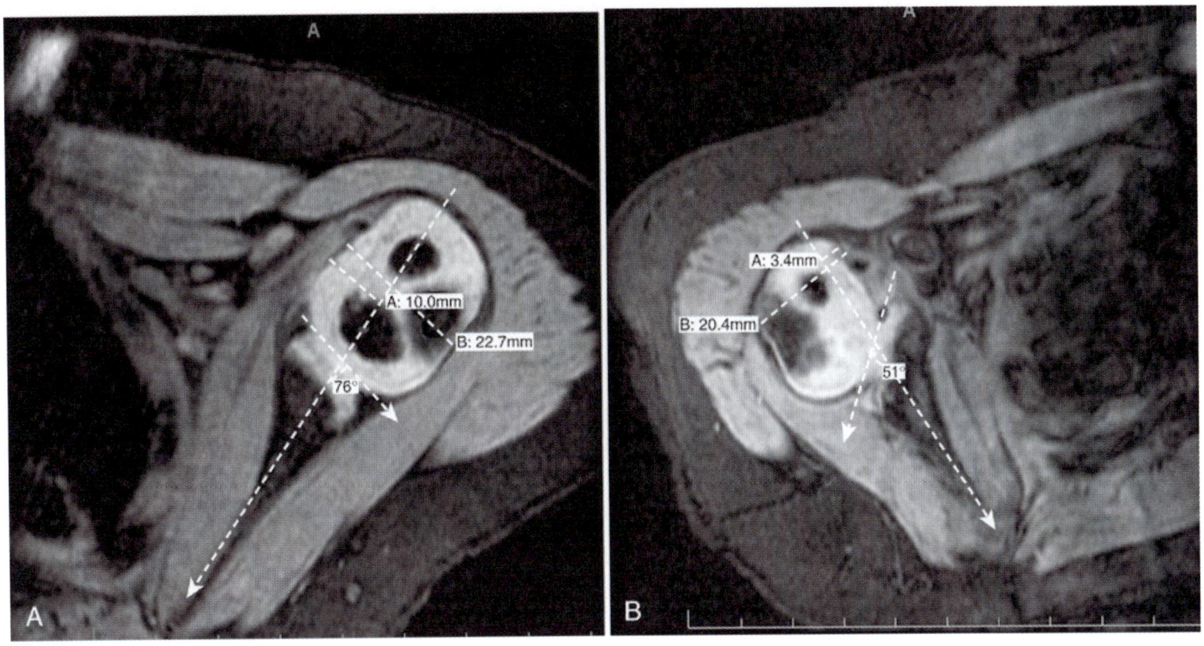

图60-6　4岁女童伴有臂丛损伤。A.正常左肩（肱骨头前比例，或PHHA=44%，倒转=-14°）；B.异常右肩伴假关节盂（PHHA=16.7%，旋转=-39°）

一步影响肢体功能。因为这些因素，重建肘活动度（30°～130°）在臂丛损伤重建中有很高的优先度。

六、前臂

臂丛损伤后前臂旋转通常会受限。前臂关节由旋后肌与旋前肌间的肌肉控制运动。旋后主要为上干（C_5和C_6）支配的肱二头肌和旋后肌的功能。相对的，旋前是中下干支配的旋前圆肌（C_7）和旋前方肌（C_8和T_1）的功能。患者因受伤范围，可能丢失旋后、旋前或两者。尽管旋后对于一些特殊动作，例如接受零钱、吃饭、个人卫生等是重要的，但这些活动都是单侧的，可以被健肢有效的完成。旋前的丢失导致许多双手动作的困难，例如敲键盘、写字、桌面活动。重建前臂活动需要全面考虑受限的功能和得失的平衡。改善旋前功能的禁忌包括伸腕无力或缺失，手部无感觉，和（或）手指活动微弱。没有足够的伸腕和手指力量，旋前的前臂限制了手作为稳定承重表面的功能。旋前的手部相对于旋后位功能性降低。没有手部感觉时使用视觉作为传入信号，而旋前无感觉手部将增加受伤的可能，因为无法观察到手的掌面。

七、腕和手

腕和手的受伤情况因中下干臂丛损伤的不同而不同。上臂丛损伤对于手功能影响最小，然而全臂丛损伤可以严重阻碍手功能。因为多种不同的临床表现，腕和手的权威治疗策略更难形成。详细的功能检查和肌力测定是治疗方法发展的基础。列出什么存在，什么丢失，什么可用，什么需要是手术计划的基础。需要个体化治疗，并采用多种桡神经、正中神经、尺神经转移的原则。这些肌腱移位的原则和技术在第58章和第59章有所叙述。

八、保守治疗与手术干预

对于将来预期的神经康复，保守治疗在防止肌肉紧张和关节挛缩方面是有益的。理疗的干预在最小化关节挛缩和加强肌肉方面也是有用的。方法可能包括主动和被动ROM，力量加强，支具，运动训练，电刺激，肌肉和（或）感觉再适应，适应性功能训练。当关节不稳或畸形，或神经恢复无进展，当功能缺陷成为问题时，则建议手术干预。

九、重建方式选择

（一）挛缩松解

肩部倾向于发展为内旋挛缩，尤其是产后的臂丛损伤。产瘫后的不全康复通常引起活动度降低，肩部肌肉失衡，因为肩袖和三角肌的神经支配不完全。内旋力量超过外旋，引起内旋挛缩。这种持续的内旋位置导致6个月大时早期的肱盂关节畸形，以及2岁时进一步畸形，以关节盂后倾增加，肱骨头后方半脱位（肱盂异常发育）为特点。伴有明确内旋挛缩和肱盂关节畸形的儿童在没有干涉的情况下是难以获得最佳肩功能的。

在肱二头肌和肱肌功能恢复的患者中，肘关节倾向于发展为屈肘挛缩。准确的病因是不清楚的，但可能与神经再支配过程有关。在没有肱三头肌功能的儿童中，挛缩更加严重。理疗通常是有益的，尤其在早期。支具和石膏固定在减轻屈曲挛缩中是有帮助的。肉毒素可以在顽固病例中使用。已经形成的挛缩是难以治疗的，关节囊切开的效果一般，并且伴有丢失重要屈肘功能的内在风险。因此，在臂丛损伤的患者中，是很少采用肘关节切开的。

（二）内旋挛缩直接松解

采用三角肌和胸肌间前入路。如果胸肌紧张，可以采用肌皮神经延长术。分离肩胛下肌，并在关节囊前下方切开。如果挛缩解除，那么关节切开术就是不需要的。持续的挛缩通常伴随关节畸形，需要关节囊切开。使用肩管型石膏固定上臂外展45°，外旋40°～50°。

手术过程也可以通过腋切口进行，在关节囊起点切开肩胛下肌，使整块肌肉滑动。使用相似的固定和术后处理。重建外旋的肌腱移位术可以伴随切开内旋挛缩进行，或者在灵活的被动活动形成后，作为分期手术进行。

（三）关节镜下内旋挛缩松解

关节镜通过前后通道进行。电刀通过前通道进入。切开增厚的肱盂上韧带，肱盂中间韧带，肩胛下肌上1/2～2/3。接着切开肩胛下肌肌腱的关节内上部分。向下切开肩胛下肌肌腱移行至肌肉的部分。在这点，切开只在关节囊部分进行，保留肩胛下肌的下侧和外侧。取出电刀，换成关节镜打孔器。切开肱盂下韧带至腋窝中段的略微后方处。保护腋神经。从关节内取出关节镜设备。将肱盂关节摆成外旋位置，保持上臂在侧方，且上举90°。外旋显著改善，通常伴肱盂关节下降。关节下降失败或被动外旋低于45°伴上臂内收需要进一步关节镜松解腋窝和紧张的肩胛下肌。

在要进行伴肌腱移位的儿童中，进行关节镜松解术后，背阔肌和大圆肌肌腱移位至肩袖和肱骨后上方。采用肩管型石膏固定肱盂关节外旋45°～60°。外展多少取决于肌腱是否移位。如果只进行松解术，需固定上臂外展30°～40°，结合肌腱移位的，需固定外展100°～120°。如果只进行松解术，持续佩戴石膏3周，伴肌腱移位的，需佩戴4～5周。

术后持续石膏固定3～4周。编制支具，模仿石膏位（图60−7）。支具由躯干部分和保持屈肘的肘后夹板组成。上臂部分牢固的固定在躯干部分在前述的外展和外旋位。在支具佩戴的前1～2周，可以在洗澡、理疗和监管下取下。肩部僵硬，主动活动度，患者活动水平均影响支具的取下时间。术后12周内需要夜间佩戴支具。避免被动内旋和抗阻力活动。

开始主动的ROM锻炼，主要关注外旋和上举。对于儿童，最好通过游戏完成。代偿性活动，例如躯干伸展，应该通过轻柔的徒手固定或心理暗示避免。结合早期主动内旋活动，以限制中线功能

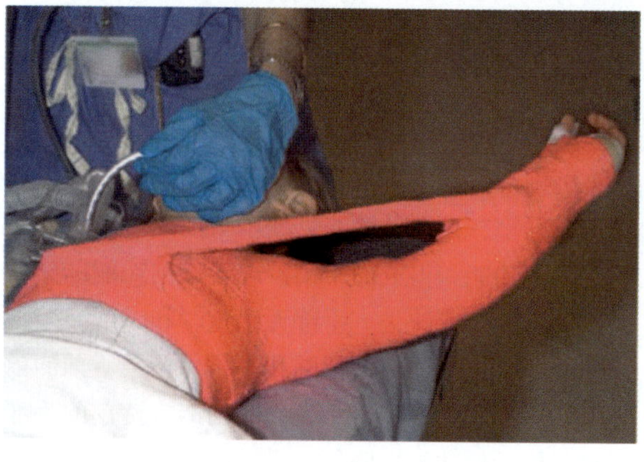

图60−7 关节镜切开和肌腱移位术后石膏固定情况，制作支具模拟此位置

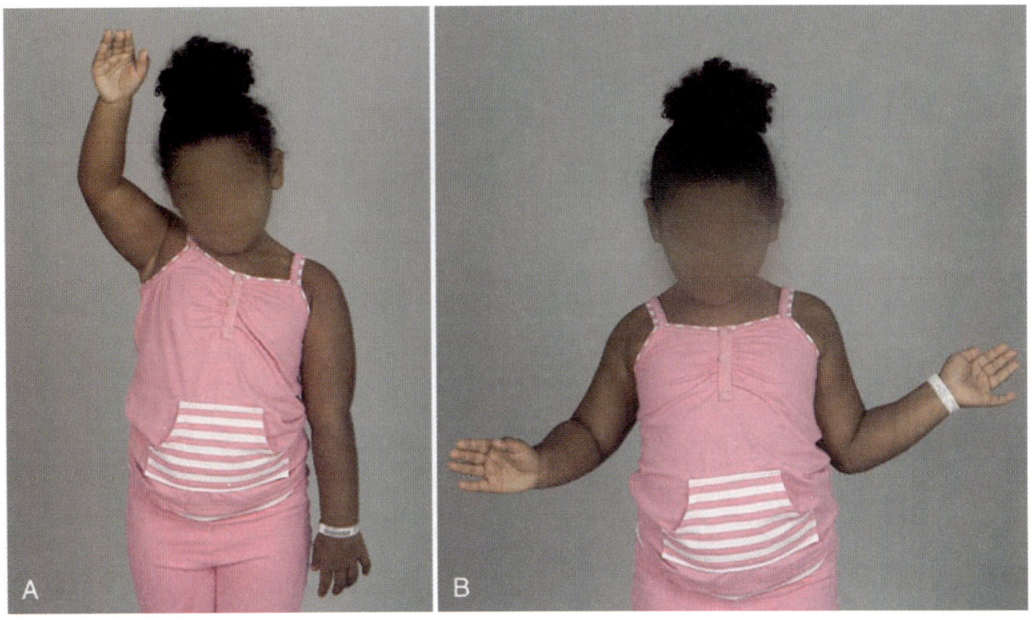

图60-8　四岁女童，右关节镜前切开后表现为肩功能提高。A.外展（Mallet 4级）；B.外旋（Mallet 4级）

障碍。固定肩胛骨进行被动外旋，每天进行几次，保持肩的改善位，并且写入家庭计划。瘢痕按摩在切口愈合后立刻进行，每天4～5次。监护人教育占早期家庭治疗很大的一部分。在治疗间期内经常伸展练习，瘢痕按摩，稳定技术可以增加家庭计划的自信和依从性。对于那些有可能抵抗干预方法的儿童尤其正确。娱乐活动对于难以耐受某些活动的儿童也是有益的。

在关节盂异常发育的儿童中，直接或在关节镜下复位可以改善关节形态，复位肱骨头和改善肱骨头倾角。在MRI和临床测量中可以观测到明显的改善。主动肩ROM改善主要发生在外展和外旋（图60-8）。肩胛下肌延长后出现内旋受限，可以通过减少延长量获得。重要的是，较好的预后与术前较好的临床和MRI评价有关。这点表明早期识别肱盂关节发育异常和及时的干预将会带来更好的肩活动度和关节对线。

十、肌腱移位

一项治疗计划需要仔细的考虑以下因素，包括患者，关节活动度，感觉，肌力，预期等。如同上文所提到的，治疗模式需要考虑四个基本种类：什么存在，什么丢失，什么可用，什么需要。每一个种类都有一些需要解释的评判标准。“什么存在”需要记录所有可以测量出各自肌力的肌肉。“什么丢失”需要记录所有无法测出肌力的肌肉。“什么可用”包括所有肌力测量值相当4或5级的肌肉。低于3级肌力的肌肉并不适用于移位。因此，可以完整活动但无法对抗任何阻力列为3级。移位这种肌肉将造成肌力至少下降至2级，无法对抗重力活动并且不会提高功能。“什么可用”的清单必须考虑肌肉的可行性和可牺牲性。移位的必要条件是供体肌肉是可牺牲的，其功能在移位后可以得以保留。例如，肌力4级的桡侧腕长伸肌在桡侧腕短伸肌完整的情况下就是可用的供体。一旦列出可用肌肉，术者就可以考虑移位这些肌腱实现“什么需要”的可行性。

最终的手术选择必须考虑肌肉固有的移动度和技术条件。移动度是肌肉收缩的距离，与个体的肌纤维长度成正。肌腱移位需要尝试匹配供体和受体的肌肉移动度，满足移位后全ROM活动。术者必须考虑肌腱移位后的康复策略，并与理疗师协商。

肌腱移位术后有四个主要时期：固定，活动，轻度力量-功能训练，力量加强。在固定期，主要干预血肿和疼痛处理，以及未累及的关节ROM。根据肌腱移位的类型、肌腱强度、缝线力量，持续3～4周。

活动期自拆除石膏时开始持续至术后6～8周。理疗伴保护性支具进行，支具可以维持移位的肌腱在无张力位置。抗阻力活动和使移位肌腱产生张力的主动/被动活动都应避免。治疗以肌腱与肌肉的再教育开始。在保护位活动肌肉移位之前的动作对于肌肉的再教育是有帮助的。敲击和震动也可以促进再支配。生物反馈对于表现出移位肌腱再教育困难的患者是有价值的方式。一旦持续的再教育伴主动ROM实现，应开始功能性活动。为儿童添加游戏性活动或特定的功能活动使得治疗期对患者更有意义。瘢痕处理包括瘢痕按摩和硅胶片软化瘢痕。医师应该持续检查可能发生的并发症。在活动后期突然或逐渐的停滞可能预示移位肌腱的萎缩、深部瘢痕形成、肌肉变薄或断裂。如果考虑肌肉萎缩或瘢痕形成，主动辅助的ROM或静力锻炼可以塑造力量，并促进肌腱滑动。神经肌肉电刺激可能促进滑动和强化。神经肌肉电刺激应该在术者允许下实施，通常在术后6周。如果考虑肌腱变薄或断裂，患者必须由术者立即检查。轻度变薄可通过一段时间后的愈合和适应性肌肉-肌腱单位缩短而改善。然而，实质的变薄或断裂需要修正手术以改善功能预后。

在轻度力量训练期，支具只在睡眠时佩戴，以保护高度的抵抗活动。力量加强从轻度的治疗带或砝码开始。理疗师必须持续监测并发症。在力量训练开始时，肌肉疲劳和非需要的代偿性运动模式应该避免。被动活动产生移位肌腱的张力，也应该避免。患者清楚限制后，通常是术后12周，去掉支具并进行性的增加训练强度。

（一）背阔肌和大圆肌转位

儿童在手术床上采取侧卧位。于腋窝处，从背阔肌肌腱止点至肩峰后做一切口。背阔肌和大圆肌从止点处切开。背阔肌和大圆肌肌腱在肱三头肌长头上方转移至肩袖后（图60-9）。肌腱在冈下肌止点上插入骨。采用可吸收线缝合伤口。上臂使用管型石膏固定在外旋30°～40°，外展120°的位置。肌腱移位后4～5周去石膏。

（二）其他肩部肌腱转位

对于臂丛损伤的其他肩部肌腱移位涉及肱盂关

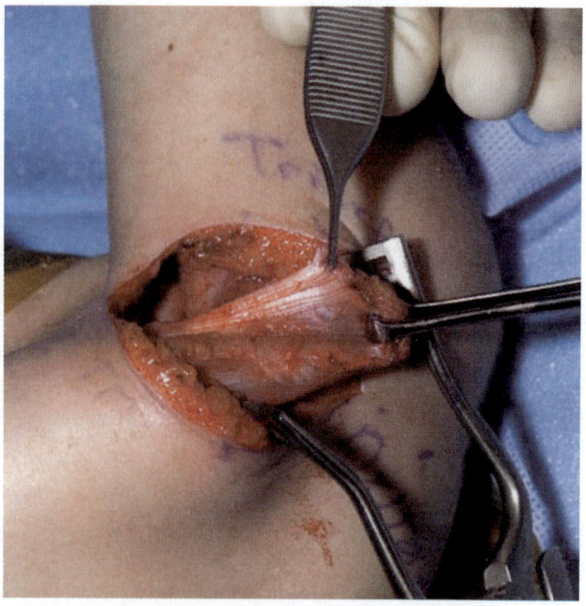

图60-9 背阔肌和大圆肌在肱三头肌上转位至肩袖

节外展重建。供体肌包括斜方肌、肩胛提肌、背阔肌。斜方肌伴肩峰一部分转移至去骨膜的后外侧肱骨。肩胛提肌采用筋膜移植延长至冈上肌肌腱。背阔肌带蒂转移，与屈肌成形术的双极技术类似。我们对这些移位技术的经验并不多，预期外展限制在30°～60°。对于持续的肩不稳或半脱位，推荐采用关节固定术。

（三）术后处理

在4周的固定后，改用支具替代石膏，固定上臂外展和外旋（图60-10）。支具在睡觉时佩戴，白天理疗、洗澡、监督下活动时取下。对于那些迅速出现移位肌腱无力，维持主动活动困难的患者，支具在白天应该更多的佩戴，以保证锻炼间隙中的休息。另一方面，那些改变上臂外展外旋位时僵硬困难的患者，需要尝试取下支具，保证肌肉放松，避免出现挛缩。佩戴支具直至术后12周。活动期和轻度力量锻炼期，应该避免被动内旋和肩内收。抗阻力和负重活动也应该避免。

理疗活动主要关注肌腱移位后的再适应，和主被动的肩外展外旋。当治疗儿童时，理疗师必须创造性的选择和实施活动，吸引患者进行需要的动作（图60-11）。例如，在垂直的平面画画可以促进外旋和肩上举。对于那些抗重力完全外展困难的患

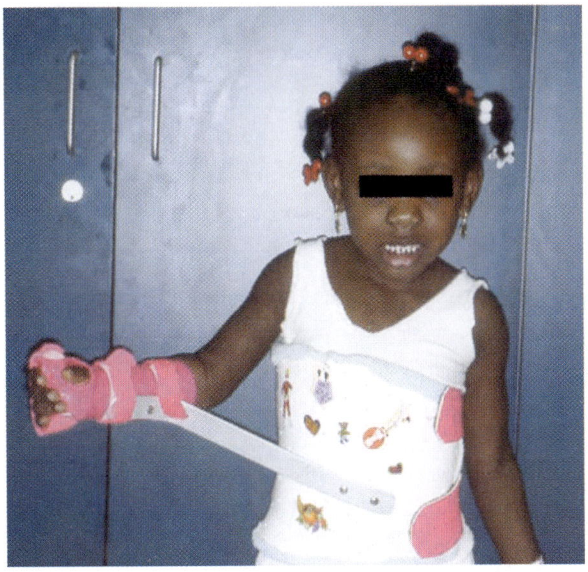

图60–10　关节镜切开术4周固定后，支具替代石膏，固定在手臂外旋位

者，需要考虑变换体位。采用仰卧位，可以在无重力平面主动活动。早期开始主动内旋和内收，避免中线活动的困难和肩胛肱骨外展挛缩。

背阔肌和大圆肌肌腱移位对臂丛损伤的患者可以显著改善肩功能。在肩周力量失衡的患者中，早期肌腱移位可以阻止肱盂关节畸形的进展。在对肌腱移位纠正已存在的肱盂关节畸形的患者进行MRI检查，这种方法的有效性并没有得到证明。关节镜下肱盂关节切开和肌腱移位术的结合在纠正肱盂关节对线中是成功的，并且当神经复原无法实现时可以增加主动肩活动（图60–12）。

（四）重建屈肘肌腱移位术

可供移位肌肉的评估可用列表列出，包括背阔肌、胸大肌、肱三头肌和屈曲–旋前肌肉。背阔肌或胸大肌在其肱骨止点切开，转移至肱二头肌肌腱（单极移位）。另一种方式为切开起点和止点，将完整肌肉移位至上臂前室（双极移位）。双极移位将肌肉起点重新附着在喙突或肩峰，止点在肱二头肌肌腱。背阔肌或胸大肌的双极移位比单极移位更推荐，因为双极移位提供了更好的“拉力线”和更好的肌纤维长度修复。

如果存在多种供体肌肉，背阔肌是我们的首选。这块肌肉是可牺牲的，有足够的长度，可以提

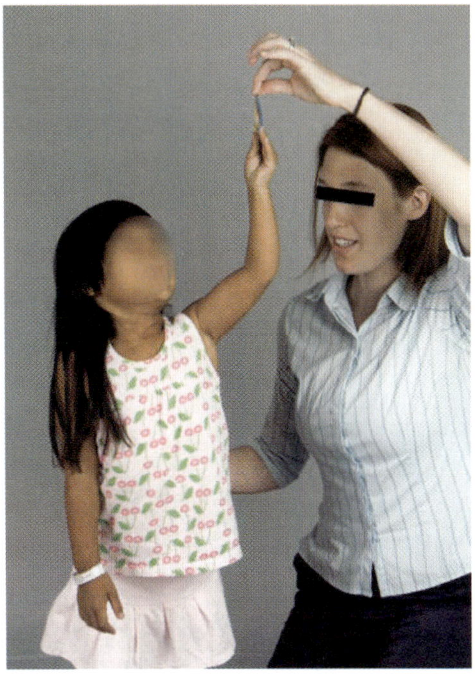

图60–11　辅助儿童时，理疗师必须创造性的选择和设置活动，鼓励患者做出需要的动作

供有效的屈肘移动度。胸大肌是另一屈肘重建的可用供体，但美容方面的考虑限制了使用。肱三头肌与肱二头肌相比有相似的内在特性，肌纤维长度和移动度。然而，丧失主动伸肘是不利因素，并且限制了这种移位方式的使用。事实上，肱三头肌移位对于需要伸肘有力用于上肢负重支配活动，例如推轮椅或拄拐的患者是禁止的。屈肌–旋前肌群起点上移，也称为Steindler方法，在重建屈肘中较少使用。这种方法对肘关节的活动有限制和移位后力量会减弱，同时屈肘时伴有不需要的旋前动作。

1.背阔肌移位（双极法）

患者分离背阔肌时取侧位，在移位肌肉至前臂时取仰卧位。在腋窝后部至背阔肌下方做纵行切口。分离全部肌肉，包括胸背筋膜束和止于肱骨的腱膜（图60–13）。分离保护胸背神经和血管蒂。三角胸肌前入路，制作双极移位的通道。背阔肌及近端肌腱止点和远端的筋膜起点，从后向前穿过。

背阔肌通过皮下隧道进入上臂。肌腱起点通过钻孔缝合至锁骨或肩峰，胸背筋膜编织入肱二头肌肌腱并可以通过阔筋膜移植来加强。肌腱控制在30°张力下固定（例如，张力可以阻止至少30°伸

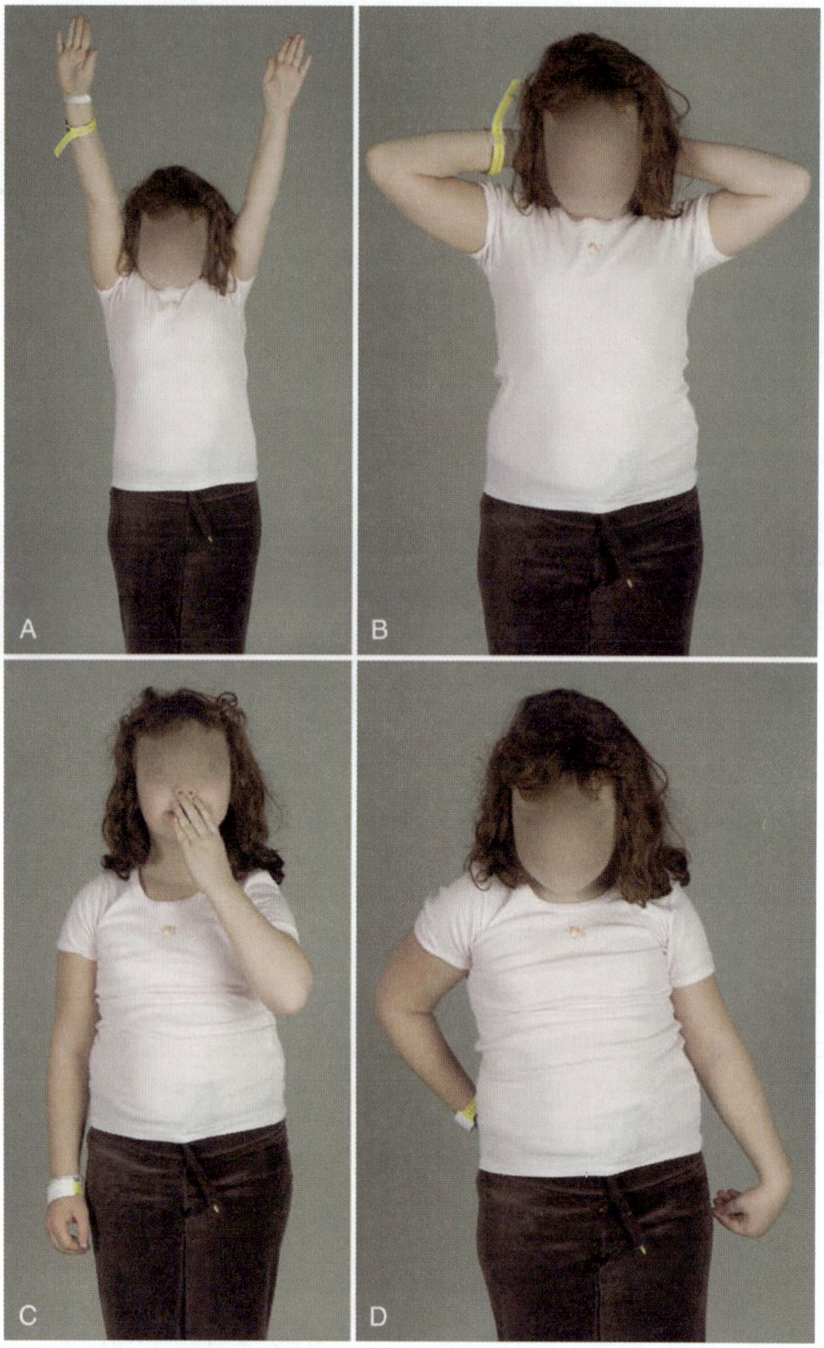

图60–12 6岁女童，左关节镜下前路松解和肌腱移位术后，肩功能Mallet评分。A.外展（4级至170°）；B.手触颈（4级，术前2级）；C.手触嘴（4级，术前3级）；D.手触脊椎（2级，没有改善）

肘）。关闭伤口，并在后方伤口置引流装置。长臂支具维持屈曲100°~110°，Velpeau绷带固定。

2.胸大肌移位（双极法）

取胸骨内侧纵行并至锁骨下的曲线切口，分离胸大肌（图60–14）。切开胸肋起点，伴腹直肌筋膜。锁骨起点与下方的神经血管蒂（内侧和外侧胸壁神经和动脉）一同游离，保护。切开胸大肌肌腱在肱骨上的止点，准备移位。

全部胸大肌移动至上臂，并穿过皮下隧道。止点起自近侧，胸肋点起自远侧。肌腱起点稳定缝合至锁骨或肩峰，腹直肌筋膜编织入肱二头肌肌腱，

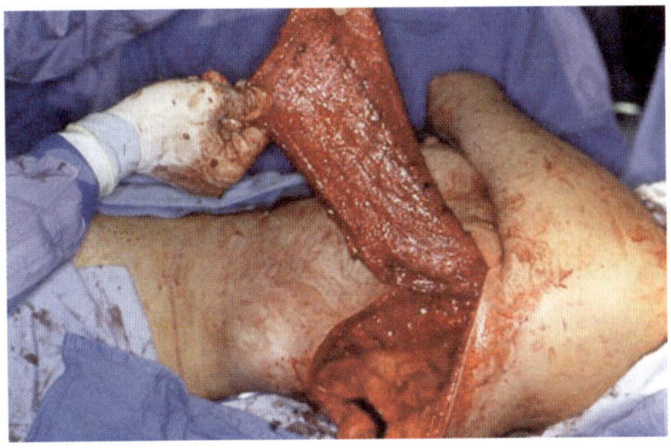

图60-13　背阔肌双极从肋腹处取下，用于屈肘重建

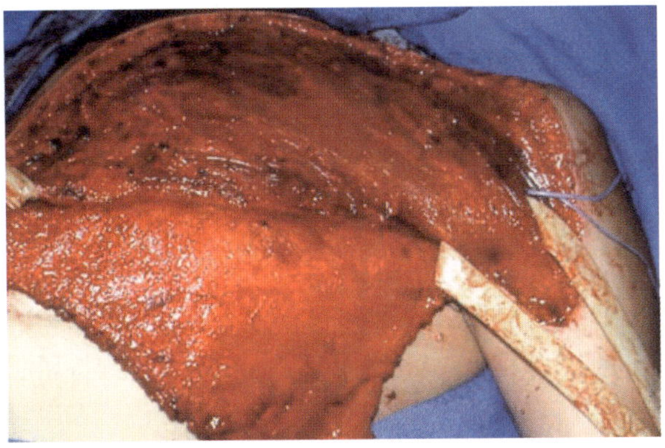

图60-14　胸大肌双极从胸壁处取下，用于屈肘重建

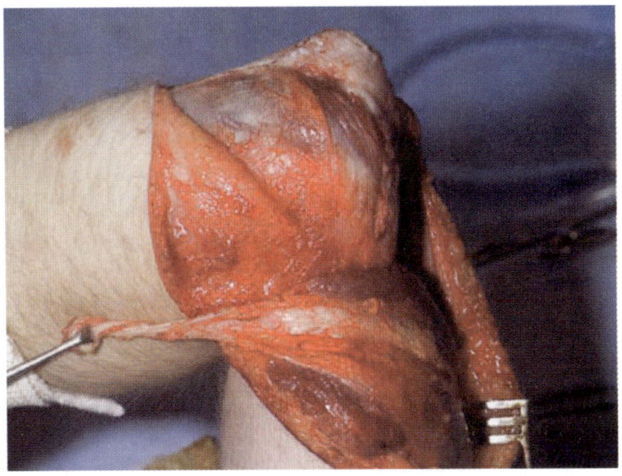

图60-15　肱三头肌-肱二头肌移位，重建屈肘

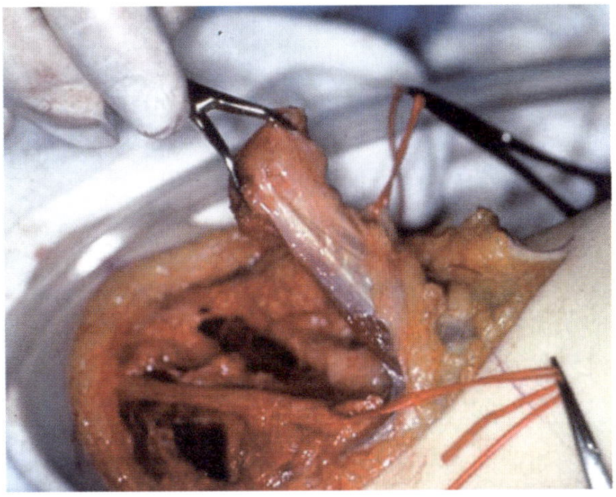

图60-16　提起屈肌-旋前肌肌群伴一块内上髁，准备移位

并可以通过阔筋膜移植来加强。肌腱保持足够张力，控制在30°下固定（例如，张力可以阻止至少30°伸肘）。关闭伤口，长臂支具维持屈曲100°～110°，绷带固定（Velpeau绷带）臂至胸部。

3.肱三头肌移位

采用后方切口，暴露患者远端一半的肱三头肌。肱三头肌肌腱从鹰嘴提出，通过一条骨膜延长。沿桡神经从肱骨后绕行至前方，分离并保护桡神经。采取Z形或横行肘前切口暴露肱二头肌肌腱。肱三头肌肌腱从外侧皮下隧道穿过，缝合至肱二头肌肌腱（图60-15）。移位在足够的张力，保证30°处固定（例如，张力可以阻止至少30°伸肘）。关闭伤口，长臂支具维持屈曲100°～110°，绷带固定（Velpeau绷带）臂至胸部。

4.屈肌-旋前肌移位（Steindler法）

从上臂过肘至前臂正中切口。分离屈肌-旋前肌在内上髁的起点。在肘管内识别尺神经并保护。正中神经在其穿过旋前肌处分离。屈肌-旋前肌肌群连同一块内上髁骨质上提，为移位做准备（图60-16）。

全肌群向近侧和前方移位，增强屈肘能力。肌肉通过螺丝拧紧伴随骨块和肱骨而固定在肱骨。这种方法创造了即可肌腱固定效果，上臂用支具固定屈曲100°～110°。

5.术后处理

不论转移哪种肌肉重建屈肘，最初的术后处理策略是相似的。上臂采用支具或石膏固定在屈曲位4～6周，主要依据近远端移位点的状态和效果决定。去掉石膏后，依石膏改为长后位上臂支具，保持屈肘在110°。支具主要在夜间佩戴。患者也可佩戴可调节肘支架，允许锁定屈曲和伸展ROM。最初伸展合页固定在110°，保证更多屈曲，防止过分伸展。在活动期，治疗主要集中在肌肉再适应和瘢痕管理。

肌肉再教育以肌肉主动收缩开始。锻炼初期，理疗师指导患者运动移位肌肉之前的动作。将上臂置于无重力平面并密切的监督，以阻止伸肘。采用Steindler法，上臂应该固定在屈肘110°位，保证屈肘时不伴重力。支具支撑患者腕和前臂，患者尝试收缩屈肌–旋前肌肌群。理疗师应该触摸并观察屈肌–旋前肌收缩情况。考虑到视觉和听觉的生物反馈，当主动活动出现时应该教导患者如何去独立控制活动。这在拮抗肌移位时尤其有用。

一旦活动持续，功能性桌上活动应该考虑进入训练计划，重新建立主观意愿的动作模式。如果患者持续的锻炼移位肌腱再适应，则ROM每周可进步15°。在达到30°的活动弧后（90°～120°），开始轻度的抗阻力活动。包括抗重力的主动ROM，手触嘴运动和其他富有挑战的桌上活动。在有效的肌腱活动10周后，患者可以开始正式的力量训练。被动伸肘直至3个月才允许。肌腱移位可能在丢失全伸展功能的患者中效果更好。轻度的伸肘使主动屈曲的启动更容易。伸展的最大目标是20°～30°。如果患者主动抗重力达到屈曲90°至最大角度，则白天不需要佩戴支具。夜间佩戴直至术后12周。

屈肘重建术的结果达到3/5至全肌力并且满足日常生活的主动屈曲，可认为是好的结果。患者报告单侧和双手活动的功能增加。轻度的屈曲挛缩在术后发生是正常的。通常，双极屈曲重建术比单极提供更多的ROM（图60–17）。Steindler屈曲重建术只提供屈曲90°～100°（图60–18）。

（五）重建伸肘肌腱移位术

伸肘障碍涉及臂丛中段的神经损伤。手术重建很少采用，因为屈肘更为重要而伸肘可以通过重力协助。在一些病例中，屈曲足够而伸肘不足会造成不便。缺乏伸肘将降低患者的工作空间，尤其在需要做伸手的动作时，进而限制过头顶的活动，影响轮椅使用。

评估伸肘移位需要了解可使用的肌肉。选择包括采用双极方法背阔肌移位或常用于四肢瘫痪患者的肱二头肌–肱三头肌移位。可活动的肱肌和旋前肌是肱二头肌移位的必要条件，因为可以维持屈肘和前臂旋前。评估它们的完整性需要仔细检查屈肘和前臂旋转的力量。肱肌和旋前肌可独立于肱二头肌外检查。不抵抗阻力的前臂旋前诱发的旋前肌功能，可以在桡骨近端触及。相似的，不抗阻力的屈肘诱发在肱骨前可触及肱肌收缩。无法确定的病例需要附加检查，确保拥有足够的旋前肌和肱肌活

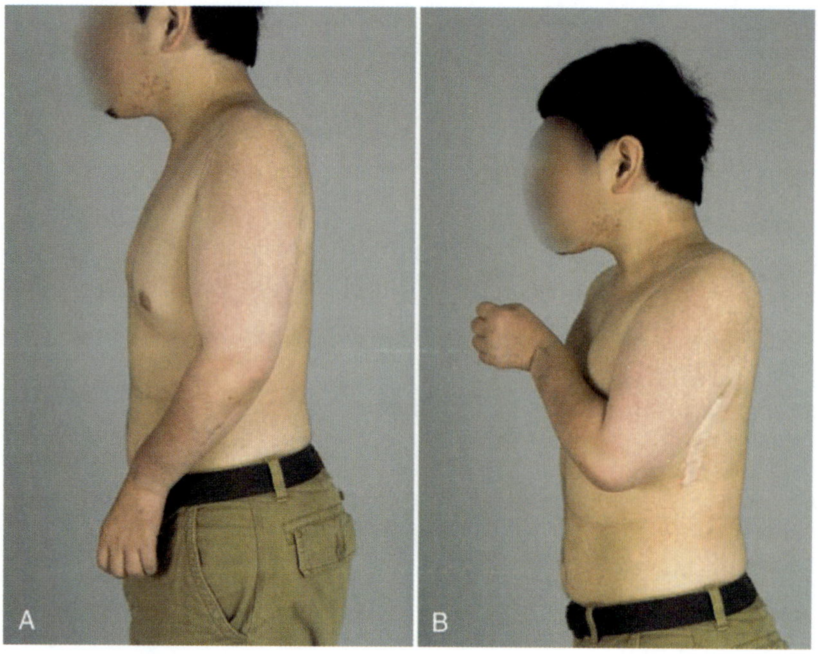

图60–17 12岁男童，双极背阔肌屈肘重建后。A.伸肘有轻度挛缩；B.主动屈肘

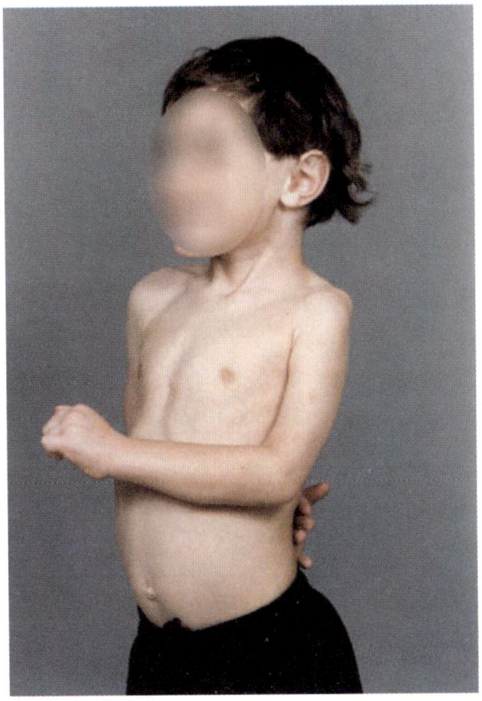

图60–18　8岁男童，Steindler屈肘成形术伴89°屈肘

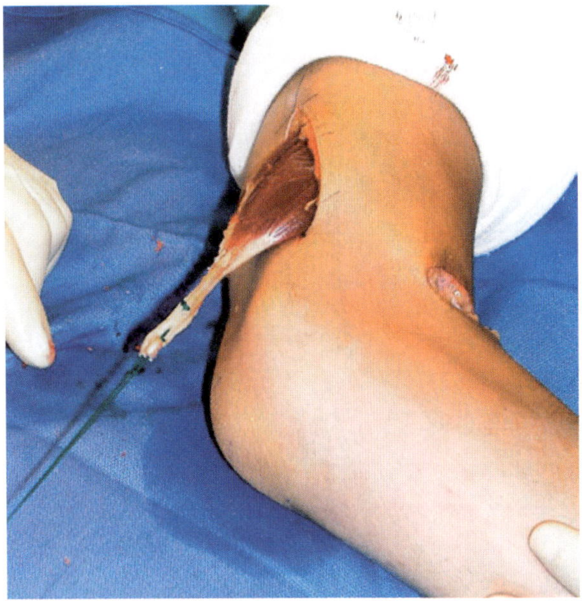

图60–19　重建伸肘的肱二头肌肌腱移位。肱二头肌肌腱在桡骨粗隆处切断，转移至臂内侧面

动。我们推荐对肱二头肌采用局麻方式诱导肌肉暂时麻痹，保证肱肌和旋前肌功能评估时的独立性。

1.背阔肌移位（双极法）

分离背阔肌时患者采取侧卧位。从腋窝后至背阔肌下部做一纵行切口。游离整块肌肉并包括一束胸背筋膜和肱骨上的腱膜止点。分离保护胸背神经和血管蒂。

背阔肌肌腱起点通过钻孔固定在锁骨或肩峰。其余肌肉穿过皮下隧道，胸背筋膜编织缝入肱三头肌肌腱，可使用阔筋膜移植加强力量。移位肌腱缝合在臂全伸直位。关闭伤口，使用长的臂支具固定在完全伸直位。

2.肱二头肌移位

肱二头肌肌腱走行在肱骨内侧，在尺神经上方或下方。在肱二头肌近外侧识别肌皮神经，手术全程保护神经。切开纤维腱膜，追溯肱二头肌肌腱至前臂桡骨粗隆的止点。切开此止点，移位至臂内侧（图60–19）。

在肱三头肌远侧1/3后方做一7cm切口，并转向鹰嘴附近。肱三头肌在鹰嘴尖被锐性分开，肱二头肌肌腱斜行穿过肱三头肌肌腱的内侧部，并附着在鹰嘴（图60–20）。肢体保持全伸展位，采用不可吸收线缝合皮下组织和皮肤。松止血带，包扎伤口，并在手术室里采用衬有棉垫的长臂石膏固定。

3.术后处理

不论重建伸肘移位的哪块肌肉，最初的术后处理原则是类似的。上臂采用支具或石膏固定3～6周，依据远近移位点的状态和效果而不同。对于肱二头肌移位，肩上举大于90°，术后6周再伸展过中立位。在固定期，患者和监护人需学习血肿的处理方法。

接下来，夜间需采用全伸展位的伸肘支具。白天使用盘状合页的支架（例如Bledsoe支架系统，Prairie，Texas），固定屈曲15°（图60–21）。每周调整支架，增加15°屈曲。如果伸展延迟发展，则不使用支架。移位肌腱在抗重力面使用。内侧走行的肱二头肌在主动伸肘时可以在肱骨内侧触及。口头鼓励主动伸肘和前臂旋前促进动作学习。对于肌腱活动有困难或拮抗肌同收缩的患者，可以使用生物反馈。

随着每周屈肘活动的增加，日常生活的功能性

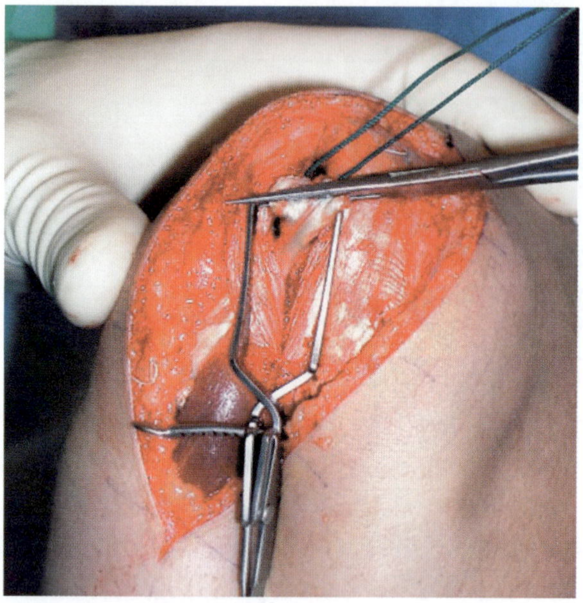

图60-20 重建伸肘的肱二头肌肌腱移位。肱二头肌肌腱斜行穿过肱三头肌肌腱的分叉，附着在鹰嘴

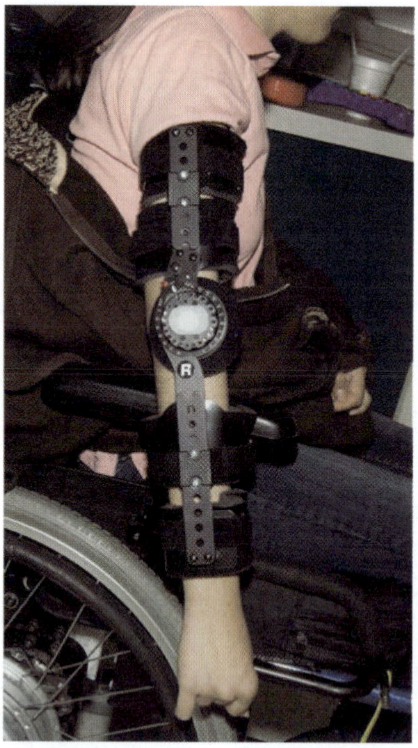

图60-21 盘状合页支架（Bledsoe支架系统，Prairie，Texas）用来控制屈曲的角度

活动也需进入治疗计划。盘状合页的支架需要一直佩戴至屈曲90°且没有伸展迟滞。夜间伸展位支具需保留至12周。术后3个月开始力量锻炼。

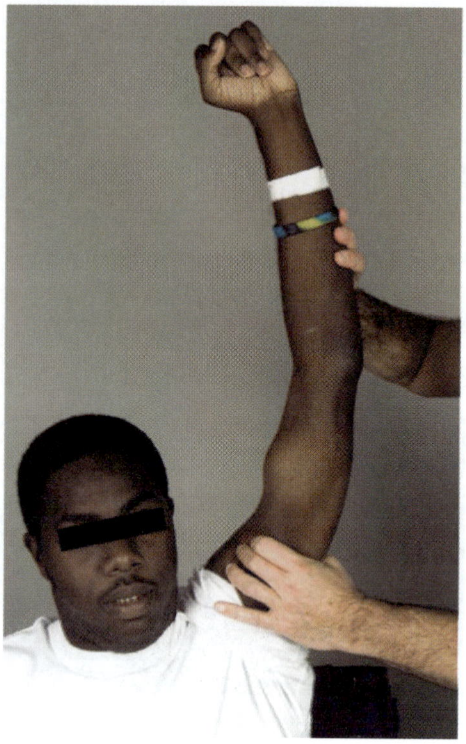

图60-22 16岁男性，肱二头肌-肱三头肌肌腱移位术后伴抗重力伸肘

4.结果

肱二头肌-肱三头肌肌腱移位在提供抗重力伸肘功能方面是有效的（图60-22）。在我们的9位患者中，8位肌腱移位后达到3/5以上的伸肘功能。所有的患者表现为更大的可触及的工作范围，并对结果满意。

（六）前臂

肱二头肌走行改变

改变肱二头肌走行是我们改善轻度前臂旋后畸形的推荐方法。水平放置上肢，在肘前窝做Z形切口（图60-23）。探查肱二头肌肌腱至桡骨粗隆止点，于肌腱全长做Z字成形术，确保有足够肌腱长度穿行桡骨（图60-24）。远端的Z字成形附着在止点，近端的Z字成形附着在肌腹。

远端止点绕桡骨穿过骨间间隙，产生旋前力量（图60-25）。肘关节置于屈曲90°，前臂旋前位。改变路线后的远端肌腱重新缝于近端仍附着在肱二头肌上的肌腱（图60-26）。长臂石膏固定肘90°屈曲前臂旋前位5周。

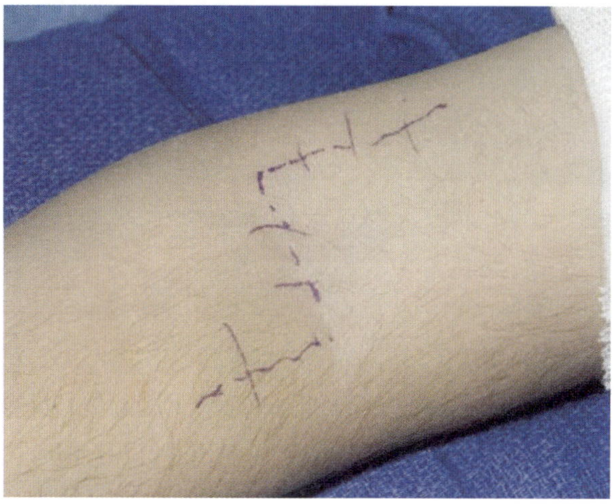

图60-23　前臂畸形的肱二头肌肌腱再走行。手臂水平放置，在前肘窝处设计Z形切口

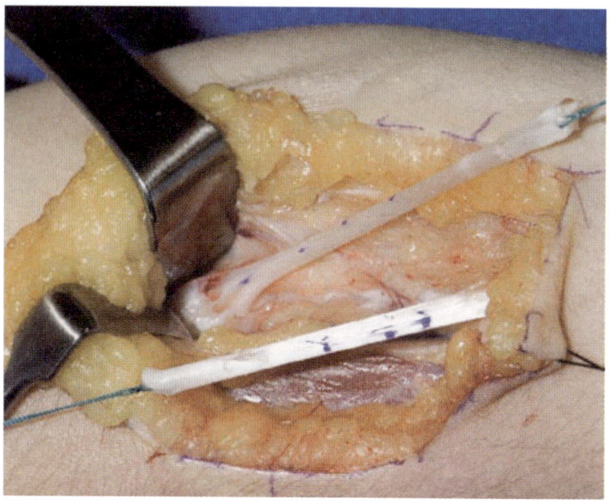

图60-24　前臂畸形的肱二头肌肌腱再走行。于肌腱全长做Z字成形术，确保有足够肌腱长度穿行桡骨

固定5周后，移除石膏，开始康复锻炼。长臂支具固定肘在休息位，前臂旋前，腕正中位或轻度伸展（图60-27）。另一种方式是长的前臂支具阻止旋后，但允许肘关节活动。第1周支具在洗澡和家庭康复活动时取下。术后8周只夜间佩戴支具，12周后完全去除。在活动期，避免被动伸肘和旋后。术后8周可以开始轻度屈肘和旋前力量锻炼。

通常，术后需要很少的理疗。在早期活动期，主要关注主动ROM，包括轻度的伸肘和旋前。前臂在屈肘时自然保持在旋前位。瘢痕处理在伤口愈合后立即开始。应该开始自我照料和其他轻度功能活动，例如敲键盘，可以促进旋前功能。这些都作为家庭计划完成。

前臂改善后的旋前位增强了患者日常生活中很多活动的手部使用（图60-28）。但预料发生旋后ROM的丢失，应该在术前讨论。

十一、截骨术

（一）肱骨截骨术

肱骨截骨术可以显著提高活动能力。对于内旋挛缩和严重肱盂关节畸形的患者，改变上臂休息位可以显著帮助含有外旋成分的动作。同样的，对于有外旋而没有功能性内旋活动的患者，例如无法完全系扣子或拉裤子拉链的动作，也可以从肱骨截骨术中获益。术前检查必须包括患者主动活动度的测

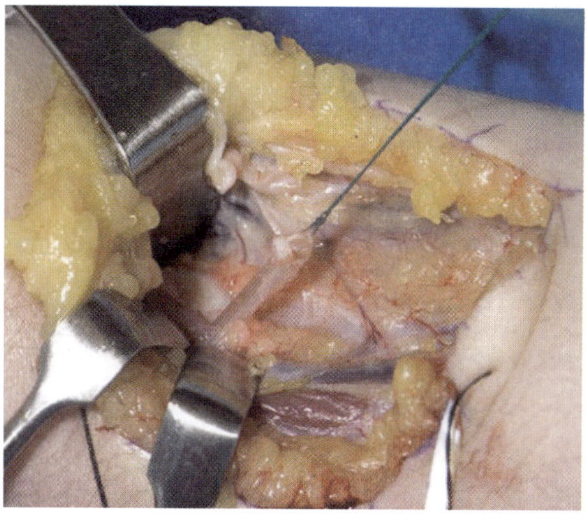

图60-25　远端止点绕桡骨穿过骨间间隙，产生旋前力量

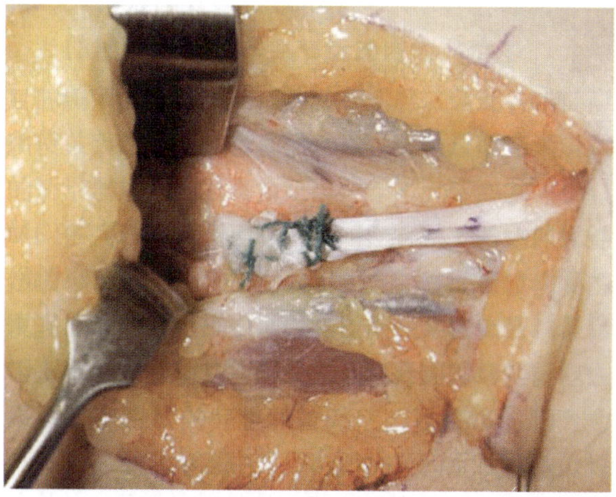

图60-26　改变路线后的远端肌腱重新缝于近端仍附着在肱二头肌上的肌腱

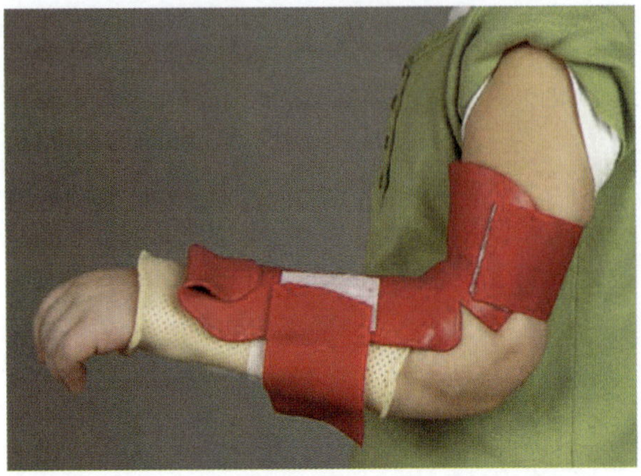

图60-27 肱二头肌改行术后，两片式髁上支具在固定期后佩戴

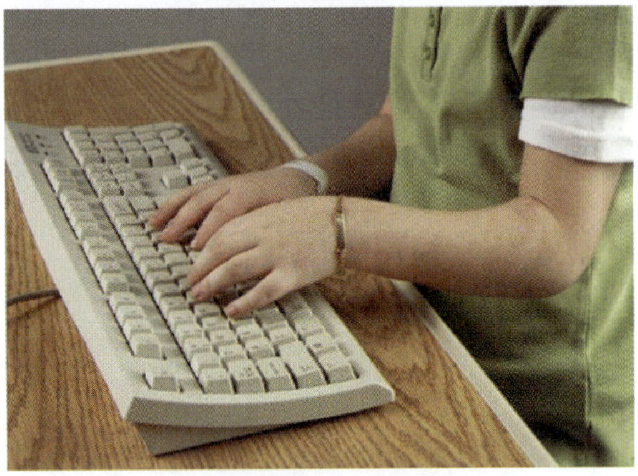

图60-28 左前臂改善的旋前位置帮助键盘使用

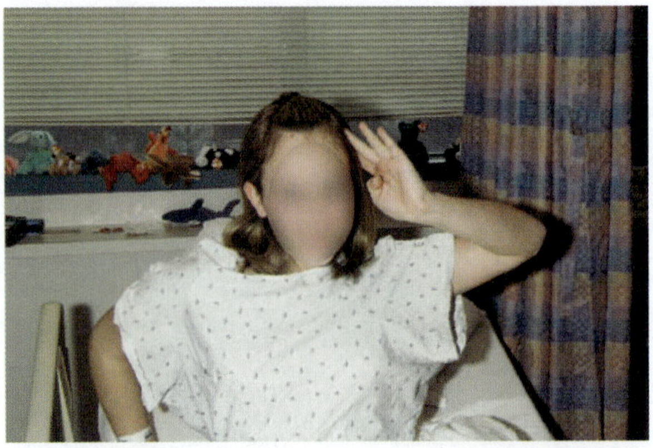

图60-29 14岁伴内旋挛缩的患者，无法触及耳朵或颈后

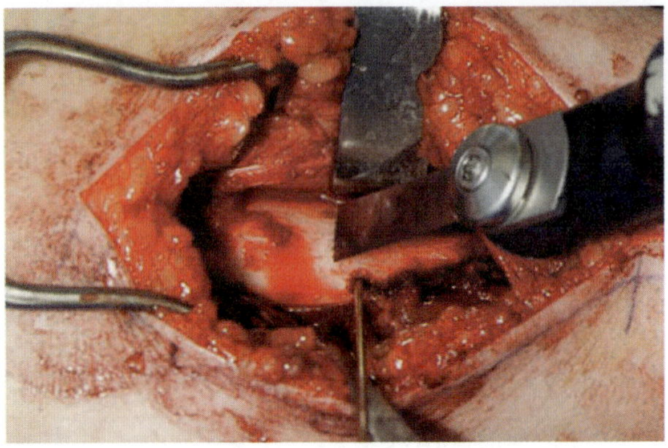

图60-30 斜向钻入克氏针模拟纠正角度，使用细刃锯进行截骨

量，功能活动的目标，并且必须考虑维持目前功能状态所需保留的活动度。模仿需要内旋、外旋的动作，例如在被动辅助下完成洗头发，系裤子，可以允许理疗师测量患者完成每种动作所需的活动度（图60-29）。在给出最终推荐的纠正量前，评估必须对比主动活动度，并且考虑到存在的代偿运动，例如屈腕完成手触腹的动作。

我们推荐在臂内侧沿内侧肌间隔切口，可以隐蔽伤疤。显露臂前后肌群的间隔，找到内侧肌间隔。尺神经位于间隔后方，正中神经和肱动脉在前方。切开骨膜，在肱骨前后侧放反转拉钩。

暴露足够长度的用于截骨和接骨板固定的肱骨干。接骨板的大小取决于肱骨大小。通常，选择2.7mm或3.5mm的6孔或7孔接骨板。需要的外旋角度在术前决定，斜向钻入克氏针模拟纠正角度。选择细刃锯，垂直骨进行横行截骨（图60-30）。外旋肱骨，骨切开后复原。接骨板和螺钉采用标准模式（图60-31）。采用可吸收线直线缝合伤口。大量敷料从手至腋包扎肢体。不使用支具，尽管使用大量的敷料包扎“固定”肢体。肘关节置于屈曲90°位置。手指不包扎，方便早期活动。儿童行走时手臂置于吊带上。术后2周拆掉敷料，影像学检查确保骨头对位。

基于愈合程度和患者活动水平，固定期持续2～6周。拆掉敷料后，采用肱骨骨折支具保护正在愈合的骨质（图60-32）。除了洗澡，支具需一直佩戴直至充足愈合。避免抗阻力活动和被动ROM直至骨质完全愈合。所需理疗很少。患者学习主动ROM和瘢痕管理的家庭计划。并且包括促进新动作的锻炼，例如手触耳朵或脖子（外旋骨切开术）或手触躯干（内旋骨切开术）。患者需要一些疗程适应新位置上的手臂和最大化功能能力。

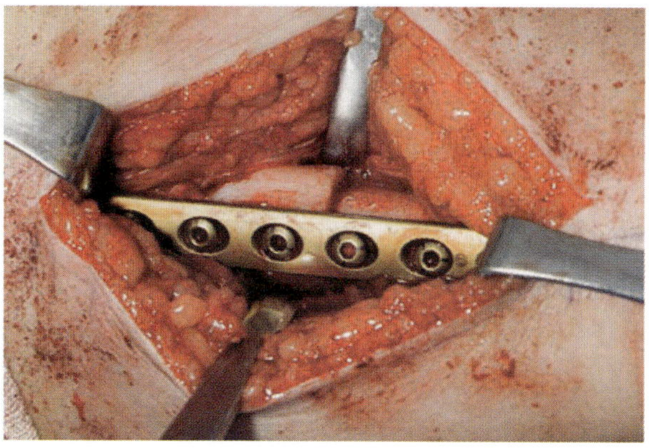

图60–31 外旋肱骨，骨切开后复位，固定接骨板和螺钉

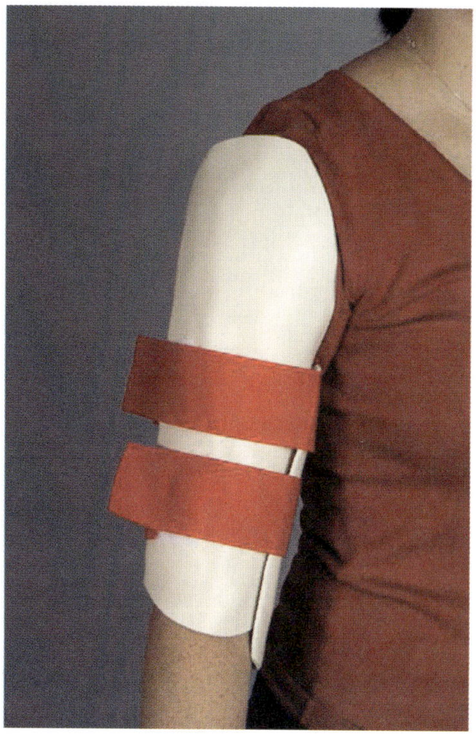

图60–32 肱骨骨折支具保护骨切开愈合并允许肘部运动

肱骨截骨术不能改善全部肱盂关节活动，但通过保证肩旋转角度在更好的功能范围，确实可以提高上肢功能。这种手术可以保证手处于更好的位置，参与一些需要外旋的日常生活的动作，例如洗头发，将手放在颈部，吃饭，扔球（图60–33）。尽管一些活动度相对丧失，但对于目标活动，Mallet量度还是改善的。

（二）桡骨和尺骨截骨术

轻度僵硬的旋后畸形可以采用桡骨或尺骨截骨术治疗。然而，严重的旋后畸形需要对桡骨截骨以实现纠正的最大化（图60–34）。每个截骨术采用分开的切口。采用6或8孔2.4mm低接触动力加压钛接骨板（Synthes USA，Paoli，Pennsylv-

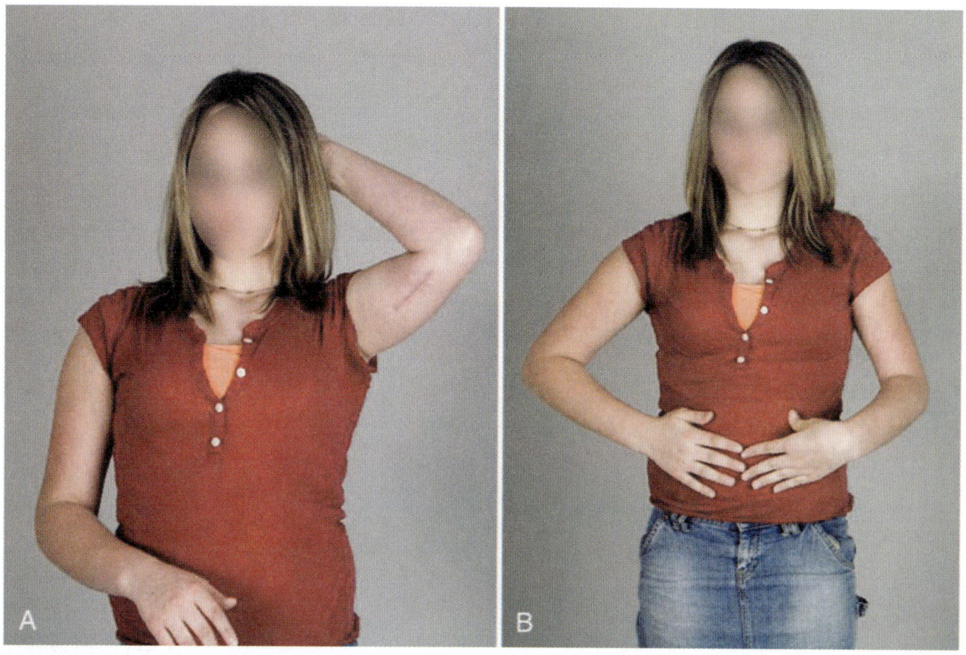

图60–33 14岁患者，图60–29中采取外旋骨切开术后，A.改善手触耳和颈功能；B.内旋轻度丢失，辅助屈腕才使得手放在肚脐

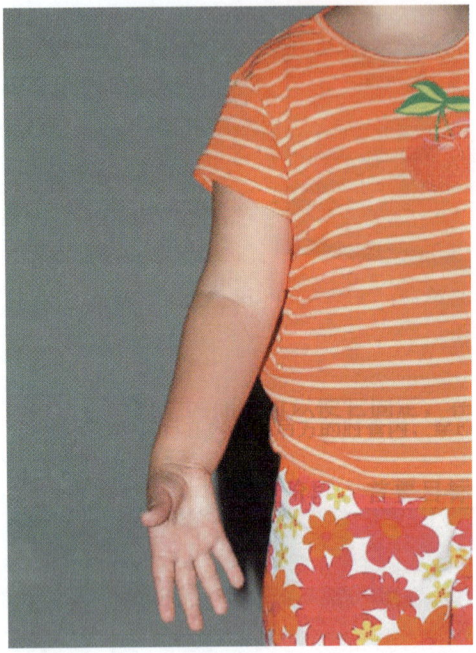

图60-34 8岁女童，伴臂丛神经损伤，固定的旋后畸形

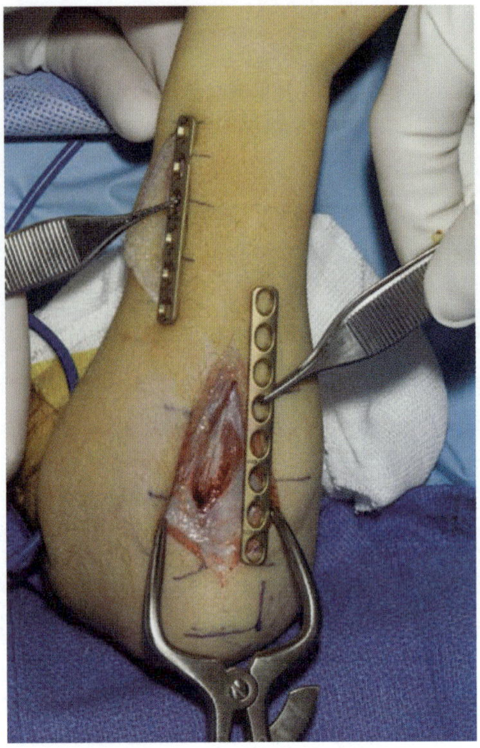

图60-35 每个截骨术需分开的切口，采用6或8孔2.4mm低接触动力加压钛接骨板固定骨头

ania)（图60-35）。

在尺侧腕屈肌和尺侧腕屈肌间进入近端尺骨。远端1/3的尺骨通过桡侧腕短伸肌肌腱和拇长伸肌肌腱间的背侧入路，或肱桡肌肌腱和桡侧腕长伸肌肌腱间的桡侧入路。桡骨和尺骨截骨术采用薄刃矢状锯，并持续冲洗，防止热坏死（图60-36）。尺侧接骨板在尺骨旋转至最大旋前角度后置入（图60-37）。相似的方法在桡骨骨切开术中采用。

前臂旋转角度在远尺桡关节处（双茎突轴）测量，以肘上髁轴为参考。旋前不足需要调整截骨点直至达到有效的旋前。皮下组织和皮肤常规缝合关闭。佩戴2周石膏支具而不是铸件，儿童需要整晚观察神经血管问题。

依据愈合情况和患者活动水平，固定器持续4~6周。一旦去除敷料，需要佩戴长前臂托支具，阻止旋转，保护骨质愈合。支具不应该限制肘关节ROM。贝壳形或圆形支具为高活动度患者尤其是儿童提供附加的支持。支具需要一直佩戴，除了洗澡、理疗和足够愈合后的监督下的家庭计划活动。通常需要很少的理疗。患者学习主动ROM和瘢痕处理的家庭计划。如果术前患者上臂固定在旋后位，则主动的伸腕和伸指锻炼需要在锻炼计划内。功能性活动同样参与家庭计划，需要教导患者在新的位置上使用手。轻度功能性活动需要在第一次患者到访时开始。患者可能需要学习采用肩和肘活动代偿前臂旋转的方法。

桡骨或尺骨截骨术在纠正轻度旋前固定的畸形是可靠的。桡骨和尺骨截骨术可以达到100°的纠正值。改善后的前臂位置可以更好的完成那些需要旋前的日常生活动作，例如敲键盘和一些桌面动作（图60-38）。并发症与骨不连和纠正不充分有关。仔细的术前评估和术后保护可以最小化这些并发症。

十二、肩关节融合术

在一些病例中，肩带肌肌肉丧失太多以至于没有可供移位的供体肌。持续的肩关节不稳定和顽固的疼痛可能会妨碍肘关节和手的功能。在这些病例中，关节融合术是重建稳定，消除疼痛，提供上肢重建和功能使用稳定平台的唯一选择。只需很少的理疗，主要关注在肩胛肌主动ROM，肩远端肌肉的力量训练和对于受限的肩活动度的适应技巧。

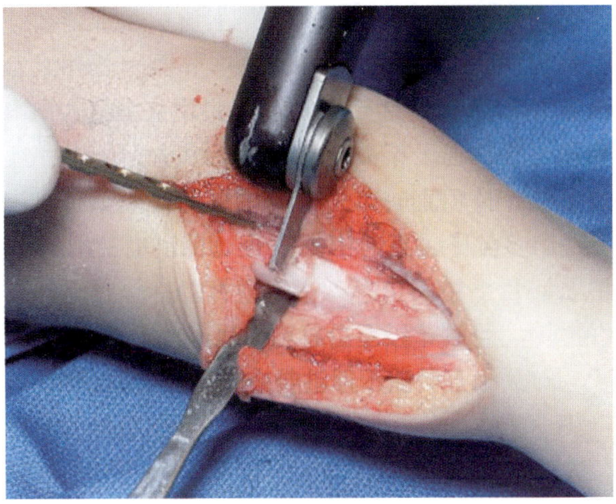

图60-36 采用薄刀进行桡骨截骨术

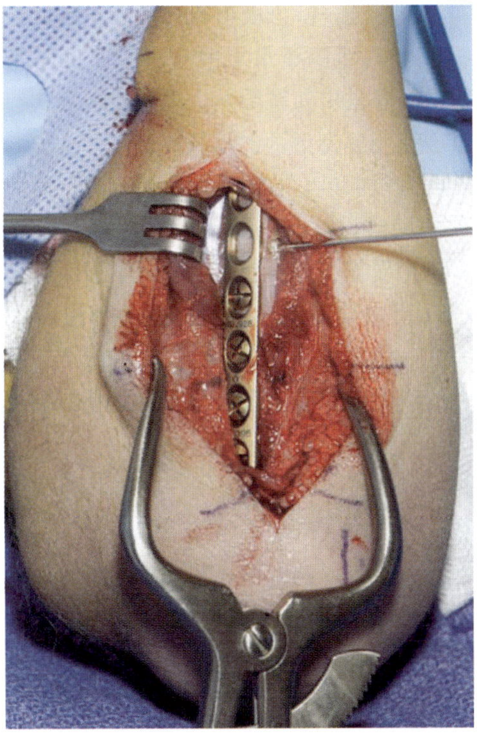

图60-37 尺骨接骨板在尺骨旋转至最大旋前位时固定

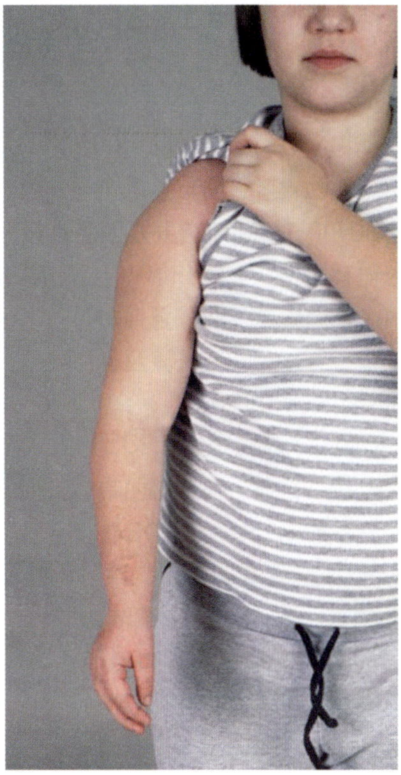

图60-38 在图60-34中的儿童，采用桡骨和尺骨骨切开术后改善的前臂位置

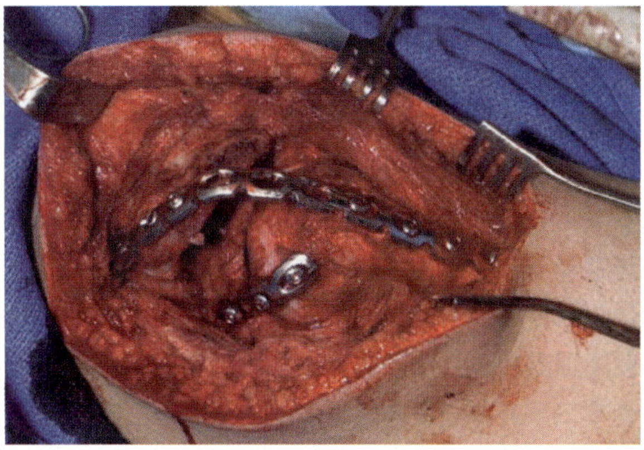

图60-39 右肩融合，采用接骨板和螺钉牢固内固定

肩关节融合术依靠肩胛胸肌活动并且可以纠正痛性肱盂半脱位。缺乏肩胛骨控制是融合术的禁忌证。融合的最佳位置是有待讨论的，但应该满足手触嘴功能和主动屈肘的功能。推荐的位置是外展30°，内旋30°，前屈30°。很多融合的手术方法已经有所描述。建议使用接骨板和螺钉固定肩胛峭到外侧肱骨的内固定（图60-39）。依据骨的质量和固定的牢固程度，术后可以采用从外展垫至肩管型石膏等各种不同的固定方式。肩关节固定术可靠的纠正痛性半脱位并提供上肢的稳定。这种近端稳定将通过肩胛胸肌的活动辅助上肢更好的使用，并且对额外肌腱移位重建远端功能的情况提供支持。

对于合并肩不稳定的肢体，肩关节融合术可以提高其功能。肱骨头下方半脱位的相关疼痛也可通过关节固定术有效解决。使用稳定的融合的近侧肩关节，患者可以达到其工作范围，通过手和（或）

肱胸抓取操纵物体，并且患肢更有效率的参与双手动作。

十三、小结

臂丛神经损伤重建术需要对上肢进行仔细全面的检查，来决定什么结构存在，什么丧失，什么对于重建可用，什么是功能需要的。一旦目标功能为患者决定后，术者可确定能提供最优预后的术式。术者和理疗师必须互相沟通重建过程的目标，并且策划最优的术后理疗计划，以辅助患者重获功能并可主动参与日常生活、学习、工作和兴趣爱好。

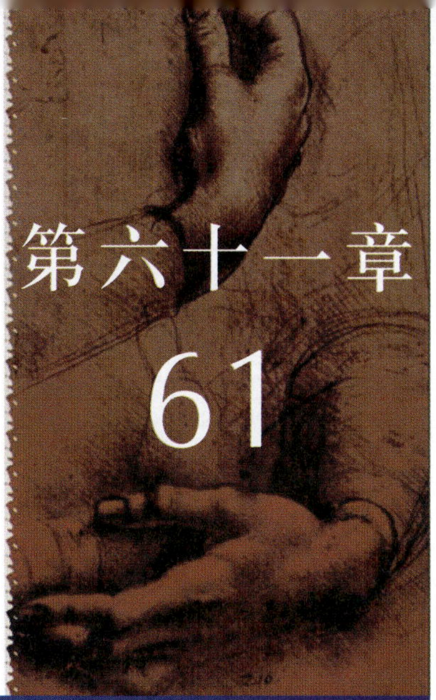

神经转位

原著者 THOMAS H.TUNG, MD
译校者 刘　畅　郭　阳　陈山林

关键点

供体神经

- 靠近目标肌肉。
- 可牺牲的。
- 纯运动纤维。
- 尽可能多的运动轴突。
- 与目标肌肉为协同肌作用。

转位

- 全活动范围都保持无张力移位。
- 分开“供体远端”和“受体近端”保证神经无张力。
- 如果神经充裕，修剪受体神经以最小化供体轴突再生至目标肌终板的距离。

术后

- 运动再教育训练的理疗策略。

上肢的神经损伤通常会造成持续的功能障碍，给日常生活工作可能带来毁灭性的后果。如果可能的话，大家提倡的方法是直接修复神经。大段的神经缺损，近端神经严重挤压，以及撕脱伤都会阻碍神经的直接修复，并需要在急性处理和病情稳定后行二期神经重建。直至20世纪，对四肢的神经修复尤其是臂丛神经的修复结果预期仍旧比较悲观。在20世纪的后半段，外周神经手术有了明显进步，包括神经修复和移植技术的改善，并且神经内在分布，神经损伤模式，外周神经再生能力等知识的增加也促进了更好的预后。

受伤的水平、机制和严重程度决定了处理的原则和手术的时机。失神经后的肌肉萎缩及神经肌肉连接的退化等因素限制了神经重建的机会，并严重影响预后。如果神经纤维没有在伤后1～1.5年成功的再支配目标肌肉，运动终板就会消失，肌肉结构会被破坏，肌肉纤维最终随着时间推移而由脂肪替代。因此，“时间就是肌肉”，复杂损伤后，密切关注体格检查和诊断检查的结果以及明确诊断是非常急迫的，以使神经再支配行为不会发生的太晚。

对神经修复和神经内在分布理解的进步有助于神经移位术的发展。当需要对目标器官进行早期神经再支配时，例如近侧损伤或延迟治疗时，神经移位提供了另一种更好的功能重建的选择。靠近终末器官的供体感觉或运动轴突允许早期神经再生，避免了神经移植的方法。神经移位术一直用于难治的臂丛神经根性撕脱伤，因为此时进行神经游离移植的效果非常差。对这些近端损伤的神经作移植术，需要再生很长的距离才能达到靶器官，总是引起较差的功能恢复。大量的臂丛神经损伤的患者促进了神经重建手术的创新，使之可以提供更快的肌肉神经再支配以最小化肌肉萎缩和运动终板的退化。因此，神经移位成为了上臂丛神经损伤后早期手术处理的常规方法，可以带来非常好的结果。肌腱移位的经验和对运动再教育原则的理解为神经移位成为其他治疗的替代方法创造了条件。优点包括缩短手术时间，缩短疾病和康复的间隔时间，加速肌肉的神经再支配和更少的肌萎缩和运动终板纤维化。

作者进而向远端肢体使用这种方法，对前臂和手的单一神经损伤有令人鼓舞的结果。随着我们对神经再支配模式和外周神经内在分布理解的深入，神经移位在处理一系列外周神经损伤中的应用更加广泛，包括那些更远端的单一神经损伤，和那些常规推荐肌腱移位的情况。手术更广的应用于远端神经移位，以最小化手术时间，疾患时间，康复时间并且更快的神经再支配靶器官达到优化功能的目的。

一、神经转位的原则

神经转位将近侧部分的功能性的运动神经修复至远侧无功能性运动神经的目标肌肉。尽管神经移位的原则大部分都与肌腱移位相同，但仍有一些独特的考虑。富裕的可牺牲的神经束或供体神经的分支可以最小化病情和减少功能下降的可能性。与肌腱移位一样，推荐使用支配目标肌肉协同肌的供体神经，可以促进术后理疗和运动再适应。但如果神经支配并非协同肌，甚至是拮抗肌，也可以使用，但这时康复训练更困难，直觉性恢复更少，功能康复也不理想。根据肌肉类型和收缩幅度的生物力学特点，如果肌肉移位后的方向和张力影响了力量，则不要进行移位，因为神经再支配的肌肉保持原有的解剖位置和附着点。神经移位的其余优点包括：①除了重建运动功能还可重建感觉；②单一神经移位重建多种肌群的能力；③避免肌肉切开和瘢痕限制收缩活动和力量。众所周知，供体神经应该和受体神经有相似数目的神经纤维。臂丛神经内移位可能比臂丛神经外的神经供体效果更好，可能是因为距离目标肌肉更近。最影响神经移位成功的因素是供体神经的轴突数目。

与其余外周神经手术一样，重建运动功能的神经移位需要及时实施。如果神经纤维没有及时的到达运动终板，理想时间是伤后1年内，那么肌肉将不再有功能。因此，神经移位术的另一优势就是移位不需要在受伤区域进行，但需要尽量靠近受体神经终板处。这实质上将高位神经损伤转化为低位神经损伤，避免在可能已形成显著瘢痕的损伤区域切开——简化了手术切口。另一方面，感觉的神经再支配可以在伤后任何时间进行。在本部分的最后，将介绍运动功能的后期重建术以及无功能肌肉移位的特殊手术和选择。

神经移位也可作为神经移植或直接修复术的另一种选择，因为其可以将高位神经损伤转换成低位神经损伤。例如，高位桡神经损伤中，将正中神经分支移位[支配指浅屈肌（FDS）和掌长肌（PL）]至远端桡神经分支，重新支配桡侧腕短伸肌（ECRB）和骨间后神经支配的肌肉。移位术在前臂近端进行，保证了更及时的重建伸腕和伸指功能。近侧尺神经损伤也可通过远端移位术获益。骨间前神经（在旋前方肌近侧）移位至尺神经运动深支，重建手内在肌功能。另一种特定的神经移位是重建旋前功能。可以采用支配FDS的分支。在这种病例中，神经移位十分重要，因为肌腱移位的效果有限。供体神经在神经肌肉接头处附近挑选，可以最小化神经再支配时间，采用无张力修复。如果需要可采用神经移植；当然，最好直接进行神经修复。神经内松解可以将供体和受体神经束从主干神经中分离，保证端端修复。我们通常采用远端神经移位合并近端神经移植重建术，避免形成近端痛性神经瘤。

二、神经转位的指征和时机

随着可重建运动感觉功能的新供体不断被发现和评价，神经移位的手术指征一直在发展。因为神经移位可以得到好的预后，我们推荐用于任何显著缩短神经再支配的再生距离和时间就可以改善预后的病例，和避免在软组织条件比较差的环境下手术，尤其是其他关键结构如血管损伤已经获得重建的病例。我们更倾向以下情况采用神经移位术。

1.臂丛神经损伤发生在非常近端的地方或没有可用于移植的神经。

2.高位神经损伤，需要再生很长的距离。

3.避免潜在损伤重要结构。

4.大肢体创伤合并神经组织的节段性缺损。

5.受伤至重建所需的时间延长，可作为神经移植术的另一种选择。

6.部分神经损伤引起明确的功能丢失。

7.脊髓根性撕脱伤。

8.神经损伤水平不清，例如自发性神经炎或放射性神经损伤，多水平神经损伤。

运动功能的康复与到达目标肌肉的运动轴突数目有关，也与神经再支配的时间有关。在成人，失神经的肌肉在伤后12～18个月是不可能神经再支配的，因为运动终板的退化。轴突再生的速度是每个月1英寸或每天1～1.5mm。采用远端神经移位可以显著延长受伤至手术干预期间的机会窗口。在靶肌肉的神经肌肉交接处几厘米内的神经移位术，即使在伤后很晚（8～10个月），依然有神经再支配成功的可能。

三、解剖

神经移位术要求术者具备熟练的外周神经解剖知识。主要采用的神经均从臂丛神经发出。

臂丛神经是脊髓神经根与支配上肢的终末神经支的桥梁（图61–1）。颈部第五至第八（C_5～C_8）和胸部第一（T_1）神经根（有时合并颈部第四和胸部第二神经根）组成。上干（C_5和C_6），中干（C_7），下干（C_8和T_1），之后分为前后股。这六股形成三束，分别是三条后股形成后束，两条前上股形成外侧束，剩余前股形成内侧束。这些神经束进一步分支成为终末神经支。外侧束分为肌皮神经和正中神经。后束分为腋神经和桡神经。内侧束分为尺神经和正中神经。注意正中神经接受外侧束和内

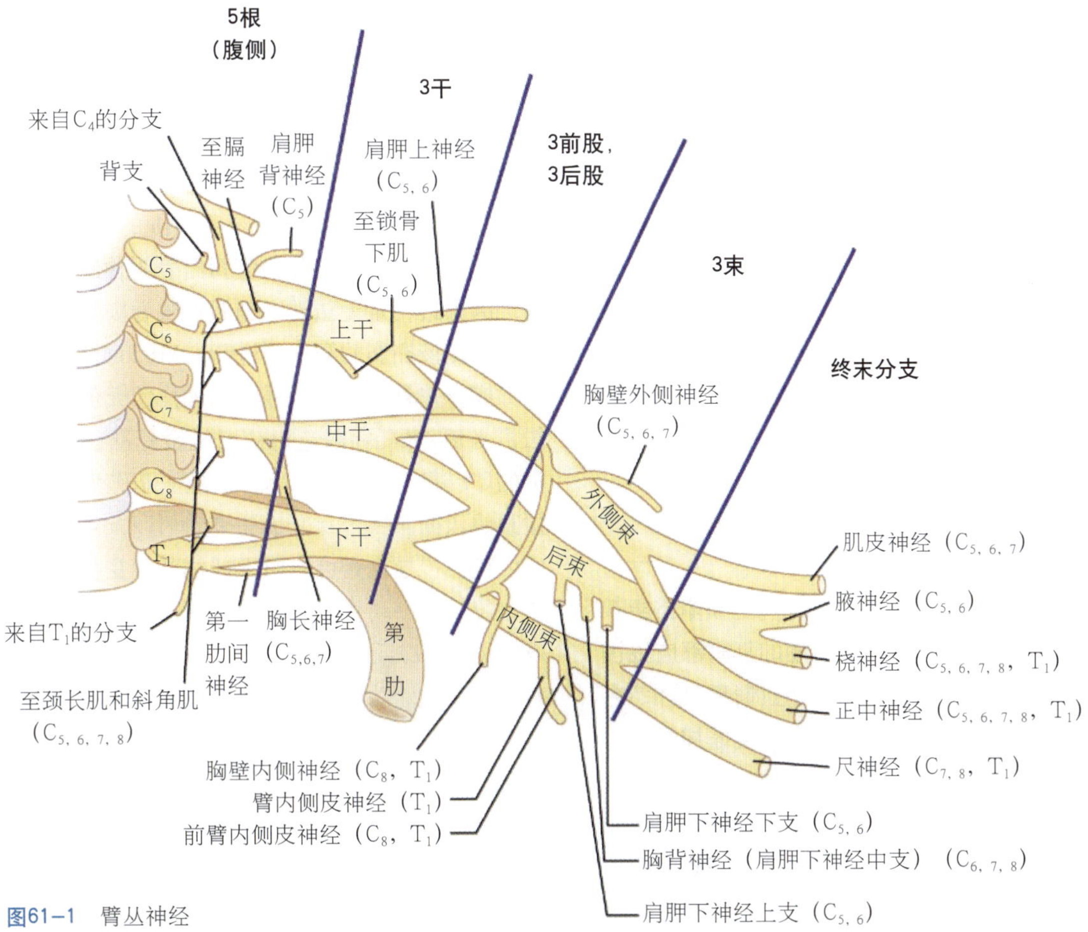

图61–1　臂丛神经

侧束的分支。

每节段除了股部分，都有特定的神经发出，功能障碍的特点将提示神经损伤的水平和部位。单一的运动或感觉障碍发生在非常近端或非常远端。例如，单纯运动损伤预示着可能中央或运动神经根损伤或终末运动分支损伤，例如骨间前神经（AIN）。纯感觉神经损伤可能累及背神经根节水平损伤或终末感觉神经支损伤，例如臂前外侧皮神经。运动和神经的混合丢失提示中间部分的损伤，例如桡神经。进一步沿着神经走行的功能检查帮助精确定位损伤水平。例如，肱三头肌功能保留，而远端伸腕伸指功能丢失，提示桡神经损伤发生在肱三头肌分支之后。另一方面，如果怀疑根性水平的损伤，决定损伤是否接近根性撕脱伤是非常重要的。菱形肌，前锯肌或膈肌功能障碍提示神经损伤水平在高位。这是因为支配这些肌肉的神经分别为——肩胛背神经，胸长神经，膈神经——都在接近脊髓的水平发出。因伤及交感神经节而表现为Horner综合征，也提示损伤水平较近端。诊断高位或根性撕脱伤将显著改变治疗策略，因为简单的修复或移植是没有可能恢复的。

其余与上肢外周神经手术相关的神经包括曾经用于神经移位术的神经，例如副神经，肋间神经和膈神经。这些神经通常并不在臂丛神经或更远侧的上肢神经损伤中受累，因此，可以认为是相对可牺牲的供体材料。其余用于神经移植的供体神经无法进行直接的端端缝合。历史上，分离于感觉神经的可牺牲的神经（每个移植神经可提供相应的长度），例如腓肠神经（30～40cm）和臂前内侧皮神经（20cm）以及臂前外侧皮神经（5～8cm）。

四、患者评估

在评价处理外周神经疾病时，病史和体格检查是重要的。受伤的程度和任何自发的复原都应该被仔细评估。关键性的信息包括受伤机制和事件，合并损伤，考虑神经移位的时间，潜在供体神经可用的动力分支。

同其余功能重建的手术一样，需要评价并优化每个关节的主动和被动活动度，以及特定肌肉的功能。在慢性损伤中，被动活动可能受限于关节挛缩，并且应该由理疗师或职业恢复师首次治疗。运动功能应该采用“标准化英国医学研究委员会量表”评级。从近端开始，测量肩外展和内旋、外旋力量。评价屈肘、伸肘功能时，可直接触摸肱二头肌和肱桡肌收缩的肌腹。评估前臂旋前，旋后，伸腕，屈腕，桡偏和尺偏。手部功能，包括内在肌和外在肌功能也需评估。轻触觉，两点辨别觉，十点检测等感觉检查也可帮助精确神经损伤水平。十点检测将健侧和患侧的感觉对比。触摸正常和异常肢体的同个区域，患者将感觉与正常一侧对比，或进行10分评级。异常区域的感觉评分从0分，没感觉，至10分，正常感觉。这项检查是有帮助的，尤其对于儿童，因为他们还是可以至少区别出正常和异常两侧的不同。应该仔细评估可能的供体神经。

检查诊断

影像学检查可以判断出改变治疗策略的合并损伤，并同时证实原始神经损伤的严重程度。任何怀疑损伤的区域都应该立即拍摄平片。对于交通创伤的患者，常规检查颈椎和胸片。对于臂丛神经损伤的患者，患侧的肋骨骨折阻碍了后续手术使用肋间神经移位。半膈升高提示一侧膈神经损伤，排除了受累侧膈神经的使用。上肢的血管造影显示了相关的血管损伤。依据不同影像学检查而直接确定上肢神经损伤的情况相对来说是不精细的。CT脊髓造影成像观察到的假性脑脊膜膨出表明神经根性撕脱伤。因为最初是无法观察到假性脑脊膜膨出的，这项检查应该在伤后3～4周进行。MRI可以显示神经瘤形成，并且作为神经根性撕脱伤的无创的诊断方法，当然，CT脊髓造影依旧是金标准。然而，正常的CT脊髓造影或MRI检查并不能作为放弃手术探查的依据。

神经传导检查可以用于评估可能受损部位的动作电位。如果动作电位保留，则神经松解术会是有效的；如果缺乏动作电位，则通常可以确定需要一些手段来重建功能。一些臂丛神经损伤的患者采用感觉神经诱发电位，区分神经节前或节后损伤。这也会确定是否近端探查和移植会有帮助（节前损伤预示神经根撕脱，采用此方法无法治疗）。我们很少采用电生理检查来区别节后损伤，这种损伤需要近端探查同时切除神经瘤并移植神经，因为我们更推荐远端神经移位手术，并且近端损伤重建和长段神经移植的预后一般。

肌电图上的变化可能提示肌肉康复，但康复的程度也许临床上并不足够。因此，肌电图在用于追踪功能方面最有帮助，尤其是疾病早期评估观察治疗的效果。总之，肌电图中出现运动单位电位，可以作为自发性再神经支配的附加证据。如果伤后及时的出现进行性再神经支配的证据，手术干预是不需要的。

五、孤立神经损伤的运动和感觉神经转位

（一）肌皮神经——屈肘

对于臂丛神经损伤的患者来说，屈肘功能重建是最重要的。屈肘重建的供体肌包括胸大肌，背阔肌，肱三头肌和采用屈肌-旋前肌肌群的Steindler屈肘重建术。同样的，支配这些肌肉的神经可以用于再支配肱二头肌和肱肌（图61-2）。历史上，使用的第一条供体神经是伴或不伴神经移植的肋间神经或转移至肌皮神经的副神经。文献meta分析中，Merrell等发现副神经在重建任何功能方面均优于肋间神经；然而，在肱二头肌肌力4级的患者中，肋间神经在重建力量方面更为可靠。1993年，我们报道了使用胸壁内侧神经转位至肌皮神经的手术结果。这种移位术将修复水平移位至之前重建术的远端，使得神经再支配加速，旁接喙肱肌分支，增加到达肱二头肌和肱肌运动轴突的数目。同时，前臂外侧皮神经向近端移位支配肱二头肌，重现导向那些已经再生至前臂外侧皮神经回至目标肌肉。

1994年Oberlin等叙述了更远端的修复，通过直接缝合一束尺神经至肌皮神经的肱二头肌肌支。Leechavengvongs和Sungpet等随后报道了这种移位，在没有供体功能丢失M3和M4肱二头肌肌力的病例中，分别有32例和36例获得好的预后。因为肱肌屈肘力量比肱二头肌还强，我们改良了Oberlin法，使神经再支配肌皮神经的肱二头肌和肱肌的分支，以达到屈肘力量的最大化（图61-3）。

然而屈肘功能重建的最佳选择将依靠供体神经的可用性，我们更喜欢将尺神经和正中神经富裕的运动神经束转移至肌皮神经的肱二头肌和肱肌分支（图61-4）。每支供体神经束都应该缝合至相对应的受体神经分支。最近的研究发现不同的神经束组即使在肢体近端位置也相邻。然而，在手部中段水平有显著的丛间联系，并且神经束长度和直径各不相同。依据神经松解的能力术中决定匹配神经束直径的大小。如果正中神经和尺神经无法使用，其他成功的神经移位供体包括胸内侧神经，胸背神经或肋间神经。

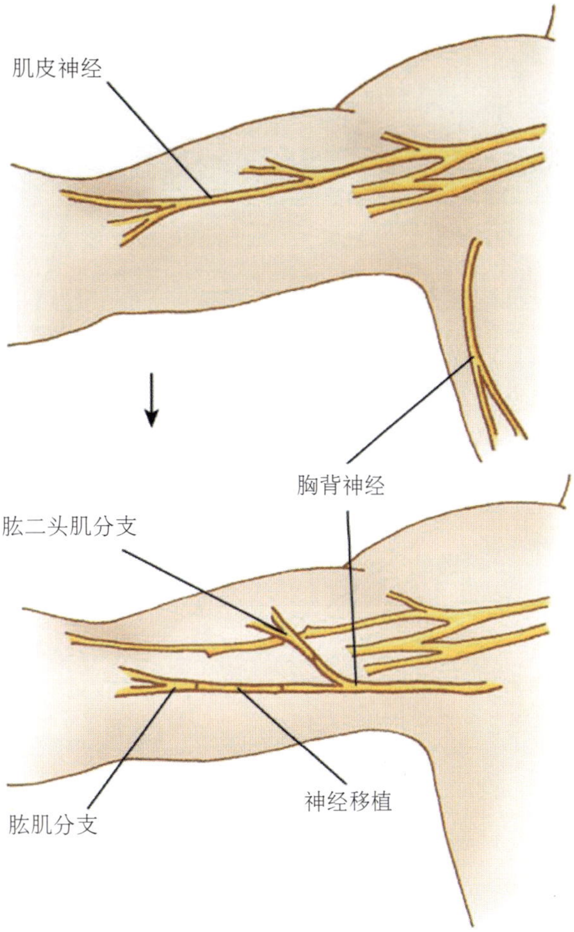

图61-2　胸背神经移位至肌皮神经

（二）肩胛上神经——肩外展和外旋

除了屈肘功能重建，在上肢麻痹的患者中，肩胛上神经的再支配也是非常重要的。可以外旋肩关节的患者，不仅有更好的肩部控制，同时也可以在更佳的功能活动范围里做屈肘运动。肩胛上神经来源于上干，通过肩胛切迹穿过颈后三角，支配冈上

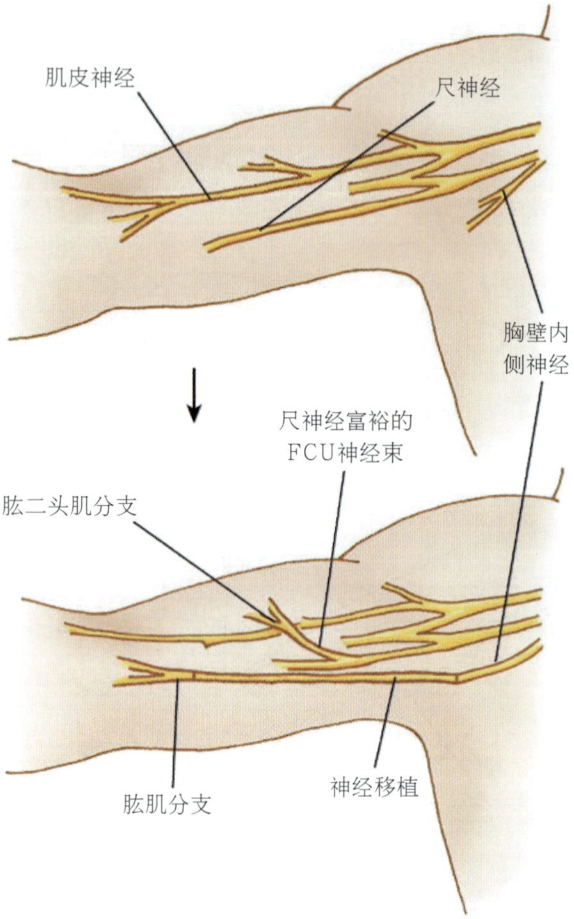

图61-3 改良的Oberlin方法，使用尺神经的尺侧腕屈肌（FCU）神经束移位至肌皮神经的肱二头肌分支，胸壁内侧神经利用神经移植移位至肱肌分支

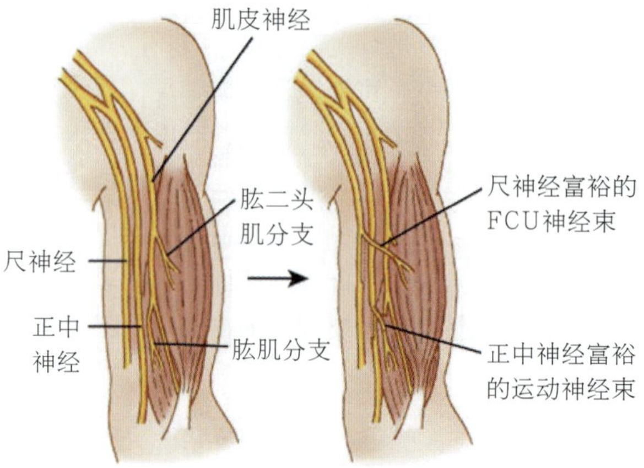

图61-4 尺神经和正中神经的神经束移位至肌皮神经的肱二头肌和肱肌分支。FCU.尺侧腕屈肌

肌和冈下肌。这些肌肉启动外展和外旋运动，并且稳定肱骨头在关节盂内的位置。历史上用于重建这些功能的肌肉移位包括斜方肌，背阔肌，大圆肌，肱二头肌长头和三角肌后部。用于肩胛上神经移位的供体神经包括副神经远端，胸背神经，肋间神经和胸壁内侧神经。如果可能的话，对于重建术可以采用健康的C_5～C_6神经根用于神经移植。即使供体神经根或上干至目标运动终板的距离是不可避免的，但依然可以预测神经再支配的成功率比较高。副神经远端在发出支配斜方肌的分支后可以作为运动轴突供体的优秀来源。因为肩外展时斜方肌旋转肩胛骨，所以副神经是协同肌的神经支配，这样能够促进术后康复训练。副神经远端通常可以通过端端修复直接移位至肩胛上神经（图61-5）。

为了最小化斜方肌失神经后的翼状肩胛情况，可以采用副神经分布切除并端侧修复，或者部分副神经转移至肩胛上神经。与半舌下神经转移至面神经用于面部重建的手术原则类似。如果副神经供体不可采用，胸背神经或胸壁内侧神经也用于移位。

（三）腋神经——肩外展

腋神经起源于后束，在后方穿过四边隙，并在肱骨颈附近走行，分为至少三支分别支配小圆肌和三角肌。较大的三角肌分支支配三角肌中段和前段，较小和最下的分支支配三角肌后端，并最后以感觉支终于臂外侧皮神经。发生在四边隙的损伤或压迫会引起更近端的损伤。如果更近端的损伤发生，例如臂丛神经损伤，需要再生更长的距离，那么神经移位是我们推荐的选择。重建腋神经的供体神经包括胸壁内侧神经，桡神经的肱三头肌支，肋间神经，副神经，胸背神经。

对于重建三角肌功能，我们推荐采取肩后方入路，将桡神经肱三头肌长头的分支转移至腋神经三角肌分支（图61-6）。桡神经通常分出两至三支富裕的分支至肱三头肌长头。这些分支因为更加靠近腋神经和更加匹配的大小，而比那些支配外侧头和深头的神经更多使用。移位至三角肌的运动支和皮支，而重建时避免神经移位至小圆肌。偶尔，臂外侧皮神经上支从三角肌运动支后侧近端分出，但通常将沿着运动分支而穿过三角肌。皮神经分支总是腋神经的最下分支，但其与已经进入三角肌的运动支很难区分。“牵拉试验”——轻度牵拉神经来识

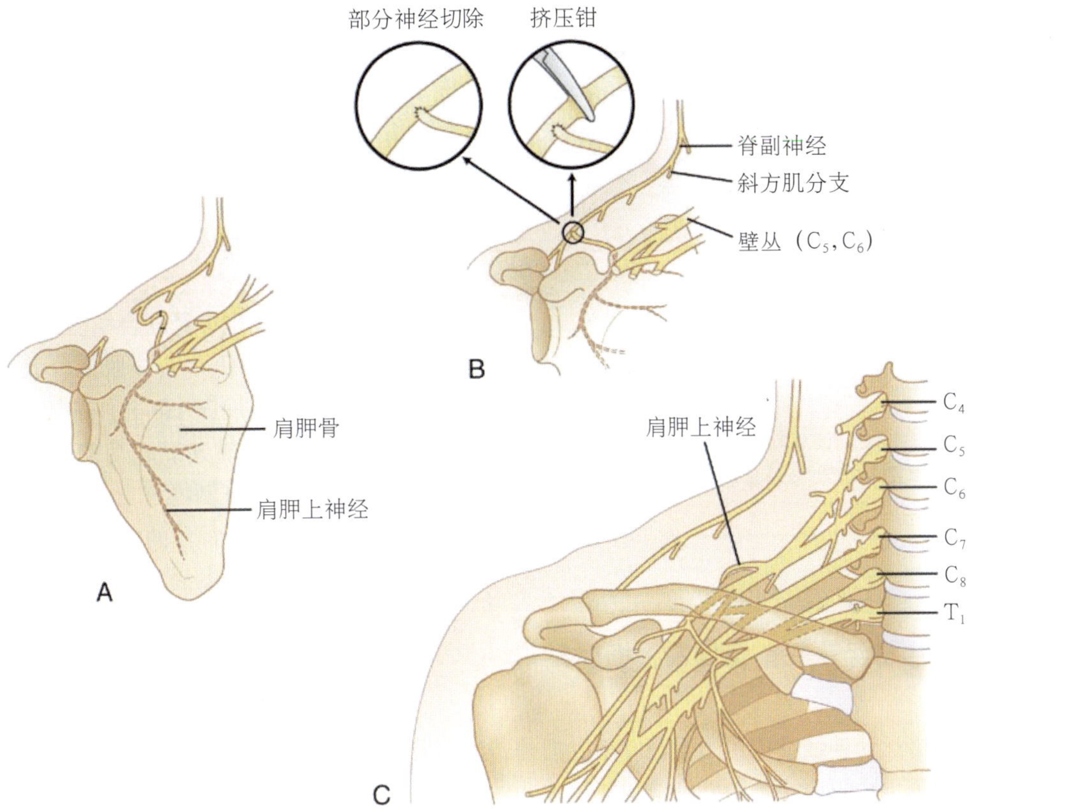

图61-5　脊副神经远端转移至肩胛上神经，采用直接的端端方式，或包括部分副神经损伤刺激轴突生长的端侧移位

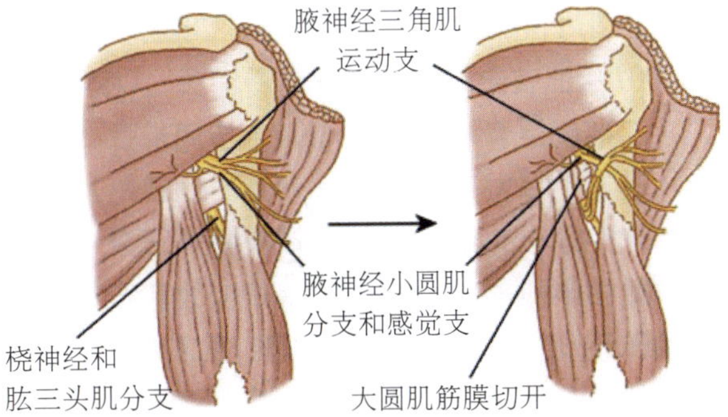

图61-6　通过肩后方入路，直接转移桡神经肱三头肌分支至腋神经的动力支

别感觉分支，并且可以观察神经支配区域的皮肤活动。牵拉皮神经将会引起三角肌表面皮肤的一些活动，而牵拉运动支则不会。

（四）桡神经——伸腕和伸指

桡神经损伤通常通过直接神经修复，神经移植或肌腱移位来重建。在一些特定患者中，我们采用神经移位重建桡神经功能（图61-7）。在前臂近侧和中段，正中神经的分支发育良好并且位置恒定。桡神经和正中神经可以通过前臂掌侧的单一纵行切口暴露。延长旋前圆肌肌腱将会促进更远端的正中神经运动支的暴露，尤其是AIN，FDS，桡侧腕屈肌（FCR），掌长肌（PL）的富裕或可牺牲神经分支可以移位至桡侧的ECRB分支和骨间背侧神经（PIN）。我们采用PL和FDS或FCR分支分别用于PIN和ECRB（图61-7）。最强壮的供体（FCR）应该移位至ECRB，以最大化伸腕功能。同时，为了重建感觉，桡神经感觉支可以在足够远的位置端侧吻合至正中神经，避免移位的张力。尺神经的尺侧腕屈肌分支提供了另一个供体的选择；然而，这需要增加手术切口。

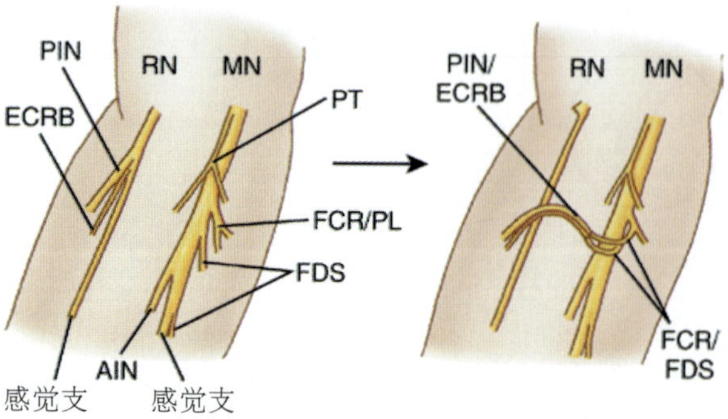

图61–7 通过单一前臂近端切口，转移正中神经（MN）的掌长肌（PL）或桡侧腕屈肌（FCR）或富裕的指浅屈肌（FDS）分支至桡神经（RN）的桡侧腕短伸肌（ECRB）和骨间后神经（PIN）的分支，重建伸腕和伸指。PT.旋前圆肌；AIN.骨间前神经

（五）正中神经——前臂旋前，拇对掌，屈指

我们已经将运动神经移位用于重建旋前，拇外展和拇长屈（FPL）的功能。如果旋前功能是单一功能缺失，那么来自尺神经或正中神经的富裕或可牺牲分支可用于支配旋前圆肌。在肘前窝水平近端，可以发现旋前圆肌的分支（通常为两支）。使用神经刺激识别正中神经的众多分支。在二至多支分支入FDS中，通过直接修复，其中一或两支可以用于直接移位至旋前圆肌分支（图61–8）。PL或FCR分支也可以使用。如果正中神经不能提供供体运动元轴突，那么从尺神经发出的FCU的富裕分支可以采用。

在尺神经和正中神经联合损伤，但肩肘功能正常的病例中，例如C_8、T_1撕脱伤，我们推荐桡神经的肱桡支移位至近侧AIN并伴前臂内侧皮神经或臂内侧皮神经移植重建屈指功能。我们目前的方法是采用桡神经的可牺牲分支，例如ECRB和旋后肌分支重新支配正中神经的旋前肌和AIN分支（图61–9）。这可以通过单一的前臂掌侧近端切口暴露正中至桡神经移位。

拇对掌功能可以通过标准化的肌腱移位重建。然而，腕部的终末AIN可以用于再支配正中神经的运动支，通过短的神经移植。在孤立的FPL麻痹病例中，正中神经的另一支可牺牲运动支，例如支配PL、FDS或FCR，可以作为供体神经移位至FPL分支。

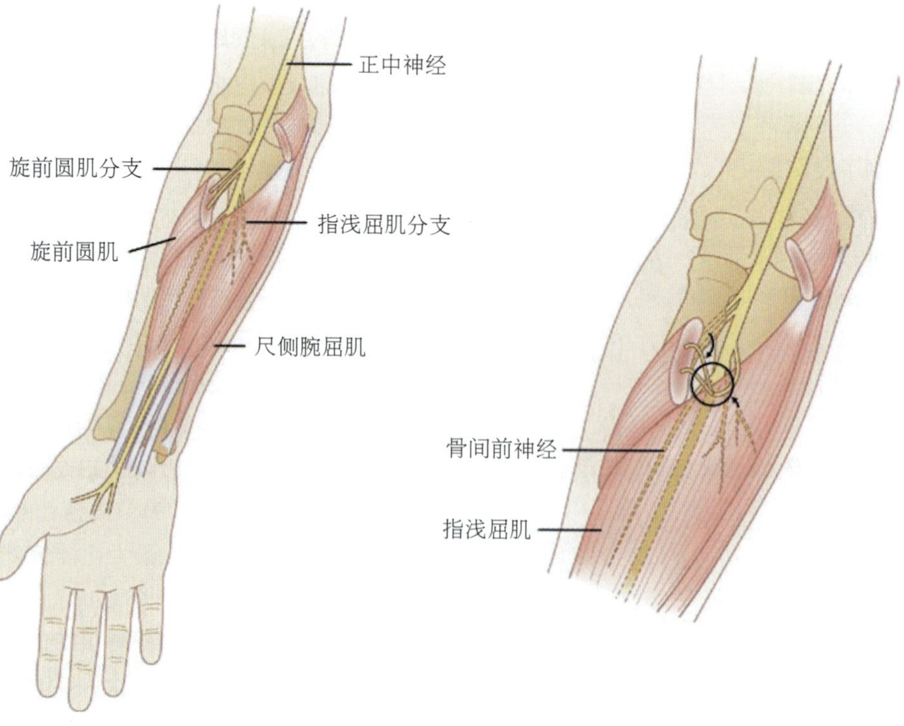

图61–8 正中神经富裕的指浅屈肌分支转移至正中神经旋前圆肌分支，重建旋前

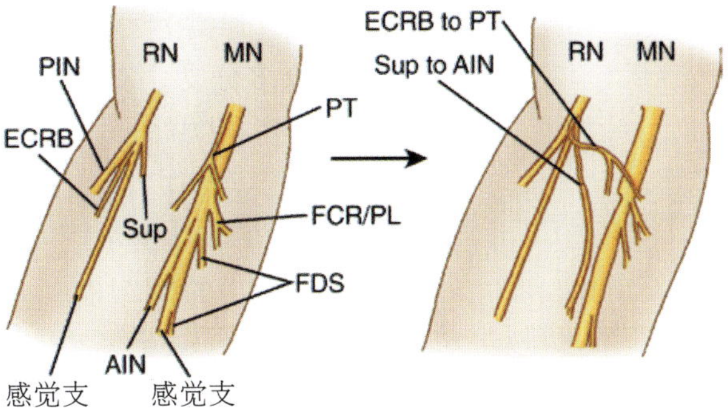

图61-9　桡神经可牺牲的桡侧腕短伸肌（ECRB）和旋后肌分支转移至正中神经的旋前肌和骨间前神经（AIN）分支，重建旋前和重要的手指功能。FCR.桡侧腕屈肌；FDS.指浅屈肌；MN.正中神经；PIN.骨间后神经；PL.掌长肌；PT.旋前圆肌；RN.桡神经；Swp.旋后肌

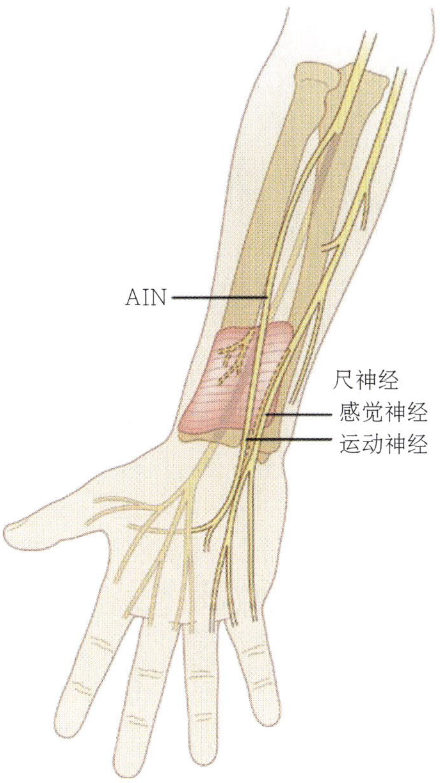

图61-10　重建手部尺神经运功功能，骨间前神经（AIN）至旋前方肌

（六）尺神经——内在肌功能和尺侧感觉缺失

在高位尺神经损伤后，及时早期修复，内在肌功能也难以恢复，并且肌腱移位术通常也难以达到满意的结果。因为神经再生的距离非常长，那么这种情况下移位的目的是将高位尺神经损伤转化为低位尺神经损伤，以显著的降低再生长度。尺神经损伤的患者通常也伴有显著的捏、握动作无力，同时伴爪形手畸形。如果正中神经作为供体是可行的，在腕部的终末AIN可以移位至尺神经深部运动支（图61-10）。这种移位术的缺点不能提供协同供体，同时限制了尺侧手功能的重建。然而，对预防爪形畸形是足够有效的，同时提高了捏持力量，并且不需要肌腱移位，除非患者需要二期肌腱移位纠正持续的小指外展畸形（Wartenberg征）。爪形手和屈指力量可以通过进一步的环、小指指深屈肌肌腱与示、中指指深屈肌肌腱的肌腱固定术而改善。

重建尺神经感觉有比较多的选择。不像运动神经移位，重建感觉是没有时间限制的。传统上，正中神经支配掌侧中、环指指蹼的分支与掌侧尺总感觉分支端端移位将转移感觉至手部尺侧缘。或者尺神经感觉支端侧移位至正中神经的第三空间的一侧，但神经恢复受限。另一种端侧选择两部分均是移位尺神经的感觉成分，同时其背侧皮支至正中神经的前臂远侧（图61-11）。当采用端侧移位时，应该切开神经束膜，引起供体神经一定程度的可恢复的脱髓鞘化，将会促进神经发芽生长而不需要神经切开。

束状移位技术也可以用于重建尺神经感觉。其中、环指指蹼的感觉神经作为供体，在前臂远端移位重建手指感觉（图61-11）。对于高位尺神经损伤或上臂丛损伤的病例，这是我们推荐的方式。在腕部和前臂正中神经和尺神经的内在分布是确定并存在的。每条神经的运动和感觉成分都是容易识别和切断的；有些特殊情况下，分离至中、环指指蹼间的神经束膜可能切去大于前臂一半长度的神经。然而，在这种水平下，分布在环、小指指蹼和小指尺侧的尺神经感觉束并不是容易分开的。

因此，当环、小指指蹼感觉支作为供体神经时我们喜欢移位掌侧指神经支，当重建尺神经感觉以其总感觉支作为受体神经时在前臂远端行束支移位。如同神经移位术，供体神经束向远端尽量分离，受体神经束向近端分离，以使长度最大化和最小化修复张力。神经束移位的优点包括避免掌侧瘢

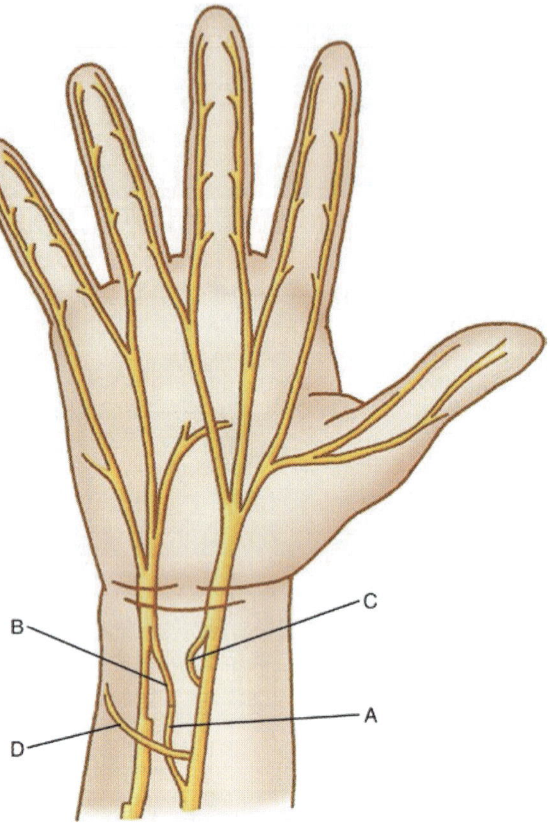

图61-11 对于尺侧感觉，正中神经至中、环指指蹼分支（A）可以转移至前臂远侧的尺神经（B）感觉支，之前需神经松解和腱束切开。中、环指指蹼分支（C）的远端残余和尺神经并不太重要的背侧皮支可以端侧缝合，形成正中保护感觉

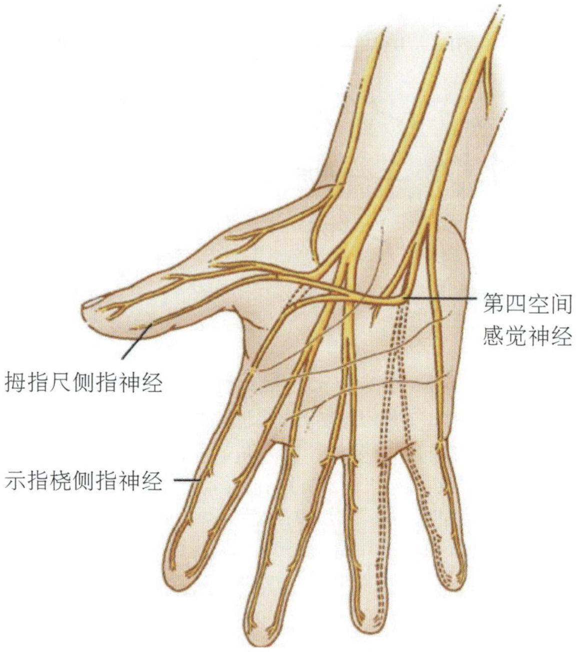

图61-12 为重建重要的正中神经感觉，尺神经环、小指分支采用端端模式转移至正中神经支配虎口的感觉支

痕形成，避免潜在的对于掌侧血管弓的损伤，以及通过单一腕部切口合并其他手术的能力，例如终末AIN移位至尺神经深部运动支或屈肌腱端端固定。

（七）虎口感觉——正中神经

本体感觉对于捏，精细动作和全手功能都是重要的。重建虎口感觉采用尺神经和桡神经可牺牲感觉支作为供体。重建的感觉主要分布在拇指尺侧和示指桡侧。在一些病例中，例如臂丛神经上干损伤，中、环指指蹼间的感觉可能存在。支配中、环指指蹼的指总神经可以采用端端方式直接移位至虎口。中、环指指蹼分布的神经移位至环、小指指蹼，用于恢复一些保护性的感觉。并且分布至第二、三指蹼的指总神经可以转移至尺侧指神经。

在正中神经完全损伤中，尺神经分布至环、小指指蹼的指总神经分支，尺神经的背侧感觉支，桡神经的感觉支都可以作为供体。在任何病例中，修复虎口都应采取端端模式以实现感觉恢复的最大化（图61-12）。剩余的正中神经的指总分支可以端侧缝合至尺神经或桡神经作为保护性感觉。我们对于所有的方法没有推荐方式，因为潜在的联合方式有很多，而且最优的移位方式需要依据神经损伤，供体神经情况和患者情况而定。

七、运动和感觉再教育

长久以来，康复训练的内容一直着眼于运动和/感觉神经恢复的再教育。如同肌腱移位术，患者必须学习和适应活动目标肌肉。在神经移位后，启动目标肌肉收缩的大脑皮质命令不同于之前。通过锻炼供体肌肉的神经，支配移位后的肌肉，患者“再学习”肌肉的运动控制。再教育的概念与肌腱移位后的相似。同时，重建感觉的能力只能促进恢复，但不能保证最优的功能。当患者开始从再支配区域接受传入刺激时，感觉再适应就已经开始。通过持续的从再支配区域传入感觉，大脑皮质重新定位。

八、小结

最近一个世纪以来，外周神经手术取得了显著的进步。显微手术技术的引入带领外周神经手术进入了精细领域。臂丛神经手术，肌肉肌腱移位，运动感觉再适应经验的结合促进了神经移位技术的改革，使之成为神经损伤后可信赖的手术治疗方式。近十年来，在我们医院的上臂丛损伤重建术已经从使用长段神经移植发展为简练的远端神经移位。远端神经移位的使用避免受伤区域的手术，使得功能和感觉重建的手术时间更短，切口更小，致残率更低，实现比传统方式更好的功能性结果。

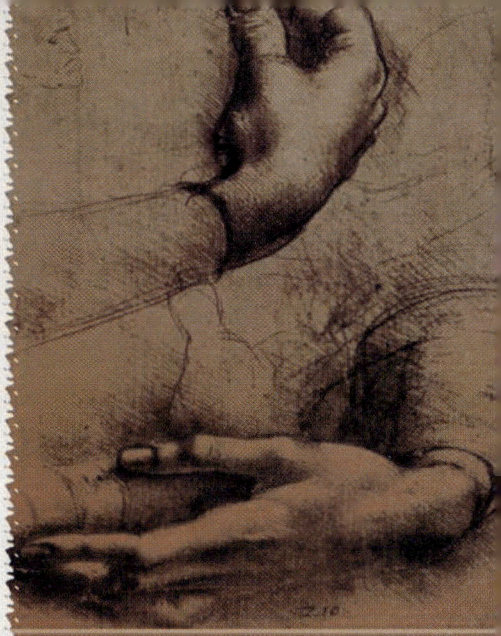

第十部分

10

血管和淋巴疾病

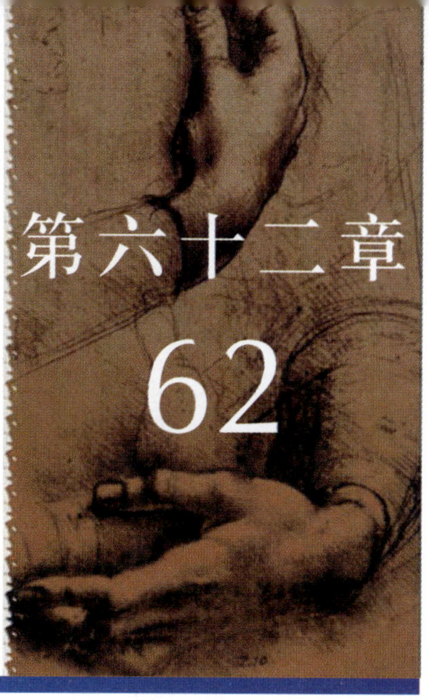

上肢血管疾病

原著者 DAVID HAY, MD, JOHN S.TARAS, MD, AND JEFFREY YAO,MD
译校者 隰建成 马远征

关键点

- 掌握解剖是理解上肢血管损伤和相关疾病的关键。
- 完整、系统的病史和体格检查对于上肢急慢性疾病的诊断是必须的。
- 多种特殊的诊断法和影像方法可用于详细检查上肢血管的情况。
- 创伤可能威胁上肢肢体存亡，如有远端缺血症状，必要时须行急诊手术探查。
- 对于急性疼痛、肿胀的肢体，临床医师要高度警惕筋膜室综合征，及时作出诊断并急诊行筋膜切开术对预防永久性残疾是必须的。
- 小鱼际震荡综合征几乎仅见于反复震动伤和（或）吸烟患者。多数患者停止这些活动或口服血管扩张药后病情改善。
- 血管痉挛性疾病多为特发性，或与系统硬化症有关，与风湿病专家密切合作能让患者享受到此类复杂疾病的最新进展的治疗。
- 血管瘤、血管畸形、外周血管闭塞性疾病应得到系统的治疗，对于某些特殊病例可能需要手术切除。
- 常规手外科手术对有腋淋巴结切除史或乳癌根治术史的患者风险极小。
- 因为门诊手外科手术而停用抗凝药对于减少围术期并发症可能得不偿失。

上肢血管疾病只占血管疾病的5%。其发病率不高，但临床表现复杂多变。临床上可能是急诊室里威胁生命的出血，也可能是轻微的症状比如活动后疼痛、色泽变化或局部一个肿块。此外，血管疾病常被误诊。患者辗转数月、多次就诊、看过多位医师才被诊断的情况并不少见。

一、血管解剖

（一）动脉系统

肱动脉是前臂和手的主要血管。在大圆肌下缘起自腋动脉。在肘窝水平经纤维隔下方分成两支前臂主要血管：桡动脉、尺动脉。在分支之前，肱动脉深支向近侧与三角肌深面的旋肱后动脉吻合、向远侧与桡动脉和骨间动脉吻合。在肘部，尺侧上副动脉和尺侧下副动脉与尺动脉的返支吻合。尽管有这些广泛的侧支循环，仍有10%的患者在肱动脉血栓或血流中断后出现远端肢体急性缺血（图62-1）。

桡、尺动脉在前臂分别通过不同路径进入腕。桡动脉相对较浅，位于肱桡肌下，与桡神经的感觉支并行。其主要分支为桡侧返动脉，远端表浅，位

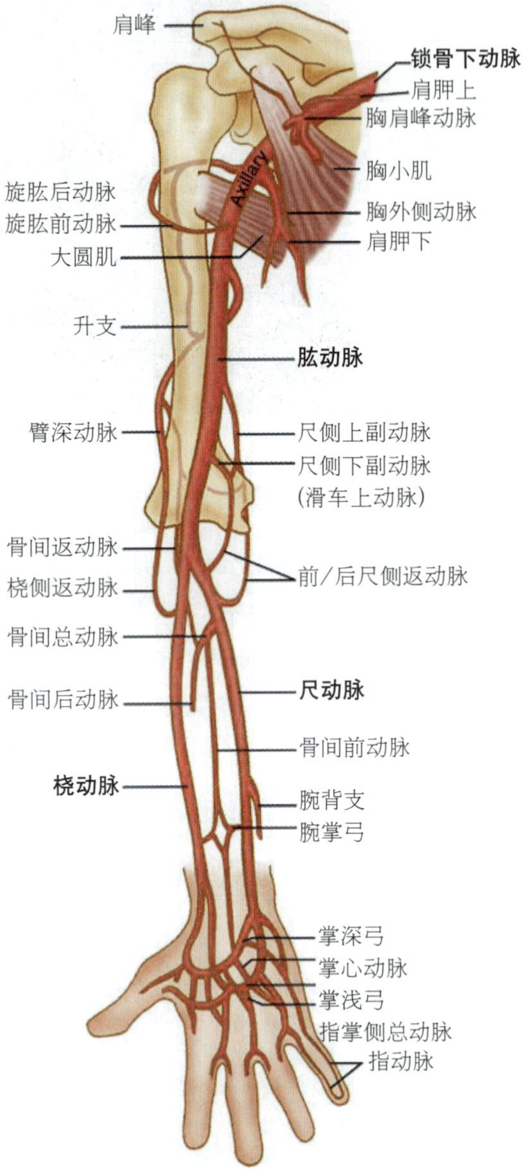

图62–1 上肢血管解剖

于桡侧腕屈肌腱外侧。在腕水平分成两支。较细的浅掌支向掌侧经鱼际间隙加入掌浅弓。较粗的分支向背侧经解剖鼻烟壶和第一背侧骨间肌头向深处参与组成腕深弓。

尺动脉走行至手，位置相对较深。它行于旋前圆肌和指浅屈肌深面，在前臂远端行于尺侧腕屈肌腱深面。经Guyon管在尺神经内侧进入手部，多经掌浅弓为其提供60%的血供，在豆状骨水平发出一分支参与形成掌深弓。

尺动脉在前臂有两个主要分支。尺返动脉与肱动脉的尺侧副动脉吻合。骨间总动脉起自前臂近端，分支形成骨间前动脉和骨间后动脉，伴相应神经向远端走行。最远端的腕侧掌部血管弓是掌深弓。

掌部血供多由掌弓供应。掌浅弓位于深弓远侧，约与拇外展时指尖水平相齐，邻近腕横韧带，松解腕横韧带时可能损伤。该弓在尸体标本中78.5%的人群是“完整的”，或仅由尺动脉发出（37%），或由尺动脉与桡动脉或骨间动脉的吻合支发出（41.5%）。当一指或数指的血供不是来源于尺动脉时，该弓“不完整”。拇指是弓不完整时最常见的自主指。据Coleman和Anson研究发现，掌深弓变异较少，98%的标本有完整弓，但新近Ikeda等研究发现该比例仅为77%。

掌浅弓发出指总血管，再发出分支形成指固有动脉。掌深弓发出掌心动脉，经腕尺侧血管供应拇指的大部分血供，它是拇指血管重建时最常修复的血管。掌深弓的分支——深部的掌心动脉，止于指掌侧总动脉，为掌指关节和骨间肌提供血供。手背部循环常被忽视，但也为手指提供部分血供。它们起自尺桡动脉及腕弓指背支。手指的血供主要源于发自掌浅弓的指总动脉和指固有动脉。它们紧邻指神经，发出梯状分支供应骨关节、屈肌腱。相对应的伸肌腱的背侧血管网较小。指动脉在拇、示及环指尺侧较粗大，在近节指骨根部平均为1.8mm，远节指骨根部为0.95mm。

前臂和手的动脉有较多变异，一般无特殊意义，但伤后可能影响诊断和手术解剖。1/3的标本有明显变异。如15%的人其桡动脉起于肘前窝近侧。可能在肘部静脉穿刺置管或因肘部或肱骨远端手术中误伤。常与桡动脉混淆的是肱动脉浅支，存在于2%的样本，它向远侧分向尺桡动脉，而肱固有动脉供应远侧骨间动脉。15%的样本中正中动脉向掌弓供血。

（二）静脉系统

静脉解剖最好按血流方向由远及近来理解。在指甲褶皱的侧方及腕侧远端已有可识别的静脉。这些血管通常较小，直径0.5～0.8mm。指甲褶皱部近侧有可识别的背侧静脉。背侧静脉系统用于再植，血管略大于掌侧，其间通过斜行吻合支相连。手部腕侧及背侧静脉汇入头静脉浅支及贵要静脉。尺桡静脉汇入肱深静脉，再与贵要静脉并成腋静脉。头静脉在锁骨近端才进入深部，当深部循环受影响时可提供侧支循环。上肢静脉系统较动脉变异较多，然而这些血管一般并不重要，除非近端的中心静脉系统阻塞引起浅静脉扩张。

（三）淋巴系统

血管解剖的研究常忽略淋巴系统，除非因梗阻导致肢体肿胀、水肿，否则并无临床意义。一般而言，手的淋巴回流并行于上肢动静脉结构。两者在腋淋巴结部相聚，手部感染时该淋巴结肿胀疼痛。

（四）神经系统

完整掌握血管解剖应知道交感神经系统。下颈椎和上胸椎神经节的发出纤维主要经正中神经和尺神经进入周围神经系统。不过，所有过腕的神经都发出交感纤维到手和指。它们控制冷或压力等生理刺激后血管的收缩和舒张。它们可能参与复杂区域疼痛综合征（complex regional pain syndrome，CRPS）和雷诺现象。

二、诊断检查

（一）病史和体格检查

多数上肢血管疾病经适当问诊及体检即可诊断。根据临床情况做体格检查。急性、威胁生命的搏动性出血易于识别。然而，即便在急诊情况下也必须检查末梢搏动和血管情况。伤部远端部位，简要全面的神经检查可能发现问题，在血管修复时需要探查。

非急诊情况下需要更详细的病史和查体。手外科患者的某些问题和诊断试验并非常规检查，因此建议采用全面的有条理的表格，以便全面评价、帮助诊断。

有血管疾病的患者最常见的主诉是疼痛、皮肤色泽改变、怕冷和皮肤变化。重要的是区别这些症状是单侧还是双侧，要注意患者的年龄、职业、工作史等。

上肢血管疾病患者中2/3会出现疼痛。Callow指出急性动脉梗阻引起的疼痛发生突然而剧烈，但血管痉挛可能仅产生一定的麻木和明显苍白。劳累后疼痛而休息后减轻提示可能为动脉闭塞性疾病，静息时疼痛提示可能为严重的动脉供血不足，但也可能因神经、骨骼或其他疾病引起。

色泽可能是“三联症”的一部分表现或雷诺现象。缺血性苍白一般发生在发绀之后，反应性红斑提示血液恢复。发绀可能是因为长期静脉回流不畅。怕冷可能表现为对寒冷季节或百货店的冰箱区敏感，患者可有轻中度疼痛，肢体暖和以后可减轻。接触冷水后手指僵直提示血管疾病。因此，询问患者受冷后的反应颇为重要。皮肤的变化包括指甲形状和质地的变化。皮肤萎缩在硬皮病患者经常发生，可能发生指端或指间关节背侧溃疡。

检查者还应询问患者有无肢体损伤、肿胀、肿块、相应的下肢症状或麻木等非特异性症状。须注意重大合并症如糖尿病、肾衰竭、感染性关节炎、胶原性血管病等，因其皆与血管疾病相关，吸烟、饮酒、吸毒可能对病情有一定影响。一般对于生活方式选择方面的问题患者会感尴尬或不愿答复，舍之对某些症状又难以解释。要确保患者不会因回答此类问题受到处罚，并让其知道这些信息对于正确诊断和选择治疗方法的重要。最后询问家族史可能发现其亲戚也有类似问题，尤其是怀疑雷诺现象时。体检时可再询问另外的病史。

怀疑血管疾病者，查体时也应遵循以下原则：视、触、听、特殊检查。同样，急性缺血者可能需要全面但扼要的检查，然后行急诊放射检查或手术。慢性症状患者可以查得更全面、仔细。

全面的血管检查应在温暖的室内进行以免发生不利的血管痉挛。患者穿大衣，以便检查双侧上肢。即便单侧有症状也行双侧检查。大体视诊可发现皮肤质地变化、躯体溃疡和组织坏死。色泽变化与发绀一致提示慢性静脉功能不全，水肿肢体远侧静脉扩张提示近侧梗阻。冷刺激可能诱发雷诺现象的肤色改变。必须触诊全肢的腋、肱、桡、尺动脉搏动。近侧动脉疾病可能影响颈动脉搏动。肿块要触诊有无震颤、搏动或触痛。肿块或血管的听诊可能闻及杂音。

一个简单而重要的检查是Allen试验。这是由Allen于1929年首先提出。该试验有多种方法。不断松拳、握拳以排空手部血液，同时按压尺桡动脉。然后放松桡动脉的按压，观察掌指的血流恢复。再放松尺动脉的压迫，进一步观察变化。再重

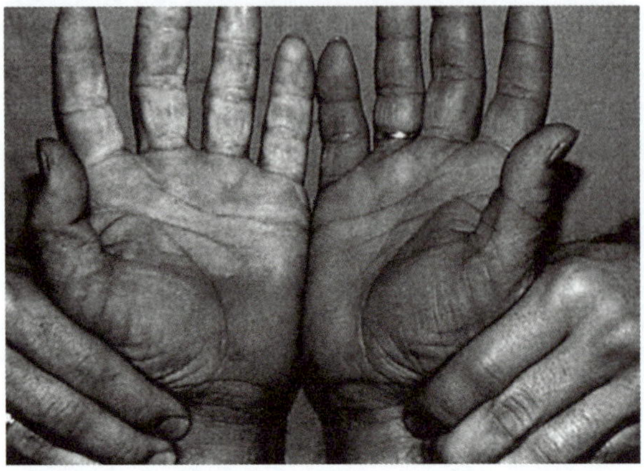

图62-2 动脉栓塞患者接受Allen试验，放松尺动脉后手部依然苍白

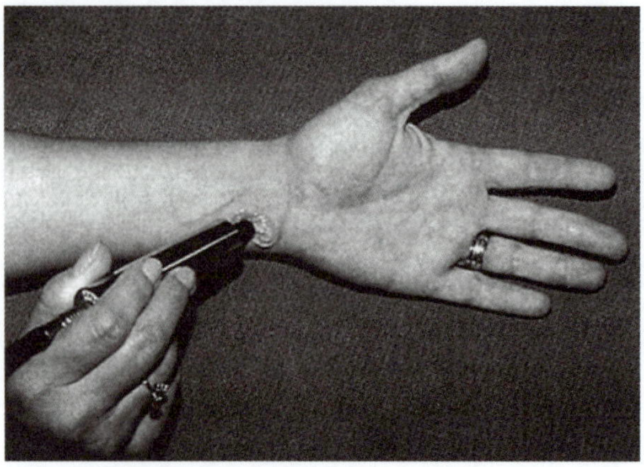

图62-3 多普勒检查能够快速精确的显影主要动脉

复试验，先放松尺动脉压迫（图62-2）。如手血管全部或部分再灌注超过7s视为异常，提示存在阻塞或血管异常引起的血流不足。指动脉的Allen试验可用于评价指血管情况，触诊辅以多种客观方法比如激光多普勒血流测定（Doppler flowmetry，LDF）观察，并用压力测定衡量血流的恢复。

初次检查时，体检要辅以节段性压力测定和多普勒检查。近端阻塞可用普通测血压袖带测量。测量双侧上肢肘部收缩压，若相差>15mmHg或比值<0.96则认为异常，提示近端有阻塞。袖带可置于上肢、前臂、手指以识别阻塞部位。

体检最有益的补充可能是多普勒超声检查（图62-3）。高频超声探头（10MHz用于上肢测试）释放超声波被患者血流折射。血流引起超声的频率改变称之为多普勒效应。反射的信号经处理，可转变为听觉信号或视觉波形。测试时需先在皮肤上涂以特殊的耦合胶，然后以45°～60°放上探头，直到获得最强信号。正常动脉信号由三相组成：收缩期高峰，舒张期低谷，下一收缩期前的小高峰。静脉信号频率较低并随呼吸变化。异常信号有特征性的声音和波形变化，可用于识别位置和病变的性质。比如，一段动脉狭窄血流相对较快，会产生高调的多普勒信号。有些患者术前检查时动脉难以触诊，可用多普勒描记动脉的正常或变异解剖位置，作为Allen试验的补充。

（二）特殊血管检查

血管实验室的非侵袭性测试检查是血管疾病患者筛选和评价方面最重大的进展。最初用于评价下肢血管问题，最近也开始用于上肢疾病。

血管实验室最常用的试验之一是压力测试。之前曾提到，节段性压力可在上肢、前臂、手指水平测得。压力袖带可连续测定，从而计算准确比值以筛选阻塞性疾病。运动压力试验后可再次测量，这样能发现只有在活动后再出现症状的亚临床型阻塞。

数字体积描记法或称脉搏容量测定（pulse volume recording，PVR），可记录手指每次搏动的容量变化。正常情况下，表现为脉搏之间的相对容积变化。先有尖锐的收缩期向上波，接着是被称为“重搏波”的倾角，再以一个不甚尖锐的下降波结束。描记被阻塞的动脉时，向上波延迟，坡度较小，高峰圆钝，下降波更长并离开基线。PVR可在压力测试情况下获得。

PVR结果与血管造影结果相关性良好。它不能定位病损，也不能提供绝对值作为患者之间相互比较。因此，它可能作为筛选工具或监测治疗效果最为有用。多数研究同意PVR可与其他非侵入性方法合用。

Koman等开发了冷刺激试验来评价患者对冷刺激的不耐受和可能存在的血管痉挛（图62-4）。在此试验中，皮温探头置于各手指，在短暂冰水刺激前、中、后进行监测。基线测定提供静息期血流指数，冷应激的皮温变化可衡量血管反应。冷应激撤除后的温度变化反映了血流恢复的情况。血管痉挛性疾病患者基线温度较低，冷刺激后皮温变化显

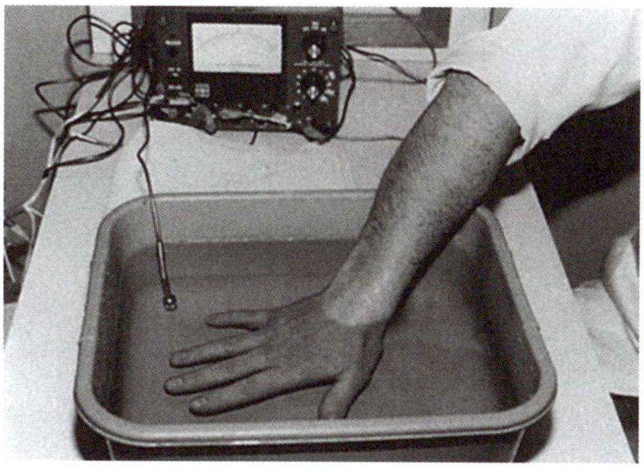

图62-4　冷水压力测试用于评估血管痉挛患者

著，恢复期延长。冷刺激后做交感神经阻滞可用于预测交感神经切除术后疗效。

LDF和甲床毛细血管显微镜等无创性检查可用于评估远端血供情况。两者均试图提供血管痉挛性疾病的客观诊断和预后，鉴别原发性雷诺现象、系统性硬化症和其他痉挛性疾病。LDF基于监测和分析散射光线来评估显微镜下的血流，不同波长的光线可以用来限定穿透的深度并提高准确性。但其精确性限制了它的应用，因为稍微变动位置后同一手指的读数显著变化。其潜力尚未完全认识，目前的研究仍试图利用其先天的优势继续改进。甲床毛细血管显微镜检查甲床以彰明其血流，毛细血管直径及局部毛细血管的结构。研究表明，系统性硬化症的结构异常，在原发性雷诺现象未见。还有，它能显示雷诺现象的实时急性改变以及与长期病变进展相关的毛细血管长期变化。这些技术仍将发展，并进一步提高我们认识与血管痉挛现象相关的微血管变化的能力。与成像研究机构等合作，对患者的治疗及相关技术的提高均有裨益。

（三）影像诊断

可疑血管疾病患者的放射学检查包括平片和血管造影。新技术有放射性核素成像，二维超声，磁共振等无创检查可以取代血管造影。

所有血管疾病诊断均应包括手部X线（图62-5）。疑有颈部血管压迫应摄颈部片，所有肿块应摄片以判断有无血管肿瘤常见的钙化。平片还能勾勒出侵袭性动静脉性畸形骨受累的范围。

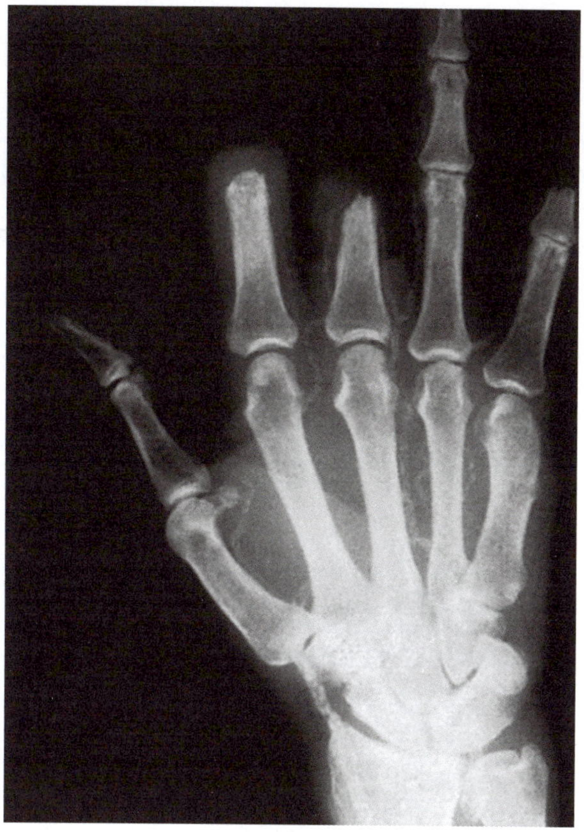

图62-5　肾透析患者动脉系统钙化的影像学表现。由于灌注不足，患者手指发生继发性坏疽

目前为止，上肢血管疾病诊断的主要方法是造影检查。通常，经股动脉插管行血管造影。导管逆行插入锁骨下或腋动脉水平，视检查目的而定。造影物常用含碘显影液，向近端注射，然后拍摄肢体的系列X线片。此项技术可完整评价血管树（图62-6A）。更新的数字减影造影可消除背景组织，强化显示血管。经外周静脉血管插管至上腔静脉可行静脉造影。

血管造影是检查多数上肢血管的非常灵敏和特异的检查方法，粥样硬化、栓塞、血管瘤、炎症性疾病等均清晰可见。刺伤、内膜损伤等创伤也可发现。可以确定需要手术切除的动静脉畸形的来源血管。游离组织移植时可赖以确定伤部及供区组织的血供（图62-6B），亦用于制定肿瘤切除计划（图62-6C，D）。

血管造影也有一定并发症。导管本身应置于比较大的血管，由此可以发生明显出血。相似的，导管可能损伤血管管腔，引起造影后缺血。含碘造影

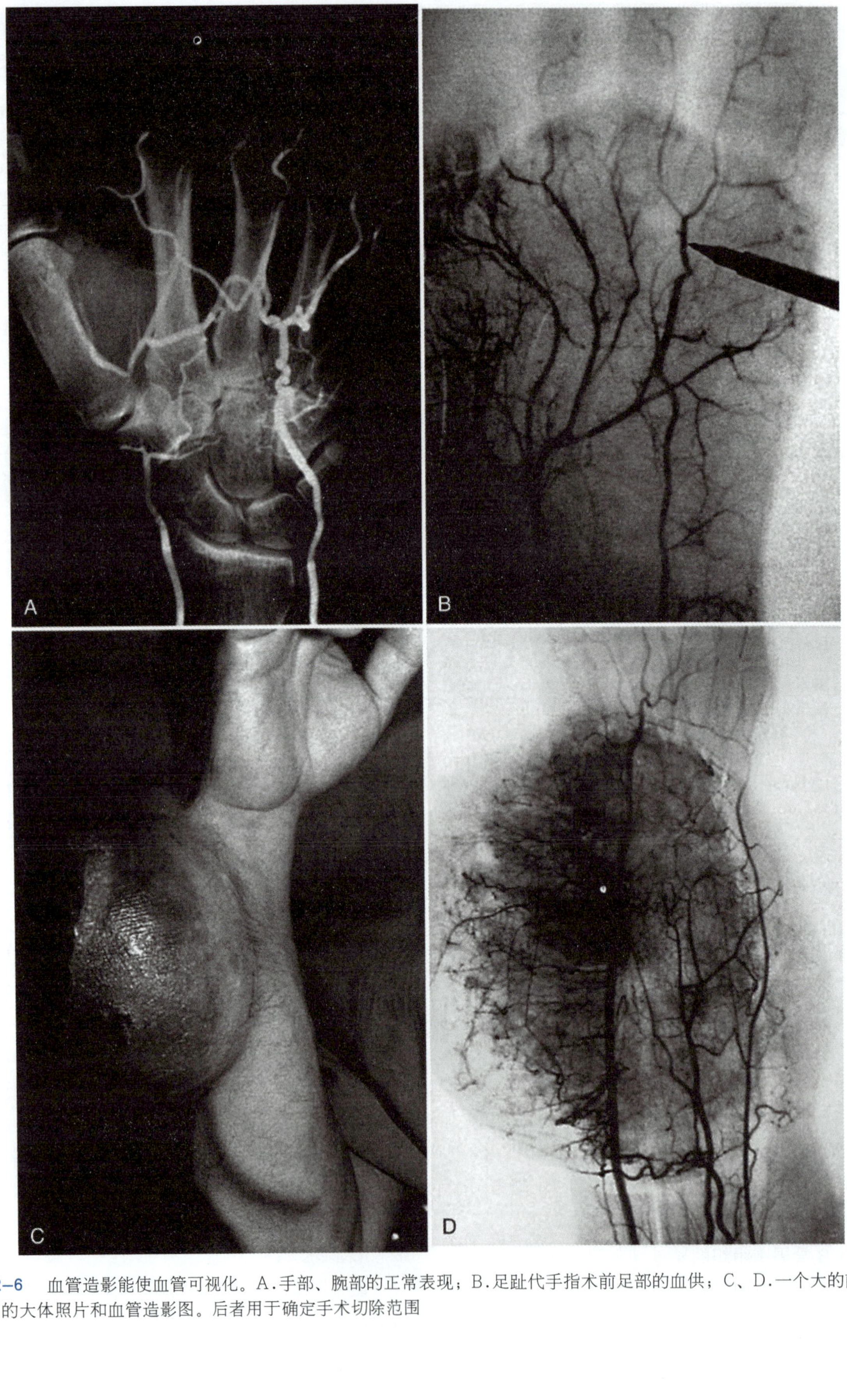

图62-6 血管造影能使血管可视化。A.手部、腕部的正常表现；B.足趾代手指术前足部的血供；C、D.一个大的前臂血管团的大体照片和血管造影图。后者用于确定手术切除范围

剂可能引起血管痉挛，因此常事先注射血管扩张药。造影剂本身可能引起术后肾衰竭，某些患者可能发生过敏反应。

较新的造影技术已经减少了并发症。低毒或无毒性造影剂的过敏反应更少。数字减影血管造影术不需要那么多造影剂即可获得较佳的图像。以前仅作为诊断工具，现在血管造影介入治疗开始流行。最为著名的是球囊血管成形术。最初用于冠状动脉血管扩张，现已被成功应用于上肢。导管内注射溶栓剂也已应用于急性上肢血栓和栓塞性疾病。最后，动静脉畸形的供应血管的选择性栓塞已作为有计划、确定性手术切除之前的术前治疗，以减少术中失血。

放射性核素成像是另一个传统的评价可疑血管的检查方法。注射少量造影物质，一般是^{99}Tc标记物，然后分三次扫描，以提供肢体血供的动态信息，即刻扫描显示动静脉影像，延迟扫描可以看到肢体的总体代谢情况。要求敏感性的情况下扫描特别有用，但高分辨率则不然。再植或冻伤后想确定组织活力时会遇到这种情况。三期扫描对于手外科判断CRPS特别有用。虽然这不完全是血管问题，但有特征性变化。延迟期扫描分析表明其敏感性介于65%～90%，特异性介于75%～100%。CRPS急性期的血管、血液池和延迟期联合分析的敏感性为80.8%，特异性100%。复合超声技术是以传统超声技术来提供上肢血管详细分析的较新的技术。其图像可与血管造影相媲美。此法有以下优点：无创、便宜、便携，装备简易，可立即实施。但它缺乏血管造影的侵袭性优势，且非常依赖操作者。它采用较为复杂的B超图。这种多普勒超声产生的实时详细血管树带有不同血流方向和速度的彩色图像。血管可以横断面、也可纵行扫描。该技术可用于腔内及血管壁疾病。新型造影剂正被测试用于微血管手术。目前，可显示小到0.5mm血管。

磁共振血管造影（MRA）是一种无创性血管疾病MRI成像技术的新应用。静脉应用造影剂可以增强小血管的分辨率。MRA有个很大优势是可以检查血管周围组织的异常，这种能力对于血管肿物的诊断尤其有用。它也是唯一在记录后可以从各种角度进行观察的图像。其缺点包括费时、环境幽闭、在危及生命的创伤情况下却要将伤员脱离医疗人员监护以及昂贵。

三、上肢常见血管疾病

（一）穿通伤及钝性伤

累及动脉系统的上肢血管重症创伤可导致远端血流中断，肢体缺血。其治疗常需急诊探查、修复受伤血管。相反，非重症损伤并无症状或症状轻微，表现为上肢延迟运动或活动过度后的“间歇性跛行”。穿通伤最普遍，多见于刀刺、枪伤、工业或汽车交通事故。这类伤害后有以下七大特征表明可能有血管损伤可能需要检查或探查：①远端脉搏消失；②伤口搏动性或涌出性出血；③出口或入口有大血肿；④低血压；⑤伤口附近出现杂音；⑥邻近血管神经受损；⑦伤口邻近血管结构。患者有这七大特征之一均须多普勒超声检查或血管造影或手术探查。最近的研究表明超声检查或血管造影在诊断的特异性和敏感性方面相似。远侧肢体缺血为手术探查指征。

尽管有侧支循环，锁骨下、腋、肱动脉损伤常会引起危及肢体存亡的缺血，属早期手术探查指征（图62-7）。若有血管回缩或需先行广泛损伤修复，可予静脉移植间置。周围神经损伤可伴血管损伤，因此医师要做好修复相应结构的准备。前臂和手的“非重要”血管的修复存在争议。有几项研究试图预测前臂单支血管穿通伤的预后。但预后因受伤机制或损伤程度而有较大差别，在几个创伤中心，急诊修复的指、前臂、臂血管损伤的成活率介于50%～95%。

钝性伤也可造成血管损伤。肩脱位、肱骨近端骨折可能损伤腋动脉，锁骨或第一肋骨损伤可能伤及锁骨下动脉。儿童的肱骨髁上骨折可能压迫或刺伤桡动脉。它些损伤可能撕裂血管，引起远端灌注障碍。内膜损伤并无明显血管断裂，也能引起远端灌注减少。近端血管损伤若合并骨科损伤，血管损伤的诊断常被忽略，因为骨或神经的损伤更为明显。迅速确诊并处理血管损伤能减少截肢、血管瘤或动静脉瘘的发生。必须时行骨折稳定手术，但要在血管修复之前，以免进一步损伤。

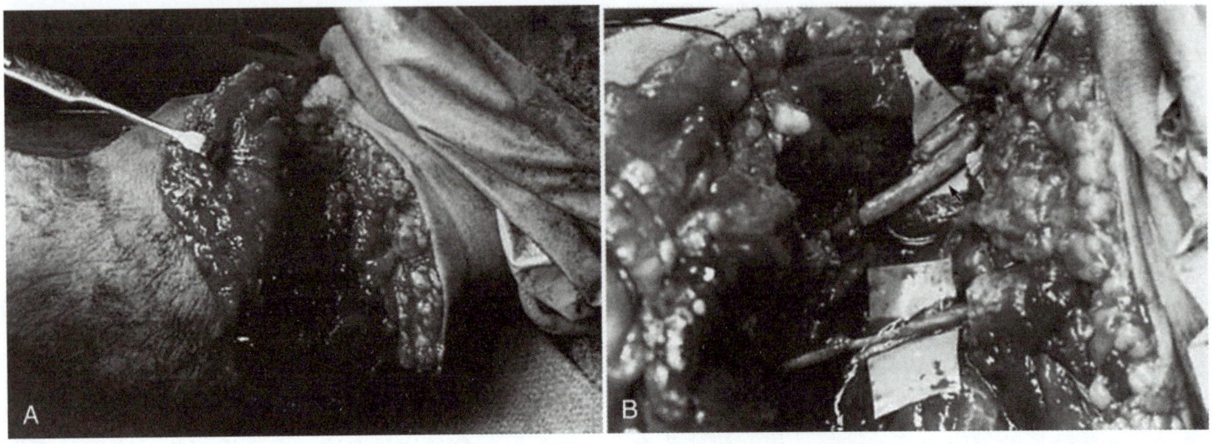

图62-7 A.弯刀砍伤造成的肱动脉裂伤，威胁到肢体的保留；B.隐静脉移植术（箭头所示）修复肱动脉后，威胁解除

（二）骨筋膜室综合征

上肢的骨筋膜室综合征一般并非由血管系统的损伤来定义。然而，它确实牵涉前臂或手部肌肉血供减少，可引起灾难性后果。通常由多种创伤引起，穿通性及钝性伤皆可能造成。尤易见于上肢挤压伤。也可能发生于上肢缺血后再灌注。缺血时内皮细胞收缩可能引起大量体液外渗到密闭的筋膜间隙，使组织间隙压力升高。

当伤肢的疼痛和肿胀与其初始损伤的程度不相称时要考虑骨筋膜室综合征的临床诊断。其诊断广为人知的记忆法为4P征：被动牵拉肌肉时疼痛（pain），感觉异常（paresthesia），苍白（pallor），无脉（pulselessness）。疼痛和感觉异常与其初始损伤的程度不成比例是最可靠的指标，因为前臂骨筋膜室综合征已非常明显时远端脉搏和组织色泽可能依然很好。同时，患者手掌可保持固定姿势。重要的是这些症状出现在儿童、头部受伤者及中毒者难以确定。因此，设计了几种装置来测定组织压力。经典的由Whitesides等设计的装置简易，可用现成的材料制备。带侧口的针或导管连接到动脉通路，可以测定筋膜室压力。也有现成的可读数的装置如Stryker骨筋膜室压力器（Stryker Medical，Kalamazoo，Mich.）。须注意要测定所有上肢可能受伤部的组织压力。前臂有三个骨筋膜室（背侧、掌侧和移动垫），手中有十个。任一肌肉或所有骨间肌、大鱼际肌、小鱼际肌、内收肌都可能累及。

达到多高压力应行筋膜松解具有争议。正常组织压力在8～10mmHg，低于舒张压30mmHg即绝对压力30～45mmHg视为严重。处于临界状态、临床检查困难时建议作序列测定或置管监测压力。不过尽管方便，组织压力测定也仅起辅助作用。骨筋膜室综合征是临床诊断，临床考虑，机制，体格检查是诊断的关键。骨筋膜室松解的阈值应较低，如担心骨筋膜室综合征，早期切开减压是合乎逻辑的。

骨筋膜室综合征用减压来治疗（图62-8A，B），应切口广泛，以使受累骨筋膜室充分减压。相应骨筋膜室的皮肤和筋膜要全长切开，肌肉常为逃离受限的骨筋膜室而鼓入开放伤口中恢复正常颜色。松解前臂腕侧——最常受累的骨筋膜室——包括腕管和近侧的臂前筋膜。注意减压要充分，前臂每个肌肉的筋膜都需要充分减压。然后暴露伤口，覆以无菌敷料或真空闭合装置。

患者可能需要在全麻下再次手术探查，清除无活力的组织，关闭伤口。随着肿胀消退，皮肤的对合可通过编织弹性血管环钉在皮缘将其无张力再拉拢（图62-8C）。同上，真空闭合装置帮助伤口闭合，但相对较贵。大的缺损需要皮肤移植修复。早期手术减压功能恢复良好。但是，如果损伤未能发现，可能导致严重的神经肌肉损伤，最终纤维化和挛缩。这种情况下，可行松解和肌腱转位、游离肌腱移植等以恢复基本手功能和前臂功能。

（三）导管损伤

上肢动脉导管用于诊断和监测。比如，肱动脉常用以行冠状动脉造影。导管插入血管可能损伤管

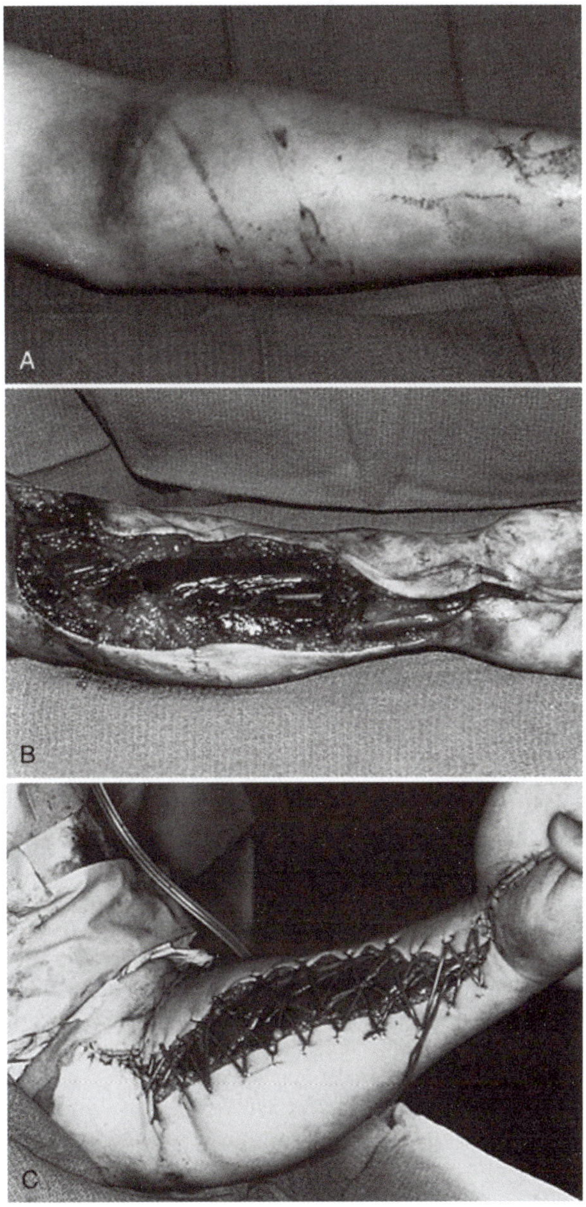

图62-8 A.一位年轻女性在翻车事故中前臂受压导致的骨筋膜室综合征；B.接受筋膜切开术；C.肿胀消退后，伤口边缘以vessel loop钉合

腔，引起血栓形成，或血管瓣间断阻断远端血供。上肢动脉导管的并发症发生率在1.0%～1.5%，可能引起导管远侧的急性缺血（图62-9），指端栓塞和坏疽等。多普勒检查可证实诊断，受伤部位的动脉压力可能显著下降。

桡动脉远端置管是最常见的创伤性动脉操作。桡动脉置管用于监测血压和行血气分析。其并发症包括栓塞、感染和动脉瘤形成（图62-10）。一项

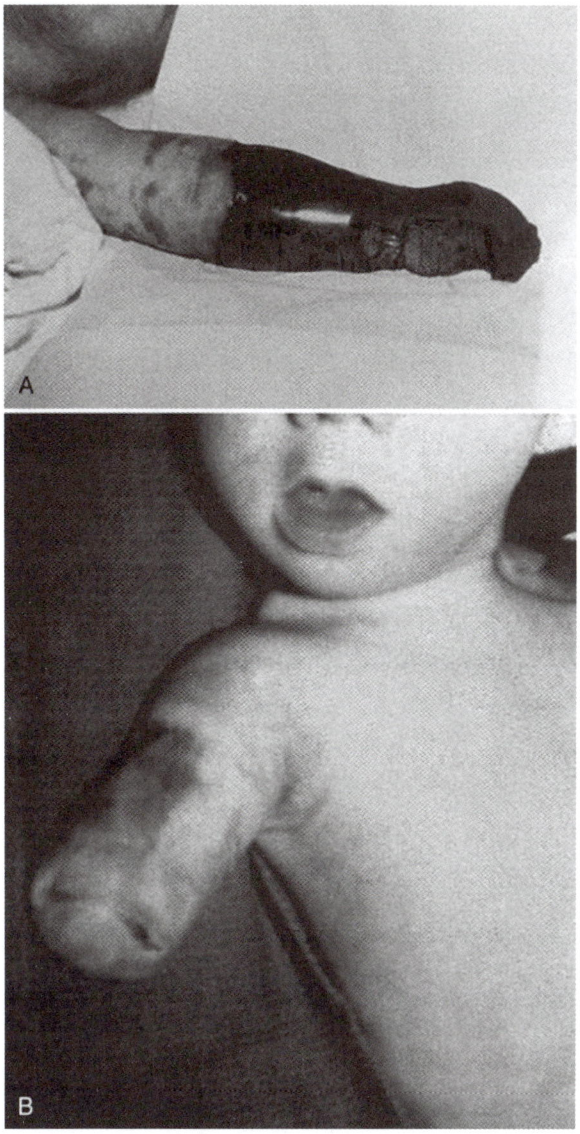

图62-9 A.肱动脉置管术后，孩子的手臂发生了缺血改变；B.必须进行肘上截肢

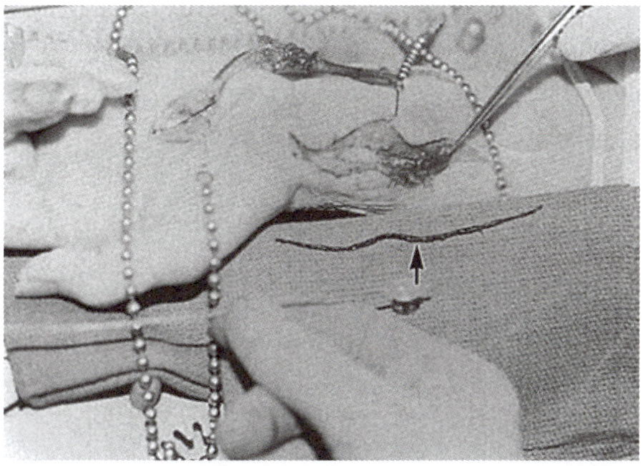

图62-10 多动脉置管术后桡动脉、尺动脉血栓患者，必须行急诊探查取栓（箭头）及动脉缺损部分静脉移植术

关于包含内外科ICU共计4932名患者的研究显示，1249名桡动脉置管患者占所有动脉置管2119名患者的60%。其中7%多普勒听不到桡动脉充盈。术前Allen试验显示尺动脉血流充分，无长期血供后遗症报道。少于2%的患者有一过性栓塞和痉挛，经支持治疗后缓解。血栓形成可导致远端缺血，拇指难保，但可使用小号Teflon导管来预防。插入任何导管之前，须行Allen试验以找出可能发生缺血危险的手指。如Allen试验阳性，则为置管的禁忌。再者，桡动脉置管失败，应选其他替代方法，如股动脉，对侧桡动脉，锁骨下动脉等。试图在同侧肢体动脉寻找入路，也许会将该肢体和手置于危险之中。

若桡动脉置管后发生缺血，必须立即取出导管，仅此即可恢复血流。如果血流仍未恢复，可有两种治疗选择。血管造影可能显示动脉血栓或痉挛，经造影导管溶栓或注射血管扩张药可能救活手指。或手术探查切除栓塞，静脉移植重建血流。无论何种情况，术后患者均应行抗凝，最初5～7天用肝素，然后口服抗凝或阿司匹林约1个月。若病情不允许抗凝，可植入腋或外周导管注射血管扩张药。后期的桡动脉感染或血管瘤可能并无症状，但可为远端手指栓塞的来源，导致手指缺血或坏死。治疗时需要切除感染血管，并直接吻合断端或静脉移植。

外周静脉置管并发症较少。但可形成化学性或感染性静脉炎。通常可予热疗、湿敷等对症治疗，若表面有蜂窝织炎，可予抗生素治疗。有时，保守治疗无效时可能需手术切除痛性血管。中心静脉置管可常规用于监测或输液，可能引起锁骨下静脉血栓。若上肢肿胀严重或发生肺栓塞，可能需肝素或抗凝。一般取管后中心静脉再通，症状缓解。治疗取决于症状的剧烈程度，可能需要全身肝素化、溶栓、血栓取出、切除、移植等治疗措施。

（四）动脉内注射

动脉刺伤可能发生于试图静脉应用娱乐性毒品时（图62－11），也可能发生于肘前异常动脉置管时。住院患者在注射后发生远侧缺血应考虑意外事故性动脉内注射。发生后可能有严重反应，其病理生理机制不明。可能主要有三大因素：①特殊物质作为动脉内栓塞，阻塞远侧小血管；②很多药物会产生化学性动脉炎；③流经毛细血管床的物质引起血管痉挛和炎症。鉴别诊断包括急性缺血的其他原因，损伤，栓塞性疾病，雷诺现象。

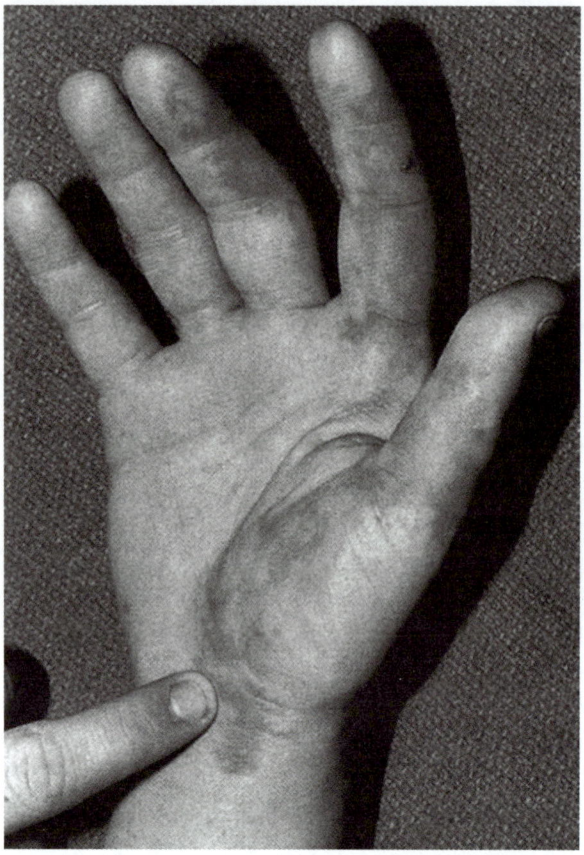

图62－11 动脉内注射海洛因导致桡动脉供血区指状皮肤坏死

动脉内注射的急性症状可能包括严重灼痛，发绀，组织肿胀。因为患者可能隐瞒而难以获得精确的病史。Charney和Stern最近报道了5例手指缺血和发绀的年轻患者，这些患者并没有静脉注射毒品的典型表现。尽管这些患者的症状非常严重，他们最初并不承认有注射史。直至反复询问注射情况，他们才承认相关病史。

急性动脉内注射存有争议。传统的辅助治疗包括交感神经阻滞，动脉内血管扩张，应用抗凝剂、溶栓剂等是治疗的主流。血管造影和手术的疗效较难证实。但在急性期，血管造影可用于阐明损伤的性质。若发现梗阻性病变，可试行溶栓或微动脉重建。弥漫性损伤预后较差，最好进一步辅助治疗，包括止痛、防感染、最终无效者截肢。

动脉内注射后寻求治疗数日甚至数月者表现不同。最重者尤于手指水平，引起不可逆性缺血改变，可能还需辅助治疗。若患者有较多近侧肱动脉或前臂动脉结构的穿刺损伤，并有慢性缺血症状和体征，包括怕冷、雷诺现象等，须行无创或血管造影检查，需要时行显微血管重建。

（五）尺动脉血栓——小鱼际锤综合征

尺神经在腕部或肘部受卡压是尺侧腕痛和感觉异常最常见的原因。然而，掌部肿块、怕冷、单侧雷诺现象等出现时要考虑血管异常。尺动脉血栓，常表现为小鱼际锤综合征，最常见于男性体力劳动者，其掌面受到反复损伤（图62－12A）。吸烟是重要的危险因素，据报道该症患者八九成为烟民。反复损伤将尺动脉压迫于钩状骨的钩部，形成动脉瘤或内膜损伤，暴露内皮下胶原，最终形成血栓。此病由Von Rosen最先于1934年描述，然而常被忽视。无反复损伤史者，腱鞘囊肿、异常肌肉解剖或局部动静脉畸形可能为尺动脉血栓形成的原因。

漏诊主要因为症状的非特异性。Koman和Urbaniak回顾28例证实为尺动脉血栓者，发现仅有半数患者初次检查即被正确诊断。患者可能表现为疼痛、单侧雷诺现象、感觉异常，较少为手尺侧缺血等。症状可能是间歇性，如果尺动脉栓塞使指动脉血流显著减少，可能发展至静息时严重疼痛和缺血。至此阶段仍不治疗，可能发展为手指溃疡和坏疽。Koman和Urbaniak的研究中发现八成患者觉持冷物或天冷时不适。

继发于尺动脉损伤的尺动脉壁增厚或小血管瘤可能压迫尺神经。若发生于Guyon管Ⅰ区，尺神经分支的近侧，患者将有混合性感觉和运动症状，这并不常见。远侧的Ⅱ区，尺动脉更接近尺神经的运动支，运动症状为主或单独发生。不过这些表现更多见于腱鞘囊肿或钩状骨的钩形病变。尺动脉栓塞更为常见的是尺侧手指的感觉异常，而无运动症状，乃因尺神经分支远侧的Ⅲ区尺动脉只与感觉支相邻。

物理诊断手法专注于评价手部血供和血栓的定位。Koman和Urbaniak指出他们的研究中所有患者的腕部Allen试验阳性。多普勒检查显示Guyon管信号下降，或桡动脉受压浅弓水平处的信号消失。数字容积测定在尺侧手指异常，经皮测定氧含量下降。血管造影是评价金标准，可显示血管树，对可疑有手指微血管栓塞拟行显微血管重建者有帮助（图62－12B）。但它最终可能被超声取代。

辅助治疗适用于无手指缺血、无尺神经受压表现者，可避免进一步损伤腕部尺侧。多数有症状的患者发现戒烟、调整活动、口服药物后症状减轻。Marie等发表了一篇非常出色的综述和病例报道，介绍了2007年他们在法国鲁昂的治疗经验。他们报道87%的患者通过戒烟、调整活动、口服血管扩张药和（或）血小板聚集抑制药可收到较好的治疗效果。随访发现有27.7%的复发率。对手指缺血坏死者，推荐加用右旋糖酐稀释血液，肝素、低分子量肝素等。Vayssairat证实该方法可使76.5%的患者得到改善。症状严重者可以手术治疗，切除血栓或血管瘤（图62－12C，D）。血管切除后行静脉移植可使功能恢复，2年随访发现移植成活率可达84%。Marie等只对47名患者中的2例进行了手术治疗，其余患者均为保守治疗。行手术治疗的患者术后症状得到明显缓解。最终截肢清创适合于某些患者：发现较晚，不能遵守治疗原则（不能戒烟，或无法改变工作类型），手指严重损伤或感染者。

（六）血管性胸廓出口综合征

血管在胸廓出口处受压仅占胸廓出口综合征的3%，包括1%为动脉性，2%为静脉性。病因有多种，可能为先天性纤维肌束，也可以是骨痂。主要症状为缺血性，特别是上肢的过头活动。远端栓塞或单侧雷诺现象也可发生，引起指缺血和坏死。静脉阻塞可引起间歇性或持续性肢体水肿。动脉或静脉性压迫都可伴神经性压迫症状。这些症状可能模糊，所以鉴别诊断要考虑颈、肩、外周神经压迫等。

血管受阻的诱发试验包括举臂试验，患者维持抬高患肢，外展、外旋以缩小胸廓出口（图62－13）。过头的活动以快速握拳、松拳而被激活。因血管压迫可出现肌痛，提示动脉血供不足。静脉梗阻可能因上肢抬高而出现静脉扩张。其他如Adson试验，不甚可靠。相反，血管造影显示梗阻者可能不出现脉搏减少。超声和血管造影如有患肢抬高后血流明显减少则有助于证实诊断。

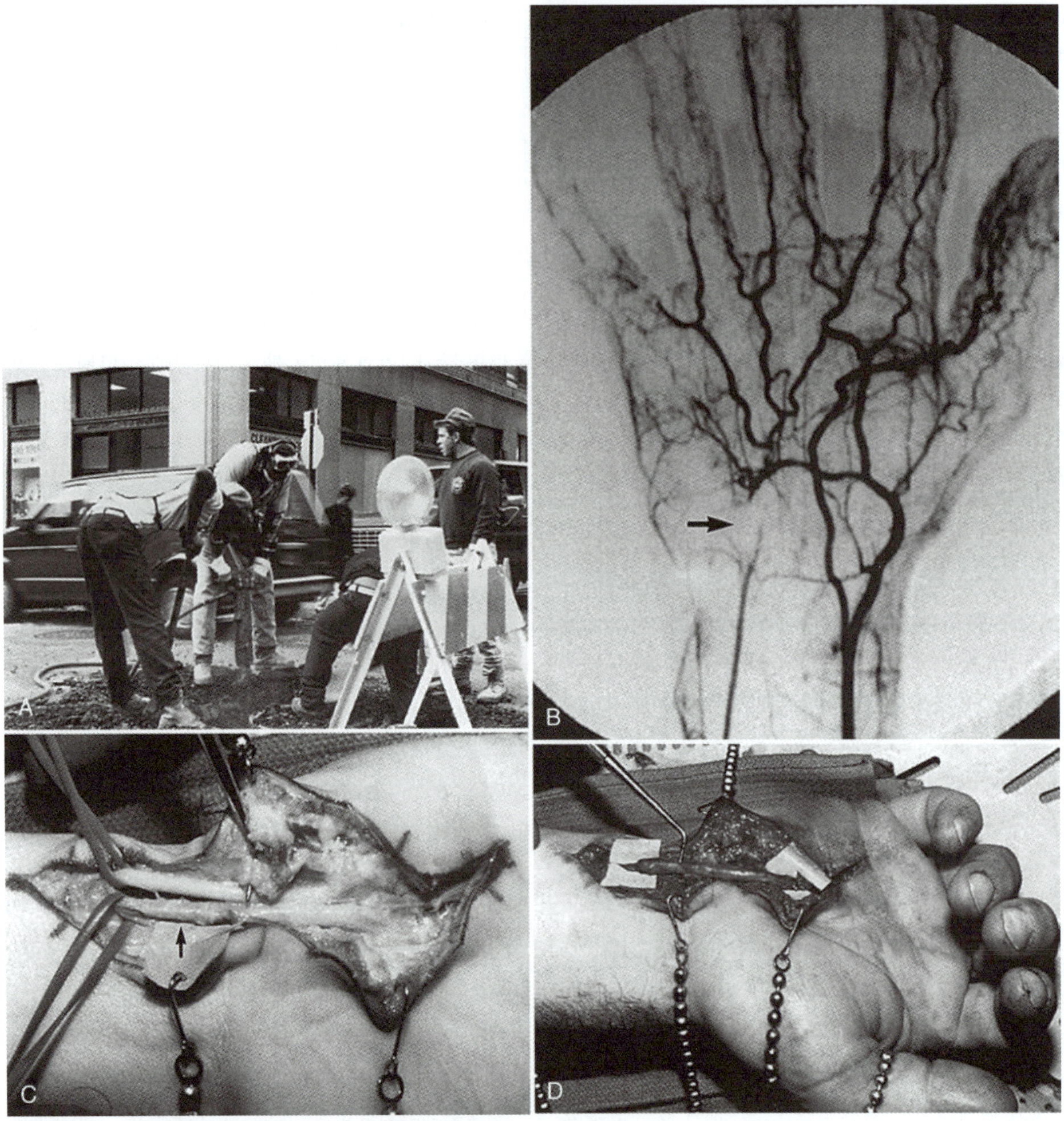

图62-12 尺动脉血栓。A.操作手提钻时手掌受到反复振动可以引起血栓；B.血管造影显示尺管内尺动脉血流受阻（箭头）；C，D.分别是血栓切除术前后栓塞动脉的表现。注意苍白的肤色

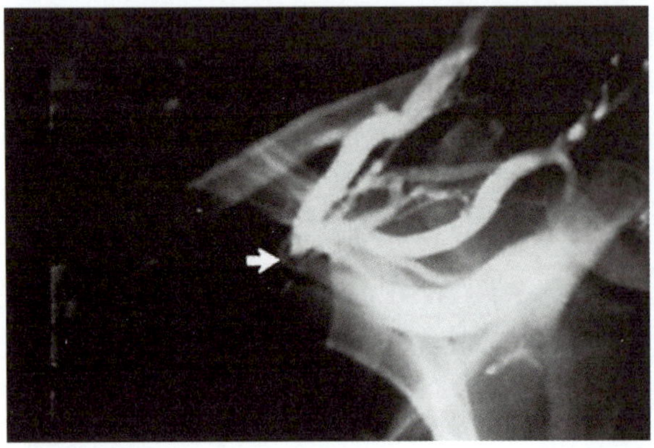

图62-13 血管性胸廓出口综合征患者肩部外展时的静脉描记图。锁骨下静脉闭塞是明显的证据

其治疗相似于神经性胸廓出口综合征。体位和牵拉练习可减轻一定症状。较重者，尤因远端栓塞者，须手术切除相关结构、溶栓或行血管移植。Whitenack等详细介绍了胸廓出口减压术的方法。

（七）血管痉挛性疾病

不同于血管创伤或血栓栓塞性疾病，上肢血管痉挛性疾病可有多种不同病因。相关的一般性症状及雷诺现象等。典型的雷诺现象由肤色冷刺激后的三联症：一指或数指变白甚至变黑，提示动脉血流完全减少；然后手指逐渐转蓝、紫，因患指内氧含量减少；最后随血流恢复，出现反应性充血。不是所有患者都有典型的3期变化，任一主诉手指变白或对冷敏感者均要查明有无血管痉挛性病变。疼痛，尤其是严重的疼痛，不如肤色改变常见，多数有雷诺现象的患者主诉为发作时有钝性痛或血流恢复时有针刺样痛。

有趣的是，雷诺现象不仅见于血管痉挛性疾病。1862年，法国医师雷诺描述了25例此类患者，那时分析为交感神经系统的过度活动。实际上多数患者为指动脉受压。这种情况下近端梗阻可减少基础血流，达到一定程度后对冷刺激的正常生理性血管收缩反应引起雷诺现象的症状。相似的增加血流黏度可能减少流速，可导致正常交感反应后手指苍白。因此，雷诺现象发作的范围扩大到不仅包括交感反应过度，而且包括局部因素和全身交感张力的复杂相互作用。

雷诺现象是用于描述上述典型临床症状的病理生理学级联效应。雷诺病或特发性雷诺现象，指的是这种情况孤立出现，而非继发于其他疾病。雷诺综合征用于描述继发于潜在疾病的临床表现，如患者有硬皮病或其他胶原血管性疾病。1932年，Allen和Brown建立了诊断雷诺病的最低指标：双侧有症状，无坏疽，无其他原发性疾病尤其是胶原-血管性疾病，持续至少2年。后来诊断标准中加入指端坏疽。

雷诺病的流行病学研究表明，它多见于20—40岁女性，且寒季常见。有趣的是，该病多于雷诺现象，一般人群中的发生率为3%～5%。斯堪的纳维亚和北欧特殊人群调查发现20%～30%的健康人诉怕冷和肤色变化。最初表现为雷诺病者，后来可能出现胶原-血管性疾病的症状。与此相似，任一患者，有单侧雷诺现象发生或指端近侧溃疡应怀疑有机械性血管梗阻而非雷诺病。

雷诺现象与多种原发疾病有关，包括感染性疾病如类风湿关节炎。服用麦角碱治疗偏头痛，也可能引起外周血管痉挛。最近，振动性职业损伤也被认为与雷诺现象有关。实际上，半数使用重锤等职业者会说有雷诺现象。相似地，振动性白指病与125Hz振动有关。血管闭塞性疾病可能引起指动脉下降（如动脉粥样硬化、血栓）时要考虑鉴别诊断。

典型情况下，雷诺综合征与胶原-血管疾病相关，尤其是硬皮病。硬皮病患者中85%有雷诺现象，其此诊断者，半数以雷诺现象发作就诊。硬皮病有一系列症状，手部症状只占一部分。诊断后应由内科或风湿病医师彻底检查。

雷诺现象患者的辅助检查始于完整的病史和体检。发作的诱因，缓解的原因，症状为单侧或双侧要问清楚。吸烟史、药物史、家族史可能提示其他主要诊断。体检首先要看皮肤和指甲的改变、有无溃疡等。触诊所有脉搏。上肢脉搏可随体位变化。行神经病学检查以发现有无周围神经压迫。多普勒检查和Allen试验可能发现近侧梗阻。激发试验如冷水刺激等则很少使用。

实验室检查包括全血细胞计数、血沉、风湿病学和抗核抗体检查等。其他可能需要的检查，如蛋白电泳等。放射学检查包括双手平片，其他临床可疑情况也要摄片。超声为无创性检查，可良好显示血管树结构。但是，血管造影仍是最常使用的评价外周血管梗阻的检查方法。无创性冷刺激试验有助于诊断雷诺现象发作并评价治疗的有效性。有雷诺症状者在冷刺激后皮温异常下降，去除刺激后恢复延长。

减轻症状和减少发作频率的治疗始于行为治疗和调整活动。保持手指温暖，避免冷刺激。如果有效，应强化并坚持。戒除血管性药物、咖啡因、吸烟等对于患者可能有困难，但能减少约50%的症状。生物反馈训练能减少雷诺现象发生尤其是在雷诺病患者中。

钙离子阻滞药是最常用于预防血管痉挛性疾病的药物。它的机制是阻断钙通道抑制交感刺激后的平滑肌收缩。但可能引起明显全身性副作用，最常见的是体位性低血压。

目前正在研究其他的药物治疗方法。可减少风湿病频率、严重程度和发病持续时间，同时可以治疗和预防溃疡和皮肤破裂的药物，正在逐渐增多。Fries等发现分别使用磷酸二酯酶抑制剂西地那非可显著减少33%的发病频率及45%的发病持续时间。一些研究表明前列环素拮抗剂如伊洛等，可降低发病频率和严重程度，并改善严重患者的皮肤状况。博沙坦作为一种内皮素受体阻滞剂，已经在两个研究中被证实可显著改善溃疡形成情况。这是研究的热门，而且这些风湿病学家的研究将会使更多患者从中受益。

不能耐受药物副作用者也有一些选择。鱼油（含omega-3脂肪酸）和月见草油（含omega-6脂肪酸）等显示出一定疗效，现已证实它们分别可提高患者的寒冷耐受度和降低发病频率。银杏也已被证实可减少特发性雷诺病的发病频率。此外，不应阻止患者发现的有益，而医学上无害的替代疗法。

手指溃疡是重症或治疗不彻底者的常见后遗症。溃疡常可保守治愈（图62-14A），方法包括轻柔更换敷料，避免刺激及全身及局部血管扩张药治疗。清创限于明显坏死部分，尽量保留手指长度。局部感染适当使用抗生素。疼痛和坏死可能需要次全或全部截除。

保守治疗失败者，要考虑手术干预。包括交感切除，微血管重建。过去的标准手术是颈神经节旁交感神经切除，最近用胸腔镜行脊柱旁交感切除。和之前的报道相似，结果不一致、短暂，且有一定副作用。Thune等于2007年报道了18例严重症状患者行胸腔切除。其中即刻有效率达83%，但61%有症状复发。过度出汗、流涎分别达63%、30%。随访调查表明，43%的患者后悔接受这种手术。

指交感神经切除术自1980年Flatt报道以来得到普及。指总血管和指血管的外膜剥脱使神经与血管之间的联结分离，显示效果良好（图62-14B）。术后患者感觉疼痛减轻、溃疡愈合，并感觉手指温暖。最近，冷刺激等应激后的反应如能以局部交感阻滞改善被视为交感神经切除的指征。几个小样本研究显示，逾八成患者经掌、指动脉外膜剥脱、交感神经切除后病情改善。用现代微血管重建技术行选择性微血管重建能使有严重雷诺现象伴继发性缺血、溃疡且外膜剥脱、交感神经切除后无效患者的

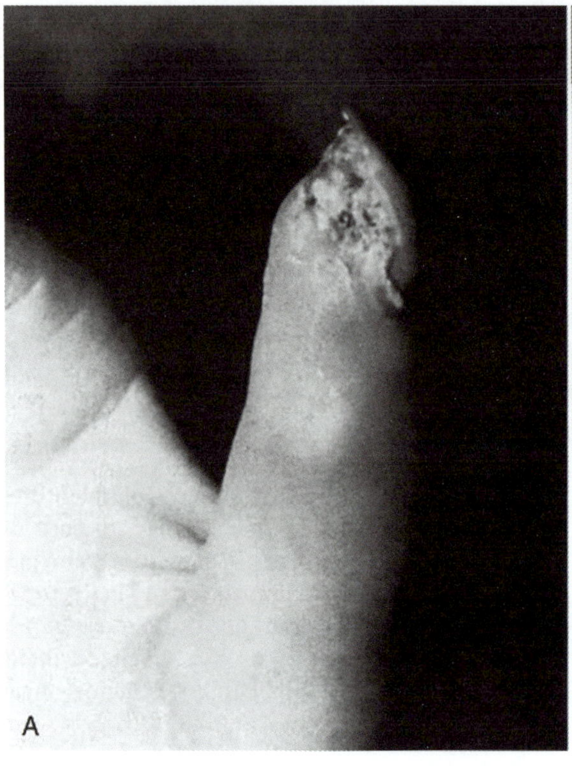

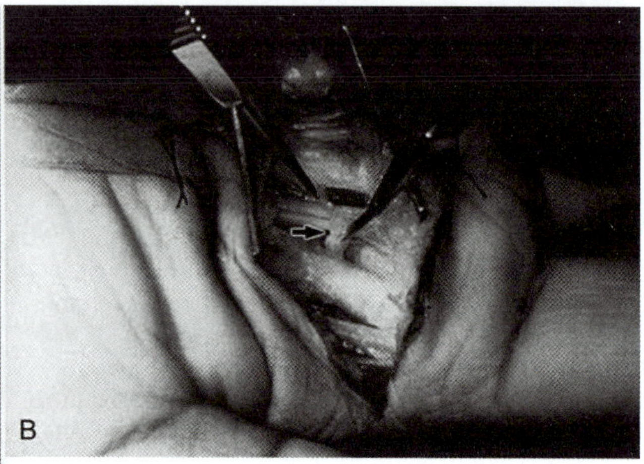

图62-14 A.雷诺综合征患者手指溃疡在口服血管舒张药后愈合；B.周围交感神经切除术，通过切除指动脉旁交感神经责任分支，来减轻血管的交感性痉挛

病情得到改善。

（八）血管瘤和血管畸形

良性血管瘤及高流速的动脉畸形等问题主要发生在儿童。以前常用短语酒色斑（图62-15）和海绵血管瘤来描述，但它们并没有准备的表达病变部位的内皮细胞改变。现在的报告将先天性血管异常分成两种：血管瘤和动静脉畸形。

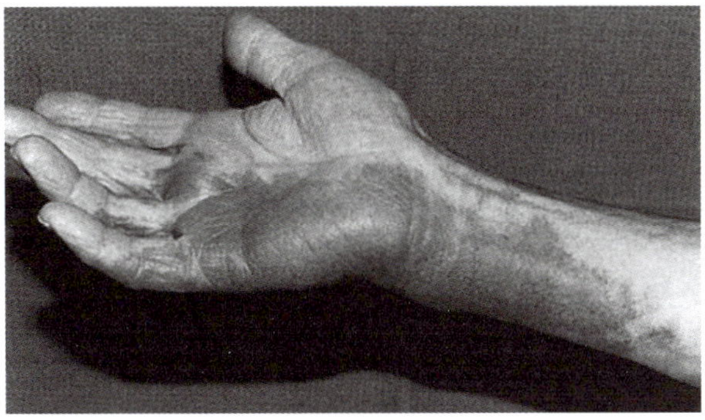

图62-15 毛细血管瘤，或称"葡萄酒斑"

30%的患者血管瘤表现为出生时的红点；但生长迅速，4周时90%明显可见。其生长开始令人担心，后来常会放慢速度，最终无须治疗而退化。七成消退，且多数在7岁时完全消失。女性发病率为男性的5倍。该病变显示为内皮增殖伴肥大细胞增多。消退后残留少量纤维和脂肪组织及少量血管。

通常建议对症治疗。溃疡少见且推荐予辅助性伤口处理。病变的大小可以用压迫性衣物来控制。大的血管瘤局部处理措施无效，且可能导致高输出量的心衰。这种情况下，局部注射肾上腺皮质激素可能加快其消退。其机制尚不明确，但雌激素的降低可能触发其吸收。偶有婴儿大血管瘤须手术切除（图62-16）。

据Mulliken和Glowacki报道，含正常上皮细

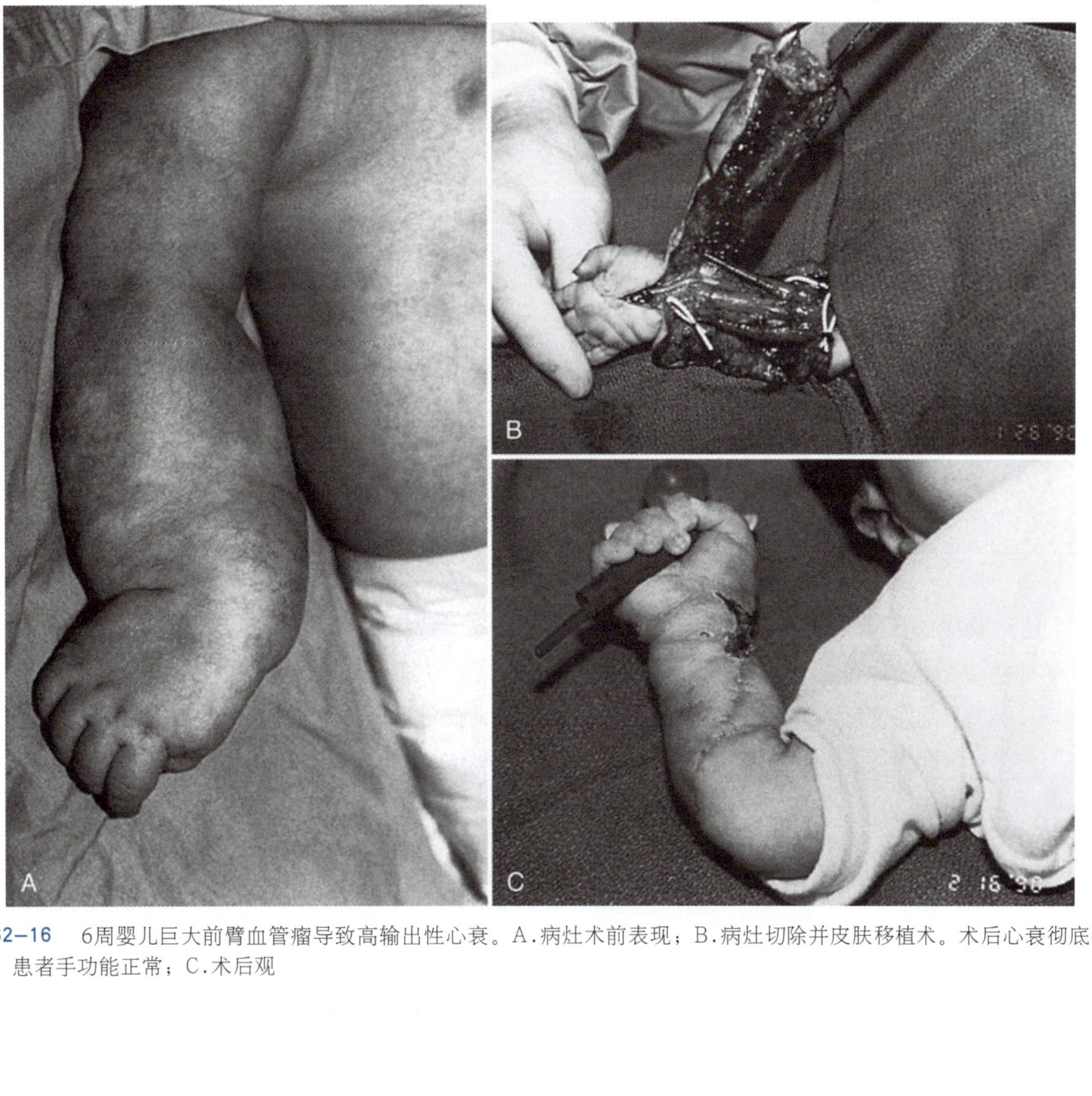

图62-16 6周婴儿巨大前臂血管瘤导致高输出性心衰。A.病灶术前表现；B.病灶切除并皮肤移植术。术后心衰彻底缓解，患者手功能正常；C.术后观

胞的血管畸形出生时也表现为血管瘤。随着这些正常血管在儿童的异常位置生长，他们变得明显，表现为或高或低流量状态。低流量畸形构成表浅毛细血管问题，以前曾被称为“葡萄酒痣”。其他低流量畸形包括静脉畸形或海绵状血管瘤，淋巴管畸形及混合血管畸形。这些病变生长缓慢可位于表浅的皮肤、也可能深在而弥散。可有骨性或软组织肢体肥大，若肢体位于一定依赖位置则更为明显。若病变小而局限，辅助性治疗即可。大而弥散的病变压迫即可，但若疼痛可能需要手术切除和广泛清除。术前静脉造影、彩色复合超声或MRA（图62-17A～C）可用于查明范围。

动脉或高流量畸形很少见，但可潜在破坏性先天性血管。患者多有可触及震颤和闻及杂音的组织增生。多数患者因血流短路引起远端缺血或神经受压引起严重疼痛。且可能发生溃疡或躯干坏死（图62-17D)。患者可能会有高输出性心衰，压迫供应血管后脉搏明显减弱（Nicoladoni-Branham或Branham征)。

手术治疗建议用于大的和疼痛性病灶（图62-17E)。术前需要行可能栓塞的供应血管的血管造影。手术切除可能须分期进行游离组织或皮肤移植，而畸形可被成功切除。简单结扎输入血管通常不能解决问题。治疗结果随病变性质、范围和病变的复杂性而有较大区别。若完整切除则不会复发，问题仅与手术切除有关（小病损可能无碍，若病变弥漫且有侵袭性须广泛切除则可能有严重问题)。但是成功切除后的复发并不少见。根据病变大小，是否弥散性或边界清楚以及初次完全成功解剖切除后的效果，复发率的报道介于50%～ 60%。最终可能因疼痛或严重缺血须截肢。

（九）获得性动静脉瘘

手部的获得性动静脉瘘最常发生于穿通伤后。假性动脉瘤与之相比仅有动脉损伤，而创伤后获得性动静脉瘘发生在相邻的动静脉血管之间，形成异常管腔，造成毛细血管床近侧的短路。结果是远侧缺血和近侧静脉扩张。体检可发现震颤和杂音。阻断其静脉或动脉供应支后可减轻缺血性疼痛。明确诊断须行彩超或MRA。早期切除可行修复血管，切除时要小心所有交通支均应结扎，否则瘘管仍会复发。

前臂或肘窝的医源性瘘管用于肾透析，可引起远端缺血、组织缺失及正中神经和尺神经受压。早期治疗，折弯血管以减少血流或改为他处手术，可减轻症状。

（十）动脉瘤病

上肢动脉瘤病少见，按病因分为创伤性、感染性、动脉粥样硬化性，按壁的完整性分为真性和假性。按解剖位置分为锁骨下、尺或指动脉。创伤性动脉瘤病为最常见的类型（图62-18A)；病变常无血管壁结构，因而被称为假性动脉瘤。真性动脉瘤有血管壁，有正常内膜、中层和外膜，原因多为钝性伤、动脉粥样硬化或胶原性疾病如马方综合征。

动脉瘤多表现为一肿块。因此前臂所有肿块均应触诊有无震颤，听诊有无杂音。多普勒检查有助诊断。可能出现远端栓塞或尺神经受压的症状，尺动脉受累时尤然。鉴别诊断包括腱鞘囊肿、巨细胞瘤、血管肿瘤以及神经肿瘤。血管造影首选传统型，不过复合超声造影使无创检查成为可能。

无症状性肿块仅需观察，尤其当它出现在手指水平时。然而较多见的是动脉瘤引起疼痛或出现远端栓塞，则需切除或血管结扎以缓解症状。结扎前，须行术前Allen试验或术中容积测定以证实有足够的侧支循环。若无足够的侧支循环，则须行静脉移植、显微血管重建。

四、特殊人群的手外科手术

（一）腋淋巴结切除或乳癌根治术后

乳癌术后继发同侧的手痛并不少见。Ganel等报道ALND后近二成患者会发生腕管综合征。可能与淋巴水肿有关，后者在ALND后发生率为6%～36%。但其发生并不仅限于淋巴水肿患者。更常见的是ALND或乳癌切除术后，有手痛但并无淋巴水肿证据。

Hershko等最近发表了他们处理这类患者的经验。25例有乳房手术史（11例行肿块切除，14例行乳癌根治术）和ALND史患者接受了择期手外科手术。4例有淋巴水肿，其中1例较重。12例行腕管综合征手术，其他患者因各种主诉（扳机指、腱鞘

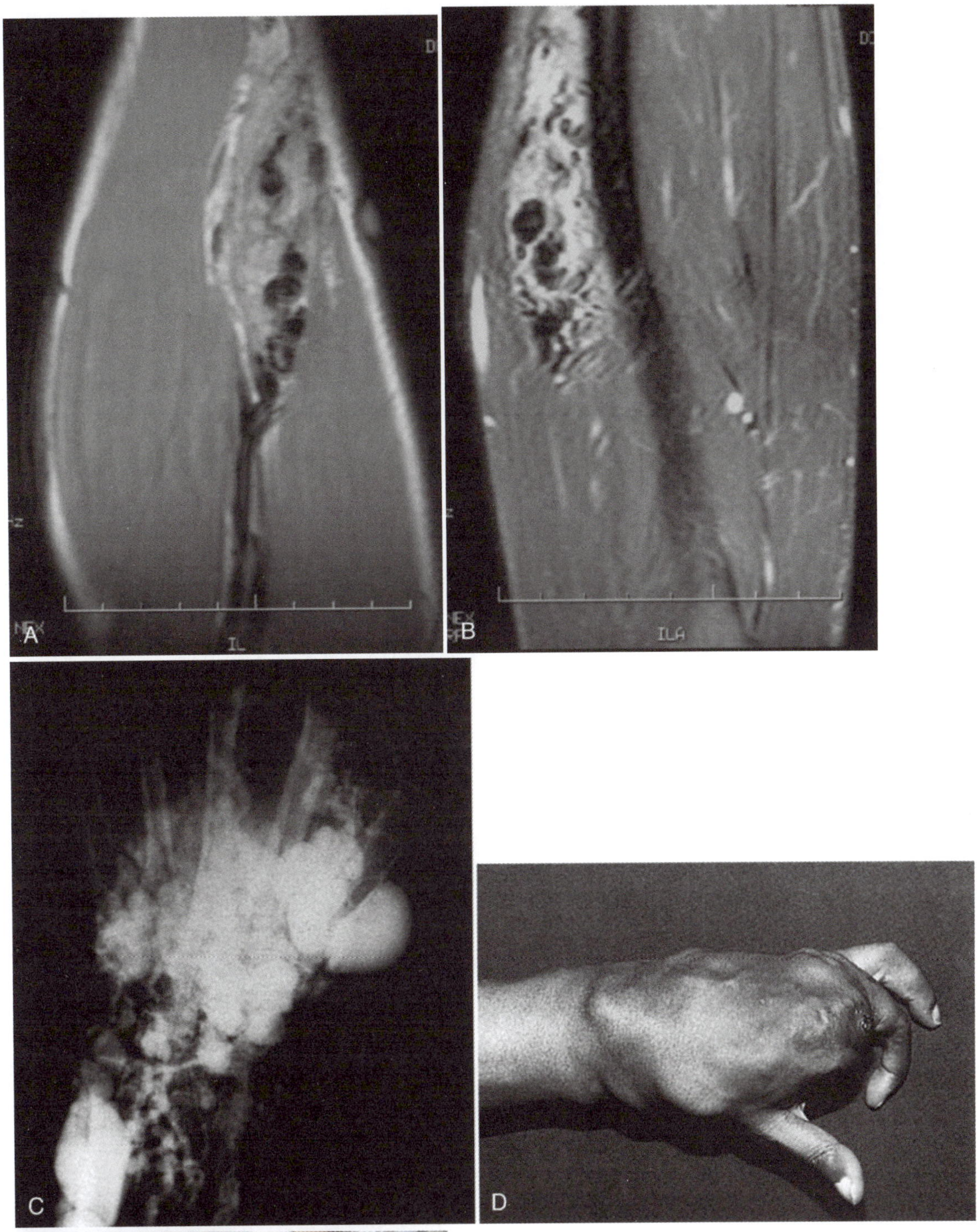

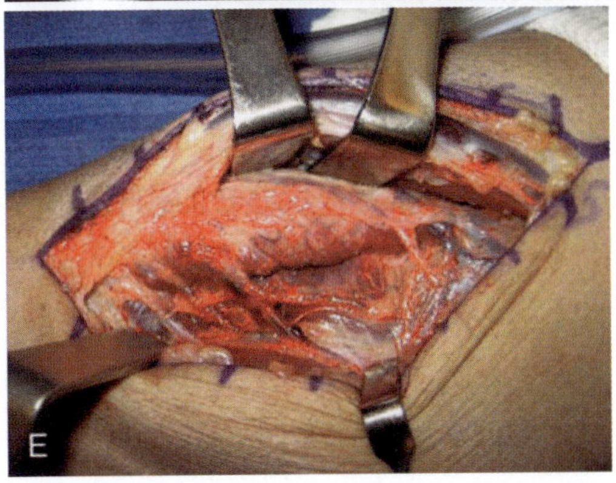

图62-17　A.副动脉畸形血管造影；B、C.动静脉畸形MR图像；D.畸形加重引起手指缺血导致截肢；E.切除术前暴露畸形病灶

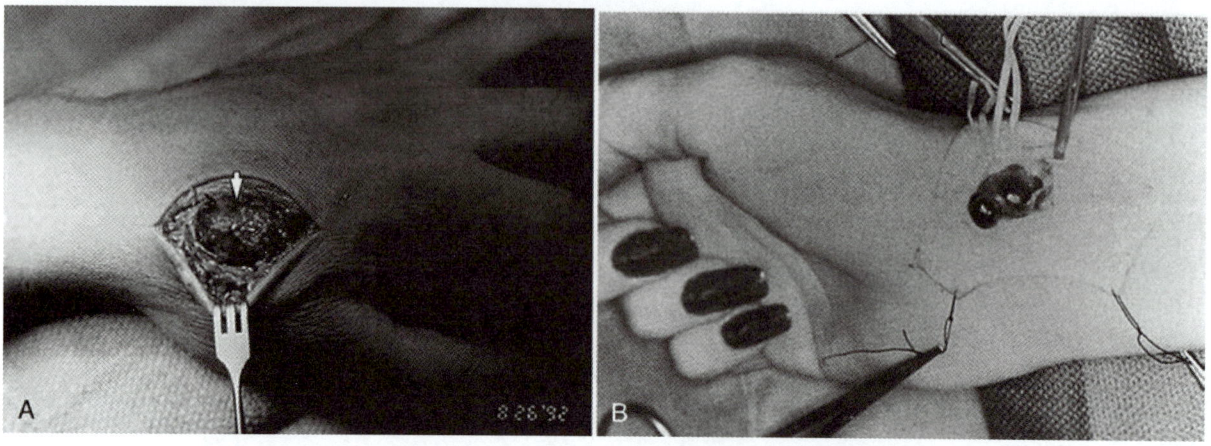

图62–18 A.第一webspace桡动脉刀刺伤导致创伤性动脉瘤（箭头）；B.桡动脉钝性创伤导致的真性动脉瘤

囊肿、桡骨茎突狭窄性腱鞘炎）也接受了手术。手术方法无改变，但仅一例是用止血带在局麻下完成的（1例无淋巴水肿以Bier阻滞代替）。并未出现新的淋巴水肿病例。2例之前有淋巴水肿者有一过性加重，使用3个月弹力套和理疗后缓解。1例发生僵指，1例无淋巴水肿者发生愈合延迟。Dawson等报道了15例行腕管减压术治疗ALND病史的女性患者的经验，其中7人伴有淋巴水肿。他们发现未出现新的淋巴水肿病例，没有加重既有的淋巴水肿，且没有感染或伤口并发症。

最近由超过600名美国手外科学会会员完成的一项调查显示，他们当中94%对于有同侧ALND史患者行手外科手术感觉舒适，而85%对于有同侧淋巴水肿患者行手外科手术感觉舒适。94%对无淋巴水肿患者常规使用止血带，74%对有明显淋巴水肿患者仍使用止血带。半数对围术期处理未作改变，半数对于有同侧ALND史患者行手外科手术者加用加压性术后处理和（或）围术期抗生素使用。

上述病例分析和学会会员共识均提示对于有同侧ALND史患者行手外科手术是安全的。可能需要考虑的是对于有同侧ALND史患者行手外科手术后是否需增加加压性术后处理，尤其是对已有淋巴水肿者，且淋巴水肿者应了解术后情况可能有所加重并持续数月。

（二）长期口服抗凝药患者

手外科医师常会遇到因其他问题而服用抗凝药患者。围术期这些药物的处理是个重要的问题。两个研究报道了关于这个人群的问题。两者均认为无须因门诊手外科手术而停用这些药物。Smit和Hooper报道22例患者术后无出血性并发症或其他与药物相关的并发症。Wallace等报道了更多患者，其中仅两例有轻度的出血问题但并无长期后遗症。另外，他们发现Dupuytren挛缩松解后发生血肿与文献报道的发生率一致。并发现不必要停用这些药物会有显著的相应风险。出血风险和停止抗凝药物治疗的风险要仔细权衡。虽然资料有限，目前证据仍支持对常规门诊手外科手术患者继续服用抗凝药物。

五、小结

本章提供了一系列指南，指导血管疾病患者的诊疗。回顾了相应的解剖，并列举了专门的诊断方法，包括病史的询问、体格检查及诊断试验；并描述了最常见的血管疾病及其处理原则。也复习了多个专门的血管诊断方法、灌注及影像检查。讨论了多种常见病的背景、治疗和诊断方法。最后回顾了手外科手术特殊人群，包括接受口服抗凝治疗者，有腋淋巴结切除史者及有乳癌根治术史的患者。

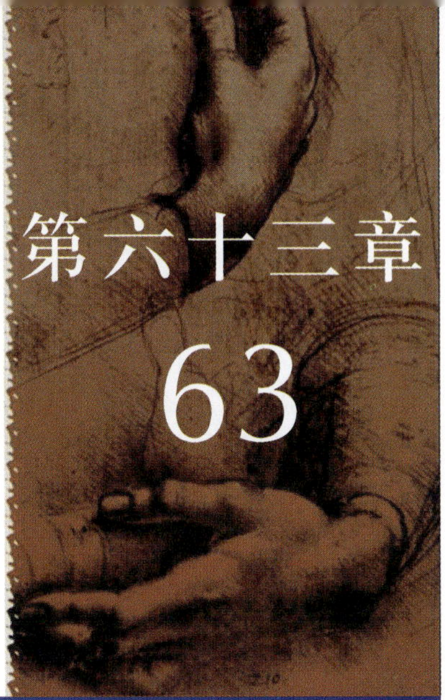

水肿：治疗师的处理

原著者 JUNE P.VILLECO.MBA, OTR/L, MLDC, CHT
译校者 徐 泉 阎澍妤 杨 绯 潘 钰

关键点

评价

评价方法应该是标准化并且可重复的。

单纯淋巴按摩术

- 从近端开始和结束。
- 牵引皮肤所需的最小的压力。
- 根据皮肤纹理的不同压力会有轻微的变化。
- 按摩应该是直接的、开放的，方向与流动方向一致。
- 每次按摩要持续2–3s。
- 消除瘢痕周围的水肿。

本章内容包括水肿的定义、生理学、创伤愈合的分期、水肿的评估和利用完整的（尽管存在受损）静脉、动脉和淋巴系统来消除局部水肿的治疗方法。

水肿的生理学和淋巴水肿的治疗在第64章单独讲解。很多通过促进淋巴引流治疗淋巴水肿的原则同样适用于治疗局部水肿。“水肿消除指南：亚急性手水肿的治疗”在第65章中讲解。读者可以阅读这个章节来了解关于这项特殊技术更多的信息。

顽固性水肿是对手外科医师和治疗师的巨大挑战。如果顽固性水肿不能被治愈，将会导致伤口愈合延迟，也会使手部疼痛和僵直。

一、水肿的定义

水肿是细胞外间隙中过多的体液积聚。影响体液积聚有各种各样的因素，比如：毛细血管滤过功能和淋巴引流。血管性和非血管性因素均可影响体液积聚。

所有的细胞都浸润在细胞外液。细胞外液分为两大主要成分：组织间液和血浆。组织间液处在封闭的血管系统外。血浆不包括细胞的血液成分，即为全血中去除了红细胞、白细胞和血小板后的成分。血浆这种血液成分广泛分布在脉管系统并流经心脏、动脉、毛细血管和静脉。

动脉系统为细胞提供氧气和养分，同时静脉系统为代谢废物和二氧化碳提供了可能。组织和循环血液中的养分和代谢废物的交换主要在毛细血管通过扩散和滤过作用完成的。毛细血管壁是由外层的基底膜和内层的单层高通透性上皮细胞构成的。毛细血管的直径只能使红细胞和其他的血细胞通过。血液通过小动脉和后微动脉进入毛细血管，通过微静脉流出。任何一个有功能的细胞远离毛细血管20～30 μm距离是非常罕见的。血液中的氧气和葡萄糖的浓度比组织间液高。氧气和葡萄糖向组织间液中扩散，相反，二氧化碳的扩散方向正好相反。蛋白质直径过大一般很难扩散过毛细血管膜，主要沿毛细血管流动。但是，少量的蛋白质可从毛细血管漏过进入组织间隙并堆积在组织间液。淋巴系统能够使堆积在组织间隙的蛋白质回流到静脉系统以维持系统平衡。淋巴液来源于组织中，它沿淋巴结间的淋巴管回流到静脉系统。图63－1为通过淋巴管与毛细血管，组织间液进行物质交换的过程。

细胞间的空间统称为间质。细胞间的液体（即组织间液）是由毛细血管滤过产生的。组织间隙中的液体和跨过毛细血管膜的血浆之间保持一个动态平衡。蛋白多糖纤维可以使液体呈凝胶状，它使组织间液活动受到限制。这种组织凝胶像血浆一样由众多的成分组成，除了蛋白质，因为蛋白质很难从毛细血管滤出。尽管液体在这种组织凝胶中的流动速度非常慢，但是水分子、电解质、代谢废物还是能够迅速地进入组织间隙。一般来说，只有少量的液体能够在蛋白多糖纤维中自由活动而不被这种组织凝胶限制。在正常组织中，不被所谓的组织凝胶限制的液体含量不超过1%。当组织水肿时，这种凝胶会增加30%～50%以限制间质内自由水的体积增长。尽管这样，自由水的量还是会增加。当组织发生严重水肿时，自由水的量占组织间液的一半还多，组织间液的体积比正常情况下增加几倍。凹陷性水肿是由组织中大量的自由水构成。自由水在给予压力时会发生暂时性移位，当压力消失时，压凹会缓慢的被流向组织周边的液体填满。因纤维蛋白原凝结使组织间液不能自由活动，或是组织细胞而非间质导致的肿胀叫作肌肉硬性水肿。肌肉硬性水肿是非凹陷性水肿。

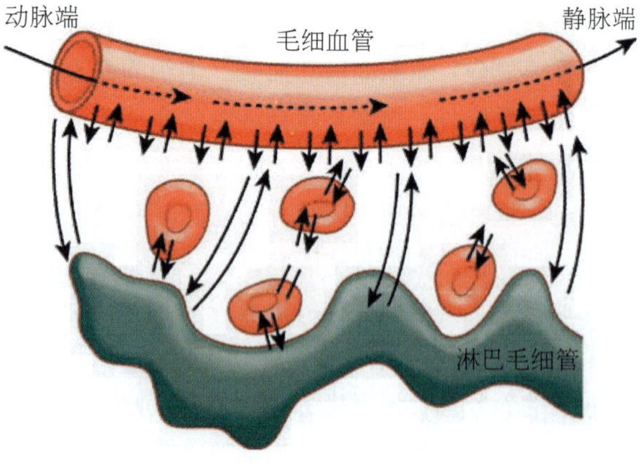

图63－1 毛细血管和间质性体液间隙之间水分子和溶解物质的弥散（引自：Guyton AC，Hall JE.Textbook of Medical Physiology.9th ed.Philadelphia：WB Saunders，1996.）

淋巴水肿是由于富含蛋白的液体在皮肤或皮下组织的细胞外间隙积聚而产生的特殊的水肿。它多由浅表远端的淋巴系统阻塞导致。多数水肿是毛细血管滤过增多而淋巴回流不足导致的（称为“动力不足”）。淋巴水肿代表淋巴系统从一定的部位，通常是四肢，收集淋巴液回流障碍，称为“机制不全”。淋巴管起着从组织中再吸收多余的体液、细胞、蛋白质、脂类和微生物及碎屑的作用。淋巴系统影响组织间液的体积和组织间液的压力，达到平衡并补偿毛细血管中漏出的蛋白质和液体的作用。

二、网状毛细血管对水肿的滤过和影响

使体液进入细胞间隙的压力（滤过）和使液体进入血浆的压力（回流）差决定了毛细血管膜的液体滤过压。正常情况下，滤过的压力都略微高于回流的压力。淋巴系统通过让多余的体液和蛋白质回流到血液来保持上述压力差的稳定。

物质在血液和组织间液之间的运输主要是靠扩散作用通过毛细血管膜。这种扩散使得血浆和组织间液之间不断进行物质混合。脂溶性的物质，比如氧气和二氧化碳，通过单纯扩散进入细胞膜。非脂溶性的物质，比如含氯根物质、含钠根物质和葡萄糖及水分子，通过毛细血管孔隙或者间歇性出现的沟通毛细血管内部和外部的细胞裂隙进入细胞膜。这些孔隙或者裂隙直径为水分子的20倍左右，但比血浆蛋白，如白蛋白分子直径略小。净滤过率取决于物质在细胞膜内外的浓度差。

小囊泡也位于内皮细胞表面。这些囊泡通过包裹少量的物质并缓慢向内皮细胞移动，将其中的内容物释放到细胞外，运输血浆和细胞外液通过毛细血管壁。液体交换取决于毛细血管壁的性能和跨毛细血管膜的压力。毛细血管通透性是有选择性的，

是由细胞膜两侧的压力和相对浓度及膜本身的完整性决定。当外部损伤、手术创伤、烧伤后，毛细血管通透性增加。

最主要的四个影响毛细血管净滤过压的压力即毛细血管滤过（静水）的压力，组织间液（静水）的压力，血浆胶体渗透压和组织间液胶体渗透压。毛细血管滤过压是在任何地方使血管内液体跨过毛细血管膜的压力。这种压力在毛细血管的后微动脉比后微静脉更大，体液在后微动脉被滤出再在后微静脉端被重吸收。

组织间隙液压往往对体液进入毛细血管内有积极地作用，同时对体液滤过到毛细血管膜外起负面作用。这种压力又被细分为组织间液（静水）的压力和组织间液胶体渗透压。胶体渗透压会导致这两种压力之间存在细微的差异。当急性水肿发生时，游离水肿胀。正常情况下，软组织中组织间液压力略微低于大气压，产生让体液向外跨过毛细血管的动力。组织间液的正压力是导致水肿的直接原因。

胶体渗透压或血液渗透压是由被溶解的蛋白质产生的体液滤过的压力。血浆胶体渗透压使体液向膜内流动，同时组织间液的胶体渗透压使得体液向膜外流动。血浆中的蛋白质浓度一般是组织间液的2～3倍。血浆胶体渗透压约75%由白蛋白产生。血浆胶体渗透压在防止体液从血液中流失到组织间隙起重要作用。

毛细血管压力，组织间隙静水压和组织间液胶体渗透压，往往迫使体液向外运动，而血浆胶体渗透压使体液向内渗透。这四种压力之间的差被称为毛细血管净滤过压。通常在动脉端的毛细血管有较高的向外的力（过滤压力），因为毛细血管压力在此末端较高，在静脉端有更高的向内的压力或重吸收压力。在毛细血管动脉端被滤过的体液90%在静脉末端被重吸收，其余体液通过淋巴管回流。当毛细血管净滤过压过分升高时，过多的体液进入到组织间隙，淋巴系统不能全部回收，导致细胞间水肿。

从毛细血管到细胞外间隙（组织间隙）的异常的体液滤过量由毛细血管压增加（如微动脉的扩张，小静脉结构改变，静脉压增高，静脉泵衰竭或肌活动缺乏）、血浆蛋白含量减少（如在烧伤或创伤皮肤裸露的地方蛋白质丢失）和毛细血管通透性增加（如组胺和相关物质的释放、激肽类如缓激肽的释放或者细菌感染），以及淋巴液回流受阻所产生。上述这些原因导致细胞外液量持续增加，而使组织间液体积增加。

广泛水肿可能是由心力衰竭、尿蛋白流失或产生蛋白质的能力下降及过量水钠潴留造成的。创伤可引起静脉阻塞或微动脉扩张，从而导致毛细血管压和净过滤压增高。局部或全身发热导致动脉扩张，也可提高毛细血管滤过压。烧伤不仅仅导致血浆蛋白减少（如前所述），也导致毛细血管通透性增加并允许体液外溢进入组织中，损害毛细血管内皮细胞的完整性或使毛细孔扩大。组胺、缓激肽和P物质的释放是炎症反应的初始过程。这些物质可增加毛细血管的通透性和血液流动速度，使大量的体液和蛋白质及纤维蛋白原渗漏到组织中。进而导致组织间液体积增加。

组织代谢系统衰竭或细胞内营养缺乏时，组织炎性反应的区域细胞膜对钠等离子通透性增加的情况下可以发生细胞内水肿。

三、水肿和创伤愈合分期

水肿的性质和治疗方法根据所处创伤愈合的三个阶段而不同。此处所描述的阶段包括炎症阶段，通常持续3～5d；纤维形成期或增殖期根据损伤的性质和程度可能会持续2～6周；成熟或重塑阶段可能会持续6个月至2年。

水肿是手外伤最明显的反应。多数伤口在愈合早期会发生液体过量聚集。组胺释放和缓激肽增加毛细血管通透性。这通常发生在各种原因引起的组织损伤时，作为急性炎症反应的一部分。引起组织损伤的原因有创伤、热损伤、细菌感染。在伤口愈合早期阶段的水肿是液性的、柔软的、容易流通和消退的。在这个阶段，过量的液体即渗出液主要由水分子和分解的电解质组成。这一阶段的水肿不应使治疗者感到慌张，只要按照压迫、抬高、冰浴以及积极活动等原则就可限制外伤区域的血池。然而过多的水肿会减少动脉、静脉和淋巴系统的流动，将限制外伤的愈合。

炎症阶段的主要功能是修复受损区域、通过吞噬作用处理损伤的组织和为纤维修复阶段做准备。

化学递质最初引起血管收缩，其次导致血管舒张。增加细胞的通透性允许体液和白细胞通过细胞壁去构成血浆。粒细胞和吞噬细胞积聚在损伤部位清理细胞碎屑。纤维蛋白原转换成纤维蛋白。对伤口愈合炎症阶段的治疗关键是控制疼痛和调节相关结构在较高位置温和的主动性活动与休息之间的平衡。在这个阶段的过度锻炼可延缓血栓形成和增加炎症反应。发热在炎症反应阶段也是危险的，因为它会导致血管进一步扩张，增加细胞膜的通透性、毛细血管渗透和动脉血的流动，这都将导致水肿。

依据伤口的严重程度，纤维组织增生在损伤后3～5d开始，持续2～6周。伤口愈合的纤维形成期即修复期从修复受伤的组织开始。毛细血管的生长、成纤维细胞的增加和合成新的胶原蛋白是纤维组织增生期的特点。临床上，随着瘢痕的成熟，伤口也开始获得抗拉强度。水肿发展到纤维组织增生阶段需引起外科医师和理疗师的特别关注。除非早期进行干预，否则水肿很可能成为一个持续的问题。蛋白质含量升高使水肿液变得更加黏稠，多余的液体称为渗出液。富含蛋白质的液体或渗出液的水肿导致组织纤维化及增厚，继发韧带和肌腱等结构的缩短。由于组织各层之间存在纤维素造成组织如肌腱、腱鞘、关节囊、滑膜和筋膜层等各结构之间的粘连。组织结构将继续膨胀、变厚并缩短最终由致密纤维组织取代。越大的水肿持续的时间越长，会导致更广泛的瘢痕和疼痛、粘连，甚至毁容和残疾。所有组织如血管、神经、关节和内在肌将会变得缺乏营养和弹性。在持久性水肿中制动和缺乏复位最终导致强直手，必须避免。

如果淋巴系统阻塞或代谢产物积聚在组织间隙，蛋白质的浓度相对增加导致胶体渗透压增加，最终导致毛细血管净滤过压增加。组织渗出物凝固导致间质和淋巴管中的体液凝结以防止体液因为压力而滤出，但最终将在受伤的细胞周围间隙导致肌肉僵硬性水肿。创伤、疾病或营养不足是肌肉僵硬性水肿即非指凹性水肿产生的原因。

愈合的最后阶段被称为成熟或重塑阶段；此阶段从纤维增生下降开始。在这个阶段，组织重构和再排列通过调整胶原纤维的张力来实现。在这一点上，持续性或淤血性水肿导致纤维化和蛋白质含量升高。慢性水肿会导致组织间隙的增大，需要长期使用加压衣消退水肿。如果伤口发展到成熟阶段水肿仍然存在，会因结缔组织浸润和纤维变性导致水肿变得坚硬浓厚。最坏的情况水肿危及动脉血流，导致缺氧和代谢循环受损以及细胞营养缺乏，最终导致组织坏死。

四、水肿的预防

对所有阶段手外伤的治疗，水肿的预防和治疗都是至关重要的。水肿发生前必须采取措施预防，因为在水肿被检测到之前，间质液量将增加到正常的30%以上。根据邦德和汤姆森所述，多达50ml的水肿性的液体聚集在手部没有被发现，“因为理疗师忙碌地处理一系列的患者”。最近，凯利还评论说“30%的液体过剩可能会在伤口治愈前出现”。

在手术或外伤后，除了动脉损伤或修复的情况，肢体应尽可能放在心脏平面上以上。对于动脉损伤或修复，手应放在略低于心脏水平的位置以防止修复的动脉压力减低。如果手必须进行固定，应尽可能固定在掌指关节屈曲位（70°）并且伸展指间关节以防止掌指关节侧副韧带和指间关节掌板的缩短。腕关节应固定在功能位。第一指蹼也必须通过拇指的外展和拉伸被保护。这点对于医治后伤口会紧缩的烧伤患者是尤其重要的。如果掌指关节屈曲位不能够达到，患者的手应固定在接近最佳位和矫正器调整的位置。在某些情况下，受伤的手和结构可能需要固定在替代位置。

在伤口愈合的纤维组织形成期，主动关节活动度训练和肌腱锻炼对防止粘连起到重要的作用。良好的矫正定位有助于保持和提高关节活动度。所有没有被要求制动的关节都应该进行适当锻炼以保持关节活动度。

早期阶段的水肿是可逆的。如果水肿被控制的越早，形成的瘢痕比起那些长期和肌性水肿的伤口就越小。术后应努力最大限度地消退水肿和促进伤口愈合。对患者的教育也是至关重要的。在医院或诊所进行初始治疗开始，患者必须知道加重或减轻水肿的因素。

五、水肿的评价

如前所述，相当数量的水肿可能会积聚在手部却不被检测到。出于这个原因，建立并规范测量水肿的标准和指南对水肿的有效治疗是至关重要的。日常饮食习惯、活动水平、体内的含水量、温度和时间等因素的改变，水肿的程度都会出现波动。因此，在同一时间同一地点，评价健侧肢体和患侧肢体以获得两者之间的相对比较是很重要的。在初步评估后应采取措施，并其后常规用下文所述的三种评价方法之一进行评价。

容量法、数据法、截断周长法都是评价水肿的可靠方法。水位移和几何（截断）公式之间的高相关性已经被很好的证明。研究证明容量法和截断周长法对评价手臂水肿变化也是可靠的。已发现的这两项方法是准确的，虽然它们之间不相互替换。这些方法得出的总体积单位为立方厘米，可以直接计成毫升。数据法最终的衡量单位是厘米。数据法和容量法之间的相关性已被三个独立的研究证明，对此Maihafer等已经研究认为三者间仅有轻度差别。

容量计是治疗师测量水肿的标准化工具，它通过测量四肢的水量来衡量水肿的体积。Waylett-Rendall和Seibly研究证明，如果是同一医师进行一系列的测量，容量法的误差在±10ml以内。用容量法测量水肿体积时，King进行了研究温度对其的影响。虽然是在极端温度变化时（41℃与113°F；5℃与45°F），测量到的水肿量存在显著差异，但是“凉爽（68°F；20℃）”与“微温（95°F；35℃）”的温度变化不会使测量到的水肿量发生太大差异。

由Van Velze等进行了针对263名男性劳动者的优势手与非优势手测定的水肿量差异进行了研究，结果显示：平均而言，非惯用手比优势手测定的水肿量少了3.43%（16.9ml）。

McGough和Surwasky针对锻炼对于无症状手的水肿量和感觉状态的影响进行了研究。对20名受试者的试验结果表明：锻炼对水肿量的测量结果有影响。具体来说，对女性的研究表明：运动后测定的水肿量立即增长3.6%，运动后10min测定的水肿量下降2.4%。对男性研究表明：运动后测定的水肿量立即增长5.2%，运动后10min测定的水肿量下降5%。McGough和Surwasky希望进一步地就优势手、性别、年龄等因素对手水肿量测量的影响进行大规模的调查研究。

按照标准化的程序测量水肿容积并尽可能多用标准化方法是非常重要的。测量容积的器件包含容量计、一个800ml烧杯和一个500ml的量筒。每种设备公司的商业化容量剂用法都有标准的使用指南。每次使用的容量计应放在同一地点同一水平面由同一医师测量。读数应在完全相同的地点进行，因为大多数的地板和桌子并不是完全水平的。容量计应该用处在室温的水（68°F～95°F）充填直到它溢出容量计，烧杯放置在容量计的壶口。将所有首饰从患者身上去除，将拇指降低至比容量剂壶口更低，前臂内旋直到中指和环指之间的指蹼横跨杆到容量计。双手不应接触到容量计两侧。在这个位置上的任何变化都应记录在案。当到达一定程度时水会溢出。直到水从壶嘴停止溢出之前，必须保持这个位置。溢出到烧杯中的水可以倒入量筒并进行测量。双手应该同时测量，另一只手按照同样的步骤完成以上测量。

截断周长法是为了测量锥形手臂水肿而产生的。测量每个锥面的体积之和即手臂水肿总体积。有两个基本的公式可用于计算，依据基本单位为4cm（或更少）或10cm（或更少）来确定公式的选择（框63-1）。当标记并测量出界标和周长后，商业计算机程序可自动计算出水肿量或者将公式输入到电子表格程序比如Excel中计算。在前臂旋前

框63-1 截断周长法计算肢体水肿体积的公式

以4cm为单位的公式：每个节段：体积=周长2/π

以10cm为单位的公式：体积=h[（$C_t \times C_t$）+（$C_t \times C_b$）+（$C_b \times C_b$）]12π

每个节段：h表示锥形的高度，C_t锥形顶部的周长，C_b表示锥形底部的周长

例如：第一个锥形的范围在和腕部之间。假设锥形有8cm高，掌指关节（锥形顶部）测量为16cm，腕部（锥形底部）测量为18cm，该节段的公式就是：

8[（16×16）+（16×18）+（18×18）]12π

再下一个节段，腕部就是锥形的顶部，前臂远端就是锥形的底部。假设这两个标记之间有10cm，测量前臂远端的周长为20cm，该节段的公式为：

10[（18×18）+（18×20）+（20×20）]12π

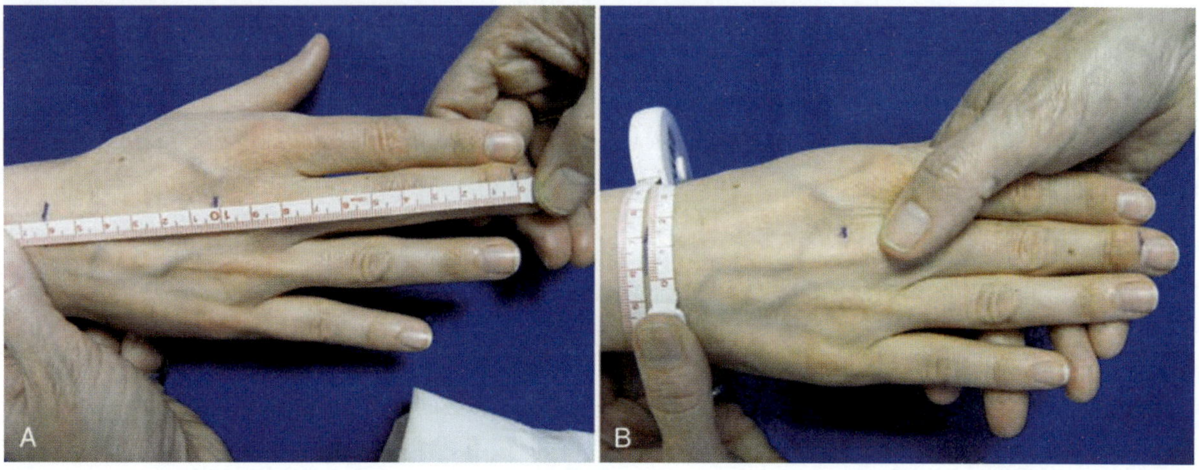

图63-2 A.前臂旋前，各关节伸展，从中指指甲近端开始，至标记点，用截短的厘米尺进行长度测量。必须注意关节位置的变化；B.为了提高可重复性，每次测量必须保证握尺方式和位置相同。测量时需跨过标记点，如果是用皮尺测量，需要拉紧尺子，但也不能增加皮肤张力。待测肢体应与地表或桌面平行，且与确定标记点时的姿势相同。皮尺上较大的数字一侧置于标记点近端，较小数字一侧置于远端。治疗师测量时扶持患者肢体的内侧和下面，以提供稳定的、可重复的支撑

位，以厘米为单位测量第三指尖或甲床（图63-2）到任意相应掌指关节的距离并做相应的标记。其余每隔4～10cm，以及在手臂显著形状改变的任何地方，比如腕部和肘部进行标记。健侧肢体也需要做同样的标记，随后进行再评估。使用相同的测量尺和恒定的压力是很重要的。用测量尺跨过同时大量近端的标记是达到此目的的一种办法。用卷尺测量时应在被测处手臂的下方测量（图63-2B）。测量尺需拉紧，当皮肤有皱褶时应紧贴平放在皮肤上。

图63-3A～E解释了Pellecchia描述的数据法。通过四个标记提供的一个以厘米为单位的累积计数来测量水肿。在腕中立位和手指内收位时进行测量。卷尺放置在尺骨茎突的远端、腕部中央（图63-3A），绕过手腕腹侧面至桡骨茎突远端（图63-3B），再绕过手腕背侧至第五掌指关节（图63-3C），最后绕过手腕背侧返回至尺骨茎突远端（图63-3D）。在此过程中，保持测量尺的张力一致是至关重要的。

对于任一水肿患者，这三种方法中至少一种适用。这三种方法都可用于手水肿的测量。容量法和截断周长主要用于水肿蔓延至前臂的患者。对于大面积或弥漫性水肿较难使用容量法测量，或者伤口处带有针、固定器以及开放性伤口这些不能够使用容量法的患者，截断周长法尤其适用。临床上早期水肿未被察觉时，患者可能描述下肢沉重、疼痛或麻木。通过测量可能无法反映早期阶段的水肿，然而，临床医师应开始水肿的治疗。

六、水肿消退方法

消除水肿的方法根据水肿是否合并炎症、纤维形成和是否在创伤愈合的成熟期而不同。

以下方法可合并使用，也可根据情况而定。具体方法：冷敷法、抬高患肢法、积极活动、淋巴按摩术、间歇性加压法、持续被动运动法（CPM）、绷带加压法、电刺激法、其他电疗法和高压氧法。

（一）冷敷法

冷敷法通过血管收缩、降低代谢率和动脉血流量、降低细胞膜通透性和毛细血管渗透压可限制水肿的发生。但是，当用冰袋进行冷敷时，应仔细观察血管状态，因为过度冷却可能会导致组织缺血损伤。动脉修补术后是冷敷法的禁忌证。在炎症反应的初级阶段，冷敷法非常有效。现有研究表明冷敷法的效果优于热疗法和冷热交替浴法。冷敷法应与其他水肿治疗原则联合使用，如：抬高患肢和加压。

McMaster发现进行10次20min内冷敷理疗可改善控制水肿。Cote发现冷敷法的疗效优于冷热

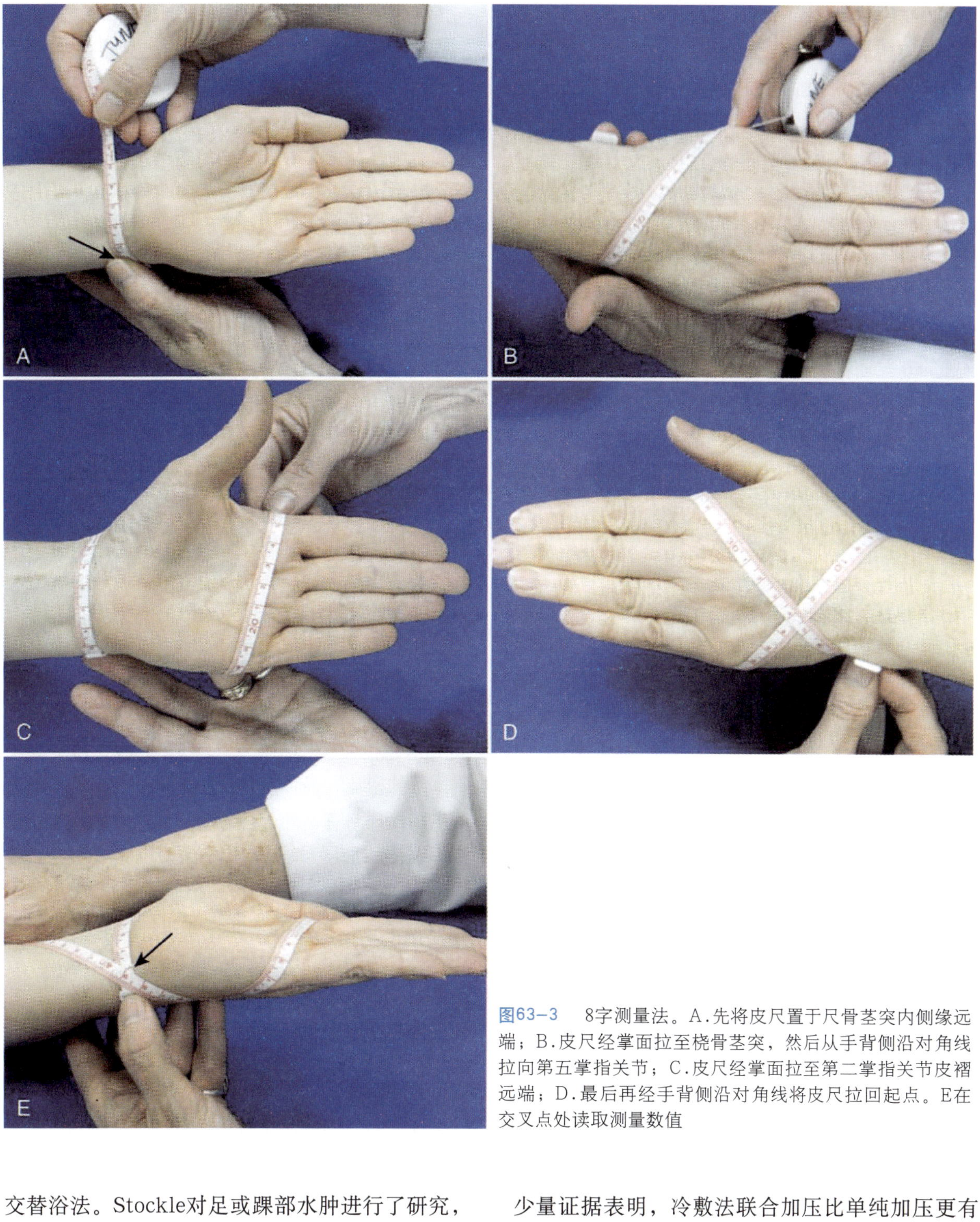

图63-3 8字测量法。A.先将皮尺置于尺骨茎突内侧缘远端；B.皮尺经掌面拉至桡骨茎突，然后从手背侧沿对角线拉向第五掌指关节；C.皮尺经掌面拉至第二掌指关节皮褶远端；D.最后再经手背侧沿对角线将皮尺拉回起点。E在交叉点处读取测量数值

交替浴法。Stockle对足或踝部水肿进行了研究，发现使用间歇的脉冲压迫器、连续冷冻疗法及敷冰袋依次减少74%、70%和45%水肿。Bleakely对此进行了系统回顾并报告称在急性软组织损伤治疗中，许多优质的试验都需要循证的指导方针。Bleakely研究表明膝盖手术后进行冷敷比未给予冷敷及锻炼或者电刺激法疗效更优；此外，他还发现少量证据表明，冷敷法联合加压比单纯加压更有效。冷敷法可用毛巾包裹冰或冰袋放置在皮肤之上，持续时间通常为10～15min。

（二）抬高患肢

抬高患肢可利用重力加强静脉和淋巴回流。在手术后水肿早期需立即抬高患者肢体。为了使抬高

肢体是有效的，从远端到近端肢体抬高高度应温和下降但都高于心脏水平。也就是说，手部应比腕部略高，腕部略高于肘部，同样，肘部应该略高于肩部。在床上或桌子上，可以使用枕头或楔形物抬高患肢。当动脉系统受到损害或者抬高导致肢体缺血时，抬高肢体法是不适用的。当被诊断为动脉闭塞时，手臂应降至低于心脏。对于诊断为静脉闭塞的患者，肢体应该抬高。虽然经验上水肿加重明显与固定有关，但是还没有实际的研究表明水肿的形成减少与抬高患肢至心脏水平以上有关。然而，治疗水肿的并发症比预防水肿更加困难。谨慎的做法是利用简单的方法，如抬高患肢到心脏水平以上，尽量减少发生水肿并发症的可能性。

必须注意观察再植手臂、手或手指。在这种情况下要避免过度抬高，因为会加压于动脉系统。移植的肢体应该平心脏水平放置，根据患者的动脉和静脉的状态高度可做调整。健康的再植手指是温暖和粉色的。动脉闭塞时，再植手指是冰冷、灰白色的；而静脉功能不全时，再植部分呈微黑色。理疗师应指导患者以确保肘部没有在屈曲位置，因为这样可能会造成静脉回流受阻。发现水肿突然增加以及颜色或温度改变，应立即告知临床医师。

除了促进静脉和淋巴回流，抬高肢体可降低血管流体静压，反过来又降低在动脉端的毛细血管滤过压。如前所述，血管系统因为血液的重量产生流体静压。外周静脉和动脉压力都受重力的影响。低于心脏水平的血管压力因为重力而增加，而位于心脏水平之上的血管压力因为重力而减少。手位于心脏水平以下，血管内压力增加使得毛细血管滤过压增加。因此，组织间液将积聚在手。相比之下，保持患肢高于心脏水平，降低血管内压力和毛细血管滤过压。

（三）主动运动

积极锻炼产生肌肉泵和软组织运动以及在静脉和淋巴管加压，所有这些都有助于控制水肿。强烈的肌肉收缩帮助静脉和淋巴回流。主动活动可防止废用性组织间液停滞。

Schuind和Burny发现促进静脉回流的后毛细静脉血压通常都小于15mmHg，而抑制静脉回流的静水压约为35mmHg。主动活动可以帮助静脉回流。也有数据支持锻炼有助于加强淋巴流动和回流。在锻炼关节活动度的训练中应包括更多的近端关节。如果不进行关节活动度的锻炼，这些关节会变得僵硬。积极的近端肌肉运动将有助于清除任何近端水肿，从而更有效的引流远端水肿。患者将手臂抬高至头顶并每小时紧握拳至少25次，是一种手指和肩膀进行抬高肢体锻炼和主动活动相结合的有效运动。

轻度心肺功能锻炼会刺激淋巴系统，加速贯穿膈肌的胸导管吸收淋巴液。

（四）单纯淋巴按摩术

淋巴按摩术可以动员组织液和增加淋巴回流。淋巴按摩术可以提高淋巴管收缩频率，从而增加淋巴系统的运输能力。通过按摩刺激淋巴系统已被证明对淋巴水肿和手部治疗都有帮助。单纯的淋巴引流理念也适用于局部水肿，讨论如下：

浅表的毛细淋巴管有固定丝，可将它们黏附在周围组织上。上覆皮肤延伸导致“毛细血管壁裂”打开并接受来自周围组织的体液，刺激这一过程发生只需很小的压力。事实上，Eliska已发现超过60mmHg的压力会造成毛细血管机械性闭塞和阻碍体液的回流。最佳应答反应所需的准确的力量根据皮肤纹理略有不同，但最小力量需要能够牵引皮肤不在皮肤上滑动。Vodder医师说：“引流必须是轻轻地、和谐、有节奏地，并用柔软的手……手应该是柔软、充满活力的，才可以按摩干燥的皮肤。”合适的准确的力度应该是永远不会引起患者疼痛的。多种类型的推拿方式可以使用，最简单的固定画圈方法，也可以沿U或J或L方向进行按摩。沿J或L方向按摩，先从远端皮肤，然后在近端方向纵向牵引到皮肤到达皮肤的弹性极限。按摩不应该是痛苦的，方向要始终沿该区域淋巴结的走行方向。在情况允许或较小的区域需要多根手指，为了避免点压力应使用手的掌面按摩。

在进行简单的淋巴按摩局部的水肿区域之前，就像道路故障会导致交通堵塞一样，创建一个水肿的通路是很重要的。之前堵塞的车辆之所以可以开始移动，是因为障碍从道路上清除了。一旦故障被清除干净，领头的车辆（最近的车辆）将首先移动，最后堵塞在最末端（最远）的车辆才得以通过。同样，刺激局部淋巴结以增加近端回流和给远端水肿提供回流通路。开始（清除）近端是很重要的，对局部水肿远端起作用，然后将这个水肿近端通过轻的、最近的引导和按摩皮肤牵引的方向引流到水肿和局部淋巴结之间的皮肤中。简单的淋巴引流应从近端开始和结束。每次推拿应该缓慢，需要2～3s，让淋巴管可排空和再填充。随着连续的推拿，治疗师能感受到水肿组织软化和变平。应记住因为淋巴管无法通过瘢痕，它将在瘢痕/切口周围改道。每次按摩皮肤的面积应至少是需要更加重视的特殊区域的5～10倍。

任何时间单纯淋巴按摩应尽量减少或避免刺激循环系统。单纯淋巴按摩禁忌证包括合并深静脉血栓形成、肺栓塞、未经治疗的感染、未经治疗的癌症、慢性心功能衰竭或肾衰竭，但不仅仅限于此。单纯淋巴按摩是专门针对于具有完整淋巴系统的局部水肿的治疗。不适用于全身水肿或淋巴水肿。鼓励读者阅读第64章和第65章，以获取这种高度专业化技术的进一步信息。

按摩方法，如逆行按摩、管状缠绕按摩和线状缠绕按摩，需要避免。

（五）间歇性加压治疗

通过在炎症反应期和纤维生成期促进淋巴管和淋巴系统吸收和转运蛋白质、脂肪酸的能力，间歇性气压治疗有助于消退水肿。尽管治疗方案根据压力、持续时间和频率决定，但是间歇性加压连同淋巴按摩消退淋巴水肿或高压电刺激法已被证明是一种有效的消退水肿的辅助方法。它治疗手水肿的功效尚未清楚。加压法增加组织静水压和加速静脉血液和淋巴液的流动速度；反过来驱使淋巴液回流到静脉系统中。然而，尽管间歇性加压能够运输体液，但是它不直接刺激淋巴系统，也不增加蛋白质的吸收。因此，针对于富含蛋白质的水肿进行间歇性加压法治疗的成效可能是不稳定的；水肿可能会很快反复，蛋白质继续使体液渗透进组织间隙。对一个淋巴系统完整的患者，压力必须大于25mmHg的平均毛细血管压力，但不应超过60mmHg，这样间歇性加压法才是有效的。间歇性加压泵的问题之一是它很难衡量究竟多大的压力通过皮肤传递到淋巴系统，比如肌肉硬性水肿就和蚀性水肿的传递压力就不同。Segers等发现了预设的目标压力与实际传递到袖带内侧的压力有很大的不同，实际的压力会高出80%。如前所述，过度的压力可能会损害淋巴管，压力进一步增加的结果就是淋巴管受损从而进一步加重水肿。对于不能够掌握自我淋巴按摩的患者，间歇性加压法应主要地谨慎地使用。

急性水肿患者治疗持续时间一般30min到2h。Leduc等建议淋巴系统受损的患者给予的压力应不超过40mmHg。在间歇性加压法治疗时肢体应抬高。加压与不加压的时间比例通常是3∶1或4∶1。压力大小根据每个患者的诊断和病情进行调整。急性损伤时应谨慎使用间歇性加压法，因为过早使用可导致出血增加。急性骨折是间歇性加压法的一个相对禁忌证，因为压力可能会导致不必要的骨折断端的运动/位移。稳定骨折应使用伤口愈合能容忍的压力，但应仔细监督治疗。开放性伤口不禁止使用间歇性加压法，但需要用无菌的敷料覆盖伤口。在腿周围用毛毯固定，以防止对腿的压力。慢性水肿需要更高的压力和较长的治疗时间。

气压泵有几种不同的提供压力的模式，包括单室和多室泵。一个多室连续高压袖套从远端向近端膨胀，在理论上能更有效地通过防止反流促进体液进入淋巴系统。单室泵值得关注的是它可能只是重新分配体液进入静水压力低的区域，使其蔓延成更大面积的水肿。

感染和患者医疗条件有限不能够提供安全的压力，以及将循环系统有额外的负载是间歇性加压法禁忌的。所以，其禁忌证包括充血性心功能衰竭、心脏或肾功能不全、肺水肿、下肢深静脉血栓或血管危险。对于感觉受损的患者，间歇性加压法应慎用。

（六）连续被动运动法（CPM）

CPM是治疗师可考虑的另一种减少术后患者的手水肿方法，尤其是那些经历了外科解压术如肌腱松解术或关节囊切除术的患者。这些患者有发生粘连和手强直的可能性。理疗师可设置手部CPM设备的参数来控制所需的特殊的关节活动度和运动速度。这种设备可分别单独活动腕掌关节和指间关节。在伤口愈合早期阶段和瘢痕形成早期，CPM

是最有效的治疗水肿的方法。对于活动关节无痛的患者，CPM可以提高活动度、改善组织的营养和松解瘢痕。针对手活动能力受损的患者，如脑血管意外继发偏瘫的患者，CPM也可以起到消除水肿的作用。被动的ROM可在一定范围内保持关节可活动性和改善淋巴流动。

（七）绷带加压法

在伤口愈合的急性期，加压可限制水肿聚集的空间。绷带加压法通过减少血流量造成局部缺氧，使得成纤维细胞生成胶原量减少，其对纤维组织增生阶段缓解水肿起重要作用。压力可能迫使体液流出组织。在伤口愈合的后期阶段，绷带加压法通过降低毛细血管过滤来保持水肿消退的效果。加压服有助于增加组织静水压力和促进静脉、淋巴回流。加压服的使用在肌肉硬性（纤维化）水肿尤为重要，还应联合使用气压泵或淋巴按摩维持水肿消退的效果。

市场上可以买到各种各样的加压衣。加压衣包括弹力加压绷带腕、管型弹力绷带、指套、短弹力绑带、压力套、自粘性绷带、Isotoner手套（Isoto-ner，Cincinnati,Ohio）等。短弹力绷带比弹性绷带提供更多的支持和压力控制就像止血带，应慎重使用并仔细监测；这些类型加压衣的使用应限于患者清醒时，并监测循环状况。

对于顽固或肌肉硬性水肿，泡沫块或者小袋由各种密度小片状的泡沫组成，可以用于包裹伤口使其变软。大面积的轻泡沫可通过分散压力提高承受能力，而致密的泡沫覆盖在伤口如手背面上提供更大的压力。小袋产生局部压力，尤其对肌肉硬性水肿区域特别有用，但承受能力不会太高。任何绷带应从远端到近端缠绕肢体以促进淋巴和静脉回流，并应使用螺旋或数据技术（不循环）。

柔软的手指专用包绕工具如Elastomull（BSNMedical，Inc.，Charlotte，North Carolina）可以用于促进淋巴功能并提供不限制关节活动度的温和压力。根据缠绕方向，这些绷带应固定在手腕从背侧跨过手，从小指或者拇指开始缠绕（图63-4）。这样缠绕方式即使关节位置发生变化，也可提供压力。这种方法虽然需要缠绕所有的手指，但是也适用于单一的手指水肿。对24h感觉正常的患者，这种手指缠绕法是安全可靠的。

自粘性绷带是小区域水肿，如手指水肿的另一个选择。必须注意绷带不能缠绕太紧，因为其可以限制循环。患者必须被告知要认真监视手指的循环状态。自粘性绷带的缠绕方法有两种：1英寸的绷带可应用于重叠螺旋缠绕。对于使用这种方法有困难的患者，可用更大的绷带缠绕手指（远端向近端），以提供更温和的压力。Lowell报道称对于双侧手烧伤的患者，在使用标准的压力衣之外，同时使用Coban（3M，St.Paul,Minnesota）可改善对水肿的控制。

绷带加压法的禁忌证为动脉危象、新皮肤移植或烧伤创面不愈。

患者应监控所有形式的外部加压，确保毛细血管的循环不受限制。在家中使用加压绷带缠绕的患者必须被告知所有循环损害的迹象，如指尖颜色变化、寒冷或麻木。

（八）电刺激法

高压脉冲直流电（HVPC）通过降低微血管血浆蛋白通透性来消退水肿。据推测高压脉冲直流电刺激间质性水肿的蛋白质排斥带负电荷的细胞和蛋白质，发生体液转移。高压电流强度需大于100V。这种方法尚有待进一步研究。

HVPC消退水肿的效果已在青蛙、大鼠和仓鼠的动物实验中进行评估。针对其他老鼠的研究结果令人失望。Mohr、Cosgrove和Cook发现用Sprague-Dawley大鼠进行高电压实验结果不存在显着性差异。Hahm的一项新近研究发现，在伤后6和12h，利用低频电刺激Sprague-Dawley大鼠的穴位可消退水肿，高频率（5×肌肉抽搐）电刺激没有消退水肿效果。Thorton发现，对不同品种大鼠行电刺激，只有Sprague-Dawley大鼠不同于其他品种没有回应。Chu等对大鼠全层烧伤损伤伤口水肿直流电刺激的效果发现，直流电对消退烧伤后创面水肿起有利作用，但至少需要8h的治疗才能达到持久的最好的疗效。

Stralka、Griffen、Faghri Cheing和Man进行了人体试验。Stralka等进行的人体试验表明，慢性手水肿用腕矫形器和HVPC联合治疗后，水肿显著消退，疼痛减轻。Griffin等对单一HVPC

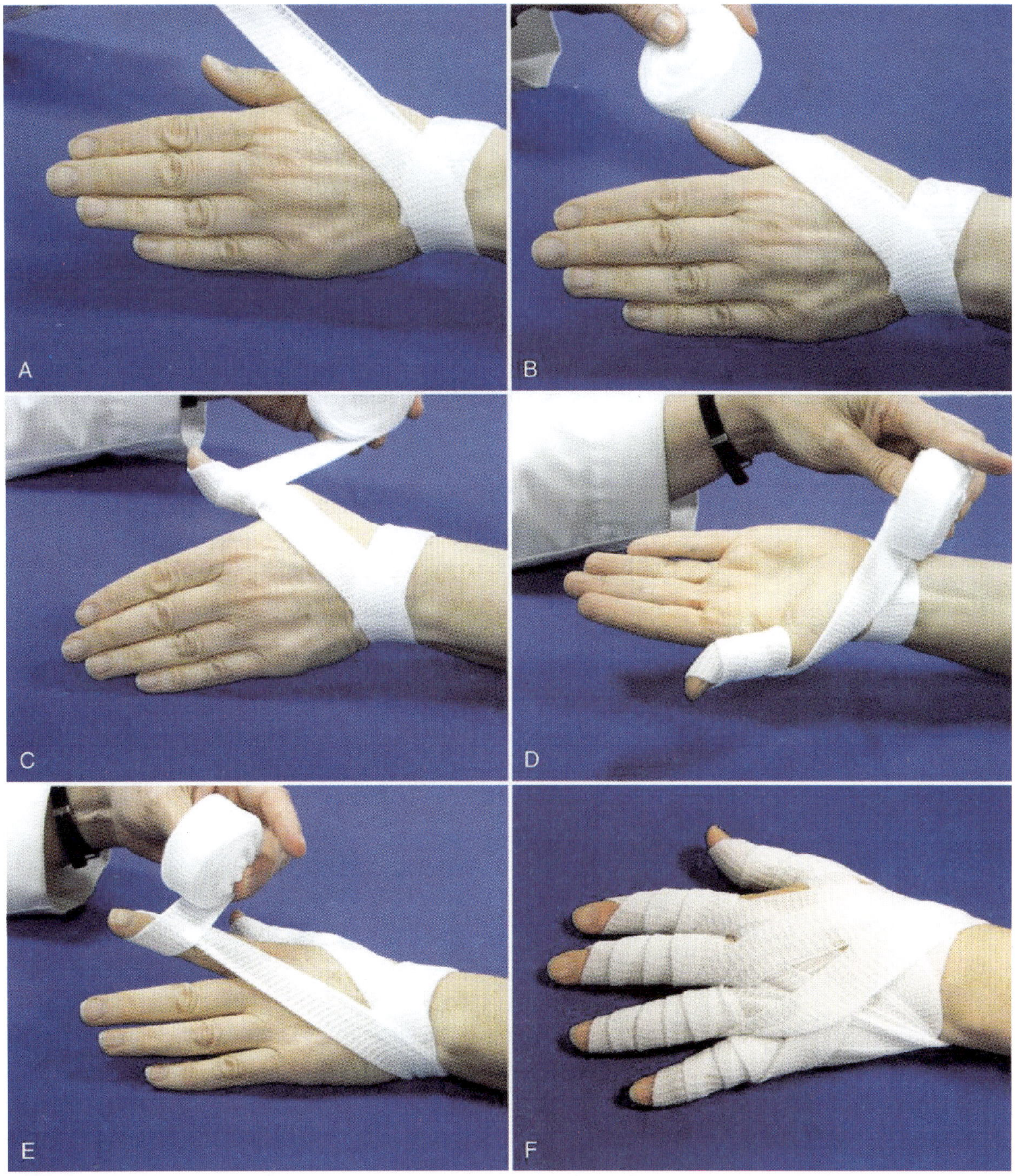

图63-4　A.弹力绷带固定在腕部，经手背侧沿对角线方向拉紧；B.包绕拇指最远端；C.螺旋形由远及近包绕拇指，采用叠瓦式：下层绷带压一半上层绷带；D.缠绕至拇指根部后继续包绕腕部，暴露掌面；E.按此法包绕其余各指，每次均需绕过腕部并保持手掌暴露；F.包裹完成后的背面观

治疗，间歇充气加压法组和安慰性HVPC治疗的疗效进行了对比研究。HVPC和安慰性HVPC组之间存在差异但很小没有达到统计学意义（P=0.04）。间歇充气加压法组和安慰性HVPC组相比，在消退手水肿有显著的差异性（P=0.01）。Faghri对神经肌肉刺激（NMS）包括肌收缩和抬高肢体进行对比研究得出结论：对于弛缓性脑血管意外患者，NMS比抬高肢体能更有效消退水肿。然

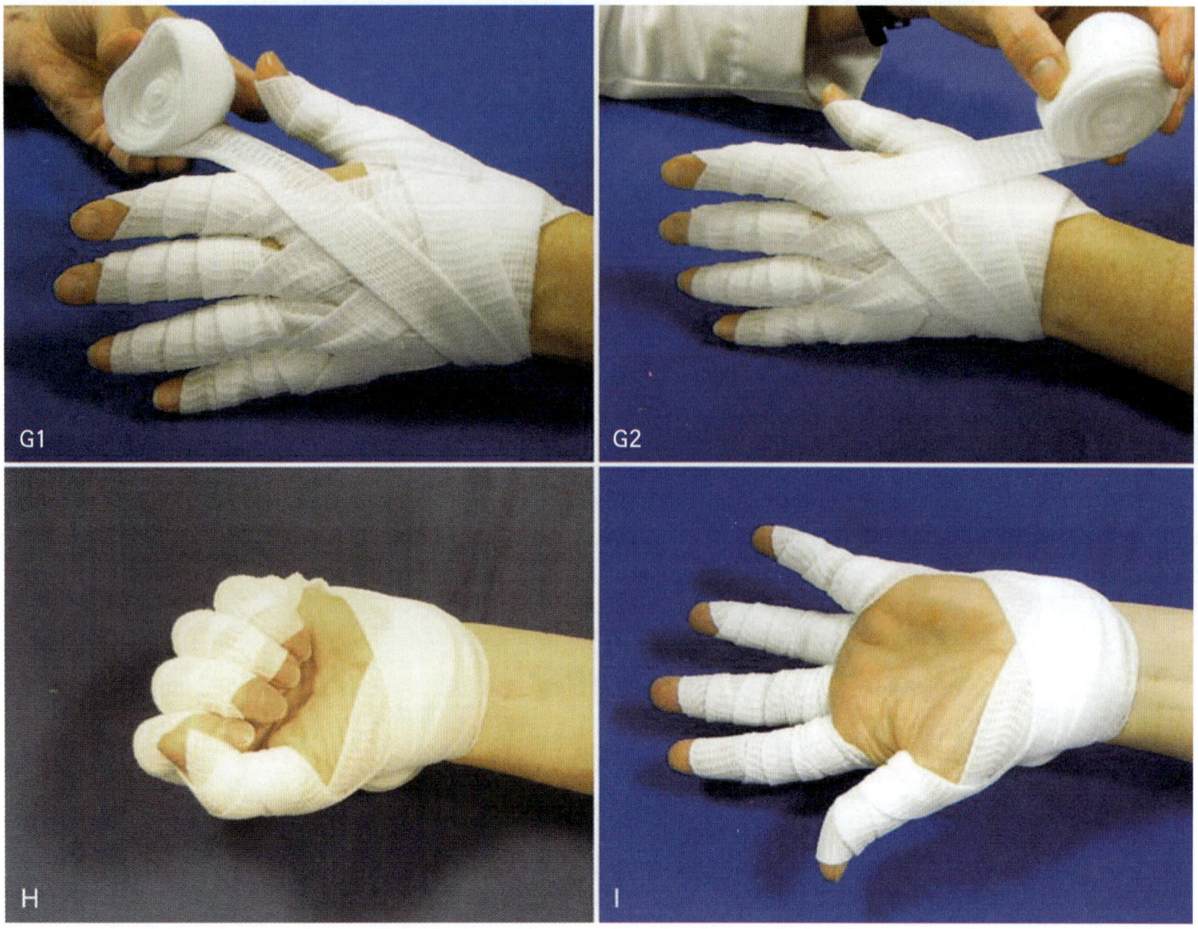

图63-4(续) G1，G2.为了加强对webspace区的支持，再将每个手指和腕部缠绕一圈；H.手指绑带轻度加压，并不限制活动且容易耐受；I.包裹完成后的掌面观，可见手掌暴露

而，Geurts发现Fagri的统计数据存在“不足和错误”。Man发现对踝关节扭伤使用NMS不存在显著性疗效。

尚未发现经皮电刺激神经疗法有助于治疗水肿。

在进行治疗之前，所有预备进行电刺激治疗的患者必须在医学上清楚这种疗法。电刺激疗法的禁忌证包括心脏起搏器、心律失常、癫痫发作、心肌病或可能会对电流起反作用的任何其他条件。在伤口愈合的三个阶段中，虽然电刺激可能有助于降低水肿，但是应避免在炎症阶段产生剧烈的肌收缩，因为这样会增加凝血时间。

（九）低强度激光疗法和超声疗法

既往已有研究低强度激光治疗水肿的疗效，在用于足踝扭伤治疗中已经取得了一定的成果，但是没有确定性证据支持低强度激光治疗可用于骨骼与肌肉。最近，Sergioulas对指屈肌腱损伤后水肿和Ozkan对踝部水肿的研究获得阳性结果，这些研究采用不同的治疗参数和仪器操作。

超声的非热效应包括声冲流和空化作用。超声的非热效应调整细胞膜的性质，改变细胞增生，并产生与增加炎症和损伤修复有关的蛋白质，包括动脉舒张和激活黏附分子的相关蛋白。Fyfe和Chahl对注射硝酸银的Wistar雄性大白鼠进行79Hz的超声治疗2～4min，发现水肿消退的效果显著但是持续短暂。超声消退踝部水肿的人体试验取得了与之相矛盾的结果。Hashish在双边磨牙摘除术后使用1W/cm^{2}的低频超声消除水肿，结果显示实验组比对照组的水肿消退效果更好。需要更多的研究确定治疗手水肿的最佳超声参数和超声功效。

总之，各种各样消退水肿的方法，需要更多的研究以确定用于治疗上肢水肿的适当治疗参数和整体效率。在随后的第117章有关于物理疗法进行手康复的信息。

（十）高压氧

高压氧（HBO）治疗是用大于正常大气压力100%的氧气治疗全身水肿的方法。这种疗法增加血液中血浆和细胞的氧气浓度。在血流和氧气运输障碍时，高压氧治疗是一种可考虑的治疗方案。在一个随机双盲对照试验中，Kiralp等发现对于慢性局部疼痛综合征的患者，高压氧是消退水肿和疼痛的有效并能良好耐受的治疗方法。

七、小结

治疗水肿最好的方法是通过微创性手术、适当的术后敷料和固定、适当的冷敷、适量的抬高肢体和尽早的运动，来消退水肿发生和限制水肿的发展。如果水肿持续存在，患者应按照指示进行淋巴按摩和适当水平的不断加压。可同时考虑各种其他的临床治疗方案以进一步提高动脉系统能力及促进静脉和淋巴回流。治疗师必须根据文献中的有效证据、其他治疗和临床时间限制为每位患者做出最明智、最合适的选择。控制水肿是完善治疗并最终恢复手部功能的基础。

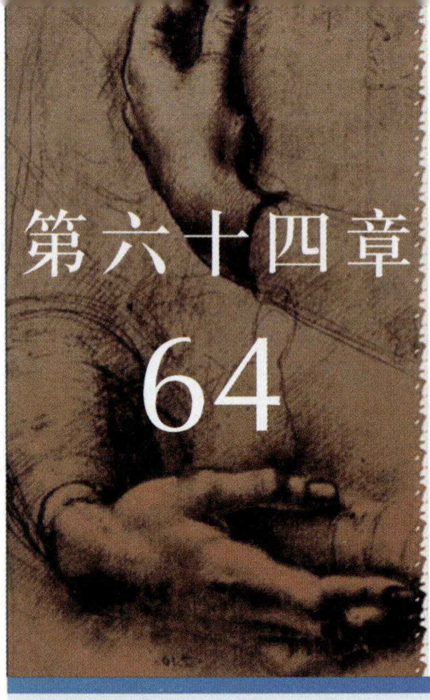

上肢淋巴水肿的处理

原著者 HEATHER HETTRICK, PhD, PT, CWS, FACCWS, MLT
译校者 徐 泉 阎澍妤 杨 绯 潘 钰

关键点

- 正常的淋巴系统通常能阻止或减少急性水肿的发生，在正常情况下，淋巴系统的运输能力大约是生理状态下淋巴负荷的10倍。
- 淋巴水肿和其他类型的水肿主要区别在于液体中血浆蛋白含量高。
- 淋巴水肿的诊断主要通过患者的现病史、既往史、一般检查、局部触诊和一些诸如周径或体积等非侵入性测试的方法。
- 淋巴血管损伤或其他病理状态引起的组织损伤在淋巴水肿中很常见，可能引起表皮组织脱落，甚至溃疡。
- 加压治疗是淋巴水肿的基本治疗方法。
- 降低淋巴水肿充血的治疗方法分为两个阶段，这种方法是非侵害性的、高效的、性价比高的，并且能减小和维持肢体肿胀程度。
- 运动的目标是在不增加压力损害淋巴系统的前提下改善淋巴回流。

淋巴水肿是一种慢性的、不可治愈的病理状态，它是由淋巴系统解剖结构的改变引起淋巴液的聚集状态。全球大约每30人中就有1人患淋巴水肿。淋巴水肿会导致重要的功能障碍、皮肤疾病、疼痛和心理问题。正确的诊断和及时的处置这类疾病有利于提高患者的生活质量。本章主要介绍淋巴系统的生理功能和病因，讨论淋巴水肿的检查、处理方法和预防措施，以及由淋巴水肿导致的损伤和包括上肢损伤在内的并发症。

一、病因

淋巴系统有两个主要的功能：其一是通过产生的淋巴细胞保护机体免受疾病和感染，为人体提供重要的免疫功能。其二是为组织液回流到血液提供便利通路。这种液体运输功能维持了正常血容量，同时能消除组织液中化学物质的失衡。淋巴系统运输的物质被称为淋巴液（LL），它是由蛋白质、水、细胞和脂肪（来自消化系统）组成。这些淋巴液在进入静脉血液系统之前，经由中央淋巴结过滤。

毛细淋巴管是淋巴系统的起始部，广泛分布于皮肤的表皮层与真皮层交界处，除中枢神经系统和角膜以外的全身各处形成一个二维平面的网络结构。毛细淋巴管与由连续内皮细胞组成的毛细血管不同，它是由单层内皮细胞构成（图64–1）。毛细淋巴管周围的锚丝纤维网，可以使得这些血管即使在组织高压的条件下也能保留在重叠细胞之间的交界处（图64–2）。淋巴液由毛细淋巴管再吸收并流入较大淋巴干，然后汇入淋巴导管。淋巴结每间隔6～20mm有一个阀门。淋巴结在两个阀门之间的部分叫淋巴管。每个淋巴管的平滑肌收缩，推动淋巴液在淋巴管中流动，静息状态下的淋巴管收缩频率是每分钟6～10次。淋巴液流入区域和中央淋巴结等待过滤（图64–3）。最终，淋巴液通过左右静脉角汇入静脉系统，即在锁骨下静脉和颈静脉之间的连接处汇入。

淋巴系统运输的淋巴液依赖毛细血管中血液的推动力，八哥方程（表64–1）说明了毛细血管滤过和重吸收的平衡。液体通过毛细血管膜中的转运取决于以下四个变量：毛细血管内压、血浆蛋白胶体渗透压、间质组织蛋白质胶体渗透压和组织内压。

滤过即是血液的毛细血管压力大于血浆蛋白胶体渗透压。重吸收是毛细血管压力小于血浆蛋白胶体渗透压。

在八哥方程中，滤过增加（如发生炎症或静脉压增高时）或胶体渗透压减低（低蛋白血症相关）可导致淋巴液增加，进而增加淋巴系统的负担。正常淋巴系统可以预防或减少急性水肿的发生。正常情况下，淋巴系统的运输能力（TC）大约比生理状态下淋巴负载量大10倍，被称为淋巴系统的储备功能（FR）（图64–4）。只要淋巴液低于淋巴系统的运输能力，淋巴代偿就能正常进行。如果淋巴液超过运输能力，会发生水肿。这就是所谓的淋巴系统动态功能不全；淋巴管完好无损，但已经过饱和（图64–5），其结果就是水肿，水肿通常可以通过抬高患肢、加压、减少充血训练（如促进肌肉泵作用的基本练习）治疗。

淋巴水肿是由淋巴系统的机械功能不全或低容量引起。运输能力下降到低于生理水平的淋巴载荷（图64–6）。这意味着淋巴系统无法清理间质组织，导致高蛋白液体的积聚——淋巴水肿。淋巴水肿和其他类型水肿之间的主要区别是组织液中血浆蛋白含量高。长时间（数月至数年）可能导致受影响的组织结构纤维化，尤其是皮肤的纹理和稠

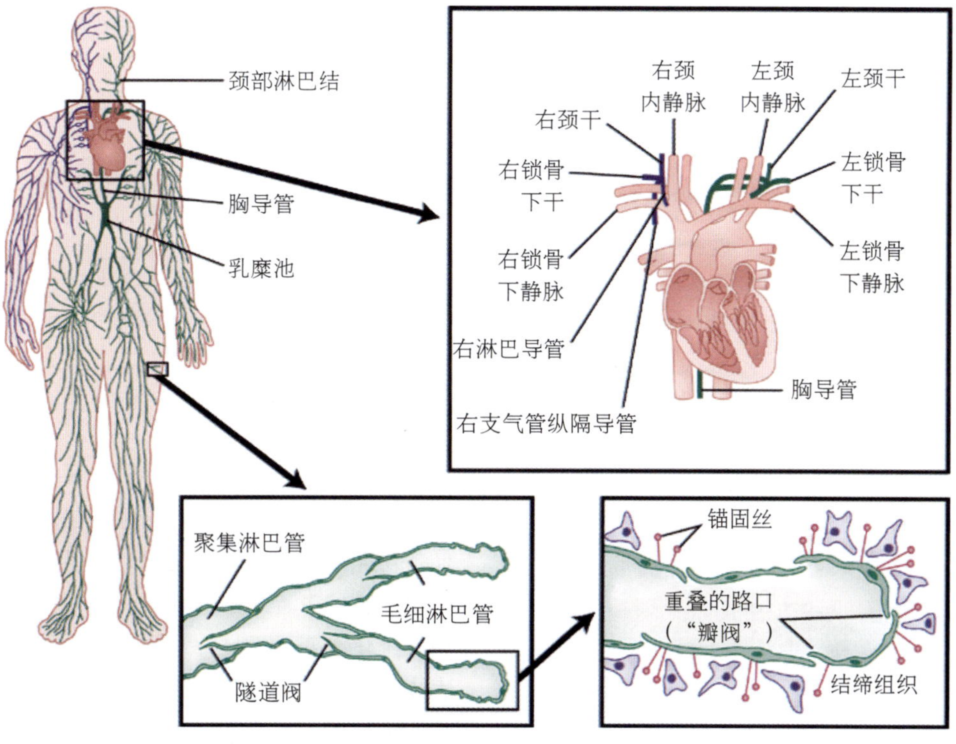

图64–1　毛细淋巴管

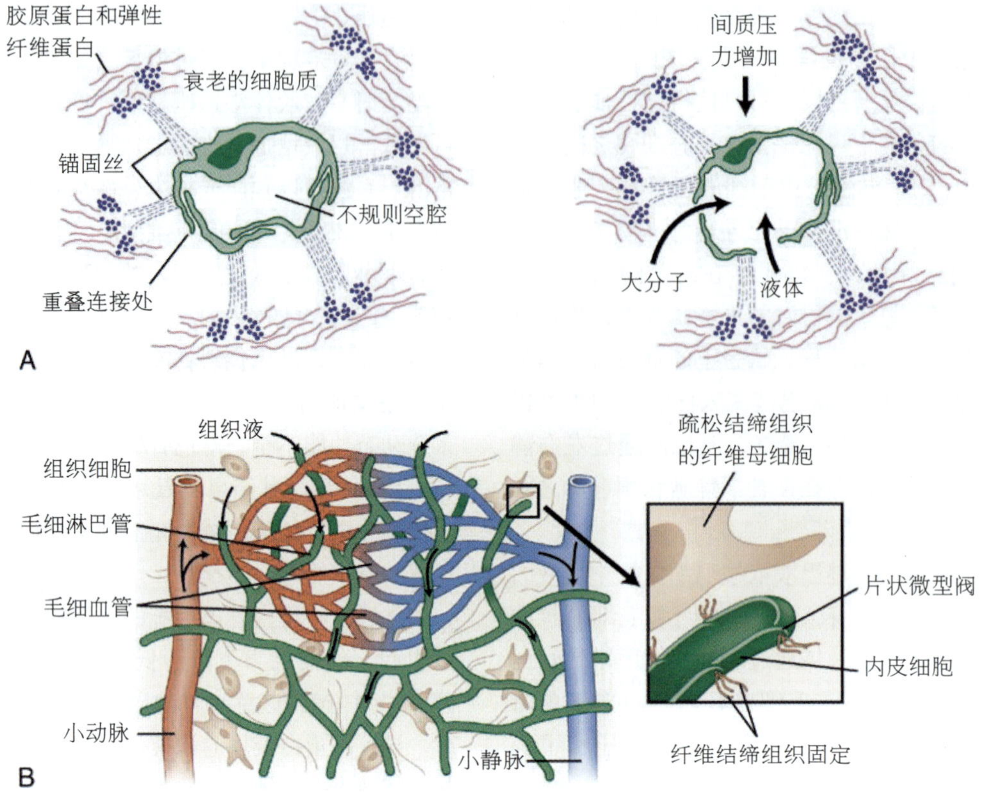

图64-2 锚固丝。A.毛细淋巴管的横截面展示了淋巴液如何进入毛细淋巴管；B.淋巴系统与循环系统的关系

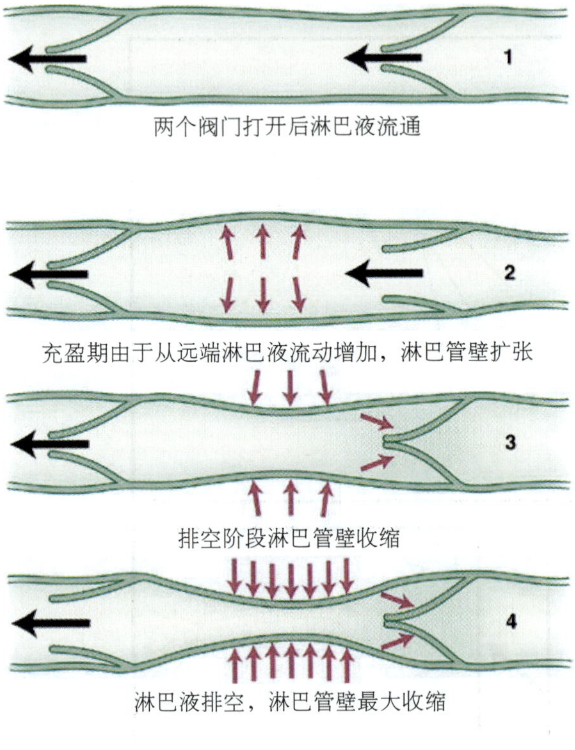

图64-3 淋巴动力学

表64-1 八哥方程：$J_v=K_f[P_c-P_{if}-\sigma(\pi_p-\pi_{if})]$

说明	定义
P_c-P_{if}	静水压力梯度
$\pi_p-\pi_{if}$	胶体渗透压梯度
K_f	透水性和小溶质
σ	血浆蛋白渗透率
J_v	毛细血管滤液
J_L	淋巴回流
$J_v>J_L$	水肿

度（图64-7）。

有时水肿的病因是不确定的，淋巴水肿和其他类型的水肿临床表现没有明显的区别。有些肿胀可能是淋巴水肿与其他水肿同时存在，当淋巴系统的储备功能不足，淋巴运输能力受到损害时会发生。淋巴水肿的患者开始会有“沉重”感，发展到不可逆纤维化改变要经过一定的阶段。淋巴水肿后皮肤表皮的改变已经有了分期和分级标准。分期标准在临床上被用于描述主观和客观的一些变化。分级标准被用于描述单侧肢体的周径测量。表64-2和表

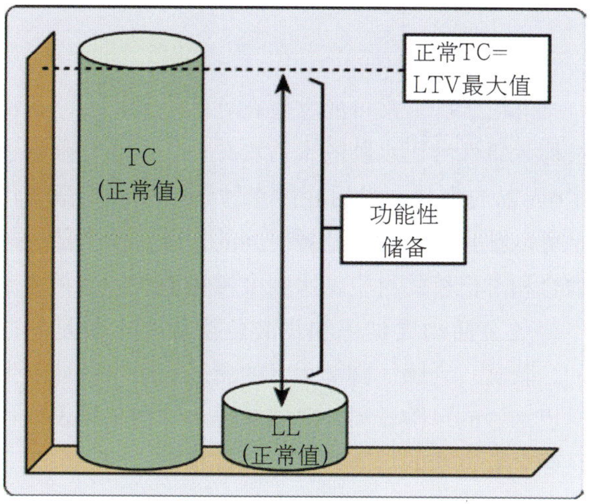

图64-4　淋巴系统的储备功能。LTV.淋巴-时间变量

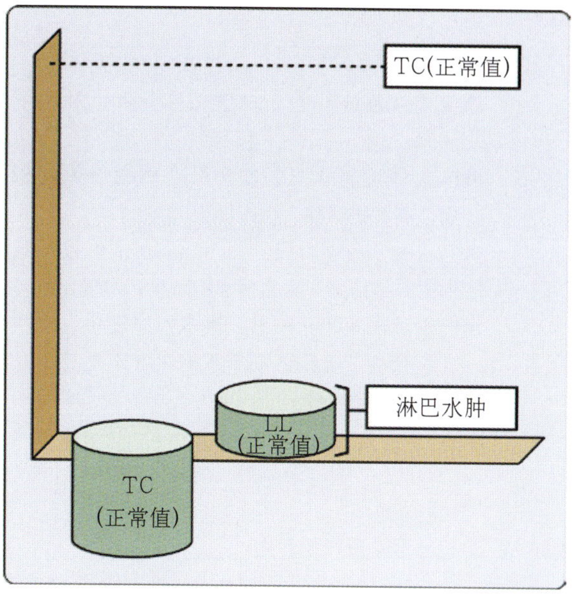

图64-6　机械功能不全

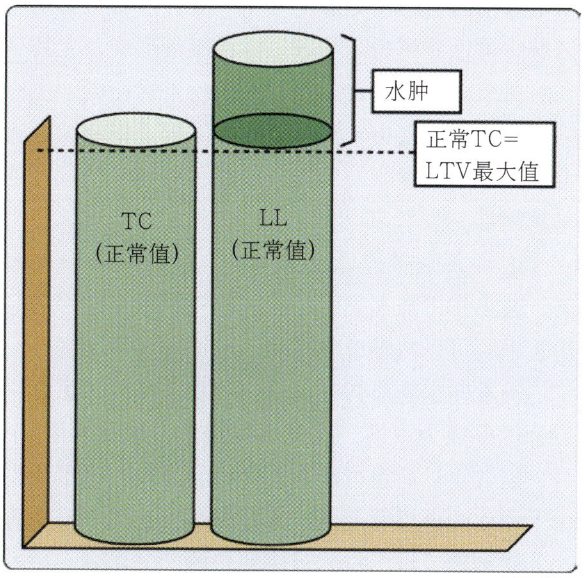

图64-5　动力不足

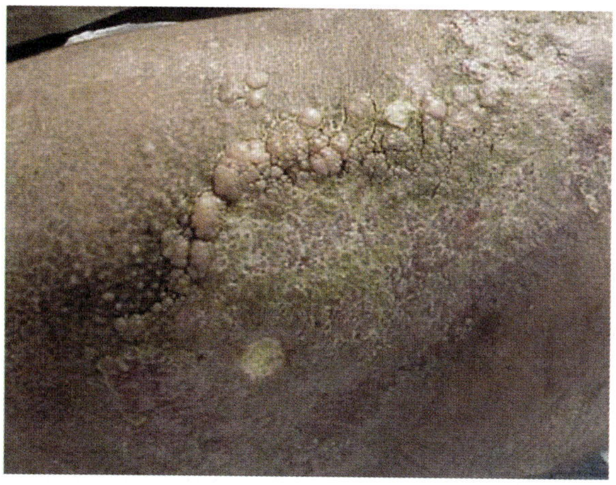

图64-7　淋巴水肿引起的皮肤改变。图像描绘了皮肤干燥，角化过度，纤维瘤和乳头状瘤（上图是协会提供的的受版权保护的伤口护理图片[www.aawcone.org]，并已授权转载）

64-3列出了淋巴水肿的阶段和严重程度。早期准确的诊断，患者教育和适当的治疗可以减少肢体周径，皮肤好转，全身功能恢复所需的时间。

淋巴水肿的病因目前分为两大类：原发性和继发性。原发性水肿是由遗传因素或先天性因素引起的。美国大约有200万人患有原发性淋巴水肿。原发性淋巴水肿患者有83%在35岁前发病（早发性淋巴水肿），17%在35岁后发病（迟发性淋巴水肿）。原发性淋巴水肿在刚出生时可能发病（米尔罗伊疾或梅热综合征），最常见的情况是在青春期或17岁左右发病。淋巴水肿患者有87%是女性，下肢发病情况比身体其他部位多见。

继发性淋巴水肿是某种疾病导致的淋巴系统损害。继发性淋巴水肿病因包括炎症、感染、放射治疗、外科手术、丝虫病（寄生虫感染）、外伤、医源性改建、人工自诱导淋巴水肿、良性或恶性肿瘤以及慢性静脉功能不全。美国2.5万～3万人被确诊为继发性淋巴水肿。1/3的乳腺癌切除术患者（淋巴结切除）患侧上肢会发展成继发性淋巴水肿（报

表64–2 淋巴水肿阶段

	阶段
0	潜伏或亚临床状态：淋巴循环受阻，肿胀不明显
1	淋巴水肿可逆阶段：富含蛋白质的液体的积累，高海拔消肿，组织加压
2	淋巴水肿不可逆阶段：蛋白质刺激成纤维细胞形成；结缔组织和瘢痕组织增生；中度水肿
3	淋巴水肿皮肤硬化阶段：真皮组织硬化，皮肤乳头状瘤，组织外观严重硬化（不是每个人进行到这个阶段）

摘自2003年淋巴水肿诊断与治疗国际共识

表64–3 淋巴水肿阶段严重程度

分类	描述
最轻	肢体体积增大小于20%
中等	肢体体积增大20%～40%
严重	肢体体积增大大于40%

摘自2003年淋巴水肿诊断与治疗国际共识

告的发病率取自研究数据）。前列腺癌根治淋巴结清扫术患者中有70%在单腿或双腿和会阴部发生淋巴水肿。继发性淋巴水肿通常是单方面的；但它可能存在于两侧肢体。但是需要注意的是肢体的水肿一般是不对称的。一侧肢体会变粗，变粗侧肢体应该是首先治疗的一侧。

淋巴水肿可导致许多与健康和情绪相关的问题。这其中值得关注的是与慢性淋巴水肿相关的感染和皮肤改变的风险，特别是一些没有得到合理治疗的患者。

组织水肿为病原体生长提供了很好的介质，淋巴水肿的患者普遍会发生蜂窝织炎和静脉型溃疡（尤其是下肢）。患者因为肢体变得肿胀、不舒服、运动量减少、肢体活动受限、穿脱衣服困难等会遇到一些尴尬和社交障碍，这些会影响患者的生活质量。

（一）乳腺癌相关水肿的鉴别诊断

（引见 Linda T.Miller, Management of Breast Cancer Related Edemas, 5th Edition）.

1.术后水肿

淋巴水肿常常可能发生在乳腺癌治疗后，通常被称为急性淋巴水肿的术后水肿，一般在乳腺癌手术6周以内出现。术后轻度水肿和组织的细微变化是可以预见的，常常是短时间的，随着手术部位的愈合和淋巴管的再生，水肿会慢慢消失。通常情况下，关节活动度训练和良肢位摆放对水肿是有益的。腋窝、乳腺、胸部手术的患肢或手术区域发生淋巴水肿的风险较高。患肢淋巴水肿的临床表现和正确处置方法的健康教育对患者是重要的。

2.条索样水肿

腋窝淋巴结清扫术后2～3周，许多患者会在受累上肢前内侧感到疼痛，疼痛一般会沿着血管走行区域。可以看到表浅的条索样纤维带形成，尤其是在肘关节前面和前臂内侧。疼痛与条索相关，也称为硬化性淋巴管炎，常常会有腋下到手指牵拉的感觉，由于条索紧张，肩关节屈曲和肘关节伸直会越来越困难。

这些条索带通常会软化，8～12周会慢慢消失。温热作用加上熟练、轻柔的软组织牵拉手法应用于手臂可以减轻患者疼痛，增加关节活动度。

条索样水肿最初在前臂内侧和手桡侧，患者一般会以疼痛为主诉。此类水肿常常出现在术后3个月，但数年以后也可能会有同样的表现，这主要是由于硬化的淋巴管受到伤害性刺激，比如手臂的快速伸展动作或试图举起过重的东西。

治疗条索样水肿必须遵循病因，在完成恰当的消肿方法后，诸如肘和手腕伸展状态下进行被动肩关节活动度手法和轻微的皮肤牵拉手法对消肿是有益的。条索样水肿得到及时合理的治疗，是可以治愈的。

3.化疗引起的水肿

当患者进行化疗时，手臂或者相邻的躯干可能会发生水肿。类固醇激素如地塞米松和糖皮质激素可能引起机体短时间的水肿。因为腋窝的解剖结构，同侧淋巴管回流可能会受损。损伤区域的液体量增加可以打破水肿的平衡条件。

一旦发现水肿迹象就需要进行治疗。只要患者仍在继续接受化疗，水肿治疗的成功率可能受到影响。但化疗结束后，水肿是可以治愈的。

化疗后急性水肿早期发现与治疗是很重要的。治疗师早期合理的干预可以消除水肿。但如果延误治疗，水肿可能会发展成慢性疾患。

（二）慢性淋巴水肿

淋巴水肿发生于表皮与深筋膜间。除去淋巴液转运减少外，常伴有巨噬细胞活动减弱及成纤维细胞活动增强。蛋白的累积可以导致慢性炎症和组织进行性纤维化。间质淋巴管纤维化导致的吸收障碍可以使内皮细胞产生功能障碍，并导致蛋白从组织间隙到血管的吸收过程障碍。随着病情逐渐发展，组织纤维化加重。

随着水肿加重，还会出现深筋膜增厚等其他组织学变化。可以检测出周围组织质地改变。在症状进展前，感染恶化可能预示着淋巴水肿的加重。

二、检查

系统问诊和查体有助于准确的诊断淋巴水肿并针对性干预。淋巴水肿的诊断多数靠患者病史、系统回顾、视诊、触诊和一些非侵入性检查，如测量围度及容量。诊断上肢淋巴水肿比较确切，尤其是在有腋窝、乳腺或胸部手术病史的情况下。目前为止，唯一确切有效的诊断方法就是Stemmer征，即近端指间关节或趾间关节皮肤增厚不能提起或皱缩。

Stemmer征阳性可以诊断淋巴水肿，阴性不能排除。Stemmer征阴性可采用传统治疗如抬高患肢、休息、按摩等；如果治疗无效，则需要规律监测因为这有可能是早期淋巴水肿。

详尽的病史对诊断淋巴水肿很重要。其中包括：

1.发病症状（肿，胀）、发病时间及诱因。

2.既往有无外伤或手术史，所有目前治疗、健康危险因素及合并症（如肿瘤、肥胖、心脏疾病、静脉瓣功能不全）以及家族史。

3.疼痛和（或）相关不适。疼痛剧烈可能提示需要进一步检查有无骨科情况发生。多数患者诉胀痛是因为组织间液增多。

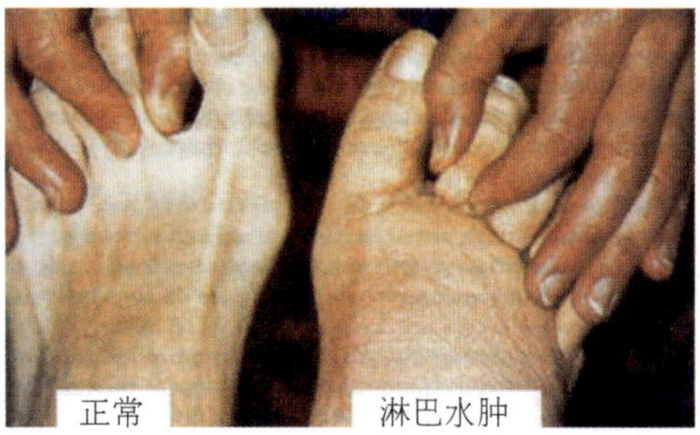

图64-8 Stemmer征（The image above is a copyrighted product of the Association for the Advancement of Wound Care [www.aawcone.org] and has been reproduced with permission)

4.功能状态及活动水平。患者肿胀有无影响日常生活？患者更倾向于或躲避做哪些日常活动？

5.个人史如吸烟史、饮食及营养情况、运动情况等。节食不会导致淋巴水肿，但是低钠饮食需结合合理的水及营养物质。

6.治疗病史。某些治疗措施，如不恰当的压迫、气垫鞋压迫、热疗或深部按摩等可能加重水肿。病史采集后做一个简要的系统回顾。尤其是心肺、皮肤、肌肉骨骼系统、神经肌肉系统等有助于对患者进行系统评估。除此之外，了解患者喜好、认知、语言等才能使检查及治疗达到最好的效果。检查还应该涵盖淋巴水肿发展的危险因素。特征包括以下几个方面。

1.*皮肤完整性* 视诊、触诊注意包括质地、颜色、可凹陷程度、纤维化程度、皮温、皮肤皱褶有无加深、指甲质地、Stemmer征，有无囊肿、窦道、刺瘤或溃疡。

2.*人体测量* 水肿侧与正常侧的围度测量对比可以用于评估。若双侧受累，则仍需要测量作为基础值与今后治疗比照。张力测定及阻抗测定是检测亚临床淋巴水肿较新的方法

3.*关节的完整性、肌肉的动力、关节活动度及姿势* 淋巴水肿患者由于组织间液的负荷可能会有肌肉力量及角度受限。生物力学的补偿或过度利用会对关节及姿势产生负面影响。

4.*疼痛* 需要鉴别其为不适感还是涨感。疼痛位置可以了解其与淋巴水肿是否相关。VAS量表可以鉴别疼痛反应还是仅仅不适感。疼痛也可能与

其他合并症有关，或作为感染的征兆。需要进一步明确疼痛原因给予适当治疗。

5.意识、精神、认知 这些对于患者了解如何处理淋巴水肿及相关合并症或并发症的宣教至关重要。语言指导、演示、符合患者文化背景的交流方式有助于治疗淋巴水肿。

6.通气、呼吸及循环 呼吸系统回顾可以预估患者对于深呼吸或屏气的耐受程度，而这也作为淋巴水肿的治疗措施之一。

7.感觉及反射完整性 有糖尿病、血管病变等合并症患者需注意并预防进一步损伤。

8.运动功能 适当建立基础锻炼，淋巴水肿越重，运动损伤越大。

9.辅助支具及其他辅助设备 评估是否需要辅助可以帮助康复并预防过度依赖。

10.缺氧的耐受能力 建立个体化的基础有助于合并症管理及改善症状。

11.居家自我照顾 评估自我实施治疗的能力非常重要，这会影响到照看患者的时程。

12.环境因素 患者及家庭受教育程度、生活方式等需纳入康复预期的考虑。

三、皮肤护理

细致的皮肤指甲护理是淋巴水肿的重要预防和干预手段。目标是预防皮肤受损及感染。然而，很多患者由于液体负荷或慢性淋巴水肿可导致皮肤炎症。慢性淋巴水肿多余的组织间液会增加从毛细血管运输氧、营养物质到皮肤的距离。由于液体的滞留会引起系统感染，淋巴回流不畅导致的组织炎症伴淋巴水肿可表现为表皮剥脱，严重时出现皮肤溃疡，血管性或炎症性皮肤溃疡、真菌感染伤口、放射线灼伤、小创伤及未愈合的手术创面都是潜在引起淋巴水肿的诱因。

如果淋巴水肿的肢体有伤口，淋巴引流及压迫可减轻溃烂程度。适当的伤口处理及淋巴引流有助于清除伤口的破碎组织及毒素。需要注重近端肢体的淋巴引流，以利于减轻伤口水肿。

蜂窝织炎是最常见的淋巴水肿并发症。蜂窝织炎是组织的炎症伴疼痛，查体可见水肿，50%的蜂窝织炎患者可及局部肿大淋巴结伴寒战发热。即便是很小的伤口，也可能作为链球菌感染的入口并可能导致局部甚至全身感染。70%的蜂窝织炎患者由于存在刀割伤、擦伤、蚊虫叮咬、局部烧伤或癣，需足疗程抗生素治疗并对患者做好预防宣教。

局部伤口感染较常见，因为潮湿环境有利于病原菌的生长。治疗应对病原菌使用全身或局部抗生素。伤口需加压并处理分泌物，藻酸纤维等吸收性强的敷料可用于引流伤口。四层绷带有助于有效引流及适当加压。局部加压及淋巴引流有助于伤口愈合。一旦全身或局部感染出现，针对淋巴水肿的干预措施需要重新实施。

加压是淋巴水肿的治疗基础。需要关注肿胀及皮肤破损情况，糖尿病、动脉及心功能不全等情况。绷带、棉垫、纱布等可用于加压治疗。加压治疗后需定期监测肢体肿胀及伤口情况。

加压时绷带弹性及伸缩性依据个人情况而定。可根据患者活动量决定压力大小。静息压力可允许肌肉的活动，负荷压力会给肌肉收缩阻力。短绷带有较高的负荷压力和较低的静息压力。短绷带只能拉伸原长度的20%而长绷带可拉伸至原长度190%。肢体不动时，短绷带可提供较舒适的支撑，而肌肉收缩时整体压力增加。这样可以利于淋巴回流。因此，加压对淋巴水肿可提供动力。

四、淋巴水肿治疗

淋巴水肿一旦诊断，需适当处理。治疗包括对症治疗、皮肤处理及功能锻炼。长时间需注意预防恶化、感染及其他相关损伤。

淋巴水肿如果恰当治疗，是一种可治愈的疾病。治疗淋巴水肿的目标是使其成为亚临床或潜伏状态，无论其诊断级别。大部分患者可以得到完全减压治疗。完全减压治疗分为两期，是一种非侵入性、高效经济减轻肢体水肿的方法。其具有打开侧支淋巴回流、提高深部淋巴循环效率并减少纤维组织损伤的好处。

第一期，强化期，包括表皮指甲处理、人工淋巴引流、绷带加压及训练。第二期，自我处理期，包括白天加压晚上绷带训练、皮肤指甲处理及自我施行人工淋巴引流。

人工淋巴引流是基于淋巴液流动及淋巴管清空

基础建立的方法。这种方法通过引流淋巴液到未堵塞通路产生作用，从而增加淋巴液的转运，增加淋巴吸收的动力及容量，进一步增加血流量。

在欧洲，完全减压治疗第一期需每天观察2次，4～6周。在美国，完全减压治疗需每天观察患者，上肢观察3～4周，下肢观察4～6周。第二期开始于第一期结束，即肢体围度达到平台期，需持续18个月。持续时间及治疗强度依据临床情况而异。轻中度淋巴水肿较重度更好处理。患者配合度也很重要，因为处理起来是个长期的过程。淋巴水肿的程度及分类有助于决定治疗强度及疗程。

功能受限往往会随着患者肢体围度的改善而改善。通常患者都需要运动处方来改善力量、活动度及心血管功能。

还有些干预方法仍在研究中，包括间断使用压力泵、利尿药及物理因子治疗等。

（一）间断充气式压力泵

间断充气式压力泵使用不当可能具有危害。这种方法可以加大液体循环力度，然而蛋白仍残留于组织中，蛋白质可聚集水分继而纤维化。如果泵没有结合人工淋巴引流，上肢可能回流于躯干，下肢则回流于腹股沟区。泵不改变淋巴液回流路径。完全减压治疗二期末使用泵是推荐的。泵并不是用来减压，只是用于维持完全减压治疗的作用。

（二）利尿药

第二种治疗方法是利尿药。利尿药可以促进淋巴回流增加血容量。然而，蛋白质在组织中吸收更多的水，最终会导致更多的纤维化。有些患者可能有需要使用利尿药的并发症，如充血性心力衰竭、某些肾疾病或高血压。只要医师对需要利尿药患者进行治疗，那么则应继续使用利尿药。如果利尿药仅仅用于治疗淋巴水肿，需考虑其他方案如完全减压治疗，建议停用利尿药。

五、减少危险因素

患者必须了解风险降低措施和风险因素。患者还必须避免受累部位会导致进一步降低运输能力的淋巴管或不必要地增加淋巴液和蛋白质淋巴系统负载的活动。

应该对患者进行适当的锻炼和日常活动方面的教育。运动的目标是改善淋巴流动而不增加受损淋巴系统负荷。锻炼需循序渐进并因人因情况制宜。

降低风险的策略和维持治疗，对于降低可导致感染和随后淋巴水肿的恶化和（或）损伤的风险至关重要。

国家淋巴水肿组织（NLN）2006年发表了一份关于减少使用防晒霜和驱虫药淋巴水肿风险的声明。推荐如下：

1.*皮肤护理*　避免创伤/伤害降低感染风险。

a.保持肢体的清洁和干燥。

b.每日涂抹保湿霜，防止龟裂/擦伤的皮肤。

c.注意指甲保健；不要减少角质层。

d.保护暴露的皮肤。

e.使用剃须刀避免伤口和皮肤过敏。

f.尽可能避免针刺伤。

g.做可能损伤皮肤的劳动时戴手套。

h.如果出现划痕/刺伤皮肤，用肥皂液和水冲洗，应用抗生素，并观察有无感染迹象。

i.如果出现皮疹、瘙痒、红肿、疼痛、皮肤温度高、发热或类似感冒的症状，尽早治疗可能的感染。

2.*活动/生活方式*

a.逐步建立的持续时间和强度活动或运动。

b.在活动过程中恰当的休息，以便肢体恢复。

c.监测肢体活动期间和之后的变化：大小、形状、组织、质地、疼痛、酸胀、牢固性。

d.保持理想的体重。

3.*避免肢体收缩*

a.如果可能的话，避免在受累肢体测血压。

b.穿戴宽松的首饰和衣服。

4.*加压装置*

a.它们应该是适合的。

b.除了有开放伤口或高危肢体的血液循环不良，对高危肢体采用压力装置。

c.合适的空气压力。

5.*肢体皮温*

a.避免暴露在极端寒冷中，可能与皮肤反弹肿胀或龟裂有关。

b.避免长时间（超过15min）接触过热，特别是热水浴缸和桑拿。

c.避免将肢体放置在温度超过102 °F（38.9℃）的水中。

6.其他针对下肢淋巴水肿的特殊方法

a.避免长时间站立、坐、交叉双腿。

b.穿合适、合身的鞋子和袜子。

c.除了有开放伤口或高危肢体的血液循环不良，对高危肢体采用压力装置。

注意：鉴于几乎没有足够的循证医学证据，这些实践仅建立在病理生理学和具备几十年临床经验的该领域的专家。

六、常见功能障碍和处置策略

淋巴水肿可以显著影响患者的功能状态和生活质量。因为淋巴水肿是一种进行性疾病，早期干预和识别疾病可改善患者的预后。一旦完全减压治疗有效，相关功能障碍即可得到相应解决。

由于淋巴水肿可在很大程度上影响肢体的围度，患者常常有日常活动的影响。受累上肢常常影响粗糙和精细运动技能，涉及指骨、手腕、肘部和肩膀，呈现基本技能困难。此外，患者常常伴有心血管耐力下降。开始完全减压治疗可以减轻肢体肿胀，促进日常生活活动能力的改善。为患者提供适当的辅助设备将增强安全性和减少并发症与生物力学相关补偿。基础心血管耐力和加强运动处方将提供整体改善液体流动性，提高家庭和社区的技能。

其他障碍与淋巴水肿包括关节活动度限制（大量液体存在），肌力下降（与减少使用有关）和上肢功能及日常生活活动困难。当手和（或）上肢淋巴水肿时，关节活动度会随水肿容量改善。个性化的运动处方包括关节活动度和治疗性锻炼会提高功能恢复。如果把运动训练分解成一天中多次、频繁的运动，那么患者对运动处方的依从性就会提高。此外，生活方式的改变和坚持加压疗法会提高功能的结果。

七、小结

淋巴水肿通常被称为一个隐藏的疾病，然而，它是一种可控的疾病。在任何阶段识别和干预均可改善功能并具有一定效果。认识和解决与淋巴水肿相关的障碍可改善结果和患者的满意度。此外，患者宣教和遵嘱性是治疗该疾病是否成功至关重要的因素。

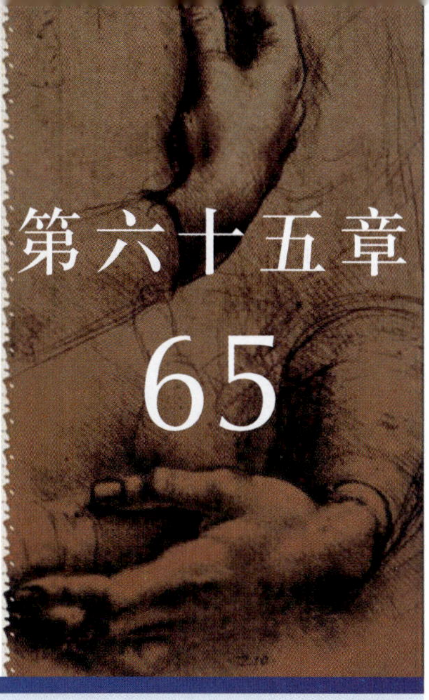

第六十五章 65

手法松解水肿：骨科患者水肿消除技术

原著者 SANDRA M.ARTZBERGER, MS, OTR, CHT
VICTORIA W.PRIGANC, PhD, OTR, CHT, CLT
译校者 顾 娅 潘 钰

关键点

- 不是所有的水肿都是相同的。
- 对于急慢性期水肿的消除，刺激淋巴系统是非常必要的。
- 亚急性和慢性水肿相关的蛋白质，需要通过淋巴系统分散，因为分子太大，静脉系统无法渗透。
- 初始淋巴系统是表浅、精细和脆弱的，因此用力挤压会破坏淋巴系统。
- 膈式呼吸、轻度按摩，以及运动能够帮助刺激淋巴系统。

手法水肿松动（manual edema mobilization，MEM）是一种淋巴刺激技术，经常用于治疗骨关节患者急慢性期的肢体或手部水肿。Watson Jones在1941年指出："水肿是胶水"，强调提出降低患者手部水肿的重要性，因为顽固水肿能形成纤维化、僵直从而限制关节活动范围（ROM）。历史上已经有很多以刺激静脉和淋巴系统为基本原理的水肿治疗技术，施加压力就是一种能平均地作用于两个系统的一种技术，然而目前流行的文献在静脉和淋巴系统如何消除过多液体方面报道是不同的，而事实上水肿消除治疗技术可以治疗全部类型的水肿。临床上治疗师遇到的一些水肿很容易就能消除，但是其他类型的水肿则由于不注意急性期的治疗而进入了一种像啫喱一样且纤维化的状态，这种现象使治疗师感到棘手而且干扰治疗，因此对于了解不同类型水肿及了解静脉和淋巴系统之间水肿消除的区别，可以帮助治疗师理解为什么常见水肿治疗技术不能治疗全部的水肿（表65–1）。本章的目的在于介绍MEM技术用于刺激淋巴系统达到减轻急、慢性骨关节患者的水肿。

一、文献回顾

（一）历史

手法水肿松动（MEM）通过刺激淋巴系统作为一种降低骨科患者亚急性或者慢性水肿的方法首先出现于20世纪90年代末期，应用淋巴治疗技术治疗那些健康但淋巴系统严重超负荷的骨科患者以达到降低亚急性或者慢性水肿是一种相对较新鲜的方法。然而，由于手法水肿松动（MEM）的理论相对较新，MEM的历史从物理层面上是与关于以往展露的淋巴系统相近的。

在17世纪和18世纪，科学家、解剖学家和医师描述了淋巴系统作为身体循环系统的一部分，淋巴通过淋巴管进入血液中流动。另外，在这个时期，

表65-1 手部治疗师可见的水肿类型

类型	病因学	临床描述和阶段
炎性水肿（高血浆蛋白水肿）	源自外伤、感染或手术治疗的组织创伤。结果是过多血浆蛋白流入细胞间隙而引发血管通透性增高，斯塔灵平衡破坏及正常淋巴结和淋巴系统的超负荷。也有对周围淋巴管的暂时性阻滞和（或）损伤而降低了蛋白的摄入	**急性期**：通常从受损伤后持续72h。起初，从受损组织区域渗出大量电解质和水。这些低蛋白物质很容易通过渗透作用扩散回静脉系统因而对隆起反应良好从而降低液体静水压，减少流入间质。轻度逆行按摩、冰疗和厚重的手辅助治疗该类型水肿也能取得良好效果。受损后，缓慢地，低浓度血浆蛋白开始侵害该区域。 **亚急性期**：水肿持续72h至3个月则视为亚急性期水肿。该水肿包含大量可破坏斯塔灵平衡的血浆蛋白。原始外伤、瘢痕形成、逐渐压迫、大量组织丧失等会造成淋巴管的损伤或破坏，从而导致淋巴从累及区域输出进一步受累。停留在间质内的蛋白激发了成纤维细胞产生胶原组织。如果不加治疗，它会从柔软的海绵状（慢慢地从压陷中反弹是淋巴阻塞区域的特点）进展为密集的凝胶状。为减轻该类型水肿，必须通过诸如手法水肿治疗等技术对淋巴管进行特定刺激 **慢性水肿**：水肿持续3个月或更长时间视为慢性水肿。其特点为结实（坚硬、硬化）并可发生纤维化（不能留下压痕）。该类水肿可在手法水肿治疗下发生逆转并可用辅助技术使其软化
淋巴水肿（高血浆蛋白水肿）	通常与淋巴切除术和（或）淋巴结辐射、原发淋巴水肿或丝虫病相关。Foldi等将其描述为一种“淋巴管系统的低输出衰退”。	依等级进行分类。1级：随隆起出现凹陷减少；无纤维化。2级：不随隆起出现凹陷减少，纤维化；从中度到重度不等，以象皮病为最重。磁共振成像和同位素显像显示淋巴水肿占据上腹腔。因而，关节纤维化很少发生
卒中水肿（复合型水肿）	肌肉泵作用和依存定位等丧失而引起液体累积形成最初的单纯低蛋白水肿。如果水肿不减轻，组织静水压的增加就会累及淋巴流量，之后会变成凝胶状并硬化。	由于运动功能（肌肉泵）丧失而引起单纯指压性水肿，最终变成凝胶状，然后纤维化
肝肾疾病性水肿（血浆蛋白浓度降低）	由间质中血浆蛋白的降低引起（如在肾病综合征中蛋白随尿液流失）或无法产生血浆蛋白（如肝病）	这种指压性水肿不合适采用徒手淋巴治疗或徒手水肿治疗
心脏病性水肿	心力衰竭等	常见为双侧踝/足周围的指压性水肿。然而，其他病情也可产生双侧肿胀。徒手淋巴治疗或徒手水肿治疗不是合适的治疗方案

文献中也出现淋巴系统和水肿之间的联系。随着许多按摩师和医师设计了各种各样的手法技术以刺激淋巴系统来达到消除水肿的目的，19世纪和20世纪期间的文献开始出现利用淋巴系统和水肿之间关系的治疗技术。最著名的淋巴按摩技术，现称徒手淋巴引流（MLD），通过德国卫生保健专家的合作，发展于20世纪60年代。从此，文献报道中陆续出现徒手淋巴引流技术的演变技术，如有降充血淋巴疗法、合成降充血理疗和淋巴引流疗法等。近来，关键词徒手淋巴治疗技术（MLT）越来越多地出现于科学出版物中用于描述淋巴引流技术各学派的共同原理，因而，尽管存在大量缩写方式，但是，所有上述技术都是通过轻度压迫绷带、轻度按摩、练习和皮肤护理的应用来刺激淋巴系统。

（二）现有的研究

目前，只有一个徒手水肿治疗技术方面的准试验研究。该研究通过徒手水肿治疗技术加入标准治疗方案中的单样本设计研究方法，在4/5的样本中显示出统计上的显著性水肿减轻。另外，有一个已发表的关于徒手水肿活动技术的案例研究描述了如何将徒手水肿活动技术融于上肢多发性创伤患者的治疗方案中。尽管，文献中开始出现徒手水肿治疗技术作为特定患者群体一种有效的治疗选择，然而，淋巴治疗在骨关节患者中的应用仍需继续研究，因为该研究可能会改变治疗师最初治疗骨科患者水肿的方式。

二、理论基础：解剖学和运动学

徒手水肿治疗技术和徒手淋巴治疗基于相同的理论基础。徒手淋巴治疗解剖和生理的理论依据是要减轻高蛋白水肿必须刺激淋巴系统。正常情况下，血液中的血浆蛋白会出现在相对浓度较低的组织液或微血管中。通常，细胞间隙中的大分子蛋白的浓度较低，因为这些蛋白不容易通过微血管扩散。然而，创伤后炎症反应改变了微血管的通透性，使得血浆蛋白能够渗透进细胞间隙中。

渗透进细胞间隙中的血浆蛋白太大不能扩散至静脉系统中，就需要通过淋巴系统进行运输，因为淋巴系统的主要功能就是运输那些对静脉系统来说太大的物质。但创伤后淋巴系统可能会受损或超负荷，就会妨碍其处理大分子血浆蛋白的能力。如果这些血浆蛋白停留在细胞间隙，组织液的胶体渗透压（由蛋白质和大分子产生扩散压）就会增加。组织液胶体渗透压的增加导致更多的液体进入细胞间隙。细胞间隙中血浆蛋白的长期停滞引发慢性炎症。正如Casley-Smith和Casley Smith所述，如果水肿持续数周，会使组织中产生大量纤维细胞和胶原沉积，促进慢性炎症的产生。

淋巴组织引流系统由三级结构组成。毛细淋巴管称为初始淋巴管和前级收集器，形成第一级。其结构类似于手指，一端闭合，位于细胞间隙中的网状毛细淋巴管直接或间接收集身体各部分的液体。其管壁由单层内皮细胞重叠而成，其上有连接固定丝将毛细淋巴管附着在周围的细胞上（图65-1）。当局部细胞间隙压力变化时，由重叠内皮细胞形成的瓣状结合开放。当瓣膜开放时，液体流入，使淋巴管内压由低变高，从而关闭瓣状结合。

淋巴液进入更深层管状收集淋巴管中。收集淋巴管管壁由三层组成。内层称内膜或内皮。中间层由平滑肌和感应牵张反射的细纤维组织构成。外层称作外膜，由结缔组织形成。在集合管上，每6～20mm会有防止淋巴倒流的瓣膜。瓣膜间的空间或腔称作一个淋巴管。当液体进入淋巴管会填充空间，引发中间平滑肌层的牵张反射。随后发生的收缩引起近端瓣膜开放并推动淋巴液至下级淋巴管中（图65-2）。静止状态下，淋巴管每分钟泵6～10次。但通过练习后肌肉收缩时，淋巴管泵的

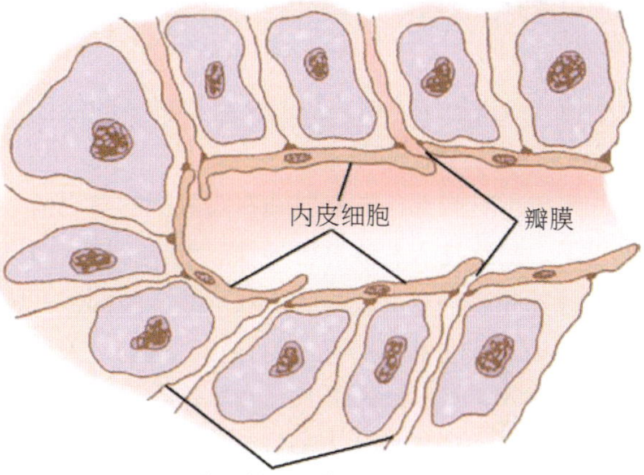

图65-1　毛细淋巴管的特殊结构允许高分子量物质进入淋巴液（引自：Guyton AC，Hall JE.Textbook of Medical Physiology.Philadelphia：WB Saunders；1996.）

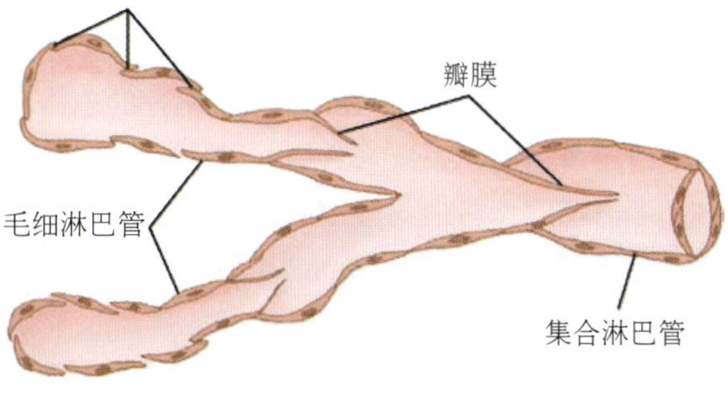

图65-2　毛细淋巴管、集合淋巴管和淋巴瓣的结构（引自：Guyton AC，Hall JE.Textbook of Medical Physiology.Philadelphia：WB Saunders；1996.）

数量可达到静止时的10倍。

收集淋巴管推动淋巴液至淋巴结。淋巴结由窦复合体组成，发挥免疫功能。离开淋巴结后，淋巴液通过淋巴–静脉吻合进入静脉系统或进入更深层的淋巴干并最终通过左、右锁骨下静脉返回血液循环系统。

解剖上，淋巴干被分为四个淋巴象限或淋巴节（引流区域）。左、右上象限称作胸淋巴节，左、右下象限称为腹淋巴节。胸节在上躯干的左右两侧从前中线延伸至脊柱。胸淋巴节的淋巴引流从浅层至连接于淋巴结的深层淋巴管。在淋巴节之间是分水岭区（即分界区域），在此区域，正常引流从分水岭离开，流向淋巴结。在分水岭区只有少量的浅层和深层连接的淋巴管，但是有浅层侧支血管。这些横跨分水岭的侧支连接是非常重要的，因为当有淋巴阻塞时，这些侧支连接提供了备选途径以通过未阻塞的淋巴管。人体四肢也有淋巴节。上肢淋巴节主要引流入腋淋巴结。相关知识介绍和更多的绘图可在Kubik的著作中找到。

来自于右胸部、右上肢和右头颈部的淋巴流入淋巴干，最终注入右侧淋巴导管。该导管注入右锁骨下静脉和心脏右上腔静脉。双下肢、腹部、左胸部、左头颈部的淋巴引流入胸导管，这也是人体最大的淋巴管，从L_2延伸至T_4。胸导管在左锁骨下静脉和颈静脉的连接处注入静脉系统。根据Clikly介绍，淋巴系统是平行于血液静脉系统的液体回流至心脏的第二途径。

淋巴系统被称为清洗系统，用于清除来自于组织间隙中多余液体、碎片和其他物质。是那些不能通过静脉系统处理的大分子物质的替代途径。因此，在淋巴系统循环和水肿之间有密切的联系，因为“只有淋巴系统衰退时水肿才会发生。”

包括徒手水肿治疗术在内的淋巴治疗的总体理论是通过刺激淋巴系统来移除水肿区域的血浆蛋白，进而使这些蛋白离开细胞间隙并进入淋巴系统。通过移除细胞间隙内的亲水性蛋白，使亚急性和慢性水肿得以减轻。

徒手淋巴治疗和徒手水肿治疗术的差异

尽管徒手淋巴治疗和徒手水肿治疗术在生理学上有相似性，但是两者仍存在一些差异。其中一个差异为患者群体不同，徒手淋巴技术最初是为淋巴水肿，一种与机械性梗阻或淋巴系统功能缺失相关的高血浆蛋白水肿的患者设计的。而徒手水肿治疗术是为那些淋巴系统未受损但是暂时性超负荷而引发亚急性和慢性水肿的骨科患者设计的。

徒手淋巴治疗技术和徒手水肿治疗术的另一个差别之处在于治疗时间的长短。徒手淋巴治疗技术用于永久性淋巴系统不全的患者，因为大量的液体需要变更在体内运行的路径因而治疗期更长且更为复杂。而徒手水肿治疗术是用于淋巴系统完好的患者，因而治疗期较短并通常需要移动较少的液体。另外，徒手水肿治疗术的独特之处在于泵点刺激的使用，泵点刺激可以对体内区域和密集淋巴结构进行同步刺激因而有助于减少按摩受累肢体的时间。当对3～4周的亚急性期水肿的患者应用徒手水肿治疗术时，一般会在2个20min的治疗期后看到水肿减轻，特别是当患者适合使用家庭徒手水肿治疗术。这些较短的治疗期有助于满足当今临床骨科医师的需要。

三、手法水肿松动术

基础的MEM技术由膈式呼吸，轻柔的皮肤牵引性按摩，练习，泵点刺激和自我按摩组成。当需要淋巴软化技术时，辅助方法如碎片包（chip bags），低伸缩性绷带包扎，肌内效贴布也可以用于慢性水肿的患者。为了有效的应用MEM技术，治疗师们需要理解生理和解剖的原理，建立对用于淋巴刺激的五种基本技术概念相关的理解（表65–2）。

（一）MEM治疗概念1：膈式呼吸

1.描述

所有的MEM课程都以膈式呼吸开始。这个“腹部”呼吸包含了以下的过程：通过鼻子深吸气，使腹部扩大，然后撅起唇部，缓缓呼气。治疗师可以通过感受或观察患者腹部的起落，来确认患者正确地执行了这个技术。

2.解剖学和运动学

呼吸改变组织的压力，因而刺激淋巴吸收。胸导管是最深和最大的淋巴管结构。它位于前方，并

表65-2　MEM各点的解剖和生理基本原理

	解剖原理	生理原理
1.膈式呼吸		组织压力变化使初级淋巴管的内皮间隙增大，从而允许蛋白质进入淋巴系统 膈肌呼吸可以改变间隙压力 呼吸运动推动淋巴通过最大和最深的淋巴管结构
2.轻柔皮肤按摩	初始淋巴管位于真皮表皮层 初始淋巴管可因紧实的压力而塌陷	组织压力变化使初级淋巴管的内皮间隙增大，从而允许蛋白质进入淋巴系统 轻柔按摩可以改变间质压力
3.练习	收集器淋巴管是肌性腔管	组织压力变化使初级淋巴管的内皮间隙增大，从而允许蛋白质进入淋巴系统 练习可以改变间隙压力 肌肉活动可以刺激到更深的淋巴管 淋巴管在练习中有较高的收缩或“泵作用”
4.泵点刺激	请参考表65-3	流体从高浓度向低浓度
5.低伸缩性绷带	参见2	间质压力变化增加了初始淋巴对蛋白的吸收 中性温度软化硬化组织，增加了淋巴流动

与L_2水平脊柱平行开始，终止于大约T_4水平的左锁骨下静脉。膈式呼吸也被称为肺泵，改变了胸导管内的压力。胸导管的功能遵从于流体动力学的原则。因此，膈式呼吸造成的压力差有助于推动淋巴向锁骨下静脉流动。胸导管的压力变化制造了一个真空（吸气），从而从外围结构向中心拉动淋巴。

（二）MEM治疗概念2：轻柔的皮肤牵引性按摩

1.描述

轻柔的皮肤牵引性按摩，是一种很轻柔的按摩方式，在确保足以移动皮肤的前提下，不能使皮肤出现发白或压痕，因此，要避免手在皮肤上滑动。轻柔的皮肤牵引性按摩，要有节奏的在皮肤上划出U形，U形开口方向，要选择使淋巴就近流向健侧或已经预先解除充血的部位。这种按摩技术，要保持轻柔，而且要沿循淋巴通路。

2.清理性U按摩

首先，治疗师在身体的一个部位进行MEM按摩技术（U技术），从近端到远端按摩。这种近端向远端按摩技术被称为“清理性U按摩”，它的目的是清理此段的淋巴系统。清理性U按摩技术包括在身体近端进行5个连续的U按摩，然后再做另外5个U按摩，然后继续向更远端位置重复5个连续的U按摩。比如，如果右手水肿，那么治疗师首先要从左边肩膀开始做5个U按摩，5个在左边锁骨，5个在胸骨，5个右边锁骨，5个右边肩膀，继续向下经过胳膊直到手。在每个部位（躯干、上肢、肘、前臂、手）进行清理性U按摩技术后，可以立刻主动或被动的活动相应部位的肌肉和关节。清理性U按摩后，可以主动或被动的进行肩关节屈曲，肩关节外展，肘关节屈伸，腕关节屈伸和握拳训练等。当所有部位的清理性U按摩和主被动活动进行后，这个身体部位便被认为是被清理过了。清理的目的是打开并清理干净淋巴通路，以便淋巴能流入中央结构。

3.促流性U按摩

在一个部位被清理后，治疗师改变按摩的方向，以促进淋巴通过被清理的部位流动。通过流动部位，U按摩从清理过的部位，由远端到近端进行。这种远端到近端的按摩技术被称为促流性U按摩，它包括了一个U按摩在被清理部位的远端，然后进行另一个U按摩在靠近前一个的相对近端，然后继续到身体的最近端。在这点上，这个序列被重复进行，直到5次U按摩流回到被清理的部位。在前面的例子中，右胳膊被清理后，治疗师可以在患者右手背做一个U按摩，然后右手腕掌侧，右侧前臂内侧，右侧肘管，右侧内侧上臂，右侧肩膀，右侧锁骨，胸骨，左侧锁骨，最后到左侧腋下。按这个顺序可以做5次，来促进淋巴从右胳膊流向左侧腋窝，使其向心性排水。促流性U按摩就是从治疗部位的远端到近端越过最近的一组淋巴结的顺序性U按摩。这种流动，就像在胳膊上的华尔兹。5次促流性U按摩后可以配合主动或被动活动。

4.清理性U按摩和促流性U按摩的区别

在同一个部位上进行清理性U按摩和促流性U按摩，它们在两个方面有所不同。第一，清理性U按摩是从近端（中心）到远端，而促流性U按摩是从远端到近端（中心）。第二，清理性U按摩，在移动向远端前，需要在每一个段位5次按摩，而促流性U按摩，在远端位置每一下按摩后，按照顺序移动到近端（中心），完成整个过程后再重复一共5遍（图65-3至图65-5）。

（三）生理解剖学基础

轻柔的皮肤牵引性按摩从表层影响着淋巴管。如前所述，初始淋巴管是建立淋巴网状结构的小淋巴管，遍布于整个皮肤的表皮真皮层。连接这些细小淋巴管的是淋巴固定丝，把这些细胞连接到周围组织之间，并且这些细胞接合部被称为内皮间隙（图65-6）。由于组织的压力变化，固定丝协助打开这些内皮间隙，由此允许间隙空间内的流体进入淋巴系统。因此，任何机制，改变间隙压力最终

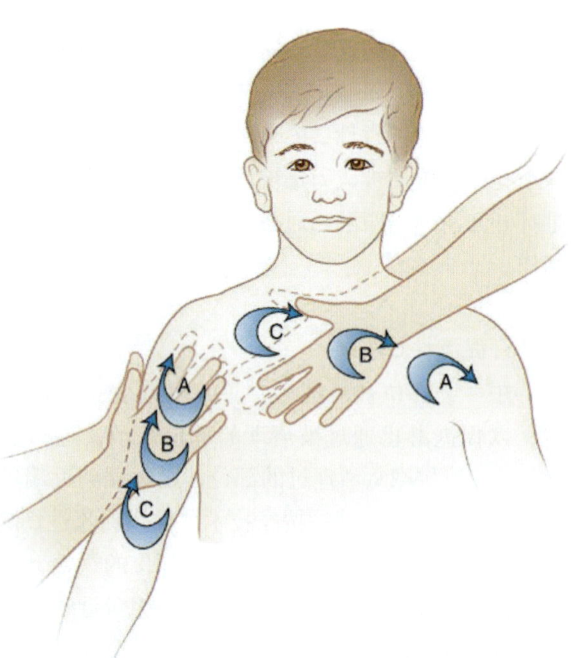

图65-3 躯干：清理A、B、C，促流C、B、A。上肢：清理A、B、C，从肱二头肌后方轻柔按摩皮肤。促流C、B、A，向上到胸骨，或向未累及区域

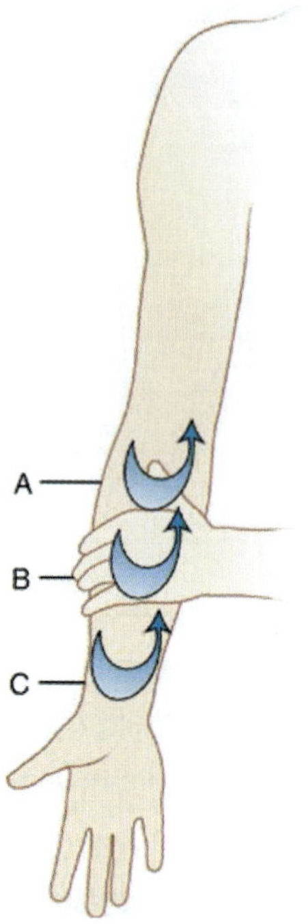

图65-4 前臂：清理A、B、C，促流C、B、A。清理肘部节点5次，向肱二头肌或肱部持续按摩。将前臂转至手心向下，在胳膊的背侧按顺序重复操作

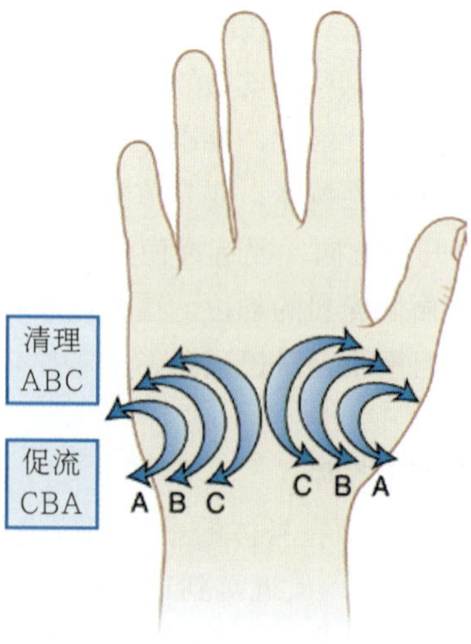

图65-5 手掌：治疗师拇指外侧放置在患者的第一和第五掌骨侧边。清理A、B、C，促流C、B、A，滑动穿过尺腕掌侧韧带到手的外侧边缘。促流按摩手背侧到前臂中段

都是促进淋巴回流，据报道按摩是改变组织压力的一个变量。

由于初始淋巴管被认为是“羽毛样纤细”的脆弱压力容器，紧实的压力可能使它们塌陷。Miller和Seale发现，60mmHg的压力会导致淋巴封闭，75mmHg的压力会使它们完全封闭。此外，在70～100mmHg压力下，水肿组织3～5min的按摩，可能导致此处内衬于初始淋巴管和收集器淋巴管的内皮细胞暂时损坏。因此，MEM的按摩手法需要很轻柔，使皮肤不至于发白。

（四）MEM治疗概念3：训练

1.描述

主动和被动活动是MEM的主要部分。一般来说，MEM训练常规程序是在膈式呼吸之后，立刻从躯干训练开始，对刚进行过清理和流动技术的外周和相关区域进行主动或被动活动。举例，如果MEM按摩技术在腕掌侧进行之后，马上可以主动或被动进行腕关节的屈伸活动。

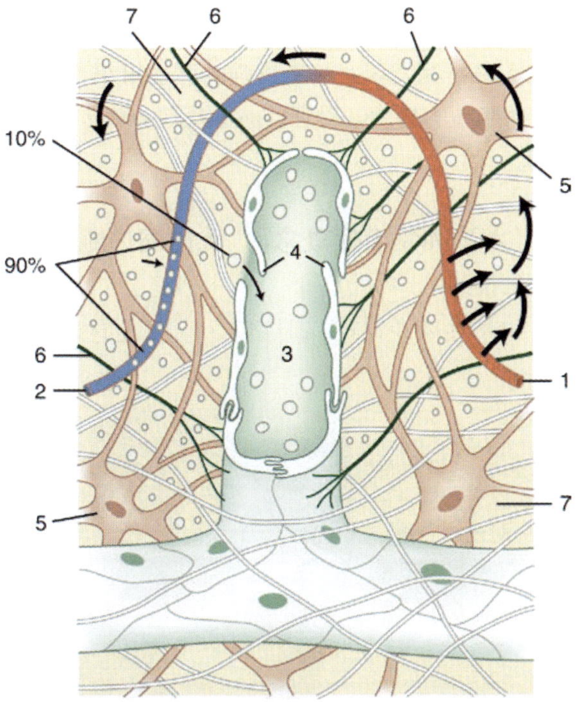

图65-6 间质中的淋巴管组织。1.毛细血管动脉段；2.毛细血管静脉段；3.毛细淋巴管；4.打开细胞间凹槽-摆动；5.成纤维细胞；6.固定丝；7.细胞间隙。小箭头指示血流方向，大箭头指示细胞间液流动方向（引自：Kubic，S.Anatomy of the Lymphatic System.In：Foldi M，Foldi E，Kubik S (eds).The Textbook of Lymphology for Physicians and Lymphedema Therapists，2003 Elsevier Gmbh，Munchen.）

2.生理解剖学基础

与轻柔的按摩相似，肌肉收缩也影响组织的压力，从而允许流体通过开放内皮间隙流入到初始淋巴系统。另外，流体进入初始淋巴管后，通过更深层次的淋巴管运送，即收集器淋巴管（图65-7）。在收集器淋巴管水平，淋巴系统有肌性腔管被称为淋巴管。同时肌肉活动能够刺激深层的淋巴系统。因为在练习中，淋巴管具有更高的收缩速率或“泵作用”，并且淋巴回流可增加10～30倍。练习通过改变组织的压力刺激浅表淋巴管及更深的淋巴管，这有助于推动淋巴至更深层次的血管。

（五）MEM治疗概念4：泵点刺激

1.描述

四肢有很多集中的淋巴束和淋巴结（表65-3）。“泵点刺激”是指同时按摩两个集中的淋巴结构与一套清理和促流性按摩的淋巴结构。在U形泵活动中有很多个刺激点。例如，在对上身进行轻柔的皮肤牵引性按摩手法的清理和促流性按摩之后，泵点刺激四肢，随后促流性按摩到近端，并且活动该区域的肌肉。泵点刺激就是在按摩制造局部负压力梯度，帮助远端（图65-8，图65-9）淋巴引流的理论基础下进行的。这个主要包括泵点刺激使用的MEM研究，使外伤性水肿有所下降。

2.生理解剖基础

虽然目前利用泵点减少水肿，缺乏解剖学研究的支持，但是据作者所观察到的泵点刺激后水肿的减少可能是压力梯度变化的结果。循环系统包括淋巴系统，在压力梯度作用下，物质穿过细胞弥漫膜从高浓度区域向低浓度区域扩散。这种扩散被称为Starling力或Starling平衡。膜的渗透率和流体静力学及胶体渗透压的压力变化（无论是在毛细管或周边组织），影响着流体扩散进入毛细血管。众所周知，内皮间隙在总组织压力低时开放而在总压力高时关闭。因此，在淋巴系统形成一个局部负压梯度，可以吸引流体从组织（具有较高压力梯度的区域）进入淋巴系统（具有较低压力梯度的区域）。

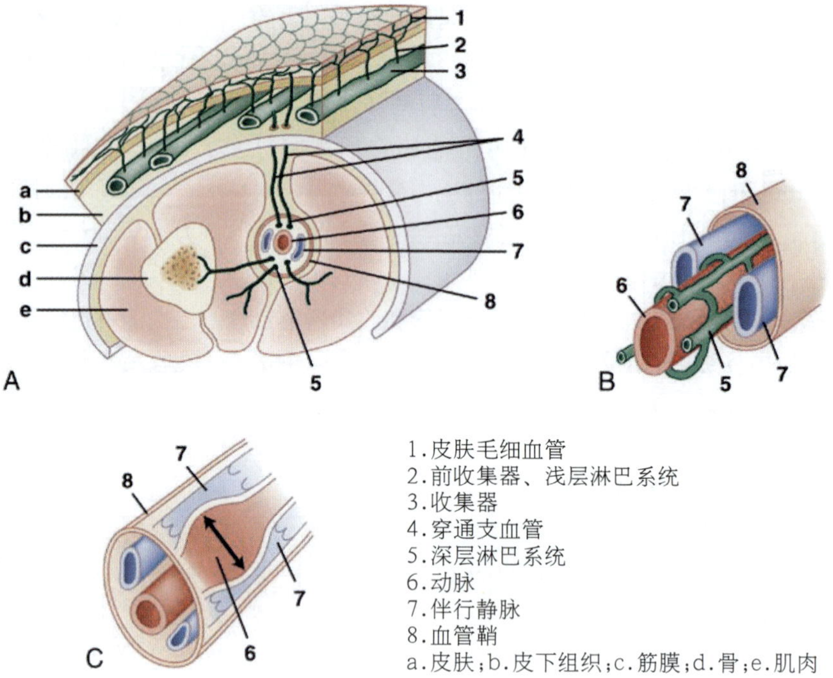

图65-7 A.淋巴系统结构层；B.血管鞘内容；C.动脉搏动下的淋巴转运（引自：Kubic, S.Anatomy of the Lymphatic System.In: Foldi M, Foldi E, Kubik S (eds). The Textbook of Lymphology for Physicians and Lymphedema Therapists, 2003 Elsevier Gmbh, Munchen.）

表65-3 泵点相对应的淋巴结/束

泵点	淋巴结/淋巴束
内侧前三角肌	三角胸肌淋巴结，腋下淋巴结
后三角肌	背外侧上臂
前臂节点	表浅前臂淋巴结
肱三头肌	位于前臂束桡尺侧近端之间。例外：不直接与一组特定的淋巴节点或束对应
手腕掌侧	前臂中间束
手背	桡尺收集器之间的长横向脉络

研究人员推测，同时按摩增强的淋巴组织（泵点）会产生负压力梯度，尽管目前还没有文献支持这种猜测。

（六）MEM治疗概念5：低伸缩性绷带

1.描述

如果在两个MEM训练后，水肿没有显著降

一手放在前面，一手放在患侧的后面：手掌在腋窝，手指指向肩膀顶峰，同时做一次轻柔的原处画圈

重复____次，
每天____次

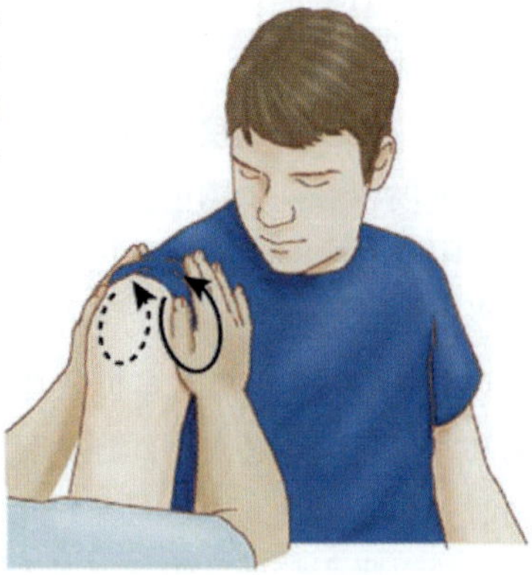

图65-8 照顾者帮助进行上肢泵点1

一手放在患侧胳膊后，肘之上，另一只手放在肘横纹内侧。同时做_次轻柔的原处画圈。

重复____次，
每天____次

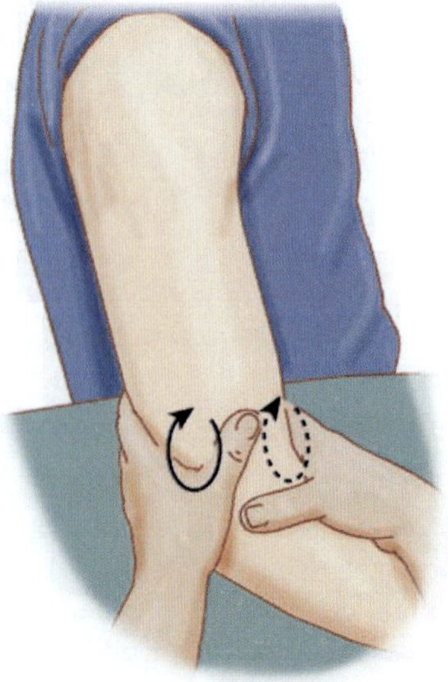

图65-9 照顾者帮助进行上肢泵点3

低，继续治疗后不久，或硬化依然存在，可以对水肿的肢体进行低伸缩性胳膊或手指绷带包扎。低伸缩性绷带的颜色和厚度看上去像布织绷带，虽然是100%棉，但因为特殊的织法，只有20%的伸展空间。因为这些绷带只有少量的伸展空间，它们对膨大起来的肌肉产生抗压的反作用力。这种反作用力造成间隙压力的改变，可以刺激淋巴吸收流体和间隙产生的其他成分。当肌肉隆起放松后，绷带只能收缩20%，因此不要给太大的强力否则破坏淋巴系统。轻度的压缩，来自于多重绷带的分层并非来自于实在的拉伸。而是MEM绷带系统通常包括三层。前两层是弹力织布和医用衬垫。第三层包括一两个短伸展绷带放置在一个梯度模式，从而提供了更好的压缩侧。绷带使用指南可以参见“常见部分”章节。

2.生理解剖基础

Leduc等发现多层绷带组合在前臂配合使用可以增加毛细淋巴管对蛋白质的吸收。另外，外部的压力和温度也有利于淋巴活动，因为在脉管中的淋巴液在22～41℃（71.6°F～105°F）之间流动性最强，低于或高于这些温度会使其大幅减慢或停止。因此，绷带包扎可以提供轻压缩，促进蛋白质的吸收，也可能通过积累身体热量使得温度在理想温度中间范围从而调动淋巴液。

3.MEM禁忌证

MEM注意事项/禁忌证适用于大多数按摩和大量流体在身体内移动的状况（框65-1）。

在治疗师关注患者的现在或过去心脏或肺部状态时，需要向医师咨询。例如，如果在两个肢体间有显著的容积差别，治疗师需要告知医师，有大量流体要通过心肺的可能性，需要咨询医师，这是否会影响患者的心脏状况。

4.病例

在下列病例中可见运用MEM的效果。第一个例子，M.G.太太在开始治疗时，随着水肿开始减轻，关节活动度和运动模式增加，使用MEM和低弹力绷带的效果也比较显著。第二个例子，马修演示了早期亚急性水肿时，使用MEM的效果。

框65-1　MEM禁忌证和注意事项

禁忌及注意事项

禁忌证

不要进行MEM

- 如果有传染存在，有可能传播感染
- 在炎症的可能领域，可能增加炎症和疼痛
- 如果存在血块或血肿，可能激活或移动凝块
- 如果患者目前有充血性心脏衰竭，严重的心脏问题，肾衰竭，严重肾疾病，肝疾病或肺部问题。因为可能使这些已经衰竭的系统超负荷。这些人通常有低蛋白水肿MEM是高蛋白质水肿
- 如果有活动性癌症，一个有争议的理论表明癌症会蔓延。癌症如果未经医学处理，要遵医嘱，绝对不要进行MEM
- 如果患者有原发性淋巴水肿（先天性）或继发性淋巴水肿（乳房切除后）。要成功地治疗这种疾病，它涉及如何按新的特定路线将淋巴运送到身体的其他部分以及如何执行特定的处理，这超出了本章的范围技巧

注意事项

- 增加怀孕第一阶段晨吐的感觉，这是由于整个身体中流体运动的增加
- 改变糖尿病患者的血糖水平
- 进一步降低患者预先存在的低血压

四、病例

M.G.太太是一位75岁的女人，因累及拇指、鱼际和第一骨间背侧空间的左手（L）感染而进行了手部治疗8周（图65-10）。运用一系列的抗生素后解决了感染。感染的确切原因还未确定，认为是与一个（L）拇指甲床感染有关。评定显示严重的手部发炎，左手鱼际肿胀严重，并且在手背侧，“海绵状点蚀”手背手指水肿，手背和手指的组织绷紧发亮，视觉模拟评分法（VAS）疼痛评分为8。每个手指的主动屈曲范围为0°～20°，所有手指的全主动伸展为0。疼痛抵抗被动屈曲，手部功能消失，感觉受损，从减少到整个手的保护性感觉丧失。手部的疼痛使M.G.太太8周睡不安稳。测量了左、右两侧手肘，手掌，手腕和每个手指近端指骨的周长，这些周长测量总计了每侧上肢从肘部到指尖。总周长测量左边为102.5cm，相比右侧89cm，存在13.5cm的周长差。最初的治疗包括在炎症的近端进行MEM，同时使用低弹力绷带包扎

前臂和手部。连续2天的治疗后，从肘部到指尖总水肿下降3.5cm。M.G.太太并无痛苦，而且第1次在这2个月中安睡。1个月后，该左下臂和手的总周长比右侧大仅3cm。换句话说，M.G.太太比初始的两侧肢体之间13.5cm的周长差减少了10.5cm。2d后，当最初的水肿减轻，开始进行1周的锻炼计划，包括等长收缩练习和肌腱滑动。这个锻炼计划促进关节/肌腱运动而不引起组织的炎症治疗的第2周开始，逐步开始锻炼计划，包括电刺激和使用连续被动活动机。在2个月的治疗结束时，整个手的感觉有所改善，范围从正常的轻触觉到减轻轻触觉，并且患者所有手指能够进行完整的主动屈伸关节活动（图65-11）。1年的随访，再评价发现该左手周长比右手少1cm。

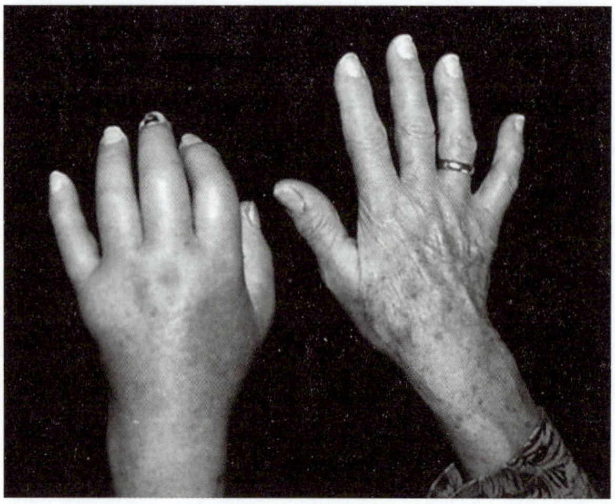

图65-10 M.G.太太在MEM和治疗前。(Courtesy Janine Hareau，PhD，PT，OT.)

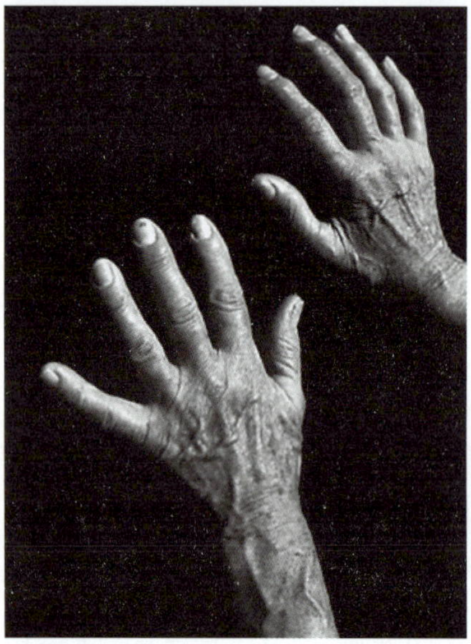

图65-11 M.G.太太2个月后出院时。(Courtesy Janine Hareau，PhD，PT，OT.)

马修是一位42岁的建筑工人，其右手中指被夹在上下移动气缸装置内。由于受伤，他存在创伤性扭孔畸形。1周半时间后开始手的治疗。评价显示左、右中指之间的圆周周长差为3cm。主动和被动的近端指间关节活动度（PIP）ROM为30°/90°。被动指间关节伸展超过30°时疼痛到难以继续活动。近端指间关节伸展受阻情况下，主动远端指间关节活动（DIP）范围为0°/20°。评价后，由治疗师进行20min的MEM训练，该计划包括膈式呼吸，按摩锁骨上区（终点），躯干运动；双侧腋下按摩；穿过胸部进行MEM清除和促流按摩整个健侧腋下，泵点1、3、4和5依次进行促流动按摩和活动；两个特定的MEM技术手/手指；MEM促流按摩至健侧腋下；头部上方握拳动作。在第1次治疗结束时，右手中指可见并可衡量出水肿减少50%。相同的评价，发现该近端指间关节可以被动从完全伸展延长到5°，而VAS疼痛级别为2，主动近端指间关节的关节活动度进展到10/100。在患者进行建筑工作时，可以佩戴一个定制的简单安全别针类型矫正器。家庭计划包括两个适当的近端和远端指间关节活动度练习，加上非常简短的5min MEM计划，每天做2次（图65-12）。患者因为工作日程，取消了下1周的预约。他不认为他需要重新安排，因为肿胀“都在他的手指上。”此外，他告诉治疗师，他可以完全弯曲和伸直手指各关节。在一天的工作结束时他会有轻微的手指疼痛，但这个可以通过简要MEM家庭计划和在夜间穿着矫形器而减轻。治疗师告知他应该保持至少2周且每天24h继续佩戴矫形器。3周后，治疗师在杂货店偶遇患者。患者告诉她，右手中指能做全关节活动且无疼痛，当手指肿胀疼痛时只需做简要MEM治疗和（或）穿矫形器，或减轻在工作中“过度伸展”任务即可。

呼吸-2 膈式呼吸 坐位或站位

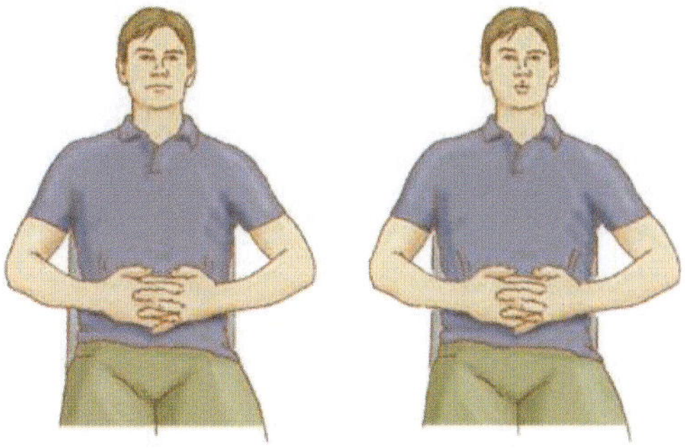

通过鼻子吸气使肚脐顶向手向上
呼气撅起嘴唇，双手按在肚脐上

重复3次 每次呼吸之间休息3s。每天2次

颈部-1 终点

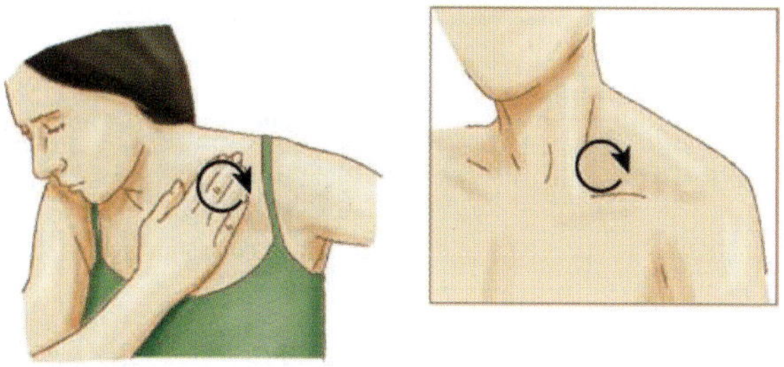

在凹下的健侧锁骨上，用放平的手指做10次缓慢轻柔的原处画圈。在患侧重复

重复2次，每天2次

躯干-2 用毛巾侧弯

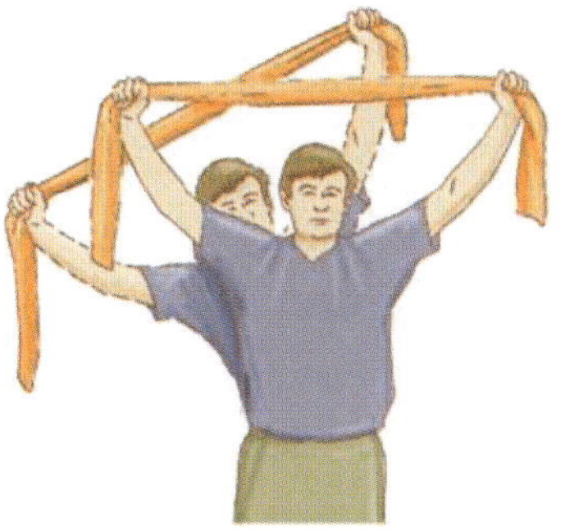

站立或坐位，胳膊伸展举过头，保持毛巾拉伸，向一边弯曲。牵拉3s，重复，弯向另外一侧，不要将头向前

重复2次，每天2次

腋下-2 一次2个

横交错双臂，将手指平放在两腋下的中心加压，做10次原处画圈

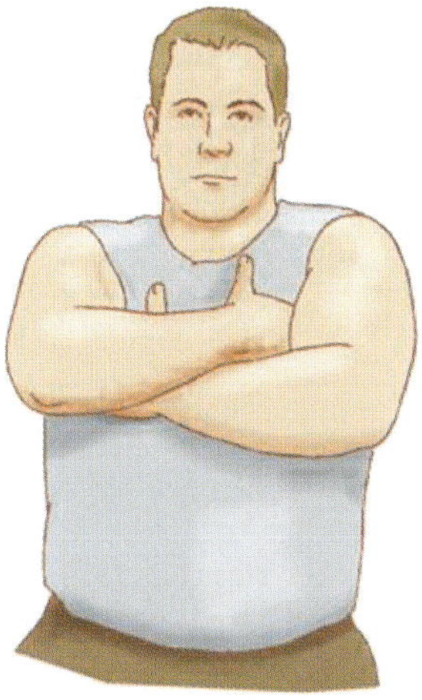

每天2次

胳膊/手 -2 肘：肘横纹节点

手掌穿过患侧肘横纹，稍硬地按压肘内侧，做10次原处画圈

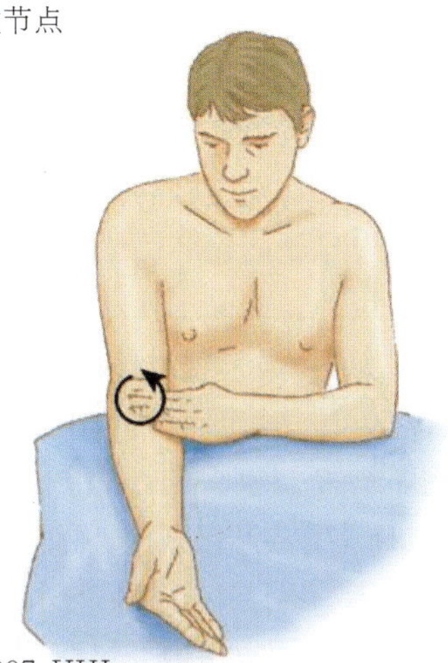

重复2次，每天2次

泵-10 UE泵点5
没有照顾者协助（改良）

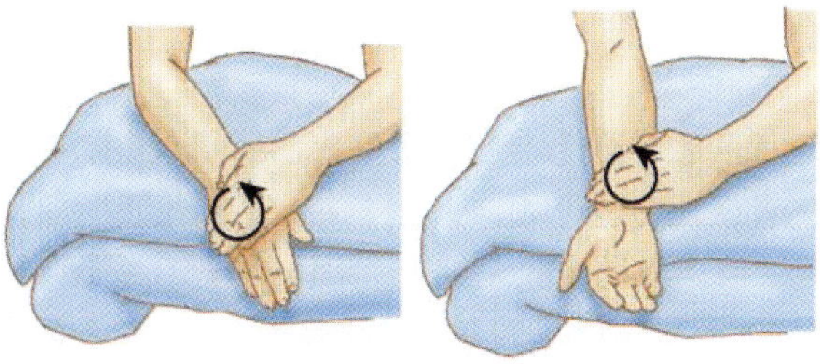

患侧手掌向下，另一只手放在上面。10次原处画圈
在腕部的手掌侧重复

重复2次，每天2次

胳膊/手-32 手：手指清理

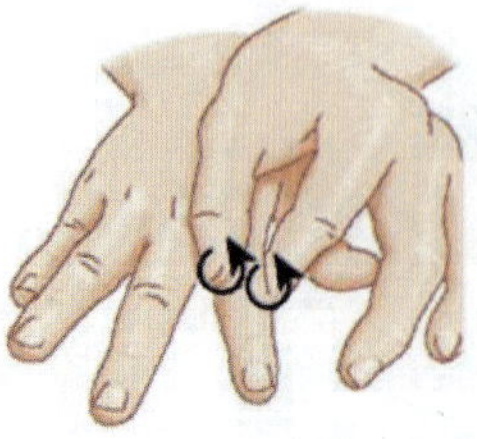

患侧手掌向下，用另一只手的拇指和示指握住患侧手指的第一个骨头，轻柔的从近端到远端提起患侧手指皮肤，原处画圈10次

重复3次，每天2次

胳膊/手-33 手：手掌的MCPs扫至肘部节点

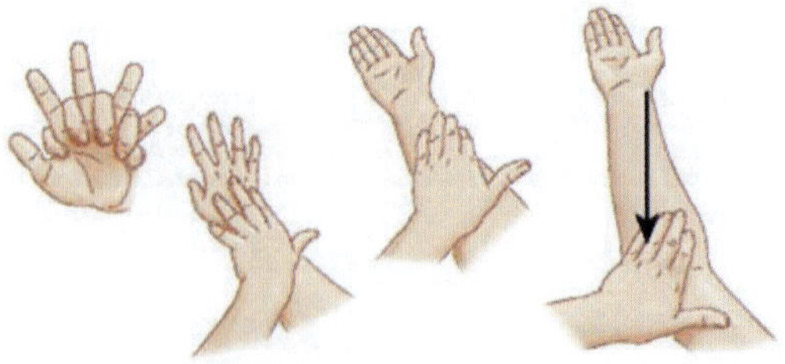

从水平的掌纹，穿过指底间隙，越过手顶部，手掌旋转向上，继续向肘节点，扫过10次

每天2次

胳膊/肘-1 上肢：头顶上握拳

将患侧胳膊
举过头顶伸直，
开合手10次

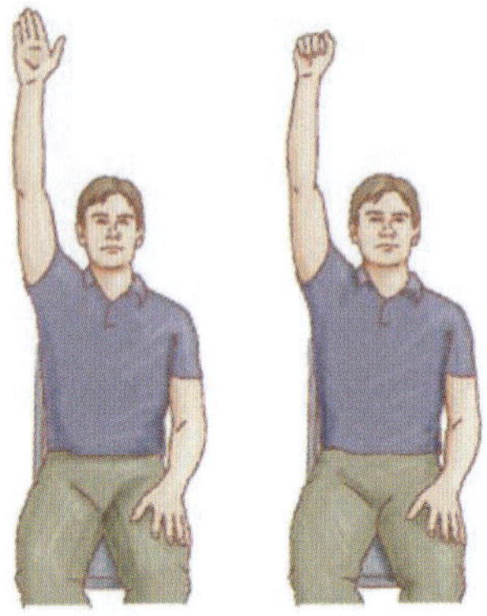

重复2次，每天2次

图65-12 马修的家庭计划 MCPs.掌指肌；UE.上肢

五、手法水肿松动术常见问题（表65-4）

谁适合进行MEM？存在停滞的高蛋白水肿的患者就适合进行MEM。这包括水肿超出正常急性期，且不能按通常急性期的治疗方法进行减低（框65-1)。MEM也可用于预防水肿和（或）减少创伤或手术后手出现大量急性期水肿的问题，这意味着那些隐约可见或根本不可见的水肿，但都认为需要其他治疗，如关节活动度、淋巴管有安全瓣膜功能，在他们超负荷，显示出可见水肿之前，可以接纳超过平时10%的组织间液。由此可以推论，在开始一次或两次治疗时，躯干和上臂进行MEM、泵点刺激，能缓解已达到最大容量的充血淋巴防止淋巴超载从而预防水肿。在临床上，常会有很少或不可见水肿的患者会在MEM训练后说“我的手感觉轻了”或“我的手指移动更方便”。MEM可有效地降低急性期水肿吗？在急性期（72h或更少)，纤维蛋白栓子防止淋巴从伤口周边的初始淋巴管被吸收。因此，如果水肿是急性的，伤口附近不会被吸收。但MEM会刺激疏通近端淋巴途径。在一项由Hutzschenreuter和Brummer进行的研究中，将两组羊被撕裂组织进行缝合。一组从术后第1天进行MLD（手法淋巴引流)，而对照组没有进行MLD。直到第一周结束，两组的水肿减少无差异。然后，在接下来的数周内，MLD组比对照组，流体运动的出现显著提高，水肿减轻。因此，在急性炎症阶段（少于72h）刺激淋巴对减轻水肿无影响，但在1周内水肿减轻。这项研究表明在伤口愈合的急性期按摩淋巴的效果。

MEM应该何时开始？一般术后/创伤后1周只要没有感染，缝线已去除（这样愈合组织不发生开裂），并没有其他禁忌证。因为淋巴系统在水肿可见前已经拥堵，术后/创伤后1周执行躯干MEM和刺激泵点1和3，可以向近端疏散拥堵的淋巴系统，从而减少或防止未来水肿。

如何才能确定水肿是高蛋白质型的？水肿呈“海绵状”，并在组织按压后缓慢反弹，往往是高血浆蛋白水肿。确定水肿的类型，最好的方法是看其病因，并确定是否有共存水肿（例如心源性水肿）。即使是刚水肿的手指（例如从手指骨折），也总是在躯干开始MEM吗？是的，因为当有可见或隐约可见水肿，近端如后三角肌，淋巴结充血通常可以被触诊到。水肿需要先移出，这样的更远端的水肿可向近侧移动。有时，需要一次（即第一次治疗）完成。下次治疗将开始膈式呼吸，近端躯干的练习，泵点1和腋窝及肘节点按摩，然后MEM将在前臂掌侧开始。

什么是泵点？这是一个术语，用来形容一种按摩技术，使淋巴从一个拥塞的区域更快的流动出来。请参阅相关内容及表65－2和表65－3了解有关泵点的更多信息。

对于有多种诊断的老年患者，应该在一个课程内完成整个肢体的MEM吗？不，很容易使心肺系统超负荷。通常，这种水肿从一个区域移出的很快，因为它是一种复杂的水肿。因此，建议在第一次只进行一个部位，并观察是否有并发症发生。并发症可能出现充血性心力衰竭，血压下降，糖尿病患者血糖降低。如果没有出现，则治疗师可以决定逐步加入更多的部位。MEM治疗需要教导如何安全的对这个群体进行治疗，以及如何改良MEM的其他方向。

应该做多长时间MEM？第1次治疗，可能需要20min，躯干的MEM（膈式吸气，躯干运动，双

表65－4 临床应用

	原理	临床应用
为什么压力要轻	初始和前收集器淋巴管需要被刺激以打开和关闭摄取淋巴，它不是一个被动的过滤/反渗透系统	保持轻柔压缩，避免真皮层淋巴管的塌陷
为什么需要刺激，以促进淋巴泵作用？	初始淋巴管本身不具有泵送机构，必须被激发以打开和关闭，从间质摄取大分子和流体，收集器淋巴管有能力泵作用	温和的刺激，帮助初始淋巴管吸收和促流，如按摩，轻压缩和肌肉收缩。周围肌肉的收缩增加了收集器淋巴管的泵作用
为什么从近端开始？	通过Pecking等研究，表明在乳房切除术后淋巴水肿的情况下，如果对侧区域进行了MLD（手法淋巴引流术），从患手淋巴转运的速度立刻增长。报道，对侧腋窝淋巴结进行按摩后，患侧肢体可摄取12%～38%	在接近水肿附近，进行轻柔的（无发白或组织的压缩）皮肤按摩。刺激对侧未累及区域
为什么在近端练习？	练习与膈式呼吸可以改变胸内压力，从而集中吸引淋巴	从躯干开始练习，以起到近端抽吸的效果
为什么按摩淋巴节点？	淋巴液流经淋巴结，流体流动受到的阻力是胸导管的100倍。节点如同“瓶颈”或使淋巴液的流动在“扭结的软管”一般	使用较重（手的重量，而不是用力的压力）在节点按摩
为什么练习？	练习可以使淋巴转运增速10倍	锻炼按摩过的每段肌肉，以帮助淋巴结近端的运动速度，从而更迅速的清除远端拥塞
为什么使用低伸缩性多层绷带？	Leduc等发现多层组合在前臂的绷带和运动增加了蛋白质吸收。促进淋巴运动的最佳温度是在71.6℉～105.8℉或22℃～41℃	当硬结存在，可以考虑在练习中使用低伸缩性绷带，以增加蛋白质的吸收，积累中性温度，长期使用轻压力来增加淋巴流动

侧腋下按摩，越过躯干上部向腋下清理和促流按摩腋下通路，躯干运动，膈肌呼吸），然后泵点1促回流到健侧腋下加肩部和躯干的练习。通常，由于这些近侧的活动，手的水肿开始减少或软化。指导患者完成家庭治疗方案，每天几次。在下次治疗时，MEM可以对整个肢体进行，并且指导患者扩展家庭治疗方案。随后治疗师可能对躯干和泵点做MEM，然后扩展MEM接近水肿区域。必须注意，如果可能造成组织发炎，则不要再加处理技术（例如过于激进的加强方案）。肌内效贴布能极好地补充MEM，更多地连续刺激淋巴，帮助患者完成例行的日常任务。

何时开始使用低弹力绷带？经过两次或三次MEM治疗后，可以开始使用绷带，如果①组织仍然硬结；②因为血浆蛋白的存在，水肿复发；③组织已经拉伸一段时间，失去弹性，被组织液再充满；④有运动功能的下降。

什么是碎片包，它们的功能是什么？据Casley-Smith介绍，碎片包可以是由不同密度的1-inch泡沫片封闭在一个弹力织物袋里，并放置在皮肤上的水肿硬化区。碎片包可以用有低伸缩性绷带固定或佩戴在弹性手套下。这提供了轻刺激性压缩并保持身体的热量，从而进一步促进组织软化。

可以选择各种类型的弹性/棉弹力织物筒中的一个，替代低弹力绷带吗？是的，用于最小的水肿。筒不具有梯度的压力。它不能太紧，否则会导致初级淋巴管塌陷。关于压力的临床指南是，治疗师应该能够将他或她的整只手放进弹性/棉弹力织物筒的近端，并且舒适，他（她）手能感到压力不过度。该筒的远侧端可以做锥状的缝合，以适应臂的形状。有两种方法已被用于临床，以避免筒在肢体上滚落，导致远端水肿更多。一个是用2-inch宽的一块泡沫捆扎材料，轻轻放置在离筒顶部下1-inch的近端周围。筒材料的近端翻（重叠）到泡沫带上。这有助于防止筒的近端从手臂上滚下来。同样，也可以用3～4-inch宽的一片Coban绷带，治疗师完全舒展开绷带所有的弹性，轻轻放在筒绷带的近端，然后把筒末端折在Coban绷带的顶部，如前所述。

如果患者以前因乳房切除术后有淋巴水肿，然后有一只手受伤和（或）手术在同一侧，并使水肿变得更糟，可以使用MEM吗？不，MEM不提倡围绕着去除的节点或周围纤维化辐射的组织区域重新选路线。治疗师必须寻求充分培训过MLT技术人员的帮助。

如何在瘢痕周围重新选路线呢？我们的目标是使周围组织损伤的区域内拥塞的淋巴，重新选路线注入到相邻的有功能的毛细淋巴管（淋巴管）。治疗师开始清理，促流按摩近端到切口或拥塞的点。然后治疗师利用他的近端手，向着淋巴结点进行U形按摩，牵引瘢痕附近拥塞的淋巴，并且另一只手接近水肿区域，向近端手进行U形促流按摩。

如果目前的水肿控制技术有效，为什么更改为MEM？面临的挑战是需要重新审视以刺激淋巴为根本的技术效用。通常推荐使用在头部上方握拳以减少水肿。仔细审视，可发现这个运动，开始于近端的躯干，随着拉伸躯干和手臂肌肉的旋转，进行至远侧肩胛骨，并以手臂延伸到头部上方时，手握拳的远端主动肌肉收缩结束。这种技术遵从刺激淋巴流动的原则。弹性的手套有效是因为其宽松，能给予轻压力，从而刺激淋巴管吗？空气泵有效果，是因为压力设定为35mmHg或小于舒张压，而超过这样的压力会折损淋巴管防止淋巴吸收吗？逆行按摩有效，是因为它被用在低蛋白水肿。如早期中风水肿或亚急性水肿发生淋巴液停滞的早期阶段。使用海绵型手指包裹有效地软化了硬水肿和瘢痕，是因为他们所提供的长期轻压缩和中性的温暖，由于可有效的使近端节点和淋巴解除充血，如果加入一些躯干、上肢的MEM和泵点技术，可能所有这些技术将使更远端的水肿减轻更快。

在治疗师进行MEM时最容易犯的错误是什么？治疗师忘记，水肿明显的由近端到可见区域拥塞。所以并没有从健侧腋下开始进行MEM，并进行清理和促流按摩跨过整个胸部到健侧腋下。只从一个节点的近端到可见水肿区开始MEM，只能将淋巴向近端挤去，它会流回来。必须建立一个通路，使远端的水肿能向近端移动。好比堵塞的水槽中充满了堆积的水（水肿）。当在堵塞的管道（近端堵塞）被疏通，积水（水肿）就被排出水槽。

六、小结

有关亚急性和慢性水肿的四个关键因素，验证了淋巴疗法对有亚急性和慢性水肿的骨科患者有效。首先，已经在动物模型中显示，如果过量的血浆蛋白留在间质，它们可引起慢性炎症，可能导致纤维化。其次，骨科亚急性和慢性水肿是间质血浆蛋白增加的高蛋白类型水肿。第三，有据证表明淋巴系统的作用，是从间质除去这些多余的血浆蛋白质和其他淋巴成分。第四，淋巴水肿相关文献已有的研究，可验证这点，能有效刺激存在淋巴水肿患者的淋巴吸收，从而减少间质性血浆蛋白质的技术。这四个关键因素为MEM提供了基础，使淋巴排流原则适合应用到骨科疾患者群。临床结果非常积极，MEM为骨科水肿减少的另一个方面打开了一扇门，需要进一步的研究和临床验证。

Rehabilitation of the Hand and Upper Extremity

第6版

手及上肢康复学

（下卷）

原著者 Terri M. Skirven
A. Lee Osterman
Jane M. Fedorczyk
Peter C. Amadio

主　译 洪　毅 陈山林 马远征 周君琳 张军卫
副主译 刘克敏 潘　钰 孙常太 陈学明 唐金树

人民軍醫出版社
PEOPLE'S MILITARY MEDICAL PRESS
北　京

图书在版编目（CIP）数据

手及上肢康复学：第6版/（美）特丽·M．斯基文（Terri M．Skirven），（美）A．李·奥斯特曼（A．Lee Osterman），（美）简·M．费多奇克（Jane M．Fedorczyk），（美）彼得·C．阿马迪（Peter C．Amadi）原著；洪毅，陈山林，马远征，周君琳等主译．—北京：人民军医出版社，2020．1

ISBN 978-7-5091-9240-5

Ⅰ．手…　Ⅱ．泰…　②李…　③简…　④彼…　⑤洪…　⑥陈…　⑦马…　⑧周…　Ⅲ．手—外科学②康复医学　Ⅳ．R322．8

中国版本图书馆CIP数据核字（2019）第010252号

书　　名：**手及上肢康复学（第6版）**

主　　译：洪　毅　陈山林　马远征　周君琳　张军卫
策划编辑：黄建松
责任编辑：韩　志　陈　卓　刘新瑞　陈　鹏　邱　燕
封面设计：吴朝洪
出版发行：军事科学出版社（北京市100036信箱188分箱　100036）

标准书号：ISBN 978-7-5091-9240-5

经 销 者：全国新华书店
印 刷 者：三河市春园印刷有限公司
开　　本：850毫米×1168毫米　1/16
印　　张：117.25
字　　数：3538千字
版　　次：2020年1月北京第1版
印　　次：2020年1月第1次印刷
定　　价：850．00元（上、下卷）

销售热线：（010）51927252
网　　址：http：//www．jskxcbs．top
电子邮箱：jskxcbs@163．com

ELSEVIER

Elsevier (Singapore) Pte Ltd.
3 Killiney Road, #08-01 Winsland House I, Singapore 239519
Tel: (65) 6349-0200; Fax: (65) 6733-1817

Rehabilitation of the Hand and Upper Extremity, 6/E

ISBN-13: 9780323056021

This Translation of Rehabilitation of the Hand and Upper Extremity, 6/E by Terri M. Skirven, A. Lee Osterman, Jane M. Fedorczyk and Peter C. Amadio was undertaken by People's Military Medical Press and is published by arrangement with Elsevier (Singapore) Pte Ltd.
Rehabilitation of the Hand and Upper Extremity, 6/E by Terri M. Skirven, A. Lee Osterman, Jane M. Fedorczyk and Peter C. Amadio由人民军医出版社进行翻译，并根据人民军医出版社与爱思唯尔（新加坡）私人有限公司的协议约定出版。

手及上肢康复学（第6版）（洪　毅　陈山林　马远征　周君琳　张军卫　译）

注 意

本译本由人民军医出版社完成。相关从业及研究人员必须凭借其自身经验和知识对文中描述的信息数据、方法策略、搭配组合、实验操作进行评估和使用。由于医学科学发展迅速，临床诊断和给药剂量尤其需要经过独立验证。在法律允许的最大范围内，爱思唯尔、译文的原文作者、原文编辑及原文内容提供者均不对译文或因产品责任、疏忽或其他操作造成的人身及（或）财产伤害及（或）损失承担责任，亦不对由于使用文中提到的方法、产品、说明或思想而导致的人身及（或）财产伤害及（或）损失承担责任。

内容提要

《手及上肢康复学》自1976年出版第1版以来，在几代国际权威专家的不懈努力下，不断更新再版，现已成为康复医学最经典的著作之一。第6版更是在继承经典的基础上进行了全面的更新。该书中文版分20部分共136章，作者都是手及上肢治疗领域有所专长的国际知名、权威专家，包括物理治疗师、作业治疗师、认证手治疗师、矫形外科医师、神经外科医师、心理学医师、精神病学医师及相关研究者。第一至第三部分为基础部分，介绍了手及上肢的解剖与功能学、体格检查、皮肤与软组织情况；第四至第十七部分是本书重点，阐述了手及上肢常见疾患的康复治疗及相关内容，包括手部骨折与关节损伤、肌腱损伤与肌腱病、神经撕裂伤、神经压迫病理、周围神经近端疾病、神经损伤的外科重建、血管与淋巴疾病、手部僵硬、常见腕部损伤、常见肘部损伤、常见肩部疾患、复合性创伤、关节炎与相关自身免疫疾病、疼痛等；第十八至第二十部分介绍了治疗师的特殊技术、矫形干预原则和技术，以及其他特殊类型的手部疾患。全书内容系统详尽，图文并茂，并最大限度地提供了循证医学证据，是一部基础理论与临床实践结合紧密的指导性用书，适合手外科、康复医学科及相关专业人员阅读参考。

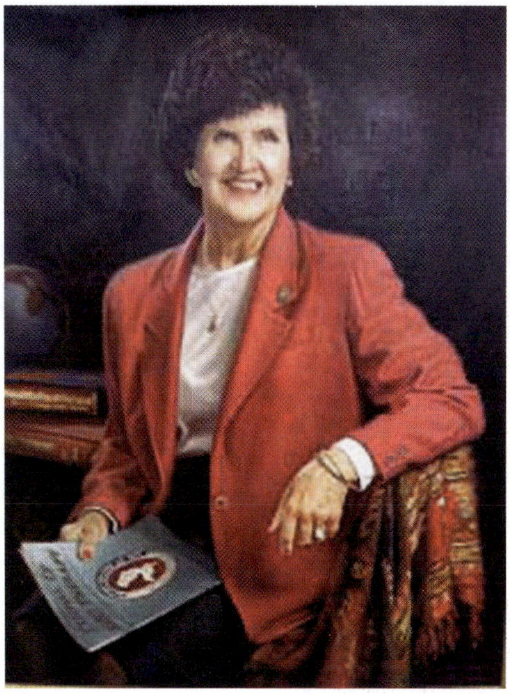

Evelyn J. Mackin, PT

LEADER EDUCATOR MENTOR FRIEND

我们谨以非常自豪和无比感激之情，将第6版《手及上肢康复学》献给物理治疗师 Evelyn J. Mackin。她的远见卓识、奉献精神和坚定的决心将这部巨著塑造成为业界公认的经典之作。Evelyn 和她的手外科同事 James Hunter 博士、Lawrence Schneider 博士建立的团队及所制订的手部康复方案，已为无数的治疗师和外科医师提供了借鉴和参考。迄今为止，享誉世界的费城手部康复学术年会已经超过35届，这也是由她们团队所作出的开创性贡献。Evelyn是美国手部治疗师协会的创始人之一和前任主席，国际手部治疗协会联合会的第一任主席，以及由同行评议的科学期刊《手部治疗杂志》（*Journal of Hand Therapy*）的创始编辑。1976年，这部巨著第1版的问世以来，Evelyn 和她的合编者们如同手擎持续燃烧的火炬一样矗立至今。我们藉此第6版以薪火相传惟愿，向 Evelyn 致敬。

第6版主编

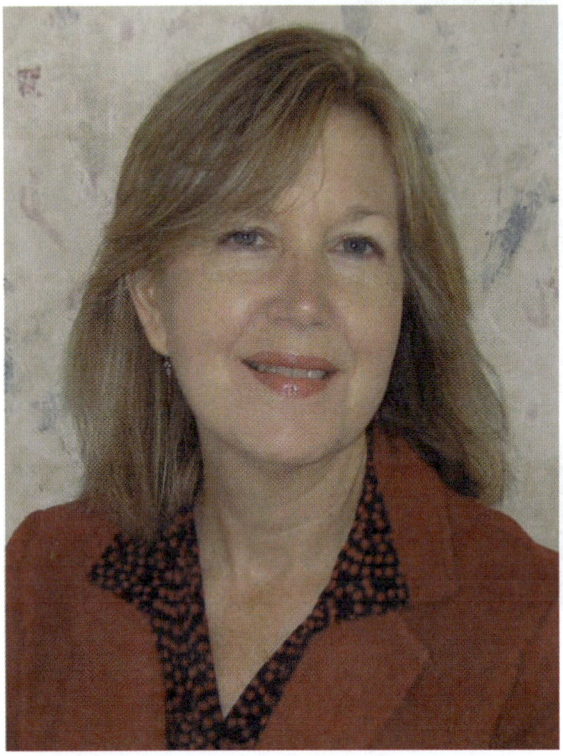

Terri M. Skirven, OTR/L, CHT
Editions 5, 6

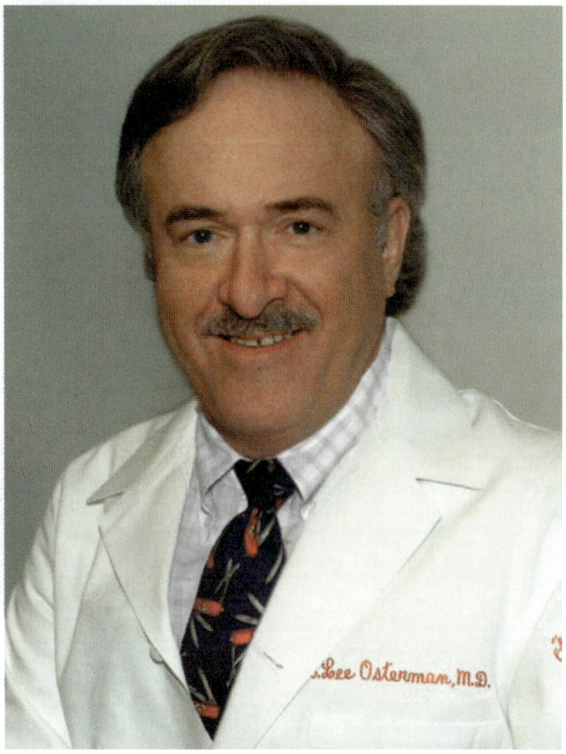

A. Lee Osterman, MD
Editions 5, 6

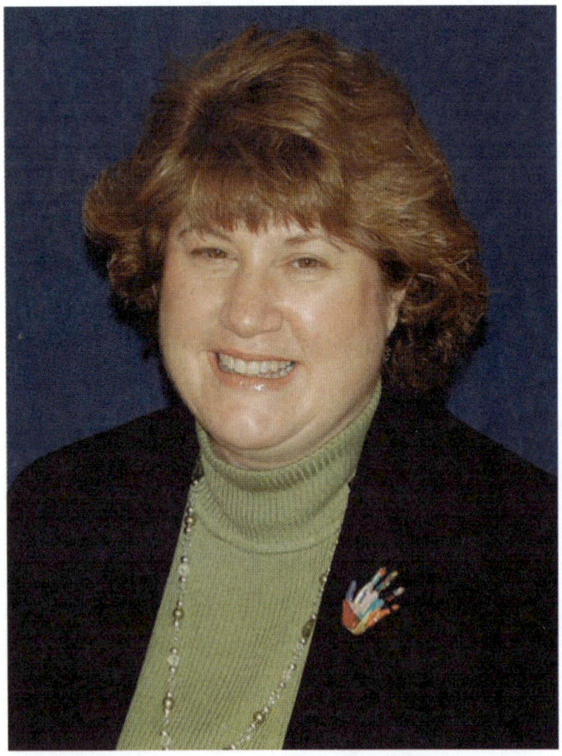

Jane M. Fedorczyk, PT, PhD, CHT, ATC
Edition 6

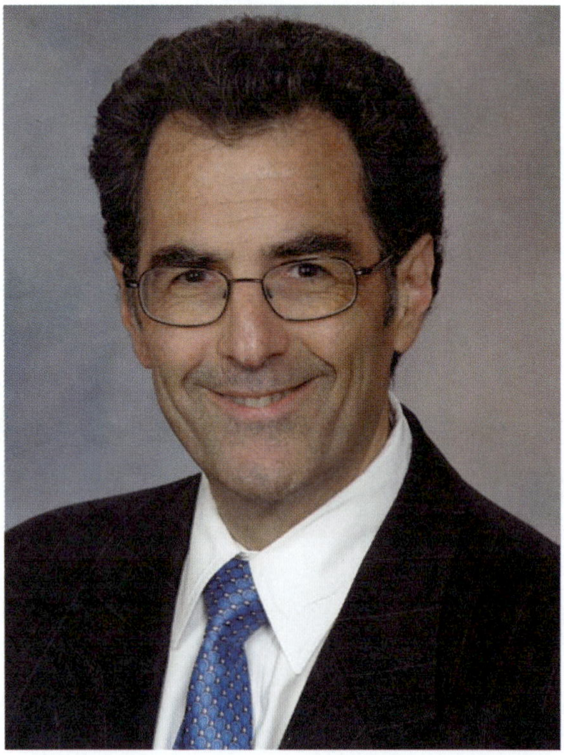

Peter C. Amadio, MD
Edition 6

译者名单

（以姓氏笔画为序）

马远征　中国人民解放军总医院第八医学中心
王　飞　中国康复研究中心北京博爱医院
王　强　北京医院
王　麟　北京昭德麦克林医院集团
王一昕　应急总医院
王元元　北京市第二医院
王文静　中国康复研究中心北京博爱医院
王方永　中国康复研究中心北京博爱医院
王永杰　首都医科大学附属北京潞河医院
王彦辉　首都医科大学附属北京潞河医院
王起奎　首都医科大学附属北京朝阳医院
王雪菲　国家电网公司北京电力医院
尹自龙　北京医院
石　磊　北京医院
田　罡　中国康复研究中心北京博爱医院
白金柱　中国康复研究中心北京博爱医院
冯建璞　中国康复研究中心北京博爱医院
吕　振　中国康复研究中心北京博爱医院
朱世杰　北京医院
邬盈盈　中国康复研究中心北京博爱医院
刘　畅　北京积水潭医院
刘　洋　首都医科大学附属北京朝阳医院
刘介生　中国康复研究中心北京博爱医院
刘四海　中国康复研究中心北京博爱医院
刘亚东　首都医科大学附属北京潞河医院
刘庆梅　北京医院
刘克敏　中国康复研究中心北京博爱医院
刘松怀　中国康复研究中心北京博爱医院
刘舒佳　中国康复研究中心北京博爱医院
孙小花　北京清华长庚医院
孙常太　北京医院
李　想　首都医科大学附属北京友谊医院
李一汉　首都医科大学附属北京朝阳医院
李文静　中国康复研究中心北京博爱医院
李秀丽　中国康复研究中心北京博爱医院
李郭茜　河北省定州市人民医院
杨　绯　北京清华长庚医院
杨智全　首都医科大学附属北京康复医院
吴　瑶　首都医科大学康复医学院
吴智勇　首都医科大学附属北京朝阳医院
邱　智　贵州省骨科医院
佟安妮　首都医科大学康复医学院
闵红巍　中国康复研究中心北京博爱医院
封玉坤　首都医科大学康复学院
张　华　北京大学首钢医院
张　良　北京医院

张　磊　中国中医科学院望京医院
张军卫　中国康复研究中心北京博爱医院
张启维　北京医院
张星火　首都医科大学附属北京潞河医院
张振荣　首都医科大学康复医学院
张耀南　北京医院
陈山林　北京积水潭医院
陈世铮　中国康复研究中心北京博爱医院
陈固稳　北京清华长庚医院
陈学明　首都医科大学附属北京潞河医院
范伯元　首都医科大学附属北京朝阳医院
周　雅　中国人民健康保险股份有限公司
周君琳　首都医科大学附属北京朝阳医院
郑念野　北京医院
孟子斐　首都医科大学康复医学院
赵　会　首都医科大学附属北京朝阳医院
赵　鹏　首都医科大学附属北京潞河医院
赵庆祥　滨州医学院附属医院
姜树东　北京垂杨柳医院
洪　晔　中国康复研究中心北京博爱医院
洪　毅　中国康复研究中心北京博爱医院
姚　旲　北京医院
袁　伟　首都医科大学附属北京潞河医院
顾　娅　中国康复研究中心北京博爱医院
顾　蕊　中国康复研究中心北京博爱医院
徐　泉　北京清华长庚医院
徐　峰　北京大学国际医院
高军伟　北京医院
郭　阳　北京积水潭医院
唐和虎　中国康复研究中心北京博爱医院
唐金树　中国人民解放军总医院第四医学中心
崔志刚　中国康复研究中心北京博爱医院
阎澍妤　北京清华长庚医院
梁广旭　兖矿新里程总医院
韩大成　首都医科大学附属北京潞河医院
韩新祚　中国康复研究中心北京博爱医院
路　茜　首都医科大学附属北京潞河医院
窦菲菲　中国康复研究中心北京博爱医院
黎　宁　首都医科大学附属北京朝阳医院
颜如秀　中国康复研究中心北京博爱医院
潘　钰　北京清华长庚医院
隰建成　中国人民解放军总医院第八医学中心

译者前言

康复医学浪潮席卷全球，方兴未艾。我国康复医学事业经历了艰难的起步阶段后，已经进入全面发展的新时代。《手及上肢康复学》自1976年出版以来，在几代专家的不懈努力下，不断更新再版，现已成为康复医学最经典的著作之一。

第6版更是在继承经典的基础上进行了全面的更新。本书中文版共136章，其中有37章为全新内容，增加了75位作者。作者都是国际上在手及上肢治疗领域有所专长的知名、权威专家，包括物理治疗师、作业治疗师、认证手治疗师、矫形外科医师、神经外科医师、心理学医师、精神病学医师及相关研究者。

由于知识的细分、理论的深入，对精准、易懂的翻译也提出了更高的要求。因此，在翻译本书时，我们召集了国内在手及上肢疾患治疗和康复领域的80余位专家参与，他们在各自专业深耕多年，理论扎实、临床经验丰富，为本书译稿质量提供了有力保障。

经过多次编译、审校后，我们终于将中文翻译版呈现给国内读者。在翻译过程中，我们在忠实原著的基础上，融入了译者们的临床工作积淀，对原著多处进行了勘误、订正，堪称“再创作”。由于工作量太大，参与本书翻译的所有专家牺牲了大量业余时间，付出了巨大艰辛，尤其是中国康复研究中心作业治疗科的顾越教授不顾病体，呕心沥血，竟倒在了前进的路上。付梓在即，我们特此予以深切缅怀。同时，我也代表本书翻译专家委员会感谢所有参与本书翻译工作的专家，感谢所有关心、支持本书中文版出版工作的同仁和编辑朋友们！

面对疾病，人们不再仅仅满足于治愈，而是提出了回归日常生活，重返工作岗位等更高的要求。这是对我们所有临床医师和康复医师提出的挑战，同时也是我们开拓思路、建立整体医疗观的机遇。

手不释卷，第6版《手及上肢康复学》大有裨益。

中国康复研究中心
北京博爱医院　洪　毅

原著序

如同前几版《手及上肢康复学》一样，第6版再版的目的是希望能将国际权威专家的最新观点呈现给大家。

第6版的每一章节，不仅是由新的作者撰写的新内容，也是满怀对以往作者敬意的传承。我们从文献中可以了解到手外科医师和治疗师前辈们的宝贵经验，使之对手部康复的理解更加全面和深刻。前辈们开创了手部康复的先河，要求我们这些后来者站在新的起点上，以全新的视角审视尚未解决的问题，并探究新的解决办法以解除患者的疾苦。站在巨人的肩膀上，以积极和不断努力进取的热情向前辈们致敬。相信前辈们和我们一样，都会为本书新一版的问世而感到自豪。

以往手部康复并未受到重视。美国南北战争（the war between the states）期间（1861–1865年），尽管枪伤后出现大量的手腕部骨折，但是手外伤的治疗并未受到特别的关注，几乎没有相关记载。《美国内战医疗手术史》（*Medical and Surgical History of the War of the Rebellion*）中也仅有寥寥几页的描述。第一次世界大战期间，美军医疗部所著《世界大战》(第11卷，外科，第一部分）（*Army's World War, Volume XI, Surgery, Part I.*)中提及手外伤也不过300行的文字记载。直到第二次世界大战前，手外伤的处理仍以军医为主，仅仅是停留在感染引流、截肢、伤口缝合的水平，手功能重建尚不成体系。物理治疗和作业治疗少之又少，甚至被忽略。

第二次世界大战开启了手外科重建领域。这得益于军医署长陆军少将Norman T. Kirk非凡的领导能力，手部严重外伤的管理初见成效。与以往千篇一律的常规治疗不同，开始根据病情制订个性化诊疗方案。全国范围内挑选出9家军队医院，建立“手外科中心”，并对相关人员进行矫形外科、神经外科、辅助支具相关培训后成为手外伤修复专业人员。

在军医顾问Sterling Bunnell的指导下，实施两阶段的手外伤处理方案。对战地医生开设指导课程，制订军医初级处理规范。地中海及欧洲战场受伤的士兵首先要进行伤口缝合等处理，然后再通过先进的交通工具运回美国，接受肌腱、神经、骨折等的后期修复。

Bunnell认识到术后处理和手术本身同样重要，是功能恢复及取得良好社会经济效益的关键步骤。安排接近伤愈的手外伤患者尽快接受物理治疗和作业治疗。康复治疗师应当作为整个手外伤医疗队的一部分。

Bunnell的理念获得了广泛的认可，并在以后战争伤病员中付诸实施，这吸引了更多年轻医师加入到手外伤治疗的队伍中来，证明整体医疗观在临床实践当中的重要性。其中，James M. Hunter作为Valley Forge总医院的骨科医师（1964–1973），践行了团队配合过程。日后他与Lawrence H. Schneider于1972年合作建立了费城手外科中心。

学术机构建立反映了手及上肢损伤整体治疗理念在半个多世纪里的显著进步。1946年成立美国手外伤协会(ASSH)，1968年成立手外科国际联盟学会(IFSSH)，1978年成立美国手部治疗师协会(ASHT)，1986年成立手部治疗国际联盟学会(IFSHT)。同时，手康复领域高质量的科学期刊也在快速地发展，其中引人注目的是《手外科杂志》（*Journal of Hand Surgery*）与《手部治疗杂志》（*Journal of Hand Therapy*）。

20世纪60年代治疗师们很难从关于手外伤手术的教科书中学习到更多术后管理的相关内容。那时，术后处理的相关内容的参考资料是英国皇家空军的物理医学顾问Wynn Parry医师撰写的手部康复教材，以及作业治疗师Maude Malick(1967–1972)撰写涉及手夹板、四肢瘫患者上肢管理、烧伤患者肢体摆放等内容的6本手册。同期出版的《手部康复：简易夹板的制作原则与技巧》(*The Hand: Principles and Techniques of Simple Splintmaking in Rehabilitation*)，作者是英国的Nathalic Barr，MBE，FBAOT，可作为手部夹板治疗指导用书。尤其是在二战后的最初几年，Nathalie是欧洲手部康复的主要贡献者。

1976年，费城手外科中心成立4年后，由Hunter、Schneider、Evelyn Mackin担任会议主席主办专题研讨会，为今后高要求、高标准举办手部康复学术会议奠定了基础。450位与会者全神贯注的倾听了外科医师与治疗师一起讨论以前的共性问题。这次研讨会的成功举办为由费城手部康复基金会主办的日益精彩的“费城手部康复学术会议”奠定了基础。自那以后，每年举办一次年会。1999年在Terri Skirven和Lee Osterman的领导下，学术会议不断发展，举办了以外科医师为对象的专题讨论会。这两次会议被新、老与会者列为必须参加的会议。

首次费城会议的论文被编入《手部康复学》第1版，主编是James Hunter，Lawrence Schneider，Evelyn Mackin，Judith Bell。作者包括外科医师和康复治疗师，内容涉及手部功能解剖、受伤机制、外伤愈合、手术和术后护理，以及手外科中心建设等。以后的版本（1984、1990、1995）由James Hunter、Lawrence Schneider、Evelyn Mackin、Anne Callahan编著。该书已被JBJS和JAMA誉为手部康复治疗师的“圣经”和“活字典”。

回顾历史，如果没有成百上千的外科医师和康复治疗师及相关学术组织的领袖们，就不可能有这些会议和多次再版的这部著作。在此提及，但可能不够全面，如：William Littler博士，1945年时是少校军衔，在Bunnell医师的协助下，在库欣总医院设立专门手部损伤的病房。Paul Brand医师是印度麻风病患者手部手术治疗的先驱，他建立一些中心，在物理治疗师和职业治疗师的指导和帮助下，手部功能重建的患者可以学习自理技能。Earl Peacock在印度访问Brand，受团队配合护理手部损伤师理念的影响，他将这种实践模式带回北卡罗莱纳州的教堂山，并成立“手工屋”——美国第一所民间手部康复中心。Irene Hollis，John Madden，Gloria DeVore也加入其中。过去前辈们给予我启迪，现在依然如此。

特别是我的导师和朋友Hunter影响了我的职业生涯。他在手部康复事业上的远见卓识和热情、对手部治疗师的坚定支持，对我们事业发展非常重要。无论是对手外科医师还是对治疗师来说，他都有非凡的能力帮助他周围的人提升到他一直期待的优秀水平。

Evelyn Mackin、Anne Callahan，Terri Skirven，Lawrence Schneider，Lee Osterman编著的第1版虽距今已有几十年，但它仍是一部不可或缺的参考书，而且，随着手部外科手术和手部治疗的不断进步，我们将会更注重再版更新，在全球为本专业领域提供最新信息。

受Terri Skirven，Lee Osterman，Jane Fedorczyk，Peter Amadio主编邀请，为第6版撰写序言，我深感荣幸！我向你们致以崇高的敬意，包括其他所有参与本书编写的专家，他们也都是各自领域公认的专家。更为重要的是，我毫不怀疑，编辑们的辛勤工作和不懈努力，一定会确保这本具有开创性的、不断发展的著作在多年以后仍将会是手及上肢康复方面最为权威的著作。

中国有句谚语“ 宁为太平狗，不做乱世人”，我有这样的体会。

Evelyn J. Mackin

原著前言

通常而言，协作是两人或以上的人共同工作，最终取得个人无法获得的成果。哪怕是最优秀的个人，也需要团队协作来发挥更好的作用。第6版《手及上肢康复学》正是主编、编者、出版社及其他所有工作人员协作的成果。

1976年首版《手部康复学》(*Rehabilitation of the Hand*) 由费城手部康复基金会赞助出版。这是在前所未有的研讨会基础上孕育而生的一本著作，它将手外科与康复创造性地结合在一起。《手部康复学》的主编由首届研讨会的主席团成员担任，James M.Hunter，Lawrence Schneider，Evelyn Mackin，Judith A.Bell Krotoski。Anne D. Callahan参与了第2版至第5版的编写工作。权威专家们创立了手外伤的外科治疗与康复相结合的合作模式，几多艰辛，硕果累累，第6版《手及上肢康复学》的出版就是最好的证明。

这部专著不断再版、读者群不断扩大，标志着手部康复领域的蓬勃发展。第6版《手及上肢康复学》有37章为全新内容，增加了75位作者。作者都在手及上肢治疗领域有所专长，包括物理治疗师、作业治疗师、认证手治疗师、矫形外科医师、神经外科医师、心理学医师、精神病学医师及相关研究者。

自第1版以来，目录不断扩充，依肩、肘、腕、手的顺序分类排列，并重新修订体现了最新进展。尤其如夹板等“矫形器”一词过去主要指焊接的工业设备，而现代康复学范畴内，手及上肢的支具除了技术层面外，还需考虑解剖、病理、愈合过程、肢体摆放、手术需求等多方面的问题。就手而言，作业治疗师、物理治疗师需要从康复治疗计划的层面来考虑支具的设计、佩戴、调整等。

鉴于当今的医疗环境，特别强调循证医学证据，本书特意在正文后提供同行评议的相关参考文献。手及上肢康复领域已发表并可参考的文献还相当有限，在某些领域，最高级别的循证医学证据也可能只是作者的个人经验。我们对尚无循证医学证据支持的特定技术并未摒弃，是希望读者辩证分析，通过病例研究或多中心随机对照研究加以验证。

将本书献给Evelyn Mackin，因为她做了许多创造性的工作，在幕后推动本书的编撰工作。她高瞻远瞩的视野和卓越的领导能力、无私的献身精神使得手部康复领域得到了长足的发展，在她的感召下吸引了无数追随者，包括本版编著者。

《手及上肢康复学》凝聚了许多人的心血，作者将自己的临床经验和真知灼见倾注于书中，对此我们十分感谢。Evelyn Mackin为本书作序并一直给予指引、帮助和鼓励，Elsevier的编辑们一直以来给予支持，尤其是Lucia Gunzel，Dan Pepper，Ellen Sklar，以及费城手部康复基金会Leslie Ristine，费城和南泽西手部中心的Andrew Cooney等，对第6版及前几版出版工作的支持。最后，还要感谢我们的家人、朋友和同事，3年来他们不断的鼓励和无怨无悔的支持，使我们能完成并自豪地将本书呈献世人。

Terri M. Skirven
A. Lee Osterman
Jane M. Fedorczyk
Peter C. Amadio

原著者名单

Joshua Abzug, MD
Fellow, Hand Surgery
Thomas Jefferson University Hospital
The Philadelphia and South Jersey Hand Centers, P. C.
Philadelphia, Pennsylvania

Julie E. Adams, MD
Assistant Professor
Orthopaedic Surgery
University of Minnesota
Minneapolis, Minnesota

Steven Alter, MD
Orthopedic Hand Surgeon
Orthopedic Surgical Associates
Lowell, Massachusetts

Emily Altman, PT, DPT, CHT
Senior Physical Therapist
Hand Therapy Center
Hospital for Special Surgery
New York, New York

Peter C. Amadio, MD
Lloyd A. and Barbara A. Amundson Professor of Orthopedic Surgery
Mayo Clinic
Rochester, Minnesota

Thomas J. Armstrong, BSE, MPH, PhD
Professor, Industrial and Operations Engineering and Biomedical Engineering
The University of Michigan
Ann Arbor, Michigan

Sandra M. Artzberger, MS, OTR, CHT
Certified Hand Therapist
Rocky Mountain Physical Therapy and Sports Injury Center
Pagosa Springs, Colorado

Sarah Ashworth, OTR/L
Shriners Hospital for Children
Philadelphia, Pennsylvania

Pat L. Aulicino, MD
Sentara Hand Surgery Specialists
Chesapeake, Virginia

Alejandro Badia, MD, FACS
Badia Hand to Shoulder Center
Doral, Florida

Mark E. Baratz, MD
Professor and Executive Vice Chairman
Director, Division of Upper Extremity Surgery
Program Director, Orthopedic Residency and Upper Extremity Fellowship
Department of Orthopedics
Drexel University for the Health Sciences
Allegheny General Hospital
Pittsburgh, Pennsylvania

Mary Barbe, PhD
Professor of Anatomy and Cell Biology
Temple University School of Medicine
Philadelphia, Pennsylvania

Ann E. Barr, DPT, PhD
Vice Provost and Executive Dean
College of Health Professionals
Pacific University
Hillsboro, Oregon

Mary Bathen, BS
Medical Student
University of California, San Diego, School of Medicine
La Jolla, California

Jeanine Beasley, EdD, OTR, CHT
Assistant Professor
Grand Valley State University;
Hand Therapist
Cherry Street Hand Therapy
Advent Health;
Hand Therapist
East Paris Hand Therapy
Mary Free Bed Rehabilitation Hospital
Grand Rapids, Michigan

John M. Bednar, MD
Clinical Associate Professor of Orthopaedic Surgery
Thomas Jefferson Medical College
The Philadelphia and South Jersey Hand Centers, P. C.
Philadelphia, Pennsylvania

Judith A. Bell Krotoski, MA, OTR/L, CHT, FAOTA
CAPTAIN, United States Public Health Service (retired);
Guest Lecturer/Instructor
Texas Women's University
Houston, Texas;
Private Research, Teaching, and Consulting
Hand Therapy Research
Baton Rouge, Louisiana

Mark R. Belsky, MD
Clinical Professor
Tufts University School of Medicine
Boston, Massachusetts;
Chief, Orthopaedic Surgery
Newton–Wellesley Hospital
Newton, Massachusetts

Pedro K. Beredjiklian, MD
Associate Professor of Orthopaedic Surgery
Thomas Jefferson School of Medicine;
Chief, Hand Surgery Division
The Rothman Institute
Philadelphia, Pennsylvania

Richard A. Berger, MD, PhD
Professor of Orthopaedic Surgery and Anatomy
Dean, Mayo School of Continuous Professional Development
College of Medicine
Mayo Clinic;
Consultant, Orthopedic Surgery;
Chair, Division of Hand Surgery
Mayo Clinic
Rochester, Minnesota

Thomas H. Bertini, Jr. , DPT, ATC
Department of Physical Therapy & Rehabilitation Sciences
Drexel University
Philadelphia, Pennsylvania

Sam J. Biafora, MD
Fellow
Thomas Jefferson University
The Philadelphia Hand Center
Philadelphia, Pennsylvania

Teri M. Bielefeld, PT, CHT
PT Clinical Specialist
Outpatient Clinic
Zablocki Veterans Affairs Medical Center
Milwaukee, Wisconsin

Susan M. Blackmore, MS, OTR/L, CHT
Assistant Director of Hand Therapy
The Philadelphia Hand Center
King of Prussia, Pennsylvania

Salvador L. Bondoc, OTD, OTR/L, CHT
Senior Occupational Therapist
William Randolph Hurst Burn Center at New York Presbyterian Hospital
Weill--Cornell Medical Center
New York, New York

Michael J. Botte, MD
Clinical Professor
University of California, San Diego;
Attending Surgeon
VA San Diego Healthcare System
San Diego, California;
Co–Director, Hand and Microvascular Surgery
Scripps Clinic
La Jolla, California

David J. Bozentka, MD
Chief of Orthopedic Surgery
Penn Presbyterian Medical Center
University of Pennsylvania School of Medicine
Philadelphia, Pennsylvania

Zach Broyer, MD
Thomas Jefferson University Medical School
Philadelphia, Pennsylvania

Donna Breger–Stanton, MA, OTR/L, CHT, FAOTA
Associate Professor
Academic Fieldwork Coordinator
Samuel Merritt University
Oakland, California

Anne M. Bryden, OTR/L
The Cleveland FES Center
Cleveland, Ohio

Katherine Butler, B Ap Sc (OT) AHT (BAHT) A Mus A (flute)
Clinical Specialist in Hand Therapy
London Hand Therapy
London, Great Britain

Nancy N. Byl, MPH, PhD, PT, FAPTA
Professor Emeritus
University of California, San Francisco, School of Medicine
Department of Physical Therapy and Rehabilitation Science;
Clinical Professor
San Francisco State University
Physical Therapy Program;
Physical Therapist
Physical Therapy Health and Wellness Program
University of California, San Francisco, Faculty Practice
San Francisco, California

Nancy Cannon, OTR, CHT
Director
Indiana Hand to Shoulder Center
Indianapolis, Indiana

Roy Cardoso, MD
Assistant Professor of Clinical Orthopaedics
University of Miami Leonard Miller School Medicine;
Orthopaedic Surgeon
Bascom Palmer Eye Hospital
Miami, Florida

James Chang, MD
Professor and Chief of Plastic and Reconstructive Surgery
Stanford University
Stanford, California

Nancy Chee, OTR/L, CHT
Adjunct Assistant Professor
Samuel Merritt University
Oakland, California;
Hand Therapist
California Pacific Medical Center
San Francisco, California

Jill Clemente, MS
Research Coordinator
Department of Orthopaedics
Allegheny General Hospital
Pittsburgh, Pennsylvania

Mark S. Cohen, MD
Professor and Director, Hand and Elbow Section;
Director, Orthopaedic Education
Department of Orthopaedic Surgery
Rush University Medical Center
Chicago, Illinois

Judy C. Colditz, OTR/L, CHT, FAOTA
HandLab
Raleigh, North Carolina

Ruth A. Coopee, MOT, OTR/L, CHT, MLD, CDT, CMT
Hand Therapist
Lymphedema Therapist
Largo Medical Center
Largo, Florida

Cynthia Cooper, MFA, MA, OTR/L, CHT
Clinical Specialist in Hand Therapy
Faculty, Physical Therapy Orthopedic Residency Program
Scottsdale Healthcare
Scottsdale, Arizona

Randall W. Culp, MD, FACS
Professor of Orthopaedic, Hand and Microsurgery
Thomas Jefferson University Hospital
Philadelphia, Pennsylvania;
Physician
The Philadelphia and South Jersey Hand Centers, P. C.
King of Prussia, Pennsylvania

Leonard L. D' Addesi, MD
The Reading Hospital and Medical Center
Reading, Pennsylvania

Phani K. Dantuluri, MD
Assistant Clinical Professor
Department of Orthopaedics
Emory University Midtown Hospital
Atlanta Medical Center
Resurgens Orthopaedics
Atlanta, Georgia

Sylvia A. Dávila, PT, CHT
Hand Rehabilitation Associates of San Antonio, Inc.
San Antonio, Texas

Paul C. Dell, MD
Chief of the Hand Surgery Division
Department of Orthopaedics
University of Florida Orthopaedics and Sports Medicine
Gainesville, Florida

Ruth B. Dell, MHS, OTR, CHT
Chief of the Hand Therapy Division
Department of Orthopaedics
University of Florida Orthopaedics and Sports Medicine
Gainesville, Florida

Lauren M. DeTullio, MS, OTR/L, CHT
Assistant Director
The Philadelphia and South Jersey Hand Centers, P. C.
Philadelphia, Pennsylvania

Cecelia A. Devine, OTR, CHT
Adjunct Instructor
Department of Occupational Therapy
Mount Mary College;
Clinical Coordinator, Hand Therapy
Froedtert Hospital
Milwaukee, Wisconsin

Madhuri Dholakia, MD
Thomas Jefferson University Medical School
The Rothman Institute
Philadelphia, Pennsylvania

Edward Diao, MD
Professor Emeritus
Departments of Orthopaedic Surgery and Neurosurgery;
Former Chief
Division of Hand, Upper Extremity, and Microvascular Surgery
University of California, San Francisco
San Francisco, California

Annie Didierjean–Pillet, Psychoanalyst
Strasbourg, France

Susan V. Duff, EdD, PT, OTR/L, CHT
Associate Professor
Department of Physical and Occupational Therapy
Thomas Jefferson University;

Clinical Specialist, Occupational Therapy
Children's Hospital of Philadelphia
Philadelphia, Pennsylvania

Matthew D. Eichenbaum, MD
Chief Resident in Orthopaedic Surgery
Thomas Jefferson University Hospital
Philadelphia, Pennsylvania

Bassem T. Elhassan, MD
Assistant Professor of Orthopedics
Mayo Clinic
Rochester, Minnesota

Melanie Elliott, PhD
Instructor of Neurosurgery
Thomas Jefferson University
Philadelphia, Pennsylvania

Timothy Estilow, OTR/L
Occupational Therapist
Children's Hospital of Philadelphia
Philadelphia, Pennsylvania

Roslyn B. Evans, OTR/L, CHT
Director/Owner
Indian River Hand and Upper Extremity Rehabilitation
Vero Beach, Florida

Marybeth Ezaki, MD
Professor of Orthopaedic Surgery
University of Texas Southwestern Medical School;
Director of Hand Surgery
Texas Scottish Rite Hospital for Children
Dallas, Texas

Frank Fedorczyk, PT, DPT, OCS
Physical Therapist
Yardley, Pennsylvania

Jane M. Fedorczyk, PT, PhD, CHT, ATC
Associate Clinical Professor
Director, Post-Professional Clinical Programs
Department of Physical Therapy & Rehabilitation Sciences
College of Nursing and Health Professions
Drexel University
Philadelphia, Pennsylvania

Lynne M. Feehan, BScPT, MSc (PT), PhD, CHT
Postdoctoral Fellow
Michael Smith Foundation for Health Research
Department of Physical Therapy
University of British Columbia
Vancouver, British Columbia, Canada

Paul Feldon, MD
Associate Professor of Orthopaedic Surgery
Tufts University School of Medicine
Boston, Massachusetts

Sheri B. Feldscher, OTR/L, CHT
Senior Hand Therapist
The Philadelphia and South Jersey Hand Centers, P. C.
Philadelphia, Pennsylvania

Elaine Ewing Fess, MS, OTR, FAOTA, CHT
Adjunct Assistant Professor
School of Allied Health and Rehabilitation
Indiana University
Indianapolis, Indiana

Lynn Festa, OTR, CHT
Certified Hand Therapist
Crouse Hospital
Syracuse, New York

Mitchell K. Freedman, DO
Clinical Assistant Professor
Thomas Jefferson University Medical School;
Director of Physical Medicine and Rehabilitation
The Rothman Institute
Philadelphia, Pennsylvania

Alan E. Freeland, MD
Professor Emeritus
University of Mississippi Medical Center
Jackson, Mississippi

Mary Lou Galantino, PT, PhD, MSCE
Professor
Richard Stockton College of New Jersey
Pomona, New Jersey;
Adjunct Research Scholar
University of Pennsylvania
Philadelphia, Pennsylvania;
Clinician
PT Plus Christiana Care
Wilmington, Delaware

Kara Gaffney Gallagher, MS, OTR/L, CHT
Occupational Therapist/Hand Therapist
King of Prussia Physical Therapy and Sports Injury Center
King of Prussia, Pennsylvania

Marc Garcia-Elias, MD, PhD
Consultant, Hand Surgery
Institut Kaplan
Barcelona, Spain

Bryce W. Gaunt, PT, SCS, CSCS
Director of Physical Therapy
HPRC at St. Francis Rehabilitation Center
Columbus, Georgia

Charles L. Getz, MD
Assistant Professor
Department of Orthopaedic Surgery
Thomas Jefferson Medical School;
The Rothman Institute
Philadelphia, Pennsylvania

Jason Gould, MD
New York, New York

Thomas J. Graham, MD
Chief, Cleveland Clinic Innovations
Vice Chair, Orthopaedic Surgery
Cleveland Clinic
Cleveland, Ohio

Rhett Griggs, MD
Alpine Orthopaedics, Sports Performance & Regional Hand Center
Gunnison, Colorado

Brad K. Grunert, PhD
Professor, Plastic Surgery;
Professor, Psychiatry and Behavioral Medicine
Medical College of Wisconsin
Milwaukee, Wisconsin

Ranjan Gupta, MD
Professor and Chair
Orthopaedic Surgery
University of California, Irvine;
Principal Investigator
University of California, Irvine;
Peripheral Nerve Research Laboratory
Irvine, California

Maureen A. Hardy, PT, MS, CHT
Director
Rehabilitation Services and Hand Management Center
St. Dominic Hospital
Jackson, Mississippi

Michael Hausman, MD
Robert K. Lippmann Professor of Orthopedic Surgery
Mount Sinai School of Medicine;
Vice Chairman
Department of Orthopedic Surgery;
Chief, Hand and Elbow Surgery
Mount Sinai Medical Center
New York, New York

David Hay, MD
Chief Resident
Stanford University Hospital and Clinics
Standford, California

Eduardo Hernandez-Gonzalez, MD
Private Practice
Miami, Florida

Heather Hettrick, PhD, PT, CWS, FACCWS, MLT
Assistant Clinical Professor
Drexel University
Philadelphia, Pennsylvania
Vice President, Academic Affairs and Education
American Medical Technologies
Irvine, California

Alan S. Hilibrand, MD
Professor of Orthopaedic Surgery
Professor of Neurology
Thomas Jefferson University Medical School;
The Rothman Institute
Philadelphia, Pennsylvania

Leslie K. Holcombe, MScOT, CHT
Consultant
Pillet Hand Prostheses, Ltd.
New York, New York

Harry Hoyen, MD
Assistant Professor
Department of Orthopaedic Surgery
Case Western Reserve University Medical School
Cleveland, Ohio

Deborah Humpl, OTR/L
Children's Hospital of Philadelphia
Philadelphia, Pennsylvania

Larry Hurst, MD
Professor and Chairman
Department of Orthopaedics
SUNY Stony Brook
Stony Brook, New York

Asif M. Ilyas, MD
Assistant Professor of Orthopaedic Surgery
Thomas Jefferson University;
The Rothman Institute
Philadelphia, Pennsylvania

Dennis W. Ivill, MD
Clinical Assistant Professor
Thomas Jefferson University Medical School;
Staff Psychiatrist
The Rothman Institute
Philadelphia, Pennsylvania

Sidney M. Jacoby, MD
Assistant Professor
Department of Orthopaedic Surgery
Jefferson Medical College
Thomas Jefferson University;
The Philadelphia and South Jersey Hand Centers, P. C.
Philadelphia, Pennsylvania

Neil F. Jones, MD, FRCS
Professor of Orthopedic Surgery
Professor of Plastic and Reconstructive Surgery
Chief of Hand Surgery
University of California, Irvine
Irvine, California;
Consulting Hand Surgeon
Shriners Hospital
Los Angeles, California;
Consulting Hand Surgeon
Children's Hospital of Orange County
Orange, California

Lana Kang, MD
Assistant Professor
Weil Cornell Medical College of Cornell University;
Attending Orthopaedic Surgeon
Hospital for Special Surgery;
Attending Orthopaedic Surgeon
New York–Presbyterian Hospital of Cornell University
New York, New York

Parivash Kashani, OTR/L
Hand Therapist
University of California, Los Angeles
Los Angeles, California

Leonid Katolik, MD
Attending Surgeon
The Philadelphia and South Jersey Hand Centers, P. C.
Assistant Professor
Thomas Jefferson University School of Medicine
Philadelphia, Pennsylvania

Michael W. Keith, MD
Professor
Case Western Reserve University;
Orthopedic Surgeon
MetroHealth Medical Center;
Principle Investigator
Case Western Reserve University
Cleveland, Ohio

Martin J. Kelley, PT, DPT, OCS
Good Shepherd Penn Partners
Penn Presbyterian Medical Center
Philadelphia, Pennsylvania

David M. Kietrys, PT, PhD, OCS
Associate Professor
University of Medicine and Dentistry of New Jersey
Stratford, New Jersey

Yasuko O. Kinoshita, ORT/L, CHT
La Jolla, California

Diana L. Kivirahk, OTR/L, CHT
Scripps Clinic Division of Orthopaedic Surgery
La Jolla, California

Zinon T. Kokkalis, MD
Consultant
First Department of Orthopaedic Surgery
"Attikon" University General Hospital
University of Athens School of Medicine
Athens, Greece

L. Andrew Koman, MD
Professor and Chair
Department of Orthopaedic Surgery
Wake Forest University School of Medicine
Winston–Salem, North Carolina

Scott H. Kozin, MD
Professor
Department of Orthopeadic Surgery
Temple University;
Hand Surgeon
Shriners Hospital for Children
Philadelphia, Pennsylvania

Leo Kroonen, MD
Assistant Director of Hand Surgery
Naval Medical Center
San Diego, California

Tessa J. Laidig, DPT
Department of Physical Therapy & Rehabilitation Sciences
Drexel University
Philadelphia, Pennsylvania

Amy Lake, OTR, CHT
Texas Scottish Rite Hospital for Children
Dallas, Texas

Paul LaStayo, PhD, PT, CHT
Department of Physical Therapy
Department of Orthopaedics
Department of Exercise and Sport Science
University of Utah
Salt Lake City, Utah

Mark Lazarus, MD
Rothman Institute
Philadelphia, PA

Marilyn P. Lee, MS, OTR/L, CHT
Supervisor, Hand and Upper Extremity Rehabilitation
Crozer Keystone Health System, Springfield Division
Springfield, Pennsylvania

Michael Lee, PT, DPT, CHT
Clinical Director
Maximum Impact Physical Therapy
Tucson, Arizona

Brian G. Leggin, PT, DPT, OCS
Team Leader
Penn Presbyterian Medical Center
Philadelphia, Pennsylvania

Matthew Leibman, MD
Assistant Clinical Professor
Orthopaedic Surgery
Tufts University School of Medicine
Boston, Massachusetts;
Newton–Wellesley Hospital
Newton, Massachusetts

L. Scott Levin, MD, FACS
Professor and Chairman
Department of Orthopaedic Surgery
Professor, Plastic Surgery
Hospital of the University of Pennsylvania
Philadelphia, Pennsylvania

Zhongyu Li, MD, PhD
Assistant Professor
Department of Orthopaedic Surgery
Wake Forest University School of Medicine
Winston–Salem, North Carolina

Chris Lincoski, MD
Hand Surgery Fellow
Thomas Jefferson University Hospital
Philadelphia, Pennsylvania

Kevin J. Little, MD
Assistant Professor
Department of Orthopaedic Surgery
University of Cincinnati School of Medicine;
Cincinnati Children's Hospital Medical Center
Cincinnati, Ohio

Frank Lopez, MD, MPH
Assistant Professor
University of Pennsylvania
Philadelphia, Pennsylvania

John Lubahn, MD
Orthopaedic Residency Program Director
Hamot Medical Center
Erie, Pennsylvania

Go' ran Lundborg, MD, PhD
Professor
Lund University;
Senior Consultant
Department of Hand Surgery
Skane University Hospital
Målmo, Sweden

Joy C. MacDermid, BScPT, PhD
Assistant Dean, Rehabilitation Science
Professor, Rehabilitation Science
McMaster University School of Rehabilitation Science
Hamilton, Ontario, Canada;
Co-Director of Clinical Research
Hand and Upper Limb Center
London, Ontario, Canada

Glenn A. Mackin, MD, FRAN, FACP
Associate Professor of Clinical Neurology
Pennsylvania State University/Milton S. Hershey Medical Center
Hershey, Pennsylvania;
Director and Staff Neurologist
Neuromuscular Diseases Center and ALS Clinic
Lehigh Valley Health Network
Allentown, Pennsylvania

Leonard C. Macrina, MSPT, SCS, CSCS
Sports Certified Physical Therapist
Certified Strength and Conditioning Specialist
Champion Sports Medicine
Birmingham, Alabama

Kevin J. Malone, MD
Assistant Professor
Department of Orthopaedic Surgery
Case Western Reserve University
MetroHealth Medical Center
Cleveland, Ohio

Gregg G. Martyak, MD
Orthopedic Surgery, Hand and Upper Extremity
San Antonio Military Medical Center
Fort Sam Houston, Texas

John A. McAuliffe, MD
Hand Surgeon
Broward Health Orthopaedics
Fort Lauderdale, Florida

Philip McClure, PT, PhD, FAPTA
Professor
Arcadia University
Glenside, Pennsylvania

Pat McKee, MSc, OT Reg (Ont), OT(C)
Associate Professor
Department of Occupational Science and Occupational Therapy
Faculty of Medicine
University of Toronto
Toronto, Ontario, Canada

Kenneth R. Means, Jr. , MD
Attending Hand Surgeon
The Curtis National Hand Center
Union Memorial Hospital
Baltimore, Maryland

Robert J. Medoff, MD
Assistant Clinical Professor
University of Hawaii John A Burns School of Medicine
Honolulu, Hawaii

Jeanne L. Melvin, MS, OTR, FAOTA
Owner
Solutions for Wellness
Private Practice
Santa Monica, California

R. Scott Meyer, MD
Section Chief, Orthopaedic Surgery
VA San Diego Healthcare System;
Associate Clinical Professor
Department of Orthopaedic Surgery
University of California at San Diego
San Diego, California

Susan Michlovitz, PT, PhD, CHT
Adjunct Associate Professor
Rehabilitation Medicine
Columbia University
New York, New York;
Physical Therapist
Cayuga Hand Therapy
Ithaca, New York

Steven L. Moran, MD
Professor of Plastic Surgery
Associate Professor of Orthopedic Surgery
Chair of Plastic Surgery
The Mayo Clinic
Rochester, Minnesota;
Staff Surgeon
Shriners Hospital for Children
Twin Cities
Minneapolis, Minnesota

William B. Morrison, MD
Professor of Radiology
Thomas Jefferson University Hospital
Philadelphia, Pennsylvania

Edward A. Nalebuff, MD
Clinical Professor
Orthopaedic Surgery
Tufts University School of Medicine;
Hand Surgeon
New England Baptist Hospital
Boston, Massachusetts

Donald A. Neumann, PT, PhD, FAPTA
Professor, Physical Therapy
Marquette University
Milwaukee, Wisconsin

Richard Norris, MD
Director
Northampton Spine Medicine
Northampton, Massachusetts;
Board Certified, Physical Medicine and Rehabilitation Fellowship, Orthopedics;
Founder and Former Director
The National Arts Medicine Center
Washington, District of Columbia

Michael J. O' Brien, MD
Assistant Professor
Department of Orthopaedics
Tulane Institute for Sports Medicine
New Orleans, Louisiana

Scott N. Oishi, MD
Texas Scottish Rite Hospital for Children
Dallas, Texas

A. Lee Osterman, MD
Professor, Orthopaedic and Hand Surgery
Chairman, Division of Hand Surgery
Department of Orthopaedic Surgery
Jefferson Medical College
Thomas Jefferson University;
President, The Philadelphia and South Jersey Hand Centers, P. C. and Hand Surgery Fellowship Program
Philadelphia, Pennsylvania

Lorenzo L. Pacelli, MD
Consultant
Ascension Orthopedics
Austin, Texas

Allen E. Peljovich, MD, MPH
Attending Surgeon
The Hand and Upper Extremity Center of Georgia;
Clinical Instructor
Department of Orthopaedic Surgery
Atlanta Medical Center;
Attending Surgeon
Shepherd Center;
Medical Director
Hand and Upper Extremity Program
Children' s Healthcare of Atlanta
Atlanta, Georgia

Karen Pettengill, MS, OTR/L, CHT
Clinical Coordinator
NovaCare Hand and Upper Extremity Rehabilitation
Springfield, Massachusetts

Nicole M. Pettit, DPT
Department of Physical Therapy & Rehabilitation Sciences
Drexel University
Philadelphia, Pennsylvania

Cynthia A. Philips, MA, OTR/L, CHT
Hand Therapist
Farmingham, Massachusetts

Jason Phillips, MD
Orthopaedic Resident
Albert Einstein Medical Center
Philadelphia, Pennsylvania

Jean Pillet, MD
Strasbourg, France

Marisa Pontillo, PT, DPT, SCS
Senior Physical Therapist
GSPP Penn Therapy and Fitness at Penn Sports Medicine Center
Philadelphia, Pennsylvania

Ann Porretto–Loehrke, PT, DPT, CHT, COMT
Therapy Manager
Hand and Upper Extremity Center of Northeast Wisconsin
Appleton, Wisconsin

Neal E. Pratt, PhD, PT
Emeritus Professor
Department of Physical Therapy and Rehabilitation Sciences
Drexel University
Philadelphia, Pennsylvania

Victoria W. Priganc, PhD, OTR, CHT, CLT
Owner, Hand Therapy Consultation Services
Richmond, Vermont

Joshua A. Ratner, MD
The Hand Treatment Center
Atlanta, Georgia

Christina M. Read, DPT
Department of Physical Therapy & Rehabilitation Sciences
Drexel University
Philadelphia, Pennsylvania

Mark S. Rekant, MD
Assistant Professor
Department of Orthopaedic Surgery
Thomas Jefferson University
Philadelphia, Pennsylvania

David Ring, MD, PhD
Associate Professor of Orthopaedic Surgery
Harvard Medical School;
Director of Research
MGH Orthopaedic Hand and Upper Extremity Service
Massachusetts General Hospital
Boston, Massachusetts

Annette Rivard, MScOT, PhD(Can)
Assistant Professor
Department of Occupational Therapy
University of Alberta
Edmonton, Alberta, Canada

Marco Rizzo, MD
Associate Professor
Department of Orthopedic Surgery
Mayo Graduate School of Medicine;
Associate Professor
Department of Orthopedic Surgery
Mayo Clinic
Rochester, Minnesota

Sergio Rodriguez, MD
McAllen Hand Center
Edinburg, Texas

Birgitta Rosén, OT, PhD
Associate Professor
Lund University;
Occupational Therapist
Department of Hand Surgery
Skane University Hospital
Målmo, Sweden

Erik A. Rö senthal, MD
Retired Clinical Professor of Orthopaedic Surgery
Tufts University School of Medicine
Boston, Massachusetts;
Honorary Staff
Baystate Medical Center
Springfield, Massachusetts

Ralph Rynning, MD
Fellow
Thomas Jefferson University Hospital
Philadelphia, Pennsylvania

Douglas M. Sammer, MD
Assistant Professor of Surgery
Washington University School of Medicine
St. Louis, Missouri

Rebecca J. Saunders, PT, CHT
Clinical Specials
Curtis National Hand Center
Union Memorial Hospital
Baltimore, Maryland

Michael Scarneo, DPT
Department of Physical Therapy and Rehabilitation Sciences
Drexel University
Philadelphia, Pennsylvania

Christopher C. Schmidt, MD
Shoulder, Elbow, and Hand Surgery
Department of Orthopaedic Surgery
Allegheny General Hospital
Pittsburgh, Pennsylvania

Lawrence H. Schneider, MD
Retired Clinical Professor
Department of Orthopaedic Surgery
Jefferson Medical College
Thomas Jefferson University
Philadelphia, Pennsylvania

Karen Schultz–Johnson, MS, OTR, CHT, FAOTA
Director
Rocky Mountain Hand Therapy
Edwards, Colorado

Jodi L. Seftchick, MOT, OTR/L, CHT
Senior Occupational Therapist
Human Motion Rehabilitation
Allegheny General Hospital
Pittsburgh, Pennsylvania

Michael A. Shaffer, PT, ATC, OCS
Coordinator for Sports Rehabilitation
UI Sports Medicine;
Clinical Supervisor
University of Iowa Hospitals and Clinics;
Department of Rehabilitation Therapies
Institute for Orthopaedics, Sports Medicine and Rehabilitation
Iowa City, Iowa

Aaron Shaw, OTR/L, CHT
Clinical Specialist
Harborview Medical Center
Seattle, Washington

Eon K. Shin, MD
Assistant Professor in Orthopaedic Surgery
Department of Orthopaedic Surgery
Jefferson Medical College
Thomas Jefferson University;
The Philadelphia and South Jersey Hand Centers, P. C.
Philadelphia, Pennsylvania

Conor P. Shortt, MB, BCh, BAO, MSc, MRCPI, FRCR, FFR RCSI
Assistant Professor of Radiology
Thomas Jefferson University Hospital
Philadelphia, Pennsylvania

Roger L. Simpson, MD, FACS
Assistant Professor of Surgery
State University of New York, Stony Brook, New York;
Director of Plastic and Reconstructive Surgery and the Burn Center
Nassau University Medical Center
Long Island Plastic Surgical Group
Garden City, New York

Terri M. Skirven, OTR/L, CHT
Director of Hand Therapy
The Philadelphia and South Jersey Hand Centers, P. C.
Director
Hand Rehabilitation Foundation
Philadelphia, Pennsylvania

David J. Slutsky, MD, FRCS(C)
Assistant Clinical Professor of Orthopedics
Chief of Reconstructive Hand Surgery
Harbor–UCLA Medical Center
David Geffen UCLA School of Medicine
Los Angeles, California

Beth Paterson Smith, PhD
Associate Professor
Department of Orthopaedic Surgery
Wake Forest University School of Medicine
Winston–Salem, North Carolina

Kevin L. Smith, MD, MS
Private Practice
Charlotte Plastic Surgery
Charlotte, North Carolina;
Associate Clinical Professor of Plastic Surgery
University of North Carolina, Chapel Hill
Chapel Hill, North Carolina

Thomas L. Smith, PhD
Professor
Department of Orthopaedic Surgery
Wake Forest University School of Medicine
Winston–Salem, North Carolina

Elizabeth Soika, PT, DPT, CHT
Physical Therapist, Certified Hand Therapist
Results Physiotherapy
Clarksville, Tennessee

Dean G. Sotereanos, MD
Professor
Drexel University
Philadelphia, Pennsylvania
Vice Chairman
Department of Orthopaedic Surgery
Hand and Upper Extremity Surgery
Allegheny General Hospital
Pittsburgh, Pennsylvania

Alexander M. Spiess, MD
Clinical Instructor
Allegheny General Hospital
Pittsburgh, Pennsylvania

David Stanley, MBBS, BSc(Hons), FRCS
Honorary Senior Lecturer
University of Sheffield;
Consultant Elbow and Shoulder Surgeon
Northern General Hospital
Sheffield, South Yorkshire, United Kingdom

Pamela J. Steelman, CRNP, PT, CHT
Nurse Practitioner, Certified Hand Therapist
The Philadelphia and South Jersey Hand Centers, P. C.
Philadelphia, Pennsylvania

Scott P. Steinmann, MD
Professor of Orthopedic Surgery
Mayo Clinic
Rochester, Minnesota

Stephanie Sweet, MD
Clinical Assistant Professor
Department of Orthopaedic Surgery
Thomas Jefferson University;
Attending Hand Surgeon
The Philadelphia and South Jersey Hand Centers, P. C.
Philadelphia, Pennsylvania

Varik Tan, MD
Professor
Department of Orthopaedics
University of Medicine and Dentistry of New Jersey
The New Jersey Medical School;
Director
Hand and Upper Extremity Fellowship
University of Medicine and Dentistry of New Jersey
The New Jersey Medical School
Newark, New Jersey;
Attending Surgeon
Overlook Hospital
Summit, New Jersey

John S. Taras, MD
Associate Professor
Department of Orthopaedic Surgery
Drexel University and Thomas Jefferson University;
Chief
Division of Hand Surgery
Drexel University;
The Philadelphia Hand Center, PC
Philadelphia, Pennsylvania

Angela Tate, PT, PhD
Adjunct Faculty
Arcadia University
Glenside, Pennsylvania;
Clinical Director
H/S Therapy, Inc
Lower Gwynedd, Pennsylvania

Matthew J. Taylor, PT, PhD, RYT
Founder and Director
Dynamic Systems Rehabilitation Clinic
Scottsdale, Arizona

Andrew L. Terrono, MD
Clinical Professor
Orthopaedic Surgery
Tufts University School of Medicine;
Chief
Hand Surgery
New England Baptist Hospital
Boston, Massachusetts

Allen Tham, MD
Resident
Department of Orthopaedic Surgery
Temple University Hospital
Philadelphia, Pennsylvania

Michael A. Thompson, MD
Scripps Clinic Medical Group
La Jolla, California

Wendy Tomhave, OTR/L
Shriners Hospital for Children
Twin Cities
Minneapolis, Minnesota

Patricia A. Tufaro, OTR/L
Senior Occupational Therapist
William Randolph Hearst Burn Center at New York–Presbyterian Hospital Weill–Cornell Medical Center
New York, New York

Thomas H. Tung, MD
Associate Professor of Surgery
Division of Plastic and Reconstructive Surgery
Washington University School of Medicine
St. Louis, Missouri

Chris Tuohy, MD
Assistant Professor
Orthopaedic Surgery
Wake Forest University School of Medicine;
Orthopaedic Surgeon
North Carolina Baptist Hospital
Wake Forest University Health Sciences
Winston–Salem, North Carolina

Sheryl S. Ulin, MS, PhD
Research Program Officer
University of Michigan
Ann Arbor, Michigan

Gwendolyn van Strien, LPT, MSc
Director/Owner
Hand Rehabilitation Consultancy
Den Haag, the Netherlands;
Director
Hand Therapy Unit
Lange Land Hospital
Zoetermeer; the Netherlands;
Clinical Instructor
Department of Rehabilitation
Erasmus University Rotterdam
Rotterdam, the Netherlands;
Course Director and Instructor
Post Graduate Allied Health Education
National Institute for Allied Health
Amersfoort, the Netherlands

June P. Villeco, MBA, OTR/L, MLDC, CHT
Montgomery Hospital
Norristown, Pennsylvania

Rebecca L. von der Heyde, PhD, OTR/L, CHT
Associate Professor of Occupational Therapy
Maryville University;
Certified Hand Therapist
Milliken Hand Rehabilitation Center
Shriner's Hospital for Children
St. Louis, Missouri

Ana–Maria Vranceanu, PhD
Clinical Staff Psychologist
Massachusetts General Hospital
Boston, Massachusetts

Heather Walkowich, DPT
Physical Therapist
The New Jersey Center of Physical Therapy
Riverdale, New Jersey

Mark T. Walsh, PT, DPT, MS, CHT, ATC
Assistant Clinical Professor
Department of Physical Therapy and Rehabilitation Sciences
College of Nursing and Health Professions
Drexel University
Philadelphia, Pennsylvania;
President, Co–Founder/Owner
Hand and Orthopedic Physical Therapist Associates, PC
Levittown, Pennsylvania;
Consultant
Hand Therapy and Upper Extremity Rehabilitation
Department of Physical Therapy and Rehabilitation
Lower Bucks Hospital
Bristol, Pennsylvania

Jo M. Weis, PhD
Associate Professor, Psychiatry and Behavioral

Medicine
Medical College of Wisconsin
Milwaukee, Wisconsin

Lawrence Weiss, MD
Assistant Professor of Orthopaedic Surgery
Pennsylvania State University School of Medicine;
Chief
Division of Hand Surgery
Lehigh Valley Hospital
Allentown, Pennsylvania

Kevin E. Wilk, PT, DPT
Associate Clinical Director
Champion Sports Medicine;
Director of Rehabilitative Research
American Sports Medicine
Birmingham, Alabama

Gerald R. Williams, Jr., MD
Professor, Orthopaedic Surgery;
Chief, Shoulder and Elbow Service
The Rothman Institute
Thomas Jefferson University
Philadelphia, Pennsylvania

Scott Wolfe, MD
Chief, Hand and Upper Extremity Surgery
Attending Orthopedic Surgeon
Hospital for Special Surgery;
Professor of Orthopedic Surgery
Weill Medical College of Cornell University
New York, New York

Terri L. Wolfe, OTR/L, CHT
Director
Hand and Upper Body Rehabilitation Center
Erie, Pennsylvania

Raymond K. Wurapa, MD
The Cardinal Orthopaedic Institute
Columbus, Ohio

Michael J. Wylykanowitz, Jr., DPT
Department of Physical Therapy & Rehabilitation Sciences
Drexel University
Philadelphia, Pennsylvania

Theresa Wyrick, MD
Assistant Professor
Department of Orthopaedic Surgery
Arkansas Children's Hospital
University of Arkansas for Medical Sciences
Little Rock, Arkansas

Kathleen E. Yancosek, PhD, OTR/L, CHT
MAJOR
United States Army

Jeffrey Yao, MD
Assistant Professor of Orthopaedic Surgery
Robert A. Chase Hand and Upper Limb Center
Stanford University Medical Center
Stanford, California

David S. Zelouf, MD
Clinical Instructor
Department of Orthopaedic Surgery
Jefferson Medical College
Thomas Jefferson University;
Assistant Chief of Trauma Surgery
Thomas Jefferson University Hospital;
The Philadelphia and South Jersey Hand Centers, P. C.
Philadelphia, Pennsylvania

目 录

上卷（第一至十部分）

下卷（第十一至二十部分）

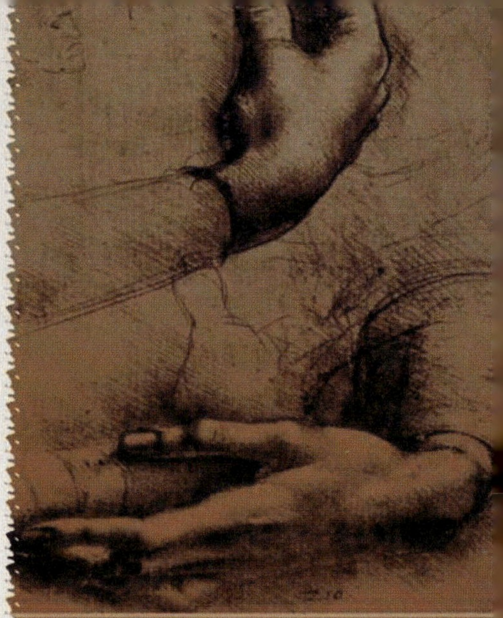

第十一部分

11

手部僵直

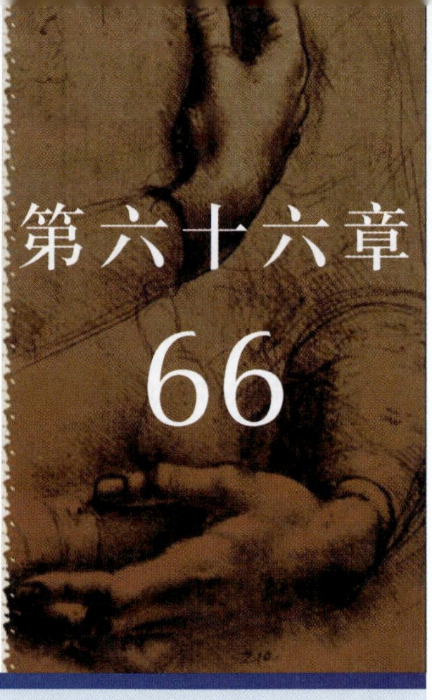

手部僵直病理生理与手术处理

原著者 KENNETH R. MEANS, JR., MD, REBECCA J. SAUNDERS, PT, CHT, AND THOMAS J. GRAHAM, MD
译校者 刘四海 刘克敏

关键点

外科治疗适应证

保守治疗无效；伤后或初次术后时间超过4个月。

治疗首要目标

首先恢复被动活动，其次恢复主动活动。

最终目标

在外科松解前获得最大程度的活动度。

治疗进程

如果没有重要结构需要保护，治疗过程应以患者皮肤和软组织感觉舒适为宜。

注意事项

避免早期过量运动，最好等4个月，在此之前尽量持续保守治疗。

回归工作和生活的时机

如果患者皮肤和软组织愈合良好且无不适主诉，活动量应在患者能够忍受的情况下逐渐增加。通常以拇指活动度（ROM）为标准，如ROM大于50%～75%，可允许患者从事正常的工作和体育活动。对于从事特殊工作的患者需要制订个性化治疗方案。

与手关节僵直的处理相比，手外伤和功能障碍的处理方面医患双方存在很大不同。我们所指的僵直包括不适、生物力学的改变、神经血管功能障碍和功能损害。短期活动的丢失及伴随不同形式的损伤是可被预知的。肿胀、因疼痛活动受限以及保护支具的应用均会导致僵直。当康复治疗后未能达到预期效果时手术治疗可能是最好的选择。

外科治疗面临的首要问题是肿胀和粘连，且手术本身也会造成创伤，但是当保守治疗不能取得满意疗效时手术松解挛缩和固定的结构可能是符合逻辑的最终选择。

关节本身的松解仅会增加被动活动度，伸屈活动最终还要依靠主动活动来完成。也就是说如果被动活动得到恢复而主动活动丧失，应行伸肌或屈肌腱的松解或其他的重建手术恢复主动活动。如果把关节比喻为汽车的轮子，那么肌腱就是发动机。首先我们会尽量使轮子（关节）顺畅转动起来，如果轮子被锁住了，不管怎样操控发动机，轮子也不会转动。一旦轮子能自由转动，就需要依赖发动机（肌腱）维持转动。如果发动机不工作了，我们需要通过修理（肌腱松解术）给它注入能量。本章我们主要介绍和僵直手有关的概念、存在的挑战和并发症情况。要了解僵直手的发生、发展和治疗，必须清楚手部的解剖和生理机制特点，其在第1章的内容中已介绍。本章主要探讨手术计划的制订、术中应注意的手术技巧和术后康复等主要内容。

一、手部僵直的预防

预防手部僵直的发生应是手外伤治疗的一部分。尽管医师、治疗师和患者付出了最大的努力，手部外伤后还是会不可避免地出现一定程度的僵直。治疗原则包括把手抬高以减轻水肿、伤口加压包扎、支具的应用和尽早进行关节活动。

早期减轻肿胀对于预防僵直非常关键。当肿胀发生时，MCP会处于伸直位，由于伸肌张力的下降屈肌张力的增加近端指间关节（PIP）和远端指间关节（DIP）处于半屈位。如果持续一段时间，周围的关节囊、韧带将会挛缩。抬高患肢时注意无论白天或晚上应将手抬高或高于心脏水平，悬吊手部时应注意将手抬高过心脏水平，对于未累及的关节应指导患者加强功能活动。

应用手部支具时应将手保持在MCP屈曲、指间关节伸直、拇指尽可能放在对掌位。手外伤经处理后如骨折端稳定，为了预防关节活动的丧失减轻水肿，应尽早开始活动未被累及或未被固定的关节。

二、一般治疗原则

在制订手部僵直的治疗目标时应牢记要恢复关节的活动度。Hume和同事制订了日常活动需要的手关节活动范围：MCP平均屈曲61°，PIP60°，DIP39°，拇指MCP屈曲平均21°，指间关节18°。那些达不到上述活动范围的患者需要重建以满足日常活动。

手关节僵直的评估应包括以下内容：主被动关节活动度、肿胀情况、疼痛、敏感性、屈伸肌腱的滑动情况及手内在肌的功能情况。关于手部的临床检查在第6章有详细描述。延迟肿胀是手关节僵直的最常见原因。Simons和同事描述了手部三种不同的静脉泵系统和激活每一个系统的训练方法。手掌深部的静脉系统能被手内在肌的等长收缩借助手指的抗阻力运动所激活。手背部和手掌部的的静脉系统能被外部的挤压激活。作者认为这些系统能通过握拳共同起效并产生最大效果。

当伤口情况允许时，肌内效贴布是另一种控制水肿的方法。这种方法能减轻疼痛并能促进淋巴回流，但这种方法需进一步临床研究支持。支具在手部僵直治疗中也经常用到。下面章节会详细介绍支具的应用，一般来说，支具的使用应根据手外伤或术后不同时期以及支具的使用目的而制订个性化的方案。支具可以是静态的、动态的或渐进性的。Flowers提出了一种方法指导治疗师如何选择支具，这种方法应基于改良的Weeks试验来评估软组织的顺应性，其方法包括测量训练前后的被动活动度以此来反应软组织的顺应性，并根据后者来决定支具的选择（表66-1）。

Colditz介绍了一种石膏技术用于帮助治疗手部关节僵直，此部分内容将会在以后章节中详细介绍。Digit Widget是一个外固定装置，主要对PIP屈曲挛缩效果较好。在支具效果不佳或准备行松解手术之前使用，钢针置入病变关节远端指骨，外固定架和手部相连，橡皮带因能提供持续伸直力量而被经常用到（图66-1）。

支具应用后应严密观察有无以下征象：瘀斑、局部发热、肿胀或疼痛加重、主动或被动活动度减少及皮肤感觉减退，如出现以上征象，应检查支具是否合适。每隔2～3d应重新评估关节的活动度变

表66-1 改良weeks试验应用指南

增加的被动活动度（°）	支具的选择
20	否
15	静态
10	动态
0～5	渐进性

经热疗、运动疗法和持续关节活动范围末端牵拉之后，被动关节活动度（PROM）的度数有所增加，然后再决定是否使用支具来进一步增加僵硬关节的被动ROM

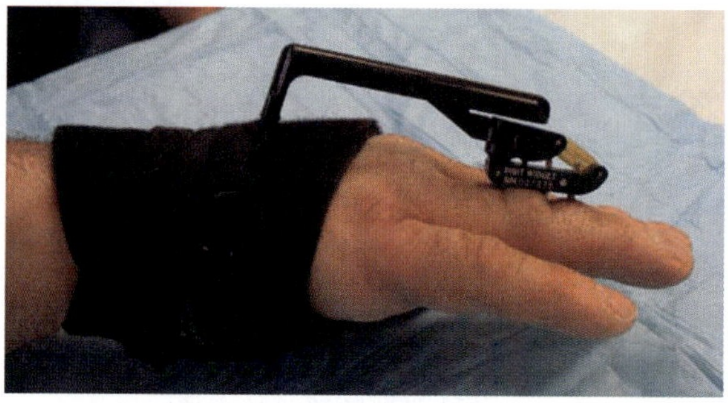

图66–1 Digit Widget临床照片（Courtesy James P.Higgins, MD.）

表66–2 手功能评估

结果	总主动活动范围（%）	手指总主动活动范围（°）	拇指总主动活动范围（°）
优	85～100	220～260	119～140
良	70～84	180～219	98～118
可	50～69	130～179	70～97
差	<50	<130	<70

化，如果变化不大说明应重新设计支具或改变锻炼计划，患者离院回家后应经常随访以确保患者穿戴和使用支具的依从性。

术后主动或被动锻炼应在手术松解后尽早进行，根据术前患手僵直的程度及手术要达到的效果来制订适当的治疗方案也非常重要，屈肌和伸肌腱松解术后的治疗方案详见第40章和第68章。根据美国手外科委员会制定的标准来评价手术效果（表66–2）。

三、小关节（PIP和MCP）僵直的特点

对于MCP和PIP，首先要明确在关节面水平没有会导致僵直的骨或软骨的损伤，如果这些损伤存在，单纯松解软组织是不可取的，因为这会引起疼痛和加快关节软骨的损伤。另一方面，关节重建术如截骨、软骨移植或其他技术必须在软组织好的基础上进行。如果关节损伤严重无法补救，则应行关节融合或置换术。

（一）PIP僵直

PIP僵直和挛缩会导致明显的功能损害。即使是看似不严重的PIP侧副韧带的损伤也会导致明显的疼痛、肿胀和僵直。PIP屈曲挛缩部分原因在于伸肌腱较屈肌腱薄弱，因此，如果没有禁忌证，手外伤后的安全姿势应使PIP处于自然伸直位。

1.PIP僵直的手术治疗

如果经过长期治疗PIP僵直没有明显进展就应该考虑手术治疗。如果没有特殊原因需提前手术治疗，治疗时间至少4个月。手术应该由患者、治疗师和外科医师共同决定。目前活动受限对患者功能的影响、手术后改善程度，以及术中术后如何治疗都是术前应该考虑的内容。

关节活动受限的真正原因应和其他外在原因如肌腱粘连区别开来。比如对一个PIP伸直受限患者来说，如果屈曲MCP，PIP能够被动伸直说明伸直受限是由于屈肌腱粘连导致（图66–2）；如果不论MCP处于屈曲或伸直位，PIP活动受限无变化，说明是关节本身原因导致的活动受限，应行手术松解治疗（图66–3）。我们应该知道关节内外的因素均可导致PIP伸直受限，这一点很重要。

PIP伸直挛缩的特点是PIP屈曲受限，其原因可能是伸肌腱挛缩、内在肌或关节囊韧带挛缩导致。如果活动受限因MCP伸直而减轻或因MCP屈曲而加重，说明是由于伸肌腱粘连导致（图66–4）；如果PIP屈曲受限因MCP伸直加重且因MCP屈曲而减轻，说明是由于内在肌紧缩导致（图66–5）；如果PIP屈曲受限不受MCP屈曲或伸直的影响，说明是由于关节本身原因导致，应采用下面介绍的方法行松解手术治疗（图66–6）。

2.PIP关节屈曲挛缩的外科治疗

掌侧所有软组织的问题都可能导致PIP关节挛缩，应仔细甄别是哪些软组织出的问题并据此制订松解和重建手术方案。尽管存在一些其他的观点，大多数医师赞同Curtis提出手术技巧和手术原则。按顺序松解每一层组织，并评价松解的疗效，如效果不好，应继续按步骤松解。

（1）皮肤：由于掌腱膜挛缩、烧伤、多次手术治疗或长期屈曲导致的僵直应引起重视，但是处理皮肤问题时更应该考虑的是挛缩的程度而非原因。下面将介绍手术治疗的原则。

挛缩小于30°，可能没有一种切口能同时达到

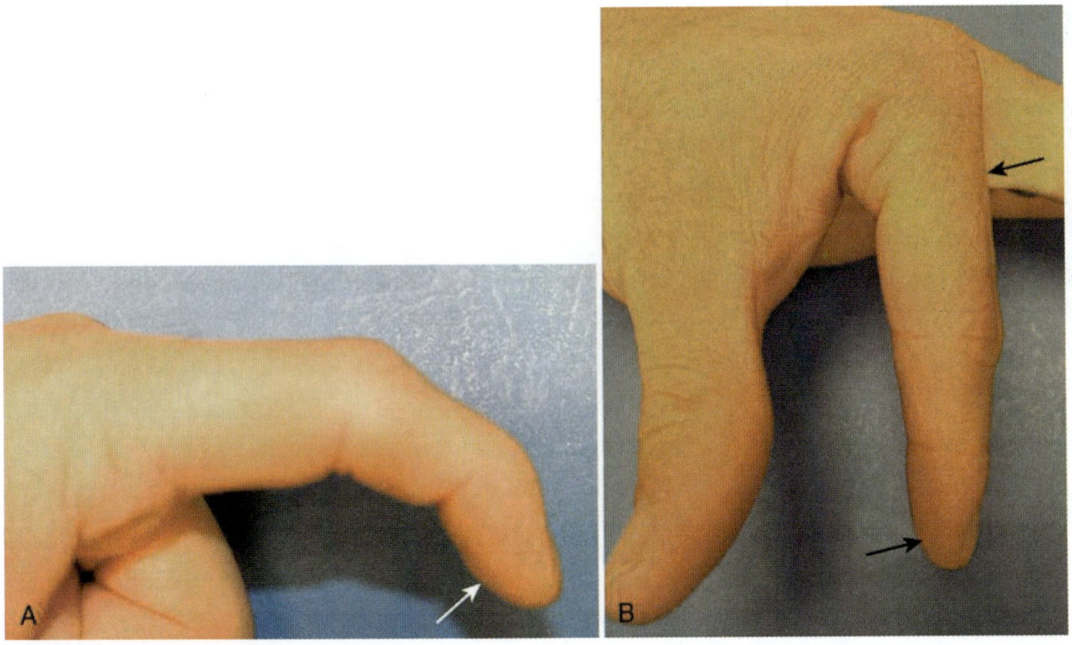

图66-2 外在屈肌腱粘连或紧缩导致PIP受限。A.MCP处于伸直位PIP由于屈肌腱粘连不能伸直；B.MCP屈曲时PIP可伸直

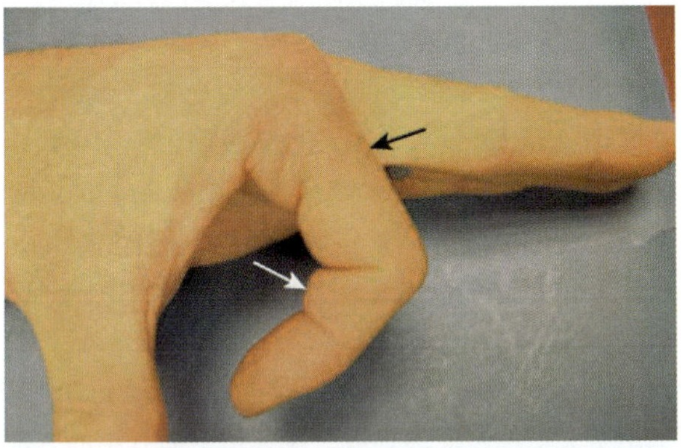

图66-3 由于关节囊韧带挛缩导致PIP屈曲挛缩，不会因为MCP屈曲而改变

以下目的：很好的显露关节、保护好血管神经和完好的皮肤覆盖，标准的Bruner切口是一个不错的选择，侧正中切口也会获得良好的显露。

挛缩大于30°小于60°：当屈曲角度达到这个度数时应考虑到皮肤覆盖的问题。Bruner切口不适合而且存在损伤血管神经的风险。我们已成功应用了以下两个切口：一个是侧正中切口，另一个是改良的Bruner切口。

挛缩大于60°小于90°，两个基本的切口比较成功，侧正中切口和H形切口，后者指两个侧正中切口之间加一个横行切口。

挛缩大于90°，术中松解的越彻底，闭合伤口越困难。即使对这些严重的病例，我们应用侧正中切口也取得了成功的经验。另一个需要考虑的软组织因素是血管神经束，对于那些挛缩时间长或较重的病例，指动脉和指神经也会短缩。对于这些病例，术中可以通过手术达到彻底松解，也可以应用渐进性伸直支具通过缓慢的牵拉软组织从而达到延长的目的。经掌侧截指术对于没有功能的僵直手指是符合逻辑的选择。

（2）腱鞘和屈肌腱：切开皮肤后就可以看到腱鞘，可以在A3滑车和位于A2、A4滑车之间的C1、C2滑车上开窗，用小的牵开器通过腱鞘将指浅屈肌和指深屈肌的粘连分离，这样做能消除导致屈肌腱挛缩的一个因素并能使患者术后尽早行主动活动。

（3）掌板/制约韧带：牵开屈肌腱显露PIP关节的掌面，可以看见限制韧带沿着近节指骨的两侧位于掌板近端。将限制韧带按从近端到远端的方向松解直到掌板的近端，如果挛缩矫正不满意，从近端向远端松解掌板直到其在中节指骨基底的附着点并予以保留。

（4）侧副韧带：侧副韧带是松解PIP关节挛缩最后考虑的因素，一旦所有需要松解的组织都松解

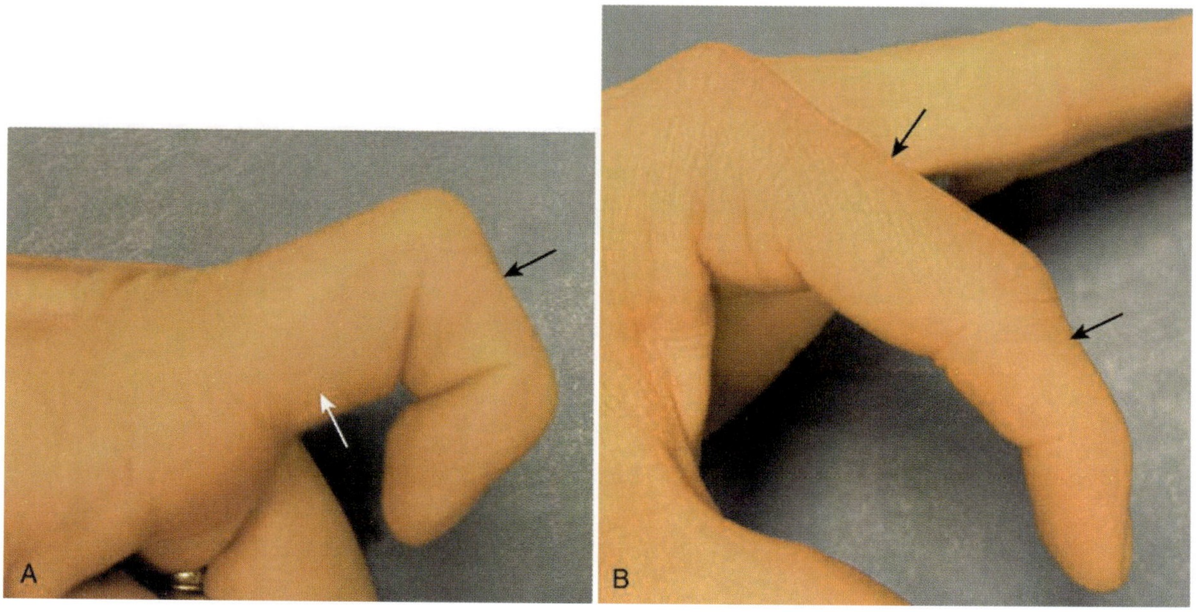

图66-4　由于外在伸肌腱挛缩导致PIP屈曲受限。A.PIP在MCP伸直时屈曲受限减少；B.PIP在MCP屈曲时屈曲受限增加

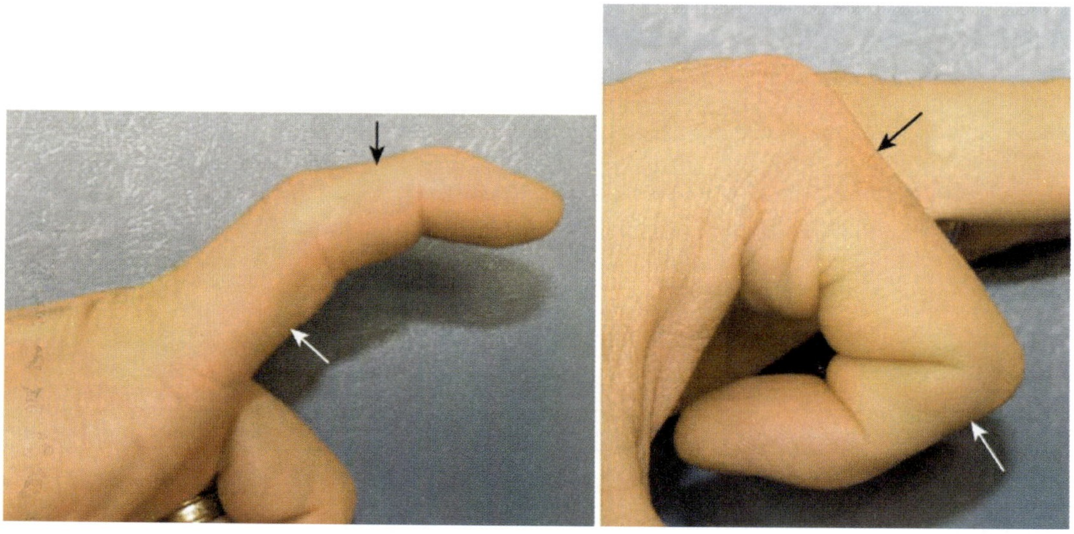

图66-5　由于内在肌紧缩导致PIP屈曲受限。A.PIP在MCP伸直时屈曲受限增加；B.PIP在MCP屈曲时屈曲受限减少

了，也就确定了PIP关节的活动度和稳定性。如果做了桡侧松解包括侧副韧带切除，将会存在桡侧或尺侧不稳。如果屈曲或伸直的稳定性好，可以在支具保护下行术后功能训练。如果伸直不稳定是由于中节指骨向背侧的半脱位引起，可以用背侧阻挡支具进行术后伸直训练。为了防止屈曲挛缩复发，每周伸直角度应增加10°～15°。

3.PIP关节伸直挛缩的外科治疗

虽然比屈曲挛缩少见，PIP关节伸直挛缩也会对患者产生明显的影响。逐步显露很重要，如果屈曲和伸直挛缩同时需要处理，我们建议采用侧正中切口。如果是单纯的伸直挛缩，我们以PIP关节为中心的背侧弧形切口入路，通过掀起皮瓣能从背侧显露整个关节，这样就可以行伸肌腱松解了，松解中应注意保留中央腱束在中节指骨基底的附着点。松解完成后如果被动屈曲仍不满意，应采取以下松解术，将侧束拉向背侧，从中央腱束和侧副韧带之间PIP关节的两侧开窗，通过窗口用小的剥离器逐步松解关节内粘连，应注意避免损伤中央腱束的附

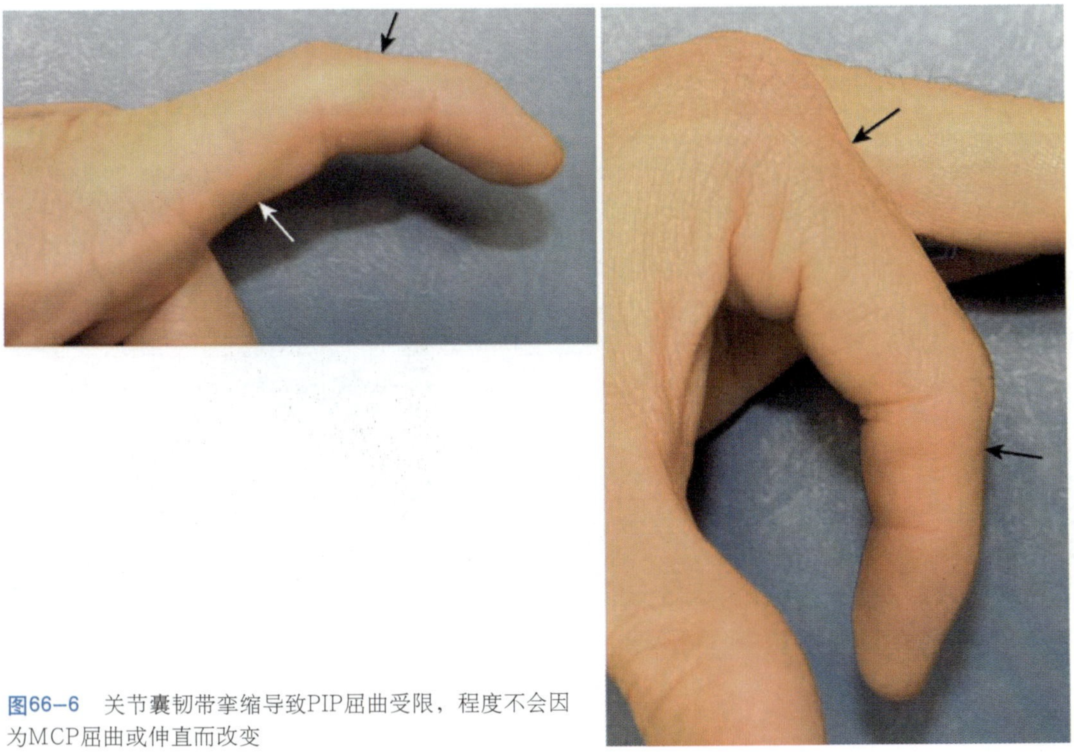

图66-6 关节囊韧带挛缩导致PIP屈曲受限，程度不会因为MCP屈曲或伸直而改变

着点，剥离器应轻柔地滑到并松解关节掌侧粘连，如果被动屈曲仍受限，可以将侧副韧带在近节指骨头上的起点剥离。

（二）MCP僵直

幸运的是，MCP僵直不像PIP关节那样具有挑战性，而且也不经常发生，主要表现为屈曲受限。经常采用以MCP关节为中心的背侧切口，如需松解几个MCP关节，可采用长横行切口。全厚皮瓣应分离至腱帽水平，彻底松解伸肌腱粘连并确认其不会限制MCP屈曲，尺侧冠状束一般应切除以避免伸肌腱向尺侧半脱位，冠状束切开后就可以看到MCP关节囊，通常在关节囊背侧做一纵行切口用小的剥离器松解关节内粘连，必要时可以完全切除背侧关节囊。剥离器应顺着掌骨头关节面滑到掌侧松解掌侧粘连，甚至可以顺着掌骨头剥离，最后还可以松解侧副韧带在掌骨头的起点。关节外因素也可以导致MCP僵直，比如掌腱膜挛缩（Dupuytren病）或创伤后掌侧纵行瘢痕导致的皮肤问题和屈肌腱粘连。

四、拇指僵直

拇指占整个手功能的40%以上，但拇指功能的完成并不需要拇指所有关节达到最大的活动度。实际上，拇指的指间关节和掌指关节屈伸活动个体差异较大，有些患者可能存在一个或两个关节的主动或被动活动受限较明显但功能却影响不大。

内收挛缩是最常见的拇指僵直形式，松解过程要按步骤进行，每松解一步应评估被动活动度，一旦活动度恢复应立刻停止松解。首先要处理皮肤，一般需做一个大的Z字成形来满足皮肤覆盖的需要。其次切除第一背侧骨间肌上的筋膜组织，必要时将第一背侧骨间肌从掌指关节处完全松解。拇内收肌松解时需注意保护好拇指动脉，还可以将拇内收肌从第三掌骨处松解，这样松解比较彻底。还可以行拇指腕掌关节囊的松解，最后可以行大多角骨切除，是否行韧带重建及关节成形术由医师来决定。如行广泛的松解，应考虑皮肤的覆盖问题（图66-7）。

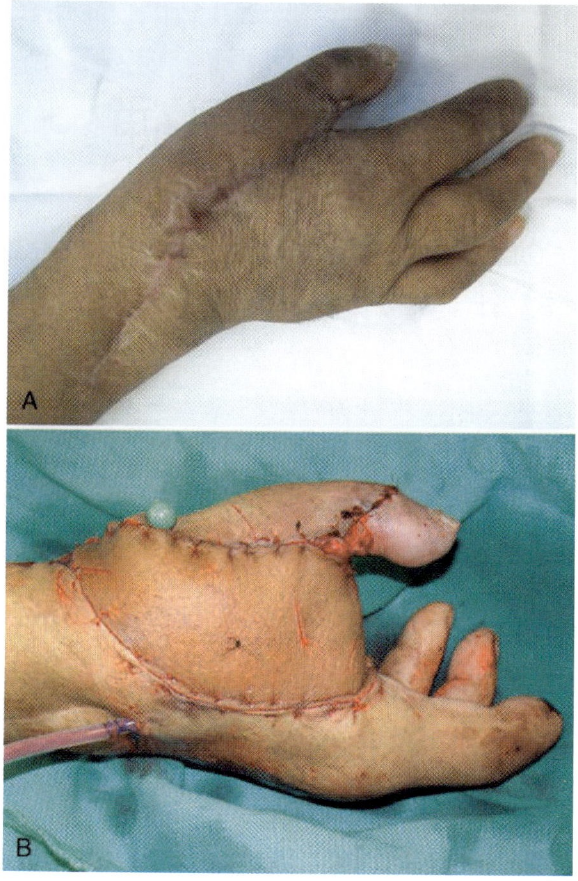

图66-7　拇指挛缩经手术松解及前臂外侧游离皮瓣术后

五、手内在肌僵直

手内在肌僵直可分为原发性和继发性，前者主要见于运动员、音乐家或经常过度用手的人，在过度用力时，肌肉会短缩导致僵直。继发性僵直经常见于枪伤或挤压伤等创伤引起，创伤引起的水肿、纤维化及坏死会导致内在肌的僵直。这些患者可同时伴有MCP、PIP关节的僵直，松解时可一起进行。

松解时切口位于MCP关节背侧，如果多个关节需要松解，可以做一个横行的切口，沿MCP关节的一侧剥离直至显露内在肌，首先松解内在肌桡侧和尺侧，对小指而言，还应松解小指外展肌。当MCP关节松解完成后，PIP关节被动屈曲还不满意，应松解外侧束。

六、糖尿病患者手关节僵直

糖尿病患者容易患手关节僵直，僵直同样见于慢性扳机手（腱鞘炎患者），由于屈肌腱的疼痛和机械力学的改变导致活动度受限，最终引起PIP关节屈曲挛缩。如屈曲挛缩较重，非手术治疗无效，这些患者可以行手术松解及术后佩戴支具治疗，糖尿病患者的掌腱膜挛缩发生率较高。

所有类型的糖尿病患者容易引起关节活动受限，这种关节活动受限被称为LJM或Rosenbloom综合征，并且被认为只有糖尿病患者才会出现。LJM能累及整个上肢，但通常在手部出现功能障碍。LJM的严重程度和患者的年龄、性别、病程及血糖水平有关。LJM的表现也会因是否合并并发症如糖尿病肾病、神经病变及视网膜病变而不同，主要治疗是非手术治疗包括控制水肿、佩戴支具及控制血糖。醛糖还原酶抑制药的使用是有益的，但应慎用并且在内分泌科医师指导下使用。手术治疗适用于那些功能损害严重，影响日常生活的患者，之前讨论的手术原则完全适用，但是术前需仔细分析手术的利与弊。

七、小结

手关节僵直的治疗对医师、治疗师及患者而言都是一个挑战，预防是最好的治疗。幸运的是：我们能根据患者的僵直程度采取一些有效的治疗方法，在医师、治疗师及患者之间形成一个强大的合作关系是非常必要的。

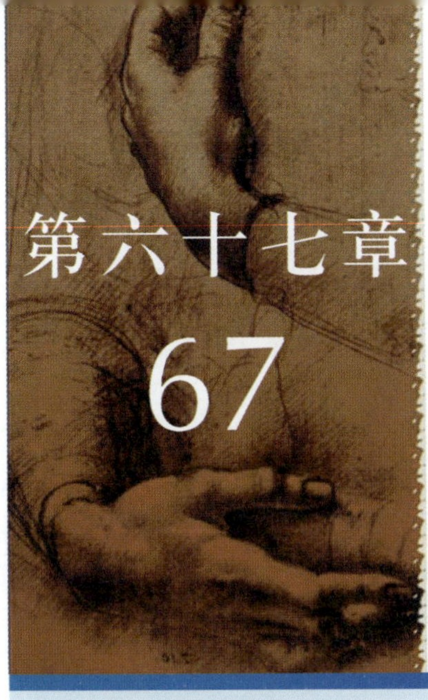

第六十七章 67 治疗师处理手部僵硬

原著者 JUDY C. COLDITZ, OTR/L, CHT, FAOTA*
译校者 李秀丽　潘　钰

关键点

- 对手部进行有效的康复治疗需要在降低制动不良影响的同时保证正在愈合的组织不过度负重。
- 前臂骨间肌僵硬通常会导致手指屈曲受限，我们认为前臂骨间膜僵硬会导致关节活动受限。
- 慢性手部僵硬时，组织粘连和僵硬、慢性水肿和异常皮质模式问题是互相依存的，为了成功的重新获得僵硬手的运动功能，必须同时解决这三个问题。

一、手部僵硬的难点

根据临床经验，确定必然会引起手部僵硬的危险因素。组织受损越严重，发生僵硬的可能性越大。骨和多层软组织的严重损伤通常需要更长时间制动，以重新获得骨骼的稳定性。伴随年龄的增长，组织弹性下降，导致对由外伤引起损伤的承受力也下降。伤口处感染扩散超过其机械承受范围导致多个远处组织平面间发生粘连。虽然我们都了解这些基本信息，但许多有关手部僵硬的问题仍然无法解答：为什么一些患者在其他患者已经恢复正常功能以后，很长时间仍不能恢复运动功能？我们如何确定多少运动量、频率和强度才能使患者获得最佳的训练效果？正如Charles Bell先生1883年说过的，生物体的机械性能如同大脑的天赋，如果被搁置不用，必然会退化。延长制动时间是恢复手部运动最大的敌人。而我们面临的挑战是要制订一个治疗计划，提供均衡的刺激，以产生积极的治疗效果。

二、僵硬的定义

僵硬一词通常用来形容手部缺乏足够的运动。物体紧密的分子结构使其质地坚硬，对其施加外力时不易弯曲，僵硬通常被用来描述物体的这种物理特性。手部僵硬并不是由于手部组织本身僵硬强度增加所致，而是由于原有的弹性胶原蛋白纤维的交联导致活动受限。

胶原蛋白提供了手部组织绝大部分拉伸强度。胶原纤维本身并没有弹性，但是胶原纤维之间的移动会将弹力传递到手部组织。当这些强壮而致密的连接结构之间产生相对滑动时，就会产生正常的手部运动。手部组织各层之间发生粘连，胶原纤维交联、黏合在一起限制了正常的组织性相对滑动，产生僵硬。

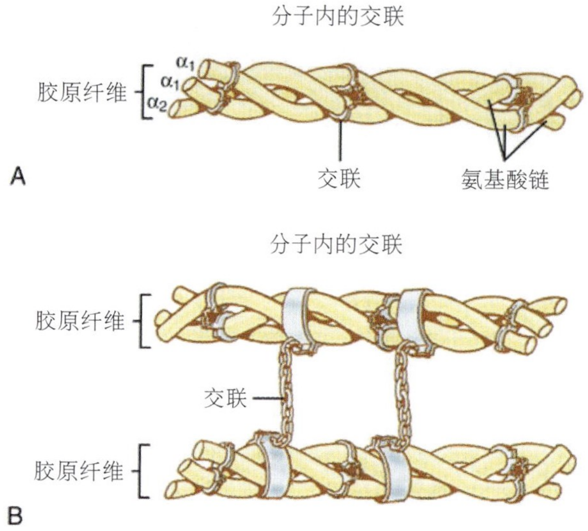

图67-1　A.发生在一个胶原纤维内的氨基酸链之间的交联；B.不同胶原纤维之间的交联，限制相互间的运动

Peacock和Cohen用类推法展示了正常胶原蛋白力量与弹性之间的关系。他们用相对弹力小一些的用于制作女性弹力丝袜的尼龙线和胶原纤维进行力量比较。弹力袜纤维的高弹性主要由尼龙线的编织方法决定。胶原蛋白的交联并没有改变胶原纤维本身（与尼龙线类似），但是交联限制了一个胶原纤维与另一个胶原纤维之间的运动（图67-1）。

三、僵硬和手部愈合的分期

同正常未受损组织相比，受损组织伤口处胶原蛋白合成、分解、沉积的速度加快、过程持续时间长。组织的愈合过程分为三个阶段：炎症期，纤维组织形成期和重塑期（成熟期）。虽然愈合过程是按照时间顺序分期的，但是并不严格按照这一时间表进行，除非伤口没有任何并发症。

炎症期伤口为修复做准备，纤维组织形成期重建组织结构，重塑期最终的组织结构逐渐形成。在理想情况下，伤口愈合过程有序、适时地经历这三个阶段。伤口伴有大面积严重损伤，感染、伤口闭合不良、延迟愈合、伤口需要重复手术或没有保持伤口卫生会推迟伤口愈合阶段的进展，大大超过理想的时间期限。治疗师在治疗复杂损伤时，不能按照时间顺序确定具体的愈合阶段，而是要有能力通过对伤口或瘢痕的特征进行评价，确定愈合阶段，进而制订合理的治疗计划。

对于不复杂伤口，伤口愈合炎症期会在几天内结束。在这一阶段，缠结在一起的随机定向胶原纤维连接损伤结构，但是直到损伤后第四或第五天胶原纤维才能在光学显微镜下被看到。因为细胞间力很小，所以在这一阶段伤口很容易破裂。大多数手术后伤口都要进行制动保护，直到伤口已经开始愈合。

对于不复杂伤口，纤维组织形成期在愈合第1个周末开始，此时成纤维细胞开始代替巨噬细胞成为最常见的细胞类型。大约2天后，成纤维细胞开始合成胶原蛋白，在伤口处其数量开始超过粒细胞和巨噬细胞。成纤维细胞分化成肌纤维细胞，同时负责合成胶原纤维和收缩伤口。伤口处生成毛细血管，形成致密的毛细血管网。胶原纤维在毛细血管网间形成闭合伤口所需的肉芽组织。在第2个周末，新合成的不规则排列的胶原纤维遍布整个伤口。虽然伤口的拉伸强度仍然很弱（在第3周曾经被切开并缝合过的伤口的拉伸强度只是其极限拉伸强度的15%），随机定向分布的胶原纤维相互间移动减少。在这一阶段，瘢痕还不能承受过大的压力。如果伤口情况理想，纤维组织形成期（也称作增生期）会在伤口形成后1周内开始。但是在复杂伤口或出现并发症的伤口，纤维组织形成期会延后很长时间。

触诊时查到关节僵硬和组织粘连可以表现为被动关节活动受限，并且在终末端出现轻柔的抵抗感。这种组织反应的出现是由于胶原纤维交联强度变弱，压力使胶原纤维按照力的方向排列。被动活动终末端出现波动感，主要是由于水肿充满了组织间隙，进而导致被动关节活动受限。由于愈合组织抗拉伸强度弱，过度的外力会将纤维撕裂，导致更多的损伤，愈合阶段重新回到炎症期。施加的任何外力都必须缓慢轻柔，并且持续一小段时间。间歇的主动运动是纤维组织形成期最理想的训练方法，通过适度的力可以促进不规则的胶原蛋白重新排列。更多的抵抗运动可以通过应用矫正性制动支具对手足施加轻度的持续外力。施加适度的外力可以改变新的瘢痕的形态，但对老旧瘢痕作用有限。

对于不复杂伤口，成熟期通常在手术或损伤后3～6周开始。如果手部愈合延迟，出现感染，合并多组织外伤或做过复杂手术，则成熟期要延后几周甚至几个月。随着细胞数量的减少，瘢痕胶原纤维数量增加。胶原蛋白的总体数量积累趋于稳定之后继续增加。在这一阶段，胶原蛋白的积累和分解同时进行以产生平衡。随着瘢痕逐渐成熟，出现了瘢痕胶原纤维的替换。组织继续对施加的外力做出反应，但是和早期阶段相比，反应程度大幅减小。随着胶原蛋白分子间共价键数量的改变，组织物理特性也发生改变（图67–1）。在此后几年内，瘢痕继续进行新陈代谢，逐渐在大小、形状、颜色、质地和强度等方面发生改变，直到最终接近正常组织。

伤口顺利进入成熟期后对其进行被动活动时会出现强烈的抵抗感。轻柔的外力并不能产生关节活动，同时关节的活动会突然停止。触诊出现这种反应时需要治疗师持续用力以产生运动。在成熟期的早期阶段，间歇持续使用静态矫形器或静态渐进式矫形器可以有效地矫正僵硬手。更复杂的手部外伤和抵抗感更强的慢性僵硬手需要用其他方法对其施加更长时间的力。推荐使用一种不能拆卸的石膏帮助在关节处持续施加主动力。这种CMMS方法稍后会介绍（见“慢性僵硬手的评价和治疗”）。

四、早期手部僵硬的评价和治疗

很难准确找出早期和慢性手部僵硬的分界线。由于两者的治疗方法也大不相同，所以在本节将分别进行讨论。无论手部僵硬处于哪一阶段，都要进行徒手检查以准确找出造成活动受限的解剖结构。过了急性期以后，如果僵硬的手部仍然有水肿、关节僵硬和（或）组织粘连，关节就会出现相对的活动受限。这种运动限制可能是由于缺乏功能性使用、疼痛、害怕或对愈合组织的持续保护。用一个环形图可以展示制动导致僵硬和粘连，进而僵硬和粘连使水肿持续增加，水肿又使活动受限（图67–2）。大多数手部手术后的患者中，改善三个之中的一个因素，就可以轻而易举的破坏这种循环。例如减少水肿在很大程度上提高了运动的可能性，进而降低制动的概率，反过来也减少了关节僵硬和粘连。只要治疗师和患者共同努力，其他因素很快就会被改善，达到重新恢复手部运动的目的。

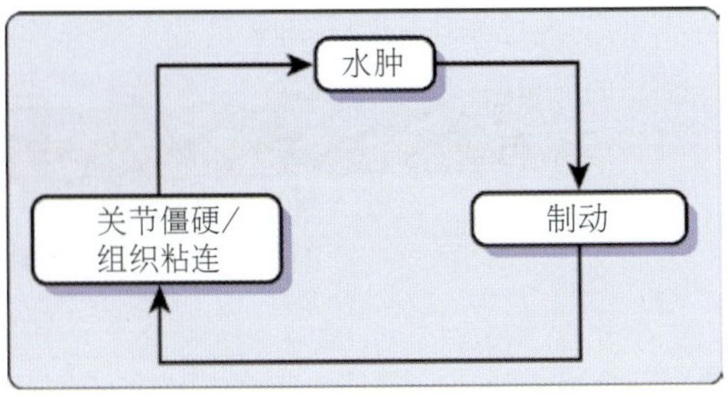

图67–2 手部僵硬早期，水肿、制动和关节僵硬–组织粘连三个因素相互作用使手部僵硬，改善任何一个因素都可以破坏这种恶性循环

（一）水肿

在没有充分了解水肿的成因和影响因素的情况下，不能开始对僵硬手的治疗。因为水肿是导致手部外伤后制动的首要因素，消除水肿，提高运动的可能性也是手部僵硬治疗的首要组成部分。

建议读者复习本书淋巴系统和水肿的治疗2章节（见第63章和第65章）。这里要复习要点以支持本章建议首先消除水肿的建议。这些建议可能和一些长久以来的治疗观念不同。

水肿是间质组织（细胞间的空间）内多余的液体。由于人体1/6都是由间质组织组成，所以水肿有很大的膨胀空间。手部外伤后通常都会出现水肿，这是由于毛细血管的渗透性增加，使液体和蛋白质漏出到组织间隙。手术后轻微的水肿通过适当增加愈合伤口的拉伸强度，同时增加巨噬细胞和成纤维细胞的数量能够加快伤口的愈合。但是大量的水肿会破坏伤口的连续性，纤维蛋白密封和伤口的完整性。

淋巴系统是一个错综复杂的淋巴管道网，可以排出多余的液体和其他物质包括细胞、蛋白质、脂质、微生物和组织碎片，保持体内平衡。

外伤后，毛细血管滤过性增加，淋巴系统过度负荷不能在液体产生的同时马上将其排出，导致水肿产生。外伤后正常产生的水肿与淋巴水肿是完全不同的。淋巴水肿是由于淋巴管阻塞导致蛋白质在组织间隙聚积，通过渗透作用渗出毛细血管的液体增加所致。

外力–邻近肌肉的收缩，组织挤压（例如按摩，缠绕绷带）和一般的刺激（例如动脉的跳动，身体的运动）会大大增加淋巴液在淋巴系统内的运动——因为淋巴系统本身没有主动泵。如果伤口愈合过程中不出现并发症，水肿会逐渐消退，运动功能逐渐恢复。但是受伤后手部若出现严重的僵硬，则不会按照上述过程发展，而是持续的炎症和水肿。

1.凹陷性水肿和非凹陷性水肿

凹陷性水肿在体表可见之前，组织间隙先被液体充满，组织间隙内充满的淋巴液增加了组织内部压力，进而水肿在体表可见之前就增加了运动的难度。虽然间质性水肿不像凹陷性水肿一样能够轻易地被肉眼可见并进行评价，但仍是阻碍手部关节活动的重要因素。

绝大多数间质流体都被收集在组织间隙的胶质内，若水肿出现在组织间隙外的游离水区域，施加压力后就会出现凹陷。这些游离水区域像袋子一样能容纳一半以上的间质液体。凹陷性水肿最易出现的位置是手背部，因为手背部宽松的皮肤为游离水聚集提供了足够袋状的空间。在手背部用手指按压使局部压力增高，游离水移向压力较低处，故出现凹陷–即凹陷性水肿（图67–3）。

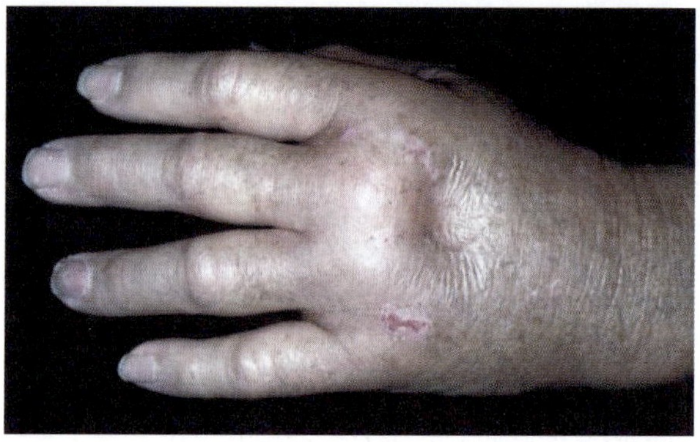

图67–3 凹陷性水肿在手背部最容易观察，用大拇指持续按压后即可看到凹陷

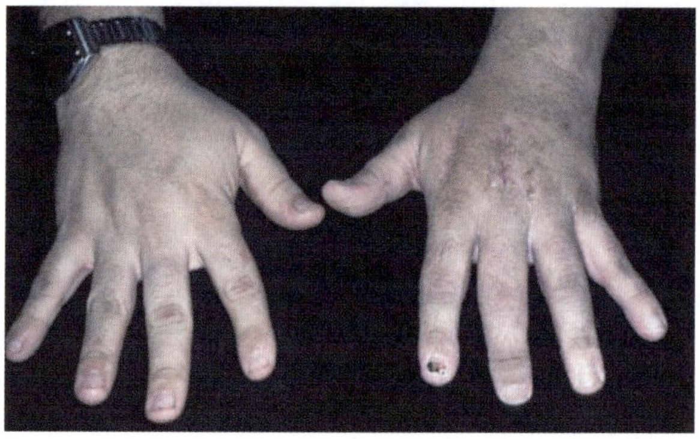

图67–4 用视觉对健手和患手进行比较，可以看到皮肤皱褶、掌骨头轮廓和背部伸肌肌腱是否突出方面的不同

2.水肿的评价

通过排水法可以对体表凹陷性水肿进行准确的评价。但是对间质性水肿产生的压力却很难进行评价。一种精确地观察法是非常有效地评价间质水肿程度的方法。

仔细检查双手（图67–4）（用视觉对健手和患手进行比较，可以看到皮肤皱褶、掌骨头轮廓和背部伸肌肌腱是否突出方面的不同），对外观进行全面的比较，以确定是否存在间质性水肿。当存在间质性水肿时，可以观察到正常皮肤细小皱褶减少或消失，手指关节背部皱褶拉紧或消失，手背部掌骨头和手指伸肌肌腱轮廓不清晰。同时进行记录。

在闭眼情况下，检查者同时触摸双手也可以感觉到间质性水肿的存在。患手会使检查者有相对的膨胀感，使触诊时手部组织的移动性减少（相比较，触诊凹陷性水肿时会有波动感）。可触摸到组织间隙的膨胀造成了主动和被动关节活动度受限，在关节活动的末端会有轻柔的抵抗感。有经验的临床医师通过触诊就可以判断水肿是否是被动关节活动受限的首要原因。

遗憾的是，这种触诊并不能进行客观的、量化的测量，因此不可能对检查进行精确比较和记录水肿消退程度。一些治疗师采用对手指、手掌或腕部进行周径测量的方法对水肿进行评价，但是由于缺乏信度只能作为水肿消退程度的大致评价指标。如果使用这种评价方法，一定要记录卷尺的解剖定位点，同时每次检查时对卷尺施加的力要一致。

3.控制水肿的方法

消除水肿缓解制动的负面影响是首要的也是最有效的治疗方法：抬高患肢，肌肉主动收缩，各种形式外力加压和轻柔的外力按摩等方法都可以防止水肿。能否成功预防手部僵硬发生的关键是要了解在整个愈合过程中选择哪种控制水肿的方法，什么时候使用，同时找到最佳的施力或施压的类型。建议读者复习本书有关水肿的章节（第63章和第65章）。

（1）抬高患肢：外伤和（或）手术后通常马上实施制动，在不破坏伤口的情况下使其度过炎症期。

由于升高的血管内压增加了毛细血管的滤过性，间质流体倾向于在下垂的部位积聚。即使是正常手在制动和下垂时也会发生水肿。因此，抬高制动的手臂可以减少水肿。推动静脉回流的后毛细血管血压低于15mmHg静水压，如果手部处于下垂位，阻碍静脉回流的压力接近35mmHg。

抬高肢体，例如手部高于肘关节，肘关节高于心脏，是术后最简单有效的降低静脉静水压的方法。一定要让患者理解抬高患肢的意义。一滴水向下流入心脏同时永远不会向上返回的例子可以帮助患者形象的认识到为什么要抬高肢体。

将上肢放置在吊带内并不能充分抬高上肢，反而会促使上肢静止不动。指导患者在白天用枕头或书保持上肢抬高，在行走的短暂时间内使用吊带效果更好。这时还应鼓励近端关节进行间歇的主动运动以维持其正常关节活动度，同时通过邻近大肌肉群的收缩帮助静脉和淋巴液回流。

当除去了外科敷料，同时受伤部位开始间歇主动运动后，仍有必要间歇抬高患肢以减少水肿。有一个进退两难的情况，手部有水肿的同时要鼓励患者进行主动运动，但是患者被告知要抬高患手以控制水肿，对患肢来说又是一个不利于运动的姿势。通过指导患者在抬高手和上肢的同时间断进行主动屈伸训练可以解决这个问题，在不进行主动运动时也可以抬高患肢。要尽量避免将手长时间放置在下垂位的同时又缺乏主动运动的情况，防止破坏抽吸平衡。

（2）主动运动训练（肌肉泵训练和滑动训练）：水肿附近肌肉主动收缩时产生的泵的作用是增加静脉回流最简单有效的方法。但是手术后马上进行损伤部位主动运动可能会破坏愈合过程，因此通常手术后不能马上开始。由于手指处没有肌肉，只有通过手指主动屈曲产生的皮肤运动和对手部组织的挤压作用促进静脉回流。为了保护正在愈合的结构需要限制手指的运动时，必须通过对手指施加适度的压力、抬高患肢和邻近未损伤部位肌肉收缩等方法替代手指自身的主动运动。许多手部损伤患者中，掌指关节通常可以安全进行全范围关节活动。进而使患者可以通过手指内收和外展训练产生肌肉泵作用，同时可以通过掌指关节的屈曲和伸展带动相邻的近端手指内在肌收缩。相反地，将掌指关节一起固定在伸展位，可以将主动屈曲的力量直接施加在指间关节，促进水肿移动。如果应用一个非常贴合手部外形的矫形器将掌指关节固定在伸展位，塑形好的手掌矫形器表面会对手掌部致密的淋巴管网产生适度的压力，这种压力可以进一步减轻手指的水肿。

一项随机研究对比了癌症患者进行腋窝淋巴结清扫后马上进行肩关节关节活动度训练和7d后才进行肩关节关节活动度训练的两组患者，研究显示，等待7d的患者比术后马上进行训练的患者引流量少，时间短，术后排气时间早。两组在关节活动度方面没有明显差异。这项研究显示，大面积组织损伤或手术引流后应适当延后主动运动开始时间。

手的外来肌比内在肌强壮，因此能够更有效地促进淋巴系统的循环。手术后一旦血管情况稳定后，就应尽早开始手外来肌的间歇主动运动训练，在间歇主动训练的帮助下，通过损伤手排出的废物就能够更有效地通过淋巴系统循环排出。被动关节活动不能刺激肌肉收缩，因此不能替代主动运动消除水肿。

当损伤部位可以进行主动运动后，应继续抬高患肢并进行邻近肌肉泵训练，直到损伤部位的肌肉产生足够的主动运动使损伤处肌肉泵的作用能有效促进淋巴回流。在抬高患肢的同时配合患手主动训练的患者可以看到在运动功能提高的同时水肿迅速消退。

（3）挤压：除了肌肉主动收缩可以对淋巴管提供间歇的内在挤压以外，适度的外力挤压也可以帮助淋巴回流。但挤压力过大反而会阻碍淋巴回流。因此，手术后可以使用大的压力绷带对患手提供温和的挤压力。正如人们所预料的，只通过外力挤压而不进行肌肉主动收缩，几乎不产生长远效果。但是肌肉主动收缩联合应用外力挤压通常可以打破水肿循环，进而有可能达到全范围关节活动度。

外部包裹，压力衣，矫形器或绷带或适当的按摩都可以提高压力进行挤压治疗。在过去建议用大的反向压力将水肿“推”出手部。现在必须摒弃这种观念，要通过柔和的外力挤压促进淋巴循环。见第63和第65章针对附加治疗建议的水肿治疗。

压力绷带：外科敷料和其他一些制动方式能够保护刚受损的组织免受外力损伤，使愈合过程顺利进行。如果伤口发生愈合延迟，建议继续用绷带提供温和的压力。若患者出现严重的凹陷性水肿（无论在愈合过程的哪个阶段），由于组织内水肿的量非常大，除非水肿消退否则任何关节活动都是徒劳的。虽然手部治疗最重要的目的是恢复运动功能，但是使用大面积的挤压性敷料对手部进行局部的短时间的挤压，将压力分布到各个组织，是非常明智的初步治疗（图67–5）。

先将手指用自粘弹力带轻轻包裹，然后将多层抖松的纱布块放置在手指间及手背和手掌。用纱布整体再次包裹手部和腕部可以对松纱布块产生挤压力。手指可以自由的屈曲和伸展，但是掌指关节被绷带暂时限制了运动。还可以在敷料的外面加上弹力绷带和（或）熟石膏板提供更多的支持和挤压力。出现严重的凹陷性水肿时，通过这种不能移除的敷料可以整晚对水肿施加持续的力，使水肿大量消退。

如果水肿是由于对手部过度的手法治疗造成的，使手部出现持续的炎症反应，通过一小段时间休息的同时用压力绷带进行制动，既可以消除水肿也可以缓解炎症。这种方法为提高运动功能提供了更好的起点，同时允许应用其他控制水肿的方法。对僵硬、水肿的手进行制动看起来是互相矛盾的。但是制动是必须的，因为制动是最有效的降低水肿的方法，通过提供紧贴手部的挤压力产生的效果是主动运动无法达到的。

矫形器：通过制动可以减轻初期的水肿，减少疼痛，阻止外力对修复组织的破坏。在伤口愈合急性期应用制动矫形器，除了能够让手部进行足够的休息，对手部提供挤压力以外，还可以准确保持手部姿势以保护正在愈合的结构或保持姿势的平衡。如果矫形器上带有绑带，绑带产生的压力会阻塞淋巴管。如果凹陷性水肿出现在绑带的近端或远端，则是绑带的压力阻碍淋巴循环的信号。可以用宽的弹力带或塑好型的热可塑片替代绑带覆盖手背面和掌面。通过这种替换可以将压力分散开而不是集中

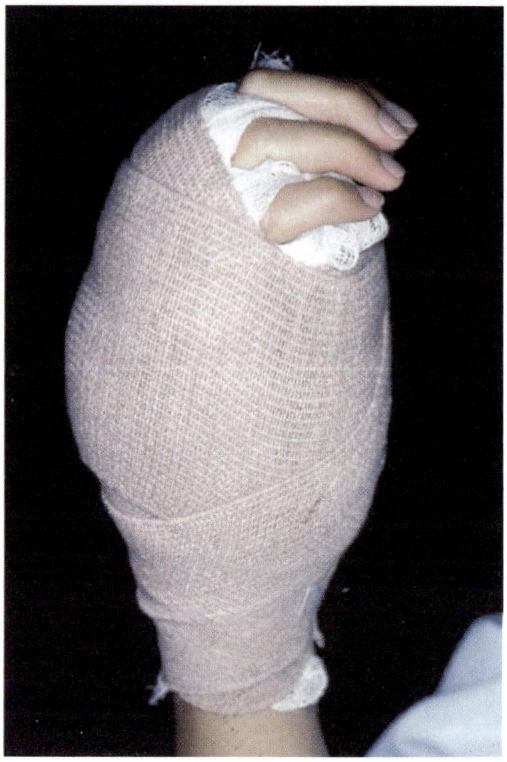

图67–5　为了消除水肿，可能需要整晚或连续几天使用大面积敷料，对其施加持续柔和的挤压力

在绑带处。给有水肿的手部佩戴休息位矫形器时，最好根据矫形器的角度，全长用宽的弹力绷带包裹。当水肿消退后可以应用绑带。这种方法在制作肘部矫形器用于控制水肿时同样有效。

用一块背面熟石膏板和一块掌面熟石膏板制成的可拆装的制动矫形器，可以将手部保持在最准确的位置上，非常适合手型，同时能够有效地分散压力（图67–6）。随着水肿逐渐消退，应逐步拆掉石膏板使手部安全的进行更多的关节运动。无论是熟石膏板，还是热可塑制动矫形器都可以保护正在愈合的组织免受外力影响的同时使手部保持最佳姿势，并为其提供温和均匀分散的挤压力。

外部包裹：自粘弹力带常被用来控制手部尤其是手指的水肿。使用任何自粘弹力带时都要非常小心，用力要轻，以免阻碍血流或限制主动运动。在患者出院前，要使其理解重点是提供持续的轻柔的压力而不是压强，同时向其示范如何轻柔的独立使用自粘弹力带。

将单层的3～4英寸宽的自粘弹力带缠绕在手指上，在手指背部将两边捏紧，然后用剪刀修整成一

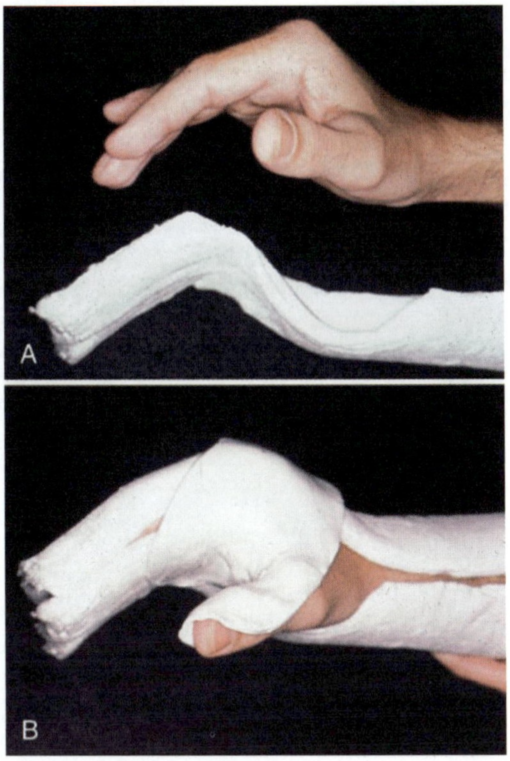

图67–6 A.掌侧熟石膏板控制手部姿势；B.通过背部熟石膏板进一步准确控制手部姿势，同时用一块小的石膏板控制拇指姿势

条窄缝（图67–7）。患者采用这种方法比缠绕多层更容易用另一只手调整弹力带的压力。如果在自粘弹力带下面垫上1～2层弹力织物套管，能使手指运动时自粘弹力带与皮肤接触更柔和。

手套：使用弹力手套提供外力挤压既方便又便宜。由于一只手套并不能适合所有患者的手型，同时手套不能直接接触手掌，因此必须对手套是否合适进行仔细评价。手套应像手的第二层宽松的皮肤一样，当手在里面移动时，对皮肤产生轻柔牵拉力。美国供应商在市场上提供各种品牌便宜的手套，方便患者使用以控制手部水肿。避免使用束紧的手套。

轻柔的外力按摩。

所有手外伤治疗师都应该熟练掌握手法淋巴治疗技术中的轻柔按摩方法（第63章至第65章）。这种方法最初用于促进慢性淋巴水肿患者淋巴回流，轻柔的按摩刺激对很多有正常淋巴结构的手外伤患者也有帮助。

愈合急性期过后，单发伤的患者只需要短时间的轻柔按摩。大面积粉碎性损伤或大面积伤口伴有淋巴结构改变的患者就需要进行长期的手法水肿移动治疗（第63章至第65章），以促进损伤区域淋巴回流，进一步重建淋巴回流。最重要的是，禁止使用过去推荐的大力按摩的方法，因为体表的淋巴管很薄，很可能因为用力的手法治疗使其结构受损。

（二）促进早期僵硬手的运动

虽然目前有很多方法可以用来提高僵硬手的运动功能，但是还没有基础研究支持任何一个训练方法可以使手部重新获得运动功能。手术后康复治疗有两个基本原则：将制动的影响降低到最小，愈合组织不能过度负荷。

1.早期运动的益处

损伤后进行适当的早期运动，能够重新获得组织的动态平衡，增加静脉和淋巴回流，提高伤口的拉伸强度，引导胶原纤维的排列和定位。

在手术后早期阶段，通过主动运动和持续被动活动（CPM）都可以达到运动的效果。但是如果患者想要恢复功能性运动，必须尽快用主动运动替代被动活动。难点是既要进行足够的运动以抵消制动引起的负面影响，还要防止运动过度阻碍正常的

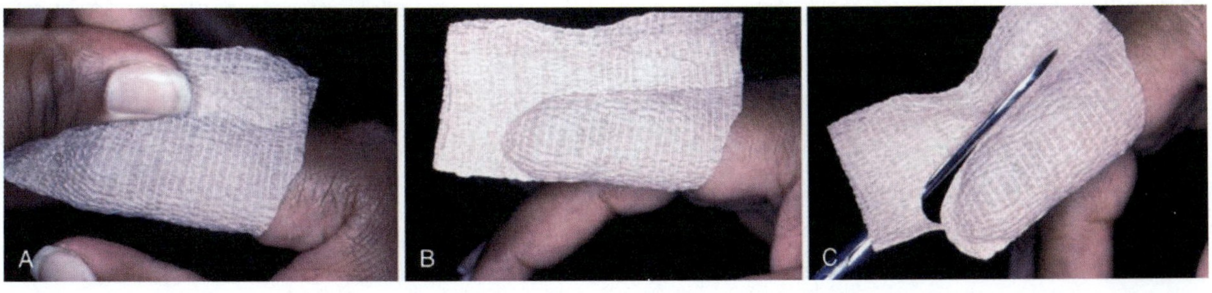

图67–7 A，B.将自粘弹力带缠绕在受伤的手指上，在手指背面将其捏紧；C.进行修剪只露出一条不显眼的小缝

愈合过程。

许多研究已经证明可控的压力能引导胶原蛋白顺利定位，提高愈合组织的拉伸强度。但是，人们目前还不知道的是需要多少花费，重复次数，治疗频率，每次治疗持续时间，每次运动量，才能够获得最佳的治疗效果。如果我们知道如何准确的使用压力，手术后的治疗会更经济有效。对压力应用参数的指导标准就是通过观察发现对组织有积极的影响，同时没有再次出现炎症反应。

进行早期主动运动训练时动作要准确，防止未受损正常关节产生代偿。为了使主动运动产生效果，通常需要限制正常关节的活动。主动运动要达到其能轻松活动到的最大关节活动度，同时一天之内间歇地进行重复。在早期的康复训练中，不建议一次治疗中过多重复主动运动，或过度频繁的进行康复训练。总体指导标准是损伤越严重、组织炎症反应越强烈，主动运动的间歇期越长。随着水肿消退，组织对主动运动的耐受性提高，同时没有出现炎症的增加，则可以增加运动频率。如何安排休息和运动，使其达到平衡取决于组织对逐渐增加的运动频率的耐受情况，只有通过小心、反复的试验才能确定。

2.预防或治疗骨间肌僵硬的重要性

讨论手部僵硬问题不能忽略一个重要的、最常引起手指僵硬的因素：骨间肌紧张（最常见，但是被错误的称为“内在紧张”）。骨间肌被包含在掌骨间一个紧密筋膜间隔内。这些小的骨间肌只能进行有限的移动，所以相对不能耐受制动导致的适应性短缩。掌骨区域的直接损失也可能引起骨间肌损伤或骨间肌缺血，有可能导致更严重的骨间肌紧张。

进行全范围手指关节屈曲需要伸长骨间肌。如果骨间肌紧张，会导致屈曲活动受限。由于骨间肌的拉力线在掌侧是朝向掌指关节，在背侧是朝向指间关节，因此骨间肌是否紧张要通过屈曲掌指关节时近侧指间关节被动屈曲活动度来确定。掌指关节屈曲的同时被动屈曲近侧指间关节，然后被动使掌指关节同时过伸展，这个姿势就是骨间肌的最大伸长度。

全范围屈曲活动度受限时，通常只想到关节僵硬和（或）外来屈肌滑动受限的因素，忽略了对骨间肌紧张度的检查。由于直接外伤或适应性短缩引起的骨间肌紧张常常引起手指屈曲受限，所以当出现关节活动受限时治疗师一定要考虑骨间肌紧张的因素，除非被证明是由其他原因引起。

治疗手指僵硬最有效的方法是允许指间关节全范围屈曲的同时将掌指关节固定在伸展位，而不是进行复合的主动和被动关节活动训练。一种将掌指关节固定在伸展位的训练矫形器非常适合刚刚受损的手部。对于手部更严重和长时间的骨间肌僵硬可以使用不能拆卸的石膏进行固定(见“优势骨间屈曲模式”)。

骨间肌和蚓状肌间的复杂问题，检查方法，定量法和治疗骨间肌紧张的方法超出了本章的讨论范围，读者可以参考其他资料。

3.固定运动

和身体内绝大多数大关节不同的是，手部的小关节的运动是由跨多个关节的肌肉产生的。由于肌肉的拉力在最小抵抗下产生关节的运动，所以肌肉的移动在引起远端僵硬关节运动之前会先引起近端关节的运动。通过手法固定使肌肉收缩力作用在目标僵硬关节，可以使患者在受限关节处进行肌腱的滑动。例如，手指屈曲时将掌指关节固定在过度伸展位，外来屈肌的滑动将力直接施加在指间关节而不是在骨间肌收缩的基础上促进掌指关节屈曲（图67–8)。如果在早期进行固定治疗，只需要进行间歇的手法固定训练。如果关节僵硬和（或）组织粘连持续存在，则需应用固定矫形器使肌肉收缩力可以长时间持续施加在僵硬关节处，使其产生主动运动，重新获得运动的平衡（图67–8)。

4.训练和休息的平衡

是否增加训练量的首要参考是训练后手部的状态。如果训练（或任何治疗）后出现水肿、疼痛和僵硬加重，说明训练强度过大。相反，如果随着运动的进行和增加患者有持续的舒适感，说明训练量适合手部的状态并且可以缓慢增加训练强度。绝大多数患者都能感受到明确的组织反应然后调整训练以维持组织的积极反应。

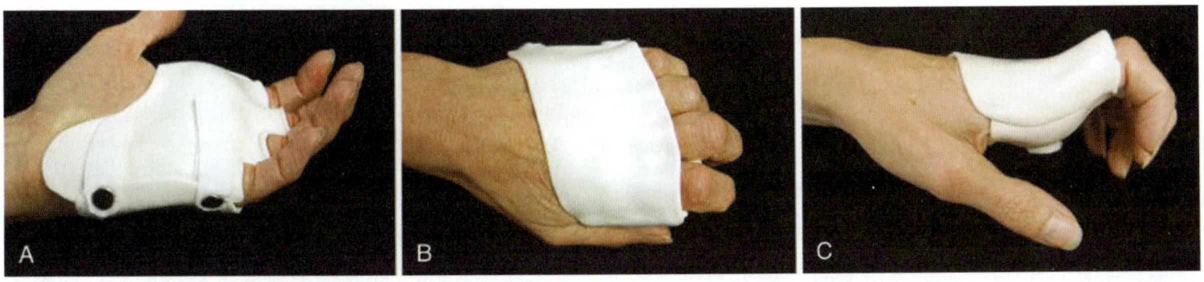

图67–8 A.矫形器尺侧–掌侧观，既允许骨间肌也允许蚓状肌主动伸展。注意矫形器的尺侧两边重叠闭合，手掌部矫形器的整个轮廓，固定到近侧指骨允许近侧指间关节进行全范围屈曲；B.矫形器背侧观展示了整个背部的轮廓，在所有掌指关节处压力均匀分布；C.矫形器的桡–侧面观展示了掌指关节的过伸展。手部僵硬时，要逐步恢复掌指关节的过伸展

5.本体感觉反馈

为了获得手指屈曲活动度，进行本体感觉反馈是必要的。手指屈曲时对其施加阻力的方法可以有效地增加患者在手指运动时的本体感受。当感觉减退时这种方法更是至关重要。进行这种反馈训练时可以让患者同时抓住一个比手指屈曲抓握范围稍微小一点的物体。使用一个需要手部用力才能紧紧抓住的加粗手柄进行抓握，可以在提高手指屈曲能力的同时进行手部进食和自理活动的训练。随着手指屈曲活动度的提高，逐步减小手柄的尺寸。

6.肌肉分离和运动模式

外伤后出现手部僵硬的患者总是感觉需要用更大的肌肉收缩力才能克服手部僵硬。遗憾的是，这种过度用力动员了强壮的肌肉，使收缩力差的肌肉难以承受（图67–9)。肌肉联合收缩是过度用力的常见后果。必须教会患者首先通过适度用力将训练的目标肌肉分离出来，在以后的治疗中再进行肌力增强训练。用力使肌肉整体收缩是没有效果的，而轻柔的持续而准确的肌肉收缩可以重建肌肉之间的平衡，患者要学习两者之间有明确的区别。了解“正确的”和“错误的”训练方法的区别，可以使患者在家中准确地重复进行训练。让患者用力收缩肌肉至强壮肌肉的极限然后与柔和的分离训练作对比，可能有助于患者体会两者之间的差异。

桡骨远端骨折后进行石膏固定的患者，为我们提供了一个实际的例子。肌力减弱的伸腕肌不能充分的将腕关节保持在伸展位以使手指屈肌屈曲手指。当要求患者伸展腕关节时，强壮的不受石膏限制的手指伸肌会代替伸腕肌伸展腕关节（图67–9)。如果出现水肿和手部僵硬，除非患者的伸腕肌能够将腕关节保持在伸展位，否则手指屈曲活动度很难得到改善。

7.低负荷、持续的压力

通常认为治疗时应用低负荷的持续压力可以使组织完成塑形。在纤维组织形成期，胶原蛋白交联形成之前，通过间歇的主动运动即可以提供足够的压力有效地改变胶原蛋白的交联。随着愈合过程的进行，当过量的胶原蛋白交联限制了运动后，低负荷持续的压力可以显著地改变胶原蛋白的交联，使胶原蛋白纤维间产生滑动。这种滑动是通过主动运动实现的。主动运动通过提供集中的收缩力可以达到最大范围的关节活动度和软组织滑动，进而使交联处产生滑动。通过很多方法都可以达到这个目的。如果组织在限制主动运动的影响下没有产生运动，建议应用制动矫形器提供更长时间柔和的压力。如果手部僵硬持续存在，对僵硬关节施加集中的主动应力可以使几乎最顽固的关节产生运动（见“慢性僵硬手的评价和治疗”部分)。

8.被动活动度

尽管主动和被动关节活动都能维持关节活动，但是被动活动只能提供有限的不同组织层之间的滑动，而不是关节周围结构的运动。增加被动活动不一定能改善主动运动。

和其他治疗技术相比，没有研究数据能够提供最佳的被动活动力的大小，速度和持续时间。虽然被动活动通常被描述用于改善关节损伤后的关节僵硬，但是没有研究证明间歇被动活动或CPM在减

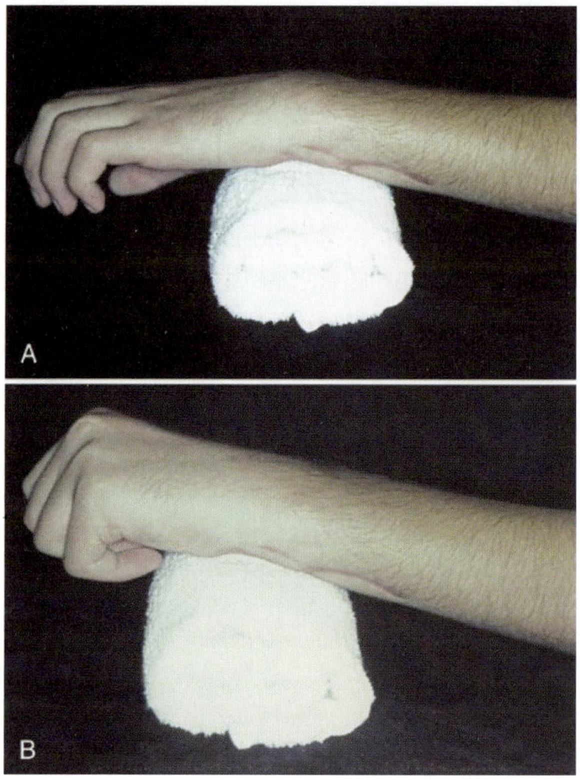

图67–9 A.科利斯（Colles）骨折后，一个患者在试图伸展腕关节时使用的是手指伸肌而不是伸腕肌；B.当患者先保持住手指全范围屈曲动作后，再进行伸腕动作，就可以将伸腕肌分离出来

少关节僵硬方面的有效性。过度的被动活动会对身体造成损害，必须避免。

损伤手的被动活动应该被定义为对组织进行柔和的刺激，以达到组织可以达到的最大长度。施加的力的大小由组织的抵抗程度决定，只有在组织放松的情况下感觉到抵抗减少时才能增加活动范围。当水肿消退后，必须进行被动活动联合关节柔和的牵引，以提供空间使关节面在无挤压的情况下可以在另一个关节面上滑动。柔和持续的维持比快速突然的重复被动拉伸可以更加有效地主动重复运动。快速的用力拉伸会对组织造成损伤，必须随时避免。随着胶原蛋白交联的增加导致手部僵硬更加顽固，这时进行短暂间歇的被动活动是没有效果的，而且应该避免。这看起来好像是互相矛盾的，因为人们通常认为关节越僵硬，越应该使用更大的力以使其运动。增加对低负荷力的耐受性才能产生最好的效果而不是增加力的大小。当患有严重手关节僵硬的患者在一个治疗疗程中接受被动关节活动后，立刻出现组织的活动性增加。但是当患者再回来时，在之前的治疗中获得的进步并没有保持住。一项在兔子身上进行的有关胫骨骨折后僵硬的研究比较了接受CPM和依然用石膏固定两种情况下踝关节的僵硬情况。踝关节在接受COM治疗后立即出现僵硬程度减轻，但是过后CPM组僵硬逐渐加重，比制动组还要严重。这项研究显示，有必要对在僵硬关节施加被动关节活动的长期效果进行研究。

9.主动活动度

和被动关节活动相比，主动关节活动有很多优势。通过刺激淋巴系统，主动运动可以减轻水肿，使手部更快的重新恢复动态平衡。主动运动还需要软组织结构例如肌腱和韧带的正常相互滑动。除此之外，主动运动还是大脑运动皮质和主动肌肉收缩之间持续联系的纽带。受伤后，患者不能按正常的模式募集肌肉，转而通过不适合的方式。如果持续使用这种非正常的运动方式，运动皮质会学习这种方式，并将其定义为正常模式。只用9周的时间就可以改变运动皮质的模式。患者越早能够按正常的方式募集肌肉，就越可能重新获得所有的功能。

10.关节活动度

虽然很多关于手部僵硬的治疗都建议进行徒手关节活动，但是进行手部小关节的徒手关节活动时，最好只应用在没有炎症的关节囊僵硬。当水肿的存在限制了运动时，进行徒手关节活动可能并不起作用，还可能引起炎症反应的加重。在没有出现水肿减少的情况下，不能增加关节活动。已发布的研究数据中并没有关于关节活动可以减少关节僵硬的有效性的研究，也没用任何数据证明关节活动对不利于关节僵硬的治疗。

11.CPM的优点

由于关节活动有助于保持关节的润滑度，所以术后经常使用CPM改善关节的病理情况。自从出现CPM这一治疗方法以后，还没有任何试验或临床研究证明CPM可以治疗关节僵硬。因此，CPM适合手术后马上用来防止术后并发症，而不是治疗关节僵硬。读者可以参考网站上第5版“上肢持续被动活动：为什么，什么时候和如何进行”一章，作者是LaStayo和Cass。

（三）早期僵硬手的病理性运动模式

1.腕关节腱效应消失

穿过腕关节和手指的肌肉群通过完美的协同作用，产生一种被称作腱效应的相互运动。当屈曲腕关节时，由于手部外来伸肌的紧张度增加，会出现手指伸展。相反，当伸展腕关节时，手部外来屈肌紧张度增加，出现手指屈曲。这种相互作用确立了手的正常抓握和放开模式。

发生僵硬时，手部正常的腱效应受到了严重的影响。手部受到轻度损伤时，随着损伤部位运动功能的提高，腱效应会逐渐恢复。严重损伤后，由于需要长时间的制动，许多关节都会出现僵硬和通过这些关节的肌肉力量减弱，使这些关节之间的相互运动平衡被改变。

腕关节是重新获得手部腱效应平衡的关键关节。如果不能将腕关节保持在伸展位，手指屈肌则不能充分的收缩使手指屈曲。使手指屈曲进行抓握进而能够捡拾物品通常是治疗的首要目标。但是，当手指和腕关节都出现运动功能受限时，如果不先获得部分伸腕功能则不可能进行手指主动屈曲（图67-10）。

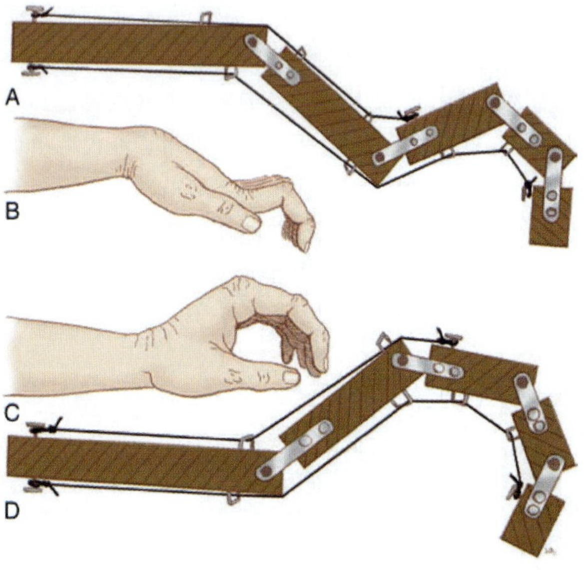

图67-10 A和B.伸腕功能的缺失，使手部外力伸肌紧张度增加，不能进行手指屈曲；C和D.伸腕时手指屈肌紧张度增加，促使手指屈曲

2.内在肌加入模式

正常手指屈曲时，指间关节屈曲先于掌指关节，在手指屈曲时起主要作用。如果手部出现水肿和外来屈肌滑动受限（通常出现在腕部骨折或屈肌肌腱修复进行制动后），患者在MCP关节屈曲的帮助下屈曲手指，只能产生微弱的手指屈曲。在这种运动模式中，骨间肌和蚓状肌不但不能伸展到其最大长度，反而会适应性地缩短，使指间关节的运动更加困难。

通过早期治疗——作业活动，运动训练和矫形器，限制MCP关节屈曲以促进指间关节屈曲（除非外科修复后结果不理想）——可以将手指集团屈曲转变为跨指间关节的特定滑动（见图67-8）。在慢性僵硬手的治疗中，可能需要进行更长时间的干预以改变手的运动模式（见“慢性僵硬手的评价和治疗”一章）。

3.内在肌缺失模式

如果手指内在肌没有主动的参与到手指的屈曲动作中，则不会出现独立的MCP关节屈曲。屈曲首先出现在指间关节，只有当指间关节完全屈曲后手部外来屈肌才能使MCP关节屈曲。这可能是由于内在肌的去神经支配导致，但是在僵硬手，更可能是因为单独的MCP关节被膜紧张导致，或是手背部伸肌粘连限制了MCP关节屈曲。将腕关节固定住，可以使手部外来屈肌的收缩力直接作用在MCP关节，使MCP关节产生主动运动。没有MCP关节屈曲，就不可能使手指内在肌参与手指屈曲。

（四）关节僵硬和组织滑动减少的评价和治疗

1.关节紧张

通过徒手被动关节活动度检查可以判断是否存在关节紧张。检查时改变近端和远端关节的位置后，如果关节活动度没有发生变化，证明存在单一关节紧张（图67-11）。

在临床实际病例中，关节紧张和其他外来肌肉紧张通常合并存在，例如肌肉-肌腱单元紧张或肌腱粘连。一个有经验的治疗师能够判断是否混合多种组织问题导致关节活动受限以及不同组织的问题对关节活动的影响程度。在一定程度上恢复关节活

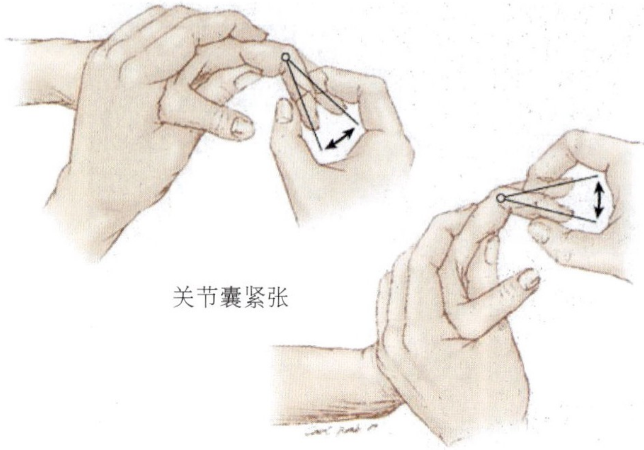

图67-11　如果改变近端和远端关节的位置后，被动关节活动度没有发生改变，证明存在关节囊紧张

动度之前，尽量避免进行精确地评价。例如，在测量骨间肌紧张程度之前，一定要先恢复近侧指间关节的活动度。

进行准确、重复的关节活动度测量只是为了监测关节活动度的进展。如果主动和被动关节活动度之间存在大的差异，重点要进行pull-through训练。如果主动和被动关节活动度一致，则可以通过制动矫形器提高被动关节活动度。也可以通过固定灵活的关节，使紧张关节产生主动运动的方法减少关节僵硬，反过来增加被动关节活动度。

（1）手法治疗：外伤对关节囊的损失程度和伤口所处的愈合阶段决定了被动关节活动时关节的抵抗是否在可接受的关节僵硬范围内。对关节紧张度进行评价时，一定要掌握柔软的关节终末感和坚硬的关节终末感之间的区别。柔软的终末感是指进行被动关节活动时关节僵硬的特点是柔软有弹性。这种柔软的终末感是由关节囊内的水肿和愈合早期交联导致，通过主动运动和间歇的低负荷压力治疗就可以使关节内的囊性结构重新获得独立滑动功能。坚硬的终末感很少由水肿引起，主要由更多成熟胶原蛋白交联导致。进行被动活动检查时，当活动到最大关节活动角度会突然出现一个明确的终点。被动活动时有坚硬终末感的关节需要应用矫形器对其进行更长时间制动以获得运动功能，或者持续进行周期性的主动运动(见“慢性僵硬手的评价和治疗”一章)。

对于有柔软终末感的关节，适合进行柔和的被动关节活动度训练。如果关节的水肿不严重，通过对关节进行持续柔和的被动牵拉可以使僵硬的关节产生更多主动运动。在大多数病例中，应用这种方法完全可以解决关节僵硬的问题。在不严重的关节外伤患者中，早期就进行间歇的柔和被动运动，在没有其他方法干预下就可以使关节产生全范围主动运动。

（2）使用矫形器促进关节运动：如果主动和被动运动训练方法不成功，或者在进行初次评价时关节处有显著的抵抗感，就需要使用运动矫形器在一个方向上拉长关节囊的长度，进而促进关节的运动。抵抗感最强的运动最不可能仅通过主动和间歇被动牵拉就能恢复，而是要通过运动矫形器解决这个问题。腕关节伸展、掌指关节屈曲和指间关节伸展通常是关节抵抗感最强的运动，矫形器可以抵消有力的反向肌肉的力量，是治疗的首选。

应用在单一僵硬关节的运动矫形器只能作用在这一个关节（图67-12A)。通过矫形器可以施加动态力、连续静态力和静态进行力。使用橡皮筋或弹簧提供动态的柔和的牵引力适合有柔软终末感的关节。如果关节有水肿，使用连续静态矫形器通过对关节施加适度的挤压力可以在减少水肿的同时提高关节活动度。抵抗感明显的关节适合持续应用连续静态矫形器或静态进行性矫形器。连续静态和静态进行性矫形器只能用于提高伸展活动度，因为在最大限度屈曲位对关节施加的压力使患者难以忍受。在关节最大屈曲位使用动态力比死板的静态进行力更令人舒适，因为屈曲可以动态的增加关节内的压力（图67-12B)(第123章至第125章有关促进关节运动的矫形器的深入讨论)。

2.肌肉-肌腱单元僵硬

肌肉-肌腱单元僵硬指的是肌肉-肌腱单元从起点到附着点的短缩，限制此肌肉-肌腱单元经过的所有关节同时运动受限。肌肉是这个单元有弹性的部分，如果不使用就会短缩。外伤或手术后制动或限制运动常会引起这种僵硬。当组织出现炎症时，如果肌肉-肌腱单元处于缩短的姿势，即使肌腱或肌腱床没有受到直接的外伤，肌腱也会在其全长范围内出现粘连。但是肌腱或肌腱床的明确外伤会在伤口处产生清晰的粘连。因此，肌腱粘连可能

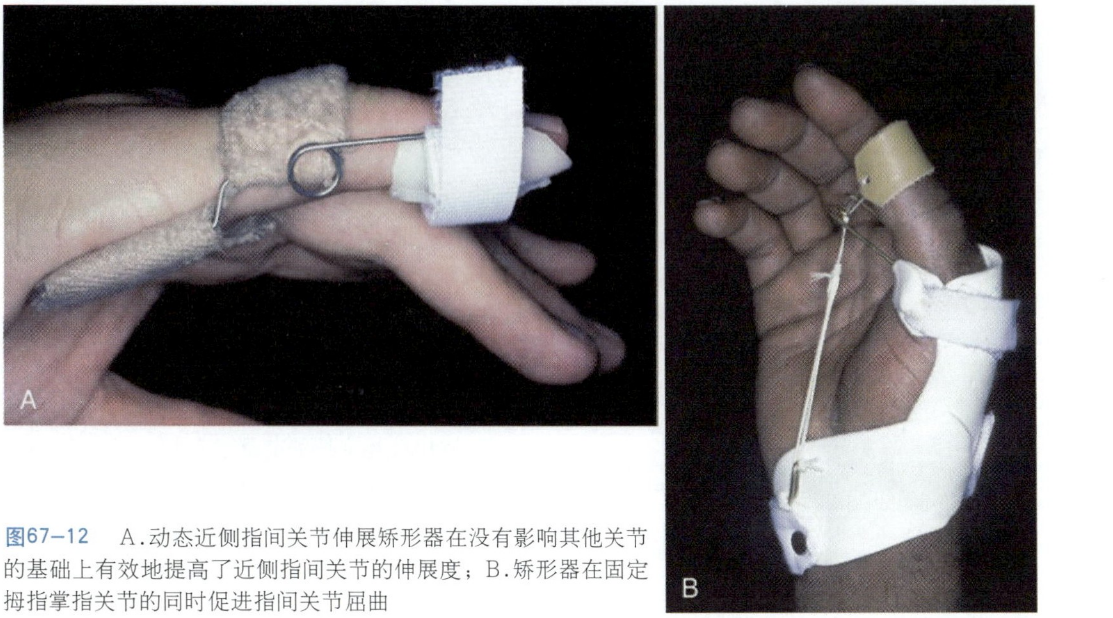

图67-12 A.动态近侧指间关节伸展矫形器在没有影响其他关节的基础上有效地提高了近侧指间关节的伸展度；B.矫形器在固定拇指掌指关节的同时促进指间关节屈曲

单独出现在受伤部位，也可能由于大面积外伤或者在发生炎症时进行制动导致大面积粘连。肌腱粘连只影响粘连点远端关节的运动。虽然肌肉-肌腱单元僵硬和肌腱粘连的临床表现相似，但是通过仔细的评价可以准确判断出问题所在。

（1）评价：当近端关节被动处于屈曲或伸展姿势时，远端关节的被动活动会出现明显的不同，以此可以判断是肌腱粘连还是肌肉-肌腱单元僵硬（图67-13）。

例如，手部外来伸肌紧张时，手指不能在腕关节屈曲的同时屈曲。反过来外力屈肌紧张时也一样，腕关节伸展时由于外来屈肌肌肉-肌腱单元短缩会限制手指伸展。但是当腕关节屈曲时手指可以伸展。为了对手部外来屈肌进行有效地牵拉，必须在伸展腕关节的同时柔和并牢固的将手指固定在最大限度伸展位（图67-14A）。

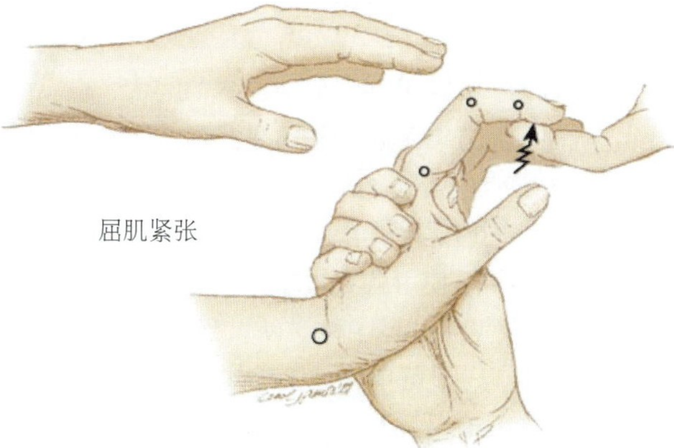

图67-13 当伸展腕关节时出现手指伸展受限，而当腕关节处于中立位或屈曲位时，手指可以正常伸展

同样的原理也适用于手部骨间肌，而掌指关节是评价骨间肌是否紧张的关键。由于骨间肌肌肉-肌腱单元在手掌侧沿掌指关节长轴走行，在手背侧沿近侧指间关节长轴走行，因此在掌指关节最大限度伸展位（过伸展）同时被动屈曲近侧指间关节时，可以最大范围牵拉骨间肌肌肉-肌腱单元。如果在掌指关节完全伸展时被动屈曲指间关节其运动范围很小，说明骨间肌紧张（图67-15）。检查患者对侧未受损手指的骨间肌可以为治疗师提供患者本人的正常骨间肌肌肉-肌腱单元的长度。这一长度在正常人中差别很大。

（2）治疗

僵硬：肌肉-肌腱单元的僵硬通常是手部制动导致，在主动固定运动后进行间歇的被动牵拉通常可以缓解轻度的肌肉-肌腱单元的僵硬。在外伤或手术后早期就进行被动牵拉效果更显著。被动牵拉一定要持续一段时间，牵拉后要在牵拉的整个活动范围内进行主动运动。

早期的肌腱粘连通过持续的被动牵拉通常可以消除，使肌腱能够在最大活动范围内进行滑动。如果对肌腱进行了修复，必须延迟进行牵拉。牵拉粘连的肌腱时，治疗师可以触摸到粘连的松弛，然后

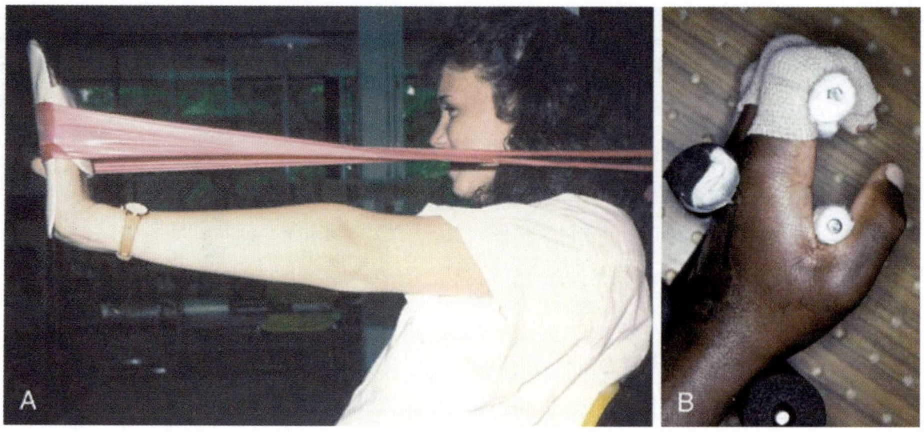

图67-14　A.牵拉紧张的外来屈肌时可以联合应用矫形器将手指固定在伸展位的同时弹力牵拉腕关节至伸展位；B.使用小钉板固定手部关节，使患者可以对指间关节施加持续的主动牵张力以改善指间关节和手指内在肌紧张

将牵拉姿势保持住，当松弛消失后缓慢逐渐的增加牵拉范围。持续施加力量以扩大活动度时治疗师可以感觉到组织层之间突然的滑动。需要特别强调的是，持续手法牵拉一定要缓慢进行，同时只有在组织出现正面的反应时才能继续进行。治疗师可以触摸到组织抵抗感减少。患者在整个治疗过程中会有牵拉感和轻微的不适感，但是一定不能让患者感觉到疼痛。患有早期肌腱粘连的患者通过一段时间的被动牵拉后可以明显的感觉到运动功能的提高。通常情况下患者不会看到突然而明显的反应，而是通过更长一段时间反复牵拉，功能缓慢进步。

主动运动和通过矫形器进行被动运动拉长僵硬的肌肉-肌腱（图67-12和图67-14）。使用矫形器缓解肌肉-肌腱单元的僵硬必须包括所有僵硬关节。随着功能进步，矫形器也要便于调整和替换。本章后面还会更加全面的讲解如何使用矫形器提高运动功能。

粘连：肌腱全长都可能出现粘连。只有通过粘连远端关节的运动才能减少粘连。牵拉粘连的肌腱可以通过肌腱远端关节的主动运动进行主动牵拉，或者通过肌腱远端关节进行与主动运动相反方向的被动活动（例如屈肌肌腱粘连时进行被动伸展运动）。了解这一点使我们在训练时能够掌握准确的姿势并且在使用任何一种矫形器时都能够确定要作用在哪个关节。只有重新获得远端粘连的屈肌或伸肌肌腱的滑动后，通过矫形器减少肌腱粘连才能产生效果。为了获得近端肌腱的滑动，患者必须能够分离出正确的肌肉并提高其力量，才能使肌肉-肌腱单元产生足够的位移。

肌腱粘连时要获得近端肌腱的滑动必须进行主动运动，屈肌肌腱修复术后粘连就是一个例子。通常，屈肌肌腱修复后，特别是屈肌腱鞘内肌腱损伤（Ⅱ区），患者屈曲手指时大多会使用未受损的骨间肌，很少使外来屈肌产生滑动。通常在指间关节屈曲到最大范围之前掌指关节已经完全屈曲。如果肌腱的愈合程度允许，必须将掌指关节固定在伸展位使屈肌肌腱在远端关节产生位移（见图67-8A和图67-14B）。同时要进行肌腱滑动训练，以促进

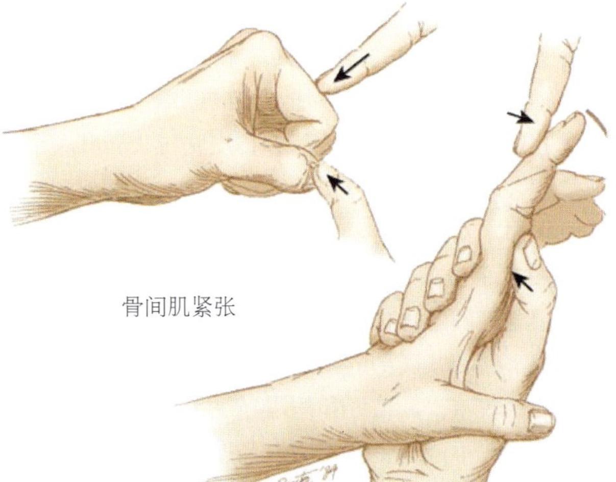

图67-15　如果掌指关节伸展（或过伸展）时近侧指间关节被动屈曲的角度小于掌指关节屈曲时近侧指间关节被动屈曲的角度，说明存在骨间肌僵硬

指浅屈肌和指深屈肌之间的滑动和指深屈肌与其下层骨头之间的滑动。早期给予适度的抵抗可以提供有效的反馈以保证运动正确并提高力量弱的肌肉单元的肌力。肌腱的愈合过程结束后，如果肌肉纤维动员不充分可以应用神经肌肉电刺激产生反馈作用。

（3）使用矫形器进行松动训练：使用矫形器减少肌腱粘连只需要用矫形器固定粘连部位远端的关节。例如，愈合后掌骨骨折部位出现背部伸肌粘连，使用矫形器将所有手指关节固定在屈曲位使近端肌腱产生滑动，但是由于粘连发生在腕关节的远端，所以并不需要固定腕关节。相反地，如果是手部外来伸肌出现粘连，必须用矫形器将腕关节固定在适度屈曲位以有效地牵拉肌肉–肌腱单元。

3.皮肤和瘢痕的僵硬及粘连

所以伤口都是以内部瘢痕和外部瘢痕方式愈合。由于瘢痕大小、位置和程度不同，外部瘢痕（尤其是线形瘢痕）可能导致关节活动受限。即使瘢痕和其下面的关节没有粘连在一起，瘢痕的长度也可能会导致多关节不能同时进行相同方向的活动。例如，增厚、分开的皮肤覆盖在手背部会将皮肤拉紧，使手部可以单独进行指间关节或掌指关节屈曲，但是指间关节和掌指关节屈曲不能同时进行。

（1）评价：评价皮肤是否僵硬可以通过固定关节位置将短缩的瘢痕拉长到最大长度的方法。通过皮肤或瘢痕是否变白，是否可以触摸到僵硬，移动受限程度等方面可以判断僵硬的程度（图67–16）。如果皮肤僵硬导致关节活动受限，将皮肤放置在最短长度可以增加近端或远端关节的活动度。固定其中任意一个关节后将皮肤拉长，其关节活动度会减少。严重外伤导致皮肤和关节均出现粘连时则很难对运动受限进行评价。

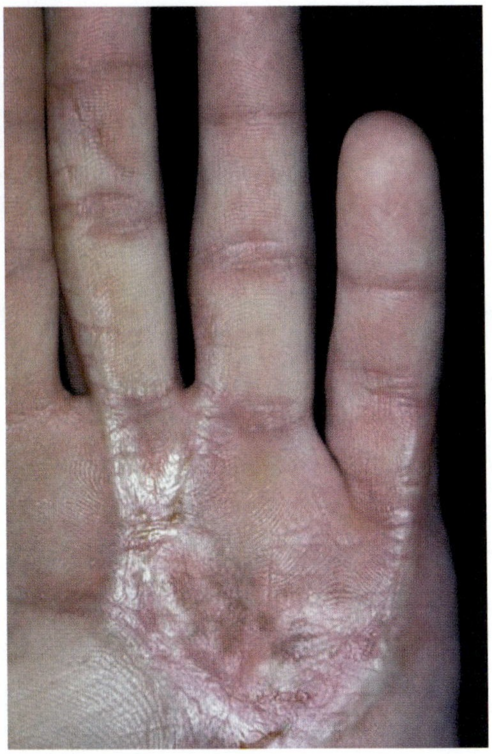

图67–16 掌指关节处皮肤变白证明存在瘢痕粘连和僵硬

（2）手法治疗：外部瘢痕视觉可见，但是必须通过触诊确定其移动性和质地。所有新产生的外部瘢痕都会和其底部的组织产生粘连，同时汗液和油脂的生成减少。粘连和润滑减少会使大面积瘢痕变得干燥，不能耐受摩擦力。当瘢痕成熟后能够耐受摩擦力时，可以配合适宜的润滑剂直接对其进行轻柔的按摩治疗。

（3）使用矫形器松动治疗皮肤僵硬：其他粘连通过间歇的牵拉就可以缓解，但是皮肤粘连需要将皮肤持续维持在最大长度。所以必须使用矫形器才能达到这一目的。通过静态矫形器对皮肤进行长时间持续固定，可以通过与皮肤的接触面对其产生积极的挤压，对皮肤产生最佳的压力促进胶原纤维重新排列。任何拉长皮肤或僵硬瘢痕的矫形器都必须能够固定僵硬近端和远端关节，使组织能够获得全面的拉长。

在最大拉长长度对手部皮肤进行长时间的固定很难做到。增加运动训练及对患手进行牵拉要和持续拉长瘢痕相平衡，至少要在睡觉时佩戴矫形器。在伤口收缩早期，如果植皮或瘢痕覆盖面积大和（或）影响多个关节，矫形器需要佩戴23～24个小时。随着组织逐渐成熟，可以只在晚上佩戴矫形器。矫形器的刚性效应可以抵消成肌纤维细胞的拉力，减少瘢痕增生和收缩。

（五）对早期僵硬手进行被动矫形器松动治疗的基本原则

治疗师必须掌握足够的针对手部僵硬的治疗技术。对于不严重的外伤，如果能够早期发现一般不需要进行被动矫形器松动治疗。但是如果患者伴有严重的组织受损，通常需要使用矫形器对手进行固定使患者获得最佳的功能性运动。需要强调的是，单一使用矫形器进行治疗是不够的，通常需要联合实施个性化的训练计划。由于压力疗法可以减轻瘢痕，因此被动矫形器松动治疗也是手部严重外伤后重新获得运动功能过程中重要的一部分。遗憾的是所有的矫形器，即使可以进行被动松动治疗的矫形器，都会对手部产生压迫和制动，因此使用矫形器的优势一定大于其制动造成关节受限的副作用。在手术后早期，连续使用矫形器进行关节复位是早期针对愈合组织最安全的方法。

每一个手部外伤后应用的矫形器都必须根据手的治疗目标而设计。治疗师必须掌握分析方法，手工制作方法和生物力学知识，才能制作出适合手型的精确的矫形器。有关矫形器制作的详细内容远远超出了本章的范围，但是有关的要点会在后面的章节中介绍。

1.矫形器松动治疗时的手部反应

人体组织会对施加的机械力做出反应。胶原组织大分子的编织状结构使胶原组织产生弹性，施加在胶原纤维上持续时间短的力会拉长胶原组织，但是不会引起胶原纤维结构的改变。即弹性反应。如果施加的力持续一段时间则会出现塑形反应。组织会全部或部分保持拉长的姿势。暂时性改变和长期改变的数量取决于施加的力的强度和持续时间。

应用间歇的低负荷压力持续一定时间会产生最佳的形变。为了便于理解这个原理，可以想象橡皮筋的例子，当橡皮筋被快速的牵拉后会恢复到原来的长度；而持续牵拉橡皮筋，则橡皮筋不会那么快的恢复原长度，或者不能恢复到原长度。

问题是持续的姿势固定会造成制动。要维持被动矫形器治疗的效果，就要平衡被动矫形器治疗和主动运动持续时间。进行被动矫形器松动治疗时一定要使用低负荷的力，以免引起炎症反应，造成水肿和纤维化。

2.矫形器松动治疗中力的应用

虽然可以计算出矫形器施加的力的大小，但是目前我们既不能计算出减少瘢痕所需的最佳的力的大小，也不能计算出力的最佳持续时间。关键的问题不是施加力的大小而是施加力对施力处皮肤产生的压强。力点是限制性因素。虽然可以测量出在皮肤出现坏死之前所能承受的压强，但是这个数据并没有直接的价值，因为矫形器是间歇使用的。间歇使用矫形器时压强相对就不重要了。Fess研究认为治疗师一贯选择使用较大的力来治疗更成熟的瘢痕。Flowers和LaStayo提出了total end-range time（关节被固定在最大长度的时间）的观点，他提出未来的矫形器处方应具体包括施加力的大小和持续时间。Glasgow等在一项关于治疗关节挛缩时关节被固定在最大长度的时间长短的前瞻性随机试验中得出统计学上有意义的效果。除非我们能够找到测量组织抵抗力大小的方法，同时确定使用最理想的最大力的基本原理，否则患者手部组织对施加的力的反应仍是在应用力方面首要的指导原则。

患者必须明白目的不是提高耐受逐渐增加的张力，而是提高对低张力的耐受时间。最初的调整阶段过去以后，患者的手部组织会舒适地增加对持续被动-松动力的耐受程度。患者在佩戴矫形器时要了解矫形器的牵拉感，但是不能有疼痛感。对治疗积极的患者会急切的希望佩戴一个有效的、适合的矫形器。

3.松动矫形器的类型

治疗师有三种类型的被动松动矫形器可供选择（连续静态、动态和静态渐进式矫形器）或者选择支具主动重新进行定向。针对早期僵硬手，使用可拆卸的训练矫形器（见图67-8）可以实现主动重新定向，对于慢性僵硬，需要使用不能拆卸的石膏矫形器。了解每一类矫形器的力学作用，治疗师就可以选择最有效的在促进愈合的同时重新获得运动功能的矫形器。

（1）持续静态松动矫形器：连续静态矫形器将关节固定住不动。佩戴矫形器时要将组织固定在最大长度，同时需要长期佩戴使组织适应这一长度（图67-17）。经过一段时间的组织调整后，可以换上新的矫形器或者将旧的矫形器重新塑形使组织被重新固定在新的最大长度。虽然矫形器是静止不动的，但是重复的对关节进行固定也会增加组织的长度。

（2）动态松动矫形器：动态矫形器将力施加

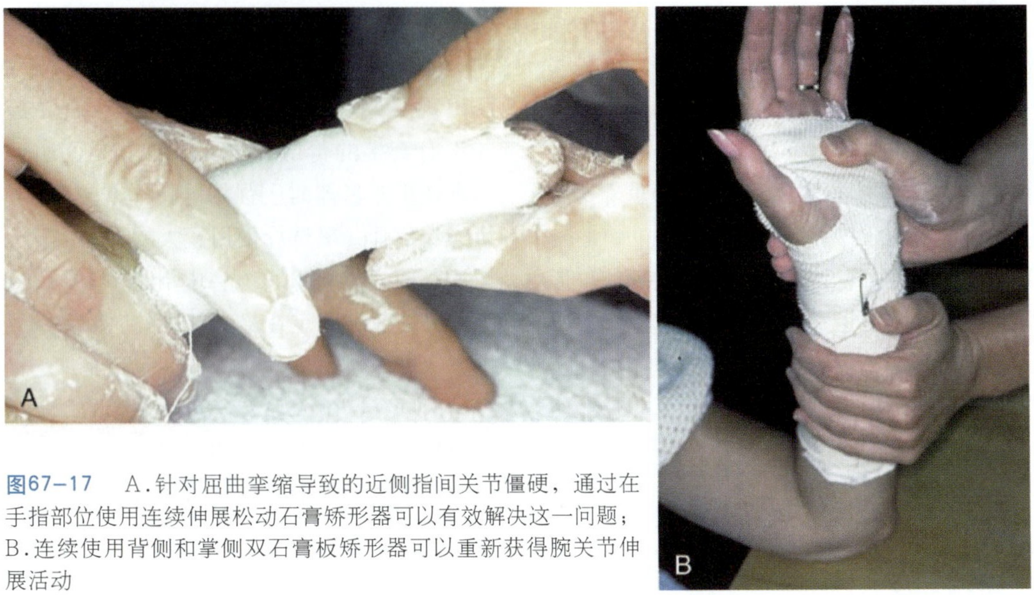

图67-17 A.针对屈曲挛缩导致的近侧指间关节僵硬，通过在手指部位使用连续伸展松动石膏矫形器可以有效解决这一问题；B.连续使用背侧和掌侧双石膏板矫形器可以重新获得腕关节伸展活动

在具体的一个或多个关节上。通过一个拉伸橡皮筋，弹簧或线圈产生持续的力（见图67-12）。即使关节的运动发生改变，矫形器施加的力仍然可以持续。虽然矫形器是持续施加牵拉力，但是由于矫形器是周期性佩戴，以及施加的力也是间歇性的。早期的手部僵硬，胶原蛋白交联还不充分，应用间歇的动态力可以有效地获得组织的移动性。当手部伴有严重的僵硬时，间歇施加的力通常不足以获得理想的手部变化。

使用动态矫形器治疗非常僵硬的结构时，必须不时地用矫形器将手固定住，即使固定的姿势令患者感到不适。由于动态的力是间歇施加的，所以患者可以耐受这种不适的姿势。主动疗法联合矫形器姿势固定的训练方法可以使患者重新获得协调的运动。手法牵拉可以有效地提高被动活动度，炎症消退后可以考虑使用动态矫形器。

当通过一段时间的治疗获得肌腱的主动滑动功能，同时随着对压力的耐受加快了水肿消退，就可以考虑使用矫形器进行动态松动治疗。如果矫形器使用时间过早，或者施加的力过大会加重炎性反应。

（3）静态渐进式松动矫形器：静态渐进式松动矫形器和动态松动矫形器相似，但是它施加的力并不是动态的（图67-18）。静态渐进式松动矫形器在关节处施加的牵张力是可调节的静态力，而不是通过橡皮筋或弹簧施加的持续拉力。力是通过粘扣带等施加的，可以小量调节增加力的大小。施加牵张力后关节就被固定在最大活动度。当组织的反应允许增加牵拉长度时可以调整力的大小。

静态渐进式矫形器适用于活动度受限，被动牵拉到末端时抵抗感非常大的关节。尤其建议对提高手部小关节伸展活动度时使用静态渐进式矫形器（见图67-18C和D）。和其他被动松动矫形器一样，患者也会摘下矫形器同时做主动活动训练，或者使用其他类型矫形器以改善另一个方向的运动。在关节活动度的末端进行持续的牵拉可以使关节能够轻松地在两个方向上进行全范围运动。患者进行静态渐进式姿势固定的时间越早，重新获得运动功能所需的时间越短。手术后姿势固定的时间越晚，为了重新获得运动功能的患者需要佩戴矫形器的时间越长。

4.根据愈合阶段选择松动矫形器

愈合所处的临床阶段不同，对组织进行松动所需的适宜压力大小也不同。静态制动支具可以使炎症组织在初期愈合过程中得到足够的休息对其进行保护，同时使炎症消退。如果最初不能获得理想的制动姿势，使用连续静态松动矫形器可以在对愈合组织不产生过度压力的同时安全地重新对手部关节进行姿势固定。如果是大面积损伤同时炎症反应持续存在，矫形器提供的休息状态就具有持续的价值。不同的个体组织愈合和成熟过程所需的时间各不相同，许多患者会出现长期的炎症反应。最初

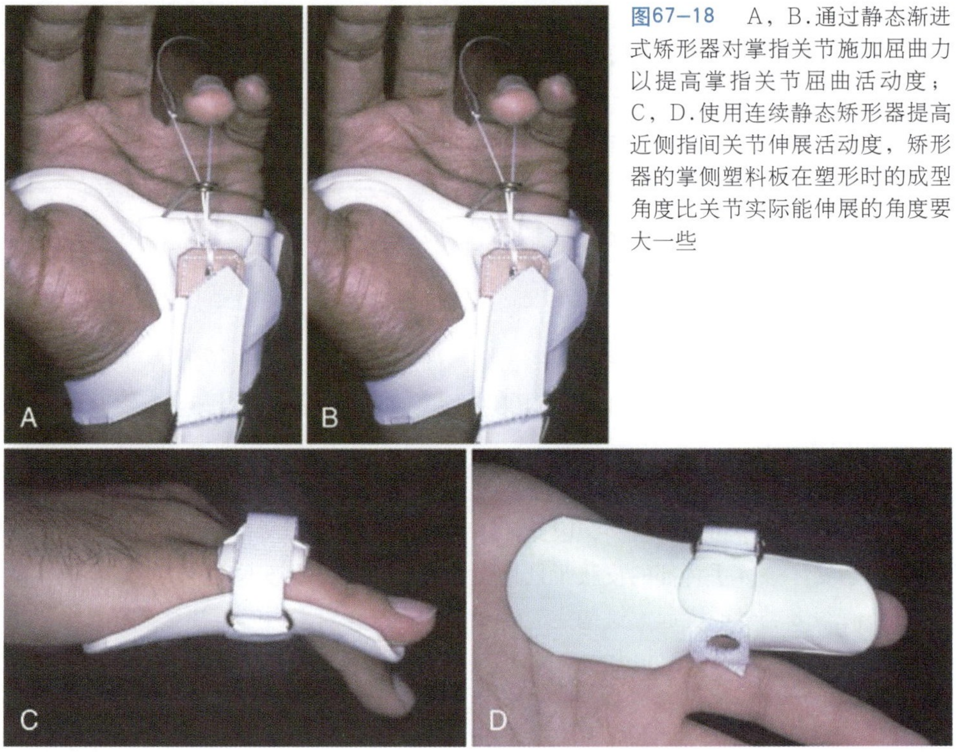

图67-18　A，B.通过静态渐进式矫形器对掌指关节施加屈曲力以提高掌指关节屈曲活动度；C，D.使用连续静态矫形器提高近侧指间关节伸展活动度，矫形器的掌侧塑料板在塑形时的成型角度比关节实际能伸展的角度要大一些

的炎症消退后，损伤组织开始进入增生期。这时细胞的繁殖速度比正常速度快。在这一阶段，正确的压力使用在决定胶原纤维的长度，定位和相互关系方面会产生最佳效果。如果轻柔的手法被动牵拉和主动训练效果不理想，则需要使用动态矫形器。如果发现患者有持续炎症反应的迹象（例如波动性水肿、关节红肿、关节运动时伴有疼痛），应该选择连续静态矫形器使组织得到充足休息，同时重新对关节进行姿势固定。

随着组织成熟，同时关节活动度的末端有坚硬的抵抗感，必须使用连续静态或静态渐进性矫形器提供持续的压力进行姿势固定。虽然使用静态渐进性矫形器也能在最大被动活动长度进行长时间的姿势固定，但是由于可以被间歇拆卸下来会使组织重新回到原来的休息长度，所以对于抵抗感强烈的关节最好使用患者不能拆卸的连续静态矫形器进行治疗。这些建议都来源于临床经验而不是实验研究数据。最近的一项研究对比了分别使用动态和静态渐进式矫形器进行肘关节姿势固定的效果，结果显示两者没有差异。

一种新的治疗僵硬的方法，casting motion to mobilize stiffness（CMMS），适合传统治疗方法疗效不明显的慢性僵硬手患者。这种方法会在后面的部分进行介绍。

5.矫形器松动的基本原理

由于被动矫形器松动是僵硬手的有效治疗中必要的组成部分，因此矫形器松动的基本原理将在这部分进行介绍。通过大量的有关这一主题的资料，读者能够更多深入的了解相关知识。

松动矫形器的有效性受到设计、安装和应用力方面的准确性限制。每一个对关节进行制动或松动的矫形器对每一个关节都要产生三个压强点。中间的力直接施加在关节轴心上。在不跨过另一个关节的基础上，施加的相反方向的两个力要尽量远离中间的力以获得最大的效果（图67-19）。

在制作伸展松动或制动矫形器时，将中间的力施加在关节轴心的背面，将两个与之相反方向的力施加在掌侧面，在不跨过其他可动关节的基础上尽可能远离中间的力（见图67-19A）。由于手背部本身没有可用作柔软衬垫的组织，因此在关节处施力时一定要特别小心，矫形器在塑形时应尽可能考虑舒适性。

在制作屈曲松动矫形器时，三个力的施加方向和伸展矫形器是相反的：作用在关节轴心的力在掌侧施加，两个反方向的力在背侧施加，同时力点尽可能远离关节（图67–19B）。在制作屈曲松动矫形器时，问题是将力直接施加在关节掌侧面的同时为关节完全屈曲保留空间是不可能的。

与伸展松动矫形器力的方向几乎是截然不同的，屈曲松动矫形器施加的相反力几乎是成直角的。手部关节屈曲时尤其会出现这种情况（图67–20）。如果相反的力相互成直角，除非矫形器的基底部非常牢固，否则矫形器的基底部会在僵硬的关节运动之前向远端移动。

（1）使压强均衡分布：由于手的掌侧面皮肤厚且有黏性，还有大鱼际和小鱼际的肌肉，因此比手的背侧面更容易耐受压强。手背部的皮肤薄且移动性强。手背部还有很多类骨的突起，这些突起对压强的耐受能力较差。例如，在设计短的（low-profile）动态或静态渐进性近侧指间关节伸展松动矫形器时，塑形时要使矫形器一直覆盖到掌指关节，使压强尽可能分布到更多的手背皮肤上。塑料板的前缘正好终止在关节轴心处，使所有的力直接施加在正确的解剖位置。均衡分布在手背组织的压强比压强集中更容易耐受。通过使用由坚固材料制作的手指套环，并将套环的两边都用绳子系住，可以在最大程度上减少对神经血管束的压强。

另一个将压强有效地均匀分布的例子是使用掌侧和背侧两块石膏板对腕关节进行持续重新固定（或腕关节和手指）。塑形好的掌侧和背侧两块石膏板可以将压强分布到两侧皮肤表面。对腕关节进行固定时产生的三点压强（两点从掌侧面施加在腕关节的近端和远端，一个施加在腕关节的背侧面）被广泛分布在矫形器覆盖的皮肤表面（见图67–17B）。这和使用一个掌侧石膏板和一个绑带将压力集中在腕关节的背部区域是不同的。

（2）提供持续的牵拉力：施力时将压强均衡分布是保证舒适性的首要因素。还应避免矫形器边缘锋利或塑形不合格以提高舒适性利于长时间佩戴。制作矫形器时需注意细节，听取患者的意见，并根据患者的意见及时对矫形器做出调整会最大限度的保证舒适度和佩戴时间。

对动态或静态渐进性松动矫形器的耐受程度还与施加力的大小有关。采用患者能够耐受的最小的力并逐渐增加穿戴时间的方法比增加力的大小更合适。患者的目标是在增加力前延长穿戴时间。相反，如果在矫形器佩戴合适的情况下，患者不能轻松地穿戴超过几分钟，则应降低力的大小。

（3）便于调整：任何被动松动矫形器必须能够容易进行二次塑形，替代成本低，能够快速进行调整。由于使用矫形器的目的是提高活动度，因此矫形器一定要便于调整以适应预期的变化。带记忆的低温热可塑材料塑形快，易于调整以适应新的姿势要求，促进水肿消退，或去除多余的压强。但带

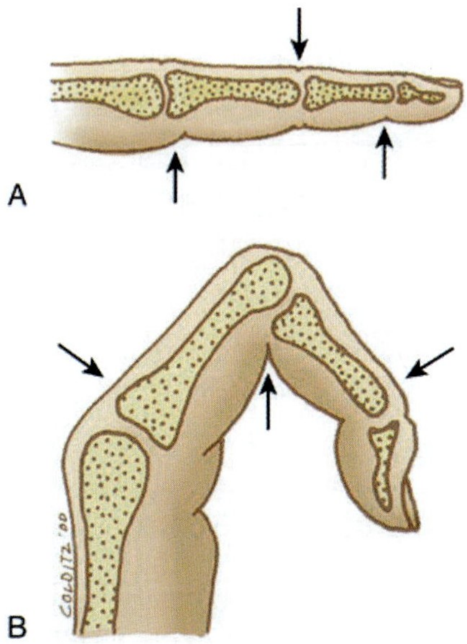

图67–19 A.使用近侧指间关节伸展矫形器进行姿势固定时，中间的力点直接放置在关节伸肌的表面，两个反方向的力从掌侧施加，尽可能远离关节；B.使用近侧指间关节屈曲矫形器进行姿势固定时，三个力点的定位是一样的，但是和伸展施加的面是相反的

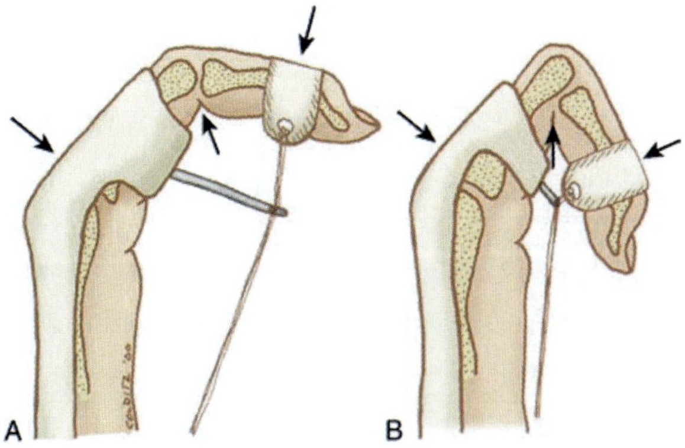

图67–20 指间关节屈曲松动矫形器的力线会根据关节最大限度被动屈曲的角度变化而改变

记忆的热可塑材料会影响热塑材料与轮廓较小的手指的贴合度。在特定的临床案例中使用熟石膏能够以最小的材料成本快速制作出新的矫形器，同时提供最佳的贴合度。

Brass rods在动态或静态渐进式松动矫形器上安装了支架，通过弯曲金属线达到快速调整的目的（图67–21）。例如，随着手指屈曲活动度的增加，手指套环上的牵拉线要向手掌拉近。随着伸展活动度的提高，要将手背部的支架缩短，并且向近端放置。

（4）对手指长骨长轴施加垂直力，在制作动态或静态渐进式松动矫形器时必须注意一些力学原理。松动关节时，施加的力要与长骨的长轴成90°，这个角度是可被考虑的最远端角度（图67–22）。支架要放置在离施力点尽可能近的位置。支架控制力线的方向，使力线靠近矫形器底部并且与底部平行。只有当矫形器底部与手部贴合良好，压强均匀分布，同时使近端关节得到准确的支持的情况下，才能体现支架系统的价值。

支架或支架与矫形器底部任何一处不牢固都可

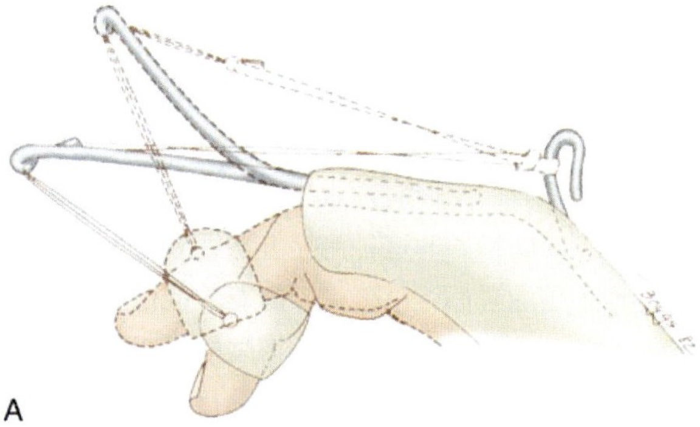

A

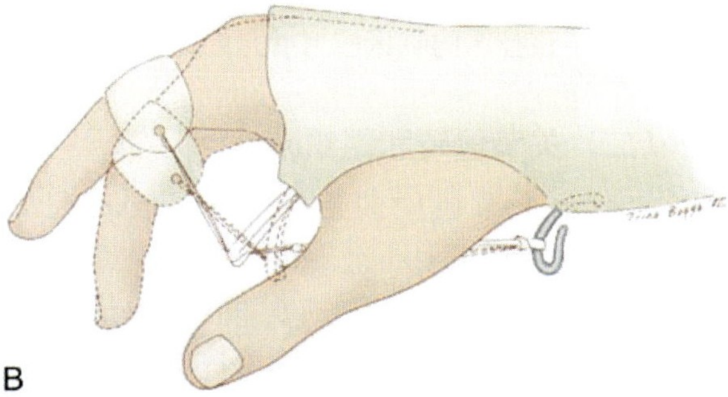

B

图67–21 低金属线支架系统通过弯曲金属支架达到便于调整的目的。这种方法无论在伸展活动度增加时（A）还是在屈曲活动度（B）增加时都能够保证拉力线与指骨成90°

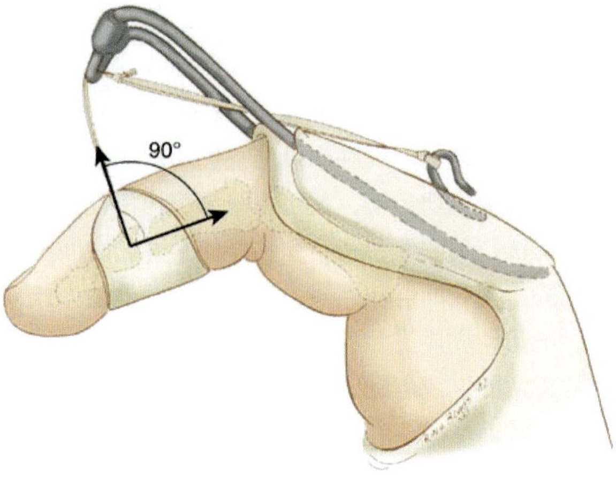

图67–22 为了伸展近侧指间关节，短动态矫形器（或静态渐进式矫形器）施加的力的力线与中节指骨远端成90°

能在组织被拉长之前引起支架变形。支架的稳定性直接受到支架的长度和支架与矫形器底部固定方式的影响。增加支架与矫形器固定面积，同时将支架固定在矫形器的远端有助于最大程度提高支架固定的稳定性。

（5）佩戴时的耐受性：第一，随着佩戴时间的延长，要保证患者佩戴时的舒适性。如果患者感到不适，可能需要对矫形器进行调整，或者是选择了错误类型的矫形器。患者的不适感还可能意味着在愈合过程中矫形器的使用时间不对。第二，在使用矫形器之前一定要进行准确的关节活动度测量。如果在使用矫形器几周后测量发现角度没有增加，则矫形器的使用是没有效果的。需要重新对矫形器的类型，是否合适和患者的耐受性进行评价。

许多患者因为佩戴矫形器获得关节活动度的快速提高而受到鼓舞。在去掉矫形器后由于关节活动再次受限感到灰心。必须指导患者认识到只有通过长时间佩戴矫形器，同时进行主动训练才能巩固佩戴矫形器时获得的关节活动度的增加。

五、慢性手部僵硬的评价和治疗

临床经验和对文献的回顾显示三种因素相互作用使的手部慢性僵硬持续（图67–23）。首先，僵硬导致多个关节，有时还包括未受损的关节活动受限。可以触摸到多个软组织层的粘连加重及被动关节活动度受限。进行间歇的手法松动或使用松动矫形器只是使僵硬暂时缓解。第二，由于缺乏主动运动，淋巴系统无法发挥泵的作用，导致慢性水肿扩散到所有组织层，甚至离最初损伤部位远的部位也出现水肿。消除水肿的措施只暂时起作用，因为僵硬限制了主动运动，淋巴系统泵的作用也不能持续。第三，关节僵硬和组织粘连使手部长时间重复笨拙的，无效的运动方式，这种无效的运动方式成为大脑运动皮质支配的运动方式。即使患者想以平衡的正常的方式运动，由于组织粘连和慢性水肿的存在，从而使患者在力学上不可能完成。所以这种无效的方式仍然支配患者的运动。

慢性手部僵硬时，组织粘连和僵硬、慢性水肿以及皮质运动模式三者是互相依存的。只改变其中一个因素并不会对其他两个因素产生影响。如果要重新获得僵硬手的运动功能，必须同时改变这三个因素（图67-23）。通过由作者发明的叫作CMMS的方法，可以有效地改善这种慢性僵硬。CMMS疗法适用于传统治疗方法不起作用的慢性手部僵硬。

（一）投掷类运动以松解僵硬的关节

CMMS技术是指通过熟石膏板塑形选择性的将近端关节固定在理想的位置上同时对远端关节进行约束，使关节在有效的方向和范围内运动。与更传统的治疗方法不同的是，CMMS技术能够同时松动僵硬关节，减少水肿，产生新的运动模式以恢复大脑皮质控制的正常运动模式。由于传统的手法松动技术和松动矫形器只能间歇地应用，并且一次只能解决一个问题，所以对慢性手部僵硬的患者使用这两种治疗方法没有早期的手部僵硬效果好。

CMMS技术在几个方面都与传统的治疗理念相矛盾。首先最明显的是，在没有进行被动活动，

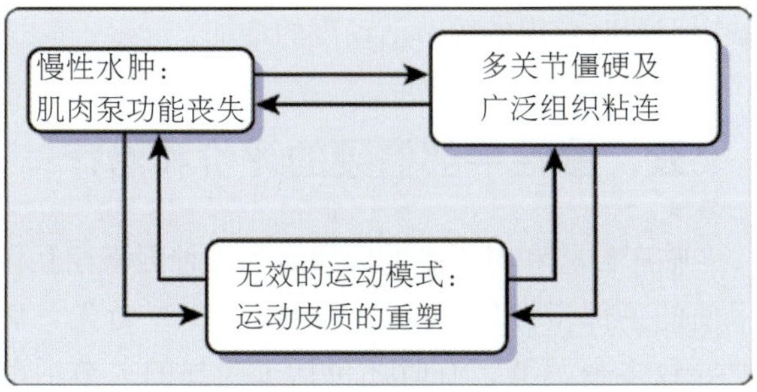

图67-23 慢性手部僵硬时，三个因素相互作用，对所有三个因素同时进行处理才能有效地松动僵硬的关节

没有接受其他方式的训练或手法治疗的情况下，主动运动既可以提高主动关节活动度也可以提高被动关节活动度。由于这种石膏模型限制了近端关节的运动，只允许僵硬关节在需要的方向和范围内运动，因此产生的运动是单一的，同时手的部分关节是不能运动的。通常治疗师认为要避免任何关节的运动受到限制，关节所有方向的运动应该同时得到提高。CMMS技术的重点是提高最需要的活动，因此有可能导致其他方向的活动度或被固定的关节的活动度暂时丧失。这种技术也与通常假设的不能在牺牲其他方向活动度的基础上提高一个方向的活动度的看法相矛盾。对于手部慢性僵硬，平衡的运动完全被僵硬的运动模式取代。模型内受约束的运动使相反的运动模式占优势的同时松动粘连的组织，促进水肿消退。通过模型限制患者的运动便于对其进行正常运动模式的再教育，当患者停止佩戴石膏模型后，运动功能会暂时丧失，但是重新佩戴模型后会恢复（除非有明确的解剖结构损伤影响运动功能的恢复）。如果损伤后解剖结构发生改变，治疗师必须在应用CMMS技术之前确定复位的解剖结构有恢复平衡的运动功能的潜力。这种担心不适用于未受损的关节由于制动产生的僵硬。

CMMS疗法可以有效地治疗传统的治疗方法无法解决的严重僵硬。治疗时患者只进行主动运动，因此不会产生疼痛。治疗过程包括再评价、调整模型和家庭指导，这种治疗方法很划算，无论是治疗师还是患者都可以接受。随着功能性运动的恢复，患者开始非常缓慢的减少模型的佩戴时间，同时进行手功能性活动以获得持续的疗效。

为了准确的表述如何适当的应用CMMS疗法，在介绍该技术的临床应用后介绍其基本原理。

（二）关节僵硬和组织粘连

与其他关节僵硬的治疗方法不同的是，CMMS疗法只使用主动运动对关节进行松动。治疗师并不认为只进行主动运动就能够对被动活动时突然的坚硬的终末感的僵硬关节进行松动。这种怀疑可能来源于人们的想当然，认为如果主动运动能够解决关节僵硬和组织粘连的问题，早就进行主动运动了。但是，如果不使用石膏模型将运动限制在僵硬的关节，患者会不可避免的先运动易活动的关

节，而僵硬的关节只产生最小的运动，且在主动运动时会造成僵硬关节的偏移。只通过进行周期性主动运动就可以松动严重关节僵硬的事实是CMMS疗法最有说服力的证据。

慢性僵硬手相对的不运动是人们熟知的制动副作用所导致的（图67-23）。尤其是对组织正常挤压力的缺失使骨胶原基质内形成过多交联，进而导致运动时机械阻力增加。将手放置在石膏模型内，通过跨僵硬关节的周期性主动运动对组织产生有效地挤压，使交联发生改变，减少组织的阻力。由于在关节处发生的唯一的运动是在需要的活动范围内的运动，因此所有的主动运动都会加快关节活动度的提高。手部急性外伤时，间歇进行阻挡训练（blocking exercise）完全能够达到提高关节活动度的目的，但是在手部患有慢性僵硬时，使用不能移除的石膏模型能够保证主动运动的连贯性，进而有效地松动僵硬的关节。

在慢性僵硬的手部应用松动矫形器只能一个方向在关节活动的末端施加间歇的力。但这时制动矫形器也会产生制动作用，因为在这个位置没有主动的组织滑动。当脱掉矫形器后，患者又会回到无效的运动模式，进而抵消佩戴矫形器时进行被动运动的效果。表67-1对慢性僵硬手应用矫形器进行松动的缺点和使用CMMS疗法的优点进行了比较。

如上所述，CPM在外伤后急性期内能够提供最有效的周期性的长期负荷以预防关节僵硬，但是在减少关节僵硬方面的有效性还没有被证明。毫无疑问，这是由于在停止进行CPM运动后患者的僵硬手又恢复到非功能性的运动模式，使关节活动度的提高难以维持。治疗师也应用间歇性被动运动使僵硬手肌腱进行准确的滑动。CMMS疗法能够对僵硬手进行持续的阻抗训练而不是间歇性的。应用CMMS疗法治疗僵硬的同时进行主动运动以恢复大脑皮质运动模式。

由于其间歇的特性，进行手法被动关节活动度训练不能有效地治疗慢性手部僵硬导致的关节僵硬。虽然对患有慢性僵硬的患者进行手法被动关节活动度训练后关节活动度能够立即得到改善，但是患者在之前的治疗疗程中获得的改善无法维持。被动运动和主动运动都可以预防周围组织的压力缺失，但是还没有关于被动运动和主动运动增加之间有关联的证明。慢性手部僵硬时，由于在被动活动时缺少不同组织之间的滑动，因此被动活动不会增加主动关节活动度。同时重复用力进行被动活动会延长炎症反应时间。

要提高被动关节活动度，人们认为必须佩戴松动矫形器，通过矫形器施加低负荷、持续的压力。有研究表明将关节用矫形器固定在末端活动度的总

表67-1　慢性僵硬手应用松动矫形器姿势固定的劣势与CMMS疗法优势的比较

应用松动矫形器进行姿势固定的劣势	CMMS疗法的优势
松动僵硬关节	
1.在僵硬关节活动末端产生制动作用	1.主动运动在关节活动的末端松动关节
2.只能在一个方向上施加力	2.能够进行两个相反方向的主动运动
3.在关节处防止软组织和肌腱的主动偏移	3.主动运动允许重复的偏移
缓解慢性水肿	
1.只能在局部施加有限的力	1.施加平衡分布的、轻柔的、持续的压力同时提供轻柔的按摩作用
2.会产生过度的被动力	2.不会产生过度的力
3.缺少主动的淋巴回流	3.主动运动促进淋巴回流
4.可能出现持续的炎症反应	4.可观察到组织炎症消退
恢复大脑皮质运动模式	
1.不能进行主动运动	1.可以进行理想的主动运动
2.间歇使用导致脱掉矫形器后重新出现病理性运动模式	2.不能拆卸的石膏模型提供足够的佩戴时间进行重复的皮质运动模式训练
3.对正常肌腱运动的恢复没有帮助	3.当患者掌握正常的肌腱运动后才脱掉矫形器

CMMS．Casting motion to mobilize stiffness

时间和被动活动时组织的抵抗感下降相关。但是没有研究表明主动运动与总末端活动度之间有必然的联系。CMMS疗法在关节活动的末端对关节施加主动间歇的负荷，虽然是间歇施加，但是却可以提供有效的低负荷和更持久的力。不仅在需要的范围内出现运动的恢复，通过石膏模型对手部活动的限制还可以防止组织再次出现适应性短缩。使用石膏模型通过限制一个方向的运动达到提高其他方向主动活动度的原理只是被应用在患者伴有肌肉痉挛的大关节。King报道了使用drop–out elbow cast治疗肘关节屈曲90° 痉挛性挛缩的病例。在12d内，挛缩的程度就被减少到屈曲12° 。其他的报道都有相似程度的关节活动度的提高，同时还有报道显示应用石膏模型出现缓解痉挛的效果。

（三）水肿

慢性手部僵硬的特点是皮肤萎缩、发亮，关节处皮肤皱褶减少或消失，轻度的凹陷性（或非凹陷性）水肿，与对侧未受损手部对比触诊发现整个手部组织僵硬（图67–24）。关节囊内的水肿限制了关节的运动。随着炎症持续，运动时疼痛加剧，患者会将关节保持在最舒适的不活动的姿势。

主动运动受限限制了淋巴系统泵的作用，使水肿持续存在。除此之外，严重的手外伤有可能造成淋巴系统的直接损伤。由于水肿持续存在，富含蛋白质的水肿长期潴留造成过度纤维化，进一步减慢了液体和蛋白质从组织管道内流向毛细淋巴管的速度，导致低级的慢性炎症。虽然手部受过外伤的患者可能伴有局部淋巴系统的损伤，损伤部位近端的淋巴系统却是正常的。手部运动的缺失使推动淋巴液向近端淋巴血管流动的远端到近端的泵的作用减退。CMMS疗法的作用类似于绷带和手法淋巴治疗中使用的温和的表面按摩，推动淋巴液向更近端部位移动。

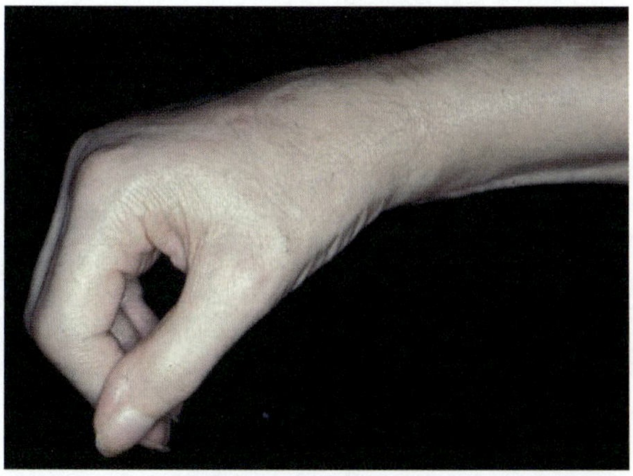

图67–24 慢性僵硬手表现出正常腱效应消失，导致试图屈曲手指时出现无效的运动模式

主动运动是最简单有效的刺激淋巴系统的方法。CMMS疗法通过对最僵硬部位，通常是最远端的关节的主动运动进行重新定向的方法降低水肿。肌肉力量的缺失需要通过手指屈曲带动皮肤运动并对组织进行挤压，对浅层淋巴管产生物理挤压。手内在肌的同时收缩促进淋巴液向近端流动。没有被石膏模型约束的近端关节继续通过淋巴系统泵的作用使淋巴液由远端向近端流动。

除了远端关节的主动运动。通过石膏模型对组织进行持续轻柔的挤压，皮肤对于石膏内衬垫的相对运动也能够刺激淋巴液的流动。塑形良好的石膏模型能够对组织进行持续轻柔的挤压，促进淋巴液在皮肤细小的毛细淋巴管内流动。Gilbert认为手掌和手指的淋巴管网络要比手背部丰富得多。当手指进行主动屈曲时，石膏模型可以对手掌提供稳固的支持，从而比其他治疗方法更有效地刺激淋巴回流。

当手部在模型内进行主动运动时，手部与带有衬垫的、坚固的石膏模型内部接触时会对手部皮肤产生类似按摩的作用。毛细淋巴管结构薄且易碎，受到大力按摩时非常容易塌陷，这种经常进行的柔和的促进运动可以提供适度的刺激，同时避免了过度用力的、破坏性的降低水肿的方法。由于石膏模型不能拆卸，因此在进行周期性主动运动时能够提供持续的刺激。

除此之外，石膏模型的绝缘性使其能够提供中性的温度，保持身体的热度。因为外界环境的温度与毛细淋巴管的渗透性之间有直接的关系，因此这个因素也会对淋巴液的流动产生促进作用。此外，中性的温度能够使组织整体上放松和（或）促进组织延长。在脱离矫形器阶段，患者通常选择佩戴bivalved cast，认为其温度、舒适性和性能保证患者可以在石膏模型内进行正确运动的同时，也给患者一种非常舒适的体验。

由于血浆的积聚，蛋白质是产生慢性炎症的原因之一，通过在石膏模型内的运动刺激淋巴系统，减少与关节运动有关的可见的皮肤发红和疼痛。疼痛的减少促使患者积极进行主动运动，反过来使患者感觉更加舒适。

（四）运动模式的改变

手部近期外伤与手部慢性僵硬之间最重要但最不容易被发现的区别就是手部主动运动模式的改变（图67–25）。局部组织粘连和（或）关节僵硬阻碍了正常的协同运动。在慢性僵硬的手部，这种不良的运动模式被长时间重复以至于大脑运动皮质对运动的定义发生改变。这种改变的运动模式既限制了运动也限制了感觉的输入反馈。手的使用受限也导致类似于进行刻板制动时出现的反馈不足。

神经科学文献证明对动物和人类进行协同运动训练时，主要使用的运动区域在大脑皮质的代表区面积扩大，而不使用的运动区域在大脑皮质的代表区面积减少。例如，让松鼠猴重复进行一项精细运动作业，会发现手部小肌肉的代表区域面积增加同时大的近端肌肉的代表区域缩小。布莱叶盲文读者的阅读侧手的第一骨间背侧肌的大脑皮质代表区比同一人的非优势侧手或不读布莱叶盲文从事控制科学工作或不是盲人的双手的大脑皮质代表区要大。

因此，慢性僵硬的手部组织粘连引起的运动模式的改变使之前正常的主动运动模式在大脑皮质的代表区面积减少的看法是合理的。同时，最开始起主要作用的肌肉的大脑皮质代表区扩大。在CMMS石膏模型内进行的受限制的运动要求反复激活正确的肌肉，使手部持续进行必要的主动运动以重新获得躯体感觉大脑皮质的正常模式。虽然大脑皮质代表区因为使用而发生快速的变化，但是如果想重新学习正确的运动模式并将其变成固有的、自动的、占主导作用的运动，必须在一天内长时间不断的重复运动并持续坚持几天或几周。在重新学习正常运动模式的过程中，患者若能够耐心、细致的集中精力进行正确的主动运动训练，会加快学习进程。如果没有积极主动的重复运动和被动运动只能在大脑皮质产生很小的或根本不会产生有意义的适应性改变，这就解释了为什么被动运动有可能对手部慢性僵硬没有效果。如果没有永久性的外周损伤（例如截肢或去神经支配），被改变的运动模式通过训练很快可以恢复“正常”，这是因为最初的大脑皮质连接模式依然存在并且很容易被激活。

由于长期持续的反馈缺失导致躯体感觉异常从而使大脑皮质控制的运动模式改变，因此重新获得正常的运动既是力学问题也是有关大脑的问题。通常手部治疗师会认为只是力学问题或只与外周组织有关，所以在传统的松动技术不起作用时会感到沮丧。

慢性手部僵硬时也会和手部急性外伤时出现相同的异常运动模式。腕关节腱效应模式缺失或被改变。当试图屈曲手指时通常会出现腕关节屈曲。应用CMMS疗法引导手指正常运动的关键是将腕关节固定在20°～30°伸展位。即使僵硬只局限在一

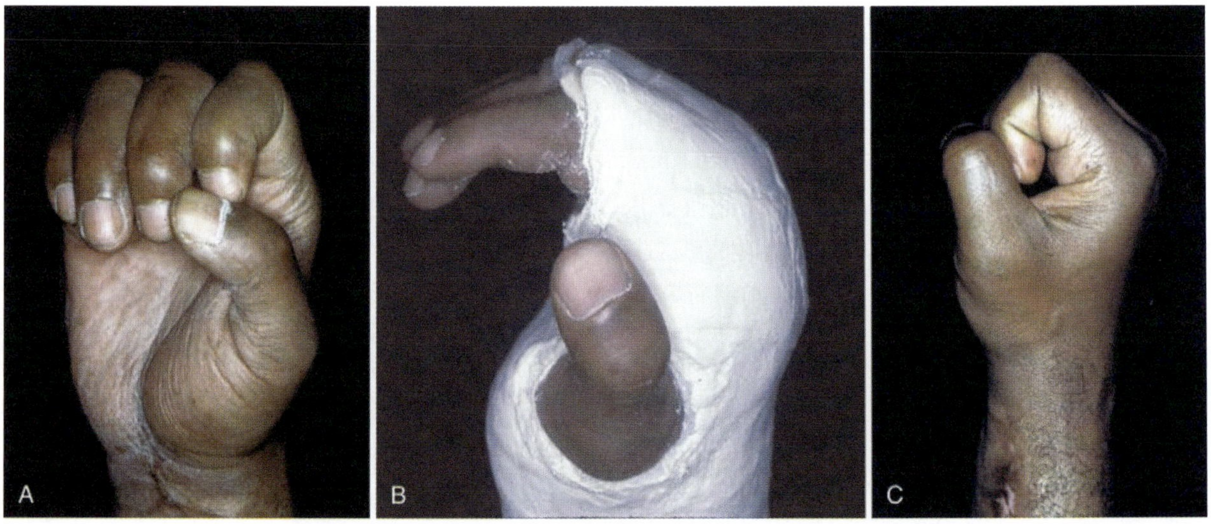

图67–25　腕关节掌侧屈肌肌腱和神经损伤后7个月的慢性手部僵硬表现被动活动受限，并且不能将腕关节保持在伸展位

个指间关节也必须使用石膏模型将腕关节固定，引导力量和僵硬关节处肌腱的偏移。由于腕关节是手部外来肌跨越的关节中最大的关节，因此腕关节的位置在引导肌腱在小关节处的偏移中起着至关重要的作用。将腕关节固定在轻度伸展位时能够减少对力量弱的伸腕肌的牵拉并且能固定伸腕肌，使其能够与手指屈肌进行协调收缩。如果腕关节被动伸展活动受限，在使用CMMS石膏模型之前必须先连续应用石膏矫形器使腕关节能够达到轻度伸展位。

有关关节僵硬和组织粘连的力学问题已经在之前关于早期僵硬的评价和治疗一章进行了详细的介绍，在这一章节中只对涉及理想的CMMS石膏模型设计的内容进行介绍。

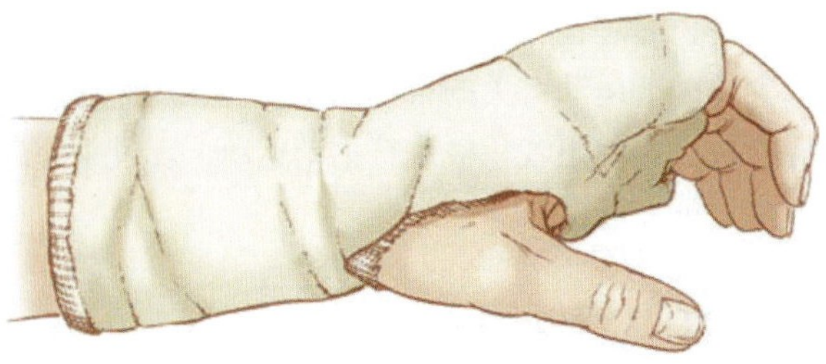

图67-26 初期使用矫形器促进长屈肌滑动并松动指间关节，同时将掌指关节保持在伸展位

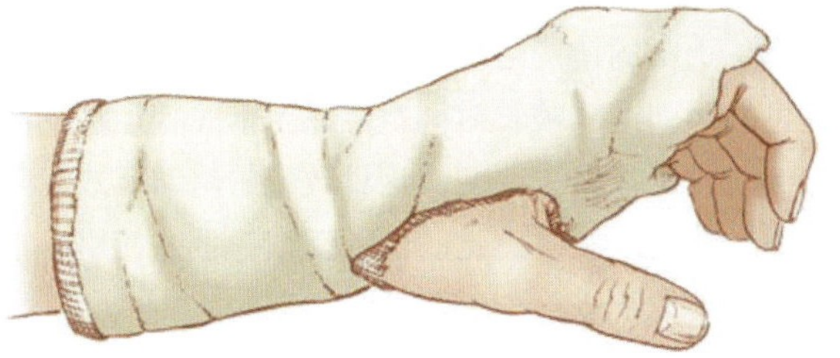

图67-27 如果骨间肌和（或）指间关节都非常僵硬，那么用矫形器将掌指关节固定在轻微伸展位是非常可取的方法

1.骨间肌支配的屈曲模式

正常的手指屈曲运动是由手外来屈肌启动的，尤其是指深屈肌。在掌指关节进行有效屈曲之前，指间关节已经屈曲。骨间肌支配的手指屈曲是僵硬手部最常见的典型病理模式之一，手指屈曲由掌指关节而不是远侧指间关节启动。如果患者在指间关节处出现指深屈肌滑动困难时会强化骨间肌的支配。由于在掌指关节屈曲之前，通过正常的手指屈曲弧度就可以看到明显的指间关节屈曲，出现掌指关节屈曲支配病理性模式的患者可以佩戴矫形器将掌指关节置于伸展位。

将掌指关节置于伸展位能够促进外来屈肌肌腱的滑动，同时在屈肌肌腱处产生最大的主动牵张力，还能够分离指深屈肌从而促进指深屈肌在手指内滑动，指间关节产生运动，重新启动正确的手指屈曲的初期阶段，防止出现骨间肌（掌指关节屈曲）支配的屈曲模式（图67-26）。

手部严重僵硬伴被动关节活动受限、屈肌腱滑动减少和严重的骨间肌僵硬时，很难同时松动这些结构。在这种情况下，应使用初期矫形器将掌指关节置于轻微屈曲位（图67-27）。如果初期就将掌指关节置于完全过度伸展位，患者很难在对抗骨间肌肌力和关节僵硬的情况下通过外来屈肌启动运动。将掌指关节放置在轻微屈曲位有助于增加指深屈肌肌腱的滑动和松动僵硬的指间关节，不需要先克服骨间肌肌肉-肌腱单元的僵硬。手部严重僵硬时，很难实现一开始就将掌指关节放置在过度伸展位。当掌指关节置于伸展位时，一些患者不能主动通过指深屈肌启动指间关节的屈曲。虽然这种患者很少，但是他们手部的僵硬程度也是最严重的。为了帮助这些患者分离指深屈肌肌健并使其产生滑动，可以在指间关节背面放置一个盖罩（图67-28）。通过盖罩固定使远侧指间关节的屈曲角度相对大于近侧指间关节，当患者去掉背面的盖罩后，指深屈肌就能首先启动屈曲运动。当指导患者屈曲指间关节时，首先要求患者移动指甲离开钩状面。

背部盖罩的目的不是逐渐增加关节屈曲角度，而是为了获得主动指间关节运动的启动姿势。通过盖罩使各个指间关节之间保持理想的位置，以确保通过指深屈肌启动手指屈曲运动。当指间关节的运动部分得到恢复，同时手指内外来屈肌的偏移也恢复后，必须用矫形器将掌指关节置于完全伸展（过伸展）位，以拉长骨间肌和蚓状肌（图67-29）。最有效的训练方法是阶梯式，这种方法在增加指深屈肌肌腱的滑动和松动僵硬的指间关节之前，不需要先克服骨间肌肌肉-肌健单元的僵硬。

如果掌指关节保持在过伸展位置时指间关节能够完成全范围屈曲运动，可以减少掌指关节的制动

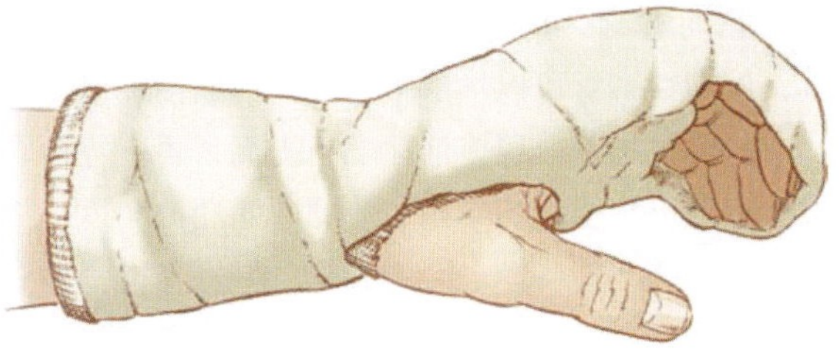

图67-28　使用熟石膏制成的手背部盖罩固定手指时，能够使远侧指间关节屈曲的角度相对大于近侧指间关节屈曲的角度。这个姿势能够促进远侧指间关节的屈曲启动模式

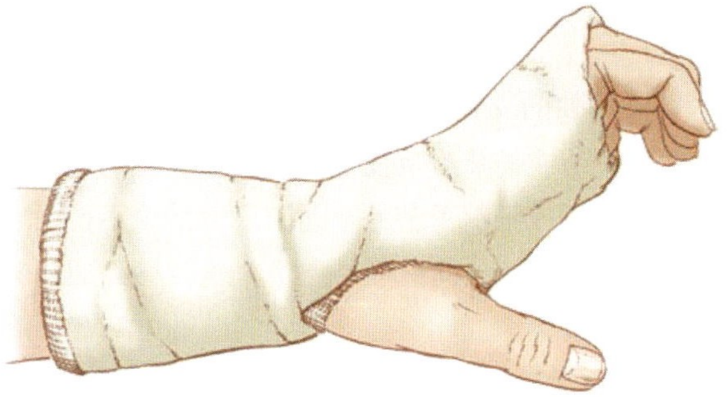

图67-29　重新获得指深屈肌肌腱的滑动和指间关节移动性之后，必须使用矫形器将掌指关节固定在完全伸展（过伸展）位，并让手指进行周期性的主动运动以减少骨间肌和蚓状肌的僵硬

时间（见后面有关脱掉矫形器的建议），同时开始进行手指全范围复合屈曲运动。要注意的是只有当患者能够同时通过所有指深屈肌启动屈曲运动时才能开始进行全范围复合屈曲训练。

但是有些患者可能在初期就具有不错的指间关节屈曲活动度和指深屈肌肌腱的滑动能力。这些患者不需要通过矫形器将掌指关节置于轻微屈曲位，而是可以马上佩戴图67-29中的“内在肌牵拉”矫形器。

对于严重的手部僵硬，使用初期矫形器将掌指关节固定后，会迅速提高手指屈曲活动度。这种快速、有效的松动效果会误导治疗师过早让患者脱掉矫形器，并且使患者认为不需要再使用矫形器将掌指关节放置在过伸展位。而这种训练方法会给患者造成损害，因为不能让严重的慢性手指屈曲活动度受限的患者避免继发的骨间肌僵硬。

所以患有慢性手部僵硬的患者都会出现手指运动受限而引起骨间肌适应性短缩。当患者恢复指深屈肌启动手指屈曲运动后，或患者本身就能进行手

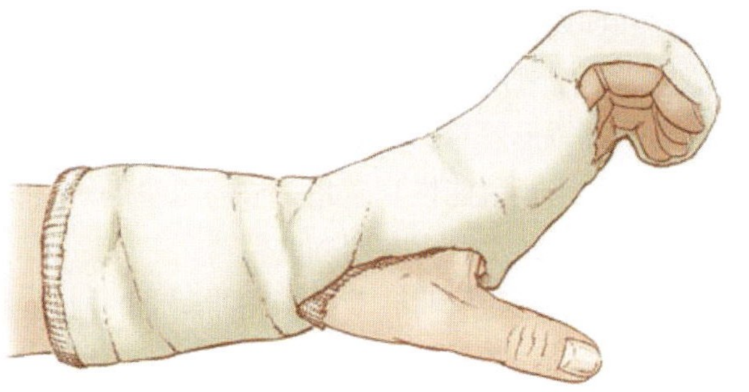

图67-30　如果患者分离外来屈肌和主动屈曲指间关节时有很大困难，可能需要将盖罩作为矫形器的一部分继续使用，以拉长手内在肌

指屈曲但不充分，就应该用矫形器将掌指关节置于最大限度伸展（过伸展）位，但是允许指间关节进行全范围屈曲，手指周期性的主动屈曲运动能够拉长骨间肌和蚓状肌（图67-29）。在掌指关节伸展位时屈曲指间关节时，指深屈肌主动收缩时蚓状肌处在最大拉长位（这时因为蚓状肌在指深屈肌肌腱的起点向近侧移动）。因此，主动的盖罩姿势能够同时拉长这些手内在肌。如果手内在肌非常僵硬或者患者很难重新获得指深屈肌的滑动，可能仍需要在矫形器背面安装一个盖罩（图67-30），虽然在这一阶段很少需要盖罩。使用矫形器将掌指关节置于过伸位对手的功能性使用没有帮助，但为了达到正常关节活动度和手的功能性应用的最终目标，必须使用矫形器。

几乎所有有关外科学和治疗的教科书都强调了将掌指关节固定在屈曲位以保持侧韧带最大长度的重要性。使用矫形器将掌指关节置于伸展位的方法与传统的教学内容相矛盾。将掌指关节置于伸展位后，由于指间关节主动运动的改善进而水肿减轻，同时促进了手内在肌肌腱跨掌指关节滑动，这两个因素比对这些关节进行暂时制动更重要。掌指关节屈曲受限多是由关节囊内的水肿导致，关节囊在掌指关节伸展时是松弛的，掌指关节屈曲时关节囊会受到挤压。用矫形器将掌指关节置于伸展位能够对整个手掌提供挤压力，使内在肌肌腱在掌指关节处滑动的同时减少掌指关节内的水肿。掌指关节置于伸展位时，指间关节主动屈曲需要拉长骨间肌和蚓状肌，指间关节主动伸展也需要骨间肌进行最大收缩。因此将掌指关节置于伸展位时进行指间关节主

动屈曲和伸展训练能够拉长骨间肌并且提高骨间肌的肌力。由于骨间肌是掌指关节主要的屈曲肌肉，因此当去掉矫形器后不需要进一步对掌指关节屈曲进行特殊的干预就能恢复掌指关节的屈曲运动。除非手背外伤导致手背存在明确的粘连。

不能通过指深屈肌启动手指屈曲运动的情况通常出现在桡骨远端骨折或其他外伤后因制动导致僵硬的手部。在使用初期CMMS矫形器时，由于关节僵硬，尤其是远侧指间关节存在僵硬，可能不能获得理想的远侧指间关节和近侧指间关节屈曲的关系位置。使用矫形器几天后，患者开始能够进行手指屈曲，但是这种屈曲运动通常是由指浅屈肌而不是指深屈肌启动。如果出现这种情况，可以在矫形器手背部盖罩的末端加上一小块熟石膏板或热可塑材料（只放在远节指骨上面），在患者进行间歇运动时帮助增加远侧指间关节屈曲范围。要注意每次患者进行主动屈曲时，一定要在近侧指间关节运动前使手指尖先离开手背部的盖罩。患者需要观察手指的动作，并且思考如何启动主动屈曲运动，以恢复指深屈肌肌腱的滑动。

图67-31显示了如何应用CMMS疗法解决慢性手部僵硬最常见的手指屈曲问题的复杂决策过程。这个图只适用于全范围手指屈曲缺失的患者。

2.外来肌支配的屈曲模式（或内在肌缺失模式）

虽然之前介绍的骨间肌支配的屈曲模式是手部最常见的僵硬模式，如果出现其他的僵硬模式必须使用其他类型的矫形器才能产生效果。

无论是关节囊僵硬还是外来伸肌系统的粘连导致的掌指关节屈曲受限，都会出现手内在肌对指间关节的作用力缺失，即所谓的“内在肌缺失模式”。手内在肌不能参与姿势产生收缩力以进一步控制手指运动，导致出现外来肌支配的运动模式。

为了恢复掌指关节的屈曲运动，应使用矫形器将腕关节置于轻微伸展位，同时只在近节指骨背面放置盖罩，放置的手部姿势要能够轻松地进行最大限度的被动屈曲（图67-32）。注意矫形器的掌侧面不能向远端延伸过长，以免影响掌指关节屈曲。患者使用指浅屈肌只屈曲近侧指间关节，使近节指骨离开背部的盖罩。要求患者将手指尖放在矫形器上并且向近端“滑动”。这项训练能够分离骨间肌，周期性训练可以增加掌指关节屈曲活动度。

随着掌指关节屈曲活动度的提高，可能需要调整矫形器以稍微增加掌指关节的起始屈曲角度（图67-33）。也可以将一小块衬垫放在近节指骨和矫形器背部石膏板之间，稍微增加掌指关节的屈曲角度的目的不是连续的将掌指关节固定并维持在最大限度屈曲位，而是使掌指关节在末端范围内进行主动屈曲运动。矫形器不会制动掌指关节，因为总是为掌指关节留有朝向末端或远离末端移动的空间。

3.单独的支配作用的指间关节僵硬

当关节或关节附近发生外伤后，单独的关节囊僵硬会阻碍或限制关节的运动。正常情况下使关节产生运动的肌肉-肌腱单元会将力量转移到邻近未受损的关节，造成能够运动僵硬关节的力减少。在这种情况下，使用CMMS矫形器可以限制所有近端关节的运动（见图67-27）。由于腕关节和所有手指的运动都会受到限制。因此剩余出来的支配相邻手指运动的力可以帮助患者启动需要的关节的运动。对于特殊的病例（儿童早期），远端关节也需要受到限制。如果患者因为严重的关节僵硬主动运动变得非常困难，可能需要通过放置一个背部盖罩以获得理想的角度和运动方向（见图67-28）。但这种需要极少。

针对关节囊僵硬的传统治疗方法重点是一次提高一个方向的活动度。一个方向活动度的提高经常造成与其相反方向运动的活动度丧失。然后又将重点放在重新恢复丧失的活动上，反过来抵消了初期获得的进步，使整个治疗过程徒劳无功。CMMS疗法最大的优势是能够同时提高一个远端僵硬关节屈曲和伸展活动度。相互运动的提高重新建立了组织双向滑动，使主动运动和被动运动都能得到提高。

（五）CMMS疗法临床应用

1.基本原理

由于外来屈肌和外来伸肌对手指运动的影响非常大，因此，必须使用矫形器将腕关节保持在轻微伸展位，只有采用这种姿势，才能将外来肌的收缩力转移到手指，这也是最有效的将力传递到手部关

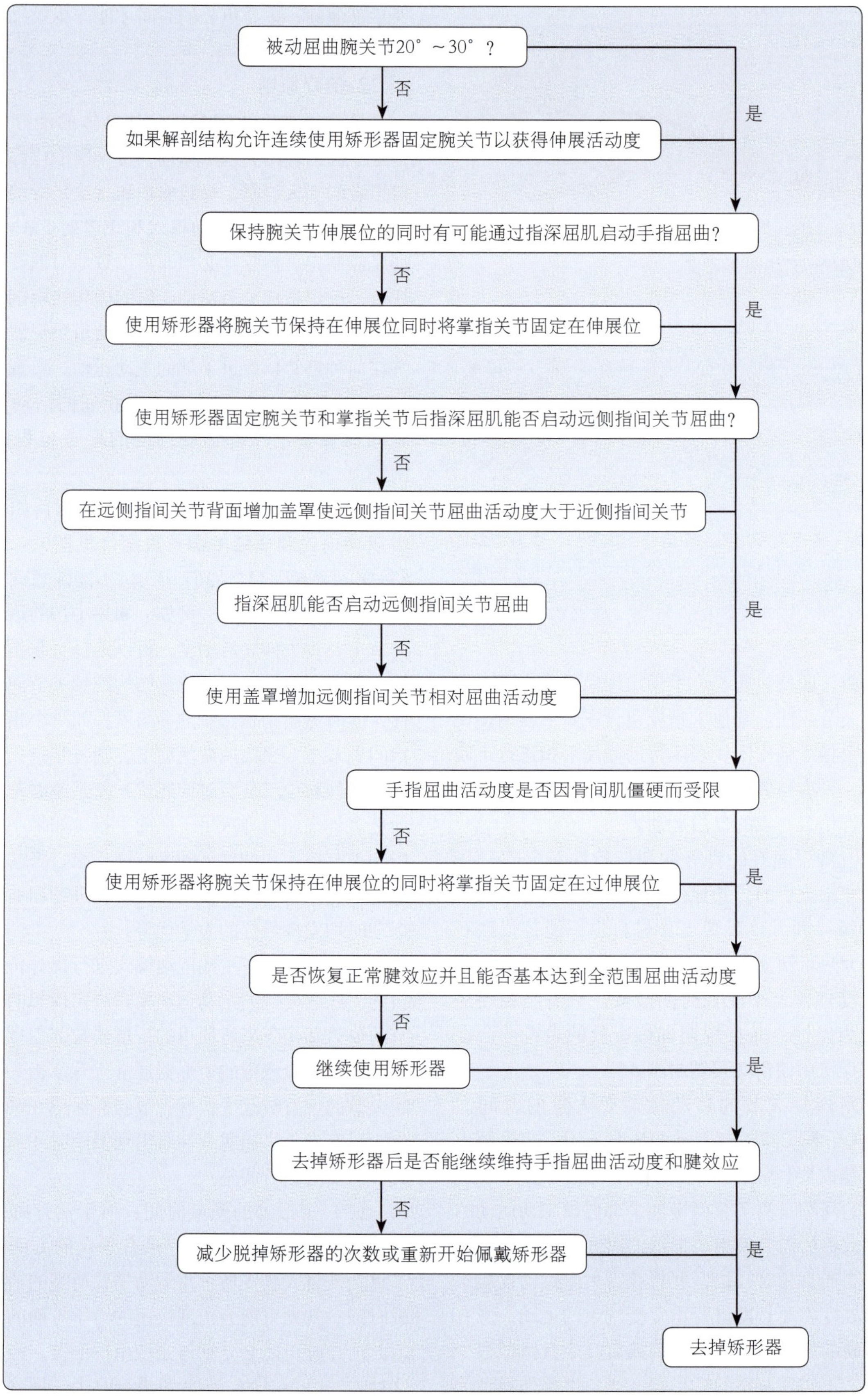

图67－31　演算法流程描述了应用CMMS疗法重新恢复慢性僵硬手手指屈曲运动的决策过程

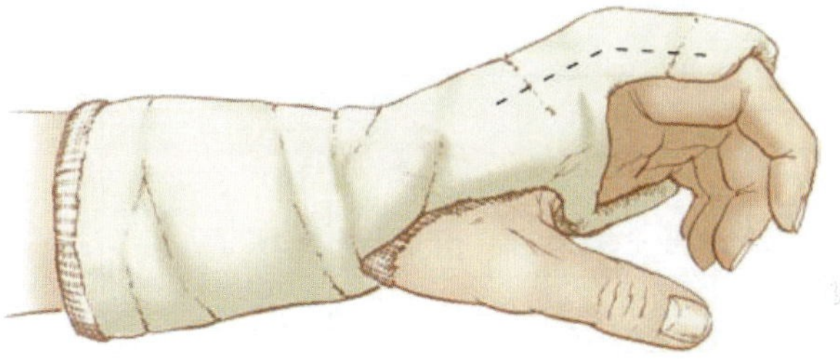

图67–32 通过远离背部石膏板周期性主动屈曲掌指关节，恢复掌指关节屈曲活动度

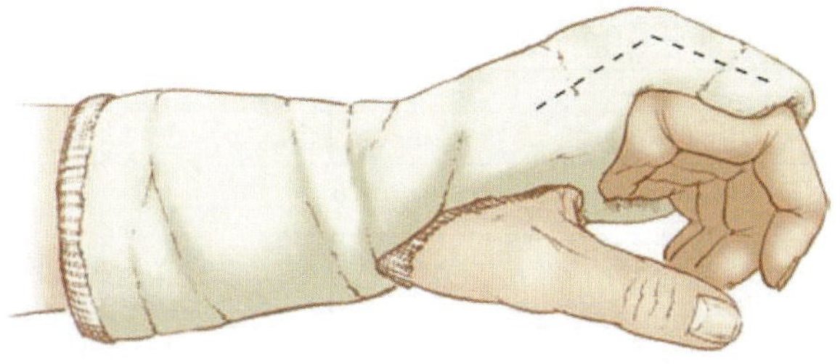

图67–33 掌指关节初期屈曲活动度恢复后，需要稍微增加掌指关节的固定角度，使掌指关节在尽可能末端活动度进行训练

节的姿势，即使只有一个手指出现僵硬，也可以促进手指关节屈曲。其他手指应包含在矫形器内，使未受损手指大脑皮质代表区协助僵硬手指进行正确的运动。只有当僵硬只出现在尺侧手指时，才会使示指进行稍多一点的自由运动。

熟石膏，固有的良好的塑形特性对于CMMS疗法是非常重要的。其他合成的模型材料质地较硬并且边缘锋利。热可塑支具材料也不能替代熟石膏，因为热可塑支具材料很容易被脱掉，而且皮肤对其耐受性差，不能长时间佩戴。只有当僵硬还没有转为慢性，并且短期训练有效的患者才会在CMMS疗法中使用热可塑材料。

重新恢复关节的移动性需要大量的时间。Noyes关于猴子膝关节制动的研究显示，完全解决屈曲挛缩需要1年的时间。对于手部治疗师来说最有争议的问题是为了获得慢性手部僵硬主动运动的永久性改善所需要使用矫形器的时间。虽然力学方面的改变通常相对较快，要想获得大脑运动皮质永久性的改变需要长期进行重复受约束的运动。患有慢性僵硬的患者可能需要数周或者几个月佩戴很少需要或者不需要调整的矫形器。当急性损伤得到治疗后，组织对干预措施会迅速做出反应。而对于慢性手部僵硬，需要更长的时间才能产生效果。

2.治疗原则

虽然很难论述CMMS疗法具体的治疗方法，但是下面会介绍其基本原理。每一次治疗都是根据对患者的个人诊断、导致僵硬和（或）滑动缺失的具体原因，病理性运动模式和患者对CMMS疗法的反应制定。治疗师必须非常细致地对僵硬手进行评价，确定造成关节活动受限的确切的解剖结构。只有掌握以上内容才能确定需要使用矫形器将手维持在何种姿势以促进手部的主动运动。实现流程图（见图67–31）是解决伴有手指屈曲活动受限和骨间肌僵硬的手部僵硬问题的思考过程的一个例子。

（1）矫形器的设计：CMMS矫形器如何设计由运动模式和僵硬的部位决定（见图67–26至图67–30，图67–32，图67–33）。不能随意确定近端关节采用的制动姿势。例如，如果小指的近侧指间关节主要丧失伸展活动度，可以选择将掌指关节固定在显著屈曲位促进手背部结构跨越关节向近端偏移，同时提高指总深肌的参与度。如果小指的近侧指间关节主要丧失屈曲活动度，则将掌指关节保持在完全伸展位（甚至过伸展位）使其能够跨关节调动更多外来屈肌力量用于屈曲手指。如果小指近侧指间关节屈曲和伸展活动度同样受限，将掌指关节保持在屈曲45° 能够使指间关节在进行屈曲和伸展运动时均发挥最佳的力学优势。

去掉矫形器对主动运动模式进行再评价。观察新的、产生变化的主动运动模式决定理想的近端关节的姿势和接下来所使用的矫形器背部盖罩的放置位置。下一步佩戴的矫形器通常只有掌指关节和指间关节的位置被改变，腕关节同样保持在轻微伸展位。只有当外来屈肌或伸肌出现僵硬时才需要对腕关节的姿势进行调整。

（2）矫形器的佩戴时间：对于治疗师而言，使用CMMS疗法进行治疗最有争议的方面就是为了重新恢复大脑皮质正常运动模式所需的矫形器佩戴时间。初期可能会出现快速的力学方面的进步，因此治疗师可能会立即停止使用矫形器。经验证明这种方法是不对的，因为患者会马上转回到之前在大脑运动皮质占主导地位的不良的运动模式，导致僵硬再次出现。

重要的是要考虑患手僵硬运动模式的持续时间。这种无效的运动模式存在的时间越长，矫形器需要佩戴的时间也越长，才能使大脑皮质发生永久性的改变。绝大多数患者最少需要持续4～6周进行全天佩戴矫形器，即使在这段时间内可能需要对矫形器进行调整。患者出现持续的慢性僵硬可能需要6周、8周或者更长时间全天佩戴矫形器，对于治疗师来说虽然这段时间看起来有些长，但是治疗师必须知道相比较僵硬存在的时间其实已经很短了。

（3）脱机过程：持续全天佩戴矫形器一段时间后，应该开始一段时间缓慢地脱掉矫形器的过程以确保患者能够保持住已经获得的主动运动。由于慢性僵硬和矫形器对肢体局部的制动都会导致肌肉无力，患者很容易感到疲劳并返回到之前不良的运动模式中。因此首先脱掉矫形器的时间要短。在增加每一次脱掉矫形器的时间之前，先增加短时间脱掉矫形器的次数。

当患者脱掉矫形器后能够达到理想的关节活动度并且恢复了腱效应，就可以开始缓慢的脱掉矫形器的过程。将矫形器的桡侧面和尺侧面锯开，但是只锯开下面的衬垫和弹力织物的桡侧。用胶条缠住矫形器的衬垫和弹力织物，并且包裹住熟石膏的裂口边缘。安上圆周形尼龙搭扣后就可以方便地脱掉并且重新穿上矫形器，开始缓慢的脱掉矫形器过程（图67–34）。

脱掉矫形器过程开始时只持续很短的时间（大约15min），每天几次。患者利用腱效应进行非抗阻运动，集中注意力采用正确的运动模式。轻微增加脱掉矫形器的次数并持续1～2周后，可以增加功能性活动，有目的地让患者完成预期的动作，但是阻力不能过大。患者要学会判断运动模式是否脱离正常，然后继续佩戴矫形器。掌握如何保证患者在脱离矫形器的情况下完成的所有动作都能够巩固在佩戴矫形器时取得进步。

这时治疗师要注意避免将重点放在重新恢复相反方向的运动上。由于佩戴矫形器的时间较长，因此很可能会出现近侧指间关节或其他关节的挛缩。如果在脱掉矫形器的过程开始后马上进行消除关节挛缩的治疗，将会消除使用矫形器治疗产生的效果。只有当获得了理想的关节活动度并且患者在脱掉矫形器后能够维持之前获得的活动度才能进行有关恢复相反方向运动的治疗。在绝大多数病例中，通过对手的正常使用，运动会缓慢恢复。治疗师还应注意在脱掉矫形器过程中进行手法治疗是没有效果的。重点还是继续进行功能性主动运动。

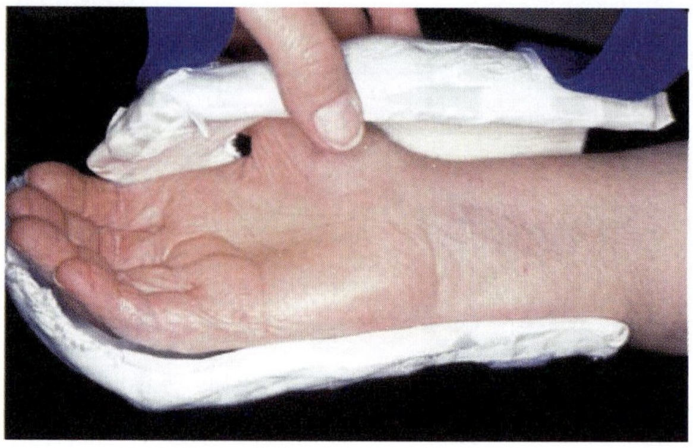

图67–34　当患者准备好脱掉矫形器后，可以将矫形器切割成两部分并使用尼龙搭扣固定住，把矫形器改造为可拆卸

脱掉矫形器过程进行太快的患者不可避免地需要重复开始佩戴一段时间矫形器。CMMS疗法的治疗原理与传统的治疗方法有太多相矛盾的地方，因此治疗师需要在思维上产生巨大的改变才能适应这一治疗方法。

3.禁忌证

除非治疗师已经掌握安装对于患者来说安全地并且让患者感到舒适的熟石膏矫形器的技术并且能够安全地将其拆卸掉，否则不能采用CMMS疗法。矫形器一定要安装良好，保证压力均匀分布以提供良好的舒适性。同时要保证矫形器安装的准确性，在充分固定手部小关节的同时允许邻近关节进行全范围关节活动。一定要避免熟石膏硬化过程中出现过度放热反应。幽闭恐怖症患者可能无法忍受矫形器的边界，对于这些患者在使用时一定要谨慎。急性损伤不能应用环形矫形器，尤其是血管稳定性不好的患者。外科手术后例如屈肌肌腱固定术后的患者可以选择性应用矫形器以促进正确的肌腱滑动，但是只有在手术后敷料压迫几天后才能使用。

CMMS疗法不能随意用于治疗所有患者的慢性手部僵硬。对于有过严重外伤的患者，因外伤造成解剖结构的改变会降低患者重新获得平衡的运动功能的潜力。应用CMMS矫形器造成的部分活动度丧失可能无法恢复。严重骨关节炎的老年患者可能遗留指间关节伸展活动度丧失，治疗时应格外小心。

一直以来，治疗手部僵硬时，为了重新恢复关节活动度，需要花费大量的时间，精力，并且长期忍受疼痛。在越来越重视成本效益的时代，对于提高关节活动度所花费的时间和精力必须是有效的回报。CMMS疗法简化了手部僵硬的治疗方法，即使是严重的手部僵硬在几个月的时间内也只需要几次治疗，并且对矫形器进行几次调整即可。一定要注意CMMS疗法是由作者创建的，虽然此疗法有充分理论基础，同时作者的临床经验也支持其理论，但对于这种疗法的使用需要前瞻性临床研究证明其效果。

六、小结

了解手部僵硬的原因，并且选择适合的干预类型和时机是成功治疗手部僵硬的基础。需要对手部组织采用一种温和的治疗方法，在消除水肿的同时避免刺激炎症反应出现。影响并提高手部关节活动度的能力取决于手部对整个治疗过程良好的反应，温和的手法牵拉，主动运动、对手的使用和及时的矫形器松动都能够有效使新发的僵硬手获得良好的运动功能。如果僵硬持续存在，并且慢性关节僵硬和组织粘连导致关节受限，且慢性水肿导致炎症反应持续存在，只能进行非功能性运动模式控制的运动，可以用CMMS疗法来解决这些问题。

即使在严重的手部外伤后，如果治疗师在充分了解并重视组织的反应和愈合的连续性的基础上制订治疗计划，就能够重新恢复组织滑动和运动的自主性。

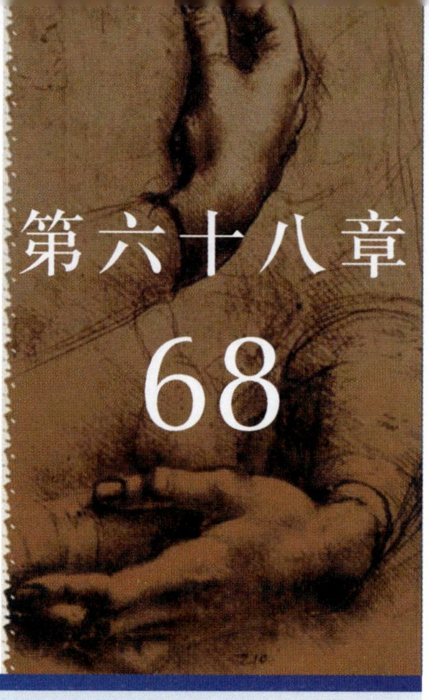

掌指关节和近指间关节关节囊切除术

原著者 NANCY CANNON , OTR, CHT
译校者 刘四海 刘克敏

关键点

- 患者应确定治疗应达到的功能目标，而治疗师则必须确保这些目标位于治疗计划的首位。
- 全面的、个性化的康复治疗方案是获得良好功能恢复的必要条件。
- 强调术后3周积极控制水肿可以有效减轻疼痛，允许较大范围的适当活动以限制瘢痕形成。
- 无论出于固定还是活动的目的，量身定制的矫形器会取得良好的结果。
- 行关节囊切除术同时行肌腱粘连松解术时，特殊的肌腱滑动训练对于增加肌腱活动度减轻粘连是必须的。

一、概述

对文献的回顾分析可以看出，早在1920年Shaw和19世纪40年代Flower和Pratt就已经开展MCP关节囊切除术，当时主要用于战争中的手外伤治疗，之后其他医师也做过这方面的报道，但是大部分文章只是对手术治疗及其疗效的研究报道。

近端指间关节囊切除术的早期文献见于1966年Curtis，1971年Rhode和Jennings，1976年Sprague和1978年Young及其同事的研究，通过这种治疗促进了患者手功能的恢复。

关于MCP和近端指间关节囊切除术的术后康复文献比较少，Laster，Gorman和Saunders对康复治疗进行比较全面的研究并发表了论文。其中，Laster在本书该专业的相关章节的第2版和第3版编写中作出突出贡献。

二、背侧MCP关节囊切除术

此手术主要用于掌骨头和MCP近节指骨基底结构基本正常的僵直关节，但其他学者认为，即使X线表现关节破坏严重仍可采用这种手术治疗。

背侧MCP关节囊切除术适用于因背侧关节囊

增厚和挛缩导致MCP屈曲受限的伸直挛缩、手背侧或MCP伸肌腱粘连、侧副韧带挛缩以及烧伤引起的手背皮肤挛缩或瘢痕。

更常见的背侧关节囊切除术的常见疾病包括掌骨骨折、近端指骨骨折（尤其是基底骨折）手部软组织或骨的挤压伤、神经性瘫痪、第五和第六区的伸肌肌腱修复术、缺血性肌挛缩（Volkmann Contracture）、烧伤、皮肤挛缩、伴有疼痛及僵直的桡骨远端骨折。

许多医师认为当术前手的被动和（或）主动关节活动度达到60°～75°时，没有必要进行关节囊切除术。总结这些年的临床观察，作者发现大量术前MCP被动屈曲度在50°～60°的患者于背侧关节囊切除术后手功能得到显著改善，尤其是那些存在小指和环指关节活动受限的患者。重建环指和小指的屈曲功能对于严重手功能损伤具有重要价值。

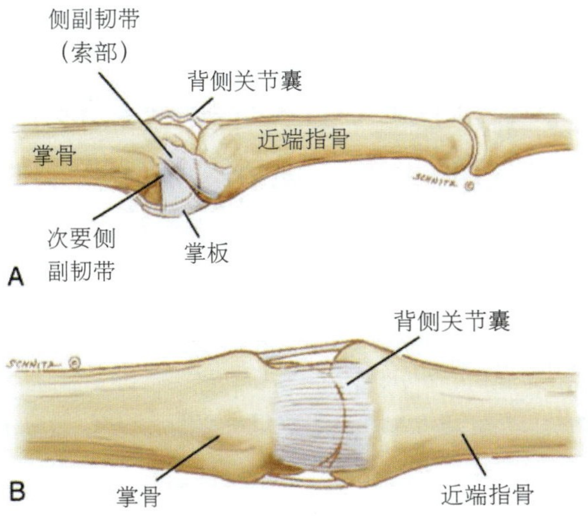

图68-1 A.侧面观 MCP伸直0°位时，侧副韧带、背侧关节囊和掌板的解剖关系；B.背侧观 掌骨和近节指骨的结构及其解剖关系：每个手指的掌骨头和近节指骨基底的对合关系略有不同

禁忌证

主要的手术禁忌证是关节炎，该手术不能改善关节炎引起的手指功能受限。此外，没有强烈手术愿望、对预后没有要求的患者可不选择此手术。此禁忌证对于所有需要加强术后康复治疗的患者都适用。

三、MCP解剖

全面透彻了解MCP骨和软组织解剖结构（图68-1）对于掌握手术治疗和制订有效的术后康复方案是非常必要的。

MCP既能屈曲又能伸直，既能内收又能外展，不像近端（PIP）和远端指间关节（DIP）只能做屈曲或伸直运动，MCP可以在完全伸直时做侧方和旋转活动而在完全屈曲时这种活动几乎完全消失，这是由MCP的骨及其周围软组织特殊解剖结构决定的。

（一）骨的解剖

每个掌骨头的解剖结构略有差异，掌骨头表面光滑不对称，示指的掌骨关节表面偏向尺侧，而环指和小指的掌骨头偏向桡侧，这就使得手指在休息位时都向中指靠拢而使手呈抓握姿势。这一解剖特点对于研究制作MCP动态屈曲矫形器很重要。在关节内部，掌骨头的球状凸起与近端指间关节的凹面相接。当MCP屈曲时，这个接触面还会增加。这是因为掌骨头的掌侧表面积是其背侧的2倍。

（二）软组织

1.韧带

MCP的支持韧带主要由起源于掌骨头的主要和次要侧副韧带构成。主侧副韧带起于掌骨头，止于近节指骨基底的侧方和掌侧。次要侧副韧带起于掌骨头，主要止于掌板掌侧。主要侧韧带在MCP伸直时松弛，屈曲时紧张。MCP屈曲达45°时主要侧副韧带逐渐紧张（图68-2）。

2.掌板

掌板是位于MCP掌侧的纤维软骨结构，远端固定于近节指骨基底，并被从次要侧副韧带发出的纤维加强，近端较松地附着于掌骨头，这样能满足MCP过伸所需，深层的掌横韧带支撑掌板和MCP结构。

3.背侧关节囊

背侧关节囊由致密结缔组织构成，在关节伸直时松弛，屈曲时紧张，支撑MCP。

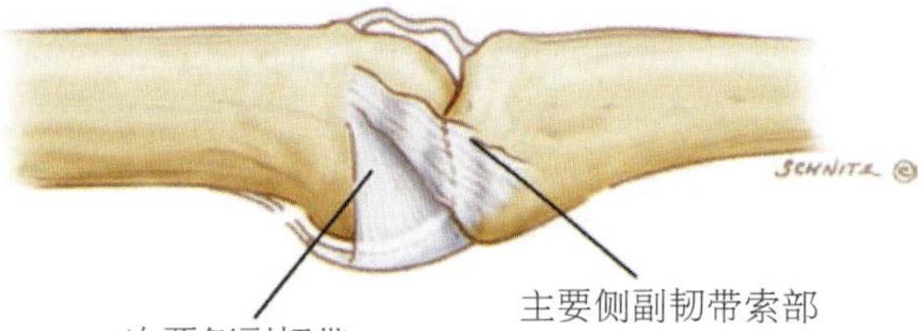

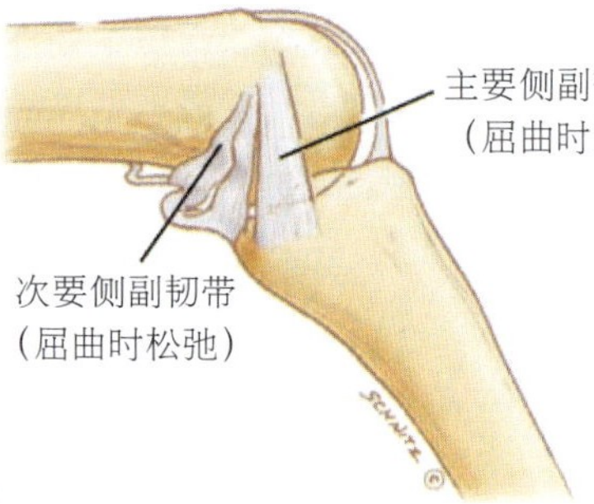

图68-2　A和B.MCP伸直时侧副韧带松弛，屈曲时紧张。主要侧副韧带伸直时松弛，随着关节屈曲至45°逐渐紧张，次要侧副韧带在屈曲45°之前张力最大，随关节继续屈曲则逐渐松弛

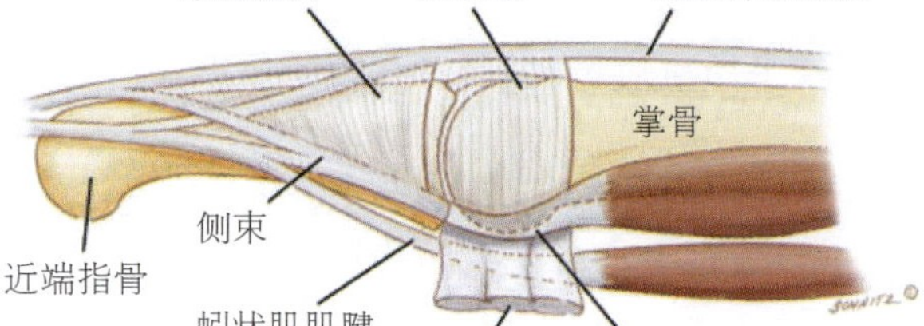

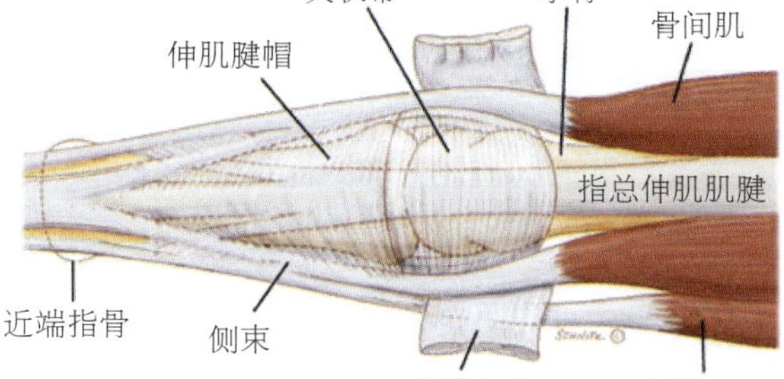

图68-3　A.侧面观可见MCP背侧、掌侧和侧方的软组织结构；B.背面观可见背侧关节囊、MCP、指总伸肌之间的关系

4.肌肉/肌腱

MCP伸直时靠内在肌维持其稳定性，进一步讲，外在肌和内在肌会增加MCP的稳定性，内在肌和外在肌在关节主动伸直、屈曲时均起作用（图68-3）。

牢记指总伸肌腱滑动很重要，尤其是在肌腱松解术与MCP关节囊切除术同时进行时。辅以正确训练，可使指总伸肌腱滑动最大化，从而避免指总伸肌与毗邻软组织和（或）骨组织粘连。除了指总伸肌腱外，还应认识到示指和小指固有伸肌腱的伸指作用，这两块肌肉都受桡神经支配。

四、术前评估

手外科医师应和治疗师一起评估手僵直患者，治疗师能根据患者过去所做的治疗判定是否需增加改善僵直的MCP，尽量避免二次手术。医师通过对患者治疗进展的客观评估可以避免非必要性手术治疗。

术后评估内容：①患者的相关病史；②腕部关节和所有手指关节的主动、被动活动度；③相关内在和外在肌的评价；④外在及内在伸肌、屈肌的肌力；⑤目前患者的疼痛评分；⑥皮肤完损情况；⑦感染史和潜在的复发可能性大小；⑧ADL评分，职业活动和非职业活动；⑨患者对术后手功能恢复的期望值。

五、手术方法

（一）相关术语

关节囊切除术指切除关节囊，源于拉丁语中关节囊和切除两个词的组合，关节囊切除术即指切除部分关节囊及与关节相连的软组织。另一方面关节囊切开术是切开而不是切除或移除软组织结构，两者不能相互替换。

（二）手术步骤

熟知手术步骤对于成功的术后治疗至关重要，很多医师描述过背侧MCP关节囊切除术的手术过程，本书第66章对MCP挛缩的手术治疗做了详细描述。下面讲解MCP关节囊切除术的手术操作步骤。

- 沿受累关节的背侧面做一纵切口。
- 切开腱帽，将伸肌腱牵向一侧或纵向劈开，以充分显露关节。
- 显露并切开滑膜和背侧关节囊。
- 沿掌骨头的中间切开侧副韧带，保留其远端止点。
- 如果被动屈曲MCP近节指骨不能像正常关节那样沿掌骨头滑动，可用骨膜起子或弯的剥离器沿掌骨头掌侧面剥离掌骨头和掌板之间的粘连。
- 缝合切口，如已纵向劈开伸肌腱，在缝皮之前先缝合。
- 如广泛剥离，应留置引流管，以减少术后水肿、血肿的发生以及瘢痕的形成。
- 严重的病例会有一定程度反弹，可以考虑开始治疗时，在屈曲位经皮钢针固定一段时间。
- 术后加压包扎维持MCP屈曲45°～75°。
- 术后疼痛显著者（尤其是伤后或术后早期有疼痛史的患者），可考虑沿疼痛区相应的周围神经分布行经皮神经电刺激术。
- 如需行肌腱松解术，应在关节囊切开之前进行。在一些病例中，伸肌肌腱粘连可能是限制关节屈曲的主要原因，只需行肌腱松解术即可解决问题。

六、手康复治疗

（一）术后治疗

为了制订有效的术后康复训练，治疗师和外科医师应全面了解患者的手术。治疗师应对手术过程有一个清晰的了解，包括手术中不能完全被动屈曲的原因、对关节稳定性有影响的各种可能因素和临时增加的术式（如肌腱松解、内在肌松解术），综合考虑上述因素，制订早期术后治疗方案。

（二）评估

客观评估应在术后治疗的每一阶段进行，测量主动和被动关节活动度、水肿增加的周径大小，主观评测疼痛得分以及评测伤口的大小及变化。积极的评估对观察患者的恢复和治疗是否有效很重要。作为初始评估的一部分，康复治疗师应全面了解患者对手术治疗的期望值以及手术治疗的实际效果，基于此，治疗师可以有效地设计康复方案顺序以实现这些康复目标。

（三）水肿治疗

术后10～14d是控制水肿的最佳时期（图68-4)，有效的水肿治疗是取得成功疗效的关键。在炎症早期，尤其是伤口愈合的纤维增生期，成纤维细胞和纤维蛋白释放胶原，影响软组织柔韧性以及形成粘连，有效治疗水肿可最大化减少粘连的形成、降低压力和被动关节活动的阻力，当主、被动关节活动度训练同时进行时，还有利于新生胶原纤维的正确定向生长。

如果水肿明显，患者会有持续增加的疼痛感，并且过度水肿会增加伤口不愈合的危险性，进而并发感染。所以要积极控制水肿，这样对康复治疗也是极其有益的。

控制术后手部和前臂水肿一项极其有效的方法是加压包扎。术后10～14d包扎应及时更换压力，一旦撤除加压包扎，可以穿戴弹力保护套，直到水肿消失。

除了加压包扎和弹力保护套，按摩对术后水肿治疗也有效。按摩时应注意不要碰到伤口缝合线，以免伤口裂开。

治疗示指水肿时，可以在训练间歇佩戴指套或者Coban直到水肿消失，水肿通常会在2～3周消失。

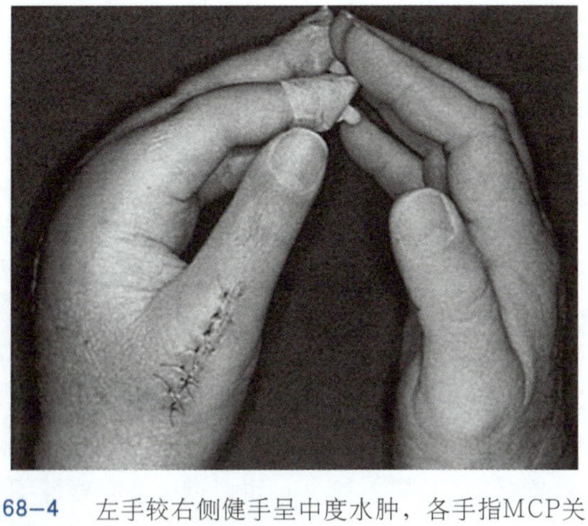

图68-4 左手较右侧健手呈中度水肿，各手指MCP关节囊切除术后10～14d水肿较常见

（四）伤口护理

对于多数患者，伤口护理可通过使用敷料加压包扎完成，这些敷料能把伤口和外界隔离开，必要时在包扎之前于缝合处用三溴酚铋抗感染治疗。

并发血肿时，预防感染极其重要。由于无菌技术的应用，血肿表现为轻度缝合皮肤边缘的分离，一般用无菌纱轻轻挤压血肿处或者用注射器针头穿刺，血肿消除后，必须严格监测感染迹象，一般不预防性使用抗生素。

手术较大（如关节囊切除术联合多指肌腱粘连松解术），术后通常在手术区域放置引流管1～3d引流积血，这对于减少术后血肿发生和预防瘢痕形成十分有益。

（五）疼痛治疗

有效治疗水肿是减轻MCP关节囊切除术后疼痛的一种方法。此外，经皮神经电刺激术已被证实可有效减轻术后疼痛。较常用的传统经皮神经电刺激术装置，沿手术区域周围神经的分布放置电极，此方法很有效。医师也可以采用留置镇痛泵并给予口服镇痛药的方法控制术后早期疼痛。

（六）康复训练

术后24～48h撤除压力包扎，进行早期关节活动训练。应在伤口愈合炎症期结束之前，成纤维细胞形成新生胶原框架之前进行康复训练，这样有助于新生胶原的排列定向。术后康复训练包括主动、辅助主动及被动关节活动，如下所述（图68–5）：

- 手指的屈曲和伸直。
- 指间关节伸直时MCP屈曲/伸直。
- 指间关节屈曲时MCP屈曲/伸直。
- 手指内收和外展。

上述训练应缓慢进行，至最大关节活动度维持5～10s。

示指和小指的关节囊切除术，保护示指固有伸肌和小指伸肌很重要。此外，手腕的关节活动度训练应同时进行。腕关节训练包括腕和手指同时屈曲或伸直的主动、被动关节活动度训练。这些训练有利于外在伸肌独立的、最大化的移动，尤其对于伸肌肌腱粘连松解术联合关节囊切除术的患肢，这种训练很有必要。

临床已证实2h进行10～15min的训练较有效。训练间歇期伤口可得到“静息”，炎症也可以有一定程度减轻。此外，肌肉也可以获得足够的放松。

患者需要理解术后10～14d所能达到的关节活动度随软组织的愈合在术后3～4周很难达到，这与术后2周内伤口愈合过程中增生的胶原有关，这点应提前告知患者。

有些患者由于使用麻醉药或镇痛药并发恶心、术后疼痛、水肿等，不愿积极进行术后康复训练。此时，可以适当安排晚上的康复训练以弥补白天训练的不足。这样才能保证患者逐步完成既定康复目标。

在早期康复训练中应强调功能性活动的训练，暂不考虑损伤软组织或者骨结构的风险，而先保证手的基本正常功能。因此越早进行功能性锻炼，手的功能越早达到ADL的正常指标。临床中，鼓励患者进行指间关节伸直时MCP屈曲的功能性活动。

水肿和疼痛基本平稳以后加强屈肌、伸肌和内在肌的训练。为使水肿和（或）疼痛减小到最小程度，加强训练可推迟至术后6～8周。手训练器械、握力器对提高整个手和前臂的力量有效。术后6～8周开始进行工作条件下的康复训练。延迟训练可使得残留炎症和水肿在手重复提、举训练之前康复。

（七）矫形器

对于背侧MCP关节囊切除术，矫形器的使用基于以下三点：①制动减轻炎症继而减轻疼痛和水肿；②手术部位的制动能使术中被动屈曲度达到最大，并保持软组织的牵拉作用；③动态制动以加强关节活动度。

临床发现术后3～4周白天训练间歇与晚上休息时将矫形器维持功能位对康复有效。这样可使MCP的韧带处于最佳伸直位。有时，MCP可被动屈曲至90°，但更多时候，被动屈曲约75°。

由于手术后的敷料、水肿和（或）不适等，术后MCP屈曲不能达到期望水平。应在每个阶段逐步增加矫形器屈曲幅度直至达到最大屈曲角度。

当不能达到MCP完全屈曲时，动态屈曲矫形器可用于康复训练（图68–6）。必要时，可于术后第1天佩戴矫形器。被动屈曲的角度决定佩戴矫形

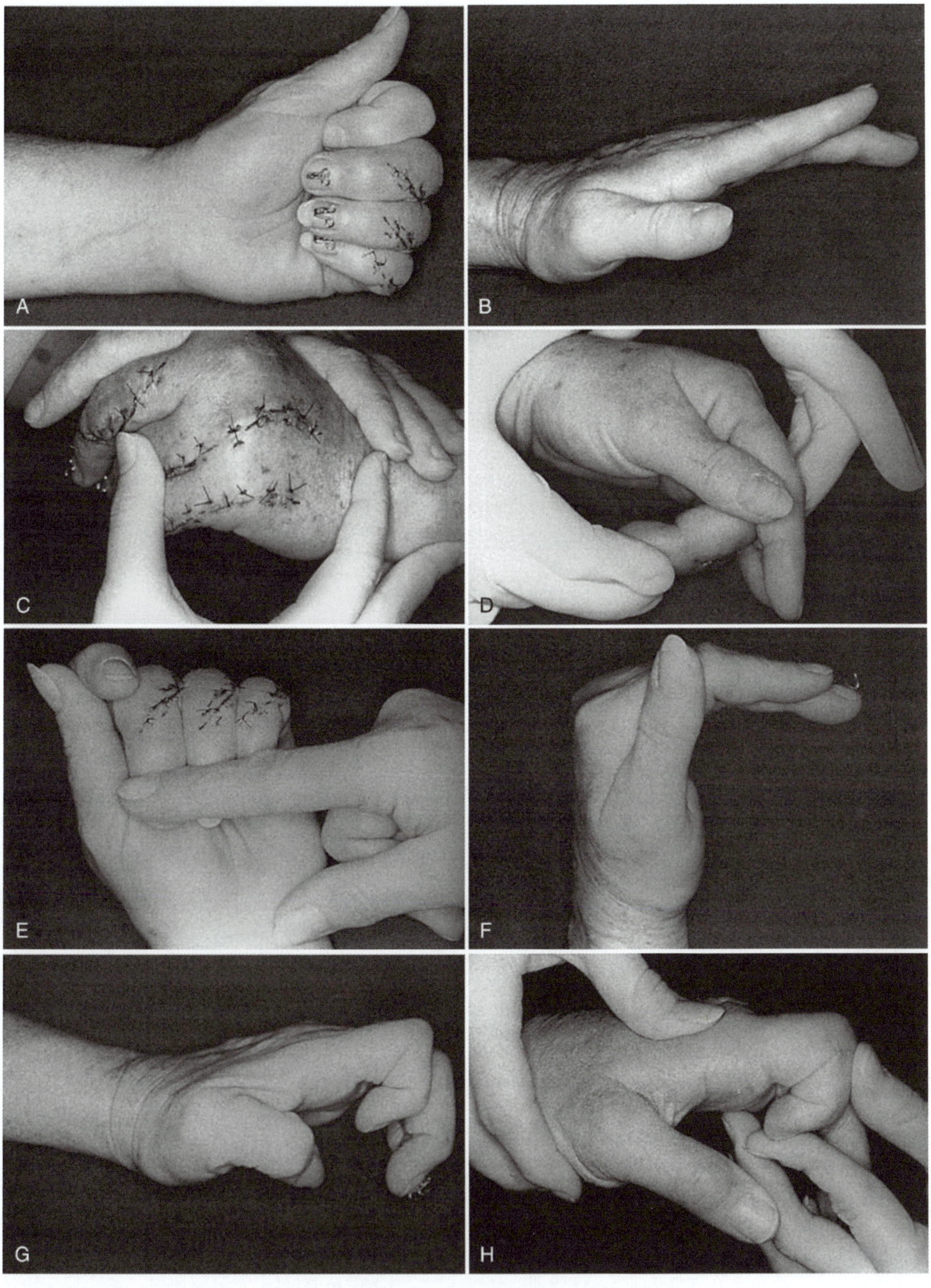

图68-5 始于伤口愈合炎症期的主、被动关节活动训练，理论上这些训练是有价值的。A.主动屈曲；B.主动伸直；C.被动MCP屈曲；D.被动屈曲；E.被动屈曲；F.指间关节伸直时MCP屈曲；G和H.指间关节屈曲时MCP伸直的主、被动训练

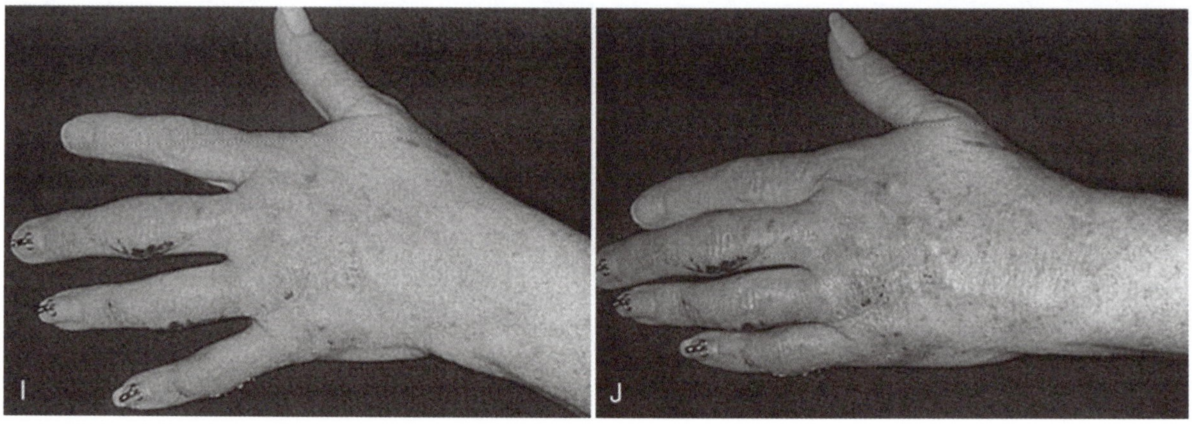

图68–5(续)　I.手指外展；J.手指内收

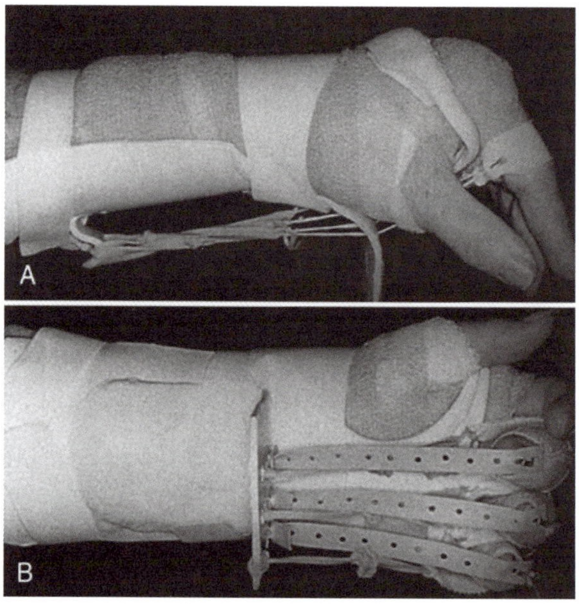

图68–6　动力屈曲矫形器可只用于MCP（A）或当MCP及近端指间关节都出现内在肌紧张或者背侧关节囊紧张时，可以复合形式应用（B）

器的时间。许多不能达到完全屈曲的患者，可以在白天训练期间穿戴动态矫形器，晚上基本不戴，因为有不适感、矫形器笨重及增加水肿、造成循环障碍等。

由于制动可导致关节僵硬，矫形器的佩戴时间应逐渐减少。不管哪种类型的矫形器，在达到所期望的佩戴目的后就应减少佩戴时间。佩戴时间长短因人而异，但是通常是在3周以内，逐渐减少佩戴时间直到不再需要。功能位矫形器通常可在夜间继续佩戴至8～10周。

另一个有效的方法是胶带，可以用背侧胶带也可以用复合胶带，两种方式对恢复手的功能都有效。

（八）瘢痕治疗

有效治疗MCP关节囊切除术术后瘢痕的方法是以乳液按摩瘢痕和牵拉瘢痕。瘢痕按摩包括沿瘢痕长度的深度按摩和垂直瘢痕的横向按摩，以及顺时针方向和逆时针方向按摩。瘢痕牵拉治疗即牵拉软组织。患者向治疗师牵拉皮肤的反方向进行主动关节活动，目的是移动皮肤及皮下粘连组织。

硅树脂类产品可以在矫形器或敷料内使用以改善背侧瘢痕形成及重塑胶原纤维。一些瘢痕重塑产品可在拆线和伤口愈合后8周左右晚上使用。

（九）物理疗法

1.神经肌肉电刺激术

该方法有助于MCP做主动屈曲、伸直活动。为使MCP活动度达到最大，经常加大指总伸肌和指长屈肌移动度，也可刺激内在肌促进MCP屈曲。有效的治疗参数包括：非对称性双相波形；脉冲频率：35～40次/s；上升时间：2s；持续时间：15s；间断时间：20s；强度：患者可忍受的最大监测反应强度；治疗时间：15min。作为家庭康复训练的一部分可每天做3～4次。

2.超声波疗法

患者术后愈合较快，形成致密瘢痕导致关节柔韧性和肌腱滑动性下降，超声波治疗更有效。利用其深部加热性能，提高软组织的温度。临床治疗剂量参考：频率3.0MHz，强度0.7～1.0W/cm，连续模式，治疗时间8min。

3.持续被动运动（CPM）疗法

临床证实该法可减轻术后疼痛和水肿，进而增加关节活动度。由于市场上手关节连续被动运动器型号颇多，必须选择适当的、有效的仪器。MCP关节囊切除术的治疗目标是减轻疼痛、水肿和增加MCP的活动度。

因为手指不等长很少有合适的机器能完成各个手指的完全屈曲和伸直，但该机器在减轻疼痛和水肿方面确实有效。因此，可用于治疗术后7～10d有明显疼痛和水肿的患者。术后10d，应调整治疗方案。可停用持续被动运动器加强关节活动训练，穿戴矫形器，选择其他治疗水肿和疼痛的方法。

有趣的是，2008年Schwartz和Chafetz报道，腱粘连松解术合并关节囊切除术或者只进行关节囊切除术后，连续被动运动疗法对改善关节活动没有明显差异，其研究集中于关节活动度的改变，治疗持续时间等方面。

（十）心理疗法

为使治疗尽可能成功，必须鼓励患者对治疗（如改善特定功能的训练）有具体的目标。告知患者这些目标可以实现，并且要配合训练。除了引导患者自我诱导，治疗师也应积极鼓励患者进行康复。患者治疗的成功可能取决于治疗师术后早期监督和术后6～8周积极参与患者康复两个方面。

七、MCP关节囊切除术

涉及术后结果的文献较少，1979年Gould和Nicholson报道了一组100例MCP关节囊切除术后患者的研究，术后以钢针固定MCP于屈曲位10～14d。综合所有的诊断分类，作者得出术后MCP的平均主动活动度是21°，被动活动度是29°。最大活动度见于11–20岁的年轻患者。其次是，一位急性发病的患者（被动ROM51.5°），和5位烧伤患者（主、被动ROM分别是6°和42°）。活动范围最小的是反射交感性营养不良的患者（主动活动度3°，被动28°）、骨折和压伤（主动活动度18°，被动20°）。研究者认为，大部分患者术中可被动屈曲至90°，但很少术后能维持。Young和同事报道1978年10例背侧MCP关节囊切除术的患者，术后MCP固定于屈曲位达14d，然后在这个位置开始进行关节活动训练，最终MCP活动度被动增加48°。活动度增加最大的见于撕裂伤和其他种类损伤（主动活动度71°，被动60°），最小的见于开放性骨折（被动活动度37°）。Buch在他的研究中指出，MCP被动活动度平均最少增加30°，关节囊切除术合并植皮术时结果不是很显著。1947年，Fowler得出这样的结果："如果局部软组织和手的力学表现良好，80%～90%的关节活动度可达到预期效果"。Fowler没有具体描述临床结果，其将MCP屈曲位用矫形器固定3周后开始锻炼。

背侧MCP关节囊切除术对加强大多数患者手部功能确实有效，尤其是对于年龄在25岁以下的年轻患者，一指或多指关节囊切除术维持术中结果很难做到，如同时做广泛伸肌腱粘连松解术的患者更难做到。近端指间关节囊切除术有时需与MCP关节囊切除术联合，在这些病例中，虽然环指和小指的功能至关重要但维持MCP屈曲较难。

治疗没必要达到0°～90°的完全活动度，达到患者最佳功能活动度即可。尤其是对于挤压伤患者，其MCP会有一定程度受损，活动度完全恢复是不可能的。尽管如此，应尽量增加屈曲活动度以使患者有更好的功能。

功能活动度

需记住手关节功能活动度，MCP的平均屈曲角度为61°，近端指间关节的平均屈曲度为60°，远端指间关节为39°。对于拇指，MCP的功能性屈曲角度为21°，指间关节为18°，这些活动度基于一般的日常活动。尽管没有具体提出职业和非职业的康复目标，但却为此提供了一个基本方向。在手术治疗之前，治疗师应准确评估患者手部的日常生活活动度和职业活动所需活动度，对于已接受手术治疗的患者，康复目标必须达到最高功能性活动水平。

八、病例

患者男性，63岁。挤压伤合并第四掌指骨骨折经手术和康复治疗后已工作3个月。进行日常生活活动时，关节活动度明显受限。几乎不能搬运物体，不能抓取物体如不能抓握高尔夫球杆。术前MCP水平的主（被）动活动度分别为：示指0°/45°(55°)，中指15°/50°(60°)，环指20°/35°(45°)，小指10°/30°(40°)。行经小指至示指MCP关节囊切除术和伸肌肌腱粘连松解术治疗，术后伤口加压包扎，以下是接下来的治疗过程。

移除加压包扎后，立即进行早期评估，包括关节活动度的测量、伤口评估、疼痛评估、水肿程度评估和疗效评估。然后制订如下治疗方案：

- 控制前臂水肿，轻度加压包扎，戴指套控制水肿。
- 主、被动关节活动训练应加强单独的MCP运动；复合被动屈曲和伸直；分别进行指总伸肌腱、示指固有伸肌腱和小指指伸肌腱的活动；内在肌运动。
- 穿戴MCP动态屈曲矫形器每次45min，每日4次（图68-7D)。
- 训练和穿戴动态屈曲矫形器之间的休息期，应穿戴功能位前臂矫形器，同时保持MCP最大屈曲位。

术后第3天，患者出现明显的水肿，尤其是手背侧（见图68-7A)。血肿形成无菌操作切开引流（图68-7B，C)，及时引流血肿对于减少感染和瘢痕形成至关重要。

术后第3周，患者伤口愈合，沿手背侧有紧密粘连形成，进行瘢痕松动：包括沿肌腱相反方向进行的以乳液按摩瘢痕和使用瘢痕贴使瘢痕缩小（见图68-7E)。采用超声波深层热疗提高软组织弹性（见图68-7F)。

术后10周随访，患者已有明显改善（图68-7G-I)。可以用患手进行功能性活动，如打高尔夫。术后5个月MCP主动（被动）活动度为：示指0°/75°(75°)，中指30°/80°(85°)，环指20°/80°(85°)，小指15°/80°(80°)。

当进行非必要性手术治疗时，需谨记患者所要求达到的康复目标。治疗中应及时改进、变更治疗计划以达到患者的期望目标。

另外，治疗过程中用于增加和维持MCP屈曲度的矫形器应在30～45d逐步撤掉，否则患者不能达到治疗中所达到的关键活动度。

九、掌侧MCP关节囊切除术

较少进行掌侧MCP关节囊切除术。手术适应证：掌板挛缩继发长时间肌肉挛缩，烧伤、缺血性肌挛缩、掌腱膜挛缩、挤压伤、僵直状态、制动时间过长、沿MCP掌面的软组织挛缩及手掌的爆炸伤。先前有文献描述掌侧MCP囊切除术的方法。

大多数病例术后24h内即应开始康复治疗。如前所述，水肿和疼痛的控制也应同期进行。矫形器应选择伸直位穿戴。夜间穿戴时，推荐置MCP和指间关节于完全伸直位。白天，训练间歇期可以穿戴MCP动态伸直矫形器。训练应含不受限制的主动、被动关节活动，包括内在肌的主动、被动活动，内在肌的伸展尤其重要。伸直矫形器应在4～6周逐步解除，术后10～12周完全解除。

所有患者的预后都可以恢复MCP的伸直并且没有损害MCP的屈曲。对于长时间慢性内在肌挛缩和掌侧软组织缺乏的患者可能需要移植手术，康复介入治疗时间有所延迟。

总结：MCP关节囊切除术

MCP的良好活动度使患者可以充分利用手的功能，通过认真评估患者的术前状况，医师能判断术后所能达到的功能，大多数患者能达到满足其日后需要的功能性目标。这就需要外科医师、康复治疗师结合患者的目标认真制订协调的、可行的治疗方案。

十、PIP关节囊切除术

手部近端指间关节的损伤很常见，经保守治疗和康复之后，大多数患者可恢复关节活动和手功能。对于残留近端指间关节被动活动受限的应考虑行关节囊切除术。

容易引起关节僵直的疾病为本手术的适应证，

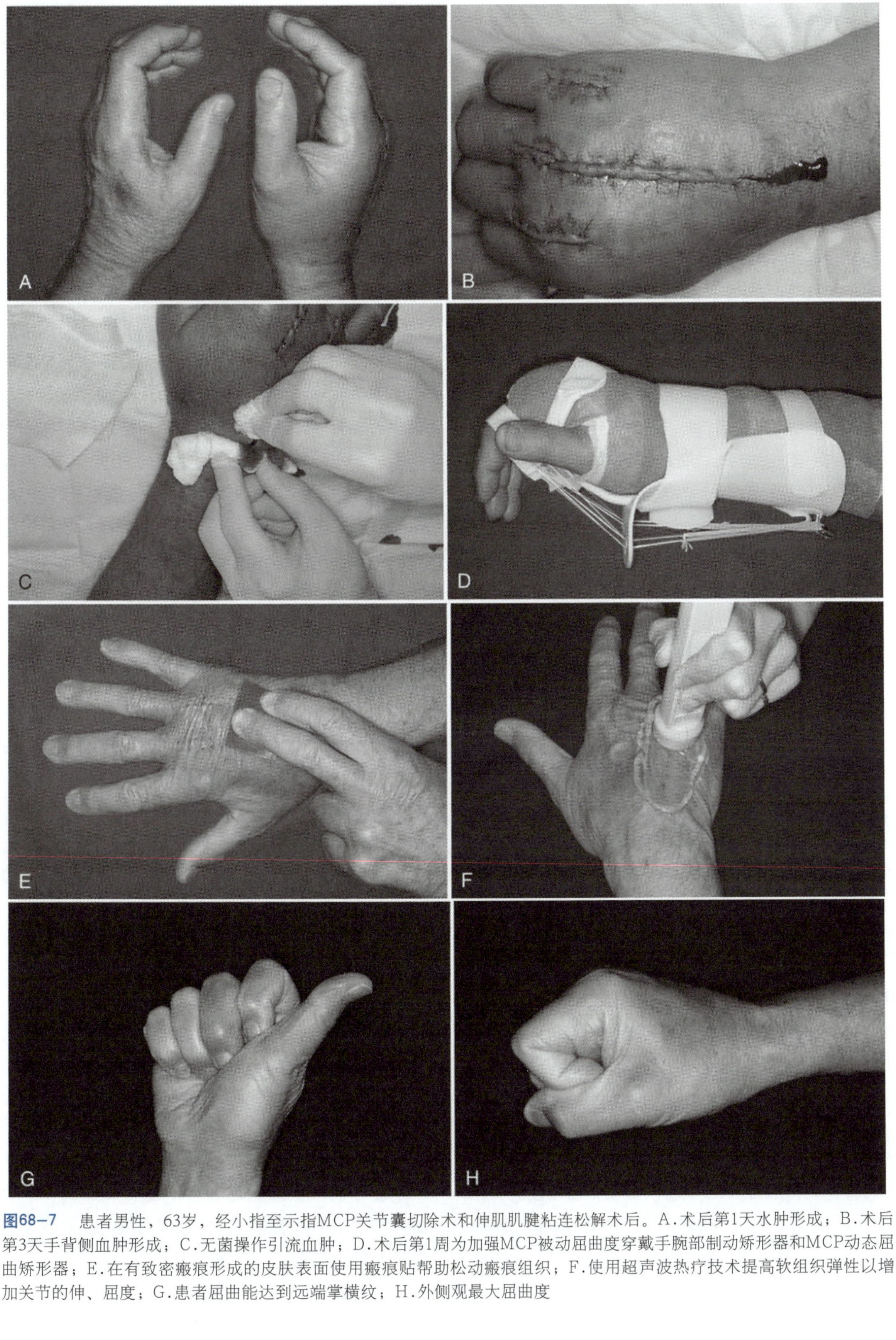

图68-7 患者男性，63岁，经小指至示指MCP关节囊切除术和伸肌肌腱粘连松解术后。A.术后第1天水肿形成；B.术后第3天手背侧血肿形成；C.无菌操作引流血肿；D.术后第1周为加强MCP被动屈曲度穿戴手腕部制动矫形器和MCP动态屈曲矫形器；E.在有致密瘢痕形成的皮肤表面使用瘢痕贴帮助松动瘢痕组织；F.使用超声波热疗技术提高软组织弹性以增加关节的伸、屈度；G.患者屈曲能达到远端掌横纹；H.外侧观最大屈曲度

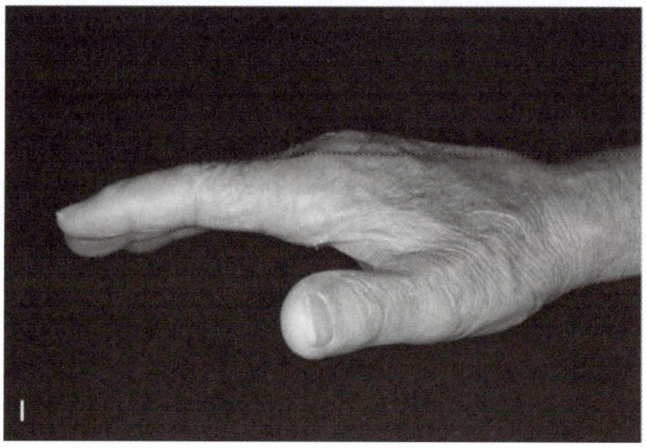

图68–7 I.外侧观最大伸直度，主动屈曲时残留伸直迟滞

如近端和中间MCP骨折（尤其是关节内骨折）、近端指间关节骨折脱位、指中央腱束撕脱、二区屈肌腱损伤伤口达掌板、涉及近端指间关节的掌腱膜疾病、长时间尺神经麻痹或尺神经和正中神经麻痹、继发于烧伤或者软组织损伤的皮肤挛缩。

近端指间关节囊切除术应于掌侧和背侧进行，背侧囊切除为了增加被动屈曲度，掌侧囊切除为了增加被动伸直度，治疗目标是改善手部功能。

十一、PIP关节解剖

熟悉近端指间关节的解剖结构很重要。详细解剖结构见图68–8，伸肌腱、背侧囊、副韧带、掌板、指浅屈肌、指深屈肌清晰可见。康复治疗时，应熟记这些解剖结构及其位置关系。

十二、PIP背侧关节囊切除术

（一）手术

很多文献已描述背侧近端指间关节囊切除术。本书第66章有对近端指间关节挛缩手术治疗的透彻描述，以下是Idler描述的手术步骤。

首先沿近节指间关节背侧做一切口，分离皮肤和皮下组织直达伸肌腱结构，然后在直视下分别从尺侧、桡侧沿掌板的边缘分离横向支持带，显露关节囊。沿近节指骨基底的远端切开（必要时切断）背侧关节囊。如果还不能达到满意的近节指间关节的被动屈曲角度，可从背侧向掌侧逐渐分离侧副韧带。此外，为达到完全被动屈曲而不会“反弹”，

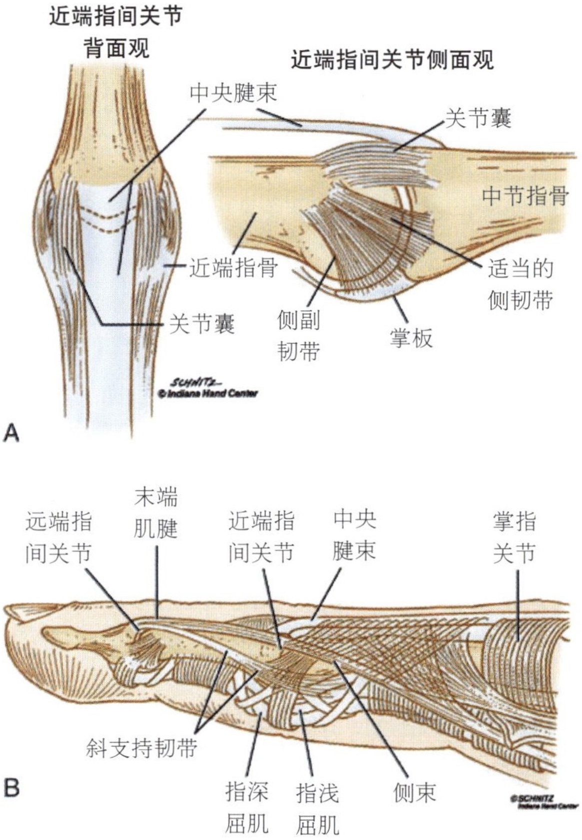

图68–8 A.示指近端指间关节解剖结构；B.侧面观，近端指间关节水平沿近端、中间指骨的解剖结构。远端指间关节、指深屈肌、指浅屈肌和MCP

可能需要行伸肌肌腱粘连松解术。但是，肌腱粘连松解术联合关节囊切除术在近节指间关节并不常见（图68–9）。

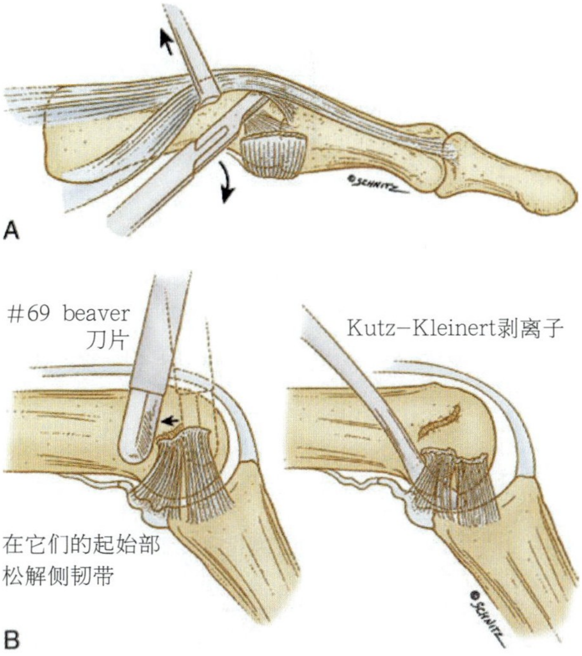

图68-9 A.背侧近节指间关节囊切除术的手术方法。牵开伸肌结构，从近节指骨基底分离背侧关节囊；B.从近节指骨基底分离侧副韧带

（二）康复治疗

术后24～36h开始康复治疗，适当加压包扎，可以用无菌纱布，也可以用指套，注意敷料的使用不能限制关节活动。

早期训练包括整个手的主动、辅助主动及被动关节活动（10～15min/2h），除了屈曲和伸直运动，还可指导患者被动屈曲MCP 60°～75°时，尽力伸直近节指间关节。需强调一点，就是主动伸直和屈曲时应同等用力，这样才能达到屈曲和伸直时关节活动度的平衡。由于伸肌的力量比屈肌要小得多，所以更应强调屈曲和伸直时同等用力。

当背侧关节囊切除术联合伸肌肌腱粘连松解术时，术后早期进行单独的近节指间关节被动屈曲，7～10d后加强被动屈曲训练。伸直矫形器适合训练间歇和晚上休息时穿戴，一般穿过MCP直达远节指骨。有时可用动态矫形器以帮助近节指间关节达最大伸直度。动态矫形器可以训练时穿戴，也可以休息时穿戴。当近节指间关节的伸肌迟滞影响功能时即可穿戴动态矫形器。

为增加近节指间关节的被动屈曲度，经常需要矫形器，通常，MCP伸直位矫形器需要订做，加用动态牵引使近端指间关节做屈曲活动，必要时，远节指间关节也要使用牵引器。穿戴矫形器的频率和持续时间由被动活动受限程度和关节的“最后感觉”决定。一般每次穿戴动态矫形器30～45min，每天3～4次，每次训练之前穿戴动态矫形器10～15min。术后最初6周内使用矫形器，术后10～12周应停止使用。

图68-10回顾了一名患者的病例报告，该患者被公共汽车撞伤并遭受多处损伤，包括手背侧手套状撕脱伤。最初在其他医院治疗，受伤后5个月出现PIP关节纤维化和明显的关节僵硬。伤后6个月，她接受了伸肌腱粘连松解术、背侧近指间关节囊切除术以及示指、中指、环指和小指的尺侧内在肌松解术。

（三）结果

临床中，背侧近节指间关节囊切除术，联合或不联合伸肌腱粘连松解术，对增强手的功能和恢复关节活动度非常有效。Mansat和Delpat报道了52例近节指间关节背侧关节囊切除术后的结果。平均关节屈曲度为28°。术前，平均伸直度为19°，屈曲为34°。术后，伸直为8°，屈曲为62°。活动范围改善到更好的功能性活动角度。Gould和Nicholson报道了近端指间关节背侧囊切除术的预后，47例患指，被动活动度达到21°，主动活动度14°。Creighton和Steichen报道伸肌肌腱粘连松解术和近节指间关节背侧囊切除后6个月平均屈曲度改善达到34°。

十三、PIP掌侧关节囊切除术

（一）手术

如Idler所述，沿近节和中节指骨做Brunner切口或中外侧切口均可，切口经皮下组织直达屈肌腱鞘，沿近节指间关节区域切除一部分屈肌腱鞘。此时如有需要，可做指浅屈肌和指深屈肌肌腱粘连松解术。如果施行此操作后近节指间关节不能被动屈曲，要切开掌板，如还不能解决问题，可沿近节指骨的外侧面逐渐松解侧副韧带（图68-11）。

很多文献描述了掌侧近节指间关节囊切除术的具体方法步骤。

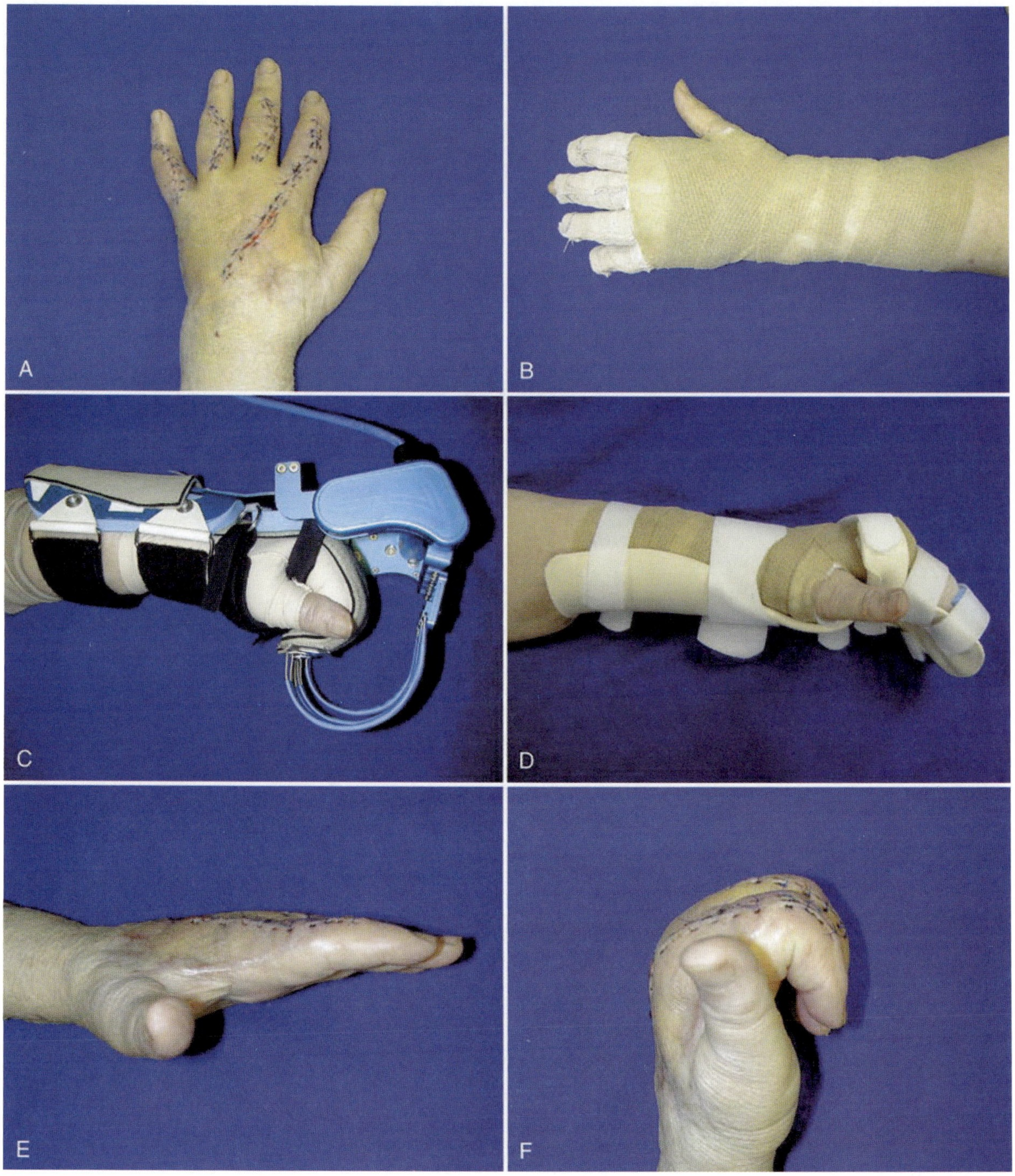

图68–10　患者女性，75岁。非利手工伤。公交车挤压伤合并手背侧手套状撕脱伤。继发关节僵直和关节纤维化，尤其是近节指间关节。由于屈曲功能受限，不能抓取物体。A.伤后6个月手术：伸肌腱粘连松解术、背侧近节指间关节囊切除术和示指、中指、环指及小指尺侧内在肌松解术；B.术后10d，前臂和手加压包扎，手指戴指套控制水肿；C.术后1周内进行持续被动活动训练；D.夜间佩戴矫形器；E和F.术后6d进行主动手指屈曲和伸直。回顾了一例被公共汽车撞伤致多处损伤，包括手背软组织挤压伤的患者。开始在别处治疗，伤后5个月来我院。当时出现近节指间关节明显纤维化性僵直。伤后6个月行伸肌腱粘连松解术，近节指间关节背侧关节囊切除术，示指、中指、环指、小指尺侧内在肌松解

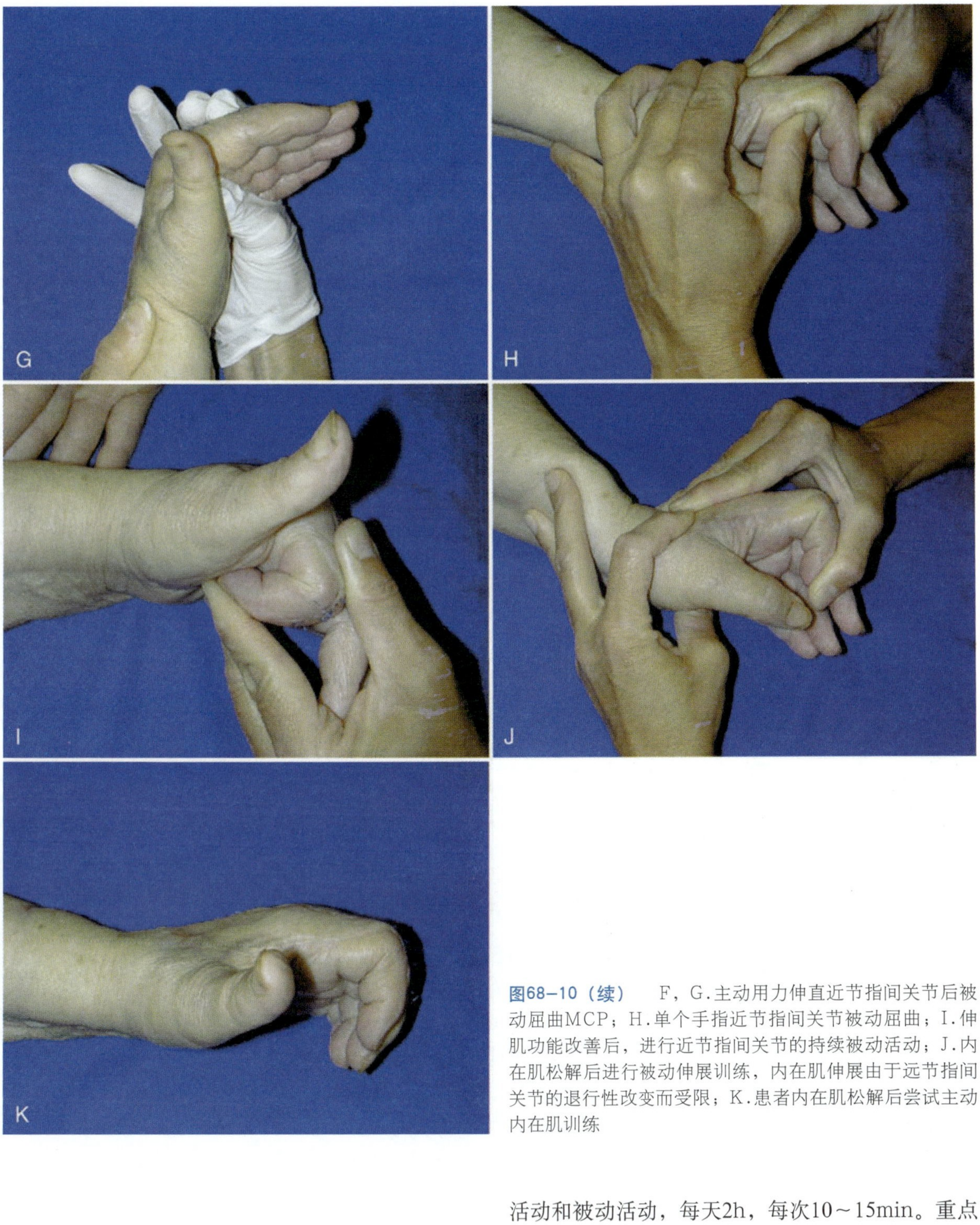

图68-10（续） F，G.主动用力伸直近节指间关节后被动屈曲MCP；H.单个手指近节指间关节被动屈曲；I.伸肌功能改善后，进行近节指间关节的持续被动活动；J.内在肌松解后进行被动伸展训练，内在肌伸展由于远节指间关节的退行性改变而受限；K.患者内在肌松解后尝试主动内在肌训练

（二）康复治疗

康复治疗开始于术后24～36h内，去除敷料后，使用无菌纱或指套包扎手指。术后早期应控制水肿和疼痛，有效地控制水肿和疼痛是取得良好预后的前提。

早期康复训练包括关节的主动活动、辅助主动活动和被动活动，每天2h，每次10～15min。重点加强被动近节指间关节的伸展训练以达到手术的目的。对于所有的训练，应注意保持最后达到的最大活动度约5s（主动）、10s（被动）。当关节囊切除术联合屈肌肌腱粘连松解术时，通常也要强调主动肌腱滑动训练的重要性。这包括完全主动伸展时的主动屈曲，近节和近节指间关节的抗阻训练（已知肌

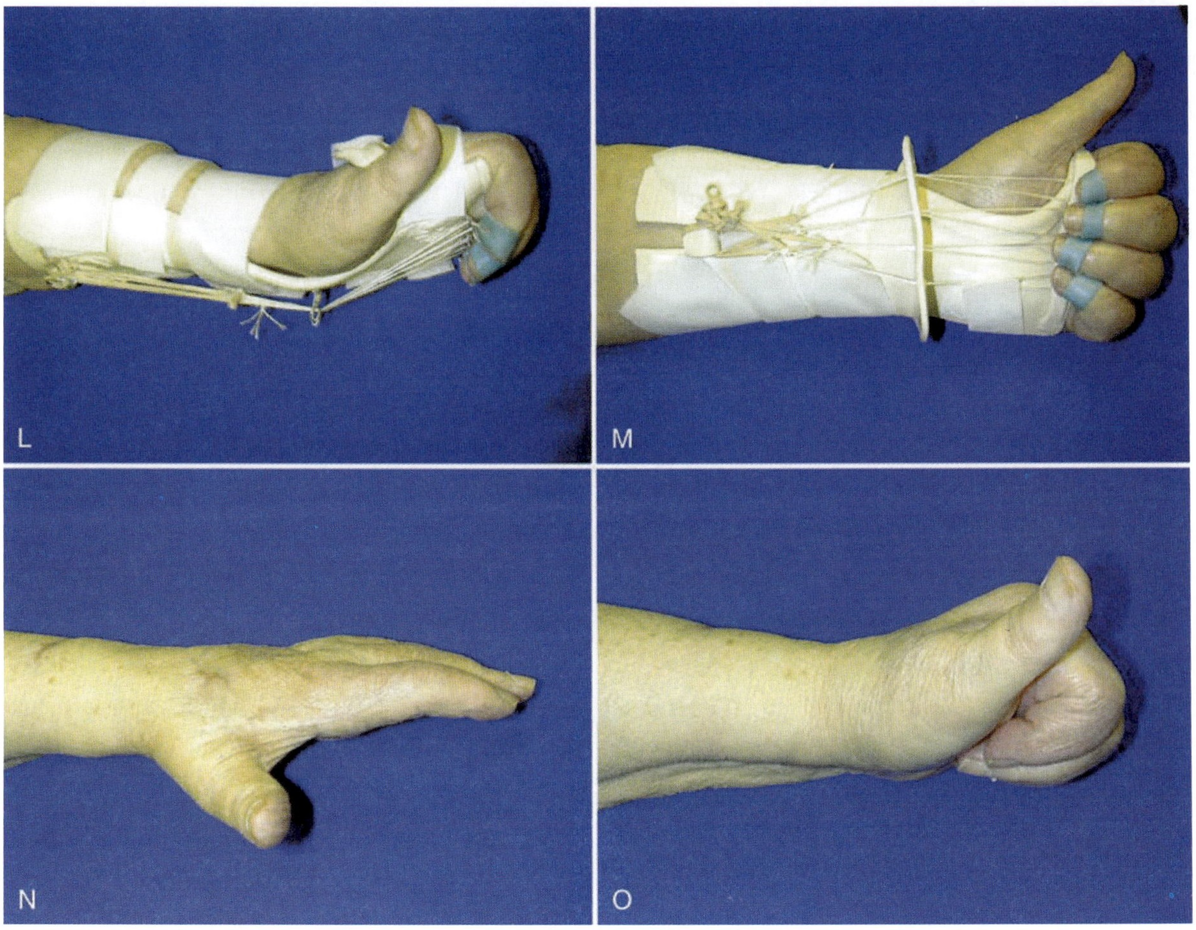

图68-10（续）　K，L和M.术后1周停止持续被动运动后即开始穿戴近节指间关节动态屈曲矫形器；O.术后3周主动屈曲活动仍有轻度受限，患者自述手抓握物体较前有明显改善

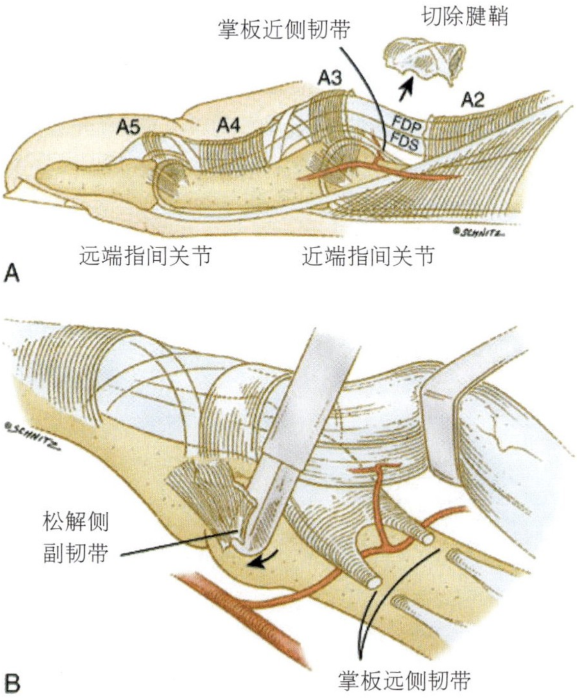

图68-11　A.掌侧近节指间关节囊切除术的第一步是切除A2和A3滑车之间的屈肌腱鞘以显露屈肌腱及关节结构；B.游离掌板。如果近节指间关节不能完全伸直，应于关节掌、背侧松解副韧带。FDP.指深屈肌；FDS.指浅屈肌

腱功能良好)，单个手指指浅屈肌腱的训练，MCP伸展、屈曲时指间关节主动屈曲，手腕和手指的屈伸训练，手腕训练每天至少1次。

术后3～4周，在训练间期和晚上休息时穿戴矫形器对于控制术后水肿、疼痛和伤口裂开有帮助。此外，矫形器对于固定手指位置以达到手术的目的也是有效的。完全伸直矫形器通常是要根据患者的手和手指情况而定制的。当多指手术时，尤其是联合肌腱粘连松解术时，将手指完全伸直的前臂矫形器较好些。

术后为达到术中近节指间关节的伸直度时，可考虑使用动态矫形器。通常于术后第3周开始使用动态矫形器，尤其是小指近节指间关节损伤涉及近节指间关节内时。通过对患者及其被动伸展运动的评估，治疗师决定穿戴矫形器的频率和持续时间，白天运动时穿戴动态矫形器，夜间休息时穿戴静态矫形器。

物理疗法对于取得良好的预后有一定作用，术后1～2d即开始物理疗法可较快恢复关节活动度。术后经皮神经电刺激术有助于控制疼痛。经肌肉神经电刺激术有助于加强主动关节活动度。此外，术后2～3周可使用超声波热疗。

（三）结果

临床发现，术前屈曲挛缩达45°以上时，术后改变越明显。屈曲挛缩45°时，患者的手指功能明显受限。此时不可能进行手指伸直的活动，如手不能或者很困难地伸进裤兜。及时关节松解后，仍不能达完全伸直。如果残留关节挛缩在15°及以下，患者功能限制基本可以恢复。

小指近节指间关节最难完全恢复主动和被动伸直活动，尤其是长时间挛缩后伸肌结构延长，关节一旦松解，近节指间关节不能完全伸直到自然位，所以此关节不能通过手术及术后治疗达到伸直。

Bruser及其同事报道掌侧切口行近节指间关节囊切除术的患者术后关节活动度为30°，侧方正中切口行近节指间关节囊切除术的患者术后关节活动度为50°。Beyerman及其同事和Weinzweig及其同事报道掌腱膜挛缩综合征（杜普伊特伦病）行部分掌腱膜切除术而未行关节囊切除术的患者和行关节囊切除术的患者的比较结果。Beyerman及其同事长期随访发现两种治疗后遗留的近节指间关节挛缩没有明显区别。Weinzweig的结果也是如此。

Gould和Nicholson 报道了41例近节指间关节囊切除术的患者，术后近节指间关节主动平均伸直为13°，被动伸直改善了24°。

Mansat和Delprat对法国10个手外科科室的多中心研究发现，近节指间关节囊切除术后的平均伸直18°。

十四、小结

康复治疗对于MCP关节囊切除术和近节指间关节囊切除术后患者的恢复极其重要。要取得良好预后，关键是要了解早期损伤类型、损伤后的恢复情况、相关的治疗史、术前关节活动度、患者的治疗目标、非手术治疗的预期值、手术方法本身和术中的关节活动度。这些信息为建立最佳治疗方案提供依据。此外，这些信息及患者康复治疗后的改善程度允许治疗师及时改良康复方案以最大化恢复患者的功能。总体治疗目标是在有限的时间内尽快达到患者要求的功能性目标。

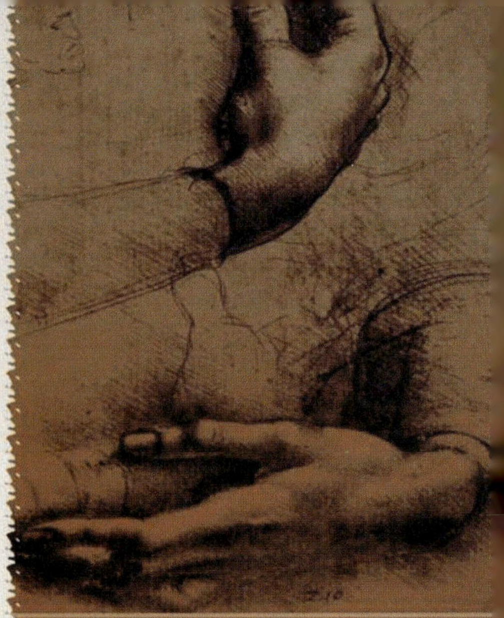

第十二部分

12

常见手腕损伤

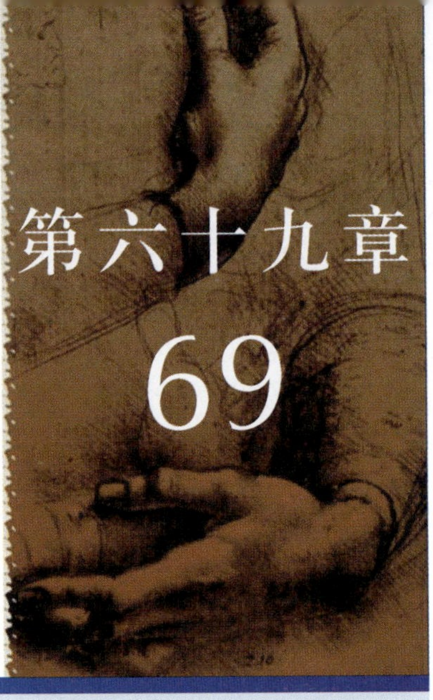

桡骨远端骨折：分类与处理

原著者 ROBERT J.MEDOFF, MD
译校者 王永杰　赵　鹏　陈学明

关键点

- 桡骨远端骨折不是一种仅凭某种单一处理方式就能够治疗的简单损伤。
- 损伤的方式应该在患者的病历中进行描述，如损伤的机制和重要说明，骨折分离的模式，任何相关的病理，以及是否有骨质疏松的存在。
- 某种单一的治疗方法不是对所有的骨折类型均有效。
- 桡骨远端骨折评价和处理的新进展，将持续改善我们对这种损伤的自然病史及预后的深入理解。

为阻止跌倒而过度手背伸是一种原始反射，这种反射从学步之前开始一直持续人的一生。当降落伞反射结合一系列抗重力活动时，身体的平衡紊乱，或出现结构性病变时可使骨骼衰弱，这可能导致患者会不幸发生桡骨远端骨折。

一、流行病学

桡骨远端骨折是肌肉骨骼系统中最常见的骨损伤。Vogt及其同事通过10年的时间对美国4家独立的医疗中心治疗的桡骨远端骨折进行了发病率和分布的调查，他们发现总体的发病率为7/1000人年。在这个人口样本中，27%的此类骨折为关节内型，73%为关节外型。骨量的减少使骨折发生的相对风险增加了1.8倍，而跌倒病史使得骨折发生的相对风险增加了1.6倍。如果损伤发生在伴有糖尿病的女性，关节内骨折的发生率接近翻倍。Chung及其同事回顾了国家医院救护医疗中心将近150万例，他们发现44%的骨折都涉及桡骨远端；而在这些桡骨远端骨折之中，30%是在家中受伤，47%是由于意外跌倒所致。

多项研究表明，在过去的几十年中桡骨远端骨折无论是数量还是发病率均在稳定增长，并且在与其相关的性别、年龄、种族之中存在着差异。Hagino及其同事在日本证实女性骨折的发病率从1986年的165/100 000增长至1995年的211/100 000，并且日本人要低于白种人。由Solgaard与Peterson和Jonsson及其同事在瑞士的研究同样证实了桡骨骨折在过去几十年中有了增长。Thompson及其同事在英国发现骨折发生的男女比例为3.9∶1，绝经前期女性骨折的发生风险为10/10 000，85岁以上的女性老年人其风险增加至

120/10 000。相比而言，小于65岁的男性其骨折风险仅为10/10 000，85岁以上的老年男性其风险仅增加至33/10 000。这些作者同样注意到了在过去30年骨折的发病率有所增长。Nguyen及其同事在澳大利亚达博进行了一项前瞻性研究，研究的群体为60岁以上的老年人，他们发现男性桡骨远端骨折发病率为34/10 000，而女性则为125/10 000。

在年轻的患者中，休闲活动常常是影响桡骨远端骨折发生率和骨折类型的常见原因。桡骨远端骨折可发生在任何有身体接触的运动中，包括篮球、橄榄球、滑雪、足球。滑板和轮滑运动很容易发生桡骨远端骨折。最近越来越流行的单板滑雪运动也已经成为另外一项引发青年人桡骨远端骨折的休闲运动。在一项发生了桡骨远端骨折的单板滑雪爱好者的研究中，Matsumoto及其同事报道称这些骨折常发生在那些缺乏经验的人之中；无经验的单板爱好者发生率为42%，而中级爱好者发生率为48%。对于初学者而言，关节外骨折是最常见的骨折类型，常由简单的跌落所致。而中级爱好者更易发生关节内粉碎骨折，常由跳跃失败造成。在这项研究中，在滑板爱好者中习惯站立的相反方向更容易受伤，其更容易受伤的原因与对侧侧滑的技术相关。

二、分类

桡骨远端骨折分类仅在提供了详尽的病史后才能有助于改善我们对损伤的认识，或有助于改进我们的治疗过程。分类系统应该能够阐明自然史的不同之处，并能够预知各种损伤类型的不同结局。另外，有效的分类系统能够分别对不同个体的不同类型损伤予以深刻的见解，如为什么一种特定的治疗模式对某种骨折是有效的，而对于另一种骨折就是失败的。大多数的分类系统都是基于一些参数如患者的年龄、患者的活动方式、骨折的几何形状、损伤的机制、移位的方向、骨折片的类型和数量。另外，还有一些其他参数，如局部的软组织环境、损伤机制及相关的病理也可能与骨折的类型相关。准确且具有一致性的分类系统对于桡骨远端骨折是至关重要的，它在临床环境中能够予以十分有益的科学评估，可以对跨机构的数据进行对比，尤其对于那些研究数据结论均来自同一人群的样本。不幸的是，许多之前对桡骨远端骨折的科学研究可能都存在一些瑕疵，因为在一项简单的研究中，作者采用了多种无法相互对比的损伤类型。

最先描述桡骨远端骨折的是19世纪早期的Colles、Poutreau、Dupuytren等，当时他们凭借其敏锐的观察认为这些损伤源于腕关节脱位。尽管这些早期的作者将桡骨远端骨折视为一种简单的损伤类型，但我们应该认识到这些描述要早于X线80年。不幸的是，对于许多外科医师而言，这种令人遗憾的“遗产”使得他们至今仍认为所有的Colles骨折都是一种简单的、单一的损伤模式，并仍然对选择恰当的治疗产生了极大的障碍。

相对于这些早期有限的描述而言，在20世纪几乎没有哪个骨骼解剖学领域对不同类型的桡骨远端骨折给予了不同的分类系统。分类系统的作者有Lidstrom、Nissen-Lie，Older、Destot、Gratland、Werley及Frykman，他们试图区分各种不同的骨折类型，基于移位的数量、粉碎的程度、下尺桡关节是否受侵及、桡骨关节是否受侵及。最新的分类系统作者有McMurty、Melone及Cooney，他们进一步更新了我们的认知，通过移位的度数及方向，详细关注了背侧及掌侧关节面骨折碎片的情况。

长骨骨折的综合分类系统（AO）是一个全球性的系统，通常用于四肢骨折的分类，其包含的桡骨远端骨折是其一种亚分类。此分类系统常常作为描述报道临床数据的首选。AO分类系统将桡骨远端骨折分为3个基本类型：关节外骨折（A型）、部分关节骨折（B型）、关节内骨折（C型）。A型骨折又进一步细分为3个组，包括单纯尺骨骨折（A1）、简单桡骨关节外骨折（A2)及桡骨干骺端关节外粉碎性骨折（A3）。通过类似的方式，B型骨折分为桡骨内侧或外侧缘骨折（B1）、桡骨背侧缘骨折（B2)及桡骨掌侧缘骨折（B3）。最后完全性桡骨关节内骨折C型骨折细分为主要的3个组，包括简单关节内骨折（C1），简单关节内骨折伴干骺端粉碎骨折及桡骨关节内粉碎性骨折（C3）。根据特殊的骨折类型，上述9组又进一步各自分为3个亚组，最终形成27个独立的亚组；每一个独立亚组再结合尺骨病理的话，能够产生144种不同类型的损伤组合。

尽管就当前而言，此分类系统常常被视为是报道临床数据的优先方法，但此分类系统的实用性已经被提出了一些问题。一项研究检验了AO分类系统的临床实用性，当对桡骨远端骨折的X线片进行评估后对此分类系统的可靠性及准确性进行了验证。该研究发现不同外科医师仅在3个基本骨折分型中表现出了一致性，即关节外骨折（A型）、部分关节内骨折（B型)及关节内骨折（C型)。通过外科医师的临床经验,这种一致性似乎能够得到改善。另外，当让同一个观察者在两个不同的时间对同一损伤分别进行评估时，对骨折分类的一致性仍仅限于这3种基本类型。尽管事实表明此分类系统是报道桡骨远端骨折临床数据的最广泛应用方法，但这些研究对超出了3类基本骨折类型以外的AO分类系统的实用性提出了质疑。

Jupiter和Fernandez的桡骨远端骨折分类系统是基于损伤机制进行分类的。通过此种分类方法，骨折被分为5个基本组。弯曲损伤产生了以完整桡腕关节面为特点的关节外骨折模式。剪切力骨折作为第二种损伤组，其特点为剪切载荷使得骨折沿着桡骨远端关节面的一边，最后导致腕关节背侧、掌侧或桡骨横行骨折。剪切力骨折在以前即有描述，分别是Barton骨折、反Barton骨折及Chauffer骨折。第三组骨折为轴向负荷骨折，是由沿着腕关节的直接冲击力反作用于桡骨远端关节面所致，根据所施加的负载量分为简单关节内骨折或完全关节内骨折。腕关节撕脱伤构成了第四组，特点是明显的腕关节力线损伤。在此类型中桡骨远端骨折同样发生了撕脱。最后，车祸伤和高处坠落伤所导致的高能量损伤构成了最后一种类型骨折，分为桡骨及尺骨远端广泛粉碎性骨折、下尺桡关节损伤和骨折延伸至前臂。通常情况下，高能量损伤均伴有广泛的软组织损伤，此类损伤可能在这些广泛损伤的处理中占据着主要的作用。背侧移位的关节外骨折较掌侧移位的关节外骨折而言，通常为不同的损伤机制和不同的生物力学不稳定。同样的道理，侵犯背侧缘与侵犯桡骨掌侧缘或桡侧缘的剪切骨折也有着不同的损伤机制和治疗方法。由于上述原因，提出了一项基于损伤机制的分类系统，分别为背侧及掌侧关节外骨折，以及背侧、掌侧及桡侧剪切骨折。在这个改良分类系统中，轴向负载损伤也被分为两个基本组。第一组是一种相对常见、简单的3部分骨折，包括背侧沿着桡切迹尺骨拐角处的骨折片和另一个大的关节内骨折片。第二组是更加复杂的多关节骨折，包括桡骨干、游离关节内及掌侧缘骨折伴有或不伴有尺骨干破坏。

Medoff、Rickli及Regazzoni根据柱的概念各自对桡骨远端关节内骨折进行了描述。Medoff强调桡侧柱的重要性，舟状骨关节面后方的支持柱及由3个沿着背侧、桡侧和掌侧关节面相互垂直的皮质骨表面共同组成了桡骨远端的正常侧方支持结构。当骨折时桡侧柱破坏，桡侧柱向近端移位，导致了桡骨接触面长度的丢失。肱桡肌止点出现远端不稳定骨折片可能导致桡骨长度丢失。随着支撑腕关节的桡侧柱丢失，继发了腕关节移位的发生，进一步导致月状骨过载。在此情形下，复位或稳定关节面的中央部分通常能够首先回复桡侧柱的长度。就像汽车千斤顶升起车架换轮胎一样，复位桡侧柱能够维持经过腕关节的桡骨长度，从而卸载中柱的载荷。以广泛的粉碎骨折为特点的骨折，桡侧柱粉碎为多个小碎骨片常常表现为极度的不稳定，因为近端腕关节失去了桡侧柱的支撑。Rickli及Regazzoni进一步提出了中央柱重要性的这一理论，中央柱由月状骨关节面、桡骨远端外侧面及部分尺侧柱构成，它包括尺骨远端、三角纤维软骨复合体及下尺桡关节。中柱和尺侧柱破坏能导致下尺桡关节分离和不稳定。三柱理论对于鉴别和描述3个主要承载负荷的关节面之间的异常关系是十分有用的。

特殊骨折分类用于描述当关节内骨折模式关节受侵及时（图69-1)。特殊骨折分类系统用于识别5种可能的主要骨折部分：①桡侧柱；②背侧壁；③尺侧角；④掌侧缘；⑤关节内游离部分。在此系统中，任何一种特定的关节内骨折都可以通过这5种基本骨折部分进行描述。通过对尺侧柱的损伤及干骺端的分析可以为任意一种特殊类型的骨折都给予提供了全面的概述。通过桡骨远端关节内复杂骨折特殊组成部分的分析，外科医师能够更好地决策治疗方式和对复位进行妥善的评估。

如果不考虑患者的类型，则桡骨远端骨折分型不是一种完整的分型。通常来说，根据每组的特点和期望值，可分为四大组：①小儿骨折；②青年骨

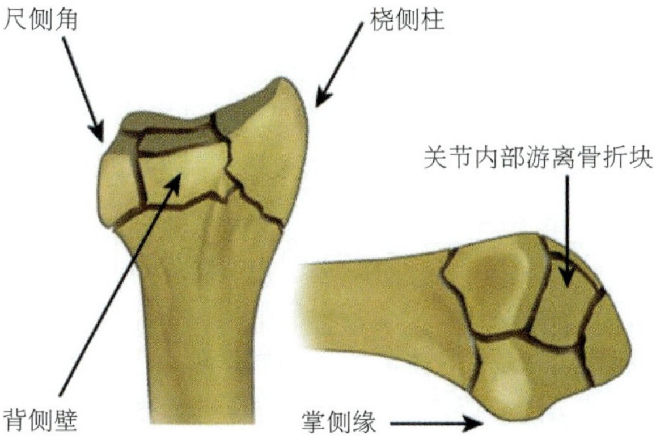

图69–1 骨折块专用分类。关节面的损伤导致常见的骨折模式：桡侧柱，掌侧缘，背侧壁，尺侧角和关节内部游离骨折块

折组；③活跃成年骨折组；④高龄骨折组。小儿骨折损伤发生在骺板未闭合的骨骼上。在此组中，要注意骺板生长的干扰，骨骼变形的塑形性，患者的依从性及骨筋膜室等问题。由于未成年人肌肉骨骼系统结构和机制的不同，小儿骨折的处理方式与其他年龄组骨折的处理方式截然不同；这类骨折通常都可以通过闭合处理的方法进行妥善的治疗。第二组患者为青年骨折，具有代表性的是其个体拥有正常的骨骼结构和活跃的生活方式。由于这类患者通常要求较高，他们通常不能忍受骨折复位不良或功能的残缺。年轻且运动活跃的患者通常更容易伴有腕关节内，如月状骨韧带的撕裂；对那些先天存在的尺骨变异阳性和关节内骨折的患者来说，韧带撕裂的风险会增加。运动活跃的成年人群的特点为有点不十分关注体育活动的水平和返回工作的时间；另外，这组患者可能存在一些中等程度的骨质疏松。最后，高龄骨折组对功能的要求有限，通常伴发其他系统的疾病及明显的骨质疏松。对每组而言，患者的期望和功能要求可能不尽相同；可能这一组能够接受的满意结果而对另一组而言却完全不能接受。

三、影像学评估

桡骨远端骨折分型很大程度上依赖于对患者影像学的精确判读。最近，CT、CT三维重建、MRI已成为非常重要的先进技术，它们对这类损伤能够提供更加详尽的评估。另外，较以前的平片而言，通过对这类先进检查方法呈现的影像进行仔细的评估，能够很大程度上改进我们分析和认识重要解剖结构的能力及关于疾病细节的能力，而这些疾病细节我们以前大部分都将其遗漏了。

评价研究桡骨远端骨折的最低标准应包括腕关节正侧位片。10°的侧位和斜位片较基本影像而言能够提供额外的有用信息。由于X线片是对复杂的三维立体物体的简单二维的呈现，因此要有良好的空间想象和对骨折类型的仔细判读，需要高质量的X线片。复杂的骨折通常使正常解剖结构出现明显的异常，导致很难通过X线片进行判读。在此类情形下，询问详细的病史较闭合复位后即刻行一个简单的X线来说，也不显得那么困难了。

X线检查应识别腕关节面水平线，这条不透射X线的线在前后位上横穿过桡骨末端，此结构在侧位上与关节面的倾斜程度相关。如果在侧位上关节面向掌侧倾斜，这个线的标志相当于月状骨面的掌侧缘。如果侧位上关节面向背侧倾斜，这个线的标志相当于月状骨面的背侧缘。通过在侧位上判读这种关节面倾斜与水平线的简单关系有助于我们确定是否下尺桡切迹的掌侧或背侧缘受到了侵及，并可能影响治疗的方法。

桡腕关节间隙和下尺桡关节间隙也需要仔细检查。正常情况下，桡腕关节测量间隙为2mm，且在正侧位上是一致的。在侧位投照时，月状骨的弓状曲线缘应与末端桡骨的弓状曲线缘相匹配。关节间隙不一致，曲线不同心，或者在侧位上关节面的背侧缘与掌侧缘的背掌间隙增宽提示关节面的关节内破坏及潜在的非解剖学复位。

下尺桡关节的关节间隙通常为1～2mm。在理想情况下，对关节间隙的评估应当在前臂旋转的中立位上进行，因为在前臂旋后位进行X线检查时，下尺桡关节间隙通常都会增宽。在中立或旋后位摄片时，下尺桡切迹经尺骨头处过度分离，提示经过下尺桡关节的韧带受到破坏，且病变通常位于三角纤维软骨复合体。通过复位或固定间隙闭合明显增宽的下尺桡关节失败时，提示前臂旋转功能障碍或下尺桡关节不稳定。

同样的，经过尺骨茎突的骨折应予以鉴别，因为它们对下尺桡关节的稳定性有着不利的影响。存在过度的桡侧偏移时应予以鉴别，因为这可能提示桡腕关节不稳定或者下尺桡关节不稳定。如果仅为尺侧柱单纯韧带损伤的话，下尺桡关节不稳定可能不会伴发明显的末端尺骨骨质受累表现。在这样的病例中，X线上腕关节桡侧偏移可能是提示存在这种不稳定类型的一个指征。

通过将手的位置背屈0°～15°，在侧位上头状骨的中心通常与桡骨干掌侧的延长线在一条直线上。腕关节力线明显偏移可能是关节不完全复位的一个小的征象，并且这种背侧或掌侧移位可能伴发骨折。腕关节侧方力线出现背侧移位还可见于由于舟月韧带病变所致的背侧不稳定，该病因也应予以考虑。

侧位X线上的泪滴样标志很容易被忽略。它由桡骨干末端膨大、末端桡骨脊及月状骨关节面的掌侧缘共同汇合而成，泪滴样结构是掌侧缘非常重要的组成部分，而且是构成腕关节支撑的主要结构。正常情况下，一条线要么通过泪滴的中心，要么与月状骨关节面掌侧缘的软骨下骨朝着桡骨干纵轴成大约70°的线平行。骨折引发泪滴的骨折片分离几乎均存在不稳定现象，并可能出现要么掌侧软组织向掌侧移位，要么旋转为过度背伸腕关节，伴发腕关节背侧半脱位及腕关节侧方韧带异常。后者的损伤特点为泪滴角小于45°。

什么是可以接受的复位？目前仍存在争议，且相当程度上与患者的类型相关，还可能与X线的标准相关。在一项43例平均年龄为28岁的青壮年患者的研究中，Knirk和Jupiter认为，在青年人中关节面复位不完全很大程度上将导致创伤后关节炎，尺骨茎突骨折不愈合及严重的桡骨短缩会产生非常不利的结果。Schneiders及其同事评估了211例患者，大约45%为关节外骨折，5%为剪切骨折，50%为关节内骨折，并发现关节面塌陷超过1mm，桡骨短缩超过3mm会产生客观性的运动丢失。Ishikawa及其同事通过螺旋CT评估了22例桡骨头骨折伴有前臂旋转丢失的患者。他们发现在那些旋前功能丢失的患者中，当尺骨头位于掌侧时，伴有关节面明显的向背侧倾斜。而在那些旋后功能丢失的患者中，在旋后时尺骨头位于背侧，并常见于伴有严重尺骨正变异的参数异常。

四、桡骨远端骨折的处理

没有单一形式的治疗对桡骨远端骨折一致有效。老年患者对功能要求低，即使没有完全解剖复位也能获得好的临床结果。掌侧移位骨折与背侧移位骨折受伤机制不同。关节面移位的骨折可能导致许多与关节面完整骨折不同的问题。尽管有许多不同的治疗方式可供选择，来解决诸多的临床问题，但没有哪种方法对所有骨折是一致有效。

治疗桡骨远端骨折最简单的方法之一也是最古老然而研究最少的治疗方式，这似乎是矛盾的。这种方法要求最低限度的复位，只是简单应用临时管型或矫形器2～4周，继而更换为可去除支具来保护损伤。这种方法用于治疗无移位和明显稳定的骨折被广泛接受。此外，这种方法对于老年人或者具有有限社会能力的体质虚弱者的轻度甚至中度不稳定骨折也是一个合理的选择，特别是对存在高度麻醉风险者。患者被告知会有一定程度地临床畸形和预期的腕关节活动的受限。然而，这些轻度的客观改变对于低要求患者群体常常很容易接受，这些群体对与功能丧失或疼痛存在或临床畸形很少抱怨。这种方法要求慎重选择，关于期望值的沟通，以及损伤后早期获得有效的手指全幅度活动。

临床上对闭合复位和管型固定桡骨远端骨折的非手术治疗仍是常用的治疗方法，特别是针对关节外骨折类型。非手术治疗对于移位的关节内骨折和剪切骨折获得关节复位有效性低。充分麻醉常常通过局部或者腋神经阻滞联合静脉镇静获得，很少要求全身麻醉。背侧移位骨折通过牵引联合掌侧成角及远端骨折块平移获得。具有代表性的是骨折由“糖钳”夹板固定7～10d，然后更换为长臂或者短臂管型固定6～8周。前3周每周行X线检查复位丢失。愈合期获得全手指活动是这种治疗形式非常重要的元素。此外，应避免使用过紧的管型或矫形器，因为可能会加重正中神经病变或促进复杂局部疼痛症状的发生。骨折稳定依赖于近端和远端骨折块的稳定骨表面的充分接触，然而，稳定性程度很难预料。背侧粉碎会减少稳定接触的数量，增加继发移位的风险，经常移位可能在几周内逐渐发生。

向掌侧软组织移位的骨折本质上是不稳定的，常常合并干骺端粉碎骨片。这些骨折用非手术治疗的方法很难处理。如果试图尝试非手术治疗，掌侧移位骨折的复位可通过牵引联合远端骨折块掌侧成角的矫正和远端骨折块的掌侧支撑来实现。过度背屈可能引起屈肌腱的过度紧张，导致复位丢失。

Foldazy及其同事评估了87例损伤后非手术治疗9到13年的患者，其中57%为关节外骨折，5%为剪切骨折及38%为关节内骨折。这些作者注意到损伤后10年一部分患者仍表现为腕关节损伤，相对于患者的年龄，这似乎与损伤的严重程度更相关。

外固定是桡骨远端骨折的另一种治疗方法，主张用于关节外和关节内骨折类型。桥接外固定装置跨越桡腕关节，常常用针固定于第2或第3掌骨远端和桡骨干近端。非桥接外固定装置不跨越桡腕关节，而是应用针取代直接固定远端骨折块。外固定直接矫正桡骨长度，桡偏和远端关节面的掌倾角。对于背侧移位的关节外骨折，Agee曾描述附加远端骨折块的掌侧平移来保持复位的重要性。尽管韧带整复术推荐为复位关节内骨折块的一种方法，对于完全矫正关节内骨折病例，这并不可靠。外固定也用于高能量骨折，尤其适用于伴有软组织开放伤或骨块丢失的骨折。

桡骨远端骨折的螺钉固定是一种微创治疗桡骨远端骨折的方法，对于管型制动或外固定能增加有限内固定的元素。通过经皮或小切口技术螺钉固定骨折块有赖于不稳定远端骨折块间的内在稳定性。另一种方法是应用克氏针复位，直接通过骨折断端作为骨外支架到达骨折区域的远端骨折块。总的原则是，克氏针是管型或者外固定的补充，因为其对于稳定复位缺乏足够的稳定性。

增加复位稳定性的另一选择是增加在干骺端缺损的结构性移植。自体骨、异体骨、合成或处理过的材料通常推荐为干骺端缺损移植的可用材料。骨质疏松是补充性骨移植的相对指征，因为骨质较差。替代品有自体或异体骨，包括处理过的珊瑚钙羟磷灰石、合成的钙羟磷灰石、磷酸钙水泥和硫酸钙填充物。补充的移植物可从背侧直接置入干骺端缺损，或选择性通过在桡侧柱骨折区域的缺损；在大多数病例中，骨移植物通过骨折掌侧关节面放置是困难的。骨移植物也可以通过小切口入路应用克氏针或外固定或切开复位内固定置入。补充移植物的一个潜在优势是减少制动时间的需要，如果使用外固定或管型。此外，补充骨移植物通过提供关节面干骺端支架作用来保持长度，进而增加外固定，克氏针或内固定的稳定性。到目前为止，没有明确证据表明一种移植物会比另一种更加有优势。

在过去的几十年，应用切开复位内固定治疗桡骨远端骨折的手段也在增加。通常桡骨远端骨折的切开复位内固定入路有4种：掌侧置板，背侧置板，髓内固定和骨块特异性固定。

在过去，简单地掌侧支撑钢板会用于掌侧面剪切骨折，特别是以边缘骨块的掌侧移位和腕骨的掌侧半脱位为特征的骨折。简易掌侧支撑钢板设计为向背侧推移骨折块，靠完整背侧关节面挤压复位骨折块。尽管这是治疗掌侧缘剪切骨折类型的有效方法，但对于掌侧缘旋转发生的情况并不十分有效。

应用固定角度掌侧板治疗桡骨远端骨折在过去几年十分普遍，它可以通过掌侧或背侧入路完成。固定角度掌侧板非常普通，其置入角度稳定平滑或者有螺纹可支持关节面软骨下骨螺钉置入。在大多数设计中，这些软骨下骨螺钉向远端成角，背侧锁定从背侧倾斜或移位不稳定远端骨折块。尽管固定角度掌侧板不仅适用于桡骨远端背侧不稳定关节外骨折，同样适用于许多类型的关节骨折。固定角度掌侧板对掌侧不稳定骨折也有效，但是要求钢板支撑远端骨折块的掌侧面来阻止远端骨折块，腕骨在屈腕时向掌侧软组织内移位。这些钢板常常通过掌屈桡腕入路置入；在大多数病例中，手指、腕关节和前臂的活动在术后即可开始。

固定角度钢板的一个特殊益处是针对骨质疏松的患者，这些装置对于骨质较差的老年人可提供骨折的足够稳定。在大多数情况下，固定角度钢板对于不需要骨移植骨折的固定是足够的。此外，早期活动的好处是可以允许肢体尽快活动并缩短恢复时间。

最新一代的固定角度钢板设计是使用多轴锁定螺钉（图69-2）。在该设计中，远端固定螺钉可以通过大范围可变的角度置入，以成角稳定位置锁定。多轴锁定设计特别适用于更多远端骨折的病例，因为可以更向近端改变螺钉的方向允许术者向远端置板，对于远端骨折仍旧提供掌侧支撑。此外，多轴锁定设计允许远端固定螺钉向任何方向成角，来避免远端固定孔直接通过关节内骨折线置入。

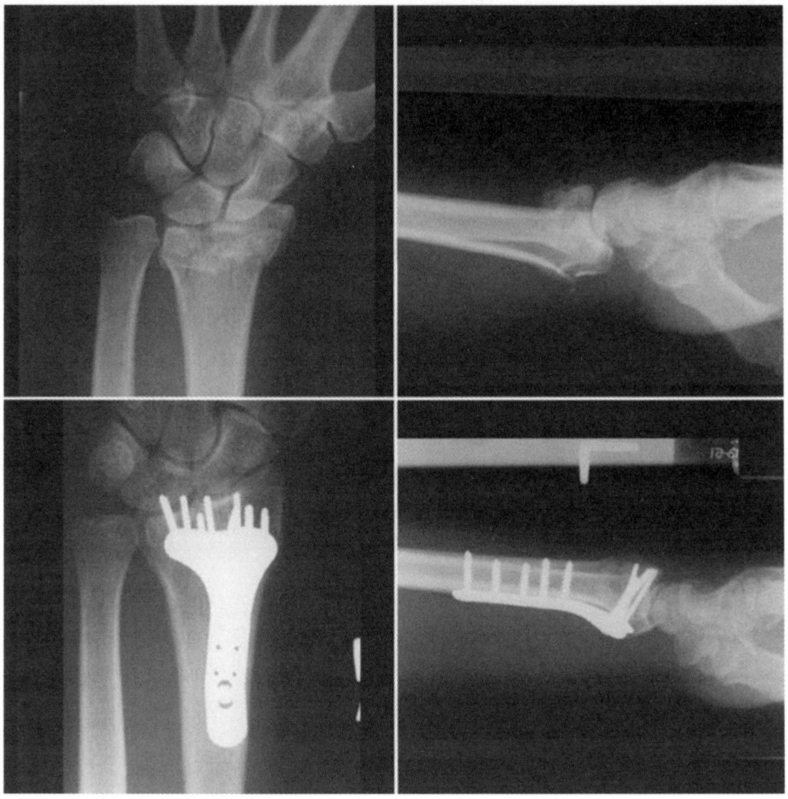

图69-2　掌板固定。图中背侧不稳定的骨折用TriMed Bearing板固定（TriMed，Inc. Valencia，California）。这是一种多轴锁定设计的掌板。注意远端倾斜的软骨下支撑钉，远端骨折的掌侧支持和对软骨下表面广泛的支撑区域

骨块特异性固定是另一种内固定方法，这种方法能够识别每一个主要骨折块，并应用特殊设计内置物单独固定。骨块特异性固定是一种灵活方法，适用于多种骨折类型。骨块特异性固定的目的是关节面的解剖重建，使其足够稳定以允许腕、前臂和手指术后的即刻活动。手术入路专注于每个骨折块的直接显露。克氏针钢板可或柱状钢板用于桡侧柱和背侧尺骨块的固定。诸如背侧和掌侧支撑螺钉的线形式可用于从背侧支撑关节面或掌侧外周缘骨折块的固定。对于老年患者来说，骨块特异性固定可以联合干骺端缺损的骨移植。骨块特异性固定也可以联合掌侧板来增加复位和稳定关节面。尽管骨块特异性固定最初为关节内类型固定设计，这种技术对于关节外骨折的治疗也是简单有效的。

骨块特异性固定对于复杂关节内骨折的治疗特别有效。Benson及其同事等评估了85例关节内骨折患者的临床、影像学和功能检查结果，其中81例应用了骨块特异性固定治疗。最终随访中，患者在活动度、握力、放射学复位和满意度评分中获得了好到满意的结果。因为固定的稳定性，腕关节的主动和被动活动在术后即刻开始而不影响术后复位。Konrath和Bahler回顾了应用骨块特异性固定治疗的25例骨折，推断临床和放射学结果满意，其中显著粉碎骨折块的固定对于即刻活动有足够的稳定性。

桡骨远端骨折的髓内钉固定是一种内固定方法。植入物包括通过背侧或桡侧入路置入的主钉和埋入到远端骨折块的交叉锁定螺钉。近端骨折中，主钉由内锁定螺钉固定。桡骨远端骨折髓内装置的优势是满足置入的小切口。这些装置的缺点包括关节内骨折类型的固定不佳和置入孔过大导致的医源性粉碎的风险。

关节镜也是用于治疗桡骨远端骨折的另一种方法。关节镜多联合一些螺钉内固定形式的技术。关节镜具有提供直视关节面来评估复位的优势。尽管关节镜在技术上对于处理简单类型骨折更加容易，但对于复杂多关节骨折在技术上仍需要更高进步。关节镜还能帮助评估腕骨内的病理改变。关节镜特别适用于桡骨剪切骨折类型，这种损伤常常破坏重要的软骨，也可能有其他腕骨间的病理改变。

对于任何形式的骨折治疗，都可能发生并发症。其中复位丢失、畸形、关节炎、复杂局部疼痛

综合征和功能丧失是可能发生在任何治疗的风险，但是对内固定新方法也有些不太常见并发症。近来掌侧板固定使用的增加产生了更多相关并发症的报道，包括缺乏支撑掌侧缘骨折的腕骨塌陷，屈拇长肌肌腱断裂和背侧肌腱断裂等。

大多数桡骨远端骨折发生于老年人。这类人群桡骨远端骨折的治疗应该包括评估和治疗潜在的骨质疏松。德国的一项研究中，Endres及其同事发现发生桡骨远端骨折的绝经后妇女骨质疏松的治疗和评估可节约2/3的时间。

五、小结

桡骨远端骨折不是能用一种治疗方法处理的单一损伤。损伤类型以患者类型、损伤机制和损伤受力方向、骨片形状、相关病理和骨质疏松的存在等内容为特征（表69-1）。尽管对于几种不同类型的骨折许多治疗方法是适用的，但没有哪一种方法对所有骨折都是有效的。桡骨远端骨折评估和治疗的新进展持续提高了我们对这类损伤的自然病程和期望结局的理解。

表69-1 作者推荐的治疗

无移位	模具或支具固定2～4周
稳定的关节外骨折	闭合复位，矫形器/模具3～6周
	伤后前3周每周影像学复查
不稳定的关节外骨折	年轻人和成年人用骨折专用或固定角度/多轴锁定的掌板
	老年患者用固定角度/多轴锁定的掌板±植骨
背侧剪切断裂	背侧入路±植骨进行骨折块专用固定
掌侧剪切断裂	掌侧入路掌板或骨折块专用固定
桡侧剪切断裂	关节镜+桡侧柱钢板或螺钉
简单的关节内骨折	年轻人用骨折块专用固定
	成年人和老年患者固定角度/多轴锁定的掌板或骨折块专用固定
复杂的关节内骨折	骨折块专用固定±多轴锁定的掌板±植骨
	若关节面不可修复，则用外固定
复杂的关节内骨折+残余的桡尺远侧关节不稳定	同复杂的关节内骨折+稳定的尺侧柱损伤
高能量创伤	外固定+针±植骨，固定角度/多轴锁定的掌板±植骨
腕关节撕脱	按需要应用针或螺钉固定骨撕脱治疗腕关节撕脱

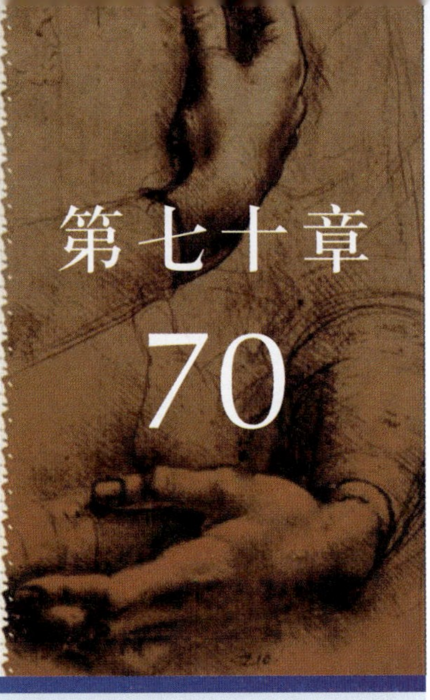

治疗师对桡骨远端骨折的处理

原著者 Susan Michlovitz, PT, PhD, CHT and Lynn Festa, OTR, CHT
译校者 王文静　潘　钰

关键点

- 治疗技术和活动以骨折愈合和固定的原则为基础。
- 用有效的自查问卷的结果获得的患者特点并不总像用更传统的身体测量方法，比如用量角器测量的关节活动度那样明显。
- 疼痛可能是对运动和功能恢复的一个主要障碍。
- 运动阶段的目标是最大限度恢复运动，但至少应该恢复功能性的腕关节活动度。

桡骨远端骨折（DRFs）的处理在过去的10年中已取得了很大程度的进展，主要是由于允许腕关节早期运动的稳定的固定技术（如骨折复位后的2～4周）。腕关节骨折后的治疗目标是控制水肿和疼痛，恢复关节活动度，并且为促进相关肢端的使用而进行抓握、扭转和负重等活动。本章将探讨DRF之后最大限度恢复运动和功能的治疗策略。

一、外科医师对DRFs的处理

外科医师可以运用很多分类系统去描述DRFs的类型。他们通常以骨折碎片的样式为基础，运用这些分类从理论上说应该作为外科医师介入治疗的基础。在与外科医师沟通时，一些最常见的骨折分类范例知识是很有帮助的。外科医师对骨折的处理可能意在减少和稳定骨折碎片，并且包含以下几方面：极小移位的骨折用矫形器或者石膏绷带，搭建包括或不包括钢针的外固定设备和对关节内骨折碎片的关节镜辅助复位、间接复位及经皮固定和开放的复位，以及用或者不用锁定机制的掌侧固定角度的金属片的内固定和一个低平面的背侧金属板（特殊碎片固定或者髓内钉）。先前的章节和本章节应该被结合使用，以了解一个综合性的方法去治疗有DRF的患者。

与特定骨折处理技巧相关的活动的进程将在一章详细阐述。

二、对DRF患者的检查

检查患者和对有手和腕关节失调患者进行调查问卷的结果选择原则已在第16章有了很好的阐述，检查结果能够辅助手部治疗师设定康复目标，并且确定功能恢复的预后。在确定目标和治疗策略时，患者的价值观和期望值应该被考虑到。那些并发症很轻微的并且对身体功能有一定理解的患者，最好可以提供一个或者两个包含家庭训练计划授课的指导治疗阶段。而那些对身体的感觉缺失，有更严重的损伤和并发症的患者通常需要一个监督治疗计划。在评价和治疗计划中，这些因素应该熟记于心。

（一）包括医疗史在内的患者因素

治疗师应收集有关患者工作和日常需求的信息，包括业余爱好，尤其是那些涉及负重的活动，如从地板上撑起或推重负荷和与扭转有关的活动或者在沉重的机器上工作。有强烈冲击损伤的患者如从滑雪板上摔下来或者骑摩托车摔倒都有可能造成严重的相关软组织损伤，如舟月韧带或三角纤维软骨复合型撕裂。一些合并症如糖尿病、低蛋白血症、系统性红斑狼疮和免疫抑制缺陷等应该被说明。因为这些状态会延迟愈合或者降低对预后的期望值，用药情况和任何一方面的不良反应也都应该说明（如血液稀薄者可能会出现过度的擦伤）(图70-1)。

（二）患者自测/调查问卷

当评价一名DRF患者时，应该选用能代表损伤后受限和残疾的测量结果，疼痛分级像视觉类比分级能反映出休息和活动时的疼痛程度，也应被使用，疼痛可能是恢复运动和功能的重要障碍。

特定范围的问卷调查结果，如患者自测腕关节评价（PRWE）包含了大部分直接评价疼痛的问题，PRWE有5个有关疼痛的问题和10个有关功能的问题（寻常的和特异性的活动），疼痛的问题强调休息时的疼痛，在活动时需要重复的腕关节运动，当抬起重物时需要问什么时候疼痛最严重，疼痛的频率也同样按照利克特量表0～10分分级。特异性的活动包含以下条目：如用相关联的腕和手转动环形门拉手和从椅子上撑起，通常的活动包含个体化护理，家务活工作和娱乐活动，疼痛和功能各占50%的量，分级从0（无障碍）到100（大部分障碍）评分。

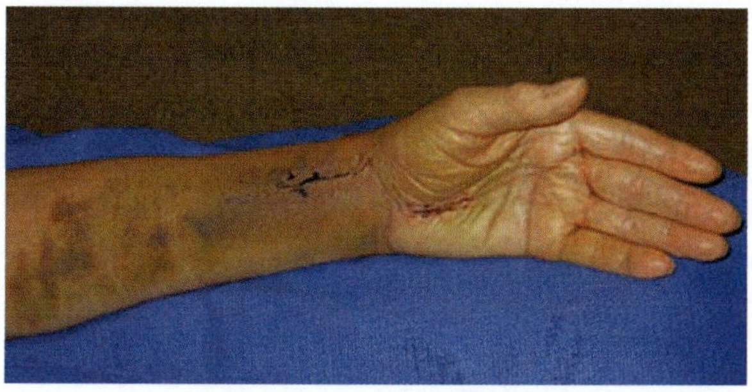

图70-1 一位服用华法林的女士前臂掌侧的擦伤

有效的调查问卷包括PRWE，上肢、肩、手残疾问卷（DASH）和密歇根手预后问卷，这些问卷是对患者早期（前几个月）和晚期（损伤1年后）恢复的回应。DASH和PRWE评分的最大变化是在骨折后的3～6个月，但在1年之内会有改善。这些特定范围的问卷比像SF-36健康调查这样的全面的评估，在评价DRF之后的损伤方面更灵敏、更确切。对这些期限的了解能够帮助治疗师指导患者关于功能恢复的期望值问题，并且能够缓解患者对恢复的担忧。

（三）ROM

腕关节骨折后被动和主动的活动测量是损伤程度的指示信号，识别是哪些结构限制了活动是非常关键的，区别性的运动丧失（如主动和被动对比）在本章“运动阶段”部分中被详细阐述。应该特别注意腕关节的伸展、旋后和旋前——DRF之后可能最难维持的运动。同DASH评分测量一样，这些活动的恢复与更强的功能相关联。治疗策略应集中在腕关节功能的恢复和前臂的活动，同样地，通过Jebson Taylor手功能测试评定的手功能，当肘、前臂、腕和手指活动受限时，在正常人中表现为下降。我们可以为腕关节骨折后的患者推测到这些后果。当强烈冲击损伤以后，老年人摔倒之后，以及骨关节炎的患者，手指的运动可显著地受限。（图70-2)。因此，细致的检测手指和拇指的运动是很重要的。

（四）跨越腕关节的负荷：握、捏和推起

当开门和从椅子上撑起时，所需要的抓握和旋转及手掌承重能力的降低，在腕骨骨折患者的恢复中是一种常见的功能性主诉。当骨折的愈合程度发展到手可以进行负重活动时，就可以测量握力和捏力了。骨折愈合测量通常从骨折后的6～8周就可以开始，谨慎的做法是考虑骨折愈合状况并与外科医

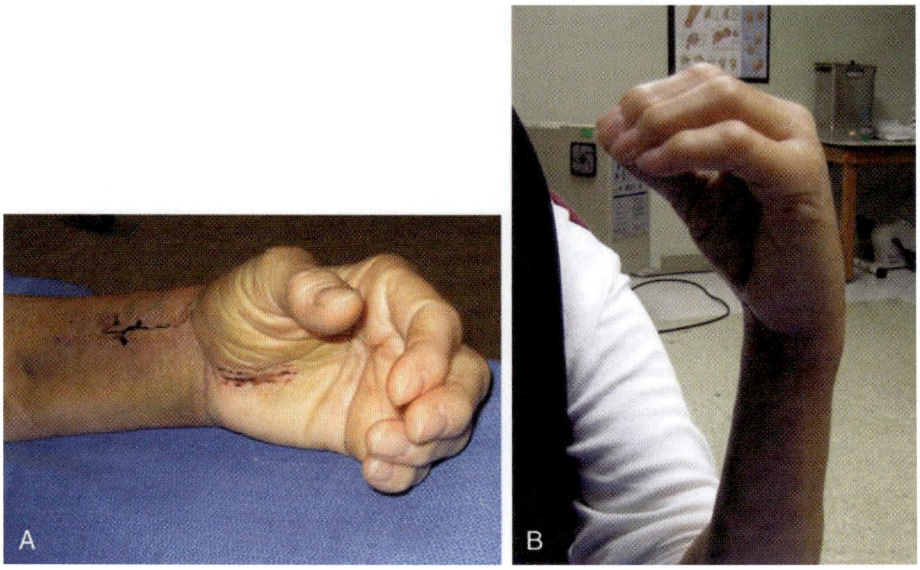

图70-2　A.一位伴有骨关节炎影响手功能的女士，DRF之后手指屈曲受限；B.意图屈曲时手指的侧面观

师共同检查。

推起测试用来量化通过手掌负重的能力（图70-3），它被测试过并证实为可信赖的检查方法。在平常的课题中，以及在腕和肘关节骨折后的一部分患者中，未损伤的一侧可以用作比较，因为负重能力并不是取决于优势手。

（五）X线检查结果

有证据显示，腕和前臂的活动数量及骨折之后功能的获得是与成功的解剖复位相关的。对日常生活活动要求不高的患者恢复解剖可能对最终的结果来说并不是决定性的。因此，每个患者的预后都应该个别评价，并且根据患者的付出设定目标，尤其是年轻人。而在老年人中是否同样重要并不是很清晰。

（六）腕骨骨折后评定干预的效果

比较治疗进行的干预，每个疗程都应该考虑一系列标准化的评价（如一个核心结果数据组）。这些测量应该选取能反映受伤患者的问题，是可信赖的（如能执行并产生最少的错误），并且对变化反应灵敏的（如能随着患者的状况而改变）。框70-1中显示的是一个推荐的测试图表。一些评价可能更适用在损伤后的特定时间。例如，体积测量在早期运动阶段监测水肿是有用的，但是在恢复后期当水肿稳定或消退后就不那么适用了。在安全测试握力前，患者如能报告PRWE或DASH结果，就可突出治疗过程中或目标设定需要关注的领域。

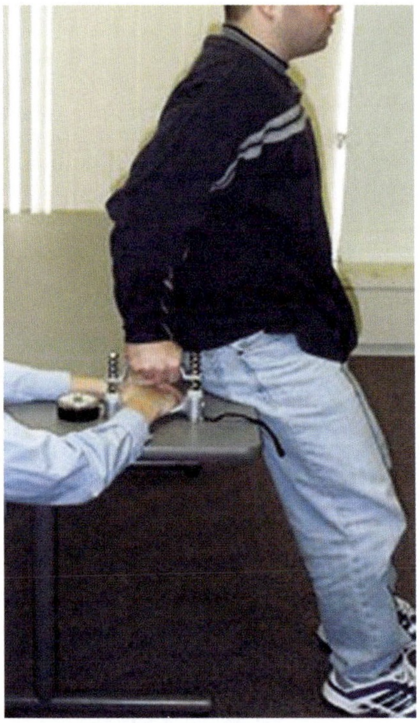

图70-3　用压力计进行推起测试。治疗师稳住桌面上的压力计，患者将重量压在手掌上并传到设备中

骨折之后主要的恢复发生在先前的6个月，尽管监督下的治疗只有在制动之后的早期进行（4~6周）。当评估进行了外科治疗的DRT患者的长期疗效时，知晓那些对恢复有反作用的因素是很重要

框70-1 DRF之后建议的治疗性检查成分

DRF之后的早期测试

疼痛应用VAS或者PRWE

功能用PRWE或者DASH

轻触觉用单丝以筛查神经压迫（正中、尺、背侧桡神经）

溜冰“8”字花式测量法或者体积替代（如果没有外固定设备或者石膏绷带）

ROM（如果腕关节依旧制动，测量邻近的关节）

DRF之后的后期测试（前6～8周）

ROM

握力

捏力

推起测试

PRWE或者DASH

DASH，上肢、肩和手障碍问卷；DRF，桡骨远端骨折；PRWE，患者自测的腕关节评价；ROM，活动范围

的，如增长的年龄和低输入。受伤的工人应该以体力工作需要为基础进行评定。工作中涉及抬重物、推、拉的患者可能更长时间无法工作。在所有情况中，DASH评分较高的患者，能感觉到效果的患者，更强的握力和更明显的X线结果显示解剖学恢复的患者的预后可能更好。

三、治疗方针和进程

DRFs不是都一样的，因此为什么治疗要一样呢？康复治疗的每个阶段都应该讨论活动的进程，考虑方针、技术和预防。当然这些应该被用于指导方针，并且为特殊的情况做出改动。当骨折愈合允许时，运动开始和随后的关节活动技术、力量和负重活动都应该着手实施。当成功的随访和复查，以及和治疗师进行最新的治疗介绍时，外科医师应该做出这项决定。

对腕关节ROM和手功能提高方面的现实目标计划需要对任意残端畸形的评价。DRF可能是愈合较好的，本质上无移位的关节外骨折。但它也可能是一个具有混合移位，桡骨短缩，背伸成角，甚至涉及关节内部的背部移位的DRF。在两种情况下，获得的最佳效果和治疗技术的应用可能是不同的，后者可能恢复的ROM要更少。

治疗技术和活动是以骨折愈合和固定的原则为基础。我们必须考虑个体的进展，并且它能被许多因素影响，它们包括以下内容中的一些。

- 骨折成功复位和恢复解剖结构。有一些证据显示在青年人中腕和前臂的运动量和骨折之后获得的功能性结果及成功的解剖复位有关。但对于老年人群是否同样重要尚不明确。
- 骨折愈合的时间（如何才能进行腕关节的活动和何时才能进行抗阻及负重训练）。
- 合并症如神经压迫、肌腱撕裂、强直和疼痛可能会使功能减退和降低最终的成果。一些发生于DRF之后的合并症可以通过治疗活动处理（如强直），但是也有一些不能（如骨折对位不良或延迟愈合），导致疼痛并使力量减小。有关合并症的更多信息将在这一章之后阐述。
- 疼痛对于运动和功能的恢复可能是一个较大的障碍。疼痛的根源或是生理的或是心理的。应该由专业人士进行处理。如果有复杂性局部疼痛综合征（CRPS）的迹象，那么由疼痛专科医师进行的药理学的干预可能需与物理因子治疗如热、冷和电刺激等联合使用。

康复治疗阶段

愈合过程中的活动可被分为以下阶段：早期保护阶段（或者说是制动和保护性运动的过程）、运动或松动和功能及力量增强，这些将在表70-1中概括出来。如何指导患者注意愈合的过程，应该以一种对患者的状态和日常生活需要有意义的方式进行。应该强调患者的顺从性和其在康复伙伴关系中的重要性。关节松动和矫形器的穿戴以扩大ROM的作用也包括在讨论中。

早期保护性阶段

从理论上说，一名手治疗师能在腕关节骨折处理后的1周内查看患者对有关症状（如疼痛、水肿、手指僵直）的处理和有关功能受限及能力方面的指导。由于很多状况，我们通常在外科医师办公室的第一次随访之后见到患者，患者发现手指僵直、肿胀，且正处于残存运动丧失时期（图70-2）。

骨折后早期患者通常会以保护性的姿势握住损伤的上肢，使肩关节内收、内旋，肘关节屈曲。应

表70–1　DRF之后的治疗阶段

	早期保护性阶段	运动/松动阶段	功能和力量增强阶段
时间框架	1～6周取决于骨折碎片的稳定程度	制动之后即刻开始	检验愈合/骨复位后开始
目标和优先次序	保护骨折，控制肿胀和疼痛，避免钢针位点的感染	手指、肘、肩的AROM和PROM；腕关节AROM；前臂旋转	扩大ROM到WFLs；为活动和日常生活，提高力量到WFLs
技术	石膏绷带，矫形器，外科固定/稳定；控制水肿（抬高包括头顶上握拳，向心性按摩，加压缠绕）；定期的钢针位点的清洁（经皮钢针）；肌腱滑动训练，尤其是ORIF后	肩、肘、前臂、手腕、手指的AROM；前臂、手腕、手指的AROM/轻柔的PROM；动力型矫形器	等长收缩向等张收缩进展训练；用面团或钳子进行抗阻训练
注释和预防	应在这一阶段获得手指的ROM；CRPS的征象〔显著水肿和（或）疼痛，发红〕应该被监测和处理；反常的感觉异常应该被记录	过度用力的ROM训练引起的疼痛、肿胀；如果显示有延迟愈合或者不稳定的话，应避免过度的ROM；优先进行手指屈曲下伸腕活动	过度超负荷，刺激组织，训练之后增加的疼痛感，功能性活动

AROM.主动运动范围；CRPS.复杂性局部疼痛综合征；ORIF.开放性复位和内固定；PROM.被动活动范围；WFL.功能性限制范围之内

（Adapted from LaStayo PC，Michlovitz SM，Lee M.Wrist and hand.In：Kolt G，Snyder-Macker L，eds.Physical Therapies in Sport and Exercise.2nd ed.2007）

减少吊带的使用，因为它不能适当地抬高患肢。它会加剧肩关节和肘关节僵硬，并且阻碍手和胳膊的功能性使用。在拥挤的人群中，这种需要保护的情况下，吊带可以短时间使用。

手指、肘关节、肩关节（与腕和前臂，如果允许的话）的主动运动和头顶上握拳运动应鼓励每天多次执行。严格地将手和手腕抬到高于心脏水平可以成功地控制疼痛和水肿。如果需要的话，向心性的按摩和加压缠绕可以用于控制水肿。同样，冷浸泡和缠绕也可以用于训练后肿胀的增加。但是如果每个训练周期后都会肿胀，那么可能应该减少训练量，以缓解对已感染组织的过度压力。

告知患者疼痛是很真实的，这一条很重要。大多数患者从来没经历过DRF，另外加上恐慌和疼痛，伴随着自主性丧失的突然干预会提升患者的焦虑水平。在保证疼痛会好转的同时，加强能减轻疼痛的对策很重要，如抬高、摩擦、热或冷等物理因子治疗和主动运动。大多数患者在获得稳定的骨折固定后，疼痛就会消失。如果疼痛被认为是比僵硬更大的问题时，疼痛治疗则需要优先给予。在疼痛未被控制之前，很难用治疗技术去处理僵硬和功能障碍。首先应确定疼痛是否源于正中神经的压迫，或是心理因素，或是与关节紧张有关，以及错误的制动、石膏绷带或矫形器。

如果制订了早期的腕关节运动（如2～4周以内）方案，那么在运动间歇期，应该佩戴允许手指运动的合适的矫形器。如果没有一个预制的合适的矫形器，那么治疗师可以选择定制的热塑料矫形器（图70–4和图70–5）。矫形器可能需要治疗师定期监测和修改（如1周），以适应水肿和运动的变化。

如果患者的病情发展不是很好，如何才能早期知晓呢？早期预测恢复中的难度包括以下几方面：掌指关节（MCP）或指间关节（PIP）疼痛和肿胀，手指的刺痛感，肿胀随着体位改变而迅速变化。我们观察到有骨关节的患者可能在手伸展位摔倒后，最大的困难是手指的僵硬。通常我们听到患者说的是："我受伤之前并没有关节炎。"在一些患者中，手掌运动的减少会导致手掌结节和条索，这可能预示着会出现掌腱膜萎缩。

作者观察到的早期困扰的标志就是发红且疼痛的指间关节和波动性手肿胀症状。我们发现当CRPS发生于这些患者身上时（复杂性局部疼痛综合征），针刺桡侧腕关节可以兴奋桡神经的皮支，并且导致感觉过敏或皮肤灼痛感。

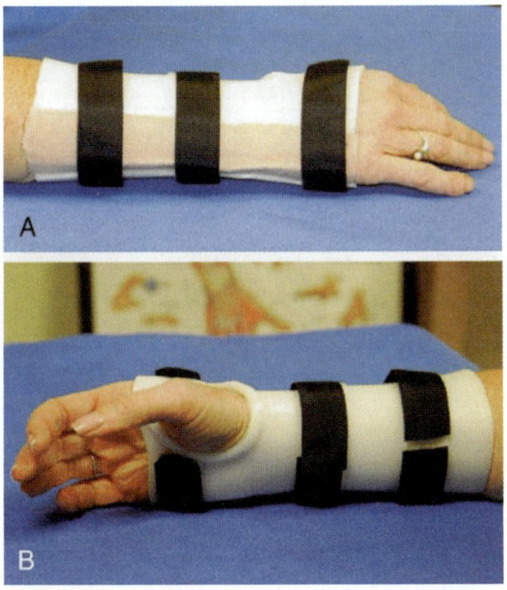

图70-4 一个定制的环形腕关节矫形器的背侧观（A）和掌侧观（B）

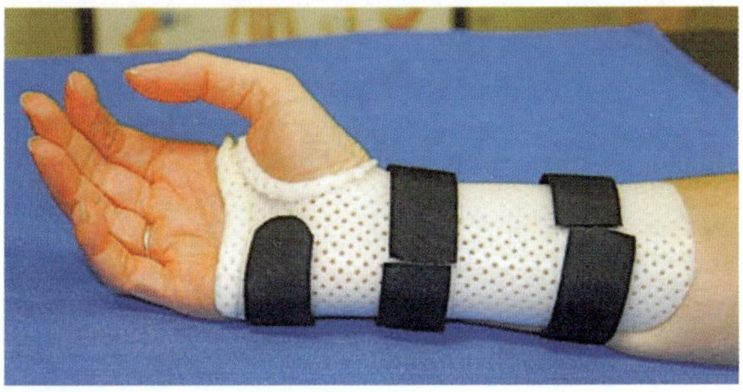

图70-5 定制的掌侧支撑前臂的腕关节矫形器

四、松动或运动阶段

这一时期的目标是恢复尽可能多的运动，但至少功能性腕关节活动度规定：腕关节屈曲40°，到伸展40°的范围，以及总共40°的桡偏和尺偏。DRF后，腕关节旋后和伸展的恢复具有挑战性。然而，重新获得手指的屈曲可能更具挑战性，尤其是对于有关节炎的患者。

大多数运动的获得是在骨折之后的前3个月，也有可能运动获得要1年。但这些运动速度会改变、数量减少，同时患者几乎不用监督下接受治疗。

（一）恢复运动的技术

提供一个概括图表（表70-2）可以帮助在DRF后做有关恢复运动的决定。当决定并区分改善运动能力的治疗策略的优先顺疗时，选择的治疗技术应该和限制运动的组织相匹配。例如，若被动和主动运动同等受限，那么更加可能是牵涉的关节是运动丧失的根源。运动丧失可能是由于关节空间闭塞或关节囊适应性缩小。前者不可以通过治疗改善，但是后者可以。选择性组织张力手法必须用来区分运动的丧失。如果指间关节被动屈曲受限，那么可能是由于骨关节炎（可能是由于创伤后变化）的僵硬造成的。关节挛缩或者伸肌肌腱位移减小（如延长术）手背上的瘢痕或者针刺点可能会限制伸肌肌腱滑动并导致固有肌紧张。选择性组织张力将在第6章和第67章中进行详细阐述。

腕关节伸展可能由于关节囊适应性缩小、瘢痕或者屈肌肌腱在腕关节掌侧滑动减少而减少。旋后丧失可能归因于掌侧软组织损伤或短偏，可能包括旋前方肌、关节囊粘连或者桡尺远端关节（DRUJ）的对线不良。前两者可以通过练习及穿戴矫形器来处理。DRUJ对线不良或者半脱位限制了旋后和（或）旋前，并导致牵延性疼痛可能在以后的外科治疗中处理。DRUJ半脱位可以削弱前臂旋转。另外，剧烈的被动尺骨变化将限制旋后。

在运动阶段，应该尽早地强调腕关节、手指和前臂的主动运动。不伴随手指伸展的腕关节伸展在早期可能很难实现。治疗中应优先克服这种代替模式，因为手指屈曲、手指捏力和手功能直到腕伸肌重新学会单独工作，不用手指伸肌帮助时才能提高。如果主动练习和口头提示对于动员腕伸肌不充分的话，那么单独对腕伸肌进行神经肌肉电刺激有益于肌肉训练和增强组织延展性（图70-6）。电极应该放腕伸肌上面接近肘关节和前臂背侧中央，另一个电极完成回路。每秒25～30脉冲的频率是能够引起平稳的巨大的肌肉收缩。10s刺激和20s间歇加上3s加速作为一个循环，足以产生一个好的肌肉收缩和减少肌肉疲劳。作为训练计划，可以使用10s刺激和10s间歇的循环。振幅的设定应该使能达到一个合理的相当于（3+/5）级肌力的肌肉收缩。肌电生物反馈也可能对腕关节伸肌再训练有帮助，但单独放置可因为上方重叠的肌肉而存在挑战。虽然大多数能获得独立的腕关节伸展，不用这些物理因子治疗，但是它们对个别患者可能是很有用的附加疗法。

表70–2　DRF之后恢复运动相关的决定

	测试	独特的发现	建议增强运动的干预
关节	被动ROM（并且和未损伤侧对比）	主动和被动运动可能相等	关节松动3级和4级滑动；3级牵拉（如果有关节内骨折，检查关节空间的成像）
肌腱	比较被动和主动的ROM	由于肌腱活动缺失，在所测量的运动方向，主动运动将会少于被动运动；屈肌肌腱粘连可能限制被动的伸展	主动肌主动运动；主动肌神经肌肉电刺激；主动肌抗阻训练
固有肌	Bunnell–Littler测试	更多的PIP关节屈曲同时MCP关节屈曲，然后伴随MCP关节伸展	固有肌牵拉（掌指关节伸展和指间关节屈曲）

MCP，掌指关节；NMES，神经肌肉电刺激；PIP，远端指间关节；ROM，活动范围

腕关节的主动屈曲应该在手指放松或者伸展的状态下来做，而桡尺骨的分离应该在腕关节于矢状面保持中立位和前臂旋前的情况下进行。患者用另一只手固定前臂以阻止腕关节的运动也是很有帮助的。前臂的旋转应该在肘关节约90°，并且放置于防止肩关节半脱位的位置下进行。训练可以每天进行3～4次，每次重复10次。应该强调要活动到可能的最大范围，而不只是动动手指头和“在空中摆手”。多运动平面的关节活动范围训练可以通过体操棒来完成。

系统观察得出的结果显示：恢复主动的上肢关节活动范围最有效的技术包括主动训练、关节松动和矫形器的使用。有限的或者说根本没有研究证实，热、冷、超声或者电刺激等物理因子治疗，以及持续被动活动或者由于上肢关节挛缩才进行的提高关节活动性的被动拉伸等方式是否有效。

热的应用可能对疼痛和便于轻松训练所需的组织弹性具有短时间的积极影响。热剂如湿热袋、射流治疗和石蜡等可以帮助患者在康复治疗过程中减少不适感，并很容易被家庭治疗计划所采纳。有文献支持热的应用可以增加挛缩关节的组织延展性。

当可以忍受或骨折愈合允许的情况下，训练计划中可以加入被动的拉伸训练，这要由X线检查的结果和咨询的医师决定。每一次的拉伸要持续30s，而且每天要重复一到多次。建议被动活动的明确剂量在文献中各不相同，这一建议是通过文献中拉伸大腿肌肉的剂量推算而来的。被动拉伸的举例在图70–7至图70–9中显示。应该向患者说明主动的关节活动范围训练和被动的拉伸训练的治疗益处和不同点，这样患者才能明确两种训练方式是互相不能替代的。

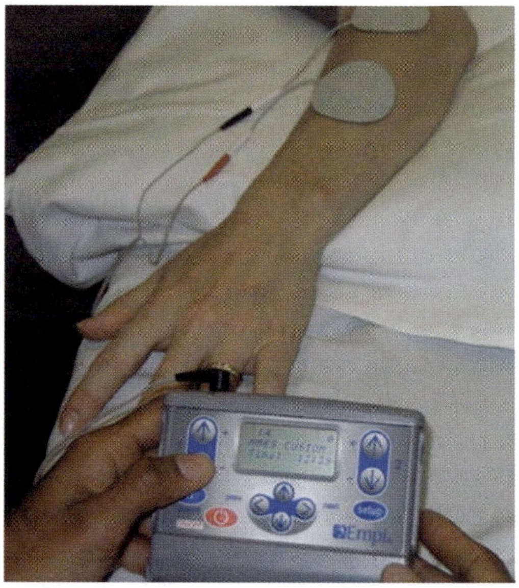

图70–6　神经肌肉电刺激以增加腕关节伸展

对于存在持续关节僵硬的患者，关节松动技术在关节活动范围受限时可以被用于辅助恢复正常的关节运动或者附属运动。这一治疗技术也可以作为一种辅助缓解疼痛的手段。3～4级的平行滑动松动术被用来增加运动，1～2级的震动用于减轻疼痛。手法牵引应该和滑动共同作用于关节上（如桡腕关节的手法牵引，同时腕骨在桡骨末梢掌侧滑动以恢复腕关节的伸展）。伴随着腕骨在桡骨末梢背侧滑动（桡腕关节的伸展）被用于恢复腕关节的伸展。应用关节松动技术的治疗师应在这一技术方面很擅长，并且要保证不存在像关节内异物和骨质疏松这

样的禁忌证。被动牵伸和关节松动术的其他禁忌证包括骨愈合不良。在运动和（或）过度运动中存在尖锐的、急性的疼痛时，采用关节松动术是很不明智的。关于关节松动术的更多细节可在第120章中查到。

一个现今被物理治疗师Brian Mulligan推广的伴随运动的松动术，也可能用于增强被动活动和减轻疼痛。它将主动或者被动活动和关节松动技术的原则相结合。治疗师把松动术和主动或被动活动相结合，目标是通过一种无痛的方式来增强运动。

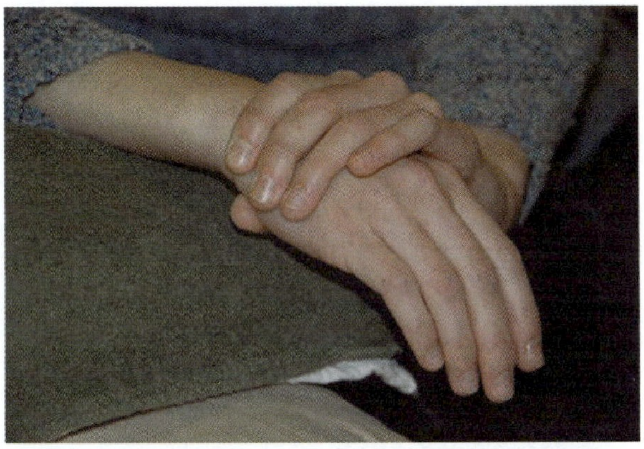

图70-7 被动牵伸训练

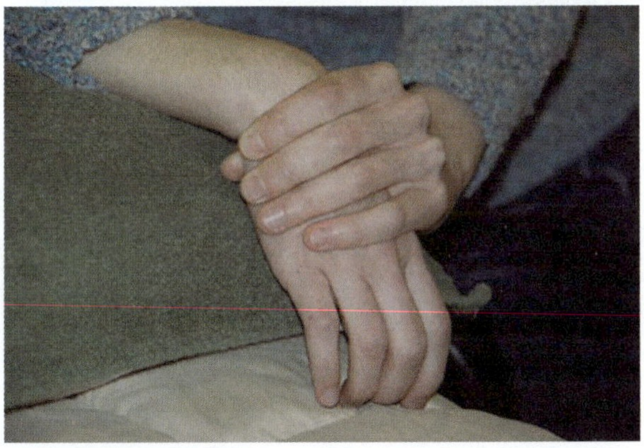

图70-8 被动牵伸训练

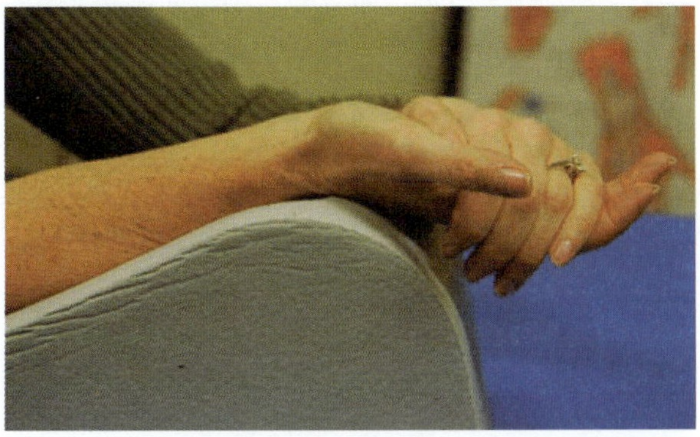

图70-9 被动牵伸训练

（二）矫形器对于适应性缩短的结缔组织的作用

在腕关节和前臂的关节活动范围水平达到一个可以接受的功能水平之前，可以考虑进行性地提供几种动力型或者静力型的矫形器，以改善被动的关节活动范围。关节紧张可以通过长时间地在可能的关节活动范围末梢持续性地以轻度的压力来改善，而不是短时间地高强度地牵伸。低负荷长时间的压力（LLPS）比高负荷短时间的压力更有效。手和手腕的瘢痕组织对于压力和生物力学的反应方面的认识带来了矫形技术的飞跃，它对改善DRF后腕关节活动范围受限很有效。

静力型进行性的矫形器通过可调节力量的应用对瘢痕组织进行低负荷长时间的压力。当被动关节活动范围不超过主动关节活动范围时，进行性静力型矫形器可能比动力型矫形器更有效。为达到维持组织在关节活动范围末端的目标，可以制作几种类型的矫形器（图70-10～图70-13）。动力型矫形器通过缓慢前进的力学原理工作，进行性动力型矫形器通过缓和压力的原理，也可以制作进行性动力型或者静力型的前臂旋转矫形器，增加腕关节或者前臂运动的矫形器也可在市场上买得到。回顾DRF后的患者，249人中有38人为达到腕关节和前臂的运动使用了进行性静力型矫形器。具有腕关节的伸展和前臂旋后功能的患者，通过测量手指捏力和DASH，获得了更好的功能性结果。关于关节松动术的特异性的矫形器技术的更多信息将在第123章和第124章中查到。

当要使用一个动力型或者静力型进行性的矫形器时，对患者骨折愈合位置的选择和知识是很重要的。由于关节囊或者肌腱单位适应性缩短，且不是骨阻塞或者关节不稳定引起的运动缺失和软组织僵硬的情况下，应考虑使用矫形器。

由于矫形器每天需要穿戴几小时才有效，所以需要患者有良好的顺应性和明确的穿戴指南。对于进行性静力型矫形器，则需一天几次，每次30～60min对于增强一部分由于DRF导致腕关节僵硬的患者或者实施过其他治疗技术残存关节挛缩患者的腕关节屈曲和伸展运动有良好的效果。记录这些患者的穿戴时间表从每日1次到每日3次，持续3～5d。对于用进行性静力型矫形器来恢复前臂旋转功能的患者，报道得出相似的良好效果。

矫形器通常比较昂贵，且制作它需要花费时间，从经济学角度说租一个矫形器来使用比较合适。患者对于穿戴时间的顺从性比较重要。如果患者在DRF的康复治疗的其他方面不顺从，可能就不能显示或者证明需要提供矫形器中的一种。

（三）关于手

未牵涉在内的关节的主动活动度训练包括关节的活动性，避免肌腱粘连，以及通过肌肉的“泵压”作用来运输附近的体液以减轻水肿。腕关节屈曲位的石膏模型和外固定设备会阻止屈肌和伸肌肌腱的全范围偏移，并发的疼痛和水肿也会进一步限制肌腱的滑行。因此，需要指导患者做这种特定的训练，每次需要坚持10s，每组重复5～10次，每天做数组。应指出不特定的、扑动的手指动作是无效的。除了主动的手指屈曲和伸展动作以外，还应指导患者进行特定的深层和浅层肌腱的滑行动作。勾拳状态孤立手指伸肌，并且帮助指间关节屈，曲同时伸展固有肌。当屈曲近端和远端指间关节时，应该特别注意通过伸展掌指关节来牵伸固有肌（图70—14）。

被动牵伸关节应该达到掌指关节屈曲，且五指指间关节并伸展的目的，应该为无痛且有力的被动手法。患者应该了解主动的关节活动范围和被动的牵伸训练之间的不同，而且其中的一种训练不能替换另一种。像腕关节一样，手指有抵抗的挛缩可能得益于使用矫形器提供了一个低负荷长时间的压力。第67章详细叙述了如何处理手指的僵硬。

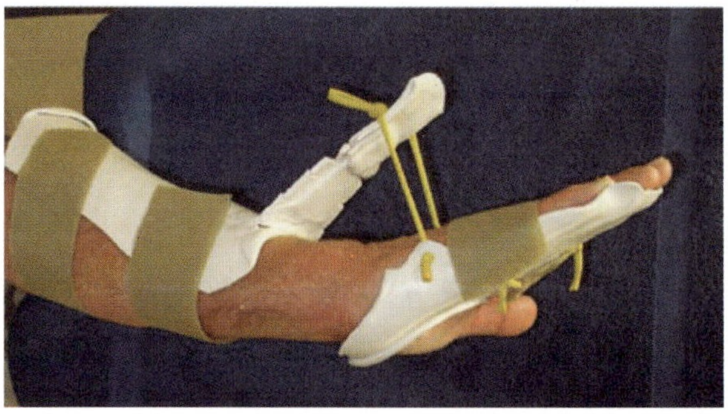

图70—10　增加腕关节和手指伸展的关节活动范围的矫形器（Courtesy of Kristen Valdes，OTR/L，OTD，CHT，Hand Works Therapy LC，Sarasota，Florida）

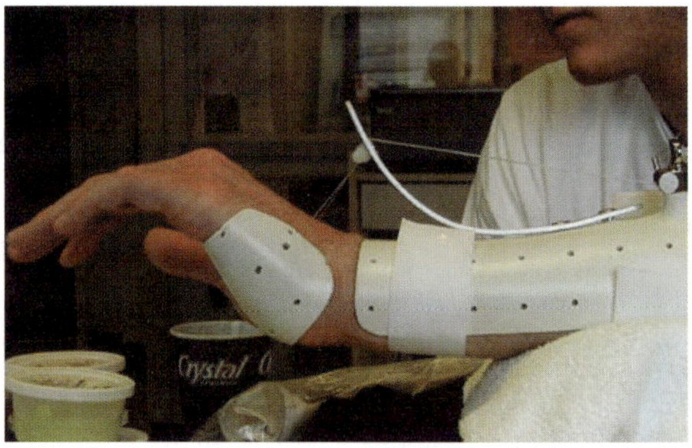

图70—11　增加腕关节伸展关节活动范围的矫形器（Courtesy of Paul Brach，MS，PT，CHT，Hand Center of Pittsburgh，Pittsburgh，Pennsylvania）

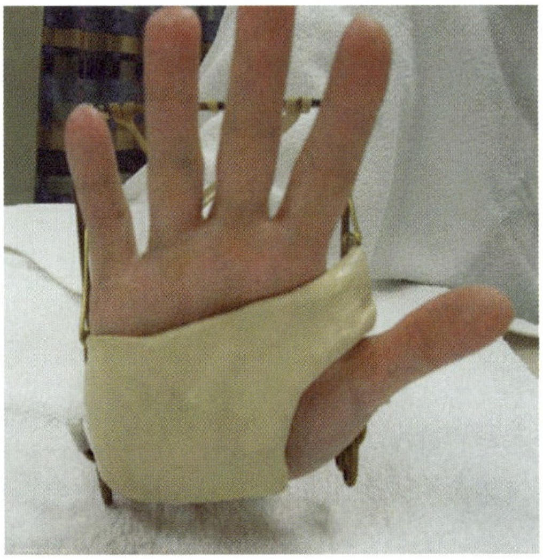

图70—12　增加腕关节和伸展关节活动范围的矫形器（Courtesy of William W.Walsh，MBA，MHA，OTR/L，CHT，Hand and Rehabilitation Specialists of North Carolina，Greensboro，North Carolina）

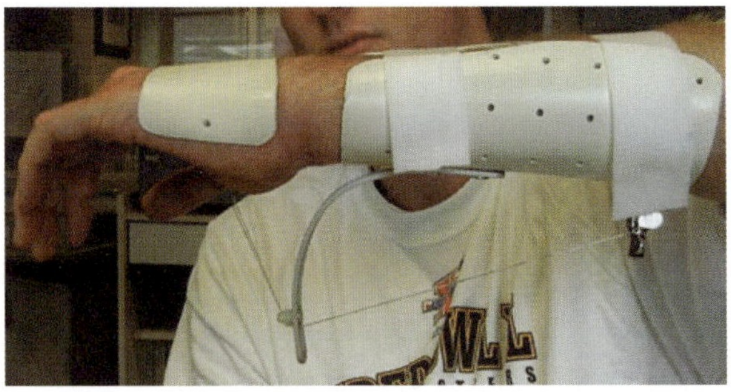

图70—13　增加腕关节屈和曲关节活动范围的矫形器（Courtesy of Paul Brach，MS，PT，CHT，Hand Center of Pittsburgh，Pittsburgh，Pennsylvania）

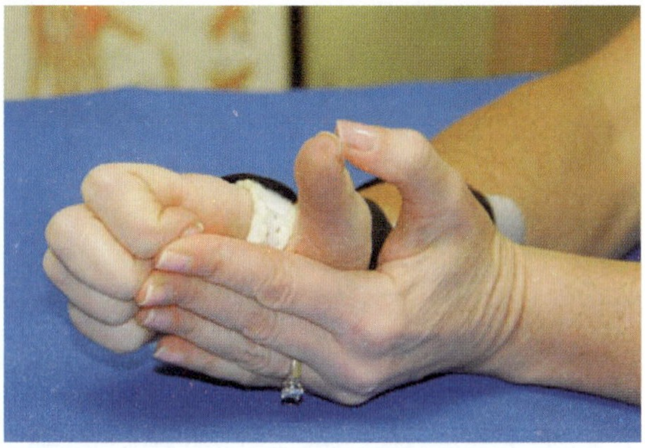

图70-14 固有肌牵伸训练，注意掌指关节应伸展，但是近端和远端指间关节应屈曲

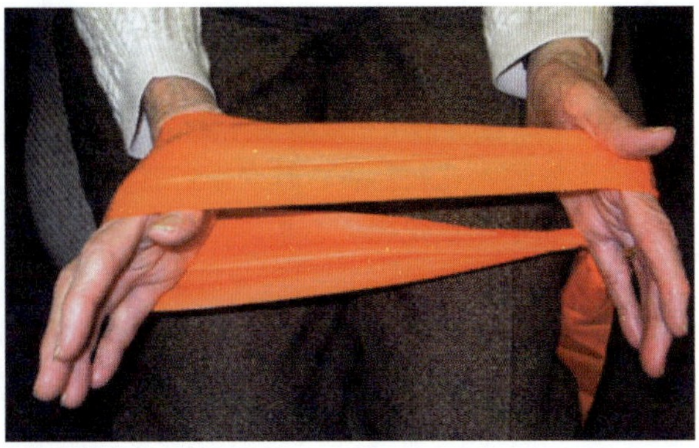

图70-15 利用训练用的弹力绷带进行腕关节伸展的渐进抗阻训练

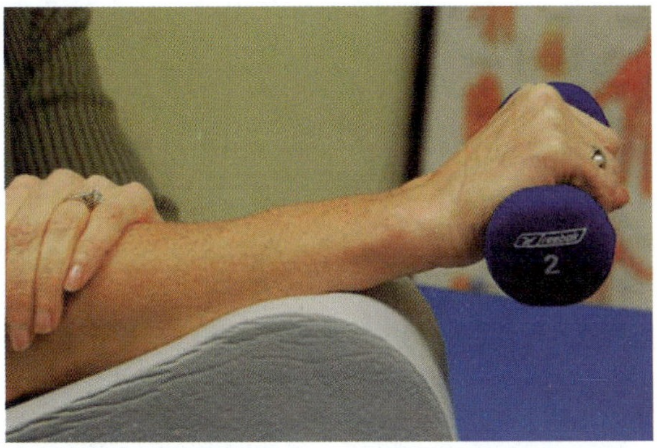

图70-16 无重量的腕关节伸展的渐进抗阻训练

五、功能和力量增强阶段

当骨折愈合有所进展时，那么可以着手应用压力和负荷进行腕关节的训练。外科医师重新检查患者后，明确骨折已经充分愈合，或者是临床上的，或者是X线检查结果显示的，允许着手进行压力负荷和力量增强训练是很重要的。在大多数情况下，大约8周腕关节就能够应付进行性加重的负荷，从轻微的捏力到腕关节等长收缩，再到渐进性的抗阻训练（图70-15～图70-20)，然后再到闭链活动。牢记患者在很长的一段时间内只能用他（她）的患侧上肢进行轻微活动是很重要的。因此，上肢调节训练在开链和闭链运动中都是适当的。闭链运动包括的训练有负重训练，如推墙、plyoball训练和推拉活动。用于近端稳定的训练器材（图70-21)，如Body Blade（www.bodyblade.com）或者BOING上肢训练器（www.optp.com）对那些对上肢功能有高要求的患者可能有帮助。这些训练器材和设备可以在监督治疗期间使用，并且在家庭康复计划中也可以使用。

六、对患者的教育和家庭训练计划

患者通常比较看重DRF恢复的过程，为了最大限度地恢复，疼痛被看作是“正常的”现象。治疗师可以教会患者恢复的里程碑。MacDermid和他的伙伴们提出了一个大致的恢复框架。

治疗师花费大量的时间和努力设计和执行用于控制水肿、改善疼痛和运动训练的家庭治疗计划是比较谨慎的。写好的指南应该口头说出来，并且不包括“治疗用语”，以便使特定的患者能够明白。同时能够写好指南的图片和照片是很有益的。有关训练期间的电子图片可以交给有电子相机的患者或者传到患者有照相功能的手机上（图70-22)。治疗师必须是好的指导者，有DRF的患者必须有效地执行他们的家庭，训练计划并对他们的康复负责任。文献证据表明DRF患者的家庭训练计划对促进最佳的恢复很重要。

七、骨折处理技术基础上的治疗方针

外科医师可以应用许多技术达到解剖复位和稳定DRFs。其中很多已经被写出了各自的优点和缺点，新技术也正在发展。一些最普遍的技术和术后处理在下一部分将进行讨论。对于个案，给患者进行处理并提供咨询的外科医师应该参与讨论特异性

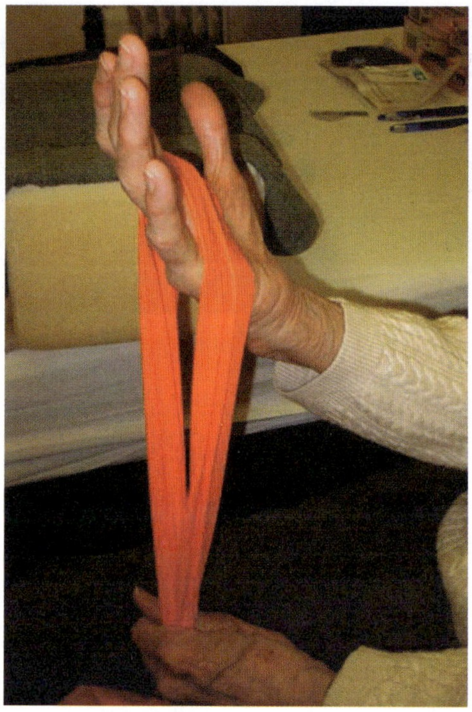

图70–17　利用训练用的弹力绷带进行腕关节屈曲的渐进抗阻训练

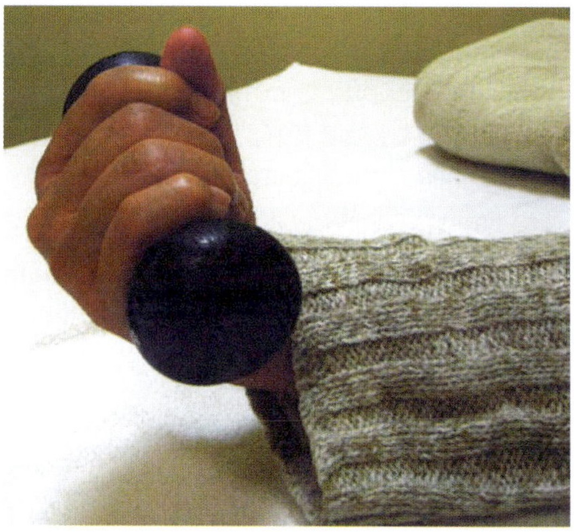

图70–18　无重量的腕关节屈曲的渐进抗阻训练

骨折后的照料和治疗方案。

（一）闭合性的复位和石膏绷带固定

当考虑骨折对线良好达到稳定并且不需要外科手术时，应该使用4～6周的石膏绷带，这取决于愈合程度和患者的整体健康状况。恰当地使用石膏绷带，应该能允许所有手指全范围的主动屈曲，并且

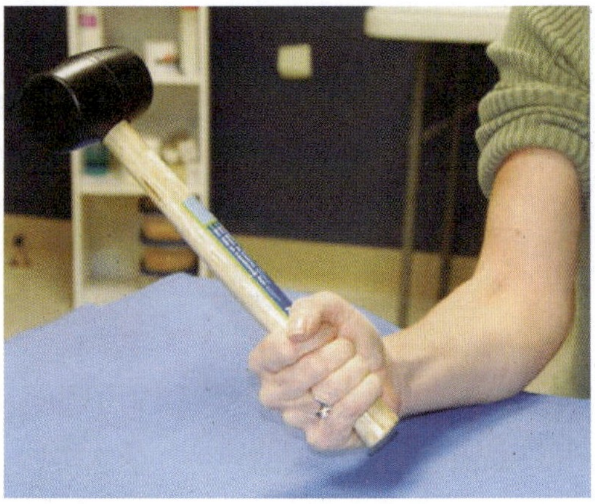

图70–19　前臂旋转的渐进抗阻训练

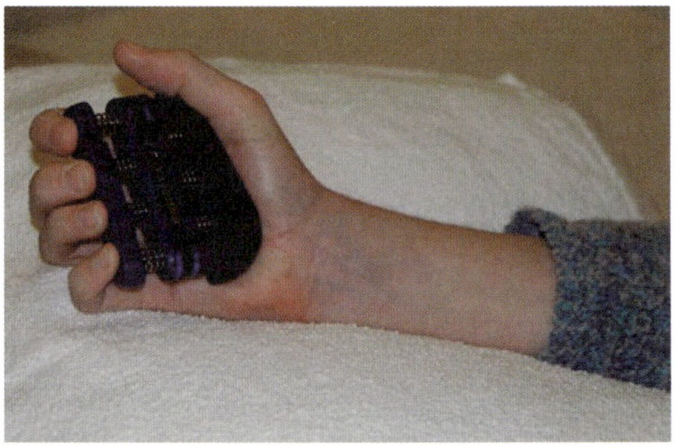

图70–20　用于增强手部力量的握力训练

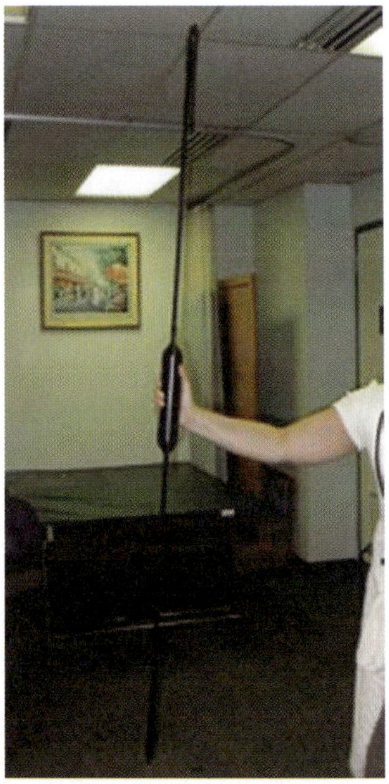

图70–21　用一种训练设备Body Blade进行接近稳定的训练

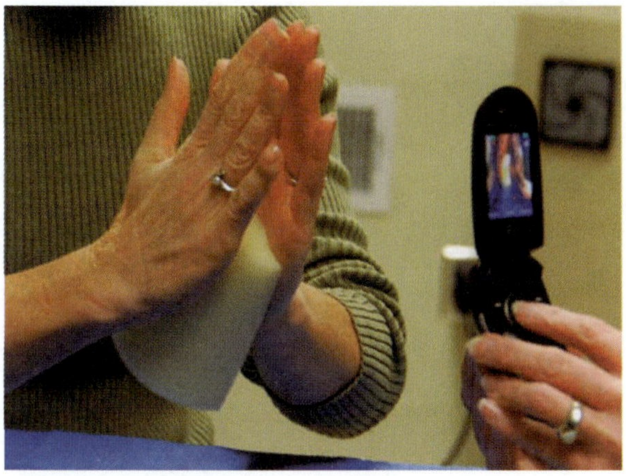

图70-22 用相机保存家庭训练计划

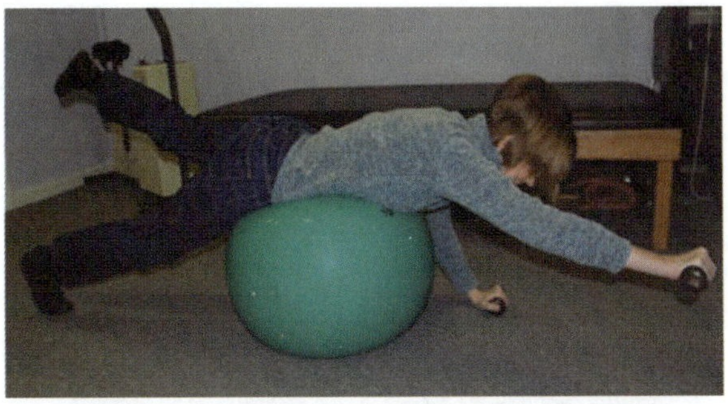

图70-23 用治疗球进行上肢和核心稳定性及耐久性的训练

应该达到接近手掌远端皱褶。如果石膏绷带使用不当，会出现手指水肿且固有肌紧绷，甚至会在移除石膏绷带之前，导致手僵硬和潜在的复杂性局部疼痛综合征（CRPS）。如果这样的患者在石膏绷带应用过程中去做手的物理治疗，那么恰当的石膏绷带是很重要的。如果石膏绷带材料在门诊不能剪裁，应建议患者回去找医师重新应用石膏绷带。控制水肿的方法前面已经介绍过了，如抬到心脏水平以上，向心性按摩，自身粘着的弹力包扎带的使用和主动训练以促进“肌泵作用”等。还应该教会患者肌腱滑动训练和促进固有肌伸展的训练，肩和肘的关节活动范围也应该检查，并且这些关节的活动范围训练也应该作为家庭训练计划的一部分反复进行。

用这种方法处理的一些患者，他们不需要在正规的监护下训练，只是在并发症发展的情况下，可能需要进行性的监护下训练。未进行手术治疗并且畸形愈合和骨关节炎的老年患者很可能有牵延性的手腕疼痛和手指僵硬。

也有一些患者的治疗可能更注重提高功能性需求，使之能恢复到发病前的活动能力的高度。举个例子，一位患者是小提琴家，在无移位的DRF之后，需进行综合的上肢反射和核心的力量强化训练，致力于反射和稳定性的治疗包含应用治疗球的活动（图70-23）。

（二）用或者不用经皮钢钉固定的外固定术

桥连（如跨越桡腕关节）或者非桥连外固定设备（图70-24和图70-25）有时是对高能撞击伤治疗的选择。当治疗师制订训练计划时，必须考虑软组织的损伤。当DRF治疗包括外固定时，最常见的并发症是钢针位点的感染、水肿、第1指间僵硬和手指的固有肌僵硬。如果患者在装有外固定设备时去进行手的物理治疗，检查项目应包含以下内容：肩肘关节及指间的关节活动度和用带子的水肿测量。处理方法与石膏绷带相同，包括向心性按摩、自身粘着的弹力包扎带的使用和主动关节活动度训练，对患者钢针位点的护理也应该反复进行。应该指导患者要时刻保持钢针位点干燥、清洁，因为钢针是感染的通道。一些学者建议使用清洁的棉签涂药器蘸取盐水或者稀释的过氧化氢进行日常清洁，但是新的研究表明这可能不是必需的。另外，应该强调肌腱滑动训练以小时为基础来进行，特别的注意应放在示指上，因为背部的钢针通常非常接近示指固有伸肌和普通的指伸肌。另一个发现的难题是背部桡侧的感觉神经牵涉在内。最典型的原因是最接近钢针位点的位置太接近这一神经，这可能导致复杂性局部痛综合征。因此感觉检查也应包括手背侧桡神经方面。由于因损伤和（或）在外固定设备中腕关节的姿势引起创伤的这一人群中也有体验到急性腕管综合征的患者。如果他（她）体验到任何的感觉变化，应该马上由患者本人或手部治疗师联系外科医师。

（三）开放性复位和内固定

掌侧固定角度的钢板

利用掌侧钢板的额外好处就是获得这一固定便能进行早期活动，这一点被应用这一技术的大多数医师提倡并支持。然而文献报道显示腕关节早期活动的意义不明确。术后水肿可能比肌腱紧张出现得早，由于内在的或外在的原因，如果外科医师建议早期活动，那么在治疗阶段需要穿戴腕矫形器直至骨折后6周。这一矫形器可以是预制的或定制的，这取决于是否穿戴合适，可能需要进行瘢痕处理，如利用硅凝胶垫之后的瘢痕按摩之类的技术等。

文献记载固定角度的掌侧钢板使用后的并发症包括拇长屈肌和伸肌肌腱的断裂，但是这并不常见。如果拇指指间关节的屈曲或伸展运动很难获得，则应该严密监测拇指关节，以避免这一并发症的发生。

（四）背侧钢板

背侧钢板固定的使用有利也有弊。在一组病例中，患者对手术过程满意，并且能达到腕关节关节活动度的80%，其他的病例也显示出使用背侧钢板的不良反应。使用背侧钢板固定最常见且不令人失望的并发症是拇长伸肌和（或）普通的指伸肌肌腱断裂。

（五）并发症：当事情发展得不好

DRF之后可能出现许多种并发症，这些在表70-3中已概括出。McKay和同事们列出了一个并发症目录，从业者用它给并发症进行了评级：轻度（有症状，但是不需要特别的治疗）、中度〔需要进行诊断和（或）治疗性的干预〕和重度（需要外科手术）。

在一组病例中，显示最高数量的并发症包括：正中神经压迫、复杂性局部疼痛综合征、肌腱炎、伴有或不伴有背侧钢板使用的拇长伸肌腱断裂、手背桡侧感觉神经炎、远端桡尺关节问题、肌腱粘连和尺神经压迫。另外，需要知晓的其他并发症包括：拇长屈肌腱断裂、腕骨不稳定或半脱位、扳

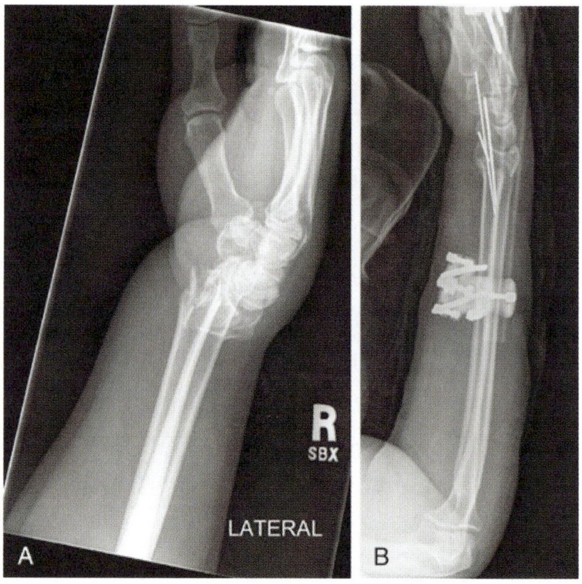

图70-24 A.桡骨远端骨折的X线摄影；B.伴有经皮钢针的桡骨远端骨折的外固定设备的摄影（Courtesy of Daniel DiCristino，MD，Fayetteville，New York.）

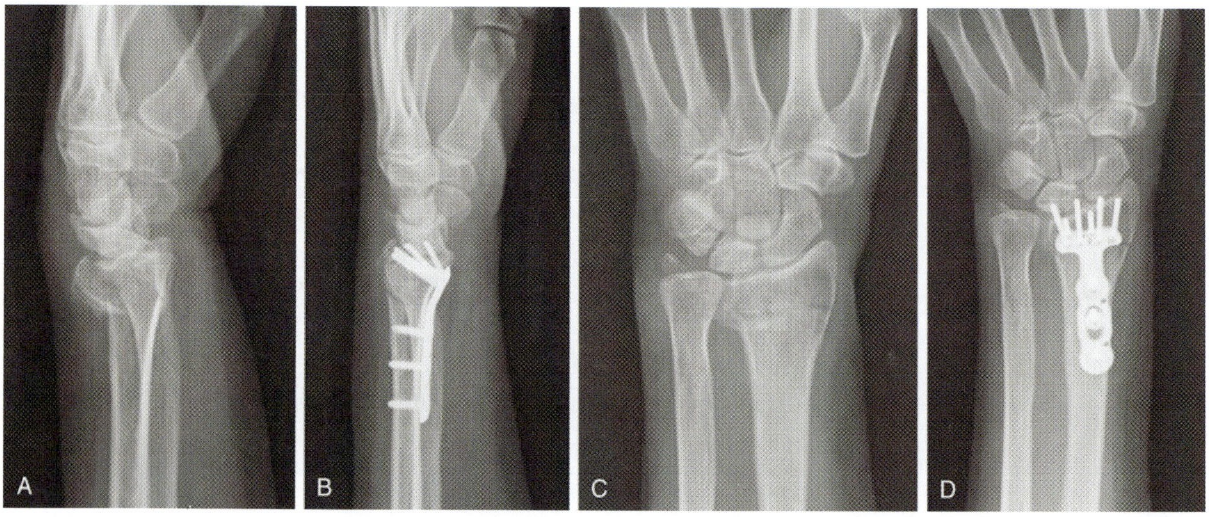

图70-25 用于DRF的掌侧固定角度的金属板的X线摄影。A.DRF的侧面观；B.掌侧金属板的侧面观；C.DRF的前后观；D.掌侧金属板的前后观（Courtesy of Michael Nancollas，MD，Orthopedic Associates of Central New York，Syracuse，New York）

机指、掌挛缩病、骨筋膜室综合征、延迟愈合和钢针位点感染。一些出现复杂性局部疼痛综合征的少数患者，物理治疗联合药理学对疼痛的处理可能要延时。对复杂性局部疼痛综合征患者的护理将在第115章和第116章中讨论。

临床经历中一个常见的问题就是腕关节尺侧疼痛，它可能影响力量和功能性预后。通常这是由于腕尺伸肌腱炎、远端桡尺关节不稳定或牵连到三角纤维软骨复合体所致。这一疼痛最常见于抓握或旋转的强化活动。抓握和负荷下活动时，前臂旋前提高了尺侧的负荷，并且如果出现疼痛，应该被限制并在前臂中立位下进行。

大多数腕关节尺侧疼痛会在1年内自愈，但这一问题可使患者的进步削弱，因此必须明确病因。由于疼痛对DRF来说是一个最大的削弱性障碍，腕关节尺侧疼痛，必须恰当地评价和治疗。如果存在畸形愈合或显著的桡骨短缩，那么腕关节尺侧疼痛是由于腕关节所承受的负荷改变。如果存在骨折碎片力线不良，包括背侧桡骨倾斜、远端桡尺关节半脱位或不稳定，或者是显著的桡骨短缩导致的伤残性疼痛，那么患者可能需要安排外科手术。这一力线不良通过桡骨矫正性截骨术来治疗和（或）尺骨短缩截骨术以缓解尺骨的嵌入，这一过程之后通常需要进行物理治疗（详见第76章）。

（六）DRF之后患者通过手部治疗能否好转

治疗师意识到腕骨折之后通过监护下的治疗提供给患者的护理和指南是有价值的。好于不复杂的骨折患者，可能患者自己就能应对。但是根据专家的临床意见和手部治疗师的经验，有典型后遗症的患者，如僵硬、水肿、疼痛和功能破坏，最好是在有指导和监护下治疗以改善预后。挑战就是通过控制下的临床研究，找出最有效的治疗技术。Handoll和他的同事们在2006年循证医学数据系统综述中写的："没有足够证据来确定DRF之后哪种康复方式最好"。必须要指出的是，Handoll回顾的是只使用石膏绷带制动的患者，并且这些患者中很多人不需要进行性的监护下治疗，而是一个有良好组织性的家庭康复训练计划。

（七）探索关于DRFs的进一步的信息

在外科手术和物理治疗中治疗DRFs的技术在进化。如果临床医师想要保持有学识的，使用流行的同行审查期刊资源让我们与这些证据同步是非常重要的。网站如PubMed（http：//www.ncbi.nlm.nih.gov/pubmed）可以被用于周期性的搜索，也可以用医疗主题标题通过DRF处理有关的术语来搜索。PubMed为不熟悉这一资

表70-3 DRF之后更常见的并发症

合并症	早期	后期	
正中神经压迫/腕管综合征	x	x	测试手正中神经分布区感觉减退
复杂性局部痛综合征	x		早期表现可能比损伤之后预期的更痛，血管舒缩不稳定，指间关节疼痛和发红，手的灼烧感
肌腱炎；腱鞘炎		x	在活动期间手腕可能出现局部疼痛（手腕尺侧疼痛可能牵连尺侧伸腕肌肌腱）
桡神经浅支压迫/神经病	x		手腕到拇指背部、示指和中指（达到指间关节水平）感觉过敏
肌腱粘连和瘢痕形成		x	主动运动滞后于被动活动；检查瘢痕粘连并观察皮肤皱褶
尺神经压迫		x	手尺神经分布区感觉异常和（或）尺神经支配区固有肌肌力弱和萎缩
远端桡尺关节问题	x	x	前臂不能旋转表明远端桡尺关节不协调；记录前臂旋转时的疼痛
EPL/FPL肌腱破裂		x	拇指伸展或屈曲时力量弱的症状表明出现破裂；指间关节主动伸展或屈曲缺失

早期，第1个月之内；后期，第1个月之后（注意：这只是相对的时间表，每个患者可能不相同）

DRUJ.远端桡尺关节；ECU.尺侧伸腕肌；EPL.拇长伸肌。

（由McKay SD，MacDermid JC，Roth JH，Richards RS.Assessment of complication of distal radius fractures and development of a complication check list.J Hand Surg，2001，26A：916–922改编）

源的人提供教程。另外，还有分级、评论和论文在网站上，如物理疗法证据数据库（PEDro）（http：//www.pedro.org.au/）和麦克马斯特大学康复（http：//plus.mcmaster.ca/rehab/Default.aspx）。开放阅览的期刊如BMC神经肌肉失调（http：//www.biomedcentral.com/bmcmusculoskeletaldisorder/）也能获得信息。

使用现今和过去的证据的重要性，专家临床意见和患者重视做出谨慎的决定由MacDermid在这本书第143章（证据为基础的实践）中强调。

八、小结

曾经有许多尝试去描述、分类并形成治疗法则。在过去的20年中，随着人们对手腕解剖和生物力学理解的增加，推动了这些骨折治疗的进展。曾经坚信的由于没有带来长时间的功能性影响，这一骨折导致的畸形可以容忍这一信念正在改变。在许多患者身上，解剖的恢复对X线检查和功能性的结果是至关重要的，尤其是对涉及的肢端肢体功能要求高的患者。外科医师继续发展并改善固定技术以恢复远端桡骨解剖结构，使其预后更好，合并症更少。

治疗师必须要有对桡骨远端的解剖及残存的畸形分支和骨折之后预期的愈合时间等丰富的知识。合并的软组织损伤的功能性影响也必须被包含在治疗计划中，因为它也许和骨折同样意义重大。软组织损伤、水肿和固有肌缺血合并起来导致手指僵硬和手功能障碍，并且它们可能在骨折愈合之后还会遗留很长时间。

大多数DRFs之后的患者希望最大限度地改善需要在几个月之后才能出现。患者通常在达到最大限度地改善之前仍需持续进行治疗。因此，治疗师必须是良好的指导者并且DRF的患者必须高效地执行他们的家庭训练计划，同时对他们的康复担负起责任。

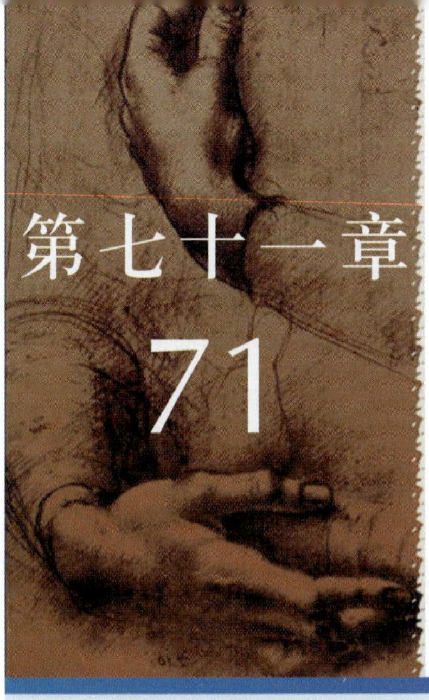

第七十一章 71

下尺桡关节：急性和慢性损伤

原著者 JOHN M.BEDNAR, MD
译校者 韩大成　陈学明

一、解剖和运动
二、生物力学
三、诊断
四、特殊问题的处理

关键点

- 尺骨远端在桡骨切迹处有复杂的韧带支持，为其稳定性提供了微妙的平衡，同时可进行大范围的活动。任何桡骨远端或尺骨远端骨性排列的改变都将会影响前臂的旋转，并最终导致尺侧腕关节疼痛。尺骨远端支撑韧带的损伤将导致远端尺桡骨之间或尺侧腕骨与尺骨远端之间的过度运动，这种运动首先会引起疼痛性弹响的症状。慢性的不稳定会逐渐发展为显著的退行性关节炎。
- 想要成功地处理下尺桡关节的问题，需要对复杂的骨性解剖和韧带结构进行深入了解。急性损伤时，需要修正错位的骨性结构并修复软组织损伤。慢性损伤时，可通过稳定或切除下尺桡关节来进行处理。
- 在对临床上可疑有三角纤维软骨复合体撕裂而磁共振检查阴性的患者应当慎重。此类患者应当以复合体撕裂进行处理。
- 尺骨头在桡切迹内向背侧移动时腕关节旋前，向掌侧移动时腕关节旋后。三角纤维软骨掌侧和背侧的尺桡骨韧带部分在前臂旋转时变得紧张，并作为下尺桡关节的主要稳定装置控制着旋转过程中的移动。

在诊断和治疗时，尺侧腕关节痛是患者常见的症状。大部分患者的疼痛是因为下尺桡关节和其韧带附件的病变。由下尺桡关节病变导致的前臂旋转障碍会限制正常的活动，如使用键盘，接收找零和喝汤等。本章将回顾下尺桡关节的骨和韧带解剖结构及基于病史、体格检查和影像学的诊断，同时还将讨论通常的急性和慢性损伤及对它们的处理。

一、解剖和运动

（一）骨骼形态

下尺桡关节包括桡骨切迹和尺骨头。桡骨切迹是一个浅的呈半圆柱状的凹痕，存在于桡骨远端尺侧面，深度不等，平均倾斜角为7.7°。尺骨头是尺骨远端不规则的半圆柱状末端，桡骨围绕其旋转。桡切迹与尺骨头形成的关节是不完全相配的，这是因为桡切迹的弧度半径要比尺骨头的大得多。这种不完全相配导致在前臂旋转时，桡骨在相对尺骨远端运动时产生滑动和滚动。

桡腕复合体是沿着前臂的长轴在旋转，这是由通过肘关节桡骨头中心和尺骨远端小凹的直线所确定的。产生的运动并不是完全轴向的，还包含掌背侧的平移和近远端的移动。相对于尺骨头而言，桡切迹有较大的曲度，这可以允许尺骨远端发生平移。桡腕复合体的平移则是在背侧旋后而掌侧旋前。近远端的移动与旋转通常会一起发生，桡骨旋前时向近端移行，而旋后时向远端移行。从完全的旋后至完全的旋前，尺骨实际上相对于桡骨移动了2mm。

（二）软组织稳定结构

三角纤维软骨复合体是位于腕关节尺侧的复杂的解剖结构。它对尺侧腕关节和下尺桡关节的稳定性具有重要的生物力学功能。三角纤维软骨复合体是一个介于尺侧腕关节和尺骨远端的软骨及韧带结构（图71–1）。它起自桡骨切迹的远侧面，长入尺骨茎突的基底。通过尺腕韧带复合体（尺月韧带、尺三角韧带和尺侧副韧带）附着于尺侧腕骨。桡尺韧带稳定下尺桡关节，限制其旋转和轴向位移。掌侧和背侧的桡尺韧带在三角纤维软骨复合体内呈纤维性增厚（图71–1）。这种解剖结构的一种结果就是它们作为一个整体起作用而非作为独立的韧带。桡尺韧带有一层厚的胶原结构，使其有抗张力的作用。

桡尺韧带可以分为两部分：深层为Subcruetum韧带，长入桡骨窝；浅层长入尺骨茎突基底。

掌侧韧带的深层在旋前时紧张，浅层在旋后时紧张。背侧韧带的深层在旋后时紧张，浅层在旋前时紧张。一种被普遍接受的关于下尺桡关节稳定性理论认为，三角纤维软骨复合体的掌侧部分损伤会导致旋前时桡骨向掌侧脱位，并出现尺骨远端的背侧半脱位。三角纤维软骨复合体背侧部分受损会导致在旋后时桡骨向背侧脱位，并出现尺骨远端掌侧半脱位。

三角纤维软骨复合体中间水平的部位是最厚的部分，它由方向相互交叉的胶原纤维所组成，以抵抗各个方向上的应力，中间的部分没有血液供应。

关于三角纤维软骨复合体的血供已经有了详细的研究。三角纤维软骨复合体的血供来自于尺动脉的桡掌侧分支和骨间前动脉的掌背侧分支（图71–2）。这些血管以辐射状向三角纤维软骨复合体供血。组织学切片显示这些血管仅为三角纤维软骨复合体外围10%～40%的部分供血。中间部分和桡侧附着处没有血供（图71–3）。这种血管的解剖学支持一种观点，在损伤和处理适当的条件下，周边的损伤会影响愈合的能力。

（三）次级稳定结构

旋前方肌、骨间膜、尺侧伸腕肌（ECU）肌腱和腱鞘及尺侧屈腕肌（FCU）肌腱腱鞘可以提供稳定性，但当一级稳定丢失时，则无法阻止脱位的发生。

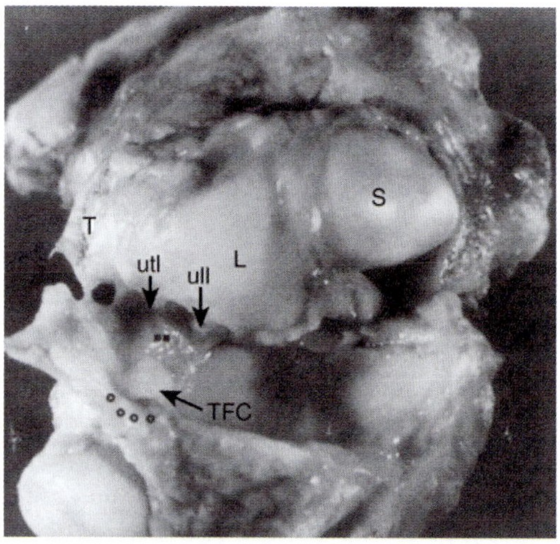

图71–1　背侧脱位的腕关节，显示三角纤维软骨复合体（TFC）和掌侧尺腕韧带：尺月骨韧带（ull）；尺三角韧带（utl）；背侧尺桡韧带（四点）。L.月骨；S.舟骨；T.三角骨（引自：Palmer AK.Triangular fibrocartilage complex lesions：a classification.J Hand Surg，1989，14A：585，with permission.）

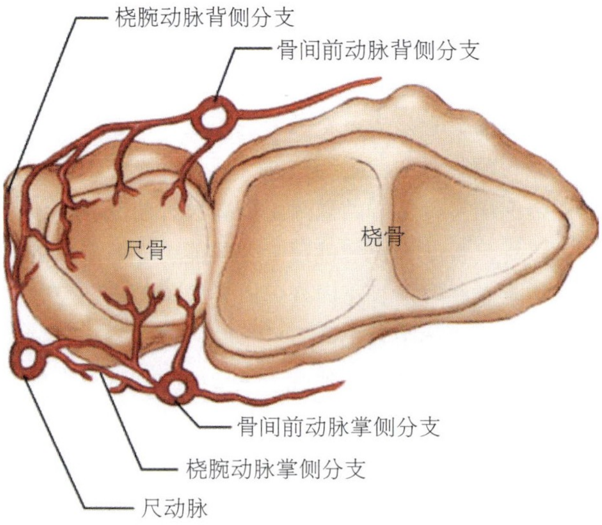

图71–2　三角纤维软骨复合体的动脉解剖

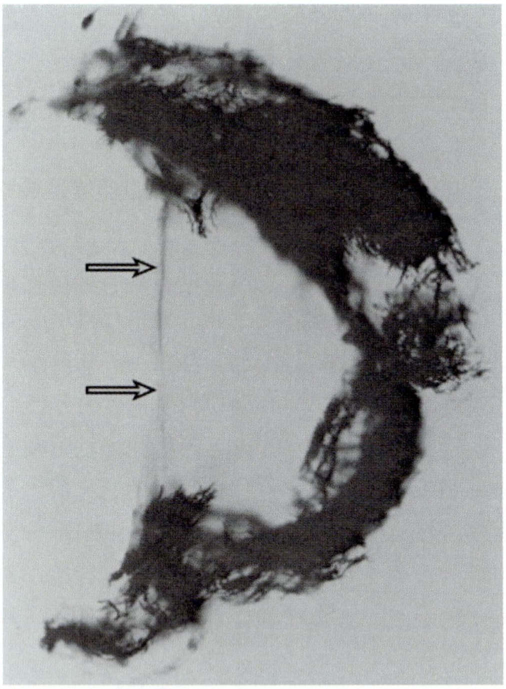

图71-3 三角纤维软骨复合体轴位相显示周围血液供应和桡侧附着区无血供。箭头所指为三角纤维软骨复合体撕裂处（引自：Bednar MS，Arnoczky SP，Weiland AJ.The microvasculature of the triangular fibrocartilage complex：its clinical significance.J Hand Surg，1991，16A：1103，with permission.）

二、生物力学

三角纤维软骨复合体有若干重要的生物力学功能，它可以从尺侧腕骨向尺骨远端传递约20%的轴向应用载荷，它是下尺桡关节的主要稳定装置，同时还是尺侧腕骨的稳定结构。

传递向尺骨远端的载荷量随着尺骨的变异而不同。正性尺骨变异比负性尺骨变异能传递更多量的载荷。在腕关节尺骨正向变异时会导致相应的三角纤维软骨复合体中间部分厚度下降。此外，当前臂旋转时会有变异的载荷加载于三角纤维软骨复合体上，旋后会由于桡骨向远侧位移而导致负性尺骨变异。这与旋前正相反，桡骨向近端位移而出现正性尺骨变异。尺骨头也会在旋前时出现背侧向移位，或旋后时出现掌侧向移位。三角纤维软骨复合体的掌侧和背侧桡尺韧带部分在前臂旋转时紧张，充当着下尺桡关节的主要稳定装置，并控制旋转时的移动。

三、诊断

（一）病史

大多数的病例都存在创伤史。患者会有腕关节旋前、外展或腕关节尺侧牵拉损伤的病史。临床症状包括：尺侧腕关节痛，力量下降，疼痛性弹响，并旋转受限。

疼痛出现于前臂旋转时，提示有下尺桡关节的关节炎或不稳定。尺偏疼痛提示三角纤维软骨复合体病变或尺骨撞击。扳机或弹响症状的发生提示肌腱的半脱位或脱位，腕骨不稳定或三角纤维软骨复合体撕裂。

（二）体格检查

在急性损伤后应立即进行检查，表现为尺侧腕关节的肿胀，伴有尺侧腕伸肌肌腱的炎症。在三角纤维软骨复合体和尺骨远端有压痛点。尺偏和腕关节轴向加压（三角纤维软骨复合体挤压试验）（图71-4）会出现疼痛性反应。在前臂旋转时通常会出现弹响。

必须对下尺桡关节的不稳定性进行评估。中立位旋转可对不稳定进行最好的评估。检查者一手固定桡骨远端，同时用力将尺骨远端向掌侧和背侧移动，通过与健侧腕关节进行对比来检查尺骨相对于桡骨的位移增加和半脱位。尺骨远端松弛伴有“琴键”征阳性和尺骨远端背侧突起，提示有显著的不稳定。这可能表示三角纤维软骨复合体的桡尺韧带部分撕裂或分离。

三角纤维软骨复合体损伤不会单独出现，而只是尺侧腕关节系列损伤的一部分。因此检查者必须对尺侧腕关节所有通常会损伤的结构进行检查。必须对月三角关节的稳定性进行检查，以除外月三角韧带撕裂。损伤后会出现Shuck检查阳性结果，即月三角间隙压痛。还需对背侧桡尺韧带复合体进行检查以确定是否存在下尺桡关节的不稳定。

尺侧腕关节痛与三角纤维软骨复合体撕裂相鉴别的诊断包括：尺侧腕伸肌半脱位，月三角韧带损伤，三角骨撕脱骨折，豆三角关节炎，尺动脉血栓形成，手背尺侧感觉神经神经炎，Guyon管神经病变。通常会发现上述一个或多个诊断会与三角纤维

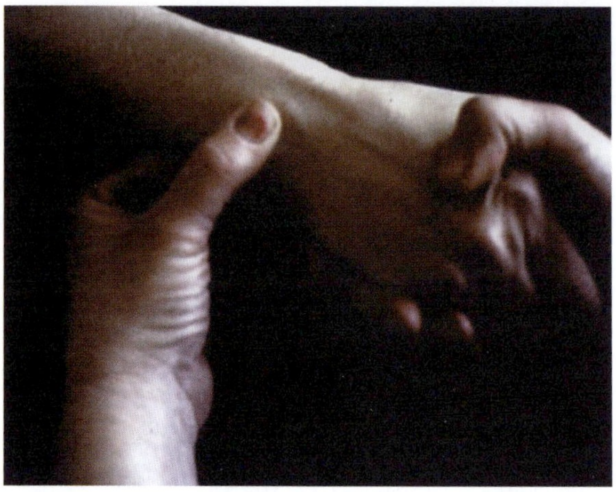

图71-4　三角纤维软骨复合体挤压试验。尺偏和供向腕关节的轴向载荷会产生疼痛

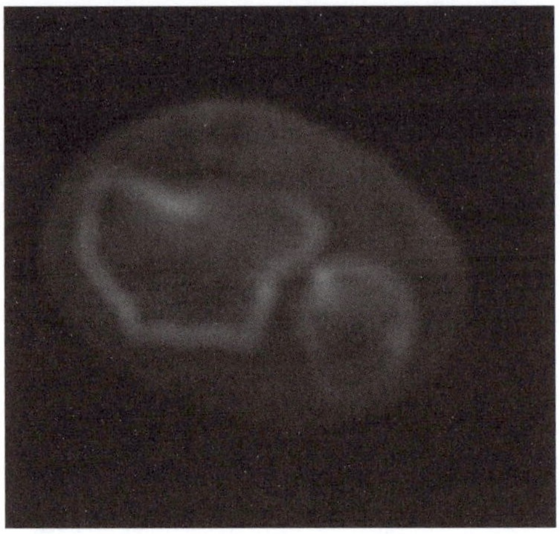

图71-5　下尺桡关节。CT扫描显示创伤性关节炎，包括桡骨的半月切迹

软骨复合体损伤共同出现。

下尺桡关节关节病和滑膜炎可以很容易地通过用手在前臂远端周围对下尺桡关节加压，同时挤压和旋转腕关节来检测。必须注意不要用这种手法对其他可能的痛点进行加压，以避免轴向负荷或在旋转中扭转。桡腕侧将检查集中于下尺桡关节。阳性检查结果会使患者的疼痛重复出现，并经常在下尺桡关节有显著退变时出现捻发音。

尺腕桥接综合征在检查时，可将腕关节旋前并要求患者屈腕并向尺侧偏移，应注意尺偏受限和出现疼痛。详细的临床腕关节检查详见第7章的讨论。

（三）影像学检查

1.X线片

诊断的建立应包括有X线片检查，包括中立位时的正位和侧位片。可以通过摄片检查明确骨折，韧带不稳定导致的腕骨排列不齐并确定尺骨变异。尺骨变异的确定非常重要，这将会对治疗产生影响。下尺桡关节也必须行X线检查，以确定是否存在半脱位、关节炎或尺骨茎突异常，如急性和慢性不愈合的骨折碎片等。

2.CT

CT是评估下尺桡关节最有价值的检查（图71-5）。它可以清楚地看到退行性变，还可以通过完全旋前、完全旋后和中立位的轴位相来定量的评估掌侧和背侧的不稳定。评价不稳定最有用的是Lister结节的近端和远端层面。通常，应同时对双侧腕关节进行扫描，以利于对比。CT还可以用于在术前计划时更好地确定复杂的关节内骨折形态。

3.磁共振扫描（MRI）

MRI在诊断三角纤维软骨复合体撕裂时是一项有效的诊断方式，尤其是1A和D型损伤时。冠状位的T2加权像最具诊断价值。三角纤维软骨复合体表现为一致的低信号。关节内的滑液在T2加权像上显示高信号，从而可以将三角纤维软骨复合体内的撕裂标记出来。关节内钆造影可以增强三角纤维软骨复合体撕裂的可视化效果。

关于MRI在诊断三角纤维软骨复合体损伤时的敏感性和特异性的文献报道结果差异较大。Golimbu报道了MRI在诊断三角纤维软骨复合体损伤的准确度为95%。他们用MRI的方法研究了20例患者，其中14例MRI报告阳性。这些患者进行了腕关节手术检查后，确定其中13例存在三角纤维软骨复合体病变。没有一例患者在MRI报告阴性后，在手术中查出存在三角纤维软骨复合体损伤。Schweitzer报道了15例患者，其中敏感性为72%，特异性95%和准确性89%。Zlatkin报道了23例患者，其中敏感性89%，特异性92%和准确性90%。Potter报道了59例患者，其中敏感性100%，特异性90%和准确性97%。他应用了高分辨率的磁共振检查，但仅对MRI报告阳性的患者进行了关节镜检查，因此不能确定有多少临床诊断三角纤维软骨复合体损伤但MRI报告阴性的患者存在三角纤维软骨复合体病变。

Bednar报道了应用临床标准诊断为三角纤维软骨复合体损伤的70例患者，共75个腕关节。所有患者的MRI均由一位经验丰富的骨放射线专家阅片，然后进行腕关节镜检查。关节镜的结果与MRI和临床检查相对应。全部75例临床诊断有三角纤维软骨复合体损伤的腕关节，其中有71例（95%）通过关节镜确定有三角纤维软骨复合体病变：34例（48%）有中央撕裂，33例（46%）存在周围撕裂，4例（6%）有中央和周围都撕裂。对比关节镜结果和MRI结果，其中有31例（44%）关节镜下阳性同时MRI结果阳性，40例（56%）关节镜下阳性，但MRI阴性。同时有1/4的腕关节在关节镜下阴性，而MRI的结果却是阳性。对比三角纤维软骨复合体损伤类型和MRI结果，34例中央撕裂中有19例（56%）MRI阳性，33例周围撕裂中有11例（33%）MRI阳性，4例中央和周围都撕裂中有1例（25%）MRI阳性。这项研究中，MRI检查的敏感性（敏感性是指三角纤维软骨复合体损害存在时MRI的阳性概率）为44%，临床检查的敏感性为95%。如果患者使用Potter的标准，那么这项由Bednar进行的研究中32例MRI结果阳性的腕关节中，有31例在关节镜下有阳性发现，则MRI阳性组的敏感性为97%。Bednar的研究中敏感性（敏感性是指三角纤维软骨复合体损害存在时MRI的阴性概率）为75%，被研究的腕关节中，有45%的MRI结果与关节镜的结果是相关的。

Joshy报道了24例临床可疑存在三角纤维软骨复合体撕裂的患者，直接行磁共振关节造影，然后进行腕关节镜检查。他们发现磁共振关节造影在检查三角纤维软骨复合体全层撕裂时，有74%的敏感度，80%的特异性和79%的准确度。他们建议对于临床可疑存在三角纤维软骨复合体撕裂而磁共振关节造影阴性的患者应持谨慎态度。

四、特殊问题的处理

（一）急性损伤

1.骨性损伤

尺骨茎突骨折：是一种尺骨远端主要稳定韧带的撕脱骨折。大于50%的桡骨远端骨折可发生尺骨茎突骨折，由于就以往的常规手术经验而言，修复尺骨茎突对获得良好的预后并不是必需的，从而其经常被忽略。大约25%的尺骨茎突骨折会出现不愈合。在因撕裂引起的下尺桡关节不稳定中，如果茎突有超过2mm的径向移位或骨折通过茎突基底时，应高度怀疑有尺骨茎突骨折的可能（图71–6）。骨折的茎突应当通过闭合复位克氏针内固定或切开复位张力带或螺钉内固定来进行固定（图71–7）。如果尺骨茎突骨折为粉碎的，可以将之切除然后将三角纤维软骨复合体以适当的张力缝合于尺骨远端。

尺骨下段干部骨折伴有成角移位者会破坏下尺桡关节的协调性。下尺桡关节的不协调和活动受限通常表现为20°以上的背侧成角。如果在闭合状态下不能获得良好的复位和稳定，应考虑行切开复位钢板螺钉内固定。

尺骨远端关节内骨折比较少见，但是与其他关节骨折一样，应尽可能解剖复位，可以通过小克氏针固定或小的加压螺钉来进行处理。

桡骨远端的急性骨折：桡骨远端骨折后的短缩，成角或累及关节都会影响下尺桡关节的功能。Kihara和他的同事们注意到在X线上，背倾角大于

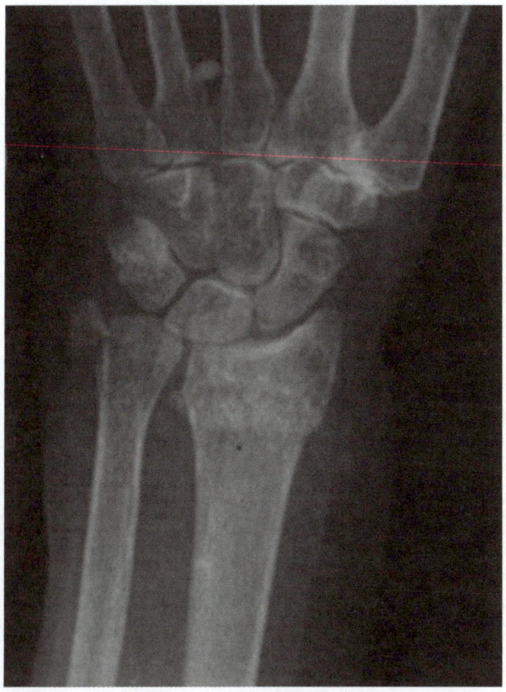

图71–6 桡骨远端骨折伴有尺骨茎突骨折移位

20°与桡骨远端关节面背倾10°一样，对下尺桡关节协调性均有显著的影响。Adams注意到桡骨短缩是大部分三角纤维软骨复合体变形的原因。

下尺桡关节的关节面不协调会导致疼痛性变性，伴有桡腕关节病，在腕屈伸运动时出现疼痛。早期的研究表明桡骨远端关节面移位在2mm内是可以接受的，并且预后良好。一项最近的研究表明，虽然不是所有的患者却都存在症状，但在放射学角度上所有残留不协调和错位的患者存在关节病。因此在评估下尺桡关节关节面和复位时应进行CT扫描。如果不能通过闭合处理获得和维持良好的复位，则应行切开复位。

一些研究者研究了桡骨远端骨折伴随腕关节内部软组织损伤的发病率。Geissler和他的同事们观察了60例患者，发现有26例（43%）伴有三角纤维软骨复合体损伤。在Lindau及其同事的系列研究中，共有51例患者，其中43例（84%）合并三角纤维软骨复合体损伤，24例为周围型撕裂，10例为中央型损伤，9例为中央和周围复合型损伤。在Richards及其同事的系列研究中，共有118例患者，其中35%的关节内骨折和53%的关节外骨折合并有三角纤维软骨复合体损伤。

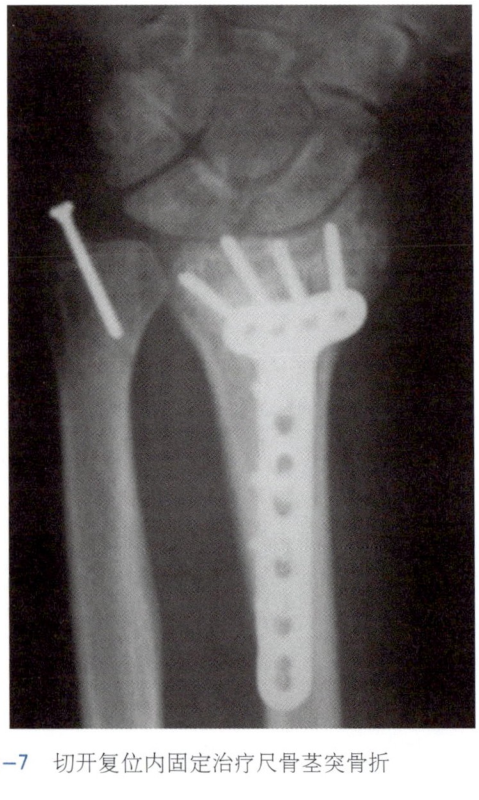

图71-7　切开复位内固定治疗尺骨茎突骨折

桡骨的盖氏骨折发生于中下1/3的结合部，合并下尺桡关节脱位。治疗采取桡骨解剖复位稳定固定并复位下尺桡关节。如果在桡骨固定后关节复位稳定，那么采用石膏固定在旋后位上就足够了。如果不稳定，但复位较为容易，作者推荐使用关节镜修复三角纤维软骨复合体，并将下尺桡关节固定在中立位上6周。如果有显著的不稳定且无法获得复位，则应选择从背侧切开下尺桡关节，行复位并修复三角纤维软骨复合体和关节囊并固定。

桡骨小头骨折可能会伴随下尺桡关节的脱位，称为Essex-Lopresti损伤。这种类型的损伤提示同时存在有骨间膜的破裂。应重建桡骨小头以获得桡骨的纵向稳定。如果无法进行重建，则应行金属桡骨小头置换，以防止桡骨近端移位和尺骨突出于腕关节。在桡骨小头经修复或重建后，应对腕关节行关节镜检查，或采用切开的方法复位下尺桡关节并固定6周。

2.远端尺骨的软组织损伤

三角纤维软骨复合体撕裂由Palmer提出的分型系统在描述三角纤维软骨复合体损伤时最有价值，包括外伤性及退变性损害。外伤性损害的分型依据的是三角纤维软骨复合体损伤的部位。Palmer将外伤性的三角纤维软骨复合体损伤按照解剖部位分为A、B、C、D 4型。

1A型损伤（图71-8A）是指TFCC水平部或中央部的撕裂。撕裂处到软骨在桡骨附着点的距离平均为2～3mm。通常方向为由背侧到掌侧。

1B型损伤（图71-8B）是指TFCC的周边部分从尺骨远端的附着点上撕脱。可能发生于尺骨茎突骨折或从骨性附着点单纯撕脱。该型损伤破坏了TFCC在DRUJ上的稳定性，导致临床的不稳定。

1C型损伤（图71-8C）是指尺腕韧带破坏引起的TFCC从尺腕处撕脱。该型损伤会导致尺腕部不稳定伴有腕骨向掌侧移位。

1D型损伤（图71-8D）是指TFCC从桡骨附着处撕脱。包括背侧和（或）掌侧尺桡韧带撕脱，导致DRUJ不稳定。

急性外伤性TFCC损伤的处理，首先考虑非手术治疗，腕关节和DRUJ制动。必须对患者的尺桡骨远端和尺桡骨关节的不稳定进行详细的检查。应

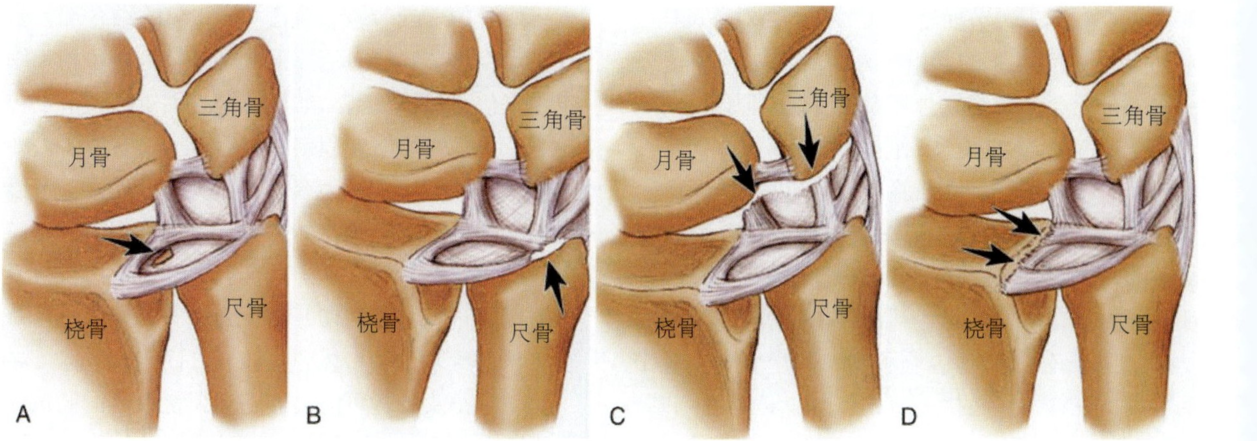

图71-8 A.急性创伤的三角形纤维软骨复合体（TFCC）的掌侧分类。1A型损伤包括TFCC中央水平部分的撕裂。B.1B型损伤TFCC从尺骨远端撕裂合并或不合并尺骨茎突骨折。C.1C型损伤是TFCC远侧附着在月骨和三角骨的尺月韧带和尺三角韧带撕裂。D.1D型损伤是FTCC从桡骨乙状切迹远端嵌入处分离

行常规放射学检查以发现尺骨远端的骨折或半脱位。如果放射学检查为阴性，没有不稳定，则制动4～6周使TFCC破裂愈合。TFCC周围有良好的血供，因此周围部的损伤在撕裂边缘保持闭合接触时可以自行愈合。即使中央部没有明显的血供，许多中央型撕裂通过制动也可变得没有症状。Mikic研究了180具尸体的TFCC，年龄范围从新生儿至97岁。他没有在30岁之前的尸体的腕关节发现过TFCC穿孔。50岁之后，TFCC穿孔的发生与年龄呈线性关系增长。这可以解释为TFCC中央部损伤可能没有症状。当撕裂包括TFCC的韧带部分或通过腕骨或尺骨远端软骨瓣愈合的撕裂，其非手术治疗可能会失败而需要进一步的治疗。

临床或放射学检查存在极度不稳定的患者应行关节镜检查，以修复TFCC和韧带。

充分制动后仍有症状的患者应进行进一步的检查，包括磁共振和关节镜检查。

各型1级损伤的特异性治疗，由关节镜下的撕裂类型决定。

1A型损伤是独立稳定型TFCC中央部撕裂。在患者有中度或尺骨变异且非手术治疗失败时，在关节镜下对撕裂的中央部进行有限的清理对于症状缓解有显著的作用。行TFCC中央部切除的生物力学作用已经被检验过了。切除TFCC中央部2/3，而保留背侧和掌侧桡尺韧带和尺腕韧带对前臂轴向载荷的传递没有明显的影响。去除超过2/3时会导致尺侧柱去载荷化，而将载荷转移至桡骨远端并使得DRUJ失稳。Adams更着重指出，必须在切除中央部时保留TFCC周围2mm，以避免对载荷转移产生生物力学影响。

关节镜下清理术可以通过3、4个通道插入关节镜以看到撕裂，然后通过6R通道插入小的开口器和刨刀对撕裂进行修整。TFCC背侧尺骨部分不能通过6R通道用开口器进行修整。可以通过一个小的关节镜刀片或18号针头的边缘对其进行修整，提起一个足够的片然后再用开口器进行修整。备选方案可以将关节镜转为6R通道，并通过3、4个通道用开口器对撕裂的尺侧部分进行修整。

中央撕裂的患者有尺骨突出或明显的软骨软化，会表现为退变性损害伴有急性撕裂。这种情况下可行有限清创，用片状切除或尺骨短缩截骨的方法使尺骨上移。

1B型损伤不伴有尺骨茎突骨折且DRUJ稳定的患者可以行石膏制动4周治疗。如果伴有尺骨茎突骨折，应行闭合复位。如果能够获得良好的复位，则行石膏固定。如尺骨茎突仍然移位，则需行切开复位内固定。尺骨茎突骨折的最佳入路为经第六间隙的入路。纵行切开支持带的远端1/3。牵开尺侧腕屈肌肌腱，注意不要损伤尺侧腕屈肌腱鞘。牵开肌腱后会看见尺骨茎突的骨折。纵向切开骨膜对其进行游离。通过尺偏及轻度旋后复位骨折。用轴向克氏针、螺钉或张力带对骨折进行固定。如果尺骨

茎突粉碎，不能用固定装置固定，应行切除，然后在骨折近端尺骨钻孔，将TFCC缝合于其上。缝合时应在关节镜的引导下，将缝合位置放于TFCC周边以恢复其适当的张力。所有行桡骨远端骨折治疗和类似治疗的患者应除外TFCC的周围撕脱，且作为单独的损害进行处理。

1B型损害处于慢性阶段超过伤后3个月需要行关节镜检查。包括TFCC背侧桡尺韧带部分的周围撕裂可以很容易通过关节镜的方法进行修补。可以用类似修补膝关节半月板的方法，以2枚针技术进行修补。初步的关节镜检查可能显示不出TFCC周围的不连续撕裂。通过6R通道置入探针能够探明TFCC正常弹簧作用的丢失，说明存在周围撕裂，且力学作用丧失。在撕裂的位置，沿TFCC周边可以看到滑膜炎和细小的瘢痕。刨刀可以轻易地清除滑膜炎和瘢痕。TFCC下表面和尺骨远端之间会出现粘连。这些粘连必须被松解，对TFCC行充分的游离以使其前移再附着，并恢复适当的张力。清创失败或慢性TFCC撕裂游离失败会阻碍修复。清创结束后，在关节镜引导下，穿过撕裂部经皮交叉置入2枚空心针。通过其中1枚空心针插入钢丝，引导从另外1枚空心针进入的2-0号聚二恶烷酮缝线，完成跨越撕裂的水平褥式缝合。作者更喜欢在修复TFCC时使用水平缝合。许多其他研究者在TFCC周围使用垂直缝合方式也有良好的效果。将缝线拉紧，使撕裂部分贴近并回复TFCC的张力。缝线可以穿过背侧腕关节囊在皮下打结，也可以通过软垫在表皮打结。在开始旋转运动及缝线去除之前，应行长臂石膏固定4～6周。那些有尺骨茎突骨折不愈合的患者和由于TFCC破坏引起下尺桡关节不稳定的患者，可以通过切开治疗尺骨茎突骨折或将其切除，然后将TFCC再附着于保留的尺骨远端。

通过关节镜对1B型TFCC损伤修复的效果，与切开修复的效果相当。Hermansdorfer和Kleinman报道了11例患者行切开修复，其中8例的疼痛完全缓解，其屈腕恢复到正常的87%。Cooney等报道了33例患者行切开修复，使用改良Mayo腕关节评分对其效果进行了评价。平均分为87，其中11例为优秀，15例为良好，6例为中，1例为差。Bednar报道了40例患者行关节镜修复1B型损伤，使用改良Mayo腕关节评分对其效果进行了评价。平均分为86，其中11例为优秀，22例为良好，6例为中，1例为差。

对于尺骨突出伴有1B型撕裂患者的治疗，应由其病史和关节镜下表现来决定。如果患者表现为急性损伤，既往没有腕关节的症状，且关节镜表现为急性周围撕裂而没有尺骨桥接症状（慢性中央型撕裂，尺骨月骨面的骨软骨损伤），则可以通过关节镜来修复TFCC损伤。应注意长尺骨会减少TFCC和关节囊之间关节的有效工作空间，这会增加通过缝合来修复的技术难度。Bednar报道了20例尺骨突出的患者，以关节镜修复1B型损伤，通过改良的Mayo腕关节评分进行评价。平均分为83，其中5例为优秀，9例为良好，5例为中，1例为差。平均屈腕为正常的73%。如果存在急性损伤之前存在尺骨桥接综合征的病史，且关节镜评估显示在急性TFCC损伤之外有尺骨桥接的症状，则在修复TFCC的同时，应行尺骨短缩截骨术。Trumble等报道了21例患者，行关节镜下修复TFCC损伤并尺骨短缩截骨（9例1B型，2例1C型，10例1D型），其中90%疼痛缓解，屈腕恢复到正常的81%。

1C型损伤包括尺腕韧带复合体的断裂。这些损伤在固定条件下不会愈合，需要手术修复来稳定尺侧腕部。包括掌侧尺桡韧带或尺腕韧带复合体的周围型撕裂可以通过关节镜行修复，需行有限的切开暴露以保护尺神经和动脉。切开修复的成功率为80%～85%有优秀和良好的结果。

1D型损伤包括TFCC桡侧部分从桡骨远端半月切迹处撕裂，对于此类损伤的治疗仍有争议。TFCC的这个部位好像是没有血液供应。理论上，在这个部位上修复软骨是不会愈合的。临床上对此类损伤行切开修复的效果还是很好的。这可能归功于从桡骨侧长入的血管，这是由于附着点处磨损，刺激新血管形成所致，应行关节镜检查以确定撕裂的范围。如果损伤含有一侧或双侧的尺桡韧带断裂，应进行修复以防止下尺桡关节的慢性不稳定。

Short描述了一种用于修复1D型损伤的关节镜技术。通过3、4个通道放置关节镜。通过6R通道置入1个磨钻，用于使得TFCC桡骨附着面粗糙。用1枚0.62mm的克氏针打2个孔，用于放置修复缝线。缝线需从桡侧穿出桡骨到达第1伸肌筋膜室的掌侧。做一切口以保护桡神经感觉支和第1伸肌筋膜室的肌腱。通过6R通道置入1个套管，通过套管将1枚半月板缝合线（两头有长直的针）穿过TFCC的桡侧面，通过之前在桡骨上钻的孔行水平褥式缝合，跨过桡骨将缝线拉紧打结。

通过预置的置入针是有难度的，因为通过3、4个通道的关节镜是看不到孔的。2根18g脊柱用针可以从桡骨的桡侧穿过骨质置入，可以从TFCC附着处的关节中看到他们。这些针可以作为可视性标志，以引导半月板缝合线。如果找不到半月板缝合线，可以用18g针替代，直接穿过TFCC的桡骨附着处。然后以2-0号聚二恶烷酮缝线通过2枚18g针头形成回环。去除针头后跨桡骨打结。Short在他的研究中报道了79%的优良率，屈腕恢复达到90%。

如果桡侧的撕裂不包括尺桡韧带的损伤，在没有失稳的情况下，应对TFCC中央部的1/3～2/3行清创。Osterman报道了19例有桡侧TFCC损伤的患者。所有的损伤都为慢性的，且都不存在下尺桡关节的不稳定。其中10例行关节镜下清创，9例行关节镜下修复；80%行清创的患者和67%行修复的患者在随访中没有症状。这些数据表明在没有不稳的患者中，清创和修复的效果是一样的。

退行性断裂表现为一定范围内尺腕关节的慢性磨损。尤其应对尺侧变异提高注意，它与退行性变高度相关，因为它可导致尺侧腕负荷过大。如果存在尺侧突出变异，对于任何期都应行尺骨短缩截骨，应在尺骨头下行2～4mm的截骨。

下尺桡关节脱位时尺骨是不动的。下尺桡关节的脱位发生于桡骨相对于尺骨产生移位。尺骨的位置在检查中是最明显的，习惯上在脱位的时候会以尺骨相对于桡骨的位置进行描述。背侧半脱位或脱位的发生要多于掌侧，通常是由于旋转过度和腕关节拉伸的载荷所致。临床中，尺骨突出于背侧，前臂锁定在旋前位。复位时，可以将前臂旋后，同时挤压尺骨远端。如果复位容易，旋后位稳定性良好，可采取旋后位长臂石膏固定4～6周，能获得良好的愈合。如果旋后位不稳定，可急诊行切开或关节镜下TFCC修补，关节应固定6周。如果闭合复位无法获得，应从背侧切开关节，复位，修复TFCC，然后将下尺桡关节固定于中立位。

掌侧脱位（尺骨相对于桡骨突出于掌侧）通常发生于过度后旋和腕关节拉伸。前臂锁定在旋后位，复位时前臂应旋前并向背侧推压尺骨头。如果闭合复位成功，在旋前位石膏固定4～6周。如果闭合复位不成功，可行切开复位，固定并修复损伤的结构。

（二）慢性损伤

1.桡骨远端畸形愈合

桡骨远端向背侧成角20°会使得下尺桡关节的作用丧失。桡骨相对于尺骨的短缩会导致有更大的力传过尺侧腕，TFCC和尺骨头。这将导致TFCC退变和尺腕桥接并发症的出现，最终导致尺侧腕关节病变。这种情况会导致腕关节疼痛，并向尺侧偏斜，以及屈腕的下降。如果未出现下尺桡关节关节炎，对大多数而言，治疗有背侧成角的桡骨远端畸形愈合的最好方式是桡骨矫正截骨。可以通过掌侧或背侧入路，梯形植骨以矫正桡骨长度和位置。

有桡倾角正常但桡侧倾斜致长度过短缩的畸形愈合，可以行尺骨短缩截骨或Wafer法切除远端尺骨。

2.尺腕桥接综合征

尺腕桥接或嵌入综合征是一种痛性状态，由尺骨头的高度高于桡骨关节面所致（如尺骨突出变异）。长的尺骨邻接并靠近TFCC中央部，会导致磨损并最终侵蚀相对的月骨尺骨面。如果桡侧关节的位置满意，可以行尺骨短缩截骨矫正，通常以钢板进行固定。尺骨短缩可降低尺腕侧的压力，但却会增加下尺桡关节的压力。

如果尺骨长度增加小于4mm，可以采用Feldon描述的wafer方法进行矫正，可通过关节镜下或切开去除尺骨远端2～4mm的骨质。这种方法的好处在于切除，因而恢复起来更快，不会改变尺桡骨的关系，也不会增加下尺桡关节的压力。

3.下尺桡关节关节炎

不论源于创伤后或炎症，下尺桡关节关节炎都会导致创伤性疼痛和前臂旋转障碍（图71-9）。当非手术治疗无效时，有多种手术方法可供选择。

Darrach法/尺骨远端切除：Darrach描述了一

种方法，切除位于尺侧腕伸肌和尺侧腕屈肌之间的尺骨远端2～3cm（图71-10）。尚有多种变更的方法，区别在于保留或去除茎突，在骨膜下或骨膜外进行切除，制造出一个界限以限制残余尺骨的不稳定。这种方法的最常见和难以处理的并发症是近端尺骨不稳定伴有旋前。可通过Blatt描述的方法降低这种并发症，经由掌侧入路切除尺骨并将尺骨限制于下尺桡关节关节囊掌侧远端，或行尺侧腕屈肌/尺侧腕伸肌肌腱转位。

其他的并发症包括尺桡骨碰撞，腕骨尺侧平移，外观畸形，扳机腱或肌腱半脱位，肌腱断裂。对于年轻且生活活跃的患者问题更多，远端尺骨切除通常适用于老年患者，生活不活跃的患者或风湿病患者。

尺桡骨远端融合伴有近端假关节（Sauve-Kapandji）。1936年，Sauve和Kapandji提出了一种手术，包括下尺桡关节的融合和在融合处近端的远端尺骨处制造假关节，旋转产生于假关节处（图71-11）。设计这种方法可以避免由远端尺骨切除造成的众多问题。腕部的尺骨支持得以保留，避免了腕骨向尺侧偏移和过多的生理负荷传导。TFCC和ECU在原来的位置上依然稳定，尺侧腕骨得以支持并且避免了痛性肌腱半脱位。将旋前方肌放置于尺骨间隙保持稳定，并防止假关节处的骨化。这种方法最普遍的并发症在于尺骨近端的不稳定。

半切除插入式关节成形术。Bowers描述了一种方法，包括切除尺骨远端关节部分，并在尺桡骨之间插入软组织以防止尺桡骨碰撞。尺骨茎突被保存于尺骨干上，连同TFCC、ECU和尺侧副韧带。掌侧和背侧关节囊跨过尺骨行缝合，起稳定尺骨的作用。做出一个由掌长肌和ECU或FCU肌腱组成的软组织球，并将其缝合于尺桡骨之间，使韧带闭合。或将旋前方肌插入并附着于尺骨背侧，提供中间物和动态稳定。如前所述，这种方法并不会矫正长尺骨畸形，而且会造成尺骨茎突与腕骨的碰撞。这种方法不会恢复不稳定DRUJ的稳定性。这种技术主要应用于独立的退变性DRUJ关节炎。

4.DRUJ不稳定

慢性DRUJ不稳定可以是单背侧或掌侧，亦可以是双侧的。如果疼痛和脱位发生于旋后位，意味着掌侧不稳定。强化尺侧腕活动的非手术疗法很少奏效。在DRUJ复位位置行前臂夹板固定可能有效。对于更多明确的不稳定，非手术治疗无效时，

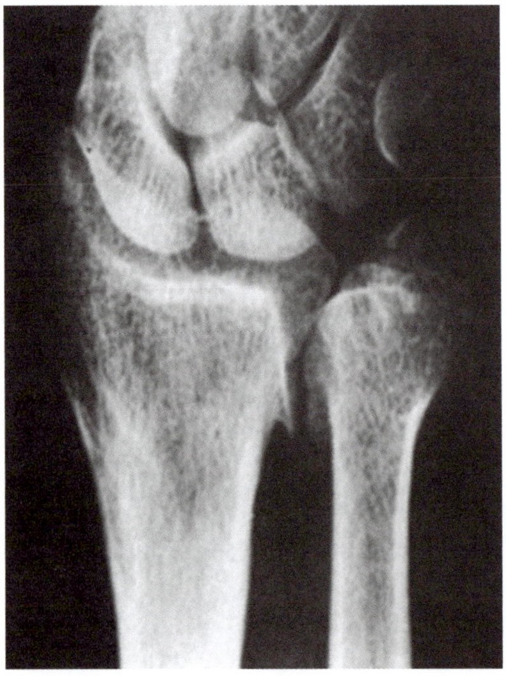

图71-9　尺骨远端严重的退行性关节炎

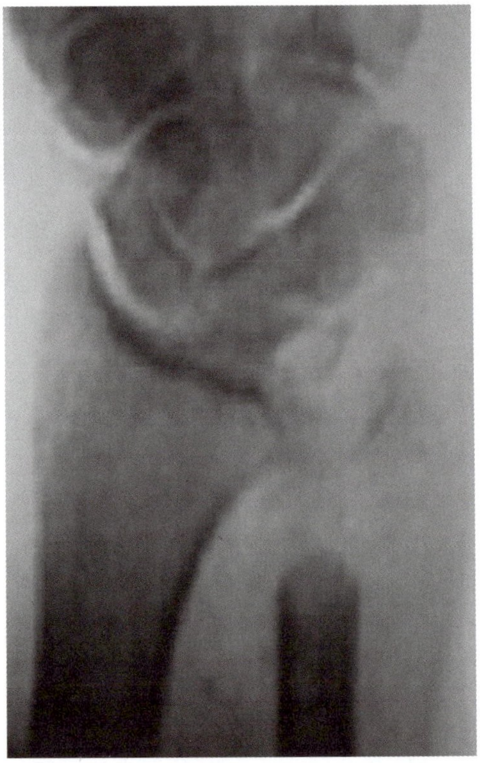

图71-10　Darrach尺骨远端切除术

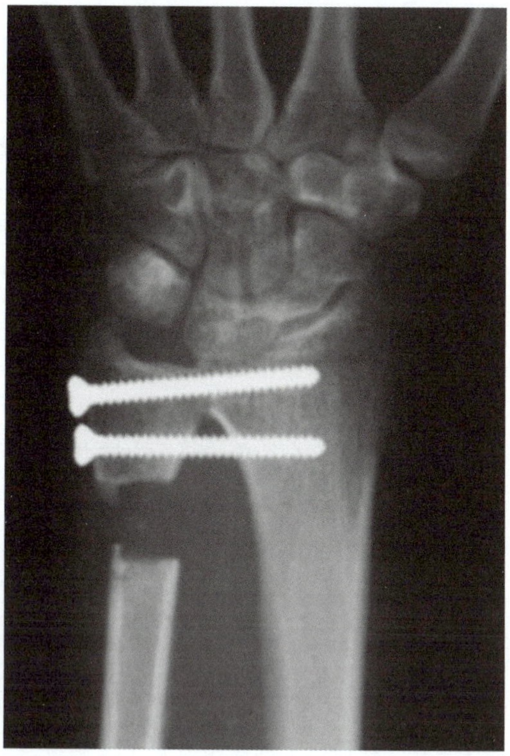

图71-11 Sauv é -Kapandji法。下尺桡关节伴有融合近端尺骨假关节成形

应考虑手术治疗。术前评估可以确定不稳定的原因是由于骨性结构还是软组织功能不足。如本章之前所讨论的，长尺骨畸形应行尺骨截骨，桡骨远端畸形愈合应行桡骨矫正，退行性关节炎需要行切除性关节成形术。

患者有正常的骨性结构时，需进行评估，以确定是否有足够的TFCC腱性结构可行一期修复。如果没有足够的组织，DRUJ应行肌腱移植以重建下尺桡韧带。作者习惯使用Adams和Lawier的方法。将掌长肌移植，在半月切迹的桡侧边缘，以前后向方向穿过桡骨远端。再穿过茎突凹陷处的预钻孔，并在DRUJ近端环绕尺骨远端。这种方法重建了背侧和掌侧的尺桡韧带，与原有起点和止点很近似。如果掌侧旋后还存在，可将掌长肌编入尺腕韧带进行补充。重建后，将DRUJ固定于复位位置4~6周以保障愈合。随后行功能康复治疗。

5.前臂旋转挛缩

DRUJ的关节囊在前臂旋转时是一个限制性止点。在标本研究中，松解关节囊可以大幅度增加旋转幅度，比之松解远端尺桡韧带松解要大。在正常生理状态下，并没有显示出有更多的限制。在创伤后的患者，伴有关节挛缩和瘢痕形成，行关节松解后有确切的临床效果。在旋前挛缩时，可通过掌侧入路松解掌侧DRUJ关节囊；旋后挛缩时，松解背侧关节囊。一定要知道在畸形愈合、骨赘、异位骨，以及异位骨连接时的骨性运动结构。DRUJ病理条件下，重获运动的替代方法可采用Sauvé－Kapandji和Darrach的方法。

6.尺侧腕关节的肌腱病变

ECU肌腱炎可能是尺侧腕关节疼痛和肿胀的病因。开始的治疗可采取腕关节固定，制动，抗炎药物治疗，腱鞘内注射皮质类固醇。如果这些方法无效，则高度怀疑有鞘内ECU损伤。鞘内ECU附着于TFCC背侧的周边部位。一个足以产生不稳定的ECU鞘内损伤会引起ECU肌腱出现掌侧弹响，当它运动至旋后并向尺侧偏时，在第6背侧筋膜室产生压痛和疼痛。肌腱会在腕部伸展，旋前和桡侧偏时恢复原位。在急性ECU半脱位治疗时，这个位置是良好的固定位置。在慢性损伤时，需要行手术重建鞘内结构，如Spinner和Kaplan所述的，环状伸肌支持带重建纤维骨性通道以稳定越过尺骨远端的ECU。必须对手术修复TFCC和DRUJ的稳定进行评估，并且在ECU稳定时进行矫正。

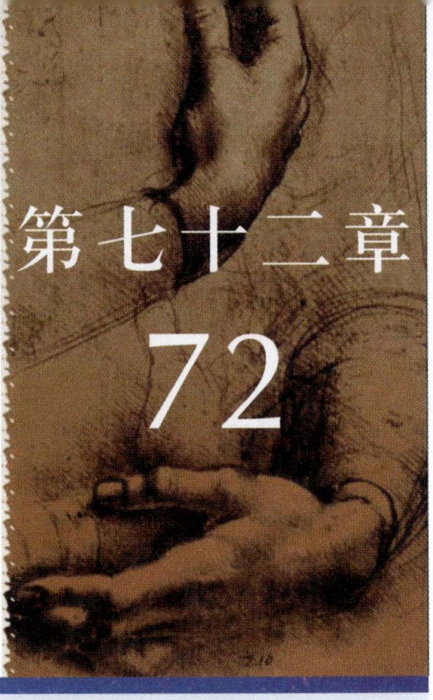

尺侧腕部疼痛和障碍：治疗师对三角纤维软骨复合体的规范路径

原著者 MICHAEL LEE, PT, DPT, CHT AND PAUL C.LASTAYO, PhD, PT, CHT
译校者 韩大成　陈学明

关键点

- 就尺侧腕关节患者而言，必须全面检查三角纤维软骨复合体（TFCC），无论如何都需要对前臂关节复合体的功能进行全方位的检查。
- 尺侧腕关节痛的一般诊断范围包括：骨折，退行性变，不稳定，肌腱炎，三角纤维软骨关节盘撕裂，神经卡压。
- 关于尺侧腕关节痛有若干单一的评估技术，包括：关节盘撕裂试验，下尺桡关节不稳定试验，下尺桡关节研磨和旋转试验，豆三角研磨试验，月三角（LT）漂浮试验，腕骨不稳定非游离（CIND）强化撞击试验，尺侧腕伸肌（ECU）不稳定试验，旋转挤压屈腕试验（GRIT）。
- 对于大多数治疗有效的尺腕关节痛的患者而言，临床医师必须了解什么结构需要保护，什么结构需要移动，用正确的方法去除这些结构的应激因素，而且还能够使用多种治疗方法去完成这些任务。

通常当下尺桡关节的结构损伤时，尤其是TFCC，会引起尺侧腕关节痛。此外，创伤性损伤、炎症和DRUJ–TFCC退行性变等都能够引起前臂运动障碍、不稳定和屈腕下降。这种尺侧腕关节痛和障碍有多种原因，因此在确定病因学方面有困难。当考虑患者有尺侧腕关节痛时，必须全面检查三角纤维软骨复合体（TFCC），无论如何都需要对前臂关节复合体的功能进行全方位的检查。前臂的畸形会显著的影响DRUJ，尤其是TFCC，如尺骨或桡骨的畸形愈合，桡骨头骨折合并骨间膜撕裂，尺骨突出畸形等。通过拓宽本章的焦点，不仅包括TFCC，还涉及与解剖与功能相关的其他结构。在处理尺侧腕关节痛和障碍的患者时，我们想更好地在诊断和治疗方面帮助临床医师，并协助他们避免潜在的陷阱。

本章的目的：①确定是什么解剖结构或病理机制问题能够导致尺侧腕关节痛，并着重讨论TFCC；②在临床中，采用计算的方法来评价尺侧腕关节痛和障碍的患者，并学习一些单独的评价技术，以帮助确定这些损伤；③讨论一下TFCC损伤患者非手术治疗或术后康复方面的治疗和处理原则。

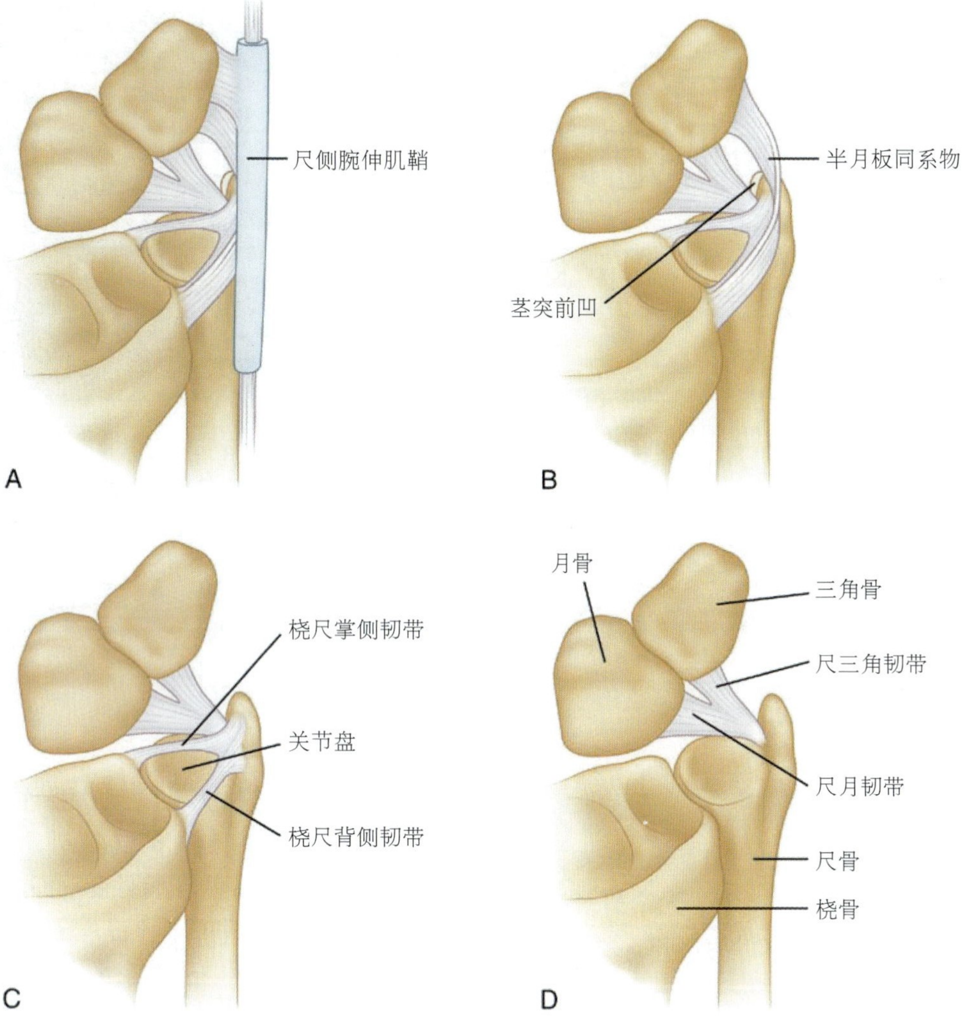

图72-1 在腕关节背侧观察三角形纤维软骨复合体（TFCC）。A.完整的TFCC，尺侧腕伸肌（ECU）鞘的延伸比图示的更远，一直延伸到第五掌骨，与三角骨及钩骨相连。B.ECU鞘及其加厚的底部（也称为尺侧副韧带）已被移除。半月板同系物（MH）起源于桡骨的背侧边缘，延伸至掌侧和尺侧，嵌入三角骨的掌-尺侧。在它的走形过程中，有纤维插入尺骨茎突。当MH越过茎突和掌侧桡尺韧带时，它形成了茎突前隐窝（PR）的顶，这是一个滑膜隐窝，不同程度地连接尺骨茎突的掌侧。C.MH已被移除，可以看到整个三角形纤维软骨，或关节盘（AD），掌侧桡尺韧带（PRUL），和背侧桡尺韧带（DRUL）。尺骨有两个插入点：尺茎突基部的小窝和茎突本身。D.TFCC已经被移除。尺月韧带（UL）和尺三角韧带（UT）从各自腕骨的掌侧和月三角骨间韧带延伸至尺骨，插入到中央区和尺茎突基底部

一、尺侧腕关节痛和障碍：TFCC和前臂远端

单纯考虑尺侧腕关节痛和TFCC是不全面的，一定要包括前臂远端的结构。从严格的解剖意义上讲，前臂远端是由DRUJ构成。从功能上来讲，前臂远端是由DRUJ、TFCC、尺腕韧带和骨间膜所组成（详见第71章）。本节包括：①介绍能够导致尺侧腕关节痛和障碍的有关TFCC的结构；②阐述关于一般临床上，有助于特异性检查和治疗技术的病理机制方面。

TFCC是由韧带、半月板、肌腱腱鞘和纤维软骨关节盘（称为三角纤维软骨比较合适）（图72-1）组成的复合体，其作用是稳定DRUJ并将之与腕骨和桡骨远端分开。DRUJ（图72-2）的解剖结构能够产生尺桡骨之间的旋转和滑动，从而引起前臂的旋转。这种运动大部分由TFCC和其他远端前臂关节的软组织所控制（详见第71章）。

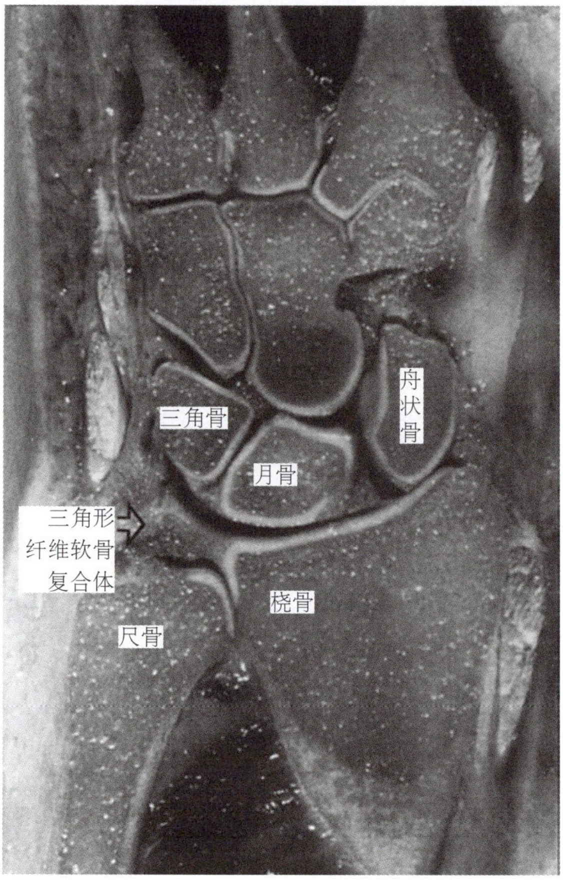

图72-2　下尺桡关节的解剖。尺骨头覆盖80%的关节面，并与桡骨远端半月切迹（桡侧）和TFCC的下面相关节。L.月骨；S.舟骨；T.三角骨；TFCC.三角形纤维软骨复合体；ULNA.尺骨；RADIUS.桡骨（Copyrightthe Mayo Foundation.From Cooney WP，Linscheid RL，Dobyns JH，editors.The Wrist：Diagnosis and Operative Treatment.St Louis：Mosby，1998:775）

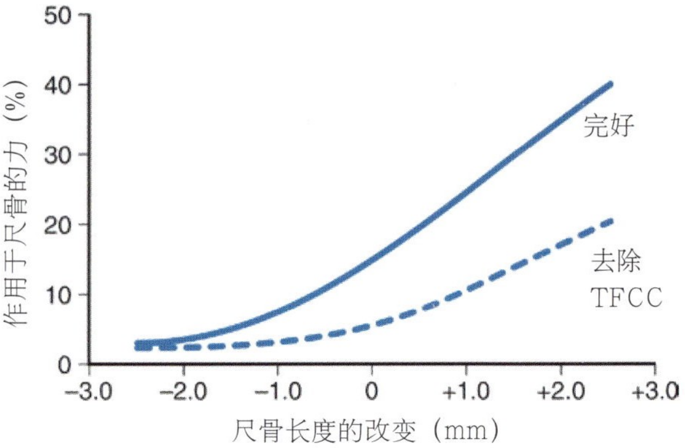

图72-3　轴向负荷通过尺骨传递导致尺骨长度改变。TFCC，三角形纤维软骨复合体

当屈腕时，产生轴向载荷，力经由腕关节复合体传导，会影响腕关节的尺侧。尺骨通过其与尺侧腕骨间的关节和TFCC吸收大约20%的力；桡骨则通过桡侧的关节传导将近80%的力。然而，当正常的远端尺桡骨间的关节联系被破坏，如桡骨远端畸形愈合和DRUJ失去协调，通过尺侧结构的载荷会超过其生理极限，通常会出现TFCC损伤。尺骨变异是指尺骨头远端关节部分低于或超过桡骨远端而产生的距离，它也会对力的分布造成显著的影响。超出时会增加尺侧的力，低于时会增加桡侧的力（图72-3）。尺骨变异随着前臂运动呈动态变化，当前臂旋前和屈腕时表现为阳性，当前臂旋后和手部伸展时反之。当变异距离超过2.5mm时，尺侧腕关节的力增加20%。Tomaino发现旋前和屈腕时会导致尺侧变异朝阳性方向增加2.5mm。旋前及屈腕等普通的功能运动能够对尺侧结构造成不利影响，包括TFCC、月骨、月三角韧带等。反之，当旋后时这些结构的载荷会降低。

（一）TFCC关节盘撕裂

纤维软骨的关节盘或三角纤维软骨（TFC），有4个独立的区域（图72-4）。TFC关节盘创伤性撕裂常见发生于前臂旋转和力经由尺侧腕关节传导时（如手部摔伤，伴有前臂被动扭转及屈腕），这种撕裂长1～2mm，位置在尺骨和关节盘桡骨附着处之间。发生孔形退变的关节盘中央部不会影响DRUJ的稳定性，然而它与屈腕相关的压缩性应力相配。关节盘中央部的80%～85%是没有血供的，这经常会导致该区域发生不愈合。关节盘的桡侧部分拥有一个血管丛，位于桡骨和关节盘之间，很多人认为可行手术矫正。

（二）尺腕部桥接

尺腕部桥接亦被称为尺腕部嵌顿，尺腕部过载和尺腕撞击，是一种由尺侧突出变异引起的退变综合征，会导致经由尺腕部关节传导的应力增加。关于该综合征有以下一系列的特征：TFCC关节盘磨损，尺骨头软骨软化，月骨尺骨面近端软骨软化和月三角韧带断裂。通常，创伤（如桡骨远端骨折后成角或短缩畸形，Galeazzi骨折和Essex-Lopresti骨折时发生的DRUJ韧带损伤）会导致尺腕部桥

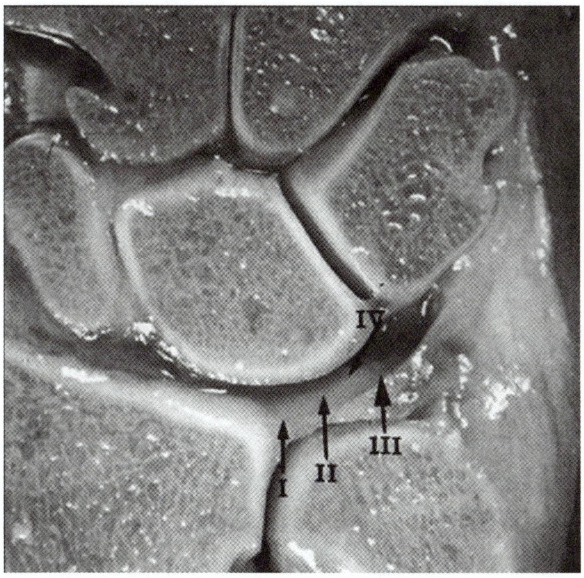

图72-4 三角纤维软骨带（TFC）。TFC有4个独立的功能带。Ⅰ为桡侧附着处；Ⅱ是中央软骨区域；Ⅲ是靠近尺骨茎突基底的尺侧附着处；Ⅳ是掌侧附着处（Copyrightthe Mayo Foundation.From Cooney WP，Linscheid RL，Dobyns JH，editors.The Wrist：Diagnosis and Operative Treatment.St Louis：Mosby，1998：713）

框72-1 三角纤维软骨复合体损伤分类（掌部）

创伤性撕裂（类型）

Ⅰ 中央型

Ⅱ 内侧（±茎突骨折）

Ⅲ 远端（尺侧腕）

Ⅳ 外侧（桡侧附着点，桡骨远端骨折）

退变性撕裂（分期）

Ⅰ TFCC磨损

Ⅱ TFCC磨损和软骨软化

Ⅲ TFCC穿孔和软骨软化

Ⅳ TFCC穿孔+软骨软化；+月三角韧带撕裂

Ⅴ TFCC穿孔+尺侧腕关节炎

接。其他非创伤性尺腕部桥接的原因包括：桡骨头切除，腕关节融合，先天性异常和过度使用导致的尺腕部变化。该综合征还可发生于尺骨中立至短缩变异时，这是由于前臂旋后，屈腕和腕部向尺侧偏斜的动态变化所致。

当患者存在继发于关节盘的尺腕部桥接的DRUJ稳定但疼痛症状时，其典型的疼痛可为慢性疼痛或锐痛，定位于DRUJ背侧腕关节部位，或发生于尺侧直接跨过TFCC的区域。患者的主诉可能还有间歇性的弹响及活动相关的肿胀和力量及活动减弱。在评估TFCC的关节盘区域时，前臂旋前，腕关节尺侧偏移，屈腕增加尺侧变异等方法会导致尺腕部桥接和TFCC关节盘损伤的患者出现疼痛。还应对这些患者的尺骨头和月骨的软骨软化进行检查，不论伴有或不伴有月三角韧带损伤。

（三）TFCC尺桡骨韧带损伤

考虑到治疗时，必须区别TFCC的损伤是否由不稳定所引起。与TFCC关节盘不同的是，TFCC的背侧尺桡韧带（DRUL）和掌侧尺桡韧带（PRUL）（图72-1C）作为DRUJ的稳定装置拥有良好的血供，这增加了他们损伤后愈合的能力。普遍认为，PRUL和DRUL是前臂旋转的限位装置。这些纵向走行的韧带起于桡骨，止于尺骨茎突，与尺骨头和半月切迹之间的连接一道起稳定DRUJ的作用。如果在完全旋后或旋前时能够检测到DRUJ有过度的掌侧或尺侧平移，则说明可能存在DRUL或PRUL的损伤。

（四）TFCC损伤的分型

目前使用的TFCC损伤分类系统是由Palmer制定的，他将损伤分为两大类：损伤和退变。Palmer（框72-1）分型中，创伤性损伤分为4型。Ⅰ型是指关节盘纤维软骨中央部的损伤。Ⅱ型是指尺骨茎突基底的撕脱伤，特指软组织。Ⅲ型是指PRUL掌侧1/3的撕裂，通常包括尺腕韧带。Ⅳ型损伤是指关节盘桡侧撕脱伤，通常与桡骨远端骨折相关。Mayo分型不仅在创伤和退变方面对Plamer分型进行了补充，该分型还以定位为基础并可为手术治疗做参考（框72-2）。

（五）TFCC尺侧伸腕肌腱鞘

ECU肌腱被认为是DRUJ的动态稳定装置。ECU止于第5掌骨基底，被滑膜-深筋膜（如腕关节第6伸肌筋膜室）包绕而牢固固定于尺骨头的凹槽中。该筋膜室壁可能断裂，从而使得在前臂旋转时ECU从凹槽中半脱位而导致尺侧腕部疼痛。应激导致的腱鞘炎伴有部分肌腱断裂是导致尺侧腕关节慢性问题的另一个原因。在腕伸肌中，ECU是

框72-2　Mayo三角纤维软骨复合体撕裂分型（基于治疗和定位）

创伤性撕裂（分型）

Ⅰ桡侧边（分离）

Ⅱ中央部

Ⅲ尺侧（相当于尺骨茎突骨折）

Ⅳ掌部

退变性撕裂（分型）

Ⅰ中央部（星状）撕裂

Ⅱ　中央撕裂，尺侧腕损伤

Ⅲ　中央部撕裂，碰撞，月三角韧带撕裂

Ⅳ　中央部撕裂，碰撞，月三甲关节炎（桡尺关节炎）

治疗

创伤性撕裂

Ⅰ、Ⅲ、Ⅳ　手术修复

Ⅱ　切除

退变性撕裂

Ⅰ　切除

Ⅱ　切除和尺骨截骨

Ⅲ　切除，月三角重建，尺骨截骨

Ⅳ　尺骨切除（Darrach）对仅尺骨截骨

很独特的，这是因为它改变了在旋前时腕关节运动轴和尺骨头尺侧的关系。在旋前时它是一个很强的尺偏器。在旋后时，ECU位于掌侧以使腕伸直的力臂达到最大。

（六）TFCC的附属物

位于尺侧的是尺月韧带和尺三角韧带（图72-1D），起止点与其命名相同。这些韧带完善了TFCC的功能。他们稳定了尺侧腕骨并防止它们向掌侧偏移。当其损伤时是中部腕骨不稳定的原因之一。

（七）中部腕骨不稳定

近侧列腕骨不稳定，尤其是非游离变异，被称作CIND，指的是尺侧中部腕骨不稳定（ulnar midcarpal instability），在辨别尺侧腕关节痛时必须要对这种情况加以考虑。CIND的病理力学还不是很清楚，这是因为有些问题尚没有统一的意见，这些问题包括是否局限于腕中部关节或与桡侧腕骨不稳定同时发生。在不稳定伴有尺侧腕关节痛时，CIND的临床表现与TFCC相类似，腕关节运动时出现弹响，屈腕力减弱。大部分CIND患者存在影像学表现，但是有些表现为静息时掌侧间节段不稳定。典型症状表现为在腕部环转或由桡侧向尺侧偏移时出现疼痛、弹响和撞击声。这种声响与动态半脱位（由可视性透视证实）和突然性的近侧腕骨列移位相伴。在腕关节以环转或偏离的方式运动时，三角骨向背侧使之与钩状骨可合适对应（将豆状骨向背侧推），这种可闻及的疼痛性感觉会消失。

（八）豆三角关节

豆三角关节炎是尺侧腕关节痛的另一个原因，在临床和影像学上可以很容易地判断出来。腕关节尺侧掌部豆状骨压痛常提示豆三角退变性关节病（DJD）。老年患者这种情况比较常见，除非有明确的豆状骨直接损伤病史。其他的诊断还应包括FCU肌腱炎，当发生这种疾病时会导致应力经豆三角关节传导。

（九）骨间膜

骨间膜是DRUJ最后的稳定装置，在传导尺桡骨间的轴向应力方面有着重要的作用，并能够防止前臂双骨的分离。骨间膜与旋前方肌一道可以防止远端桡骨异常的向尺骨移动。在稳定方面的重要性与TFCC相同，甚至更加重要。如果有不稳定骨折或手术切除桡骨头引起的尺桡骨长度偏差会导致尺腕部桥接，如Essex-Lopresti的复杂损伤，是由桡骨头骨折和继发于近端桡骨移位的DRUJ脱位组成（因骨间膜断裂所致），能够导致尺侧腕关节痛和持续性的DRUJ不稳定。

二、关于尺侧腕关节痛和损伤处理的计算方法

随着关于可引发尺侧腕关节痛和损伤结构的解剖和病理力学知识的不断丰富，是时候需要着手解决临床问题了。首先，临床医师必须在心中列出一个可以导致尺侧腕关节痛的结构表。其次，应该除外所有与尺侧腕关节痛无关的结构，再将治疗集中于鉴别出的结构上。为了达到这一目的，建立一种计算方法是有帮助的。在本节中，将讨论评估的原则，并介绍一种鉴别和描述方法：①尺侧腕关节问

题，将列出结构和（或）诊断；②特殊损伤的检查方法；③一般的非手术治疗方法。

评价过程包括获取完整的病史，进行详细的查体，并通过影像学方法对腕关节痛进行确诊。在使用这种计算方法之前，应考虑使用以下的原则，对有TFCC或TFCC相关问题的患者进行处理有很大的帮助。

（一）评价原则

病史和损伤的机制

在病史中，应详细记录创伤事件，并仔细描述损伤机制。如果腕关节痛在起始时是隐匿的或者非创伤性的，则有可能存在先天的、退变的或血管性的因素。一个完整的病史应包括过去所有的手术、骨折、相关的关节问题和代谢性疾病。此外，如果腕关节症状随时间发展，则应重点检查潜在的职业或非职业活动因素。疼痛的位置及引起疼痛的因素也应进行检查。

通常情况下，经由手部伸展或握紧传导的轴向载荷，伴随前臂旋转会引起尺侧损伤和TFCC撕裂。Bowers1对ECU不稳定时掌骨过度旋后伴尺侧偏移，LT损伤时过度旋前和背伸进行了鉴别。Taleisnik也认为，掌骨过度旋后与独立的尺侧不稳定相关。在腕关节复合体在完全旋前时，TFCC也会因损伤而容易受到影响。

患者经常会有顽固的尺侧痛。无论他们如何努力地去让腕关节休息或进行锻炼，亦或接受了不成功的手部治疗，他们仍然在屈伸腕部或前臂旋转（或3种动作同时）时有相同的疼痛。患者可能会感觉到有弹响，并且可能出现腕关节尺侧感觉下降。一些患者甚至会说："好像那里有什么东西没有愈合。"

（二）以刺激方法进行查体

查体应包括肿胀的评估、活动度、力量、感觉和功能及特殊的检查方法。使用特殊刺激检查的目的是提供对诊断尺侧腕关节疼痛和障碍有帮助的症状、体征及其他发现。

查体和刺激方法的考虑

1.检查的过程从患者病史描述的无症状区域到症状最重的区域。

2.先检查主动活动度，然后是被动活动度，对抗试验，刺激方法，最后以触诊结束。

3.刺激方法的目的是引出症状，因此在检查时要用力。

4.应将能引起疼痛的刺激性方法放在最后进行。

5.患者应能描述并完成检查。

6.至少查体应有影像学支持，以便对腕关节骨性结构的完整性、相关性及外形进行评估。

（三）诊断方法

图72－5中列出了6种一般的诊断类别，通过它可鉴别出大部分的特殊损伤。这些类别包括：①骨折；②退变；③不稳定；④肌腱炎；⑤TFC关节盘损伤；⑥尺神经卡压。本节从每一个一般诊断分类算法开始沿着具体的损伤进行分析。在诊断时，询问病史及体格检查将有助于评估或排除具体的损伤。每一种诊断类别都会描述至少一种的刺激方法；尽管如此，读者还可以参考第7章，以了解更加全面的评估方法。

对于每一种损伤，通常都会给出普通的非手术治疗方法，以箭头表示（关于TFCC术后在其他章节中讨论）。本节中，这些普通的处理包括（框72－3）：①矫正位置并休息保护；②如果有指征则进行强化（神经损伤中，神经滑移技术）；③由内科或外科医师给出会诊意见；④其他问题的处理见相关章节（如坚强固定，详见第76章）。

1.骨折

有多种骨折能够导致DRUJ和TFCC出现问题，其中桡骨远端骨折累及超过50%外侧关节（35%内侧关节）会有TFCC损伤。TFCC损伤是桡骨远端骨折时最常见的软组织损伤。其他包括桡骨远端和尺骨的骨折会危及DRUJ，尤其是关节内骨折和畸形愈合。桡骨远端骨折畸形愈合伴有异常的背侧成角可导致应力向尺侧腕关节传导，并引起症状。举例：当背侧角达到20°时，经由尺侧腕和TFCC传导的应力增加1倍（由20%增至40%）。这可能是为什么会有许多桡骨远端骨折的患者出现尺侧腕疼痛病史的主要原因。因此至少需要口头或书面记述

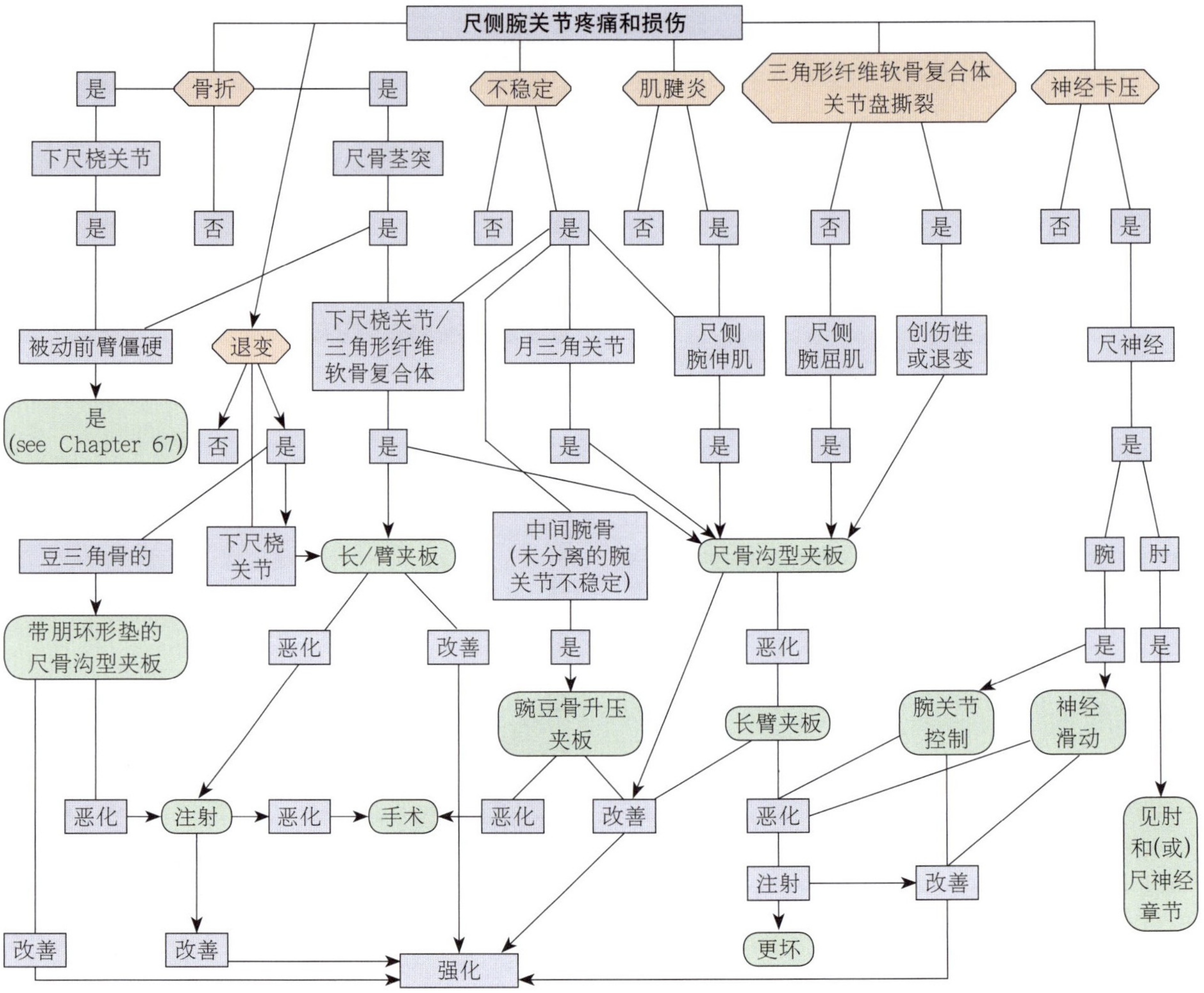

图72-5　一种治疗尺侧腕关节疼痛和损伤的治疗方法。列出了6种常见的诊断类别（菱形框），下面列出了更具体的解剖损伤和损伤（阴影矩形框）。箭头指向一般的保守治疗方法（椭圆形框）。如果治疗成功，则考虑加强治疗。如不成功，建议采取其他保守措施（即，另一种矫形器或注射）。如果所有的治疗都不成功，手术是下一步的选择。还提供了审查其他章节的说明。建议将框72-3及本章最后关于其他重要处理原则的章节加入到该方法中

骨性结构和排列。更好的做法是查看影像学结果并进行讨论。如果主要的问题是僵硬，则医师需要确认骨性异常而是运动障碍。可以通过影像学检查作为证据，为临床上提供存在于关节末端运动范围的感觉类型的支持。软与硬表明存在或不存在骨性的限制。如果软组织干瘪导致僵硬，如第67章所述，应采取相应的措施治疗关节僵硬。有多种矫形器可以用于帮助恢复前臂的旋转，通过动态和静态渐进性改变前臂在旋转终末的位置（图72-6），甚至仅仅使用单纯的前臂悬吊或扭曲（应用胶布或2英寸的泡沫带），放置于肘上至腕关节，在行主动和被动前臂旋转训练时，能提供足够的总末端范围次数(TERTs)。

如果DRUJ-TFCC不稳定和疼痛是主要问题时，通常由DRUJ缺乏骨性支持而导致，表现为尺骨茎突不愈合伴有或不伴有TFCC撕裂，或单纯TFCC撕裂（尤其是DRUJ或RRUL），此时应使用矫形器或石膏进行固定。为了检查DRUJ的稳定性，以及TFCC的支撑作用，可以使用一种单一的刺激方法（框72-4和图72-7）。不稳定的程度会影响治疗的选择。可复性、部分稳定的DRUJ可以放置于稳定的位置。背侧脱位在旋后时稳定，掌侧脱位在旋前时稳定。不能复位或不稳定的DRUJ可以通过手术方法进行治疗。尺骨茎突的中央凹陷部是

框72-3 治疗的选择和条件

当DRUJ和TFCC处于矫正位被保护和休息时，给予一个短期的抗炎药物治疗是有益的，通过口服或非侵入性经皮给药的方法都可以。其他热疗的方法对缓解尺侧腕损伤引起的不适也有好处。需要强调的是，恢复DRUJ/TFCC的正常解剖和力学远比单纯治疗症状重要得多

对于尺侧腕关节损伤的患者，力量不是第一位的。这指的是，医师必须在施加力量之前要衡量潜在的风险（在结构没有生物学准备好之前附加过大的应力，促进炎症疼痛的产生）和益处（提高肌肉的量和功能）。力量部分问题的作用在于作为提醒，要进行风险和益处的评估

框72-4 DRUJ不稳定试验

DRUJ不稳定试验（图72-7）是尺骨对于桡骨在前臂旋转的不同位置移动的刺激方法。具体方法：一只手稳定桡骨，另一手将尺骨向掌侧或背侧移动。应从中立位开始做起，当超过5mm时记录。在过度旋前或旋后的位置，应注意移动的幅度较小。这是因为稳定的DRUJ骨性结构能够控制移动，此时三角纤维软骨复合体（DRUJ和PRUJ）紧张。如果两侧旋转相对于中立位的位移相等，就说明有DRUJ的不稳定

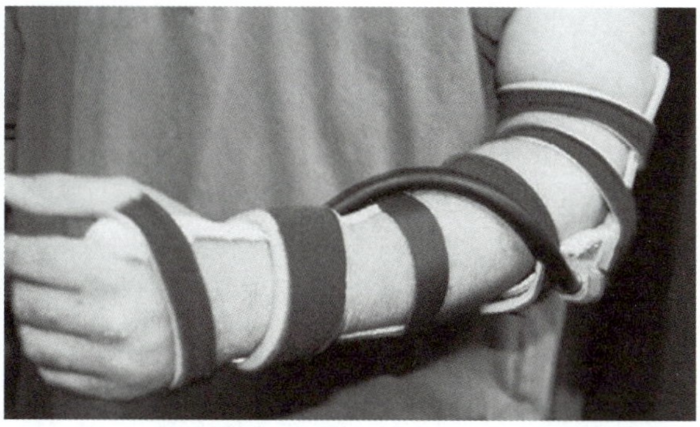

图72-6 Rolyan的动态旋后矫形器（Huthwaite，UK）。用定制的较为坚硬的圆柱形橡胶棒连接肘部和腕部组间，以提供旋前或旋后的扭矩（图片所示为成品）

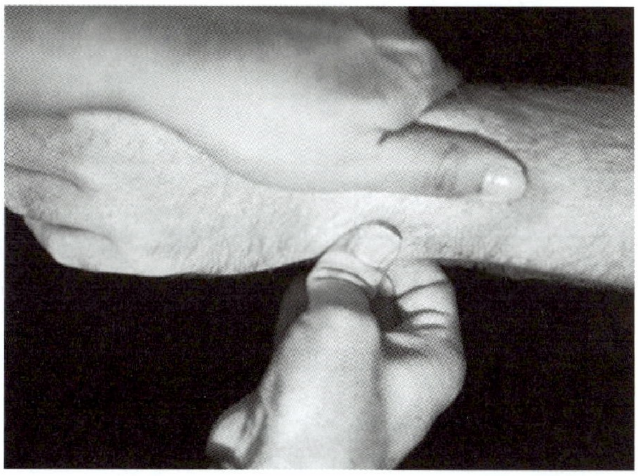

图72-7 下尺桡关节不稳定试验（在框72-4中也有描述）。在前臂旋转时，在尺骨对于桡骨的多个点上可进行该试验。用一手稳定桡骨，另一手被动的超掌侧或尺侧移动尺骨。应首先从中立位做起，当有超过5mm的移动时进行记录。在过度旋前或旋后的位置，应注意移动的幅度较小。这是因为稳定的DRUJ骨性结构能够控制移动，此时三角纤维软骨复合体（远端和掌侧尺桡韧带）紧张。如果两侧旋转相对于中立位的位移相等，就说明有DRUJ的不稳定

TFCC的重要附着部位，在前臂中立位时位于尺侧鼻烟壶的中央，可以在这个位置触及TFCC。尺侧鼻烟壶向远端延伸至位于FCU和ECU肌腱之间的尺骨头，止于第五掌骨的基底。该部位的压痛提示TFCC或周围的软组织损伤。

带有尺侧槽DRUJ-TFCC稳定矫形器（图72-8）是患者的首选，或者选用长臂矫形器。尺侧槽不会妨碍前臂的旋转，还能为非手术治疗提供足够的支持。如果尺侧槽起不到治疗作用，则需改为长臂矫形器。为了限制前臂旋转，可选用长臂矫形器，跨过肘关节和腕关节，能够允许肘关节屈曲同时限制旋前和旋后（图72-9）。如果疼痛伴有不稳定是主要问题，应采取封闭注射或手术治疗方法。

2.退变

DRUJ关节面的退行性变是很常见的，尤其是在桡骨远端骨折以后，伴有或不伴有尺骨的变异。如果正常的桡骨茎突围绕尺骨头（伴有尺骨平移）的运动被破坏，经常会有疼痛和前臂旋转障碍。

在小鱼际隆起的基底，位于豌豆骨和三角骨之间的位置是DJD的好发部位。虽然大部分病例见于老年患者，但任何年龄段如果存在豌豆骨的直接损伤均会出现掌尺侧疼痛。典型表现为患者主诉当手放于桌面做书写动作或摩擦手指时，豌豆骨有压痛。鉴别诊断包括FCU肌腱炎，也会使应力经过豆三角关节传导。在评估DRUJ退行性关节炎和豆三角退行性关节炎时，会使用挤压研磨刺激试验来验证影像学检查。仍然可以采取局部封闭的方法来辅助诊断并提供非手术治疗。行封闭注射后10～15

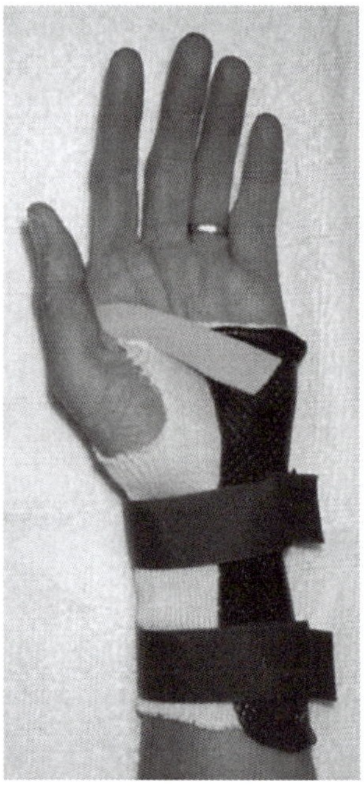

图72-8　带有尺侧槽的矫形器是非手术治疗尺侧腕关节痛的主要方式。患者更愿意使用更隐蔽并由尺侧支撑的矫形器。治疗者则更喜欢尺偏（和部分屈曲或伸展）的限制和握拳能力的减低。虽然尺侧槽不能限制前臂的旋转，但可通过延长尺侧槽的近端部分达到部分限制的目的

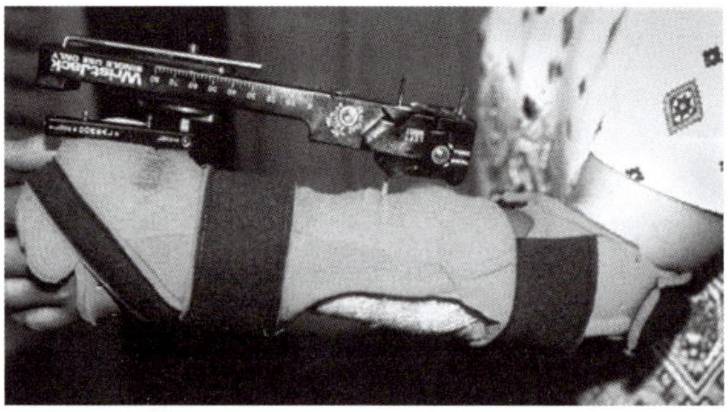

图72-9　Munster矫形器的改良版，可以支持尺腕关节（作为外固定对患者来讲是一种舒适的选择），其上有间隙可以跨过外固定器而去掉矫形器，其近端缘跨过髁上嵴的内侧和外侧以防止前臂旋转。矫形器的近侧部还有一个折返式的掌部件，可以允许肘关节屈曲，以及一个柔软的背侧皮带（在肘后方）允许肘关节伸直

分钟，应再次行刺激试验。如果疼痛消失，则能确定诊断并可预期长时间的缓解。

80%的患者有腕关节风湿性关节炎的症状和体征，DRUJ是最常受累的结构。风湿性关节炎会减弱或破坏腕关节动态和静态的稳定器，包括TFCC和ECU肌腱复合体，并导致尺侧腕关节痛和DRUJ不稳定。

框72-5　退变试验：DRUJ研磨和旋转，豆三角研磨

DRUJ研磨和旋转试验。方法为检查者将尺骨头挤压半月切迹，评估患者的疼痛是否能复发。补充：检查者可嘱患者通过旋前或旋后弓来旋转前臂，可以使得试验更具刺激性。然而，该试验亦能够刺激撕裂的TFCC，能够从骨性内陷或纤维软骨性拍击诱发疼痛

关于豆三角研磨试验，检查者将豆状骨相对于三角骨挤压或移动。如果疼痛，则关节有关节炎或可能是骨折变形。检查者应知道除了这项检查外，其他试验如LT冲击触诊试验（框72-6）和需要三角骨前后方研磨的关节盘撕裂试验（框72-7），都能通过LT和尺腕关节及豆三角关节传导应力。因此，当要区别豆三角DJD和LT关节不稳定时，医师要固定并支撑三角骨的背侧面后做豆三角研磨试验和LT冲击浮沉试验

对于其他上肢退行性变的非手术治疗而言，主要方法就是休息，并使用长臂矫形器放置前臂旋转，抗炎药物，以及对患者进行宣教（详见第103章）等。风湿性关节炎患者还应在专家指导下进行药物治疗。在使用矫形器治疗豆三角退行性关节炎时应在矫形器和豌豆骨之间放置衬垫（尺侧槽处有掌组件延伸过豌豆骨），形状类似于圈状，以防止将手部放置于硬表面时压力传过关节。

3.不稳定

多种损伤引起的不稳定都会导致尺侧腕关节出现问题。这些损伤包括稳定DRUJ的软组织结构（详见“骨折”一节）破坏，如LT关节、掌中部关节和掌尺侧关节，以及位于腕关节尺侧背部的ECU肌腱。

通常情况下，LT关节损伤的患者会出现中央部和（或）尺侧腕疼痛，呈间歇性，当腕关节偏移或旋转时加重。LT损伤的其他症状与其他损害相关，必须进行鉴别，常见于小鱼际下陷伴有腕关节背伸，如运动减弱，掌屈减弱，不稳定和尺神经感觉异常等。关于LT掌骨不稳定的详细评估和治疗详见第75章。当痛性腕关节与桡骨撞击，并出现尺骨变异时，医师必须对LT损伤和CIND腕中部不稳定进行鉴别，这是因为关于其非手术治疗方法不同。ECU肌腱也可能是尺侧痛的原因，因为当第6背伸肌筋膜室不能将其稳定时，ECU肌腱会移动并超过尺骨。这种异常的移动可能很小，仅会引起

ECU的刺激（肌腱炎），或者变大并在前臂旋转和尺侧偏移时呈现半脱位状态。为了评估ECU的不稳定，临床医师必须一手使前臂旋后，另一手触摸ECU肌腱。患者此时主动的将腕关节向尺侧偏移对抗医师的阻力，看见或扪及ECU半脱位表明存在不稳定。框72-6列出了鉴别不稳定的方法。

一般情况下，单一的尺骨槽矫形器（图72-8）对LT损伤或撕裂已经足够，但一种豆状骨推进型矫形器对CIND问题会更有帮助（图72-10）。应尝试将腕袖和（或）腕带以非手术的方式进行维持以稳定ECU，但肌腱仍常常会在尺偏时超出活动范围。因此，在处理ECU不稳定时经常使用带有尺骨槽的矫形器以放置尺偏。

4.肌腱炎

FCU和ECU肌腱的炎性或肌腱炎性刺激会引起尺侧腕关节痛。临床上，依据肿胀、捻发音及肌腱在手法等长抗阻时的疼痛可以进行诊断。肌肉和肌腱组织的张力在等长抗阻时是不同的，应与Cyriax描述的AROM和PROM共同考虑（见“查体和刺激方法的考虑”一节）。典型的腕关节肌肉肌腱损伤为肌腱炎、腱鞘炎和肌腱断裂。然而，这些损伤可能是其他损伤所导致的结果。经典的例子是ECU肌腱炎是由细微的ECU不稳定所引起。不巧的是，如果原发损伤没有处理，则继发肌腱炎通常难以治愈。

矫形复位方面，可以在处理FCU和ECU问题时使用带有尺骨槽的矫形器，对于肌腱炎和肌腱不稳定都会有效。当有炎症时应进行处理（详见第117章），同时腱鞘炎时可采用热疗的方法。

框72-6 不稳定试验：LT冲击浮尘试验，CIND（或尺侧中部腕不稳定）Catch-up撞击试验和ECU半脱位试验

LT冲击浮沉试验：可以检查LT关节/韧带的稳定性。方法为检查者用一手的拇指和示指固定患者的月骨，另一手同时移动豆三角复合体在月骨上向上或向下。阳性表现为LT关节触诊疼痛，LT关节捻发音，或表现为关节过度松弛。冲击浮沉试验可能会漏诊1/3的LT韧带损伤。在辨别患者没有LT韧带损伤方面比确定有韧带断裂时更有效

CIND Catch-up撞击试验：方法为按从尺偏到恢复的方法移动桡骨。阳性表现为撞击，跳跃或砰击声并有某一点疼痛，位置就在腕关节病变的旁边。该点上骨或骨片突然回到正常的位置上。对于一个典型的非分离性腕骨不稳定，近排腕骨会屈曲，手骨桡偏。但当手向中部位置移动并尺偏时，近排腕骨仍屈曲。当极度尺偏时，近排腕骨会突然伸展，由此产生撞击。阳性提示不稳定，但当处于中部腕骨或桡侧腕骨水平时不是特别明确。当舟骨或LT不稳定时可听到类似的撞击声。因此，腕骨不稳定刺激方法也应在除外这些损伤后进行

要评估ECU时，医师必须用一手将前臂旋后，同时用另一手对ECU进行触诊，此时患者活动其腕关节对抗医师。当出现可见的或可触及的ECU屈曲时，说明有不稳定存在

5.关节盘（TFC）撕裂

与Palmer和Mayo（框72-1和框72-2)提出的分型方法不同，关于关节盘的TFC撕裂的描述是通过关节盘自身。这样做有益于辨别DRUJ腕关节的稳定与否。这是因为典型的关节盘撕裂不会导致任何形式的DRUJ不稳定或TFCC尺侧腕骨结构的不稳定。相反，撕裂出现在DRUJ、PRUL、第6背侧筋膜室、尺腕部、LT韧带及维持腕中部关节的结构等处经常会导致不稳定。从那些不需何种处理（稳定或恢复活动及力量）的损伤中区别出是何种病变会导致不稳定的过程会被用到。

与TFCC分类一样，关节盘撕裂的类型也可分为损伤性和退变性病变。损伤性关节盘撕裂从外形

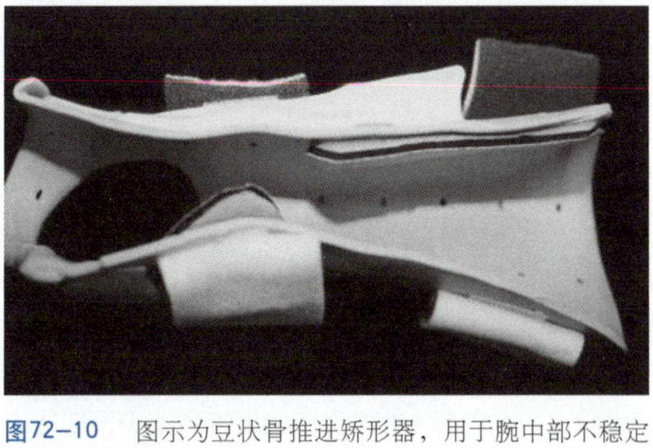

图72-10 图示为豆状骨推进矫形器，用于腕中部不稳定或非分离性腕骨不稳定，Catch-up撞击试验阳性，豆三角复合体背侧疼痛。这种矫形器可用在尺侧或桡侧。这种矫形器的目的是在尺腕区域用两片香蕉片制造出一对力。远端的圆形片提供背向的直接力，作用于豆三角复合体，近端矩形片产生掌侧方向的力作用于尺骨干远端1/3。皮带（一个在腕关节，一个在腕关节近侧，一个在腕关节远侧）来完成力的配对。为了使力能有效的配对，必须在注入氯丁橡胶之前对矫形器进行塑形

上可呈现水平或垂直的形态。退变性的关节盘撕裂呈星状和卵裂状，通常存在于关节盘的中央部。具有代表性的退变性撕裂有4～5期，从很微小的磨损到全层厚的齿孔并伴发关节炎。所有位于中央的撕裂，不论由退变还是创伤所导致，都不适用于手术治疗。这是因为撕裂的位置位于关节盘无血管供应的区域。通常，大部分创伤性撕裂呈放射状（Mayo分型：Ⅰ型创伤性撕裂），有部分的血液灌注；部分外科医师认为这是可以修复的，这是因为这些撕裂呈垂直状在桡骨边缘关节盘1～2mm以内。

当撕裂发生于关节盘中部无血管供应区时，患者病史中会有旋转损伤和顽固的疼痛（这是因为愈合的机会很小）。尺偏时，疼痛会加重，腕屈同时伴有尺偏和前臂旋前时最重（因为此时尺骨突出变异的机会最大）。伴随疼痛和压痛的还有弹响，在尺侧鼻烟窝比较明显，以及尺骨茎突（医师必须区分尺骨茎突和尺骨头）的两侧或尺骨头的背侧。

当临床上试图通过查体诊断关节盘撕裂时，医师必须首先排除TFCC和其附属物的病变，TFCC和其附属物的病变出现时会伴随有不稳定。一旦排除了不稳定，有许多激发试验和对抗试验可供选择以帮助确定关节盘的病变。关节盘（或TFC）剪切试验阳性率在60%～70%（框72-7和图72-11）。此外，尚有一个定量的方法有助于特异性辨别关节盘撕裂与尺骨嵌顿综合征，该方法为GRIT，是一种标准握力测定仪（框72-7）。关节盘剪切试验和GRIT握力试验都可用于辨别关节盘撕裂，并可作为影像学检查和其他临床检查方法检查尺骨嵌顿综合征和尺骨桥接综合征的辅助。此外，GRIT试验还可检验尺骨短缩手术治疗尺骨嵌顿综合征患者的疗效。

关于保持DRUJ稳定的关节盘撕裂的保守治疗措施，包括尺骨槽矫形器（图72-8）和教育患者避免做前臂旋前和握紧的动作。在要求患者握紧物体旋前以诱发疼痛时，做相应的宣教最为有效。当患者在改变不良动作存在问题和使用尺骨槽矫形器效果不明显时，必须用长臂矫形器或跨肘关节近端的胶带控制前臂的旋转（图72-9）。然后，对尺侧腕关节行封闭注射，或者采用离子渗透疗法等物理疗法在疼痛期进行治疗。如果医师认为力量合适（如握力），必须注意患者的前臂在旋后经中立位转为旋前时是否没有疼痛。

框72-7　关节盘撕裂试验：关节盘剪切和研磨

关节盘剪切试验是由Hertling和Kessler提出的关节活动性检查方法，又被称为ulnomeniscotriquetral dorsal glide（图72-11），用于作为一种刺激法来评估关节盘或三角纤维软骨的病理改变。在技术上要求患者坐位或仰卧，肘关节置于桌面上，前臂处于垂直自然位。如果右侧腕关节要进行检查，检查者的左手固定患者的桡骨和手部，检查者的右手拇指置于尺骨远端背侧。检查者的右手示指指间关节的桡侧置于豆三角复合体的掌侧面。此时检查者挤压拇指和示指以产生豆三角复合体在远端尺骨头向背侧的滑动，从而剪切软骨盘。阳性表现为患者疼痛复发和（或）尺三角区域松弛。这项检查可查出2/3的TFCC损伤，大部分为关节盘损伤

GRIT试图通过标准的普通握力器来定量的检测尺侧嵌顿和关节盘撕裂。尺侧嵌顿综合征与尺骨突出变异相关。握紧并旋前能使得尺骨在尺侧结构上的嵌顿达到最大。这是因为尺骨处于突出的方向，相反嵌顿缓解，尺骨处于相反的方向。GRIT在前臂的3个位置上测量握力：中立位，完全旋后，旋前。可将旋后和旋前值相对于正常值计算比率（旋后/旋前）。如果患者存在单向的尺骨嵌顿综合征，则GRIT比值在受累的一侧大于1.0，相反为1.0。此时表明关节盘撕裂的嵌顿可能性较高

6.尺神经卡压

尺神经卡压会导致尺侧腕关节痛。尤其当病变存在于腕部水平高于肘部时。尺神经详细的评估和治疗详见第50章和第52章。当尺神经卡压引起尺侧腕关节痛时，非手术治疗首选可控制腕关节的矫形器。如果医师更愿意采用神经松解术来治疗这种病变，必须注意避免旋后和尺偏。

三、关于TFCC术后

TFCC的手术治疗也在不断地变化着，除了TFCC尺骨茎突撕脱骨折外，因其在1990年之前就不使用手术治疗的方法。今天，大家公认TFCC可提供DRUJ的稳定性，且力是经由TFCC从腕骨传向前臂，合理的认识是对TFCC进行修复，而不是不分青红皂白地切掉它。实际上，除了关节盘中央

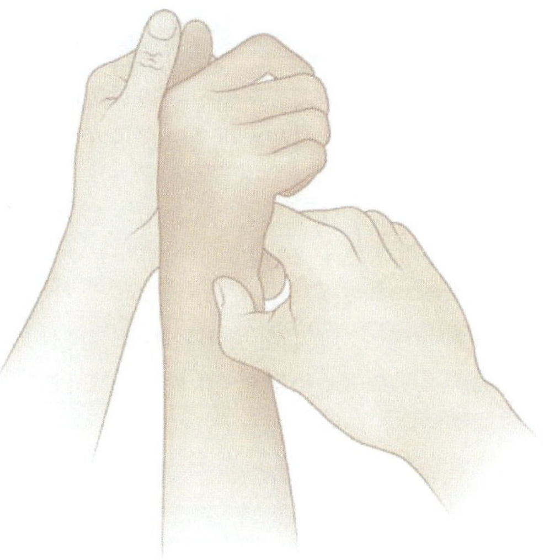

图72-11 关节盘挤压试验。由Hertiling和Kessler提出的一种关节活动性检查，又被称为ulnomeniscotrique-traldorsal glide（在框72-7也有描述），用于作为一种刺激法来评估关节盘或三角纤维软骨的病理改变。在技术上要求患者坐位或仰卧，肘关节置于桌面上，前臂处于垂直自然位。如果右侧腕关节要进行检查，检查者的左手固定患者的桡骨和手部，检查者的右手拇指置于尺骨远端背侧。检查者的右手示指指间关节的桡侧置于豆三角复合体的掌侧面。此时检查者挤压拇指和示指以产生豆三角复合体在远端尺骨头向背侧的滑动，从而剪切软骨盘。阳性表现为患者疼痛复发和（或）尺三角区域松弛（引自：Hertling D，Kessler RM.Management ofCommon Musculoskeletal Disorders：Physical Therapy Principles andMethods.Philadelphia：JB Lippincott，1990：105）

型病变可以进行修复，掌侧和尺部周围的病变亦可被修复，甚至缺乏血供的桡侧病变也可以通过尺骨切除进行成功地修复。

（一）临床上应该期望什么

关节盘中央部撕裂关节镜下清理和TFCC修复的效果都不错。75%～90%的患者在接受清理或修复后都能有优或良好的效果。几乎所有的患者都能依照他们的期望回到工作和运动中。修复的结果似乎独立于手术技术之外。也就是说，在治疗TFCC的效果方面，切开方式或关节镜手术没有明显的区别（详见第77章：手术治疗TFCC）。通常情况下，接受修复的患者可以期望其握力恢复到80%～85%，接受清创的患者期望效果更好。

尽管清创或修复的效果差不多，但其术后的病程却因为前者术后没有保护而有不同，反而后者需要在软组织愈合过程中对修复部位加以保护，防止负载。关节盘中部撕裂行清创后，在最初的1～2周，可以使用腕部支撑矫形器将腕关节固定于AROM和PROM位置之间，期间可以进行所有的活动。如果清创后，在功能训练过程中没有不良反应（如疼痛，肿胀，ROM减少和力量下降），在术后2周内进行所有的功能性活动是可能的。否则，在关节镜或切开治疗TFCC之后，应将腕关节和前臂固定4～8周，3个月后行功能性锻炼。修复术后并持续矫形器固定1～2个月后，可进行轻柔的并在辅助下的腕关节和前臂ROM被动活动。

（二）关于尺骨短缩

在治疗TFCC损伤的患者时，经常使用尺骨短缩术。清创术后比修复术后更多。很多时候，在清创效果不佳时，需要进行尺骨短缩术，或者存在尺骨突出变异，并被认为是必然因素时需行尺骨短缩术。然而，在许多情况下（如尺骨嵌顿综合征），甚至患者有尺骨短缩或变异或中立位时，尺骨短缩术需与清创术同时进行。在这些情况下，必须辨别在旋前和握拳时与尺骨突出变异相关的变化，可作为患者疼痛的刺激因素（如旋前和握紧时的差异，关节盘剪切试验，GRIT，旋前和握紧动作时的疼痛）。假设桡尺韧带全部或部分损伤时，尺骨短缩还能够通过增加TFCC的张力以提高DRUJ的稳定性。

一般而言，有两种尺骨短缩方式。尺骨嵌顿造成关节盘中央部撕裂时，进行关节镜清理合并：①行尺骨远端干部2～3mm的截骨，钢板固定；②切开或关节镜下行尺骨头1～2mm的切除。如果行尺骨短缩并钢板固定，需要注意保护被固定的尺骨。将腕关节和前臂用Munster型石膏固定6周，以控制前臂旋转；之后改为可移动的尺骨槽矫形器直到完全愈合。其他方法包括使用短臂矫形器固定2周，之后仅行保护措施。截骨部位若没有足够保护会出现疼痛，因为尺骨远端的软组织覆盖很少，且这部分前臂经常用作负重接触面（如以前臂支撑于桌子上）。有时尺神经背侧皮支也会发炎。如果尺骨没有得到保护，且症状持续，可于尺骨短缩术1年后去除钢板。如果行尺骨头切除或切削，就不需考虑截骨处愈合与否或延迟愈合及不愈合，可以在短期的固定后行关节活动度和力量训练。必须注意的是，这种切除会导致尺骨远端的粗糙面与TFCC下表面存在持续摩擦症状。如果要避免这个问题，建议在最初2周将前臂固定于旋后位，以消除尺侧结构的载荷，第3周时改为中立位，然后行前臂完全旋转。同样的，在恢复握力时，应从旋后位（去载荷位）开始，然后中立位，最后旋前（加载位）位。

四、其他重要的治疗原则

当治疗引起尺侧腕关节痛的病变时，应注意患者在接受治疗期间的任何疼痛症状。必须在疼痛忍耐限度内进行治疗，以最大限度促进愈合并防止症状恶化。这并不意味着不能对尺侧腕部结构进行干预，反而，这表示医师必须：①了解什么结构需要保护，什么结构需要去除，②慎重选择需要刺激的结构，③能够使用多种方法来完成治疗。

以下是一些治疗尺骨腕关节痛和障碍患者时的简单原则。

如果存在退变性改变，要将矫形器调整至舒适的位置。

腕关节支撑矫形器和尺骨槽矫形器是关节盘中央撕裂保守治疗的主要措施。在TFC清创后，仅使用这些矫形器就足够了（在功能训练期间）。

当需要限制前臂旋转时，应使用Sugar tong或Munster型矫形器（见图72–8）；如果要在桡骨远端骨折后调整外固定器或经皮克氏针，需要有创造力。

在休息治疗期间可以采用经皮渗透抗炎药物的方法辅助矫形器治疗。

由旋前转为旋后的翻页运动（大的杂志），是训练前臂旋转的极佳方式。

榔头可作为主动锻炼，辅助锻炼和被动关节活动度治疗的优良工具。可通过调整杠杆臂（握住榔头的位置）改变前臂的转矩。榔头还可提供前臂的阻力（图72–12）。

浅部和深部的热疗能够暂时增加关节活动度，并能使设计用于永久提高关节活动度的训练变得容易。

静态或动态推进位置矫正，或连续石膏矫正可以通过大计量的TERT来克服前臂旋转时被动产生的阻力（如果没有骨性阻挡的情况）（图72–6）。

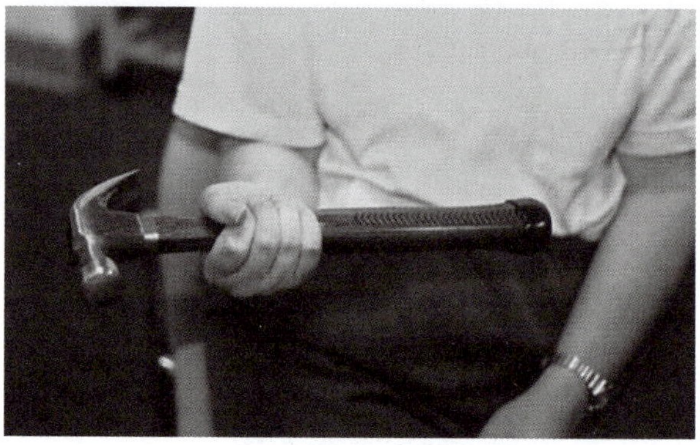

图72–12　用榔头是一种简单却极佳的方法，可以提供主动辅助或被动旋转，并限制前臂和腕关节。前臂–腕关节的扭矩可以通过改变握持位置进行调节（改变力臂）

拧湿毛巾对于前臂旋转和前臂握力的恢复也有帮助。

在无疼痛的条件下，TFCC损伤行握力力量训练应从旋后位开始，然后中立位，最后旋前。

五、小结

当有尺侧腕关节痛的患者时，医师要充分的检查TFCC，并且对前臂关节复合体的功能进行全面检查。有几个评估方法可用于确定尺侧腕关节的原因：包括关节盘剪切试验，DRUJ稳定试验，DRUJ研磨和旋转试验，豆三角研磨试验，LT漂浮试验，CIND捕捉撞击试验，ECU稳定试验和握力试验。这些试验连同病史用于确定疼痛的原因，并可通过推算方法来指导临床处理尺侧腕关节痛。现有的推算方法可以确定6种不同的原发尺侧腕关节痛：如骨折，退变，不稳定，肌腱炎，TFCC关节盘撕裂，尺神经卡压。这些分类可以为临床制定适宜的治疗措施提供辅助。

不论患者接受非手术治疗或者手术治疗，需要遵循一些原则。为了使患者得到最有效的治疗，医师必须了解需要保护的结构和需要去除的结构，对这些结构的去除要持慎重的态度，并且能够运用多种方法来达成目标。

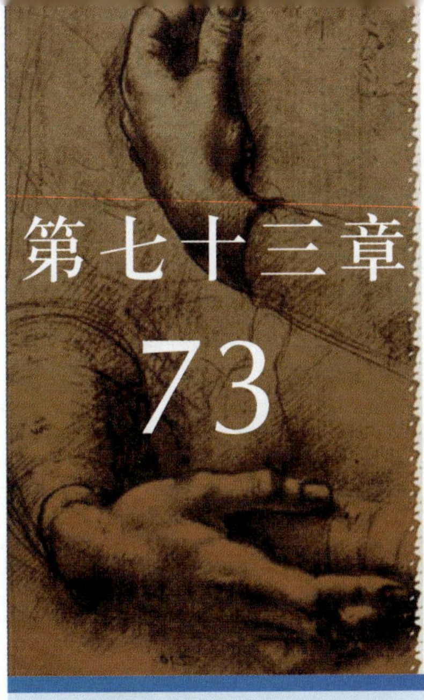

第七十三章 73 腕部骨折与脱位的处理

原著者 PAUL C.DELL, MD, RUTH B. DELL, MHS, OTR, CHT, AND RHETT GRIGGS, MD
译校者 赵　鹏　陈学明

关键点

- 腕骨骨折可导致疼痛，握力下降及运动障碍。
- 腕骨骨折可能与韧带撕裂及神经受累相关，因此必须认识到这点，并且在治疗中处理以获得好的临床效果。
- 及时诊断和恰当治疗可使腕骨骨折不愈合的发生率减少，为手功能康复治疗奠定基础。
- 缺乏适当的治疗来重新获得活动和力量，患者可能保留可以接受的放射学变化，但是实际上可能已经存在功能明显受损。

本章的目的是回顾腕骨骨折和腕关节脱位的最常见表现。

腕骨一般可动性很强，而且关节内大部分由关节软骨覆盖。腕骨血供脆弱，损伤后，即使应用最好的治疗方案也有可能发生缺血性坏死。因此，及时诊断和恰当治疗可减少骨不连的发生率。

一、腕骨骨折

（一）舟状骨骨折

舟状骨骨折是最常见的腕骨骨折。通常发生在15−30岁的年轻男性，年发患者数为35 000～50 000例。少见于儿童中。腕关节过伸大于90°并伴有桡偏可导致舟状骨骨折。

舟状骨的压缩和移位与软组织的损伤程度相关。如果是粉碎性骨折，通常位于掌侧面。舟状骨骨折通过骨内定位进行分类。腰部骨折是最常见的（约70%），可以通过桡舟头韧带的解剖定位来解释。这条韧带直接走行于舟状骨腰部，在高能量的负荷时，力量集中在舟状骨腰部与韧带之间的结合部位（图73−1）。远端骨折约占骨折的10%，而近端骨折可出现在20%的病例中。

舟状骨的血供在很大程度上会影响治疗效果。舟状骨远端20%～30%的血供通过进入掌侧结节的滋养孔来供应。舟状骨70%～80%的血供是通过从背侧面进入骨背侧的血管供应，90%以上的这些血管在舟状骨腰部进入或远离。在背侧血管进入或围绕腰部与进入远端或掌侧的结节血管之间存在少量分支联系。因此，发生在腰部的任何骨折都必然干扰此骨的骨间血液供应。基于骨间的血液供应和骨折的位置，缺血性坏死的发生率会相当高。完全由关节软骨覆盖的近端，由于骨间血流的逆行特征也有潜在风险。近端缺血性坏死的发生率接近100%，与近端的大小直接相关。

舟状骨骨折通过结合病史、临床检查、X线表现可诊断。鼻烟窝压痛敏感性很高，但对于骨折诊断特异性很低。桡侧感觉神经神经炎及亚急性腱鞘炎也会在同一区域出现疼痛。在伴有腕过伸摔倒史的患者中，拇指的轴向压缩更具有敏感性和特

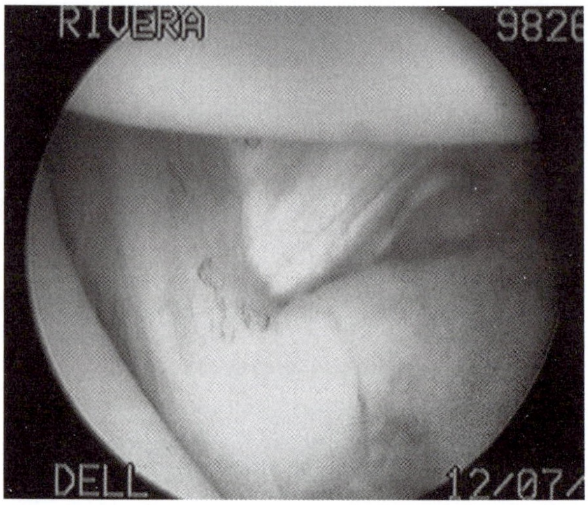

图73-1　桡舟头韧带在关节镜直视下通过掌侧到达舟状骨腰部

异性。

舟状骨骨折通过标准的X线片，包括后前位（PA）、侧位及舟骨位可以证实。舟骨位片是通过腕尺偏延伸舟骨以使其整个轮廓都能看到来拍摄的。此外，几个特殊的位置也有帮助，如45°旋前位，与放射管与舟骨远端20°成角的后前位都能增加诊断的准确性。尽管进行了适当的X线片和临床检查，但一些骨折仍不易被识别。隐匿性骨折的发生约占15%。骨扫描可以显示。阳性率100%，但是大约有10%的假阳性发生。也就是说，10%骨扫描结果阳性的患者将接受过度治疗。伤后72h内磁共振成像扫描阳性率或特异性是100%，但是费用是必须考虑的因素。最实用的是损伤后2～3周的重复标准X线片检查。在此期间，患者用短-臂拇指人字形绷带固定。由于继发于骨折部位骨坏死后的骨吸收，在复诊时骨折可显示。或者若未显示骨折，铸型支具固定3周，对于软组织损伤的治疗也是足够的。

及时诊断的骨折治疗期间，经常有提示缺血性坏死的影像学变化（图73-2）。这些变化以舟骨近侧半不透光的形式出现。然而，预后与血管状态没有关联。尽管X线片显示出暂时改变，愈合似乎仍有令人满意的进展，表现为愈合后密度的变化。但在预测舟骨血供状态方面，磁共振成像扫描（100%）比X线片（40%）更为敏感。此外，推荐术中判断血管状态有80%的敏感度。如果术中有缺血性坏死的记载，那么骨折仍有可能愈合，尽管概率会下降30%～40%。

舟状骨愈合率取决于多种因素。舟状骨内骨块的位置是至关重要的。近端骨折即使制动也有很高的不愈合率。大于1mm的位移是严重的，并提示可能有相关的软组织损伤，进而妨碍预测骨折愈合。移位表现为骨折部位的旋转或成角。伴有舟状骨骨折的大于15°的月牙形背伸提示腕关节不稳定。骨折的倾斜类型可预测骨内在稳定性，压缩和完全的纵向斜行骨折是不稳定的，因此将不太可能愈合。如前所述，血管供应很大程度上影响着舟状

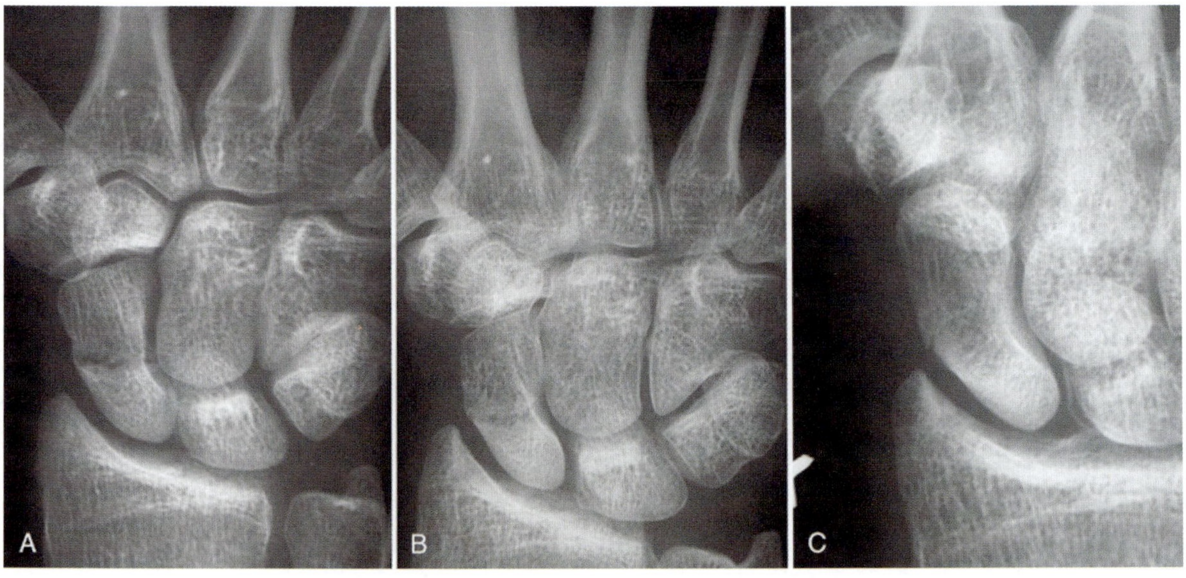

图73-2　A.经管型制动治疗的舟状骨急性中腰骨折；B.舟状骨近极的暂时性放射密度；C.吸收放射密度的骨折愈合

骨的愈合潜力。

1.Preiser病

舟状骨缺血性坏死的特例，舟状骨缺血性坏死是由Preiser在1910年从舟状骨骨折中区分出缺血性坏死进行描述的，进而以Preiser病为人所知。缺血性坏死被描述为整个骨或只是近端，依赖于X线片的硬化证据及没有骨折证据的近端骨折块来诊断。尽管Preiser病可能出现在儿童，但平均发病年龄是40，以触诊舟状骨的局部疼痛和压痛为特征。

2.舟状骨骨折的治疗

不伴有相关韧带损伤的舟状骨腰部或远端稳定无移位骨折，可行非手术治疗。用短臂拇人字石膏固定的舟状骨远端骨折，通常在8～10周愈合。中间部分的舟状骨骨折需要长臂拇指人字石膏固定6周，然后短臂拇指人字石膏固定6周。近端的舟状骨骨折，如果采取非手术治疗，需要长臂拇指人字石膏固定6周，然后进行6周至6个月的短臂拇指人字石膏固定。

非手术治疗的相对禁忌证是近端骨折，这种骨折血供差，有不稳定的小骨折块。及时对这些骨折进行骨折部位的坚强固定，进而能够成功重建近端片段的血供，以期骨折随后愈合。非手术治疗的其他相对禁忌证包括涉及桡骨远端的骨折，多发伤或超过6～8周的陈旧损伤。非手术治疗的绝对禁忌证包括移位超过1m，骨折成角或月骨背侧倾斜大于15°。月骨周围和月骨脱位在其他地方被认为是非手术治疗的禁忌证。

急性无移位的舟状骨骨折的固定尚存在争议。有学者对82名无移位或轻微移位的急性舟状骨骨折患者进行随机对照试验的评估，其中44名随机行Herbert螺钉固定，44名随机行8周的短臂石膏管型制动，他们得出的结论是早期固定对于延迟愈合并无改善，在手术标准选择上会更加严格。他们通过所做的活动度、握力及患者评分的报道显示，8周时手术组明显优于管型石膏固定组，但是12周时两组的评分相等，尽管25%的非手术骨折在12周时尚未愈合，并采取了其他的治疗方法。在2007年1月，Gabl等发现在腕关节活动度或握力并无显著差异，但是手术组有较高的臂、肩及手的功能受限评分。固定组平均愈合时间是43d，非手术治疗组为74d，而重新工作的平均时间中，固定组为8天，非手术治疗患者为55d。在他们的研究中，他们得出结论是非手术治疗比手术治疗昂贵。

移位的不稳定骨折的治疗包括闭合复位和经皮螺钉固定。切开复位，经皮螺钉固定并不能提供足够的稳定性，但是相对简单。用加压螺钉切开复位内固定（ORIF）受到大多数外科医师的青睐，因为其在对于软组织愈合相对短期制动之后，可以允许早期活动。舟状骨可通过掌侧或背侧入路显露，但不能从两个方向同时进行。背侧入路相对简单；目前没有缺血性坏死的报道，在一篇文章中报道愈合率可达100%。尽管Herbert骨螺钉最初使用颇为流行，而进一步的力学测试显示它在循环测试方面逊色于Acutrak内固定装置。对于急性骨折仅在粉碎骨折时骨移植是必需的，这并不适用于无移位或近端骨折。关节镜辅助螺钉固定也有报道。它在技术上操作困难，并不推荐用于移位骨折，但是值得更进一步的评估。稳定的舟骨切开复位内固定术后，应用2～4周的手腕控制矫形器可方便组织的早期愈合，继而佩戴可拆卸矫形器直至骨折愈合。

急性移位舟骨骨折的经皮固定具有很好的结果。陈等报道，11例不稳定舟状骨骨折患者中，在10.5周时100%愈合，其中6例对结局非常满意，5例满意，11例患者重返工作并能像受伤之前一样活动。在2006年，Mathoulin报道22例无移位和15例移位的舟状骨骨折在62d时100%愈合，并在平均天数为21d时重返工作。

经皮空心螺钉固定相对于非手术治疗同类型骨折在12周时有几乎100%的愈合率，满意的功能恢复和早期重返工作在文献报道中一致。

多个研究和我们的临床经验说明，舟状骨骨折通过经皮或有限显露或关节镜辅助入路进行早期固定，对于骨折愈合，早期功能恢复，早期重返工作或运动及更满意的疗效均有明显的优势。

3.舟状骨骨折不愈合

舟状骨骨折不愈合的发生是由于处理不当或误诊造成的。对于误诊他们的损伤为腕扭伤的主治医师，患者表现延迟。患者常表现为腕关节的持续疼痛或反复受伤之后。

在临床检查方面，以伴有腕关节肿胀或瘀斑的腕关节活动受限为典型表现，有鼻烟窝压痛。包括腕关节尺偏后前位X线片显示硬化骨边缘及囊肿形成的骨不连。如果不愈合存在已久，往往舟状骨远端部分掌侧弯曲，月骨背侧弯曲，被称为舟状骨骨折不愈合进一步塌陷（SNAC）。沿舟状骨轴线的CT扫描显示显示驼背畸形程度（骨不连区域的屈曲畸形），并有利于术前计划来确定骨折类型及移植物的形状。磁共振检查价格昂贵，但也可能在判断近端血管状态及预测愈合率方面有用。磁共振也能帮助判断是否是传统的骨移植，或对来自于桡骨的带血管骨块移植是最佳的显示。

舟状骨骨折不愈合的自然病程目前尚不知道。我们的看法是，如果残留未矫正，腕关节会发展为SNAC畸形（图73-3）。SNAC畸形是一种分离性腕不稳定，腕关节的运动学深刻地改变了，经过舟状骨近端及月骨的力学传导也是不正常的。作为SNAC畸形的一部分，有进展性退变性关节炎存在，最初发现在舟状骨的末端，进而头月关节，最终全腕关节关节炎。

虽然重要的是处理有症状的舟状骨不愈合，舟状骨骨折畸形愈合并不能很好的预测长期的宏观结果。即使与一些轻微的X线退行性改变相关，屈曲位畸形的手舟骨是否是截骨术的指征仍存在疑问。

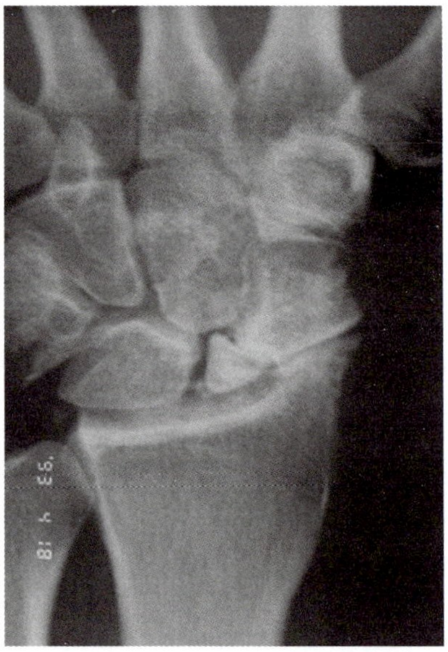

图73-3 舟状骨近端骨不愈合进展为舟状骨不愈合塌陷畸形与舟状骨周围退行性关节炎

植骨在舟状骨骨折不愈合治疗中是必须的。Russe描述具有长期临床经验的镶嵌移植。舟状骨通过掌侧切口显露，去除硬化，于不愈合的近端及远端置入移植骨块。皮质松质骨支柱是老式的，其置入不愈合区域不同于补充固定。尽管报道有80%～100%的愈合率，但平均佩戴支具时间是6个月。这段时间的固定与关节僵硬有关，且难以恢复。

植骨时应用某些类型的内固定可以减少愈合时间。最简单的固定方法是K线，虽然不是很坚固，但的确可以缩减愈合时间。据报道，背侧入路具有89%愈合率，特别适用于近端骨折。可通过掌侧或背侧入路行髓内加压螺钉植骨。Herbert骨钉和Acutrak螺钉是最常用的，后者具有更强的抗扭张稳定性。若未使用骨间移植物的加压螺钉可提供坚强的内固定，在软组织愈合后允许早期活动。

如果存在舟状骨的远端掌屈的塌陷畸形，重建舟状骨长度的掌侧楔形植骨是必要的。允许矫正弓起的塌陷畸形并置入骨移植的掌侧入路是必要的。建议使用插入骨移植可使愈合率减低近70%，尽管在最近的系列报道中与非插入骨移植具有同样的成功率。骨移植通常取自髂骨，作为皮质松质骨楔形移植，并进行修整以适应驼背畸形矫正后的缺陷。中心髓内螺钉是最佳的，并可以减少愈合时间。如果存在近端缺血性坏死，则愈合率会下降至仅有30%。沿桡骨茎突舟状骨接触面的退行性关节炎需要行桡骨茎突切除术。

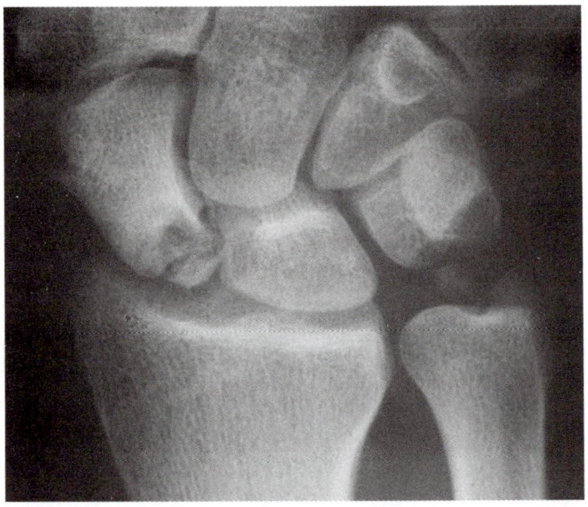

图73-4 不易处理的小的无血管近端骨不愈合

在缺血性近端合并不愈合的有难度的情况下，标准骨移植不是最佳选择。从桡侧或尺侧的带血管蒂的桡骨远端骨移植应提倡，并植入不愈合区域，以增加愈合率。这些结构的固定很难用髓内螺钉完成，常用的是K线。与非常小的缺血近端相关的不愈合的治疗非常困难（图73-4）。累及或不累及筋膜或肌腱缺血部分的切除也有成功的报道。然而，经过舟状骨近端和月骨的正常力学传导改变，头状骨向这一缺陷迁移，如同舟状骨月骨（SL）脱位。近端自体移植已成功报道8例，然而这只是没有长期随访的小系列。

在骨不连中，针对失败的骨移植的再次手术以期重获骨连接的成功率只有50%。强烈推荐内固定时，如近端缺血可采用带血管的骨移植。这种骨不连即使骨连接成功，50%的仍会有症状。腕关节活动没有改善。如果第二次尝试也失败了，没有必要进一步尝试，因为只有低于25%的愈合率；这些情况下，应行补救措施。

若存在退行性关节炎，根据累及舟状骨周围关节的情况考虑不同方案。对于合适选择的患者，腕骨间融合，舟状骨切除，三角骨-月钩骨-头状骨融合及近排腕骨切除都是合理的选择。任何一种都应联合茎突切除术。所有的手术都会显著改变腕关节的力学，约减少50%的活动度。握力相当于未手术一侧的60%～75%。晚期骨性关节炎或多次手术失败的行全腕关节固定术。据报道，联合近排腕骨切除术的腕钢板固定术在不需要髂骨移植的情况下，可达到100%的成功愈合。近排腕骨切除术后，头状骨可放置于月骨窝，进而关节面都可以修复。背侧钢板固定可以使前臂旋转和伸肌肌腱具有良好的稳定性和早期活动能力。

（二）头状骨骨折

头状骨是腕关节中最大的骨，其稳定性依赖于关节，以及连接至其周围骨的强大韧带。远端与第3、4掌骨基底及尺侧与钩骨，近端与月骨及舟状骨及桡侧与舟状骨及多角骨构成关节。头状骨是腕关节稳定力量传导柱的一部分。手使用所产生的80%的力经头状骨传导至月骨及舟状骨近端1/3，进而传导至桡骨。单纯头状骨骨折并不多见。更多见的是，伴随跨舟状骨，跨头状骨，月骨周围骨折-腕关节脱位-舟头骨综合征发生的头状骨骨折存在。这种情况下，头状骨近极端常常旋转180°，骨间的血液供应被破坏。头状骨近端的缺血性坏死是这种骨折类型公认的并发症。未意识到的头状骨骨折不愈合在没有制动的患者中已有描述。

头状骨的大部分血液供应来自其掌侧部分，虽然背侧也有少量不一致的供血。在掌侧及背侧血管系统很少有分支沟通。头状骨近端，如舟状骨近端，完全由关节软骨覆盖，也同样存在逆行的血流。

单纯无移位的头状骨骨折在最初的X线片上不易识别。当识别及妥善固定，这些骨折愈合及近端血管重建是可能的。未识别的骨折，随后进行重复运动可导致骨折部分骨吸收，不愈合和近端血管重建失败。合并缺血性坏死的不愈合进展，在塌陷或头状骨周围退行性关节炎之前发现，固定及骨移植可能成功。骨移植常选择带血管的移植物。如果近端头状骨已经塌陷而且存在骨性关节炎的改变，有限的腕骨固定术是一个好的补救措施。舟头骨综合征的治疗将在腕关节骨折脱位中讨论。

（三）钩骨骨折

钩骨骨折可分为累及钩骨钩和累及钩骨体的骨折。钩骨钩的骨折更常见，是通过用力握东西时力经掌骨基底传导的结果。虽然通常发现与不当的挥杆病史有关，钩骨钩骨折也可见于网球运动员。典型的疼痛定位于钩骨钩的掌侧面，虽然在背侧面也有疼痛存在。在常规的X线片上，骨折通常很难发现。建议行腕管位片，然而，由于疼痛患者不能充分背伸腕关节以便可以看到钩骨钩的轮廓。放射管中心位于钩骨钩的30°，旋后位片有时也有助于显示骨折。CT扫描对显示骨折非常有帮助。急性无移位骨折通过短臂石膏管型固定治疗，通常在6～8周愈合。移位骨折需要手术。尽管有文献报道螺钉固定为外在肌腱提供了一个更好的支点，大多数医师还是经掌侧入路切除钩骨钩。因为诊断的困难，骨折常常被忽视，导致有症状的骨不连发生。直接位于钩骨钩的疼痛可能与尺神经病变和磨损的屈肌腱断裂相关。一旦切除钩骨钩，加压包扎及手腕控制矫形器都将应用，直到伤口愈合，然后患者开始活动度练习。

在常规X线片上，钩骨体骨折也很难诊断。斜位X线片可能有帮助，但是CT扫描对于建立诊断具有诊断性的帮助。钩骨骨折常合并第4和第5掌骨基底骨折。如果骨折没有移位，应用短臂石膏管型固定4～6周。如果有移位，切开复位内固定是必要的，通过K线或螺钉以获得稳定的固定。

（四）月骨骨折

单纯月骨骨折是不常见的，更常见的是金培氏病的表现。患者很少有任何创伤的病史。月骨缺血性坏死的原因可能与尺骨反向变异和月骨间背侧血管变异相关。尺骨反向变异时，月骨部分位于桡骨的月骨窝，部分位于跨越桡骨和尺骨的三角纤维软骨。抗压缩负荷的差异可能会导致月骨内微骨折。月骨骨间血管的变异可能与缺血性坏死的进展相关。3个不同的血管模式，其中一种模式在背侧和掌侧血管间的交通支最少。血管供应的变异与尺侧供应少，增加了缺血性坏死的敏感性。

月骨缺血性坏死的治疗取决于受累程度。若诊断为月骨塌陷的或进展为骨性关节炎，治疗目的应减轻月骨负荷。桡侧短缩截骨术使桡尺骨等长，减少月骨的压力负荷，重建血供而使之不塌陷。

如果诊断不及时，自然愈合过程致使月骨不能负荷，进而导致骨折和塌陷。长期的塌陷可改变腕关节的力学和力学分布，导致骨性关节炎。在这些阶段，诸如近排腕骨切除术和腕关节固定术更适合作为补救措施来减轻疼痛。

（五）三角骨骨折

三角骨骨折是最常见的非舟状骨腕关节骨折。主要有3种类型：背侧缘片状骨折，体骨折及掌侧面撕脱骨折。片状骨折是这些类型中最常见的，在桡偏位腕关节过伸时，导致韧带撕脱或嵌入或在腕关节过伸时钩住尺骨茎突。大的片状骨折可能累及重要韧带断裂进而导致腕关节不稳。另一方面，小的片状骨折可能无症状，即使不治疗和不愈合。单纯体骨折可能由于尺侧腕的撞击或发生在诸如月骨周围脱位的损伤时，单纯体骨折通常无移位愈合，但是相关的韧带撕裂必须处理。掌侧撕脱骨折不常见，但是可能累及韧带破坏，并导致腕关节不稳。

小的片状骨折和无移位的体骨折可以通过4～6周的制动治疗。切开复位内固定及韧带修复或重建适用于大的片状撕脱骨折或伴有韧带破坏的移位骨折。

（六）豌豆骨骨折

豌豆骨骨折很罕见，通常由于嵌塞或小鱼际高处直接跌倒导致。豌豆骨骨折占所有腕关节骨折的1%。尺神经损伤或刺激可能与豌豆骨骨折相关，因为它接近于尺管。小鱼际隆起的压痛和过敏骨折后并不少见。豌豆骨位于三角骨之上，撞击和骨折的后遗症是豌豆三角关节炎。豌豆骨骨折也可导致骨折不愈合。急性骨折可通过2～4周的制动治疗，以及随后针对痛觉过敏及活动和力量受限的治疗。如果不愈合，在有症状的情况下可切除豌豆骨。

（七）大多角骨骨折

大多角骨骨折是第二种最常见的非舟状骨腕骨骨折。大多角骨骨折常常是力量损伤的结果，并经常合并第1掌骨及桡骨远端骨折。有3种骨折类型，包括体骨折，大多角骨边缘骨折及大多角骨掌骨接触面损伤。大多角骨骨折通常表现为局部压痛。大多角骨边缘骨折可能与正中神经受压相关。无移位的骨折通常用拇指人字矫形器或管型固定4周，然后应用间歇性矫形器和轻柔的治疗来恢复活动度和力量。移位和关节内骨折需要切开复位内固定。关节内骨折后的压痛和疼痛并不少见，可能进展为退行性大多角骨掌骨关节炎，进而需要关节融合术或关节置换术。

（八）小多角骨骨折

小多角骨骨折是最少见的腕骨骨折，因为它骨结构的安全性及连接到大多角骨，头状骨及第2掌骨的韧带。小多角骨骨折通常是沿第2掌骨的力量传导结果，导致第2掌骨或小多角骨的骨折脱位。无移位骨折的治疗为固定4～6周。移位骨折可能需要闭合或切开复位内固定。退行性关节炎可能是后续的结果，需要行小多角骨第2掌骨关节固定术。

二、腕骨骨折脱位

（一）功能性解剖和运动学

Destot等将腕骨解剖描述为两横排：近侧和远

侧，舟状骨则作为这两排的桥接。这个概念在解剖学及运动学上都是正确的。Navarro推出了柱状腕骨概念，他认为有3个垂直柱，即中央柱控制屈伸，横柱控制移动及内侧柱控制旋转。Taleisnik通过在中央柱中去除豌豆骨及包括大多角骨和小多角骨在内对柱理论做了轻微修改。Taleisnik提出，整个远排腕骨与头状骨在腕屈伸过程中一起活动。在这个理论中，舟状骨作为骨间连接起作用，而三角骨作为旋转控制起作用。Weber描述的是中央力量负荷柱，内侧控制柱及横向移动柱改良柱理论。在这个概念中，主要的力量负荷柱通过头状骨上的近侧半舟状骨及月骨传递进而到达桡骨。

腕力学的排的概念被广泛接受。腕骨排内运动比排间运动小，在桡尺偏时仅有5°～10°的近侧排间活动。此外，每排的所有骨都在冠状面及矢状面上聚集在一起。远排腕骨和掌骨可视为独立的功能单元。近排腕骨作为远排腕骨–手与前臂近端的连接。近排腕骨没有韧带嵌入，其稳定性依赖于对抗力学接触及韧带约束。

三角骨钩骨关节的螺旋形态控制近侧腕骨的旋转。在尺偏和轴向负荷时，三角骨背伸以适应钩骨，并处于最低的位置。桡偏时，三角骨掌屈，沿钩骨的螺旋形态升到高处。钩骨上三角骨的位置通过完整的月三角韧带（LT）控制月骨的旋转。通过完整的SL韧带，运动通过三角骨钩骨关节传递到舟状骨。在限定的负荷下，舟状骨有屈曲的趋势，来抵消月骨的伸展。

背伸和掌屈发生在桡腕关节与腕骨间关节。多少运动发生在这些关节常常有很多异议。这种差异可能与运动时舟骨的位置测量有关。如果舟状骨伸展伴有腕的尺偏，腕骨单元的背伸发生在桡腕关节，因为腕骨间关节被伸展的舟状骨锁定。在桡偏时，没有舟状骨远端的限制，关节可以屈曲，因此对腕屈曲起很大作用。作为整体，近排腕骨在腕关节移动时以同样的方式活动；也就是说，近排腕骨在腕关节伸展时伸展，屈曲时屈曲。在桡偏到尺偏时，三角骨沿钩骨斜坡下滑，进而达到背伸位置。如果腕骨间韧带完整，舟状骨和月骨将跟随三角骨达到背伸状态。此外，尺偏时近排腕骨围绕桡骨滑动，远排腕骨围绕尺骨旋转。桡偏时产生相反的运动。三角骨沿钩骨斜坡上升，进而使近排腕骨屈曲，前提是腕骨间韧带完整。对于除此之外的平移运动，存在腕关节的扭转，其依赖于个体患者关节囊和韧带损伤机制造成的松弛。

腕骨脱位常常由急性过伸力联合尺偏及腕骨间旋后运动引起，正如用鱼际着地的摔倒。体重在地面上固定的点旋转，导致尺偏及腕骨旋后。如果力量足够大，将导致后续的如Mayfield描述的月骨周围不稳（图73–5）。在两篇经典的文献中，Mayfield和Mayfield等指出，韧带撕裂开始于腕的桡侧，导致4个阶段的不稳定。第1个阶段由SL腕骨间和掌侧桡舟韧带撕裂，引起SL脱位。第2个阶段是通过Poirier间隙（位于桡舟头和长桡月韧带之间的头状骨月骨关节的掌侧关节囊薄弱区）的破坏。第3个阶段是发生在三角骨月骨关节伴有LT和月三角韧带撕裂的三角骨脱位。第4个阶段是伴有背侧桡腕韧带的破坏，而使月骨旋转进入腕管的月骨脱位。可能存在相关的舟状骨和头状骨骨折，合并桡骨和尺骨茎突的撕脱骨折。三角骨的撕脱骨折也不常见。

如果只观察头状骨，在腕以过伸位负荷时，头状骨向月骨背侧移位。如果头状骨脱位，可能合并舟状骨骨折或SL韧带撕裂。因为SL韧带稳定舟状骨近端，如果它被破坏，将导致舟状骨处于掌屈及背侧月骨周围脱位。如果舟状骨骨折，其远端及头状骨向脱位方向移位，牵拉SL韧带，导致背侧通过头状骨的月骨周围型脱位。

当急性创伤患者X线显示骨折时，临床医师应怀疑关节桡侧和尺侧都受累。在X线检查中没有发现更广泛的病理改变，可能是手腕脱位的一种表现。

（二）X线诊断

X线诊断常规包括后前位、侧位和斜位。为了将月骨观察清楚，而拍摄侧位片是必需的。如果存在脱位，常有腕骨重叠而不能清楚区分每个骨头，但是侧位片上的月骨位置在推断病理损伤是有帮助的。Gilula等强调，后前位X线片上存在3个腕弧（图73–6）。第1个弧线连接舟状骨、月骨和三角骨的近端关节面。第2个弧线连接舟状骨、月骨和三角骨的远端关节面，而第3个弧线连接头状骨和钩骨的近端凹凸面。这3个圆弧通常应该是同心

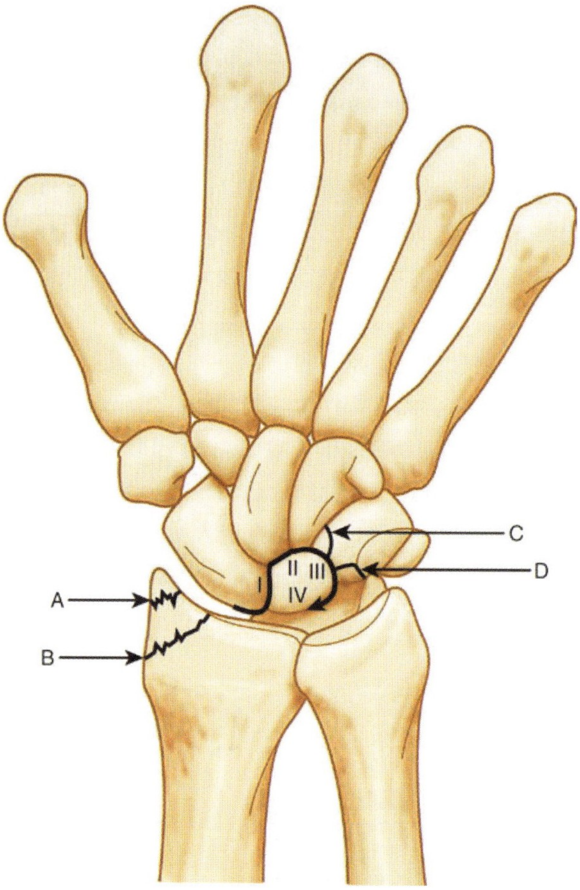

图73-5 Mayfield的进展月骨周围不稳与桡骨茎突和三角骨骨折的4个阶段

的，任何一个特定的弧或类型破坏都提示骨折脱位。分别以前、后及侧位X线成像对于描述更为复杂的脱位类型有帮助。此外，SL、头月及桡月角度也应测量。在真正的侧位X线片上，正常的SL角是30°～60°。头月角应该小于30°，月骨与头状骨是同轴的。

（三）SL韧带损伤

SL分离是存在于SL骨间韧带，以及部分掌侧支撑的桡舟头及长桡月骨韧带的完全断裂。后前位（AP）X线片显示舟状骨和月骨间隙大于3mm。舟状骨掌屈，而月骨背伸。闭合复位联合前臂旋后及腕关节背伸尺偏也应尝试，尽管可能不成功。侧位片上，SL角应该小于60°，月骨与桡骨同线。如果不成功，背侧入路显示SL韧带进而直接修复。月骨应用K线固定在正确的位置，长臂拇指人字石膏应用8周，拆除固定，短臂拇人字石膏固定4周。

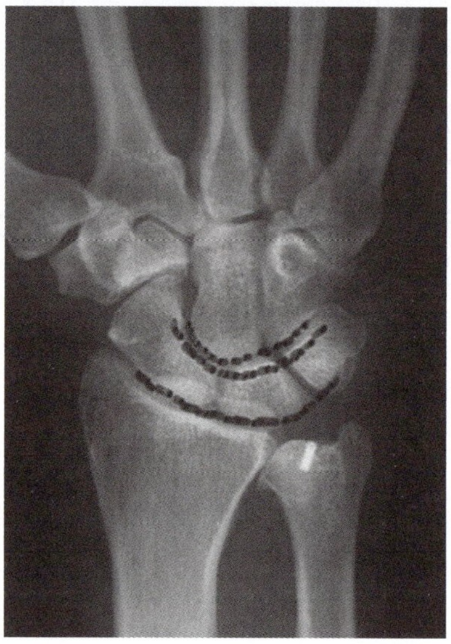

图73-6 Gilula描述的后前位X线片上的3个应该是同心的腕弧

SL不稳定的手术治疗在许多过程中都具有挑战性。治疗集中在Brunelli近来描述的背侧腕骨固定和韧带重建。Szabo发现58%的患者对背侧腕骨间韧带腕骨固定术满意，并认为它是在非手术治疗失败后，治疗无关节炎证据的可屈曲的稳定SL分离的合理选择。英国的Wigderwitz报道有85%的满意率，认为背侧腕骨固定术仍是治疗SL不稳定的选择。Pomerance评估17例因亚急性外伤导致SL不稳定实施背侧腕骨固定术的患者，结果显示手术时间平均为22周。他发现背侧腕骨固定术对那些日常生活中对腕关节没有高要求的患者，在矫正静态不稳定方面起一定作用。那些对腕关节活动有高要求的患者，在66个月随访时存在临床及影像学上的恶化结果。

Brunelli或改良的Brunelli手术仍是我们韧带重建的选择。Stanely等报道，改良Brunelli手术后4年随访，发现62%的受试者没有疼痛至轻微疼痛。与对侧相比，平均损失31%的屈曲和80%的受试者保持伸展，握力下降了20%，80%的患者感到满意，88%需要二次手术。在静态和动态不稳定的患者，活动度和握力没有统计学意义。

另一个常用的手术是外在背侧桡腕韧带（DRCLs）的关节镜固定术，用于解决手腕疼痛。Slutsky在一项针对56例经掌侧桡腕关节镜患者的回顾中发现，21例患者有DRCL撕裂，13例关节镜DRCL修复（5例直接修复，6例修复并短缩，2例仅紧缩）。所有DRCL撕裂的患者均获得满意的结果，没有或只有轻微疼痛，并都重返工作。背侧腕骨固定术患者表现出4种均等的不佳结果。经修复及短缩的组，也有尺侧病变的发生，表现为6种均等的不佳结果。他得出结论：DRCL似乎是桡侧和尺侧不稳定的一部分，单纯的DRCL撕裂关节镜治疗可获得良好的效果。如果SL、LT或三角纤维软骨撕裂在DRCL损伤中存在，则预后较差。

（四）背侧月骨周围脱位

背侧月骨周围脱位的侧位X线片可显示头状骨脱位至桡骨背侧（图73-7）。因为没有舟状骨骨折，所以必然存在SL韧带和LT韧带撕裂，进而远排腕骨向背侧脱位。月骨位于月骨窝的部分减少，而其他腕骨向背侧脱位。在后前位X线片上，月骨成三角形，腕骨弓被破坏。牵拉手指试图复位头状骨基底进入月骨的凹陷中，而实施闭合复位。

牵引位X线片必须仔细评估。在后前位X线片上，SL角应小于60°，SL间隙小于2mm，在侧位片上，月骨在月骨窝中立位共线屈曲。很少获得解剖复位，即使获得，也很少由非手术治疗获得。因此切开复位内固定是必需的。

通常，背侧纵行切口在腕的桡侧实施。将舟状骨和月骨复位到合适的位置，用K线固定。用临时K线固定舟状骨和月骨到合适的位置，以便用两个平行针固定。此外，第3根针置入头状骨以加强固定，并减少舟状骨的掌屈趋势。偶尔可见月骨仍背

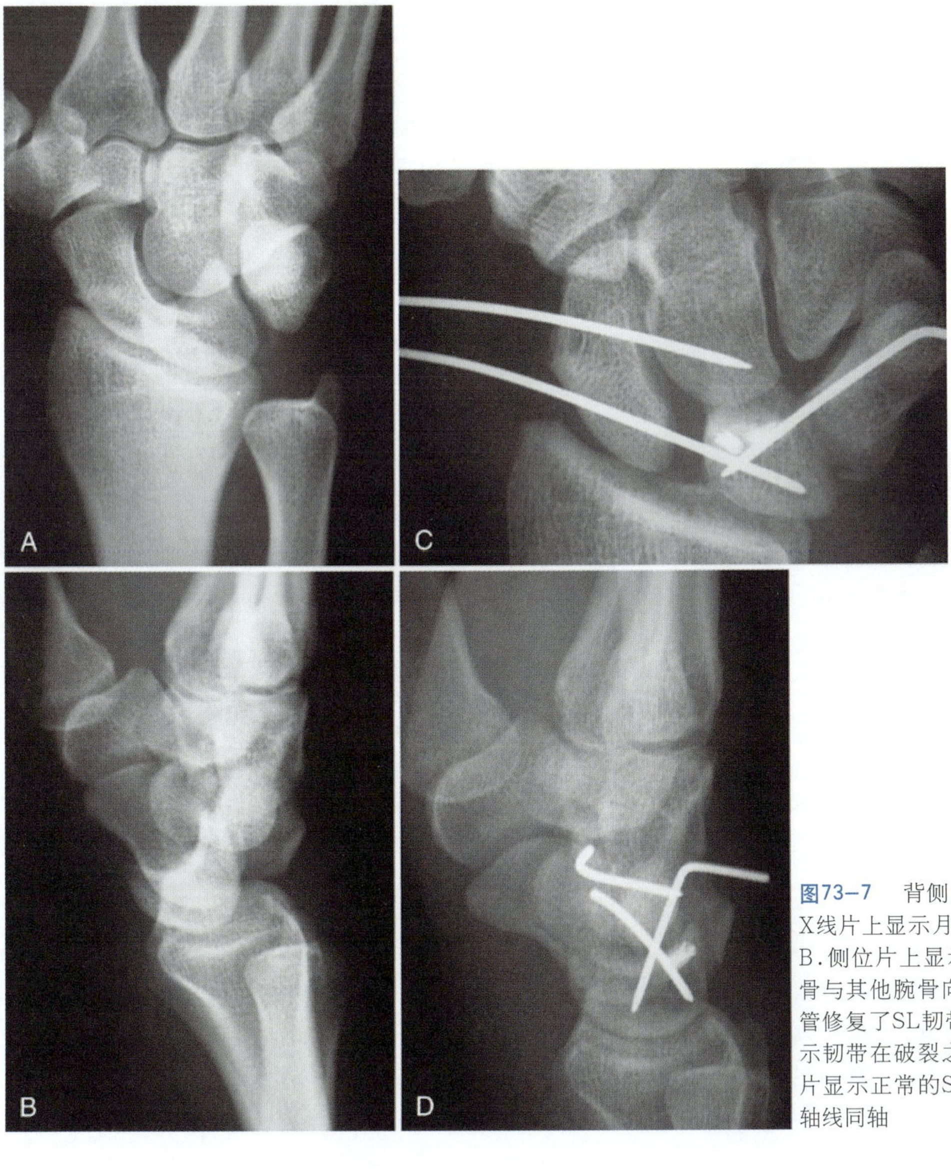

图73-7 背侧月骨周围脱位。A.后前位X线片上显示月骨成角，同心的弧破坏；B.侧位片上显示月骨仍在桡月窝，头状骨与其他腕骨向背侧脱位；C.术后，尽管修复了SL韧带，但SL间隙仍过度，提示韧带在破裂之前已衰弱；D.术后侧位片显示正常的SL，头月角与月骨和头骨轴线同轴

伸，从三角骨到月骨的尺侧针需要固定，对SL骨间韧带的背侧部分修复。尽管一些医师在附加的手术过程中修复掌侧桡腕韧带，作者并不认为那是必需的；如果腕骨排列稳定，掌侧韧带不用直接手术修复也可愈合。这一直是我的经验，掌侧韧带直接修复后，更多的腕关节活动最终丧失。术后，患者应用长臂拇指人字固定8周。去除K线后，再用短臂拇指人字固定4周。

（五）经舟骨月骨周围脱位

在经舟骨月骨周围脱位时，SL韧带仍然完整，但是存在相关的舟骨骨折，通常在中腰部（图73-8）。舟状骨骨折通常认为需要行切开复位内固定来稳定腕骨。腕骨尺侧的韧带修复似乎不必要。舟状骨可用K线或髓内加压螺钉固定。骨折愈合时间由制动和管型去除时间决定。

（六）经茎突月骨周围脱位

在经茎突月骨周围脱位时，桡骨茎突骨折与继发的月骨周围韧带被破坏。目标是桡骨茎突复位和SL韧带修复。手术和术后处理同前所述。

（七）舟头综合征

舟头综合征是不常见的月骨周围脱位，不仅有舟状骨骨折，还有头状骨骨折。通常，头状骨近端不仅骨折，合并腕脱位时，近端旋转180°以至于关节内关节面朝向骨折区域。这种脱位的处理关键是骨的稳定。不仅舟状骨需要切开复位固定，头状骨也需要复位固定。通常，舟状骨用髓内装置固定，头状骨近端用2根克氏针固定。如果存在头状骨粉碎骨折，则骨移植是必需的。

（八）月骨脱位

月骨脱位是同样损伤模式的背侧月骨周围脱位的统一体。如果背侧移位腕骨被强行向掌侧复位，那么将导致月骨从月骨窝中出来至腕管（图73-9）。侧位片将清楚地显示月骨向掌侧移位，其余的腕骨仍与桡骨同线。在这些情况下，正中神经敏感性应仔细检查。这种损伤的治疗与背侧月骨周围脱位一样，然而，需要额外的掌侧入路来减压正中神经。

三、腕骨骨折脱位的康复

（一）急性护理

1.水肿的控制和患者教育

损伤后或术后水肿对于治疗腕损伤的治疗师带来处理的困难。患者常常被管型或厚敷料在受伤部位制动，以保证腕关节不受外周水肿的影响。以手指和拇指的轻微主动练习，水肿活动按摩，以及一些类型的手指按压练习为目的，对患者进行早期干预和教育都是对充分活动的恢复和僵硬预防有帮助的治疗措施。推荐应用鼓励患者在日常生活中针对

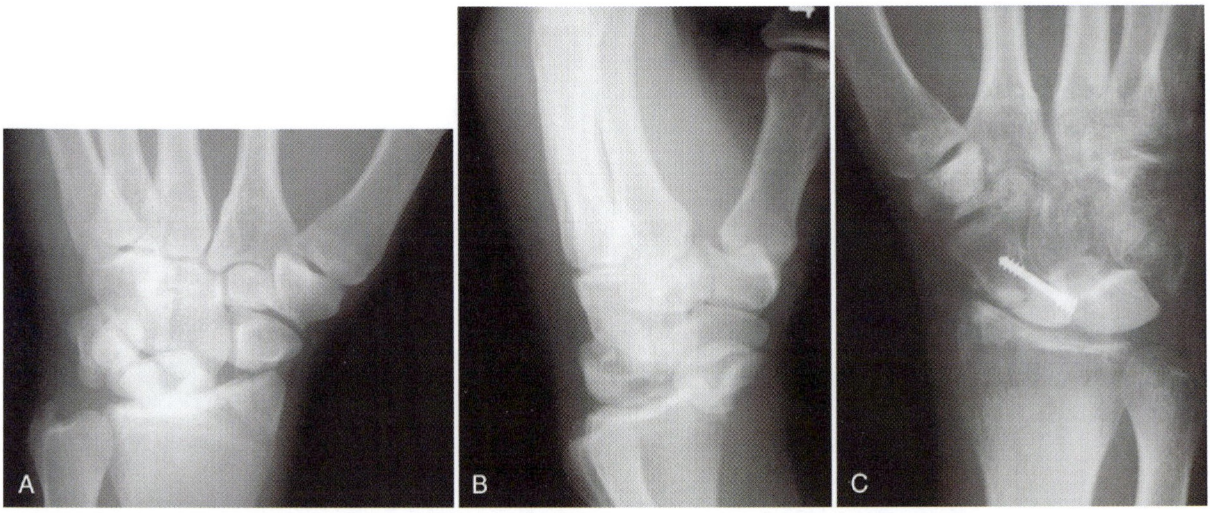

图73-8　经舟状骨月骨周围骨折脱位。A.后前位片显示月骨的不正常形状与移位的近端舟状骨；B.手腕的斜位显示月骨与舟状骨近端向掌侧移位；C.Herbert骨螺钉固定的后前位片。注意近端舟骨和月骨的放射密度增加提示缺血

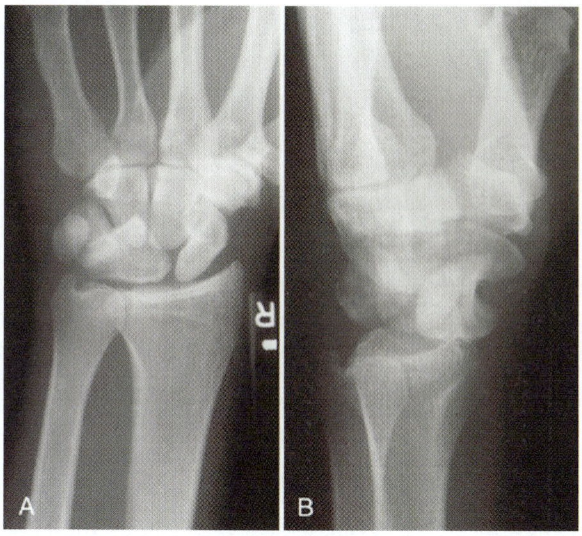

图73-9 掌侧月骨脱位。A.手腕后前位片，月骨呈三角形；B.侧位片上，月骨掌侧移位，其他腕骨无移位

内在和外在屈肌腱和伸肌腱的间歇练习的书面家庭计划。通常情况下，患者会在腕外伤后保持制动，因为他们害怕损伤腕的组织。解释解剖并告知手指的活动对减轻患者的紧张和顾虑情绪而愿意去活动手指是有帮助的。重要的是，要保证通过重叠轻加压包裹的管型固定中的指端持续加压，这可以通过多种产品达到，可以通过使用轻压的魔术贴绷带手套（魔术贴，曼彻斯特，新罕布什尔州），或每一个手指的加压包裹表面和套在掌指关节与管型上的轻压管型套管装置实现（图73-10）。

2.适于手指活动的动态矫形固定

在通过腕关节水平的损伤区域时，没有成功实施主动外在肌腱滑动的患者可能发展为屈肌腱和（或）伸肌腱的粘连。在管型上的辅助动态伸展矫形定位，能够提供被动伸展屈肌腱及通过患者交替伸展，然后屈曲轻微对抗橡皮筋的压力（图73-11）。另外，患者可以放松并允许低压力负荷的牵引，继而伸展手指对抗扳机矫形器的反馈机制。通过牵伸兴奋肌可刺激产生更有效的收缩。如同Evans所描述的，弹簧钢丝已用于动态组件，并提供了一个非常温和的弹性拉伸。通过轻微阻力屈曲，患者可以拉长薄层的限制屈肌腱创伤区域的轻微粘连。同样，动态支架也可用于伸肌腱系统。因为所用的张力很微弱以便适应低负荷伸展，患者可

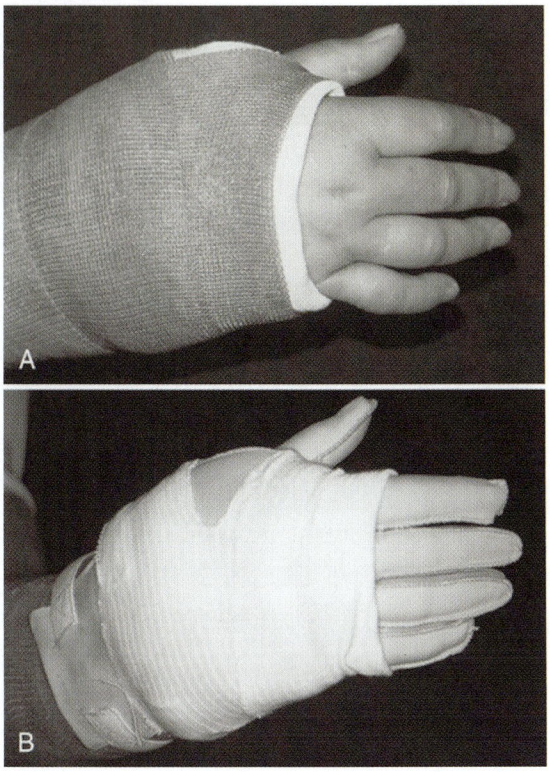

图73-10 A.手腕外伤需要管型制动的手指水肿很常见；B.通过合适的手套或重叠的管型袖套来达到轻微加压减轻手指水肿，手指表面缠绕绷带

以佩戴矫形器长达1h，并从事交替的伸展和轻微的主动运动。这种练习矫形器的应用由患者对治疗的反应决定。管型移除后，矫形器可以改装并作为手指康复的需要应用。

3.腕关节损伤的可能并发症

在重大的腕关节复杂损伤后可能会发生并发症，包括通过邻近骨结构的神经受压或神经炎症。当腕管内肿胀压力持续超过30mmHg时，就可能发生腕管综合征。通常，在最初护理和（或）手术之后，治疗师将是与患者沟通的一线成员。感觉异常和正中神经分布区的疼痛主诉应该进行基线敏感性评价，并立即通知医师。腕关节损伤后，桡侧感觉神经损伤也很常见，特别是那些要求复位并经皮固定的患者。经腕背侧桡侧面的穿针可能导致该神经发炎，也可能影响舟状骨稳定。顽固的水肿和疼痛常常是神经损伤或刺激的症状和体征，应进行干预，以预防症状持续的疼痛和水肿的情况。

在腕骨骨折和脱位中，应用经皮螺钉保持复位

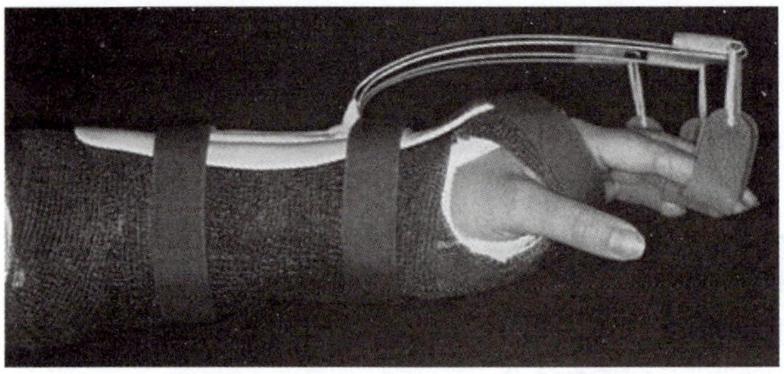

图73-11 在石膏管型上应用动态伸展悬臂梁矫形器提供屈肌腱单元的牵引和轻微对抗

常常在术后由管型制动。疼痛加剧或水肿的患者主诉可能是针道感染的早期提示。再次发生，提醒医师的责任可能降至观察患者的手指活动度和水肿控制的治疗师身上。如果针外露，针道护理教育应该是患者日常常规的一部分，以保证去除在皮肤与针表面产生的渗出液。半量的盐水和半量的过氧化氢溶液组成的溶液用于去除任何干燥皮肤的液体。最后，与其他任何远端上肢损伤，更多的近端关节参与以防止活动度的丢失。间歇肘部和肩部练习的书面家庭计划应该在早期护理时告知患者，以利于神经组织的滑动，并保持关节周围组织的正常活动。

（二）急性期后护理

1.早期主动活动度

对于一些病例，活动度的练习应该在术后制动的最初2周开始，以及在应用加压螺钉固定良好的初次舟状骨骨折。通常情况下，这些患者用手腕控制矫形器或拇指人字矫形器进行保护定位，取决于他们的活动水平。白天将这些制动矫形器移除，每1～2小时进行腕和前臂的轻微的主动辅助练习和重力对抗练习。家庭方案可嘱每天清醒时累计运动2h。这种通过腕骨的轻微力量传导促进骨组织愈合。然而，必须告知患者，应避免任何提重物的对抗或对抗性体育活动。患者的重点应该在掌屈和背伸等具体的腕关节活动，以及腕的尺偏和桡偏及前臂旋前和旋后。轻柔的手指和拇指的抓握和释放也应该制动练习。一旦骨愈合建立，那么更加积极的被动练习项目和力量加强就应开始。

2.制动后僵硬的治疗

需要长期制动时间的患者呈现出很有难度的挑战。通常，这些患者存在韧带损伤伴有严重粉碎骨折而不适宜早期活动。这些患者往往表现为手腕的严重僵硬。本质上，任何联合韧带损伤的关节都会因为韧带修复部位的瘢痕组织的沉积而变得僵硬。僵硬可以通过治疗逐步解决，但不能以牺牲关节的稳定性为代价。拆除石膏后，为这些患者提供制动矫形器，使其可以在患者日常生活中周期性去除，应用重力辅助软组织伸展进行被动练习，以及无阻力主动活动度练习。在临床处置中，这些治疗训练可以在临床环境中结合使用各种温热疗法，进而得到更有效的伸展效果。Warren在大鼠模型中已经证明，温热疗法例如在拉伸手腕时于腕背侧应用热疗法包或超声，通常有助于在制动后牵伸致密的胶原沉积。一旦骨愈合或韧带重建组织充分愈合，关节松动术对减少关节周围组织硬化很有帮助。重建韧带应谨慎处理，以防止这些组织的过度伸展，这可能危及手腕复合体的完整性。然而，也有适用于更全水平的活动策略，例如桡腕牵引和下尺桡关节活动，对于没有危及稳定性的患者鼓励进一步活动和功能改善。

3.重度僵硬的治疗

当患者表现为一种很牢固的关节活动僵硬感，先前提到的方式和治疗可能不会产生预期的康复，而可能应用低负荷长期应力概念。例如，腕关节有限掌屈的患者可能最初持有1磅重，并在长枕上伸展几分钟以适应背侧腕软组织的伸展。这个概念适用于腕和前臂运动的所有弧，这些伸展应该每天进行几次。

4.动态和静态先进矫形器的应用

多种市售及定制的矫形器可用于产生低负荷张力，帮助腕和（或）前臂僵硬的患者恢复丧失的活动。这些种类矫形器的佩戴时间表是可变的，取决于所用的力量机制。这些机制可能是动态张力装置如同在Dynasplint（Dynasplint系统公司，马里兰州）和DeRoyal/LMB产品（DeRoyal公司，鲍威尔，田纳西州）（图73-12A）中所使用的线圈和弹簧。这些装置依赖于时间依赖的蠕变材料特性来产生关节活动。时间上的持续负荷以适应永久的组织伸长。一次8h的应用以适应动态张力矫形器

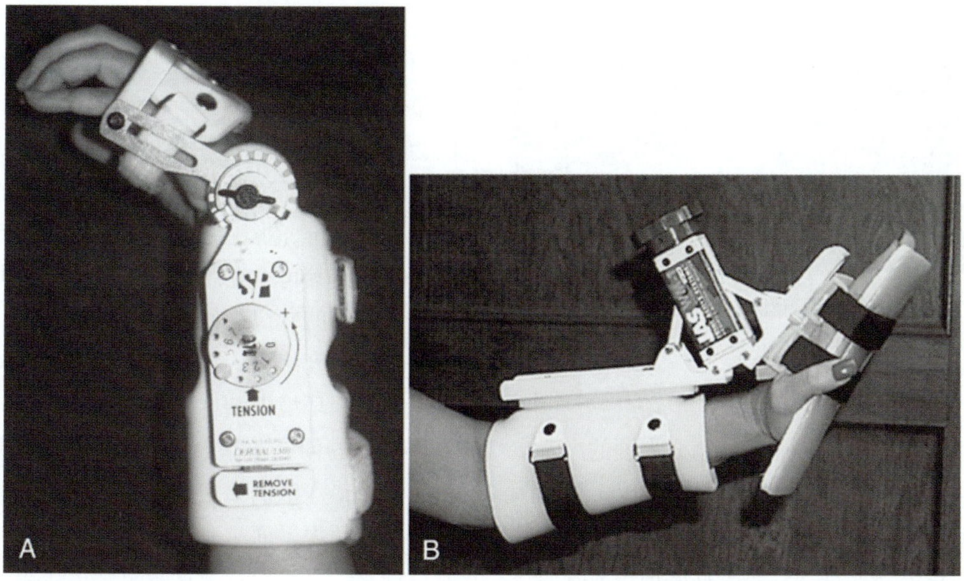

图73-12 A.应用DeRoyal/LMB SP动态张力矫形器增加手腕屈曲，与手腕伸展对应；B.关节主动系统装置，静态先进牵引矫形器以适应手腕背伸拍照，也是双向的

的佩戴时间表。最新的附加治疗医学设备是由关节主动系统公司（Effingham，伊利诺伊州）（图73-12B）提供的渐进式的静态伸展（SPS）矫形器。这些矫形定位装置应用应力松弛的力学原理来恢复活动度。应力松弛不同于应用到关节的张力动态矫正位置，它是静态应用在患者舒适耐受最高水平，低档的持续张力产生关节囊的伸展。

（三）静态矫形定位

大多数患者在非手术或手术治疗腕复合体损伤的后续治疗中需要某种支撑的矫形器。定制的腕关节矫形器适合那些希望行早期主动活动但在休息时寻求更舒适稳定性的患者。定制的热塑性矫形器具有可调节性，治疗师可根据水肿情况连续调整腕关节位置。如果必须限制前臂旋转，手腕控制矫形器可向近端扩展围绕肱骨远端外侧和内侧髁用塑料标签缠绕，如同在Munster管型或矫形器（图73-13）。

在急性期愈合后，患者只需要半刚性支持，限制较少的纤维型矫形器，如商业可用的氯丁橡胶或沉重的弹性矫形器可能是更合适的选择。也有许多种由皮革或更耐久材料制作的工作类型矫形器允许患者手腕重建和改变手腕动态的条件以从事有坚强外支撑的重的功能活动。

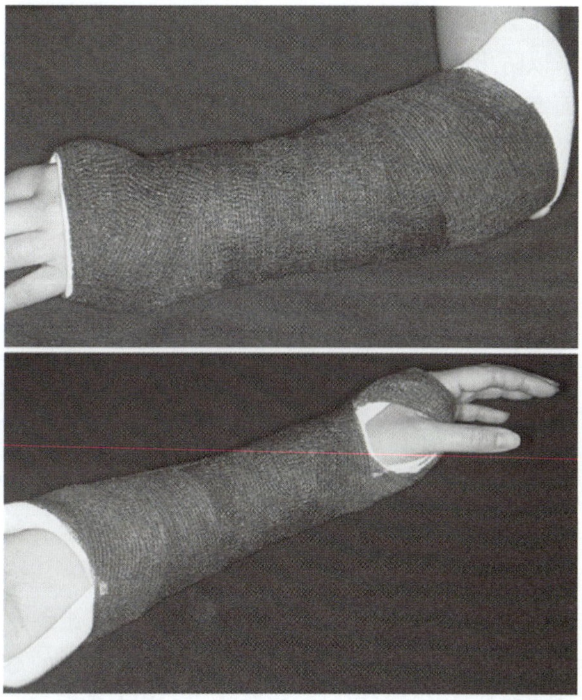

图73-13 允许肘部活动而减少前臂旋转的Munster管型矫形器

强化

术后近3个月，骨和韧带损伤基本愈合已足以允许强化训练。与重建活动度一样，强化训练也应缓慢达到。外加于前臂屈伸肌群的等距负荷通过激

活肌肉交替对抗轻微阻力，没有实际的腕关节运动。手腕的尺偏和桡偏也可以这种方式激活。一旦患者对阻力的适应程度增高，可以增加负重，但重复次数应缓慢增加，以避免激惹腕关节肌腱。从等长到等张收缩的渐进过程，如同持逐渐加重重物或使用橡胶带的手腕屈曲可在临床或家庭练习计划中实施。在临床和患者工作条件允许的情况下需要最佳抗阻强化时，在全范围关节活动时使用训练器械进行等速肌力训练是有帮助的。

对于在家实施基础强化项目的患者，应予以警告，通过使用数周低重量（1～2磅）及低重复逐步增加的项目，以避免伸肌和屈肌群起点的刺激。推荐反复的对抗训练，以防止内侧髁和外侧髁肌肉起点的过度使用和肌腱炎。

四、小结

手腕是由外在和内在韧带稳定的高度活动的关节。肌肉收缩所产生的压缩负荷通过腕主要传导至桡骨。骨或韧带的损伤可能导致疼痛，握力减弱及运动丧失。及时诊断和合适的治疗可以建立适用于手治疗的原则。如果没有合适的治疗以重获运动和力量，患者可能残留影像学上能够接受但事实上已经有明显受损的功能限制。

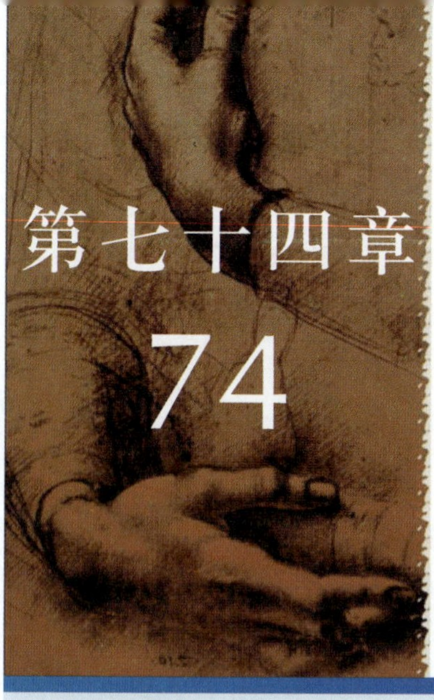

第七十四章 74 腕部不稳定

原著者 MARC GARCIA-ELIAS, MD, PhD
译校者 韩大成　刘亚东　陈学明

关键点

各期舟月骨不稳定的治疗

1期（舟月韧带部分损伤）
- 恢复桡侧腕屈肌的位置。
- 经皮克氏针固定。
- 关节镜下清理韧带撕裂的不稳定部分。
- 电热的舟月韧带收缩。

2期（舟月韧带完全损伤，可修复）
- 直接修复背侧舟月韧带加经皮克氏针固定。
- 用固定缝线修复撕裂的韧带。

3期（舟月骨完全损伤，不可修复，舟骨排列正常）
- 用邻近韧带重建背侧舟月韧带。
- 骨-韧带-骨移植。

4期（舟月骨完全损伤，不可修复，可复位）
- 舟骨稳定器的腱性重建（Brunelli技术，三韧带肌腱固定术）。
- 舟月关节复位（RASL过程）。

5期（舟月骨完全损伤，可复位，软骨正常）
- 舟骨大小多角骨关节融合。
- 舟头状骨关节融合。
- 桡侧舟月骨融合加远端舟骨截骨。

6期（早期舟月骨腕关节塌陷）
- 舟骨截骨加腕中部融合（“四角”）。
- 近排腕骨切除。
- 全腕关节融合。
- 腕关节置换。
- 腕关节去神经化。

从生物力学角度来看，当一个关节能够承载生理载荷而不变形时，它是稳定的。对于认为是稳定的腕关节而言，不仅在其中立位时，而且在整个活动范围内都能够在承载载荷下维持正常的腕骨关系。当一个稳定的腕关节被加载时，关节的接触力会引起腕骨在特定方向上发生一定的旋转，而整个关节的适应性总是完好的。当载荷去掉时，原有的腕骨排列得以恢复。而且，当一个稳定的腕关节运动时，腕骨的运动是平滑且可预测的，不会在位置或方向上发生突然的改变。实际上，腕关节活动时的弹响和撞击常常表明有运动学上的不稳定。总而言之，不稳定应被理解为缺乏稳定性；就是说在承载生理性载荷时无法使关节不发生变形（动力稳定性）和（或）在没有腕骨突然移动情况下不能平滑地移动（运动学稳定性）。当确定稳定性时，应认识到力学不稳定的腕关节在临床上不一定会是问题。通常，过于松弛的个体可能表现出腕关节的撞击和排列紊乱，但却完全没有症状。实际上，考虑腕关节有临床的不稳定时，必定会有力学的不稳定〔动力和（或）运动学〕而引起的症状（如疼痛、无力、感觉丢失）。

基于这个定义，腕骨不稳定是指症状性腕关节功能障碍，可能由各种各样的状况所导致。任何腕关节骨性或连接形状的变化会改变力学的机械平衡并形成不稳定。关于导致腕骨不稳定的临床状况，其中一些是非创伤性质的（如骨坏死、感染、慢性炎症、肿瘤等），其他则是由损伤所造成。腕骨非创伤性不稳定的处理，包括桡骨和腕骨骨折等在本书的其他章节讨论。本章仅讨论韧带性的腕骨不稳定。

一、分类

如上所述，多种创伤情况包括腕关节韧带断裂和拉伸会导致腕骨不稳定。对如此多样的问题进行分类是困难的或者不必要的。实际上，没有一种单一的分类方法能够对所有韧带相关的腕骨不稳定进行分类，且对临床应用足够简单易记。为了克服这个困难，Larsen和他的同事们制作了一套非常有用的系统来分析腕骨不稳定的病例并对其治疗进行指导。依据这种方案，任何腕骨不稳定都能够为6种独立的参数所描述（表74－1）。

（一）急慢性

当韧带破裂被早期诊断时（急性损伤），韧带的是最佳的。1～6周（亚急性损伤），韧带不会愈合，残端会退缩并坏死。6周之后（慢性病例），韧带的一期愈合是不太可能的。例外的情况是韧带分离但没有断裂。在这种情况下，如果适当的附着，则良好愈合的机会比中间质断裂的要大。

（二）严重度

如果腕骨不协调仅表现为发生于特定的负载条件下，其严重程度要比恒定的力线不良轻。基于此，可将不稳定分为5级：①前动态不稳定，部分韧带撕裂，仅在应力下有症状，而没有力线不良。

表74－1 腕关节不稳定分析

长期性	持续性	病因	位置	方向	模式
急性＜1周(最大的恢复潜能)	前动态性(负重下对线正常)	创伤	桡腕关节	掌侧或掌间插入部分不稳	腕骨不稳定分离
亚急性1－6周(有部分恢复潜能)	动态性(只在负重下对线异常)	先天	手舟骨与月骨	远侧插入部分不稳	腕骨不稳定无分离
慢性＞6周(恢复潜能差)	静态可还原(永久的错误对线，可还原)	炎症	月骨与三角骨	尺侧移位不稳	腕骨复杂不稳定
	静态不可还原(永久的错误对线，不可还原)	肿瘤	中间腕骨	桡侧移位不稳定	腕骨不稳定可适应
	静态退变性关节炎(关节软骨退变)	医源性	远侧腕骨间	背侧移位不稳	
		多重因素	孤立的腕骨	掌侧移位不稳	

经许可改编自：Larsen CF，Ammadio PC，Gilula LA，Hodge JC．Analysis of carpal instability：I.Description of the scheme．J Hand Surg 1995;20A:757－764．

②动态不稳定，在特定载荷条件下有间断的腕骨半脱位。③静态可复的不稳定，一级或二级腕骨稳定器破裂导致的恒定的腕骨排列紊乱，容易将半脱位复位。④静态不可复性不稳定，关节变形或关节间纤维化无法将半脱位复位。⑤静态关节炎性不稳定，慢性半脱位导致关节软骨退变。

（三）病因学

虽然大多数韧带断裂是由创伤造成的，但其他的疾病也可导致韧带功能不全。创伤性断裂如果得到早期诊断和治疗可有良好的预后。而风湿性关节炎导致的断裂，尽管进行仔细的修复也很难愈合。其他的病因包括先天性缺陷、感染、医源性损害等。

（四）定位

应对所有腕关节不稳定的患者行X线检查，以确定主要功能障碍的位置。检查的结果可能与最初的韧带损伤不一致。是否存在单关节功能障碍或更多延伸问题也是需要标明的重要特征。

（五）方向

有多种方式的腕骨力线不良。最常见的有：①背侧插入段不稳定，当月骨作为远侧列和桡骨间的插入段存在异常延长。②掌侧插入段不稳定（VISI)，月骨旋转至异常屈曲位。③尺侧移位，近侧列超过正常限制向尺骨移位（可能是被动的)。④桡侧移位，近侧列超过正常向桡侧移位。⑤背侧移位，近侧或远侧列向或被动向背侧方向移位。⑥掌侧移位，腕骨掌侧半脱位。

（六）方式

有4种主要的方式或腕骨不稳定：①腕骨分离不稳定（CID)，主要紊乱（骨折或韧带断裂）发生在同排腕骨内或之间。②腕骨非分离性不稳定（CIND)，腕骨间排列完好，但桡腕水平，MC水平或两者都存在功能障碍。③复杂的腕骨不稳定，CID和CIND同时发生。④自适性腕骨不稳定，腕骨排列与异常的桡骨远端骨折或畸形愈合相适应。

下述为3种最常见的创伤后韧带相关腕骨不稳定的诊断和治疗：SL脱位（SLD)；月三角脱位（LT)；掌侧MC不稳定。

二、舟月骨脱位

舟月骨脱位的定义为由舟骨和月骨间连接（初级稳定器）和舟骨和远侧列间连接（次级稳定器）断裂导致的功能障碍。虽然Destot在1910年就认识到了这种情况，但直到1972年Linscheid发表后，SLD的临床特征才被广泛的承认。在一些文章中，曾经使用过舟骨旋转半脱位，然而这种叫法应该仅用于早期病例。在这些病例中，SL韧带（舟月韧带）和STT（舟大小多角骨）SC（舟头）韧带失效，导致实质上的腕骨塌陷伴有舟骨俯屈和旋前。如果仅是近端SL韧带（初级稳定器）断裂，舟骨的位置可表现为正常。此时次级稳定器（STT和SC韧带）在防止腕骨塌陷（动态不稳定)。在这样的情况下，该病例的分类应为SLD，而并非舟骨旋转半脱位。

三、舟月骨脱位的病理力学

大多数SLD发生于腕关节的扭伤，包括负载下过伸，尺偏和MC旋后。很多时候见于摩托车事故（迎面撞击时手抓车把）或从高处坠落时手部伸展着地。如Mayfield所述，损伤有一个范围，从轻度的SL扭伤到完全月骨脱位，相同的病理力学事件能导致不同的损伤。

不同研究者对丢失不同的舟骨稳定器的力学结果进行了研究。尽管是最小的运动学改变（前动态不稳定)，SL膜部分撕裂也可能会有症状。相反，SL膜和韧带的完全撕裂可能会产生腕关节运动学和动力行为的改变，而不是恒定力线不良所必须的（动态不稳定)。实际上，如前所述，持续的舟骨旋转半脱位合并腕骨塌陷仅见于初级（SL）和次级（STT和SC）韧带都损伤时。次级稳定器损伤的发生率很低，当应力由远排腕骨强加于近端无限制的舟骨时才会发生。在这种情况下，负载的月骨和三角骨会旋转至异常伸展、旋后和桡偏位，而舟骨会围绕桡舟头韧带塌陷至异常屈曲、尺偏和旋前位（图74-1)。

当舟骨塌陷至旋转形态，其近端极可能有向桡

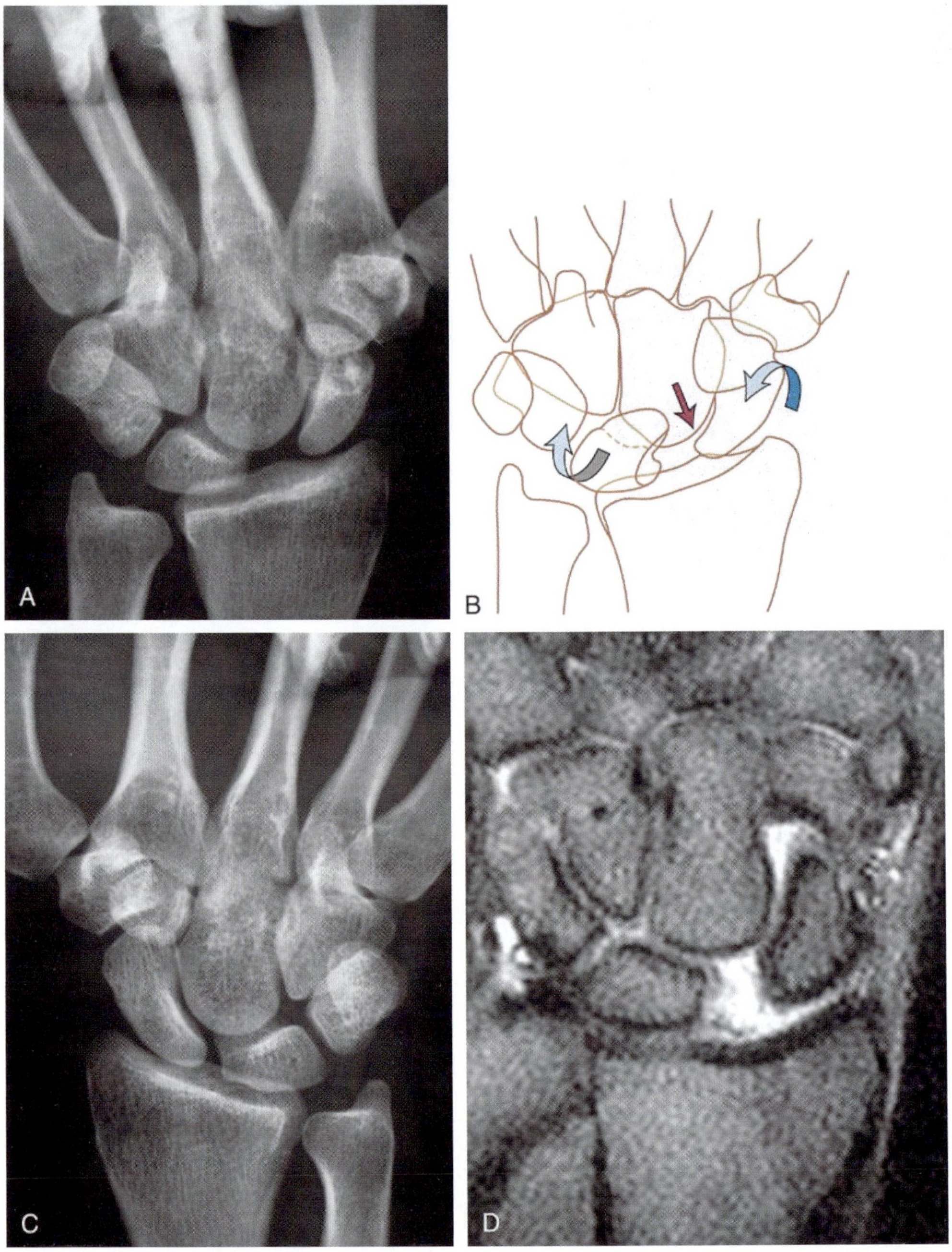

图74－1　24岁男性患者，摩托车事故。A.损伤后4个月，出现桡偏时痛性撞击，同时伴有腕关节无力。正位片显示静态的舟月（SL）脱位；B.X线表现为力线不良：头状骨进入SL间隙。舟骨塌陷屈曲，月骨旋转至伸直位；C.对侧腕关节显示为正常的SL关系；D.MRI扫描舟骨和月骨间的间隙充满炎性液体

背侧半脱位的倾向（图74－2）。这会产生舟骨窝背侧及侧角压缩应力和剪切应力增高，解释了为什么这个水平早期会出现退变表现。相反，月骨即使有异常的伸展，也能使月骨窝保持正常的结构，这揭示了为什么桡月关节很少被退变所影响。舟月早期塌陷被提出是指在这种临床状态下存在退变的过程，从单独的桡骨茎突－舟骨韧带（1期）至完全的桡周骨性关节炎（2期）和MC关节炎（3期）。

四、临床检查

在全面了解患者病史，尤其要重点注意的是损

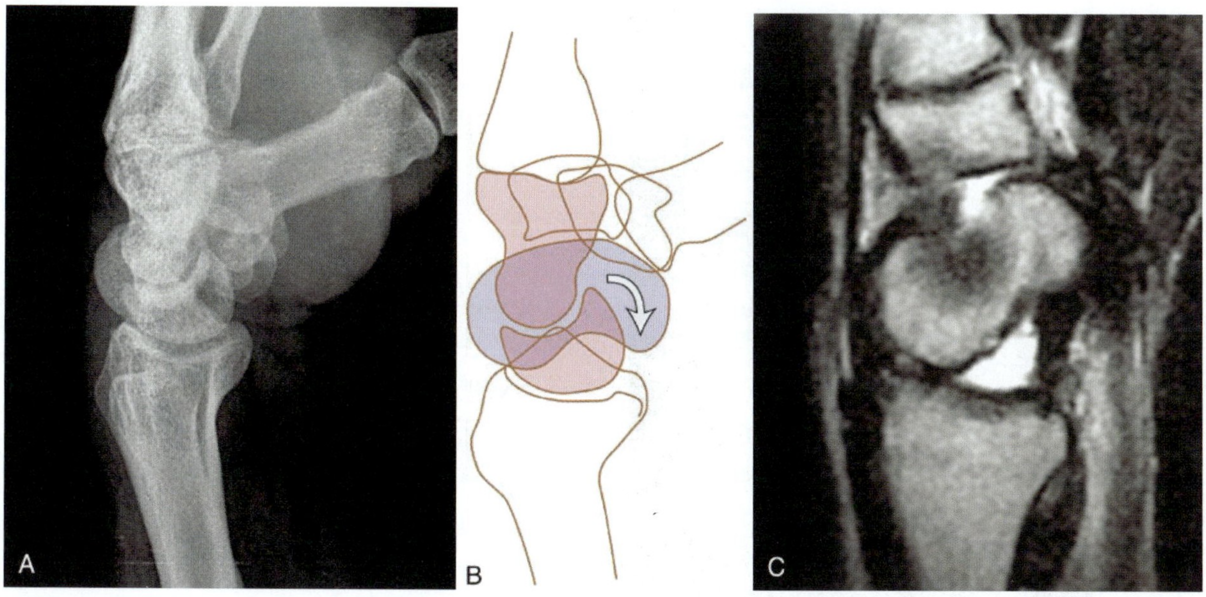

图74-2 图74-1患者的侧位片。A.腕关节桡偏时舟骨半脱位；B.侧位片骨的位置；C.MRI扫描示舟骨滑到舟骨窝之上，周围为关节内液体

伤的机制之后，应进行详细的、系统的及双侧的临床检查。腕关节SLD的外部表现通常不太引人注意：通常为中度的肿胀，运动功能基本正常。在病理学诊断时，触诊区的最大压痛点是关键之一，尤其在患有慢性SLD的患者。如果按压Lister结节远端引出锐痛，则SLD的可能性很高。

Watson及其同事提出了一个检查舟骨不稳定有用的方法为舟骨位移试验。如果SL韧带撕裂，按压掌侧远端舟骨结节同时将腕关节桡偏，会引起舟骨近端从桡骨背侧半脱位并引发疼痛。当去除按压，会出现撞击，表明舟骨自行复位。这个试验敏感性很好但缺乏特异性。与健侧相比较很重要。

五、影像学检查

静态SLD可以通过标准的前后位和侧位X线片检查出来。有3个主要的特征：①SL关节间隙不对称增加5mm；②舟骨在前后位上有按透视法缩短的表现，舟骨结节投影在不透光的圆环中或超过舟骨远端2/3的环中；③在侧位片中，SL角大于70°，与对侧相比表现为不对称。

因为通过标准影像诊断动态SLD很困难，当有可疑状况时，推荐使用X线透视。患者主动移动腕关节，同时检查者注意查看在腕关节某一位置的任何异常的SL间隙。在不同的腕关节位置被动活动关节（牵引或轴向加压）也会有所帮助。

通过关节腔注射造影剂，然后行MRI或CT检查也有助于诊断SLD。当解读这些扫描时，必须区别近端腕骨膜的退变性齿孔和真性韧带断裂。医师必须认识到这种异常可能是双侧的，而仅有一侧有症状。由于这些限制，这些方法逐渐被关节镜所取代。关于腕内紊乱诊断的金标准方法将在第77章中讨论。

六、舟月骨脱位的治疗

SLD的治疗可能会比较困难，无法满足患者的全部要求。如果急性损伤没有得到治疗，随着对功能障碍的适应，其症状会部分减轻。随着时间，前臂的肌肉会减弱，症状迟早会复发，随着周围的囊肌腱性结构的伸展会出现关节退行性变。当然，在急性期进行处理要比晚期效果更好。下列所述是关于不同SLD分期最常采用的治疗方法。不用说，患者的选择是确定治疗的基本出发点。年龄、职业、生活要求、症状的程度，损伤的程度、断裂韧带的愈合能力、腕骨塌陷的可复性及软骨的状态等所有因素都要考虑。下面用到的分期系统是由这位作者在他的文章中所描述的。

七、1期（舟月韧带部分损伤）

掌侧SL韧带和近侧SL膜从完整的背侧SL韧带处断裂可能是SLD最常见的方式，导致前动态不稳定，在多数病例中不会出现疼痛。当有症状时，疼痛多由SL水平的剪切应力所引起。关节造影能够明确诊断，大多数情况在关节镜下完成。

如果能得到早期诊断，则断裂韧带预后会很好，推荐使用经皮克氏针。对于慢性患者，SL固定应与关节镜清理同时进行治疗撕裂韧带的不稳定部分和电凝SL韧带短缩。对所有的患者，进行FCU肌肉本体感觉再训练是治疗的重要部分。

（一）经皮克氏针固定SL关节

通过关节镜清理不稳定的撕裂下的膜碎片并用克氏针进行固定可获得良好的韧带愈合。为了更好的在固定时矫正SL关节的排列，可另外使用2枚克氏针经舟骨和月骨的背侧面插入，起到操纵杆的作用。置入2枚经关节的克氏针跨过SL关节，在韧带愈合的过程中起维持作用。还可使用第3枚克氏针贯穿舟头关节起支撑作用。如果SL膜未被撕裂，而是伸展或松弛，可通过经皮固定方式置入射频探针对松弛的组织进行短缩。这包括为SL韧带松弛的部分提供局部加热以产生胶原破坏的区域供成纤维细胞生长，并建立一个新的结构以稳定关节。虽然有许多相关的实验，这种方法已经表现出了良好的结果。术后，以肘下矫正器固定腕关节8～10周，之后取出克氏针并继续固定4周。手指活动的功能锻炼应马上开始。腕关节活动度和握力训练在3个月时开始。重体力劳动则在6个月后。

（二）FCR肌肉本体感觉再训练

FCR肌被认为是舟骨关键的动态稳定器。增加它的稳定效力能够在疼痛缓解和重建传递适宜应力所必须的平衡方面获得良好的结果。实际上，对这个特殊肌肉的本体感觉再训练是治疗轻度SL不稳定的重要部分，尤其在背侧SL韧带完整的时候。由于FCR腱以舟骨结节为支点向远端长入第2掌骨基底，它可能充当一个真性的舟骨动态稳定器。它的收缩对屈曲产生旋后力矩并使舟骨旋前，这样可能促成它的稳定性（图74–3）。

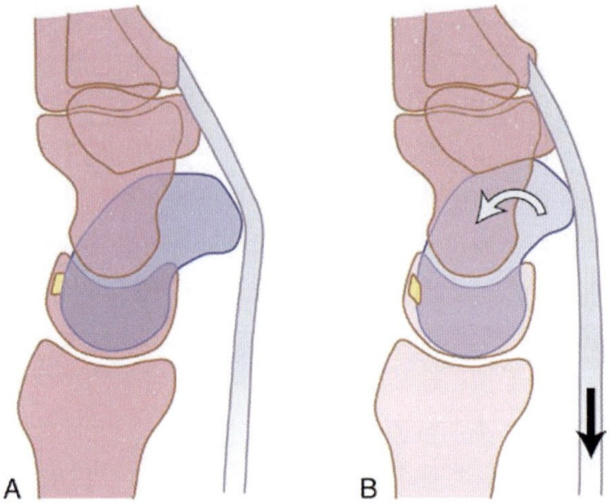

图74–3　桡侧腕屈肌肌腱（FCR）的动态稳定机制。A.舟骨和FCR的直接关系。作为该肌腱的铰链装置；B.当FCR肌腱紧张，舟骨结节被推向侧方，因此对舟骨产生旋后力矩，以抵消轴向加压时产生的旋后趋势

FCR的本体感觉再训练，只有当背侧桡周关节囊和背侧SL韧带完整时才会起作用。如果这些背侧结构松弛或不足，有FCR肌产生的背侧直接矢量会引起其近极痛性背侧半脱位，其效果与舟骨移位试验相同。实际上，在决定使用这种方法之前需要对韧带损伤的程度进行彻底地评估。

为了增加FCR肌作为舟骨稳定器的效用，增加肌肉对抗任何使舟骨落入异常屈曲尝试的反应时间是很重要的。在不同的本体感觉训练方法中等待的时间要延长，将在第75章中讨论。

八、2期（舟月韧带完全损伤，可修复）

本期的特征是所有SL韧带的完全损伤，包括背侧部分和舟骨远端次级稳定性的完整性（STT和SC韧带）。在本期中，SL间隙仅在特定的载荷条件下出现（如握紧拳头，加载的尺偏）。当然关节囊运动和承载载荷的能力都会严重的受损。

如果韧带损伤有良好的愈合能力，则可使用背侧SL韧带的直接修复加经皮克氏针固定。如果韧带没有断裂但从骨上撕脱，则需行切开手术。

切开复位，内固定和背侧SL韧带修复

理想的做法是，通过掌侧和背侧的切口分别修

复掌侧和背侧SL韧带。可惜的是，因为要暴露掌侧SL韧带不可避免的要分离掌侧固有韧带而常导致过度的桡腕僵硬而被弃用。

通常由足够的背侧SL韧带的组织能够允许在急性期行坚固修复。如果韧带被撕脱，修复的效果会更好，通过经骨的缝合或锚钉缝合将韧带重新附着于骨上。当连于韧带的骨块还存在时，可将骨块重新固定于原来的位置。如前所述，可用经皮克氏针进行保护。在某些病例中，可辅以背侧的关节囊固定术。术后计划与前动态（1期）SLD一样。急性期切开韧带修复的效果是值得肯定的，70%的患者疼痛缓解，高于80%的患者握力恢复，75%的患者恢复到与对侧相同的运动范围，仅有小于1/3的患者有轻度的退变。

九、3期（舟月韧带完全损伤，不可修复，舟骨位置正常）

如果背侧SL韧带的愈合能力不好，任何试图恢复其连续性的努力都会失败。然而，如果远端的STT和SC韧带次级稳定器仍能够保持舟骨的正常位置，可以改为通过邻近韧带或骨–韧带–骨移植来重建背侧SL韧带。

（一）背侧SL韧带的软组织重建

最近报道有使用腕骨间背侧韧带或背侧桡三角韧带替代无法修复的背侧SL韧带的方法，大部分病例有满意的效果。这项技术包括使用部分韧带，从其在三角骨上附着点的内侧分离。用固定缝线将游离端紧密地缝合于舟骨近端背外侧角。当用于更晚期的SLD时（静态不稳定），该技术失败的指数之高是无法接受的，不推荐使用。

（二）骨–肌腱–骨移植

报道了多种方法使用骨–肌腱–骨移植来替代背侧SL韧带。将舟骨和月骨复位并用克氏针固定，在SL关节两侧刻出深槽，从同一个腕骨（通常为头状骨–钩状骨韧带）上获取骨–肌腱–骨移植物，埋入后行槽内螺钉固定以复制断裂的SL韧带。理论上，这种技术能够提供与原来结构类似的组织，因此能够获得足够的稳定性。而在实践中，由于力学和血供的原因不容易获得移植物的巩固。而对背侧关节囊固定术而言，虽然在动态不稳定中早期的临床效果还不错，但不适用于静态不稳定。

十、4期（舟月韧带完全损伤，不可修复，可复位）

当初级和次级稳定器不能防止舟骨永久性旋转半脱位时，如果腕关节囊仍能容易复位，如果没有关节软骨的严重退变，可以通过两种方法来获得足够的稳定性：肌腱移植重建舟骨稳定器，和RASL方法（通过SL关节复位）。

（一）舟骨稳定器的肌腱重建

应用肌腱移植重建舟骨稳定韧带的方法最早见于20世纪70年代早期，之后有很多的变化。在20世纪90年代，Brunelli和Brunelli提倡使用一条FCR肌腱来重建掌侧远端舟骨和远排之间的连接。分开的韧带穿过舟骨远端的钻孔并锚定与桡骨远端尺背侧角。这种方法随后被其他研究者进行了改变，他们建议不要穿过桡腕关节而是用背侧新兴肌腱重建背侧SL韧带（图74–4）。关于这3条肌腱报道的效果是值得肯定的，大部分患者疼痛缓解，握力优良，与对侧相比有45°的屈曲角度丢失。

（二）通过SL关节复位（RASL方法）

这种方法包括切开复位，修复SL韧带的残留部分并通过横行的无头螺钉对SL关节进行内固定以固定修复12个月或更长。其目的是使SL关节产生高强度的纤维融合，防止其在头状骨向侧方进入间隔时发生旋后。这种方法的早期效果有令人惊讶的良好，有足够的运动范围，很好的握力。其效果是否会随着时间降低还不知道。

十一、5期（舟月韧带完全损伤，不可复位，软骨正常）

慢性静态SL不稳定会使得腕关节变得僵硬，这是因为在舟骨和其周围骨间的空间内有纤维化出现所致。如果舟骨近端表面的软骨仍完整，如果无

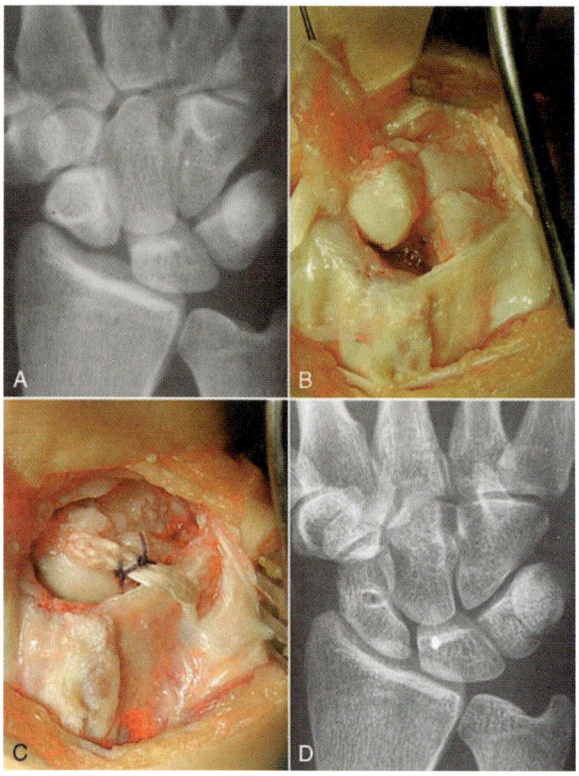

图74-4 痛性静态舟月脱位需要手术。A.术前正位片，显示SL关节的永久间隙，以及舟骨的环状征；B.术中SL关节背侧所见；C.背侧SL韧带重建后，方法称为：三韧带肌腱固定术（引自：Garcia-EliasM，Lluch AL，Stanley JK.Three-ligament tenodesis for the treatment ofscapholunate dissociation：indications and surgical technique.JHandSurg，2006，31A：125-134）；D.术后20个月影像。获得了正常的关节结构，患者以最低的不适及小于20%的活动减少重新回到工作中去

法通过保守方法控制症状，则可行部分融合。其目的是重建一个能够承受足够重量的柱。临床上最常用的部分融合方法有舟骨-大多角骨-小多角骨融合，舟骨-月骨融合，舟骨-头状骨融合和舟骨-桡骨-月骨融合加远端舟骨截骨。将在第76章中会对这些方法进行深入讨论。

十二、6期（舟月韧带完全损伤，不可复位，软骨退变）

如前所述，长期存在的舟骨桡背侧半脱位在SLAC腕关节骨性关节炎之后会发生退变。当关节炎累及舟桡关节和MC关节时，可行舟骨完全切除加MC（“四角”）融合。当月头关节仍有良好的关节软骨，可行近侧排腕骨切除术。所有这些补救措施将在第76章中讨论。

十三、月三角脱位

创伤导致的月三角（LT）支持韧带断裂不太常见。然而，作为一种损伤经常会被漏诊或与其他尺侧腕关节问题相混淆。大多数LT脱位由摔倒时手部张开背向损伤所致，手臂表现为旋转，前臂旋后，腕关节伸展并桡偏。在这样的情况下，豆状骨会撞击伸展的三角骨，月骨则被桡骨推向背侧。这会导致潜在的关节剪切应力，撕裂LT韧带。同样的病理力学可能还造成TFCC周围撕裂和尺腕韧带的撕脱，这是因为这个区域内复合伤更多见。LT损伤可为急性或者慢性。如果仅是LT韧带断裂或存在更多的本体和周围韧带障碍时可能表现出结构正常，此时可能出现的相对位偏的VISI模式。

（一）诊断

腕关节尺侧疼痛可能由一系列临床状况所导致，大部分包含有某种LT关节断裂，范围可从部分的近端膜部撕裂到完全的脱位伴静态腕骨塌陷。在后期，腕骨塌陷至静态的VISI，腕关节表现为典型的叉样，伴有尺侧柱相对于远端尺骨向掌侧下降。通常患者会在尺偏时有痛性摩擦音，关节背侧面有压痛点，无力，完全旋后时感觉减退，尺偏和伸展。尺神经感觉异常也较为常见。

阳性冲击试验可作为特异性检查。用一只手稳定月骨，另一只手将三角骨和豆状骨向掌侧和背侧移位。如果阳性，会引出关节移动性疼痛增加。另外有一种改良的手法为Derby法。向背侧推挤豆状骨，腕关节保持伸展并桡偏（图74-5）。这样会使LT关节复位，患者会感觉稳定性良好，当豆状骨压力去除时稳定性消失。

当患者仅有LT韧带本体断裂时，X线片可表现为正常。实际上，对于VIS I 型的塌陷来说，可表现为LT韧带、背侧桡三角韧带和（或）掌侧MC韧带的断裂或减弱。在这样的病例中，位于月骨和三角骨之间的近排腕骨正常的凸出弓（Gilula线）有明显的破坏（图74-6）。如果腕骨塌陷至静态VISI，通常会发现轻度的SL间隙增加和屈曲的腕

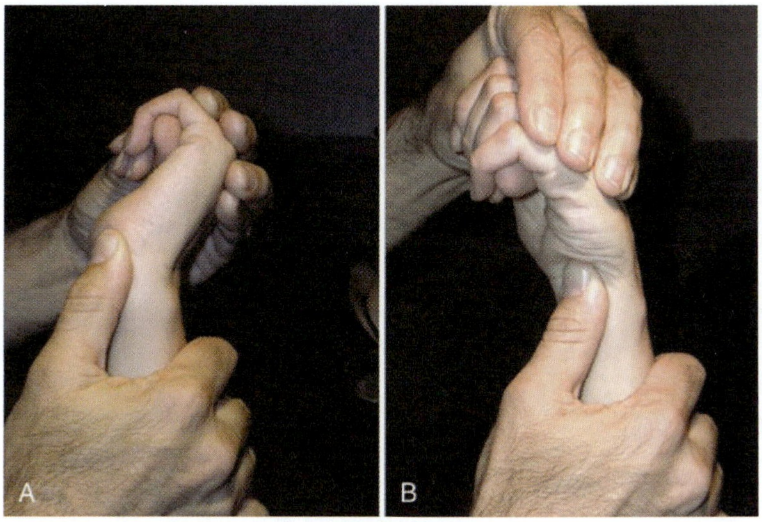

图74-5 Derby法检查月三角不稳定。A.腕关节置于伸直桡偏位，向豆状骨施加向背侧的力；B.在维持豆状骨压力的条件下，三角骨处于复位的位置。当腕关节回到正中位置，近侧列任然复位，因此，为患者建立稳定的感觉可以允许患者有基本正常的握力。当撤掉压力后，重复出现脱位，握力自动的下降（引自：Christodoulou L，Bainbridge LC.Clinical diagnosisof triquetrolunate ligament injuries.J Hand Surg，1999，24B：598-600）

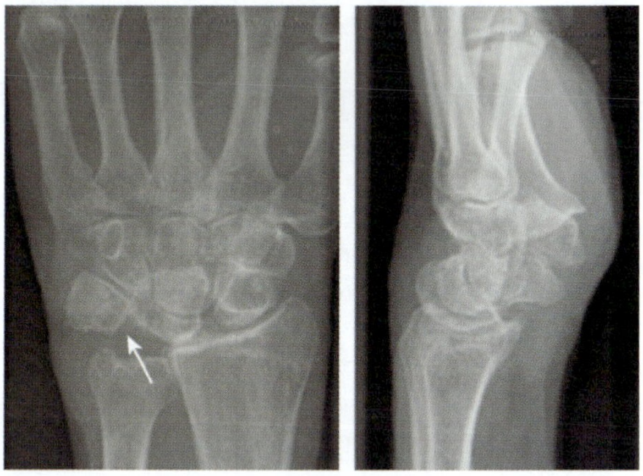

图74-6 静态月三角脱位，伴有掌侧中间片段不稳定，腕骨塌陷。A：正位片显示典型的近端月骨和三角骨错位（箭头）；B：侧位片显示近侧列屈曲畸形（Courtesy of Tim Davis，Nottingham，UK）

骨环状征阳性。间隙的出现不代表SL断裂，而是经头状骨向大部分掌侧SL韧带传导应力的结果，比背侧部分要长，使得舟骨和月骨分离度增加。当有疑虑时，可行关节镜检查，是诊断的金标准。

（二）治疗

同以往一样，应根据患者的特点制订治疗方案，包括年龄、职业、生活要求、症状的程度等。LT韧带急性撕裂最好用经皮LT关节固定的方法治疗。通常，当关节得到良好固定的条件下，掌侧LT韧带的血供足以提供良好的韧带愈合。切开修复背侧LT韧带是困难的，而且由于单纯克氏针固定效果良好可不切开治疗。

慢性动态不稳定应首先进行治疗。可使用矫形器进行固定并避免活动产生痛性摩擦。使用三点矫形器将豆三角骨整体维持于近排腕骨中是很有价值的。这可以与指导治疗计划联合来重建充分的本体感觉，在腕关节尺侧柱控制尺侧腕屈肌和小鱼际肌。这些肌肉的等长收缩能产生对三角骨的背侧直接应力，经过豌豆骨，有助于稳定腕关节。实际上，不良的本体感觉和不足的神经肌肉控制是造成大多数动态LT不稳定症状的原因。

当所有的保守措施都无效时，有多种手术方式可供选择。用尺侧腕伸肌肌腱重建LT韧带的效果良好，将肌腱经通道穿过月骨和三角骨，以重建关节周围的环状结构（图74-7）。还可使用LT部分关节融合术。应注意的是，即便有长的尺骨存在，LT融合可能不会去除疼痛。这种情况下，可行尺骨远端部分切除（切开或关节镜下刨削）或尺骨短缩来进行辅助。如果已经存在VISI腕骨力线不良的静态塌陷或双极的慢性SLD和LT脱位不是局部融合的指征。第一种情况行LT关节融合辅以桡月关节融合，第二种情况可行近排腕骨切除术。

十四、掌侧腕中部不稳定

当在近排和远排腕骨间有主要的腕骨功能障碍而所有近排骨间连接正常时，要考虑MC非分离性不稳定（MC-CIND）。依据不稳定的方向，MC不

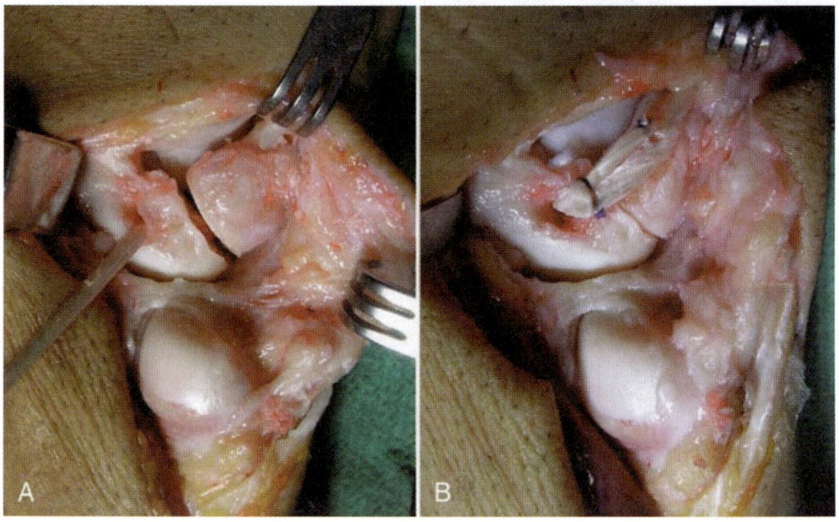

图74-7　手术通过一条尺侧腕伸肌重建不稳定的月三角关节（本方法引自：Shin）。A.肌腱穿过2个隧道：一个是跨过三角骨的背掌侧隧道，另一个为穿过月骨的掌背侧隧道；B.肌腱穿过后与自身缝合，表现为穿过LT关节的闭合环

稳定可进一步分为掌侧和背侧，掌侧的更为常见。下述为其基本的特征。

在轴向应力下，近排腕骨呈屈曲旋前，有被掌侧MC横韧带限制的趋势。这些韧带在确保腕关节尺偏条件下近排腕骨由屈曲向伸展平滑地转换时起作用。因此，任何导致掌侧MC韧带松弛度增加的损伤都有两个结果：①腕关节不能承载轴向应力，不伴有断裂至分离性VISI畸形；②腕关节表现为典型的撞击，当腕关节达到一定的尺偏量时，近排腕骨突然地由屈曲变为伸展。

晚期掌侧MC不稳定的腕关节常常表现为明显的掌侧凹陷，表明远排腕骨相对于前臂有掌侧平移并旋后。可用MC平移试验来确定MC关节的松弛60°。在腕关节尺偏条件下向远排及近排腕骨掌侧施力以复制撞击。如果很容易就造成半脱位且在外力去掉时半脱位仍然存在，则表示MC韧带断裂或太松弛。应力位X线在确定松弛程度时很有价值，尤其是前方抽屉试验时。如果头状骨能够被动地改变位置而超过月骨的掌侧边缘，则表明掌侧MC韧带可能过于松弛。X线摄片对诊断大多数功能障碍伴有主要运动学功能障碍时最有用。在这种功能障碍时，近排腕骨仍可在全范围内行屈曲运动，在腕关节到达特定的尺偏位时会突然变为伸直。

有掌侧MC不稳定的患者，在治疗时应首先进行固定并给予抗炎药物。一旦症状得到控制，则应行与LT不稳定时描述的指导下的功能训练。近排腕骨过度屈曲在尺侧腕屈肌和小鱼际肌的联合作用下可被动态的限制。这些肌肉的等长收缩有助于将近排腕骨稳定在中立位上。实际上，本体感觉不良和神经肌肉控制不足是这些有症状腕关节的特点。

当所有的非手术治疗措施无效时，可行手术治疗。关节镜下行掌侧MC关节囊短缩的效果不错，而对于个别的过度松弛而致的多向不稳定很困难。其他的方法有松弛韧带的肌腱重建、MC融合和桡月融合等。

十五、小结

腕骨不稳定应仅被用于描述有症状的腕关节功能障碍传递生理载荷能力丢失，没有屈曲（动力不稳定）和（或）没有平滑运动的能力，没有腕骨排列的突然变化（运动学不稳定）。关于腕骨不稳定的治疗应基于全面的分析不同的参数，如年龄，职业，职业活动，病因学，急慢性，严重度，位置，力线不良的方向和不稳定的方式等。大部分急性和部分慢性不稳定可通过下述损伤（韧带断裂和骨折）的解决而得到成功的治疗。然而，当慢性功能障碍已经永久地改变了腕骨的空间关系时，使得力线不良无法恢复，尤其当关节软骨由于功能障碍而处于退变状态时，应行补救措施（如部分融合术，近排腕骨切除术，腕关节置换术）。在所有的情况中，重要的是腕关节动态稳定器的肌肉能得到适当的再训练，以重建确保稳定的本体感觉和神经肌肉反射。

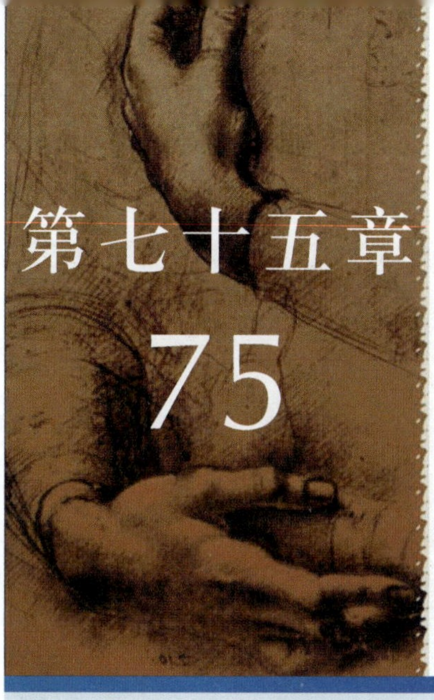

第七十五章 75

腕部韧带损伤和不稳定的康复

原著者 TERRI M.SKIRVEN, OTR/L, CHT
译校者 颜如秀 潘 钰

关键点

- 腕关节韧带损伤或关节不稳定的康复目标是症状消除，关节稳定，能承受日常生活活动所必须具备的应力。
- 损伤后恢复运动能力的训练和治疗应该以个体的实际功能需要作为依据，而不能简单地以正常关节活动范围为依据。
- 腕关节的康复训练过程是以完整的评定和明确的诊断为基础的，如果诊断不明确或者没有得到恰当的治疗，那么韧带损伤或关节不稳定可能会随时间加剧。
- 对腕关节的生物力学和“投掷运动”的理解，对腕关节机械性感受器和韧带肌肉反射的理解，对本体感觉再教育及特定肌肉负荷和腕关节对线的理解是探索不稳定腕关节康复新方法的基础。

在一个治疗腕关节不稳定性的有效方案中，手外科医师、治疗师、科研人员和临床医师的合作是非常必要的。腕关节韧带损伤或不稳定性的康复是基于很多因素的，它们包括损伤的性质或初始状态、涉及的特定韧带、症状反应的时期、炎症消退和（或）组织愈合的情况、手术过程中的情况、损伤修复或抢救的情况，以及继发产生的生物力学和（或）关节承受应力能力的变化等。此外，还要考虑与患者工作、自理、休闲相关的功能需求和习惯，以及家庭和家务方面的责任，需要考虑手部的状态是否对这些方面产生了不利的影响。

腕关节韧带损伤或关节不稳定的康复目标是症状消除、关节稳定，能承受患者在完成工作、休闲和其他日常生活活动所需要的应力。至于腕关节的关节活动范围，损伤后恢复运动能力的训练和治疗应该以个体的实际功能需要作为依据，而不能简单地以正常关节活动范围为依据。与这个方法相关的关于功能性关节活动度的研究20年前就发表了，该研究阐述了完成大多数日常生活活动所需要的关节活动范围比正常的关节活动范围小。例如，Palmer和他的同事们在一项测量正常受试者在完成标准化任务时腕骨间关节活动的研究中发现，腕关节功能性关节活动范围是屈曲5°，伸展30°，桡偏10°，尺偏15°。Ryu和他的同事们在一项类似的研究中发现，在大部分日常生活活动中，腕关节的活动范围是40°伸展，40°屈曲，40°混合的桡偏和尺偏。

而且在他们的研究中，Palmer和他的同事们描述了一种称为“投掷运动”（DTM）的模式（腕关节从背屈/桡偏到掌屈/尺偏的运动），这种模式用来完成很多任务。最近这种运动模式被频繁地作为研究的课题，并被认为在对于术后早期康复患者或腕关节轻微韧带损伤未做手术但经过一段时间制动之后的患者有潜在的作用。关于DTM在下一章节将会进一步讨论。

在整个康复过程中，治疗师必须密切监视并把患者对治疗的症状反应作为腕关节承受负荷的能力指标。“一分耕耘，一分收获”的哲理在康复的过程中是不成立的。必须注意的是，很多通过载荷的运动（详见第7章）来检查腕关节不稳定性的手法和涉及关节活动范围的载荷训练方法（如腕关节除重力的屈曲）可以引发症状或破坏腕关节的稳定性。一般情况下，对于腕关节不稳定或韧带损伤患者的康复，要尽量避免强力牵拉和重复的关节活动度训练及其他同类的牵拉。

腕关节韧带损伤术后或非术后康复及有症状的韧带松弛的康复的一般目标包括如下。

（1）控制肿胀和疼痛。

（2）维持未受累关节的关节活动范围。

（3）尽可能恢复腕关节功能性的运动。

（4）保持腕关节的稳定性。

（5）避免对腕关节产生不利负荷或破坏功能恢复的活动和训练。

（6）尽可能恢复原先的功能水平。

一、现状

Prosser和他的同事们对澳大利亚手治疗协会的85名会员进行了一项调查，以此来了解腕关节不稳定的诊断和治疗的实践状况。腕关节检查最常用的测试是舟状骨移位测试（桡侧应力，沃特森测试）、月三角（LT）冲击触诊测试和三角纤维软骨和腕骨间关节的压力测试。最常用的治疗是教育（建议和活动修正）、定制腕关节支具和腕关节肌肉的等长训练。

其他地区类似的实践模式的研究和关于腕关节不稳定和韧带损伤康复的研究是比较缺乏的。教科书中的章节描述的康复过程是基于作者的经验，其中大部分与Prosser报道的实践模式是一致的。其他特定的训练方法和支具也只是针对特定的腕关节不稳定的情况零散地被讨论到〔如针对掌部腕骨间关节不稳（MCI）设计的功能性肌肉稳定装置和豌豆骨支持支具〕。部分内容将在下一章节描述。术后康复指南因腕关节韧带损伤或不稳定后各种不同的手术方案也各不相同，因此对于制动的时间轴、支具使用的时间轴和限制活动的时间轴等方面意义有限。必须注意，尽管在当前关于腕关节不稳定的临床实践中有一些一致性，但并不代表这就是最好的实践模式。只有经过充分的临床实验研究才能证明目前的实践模式是否是最佳模式。临床医师应该建立一个组织愈合的时间表，为确定腕关节韧带损伤和手术后制动时间、指导保护性的动作、小负荷的应用并最终恢复功能性活动提供依据。

二、新兴的概念和方法

目前有很多与腕关节不稳和韧带损伤的康复相关的有趣的概念和方法，这是一个值得更多地探索、发展和研究的领域。投掷运动（DTM）、腕关节机械性感受器和韧带肌肉反射、本体感觉再教育及特定肌肉负荷和腕关节对线是最近关于腕关节韧带损伤或不稳定康复新方法的研究方向，这些概念在下面章节中将会进行讨论。

投掷运动

之前提到过的，Palmer和他的同事们在1985年曾经用电测角针测量腕关节在完成标准化日常生活活动时的关节活动范围。他们发现大部分活动都是在一个伸展40°、桡偏20°到屈曲0°、尺偏20°这样的一个平面完成的。他们把这种模式称为投掷运动（DTM）（图75-1）。更近的一次关于这种运动模式的生物力学研究显示这种模式用中部腕关节更多，而桡侧腕关节的活动很少。在投掷运动中舟月骨间韧带（SLIL）的延长很少，并且舟状骨和月状骨在投掷运动中的活动显著地比腕关节任何其他方向运动中的少。Werner和他的同事们检查了腕关节投掷运动的9种变化，以此来更精确地确定那种使舟状骨和月状骨运动最少的特定投掷运动模式。Crisco和他的同事们把投掷运动模式定义为腕关节在与矢状面成45°的平面上运动，这时舟状骨的活动接近0°，和腕关节在与矢状面成30°的平面上运动，在这个平面月状骨的活动很少。这对于

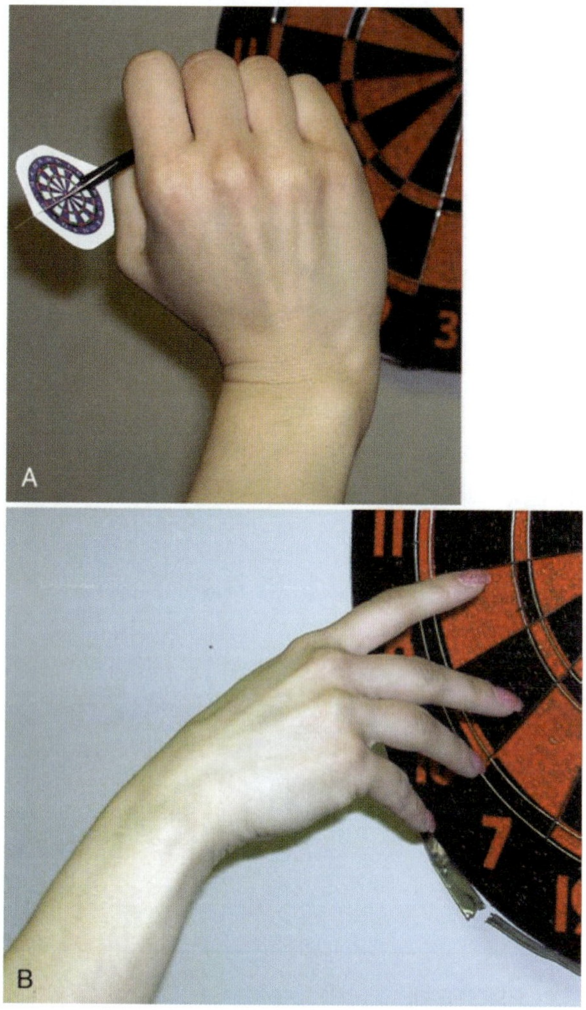

图75-1 投掷运动轨迹从腕伸展和桡偏（A）到腕屈曲和尺偏（B）

康复的意义在于可以制订一个协议，把投掷运动作为一种腕关节骨折、舟月骨间韧带损伤的康复和有关舟状骨及月状骨的修复和功能重建早期运动的方法。投掷运动特定运动平面的选择取决于个体差异，哪块骨头需要最少活动，哪个韧带需要避免被延长。协议需协调限制腕关节早期活动和选择特定投掷运动模式。同时还需要设计支具把腕关节的运动限制在特定的投掷运动平面上（图75-2）。损伤或术后投掷运动介入的理想时间，把腕关节运动限制在投掷运动平面上多长时间，对具体个人具体损伤和手术如何选择特定投掷模式，以及长期预后等问题还需要更多的研究来确定。

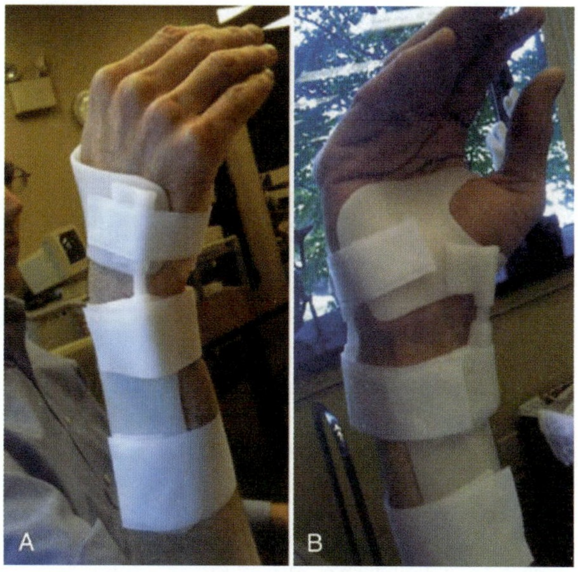

图75-2 修改一个灵活的腕关节支具允许投掷运动（DTM）。A.投掷运动支具限制腕关节屈曲和尺偏；B.投掷运动支具限制腕关节背伸和桡偏

1.腕关节韧带机械性感受器和韧带肌肉反射

腕关节的稳定性需要完整的韧带，这些韧带不仅有约束和保持腕骨间关系的机械性功能，现在研究表明它们还有传导传入信息的感觉功能，这些传入信息在维持腕关节动态稳定性方面有重要作用。腕关节韧带的感觉功能是作为神经终末器官的机械性感受器像生物传感器一样把物理刺激转化成神经信号。中枢神经系统把这些传入的神经冲动分解成位置觉、运动阈、速度、压力或疼痛，换句话说，就是本体感觉功能。Tomita和他的同事们在一项尸体研究中描述了大量位于桡腕背侧韧带中的神经末梢和机械性感受器的形状和分布特点，发现神经末梢集中分布于韧带的表面、近端和远端，与整个韧带的走行相一致。Hagert和他的同事们检查了结构组成的差异性和腕关节韧带中机械性感受器和神经的存在，并且发现了腕关节韧带的组成和神经支配的差异性。他们假设神经支配的差异性能反应出那些没有神经支配依靠机械性功能的韧带与那些有丰富神经支配依靠本体感觉功能的韧带在功能上的差异。依靠机械性功能的韧带分布于腕关节桡侧承力部位，而依靠感觉性功能的韧带则附着于三角骨。Hagert和他的同事们推断出三角骨和它附属

的韧带应该是产生腕关节神经肌肉控制所需要的本体感觉信息的重要结构。最近，Hagert和他的同事们发现刺激舟月骨间韧带（SLIL）可以引起韧带肌肉反射。他们通过对舟月骨间韧带（SLIL）进行电刺激，发现在肌电图上有4块肌肉产生肌电活动〔桡侧腕屈肌（FCR），尺侧腕屈肌（FCU），桡侧腕短伸肌（ECRB），尺侧腕伸肌（ECU)〕，证明腕关节韧带肌肉之间存在联系。当腕关节伸展时，对SLIL进行刺激，FCR和FCU立刻产生反应。数秒之后，对应的ECRB和ECU也产生活动。当腕关节屈曲时，对SLIL进行刺激，ECRB先产生反应，然后是FCR和FCU。Hagert和他的同事们把这种现象解释为拮抗肌对于即将发生的损伤和潜在危险的保护性反应，然后主动肌和拮抗肌协同收缩提供腕关节动态稳定性。通过这些发现，当处理特定韧带损伤时，就可以应用针对特定肌肉的本体感觉再教育的康复策略。

2.本体感觉再教育

本体感觉再教育可以促进肩关节、踝关节和膝关节动态稳定性，是已确立的大家所接受的康复过程的一部分。动态稳定性指的是本体感觉在调节关节功能发挥的作用。正常情况下，韧带牵张引起本体感觉刺激诱发肌肉收缩的反射变化，产生保护和稳定关节的平衡反应。韧带损伤或功能不全可能会影响本体感觉，破坏反射机制的功能，对关节的动态稳定性产生不利影响。受到发现腕关节韧带机械性感受器和韧带肌肉反射的提示，在有关腕关节不稳定和韧带损伤的康复过程中，本体感觉再教育技术的应用已经被广泛地讨论。Elisabet Hagert因提出了恢复受伤或不稳定腕关节动态稳定性和功能的康复方法而成为这方面的佼佼者。她的方法的基础就是前面描述过的她的研究，即识别提供特定韧带保护功能的肌肉，并训练那些肌肉更有效地反应来防止关节损伤。Hagert强调基础手部治疗原则在她的方法中非常重要，先从消肿、镇痛、少量活动开始，然后再介入促进关节位置觉和运动觉的活动。要求患者分别在睁眼和闭眼的情况下主动复制特定的关节位置或角度，或者被动活动时判断腕关节何时达到预设的位置。Hagert建议用镜像治疗作为强化这种训练的方法。患者可以从镜子里看到健侧腕关节的活动，从而使其对患侧腕关节的活动有一个想象。对观察到运动的视觉输入可以刺激有关患侧腕关节感觉运动控制的大脑皮质区，改善运动表现。下一阶段就是利用基于相关韧带和不稳定模式的特定肌肉的特定训练来进行神经肌肉康复。例如，基于刺激舟月骨间韧带产生的肌肉反应，Hagert和Garcia-Elias把尺侧腕屈肌（FCU）、拇长展肌（APL）和桡侧腕长伸肌（ECRL）归为“友好的”肌肉（它们共同承担关节保护的功能)。当舟月骨骨间韧带受损和不稳定时，他们建议对这些肌肉进行本体感觉训练。有趣的是，这些肌肉正是投掷运动中的关键肌。有关腕关节功能的这些有趣的方面仍需要更多的研究来阐明。

训练的方式包括等长训练、等速训练、等张训练、离心训练、主动肌和拮抗肌的协同收缩或共同刺激和肌肉活动再激活等。这些训练方法在肩、膝、踝不稳定的康复训练中已经讨论过。Hagert28的课题把这些方法与腕关节不稳定或韧带损伤后的康复联系起来。在将这些方法应用于损伤或不稳定的腕关节之前，还需要更多的研究来评估这些训练方法的效果和确定使用的参数。

3.肌肉负荷和腕关节对线

Garcia-Elias正在研究特定肌肉负荷对腕骨对线的影响。他发现尺侧腕伸肌的收缩会增加舟状骨的旋前，使舟月骨（SL）韧带受到牵拉而紧张。这说明尺侧腕伸肌（ECU）的活动会牵拉受损的舟月骨加重其不稳定性。他的发现与Hagert发现的刺激舟月骨韧带时尺侧腕伸肌（ECU）的活动受抑制是相吻合的。另一方面，桡侧腕屈肌（FCR)、尺侧腕屈肌（FCU）和拇长展肌（APL）的收缩会增加舟状骨的旋后，使舟月骨韧带松弛。基于这个发现，在舟月骨间韧带不稳定的情况下，应该加强这些肌肉的本体感觉再教育训练，而尺侧腕伸肌（ECU）的活动应该尽量避免。但并不是所有腕关节韧带损伤的情况都不能训练尺侧腕伸肌。对于腕骨间不稳定（MCI）的情况，腕关节缺乏足够的韧带支持，Lichtman和他的同事们发现这时尺侧腕伸肌（ECU）和尺侧腕屈肌（FCU）和小鱼际肌在提供肌肉动态稳定性方面起重要作用。

Garcia–Elias还发现另一种肌肉负荷对腕骨对线的影响，即尺侧腕屈肌（FCU）和小鱼际肌肉的等长收缩可以产生三角骨和豌豆骨背侧的力量。这些肌肉在月三角骨不稳定和腕骨间不稳定中发挥重要的保持动态稳定性的作用，并具有提供神经肌肉控制的潜力。

有关特定肌肉负荷的作用和它们对腕骨对线的影响，以及这些信息在临床实际情况中的应用，仍然有许多问题需要解决。例如，对于同一腕关节韧带不同程度的损伤，特定肌肉负荷对于腕骨对线的影响是否一样？前臂处于不同位置时特定肌肉负荷的作用有何不同？主动肌和拮抗肌复合的肌肉负荷对腕骨对线的影响如何？要回答这些问题，把这种方法应用于临床实践，还需要更多的实验研究。与此同时，他们在临床实践中的应用也多是凭直觉，因此需要对结果进行密切监测。

三、腕关节评定步骤

康复训练的前提是全面的评价。腕关节的评价包括详细的病史、外观检查、客观的关节活动度测量、肌力和感觉功能、触诊和刺激测试、功能评定和相关的检查结果，如适用于腕关节的麦氏患者自评量表（MacDermid' s patient rated wrist evaluation)。如果患者是从非专业的实践者那里转来的，没有明确诊断，如只是诊断为腕关节疼痛或扭伤，那么临床检查就显得更为重要。在这种情况下，可能存在没有诊断的病理基础，不能盲目地给予治疗，需要将患者转到手外科医师那里以得到明确的诊断。

（一）病史

病史包括关于损伤开始的一些细节，如何时出现这个问题，是因为简单的外伤性事件，还是随时间变化逐渐发展加重。受伤之后经过了哪些治疗，包括手术和非手术的处理，治疗的效果如何。这些信息对于制订康复方案，避免无用的治疗方法非常重要。

必须仔细检查患者的症状。当出现症状时，必须考虑是对特定活动的反应，还是一般情况都存在，休息时有没有症状出现，什么情况下症状缓解，什么时候加重。在评价时，如果有一个数值疼痛分级评分或类似的疼痛测量方法，就可以前后对比患者对治疗的反应。患者的症状对日常生活活动、工作活动和休闲活动的影响对确定患者因腕关节问题导致的残障程度非常重要。日常生活活动检查表或问卷和（或）预后自评测量工具（详见第16章）可以作为记录患者功能表现的基线，并以此来确定问题点。

检查/观察

对比健侧与患侧腕和手的外观检查可以提示损伤的性质和程度。需要注意观察自发性使用的情况，腕关节姿势和对线，指甲和皮肤的颜色和营养状况，使用和失用的情况，肌容量和肌萎缩等。

（二）测量

测量患者的腕关节任何运动平面、前臂旋前旋后的主动关节活动度（AROM）和被动关节活动度（PROM）可以得到患者状态和功能的基线。测量被动关节活动度时必须注意在患者感觉舒适的范围，并避免在关节活动终末端过度挤压。有时候在初次评价中PROM的测量需要被推迟，这取决于患者的疼痛水平和愈合状况。为了确保测量的准确性，还需要准备一把测角器。测量腕关节屈曲和伸展最好的方法是测量屈曲时将测角器置于腕关节背侧，测量伸展时置于腕关节掌侧。正常腕关节的关节活动范围也因人而异，因此需要同时测量健侧的活动度做对比。

腕关节松弛可能引起慢性腕关节疼痛，这种情况很难局部化和定义。现在已经有量化腕关节松弛的客观方法。Garcia–Elias的方法包括4种临床测试，即腕关节最大屈曲角度和最大伸展角度，以及腕关节处于最大伸展和最大屈曲时拇指指尖分别与前臂的距离。Beighton的方法包含5种测试，包括肘关节、膝关节和小指的过伸测量，与Garcia–Elias方法一样的拇指松弛度测试，保持膝关节伸展将双手平放于地上的能力。

腕关节的尺寸可以通过周长和容积测量来记录。对大部分急性的情况，患侧腕关节的尺寸较健侧大，说明存在组织水肿；而对于慢性的情况，患侧的尺寸较小，说明存在失用的问题，关节容积变小。Van Velze和他的同事们在一项对263名工人的研究发现左边为非利手时比右手的容积小3.3%。当一个检查者执行测量时，体积计的误差在总体积的1%以内。

握力的测量是通过测力计完成的。在某些情况下，握力测量可以推后。例如，当患者组织未完全愈合，刚拆完石膏模型的早期康复阶段，最好别做抓握测试，否则可能导致恢复中的腕关节压力过大。规范的测量方法指南是由美国手治疗师协会发表的。抓握测量仪器的定期校准和保养有助于保证测量结果的准确性和重复测量的可对比性。

进行灵敏度筛查，可以帮助检测是否存在神经压迫。腕关节损伤可能引起正中神经、尺神经、桡神经背侧的压迫或受激，同时还需要检查这些神经支配的皮肤的情况。Semmes-Weinstein的轻触觉阈检查是检测神经压迫最灵敏的临床检查。

对于那些没有明确诊断的情况如从非专业的实践者那里转来的腕关节疼痛或扭伤患者，需要进行触诊和激发测试等物理检查，发现症状的范围和结构，以确定是否需要将患者转到手外科医师那里进行明确诊断。执行物理检查要求操作者具有全面的解剖知识，充分理解腕关节的生物力学和病理力学以及腕关节损伤后可能出现的一般状况。把病史、损伤的起始情况集合起来，联系物理检查的结果，可以辅助确定损伤涉及的结构。激发测试是用于辨别可能出现不稳定的不同模式如“咔哒”声、“咚咚”声、“咔嚓”声、爆裂声等。激发测试的例子包括用于评定舟状骨稳定性的舟状骨移位测试，即沃特森测试和桡骨压力测试。腕骨移位测试用于检测中腕骨间不稳定（MCI），而月三角（LT）冲击触诊测试用于检测LT的不稳定性。这些只是临床上描述的众多激发测试方法中的一部分，对于评价疼痛的腕关节有帮助。在第7章可以看到腕关节详细的临床测试和检查步骤。

准确诊断的重要性无须赘述。如果未经诊断或治疗不恰当，韧带损伤和腕关节不稳定的状况可能会随时间逐渐加重。Short和他的同事们注意到韧带损伤后重复活动可能会加重腕关节的不稳定性。如果治疗师怀疑患者存在不止一个软组织拉伤或者经过早期一些简单治疗之后没有进步，那么建议患者找相关专家进行更进一步的评价。

四、康复的原则和指导

（一）舟月骨分离

舟月骨分离（SLD）是腕关节不稳定最常见的类型。腕关节不稳定分离指的是腕关节同一排腕骨之间的不稳定。这是由于固有骨间韧带和次级稳定韧带的部分或完全断裂引起的。Garcia-Elias和Geissler发明了舟月骨分离的阶段系统，一共包括以下6种情况：部分舟月骨间韧带（SLIL）损伤，韧带完全断裂但可修复，韧带完全断裂不能修复，腕关节塌陷可复位，腕关节塌陷不可复位但软骨正常和舟月骨完全塌陷（SLAC）。这些阶段和外科的处理方法将在第74章有所描述。

SLD的康复取决于损伤的阶段，损伤是急性还是慢性，以及康复治疗是非术后还是术后介入的。

1.非手术治疗

非手术治疗指的是部分舟月骨间韧带损伤急性期和用短臂拇指人字形绷带或用热可塑矫形器制动超过8周的情况。在制动的早期，患者进行关节活动度训练和手指肌腱滑动训练。制动期之后2～4周的康复早期，间歇性佩戴可移除的热可塑拇指人字形绷带矫形器，可以防止腕关节日常活动中不注意的压力。主动关节活动度训练可以缓解僵硬，促进石膏制动之后可能丧失的运动功能的恢复。在这个早期阶段的活动训练中，投掷运动模式中关节活动度训练是最合适的，因为正如前面讨论的，在这种运动模式中，舟状骨和月状骨的活动最少，而且舟月骨间韧带最少被拉伸（图75-1）。当患者可以接受这种运动模式以后就可以进行标准腕关节活动度训练。物理因子如热和超声对于减轻症状、增加组织延展性和提高功能性关节活动度有很大帮助。应尽量避免过度剧烈的活动，避免对受损的韧带产生不利的应力。

渐进性日常生活活动恢复训练和进行性肌力训练一般在治疗早期2～4周之后或者症状允许的情况下开始。活动的目标是腕关节能够达到每位患者完成日常生活活动、工作、休闲所需要的特定活动度。选择力量训练必须谨慎，如紧握拳会牵拉腕骨间韧带。常规的抓握力量训练，如果活动过于激烈不断重复而未考虑症状反应，可能会对韧带愈合产生不利影响并且不利于症状缓解。

正如前面所述，舟月骨间韧带损伤时，桡侧腕屈肌、尺侧腕屈肌、桡侧腕短伸肌和拇长展肌的本体感觉再教育和训练很重要，因为这些肌肉是舟月骨间韧带的保护肌群。基于前面讨论过的肌肉负荷和腕关节对线理论，最好别进行单独的尺侧腕伸肌训练，因为尺侧腕伸肌的收缩会增加舟状骨的旋前，引起舟月骨间韧带的拉伸或紧张，从而加重损伤[30]。关于这种作用仍需要进一步研究。等长训练比等张训练更合适，因为等长训练施加阻力时腕关节处于固定的姿势，这最大程度地减小了肌力训练早期对损伤韧带的牵拉。

更进一步的肌力训练应该是腕关节主动肌和拮抗肌的协同收缩，这可以提高腕关节动态稳定性。软球上的腕关节负重训练可以提高腕关节屈肌和伸肌的主动活动能力（图75-3）。Hagert把这种训练方法比作踝关节不稳定时用的平衡板训练，这种训练增加了踝关节周围的本体感觉和协同运动模式。

在Hagert的腕关节不稳定性康复过程中，重新激活肌肉活性是肌力训练和肌肉再教育的下一步和最终形式，这涉及肌肉无意识的激活来维持腕关节的稳定性和执行任务时的控制力。强力球在增强腕关节神经肌肉控制方面很有效，因为它对前臂产生随意的多方向的力量并需要肌肉收缩的再激活（图75-4）。康复训练过程中，先进行有控制的负荷，然后是功能性负荷（如逐步恢复患者的活动，包括日常生活活动、工作、运动或休闲等）。在这整个阶段中需持续监测症状避免触发持续性腕关节疼痛或不适。如果经过精心的治疗和监测，患者仍然不能恢复到病前的活动水平，那么就需要咨询医师，进行再评价。

对于慢性不适于手术的舟月韧带损伤患者，治疗的核心是通过矫形器的使用、支撑技术和冷热等物理因子进行症状管理和关节保护。工作调整和再培训是减小工作、运动、日常生活活动和不适当练习产生的腕关节的压力。目标是阻止非手术适应证患者不稳定的进展和继发的变化。治疗过程包括小量的ROM训练和等长训练，以维持腕关节功能性活动度和力量，但是必须注意监控。重复的ROM负荷训练可能会加重症状，破坏腕关节的状态。在训练或活动的过程中及之后需要例行监测症状反应，以此作为衡量腕关节对训练或日常生活活动产生压力的忍耐力的一个指标。需要注意的是，因为症状可能会延迟出现，所以介入训练或活动时最好循序渐进。

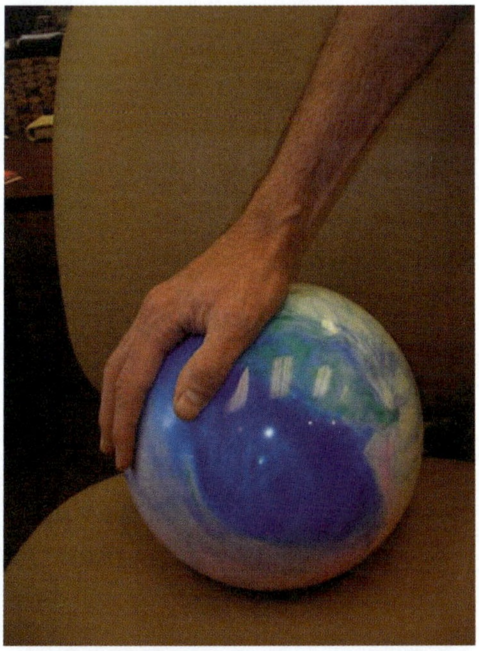

图75-3 软球上控制性负重训练，提高稳定性，增加屈肌和伸肌的主动活动

2.术后治疗

一般来说，舟月韧带损伤术后的康复治疗目标必须与外科手术目标一致。当要进行肌力训练计划

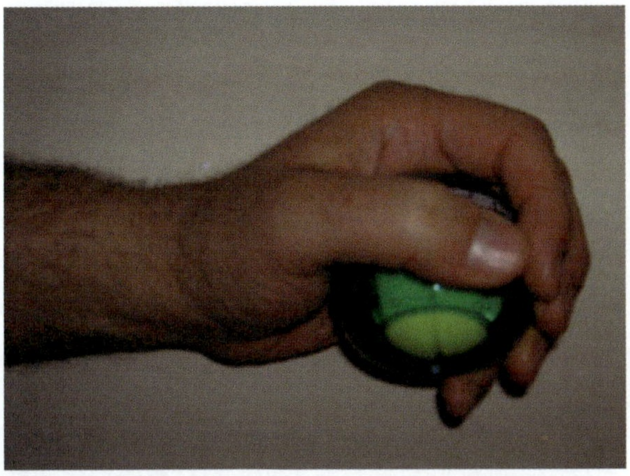

图75-4 强力球训练挑战腕关节的神经肌肉控制，因为它对前臂产生随意的多方向力量，并且需要肌肉收缩的再激活

时，应当考虑正常修复或重建的韧带的负荷能力。如果腕关节的运动学特性因手术过程被改变，那么在设定康复目标和制定治疗计划的过程中应当考虑到。最后，需要牢记患者的活动需求，根据需求进行限制或修改。

舟月韧带修复或重建及进行克氏针固定后，腕关节需要用拇指人字形绷带矫形器或石膏固定8周或更长时间。制动的最初阶段过后，可以在康复早期使用一个可拆装的热塑拇指人字形矫形器，间歇地对腕关节提供保护和支持。这时可以开始进行腕关节的主动关节活动度训练。同时还可以加入腕关节关节活动范围内的投掷运动模式，以尽可能减小对愈合韧带的压力。对手术切口或受损伤口瘢痕组织的按摩和脱敏也可以开始了。力量训练在术后12周就可以开始了，方法参照非手术治疗方案。而负荷训练、抓握训练、负重训练和提拉训练在6个月内应避免。

Rosenwasser和他的同事们描述了用螺钉固定的方法处理亚急性舟月骨疾病的RASL步骤（即舟月韧带的减少和联合），其目的是重建舟状骨和月状骨之间的关联与稳定性。与舟月韧带修复及克氏针固定相比，由于螺钉固定稳定，用这种方法可以更早进行腕关节运动，在术后4～6周即可开始。其康复治疗和功能性活动的训练过程与舟月韧带修复及克氏针固定大致相同。

韧带加强如背侧关节囊固定术后，患者需要用拇指人字形绷带或石膏固定8周。在8周克氏针移除后，可以进行投掷运动模式和腕关节主动关节活动度训练。这时使用一个可拆装的热可塑拇指人字形绷带矫形器，可以提供腕关节间歇性的保护和支持。瘢痕组织的按摩和脱敏也在这时开始。12周以后，可以开始轻度的等长模式的力量训练，逐渐增加阻力，全程监测患者的症状。6个月以内不能施加应力负荷，而且腕关节的屈曲应该限制在15°～20°范围以内。如果手术后12周以内，腕关节的活动范围明显受限，可以使用递增的轻度静力性矫形器帮助扩大活动范围。

腕关节融合术后，如SLAC的腕关节术后，需要用石膏或矫形器固定12周以上，直至发生骨合并。由于用了更稳定的内部固定，活动可以更早开始。在制动期间，手指的活动和控制肿胀的措施必须作为家庭康复训练的一部分。正如外科医师所说，只有当骨融合充分愈合以后才可以进行主动关节活动度训练。腕关节的活动度取决于融合的情况，在一定程度上会受限，不能对腕关节施加压力。肌力训练必须等到X线片显示骨融合已经完成才可以进行。

舟月韧带损伤以后，骨–韧带–骨移植重建的康复过程中，需重点考虑移植合并的情况，避免腕关节过早地接受来自激进的训练、工作或休闲活动中所产生的负荷，这会延迟或中断损伤的愈合。在早期愈合阶段，需穿戴拇指人字形绷带或腕关节矫形器，进行手指的关节活动度和肌腱滑行训练，如果出现肿胀还需要控制肿胀。克氏针移除后，一般在8周以后，可以开始进行轻度的腕关节主动关节活动度训练，训练需要在舒适的活动范围里而且不能加负荷。在任何其他时候，都需要穿戴腕关节矫形器，用于保护腕关节。一般来说，4～6个月内，就可以进行力量训练，回归一般的自理活动、工作和休闲活动，但活动的时间需严格限定，这取决于骨移植的愈合情况或者由外科医师在随访时决定。

正如前面所述，腕关节的关节活动范围可能会受限，受限的程度取决于损伤的程度和手术的实施情况。然而有时候受限的程度比预料的更严重，这时就需要考虑定做的矫形器。用矫形器增加腕关节的活动是基于患者完全的愈合状态、最小的症状及由于ROM受限引起的功能受限比较严重。由熟悉患者腕关节状态和手术过程的注册手部治疗师（CHT）定做的静态进展型矫形器或动态矫形器在保证对目标关节或组织的适配性和应力应用方面要比预制的矫形器更好。治疗师必须监测矫形器的整个使用过程，保证其对增加关节活动度方面确实有效并且调试恰当，而不会引起不利的症状反应。在康复治疗的过程中，外科医师、治疗师和患者之间保持沟通对于制定临床决策和取得最佳预后很重要。

（二）月三角骨不稳定

月三角骨（LT）不稳定是腕关节不稳定中第二常见的形式，也是腕关节不稳定性分离的一个例子。月三角骨不稳定是因为月三角骨支持韧带外伤性或退行性的破坏。在月三角骨不稳定中可以见到三角骨的伸展和舟状骨、月状骨的掌侧旋转。这种模式称为掌侧中间部分不稳定。LT损伤的康复必须考虑的因素包括：损伤是急性还是慢性，损伤是由单纯的撕裂造成的还是作为尺骨腕骨连接部位退行性磨损的一部分，因腕关节对位不良导致的舟月骨韧带损伤是部分损伤还是完全性断裂，治疗计划是手术治疗还是非手术治疗等。

1.非手术治疗

急性月三角韧带损伤的非手术治疗是用短臂石膏和肘上石膏或热塑矫形器制动3～8周。包含肘关节的原理是消除前臂旋转时月三角关节的运动。豌豆骨下方和桡骨远端背侧置一护垫可以维持豌豆三角骨复合体和其余腕关节近排骨头之间的最佳对线。在制动的初始阶段，患者可以进行手指关节活动度训练和肌腱滑行训练。制动期后康复训练的早期，一般是2～4周，患者需要佩戴可拆装的矫形器或其他灵活的可以提供腕关节支持的支具，以此来保护腕关节免受日常生活活动中疏忽的压力影响。腕关节的主动关节活动度训练是为了缓解石膏制动导致的僵硬，促进运动功能恢复。最好使用投掷运动模式（DTM），因为在这种模式中，用的是腕骨间的运动，桡腕关节的运动最少，因此能最大限度地减小对受损月三角韧带的压力。Garci-Elias建议重点进行尺侧腕屈肌（FCU）和小鱼际肌群的本体感觉再教育训练，以提高关节动态稳定性。一般在治疗初始阶段之后2～4周或者症状允许的情况下，可以开始逐步恢复日常生活活动和进行性肌力训练。康复的目标是使腕关节能承受日常生活活动、工作和休闲活动所产生的应力。等长训练比等张训练更受认可。必须全程监测患者的症状反应。如果持续存在月三角骨之间的压痛和肿胀，不能恢复到受伤前的活动水平，那么需要找相关的手外科医师进行重新评价，或者寻找其他可能的治疗方案。

对于慢性月三角韧带损伤不适合手术的患者，症状管理和关节保护是康复的重点，是通过矫形器和支持器及物理因子如冷和热的使用实现的。需要进行工作改造和再培训，减少工作、运动和其他日常生活活动，以及不适当训练产生的对腕关节的压力。康复的目标是防止疼痛加剧，抑制不稳定的发展，防止继发的变化。家庭训练计划可以维持腕关节功能性活动度和力量，包括小范围的关节活动度和等长训练。训练过程中需注意观察，避免可能加剧症状或破坏腕关节状态的负荷下重复性关节活动度训练。患者的症状反应是腕关节对外界应力的耐受力指标，在康复过程中需例行监测。

当月三角韧带损伤或不稳定是尺腕连接部退行性磨损的一部分时，需注意避免增加连接的活动或训练。例如，涉及前臂旋前和抓握的活动会增加尺骨的变化，从而加剧尺腕关节连接部的症状。

2.术后治疗

对于较小的月三角韧带损伤患者，在关节镜检查和清创术后，需要佩戴可拆卸的腕关节矫形器1～3周，时间长短取决于患者的舒适度和症状反应。术后1周，患者就可以进行腕关节轻度的主动活动，然后随时间进展在患者能忍受的前提下逐渐加入轻负荷或功能性的活动。

对于用克氏针对月三角骨进行修复或重建的患者，需要用短臂石膏或矫形器固定8周。在制动的原始阶段，可以把手指的关节活动度训练和控制肿胀作为家庭康复训练的一个基础。克氏针移除以后，一般在8周左右，仍然需要用一种腕关节的掌侧矫形器再固定4周时间，用于提供关节保护， 在进行关节活动度训练或洗澡时可以拆除。克氏针移除以后，就可以开始进行腕关节主动关节活动度训练。在开始阶段使用腕关节的投掷运动模式，可以减小对愈合韧带的压力。手术切口或切口瘢痕的按摩和脱敏也可以开始。脱敏、瘢痕按摩和控制水肿等治疗视情况而定。12周以后可以进行轻度的力量训练。在4～6个月之内应避免撞击负荷和有力的旋转运动。

月三角骨融合术后，需要用短臂石膏或矫形器制动8周，在制动期间必须进行手指的活动和控制肿胀。主动关节活动度训练一般在8周后开始，同时患者需佩戴一种可拆卸的腕关节掌侧矫形器以提供关节保护直至完全康复。视情况需要进行脱敏、瘢痕按摩和消肿治疗。如果关节融合完全愈合，12周以后可进行轻度的力量训练。为了促进治疗过程的进展，增加负荷和阻抗的水平，有必要与相关的外科医师保持密切沟通。

（三）腕骨间不稳定

腕骨间不稳定（MCI）是Mayo关于腕关节不稳定性临床分类中的一种，指的是腕关节近排和远排骨头之间的不稳定。Lichtman和他的同事们把腕骨间不稳定分成3类，前两类与不稳定的方向有关（即不稳定是向掌侧还是背侧），第3类指的是外来性腕骨间不稳定，即不稳定是由外来因素导致如桡骨远端骨折畸形愈合。掌侧的腕骨间不稳定（MCI）是MCI最常见的形式，它的特征包括：腕关节尺侧的掌部松弛、前臂旋前时腕关节尺偏活动终末端出现撞击声、三角骨钩状骨之间和头状骨月状骨之间的压痛及抓握力弱等。腕关节中立位下的桡侧X线片可以显示腕关节掌侧夹层部分的不稳定性模式，即腕关节远排骨头发生掌侧位移、近排骨头向掌侧弯曲。

掌骨移位测试是由Lichtman和他的同事们提出，用于检查腕骨间不稳定的一种测试（在第7章有所描述）。和其他腕关节检查方法一样，掌骨移位测试也要进行双侧对比。通常健侧可能会存在无痛的撞击声，提示关节松弛而并非病理的表现。

（四）非手术治疗

腕骨间不稳定的非手术治疗包括：腕关节矫形器和腕关节支持方法的使用、缓解症状的措施、物理因子的使用、必要时进行活动分析和改造、为增加腕骨间关节稳定性而进行的力量训练。

腕骨间稳定矫形器适用于掌侧的腕骨间不稳

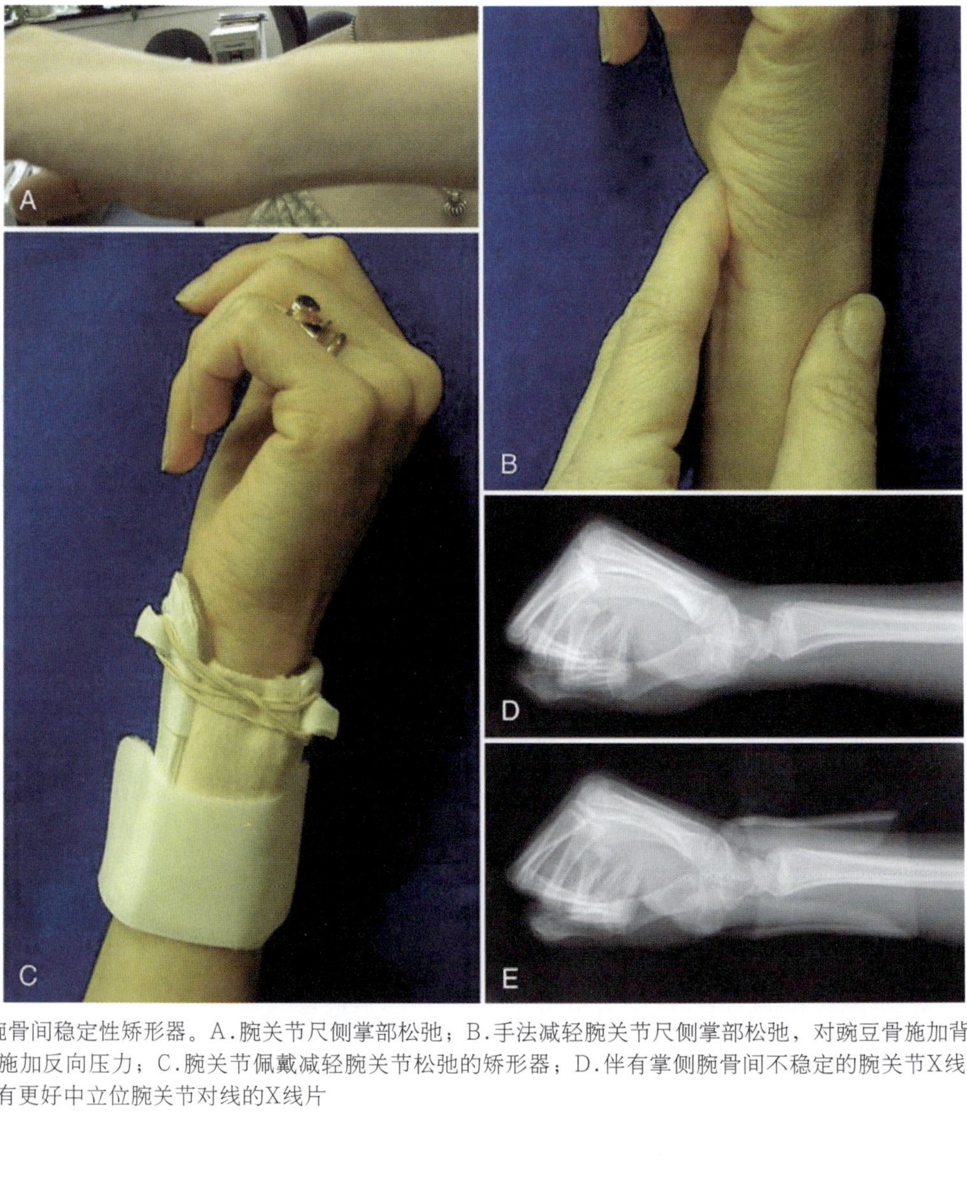

图75-5 腕骨间稳定性矫形器。A.腕关节尺侧掌部松弛；B.手法减轻腕关节尺侧掌部松弛，对豌豆骨施加背侧指向的压力、尺骨头施加反向压力；C.腕关节佩戴减轻腕关节松弛的矫形器；D.伴有掌侧腕骨间不稳定的腕关节X线片；E.佩戴矫形器，拥有更好中立位腕关节对线的X线片

定（图75–5）。矫形器可以提供豌豆骨背侧指向的压力和尺骨远端的反压力，这样可以减少腕关节尺侧掌部的松弛，获得更好的中立位腕关节对线。佩戴上矫形器以后，很多时候腕关节的症状和关节弹响就部分或者完全消失了。矫形器允许几乎全范围的伸展、桡偏和尺偏，只是限制屈曲的角度，因此在很多活动中都可以佩戴。腕骨间稳定性矫形器最初是在白天做活动的时候佩戴，晚上脱掉。但是如果患者晚上存在疼痛的情况，那么睡觉的时候也是可以佩戴的。矫形器一般佩戴3～6周，当症状减轻时，患者就可以不用再戴了。

矫形器的使用在多数情况下是和稳定性训练及活动改造相结合的。例如，当患者经常参加可能对腕关节产生不利负荷或诱发症状的体育活动或其他活动，那么在矫形器使用的早期，建议患者尽量避免这些活动。实在避免不了的，可以在做这些活动时穿上矫形器。症状减轻以后，就可以着手进行活动改造或者在进行活动时继续佩戴矫形器，以保护受损关节。

其他腕骨间不稳定矫形器。Chinchalkar针对腕骨间不稳定设计了尺骨增强矫形器，对腕关节的豌豆三角骨区域提供。该矫形器需持续佩戴6周时间，同时联合尺侧腕伸肌（ECU）的力量训练。Lichtman和他的同事们报道过一例用三点矫形器对豌豆骨施加一个背侧方向推力的成功案例。

关于腕骨间不稳定的康复训练方法，仍然需要更多的研究来确定。但是基于对腕骨间不稳定（MCI）的病理力学的理解和各种训练方法下产生的腕关节负荷的认识可以得出一般性的指导方针。例如，我们要谨记腕骨间不稳定的病理力学在腕关节做负荷下的运动（抓握、旋前、和尺偏）复制。因此，标准负荷下的等张运动训练（腕关节自由负重的屈曲）可以复制腕关节的病理力学，加重症状。必须避免的运动包括：重复的腕关节关节活动范围训练、腕关节自由负重的等张屈曲训练和重复的抓握力量训练。相反地，强调进行腕关节的等长训练。Garcia–Elias注意到在掌侧腕骨间不稳定中，近排腕骨过度屈曲受小鱼际肌群和尺侧腕屈肌的活动制约，这两个肌肉的活动能产生三角骨背侧指向的力量或伸展力量。Lichtman指出尺侧腕伸肌（ECU）、尺侧腕屈肌（FCU）和小鱼际肌对掌侧腕骨间不稳定缺乏足够韧带支持时，重塑正常的关节接触力、产生动态肌肉稳定性至关重要。临床上可以观察到在尺偏等长运动中，尺侧腕伸肌和尺侧腕屈肌的联合收缩对腕关节尺侧稳定性的作用（图75–6）。此外，可以进行前臂旋后体位下的训练，在这个体位下腕关节更稳定。旋后对尺侧腕韧带有绷紧作用，可以减少尺骨的变化。通常，当前臂处于旋后体位时，腕骨间的撞击声就消失了。可以通过前臂体位的变化来逐渐增加训练的难度，由旋后位到中立位再到旋前位。握力训练也可以在旋后体位进行。这种方法是凭直觉的，需要仔细的研究来支持它的功效。监测患者的症状反应很重要，它是作为修正或进展训练计划的一个依据。

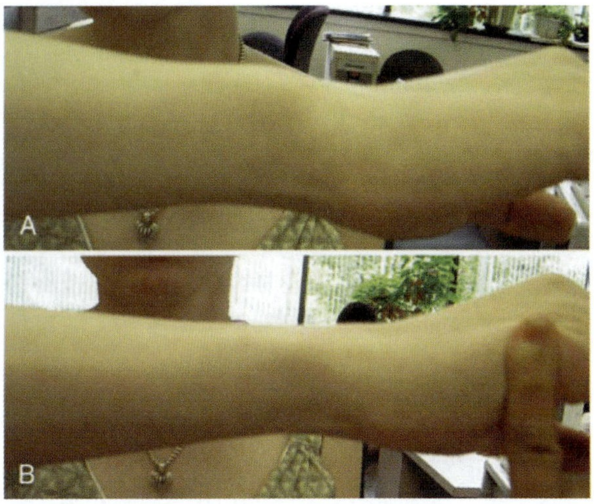

图75–6　A.掌侧腕骨间不稳定中见到的腕关节尺侧掌部松弛；B.尺偏等长训练中尺侧腕屈肌和尺侧腕伸肌同时收缩，减轻了腕关节的松弛，提供关节动态稳定性

在一项关于腕骨间不稳定患者的非正式评述中显示，那些不稳定在1～4级的患者在使用矫形器6周以后都有疼痛缓解。这些患者最终可以终止矫形器佩戴。不稳定5级的患者中，结果各不相同。在有些病例中，当穿戴矫形器时撞击声消失、症状减轻。而在另外的病例中，矫形器对撞击声或不适感均无帮助。在所有的病例中，矫形器的使用都是结合稳定训练和活动修正进行的。

术后康复

当患者完成腕骨间关节不稳定手术后开始进行康复时，相关的外科医师和治疗师必须对患者的手术过程、活动水平、能承受的压力和术后预后的目标进行沟通。在整个康复过程中，外科医师和治疗师的协作可以确保恰当的治疗介入时间，即对愈合腕关节渐进增加压力水平。这种时间的确定是基于组织愈合的情况，是由外科医师通过物理检查和X线片评价和治疗师通过每个治疗阶段中患者对治疗过程的反应来共同决定的。

软组织修复或重建并用克氏钉固定以后，患者的腕关节一般需要用短臂石膏或矫形器固定8周时间。在固定的最初阶段，患者可以进行手指活动，如果需要的话还可以应用肿胀控制技术。克氏钉移除后，一般在8～10周，患者还需要额外佩戴掌侧腕关节矫形器4周时间，对腕关节提供保护。在做主动关节活动度训练和洗浴的时候可以移除矫形器。在这之后，患者不再使用硬质地的矫形器，可以使用氯丁橡胶对关节进行保护。为了防止对腕关节和愈合韧带的过度压力而导致破坏手术的效果，需要避免渐进性的被动活动或剧烈的牵拉。需要时还可以进行脱敏治疗和瘢痕按摩治疗。轻度的等长力量训练一般在12周以后可以开始。6个月之内患者需注意避免无约束的负荷训练、抓握力量训练、负重训练和提拉训练。

局部腕关节融合术后，需要用石膏或矫形器制动12周直至骨联合形成。对于更坚固的内固定，可以更早地开始进行活动，何时开始活动取决于外科医师。在制动期间，患者的家庭康复计划中应该包括手指的活动和控制肿胀的措施。当腕关节融合充分愈合后，就可以进行主动关节活动度的训练，也是取决于外科医师。特定的腕关节融合会造成关节活动范围受限，因此最好不要对关节进行牵拉。当腕关节的X线片证实骨融合完成，就可以开始进行力量训练。

五、小结

腕关节韧带损伤或关节不稳定后的康复训练必须循序渐进，综合考虑损伤的情况、愈合的阶段、手术的性质、预期的预后和患者的功能需求。对腕关节生物力学、投掷运动模式（DTM）、腕关节机械性感受器和韧带肌肉反射、本体感觉再教育、特定肌肉负荷和腕关节对线的深入理解是发现腕关节不稳定性康复新方法的基础。腕关节损伤的康复工作已经开始开展，但仍然需要更进一步的研究。手外科医师、治疗师、研究人员和临床医师的合作对于确认和提高腕关节不稳定康复的有效方法至关重要。

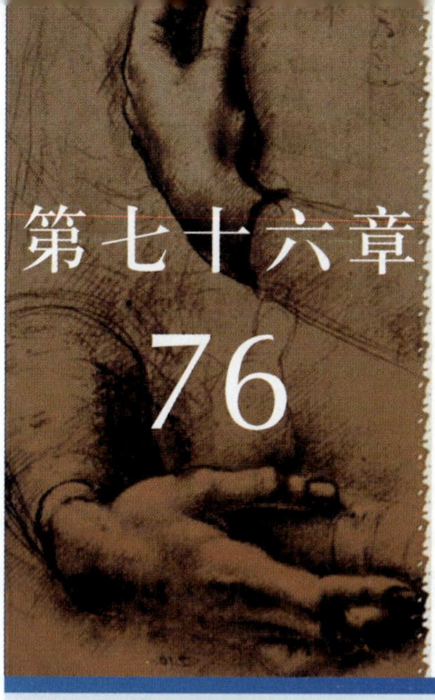

第七十六章 76 腕部重建：挽救性技术

原著者 JOHN M.BEDNAR, MD, SHERI B.FELDSCHER, OTR/L, CHT, JODI SEFTCHICK, MOT, OTR/L, CHT
译校者 袁 伟 陈学明

关键点

适应证

- 腕部挽救性手术为存在长期腕关节不稳定、退变和（或）严重限制功能的疼痛的患者提供一种治疗选择。它可减轻疼痛、恢复腕部稳定性和力量，使手获得最佳功能，而非获得最大活动度（range of motion，ROM）。

术前评估

- 如果考虑行全腕关节融合术，建议术前用可拆卸的支具固定一段时间，这样可以因人而异确定腕关节的最佳位置，也能让患者适应腕部不活动。

经验和教训

- 术后目标是无痛和保留腕部功能，无痛、稳定但是活动受限的手腕比不稳定、疼痛但活动正常者具有更好的功能。
- 腕部挽救性手术结果很可能是活动受限，但并不一定影响日常功能。Palmer和他同事认为腕部功能只需5°屈曲、30°背伸、10°桡偏、15°尺偏的活动度。

术后处理

- 保护期：腕部挽救性手术的术后处理取决于手术方式。每种固定方式所需的平均愈合时间不同，而愈合时间决定了保护期的长度。
- 活动期：当X线片显示出骨折愈合可接受时，拆除石膏，佩戴可拆卸的支具，开始主动腕关节活动（除非做了腕部融合手术）。
- 力量训练期：当融合能够耐受抗阻活动增加的阻力时，可开始该阶段。患者可拆除支具，可在辅助下开始轻柔的主动活动，或被动活动。如果需要的话，可增加活动度。暴力手法和关节活动是不合适的。逐渐开始进一步治疗，包括肌肉等长收缩训练，接着进行轻柔的力量训练，如逐渐加强的抗阻训练和分级的握力训练。在X线片确认骨折愈合前，通常需8～16周，应避免过大阻力、抬举模拟和更加费力的活动。

重返工作

- 重返重体力劳动工作可能需要6个月，取决于手术方式。

腕部是手和上肢的连接，它必须可活动，以保证手具备完成日常生活、工作和娱乐所需的活动度。同时它必须稳定，以保证抬举、抓握和搬运所需的力量传导。关节活动且能保持稳定需要完整的韧带结构和关节软骨面合适的对线。在腕关节周围没有肌腹通过，在韧带力量不足时无法弥补。

腕关节的解剖位置，决定了它使用频繁，易受高应力和损伤。漏诊或误治的腕关节骨折和（或）韧带损伤会导致腕部对线不良，如果仍继续活动，会使关节面应力异常，引起退变。退变不断进展会导致日常用手活动时出现疼痛、无力、活动度丧失和不稳定。许多患者到退变性关节炎进展至出现功能受限时才来就诊。

本章回顾了由于骨折、韧带不稳定、缺血性坏死（avascular necrosis，AVN）和关节炎所致的腕关节退变的挽救性手术。同时回顾了腕骨间关节融合、关节置换、近排腕骨切除（proximal-row carpectomy，PRC）和全腕关节融合等手术，讨论手术适应证、预期临床效果、术后处理流程和结果数据。

一、功能性腕部活动

“正常”腕关节的活动度比日常活动所需的大。腕部挽救性手术很可能导致腕部活动受限，可以牺牲活动度来保证稳定性，而不影响功能。完成日常活动所需要的活动度已经被一些学者研究过。Palmer和他的同事应用三维电测角仪为10名试验对象测量了腕关节活动度，他们评估了52个标准化任务，该研究中腕关节正常功能所需的活动度为5° 屈曲、30° 背伸、10° 桡偏、15° 尺偏。Ryu和他的同事应用两位电测角仪测对40名受试者进行了研究，他们评估了反映腕部主要功能的31个动作，按照手掌位置、自理和卫生、饮食和食物准备及工作活动分类。全部动作完成需要至少60° 背伸，54° 屈曲，17° 桡偏和40° 尺偏。完成其中大部分动作（除外从椅子上坐起和会阴部护理）可在40° 屈伸、10° 桡偏、30° 尺偏内完成。作者认为这是完成大多数日常活动所需的最小活动度，同时他们认为尺偏和背伸是腕关节活动的最重要的位置，这一点在重建腕关节骨性结构时必须被考虑进去。

De Smet研究了行各种腕关节重建手术的205例患者。他用臂、肩、手残障（disability of the arm，shoulder，and hand，DASH）评分评价手腕活动度和上臂功能障碍之间的关系，得出两者显著相关，但是相关度较弱的结论。当包括腕关节融合时，发现两者呈强相关，说明部分限制活动和活动完全丧失的影响不同。重建挽救性手术应该力求建立稳定的腕关节，同时保留功能性活动度。

这些研究提供了功能性腕关节活动度的测量。背伸和尺偏是腕关节活动最重要的位置，如果功能性关节活动度不能保留的话，应将关节融合于背伸、尺偏位。

二、治疗的影响

腕部挽救性手术为存在长期腕关节不稳定、退变和（或）严重限制功能的疼痛的患者提供一种治疗选择。它可减轻疼痛、恢复腕部稳定性和力量，使手获得最佳功能，而非获得最大活动度。正因如此，术后目标是无痛和保留腕部功能，无痛、稳定但是活动受限的手腕比不稳定、疼痛但活动正常者具有更好的功能。功能良好且无疼痛的手腕活动是这个复杂的关节复合体各向活动的总和，而且依赖于这个动态系统的平衡。这些复杂的手术需要熟练的手部治疗，以达到最佳功能，使手术效果最佳，避免不必要的并发症。

三、腕骨间关节融合术

腕骨间关节融合术的目标是在长期应力作用下仍能保持腕关节持久无痛、保持功能性活动度和保持其腕关节其他部分不因应力过大而继发退行性关节病。原发病理改变和继发退变形式决定了哪些腕骨应该被融合。宜采用该术式的常见疾病包括慢性舟月骨不稳定、月骨缺血性坏死，以及退变与创伤后关节炎。

以下是术后治疗指南。治疗基于术式、固定方式和骨折愈合而选择。

（一）术后处理

1.0～4周

术后石膏固定4周，延迟愈合者需要固定更长时间。家庭治疗包括控制水肿和主动活动（active ROM，AROM）制动处远近端关节。

2.4～6周

第4周时，应定做佩戴热塑性材料的支具。如果累及舟骨，需要人字固定拇指的前臂支具，拇指固定于与示指分离的位置。除清洁需要外，支具应随时佩戴。继续控制水肿和近远端关节主动活动。可以开始瘢痕处理技术。

3.6～8周

第6周时可开始轻柔地主动活动腕关节。通常到8周时，可达60°～80°屈伸活动范围。随着活动度改善和症状缓解，可进行轻柔的抓握、手腕和前臂的等长肌肉收缩训练，应小心训练以免增加疼痛。当X线片确认骨性愈合后可进一步治疗，包括力量训练和被动活动（passive range of motion，PROM）。

4.8～12周

应强调适应性设备、人体工程学调整和完成任务方式调整。可佩戴护腕和手套增加舒适感并缓解疼痛。术后3个月内应避免用力活动。预期关节融合安全期为术后10～12周，最终症状完全缓解和力量恢复可能需要6～12个月。

（二）结果数据

Minami和他的同事报道了12/15例腕关节（4例桡腕/11例腕骨间），结果显示在术后22个月和89个月活动度达到平均32°屈曲和33°背伸。两次随访抓握力量几乎相同。这些结果显示在末次随访时临床和影像学结果得以保持，同时限制性腕关节融合的作用并没有变坏。

四、舟大小多角骨关节融合

舟大小多角骨（scaphotrapezial trapezoidal，STT）关节融合的适应证为STT关节的退变性关节炎（图76–1）。STT关节炎患者行融合术后疼痛缓解良好，该手术可以保持握力和捏力而不牺牲功能性活动度。STT关节融合也适合月骨缺血性坏死的患者，STT关节融合以增加桡舟关节接触为代价，减少了月骨的负荷，这种负荷的转移可能逐渐导致桡舟关节退变性关节炎。STT关节融合也推荐用于舟月关节不稳定的患者。长期研究结果显示该手术问题较多，有50%的并发症发生率。因为这个原因，包括关于长期关节保护技术的宣教在内的术后治疗，显得尤为重要。

手术技术包括通过背侧入路将舟骨远点融合于大小多角骨，应用内固定以保持舟骨于背伸位，使腕部对线良好（图76–2）。采用桡骨远端骨移植，可以防止舟骨屈曲和背伸，会改变腕关节活动度。

（一）术后处理

1.0～4周

STT关节融合术后即刻，应用断臂拇指人字石膏固定。再此期间，近端的肩、肘关节和石膏未固

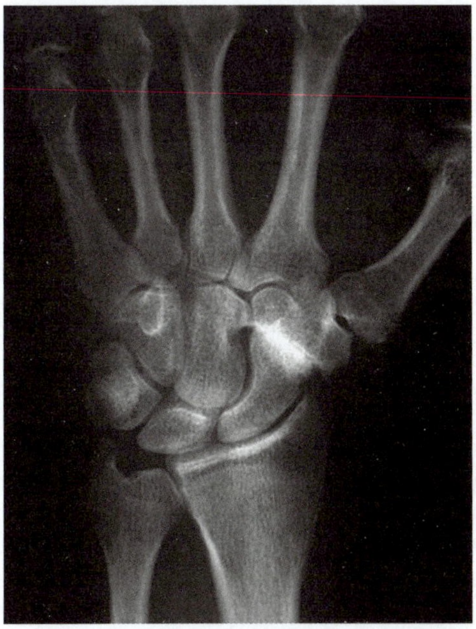

图76–1 退变性骨关节炎累及手舟骨和大多角骨的梯形关节

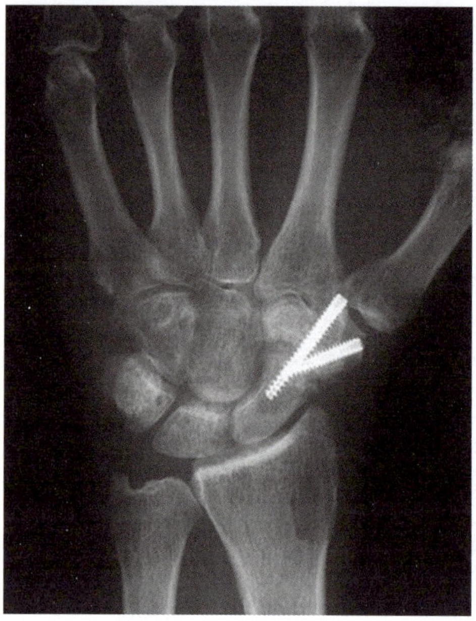

图76-2　手舟骨与大多角骨的关节融合术

定之外的手指关节应练习主动活动。

通常在4周去除石膏。该保护期的长短取决于固定方式和愈合情况，吸烟者需要固定更长时间。

2.4～6周

在术后4周左右，应制作全腕-拇指人字支具，在制作支具期间，务必注意保证拇指处于对掌位。在一些病例，医师会选择长臂-拇指人字或Munster石膏，以最大限度控制前臂旋转，以此保证融合部位稳定。通常腕关节轻柔的主动活动可于术后4周开始，可按适应证进行水肿控制和瘢痕处理。

回顾文献，STT关节融合术后预期平均腕部屈伸活动范围可达67°～115°，桡尺偏范围平均为31°～56°。

3.6～8周

术后6周，对于手腕僵硬和活动受限的患者可开始做辅助主动活动（assisted AROM）和被动活动，避免力量过大、疼痛的手法。6周可开始肌肉等长收缩训练，术后8周，经过医师判断愈合程度，在允许的情况下开始轻柔的力量训练，包括分级力量握力训练，等张肌肉收缩训练和轻体力劳动模拟训练。文献回顾显示STT关节融合术后，握力可恢复至健侧肢体的65%～83%。

当有证据显示坚强愈合时，宜增加更强阻力和工作模拟训练，时间通常在术后12周。Watson和他的同事在一组800个STT关节融合的研究中，报道了88%的患者和80%重体力劳动者重返术前工作岗位。同样的结果也见于Sauerbier和Kleinman的报道中，分别为80%和92%的患者重返最初工作。

（二）结果数据

一些学者报道使用DASH作为STT关节融合术后结果的评价。该问卷评估症状和生理功能有效、可靠。据报道STT关节融合术后，DASH评分为24.8～29分，提示轻微疼痛和不稳定。

五、四骨关节融合

Watson和Ballet描述了源于慢性舟月骨不稳定的舟月骨进行性塌陷（scapholunate advanced collapse，SLAC）畸形。舟骨旋转，头状骨挤进舟骨和月骨，在舟骨桡骨茎突关节处最先发生退变（图76-3A），然后累及舟骨头状骨关节（图76-3B）。大部分患者桡月关节分离，关节软骨保存良好。桡舟关节和舟骨头状骨关节退变会产生疼痛。为了保证手术成功，必须强调上述病理改变。四骨关节融合术（图76-4）将舟骨摘除以减轻该作用力，同时将月骨、头状骨、钩骨和三角骨融合，使腕关节稳定。这种腕骨间融合可防止头状骨进一步移位，消除头状骨和月骨间的退变，且可保持手腕高度。该融合也适用于因舟骨不愈合或缺血坏死导致的桡腕骨关节炎。

四骨关节融合保留了正常腕关节活动的50%～60%，以及对侧握力的80%。长期研究显示桡月关节无继发退变。

此术后最常见的并发症是腕伸时桡腕背侧撞击。当月骨在伸展位置融合时会发生这种情况。头部撞击桡骨背缘，腕关节伸展。Cohen和Kozin建议将月骨融合在相对于头状骨的轻微弯曲处，以避免这种并发症，并因此提供更大的腕部伸展。

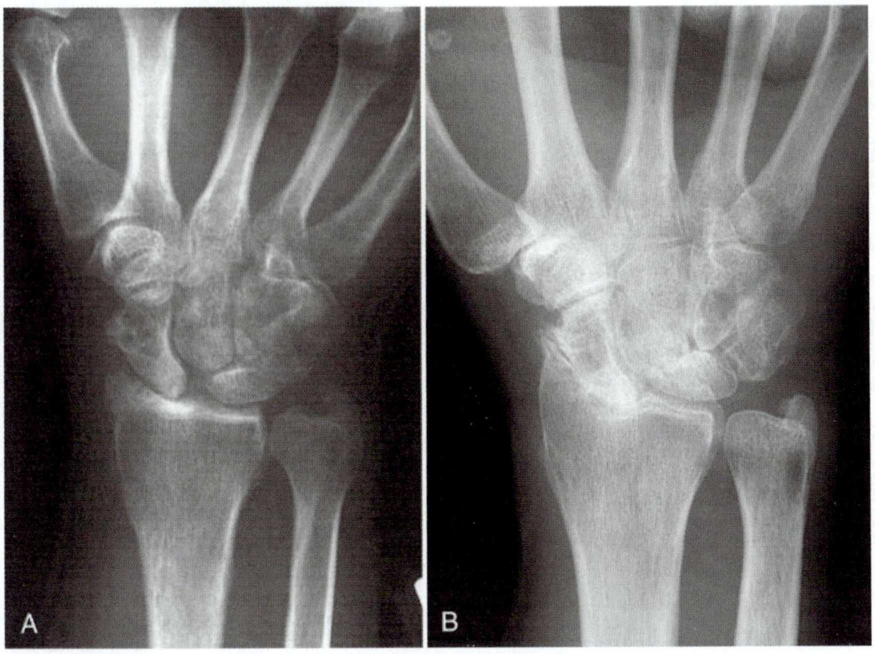

图76-3 A.手舟骨月骨晚期塌陷（SLAC）的腕关节。注意关节炎在手舟骨桡侧结节关节；B.严重的SLAC腕关节。月骨桡侧关节从关节炎受累侧分离

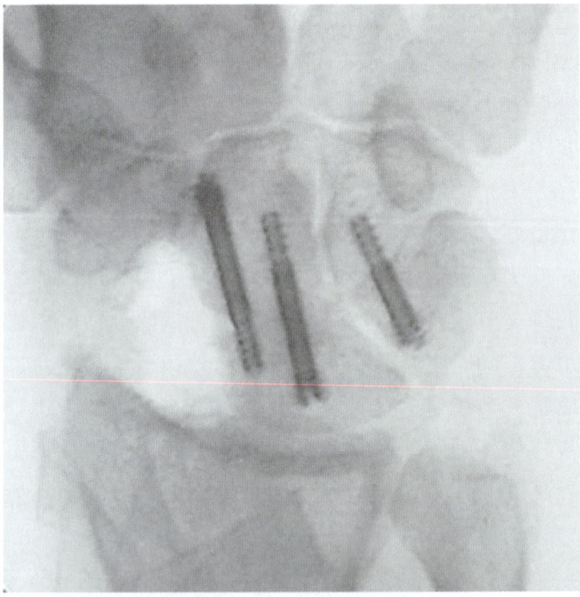

图76-4 舟骨切除，四骨关节融合术

（一）术后处理

1.保护期

术后处理因术中固定方式不同而不同。文献曾报道多种关节融合的方法，如克氏针、蛛形钢板和U形螺钉。达到融合所需的时间，每种固定方法各不相同。El-Mowafi和他的同事认为克氏针（提供稳定性最小，无加压作用）固定需要8～10周才可融合。Krakauer和他的同事指出，如果同时使用加压螺钉（提供更多稳定性，允许早期活动）的话，制动的时间可缩短。因此，固定方式的选择决定了术后的治疗。在治疗的这个阶段，患者正处于保护性石膏制动之中，治疗重点应放在水肿控制和非受累关节的主动活动上。

2.关节活动期

当X线片提示骨折足够愈合后，应开始定制热塑材料的拇指人字支具。在一些病例中，医师会选择长臂-拇指人字或Munster石膏，以最大限度控制前臂旋转，保证融合部位的稳定。在接下来4周内，除了清洗和功能锻炼，该支具必须时刻佩戴。腕部可以开始轻柔的主动活动训练。在此期间，修复部位过度负重，如抓握力量训练和腕部负荷过大的测试应当避免，并继续控制水肿，指导患者瘢痕控制，开始湿热理疗等方法，以增加活动度和肌腱滑动训练。

文献回顾显示，四骨关节融合后，可以预期平均屈伸活动范围为72°～80°，平均桡尺偏范围为37°～53°。Krakauer和他的同事报道活动度显著减小，屈伸范围为54°，而Mowafi和他的同事报

道的活动范围则明显大于前者，可达对侧正常腕关节活动的75%～79%。

3.力量训练期

当融合能够耐受抗阻活动增加的阻力时，可开始该阶段。患者可拆除支具，可在辅助下开始轻柔的主动活动，如果有需要的话，可增加活动度。暴力手法和关节活动是不合适的，应逐渐开始进一步的治疗，包括肌肉等长收缩训练，接着进行轻柔的力量训练。在X线片确认骨性愈合前（时间为8～16周），应避免费力的活动。文献回顾显示该手术后握力预期可恢复至健侧80%。

4.结果数据

文献报道显示该手术患者满意率高，疼痛缓解好。Cohen和Kozin报道在19例患者中使用SF-36健康调查表和患者相关腕关节评估量表（patient-related wrist evaluation，PRWE）。PRWE为有效、可靠地腕关节专用结果评估工具，满分100分。Cohen和Kozin报道结果平均27分。分数越低，疼痛和功能障碍程度越轻，结果越好。应用DASH，De Smet报道的18例行四骨关节融合术的患者中，平均分略高，为38分。

六、近排腕骨切除术

最早在1944年由Stamn报道，尝试将近侧列腕骨切除术（proximal-fow capectomy，PRC）将腕关节复杂的关节联系转变简单的铰链关节。Imbriglia和他的同事指出，实际上该关节活动并非如屈戌关节那样，而是在头状骨和桡骨之间是旋转活动，整排腕骨带着一个旋转中心平移。该手术适合累及近排腕骨的疾病，包括舟骨不愈合、桡舟关节炎、舟月骨不稳定和月骨或舟骨坏死。相对禁忌证为退变累及头状骨或桡骨的月骨关节面。理论上讲，PRC相比于关节融合的优势包括活动度增大，制动时间缩短，无须内固定和骨移植，消除了潜在的不愈合。

手术采用背侧入路，切除了舟骨、月骨和三角骨（图76-5）。注意保留桡舟头状韧带，以防出现不稳定。将背侧关节囊叠瓦状附着于桡骨背侧。

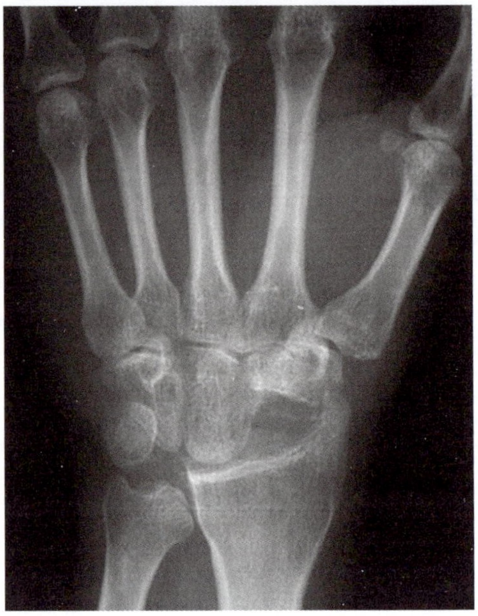

图76-5　远侧列腕骨切除术

一些学者报道了PRC的短长期结果很好。腕部平均屈伸活动范围为70°～80°，并有8°桡偏和19°尺偏，握力平均达到对侧的71%～79%。Cohen和Kozin发现PRC和四骨关节融合术结果无差异。

活动度和力量的丢失是腕关节相对短缩和外部肌肉和肌腱相对延长的结果。术后处理必须将这点考虑进去，使之适应这种动力学的改变。

（一）术后处理

1.0～4周

PRC术后即刻，用石膏将腕关节固定于0°～10°背伸位。此时鼓励五指全范围活动。因为屈肌腱长度-张力关系的改变，手指屈曲常受限。除肘、肩关节主动活动外，也可进行轻柔的前臂活动度训练。有指征者开始进行水肿控制。

腕关节位置对外部肌肉-肌腱单位的张力至关重要。通过制动腕关节，延长的肌肉和肌腱得以相对短缩。佩戴支具时手指主动活动相当于肌肉等张收缩，有助于以后握力的恢复。

2.4～6周

4周时，可定做热塑材料的腕关节支具，将腕关节固定于中立位，除外清洁和功能锻炼，必须时刻佩戴。腕关节可开始轻柔的主动活动训练，应避免同时屈或伸腕关节和手指，以防肌肉牵伸。

该阶段治疗包括功能性活动的准备、瘢痕控制、必要时减敏治疗和轻柔的功能性活动训练。训练务必缓慢进展，注意避免肌腱炎症，而且要重视疼痛。对患者进行宣教，让其对PRC术后腕关节活动度有正确的预期也很重要。

文献回顾显示PRC术后可以预期平均屈伸活动度可达对侧的52%～84%，同时桡偏明显受限，一些学者报道术后桡偏仅有5°～9°。尺偏保留较好，一些学者报道为23°～24°。尽管主动关节活动受限，先前报道的关节活动度在Palmer和他的同事报道的功能性活动范围之内。

3.6～8周

随着炎症及疼痛的减轻，并且患者活动度和力量恢复，可逐渐拆除支具。对于还需要轻度支持的患者，可用一个减缓的支具如氯丁橡胶护腕。在6周时治疗可进展，包括轻柔的辅助下主动活动和等长肌肉收缩训练。暴力手法和关节活动是不合适的。在8周时可开始分级的握力训练、等张肌肉收缩训练，并开始逐渐加强的抗阻训练，接着进行工作模拟训练。

因为肌腱长度-张力关系改变和潜在的主动活动受限，最开始应更加重视握力缺陷。文献回顾显示PRC术后握力减退，握力平均可达对侧的50%～83%。一些研究显示可获得对侧握力的91%～100%，但要达到这种程度，需要长达1年的时间。

4.4～6个月

重返工作是任何一个手术效果的重要衡量标准。Stamm在他最初描述PRC的时候，表示在手术的最终结果在4个月内不能判断。坐着工作的患者术后3个月即可重返工作，但是要想重返重体力劳动，通常需要长达6个月的时间。Imbriglia和他的同事指出，PRC术后患者重返繁重、反复的工作的能力，与腕关节部分融合相同，而强于完全融合者。在他们的病例中，84%从事重手工劳动的患者在4.5个月内重返其先前工作岗位。Tamaino和他的同事报道的结果相似，69%的患者重返重体力劳动。Culp和他的同事则提醒体力劳动者选择该术式要谨慎，因为他们的病例中只有20%体力劳动者重返工作。医师必须考虑到重体力劳动下可能发生的进展性退变的预防措施，一般包括工作和任务的分析、调整，如使用减震的工具，佩戴腕部支具工作和其他人体工程学的调整措施。

（二）结果数据

一些学者报道中，使用DASH评价PRC术后结果，DASH评分为9～28分，提示在不稳定和疼痛方面效果较好。有两个研究使用了PRWE。Cohen和Kozin报道19例PRC术后患者评分为18分，De Smet报道51例中平均评分25分。这两个分数都很低，也提示疼痛和不稳定轻微，结果优良。

七、关节置换术

关节置换主要限于类风湿关节炎和要求低的患者，适应证被扩大，包括了创伤后关节炎的患者。因为对腕关节运动学理解越来越深入，并将其应用于假体设计，假体设计还在不断进步，使假体活动范围更广，松动发生率更低，内固定使用更持久。

全腕关节置换的目标是保留腕关节活动，同时缓解疼痛，并矫正畸形。该手术的预期和局限应该由患者、医师和康复师共同讨论。患者有一些永久的功能限制，包括不能抬举重量不能超过10磅，重复性活动受限，进行用力的活动，不能进行有冲撞的运动。双侧病变的患者，更倾向于一侧做关节置换，保留活动度和灵活性，另一侧做关节融合，使之恢复力量。

为使手术成功，患者腕关节伸肌腱功能必须良好。该手术适合于类风湿关节炎累及双腕，而一侧腕关节有功能要求者。最常见的并发症为远端松动和（或）从掌骨切出。

Cobb和Beckenbaugh报道了5年的双轴假体随访结果，结果75%患者疼痛缓解，平均活动度为36°背伸，29°屈曲，10°桡偏和20°尺偏，11例失败者中有8例为远端假体松动。

如果关节置换失败且假体无法翻修的话，通常做全腕关节融合。

（一）术后处理

1.1～2周

患者术后第1次复查时，给患者联系定制热塑材料的支具。掌腕支具可容许手指活动，除去拆下来搞个人卫生之外，应该时刻佩戴。

应指导患者做手指、肘、前臂和肩关节的主动活动。可开始使用控制水肿的技术，如患肢抬高和穿着加压的衣物。这个阶段患者接不接受正规治疗均可。

2.2～6周

2周时，拆完线后可开始瘢痕控制，以减轻伸肌腱瘢痕粘连。如果需要的话，治疗计划上应包含在家或在诊所的减敏技术。继续控制水肿。加压衣物如治疗性手套（张力手套）或者自粘式弹力护腕（Coban护腕）也可使用，以对抗水肿。

开始轻柔主动活动腕关节的时间从术后2～6周，取决于假体适合程度和软组织完整性。患者应继续非受累关节的主动活动，以避免因炎症而产生的不良后果。

接下来的4周内，患者可拆除腕关节支具，佩戴一个软支撑以求舒适。如果需要使用手杖、助行器或拐杖行走的话，应继续使用热敏材料的腕关节支具。在行走或移动时常规使用上肢支撑是腕关节置换术后的相对禁忌证。

3.6～8周

患者应达到手指全范围活动，腕关节屈伸60°的范围。如果腕关节持续僵硬的话，经医师同意的情况下，可以轻柔地被动活动，应用动态的支具，或者静力夜间支具。定做支具的时候，康复师必须牢记：①保持稳定性；②避免应力过大；③重视新的活动轴心。

6周时，如果患者能耐受，可开始手、腕和前臂的等长肌肉收缩训练，逐渐进展至等张肌肉收缩。此时患者对什么任务他可以相对轻松地完成，什么需要辅助设备有了更好的了解。开罐器、人体工程学刀和开门器是训练独立性的较经济的方法。

4.8～12周

腕关节置换的目标是腕关节可无症状地进行基础的日常生活动作，如穿衣、写字、打字和会阴部护理。关于适应性工具和技术、关节保护和保存体力的宣教应该加到治疗计划当中去。康复师应该考虑到可能需要人体工程学调整和改良的工作和日常生活任务。如果出现异常情况，应要求患者重新佩戴腕关节支具。

正式的治疗可在此时中断，患者应继续进行家庭训练计划并遵守先前交代的注意事项。预期腕关节屈伸活动范围为60°，桡偏10°，尺偏25°。手指应可全范围主动活动。一般来说，术后6个月才能达最大活动范围。

（二）结果数据

Divelbiss和他的同事做了一项通用全腕关节假体的前瞻性研究，对19例患者置换了22个假体，腕关节和前臂活动改善明显。腕关节背伸、桡偏和旋后这几个术前受限最严重的活动，术后改善最明显。DASH评分术后1年改善了14分，术后2年改善了24分。

Menon报道了他使用通用腕关节假体的结果。结果与其他假体相似，他发现良好的疼痛缓解率（90%）和功能性关节活动度，平均活动度为36°背伸，41°屈曲，7°桡偏和13°尺偏。

八、全腕关节融合术

腕关节最后的挽救性手术为全腕关节融合术。为了稳定性和缓解疼痛，包括屈伸、桡尺偏在内的所有活动均被牺牲掉，使旋前旋后功能得以保留，改善了功能和生活质量。全腕关节融合的适应证包括涉及腕骨间和桡腕关节的创伤性关节炎、腕骨间融合失败和类风湿关节炎。

文献报道了许多全腕关节融合的术式。现在大多数学者同意稳定的内固定会显著增加融合成功的可能性。以下关节常被融合：桡舟关节，舟月关节，舟骨头状骨关节，月骨头状骨关节和头状骨第

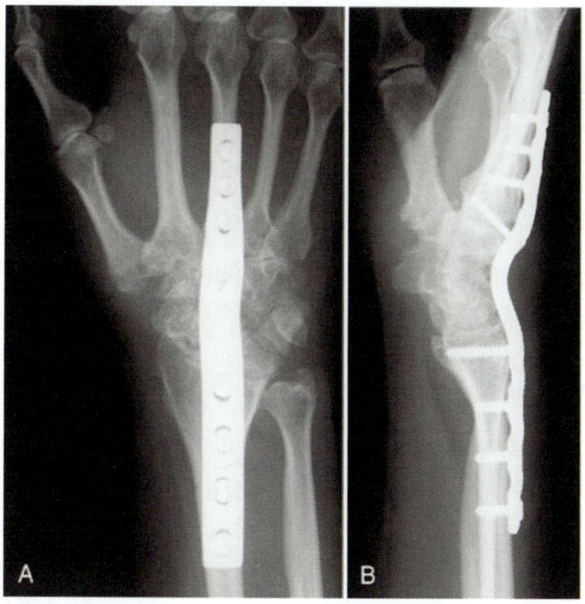

图76–6 应用AO腕关节融合板的全腕关节关节固定术

3掌骨关节。如果原发病理改变涉及腕关节尺侧，则舟骨钩骨和三角骨也应被融合。示指的腕掌骨关节不需要融合。

按照AO方法，应用钢板固定（图76–6）和局部植骨的结果都很好，不愈合率很低，疼痛缓解显著。并发症包括：钢板处压痛占19%，伸肌腱粘连需要肌腱松解者占3.5%，腕管综合征占4%~10%，远端尺桡关节疼痛占3.5%。

有作者在23例患者中研究了全腕关节融合术后的功能情况，结果显示。15例重返最初的工作，因为腕关节功能性活动度丢失，大部分工作的工作方式都有所改变。对于全腕关节融合患者，日常生活最难的任务是会阴部护理和在比较紧的空间里控制手的活动。

（一）术前处理

Field和他的同事建议，术前应佩戴可拆卸的支具制动一段时间：一是可以个体化地确定手腕的最佳位置；二是可让患者适应不活动的腕关节。做腕关节融合之前要评估同侧上肢的主动活动能力，融合之后为了做更多正常的工作，需要同侧肩、肘关节的代偿活动。腕关节通常融合于10°~20°背伸和轻度尺偏位，这个位置增加了手的功能。

（二）术后处理

1.0~4周

一般来说，全腕关节融合之后应该定做腕关节石膏或支具，并且时刻佩戴直至X线片确定骨性愈合，这可能需要2~6周。如果发生延迟愈合或不愈合，制动时间还应该延长。康复师应注意并发症，如感染、血肿、过度肿胀和切口部分裂开，应指导患者进行非受累关节的主动活动和水肿控制，并开始手指的抗阻训练和轻柔的被动关节活动，如果需要的话。应强调手指的滑动训练，以避免瘢痕形成使指伸肌腱粘连。如果发现掌指（metacarpophalangeal，MCP）关节处指伸肌腱活动受限，可以在夜间睡眠时佩戴掌指关节过伸位支具。如果发现掌指关节屈曲活动受限，可以佩戴训练支具促进掌指关节屈曲（图76–7）。

2.4~6周

在患者能耐受的情况下，应继续控制水肿和手指活动训练。应指导患者瘢痕控制技术，如果需要的话，应佩戴硅胶瘢痕垫或模具。如果出现感觉过敏的话，应开始减敏。为了增加灵巧度，应增加良好的运动和手法任务。

3.6~8周

大约6周时，这取决于骨质愈合程度，除了需要特别注意的情况，患者可不再使用腕关节支具。

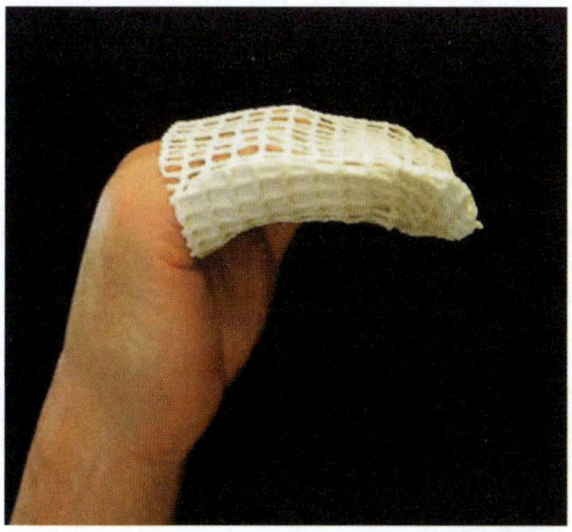

图76–7 这种闭锁矫形器可用于主动运动时促进掌指关节屈曲

针对任何主动活动受限、持续水肿、日常生活功能受限或者持续疼痛和感觉过敏，应采取相应的措施继续治疗。

4.8～12周

患者最初8周内负重不得超过5磅。在医师允许的情况下可以开始肌肉握力的等长肌肉收缩训练，因为这取决于固定的方式。日常生活中的会阴部护理、精细操作和水平使用改锥仍比较困难。应按照每位患者不同的受限情况着重进行适应性设备训练、人体工程学调整和任务修改。根据Hastings的经验，融合后患者需要6个月的学习/适应期，92%的任务都可以如期地正常完成，握力在术后1年之内都不会达到平台期。腕关节融合术后功能最大改善需要平均6～14个月的时间。

（三）结果数据

Barbier和他的同事对18例行腕关节融合的患者进行了7年随访，结果所有患者均对手术效果满意，疼痛患者理想。Weiss和他的同事研究的23例患者中，有15例重返先前的工作。所有患者修改了完成任务的方式后，都能够完成大部分任务。但是，会阴部护理和手部在比较紧的空间里操作是最困难的。Gohritz和他的同事注意到，部分关节融合失败后行全腕关节融合术时，可使20例患者中的18例疼痛减轻，其中67%为休息位时，46%为受力时。休息位时疼痛完全缓解者有7例，而有2例患者在受力情况下疼痛完全缓解，病变侧握力可达对侧握力的53%。

九、腕关节制动的其他选择

长时间制动腕关节可能会导致僵硬、疼痛和无力。Skirven发明了另外一种支具，允许腕关节术后进行有限的活动。这种弹性腕关节支具在1989年被Bora和他的同事报道应用于舟骨骨折（图76－8）。它们相比于完全制动，该支具有以下优势：①控制和保留腕关节小范围内腕关节活动，②减少骨质丢失；③保持关节软骨良好；④促进愈合；⑤增加完成日常生活的独立性。该支具允许腕关节约30°屈伸活动，限制桡偏、尺偏，休息位时

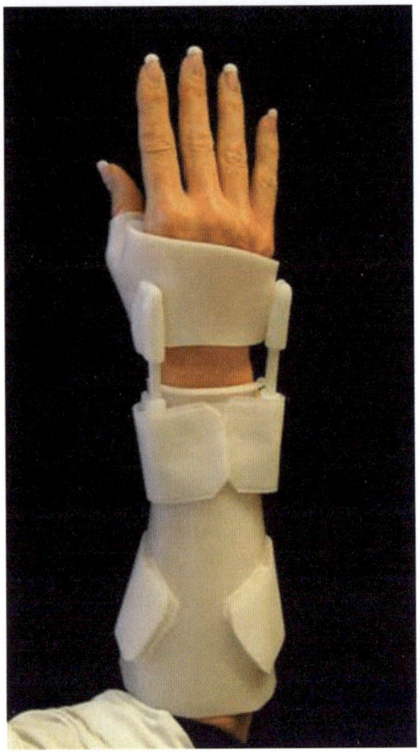

图76－8 灵活的腕部矫形器可用于术后限制和控制腕部运动

可提供支持和稳定。它可应用于腕骨间融合术后，术后石膏固定合适时间后，当影像学上显示愈合的情况下，也需要可靠的患者。必须时刻佩戴，仅在清洁时拆卸。

十、腕关节僵硬

腕关节挽救手术是为了减轻疼痛、恢复稳定性和力量，以最佳发挥手腕功能，而不是追求最大活动范围。腕关节活动和保持稳定必须保持平衡。当挽救手术后腕关节因为炎症和瘢痕形成（除手术融合所致活动受限外）而僵硬时，康复师和医师必须考虑这个平衡。可能需要支具施加低负荷长时间的应力以增加活动度，当X线片确认有坚强的骨愈合（对腕骨间融合者可能需要8～16周），且融合足以抵抗张力时，则不再需要使用保护性支具。而腕关节没有达到预期的活动度（取决于手术方式），对于患者来说不能正常发挥功能时，为挽救术后腕关节僵硬的患者定做支具需要掌握合适的目标和合理的指导原则。有关腕关节功能性活动度的研究和各

种手术后可获得的平均活动度的研究为设立目标的基础。康复师必须认识到挽救性手术后活动度必然会有所改变，如果康复师和（或）患者尝试超限范围活动时，就可能会发生融合失败。挽救手术后佩戴支具以求获得更大活动度时，康复师必须保证维持稳定性，观察运动学已经发生的改变，避免过度负重，重视新的活动度。Shultz-Johnson强调客观地评价治疗中施加负荷时组织的反应情况，以指导治疗过程。红、肿、热、痛、活动度或力量丢失都是应力不合适的信号。

十一、小结

腕关节挽救性手术的目标是腕关节无痛、稳定，改善手和上肢的功能。除了全腕关节融合外，医师和康复师应尽可能使腕关节获得功能性活动度。手术方式选择取决于腕关节的病理改变和受累的腕骨。术后康复因手术方式而异，取决于手术方式和预期活动度。患者、医师和康复师必须共同努力以达到理想的无痛功能。医师和康复师的交流对最大限度改善最终活动度和功能结果是至关重要的。

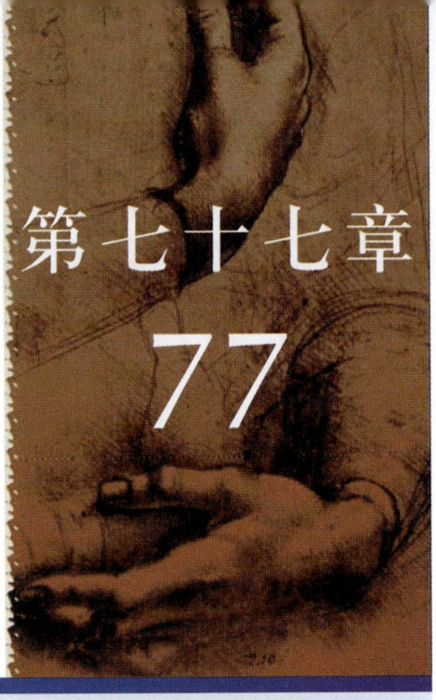

第七十七章

77

腕关节镜

原著者 A.LEE OSTERMAN, MD AND CHRIS LINCOSKI, MD
译校者 袁　伟　陈学明

关键点

- 诊断性腕关节镜已经改变了我们对疼痛性腕关节的理解。
- 治疗性腕关节镜彻底改变了许多腕关节异常的治疗。

手外科几乎没有什么进展比腕关节镜更激动人心了。腕关节镜使用最微创的切口，使医师能够看清腕关节疼痛的“黑匣子”，以确定诊断。它可以直视关节内的病理改变，而之前只能通过间接的查体和影像学检查评估。和其他部位的关节镜一样，腕关节镜最开始作为一种诊断工具，以获得对关节内病理改变的更深入的认识。最近开始被用于微创治疗。除外诊断作用，治疗性腕关节的主要指征包括：①治疗三角纤维软骨（triangular fibrocartilage，TFC）复合体撕裂；②治疗腕关节内韧带损伤；③治疗关节内桡骨远端和舟骨骨折；④腱鞘囊肿切除术；⑤挽救性手术，如钩骨软骨成形术、桡骨茎突切除术和近排软骨切除术（框77–1）。本章详细介绍了其中的一些手术。很明显，腕关节镜已经成为许多腕关节内病理改变的病因的诊断和治疗标准。

一、诊断性关节镜

要安全地查看腕关节而同时避免损伤就需要牵引以扩大腕关节间隙（图77–1）。标准入路在背侧，根据伸肌间室的间隙命名（图77–2）。为检查桡腕关节和腕骨间关节最少需要3个切口。工作入路，在舟月骨间隙处进入腕关节，经过该入路可探及大部分桡腕关节（图77–3）。因为桡腕关节间隙为弧形，所以尺侧入路（4–5或6–R），是评估月–尺交界处（lunatotriquetral，LT）、桡桡关节和手腕桡背侧的必要条件。腕骨间关节是腕关节病理改变的基础，是解释韧带损伤后关节反应的关键所在。因此桡侧和尺侧腕骨间入路应该是任何诊断性腕关节镜的标准入路。下尺桡关节镜也可以做，但是并不是诊断性关节镜的常规项目，除非提示有该关节的游离体或滑囊炎。详尽系统的入路可以看清腕关节解剖结构的关键部分（框77–2）。

框77-1 腕关节关节镜手术

滑膜切除术

- 炎症性关节炎
- 败血性腕关节
- Kienbock病

软骨损伤的评估与治疗

- 软骨切除术
- 清除松动或异常

三角纤维软骨损伤

- 清创术
- 修复边缘撕裂
- 关节镜晶片手术

评价和处理腕关节不稳定

- 简单的清创
- 关节镜下复位内固定
- 收缩关节囊

关节镜治疗骨折

- 桡骨远端
- 手舟骨

背侧腱鞘囊肿切除

腕关节解除挛缩

关节镜抢救手术

- 桡骨茎突切除术
- 近排腕骨切除术

腕关节镜

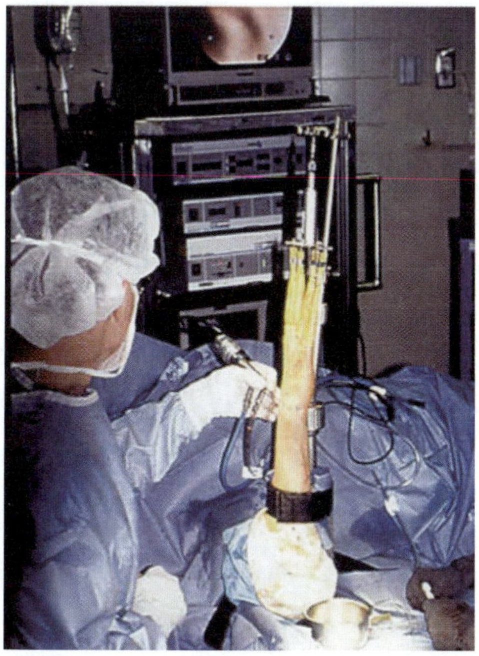

图77-1 标准的腕关节镜手术设置。基于伸肌肌间隔，背侧入路是基本路径。由腕关节塔进行关节牵引。图像在监视器中获取

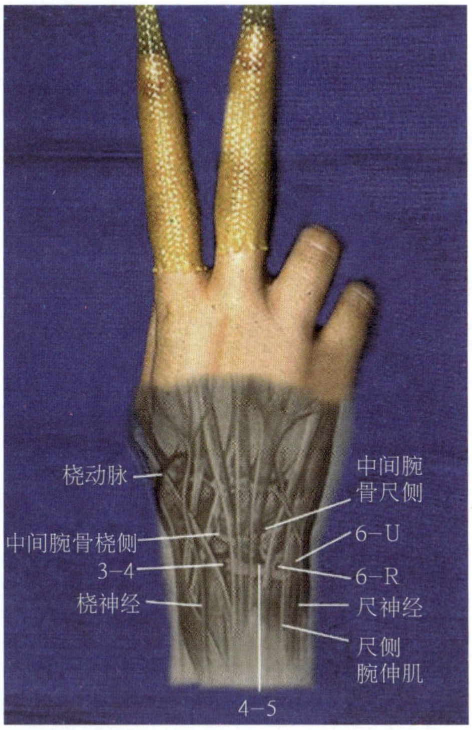

图77-2 腕关节入路

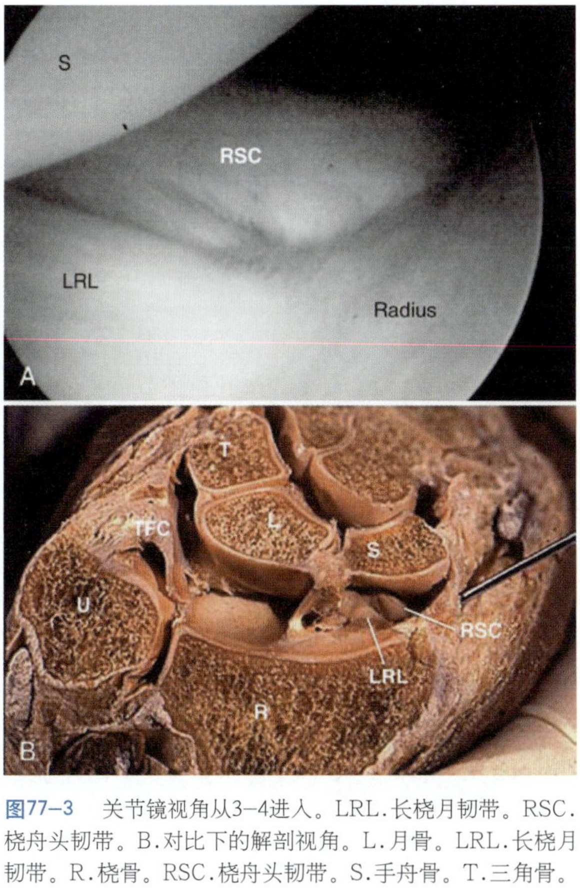

图77-3 关节镜视角从3-4进入。LRL.长桡月韧带。RSC.桡舟头韧带。B.对比下的解剖视角。L.月骨。LRL.长桡月韧带。R.桡骨。RSC.桡舟头韧带。S.手舟骨。T.三角骨。TFC.三角形纤维软骨。U.尺骨

框77-2 结构可视化关节镜术

桡腕关节
　桡舟头韧带
长桡月韧带
血管脂肪垫
内在的舟月韧带
短桡月韧带
近端关节面：手舟骨、月骨、三角骨
远端桡骨关节面
TFC：中央和外周
尺月和尺三角韧带
茎突前隐窝
豆三角关节
背侧桡腕韧带
腕中间关节
　手舟骨、月骨及三角骨的远端关节面
头状骨、钩骨、小多角骨、小多角骨的近端关节面
腕骨间韧带
　手舟骨-大多角骨韧带、手舟骨-头状骨韧带，弓状韧带，三角骨-头状骨韧带，三角骨-钩骨韧带
Poirier间隙
远侧桡月关节
TFC的下表面
乙状切迹

许多研究都验证了腕关节镜相比于先进的影像学检查如关节造影、CAT扫描和MRI更有优势。即便是高分辨率的扫描仪，对内在韧带的病理改变、关节软骨病变和周围TFC撕裂，腕关节镜仍有优势。诊断的局限也是存在的，在于并非所有病理改变都是有症状的，所有关节镜下发现都应该和临床表现结合起来。往往需要结合临床检查、影像学和关节镜所见，才能得出腕关节疾病的正确的治疗方法。

（一）腕关节镜在治疗三角韧带软骨损伤中的作用

TFC损伤常常是腕关节疼痛的原因。腕关节镜已成为诊断和治疗这些损伤的标准（图77-4）。解剖、生物力学、损伤机制及临床表现和影像学已在之前的章节中论述。

目前有几种不同的分类系统，而我们发现Palmer提出的最为有效。他把损伤分为两大类：

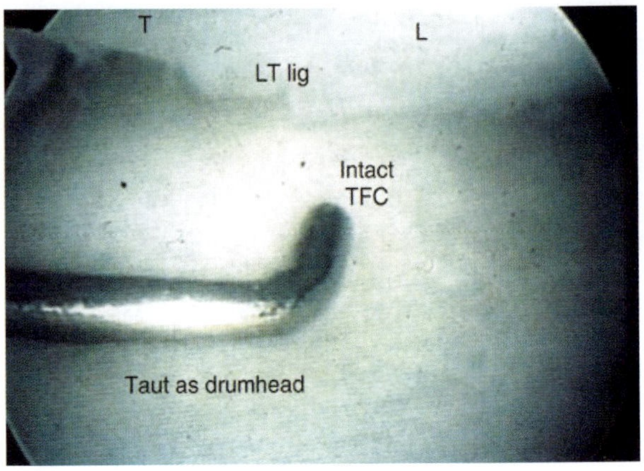

呼77-4　正常关节镜视角下探测时有正常弹性的完整的三角形纤维软骨。（监测路从3-4进入，操作路从6-R进入）LT lig.月三角韧带。L.月骨。T.三角骨

创伤性（Ⅰ型）和退变性（Ⅱ型）。创伤性损伤根据TFC复合体内撕裂的位置分类（图77-5）。退变性损伤与正向尺骨变异有关，常伴周围结构损伤，如LT韧带和月三角骨关节表面，以及尺骨远端损伤。

（二）关节镜治疗的适应证

大部分急性TFC损伤的初始治疗为制动。必须注意排除任何下尺桡关节的明显不稳定，和相关损伤如尺侧腕伸肌（extensor carpi ulnaris，ECU）肌腱半脱位。如果常规X线片阴性且无不稳定，建议制动4周。周围撕裂因为血供良好一般能够愈合。对一些患者，明智地使用激素注射以平息局部滑膜炎或尺侧腕伸肌肌腱炎，配合短疗程的腕关节康复，也有帮助。很多中央撕裂尽管没有愈合，但症状也消失了。在一项最近的研究中，我们随访了无症状TFC撕裂的自然病程和治疗患者。研究显示创伤性TFC撕裂合并中位尺骨变异一般不会随时间恶化，平均9.5年时间里都是无症状的。相比之下，合并正向尺骨变异的TFC撕裂随着时间推移，在症状上和影像学表现上都趋于恶化。Mikic和其他人的研究揭示了年龄相关的TFC穿孔。在Mikic的研究中，30岁以下的患者中腕关节未见TFC穿孔，但是30岁以后，年龄增长与穿孔进展呈线性关系，50岁以上老年人所有标本都显示有TFC穿孔。这些解剖上的发现支持TFC中央部分的损害可以无症状的理念。记住这点很重要，

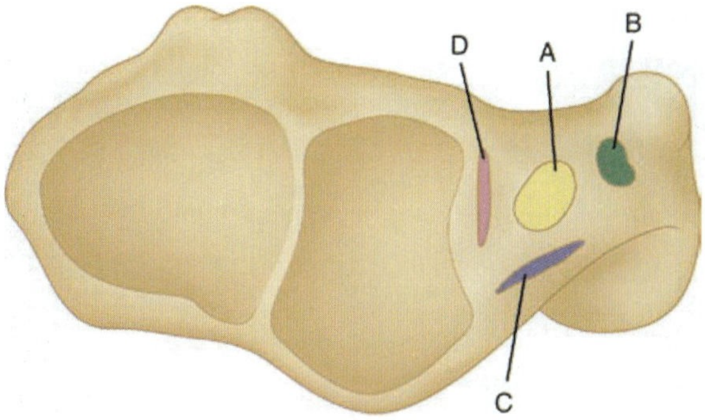

图77-5 急性三角形纤维复合体（TFCC）损伤的Palmer分类。1-A型损伤，包括TFCC中央和水平部分的撕裂（A）。1-B型损伤，TFCC从尺骨远端撕裂，合并或不合并尺骨茎突的骨折（B）。1-C型损伤，TFCC通过尺月韧带及尺三角韧带在月骨及三角骨远端附着处的撕裂（C）。1-D型损伤，TFCC从乙状切迹嵌入桡骨的部位的分离（D）。（Modified From Plamer AK. Triangular fibrocartilage complex lesions: a classification. J Hand Surg. 1989;14A:601, Figure 11.）

在把患者的疼痛症状完全归因于影像学所见的穿孔之前。

关节镜TFC手术的适应证为：①确诊或提示有TFC损伤；②伴有腕关节尺侧症状，明显影响活动；③包括休息、制动和抗炎在内的非手术治疗失败。一般来说，在初始损伤后我们至少等待3～4个月。

（三）ⅠA型病变的关节镜下治疗

ⅠA型病变独立的TFC中央型撕裂不伴有不稳定。对于伴有中位或负向尺骨变异而经非手术治疗无缓解的患者，关节镜下对撕裂的不稳定部分进行有限的清理，可使疼痛症状显著缓解（图77-6）。如果无关节镜治疗条件的话可行开放清理。

有学者检测过TFC中央部分切除之后的生物力学影响。切除TFC中央部分2/3而保留掌背韧带和尺桡韧带及尺腕韧带，对前臂轴向负荷转移和稳定性无影响。切除超过2/3或者损伤韧带部分会降低下尺桡关节稳定性。Adams强调TFC周围2mm必须保留，以避免这种不稳定的问题。

（四）ⅠB型病变的关节镜下治疗

诊断慢性ⅠB型撕裂有时很困难。临床上，除

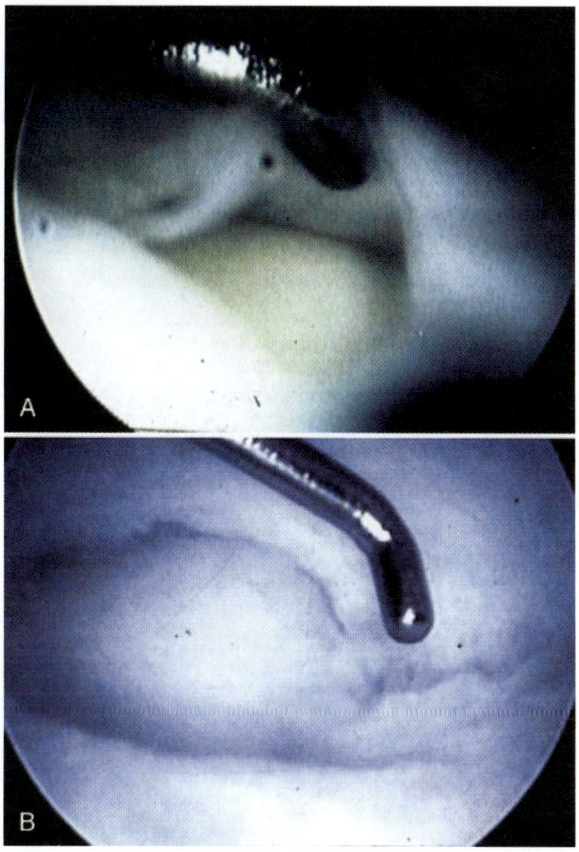

图77-6 A.探针正在抬高三角形纤维软骨（TFC）中央部分不稳定的瓣。在这个中立变异腕关节中，远端尺骨软骨是正常的。B.将不稳定的TFC瓣清除后

了腕关节桡侧疼痛和TFC应力试验阳性外，还常有下尺桡关节不稳定的表现。单独病变而不伴有尺骨茎突骨折者，X线片表现正常。下尺桡关节造影是最准确的诊断方法，与MRI相比能确诊60%该类撕裂。钆剂注射的应用可调高MRI的敏感性。

但是关节镜在确诊周围撕裂上非常理想。通过桡侧入路，检查者可观察到周围滑膜炎，清除它们之后，周围撕裂就很明显了。病理表现为TFC失去正常的张力（图77-7）。通过桡侧入路插入探针，可触及TFC的张力。正如Hermansdorfer和Kleinman所描述的，TFC的张力应该像鼓面或者蹦床一样紧张。如果探针陷入TFC，就像插入羽绒床一样，应该考虑存在周围撕裂。

治疗ⅡB型周围撕裂需要注意一点，这种损伤往往合并尺侧腕伸肌腱半脱位。ECU腱鞘的纤维板和周围TFC关系密切。腕关节高度旋后的情况下两个结构可同时撕裂。Melone和Nathan描述了

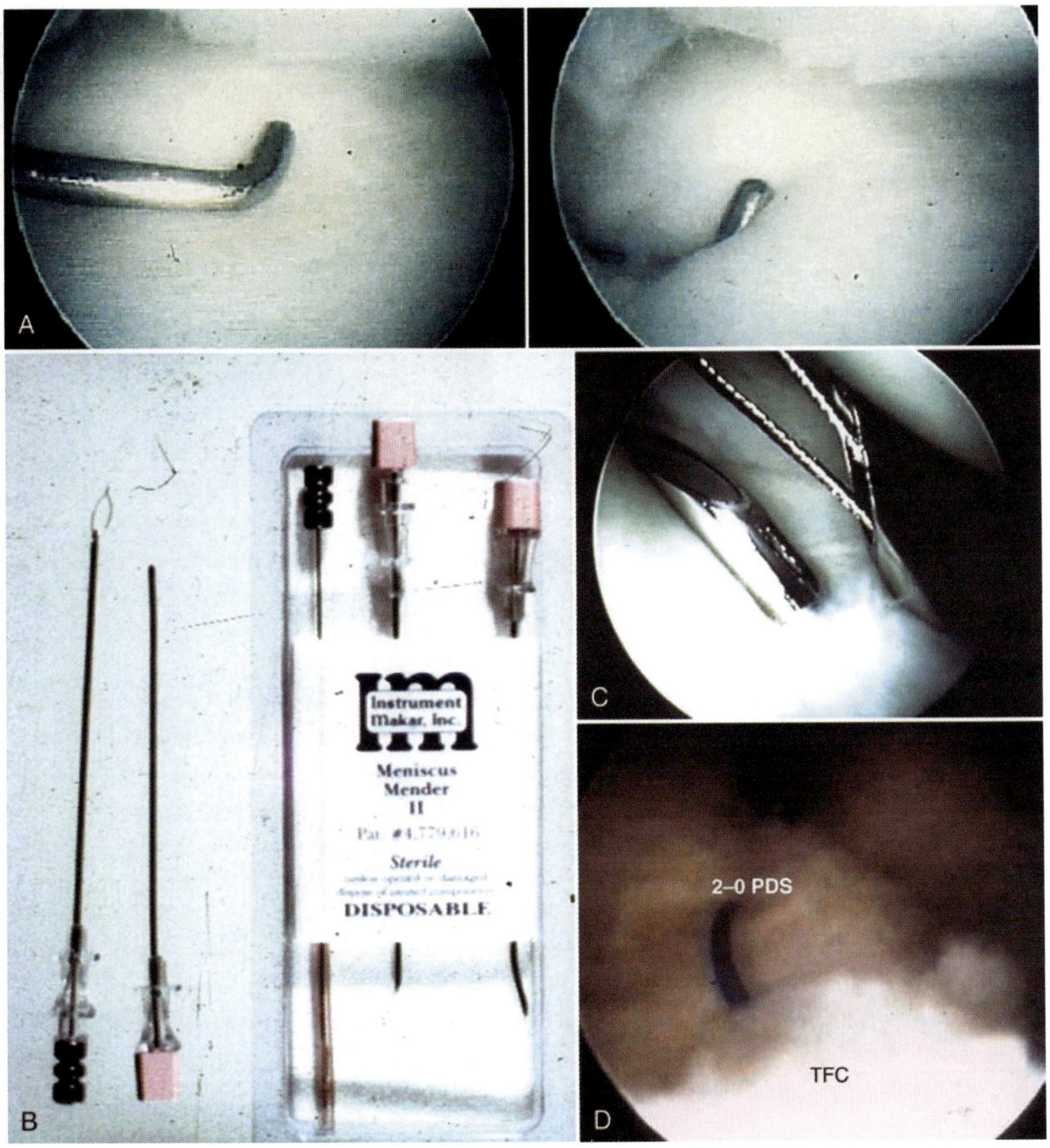

图77–7 A.外周三角形纤维软骨（TFC）撕裂并失去顺应性，使探针陷入疏松表面。与中心撕裂不同，纤维组织和不完全愈合掩盖了撕裂。B。半月板修复针与2–0聚对二氧环己酮缝线用于外–内修复。C.关节镜视角。关节镜下修复1–B型周围TFC复合撕裂。两根空心的针穿过撕裂部位。一个针上的线圈使用2–0缝合撕裂。缝合包膜。D.缝合靠近撕裂部位并恢复TFC复合体的张力

一种腕关节尺侧的连续损伤，从ECU腱鞘开始，延续至TFC周围部分，继续至尺侧外在韧带和LT韧带。ECU半脱位伴随周围撕裂为这种连续损伤的早期阶段。治疗不仅需要关节镜下修复周围TFC撕裂，还要开放重建ECU腱鞘。多个研究显示关节镜下修复比开放修复效果更好。

关节镜下修复有2个关键技术。它们都采用由外而内的入路，但是入路的方向不同。Poehling更推崇Tuohy针技术，将缝线从腕关节桡侧穿过撕裂处，从尺侧收回打结。这种修复技术的一个顾虑是对口切开的位置和出针点有些不易控制。尺侧背感觉神经刺激相关的并发症已有报道。目前，我们喜欢用由Whipple1最先采用的从尺侧开始的外–内技术。

（五）ⅠC型病变的关节镜下治疗

ⅠC型病变包括TFC从尺侧外在韧带复合体断

裂。在临床上，患者可能出现腕骨旋前畸形。影像学检查没有太大用处。在关节镜下，可通过尺侧外在韧带张力丧失和容易直视豆三角关节诊断。Tay和他的同事描述了一种与延伸至尺侧外在韧带的撕裂病变相关的阳性的小凹征。

（六）作者推荐的方法

如果尺侧外在韧带损伤是可以修复的，我们会在三角骨鼻烟窝区域ECU肌腱掌侧做一1cm的切口。注意避免损伤尺神经手背支或者尺掌侧神经血管结构。所用技术与周围TFC损伤的外-内修复技术相似。针通过尺侧外在韧带损伤处穿过关节囊，环形的2-0号聚二氧六环酮缝线（polydioxanone，PDS）被带出并在关节囊水平打结。当该病变出现且在关节镜下修复之后，常常需要像在IB型里描述的那样内折TFC韧带的尺背侧部分。

（七）ⅠD型病变的关节镜下治疗

ⅠD型病变为TFC从桡骨远端的乙状切迹分离（图77-8）。这种损伤虽然不在Plamer分类范围之内，但可以进一步分类为一个独立的类型，并且和桡骨远端骨折相关。实际上这是桡骨远端骨折最常见的周围撕裂损伤。正常情况下，桡骨的关节软骨围绕内侧角延续至乙状切迹。TFC起自关节的这个位置。由于有软骨屏障，血供方面的研究显示此种桡骨撕裂的愈合能力很差。但是如果该软骨因为骨折或其他机械性原因而破损，断端附着在血供良好的骨上，也可以愈合。Cooney和他的同事报道过开放桡侧TFC修复的优良结果。关节镜修复技术由Sagerman和Short、Jantea和他的同事，以及Trumble和他的同事报道。

大部分独立的撕裂，而不伴有不稳定者，最好的治疗是像对待ⅠA型病变那样进行简单清理。

（八）Ⅱ型：退变性三角纤维软骨病变

退变性撕裂与腕关节尺侧慢性过度负重有关。最初的病例改变不在TFC而是慢性尺骨撞击的结果。一旦出现症状，病变就不断进展，并随时间推移不断恶化。因为这个原因，我们推荐对症状明显的患者行手术矫正。尺骨撞击可以是原发的或继发的。中位或正向尺骨变异者73%的标本显示有撕裂或穿孔，相比之下，负向尺骨变异者只有17%。继发因素最常见是包括远端桡骨骨折的创伤。Short及其同事证明桡骨远端背倾增大与轴向负重时应力向尺骨远端转移相关。尺骨撞击可以是动态的，只在负重活动如抓握或者用力旋转时出现。因此，静态时中位甚至负向尺骨变异者可能存在动态尺骨撞击。关节镜在治疗原发尺骨撞击中有肯定的作用，而在继发撞击中，常需要尺骨短缩截骨。

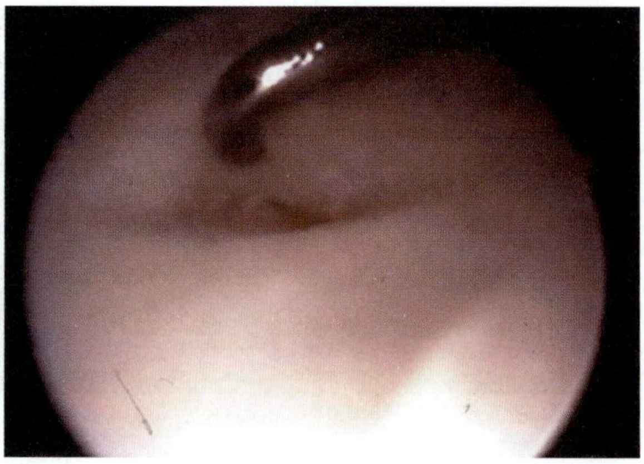

图77-8 外伤性桡骨Ⅰ-D型三角形纤维软骨撕裂。这样的孤立型撕裂是可以被清除的

在Palmer的纲要中，尺骨撞击的进展性退变被分为5个亚组，如框77-3所示。

主诉非创伤性腕关节尺侧疼痛的老年患者应考虑退变性撕裂的诊断。查体桡骨远端压痛，腕关节旋转和负重时加重。TFC挤压试验常阳性。应做其他诱发性手法检查如shuck test以评价LT韧带的稳定性。如果存在下尺桡关节骨性关节炎的话，下尺桡关节挤压试验可阳性。旋前旋后位的握力测量也有帮助。

正如前文所提到的，尺骨变异的X线片非常重要（图77-9）。在月骨尺侧面或尺骨头出现任何与关节囊改变有关的表现都应该记录下来，以及任何下尺桡关节不匹配和骨性关节炎。腕关节造影现在很少用了，但是桡腕注射可显示中央TFC撕裂，腕骨间关节造影可显示LT穿孔。

MRI已应用于诊断桡骨撞击。有症状的患者伴有月骨尺侧局部信号改变。信号异常不要和Kienbock病相混淆。Imaeda和他的同事在尺骨撞击的患者中87%在月骨尺侧有异常信号，43%在三角骨有类似的改变，10%在尺骨头的桡侧有这种改

框77-3 分类Ⅱ——退变（尺腕撞击综合征）

慢性——退变性损伤
A：三角形纤维软骨的水平部分退变合并或不合并贯穿
B：三角形纤维软骨的水平部分退变合并或不合并贯穿
　+月骨或尺骨软骨软化（或都存在）
C：三角形纤维软骨水平全层贯穿
　+月骨或尺骨软骨软化（或都存在）
D：三角形纤维软骨贯穿
　+月骨或尺骨软骨软化（或都存在）
　+月三角韧带贯穿
E：三角形纤维软骨贯穿
　+月骨或尺骨软骨软化（或都存在）
　+月三角韧带贯穿
　+尺腕关节关节炎

LT，lunatotriquetral；TFCC，triangular fibrocartilage complex；w/o，without.

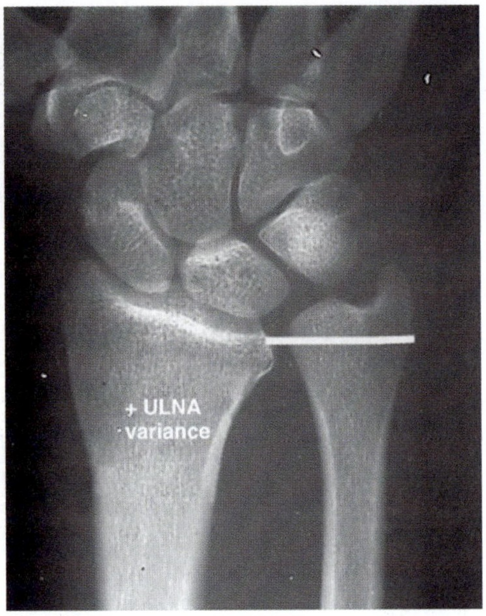

图77-9 旋转中立位的尺侧变化视角

变。手术矫正后，异常信号常恢复正常。MRI也可精确地显示TFC撕裂，但是对LT韧带的改变不敏感。

诊断性腕关节镜是尺骨撞击病变分期最好的方法。腕关节镜可以直接评估软骨表面，可看到软骨纤维化或更严重的软骨改变的证据，而这些目前的影像学技术是无法看到的。TFC病变通常位于中央，与创伤性的线性撕裂相比边缘更加破碎（图77-10）。月三角骨和LT关节的稳定性不仅应用桡腕入路、而且应采用腕骨间入路评估。

1.治疗

治疗尺骨撞击的最初目的是减轻负荷，使尺侧腕骨和尺骨头减压。减压同时可行尺骨短缩截骨、部分尺骨头切除或者尺骨挽救性手术。尺骨短缩截骨在1941年由Milch最先提出。Mayo医疗团队对尺骨短缩很感兴趣，现在该手术因坚强内固定方法的使用而改良。桡骨头部分切除，所谓的Wafer手术，切除尺骨远端长出的部分，而保留下尺桡关节完整。Feldon和他的同事设计了一种开放Wafer技术，现在常在关节镜下施行。下尺桡关节挽救性手术，如改良的Darrach手术，半切除补植手术，在下尺桡关节出现骨性关节炎时应用最好。

2.Ⅱ型：D和E

这些是尺骨撞击综合征的晚期表现，表现为LT韧带破损伴有不同程度的不稳定。按照Ⅱ-C型病变所描述的那样行关节镜下TFC清理后，要通过桡腕和腕骨间关节入路对LT间隙进行评估。如果韧带有磨损，但腕骨间关节的LT面未见显著的台阶感，且钩骨没有软骨软化改变的话，可以做类似ⅡC型病变一样的关节镜下Wafer手术。在年长者更是如此。

如果有LT不稳定的证据，如尺侧外在韧带磨损，腕骨间关节的LT面移位，和钩骨表面软骨软化的表现，更倾向做尺骨短缩截骨。将LT韧带的磨损部分清除，一些病例可以做钩骨的软骨成形术。如果在下尺桡关节有显著的关节炎的表现，预示应做挽救性手术。

应采用短臂石膏固定4周，然后开始分级治疗计划，术后4个月能达到最大程度改善。

关节镜治疗退变性Ⅱ型病变的最佳结果需要长期随访观察。3～5年的结果显示在75%的病例中可达优良结果。

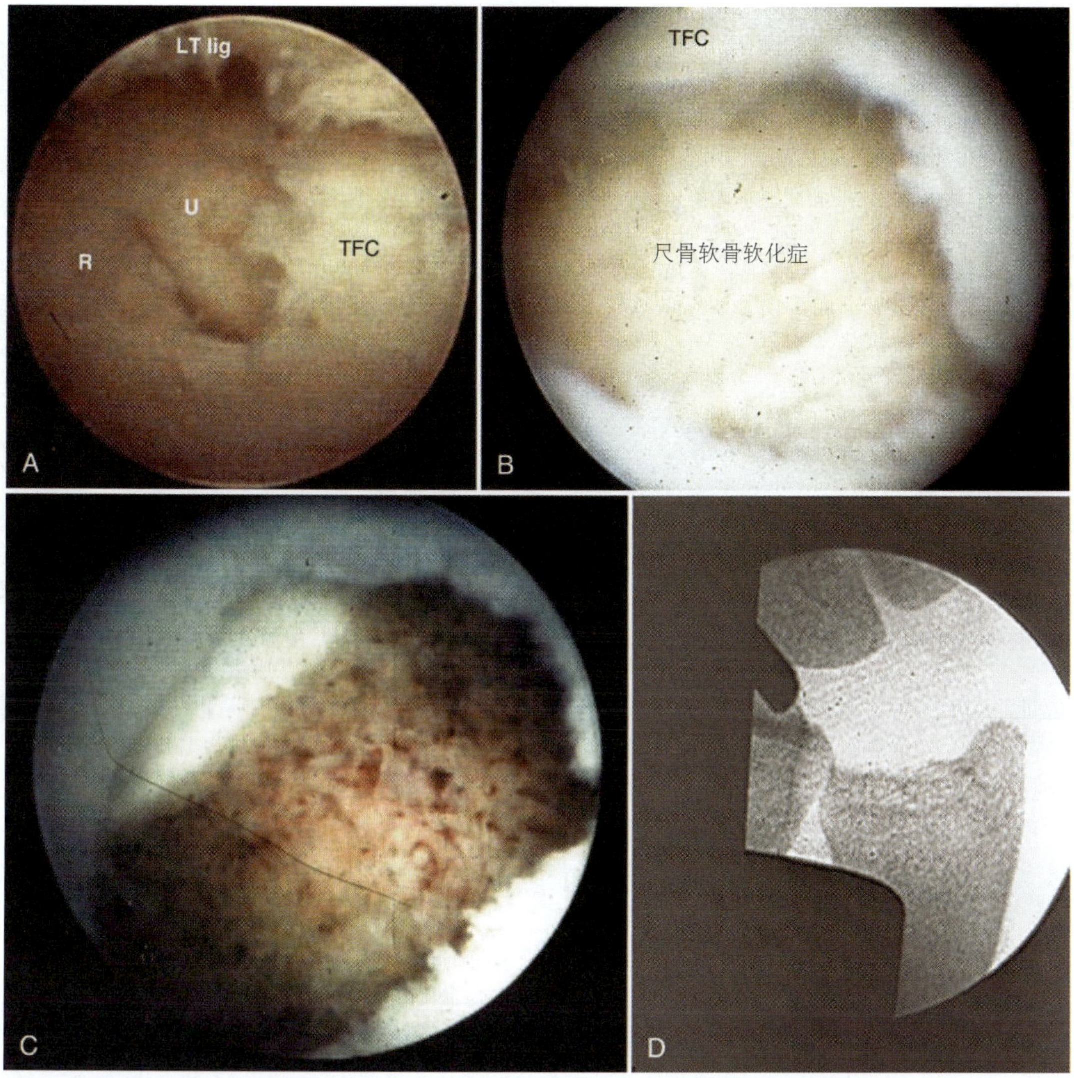

图77–10 A.尺骨撞击综合征：纤维化退行性Ⅱ型三角纤维软骨（TFC）损伤。B.远端尺骨软骨下的退化。C.通过被清除的TFC边缘看关节镜下晶片切除3毫米远端尺骨。D.透视检查证实切除了足够多的远端尺骨以产生2毫米摄片上的尺骨变异。Lt lig，月三角韧带；B，桡侧；U，尺侧

二、关节镜在腕关节韧带损伤治疗中的应用

目前腕关节镜在评估和治疗腕骨本身不稳定的适应证为：①确定临床或影像学怀疑的诊断；②确定撕裂的程度和关节对它的反应，包括滑膜炎和软骨软化的范围；③基于关节镜检查结果选择手术方式；④关节镜下行清理术或复位及稳定。

研究证实与腕关节造影或MRI相比，腕关节镜有更高的准确率和敏感性。在两种病变同时存在的情况下更是如此。Weiss和他的同事指出与腕关节镜相比，目前腕关节造影仅能正确显示60%的内在韧带损伤。而且，腕关节镜不能评估撕裂的程度，和相关的软骨损伤的表现。用改良分辨率的专用腕关节MRI线圈，可以确认舟月撕裂，但是仍不能准确分辨LT韧带的病变。

了解韧带损伤的具体情况可以更加准确地选择重建手术的方式。例如，腕关节可显示舟月韧带是否够长，当考虑韧带修复和加强的时候。对确定关节炎是否严重到不能行重建手术也有帮助。

（一）舟月病变

舟月不稳定尚无理想、可靠的治疗方法。当出现不稳定时，开放稳定，不管采用何种方法，常会带来更多的并发症。关节镜在诊断中的作用确切，但是治疗作用仍未得到证实。

Berger最近做的解剖学研究阐述了内在舟月韧带的复杂解剖，背侧和掌侧纤维成分是主要稳定结构，而中央部分是膜性结构，对韧带力量贡献很少。

目前，舟月内在损伤可基于关节造影和关节镜表现分级（框77–4）。在I期病变中，韧带受牵拉而冗长，但是桡腕关节触诊显示其是完整的（图77–11）。腕骨间关节的评估显示舟月交界面轻微不稳定，无反应性软骨和滑膜改变（图77–12，表77–1）。此为动态不稳定，是做关节囊紧缩手术的最佳适应证。

Ⅱ期病变表现为韧带中央或膜性部分穿孔（图77–13）。腕骨间接触面轻微不稳定，无反应性滑膜或软骨改变。单纯清理韧带破损的边缘通常就足够了。在两个短期的随访研究中，Ruch及其同事和Weiss及其同事指出85%的患者均有改善。

Ⅲ期病变中，中央膜性撕裂延伸到掌背侧的纤维部分。腕骨间关节检查显示接触面不稳定，可容许2mm的探针进入。在舟小多角骨关节有反应性滑膜炎的表现，而在舟骨的远点有软骨改变。

Ⅳ期病变特点为舟月完全不稳定，内镜可自由通过腕骨间关节。此种病变通常是无法通过腕关节镜修复的。

（二）月三角骨内在韧带病变

和舟月韧带一样，LT韧带也由3部分组成——掌背侧纤维稳定装置和中央膜性部分。韧带的纤维部分在掌侧并入尺侧外在韧带，在背侧并入桡侧LT韧带。慢性LT韧带撕裂可细分为创伤性和退变性。LT韧带部分撕裂较完全撕裂更为常见。对于部分撕裂更倾向于进行有限的清理。完全撕裂者，经桡腕骨间入路的腕关节镜可显示LT不稳定，常

框77–4　桡腕分期（Geissler）

阶段1：出血+舟月间隙消失

阶段2：探针可进入舟月间隙

阶段3：探针可在舟月间隙内旋转

阶段4：2.7mm关节镜途经舟月骨进入中间腕骨

MC，midcarpal；SL，scapholunate.

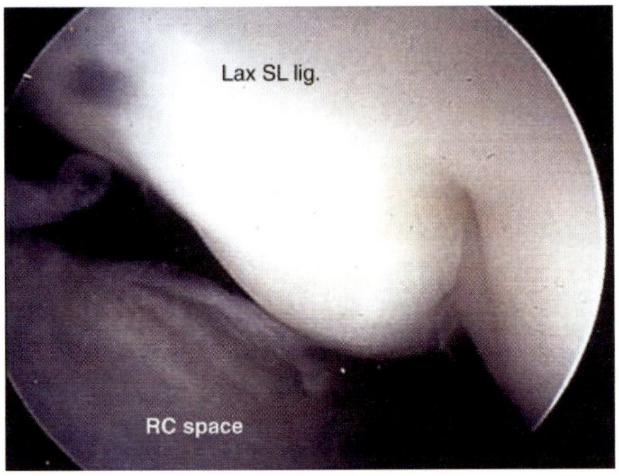

图77–11　A3–4监测路视角，显示舟月韧带（SL）赘余而松弛

伴有钩骨近端软骨改变。这些病例倾向做关节镜下复位和内固定术。单独LT韧带撕裂并不会产生近排腕骨掌屈不稳定形式，但这种不稳定出现的时候，表示内在和外在韧带都损伤了，这是用关节镜无法处理的。

（三）退变性月三角撕裂

不是所有的LT韧带撕裂都是创伤性的。Viegas和他的同事的研究显示年龄和LT韧带撕裂呈正相关关系。60岁以上患者的腕关节，有27%LT韧带出现撕裂，而在45岁以下的患者中未见有撕裂者。另一个支持退变因素的证据是TFC撕裂和正向尺骨变异也随着年龄增长而增加。正如在前文讲尺骨撞击病变（ⅡD期和ⅡE期LT退变性撕裂）时提到的，必须注意尺骨撞击的减压。例如，如果做了尺侧短缩截骨的话，LT间隙的稳定性应该在术后评估。后续的LT韧带的治疗按照部分和全部创伤性病变的治疗流程进行。

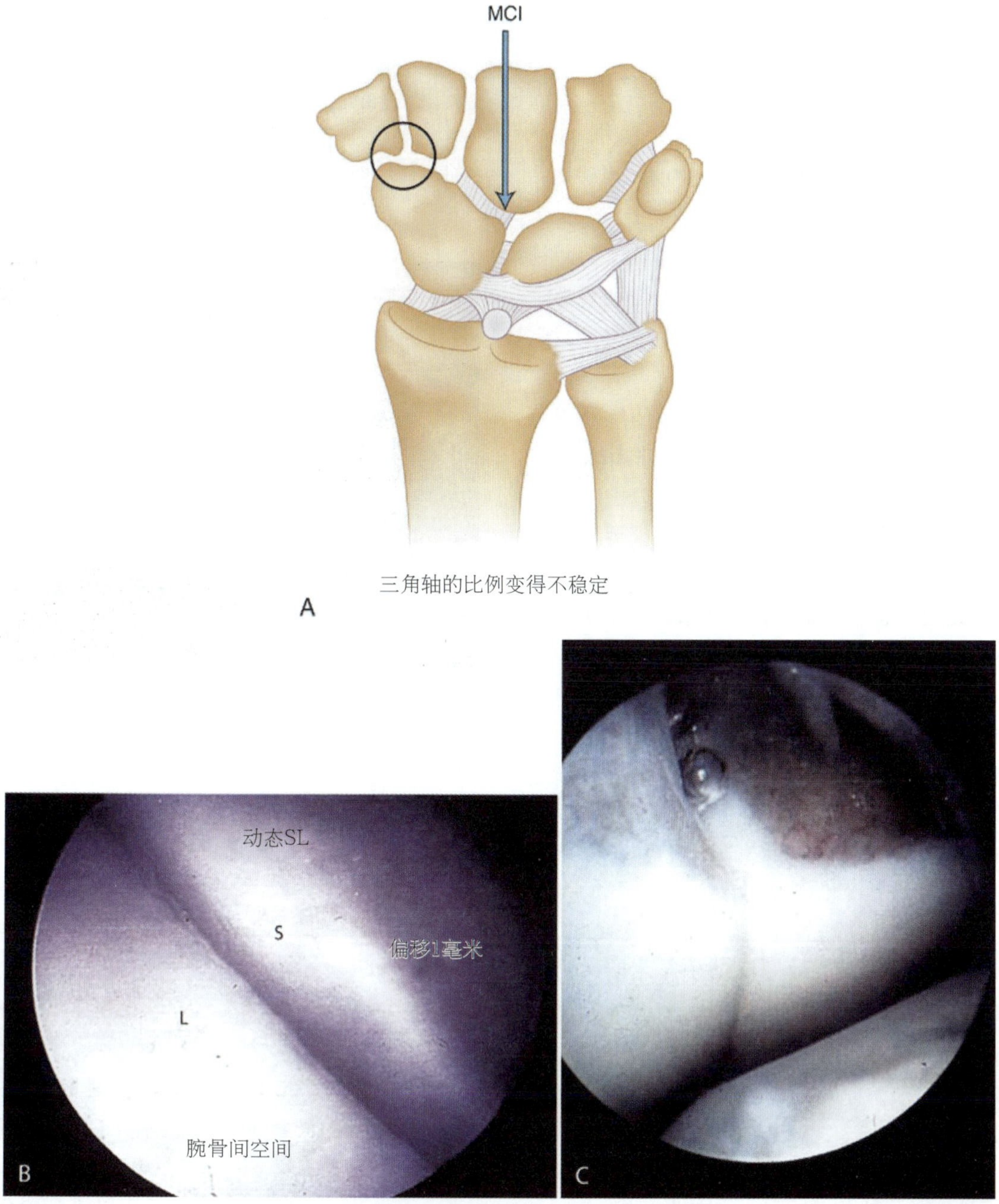

图77–12 A.强调腕关节镜检查在舟月损伤分期中的作用。舟月骨不稳定的程度与舟月骨界面（MCI，中间腕骨界面）的偏移量和三关节区的反应性变化成正比。B.动态的阶段1不稳定的典型的偏移和表现。C.在阶段1的不稳定的正常的三关节

表77–1 中间腕骨分期（Osterman）

Ⅰ期	中间腕骨无不协调	正常的三关节
Ⅱ期	小间隙<1mm	三关节滑膜炎
Ⅲ期	中间腕骨通过穿刺针塌陷	三关节软骨软化
Ⅳ期	2.7mm关节镜途经	三关节软骨软化

MC，midcarpal.

三、腕关节镜在治疗桡骨远端骨折的应用

腕关节镜被越来越多地应用于桡骨远端的关节内骨折的治疗。可以清楚地评估关节面复位是否良好和腕骨间软组织损伤的程度。另外，还可使用经

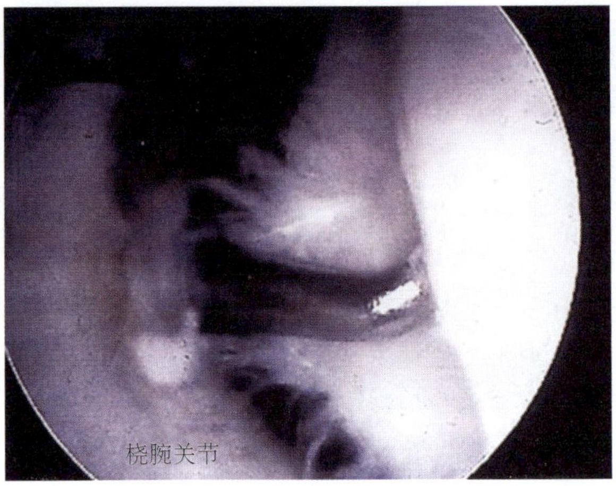

图77-13 处于阶段2的舟月韧带的膜部撕裂。建议清创治疗。RC，桡腕

皮钉辅助解剖重建和保持关节面复位。

（一）适应证

关节镜辅助复位和内固定的适应证包括桡骨远端关节内骨折，尝试闭合复位后关节面移位超过2mm（图74-14）。它也适合无移位的关节内骨折或者关节外桡骨远端骨折，当提示有腕关节韧带损伤的时候。它可以和多种固定技术联合使用，包括经皮钉、外固定和切开复位内固定（open reduction and internal fixation，ORIF）。如果有显著骨缺损的话，这种情况常见于冲模碎片增加之后，建议有限地切开植骨。禁忌证包括筋膜室综合征，严重软组织损伤，明显正中神经损伤，或者开放关节损伤。

桡骨远端骨折多数不需要腕关节镜。过去5年在我们的三级医院里，仅有15%的桡骨远端骨折进行了腕关节镜诊疗，而30%的患者用石膏或针固定/外固定，45%需要ORIF。

（二）评估和诊疗相关的软组织损伤

腕关节镜对于评估桡骨远端骨折相关的腕骨间软组织损伤范围很有帮助。这种病变很多情况下难以，甚至无法通过影像学技术评估。Geissler和他的同事评估60位移位的桡骨骨折患者，发现68%有腕关节软组织损伤，包括43%TFC损伤，32%有舟月骨间撕裂，15%有LT韧带撕裂，20%合并多发软组织损伤。腕骨的软骨病变的发生率在23%～44%。

完全和部分舟月内在韧带撕裂与桡骨向背侧移位超过20°、桡骨茎突和压缩的月骨冲击骨折及复位前X线片上静态近排腕骨背伸不稳定相关（图77-15），而与桡骨短缩或尺骨茎突骨折不相关。当腕关节对线不良在桡腕间隙和腕骨间隙都很明显，探针或关节镜可通过桡腕关节至腕骨间关节的时候，提示应行关节镜复位和内固定。在我们的病例

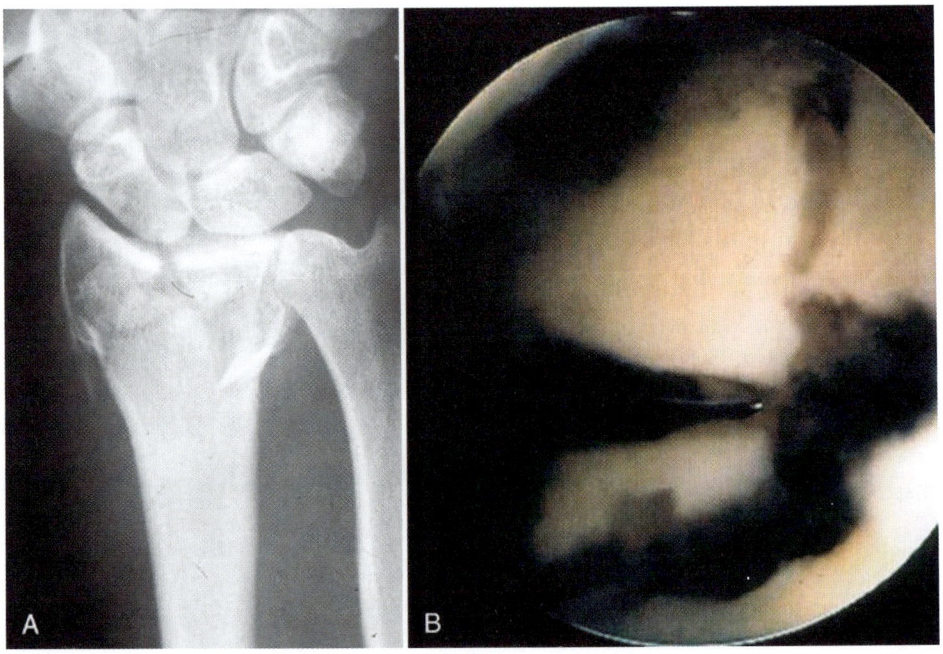

图77-14 A.摄片关节内部的远端桡骨骨折。B.关节镜视角下的同一骨折

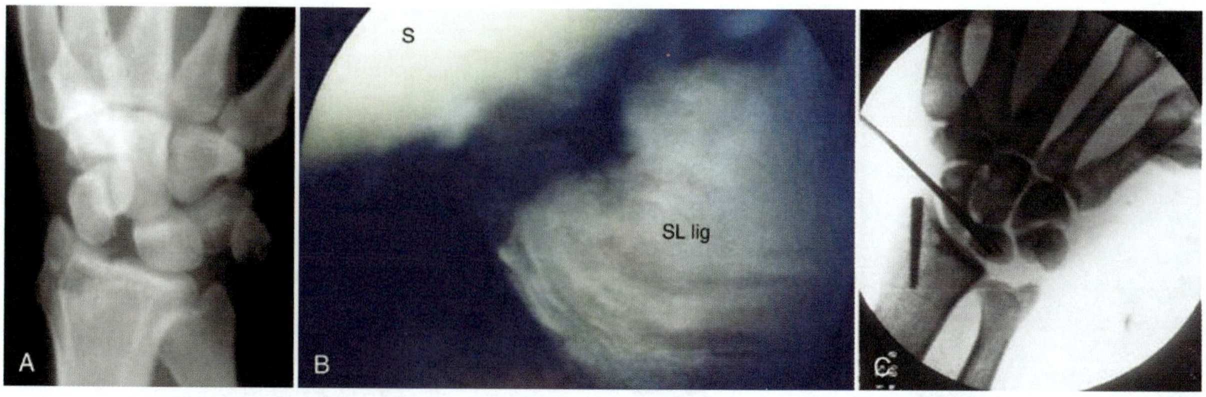

图77-15 A.桡骨骨折合并舟月韧带撕裂。B.关节镜视角下的舟月骨破坏。SL lig,舟月韧带；S,舟状骨近端。C.稳定的桡骨骨折及舟骨间隙复位后的摄片

中，25%的患者会出现这种情况。

LT撕裂比较少见。该撕裂与尺骨茎突骨折或者复位前近排腕骨掌屈不稳定相关。只有5%不稳定需要经皮钉固定。

创伤性TFC撕裂最为常见，平均为20%～65%。这种撕裂与桡骨短缩超过4mm、背侧移位超过20°和die-punch月骨压缩骨折有关。但是与尺骨茎突骨折或者完全骨折无关。对于单独创伤性撕裂，治疗取决于损伤的部位。中央损伤行清理术。周围尺骨损伤应用修复13撕裂的方法进行修复。更为常见的桡侧撕裂常用从尺侧穿入的1～2枚细克氏针（Kirschner wires，K-wires）给钉回桡骨上去，内侧的软骨角已经被破坏了，不需要更进一步的表面处理。这些克氏针一般在术后4周拔除。

腕关节镜下复位和内固定治疗桡骨远端骨折的并发症很少。还没有出现感染或者继发腕管综合征者。有15%～20%的患者复位有些丢失，掌倾角有丢失的患者尤其可能存在这种情况。为了防止这种情况出现，现在我们采用类似Kapandji法的方法，增加1～2枚穿过骨折部位的背侧针。其他并发症与置入多枚克氏针有关，包括对背侧感觉神经刺激等。

（三）结果

Wolfe和他的同事观察了一小组关节镜下复位的病例，结果很好。我们的前瞻性研究数据显示，平均随访6年，伸屈活动度平均丢失25°，握力平均下降20%。腕关节评分显示85%的患者结果优良。没有患者需要再做挽救性手术。在一些对比腕关节镜和开放复位关节内骨折的研究中，关节镜的结果在关节内复位、活动范围（range of motion，ROM）和患者总体满意度方面更有优势。

四、关节镜治疗舟骨骨折

石膏固定是无移位的舟骨骨折的标准治疗，而切开复位内固定适合于移位型骨折。关节镜下复位经皮固定是这些治疗方法的一个折中选择。它的适应证包括移位但可复位的舟骨骨折或者无移位但不稳定者。它也为石膏固定存在严重心理或经济障碍的患者提供另外一种固定的选择。

Whipple是这种方法的先驱，他发明了一种夹具使舟骨固定更加容易。Geissler和Slade及其同事推广了该固定方式。

结果

Slade等报道了95%的愈合率，与非手术治疗相比，制动时间显著缩短。

五、关节镜下切除腕关节背侧腱鞘囊肿

尽管腕关节背侧腱鞘囊肿的病因和病理仍有争议，大多数学者认为它最初位于背侧关节囊或者舟月韧带的背侧纤维。目前治疗包括观察等待、穿刺抽吸和手术切除。这些囊肿的自然病程包括自然吸

收，在治疗时应该考虑到这一点。穿刺抽吸，注射或不注射可的松，可达40%的成功率。如果穿刺抽吸失败，囊肿仍有症状，应考虑手术切除。

腱鞘囊肿切除术的目标是在解决囊肿的同时，保持腕关节活动度且瘢痕不至于影响美观。开放切除常被称为拿一个瘢换一个包。并发症如瘢痕增生和关节僵硬，尤其是掌屈丢失，都曾有报道。关节镜下切除的目标是进一步缩小瘢痕并期望避免在开放切除中会出现的关节僵硬的问题。

关节镜可全面评估任何与腱鞘囊肿或由此而来的疼痛有关的关节内的病理改变。Watson及其同事感到背侧腱鞘囊肿代表潜在的舟月韧带不稳定。Edwards和Johansen详尽阐释了这个观点，他们的研究显示大部分腱鞘囊肿与Ⅱ型和Ⅲ型舟月韧带及Ⅲ型LT韧带松弛有关。尽管可能有理由认为腕骨间韧带松弛可促进腱鞘囊肿的形成，但实际情况并不明确，因为人群中韧带松弛的自然发病率并不清楚。Povlsen和Tavakkolizadeh通过关节镜确认75%的患者有关节内异常，并推测腕关节腱鞘囊肿，和腘窝囊肿一样，提示有关节的病理改变。在我们总结的38例腱鞘囊肿切除的患者中，42%有关节镜下异常，舟月区域病变居多，占24%，接下来是TFC病变，占8%，软骨软化占8%，LT韧带病变占3%。没有患者存在静态不稳定，内在韧带的其他问题，如舟月韧带中央部分穿孔，舟月韧带松弛或冗长和TFC小穿孔，则非常少见。

结果

正如前文所提到的，我们组病例中有42%存在关节异常。最常见的是内在韧带问题，例如舟月韧带中央部分穿孔，舟月韧带松弛或冗长，和TFC小穿孔。我们记录了这些病变但是并没有处理。值得一提的是，没有患者存在腕关节静态不稳定的证据，而存在腕关节疼痛的患者，除一例外，在行囊肿切除术后疼痛均获得了缓解。该例患者存在显著的桡侧软骨软化，这是他症状的来源。

迄今为止，超过150例关节镜下腱鞘囊肿切除的患者中，仅有1例复发，复发率为1%。这个结果与开放切除的2%～40%的复发率相比更有优势。切口处瘢痕常小到无法察觉。我组病例中无人显著丢失掌屈，未见其他并发症。其他研究中也报道了类似的结果。

我们和其他同事也开展了关节镜下掌侧腱鞘囊肿切除术。该技术需要掌侧入路。尽管已经有人报道腕关节镜下切除复发腱鞘囊肿，医师务必注意因为既往手术的原因，伸肌腱存在损伤的风险。腕关节也可用于治疗隐性背侧腱鞘囊肿。Sanders和其他同事已经提到诊断该疾病困难和可用关节镜确定诊断。Kang和他的同事比较了关节镜下和开放腱鞘囊肿切除术，发现除了关节镜切口处美观和更早恢复功能性活动之外，两者在复发率或结果尚无差异。

六、腕关节镜下挽救性手术

切除性关节成形术可在关节镜下施行。“切除术”如桡骨茎突切除和近排腕骨切除，也可通过关节镜很好地完成。

关节镜已经应用于部分或全部腕关节融合术中。周大小三角骨融合和四骨融合的病例也有个别报道。

七、其他腕关节镜手术

其他成功应用关节镜的手术包括类风湿关节炎患者的滑膜切除术，腕关节化脓感染的清理，全层软骨丢失者的软骨成形术，腕关节挛缩者的关节镜下关节囊切除，确诊和修复背侧桡腕韧带撕裂，和Kienbock缺血性坏死的分期。

（一）其他手部小关节的关节镜

腕关节镜的成功促进了其在手部其他小关节中的应用。Ryu和Fegan通过关节镜下复位Stener损伤和制动成功治疗了移位的第1掌指关节尺侧副韧带撕裂。而Badia和其他人将关节镜技术引用到掌指关节滑膜切除和关节内骨折的治疗当中。

（二）拇指腕掌关节镜

许多医疗中心在研究拇指掌腕关节（carpom-etacapal，CMC）疾病关节镜的适应证。Menon对31例患者进行了关节镜下大多角骨切除和软组织切除术，无须进行韧带重建，随访发现87%的患者疼痛获得缓解，平均夹捏力量11磅。

我们目前对拇指CMC做关节镜的适应证为关节内骨折如Bennett骨折，滑膜炎，或者稳定的骨性或创伤后关节炎。对于关节炎的患者，进行有限的大多角骨清理，有一些学者还插入一层膜，如同种异体皮肤移植（GRAFTJACKET，Wright Medical Technology，Inc，Arlington，TN）或者Artelon（Small Bone Innovations，Inc，Morrisville，PA）。中度CMC半脱位通过缩短CMC韧带手术或者克氏针固定3周（或者两种方法同时使用）治疗。严重半脱位和全大多角骨受累者，我们认为不适合做关节镜。

八、腕关节镜的并发症

任何关节的关节镜并发症都很少，Small128记录的发生率为0.59%（395，000例）。Assad及其同事报道了214例行诊断性腕关节镜者，有17例出现并发症。反射性交感神经营养不良最为常见（3.7%），其次是感觉神经麻痹（2.3%）和肌腱问题（0.9%）。所有并发症均通过非手术治疗获得缓解。

回顾我们所做的463例治疗性腕关节镜的病例，并发症的总发生率不到3%。没有肌腱或神经裂伤，并发症大多数与克氏针固定有关，而非关节镜本身。并发症发生率与手术难度直接相关，在TFC清理和背侧腱鞘囊肿中最少，而在固定骨折和韧带时最多。Luchetti和他的同事同样发现并发症发生率低。Fortems及其同事确认一例关节镜术后拇长伸肌肌腱断裂。

Beredjiklian及其同事和Warhold及Ruth总结了主要并发症，以及更重要的是如何避免它们。其中有些内容值得强调：当建立入路时，永远要使用止血钳向下分离至关节囊，这样可以保护神经和伸肌腱。切忌大力插入关节内以免造成医源性关节面划伤。就像在树干上刻名字一样，这种损伤是永久的，可能造成比原发病变更严重的损伤。

九、小结

从该书上一版出版以来，腕关节镜在治疗腕部大部分关节内病变方面有了很多进展，尤其是在钩骨关节病月三角韧带（hamate arthrosis lunatotriquetral ligament，HALT）关节病、TFC复合体撕裂、电热关节囊缝合术和关节镜下骨折固定方面。这个趋势还会继续下去，为患者提供微创治疗，使之康复更快。

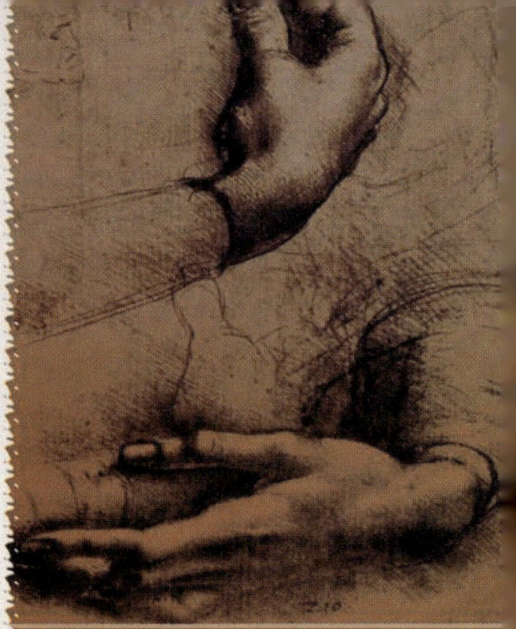

第十三部分

13

常见肘关节损伤

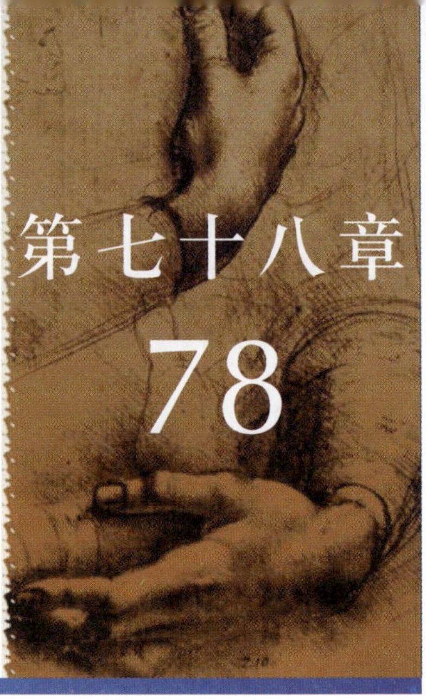

第七十八章 78

肘部骨折与脱位的处理

原著者 PEDRO K. BEREDJIKLIAN, MD
译校者 刘四海　刘克敏

关键点

- 肱骨远端骨折的手术治疗是骨科医师所面对的挑战之一。
- 最近趋势证明：肘关节骨折和（或）脱位伤后或术后的早期活动可使预后得到改善。
- 肘关节周围血管神经的解剖特点容易导致其受损，因此全面的检查非常必要，并能确认是否发生了医源性损伤。
- 手术治疗的目的是达到解剖复位和坚强的内固定以早期进行可控范围内的关节活动，能将关节挛缩和异位骨化的发生率降到最低。
- 大多数肘关节脱位可通过闭合复位和制动来治疗，早期关节活动可以减少伤后僵直的发生。
- 肘关节是一个复杂的结构，是由3个不同的关节组成的：肱尺关节，肱桡关节和桡尺近侧关节。肘关节的主要功能是将前臂和手放于适当位置。正因如此，肘关节允许在两个不同平面的活动：屈伸和旋转。
- 肘关节的损伤通常难以治疗，不仅因为解剖的复杂性，而且因为关节僵直和挛缩的发生率高。肘关节对于上肢的运动是非常重要的，所以肘关节的疼痛、僵硬可以导致严重的功能障碍。最近研究表明，术后早期活动和物理、作业疗法可以改善肘关节的功能。

一、骨折

（一）肱骨远端骨折

肱骨远端可以分为内、外侧柱。这两柱呈三角形，以髁上嵴的边缘作为界线分为内外侧髁。内侧髁的关节部分是肱骨滑车，它是一个圆柱状的结构，与尺骨鹰嘴形成肱尺关节，属于铰链连接，主要作用是屈伸肘关节。外侧髁的关节部分是肱骨小头，为半球形的结构，与桡骨头发生连接。肱桡关节连同上、下尺桡关节的主要作用是前臂的旋转功能。肱骨内外上髁为非关节部分，是侧副韧带和屈伸肌群的附着点。冠状窝和尺骨鹰嘴窝指的是内外侧髁近端之间的凹陷。此凹陷屈肘时可容纳冠状突，伸肘时可容纳尺骨鹰嘴尖。内外侧副韧带复合体起自于肱骨远端的内外上髁（图78-1）。研究表明肱骨远端骨折的发生率为5.7/10万，呈双峰分布，第1个高峰出现在12–19岁男性患者，另1个高峰出现在80岁以上的老年女性患者。肱骨远端骨折经常发生于车祸等高能量损伤，联合损伤如颅内、腹腔内和其他肌肉骨骼损伤必须除外。肱骨远端骨折也会因高处坠落时患肢伸直所致，这种损伤机制最常见于老年骨质疏松患者，通常伴有同侧桡骨和尺骨远端骨折。查体：肘关节肿胀伴有明显畸形，应仔细检查神经血管以除外联合损伤尤其是血管神经损伤。如可疑血管损伤，应行四肢血管造影，避免伤后肢体缺血，任何皮肤损伤都增加了开放性骨折的可能性。影像学评估包括肘关节的正侧位。此外，如果怀疑同侧肢体损伤，检查范围应当包含前

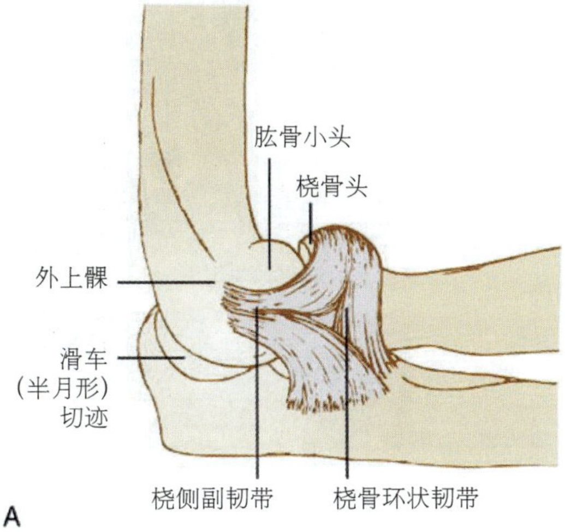

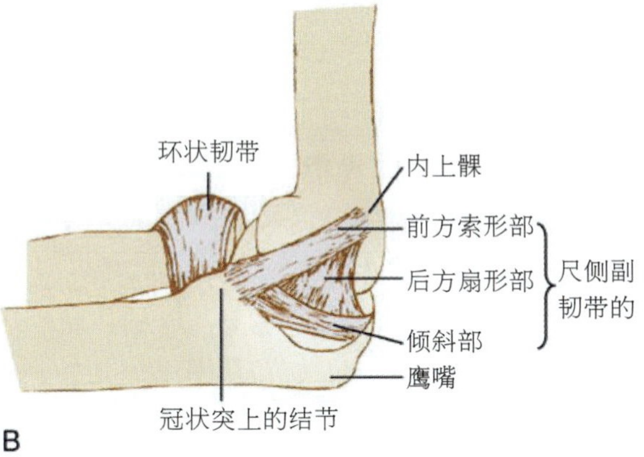

图78–1 肘关节骨（A）和韧带（B）解剖（Courtesy of Mehne DK,Jupiter JB.Fractures of the distal humerus. In:Browner BD, Jupiter JB, Levine AM,et al,eds. Skeletal Trauma. Philadelphia:WB Saunders; 1992.）

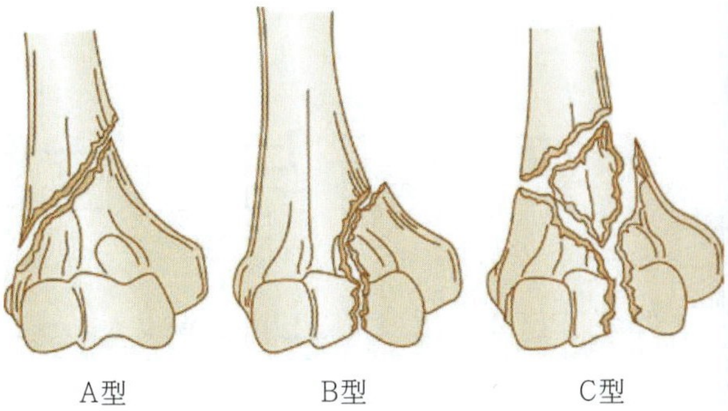

图78–2 肱骨远端骨折分类（Courtesy of Webb LX. Distal humerus fractures in adults.J Am Acad Orthop Surg.1996;4:336 344.）

臂、腕和肩关节。其他影像学检查如CT和MRI对描述骨和软组织损伤是有帮助的，特别是冠状面和矢状面的CT重建扫描对骨折的类型和粉碎程度有帮助。此外，最新研究表明，三维重建CT更利于评估桡骨远端骨折。正因如此，CT扫描在术前评估中的价值是不可估量的。肱骨远端骨折有多种分类方式，这些分类方式是根据形态来分类，能更好地描述损伤类型。本章将采用AO分类方式。肱骨远端骨折通常分为三大类。A型骨折（关节外骨折）不累及关节面，也可称作髁上或经髁骨折。B型骨折为关节内骨折且关节内骨折块与骨干相连。C型骨折为关节内骨折且骨折块不与骨干相连。后两种骨折也被称为髁间骨折（图78–2）。这3种骨折类型又可根据骨折粉碎程度、骨折位置、移位程度分为多种亚型。其他分类方式与上述不同，这种分类包括肱骨远端关节面（肱骨小头和肱骨滑车）的游离骨折和肱骨髁上（内、外侧）的撕脱性骨折，关节面骨折的治疗原则将在本章后面进行讨论。

骨折治疗：非手术和手术治疗

大多数的肱骨远端骨折需要切开复位内固定，尤其是粉碎性骨折或涉及关节面（B型和C型）的骨折通常需要手术内固定，如果此类骨折采取非手术治疗会导致肘关节不同程度的僵硬和疼痛。

无移位的或者轻度移位的非关节损伤（A类）的骨折比较稳定，可行闭合复位石膏或矫形器固定，为避免肘关节僵硬固定时间不超过两周。石膏或矫形器拆除后，用铰链式矫形器可以在肘关节做屈伸运动时提供侧方稳定性，此矫形器的应用一直维持到骨折愈合后。在骨折愈合前，摄片随访以确认骨折端是否移位是必要的。尽管大多数骨折愈合后存在一定的内翻或外翻，但是肘关节的功能还是可以接受的。

最近一项评估21例成人肱骨远端骨折采用支具治疗的研究结果表明，没有发生骨折不愈合、很小的成角畸形和无关节活动受限。伴随严重内科疾病或存在颅内腹部损伤的患者不宜行急诊手术固定，可考虑行骨牵引治疗。在尺骨鹰嘴处置入1枚克氏针通过调整牵引来维持骨折端的对线及稳定性，其主要缺点是延长了住院时间。

手术治疗的目的要达到骨折解剖复位和坚强内固定，术后早期行关节活动，这样能减少创伤后挛缩和异位骨化的发生率。移位的A型和大多数B型、C型骨折治疗最好行手术切开复位内固定。对于大多数成人患者，骨折复位最好切开进行，在少数情况下，对儿童髁上骨折也可行闭合复位经皮克氏针固定。

复位的主要目的是肱骨远端关节面的解剖重建，这一点至关重要，也是决定预后的重要因素。关节面的微小改变或台阶（超过1mm或2mm）能够导致肘关节骨关节病，继而出现功能障碍。目前主张对关节面行直视下复位。

手术可推迟几天直到软组织消肿后进行，但开放性骨折或合并血管损伤者除外，手术之前可用矫形器固定，术前计划很有必要，平片和CT也必不可少。此外，术中拍片对评价关节面骨折块间的分离也很有帮助。

如前所述，对于移位的肱骨远端骨折应选择切开复位内固定（图78-3），骨折的手术开口可以选择后侧入路，由于尺骨鹰嘴的阻挡，想看到肱骨远端关节面很困难，可行尺骨鹰嘴截骨来显露关节面。骨折固定后，截骨处可以用克氏针或螺钉张力带钢丝固定，这种固定方法比较结实允许术后早期主动活动。最近一项对67例肱骨远端骨折的患者行尺骨鹰嘴截骨的研究显示没有出现截骨处不愈合，只有5例在截骨处愈合后需要去除内固定。相反，一些作者认为尺骨鹰嘴截骨存在一些不利因素和潜在的并发症，如内固定松动移位或内固定失败及骨折不愈合。经肱三头肌入路也可以清楚的显露肱骨关节面，并且可以避免行尺骨鹰嘴截骨，虽然这种入路最初用于肘关节置换术，其在肘关节创伤的治疗中也很有前景。

传统的固定方法是使用两块钢板和螺钉，髁间骨折块的加压对于关节面的复位很关键，常用的内固定为3.5mm的重建或动态加压钢板。最近虽然可以选择专门为肱骨远端骨折设计的钢板，但此钢板在临床实践中的优势还没有显现出来。锁定钢板的出现改善了内固定物的强度。一项最近的研究表明，锁定钢板对骨质疏松性骨折或粉碎性骨折的治疗有着很大的优势。生物力学研究证明对于这些损伤，放置两块钢板互成90°进行固定时力学结构最稳定。一些学者提倡对严重的骨质疏松或粉碎性骨折患者用3块钢板固定。

粉碎性骨折治疗的另一种方法是肘关节置换术，尤其适用于累及关节面的粉碎性骨折的老年患者或肘关节功能要求不高的患者。有几项研究已经对老年肱骨远端骨折采用切开复位内固定还是肘关节置换术进行了比较，一项文献分析的研究发现，治疗方案之间没有区别。另一项研究发现肘关节置换术后两年患者肘关节功能的评分有了很大的提高。迄今，对于肱骨远端骨折进行肘关节置换术后的长期随访研究是必要的。

（二）肱骨小头和滑车骨折

肱骨关节面骨折（肱骨小头和滑车）一般发生在冠状面并涉及软骨和软骨下骨损伤。损伤机制为伸手时直接轴向压缩，此类损伤在常规拍片中可能被忽视，因此CT扫描对于发现这些骨折有很大的帮助（图78-4）。由于影响到关节面，任何骨折块的移位都需要切开复位内固定，治疗的目的是重建关节面，治疗方式可以选择Herbert无头加压螺钉进行固定，也可以选择埋头克氏针固定。

1.骨折处理：非手术和手术

肘关节创伤治疗的结果很大程度上依赖于术后肘关节的残余活动和康复计划，大部分创伤会对关节活动度造成一定程度的受限。Morrey和他的同事分析了日常生活中肘关节活动所必需的角度后得出结论：能达到以下活动范围就不会明显影响日常活动，屈曲130°（正常150°），伸直30°（正常0°），内旋50°（正常75°），外旋50°（正常85°）。

术后结果和创伤时能量有直接关系，低能量损伤后能取得比较好的活动度是15°～140°。开放性或粉碎性骨折和严重涉及关节面的患者术后会有明显的活动受限，大约有1/4的肱骨远端骨折的患者主动活动时会出现疼痛。

肱骨远端骨折和其他肘关节损伤后康复的重要方面在于建立术后早期康复计划，创伤后固定时间太长将会导致关节僵硬和很差的功能，医师和治疗师之间经常进行互相交流和沟通对于取得良好的结果也是十分必要的。

2.康复

康复应该在术后几天内就开始进行，在第1周结束时应该为患者佩戴矫形器并进行屈曲伸展、内旋外旋的主动运动训练和辅助主动运动训练。屈曲

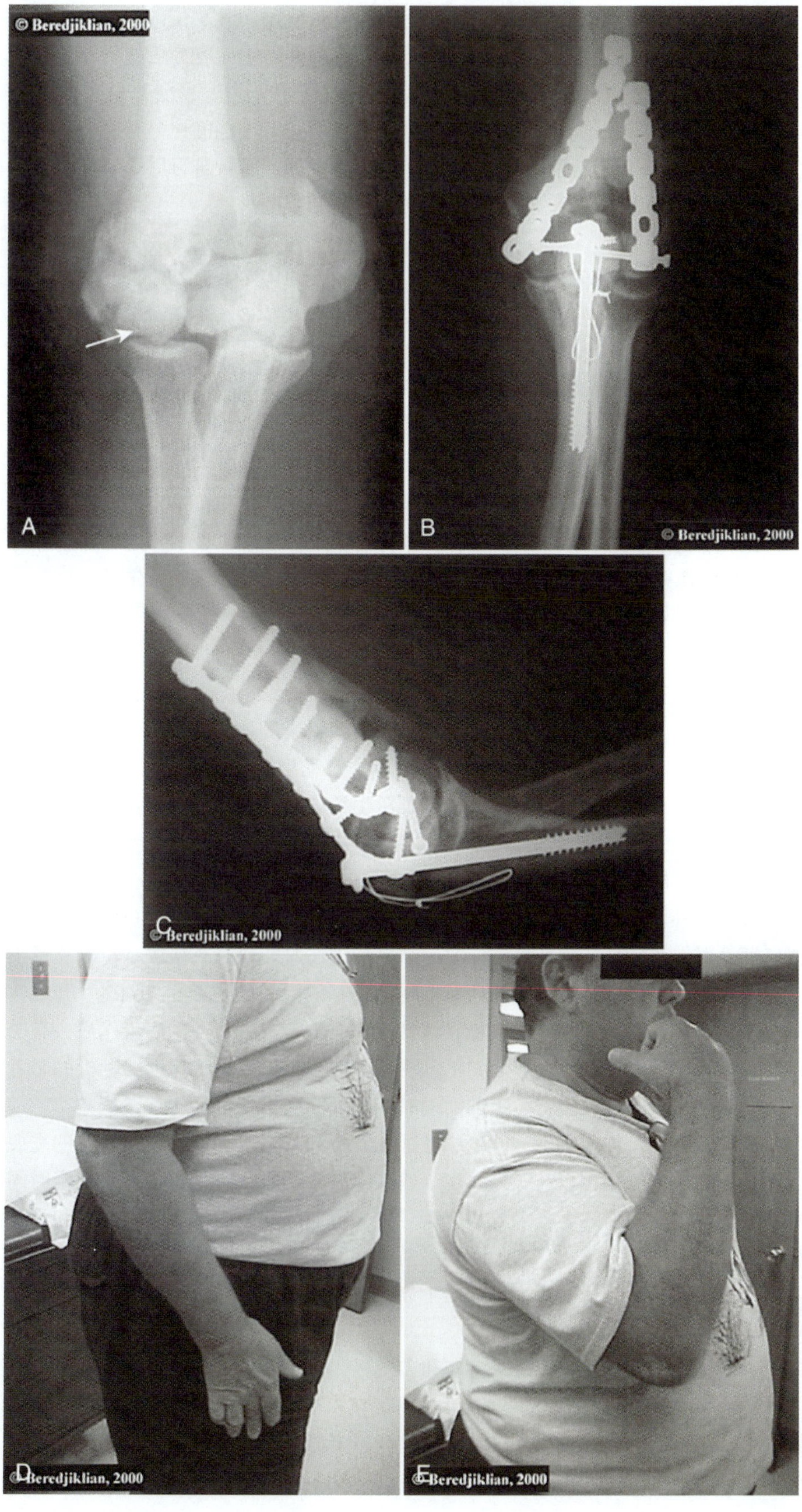

图78–3　A.是从房顶坠落的水管工人的肘关节前后位片，显示开放的粉碎的肱骨远端关节内部骨折。注意关节严重断裂，小头状关节面旋转约90°（箭头所示）。应用2个钢板的切开复位内固定术后1年随访的前后位（B）和侧位片（C）。行鹰嘴截骨入路，用拉力螺钉修复。骨折愈合。伸展（D）和屈曲（E）的临床照片。骨折愈合后，患者回到他的职业作为一个水管工

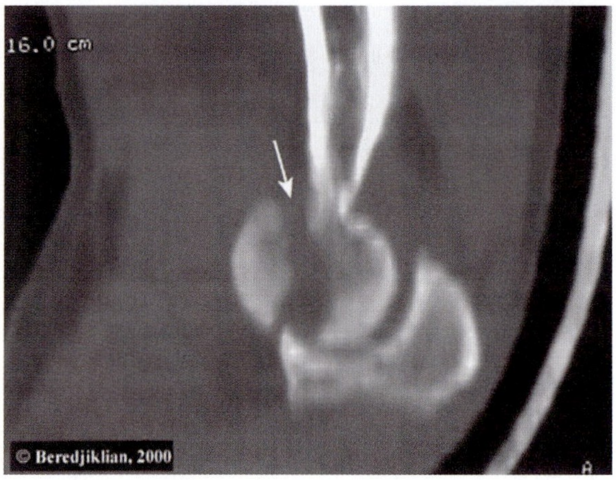

图78–4　CT扫描（经滑车矢状面重建）显示在平片上不直观的滑车剪切断裂（箭头）

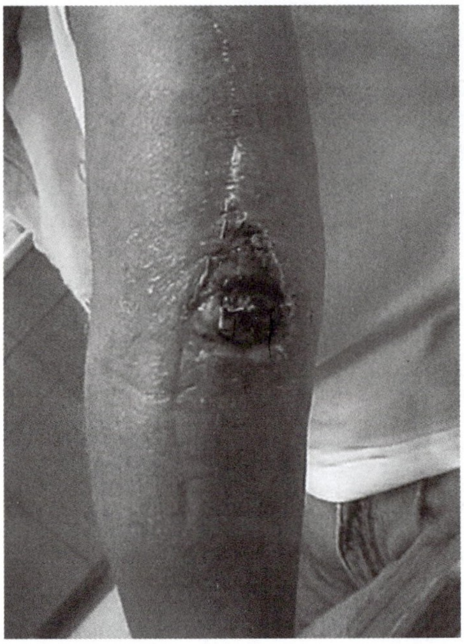

图78–5　一例女性患者由于肱骨远端骨折感染多次行肘关节后方的临床照片。注意皮肤粗厚的区域在肘关节后方手术切开间存在坏死。她需要清创和一个不受拘束的微血管皮瓣覆盖伤口破裂

训练时，患者应处于仰卧位，肘高举头上利用重力协助屈曲；同样，伸展运动应在坐立位，利用前臂下垂的力量协助伸直。每次活动时应达到最大位置并维持一定时间，达不到最大范围的反复快速活动对改善活动度无帮助。被动的手法松解应避免异位骨化的形成，提倡进行持续被动运动，术后8～12周开始力量训练。

一旦骨折愈合，矫形器的应用对增加活动度很有帮助，静态矫形器对于改善肘部运动很有益，定制的热塑矫形器更有帮助。动态矫形器对于那些很难忍受疼痛或依从性差的患者不适用。

3.并发症

肱骨远端骨折的手术治疗对于骨科医师依然是一个很大的挑战，尽管对于这类创伤的认识越来越多，治疗后的并发症的发生率还是很高。如前所述，大部分患者存在僵硬、挛缩和劳累性疼痛等并发症。其他的并发症包括伤口裂开、创伤后关节炎、固定失效，金属内固定排异也是常见的并发症，但是这些通常都能通过提高手术技术来避免（图78–5），其他并发症包括骨折不愈合、畸形和感染，虽然很少发生但却会导致严重的后果，异位骨化和尺神经病变是应当特别引起注意的并发症。

4.异位骨化

异位骨化是指肘关节周围形成的具备骨小梁结构的骨组织（图78–6）。肱骨远端骨折后的异位骨化的形成与开放性创伤、骨折脱位、延缓治疗、手术时切除过多软组织、早期治疗阶段重复手术、康复阶段被动推拿有关。伴随头部或中枢神经系统损伤的患者更有发展为异位骨化的倾向，其中90%会形成关节周围异位骨化。这个过程应该与异位钙化（创伤后肘部出现的钙的沉积）和骨化性肌炎（损伤后骨骼肌内形成骨组织）区分。

患有异位骨化的患者肘关节往往会出现疼痛、肿胀和皮温高，这些患者会逐步丧失关节活动度，僵直在所难免因为挛缩会影响康复计划。最终，随着异位骨的机化和成熟，在关节周围的骨化组织起到对关节活动度的物理和机械阻挡会使挛缩组织对所有的非手术方案无效引起永久僵直，需进一步手术治疗。

异位骨化的治疗包括伤后早期预防和手术切除。异位骨化的预防最常使用非甾体类抗炎镇痛药，吲哚美辛是预防的最常用药，另一种预防异位骨化的方法是在术后早期使用低剂量放射，但是放射有一些不良反应如伤口延迟愈合、骨折不愈合、软组织肉瘤（尤其是年轻患者）。

切除异位骨化同时行软组织的松解适用于异位

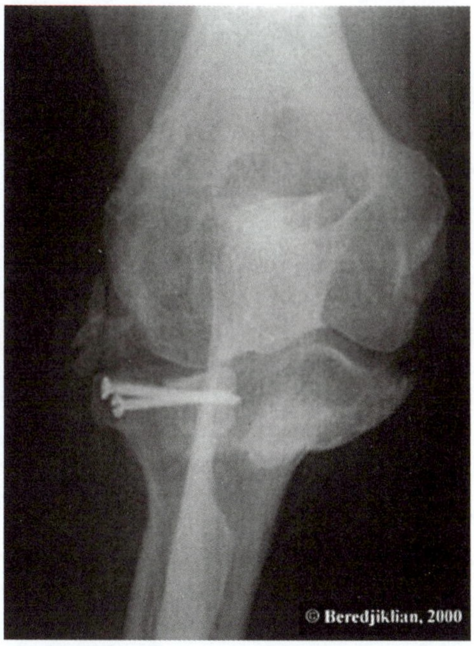

图78–6 肘关节骨折脱位患者肘关节内侧和外侧异位骨化形成。两个“微型”螺钉用于修复Ⅱ型桡骨头骨折

骨化形成并引起僵直的患者，但手术切除和松解的时间尚存在争议，一般认为应等到异位骨化成熟后手术，因为切除未成熟的异位骨化会增加复发的风险。等待的时间因人而异，主要通过平片或骨扫描的表现来决定。最近大家倾向于早期切除（在异位骨成熟之前），但还需进一步考证。

5.尺神经病变

据报道约15%的肘部损伤患者会发生尺神经麻痹，由于其解剖学位置并通过肘管与肱骨远端紧密相连，尺神经很容易受到损伤并引起继发性功能障碍。创伤、手术操作和术后康复都可能引起神经周围瘢痕的形成，此外，肘内侧异位骨化的形成能够引起对尺神经的撞击和压迫。在某些情况下，异位骨化可以完全包裹神经。

患者典型症状包括肘内侧疼痛、小指和环指麻木感、手内在肌无力、萎缩，治疗的最好方法就是预防。在处理原始骨折时彻底神经松解加上尺神经前移对预防神经病变非常必要，在处理原始骨折时神经未做前移的病例中，二次手术神经松解和前移对于缓解症状很有效。

（三）尺骨鹰嘴骨折

尺骨鹰嘴是尺骨最近端的部分，前方与冠状突相连，也称为半月切迹。尺骨近端和肱骨远端滑车相关节组成肱尺关节，其负责肘关节的屈伸活动，肱尺关节高度匹配因此能为肘关节提供稳定性，肱三头肌腱止于尺骨鹰嘴。

尺骨鹰嘴骨折通常由于跌倒时肘关节后方着地所致，由于它位于皮下，直接创伤很容易引起骨折。如骨折由高能损伤造成，应考虑是否合并有桡骨头骨折或肘关节脱位。体检时肘部压痛和肿胀，由于其位于皮下，在肘关节后方可触及骨折端，此外，还常可触及皮下血肿。患者因为伸肘装置的不连续而不能做抗阻力伸肘动作。因为尺骨鹰嘴和尺神经挨得很近，应仔细行血管神经检查以除外联合损伤，任何涉及皮肤的损伤都要警惕是否有开放性骨折的可能性。

影像学检查包括患肘关节正侧位，如果怀疑同侧上肢联合损伤尤其对于高能量损伤者应拍前臂、腕、肩关节的平片（图78–7），其他的如CT、MRI等影像学检查很少需要。

1.治疗：非手术与手术治疗

大部分的尺骨鹰嘴骨折移位明显需要进行切开复位内固定，无移位骨折通过固定恢复肱三头肌伸肘装置很少见。治疗的目标是关节面的解剖复位和重建伸肘装置。

无移位稳定的骨折很少见，这些骨折可以用矫形器固定在屈肘90°维持1～2周，然后开始主动关节活动。在骨愈合前，定期影像学监测对发现骨折移位很有必要，如果骨折移位，应考虑切开复位内固定。

如前所述，切开复位内固定适用于移位的尺骨鹰嘴骨折，手术切口从后侧入路显露肘关节，由于位于皮下，很容易清楚地看到骨折，一定要小心避免损伤位于尺骨鹰嘴内侧通过屈肌群进入前臂的尺神经，通常不需行尺神经前移。一旦诊断骨折，一定要检查肱尺关节是否有骨折块或尺骨肱骨的关节面损伤。

最佳的内固定的方法应该根据骨折的本身来

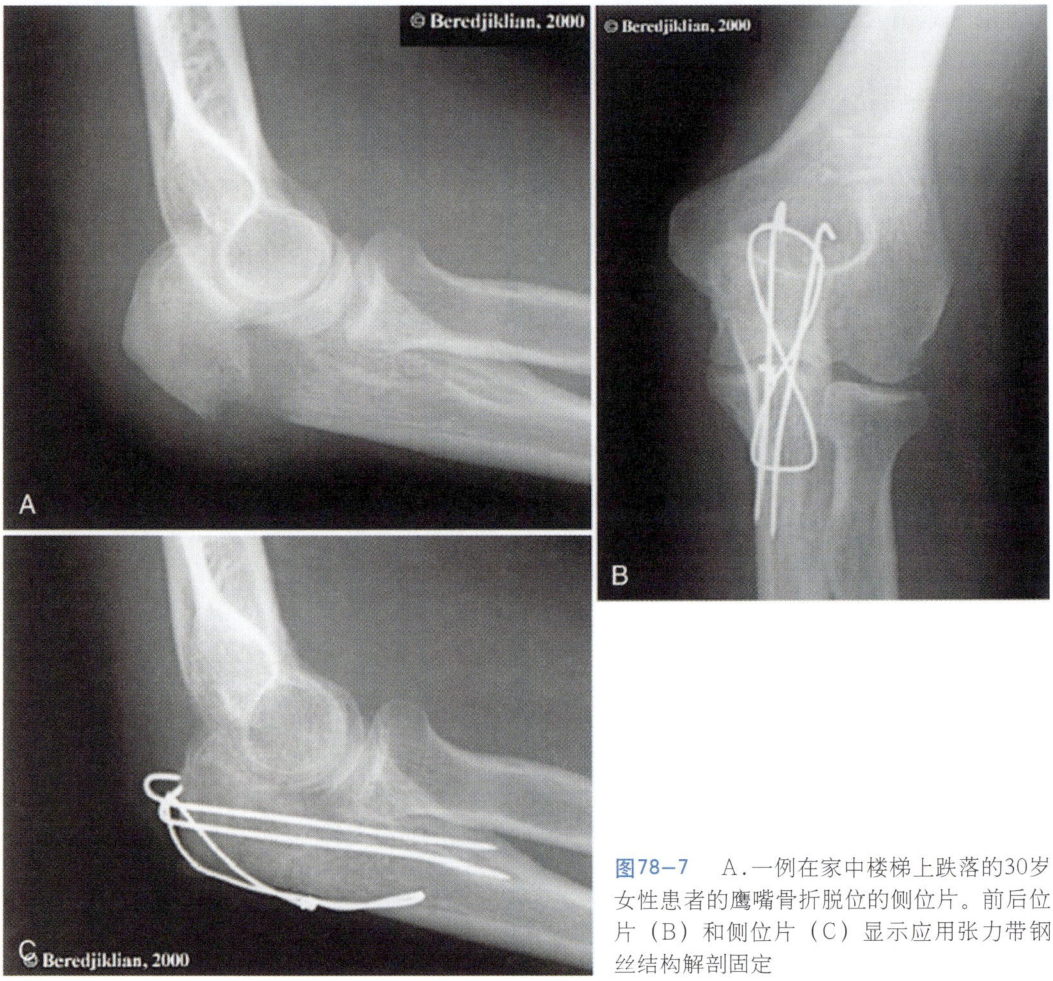

图78-7　A.一例在家中楼梯上跌落的30岁女性患者的鹰嘴骨折脱位的侧位片。前后位片（B）和侧位片（C）显示应用张力带钢丝结构解剖固定

定。尺骨鹰嘴尖部撕脱性骨折可将骨折块切除并将肱三头肌肌腱固定在肱骨近端。简单的横行骨折治疗应用克氏针张力带钢丝固定，此固定的优点在于能将张力转换为骨折端的压力以促进骨折愈合；简单的斜行骨折也可以选择张力带钢丝固定。此外，在骨折块间使用加压螺钉能起到更稳定的作用；粉碎性骨折最好使用钢板螺钉进行固定，因为张力带钢丝不能提供足够的生物力学稳定性，除了使用钢板，髂骨取骨植骨不仅可以填充骨折块之间的间隙，而且还能垫高由于直接暴力损伤导致压缩的关节内骨块。

正如肘部其他损伤一样，早期的康复治疗对取得满意的结果非常关键。为此，康复训练应该开始于术后第1周，并使用热塑矫形器进行屈伸和旋转运动。屈曲运动应使患者仰卧位，使肘举过头顶利用重力完成这个动作。同样的，伸直活动应在坐立位进行。每次应活动到最大的关节活动度并维持一段时间，达不到最大活动度的重复运动对提高活动度没有帮助。一旦骨折愈合，矫形器对于那些活动度恢复较慢的患者很有帮助。静力性矫形器对于提高关节活动度很有益，热塑带螺纹矫形器尤其有帮助。

2.并发症

尺骨鹰嘴骨折手术后会出现僵硬、创伤后肘关节炎、骨折不愈合和畸形愈合等并发症。关节活动度的减小是最常见的，有报道可达50%以上。幸运的是，这种活动受限较轻，主要是伸直受限，很少会引起功能障碍。

张力带钢丝治疗的患者克氏针移位是一个很常见的问题，这已经在临床上得到证实，患者肘关节后方会有不适感（特别是肘后部放在一个平面上时），某些情况下会发生尺骨鹰嘴滑囊炎，为避免这些情况发生需取出内固定物。

（四）桡骨头骨折

桡骨头是桡骨最近端的部分，它与尺骨近端半月切迹和肱骨远端的肱骨小头相关节。桡骨小头全部位于关节内，关节囊止于桡骨颈，桡骨头全部被关节软骨所覆盖，从干骺端得到血液供应。

桡骨头对前臂旋转功能起到很重要的作用，对肘关节负荷传导的作用仍存在争议。桡骨头在肘关节病理状态下对负荷传导和稳定性起到决定性的作用。例如对于肘关节内侧副韧带松弛的患者受到内外翻应力时，桡骨头能起到主要稳定作用。同样的，桡骨头可以防止前臂骨间膜损伤后导致的向近端移位（Essex–Lopresti损伤）。因此，在很多损伤中不能忽略桡骨头，充分认识到合并损伤对于预防不稳定至关重要。

桡骨头骨折的患者经常会因为跌倒时上肢伸直造成。如为高能损伤，应考虑到冠状突骨折、肱骨远端或肱尺关节脱臼等合并损伤。此外，应除外腕骨或肱骨小头骨折、肘内侧副韧带损伤、桡尺骨的纵向分离（Essex–Lopresti损伤）。

查体时会发现肘部有压痛和肿胀，疼痛一般都出现在肘部的外侧并且当前臂旋转时会加重。由于桡骨头位于关节内，通常会触到关节内血肿。应仔细检查腕关节特别是下桡尺关节以便除外Essex–Lopresti损伤，检查肘关节内侧除外伴随的内侧副韧带损伤。如果可能，应当检查肘关节受外翻应力时的稳定性。同时进行血管神经检查除外合并损伤。

影像学检查包括肘关节的正位、斜位和侧位。平片很难发现一些无移位的骨折，一般只能看到脂肪垫症。如怀疑同侧肢体有损伤尤其是关节有压痛时应拍患者前臂、腕和肩部的平片。其他的影像检查如CT扫描对于判断骨和软组织损伤也有一定的帮助。尤其是冠状面和矢状面的重建CT对了解骨折的类型和粉碎程度非常有帮助。

桡骨头骨折通常可以分为3个主要类型：Ⅰ型骨折是无移位或很小移位的骨折或关节面移位小于2mm者；Ⅱ型骨折指的是移位骨折或关节面移位超过2mm者；Ⅲ型骨折指的是桡骨头颈粉碎性骨折并且无法手术重建者。

（五）治疗：非手术与手术

桡骨头骨折的处理要根据骨折移位程度、粉碎程度和合并损伤来定。治疗的目的是关节面的解剖复位并避免肘关节挛缩。

1. Ⅰ型骨折

Ⅰ型骨折可以非手术治疗（图78–8）。这类损伤一般悬吊固定1周或少于1周时间，然后在家进行主动关节活动的康复训练。如果患者3周时出现僵直，则应当进入正式的康复训练。对于关节内移位2mm左右的患者在骨愈合前的拍片监测很重要，如果发生移位，应当考虑切开复位内固定。

2. Ⅱ型骨折

和Ⅰ型骨折类似，一些学者建议Ⅱ型骨折的治疗应短期固定后紧接着行早期的关节活动（图78–9）。Ⅱ型骨折的非手术治疗适用于桡骨头骨折后没有机械阻挡的患者。有无机械阻挡可以通过损伤初期将肘屈伸和内外旋到最大程度来判定。除了早期康复之外，经常行影像学和运动检查对发现骨折是否移位很必要。

Ⅱ型骨折的治疗应采取切开复位内固定，如果骨折块造成机械阻挡应切除桡骨头。如手术失败会引起疼痛、活动受限最终会导致关节炎。

切开复位内固定对于年轻的要求高的患者适用，桡骨头骨折合并损伤（内侧副韧带断裂、桡尺骨纵向分离（Essex–Lopresti损伤）、肘关节骨折脱位）时也需要内固定，桡骨头的保留对于维持肘关节和前臂轴的稳定是非常重要的。新的植入系统（包括迷你钢板和螺钉）的发展对于这些损伤的治疗有很大的促进作用。新的植入物能够进行刚性固定，不需外固定并能够尽早进行康复训练。这些骨折的手术固定在技术上要求较高并需要对骨折的类型及植入物的特点有所了解。

3. Ⅲ型骨折

Ⅲ型骨折是指粉碎性的或不能够手术固定的骨折，对于这些患者，适合行桡骨头和桡骨颈切除术。虽然对于选择单纯切除桡骨头或切除后行桡骨头置换仍然存在争议，但术后患者早期行康复治疗

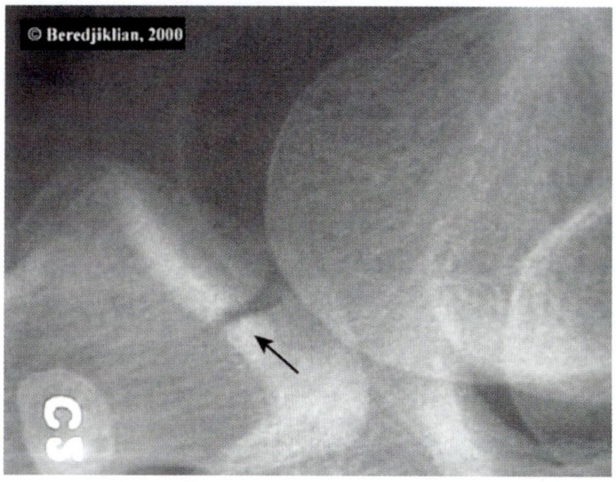

图78-8　经过肱桡关节的斜位X线片，显示1型桡骨头最小位移（箭头）

能获得更好的恢复。

Ⅲ型骨折患者合并软组织或骨的损伤如侧副韧带破裂、桡尺骨纵向分离（Essex-Lopresti损伤）及肘关节骨折脱位时会面临一个难题，如前所述，保存桡骨头对维持稳定很有帮助。一些专家建议推延行桡骨头切除，希望保留损伤的桡骨头以便其周围软组织恢复，预防肘关节不稳定或肘关节脱位。另外一些专家建议切除桡骨头并且植入人工桡骨头，金属（钛）和硅胶填充物已用于此用途。临床表明，硅胶填充物不具备真正桡骨头的物理与力学性能，由于这个原因，硅胶很少用于桡骨头的置换（图78-10）。现在所用置换物主要为金属置换物，改进置换物的设计可以解决这个难题。

4.康复治疗

早期康复治疗能获得满意的结果，不论采取手术（切开复位内固定术、桡骨头切除或桡骨头置换）或非手术治疗，术后1周应行主动活动训练。康复治疗方案包括监视下的主动屈伸和旋转活动。每次均应达到最大关节活动度并维持一会，每次达不到最大活动度的重复运动对提高关节活动度帮助不大，与其他肘关节损伤一样，利用静态渐进性屈肘矫形器是有利于提高肘关节活动度。

5.并发症的治疗

桡骨小头骨折手术治疗后出现的并发症包括关节僵硬、肱桡关节骨关节炎、骨折不愈合、异位骨化、畸形愈合等。关节活动受限很常见，主要是伸直受限，这在功能上是可以接受的。

桡骨头切除术后的并发症目前还未被认识到，联合损伤包括腕关节疼痛，握力下降及没有认识到Essex-Lopresti损伤导致桡骨头向近端移位引起肘关节外侧疼痛。如果桡骨头切除后同时合并内侧副韧带损伤，肘关节存在慢性外翻不稳定最终导致肱尺关节骨关节炎的发生。最后，如果在肘关节不稳的情况下切除桡骨头将会导致肘关节，尤其是肱尺关节不稳复发从而出现难以处理的问题。

二、脱位

肘关节脱位并不少见，尽管肘关节被认为是人体中最稳定和高度限制性的关节之一。肘关节脱位占全身脱位的1/5，发生率仅次于肩关节和指间关节，多见于5～20岁的年轻人。在这些患者中，肘关节脱位通常是因为运动损伤造成。当脱位发生于年龄较大的人群时，则通常会合并关节周围的骨损伤。

（一）体格检查与分型

肘关节脱位的患者是由于摔倒时患肢着地所致，应考虑到这些患者的肩、手腕及手部受伤的可能。体格检查时会发现肘部肿胀、畸形，应行血管神经检查以除外合并损伤。由于解剖位置较近，肱动脉与神经（正中神经、尺神经、桡神经及骨间背侧神经）容易损伤。任何皮肤的损伤都应该警惕开放性脱位的可能性。

影像学检查应包括肘关节正侧位片，此外，如怀疑同侧肢体损伤还应对前臂、手腕及肩关节进行摄片检查，大约15%的病例发生这些合并伤（图78-11）。对于合并伤如肱骨远端，冠状突，桡骨头骨折应在早期进行仔细的影像学评估。肘关节脱位是根据尺骨近端相对于肱骨远端的位置关系来分类的，脱位种类有后脱位、前脱位、侧方脱位、内侧脱位、分离脱位（尺骨近端和桡骨分离），后脱位是最常见的。

（二）治疗

大多数简单的肘关节脱位可以通过闭合复位完

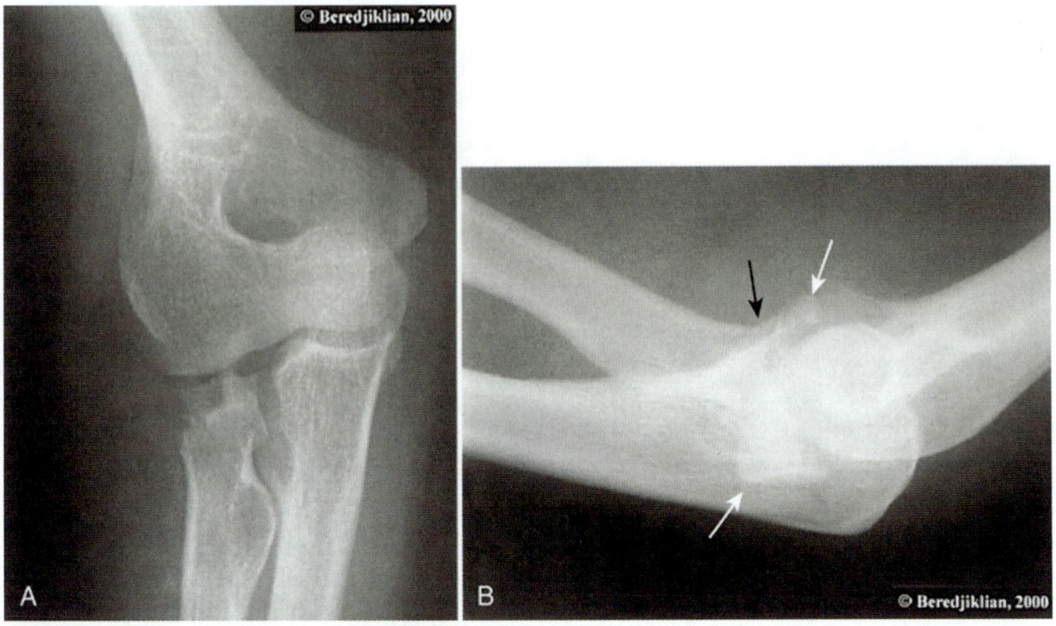

图78–9 Ⅱ型桡骨头骨折前后位（A）和侧位（B）X线片。桡骨头破碎（白色箭头），碎片从桡骨颈分散开（黑色箭头）。考虑到患者的年龄和无合并症，将骨折切除

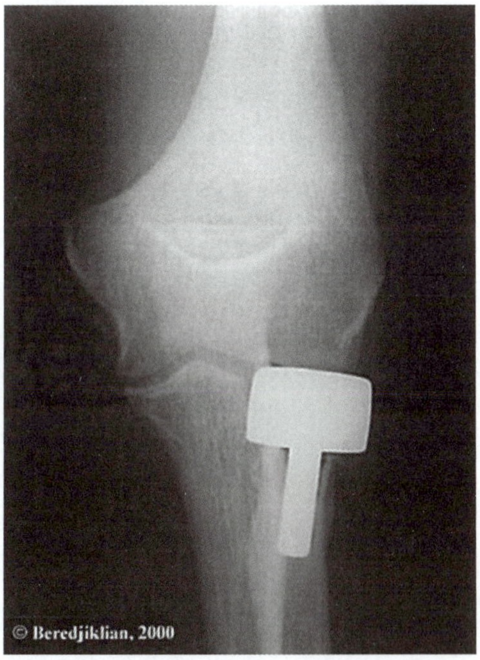

图78–10 桡骨头切除后行人工桡骨头置换肘关节的前后位片。患者系粉碎型Ⅲ型骨折并伴有桡尺纵向分离（Essex-Lopresti损伤），因此行桡骨头置换术

成，对于一些复位困难的脱位，全身麻醉后可以获得满意的复位，很少情况下当骨或软组织嵌入关节内时，需行切开复位。对于开放性脱位，关节切开复位后的冲洗和清创是预防感染的必要措施。复位后应行影像学检查来确认，此外，应仔细行血管神经检查来除外医源性损伤。

治疗结果很大程度上依赖于伤后尽快实施康复训练计划，75%～100%患者可达到优或良，还会有一部分患者会出现5°～15°的屈曲挛缩。此外大约50%的患者抱怨负重时有轻微不适。最后，5%～15%的患者患肢肌力会有轻度下降。

肘关节脱位后的康复关键在于受伤或手术后的早期康复，伤后长期固定肯定会导致僵硬和不良的结果。研究表明固定3周以上会使90%的患者疗效差。康复应该在伤后或术后1周内开始，最初，悬吊患肢会使患者感觉舒适。主动屈伸或内外旋转活动应该在第1周末开始进行。在第2周或第3周，用带铰链的限制支具使肘关节伸直不超过30°，但这并不作为常规使用。屈曲练习时患者应处于仰卧

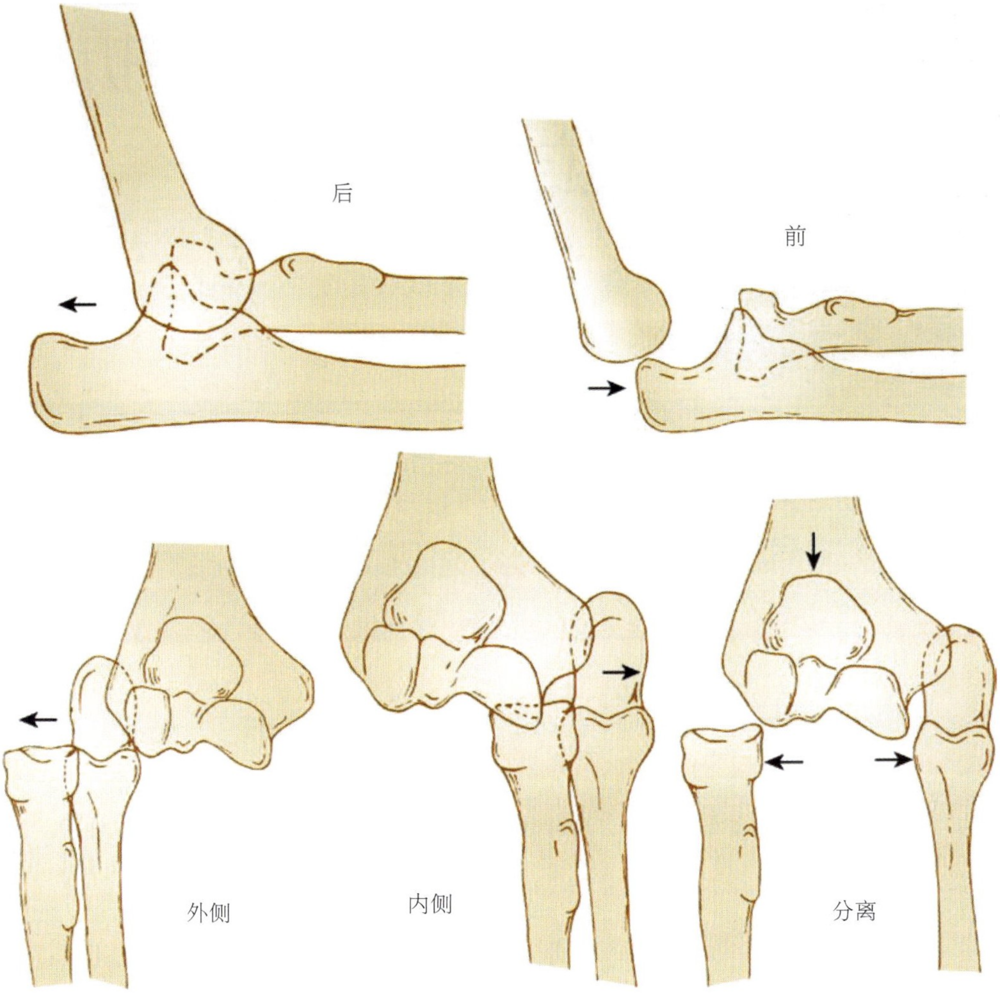

图78-11 单纯肘关节脱位的分型(Courtesy of Jupiter JB, Mehne DK. Fractures of the adult elbow. In: Browner BD, Jupiter JB, Levine AM, et al, eds. Skeletal Trauma. Philadelphia: WB Saunders; 1992.)

位，肘应该位于高于头顶依靠前臂重力作用完成屈曲活动。相似地，伸直活动应该在坐位下进行。应该避免被动推拿防止异位骨化的发生。强化练习应该在伤后4～6周开始。

三、小结

尽管从解剖上来说肘关节具有潜在的稳定性，但它依然容易发生骨折和脱位。这些损伤通常来自于像车祸和运动损伤等高速撞击的结果。首先应考虑治疗结果只有肘关节功能好，手的功能才能发挥出来。外科医师的治疗策略应达到解剖复位和建立早期康复流程，早期康复能减少并发症的发生，尤其是创伤后肘关节挛缩。

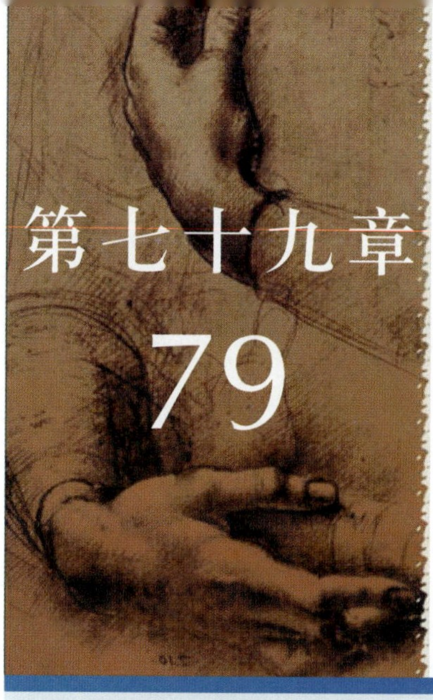

第七十九章 79

治疗师对肘部骨折与脱位的处理

原著者 CYLVIA A.DAVILA, PT, CHT
译校者 窦菲菲 潘 钰

关键点

- 肘关节骨折或脱位的康复强调灵活性、稳定性和肌肉功能的恢复。
- 执行大部分日常生活活动的功能性活动范围是屈曲30°～130°、前臂旋前旋后各50°。
- 肘关节骨折和脱位的最常见并发症是肘关节屈曲挛缩，肘关节挛缩形成的确切的病理尚不清楚。
- 治疗师必须彻底检查内在外在的结构，并制订治疗计划来解决（address）在愈合过程中各个结构可能会遇到的具体问题。
- 肘关节伤后或术后的最佳康复需要在组织愈合、不引起炎症和危害愈合结构之下均衡适当的组织压力来提高运动和功能的生理过程中谨慎的治疗时机和进展。

上肢是一个功能单位，肘关节作为将手放置在空间的连接，同时也作为力和精细运动功能的稳定剂。肘关节必须灵活、稳定、坚固及无痛，从而能完成日常生活、工作和娱乐活动的独立功能。肘关节伤后的康复必须包括这些重要功能的恢复。肘关节是一个滑车屈戌关节。在肱骨远端，滑车与尺骨连接，肱骨远端的肱骨小头与桡骨头连接。这3块骨形成了肘的3个连接：桡肱关节，肱尺关节和近端桡尺关节。肘关节有两个运动维度：屈伸和旋前旋后。肘关节高度契合的关节面在关节囊和侧副韧带的辅助下提供了肘关节的静态稳定。肘关节的屈伸肌则提供了动态的稳定。

正常的肘关节屈伸角度在0°～140°，±10°，旋后和旋前分别是80°和85°。完成大多数日常生活活动的功能性运动范围是30°～130°屈曲和旋前旋后各50°。

肘关节骨折或脱位后限制运动可能会造成明显的功能受限。关节活动度（ROM）缺乏屈曲在功能受限上比缺乏伸展更典型。因为对患者来说肘关节屈曲比伸展具有更大的功能价值，这个比率约为2∶1。当然，最终应该由患者的职业和业余的需要来确定康复的治疗目标。关于肘关节的力量并没有一个标准除了与未受累侧的对比。一般来说，优势侧肢体比非优势侧肢体的力量大5%～10%，男性比女性大2倍。在标准的肌肉测试位置，肘关节屈肌群等长收缩的力量比伸肌群等长收缩的力量强30%～40%。旋后比旋前的力量强约15%。

肘关节骨折和脱位最常见的并发症是肘关节屈曲挛缩。肘关节挛缩的确切病理机制尚不清楚。报道指出的原因多是包括延长制动，软组织创伤，内关节创伤和异位骨化在内的运动减少。电子显微镜揭示出，从挛缩关节得到的关节囊组织标本出现高密度、存在广泛交叉连接的肥大的胶原纤维。肥大组织3～4mm厚并限制肘关节伸展，阻断肘关节屈曲。肱肌肌腹紧密附着在前关节囊。在创伤性损伤下，血肿形成，这会造成肱肌与前关节囊的粘连，从而限制肘关节的屈曲和伸展。

一、肘关节康复的目标

肘关节骨折或脱位后肘关节康复的目标包括：①通过恢复运动和肌肉性能来恢复功能；②影响瘢痕重塑并预防关节挛缩；③恢复或维持关节稳定。治疗应与组织的不同愈合阶段相适应，而且不能损伤已经愈合的结构。在不影响骨折复位和关节稳定的前提下，治疗师的重点是必须最大限度降低关节强直和肌肉萎缩以达到最大的功能恢复。同时治疗师必须注意潜在的并发症，如果可能出现则使其降到最低或阻止其发生。这些并发症包括：关节僵硬、关节不稳、神经损伤和异位骨化。

愈合重叠阶段，它们的持续时间可能依骨折的部位及严重程度、是否伴随软组织损伤及患者的年龄而不同。治疗师应知道固定方法影响骨愈合的类型和骨折愈合的时间。一期骨愈合需要加压钢板固定。二期骨愈合发生骨痂形成，并且要使用骨模、骨棒和内外固定。二期愈合比一期愈合快。

肘关节骨折和脱位会给一些内部和外部的组织结构造成创伤。内部结构是骨、韧带和关节囊。外部结构是肌肉、肌腱、神经和皮肤。治疗师对内部和外部结构的临床检查确定了损伤的主要来源。治疗计划应根据在各个结构和过程中可能遇到的问题来制订。

二、肘关节骨折的注意事项

与其他骨折相比，肘关节骨折发生并发症的概率更高，恢复较差，常常导致挛缩和功能丧失。切开复位和内固定的优势提供了稳定性，既能够早期活动，还能将软组织并发症的概率降到最低。

一些分类系统用于肘关节骨折和脱位，但不被普遍接受。它们一般用于为外科手术提供治疗纲领和诊断。对治疗师来说，在与外科医师进行交流和帮助我们理解损伤的功能影响时分类系统具有重要作用。医疗处理的最终目标是重建关节一致性，获得可接受的对线并提供刚性固定，从而尽早进行主动运动。稳定的解剖复位和早期活动阻止或者将关节活动减少和创伤后关节炎的可能性降到最低。延长制动导致关节纤维化或强直。结果取决于骨折粉碎的程度，复位的精度和内固定的稳定性。

常见的肱骨及桡骨和尺骨近端骨折的并发症包括不愈合、连接不正、强直、异位骨化、骨性关节炎、尺神经病变和硬结突出（prominent hardware）。腕关节和远端桡尺关节的损伤并不是不常见，桡骨头骨折造成相应的腕关节疼痛和前臂旋转受限。

三、肘关节脱位的考虑

尽管事实是肘关节是人身体上最稳定的关节之一，但在成人中肘关节脱位也是相对很常见的。在上肢中其发病率紧随在肩关节和手指关节脱位之后。医疗处理的重点完成和维持稳定的解剖复位而早期进行主动运动。

由于肘关节的骨性稳定，一旦复位，经常性脱位是罕见的。急性脱位带来的软组织损伤可能很明显且通常会波及内外侧副韧带复合体。肘关节脱位可能与肱骨，桡骨头或尺骨的骨折有关，并且可能需要手术来获得关节的稳定性。复杂的脱位损伤的预后通常比简单的脱位损伤的预后要差。肘关节脱位可能是向后，向前或是分散的，使尺桡骨分离。简单的向后脱位是最常见的。向前的脱位较少见，而发散性的脱位极少见。

与急性肘关节脱位有关的并发症包括伤后由于大量软组织创伤和膨胀而立刻出现的骨筋膜室综合征，神经血管损伤，并波及远端尺桡关节。晚期的并发症包括肘屈曲挛缩和异位骨形成。虽然很少见，但对于经常性脱位是有一定可能的，尤其是恢复全部功能之前没有得到充足的愈合。

肘关节脱位的医疗处理重点是完成和维持稳定的解剖复位，从而允许早期的主动运动。

四、检查

治疗师应获得有关患者损伤和手术情况的详细信息。对于患者的预后和治疗计划，治疗师和外科医师之间要有一个相互了解，包括预防措施、禁忌证和并发症。

一个全面的肘关节检查是建立有效康复计划的关键，从而尽可能减少缺陷并达到最大功能结果。检查应包括病史；损伤机制；如果可能的话，审查相关医务人员的记录、手术报告和X线片。了解骨折或脱位的类型，骨折的严重程度或粉碎程度，以及一些相关的软组织损伤是很重要的。手术过程中的细节，包括硬件的类型和位置，而且骨的切除可能会减弱关节稳定性或软组织附着性，这些对治疗师来说都很重要。为了建立一个早期安全的运动计划，了解复位的稳定性，骨折或韧带修复的限制，以及外科医师考虑的肘关节屈曲伸展的稳定弧度。如相对于全范围屈曲。通常是60° 屈曲，因为当肘关节向伸展位移动时会变得不稳定。治疗师还应了解前臂旋转的稳定位置。如果只有外侧副韧带损伤，肘关节在内旋位更稳定，因为内旋位内侧副韧带和常见的伸肌源处拉紧。如果内外侧副韧带都损伤，那么肘关节应放置在中立位。

伤口和瘢痕会限制运动并妨碍其他的治疗进程。它的位置，大小及伤口和手术切口的颜色要记录下来。缝合线、暴露针和硬件也要记录。伤口或针道感染的症状要记录并立刻报告给外科医师。瘢痕可能会限制运动，并需要检查它肥大程度，粘连程度，柔韧性，敏感度和牵拉后的变白情况（这些可表明运动的受限）。手和前臂应检查颜色，温度和循环障碍或骨筋膜室综合征的指征（如果患者是在损伤或术后12～24h内来找治疗师就诊的）。水肿通常是存在的并可通过一种圆周测量的类型进行测量。周径测量应在肘关节屈曲折缝的上下具体的距离处测量并记录，以便随着时间的推移在同一位置进行重复测量。避免当肘弯曲时测量肘关节屈曲折缝处的周径，因为这会歪曲测量结果。由于神经损伤可能会在外伤或手术早期出现，因此早期检查时要评价感觉和运动神经的功能，并且要在康复的全程进行监测。记录麻木和感觉异常的模式，肌肉萎缩，以及手指和腕关节的位置，来确定尺神经、正中神经或桡神经可能受累的情况。应记录主动和被动运动范围（AROM和PROM)。最初，运动只能在稳定弧度内进行屈伸和旋后旋前。被动的关节活动范围测量应延迟知道愈合情况允许被动压力时才可进行。最初要测量肩，腕和手指的活动范围来排除相关的损伤和运动减少。未受累的关节应也在治疗的全程进行监测来确保全关节活动范围的维持。

五、肘关节骨折或脱位的治疗目标和技术

肘关节损伤或术后的最佳康复要求在组织愈合和平衡适当的组织压力的生理阶段注意治疗的时机和进程来提高运动和功能，而且要避免引起炎症及危及愈合结构。这就要求治疗师要有健全的组织愈合与其应激反应的生理知识。

（一）第一阶段：炎症阶段（0～2周）

在炎症阶段，治疗目标是控制疼痛，尽量降低或预防水肿，促进愈合，保护愈合结构，维持稳定性，维持关节活动度及监控预防并发症。由于存在不稳定的危险及伸展位复发脱位的可能，对治疗师来说了解手术术中的肘关节伸展的稳定性评定是非常重要的。这种评定可以确定矢状面上（屈曲–伸展）的稳定运动弧度。

1.患者的教育

知情的患者不太可能焦虑，并且在康复过程中更能配合。治疗师应该对患者将治疗的过程进行概述并解释在接近最大潜能的过程中患者自己的努力的重要性。治疗计划应该包括除了临床治疗外的拟定的家庭治疗计划。家庭治疗计划也应该成为初期治疗阶段的一部分，要经常复查，并根据患者的进展来修改治疗计划。

2.疼痛控制

疼痛会是一个主要的障碍，因为它会限制患者自身的努力并且影响患者的情绪。治疗师必须仔细检查疼痛的来源。应该考虑到疼痛是神经损伤的结果，还是有损伤或手术后的正常的炎症反应。应该

让患者知道在愈合早期会出现疼痛，通常还会伴随炎症反应。鼓励患者将可接受的、可忍耐的不适与提示继发损伤的疼痛类型区别开来。患者还要了解大部分疼痛源于水肿和强直，当这些问题解决了，疼痛就消失了。患者和治疗师要将可预测的不适与造成患者不合作或拒绝在治疗计划配合的疼痛进行区别。伴有过度肿胀的重度疼痛可能是即将发生骨筋膜室综合征的警告信号。各种物理因素、治疗训练和手法治疗技术可考虑来缓解疼痛，从而患者能执行急需的运动治疗计划。

3.水肿控制

最初，抬高是用于当石膏或外固定到位时的唯一控制水肿的方法。无论合适，患者应尽可能将肘安置于高出心脏水平的位置。当患者入睡时，应将肘关节支持在枕上并保持在高于心脏水平的位置。物理方法，尤其是冰或冷敷袋，加压绷带和手法消肿活动和远端向近端的按摩都可用于帮助控制水肿。冷冻技术的额外好处是刺激镇痛反应。冰或冷敷每天可进行数次，可在关节活动度训练前后进行。冷最初可能会促进强直的发生，因此加入关节活动的重复训练是很必要的。

如果没有暴露针或外部硬的器械，弹力绷带的作用最好。只要不引起不适、循环缩小或限制活动等情况，那么患者可一次穿戴数小时（图79−1）。减轻充血或手、腕、前臂和上臂的逆向按摩对于减轻水肿是有效的。按摩的同时结合抬高、患者仰卧将上臂支持在高处或肩关节屈曲从而使肱骨垂直于地面且手向天花板举起（图79−2）。患者要尽量放松不要紧张。在按摩过程中，肘关节的活动应保持在稳定运动范围内，在按摩过程中要避免损伤。

4.运动范围

主动辅助或控制的被动肘关节活动。肘关节的早期保护性的运动能减少肘关节强直并促进愈合。如前所述，肘关节强直常发生于肘关节骨折，而且制动超过3周可能会导致明显的活动范围减小。大多数康复计划在术后2～3d后就开始进行。在炎症期，关节活动范围只能在损伤或手术允许的稳定范围内进行，以避免疼痛和愈合结构的过度紧张。大多数病例中，在建立骨折复位或肘关节的稳定性的1周内开始主动、主动辅助或温和的被动活动。

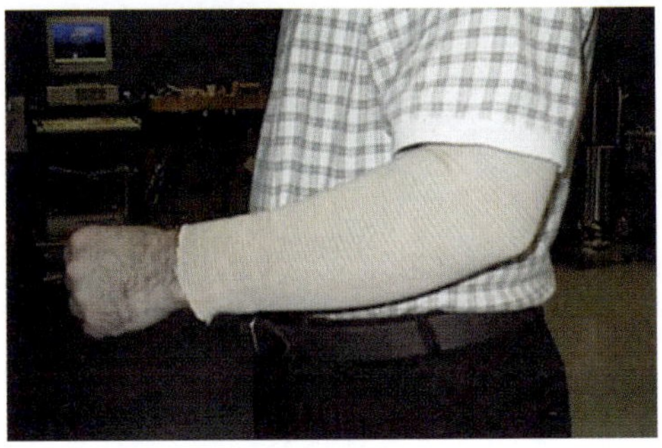

图79−1 加压袖套

存在不稳定性骨折或脱位必须进行制动的，活动应不迟于3周。

过肘关节的肌肉作为肘关节的动态稳定物来降低术后的不稳定性并且增强肘关节压力和肘关节稳定。动态稳定物包括肱二头肌、肱肌、肱桡肌、肱三头肌和前臂旋前旋后的肌肉。前臂在内旋位且肩关节内收的肱骨垂直位上进行主动的肌肉收缩时，外侧副韧带的修复更稳定。屈曲旋前肌的主动收缩有助于肘关节内侧的外翻稳定。

关节松动术使用Ⅰ级和Ⅱ级振荡可缓解疼痛并促进主动关节活动训练前的松弛。有效的主动训练要求患者放松并能分离主动肌，避免共同收缩。我认为最初患者仰卧，上臂和肘支撑在枕头上的姿势最好。一旦患者可以维持稳定运动范围内的姿势并可避免共同收缩时，那么他可以在坐位下执行这些训练。临床上，治疗师通过伸展−屈曲和旋后−旋前的全关节活动范围来轻轻地引导患者用力。强调旋后的前臂旋转训练对肘关节骨折或脱位，尤其伴有桡骨头骨折的任何早期运动计划来说是很重要的。为了减少旋后受限，患者要经历这些关节活动度的训练，而且这些训练要在稳定的关节活动的限制范围内。旋后和旋前关节活动度训练通常在患者坐位或立位下进行，肘关节不贴近身体保持90°屈曲，以确保单纯的桡尺关节运动而避免肩关节的代偿。肘关节屈曲90°进行前臂旋转时可避免在内外侧副韧带上的过度的压力。然而，如果已知存在韧带损伤，进行保护性运动时要在有限的旋转范围内进行，通常要与外科医师联系。比如，在韧带修复的4～6周的过程中应避免肘关节在中立位上伸展、前臂旋转动作。

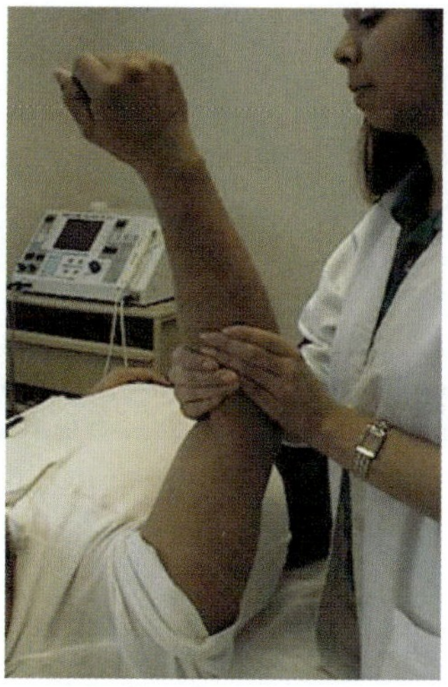

图79-2 仰卧位按摩消肿

为强调肘关节屈曲和伸展活动范围训练，我通常嘱患者平躺在治疗桌上。这个姿势能使躯干和肩胛骨稳定，并且在我的经验中，患者在仰卧位下很少会出现不适。手臂是定位的，所以肩胛骨很稳定，肩关节内收并屈曲90°时肱骨垂直于桌面，而且肘部指向天花板。肘关节伸展有治疗师或患者的对侧手臂辅助，在矢状面上进行全稳定范围内的运动。最初，患者可能只能使肱三头肌抗重力定位并保持（a place-and-hold technique）（图79-3）。当患者放松肱三头肌时，重力辅助屈曲。仰卧位最大的优点是在肘关节主动伸展中将肱三头肌分离出来。如前所述，脱位后可能存在韧带不稳定。在肘关节屈曲伸展运动训练中（图79-4），前臂应保持旋前位以保护外侧副韧带，而肘关节在矢状面上的运动时前臂应处于旋后位来保护内侧副韧带。不能过分强调以下两点，即任何增加肘关节活动的训练都需适当地强调（stress）愈合组织及在任何平面或方向的训练必须不能超过安全的范围。

主动运动可能会受肌肉防卫或肱二头肌及肱三头肌收缩的限制。肘关节损伤或手术后往往会出现肱二头肌活动亢进或痉挛从而交互抑制肱三头肌的活动。在坐位或立位，肘部通过肱二头肌离心或延长向的收缩和重力的辅助来延伸，而不是通过肱三头肌的向心性收缩。手臂处于肘关节屈曲的保护性内收姿势下，肱二头肌往往会出现活动亢进和痉挛。仰卧位肩关节屈曲90°，肱骨垂直，肱三头肌活动而肱二头肌通常很放松。这样将肱三头肌在肘关节伸展中分离出来，重力帮助肘关节伸展，减少肱二头肌的疼痛和肌肉保护。

重力消除体位是另一种分离肱二头肌和肱三头肌的选择。患者仰卧于垫上，肩关节外展90°，肘关节位于不受重力影响的位置。前臂和手放在滑板上避免肘部在表面上进行主动屈曲伸展时的摩擦阻力。

在炎症阶段，无论重点是肘关节的可动性还是稳定性都要视具体损伤情况而定。迄今，使用适当的运动处方并没有具体的依据。我发现如果重点在肘关节的可动性，那么每2～3小时要进行5～10次重复运动，每次收缩保持5s来提高肌肉纤维的募集。为提高稳定性并且保持可动性，我的经验是每

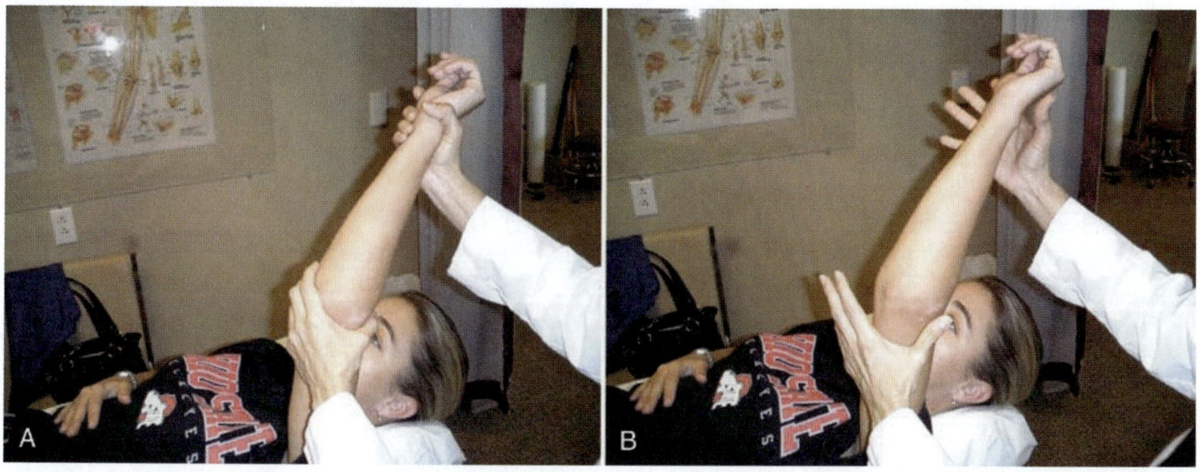

图79-3 应用放置-保持技术在仰卧位肘关节主动伸展和屈曲。A.治疗师将肘关节置于伸展位。B.患者按照治疗师摆放的位置主动保持肘关节伸展

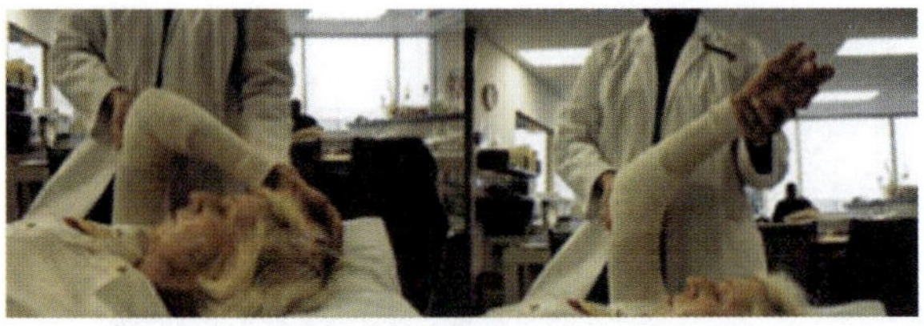

图79-4　为保护侧副韧带，前臂旋前位肘关节伸展

天2～3次关节活动度训练，每次重复10～15次。患者保持在舒适的关节活动范围末端位置几分钟。每个患者的生理和强直的倾向是不同的；因此，每个训练方案应是个体化的。

无关关节的主动运动范围：应进行肩关节、腕关节及指间关节的主动和被动关节活动以避免发生活动受限和由失用及保护性姿势引起的无力。如果必要的话，肩和手的运动可在肘关节佩戴适合的保护性矫形器的情况下进行。无关关节的关节活动也能够帮助减轻水肿预防肩周炎（图79-5）。前臂上屈肌和伸肌的综合伸展训练也要进行以预防肌腱短缩。首先手指和腕综合的伸展应在肘关节用矫形器固定于保护性屈曲位时进行，从而预防在肌腱起始点给肘关节带来过大的压力。

当舒适度允许并且灵活性提高了，只要外侧副韧带无损伤或已修复，就可进行肘关节逐渐扩大的综合伸展。为保护受伤的或刚刚修复的外侧副韧带，扩大关节活动度时前6～8周前臂应处于旋前位（安全姿势），充分的扩展与旋后可能要延迟至12周（图79-4）。治疗师和外科医师需要交流探讨关于外侧副韧带损伤或修复方面关节活动范围的进展。更多关于肘韧带损伤的信息请参考第86章和第87章。

强化训练：当愈合结构固定时，肌肉力量可利用等长强化训练完成。等长只考虑是否禁忌主动的

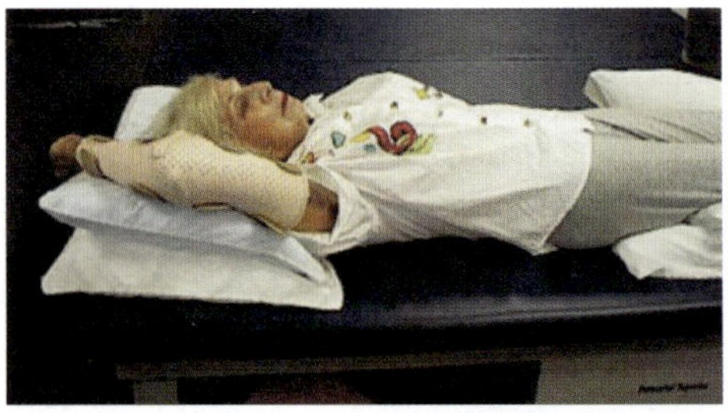

图79-5　利用肘关节矫形器在维持肩关节主动活动范围时保持肘关节

肌肉收缩和压力。等长强化收缩应用于肱二头肌、肱三头肌、肩带肌和前臂肌群。利用轻油灰或柔软的海绵进行的温和的手强化训练应在肘关节佩戴矫形器的情况下进行。这些手部训练也可以促进静脉回流。

持续被动运动（continuous passive motion，CPM）：使用肘关节持续被动运动的主要指征限于稳定的结构，刚性内固定或术后挛缩解除。据报道，CPM的益处是预防挛缩，减轻水肿和疼痛，加快组织愈合（包括关节软骨和关节周围结缔组织），减少粘连的形成，扩大关节活动度，并且防止异位骨化。韧带损伤和潜在不稳定关节并未涉及CPM，因为在改变伸展和屈曲之间的关节角度时不可能维持正确的对位。

在肘关节愈合的炎症期，CPM用于减轻水肿和疼痛并在相关组织的安全角度内扩大关节活动范围。它可能在术后就立刻应用于设置位短时间周期并在安全角度内的运动。最初，肘全天被放置于CPM器械上，不分昼夜。当肿胀消退时，器械外的活动时间将会增长。

没有明确的研究支持CPM的最佳剂量或最佳参数设置。Hotchkiss提出20～30min的肘关节持续被动运动有助于“间歇被动定位”，交替屈曲、伸展到能忍受的最大范围。O'Driscoll的观点是做CPM先从小的可忍受的范围开始，然后每天逐渐增大范围。在愈合早期CPM的目标是在术后的前2～3周内获得90%的稳定被动活动范围。关于手和上肢CPM的运用可参考相关网站来获取更多信息。

5.矫形干预

在炎症期，矫形干预的目标是保护和支撑愈合中的结构，预防损伤并维持稳定性。肘关节最佳的姿势取决于损伤的程度、手术情况、肘关节的稳定性及外科医师的意见。可能会考虑到多种矫形器。通常，保护性矫形器需要一直穿戴，只有训练和伤口护理的时候取掉。它可以是固定的或铰链的、有或没有运动闭锁的。肘关节脱位还原后是稳定的，它通常需要保护性活动，在运动期间固定于屈曲90°达1～2周。

带有可调节闭锁可限制肘关节伸展的铰链式矫形器在允许的运动中能提供稳定性，它可用于肱骨

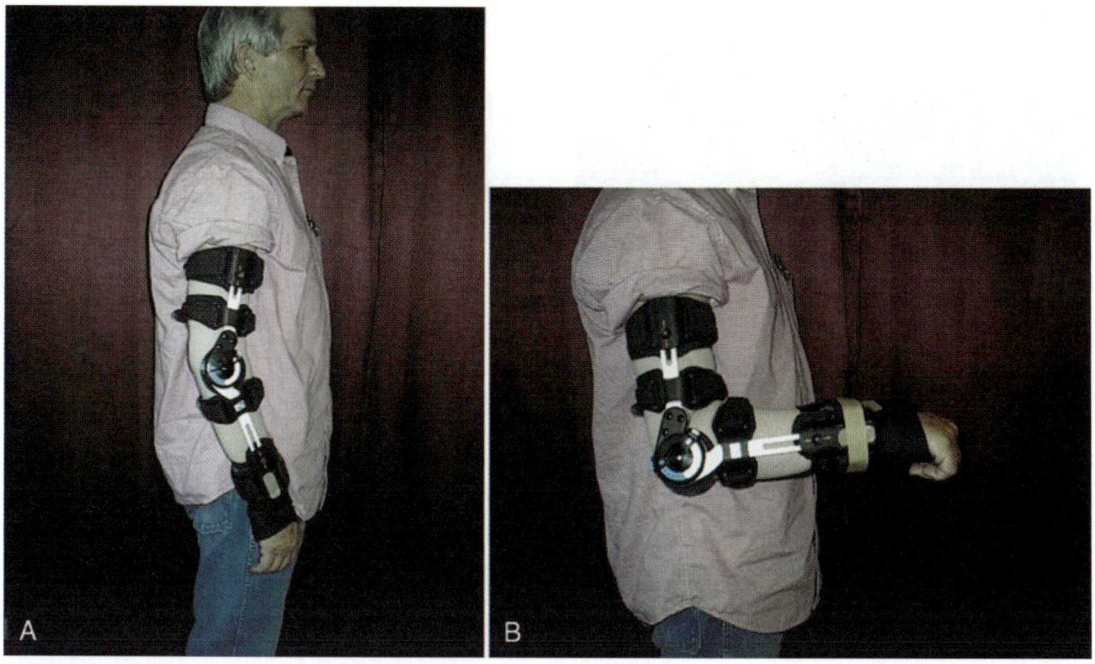

图79–6 商用的肘关节铰链矫形器，配有可调节的锁。A.通过可调节的铰链可限制肘关节的伸展。B.前臂旋前位保护损伤部位及修复的侧副韧带

骨折、肘关节脱位、桡骨头和桡骨颈的骨折及肱骨的损伤。如由医师决定，铰链式矫形器应在适当的角度上阻止伸展来保护2周（图79–6）。之后，允许加大伸展。肘关节屈曲和前臂旋后旋前要根据损伤的情况来定是否需要限制。

具体的肘关节骨折决定了所需矫形器的类型。例如，Ⅰ型桡骨骨折可能仅需要用吊绳固定在舒适的位置。在炎症阶段，首先是使用一个渐进式的静态矫形器，再根据损伤的程度和关节或骨折的稳定程度来预防活动范围的丧失。表79–1列出了关于矫形器类型的信息，以及具体的骨折或脱位推荐的体位。

（二）第二阶段：纤维形成阶段（2～8周）

纤维形成阶段的目标是进一步减轻水肿，通过应用控制压力来增加关节活动范围和软组织的可动性，以及增强进行轻微活动的功能。在此阶段，愈合组织的抗拉强度很低而且很容易过力，引起免疫应答。通过小心、频繁地对患者的疼痛、水肿和关节活动度进行检查，治疗师可以监测治疗中患者的反应。

在纤维形成阶段，疼痛和肿胀仍然明显，但通常是可控的。在运动范围和疼痛的限制内，对患者来说，主动运动会更舒适并且患者会在轻微的功能活动中开始使用手。肘关节损伤或手术后，通常固定在屈曲90°。制动后造成屈曲受限为45°～60°，而伸展受限是90°。屈曲受限为患者带来了更大的功能限制，但伸展受限成为最大的康复挑战。

1.水肿和瘢痕控制

水肿和瘢痕控制措施正在更积极地投入应用，但是要有进一步的预防措施以避免过分的组织压力。在纤维形成阶段，水肿控制技术包括去肿胀按摩，弹力绷带（compressive sleeves and wraps），间歇性压缩和使用物理因子。瘢痕管理包括使用压力，横向摩擦按摩和硅胶布或垫。

2.热剂

热疗因子，如热敷和射流治疗，明智的选择或正确地应用，结合运动治疗后会明显地提高运动和功能。热因子提高血流速度和组织的可扩展性，而且调节疼痛，使患者无论是在应用热因子之后还是正在应用中都更容易参与到运动中去。要将肘关节

表79-1　对具体骨折脱位的建议

损伤	非手术治疗	非手术支具	手术治疗	术后支具	注意事项/并发症
肱骨远端骨折					
关节外 关节囊外 内上髁	最小或无位移的制动	LAS 7～10天，肘关节90°屈曲，前臂旋前，腕屈曲30°	ORIF(可能修复侧副韧带)	LAS同非手术治疗，最多可戴4周	若骨折块大，可合并肘关节脱位；若MCL被修复，再获得运动很难；尺神经病变
	闭合复位	LAC/LAS：同上制动，最多可戴5周			
外上髁	最小或无位移的制动	LAS 7～10天，肘关节90°屈曲，前臂旋前，腕屈曲30°	ORIF(可修复侧副韧带)	LAS同非手术治疗，最多可戴4周	肘外翻畸形；尺神经病变；成人少见
	闭合复位	LAC/LAS：同上制动，最多可戴4周			
关节外 关节囊内 经髁的	最小或无位移骨折的制动	LAC固定1～2周，肘关节屈曲90°，前臂中立/旋前，腕关节伸展	经皮固定	LAC/LAS固定2～6周，肘关节屈曲90°，前臂中立/旋前，腕关节伸展	臂丛动脉和所有三种主要的上肢神经的创伤；经常被指出有明显水肿
伸展 高/低	闭合复位	LAC固定2～4周，肘关节屈曲比桡动脉搏动消失时的程度小10°（至少为95～100°），前臂中立/旋前，腕关节伸展	ORIF	LAC/LAS固定1～2周，肘关节屈曲90°，前臂中立位，腕伸展	
屈曲 高/低	固定	LAC固定1～6周,肘关节屈曲90°，前臂旋后，腕关节中立位	经皮固定	LAC/LAS固定1～4周，肘关节屈曲90°，前臂中立位，腕伸展	常见于老年人。近端骨折片可刺入肱三头肌
	闭合复位	LAC固定2～4周，肘关节屈曲75°～100°，前臂中立/旋后，腕伸展	ORIF	同上	
外展和内收	闭合复位	LAC固定2～6周，肘关节屈曲90°，前臂中立位，腕关节中立位	经皮固定	LAC固定至3周，肘关节屈曲90°，前臂中立位，腕关节中立位	常见于老年人
			ORIF	同上	
关节内 双髁骨折 T型 高/低 Y型 H型 λ型	闭合复位	LAC固定2～4周，肘关节屈曲90°，前臂中立位、腕关节中立位	经皮固定	LAC固定3～4周，肘关节屈曲90°，前臂中立位，腕中立位	潜在的神经血管损伤；筋膜室综合征；臂丛血管损伤；正中神经、尺神经、桡神经损伤；经常出现明显水肿
	鹰嘴牵引	2周牵引f/b 2～3周LAS固定，肘屈曲90°，前臂中立位，腕中立位	ORIF	LAC/LAS固定至3周，肘关节屈曲90°，前臂中立位，腕中立位	

（续 表）

损伤	非手术治疗	非手术支具	手术治疗	术后支具	注意事项/并发症
	骨瘦如柴	圆领和护腕最多6周	完肘关节置换术		
单髁骨折 内侧 外侧	制动	LAC/LAS固定4～5周，肘屈曲90°，前臂中立位，腕中立位	经皮固定	LAC/LAS固定1～4周，肘关节屈曲90°，前臂中立位，腕关节中立位	骨折不常见：骨折碎片常有软组织附着；尺骨神经病变
	闭合复位	LAC/LAS固定4～5周，肘屈曲90°，前部中立位、腕中立位	ORIF	LAC/LAS固定4～5周，肘关节屈曲90°，前臂中立位、腕关节中立位	
肱骨小头骨折(少见)	闭合复位，1型	LAC固定3～4周，肘屈曲90°，前部中立位，腕中立位，避免主动活动范围中完全伸直和旋前	ORIF 2型、3型	LAC最多固定3周，肘关节屈曲90°、前臂中立位，腕关节中立位	无血管性坏死；尺侧副韧带断裂；关节囊和韧带损伤限制运动；桡骨头、手腕和韧带相关损伤
滑车骨折(少见分离-常伴头状突冠状骨折)	闭合复位-很难成功和保持	LAC固定4～5周，肘屈曲90°，前部中立位、腕中立位	小骨折片的切除	LAS固定3～5周，肘关节屈曲90°，前臂中立位，腕关节中立位。若运动未早期开始，则致密粘连形成	
			ORIF(合并或不合并干扰设备)	LAC/LAS固定3周，肘关节屈曲90°，前臂中立位，腕关节中立位	
桡骨头骨折					
1型	非手术治疗	悬吊/LAS固定为减轻疼痛，一旦可忍受便开始活动			Essex-Lopresti损伤；强度降低；桡尺骨近端骨性结合；后期发展的桡管综合征；由于关节不稳定导致的内侧副韧带撕裂；前臂旋转时疼痛
2型、3型	非手术治疗(仅2型)	LAS固定2～3周，肘屈曲90°，前臂中立位，腕中立位	骨片清除(少见，建议)	LAC/LAS固定3周，肘屈曲90°，前臂旋前中间位，腕中立位	
			桡骨头切除	同上	
尺骨鹰嘴骨折					
1型	非手术治疗	LAC/LAS固定2～3周，肘屈曲45°～70°，前臂中立位，腕中立位			伸展缺损；尺神经神经病变；骨折不愈合；若肱三头肌直接修复，可能需要保护。骨折/脱位引起严重的骨与软组织的损伤。创伤后关节炎
2型			ORIF	LAC/LAS固定2～3周，肘关节屈曲45°～70°，前部及腕中立位	
			切除和肱三头肌的重建	限制肘关节屈曲4周	

（续　表）

损伤	非手术治疗	非手术支具	手术治疗	术后支具	注意事项/并发症
3型			ORIF	根据2型的ORIF	
喙突骨折					
1型	非手术治疗	带有锁的铰链式肘关节夹板，为防止再脱位			与肘关节脱位相关
2型			ORIF	LAS固定2~3周，肘关节屈曲90°，前臂中立位、腕关节中立位	
3型			ORIF 铰链式外固定器	同上	
脱位					
后脱位	闭合复位	LAS固定3~6周，肘关节屈曲90°，前臂完全旋前或在设计角度上用铰链矫形器伸直拉锁定	急性韧带修补	LAS固定2~4周，肘关节屈曲90°，前臂中立位、腕关节自由	伴随的骨折常见；广泛水肿ifwjd的神经血管损伤；内侧副韧带可能断裂；前脱位可使肱三头肌嵌入部位剥离
前脱位（极少见）	闭合复位	LAS固定3~6周，肘关节屈曲90°，前臂完全旋前或在设计角度上用铰链矫形器伸直位锁定	急性韧带修补	LAS固定2~4周，肘关节屈曲90°，前臂中立位、腕关节自由	

LAC，长-臂模具；LAS，长-臂夹板；ORIF，切开复位内固定。其他伴随的损伤，不同的骨折类型，个人的偏好，以及患者的病史都会影响夹板的类型和位置。同样重要的是要注意，虽然列出了矫形器的使用时间，运动往往在矫形器停止使用前就开始了的

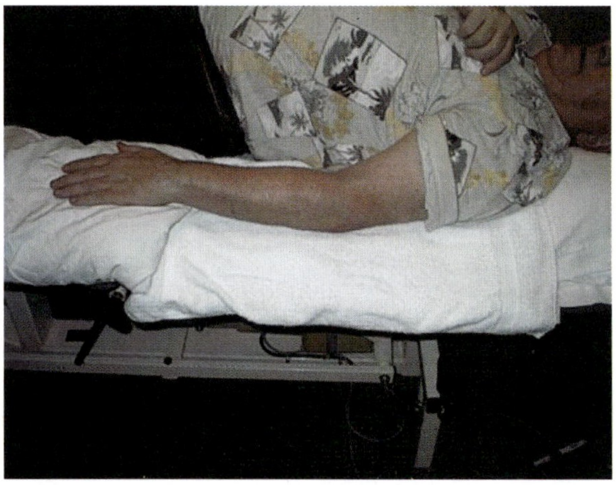

图79-7　应用治疗剂热量时肘关节位置

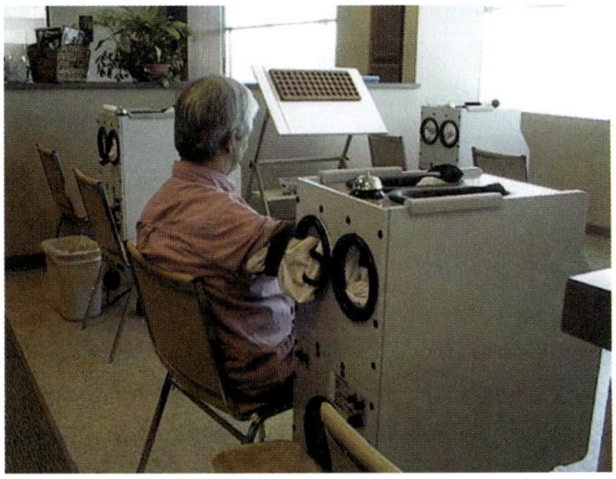

图79-8　肘关节进行液体疗法/温热疗法单元

轻微架高以促进静脉回流并且在进行热敷时要防止加重水肿。在放置肘关节位置时要考虑到肘关节屈曲、伸展、旋后和旋前的适当角度来保护愈合中的结构或者为紧张的结构提供一种温和的舒展（图79-7）。结合热和伸展的益处是增强组织延展性，但不能过分强调。如果需要伸展，那么肘关节可在治疗过程中被放置于可忍受的最大范围。

射流治疗是另一种优秀的热选项，但使用时要有预防措施来防止水肿。它有在进行热疗时可允许主动运动的优点，并可提供脱敏，这对敏感的肘关节术后瘢痕有很大用处（图79-8）。

3.运动范围

在纤维形成阶段，关节活动度训练计划要进一步进行以允许主动运动中更有力的肌肉进行收缩，增高的活动范围和重复数量的提高。强调所有的运动旨在修复肘关节功能，但肘关节伸展通常是最难获得的。肘关节伸展的最大挑战是隔离肱三头肌和防止肩的代偿。如前所述，隔离肱三头肌要在仰卧位，肩关节屈曲90°且肘关节指向天花板。治疗师必须要考虑到骨折复位或稳定性的手术执行程序，避免给愈合中的结构带来压力，比如在手术程序中，肱三头肌肌腱修复可能已被删除。在这个例子中，复合拉伸肱三头肌通常要6周，其中涉及的肘关节和肩关节的屈曲必须避免。在纤维形成阶段通常先开始被动关节活动。其执行的力度取决于损伤和手术的程度。在某些情况下，它可能会推迟，所以治疗师要向外科医师咨询有关禁忌和预防的内容。被动关节活动的使用需要技巧，特别注意的是，使用的力要在组织可忍受范围内。目标是延长和重塑组织而不是通过撕裂组织而增大关节活动度；中度的恒张力作用下延长组织。如果被动活动时过于疼痛或力度过大，患者要保持放松，不要发生肘关节周围肌肉的联合运动。重复使用疼痛的牵拉，弹跳运动，导致出现保护性牵张反射，并且抑制松弛。施加的压力应为低负荷的力，

因此患者能感觉到牵拉而且可能会有轻度不适，但绝不会出现疼痛从而引起联合运动。力量应是稳定，长期并且可随着运动的提高而进行调整。建议使用恒力20s以降低或避免牵张反射。持续的拉伸也可以随着时间而松弛来减少肌肉紧张并且增长长度。拉伸要重复4～5次。应在受限运动的每个平面及各个涉及的结构进行被动牵拉，要区分肘关节囊和肱二头肌肌腱、肱三头肌肌腱。Hotchkiss提出：“被动活动不一定助于异位骨化的形成……一段固定期后过量的被动运动可能会导致异位骨化，应避免。损伤或术后数周内应进行小力度的尝试来增大关节活动度……预防异位骨化形成的最重要因素是早期主动运动，温和的被动运动和使用吲哚美辛”。

4.强化训练和功能性活动

在纤维形成阶段，强化训练计划是由等长运动向等张运动转化，并给予低阻力，高重复。强化训练针对肱二头肌、肱三头肌和前臂肌进行旋后、旋前、腕关节伸展、腕关节掌屈和手功能，使用一套典型的方案，每天3组，每组重复10次。可采用除重力和弹力带（resistive bands）始于低负荷，避免疼痛。具体的抓和捏的肌力强化训练也可考虑阻力渐增型计划。要加入轻度功能性活动的使用，因为它们提供了很好的增强肌力、耐力和良性运动功能的方式。设计出的功能性活动应分离所需的运动，并且提供运动的重复。进行这些活动时可将上肢抬高以帮助减轻水肿。

5.矫正干预和持续被动运动

愈合结构的状态决定了矫形器的类型。关于具体骨折和脱位的矫形器类型及使用体位的建议见表79-1。例如，带有伸展锁的保护性矫形器可能要一直佩戴来支撑愈合中的结构，但是如果没有铰链不能执行安全范围内的活动训练时应除去。铰链锁矫形器为例，随着愈合中组织抗拉强度的提高，可对其进行调整来增加伸展和屈曲的范围。在纤维形成阶段，2～3周时，每周逐渐增加伸展的幅度至6～8周时，达到30°。为了前臂旋后和旋前的训练，带铰链的矫形器也需要除去。为了增大运动，在纤维形成阶段的前两周和进入重塑阶段，会使用连续静态、半静态或动态矫形器。尤其是对于愈合中组织和骨折未受到危害时。以我的经验，连续静态和半静态矫形器对于获得伸展动作更有效。而半静态和动态矫形器对于获得屈曲更有效并且在重塑阶段有更好的耐受性。在纤维形成阶段，CPM装

置的所允许的关节活动度是逐步增加的。周期也会增长。CPM装置要间歇性移除来让患者完成主动关节活动，肌力增强训练及功能性活动如ADL训练。随着疼痛和水肿的消失和主动关节活动度向可用的被动活动度的靠近，在CPM装置上占用的时间下降或停止。

（三）第三阶段：重塑阶段（2～6个月）

重塑阶段的目标是通过促进关节囊和肌肉肌腱组织的延长来扩大关节活动范围，提高肌肉性能（力量和耐力）及提高功能。在这个阶段，水肿减轻或消失。疼痛主要只发生在牵拉运动的结束范围。越来越多地强调恢复关节活动度及肌力，同时逐步恢复功能活动。被动关节活动和无限制的强化训练通常到术后8周开始。

1.物理因子

热的应用包括热敷、射流治疗和超声，在牵拉中或之前允许预处理组织并且在治疗期间增加关节活动范围。舒展到所需的运动范围通常需要在超声的过程中手动进行或用热敷独立定位从而达到同时的“热与牵拉”，来提高组织的可扩展性（图79-9）。射流治疗是典型结合主动训练或者说在治疗中治疗师进行被动关节活动的治疗方法。运动后不适或发炎可通过冰或冷敷消除。由于冷冻疗法会增加关节僵硬，所以治疗师应确定训练后的热是否能在不加重水肿的前提下解决不适。神经肌肉点刺激（NMES）可用于分离再学习的肌肉收缩和肌力训练的辅助。NMES有潜力产生高的肌肉收缩力，为此应向后延迟使用直到术后或复位术后的6～8周来避免给愈合中的结构带来过度的负担。一旦患者能达到“高于平均”的手动肌肉测试等级时，通常NMES就可以停止了。缺乏具体条件下具体的上肢肌强度的参数，只有传闻证据表明它可能是有效的。

2.运动范围

当肘关节骨折或脱位的患者进入到重塑阶段时，很可能他们已经开始进行主动和被动关节活动的计划了。然而，总是会存在例外，比如由于肘关节损伤的复杂性，患者固定了6～8周。在此案例

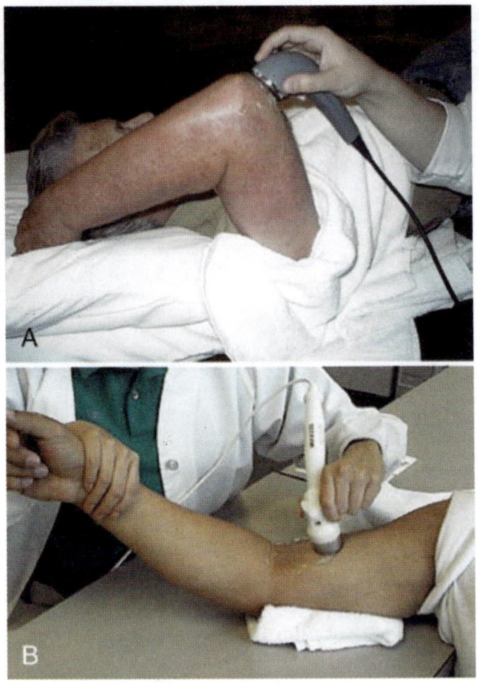

图79-9　A.屈曲肩、肘关节进行牵伸同时对肱三头肌肌腱进行超声（反向牵伸肱三头肌）。B.对肱二头肌进行超声同时牵伸肘关节伸展

中，治疗师要分析限制患者运动的外在和内在的原因并使用合适的治疗技术。在重塑阶段，长时间被动牵拉要比前两个康复阶段更积极，但仍要在患者的疼痛忍耐范围之内，避免过度和激发炎症反应。积极，过度的牵拉也会造成异位骨化。肌群的复合拉伸和具体的肌腱单位包括肱二头肌、肱三头肌和前臂伸屈肌群。肱二头肌和肱三头肌的长头都穿过肩关节和肘关节。前臂背侧群的伸展-旋后肌起自于外上髁，屈曲-旋前肌群起自于肱骨内上髁，它们都行入腕和手。

为了提供前臂伸展-旋后肌群的复合伸展，手指屈曲成拳的姿势，腕关节屈曲，前臂旋前并且伸展肘关节以牵拉跨越肘关节的伸肌起点（图79-10）。屈曲-旋前肌群的拉伸是通过将手指摆放于伸展位，同时腕关节于前臂旋后位背屈。肘关节同时伸直牵拉跨越肘关节的屈肌起点。为了提供肱二头肌的牵拉，肩关节应放置于伸展、外旋和外展位，同时伸展肘关节来牵拉穿过肩关节和肘关节的肱二头肌（图79-11）。牵拉肱三头肌时要将肩关节放置于屈曲和内收位，同时肘关节屈曲（图79-9）。在重塑阶段，保持-放松和收缩-放松的放

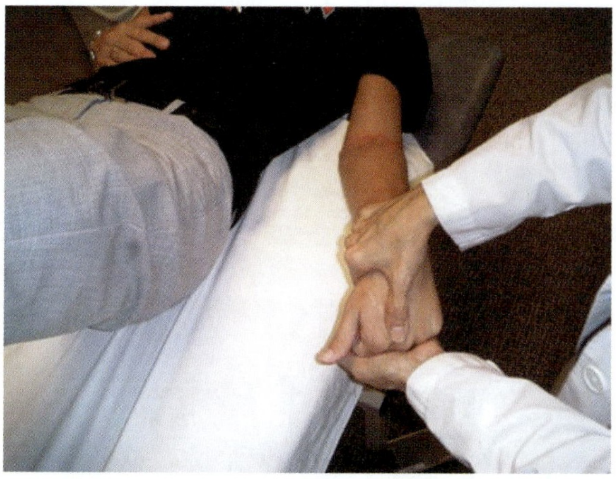

图79-10 肘伸展，前臂旋前和腕/指屈曲下复合牵伸前臂伸肌群

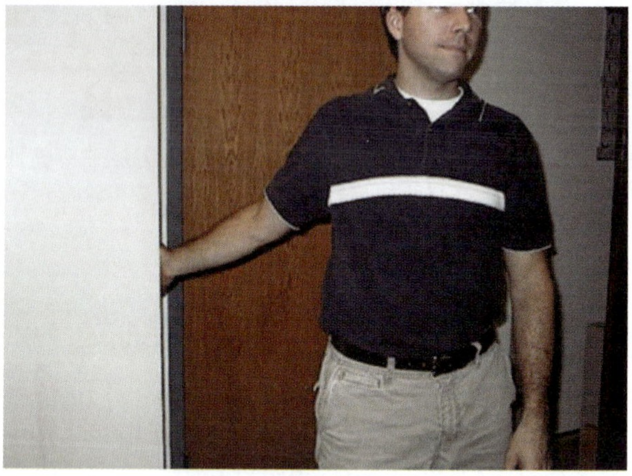

图79-11 复合牵伸肱二头肌

松技巧基于本体感觉神经肌肉促进疗法（PNF）。收缩-放松和保持-放松的技术需要最大的收缩力，促进自主放松。收缩-放松涉及一段时间后对抗肌的等张收缩。保持-放松用最大的阻力产生等张收缩来完成放松。这些技术通常要避免被动牵拉时用力过度和疼痛反应，同时在肌肉痉挛和疼痛抑制运动时是有利的。比如，肘关节伸展可能会受到疼痛和肌肉痉挛的限制。通过向肱三头肌应用等张的阻力（可放松肱二头肌），从而促进或增强了肱三头肌肌力，但由于肱二头肌的放松使肘关节伸展增大。关于PNF技术的详细介绍和说明，读者可参考Voss所描述的工作。

3.软组织松动和肌筋膜技术

在重塑阶段，当愈合中的软组织能够承受机械力时，需要介绍软组织松动和肌筋膜放松技术。外伤、手术、随后的炎症和固定都会使软组织瘢痕和受限显著。前臂结缔组织和肱骨肌筋膜室的皮肤、筋膜、肌肉和肌腱均受限。软组织松动和肌筋膜放松技术在减少软组织受限方面是非常有效的。具体技术包括按摩、皮肤滚动、轻擦、扭转和按压。应在软组织受限的方向上谨慎并缓慢的应用按摩、可控压力和牵拉，从而使肌筋膜延长并降低肌肉张力。患者通过体位摆放、呼吸和抵抗运动主动辅助以帮助集中治疗师施加的压力和定向的力。

4.关节松动术

关节松动技术对于通过增加关节活动来增加关节活动度是有利的。关节松动通常要延期直到可在X线片上看到骨折愈合明显或在复位后6～8周。治疗师要联系患者的主治外科医师确认充分的骨折愈合和关节完整。Kaltenborn和Maitland描述的技术最常用。一如既往，被动技术在应用时要配合预防技术，避免组织过度受力和炎症反应。

第120章在上肢康复手法治疗的使用上提供了更多信息。

5.矫正干预

在重塑阶段通常不需要保护性矫形器，但在骨折复杂性的基础上总有例外。在一些病例中，需要铰链的矫形器来保护关节的稳定性。随着愈合和稳定性的进一步提高，便可停止保护性矫形器的使用。如前所述，治疗师和医师之间的交流要谨慎。如果在炎症阶段没有使用，那么在损伤或手术后6～8周应开始进行串行静态和静态渐进式矫形器形式的矫形干预来增加肘关节的伸展。肘关节伸展的螺旋扣矫形器最能应用静态，渐进，低负荷伸力（图79-12）。动态夹板通常用于肘关节屈曲和前臂旋后或旋前（图79-13）。如果患者不只需要一个矫形器，那么需要制订一个合适的穿戴时间表。时间表要考虑到有最大缺失的运动和功能的影响，并且必须同患者的肌力增强训练及功能性活动训练相一致。如果治疗和家庭训练计划很难维持，可在睡眠时使用静态矫形器帮助保持白天训练获得的关节活动范围。如果只需要一个矫形器，那么睡眠时的矫形干预是理想的，因此患者可以在白天进

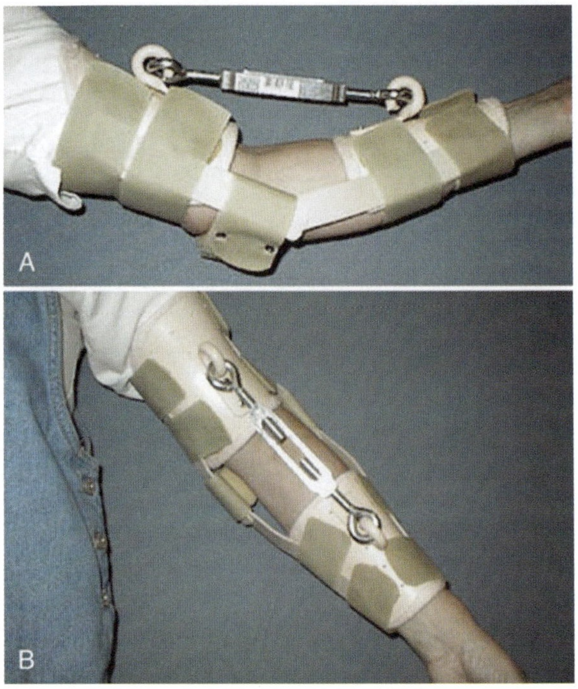

图79-12　A.伸展螺旋扣夹板，内侧视角。B.伸展螺丝扣夹板，前侧视角（引自：Davila SA，Johnston-Jones K.Managing the stiff elbow：Operative，nonoperative，and postoperative techniques.J Hand Ther.2006；19：268-281.）

行训练和功能性活动。

进一步讨论挛缩肘关节的矫形干预超出了本章的范围。读者可参考第80章和其他资料来获得更多详细的信息。

6.肌力增强训练和功能再学习

渐进抗阻肌力增强训练发起于纤维组织增生期间在重塑阶段逐步进展。除重力外，阻力绷带和加重杆通常用于等张渐进抗阻训练，涉及的上肢肌肉包括肩带和手。具体的肌肉，如肱三头肌和肱二头肌也需要离心的肌力训练。多功能模拟器及多样的工具能提供很多功能性运动和活动的训练途径。最初，肌力增强训练应强调重复的数量而不是阻力。包括分级功能性活动的治疗计划能促进主动训练并帮助患者在家庭和工作活动中建立使用手臂的信心。此计划要合并工作或特殊运动的训练和集中于适当肌肉性能和关节活动度需求的活动。为了达到回归工作的最大潜在的功能，要提出工作强化或工作调节计划。为了回归体育运动，需要教练或体育训练员加入来制定特殊体育运动训练和调节计划。

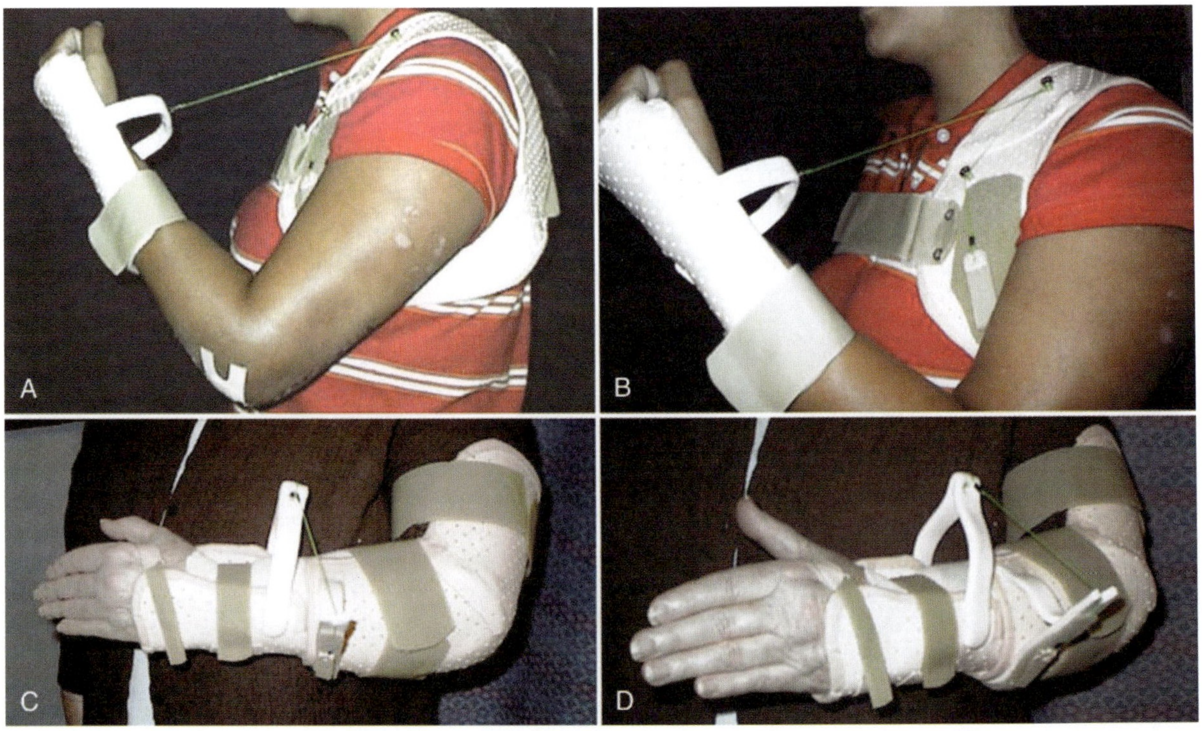

图79-13　A.静态渐进式肘关节屈曲矫形器，侧视图。B.静态渐进性屈肘矫形器，前视图。C.静态渐进性前臂旋后矫形器，侧视图。D.静态渐进式前臂旋后矫形器，悬吊视图（引自：Davila SA，Johnston-Jones K.Managing the stiff elbow：Operative，nonoperative，and postoperative techniques. J Hand Ther. 2006；19：268-281.）

以我的经验和临床观察，回归工作取决于患者要求的工作类型；患者的动力；以及雇佣者提供的任何必需的及可行的条件。工作过渡计划包括制定一个渐进或可调整的工作表。从事轻工作的人员通常可在损伤或术后2～8周回去工作。从事重手工劳动的患者通常在12～14周后回去工作。

六、并发症

如前所述，骨折或脱位后很多外因和内因都会促成肘关节挛缩和僵直。因此，对于治疗师来说，鉴定造成僵直和挛缩的原因非常重要，找到原因才能针对这些因素提供有效的治疗。不幸的是，如果受限是关节内因素造成的，甚至是最特殊的，有力的治疗也可能不会有效或可能是禁忌。

数据显示，尺神经病变在肘关节损伤中的发生率达到7%～15%，它可能会是损伤、手术、治疗、挛缩瘢痕或异位骨化带来的创伤的直接结果。治疗师要监测神经功能，并且如果它发生恶化要及时提醒医师。关于尺神经病变药物管理或治疗的更多信息请查看第50章和第52章。异位骨化是肘关节骨折和脱位后的常见并发症，数据显示其发病率为1.6%～56%。异位骨化包括异位骨形成和骨化性肌炎。异位骨形成是由环绕在肘关节表面的非骨组织形成的，如副韧带或关节囊。骨化性肌炎发生在肌肉中。目前确切的发生机制和原因不清楚；然而，它在骨折–脱位中比在伴明显外伤和出血的轻微脱位中更为流行。据文献报道，异位骨化产生的其他因素还包括治疗延误和过度的被动关节活动。尽管一些作者认为被动肘关节训练可能会导致或加重异位骨化，但是并没有证据来支持这一因果关系。

通常异位骨化要到损伤后3～6周才会在X线片检查上明显可见。因此，对于治疗师来说注意它可能的形成因素非常重要。疼痛和运动减少可能会是异位骨化形成的指征。延迟的尺神经麻痹可能会伴随着异位骨化的形成，但异位骨化造成的神经压迫也可发生在正中神经或桡神经。最常见的早期指征包括疼痛加重和关节活动度降低。局部压痛和肿胀，触及肿块，皮温升高和红斑也可能出现。如果一个已经取得满意进展的患者出现了这些症状，那么应咨询其主治外科医师。我发现主动–辅助关节活动和被动关节活动训练及矫形在肘关节僵直甚至是异位骨化出现的治疗中非常有效。被动牵拉能够阻止异位骨化带来的活动度减小的进一步恶化，因此要在先前提到的预防措施下继续进行以保持和增大肘关节的功能性活动范围。要了解更多关于伴有或不伴有异位骨化的肘关节僵直的处理状况，包括肘关节挛缩松解术后管理（详见第80章）。

七、小结

肘关节骨折和脱位后的康复对治疗师来说很有挑战，因为肘关节很容易僵直和挛缩。治疗师必须考虑到在组织愈合生理期的时间和治疗进展。也需要在对愈合组织上施压来提高活动范围和功能而不能促进炎症和损伤愈合中结构上达到一个适当的平衡。在康复治疗过程中，在每个愈合阶段制定合适的治疗计划，患者、治疗师和外科医师之间的交流很重要。在肘关节骨折和脱位的康复治疗中有关具体干预的研究有限。治疗师和外科医师要合作以提供支持康复治疗所需的证据，并且决定最有效的治疗计划来改善患者的病情。

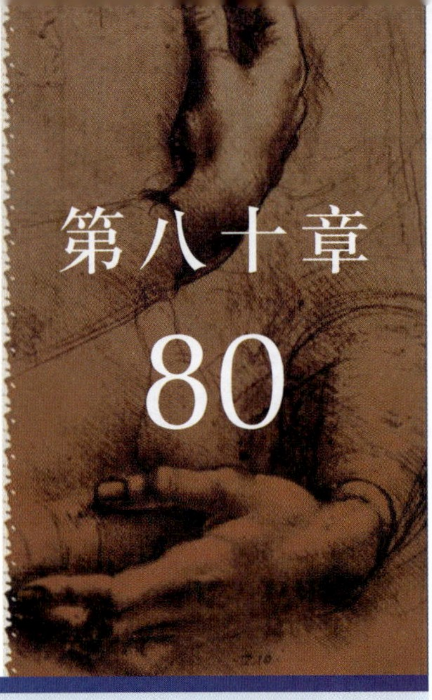

治疗师对肘部僵直的处理

原著者 EMILY ALTMAN, PT, DPT, CHT
译校者 窦菲菲　潘　钰

关键点

- 肘关节僵直的内因包括关节不协调和占位性病变，异位骨化、瘢痕组织、骨赘和游离体。
- 肘关节僵直的外因包括肘关节囊，穿过肘关节的肌肉肌腱组织和尺侧或桡侧韧带复合体的适应性缩短。
- 肘关节易于因很多解剖原因产生僵直，并且异位骨形成也常发生。
- 干预治疗应集中在增加组织伸展来扩大关节活动度（ROM）。矫形器制作对这类患者来说非常重要。
- 治疗师要监测“胶凝”现象，它通常发生在开放性挛缩松解后的2～3周。

肘关节僵直治疗的基础是要了解正常肘关节的解剖和生物力学，以及具体患者的外伤史，迄今的处理和具体细节。创伤后肘关节僵直和肘关节挛缩松解的处理通常对手功能治疗师很具挑战。这些病例的发生率在第三手中心以外的范围发生率较低；因此，手功能治疗师可能对在解决肘关节活动受限方面所需的先进定制矫形器制作的技术的经验是有限的。肘关节应在开闭链活动中为粗大和精细任务提供稳定性。为了提供这个功能，肘关节必须具备充足的运动，稳定性，舒适度和强度。我们的肘关节允许手在一个大的空间放置在几乎任何地方，这个空间的边界是由肩关节的运动决定的。受限的肘关节运动会妨碍手接近中心（我们的脸、耳和嘴）和外层（我们的足和高架）。受限的肘关节运动可能会转变成明显的功能障碍。整个上肢的功能能力应被视为多关节的总和。关节活动度综合受限（比如肘关节伸展和前臂旋后）深深地影响了功能。在上肢其他关节的全范围内，认为肘关节屈曲-伸展100°是从30°～130°，前臂旋转100°是从旋前50°到旋后50°，这足够用于执行多数日常生活活动。关节炎、骨科创伤、烧伤、手外伤和先天性畸形会导致关节活动范围不足。本章主要集中在两类肘关节僵直患者的治疗管理：创伤后肘关节僵直的患者和经历肘关节挛缩松解术的患者。本章的目的是促进对肘关节僵直和目前治疗及临床推理的建议的全面了解。僵直肘关节的康复目标是给患者一个无痛、有功能和稳定的肘关节。

一、历史

20世纪的骨科文献对僵直肘关节的外科治疗持悲观态度。早期文献经常报道一种用于一组相异解剖关系的僵直肘关节单一手术方法。治疗缺乏微妙和复杂性，结果是无说服力和反应冷淡的。虽然我们对肘关节僵直的基础科学的理解没有明显的发展，但关于有效手术选择和成功结果的收集和发布的介绍则在僵直肘关节的治疗上有更积极的展望。手术程序仍然被认为有技术性的挑战，但这个领域里的专业知识在提升，发生并发症的概率降低了。运动和功能的持续改善是现在切实要实现的目标。

僵直肘关节的病因

Mohan报道在一组200位僵直肘关节患者当中，38%是骨折脱位，20%是脱位，还有30%是单纯的骨折。损伤后固定的时间似乎与肘关节挛缩的发展存在高度相关。肘关节运动受“阻块”和“栓系”的限制。“阻块”类似一个制门器，“栓系”类似一条缩短的绳子。在僵直肘关节中，会有一个（罕见）或几个相结合的因素。阻块和栓系因素的混合会在肘关节损伤、手术和康复阶段的进展中变化。为了加入挛缩的治疗，在病因、病理和活动范围内的僵直位置的基础上建立分类系统。挛缩是通过受限的方向分组的。屈曲挛缩描述的是肘关节缺乏伸展。肘关节屈曲挛缩比伸展挛缩更常见并且一般手术上更容易处理。缺乏伸展可受到躯干前屈和肩部运动的代偿。伸展挛缩描述肘关节缺乏屈曲。肘关节伸展挛缩不常见，手术上也较难处理。因为只有颈前屈和腕关节掌屈是可用的代偿运动，肘关节屈曲受限更限制功能性活动。肘关节后囊很少造成伸展挛缩，更多的时候是肱骨后部肱三头肌和关节囊的附着处。旋前挛缩描述的是前臂缺乏旋后动作。它通常比旋后挛缩（描述的是前臂缺乏旋前动作）更常见。日常生活中许多活动都要求前臂旋前，如使用键盘，但可用肩关节外展来代偿此动作的受限。旋后用于一些向延长掌来接变化或者拿着一个托盘，但是代偿旋后受限非常困难。

Morrey创造了一个以挛缩形成因素为基础的分类系统，内因、外因还是混合因素（图80-1）。设计此系统旨在帮助我们决定手术和治疗干预的方法。外因包括软组织（关节囊、副韧带、肌肉）挛缩，关节外畸形愈合和HO。限制肘关节活动的病理因素存在于关节复合体外。肘关节挛缩的外因可用挛缩结构切除术来处理。通常它们对于治疗干预的反应很好，包括治疗性的运动训练如牵拉和肌力增强训练及矫形器的使用来恢复运动。内因包括关节腔内黏附，关节不对位，关节软骨消失或受损，肱骨远端或尺骨近端及桡骨的畸形愈合，骨赘和游离体。关节复合体的病变导致运动的丧失。常见的尺肱关节不协调的原因是肱骨T形或Y形髁骨折或鹰嘴的畸形愈合。内因导致的僵直肘关节的手术处理要求关节解剖的矫正。只有在关节面的手术修复后才能进行有效的康复干预来恢复肘关节的功能性应用。混合挛缩包括内因和外因。作为一个通则，内因造成的挛缩几乎总有外部的因素。受损的关节面导致运动减少，运动减少又会导致关节囊、肌肉和韧带的适应性缩短。肘关节有一些独特的解剖特点，使它特别易于发生创伤后僵直。第一，肱肌肌腹恰好位于前关节囊上。通常是肌腱而非肌腹跨越关节。当发生损伤时，肱肌撕裂并出血。造成瘢痕和前关节囊的粘连。第二，关节囊的属性使它对于血的化学刺激和外伤的影响很敏感。导致组织的纤维化。在动物模型中，外伤后细胞外基质中可见具有高度收缩性能的肌纤维母细胞数量上升。前关节囊会随着肘关节损伤而撕裂，而后关节囊通常不会发生撕裂。第三，肱尺关节是高度一致的，并且所有3个关节都在同在关节囊内。第四，在关节囊和囊内韧带之间存在紧密的内部联系。最后，肘关节易发生HO。异位骨化是指病理骨的形成。HO、MO及关节周围钙化是异位骨化的类型。既有HO也有MO的关节外骨存在不当和病理的沉积。MO形成于损伤肌肉，而HO形成于非骨组织。关节周围钙化是关节周围软组织中钙焦磷酸盐的沉积，主要影响关节囊和副韧带。HO和MO结构虽然在组织学上是相同的原生骨组织，但它们仍有一些区别。异位骨不被骨膜层覆盖；它比正常骨的成骨细胞要多，而且通常是正常骨的2倍。在生物化学水平，诱发它发生的机制不清楚或者说不为人知。发生的创伤刺激了一系列因素导致多潜能间充质细胞分化成成骨细胞。它被认为是撕裂肌肉，软组织和

分类	涉及关节	涉及结构
外在挛缩	关节外 骨关节强直	1.皮肤/皮下组织 2.神经血管束 3.前/后关节囊 4.副/环状韧带 5.肌肉–肌腱 异位骨
内在挛缩	关节内	1.内部关节粘连 2.关节软骨损失 3.关节变形 4.畸形愈合/骨不连 5.内部硬化
混合型挛缩	关节外/关节内	1.关节不协调 2.关节软骨损失 3.关节内粘连 4.畸形愈合/骨不连 5.关节囊韧带组织 6.肌肉–肌腱 7.神经血管束 8.皮肤/皮下组织

图80–1　Morrey肘关节挛缩分类基础上的评估计划

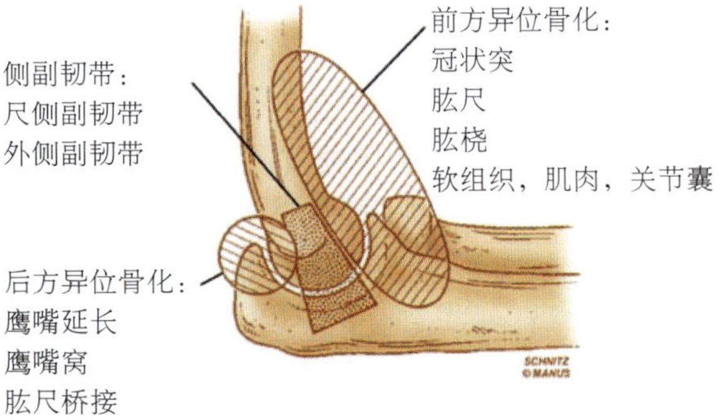

图80–2　常见异位骨化发生位置（引自：Casavant AM，Hastings H.2nd.Heterotopic ossification about the elbow：a therapist’s guide to evaluation and management.J Hand Ther，2006，19（2）：255–266.）

血液中所含的未分化细胞的产物。这些未分化细胞会在接触到生长因子和激素等这种感应剂时分化形成骨。

临床上，肘关节显著HO的患病率是未知的。已观察到的低估计为3%。当发生神经系统受累或热灼伤时存在很高的发生率。HO似乎形成肘关节的可预见模式。常见部位是肘关节后外侧和尺侧副韧带（LCL和UCL），冠突和使肘关节固定在90°屈曲的肱骨与桡/尺骨之间前方的骨桥形成（图80–2）。通常HO在创伤或手术后2周发生。临床上，损伤的严重性与异位骨形成的大小存在直接关系。症状包括局部肿胀、红斑、充血、发热、压痛、疼痛和进行性的运动丧失。鉴别诊断包括炎症，血栓性静脉炎和复杂区域疼痛综合征。损伤后6周可在平片上发现HO。HO的预防性治疗包括药物干预（二磷酸盐和吲哚美辛）和低剂量的外部照射。二磷酸盐抑制骨细胞钙化，而吲哚美辛（一种非类固醇类抗炎药物）抑制未分化细胞分化为成骨细胞。文献上指出要在术后前3周使用吲哚美辛，而对于其疗效的研究尚无定论。手术后前72h内使用低剂量外部照射可阻止骨细胞增殖。直到它成熟才能排除HO。成熟就是说皮质边缘的存在和小梁标志，到6个月时发生。请记住被动关节活动和牵拉促进HO形成的想法并未被证实。

二、相关解剖学和运动学概念

以下包含的概念要么促进僵直肘关节的进展，要么可能会影响康复。

（一）肘关节稳定性

肘关节的3个主要静态约束结构是尺肱连接，UCL前束和LCL复合体。UCL也是我们所知道的内侧副韧带。据估计，肘关节50%的稳定性是由单独由尺肱连接提供的。挛缩松解术中要尽力保存这些结构。次要的约束结构包括肱桡关节，常见的屈肌伸肌腱和关节囊。穿过肘关节的肌肉在收缩时通过压缩关节来提供动态稳定性。有趣的是，人们认为肘肌对内旋和后外侧旋转来说都是动态约束而不是肘伸肌。

肱二头肌和肱肌的收缩可产生使尺骨从肱骨远端向后移的力。如果没有冠突的支撑力，尺骨将会带着绕骨头向后滑到肱骨末尾。如果后者发生，证明后外侧旋转不稳定。注意一位患者冠突和桡骨头的状态对于外侧肘关节的稳定性是很重要的。冠突是否充分恢复？桡骨头是否被相似大小的假肢代替？LCL复合体中的外侧尺侧副韧带（LUCL）起于肱骨外侧髁止于尺骨，包络并固定桡骨头。它抑制尺肱关节上的内翻力，防止肱骨远端尺骨的外部旋转，并且支持桡骨头的位置。肘关节几乎在所有涉及到上肢够物动作的活动中经历内偏的力。除了倒立和过头扔，肘关节很少经历内偏力。冠突内侧面也能起到抑制内偏力的作用。

缺乏UCL的肘关节内侧，在屈曲和旋后位上最稳定。缺乏LCL的肘关节在屈曲和旋前位上最稳定。对于涉及到50%以上冠突骨折的肘关节，旋后位比旋前位更稳定。

对于抑制内偏的力，桡骨头能完成30%的任务。它在UCL损伤或缺乏中，起到越来越大的作用。如果一个完整的UCL存在，那么桡骨头可在不影响稳定性的前提下切除。肘伸展时，桡骨头与肱骨小头不接触。在屈曲过程中，桡骨头向近端移动，接触面逐步增大。因此，如果桡骨头嵌入太大，假体会锁住屈曲位。肱桡关节在肘关节旋前时接触面增大，而在旋后位时，接触面减小。

（二）运动学

肘关节屈曲和伸展的旋转轴穿过滑车和肱骨小头的中心。它接近肱骨远端内侧和外侧髁的连接线。事实上屈曲和伸展的轴心基本上固定穿越活动弧上可以使铰链式外固定-分离装置产生作用。这种装置应用于牵引关节置换术（有或无干预）中在整个屈曲伸展运动中将肱骨远端和尺骨近端之间的距离恒定在3mm。前臂旋转轴穿过桡骨头和尺骨头的凹面。它斜穿过前臂，反应了桡骨的路线，因为它在旋转过程中围绕并穿过相对稳定的尺骨。骨间韧带（IOL）在前臂连接桡骨和尺骨。韧带的纤维是斜行的，便于力量向近端的传输，从桡腕关节到尺骨且最终到肱骨，它传输到中轴骨。如果IOL损伤，力不能有效地传输到尺骨，那么增大的力就会作用在桡腕关节上。IOL在前臂旋前时松弛而旋后时拉紧。因此，如果在前臂旋前位跌倒（常发生），那么桡骨头易受到骨折横断力的损害。

在进行像推门这样的闭链运动、使用螺丝刀或拄拐行走，肘关节保持固定姿势、近端肌肉产生的力或体重通过肘关节传输到手。在开链活动中，肘关节在身体周围一定范围内移动来将手定位在执行此活动的最适位置：将叉拿到嘴边、投掷物体。关节的紧密位是在运动末。在运动终末，关节最大相容，周围支持的结缔组织张力最大。由于鹰嘴窝中鹰嘴的楔入效应，肱尺关节紧密的位置是伸直位。

在屈曲时桡骨近端被拉入肱骨，所以肱桡关节紧密的位置是屈曲位。骨间韧带张力最高是在旋后时，故上尺桡关节最紧密的位置是前旋后位。理解这些力学概念有助于我们理解关节活动范围活动的生物力学基础。

（三）关节囊

当肘关节完全伸展时，肘关节囊提供了最多的稳定性。关节囊的体积或容积是25～30ml。关节腔内压在屈曲70°～80°时最低。这就是为什么患者喜欢将他们受伤的肘关节保持在大约屈曲80°的位置。当肘部长时间处于这种极其弯曲姿势时，前囊缩短，肱肌和肱二头肌缩短并且侧副韧带适应这种姿势时，肘关节重获伸展将出现困难。

三、僵直肘关节的非手术处理

肘关节有闭合性损伤的患者，如脱臼或不需要手术的非移位性骨折，以及行肱骨远端、尺骨近端或桡骨头骨折切开复位和内固定的患者，无论有无脱位都可能会出现肘关节僵硬。通常这些患者为何出现创伤后肘关节僵硬并不是很清楚。有些病例是因为在受伤后6～8周，僵硬和受限形成前未接受治疗。

（一）检查

治疗干预始于全面的病史和肌肉骨骼检查，并以此为基础。病史应包括医疗报告的审查，执行报告（如果有），X线片或其他成像研究，以及患者对于损伤或发病情况的阐述。物理检查的目的在于系统地检查所有有潜在可能导致肘关节僵直的结构。

1.关节活动范围

肩胛带、肩关节、腕关节和手指关节活动范围筛选要求进行肘关节和前臂主动和被动关节活动范围的测量。出现在上“无关”关节的运动受限加重了对肘关节运动受限的影响。

2.疼痛

通常，创伤后肘关节僵直在休息位时或在允许的运动范围内并没有疼痛。在运动范围内疼痛表明关节腔内病变，如关节炎、关节不协调、关节软骨损伤或HO。运动末尾时主诉疼痛十分常见。可预见有牵拉痛（感觉像是很紧的橡皮筋）。在屈曲运动末尾主诉感觉异常、尖锐痛或电击样痛是尺神经粘连、刺激或受压的红色警告。

3.水肿

肘关节损伤后，肘、前臂和手的水肿明显，并且可能会带来创伤后僵直。水肿可通过周长与体积的测量记录。

4.神经功能

正中神经、尺神经和桡神经的感觉运动可通过敏感且有针对性的人工肌肉测试来进行筛选评价，这个测试是对每条神经支配的两块关键肌进行的。如果筛选出问题，那么就需要进行更详尽的神经检查。

5.肌肉长度

肘关节损伤后，肱二头肌容易产生适应性的短缩。这是继发于长时间肘关节极度屈曲的姿势，也是伤后肱二头肌反射般让身体试图夹住或稳定肘关节的常见现象。前臂旋前的姿势可放松肱二头肌并且增加肘关节伸展。损伤后，肱二头肌对于施加在前臂的重力进行应答性收缩。由于这个问题，治疗师应在除重力的体位下进行肘关节伸展关节活动范围的检查。肱三头肌也可能在固定中拉紧。要切记肱二头肌和肱三头肌是跨两个关节的肌肉，而且肩关节的位置会影响它们在肘关节的走行。大多数伸展旋后肌和屈曲旋前肌跨过肘关节和腕关节，因此腕关节和前臂的体位也会影响它们在肘关节的走行。

6.关节囊紧张度

小心放置肩关节、腕关节和手指的体位，以避免牵拉跨两关节的肌肉，可评价肌肉紧张度与关节囊紧张度对肘关节活动范围的影响。

7.肌肉抑制

肘关节损伤后，患者通常很难恢复和发动肱三头肌。这可能是由于肱二头肌多动造成的交互抑制。在患者前臂旋后，肩关节前屈90°的体位进行检查和动作是有效的（见图79-3C）。肱二头肌的重力拉力消除，因此肱三头肌的交互抑制降低，并且如果患者不能完全克服重力，治疗师也能很容易帮助患者伸展。

8.瘢痕

瘢痕粘连和（或）过敏症会限制肘关节活动范围，应进行记录。

9.阻滞和拴系

初步评估中包括认真评估肘部和前臂ROM的终末感觉，需要注意填充于鹰嘴或冠突窝或冠突上的骨赘及鹰嘴的瘢痕组织。

10.轨迹

认真评估肱尺关节的轨迹，因为检查者位于内外侧髁的拇指和中指及位于鹰嘴的示指，在肘部屈伸时可以诱导肱尺关节的屈伸弧度，从而保证其与关节面的匹配。

11.功能

对患者执行日常生活中基础活动及特定于患者工作、娱乐和家庭或社区中的角色、责任的任务进行全面评价是很有必要的。本章后面要讨论的自我报告测试会帮助治疗师掌握这些信息。图80-3阐述了关于肘关节功能的实用评价。

（二）治疗

1.热疗

应用于运动末尾的浅表热对于准备软组织的主动被动关节活动和牵拉是一种有效的方法。超声也可用于其深层热效应。

2.手法治疗

根据治疗师的训练和专业知识，在增加肘关节活动度上软组织的各种技术是有效的，比如软组织按摩和活动，肌筋膜技术，肘关节活动技术，收缩-放松或保持-放松技术，以及肌肉能量技术。禁止过度、疼痛的被动关节活动或牵拉，因为它会引起肌肉重复、不自主的收缩。这类过度的牵拉

肘关节体位	功能性任务	日期： 结果	日期： 结果
伸展	1.穿/脱袜子	1.	1.
	2.系鞋带	2.	2.
	3.把手臂套进大衣	3.	3.
	4.开/关门	4.	4.
	5.从椅子上起	5.	5.
屈曲	1.系最高的颈纽扣	1.	1.
	2.将食物/杯子靠近嘴	2.	2.
	3.刮胡子/洗脸	3.	3.
	4.洗/梳头发	4.	4.
	5.电话放耳边	5.	5.
旋前	1.使用键盘/鼠标	1.	1.
	2.写字	2.	2.
	3.切菜	3.	3.
	4.擦台面	4.	4.
	5.倒水	5.	5.
旋后	1.找零钱	1.	1.
	2.端盘子	2.	2.
	3.洗脸	3.	3.
	4.入厕	4.	4.
	5.高位钉纽扣/系纽扣	5.	5.

说明：

X=正常　+=需辅助设备　*=运动代偿和解剖概述

N/A=不适用　N/T=无法测试　O=不能　R=患者自述

图80-3 肘功能评估

会造成组织损伤和炎症，从而导致软组织继发纤维化，破坏恢复关节活动范围的努力。劝导而非强制性行关节活动范围训练。

在患者治疗开始时，旋后位比较方便。浅表热（热敷）应用于可忍受的最终范围10～15min。要有足够层数的毛巾垫衬，尤其是骨突部位（如尺骨鹰嘴）。热疗之后是软组织松解技术。这种治疗顺序有助于患者为完成1个疗程的辅助ROM（AAROM）训练做好准备。治疗师指导患者反复进行屈曲、伸展、旋前和旋后等活动，应用触觉和语言线索募集肌肉。若患者对反作用肌肉保护无反应，则可在终末施以小的超压。屈曲位活动时应避免只抓握患者的手腕。用治疗师的手和前臂广泛接触患者前臂尺侧面全长可以使患者具有较好的耐受性。伸展活动时，治疗师用肘关节上部和前臂稳定患者的肩关节和上臂，同时用上臂的下部引导患者的前臂活动。如前所述，患者前臂旋前时由于肱二头肌受到抑制从而可以获得更大的伸展角度。每进行一项活动后，都应进行一次全活动弧范围的屈曲+旋后和伸展+旋前活动。软组织松解和AAROM组成的疗程需要花费一定时间，并且需要一对一的时间和关注。

3.治疗性训练

推荐进行将肘关节活动融入功能性任务的活动和训练。重点在于肱三头肌的募集。有很多这方面很有创意的训练：将一些锥体放在一个高台面上然后将其取下，将木钉置于钉板上组成钉墙，杂志翻页等。滑轮和上肢测力计也有助于重复循环肘关节活动。在治疗之外，患者可以在长距离步行活动时用袋子掂一些轻的东西（如肥皂）。明确指导患者让袋子只是轻度牵拉肘关节。若患者收缩肱二头肌时对重量有反应，则该训练对患者不利。总之，功能活动对屈曲和旋前障碍有效，限制活动的长臂支具对伸直和旋后障碍有效。

4.增加活动的支具

静态和静态进展型长臂支具是肘关节僵直治疗的重要组成部分。该法对挛缩时间并不长和牵连关节较小的患者尤其有效。支具佩戴时间文献记载大有不同。每名患者的佩戴时间因耐受性、活动受限程度等需求的不同而有所不同。了解创伤后和挛缩后放松僵直肘关节支具的作用原理有助于治疗师推荐矫形器的制作方案和佩戴时间。过度应用支具可能会导致疼痛，且在支具去除后并不能很快缓解。静态进展型支具可以将肘关节固定在终末位并在此位置对关节施以扭矩。由于矫正位置对软组织和关节囊拉伸有效，因而力会逐渐消退。支具会使之复位（通常进一步需要束紧扣带和伸展螺丝扣）并在此对关节施以力矩。通过循环牵拉和调整，软组织逐渐被拉伸。稳定型支具可长时间在终末位维持关节位置（尤其是夜间）。仅提供较小的力或无施力。动态支具应用弹簧或松紧带施加恒定的牵张力。这种恒定不变的牵张力通常会诱发肌肉的痉挛，这样会抵消组织拉伸的目的并且耐受性较差。切口和固定情况一旦允许就应开始应用静态进展型支具。术后即刻疼痛和肿胀应予处理。支具使用30～60min 1次，每日4～6次。若患者需要屈曲和伸展双方面矫正，则佩戴时间需要调整。晚上患者通常需要佩戴伸展型长臂支具将肘关节固定于伸展终末位。在夜间将肘关节置于屈曲位，若尺神经受到牵拉而不及时调整则患者难以耐受支具。支具应用的重点和技巧在框80-1至框80-5中列出。

（三）若非手术治疗失败：手术治疗介入时间

创伤后肘关节僵直应在关节发生挛缩后的6个月应考虑非手术治疗。若3个月疗程的监督下治疗包括静态进展型支具的应用无效，或主动活动范围大于30°～130°前治疗到达平台期，可考虑手术介入。若存在HO，需待完全形成后再行手术切除，尤其是在前述6个月内。

框80-1　增加肘关节活动的矫正支具应用关键点

1.应避免肘关节屈曲90°长时间矫正
2.应鼓励关节经常活动使关节面能够滑动且减轻水肿
3.稳定进展型长臂支具较为有效
4.夜用伸展型支具可以防止关节整晚处于半活动范围位
5.若存在固有病理情况或桥状/块状HO则支具无效

矫形器制作贴士：见图80-4A～D，80-5A～E，图80-6和图79-13示例了治疗肘关节僵直的支具。框80-2至框80-5回顾了各种支具的主要技巧

四、手术松解肘关节挛缩

本章“挛缩松解”是指任何能够使创伤后丢失的肘关节活动恢复的外科方法。准备手术和手术期间，外科医师在工作始终应遵循一定的选择路径。这一路径的第一支就是患者的选择。患者是否适合挛缩松解及严格冗长的康复？若适合，应进一步选择取决于肘关节挛缩发生的来源，如关节镜与开放技术，何种入路，何种训练，外固定的潜在需求。术后即刻一段时间内应密切随访和监护。本节将回顾肘关节挛缩相关的不同手术和术后治疗方案。

（一）选择患者

患者必须能够遵守术后康复方案。理想情况下，治疗师应在术前向患者介绍术后的情况，以明确术后期望值。Hotchkiss报道其研究组中成功率最高的年龄段为18−50岁。

（二）术前计划

最初的手术计划是在术前发现的基础上订制的。体格检查能够提供活动丢失及其对患者影响的信息。重点需要知道哪些任务验证可以或不可能完成。评估尺神经功能状态。创伤后易发生损伤、瘢痕和功能障碍，需要在挛缩松解手术前进行处理。影像学能够提供关节情况，软骨健康，硬化位置，HO的存在，原发骨折情况的相关信息。平片、CT和MRI相结合可以获得这些信息。

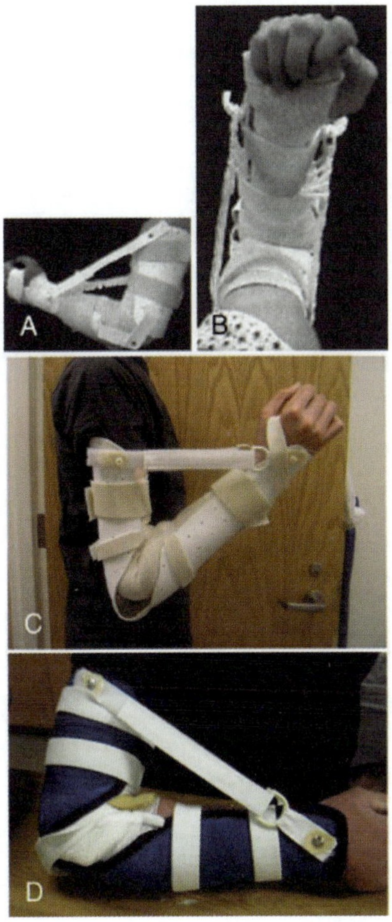

图80−4　A、B.应用挂钩和连续D形环的铰链静态进展型屈肘支具两面观；C.应用尼龙搭扣边带和D形环产生力矩的静态进展型屈肘支具。注意鹰嘴与支具之间的距离是特定的；D.应用三角铸型聚酯石膏绷带静态进展型屈肘支具，假铰链，D形环和三角铸型（Johnson and Johnson，New Brunswick，NJ）的机制（C.图片源于Yene Yoo，OTR/L，CHT.）

1.关节镜与开放松解

关节镜下松解最适合不伴有如HO、神经病或固有病理变化等影响因素的有限挛缩。关节镜检查有一定的挑战性，因为关节囊挛缩会限制关节内容积，会使入路和视野模糊，从而使手术器械操作时会产生血管神经结构损伤风险。

2.显露

充分显露是很重要的。外科文献中描述了几种入路（前、外、内）。外科医师根据术前计划选择入路，目的是获得相关结构的最佳视野。无论何种入路或哪些入路得以应用，都是为了保留LCL及UCL的前外侧束。保留这些结构可以消除肘关节不稳定的并发症。开放挛缩松解失败的一个原因就是显露不足。外科医师未能找到和清除所有影响活动的阻滞因素。

解剖原因：所有阻滞和栓滞肘关节活动的潜在因素都必须系统地发现和消除。屈曲受限因素包括肱三头肌粘连或短缩，后方关节囊纤维化，冠突骨赘，冠突窝内关节周围的瘢痕组织，HO，游离体，位置或大小较差的硬化体。伸直受限因素包括适应性短缩的肱二头肌，肱肌粘连，关节囊前部纤维化，副韧带短缩，尤其是鹰嘴窝的瘢痕组织，HO，游离体，位置或大小较差的硬化体。

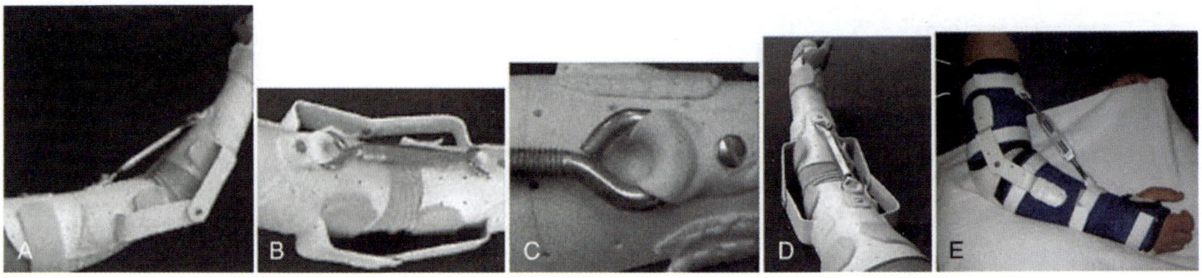

图80–5　A.应用螺丝扣的静态进展型伸肘铰链支具；B.螺丝扣机械结构特写；C.螺丝扣附着处特写；D.应用螺丝扣装置的静态进展型伸肘铰链支具；E.应用三角聚酯石膏条带和螺丝扣装置的静态进展型伸肘铰链支具

关节囊切除术–关节囊切开术：关节囊切开术是在关节囊做一切口，从而松解挛缩的纤维化组织。关节囊切除术是切除关节囊组织。尤其是对关节囊前部，关节囊切开术的应用受到一定的限制，因为肱肌与关节囊相连降低了松解效果。这种情况下关节囊切除术更为常用。

异位骨化的切除：成熟的HO会阻碍关节的终末活动包绕神经或由于连接了肱骨和尺骨而使肘关节固定，因而需要去除。

铰链的应用：当外科手术导致肘关节不稳定时，就需要带铰链的外固定装置。如广泛的关节囊前方和后方松解，修复功能障碍的LCL复合体和关节面，保护其免受负荷的影响。

若应用恰当，铰链可以通过保证外侧韧带和关节稳定性使术后可以立即完成AROM和PROM。早期活动对软骨健康和术中维持ROM很重要。应用铰链是一种耗时，要求技术水平的外科手段。在广泛软组织和（或）骨切除后4～6周，可以应用铰链。

肘关节屈伸有一个简单几乎固定不变的经过滑车和肱骨小头的轴心。一旦铰链固定至肱骨和尺骨，关节可以牵拉约3mm。铰链可以在整个活动过程中保持滑车表面和尺骨大S形切迹之间3mm的距离。

副韧带松解：当肘关节内发生粘连或行关节成形介入治疗时有必要行此法。

尺神经移位术：此法用于将尺神经从瘢痕组织或HO中游离出来以避免术后康复中刺激的挛缩松解术中。尺神经对屈肘过程中反复或静态的牵张耐性较差。

其他方法：若有内固定，在最终的挛缩松解术中应予以移除，以避免经钉道发生病理性骨折。

框80–2　稳定进展型屈曲支具的技巧

见图80–4A～D

1. 支具要包括一个前臂袖套，一个上臂袖套，一个连接两袖套的铰链或假铰链，以及一个将上臂袖套近末端和前臂袖套远末端牵拉在一起的机械装置。如装置包括如下
   - 在条带上缝上一串D形环，将其与上臂袖套连接。D形环钩在前臂袖套远末端。当关节适应了第一个D形环的位置，则将其松开系在更高的第二环上
   - 将一个带有尼龙搭扣条带5英寸宽的尼龙搭扣补片的一端缝合铆钉在上臂袖套的近末端，将其拉过附着于前臂袖套远末端的D形环；张力通过补片上的尼龙搭扣和尼龙带环来维持
2. 对于屈曲的最后几度，无铰链式设计是有效的。在肩或上臂套一围领，腕部套一袖套，手可以通过一个可调的条带系统的作用到达肩部。肩围领通过一个对侧腋窝下的条带与躯干相连。这称为围领–袖套设计

当超过50%的关节面缺少透明软骨覆盖时可行关节成形介入。经松解LDL肱骨附着点肘关节可打开。切除肱骨和尺骨的末端，之后以自体组织重新成形。可选择尸体的跟腱，自体大腿的阔筋膜及自体的皮肤。希望这些移植的组织能够转化为纤维组织，形成假关节面，以防再次发生肱尺关节僵硬。若桡骨头限制了前臂旋转则予以切除，同时可行桡骨头置换。由于关节不稳定且移植组织必须防止受力，因此需要一个铰链。4～6周后铰链可予以去除。手术的适应证为年轻而有活力的创严重伤后肘关节炎患者。通过此技术功能的稳定性可以保留。然而，持续的关节不稳定是此法潜在的并发症之一。治疗效果的持久性和疼痛缓解程度难以预测。

框80-3 稳定进展型伸直支具技巧

见图80-5A～E

- 这些支具的物理原理在设计上存在巨大的挑战
- 需要一个前臂袖套，一个上臂袖套和一个关节铰链
- 这两部分通过一个螺丝扣装置分开并固定于袖套前方
- 不幸的是，两袖套的分力导致了强大的不良剪切力及相对较小的伸展力。这种剪切力在支具伸展时尤其不利
- 连续重塑静态伸展型支具可能能够更好地获得伸展终末的20°

框80-4 静态进展型前臂旋转支具

见图79-13

- 此类支具的制作具有一定挑战性
- 肘关节必须维持屈曲90°
- 尺桡骨远端由一个袖套支撑和控制
- 应制作既能使袖套旋前，又能旋后的装置

框80-5 夜用伸展型支具技巧

见图80-6

- 在患者治疗的终末节段肘关节达到最大伸直位时配置支具
- 支具应尽量长，不撞击腋窝或腕关节。也可以跨越腕关节，尤其是长臂支具
- 材料应易于塑形。跨越尺骨鹰嘴的条带应予以衬垫并且告诉患者前方存在直接压力

五、术后康复Ⅰ期——急性炎症期

之前的章节总体回顾了创伤后肘关节挛缩松解重建的手术疗法。在众多选择中，没有两个肘关节会得到同样的治疗。术后每名患者的表现各有不同，术后治疗方案也各有千秋。康复的总体目标是恢复一个有功能、稳定、无痛及足够强有力的肘关节，这需要在避免疼痛、肿胀和炎症的基础上小心逐步地增加活动。

（一）术后早期

文献指南差别很大，大多是基于手术医师的个人偏好。以下总结了纽约外科专科医院的工作经验。本期开始于患者住院期间。

1.挛缩松解——无铰链

术后即刻：在恢复室，麻醉医师行腋窝臂丛神经置管给药。置管保持1～2d。还有静滴的术后患者使用自控镇痛泵以缓解术后疼痛。

术后第1天：去除术后敷料，配置夜用伸展型支具（图80-6），并开始应用CPM机（图80-7A、B）。基本的肘关节AROM训练可开始（图80-8A～D）。Hotchkiss强调：要柔缓地进行主动辅助肘关节屈伸维持训练。如果疼痛控制和引流有问题的话，CPM机的应用也可于术后第2日开始。若患者术后屈曲活动受限，可用静态屈曲型支具代替夜用伸展型支具。这种情况很少见，并且要密切监测尺神经综合征。

CPM机的参数大有不同：在外科专科医院，我们是以2h为1个疗程的CPM，每日3次。相比持续活动而言，我们更倾向于间歇被动矫位这一概念。患者可在屈伸活动中穿插短时踏车（5～10min），并可在屈伸活动终末行长时矫位（20～

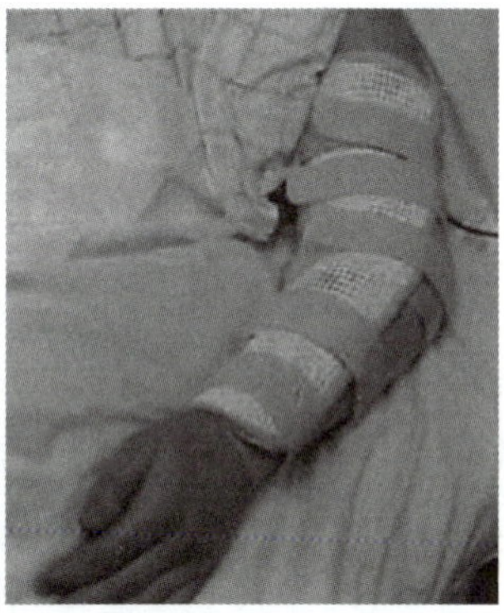

图80-6 静态夜用伸展型支具

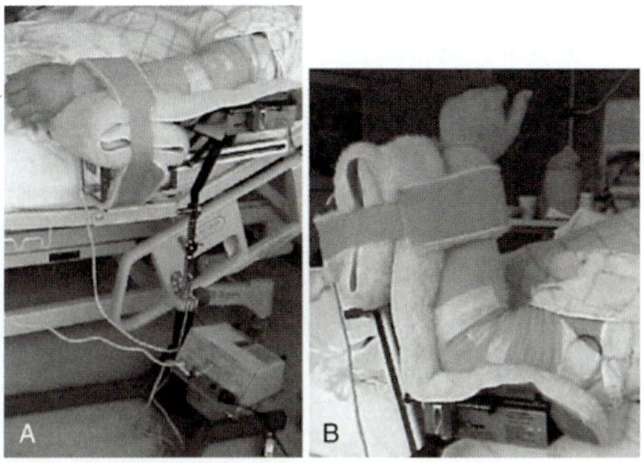

图80-7 A、B.术后CPM机的恰当位置

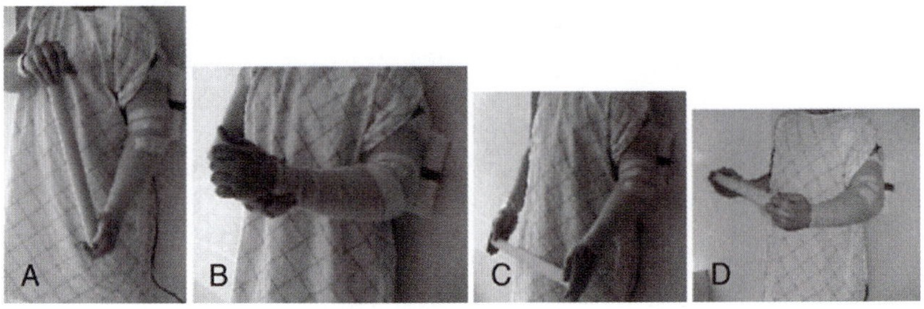

图80-8　A.挛缩松解后肘关节伸展训练；B.挛缩松解后肘关节屈曲训练；C.挛缩松解后肘关节伸展训练；D.挛缩松解后肘关节屈曲训练

30min)。一些患者的装备较好，因而比其他患者更易完成，因此这些流程规则应予以调整或简化。应确认上肢于CPM机内适配良好，从而才能使机器运转时屈伸活动保持正确。CPM机运转速度应极慢。速度较快会增加肿胀并诱发不良的保护反应。可以考虑去除肘窝的绷带包扎。在敷料上切开一个小窗可以有效地消除屈曲时敷料打折限制ROM的现象。

术后第2天：指导患者进行肩、肘、前臂、腕和手指的AROM训练。教育患者有关控制水肿（冰敷，抬高，AROM），CPM的应用，静态支具应用的知识。术后2～3d去除闭式引流。

术后第2–3天：患者出院，若手术医师和治疗师认为家庭CPM对患者有益，应予以进行。应立即安排患者开始出院治疗，一些患者可服用6周每日75mg的缓释吲哚美辛。治疗目的是为了预防HO的发生。

2.挛缩松解或关节成形铰链介入的应用

术后第1天：患者经常会因支具本身不堪重负。应花时间向患者解释支具如何工作，包括如何应用旋钮被动屈伸肘关节。不应过分强调冰敷和抬高的作用。

术后第2天：应指导患者进行肩、腕、手指AROM训练。向患者介绍如何松开和重新拧紧蜗旋齿轮（图80–9A、B)。松开蜗旋齿轮解锁铰链，允许主动控制屈伸。最初患者很难抵抗铰链装置提供的小阻力。因此，在术后即刻的一段时间内，建议一天行被动伸肘，一天行被动屈肘，两者交替进行。大约1周时间，患者会更舒适并且更熟悉铰链的操作，解锁铰链行AROM更加容易。术后2～3d根据引流量移除闭式引流。必要时可预制腕部支具支撑腕部。

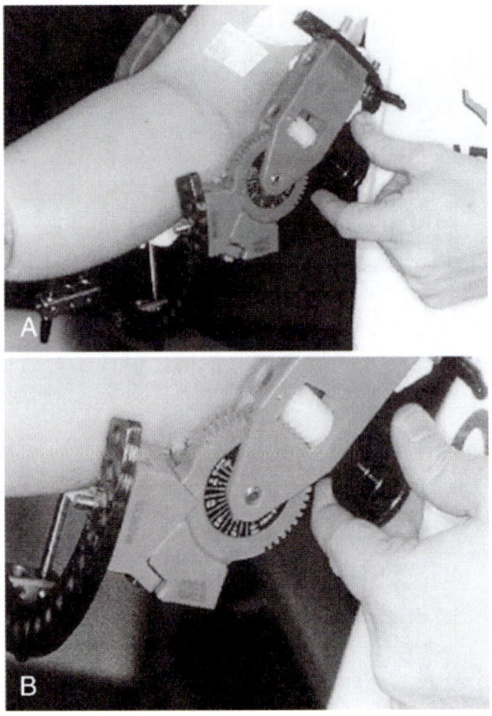

图80–9　A，B.铰链式外固定装置

术后3d或4d：患者出院。需要详细说明固定针护理内容。这些是外科的特别要求。应用棉签和50%的双氧水溶液清洁固定针。有些医师习惯在针与皮肤的接触面轻压敷以清洁敷料。有作者用开槽的白海绵减小钉道周围皮肤的移动。临床观察发现一些特定的固定针（肱骨近端、中间的固定针）无论如何处理都更容易发生激惹和感染。这在很大程度上取决于此区域的组织类型。密切观察伤口情况是十分重要的。必要时可行抗生素抗感染治疗。应安排好患者即刻开始出院后治疗。

（二）出院初期：术后第1周

理想状态下，患者术后第1周出院后即应开始出院康复。第1次随访时治疗师必须收集重要的信息，尤其是患者是新到门诊时。由于是术后急性期状态，首次检查通常较为简单。通常收集病史的细节、调整支具、检查创口及修订患者简单的家庭训练计划都需要大量时间。治疗师必须获得初始损伤、初期治疗、术前活动受限、最近挛缩松解的手段及经手术获得活动能力的细节。患者很大程度上不能获得比在手术室麻醉情况下更多的活动能力。了解是否考虑到小的残留的不稳定情况也是很有帮助的。治疗师在随后的接诊时可以完善进一步的详细的感觉、ROM和水肿的检查。

术后早期数周重点集中于AROM训练和整体上肢的功能应用。若患者配有铰链装置则这一进程更具挑战性。治疗师有助于鼓励患者更加自信地掌握铰链的操作并且大胆地尝试功能训练任务。在这一阶段，治疗师提前做好准备工作。肘关节康复是一种全日制工作。整个过程中激情和动力会时涨时消。密切监测发展进步很有帮助，但许多患者会固定于某一活动范围。

若出院时具备应用指征，CPM机术后应用可持续2～4周（不超过6周）。但其不能作为一种肘关节拉伸机。一旦训练可以耐受，AROM、柔缓的AAROM训练及上肢的功能应用会比CPM机更有效，因为CPM不需要患者主动参与。有两项研究评估了CPM机的疗效。一项研究显示CPM机有效，另一项则反之。这两项研究又进行了研究设计且都考虑了随机原则。

“胶凝作用”是Hotchkiss提出的一个名词，用于描述开放挛缩松解后2～3周的一种现象。其特点为：①经手术获得的ROM显著丧失，或术后2～3周不能达到屈曲100°；②关节在活动过程中有“泥泞感”；③ROM终末缺少坚硬感或硬实感。这种感觉与肌卫不同，麻醉下（反复的臂丛神经阻滞和平缓的镇静）轻柔手法按摩看似可以逆转这种现象的进展并在某些病例中有助于功能和活动能力的恢复。文献表明麻醉下的手法按摩（MUA）因存在特发性骨折的风险而不建议用于肘关节僵直患者。在尽量邻近肘关节尽量宽的区域施以可控而持续的力。施力数分钟。重要的是患者应保持清醒并且即使感觉不到也能看到肘关节的整个活动。在Hotchkiss的一项72例肘关节挛缩开放手术治疗患者的回顾性研究中，27%的患者在术后3.5周接受了MUA。MUA的适应证为在术后即刻康复期经手术治疗获得的ROM丢失50%或更多。

静态进展型支具的应用

若所有组织可以耐受长期低负荷压力，则静态进展型支具的配置和应用可于术后第1周开始。尤其是ROM下降时，更应该早期应用静态进展型支具。支具的应用已于本章非手术治疗一节介绍。佩戴时间表事实上与非手术患者相同。若患者可以耐受则应尽早开始。

六、术后康复Ⅱ期和Ⅲ期——纤维形成期和瘢痕成熟期

开始于术后4～6周，康复基本与之前所述的非手术组相同。炎症期结束，纤维形成期开始（第2～6周），并逐渐进展到瘢痕成熟期（第6周以后）。重点在于应用支具增加PROM、AROM、AAROM，功能性应用上肢，强化肱三头肌，限制肱二头肌，密切监测进展、体征和症状。

这些康复期的临床建议和观察包括如下。

- 若患者可以耐受且可相对容易地维持通过手术获得的运动，继续CPM机应用（长达4周）及主动活动。
- 静态夜用支具应能将肘关节维持在术前受限不能达到的一定位置。通常是伸直位。
- 若患者逐步丢失通过手术获得的活动，则静态进展型支具可早至术后1周开始应用。
- 在术后早期（2～4周），若患者运动功能丢失且对治疗无效，可能会发生“胶凝效应”，适用前述的轻柔的MUA。
- 若活动过程的某一点会反复发生锐痛，可考虑为内固定物所致。如旋前导致的疼痛由固定尺骨近端后面钢板的长螺钉所致。这种情况下不应在痛点处活动。
- 屈伸过程的疼痛与肱尺关节不协调或退变相一致。
- 前臂旋转过程中的疼痛与桡骨肱骨小头关节不协调或退变相一致。
- 肘关节间歇锁定和刺痛症状与游离体存在相一致。
- 若患者感觉屈肘时沿肘至手部锐痛或电击样疼痛，或诉手部尺神经分布区感觉异常（常发生于

长期屈曲后的早晨），或发现第4、第5指爪形手畸形，外科医师应及时发现。若尺神经在骨折内固定或挛缩松解手术中未予移位，则存在撞击或被瘢痕组织或HO包绕的风险。

- 若患者出现轻微的尺神经症状，则屈曲位矫位的时间应予缩短。
- 在冠突切开复位内固定和桡骨头置换的情况下，肘关节侧方疼痛尤其是屈曲终末位，可能是由于：①桡骨小头假体和肱骨头之间的过度压力导致冠突固定塌陷；②桡骨头假体不合适过度覆盖了桡骨肱骨小头关节。桡骨头和肱骨小头之间的接触压力在屈肘时较高。这两种假说可通过在肘关节屈伸时对前臂施以牵张力而验证。若肘关节侧方疼痛减轻，桡骨肱骨小头处仍可能存在过多负荷。
- 在挛缩松解的情况下，如过大的桡骨头假体移除，在伸展终末位有中间外侧笨拙、嘎嘎作响的不稳定提示残余轻度的不稳定。适宜在短时间内佩戴一个简单的软支具来避免或阻滞肘关节完全伸直。
- 在挛缩松解的情况下，在伸展和旋后终末的恐惧感提示残余轻度的不稳定。俯卧位向前屈曲肩关节90° 行伸肘训练或旋前位简单结合伸展训练可以解决这一问题。
- 若经过系统的手法治疗，静态和静态进展型支具及治疗性训练，患者ROM并无变化，则提示病理结构对治疗手段无应答而使活动受限。这种情况有必要行进一步手术治疗。
- 屈曲受限的原因包括：过大的桡骨头置换，冠突骨赘，关节内瘢痕组织填满冠状窝，肱三头肌与肱骨后方粘连，肱三头肌适应性短缩，后方关节囊纤维挛缩，HO，固定装置位置不佳。
- 伸展受限的原因包括：尺骨鹰嘴骨赘，关节内瘢痕组织填满尺骨鹰嘴窝，肱肌与前方关节囊粘连，前方关节囊纤维挛缩，肱二头肌短缩，肱二头肌痉挛，HO，固定装置位置不佳。

七、并发症和排查

肘关节创伤和挛缩松解后的并发症如下。

尺神经综合征–肘管综合征：永久的神经性损伤并不常见，但挛缩松解术中的神经切开和短缩术可能会导致神经失用。随着时间的推移症状通常可以缓解但需要密切监测。

- HO于创伤后2～12周出现，表现为局部软组织肿胀、发热和疼痛。其很容易误诊为感染，蜂窝组织炎，血栓性静脉炎，肿瘤或软组织（非骨组织）钙化。随着进展，关节活动的终点会变得僵直。此类患者PROM无效且为禁忌证。
- 覆盖尺骨鹰嘴的皮肤对支具的压力和肘关节屈曲训练中反复的拉力敏感。支具必须充分衬垫或完全避开尺骨鹰嘴。高龄患者后方手术切口的闭合是充满挑战的。
- 术后血肿包括关节囊内和关节周围区域即刻的积血。常见于术后1周至10天。关节肿胀并有瘀斑，活动受限。由于关节的肿胀会有不适感。血液收集于关节内，分离形成散在于间室内凝血块和清亮的淡黄色浆液。若血肿较大，需从关节处挤出。去除1～2枚钉皮钉，液体和凝结的组织会从切口处以物理方式推出。这种手段会使患者感觉不适，但清除积液后这种不适感会明显缓解。吸引术是无效的，因为凝结的组织不能被收集和移除。
- 铰链特发并发症如下。

局部红疹和非化脓性引流。

需要松解皮肤以降低邻近固定针附近的张力（尤其是肱骨后正中的固定钉）。

屈伸活动时由固定针附近皮肤移动引发的皮肤激惹。

固定针松动。

深部感染和肘关节败血症。

固定针附近骨折。

钉道感染。

神经血管损伤。

- 关节感染是一种非常严重的并发症，尤其是对关节置换术而言。
- 早先固定物部位关节周围的骨折。
- 复杂的局部疼痛综合征。
- 挛缩松解后的韧带不稳定。
- 血管损伤。

八、特别应用于此类患者的结果评估

有一些结果评估或患者自报评估法适用于创伤性肘关节损伤。损伤表现为源于病理改变的客观的机体损害，如ROM减小。残疾是指损害导致的活动受限。损害和残疾（有标准的功能和自报功能）只是中等相关。理解这一点就能够继续了解相关的一些研究。有研究认为将疼痛和损害评估（主观和客观评估）结合于一张量表——如Mayo肘关节性能指数（MEPI）和美国肩肘外科（ASES）评估工具——并不理想。除了目前这些挑战，很明显结果评估和评分系统有很大的价值，且可能由第三方（健康保险公司）要求获得。虽然本节于本章最后阐述，但这些工具应于检查肘关节僵直患者初始和康复期间定期以及出院时使用。更多上肢结果评估信息详见第17章。

1.Mayo肘关节性能指数（MEPI）

MEPI是一种100分制的复合损害量表。总分被分配至4个部分，疼痛为45分，活动度为20分，稳定性为10分，功能为25分。这一评估的信度和效度尚不明。

2.美国肩肘外科评估工具

ASES是一种肘关节特异性工具，它包括需要患者和医师分别完成的问卷。这是一份冗长的超过50个问题的问卷。自报部分包括5个有关疼痛的条目，11个有关功能的条目和1个手术满意度的条目或问题。3个自报分类的结果应分别报告。没有一项总结性的评分系统是有效的。其信度和效度不应由研发者评估。

3.Broberg-Morrey评分

这是一个由医师评定的百分制的量表，用于评估活动度、肌力、稳定性和疼痛。95～100分为优，80～94分为良，60～79分为中，1～59分为差。

4.臂、肩和手残疾问卷（DASH）

DASH是一份患者评定的问卷，用于评估上肢功能性残疾。它包括30个有关功能任务、症状、社会问题、工作问题、睡眠问题和能力的条目。该问卷广泛出现于各种文献，并被多种上肢情况很好地确认过。有观点认为DASH并不适用于上肢关节如肘关节功能和症状的评估。一些问题与特定的问题和方法并不相关。

5.患者评定肘关节评估

PREE是一种患者评定的评估工具，用于测量患侧肘关节的疼痛和残疾。量表包括5个疼痛相关问题（总分50分）及15个功能相关问题（总分50分）。PREE评分是疼痛得分和功能得分的总和。其信度和效度于肘关节骨折相关内容中已有报道。

6.患者特异性功能评分（PSFS）

PSFS是一个个性化订制的量表。患者选择3～5种对他们很重要，但由于病理因素不能很好完成的功能活动。在随后的评估中还有相同的患者特异性任务。这一量表对高功能性患者尤其有用。这一工具已经通过了一系列骨骼肌肉病变情况的验证。

7.利物浦肘关节评分（LES）

LES是一种用于评估肘关节疼痛、功能和残疾的工具。量表包括：①一项患者评定问卷用于评估肘关节特异性功能，以及一个关于疼痛的问题。②一项临床评估包括活动度，肌力和尺神经评估。活动度评定为0～3分，肌力为0～4分，尺神经状态根据感觉运动功能评为0～3分。这一量表已得到确认。

8.各种医师完成的问卷

文献里有很多用于临床评估的需要医师完善的问卷。包括外科专科医院评分系统（HSS），Flynn标准，Pritchard评分，Brumfield评分，Neviaser标准，Jupiter评分，Ewald评分系统和Khalfayan评分。若转诊医师有所应用，治疗师应熟悉这些量表。

九、小结

肘关节僵硬的非手术和术后处理对于治疗师和

外科医师而言都是一个挑战。治疗师需要进行详细的骨骼肌肉检查以明确潜在的限制肘关节活动的来源，包括外在的和内在的。与转诊外科医师交流有助于明确僵硬发生的内在来源，从而明确哪些治疗手段无效。应教育患者了解大量康复步骤的本质，尤其是家庭训练计划和应用长臂支具以修复肘关节活动。

致谢

本章的完成感谢Robert Hotchkiss，MD；Aviva Wolff，OTR/L，CHT和外科专科医院手治疗小组每位成员真诚慷慨的教诲和帮助。

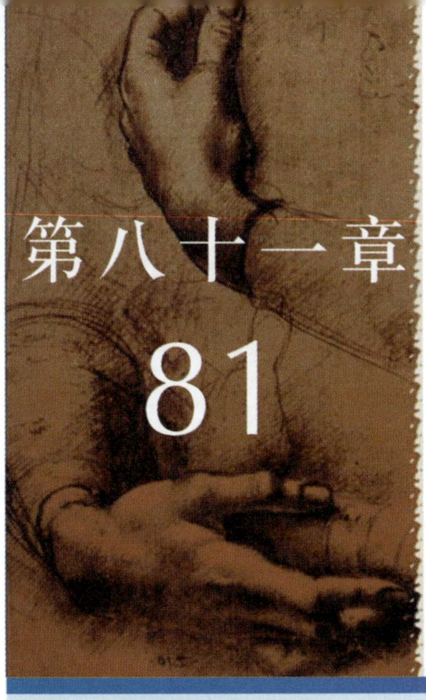

第八十一章 81 肘关节镜

原著者 GEORGE GANTSOUDES, MD AND MICHAEL HAUSMAN, MD
译校者 田 罡 刘克敏

关键点

- 肘关节镜具有相当的技术难度。经验和充分的解剖知识是控制并发症的必要条件。
- 适应证包括：诊断性的关节镜检查、摘除游离体，扩大到治疗外上髁炎、关节炎、关节挛缩和关节周围骨折。
- 由于邻近血管、神经，所以入路的选择非常重要。
- 关节镜松解可以达到微创和较少的软组织并发症，从而利于早期活动。
- 关节镜松解挛缩后，每半小时做一次全关节活动范围的活动要比在“舒适的”关节活动范围内反复活动更为有效。
- 医师必须与治疗师就松解关节挛缩后预期达到的关节活动度进行沟通。

尽管早在1932年就有作者介绍了关节镜的使用，而且在20世纪70年代关节镜已经广泛使用，但是肘关节镜在骨科的使用起步相对较晚。随着经验的积累，肘关节镜的适应证已经从诊断性的关节镜检查、摘除游离体，扩大到治疗外上髁炎、关节炎、关节挛缩和关节周围骨折。这一技术仍旧比较困难，但是经验和充分的解剖知识可以让我们把并发症控制在一个可以接受的水平。

一、基础解剖与入路

肘关节邻近重要血管、神经，因此入路的选择非常重要。在做切口之前，需要标记尺神经、内上髁、外上髁、尺骨鹰嘴和桡骨头（图81–1）。

观察关节后部的标准入路包括：后正中入路（穿过三头肌）、后外侧和辅助后外侧入路及肱桡关节后入路。选择后外侧入路时容易损伤正中神经和前臂后皮神经。前方入路包括：前外、前外上、前内和前内上。前内上入路容易损伤正中神经，前内入路容易损伤前臂后皮神经。前外入路则容易损伤桡神经。

尺神经位于内髁后面尺神经沟内，其下方就是肱尺关节腔的内侧。在这一部位操作时，很容易损伤尺神经。

二、准备与器械

肘关节镜患者可以选择仰卧、侧卧或俯卧位，常规麻醉或局部麻醉（图81–2）。对于进行广泛松

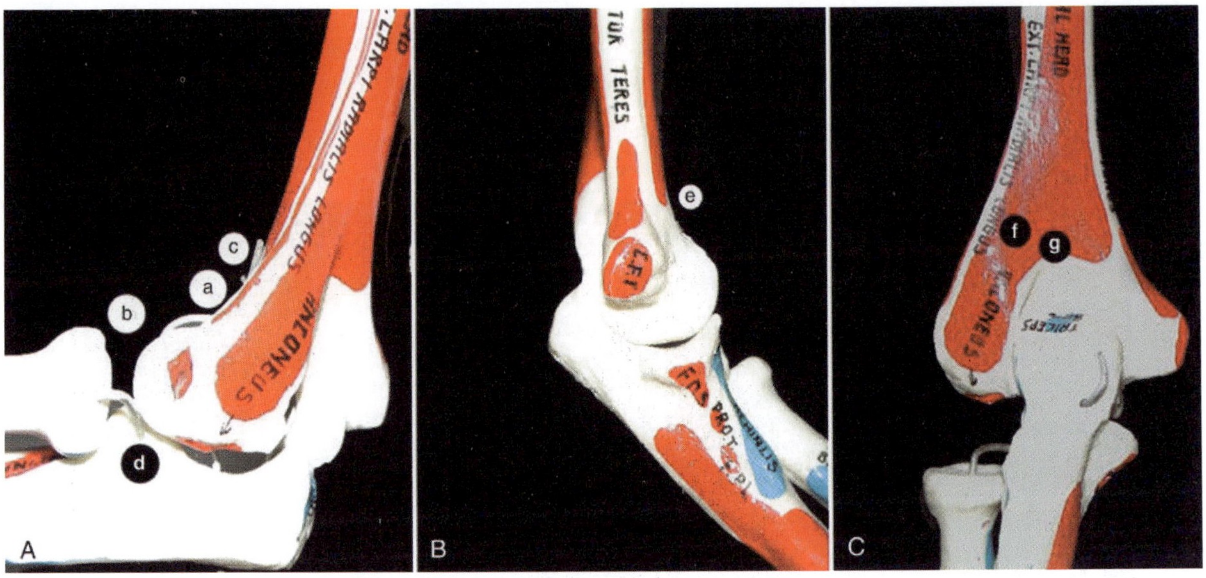

图81-1 肘关节镜入路。(a)近端前外侧;(b)肱桡关节前;(c)附加近端前外侧;(d)肱桡关节后("死穴");(e)近端前内侧;(f)近端后外侧;(g)经肱三头肌

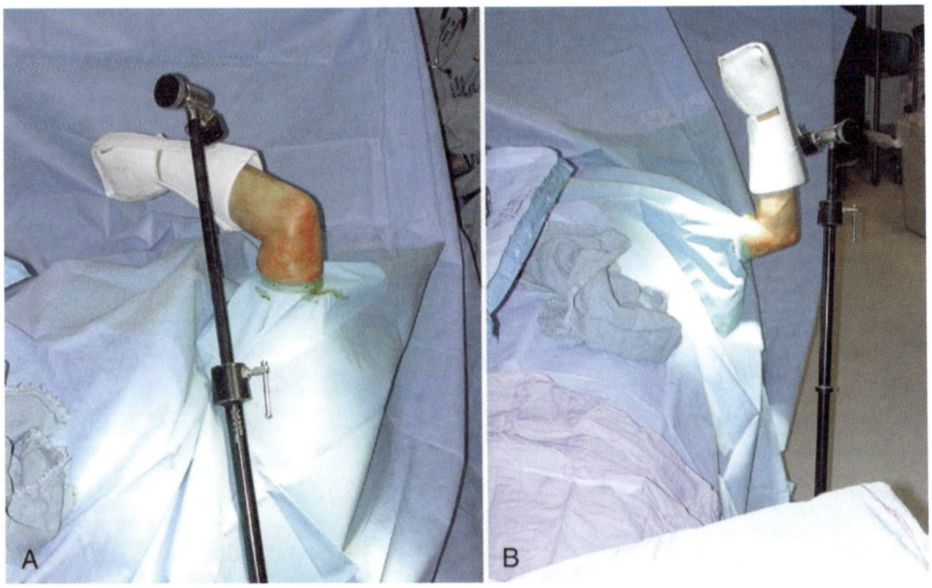

图81-2 应用上肢体位架(McConnell通用体位架)在手术中保持体位。A.显示后方;B.显示前方

解、需要术后立即功能活动的患者,在手术室留置臂丛神经阻滞管可以减少痛苦。缺点是影响了手术后神经功能的检查。可以在手术后检查神经功能之后再给药。

由于肘关节镜起步较晚,肘关节镜的设备大多是"模仿"膝关节和肩关节。但是也存在着重要的差别。必须应用特制的没有侧窗的套管针(trocar)和套管(cannula),以防止液体渗漏到皮下。另外,由于肘关节的关节面非常匹配、关节腔小,使得观察肘关节比其他关节更困难。这就需要使用牵开器,而在膝和肩关节主要是使用液体的压力。尽管如此,术后早期液体的渗出和肿胀还是会妨碍活动。一般在24~36h内吸收。

关节镜操作可以根据复杂性和难度来分级:诊断性;游离体摘除;简单而有限的清理(如网球肘);骨折的治疗;复杂而广泛的清理(关节炎、挛缩松解、异位骨化切除)。除了关节镜,还需要带动力的刨削系统来切除软组织、骨组织或骨赘。

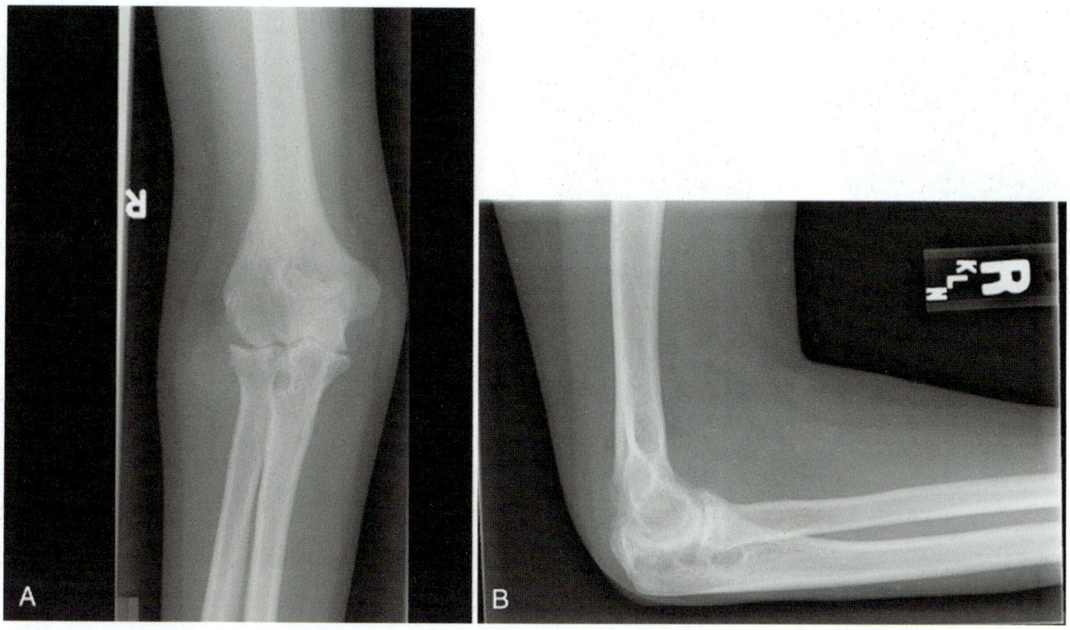

图81-3 患者女性，36岁，右肘患类风湿关节炎。注意软骨下囊肿、骨皮质侵蚀和关节周围骨质疏松

固定骨折则需要使用空心螺钉或类似稳定肩关节、修复肩袖损伤的缝合装置。

三、适应证

（一）早期

肘关节镜最初用于肘关节疼痛和摘除游离体，现在已经成为摘除游离体和诊断的选择。尽管已经有了高品质的影像学检查（MRI和三维重建CT），诊断性关节镜仍然是一个重要的工具。直视下动态检查肘关节，这个优势是其他方法所不具备的。患者疼痛、有阳性体征但影像学检查未见异常时，可以考虑做关节镜。随着新技术的应用和标准化，越来越多的手术可以在关节镜下完成。这对于治疗导致关节挛缩的疾病（如创伤后纤维化或关节炎）具有特殊的意义。

（二）风湿性关节炎

滑膜切除治疗早期风湿性关节炎尚存在争议。但是许多学者都已指出，在药物治疗之外，早期关节镜下滑膜切除能够改善功能、减轻疼痛。最近，田中等作者指出，对于风湿性肘关节僵直（活动度小于90°），关节镜下滑膜切除的效果要优于切开清理（图81-3）。滑膜切除术也可以治疗其他滑膜增生性疾病，如色素绒毛结节性滑膜炎和滑膜软骨瘤病。

尽管关节活动度的恢复在松弛的、不稳定的风湿性肘关节并不困难，但是对于一个疼痛、僵硬和炎性的肘关节，关节镜下或切开滑膜切除并不增加关节的活动度。桡骨头切除也可以在关节镜下完成，至少在短期内可以增加关节活动度、减轻疼痛。但是，切除桡骨头可以导致外翻不稳定，还会加快肱尺关节的退变。

（三）外上髁炎

尽管这是一个常见病，但是大家对病因和治疗仍未能达成共识。虽然大量病例通过非手术治疗能够得到缓解，但是仍有25%的患者可能需要手术治疗。对于难以治疗的病例，曾经有很多手术方法。外科医师建议切除病理性的组织，包括部分伸指总肌腱和桡侧腕短伸肌起点，外上髁和关节囊。

大家对于关节镜下应该处理哪些组织也有争议。我们认为，患者过伸挤压试验阳性（伸肘位腕关节抗阻力背伸时肘外侧疼痛较屈肘位严重），说明疼痛是由于肱桡关节囊复合体的冲击引起，这一复合体在一般人群中形态变化较大（图81-4）。Baker和Jones指出，切除这个复合体、肌腱和周围结构的病理部分，手术效果可以与（传统）切开

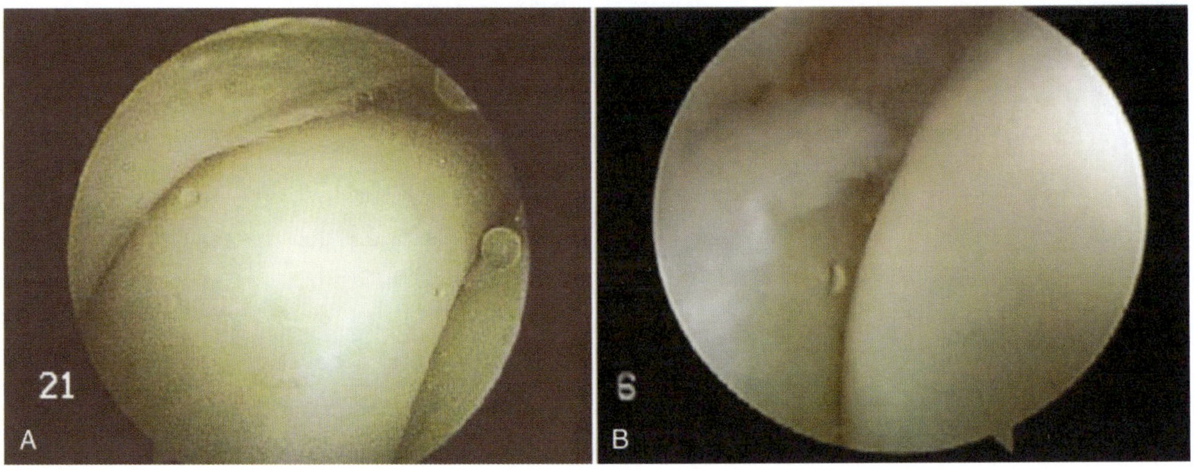

图81–4　内侧入路显示正常（A）和病理（B）的肱桡关节周围组织影像。注意B图中桡骨头周围的袖状组织，可以由于撞击导致疼痛

手术相当甚至更好。已经发表的研究表明，在30例患者中，28例2周内疼痛完全缓解，24例患者中的20例恢复到原先的竞技运动水平。其他学者也有类似结论。

关节镜治疗顽固性肱骨外上髁炎的最大优越性就在于减少了关节制动的时间，缩短了恢复工作和运动的时间。切开手术的标准术后处理包括肘关节至少制动10d和6周之内避免剧烈活动。而关节镜手术可以在术后1～2d就开始活动，并允许在可忍受的范围里使用关节。如果1周内达不到关节全范围的活动，就需要PT。

（四）骨关节炎和关节僵直

肘关节的骨关节炎一般与劳损有关，表现为关节周围骨赘形成，由于撞击引起疼痛和关节活动受限，肱桡关节和肱尺关节的中央部分是相对完好的。对这类患者，切除骨赘可以恢复关节活动度，缓解疼痛。中度骨关节炎的患者在极度屈肘或伸肘时引起疼痛，关节活动受限。最常见的患者是体力劳动者和投掷运动员，其主诉疼痛，关节伸直受限10°～30°，病因是关节周围的骨赘撞击，特别是在冠突窝和肱骨小头上方。骨赘很容易断裂形成游离体。在决定做关节镜之前，要进行充分的影像学检查，以确定骨赘的位置、有无游离体（最好是做三维重建CT)。原发性骨关节炎造成关节面完全破坏并不常见（图81–5)。这类病例一般不需要关节清理，而是需要控制运动方式并采取药物治疗。如果疼痛顽固，可能需要关节置换。

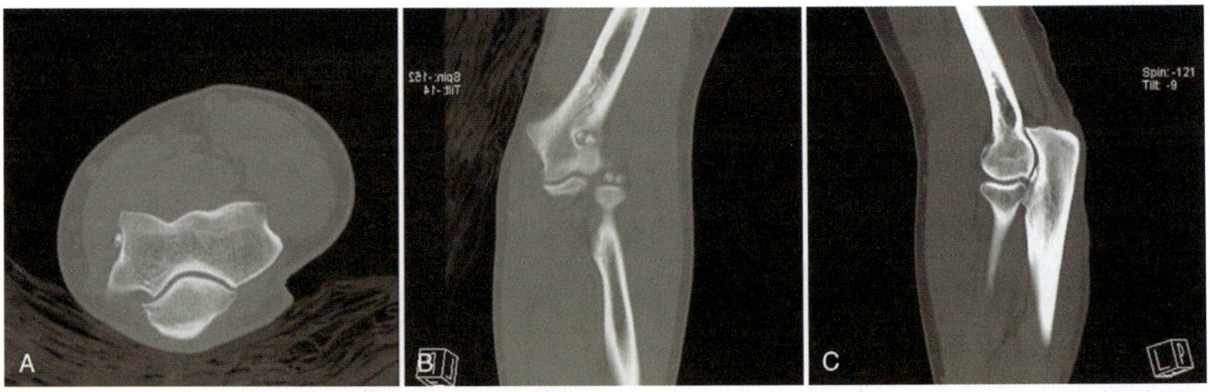

图81–5　水平面（A)、冠状面（B)、矢状面()的CT图像。水平面图像呈米老鼠耳朵状，注意关节周围的保护性骨赘。冠状面图像可以见到肱桡关节和冠突窝的游离体。矢状面显示鹰嘴窝的撞击和肱尺关节的骨赘

1.挛缩松解

即使是轻微的损伤也会引起肘关节活动受限，肘关节活动少的患者更容易发生（图81-6）。患者关节面没有损害，由于关节囊增厚、纤维化、挛缩导致关节容积减少。肘关节的正常容积只有50ml，因此对挛缩特别敏感。关节紊乱的患者也可以看到骨赘，如同关节退变的患者。

对于关节僵直的患者，采取一个或多个切口松解，术后制动至切口愈合，可以有效地恢复关节活动。在关节镜下手术的优势包括：直视下完整切除瘢痕组织，减少术后疼痛，术后早期活动，缩短了康复期。

要想成功松解挛缩，就要找到全部的病理组织。对于桡骨头骨折引起的关节挛缩，需要切除前外侧关节囊。复杂骨折脱位引起的挛缩，需要切除全部前、后关节囊和后内侧副韧带。内侧副韧带的前部和外侧副韧带的尺骨束必须保留，以避免关节僵硬而且不稳。这是最难的难点。

治疗师要了解患者术前的关节活动度，以指导治疗，了解进度。伸直挛缩的患者甚至在试图屈肘时就会引起尺神经受压，如果强力屈曲关节可以导致尺神经损伤。这种情况不一定要做尺神经移位，但一定要解除局部压力。

治疗师还应该了解，手术如果切除了大量的多余骨质，术后就有骨折的风险（图81-7），活动时最好将外力作用于前臂的上段或中段，以减少力臂。

关节囊的容积和顺应性下降，导致血管神经损伤的风险增大。在穿刺进入关节时，经常难以确定进入的部位，这就需要经验丰富的医师来操作。医师需要扩大关节的容积，这时最容易损伤神经。韧带，特别是外侧副韧带，也容易受损，导致关节不稳。

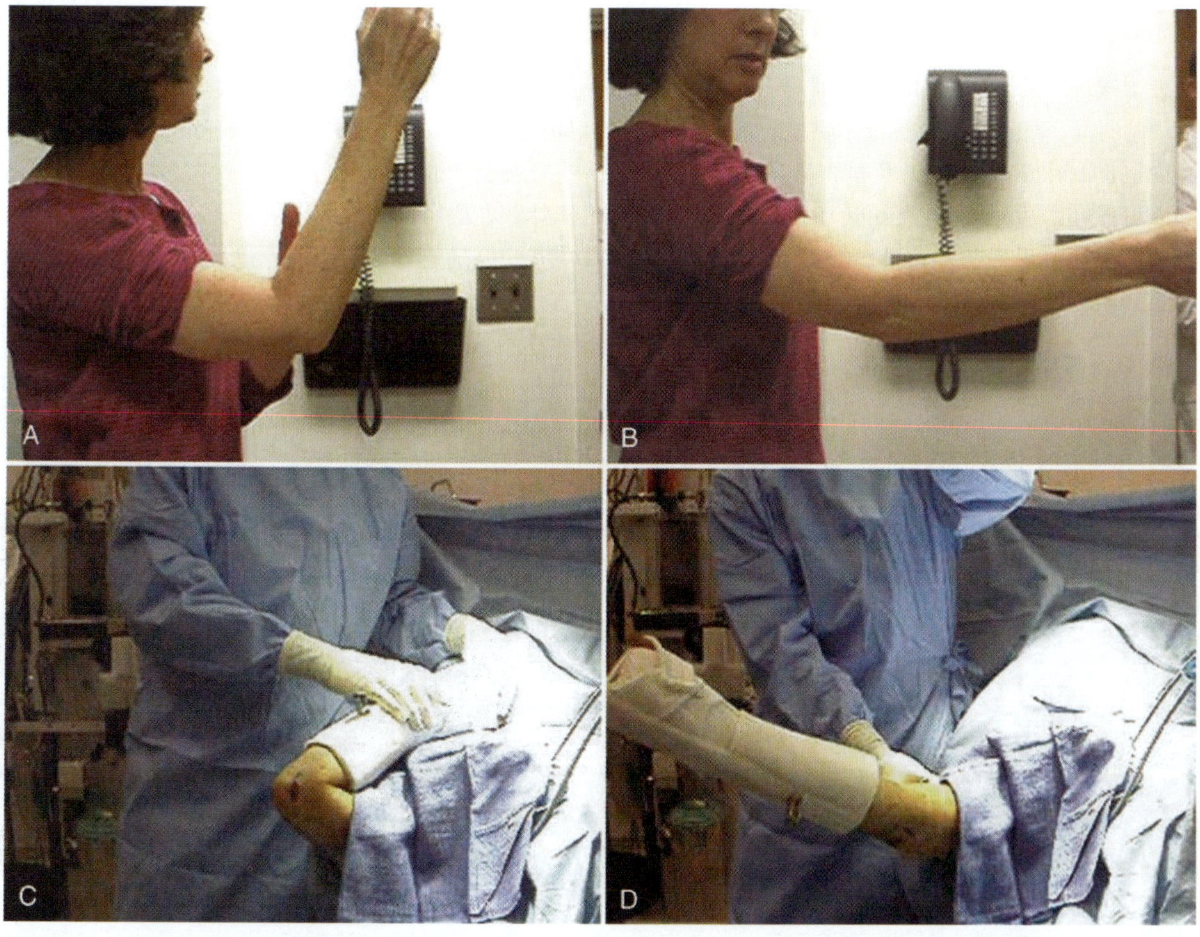

图81-6 术前照片显示最大屈曲（A）和伸直（B）角度。患者女性54岁，2个月前跌倒，右手伸直触地。放射线检查未见骨损伤。关节镜检查见关节囊挛缩。镜下松解后，恢复最大范围屈（C）伸（D）。图C可见尺神经前移切口

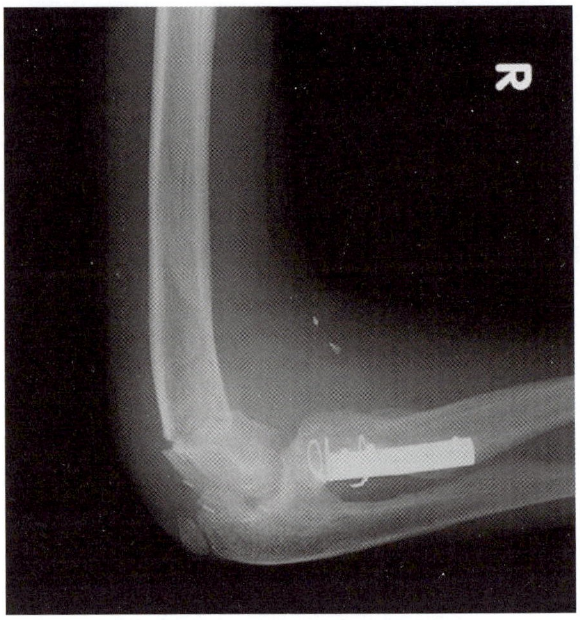

图81–7 13岁患儿，挛缩松解与肱骨远端关节镜下骨成形术后侧位X线片。患儿主诉做PT时疼痛，X线片显示肱骨髁上骨折。当切除较多骨质时，强度过大的活动会引起应力性骨折。在治疗前必须向治疗师交代清楚

在手术过程中需要随时评价关节活动度。医师的目的是不需要很强的力量就能达到全范围的关节屈伸活动。否则术后治疗师和患者都很难维持关节活动度。对成年患者，血管神经束的挛缩一般不限制关节活动。但儿童患者往往需要进行神经移植来恢复长度。

我们一般选择在局部麻醉下手术，这样患者在手术结束时就可以看到效果。这可以激励患者在治疗期间保持关节的活动范围。在治疗结束时记录关节的最大活动范围，这就是将来最好的结果。

2.骨关节炎合并挛缩的治疗

关节镜下骨关节囊成形术（Outerbridge-Kashiwagi手术）与创伤后关节挛缩的松解类似，但是可能需要更广泛地切除骨组织（图81–8）。这会增加手术后肱骨髁上应力性骨折的风险。治疗师应该警惕患者突然出现的疼痛、肿胀和关节活动受限。成功的关节镜松解应该在手术中不需要很大外力就可以达到关节全范围的活动。我们采取“小指试验”，就是仅用小指的力量来推动肢体完成全关节范围的活动。如果不能，要么说明还有挛缩组织需要松解，要么就要提醒治疗师术后活动时避免暴力。关节镜下挛缩松解和骨关节囊成形术不宜在全身麻醉下进行（图81–9）。

四、术后康复

关节镜松解要求微创和减少软组织并发症以利于早期活动。辅助治疗包括非甾体抗炎药、镇痛药，必要时可以使用激素。

挛缩松解术后有多种康复流程。尽管缺乏前瞻性的1级证据来支持某一种特定疗法，外科医师与治疗师之间还是达成了一些共识。

在我们的流程中，患者在手术室即佩带由肩至手的前方直夹板或矫形器，固定肘关节于伸直位（图81–10）。在这个体位，尺骨鹰嘴进入鹰嘴窝，加上关节前方的肌肉压力，限制了关节周围的肿胀和积液。可以应用臂丛神经置管控制疼痛，治疗师在麻醉苏醒室就开始为患者进行术后即刻的强化训练。在术后早期，我们强调进行全范围的关节

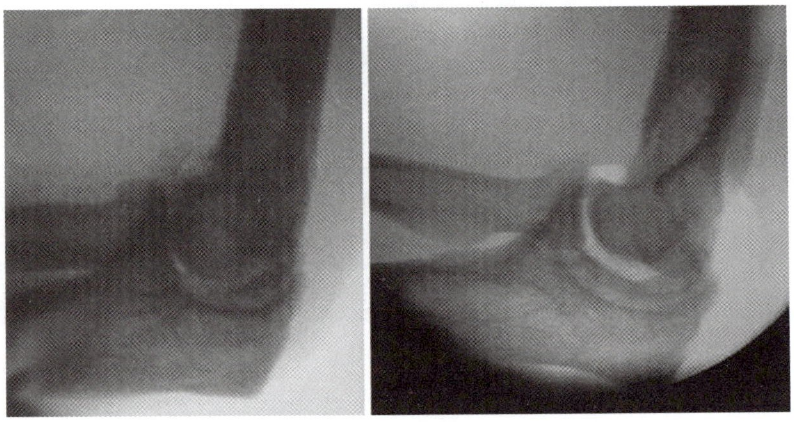

图81–8 肘关节骨关节病术前（左）和术后（右）侧位片。清除了冠突、冠突窝、鹰嘴、鹰嘴窝的骨赘和游离体。同时松解软组织以恢复关节活动度，可见骨赘切除后关节间隙增宽

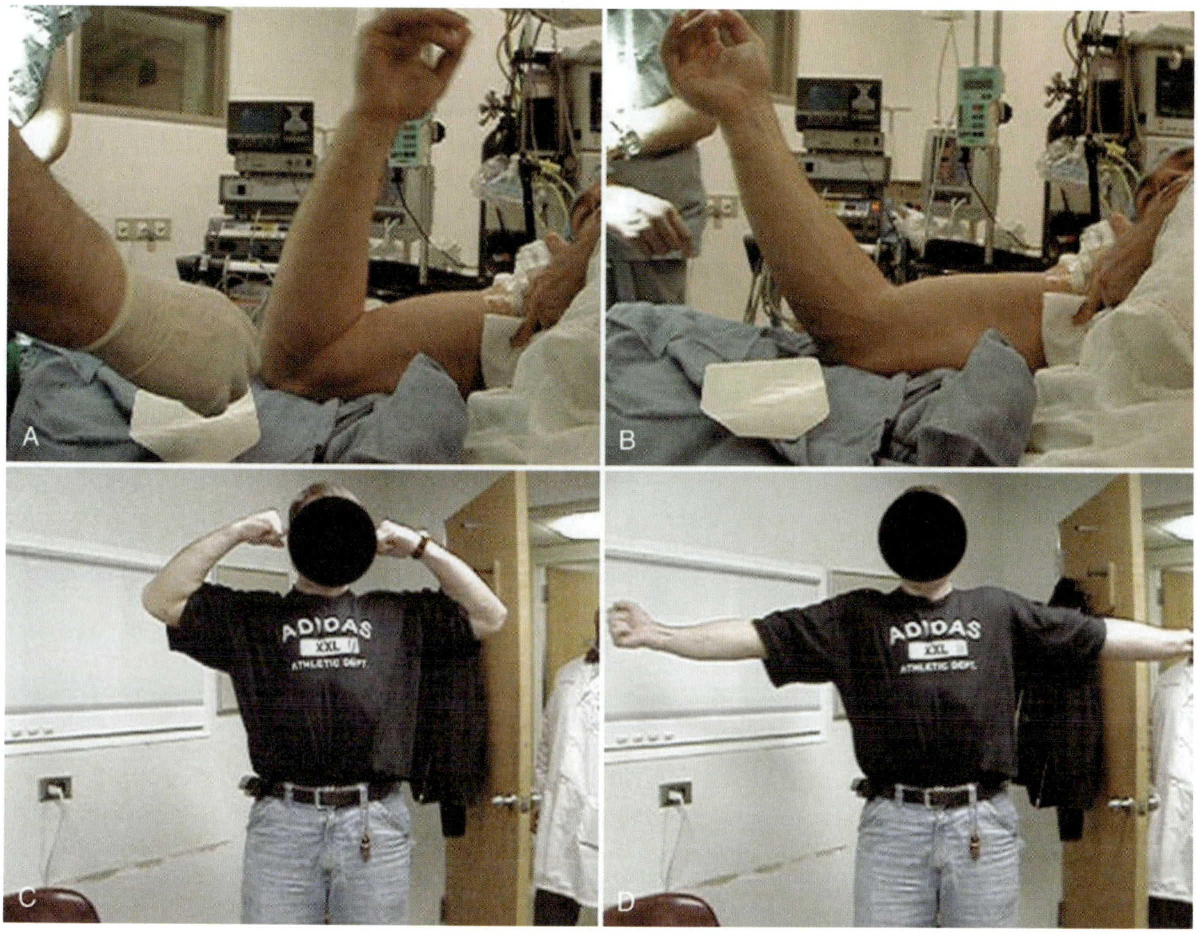

图81-9 A、B.职业拳击手，肘关节活动明显受限；C、D.关节镜下骨关节囊成形术后2周，关节活动度明显改善

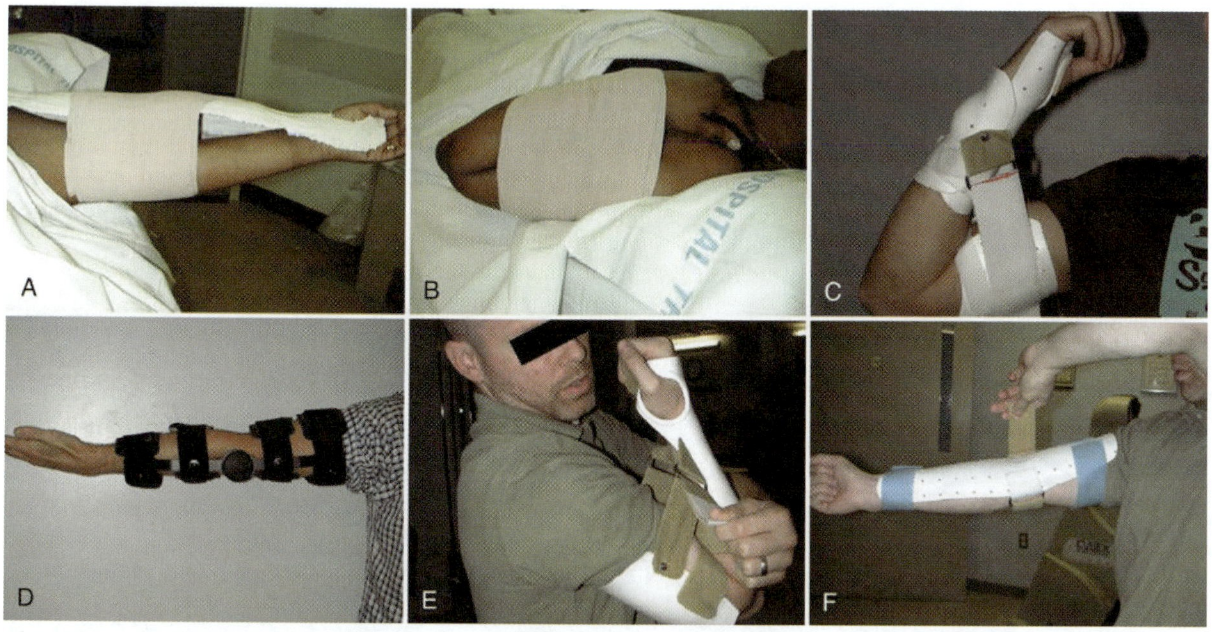

图81-10 A.前方矫形器，持续帮助伸肘；B.患者使用弹力绷带帮助屈肘；使用成品（C、D）或定制（E、F）的矫形器

活动，即使需要耗费较多时间，而不是在无痛范围内反复活动。每30分钟拆除夹板，进行1次关节完全屈伸和肢体旋前旋后活动，然后继续固定于关节伸直位并保持肢体旋后。这样可以在术后2～4d内最大限度地减轻肿胀。我们认为，每30分钟1次的关节全范围的缓慢活动效果要优于关节在无痛范围内的反复活动。很多治疗师也持同样看法。尽管缺乏前瞻性的对照研究，但是众所周知，刺激一个新鲜伤口会增加胶原沉积和瘢痕形成。患者还可以使用吲哚美辛来降低异位骨化的风险（详见并发症一章）。

患者被告之在肢体不活动的时候必须佩带矫形器。同时还要向患者强调，关节活动度一旦丢失，除非将来再做手术，否则很难恢复。在出院后的2～3周内，治疗师需要每天复诊患者。

持续被动活动（CPM）也是一项广泛开展的治疗。喜爱这个疗法的人甚至每天使用23h，连续4周，目的是防止新的挛缩。CPM的作用尚未最终证实。学者们关心的问题是CPM的速度；如果速度太快，在某些患者可能会引起炎症反应和瘢痕形成。

关节镜下关节成形、关节囊松解的效果是肯定的。关节镜外科的目的是得到一个有功能的肘关节，活动范围至少100°，这个标准就算不比传统切开手术的“金标准”强，至少也不差。不管哪类手术的疗效标准都应该达到增加关节活动度至少40°，从而得到一个有功能的肘关节。

研究表明，骨关节囊成形可以在术后长期保持关节活动度且关节相对无痛。同时，患者在早期（疼痛发生前）得到治疗，则远期效果更好。无论是退行性还是创伤性关节炎，只要关节尚未完全破坏，都可以达到很好的治疗效果。

五、新鲜骨折的治疗

随着医师对关节镜的使用越来越熟练，许多复杂的外科操作得以实现，尤其在骨折的急性治疗方面。在所有外科领域，手术能否成功直接取决于适应证的选择正确与否。粉碎骨折很少能在关节镜辅助下固定。能够通过关节镜治疗的新鲜骨折包括：有移位的桡骨头两部分骨折、大的冠突骨折、简单的髁或髁间骨折。目前尚缺乏大样本的关节镜治疗骨折的效果研究，但是有数据显示，关节镜的疗效并不比切开手术差，有时甚至还优于后者。

关节镜治疗肘部骨折自然可以应用于儿童。关节镜的优势在于：可以直视下复位、减少放射线照射、切口美观，这吸引了越来越多的医师应用关节镜治疗儿童肘关节骨折。像髁上骨折或者移位不大的外髁骨折，传统上采取闭合复位、钢针固定，如果没有达到解剖复位就会导致晚期并发症。需要积极治疗的骨折包括：外髁骨折、内髁骨折、桡骨头或颈骨折、累及关节的髁上骨折。尽管有一些报道，但是还没有关于儿童肘关节骨折的大样本研究。

六、治疗流程：创伤和关节不稳

我们的创伤后治疗流程与其他的术后流程不同。对于成人，特别是关节不稳的患者，我们的方案是仅仅施加很小的内翻-外翻应力。患者仰卧，肩关节屈曲90°，前臂自由旋转（图81-11）。在这个体位做肘关节屈伸练习不会影响刚刚固定的韧带或骨折。大多数儿童患者（外髁或髁上骨折）使用矫形器制动至愈合才开始肘关节活动，这类患者一般不存在创伤后关节僵直的问题。

七、并发症

如前所述，肘关节镜可以发生严重的并发症。Kelly和他的同事在这方面做了大量工作，把并发症分为早期和晚期。早期并发症包括：神经损伤、筋膜间室综合征、血肿、固定物断裂，其中最常见的是一过性神经麻痹（2%），大多数可以在6周内恢复。晚期并发症包括：活动受限、关节感染、关节瘘或切口浅表感染，其中最常见的是超过5d的关节瘘（5%）。最严重的并发症即关节内感染，发生率较低（0.8%），而且只有在关节内应用激素时才会发生。研究显示，关节镜的全部并发症的概率加起来在10%左右。

现在已经注意到关节镜术后的异位骨化，如何预防尚存在争议。确切的发病率还不清楚，但是确有病例发生。许多医师现在推荐对于使用关节镜松解肘关节的患者一律给予吲哚美辛，但是对于疗程还未达成一致。

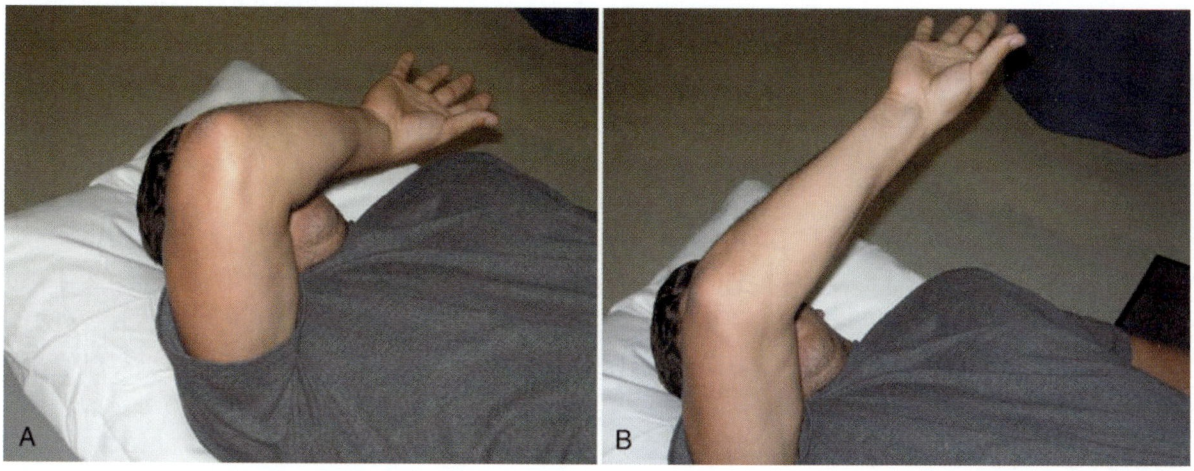

图81-11 患者仰卧，肩关节屈曲90°，上肢内旋。患者可以在此姿势下左肘关节屈伸活动，不会导致术后固定的韧带或骨损伤。A 肘关节主动屈曲；B 肘关节主动伸展

八、小结

在骨科领域，肘关节镜还是一个相对比较新的技术，具有一定的技术难度，要求足够的解剖知识。肘关节周围血管、神经众多，因此入路的选择至关重要。目前，肘关节镜的适应证已经从诊断性检查和游离体摘除大大扩展到了网球肘、关节炎、关节挛缩甚至关节周围骨折。医师与治疗师之间明确而持续的沟通利于术后的治疗协作，这是获得最好治疗效果的必要条件。

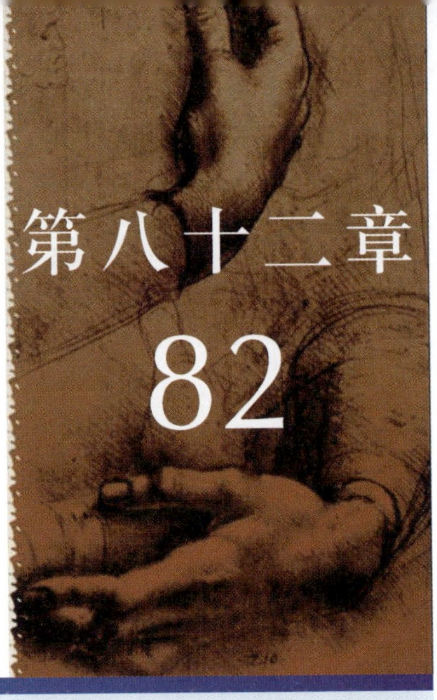

第八十二章 82

肘部肌腱病：网球肘的临床表现与治疗师处理

原著者 JANE M. FEDORCZYK, PT, PhD, CHT, ATC
译校者 田 罡 刘克敏

关键点

- 对肘关节外侧疼痛需要进行充分的查体以利于鉴别诊断。
- 患者的年龄、发病时间、诱因、发作次数与伸肌总腱的退行性变化相关。
- 对于疗法的选择（如理疗和运动）不存在最佳方案。
- 教育患者避免过度活动是治疗的基础。

在35–55岁人群中，发生肘关节肌腱病变的可能性非常大；上肢运动量较大的人群，尤其是那些经常重复同类动作的人，更易发病。易患人群包括各种职业的工人和运动员，后者中以网球和高尔夫运动员更为多见。当然，像举重物这类偶然因素也可以引起肌腱病变。通常利手侧更容易发病。

肘关节外侧肌腱的发病率远高于内侧。肱二头肌和肱三头肌的炎症和断裂比较少见。第83章和第84章将论述这些相对少见的肘部肌腱炎。本章重点讨论肘部外侧肌腱炎的检查与治疗，这些原则对于肘部内侧的肌腱炎也同样适用。

过去，根据肌腱组织在病程中的不同状态，曾经采用了多个名词来表示肘部肌腱炎，包括肌腱炎（tendinitis)、肌腱病（tendinosis)、腱旁组织炎（paratenonitis)、腱周组织炎（peritendinitis)。由于伸肌总腱起于肱骨外上髁，所以本病又称外上髁炎（lateral epicondylitis，lateral epicondylosis，and lateral epicondylalgia)，也就是俗称的“网球肘”。上面那些名词中的后缀“itis”可能会引起误解，使人以为这些受损的肌腱是发生了急性感染。而另一些后缀——“osis和algia”——则分别表示退行性改变和疼痛。“网球肘”也不是一个理想的名词；一方面，它没有揭示肌腱的病理状态，而另一方面，很多患者根本就不打网球。“肘外侧肌腱炎”这个名词包涵了肌腱的一切病理状态；但是在现实中，患者、多数医师和公众还是愿意使用“网球肘”这个词。在电子文献检索时，使用“网球肘”和“外上髁炎”作为关键词会比使用其他名词检索出更多的文章，大约各为1300篇，而使用“肘外侧肌腱炎”只能检出67篇。为了一致，本章继续使用“网球肘”一词。

一、肌腱的结构与功能

肌腱将肌肉收缩产生的力传导到骨骼，从而引起关节的运动。肌腱由胶原蛋白、基质和腱细胞构成。胶原蛋白形成的胶原纤维是肌腱的基本结构。网状结缔组织和胶原纤维组成肌腱的各级结构。网状结缔组织包绕胶原蛋白束并将它们结合在一起（图82-1）。肌腱在腱鞘外的部分是由腱周组织包裹的。腱周组织是一层疏松的结缔组织，可以使肌腱在周围的组织内滑动。它是由Ⅰ型、Ⅲ型胶原纤维和弹性纤维构成，内表面衬以滑膜细胞。腱鞘位于腱周组织和肌腱之间，是胶原纤维形成的致密网状结构。这些纤维走向各异，包括纵向、斜向和横向，以承受不同方向的负荷。

肌腱的神经主要是感觉神经，来自周围肌肉或皮肤的神经。腱周组织内神经末梢丰富，主要是痛觉感受器。一些神经纤维穿过腱鞘到达肌腱表面形成感觉末梢。这些感觉末梢的作用是协调、控制运动和调解疼痛。神经激肽-1的受体是P物质的主要受体，已经被发现存在于桡侧腕短伸肌腱的近端。P物质属于神经肽，是一种疼痛调节剂。

肌腱的血管一般有4个来源：腱腹交界处、骨附着点和腱周组织。有腱鞘包裹的肌腱，其血管主要来自腱纽和系膜。一般成人的肌腱血液供应较差，甚至在某些区域完全没有血管。这导致了某些肌腱损伤后难以愈合。当肌腱移植、急性肌腱损伤或慢性肌腱炎时，会有新生血管形成。尽管在慢性肌腱损害时毛细血管通透性增加并不伴随组织修复，目前尚不清楚血管在退行性疾病过程中的作用。异常的血管可能与疼痛调节有关。

二、肌腱炎的组织病理学

（一）肌腱变性

引起肌腱退行性改变的原因尚不清楚，但已经有了大量关于跟腱、髌腱和桡侧腕短伸肌腱的文献。肌腱变性这个名词被用来描述肌腱劳损的组织病理学改变。这些改变包括：缺乏炎症浸润；肌腱细胞或成纤维细胞增生变形；微血管内皮细胞增生；微血管血栓形成；肌腱黏液化、脂肪化、钙化或纤维化；细胞坏死。

Nirschl和Kraushaar描述了肌腱变性的4个阶段，对治疗的选择有一定帮助。第1阶段是肌腱周围炎症，就是临床上的肌腱炎。在伸肌总腱表面可以触及气肿（crepitus)。第2、3、4阶段存在肌腱变性，第4阶段最为严重。纤维化在第三阶段可以导致肌腱断裂，而在第4阶段导致肌腱钙化。

尽管没有细胞介导的炎症，网球肘的患者还是会感到疼痛，特别是在活动时。其原因尚不清楚。解剖切除的病变肌腱可以观察到肌腱变性。通过临床检查给患者的病变分级仍然十分困难。

（二）神经源性炎症

尽管没有炎症，网球肘的患者还是会感到疼痛，特别是在无限制或过度活动时。组织学研究已经找到了桡侧腕短伸肌腱的神经化学物质。在一组慢性网球肘、平均病程22.7个月的患者中，桡侧腕短伸肌腱内有大量的P物质、降钙素基因相关肽。

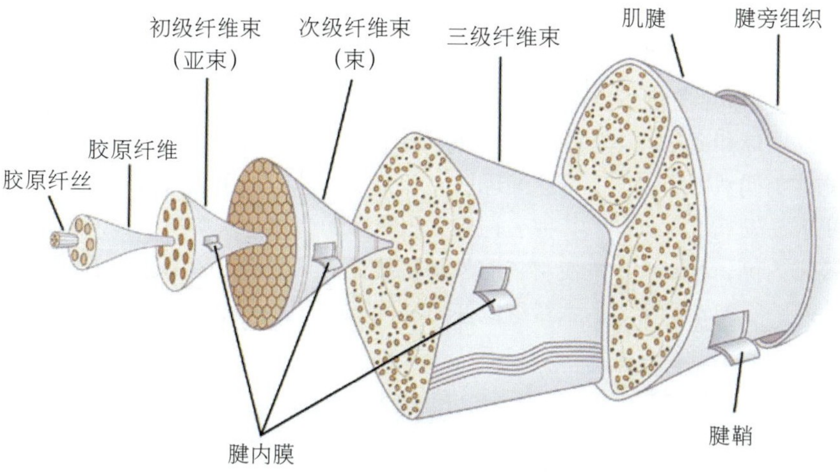

图82-1 肌腱结构与结缔组织。胶原纤维是最小的肌腱单位，可以进行机械测试。胶原原纤维的聚集形成胶原纤维。胶原纤维被内黏蛋白结合在一起，形成一级、二级和三级纤维束。腱鞘和腱旁组织是结缔组织的最外层，它们一起被称为腱包膜（Modified from Jozsa LG, Kannus P, Human Tendons: Anatomy, Physioloby, and Pathology. Champaign, IL: Human Kinetics,1997.）

Alfredson和同事利用微透析技术确定了病程超过半年的网球肘患者桡侧腕短伸肌腱的谷氨酸和前列腺素E_2的浓度，结果显示前者与对照组存在显著差异。在跟腱和髌腱也存在类似结果。谷氨酸通过门冬氨酸受体-1引起神经组织免疫反应，在跟腱和髌腱慢性炎症的患者中已获得证实。谷氨酸、P物质和降钙素基因相关肽的存在，为控制网球肘和其他慢性肌腱炎的疼痛提供了一个新思路。

目前尚不清楚病程不足半年的患者是否存在神经反应，也不清楚这类患者是否并发炎症或肌腱的退行性变化；原因在于只能对手术的患者进行研究。必须用动物模型来证实网球肘或其他肌腱炎是否存在早期神经反应。动物实验结果表明，网球肘的肌腱内P物质含量远高于对照组。Messner与同事检验了大鼠肌肉反复收缩模型的肌腱和腱周组织P物质免疫反应，结果发现神经标记在腱鞘和腱周组织内较多，而在肌腱内很少。P物质免疫反应在试验肢体非常强烈，而在对侧肢体或对照组动物则不明显。肢体高强度运动时腱周组织内P物质增高。这种反应也与持续时间相关，最大反应出现在12周时。同时观察到肌腱的退行性改变。这些动物实验结果表明：在网球肘等肌肉劳损的情况下，P物质是存在的。

虽然伸腕、伸指肌都起自伸肌总腱，但在网球肘时最容易累及桡侧腕短伸肌腱。Greenbaum等证实，采取常规的解剖或组织学方法无法将桡侧腕短伸肌和伸指肌在肌腱处区分开。桡侧腕短伸肌的血管位于其掌侧腱腹交界处，在退行性变化时易受到损害。对20例慢性网球肘患者的桡侧腕短伸肌近侧和远侧进行了活检，可以看到虫蚀样纤维、纤维坏死、肌纤维再生等异常现象明显高于对照组。研究者认为，肌肉形态学上的变化可能是机械或代谢超负荷的累积效应造成的。

在临床检查时，很难确定桡侧腕短伸肌的形态学改变。跟腱和髌腱炎症时常可以触及结节，但在桡侧腕短伸肌则很少见。退行性炎症严重的病例可以表现为肌肉全层的撕裂。跟腱、髌腱和肱二头肌肌腱的撕裂不难诊断，这是由于断裂的部位距离止点比较远。当肌腱撕裂发生在末端或骨骼的附着处时，由于有其他肌腱共同形成总腱，一般不会全层撕裂，所以临床检查很难确诊。这时由于其他的伸肌，如桡侧腕长伸肌未被累积，患者可能仅仅表现为伸腕力量轻度减弱，

三、鉴别诊断

对于肘关节外侧疼痛的患者要进行仔细的查体。由于网球肘属于常见病，所以很多人把不同的肘关节外侧非创伤性疼痛都诊断为网球肘。表82-1列出了可以引起肘外侧疼痛的局部和周围因素。只有通过详细的查体才能做出鉴别。在肘关节近端，可以由于颈椎神经根病变、血管神经卡压、桡管综合征引起肘部疼痛。鉴别肢体近端病变引起的牵涉痛需要询问病史、摄片、检查颈椎、肩关节和神经功能等。同样的肘关节外侧疼痛可以有不同诊断。神经根病变或近端神经卡压引起肘外侧疼痛时，主动或抗阻力伸腕时不会引发疼痛。

一旦除外了肢体近端的原因，就要寻找局部的原因。要拍肘关节和颈椎的X线片。外侧副韧带的损伤导致后外侧旋转不稳定，也可以引起肘关节外侧疼痛，典型的症状是在前臂旋后位伸肘时出现弹响、疼痛或绞锁。详细询问病史可能会有扭伤史或长期拄拐的经历。有一个检查肘关节稳定性的试验，但需要在局麻下进行。没有证据表明这类患者会发展成网球肘。贸然进行桡侧腕短伸肌松解会损伤外侧尺副韧带，加重后外侧旋转不稳定。

肱桡关节的后外侧皱襞也可以引起肘外侧疼痛，常被误诊为网球肘。如果按网球肘治疗是无效的。临床检查会发现痛点在肱骨外髁后方、以肱桡关节后方为中心。患者常常主诉完全伸肘时有疼痛

表82-1　可以引起肘外侧疼痛的局部和周围因素

局部起源	远隔部位起源
普通伸肌肌腱	颈椎间盘（C_5～C_7）
桡神经	小关节（C_5～C_7）
骨间后神经	神经根（C_5～C_7）
肌皮神经	臂丛（上干）
桡骨头	脊髓结缔组织（硬膜）
肱骨远段	中枢神经系统的神经可塑性改变
桡肱关节	盂肱关节病理
上尺桡关节	腕关节复合体病理
筋膜	远隔神经截留
血管性	扳机点

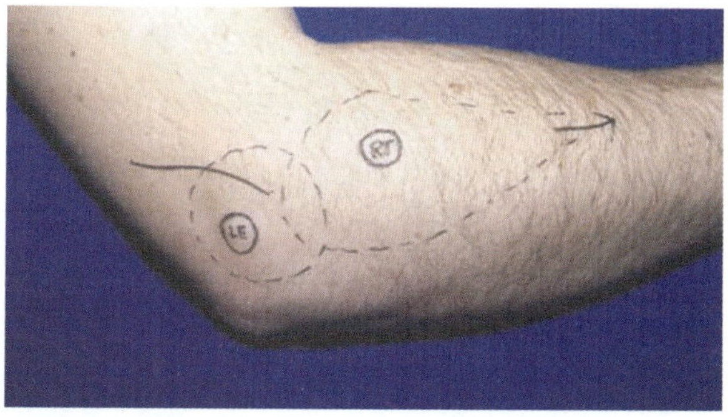

图82–2 网球肘与桡管综合征痛点的区别

伴弹响，前臂旋后时感觉不稳定，外上髁封闭治疗无效时可以确诊。关节镜可以诊断并切除皱襞。

另一个可以引起肘外侧疼痛的常见病就是桡管综合征（详见第52章）。在急性肘部疼痛时很难与网球肘鉴别。这两个疾病的临床检查方法往往会刺激相同的组织，因此，痛点的部位非常关键。如果患者是伸肌总腱的炎症或退行性改变，痛点多位于外上髁及其周围。如果是桡神经受到卡压或刺激，痛点一般位于外上髁后下方2～3cm处的伸肌群内。疼痛会沿骨间背侧神经放射到腕关节背侧。图82–2显示了痛点的部位。

四、临床表现

（一）疼痛

网球肘的首要症状是疼痛，部位一般在肱骨外上髁附近，严重时可以向近端或远端放射。触诊可以发现痛点位于肱骨外上髁、略上方或下方5mm范围内。痛点位于外上髁嵴时提示桡侧伸腕长肌病变。患者常常主诉晚间疼痛加重，晨起肘关节僵硬。除了休息时疼痛，受累肢体在活动，尤其是抓握时往往疼痛会加重。腕关节抗阻力背伸、桡偏、伸指、前臂旋后时都会诱发疼痛。根据组织的受累范围，可以产生上述全部或部分症状。伸肘状态下抗阻力伸腕时疼痛尤其明显。疼痛还会影响主动伸腕功能。

（二）年龄

在确认临床症状之后，年龄是确定诊断的首要因素。网球肘的患者年龄多在35–55岁。小于35岁的患者要考虑其他因素引起的肘外侧疼痛。年龄还有助于判断预后和保守治疗的疗效。Buckwalter等描述了与年龄相关的肌腱形态学改变，发现随着年龄增长，肌腱的血液灌注逐渐减少，从而更易受损并且难以修复。由于细胞（尤其是成纤维细胞）和胶原纤维基质功能的改变，主要是含水量下降，导致肌腱的力学性能减退。

（三）起病

尽管网球肘一般由于劳损引起，许多患者却能找到一个明确的诱因。Hotchkiss指出这类患者往往疗效比较好。医师可以根据既往的发病次数来判断组织的状态、预后和疗效。至少，这些信息可以指导医师强调对患者的教育和神经血管的调节能力，减少复发率。

（四）职业与业余活动

网球肘是肘部最常见的与工作有关的肌肉–骨骼疾患，已经有足够的证据证实应力、重复性（动作）和姿势等物理性因素相结合与外上髁炎的发病率相关。医师收集有关患者职业和业余活动的资料有助于确定发病的原因。需要力量、高重复性和上肢不恰当姿势的工作环境不仅是网球肘的危险因素，而且会影响治疗的效果。在康复期间重要的是改变工作性质，消除上述不利的物理因素，而不仅仅是被动的治疗。要教育患者在发作期间改变工作、运动或生活方式以减低患肢的负荷，预防复发。

五、临床检查

本节介绍的检查内容都已经被文献证实与网球肘的检查、治疗密切相关。这些检查的结果可以帮助医师收集关于患者损伤的信息，做出诊断，判断预后和治疗效果。

临床检查不能确定肌腱组织的状态是炎症还是退行性变化。作者认为当患者具有下列情况时应该考虑退行性改变的可能性：①年龄35–55岁；②病程超过3个月；③同一肢体的网球肘复发；④具备前述的致病因素（重复动作、应力和非正常运动）。应用临床检查和评价方法作为诊断性工具和判断预后的指标，其效果还需要进一步研究。

（一）影像学改变

大多数网球肘的患者不需要进行影像学检查。但是当治疗无效，或者患者症状、体征不典型时，就需要进行影像学检查以免误诊。

医师要向患者了解是否做过任何类型的摄片检查。超声检查正逐渐应用于网球肘的影像检查。普通X线片可以诊断桡骨头、肱桡关节和上尺桡关节的损害（如肱桡关节的关节炎）；还可以发现软组织内的钙化或者肱骨外上髁的骨赘。对不典型的肘部疼痛患者进行CT扫描可以除外肿瘤。MRI可以确定伸肌总腱的撕裂程度及相关的改变如肘关节后外侧不稳定。但是，如果MRI看不到明显的撕裂，增强的信号显示代谢活动增强，不能确定组织的状态。

患者自评（patient-rated tennis elbow evaluation，PRTEE）

Overend等证实患者自测的前臂评估问卷对于网球肘患者具有很高的重测信度，它包括两个分量表——疼痛与功能。它被稍做修改后重新命名为PRTEE，其效度在网球肘患者的评价中已经得到证实。两个分量表都是单页的自我报告问卷，使医师可以快速评价网球肘患者的疼痛与功能。由于网球肘的首要症状是疼痛，所以也可以应用其他的疼痛评价量表（详见第114章），但PRTEE的使用和评分都比较容易。

（二）临床检查

1.压痛阈值

许多作者报道，当患者自述有压痛时，可以可靠地使用压力痛觉计来对患者的致痛压力阈值进行定量。压力计读数较低时说明疼痛较重。Klaiman等在诊断肌腱炎的患者的疼痛中心点使用标准疼痛计（图114-6）。当医师直接按压外上髁时可以使用视觉模拟量表。压力痛觉计可能不太适用于外上髁，其信度也未确立。

2.关节活动度

一般来说，上肢的关节活动度不会显著受限，特别是肘、前臂和腕。疼痛可能会引起腕关节主动或被动屈伸受限以及肘关节伸直受限。Solveborn和Olerud证实，与健侧相比，网球肘患者的患肢关节活动范围受到影响。在这组病例中，多数患者是右侧发病。结果显示，右侧发病的患者除了被动旋后之外，肘与腕的主动与被动活动均受到限制。而左侧患者则在腕关节主动与被动背伸、主动与被动旋后和主动伸肘方面受到限制。这些研究人员认为，对于有症状的患者可以准确测量关节活动度；对于关节活动受限的患者，康复中应该使用牵伸手法。尽管具有统计学意义，但是测量得到的角度差异太小，以至于其变化难以用标准的临床量角器测得。当然，在感觉组织紧张时可以应用牵伸手法。

3.握力

研究表明，使用标准握力计测量握力，其结果会因肩、肘、腕关节的位置变化而有所差异。因此，在测量时应该保持位置一致。De Smet与Fabry证实，网球肘患者在伸肘时握力会较屈肘时减弱。他们发现，患者伸肘时握力增强与临床疗效满意显著相关。

无痛握力测量需要在标准坐姿下使用标准握力计测量3次，取平均值。患者紧握受柄直到感觉疼痛时即停止。对网球肘患者来说，这种测量方法比最大握力测试更加敏感，因而更为常用。

因为网球肘患者经常主诉抓握时疼痛，而影响疼痛的因素很多，所以握力就被用于评价疗效。握力测量可以测量引起疼痛的最大握力，也可以测量无痛下的最大握力。当症状好转时，无痛时的最大握力会增加，或者最大握力下疼痛会减轻。

4.特殊检查

首先要明确这些特殊检查不是某种疾病特有的。文献中记载的关于网球肘的特殊检查至今也没有验证其灵敏度或特异性。这些检查都可以导致肘关节外侧的其他软组织紧张，特别是桡神经。因此，必须把这些特殊检查的结果与其他临床检查结果综合考虑。因为每一项检查都是针对同一类软组织的，所以适当的休息可以提高组织的鉴别能力。

网球肘试验：这是一个传统的试验，有时被称为Cozen试验。图82-3显示了检查者拇指位于患者肱骨外上髁以稳定肘关节。患者在前臂旋前位主动

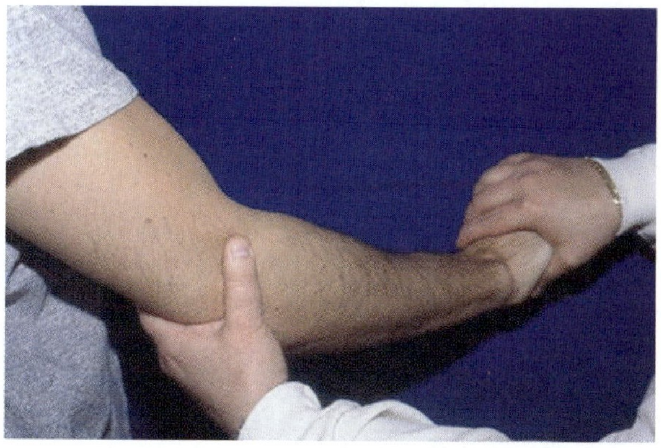

图82-3 网球肘试验（Cozen）用于引出伸肌总腱的疼痛

握拳，然后抗阻力下伸腕并桡偏。此时肱骨外上髁处出现疼痛为阳性。

Mills试验：1937年，Mills首先介绍了针对肘关节外侧疼痛患者的检查方法，这些患者在前臂旋前时伸肘受限。他指出，患者肘关节伸直受限的程度可能很轻，表现为运动时的轻微抵抗感，而健肢则没有。Mills推测患处可能存在紧张带，在检查时受到牵拉，导致撕裂引起疼痛。目前尚不清楚肘关节外侧的什么结构与这个紧张带有关。Mills明确指出不要对局部肌肉疼痛的患者进行此检查，他推荐只对肘关节伸直受限的患者进行此检查。

现在，大多数医师已经不再做这个检查，但是他们采取这个姿势来诱发网球肘患者的疼痛。检查者用手按压患者肱骨外上髁或附近的痛点，将患肢前臂旋前、在腕关节极度掌屈下将肘关节由屈曲位逐渐伸直，如图82-4所示。尽管最初Mills并没有指出检查时肩关节的位置，但一般检查时都是将上臂置于体侧以避免牵拉桡神经。肱骨外上髁疼痛加剧、可能同时伴有肘关节伸直受限则为阳性。Mills试验的体位也常在康复治疗做伸展时使用。

简单握手试验：Kraushaar和Nirschl用此方法来判断患者的预后。患者伸直肘关节、用力与检查者握手，然后在阻力下将前臂旋后（图82-5A）。然后患者屈肘90°重复上述动作（图82-5B）。患者肱骨外上髁必然出现疼痛。检查者要记录两个位置下患者的疼痛程度。如果患者屈肘时疼痛较轻，说明病变是可逆的，预后较好。如果患者屈肘、伸肘时疼痛程度近似，说明病变是不可逆的，可能需要手术治疗。必须说明的是，两位作者并不推荐以此

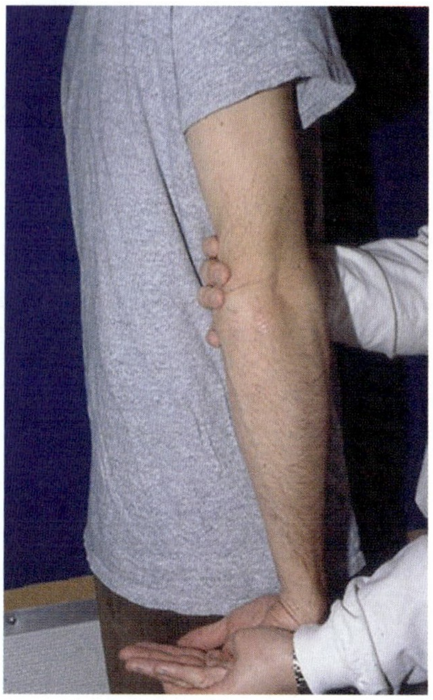

图82-4 Mill试验在网球肘中常被用于伸展而非控制

试验来决定手术。

中指抗阻伸直：Roles和Maudsley把此检查描述为桡管综合征的专有体征，但未提供任何证明。中指抗阻力伸直时疼痛为阳性。疼痛的程度可能因腕关节位置变化而不同。腕关节屈曲时疼痛要比中立位或背伸时严重，原因是腕关节屈曲时骨间背侧神经张力增高。由于伸指肌与桡侧腕短伸肌都起自伸肌总腱，所以网球肘的患者做此试验同样疼痛。

椅子试验：要求患者肘关节完全伸直、前臂旋前、腕关节伸直抬起一把椅子的后部。Plancher与其同事指出，让患者做这个动作时可以观察到患者的畏惧表情，这个试验证实了伸腕肌疼痛引起的障碍。

哑铃试验：Solveborn与同事用这个方法来评价患者抗阻力伸腕并旋后时的疼痛程度。患者从桌上拿起2kg重的哑铃，抓住哑铃伸腕，然后前臂旋后，用0～4分来评价这个过程中的疼痛程度，0分表示无痛，4分表示极度的（能导致昏倒的）疼痛。在美国，可以选择4磅或5磅重的哑铃。

5.其他检查

肩胛带肌肉力量：肩胛骨在肩关节功能中所起的作用早已明确。正常的肩胛骨和肩胛带肌的作

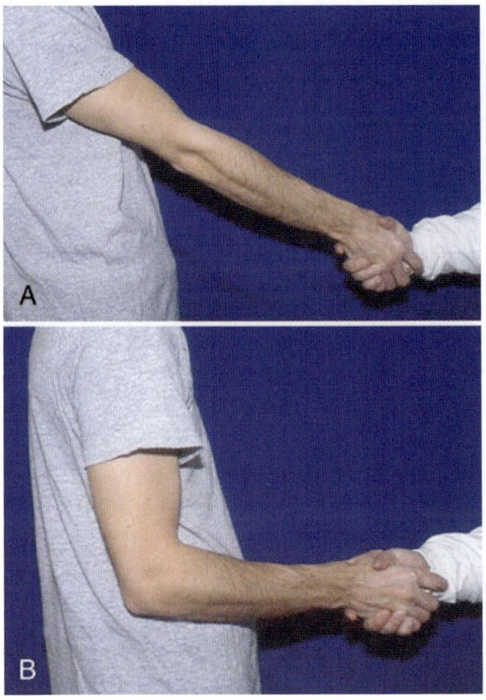

图82-5 A、B.Kraushaar和Nirschl设计的简单握手试验可以预测治疗效果

用：①维持盂肱关节的关系，从而加强肩袖的作用；②相对于胸壁的充分运动；③在投掷等运动时提升肩峰。此外，肩胛骨对肩关节以下的关节还有两个影响：首先，肩胛骨是上肢运动链的近端，将运动从躯干传导到肢体末端，要求肩胛骨必须稳定。其次，肩胛骨是很多肌肉的附着点，包括：斜方肌，菱形肌，肩胛提肌和前锯肌。尽管在不同运动时作用不同，前锯肌被认为是最重要的稳定肩胛骨的肌肉。

当上肢运动时，肌肉的力量与协调保持肩胛骨的位置与稳定。肩胛骨的功能异常可以导致其远端关节，尤其是肘关节的损伤与功能异常。理论上说，对网球肘的患者应该检查肩胛带的活动度与力量。对此还需要进一步研究其流行病学概率。

手内肌力量：正中神经与尺神经损伤的模型证明了手内肌在握力中的作用。正中神经阻滞后握力下降32%，而尺神经阻滞后下降38%，两者同时阻滞则下降49%。检查手内肌的力量可以判断是否因为疼痛而握力下降。必须对比检查网球肘患者的手内肌力量。

六、医疗干预：需要全面的康复计划

现代医学模式鼓励治疗师依据文献来进行医学干预。近期对于关于网球肘的文献的系统回顾表明缺少得出最佳治疗方案的科学依据。现有文献中存在的问题包括：缺少随机并可控的临床研究、研究设计缺陷及模糊的标准。此外，多数研究只涉及一或两种治疗方法，如用理疗或矫形器与封闭治疗做比较。这些研究都不包括对患者的教育，而这是治疗的基础。

另一方面，许多作者已经指出，只有10%的网球肘患者需要手术。这说明非手术治疗的效果要好于文献记载的结果。最后，如前所述，很多文献只记录了一或两种治疗方法。如果采取更有效的治疗会带来更好的结果。理想的康复方案应该包括：促进愈合、疼痛控制、神经调节和患者教育。此外，重点进行神经肌肉再训练可以减少复发。

（一）康复阶段：急性期与恢复期

网球肘的治疗可以分为两个阶段。急性期的特点是静息痛和轻微活动即可诱发疼痛。此时的治疗要点是控制疼痛和促进愈合。恢复期一般开始于静息痛消失时，此时肢体主动活动也很少有疼痛。

恢复期的重点是恢复组织的弹性、力量和伸肌的耐力。除了前臂的神经肌肉功能，肩和手的功能也要训练。最好根据患者的职业和业余爱好来改变其运动习惯。

（二）一般治疗

近期的调查显示，对急性和慢性患者的治疗包括教育、改变运动方式和功能锻炼。教育患者通过改变运动方式来减少活动，对缓解网球肘的疼痛非常关键。至于患者教育的内容和方法还需要进一步研究。

1.物理方法

近期的调查显示，网球肘的治疗包括很多物理方法。至少有2b级以上的证据证明超声、超声透入、离子导入等可以有效控制网球肘的疼痛。离子导入通常用地塞米松磷酸钠，电流40mA/min。脉冲或连续超声都可以使用。虽然有人建议用超声透入，但效果不见得比超声更好。

激光和低波段光的使用最近才得到美国食品与药品管理局的批准。但在欧洲、加拿大和澳洲早已应用于轻度的肌肉骨骼疼痛。激光疗法的作用详见第117章。Trudel等指出尚无证据证明激光可以缓解网球肘的疼痛，但近期的文献回顾表明激光也许有作用。如同对其他因素的研究一样，由于缺少参数而难于比较。

由于网球肘被认为首先是一种炎性疾病，所以大多数治疗都以消炎为主。近期的研究表明，尽管网球肘可能开始于炎症，但可以发展为退行性病变。除了控制疼痛，还可以用超声和电疗来促进组织愈合。肌腱炎在初起时类似于纤维增生。理论上，超声和电疗可以促进组织愈合。关于它们物理作用的详细信息在此不再赘述。

尽管有证据支持用理疗来控制网球肘的疼痛，多数关于理疗的研究还是把患者的教育和功能锻炼纳入治疗方案。理疗可能只在短期内有效。事实上，研究表明理疗不应被单独使用。

2.横向摩擦按摩与软组织运动

Cyriax提倡采取横向摩擦按摩来减轻软组织疼痛、促进愈合。他认为摩擦按摩可以促进胶原排列和纤维延长，从而减少伸肌总腱内部的瘢痕形成。他还认为局部的压力可以引起组织的反应性充血，使得按摩部位的血流增加。近期的系统性回顾研究证明，由于缺乏可控的临床研究、充足的样本数和比较方法，从现有的文献中无法得出结论。

按摩使组织被动活动，局部血流增加、肌肉放松。由于有痛点，很多患者无法忍受预期的压力。按摩和软组织运动的临床效果还需要进一步研究。

3.矫形器的使用

在急性期，可以使用腕关节背伸矫形器来放松伸肌。可以定制，也可以使用成品，见图82-6。Jansen和他的同事等证实腕关节矫形器确实减少了肌肉的活动（如提物时），但未达到预期效果。这类矫形器把腕关节固定在背伸15°，引起握力减退。O'Driscoll等证实腕关节背伸接近35°时可以达到最佳握力。因此，推荐将腕关节固定在背伸35°～40°，既利于患手发挥最大功能，有能放松伸腕肌。

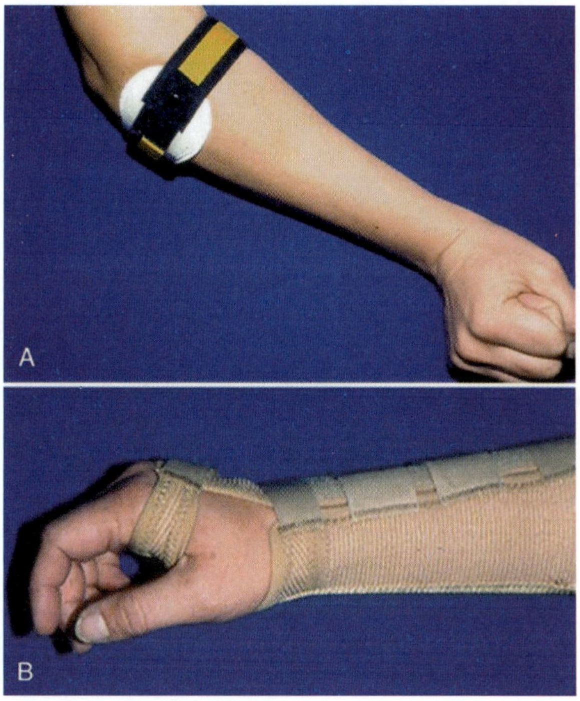

图82-6 网球肘的标准矫形器。A.反作用力带；B.辅助伸腕

网球肘矫形器（counterforce bracing）可以用于解决疼痛症状。理论上说，网球肘矫形器可以限制伸肌收缩时的膨胀，从而减轻抓握时的疼痛。还可以增加受力面积，分散力量，人为地使肌肉起点扩大。使受损的伸肌总腱得到休息。网球肘矫形器应该以适当的压力放置在肱骨外上髁下方、前臂背侧伸肌群处，见图82-6A。不要影响肘关节屈曲。如果过紧，会引起疼痛加重和桡神经症状。

尽管对于网球肘矫形器的实际作用尚不清楚，Snyder-Mackler与Epler通过表面肌电图证实了肌肉活动的减弱。这个矫形器可以提醒患者不要过度使用伸肌。Wuori等的研究表明，网球肘矫形器既不能减少疼痛评分，也不能提高无痛状态下的握力。他们也声称可能是研究选用的矫形器型号有限。

近期的系统研究得出了不同的结论。Borkh-older等确认了一些1级1b和10级2b的研究，这些研究提供的证据表明矫形器确实有效。他们同时也指出，由于病例数不足，这些研究的质量得分很低。由于样本不足而且缺乏随机性的对照试验，Struijs等做了系统性的回顾却没有得出结论。对于矫形器或其他治疗方法在治疗网球肘方面的作用，研究人员需要关注大样本的随机性的对照试验，而不是系统性的回顾。

4.运动治疗和神经调节

急性期：急性期的首要任务是控制疼痛和避免用力。因此，要向患者强调只能进行无痛的、不完全发力的运动。患者可以再无痛范围内活动腕、肘关节。疼痛消退后可以进行肘、前臂和腕的强化练习。治疗师必须控制运动后的疼痛。在不引起肘部疼痛的情况下，可以加强肩胛周围和手部力量的练习。肩胛带本体感觉神经肌肉易化法（图92-2A、B）可以加强肩胛带肌的力量。手内肌的练习包括手指外展、内收，可在抗阻力下进行。

恢复期：此时患肢休息时无疼痛感，伸腕时有轻微疼痛。可以增加肘、前臂和腕的练习的强度。患者逐渐增加抗阻力等张收缩的强度。

治疗计划应包括全上肢的强化，如肱二头肌、肱三头肌、肩袖和肩胛带肌。在开始抓握活动之前就应该开始握力的等长收缩练习。当抓握是网球肘的诱因时，要避免这个动作。鼓励进行等张肌力练习、健身实心球肌力练习（见图92-3和图133-1）、“闭链”活动和重复性的摆动运动。

Curwin与Stanish曾经介绍了一种肌腱炎的练习方法：患者受限要被确认能耐受其他方式的抗阻练习，这种练习可以增强运动中的组织耐受性。

除了力量练习，伸展运动也是一个保持肌肉弹性和关节活动度的热身方法。手治疗师认为这是治疗网球肘的基础之一。Mill试验的位置为网球肘患者的受累肌肉提供了最大伸展。

5.离心型运动

近年来，提倡进行疼痛下的离心运动来解决慢性肌腱炎的疼痛。Alfredson认为这可以减少肌腱内部的新生血管，在下肢慢性肌腱炎通常如此。新生血管与疼痛调节有关。这在慢性跟腱炎的患者已经得到证实。

离心型的肌力练习可以引起肌肉腱腹交界部位的重塑，包括肥大和成纤维细胞的活性增加，导致胶原蛋白的增多。因此，促进肌腱炎的愈合与疼痛的消除。随着张力的增加，患者可以耐受伸肌的负荷，如在伸肘位进行抓握。

离心型练习并不比其他伸展练习效果更好。原因是多方面的。网球肘的病变如同跟腱炎的退变，后者发生在韧带部分，就是止点上方1cm处。这提示尽管病因相似，两者存在不同的生物机械因素。

近期的系统回顾证实了离心型运动引起的肌腱重塑，但在疼痛、功能和患者满意度方面未下结论。网球肘的情况确实如此。对跟腱炎的结论就比较明确。已经确立的跟腱炎治疗计划包括：连续12周抗体重的练习，每天3组，每组15次。尽管作者们都承认这种锻炼会引起疼痛，但却没有明确疼痛到何种程度属于适度。网球肘患者离心型锻炼的强度参数都集中在重复的次数和锻炼的方式（如哑铃和阻力带）。部分作者提及伸展，但都要求相对无痛。这样，就无法对下肢肌腱炎和网球肘的锻炼参数做出对比。

两个近期的临床研究表明，当把离心型运动纳入网球肘的治疗时可以控制症状。Crossier等证实在等速测力计上运动后疼痛改善。因为受设备限制，未能在临床推广。Tyler等进行了随机的对照试验，对照组为传统的治疗，包括伸展、超声、按摩、理疗等。试验组每日做3组、每组15次练习。研究结果尚未发表，故无结论。练习的具体方法也不清楚。假设该组进行向心运动，也可以进行等张离心运动。但并未提供强度参数。这项研究已经应用于临床实践。

6.工作

治疗师需要考虑哪些动作与网球肘有关，包括重复性的抓握或不良的姿势。工作分析和人体工程学指导将在第139章和第141章中讨论。所有患者可以在腕关节任意位置进行抓握，工具的柄应该与工人的手大小相配。

7.运动

患者神经肌肉功能恢复后，就可以间断进行一些低强度的运动，如打网球，可以先练习反手击球，逐渐过渡到正面上手发球。

由于网球肘好发于网球、高尔夫及其他挥拍类运动，治疗师需要考虑运动装备和运动模式的改变。重要的是运动技巧。如果治疗师做不到，可以

表82-2 关于网球装备改进的建议，以恢复运动、减少复发

运动装备	建议的改进	解释
球拍	中等大小的框架与弹性90～95平方英寸	球拍越硬，对上肢的冲击力越大
弦张力	降低	加快击球后速度，可减缓冲击同时发挥最佳击球效果
球拍柄	推荐大	容易抓握
握拍力量	不要用尽全力	腕部不易僵硬疲劳
握把带	推荐	减轻冲击、防止滑落、易于抓握
球场	黏土或沥青	减低球的冲击力
球	使用新球	冲击力小、易于击打
击球方式	学习专业方式	错误的击球方式容易导致疼痛

咨询专业人士。表82-2列出了网球装备的改进。读者也可以登录本章末尾列出的网页。需要注意的是，这些建议或改变并没有改变生物模式，只是提高了运动参与能力。

七、小结

治疗网球肘时，治疗师需要详细检查整个上肢，即便做出诊断并确定影响预后的因素。患者如果能早期制动则疗效较好。完善的治疗计划包括对疼痛和肌肉损害的准确定位，可以最大限度地防止复发。对患者的宣教包括工作和运动模式的改变。少数疗效不良的患者需要手术治疗。大多数患者预后较好。尽管已有文献证明，还是需要随机的、严格的临床试验来证实这些康复效果。

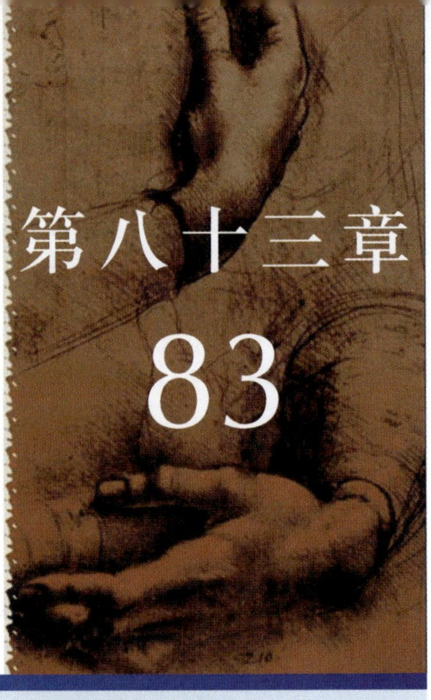

肘部肌腱病：药物、手术和术后处理

原著者 DAVID J. BOZENTKA, MD AND FRANK LOPEZ, MD, MPH
译校者 冯建璞　刘克敏

关键点

肱骨外上髁炎的手术治疗

适应证

- 持续性疼痛和功能障碍，经过6～12个月非手术治疗无效。

要点

- 切开手术时，使用手术刀刮掉易碎的肌腱组织（Nirschl刮除试验），保留正常肌腱组织。
- 常规对外上髁进行微骨折处理，以促进出血和修复反应。
- 关节镜下治疗时，为了防止失稳，必须保持清创处于桡骨中线之前。

愈合时间/治疗进度

- 切开：固定10d后开始活动；6周开始肌力强化，此时患者逐渐恢复日常活动和体育运动。
- 镜下：术后弹力绷带包扎，上肢悬吊。尽早开始活动，在患者能耐受的情况下指导肌力强化训练。

注意事项

- 无论是切开还是镜下，清创过度可能会导致医源性后外侧旋转不稳。肘部常见4种腱性病：肱骨外上髁炎，内上髁炎，肱二头肌肌腱远端腱性病。

肱三头肌肌腱腱性病的每种情形都可能造成肘部严重的疼痛和功能障碍。其中，肱骨外上髁炎最常见，累及伸肌群复合体，尤其是起源于肱骨外上髁区域的桡侧腕短伸肌（ECRB）。肱骨内上髁炎累及屈肌群，最常见的旋前圆肌和桡侧腕屈肌起点（图83–1）。肱二头肌肌腱远端腱性病的典型症状在桡骨粗隆区域（图83–2）。肱三头肌腱腱性病则主要表现为尺骨鹰嘴止点周围的疼痛（图83–3）。

一、肱骨外上髁炎

每年的发生率为1%～3%，主要见于20–50岁的成人。男性和女性受累概率相同。虽然被称作网球肘，但这种情况也常出现于其他体育包括高尔夫球和其他使用球拍的体育运动。事实上，网球选手只占所有病例的5%左右。临床上，肱骨外上髁炎更多见于非运动员。肱骨外上髁炎可被突然触发，比如一次直接损伤或反复不当提举重物后。对于运动员，由于使用器械的技术不正确导致局部反复牵

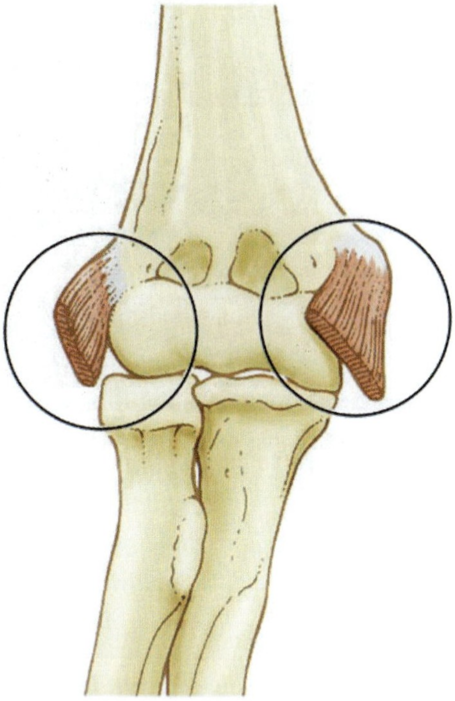

图83-1 内上髁炎和外上髁炎的位置

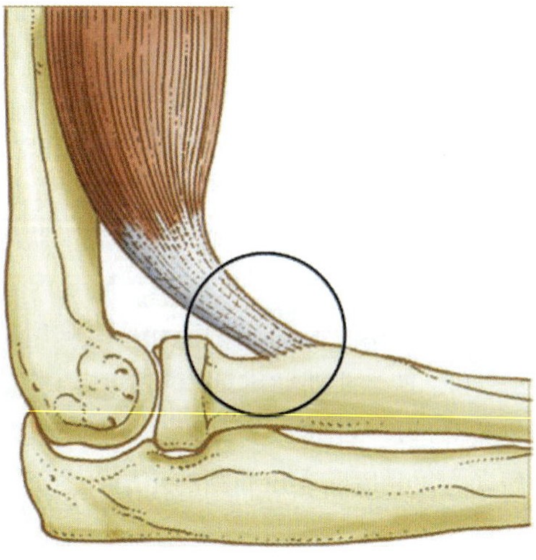

图83-2 远端肱二头肌肌腱炎的位置

拉，以及突然改变活动方式或强度，均可引起肱骨外上髁炎。如果不及时治疗，肱骨外上髁炎的疼痛可以持续长达2年。

（一）病理生理

几种病理生理学假设已在第82章组织病理学中进行了详细的描述。尽管肌腱炎和外上髁炎的定义意味着炎症过程，但组织学研究已经证实肱骨外上

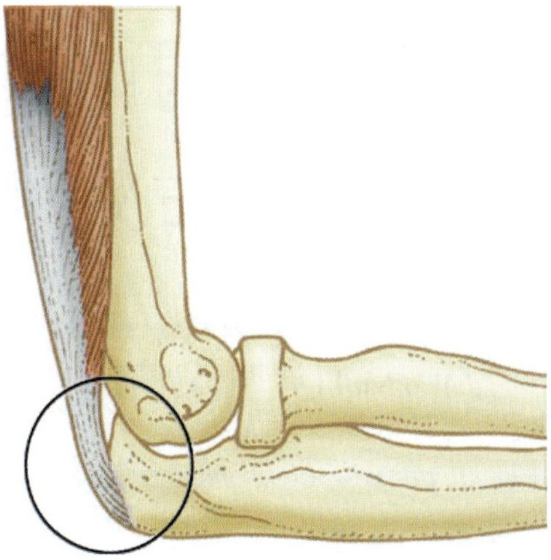

图83-3 远端肱三头肌肌腱炎的位置

髁炎可能不是炎症性疾病。对因过度使用而损伤的肌腱组织进行了研究，结果并没有发现大量的炎性细胞；相反，损伤的肌腱显示出成纤维细胞数量的增加，血管增生和胶原蛋白紊乱，这符合腱性病改变。这些荟萃发现引导Nirschl创造了血管成纤维细胞增生这个词。这个术语代表伤后肌腱不能完全愈合或适应引起的重复性微小创伤导致的退行性改变。

（二）症状和临床表现

患者在各种活动如上举、抓、捏或打网球的反手等动作后，会出现肘外侧和前臂的疼痛。肱骨外上髁炎患者疼痛通常局限于伸肌总腱，但患者报告疼痛会向远近端放射。抗阻伸腕时，疼痛通常会加重，特别是肘关节伸直时。以下动作可出现疼痛：桡偏、伸指、前臂旋后。在轻度阶段，症状会在活动后出现。随着严重程度的进展，一活动就会出现症状。严重者，即使轻微活动如刷牙和握手也会出现症状，也可以出现静息痛。

（三）诊断

肱骨外上髁炎的诊断主要依靠临床症状。最关键的是确定症状的位置，目前最公认的疼痛部位在外上髁以远1～3cm范围。如果症状范围在外上髁以远4～5cm处，往往与桡管综合征有关。鉴别诊断应考虑桡神经卡压，特别是非手术治疗无效的肘外侧疼痛。其他症状相似的疾病包括肱桡关节骨性

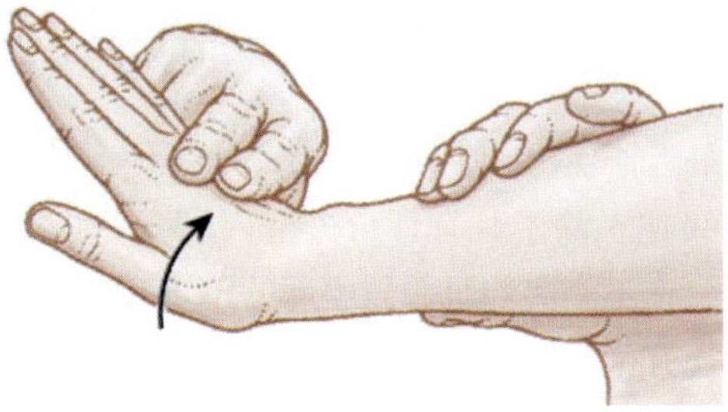

图83-4　腕关节抗阻力背伸

关节炎、后外侧旋转不稳定、骨折、肱三头肌肌腱炎、神经根型颈椎病及肩、腕关节疾病的牵涉痛。鉴别诊断和检查的全面综述详见第82章。

虽然ECRB肌腱往往是疼痛的根源，其他肌肉包括桡侧腕长伸肌（ECRL），和指总伸肌（EDC）也参与其中。局部肿胀并不经常存在。疼痛会导致主动伸腕受限。最佳的诊断体征是抗阻伸腕时外上髁会产生疼痛（图83-4）。其他几项激发试验已在第82章中描述。这些体征应与病史和体检密切结合。X线片可排除隐匿性骨折，关节炎和骨软骨游离体等引起肘外侧疼痛的情况。然而，影像学的结果，很少对治疗有影响。Pomerance指出根据X线片改变调整治疗过程的患者不到1%（2／294）。

MRI检查不作为常规，但有助于排除其他因素，包括侧尺侧副韧带撕裂或关节内疾病；MRI检查也无助于对治疗结果的监测，因为MRI的影像学特征往往在症状缓解后数周都不明显。

（四）非手术治疗

非手术治疗主要是患者教育，肘关节的保护，避免活动加剧疼痛。应教会患者正确的提物和其他的运动技巧。一般来说，提物时手臂应紧贴身体并旋后。“等等看”的策略可能是治疗肱骨外上髁炎的可行方式。Smidt及同事将185例患者随机分为理疗、局部封闭和观察组。52周时观察组的疗效与其他组具有可比性。

PT或OT可能有助于肱骨外上髁炎的预防和治疗（非手术治疗的详细讨论见第82章）。在一般情况下，治疗包括3个阶段。第一阶段强调休息来控制疼痛和减少功能障碍。除了限制活动，治疗包括热疗、冰敷和超声。第二阶段是康复，包括牵伸或对伸肌腱复合体进行灵活性练习；这一阶段在休息、疼痛开始缓解时就可以进行。伸肌牵伸运动最初在屈肘位进行，逐渐过渡到伸肘位进行。第三阶段，逐步强化康复训练的强度，包括等长训练和随后的等张训练。如果在强化康复期间出现疼痛，暂缓继续；患者返回到前一阶段直到症状缓解。如果肱骨外上髁炎源于某个体育活动，适当的体育专项咨询也应是康复过程的一部分。特别是网球运动员应该考虑在柔软的地面打球，经常更换新球，并选择合适的球拍、适中的手柄和弦的拉力磅数。反手击球常常是引发肱骨外上髁炎的一个因素，因此击球的专业指导往往十分有益。

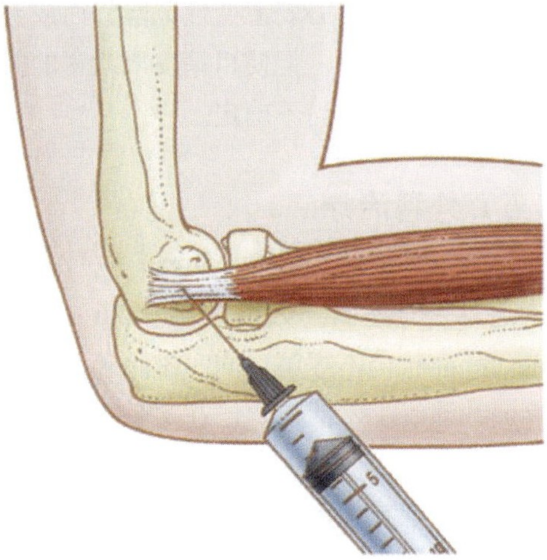

图83-5　肱骨外上髁炎时在桡侧腕短伸肌近端处注射类固醇和局麻药

“护肘带（elbow bands）”可以用于减少来自肱骨外上髁的炎痛。这个“带”能够产生一个反向的力，在前臂为伸肌建立一个新的功能性止点，减轻对解剖止点的牵拉。但针对该矫形器的功效一直存有争议。有研究表明，“护肘带”可以减轻疼痛和增加握力，而其他研究表明与对照组相比无差异。

糖皮质激素注射治疗肱骨外上髁炎非常有效。注射剂由局部麻醉药和激素组合（图83-5）。最常见的组合是0.5ml甲泼尼龙和0.5ml利多卡因。在一项随机研究中，164例患者分别被注射皮质类固醇激素、萘普生或安慰剂；注射组为92%痊愈或改善，萘普生组为57%，安慰剂组为50%。

与激素注射相关的风险，包括糖尿病患者的血糖升高，激素耀斑，皮肤的变化如皮下脂肪坏死、脱色和萎缩；由于担心胶原变性风险，而放弃多次注射；虽然普遍使用，但使用糖皮质激素的益处是短期的，长期的影响尚不确定。

（五）外科治疗

非手术治疗对绝大多数（90%）肱骨外上髁炎的患者通常是有效的。如果尽管采取6～12个月的非手术治疗症状仍不缓解，同时排除了其他原因引起的疼痛，建议手术治疗。已在文献中描述和研究的手术治疗包括3个主要类别：切开、经皮和关节镜。每种方法都有优点和缺点，但对不同方法相比较的研究却很有限。

分析切开手术的文献报道，目前的标准是Nirschl及其改良术式。切开手术的共同点是识别异常的病变组织，通常位于ECRB起点处，随后是病灶切除和修复。

这个技术，最初由Nirschl和pettrone描述，随后由许多作者改良如下：以外上髁远端为中心做5cm小弧形切口。切开深筋膜，显露伸肌总腱。进一步于ECRL和EDC之间进入确认ECRB。一旦ECRB暴露，就会发现灰色、破碎的退变性组织，进行彻底的切除。有时一部分EDC也混在其中，也要同时切除。Nirschl和他的同事描述了刮除法，即用手术刀边缘刮去异常肌腱组织直到正常组织出现。把剩余的正常肌腱缝回周围的筋膜或骨膜。对外上髁进行微骨折，以刺激出血和修复反应。然而，一项与Nirschl术式进行对比的证据级别为Ⅰ级的研究表明，进行微骨折与不进行微骨折相比没有更多益处，反而造成更多的和术后僵硬和疼痛。一些作者主张通过骨隧道缝合或骨锚将ECRB固定回肱骨外上髁的止点，但这种方法并未获得提倡。接下来要修复在ECRL和EDC之间进行的切开，闭合切口。

术后肘关节短时间固定，以便软组织愈合，之后开始一定范围的活动度练习。并发症包括继发于过度清创造成医源性后外侧旋转不稳和前臂后皮神经的神经瘤。

其他切开松解术包括伸肌总腱单纯松解而不修复，切开覆盖伸肌总腱的深筋膜，Z字形延长ECRB起点。尽管人们担心术后出现力弱，但是上述这些减轻张力的术式效果普遍良好。有些作者提出经皮技术，主要是通过一个小切口松解伸肌总腱组织。

最近，使用关节镜技术治疗肱骨外上髁引起人们的兴趣。除了具有评价关节内病变的能力，该技术允许不剥离伸肌总腱膜部的ECRB肌腱清创术同时还有可能缩短恢复时间。

关节镜技术使用两个通道：一个内上通道用于视频和另一个工作通道。在建立通道之前，要向关节内注射30ml生理盐水，以“推开”前方的神经血管结构。建立内侧通道后，注意操作时保持套管紧贴肱骨。插入关节镜，然后进行关节检查。直视下建立外侧工作通道，置入刨削刀或射频消融刀头。切除外侧关节囊，以便能从关节内看到ECRB下面。从外上髁松解桡侧腕短伸肌止点，并同时切除病理组织。必须注意将清创限制在桡骨头前方1/2。过度清创切除会损伤外侧副韧带复合体，导致医源性不稳定。手术最后要将外上髁骨皮质处理成粗糙面。术后用柔软的敷料包扎。在能耐受的范围内，尽早活动，将关节功能恢复到正常范围。并发症包括建立通道时的神经损伤，异位骨化和后外侧旋转不稳定。

（六）外科治疗结果

很多文献报道了采用各种术式治疗肱骨外上髁炎的系列研究，结果均为良好。1979年，Nirschl和Pettrone报道了他们切开手术治疗肱骨外上髁炎的结果，总有效率为97%，85%完全恢复正常活动。最近，Jobe和Ciccotti对小切口Nirschl术式治疗肱骨外上髁炎的长期疗效进行了评价，平均随访时间12.6年，多种评分均显示84%的患者有良到优的结果。

对伸肌总腱进行简单的松解也会有满意的疗效。一项5年随访研究的结果显示，约90%接受这种简单松解的患者有良到优的结果，没有或仅有轻微疼痛。对于经皮松解，数项研究显示成功率约为90%。多种短期研究表明了镜下手术治疗的有效性，Baker及其同事报道症状改善率为95%。最近的一篇文章报道了对同一组患者长期随访（130个月）结果，表明关节镜治疗的效果具有长期性。

不幸的是，很少有对2种或3种技术进行对比的研究，只有一个比较两种不同方法的前瞻性、随机、对照试验：Nirschl切开手术和经皮松解。研究发现两组患者的前臂、肩和手功能障碍评分均有显著改善，但并没有比较哪种治疗方法的改善率更大；患者的主观评价显示经皮松解显著好于切开，且经皮组较切开组重返工作的时间早3周。

最近，一项公开发表的研究，对3种技术的结果进行了比较。虽然该研究是非随机、回顾性的，但它是目前最大的对比数据研究。对经皮穿刺组、关节组和切开手术组进行评价，临床评分均有改善，但它们之间差异没有统计学意义。另一项回顾性研究比较切开和关节镜手术治疗的结果，两组的评分和术后功能均相同，差异无统计学意义。关节镜组重返工作的时间更早，为1.7个月；切开手术组重返工作的时间是2.5个月。目前来讲，尚不能就哪种手术方式效果最佳达成一致意见。

二、肱骨内上髁炎

内上髁炎或高尔夫球肘的特点是在肱骨内上髁肌腱组织出现病理性变化。与肱骨外上髁炎相似，主要是由于反复过度使用引起微小撕裂及不能完整修复所致。大多数的退行性变化出现在旋前圆肌、桡侧腕屈肌、掌长肌。尽管引起肘关节内侧疼痛的原因与肱骨外上髁炎相同，但内上髁炎的发生率较外上髁炎要少7～10成。

临床上表现为屈曲、旋前肌起点处压痛。疼痛可以通过伸肘、前臂旋后、伸腕等牵拉屈曲、旋前肌的动作诱发，也可以通过抗阻性前臂旋前和屈腕诱发。

肱骨内上髁炎的非手术治疗包括休息，避免剧烈活动，非甾体类抗炎药，矫形器，OT、PT治疗，局部封闭等，与网球肘的非手术治疗相同。假如非手术治疗失败，应考虑手术松解。

手术治疗原则与肱骨外上髁炎相同。以肱骨内上髁为中心做弧形切口，注意保护前臂内侧皮神经和尺神经。掀起屈曲、旋前肌的起点，组织变性主要累及旋前圆肌和桡侧屈腕短肌。将内上髁皮质粗糙化，以促进血管长入。把起点与邻近软组织缝合或者通过骨隧道进行固定。术后肘关节固定1～2周。受限进行牵伸康复，然后进行力量强化训练。治疗结果良好。Jobe和Ciccotti报道内上髁炎手术治疗的患者97%获得良好或优异的结果。

术后康复

手术方式和术后并发症可能影响患者向康复诊所转诊的时间。术后早期康复包括支具保护、腕肘轻柔活动、物理因子疗法减轻疼痛和水肿。康复转诊可以等到拆线后。康复治疗包括主动活动腕肘及耐受范围内的渐进性功能强化训练。除了理疗来调节疼痛和减轻水肿之外，在短期内对瘢痕的护理，特别是脱敏也是必要的。如前所述，神经肌肉调节，通常在术后6～12周开始进行，重点是整个上肢的肌力强化训练（渐进抗阻式），符合人体工程学的辅导和改良式体育运动。

三、肱二头肌止点处肌腱炎

肱二头肌肌腱炎常见于以下的运动中：体操、举重、健美、投掷和攀岩。

一般都是急性损伤的结果。通常由直接打击或活动强度突然增加引起。典型症状是肘前痛，抗阻屈肘、旋后时加重。因为肱二头肌远端肌腱炎往往是肌间部分或完全性断裂的前兆，所以早期治疗很重要。MRI对于确定诊断和肌间断裂程度非常有用。非手术治疗最初强调休息疗伤。用支具维持屈肘90°、前臂中立位3周。首先进行牵伸训练，待疼痛减轻后开始渐进抗阻训练。因为次区域神经血管密集，局部注射封闭要谨慎。

长期非手术治疗症状不缓解，可考虑手术治疗。采用S形切口，从前内侧横过肘窝延伸到前外。在注意保护内侧的肱动脉、正中神经和外侧的桡神经的同时确认肱二头肌肌腱。切除腱周滑膜组织，包括肱二头肌桡骨囊。检查肱二头肌肌腱止点，剥离剩余止点部分，清理后将止点重新固定回桡骨粗隆。如果是腱周组织切除，应于术后尽早开始活动范围训练，并在能耐受的范围内进行渐进性肌力强化训练。止点重建者遵循相应的术后康复规程，详见第85章。

四、肱三头肌止点处肌腱炎

肱三头肌肌腱炎的特点是伸肘活动时肘后疼

痛，可能与肱三头肌内侧部分的半脱位相关。主动或抗阻伸肘会加剧疼痛。肩关节处于前屈位时被动屈肘可以诱发疼痛。常在肱三头肌鹰嘴止点处有压痛。这种情况发生在需要快速收缩肱三头肌的运动员，如投掷、拳击、体操和举重等运动员。肱三头肌止点处肌腱炎最常发生在40岁左右的男性。非手术治疗包括休息，避免剧烈活动和应用非甾体类抗炎药。对抗性支具治疗被证明是无效的，原因是肱二头肌收缩时横截面在不断地变化。也有大量患者接受用支具将肘关节固定于45° 的治疗方式，应该限制局部封闭的使用，因为有引起肌腱断裂的危险。

大多数肱三头肌肌腱炎患者会采取非手术治疗。存在鹰嘴牵拉性骨赘的患者似乎更需要手术治疗。手术治疗包括骨刺切除与肱三头肌肌腱修复。

五、小结

发生于肘关节的肌腱末端病包括肱二头肌肌腱、肱三头肌肌腱、伸肌总腱和屈肌总腱，总体表现为退行性病变。一般情况下，最常用的非手术治疗包括休息、支具或矫形器、治疗和封闭等。非手术治疗失败，可选择手术治疗。术后康复可促进愈合和改善运动范围，逐步使患者回归日常生活、工作和适当的运动。

肱二头肌和肱三头肌损伤

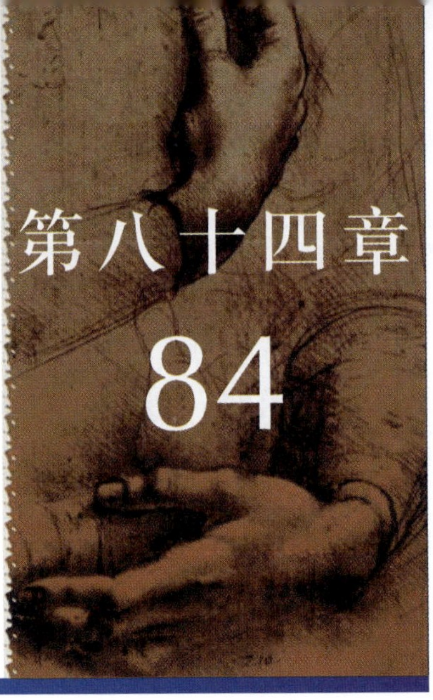

原著者 ZINON T. KOKKALIX, MD AND DEAN G. SOTEREANOS, MD
译校者 冯建璞 刘克敏

关键点

- 肱二头肌肌腱完全断裂发生于前臂屈肘承受意外大负荷时。
- 突然发生“啪”的响声或“失力”，伴有疼痛。
- 肘窝出现肿胀、瘀斑。
- 触及凹陷并延伸到肘窝。
- 如果是部分断裂时，抗阻旋后时触诊肘窝会引起疼痛。
- 主动屈曲和旋转强度通常因疼痛受限。
- MRI有诊断价值；症状重者，患肢处于肩外展、屈肘、前臂旋后位。
- 迟发型断裂往往发生于间断的多次损伤后。
- 屈肘、前臂旋后时会出现钝痛和力弱。
- 肱二头肌轮廓不对称；前臂外侧皮神经分布区感觉异常。
- 肱三头肌肌腱损伤会发生肘后突然疼痛。
- 肱三头肌止点部位肿胀、瘀斑及局部压痛；抗阻伸肘时疼痛。
- 肱三头肌可触及凹陷。
- 侧位片可存在撕脱骨折片。

远端肱二头肌和肱三头肌肌腱损伤的识别和处理已经受到越来越多的关注，得益于发病率增加或诊断进步。传统上，其损伤机制是肌肉强力离心收缩造成的创伤性事件。然而，这些损伤的病因仍然是有争议，受多种因素影响。治疗方法包括手术与非手术方法。非手术治疗是针对轻度功能丧失的部分断裂或不适合手术者。精湛的修复技术能在微创的前提下将断裂解剖修复并允许早期活动，同时并发症低。本章将阐述肱二头肌和肱三头肌肌腱损伤的诊断、治疗时机及相关影响因素、康复、手术适应证及方式的选择、潜在的并发症。

一、肱二头肌肌腱损伤

（一）临床解剖

肱二头肌是一个长梭形肌位于上臂前侧，分长短两头。长头起于肩胛盂上粗隆，短头起于肩胛骨喙突。长、短二头在三角肌结节水平汇合为肌腹，最后形成扁平的肌腱，止于桡骨粗隆，呈带状足印。详细的解剖表明，肱二头肌长头的腱性部分附着于桡骨粗隆的近侧，而短头的肌腱附着于远侧。通常肌腱附着点距桡骨小头关节面23mm。肱二头肌肌腱与结节前部之间存在滑囊。起于腱腹交界处的肱二头肌腱膜向下内方延伸，与前臂近端屈肌筋膜融合。

肘窝的解剖知识对处理肱二头肌远端肌腱损伤至关重要。肘窝是指旋前圆肌内侧与肱桡肌之间的三角区域，底由肱肌、旋后肌和肘关节囊构成。上界为肱骨内、外上髁的连线，下外侧界为肱桡肌，下内侧界为旋前圆肌，顶由浅入深依次为皮肤、浅筋摸、深筋膜和肱二头肌腱膜。内容物从外向内有肱二头肌，肱动脉和正中神经等，肱动脉通常在肘窝分为桡、尺动脉。桡动脉于分叉处不远发出桡动脉返支，横向上外穿过肘窝。

肱二头肌受肌皮神经（C_5、C_6）支配，它的终末分支形成前臂外侧皮神经，下行经过肱二头肌肌腱外侧入浅筋膜，是医源性损伤的好发部位。桡神经穿过外侧肌间隔，潜行于外上髁前方的肱肌和肱桡肌之间，并在此分为深、浅两支。

浅支在肱桡肌下、桡动脉外侧行走于前臂。深支（骨间背侧神经）于桡骨颈外侧进入旋后肌，是手术时容易损伤的危险部位。

（二）生物力学

肱二头肌是前臂强大的旋后肌，与肱肌结合有助于屈肘。据报道，肱二头肌短头，止于桡骨粗隆远端，具有更强大的屈肘作用；而肱二头肌的长头腱，止于前臂旋转轴后方，旋后作用更强。肱二头肌的这些功能受前臂位置的影响。众所周知，前臂旋前时肱二头肌变得不活跃，旋后时活跃度增强。旋后并肘屈90°时，肱二头肌成为前臂主要旋后肌。

（三）流行病学及病理生理

肱二头肌肌腱远端断裂是一种少见的损伤；1941年前，仅有65例报道。然而，Safran和graham最近报道发病率为1.2/10万人/年。断裂通常发生在40-60岁的男性占主导地位的肢体，但可发生于任何年龄和性别。少数文献报道涉及女性部分或完全性肱二头肌肌腱断裂。男性肱二头肌横截面大、用力猛可以解释肱二头肌肌腱断裂的性别差异。男女对比，肱二头肌横截面有显著差异。Acquaviva报道，肱二头肌远端肌腱断裂常发生于大力的离心收缩。典型的情形往往是这样：处于屈肘、旋后的前臂突然收到伸肘力量的作用，使肱二头肌远端肌腱断裂。尽管断裂本身是一种突发事件，但不可忽视其他因素的作用，如退变、缺血和慢性损伤。Seiler等研究了机械性应力对前臂旋转时潜在性肌腱缺血的影响。他们发现远端肱二头肌肌腱存在3个血管区，并指出近端和远端区域之间有平均2.14mm乏血管区。他们还发现在桡骨粗隆水平，上尺桡关节的横截面积从极度旋后到极度旋前减少近50%。然而，肱二头肌肌腱止点的病变可能是多因素的。据Eames等报道，强劲的前臂旋转时肱二头肌肌腱膜张力的增加可导致肌腱撞击。其他报告提示，前臂旋转时桡骨粗隆的边缘可能切割损伤肌腱，长此以往，使肌腱在外力作用下容易断裂，这可能类似于肩峰下撞击与肩袖撕裂。

最后，合成类固醇和尼古丁滥用可能与肱二头肌远端肌腱变性和破裂相关，这方面已有文献讨论过。据报道，吸烟者肱二头肌肌腱完全破裂的风险比不吸烟者高7.5倍。

（四）评价

1.临床检查

远端肱二头肌肌腱完全撕裂患者通常会有以下病史：比如意想不到的大载荷作用于屈肘状态下的前臂，或用前臂防止突然的跌倒等。通常会出现突发的“啪”的声音，接着是疼痛和上肢无力。最初的疼痛通常在几小时内消退，紧随其后的是一种隐隐的疼痛，可能会持续几周至几个月。急性期肘窝肿胀、瘀斑，以后逐渐延伸到远端和近端。肘窝可被触及凹陷，在凹陷近端可以看到肱二头肌肌腹主动收缩。如果肱二头肌腱膜完整，畸形不明显。做出部分、亚急性或慢性断裂的临床诊断极具挑战。远端肱二头肌部分断裂的病例，抗阻旋后肘窝压痛是最常见的（图84-1）。主动屈曲强度通常因疼痛而减弱。慢性肱二头肌远端肌腱破裂患者通常会有屈肘、前臂旋后时钝痛和无力的病史，并于既往多次受伤。肌肉轮廓不对称和前臂外侧皮神经分布区域感觉迟钝也是值得注意的体征。

最近有作者提出“肱二头肌挤压” 试验，即测试者紧握肱二头肌腹，此时检测受试者前臂旋后情况。同样，“钩住hook”试验可能对于诊断急、慢性肱二头肌肌腱远端撕脱伤都非常有价值，其特异性和敏感性非常高，都是100%。

2.影像学研究

平片偶尔能显示桡骨粗隆增大、形态不规则或撕脱骨折。超声或磁共振检查（MRI）并非必须，

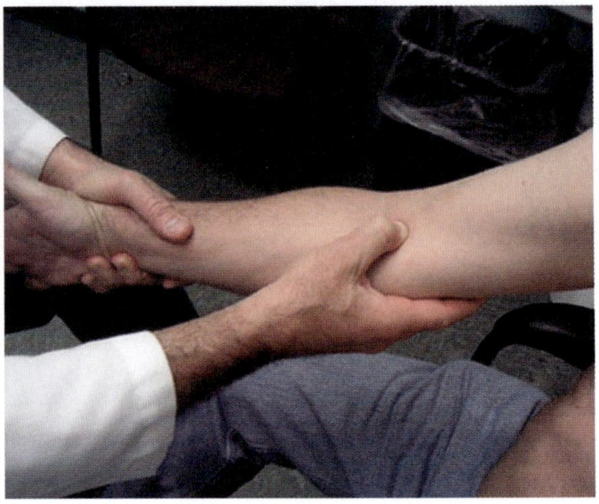

图84–1　在抗阻力旋转时肘窝触诊出现疼痛是肱二头肌远端肌腱部分撕裂最常见的症状

但对部分撕裂或无回缩的完全断裂的诊断有辅助意义。最新的进展是提倡肩外展、屈肘、前臂旋后位进行磁共振检查（FABS体位）。这种体位使肌腱张力增加、倾斜和旋转减少，从而获得肌腱全长的剖面影像。FABS体位的MRI尤其对同时存在其他病变的患者，如腱鞘炎、肌腱炎或滑囊炎，有鉴别意义。部分撕裂MRI表现包括腱内信号增高和肌腱直径异常（增加或减少）。肱二头肌肌腱止点处的滑囊炎和骨髓水肿往往与部分撕裂相关。肌腱周围可有显著的积液。

（五）分类

肱二头肌远端肌腱损伤可分为部分或完全断裂。部分断裂常由微小创伤累积而成，甚或根本无明确外伤史。后者提示肌腱早已存在变性。Ramsey将部分断裂进一步细分为止点（包括骨）和腱实质（损伤延伸至肌腱实质内）损伤，与MRI发现一致。

基于损伤和诊断之间的时间间隔，完全断裂分为急性和慢性。4周以内的断裂为急性，4周以上为慢性。进一步的细分还要考虑肱二头肌腱膜的完整性。对于陈旧性断裂，腱膜撕裂、近端回缩，即使有可能性，直接一期吻合断裂也会相当困难。确定慢性断裂和肱二头肌腱膜完整性的价值在于事先了解修复的难易程度和预后。

（六）手术适应证

过去，肱二头肌远端肌腱断裂以非手术治疗为主。然而，发现肱二头肌远端撕裂非手术治疗导致屈肘和前臂旋后的强度与耐力明显下降；旋后强度损失40%，屈肘强度平均损失30%。Pear等报道，对于双侧同时断裂患者，非手术治疗与手术修复侧相比，前臂旋后力量减少48%，屈肘强度下降39%。桡骨粗隆部肱二头肌腱止点解剖重建适合所有年龄段活跃的急性肌腱断裂患者。非手术治疗的对象包括需求低的老年患者，存在其他手术禁忌证，以及那些无法遵循严格的术后康复计划的患者。对于慢性断裂，应该努力进行止点解剖重建，无论用自体还是异体肌腱。一些外科医师倾向于止点非解剖重建，即将肌腱断端固定于肱肌，以避免前路深部手术剥离和使用移植物的相关并发症；然而，这种术式不能恢复前臂旋后功能。这种旋后强度的损失对于功能要求高的患者，如体力劳动者和运动员是不可接受的。因此，手术前必须进行充分的讨论。

部分肱二头肌远端肌腱断裂最初采取非手术治疗，如非甾体类抗炎药、矫形器、理疗等。一些医师建议局部封闭。手术治疗是主要用于难治性病例。

（七）手术治疗

1.完全断裂

任何外科手术的目标应该是修复远端肱二头肌腱断裂，尽可能地恢复到受伤前的解剖和功能；因此，通常建议早期进行解剖学重建。单切和双切口技术，以及各种改良技术，已被广泛地描述，各有利弊。争议的焦点在于哪种方法更优越。

双切口技术最初由Boyd和Anderson描述，主要是为了限制手术剥离和防止神经损伤。这项技术要求一个前方小切口和另一个后外侧切口。然而他们的技术与上尺桡关节骨性连接发生率的增加有关。Failla等指出骨性连接的发生与近端骨间膜损伤和尺骨骨膜剥离有关。他们建议使用改良的双切口技术：有限劈开伸肌群，避免对尺骨进行过多的骨膜下暴露。他们还推荐充分冲洗术野，以清除止点重建时产生的骨削。此改良术式虽然减少了上尺桡关节骨性连接和异位骨化的风险，但并不能杜绝其发生。

从历史上看，通过一个前方入路将肌腱断端固定于骨的术式，损伤桡神经和骨间背侧神经发生率高，这导致了双切口技术的产生。随着新内固定物的出现，如骨缝合锚、纽扣钢板（Acufex，Smith & Nephew，Andover，MA）、界面螺钉（Arthrex，Naples，FL），不广泛剥离桡骨近端的单切口前路术式越来越受欢迎。有限的前方切开结合后方入路，理论上减少了神经损伤、桡尺骨骨性连接和异位骨化的风险。必须考虑骨的质量，因为许多新一代的缝合锚需要依赖桡骨粗隆前方的皮质骨来牢固固定。这项技术的不足之处是没有解剖重建肱二头肌肌腱的止点，结果很难将旋后力量恢复到伤前水平。因此，充分理解肱二头肌肌腱的止点的骨和腱性组织解剖特点，对于解剖重建足印式止点非常重要。笔者采用的术式。

患者取仰卧位，手臂向外置于托手架上。以肘窝为中心，采用改良的Henry切口。确认前臂外侧皮神经并拉向外侧。切开深筋膜，确定肱二头肌肌腱远端。如果肱二头肌腱膜完整，则肌腱会在腱鞘内。如果腱膜断裂，肱二头肌肌腱近端会缩回到上臂前室。慢性断裂者，肌腱可能被结缔组织包绕，形成一个“蚕茧”式包裹，造成肌腱仍与桡骨粗隆连接的假象。纵行切开腱鞘，会发现肌腱实质，注意妥当地清创剥离。

手臂放在旋后的位置，并确定肱桡肌和旋前圆肌之间的间隙。肱桡肌牵向外侧，旋前圆肌牵向内侧。结扎桡侧返血管，这有利于充分暴露桡骨粗隆远端。不剥离旋后肌止点。不显露桡神经和骨间背侧神经，而是轻柔地牵开旋后肌并保护这些神经；最重要的是术中始终保持前臂旋后。应注意避免过度牵拉旋后肌，因为这将会损害骨间后神经。用一个小的骨膜剥离子剥离桡骨粗隆上的软组织，包括肌腱残端，清楚地显露桡骨粗隆。

直视下，在桡骨粗隆中心，相距1cm放置2枚带2号不可吸收性缝合线的GⅡ骨锚（DePuy Mitek，Norwood，MA）。在肌腱断端3cm范围内，用Kessler缝合法，分别将2根缝线穿过肌腱，最后拉紧打结，将肌腱固定在原来的足印范围内（图84-2）。在拉紧打结过程中，要使前臂完全旋后并屈肘60°。常规缝合伤口，并将上肢固定于前臂旋后20°、屈肘90°位。

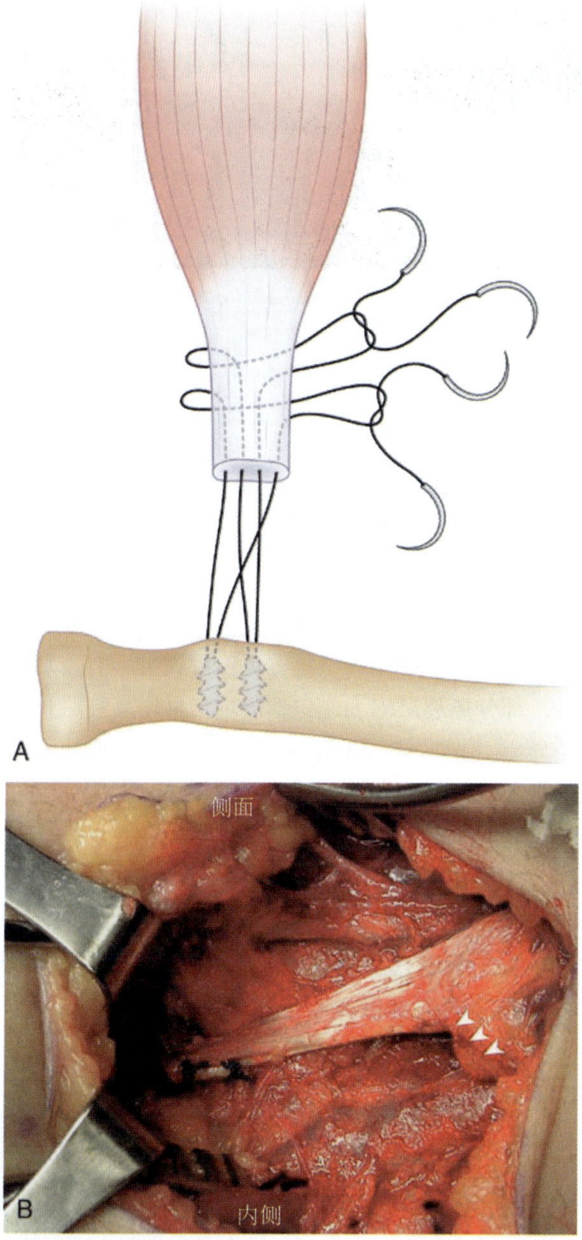

图84-2 A.改良的Kessler滑动针固定肱二头肌肌腱到二头肌结节的示意图。使用一个单切口的方法，将两个连接到锚钉的缝线从远端穿行肌腱3cm（Adapted with permission from Vardakas DG，Musgrave DS，Varitimidis SE，et al.Partial rupture of the distal biceps tendon.J Shoulder Elbow Surg，2001，10：377-379.）。B.术中修复的远端肱二头肌肌腱的解剖位置图像。本例急性完全性远端肱二头肌断裂，纤维束断裂（箭头所示）

2.慢性断裂

肱二头肌远端肌腱慢性断裂，发生于原始损伤后4～6周，其特点是肌肉回缩、远端腱性部分短缩、粘连形成。慢性断裂的修复比急性断裂更难，晚期重建的效果差、不确定。在这种情况下，医师有3种选择：肱二头肌远端松动术，将断裂的肱二头肌肌腱近端固定于肱肌进行非解剖重建，止点重建。

肱二头肌远端松动术：如果鞘膜完整，可以松解粘连，确保肱二头肌远端恢复滑动。这种方法虽有一定效果，但很有限。将回缩的肌腱近端固定于肱肌上可以增加屈肘力量，但不能改善旋后功能。

后期止点重建往往需要进行肌腱移植。见于报道的自体肌腱移植包括阔筋膜、半腱肌和桡侧腕屈肌。如果患者希望避免供区并发症的发生，也可以使用异体跟腱。笔者喜欢选择通过前方入路使用同种异体跟腱重建止点的方式。尽管该手术技术要求高，康复时间长，但对于前臂旋转功能要求高的患者来讲，是极佳的选择。虽然在我们的病例中尚未遇到严重的并发症，但术前仍然需要就感染和异体移植可能带来的疾病与患者进行沟通。

3.部分断裂

肱二头肌远端肌腱部分断裂，经MRI证实，不适合保守治疗时，手术处理是最好的选择。通过一个或两个切口技术，切除并清理变性和碎裂的远近残端，在桡骨粗隆上进行止点的解剖重建。

在我们的研究报道中，有7例患者采取了单切口、局部清理、骨锚肱二头肌肌腱止点重建术。术中发现，所有病例的止点处残留肌腱均存在变性、软化，但都与桡骨粗隆有不同程度的连续性。变性累及肌腱直径的60%～90%。大约要切除1cm的病变部分才能到达正常的腱性组织。术后，疼痛有明显下降，屈肘和前臂旋后力量几乎与健侧一样。最近，Dellaero和Mallon的报道显示，使用相同的技术在所有患者身上都获得了成功。

（八）术后康复

无论何种术式，术后均将上肢固定于前臂旋后20°、屈肘90°位。术后7～10d开始使用动力性肘关节支具，这种支具通过铰链限制伸肘不超过45°，但在弹力带的辅助下可以主动屈肘。支具保护要到术后6～8周，期间每周调整铰链增加伸肘度数。从术后第3周开始，逐渐把肘关节完全伸直。抗阻旋后、屈肘训练要到12周以后。术后第4个月开始肌力强化训练，通常4～6个月后允许无限制性活动。第85章将对术后康复和支具使用进行详细论述。

（九）并发症

并发症可根据手术方法不同来分类。原来的单切口技术的主要并发症是神经损伤。前臂外侧皮神经感觉异常和骨间后神经麻痹最常见。然而，骨锚的使用大大降低了前方单切口技术对局部软组织的剥离，操作微创减少了并发症的发生率。McKee等的报道表明，使用前方单切口骨锚固定术治疗57例患者，只有3例出现神经并发症（5.2%），总并发症发生率为7.5%（4/53)。双切口技术的主要并发症是桡尺骨骨性连接和异位骨化，神经损伤也有报道。假如发生桡尺骨骨性连接，早期手术切除时恢复前臂旋转功能的唯一方法，但结果不确定。Kelly等报道了改良式双切口技术的并发症情况，该术式的后方入路通过劈开伸肌群显露尺骨。他们治疗74例患者，6例出现神经损伤并发症（5例神经感觉异常，1例骨间背侧神经暂时性麻痹），4例发生异位骨化，没有发生尺桡骨性连接。相反，Bisson等使用相同的改良双切口技术治疗45例患者，3例出现影响功能的上尺桡关节骨性连接（7%），2例出现与异位骨化无关的前臂旋转功能障碍，总的并发症发生率为27%。无论用何种手术方式修复，肱二头肌肌腱再断裂都是罕见并发症，即使患者没有完全遵守术后康复治疗过程中对活动的限制要求。

二、肱三头肌损伤

肱三头肌肌腱断裂罕见，可能是所有肌腱断裂中最少见的。Anzel等回顾了1014例肌腱损伤病例。只有8例被诊断肱三头肌肌腱断裂，在整个肌腱断裂患者总数中<1%。Weistroffer等对截至2003年的英文文献进行了广泛的回顾性综述，确定只有83例肱三头肌肌腱断裂。患者的平均年龄为36岁（范围从7－75岁），男女比例为3∶1。肱三头肌肌腱撕裂通常发生在成人。在罕见的情况下，可能会出现于骨骼未成熟患者，比如骨骺未完全融合或最

近刚融合。肱三头肌位于上臂背面，名字来源于它有3部分起点，即长头，外侧头和内侧头。肱三头肌腱性部分始于肌肉中部，由两部分腱膜在肘部会合而成，最后止于鹰嘴后方。一束纤维从鹰嘴止点处继续行向外下，与覆盖肘肌的强大筋膜相融合。

肱三头肌肌腱的损伤机制通常是间接暴力，一般是跌倒时伸手扶地引起的肱三头肌强力收缩。然而，也有直接打击肌腱的报道。引起该损伤的诱发因素包括全身内分泌紊乱，慢性肾衰竭，代谢性骨疾病，和使用激素。肱三头肌断裂相关的局部因素包括局部封闭，骨性关节炎引起的磨损和鹰嘴滑囊炎。肌腱断裂部位通常在止点或邻近区域。极少数断裂发生于肌肉或腱腹交界处。

（一）诊断

基本上是基于临床症状。大多数肱三头肌肌腱断裂患者报告创伤后肘后方的突然疼痛。最初，肿胀、瘀斑和肱三头肌止点压痛是常见的临床表现。抗阻伸肘疼痛是最常见的查体发现。当怀疑肌腱止点部位损伤时，应该在肘关节最大屈曲位测试肱三头肌的力量。不能抗重力伸肘通常表明是肌腱完全断裂。肿胀消退后，可触及伸肘装置凹陷，虽然并不总是存在这一体征。Viegas描述了改良的Thompson试验，该试验本来是用于跟腱损伤的诊断。检查者挤压肱三头肌肌腹，正常时可引发轻微的抗阻力伸肘现象。

偶尔，影像学检查显示一个“骨片”，这是鹰嘴撕脱骨折（图84-3）。也有报道显示可同时存在像桡骨头骨折、内侧副韧带撕脱骨折这样的合并损伤。如果诊断不能确定，需要进行超声或MRI检查。MRI有助于确定肌腱撕裂的部位和程度。撕裂的程度则有助于确定是否需要早期手术治疗。

（二）治疗的选择

未对伸肘功能造成明显影响的部分撕裂，可采用保守治疗。对于那些功能要求不高的老年患者和存在内科疾病禁忌证的患者，也应该考虑非手术治疗。Farrar和Lippert建议用支具固定肘关节于屈曲30°位4周，这期间可以行被动活动或无痛下的主动活动。Mair等报道了针对6名肱三头肌肌腱部分断裂的职业足球运动员进行非手术治疗的结果。

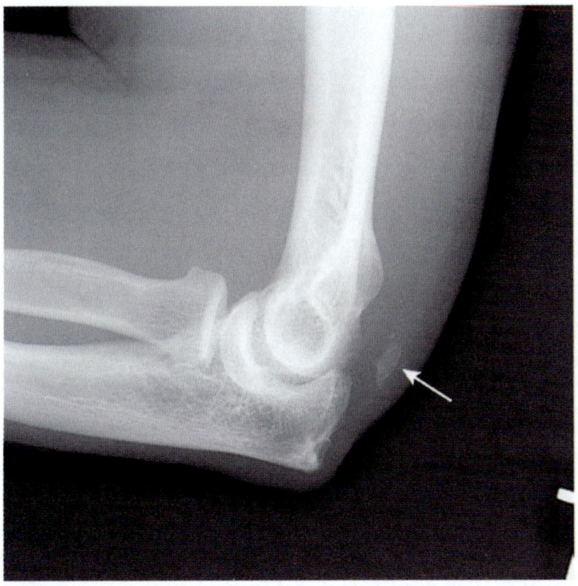

图84-3 侧位片显示肘关节损伤时鹰嘴撕脱时的撕脱骨折（箭头）

他们都重返赛场且没有疼痛、力弱、或活动受限等并发症，提示部分撕裂的愈合能力。作者建议，部分撕裂如果持续存在力弱或疼痛，可以采取延期修复的方式。另一方面，Morrey却警告说，对部分撕裂进行延期修复，会导致手术困难、结果不可靠。

为防止后期的功能障碍，对于急性，完全破裂的远端肱三头肌肌腱尽早进行一期修复，这已经是强烈的共识。虽然有报道对伤后8个月肱三头肌断裂进行一期修复，但如果可能，还是应该在伤后3周内进行一期修复。可以采用多种方法重建肱三头肌肌腱的止点，其中包括经尺骨鹰嘴骨隧道缝合和骨锚。如果撕脱骨折的骨片足够大，可尝试克氏针张力带固定。

在我们科，通常采用双排缝合技术对急性肱三头肌肌腱撕脱进行修复。在肱三头肌肌腱两侧进行锁边缝合，然后将缝线固定于鹰嘴的两个钻孔内，再用3个GⅡ锚钉（Depuy Mitek）对断端进行强化固定（图84-4）。这项技术几乎在所有的患者中均取得了良好的疗效。

陈旧性断裂伴有轻度近端回缩可以像急性断裂一样进行一期修复。对于那些患有影响肌腱强度的疾病的患者，如糖尿病、慢性肾衰竭、类风湿关节炎，或者陈旧性断裂断端回缩者，必须进行肌腱移

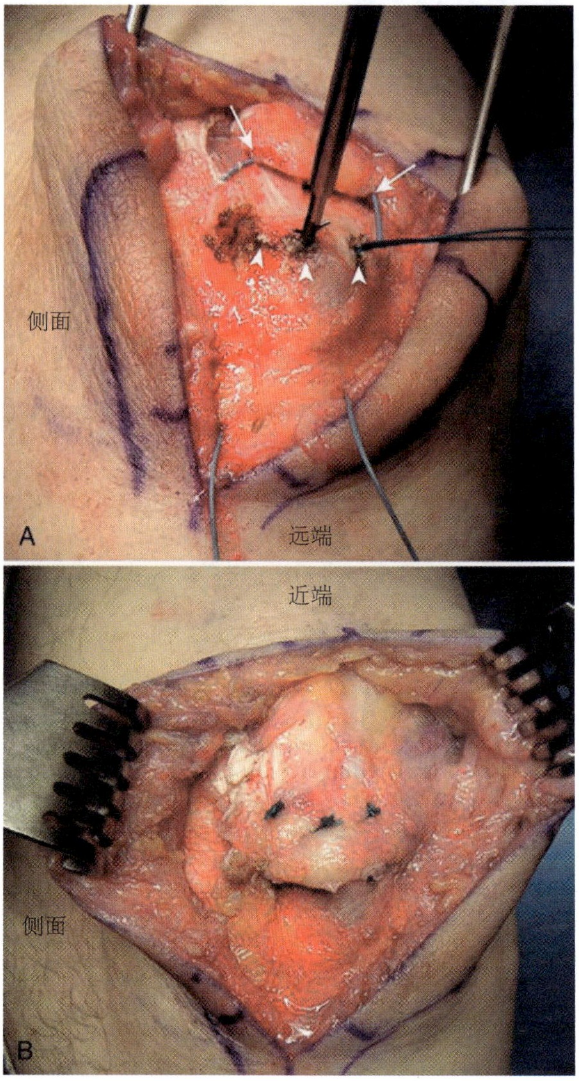

图84–4　A.术中显示用双排技术修复鹰嘴肌肌腱。肱三头肌腱边缘（箭头）经过的锁定缝线通过两个钻孔进入鹰嘴。该固定物辅以三个缝合锚钉以加强固定（箭头）。B.最终修复

植，对止点进行强化固定。移植肌腱可使用掌长肌、跖肌、半腱肌、跟腱或肘肌。如果缺损为中等大小且肘肌完好，Sanchez–Sotelo和Morrey推荐使用肘肌　对陈旧性断裂进行修复。如果缺损大，建议使用异体跟腱。

术后，用支具后托固定上肢于屈肘30°～60°、前臂旋转中立位2周。之后更换动力性伸肘支具4肘，结合使用肘关节CPM并进行渐进性屈肘练习。术后6周开始主动运动，至3个月患者可以完全恢复运动。详细的术后康复和支具将在第85章进行介绍。

通常都能获得良好的手术结果。外科医师可以做出肘关节恢复正常活动范围和肌力的预期。

患者能恢复几乎全方位运动和良好的肱三头肌力量。潜在的并发症有肱三头肌肌腱再断裂，这一点与肱二头肌修复不同。尺神经病变和肘关节挛缩也有报道。突出的问题是处理尺骨鹰嘴骨折而不是修复肱三头肌肌腱。

三、小结

肱二头肌远端肌腱断裂是最常见的肘关节周围肌腱损伤，多发生于40–60岁的活跃男性。对急性断裂，通过单或双切口术式，在桡骨粗隆进行止点解剖重建，已成为共识。技术的选择应基于外科医师的偏好、所接受的培训及对术式的接受程度。针对慢性和部分断裂存在一种治疗的困境，即发生上尺桡关节骨性连接这样严重的并发症，特别是采用双切口术式。罕见肱三头肌肌腱破裂，它们可发生于直接或间接暴力，通常是从鹰嘴止点处撕脱。高度怀疑、认真查体和肘关节侧位片存在“骨折块”有助于诊断。早期手术修复通常会产生很好的效果。

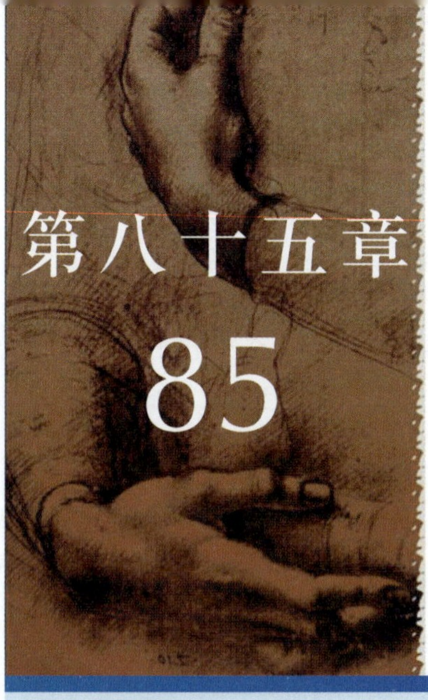

第八十五章 85 肱二头肌和肱三头肌远端肌腱断裂后的非手术治疗

原著者 SUSAN M. BLACKMORE, MS, OTR/L, CHT
译校者 窦菲菲　潘　钰

关键点

- 远端肱二头肌肌腱损伤的术后处理要根据外科手术修复技术而变化。掌握和使用修复技巧的信息非常重要，进而设计最有效的治疗计划。
- 如果肘关节制动超过3周，那么肱二头肌肌腱单位长度和肘关节伸展角度的修复会很困难。
- 远端肱三头肌肌腱损伤极为少见，并在治疗中要求悉心监护。
- 局部远端肱二头肌和肱三头肌肌腱损伤可非手术处理。
- 对于这些损伤的治疗处理，临床上的研究相当缺乏。

远端肱二头肌和肱三头肌断裂的治疗处理在文献中描述较少。评价、非手术处理和手术后合理康复和康复技术会在本章中介绍。我们已经阐述了多种手术修复技术（详见第84章）。实验室和案例的证据表明这些修复技术比过去报道要更早地有效松动，修复后肌腱单元恢复主动收缩的疗效需要临床研究来证实。康复通常在一些手术回顾文章中出现，如使用支具、关节活动度（ROM）和肌力增强。运动类型（主动与被动）细节通常不做鉴别，而且排除肌力增强的技术（等长或等速）。我们需要用来比较修复措施与时机、术后规划的时机和技术的前瞻性研究，若缺少这些数据，本章中所概述的康复时间表和技术可以以组织愈合、恢复能力、并发症的预防、关注药物和外伤史，以及浏览文献为基础。熟悉不同的治疗措施可帮助医师和治疗师为每一位患者制订个性化的训练计划。虽然现已存在多种手术修复技术，但仍没有得出良好的临床效果，也不能避免所有的并发症。一旦考虑是罕见的外伤，在事故中很可能发生肱二头肌和肱三头肌远端的肌肉撕脱，这类疾病的的发生率越来越多。处理这些损伤的方法从非手术治疗发展到手术修复，选择手术干预会使恢复呈现最大化。根据专家的临床经验与意见，手术治疗后监管下的康复计划，对患者恢复到伤前功能水平起着非常重要的作用。本章讨论末端肱二头肌和肱三头肌肌腱损伤的临床简介和评价。

一、临床表现和检查

首先从详细的病史和体格检查开始。通常，急性损伤的机制涉及存在一定负荷的离心收缩的肌腹。常见于举起或放下重物，而导致的肱二头肌损伤，以及摔倒时伸肘造成肱三头肌损伤。肱三头肌肌腱断裂时出现的磨损或全肘关节成形术后而出现断裂的患者可能影响受损肌腱的完整性。当处于不利的负载条件下，像其他肌肉一样跨越两个关节，肱二头肌和肱三头肌都存在着风险。经常听到患者描述急性期突然“嘭”的一声或因为疼痛、力弱而“失去控制。”这些症状包含在骨折、关节错位和肌肉撕裂等诊断中，在进行治疗前要先排除这些情况。体格检查结果在不同的损伤中各有特点，检查患者时要找出这些特点。对于远端肱二头肌肌腱的病变，通常没有前驱症状。体格检查时能发现肱二头肌轮廓的改变、肘关节屈曲和旋后时疼痛、瘀斑，以及很难触到远侧的肱二头肌肌腱，局部断裂和亚急性损伤更难诊断，肘关节屈曲和前臂旋后的力量减弱，可能会伴有肱二头肌损伤而产生的疼痛。临床上著名的“肱二头肌挤压”测试技术中，检查者挤压患者肱二头肌肌腹并观察前臂旋后情况，它与针对跟腱断裂的Thompson检查类似。缺乏旋后说明检查结果阳性，敏感度为96%，而且对照组全部65例在肱二头肌挤压测试中都出现了旋后反应。钩测试中，患者肘关节屈曲90° 并前臂旋后，检查者从肱二头肌肌腱（描述成一根绳）下的侧方钩起他（她）的手指，让其穿过肘窝，如果肱二头肌肌腱完好，手指可以放在“绳”下。在36位患者身上进行钩测试与其MRI（磁共振）比较，钩测试的敏感度和特异性在所有断裂中是100%。因此，其准确性可与手术解剖所见和MRI相似。肱三头肌肌腱完全断裂常见的体格检查结果是不能在抗重力位下伸展上肢，在上臂后面能发现明显的缺陷，虽然这并不总是存在，可能还发现非特异性表现如肿胀和瘀斑，急性肱三头肌肌腱断裂的诊断可能会因为肿胀和疼痛而被忽略。Viegas描述了“修改后的”Campbell Thompson测试，与跟腱断裂的Thompson测试相似。患者肘关节处于肘关节屈曲90° 的位置，给予上肢支撑，前臂和手自然放松。检查者用指尖抓住肱三头肌进行挤压，正常会部分伸展肘关节。如果是完全性的肱三头肌肌腱断裂，那么就不会出现明显的肘关节伸展，这个测试的敏感性和特异性还没有确定。辨别局部和完全损伤在诊断上是个挑战，但是区别两者是非常重要的，局部的撕裂可进行非手术治疗。若有肱二头肌和肱三头肌共同损伤的情况下，如果诊断很困难，那么可等到几天后肿胀和疼痛平息之后再进行复查。如果临床检查确定为完全损伤的话，磁共振检查是没有必要的，但是如果是局部撕裂，磁共振检查在确定损伤程度上是非常必要的。

二、治疗概况

（一）肱二头肌肌腱损伤

关于肱二头肌远端损伤，其治疗要以断裂的位置、患者年龄、损伤级别及程度、对外观的要求为基础。虽然手术和非手术治疗两者都存在相应的治疗方案，但文献中则建议手术修复。远端肱二头肌肌腱撕脱的非手术治疗可能会导致肘关节屈曲和前臂旋后力弱及患侧上肢耐力下降。非手术治疗通常是将肘关节固定在屈曲90° 位数周，并服用止痛药来缓解疼痛。如果疼痛得到了缓解，那么在固定阶段过后，就要进行力量训练。数个病例显示，非手术治疗的患者，肌肉力量和耐力都有明显损失，由于以上因素，以及手术修复后通常能获得有效的功能恢复，因此推荐大多数患者进行手术治疗。对比研究远端肱二头肌修复的切口1和切口2技术，其结果显示差别不大。从康复的角度，对于切口1和切口2的术后，康复治疗计划是一样的。骨质量和肌腱附着在结节上的方式是改变术后活动速度的关键，如果患者有骨质疏松或者肌腱增大，那么其治疗进展的时间可能要比标准术后时间慢。文献中记述的大量连接技术在临床上都没有数据证明它们是更优的。或者肌腱固定可以将远端肱二头肌附着到底层肱肌上，末端缝合和骨隧道之间的对比数据是相互矛盾的，而且像末端缝合的尺寸和骨质量这些变量更为重要。到目前为止还不知道需要多大力度是“足够”的，理论上，我们相信更强的固定术可能会更快地康复。

（二）肱三头肌肌腱损伤

未经处理的肱三头肌撕脱伤的自然进程在文献中并没有明确的记录。然而，只有很小的肘关节伸展，可预见的肘关节屈曲挛缩最终会发生，这是由

框85-1 康复时间的参考

主动运动介入的时间框架，如果以下任何因素存在，那么手术恢复肌腱单位的全长及增加肌力都将延误，并且治疗师和医师之间要进行讨论：

1. 错过了早期的肌腱修复（伤后超过3周）
2. 通过移植或增大来进行肌腱修复
3. 肌腱修复过度紧张
4. 医师对于患者手术修复质量的评价
5. 肌腱二次修复
6. 伴随全肘关节置换的修复
7. 可能会延迟肌腱愈合的相关医疗条件，如合成代谢类固醇的使用，胰岛素依赖型糖尿病，慢性肾功能衰竭继发性甲状旁腺功能亢进，代谢性骨病，或者类风湿关节炎等

于肌肉的失衡，以及伸展力弱和过头顶运动困难。对于完全性肱三头肌撕脱伤，多数作者建议手术再修复，关于部分破裂伤有很多进行非手术治疗的病例，将上肢肘关节用石膏固定在屈曲30°，固定4～6周，之后再进行关节活动度训练。肱三头肌完全性撕脱伤的手术处理根据损伤的时间可进行分类。大部分的急性损伤（损伤后3周之内）立即手术将肌腱固定在鹰嘴上，而且包括肘肌的旋转。后期重建通常需要肌腱移植，这可能会改变肱三头肌的自然长度，会产生不利的影响。

各种因素决定了康复早期阶段需要更多的保护（框85-1）。如果全范围的关节活动在肱二头肌修复4周肱三头肌修复6周后容易达到，那么开始进行关节活动和力量训练。治疗师应该熟悉患者手术的过程，以确保术后康复阶段采用合适的训练方法。

三、并发症

任何手术方法都会存在着并发症，肱二头肌损伤术后的并发症可能与手术方式有关。前路切口对桡神经存在很大的风险，可能表现为桡侧感觉神经所支配的浅表感觉异常或骨间背侧神经麻痹；对于双切口技术，其主要的并发症是尺桡骨性愈合，如果修复是通过肌肉而不是相邻的骨结构，那么这种并发症的发生率会下降。任何手术方法都可能会出现一些其他的并发症，如前臂内侧皮神经感觉异常，肘关节和前臂活动受限，异位骨化，正中神经感觉异常，前臂疼痛，持续力弱及浅表感染。对于任何肱二头肌的修复方法，再次破裂都不会成为显著的问题，甚至患者不坚持进行其术后的康复训练。Vidal和他的同事们在文献中发现了2例破裂的现象。Katolik和同事们描述了1例延迟（伤后4周）再破裂修复的报道，患者佩戴长臂矫形器并上提小手提箱，并将前臂放置于旋后的位置。可能导致再破裂的因素包括肌腱与骨的附着不足，在张力下修复，或患者在术后早期就进行高强度的屈曲和旋后抗阻训练。与肱二头肌修复术相比，在肱三头肌修复术后较容易发生再破裂。其并发症包括尺神经病和肘关节活动受限，有报道说会出现向外突出的硬块，但比起肱三头肌撕脱伤，硬块在尺骨鹰嘴骨折治疗中更成问题，一些病例中的硬块会随着肱三头肌的愈合后便会消失。

四、术后康复

手康复的发展方向是早期进行手指屈曲和伸展的主动、被动活动而不是进行固定。根据这个数据，早期关节活动在上肢其他肌腱手术后也得到了广泛应用。事实上，Holleb和Bach曾建议在肱三头肌修复术后要进行早期主动运动。目前，越来越多的报道指出在肱二头肌修复术后的早期阶段要进行保护下的主动收缩。Kelly等指出部分远端肱二头肌修复术后，第1天就进行重力辅助和悬吊下全关节范围内的主动和被动屈曲及前臂旋转，要为患者提供详细的最小主动收缩力量的引导说明。Frenandez等提供了主动收缩的基础科学支持，这些作者在模拟主动屈曲过程中，发现了抗重力下将肘关节屈曲到90°的有意义的力量设定为32±12N。此力在感觉上明显小于骨固定修复的拉出限制，然而却并没有研究肱二头肌的一个主要功能——旋后。所有抗阻的训练都会超过拉出限制，因此是被禁止的。其他生物力学理论支持下面的理念，即现代的远端肱二头肌修复术后的固定阶段，能够承受抗重力位下肱二头肌主动收缩的力量。Kettler等发现包括TwinFix，Quick和BioCuff screw在内的手术内固定在实验数据中的故障负荷更低，并且要特别小心肱二头肌的早期主动收缩，尤其是骨质量较低的患者。关于肘关节肌

腱修复（主要是肌腱附着于骨）的早期主动活动的应用，需要了解以下几点：①具体肌腱的解剖学及修复力度；②肌腱愈合的基础研究；③文献记载的并发症；④术后制动的结果；⑤患者完成更多复杂任务的能力。生物学上，我们的目标是促进这些修复术后肌腱与骨的愈合，通过对尸体的研究已经发现了各种固定方式的临界负荷。远端肱二头肌或肱三头肌肌腱修复术后被动运动的障碍主要是由于肘关节僵硬，肌腱单位的缩短或手术并发症，而不是肌腱粘连。根据肘关节损伤后固定超过3周就会导致关节活动受限的经验来看，目前支持肱二头肌和肱三头肌修复术后早期就进行被动活动。Morrey阐述了即使是极小的非关节损伤也可能会导致关节挛缩，直接极小的外伤或者间接损伤都可通过电子显微镜注意到关节囊肥大。“严重的肘关节挛缩可发生在外上髁术后或仅仅存在关节积血而没有任何关节、伸展软组织损伤的关节创伤。在这些环境下，肘关节通常在2～3周内急速挛缩”。

早期的术后康复包括修复肌腱的保护、防止肘关节僵直及单手完成日常生活动作的技巧。下一个康复阶段的重点是通过维持肌肉伸展来改善肌腱单位的长度，活跃的肌肉功能通常容易实现，同时在这个阶段也要解决关节僵直的问题。在瘢痕形成阶段患者通过训练来加强上肢和肩胸的肌肉组织，以及核心稳定和动态稳定，表85-1中给出了各种情况下的时间框架。治疗师在制订早期主动活动计划时一定要警惕，也要考虑修复术的类型、骨质量和患者完成抗阻任务的能力。治疗师要时刻关注

表85-1 文献回顾：远端肱二头肌和肱三头肌修复术后的康复时间

远端肱二头肌修复术						
作者	修复术类型	损伤到修复的时间长	制动/保护性活动	主动运动	修复肌肉的肌力训练	效果
Thompson 1例	双切口 肌腱移植	8周	制动6周，没有姿势限定的夹板限制完全伸展直到第12周	不确定，可能在第6周	第16周	完全的关节活动度，肌力和功能
Strauch 3例	单切口 解剖缝合	1～3周	肘关节屈曲90°固定2周。铰链控制伸展到80°	第8周	第12周	完全的关节活动度，肌力和功能
McKee 53例	单切口 解剖缝合	平均2～3周	允许肘关节屈曲90°时被动屈曲和旋前旋后。逐渐增加铰链限定肘关节伸展的度数，每周20°	第2周在治疗师的指导下，全范围的活动要到第4周	第6周	全范围的关节活动度，94%～96%的力量恢复，DASH平均得分8.2±11.6
Davison 8例	双切口	22天之内	制动4～6周，肘关节屈曲90°中立位	第4～6周 主动活动 主动辅助活动	3个月	旋前旋后5°～30°受限，肌力完全恢复，耐力下降。8例中有6例满意
D'Arco 13例	双切口	无记录	制动1周，铰链式限定关节活动范围(不确定)。进行2周EPM	第4周	第4周：低于最大力的等长收缩	完全的关节活动度，肌力，恢复到伤前的活动水平，

（续 表）

远端肱二头肌修复术						
作者	修复术类型	损伤到修复的时间长	制动/保护性活动	主动运动	修复肌肉的肌力训练	效果
					第6周：低于最大力的等张收缩 主动关节活动范围正常后，第8周进行耐力训练	70%～90%的满意度
Rantanen 19例	12例双切口 7例单切口	当天至5个月	肘关节屈曲90°～100°制动3～5周	不确定，被动活动3～5周	在主动关节活动度正常后进行	19例中18例效果优良
Cheung等，13例	双切口	19天	术后第1天进行ECM，第1周允许肘关节60°伸展，第2周伸展40°，第4周伸展20°，第6周完全伸展。允许完全旋前旋后	无记录	第8周	平均DASH42.8 平均伸展减少5.8，旋后减少10，旋前减少3.5.力量为伤前的89%
D'Alessandro等，10例	双切口	1～42d	肘关节屈曲90°，前臂完全旋后位固定3周	第3周	第6周	10例主观为9.75，旋后和屈曲的力量和耐力下降25%
Kelly等，8例部分撕裂	单口前切	2个月至3年	舒适地悬吊6周。 立即进行主动和被动屈曲及前臂旋转，同时进行减重下的伸展。“用最小能拿起一杯水的力量拿起水”	第1天	第6周 无限制地进行3～6个月	可进行所有运动 ASES分数为96 无并发症
Vidal等，无病例，总结文献	无记录	无记录	90°屈曲固定1～10d，铰链式矫形器固定在伸展30° 6～8周	第6～8周	第6～8周进行轻度力量训练 无限制地活动4～6个月	正常/不正常
Sierra等，1例双侧完全撕裂	钻孔修复	无记录	2周：拐杖下地活动 立即进行无范围限制的主动屈曲和减重下的伸展	第6周	无记录	正常肱三头肌力量的118%～134%

（续 表）

远端肱三头肌修复术						
作者	修复术类型	损伤到修复的时间长	制动/保护性活动	主动运动	修复肌肉的肌力训练	效 果
Kibuuie等	骨隧道修复	4周	肘关节屈曲45°固定2周，90°固定2周以上	第4周	无记录 第8周完全恢复活动	无记录
Vidal等无病例，总结文献	无记录	无记录	肘屈曲30°～45°制动3～4周 过了4周开始被动关节活动	第6周	4～6个月	正常/不正常

术后并发症的情况，如发现尺桡骨性愈合，要及时反馈给医师从而避免延长治疗时间。可通过观察是否存在进行性的关节受限，炎症和前臂旋转疼痛来确定骨性愈合。当术后预防提高则开始引入主动关节活动，表85-2中提出了三个康复阶段的时间框架。以组织愈合原则、手术修复力度、潜在并发症和文献评论为思路，当然也要以每位患者的个人情况和框85-1中列出的因素为基础。文献中则记述了肱二头肌修复术后1～8周全程固定的时间框架，有意思的是，不管是何种类型的手术，固定和开始主动运动及力量训练的时间框架通常收获较好的效果，大多数的结果是全关节或接近全关节活动范围，尽最大肌力，极少的耐力损失，患者高满意度及最大限度地完成功能活动。专业运动员在肱二头肌和肱三头肌修复术后6个月后，就能归队进行整场的足球比赛。

（一）治疗师的评价及结果测量

评价的程序要根据康复阶段和各阶段的预防措施进行。内容包括关节活动度、水肿、徒手肌力测试、肌肉长度测试、感觉和功能测试。肘关节具体的结果测量包括患者评级评价（PREE）、美国社会肘外科医师的自我报告（ASES）、Mayo肘关节执行得分、牛津肘关节得分、或特殊手术评价。

（二）康复保护期

1.肱二头肌修复术后的矫形定位

不同类型的肘关节矫形器可用于肱二头肌修复术后的固定或保护性制动。首先，使用长上肢矫形器将肘关节固定在90°屈曲，前臂中立位并且支撑腕关节，长上肢矫形器可用于治疗的全过程，为了提供更多的保护，可将前臂旋前。或者利用铰链支具将肘关节锁在90°的位置，前臂中立和伴随或不伴随腕关节支撑的前臂旋前。如果要进行早期控制下的被动运动，可使用铰链矫形器或模板矫形器。无锁矫形器允许关节活动，而铰链限制伸展，患者被动地屈曲然后向限定的位置伸展。这种伸展限制可防止肱二头肌修复位置的过度牵张，每周根据患者的进一步伸展调整限定的幅度。另外一种是使用治疗弹性带来提供动态肘关节屈曲辅助（图85-1）。定制热塑性塑料制成的铰链矫形器可替代商用矫形器（图85-2），金属铰链应用在热塑性矫形器提供了可调整的限定来限制最大伸展范围，并能锁在各个位置，推荐的治疗安排见表85-2。

2.肱三头肌修复术后的矫形定位

肱三头肌修复通常用长上肢矫形器进行固定，最初可将肘关节固定在屈曲30°～45°，前臂中立位并且支撑腕关节。文献中记述了很多关于术后处理的方法，由于处理方法的多样化，术后定位通过患者手术情况、肌腱修复质量、其他伴随损伤和患者的既往史来决定。治疗师必须掌握这些情况并制订合适的计划，从而达到良好的治疗效果。如果需要术后ECPM训练，那么可使用铰链矫形器限制肘关节屈曲并允许抗重力伸展或使用训练模板矫形器（图85-3）。肘关节屈曲的度数可每周进行调整，铰链矫形器允许肘关节在一定的范围内进行被动伸展和主动屈曲，如果使用动态牵引则一定要注意避免肘关节后方皮肤的破损。如果松紧带在矫形器的正中和侧方，则需要注意避免辅助肘关节屈曲

表85-2 后期康复中作者推荐的早期控制被动关节活动的时间

保护活动阶段：第1～4（6）周
渐进活动阶段：第4（6）～10（12）周
力量训练阶段：第10（12）～5个月

远端肱二头肌修复

制动	保护性活动（ECPM方案）	修复肌肉的主动运动/修复肌肉的牵拉	力量训练	无限制的活动
肘关节屈曲90°，前臂中立，腕关节中立或放松保持10～14d 除了训练，要持续使用矫形器固定	10～14d持续到4～6周伸展的模块如下 第2周：90° 伸展 第3周：45° ～60° 伸展 第4周：30° ～45° 伸展 第5周：30° 至完全伸展 第6周：完全伸展	在第4-6周开始进行主动屈曲和旋后 如果需要，在第6-8周进行被动地完全伸展	10～12周进行肘关节屈曲和旋后训练。先由低于最大力量的等长收缩开始；逐步进行低于力量的等张收缩，最后进行离心收缩	5个月

远端肱三头肌修复

制动	保护性活动（ECPM方案）	修复肌肉的主动运动/修复肌肉的牵拉	力量训练	无限制的活动
肘关节伸展30°，前臂中立且腕关节中立/放松位固定10～14d。晚上完全伸展，矫形器全程被动伸展是很难完成的	10～14d持续到6周，屈曲模块如下 第2周：30° 第3周：45° 第4周：60° 第5周：90° 第6周：完全屈曲	6周时进行开始主动伸展当需要时在8周时开始进行被动地完全屈曲	10～12周进行肘关节的伸展。 开始时进行低于最大力量的等长收缩，进一步进行低于最大力量的等长收缩，最后进行离心收缩 早些时候可根据需要进行肩、腕、手和中心力量的训练而不强调修复	5个月

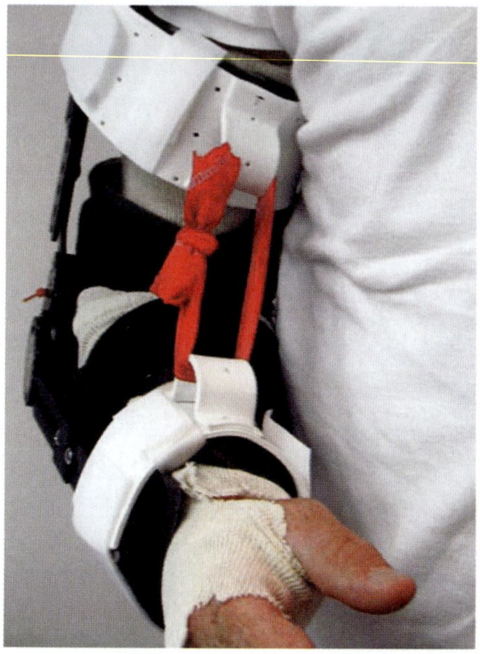

图85-1 应用活动范围锁并且可调节，提供肱二头肌远端断裂后动态屈曲辅助的商用铰链矫形器(Bledsoe, 2601 Pinehurst Dr.,Grand Prairie, Texas 75051)

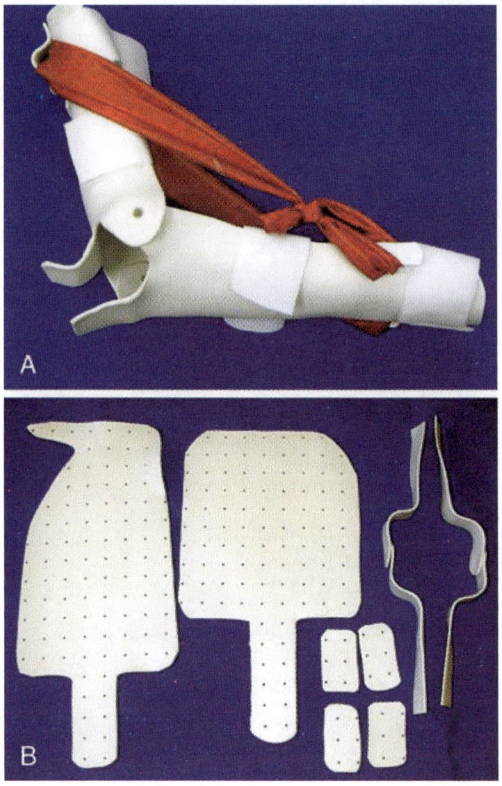

图85-2 A.肱二头肌远端修复术后使用的定制热塑型带有伸展限制功能的铰链矫形器。在矫形器中的腕关节是可选的，但确实提供了对前臂旋转的更多控制。动力牵引是可选的。可以在伸展块之间放置楔形物，以支持肘关节屈曲90°。B.定制热塑型带有伸展限制功能的铰链矫形器包括腕关节在内的样品

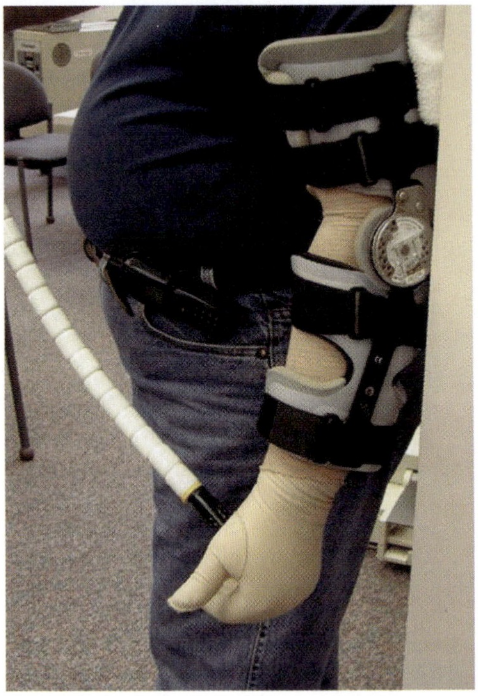

图85-3 铰链矫形器带有活动范围锁用于肱三头肌远端修复术后限制屈曲。重力辅助伸展。患者同时可以在矫形器中行被动肘关节伸展。矫形器在不活动时可上锁

的动态牵引，Greer和Miklos-Essenberg解释了肱三头肌修复术后动态矫形器的使用。对患者的指导必须包括禁止主动或抵抗肘关节伸展，尤其是当用上肢推矮椅子时，早期的主动伸展可能会导致修复肌腱的撕裂伤或破裂。如果在这个阶段患者很难获得全关节活动范围内的肘关节伸展，通常可在晚上将肘关节固定在伸展的最大位以便获得较大的关节活动度。根据作者的临床经验，在肱二头肌和肱三头肌修复术后在铰链矫形器上增加动态牵引是不必要的。事实上，对于可靠的患者用静态热塑型长上肢矫形器就可以解决并且后期转为家庭ECPM训练，而动态牵引矫形器用于修复肌肉难以放松或不可靠的患者。

3.治疗计划：保护期

不管是使用静态铰链或是动态矫形器，在这个阶段都可以开始ECPM。如果使用静态矫形器，那么患者在脱掉矫形器后进行训练时必须自觉可靠，不限制关节活动或修复肌肉较强的主动收缩都可能会导致肌腱的破裂，为了预防这种情况的发生，可以使用铰链矫形器，在铰链装置上设定关节活动度的限定从而防止过度牵拉，而且动态的运动辅助可防止肌肉的过度收缩。无论是肱二头肌还是肱三头肌修复术，自1966-2008年的文献中从没有人科学地设定开始进行ECPM的时间框架。一些报道指出运动要在术后第1天进行，而作者认为ECPM应从术后第10-14天开始进行，在开始关节活动训练之前能降低术后水肿和疼痛。作者建议术后最多不要超过3周就要开始被动地肘关节活动，避免关节囊和韧带的挛缩。

（1）肱二头肌修复术：肱二头肌修复术后，ECPM（图85-4）包括以下内容：全范围的肘关节被动屈曲、主动和被动伸展肘关节到90°、肘关节屈曲90°时前臂被动旋转。为了简化家庭训练计划的执行，肘关节屈曲-伸展训练通常在前臂旋前位进行。减重肘关节屈曲可防止肱二头肌用力收

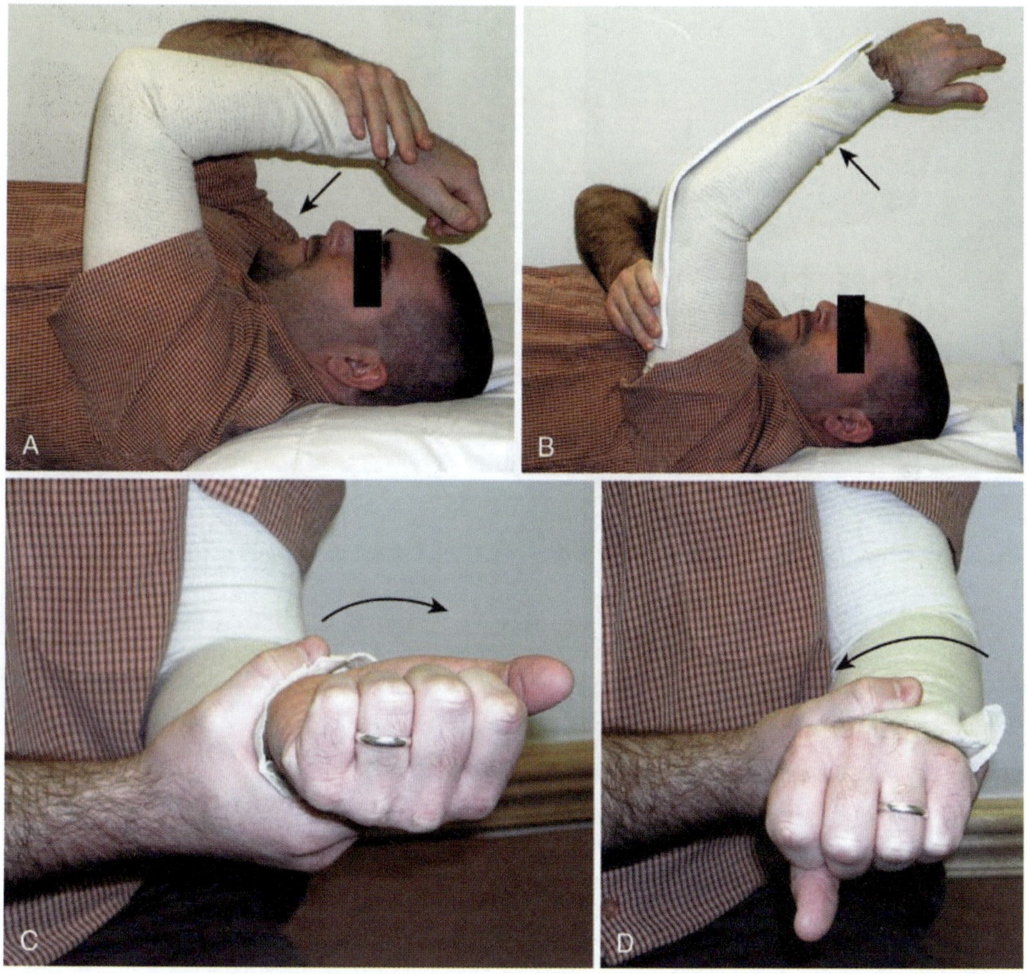

图85–4 A.肱二头肌远端修复后早期控制运动（ECPM）家庭计划。仰卧位全被动肘关节屈曲。B.患者使用样板限制特定角度的肘关节主动伸展。样板矫形器随着伸展的进展而被再塑。若未获得主动伸展，肘关节被动伸展建立基础。C、D.肱二头肌修复：前臂被动旋前旋后，肘部90° 屈曲以支持

缩，同时抗重力位伸展可预防肱三头肌不必要的失用，通过每周逐步增加肘关节伸展的量可逐步延长肱二头肌肌腱单位的长度（表85–2）。家庭训练时可用模板矫形器帮助患者在允许的关节活动范围内活动。对所有患者来说，当不在训练时要使用矫形器将肘关节维持在屈曲90° ，前臂中立及腕关节支撑的姿势，关节全范围的主动活动和肱二头肌的主动收缩要在术后4～6周开始。

（2）肱三头肌修复术：肱三头肌修复术后的ECPM（图85–5）包括以下内容：全范围的肘关节被动伸展、主动或（和）被动肘关节屈曲到30°、肘关节伸展位的被动前臂旋转及使用模板矫形器。被动肘关节伸展要在减重下进行，防止肱三头肌过度收缩，每周加大屈曲的力度从而逐渐延长肱三头肌肌腱单位的长度。到了第6周，可以开始肘关节和前臂的全范围的主动关节活动及肱三头肌的主动收缩。很多情况下肱三头肌修复术后的患者都会存在手部水肿的症状，这是因为肘关节的制动，使手要在非独立的姿势下保持数天。术后可立即使用压力手套，手泵或是将手抬高超过心脏水平。

肱二头肌和肱三头肌修复术后，腕关节和手指的活动都是不受限制的。在此早期阶段，患者进行家庭康复训练，而治疗师则来评估患者的进步，并在铰链矫形器或模板矫形器上修改关节活动限定。在前3～4周未达到被动活动目标的病例中，要进行治疗会议并介入一些其他的治疗，包括热疗、保护范围内治疗师的辅助运动、控制水肿、疼痛处理及瘢痕处理。如果需要的话，手部的等长收缩训练可

在这个早期阶段进行。肩关节的旋转、外展、内收也要进行训练，但在第一阶段和第二阶段早期的肩关节主动运动要多加小心。

当需要更多保护时，可进行全天制动，最初制动的时间不应超过3～4周。早期制动2周后，肱二头肌修复术后被动屈曲肘关节从60°到全屈曲，肱三头肌修复术后被动伸展45°到全伸展。之后每周增加20°限定。第6-8周便可允许肘关节的主动运动。

（三）渐进运动期

肱二头肌的ECPM计划从4～6周开始，而肱三头肌的ECPM计划从第6周开始。肱二头肌的修复术后强调主动旋前和肘关节屈曲，肱三头肌修复术后强调抗重力的肘关节伸展，促进主动活动范围的技术有PNF训练模式和NMES。

如果出现关节囊紧缩或关节挛缩则需要进行治疗，包括热疗、关节活动和旨在扩大关节活动度的矫形器持续固定。最初，跨两个关节的肌肉的综合伸长要等到几乎获得全范围主动活动的时候，这个时间是在术后6～8周。肌腱短缩的治疗包括收缩-放松训练、可达到最大位置后持续固定、增强拮抗肌及热疗等。

（四）肌力训练期

为了确保肌腱的完全愈合并且修复部位可承受肌力训练的压力，肌力训练要延迟到术后10～12周开始，肌力的恢复可能会需要数月，而且早期的延误不会影响最终的结果（表85-2），此时主动和被动的关节活动范围应一致。刚开始术后的肌肉肌腱应使用50%的力量进行等距收缩，目标力量是通过测量最大自主收缩（MVC）得来，收缩时从全关节范围的中间开始向所能达到的末端进行，如果没有出现疼痛，力量可继续增加。肱二头肌肌力训练包括肘关节屈曲和前臂旋后，肱三头肌肌力训练包括分别在前臂旋前、中立和旋后相对于肱三头肌3个头的位置进行训练，如果肩胛周围肌肉由于上肢的制动导致肌力减弱，那么就应在这个阶段解决此问题。Leighton等研究了9例远端肱二头肌修复术的患者并发现与惯用肢受伤相比，非惯用肢受伤需要更强化的训练来重获肌力。肱二头肌和肱三头肌修复术后的肌力训练要进一步进行等张收缩训练，使用重物、弹力绷带和PNF对角线模式，而且逐渐进行离心收缩，进一步使稳定性和活动达到患者伤前的水平。在由高龄和其他医疗条件影响的特殊病例中，患者还要接受一个核心加强方案。如果在手术部位出现疼痛则要降低训练强度，具体运动和工作活动训练在第16周开始，上肢的完全负重也可在此时进行。在为运动员进行康复的过程中，治疗师团队和训练者之间的合作很重要。对于那些重体力劳动者的康复需要对其工作有充分了解，而且知道伤后5个月都需要工作调整。

五、术后并发症的处理

如果有过敏症存在，那么要进行脱敏治疗。被动活动时的限制通常需要矫形器姿势固定来提高活动范围。疼痛处理包括热疗、休息时的间断矫形器

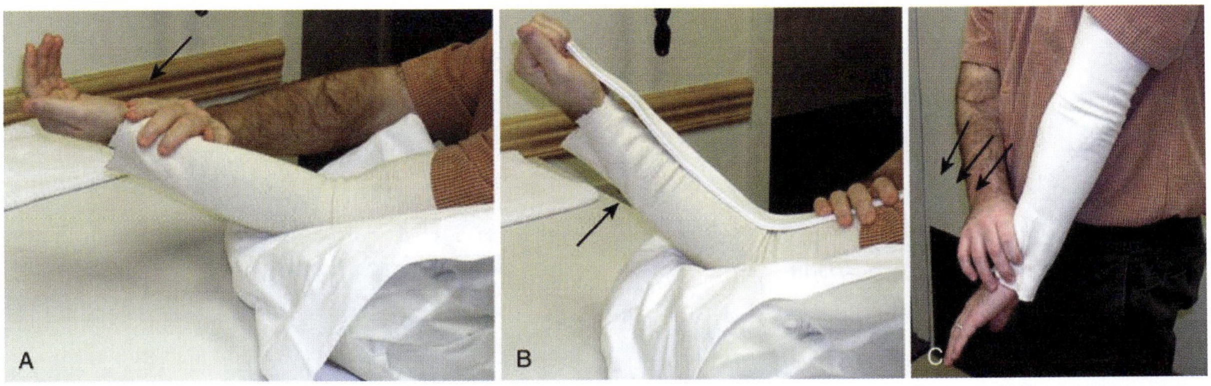

图85-5　A.肱三头肌远端修复后早期控制运动；肘关节全被动伸展。B.应用样板矫形器限制主动屈曲程度。样板随屈曲的进展而再塑。C.肘关节保持伸展状态前臂被动旋前旋后

固定及延迟肌力训练的开始时间。如果存在周围神经损伤，则需要矫形器的固定。

六、非手术治疗

Nguyen等在一个病理研究中概括了远端肱二头肌破裂非手术治疗的具体介入方法，这些作者认为文献中记载的成功病例很少，其原因是除了固定外没有其他治疗措施。他们的治疗计划要持续12周，包括超声、组织牵拉按摩、冰敷及在第4周逐步进行肘、腕和前臂的等长收缩，在第6周加入肌力训练，在他们的病例里只有临床诊断而没有一个肌腱恢复的程度说明。患者获得了肘关节屈曲和旋后的最大肌力，但作者并没有阐述这个肌力是如何测量的。

文献中的结论是肱二头肌破裂非手术治疗前臂旋后力量和耐力的降低比肘关节屈曲时降低幅度要大，功能缺损与其肌腱损伤的程度、患者的个体差异和伤前活动水平有关。

肱三头肌撕裂的非手术治疗是主要是针对部分撕裂伤的患者。然而，Morrey提醒我们肱三头肌修复的延迟可能会使用不太可靠的重建过程。Farrar和Lippert推荐了一个部分肱三头肌撕裂伤的非手术治疗方案，肘关节固定在屈曲30°位4周，Bos等则提出肘关节屈曲30°固定6周，在制动期后进行关节活动训练，伤后6个月可完全恢复关节活动范围和肌肉力量。

多数作者支持肘关节处于一些固定的角度直到疼痛减弱，我们建议的部分肱二头肌撕裂的非手术治疗方案包括将肘关节固定在屈曲90°且前臂完全旋后。Seiler等进行了一项解剖学研究，支持旋后位固定，将上臂固定在旋前位可能导致愈合肌腱内的缺血，部分肱三头肌撕裂将肘关节固定在屈曲30°位。非甾体类抗炎药物、理疗（热/电）及按摩可用于减轻疼痛和水肿，在理想状态下，疼痛会在3～4周内缓解。在矫形器固定阶段，被动活动和无痛下的主动活动可维持关节活动度，当疼痛消失时可进行力量训练。此计划的进程是从损伤肌腱的等长收缩到等张收缩，向心收缩并且最后进行离心收缩，所有上肢肌肉都要进行肌力训练。

七、结果：选定文献的回顾

病例研究指出，远端肱二头肌修复术后可获得患者高水平满意，这些研究中很多都是对一些功能的满意度只有主观的评估，D'Arco等建议为了进行结果评价需要制订一系列临床、功能和影像学的评测方案。

Strauch等查看了远端肱二头肌修复的文献，指出多数作者建议手术解剖学修复，而对比研究发现，非手术治疗的患者旋后力量和耐力的缺失和手术治疗是一致的。Baker和Bierwagen通过10例手术治疗和3例非手术治疗来对比两种治疗的结果，所有手术病例均完全获得肘关节屈曲和伸展的力量和耐力，非手术治疗病例旋后的耐力下降50%，旋后的力量下降30%，并且在屈曲力量和耐力上下降20%。力量减弱可能不会对患者带来功能上的限制，但活动耐力下降却是比较严重的。Leddy等治疗了20例非手术治疗的病例。获得了完全的关节活动度，旋后力量和耐力比屈曲的损失更多，没有患者后悔选择非手术治疗。

一些作者认为，撕裂后的前2～4周内进行肌腱修复预后更好，许多学者将结果分为早期修复和晚期修复。随着时间的推移，肌肉肌腱单位的长度未缩短。Rantanen和Orava发现，损伤和手术之间相隔长达3年并不会改变使用肌腱解剖复位术获得良好预后的能力，他们还阐述因为术后并发症产生了较差的恢复结果。

很少有文献讲述肱三头肌损伤的恢复情况，Van Riet等分析了他们的23例远端肱三头肌撕裂伤的手术治疗，对14例患者进行初级修复，并对9个肘关节进行一系列的重建。14例患者经历了初级肱三头肌修复术后的再次破裂。平均93个月，关节活动度平均从10°扩大到136°，两名患者感到功能障碍，因为他们伤前是运动员。Mair等报道，他们治疗了11名专业足球运动员，都进行了肱三头肌完全修复术，所有患者都获得了完全的关节活动度，没有疼痛并且没有力量下降，而且归队参加足球比赛，手术6周后有1例发生了再撕裂。

根据文献说明，部分肱三头肌撕裂的非手术治疗效果良好。6名足球运动员发生75%的肱三头肌部分撕裂，接受非手术治疗后恢复良好并归队参加比赛，这6位运动员康复治疗后进行了MRI检查，显示肌腱已恢复。然而，撕裂的程度与治愈的潜力并不相关，75%的撕裂患者预后良好，但30%的撕裂患者却没有愈合。

八、小结

目前，对远端肱二头肌撕裂后的手术治疗最好类型和康复方案并没有达成共识，而对远端肱三头肌撕裂的治疗方案有更多共识，但是很少刊登在文献上。通常建议使用手术治疗是因为对多数患者来说能获得非常好的治疗效果而且很少出现并发症。非手术治疗适用于较低体能要求的部分或完全肱二头肌撕裂或部分肱三头肌撕裂伤者。延迟修复对手术的执行带来技术上的困难，但仍会有合理的治疗效果，同时，康复训练应根据患者的个体差异进行调整。

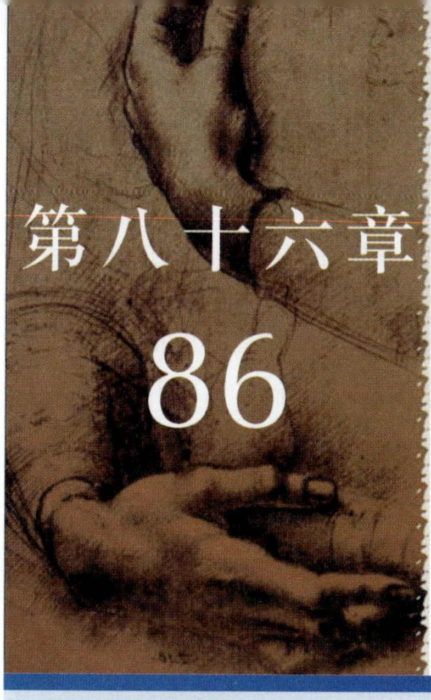

第八十六章 86

肘部不稳：外科医师的处理

原著者 MARK S. COHEN, MD
译校者 崔志刚　刘克敏

关键点

- 内侧或外侧副韧带外科修复很少在急性期进行，除非存在关节支撑结构丧失等情况。
- 慢性内侧副韧带不稳在从事投掷运动的运动员中非常常见。
- 慢性的外侧不稳定（肘关节的后外侧旋转不稳定）较少见，必须在外侧肘关节疼痛诊断困难时临床可高度怀疑该病。
- 游离肌腱移植物重建对慢性或急性肘关节不稳的治疗，对恢复肘关节稳定及负重能力是一种成功的方法。

肘关节是人体最精密、匹配度最高的关节之一。它主要由3部分组成，肱骨、尺骨、桡骨共同包裹在一个关节囊内。关节的稳定性由骨性关节部分结构、侧副韧带及肌肉联合组成。外侧副韧带提供肱骨到环状韧带和尺骨近端的稳定，以维持前臂近端至滑车和肱骨小头的正确位置。外侧关节不稳是一种典型的创伤后改变。在肘关节骨折脱位的急性状态下，可直接修复外侧副韧带和伸肌腱的止点恢复外侧软组织支持结构。在慢性损伤状态时，使用游离肌腱移植物是最常见的重建方法。内侧副韧带抵抗外翻应力及支持肱尺关节。内侧韧带不稳在投掷运动及肘关节反复承受外翻应力造成的慢性内侧韧带复合体衰变的患者中最常见。当内侧副韧带不稳定导致运动受限同时非手术治疗无效时，需要进行游离肌腱移植。

一、外侧不稳定

外侧韧带和肌肉支撑不足引起肘关节后外侧旋转不稳定。外侧副韧带起于外侧髁，扇片状融入远侧环状韧带形成一宽的联合止点，止于尺骨的近端（图86-1）。当轴向负重旋后的时候，关节外侧松弛使得前臂（尺骨和桡骨）与肱骨滑车半脱位。除了与脱位和骨折脱位相关的急性状态，经常会从病史和体格检查中获得一些微小的表现，这时就要高度怀疑为外侧不稳定。

有慢性肘关节外侧不稳定状态的患者会表现出不同的病史。既往的创伤史包括所报道的肘关节脱位或者无脱位性损伤。在大多数情况下，受伤机制为跌倒造成肘关节承受轴向压缩、外旋、外翻暴力。一些外侧不稳定病例是医源性的，如对顽固性肱骨外上髁炎症所进行的外侧髁软组织的过度清创。这种情况近期可经常在肱骨外髁炎非手术治疗

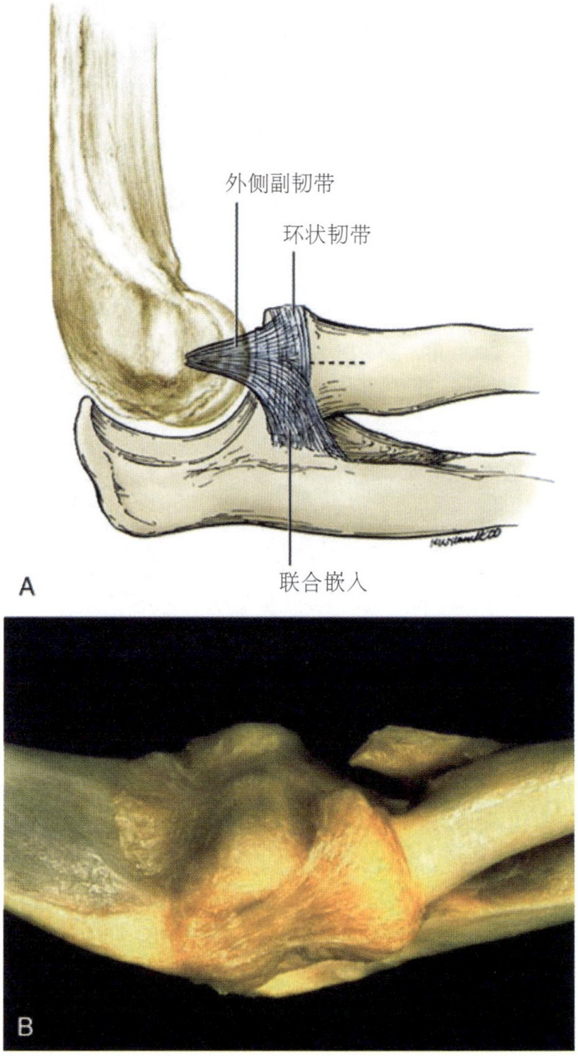

图86-1　A.尸体标本；B.显示外侧-环状韧带复合体的解剖。表层的伸肌和旋后肌被去除，外侧副韧带起于肱骨外髁的基底，放射状覆于环状韧带，形成宽阔的联合止点，止于尺骨近端的旋后嵴，正位于近端尺桡关节的后方（Copyright Mark S.Cohen，Chicago，IL.）

的病例中见到报道。慢性肘关节后外侧不稳定和肱骨外髁炎及反复激素注射之间关系仍不十分明确。此外，慢性肘关节外侧不稳定也有报道见于慢性尺骨内翻畸形的患者。

肘关节外侧韧带支撑作用丧失，会出现疼痛或者典型的关节不稳定症状，由于日常活动中肘关节经常承受内翻压力，当关节外侧稳定性丧失后很难去代偿。如简单的肩关节外展就会使肘关节承受内翻的压力。而对于肘关节外侧不稳定性的手术适应证是反复出现的确定的关节不稳定性症状，典型的症状是在肘关节活动到一定的位置时出现疼痛，通常是肘关节轻微屈曲或者是前臂部分后旋时，如经常有患者自诉疼痛，或者当他们从椅子上起立时或做上举动作时感到肘关节失去作用。在肘关节稳定性更差的病例中，肘关节承受极小负载就会出现上述不适，还会出现异常的响动或绞锁。

慢性外侧副韧带损伤查体时会有典型的表现。活动范围和抓握力量均是正常的，可能表现为轻微的伸展受限。如果伤后时间较长，患者仅在触及肘关节外侧部时感到轻微不适。很少会出现关节积液所致的滑液瘘。虽然门诊检查时很少会表现为直接的后外侧关节不稳定，通常适当的手法会导致轻微肘关节侧方半脱位。后外侧旋转不稳定性试验为上臂内收，前臂旋后，肘关节部分屈曲。肘关节旋后位受到轻微的轴向和外翻应力，不稳定被认为是肱尺关节间隙增加造成尺骨和桡骨小头与肱骨半脱位，肘关节表现为半脱位，但是不会表现为脱臼，肘关节外侧旋转不稳定的患者特意地抵制这种可引起肘关节半脱位的动作，这种自我防护实际上表明了主动的、可理解的测试结果，麻醉下肌肉松弛时检查最易操作。

普通X线片的结果通常是阴性的，偶尔能观察到外上髁小撕脱骨片。应力X线片有助于诊断（图86-2）。真正肘侧位片为前臂最大旋后位时拍摄。此位置可显示下方的肱尺关节间隙增宽伴有桡骨小头下方半脱位至肱骨小头的中线后侧。我们最近开始应用对肘关节施加内翻负荷应力下后前位片，这能显示侧位像上关节间隙的病理增宽（图86-2）。在正常情况，施加内翻应力时应该很少或根本没有桡骨头和肱骨小头之间间隙增加。有疑问时，两侧平片比较可用于帮助确定不对称。虽然磁共振检查就诊断而言不常规应用和必需，但是磁共振扫描通常显示肱骨上髁的信号变化和可能显示中断的外侧副韧带和肱骨上髁肌腱起始处（图86-3）。

二、外侧副韧带急性损伤修复

尽管所有的肘关节脱位都会包括一些肱骨上髁的外侧韧带或者软组织损伤，除非有相关的重大骨折，否则很少需要手术，肘关节是最精密、匹配度最高的关节，不是重大的关节支持结构受损，对于

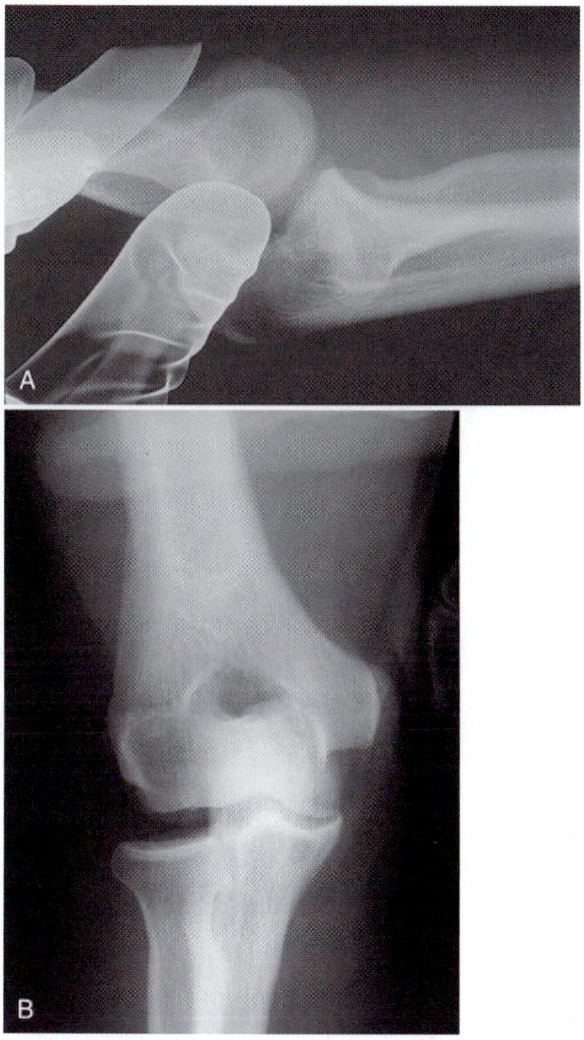

图86-2 A.肘关节外侧不稳定患者肘关节外侧应力位片。此片显示应用刺激性应力做旋转稳定性测试。注意肱尺关节间隙和桡骨头后侧移位，桡骨头投影与肱骨小头的后侧；B.肘关节外侧不稳定应力位前后位平片，外翻应力应用于关节。注意位于桡骨头和肱骨小头间巨大的间隙，有助于诊断（Copyright Mark S.Cohen，Chicago IL.）。图86-3 MRI显示慢性外侧副韧带功能不全的肘关节。侧副韧带和伸肌腱止点、外髁间有液体信号。MRI有助于确认韧带损伤和排除外髁附近其他病理性疾病（Copyright Mark S.Cohen，Chicago IL.）

简单的没有骨折的脱位，受损的内侧和外侧的软组织会自愈，很少出现习惯性关节不稳定。

在确定骨折脱位中，修复或更换桡骨头后，外侧副韧带和伸肌腱起始处损伤随之修复。最常见的损伤模式是外侧副韧带和伸肌腱近端退变或从肱骨外侧髁的撕脱（图86-4）。此时，可直接修复侧副韧带和伸肌肌腱起始部，以恢复肘关节外侧稳

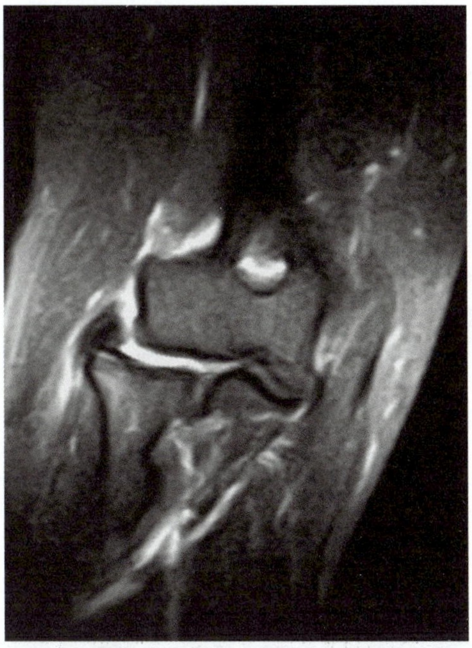

图86-3 一例慢性侧副韧带功能不全患者的肘关节MRI。在侧副韧带和伸肌肌腱起点及外上髁间可见液体。MRI可帮助确诊和排除其他靠近肘关节侧方的病理过程。（Copyright Mark S. Cohen,Chicago IL.）

定性。直接修复是指将韧带和肌腱止点做连续锁边缝合，然后将缝线绕过肱骨在肱骨后侧柱上打结。利用骨锚做经骨固定更加适合，因为允许软组织更安全的牵拉。

三、外侧副韧带重建

慢性肘外侧不稳定通常需要更复杂的重建，可以做麻醉下查体来确认肘部后外侧旋转不稳定的诊断。手术采用延长Koncher切口，用于深部暴露，沿上肱骨外上髁脊开始向远端通过外上髁向尺骨走行。进一步的深层解剖继续沿外侧髁上嵴，肱骨上髁下方，远端在肘肌和尺侧腕伸肌之间走形。肱肌连同肱三头肌后缩，尺侧腕伸肌向前回缩，显示深部的覆盖在桡骨头上侧副韧带和环状韧带。在其近端，关节囊附着肱尺关节侧方（软点）。肘关节的旋转中心即外侧副韧带的等长点位于肱骨上髁的基底部，肱骨上髁变平与肱骨小头外侧交汇处。此点位于肱骨小头（髁部）中心，在肱骨前侧皮质和桡骨头轴线连线的交点上。临床上，找到肱骨小头的曲线的中心点是确定等长点最容易的方法。一旦

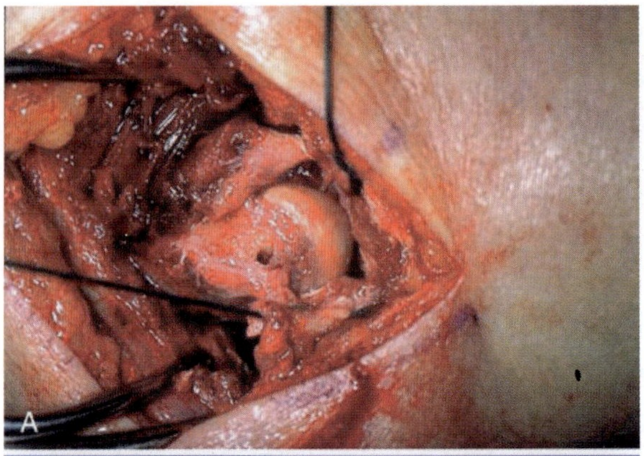

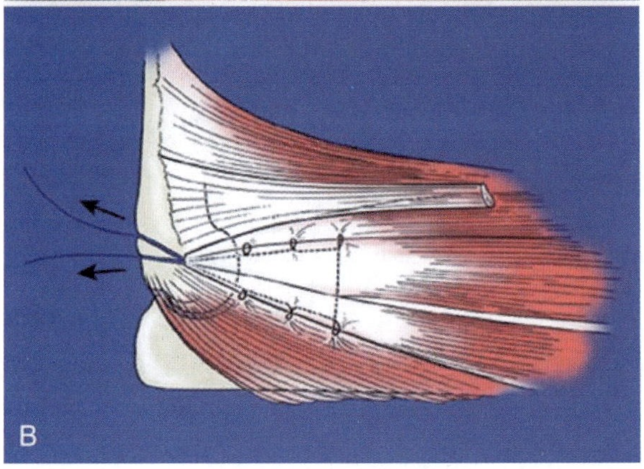

图86-4 A.术中图片显示肘关节骨折脱位急性肘关节不稳定的患者肱骨内侧髁裸露。注意软组织袖，包括侧副韧带和屈肌腱止点，整个从肱骨撕脱；B.利用经肱骨等距点的连续锁边缝合和跨肱骨后柱的骨桥打结的经骨修复方法（引自：Mark SCohen，Chicago ILB Courtesy of Hill Hastings，Ⅱ，MD，and the Indiana Hand Center）

这一点确定了，重要的是设计肱骨实际进入孔，使骨道位于等长点上（图86-5）。因为移植物将沿着骨道后缘皮质愈合。移植物穿出孔定位在后方，之间为外上髁骨桥。确保肱骨后柱上移植物穿出孔之间有足够的骨桥。另外，也可以使用纽扣式悬吊固定，而不用通过骨桥来固定肱骨端移植物。

确定尺骨隧道前首先要了解外侧副韧带、环状韧带复合体正常的止点。如前所述，韧带止于尺骨旋后肌嵴附近，始于桡骨小头近缘，并向远端延长约2cm。因此，移植物入孔在平桡骨小头近缘尺骨外侧皮质上，关节后方几毫米。出孔在远端几厘米处，旋后肌嵴附近（图86-5）。用弧形尖锥创建尺骨上的钻孔间的通道。

下一步是准备移植肌腱，掌长肌是最常用到的。当它无法使用时，替代移植包括对侧掌长肌，全部或部分桡侧腕屈肌，腘绳肌腱（股薄肌直径最合适），或跖肌腱。异体肌腱也可以考虑。当掌长肌可以用时，通过在前臂的多个横向切口来获取，使用剥离器在前臂中段游离肌腱。

用不可吸收缝合线连续锁定缝合游离肌腱的一端（通常是远端肌腱），连接到Keith针（Fiber-Loop，Arthrex公司，那不勒斯，佛罗里达州）的双束线缝合可以更方便完成这项工作。移植的肌腱牵引穿过远端的通道，然后将准备好的移植末端放置到肱骨隧道入口，牵引线分别穿出肱骨通道。虽然该技术的原始描述建议使用4股移植物，大多数外科医师现在普遍将“嵌入”技术应用于投掷运动员肘内侧副韧带重建（图86-5）。这种方法的目的是使移植物双束嵌入肱骨通道内，肱骨隧道的特点是外侧有一个入口，后方有两个出口。因此，先将移植物的一端嵌入肱骨隧道，随后修整另一端至合适的长度。另一端牵引线缝合结实后，从同一肱骨隧道入口导入，但从另一出口拉出，移植物的两端缝合固定于肱骨后侧。注意进行后方缝合时要将两股肌腱拉紧。如果一端选择纽扣固定，另一端的缝线应穿过钮孔打结。

然后屈肘并且充分旋前，减少后外侧关节半脱位程度；同时将前臂提起，离开桌面外翻肘关节，以减小内翻应力。此时拉经移植物，并将4股缝线在肱骨后方打结，完成重建。自体肌腱移植物的双束之间可以缝合，并且和深层的副韧带及环状韧带复合体连接加强重建。当确保移植物安全的时候肘部可以做一定范围的活动。如有可能，进一步确认移植物作为桡侧副韧带-环状韧带复合体强化结构的功能，其作用是将尺骨近端固定在肱骨滑车上，限制桡骨小头外移，防止桡骨小头在旋后位时半脱位。

然后闭合肘肌和伸肌筋膜的切口，并逐层缝合皮肤（图86-5）。伤口加压包扎时，矫形器维持肘关节在屈曲约90°中立或轻微旋前位。

四、内侧不稳定

肘内侧副韧带可分为3个部分，即前束、后束、横束（图86-6）。内侧副韧带起于内上髁的前下方表面中心的65%，紧靠肘关节轴后侧。前束是

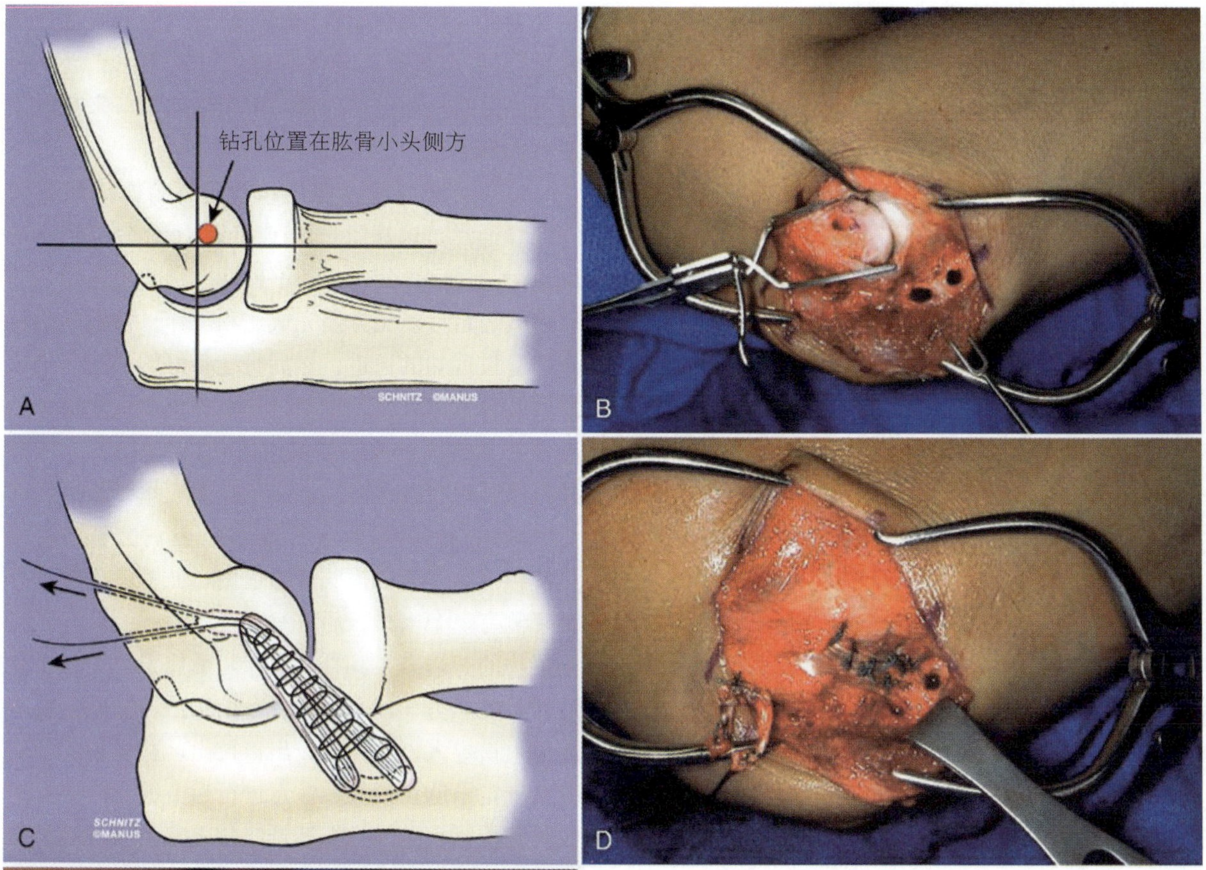

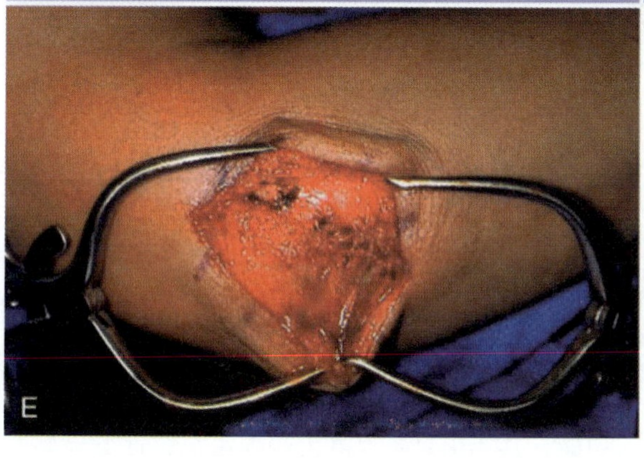

图86–5 A.图示肱骨通道起点的恰当位置。注意通道在肱骨小头中心前方是如何起始的（等距点）。这样，通道的最后方的边缘定义了等距。B.术中显示肱骨和尺管位置的照片。注意尺侧通道是紧挨着近侧桡尺骨关节后方钻孔。C.示意图显示“对接”技术用于固定游离肌腱移植物。双股移植物是通过切短移植物的长度，使两个肌腱末端都被拉入肱部。缝合线单独通过后面的骨隧道。通过在肱骨桥上绑上缝合线来提供张力并固定移植物。D.术中显示移植物通过肱骨通道后的最终位置的照片。注意移植物的臂之间是如何缝合的，以及下面的固有软组织是如何加强重建的。E.在游离的肌腱移植物上方，肘肌和尺侧腕伸肌筋膜已被缝合，完成整个过程（Copyright Mark S.Cohen, Chicago IL.A and C, Courtesy of Hill Hastings Ⅱ, M.D.and The Indiana Hand Center.）

由两个功能部分组成。前束前部分在充分伸直位到屈曲60°时是紧张的，而后部分是从60°～120°屈曲时绷紧。内侧副韧带前束是最强硬的肘关节副韧带，平均失效载荷为260N。某些活动如投掷，在肘内侧可以产生高达约290N张力，突出显示了由旋前屈肌肌群所提供的动态稳定的重要性。Ochi等确认前束前带深层中间部分在屈肘时是等长的。他们进一步发现，这部分沿着肱尺关节轴线定位走形。

内侧副韧带后束是肘后侧关节囊一个不太明确的增厚部分。横向束又称Cooper韧带，变异较大，它是由沿内侧关节囊走行从尺骨鹰嘴尖至冠状突的纤维组成的，其横向纤维起止于尺骨上，对维持肘关节稳定的作用不大（图86–6）。

内侧副韧带的前部关节囊和肱二头肌肌腱都止于尺骨近端，冠突尖以远，内侧副韧带的前束平均止于冠突尖以远18mm。肱二头肌和关节囊分别平均止于冠突尖以远11mm和6mm。

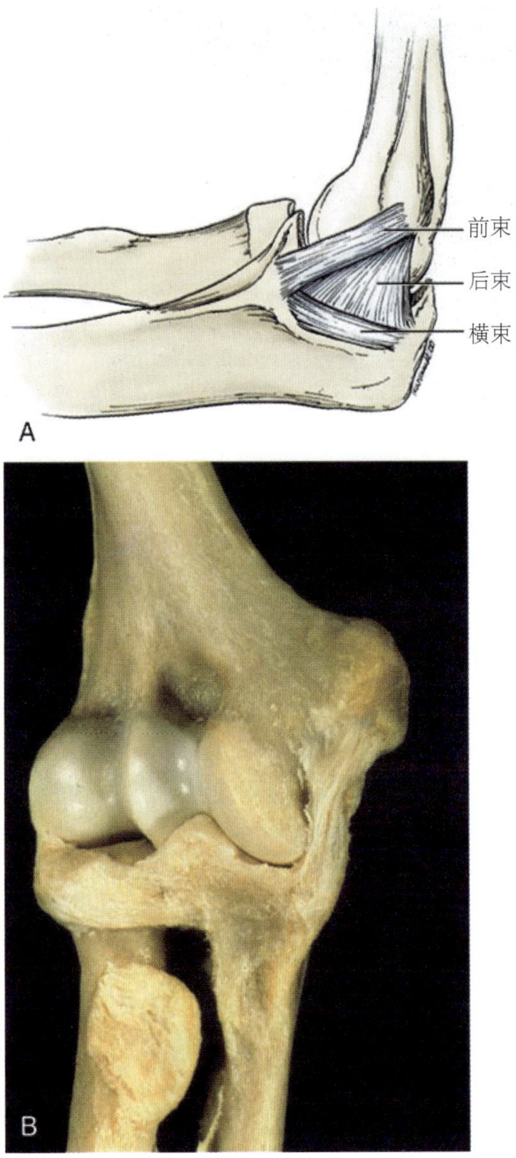

图86-6　示意图（A）和大体标本（B）展示肘关节内侧副韧带复合体的解剖结构，显示三束。坚实的前束是肘关节承受外翻应力的主要稳定成分（Copyright Mark S. Cohen，Chicago IL）

内侧副韧带的主要功能是维持内侧关节的稳定性，防止肘外翻。尺侧副韧带前束的前方部分是韧带复合体最主要的部分，肘关节在30°～120°的范围活动时，它都起主要作用。尺侧副韧带前束的后方部分的功能是在肘关节屈曲至终末角度时相当于前束的限制作用。桡骨头是在肘外翻时负载的附属肱尺关节稳定结构。屈肌-旋前肌群起于内侧髁，对肘关节内侧提供进一步静态和动态的支持。尺侧腕屈肌和指浅屈肌在这方面的作用尤为明显。

内侧副韧带功能不全最常见的机制是慢性退行性病变，如过顶和投掷运动员。典型表现为投掷时疼痛严重，如果进行仔细的问诊，大多数患者会有既往轻度病史。之后症状加重，不能再用力投掷，且症状反复，迁延不愈。虽然不常见，肘内侧副韧带损伤也可见于创伤后，尤其是张开手臂的坠落伤，其机制为外翻和外旋力联合损伤。创伤后的可能合并症包括桡骨头、鹰嘴和肱骨内上髁骨折。此外，内侧副韧带损伤也可能是医源性的，如肘管综合征内侧髁切除过多时。

怀疑内侧肘关节功能不全时，对内侧副韧带的触诊检查非常重要。当发生急性撕脱伤时，韧带起、止部位会有疼痛。韧带复合体炎症可刺激尺神经，表现为尺神经炎综合征。应进行肘关节的外翻应力检查：检查者固定前臂，并于腋窝处托住患者上臂，肘关节屈曲超过30°，外翻肘关节。研究表明应力检查有助于确诊内侧韧带功能不全。“挤牛奶”操作手法包含拇指的静态牵引动作和肘关节屈曲及肩外旋。动态外翻应力试验的活动方式与挤牛奶时肘关节的活动方式基本相同。肘关节屈曲70°～120°（抖动炒勺动作终末及投掷动作开始）时疼痛是肘内侧韧带损伤特有的症状。

患者的X线片一般是正常的，偶可发现沿内侧关节线的骨碎片。可拍关节外翻应力下后前位片。MRI用于辅助诊断韧带病理性损伤。肘关节内侧韧带功能不全常见于尺侧远端韧带附着部，其次是近端韧带损伤和中段韧带退行性病变等（图86-7）。

图86-7为慢性肘关节内侧副韧带功能不全患者的MRI表现，副韧带和其尺侧附着点之间可见液体信号。MRI检查辅助诊断韧带断裂伤，并排除其他病理性损伤（图片来源于Mark SCohen，Chicago IL.）。

五、急性内侧副韧带修复

内侧副韧带损伤急性期很少手术修复。除非是肘关节发生不稳定性骨折或脱位时在修复了外侧副韧带和软组织的情况下仍有关节不稳定表现。这种情况下，内侧副韧带的起点与总屈肌-旋前肌肌腱应缝合到内上髁以重建内侧关节稳定性。此过程通常需经骨缝合。

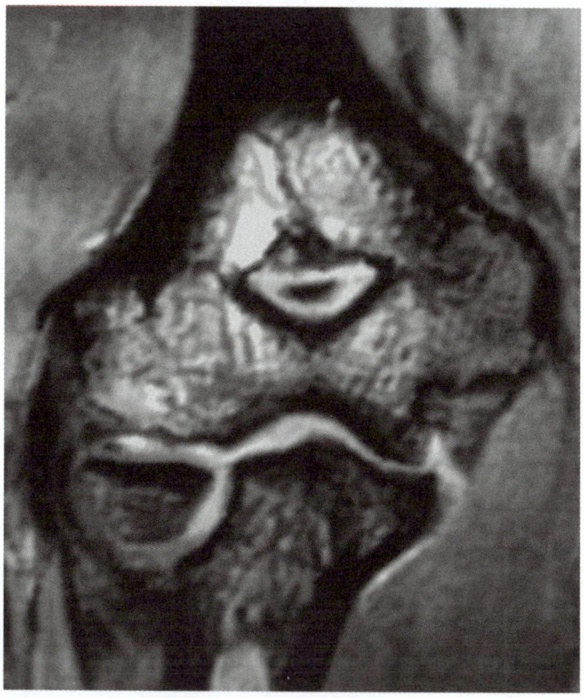

图86–7 MRI示慢性内侧副韧带功能不全的肘关节影像。侧副韧带和其肱骨止点之间有液体信号。MRI有助于确认韧带损伤和排除其他病理性疾病（引自：Mark SCohen，Chicago IL）

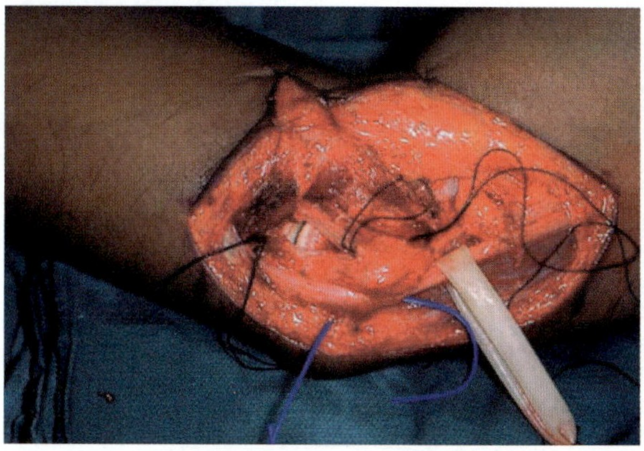

图86–8 术中图片显示内侧副韧带重建。本病例显示屈曲–旋前肌止点被抬起，向远端牵引以显露韧带。注意保护尺神经（橡皮带）和韧带的纵形劈裂，以显示肱尺关节的内侧面。本入路已被更流行的顺着肌肉走形纤维的劈开以显露下方的韧带技术所取代（Copyright Mark S.Cohen，Chicago IL.）

对于投掷运动患者，常先进行非手术治疗，对相当一部分是有效的。早期出现症状时要进行休息，暂停投掷运动，可进行物理治疗、非类固醇类抗炎药物治疗等。尺侧腕屈肌和指表浅屈肌的加强训练可以帮助预防或减少损伤发生，促进康复。

六、内侧副韧带重建

内侧副韧带手术修复主要针对高水平投掷运动员和手部体力劳动较多者。肘外翻松弛被证明对正常日常活动影响很小。在慢性病例中，手术治疗一般为采用游离肌腱移植物的韧带重建术。采用肘关节内侧入路并找到和保护尺神经，韧带重建完成后可将尺神经单纯抬起置于原处或前置于皮下。以前是通过剥离、提起屈肌–旋前肌群止点来暴露内侧副韧带（图86–8）；近来描述了一种劈开肌肉来显露内侧副韧带前束的入路，以减少软组织破坏。切开屈肌–旋前肌筋膜的后侧部分并钝性分离肌肉至下方韧带。纵向切开韧带显露内侧肱尺关节（图86–8）。向远端剥离骨膜可显露凸起的结节，即冠状突内侧隆凸，此处是韧带的尺骨附着点。

建立“V”形骨通道，在结节中央留取足够骨桥。移植物可以是掌长肌、腘绳肌肌腱或者同种异体移植物，用线牵引通过骨道。移植物末端采用连续锁边缝合准备穿过肱骨隧道。

确定肱骨等长点很重要，等长点位于肱骨滑车的中点，不是内上髁的下方，是正常韧带的起点偏后的位置（图86–9）。肱骨骨道既可分别位于肱骨前柱和后柱，两孔也可都同时位于前柱或后柱。如建立肱骨后柱骨道，必须找到尺神经并保护之。我们最近采用经单一后柱通道，以纽扣钢板为垫圈打结固定移植物（图86–10）。一旦移植物的一端置于肱骨骨道内，可以修整另一端以便拉紧时末端恰巧位于骨道内。这种“嵌入”技术，使移植物末端全置于肱骨骨道内，缝线在肱骨后面的骨桥上打结，是目前最流行的重建术式。在拉紧移植物之前，缝合残留韧带的裂隙，并使移植物位于其表面，避免与关节面直接接触，必须先使内侧关节中心性复位，然后再拉紧固定移植物。这就要求最大程度旋后肘关节，以使肱尺关节内侧关节面完全贴附。肘关节可以部分屈曲并以内翻姿势抬离桌面，消除外翻的影响。将移植物与其下方的残留韧带缝合为一体，这样可以使韧带重建更加牢固。然后缝合被劈开的屈曲–旋前肌间隙，尺神经既可保留于原处，亦可前移。我们赞成采用后一种方法，尤其

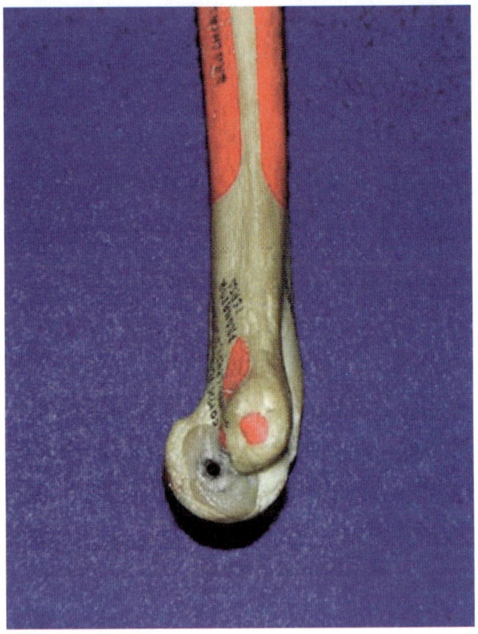

图86-9 去除软组织的尸体肱骨，显示内侧肱骨髁和滑车的内侧面。注意内侧髁的下方和等距点（孔）的关系，等距点为滑车的中心和内侧重建韧带的止点。根据滑车而不是 髁来确定等距点（引自：Mark S.Cohen，Chicago IL）

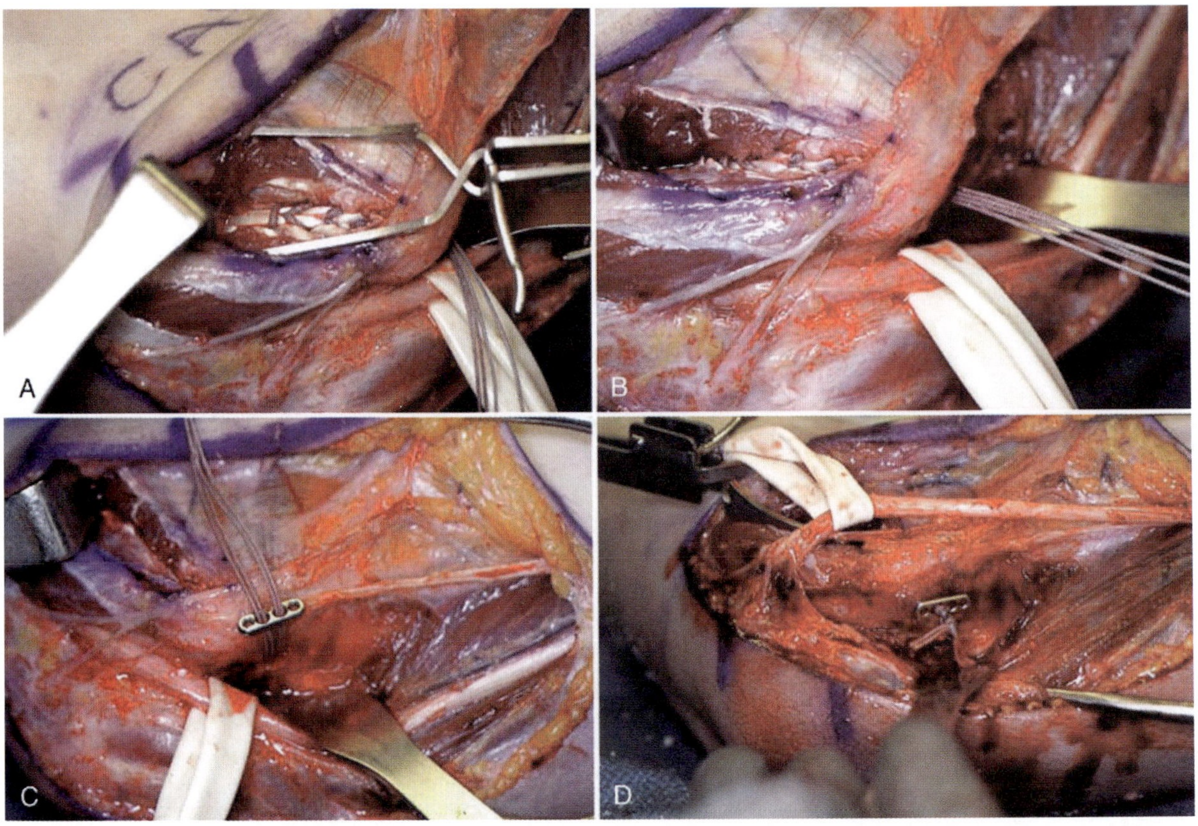

图86-10 A.术中示内侧副韧带重建。移植物被安放好和缝线穿过肱骨隧道。注意尺神经（彭罗斯引流管）和其前内感觉支在内髁的下方和远端，首先应确认和保护；B.肌腱末端连续锁边缝合后缝线穿过肱骨后侧的隧道；C.拉开尺神经，缝线穿过Endbutton（Smith & Nephew，Andover，MA），以便打结作为垫片。考虑到仅一条隧道穿过移植物，这将简化隧道结构。两个末端均被嵌压在隧道内；D.最后安放好Endbutton，拉紧打结缝线，完成重建（引自：Mark SCohen，Chicago IL）

是术前有尺神经综合征症状者。

七、结果

1992年，Nestor等报道了对11例习惯性肘关节外旋不稳进行韧带重建的结果。5例的移植物是掌长肌腱（当时所推崇的方法），其中3例疗效良好。原先接受过肘外侧手术被认为是一个影响疗效的不利因素。我们采用前面所阐述的方法对16例患者进行了慢性肘关节外侧不稳定的重建手术。所有患者的关节不稳症状都得到了解决。术后3个月肘关节活动度恢复。所有患者都重新获得了肘关节屈曲和前臂旋转的功能。7例患者差5°～10°不能完全伸直，但对功能无明显影响。

在内侧重建方面，有一系列关于手术重建成功后运动员恢复竞技性投掷运动的病例报道。最早的系列报道中，有一篇报道了68%的患者重新获得了高水平投掷能力。近期的一些报道，成功的比例更高（在82%～93%）。运动员的运动级别越高（如专业运动员与高中运动员相比），成功的百分比越高。

八、小结

内、外侧韧带是肘关节稳定的重要结构。内侧韧带功能不全会导致外翻不稳，典型的表现为投掷运动员。外侧韧带功能不全在肘关节骨折脱位的病例中更为常见。慢性外侧不稳比较少见，可以导致在某个特定负重活动姿势时前臂近端与肱骨关节面之间的向后外侧关节半脱位。幸运的是，当指征明确时，游离肌腱移植重建在关节的内侧和外侧都是一种成功的方式，该方法可使得关节稳固并且使肘关节重新获得承受高负荷/负重的能力。

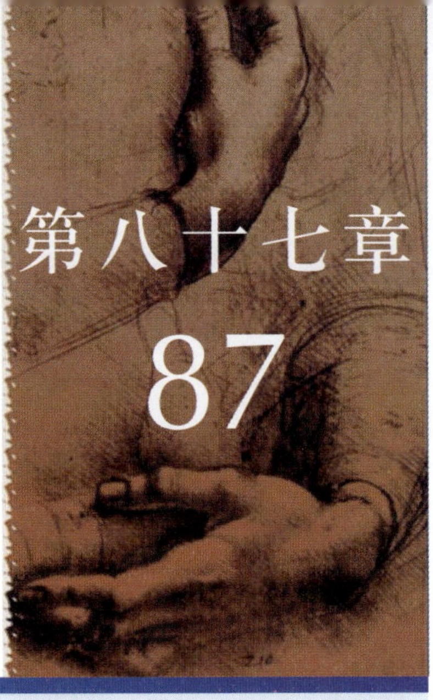

肘部不稳定的康复：关注投掷运动员

原著者 KEVIN E. WILK, PT, DPT AND LEONARD C. MACRINA, MSPT, SCS, CSCS
译校者 顾 蕊 崔志刚 刘克敏

关键点

- 在投掷运动时肘关节内侧通常承受牵张力、外侧强烈受压，因此内外侧韧带结构很容易受损。
- 对于投手不稳定性肘关节的10项非手术康复计划包括渐进性上肢肌力强化和等速训练。
- 术后治疗师需要了解韧带重建的详细信息，以便制订合适的早期康复计划。
- 术后康复要兼顾动、静平衡，以避免应力过大造成损伤和活动不够导致肘关节活动范围丢失。
- 肘关节不稳的治疗需要对整个运动链进行康复，包括肩胛肌、上肢、躯干、骨盆和下肢，以确保运动员重新恢复高水平运动能力。

运动员高过头顶的动作常导致肘关节的损伤。投掷项目中重复的高过头顶的运动导致肘关节特定的运动性损伤。这些损伤常由投掷运动过负荷或重复的微小创伤导致，在进行过顶投掷运动时肘关节以超过2300°/s的速度伸展，在肘关节内侧产生300N的剪切应力而外侧产生900N的压力。除此之外，在投掷加速期外翻应力达到64N · m，这超过了尺侧副韧带的最大牵张极限。因而，在投掷过程中肘关节内侧承受巨大的牵张力，而外侧承受强大压应力。在加速期和减速期后侧间室承受牵张、挤压和扭转力。这可能引起后侧间室外翻牵张过度，结果导致骨赘形成、鹰嘴应力性骨折或骺板损伤。

本章的目的在于回顾肘关节不稳定的一般性康复原则，而且还将讨论投掷肘的非手术治疗和术后治疗指南。

一、尺侧副韧带损伤

肘关节尺侧副韧带（UCL）损伤在过顶投掷运动员中变得越来越常见，这可能得益于我们诊断这些损伤的能力在不断地提高。肘关节在过顶的投掷运动中承受了巨大的外翻应力。每次投掷时应力接近于韧带的最终失效载荷，在诸如棒球投掷、标枪和橄榄球传球等过顶重复动作使尺侧副韧带重复性暴露于可以导致其微损伤的应力下，进一步增加了尺侧副韧带损伤的可能性。尺侧副韧带承受的压力在特殊类型的投掷动作中更大，如滑动投掷和分开手指的投掷。

尺侧副韧带部分撕裂和扭伤可以尝试非手术治疗，而手术重建对完全撕裂和非手术治疗不佳病例

框87-1 尺侧副韧带损伤的非手术治疗

Ⅰ、立即运动阶段（0~2周）
目标：增加关节活动度
促进尺侧副韧带的修复
防止肌萎缩
减轻疼痛和炎症
1.关节活动度：
维持无痛性关节活动度（20°~90°）
肘关节和腕关节的主动关节活动度、被动关节活动度（无痛性范围）
2.训练：
等距训练-腕关节、肘关节
肩关节的肌力训练（除外旋肌力）
3.冰敷和加压
Ⅱ、中期（3~6周）目标：增加关节活动度
提高肌力和耐力
减轻疼痛和炎症
1.关节活动度：
逐渐增加运动至0°~135°（每周增加10°）
2.训练：
开始腕屈曲、伸直，旋前-旋后的等张训练，肱二头肌-三头肌哑铃练习，外旋肌，三角肌，冈上肌，斜方肌，内旋肌训练
3.冰敷和加压
Ⅲ、强化阶段（6~12周）
进入标准
1.全关节活动度
2.没有疼痛和压痛
3.关节松弛度没有增加
4.肘关节的屈伸肌力达到4/5
目标：增加肌力、耐力，提高神经肌肉控制能力，开始高速投掷运动
训练：开始拉力器训练和肩关节康复项目，包括投掷者10项康复计划，肱二头肌-肱三头肌训练法、旋前旋后，腕关节屈伸、强化投掷等训练
Ⅳ、重返运动训练（12~14周）
进入标准：
1.无痛性全关节活动度
2.关节的松弛度没有加重
3.等速运动满足标准
4.临床查体良好
5.训练：
开始间断投掷训练
继续投掷者10项康复计划
继续增强式训练法

疗效确切。我们的非手术康复计划列于框87-1。为有利于炎症消退和胶原组织排列，最初开始可行无痛的关节活动，通常从10°~100°。为了限制活动和防止外翻负荷，可以使用夹板。另外，在投掷后出现疼痛立即休息可能是有益的，可以防止额外的应力作用于受损的韧带。为防止肌肉萎缩，肩、肘、腕进行等长运动。冰敷和抗炎药物用于控制疼痛和炎症。

在治疗的第2阶段或耐受阶段，屈曲和伸直的关节活动度通常每周增加5°~10°。至少要在3~4周达到全关节活动度。肘关节的屈伸活动可以促进胶原排列。我们要控制肘关节的外翻应力以减轻尺侧副韧带上的应力。有节律的稳定性训练有助于上肢的动态稳定性和神经肌肉的控制。随着动态稳定性的提高，要整合整个上肢的等张运动。

通常在损伤后6~7周进入高级强化阶段。此阶段的康复训练开始“投掷者10项康复项目”，包括逐渐开始等张力量运动和强化训练。一旦运动员关节活动度、肌肉力量、肘关节动态稳定性恢复，就开始间歇性的“投掷恢复运动计划”（将在后面章节介绍）。运动员在进行间断投掷运动无症状后可以进行比赛。症状复发通常是在运动员进行长距离、大强度的投掷或者在土丘下投掷（棒球比赛中从投手区投球）后出现。如果症状持续，运动员需重新评估并可能要接受手术治疗。

二、外侧副韧带损伤

肘关节的稳定性主要是由骨的结构决定，其次也与内外侧副韧带有关。特别是外侧副韧带复合体有防止远端肱骨和近端桡、尺骨间旋转不稳定的作用。然而，外伤引起的软组织撕裂常导致肘关节半脱位和脱位。肘关节是仅次于肩关节第二容易脱位的大关节。10岁以前的儿童，肘关节是最易脱位的关节。

通常，脱位机制有两种。肘关节的脱位常认为

是过伸导致的，尺骨鹰嘴被压向鹰嘴窝，滑车升高超过冠状突。大多数肘关节脱位发生于正后方或者后外侧。很少发生前脱位（1%~2%）。另一个可能的受伤机制是后外侧旋转，结合轴向压缩、肘屈曲，外翻应力和前臂旋转，产生尺骨在肱骨远端的旋转位移。

复发性肘关节外侧不稳定很少发生于骨科患者。Nestor和他的同事介绍说后外侧的复发性不稳定是外侧副韧带尺骨部损伤所导致的。这种外侧松弛允许暂时性的肱尺关节旋转半脱位伴随肱桡关节半脱位。通常，环形韧带仍完整，因此，近端桡骨和尺骨仍是一个功能完整体。

肘关节创伤后应该立即开始非手术康复。康复的重点是在限制肘关节的稳定性情况下恢复关节活动度，同时逐渐施加渐进性应力于正在愈合的组织。采用如冰敷和加压袖套等方法控制疼痛和水肿。另外，使用铰链支具使前臂保持中立位或轻度旋前位，以避免过度内外翻。开始，使用支具限制关节活动度在30°~90°，然后逐渐增加5°伸直和10°屈曲度。缓慢渐进的前臂旋转和肘关节屈伸活动度训练以确保外侧副韧带结构正常愈合。在早期愈合阶段，Wollff和Hotchkiss提出了早期运动指南，伤后前2天即可开始活动。

肌力训练应该早期进行以防止制动性肌萎缩。多角度的等长运动可以在早期开始（伤后1~10d）。进行性抗阻运动在中期进行（伤后10~14d）。在高级阶段（2~8周），应进行职业功能训练和特定的体育项目训练。一旦运动员的肌力、投掷力、体能达到健肢的85%，就允许重返体育比赛。比赛中可以使用支具保护以防止过伸和内外翻应力。

三、康复指南

肘关节损伤后或术后的康复是具有序列性和渐进性的多阶段康复治疗手段。最终目标是尽可能快而安全的使患者重返受伤前的功能状态。下一节讲述肘关节损伤后或术后的康复流程，以及一些特殊疾病的康复规范。

（一）阶段Ⅰ：早期

肘关节康复的第一阶段是急性期康复。这一阶段的目的是制动的负面效果最小化、重建无痛性关节活动度、减少疼痛和炎症、防止肌萎缩。

早期关节活动度的目的为营养关节软骨和有助于胶原组织的合成、排列和组织化。关节活动度要在肘关节和腕关节的各个活动面进行以减少瘢痕组织粘连。为了帮助肱尺关节恢复屈伸活动和肱桡关节和近端尺桡关节恢复旋转功能，主动关节活动度和被动关节活动度训练都需要。重建肘关节的全关节活动度或者说达到受伤前的关节活动度是早期关节活动度的目的，这样可以防止肘关节损伤后常见并发症屈曲挛缩的发生。术前的关节活动度需仔细评估和认真记录。如果术后关节活动度没有比术前或者伤前好，治疗师需询问患者他的关节活动度是否近2、3年达到过全关节活动度，特别是伸肘。Wright及其同事报道过33位投掷运动员，在赛季开始前，他们肘关节伸直的关节活动度平均减少7°，屈曲减少5.5°。术后的关节活动度往往与术前的运动有关，特别是尺侧副韧带损伤重建后的患者。这对过顶投掷运动员尺侧副韧带损伤重建后来说非常有害。肘关节更易于发生屈曲挛缩，这与关节面的精密的对合关系、关节囊的紧张度及前关节囊伤后发生挛缩的频率一致。肱二头肌附着于前关节囊并跨过肘关节后成为腱性结构，肘关节的损伤可能导致肱二头肌瘢痕组织过分增生，导致肘前关节囊粘连。

除了关节活动度训练，还可以在可耐受情况下行关节松动术减少关节活动度的丧失。初始行Ⅰ、Ⅱ级的关节松动术以便疼痛适应，在康复的后期达到终末ROM时逐渐进展到Ⅲ、Ⅳ级的关节松动术，此时症状不是很明显了而运动功能急需恢复。关节松动术技术必须包括肘关节的3个全部关节：肱尺关节、肱桡关节和近端桡尺关节。

如果治疗性训练和关节松动术仍无法达到肘关节伸直的全关节活动范围，那么需行低载荷、长时间耐受的牵张，这样使胶原组织产生变形（蠕变），从而使组织拉长。我们已经发现此技术对达到全关节活动度很有帮助。患者仰卧位，将毛巾卷垫与肱骨远端。在腕关节上绑上绷带提供轻微阻力，绑带的另一端绑在桌子边缘或绑个哑铃（图87-1）。患者尽可能放松，每次训练10~15min。施加的低强度的阻力以整个牵伸过程无痛和不产生

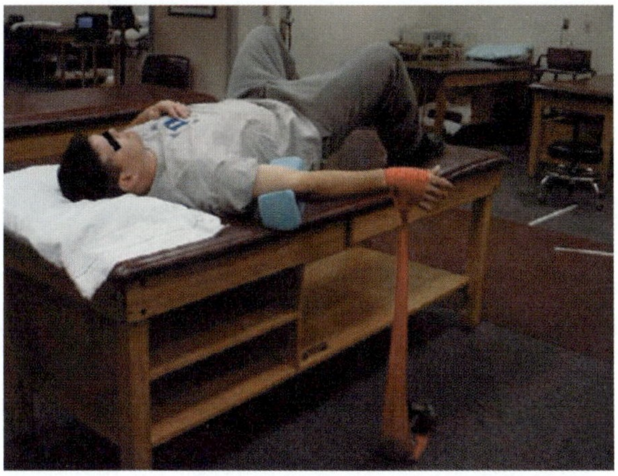

图87-1 低载荷长时间抵抗阻力的牵伸使肘关节伸直

肌肉痉挛。这一技术应该施加一低负荷、长时间的牵张。患者每天要求多次牵伸，达到60分钟总终末角度时间。患者可以每次牵张15分钟，每日牵张4次。这种方法已经定义为TERT（总终末角度时间）。这一方法很适合肘关节僵直的患者。有经验的治疗师会使用各种长臂矫形器来提供低负荷长时程的牵张来恢复肘关节的伸直和屈曲。第79章和第80章介绍了此方法的使用。

牵张和关节松动术要基于软组织愈合条件、特定疾病和手术，活动的程度和终末角度的感觉。如果患者活动度减少、有无痛性终末阻挡（终点征），可行强力牵张和关节松动术。相反，如果患者在无阻力时有痛感或不存在终点征，应该行轻柔牵张。

此阶段的另一个目标是控制疼痛和减轻炎症。Ⅰ、Ⅱ级关节松动术同样可以通过刺激Ⅰ、Ⅱ类的关节感受器来治疗神经性疼痛。冰敷和电刺激，如高压脉冲电流，可以用于进一步减轻疼痛和消退炎症。一旦急性炎症减弱，应行温热疗法，如热水袋、超声波，在治疗开始时应用热疗有助于增加关节囊和肌肉、肌腱结构的延展性。软组织的延展性增加有助于治疗性训练和关节松动术的效果。

康复的早期阶段同样也要关注容量肌的活化和防止肌萎缩。无痛性和亚极限下等速运动在开始阶段就要进行，包括肘屈伸肌群、腕屈伸肌群、旋前旋后肌群。此阶段也应行肩关节的等速运动，避免抗内外旋的运动。如果产生了疼痛，采用本体感觉神经肌肉易化技术的交互节律稳定训练方法，训练肩关节的屈伸、水平内收外展、内旋外旋，同时肘关节的屈肌伸肌、旋前、旋后肌得到训练以重建其本体感觉和整个上肢的神经肌肉控制能力。

（二）阶段Ⅱ：中期

阶段Ⅱ，也就是中期，是在患者能达到全关节活动范围、轻度疼痛或无痛和肘关节屈伸徒手肌力测定达到4/5级的时候开始的。此阶段的重点为加强肘关节和上肢的运动能力，提高肌肉的力量和耐力，重建肘关节的神经肌肉控制。

牵张训练用于维持肘关节、腕关节的关节活动度。如果需要在终末角度继续牵张关节囊，关节松动术也可以达到更高的Ⅲ、Ⅳ级水平。此阶段灵活性不断提高，重点为腕关节的屈伸和旋前和旋后。肘关节的伸展和前臂的旋前灵活性对于投掷运动员来说非常重要。运动员的肩关节的灵活性也要维持，重点在于肩关节外展90°内外旋，肩关节屈曲和水平内收。其中，肩关节外展90°时外旋功能特别重要。外旋功能的丧失将会导致过顶投掷时肘内侧结构的紧张。另外，内旋牵伸也很难进行。

肌力训练要在此阶段进行，包括等张收缩，从向心性运动开始，逐渐过渡到离心收缩训练。重点在肘关节的屈伸、腕关节的屈伸和前臂的旋前旋后。在这一阶段的后期做盂肱肌和肩胛胸肌渐进性的抗阻运动训练。重点在于加强肩关节的外旋肌和肩胛肌，特别是斜方肌的中、下部。需行完整的上肢力量训练，如投掷者10项目训练法。

此阶段要开始行神经肌肉控制训练，目的为增强运动员在竞技运动中肘关节的控制能力。这一训练包括本体感觉易化术（PNF）（图87-2）和缓慢逆转的徒手肘-腕关节阻力训练（图87-3）。

（三）阶段Ⅲ：强化肌力训练

第3阶段包括各种帮助运动员重返赛场的活动。此阶段的目的为逐渐增强肌力、力量、耐力、神经肌肉的控制能力，帮助患者逐渐重返赛场。达到此阶段有一些特定的标准，包括无痛性全关节活动度、无疼痛感或无压痛和肌力达到健肢的70%。

此期的高级力量训练包括渐进性肌力训练，重点在于高阻、功能性运动、离心性收缩和强化训练活动。肘关节的屈曲训练重点在离心性控制。肱二

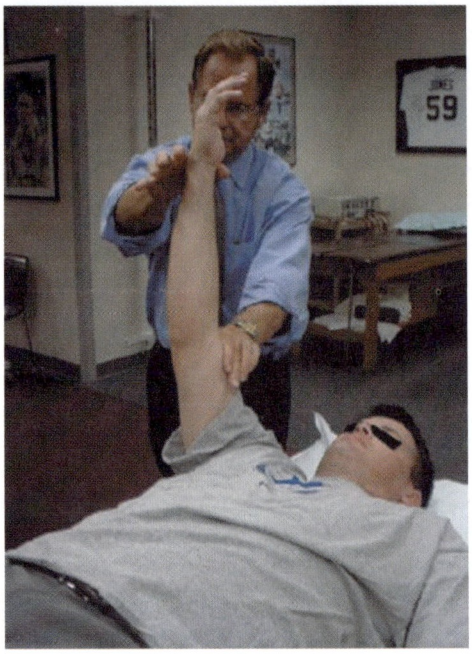

图87–2　人工本体感觉神经肌肉促进训练，结合节律稳定的上肢D2方式

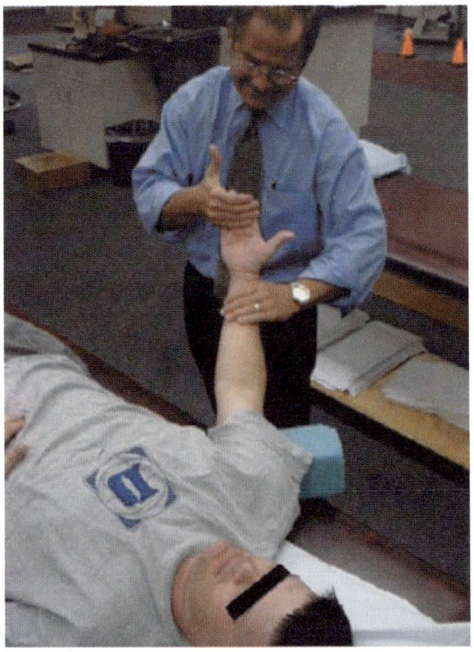

图87–3　人工同心和偏心的抗阻练习肘关节屈曲和腕屈曲–旋前

头肌是一个很重要的稳定装置，其在过顶投掷的随挥实相离心性控制肘关节减速和防止鹰嘴窝内尺骨鹰嘴病理性撞击。可使用具有阻力的套管和绷带来屈曲肘关节，重点在于快慢相间的向心性和离心性收缩。进一步的徒手阻力训练也可以用于肘关节的

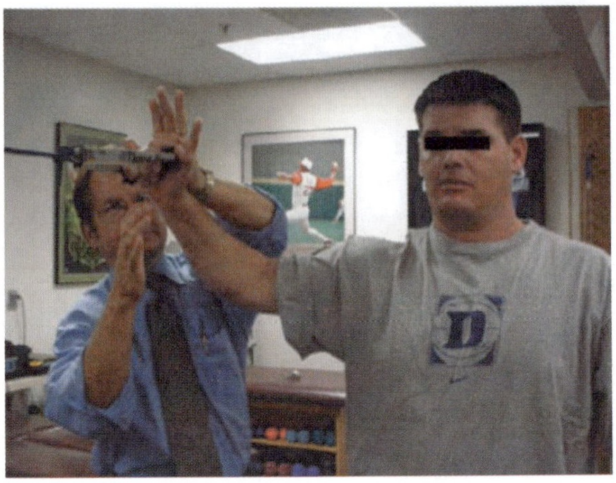

图87–4　90°外展位外旋训练法，需结合有节奏稳定手法和橡胶带阻力

屈曲向心性和离心性收缩训练。此阶段也可以整合利用重量器械进行肌力训练。这些常从卧推、座位翻身和前背阔肌下拉训练开始。由于投掷运动加速过程中肌肉表现为加速活动（肌肉缩短），三角肌训练主要行向心性收缩训练。

神经肌肉控制训练本期应进展到侧躺外旋徒手抗阻运动。向心性和离心性外旋运动要在抵抗医师提供的阻力下进行，同时要达到节律性稳定。这种抗阻训练可以逐步过渡到站立位使用弹力棒进行肩关节外旋训练，包括外展0°和90°两个体位（图87–4）。

强化式训练方法是过顶的投掷运动员训练肘关节的非常有益的功能练习形式。强化式训练是在此期的最后阶段使用健身实心球训练肩肘关节以产生和吸收高强度应力。强化训练的开始阶段使用两只手进行前方投掷、侧方投掷和过顶投掷橄榄球训练。可以进一步进行单手运动如90/90投掷（图87–5），0°外展位内外旋投掷和对墙投掷运动（图87–6）。见图87–7的后两种强化训练对于肘关节康复非常重要，重点是针对前臂和手部肌肉。

（四）阶段Ⅳ：重返运动

肘关节康复的最后阶段，即重返运动阶段，允许运动员通过间断恢复投掷训练逐渐参加激烈比赛。其他的间断训练方法是针对网球和高尔夫球的。

在运动员允许进行重返运动康复阶段，他（她）

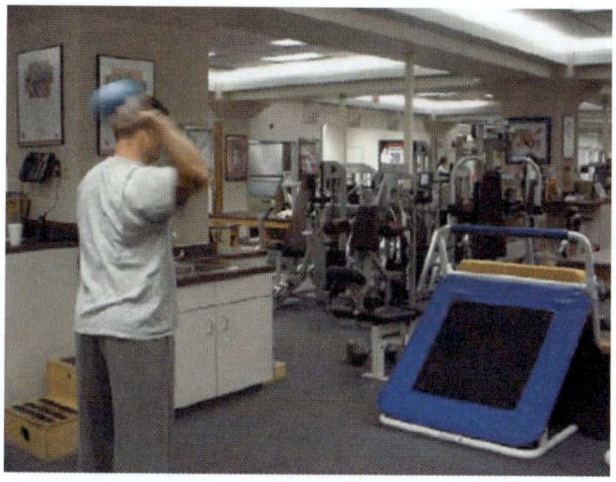

图87–5 90° 外展位内旋投掷训练法

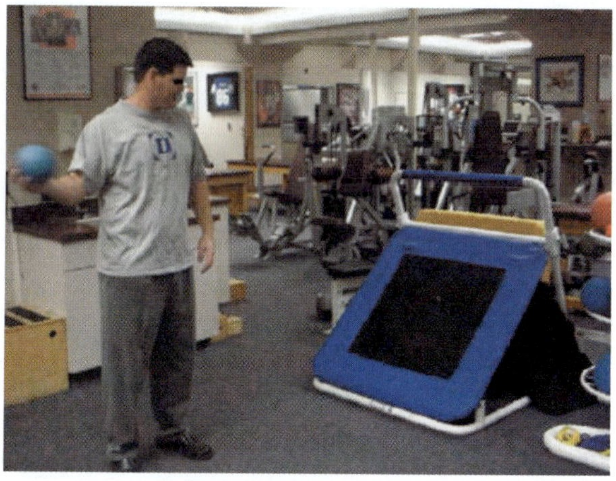

图87–6 0° 外展位内旋投掷训练法

必须能进行全关节活动度没有疼痛和压痛，能够通过等速训练测试，临床检查良好。等速运动测试是常见的用于测试运动员能否开始间断运动计划的方法。运动员常用规测试参数为180° 和300° /s。双侧对比相差180° /s说明健手比患手屈曲肌强10%～20%，伸肌强5%～15%。

已经达到以上目标时，我们就开始进行如Reinold和他的同事提到的正规的间断体育训练。患者进行涉及上肢的体育活动，如要高尔夫球、网球、标枪、棒球和垒球。对于进行越过头顶投掷活动的投手，需进行远投间断投掷活动，从45码开始，逐渐加到120码或180码（根据球员和所打位置的不同决定）。投掷应该在没有疼痛或没有明显的新发症状进行。我们认为，训练前后的牵拉和简短的肌力训练对于过顶投掷训练运动员很重要。很

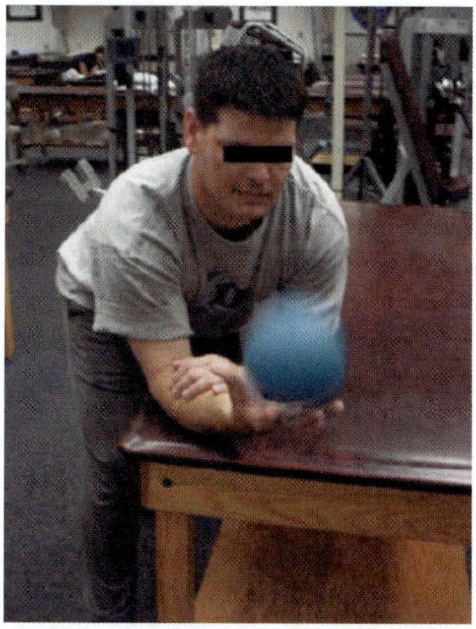

图87–7 锻炼屈腕肌的翻转训练法

典型，过顶投掷的投手需在投掷前进行热身、牵拉等一系列运动，接着进行两套附加的热身运动。这能够提供足够的热身同时保证必要的关节活动度维持和肩关节的灵活性。第2天，投掷运动训练肩胛肌、外旋肌和核心稳定性。

远投训练比赛之后，进入第Ⅱ阶段的投掷训练，包括投掷区投掷。第Ⅱ阶段，调整投掷的数量、强度和投掷方式，以逐渐增加肘关节和肩关节的压力。通常来说，投掷强度开始50%，逐渐增加到75%、90%、100%，这一阶段历时4～6周。一旦投手能在80%的强度下投40～50次而没有症状就可以进行接球训练。

四、尺侧副韧带重建

尺侧副韧带重建要点在于恢复尺侧副韧带前束的稳定功能。经常利用掌长肌腱或者股薄肌腱作为移植物，穿过尺骨结节脊与内侧髁上的钻孔做“8”字固定。同时可做尺神经移位。现在，一些外科医师喜欢用Rohrbough和他的同事描述的嵌入对接方法重建尺侧副韧带。

尺侧副韧带重建后的康复是基于特定的手术来制定的。我们这两方面都将给予简单描述。

目前使用的尺侧副韧带重建后康复计划列于

框87–2，此计划基于采用“8”字形固定技术的手术。手术后最初的5～7d肘关节屈曲90°位固定于后方的矫正器内，以允许尺侧副韧带移植物和神经前移周围软组织悬吊的充分愈合。允许进行腕部关节活动度训练、抓取训练和腕、肘的次最大量等长收缩肌肉锻炼（图87–8）。肘关节可以从固定的矫形器转移到铰链式肘关节活动度支具，调整到屈曲30°～100°。运动角度；每周逐渐增高伸5°、屈曲10°，然后在6周末恢复全关节活动度10°～145°。6周时终止支具使用。

4周时训练进展到小阻力等张训练和6周时进展到全部投掷10项目。在8～9周时加入渐进性的阻力训练。重点再次放在建立肘关节内侧的动态稳定性。由于尺侧腕屈肌和指浅屈肌的解剖走行与尺侧副韧带重叠，这些肌肉的等张稳定性活动可能支持尺侧副韧带抵挡一些肘内侧的外翻应力。因此，这些肌肉需要向心性肌力训练。

高级阶段包含涉及偏心、强化式收缩训练，通常是在12～16周。在10～12周可以进行双手的增强

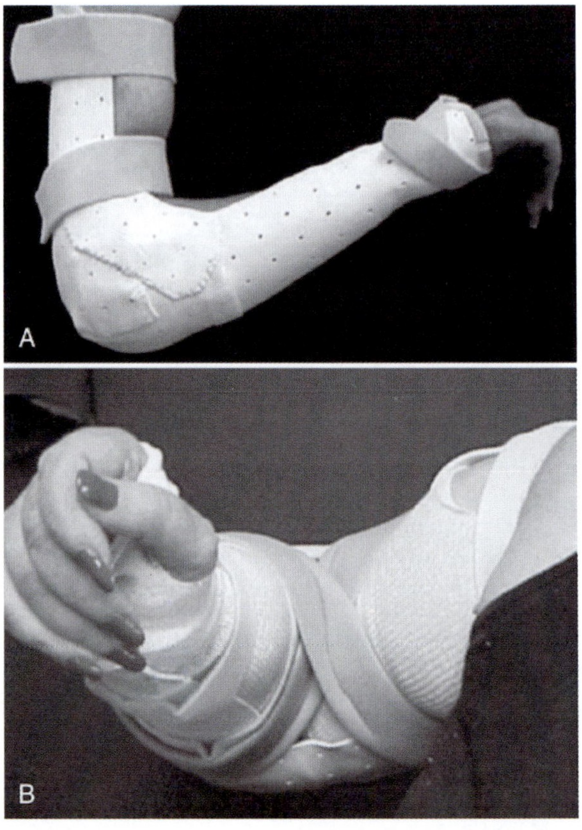

图87–8　A.后方稳定性矫形器；B.“8”字绷带确保肘关节稳定性

训练，在13～14周可以进行单手训练。在手术后16周可以进行间隔性投掷项目。在大多数情况下，在开始间隔性投掷项目后的4～6周内可以进行从高地（投掷区）投掷，在手术后接近9个月回归竞技性投掷。

用对接技术重建尺侧副韧带的康复程序略有不同。作者推荐使用活动度在30°～90°的铰链式支具6周。在最初6周内允许轻度练习。在4个月时允许轻抛动作，在9个月时可以投掷动作，在12个月时重返竞赛。

五、外侧副韧带重建

重建技术目的旨在重建外侧副韧带复合体的桡侧部分。O'Driscoll推荐如果可能一期修复外侧韧带复合体撕裂的起点到肱骨外髁的韧带等长点上。这可以通过增加肌腱移植物来达到，选择的范围可以从掌长肌腱、肱三头肌的外侧头、半腱肌等自体肌腱或异体肌腱，甚至跖肌的同种异体移植物。使用什么肌腱决定于医师的选择倾向性。

康复项目的设计初衷是保护愈合中的组织及根据愈合限制、软组织受累程度及患者最终的功能目标使组织渐进地负重。下面将简要描述根据特定手术术式的康复项目，并在框87–3中列出。

康复项目在术后可立即展开以确保充分地愈合及必要的保护。我们试图将术后分为3个阶段以将功能效果发挥至最大：术后急性期、中间期和提高期。治疗师根据指导做出充分尝试；不过，根据手术过程、患者身体状况及患者个人特点，康复进展的速度是因人而异的。

在术后急性期（第0～3周），患者上肢要置于90°屈曲肘后支具中，并保持完全旋前位（图87–8）。术后头3周的固定保证骨通道的移植物内充分的软组织愈合。特别是，在此阶段不能进行肘关节关节活动，特别是旋后，旋后动作通常在术后4～6周内禁止进行。可是，Woff和Hotchkiss呼吁在早期进行保护性肘关节活动同时加强桡骨头的稳定性。腕及肩关节被动活动及主动活动训练可在肘外侧无疼痛症状后进行。

患者也可开始轻柔的抓取练习，这是一种手及肩关节的等长训练。肩关节旋转（向内和向外）等

框87-2 应用自体掌长肌移植重建尺侧副韧带的术后康复方案

Ⅰ.术后急性期阶段（0～3周）
目标：保护组织愈合
减轻疼痛和炎症
阻止肌肉萎缩
保护移植点位愈合
A.术后1周
支具：肘关节屈曲90° 后侧支具
ROM：腕关节术后主动屈伸活动
肘关节术后使用加压包扎（5～7d）
腕部（取肌腱点）必要时加压包扎7～10d
训练：抓握练习
腕部关节活动度练习
肩部等长训练（避免肩关节外旋）肱二头肌等长肌力训练
冷疗：应用于肘部和腕取肌腱部
B.手术后2周
支具：肘关节30° ～100° 活动或可耐受范围内
ROM：可耐受范围内
训练：继续上述所有训练
支具保护下活动（30° ～100° ）开始肘伸直等长训练
继续腕关节训练
开始远端切口（取腱部）光瘢痕动员
冷疗：继续应用于肘部和腕取肌腱部
C.术后3周
支具：肘关节25° ～110° 活动
ROM：可耐受范围内
训练：继续上述所有训练
支具保护下活动
开始主动肘、腕活动（无阻力）
开始轻度腕屈曲牵伸练习
开始主动肩关节活动
尽最大限度
侧方抬起
内/外旋棍棒
肘关节屈伸
开始轻度肩胛肌肌力训练
可以结合自行车训练下肢肌力和耐力
Ⅱ.中期阶段（4～7周）
目标：逐渐增加活动度至完全不受限
保护修复组织的愈合
恢复和提高肌力
取腱处功能完全恢复
A.术后4周
支具：肘关节20° ～120° 范围活动
ROM：可耐受范围内
训练：开始初步手臂抗阻力训练（1磅）腕部扭转、伸直、旋前、旋后
肘关节屈伸训练
肩部渐进性训练，重点在肩袖和肩胛肌肌力
开始肩部结合小哑铃的肌力训练
B.术后5周
ROM：肘关节10° ～130° 范围活动
终止使用支具
维持全范围关节活动
继续所有训练：渐进性全部肩部和上肢训练（逐渐负重1磅）
C.6周
主动关节活动：不使用支具活动0° ～145° 或完全范围活动度
训练：开始投掷者10项训练
渐进性肘关节力量练习
开始肩关节外旋肌力练习
渐进性肩部训练
D.7周
渐进性投掷者10项训练（逐渐加量）开始PNF诊断性方式（轻度）
Ⅲ.高级强化阶段（8～14周）
目标：增加肌力、力量、耐力
逐渐开始运动项目
A.8周
训练：开始离心性肘关节屈伸
继续等张项目：前臂和腕部
继续肩关节投掷者10项训练
手法阻力诊断性方式
开始强化训练计划（双手紧靠身体）
胸推 紧靠身体侧推
继续牵拉腓肠肌和腘绳肌
B.10周
训练：继续进行上面列出的练习
从肌力强化训练到双手操练
侧向投掷
足球投掷
体侧传球
C.12～14周
继续所有的训练
开始等张机器辅助肌力锻炼（如果需要）
举重练习凳
背阔肌下拉
开始高尔夫、游泳训练
开始间隔击打训练项目
Ⅳ.重返运动期（14～32）
目标：继续增加肢体肌肉的肌力、力量、耐力，逐渐返回体育运动
A.14周
锻炼：持续肌力训练项目
重点在于肘、腕的肌力和灵活性训练
维持肘关节的全关节活动度
开始单手强化投掷训练（固定投掷）
开始一只手对墙运球
开始一只对墙投掷棒球
B.16周
训练：开始间隔性投掷项目
（阶段1）（长投掷项目）
继续投掷10项目和强化式训练
继续在投掷前后牵拉训练
C.22～24周
训练：进入到阶段2的投掷训练（一旦成功完成阶段1）
D.30～32周
训练：逐渐进入到竞技性投掷和运动

框87-3 肘外侧副韧带重建术后的康复流程

提示：

根据重建状态及手术医师的建议

2～3周内禁止肘关节被动活动

2～3周内佩戴肘后支具固定于前臂完全旋前、肘关节屈曲90°位置

慢慢进行前臂旋后、肘关节伸展及屈曲运动

保护桡侧副韧带下A/PROM

到16周前避免前臂旋后位的肘关节完全伸直

8～16周再开始负重训练

8～12周前避免过度屈曲

术后9个月前都要禁止无限制性活动，包括体育专项技能

Ⅰ.术后急性期（0～3周）

目标：保护愈合组织

减少疼痛及炎症

延缓肌肉萎缩

保护取腱处保证愈合

A.术后1周

支具：肘后支具，保持于肘关节屈曲90°和前臂充分旋前，控制前臂旋转

ROM：开始渐进的腕关节训练

不行肘关节ROM

支具/矫形器内的肩关节ROM训练

肘关节术后加压（5～7d）

腕关节（取移植物位置）如需要，加压7～10d

训练：抓取训练

腕关节活动

肩关节等速运动（无内、外旋）

冰敷疗法：肘关节及腕关节取移植物处

B.术后2～3周

训练：继续上述训练

开始肩关节ROM训练

不行肘关节ROM

冰敷疗法：继续冰敷肘关节及腕关节取移植物处

C.术后3周

支具：继续固定于矫形器内

训练：继续上述训练

开始肩关节主动训练

装罐头试验（full can test）

侧方抬起

内、外旋

3～6周前禁止超过中立位的前臂旋后

开始轻量肩胛骨周围力量增强训练

可以加入蹬自行车训练加强下肢力量及耐力

Ⅱ.中期（4～6周）

目的：渐渐增加至全ROM

促进修复组织的愈合

恢复及提高肌力

恢复取移植处的所有功能

A.第4周

支具：肘关节铰链式支具60°～100°（患者可每隔2周增加铰链式支具15°的屈曲及伸展范围）

训练：开始肘关节在旋前位或中立位的关节活动度训练

上肢轻度抗阻训练（1磅）

腕关节屈曲伸展

肘关节伸展-屈曲

渐行肩关节项目

着重于肩袖及肩胛骨力量

开始肩关节轻度抗阻训练

B.第5周

ROM：肘关节ROM 45°～125°

仍保持在铰链式支具中

继续所有训练：进一步进行肩关节及上肢训练（逐渐负重1磅）

C.第6周

支具内的ROM：30°～145°

训练：开始中立位至前臂旋后的ROM

开始投掷者10项训练

开始肘关节力量训练

开始肩关节外旋力量训练

加强肩关节项目

D.第7周

支具：6～8周时拆除支具

进展至全肘关节ROM

开始投掷者10项目（逐渐负重）

Ⅲ.提高期（第8周）

目标：开始肌力、力量、耐力训练

保持肘关节全ROM

A.第8周

支具：在第8周末拆除铰链式支具

训练：开始肘关节离心性屈伸运动

屈曲-伸展

继续等张训练：前臂及腕

继续肩关节项目——投掷者10项训练

渐进性等张力量项目

AROM.主动辅助关节活动度；CKC.闭链运动；ER.外旋；IR.内旋；PROM.被动关节活动度；ROM.关节活动度

长训练，由于会造成肘内、外翻，而增加愈合组织的应力，因此应避免进行。在术后第3周末，支具保护下，患者可开始行肩周肌肉的主动关节活动训练，包括所有可能训练、侧方抬起和在使用抗阻弹力棒或弹力带下的内外旋。

在中期（术后4～6周），此阶段患者可渐渐开始肘关节关节活动和轻量的力量加强训练。关节活动度训练包括主动关节活动、主动辅助关节活动和安全范围内的轻度被动关节活动，要限制肘关节完全屈曲、伸直及前臂旋后。要利用铰链式支具对肘关节进行保护，起始活动范围在肘关节屈曲60°（限制伸展）内，最大屈曲角度小于100°。这可保证肘关节中等量的关节活动，并保护关节不受有害的终末应力。患者可每隔1周增加铰链式支具10°的屈曲范围，每隔2周增加15°的伸展范围。铰链式支具在6～8周时可拆除。康复训练师可开展前臂旋转训练，从完全旋前位至中立位。旋后可在6～8周超过中立位。要注意避免此阶段使肘关节完全伸展或屈曲，特别是前臂还处于旋后位时。全肘关节及前臂关节活动度可望于术后8～10周达到。如果未能完成全关节活动度，那么要按照早先所提及的LLLD原则，来获得余下的关节活动范围。

在中期阶段，力量训练要着眼于上肢内外侧肌群的动态稳定性。患者可开始轻度的保护性关节活动度内腕、前臂及肘关节肌肉的等张训练。并且，渐进的力量训练重点在于肩袖及肩胛稳定肌群。第6周时，患者可开始进行投掷者10项训练以进一步加强动态稳定性。肘支具可以限制桡侧副韧带上内翻及外翻的应力。

在第8周末，患者就到了力量提高阶段，因此不能再佩戴铰链式肘屈曲支具。这一阶段的目标是加强肌力、力量和耐力，同时要维持关节活动度，不过要在术后16周前避免前臂旋后位的肘关节完全伸直，而在无保护性支具下的非限制性关节活动至少要在术后9个月才能进行。肌力训练包括偏心及强化收缩训练，通常在术后10周开始进行。这些运动专项训练要通过增加重复的次数，增加治疗球的重量或增加回合的数量而提高患者耐力。在16周后，对患者进行再评价，并在进入到间隔性体育训练前决定肌力水平。足够的肌力，一般下降不超过对侧15%，说明患者已准备好开始间隔性训练。

六、小结

肘关节是损伤的常发部位，特别是在过顶投掷损伤的运动员中，通常是由投掷过程中反复的微小创伤而引起。另外在一些从事碰撞运动的运动员中，如橄榄球，摔跤、足球、体操等运动中，因反复的微创伤积累，肘关节损伤也很常见，常见于骨折、脱位、韧带损伤等。

尽管肘关节不稳定的患者并不都是运动员，这一章所提到的治疗指南对非运动员的患者仍然适用。肘关节的康复，无论是损伤后还是手术后，都必须循序渐进地进行康复以确保软组织愈合过程中不会过分的受力。康复计划应该限制过分的制动，早期即应该达到全关节的活动度，特别是伸肘。而且康复计划应该逐步渐进性恢复肌力，神经肌肉的控制力，逐渐整合入专项体育项目活动，这对于安全、快速的恢复运动员从前的竞技水平是非常必要的。肘关节不稳定的治疗策略包括肩胛骨、肩、手腕、躯干和骨盆（核心）、下肢，以共同促进最好的运动康复水平。

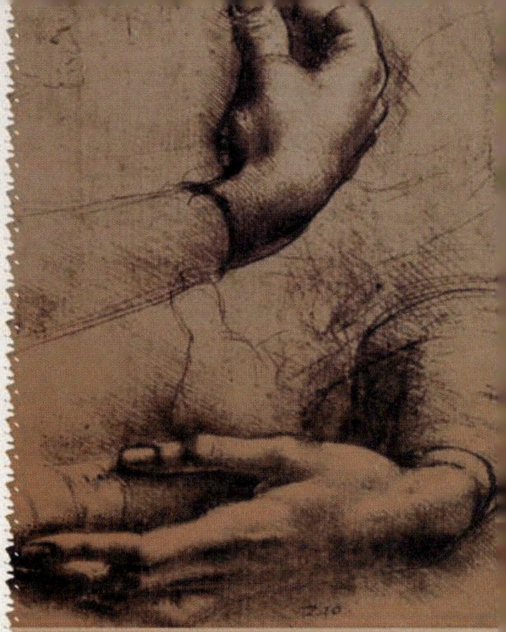

第十四部分

14

常见肩部疾病

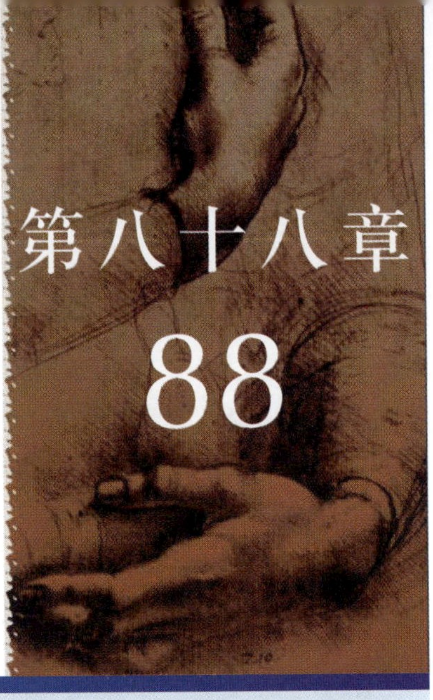

肩袖病和撕裂的手术和非手术治疗

原著者 MICHAEL J. O´BRIEN, MD, BRIAN G. LEGGIN, PT, DPT, OCS, AND GERALD R. WILLIAMS JR., MD
译校者 郑念野 尹自龙 高军伟

关键点

- 肩袖帮助维持盂肱关节的稳定，旋转和动态稳定。
- 肩袖损伤会产生一系列连续的症状和功能障碍，从肌腱炎症和小撕裂到大撕裂及不可修复的肩袖疾病。
- 肩袖损伤是一种退行性病变。肩袖撕裂的患病率随着年龄的增长而增长，而对于已经有撕裂的患者，撕裂的范围也会随着时间增加。
- 并非所有的肩袖撕裂都是需要手术的。
- 评价个体是否需要手术，必须从患者的年龄、患肢残余功能水平、肩袖撕裂的范围、是否伴有肌肉萎缩及患者的期望治疗效果等方面来综合考虑。
- 无论是作为治疗的首选方式还是术后治疗方式，功能训练对于治疗肩袖损伤都非常重要。
- 康复和理疗方案必须遵循个体化原则。
- 患者宣教需考虑病程、手臂摆放位置和治疗目标的充分了解。
- 肩袖康复目的在于改善肩关节活动度（ROM）和上肢肌力。

肩袖疾病是最常见、最普遍的骨骼肌肉病变之一，也是造成肩关节病变的最常见的疾病之一。肩袖疾病多发年龄为50–80岁。肩袖功能障碍是一个整体、连续、渐进的病程而不仅仅表现为肩袖撕裂。疾病可从急性肌腱炎症到全层撕裂，以至于发展至最后的慢性不可修复性撕裂。

本章将重点关注肩袖疾病患者的非手术治疗和术后康复治疗。基于背景知识和完整性的考虑，解剖知识点、肩袖的生物力学特点、肩袖疾病的病理生理学基础和自然史及不同的有效治疗方案也将会涉及。

一、肩袖解剖

肩袖由4个肌肉–腱性单位构成：冈上肌、冈下肌、小圆肌和肩胛下肌（图88–1）。这4个肌肉起于肩胛骨体部，止于肱骨近端粗隆。由肩胛上神经支配的冈上肌，头端起于冈上窝，尾端止于肱骨近端大结节表面。同样由肩胛上神经支配的冈下肌和由腋神经支配的小圆肌在肩胛骨后方起于冈下窝，均止于肱骨大结节。肩胛下肌在前方起于肩胛骨的腹侧或肋侧表面，止于肱骨近端小结节。肩胛

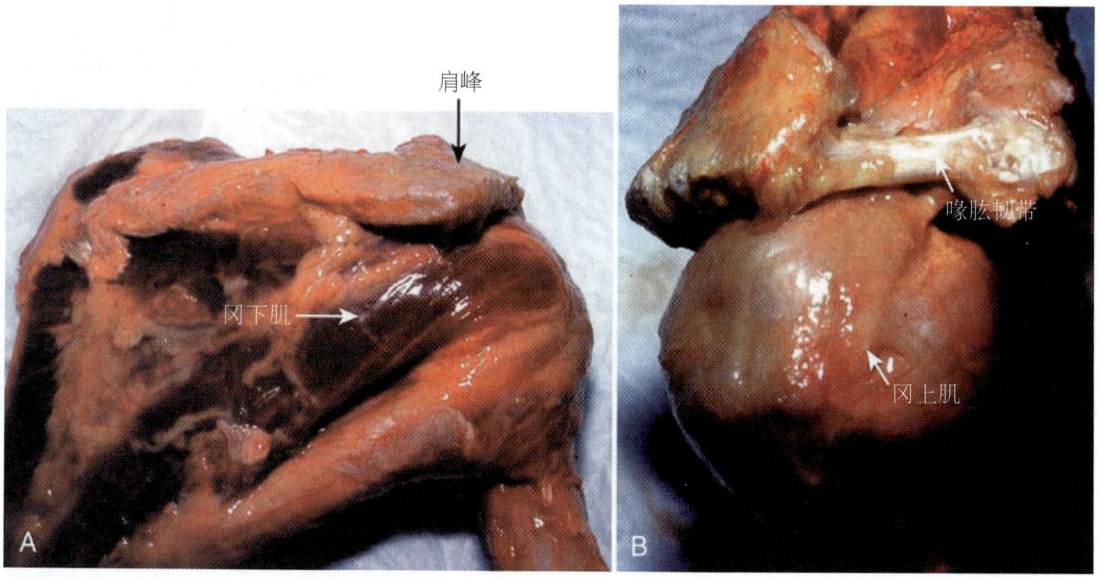

图88–1 肩袖解剖

下肌由肩胛下神经上支和肩胛下神经下支双重支配。肩胛下肌是肩袖四块肌肉中最大、最强有力的肌肉，其大部分由肩胛下神经上支支配。肩袖肌肉在止于肱骨近端的过程中过渡为腱性组织贴附于肱骨上。

肩袖肌腱形成一个结缔组织性的连续网罩，这个网罩包裹着股骨头。肩袖肌腱纤维相互交叉、融合，构成了肱骨粗隆的共同嵌入物。肩袖黏附于盂肱关节囊上，形成了圆周状的加强固定组织，但并没有固定到肩间隔和腋窝。肩间隔是一个三角形的区域，由肩胛下肌上缘和冈上肌前缘分隔而成。肩间隔中包含有喙肱韧带、上盂肱韧带和肱二头肌肌腱。喙肱韧带和上盂肱韧带的功能是限制内收的手臂外旋，以及防止肱骨头向下脱位。

肩关节包含两个球窝关节：盂肱关节和喙肩弓。肱骨头凸面和关节盂凹面构成盂肱关节。喙肩弓的凸面由肩袖肌腱和肩间隙构成，凹面由喙突和肩峰以及其间的喙肩韧带构成。喙肩弓的病变和损伤可以引起肩袖的疾病。

贴近盂肱关节近端的几个滑囊参与肩关节的功能和病理基础。肩胛下滑囊在肩胛下肌的深处，处于肩胛盂颈部和肌肉之间。肩峰下滑囊和三角肌下滑囊处于肩袖的表面，靠近盂肱关节的肩峰下滑囊处于肩峰和肩袖之间。而三角肌下滑囊则从肩峰下间隙横向延伸至肱骨近端骨干后方，大小尺寸不同，起到隔离三角肌和肩袖的作用。在创伤或者过度使用的情况下，这些滑囊可能会产生炎症，进而会导致肩部极度疼痛、活动功能受限等症状和体征。

三角肌是肩关节最主要的负重、活动肌肉，有前、中、后3个肌腱头，均由腋神经控制。三角肌分别起于锁骨远端1/3、肩峰、肩胛冈外侧1/3，向外侧端汇合于肱骨骨干三角肌粗隆。三角肌三个肌腱头使肩关节拥有较大的活动度，是盂肱关节外展、上提（elevation）、伸展（extension）的主要肌肉。三角肌肌腱起于可活动的锁骨、肩胛骨，这种拥有较为广泛的起点的特性使得手臂在不同姿势时三角肌均处于其静息长度。

二、生物力学

肩袖参与盂肱关节的活动并且维持其稳定性。肩袖可以使盂肱关节在所有运动平面进行旋转的同时，维持其压迫性和紧张度，进而防止移位。肩胛骨和肩关节周围的肌肉群在肩关节移动时有一种复杂的相互作用力，这种作用使得肩关节拥有较大的移动范围。在肩关节不同的活动范围状态下，肩袖通过增加盂肱关节的压迫度和肌张力而增加其动力稳定性，这就是肩袖的最主要功能。肩胛下肌、冈下肌和小圆肌的肌力使肱骨头下降，三角肌的肌力使肱骨头上升，两种肌力动态平衡，相互拮抗。在手臂处于外展90° 中立旋转位时，冈下肌对于肱骨头的下降力达到最大，而肩胛下肌在手臂外旋位时对肱骨头的下降力最大。通过这样的机制，肩袖对肩关节直接的压迫力使得在肩关节在运动时，肱骨头和肩胛盂之间保持相对恒定的位置，盂肱关节的稳定性是维持三角肌功能的保证。

肩袖与肩关节的主动运动密切相关。冈上肌协助三角肌起始肩关节外展运动，尤其是在外展起始30° 范围内。Howell和其同事3研究发现，冈上肌和三角肌在外展位是能提供相同测量值的扭力。肩袖中，只有冈下肌和小圆肌参与肩关节外旋活动，故当这些肌肉撕裂（尤其是慢性损伤）时，可以导致严重的外旋功能障碍和肌力下降。除此之外肩胛下肌还提供手臂内收和肱骨头下降牵引力。除一些强有力的肌肉参与手臂内旋外，肩胛下肌也为手臂内旋提供强大肌力，当手臂极度内旋位时其成为最重要内旋牵引力。故在临床中，肩胛下肌撕裂患者查体可见腹部挤压试验阳性，LIFT-OFF试验阳性。因此，肩袖功能损伤将会导致手臂上举肌力下降、动力稳定性下降、肩关节半脱位等症状体征。

三、肩袖疾病的发病机制

肩袖损伤是多因素致病，如肌腱退行性改变、血供不足、肩峰下撞击征，盂肱关节不稳、创伤、先天畸形均可能参与肩袖损害的发生、发展。

在无症状的患者中，部分和完全肩袖撕裂的发生率与患者年龄成正比。Depalma和其同事的研究表明，部分撕裂在40-60岁的年龄段人群中已经开始发生，其发病率在年长人群中更高。Yamaguchi和其同事的研究表明，肩袖疾病的患病率和年龄呈正相关。对588例单侧肩部疼痛患者的超声影像学检查研究发现，三组患者中，没有肩袖肌肉撕裂的患者的平均年龄为48.7岁，单侧肩袖撕裂患者的平均年龄为58.7岁，双侧肩袖撕裂的患者平均年龄为67.8岁。Logistic回归分析显示，66岁后发生单侧肩袖撕裂的概率为50%。

血管供血不足可能也是肩袖疾病的病因之一。肩袖肌腱从相关联的肌肉筋膜和大结节上的骨性嵌入点中获得血液。骨性嵌入大约1cm处存在两条血供吻合，形成一个分水岭区域。Coldman提出，此区域创伤相关性血管性缺血可导致肩袖的断裂。Lindblom、Rothman和Parke证实，在肱骨大结节的嵌入点旁的远端肩袖肌腱存在一个相对乏血供区。近期，Lohr和Uhthoff在尸检中证实，在肱骨头的嵌入点附近的肩袖肌腱上存在一个乏血供区。但是，Lohr和Uhthoff发现关节囊表面富血管，而关节表面却普遍缺少血供。这可能是在肩袖部分撕裂患者中，肩关节面的肩袖撕裂更常见的原因。

撞击综合征可能引起肩袖疾病。Neer认为，肩峰的前部边缘在撞击综合征和肩袖损伤的发病机制中占有重要地位。钩状肩峰（TYPE 3型肩峰)、肩峰下骨刺、不规则形状的喙肩弓（如增厚的喙肩韧带或OS肩峰）均可能导致撞击综合征。OS肩峰因其肩峰中存在未融合的骨化中心，未融合骨可导致肩关节异常运动或骨赘在此区域形成，进而引发肩峰撞击征。在手臂主动运动时，以上异常肩峰状态使肩袖的某些区域受到的压迫力和紧张度高于正常值。粗糙的喙肩弓下缘和继发性增加的肩袖紧张力可以导致相应肩袖的退行性变化、撕裂。

不协调的肌肉张力和关节囊的密闭使盂肱关节异常移位、失稳，是肩袖疾病的发病机制之一。冈上肌和肩胛下肌对肱骨头的向下牵引力减弱会使肱骨头在主动活动过程中向肩峰方向移位，肩峰下间隙减小，同时向上移位的肩袖被肱骨头和其上的喙肩弓压迫挤压。同样，由于向后牵引力减弱，手臂屈曲时，肱骨头向前、上异常移位，产生相似后果。上述两种情况均可导致肩袖受到的压迫力增加，出现退行性病变、损伤、断裂。

单纯肩关节不稳定也可导致肩袖疾病。单纯性创伤性肩关节脱位常合并肩袖撕裂，在40岁以上的患者中尤为常见。盂肱关节前脱位使冈上肌和后方肩袖受到突然性牵拉，嵌入到肱骨大转子的肩袖肌腱撕脱。肩关节上盂唇前后部（SLAP）损伤也可导致类似后果。因为肩关节上盂唇松弛，肩关节上移活动度增加，肱骨头向肩峰方向上移位。肩关节静态稳定性不足使盂肱关节移位，进而增加肩袖张力，产生肩袖疾病。

年长患者肩袖疾病的发病机制中，组织退行性变化、血供不足和肩峰撞击征扮演重要角色。对于

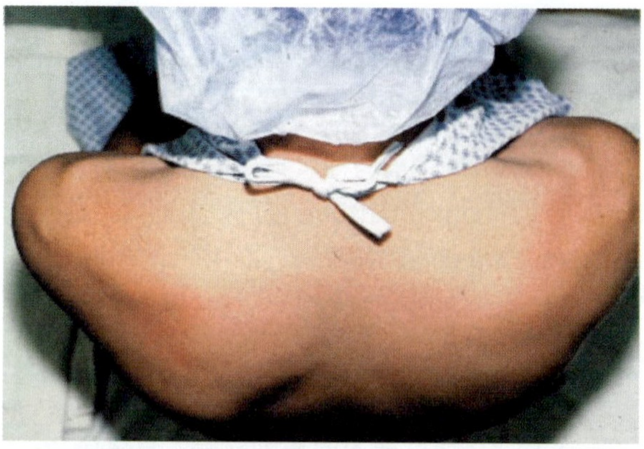

图88-2 冈上肌萎缩

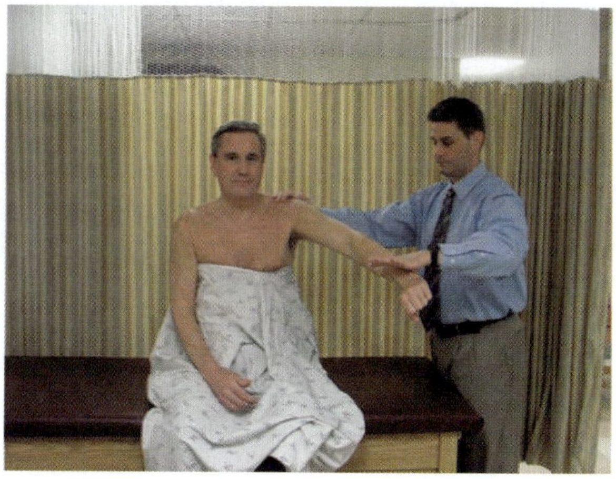

图88-3 Jobe's试验（空罐试验）

年轻患者，单次高能量创伤而损伤肩袖的概率更大，创伤是其主要发病机制。创伤性肩袖损伤的发病机理分为直接性肩袖撕裂和继发性肩关节不稳而导致的肩袖张力增高。继发性肩关节不稳由创伤后盂唇、韧带撕裂引起。最终，因反复使用而产生的微小肩袖撕裂随着时间逐渐加重。尽管肩袖撕裂可能为多病因疾病，但均以肩部疼痛、功能障碍为终末表现症状。

四、病史和体格检查

肩袖疾病可产生特定的症状和体征。临床上，患者常主诉疼痛或肩关节无力，或两者兼有，起病或急或缓。尽管患者可伴有单次创伤史，但其肩部活动相关性疼痛呈缓慢发展、加重。疼痛多位于肩前或肩峰侧面，可沿三角肌放射至手臂侧面。疼痛于夜间、手臂胸前举物、过头顶活动和手臂放腰、背后方（如穿裤子）加重。患者上述症状的严重程度和持续时间对于诊断肩袖疾病非常重要。

患侧肩部的体格检查应以视诊开始。观察冈上肌和冈下肌有无萎缩，需与健侧对比（图88-2）。该区域的肌肉萎缩提示有慢性肩袖肌肉撕裂或是神经损伤（如肩胛下神经受压迫）。观察三角肌体积大小以确定其3个头功能正常。观察肱二头肌轮廓以排除其近心端肌腱断裂。最后，在手臂主动上举位观察肩后方以排除肩胛骨运动障碍和翼状肩。

触诊可发现痛点，包括肱骨大结节表面、冈下肌止点和肩锁关节。有肩袖疾病的患者常合并发生肩锁关节炎症，但不一定有症状。局部注射药物可缓解的肩锁关节周围压痛常提示有症状性肩锁关节炎症。

医师应测量患侧肩关节主动活动度（AROM）和被动活动度（PROM），并与健侧对比。患者肩关节常于活动时疼痛。美国肩关节和肘关节外科医师学会建议必须测定4种功能性活动角度：①前举；②内旋；③外旋；④90°外展。如果选择外科治疗方式，体格检查时发现肩关节僵硬显得尤其重要。

几个撞击诱发试验对于诊断肩袖疾病非常重要。包括由Neer提出的经典的肩关节撞击征和由Hawkins提出的撞击加强征。这些体征被证明拥有较高的敏感性和阴性预测值，但特异性和阳性预测值较低。撞击试验与撞击征不同，撞击试验指在进行撞击征测定后，在肩峰下间隙用利多卡因等麻醉药品进行封闭注射，随后再用相同方式测定撞击征。如果肩部疼痛在注射封闭后缓解，则提示肩袖疾病的存在。

肩袖撕裂的患者在某些试验中可有肌力下降的表现。Jobe's试验是指手臂被动外展高于肩胛骨平面30°撤除外力（图88-3），可见手臂下坠过程中肩关节、前臂内旋，拇指朝下，犹如倾倒汽水的姿势。在外展位时进行的肩关节上举抵抗试验目的为检查肩胛上肌完整性。如抵抗肌力下降，提示该肌腱受损。肘关节外旋试验检查后方肩袖完整性，如肌力下降提示冈下肌和小圆肌损伤。在此姿势下，冈下肌提供70%的外旋肌力，外旋肌力下降程度与肩袖撕裂程度息息相关。最后需要测定的是肩胛下

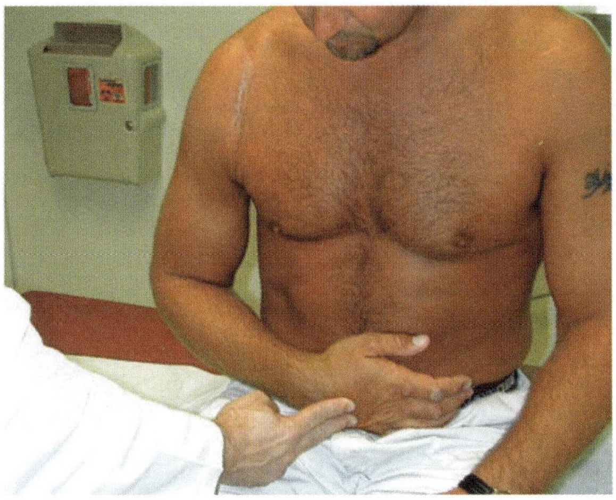

图88-4 腹部压迫试验

肌完整性。肩胛下肌是手臂内旋的主要肌肉。腹部挤压试验（belly press test）测定肩胛下肌肌力（图88-4）。试验方法：置患者肘关节放于身体前方呈屈曲90°位，指示患肢手掌由腹部表面向腹部深部按压。Lift-off试验同样测定肩胛下肌完整性。试验方法：置患侧手于后背，嘱手掌向远离后背方向移动。两种试验阳性均提示肩胛下肌功能下降。

Lag征可在大面积肩袖慢性损伤的情况下出现[22]。Lag征试验方法：检查者一手扶住患侧肘关节，另一手使患侧前臂固定于外旋位。随后检查者放开患者前臂，如患者前臂无法维持外旋姿势而恢复至起始中立位，Lag征阳性。Hornblower's征也评估慢性肩袖撕裂。检查方法：嘱患者保持肩关节外展90°位时外旋前臂。若患者无法维持前臂外旋姿势，则Hornblower's征阳性。Lag征阳性通常提示冈下肌慢性撕裂，Hornblower's征提示小圆肌慢性撕裂。

五、成像

（一）X线检查

X线片检查是肩关节的基本影像学检查方式。平片可提供肩关节的骨性结构视图。通常需要进行多个角度扫描。患者手臂处于中立旋转位时，位于肩胛骨平面拍摄肩关节前后位片（AP）可显示盂肱关节。关节炎引起的关节间隙狭窄、肩胛盂和肱骨头下方表面形成的骨赘均可通过此位置平片观察到。为更清晰现实肱骨小粗隆、大粗隆、肱骨头和肩胛盂间隙轮廓、肩峰下间隙改变程度，AP片还应包括肩关节外旋、内旋位。肩峰下间隙测量标准：肩峰下缘至肱骨上缘的距离，其正常值为7～14mm。肱骨头向肩峰方向移位，肩峰下间隙减小提示大面积慢性肩袖撕裂存在。

肩胛骨出口位片或Y形位侧位片可提供肩胛骨侧面观。冈上窝即肩胛骨上缘到肩胛冈前缘。这个视角可以观察到冈上肌窝、肩胛体部骨折和肩峰下骨刺。可根据此位置肩峰成像把肩峰分为3种类型：①扁平肩峰；②弯曲肩峰；③钩状肩峰。手臂完全外展位肩关节轴位相可观察盂肱关节侧视图。轴位相除了可评估、诊断盂肱关节半脱位或全脱位外，还可观察到肩胛盂前方或后方的异常磨损，此磨损常与肩关节退行性疾病或慢性不稳合并出现。

（二）磁共振检查

不同于X线片的骨型成像特点，磁共振对软组织分辨率高，主要用于检查、评估肩袖完整性。磁共振可以清晰显示4个肩袖肌腱及它们形成的筋膜网，辨认肩袖部分或全层撕裂、盂唇撕裂、肩峰下滑囊炎症（图88-5）。需注意的是，尽管磁共振是肩周软组织的绝佳检查方式，但不作为肩袖疾病患者的首选影像学检查。一般来说，磁共振检查用于辅助医师制定手术修复方案，评价肩袖撕裂程度。

磁共振在判断肩袖撕裂的程度、慢性病情上被寄予厚望。肩袖4个肌腱均可以单独显示，肌腱回缩的数量程度也可以测量。肩袖肌腹的MRI检查可以为医师制订诊疗计划提供有意义的信息，如肌群的尺寸和组成。对于急性肩袖撕裂，大面积的肌腹组织健康，其中伴随少量肌腱断裂、回缩。慢性肩袖撕裂可出现肩袖肌腱回缩，肌肉萎缩。久而久之，脂肪组织代替萎缩坏死的肌肉组织，磁共振可呈现代表慢性撕裂的脂肪浸润灶（图88-6）。慢性肩袖撕裂引起的肌腱回缩和脂肪浸润无法通过手术修复，具体治疗原则见随后章节。

（三）超声检查

超声检查是用于评估肩袖完整性的辅助影像学检查方法。具有动态可视化的优点，可在肩关节不

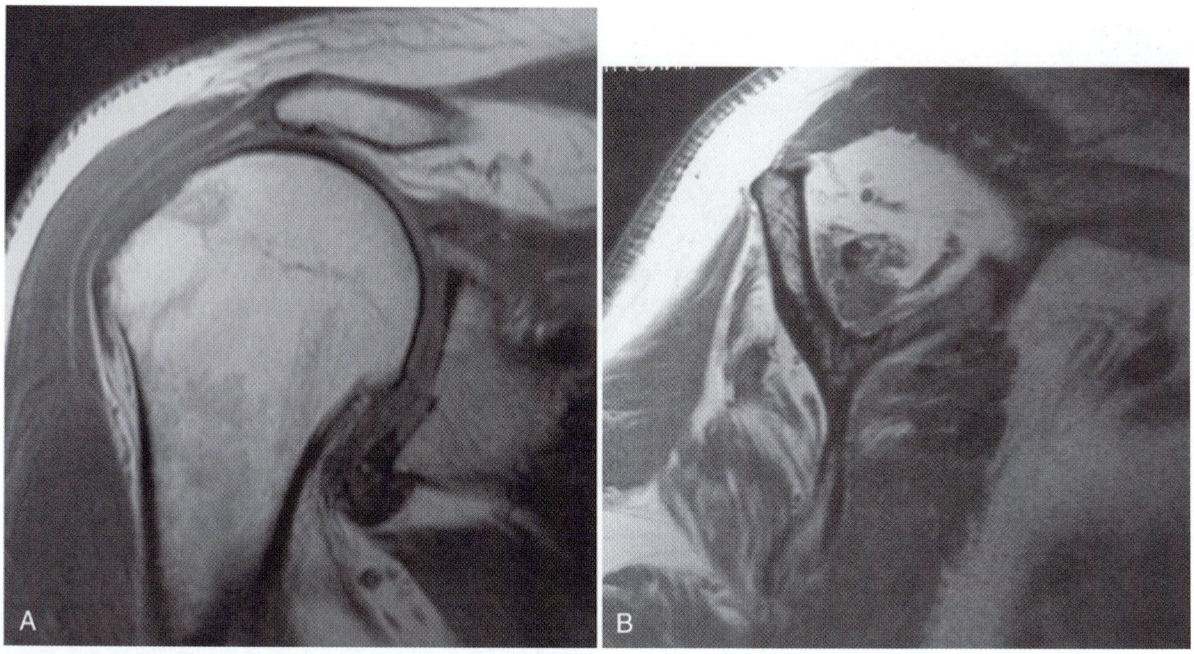

图88-5 肩袖MRI影像

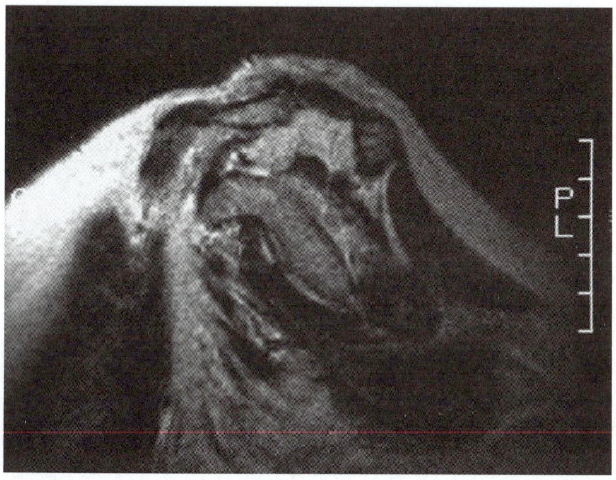

图88-6 MRI提示肩袖脂肪浸润

同位置、主动活动过程中连续观察肩袖情况。在评价肩袖修补术后患者愈合、康复状况或评估术后肩袖完整性时，常用超声检查。因为手术植入的缝合锚和造成的瘢痕组织可使MRI成像产生信号干扰。另外，超声检查也常用于有MRI检查禁忌证的患者（如体内金属植入物）。超声检查的缺点是有较大的人为干扰因素。只有在检查者对肩关节熟悉的情况下，才可能得到有临床意义的图像。

六、自然病程

肩袖疾病是一种退行性病变。必须认识到，从急性肌腱炎症到全层撕裂，以至最后的慢性不可修复性撕裂，肩袖功能障碍是一个整体、连续、渐进的病程。肩袖撕裂不作为孤立的病程而存在。制定治疗方案需综合了解肩袖的结构、患者的症状和肩关节的残留功能。不是所有肩部疼痛患者均有肩袖撕裂，也不是所有肩袖撕裂都有症状。

基于尸体的解剖研究表明肩袖撕裂的患病率为17%～72%。大部分研究表明其患病率为30%～50%，近期研究多为对无症状人群进行磁共振或超声检查。Sher和其同事的96例无症状性患者MRI扫描的研究发现，部分和完全肩袖撕裂的患病率为34%。其中28%的患者处于40–60岁年龄段，54%的患者处于大于60岁年龄段。这个研究表明，肩袖撕裂的危险性与年龄成正比。

在显微镜下可观察到肩袖疾病的最早病理改变。可在镜下最早观察到肌腱的胶原纤维（尤其是靠近关节的部分）的改变，假以时日，病变的胶原纤维积累成为不完全撕裂。在肩袖撕裂范围小的情况下，关节功能不受影响。一旦出现症状，肩关节活动的力学基础才产生改变，从而导致肌力下降或功能减退。

持续存在的损伤因素可导致小型肩袖肌腱全层撕裂而不一定产生相应症状。以冈上肌常见。随着时间推移，小撕裂可以进展成涉及多条肌腱的大撕裂。如果撕裂发生于嵌入骨端的肌腱，剩下的肌腱将会回缩，进而产生新月形的三角缺陷。由于肌腹的牵拉，断端肌腱向嵌入点远端回缩，当撕裂随着时间加重，将会出现两种情况：①断端肌腱将继续远离嵌入点回缩；②撕裂点将会沿着仍然连接的肌腱边界线移动，产生“L”形的撕裂：一条臂起于嵌入骨头的肌腱的入口处，另一条在肩袖的两条断裂肌腱之间延伸。

撕裂可保持稳定或加重。近期研究数据表明，未经治疗的肩袖撕裂患者肩袖撕裂程度可能会加重，最后发展为不可修复性撕裂。撕裂的肩袖退变或变得更强壮均可导致撕裂程度加重。随着时间推移，撕裂的肌腹肌肉纤维缩短并失去弹性，断裂的肌腱回缩产生瘢痕，相邻软组织（如关节囊和喙肱韧带）挛缩。慢性肌腱回缩和肌腹组织失用导致肌纤维萎缩、脂肪化，一旦其产生，则相应肩袖功能无法恢复，肌纤维无法再生。除肌腱回缩和脂肪浸润外，撕裂可以累及相邻肌腱。大范围撕裂的患者不一定表现疼痛，但肌力下降和功能缺陷几乎全部存在。

出现肌腱回缩和脂肪浸润后，肩袖撕裂无法通过外科方式修复。在这种情况下，肌腱缩短、肌肉失去弹性，无法将缩短的肌腱牵拉回肱骨大结节的嵌入点。因为肌腱断端的胶原纤维退变，也无法承受修复肩袖用的缝线。无法手术修复的慢性肩袖撕裂常发生于70–80岁的患者，这些患者的肩袖肌腱和肌肉组织质量较差，无法愈合。但是必须认识到，大面积、无法修复的肩袖撕裂患者就很难完成手举过头顶的活动。

七、非手术治疗

非手术治疗可能并不适用于新近的创伤性肩袖撕裂的年轻患者，特别是肩袖撕裂短缩者，而且对于急性或慢性的大型肩袖撕裂伤，我们也同样不主张非手术治疗。治疗必须个体化分析。采用非手术治疗时，患者的疗效受多种因素影响，如年龄、健康状况及患者的职业或是活动水平。此外，患者对动作和阻力的反应程度能够表示患者的治疗反应。因此根据疾病时间制定的康复计划是不实用的。而根据患者的损伤程度及治疗反应的制定标准的康复计划才是最适用于肩袖疾病的。

早期干预是肩袖疾病非手术治疗中的一个关键部分。然而康复训练的数量往往并不等同于质量。每个患者需要的干预水平是不同的。每周3次的监督式治疗并不是所有患者的最佳治疗方案。其实很多患者仅需要指导性的家庭康复计划和阶段性评估及康复计划适时的改进。部分患者可能更加获益于强化指导及手法治疗同时配合家庭式康复计划。随着病情的改善，患者所需要的监督和手法治疗也会逐渐变得有限。因此，应该由治疗师、医师和患者共同参与执行一套合理的康复计划，这对于肩关节损伤的治疗是至关重要的。

患者宣教的重要性是不言而喻的。我们应该教导患者认识了解疾病恢复的过程及避免某些促进炎症进展的姿势和活动的重要性。同时我们也应该告知患者应该如何舒适地放置患肢。很多患者都有这样的体验，休息或睡觉时将患肢支撑于肩胛平面内是最舒服的姿势。从生物力学的角度来看，这也的确是最有益的姿势。我们应该教导患者在活动时例如敲击电脑键盘或驾驶车辆时用肘部来支撑患肢。Walther和同事们比较了传统物理疗法和指导性的自训方案及功能性护具在肩袖疾病早期阶段的短期疗效。结果显示3种方法在改善肩关节功能和缓解疼痛方面都有显著效果。而且，在治疗12周后采用功能性护具的患者组在患者外展力量方面要明显强于另外两组。这项研究突出强调了保持患肢制动在早期肩袖疾病治疗中的重要作用。

除去宣教避免和预防加重疾病的姿势活动外，我们还应该建议患者根据处方长期服用非甾体类抗炎药物。应注意的是，尽管该类药物能有效缓解韧带损伤患者的疼痛，但其并不能加快治愈且对长期治愈没有促进作用。尽管已避免了致痛性活动并服用了非甾体类抗炎药，但一些患者的疼痛却仍无法缓解，对于这类患者采用肩峰下间隙注射类固醇皮质激素可能会有效果。疼痛的缓解使得患者能够坚持康复训练，而这些训练对于恢复关节活动度、肌力和肩关节功能是必需的。

其他疗法治疗肩袖疾病的有效性仍有待证实。热疗或冷疗或两者相结合可被用于增强治疗。超声波治疗与安慰剂相比并无明显治疗作用，因此不应当被采用。作为干预性康复训练的补充，经皮神经电刺激疗法可能也是有益的。

一些用于肩袖病变和肩关节疼痛的干预性治疗的系统性回顾显示，康复训练是一种有效的治疗手段。训练是一个广义的术语，它能包括被动关节活动度、主动辅助关节活动度、主动关节活动度、力量及手法治疗。视患者具体情况而适当做出调整的个体化康复训练方案已被一些提供康复咨询的学者所推广。因此在肩袖疾病的治疗上没有一套公认的的适合所有患者的最佳康复训练方案。

无肩袖撕裂的肩袖疾病患者与肩袖局部或细小撕裂患者的康复疗法相似，而肩袖中等、大型或巨大撕裂的患者则需要略微不同的康复方法，我们将分别讨论这两组患者的康复方法。

（一）肩袖疾病的康复治疗（肩袖无撕裂或细小撕裂者）

1. Ⅰ阶段

肩袖无撕裂或细小撕裂的肩袖疾病患者可表现为患肢前举或内旋关节活动度之一或两者共同受限、肩袖力量的减弱，偶尔伴肩胛肌的力量或协调性的减弱。我们采用无痛范围内的被动或主动辅助关节活动度的锻炼来改善或恢复关节活动度及提供温和的压力修复胶原组织并且优化肩峰下滑动机制。我们将关节活动度的康复训练划分为Ⅰ和Ⅱ两个阶段。Ⅰ阶段包括仰卧位前举和外旋练习（图88-7）。前举训练时患者取仰卧位上肢前举并保持肩关节于肩胛平面的稍前方。这种训练可以起到舒适地功能性牵拉作用。外旋练习时患者取仰卧位，患肢于肩胛平面内取45°，并用枕头支撑患肢。这种姿势能够减小肩袖上部及盂肱关节关节囊韧带复合体的多余张力，并且避免了90°外展的撞击姿

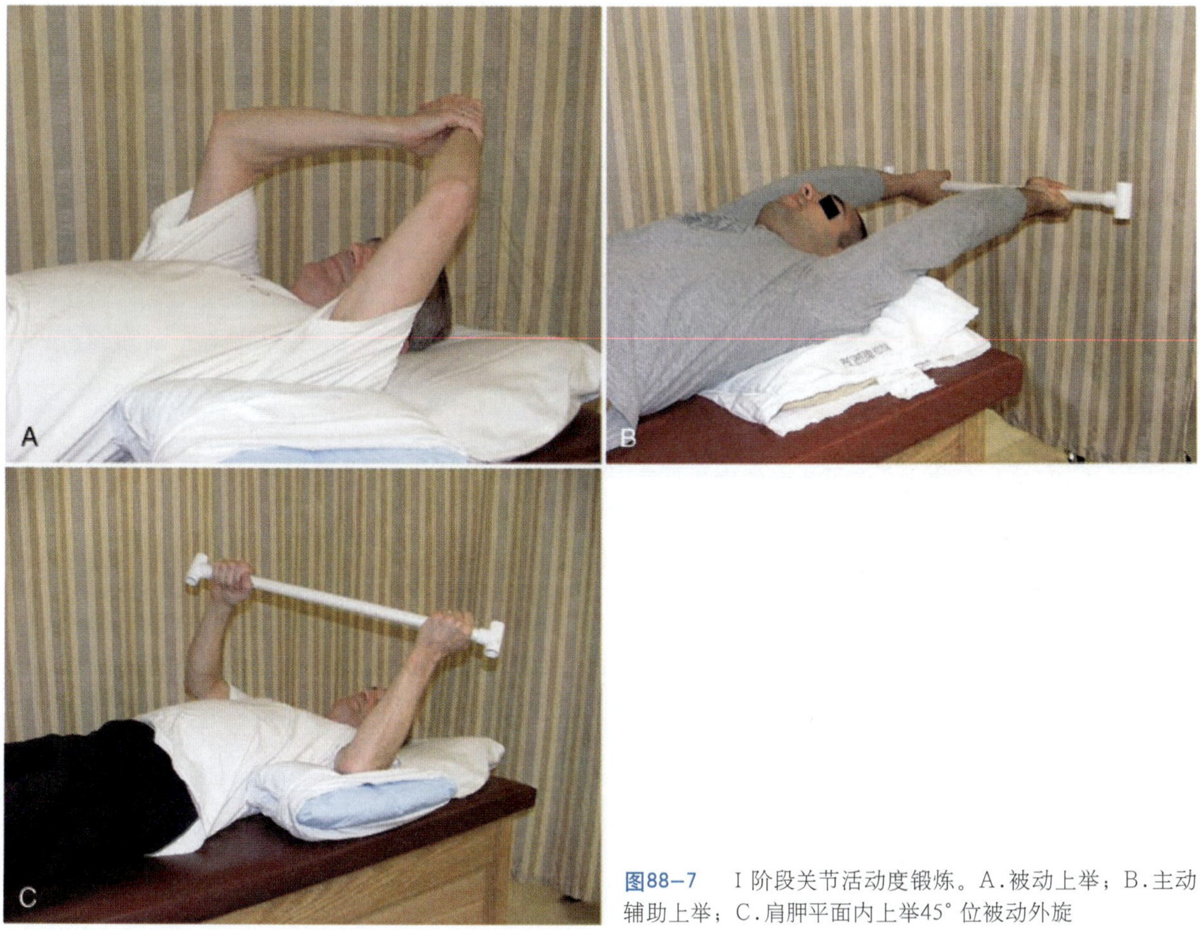

图88-7 Ⅰ阶段关节活动度锻炼。A.被动上举；B.主动辅助上举；C.肩胛平面内上举45°位被动外旋

势。当患肢内收或外展90° 时如果外旋动作受限，那么拉伸练习可以进展到采用这些姿势，只要患者的反应有限。很多患者也可进行Ⅱ阶段的锻炼。这些练习包括伸展、内旋及内收触对侧肩胛（图88-8）。嘱患者在可耐受程度下做拉伸，每次保持练习姿势至少10s。每种姿势的练习重复10次为一组，每天进行2～4组。进行内旋关节活动度练习时应当谨慎，因为这种姿势使得冈上肌处于最长伸展状态。尽管如此，内旋却是典型的受限最显著的动作，同时也是肩袖疾病患者最敏感的动作。

根据组织反应性和关节活动度受限的程度，我们可以实行盂肱关节松动术及手法拉伸。关节松动术涉及一个关节面相对于对应关节面的位置移动，然后在移动的终末做摆动动作。Ⅰ级和Ⅱ级盂肱关节松动术旨在减轻疼痛并且恢复因疼痛而受限的动作。这种疼痛的缓解被认为是通过起始于关节内的神经生理机制和软组织机械刺激感受器及伤害感受器来调节的。Ⅲ级和Ⅳ级松动术的主要目的是机械牵拉关节软组织。学者已经发现关节松动术和拉伸训练两者相结合能够有效地改善关节活动度。Bang和Deyle曾报道，对于肩峰撞击综合征患者，一种简短的将手法治疗和监督训练相结合的临床试验的治疗效果要优于为了加强力量、减轻疼痛和改善功能而进行的单一训练。

2. Ⅰ阶段强化

我们在早期阶段可以采用弹力带或1～4磅重的自由砝码来进行加强锻炼。我们发现采用弹力带的康复训练较容易实施且患者也更容易在家中重复训练。患者可以取直立位利用弹力带进行锻炼，并且能够更好地整合肩胛肌群。这些练习包括外旋、内旋及伸展（图88-9）。每一种练习都需将肘关节屈曲90° 。为了确保弹力带上的张力持久，我们要求患者从松紧带无张力时开始动作，然后患者从弹力带的固定端开始移动以使带子由松弛变得紧张。我们要求患者“发动”肩胛骨以整合肩胛肌群。随后

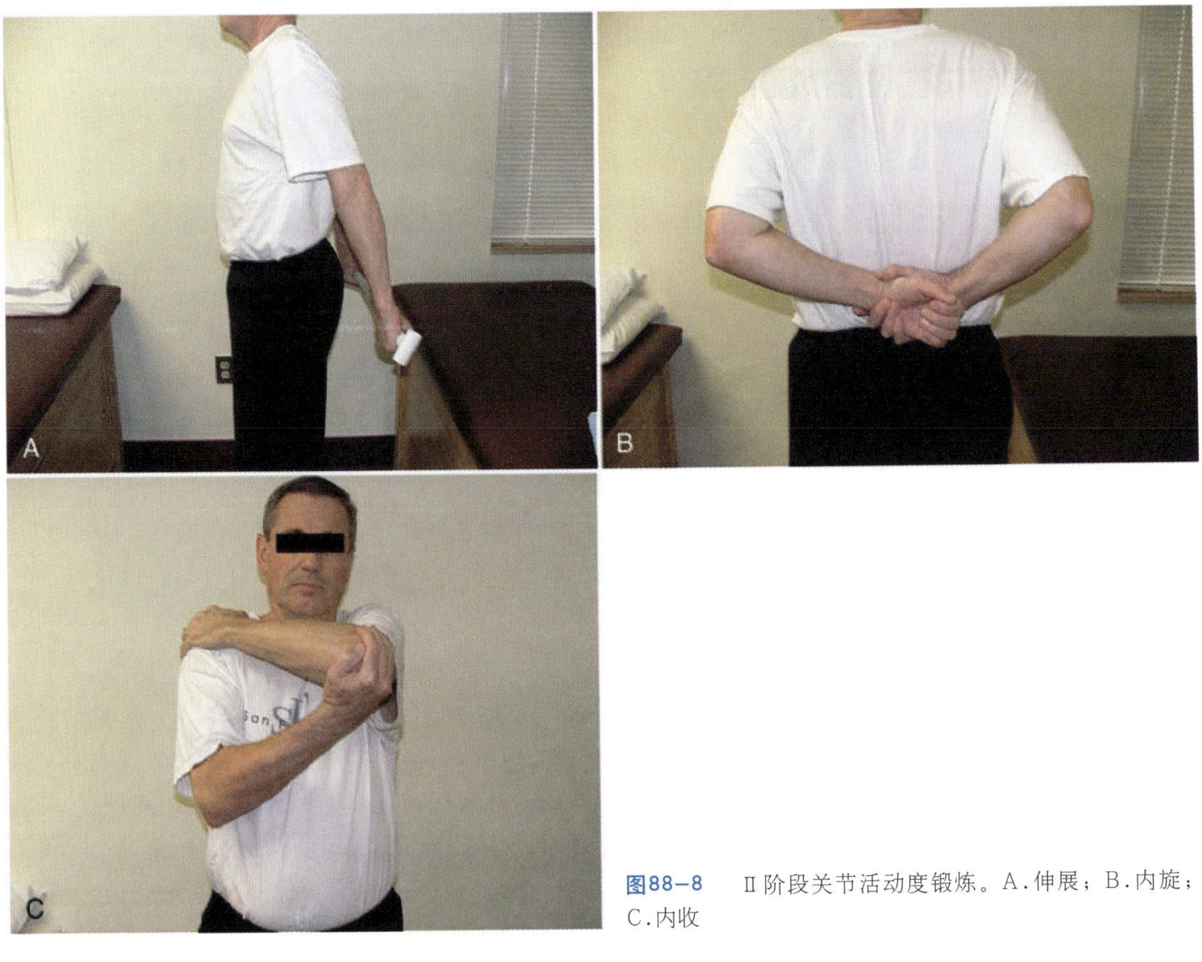

图88-8 Ⅱ阶段关节活动度锻炼。A.伸展；B.内旋；C.内收

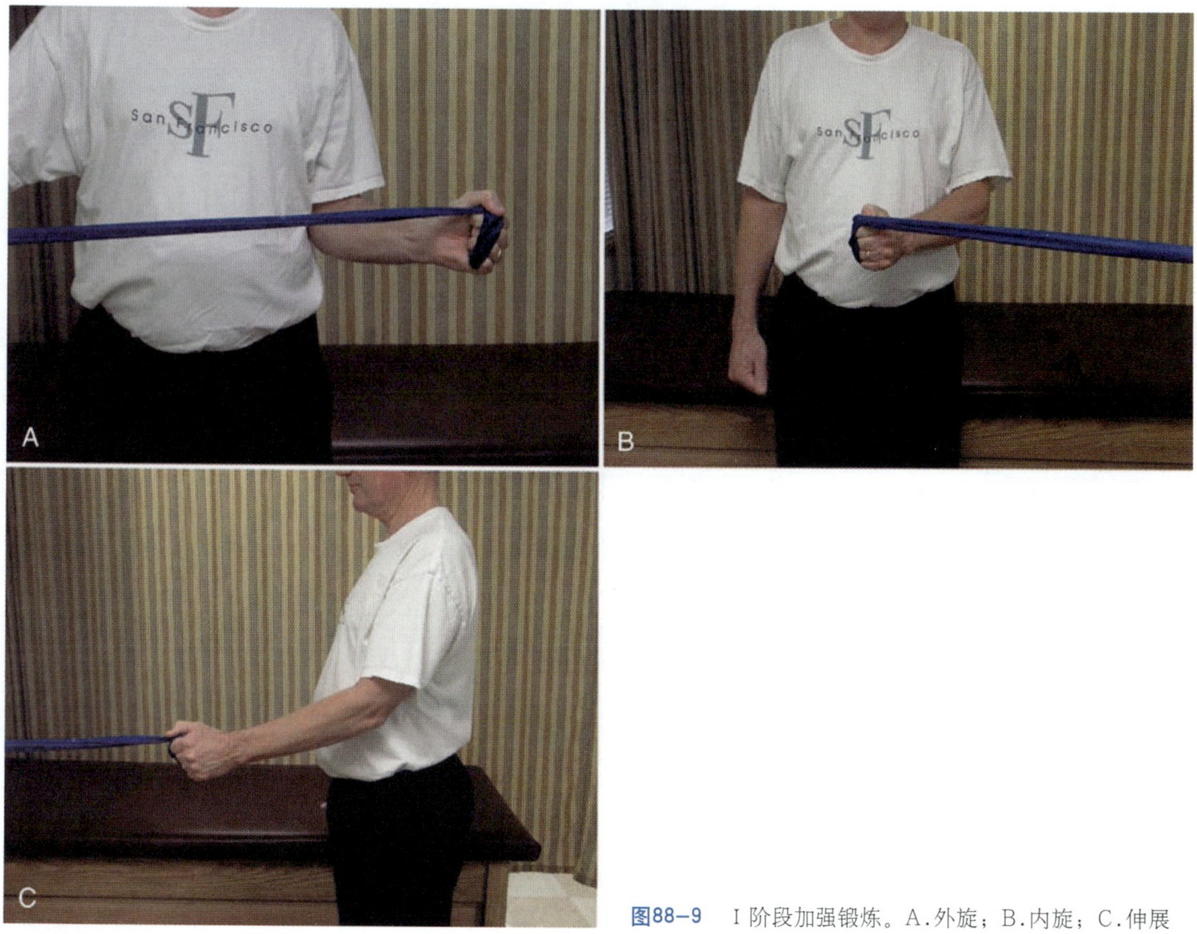

图88–9 Ⅰ阶段加强锻炼。A.外旋；B.内旋；C.伸展

患者会重复10次这样的练习。如果他感到患处烧灼感或是无法完成10次的练习，那么他将进入下一项练习。但是，如果他顺利地完成了第一轮练习，那就休息5s后开始第二轮同样的练习。同前，如果他无法完成本轮练习他将进入下一项练习。但如果他能顺利完成本轮练习那么他还将增加第三轮练习。一旦他能顺利地完成本组三轮的练习并且无不适感觉，那么他可晋级到使用下一种颜色的弹力带或是增加1磅的阻力。单独的肩胛加强训练可以通过弹性阻力及在腰部水平的划动动作实现。如果患者的反应允许，划动练习可以通过一个过头的姿势实现。如果患者正处于督导式治疗方案中，手法的外旋或内旋治疗也可被采用。进行这些练习时患者常规应采取仰卧位且保持患肢在肩胛平面内并依靠枕头的支撑处于外展45°。交替的等角度训练进行以使临床医师能够评估患者的力量和反应。

3. Ⅱ阶段

当患者的疼痛和炎症消退，并且关节活动度和力量改善时，他们就可以升级进入到Ⅱ阶段。届时，很多患者都将完成他们的目标并且改为家庭式训练计划中。此时关节活动度开始接近极限并且锻炼的频率也可以减少了。然而在一些病例中关节活动度受限尤其是内旋受限仍将持续存在。在这些病例中，关节活动度的训练强度仍将保持，而且还将加入额外的拉伸练习。“睡眠者拉伸”可被用于获取内旋的最大限度（图88–10）。进行这种拉伸练习时患者应取侧卧位或是倚靠在一面墙上。患肢外展90°且肘关节屈曲90°。患者用另一只手牵拉患侧肩关节做内旋动作，与此同时躯干轻微地旋转以达到最大限度的内旋。这种牵拉应持续至少10s并且重复10次。这种练习的刺激性是很大的，因此应密切注意患者的反应。保持患肢小于90°外展可以减轻这种练习的不适。患肢前举的极限可以通过运用一个过头的滑轮来实现。

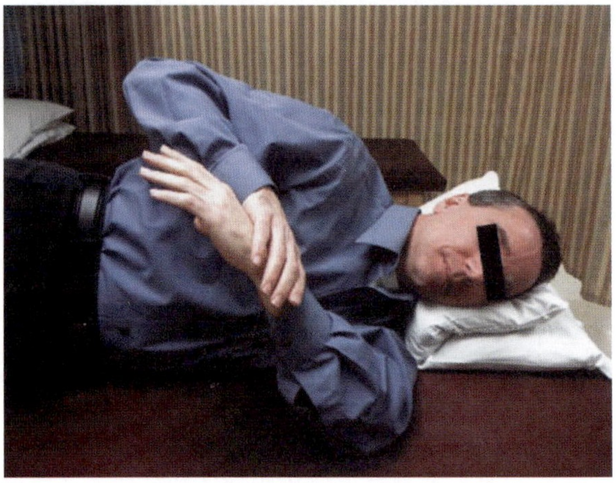

图88-10 睡眠者拉伸

Ⅰ阶段的强化锻炼仍应继续，并且在这一阶段的康复训练中阻力会增加。当患者能够顺利地完成Ⅰ阶段中所有练习的第三轮时，他将可以加入Ⅱ阶段的强化训练。Ⅱ阶段强化训练包括患肢外展和前举达到45°及肘部被支撑时患肢外旋达到45°（图88-11）。此时我们可以加入全部的上肢强化锻炼包括肱二头肌和肱三头肌锻炼。Ⅱ阶段的肩胛加强锻炼包括一组正手和背手动作，强调的是伸缩的锻炼同时也包括各种动作的组合，如肩胛回缩时的水平外展和弹性阻力下的外旋。

处于督导式治疗中的患者们也能从由人工阻抗到无支撑姿势的进步中获益。我们使患者的患肢无支撑地处于外展45°且肘关节屈曲90°，此时治疗师能够阻抗患者的多种组合动作，包括外展/外旋，内收/内旋，屈肘/水平内收及伸肘/水平外展。随着患者反应的减小，治疗师可在更大程度的外展位阻抗这些动作。通过在不同程度的上举或旋转位系统地阻抗不同的肌肉和群体，神经肌肉的训练能被加强而且能够帮助调整患者的家庭阻抗训练方案。

4.Ⅲ阶段

此时的关节活动度应该是完整且无痛的。通过一套家庭训练方案，那些期望恢复到中等活动水平

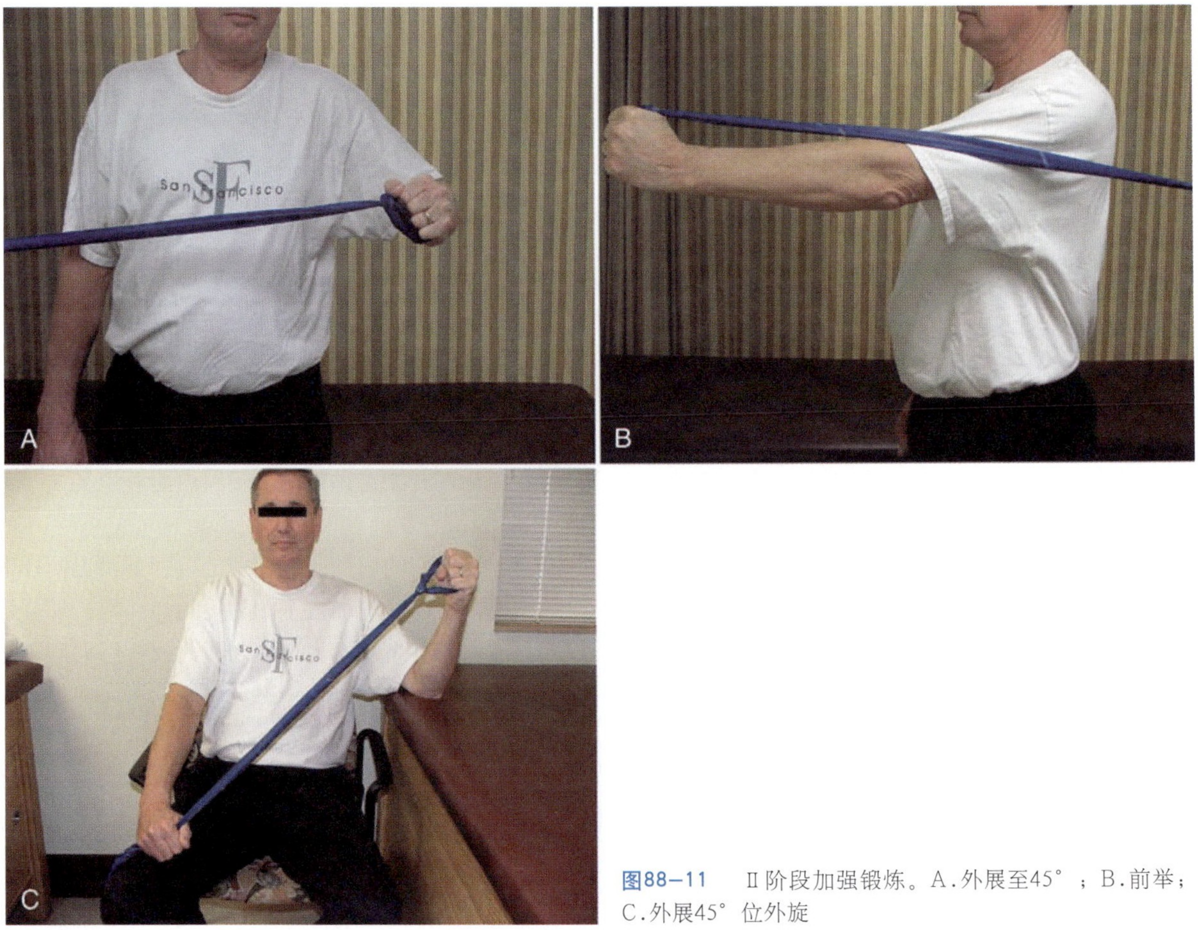

图88-11 Ⅱ阶段加强锻炼。A.外展至45°；B.前举；C.外展45°位外旋

的患者通常能如愿以偿。从事中等活动水平职业的患者能够返回他们的工作。很多患者将带着一些变化返回工作岗位或日常活动。那些要求更高的患者们需要更高水平的锻炼，这涉及在刺激性更大的姿势下的功能性动作组合。那些需要反复将患肢置于肩关节或肩关节以上水平的患者需要在这些姿势中锻炼。一些研究已证实在这些姿势下肩袖、三角肌及肩胛肌群的肌电图上可以记录到高水平的肌电活动。然而，根据患者的反应水平，这些姿势也会使患者产生不适感。因此，这些姿势应该在康复训练的晚期阶段被采用，同时还必须用于适合的患者，并且要监测患者对锻炼的反应。

Ⅲ阶段的训练包括俯卧位的水平外展伴有外旋，俯卧位的前举（100°～135°）伴随外旋及直立位的肩胛收缩伴随外旋。所有的这些锻炼中，在肩袖、三角肌和肩胛缩肌都可以记录到很高的肌电活动。

患者也可以开始进行举重训练活动，这些活动需要运用阻力可变的设备及杠铃来进行肘屈肌、肘伸肌及背阔肌的伸缩锻炼（在身体前方）。康复方案可以在临床治疗中升级或者患者可以得到关于家庭康复方案升级的指示。随着患者的力量和反应改善，我们可以增加诸如军事按压（身体前方）及运用阻力可变设备的胸部按压之类的训练内容。我们应该告知患者避免做极限动作，如将肘置于躯干后进行胸部按压及双手置于头后进行军事按压。我们同时也需鼓励患者从较轻的重量开始并逐步增加到较重的重量。

5.Ⅳ阶段

截止目前阶段，除了高活动水平的运动员和高要求的劳动者，大部分患者应该都已能够恢复必需的日常活动。运动员则应该继续肩袖、三角肌和肩胛肌的锻炼并且应倾向于在特殊的运动姿势下锻炼。将弹性阻力锻炼应用于特殊运动中，这对于网球运动员、游泳运动员及投掷运动员是非常有帮助的。运用记重球的加强式训练通过重复多种肩关节姿势下肌肉的生理性牵张-短缩循环能够加强神经肌肉的控制性、力量及本体感受。通过抓取和投掷记重球，外展肌和内旋肌被反常地负荷并且拉伸，之后是一个同心阶段。这种训练可以通过向临床医师或迷你弹簧垫或篮板手投掷来实现。其余的肌肉组包括核心肌肉组织在内都能够成为各种投掷动作的靶标，这些动作包括胸前传球、过头双手投掷及过头躯干旋转。加强式训练可以帮助患者制订一套区间运动方案，如投掷、网球及游泳。

重体力劳动者会逐步进入到工作模拟锻炼中。它可以通过一些阻抗单元来完成，而这些阻抗单元需要患者做出推、拉或是举的动作。这类患者应该被放置于结构清楚的工作调节方案中，而且这套方案的强度是逐渐增大的。考虑到涉及力学及人体工程学的变动，因此我们应该尤其重视患者教育在该阶段的重要作用。

（二）肩袖疾病的康复（大或者巨大肩袖撕裂者）

Cofield认为大或者巨大肩袖撕裂是指直径大于5cm的撕裂。而Patte和Gerber及他们的同事则认为大或者巨大肩袖撕裂应该涉及至少2条完整的肩袖韧带自结节处撕脱。多数大或者巨大肩袖撕裂涉及冈上肌和冈下肌。一些研究人员曾报道巨大肩袖撕裂的非手术治疗的临床效果甚微。然而，另一些研究则表明巨大肩袖撕裂的非手术治疗取得了满意的效果。

大或者巨大肩袖撕裂患者的康复方案应该从Ⅰ和Ⅱ阶段的关节活动度锻炼开始，以此恢复所有缺失的被动关节活动度。一个高于门的滑轮在该阶段的康复过程中可能会发挥作用。随着时间的推移，这种滑轮可以作为一种功能性辅助工具或是被用于进行主动的前举练习。患者可以通过这种滑轮练习来提高患肢的活动极限并且对健侧上肢也有帮助。患者通常在开始这种锻炼1～2周内能够恢复关节活动度。

加强残留的肩袖肌群特别是肩胛下肌也同样非常重要，所以我们加入了Ⅰ阶段的弹性阻抗加强锻炼，加强肩胛下肌的力量是改善大或者巨大肩袖撕裂患者功能的关键之一。患者可能无法保持患肢肘关节在一边，于是采用卷毛巾的方法可以通过提供支点来发挥作用。冈上肌和冈下肌撕裂的患者可能在对抗阻力的情况下无法实现完整的外旋关节活动度。这些患者通常在对抗最小的阻力下能够完成中立的旋转。这种患者的康复训练主要是加强肩袖和小圆肌残存的所有纤维。

实现功能改善的另一个关键方法是仰卧位上举锻炼，这种方法最初是由Jackins和Basti提出的。这种康复方案的目标是通过加强和重塑残存的肩袖肌群和三角肌来恢复过头动作的功能。目前已有关于三角肌重塑的康复方案取得成功的报道。康复计划中开始会要求患者取仰卧位同时将上肢支撑于枕头上并保持肘关节屈曲90°（图88–12）。然后我们要求患者将上肢伸举过头。在最初的几次重复练习中治疗师会帮助患者完成。一旦患者能够独立地完成上举动作并且无不适感觉，我们就会要求他尽可能多地重复这种动作直至30次。当患者能够轻松地完成30次重复动作后，我们会再让他稍微伸直肘关节，这样会增加杠杆臂的长度并且增加锻炼的难度。如果此时患者仍能顺利地完成30次重复动作那么我们最终将会要求他完全伸直肘关节。对于不同的患者个体，逐级完成这种上举锻炼要花费几天至几周的时间。一旦患者能够在肘关节完全伸直的情况下轻松完成30次重复动作，那么他就可以开始用患肢抓握较小的重量（如1～2磅重的哑铃）来进行锻炼。我们也可以加入弹性阻抗练习，锻炼时患者可以在一旁用另一只手握着张力带（图88–12C）。

患者可以进一步在家中练习用枕头和一张躺椅来抬高自己的头，而在临床中他们则可以利用升降桌（图88–13），这种方法使得仰卧上举训练方法进一步升级。这种训练逐渐可以过渡至将重力作为前举的阻力。锻炼的最终目标是使患者能在直立位完成上肢过头动作。为了进一步改善患者直立位时上肢过头的功能，我们可以教导患者靠墙站立同时将一条毛巾置于患肢和墙壁之间进行滑动练习。在肩袖大或者巨大撕裂患者的康复过程中，我们也发现一种名为“上肢突击者”的设备在本阶段的康复中很有用。

通过该康复计划使功能获得改善的患者能够用其患肢在肩或者肩以上水平完成轻量活动。当然，期望这些患者用患肢完成所有活动或是提举重物是

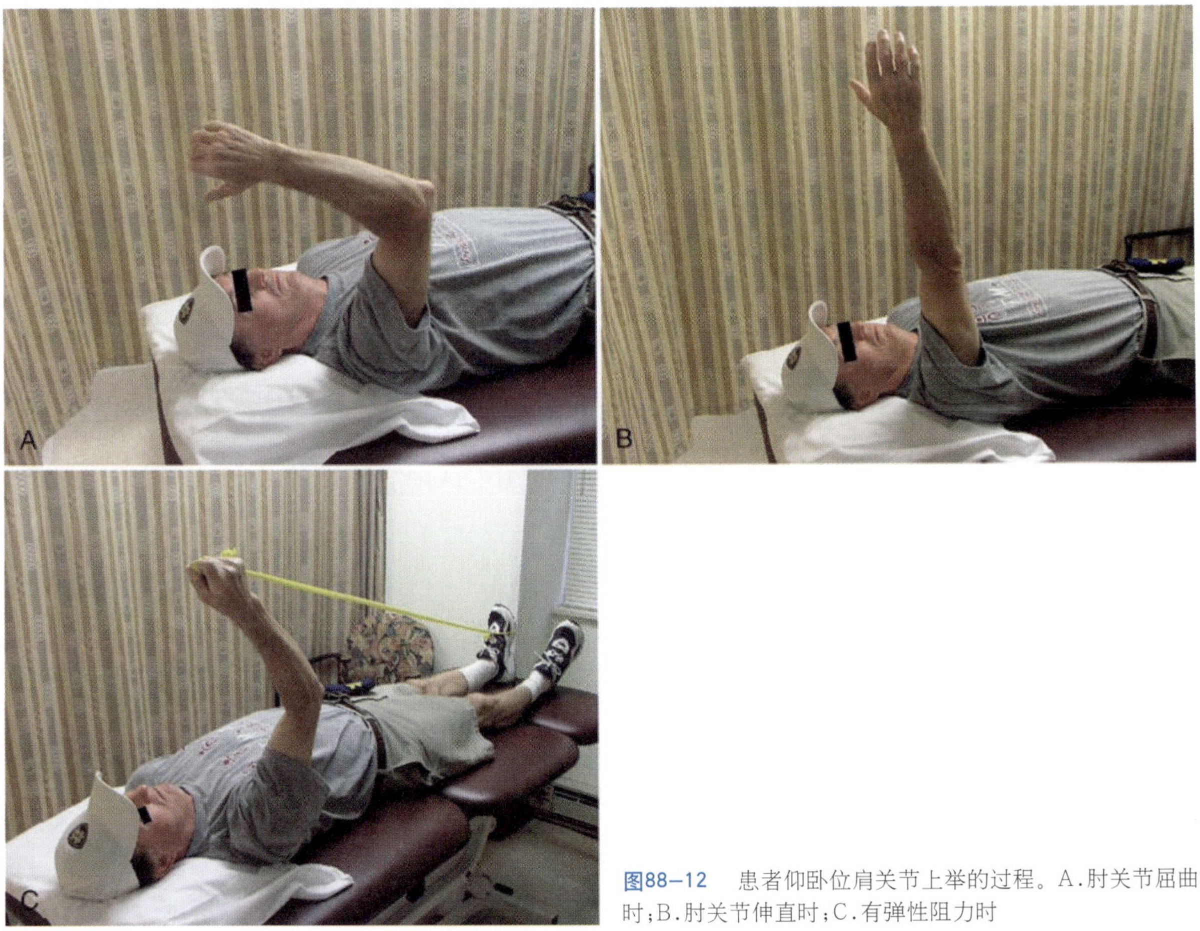

图88–12　患者仰卧位肩关节上举的过程。A.肘关节屈曲时；B.肘关节伸直时；C.有弹性阻力时

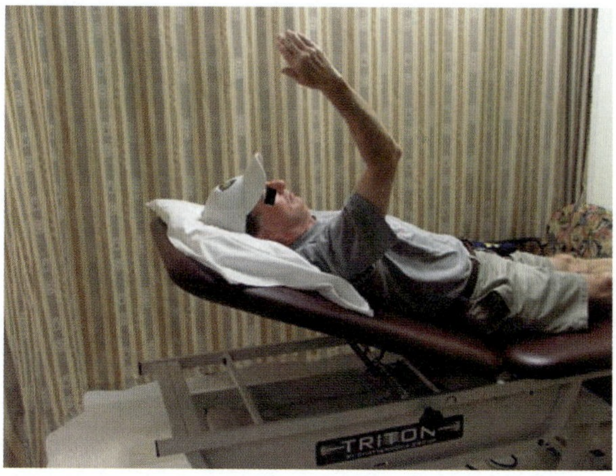

图88-13 上身抬高后患者仰卧位肩关节上举的过程

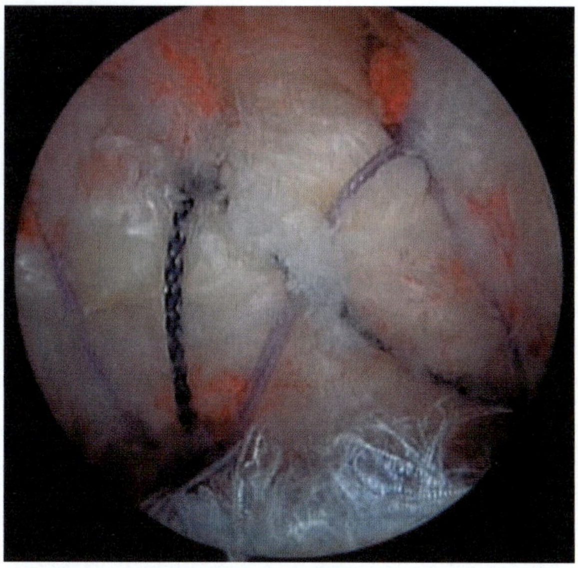

图88-14 关节镜下观察肩袖修补

不现实的。

八、手术治疗

（一）肩袖修补

很多肩袖撕裂的患者没有症状，而且肩关节功能无明显障碍。这些患者通常是肩袖慢性撕裂，无外伤史，或者为小的肩袖撕裂，撕裂肩袖没有回缩。治疗方案取决于以下几个因素：年龄，肩关节功能状态，目前和预期的活动量，病程，是否存在肩袖肌腱回缩和肌肉脂肪化。根据这些因素对每个患者进行个体化治疗。

很多研究已经证实肩袖修补的有效性。过去大多数外科医师都采用切开手术肩袖修补。然而近10年的关节镜下肩袖修补已经获得广泛的认可。

除特殊病例外，选择切开手术还是关节镜下肩袖修补主要取决于外科医师（图88-14），外科医师会选择自己擅长的技术。大量数据表明无论选择关节镜下或切开肩袖修补，只要肩袖愈合率更高，预后都会更好。Bishop和他的同事前瞻性的比较了40例关节镜下肩袖修补和32例切开肩袖修补，评价术后肩袖的完整性和再撕裂率。用磁共振观察肩袖情况。作者发现切开肩袖修补手术后1年肩袖有69%为完整的，关节镜下肩袖修补手术后1年肩袖有53%为完整的。小于3cm的撕裂中，切开肩袖修补术后肩袖有74%为完整的而关节镜下肩袖修补术后肩袖有84%为完整的。

大于3cm的撕裂中，切开肩袖修补术后肩袖有62%为完整的而关节镜下肩袖修补术后肩袖有24%为完整的。两组患者术后美国肩肘外科医师和Constant评分明显提高。作者做出结论：巨大肩袖撕裂在关节镜下修补，术后再撕裂率为切开修补术后再撕裂率的两倍。在近10年关节镜下肩袖修补已经获得广泛的认可。若干关节镜下肩袖修补研究中的84%～95%有满意的疗效。1998年，Gartsman和他同事报道了73个全层肩袖撕裂的患者在关节镜下行肩袖修补术。84%的患者有满意的疗效。随访时间2.5年，77%的撕裂为中或小撕裂。Burhart和他的同事报道62例关节镜下肩袖修补术，95%的病例术后效果良好。平均随访时间为3.5年，42%的撕裂为大或巨大撕裂。Wilson和他的同事报道65例关节镜下肩袖修补手术，平均随访时间为4年，平均UCLA评分为32.5分，91%的病例术后效果良好。因此肩袖修补技术既不断向微创发展，又能获得很好的疗效。

（二）术后康复

肩袖修补术后康复会因手术技术，撕裂大小，组织质量，修补处的张力，年龄，患者预期，肩关节功能要求，伴随的并发症而有所不同。修补术后的预后和肩袖撕裂的大小，术前肌肉萎缩和术前活动范围受限情况相关。术后患者向外科医师及治疗师求医的次数由患者的需要决定。通常患者术后随访时可以和治疗师见面。术后随访通常在术后的7～10d、6周、3个月和6个月。一些患者在第1次术后随访时就能开始被动关节活动练习，有些患者可能就要推迟活动练习。近期研究表明制动可改善结构、组成和粘连特性，也能改善肌腱和骨之间的愈合，这使我们选择了延长制动时间，推迟肩袖修补术后的康复训练。外科医师在术后第一次随访时会评估能否在术后6周内开始进行关节活动度练习。术后6周随访患者肩关节被动前屈上举应该达到100°，被动外旋应该达到30°。中度至巨大肩袖撕裂的肩袖修补术后已经达到这个活动度标准的患者肩关节继续制动4～6周。这些患者的治疗目的首先应该保证肩袖愈合，其次是肩关节活动度。这个时期关节僵硬都是暂时的。那些部分或小的肩袖撕裂修补患者活动度不能达标的患者第一次随访就最好进行治疗。接受治疗的患者应该减少肌肉对抗，增加10°的被动前屈上举和独立完成练习。如果患者肩关节活动度达标，就可以回家继续自行练习直到术后6周随诊。如果患者肩关节活动度没有达标，就以1周为训练周期直到活动度提高到满意的指标。两个研究表明肩袖修补的患者获得良好预后与理疗师就诊次数无关。Roddey和他的同事报道那些有理疗师可以询问，自己观看训练录像达到的疗效和那些有理疗师一对一的家庭陪练的效果相同。所有患者术后6周都会找理疗师治疗，所以必须问问这两组间是否确实疗效有区别。另外，研究中30%的患者失访。因此他们是否接受理疗师的指导就不清楚了。Hayes和他的同事将肩袖修补的患者随机分成两组，一组单独接受理疗师治疗的，另一组为不接受管理的标准家庭练习。术后24周无论哪种康复训练模式多数患者都表示有很好的疗效。然而6%家庭训练组的患者在术后6周内自行找理疗师训练了。19%家庭训练组的患者在术后12周内自行找理疗师训练了，28%家庭训练组的患者在术后24周内自行找理疗师训练了.这两个研究表明肩袖修补的患者即使极少接受理疗也能获得很好的疗效。这对患者受益于督导训练治疗的观点存在挑战。康复方案包括伸展和力量练习。开始练习的时间根据手术方式和肩袖撕裂大小选择（表88-1和表88-2)。以下我们通过4个阶段讨论康复过程。

1.第一阶段

肩袖修补术后开始康复，理疗师必须了解撕裂大小，累及的肌腱，组织质量和肌腱活动度，手术技术，术前治疗情况和患者的预期。小肩袖撕裂的患者最可能采用使患者舒服的悬吊制动，也可以在公共场所时使用。只要患者觉得舒服，术后第1天就可以去除悬吊。大或巨大肩袖修补通常使用外展枕或支架术后制动3～6周。在这个位置制动是有研究理论依据的，某研究检测长期肩袖破裂患者行肩袖修补时冈上肌和肌腱会产生被动牵拉的张力，这研究也发现肩关节内收会增加肌肉被动牵拉张力。所以在肩胛骨平面外展30°～45°时能减少对肩袖修补的损伤风险，促进愈合。

这样制动的患者只允许在训练、洗澡和穿衣时去除支架，在这些活动时也必须保证上臂在肩胛骨平面上45°被动的外展支撑。尽可能地教会家人在患者洗澡，穿衣时帮助患者装载，卸载支架并支撑患肢。我们也建议患者在洗澡时使用轻度泄气的沙滩气球作为支撑。小撕裂患者在术后1周就开始做钟摆样练习，肘关节主动屈伸活动和手握拳练习。在术后首次随访，建议患者做第一阶段伸展练习，仰卧位时被动上举和手握棒或枝条外旋（图88-7)。重点是患者每天反复在可忍受并较大范围的活动练习，而不是激进的、短暂的伸展练习。要求患者每天在家锻炼4～6次，每次重复锻炼10～20下，每下练习至少持续10s。理疗师也必须评估患者在术后最初的6周内是否需要进一步的理疗。我们发现，前屈上举能超过100°或在第1次随访时前屈上举能改善10°的患者回家自行练习也能达到良好的效果。另外，患者必须能独立完成练习。建议不能达标的患者接受进一步治疗。这段时间必须减少肌肉对抗和疼痛。因上臂沉重感或对侧上肢肌力弱，患者在仰卧位肩关节被动上举可能出现困难或疼痛。我们发现椅子能很好地帮助练习。患者双手放在椅背上，身体往后退直至感到轻度的肩关节伸展（图88-15)。维持这个姿势10s，并重复10次。应用弹力练习效果更好。如前所述，外科医师可能会让那些肩袖中、大或巨大肩袖撕裂的患者推迟关节活动度开始练习的时间至术后4～6周。这些患者训练计划是相同的，只是因为开始训练的时间不同而在执行训练的时间表上有所不同。

表88-1 小至中度肩袖撕裂修补术后康复指南

第一阶段（术后0～6周） 目标： 1.患者教育 2.肌腱愈合 3.治疗疼痛和炎症 4.开始活动范围练习 术后或者术后第1天： 患者可能通过悬吊或外展架制动固定 1.悬吊制动（用悬吊仅为舒服和适合公共环境） 2.钟摆样运动 3.手握拳练习 4.肘关节主动活动 5.仰卧位被动前屈上举活动（对合适的患者） 术后7～10s（由外科医师决定）： 1.钟摆样运动 2.仰卧位被动前屈上举活动，外旋到30°（在肩胛骨平面45°） 3.热和冰 4.肩胛骨主动练习（肩胛骨内收和耸肩）	**第三阶段：术后8～16周** 目标： 1.全范围或接近全范围的无痛关节活动 2.优化神经肌肉控制 3.提高耐力 4.开始功能锻炼 治疗： 1.肩胛部对抗力量 2.肩袖和三角肌对抗练习 3.第一阶段力量练习都通过（外展，前屈，上臂支撑的情况下在肩胛骨平面45°外旋）时进入第二阶段力量练习 4.合适可调节的对抗练习和（或）免负重对抗练习 5.90°力量练习
第二阶段：术后6～8周 目标： 1.改善关节活动度 2.提高神经肌肉控制和肌力 3.重点是正常的盂肱关节节律 治疗： 1.继续所有的伸展活动 2.逐渐增加第二阶段的伸展活动（内旋，过身体的内收，后伸） 3.通过位置调整减少在上举过程中上肢的重量 4.第一阶段力量练习（内旋，外旋，后伸），不能使外旋肌群过度负重 5.肩胛部对抗力量（肘关节不能超过肩关节的高度）	**第四阶段：术后16周至9个月** 目标： 1.回到工作，运动或渴望的活动中（是合适的患者） 2.灌输预防的概念 治疗： 1.90°或以上力量练习 2.工作或运动相关的练习 3.模拟工作 4.逐渐回到工作或渴望的活动中

2.第二阶段

这个阶段通常在部分和小撕裂的6～8周、中，大或巨大撕裂的8～12周开始。要求患者继续第一阶段的活动度练习。手握棍棒仰卧位被动前屈上举至最大活动度。建议患者这个时间内做第二阶段的活动度训练，第一阶段力量训练（图88-8和图88-9）。那些大或巨大肩袖撕裂的患者必须小心。因为修补范围较大还应该限制内旋。因此训练必须不能到最大活动范围。力量训练会引起疼痛或肌力弱时可能需要减少活动角度。在一些复杂的肩袖修补或修补的完整性可疑的，肩袖力量训练可能需要推迟到术后10～12周再开始。患者训练未达预期的可能需要接受治疗。如果患者仍有疼痛和关节僵硬，力量训练可能需要推迟。为帮助提高活动度，应该活动盂肱关节和使用缓慢的、相对无痛的手法伸展。为加强力量训练，上臂在肩关节平面45°和中立位静态肌肉训练时应该增加对抗阻力。这时也应该开始肩胛骨训练。训练时上臂不能超过肩关节的高度，避免加重疼痛。

3.第三阶段

这个阶段通常在小、中等撕裂的12～16周、大或巨大撕裂的16～24周开始。患者应该在上举和外旋做全范围的活动练习。内旋活动度只需稍好于第二阶段开始时。这个时候重要的是评估主动活动的能力。许多患者，尤其是大或巨大肩袖修补的患

表88-2 大到巨大肩袖撕裂修补术后康复指南

第一阶段（术后0～6周）

目标：

1.患者教育

2.肌腱愈合

3.治疗疼痛和炎症

4.开始活动范围练习

术后或者术后第1天：

患者可能通过悬吊或外展架制动固定

1.钟摆样运动

2.手握拳练习

3.肘关节主动活动

术后7～10d（由外科医师决定，可能在前6周不能做关节活动度练习）：

1.钟摆样运动

2.第一期关节活动度：仰卧位被动前屈上举和外旋

3.热和冰

4.肩胛骨主动练习（肩胛骨内收和耸肩）

第二阶段：术后6～12周

目标：

1.改善关节活动度

2.提高神经肌肉控制和肌力

3.保护修补处和对内外旋一定的限制（不能过度外旋或内旋）

治疗：

1.继续或增加第一阶段的伸展活动

2.增加第二阶段的伸展活动（内旋，过身体的内收，后伸），6～10周中增加

3.8～10周后开始肩袖肌肉静态肌肉练习（次于最大力量），只能在理疗师手法对抗下训练

4.8-10周后第一阶段力量练习（内旋，外旋，后伸）

5.肩胛部对抗力量（肘关节不能超过肩关节的高度）

6.通过位置调整减少在上举过程中上肢的重量

7.不要使肩袖负重过重

第三阶段：术后12～24周

目标：

1.无痛关节活动

2.优化神经肌肉控制

3.提高耐力

4.开始功能锻炼

治疗：

1.继续所有伸展和力量练习

2.第一阶段力量练习都通过（外展，前屈，上臂支撑的情况下在肩胛骨平面45°外旋）时进入第二阶段力量练习

3.肩袖和三角肌对抗练习

第四阶段：术后16周至9个月

目标：

1.回到工作，运动或渴望的活动中（是合适的患者）

2.灌输预防的概念

治疗：

1.逐渐练习到肩关节水平

2.模拟工作

3.逐渐回到工作或渴望的活动中

4.工作或运动相关的练习

外科医师可能限制活动度练习

者，可能主动前屈上举不能超过90°。理疗师必须评估这种功能障碍原因是肌肉力量，关节僵硬还是神经肌肉控制的缺失。如果被动活动接近正常而且患侧上臂肩袖肌力正常，那么神经肌肉控制的缺失就是可能的原因。肩袖功能恢复正常可能需要6～12个月。有理由推断肩袖在上举或在最大角度活动时需要重新训练。另外，三角肌也长期没有这样活动可能会缺乏必要的力量来对抗重力上举上臂。患者即使不能对抗重力主动上举上臂，也应该在仰卧位进行力量训练（图88-12）。在这个体位，没有重力的影响，患者可以训练上举超过90°并锻炼三角肌力量。当患者能轻松地完成30次训练时，

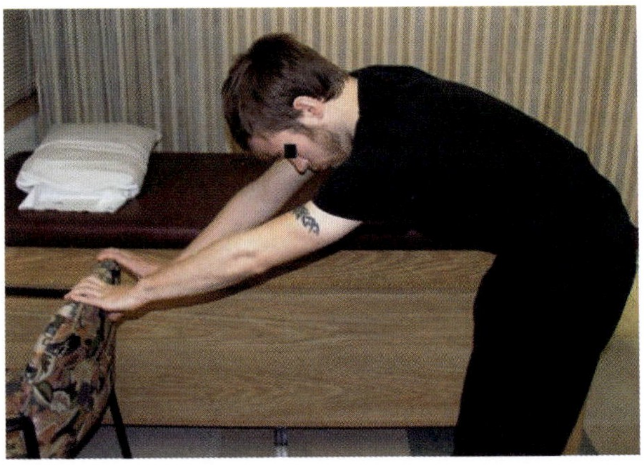

图88-15 椅子伸展

就可以轻微抬高上身，增加对抗重力的训练。直到患者能在身体直立情况下上举患肢。这种训练能通过使用重力球或弹力对抗（图88-12c)。患者在第一阶段就能抗重力训练和能使用训练带进行第一阶段力量训练，建议其进行第二阶段力量训练（图88-11)。这些训练是为提高肩袖肌肉和三角肌功能的。然而，通常应该重视疼痛和必须监测训练的强度。

4.第四阶段

这个阶段通常术后16～24周开始，最多延续到术后9个月。这段时期，功能要求不高的患者继续在家训练逐渐进步。患者应该小心的进行过头活动，如果可能的话，使用工具或楼梯使手能接近任务，这样可以保持肘关节低于肩关节水平。根据上举的生物力学结果建议这样做，尽量减少肩袖的过度负荷损伤。对运动员来说，开始训练运动专门的训练，用肌肉增强训练来提高肌肉神经的控制，肌力和本体感觉。这段时间也应该提出各种正确使用体育馆器材的建议。患者应该避免上臂后伸超过身体的平面。背阔肌向下牵拉时应该朝向胸部，而不是头部后。进行任何形式的“推”的活动都应该小心，如胸部推举或肩部推举。用器械做这样的练习更安全。必须回到工作岗位的患者应该逐渐的练习模拟工作的练习。重点是在安全有效的方式进行模拟工作的练习。教育患者使用合适的上举器械并符合人体工程学原理。

九、小结

肩袖疾病是影响肩关节最常见的疾病之一。重要的是其症状和功能障碍的连续性，包括可能的组织退变和撕裂的发展。开始为肌腱炎和小撕裂可能发展成更大的撕裂和不可修复的肩袖撕裂。治疗必须个体化，不是所有的患者都需要手术修补，同样不是所有患者能通过训练而恢复。多数肩袖疾病的患者按照治疗计划治疗，肌腱炎和小的慢性撕裂可能只需要进行理疗。那些急性外伤引起突发功能丧失的更可能需要手术治疗，那些训练不起作用的肩袖疾病一样也需要手术治疗。因此治疗计划可能需要在治疗过程中修改和变化。年龄、活动水平、症状持续时间、磁共振上组织的表现、预期效果和对治疗的反应都决定治疗选择。理疗师指导的具体的家庭训练计划对多数患者都是合适的。然而，对于那些有多种合并症的患者或要求更高的患者可能需要正规的理疗。对患者关于疾病发展，上臂位置和治疗目标的教育是患者能理解和配合治疗的关键。治疗应该从关节活动度开始训练，合适的时候增加橡皮筋的力量训练能提高肩胛骨肌肉的力量和协调性。物理治疗是肩袖疾病治疗必要的手段。无论是作为首选治疗还是术后治疗，训练对疾病的治疗是至关重要的。患者能完全康复和获得最好的预后最重要的是针对每一个患者制订个体化的渐进式训练方案。

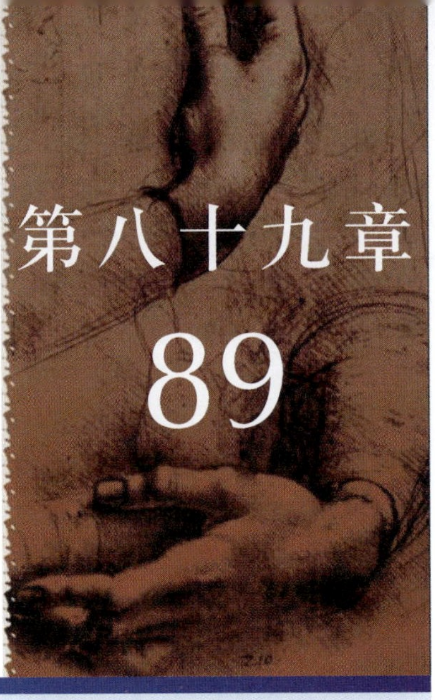

粘连性滑囊炎

原著者 CHARLES L.GETZ, MD AND JASON PHILIPS, MD
译校者 王 强

关键点

- 关节囊炎症刺激导致活动受限。
- 被动活动度和主动活动度在各个方向完全一致。
- 最早出现的是外旋受限，接着各个方向的运动受限陆续出现。
- 治疗的目标是减轻炎症反应。
- 对于存在残余功能受限的患者关节镜下松解可能会有较好效果。

1872年Duplay最早提出冻结肩综合征，当时冻结肩被简单定义为肩关节疼痛伴有肩关节主动和被动活动受限的临床症候群。直至1934年Codman首先发表了关于冻结肩的经典文献，冻结肩这个疾病名称才被写进骨科的官方教程。在1945年Neviaser提出冻结肩的主要病理表现是关节囊的增厚和挛缩，并与肱骨头之间发生粘连。根据以上冻结肩的病理表现，Neviaser提出将冻结肩的表述改为粘连性滑囊炎。

Lundberg根据粘连性滑囊炎的病因，即内源性、外源性或者是系统性，将粘连性滑囊炎进一步分为原发性和继发性两种。Cuomo和Holloway最近定义原发性粘连性滑囊炎为无内源性病理改变的，无法解释的肩关节主动和被动活动受限。继发性粘连性滑囊炎可以找到相关的病因（图89-1）。继发性粘连性滑囊炎分为3种类型：内源性、外源性、系统性。内源性滑囊炎包括：肩袖病变、肱二头肌肌腱病变、盂肱关节炎和肩锁关节炎。外源性粘连性滑囊炎包括：肱骨近端骨折、颈椎病、脑卒中和帕金森病。系统性粘连性滑囊炎包括：甲状腺功能亢进、甲状腺功能减退、肾上腺功能减退，更为常见的原因是糖尿病。

一、病理

盂肱关节是一个非约束性的关节，关节囊的面积是肱骨头的2倍。如此之大的关节囊体积容许肩关节有更大范围的活动度，以便完成肩关节的日常活动。在肩关节活动的任一时刻，只有1/4～1/3的肱骨头面积为肩盂所包容。因此肩关节在运动时其稳定性更大程度上是依靠软组织结构。因此任何肩关节稳定结构的挛缩，如盂肱韧带、喙肱韧带、关节囊或者是肩袖肌肉和肌腱，都会造成盂肱关节的活动受限，从而出现粘连性滑囊炎的临床表现。

Neviaser指出，在对粘连性滑囊炎的患者进行术中松解时发现关节囊明显增厚。在关节内有少量的滑液，关节囊与肱骨头之间有粘连。肩关节造影

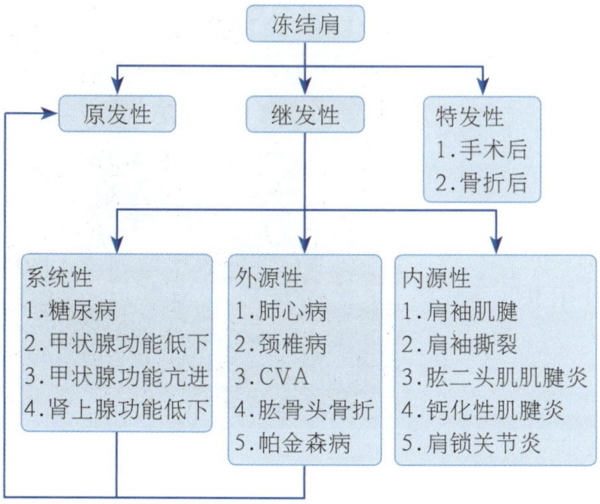

图89-1 粘连性滑囊炎的可能成因（Lippincott Williams & Wilkins.Lannotti JP.Williams GR Jr，eds.2007版权所有。肩关节疾病：诊断和治疗 第2版。Philadelphia：Lippincott Williams & Wilkins.2007）AC.肩锁关节；CVA.脑血管意外

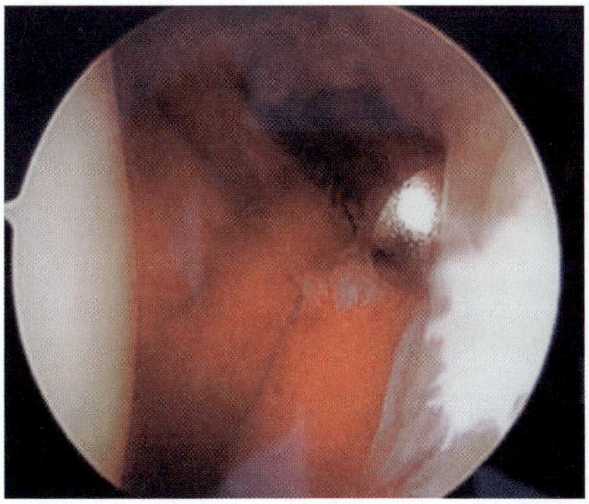

图89-2 肩袖间隙处的滑膜炎症

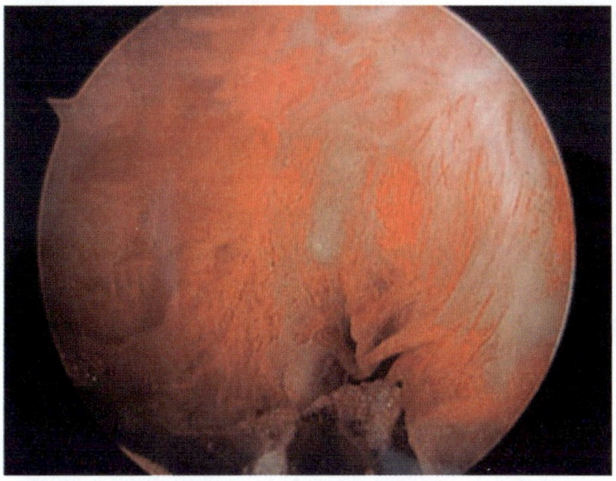

图89-3 增生性滑膜炎延伸至关节囊后方，包括整个盂肱关节腔

显示粘连性滑囊炎患者关节囊体积减小、腋皱襞消失。组织学检查显示关节囊纤维化有慢性炎症表现，同时血管周围有单核细胞浸润的炎症表现。

原发性粘连性滑囊炎关节镜检显示关节囊体积减小，有斑片样炎症表现，多位于肩袖间隙部位，但是没有Neviaser描述的粘连和腋皱襞的挛缩。慢性粘连性滑囊炎患者切开探查表现为喙肱韧带和肩袖间隙组织增厚。组织学检查显示切除的组织为纤维样或纤维瘤样变性。免疫组化分析显示该病理变化为成纤维细胞增殖，与Dupuytren's组织类似。在这些组织中发现的mRNA编码的成纤维细胞生长因子与在Dupuytren's组织中发现的一致，进一步证实了以上的发现。对滑膜组织的分析证实几种介导上调关节囊成纤维细胞的细胞因子明显升高，这会导致胶原纤维沉积。实际上粘连性滑囊炎与Dupuytren's病有很强的关联，因为原发性粘连性滑囊炎患者患Dupuytren's病的概率是正常人群的8倍。在病变组织中也找到了肥大细胞，作为成纤维细胞增殖的调节因子，该细胞在粘连性滑囊炎的发病中可能也发挥了重要的作用。

粘连性滑囊炎分为4期：第一期，粘连前期。临床表现为疼痛和渐进性的主动和被动活动范围受限。疼痛特点为静息时钝痛，动作结束时出现锐痛，特别是肩关节下垂时外旋动作会诱发严重疼痛。该期典型症状持续时间一般小于3个月。关节镜检查显示弥漫性血管增生性炎症，在肩袖间隙区域更为明显（图89-2）。第二期，冻结期。患者因关节囊挛缩和疼痛性增生性滑囊炎，关节活动范围进一步丢失。关节镜检查显示关节囊张力增高、致密变，关节滑膜增生（图89-3）。第三期，冻结后期。该期患者活动范围进一步丢失但是疼痛减轻。关节镜检查显示关节囊明显增厚、致密变，关节囊体积明显变小，炎症反应轻。第四期，解冻期。该期症状逐渐缓解，活动范围逐渐增加，疼痛较轻。肩关节活动范围增加源于关节囊的重构和关节囊体积的增加。

继发性粘连性滑囊炎病因很多，可归纳为3类：外源性、内源性和系统性。特别要指出的是糖尿病患者粘连性滑囊炎的发病率是正常人群的4倍。同时糖尿病也是继发性粘连性滑囊炎发病的独立危险因素。对于人类免疫缺陷病毒的抗反转录病毒疗法与继发性粘连性滑囊炎之间也有一定的关联。

对于肩关节骨折和肩关节手术史造成的肩关节僵硬，其病理改变与以上叙述完全符合。一些患者的肩关节僵硬完全由于关节囊的瘢痕组织造成。有些患者的肩关节僵硬是由于肩关节不协调、硬质增生突起物、畸形愈合或者是三角肌与肱骨头之间的瘢痕（肩胛骨肱骨间隙瘢痕）造成的。

二、病史和体格检查

原发性粘连性滑囊炎是建立在完整的病史采集、体格检查和合理影像学检查基础上的一种排除诊断。疼痛是主要临床症状。活动范围受限也是症状之一，很多情况下即使患者有较明显的活动范围受限，但是他们自己却没有意识到。他们简单地认为肩关节活动受限是由于疼痛导致的。在创伤史上，不管创伤大小都可能是诱发因素，但是很多患者找不到诱发因素。夜间疼痛及手摸后背和上肢离开身体动作诱发的疼痛最为常见。左侧肩关节痛可能是心肌缺血的表现，在检查评估时是需要注意的。

体格检查应包括颈椎，以排除神经根型颈椎病、脊柱炎及其他原因导致牵涉痛。

肩关节检查应该由视诊开始，包括安静状态下和运动状态下。观察健侧和患侧肩关节的肌肉萎缩、瘢痕和主动运动情况并进行对比。肩关节的运动情况至少要观察以下几个方面：肩关节上举，肩关节位于侧方时的外旋和内旋。同时要观察肩关节上举运动时的肩胛骨运动情况并与健侧进行对比。观察完主动活动范围后开始检查肩关节的被动活动范围。测量盂肱关节的真实被动活动范围需固定肩胛骨，这样可以消除肩胛骨和胸廓之间的代偿性运动及胸廓的代偿性扩张。

粘连性滑囊炎的标志是在多个运动平面的肩关节主动和被动活动范围受限，特别是二期或者是三期的粘连性滑囊炎。在疾病的任何分期内，肩关节的主动活动范围和被动活动范围是相同的。

表89-1 不同分期粘连性滑囊炎的体格检查所见

分期	体格检查
1	接近正常的活动范围　动作结束时诱发疼痛
2	活动范围明显受限　动作结束时诱发疼痛
3	活动范围明显受限　活动过程中无疼痛
4	活动范围较前增加　活动过程中无疼痛

早期粘连性滑囊炎患者会有肩关节压痛。肩关节运动时，特别是外旋动作终止时肩关节会出现明显的疼痛，这是由于肩袖间隙处的滑膜炎造成的。一期与二期粘连性滑囊炎的区别是一期患者活动范围大致正常，而二期患者会出现多个运动平面的活动受限。三期患者的特点是持续的肩关节活动范围受限，同时疼痛较前减轻而不是疼痛消失。四期患者肩关节功能逐渐恢复，盂肱关节活动范围持续增加，这期患者的关节囊挛缩逐渐消失（表89-1）。

一期粘连性滑囊炎患者与其他病理改变如肩袖疾病等所导致肩关节僵直的鉴别诊断是非常困难的。在体格检查过程中发现肩关节囊刺激症状可以帮助原发性粘连性滑囊炎与其他疾病的鉴别诊断。将患者上肢置于体侧轻轻外旋肩关节超过正常外旋的终点，该动作会导致关节囊牵拉。当存在关节囊病变时该动作会导致疼痛，但是我们并不能确定关节囊病变本身是疼痛产生的根源。另外一项鉴别肩袖病变和粘连性滑囊炎的技术是肩峰下滑囊注射局部麻醉药物。肩峰下滑囊注射局部麻醉药物能使肩袖病变患者疼痛减轻活动范围增加，但是对于粘连性滑囊炎的患者其活动范围因关节囊挛缩而无明显增加。

手术后和创伤后的肩关节僵直其检查和评估较为复杂。肱骨近端骨折、锁骨骨折或者其他肩关节骨性结构的骨折都可能导致肩关节僵直。任何类型的肩关节手术都可能导致肩关节僵直。肩关节僵直的原因可能是盂肱关节囊的挛缩、肩胛骨肱骨之间的瘢痕组织、骨折畸形愈合或者骨折不愈合、肱骨头无菌性坏死，骨性增生突起、创伤性关节炎、感染、神经损伤及慢性关节脱位。尽管潜在的病理变化是多种多样的，但是体格检查都应该由视诊及观察活动范围开始，包括主动活动和被动活动。接下来测定肩袖肌力和三角肌肌力。接着检查盂肱关节的活动情况，如在运动过程中是否有摩擦音，是否在整个运动过程中存在疼痛。然后检查是否存在不稳定。

三、影像学研究

普通X线片检查包括前后位、腋位、肩胛骨Y位，拍摄时体位摆放需达到标准位置，不管肩关节在这些位置时是否有明显的疼痛及何种病因造成的疼痛。对于原发性粘连性滑囊炎的患者行X线片检查的目的是评估盂肱关节间隙。盂肱关节骨关节炎会造成肩关节明显的疼痛和盂肱关节的活动受限，X线检查可鉴别这部分肩关节疼痛和活动受限的患者。X线片检查对于骨折、钙化性肌腱炎、肩袖关节病造成的继发性粘连性滑囊炎可做出诊断。进一步的影像学检查在明确其他原因造成的继发性粘连性滑囊炎时是必要的。MRI检查可更好的观察软组织病变，可发现肩袖损伤、肱二头肌病变等原因造成的盂肱关节活动受限。MRI可以观察到肱骨头和肩盂的软骨，从而判断肩关节病变是否由于肩关节退变造成。Sher及其团队的研究表明MRI检查的结果常常与最初的诊断不同，从而可对治疗方案做出更正。

CT扫描可以提供盂肱关节的以下详细情况：骨性增生、骨缺损、关节内游离体、骨折畸形愈合、骨折不愈合。CT检查对原发性粘连性滑囊炎诊断治疗并非必需，但对手术后或者是骨折后的肩关节僵直的诊断有较大帮助。

四、治疗

(一) 非手术治疗

非手术治疗是原发性粘连性滑囊炎的首选治疗方式。关于原发性粘连性滑囊炎的自然病程目前存在争议。Hand及其团队对269例原发性粘连性滑囊炎的研究表明其自然病程为4年。他们的研究表明超过50%的患者最终达到接近正常的肩关节功能，35%的患者持续存在轻度的肩关节疼痛和活动受限。只有6%的患者有严重的慢性症状。Shaffer和其团队的研究表明该病的自然病程并不像传统的观点那样乐观。随访研究表明60%的患者有一定程度的活动受限，30%的患者患侧肩关节与健侧相比有明显的活动受限，其平均病程为7年。所有的患者中只有11%的患者是轻度功能受限。Diercks和其团队最近做了一项前瞻性研究，治疗组行标准的理疗治疗和关节囊扩张疗法，对照组在患者疼痛承受范围之内进行功能锻炼。理疗组患者的Constant评分较低，随访24个月时两组之间活动范围无显著差异。这个研究说明了粘连性滑囊炎治疗的困难性，以及在研究过程中找到好的对照组患者的困难性，因为患者普遍会主动寻求症状的缓解。

非手术治疗的目的有两个：疼痛缓解和盂肱关节活动度的恢复。非手术治疗应该包括有效的镇痛和理疗治疗。Lee和其团队的研究表明口服镇痛药物同时合并理疗治疗的患者效果明显好于不口服镇痛药物的患者。

理疗的效果与患者疾病的临床分期关系密切。一期患者盂肱关节活动受限不明显，但是因盂肱关节滑膜炎症造成的肩关节疼痛明显。因此该期患者的理疗主要模式是疼痛的缓解，和对患者肩关节位置的摆放的患者教育。二期患者同时合并明显的肩关节疼痛和活动受限。因此改期患者的理疗不仅仅是疼痛的缓解，而且包括关节囊的拉伸，以帮助患者盂肱关节活动范围增加。Griggs和其团队前瞻性研究了75例二期粘连性滑囊炎的患者行关节囊拉伸训练的效果。结果表明90%的患者效果是满意的，仅7%的患者需要进一步做麻醉下手法松解或者是关节镜下松解。患者静息时和运动时的疼痛评分也明显减低。肩关节主动前屈上举和外旋功能明显提高，被动内旋和外展功能明显提高。Vermeylen和其团队的研究表明强化的物理治疗有更好的效果，包括关节囊拉伸疗法，拉伸范围超过关节无痛的活动范围。强化理疗组较普通理疗组外旋功能和外展功能有提升，普通理疗组的患者被动活动局限在无痛的活动范围之内。但是两组最终的功能评分无差异。

粘连性滑囊炎有几种不同的理疗治疗模式。Dogru及其团队研究了超声治疗粘连性滑囊炎的效果。两组患者均接受浅表热疗和功能锻炼。治疗组接受超声治疗，对照组接受空白超声治疗。经治疗后这两组患者满意度评分和关节活动度均无差异。很多的非手术治疗关注点是减轻盂肱关节的炎症反应，从而阻止进一步的关节囊纤维化和滑膜增生。

玻璃酸钠的首要作用是抑制炎症反应，其次是可以阻止屈肌腱损伤后的肌腱周围粘连。Blaine和其团队研究了关节腔内注射玻璃酸钠的治疗效果，对照组关节腔内注射生理盐水，结果表明治疗组的关节活动范围较对照组无明显改善。

激素因具有明显的抗炎作用和镇痛作用而用于粘连性滑囊炎的治疗已经有很长的历史。Buchbinder和其团队的研究表明短期口服激素可以明显降低疼痛评分，增加关节活动度，改善关节功能。一项Cochrane数据库研究表明口服激素治疗粘连性滑囊炎短期可明显减轻疼痛，改善关节功能，有“银”标准的证据，但是无证据表明超过6周后仍有这样的效果。

部分医师用关节腔内注射激素的疗法，这样可以避免口服激素造成的全身不良反应。一项关于关节腔内注射激素和理疗治疗的对比研究表明，在7周随访时关节腔内注射激素疗法效果较好，但是在随访26周和52周时两组之间无显著差异。Carett及其团队的研究表明关节腔内注射激素和理疗相结合可以明显改善关节活动，并提高患者的满意度。但是Kivwnaki和Pohjolainen的研究表明在麻醉下手法松解时，手术后效果与是否加用关节腔内注射激素无关。

关节囊扩张疗法也是常用的粘连性滑囊炎的治疗方法。Corbeil和其团队做了一项关节腔内注射激素治疗加用或者不加用关节囊扩张疗法的双盲研究。80%的患者早期有疼痛缓解，但是在3个月随访时加用关节囊扩张疗法组关节活动度和疼痛缓解均较对照组无改善。同时Tveita和其团队的研究表明关节腔注射激素治疗组和关节腔注射激素加用关节囊扩张疗法组在6周随访时疗效无差异。但是Gam和其团队的研究表明关节腔注射激素加用关节囊扩张疗法较单用关节腔注射激素疗法其治疗后关节活动度有增加。Vad和其团队对二期和三期的粘连性滑囊炎患者进行了关节囊扩张疗法的前瞻性研究。二期患者治疗效果经统计学分析表明关节活动度有明显改善，而三期患者用关节囊扩张疗法后活动度无明显改善。该研究表明关节囊扩张疗法对早期的患者有效。Watson和其团队的研究表明关节囊扩张疗法对肩袖关节病造成的继发性粘连性滑囊炎也有一定的效果。2008年的Cochrane数据库研究表明关节镜下生理盐水加激素的关节囊扩张疗法治疗粘连性滑囊炎可短期的疼痛缓解、增加关节活动度、提升关节功能，其证据水平为“银”标准。但是并无证据表明该项疗法有远期效果。

（二）麻醉下手法松解

对于非手术治疗无效的粘连性滑囊炎患者常用的治疗方法是麻醉下手法松解。Placzek和其团队随访了31例麻醉下手法松解的患者，随访时间为14个月。患者手法松解后外展运动平均提高84°，上举运动平均提高63°，外旋提高58°，内旋提高47°。患者疼痛评分也明显降低，并且无并发症发生。Farrell和其团队报道了麻醉下手法松解平均随访15年的远期疗效。患者上举运动平均提高64°，外旋平均提高44°。共有19例肩关节纳入随访研究。16例患者不再有疼痛，3例患者有轻微疼痛。麻醉下手法松解可明显恢复盂肱关节的功能。Farrell在一项5年的随访研究中发现患者在5年随访时的关节功能与术后6个月随访时是相同的。Dodenhoff和其团队研究了麻醉下手法松解的早期疗效和患者运动恢复情况。研究表明术后6周随访时患者外展提高60°，外旋提高60°，内旋提高40°。另外患者术后Constant评分明显提高，患者的总体满意度为94%。Kivimaki做了一项随机盲法实验比较麻醉下手法松解和自行功能锻炼，随访时间为1年。随访结果两者之间无显著统计学差异，这项研究表明如果正确教给患者在家功能锻炼的方法其效果与麻醉下手法松解是一样的。

（三）关节镜下手术

关节镜下治疗适用于那些经非手术治疗6个月以上仍无效的患者。麻醉下手法松解临床证实有效，但是该方法无法进行关节腔内病灶的清除。粘连性滑囊炎行关节镜下松解术的适应证和相对适应证包括：既往经松解治疗后活动度无改善、疼痛无缓解的患者，肩袖损伤患者，慢性胰岛素依赖性糖尿病患者，骨量减少患者在手法松解过程中骨折风险较大的。对于这些患者关节镜下松解术是非常适合的，关节镜检查可以看到整个盂肱关节腔的情况，可以根据关节囊病变的情况选择性的进行关节囊松解术。Warner和其团队的研究表明对于麻醉下手法松解治疗无效的患者行关节镜下前关节囊松解术，其术后的关节活动度有明显的提高，统计学有显著差异。Ogilvie-Harris和Myerthall对合并有糖尿病的粘连性滑囊炎患者进行了关节镜下松解术，结果表明疼痛缓解明显、外展、外旋功能改善明显，整个肩关节功能改善明显。Ogilvie和其团队同时也做了麻醉下手法松解和关节镜下松解的对比研究。两组之间的关节活动改善无差异，但是关节镜下松解组疼痛缓解和关节功能的恢复更好。Nicholson根据粘连性滑囊炎的病因学分组，对关节镜下松解治疗该疾病进行了前瞻性研究。各组患者的活动范围，包括上举、外旋、内旋，以及评分均有明显改善，证明关节镜下松解对各种病因引起的粘连性滑囊炎均有效。Berghs和其团队对25例行关节镜下松解的粘连性滑囊炎患者进行了随访，结果表明术后即刻有活动范围改善、关节功能评分提高，而且这些效果能保持至术后14.8个月随访时。Ide和Takagi的研究证实在关节镜下清理术后的关节活动改善和评分的提高可以持续至术后7.5年。Holloway和其团队研究了关节镜下松解治疗原发性粘连性滑囊炎、骨折后粘连性滑囊炎和手术后反应性肩关节僵直的效果。各组手术后均有活动度明显改善和肩关节功能评分明显改善。手术后反应性的肩关节僵直经关节镜下松解的治疗效果最为有限。

（四）笔者推荐的治疗方法

诊断明确的粘连性滑囊炎患者其症状自行缓解的可能性很小。患者最早就诊并明确诊断该疾病时，应花时间向患者解释疾病的自然病程。继而制订治疗方案而不是简单的等待观察。治疗方式包括口服非甾体类抗炎镇痛药物（NSAID），活动方式的调整，关节腔内注射激素及关节拉伸治疗。

NSAID类药物既可以缓解疼痛又能够抑制炎症反应。为增加抗炎效果，NSAID类药物建议口服1～2周。经典的剂量是600mg美林（布洛芬）每日3次，或者是500mg萘普生（甲氧萘丙酸）每日2次。如果口服NSAID类药物有效，患者可继续应用。对于有消化道溃疡或者出血病史的患者可以口服选择性二型环氧化酶抑制剂。

调整患者的活动方式适合于一期患者的治疗，以减轻炎症反应。活动在患者的可承受范围之内，建议患者在肩关节无痛范围之内进行活动。如果患者停止做诱发疼痛的活动，疼痛很快会消失，这样做不会加重炎症反应。如果做了诱发肩关节疼痛的运动后疼痛持续超过1h则说明肩关节的炎症反应加重了。这也可以作为关节囊拉伸运动逐渐加量的一个标准。

关节腔内注射激素是控制盂肱关节腔内炎症减轻疼痛的一种治疗方法。关节腔内注射的效果持续时间较短，可重复注射3次。尽管该操作导致关节腔内感染的可能性较小，但是操作进行前应向患者交代清楚。

理疗可在关节囊轻微拉伸的基础上进行，可以减轻炎症反应，放松肌肉。功能训练过度可导致关节炎症反应加重并出现疼痛。由患者决定在康复科理疗师的指导下进行训练还是自行在家中训练。那些在理疗师指导下训练的患者也要每日至少做一次关节囊拉伸。其具体内容详见第90章冻结肩患者的康复训练。

如前所述，大多数患者经充分康复治疗，疼痛和关节僵直都能改善。少部分患者持续存在关节活动受限。对于肩关节活动度持续受限、关节兴奋性降低的患者应该做麻醉下手法松解，必要时行关节镜检查和关节镜下关节囊松解术。术前先记录患者的被动活动范围。在麻醉下轻柔手法松解患侧肩关节，如果在肩关节活动的各个平面两侧关节活动已经对称，则手术结束。如果患侧肩关节在某个平面的活动仍受限，则行肩关节镜下松解术。镜下手术时充分松解紧张的关节囊，使关节被动活动范围完全恢复至正常（图89-4）。

在松解术后即开始常规的理疗治疗。尽管松解术后关节内炎症反应减轻了，这是一个优势，但术后关节活动是会带来更大的关节刺激。术后不同患者在不同随访时间时随访结果不同，但是一般最终的效果与术后6个月随访时相同。

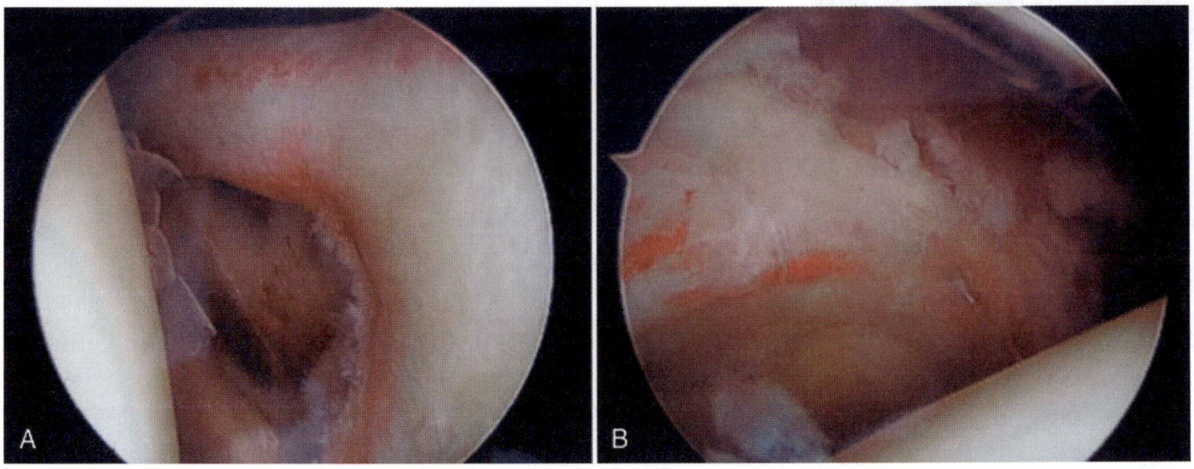

图89-4 A.清理关节腔内炎症滑膜组织，松解前关节囊和肩袖间隙；B.清理后关节囊炎症滑膜组织，显露出肩袖肌肉的肌腹

五、小结

粘连性滑囊炎的临床特点是肩关节疼痛同时伴有肩关节主动和被动活动受限。粘连性滑囊炎的主要病理表现是关节囊增厚、挛缩并与肱骨头之间发生粘连。原发性粘连性滑囊炎无明显诱因出现肩关节疼痛合并肩关节主动和被动活动受限，找不到内在的肩关节病理变化。继发性粘连性滑囊炎有内在的病因，如肩袖损伤、肱骨近端骨折、糖尿病。治疗方法包括理疗、关节腔内注射激素、关节囊扩张疗法、麻醉下手法松解和关节镜下松解。

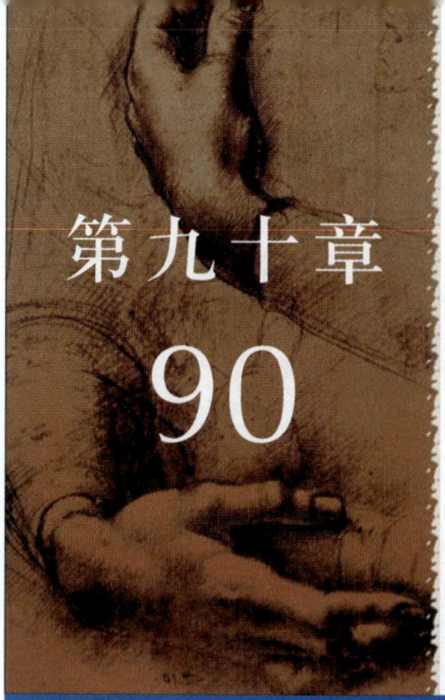

第九十章 90 治疗师对冻结肩的处理

原著者 MARTIN J.KELLEY, PT, DPT, OCS
译校者 窦菲菲　潘　钰

关键点

- 发现肩周炎（Frozen Shoulder，俗称冻结肩）的关键检查是被动外旋过程中至少减少50%的活动范围。
- 显著的症状减轻，患者满意度的提高及功能性运动的恢复标志着治疗的成功。

康复肩周炎患者是一项具有挑战性但也很有意义的任务，治疗师必须了解这一独特病理的自然发展过程，并且患者必须要有耐心。肩周炎或者粘连性关节囊炎会导致疼痛、主动及被动肩关节活动受限。据报道，肩周炎影响到总人口的比例为2%～5%，而在患有甲状腺疾病和糖尿病的人群中分别上升至10%和38%，原发性肩周炎患者通常在40–65岁，女多于男。一侧患有肩周炎，对侧肩患病的风险增至5%～34%，双侧同时发病的比例为14%。

一、分类

朱克曼提出了一个原发性和继发性肩周炎的分类框架图（图90–1）。我们认为原发性肩周炎和特发性粘连性关节囊炎是相同的，且与系统性疾病和外伤史无关。继发性肩周炎有3个子类定义：系统的（如糖尿病、甲状腺疾病），外部的（如心肌梗死、颈椎间盘疾病）和内部的（如肩袖或肱二头肌肌腱炎）（图90–1）。另一个分类系统基于患者的烦躁程度（低、中、高），因为最常用的干预措施是以烦躁程度为基础选择的（表90–1）。烦躁是由疼痛、关节活动度及运动障碍程度决定的，低度烦躁的患者运动障碍较轻，轻度疼痛，且在压力下关节囊末端感觉无或轻度疼痛。因此，主动和被动活动可能是相同的，这些患者通常会主诉僵硬而不是疼痛。有高度烦躁的患者伴有明显疼痛，导致被动活动受限（由于肌肉自我保护）且更大的运动功能障碍，这些患者通常会主诉疼痛而不是僵硬。虽然这些不以时间为标准，但通常大多数早期肩周炎患者都有高度烦躁，而后一阶段的那些患者有低度烦躁。

二、病理

Hannafin和Chiaia结合由Neviaser提出的关节镜阶段，临床检查和组织学发现描述了肩周炎的4个阶段。①阶段1，前粘连阶段。表现出轻度红斑性滑膜炎。患者会出现肩关节运动末有轻度疼痛且

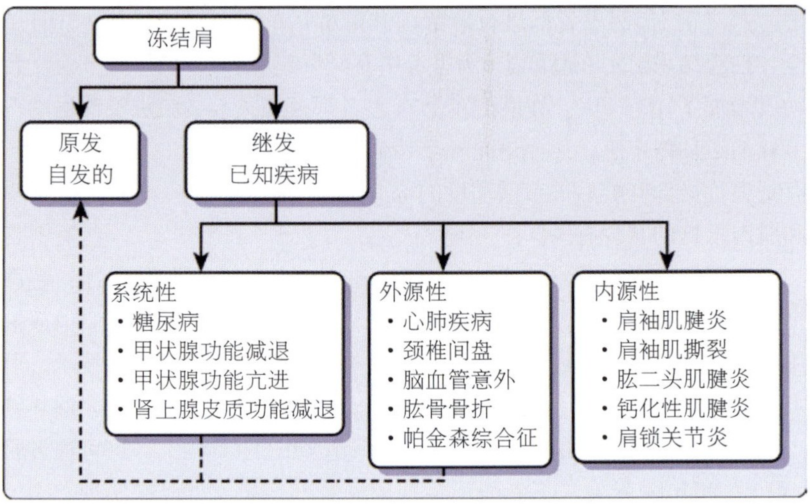

图90-1 分类系统。AC.肩锁关节；CVA.脑血管意外（Reprinted with permission from Cuomo F.Diagnosis,classification and management of the stiff shoulder. In:Iannotti JP,Williams GR, eds. Disorders of the Shoulder: Diagnosis and Management. Philadelphia: Lippincott-Williams & Wilkins; 1999.）

表90-1 易激惹等级

重度易激惹	中度易激惹	低度易激惹
严重疼痛(≥7/10)	中度疼痛(4～6/10)	低度疼痛(≤3/10)
持续至夜间痛或静息痛	间断的夜间痛或静息痛	无夜间痛或静息痛
DASH，ASES，Penn肩部评分提示	DASH，ASES，Penn肩部评分提示	DASH，ASES，Penn肩部评分提示
重度失能达最大关节活动度前疼痛	中度失能达最大关节活动度时疼痛	低度失能达最大关节活动度时轻度疼痛
AROM<PROM,继发疼痛	AROM≈PROM	AROM=PROM 加压时

AAROM,主动辅助关节活动度；AROM,主动关节活动度；ASES,美国肩肘外科评分；DASH,臂肩手失能问卷；PROM,被动关节活动度；ROM,关节活动度

经常被误诊为肩袖撞击。②阶段2，急性粘连或者说“冷冻”阶段。以增厚的红色滑膜和血管（血管增生）为特点。患者有高度不适感及关节运动末伴有高度疼痛，即使这个阶段下主要表现为疼痛，麻醉下的检查也揭示了结缔组织的病变造成关节活动度减小。③阶段3，纤维化或者说“冻结”阶段。其特点是滑膜炎症减轻但粘连更牢固。患者感到疼痛减轻但有明显的关节僵硬，在麻醉下检查的基础上，相对于疼痛来说，这些患者是因为痉挛从而导致活动受限。④阶段4，严重粘连，无明显的滑膜炎，或称为“解冻”阶段。患者表现为无痛性僵硬和疼痛，通常需要重建来改善运动。

三、检查

除了全面的病史，以下3个问题可帮助我们判断患者肩周炎当前所处的阶段。第一个问题：“你晚上睡得好吗？”晚上睡眠好说明处于低度烦躁。第二个问题：“你觉得疼痛重一些还是僵硬症状重一些？”疼痛较重反映为急性滑膜炎，而僵硬重一些说明炎症消退处于第2至第3阶段的过渡期。第三个问题：“在过去的3周中症状有所好转还是加重？”这个问题可帮助我们判断患者是要进入第2阶段还是要度过第2阶段。

进行一个全面的上部检查来排除颈椎和神经系统的病症。检查结果通常显示主动和被动活动小于120°的明显关节活动受限，但运动受限是阶段发展结果，肩胛的代偿通常会伴随着肩部的运动。

至少在两个平面上大于25%的关节运动丧失，丧失50%肩关节被动外旋活动，或者外旋小于30°都提示患有肩周炎。被动关节活动范围的检查应在仰卧位下进行，来体会被动运动末的阻力手感，那就是运动终末感。通常，被动肩关节活动受限是由于在活动范围终末或在终末之前出现疼痛，并且常常会在运动范围终末处感觉到肌肉的保护性抵抗，我认为肌肉的保护性抵抗会充当关节囊的运动终末

感。我之前对6例患者都进行麻醉前和麻醉后的检查，检查结果显示在麻醉中6例患者中有5例被动活动度增加了10°～30°。在麻醉前所有患者都存在关节囊的运动终末感，然而这是一个错误的解释。已有报道称局部麻醉后关节活动度的部分改善与疼痛和肌肉抵抗的减少有关。

肩周炎患者有正常的肌力和无痛抵抗运动。但据报道，肩周炎患者最大的自主用力明显降低。使用手持式测力计进行客观的肩部力量检查显示肩周炎患者肩关节内旋和上抬力量明显减弱。

一些特殊试验如冲击迹象（impingement signs）和Jobe测验并不能助于鉴别肩周炎与肩袖肌腱炎，因为它们需要疼痛定位终末范围。

四、干预措施

现已研究出多种干预措施，但是还不清楚根治的方法。不幸的是，由于存在多种包含标准、不同的协议及多种多样的结果评估工具使得在研究中进行对照很困难。评价功效的主要困难之一是定义治愈的标准，因为多数肩周炎患者不管如何接受的治疗，在大约1年内都会有明显改善。成功的治疗不应该由“正常”运动的恢复来定义，而是要有明显的症状减轻、患者满意度提高及功能性运动改善，因此，最初的目标是通过治疗滑膜组织来缓解疼痛。通常，当疼痛减轻时患者在被动限制内能很好地活动，并且“觉得”有很大的改善。随着时间的推移关节囊复合韧带长度会恢复，致密纤维胶原蛋白重塑使运动得以恢复。

（一）物理疗法

一些资料支持频繁采用物理疗法进行治疗，比如热、冰、超声或者电刺激，物理疗法会影响其疼痛并使肌肉放松，因此，他们会增加训练的效果和手法的技术。可在关节活动训练前或过程中进行热敷治疗，湿热结合牵拉已经应用于增加肌肉延展性上，这可通过肌肉黏度的降低和神经肌肉介导的舒张来实现。Gursel和他的同事们证明了在治疗肩关节软组织障碍的过程中与假超声相比超声的功效是欠缺的。经皮神经电刺激（TENS）与持续的低水平牵拉相结合可降低肩周炎患者的疼痛且提高运动功能。

（二）牵拉

已经有报道说明肩周炎患者在治疗中依靠牵拉训练是有成效的，随着时间的推移牵拉可作用于疼痛，改善患者的运动。研究表明运动训练可促进关节活动的改善和恢复，而过度牵拉可能是不利的。多种研究当中有一个令人印象深刻的发现，即与其他干预措施相比，在治疗师指导的家庭训练中，患者症状改善很少或没有效果（3～6个月）。使用正确的牵拉“剂量”是很重要的，并且这剂量要以

表90–2 不同易激惹级别的治疗策略

	重度易激惹	中度易激惹	低度易激惹
形式	热/冰/电刺激	热/冰/电刺激	–
活动改善	是	是	–
ROM/牵拉	短时（1～5s） 无痛 被动 AAROM	短时（5～15s） 被动 AAROM→AROM	活动度终末加压 增加持续时间 循环加载
手法技术	低级别关节松动术	低→高级关节松动术	高级关节松动术 活动度终末载荷
力量	–	–	低→高阻力
功能性活动	–	基础性的	高要求的
患者宣教	+	+	+
其他	关节间类固醇注射	–	–

AAROM，主动辅助关节活动度；AROM，主动关节活动度；ROM，关节活动度

肩周炎病程和患者的烦躁级别为基础来衡量（表90−2）。对于高度烦躁的患者，应使用低强度且持续时间较短的关节活动来改变关节受体输入，缓解疼痛，降低肌肉抵抗力，以及改善运动。在计算“剂量”或作用在组织上的压力总量时应该考虑3个因素：强度、频率和持续时间。总的末端时间（the total end−range time，TERT）是指关节在或接近关节活动末端的位置保持的总时间。TERT是通过频率与日常在关节末的持续时间相乘来计算的，是测量作用于组织压力的剂量的有效方法。强度在拉伸应力剂量中是很重要的因素，但通常会受到疼痛的限制。传统的关节活动被认为是拉伸应力的较低形式，而最大拉伸应力的剂量是通过低负荷长时间牵拉来完成的（low−load prolonged stretching，LLPS），因为TERT是最大的。因此，每个患者的目标是决定拉伸应力的治疗水平，这是在患者的烦躁等级和治疗反应的基础上得到的。

（三）关节松动

一些研究已经验证了对肩周炎患者进行关节松动的效果，虽然有证据证明它是有效的，但并没有证据表明它比其他治疗方式更有效。有一项研究，针对两组患者进行关节松动治疗，一组为高档（Ⅲ和Ⅳ），另一组为低档（Ⅰ和Ⅱ），且不加入其他任何的干预措施，持续12周，每周3次。结果显示两组都有改善，虽然高档关节松动组的效果更好，但是只有少数的差异有统计学意义，且两组干预措施的总体差异是很小的。换句话说，仅仅应用低档的关节松动（考虑疼痛）就能在运动和功能上带来明显的改善。患者对治疗的反应明确说明了一些患者对关节松动的反应是非常积极的，需要进一步的研究，来确定是否根据患者的特点来对应具体的干预措施，如关节松动。

（四）糖皮质激素

在肩周炎患者中，可通过注射糖皮质激素来减轻炎症反应，有效的证据说明关节腔内注射糖皮质激素在第4～6周的干预中可使症状明显改善。虽然没有长期的差异可以归结于糖皮质激素，但相信患者在休息和进行功能运动的过程中会更舒适，且滑膜炎阶段可能会缩短，从而抓紧了完成终末端纤维组织牵拉所需的时间。

（五）推荐的介入治疗规则

一种计算非手术和手术干预的途径可以有效地解决肩周炎的连续性（图90−2）。患者就诊于肩外科医师，内科医师或治疗师并被诊断为肩周炎。在已知病理和以证据为基础的文献支持下得到4项治疗措施的其中之一，患者可选择接受关节腔内皮质

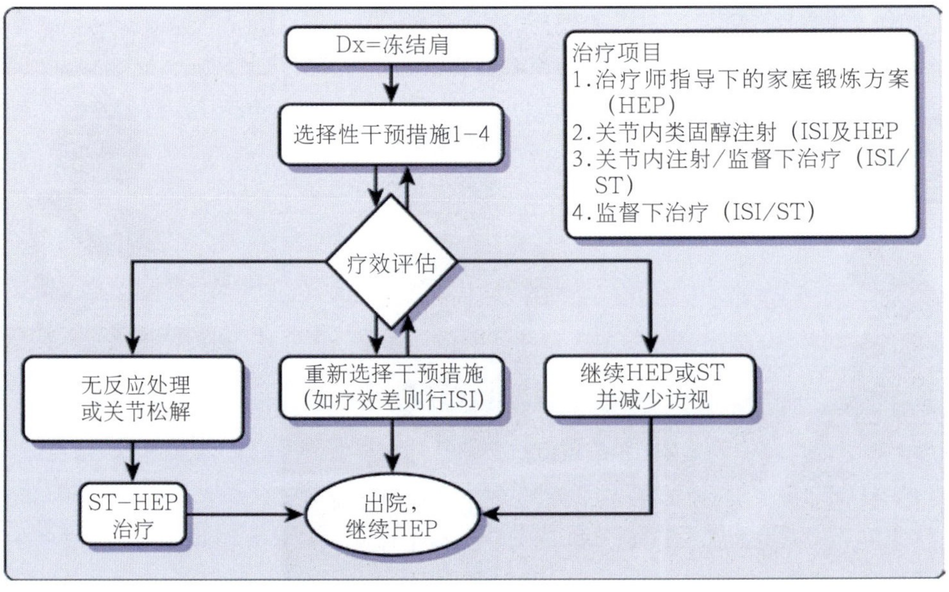

图90−2　冻结肩治疗程序

类固醇的注射，无论患者是否接受注射，我们推荐患者进行物理治疗、家庭训练计划（HEP）或监督治疗（supervised therapy，ST），并没有明确的证据来确定患者可能需要正式的监督治疗而不是简单的家庭训练计划，因此，决策取决于医师和治疗师对患者初期评价结果的侧重点。有利于监督治疗的因素可能是增高的烦躁程度、更高的残疾程度、更多的并发症、较低的社会支持、较低的教育水平或者高度恐惧和焦虑。无论干预与否，都要求患者在6～8周内进行复查。该规则在患者有反映或出院之前一直使用。如果患者选择关节内注射，那么不能超过3次，而且通常也只能接受1～2次。多数患者对介入治疗是有反应的，但有些患者进步非常缓慢并且仍存在障碍（疼痛和功能障碍）但仍愿在尝试非手术治疗之后继续进行HEP。如果症状和运动对各种级别的治疗长时间（通常为6个月）没有改善且生活治疗受到了影响，那么应该考虑麻醉下关节囊松解手法或手术。如果患者不愿进行手法或手术，那么他（她）就可出院但鼓励其继续进行日常牵拉训练。

（六）治疗干预

在治疗时，要给患者进行一次全面的检查。该检查的关键原则是确定患者的烦躁等级。在详细评价之后，治疗师给患者讲解关于肩周炎的病理和自然病程。在进行运动训练之前指导患者热敷，如果需要的话，加上冷敷。不管患者是否换回ST治疗或进行HEP治疗，都要根据烦躁等级对所有患者进行指导，对于重度或中度烦躁的患者，保持牵拉的时间短些（1～5s）。虽然对于训练频率并没有文献支持，但一般嘱患者每天进行2～3次，每次20下。核心的训练内容包括钟摆运动、仰卧位被动向前抬高、在肩胛平面上被动进行大约40°的外旋及辅助主动进行外展、内旋和水平内收的关节活动范围训练（图90-3）。这些训练主要影响滑膜和关节囊复合韧带的不同区域，并且用于肩周炎患者的ST和HEP治疗。任何疼痛而不能执行的训练都会在训练计划中删除。可以指导伴有中度烦躁的患者使用滑轮进行上抬，轻度烦躁的患者牵拉持续时间可延长至30s，滑轮训练时要在肘关节伸直的情

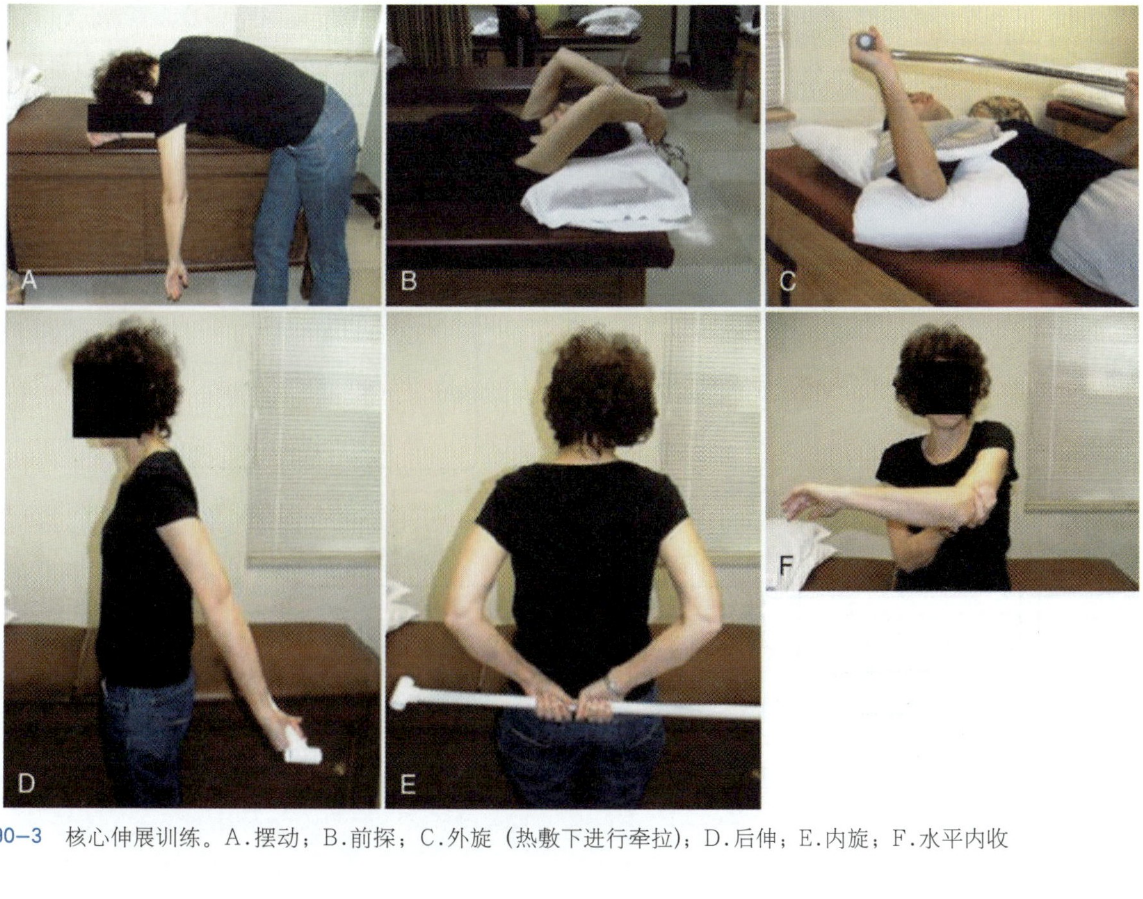

图90-3 核心伸展训练。A.摆动；B.前探；C.外旋（热敷下进行牵拉）；D.后伸；E.内旋；F.水平内收

况下进行充分伸展和侧屈，允许出现一般强制和肱骨内旋。如果在上抬时肘关节弯曲了，初始的“强制”外旋使所有关节囊复合韧带松弛，因此限制了上抬的角度（图90-4）。只进行HEP治疗的患者如果出现疼痛加重或觉得出现自己做的运动训练不正确的情况，建议联系治疗师。对于很难独立完成训练的患者，建议其在1周内回到医院从而确保他们能够正确进行训练。如果进行ST治疗，那么要求患者训练1周后回到医院。患者对HEP治疗1周后的反应能确定诊断和训练频率。经过1周的实践，让患者描述症状的变化，尤其是夜里的疼痛。对预后进行再评价并且与初期评价作对比，通过被动外旋和上抬确定烦躁等级。患者仰卧位，上肢在肩胛平面上外展约40°，治疗开始首先使用温湿疗法。5min热敷后，开始进行短间隔（5s）的间歇被动外旋牵拉（热敷仍然进行），重复20次（图90-3C）。之后，再次进行被动外旋运动。患者在热敷和牵拉之后通常能获得10°～15°的活动范围，说明肌肉自我保护和疼痛是最初的运动屏障。烦躁等级低的患者在热敷和牵拉后可能没有或极小范围（5°）的活动度，这表明“成纤维细胞壁”及无痛是运动屏障。患者仰卧位被动上抬，进行关节松动或温和的

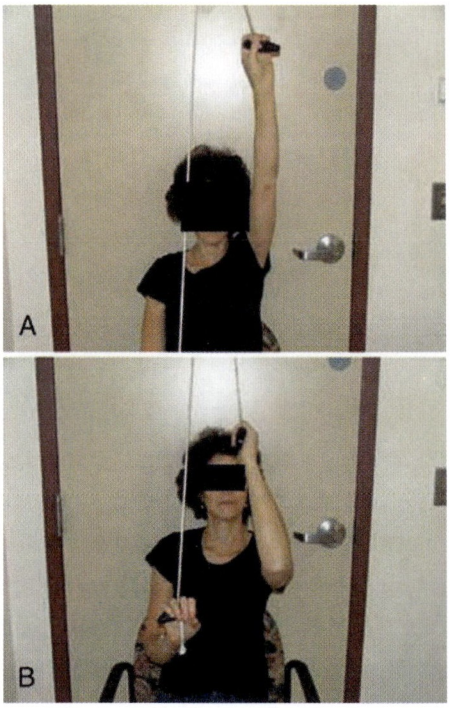

图90-4　滑轮训练。A.正确方式；B.错误方式

手法牵拉，以及完成其余规定的关节活动及滑轮练习。最初进行松动时向前部、下部和后部的位置进行。在平移下滑间进行牵拉和旋转振荡。

1.确定治疗频率

在1周HEP训练之后夜里能睡着或总体烦躁情况有明显减轻（疼痛减轻或忍受关节末压力轻度疼痛）的患者预后较好，而且1周或隔周复查1次。如果相对于疼痛和运动反应很小，患者存在高度到中度烦躁展示明显的“治疗反应”（外旋或上抬获得15°），那么他（她）需要1周复查2次。如果患者症状明显加重，应回到医院就医，进行盂肱关节内皮质类固醇的注射。

2.治疗进展

当疼痛和烦躁程度降低，松动的级别和牵拉的强度要提高。松动的位置要移向关节活动末端，从而改变结缔组织的长度（图90-5）。这种持续放松技术用于末端范围，可通过减少肌肉的拮抗抑制来最大限度地放松。松动滑动常用于对抗性肌肉组织和抑制对抗性肌肉组织。由于这种结构的挛缩经常在FS中发现（图90-6），因此，需要进行特定的活动以锁定肩袖间隙（RCI）。RCI限制ER，并提供稳定性，防止手臂内收时出现下平移。ER运动不仅可以通过前滑动改善，还可以通过后滑动改善（图90-7）。

康复计划中，患者处于仰卧位令手放在头上形成闭链，同时把肘关节放在床面，进行1/4范围的牵拉（图90-8）。胸大肌活动控制牵拉，并且当患者放松下来肩关节进入轻度疼痛的范围。要求患者在5～10s后向前动肘关节，且重复10～20次。牵拉的强度和持续时间以烦躁程度为基础，但避免造成

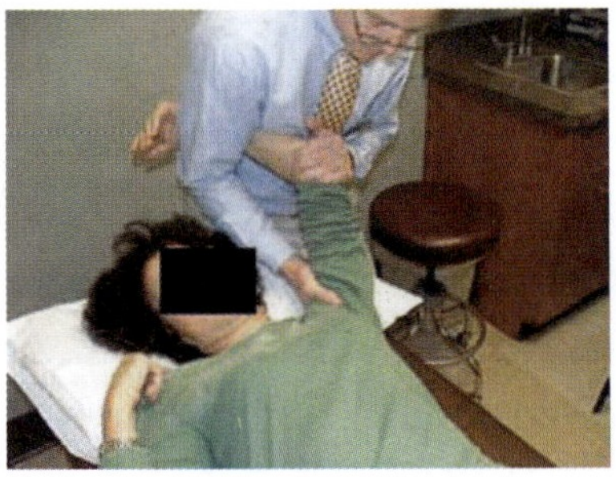

图90-5　在终末位置向下牵拉

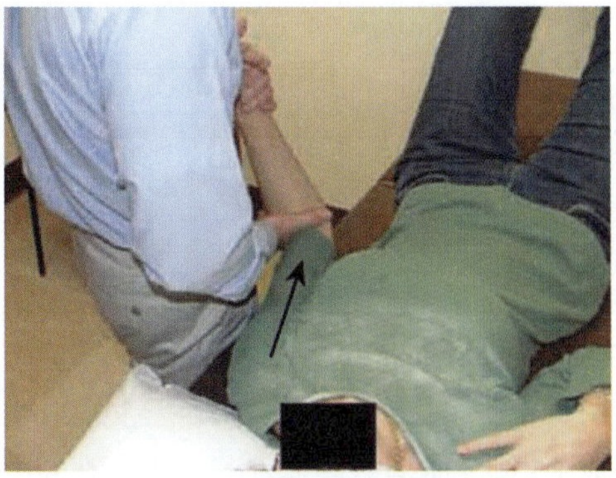

图90-6 内收外旋位向下牵拉以伸展肩袖间隔

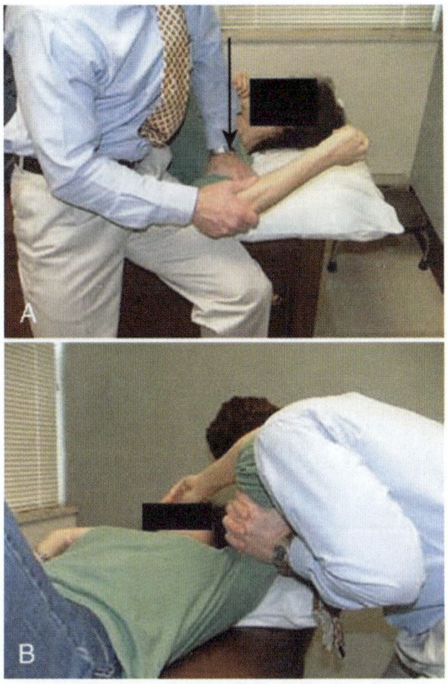

图90-7 A.向后牵拉以恢复外旋活动度；B.后外侧牵拉

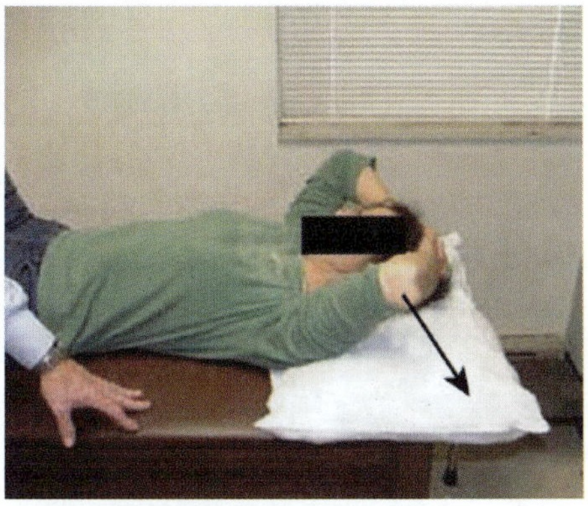

图90-8 “象限仪”式牵拉

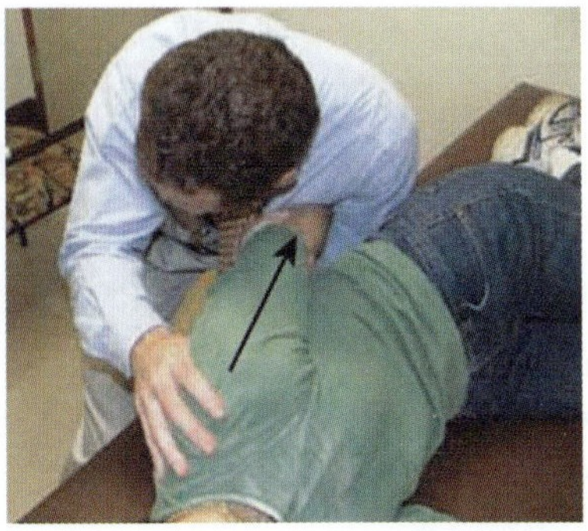

图90-9 内收和外展时向下牵拉以伸展后囊膜韧带复合体

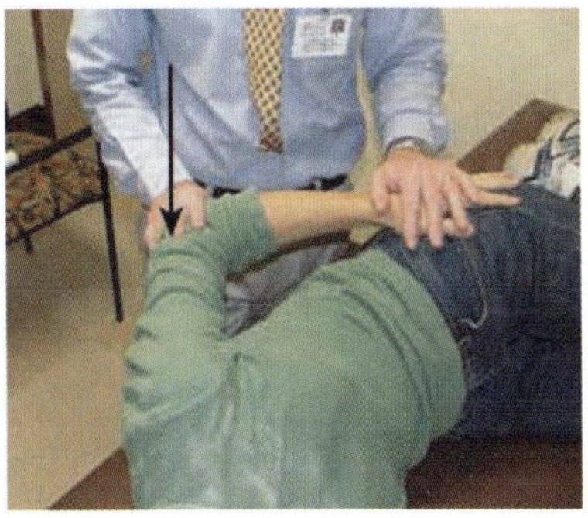

图90-10 上部组织伸展运动

疼痛的强制拉伸，适当的牵拉强度的标准是一旦肢体从终末范围挪开时疼痛的消除。功能性内旋受限的患者除了后部结构，前关节囊结构紧张，Pouliart和他的同事们发现一个优势后韧带结构，它能在一侧限制上肢的内旋，因此在内收或伸展及内旋进行缓慢下滑来改变其结构（图90-9）。患者侧卧，手放在臀部，肘轻轻下推（上肢内收）的姿势下牵拉优势关节囊复合韧带结构（图90-10）。当烦躁程度允许，运动训练可发展为“睡眠牵拉”(图90-11)，一定要小心，因为这些牵拉可能会很痛。在每个部分之前，都要评价关节活动度和终末范围的反应。在阶段末，治疗师着重对外旋和上举进行再评价。如果患者的症状维持或加重，而且在初期治疗阶段仍维持重度烦躁，那么患者要去医师那里复诊并进行盂肱关节皮质类固醇的关节内注射，接受皮质类固醇的注射之后，要求患者每天只进行几次摆动训练从而得到最大的药物治疗效果，排除组织的影响。大约4d后，患者可继续进行物理治疗或HEP治疗。持续的症状再评估和拉伸负荷的“剂量”调整持续4～6周。如果患者的症状持续缓解，那么使用TERT概念从而进行LIPS治疗（图90－12）。回访的间隔时间增加为每1～3周。考虑出院要基于以下这些标准：轻度烦躁、无或很小的终末范围疼痛、治疗阶段内活动10°或更少的范围，以及在回访之间停滞运动的增加。这些标准表明此时存在成纤维挛缩，持续牵拉会增强组织重塑。一些患者进展缓慢达到出院的标准，因此出院，但要求其在8～12周后回医院复诊来观察训练进展。患者每6～8周到外科或内科医师那里复诊。按照算法，如果长期各种级别的治疗后症状仍无改善，而且生活治疗效果不佳，那么就要进行手法或关节囊松解。7%～10%的非手术治疗最终失败，那么之后则需要手法或关节囊松解。如果患者不愿接受手法松解或手术，那么他（她）可以出院但还是鼓励其继续进行日常牵拉训练。

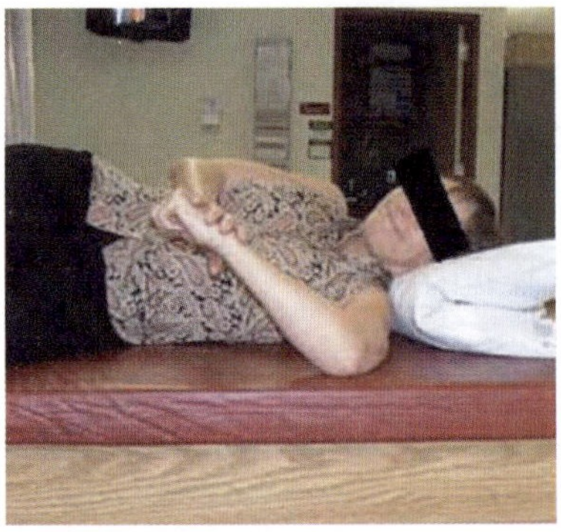

图90－11 “沉睡者”式牵拉以伸展后囊膜韧带复合体

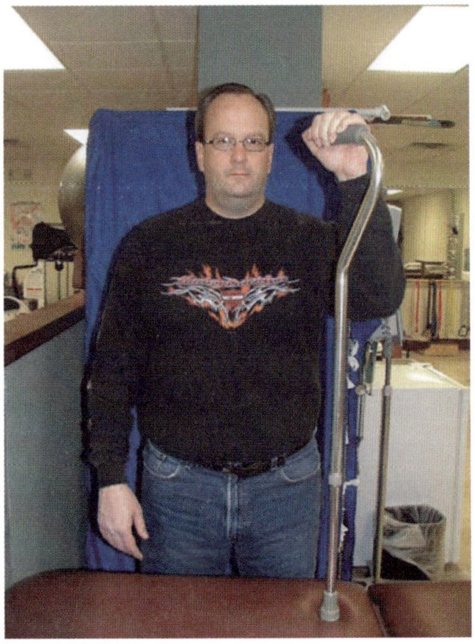

图90－12 外旋上举位做伸展运动

五、小结

肩周炎是常见的肌肉骨骼问题，然而病因仍然不确定。患者表现为存在公认的病史、体检结果和恢复的自然过程。医务工作者研究了多种干预措施。我认为肩周炎的治疗规则带来了有效的介入方法的选择，皮质类固醇的关节内注射在存在高度烦躁或ST与HEP治疗后无效的患者中很受欢迎。评价治疗的效果从而确定治疗的频率和替代的干预措施，出院标准满足了初步的短期成功目标（明显缓解疼痛、恢复功能性运动、患者舒适），同时要理解一旦疼痛改善了，那么CLC的调整也需要较长的时间。患有顽固肩周炎的患者如果非手术治疗失败了，可以选择手法或关节囊手术松解（或同时使用）。

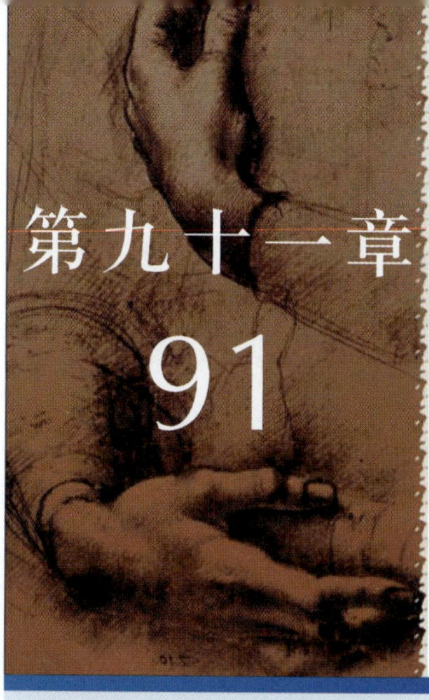

第九十一章 91 肩部不稳定

原著者 Leonnard L.Daddesi MD Phnik.Dantuluri MD
译校者 张启维 张耀南 石 磊

关键点

- 肩关节不稳定分为单方向、双方向、多方向不稳定，前方不稳定是最常见的不稳定类型。
- 肩关节不稳定是一个渐变过程，可伴有或不伴有肩关节松弛。
- 肩关节本身是不稳定关节，依靠肩关节动态和静态稳定结构达到肩关节无痛、顺利、运动。单独某个稳定结构并不能实现肩关节的稳定。
- 肩关节不稳定治疗方案包括手术、非手术治疗，手术包括切开、关节镜手术。治疗方案受到患者年龄、职业、受伤细节、不稳定方向、是否合并骨缺损、已经或潜在存在复发可能等多因素影响。
- 肩关节不稳定作为一个渐变过程，可表现为单方向、双方向、多方向不稳定，同时可合并或不合并骨折。肩关节不稳定可以复发，并引起慢性临床症状，对医师来说是一个困难的挑战。

单方向前方不稳定是最常见的不稳定形式。单方向后方、下方不稳定也存在，但并不常见。Neer和Foster介绍了多方向不稳定的病因及治疗方法后，这种不稳定类型也逐渐得到认识。不稳定是个渐变过程，可在临床上出现肩关节松弛及半脱位等临床症状，可伴随或不伴随肩关节过度松弛。肩关节不稳定伴有疼痛症状，能限制运动员的活动，甚至限制某些日常活动。

一、前方盂肱关节不稳定

创伤性肩关节前脱位的损伤机制包括：坠落、创伤、运动损伤、家庭及工作损伤，典型前脱位是肩关节处于外展外旋位置（图91–1）。而创伤性肩关节前脱位最常见的并发症是肩关节前方不稳定。脱位后肩关节前方不稳定的发生率据报道达25%～100%，受年龄、性别、发病时间、创伤程度、盂肱韧带损伤程度、骨性结构损伤程度（包括Hill–sach征）、前下方盂唇损伤程度、肱骨大结节骨折、肩袖损伤程度、神经损伤等因素影响（图91–2）。在一项研究中，21名肩关节前方不

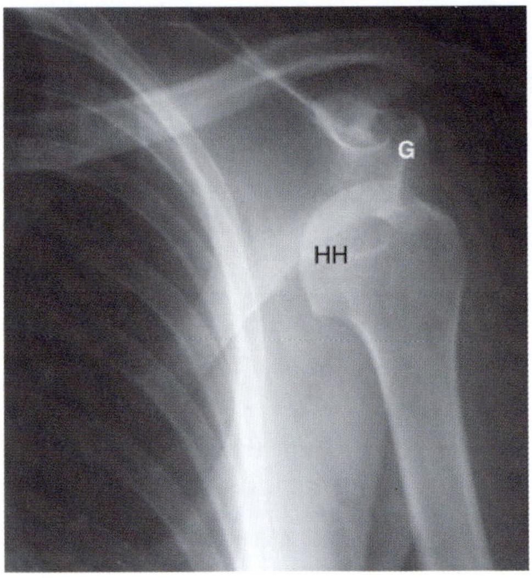

图91-1 左肩关节正位相提示肩关节前脱位，肱骨头不在关节盂内。G.关节盂；HH.肱骨头

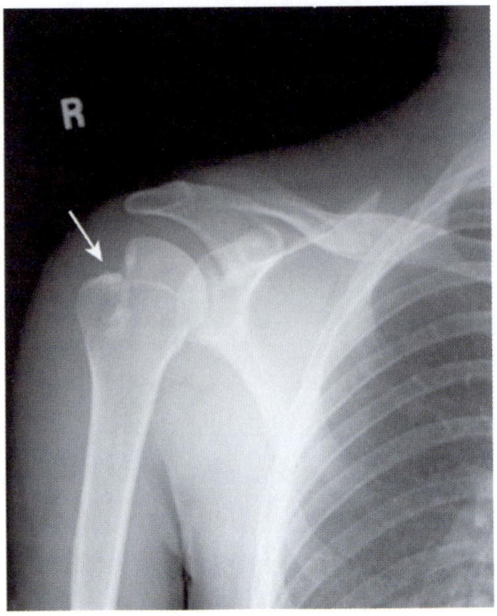

图91-2 右肩关节正位向提示关节复位后肱骨头后外上方局部骨缺损（箭头所指），前方脱位可导致肱骨头后上方局部撞击骨折所致

稳患者，年龄均小于13岁，且均有复发性肩关节脱位病史，说明脱位年龄越小，发生前方不稳的概率越高。初次脱位后长时间固定并不能降低肩关节不稳定的发生率。

反复肩关节不稳定又很容易导致关节习惯性半脱位或脱位，进而导致关节疼痛，以及肱骨头、肩盂骨性缺损、软骨缺损、关节炎性病变及盂唇韧带损伤。据报道，肩关节不稳定行非手术治疗继发骨关节炎的概率为9.2%～20.0%。骨关节炎发生率受到出现关节不稳定时患者年龄、受伤到手术的时间、外旋缺失程度、关节骨性改变程度等多个因素影响。因此，诊断和正确治疗不稳定非常必要。

二、解剖和生物力学要点

完全掌握肩关节正常解剖结构有利于理解肩关节持续不稳定及反复。肩胸关节、盂肱关节、肩锁关节共同组成肩部稳定装置。盂肱关节是人体活动范围最大的关节，也是最不稳定的关节。因此，盂肱关节也是最容易脱位的关节。

盂肱关节稳定装置分为静态和动态稳定结构。静态稳定结构包括关节骨性部分、关节囊韧带、关节腔内负压将肱骨头和关节盂“吸附”一起达到稳定。动态稳定装置包括肩袖肌肉、肱二头肌肌腱、胸壁上肢肌肉（胸大肌、胸小肌群等）及关节囊周围肌肉。动态和静态稳定装置协同作用形成一个无痛、灵活、活动范围广的盂肱关节。

骨性结构提供的内在稳定性很小。尽管关节盂与肱骨头连接，但由于关节盂较小，导致盂肱关节接触面积很小。任何时候，只有1/4的肱骨头与肩胛骨相接触。另外，关节盂较浅，导致肱骨头在多方向可以移动，但“隐性”关节盂允许肱骨头更大范围的活动。“隐性”关节盂主要包括关节盂唇，盂唇可增加50%的关节盂面积，使肱骨头与关节盂接触面积增加到75%，进而增加关节稳定性。其他增加肱骨头与关节盂接触面积的解剖特点包括关节盂后倾及内翻，关节盂会随着肩胛骨平面更加后倾，进而增加关节前方稳定。前、后方向移动肩胛骨也可导致关节盂前倾或后倾进而引起肩关节不稳。

关节液粘连吸附效应及关节腔负压机制可有助于关节稳定。粘连吸附效应依靠肱骨头和盂唇软骨表面关节液。由于表面关节液具有类似水分子特性的粘连吸附效应可导致在关节牵拉同时有一定吸附效应。盂肱关节的负压可产生嵌合效应，有助于保持肱骨头的中心位置。

动态稳定结构的作用之一是保持肱骨头与肩盂正常对合关系。主要包括肩袖、肱二头肌肌腱长头腱、三角肌、胸大肌、背阔肌。肩袖肌群在保证肩关节在不同位置保持动态稳定发挥重要作用。肩袖形成力偶。尽管依次激活主动肌群抑制拮抗肌群可使关节产生运动，但同时激活主动、拮抗肌群可增强关节运动的控制。肩袖损伤可破坏力偶，改变关节受力，导致关节异常运动而不仅仅导致关节发生旋转。肩袖撕裂的大小和位置影响关节不稳的类型。

盂肱关节囊局部增厚形成盂肱韧带（图91-3）。这些韧带对于关节稳定具有重要作用。关节囊韧带在关节运动到最大范围时提供稳定性。在关节运动到中间范围时，它处于松弛状态，此时肩关节稳定由动力性稳定装置、关节液粘连吸附效应、关节腔内负压、关节顺应性、盂唇等提供。在关节运动到最大范围时，动力稳定装置不能产生稳定，关节囊韧带产生张力从而提供关节稳定。

关节囊韧带主要包括盂肱上、中、下韧带及喙肱韧带。作为关节稳定装置，不同韧带在关节运动中具有不同作用。喙肱韧带及盂肱上韧带在肩关节外旋、后伸时限制肱骨头外旋及后伸。盂肱中韧带限制外旋、内旋时向下移位及肩关节重度外展时前方移位。盂肱下韧带限制肩关节外展时向前、下、后方移位，盂肱下韧带作为下方关节囊增厚部分，类似吊床两侧的增强固定结构限制关节前下方移位。

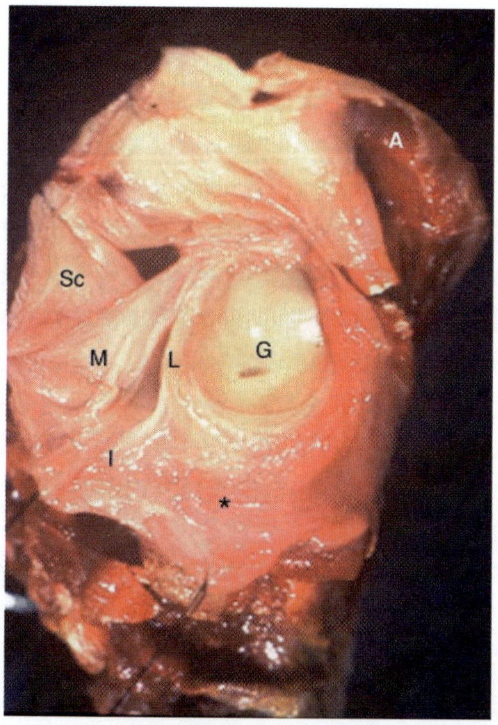

图91-3 盂肱关节尸体解剖矢状位。肱骨头去除利于显现关节盂韧带，主要韧带位于关节盂前方，盂唇围绕整个关节盂软骨，盂肱下韧带中部及两侧。A.肩峰；G.关节盂；I.盂肱下韧带前部；L.盂唇；M.盂肱中韧带；Sc.肩胛下肌腱

肩关节保持稳定的关键是保持关节盂围绕肱骨头中心旋转。这种稳定靠凹面压缩效应及肩胛骨肱骨平衡概念。

凹面压缩效应是指凸形物体放入凹面后会产生凹面压缩效应产生稳定。在盂肱关节，存在动态及静态稳定装置相互作用达到平衡。因此，任何肩盂骨折、盂唇撕裂、软骨损伤、肩袖撕裂和肩部肌肉损伤等因素都可导致不稳定形成。

肩胛肱骨平衡是指肱骨头运动必须通过关节盂中心进行旋转活动，肩胛骨的运动节律也必须与关节盂旋转中心相匹配。因此总的来说，肩胛胸壁关节运动有助于保持盂肱关节运动的稳定性。

三、历史回顾

单纯前方脱位可产生典型软组织损伤，同时可合并或不合并Hill-Sachs骨缺损及前下方盂唇撕裂。Bankart在1938年首先描述这种类型损伤，作为一种纤维软骨盂唇损伤，损伤范围主要在盂唇前方1/2，包括关节囊撕裂及关节盂前下方软骨。受损盂唇被定义为Bankart损伤。这种损伤被公认为是脱位的基本病变（图91-4）。Rowe等报道：这种损伤在切开手术中90%病例中出现。Bankart认为，修复这种病变结构是治疗该疾病关键。

生物力学研究证明盂肱韧带对于限制关节脱位具有重要作用。单纯Bankart损伤并不引起较大移位甚至脱位。脱位可导致下盂肱韧带延长。因此，盂肱下韧带和前方盂唇有助于肩关节外展及外旋时保持稳定。Rowe等在总结首次手术失败原因时证实了上述观点。在复发性肩关节脱位手术患者中，84%存在Bankart损伤，同时83%患者存在关节过度松弛。

四、切开手术

治疗前方不稳定手术分为解剖和非解剖重建

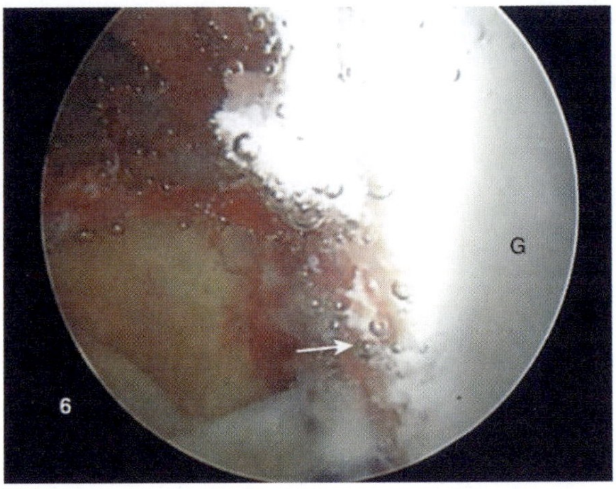

图91-4　关节镜下盂肱关节前方所见：关节盂前方盂唇撕裂形成Bankart损伤，盂唇内侧关节盂未见，白色箭头所指为撕脱处软骨下骨，而正常关节在关节镜下关节盂、盂唇连接处应是光滑完整

两种手术类型。解剖重建手术包括重建关节囊韧带到关节盂及重建关节囊韧带张力。Bankart、Thomas和Matsen认为修复盂唇及附着关节囊是必需的，不必紧缩前方关节囊韧带结构。在盂唇无撕裂时，可行盂唇紧缩及肩胛下肌移位手术，提示关节囊松弛可能是不稳原因。其他学者认为修补缝合关节囊或移位肩胛下肌可作为Bankart修补术的一部分。Wirth等认为减少关节囊容积与Bankart修补一样重要。下方关节囊移位首先由Neer和Foster提出并施行。前方关节囊移位可减少关节囊容积。可通过减少关节囊、提高关节囊达到紧固关节囊减少关节囊容积。

非解剖重建手术主要是限制外旋为关节脱位提供前方阻挡。包括：Putti-Platt手术，这主要包括短缩和重叠缝合下方关节囊；Magnuson-Stack手术，提高肩胛下肌；Eden-hybbinette手术，取髂嵴骨块移至关节盂前方；Bristol-Latarjet手术，喙突骨块联合肌腱移至关节盂或肩胛下肌前下方（图91-5）。

五、并发症

切开治疗前方不稳定手术并发症包括：复发性不稳，关节僵硬，肩胛下肌缺损，关节炎，神经血管损伤及硬件问题。在大多数研究中，手术后短期内复发概率均较低，非解剖重建手术复发率也很低。长期复发率变化较大，受创伤和非创伤性影响。但Bankart修补与Brisol-Latarjet手术后复发率比Putti-Platt手术、Maguson-Stack手术复发率要低。后两种手术后脱位率在以下报道中达到10%～20%。另外一些研究，如Hovelius等将Bankart修补与Bristo-Latarjet进行比较，发现两者术后16～20年后差异无显著性。

导致切开手术复发的因素包括：后方或多方向

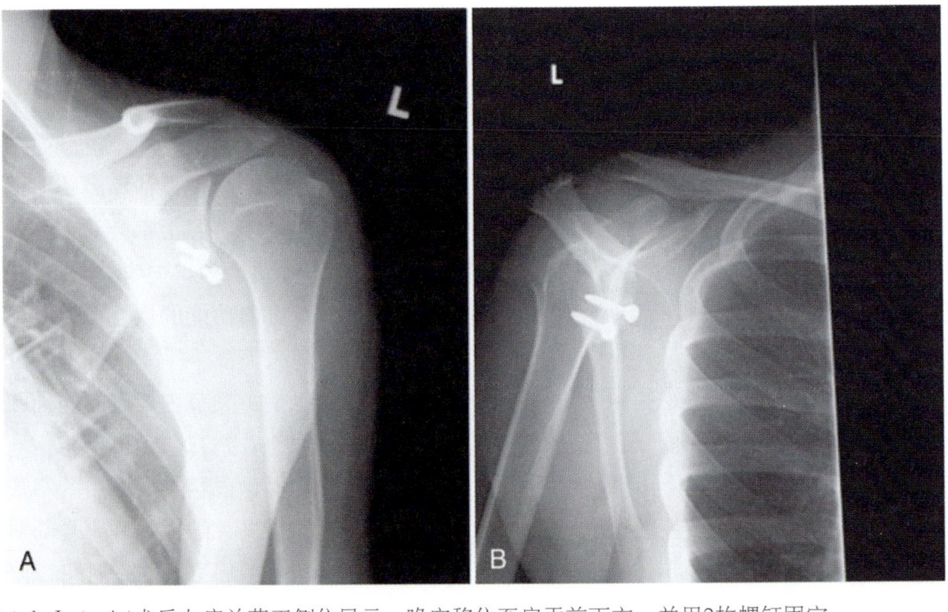

图91-5　Bristol-Latarjet术后左肩关节正侧位显示：喙突移位至肩盂前下方，并用2枚螺钉固定

不稳的误诊，病变未完全去除，关节盂的骨性缺损，肱骨头Hill-Sachs征，关节囊缺损。另外，有作者认为复发肩关节脱位与年轻、双侧受累、明确家族病史、严重创伤、肩胛下肌瘢痕形成、可能存在的内在的过度松弛和多方向不稳定有关。如果找到复发的确切病因，再次手术可取得成功。手术前确定是否伴有多方向不稳非常重要。合并多方向不稳往往需要不同的治疗方法。翻修手术往往伴有较差疗效。Levine等报道初次手术后复发率为17%，多次手术后复发率为44%。

尽管诊断正确，但不能完全修补仍可能发生。这些情况包括无法修复的Bankart损伤，关节囊损伤，未发现或无法处理的盂唇前方骨性缺损，盂肱韧带撕裂导致的肱骨撕脱骨折。这些情况可通过术前充分准备预防。

Bristo-Latarjet相关的特殊并发症包括不稳定复发，关节软骨缺损，喙突移位骨块不愈合，骨块吸收，螺钉松动及工具问题，神经血管损伤，后方不稳定。Young和Rockwood不建议使用该手术，因为该手术非解剖重建，技术要求高，手术并发症较多。另外，他们报道该手术效果与其他手术类似，但手术后翻修困难较大。如果手术成功，其术后长期随访效果较好。在一些报道中，尤其在某些运动员术后随访报道中，优于其他手术效果。Allan报道术后14年随访，并发症发生率7%。Hovelius也发现在15年随访中并发症发生率较低。另一研究报道与Bankart修复相比较，术后15～20年随访两者疗效相当。

限制外旋曾被认为有助于减少复发。切开关节囊修补手术主要是指Putti-Platt手术和Magnuson-Stack手术常常引起明显外旋受限，导致疼痛，软骨退变，甚至后方脱位。另外，前方稳定手术后出现外旋增加导致术后肩胛下肌功能障碍。手术目标是恢复稳定、达到关节无痛，关节活动范围最大恢复。

开放Bankart修复手术长期疗效受到认可，复发率较低，关节活动范围得到最大恢复，患者术后满意度高。Bankart手术获得广泛认可，成为手术首选。当前手术首选是Bankart修补手术联合关节囊紧缩手术达到解剖重建。

六、关节镜

关节镜治疗时代对于肩关节前方不稳定来说是新的挑战。Morgan和Bodenstab医师首先报道了采用镜下穿线缝合技术进行前盂唇损伤缝合以修复前方关节Bankart损伤，25例患者平均17个月的随访，疼痛全部消失，肩关节活动范围恢复正常，没有一例再次发生脱位。还有许多医师相继报道了关节镜下行肩盂盂唇损伤修补重建后的出色结果。然而，也有些医师报道了盂唇损伤修补重建后的高失败率。然而还有一些报道显示，高失败率明显与盂肱关节不稳定反复出现复发脱位有关。也有医师发现，关节囊和韧带没有充分的缝合重建是高失败率的原因之一。还有一些学者发现，在年轻患者中的高失败率与他们从事持续的运动有关。

自从关节囊松弛作为一个值得关注的问题以后，关节镜下修补已经被认为可以解决这一问题。Pagnani和Warren在1993年提出了“滑出征（drivethrough sign）”用于判断是否有关节囊松弛症的存在。这可以通过关节镜下使用的工作通道很容易看到，从肩关节上方到盂肱关节下方的关节囊袋，在前方关节盂唇修补后，很容易检查出前方关节囊的松弛。在那时，由于紧缩关节囊及盂唇的镜下手术技术还没有成熟，所以这些患者只能选择切开手术进行紧缩缝合。随着技术的发展，后来一些报道显示，关节镜下重叠术与切开手术的随访结果相当，都有很低的复发率。就连关节镜下盂唇修补重建术也与开放手术效果相当。最近的多元荟萃分析显示，无论是肩关节镜下还是开放手术进行修补手术，在防止肩关节反复不稳定方面结果不令人满意。然而，这些研究的设计和肩关节镜下修补术的技术细节的应用，实际上都会对最终的研究结果产生影响。有一个现象值得关注，经过关节镜治疗的患者在肩关节全方向功能的恢复上要明显占优。

当然，肩关节镜下手术从好几个方面都优于开放手术，其包括：关节内所有的病理改变都能很清晰地呈现出来并看到，微创可以防止肩胛下肌的松弛并加速其修复，很容易使术后的瘢痕尽快修复，并降低强度的丧失，缩短术后康复的时间，减少术后肩关节活动范围的丢失，并且可以降低术后的出

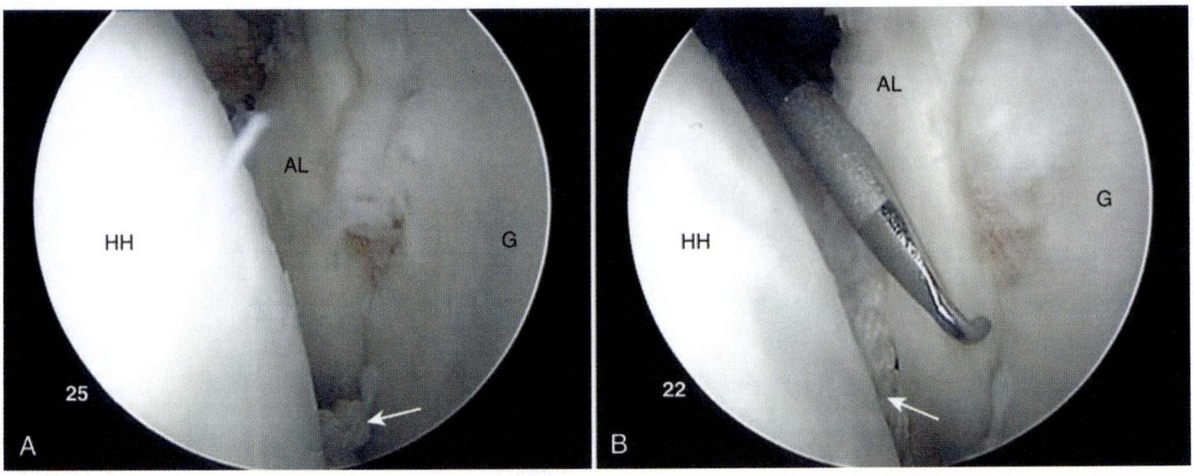

图91-6 在肩关节镜下使用缝合锚钉进行前下盂唇损伤的修补重建。（A）盂唇被重新修复到肩盂的边缘，白色箭头指示的区域，正是缝合固定缝线被用于固定撕裂的盂唇；（B）牢固的修补重建可以通过镜下探针做进一步检查确实。AL，前方的盂唇；G，肩盂；HH，肱骨头

血和疼痛。另外，这种手术也可以在门诊手术室进行操作。开放手术的并发症包括：肩胛下肌术后功能的丢失，肩关节外旋功能的受限，以及上举力量的下降，再返回到运动状态的可能性下降方面都不理想。

在最新的文献中显示，关节镜下修补手术对那些有较高要求的患者来说效果还是很好的，如年轻患者，在职的军人，进行接触运动、投掷运动的运动员。（图91-6）然而，对于运动员的碰撞事件，开放手术失败率更低。

关节镜下手术失败的常见原因包括：顽固性或反复性盂唇软骨损伤，巨大的肱骨头西洋斧样缺损（Hill-Sachs Lesions），肩盂的骨性缺损，反复脱位的次数，翻修手术的次数，并存的关节囊松弛程度，以及手术后关节限制活动的时间长短。通常认为，肩盂前下方骨缺损超过总体的25%，无论是比这多还是接近该数值，都应该被确定为这是镜下手术的禁忌证。

在过去，对前方稳定结构的认识是无解剖依据的，所以治疗结果伴有明显长期的并发症。随着认识的变迁，治疗的关注点集中在稳妥的复位和防止再次脱位上。但目前，患者的活动性更强，许多患者希望他们能随着年龄的增长一直保持着相当的运动能力。目前大家对手术成功的标准要求越来越高，特别是对那些年轻的运动员来说，需要保持全方位的运动范围和力量，并且能恢复原来的运动功能，这就是说他们除了要保持原有的肩关节的稳定结构以外，还要能返回竞技体育的运动赛场。而现在的关节镜下的手术技术能够满足患者的这些需求，恢复其原有的运动能力和水平，或日常活动能力。患者恰当的手术方式选择对于提高关节镜下手术技术，随访研究其疗效有着重要作用。

七、治疗

针对创伤性盂肱关节前方脱位的治疗方法是多种多样的。我们必须考虑到以下因素，才能更好地进行选择。

1. 患者的年龄。

2. 运动活动水平，包括是否进行越头运动或抗阻运动。

3. 是否为第一次脱位或复发性脱位。

4. 肩盂或肱骨头是否完整。

5. 肩关节其他方向是否存在不稳定，比如：后方，下方或者多方向松弛。

第一次肩关节脱位的患者经常是在急诊室进行复位的。受伤的肩关节周围可能会出现水肿和疼痛。进一步检查应该确定排除血管和神经损伤，特别是腋神经和动脉。在急诊室复位操作前的肩关节X线检查，应该为了判断是否有骨折的存在。年轻的患者可能会合并存在大结节撕脱骨折，或外科颈骨折和肱骨头西洋斧样骨缺损（Hill-Sachs

Lesion)。大于40岁的患者经常也合并有肩袖肌腱的撕裂损伤。

对患者的评估应当包括运用“恐惧试验”来判断是否有前方关节不稳定。其具体的检查方法是，外展患侧肩关节90°并且屈肘外旋肩关节，这样会引起肩关节前方不稳定的患者出现恐惧。另外，其不稳定的方向也可以判断出来。然而肩关节松弛试验检查，经常也会引起误导。一些肩关节松弛比较明显的人，也存在于没有症状的正常人群中。松弛并不代表不稳定。病理性关节不稳定常常存在于由于不稳定导致患者出现相应的症状，应当避免出现错误的诊断和没有必要的外科手术治疗。一般在急性肩关节脱位复位后的几周后，肩关节的疼痛和水肿会逐渐消失，如果出现肩袖肌腱力量的下降，都应该做进一步的检查，来判断是否会有肩袖肌腱撕裂的存在。

第一次发生肩关节脱位的患者通常采用非手术治疗。常规是伤后3周内进行适当的康复运动，采用颈肩悬吊带制动，只能在中立位至外旋10°的范围内进行活动。Etoi医师的一项研究显示，他建议适当增大外旋的角度，使关节囊肩盂更加贴近，更能促进关节囊盂唇损伤组织的愈合。另外在悬吊带制动过程中，还应告诉患者，指导他们在制动期间进行肩关节钟摆运动锻炼，和保持一定范围的肘关节运动。在伤后第3-6周内，肩关节活动范围应逐渐增加。在主动和被动的前屈上举并且同时做极度内旋时也应能达到至少90°。上臂向侧方做外旋运动时应尽量限制在30°以内。患肩在做外展运动时绝对不能超过90°。防止肩关节做外展和外旋的运动，是为了促进肩前方损伤的软组织尽早的在原解剖位置愈合，从而降低再次复发脱位的发生率。肩袖肌腱和三角肌的等长收缩训练，只能在伤后6周开始进行，并且应逐渐均匀加强他们的力量一直到3个月。3个月后，毫无限制的自由活动才能被允许，但是抗阻和越头投掷运动项目只能等到6个月后才能开始。

我们可能推测到的导致肩关节复发脱位的因素包括：年轻人，身体接触，参与高对抗性运动，或越头投掷运动。这类患者只能尽早通过切开手术进行治疗才能有比较好的疗效。因此，对于第一次肩关节脱位的患者来说，采取何种治疗方案应该因人而异。首要的是，患者必须能够得到医师们给予的最好的治疗建议和决策，这样才能获得最满意的效果。手术治疗的选择，往往是提供给那些有更高运动、生活要求的患者准备的。对那些久坐不立的患者来说，又不需要肩关节运动，那么非手术治疗方式更适合。

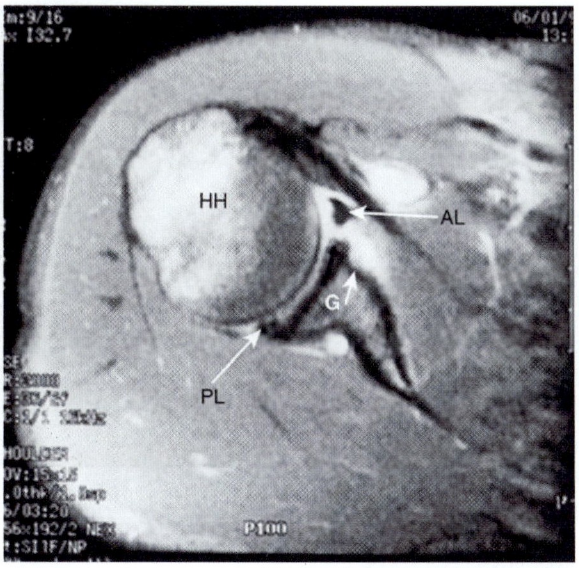

图91-7 右肩MRI，轴位相。清楚的显示了前方盂唇（AL）的Bankart损伤，它已不再附着在关节盂边缘，后方盂唇（PL）正常。白色短箭头指示裸露的关节盂前缘及肩胛骨颈部前表面。通常，前方盂唇的骨外膜会被撕裂。G,关节盂；HH,肱骨头

复发性肩关节脱位“本身”就是一个手术指征。如果还合并有其他创伤也存在，如肩盂骨折、肩袖肌腱撕裂等，那么采取手术治疗的概率会增加。在这类患者中，外科手术是有必要的，但还应做一些清晰的影像学检查以明确损伤程度。肩关节磁共振检查（MRI）能明确诊断是否存在盂唇撕裂或肩袖肌腱撕裂（图91-7)。肩关节的CT检查也能清晰地显示肩关节骨性结构的异常，能清晰的看到肩盂边缘的骨折，肱骨头缺损（Hill-Sachs lesions）和以此制订出精确的手术重建方案。

后为添加：关节镜手术的方法被用于大多数首次肩关节脱位患者。关节镜目的是解剖修复关节囊周围韧带改善其张力。部分患者会有更高需求，如接触的精英运动员，可能会实行开放Bristow-Latarjet手术，因为这允许他们更早回到运动场并且会有更低的复发脱位概率。然而，对于大多数运

动员，关节镜仍不失为一项选择，需进一步对担心复发脱位的运动员进行研究证明。

关节镜后患者康复与非手术治疗的患者类似。悬吊3周，并做钟摆练习和被动肩关节外旋30°及督导下前屈90°。自3～6周，在所有平面渐进运动是允许的，早期术后避免外展外旋和不协调的主动运动。完全外旋需2个月完成。强化是开始在第6周，然而康复方案往往需考虑患者年龄、活动需求及受限活动而个体化制定。通常接触性运动和投掷运动员称为非接触运动员需延长康复时间（详见第92章）。

关节镜治疗后复发的患者需个体化治疗。需要肩关节MRI以观察是否存在Bankart修复不成功或是否存在多余的囊组织。分次使用关节镜可能被尝试，然而详尽的术前规划对于评估关节镜是否能定位病变位置非常重要，特别是在盂或肱骨的骨面受损时。此时开放手术也许更为合适。术前CT可帮助评估骨面受损情况。若决定再次施行关节镜手术，医师必须有转开放手术的准备。如遇此情况，Bristow-Latarjet方式在大多数病例中是一个好的选择。

Bristow-Latarjet方式术后康复简单。悬吊2周以改善舒适度和允许创面愈合，肘、腕、手及钟摆活动早期可适当训练。术后2周开始主动活动，所有平面循序渐进。4周开始轻度力量训练，6周开始被动牵拉恢复全部关节活动度。3个月后只要影像学显示喙突关节盂等无明显问题，则活动可不受限制。

八、后方不稳定

后方对于肩关节稳定性所占比例较小。通常受损缘于癫痫、电休克疗法或中毒，直接撞击和屈肘时上臂突然坠落所致也有报道。投掷运动员和劳动量大的线路工人也常有后方不稳定的问题。关节窝后屈也有一定关系。

创伤性的肩关节后方脱位的患者通常发生在前臂内收内旋前屈位。急诊常有漏诊，患者常主诉上臂不能外旋。肩关节不稳定评估需排除其他不稳定。患者通常可以自行活动，并需要康复（详见第92章）。

后方不稳定可能与后关节唇损伤（反Bankart）、韧带撕裂、肱骨头缺损（反Hill-Sachs）或后部关节窝较浅相关。一经诊断，需评估患者年龄、受损结构及活动需求后适当治疗，对于癫痫为控制、酗酒及自发肩关节脱位的患者需制定健全的康复方案。不管采用手术或者非手术治疗，患者的依从性对治疗结果很重要。复发脱位是手术指征。

手术治疗后囊移位的合适的患者结果较好。关节镜修复后部关节唇和拉紧也是有效的，如果评估发现这些伤害，应该在重建前以类似的方式来执行工作。

康复包括6周的中立旋转位悬吊支撑结合钟摆运动和被动训练，限制内旋。6～12周可进行等长力量训练、本体感觉训练及被动活动。3个月后不受限制并可进行等张训练，运动可于6个月后允许。

九、多向不稳定

多向不稳定性是一个复杂的过程，患者关节一般较松弛。盂唇病理和骨性病变可能共存于急性脱位的患者，然而，仔细的临床评估是必要的，需适当的诊断测试。

不稳定的多种治疗形式是历史标准化为使用TUBS（创伤性，单向，Bankart病变，手术）和AMBRⅡ（无创伤，多向，双向，康复，下囊移位，肩间隔）的方法，由托马斯和Matsen描述。所有患者均针对治疗第一位。TUBS涉及到复发并有独立Bankart病变，可以通过手术解决患者。患者多向不稳定被认为有松弛综合征和康复是必需的。然而，Neer和Foster报道，可能不仅因为松弛综合征，还因为运动员的反复微损伤，并指出手术在这些患者中是成功的。

肩关节不稳定的治疗并不简单，而且这种方法并不适用于所有患者。当然，单向不稳定患者可出现潜在的松弛。肩关节松弛与显著肱骨头移位可能并不是病理机制，特别是如果患者以前无症状，这需要考虑是否手术治疗。

患者复发性半脱位比脱位更常见。不稳定的方向可以通过臂的位置而表现。前不稳定可能是存在时手臂是外展外旋位。推开门的前屈内旋位诱发症状则可能是后方不稳定的表现。如果当患者携带重物的症状出现，可能由于下方不稳定。

医师需采集详尽病史，并排除精神性因素。这些人可能会主诉自发的脱位在肌肉被牵拉后。手术通常不推荐。治疗往往是加强力量及解决潜在的精神问题。

康复通常旨在加强三角肌、肩袖和肩胛骨稳定性。患者应优化肌肉协调性、本体感觉并加强功能训练。一些活动修饰可帮助预防产生症状的姿势。

康复疗效不佳可考虑手术治疗，通常涉及主要方向的手术。前（或后）方主要关节囊移位即修复前（或后）方疗效较好。Neer和Foster最初描述的前囊转移，其目的是减少圆周容积。由于切开的关节囊和推进囊瓣，从而变硬并减少了圆周容积。关节镜又被称为“捏折缝”技术，其中的关节囊的一部分被推进并缝合到唇。

术后康复需是持久的。经典方法是该上肢固定在中立位旋转6周，以允许前后关节囊对称愈合。在此期间，只有肘部的运动是允许的。第6周活动范围可适当增加，随后12周时可适当加强。牵伸需在6周后缓慢进行，因为存在潜在的关节松弛。但是病因如果是反复微损伤，则可适当加快。

十、小结

肩关节不稳定导致经常的疼痛干扰运动员的参与和日常生活活动能力。不稳定可以是单向、双向或多向，单向前方不稳定是最常见的模式。准确的诊断和有效的治疗，需要肩胛带的解剖结构和生物力学与肩关节的静态和动态稳定的知识有透彻的了解。治疗包括非手术治疗、关节镜和开放式外科手术。治疗选择取决于损伤、年龄、患者的职业追求和不稳定是急性或慢性还是复发。治疗方法的选择合适，患者才会有好的疗效。

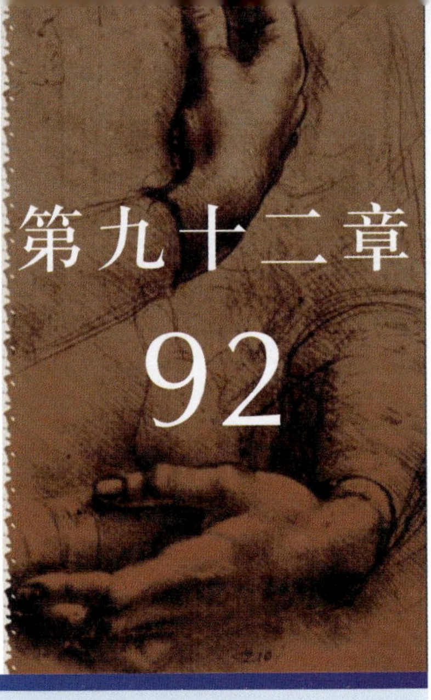

第九十二章

92

肩关节不稳定的康复

原著者 BRIAN G.LEGGIN, PT, DPT, OCS, BRYCE W.GAUNT, PT, SCS, CSCS, AND MICHAEL A.SHAFFER, PT, ATC, OCS

译校者 朱世杰

关键点

- 肩关节不稳定包括松弛，半脱位，脱位。
- 制动对外伤性脱位后疗效不大。
- 非手术治疗的预后对于年龄小于30岁的外伤性脱位患者疗效差。
- 对无创伤性关节不稳定来说非手术治疗优于手术疗法。
- 肩关节囊盂唇修复术后早期中期避免过多的负荷对于活动度的恢复很重要。

肩关节不稳定包括松弛，半脱位，脱位。其中对于任何一个关节来说区分松弛和不稳定两个概念最为重要。所有的关节被限制在某些方向活动均是通过骨头或韧带的作用。韧带的位置、构架及长度决定了两个骨头之间如何滑动或旋转。活动量也就是关节的松弛度及运动功能的需求量。

当肱骨和关节盂部分分离发生时盂肱关节半脱位也发生。盂肱不稳定被定义为相对于所述关节盂及肱骨头异常的有症状性移位。在历史上，不稳定的定义基于3个理念：半脱位关节，关节的旋转，或关节结构的紧张变形。

肱骨近端和关节的骨性结构构成了肩关节的稳定性。然而，肱骨头比盂大得多，就像一个高尔夫球倒向了一边。在没有明显的骨限制，盂肱关节的稳定性由活动连接面，囊和韧带结构，以及肩袖的同步活动，三角肌和肩胛肌群提供。盂肱关节的稳定装置分为静态或动态。静态稳定是指骨、软骨、囊和韧带结构。动态稳定是指包括围绕肩关节所有的肌肉运动最大范围。最大的关节活动度（ROM）下关节内韧带的紧张度或松弛度下降。中等ROM情况下，所有这些结构都放松，并因此它们对稳定性的贡献是有限的。相反，动态稳定及关节面，盂唇和关节内压力的结构对中等ROM情况下肩关节的稳定性有一定作用。在稳定性中由肌肉发挥作用的机制是：①凹部受压作用；②屏障作用；③被动张力作用。

盂肱关节静态或动态紊乱临床可表现为从轻微的半脱位到肩关节完全错位。肩关节的病理分型对患者个体化治疗有很重要的作用。通常需分析四要素：不稳定程度、发生频率、病因及不稳定方向。

不稳定的程度对评估关节囊结构损伤的评估占一定分量。半脱位是一种有症状性的不稳定，而无关节的完全错位。此类患者常有疼痛或肩关节不稳定的感觉。多数病例肩关节不稳定都是无创伤性的。引起疼痛的原因可能是由于静态稳定装置工作欠佳，动态稳定装置负荷更多。半脱位可能会因为微损伤而进展为全脱位。脱位是指关节面完全脱离通常需要减少活动以恢复关节位置。

不稳定的发生频率分为急性或慢性。急性是指在受伤后数小时或数天引起的原发性关节脱位。慢性是指急性脱位后反复发作或长时间不减轻。

不稳定的病因可分为以下5类：创伤性、无创伤性、微创伤性、先天性及神经肌肉性。Thomas和Matsen首次介绍了TUBS和AMBRI让我们了解肩关节不稳定的病因和治疗。TUBS描述了创伤性脱位、单向、以及与Bankart损伤相关的患者，此类患者手术疗效好。Bankart损伤指的是盂唇前下部自肩胛盂中线以下部位撕脱。AMBRI描述了无创伤性多向不稳定（MDI），其是通常双侧发病并对康复有效；下方关节囊移位较为罕见。

关节不稳定的方向分为前、后、下或任意组合。MDI可能会出现3个方向均不稳定因为韧带可能会普遍性松弛。最常见的不稳定方向为向前（98%）。

本章就关节不稳定的病理机制进行讲述并阐述了各自的康复方法。多数病例手术疗法常用，术后康复也会在本章提及。

一、创伤性不稳定

创伤性的不稳定可能由一个高速不受控制最终范围的力引起在盂唇–骨界面损伤。盂肱不稳定占所有创伤性肩关节脱位的2%。其中85%～95%是前方不稳定。损伤发生在优势（56%）和非优势（44%）肢体概率几乎相同。Baker与其同伴之间发现75%的损伤发生在运动中肩外展外旋时。受伤的其他描述机制包括抬举伴有外旋，直接打击，或落在伸出的上肢。随着患者年龄增长，肩袖撕裂的发生率变高。最常见的（84%～100%）为唇的前下部分从关节盂缘脱离（Bankart的损伤）。Bankart的损伤扰乱了肩袖加压效果，降低了关节盂深度因其有50%伴有囊韧带结构受损。甚至有些学者认为，Bankart的病变是导致前方关节不稳定反复发作的“基本病变”。

外伤性关节盂和肱骨头骨折可在前方肩关节错位后发生。Hill–Sachs病变是由于肱骨头撞击前方关节盂所致骨折。病变通常位于后上部肱骨头。两种类型的骨折均累及前下关节盂：关节盂缘骨折和撕脱骨折。盂缘骨折是继发于前下缘关节盂被肱骨头压迫。盂缘的撕脱可能作为下盂肱韧带拉紧后的结果。

各种非手术治疗包括肩部固定，限制活动和训练都提倡在治疗原发创伤性肩关节脱位时。15–25岁的年轻患者被普遍认为预后不良。年龄低于30岁及运动员多推荐手术固定。Burkhead和Rockwood对68名患者的74个创伤后错位的肩关节进行了前瞻研究，患者进行了渐进的力量训练并强调了肩袖、三角肌、肩胛骨稳定肌群。只有16%的患者在这个组有一个良好或优秀结果。

首次脱位后内旋制动的时间长短对预防复发没有太大效果。Hovelius及其同伴报道了他们的里程碑式工作，255例（257肩）原发性前肩关节脱位的前瞻性研究结果在随访第2、5、10和25年。在这个队列患者3～4周的严格制动或使用辅具固定，直到满意无限制地使用手臂。不论固定时间多久，再脱位发生在12–22岁的患者占47%，在23–29岁的患者占34%，而有13%的患者年龄在30–40岁并在前2年时间。5年的随访研究，错位复发两次或以上的分别占55%，37%和12%在各年龄组。这些作者最近报道了25年随访。总之，无论制动与否，12–25岁患者中的38%及26–40岁患者中的18%都经过了外科固定治疗。这些作者还得出结论认为，生物倾向和年龄方面都是在原发性盂肱关节脱位后反复发作中需要考虑的重要因素。

Itoi等应用MRI证明Bankart损伤是在上臂外旋30°时发生而不是内旋时。初步研究表明，患者在上臂外旋30°时会出现不适。所以临床研究时将上肢制动于外旋10°。3周的制动后，外旋组具有26%的复发率，而复发率在内旋组中为42%。这项研究的局限性是，患者的平均年龄为30岁以上，不得被推广到更年轻的运动员人群。

Robinson等报道的252例15–35岁遭受前盂肱关节脱位并用吊带固定治疗的前瞻性队列研究，进行物理治疗的结果。康复方案包括4周的吊带制动。在此期间，钟摆练习和肘部ROM训练每日3次。在第4周吊带去除后，患者被推荐的物理治疗康复方案包括主动的肩关节抬举（限制在90°以内）及外展和30°外旋。6周后，患者被允许无限制的ROM，除了终端牵伸。6周进行等长肩袖加强，12周发展到等张运动。12周可返回普通训练和无接触运动，16周后可返回竞技运动。

252例患者原有队列中，150例（59.5%）的患者经历了反复脱位或半脱位。复发的平均时间为13.3个月。生存分析中，反复发作肩关节不稳定的队列2年内发展为55.7%，并占所有已知的具有复发患者的86.7%，并发症在这段时间内出现。

比赛季错位的运动员参与了一项独特的临床研究。Buss等审查30名运动员在他们的运动季节发生了肩关节前脱位。他们发现，早期ROM训练和肩支撑限制外展外旋使得26名运动员返回并完成本赛季。不过，这些运动员在赛季结束后有16名需要外科固定。因此，运动员必须充分了解在他或她遭受的肩关节前脱位时返回赛季后的风险和收益。

临床医师必须意识到，盂肱脱位后腋神经损伤已有报道。该报道指出，脱位后腋神经损伤的发生率范围为5%～54%，这取决于患者研究的年龄和诊断检查的程度。神经系统并发症在50岁以上患者发生更多，如果肩关节脱臼保持时间超过12小时，臂丛神经和腋神经损伤的风险就会增加。在盂肱脱臼损伤的机制是牵引力和压缩中的一个作为腋神经拉伸横跨肱骨，而致前下脱位。患者腋窝神经损伤以同样的方式康复因为都是创伤后盂肱脱位。在大多数情况下，损伤后可能出现神经失用和三角肌功能将在2～4个月的过程中逐渐恢复。

笔者推荐的肩关节前脱位后康复

肩关节前脱位后，患者通常吊带制动。脱位后2～4周，患者开始治疗和练习。在康复这一阶段的主要目标是让周围的肩部软组织功能性愈合。患者首先用手挤压，肘关节主动ROM训练，并钟摆练习。有些患者在最初的钟摆活动中可能出现忧虑，肌肉防护和（或）疼痛时。在这些情况下，为谨慎起见，免负荷的上肢通过进行闭链运动，如扫地或椅子伸展（图88–15），在实现ROM中的预期的改进中允许肢体的支撑。这些练习可发展到采用大健身球或上肢设备（康复创新公司，奥马哈，NE）（图92–1）。在脱位后4～6周，患者可开始用健手辅助主动前屈，或在45°的外展的支撑下保持外旋。患者应注意锻炼只是保持和不过度牵伸。外旋限制在30°以内。6周后，患者可能会开始后囊牵伸，包括后伸、内旋和交叉内收。利用弹力带和哑铃加强肩袖力量进行内收训练也可以在这个时候开始。强化训练逐渐发展到功能更强大的位置，在肩高度以下外展抬高，以及支持下外旋。肩胛加强锻炼也很重要，并开始与肩胛处回缩弹性阻力与腰平齐。肩胛回缩举过头接近地板可有效募集最多的肩胛肌肉。肩胛加强锻炼可以发展到利用弹力带水平外展90°（反手动作）或内收90°（正手动作）。在康复的后期阶段，可以使用已证明有高水平肌电

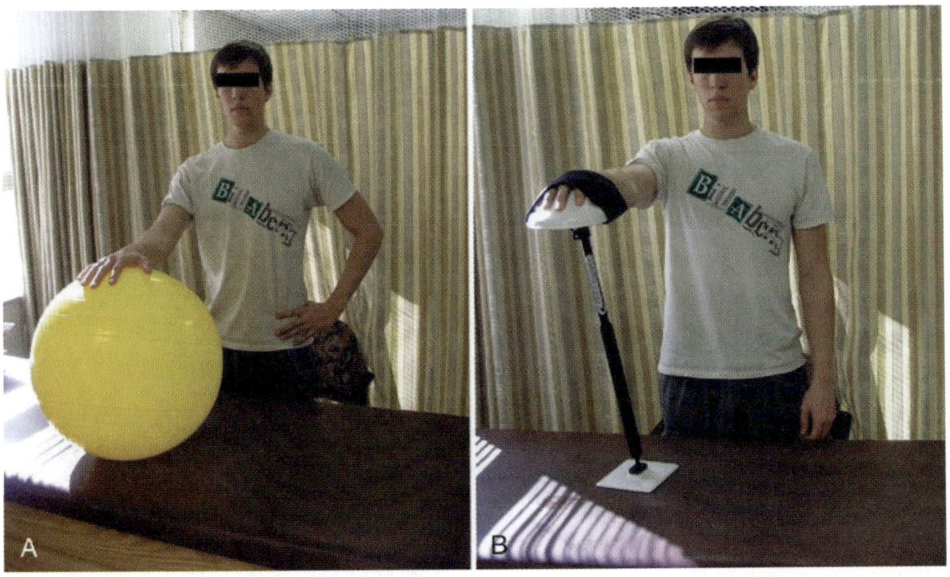

图92–1　用大号健身球（A）或使用上肢保护(Rehab Innovations，Inc.，Omaha，NE)（B）肩关节前脱位固定一段时间后进行锻炼

活动的运动。虽然这些运动能在肩袖、三角肌和肩胛肌中诱发高水平的肌电活动，但它们也具有高度的刺激作用，应谨慎加入运动计划。它们包括容易发生横向外展带外旋，在90°～135°间，纵向弹性抗阻行外展伴有外旋90°及肩胛的外旋。

在该人群中徒手抗阻也很有效，以促进肩袖、三角肌和肩胛肌共同收缩。节律性稳定、交替等长和短弧ROM都可以训练。徒手抗阻通常以肘部支持交替内外旋开始（图92–2A）。进展到交替无支持下外展外旋和内收内旋（图92–2B）。

使用重力球增强式训练可以模拟生理性的肩关节多种姿势下肌肉的伸缩，增强神经肌肉控制，力量和本体感觉。通过抛出和接重力球，内收内旋肌肉加强，其次是同心缩短相。增强式运动建立了快速的肌肉收缩，模拟运动活动。对于患者的肩关节前脱位，我们通常以内收和手肘弯曲90°为起始，逐渐增加肩关节外展外旋角度，直到90°外展（图92–3）。如果运动员是无法耐受这种活动增加，他或她很可能将无法恢复到他或她的运动。

为了进一步增强力量、动态控制、本体感觉和耐力，我们喜欢用Bodyblade（Hymanson公司，普拉亚德尔雷，CA）。利用玻璃纤维杆，患者必须在各种时间间隔承受振荡。此运动可以用在不同的舒适位置开始逐渐过渡到各种功能位（图92–4）。控制叶片的振荡，需要肩袖、三角肌、肱二头肌、肱三头肌和肩胛肌共同收缩。Buteau等报道使用Bodyblade对创伤性肩关节前脱位的患者进行康复取得了成功。

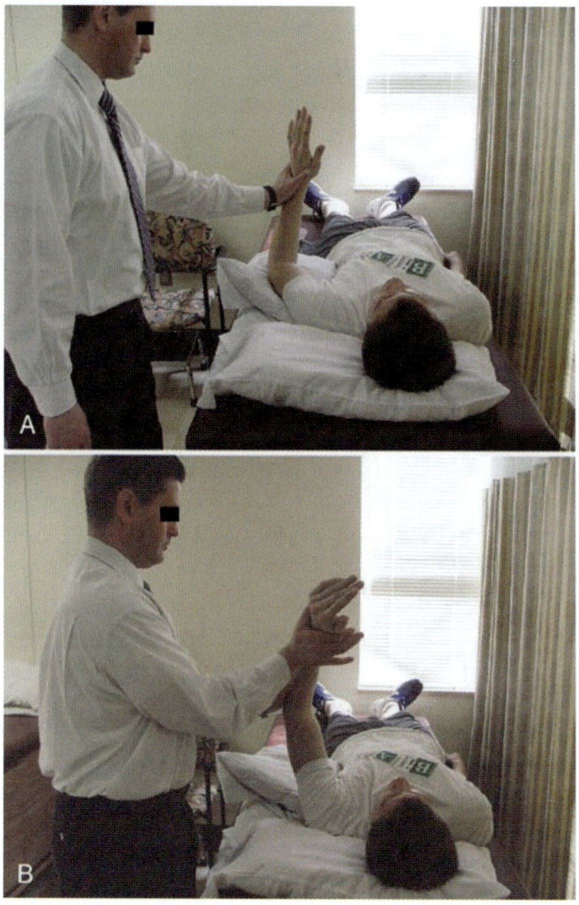

图92–2 手法抗阻训练提高回旋肌、三角肌、肩胛肌联合收缩能力。A.手法抗阻练习通常首先进行扶持下的手臂内旋、外旋练习；B.逐渐改为去掉扶持，手臂进行外展/外旋和内收/内旋练习

二、非创伤性不稳定

非创伤不稳定的确切发病率是未知的，其病因是根据定义、无创伤且病理范围可以很广，从轻度疼痛至脱位。患者非创伤的不稳定表现为关节体积增大、关节囊扩大、盂肱韧带松弛变薄或动态稳定（肩袖、三角肌、肩胛肌）可能变弱或不协调。有些人可能存在胶原蛋白紊乱，如Ehlers–Danlos综合征，其中微损伤往往先于不稳定的发展。非创伤性不稳定性通常称为MDI。然而，目前在文献中对肩部的MDI的定义存在很大差异。

MDI已被定义为在2个或3个方向不稳定。在一些研究中，MDI的诊断基于检查者查到肩部前或后半脱位的能力，即使患者无一个或两个方向不稳定的症状。几项研究表明，有可能具有MDI和仍然有Bankart的病变，其通常被认为是创伤，单向不稳定。

典型MDI患者通常具有多方向不稳定的症状。MDI多源于松弛的肩关节反复受压所致。MDI也可以存在于患者无肩过量松弛。不稳定可能会因创伤或反复微损伤而进展。

虽然大多数MDI患者经历过不自主半脱位和错位，但部分人可自主实现。自主半脱位的无症状，不需要干预。然而，有症状者可以在半脱位后继发疼痛或精神因素或由无意识的肌肉协调引起的不稳定从而使得症状加重。肌电生物反馈的研究已经确

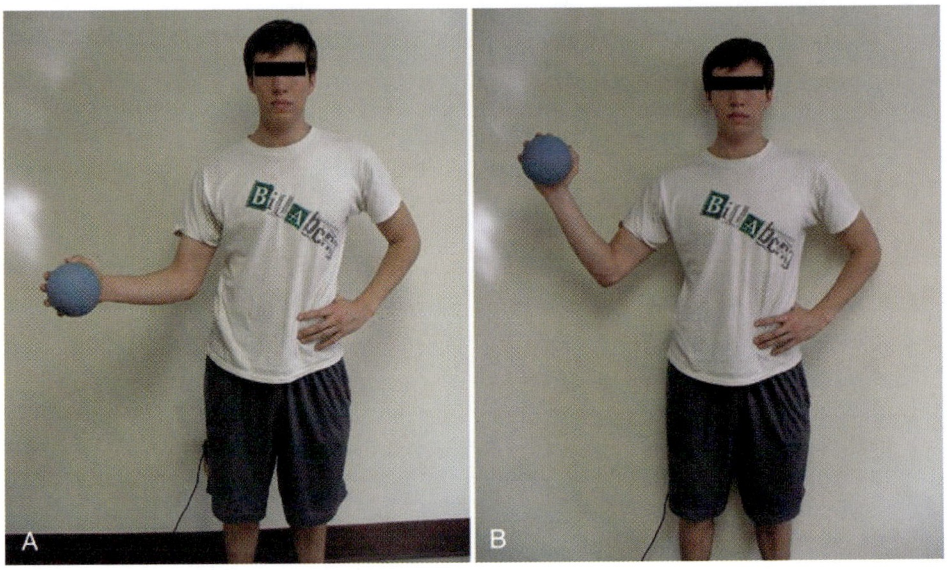

图92–3 增强式练习，通过快速肌肉收缩来模拟体育运动。A.针对肩关节前脱位的锻炼，上臂内收、屈肘90° 为起始位置。患者可简单地将球在两手间抛接；B.逐渐增加肩部外旋及外展角度，直至外展90° 位

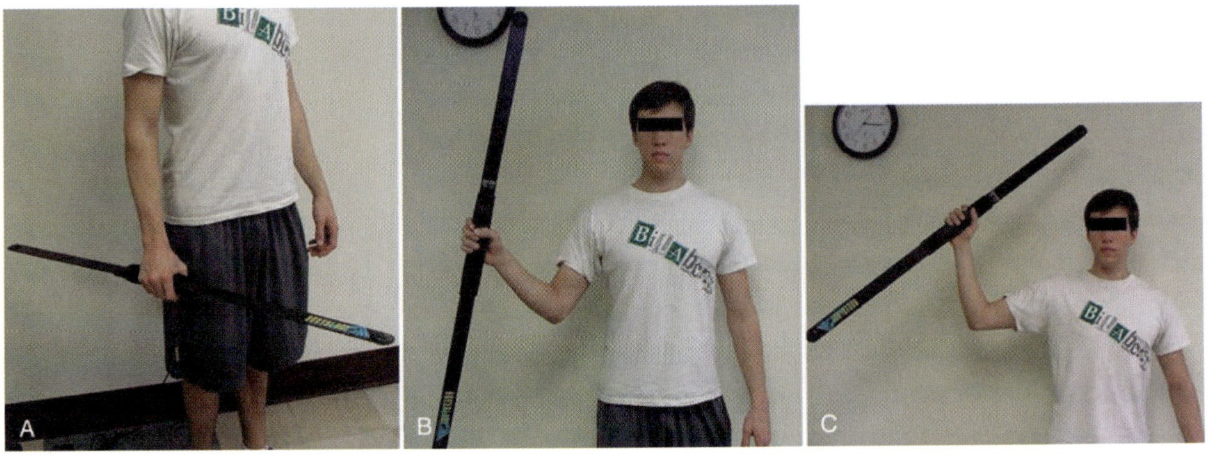

图92–4 Bodyblade（Hymanson，Inc.，Playa Del Ray，CA)能够提高力量、动态控制力、本体感受和耐力。患者握持此玻璃纤维棒，忍受不同频率的振动。首先从比较舒适的位置开始练习（A），继而增大角度至不同的功能位（B，C）。想要控制叶片的振动，需要回旋肌、三角肌、肱二头肌、肱三头肌和肩胛肌共同收缩

定了几个不同的异常放电模式涉及前三角肌和胸大肌的活动而肩袖后侧和前锯肌减弱。

几个特征性的体格检查有助于MDI的诊断。患者会在几个方向上有过度的被动ROM。此外，他们可能显示其他关节的松弛度增加，包括肘关节和（或）掌指关节的过伸。当向下牵拉肱部时，可能出现阳性裂隙征。检查肩胛的位置和运动也很重要。许多MDI患者会出现肩胛运动障碍。

MDI患者常推荐非手术治疗，重点在于恢复和活动改变。已建议功能锻炼在患者肩关节不稳定时再培训肌肉活动的正常模式。然而，很少有无创伤的肩关节不稳定的非手术治疗运动康复的报道。在66例非创伤性不稳定的前瞻性研究中，一个加强锻炼计划强调了肩袖、三角肌、肩胛稳定，有80%的患者取得了良好或优秀的成绩。强化并正确的康复方案后疗效不佳同时伴有症状的患者通常建议手术治疗。

笔者推荐的非创伤性肩关节不稳定康复

MDI患者缺乏由盂肱关节（如韧带和关节囊）

提供的静态稳定性。因此，动态稳定装置（即肩袖、三角肌、肩胛肌）需要改进和整合，以允许功能性运动。检查MDI患者应包括主动和被动ROM的评估。过度被动ROM是典型表现，然而在一些情况下，主动ROM可由于顾虑或疼痛而受限。通常，这些患者被动ROM比主动ROM更大。肩胛骨的姿势和静息位置应做出评估。肩胛骨向下转动可能会使盂肱关节不稳定。肩胛骨主动屈曲和外展需评估。任何运动出现翼状肩胛表明肩胛肌的整合差，这应该在康复过程中得到解决。详见第93章关于肩胛功能障碍的评估和管理的进一步信息。

在不稳定的，尤其是恶性半脱位的极端情况下，患者会对运动产生恐惧。在这些情况下，首先找到允许运动的位置很重要。其次，树立患者活动肢体的信心。恶性半脱位患者内收外旋会收紧上盂肱韧带复合体，让患者开始朝着功能性位置树立信心。可以让患者仰卧位前臂旋后握毛巾，通过改变角度、垫枕头等改变重力大小。最终的患者将能够在直立位置执行此活动。实现功能性运动的其他策略包括在腰部水平使用上肢活动仪（图92–1）或健身球。这些训练允许支持肢体，同时教育患者学习正确功能运动模式并逐步举过头顶。

肩袖加强训练应从舒适的手臂在一旁的位置开始，逐步过渡至更具挑战性和功能性的位置。可通过弹力带、进行站立或用哑铃在侧卧位置内外旋。在这个阶段，我们还包括在腰部高度肩胛骨回缩演习加强肩胛部肌肉。一旦在臂侧面有足够的力量，练习进展到外展前屈45°，以及前屈45°支撑下外旋45°。

Inman等提出不稳定的肩在一定的运动和位置引发不稳定期间事件自发性肌肉保护性反应的理论。徒手抗阻在帮助重建这些患者的力量和本体感觉中是非常有效的。节律性稳定、交替等长和短弧ROM都可以训练。徒手抗阻一般首先支持上肢并执行交替的内部和外部旋转（图92–2A）。进步后可过渡至非支持上肢交替外展/外旋和内收/内旋（图92–2B）。节律性稳定在各种肩关节角度，从已知的随机模式进展到随意运动，从盂肱关节施加近端阻力至远端阻力，从次最大到最大的努力，可用于促进关节的功能位稳定性。

训练进步后可在前屈90°正反手抗阻训练。一个有用的功能锻炼是水平外展外旋90°，有助于整合肩袖、三角肌、肩胛肌。为了进一步提高动态控制和稳定性，增强式训练重力球和桨叶振荡棒的增强式训练，与创伤后关节脱位后的康复治疗同样可以使用。个人可以逐步进入运动专项活动，以最终完全参与为目标。

三、肩关节盂唇（SLAP）损伤

肱二头肌肌腱起始处上盂唇有症状的撕裂被定义为一种病理综合征。Anderews等最早在73名投掷运动员中发现上盂唇的分离，这些运动员都没有明确的外伤史，平均年龄23岁。Snyder等接下来将其定义为SLAP损伤，即上盂唇及延伸到前、后盂唇的损伤。接下来，发现了140名上盂唇损伤患者，占所有超过8年病史的肩关节疾病的6%。这些患者平均年龄38岁，91%是男性。最普遍的症状是疼痛，49%的患者感觉到肩关节摩擦感。最常见的损伤（31%）机制是肩关节下降或者直接摆动。其他的机制包括半脱位或者肩关节脱位（19%），提重物时疼痛（16%），隐匿性疼痛（14%），过头挥拍运动（6%），投掷时疼痛（6%）和其他（8%）。反复的过头的动作是最常被假设的致SLAP损伤的机制。Andrews最早认为SLAP损伤是由于肱二头肌肌腱高强度的离心收缩造成的，在上肢减速或者投出后时二头肌长头产生了应力。

Burkhart等提出了peel–back机制假说，可能是造成过肩运动员SLAP损伤的原因。他们认为，当肩关节于外展最大外旋位时，旋转对于肱二头肌肌腱跟部产生扭转力。Pradhan等于尸体试验中发现了在投掷动作最后的锁定期，上盂唇承受的剪切力增加。其他学者也报道了当上肢与外展后外旋位时后上盂唇和肩袖之间的关系，这个位置即是投掷动作是末期锁定上肢的体位。

基于关节镜下观察到的盂唇损害和肱二头肌肌腱–盂唇复合体的稳定性，将SLAP损伤分为4种类型。后来学者们又增加了特定的亚型。Ⅰ型是盂唇退变而肱二头肌肌腱完好。Ⅱ型病变可以具有上盂唇磨损，但其特点是来自上盂唇和肱二头肌肌腱的病理脱离。在Ⅲ型SLAP病变中，上盂唇具有纵向撕裂类似于在膝部半月板一个斗柄状撕裂。盂唇组织的其余边缘固定在盂上和肱二头肌肌腱完好。Ⅳ型模式涉及的盂唇的纵向撕裂，但这种上盂唇撕裂也延伸进入肱二头肌肌腱，其程度可变。该撕裂的肱二头肌肌腱倾向于置换与盂唇瓣进入关节，而肱二头肌肌腱本身仍然牢固地附着在上级盂。最后，两种或更多种SLAP病变一个复杂的，可能会发生，最常见的表现是Ⅱ型和Ⅳ型。

一些特殊的检查可以帮助明确盂唇损伤，包括主动压缩试验，前滑试验，肱二头肌负荷试验，弹进试验，曲柄试验，研磨试验和疼痛刺激试验。但是这些试验诊断特异性都存在局限性，没有特定的试验敏感性和特异性足够可以单独准确的诊断SLAP损伤。而且，这些试验也不能区分损伤类型。另外，许多患者存在着并发损伤，这些都增加了诊断的困难性。因此，临床医师应该密切关注损伤史以及患者的特异性症状，以利于诊断。

MRI或者高分辨率超声等肩关节辅助诊断技术取得明显进步，但是影像学对于上盂唇损伤还是存在困难和非特异性。尽管，肱二头肌长腱和上盂唇有时可以通过这些方法很好的展示，但是必须结合病史和查体。磁共振关节造影是目前诊断SLAP损伤较好的影像学方法。

非手术治疗SLAP损伤经常不成功，特别是合并了盂肱关节不稳定或者合并肩袖撕裂。一些对于功能要求低，大于30岁和Ⅰ型损伤的患者可能对非手术治疗有效。患者最典型的症状是工作或者运动时、过头动作时、手背后动作时出现疼痛。临床查体包括内旋活动度下降和（或）水平内收活动度下降，肩袖肌力下降，和肩胛骨运动改变。

初始非手术治疗包括避免诱发疼痛的动作和抗炎药物。在这个阶段，我们可以在患者疼痛难受程度下开始牵伸后关节囊的练习。这些练习包括过身体中线内收、手及后背的内旋，可用健侧手辅助或者毛巾辅助。这些牵伸动作可以有效地改善后关节囊的柔韧性。有时，患者需要更积极的牵伸，可以采用夜间牵伸的办法（图88－10）。可以用侧卧位下牵伸，或者站立位下上肢上墙的牵伸。这种牵伸可能很具有刺激性，所以患者必须注意要牵伸到耐受度以下，而且不诱发疼痛。

一旦疼痛开始减弱，活动度改善，可以开始练习肩袖和肩胛骨肌肉力量练习，可参考本章之前所述。相同的原则，包括起始于非诱发疼痛的位置，可更多于功能位练习同样应用于SLAP损伤的康复。练习程序最终要进展到躯干、核心区和运动链练习。许多非职业的运动员通过家庭练习可以恢复之前的运动水平，这些动作可以帮助他们应对运动中或运动后偶尔出现的不适感。

四、肩关节盂唇修复术后康复

肩关节关节盂唇修补术后最佳的康复要求充分理解基础的康复基本原则，术后专属的指南，进一步的个体化需要基于患者个体的病理、并发症及特殊的功能要求。

（一）患者多样性

患者多样性如不稳定的方向，松弛度，不稳定的严重程度，并发症和个体化的功能需求都影响术后康复。这些因素影响康复进度，如病损轻、并发症少的患者可以采用较快的康复方案。而病损重、并发症多的患者则采用较缓慢的、较温和的进程。

（二）康复指导原则

骨科术后康复的成功依赖于给予修复的组织恰当的应力。最初的愈合需要最小的应力，接下来的几个月随着修复组织成熟过程逐步增加应力以保护手术区域。有4条重要的康复原则需要了解，并成功的应用使得可以调解应力，促进修复组织的愈合，安全的功能恢复。成功的康复需要：①对手术过程基础的了解；②理解必须保护组织的解剖结构，这些组织是如何应力的，它们愈合的速率；③明确在康复过程中运用的方法，使手术修补区域得到恰当的应力刺激；④明确恰当地对组织制动的时长及恢复全部关节活动的速率。这4条原则构成了合理的个体化的康复方案的基础，方案从手术日分为3个阶段（0～6周，6～12周，12～24周）。

1.方案原则Ⅰ：了解手术方案

由于每一个手术修补都具有独特性，并影响着康复方案，所以同术者充分交流是十分重要的，这样可以充分了解手术过程中的特殊性。手术治疗有症状肩关节不稳首选包括对盂肱关节全面的检查以对病损进行评价，之后制定不稳性修补计划。对于急性和复发性肩关节不稳的患者，特定的损伤常见的有关节盂-关节囊-盂唇复合体损伤，以及本部分关节面、肩袖撕裂、肱骨头、肩胛盂关节软骨损伤。盂肱不稳定修补最常见包括肩胛盂唇、盂肱关节囊和（或）盂肱韧带。修复这些组织传统上应用开放性术式；然而，在过去的几年中，关节镜下修补取得了理想的结果，并快速成为新的对肩关节不稳标准的术式。关节镜下和开放式手术都通过修复前下方盂唇的不稳定（Bankart损伤）确定肩关节前方不稳定点。应用缝线或者缝线铆钉处理关节囊皱褶。这些是将关节囊折叠和（或）是稳定盂唇以进一步取代过多的关节囊结构。这些在第91章详细的阐述。

2.方案原则Ⅱ：明确在康复过程中需要修复的组织，了解他们的应力方式及愈合速率

关节镜关节盂唇修复包括直接修复和紧缩受损的关节囊和可能的盂唇结构。这些修复了的组织需要在一段相当长的时间内避免过度的应力以促进其更好的愈合。已经得到证实的是，特定的盂肱关节运动时关节囊和盂唇特定部分会选择性的紧张。标准的前向关节囊盂唇修补，定位于松弛的前下关节囊，大部分是上肢外展时外旋应力增加，尤其是上肢外展90° 外展时增加明显。如果在关节镜下修补，因为没有涉及肩袖，所以康复过程中不需要特别的保护。但是，如果是开放性手术，其要影响关节囊下组织，缝线的结构需要在术后最初6周内保护，避免主被动关节活动。

一旦明确关节盂唇修补点，康复必须只包括这样的动作，即对愈合中的组织的较小应力。对于康复中的挑战是临床中可用观察与之愈合的方法（如疼痛、温度、水肿）是相当粗略的。而且许多康复动作是产生的应力还不明确。另一个挑战是，在修复后的关节囊结构恢复正常强度之前，患者通常需要恢复功能活动。组织力量之间就回归了功能运动。需要仔细考虑到各种关节囊、韧带、盂唇由于患者一般健康条件、组织质量、原始损伤程度而造成的愈合差异。目前愈合韧带的愈合时间通常是从动物实验中得出，很少有在人体韧带损伤后的试验以指导康复进程。韧带愈合的过程传统上被认为需要经过炎症期，增生期和重塑形期/成熟期的阶段。

我们将康复分成3个阶段，每个阶段6周的时间。在这些事件点有一些临床的标志点，这些一定程度上反映了组织愈合的3个阶段。这是我们划分这3个阶段的根据。术后最初的6周包括炎症期和增生期和塑形期的最初阶段。组织的重塑形和最终的成熟要持续到最终康复过程并直到术后40～50周才完成。了解年龄和并发症对组织愈合过程的影响，以指定恰当的康复方案。

3.方案原则Ⅲ：明确在康复过程中运用的方法，使手术修补区域得到恰当的应力刺激

前关节盂唇修补康复中最重要的内容可能就是使愈合中的组织受到渐进的、可测量的、计划周详的应力刺激。每一个恰当的应力都会刺激组织进一步增生，以及不同方向的纤维化。同在骨质愈合中Wolff定律相似，控制中的应力刺激促进了胶质纤维形成并增强了关节盂唇复合体的结构完整性。然而，十分重要的是，组织愈合中如果受到的应力不恰当（在康复过程中或者日常活动中），即无论是强度或者时长上，组织都不能够充分的适应，这样不影响组织愈合就是影响固定材料（缝线、铆钉）。康复过程中，治疗师可以从3个维度操控应力以产生积极的结果：①关节活动范围；②亚最大量的周期复合；③动态稳定性。

修复后最初的组织结构完整性只是依靠固定物。随着时间，在Bankart损伤修复或者关节囊、关节囊皱褶缝合术后关节囊皱褶彼此连接后，盂唇结构开始愈合到肩胛骨边缘。过度的牵伸可能使逐步愈合中的组织完整性承受过度负荷。另外，过度的同向的微运动可能会影响骨质的愈合。亚最大周期的负荷也可能干扰软组织间的细小骨块。在动物模型实验中，对韧带皱褶反复的亚最大应力对其抗机械力能力产生负性影响，甚至会延续至术后12周。尽管还不清楚康复干预中如关节活动和渐进的功能性的动作这类的周期的复合对关节盂唇修复会产生什么样的作用，但是康复治疗师需要谨记，在重塑形期对修复组织反复的最大应力会缓慢地延伸修复组织。因此，尽管他们这些应力不会影响固定物失效，但是反复的亚最大负荷应小心控制，因为他们对关节韧带完整性存在潜在风险。另一方面，通过支撑关节囊、增加关节内压力、对抗关节移位，动态稳定性或者关节主动稳定性练习可以保护手术修复区域。十分重要的是要理解这3种机制（纯关节活动、亚最大周期负荷和动态稳定性）不是单独发挥作用，而是在康复过程中互相影响，需要在康复过程中选择干预方式时仔细考虑。

4.方案原则Ⅳ：明确恰当地对组织制动的时长及恢复全部关节活动的速率

关节镜下修复的前关节盂唇力量在最初的12周内还是相当弱的，大量的关于韧带愈合的综述认为重塑可能要持续到术后40～50周。从至关节活动的恢复速率，以避免多大的应力对于早、中期术后康复期（约12周）报复修补区域是十分重要的。恢复关节活动度太慢会导致关节僵硬，而关节活动度恢复过快会导致复发性关节松弛。不同于Bankart损伤的开放性手术和开放性关节术，由于要避免长期关节活动度缺失，应用即刻的关节活动度恢复策略，关节镜下修复术后更普遍的问题是重获关节活动度过快。因此，关节镜下前关节盂唇修复术后早期需要制定制动和阶段性的关节活动度恢复计划以允许组织愈合。

在关节镜术后，即开始严格的制动（无盂肱关节运动练习和持续的悬吊），这使内固定无失效概率较大。目前手术办法多是应用缝线和铆钉稳定盂唇，固定关节囊的皱褶，从而紧缩关节囊和盂肱韧带。一些研究表明，术后即刻进行关节活动度练习，复发的概率较低，而较3周的制动方案，患者可以较快恢复功能。基于这些研究，在应用缝线和铆钉的手术后，建议进行0～4周的关节制动。我们认为，证据说明了不进行制动对于进行短时间制动是一种安全的替代方案，而且不会增加失败概率，而且可以保护修补的组织进行恰当的活动。我们认为两种方法很少引起长期的活动度缺失，且能恢复出色的功能结果。

有控制的恢复关节活动度对于是否采用严格制动的康复方案都是十分重要的，因为关节活动度在最初的2～3个月内恢复太快对于关节稳定性产生负性影响。可以确定关节活动度恢复阶段目标来控制恢复速度。阶段目标最少可以从两种方法制定。术者可以根据如患者损伤程度，病理特点，并发症，松弛度，手术史，手术技术（包括固定类型和关节囊固定时上肢位置），患者一般情况等因素提出建议。在术者没有特别建议情况下我们提供了一种日程表作为建议（表92-1）。按关节活动日程表恢复，患者需要保持舒适的条件下恢复关节活动度。在某些情况下，进行少量甚至不牵伸即完成阶段目标，而在某些情况，需要进行柔和的牵伸以完成阶段目标。

（三）关节镜下前关节盂唇修复下特殊的康复指南

尽管各种类型的关节盂唇修补术可遵循同一原则，但是对于前关节盂唇修补，关节镜下修补MDI，关节镜或者开放修补后关节盂唇和开行修补前方不稳或MDI，存在一些特殊性。区别源于手术方案，特定患者的特点和特定患者的伴随损伤不同。剩余的章节，我们先详细地说明关节镜下修补前关节盂唇的康复方案，以此有模板，结合模板简略说明其他手术的康复方案。

附录中展示了美国肩肘治疗师协会（ASSET）对于关节镜下前方关节盂唇修补术后康复方案。ASSET的成员来自多个领域（物理治疗、作业治

表92-1　关节镜下修复关节恢复关节活动度方案

	PFE		外展90°下PER	AFE
POW3	90°	10°～30°	禁忌	NA
POW6	135°	30°～50°	45°	115°
POW9	155°	50°～65°	75°	145°
POW12	WNL	WNL	WNL	WNL

AFE，肩胛平面主动前屈上举；NA，不可进行；PER，被动外旋；PFE，肩胛平面被动前屈上举；POW，术后周数；WNL，于正常极限内

疗、运动竞技训练)，他们都从事于临床实践、教育、研究、专业对肩肘进行康复。由于这是专家共识，所以科学证据不很充分。科学证据可有用作指导指南的编写而共识用于科学研究结果不统一或者有冲突时。

《指南》根据关节盂唇愈合期划分为3个阶段。另外，附录列出了晋级到下一个阶段的标准。因此，从阶段1晋级到阶段2，除了时间要满足，晋级标准也要满足。十分重要的是治疗师除了要着眼于满足这些标准，而且要按照这个时间表控制关节活动度恢复进度，以使组织得到最佳的愈合。

衡量成功的康复标准包括无痛、无关节复发不稳定、足够的关节活动度和两侧对称的肩袖肌、肩胛骨肌肉肌力和肌肉神经控制。一般来说，患者可以在术后2～4个月完成简单任务，于术后6～8个月完成复杂工作。

（四）关节镜下修补MDI

关节镜下修补MDI的术后康复较关节镜下修补前关节盂唇有细小的区别，这是由于患者特点的不同和病理基础不同。从定义上来说，MDI的患者存在前方、下方和后方的不稳定，需要在术中不同程度的修补紧缩前、下和后方的关节囊。因此，后关节囊和前关节囊、下关节囊都必须避免应力。使后关节囊受到应力的动作，如内收过身体中线，功能性内旋（手触后背)和外展时内旋在最初阶段都需要限制，就如前关节盂唇修补康复一样，在中前期的康复中这些动作也要小心掌控。

一般来说，由于关节囊和韧带组织过度松弛，MDI患者损伤不涉及肩胛盂（如Bankart损伤）或软骨损伤（如Hill-Sachs损伤或者肩胛唇骨折)。修复只是针对关节囊和韧带皱褶。一般的患者表现为广泛的韧带松弛，会导致本体感觉改变。因此，MDI患者术后很少存在关节活动度障碍，而需要在术后中早期更多的保护。因此术后2～4周，对患者进行绝对的制动。要额外小心关节活动度恢复不要快过，患者一般仅需要最少量的牵伸即刻达到阶段目标。在第2～3阶段，需要注意患区神经肌肉控制和本体感觉练习，确保在非激惹区域患肢良好的控制能力。之后再进行可能直接刺激手术修补区域的姿势练习。

（五）后关节囊修补术

关节镜下后关节盂唇修补术后或者开放性手术后康复是很大个体化特点，同关节镜下前关节囊修补有轻度区别。由于对侧关节囊修补，因此修补后需要保护并最终逐步的牵伸。然而，前后关节修补后康复的指导原则和通常的愈合时间表是大致相同的。所以一般的步骤和阶段都是相同的。需要重点注意的是，后关节囊较薄，不像前下关节囊受韧带加强，所以后关节盂唇修补后需要在各个阶段都是需要额外保护，特别是康复第1阶段。一般需要制动和固定物。取决于患者个体情况和物理结果，在最初的6周，外固定需要持续的刚性制动在适当的中立位，至持续性手枪扳手样外固定与旋转中立位，或者固定于悬吊受限制定。严格的制动可能持续2～6周。当开始关节活动度练习时，十分重要的是理解过中线内收动作，功能性内旋，和内旋（尤其是外展）对修补区域之间产生应力，一般在第1阶段是禁忌的。肘关节置于体侧时内旋是否允许取决于患者特点的手术方式。这些方向的恢复可开始于术后6周。为了恢复关节活动范围可能从无到广泛的各种牵伸练习，所以第2阶段开始时十分重要的是临床评价。由于制动，在第1阶段关节活动恢复范围有很大差异，可能涉及肘关节、腕关节、手部和主动肩关节活动，乃至在中立位外旋、肩关节上举。如果在第1阶段可以进行辅助的上举练习，一般在后至肩胛平面练习，即水平外展60°。这可以使上举时后关节囊受到的应力最小化。患者教育在这个阶段十分重要的，以让患者了解运动禁忌。在第2、3阶段，重点是练习主动关节活动，力量和神经控制，这同前后关节不稳定修补是十分相似的，因为在中立位早期练习对前或者后关节囊不会产生过大的应力。后关节囊不同之处在于不能对后关节囊太早或者太快的时间施加过度的应力，所以在第2阶段练习主动关节活动度、力量和神经肌肉控制时需要额外小心。在这个阶段，如果要采用闭链运动方案的话，需要详细设计。例如，在第2阶段，一般不采用上肢前屈位承重的闭链动作，直到第3阶段才开始逐步增加这种练习。采用开放性手术修补后关节盂唇的患者康复没有明显的区别，除了冈下肌受累时，如果受累，6周内不进行主动运动。由于术后康复的个体化特点，在康复早期，术者、康复治疗师和患者之间密切交流是十分重要的。

（六）开放性关节盂唇修补

尽管关节镜下和开放性手术术后康复的一般原则和方法基本一致。但是要清楚两者之间的区别。一般来说，关节镜术式较开放性手术的患者恢复关节活动度更容易，遗留永久关节活动的风险较小。这大致是因为，为了暴露受损的关节盂唇，手术者需要轻度至广泛的拨开皮下和肌肉筋膜组织，而关节镜下最小的破坏这些组织。剥离组织可能会导致组织间粘连。而且，在开放性前下关节盂唇修补术，不是要平行于肩胛下肌纤维剥开或者于其小结节止点切断，之后再物理缝合。这种组织剥离在多种渠道影响康复。最重要的是，如果肩胛下肌受损后，意味着在前6周进行主动和被动关节活动时，需要对另外的组织和缝线进行保护。尽管允许在早期上肢在过度外展为被动外旋，术者需要标定第1阶段安全的被动外旋范围，这是术中可视下，观察到肩胛下肌产生应力的范围，尽管关节活动度可以由于疼痛受限，肩胛下肌不需要额外的保护。

由于开放性手术存在远期被动活动度受限，需要关注早期的被动关节活动度。盂肱关节被动关节活动度一般在术后第1周内开始，一般包括肩胛平面上举和被动外旋。尽管早期被动关节活动度十分重要，但是要注意方法，以保护愈合中的前和（或）下关节盂唇修补和肩胛下肌（如果存在）。因此，更多的关节活动度不一定意味着更好，较阶段目标明显更大的关节活动度对手术修补是有害的。当然明显较小是不理想的。在第2和第3康复阶段，康复对于开放或关节镜下修补最终是一致的，除了在开放性手术后被动关节活动度和柔韧性需要更多的干预，所以需要更多的牵伸练习以达到被动的关节活动度目标。

（七）SLAP损伤修补后康复

SLAP损伤术后康复同肩袖修补术后康复大致相同。在术后前6周需要避免任何对肱二头肌产生张力的位置，之后也要小心这些位置。这些位置包括，肩关节伸展，背后内旋和肘关节伸展位上肢抬物体。另外，要额外注意上肢外展90°是外旋。无论肘关节屈曲还是旋后位，要禁忌任何肱二头肌间主动抗阻动作。

1.阶段Ⅰ

将上述的事项向患者宣教。术后7～10d内应用吊带。阶段I，可以开始关节活动度练习至耐受量。如果患者存在“Peel–Back”撕裂时，术者可能要求外旋角度限制在45°内。患者最好在术后6周恢复完全被动前屈上举活动度。

2.阶段Ⅱ

这个阶段开始于术后6周。这时需要评价主被动关节活动度和肩袖、三角肌肌力。要指导患者进行关节活动度练习（外展、内旋、过中线内收）和第1阶段力量练习（外旋、内旋和伸展）。可以加行应用弹力阻力练习肩胛骨后缩练习。

3.阶段Ⅲ

这个阶段从术后10～12周开始至术后16周。可以完成阶段Ⅰ的力量练习的患者，可以指导患者应用绿色弹力带进行阶段2力量练习（外展、前屈上举、支撑于45°下外旋）。可以对肩胛骨进一步的力量练习。另外可以进行轻度的肱二头肌肌力练习。

4.阶段Ⅳ

这个阶段从术后16周直到术后6个月。教育患者上举的生物力学，以避免手术区域受到过度应力。对于运动员来说，运动专项训练开始时，可以应用弹力带以增加神经肌肉控制、力量和本体感觉功能。指导患者如何恰当运用器械运动。患者需要避免上肢于体后运动。背阔肌下拉应该在胸部进行，而不是在头部后面进行各种推举，如胸前或肩上时要额外小心。建议使用安全的仪器进行这些练习。

需要重返工作的患者应逐步进行工作相关性练习。这种练习使用注意安全、有效的方法。需要指导患者恰当的上举动作，符合人体力学的修正和基础知识。

五、小结

肩关节不稳定包括一系列的问题，包括松弛、半脱位和脱位。恰当的检查和诊断是成功康复的关键。创伤脱位后，肩关节制动对预后影响较小。小于30岁的患者保守治疗预后欠佳。因此，一般推荐手术治疗。尽管对于非创伤不稳定患者，推荐康复治疗。在术后中早期康复，控制恢复关节活动度速度，对于充分保护关节盂唇修补免受过大应力是十分重要的。对于关节镜下修补术后，更普遍的问题是过快的恢复关节活动度，因此，需要限制牵伸和充分的患者教育，以保证不要超过阶段性关节活动度目标。

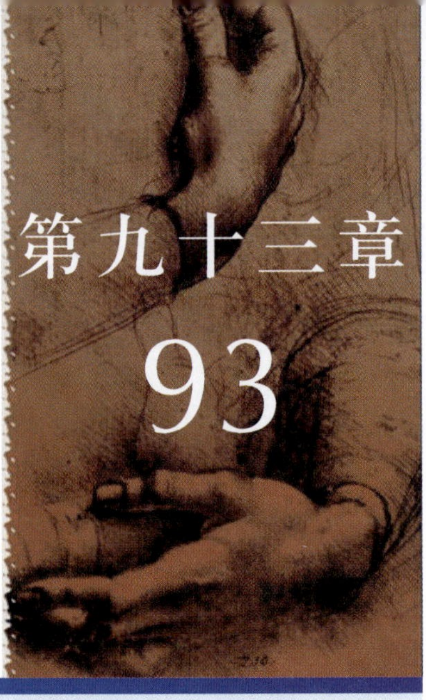

肩胛功能障碍的检查和处理

原著者 ANGELA TATE PT, phD AND PHLIP McCLURE, PT, phD, FAPTA
译校者 姚　昊　张　良　刘庆梅

关键点

- 评价肩胛功能的特定试验只有在最近几年才有所发展，这些试验的测量性能仍在研究。
- 肩胛的评估需要结合最上部1/4的情况，这项检查需包括肩胛运动障碍试验，改良肩胛辅助试验，肩胛复位试验，胸小肌长度，胸椎后凸/活动性，盂肱关节后内侧关节囊活动度，主要维持肩胛稳定性的肌肉：下斜方肌、中斜方肌及前锯肌的肌肉性能试验。
- 设计一个肩胛训练项目的一个关键原则就是训练的难度要与患者的运动控制和强度等级相符。这对于观察患者经过了一项训练之后从而确定他（她）能够维持很好的肩胛控制非常重要。

肩胛功能障碍是一个普遍的临床问题，适当的肩胛运动及稳定性被认为对于肩关节的正常运动非常重要。肩胛需要为盂肱的功能提供一个稳定的基础，但是也需要允许大弧度的移动。在上抬手臂期间这个运动需要维持最佳的长度-张力关系和最佳的盂肱关节排列及稳定性。

本章节的目的是：①描述正常及异常的肩胛活动；②讨论肩胛运动障碍与肩关节病变的关系；③描述近期识别可能的肩胛病变的检查技术；④描述包括加强肌肉性能、拉伸、支撑和捆扎在内的针对肩胛病变的干预技术。

一、正常的肩胛运动

肩带和肩胛肌肉的基础解剖在第4章已经涉及；因此，这部分内容将集中描述肩胛运动和主要的肌肉及控制这个运动的其他因素。在文献中用于描述肩胛运动的术语非常多样而且还没有出现最终的标准，但是我们已经推崇分别运用肩胛及锁骨的角度来准确描述肩胛的方向及位置。3个肩胛旋转被代表性的用于描述肩胛方向，对他们的描述见图93-1（A～C）。肩胛向上/向下的旋转围绕着垂直于肩胛平面的轴进行。前/后倾斜（有时称为翻倒）围绕着一个贯穿肩胛骨的脊柱的轴出现。后倾包括肩胛下角的先移动和下缘的后移动。内/外旋围绕着垂直方向的轴进行，内旋包括肩胛的外侧缘远离胸腔的运动。这些轴系统的更精确的定义可见于原始资料。

肩胛骨在胸腔的位置已运用相当于肩胛骨静止时在第2～7肋骨之间的正常位置的上-下或中-外

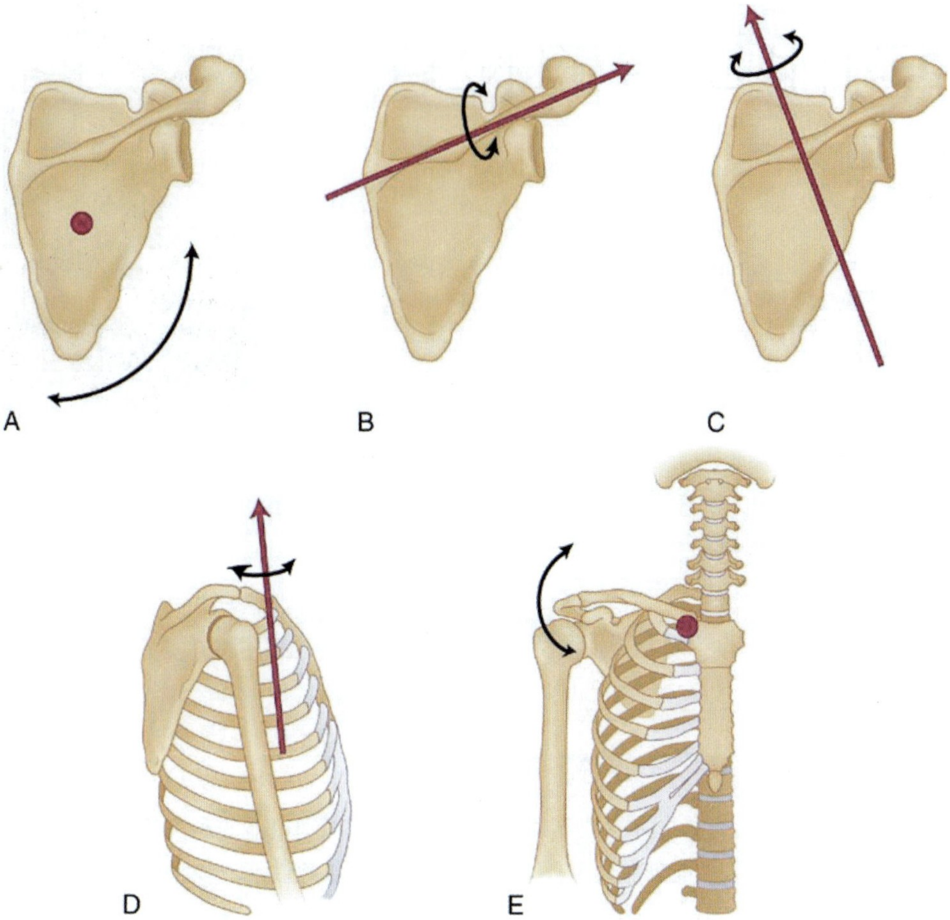

图93-1 肩胛骨和锁骨旋转用于描述运动。A.肩胛骨上/下旋；B.肩胛骨前/后倾斜；C.肩胛骨内/外旋；D.锁骨外展和内收；E.锁骨上抬/下降

的转换用各种方式所描述。不管怎样，因为锁骨作为支撑，肩胛骨相对于胸腔仍然在一个固定的中-外侧位置（假设一个完整的肩锁关节和锁骨）。因此，锁骨围绕胸锁关节的旋转运动构成外展/内收和上抬/下降的状况能被用来描述在两个自由的角度的肩胛骨位置。运用这两个锁骨的角度对肩胛骨位置的描述可比作运用两个角，经度和纬度识别地球上的一点。如图93-1D和E所示，锁骨抬高和下降运动围绕一个通过胸锁关节的前后轴发生，锁骨的外展和内收运动通过胸锁关节的垂直轴发生。因此，“肩胛骨上抬和下降”和“肩胛骨外展和内收”的运动实际上连同胸锁关节处相应的旋转运动出现。

在上抬手臂期间有一个固定的肩胛骨向上旋转，后倾，外旋，连同锁骨的上抬和内收的模式。图93-2显示在健康人群中每个这些运动的正常模式来自在肩胛骨平面手臂上举和放下期间经骨针直接贴于肩胛骨的一个传感器。此图分别显示各肩胛骨和锁骨与肱骨胸廓的运动相对应的旋转沿X轴绘制。

根据图93-2A所示，肩胛骨上旋时，在上抬的早期阶段，肱盂关节比起肩胸关节起到了更大的作用。在手臂上举90°之后，来自肱盂关节和肩胸关节的作用变为几乎相等。肩胛骨的上旋运动主要受上下斜方肌和前锯肌之间的一个力偶控制。

后倾（图93-2B）和外旋（图93-2C）运动是非线性的，大部分的这些运动直到手臂上举到90°以后才出现。然而联合这些运动的特定肌肉活动还没有被直接证明，前锯肌和下斜方肌的下缘纤维负责引起后倾，中斜方肌负责引起外旋。继发于神经损伤的肌力减弱已明确伴随着翼状肩胛，这可归于过度的前倾和肩胛骨内旋。

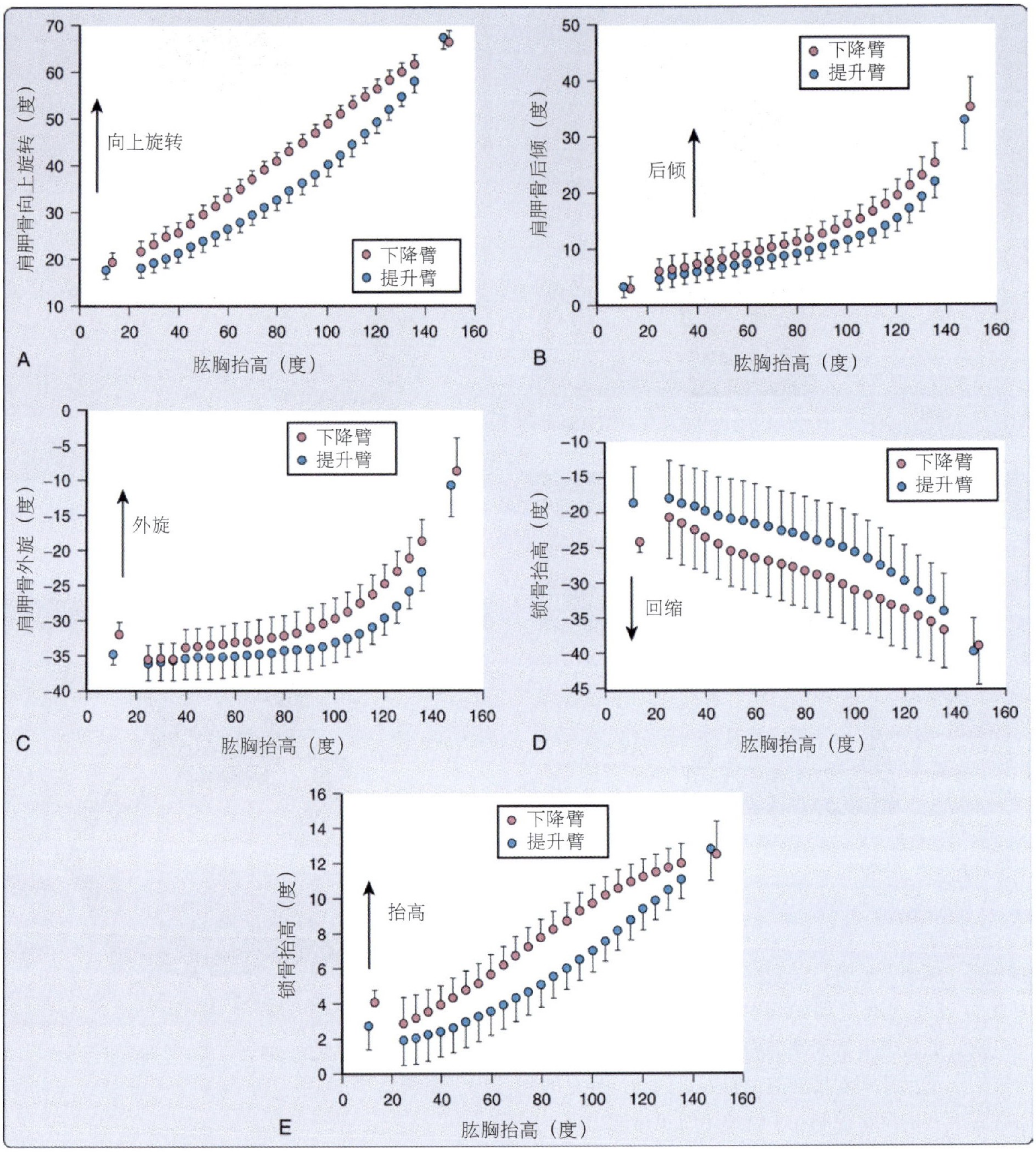

图93–2　手臂上举的各种肩胛运动期间肱骨胸廓上抬程度（以度为单位）。A.肩胛骨上旋；B.肩胛骨后倾；C.肩胛骨外旋；D.锁骨内收；E.锁骨上抬

锁骨的内收（图93–2D）观察提示在手臂上举期间肩胛骨上方的运动通常比较靠后，同时肩胛骨也进行以锁骨上抬（图93–2E）为表现地向上运动。这些运动来自斜方肌的所有部分。

二、异常的肩胛运动（肩胛运动障碍）

常见的肩胛运动异常模式是过早或过度的表现为耸肩的肩胛上抬（图93–3）。这种模式伴随着肩

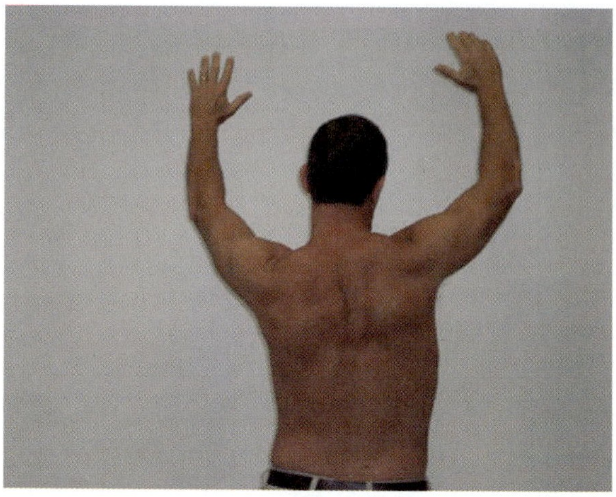

图93-3 过度的肩胛骨上抬耸肩伴有盂肱关节的减弱或僵硬

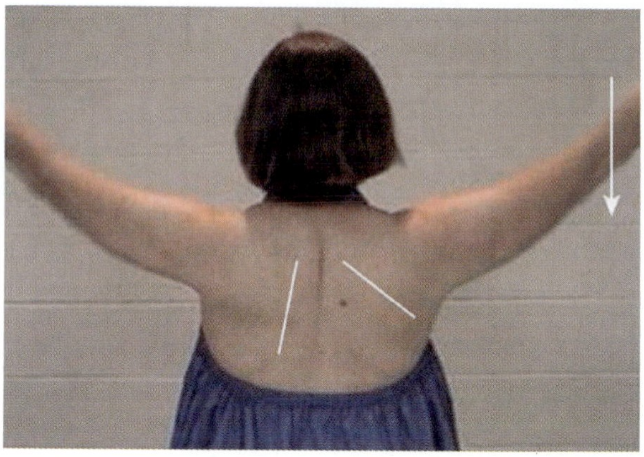

图93-4 手臂放下期间左侧肩胛骨下旋的过度和较少的反常控制被称为“翻倒”

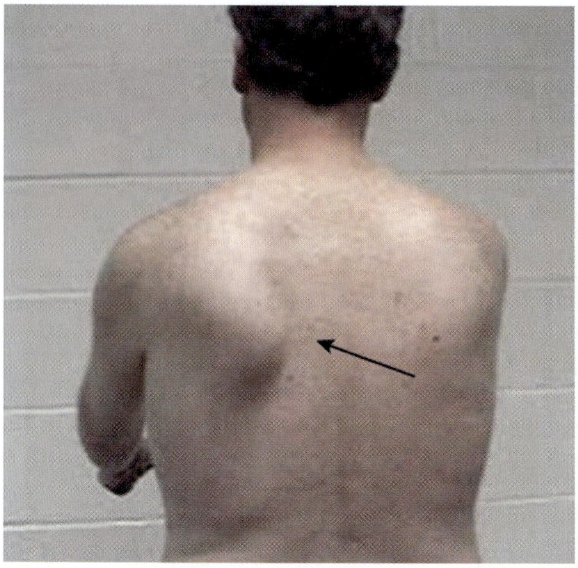

图93-5 胸长神经麻痹和相关的前锯肌无力而产生的左侧肩胛骨前倾和向下旋转的翼状肩胛

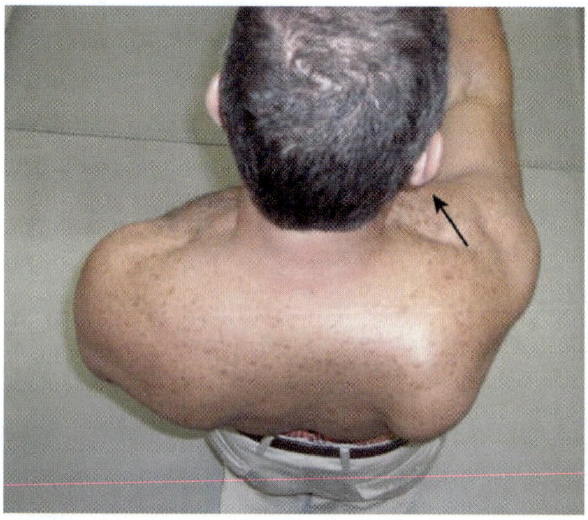

图93-6 胸小肌绷紧或过度活跃使手臂抬高时肩胛向前倾斜，产生翼状肩胛

袖疼痛、减弱及疲劳，并观察到盂肱运动的消失。因此，过度的或早期的肩胛骨上抬是肩袖减弱和（或）肱盂关节囊僵硬的肩胛骨代偿信号。这种耸肩的运动已伴随着增强的上斜方肌活动。异常的肩胛骨旋转的反常控制在手臂放下时也可能出现。在手臂放下过程中肩胛骨向下旋转的正常模式如图93-2B。不偏不倚地，在手臂放下期间这应该表现为一个肩胛的平稳下降。我们已经普遍观察到这种肩胛向下旋转的异常控制表现为一个肩胛的迅速倾倒而不是平稳地下旋（图93-4）。我们对于这种运动异常的试验资料还没有认识。

另一个常见的肩胛运动障碍的模式是翼状肩胛，其中要么是肩胛下角或是肩胛内侧缘变得更为突出。下角的突出将伴有肩胛的前倾，然而内侧缘的突出将伴有过度的肩胛内旋。在实验室，我们已经在胸长神经损伤进而影响前锯肌功能的受试者身上证明了这些运动异常（图93-5）。另一项可能导致翼状肩胛的缘由是胸小肌的活动。如果这块肌肉绷紧或过度活跃，它会有使肩胛向前倾斜的能力，产生下角的翼状及肩胛的下降（图93-6）。Borstad已提出数据表明胸小肌紧张的受试者表现出更多的前倾和肩胛的内旋。

三、肩胛的功能障碍与肩关节的病变相关性

在正常肩关节功能中肩胛的生物力学作用的识别已致使许多学者尝试去研究与异常肩胛运动的联系，“肩胛运动障碍”与肩关节病变如肩关节撞击综合征或肩关节不稳定，这些研究已经包括了许多捕捉肩胛运动的方法，包括穆瓦条纹图、机电数字化、放射摄影法、磁共振和电磁跟踪设备。伴有病变的肩胛运动的三维评估研究结果是不一致的。肩关节撞击征的受试者已被证实有增强的后倾，减弱的后倾，减弱的上旋，增强的上旋，增强的上表面平移，以及增强的内旋。另外，对于这些研究中结果的可变性，健康肩关节的肩胛运动与病变肩关节的肩胛运动之间的差异通常很小，在3°～5°的范围之内，即使在统计学上有意义，但对于是否有真正的临床意义，这些差异还尚不清楚。此外，在近期一项关于上举运动者的研究中，我们很难发现在肩关节症状与异常肩胛运动之间存在联系。尽管一些作者认为异常肩胛运动和肩关节病变之间有着很大联系，但实际的研究证据表明这种联系是有限的。其他临床研究预测，通过人为使肩胛重新定位而改变症状有望阐明哪些患者真正患有导致他们症状的肩胛运动障碍。

四、特定的神经损伤

最常见的是副神经和胸长神经损伤导致肩胛肌肉功能障碍，主要是翼状肩胛，以及与肩关节功能丧失有关。副神经（第XI对脑神经）来自C_2、C_3和C_4的腹侧支。走行于胸锁乳突肌之后，之后出现在肩胛提肌表面支配斜方肌。由于其相当表浅的缘故，其更容易受到损伤。有报道称副神经损伤出现于钝挫伤、牵拉伤、颈后三角淋巴结和根治性颈部清扫术。在斜方肌减弱的情况下，肩关节出现伴有肩胛横向转化和下角横向旋转的压低。冠状面外展至90°翼状肩胛变得最为明显。

胸长神经源自第C_5、C_6和C_7颈神经的腹侧支。胸长神经传送至中斜角肌后到达前锯肌上缘后沿其前表面下降。这个神经可因病毒性疾病、反复损伤、拉伤和手术而损伤。胸长神经损伤可导致前锯肌力减弱及矢状面抬高时翼状肩胛变得最为明显。肩胛骨被描述为上极的上抬和中部的平移，伴随下极居中的旋转。

Friedenberg回顾了跟踪调查了48个月的106例患有胸长神经病变或副神经病变的患者。他们发现非手术治疗下，40/50的长段胸椎损伤患者和37/56的脊柱相关神经病变患者获得了良好的治疗效果。创伤性损伤机制与较差的结果有关，但是电子技术诊断的发现通常不能预测结果。闭合性损伤，通常自发性恢复，但可能需要1年以上。对于大量减弱持续6个月以上的患者，治疗程序可能是被批准的。更多关于肩关节神经损伤的信息，详见第57章。

五、体格检查

现有的证据支持这样的见解：改变一小部分人群的肩胛运动学可能减小肩峰下间隙，以及这可能导致肩峰下撞击征或改变运动学可能是肩关节病变的一个代偿机制。鉴于这点，临床医师需要能够识别肩胛运动异常的人群。一项肩胛评估测量需要具有临床可行性、可靠性及有效性。这项检测还需要在同轴和偏轴负载条件期间评估动态三维运动，因为这些会在体育和职业努力中呈现出来。对现有的肩胛运动的临床检测的描述如下。

（一）二维测试

1.横向肩胛滑动测试和改良线性测试

Kibler已描述过一项设计用于手臂上举期间在静态位置检测肩胛稳定性的检测方法。横向肩胛滑动测试包括自肩胛下角到胸椎棘突的线性检测及在边对边线性检测3个不同的测试位置中定义一个1.5cm的“异常”阈值：手臂静止于身体两侧，双手置于大腿上，双手活动并诱导至90°及内旋。这个方法实际运动的可靠性报道显示在不同手臂位置，两侧间线性检测未发现差异。虽然Kibler引用了一项研究报道示可信度在0.77～0.85，一项最初研究的重复研究发现在所有Kibler的层组中两个测试员之间有明显的差异。Odom等报道称肩关节功能障碍的受试者肩胛边对边差异的测量的相关系

数可信区间范围自0.52～0.66，没有肩关节损伤的受试者为0.75～ 0.80。测量的标准差有时超过了差异的平均值。基于这些结果，认为运用这项技术的边对边肩胛距离检测的差异值对判断肩胛存在不对称及其程度不可靠。

其他研究者已描述了在静止时的改良横向肩胛滑动测试，运用上肢过头的位置。用细绳测量横向距离，另外计算规范化肩胛诱导（直线距离自T3至肩峰下角依据肩胛尺寸分割）。这项研究发现是不一致的，但不论其有效性及可靠性问题，运用线性测量自棘突至肩胛上特定点的方法有其固有的弊端。首先，运用仅一条线性的水平线或斜线沿胸腔测量不能确定远离胸壁（翼状）的肩胛骨内侧缘和下角的异常位置。另外，一项关于71名参加以单手为主的运动的大学生运动员的研究，71名受试者中的52名表现出在横向肩胛滑动试验中的3个评估位置中有一个以上的位置至少有1.5cm的差异。这项研究中26.8%的计算的特异性质疑了非对称性作为一个病变的提示的有效性。为支持这个发现，Nijs等报道称在一个29名被诊断为肩关节功能丧失的队列中肩胛横向滑动结果、疼痛检测及功能丧失之间没有联系。

2.SICK肩胛骨评定量表

基于SICK肩胛骨的概念（肩胛骨位置异常；下内侧缘突出；喙突疼痛及位置异常；肩胛活动障碍），非对称性的线性测量已被描述用于投射器。双臂置于身体两侧时，静态的测量被应用：①下间距，肩胛下角的上内角的垂直距离与对侧肩胛骨的差异有多少厘米；②侧方移位，肩胛骨下角的自中线至肩胛骨上内角的水平距离与对侧肩胛骨之间的差异；③诱导，运用量角器对从正中矢状位锤线到肩胛骨内侧缘测量的角度在双侧肩胛骨之间的差异。基于这些静态检测及主观评估和其他的临床检测发现，20分等级量表被设计用于症状严重程度的检测。这些作者承认，不管怎样，这些表浅的标志不具有最佳的可靠性，但是表示此数值范围可以用作定性检测严重度和进展性评估。一项近期的让运动员重复执行过头活动的研究，通过动态运动发现并支持了手臂在某位置的静态异常与肩胛骨运动学的改变有关，特别是在低高度范围。

（二）视觉方案

虽然许多作者推荐视觉评估肩胛及同样报道了一些异常肩胛运动模式的统计资料，他们也不支持操作性定义或通过可靠性及有效性研究来证实他们的评估方法。Bak和Faunl站在重复执行诱导的比赛中的游泳者身后时观察他们肩肱节律。他们确定肩胸的不稳定要么是翼状肩胛要么是不同步运动。但是没有提出他们评估测量的可靠性。2004年，Bulut和他的同事报道了评定29名肩关节疼痛的患者这肩胛等级的可靠性。两名理疗学家认为肩胛骨位置要么对称要么不对称，也描述了肩胛骨要么正常，下角翼状，要么内侧缘翼状。翼状肩胛是操作性定义，即能够将手指预期的位置之下（下角或内侧缘）。用此方法的肩胛位置目测报道的不良相关系数可信区间从−0.02～0.16，且评级仅对手臂置于两侧静止时肩关节位置所出现的进行。

1.Kibler等开发的分级系统

Kibler等报道的视觉分级系统提供了对活跃的手臂上举评级，操作性定义和可靠性监测，Kibler等将肩胛运动障碍定义为与胸廓相关的肩胛骨位置和肩胛运动模式的可视变化。他们描述了一种系统将运动障碍分为3种类型：①类型Ⅰ，下角突出；②类型Ⅱ，内侧缘突出；③类型Ⅲ，肩胛高度转换伴有上内侧缘的突出。这些分类与关于3个肩胛轴线出现的异常改变相符，3个轴线分别是贯轴，垂直线和垂直于肩胛骨面的轴。类型Ⅳ是指正常、对称的肩胛运动。运用该系统进行了一项可靠的研究，研究对象完成额和肩胛骨表面上抬，同时从背后进行录像录音带，由两名医师和两名物理治疗家检查和分级。*k*系数被用作检测一致程度。物理治疗师间可靠区间为0.42，医师间是0.34。可信度是0.5。虽然这些值不足以支持运用他们的系统作为描述，但作者们提出经过精炼，肩胛功能障碍的可靠视觉分析也许能成为可能。

2.肩胛运动障碍测试

我们近期开发了一种称为肩胛运动障碍测试（SDT）的用于识别异常运动的可视基础检测，这个测试其有效性和具有令人满意的可靠性已被证实。SDT观察包括抓住3～5Ib（1.4～2.3kg）重的哑铃在矢状面（弯曲）和冠状面（外展）做上肢的抬举运动时暴露的后胸腔。运用框93-1的操作定义将运动模式被设为正常、明显和轻微运动障碍。

框93-1　肩胛功能障碍检查：操作性定义及评定标准

名词定义：

正常肩肱节律：肩胛骨在上臂上举最初30°～60°时很稳定，少有动作，再继续上抬肩胛骨则会平缓连续的上旋，肱骨下降时肩胛骨则会平缓连续的下旋，不会造成翼状肩胛

肩胛运动障碍：分别或同时包含以下两种运动异常

节律异常：肩胛骨出现不充分或过度的上抬或前伸，或在此过程中动作不流畅，或在上臂下降过程中肩胛出现急促的下旋动作

翼状肩胛：肩胛骨内侧缘和（或）下角脱离胸廓后壁向后移位

肩胛功能障碍评定标准：

N：正常活动：没有异常

S：微小的异常：微小或可疑的异常，不持续存在

O：显著的异常：明显的异常，至少有3/5的检查可表现出来（节律异常，或翼状肩胛突出1ft或肩胛骨自胸壁更大范围的移位）

为了确定此检查体系的可靠性，招募了142名运动员，他们参与大学生体育竞赛项目，这些项目需要他们完成重复高举过头的动作。之所以选择此人群，因常有上臂上举过头动作的运动员，其肩关节疾病的发病率高

为了确定这个系统的可靠性，在高校内招募了142名运动员，进行需要以反复过头上举运动为主的竞赛。选择这部分人群是由于报道称参与需要手臂上举过头的运动的运动员中肩关节病变发生率较高。每个受试者执行重复5次的双侧肩关节负重弯曲活动（矢状面）和双侧肩关节负重外展活动（冠状位），自后面将其录制下来。150Ib（68kg）重以下的受试者举3Ib（1.4kg）重，150Ib（68kg）或更重的受试者举5Ib（2.3kg）重。基于Johnson之前的试点研究的此运动测试发现伴有对抗可导致肩胛运动障碍的活跃运动较静态测试更易出现肩关节病变。

所有评定者都要通过自学幻灯片的方式经过标准化培训，内容包括操作性定义、照片和视频。6名评定者（分为三组，包括两名教练员和两对经验丰富的物理治疗师）独自随机的选择视频中的运动员，并为他们肩关节功能障碍评级（图93-7A，B）。

我们发现评定者在分类肩胛运动模式是正常、轻微异常或明显异常时的可靠性是不错的（视频评定者平均k=0.54），较报道的使用Kibler法的K值高。我们的评定体系并不区分运动障碍的亚型，我们发现以Kibler法分类的亚型常同时存在。肩胛功能障碍检查SDT法也包括负重的项目，这可以改变肩胛的运动，当重复进行时也可使肌肉产生疲劳，而这直接影响肩肱节律，可导致肩胛骨代偿性上旋

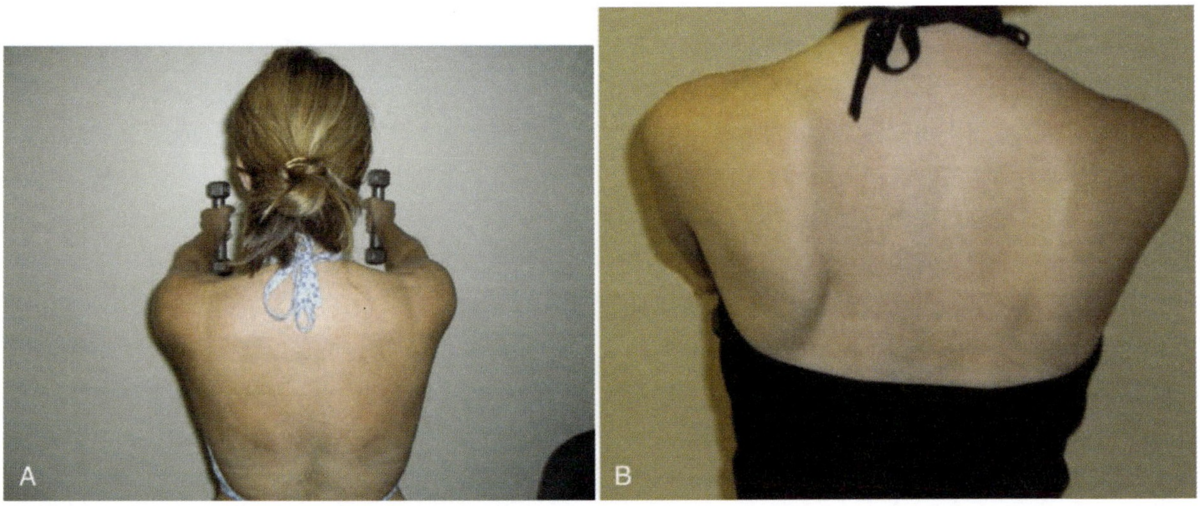

图93-7　受试者肩部前屈，手持3Id（1.4kg）重哑铃。A.肩胛活动模式正常；B.左侧肩胛骨活动模式明显异常，右侧有微小的异常

或肩胛不稳。因此我们认为正确的评定方法中应包含重复性运动的项目。

为了测定SDT法的有效性，被评定为“正常”或“明显异常”的运动员分别进行运动检查，他们需要完成负重下的肩部屈曲和外展动作，电磁跟踪系统将采集数据，并进行两组数值的比较。正常和明显异常组在抬举上臂时动作差异明显，后者肩胛上旋角度小，锁骨上升角度小但前伸幅度更大。这些差异与肩胛下撞击有关。肱骨上结构包括肩袖、肩峰下囊和肱二头肌长头，当上旋幅度减小时，以上结构受到更大的压迫。Kamkar和同事们指出，前锯肌收缩导致的肩胛上旋对阻止肱骨头与肩峰撞击是十分必要的。研究发现的运动障碍组锁骨上升幅度小，与SICK肩胛综合征的描述一致，在此综合征中，有症状的投掷运动员的患侧肩胛呈“下垂状”或位置较低。运动障碍组肩胛前伸幅度较正常组大。SalemBertoft等通过MRI检查发现肩胛骨前伸时肩峰下空间较后缩位时小。我们所发现的运动障碍组肩胛前伸角度较大可能与肩峰下结构受压有关。通过视觉评定肩部运动障碍的受试者，其肩胛三维运动模式确有明显改变，从而证实了SDT法的有效性。

在临床运用中，SDT法建议使用重复屈曲和外展动作，因屈曲动作更易诱发运动障碍，因此优先选择屈曲动作。在这项检查中，要求上肢主动上抬至少90°。同时上文所提到的作者们发现肩关节负重时较不负重时更易诱发运动障碍，但一些实例中肩部负重后并未造成疼痛或明显无力。

3.症状改善试验

症状改善试验用于推测在诱发试验中，手法给予肩胛阻力时，如果症状有改善，肩胛仍有病理性改变。Kibler描述的肩胛助力试验，是在患者抬高上肢时外力作用于肩胛骨内侧缘，助于肩胛向外及向上旋转，从而观察撞击症状有无减轻或消失。此项试验通过助力上旋肩胛，可以易化抬举上肢时肩胛旋转肌群的活动，主要是前锯肌–斜方肌下部力量的偶联，同时还可以评估疼痛情况。本试验并未做可靠性及有效性的研究，但是它提出的有关概念为进一步研究肩痛患者潜在的肩胛病理分类打下基础。

改良肩胛助力试验：Rabin描述改良肩胛助力试验，是在原有肩胛助力试验辅助上旋的基础上，增加辅助后倾动作。此项改变，基于多项研究发现有肩关节撞击症状的患者其肩胛后倾角度减小。为了验证此项改良试验的可信度，两名检查者评定了46例肩病患者。患者需在肩胛和矢状面上完成上肢抬举动作，并通过11点视觉评分法描述疼痛的程度。之后患者重复抬举上肢并描述疼痛程度，但此次检查者需一手向后牵拉患者肩胛上部，同时掌跟作用于肩胛下角使肩胛向外上方旋转。疼痛分值下降2分，临床症状改善明显。肩胛平面和矢状面上肢抬高角度的k值及百分比分别为0.53，77%和0.62，91%，以上表明本试验可信度好，可用于临床使用。这些文章还建议进行检查时可在肩胛面或矢状面利用患者更多的疼痛弧（图93–8）。

肩胛回缩试验：是手法作用于肩胛骨内侧缘，使肩胛回缩贴近胸壁，从而使肩胛稳定。Kibler等研究报道使用数字评分测量疼痛，手持握力器测上举力量，这需在肩胛平面抬高肩部并保持肩胛骨保持自然位置，然后使用肩胛复位试验的手法使肩胛回缩。其中包括20例肩病患者及10例无症状的对照者。研究报道100%的受试者，上臂抬举的力量

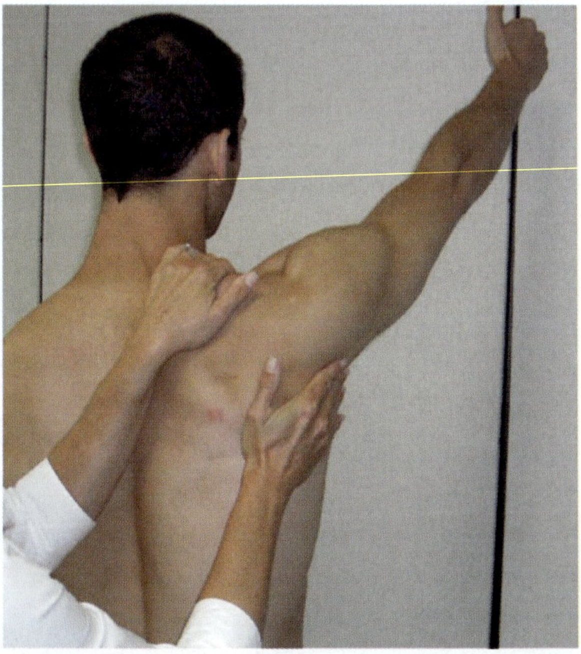

图93–8 肩胛助力试验：受试者抬举一侧上肢，检查者一手作用于肩胛骨上缘，使肩胛后倾，同时掌跟作用于肩胛下角使肩胛向上方旋转

在肩胛回缩位较自然休息位增强。并未报道有预试验，总是先测自然位，因此，力量增加有可能是之前的练习或测试的顺序效应，而不是手法复位的结果。此外，此项试验需要两名检查者（一名手法作用使肩胛回缩，另一名记录测力计结果），因此在临床上不太实用。

肩胛复位试验：Smith等发现上举力弱伴有肩胛最大幅度的回缩，而他们是在探索性试验中发现的。因此我们改良了Kibler's试验，通过强化肩胛后倾及外旋避免全范围回缩，并命名为肩胛复位试验（SRT）。

为了研究SRT在改善提举力量及肩关节撞击的作用，招募了142名运动员，他们从事的竞赛项目，都需重复高举过头的动作。作为检查的一部分，需在肩胛自然休息位行三项撞击检查（包括Neer，Hawkins，和Jobe试验）。如果任何一项检查阳性，诱发出症状，受试者需给出疼痛分值。后通过SRT使肩胛手法复位，再次重复上述诱发出疼痛的检查。SRT动作为手指接触肩锁关节前方，握住肩胛骨，手掌和鱼际在后面接触肩胛冈患者前臂向肩胛下角角度屈曲，以提供肩胛内侧缘额外的支持（图93-9）。这样可以促进肩胛后倾和外旋（下角和内侧缘向前朝向胸廓移位），还可使肩胛骨接近胸廓的中间位置。在完成SRT后，可重复之前诱发疼痛的撞击试验，受试者再次给予疼痛分值。

患者在Jobe's试验的姿势（上肢在肩胛平面抬高90°，肩关节内旋并使拇指朝下），也可使用手持测力计测量上肢抬举动作保持等长收缩的力量。患者肩部上举时保持最大力量等长收缩，持续5秒，重复3次，此项检查需分别在肩胛自然位及SRT手法复位后进行。

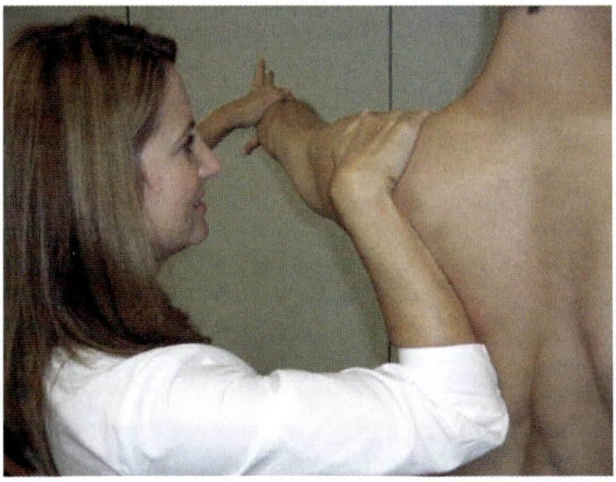

图93-9　肩胛复位试验：受试者姿势同Jobe's空杯试验，检查者手指接触肩锁关节前方，握住肩胛骨，手掌和鱼际在后面接触肩胛冈，从而使肩胛骨后倾、后旋，更贴近胸廓。阳性表现为疼痛减轻和力量增强

肩胛复位后一半以上的运动员在肩部撞击试验中疼痛减轻，26%至少有一项肩部撞击试验阳性的运动员，其力弱有明显改善，SRT后力量提高约10%。肩部上抬时肌力增加，可能单纯由于肌肉，如三角肌和肩袖肌群使近端固定更稳固，或者是由于改变肩胛位置后，肩袖或肩胛部肌肉组织长度-张力关系改善的结果。复位肩胛后肩部上抬肌力提高，可作为一项临床试验来鉴别肩部疾病的亚型，这类患者可通过改善肩胛肌肉功能方法而获益。

在临床工作中，我们建议在患者Jobe's“空杯”姿势下抬肩抗阻时，记录其疼痛评分（0～10分），此姿势需保持肩关节在肩胛平面前屈90°，并最大程度内旋。检查者可直接手法给予患者阻力，或使用手持式测力仪做更客观的评定。之后进行SRT，再重复上述动作。阳性结果为疼痛评分下降2分，或是SRT后力量明显增强，这也意味着肩胛骨不合适的朝向或位置可能会引起患者的症状，从而说明使肩胛骨复位治疗的必要。

（三）肌肉的情况

肌肉的情况需由一项试验来评定（受试者做最大程度的等长收缩来抵抗稳定持续的阻力），依照以下的评定标准，与不受累的一侧肢体对比，肌肉的情况分为正常、减弱、明显减弱。

正常（N）：强，双侧抗阻相同。

减弱（R）：与健侧相比，轻至中度减弱。

明显减弱（MR）：与健侧相比，明显减弱（抗极小阻力或不能抗阻）。

检查的肌肉是肩胛的始动肌，包括前锯肌、斜方肌下部纤维和中部纤维。Kendall描述了检查的体位姿势，通过肌电图证实可引出最大程度的肌肉收缩。

斜方肌中部纤维：患者俯卧位，肩关节水平外展、外旋（拇指朝上），肩胛向中线方向内收。阻力向下置于前臂，关注肩胛内侧缘，评定保持肩胛后缩的能力。

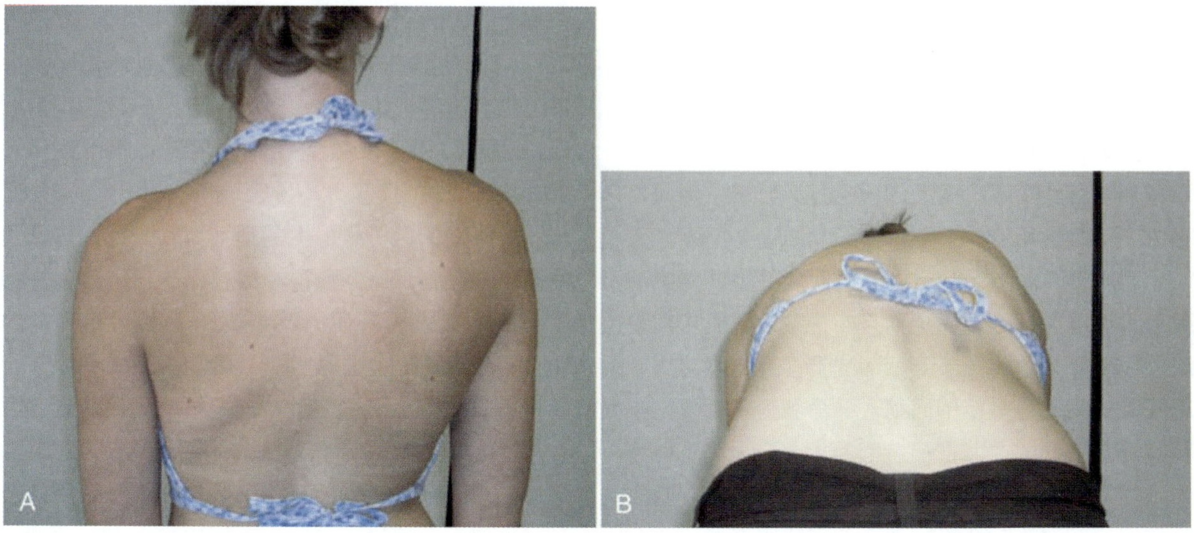

图93-10 A.患者直立站位时，双肩高度不对称；B.弯腰时一侧出现驼背，确定双肩高度不对称是由于脊柱侧凸，而非肩部病变

斜方肌下部纤维：患者俯卧位，上臂沿斜方肌下部纤维走行方向摆放并高举过头。给予腕关节近端向下的阻力，观察肩胛内侧缘，评定保持肩胛后缩的能力。

前锯肌：患者坐位，后背无倚靠，上肢在矢状面前屈125°。阻力沿肩后伸方向置于腕关节近端。观察肩胛下角，评定保持肩胛骨上旋的能力。

（四）姿势

我们可以从后面观察受累肩部的相对高度。尽管已有研究表明受累明显的肩膀常略低于不受累的肩膀，若合并有翼状肩胛时肩膀下降更明显。患侧肩膀位置低，有可能是病态肩胛综合征。但仍需排除脊柱侧凸致肩部下降的可能，此病却与肩部病变无关（图93-10A、B）。“上抬肩胛”被认为是一种对线障碍，因斜方肌上部纤维短缩，导致整个肩胛骨和锁骨外侧抬高。一些单侧肩部病变（粘连性囊炎、冻结肩、撞击征、肩袖损伤）的患者抬举上肢时肩胛向上移位（图93-3），但这些动作可被接触和言语提示改正，因此提示此类患者病变由于运动控制而非肌肉长度改变。

此外，还需评定患者有无头部前伸，判断标准为外耳道位于腰椎前方。肩部前伸也应注意，从相同的矢状面来看，表现为肩峰位于腰椎前方（图93-11）。观察脊柱后凸程度时，检查者需

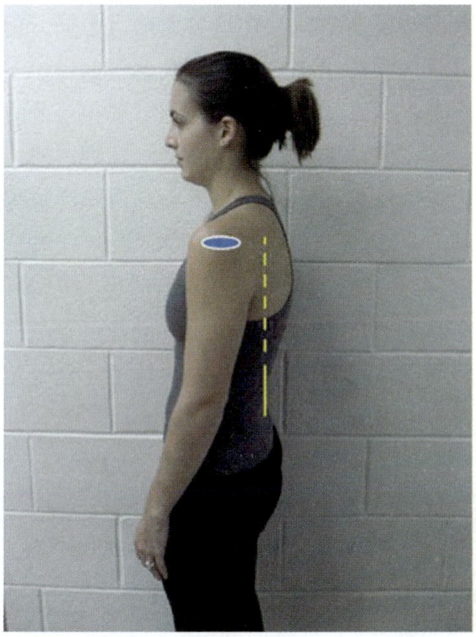

图93-11 肩部前伸：肩峰位于腰椎前方

在患者一侧观察胸廓的上、中、下部。需分成以下几个节段分别评定：$C_7 \sim T_2$（颈胸连接）、$T_3 \sim T_5$、$T_6 \sim T_{10}$。评定标准为后凸角度正常（没有变异）、减小（凸面变平）、增大（凸面变大）。一项包含80名受试者的研究表明，脊柱后凸角度增大伴圆形肩的患者，更容易出现肩胛间疼痛，因其常伴有头部前伸动作。评定者在观察肩部及胸部的可靠性指数k值分别为0.58和0.974。除了评定脊柱的姿势，

还需Spring试验评定颈椎和腰椎椎间关节的活动度，以及脊柱的灵活性。McClure和他的同事们并未发现有肩部撞击和无撞击的患者胸廓在休息位时有何不同，但是灵活性可能是主要问题，并不是稳定的姿势，已发现肩部正常与肩部病变者其胸椎有明显不同。

（五）肩后部紧张

一些文章中指出，肩后部紧张，表现为盂肱关节内旋受限，与肩胛功能障碍有关。Burkhart等指出肩胛后囊紧张可能导致肩胛在投掷或摆臂动作时过分旋转和前伸，并联合有内收和内旋动作，而肩胛运动障碍和后囊紧张也是投掷运动员的一种常见病。他们研究了一组有症状的投掷运动员，发现肩胛前伸可加重肩袖后囊撞击。Borich等用三维分析的方法，研究了参与需高举过头运动的运动员，发现其完成上臂上举及内旋动作时，盂肱关节内旋障碍使肩胛骨过度前倾。Lauder等研究了11名诊断为病理性肩内侧撞击征的投掷运动员，并将他们与无症状的投掷运动员相比。比较后发现有症状的投掷运动员其锁骨上升及后倾幅度增大。因此，肩后部紧张（盂肱关节内旋受限）与肩胛运动障碍似乎有某种关系，但是精确的肩胛运动特点却还不清楚。

据报道，有多种方法可检查肩后部紧张，包括测量侧卧位和坐位下控制肩胛骨时肩关节水平内收角度；坐位下水平内收角度；仰卧位肩关节外展90°下内旋角度；站立位手摸后背可达椎体节段。研究发现手触摸的椎体节段和外展90°下内旋角度有一定关系（r=0.44），这表明不同体位下的检查方法，可能可以评定肩后部不同部分的灵活性。使用手摸后背可达的椎体节段可评定后上部关节囊，内旋90°评定后下部关节囊。通过这些发现，我们推荐评定肩后部紧张时同时运用以上两种检查方法。在进行后一种检查时，需要重点观察盂肱关节活动终末情况，若有肩胛带抬高，表明有代偿性肩胛胸廓运动，从而证明可能有盂肱关节内旋障碍（图93-12）。

（六）胸小肌紧张

理论上来说，肩部过度前伸，即肩胛在矢状和横断面上自然休息位改变，长时间可能导致胸小肌适应性缩短，即拉近了其附着点喙突和第3、4、5肋骨之间的距离。健康受试者，其胸小肌静止时长度相对较短者，较长者抬举上臂时肩胛内旋角度增大，肩关节及以上水平肩胛后倾角度变小。正如前文讨论的，肩峰下撞击征患者有这些肩胛运动学的改变，考虑与肩峰下空间变小，肩袖和肱二头肌长头受压迫有关。近来Borstad的研究证实了休息位正常的胸小肌长度与胸廓后凸和肩胛内旋的关系。因此项研究支持胸小肌长度与肩胛运动有关，因此，检查时推荐测量胸小肌长度。但是存在一个问题是传统简易的方法，测量仰卧位下肩胛后外侧角到表面的距离，而这与正常胸小肌的长度无关，且检查时精确性低，尽管报道称评定方法的可靠性高。研究发现，使用皮尺或游标卡尺测量喙突内下角到第4肋前下缘胸骨外一横指的距离，临床上可靠性高（26名无肩部病变的成人组

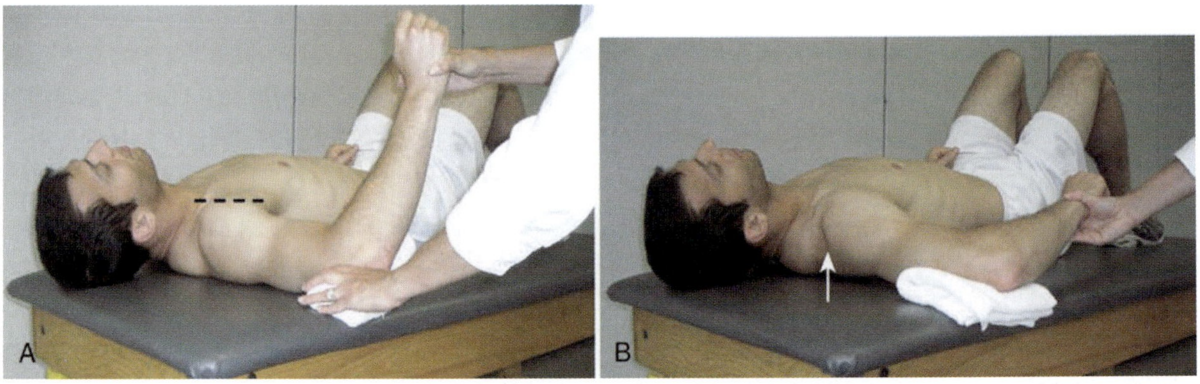

图93-12　测量内旋角度可用于评定后关节囊的灵活性。A.盂肱关节内旋活动终末伴有肩部抬高；B.不正确的检查盂肱关节内旋活动的姿势，肩胛自治疗床抬起（见箭头）

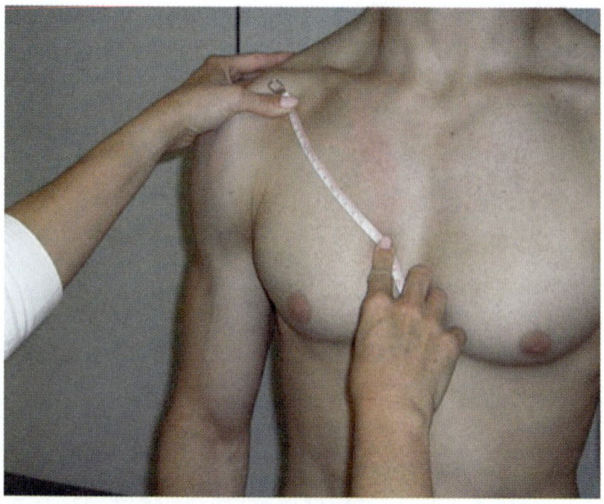

图93-13 使用皮尺测量胸小肌长度，自喙突内下角测量至第4肋内下边缘，胸骨旁开一横指处

内相关系数为0.82～0.87)，并且已经电磁示踪设备比较证实。Borstar描述了触诊这些解剖标志的方法如下：自锁骨外侧凹陷处沿胸三角沟向下触诊喙突内下角，找到胸锁关节下方的第1肋内下边缘，向下计数找到第4肋内下边缘，胸骨旁开一横指处（图93-13)。这些作者也使用了PALM触诊仪（performance attainment associates，St.Paul，MN）测量相同解剖结构获得胸小肌长度，这种仪器可以避免肥大乳腺组织对测量的影响。还可计算胸小肌指数，以厘米为单位，胸小肌长度除以身高，再乘以100。指数低于7.44被认为胸小肌短缩。

六、治疗

既然肩胛骨功能障碍的病因有很多，治疗中临床医师应该根据损伤证据来确定治疗的阶段。

（一）肌力锻炼

肩关节肌力锻炼对于肩关节几种病症的恢复非常有用，如肩关节撞击征，关节不稳定。尽管本章的重点是肩胛功能障碍，但是大部分针对肩关节疾病的锻炼程序都有利于盂肱之间和肩胸之间的肌肉组织。

在设计肩胛功能锻炼方法中一个关键原则是保证锻炼难度与患者运动和力量相匹配。那么，视觉上观察进而确定患者经过1个疗程的锻炼后，能否很好地控制肩胛是非常重要的。这一点对于那些盂肱肌群（如三角肌）有锻炼价值但肩胛又控制不好的患者尤为重要。这些患者在锻炼中能够控制上肢的活动，但是不能充分控制肩胛的活动。这种状况能够增加盂肱组织之间的张力，同时加强对运动的控制。另外有学者的观点似乎也有帮助，他们认为结合躯干和下肢的运动有利于改善肩胛骨的运动。例如，上肢后伸和抬升时，髋和躯干后伸时能够帮助肩胛骨收缩贴近胸壁。

我们推荐的运动：早期，中期，后期。锻炼方式的选择和进行应该基于任何损伤和修复组织的愈合阶段。简单微小的改变明显地应该被采用和重复，但是运动的速度和复杂性应该不断地提高。总之，早期锻炼应该保持肩关节处于被保护的状态或非激惹状态，然而，后期锻炼要求达到更多的激惹状态。

（二）牵拉带

尽管有一些研究表明肩关节牵拉带的作用，有两个关于肩关节肩峰撞击征的研究已经描述了肩胛骨复位的作用，作为诊断工具能够减轻患者的症状。肩胛带的后续作用是能够有效地缓解症状和是综合性治疗的一部分。还有研究表明肩胛带对健康受试者、专业音乐家和肩峰撞击征患者的作用。尽管在健康受试者的肩胛肌上，牵拉带没有导致明显的肌电图改变。但是在有症状的游泳运动员和职业小提琴家，以及50%有运动痛的患者中，都能看到明显的作用。牵拉带是有效的，对于减轻胸椎后凸畸形，以及改善失状位和肩胛骨平面肩关节抬升活动和疼痛时的活动范围。这些发现与Kebactse的发现相同，他也报道了提高了肩关节抬高能力和改善肩胛骨位置，相对于没有作用的体位。与活动范围提高相伴的是，直立位90°时上抬力量的改善。这很能让人相信，对于患有肩胸姿势和运动病变的患者，肩胛带能够明显增加其活动范围，减轻其运动时的疼痛。肩胛带还被描述成“一种辅助治疗，针对更多肩胛骨位置和钝痛”，还能改善肩胛骨位置，提供长期牵拉锻炼以加强肩关节组织张力，加大肩峰下间隙，减轻肩峰下间隙组织张力，改善本体感觉，改善关节位置错误。

无论是位置性纠正还是SRT减轻症状的肩胛带，应该被认为有利。

无论是在很难维持最佳姿势或是要牵拉肩关节前方，还是锻炼时有疼痛的患者。接下来的过程是对2007年Greign描述的姿势带技术的改良。这种修改允许额外精确的力垂直肩胛骨到胸之间下方的角。尽管这些作者推荐双侧使用支持带以加强胸段脊柱的伸展力，但是支持带还可以单侧使用（图93–14）。框93–2显示了双侧使用支持带的方向。

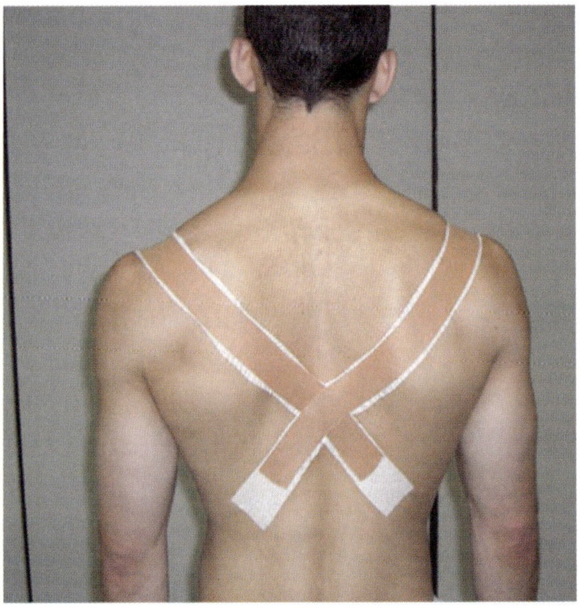

图93–14　肩胛带Leukotape下方牵伸（ERP小组，拉瓦尔，QC，加拿大）

脊柱和肩胛支撑物或S3（Alignmed Inc，Sanata，CA）与支持带的工作方式相似，但是能改善超期使用后抗磨损的能力，由于皮肤粘连带的松弛（图93–15A、B）。最初关于15名的研究受试者报道有肩关节损伤伴有肩胛活动障碍，15名健康受试者使用电磁轨道系统评估用或不用S3支持带时肩关节抬高过程中肩胛动力学。在上臂抬升早期

框93–2　双侧肩带指南

1. 患者座位，要求“伸长头向天花板时轻柔地牵拉肩关节向下”
2. 2寸宽成卷牵拉带（Beiersdorf Jobst Inc.. Charlotte，North Carolina）应该被用于保护患者的皮肤，没有张力地粘贴，从肩峰前方开始经过肩锁关节上方，经过斜方肌转折后朝向肩胛角下方，在经过第7、8胸椎体后止于对侧胸部
3. Leukotape（Beiersdorf Jobst Inc.Charlotte，North Carolina）应该通过检查者拇指用于在前方协助固定，当牵拉带牢固地牵拉前方然后对角穿过下方肩胛角到对侧胸部在成卷牵拉带顶端。牵拉带应该保持向内到肩峰的侧面时要垂直，避免影响肱骨到肩盂之间的位置
4. 重要的是，让别人抬起牵拉带边缘后小心的向下压迫皮肤并粘贴牵拉带

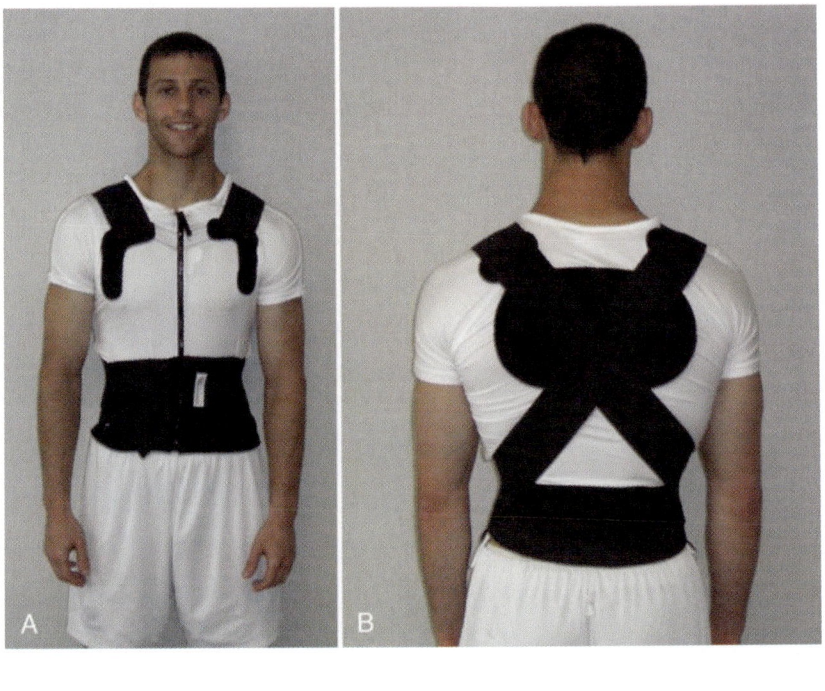

图93–15　脊柱和肩胛骨稳定支架包括一个网状的背心和可调节的尼龙搭扣带（S3），由Alignmed公司提供。A.前视图；B.后视图

阶段，初期和后来的差别虽然小到只有2°～4°，但却有统计学意义。尽管使用S3支持带有明显的临床意义，但是还不清楚减少肩胛内旋和增加后倾的程度。尽管S3主机站推荐的数据显示当使用S3时肩胛骨内外旋力量明显增加，相对于没有使用支持带。关于这点没有对照研究。这些作者临床中喜欢给患者使用S3支持带，但却没有对照。应该进行更加深入的研究来决定是否在临上广泛推广。

（三）拉伸

对于肩胛周边肌肉组织过紧或后方损伤或不能活动，以及肩胛和胸间活动受限的患者，应该建议进行上方、下方、内侧、外侧滑动练习，或使用肩胛胸间分离技术（图93-16A、B）。促进技术在肩胛活动康复的早期阶段应该使用，来促进肩胛骨独立的主动运动。

对于有上肢症状的患者任何盂肱关节活动的丢失，都应该特别关注肩关节后方肌肉组织的紧度，因为这能影响到肩胛的动力学，和恢复足够的肩胛后方组织弹性在肩关节力量恢复锻炼之前。有几种自我拉伸的方式，包括：“cross-body stretch”，当肩膀被对侧上肢抬高到前屈到大约90°和拉伸到水平内收时（图93-17）；“毛巾拉伸”，用对侧手使用毛巾在身体后方牵拉后侧使其盂肱关节处于内收、内旋状态；“睡觉拉伸”是通过患侧卧位来拉伸，抬高肱骨到大约90°在支持面，然后用对侧上肢被动内旋肩关节（图93-18）。一项由McClure和其团队进行的随机研究，表明该Cross-body动作能够明显增加内旋范围，在每天拉伸30s为期4周的锻炼后。然而，睡觉拉伸没有明显疗效。为了临床使用，人工辅助拉伸技术被提到，其方法为人工固定肩胛骨后被动内收和内旋肩关节，或者做前后活动来拉伸关节囊（图93-19A、B）。姿势性锻炼和运动型锻炼技术有利于颈椎收缩和胸椎后伸，也被描述能够提高肩关节伸展范围。胸肌拉伸也有利于提高上肢抬高中肩胛骨的动力性。Borstad和Ludewig使用一套电磁运动轨迹系统，并发现单侧冠状位拉伸是最能够牵拉胸肌的，伴随俯卧位用垂直胸段脊柱的毛巾人工辅助旋转拉伸。作为新技术的一项改进，这些作者当对喙突使用向下压力时还同时稳定住下方肋骨（图93-20）。

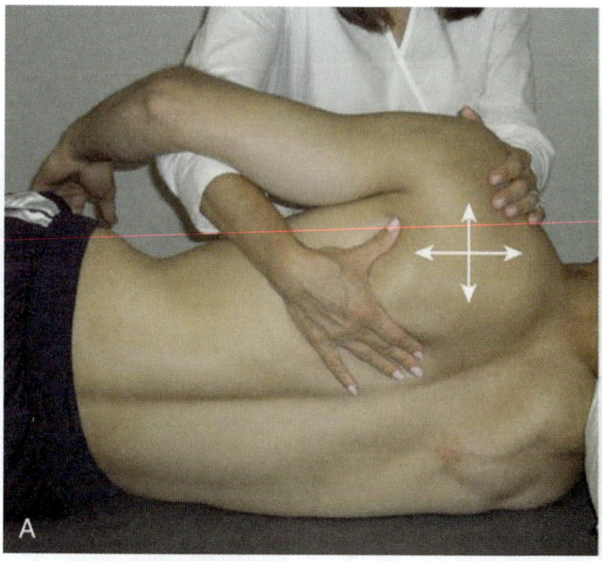

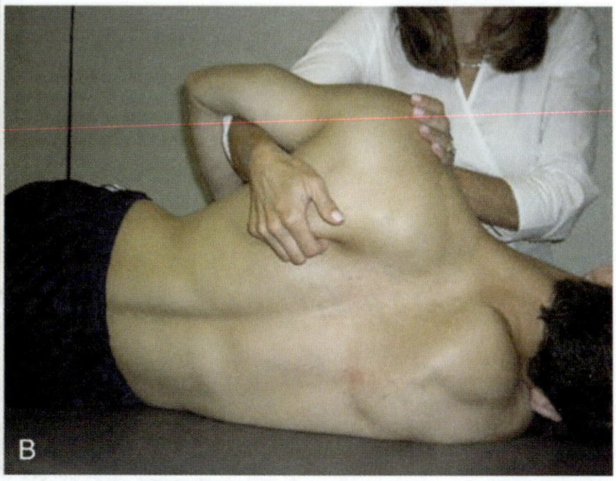

图93-16 肩胛胸部关节松动术。A.箭头表示肩胛骨可以向上、下内侧和外侧移动；B.肩胛胸部牵张术

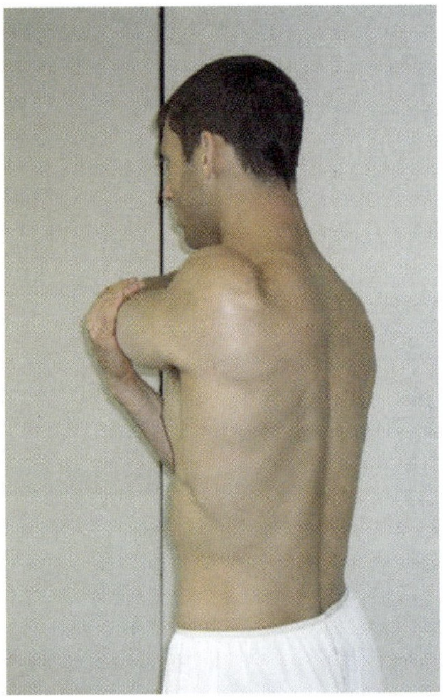

图93-17　身体交叉伸展

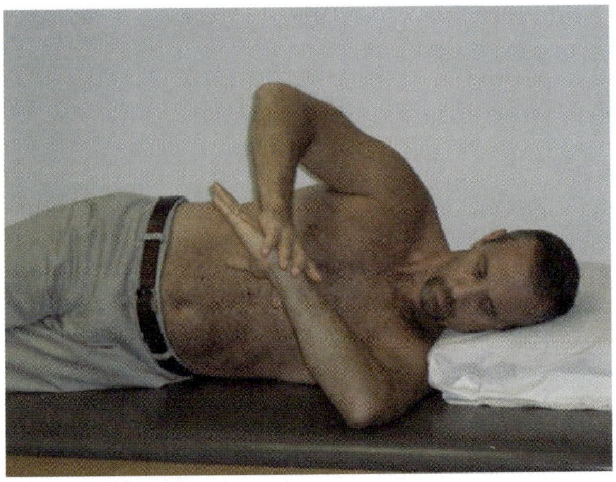

图93-18　睡眠伸展

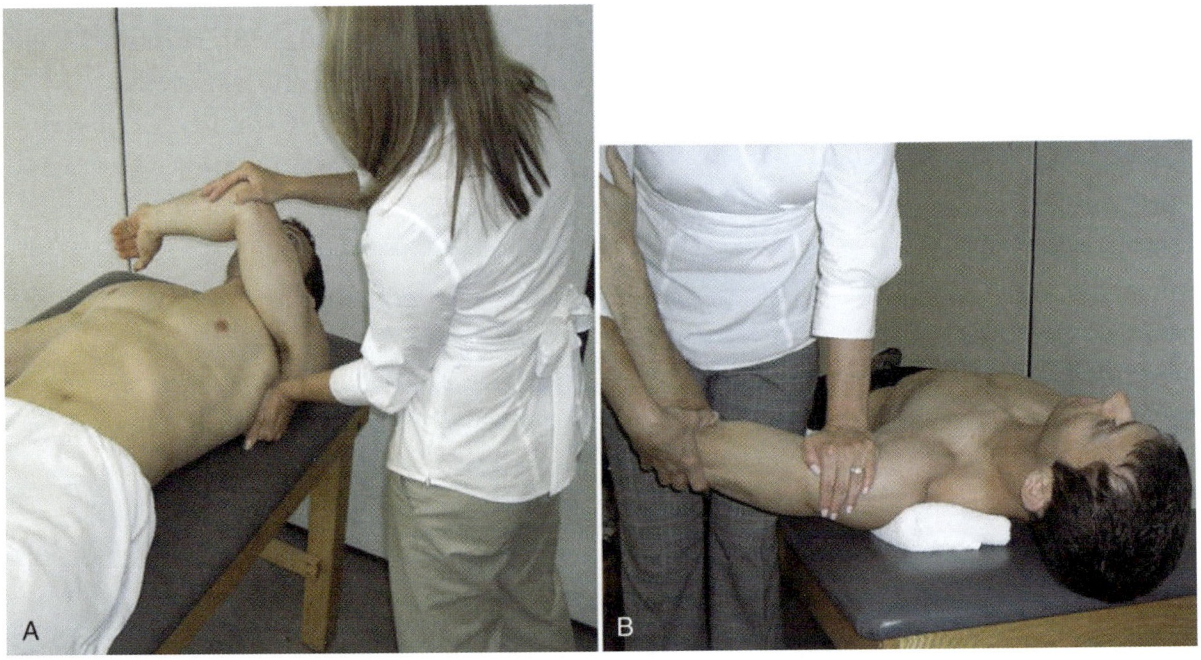

图93-19　A.固定肩胛骨时手动水平内收伸展。B.前后滑动伸展肱骨关节后囊

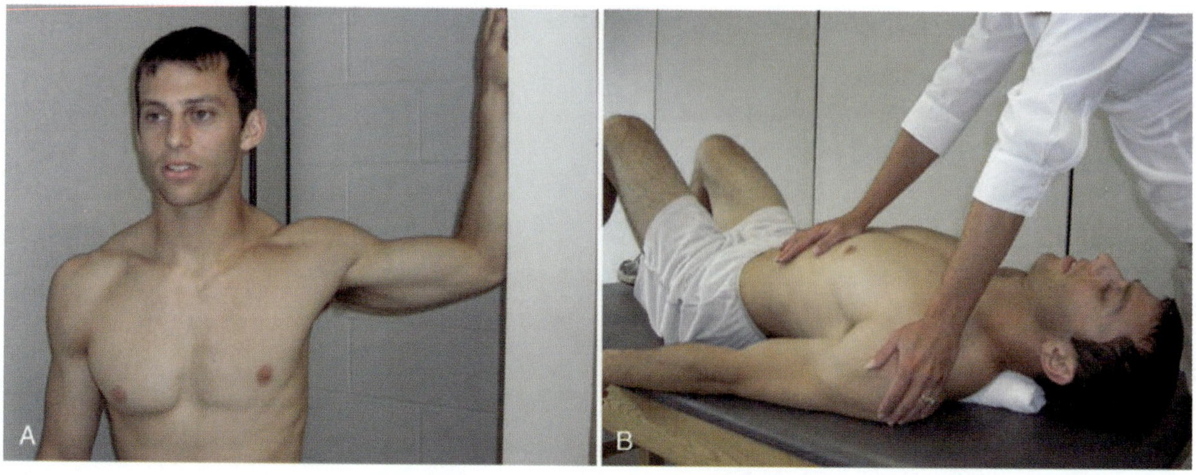

图93-20 A.胸肌冠状位拉伸，B.人工稳定肋骨和后方直接压住喙突后拉伸胸肌

七、小结

肩胛骨功能障碍是常见的临床问题，特别是肩关节，大约超过1/4的患者。肩胛骨为盂肱关节和上肢运动提供了稳定的基础。

医师应该检查肩胛骨的运动和姿势的异常，探明肌肉表面的损伤和肌肉长度导致的肩胛骨功能障碍。近来，检查工具发展后能够帮助医师处理肩胛骨的问题。应该进行更多的研究去评估这些检查技术的临床作用。但是，现在的证据表明某些有用的治疗手段能够帮助解决肩胛骨功能障碍。

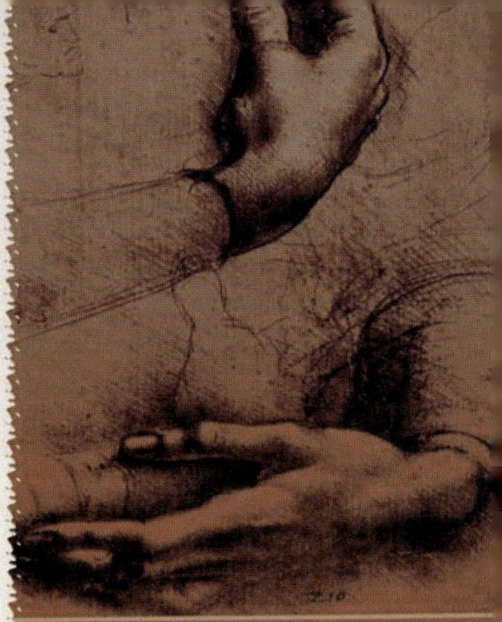

第十五部分

15

复杂创伤疾病

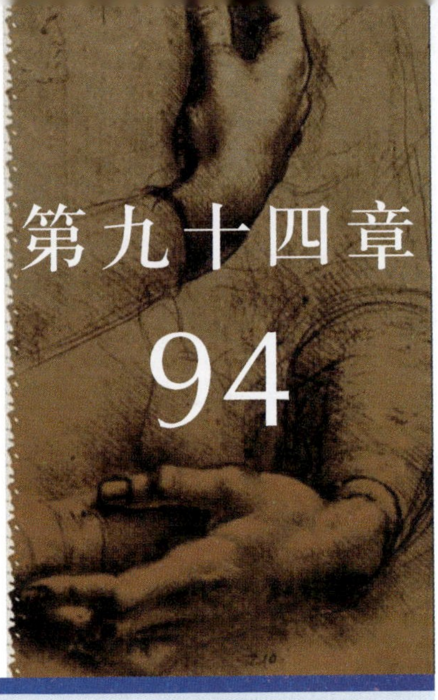

手部复合性损伤

原著者 MARCO RIZZO, MD
译校者 黎 宁 王起奎 周君琳

关键点

- 手部复合伤涉及多种组织。
- 理解受伤史及机制，快速全面地检查患者。
- 涉及多方面的治疗。
- 良好的结局离不开康复锻炼。

手部复合伤是指一种以上的组织受损的损伤，受累的组织可以是骨骼、关节、肌腱、韧带、血管、神经和皮肤。手部的解剖和生理之间维持着微妙的平衡关系，手部复合伤不仅受损组织广泛，还可导致严重的残疾和功能丧失。早期的诊断和全面检查有助于及时获得最佳的治疗。

手上的各种组织都有各自的用途。骨骼提供结构性支持，关节可以使手和腕部活动，韧带可以维持关节的稳定；肌腱起自肌腹，止于骨骼，能够使骨与关节活动；神经可把生物电传给肌肉组织，并将感觉反馈给大脑；皮肤可以为深部组织提供弹性保护，避免与外界接触；血管能保证上述结构的存活和营养。

手部复合伤可由多种机制导致，比如工业意外、高压喷射、高能量损伤、烧伤、创伤性截肢和挤压伤等。创伤的严重性是显而易见的，比如完全或接近完全的截肢，然而，其他损伤如高压油枪喷射伤，其早期的表现则看起来似乎并不严重。患者经受多次手术（不管一期还是二期）的现象并不罕见，因为手术治疗是确保患者获得最佳结局的关键环节，恢复时间有可能被延长。此外，恢复的整个阶段充满了潜在的风险。由于这类损伤多数会伴有污染和皮肤缺损，所以感染是最让人担心的问题。僵硬、畸形、慢性疼痛、感觉异常和功能丧失也经常发生。

手部损伤非常常见，几乎占到了急诊创伤的30%。根据Campbell和Kay提出的分型系统，最近一项研究对这些损伤做了进一步的流行病学调查，结果发现近40%的急诊手外伤属于中度至重度损伤。多数损伤发生在室内，多见于中青年男性。Trybus等发现工业机械的使用与严重损伤的发生有关。此外，整个治疗时间平均接近3个月，超过60%的患者遗留一定程度的永久性残疾。这就强调了全面检查、合理治疗及康复师、患者和手术医师之间进行团队合作的重要性。

一、病史和查体

手部复合伤可以单发，也可以是多发伤。对这些患者进行系统的检查有助于发现患者的所有损伤，避免遗漏。在高能量的意外事故中，医师必须确定患者没有脏器损伤和危及生命的头部损伤。还需要对患者的气道、呼吸、循环进行评估和维护。紧急的情况下可通过按压伤口或在近端绑扎止血带来控制肢体的大量失血或难以控制的失血。

完整的病史和系统的回顾对于肢体损伤患者的检查来说是必要的，但是还要认识到因患者无应答、不配合或处于镇静状态而造成的局限。病史中还应包含患者的优势手和职业，对患者的生活习惯和年龄有很好的理解的话，有助于确定最佳治疗方案，受伤机制有助于推测具体的受损组织。

对并发症的认识有助于推测预后和确定最佳的治疗方案。这些因素对于制订实际的治疗计划，和避免医疗和肢体相关的并发症来说是重要的。比如，随着麻醉时间的延长，有明确的心血管病病史、肺部疾病或糖尿病的患者的风险也会增加。有外周血管疾病、糖尿病或炎症性关节炎的患者，其小血管重建或再植手术的成功率会下降。免疫抑制的患者常出现延迟愈合、感染风险增加的情况。

患者的用药史也会影响治疗效果，如抗凝药的应用会影响凝血功能。患者的社会史也会透漏他们的重要用药信息，并能辅助治疗方案的制订。众所周知，吸烟会影响愈合及血供重建的成功，患者的酗酒或非法吸食毒品史也是医师要了解的重要信息。理解患者对治疗结局的要求，是医师面临的一个重要挑战。复杂的重建术后通常需要密切的随访和详细的康复计划，以使手术获得最大的成功，关键是使患者理解初始治疗后患者依从性和随访的重要性。最佳的复合伤治疗方案需要根据这些限制因素做一定的调整。通过良好的沟通，患者和医务工作者能够实现理想的初始治疗，确立随访治疗的需求，为使患者的结局期望现实化奠定基础。

患者受伤的环境和细节会提供手部复合伤的重要信息。比如，创伤性截指的受伤机制对预测回植是否成功有重要的意义。撕脱伤（图94-1）的损伤范围广，明显要比锐性截指更难重建。有些损伤更加微妙，如挤压伤可能没有明显的畸形或皮肤缺损，但可导致严重的肿胀和骨筋膜室综合征（图94-2）。高压喷射伤也会导致明显的畸形和远期的功能丧失，常需要进行多次手术，而且恢复期还常常被延长。然而，这些病变经常表现为带有小伤口

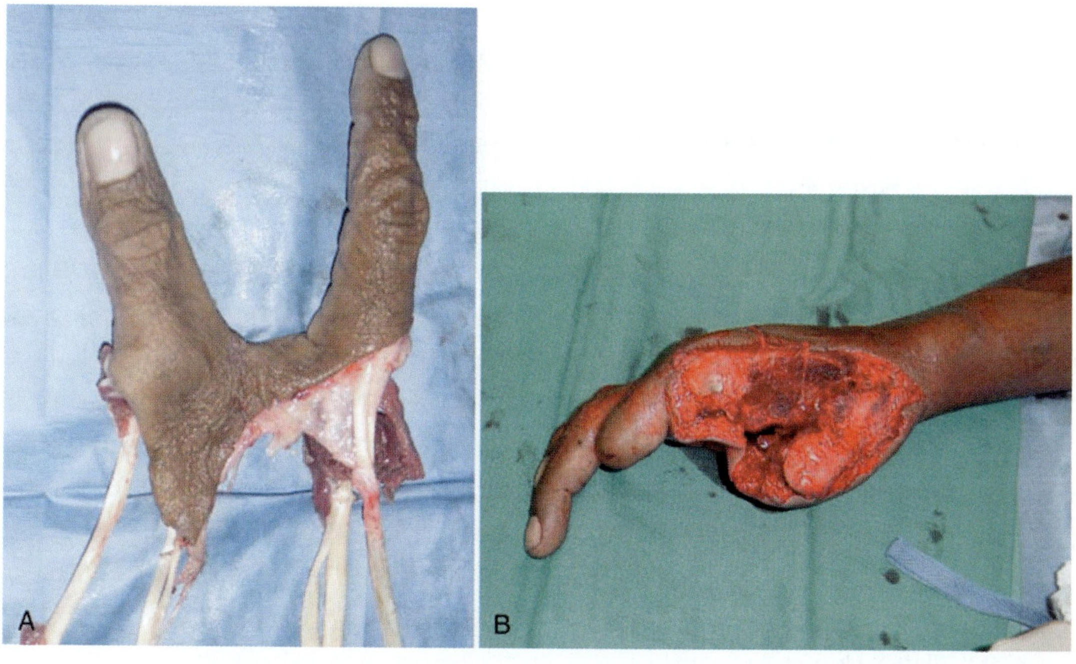

图94-1　A，B.男，54岁。拇指和示指被绞进了传送机里。A.图为截断的拇指和示指；B.图为手部情况。该损伤机制造成的损伤区域很广泛。尝试给患者做的再植手术未获成功，该患者还是要取腹股沟皮瓣覆盖伤口

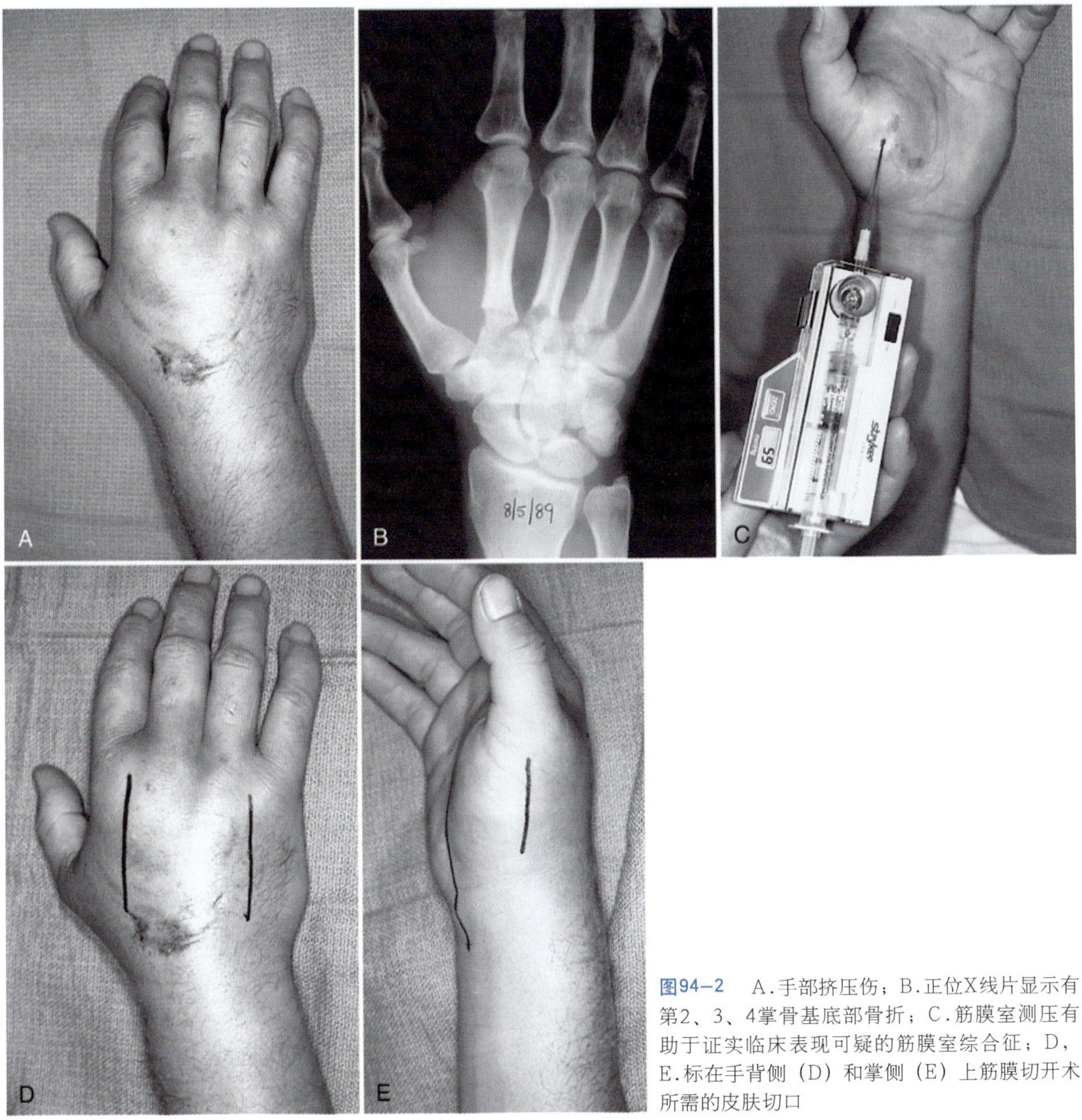

图94-2　A.手部挤压伤；B.正位X线片显示有第2、3、4掌骨基底部骨折；C.筋膜室测压有助于证实临床表现可疑的筋膜室综合征；D，E.标在手背侧（D）和掌侧（E）上筋膜切开术所需的皮肤切口

的轻伤，经常忽视问题的重要性，可导致整体的治疗结果不理想。

受伤环境、治疗前耽误的时间、具体的干预措施和手术方案的时间安排，都是需要重点考虑的因素。有些地方，比如谷仓周围的院子或农场明显很脏，伤口很可能遭到污染，所以需要紧急彻底地清创使感染的风险最小化。超过8～12h的污染伤口可保持敞开，经过一系列的清创后才可以考虑关闭创口，使感染的风险降至最低。待伤口清洁以后，再对相关损伤进行确定性的治疗。化学性损伤通常发生在特定的工业场所，重要的是掌握专门的处理对策。比如，沾到氢氟酸后应该给予充分的冲洗，接着用葡萄糖酸钙溶液/浸液进行中和。受伤后持续的时间，对于血管损伤的肢体来说有特殊的意义。离断的手指、手掌和臂部需要迅速处理，并重建血供，冷热缺血时间也需要考虑，传统的教材建议这类患者应在伤后6h内得到处理，手指再植通常可达到这个时限要求。然而，由于更高位的损伤（如前臂水平）中有更多的肌肉存在缺血性损伤的风险，所以再植失败的风险会更大（图94-3）。

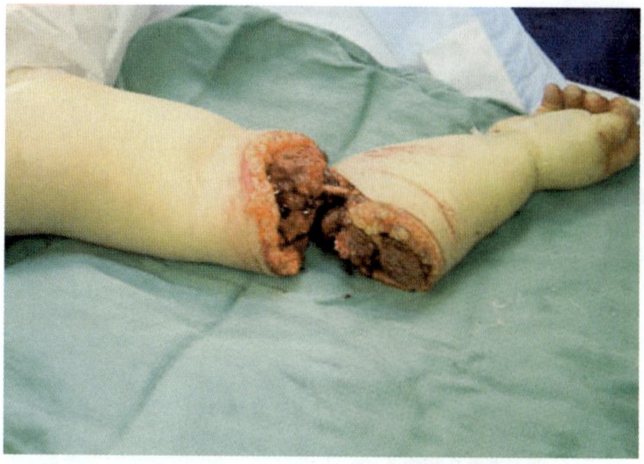

图94-3 患儿，男，4岁。车祸伤，前臂几乎完全离断。缺血时间约8h。尽管成功地实施了前臂回植，但由于肌肉坏死和感染形成，最终不得不截肢

手外伤患者的查体应分系统进行，确保没有遗漏。当然，还必须对整个患者进行评估。如果条件允许的话，可使用配套的高级创伤生命支持方案。应当对皮肤、骨骼、肌腱、神经和肢体灌注进行全面的检查。体格检查的有些方面可能会因为患者疼痛、无应答或不合作而受到局限。当患者镇定或进入手术间后，可能会发现另外的损伤。这种情况不会妨碍对无意识的患者进行手术治疗，可等到患者可以应答和配合的时候再完善查体信息（如感觉检查)。

二、辅助检查

手部复合伤的基本检查包括至少两个体位的平片。除了可以判断骨折，还会显示关节的对位和肢体总体结构的完整性。X线片上还可显示不透X线的异物或软组织内的游离气体。如果存在骨折的临床指征，可通过拍摄特殊体位的X线片来证实骨折的存在。例如，腕关节伸展尺偏位的X线片可以更好地显示冠状面的舟状骨；斜位可以显示掌骨或腕骨的损伤，如钩骨；牵引状态下的X线片还可向手术医师提供骨折分型的额外信息。

许多复合伤需要手术医师立即处理开放或污染的伤口。如果时间允许，可进行更有针对性的检查，为医务人员提供更多的信息。CT扫描更详细地显示骨骼结构，有助于证实是否存在微小的骨折。MRI可更好地检查骨髓、软组织情况及有无异物存在。

治疗

多数治疗方案是由医师和患者（可能的话）经过初步检查以后制订的。重要的是护理人员能够在治疗前向患者解释和描述治疗计划。损伤类型、治疗团队的经验和专业知识、患者的需求和偏好等因素会影响治疗方案的制订。

对这些损伤中的一些损伤来说，早期治疗有助于减少手术的重复次数，并获得良好的远期结果。比如，用截掉的或丢弃的部分进行皮肤覆盖或重建手部的骨骼、肌腱、血管或神经是有益的。同样，患者要对术后的恢复和结局有现实性的认识也是非常重要的。尽管再植后的外形美观，但是许多再植的手指可能会出现僵硬、疼痛，最终与截指相比可能不会有功能上的改善。

复合伤的伤口往往比较复杂，需要合理的冲洗和清创。这关键的一步有助于预防感染，并为伤口的良好愈合打下基础，通常，使用生理盐水或无菌水进行冲洗。尽管过去许多人倾向于在无菌生理盐水中添加抗生素，但是最近的调查发现抗生素的应用对于控制细菌污染没有额外的益处。如果夹杂化学或工业污染（如油脂、涂料）可加入洗涤剂。积极地锐性清除坏死组织是至关重要的，逐层清创常可使严重污染的伤口获益。初次清创时进行细菌培养，有助于确定感染微生物，指导合理的抗生素治疗。

三、肌肉骨骼的损伤

骨骼和关节组成了手和上肢的支撑结构。如骨折和脱位发生不愈合或对位不佳，将会影响肢体的功能，这会导致肢体僵硬、疼痛和用手减少。骨折有以下几个特点，如开放骨折可穿破皮肤，导致骨骼外露，这些骨折使伤情更加复杂。这类损伤与高能量损伤有关，可伴有大面积的软组织损伤，结果将会导致感染、缺血性坏死、延迟愈合的发生率增加（图94-4)。关节内骨折可能导致关节不协调和明显的关节软骨损伤，这将导致关节僵硬、疼痛和创伤性关节炎发生风险增加。关节韧带断裂可导致关节不稳和不协调。

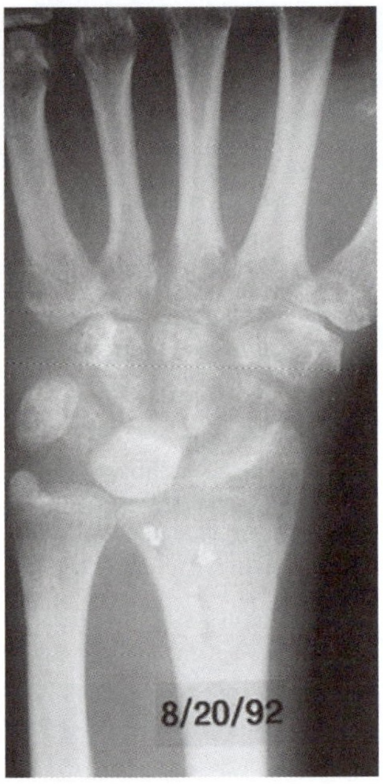

图94–4　月骨脱位切开复位术后6周，腕骨骨髓炎和化脓性关节炎形成。随访的正位X线片显示腕骨骨密度减低、“虫蚀样”改变及月骨的硬化表现，提示骨坏死

复杂骨折的最佳治疗需要考虑多种因素。最终，手术固定通常是处理不稳定骨折的最佳方法。骨骼重建完成后，才可以进行康复和早期活动。然而，这还要考虑到伤口和软组织覆盖的活力和清洁程度。比如，严重污染的伤口和皮肤缺损会增加固定器械的感染风险。手术方法包括很多种，诸如钢板螺钉、克氏针、髓内钉、张力带钢丝、外固定架等。钢板螺钉可以提供坚强固定，可以允许早期运动。然而，这种方法需要更大的手术切口，可能导致血供受损、骨膜剥离和伤口愈合延缓，还可增加感染的风险。克氏针可以经皮植入，避免了扩大切口，但是强度则不如切开复位内固定。外固定架可以单独应用，或与克氏针连用，以增加强度（图94–5）。外固定架还可靠近软组织以维持骨折对位和保持长度，外固定架也可以用于临时维持骨折复位。如果伤口得到了彻底的清创和覆盖，可以采用更长久或坚强的固定，便于早期关节活动。然而，克氏针和外固定架有较高的钉道感染风险。髓内钉可以用较小的切口植入，维持骨的长度和对位。但是，髓内钉控制扭转移位的能力有限。通过合并复合损伤的开放骨折的研究发现，掌骨骨折比指骨骨折愈合要好一些，近节指骨或近节掌指关节骨折合并肌腱损伤，往往预后不好。

维持手部骨的长度和对位是非常重要的，还要能够承受一定的软组织张力，假如肌腱需要修复或重建，最好先恢复骨的长度。虽然条件可以放得更宽，但该原则也同样适用于皮肤。明显的骨缺损、

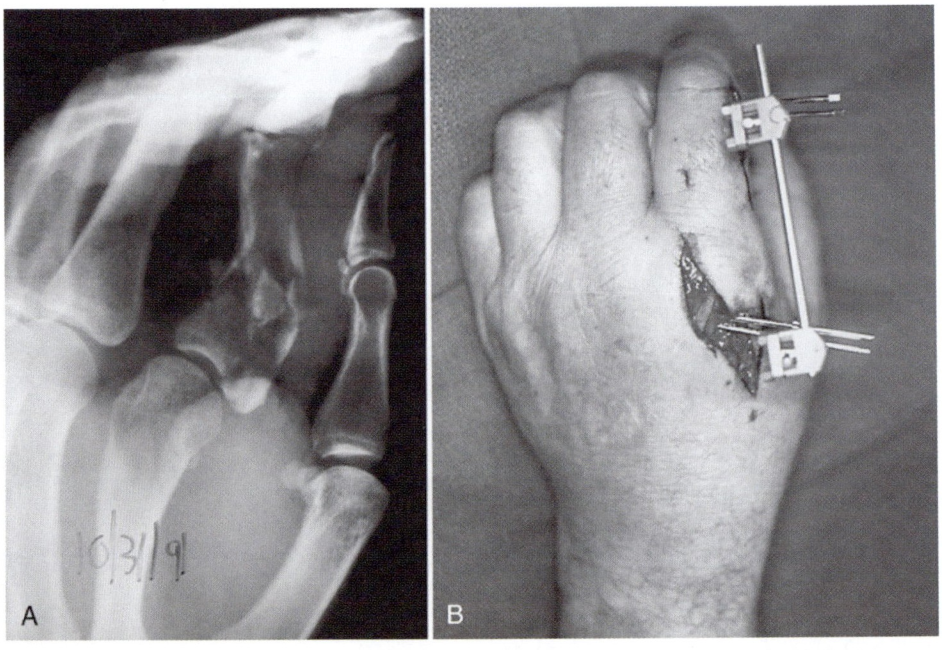

图94–5　A.示指近节指骨开放性粉碎骨折；B.外固定架固定掌骨和近节指骨。骨折愈合对线满意，该病例需要松解伸肌腱并切开近端指间关节的背侧关节囊来恢复关节活动度

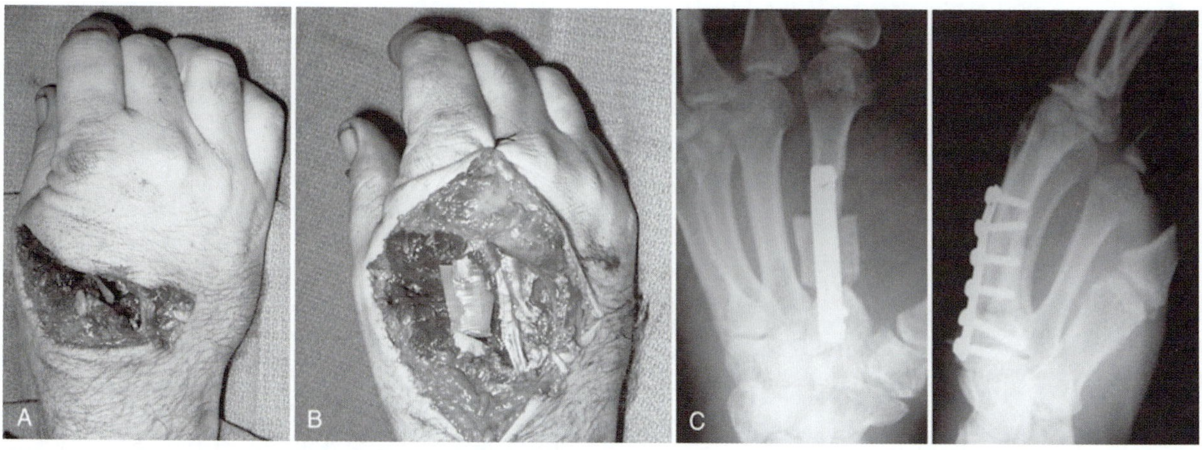

图94-6 掌骨缺损硅所用的胶填充体。A.左侧示指掌骨开放性骨折伴骨缺损；B.将硅胶填充体置于缺损处，以维持掌骨的稳定性和长度；C.4周后，取出填充体，移植三面皮质的髂脊骨块，并用钢板固定

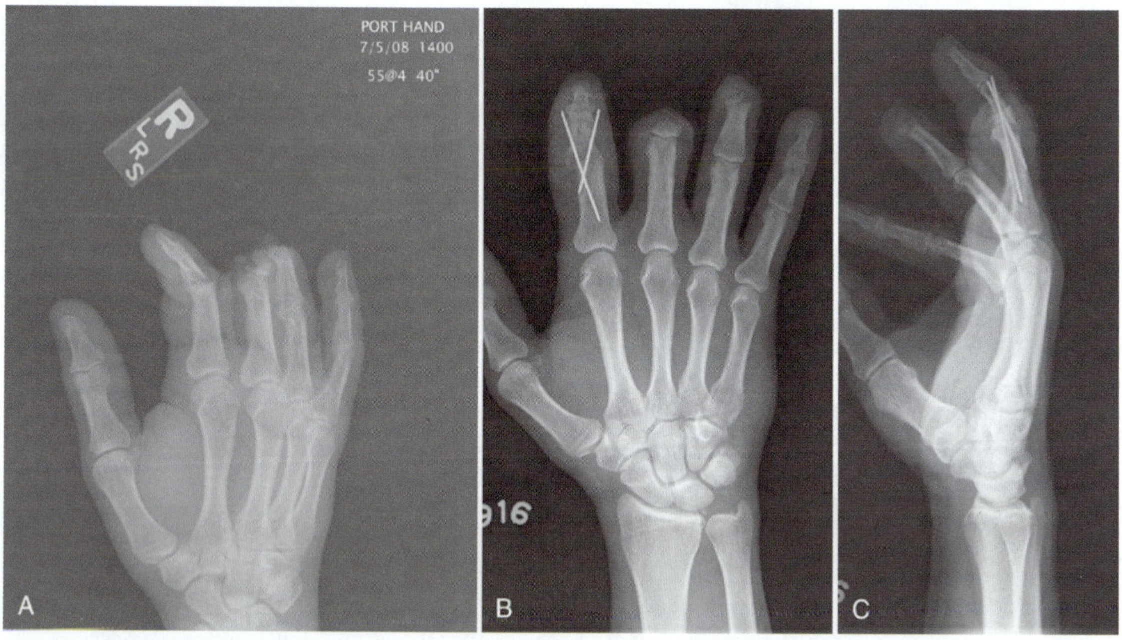

图94-7 A.电锯造成手部多处损伤的X线片显示：近端指间关节缺失、示指近乎离断，受损关节无法修复；B，C.对该患者进行了近端指间关节的一期融合

骨折粉碎或成角都可导致肢体长度缩短。在急诊处理中，如果软组织条件允许，并且伤口已清洁，紧急的情况下可使用硅胶或骨水泥填充体来维持骨的长度，随后可以通过骨移植进行确定性固定（图94-6）。

关节损伤的处理要根据损伤的严重程度来决定。愈合不良、对位不佳或是患有关节炎的关节会导致活动度下降，通常也可引起疼痛和功能障碍。只要条件允许，还是要尽量修复或重建。如果条件不允许，还可以采用一期关节融合术（图94-7）、植入性关节成形术和撑开牵引关节成形术（牵引）。特殊关节的最佳融合位置要根据关节、受累手指和损伤性质来决定。尽管也有例外，但通常掌指关节可融合在轻度屈曲的位置，近端指间关节融合时应加大屈曲，远端指间关节则最好融合在0°～15°屈曲位。

四、肌腱损伤

手部复合伤常合并肌腱损伤。通过手术一期修复、重建或移植，可促进肌腱的愈合。肌腱的重建可采用肌腱移植物一期完成，对于需要做肌腱重建的病例，有些研究者支持分两期重建，也可通过肌腱转位（伴有或不伴有肌腱移植）的办法来重建严重受损的肌腱，屈肌腱损伤和伸肌腱损伤都对损伤区域进行了划分。从受伤部位可以判断预后，一般来说，手指、掌部的肌腱损伤要比腕部和前臂的肌腱损伤预后差，尤其是屈肌腱2区的肌腱断裂非常棘手。该区域的损伤通常会同时累及指浅、深屈肌腱及其腱鞘，而腱鞘修复后变窄对肌腱修复处造成限制，所以该区域修复后出现肌腱滑行度下降的现象并不少见，并且该部位修复比较容易失败。

现有大量关于肌腱愈合的调查。修复后，内在和外在的机制都会对其愈合发挥作用，早期活动更可能启动内在机制。因此，通过早期控制下的活动，可使修复处获得更好的强度和更少的瘢痕组织或粘连。这就强调了稳定骨骼和处理伴随损伤（可能的话）的重要性，从而为早期康复创造条件，如果无法进行早期活动而导致手部僵硬，就要建议患者进行肌腱松解。

许多其他的因素也在肌腱的愈合过程中发挥着重要的作用。有些因素与手术技术有关，如修复用的缝线、修复处的缝线密度及肌腱的对合情况。另一个因素是周围软组织的完整情况，周围组织血供丰富，肌腱会愈合得更好，形成的粘连也少。在手的掌侧面，屈肌腱鞘和滑车的完整性对获得一个最佳的手部功能来说非常重要，特别是处理手指肌腱损伤时，应保留或重建A2和A4滑车（图94-8）。否则，患者很可能出现“弓弦样”改变和活动受限。

和手部的许多损伤一样，康复锻炼对获得最佳的治疗结果来说至关重要。对治疗方法和时机造成影响的因素包括受伤部位、修复/重建方式及伴随损伤。因屈肌腱和伸肌腱的康复方案不同，所以同时累及伸、屈肌腱的手部损伤会异常棘手，这种损伤很可能还需要进一步的手术，比如愈合后还要行肌腱松解术。下一章将会对复合损伤的康复做更广泛的讨论。

五、血管损伤

在复合性手部损伤中常见手及上肢血管的损伤，这些血管非常表浅，特别是手指的血管，很容易受损。贯通伤被认为是造成动静脉损伤的最常见损伤机制。然而，重要的是能够认识到钝挫伤也可造成血管损伤。挤压伤可导致血管内层（内膜层）撕裂，继发血栓形成（图94-9）。

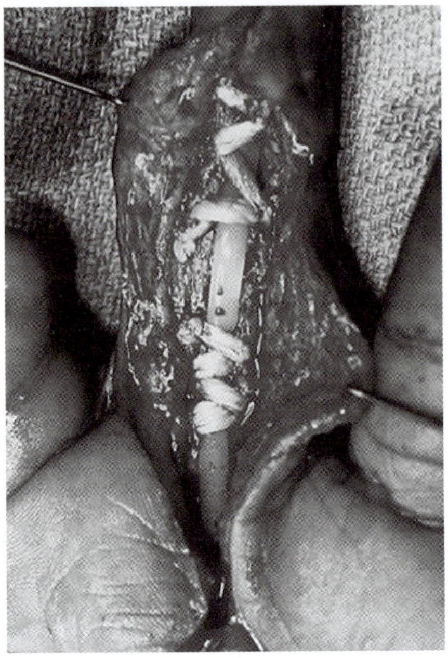

图94-8　先用硅胶条重建A2和A4滑车，随后进行了延期肌腱移植

血管损伤患者的查体结果可以表现为完全的失灌注到不易察觉的灌注丢失，对血管解剖的深入理解有助于医师确定病变。在腕部，桡动脉和尺动脉负责手部的血供，它们通常通过掌深弓和掌浅弓相交通。因此，单支血管损伤可能不会引起手部血供的明显减少，暂时性压迫未受影响的血管，阻断其血流，可以鉴别出另一支受损的血管。手指是由桡侧和尺侧的两个血管神经束，分别对其提供神经支配和血液供应，它们浅行于屈肌腱的两侧。所以，肌腱断裂时，常伴有血管神经损伤。手指背侧有丰富的静脉，手部侧支循环丰富，所以大多数孤立性损伤不大可能引起威胁肢体存活的缺血。但是，复合损伤可造成更多的血供受损，威胁到手或手指的存活。除了明显的血管损伤外，交感神经紧张、患者用的某些药物、伴随疾病、患者血流动力状态及社会行为（如吸烟），都可对患者的整体状况造成影响。如果出现明显的缺血，就需要紧急恢复受影响区域的血供。手术恢复肢体血供常比较精细，

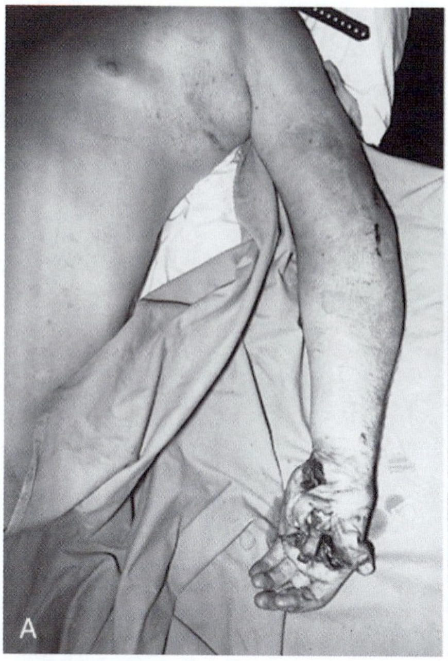

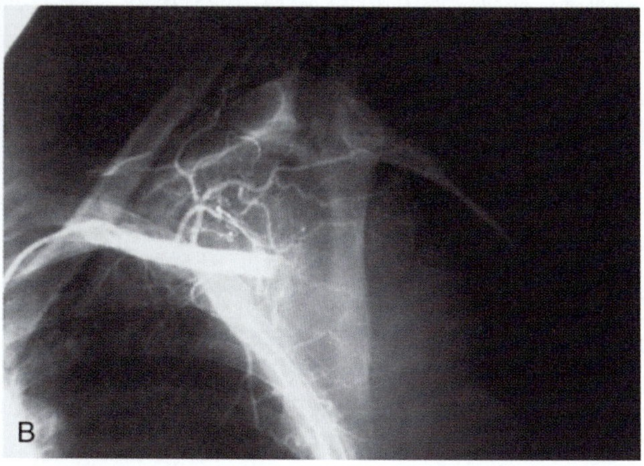

图94-9 A.手部滚筒挤压伤；B.动脉造影显示腋动脉堵塞

需要较长的麻醉时间，这就需要衡量患者的整体情况。

虽然手部损伤不都需要重建血供，但是非要害性损伤也可造成明显的损害。这些损伤中不仅局部组织受损，感染和伤口愈合的问题也会令人担忧，此外，局部缺血也可导致神经愈合缓慢。有血栓形成的动脉（钝性伤或部分撕裂导致）更容易继发血栓，当伴有相关的神经或明显的软组织损伤时，医师应考虑修复那些非要害的血管。此外，动脉损伤还可造成血肿形成、血液大量丢失和骨筋膜室综合征。

通过观察可以发现，动脉破裂造成的失血呈搏动性，血色鲜红。而临床实际所见可能不那么明显。医师应检查是否存在带有震颤性、杂音或不断扩大的搏动性血肿，超声和动脉造影可以更好地检查血管的完整性。通过与未受累的手指进行比较，脉搏血氧仪有助于发现患指可疑的灌注减少，另外一种较简单的方法是针刺指腹，观察出血情况。血色鲜红证明手指血供良好。如果手指的静脉回流被破坏，就会出现动脉淤阻，发生动脉淤阻或灌注不足的手指，流出的血液呈黑红色。

动脉的修复指征是分级的，必须考虑其可行性、患者的伴随疾病和缺血程度。无论是要害动脉还是非要害动脉损伤，如果同时伴有神经和（或）严重的软组织损伤，并且这些损伤可从灌注改善中获益，就应当进行动脉修复或重建。恢复再灌注时有几个原则需要搞清楚：修复动脉前，恢复骨的稳定性和长度很重要，如果可能的话，缩短骨的长度可减小修复处的张力。修复手术应在显微镜下使用显微器械进行操作，动脉末端内皮受损的部分应该切除，去除血栓，将动脉末端对合。无张力的修复有助于确保吻合成功，手术采用端-端吻合的方式。如果存在动脉缺损，可以取前臂、小腿或是腕部的静脉进行移植。为保证手指有充分的静脉回流，有必要对其静脉进行修复。

如果存在组织坏死，那么清创是必需的。如果没有感染，可等坏死组织的界限逐渐清楚之后，再决定清创范围，清创后造成的皮肤缺损可以植皮或覆盖皮瓣。

六、神经损伤

复合性损伤中常见神经损伤，像血管一样，撕裂伤、挤压伤或撕脱伤均可造成神经损伤。神经损伤的临床表现包括感觉异常、疼痛、运动功能丧失。应该在未实施麻醉的状态下，对患者进行早期准确的运动和感觉功能检查，这将作为基线检查内容。理想的神经检查需要患者的配合，医师可能一开始无法给镇静或受伤的患者进行全面的检查。神经挫伤可在一段时间之后恢复，这取决于遭受挤压的严重程度和持续时间，以及患者方面的因素（如患者年龄、伴随疾病、吸烟史）。

如果条件允许，应对撕裂的神经进行修复或重建。这样可使神经再生，还可以预防形成神经瘤，神经瘤常可引起疼痛。神经修复可以立即进行，也可以延期进行。5～7d内的修复属于延期一期修复，1周以后进行修复或重建属于二期修复，最好是能够急诊手术时一期修复。但是，如果第一次手术时难以确认损伤部位或条件不理想，可以选择延期修复。

一期修复通常可用于神经锐性、清洁的裂伤，比如刀割伤。伤口要干净、无污染，最好血供丰富。和修复血管一样，神经修复前首先要稳定骨骼。如果需要二期吻合神经，可在神经末端做标记，便于以后修复或重建。类似地，如果神经遭到挤压或牵拉（但仍保持连续），也要标记出来，便于再次手术时辨认。这些损伤可在神经内形成神经瘤，应当切除这些神经瘤并修剪出正常的神经末端，以利于修复或重建。正常的神经以1mm/d的速度再生，每个月可大约生长1英寸。

最好在显微镜下，使用显微器械修复神经。缝合神经外膜是最常用的修复方式，像动静脉吻合一样，无张力修复非常重要。适度游离神经有助于减少张力，但是游离范围太大对神经愈合是有损害的。如果无法实现无张力修复，可进行神经移植或使用神经管（导管），用于移植的神经包括腓神经、前臂正中皮神经和前臂外侧皮神经。如果神经存在缺损，使用静脉移植和生物对吸收神经导管会有作用。当皮肤有大面积缺损时，可以将同种异体神经或覆盖皮肤的带蒂或游离皮瓣上的神经支作为血管化的神经移植物。

七、皮肤和软组织缺损

皮肤对保护深部修复组织不与外界接触及防止感染的作用极其重要，手部复合伤中常出现皮肤的损伤。严重的皮肤损伤或缺损可导致畸形、挛缩、感觉和循环的减弱。Buchler将皮肤损伤分为3个区：①明显污染且伴有皮肤破坏的中心区；②皮肤和软组织广泛缺血的邻近区；③外观看起来正常但可导致功能受限的周边区，皮肤覆盖可以立即进行（或急诊进行），或者延期进行。即刻覆盖可以允许早期活动和康复，延期覆盖可以使伤口有机会变得更加清洁，同时还可使细菌定植和继发感染的机会最小化。使用伤口负压辅助封闭（VAC）可起到减轻水肿和促进创面肉芽组织形成的作用，这些设备的负压吸引作用可刺激血管向伤口生长，促进伤口愈合。确定性的皮肤覆盖方法有中厚或全厚皮片移植（FTSGs）、局部或旋转皮瓣、带蒂皮瓣和游离皮瓣，牛胶原基质也可用于促进创面覆盖。最佳的决定治疗方法取决于很多因素，包括患者的自身问题或解剖特点、医师的经验和损伤类型。比如，掌弓不全的患者禁忌使用前臂桡侧逆向带蒂皮瓣。重建路径可作为复杂损伤的重建指南（框94-1）。

皮肤移植是最简单的伤口覆盖方法。一定要将这些皮肤移植物覆盖在血供良好的创面上。方法分为两大类：中厚皮片移植（STSGs）和全厚皮片移植（FTSGs）。通常用取皮刀获取STSGs，可用得到的皮片覆盖大面积的创面，还可在皮片上打孔以增大其覆盖面积。这些皮片容易出现挛缩，而且与色素过度沉着存在联系。使用伤口VACs或对移植物进行衬垫包裹，同时给予制动，有助于皮片获得快速成活。FTSGs更耐用，并且不易挛缩，但是，皮片失败的风险较高。导致皮肤移植失败的因素包括血肿形成、创面血供差、固定不当、感染及移植物和血管床之间存在间隙。有神经、动脉或肌腱裸

框94-1　重建路径

高复杂性
- 远位带蒂皮瓣
- 游离皮瓣
- 区域皮瓣
- 就近皮瓣
- 皮肤移植
- 延迟一期闭合
- 一期闭合

低复杂性

露时，不建议使用皮片移植。

随着伤口复杂性的增加，就需要使用皮瓣进行覆盖。如存在以下结构裸露，如骨或软骨、肌腱（无腱旁组织）、内固定物、神经及血管。皮瓣可分为就近皮瓣、区域皮瓣和远位皮瓣。此外皮瓣还分为带蒂皮瓣（围绕皮瓣的供血中心进行旋转）或游离皮瓣（转移皮瓣的血供与创面区进行吻合），皮瓣还可分为任意皮瓣（不存在有名动脉供应）或轴心皮瓣（存在有名动脉供应）。处理大的或复杂的皮肤缺损时，一端与创面相连的就近任意皮瓣的作用有限，如使用V－Y形推进皮瓣修复手指皮肤缺损。

区域皮瓣可用于覆盖大面积创面。皮瓣可取自患肢的同侧肢体。如前臂桡侧逆向皮瓣（图94－10）、第1掌背侧皮瓣和骨间背侧皮瓣。第1掌背侧皮瓣可用于覆盖拇指和手背侧的创面，前臂桡侧逆向皮瓣可以覆盖手、腕和前臂背侧和掌侧创面。尽管创面近端的供区有时可直接缝合，但通常还是需要进行中厚皮片覆盖。此外，如前所述，该皮瓣需要牺牲桡动脉，而且还需要患者的尺动脉的侧支循环给皮瓣供血。

腹股沟皮瓣就是远位轴心带蒂皮瓣的一个非常好的例子（图94－11）。该皮瓣由旋髂浅动脉供血，可用于覆盖大面积的皮肤缺损，该处很容易掀起和嵌入皮瓣，但是要注意避免损伤皮瓣下的股外侧皮神经。不便之处在于患者需要保持皮肤连蒂3～4周，之后才能部分或完全断蒂，所以未断蒂期间，患者的康复锻炼会受到限制。

对医师来说，游离皮瓣是一种万能的创面覆盖方法。它可提供大面积的皮肤覆盖，还能填充深部缺损，而且伤口看起来比较美观。该皮瓣用于一期修复，可以允许患者早期恢复锻炼。这类的皮瓣包括臂外侧皮瓣（图94－12）、背阔肌皮瓣、股薄肌皮瓣。由于臂外侧皮瓣比较靠近手部，而且皮肤柔软，所以该皮瓣在手部创面中有优势。取股薄肌皮瓣时可以连同神经一起取下，再与嵌入部位的血管、神经进行吻合，这样就能提供一块有功能的肌肉。

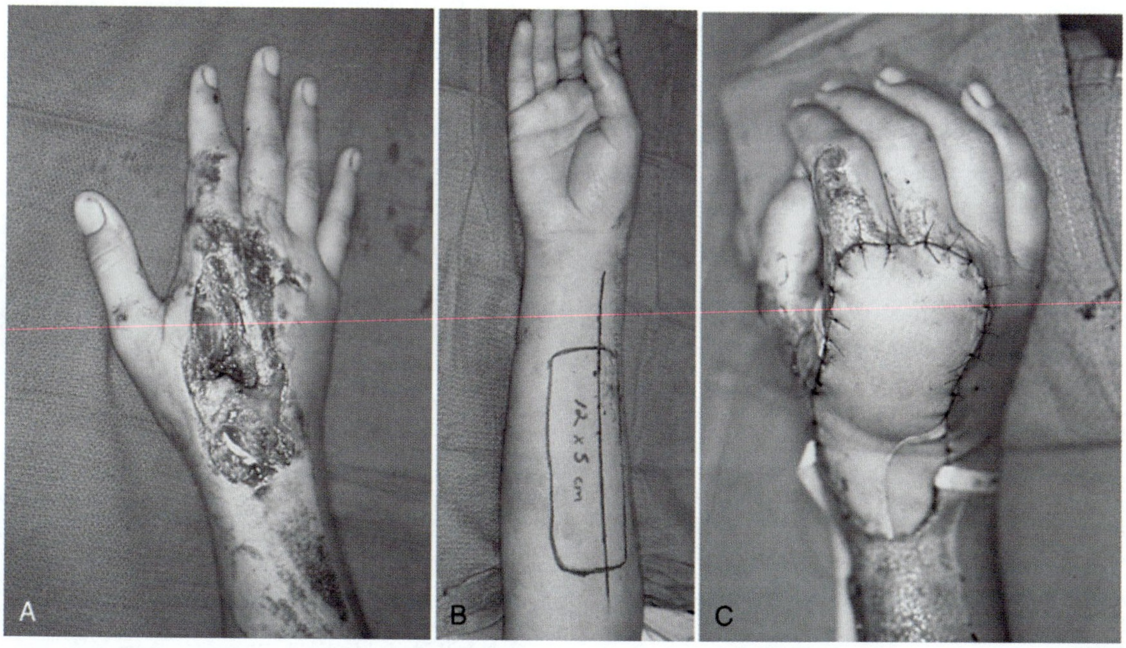

图94－10　前臂桡侧皮瓣转移。A.患者手部桡背侧大块皮肤缺损；B.标记出供皮区域并注明尺寸；C.嵌入后的前臂桡侧皮瓣

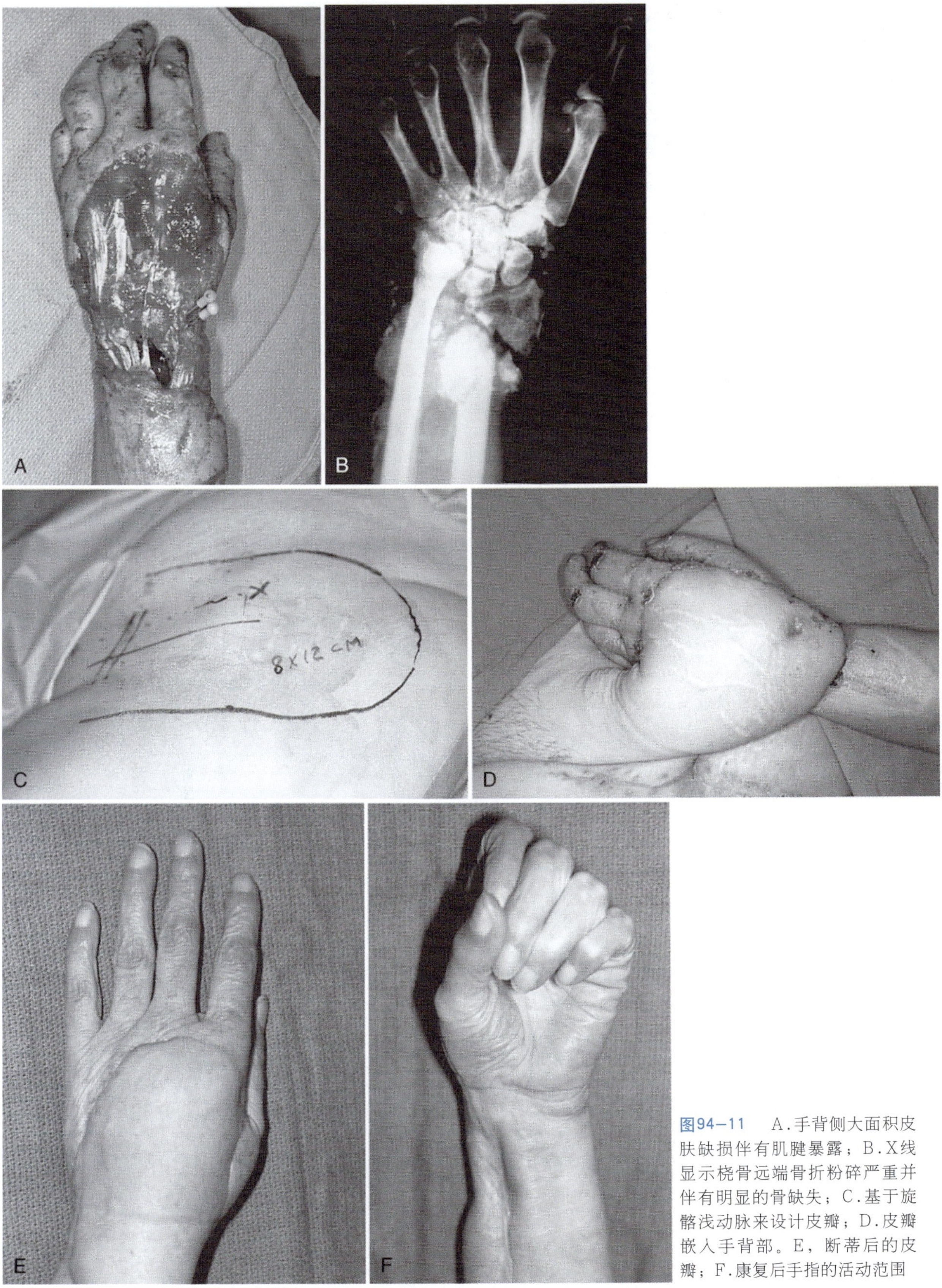

图94-11　A.手背侧大面积皮肤缺损伴有肌腱暴露；B.X线显示桡骨远端骨折粉碎严重并伴有明显的骨缺失；C.基于旋髂浅动脉来设计皮瓣；D.皮瓣嵌入手背部。E，断蒂后的皮瓣；F.康复后手指的活动范围

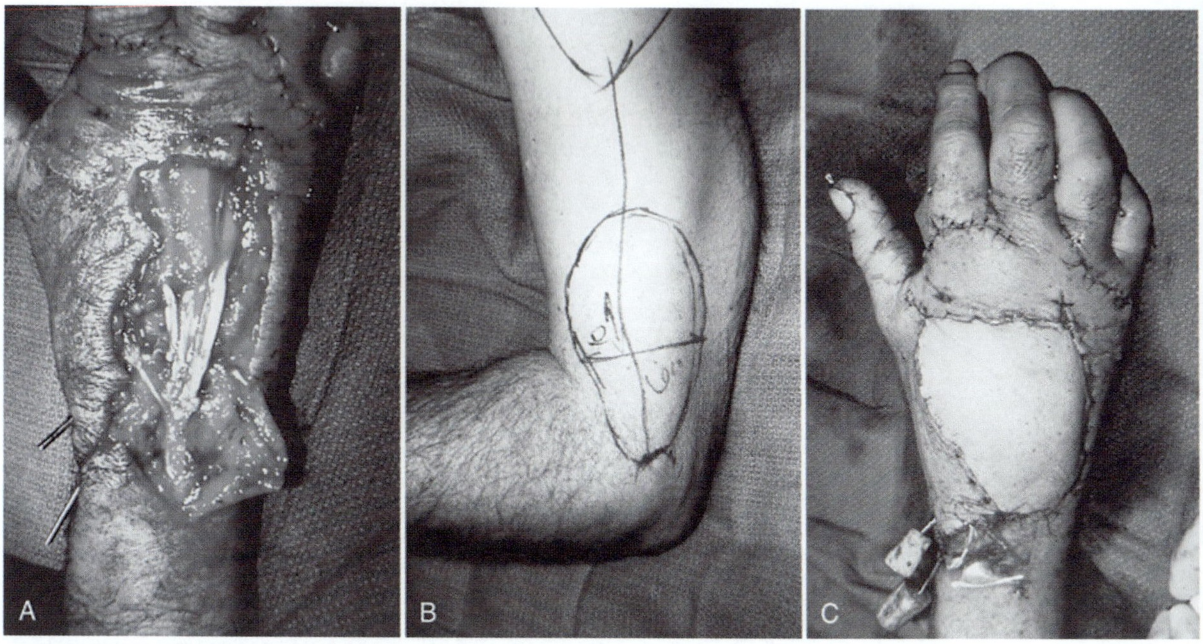

图94-12 A.手部复合伤伴有大面积皮肤缺损；B.图片显示皮瓣的设计，该皮瓣在解剖上是基于桡侧后副动脉；C.重建血供后，将皮瓣嵌入手背侧

八、小结

手部和上肢的复合或复杂损伤是导致长期功能障碍和疼痛的主要原因。对所有的相关损伤能够做到尽早诊断，并实施系统性的治疗将有助于患者获得尽可能早的合理康复锻炼，并获得最好的治疗结果。

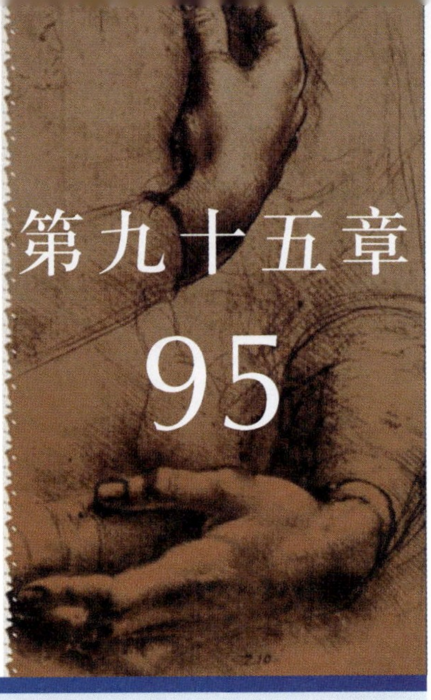

第九十五章

95

治疗师对复合性损伤的处理

原著者 KAREN M.PETTENGILL, MS, OTR/L, CHT
译校者 黎　宁　王起奎　周君琳

关键点

皮肤及浅表软组织

- 使用哪种覆盖或遮蔽？
- 需要多少保护？
- 通过主要和次要的目标是否达到预想的愈合？
- 适合穿什么样的衣服？
- 在愈合过程中是否有并发症发生的迹象？
- 是否出现伤口挛缩，继发关节挛缩或粘连的问题？

血管

- 修复了哪些血管？
- 充分固定其他关节是否能保护修复后的血管？
- 是否有动脉或静脉瓣膜功能不全的危险？

神经

- 损伤了哪些神经？是否有神经移植？
- 是否在伸长状态下进行的神经修复？
- 需要固定多久（2~4周避免过度压力）？

感觉神经

- 是否感觉全部丧失？
- 由于感觉障碍，应该保护哪些区域？
- 会有怎样的功能效应？
- 是否需要脱敏和（或）感觉再学习治疗？
- 可预期哪些肌肉出现不平衡，是否需要矫形器的再固定来提高功能并预防畸形？

肌肉和肌腱

- 损伤了哪些肌腱？进行了哪些修复治疗？
- 是否屈肌和伸肌都损伤？如果是这样，要怎样进行保护，以及在避免危害其他受伤结构下进行活动？
- 是否会形成严重的瘢痕？

炎症阶段

- 向医师咨询患者是哪些结构损伤？如何处理的？将来外科的计划是什么？
- 告知患者关于损伤的知识并设定目标提供帮助。
- 促进无并发症伤口的愈合。
- 保护所有修复后的结构，逐渐活动。
- 控制水肿和疼痛。
- 预防未来可能发生的问题，活动其他关节。
- 解决日常生活活动的困难。
- 考虑社会服务转介。

增生阶段

- 继续进行以下治疗。
- 与医师交流。
- 教育患者。
- 处理伤口，水肿和疼痛。
- 活动未涉及的关节。
- 解决日常生活活动困难。
- 考虑社会服务转介。
- 如果没有禁忌证则引入瘢痕按摩和逆行按摩。
- 修改对愈合结构的保护/运动方案，鉴别潜在的关节挛缩和其他问题，根据需要调整夹板和（或）训练。
- 引入轻度作业活动。

瘢痕成熟–重塑阶段

- 继续进行以下治疗。
- 与医师交流（重点放在长期目标和计划上）。
- 教育患者（重点在回归伤前的活动或工作）。
- 处理伤口，瘢痕，水肿和疼痛。
- 活动未涉及的关节。
- 解决日常生活活动困难（解决长期的需要）。
- 考虑社会服务转介。
- 根据实时评价的结果调整矫形器和训练计划。
- 进一步进行更有需求的作业活动。
- 开始进行肌力、灵活性和耐力的训练。
- 开始职业模拟，为回归工作制订具体计划。
- 开始感觉再学习。

骨和关节结构

- 哪些结构受损？是否需要保护？
- 什么样的骨折？复位和固定的稳定性如何？如何影响愈合率，伤口护理及运动计划？
- 固定的最佳姿势是什么？

复合损伤包括多系统创伤，骨、神经血管及许多软组织结构都可涉及。损伤可能包括：单侧肢体的切断、撞击、划破和撕脱伤，因此存在很困难的问题。

在治疗的过程中患者、医师和治疗师之间的密切配合很重要。所有手康复的目标是手的功能恢复及美观上可以接受。不管因为什么原因，如果患者不使用他（她）的手，那么所有治疗的努力都是白费的。在心理学的立场上，患者对损伤和手恢复正常后重返社会的困难，都必须得到正确的认识和解决。在物理学的立场上，运动功能、肌力和感觉问题必须得到恢复。在这两种情况下，必须控制瘢痕组织的形成和重塑，如果没能控制住瘢痕组织，那么除了会带来不美观的情况，还会造成失用。

正常手功能需要强大的组织修复，同时，能与周围组织结构自由滑动。瘢痕组织可能使组织之间粘连，从而阻碍了正常的滑动，在修复部位瘢痕形成不足，则无法承受正常手使用的需要。因此复合手外伤的处理，需要选择性的愈合控制、确保稳定性、需要部位有一定耐用的瘢痕及长度、移动、关节组织活动之间的弹性瘢痕。

复合损伤的处理最困难的方面是各系统与损伤组织的协调。除了要知道手的解剖结构、生理、运动学及广泛的运动技能外，治疗师必须掌握各种类型的组织损伤正常和病理的全部发展过程，并理解各系统之间的关系。

进行复合损伤的治疗时，首先需要对各个系统进行详细的评价，并根据结果，进行分析，进而制订治疗计划。本章首先介绍一下创伤愈合的概述内容，以及受哪些因素影响。

一、创伤愈合

对于伤口愈合的全覆盖，读者可见第18章“创伤分类及处理”。下面要讲的内容非常简单且通用。

各种类型的组织创伤，都是以类似的方式愈合。时间框架适用于简单的软组织愈合，各组织之间的时间是不同的，且并不是绝对准确的，因为愈合是连续重叠的。此外，复合损伤的特点是不整洁、广泛地创伤，涉及的不同组织的愈合率不同，这更是增加了评价和治疗的困难。

愈合的炎症阶段开始于伤后数小时之内，并持续至少3d，虽然它们也可能持续数天或数周，尤其是复合损伤。止血是通过最初的血管收缩建立起来的，纤维蛋白凝块的形成阻止缺血，并提供支架使细胞进一步的进入。局部血管扩张使血液和血浆渗漏到损伤区域，造成水肿、热、红和疼痛——炎症的典型特征。炎症细胞进入伤口，巨噬细胞将细菌和死亡细胞从该区域移除。成纤维细胞促进巨噬细胞的吸附能力，巨噬细胞能促进成纤维细胞的上皮再生，通常3d之内即可完全修复小而干净的伤口，应注意早期细胞间物质微弱且容易破坏。

增生或纤维组织增生阶段在3～4d开始，并持续14d。伤口的基质是由巨噬细胞和成纤维细胞活动形成的，血管形成将充足的血液和营养带到损伤区域。成纤维细胞分化形成肌成纤维细胞，它能促进伤口收缩。成纤维细胞以极快的速度合成胶原蛋白，但是伤口的拉伸强度仍然很低，而且过度拉伸会破坏脆弱的细胞间修复。

瘢痕成熟和重塑阶段开始于第8天，并持续至少1年。在这个阶段的早期过度的机械性负荷，可能会延长胶原蛋白的成骨纤维细胞合成，从而形成增生性瘢痕。不足的机械性负荷会减缓胶原蛋白的合成并促进细胞凋亡，以此来控制瘢痕形成的速度。机械负荷通过过度水肿及外力的压迫或牵引形成。首先，在创伤中涉及的所有组织由随机排列的胶原纤维形成单一的大规模的瘢痕，在重塑阶段，纤维重新定位和瘢痕是组织愈合的部分特点。

根据以上说明，有调控的压力和运动可以影响胶原蛋白的合成，增强愈合组织的力量并且降低关节组织间的粘连。然而，到现在仍然不知道针对各种类型的瘢痕组织究竟需要多大的力，及确切地在什么时候，以什么方式介入来得到理想的改变。我们知道的是轻度的压力可促进细胞移动和新的胶原蛋白纤维的方向，从而允许组织扩展，以及在关节组织间的滑动，而较大的压力可能会造成组织创伤和不可控的瘢痕形成导致瘢痕肥大和粘连。我们还知道在结缔组织，如果压力匮乏可以预见造成退行性的改变，从而导致僵直和畸形。

在炎症期，主要是控制疼痛和水肿及促进简单的伤口愈合。患者被告知矫形器、敷料和温和运动，可通过避免对损伤组织进行过度的物理压力，来帮助预防进一步的损伤。疼痛、受寒甚至是情绪紧张都会损伤创面微环境的氧灌注，从而降低对感染的抵抗，减缓愈合。产生长期的炎症反应可能会导致过度的纤维化。

在增生和早期重塑阶段，继续控制水肿，避免对损伤部位进行过度压力。根据损伤的性质和受损的组织，可使用一些牵拉形式，进而减轻水肿，扩大或维持关节和软组织的活动。在重塑阶段，重点在于根据愈合的情况，逐步增大力量训练、灵巧性训练和其他介入，目的在于恢复伤前的活动能力。评价十分重要，通过详细的评价可提示持续炎症的特征，并且治疗也要根据评价的结果进行修改。

二、特定组织的愈合

（一）皮肤和浅表软组织

皮肤创伤相对来说恢复得较快，经过简单的缝合在几天内就可进行活动，缝合可根据创伤的情况在10d或21d后拆线。移植需要更多的保护，时间要根据覆盖的类型决定。部分开放并存在二期愈合的可能需要数周，同时也要考虑创伤的大小（详见第18章）。系统性的疾病可能会延误创伤的愈合，如糖尿病或甲状腺功能减退，或者一些其他的因素，如吸烟、年龄、紧身带引起的缺血、过度水肿或感染。

浅表瘢痕的处理开始于早期创伤的护理，避免创伤，它会延长或加剧炎症反应并刺激过度的瘢痕形成。治疗的目的是预防浅表和深层软组织间的限制性瘢痕粘连，如果皮肤不能在下层组织上进行正常的滑动，那么会严重限制运动。尤其是手背侧，会限制手指和腕的活动。

（二）血管

血管需要1～2周的保护。通常是对其他组织的保护来实现的，绷带不要太紧。在这一阶段要特别注意是否出现血管供血不足，动脉供血不足的症状包括皮肤苍白、皮温下降、疼痛增强、毛细血管再灌注缓慢及脉搏消失。静脉供血不足症状是发绀和毛细血管非正常的快速再灌注，持续的静脉供血不足，温度也会降低。静脉回流可通过将手放在高过心脏水平的位置达到，同时这也能促进淋巴回流，因此最大限度地减少了由于过度水肿而施加在血管处的压力。然而，如果已经完成动脉修复，则不要让动脉在抗重力作用下过多工作，如果出现动脉供血不足的症状，则要根据情况放低，随后在这一章进行讨论。

（三）神经

虽然神经修复部位的愈合同其他组织的愈合相似，但功能的恢复涉及不同的轴突再生过程，这是在第43章介绍的。因此，缝合部位根据软组织愈合的一般过程进行保护，而感觉和运动功能的恢复要根据损伤部位而变。

完全横断且完善修复的神经缝合部位，必须远离过度的压力3周。通常要用矫形器固定近端和远端，避免牵张和直接压迫，或者避免黏附在组织上，以免日后影响神经的滑动。黏附的神经会受压迫或牵张而变化，这会形成内部瘢痕并阻碍神经冲动的转移。

如果神经为非完全性横断，要在无牵张下修复，或者只有挫伤，可能不需要固定。事实上，对于挫伤的神经，早期保护性的活动可能会帮助恢复滑动，预防瘢痕粘连造成的受限。伴随在第2区域屈曲肌腱修复的指神经修复的病例中，肌腱早期活动明显提高了最终的结果，且不会影响神经的恢复。

如果神经撕脱或神经的一部分损伤，留下了一个缺损，这条神经可能无法修复，也可能需要一期或二期移植。在第一种情况下，任何无知觉的位置都要进行保护，但在第二种情况下，两个缝合的位置必须得到适当的保护。

运动神经损伤后，治疗时要考虑由于某些肌肉功能缺失，所带来的功能性失衡。感觉神经损伤后，必须告诉患者要保护无知觉的区域，远离各种损伤。任何神经的修复，精确的端对端的接近每一个切断的轴突是不可能完成的，因此，神经功能注定要丢失一定比例。即使神经修复十分完美，轴突的再生也是需要很长时间的。

撞击伤后的再生速度较快，但对于患者来说是令人痛苦的缓慢。周围神经损伤后必须有规律地进行感觉运动功能的再评价，以便调整所需的治疗。切断术或其他损伤后，神经横断且未修复，神经瘤的形成是必然结果。神经瘤是无症状的，但在许多病例里，它们非常疼痛。如果不能及时解决掉，那么它会成为功能恢复的巨大障碍。因此，如果存在未修复的横断神经，早期预防性脱敏和过敏区域的保护是很重要的。

（四）肌肉和肌腱

肌腱愈合和管理的详细讨论在这本书的其他地方及文献中均可见，以下为肌腱愈合的概述。

在炎症阶段，修复部位是无力的，依靠缝线保持连续性。在增生阶段，由于胶原蛋白的形成，肌力稳步增加。在重塑阶段，胶原蛋白的分解和更换，允许更强的胶原蛋白交联和纤维的重新定位。肌腱康复的目标是强力修复，也就是愈合中最小限度出现限制性的粘连。

肌腱修复与康复的目标是愈合与最低程度的限制性粘连形成。正如已经指出的，大量的研究表明，修复的强度随着控制的应力而增加。例如，制动肌腱修复的强度在10～14d内会暂时下降，但如果肌腱受到某种形式的控制运动，其断裂强度就会增加，同时与周围组织形成更柔韧、滑动的粘连。因此，如果受伤的肌腱在修复后2周才开始活动，以保护其他愈合的结构，那么在这一阶段，由于连接处的强度下降，运动应该非常柔和。如果肌腱在3～4周后第一次活动，修复会稍微强一些，但仍然没有在修复后一两天内第一次活动的肌腱那么强。

通常在3～4周时，固定的修复肌腱有足够的力量承受温和的主动活动，而且再过2～3周就可承受轻度的抵抗。如果在第3周开始主动活动时已经进行过被动地活动，那么肌腱会更强。当然，这只是一般的准则，每个病例的详细情况要根据治疗进展的时间认真考虑。例如，由于Ⅰ区和Ⅱ区独特的解剖学特征，修复的伸肌肌腱需要6～8周固定，更大的保护范围，如果使用会受到全身性疾病影响，如糖尿病或长期吸烟。或者如果屈肌腱鞘受损，如果需要同时修复屈肌和伸肌肌腱该准则 必须修改，以防止任何肌腱过度受力。

血管丰富的肌腹和肌腱损伤的愈合更快更容易。在这个水平的粘连比较强但不会造成什么困难，因为在肌腹和周围组织之间的滑动比在肌腱和腱组织之间的滑动要少。

（五）骨和关节结构

与其他组织一样，骨的愈合需要3个时期。在炎症期，骨折血肿形成和细胞碎片被清理掉。下个时期，比典型的增生期要长，这要根据骨折位置而定。在这一阶段，软组织环或软痂形成并且联合骨折碎片，提供纤维软骨结合的支持。这个痂虽然连接骨折碎片，但它并不够结实，形成了我们众所周知的“临床愈合”。通常，邻近愈合骨的关节的主动和主动辅助运动在这个阶段开始。然而，在许多病例里必须要看到X线片愈合才可以确保稳定性，X线片愈合是在重塑期进行的。

重塑可能会在1个月内开始并持续数年。骨折的愈合速度依据骨和骨的哪些部位受损而不同，上肢骨折可能会考虑尽早在2～5周达到临床愈合或者可能会需要数月的固定。骨折和骨折固定术的类型自然也会影响治疗的过程。切开复位和使用压缩板的内固定，会发生初级骨愈合，略过了瘢痕形成的阶段。这会加速愈合，并且足够强的内固定也会允许骨的早期运动。

没有真正的透明软骨的再生，损伤的关节软骨的愈合通常较差，结果就是不规则的创伤表面，可能会造成创伤后的关节炎。因为软骨是没有血管的，营养完全是通过扩散和富含血管的软骨膜提供。软骨内本身没有血管，那么就不会有炎症反应，通过软骨细胞的活性代替有限的和不可预知的愈合。如果损伤扩展到血管软骨下骨，那么愈合则会借助于损伤骨的炎症反应，并且会促进功能关节表面的恢复。

韧带呈现出不同的问题。在损伤的韧带中，瘢痕组织挛缩会限制关节的运动。此外，即使没有韧带的直接损伤，相邻组织的炎症也会导致在固定或水肿关节处的纤维化，从而减少韧带的弹性。因此如果一定要制动，那么韧带要尽可能地保持最长，从而不会短缩及形成关节挛缩。

三、治疗技术的概述

（一）患者教育

许多患者因为严重、复杂的手外伤而不堪重负。因为功能的恢复依靠心理和生理的调整，对患者的教育非常关键。从第一次见面，患者教育就必须面向现状和未来回归正常生活两方面进行。

复杂的损伤通常需要多方面和长时间的治疗。家庭训练要尽可能清晰简单，使得患者可以也愿意自己去完成。制订计划不仅要考虑患者的生理需要，还要考虑患者的心理状态。患者能理解什么样的治疗计划，在一天中患者需要花费多长时间，在患者的其他时间里有哪些其他的需要等。治疗计划要与需求相适应，要从简单的说明开始。当患者做好准备就加入新的因素，就可以将不必要因素删掉，训练必须满足生理的需求，但不应该支配患者的生活。写出家庭计划，向患者说明并相互讨论。

患者需阅读整个计划并完全理解，在每次见面时复述治疗计划，并依此加入或改变计划的内容。

经过一系列的手术重建和术后康复，患者可能需要数月或数年的治疗，随着时间的推移，一些患者将手康复视为生活的方式。通过认真的患者教育及早期获得家庭支持，这种情况会最小限度的出现，甚至预防。也可能会转介到心理治疗师或社会工作者，这样的转介对患者的康复有着不可估量的贡献。

（二）伤口护理

仔细的伤口管理可控制瘢痕的形成，从而在美观上可接受，同时会获得更大的手活动和功能。关于伤口护理的内容可在第18章查到，这里只列举一些关键点。

早期的伤口护理包括非手术的清创、去除死亡组织及避免涉及组织的创伤。如果whirlpool用于温和的清创和清洁，需缩短治疗时间（5～20min），限制在相关位置的手所花费的时间，因为长时间可能会加重水肿。仔细考虑包括水温、搅动的水平及用于清洁和抗菌效果的任何添加剂，无论是抬高还是主动运动都会影响post-whirlpool水肿，但whirlpool的温度有明显的效果，建议32～35℃。近几年，开始使用脉冲式灌洗，这种方式不仅可以清创还便于创面肉芽形成。

在移植和皮瓣的早期护理，whirlpools一般是禁忌的。当使用whirlpools时，应是短时间进行（5min)，缓慢搅拌并且水温不要过低，因为会造成血管收缩和缺血。

延迟愈合的伤口使用VAC真空辅助闭合。此设备是Wake Forest大学发明的，对伤口进行负压，排除多余液体，向软组织施加机械力。它的机制还没有完全理解，但是效果很好。

比起过去，现在在伤口敷料上有更多选择。虽然简单缝合的伤口是干净且通常保持干燥，但许多开放性的伤口最好开始用潮湿的闭塞式的敷料，最好是在医师的指导建议下选择（详见第18章）。

无论伤口是保持湿润还是干燥，目的都是保护伤口避免过度的压力，并提供愈合所需的微环境。所有的纱布绷带都不应太紧，且从远端到近端进行“8”字缠绕，来避免用圆形包裹形成的止血带。血供重建、皮瓣待划分、游离皮瓣、复合组织移植及再植部位，在敷料应用上存在一个更困难的问题，但是在这些病例里，当血管正在建立时，它对在早期阶段避免所有收缩更为重要。

皮肤的颜色和温度可有效反应缺血和静脉淤血的发生，因此要仔细观察。许多简单的伤口护理，患者可在家自行更换敷料。患者要每天清洁外固定器与皮肤的入口处，使用干净的棉签和过氧化氢或过氧化氢溶液。一些外科医师喜欢在清洁后使用抗生素和轻敷料。应指导患者监测所有伤口的感染迹象，局部发红发热增强、疼痛及有渗出液。如果患者有任何怀疑，要立刻与治疗师或医师交流，而且如果治疗师鉴定出有感染的可能，就要立刻向主治医师报告。

（三）表皮瘢痕的管理

虽然确切的原理仍在研究当中，但在大的表皮瘢痕上持续施加压力可使其变平，并且可能会使它更软，更有弹性，而且在美观上更容易让患者接受。在手上，可由弹性手套来提供持续的压力。

有两种类型的弹性体，两种都要通过催化反应来达到效果。第一种类型，在使用前，将催化剂加入黏性液体并充分混合。第二种类型，将等量的两种油灰在治疗师的手中混合。其中一种油灰就是催化剂。作为弹性套体，它形成了瘢痕和所有皮肤褶皱的精确模具，压缩瘢痕随着时间的推移，会形成新的模具来适应它的改变。如果瘢痕在正常活动的区域比如手掌或跨过腕关节，那么它不太适合使用弹性体，除非使用矫形器进行部分固定来提供压力。

当腕关节屈曲和伸展或当手张开和握住时，瘢痕会移动和牵张，那么模具就不再精确。

所有这些材料或坚固的泡沫橡胶也可以形成一个环形垫，通过向周围区域转移压力来保护过敏性瘢痕。相反，许多患者通过凝胶垫，直接作用在过敏性瘢痕处，施加持续温和的压力来预防肥厚性瘢痕。

另一个预防肥厚性瘢痕的方法是术后前几周内纸胶带的持续应用。应用的时间和间隔还没有确切的规定，但一些作者推荐这种治疗，因为它明显降低了剪切力的作用，而剪切力则有可能会造成肥厚性瘢痕的形成。

尽管做了预防工作，一些瘢痕还是会形成严重粘连，妨碍了皮肤在深层组织上的滑动从而导致活动受限。深层横向摩擦按摩会通过牵拉与下方组织的粘连来活动表皮瘢痕。在按摩之前可进行热敷，这会提高组织的延展性，从而提高按摩的效果。牢记在愈合早期进行大力度的按摩可能会导致肥厚性瘢痕的形成，所以要谨慎进行。

瘢痕疙瘩总会与肥厚性瘢痕相混淆，但事实上两者非常不同。Burd和Huang总结了它们的不同点：肥厚性瘢痕比瘢痕疙瘩更常见。它与人种无关，而瘢痕疙瘩在色素沉着较深的人身上较常见；肥厚性瘢痕通常与外伤有关，而瘢痕疙瘩可自发形成；瘢痕疙瘩通常不会导致皮肤或关节挛缩，但肥厚性瘢痕会；肥厚性瘢痕在损伤部位形成，而瘢痕疙瘩可能更广泛；肥厚性瘢痕通常随着时间的推移而消退，且手术后不会复发，而瘢痕疙瘩不会消退，且手术后可复发；肥厚性瘢痕在损伤部位形成，无论什么解剖位置，而瘢痕疙瘩通常在某些特定的解剖区域发生。这就是为什么同样是压力治疗，对瘢痕疙瘩的疗效没有对肥厚性瘢痕的疗效好。

切断术的病例中，残指护理是瘢痕管理的重要部分。必须频繁地为残指按摩来软化瘢痕，以及预防由于缺乏接触导致的过敏症。“犬耳”或者角必须进行软化且圆滑，因为它们既具有过敏性，又十分笨重而妨碍感觉。对体积大或畸形的残指可用coban绷带来施加压力，包残指时，治疗师首先要将coban绷带缠在指尖，然后从后面绕过完全覆盖指尖，最后用“8”字缠绕法从远端到近端包裹（图95-1和图95-2）。

在所有包裹和压垫进行瘢痕控制和保护的情况下，必须在瘢痕管理和过度保护之间取得平衡。某些时候为了获得更多的功能，必须放弃能有效促进瘢痕重塑的持续施压治疗。

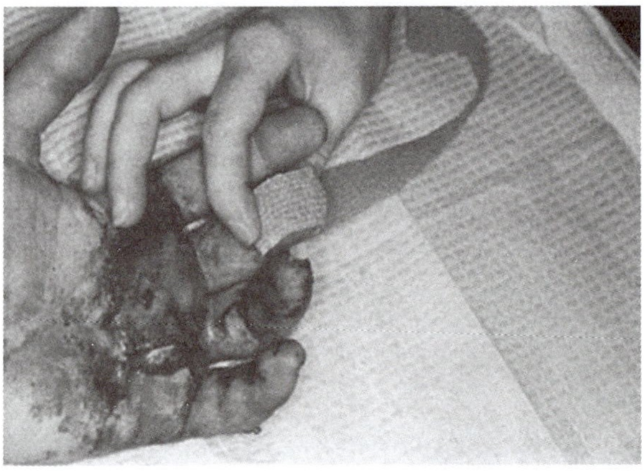

图95-1 残端包扎，步骤1.用1英寸科班（Coban）绷带固定于残指末端以施加一致的压力

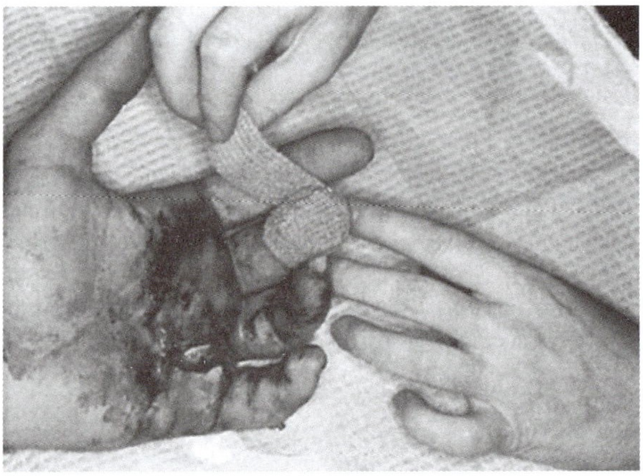

图95-2 残端包扎，步骤2. 完全包裹残指末端后，再由远及近包扎，直至确保已保护残肢

（四）脱敏和感觉再学习

虽然通常很多观点不同，但在脱敏和感觉再学习方面，是保持一致的，这两项应该被纳入大多数患者的复合损伤的治疗中（第45章和第46章）。神经瘤和过敏性瘢痕是复合软组织损伤后的常见结果，预防性的脱敏过程可能会防止严重的过敏反应。在手上很容易忽视感觉再教育，如果感觉恢复差，那么所有的努力都用在恢复运动上也是浪费的，因为它是非功能性的。功能恢复依靠的是皮质“重新编程”，它可以通过感觉再学习来增强。

（五）消肿技术

水肿控制对控制纤维化和增强活动性非常关键。长时间的炎性水肿是一个危险的信号，它会促进纤维化，而最终限制活动。除此之外，由于过度水肿体积较大，会限制活动。若水肿长时间阻碍全关节活动范围，那么韧带、皮肤和其他结构可能会缩短，因此也会限制活动。在炎症期和增生期，水肿可描述成凹痕，用手指尖按压水肿区域会留下一个凹痕或一个点至少数秒。在这个阶段，水肿还是相对较易活动的。然而慢性炎性水肿变成“强硬”或纤维化，就很难活动了。

创伤后的手，通常水肿会集中在手背，因为这里的皮肤较松弛，背侧水肿将MCP关节拉至伸展位。同样，虎口的背侧水肿将拇指拉至内收位。这是典型的创伤手的姿势，这会导致严重的关节挛缩和功能受限。

控制水肿的最重要的方式是早期将手置于高过心脏的位置，最好是整个上肢上抬，手高过肘，肘高过心脏。患者不要使用吊绳，因为它并不能达到有效的抬高，且它使肩关节内收内旋屈曲，肘关节屈曲，使肘关节和肩关节面临僵直和疼痛的风险。晚上一定不能忽视肢体上抬，患者睡觉的时候应将手放在胸前或者放在旁边的枕头上，让手一直高于心脏水平。

过度肢体上抬在一些特定的情况下是要禁忌的。在显微手术后如再植、游离皮瓣或血供重建，上抬高过心脏水平可能会给动脉吻合带来过大的负担，从而导致缺血。然而，如果上抬高度不足可能会导致静脉淤血，因此，必须仔细监测血管和上肢位置。如果没有控制住炎症，那么肢体上抬也是禁忌的，因为上抬可能会促进感染向近端的扩散。当治疗师感到疑惑时，应该请教主治医师。

在炎性阶段，冷敷对于降低水肿来说是很有用的，当然结合压力和上抬效果会更好。

当愈合结构有足够强度时，主动和抗阻训练会帮助进行水肿控制。上抬和主动运动在“泵式”训练中结合。在醒着的每一个小时里，患者可握紧5～10次拳头，并尽可能把手举过头顶。

在手上抬中，手可进行全面的活动。然而即使是很轻的抗阻任务，在执行时也要小心，因为患者很容易在早期过度活动，而导致新的炎症反应，从而加重而不是减轻水肿。

外部机械性压力也能帮助减轻水肿。在炎症早期，水肿处于急性期，组织反应活跃，最好的治疗方法可能就是结合压力的休息。整个手可用斜裁绷带包裹，用石膏或塑料矫形器支持。之后，当炎症消退，那么其他方法可加入，压力包裹或手套，逆行按摩，或者间断性的压力设备。使用间断性压力设备时，患者把手或手臂套上接触气泵，为整个上肢提供断断续续的压力。当使用此设备时要小心，因为可能会产生过度的压力造成现在的危险如骨折。对于连续的轻压，将手用科班（coban）弹性纸胶带温和的包住来减轻水肿。用1英尺宽的绷带从远端向近端包裹，注意不要牵拉胶带，以免产生止血带的作用。只有比较稳定的患者，才可以使用压力包裹来控制水肿，他们必须仔细检查是否有缠得太紧的症状。因为包住全手是很困难的，所以有些手套或弹性的压力织物可能是更好的选择。现在又有多种预制的手套，如果预制的手套不适应患者，那么可以进行修改。所有的手套要使指尖暴露在外，这样可让患者监测指尖的颜色、感觉和温度。理论上，手套或压力绷带应该一直带着——不分昼夜，应每天更换一次保持卫生。如果手套或绷带干扰了手的活动，那么应该摘掉进行活动或者只在晚上佩戴。控制水肿的一个可选择的方法是手动活动水肿，这种方法是手动淋巴引流技术的改编。使用电刺激也可以减轻水肿。

（六）主动关节活动

主动运动降低了僵硬和水肿，同时增强了组织平行间的滑动。治疗师不仅要训练患者，还要训练由于使用或保护性制动，所带来的整个上肢的僵硬和力弱，完成全身调理的过程。在破坏了正常生活模式的损伤后，患者几乎都变得不主动且身体不适，对患者的情感和健康产生深远影响。

训练应简单全面，活动到所有必要的结构。尽量将不同的运动结合到一项训练中来。

闭合训练涉及活动关节时手指近端的稳定性，因此将那个关节的运动分离开。这促进了某些肌腱的滑动，且使独立关节在牵张的软组织结构上进行主动用力，进而提高了关节活动范围。

所有手指中，拇指所占的功能比例最高。如果手指严重损伤，拇指承载更大的负担。因此，最大限度的拇指活动是非常重要的，拇指的功能价值取决于它在各个平面的活动，通过训练获得并维持在所有运动平面的活动。

神经肌肉电刺激可用于主动训练的辅助，它可以增强肌肉收缩或提供有节律的运动。生物反馈通过鼓励患者，使用更大的肌肉收缩或放松拮抗肌来辅助主动或抗阻训练。

当开始主动运动时，要考虑到所有受到影响组织的愈合。肌腱可以主动运动并不意味着并存骨折是足够稳定的，治疗师可能想鼓励屈肌肌腱的滑动，但要注意保护在牵张下修复的伸肌肌腱。

（七）被动关节活动

起初要温和地进行被动关节活动，之后稳固性增强，来促进关节结构的愈合，并牵拉收紧的软组织，从而扩大活动范围。在被动活动关节之前，应该进行温和地牵拉来分开关节面，这样能够防止多关节表面的压力和剪切力。如果没有使用这种方法进行训练，那么不可以进行更激进的关节活动。

在进行被动关节活动时要考虑到所有愈合组织的状态，比如被动地手指屈曲牵拉背侧的肌肉和关节结构，所以伸肌肌腱必须愈合到可以接受一定程度的牵拉的程度才可。作为一项预防措施，在被动运动关节时，邻近关节应处在保护位置下。

持续的被动活动设备在治疗中是一种很有价值的辅助。它可帮助扩大和维持被动活动度、维持相邻关节间的滑动、促进营养扩散至关节软骨和肌腱，并且可降低水肿和疼痛。

在所有训练期间，尤其是治疗师进行被动活动时，应避免尖锐或严重的疼痛。除了拉伸感或轻度疼痛或酸胀感，当出现任何疼痛时，患者应告知治疗师，更严重的疼痛说明有潜在的组织损伤。

（八）热和冷

热疗无论是在结合还是活动前进行，都可有助于被动和主动关节活动。由于手上绝缘的脂肪层相对较薄，如果提供足够高的温度及足够长的时间（20min或更长），表面的热因子可提高深层结构的温度，包括关节。表面热因子包括蜡疗、热敷和射流治疗，更深层的热量由超声波提供，冷疗可由冷敷或冰来提供。当手上存在感觉或血管问题时，所有的热疗和冷疗都要注意。

局部表面热疗可使血管扩张且加快血流，从而增加养分，有助于愈合。冷可降低肌肉痉挛，且如果在早期愈合中，提供足够的时间冷敷，可降低炎症性水肿，还能控制运动后的疼痛。虽然还不知道其确切的原理，但冷和热都能缓解疼痛。在治疗期间使用热或冷来控制疼痛有两个注意事项，冷可能会增强关节僵直，否定了缓解疼痛的好处。而且无论是冷还是热疗都会降低原本可告知治疗师是否训练过度的疼痛反应。

除此之外，结合被动牵拉来缓解疼痛，热疗和冷疗都可提高结缔组织的可扩展性，因此增强了由矫形定位或训练提供的牵拉的有效性。

治疗师必须理解相关的疼痛和（或）僵直是如何形成的，选用合适的方式评价患者对热和冷的自然反应。一些患者觉得冷疗是不舒服有害的，因此更喜欢热疗，但热可能会加重炎症。很多作者在近期的文献中提供了关于热和冷在损伤后疼痛、水肿和其他反应上作用的优良的调查。

（九）矫形定位

静态矫形器用于休息、支持和保护，且使肢体定位在功能性体位，预防畸形。如果可能的话，早期就该使用静息式矫形器，将腕关节固定在10°～20°背伸、掌指关节70°～80°屈曲、指间关节屈曲0°～15°，且拇指掌侧外展。这个姿势抵消了会导致近端指间关节屈曲、掌指关节伸展、拇指内收及腕关节屈曲畸形的典型损伤手的关节挛缩。

如果水肿很严重，术后矫形使用Ace包裹或斜裁绷带从远端向近端用“8”字缠绕法包住，但应避免止血带限制循环的问题。

长时间或频繁时间间隔提供低强度被动牵拉是最有效的。长时间低强度牵拉可促进长度的增加，不是因为胶原纤维拉伸了，而是因为老的纤维降解，新的纤维代替它们。新的纤维具有更好的延展性。

保护性静态、渐进性静态和动态矫形器是提供长期低强度拉伸的最佳方法。保护性静态矫形器是随运动活动度增大而周期性重制的。渐进性静态矫形器是由患者根据活动度增大来调整的。图95-3中显示的是一种保护性静态矫形器和渐进性静态矫形器的相结合，以增强关节活动度的矫形器。有关增加矫形器机械性设计的更多信息见第122-125章。

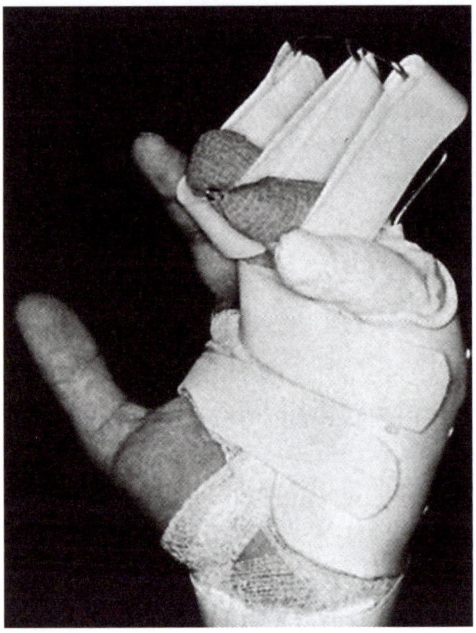

图95-3　这种渐进性静态矫形器可允许小指指间关节主动活动，同时还通过固定掌指关节保护新愈合的第五掌骨。同时，对第三、四指的中节施加可连续调整的低强度的静态拉力，以增加近端指间关节的伸直程度。注意，第四指的远端指间关节进行了克氏针固定。因此，应小心地把绷带固定在远端指间关节的位置，而不是关节以远或以近的部位，从而保护关节的制动。第三指进行了经远端指间关节水平的截肢

除非愈合结构足够坚固来承受压力，否则不要使用动态或渐进性可调整的矫形器。患者必须确切地知道如何使用和褪去矫形器、佩戴多长时间，以及如何检查不正确使用或压力问题的特征，这在无知觉的手上特别重要。

当使用矫形器来提高活动度时，要定期频繁地测量活动度来决定矫形器后续的使用。比如，当近端指间关节进行连续伸展时，每次会面都要测量被动近端指间关节的伸展活动度。此外，治疗的一个目的就是通过训练维持屈曲，因此对主动或被动屈曲的活动度也要进行测量。

（十）假肢

残肢或残指必须准备并选择合适的假肢。有很多种类型的假肢可供选择，其对患者功能和精神的恢复至关重要（详见第98章和第99章）。

（十一）肌力训练

有效的肌力训练涉及抗阻，即引出最强的肌肉收缩。随着肌力的增长，需要承受的阻力也会随着增长，要仔细监测疼痛、水肿和肌力来决定阻力的大小。如果训练后水肿显著加重，那么在下一阶段就不要加大阻力了，而且运动或作业活动要结合肢体上抬进行调整。也有一些可能是患者在独立训练时进行了太多次的重复动作，对于这种情况，一定要警告患者肌肉过度活动的危害。

（十二）有目的的活动

根据文献说明，有目的性的、定向的活动比常规活动或训练可引出更平滑、更有效且更省力的活动。很多患者很难握拳，但当让他们将少量的小物体从一个容器转移到另一个容器时，抓握很稳固，且没有困难或疼痛。此外，在治疗或在家中进行的活动要合并全身或上肢的功能性运动，因此可促进损伤手在日常生活动作上的重新组合。

所有的活动都要注意不要过量，耐力要根据日常生活的需要慢慢提高。

通过工作模拟，患者可执行职业活动，而且要设计必须的工具或任务。患者花费大量的时间在治疗或在家庭工作模拟计划上来提高耐力，并准备回归一天的工作。

每个患者所需要的都不一样，必须仔细评价。

四、愈合各期的康复指导

适当的治疗计划依靠的是对每个独立组织的愈合状态和组织间联系的精细评价。

（一）炎症期

治疗的重点在于控制水肿及为伤口愈合维持一个健康的微环境，同时尽可能地维持关节活动度。

在第一个治疗阶段，集中在帮助患者理解损伤，制作必须的矫形器，以及介绍简单的家庭训练计划。这一阶段通常是很无聊且令人困惑的，因此很多患者很难坚持下去。如果患者看到在第一阶段有改善，他们会对未来的治疗充满动力。

在见患者前，治疗师应尽可能多地从医师那里收集信息，包括手术报告、预防措施，并看一下X线片。针对不寻常的方面如特殊敷料或不熟悉的手术过程而寻找具体的设备，治疗师应确切地知道什么结构需要固定或保护，在什么姿势下，以及各种矫形器的目的。

1.评价

复合损伤涉及很多组织，需要一个全面的评价。要搜集全面的医疗、职业和社会心理史，这些因素都会在制定治疗计划时考虑到。照相和（或）画图可能会有帮助，包括伤口、切口、硬体和切断术，同时要注明无知觉的区域或其他特殊问题。

要评价伤口的宽度、长度、深度和特点如肉芽组织、出血、脏污或暴露的重要组织。治疗师要标记缝合或外固定的存在，以及感染的迹象如恶臭、大量渗出物或红斑、伤口周围皮温增高等。

测量水肿要通过周径而不是体积，因为手上一些开放性的伤口不能浸入到水里，除非是无菌环境，在每个治疗阶段都要监测水肿。

通过可适用的预防措施或固定来测量关节活动度，没有涉及的关节也不能忽视，尤其是肘关节和肩关节。

尽可能确定感觉状态。最好延迟评估全面客观的感觉评价，直到伤口愈合情况进一步改善且水肿消除。疼痛和水肿都会干扰评价，并且感觉状态在第1周左右不大可能发生大的变化，注意要对无知觉区域进行保护。如果病史没有解释感觉结果，并且治疗师不能通过修改矫形器来缓解症状，那么就要立刻请教医师了。

疼痛的评价：有没有持续的疼痛，还是只有运动时才痛？是尖锐的还是钝痛？手抬高后有没有缓解？日常生活动作的评价应该开始进行了，患者首次只用一只手面对问题。

2.治疗

早期的治疗内容中对患者的教育是最重要的。在整个阶段中，治疗师要进行解释和说明，聆听患者的问题和担忧，并利用每一次机会设置家庭治疗。在这一阶段要与家属进行沟通并进行社会服务机构的介入。

患者应学会区分正常的伤后疼痛和不适，与力量过大后产生运动时锐痛。患者要学会不要害怕早期的隐痛和轻微牵拉的感觉，但同时必须意识到锐痛或持续疼痛是危险的信号。

患者必须注意疲劳和过度训练的迹象，而且不能总让身体告诉自己什么时候过量了。另一方面，如果患者略去了活动的阶段、由于术后疼痛或疲劳而降低活动量，那么就会延长僵硬的状态。如果患者学会正确的家庭训练，不过量或不倦怠，那么就会为顺利的康复打下基础。最初的家庭训练内容要简单，每一阶段都要加入一项新的内容，给患者时间来轮流整合每一部分。

如果患者有严重的疼痛，应请教医师来确定疼痛的原因。镇痛药使许多患者昏昏欲睡且造成依赖风险，对一些患者来说电刺激可能是更好更适合的方法，尤其是有慢性疼痛的患者。

如果手没有知觉，过度的压力或运动都不会引起疼痛，在家庭训练时患者一定要注意保护肢体受伤害。

这一阶段的水肿控制主要是肢体抬高和主动运动。如果血管进行了重建，那么要请教医师是否限制抬高来避免过大负担的量。减轻水肿的按摩限于没有开放性伤口，以及不会影响邻近组织愈合的部位进行。如果存在急性感染，那么为了避免感染向近端扩散，禁忌肢体高于心脏、压迫性包扎及按摩。

在每一阶段，被动训练通常应先于主动活动，以便当面临周围组织的过度被动抵抗时，力弱或损伤的肌肉停止工作。同样，消除水肿的技术应用于降低被动阻力。

未涉及的关节也要活动，从而预防由于制动带来的继发性问题。

矫形定位要根据个人的损伤情况变化，但通常使用静态矫形器来固定、休息及支持受影响的组织，动态矫形器定位用于早期保护性的被动活动。

患者将得益于对日常生活活动问题的讨论。一些人需要适当的设备，另一些人需要合适的技术。讨论本身很有帮助，因为它的重点是功能性活动的康复。

（二）增生期

炎症期结束后，治疗就更积极了。不仅要继续进行伤口护理，还要控制瘢痕，提高运动。然而，必须记住愈合伤口的强度仍很低，且通过过度压力和由此产生的微小创伤仍有可能产生新的炎症反应。

1.评价

继续监测疼痛、伤口和水肿。要注意监控关节活动度，避免形成关节挛缩和粘连。

全面的感觉评价可能要延至到这个时期。密切检查矫形器的压力问题，以及随着水肿的减轻和包扎体积的减小而带来的适应性的改变。每个矫形器也要有规律地进行再评价来鉴定是否有效等。

治疗师要频繁地对患者家庭训练计划的表现、ADL方面的进步和问题以及社会心理方面的结果进行再次评价。

2.治疗

在这个阶段拆线，随着伤口的愈合，对所有瘢痕进行横向摩擦按摩。伴随更广泛的按摩，脱敏在休息之前或训练之后进行。

如果没有禁忌证，对水肿的按压可以开始了。尽可能早地制作弹性体或其他压力垫，从而在早期阶段影响胶原蛋白的形成。

如果没有禁忌证和足够的主动运动，患者可开始轻度的全面任务（肢体抬高来控制水肿并开始功能性使用）。另外，可能需要被动关节活动训练或矫形器来避免关节挛缩或粘连带来的受限。

虽然水肿仍然存在，但在手不活动时仍要抬高，手抬高或佩戴矫形器或使用压力包裹时不应过度影响和干扰手活动的机会。当患者第一次尝试恢复运动时会有一些问题出现，治疗师必须通过适应性技术、设备及时解决这些问题。转诊到社区医疗服务机构可能有助于患者的心理调整，因为严重损伤的功能改变会较明显。

（三）瘢痕成熟–重塑期

从现在开始到出院，治疗都集中在瘢痕重塑、增强修复、鼓励软组织之间的滑动及改善功能和美观程度。对一些患者来说，这可能是进一步重建手术的中间阶段，但最终的目标是一样的，回归伤前的专业和职业活动。

1.评价

必须注意感染的信号。水肿是对治疗的反应，应继续监测。

表皮瘢痕和深层粘连的有规律的评价会揭示瘢痕处理技术的相对成功。对于复合损伤，理解各问题的病因尤其重要。如果限制的来源不能确定，那么治疗可能不会有效（图95–4和图95–5）。

神经损伤后6～8周开始，感觉检查可能会揭示再生情况。每月进行再评价，不仅能提供神经再生情况，还能提供感觉再学习的情况，脱敏过程和感觉再学习的过程必须密切监测。

当肌肉力量、耐力和灵巧性开始解决，阶段性的评价帮助量化进展及查明问题原因（详见第140章）。治疗快结束时，功能性能力的评价帮助患者进行回归工作的准备。当患者回归工作后，可能会有精神和心理上的障碍，早期鉴定可能会帮助解决这些困难。

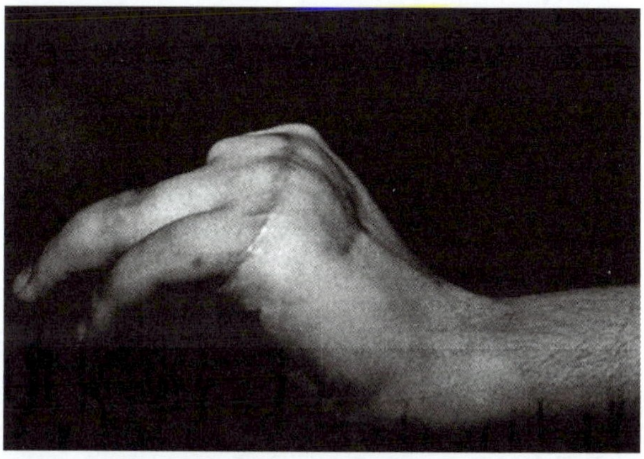

图95–4 该儿童进行了环指和小指的血管重建。许多因素都可导致手指主动屈曲受限。关节僵硬或强直以及屈、伸肌腱粘连是最常见的原因

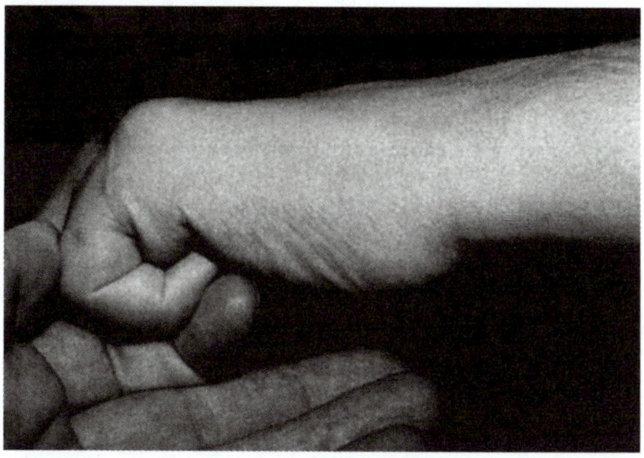

图95–5 小指被动屈曲正常，表明屈肌腱粘连是导致手指主动屈曲主要原因

2.治疗

皮肤瘢痕的管理在这个阶段继续进行。尤其是大的或粘连的瘢痕需要密切注意，可进行超声治疗，而且瘢痕挤压仍要继续。当炎性水肿消退后，可用热疗来提高软组织的活动。

主动和被动关节活动受限在此阶段变得越来越难克服。如果没有足够强度、频率和间断，快速重塑瘢痕组织会变得致密和受限，通过频繁的评价来查明问题原因是非常重要的。在这个阶段开始之前，一些结构被固定住，如果开始活动，治疗师可能会遇到粘连和关节挛缩等继发性问题。

当感觉再学习开始时，应同时继续脱敏治疗。肌力、耐力及灵活性的训练可以逐步开始进行。

在后面的阶段，开始工作或活动模拟，训练患者的日常生活动作。普遍的问题是过度活动，引起炎症反应（图95–6)。冷敷、抬高和暂时降低训练强度可消除疼痛和水肿，但最好还是预防这种情况的发生。

矫形定位在这一阶段主要是提高活动度和功能。保护性静态、渐进性静态和动态矫形器定位提供了长时间的低强度牵拉，动态矫形器协助弱的运动且抵抗阻力。

因为手上多处损伤存在各种需求，特容易将匹配复杂化。患者不喜欢佩戴大、复杂的矫形器或者涉及很多矫形器变化造成的复杂事件表（图95–7

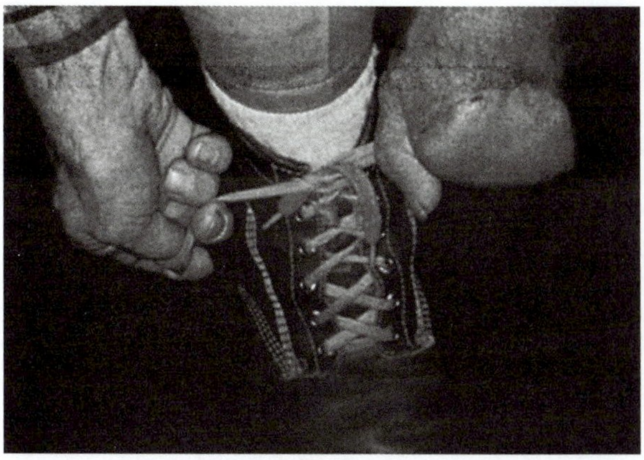

图95–6 掌指关节以远的第2至5指缺失。该患者有足够的抓握能力能够独立进行日常生活。由于是非优势手受伤，并且未累及拇指，所以该患者的功能潜力尤其好

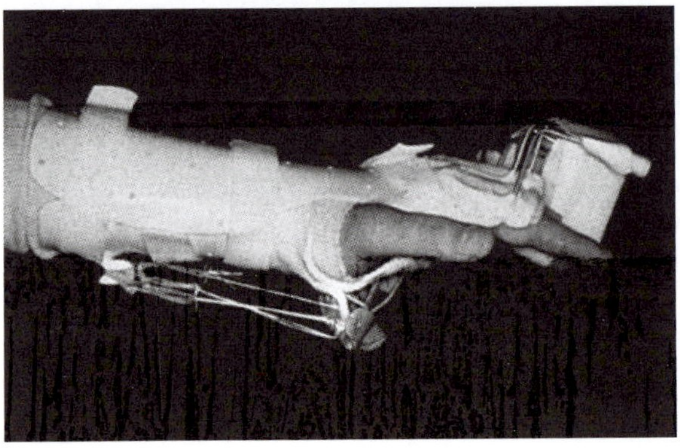

图95-7　该患者进行了中指、环指和小指的再植，随后又进行了伸、屈肌松解和掌指关节囊切开。由于患者对支具固定的要求比较高，所以要设计一个能够满足两个最迫切的需求的支具。从图中可以看出近端指间关节依靠支具保持持续的静态伸直，手的末端不可以活动

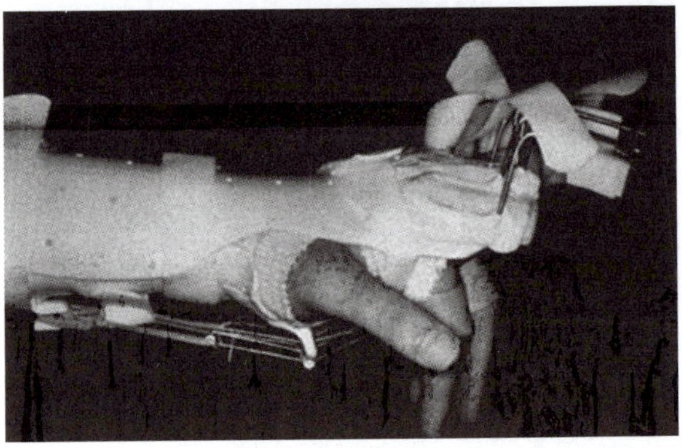

图95-8　支具(见图95-12)的该部分能够允许掌指关节的动态屈曲，手的末端比较自由

和图95-8)。更高的优先需求要先解决掉，矫形器计划应根据再评价的结果而改变。

五、小结

复合损伤术后康复没有简单的公式或方法。关键因素是治疗师对每个损伤组织的正常和病理愈合的理解。患者、治疗师、医师之间要进行持续、密切的交流。虽然一些情况比较艰巨，且这非常具有挑战性，当患者获得成功时会很受激励。

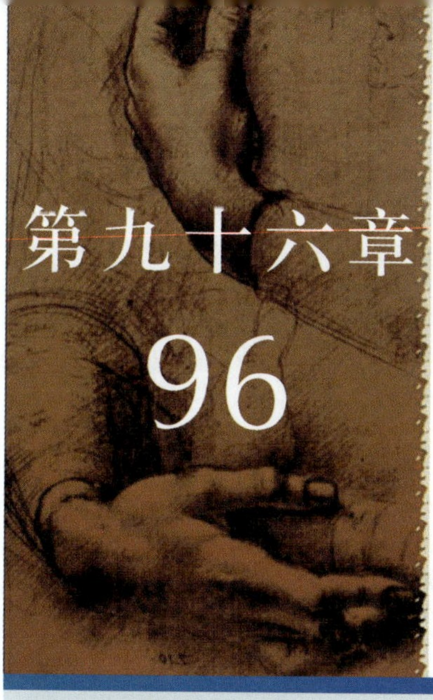

第九十六章 96

手再植及其血管再植的手术治疗和康复

原著者 NEIL F. JONES, MD, FRCS, JAMES CHANG, MD, AND PARIVASH KASHANI, OTR/L
译校者 窦菲菲　潘　钰

关键点

正确的评估和管理

选择合适的患者进行再植手术非常重要，虽然我们应该尽量创造条件使得再植手术可行，但是，很多时候患者的情况预示着再植手术不可能成功。

外科手术

详尽的计划，精确的手术技术及在术中正确的决定都非常关键。外科医师应该按照再植手术的大概方案来进行。

术后治疗

若再植物有良好的血供及好的软组织覆盖，患者就能早期进行活动，避免肌腱粘连。

并发症

上肢再植术后具有比较的并发症，如愈合不良，关节僵硬，肌腱粘连，肌肉挛缩，感觉减退，惧冷。

结论

再植中心应该为这些复合性损伤提供综合治疗。在再植中心，非常有必要加强外科医师和手功能康复治疗师的交流。

显微外科技术使得手指、手部、上肢的断肢成活成为可能。外伤导致的截肢或者断指部分可以通过再植把截断的部分完全连接起来，即使是不完全的断裂，连接点很小，也需要血管的重建来恢复断裂部分的动脉血及静脉血的血供。本章节的重点是介绍再植术的管理，但是其原则同样适用于血管再植术。

1962年第1例成功的上臂再植手术通过断流术完成，1968年通过断流术成功再植断肢拇指。自此，一些大医院组织了再植团队，显微外科技术成为整形外科医师必须训练的内容。上肢再植技术被推广到身体其他部位的再植，包括下肢、头皮、耳朵、部分唇和鼻、阴茎，并且最终推动了显微外科可以对任何组织进行再植。虽然显微外科技术成功率不断地提高，但是手外科医师仍然需要认真评估再植及血管重建之后手的功能结局，因为，有些病例，即使是成功地进行了再植及血管重建，也可能出现僵硬、粘连、疼痛，最终导致比直接截肢更严重的功能障碍。本章节的目的是概述术前评估与管

框96-1 再植术前检查

电话查询
姓名，年龄，职业的优势手，损伤机制
损伤合并伤病史时间
医师和医院的转换
通过救护车或直升机转运设备
确保患者是稳定的传运，应用加压包扎下肢及抬高下肢
更新破伤风的管理，应用头孢唑啉静脉注射预防破伤风
断指包裹在湿的无菌纱布，放在密封的塑料袋，储存在冰水混合的容器
患者的X线片发送到急诊科
回顾片类型和屏幕
检查全血细胞计数和相关的实验室检查结果
获得再植/血供重建手术同意书，在手术室完成截肢手术，输血和可能的血管，神经，皮肤再植
手术台上全身麻醉或腋块毯，直肠应用阿司匹林栓325mg
间歇充气加压装置防止腿部深静脉血栓形成
术后部分准备：标记的神经、静脉和动脉

理，手术技术及术后治疗的基本原则。其中，术后治疗能够使得外伤断肢后的手功能得到更好的恢复。

一、术前评估与管理

（一）地区再植中心：团队的方式

鉴于以下的原因，外伤断肢及其他严重的手外伤，最好能在地区再植中心治疗。多个显微外科医师各施其能；他们熟悉起草术前，术中，术后治疗方案及临床路径。一个完整的再植团队应该包括协调者、急诊科医师、手外科医师、麻醉科医师、病危护理护士及手治疗师。另外，介入放射科医师、重病特别护理专家、心理治疗师、社会工作者也可起重要作用。由于有进行多次手术可能性及术程乏味，所以应该由多个显微外科医师接收患者及处理这些复杂情况。

（二）转至再植服务机构

外科医师通常通过电话咨询决定患者可能适合进行再植手术，一旦决定就会按照框96-1的程序进行。但是，很多情况下没有直接查体，很难对患者的伤情做出准确的评估。一个完善再植中心有一套评估患者是否适合再植手术的策略。

有关医师应该通过加压包扎和患肢抬高以保证避免断肢残端出血。通常不鼓励也没有必要结扎血管组织。对于那些出血严重的患者，需要补液治疗，目前推荐通过静脉用抗生素来预防破伤风。断肢部分用生理盐水浸透的纱布包裹，密封在塑料包里，放置于水箱，用冰块保持温度为4℃。对于大部分的再植手术，外科医师建议有关医师通过救护车或直升机来紧急转运患者和断肢。肢端的X线片应和患者一同送往接收的医院，以争取时间。

再植手术的评估

所有转移来的患者均由急诊科来接诊，检查是否有其他的损伤。通过迅速地查体排除任何相关的损伤。排除诸如颅内出血、颈髓损伤、气胸等威胁生命的伴随症状是非常关键的。再植团队的成员应该从患者那里尽量获取详细的病史，包括年龄、优势手、职业及既往已存在的疾病。更重要的是，对损伤机制的详细描述有助于外科医师判断断肢是由锐器切割或是粉碎还是撕脱造成。如果断肢部分及近端部分的X线片没有能和患者一同送来，应该在来院后获取这些资料。排除肢体上任何接近断端的组织非常重要。常规检查包括X线胸片、心电图、血细胞数、电解质。大部分的肢体再植手术可能需要查血型及交叉配血。

（三）决定是否进行再植手术的因素

1.指标

一般来说，上肢部分或者完全断裂的患者均适合再植或血管重建，但是理想的患者其拇指，多个手指、手、腕或前臂保留平整，侧刀式的伤口，并且这些伤口只是轻微的污染（框96-2）。然而，断肢是否可以进行再植只能由有经验的显微外科医师

框96-2 适用于再植的截肢

拇指
多指
经掌骨
手腕
前臂
儿童的单个手指

和手外科医师来决定。由于患者和家属可能对结局有很高的期望，因此，有一点很重要，就是建议去再植中心接受治疗的医师必须跟患者及家属解释最终能否手术需由有经验的显微外科医师来决定，而不是不切实际的抬高患者的希望。当遇到很难决定患者是否进行再植手术时，外科医师应该衡量患者接受再植手术后手功能的改善优于关闭残端将来安装假体后手功能改善。所有可能经历再植或血管重建的患者必须同意完全截肢的可能。

2.禁忌证

绝对或相对禁忌证，见框96-3和框96-4。

绝对禁忌证： 明显的相关损伤。手指断肢很少合并其他严重的损伤，但严重的上臂断肢通常合并头部，胸部及腹部损伤。这些情况都有可能危及生命并且妨碍上肢的再植。

断肢部分的合并伤：由粉碎性或撕脱造成的沿着手指血管走行的广泛损伤可排除再植手术的可能。如果断肢部分（图96-1）广泛粉碎或掀翻，或者如果截断的肢体上有多层次的节段性的断肢部分，这就表示不适合再植(图96-2)。临床上可以通过X线片来检查断肢部分，通过X线检查可揭示多层次的骨折。

系统性疾病：最后，老年患者有心肌梗死，心衰，慢性阻塞性肺疾病或控制不佳的胰岛素依赖性糖尿病的情况均不适合长时间的手术及麻醉。

相对禁忌证：患者为老年人，通常有明显的系

框96-3 再植的绝对禁忌证

- 严重的合并伤
- 断肢的多处损伤
- 系统性疾病

框96-4 再植的相对禁忌证

- 患者年龄
- 撕脱伤
- 热缺血时间过长
- 严重污染
- 精神异常
- 单指离断

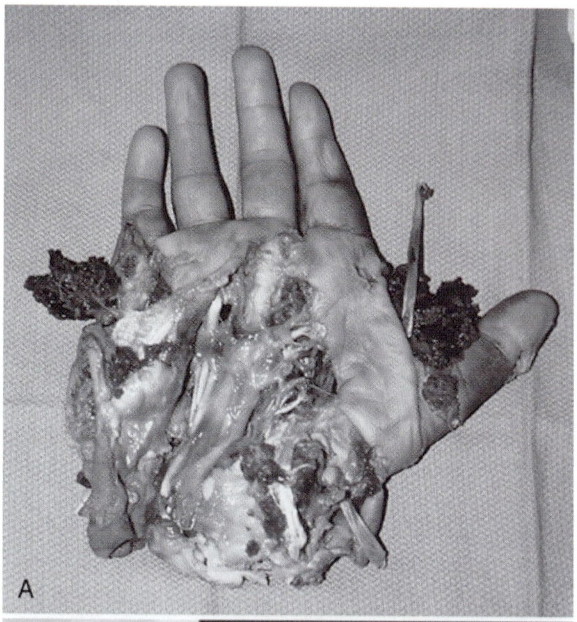

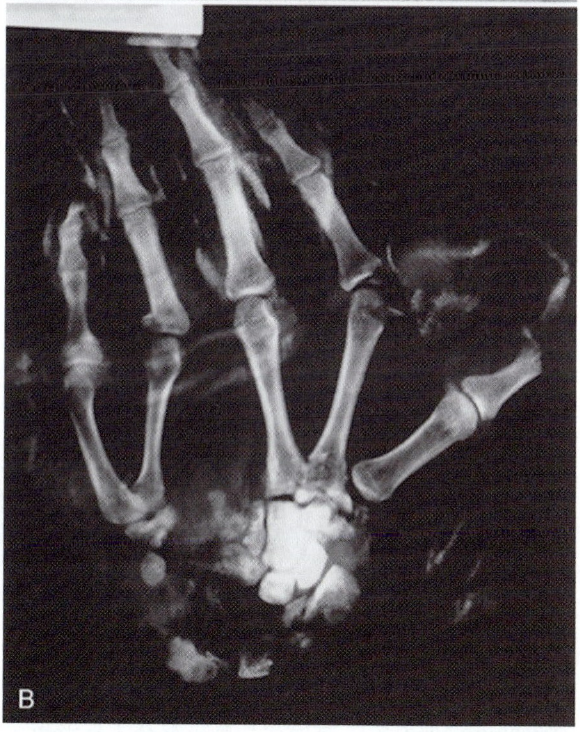

图96-1 A.这手为砍伤，受损太广泛难以尝试再植；B.X线片显示损伤的程度

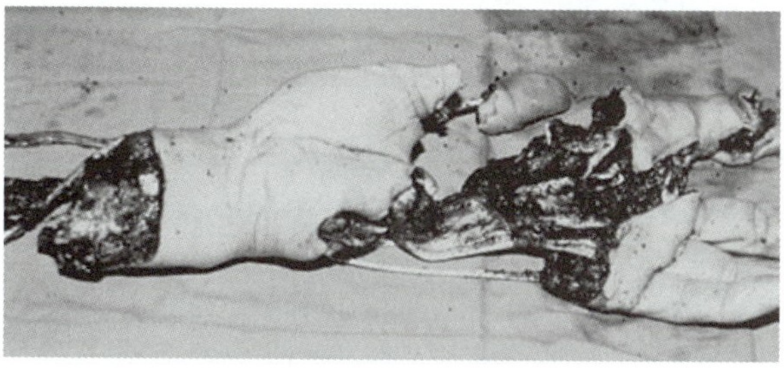

图96-2 多层次损伤时禁忌再植

统性疾病，但更重要的是，老年人手指再植后肌腱及神经功能的恢复要比年轻人差，并且增加相邻非损伤手指的指间关节僵硬的风险。上肢血管动脉硬化发生率相当低，但是老年患者进行腕关节水平的再植后会偶尔有尺动脉和桡动脉吻合口出现动脉硬化。相反，很多老年患者非常活跃，他们手功能的恢复对他们的日常生活活动和兴趣爱好影响很大。

由于儿童的血管口径比较小，血管痉挛明显，因此给儿童进行再植术需要更高的技术要求。尽管这样，也应该尽量给儿童行手指的再植术，因为儿童再植后的手指可以继续生长。另外在儿童，肌腱及神经的恢复要比成年人的好。

撕脱性损伤：通常会累及断指近端和远端血管和神经的广泛性损伤，试验发现通过电子显微镜切割，血管损伤直至切割口以下4cm，而手术显微镜，血管损伤至切口下0.8cm，临床上手指的撕脱性损伤在竞技运动及滑冰运动中相当常见，这类损伤通常伴有长节段的神经及屈肌和伸肌肌腱附着于断指上。相反，手指血管通常从手指远端开始撕脱，有时甚至直至远节指间关节水平（DIP）的3根血管分叉处。只有在血管分叉前的远端的手指血管管径保持正常再植手术才可能成功，需要利用插入静脉再植物或从邻近手指再植来的神经血管束。

撕脱性损伤最极端的例子就是所谓的环形撕脱伤，该圆周形撕裂从近节指骨，伴有血栓形成，或者背静脉和动静脉的横断面，到手指软组织包膜完全撕裂或者经过指间关节的撕脱（图96–3）。Urbaniak和他的同事提出环形撕脱伤的简单分类方法包括三大类（框96–5）。该分类方法由Kay和他的同事扩展至四大类（框96–6）。

Ⅱa和Ⅲa水平的损伤通常需要通过插入静脉再植物进行血管重建，Ⅱv和Ⅲv级损伤需要进行静脉吻合。Ⅳ级完全性撕脱或完全性断肢需要完整的再植程序。约75%的Ⅱ、Ⅲ和Ⅳ级的环形撕裂可以通过血管重建或再植成功挽救。

延长热缺血时间：肌肉是一种对缺血最敏感的组织之一，室温下缺血超过6h，就会发生不可逆的反应，由于前臂近端和上臂由大的肌群组成，因此对于这些部分的断裂，尽快冷却这些组织非常重要，如有必要，通过动脉分流的再灌注可以减少热和冷的缺血时间，有助于提高再植手术的成功率。

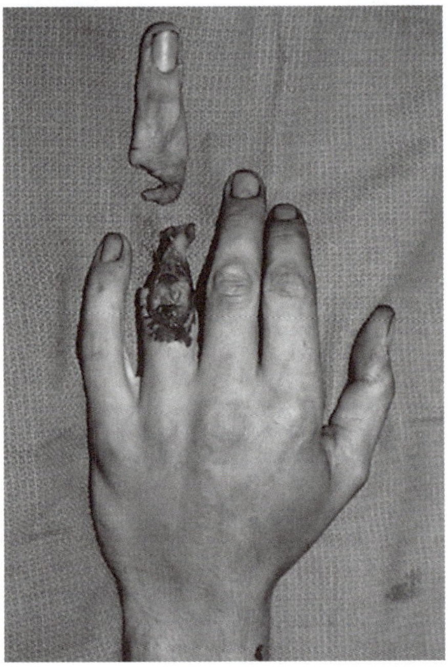

图96–3　完整的环形撕脱伤

框96–5　环形撕脱伤的分类

Ⅰ类	循环充分
Ⅱ类	循环充分但流通不足
Ⅲ类	全脱或完全切断

框96–6　环形撕脱伤分类类

Ⅰ类	循环充分，有或没有骨骼肌损伤
Ⅱa类	动脉循环不足，无骨骼损伤
Ⅱv类	四静脉循环不足，无骨骼损伤
Ⅲa级	动脉循环不足，伴骨折或关节损伤
Ⅲv类	静脉循环不足，伴骨折或关节损伤
Ⅳ级	完全截肢

由于手指上没有大的肌群，因此能耐受更长时间的缺血。有报道，多个手指断肢33h的热缺血和94h的冷缺血后均再植成功，手断肢在54h的冷缺血后再植成功。虽然有这些极端病例的报道，我们还是应该尽可能地使再植和患者的准备工作简单化。

重大污染：任何上肢再植术之前都应该进行彻底的外科清创术，但是有时在农场受伤就会被胚胎组织污染，在工厂受伤就会被油脂污染，这些情况有可能不能进行彻底的清创术，鉴于感染的风险和来势汹汹的脓毒症原因而不能进行再植手术。

心理问题：自我伤害经常造成手或腕断肢，之后仍然有可能再次自杀并自杀成功，所以这些患者在决定相关再植手术之前需要进行紧急的心理评估。

单指断肢：虽然儿童单指断肢进行再植是不容置疑的，但在成人单指断肢是否进行再植仍然有争议。即使近节指间关节（PIP）的近端断肢后仍有存活的能力，但是由屈肌肌腱修复在2区所造成的粘连使得手指运动不良，导致近端指节间关节和远端指节间关节屈曲不全。再植示指近端到近节指节间关节断肢后再植在成人普遍不支持，因为示指断肢后，大脑示指支配区消失，并且会以中指替代拇指-中指的对捏功能。同样的，因为趾深屈肌（FDP）肌腱有共同的起源，单独一个中指，环指或小指的再植可能干扰其他两指的运动。然而，通过在中节指骨或远侧指骨远侧插入趾浅屈肌（FDS）肌腱的单指再植术，可提供良好的感觉恢复及近节指节间关节保留完全的屈曲度。

二、外科技术

（一）断肢部分的准备

如果外科医师决定患者和断肢的情况符合再植标准，断肢和X线片就会被带到手术室，这样当患者准备术前麻醉时，医师可以处理断肢。断肢用常规的杀菌溶液清洗，放置在一个小的手术桌上，如果污染严重，断肢可以用无菌生理盐水冲洗，断肢的所有结构都应该辨认出来和做上标志，开始在小型放大镜下放大，之后应手术显微镜下放大。

1.皮肤切口

在断肢的手指上，做中部侧面切口，这样前部和后部的皮瓣可以用于提供通道到达尺侧和桡侧的神经血管束。对于环形撕脱来说，有时也会用单纯背侧中线切口。对于上臂和前臂断肢来说，切口不被直接开在神经和血管上面，因为这样有可能使得切口最初的那层不能关闭，最好不要把皮瓣直接放在修复过的血管和神经上面。断肢和残肢上的切口可以叉排的形式，这样皮瓣可以在最后关闭时以“Z”字形的形式变位。挫伤皮肤边缘和任何被污染的皮下组织要彻底清除。

2.清创术

对于前臂和上臂的断肢，很难决定有多少肌肉最终能保留作用。明显的挫伤，撕裂伤或被污染的肌肉必须彻底清除。在其中的一支动脉上插入导管，用肝素化的林格乳酸溶液灌注，如果血流存在，证明该部分的肌肉仍有活力。任何肌肉没有渗出林格乳酸溶液应该被彻底切除，因为即使动脉和静脉吻合完成之后，它也不会有血流灌注。上臂和前臂断肢时，通常需要腕管松解和切开。这些切口被设计成超过前部和后部前臂肌肉隔间，也要超过第2和第4掌骨，这样能到达内部肌肉间隔。

3.标志神经血管结构

利用小型放大镜或手术显微镜，可以通过中间侧面切口辨认断肢的两支手指动脉和尺神经和桡神经，可通过神经和血管的走行辨认手指神经和血管。对于环形撕裂伤，可能有手指动脉的扭曲，这些扭曲的血管随后应该用手术显微镜追踪，如果有必要，追踪至远节指间关节处出现正常的血管管径为止。当撕裂从手指的远端开始时，这些环形撕裂伤在断肢找不到手指血管。只有发现手指血管的末端才能使再植手术成功，但是这样需要插入静脉再植物。利用血管钳辨认两根手指动脉和两根手指神经，使得之后的更容易辨认。我们建议用中号血管钳标志神经末端，用小号血管钳标志血管，在接骨之前用此方法来区分这些组织。从断肢末端开始将手指神经切1～2mm，直至见到正常的神经束。同样的，手指血管用显微解剖剪修剪，用血管扩张器来扩张血管。继续向远端连续切断直至在手术显微镜下出现管径正常的动脉。有一点很重要，即使需要插入式静脉再植物，也要将受损的血管切除直至见到正常的内膜为止。不能超越受伤区域，保留静脉再植物失败都是再植手术常见难题。

背侧皮瓣在皮下组织和伸肌肌腱之间的平面远端掀高，使得在皮下组织里可见背侧神经。背侧皮肤随后从断肢水平提高1～2mm，以便辨认2～3根静脉，这些静脉同样可以用小血管钳标志。

上臂和前臂的断肢，肱动脉，尺动脉，桡动脉及正中神经，桡神经，尺神经和几根大的皮下静脉，需要以相似的方法来辨认和标志。

4.屈肌和伸肌肌腱的准备

伸肌肌腱在断指通常不会缩回，可以在断指远端5mm从骨膜下缓和地提高，如果肌腱末端参差不齐，可以用外科手术刀切齐。FDP和FDS肌腱可能会在断肢水平很明显，或者被发现在手指更远端，这取决于断肢时手的位置。需要切开屈肌肌腱腱鞘来辨认两种肌腱，但必须小心谨慎，保留至少50%的A2和A4滑轮以阻止术后弓弦状态。两种屈肌肌腱末端应用外科手术刀切除任何凹凸不平及被污染的组织。3-0号或4-0号编织尼龙制成的核心缝合物可以在断肢部分的骨固定前放入到FDP肌腱里，因为在再植术的后阶段放置这核心缝合会变得更困难。

5.骨缩短和固定

缩短骨是所有上肢断肢再植术中不可缺少的步骤，因为缩短骨有可能促使主要的神经修复，和实现首尾相连的血管吻合。根据断肢的水平，外科医师需要决定是否只需要在断肢部分或只在残肢部分实行骨缩短，或两者均需要。然而，保留掌指MCP、PIP和DIP节的活动功能及插入的屈肌和伸肌肌腱非常重要。

断肢骨的骨膜从骨端开始被掀起。在Esmarch's绷带或外科手套上制作一个小洞，通过该洞口放置骨端在骨切除时保护软组织。该骨头随之被电力锯横切切断。前臂的断肢，尺骨和桡骨需要被缩短2.5～5cm，而上臂的断肢，肱骨需要缩短4～8cm，使得神经和肌肉得以修复。

再植手术可以选择坚强内固定，主要起到早期运动时保护关节的作用。虽然克氏钢丝固定是一种迅速和简单的技术，但是更为坚固的固定方法可以使得术后能早期进行更为积极的治疗。利用再植趾骨的再植术，使用90-90号髓内针。另外，除了可以使用90-90号固定外（图96-4），还可以使用纵向的克氏钢丝或钢板。为了尽量减少骨膜的剥脱，通常会优先考虑使用克氏钢丝，而不是钢板。要达到尺骨和桡骨的坚强内固定，通常需要3.5mm的动态压缩板（图96-5），要达到肱骨坚强内固定，就需要4.5mm的动态压缩板。这些钢板和髓内钉可能在固定到残肢以前被用到断肢部分的骨头里。

如果断肢通过关节，关节融合术可以同时起到缩短骨头和固定的作用。尤其在MCP关节水平的拇指再植和在桡腕关节水平的手再植时，会用到这种方法。然而，通过MCP关节的手指再植，另一种方法就是利用硅酮弹性体再植物来替代关节成形术，以达到保留关节运动的作用。

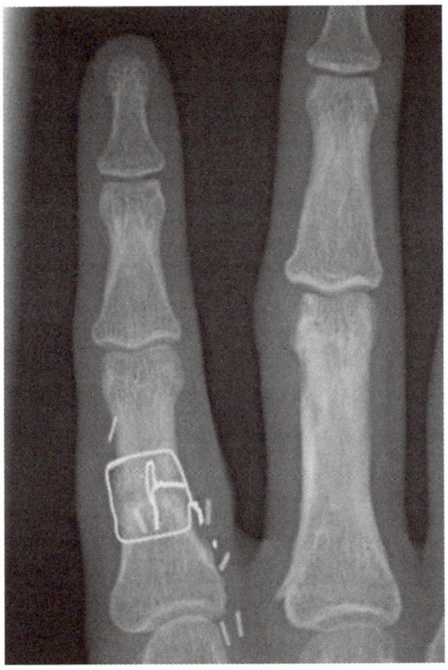

图96-4 90-90的X线片显示指骨再植，骨内钢丝固定在断指

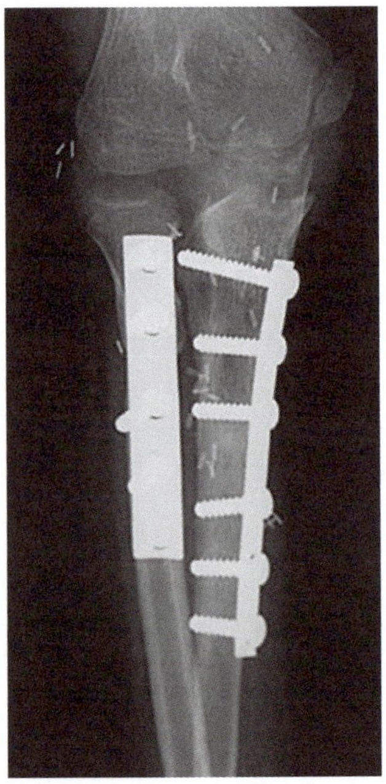

图96-5 X线片前臂再植，用3.5mm动力加压钢板内固定桡骨和尺骨

6.止血

最后，断肢部分的止血通过双极电凝来实现，因为一旦完成了血管重建有时就很难止血了。止血对于前臂再植和经掌骨的再植术特别重要，因为掌骨动脉的深支可能会出血很严重。断肢部分准备好并用冰生理盐水湿润的纱布包裹直至患者就绪。

（二）残肢的准备

手术通常是在全身麻醉下进行，由于手术时间很长，必须插尿管。另外，我们常规用弹性袜和间歇加压设备预防深静脉血栓。患者用热毯子包裹来保持体温。处理残肢时，除了那些通过肱骨的，都要用带垫子的止血带包绕上肢。如前所述，对断肢部分要进行清创，辨认，标志所有组织。屈肌肌腱可能会向近端回缩，修复之后可以用25号的针头贯穿保持适当的长度。再植前可将3-0号或4-0号编织尼龙材料的核心缝合物放置于FDP肌腱的近端残肢。当辨认出手指血管之后，将它们再至更接近手掌处。随后用显微外科剪修剪整齐手指血管末端，用血管扩张器扩大血管直径。连续切口动脉直至在手术显微镜下见到正常的内膜。

清创、辨认及标志完所有的组织后，止血带应放气，并评估动脉血流的压力。利用显微钳牵拉每一根正确或正常的手指血管。如果喷出试验结果优良，应该用单血管夹来阻断血流。如果通过近端动脉的血流不佳，可能是由于血管痉挛或尺动脉在Guyon's管处受压所致。手指血管可以用罂粟碱浸泡来缓解血管痉挛。经掌骨的断肢，通过Guyon's管释放尺动脉，以暴露整个掌浅弓。最后，在近端的残肢，止血要充分，尤其是经掌骨及前臂和上肢的断肢。

（三）再植技术

虽然下面所描述的是再植术的标准技术，但是血管重建术过程按照这一工作步骤的部分取决于受伤的程度。我们建议笔记录下受伤的成分。这样就可以按照清单项目来进行修复，当多个手指损伤时，这些清单记录了受伤及修复的情况，为手术后治疗提供了参考。

一旦外科医师已经确定，有很好的接近正常的动脉血流和止血带止血的足够时间有（20min），则放松止血带以促进骨固定和屈肌及伸肌肌腱，以及手指神经的修复。

在断指再植修复术中有一个明确的顺序已被提倡。

1.骨性固定。

2.骨膜修复。

3.指伸肌腱修复术。

4.肌腱修复。

5.神经修复。

6.动脉吻合。

7.静脉吻合。

8.缝合皮肤。

然而，修复顺序现在更关系到外科医师的个人偏好。先在止血带下先行骨固定，屈肌和伸肌肌腱修复，和手指神经修复然后完成再植指动脉和背静脉的吻合。这是符合逻辑的做法。另外，我们有时会在释放止血带进行动脉前进行静脉吻合术，静脉吻合（极其乏味）可以在血少的领域做了。在多个手指断肢的病例，我们通常会进行一个结构再另一个结构的方法（修复所有的骨头，然后所有的肌腱等），而不是通过一个手指再另一个手指的方法。

1.骨固定

远端断肢部分和近端残端是对齐的，坚固内固定是采用加压钢板来固定肱骨、桡骨和尺骨，纵向的克氏针，90-90号板布线，或新研制的掌骨钢板；指骨骨内90-90号布线。通过对断肢的拇指掌指关节或通过腕部的桡腕关节的融合术，主要是使用类似的技术方法。坚强固定后，允许早期的术后治疗。

2.骨膜修复

如果可能的话，应采用背侧骨膜5-0号可吸收缝合修复。这可能会提高骨性愈合，但更重要的是，可以防止骨固定点伸肌腱粘连。

3.指伸肌腱修复

伸肌腱修复用4-0号可吸收，然后用间断褥或“8”字缝合。

4.屈指肌腱修复

将手转过来，掌侧骨膜用5–0号可吸收缝线修复。如果可能的话，修复FDP和FDS肌腱。平坦的FDS肌腱可用间断褥或改良凯斯勒缝4–0号尼龙编织修复，然后把之前放置在FDP肌腱近端和远端的两个核心缝合绑在一起，用6–0号单丝运行环缝合完成肌腱修复。在这两个屈肌腱，以3–0号或4–0号尼龙在第二层褥式缝合来实现一四股芯修补，这种缝合方法将允许早期活动。在初级Ⅱ区屈肌腱修复时，同样的精湛技术应该用于再植中屈肌肌腱修复，再植后为屈肌腱独立滑翔提供最好的环境。

5.神经修复

把显微镜放在适当的位置，近端和远端的手指神经用9–0号、10–0号尼龙缝线或外膜修复。在腕、前臂或上臂水平这些更近端断肢，再次用9–0号尼龙缝 线修复正中、尺、桡神经的神经束。因为之前行骨缩短手术，正中、尺、桡神经的修复可在无任何张力的位置上进行。

6.动脉吻合

如果在骨固定时通常止血带时间没有超过120分钟，伸肌和屈肌腱修复、神经修复、静脉吻合可在止血带止血下开始。否则，应止血带放气，动脉和静脉的吻合是在止血带下进行。把外膜从动脉两端去除，用扩张器扩张血管管腔。如果使用双逼近夹，手指动脉张力最小，可以用中断的9–0号和10–0号尼龙缝线进行直接端端吻合。如果有张力过大或动脉的近端和远端之间有一个明确节段间隙，有必要插入静脉再植物。在断指再植术后应修复手指动脉，如果可能，大多数的手指在只有一个手指动脉吻合时可以再植成功，在前臂的桡动脉和尺动脉均应修复。

7.静脉吻合

在每个手指2个或3个背静脉采用标准显微外科技术通常用10–0号尼龙缝线进行端端吻合。在静脉吻合时静脉近端和远端被引入逼近钳时如果有任何张力，应考虑使用插入静脉再植物。对经掌骨的断肢和在手腕水平的断肢，至少应有3条或4条背静脉吻合，约1条动脉就有两条静脉。在手指动脉吻合前行静脉吻合的优势是能减少失血量和避免一旦动脉血流已恢复，静脉吻合术在血泊中进行。然而，动脉吻合可能需要在以下情况下在静脉吻合前进行。

- 当已经有很长的缺血时间。
- 非常远端断肢的动脉血流手指恢复有时可以更容易识别的收获止血带控制下的双极电凝的方法远端静脉。
- 上臂和前臂近端再植时，有去血管化明显的肌群，在这种情况下，必须始终首先尽心进行动脉吻合，这样患者在完成静脉吻合前在短时间内远端静脉开放（否则，如果先进行静脉吻合，再灌注缺血性肌肉产生的代谢性酸中毒，高钾血，返回循环系统可能导致心搏骤停）。

8.介入再植

插入静脉再植可能在以下3种情况时需要。

（1）当骨缩短无法保持关节功能。

（2）在撕裂或损伤，有一个广泛的沿动脉的分布损伤区。

（3）断肢的拇指尺侧指动脉通常是供应拇指血流的动脉，有必要翻转手进行拇指尺侧指动脉端端吻合术。

当拇指背面朝上时（图96–6），插入静脉再植与尺动脉吻合更容易。然后插入静脉再植可以在第一空间的背面与拇指主要动脉吻合，这既是外科医师又是手术显微镜更为方便的位置。可从足和腿的掌面获取静脉再植作为前臂血管。墨水标记放在再植静脉远端来定位血流方向，和另外墨水标记可以沿着再植静脉的长度放置，防止扭转。可取Y形静脉再植来促进一个共同的手指与相邻手指的两个手指动脉吻合。

骨固定前，许多介入动脉静脉再植物可以与断肢动脉远端吻合。此外，相互位置再植物也可以通过与近端动脉端端吻合或与掌浅弓或与桡、尺侧腕上动脉进行端侧吻合。该近端吻合完成后，放开显微手术夹让血流进入插入静脉再植物或动脉再植物。这种顺序具有确定近端吻合通畅，避免扭曲的优点，可以精确估计达到远端血管所需的再植物长度。然后可以进行端端的远端吻合，使得再植物上

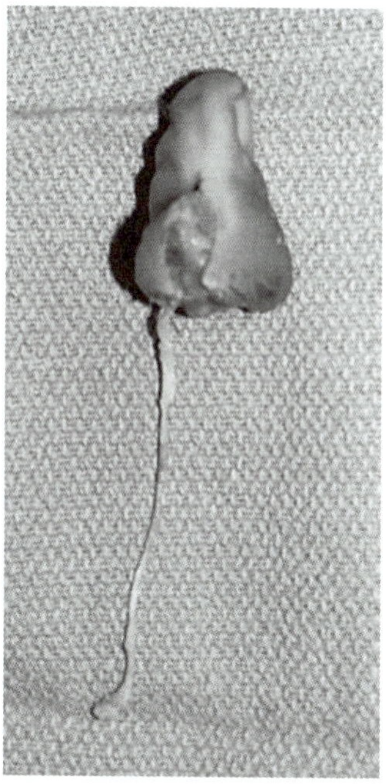

图96-6 拇指再植使用插入静脉再植到远端尺动脉

仍保留动脉血；或者应用一个单一的微血管夹夹住吻合口近端，用肝素化的生理盐水溶液进行再植物血液灌溉。最后，如果再植静脉太长，它会扭曲，特别是在手指上，这会导致再植静脉闭塞和最终再植失败。因此，如果有任何扭曲，无论是近端或远端吻合应加以较短的再植修复。

9.断肢部分再灌注

一旦完成介入动脉吻合或插入静脉再植物，就可以放开显微外科夹。所有吻合处用罂粟碱浸泡和用温盐水灌溉肢端。通过在第3指节骨远端的骨髓膨胀和颜色的恢复情况及毛细血管的再充盈来评估断指或肢端灌注是否成功恢复。此外，应在断指的边缘看到鲜红色出血。每个动脉和静脉吻合应采用阿克兰试验测试通畅，用血管扩张器挤通一段血管至远端吻合口，然后放开近端血管扩张器。如果手指或手不“粉红了”，外科医师要查3个原因：①血管痉挛；②动脉吻合的技术问题；③接近正常的动脉血流不足。

血管痉挛可用罂粟碱缓解和（或）使肢体变暖来减轻。如果远端吻合持续血流不足，应尽量切除吻合口，并进行第二次吻合术或插入静脉再植物。如果有吻合口近端血流不佳，这可能表明血管痉挛，可用药物减轻痉挛，或可从一个更大的，更近的流入动脉如掌浅弓和桡、尺动脉来安排静脉再植物的位置。

另外，如果手指毛细血管快速充血而变肿胀或发绀，外科医师应在手术显微镜下检查静脉吻合。虽然血管痉挛可能是一个潜在的原因，它更可能是因为吻合的技术问题所致静脉流出道闭塞，这需要修改其中的吻合口或插入小静脉再植来缓解吻合口张力。

10.关闭

如果外科医师对肢体灌注已经满意，皮肤可以关闭。应该避免气密性关闭，因为这将压缩静脉流出，导致继发性静脉血栓形成。皮瓣再位可做Z字形成形术，或甚至可将小的厚皮再植物直接用于动脉或静脉的吻合或再植静脉物。如果在皮肤缝合的任何时间，指尖失去了粉红色或变得灰蒙蒙的，这表明过度的张力影响了动脉流入或静脉流出。缝线必须拆除，厚皮再植物或伤口可以粗糙。至关重要的是，应保持敷料宽松和不适合用的圆周法包裹。最后，用宽松的保护背堵石膏矫形器固定肢体和抬高肢体。

（四）术后护理和监测

显微外科吻合过程中，松开显微手术夹，静脉注射40ml右旋糖酐40，其后持续输注右旋糖酐40，25ml/h，持续5d（以70kg的成人）。每日口服阿司匹林（81mg），持续用抗生素，并在外科医师根据污染的程度确定使用的时间。肝素抗凝并不常用，除非已经有一个广泛的挤压伤或动脉流入或静脉流出长时间修复困难。根据活化部分凝血活酶时间调整连续静脉注射肝素的剂量。然而，肝素可引起再植本身出血，产生水肿、肿胀，这可能会导致动脉或静脉吻合的压缩和最终继发血栓形成。此外，必须分别为每一位患者考虑抗凝治疗的系统性风险。

患者应禁止吸烟，因尼古丁潜有在收缩血管机制的不利影响。有经验的护理人员应持续72h通过指尖的颜色和毛细血管再充盈监测再植物的灌注情况。如果指尖肿胀和毛细血管回蓝，这表明静脉淤血由于紧缩的敷料或静脉吻合口血栓形成。

断指再植术术后灌注情况的监测更客观的技术包括温度监测、激光多普勒血流仪、经皮氧分压和脉搏血氧饱和度和荧光素注射。通过对再植的手指与相邻的正常的数手指或对侧手的温度对比监测温度差是最常见的一种技术。温度差为2℃或绝对温度小于30℃时，要求立即再探查动脉和静脉吻合情况。小儿脉搏血氧探头宽松地固定到指尖已被证明是最简单的技术，为术后监测提供连续血氧饱和度读数及手指的脉冲率。脉冲丢失表明动脉阻塞，而氧饱和度减少低于90%可能表明静脉闭塞。

（五）再植失败后的再探查术

如果临床检查或一种更客观的监测技术表明，再植部分灌注受损，医师应该首先检查敷料内血液凝结没有收缩。应去除所有的敷料，如果出现任何缝合线紧张，应立即切断。如果颜色和指尖毛细血管再充盈不改善，患者应立即返回到手术室进行动脉和静脉吻合的再探查。一个或更多的吻合口血栓形成可能是显而易见的，但另有一个通畅试验应进行到每个远端吻合。如果有血栓形成或没有血流，吻合口应取下并修正；然而，这通常需要使用的插入静脉再植物。如果能及时发现灌注不良，吻合的修改往往是成功的。在静脉淤血而不能进一步行静脉吻合情况下，应拆除钉板，使甲床粗糙，并用肝素浸泡过的纱布以促进静脉回流。另外，水蛭的串行应用程序可以偶尔救助再植的静脉淤血（图96–7）。如果使用水蛭，有必要的使用第三代头孢菌素类抗生素进行抗嗜水气单胞菌感染的预防管理。

（六）特定水平断肢再植

1.末节指骨

当锋利的断肢通过远端指骨，任何其他形式覆盖指尖的再植方法可能是更好的选择。虽然由于手指动脉远端的体积小，对技术有一定的要求，但手指或拇指可恢复几乎正常的外观，如果手指神经可修复近似正常，指尖可获得非常满意的感觉恢复。0.028G或0.035G氏针逆行通过远端指骨远端片段，沿其掌面，断肢的远节指骨部分用一个或两个缝线缝合，用于临时稳定远端片段。一根手指动脉和两根手指神经在手术显微镜下修复，然后远端指骨缩短，以及克氏针在远端指骨关节面下方钻孔，如果有必要，穿过DIP关节进入中节指骨。

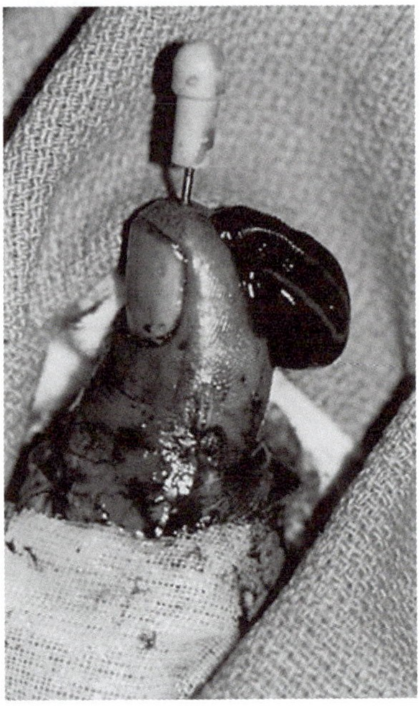

图96–7　应用静脉淤血蛭

静脉从再植手指末节流出可能是一个问题。偶尔松开止血带后，可在近端甲襞确定一个小背静脉和一个单一的吻合静脉。其他的防止静脉淤血的方法包括去除钉板和应用肝素浸湿过的纱布，临时应用水蛭，或在一个近端指动脉和一个远端静脉之间建立一个动静脉血管吻合。最后，背侧皮肤和指甲床松散地修复。

2.中节指骨

在中节指骨的FDS肌腱远端再植手指断肢指骨可以获得良好的功能结果。这是因为近端指间关节保持完全屈曲功能，手指神经修复后感觉恢复比较好。FDP肌腱所在的区域只有这一唯一的肌腱，因此其滑动不受瘢痕的限制可滑动相邻的FDS肌腱。

3.近节指骨

通过近端指骨的断肢再植术的结果因为Ⅱ区肌腱粘连而受影响。因此，手指再植时FDP和FDS肌腱修复和一个孤立的Ⅱ区屈肌腱损伤修复必须使用相同细致的技术。如果克氏针用于骨固定，那么就不能刺穿MCP和PIP关节，以便可以早期进行温和的被动关节运动度（PROM）和主动活动度（AROM）练习。

如果有指间关节关节软骨的破坏，必须在功能位上进行指间关节融合术。指间关节融合术可用于骨固定再植相同的技术来完成，最好使用90–90号内布线。示指的PIP关节通常关节固定在一个20°的位置，中指、环指、小指PIP关节分别位于30°，40°，50°。

在这个区域，外科医师必须为每一位患者考虑不同手术方式的术后长期康复和整体的功能结果比较。PIP关节融合通常导致手指僵硬，不能正常的日常活动。如果其他的手指有相关的伤害，包括肌腱撕裂，不应该在这个部位行单个手指的再植，而应让其余的手指康复训练（图96–8）。

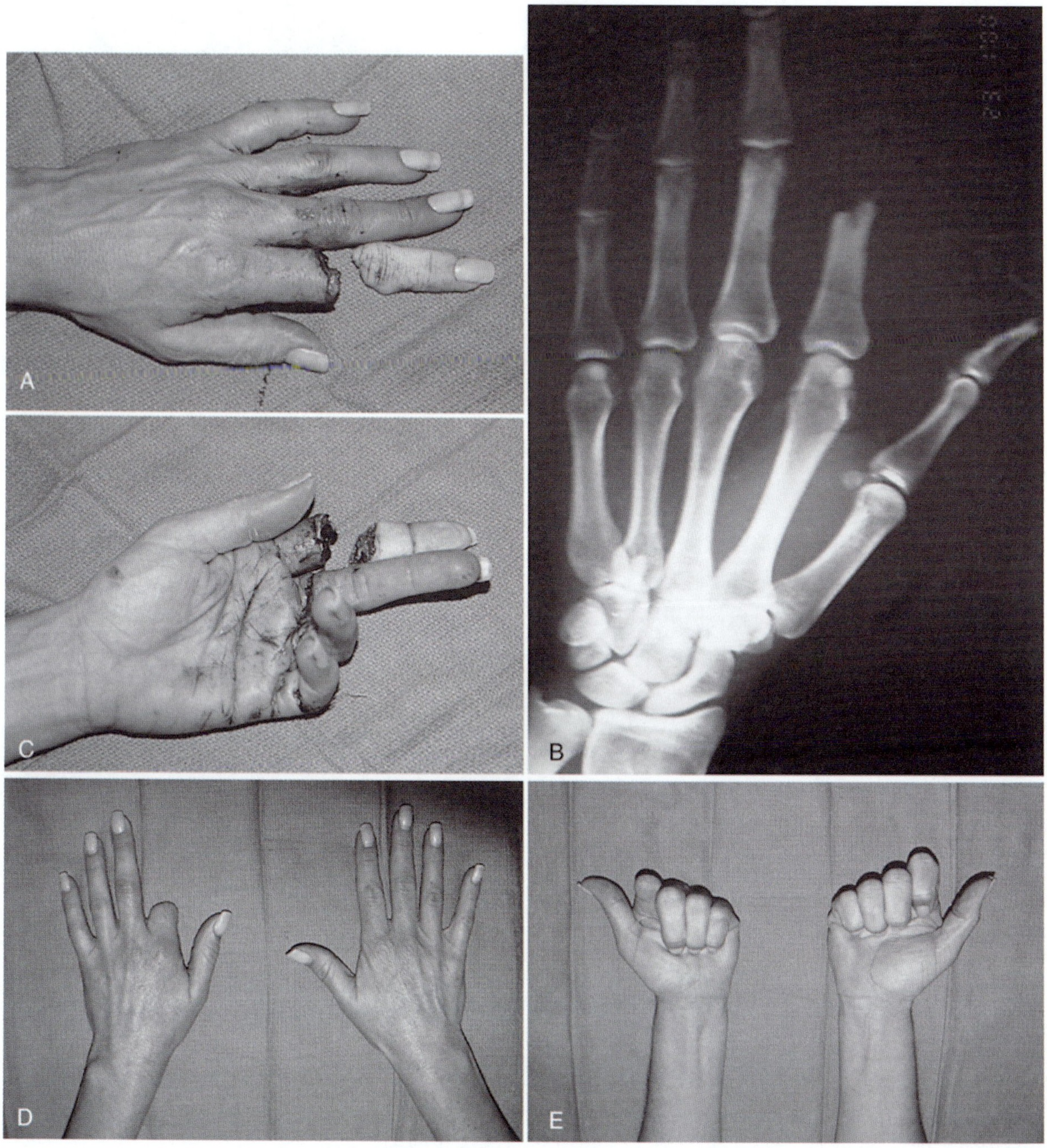

图96–8　A.本例患者在Ⅱ区保留示指；B.X线片显示示指截肢水平；C.探查中指，揭示Ⅱ区指深屈肌腱和浅屈肌腱横断。让中指最佳康复，示指不再植；D.左手示指完成截肢后4个月和左中指屈肌腱Ⅱ区修复（背视图）；E.左手示指完成截肢后4个月和左中指屈肌腱Ⅱ区修复，掌侧视图显示了良好的左手中指运动范围

4.多指

多个手指的断肢，外科医师要么通过近端或中间指骨进行再植，要么逐个手指或逐个结构的顺序进行再植。在第一种技术中，在再植另一只手指之前的前一个手指的所有结构都必须修复。采用结构顺序的技术时，应在所有再植的手指上逐个修复相同的结构。例如，先行所有手指的骨固定，然后进行所有屈肌腱修复等。使用哪种技术取决于外科医师的偏好，但结构顺序可以更快，略有改善生存相关生存率.如果选择了结构顺序的方法，每个手指动脉修复应最后进行，以便修复其他结构时不出血。

当超过两位手指断肢时应该尝试再植，尽管情况可能不理想。这种"打捞"可能涉及当一个更重要的手指无法再植时，用一个断指再植取代。例如，如果在一个多指截肢，拇指严重受损，不可再植的，偶尔可以用另一手指再植到拇指位置上以提供更好的手功能重建。同样，一个较长来自手的尺侧的断指可能替代更重要的桡侧手指，保持桡侧手指长度更合适，或允许PIP关节在再植的手指保持运动。最重要的是，静脉再植、神经再植、皮片再植甚至小型游离皮瓣或游离关节再植可以从非再植手指上获得来重建相邻的手指。

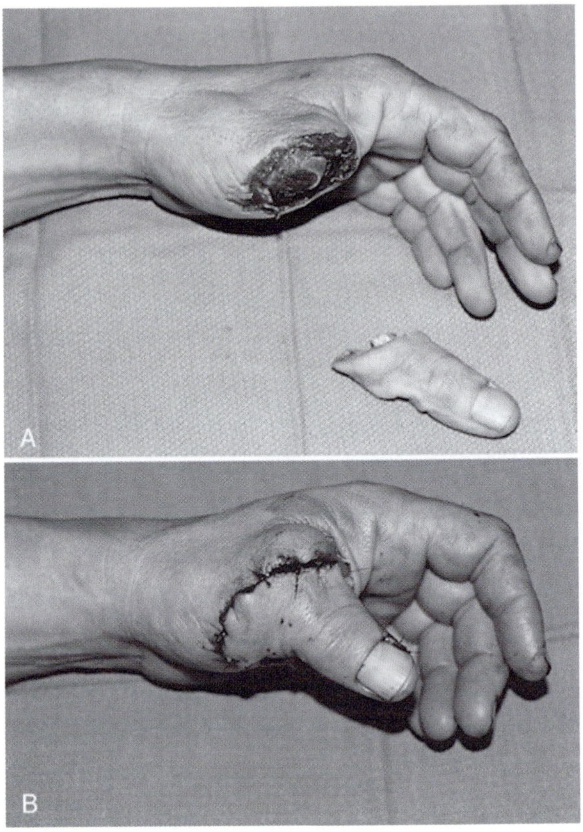

图96-9 A。拇指截肢的水平（MCP）掌指关节；B,与MCP关节融合术拇指再植术后结果

5.拇指

因为拇指功能占手整体功能的40%，因此所有拇指断肢的患者应考虑再植（图96-9)。大多数拇指断肢发生在远端或MCP关节，因为拇指相对其他手指受到的保护较小，撕脱伤断肢，如滑水或牛仔的伤害，是比较常见的。

为拇指再植的具体考虑如下。

- 通过IP和MCP关节的断肢的骨固定。
- 使用插入静脉再植促进拇指定位完成动脉吻合。
- 立即为撕脱伤进行肌腱转再。

如果拇指断肢涉及通过MCP或IP关节离断，在关节的一端进行骨缩短和使用交叉克氏针，张力带钢丝或功能定位中应用90-90号内布线原发性关节融合术。

拇指尺侧指动脉通常是供应拇指的主要动脉，在拇指背面制备过程中将插入静脉再植物通过端端吻合的方式与尺动脉吻合比较容易。然后，不宜在仰卧时手的姿势，应采取在一个更方便的位置在拇指示指背侧的空间进行成静脉再植与桡动脉吻合。

如果拇指桡侧指动脉口径满意，这也可以被修复端侧的静脉再植物的"上游"对静脉再植吻合尺动脉。在拇指撕脱伤，如果拇长伸肌腱和拇长屈肌腱在肌肉肌腱交界处撕脱，可以立即使用伸肌腱再植，从固有伸肌到拇长伸肌和FDS从环指到拇长屈肌。

6.经掌骨

经掌骨断肢再植后可以达到良好的功能结果（图96-10)。在骨固定时必须小心以防止手指旋转不良，因为相似程度的旋转在掌骨水平比手指远端可以产生一个更坏的功能结局。在儿童通过螺钉的纵向线或在成人通过坚强内固定钢板都可以很简单的实现骨固定术。骨缩短应至少1cm防止手指继发高张力。此外，由于骨间肌远端部分已经失去

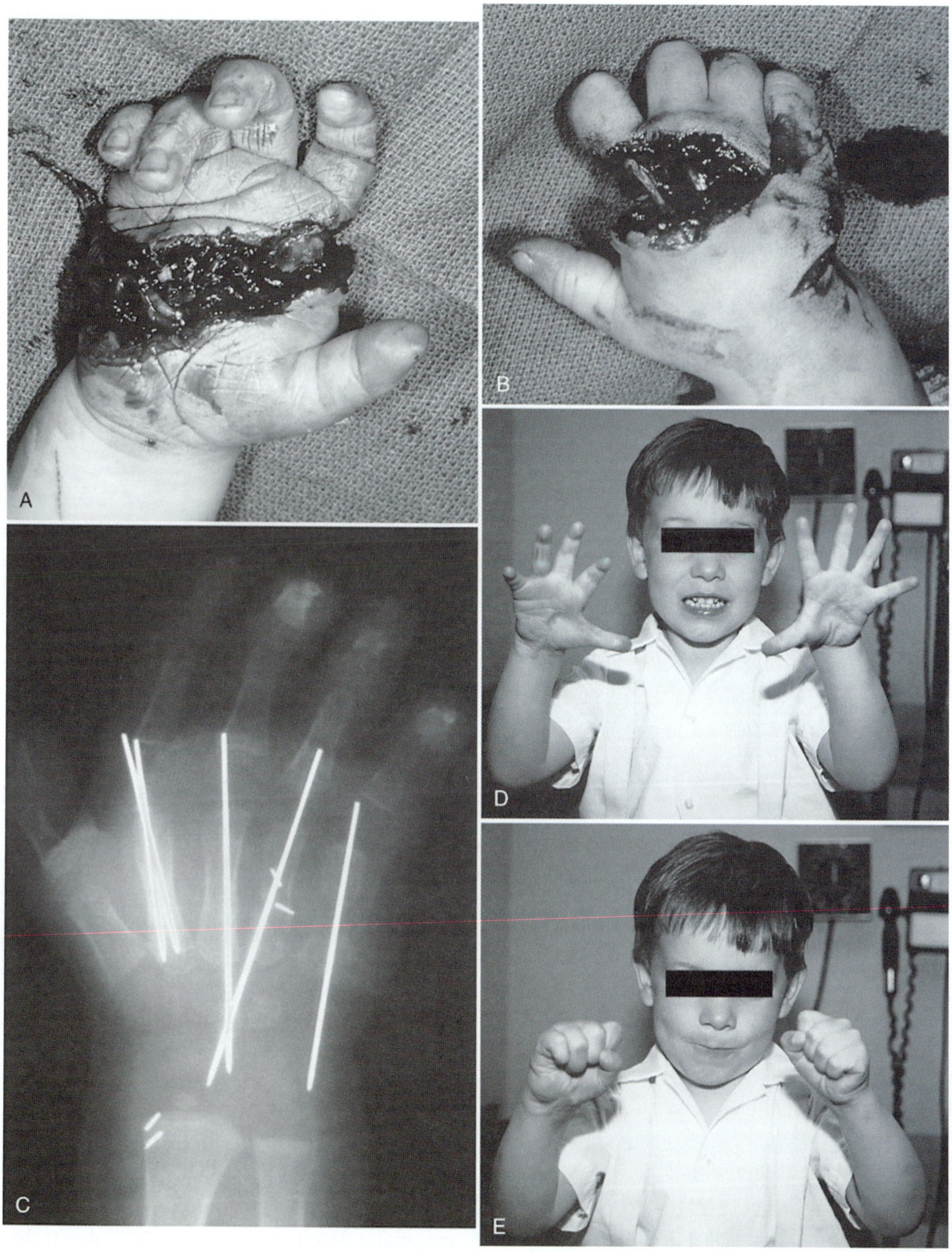

图96–10 A.经掌骨近掌骨骨折截肢的手指（掌侧视图）断血；B.经掌骨近掌骨骨折截肢和断血的手指（背视图）；C,掌骨的纵向交叉克氏针固定片；D.血管重建术后2年术后观；E.血供重建2年后充分屈曲经过视图

了神经支配和血液供应，要彻底清创，这可能会导致一定程度的爪形手。在断肢残端初始制备过程中，应预防性松解腕管和Guyon管，使术后肿胀不会压迫正中神经及尺动脉。最后，掌深动脉分支应在断肢远端部分和断肢残端确定，并应防止血管结扎后出现术后出血和血肿的发展。

7.腕

经腕再植技术水平比穿过手掌或在手指的断肢再植更容易，因为桡动脉和尺动脉及指背静脉比普通的手指和固有动脉和静脉大得多。在手腕水平的具体因素包括断肢骨缩短技术，内在肌筋膜切开术，无论原发性神经修复或延迟继发神经再植也都是必需的。

在手腕水平断肢骨缩短有以下3个选择。

1.部分或全部腕骨切除术及腕关节融合术，特别适合桡腕关节破坏或在工作中的年轻人。

2.如果桡骨远端关节面被保存行近排腕骨切除术。

3.如果断肢水平接近桡骨远端关节面，行桡骨截骨术和尺骨远端的截骨术。

根据需血管重建的时间和手术后肿胀的程度，通常建议行大鱼际，小鱼际筋膜和手骨间肌间隔切开术。如果骨缩短术条件允许，最适合行正中，尺神经束及桡神经浅支修复。否则，神经两端应标记并几周后行神经束再植的二次手术。

8.前臂和上臂

通过前臂和上臂的近端断肢（图96-11）很少由锋利的铡刀式机制造成，通常伴有邻近肌肉广泛破坏。断指部分和断指残端的肌肉的彻底清创术是防止继发感染和严重败血症的必要手段。前臂和肘部截肢术应在无菌止血带下进行，但肘关节以上截肢不能用止血带。前臂前部和后部绝对有必要进行筋膜切开术，如果手过度肿胀或手再灌注后测量房室压力增加，有必要行腕横韧带松解术和手内在肌肉筋膜切开术。

必须尽快恢复上臂和前臂断肢的动脉血流。如果缺血时间延长，从近端到远端肱动脉或桡动脉使用临时血管分流可能有助于动脉血流恢复。这将使得临时动脉分流的肢体在清创，肌腱和神经的识别，以及骨固定完成的过程中获得再灌注。另外，如果缺血时间较短，刚性的骨固定后可进行彻底清创，紧接着行动脉修补。

骨缩短量应足以让正中神经及尺神经、桡神经修复，但可能也有利于在重要结构缝合皮肤。用4.5mm动力加压钢板对肱骨，用3.5mm动力加压钢板对尺骨和桡骨达到坚固内固定。骨内固定后静脉吻合前马上进行动脉吻合术。当动脉血流已经重建，开放远端静脉防止含有高浓度钾和乳酸的静脉血，到达全身循环，并有可能引发心搏骤停。然后进行3～4根静脉吻合，但在静脉吻合的手术钳释放之前，给予患者静脉注射碳酸氢钠，中和潜在性酸中毒。重建静脉流出前重建动脉流入的明显缺点是，血液损失可能相当大，而且往往被低估了。

然后是屈肌和伸肌的肌肉或肌腱修复，跟着进行神经外膜或正中神经、尺神经、桡神经束修复。如果骨缩短不足以允许初级神经修复，神经两端应做标记和腓肠神经再植作为二次手术。

皮肤应松弛地覆盖吻合口和神经表面。如果有必要，可以获取网状中厚皮肤再植来提供完整的覆盖面。偶尔，需要紧急皮肤或肌肉皮瓣有广泛的皮肤损失的断肢提供重要的结构覆盖。

不像手的再植，前臂和上臂成功再植可能需要48～72h行二次手术后检查是否有感染，并确保没有进一步清创伤口的必要。

通过远端前臂和手腕再植获得最好的功能结果，因为在年轻人可期望外在屈肌和伸肌仍然有神经支配和满意的感觉恢复。

三、术后治疗

几个原则适用于再植和血管重建术后治疗。首先，这些损伤发生突然，不能提前告知患者最终的长期结局，或者康复所需要付出的巨大努力。再植团队必须预料到患者的心理需求。第二，各种损伤是独一无二的；一个手指可能涉及多重结构的损伤和修复，如果损伤涉及几个手指，损伤的复杂性和修复是多重的。因此，我们没有发现具体适用的治疗方案。相反，可以建立一般的指导方针，但这需要仔细的个性化。很重要的一点是，外科医师及手治疗师与患者存在清晰和连续的沟通。

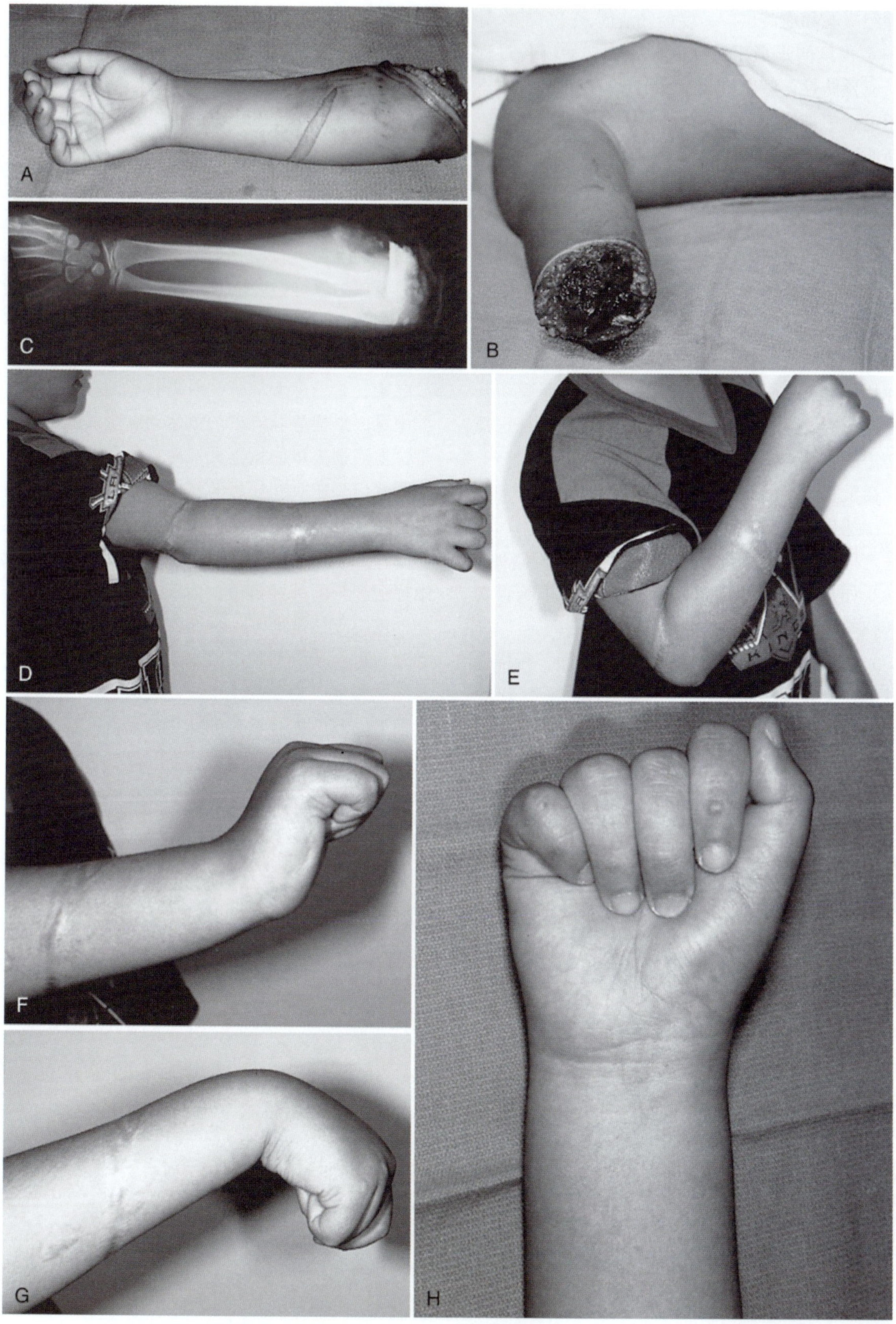

图96–11 A.此儿童持续大幅完整右臂肘关节以上截肢；B.近端残端视图；C.X线片显示肱骨远端损伤程度；D.在术后18个月内表现出优异伸肘活动；E.在18个月内表现出优异的活性结果术后肘关节屈曲；F.在18个月内表现出良好的主动伸腕结果术后；G.在术后18个月内表现出优异腕关节屈曲活动；H.在术后18个月内表现出优异的手指屈曲

对于断肢的患者术后康复开始于决定再植或血管重建后的术前康复。在某些情况下，闭合断肢后早期进行手治疗是一个更好的选择，即使在技术上可能需要再植手指。对多指损伤，外科医师必须预计每个手指的康复需求。例如，如果几个手指需要Ⅱ区屈肌腱修复，外科医师可能会决定不再植断指而是优化其他手指肌腱修复早期运动。

在手术过程中，术后治疗应该和恢复血流一样重要。应选择能够早期活动的稳定的骨固定法。为进行各肌腱修复，外科医师应重视修复的质量，修复点与滑车的关系及修复的张力。直视下的手指关节被动活动度可以给外科医师提供有价值的信息，即如何积极地进行治疗。还应该注意神经和血管修复张力。最后，皮肤覆盖质量（如皮肤再植，伤口）也会影响术后的治疗。

术后第1周至10d，通常可以保证再植或血供重建的成功，这时注意力可以转向功能恢复。在第一次手术后复查（7～10d），去除笨重的敷料，患者首次面对损伤的程度。首次回访手治疗师的出现是至关重要的。换药过程中，外科医师可以和患者及治疗师讨论损伤与修复的情况。重新回顾X线片，并向治疗师汇报手术报告。具体有些问题需要强调，包括关节部位，肌腱修复的困难，张力下神经修复或血管吻合和皮肤再植。这一过程中手功能康复治疗师及患者共同参与整体规划的制订。

这里介绍康复策略的一般原则。每位患者的治疗方案是个性化的，基于许多因素，包括以下内容。

- 损伤的性质。
- 骨折类型和骨骼固定的稳定性。
- 关节运动或关节融合术。
- 肌腱修复的质量和张力（屈肌和伸肌）。
- 神经修复的质量和张力。
- 动脉修复的质量，张力和位置。
- 静脉修复的质量，张力和位置。
- 皮肤覆盖：开放性伤口，皮肤再植，皮瓣。

治疗也可能根据患者的一般健康状况，合并伤，和社会心理状态而改变。

术后治疗的一般准则

1.断指再植

第0–4天

1.把手放在枕头上高于心脏水平。过高可能降低动脉血流，应该避免。

2.避免感冒，保持暖和。

3.教导患者吸烟的风险。

4.如果改变术后包扎应该使用掌侧或背侧的矫形器。

第5–14天：最初制造掌矫形器时，应该置于背侧，该保护矫形器是手腕位于中立位，MCP关节45°～70°的屈曲，和PIP、DIP关节的伸展的位置下制作（图96–12）。最初可能无法在这个位置实现；因此，矫形器应连续调整以获得最佳的位置。

医生进行第一次换药时，就应开始伤口护理。敷料应在温和的和无创的方式下进行更换，防止出现受累血管痉挛。敷料应宽松不粘连。

早期保护运动从被动屈腕到固定效应的伸指，通过主动伸腕到固定效应的屈指。所有无关的手指都应行AROM和PROM。

- 继续伤口护理，感染症状监测。
- 必要时继续调整矫形器。
- 升级家庭方案。

第14–21天

- 开始“放和握”运动（内在正和内在负位置)。
- 继续伤口护理。
- 审查和修改家庭方案。

第3–4周

- 继续保护下主动ROM和被动ROM练习。
- 如果伤口愈合，开始按摩。
- 如外科医师允许可以开始Coban外科绷带缠绕和反向按摩。

第4–5周

1.在腕中立位开始手指集团屈曲。

2.在腕关节超出中立位时开始主动ROM和被动ROM练习。

3.继续Coban外科绷带缠绕和反向按摩。

4.如外科医师允许可以开始神经肌肉电刺激（NMES)。

第5–6周

1.继续瘢痕治疗。

2.开始复合手腕和手指屈伸练习。

3.开始轻柔的抗阻训练。

4.开始肌腱滑动运动。

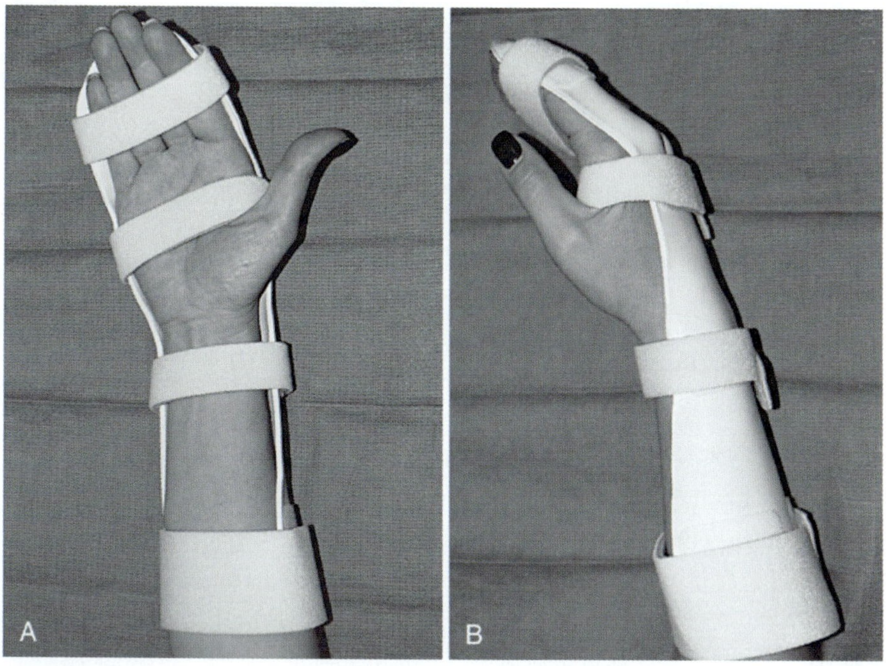

图96-12 A.背保护矫形器使腕关节位于中立位，掌指关节45°～50°的弯曲，和近端和远端指间关节伸展（侧视图）；B.背侧保护矫形器（背视图）

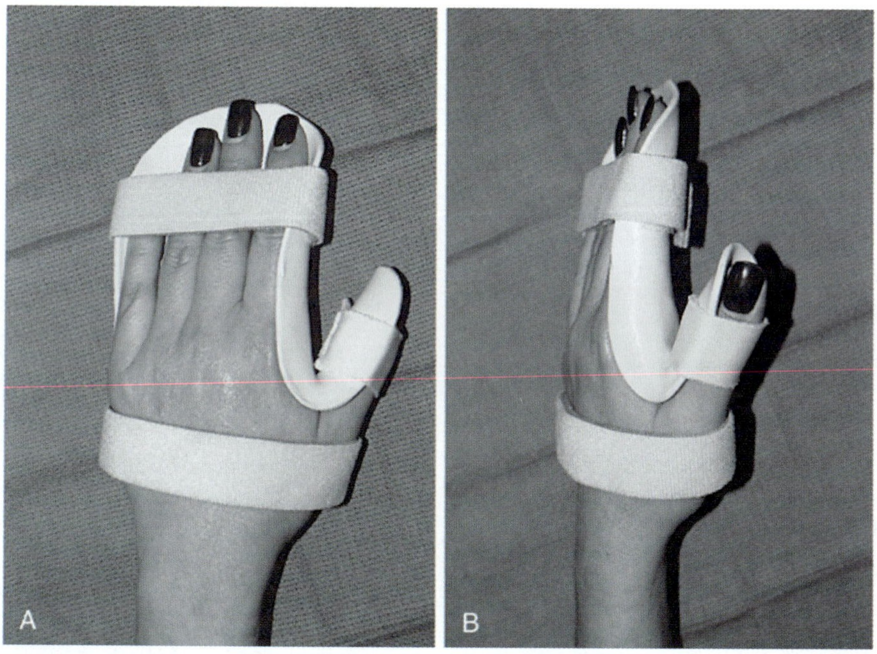

图96-13 A.掌伸展矫形器（背视图）；B.掌伸展矫形器（侧视图）

5.如果医师同意，开始手指动态矫形定位。指导患者用动态矫形器检查循环，增加穿戴时间。

6.如果屈曲痉挛，夜间开始使用掌伸展矫形器（图96-13）。

7.开始轻柔的功能活动训练。

第6-12周

1.除了在公共场所保护患者需要，在6周时停止使用保护性支具。

2.继续轻度功能活动。

3.8周后逐步增加抗阻训练。

4.加强力量训练。

5.这个时候感觉评价可以作为一个监测神经再生的基线。

第12周及以后

1.开始模拟工作。

2.继续穿矫形器动态屈曲和伸展来增加活动范围（ROM)。

3.应继续每5～6周进行感觉评价。

2.拇指再植

第3-5天

- 术后第一次换药后，在手腕中立位制作背侧保护拇指矫形器（图96-14)。拇指应在再植结构无张力的情况下处于伸展位。如果同时涉及屈肌和伸肌，屈肌肌腱应优先于伸肌肌腱。换句话说，屈侧应低张力，因为拇长屈肌断裂将需要更广泛的探查与修复。指导患者抬高手。
- 开始伤口护理。
- 监测再植拇指的颜色和温度。

第5-14天

1.开始手腕轻柔的主动ROM和被动ROM（轻柔屈腕10°～15°，并延伸到中立位)。

2.如果修复部位无张力开始腕掌关节（CMC）被动ROM。

3.当患者PROM的耐受性提高后开始CMC关节的主动ROM。

4.开始被动MCP和IP屈曲运动，以及主动MCP和IP的伸展运动到背侧矫形器允许的极限。

第3-4周

1.开始MCP和IP关节的主动屈伸活动至矫形器的极限。

2.拆线后，如果伤口愈合，开始按摩。

3.只有外科医师允许后，开始Coban外科绷带缠绕和反向按摩。

第4-5周

1.启动手腕的主动ROM和被动ROM超过中立位。

2.继续Coban外科绷带缠绕。

3.在CMC，MCP和IP节点开始复合拇指运动

第5-6周

1.启动NMES模式。

2.开始轻柔的阻力训练。

3.开始轻柔的功能活动。

4.除在公共场所保护患者需要，在6周时停止背保护矫形器。

第6-12周

1.如果有任何关节挛缩的证据，开始佩戴动态矫形器。

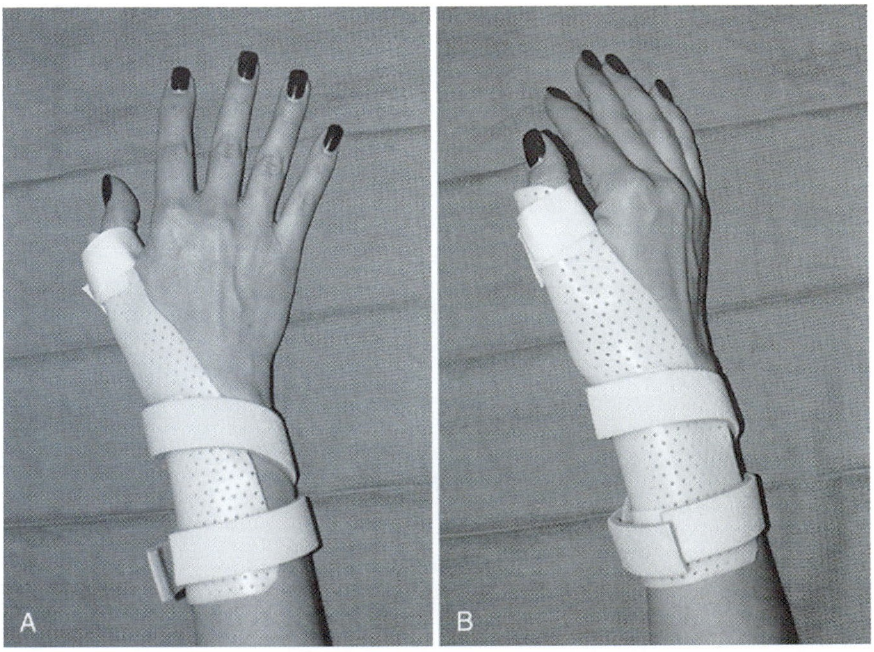

图96-14　A.拇指矫形器手腕中立位置（背面)；B.背侧保护拇指矫形器（侧视图)

2.如有发现拇指活动范围减小或开始挛缩需配置拇指矫形器。

3.8周后逐步添加抗阻力训练。

第12周及以后

1.开始模拟工作和恢复工作的活动。

2.继续脱敏和感官评价，继续感觉再训练和脱敏。

3.手再植

第2–7天

1.制作腕关节位于中立位的背侧保护器，MCP屈曲50°～70°，PIP、DIP关节保持伸展位。根据损伤的严重程度和有关结构，MCP屈曲度可能会有所不同。例如，如果医师认为神经修复和动脉吻合时存在一定张力，应用附加MCP屈曲。

另外，如果在张力下进行静脉吻合或伸肌腱修复，不应采用MCP屈位。这些因素建立在个性化的基础上。因此，矫形器可能需要频繁调整、获取最佳位置。

2.开始被动及主动屈伸手指到矫形器限制的极限。

3.开始伤口护理。

4.监控任何感染的迹象或血液灌注的情况。

第7–14天

1.继续被动的保护性练习。

2.开始肩部和肘部的ROM练习。

3.教导患者在家中训练。

第3–4周

1.开始反向温柔按摩手指。

2.如果手腕不融合，开始轻柔的肌腱固定术练习。

3.开始内在正和温柔的内在负锻炼。由于失神经支配，患者不能够主动处于内在正位置。

4.拆线后开始按摩。

第4–5周

1.继续按摩。

2.开始轻柔的AROM练习。

第6–8周

1.除在公共场所保护患者的需要外，在6周时停用背侧保护矫形器。

2.开始MCP和IP关节的阻力训练。

3.开始NMES。

4.如果有肌腱挛缩的证据，制作夜间使用的掌拓矫形器。

5.继续瘢痕和水肿的管理。

第8周及以后

1.开始力量锻炼。

2.如果需要，制作一个动态矫形器。

3.防止内在负挛缩。

4.开始感觉再教育和评价。

4.臂再植

第2–5天

1.术后第1次换药后，制作一个背侧肘/护腕矫形器。矫形器的位置取决于损伤结构，严重的损伤机制，以及手术的情况。一般来说，肘关节位于屈曲70°，前臂旋前或旋后，手腕中立位到25°的伸展即可。存在正中神经或尺神经损伤时，矫形器使MCP关节屈曲50°～70°的位置，同时PIP、DIP关节保持伸展位。

第1–2周

1.如果血管状态稳定，开始手指，手腕和拇指的PROM。

2.指导患者抬高手臂，避免手臂下垂。

3.开始伤口护理。

第2–3周

1.继续水肿的管理；如果外科医师明确，可开始轻柔包扎手和手指。

2.开始轻柔地肩关节主动ROM和被动ROM。

第3–4周

1.开始肘部的被动ROM和进一步的主动ROM。

2.继续静态矫形器纠正手和手腕的畸形。

3.如果有手指被动ROM下降的证据，开始佩戴动态矫形器。

4.评估和训练患者单手执行ADL的技巧。

5.因为前臂在旋前和旋后时会受到扭力，这些动作需要与外科医师讨论。

第5–6周

1.继续被动ROM，水肿的管理及日常生活活动能力训练。

2.继续手腕和手指挛缩畸形监测。

第6–8周

1.除在公共场所保护患者需要，在6周时停止使用背侧保护矫形器。

2.继续回家进行ROM和ADL训练。

3.进行感官评价和教导。

第8周及以后

1.定期重新评估感觉功能。

2.如果需要，开始NMES和生物反馈训练。

四、并发症

上肢再植的并发症有较高的发生率可能以下因素有关（框96–7）。

畸形愈合、骨不连：Whitney和他的同事报道骨相关并发症问题总体发病率为50%，手指再植克氏针或四面体布线固定，不愈合率为16%，使用90–90号骨内布线或小型钛板内固定的坚强内固定技术可以减少这种并发症的发生率。

关节僵硬：因为再植手指的水肿、肿胀，MCP，PIP、DIP关节僵硬，仍然是一个问题，外科医师应该避免使用纵向针刺穿关节，当敷料更换后5～7天手部治疗师应该开始轻柔的PROM练习。鼓励相邻非受损关节的AROM和练习非常重要，否则这些关节也会变得僵硬。

框96–7 并发症

再植
畸形愈合、骨不连
关节僵硬
肌腱粘连
肌肉挛缩
感觉减退
不耐寒冷

肌腱粘连：再植术，特别是在近端指骨和手腕，与ROM相关受限，因为修复的肌腱会在区域Ⅱ和Ⅳ粘连。这个问题可以通过细致的肌腱修复和早期保护性主动屈曲运动改进。其次，两段屈肌腱再植术可明显提高再植手指主动活动度。

肌肉挛缩：再植术后内在肌挛缩可能于近端腕发生。在前臂或肘部的水平，前臂屈肌或伸肌缺血性肌挛缩可能危及再植成功。内在肌挛缩可通过内在的肌腱部分松解或由内在肌滑动处理。内在肌功能丧失可经传统的肌腱再植修复。前臂的屈肌或伸肌的肌肉缺血性挛缩可以通过纤维化整个肌间隔和更换具有支配作用游离股薄肌转移术重建。

感觉恢复和不耐寒冷：上肢再植后感觉恢复取决于截肢水平以及是否骨缩短，是否允许一级神经修复。在中节指骨水平再植显然是比在上臂水平再植的可以更好地感觉恢复。关于功能预后，特别是上肢主要部位截肢、骨缩短，取决于是否可以修复初级神经，以及手和手指是否有感觉恢复的希望。

五、小结

完全或不完全截肢后功能的最大化开始于决定再植或血管重建，小心选择是预测结果的基础，根据损伤程度和损伤机制预测结局。断指再植中心为这些复杂的损伤提供全面的照顾。在断指再植中心，医师和手功能康复治疗师之间的沟通是必不可少的。

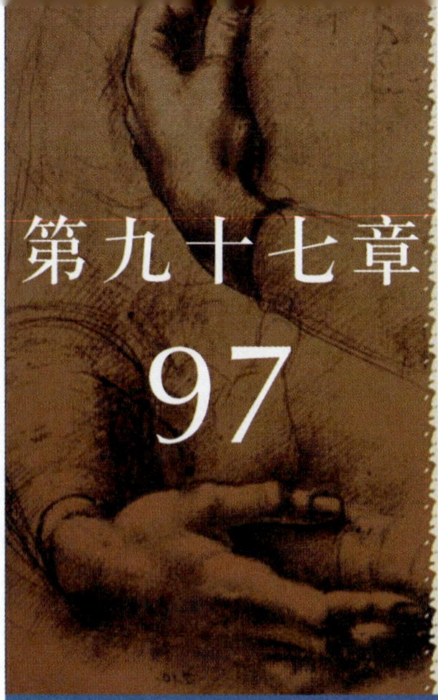

第九十七章 97 拇指部分或完全离断的功能恢复

原著者 ALEXANDER M.SPIESS, MD, JILL CLEMENTE, MS, CHRISTOPHER C.SCHMIDT, MD, AND MARK E.BARATZ, MD
译校者 王起奎　周君琳

关键点

- 拇指承担全手40%～50%的功能。
- 拇指重建的两个最重要目标是恢复感觉和对掌功能。
- 根据离断水平进行拇指重建。
- 拇指最小有效长度要求近节保留2cm；该水平以下的离断不要求恢复功能长度。
- 长度足够，但软组织覆盖不良的离断伤，应着重提供饱满、耐磨的皮肤、稳定的骨骼和适当的感觉。
- 拇指近节远1/3段之上的拇指离断都应尝试回植。
- 中1/3离断的手术分为两类（可单独或联合使用）：指骨化和掌骨延长。
- 拇指近1/3离断的重建选择：骨性重建、足趾向手移植、示指或完整的邻指拇指化。
- 拇指及全指缺失的传统治疗方法，是拇指和小指掌骨的指骨化；足趾向手移植也能恢复其手的功能。
- 在对上述的各种程度的离断伤做手术选择时，必须认真考虑患者的功能诉求。

拇指缺损能导致手部功能受损和外观不可接受。拇指承担全手40%～50%的功能。拇指功能的存在，实现了手的掌指捏、三指捏和五指捏，这3种抓捏方式，使得人类与其他原始人类区别开来。Kleinman和Strickland医师认识到拇指极其重要，主张外科医师应该利用一切可用的技术，尽一切可能去重建一个有对掌功能的拇指。

过去，人们重建拇指主要在指骨化、骨性重建和拇指化上下功夫。显微外科技术的快速发展，使得足趾移植、复合骨皮游离皮瓣或带蒂皮瓣、带神经血管蒂皮瓣成为增加拇指长度和保留感觉功能的多种选择。拇指重建的目标是通过恢复拇指的一些重要特性，如长度、饱满而有感觉的指尖、稳定性、良好的位置和活动性，从而再造拇指功能。在这些特性中，最重要的两方面是恢复感觉和对掌功能。此外，成功地恢复对掌功能需要重建拇指长度和掌指关节活动。

拇指重建首先要按缺损程度对损伤进行划分（图97-1）。拇指缺损分为3类：①长度足够，软组织覆盖不良（手指近节的远端1/3至指尖——远端1/3离断）。②次全离断伴有长度不足（掌骨

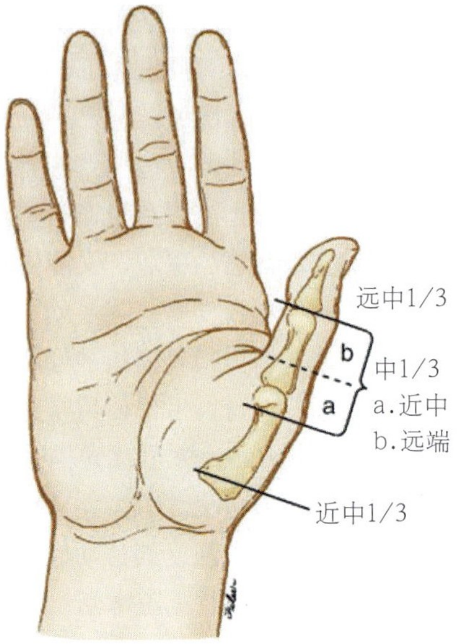

图97-1　拇指截指分区：远中1/3，中1/3，近中1/3

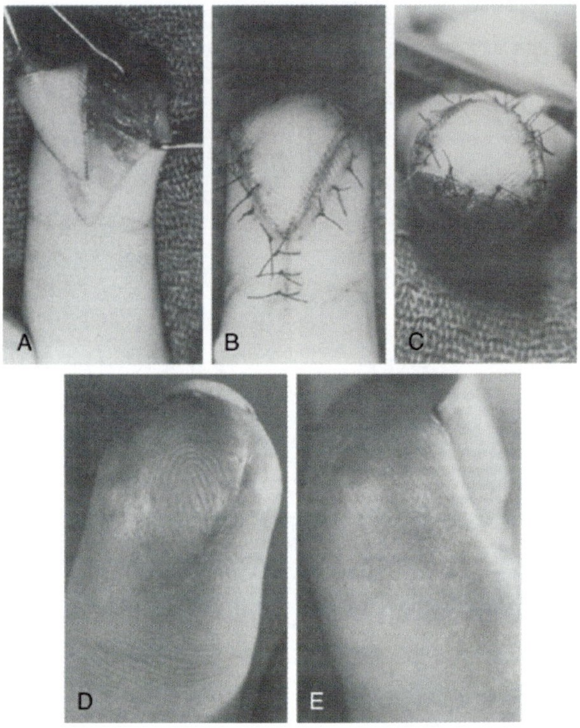

图97-2　V-Y形推进皮瓣。A.掀起V形皮瓣；B.V形皮瓣向远端推移至缺损区，Y形缝合；C.皮瓣嵌入；D、E.最终术后结果（Green DP，Hotchkiss RN，Pederson WC，WolfeSW，[格林手外科手术学]，第5版.纽约：Churchill Livingstone出版，2005，图47-49）

远1/3到指骨近侧半——中1/3离断）。③完全离断伴有或不伴有掌指关节保留（高于掌骨远1/3的离断——近1/3离断）。

拇指的位置、活动度和稳定性也是重建时要着重考虑的。拇指必须安放在能接触到其他手指的位置。但第1指蹼区瘢痕，会造成拇指内收，从而将限制其与其他手指接触。这种情况下可使用背侧旋转皮瓣。掌指关节的活动度极其重要，它能使拇指旋向或旋离掌侧。要获得稳定的手指，可能必需融合掌指关节和指间关节。丰满的鱼际肌能够为拇指提供动态稳定。

各种程度的拇指离断伤都有相应的一些治疗方法。计划重建时必须考虑很多因素，包括患者的年龄、性别、优势手、职业和其他手指的情况。患者的美观期望、文化价值观及手足部位的病痛，也是要考虑的重要问题。本章论述了各种离断伤不同术式的指征，并介绍了这些术式的最新进展和技术要点。

一、长度足够软组织覆盖不良的拇指部分离断

拇指近节的远端1/3到指尖的拇指离断，又被称作远端1/3离断或“可代偿区的离断”，该型离断对患者的功能影响最小。Reid已表明近节保留2cm是拇指的最小有效长度，该水平以下的离断不需要恢复功能长度。该水平离断伤的重建，应着重恢复饱满耐磨的皮肤；稳定的骨骼；适当的感觉能力。指神经修复技术的进步，使得触觉的恢复成为可能。当指神经不可修复时，手术医师也已有了更多的选择，如可采用技术更复杂的带神经血管蒂的岛状皮瓣、有神经支配的邻指皮瓣。

可以修整后直接缝合的离断伤，应该修整后直接缝合，修整时应尽可能地向近端修整指神经，以防止痛性神经瘤形成。

无骨外露的横行离断伤，可任其二期愈合。研究已显示，该技术可使两点辨别觉平均到达3.5mm。横行或背侧斜行离断伴有骨外露，可用V-Y形推进皮瓣修复（图97-2）或侧三角推进皮瓣。皮肤移植不能提供耐磨，且有感觉的覆盖，因而不能用于覆盖那些不能一期闭合的离断伤。当缺损本来可以二期愈合，但由于患者选择立即覆盖创面而放弃换药时，才可使用皮肤移植。

掌侧较大的软组织撕脱伤，若造成拇指指腹缺损达2.5cm，可用Moberg描述的掌侧推进皮瓣修复（图97-3）。该术使用有神经支配的皮肤和软组织替代缺损部分。分别沿拇指尺侧面和桡侧面的中轴线做切口至拇指近端横纹。掀起一个带双侧血管神经蒂的皮瓣。屈曲拇指指间关节和掌指关节，使皮瓣上移，与残余指甲或远端皮缘缝合在一起。指间关节可屈曲至45°，不会引起致残性的长期屈曲畸形。本术式的变型，即皮瓣近端做横行松解切口，已有描述，新术式能减少指间关节的屈曲，近端缺损行全厚皮片移植进行覆盖。

超过2.5cm的缺损需行局部皮瓣覆盖，示指的异指邻指皮瓣是转移示指近节桡背侧组织的方法。沿皮瓣的3个边界做切口，走向稍斜的切口，有利于皮瓣翻转固定至拇指掌侧面。应特别留意皮瓣的所有皮下组织和静脉，不要破坏伸肌装置的腱旁组织。皮瓣缝合固定2～3周。背侧供体部位的缺损可做全厚皮片移植进行覆盖（图97-4）。

伴指神经损伤的拇指缺损，能导致感觉和功能的丧失。有神经支配的邻指皮瓣和带血管神经蒂的岛状皮瓣，既能够提供耐磨的覆盖，又能提供适当的感觉。桡神经支配的邻指皮瓣，需要动员和转移一束桡感觉神经，将其与拇指尺侧指神经吻合。当需要更大面积的覆盖时，可以考虑使用带血管神经蒂的皮瓣。Foucher和Baum医师首先描述了“风筝皮瓣”，这种皮瓣源于示指背侧，由第1掌背侧动脉和桡感觉神经供应和支配，其移动性良好（图97-5）。这种多用皮瓣可一期覆盖掌侧、背侧或环周的拇指缺损。另一种技术由Littler首先描述，该技术动员并转移中指或环指尺侧带血管神经筋膜蒂

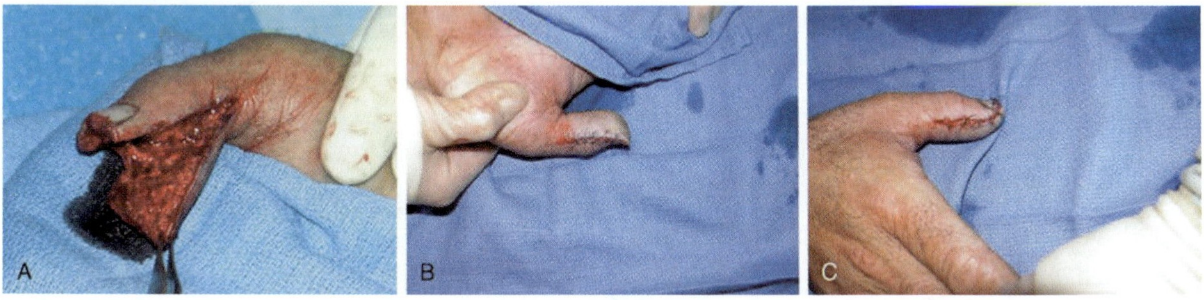

图97-3 掌侧推进皮瓣（Moberg's皮瓣）。A.拇指缺损及其含双层血管神经束的皮瓣；B,C.屈曲拇指指间关节覆上皮瓣

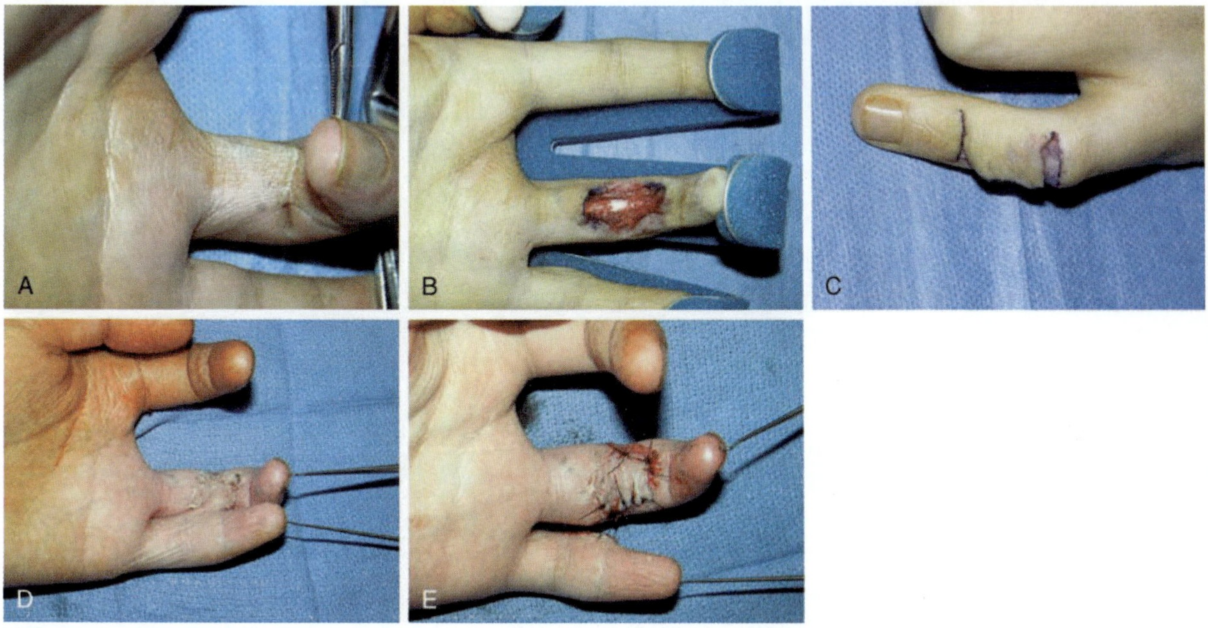

图97-4 邻指皮瓣举例。A.瘢痕挛缩，导致手指屈曲挛缩畸形；B.近端指间关节掌侧缺损；C.掀起手指中节背侧皮瓣；D.皮瓣嵌入2周；E.断蒂

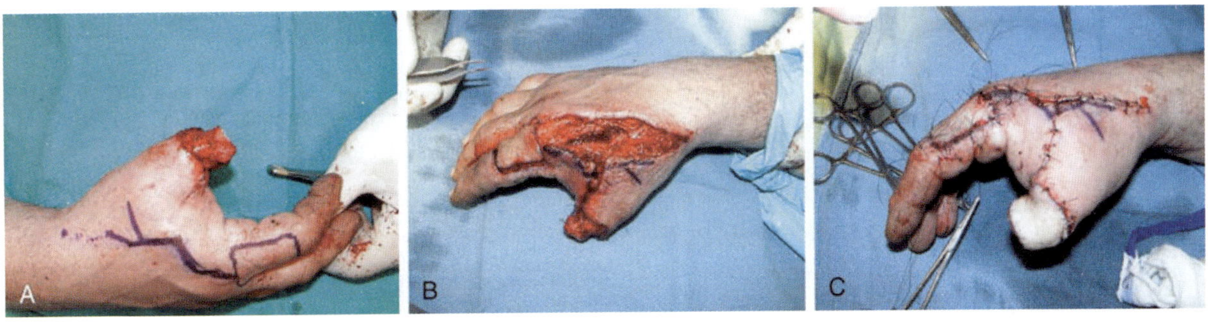

图97-5 示指背侧带蒂岛状皮瓣（风筝皮瓣）。A.拇指经指间关节离断；B.掀起基于第一掌背侧动脉和桡感觉神经的皮瓣；C.皮瓣嵌入，示指缺损行全厚皮片移植进行覆盖

的皮肤和软组织修复缺损。由拇指缺损处延伸至皮瓣的切口便于皮瓣转移。这些方法需要一定的技术，可产生不同的结果，可导致严重的供区损害。实施这些手术前一定要特别注意考虑患者的需求。需要牢记的是，当拇指远端1/3的损伤无法重建时，直接做伤处修整仍能获得很好的拇指功能。

二、离断拇指回植

所有高于拇指近节远段1/3的拇指离断，都应尝试回植。甚至是术中血流不好或无静脉回流的拇指都可存活下来。显微外科技术和静脉移植的应用，已使拇指回植获得更高的成功率。如今，甚至像拇指被挤压或撕脱这样棘手的情况，都可成功续接。

然而，并不是所有的离断拇指回植都有相同的成功率。从受伤类型的角度对失败的病例进行分析，发现失败率最高的是大面积挤压伤、割草机损伤，其次是撕脱伤、电锯伤和小面积挤压伤。显微外科的培训和经验的不足也会导致高失败率。尝试拇指回植时，两个最重要的考虑是恢复适当的长度和感觉能力。已发现拇指长度缩短，抓握功能将受到影响；若感觉能力减退，实用的精细运动的控制能力将受影响。

在技术上，手术回植需先固定骨骼，接下来依次是吻合拇长屈肌肌腱、拇长伸肌肌腱、吻合至少一条指动脉、指神经、数条静脉，最后缝合皮肤。随着经验的积累，血管并发症发生率、手术和护理时间有所下降，进而使得费用降低。从长远来看，无论从医疗还是经济的角度，拇指离断都更适合做拇指回植，特别是高于指间关节的离断伤（图97-6）。

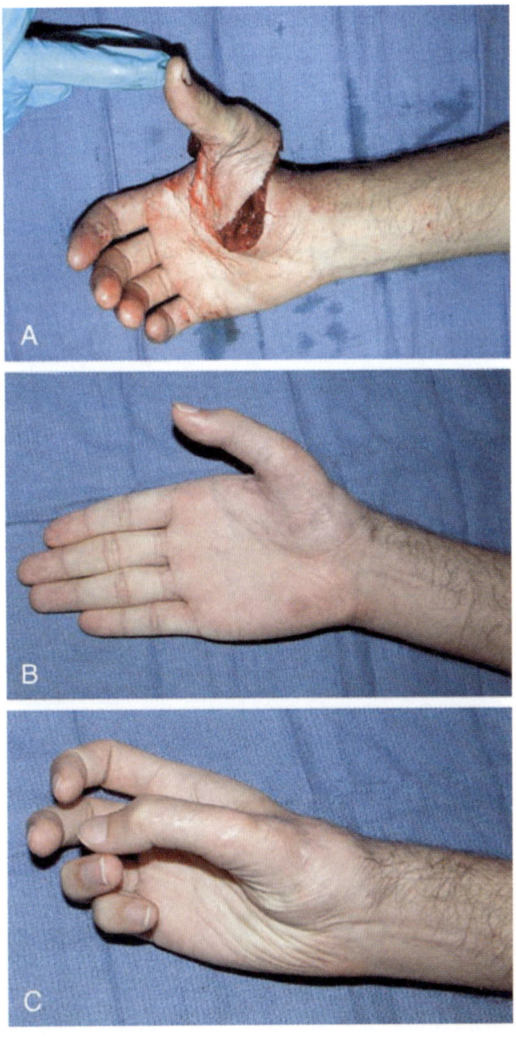

图97-6 拇指回植。A.伤情照片；B、C.7个月时随访照片

三、长度缺损的拇指次全离断（中1/3离断）

有时拇指离断后会无法回植或回植后不会成功，如掌骨远端1/3和拇指近节远端1/3离断。由于拇指长度可能会变得不可接受，所以该区域损伤的后果难以预测。长度丢失使得手的指距减小，造成抓握大东西困难和精细捏指障碍。除拇指功能受损外，该程度的离断伤，会造成拇指外观不可接受或长度不足无法牢固安装假肢。手术方法分为两类（单独或联合使用）：指骨化和掌骨延长术。

（一）指骨化

第一种方法称为指骨化，即使用不同的技术加深第1指蹼区。增加拇指残余部分与示指之间裂隙的深度，可改善拇指功能，方便拇指匹配假肢。该方法相关的风险，包括瘢痕敏感、部分或完全松解拇内收肌、第1骨间背侧肌后出现拇指力量减弱。指蹼加深的两个主要技术是Z字形成形术和旋转皮瓣。

（二）Z字形成形术

Z字形成形术可沿皮肤挛缩的轴线将皮瓣重新排列，以增加指蹼的长度。手术医师治疗较轻的挛缩，可用双瓣Z字形成形。指蹼挛缩明显的，则用四瓣Z字形成形或“步行者”双对位Z字形成形（图97–7）。

技术精要：行Z字形成形术时，使每条瓣臂长相等；避免角度小于60°；保留皮瓣下的皮下组织；用最小的张力缝合固定皮瓣。

旋转皮瓣

挛缩更明显的指蹼，需要嵌入更多的供区组织。旋转皮瓣可从手背为指蹼提供充足的组织。指蹼区松解，应沿着挛缩的内收肌和第1骨间背侧肌。测量形成的缺损的大小。设计长宽比不超过2:1的手桡背侧皮瓣填补指蹼区缺损。皮瓣转移后形成的手背侧缺损，用非网状中厚皮片移植覆盖。

技术精要：掀起皮瓣时放松止血带，确定血供得到保留。Snow–Littler皮瓣是旋转皮瓣的一个例子，该皮瓣被设计用于加深先天性爪形手挛缩的拇指指蹼（图97–8）。

（三）掌骨延长术

另一种方法称为掌骨延长术，当其与指蹼加深术合用时，是增加拇指长度的有效方法。该方法先把掌骨截断，再通过控制性牵引将其延长。该过程可用配有牵引装置的简易微型外固定器实施牵引。如果使用该装置，患者需要每天调节两次外固定器，持续4～6周。之后拆除外固定器，用1块髂脊移植骨块插入牵引后形成的缺损处。与手型匹配的拇指人字绷带支具，通常足够维持固定直至移植物愈合。

四、近端1/3离断

拇指完全离断无论腕掌关节是否完整，在学术上都属于高于掌骨远端1/3的离断（近端1/3离断）。拇指近端1/3离断，显著降低手的功能。如果只剩下掌骨的近端2/3，患者手的抓宽和夹捏能力将下降。鱼际肌幸存的拇指离断，通常能在重建后获得比鱼际肌受损的拇指离断更好的功能。

重建方法的选择：骨性重建、足趾–手移植、示指或完整邻指的拇指化。骨性重建是一项应用多年的技术。该技术用一段髂脊骨块和残余拇指固定在一起，再用腹股沟或前臂桡侧筋膜皮瓣将其包裹（图97–9）。现已有学者描述过其他使用前臂桡侧复合骨皮瓣和腹股沟骨皮瓣，以及足趾趾间关节移植的技术。尽管骨性重建能够增加拇指长度，但后期常不得不对皮瓣进行减脂，而且拇指末端的感觉通常不好。

第二种近端1/3离断的重建方法是把整个足趾（大趾或第2趾）移植成为拇指（图97–10）。足趾–手移植现正逐渐变成各地区手部中心的普通业务。选择足大趾还是第2足趾，需要外科医师和患者权衡患者的功能需求和拇指及供区的美观。足大趾的抓捏力强，而且与第2足趾相比，其大小更接近拇指。而且，足大趾移植后的供区，在视觉上不会像第2趾移植后的供区那么显眼。足大趾看起来更像拇指，其供区的损害也最轻。许多患者不愿牺牲足大趾，主要原因是担心足最终的外观。第2足趾是帮助恢复功能的合理选择。足第2趾移植的

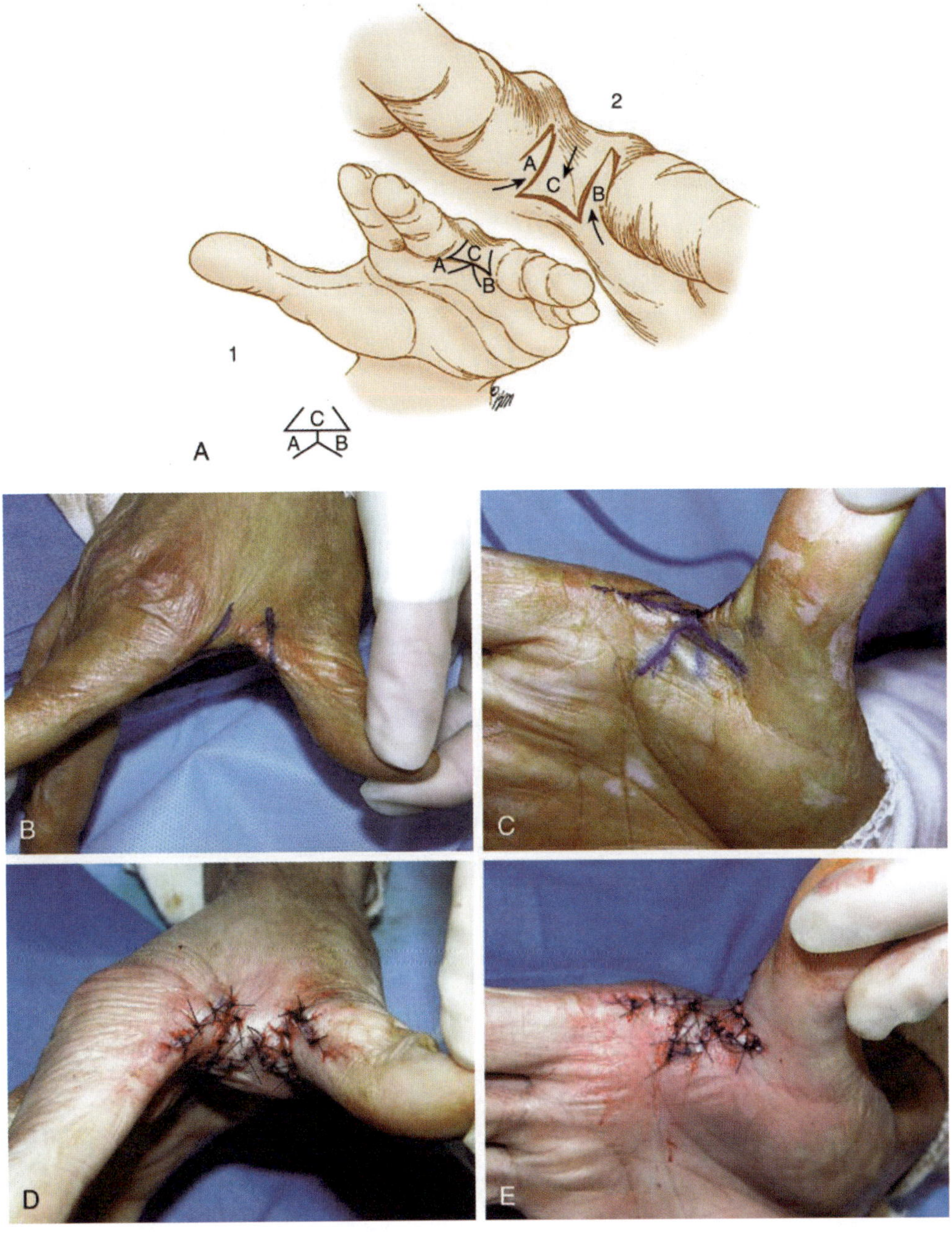

图97-7　指蹼加深。A.双对位Z成形画线图（Green DP，Hotchkiss RN，Pederson WC，Wolfe SW，[格林手外科手术学]，第5版。纽约：Churchill Livingstone出版，2005，图40-8）；B、C.双对位Z成形（跳跃人皮瓣）；D、E.皮瓣转位后拇指外观

主要缺点是拇指看起来像足趾。Lipton和他的同事们对12例患者足大趾-拇指移植前后的步态做了研究，发现12例患者中仅1人的术后活动有明显改变。与足大趾不同的是，第2足趾移植时，可在高于跖趾关节的部位截取第2跖骨。由于第2趾不需要增加植骨来恢复拇指长度，因此，重建拇指掌骨近端离断时，第2足趾成了足大趾的一个有吸引力的替代。由于第2足趾-手移植的供区损害少，并且患儿可能适应这种改变，因此，Wei和同事支持将其用于儿童患者。

第3种近端1/3离断的重建方法，是示指拇指化。尽管该法需要牺牲一个手指，但拇指化仍然是一个恢复捏、对掌和感觉能力的极好术式。手指位置的重新调整使手变窄，导致手持握工具时握力和

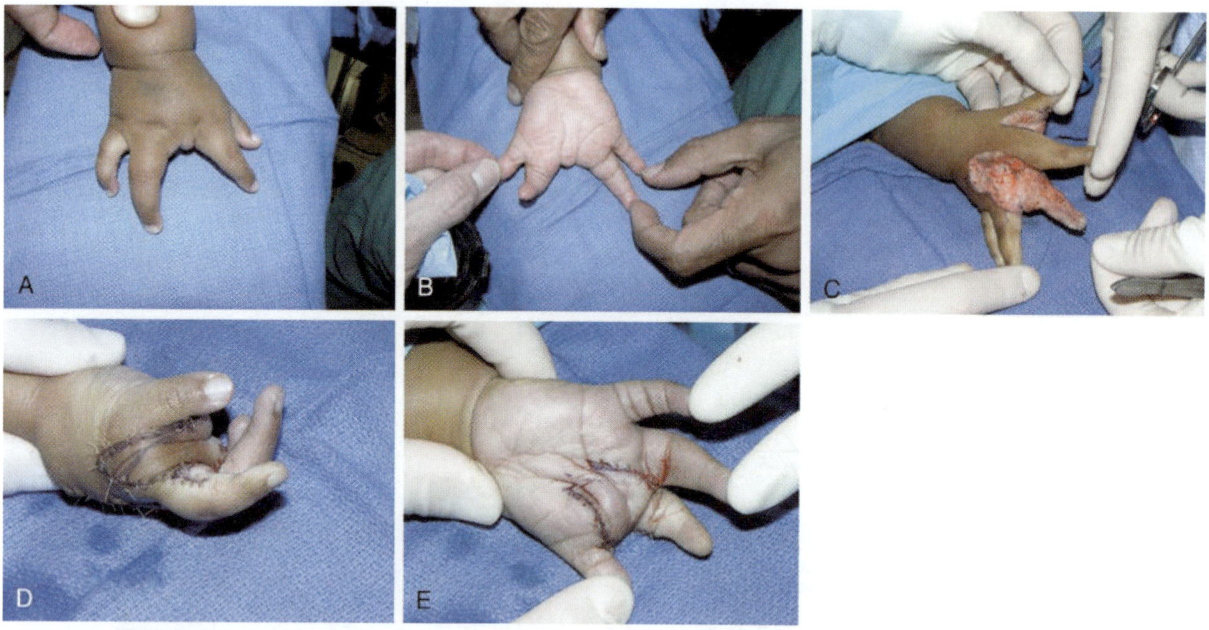

图97–8 旋转皮瓣：Snow–Littler皮瓣。第2指蹼区的背侧皮瓣旋转至拇指指蹼。A、B.第2指蹼区过多的组织；C.掀起背侧皮瓣；D、E.插入拇指指蹼区

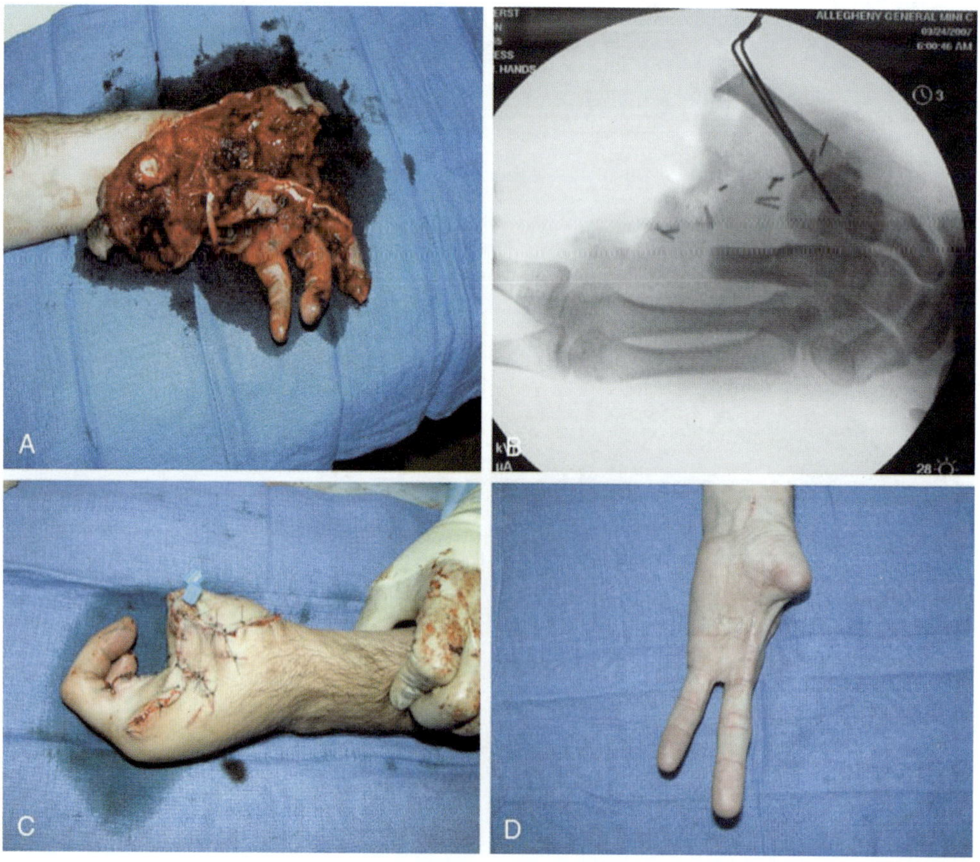

图97–9 拇指经腕掌关节离断的骨性重建。A.手部爆破伤伴有拇指、示指、中指完全离断；B.示指掌骨与拇指掌指关节融合的X线片；C.显示指碎裂皮瓣覆盖移植骨；D.7个月时随访

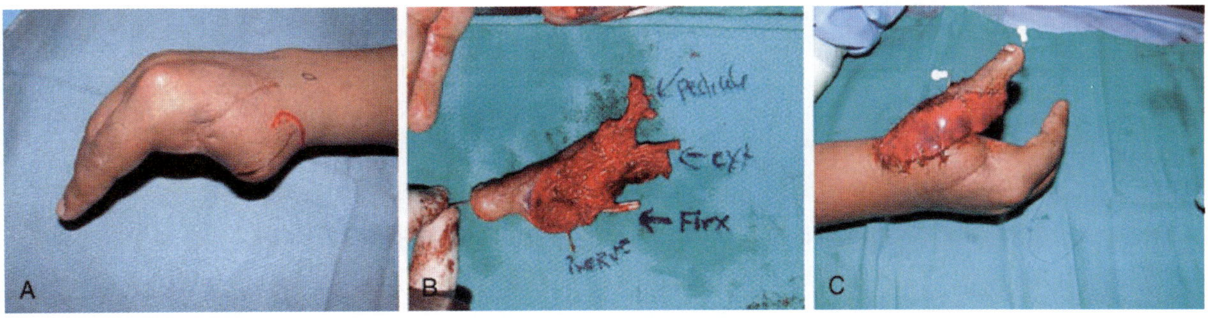

图97–10 足趾–拇指移植。A.近1/3离断；B.截取的足大趾，蒂部，伸肌腱、屈肌腱、神经已标出；C.足大趾移植后的拇指外观

稳定性下降。然而，拇指化后获得的握力，通常会超过潜在损失的手力。如果手上的4个手指完好，我们更喜欢做示指的拇指化，因为它能防止掌侧瘢痕形成，并且不需要交换肌腱和血管。如果手的一个列损伤，就用这个受损的手指做拇指化。当不止一个手指损伤时，应鼓励做足趾–手移植进行治疗，而不是拇指化。对于不能接受足趾–手移植术所固有的供区缺陷的患者，拇指化也可使其受益。除了用作创伤重建，拇指化还可用做基底关节缺失的先天性拇指未发育的治疗选择（图97–11）。

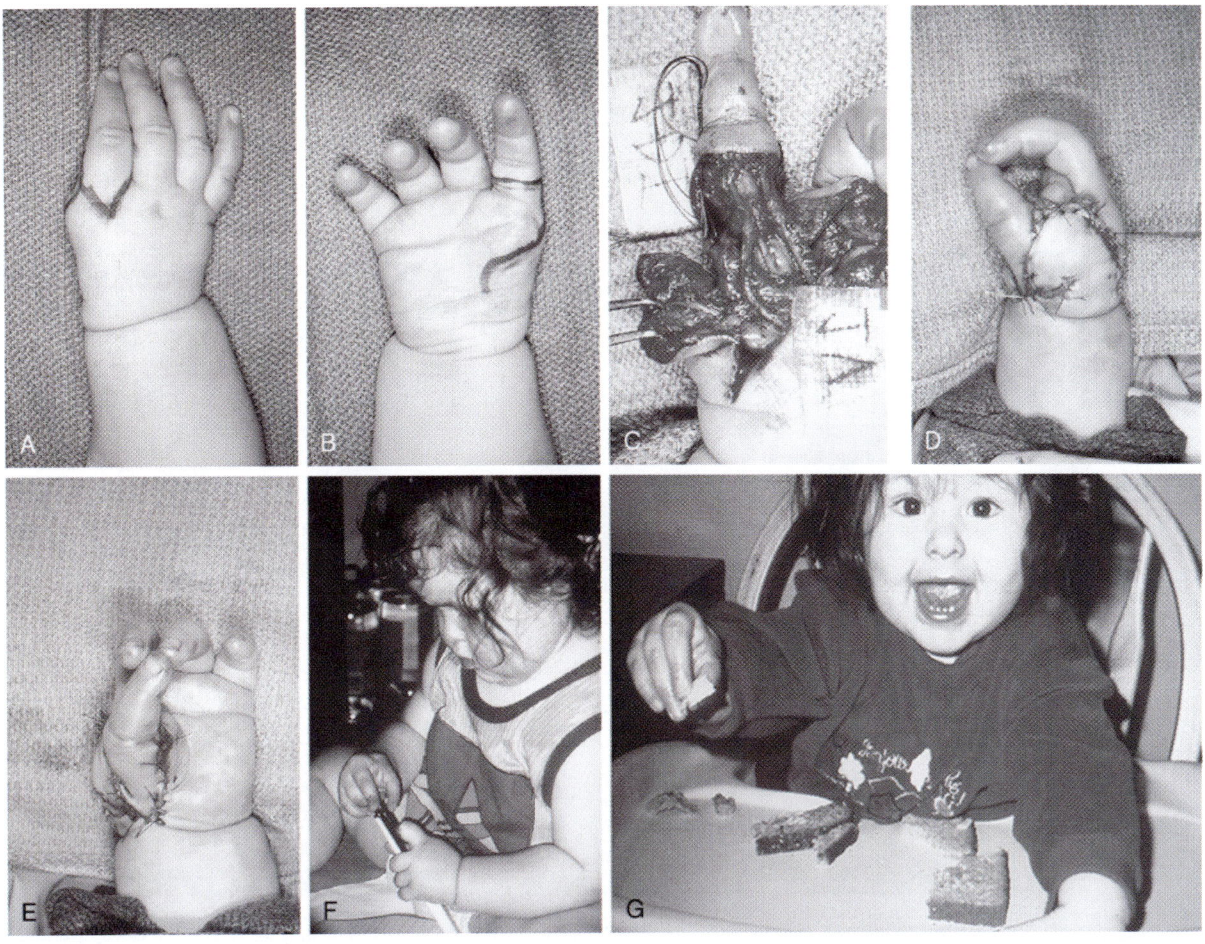

图97–11 拇指缺失患儿的拇指化。A、B.切口标记；C.示指拇指化准备；D、E.示指拇指化后外观；F、G.重建后恢复捏和对掌功能

五、全指缺失

这种导致全指缺失的损伤，虽然罕见却是灾难性的，但这种损伤仍然可以进行重建。手的全指缺失后，如果没有对侧肢体的帮助，本身几乎无法抓物。重建手术的目标是恢复捏指功能，这就需要有两个相对的手指，其中至少一个手指可以活动。理想的情况，这些手指应有感觉能力，然而，视觉在某种程度上可代替感觉功能。传统的重建方法是拇指和小指掌骨的指骨化（图97–12）。该操作涉及加深第2、4指蹼，切除示指列和环指列，小指掌骨截骨，还要尽可能地把拇收肌重新固定在更近端的水平。拇指指骨化的必备条件，包括足够的掌骨长度、完好的拇收肌和可活动的基底关节。小指掌骨指骨化需要足够的掌骨长度、小指对掌肌和可活动的腕掌关节。拇指和小指同时指骨化，能恢复整体的夹捏功能（图97–12）。

全指缺失也可行足趾–手移植以恢复手的功能（图97–13）。Wei和他的同事们已发现，多个趾–手移植能再造拇指及1～2个较小的手指。Wei和他的同事们还报道，要恢复三指捏功能，增加侧向稳定，获得更强的勾抓能力，最好再造拇指和两个较小的手指。

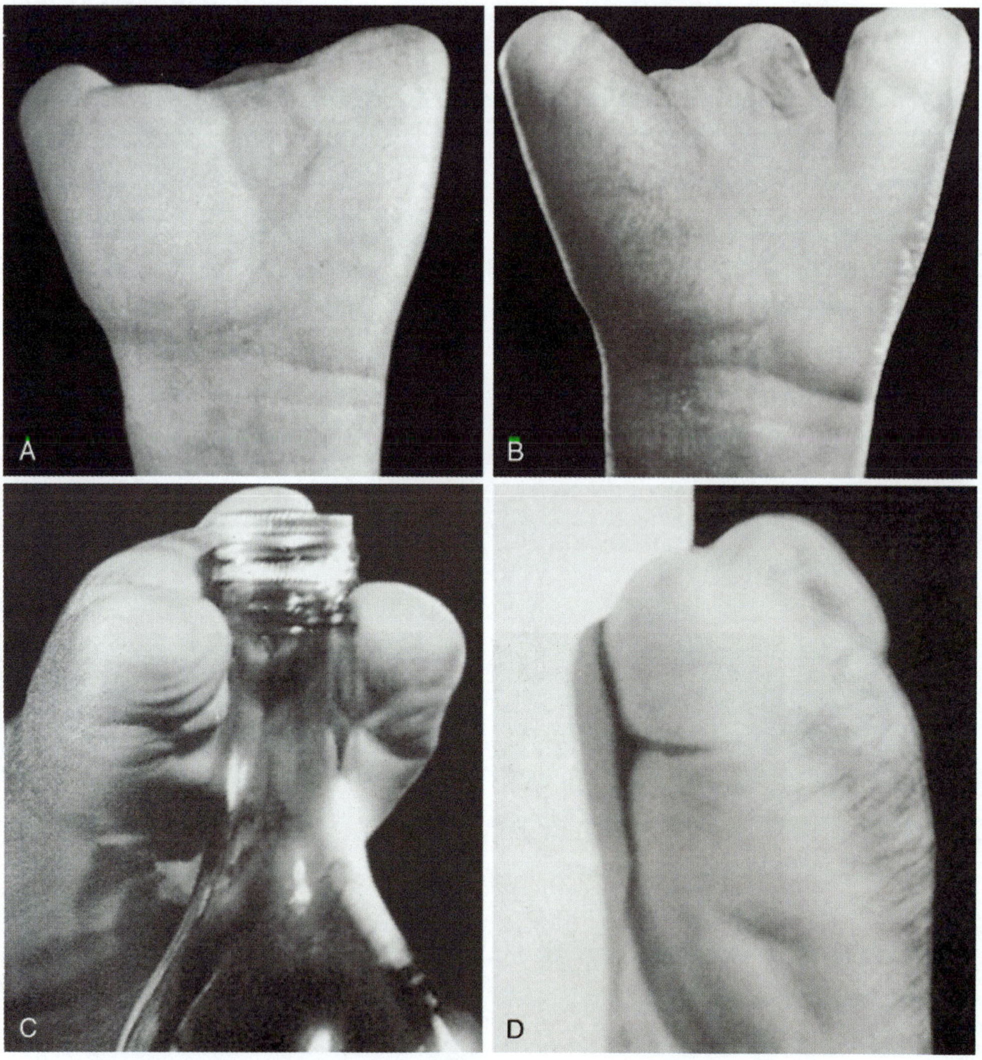

图97–12 全指及拇指离断，行第1、5掌骨指骨化，第2、4掌骨切除治疗。拇内收肌止点重新固定至第1掌骨。A.术前手的外观；B.术后手的外观；C.拎瓶子能力；D.夹纸能力

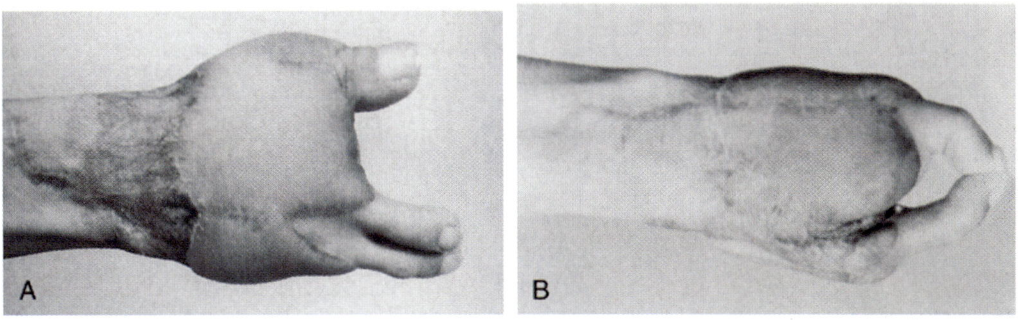

图97-13 A.拇指缺失后一期趾-手移植；B.右第3趾重建拇指（WeiFC，el-GammalTA，LinCH，等，掌手：用足趾移植进行显微外科重建的分型和指南。整形重建外科，1997，99：126）

六、小结

本章描述了多种拇指离断后的重建方法。上述的每种损伤在选择手术重建之前，必须仔细考虑患者对功能的诉求。拇指远1/3离断，治疗的主要目标是提供足够的皮肤覆盖，恢复感觉能力和消除疼痛。中1/3离断，不需要增加拇指长度时，使用“Z”成形术和背侧旋转皮瓣加深指蹼有助于功能恢复。当需要增加拇指长度时，可选择掌骨延长、骨性重建和游离组织转移。治疗这种程度的损伤，微血管手术，如带血管蒂的足趾移植已达到高度可靠。当离断发生在近端1/3时，游离足趾移植和拇指化是主要的重建选择。要想改善拇指的远期功能，所有这些手术都离不开患者的配合及熟悉重建手术的康复人员。

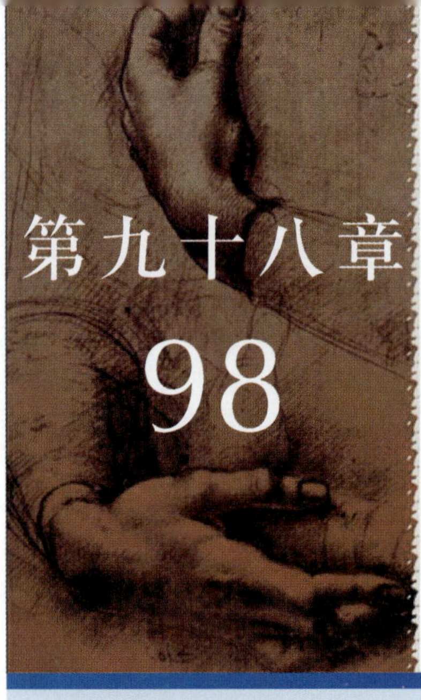

第九十八章 98 手部假肢的美学：心理与功能潜能

原著者 JEAN PILLET, MD, ANNIE DIDIERJEAN–PILLET, PSYCHOANALYST, AND LESLIE K.HOLCOMBE, MScOT, CHT

译校者 王起奎 周君琳

关键点

- 每位患者的治疗必须个体化。当确定合适类型的假肢时，除躯体的截肢外，患者还应说明他们的心理、社会、职业和非职业需求。
- 提供美容假肢的禁忌，包括患者对假肢的作用没有兴趣或期望不切实际。
- 在今天这个易变、复杂的社会环境中，将截肢处的外观恢复至接近正常的程度能改善患者的总体功能，使其能更好地利用他所拥有的一切。

20世纪50年代最初设计和制造的美容性手部假肢，被每个人（包括外科医师、内科医师和治疗师）视为一项极好的成就，与此同时，截肢者并不把假肢做实际使用，而是视为一件奢侈品。他们认为假肢是惰性、无感觉和无功能的，所以只可看作区区一个小工具。实际上，无论当时还是现在，美容性手部假肢都不只起美观的作用，还具有职业和社会所需的被动功能。

在社会功能上，可定义为那些社会关系成员的经济和心理状况，旨在改善他们的生活条件，特别是物质条件的功能。因此，过去可能被认为没有看得见的用途或目的的美容假肢，证明对身体完整性受损后，心理受影响的个人是有价值的。

自第一批假肢问世，大约过去了50年，已有超过1万名截肢者安装了假肢。回顾这些患者，可以清楚地看到美容假肢不仅增加美感，而且很多情况下还能增加受累肢体的功能。为了更准确地反映其美容和功能两方面的益处，现将其称为被动功能性美容假肢。

因为，当外科医师和治疗师与新发截肢的患者接触时，往往把重点放在严重残疾患者的功能需求上，因而有时意识不到一些患者也需要审美上的援助。然而，我们难以预测这些人的将来。此外，由于发育不全的患者很少有躯体的创伤，而骨科和手部治疗师治疗最多的是躯体创伤，因而外科医师和治疗师多半处理这些患者的经验不足。

一、单侧远端截肢者

截肢后，截肢患者会遭受重要的功能障碍。

他（她）可能会相信手术和假肢能够给他（她）带来奇迹。这是患者的幻想期，但是截肢者会在伤口愈合、假肢装配、再教育和职业康复的过程中逐渐调整回现实状态。这也是一个希望与挫败交织的时期，医师、治疗师和心理学家都可在这个时期发挥重要的作用。

一些成为伤残人员的截肢者，绝不能接受他们截肢的现实。他们把残缺的肢体掩藏起来，拒绝使用。他们佩戴有功能性假肢，却不使用，好像正是由于假肢的存在才致使他们这样做。其他的截肢者却能很好地接受截肢的现实——他们很高兴得到帮助和被当作孩子对待，他们的态度反映了一种心理需求。

这样的患者代表了一小部分人，大多数截肢者开始过上正常的生活。他们重新融入了家庭和社会，之所以能这样，是由于他们成功地对残疾做了现实的评估。剩下的手与残肢的配合会越来越娴熟，这一点不仅出乎直系家属的意料，也出乎截肢者本人的意料。

因此，对一些截肢者来说，限制因素是残肢丑陋的外观而不是功能障碍，这才导致截肢者把种种失败归咎于截肢。这种转咎现象很明显，多数截肢者遭受过这种情况。没有哪种功能性假肢能消除这种现象。大多数患者最终习惯了他们身体的障碍，学着去忽视这些障碍，甚至会遗忘已经失去的功能。然而，即使这群人也可能在很长一段时间，也可能永远无法感受到先天性截肢者遭受的那种审美上的挫败感。

二、单侧远端先天性截肢者

（一）功能需求

根据我（JP）的经验，单侧远端先天性截肢者几乎从不自愿要求安装功能性假肢。极少数的情况下，能够相对容易地从中看出父母或家庭医师的影响，而他们也同样是被误导的。治疗先天性截肢者时，把患者视为残疾人和试图给他配备功能性假肢，是常犯的两种错误。就个人而言，这种想法是错误的。他或她不是一个真正的截肢者，而是由于先天畸形而出现的发育不完善。这些患者已经建立了他们自己对自己身体的认识，这与我们对他们的认识是不同的。他们认为自己是完整的、正常的。无论他们的年龄多大，单侧先天性截肢者能够处理所有的日常活动，而不需要任何假肢。他们使用不同于我们的方法来满足各种需求。自然他们也会因不能做某些事而遭受挫败，这种挫败感是因人而异的。就像在正常人中一样，发育不全的人中有些也是又懒又笨的，即使给他们安装无感觉的功能性假肢，也不会增加他们的灵巧性。

无论假肢多么完美，建议单侧发育不良的患者安装功能性假肢，都相当于给正常人装第三只手，反而妨碍他们。事实上，这就是当我问及他们为什么不佩戴功能性假肢时，这类患者的反应。他说：“医师，你要第三只手干什么用呢？”

（二）美观需求

与截肢者不同的是，发育不全的人没有经历过最初失去手时的情感冲击。先天性截肢者，从一开始就认为他们自己在功能上是正常的，只是后来他们才逐渐开始认识到他们与其他人不同。先天性截肢者和因创伤或手术而失去肢体的截肢者一样，都有同样的美观需求。

（三）疑难病例

有些情况下，即使假肢会带来不舒服，造成明显的功能损失和不良的外观，单侧发育不全的截肢者仍会坚持装配假肢。例如，轴线不正的残指往往会使假肢的外形丑陋，多个假指装在同一个手上，将降低手的敏感度和抓握力。如果数个手指都出现掌指关节水平的关节离断，就需要覆盖全手的假肢，然而进食问题，可能会使患者无法耐受假肢。这样的情况下，我们必须劝阻患者装配这样的假肢，除非心理上的适应比假肢带来的不便更为重要。截肢者必须学会接受假肢不是万能的事实。

三、双侧截肢者

双侧截肢者躯体上的障碍如此严重，以至于掩盖了对审美的关注，但事实上，这样的关注并没有在这些患者中减少。双侧截肢者，只在一侧装配美容假肢可能会使其受益；然而，患者需要至少一侧肢体的部分区域有感觉，从而使双侧佩戴假肢的实用做法受到限制。

对于功能上已经适应的发育不全的患者，美容假肢可根据情况，使患者的姿势更自然从而不被人注意。随着一些获得性的创伤截肢或治疗截肢的患者承认他们的功能障碍，他们会觉得有必要不把残缺的肢体暴露在公众的视线内。在这种情况下，美容假肢能充分发挥作用使他们回归社会生活，而这种生活离开假肢似乎是不可能。

一位患者在她65岁时，遭受经前臂的治疗性截肢，使用假肢已6年，她告诉我们，她再也离不开她从早到晚佩戴的假肢。假肢使她能够出现在别人面，前特别是家人面前，而不会吓到他们。而且随着时间的推移，假肢成了她持握某些东西和翻阅书和杂志时的宝贵帮手。

另一位患者，她的手指在一次爆炸中被烧伤，所有手指被截除，她需要手指假肢使她重返教师的岗位。当我们向她解释佩戴10个假指的弊端时，她回答说她不会一次把全部假指都戴上，而是根据她的需要和她要进行的活动决定哪些手指佩戴假指。从那时起，她适应了假指的使用。

另一位右手和左手3个手指截肢的患者，坚持给右手装假肢，而腾出左手以尽可能保持最好的功能，特别是书写功能。

四、治疗性截肢

在治疗性截肢情况下，患者不仅要面对肢体的缺失，还要可能面对苦恼的严重疾病。

（一）儿童美容假肢

我们在假肢咨询中看到的患儿，大多数是先天性畸形。如果患儿的残肢没有提供夹捏功能的结构，可在很小的年龄就安装假肢——通常在6～18个月时。在该年龄段，安装假肢能使孩子习惯假肢的存在，并能促使他们双手活动。然而，在患儿18个月前安装假肢，常易发生相关皮肤的问题。如果残肢有夹捏的功能，那么在日常校园和玩耍活动中，假肢不仅在功能上不能起辅助作用，反而显得更加麻烦。这些情况下，把假肢安装到患儿接近青春期的时候会更好，这个时期患儿的自我形象成了突出问题，因而更能接纳假肢的不便。

对父母来说，首要问题是孩子出生时的躯体外观，如果父母为此遭受心理上的创伤，那么给患儿安装假肢是有必要的。在这种情况下，我们其实是通过治疗患儿来抚慰他们的父母。这种困境会导致严重的后果。我们只是在满足父母的心愿，父母似乎也觉得合情合理，却没有考虑孩子的需求。这种做法不合常规。

首先，发育不全的患儿是发育中的孩子，这个事实不应被忽视。父母、家人、老师和治疗组全部把目光集中在患儿的先天畸形上是有问题的。我们的经验告诉我们，人们常常难以体会孩子背负了多少痛苦、内疚感及父母的失望。因此，绝对有必要让患儿的父母表达他们对孩子身体状况的看法，让他们概述孩子的情况，并且概述自己，特别是他们对孩子的期望。因为归根结底，谁将经受这个治疗，父母还是孩子？

如果因父母双方或一方不接受孩子的畸形，而做任何关于手术重建、假肢安装或两者同时使用的建议时，应尽可能保守。可能只是由于父母如此痛苦、迫切和不能承认他们的孩子和其他孩子不同，才不惜一切代价消除或掩盖这种畸形。医师也因而怀揣着恢复这个被视为异常的孩子以正常外观的愿望，担负起消除这种畸形的使命。在很多情况下，这些孩子被看作是“需要修理的物件”。

尽管先天性截肢的患儿自出生就知道自己不同与其他人，在青春前期或青春期，他们的畸形仍会成为造成青春期问题，特别是人际关系问题的催化剂。我们知道在人生的这个时期，孩子们主要关心的是他们能与其他人一样，以便融入群体。

即使最初几年他们的身体异常并没有造成大问题，但是它的影响常常是深远的，毕竟上肢的畸形，是造成这些身体异常的青少年交际困难的主要原因。他们有被拒绝感，开始遮掩身体的缺陷，自己躲藏起来，有的患儿变得畏畏缩缩，有的变得抑郁，有的则出现大量带有攻击性的对抗行为。所有不舒服的感觉都会被放大，常常使父母陷于困惑。

我们有责任区分出哪些是青春期特有的问题，哪些是手的问题，帮助患者理解现在出现的问题，允许患儿表达相关的要求：他们现在痛苦的本质是什么？

我们认为，无论发育不全患者的年龄多大，我们理解患者的请求意图是至关重要的，就像当我们总是提出不作为，或至少暂时不作为是完全可接受的解决方案时，我们明白什么时间是正确的实施手术或安装假肢的时机一样重要。拒绝足趾移植和假肢的妈妈不是不称职，她并不是要置孩子的不幸于不顾。如果她或她的孩子或两者不接受手术或安装假肢的想法，那么妈妈的这种态度，要好过屈服于来自家庭或医师的各种压力。

我们知道，身体不能只机械地看成是用于摆技术动作的。要改善先天畸形患儿的表现，心理层面的东西是不可忽视的。因此，我们在任何给定的时间，所考虑的截肢者的请求时，都不止一个解决方案，而是有一系列与患者的愿望和成长相对应的方案。

（二）根据截肢高度选择假肢

判断截肢平面的高低，要看手部夹捏结构的存在与否（框98-1）。高位截肢时，其残肢无夹捏功能。

1.指甲损伤

由于指甲的特殊功能和象征意义，使得指甲无论是畸形、扭曲、部分或完全缺失，其通过安装假指，以恢复完美的可能性极其明确而有限。从躯体角度看，即使指甲的损伤不那么明显，其功能障碍也常常会比较严重。最小的创伤都会损伤这样一个精确而高效的工具。

指甲缺损：指甲不仅美观而且还有功能。功能上，指甲有指甲捏或指尖捏的作用，主要用于捏细小的东西。有的患者为了美观甘愿舍弃该功能，要么是偏爱留很长的指甲，要么用绷带遮盖受损或难看的指甲。指甲一旦损伤，其美观有丝毫的改变，都可能对某些患者造成心理上的影响。“真实”的指甲，就像这些患者的救命稻草。然而制作指甲容易，关键是能够可靠固定。

框98-1　截肢高度

高位（残端无功能性夹捏）肘关节以上
- 肩部
- 上臂：长残端，短残端
- 肘关节以下
- 前臂：长残端，短残端
- 全手

低位（残端存在功能性夹捏）部分手
- 手指

指甲部分缺失。丙烯酸树脂可用于制作指甲。把粉末和液体混合后，用小刷子和铲子填涂在剩余的指甲上。由于树脂可与指甲黏附，因此其固定效果很好。皮肤对树脂有良好的耐受。然而，该技术太过复杂，患者本人无法完成。制作指甲必须到专业机构，而且需要根据天然指甲生长的多少，每隔3周检查一次。

指甲完全缺损：贴敷市售的指甲在皮肤上会出现一些问题。如果固定指甲在皮肤上的胶水效果很好，它可能会造成严重的皮肤反应。如果胶水效果不好，虽然不会刺激皮肤，但是固定效果也不会持久。

去除残余的指甲和甲床后，可手术修整出一个轮廓，把定制的假指甲嵌插进去。但是，假指甲仍然需要使用胶水固定，而胶水常造成蜂窝织炎和皮肤并发症，而且有效期很短。数周或数月后，手术形成的包裹指甲的组织回缩，瘢痕增生，外观非常难看。

唯一可用于牢固固定看上去像正常指甲的方法，是用非常薄的套管一样的假指套在整个远节手指上，但缺点也是显而易见。牢固固定的问题仍然没有好的解决办法。

指甲植入物和假指：研究目前正在进行中，有望实现指甲植入。然而，皮肤移位引发的溃疡和指甲的固定，两者继发感染的风险较大。因此，指甲植入只可用于附着在骨上，薄而固定的皮肤。指甲植入物必须每天精细保养。我们在这方面的经验仍然有限。严格地说，并不存在我们所说的指甲假体。他们其实是手指远节部分或完全离断假肢的一部分。指甲置换仍然是一个处理起来很棘手的问题，较简单的情况在指甲精品店就可以解决，复杂的情况则需要手术。为达到这个目的，手指的假肢必须质量可靠。指甲的细节方面也非常重要。指甲是由坚硬并且半透明的物质制成。该指甲必须和假指整合在一起，而且其形状、颜色、长度和甲弧影的大小要看起来和患者其他的指甲一样（图98-1）。商店买的指甲油，既可轻松涂染指甲，也

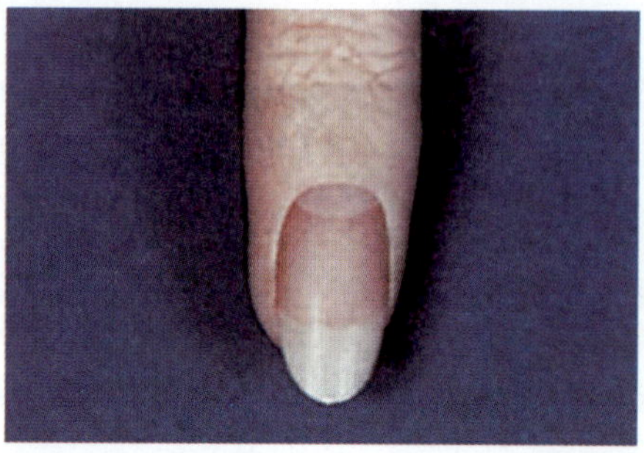

图98-1 该指甲经过精心制作，和对应的正常手相匹配，能够完美嵌入。如有需要，该指甲可像正常手指一样抛光（Pillet J.手部美容假肢.北美骨科临床 12：961-970，1981.）

可被无丙酮的清洗剂洗净。

2.手指离断

手指远节部分或完全离断：即使是手指末节的部分缺损，都会造成患者对美观和功能上很大的担忧。该高度的截断需要安装套管假指。该假指在形状、皮肤纹理、颜色上和残端非常匹配。假指套长度达手指中节，不覆盖近侧指间关节。假指近侧缘要很薄，并且要半透明，以便和指节纹混在一起。恢复手指正常长度，可改善指腹捏这种最常见的精准抓捏方式。当捡铅笔时，拇指指腹能和假指的指腹相对。该假指也可用于打字和演奏乐器。指套有些弹性，用起来比较舒服。如果截肢者的工作需要使用带假指的手时（如电脑操作员），可在工作的时候，佩戴热塑形材料的背侧小支具，以增加假指的机械强度和稳定性。

如果截肢后，远端指间关节因瘢痕形成，呈固定的屈曲挛缩，僵硬在非功能位或呈匙样外观，可能需要手术矫正。经验表明，无论在功能上还是美观上，远端指间关节离断，都比保留一个稍长，但僵硬在屈曲位的残端要好得多。

手指中节部分或完全离断：手指中节部分或完全缺损将影响侧捏或对捏功能。多个手指截断时，假指能为拇指提供支撑，残余的拇指指腹可籍此支撑来持握轻的东西。单个中指离断时，对捏的力量会有损失。没有环指的支撑，中指将向尺侧倾斜。给缺失的环指装一个假指能防止中指倾斜，增加侧捏时手指的稳定性，防止剩余的手指攥在一起时小的东西从手中掉出来。

当截断发生在手指中节或近端指间关节稍远的部位时，假指应固定在近节手指上。假指的近端指间关节部位应富有弹性便于活动。由于假指对接口位于掌指关节附近，可使用装饰性指环完美掩盖接口。假指里面手指缺失的部分，可填充一些软塑料，使其硬度和指腹一样。

手指中节截断，可导致近端指间关节僵硬在伸直无功能位、无活动的屈曲挛缩位或呈匙样外观。可能的话，每一种情况都需要在安装假指前予以手术矫正。

手指近节部分离断：手指近节高度的截肢，从掌指关节横纹起，最少需要长度1.5cm的残端才足够固定手指假肢。残端不足1.5cm的患者可能需要手术下移指间指蹼。如果患者拒绝进一步手术，有时可在受累手指和邻指上，佩戴装饰性指环、悬吊假指实现假指的安装；然而，这种做法的结果不确切，固定也不够牢固。假肢的硬度和弹性应符合患者的功能需求。如果手指的近端指间关节存在，此高度的假指应柔软便于活动。如果指近节离断手，那么假指应质硬、呈半弯状与拇指相对能够抓物。如果残指的长度能够牢固固定单个假指，那么所有4个手指可单独安装假指，否则就需要佩戴手套假肢。如果拇指良好，通常可使拇指露在手套假肢外面，以使对掌的两部分中有一方有良好的感觉能力（图98-2和图98-3）。

3.拇指部分或完全离断

精确而有力的抓握离不开拇指。拇指长度缩短将相应地减弱对掌功能。缺少维持抓握物体所必需的对抗力将会使握力减弱。

当离断位于拇指末节或在掌指关节以远时，拇指假肢有助于抓握。拇指假指通过延长拇指，可使拇指具有适当的与其他手指对掌的功能。假指还能提供杠杆支撑，并加大手裂，从而使患者能够握住那些太大而单靠其余4指无法握住的东西。拇指掌指关节处离断需要安装固定在手掌上的假肢。

4.掌部离断

掌部离断可以是横行、中央行或斜行（其走向可保留拇指或小指）。横行离断时，其假肢基本呈现完整的手形，边缘可达尺骨茎突近端2～4cm。

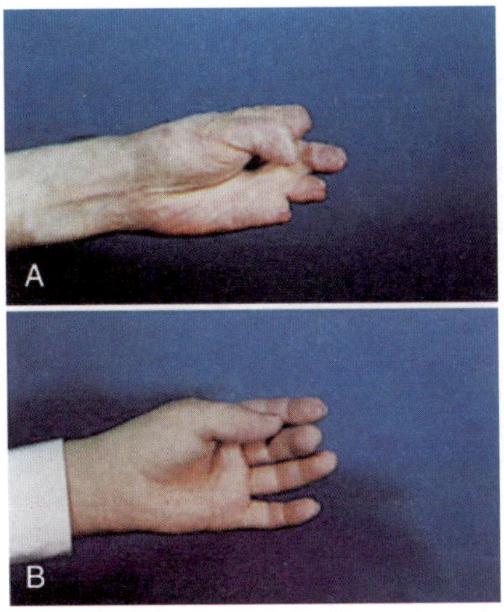

图98-2　A.化学工程师在工业事故中严重烧伤的手；B.全手假肢既美观又有功能。假肢取代了缺失的手指并遮盖了手的瘢痕。假肢可允许拇指和其他手指对指，而这在没有假肢的情况下是困难的。过去的12年中，患者每天从早到晚，无论工作还是在家，都坚持佩戴假指

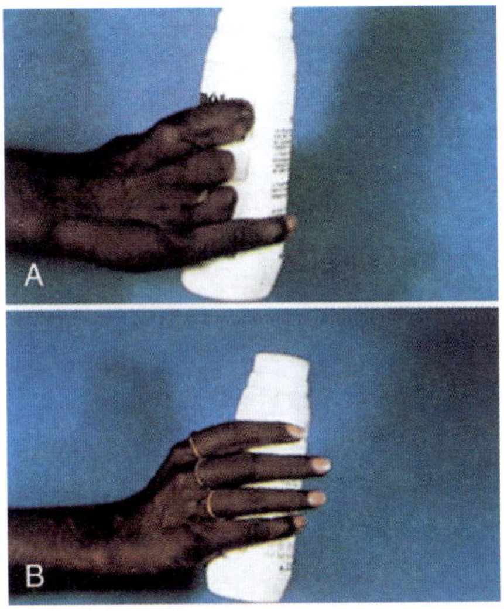

图98-3　A.数个手指离断；B.假指增加了手指的长度便于抓握

夏天可佩戴表带或网球带遮盖假肢和正常皮肤交界缘。

当拇指只有小部分残余时，通常佩戴全手假肢，它能增加拇指长度，并带有外观自然的指甲。这种情况下，假肢需要在适当的地方要做得很薄，使拇指残端能自由活动，并且隔着薄膜还有感觉。假肢的其余手指需质硬，并呈半屈曲状，作为与活动的拇指对掌的部分。

若残端存在正常的拇指，可选择使用全手套假肢，该假肢要么在覆盖拇指的部分做得很薄，要么可使拇指自由伸出手套。后一种方法存在怎样隐藏手套上开口的问题，但对于大多数活动来说，把有感觉的拇指露在手套外面，在功能上占有优势，所以这种方法受到广泛推荐。

若经掌部斜行离断后，拇指全部或大部缺失，还剩下一个有功用的小指，最好行手术切除第2掌骨，把小指套进假肢的环指里。这种方法，可使唯一的小指与拇指有更好的配合，这样不仅功能更好，而且假肢可做成和另一只手同样大小。

中央型掌部离断，累及示指、中指和环指，常由冲撞事故造成，只留有拇指和小指。如果拇指和小指功能正常，最好将他们露在假肢外面。小指开口处的问题不大，因为普通指环很容易掩盖开口缘。

为部分离断的手装配假肢是最难的。各种躯体问题不胜枚举，可能的解决方法必须仔细权衡患者几乎千差万别的需求。由于没有完美的解决方案，治疗结果将会千差万别，这一点必须认真考虑（图98-4）。

5.经腕离断

经腕离断的患者需要佩戴全手假肢，但主要问题在于假肢的插槽怎么设计最好。当截断经过腕部时，假肢的掌区要做得很薄，这样有用的感觉容易透过假肢。假肢可恢复手的正常长度，增加手的功能面。因此，患者可使用假肢推东西或用其辅助双手活动。由于假肢成分的弹性记忆作用，假肢也可拿住放在掌心的轻东西。

6.前臂离断

长残肢：留有感觉和旋前旋后功能的长残肢，对需要用其做推按动作的患者来说非常实用。因此，为保留这些性能，必须制作一个假手而不是前臂假肢。该方法的不便之处是前臂缩短，但这一点可用功能上的优势抵消。这种程度的缩短，极少会看起来比较明显或引起视觉上的不舒服。

短残肢：前臂高度的截断，需要在肘关节屈曲90°，从肘横纹起至少5cm的残肢才能良好地固定前臂假肢。抽吸固定法不需要复杂的吊带或悬挂装置。前臂假肢可连接一个旋转腕关节组件，该

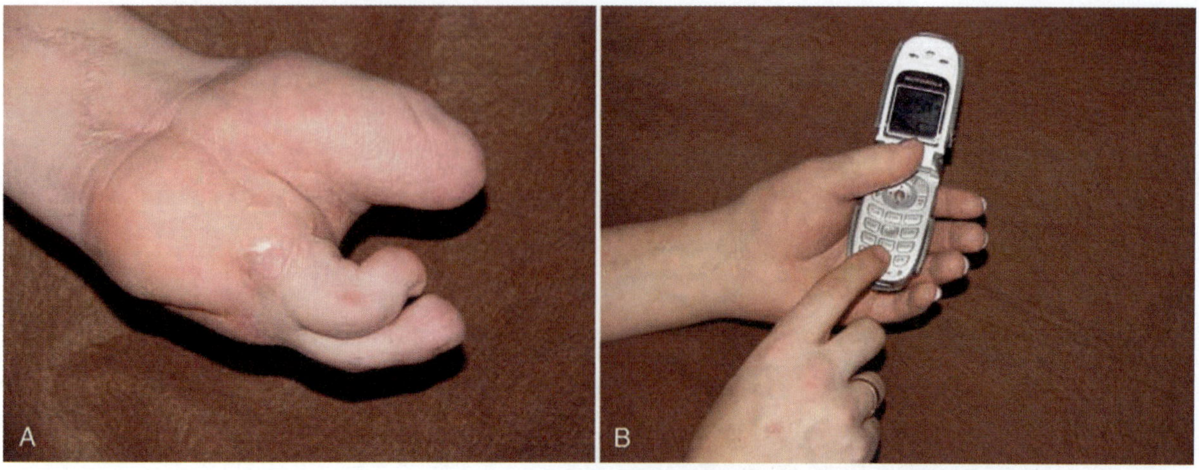

图98-4 A.遭受外观不美观之苦的患者；B.几乎和对侧的正常手一样的硅树脂假肢解决了患者的自我意识问题，并且改善了功能。假肢上覆盖拇指残端的部分非常薄，以保留其敏感性和活动性。移植的足趾插进假肢中指和环指的位置和拇指有最好的搭配便于抓握

组件，可在旋前到旋后的360°范围内手动任意调整，尽管经验显示这种功能并不常用。新的技术，使手和前臂塑形成一个整体，这样更美观，解决了之前手和前臂匹配不完美的问题（图98-5）。假肢手指的弹性，可使截肢者能拿住放在手里的轻东西。

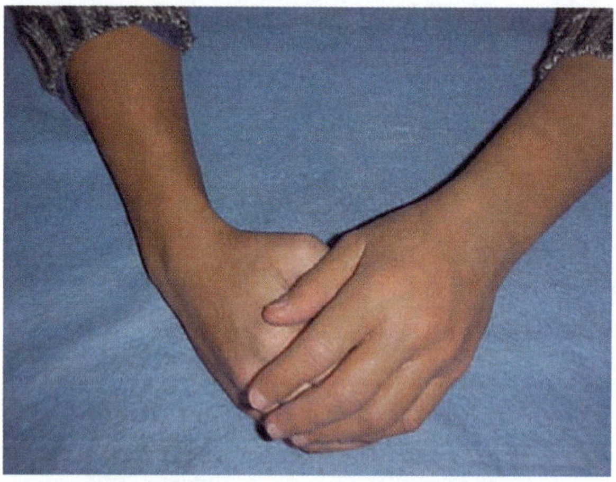

图98-5 左侧前臂中段离断：假肢的前臂和手形成一体，与对侧完美搭配

7.上臂截断

长残肢：肱部离断，其残端距离正常肘横纹至少5cm，才能安装机械肘关节进行屈和伸。

其固定与前臂假肢的固定类似。此外，与传统的玻纤材料相比，新材料和技术已使制作质轻、柔软、有弹性和牢固的假肢插槽成为可能。

短残肢：肱骨近端离断时，其残肢长度达15～16cm才能对假肢有满意的固定和良好的肌肉控制。残肢应成结实的圆锥形，骨贯穿残肢全长。如果残肢的组织柔软，就需要肩部假肢。太肥的残肢需要在安装假肢前进行手术矫正。

8.肩部/侧前半离断

肩关节离断时，外形毁损不像侧前半离断那么严重，因为其肩的轮廓仍然存在。肩关节离断的假肢与侧前半假肢，除肩罩大小不同外，其他设计是相似的。

毁灭性的侧前半离断，会造成令人痛心的美学和功能缺陷。很难给这些截肢者安装、并训练他们使用功能满意的假肢。许多患者更喜欢使用有被动功能的美容假肢，该假肢的轻质肩罩与未受累的肩轮廓外形匹配，能改善着装外观，并连有美容的前臂假肢和腕组件。假肢借网带固定在患者身上。

五、美容假肢的禁忌证

对美容假肢没兴趣的患者，或对假肢的作用抱有不切实际期望的患者，都属于安装美容假肢的绝对禁忌证。也有患者处于假肢安装指征的临界状态。这些患者仍然会寻求美容假肢，尽管该装置可能会不舒服，并导致明显的功能丢失或美容效果差。例如，数个手指经关节离断，为达到充分固

定，其假肢必须完全覆盖整个手。即使残肢长度足够牢固地固定假肢，但同一个手上安装数个手指假指，会降低手的敏感性及抓握功能。当残端臃肿或轴线不良时，若先前不做手术矫正，安装后假肢的外观可能不美观。不能满足患者特殊要求的假肢应禁用，因为它会让患者失望、不满意、心理上受伤。因此，重要的是确定患者的期望是否现实，是否沉浸在无法被满足的幻想中。

放弃佩戴假肢本身不是问题。患者可根据情况自由决定是否佩戴假肢。这是患者的选择权。当假肢让患者失望时，情况就不同了，因为它永远无法实现患者恢复身体完整性的梦想。也许假肢能使患者在其他人眼里不那么显眼，但是它永远不可能给回她所失去的东西，也不可能给她不曾有过的东西。

六、装假肢前的处理

应用假肢前，需要考虑的东西很多而且容易变化，每个病例必须单独评估。每例先从咨询开始。在咨询的过程中，检查确定患者的假肢候选人资格。除了做截肢检查外，还要确定患者的心理、社会、职业和非职业需要。

初次咨询，首先并且最重要的是一个沟通见面会，会上各方用他（她）自己的方式解释另一方实际所说的内容。咨询可使患者确定他（她）对治疗肢体残缺抱有多少期望。这就是为什么只有患者本人提出的假肢安装请求才可接受，而不是他的朋友或家人（或小儿的父母）。

我们的患者中，约有10%的人经过第一次咨询后不再坚持他的假肢请求。有时是因为社会经济方面的原因，有时只是看下假肢，接受视它为自身一部分的理念，包括和自身有差异的假肢。有些情况是因为截肢者先前已被告之不适合安装假肢，因为假肢将会帮倒忙。我们相信不用假肢，患者将能处理好截肢相关的问题，通过给患者这样的暗示，患者能够接受自己，也能被他人接受。

只要还有机会，否定或推迟患者的假肢请求是很重要而且有益的做法。推迟不成熟的假肢请求并花时间确定合适的安装时机也同样重要而有益。作为一个人，截肢者不会再感到孤单：因为患者知道我们能帮助他。这种支持可能足以使患者重新融入社会。

尽管各年龄段的患者都可安装假肢，但儿童或青少年的一个或多个手指远节缺失通常不需要使用假肢。在大多数情况下，儿童和青少年常能够成功克服功能的缺失，完成所有活动。假肢可能在功能上没有帮助，反而会更不便利，因而当患者年龄稍大，或出于社会或职业的原因需要使用假肢的时候，反而会失去安装假肢的积极性。

许多遭受截肢的患者是工厂工人，他们的工作需要用手来使用各种工具或操纵机器。一些远端截断的患者，可能从事的是手的灵巧性决定成败的职业。

患者对假肢的期望是什么？这个问题很重要。必须了解患者重返工作岗位和使用假肢的想法。他是打算做原先的工作还是调换工作，是否经过了职业康复，是返回校园还是找新的工作？手指远节截肢的焊工，很清楚他不能在工作的时候使用假肢。然而，秘书、打字员或钢琴家，无论哪个手指远节缺失，都可佩戴假指增强功能。无法从事之前工作的年轻成人常常要找其他工作。这个年龄段的许多患者选择回到校园，这种情况下，就不能低估美容假肢的重要性了。

在做假肢计划时，必须考虑患者的业余爱好。假肢可使患者从事她所爱好的事情。指尖缺损的截肢者，套管样假指可恢复长笛演奏家演奏长笛所需的手指长度，使他能重新演奏长笛。

我们必须了解患者安装假肢的动机，确定他（她）是否对假肢的优缺点有现实的理解。我们必须告之患者，假肢可能会妨碍功能且降低局部感觉能力。此外，患者应明白皮肤的颜色在一天之中会发生变化。这可由许多因素导致：日光或灯光、情绪状态、手的位置及其他许多可改变血流量的情况。患者必须明白假肢的颜色不能随这些条件的不同而改变。选作假肢的颜色应与平均正常的皮肤颜色最搭配。为了使这些区别不被人注意，患者可在假肢边缘佩戴一个环或小条带。

从最初咨询到假肢最后装配和接收的这段时间，患者抱有极大期待。我们必须确保患者的期盼是现实的。不切实际的期盼永远不能靠假肢来满足，因为即使最先进的假肢都不能取代缺失的肢体。如果患者对假肢的现实（其优缺点）有一定的了解，当患者收到假肢时，他将更能准备好接受假肢的缺陷。

有些患者的假肢一戴就是数年，而有的患者仅戴几个月。这并不是假肢治疗的失败，而是其有效性的证明，证明该治疗已帮助患者度过了人生的困难时期。然而，如果患者一生都在使用假肢，这意味着他要么视假肢为服饰，把它当成社会职业的附属品，要么视为自己身体的一部分。因此，患者会每天佩戴假肢，一戴就是一整天。假肢成了自己不可分割的一部分。

每个患者应有两件假肢，特别是在气候变化大的地区。其中一件假肢的色域应与冬天平均的着色相配，另一件假肢的色域与夏天平均的着色相配。这并不增加总的成本，因为两件假肢的使用寿命是一件的2倍。有第二件假肢的话可以留出适当保养的时间，如果某件假肢需要维修或因残肢形态变化需要调整时，可以确保始终有一件假肢可用。我们通常建议患者首件假肢佩戴3～6个月，再定制第二件假肢。这样可留出必要调整的时间，也能确定患者是否是个好的假肢佩戴者。美容假肢的寿命为2～4年，取决于患者对假肢的养护及佩戴时间长短，是每天使用还是只在特殊场合使用。由于新技术和更好材料的使用，极大地改进了假肢的外观、匹配度、舒适度，所以很少有患者不愿意继续更新换代。不返回更新的患者，通常是到了人生中不再需要假肢的阶段。我们的经验里，很少有因为不满意假肢的质量而放弃使用假肢的患者。

（一）治疗师在假肢计划中的作用

正如前面的讨论所示，假肢首先和最重要的，是一个人的外表。它是对有时遭受躯体之苦、常常遭受社会之苦、总是遭受心理之苦患者的治疗。治疗师及所有的治疗组成员应倾听患者诉说，听取她的要求，一旦理解后，就要尽量满足。

手部治疗师常必须解决因疾病或创伤致手部受损患者的心理和美观担忧。这样的情况下，治疗师可帮助告诉患者，待他康复到适当程度，可佩戴被动美容假肢帮他解决情感和躯体需求。

患者可在美国内外的各个地区接受评估和装配假肢。最好让既体贴关心又能根据患者的要求定制必需假肢的供应商查看患者。治疗师和医师的参考意见，是帮助供应商确定什么样的假肢对患者最有益且是最好工具。这常包括评估患者对假肢的适应程度，并且核实患者的期望是否现实。

（二）患者转诊

患者可从广大地区和多种渠道转诊而来，包括医师、治疗师、康复护士、雇主、律师、保险公司的转诊、患者转诊和自我转诊。转诊来源地应提供关于患者医疗、手术或外伤史的必要信息。还必须包括受累和未受累两侧手的照片（掌面和背面）。

（三）体格评估

尽管患者渴望尽早得到他们的假肢，但伤口首先必须已愈合良好，水肿得到控制。用软卷尺测量不同解剖位置的周长。残肢包裹有助于减轻水肿、促进残肢收缩并且塑造残肢装假肢的轮廓。包裹应由远及近牢固包裹，在肩关节处维持较小张力，便于关节自由活动。当残肢体积的测量结果稳定时，患者就可以制作假肢了。这一般在截肢后2个月或更长的时间。

超敏反应是指对正常无痛的触摸表现出可能存在极度不适或极度敏感的现象。患者通常会抱怨有刺痛、“电击”感和对触觉极度过敏。疼痛的残肢常常不能耐受假肢的使用。脱敏技术能减轻这些感觉异常，有助于残端将来安装假肢。给残肢远端持续的压力，如由远及近“8”字形在残肢远端包裹固定弹性帽，也能帮助减轻超敏反应。若脱敏技术没有效果，应考虑手术。

七、假肢制作

制作假肢需要进行两次咨询会。第一次咨询时，提取技术设计信息。第二次咨询时，评估假肢是否合适，调整大小并上好色。指导患者穿脱假肢，并检查其完成这些操作的表现。关于皮肤养护和假肢适当护理重要性的书面说明要交给患者。

美容假肢的特性

要想假肢的益处真实持久，必须有高品质的技术和美学外观。必须和对侧肢体的手指或手相像。所用材料的大多细节必须与正常皮肤符合，颜色要非常接近患者的手（图98-5）。假肢的材料必须结实、柔软，而且撕裂后可修复（图98-6）。该材料，在患者所在地区的正常气候范围内的低温下不可以变硬，而且还必须耐热。体积不能随着时间推移而缩小。它必须不会被普通东西（如油墨）染色，一旦被污染，必须容易在水中用柔和的肥皂清洗。不能对皮肤有刺激。假指的指甲使用指甲油后没有异常。指甲的细节尤其重要，如一致性、透明度、颜色、指甲及甲弧影的长短必须和对侧相似（图98-1）。这些特性的欠缺，是之前经常使用聚氯乙烯假肢失败的原因。

硅树脂可以复制真手的每个细节。截肢者对侧的手被浇铸在硅树脂里，根据这个图样就可以做手的复制品。

假肢的固定必须牢固、舒适和简单。如果材料柔软（像强化硅树脂），并且和残肢匹配完美，脱假肢时会造成负压，而这个负压必须消除，否则即使假肢的插槽很短都不可能脱下来。

八、美容假肢的功能潜力

美容性被动功能假肢的首要目的是心理的。它把残肢外观恢复到足够接近正常，从而最大程度地消除毁容带来的羞耻感。患者往往把毁容看得比实际更严重，但这并不重要，因为患者的行为，事实上是基于他自己怎样看待这个问题。身体实际缺损的程度，与其对每个患者心理，以及行为表现造成的影响之间关系不大。即便手的功能很好，但仍然觉得自己无法把手伸出口袋的人，就像失去手一样残疾。因此，美容假肢对总体功能是有益的，即使其有时会限制剩余部分的抓握能力。假肢，可使截肢者敢于使用他们觉得太令人厌恶而不愿暴露和使用的残肢，因而假肢将能很好地提高残肢的总体功能（图98-4）。

有时，假肢可联合用于手术后残肢仍然形状怪异，而不便暴露在公众视线内的患者。患者继续在精神上遭受截肢之苦，总是把残端包裹起来不使用。用薄而柔软、高质量的美容假肢覆盖重建后的部位，使其有一个社会可接纳的外观，可能是实现重建作用最大化的基本要素。

部分离断的手及被动功能的美容假肢常作为和

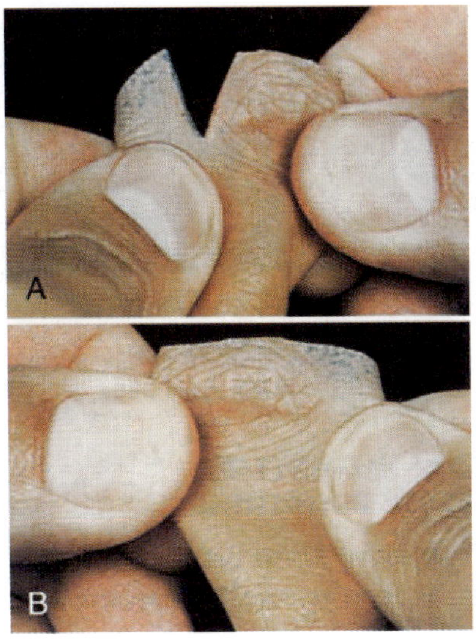

图98-6　A.优良的硅树脂假指近端薄弱处撕裂；B.撕裂修复后看不出痕迹。硅树脂的小撕裂可完美修复，但若被毁损则需要更换（Pillet J.手部美容假肢.北美骨科临床12：961-970，1981.）

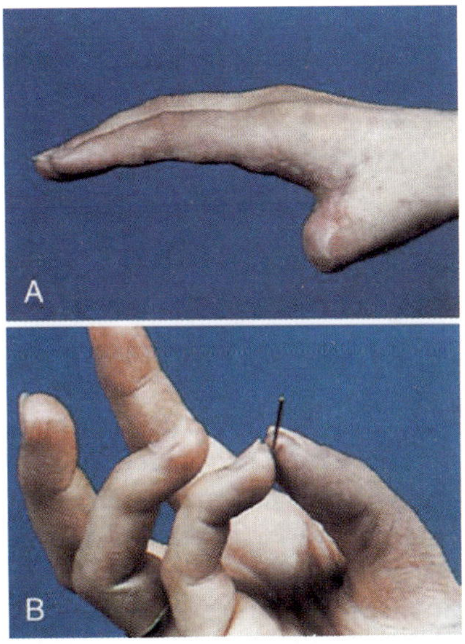

图98-7　A.拇指近节基底离断的患者；B.假肢对患手美观和功能的改进。硅树脂假肢相当薄，透过假肢仍有相当好的感觉能力（Pillet J.手部美容假肢.北美骨科临床12：961-970，1981.）

残余部分对掌的机械结构。这部分结构可能是延长短缩的拇指（图98-7），或是与剩余的活动手指对掌的稳定的拇指。因为可能的结合难以计数，所以给这样的手装配最理想的假肢是最困难的，需要极大的聪明才智，但往往也最有价值的。坚韧、纤薄、结实、柔软的新材料能保留良好的活动性和有

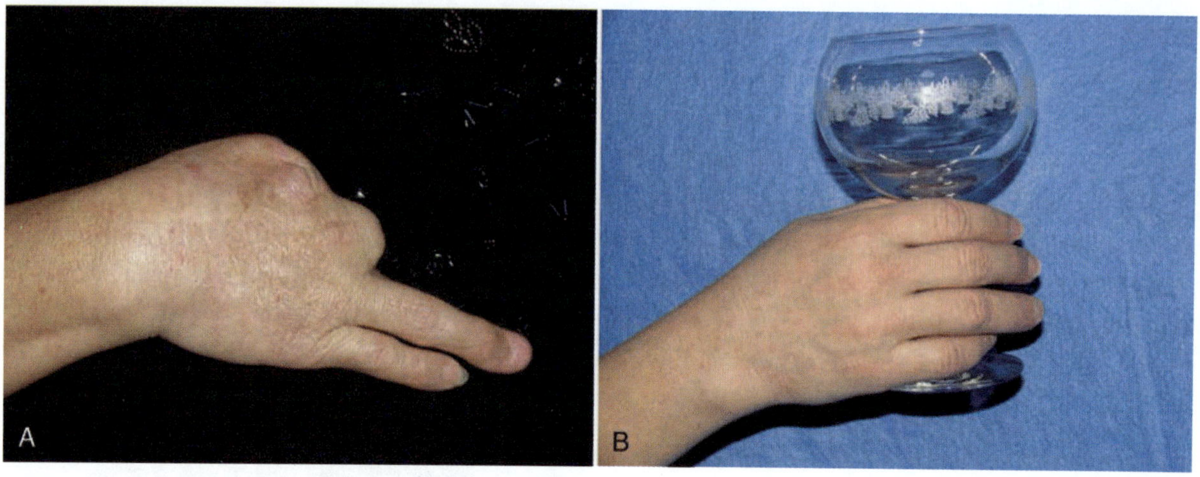

图98-8 A.具有对掌功能的拇指缺失造成功能障碍；B.该假肢为患者提供了拇指，不仅带来一些功能上的益处，还能消除患者缺失拇指的心理羞耻感

用的皮肤感觉能力，它的应用使制造这些假肢成为可能。有时仅保护性地用假肢覆盖柔嫩的残肢，解除伤者使用残肢的恐惧，就能使功能改善。假肢常可托起放在手里的轻东西，尽管该过程基本是被动的（图98-8）。

显然，心理和生理功能的改善，都有助于截肢者获得更好的康复潜力。如果所做工作需要频繁与公众接触，那么假肢常是重返工作岗位的关键。如果需要再就业培训，那么假肢将能极大地拓宽职业选择的余地。

九、美容假肢的接纳和使用

通过对我们患者的回顾，发现持续使用美容假肢的人通常占高的百分比（表98-1）。这可能部分反映了患者安装假肢极大的选择倾向性，而那些对假肢没有强烈兴趣的人，通常在一开始就被发现并被拒之门外。所有患者均为单侧截肢。大部分患者对假肢有良好的适应，而这种适应可进一步分为两种情况。有些患者从早上就开始佩戴假肢直到睡觉时才摘下，更多的是把假肢看成自己身体的一部分。其他的患者则更多的是把假肢当作服饰，只是在出门的时候规律佩戴，在家里则多不使用。

尽管我们发现少数患者已对自己的假肢形成怪异的态度，但所有这些人仍然离不开假肢。一些患者从早到晚都戴着假肢，只有在清洗皮肤时才会摘下。其他的患者尽管一直在使用，但他们事实上，只在诸如节日庆典或家庭活动这样特殊的场合中才会偶尔使用一下。还有很少一部分人，平时从不佩戴，但也不想扔掉，只是留着应急。

表98-1 患者佩戴假肢时长*

患者佩戴假肢>（年）	患者人数（人）
5	1583
15	908
25	483
35	198
45	96

*2008年1月统计数据。来自作者医疗实践的3268份病例的研究
佩戴时长：第一次使用假肢和最后一次使用假肢的时间之差

截肢患者与先天发育不全的患者在假肢使用情况上似乎没什么区别。满意度最高的是15-40岁的人群。正如我们想象的那样，假肢的质量是影响其使用及患者满意度的重要因素。

最后，如果假肢被搁置在一边，这并不意味着假肢的失败，反而说明了其良好的心理治疗效果。患者之所以摆脱了假肢，是因为他们重新恢复了正常的生活。假肢只是帮助患者度过了困难的时期。

十、小结

具有被动功能的高质量美容假肢，对截肢者及因先天发育不全而肢体缺失的患者同样有帮助。恢复患者近似正常的外观，能提高患者的总体功能，使他能更好地利用他在今天这个变幻莫测而又复杂的社会环境中所拥有的一切。假肢也常能起到一些辅助抓握的作用，能为剩余的手指或拇指提供与之对掌的结构。

每位患者的需求都必须认真考虑，假肢必须符合之前所述的高质量标准。美容假肢主要用于对肢体缺失有良好的适应并且期望现实的单侧截肢者。

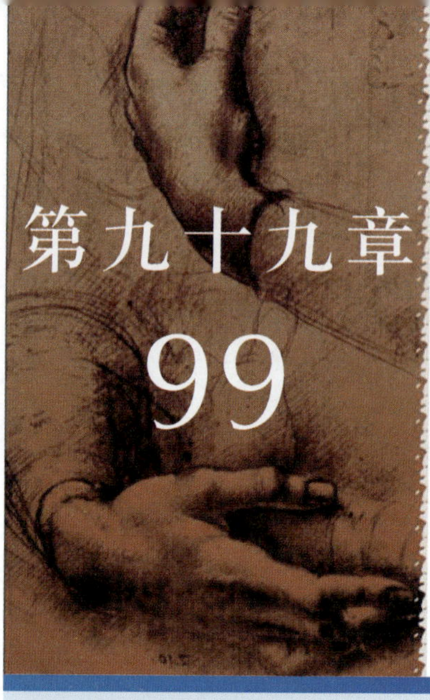

第九十九章 99

截肢与矫形器

原著者 KATHLEEN E. YANCOSEK, PhD, OTR/L, CHT
译校者 赵　会　王起奎　周君琳

世界使人们受伤，然而后来许多人受伤的部位依然健壮。

ERNEST HEMINGWAY

一、上肢截肢术的病因学和分类
二、多学科间的合作方法
三、最初评估
四、残肢护理
五、假肢
六、康复与训练
七、双侧上肢截肢
八、并发症处理
九、小结

关键点

- 单侧上肢的截肢对身体和心理上的完好功能都有影响，并且需要患者重新去协调日常生活中的每个方面。
- 多学科间的合作方法对满足截肢患者的许多需求至关重要。
- 早期康复的开始能形成对复原的期望，并能表示多学科间合作，能促进患者重返独立的承诺。
- 对患者的教育要及时并持续贯穿于整个康复过程。
- 医师在帮助患者形成独立自主，包括对截肢后为满足生活安装假肢的融合方面是有作用的。
- 和别的被截肢者的联系对于在接受和调整自己肢体缺失方面十分重要。
- 早期假肢的安装与假肢的成功使用对患者重新获得一份有利的工作息息相关。

与上肢截肢者一起工作既有利又充满挑战。在康复过程中有许许多多的方面，例如对残肢的照料，对假肢设备机械准备方面的了解，以及对截肢者行为健康的调整，幻肢痛及感觉异常的处理，合适的设备选择，肌肉的再训练及为完成既定任务最理想假肢的使用。这一章提供了一些指导方针以改善上肢截肢者提供的服务项目的效率和一致性。

一、上肢截肢术的病因学和分类

截肢的原因包括血管疾病、创伤、骨与关节的恶性肿瘤。90%的上肢创伤截肢者来源于机械伤、爆炸伤、抛射弹、车祸、烧伤、电击伤和冻伤。大部分创伤所致的截肢发生于年轻男性，有报道称男女比例为8∶1；因而，在适当时候，在这一章代词“他”用于表示被截肢患者的单数时态。

在美国每年有185 000位患者进行截肢手术。目前大部分流行的数据来自1996年末关于上下肢截肢的国家健康残疾调查报告。这些数据报告美国有120万～190万人与被截肢者生活。各州的概率模型估计到2050年美国截肢的人数将会超过300万人。

二、多学科间的合作方法

单侧上肢的截肢对身体和心理上的功能都有影响，并且需要患者重新去协调日常生活中的每一方面。为满足被截肢患者的需要，最有效的方法是通过多学科间的合作来完成。临床团队应该包括以下的专家：职业顾问、职业医师、身体治疗师、社会工作者、心理学家、修复学家、物理治疗师、营养学家和康复护士。许多医疗和康复中心配有被截肢者门诊以促进这种团队合作方法。如果这种模式不可取，那么在患者、治疗师、修复学家和医师之间建立一种开放式的交流平台显得尤为重要。

三、最初评估

在肢体截肢后尽可能最快地见到患者很重要。早期康复的开始，能形成对复原的期望并能表示多学科间合作，能促进患者重返独立的承诺。最初查看患者时通过询问、正式评估和教育指导可增进彼此的了解。最初的互动，有助于患者投入康复训练以重新获身体功能的独立。

通过查看手术记录，可以了解外科医师如何把肌肉固定在末端的骨上。手术方式有两种：一种肌成形术是指肌肉间的缝合；另一种肌固定术是指肌肉在骨膜或骨上的固定，该手术方式为各种程度的截肢者所青睐。

患者术后的疼痛管理措施也需要了解。通过内在神经阻滞来减轻术后疼痛，患者肢体的感觉和运动功能可能会下降。注意患者的疼痛程度，记录疼痛的性质、持续时间、位置和强度。类似做标准的康复评估，我们需要采集完整的病史，记录损伤机制及并发症，如视力和听力丧失、骨与软组织损伤、脑损伤和烧伤。这些疾病在创伤性截肢的患者中很普遍。评估中的询问能够收集到制定整套康复计划所需的信息。康复师可以询问患者的期望、职业责任、业余爱好、收入来源、在家庭，工作及社会中的角色和责任、疼痛的耐受能力及过去面对和克服艰难和痛苦的经历。了解患者与截肢患者的熟悉程度。这可使康复师洞悉患者与截肢者的接触频率及对截肢者的认识水平。

我们需要系统地评估患者目前的日常活动功能及整体的认知水平，因为它会影响假肢方案的制订。康复师观测并记录以下内容：残肢的长度、外形、末端软组织的覆盖情况、有无水肿；移植的皮肤、损伤、缝合情况、其他瘢痕的特征；躯干上部及颈部的活动性；剩余关节的活动范围、感觉、肌力。还要评估对侧上肢的力量、灵活性、感觉及活动范围。

（一）教育和资源

对患者的教育要及时并贯穿于整个康复过程。患者对康复的期望、目标及在目标上的进展情况，以及患者对取得理想结果的依从性和积极性都需要讨论。医师在帮助患者形成独立，包括对截肢后为满足生活而安装假肢的融合方面是有作用的。保持乐观和积极的态度很重要，在这方面上医师与患者初次会面的作用极大。出版物也很有帮助，如由美国截肢者协会（ACA）出版的《InMotion》杂志。

康复师可推荐合适的装置来弥补身体功能的缺陷。如果不能直接提供这些装置，可以提供给患者推荐装置的名称和资源清单（框99-1）。和别的被截肢者的联系对于在接受和调整自己肢体缺失方面十分重要。伙伴（通过ACA认证）是很强大的资源，他可起到截肢生活和截肢问题处理的榜样作用（框99-2）。患者无疑会存在假肢方面的疑问。他们对假肢的期望常常过高而且错误。最初咨询，康复师应该避免提供过多假肢细节方面的问题。保护残余上肢免受假肢反复的压力损伤和减轻幻肢疼痛，是佩戴假肢的两个最主要的原因。也许日后患者会选择不穿假肢来进行活动，但是刚开始时，患者需要花费时间和精力接受假肢训练和康复。

（二）行为健康暗示

截肢患者经历了各种因截肢而导致的情感变化，例如无助、绝望、生气、社会歧视及对未来的恐惧。患者的心理反应因情感因素及应对能力而异。家人和朋友也许能提供支持并减轻患者的心理

框99-1 建议的可替换的设备

单手毛巾手套
安装好的指甲刀
单肩斜挎包
电动开信封刀
电子开罐器
电动牙刷
单手砧板
防滑垫
电动剃须刀
Dr.Grip钢笔
钮钩
弹性鞋带或锁鞋带
刀叉
单手操作牙线
拉链领带
万能袖带
卡机卡座

压力。如果截肢是因创伤所致，那么应当给予患者额外的关心，可以请心理学家评估患者创伤后的压力状况。

为了弄清影响截肢者佩戴假肢进行生活的因素，我们做了一项包括44位截肢者（10例上肢截肢）的调查研究，结果显示：患者的应对策略及与调节能力与年龄、截肢的机制和部位有关。然而，其他研究的结果与此相悖。Van Dorsten提出了存活-康复-重新融入社会的三期调整过程。他认为这一过程和康复阶段的假肢前期-假肢期-职业恢复期一致。

在康复期所花的大量时间形成了一种强有力的治疗体系。该体系有助于患者适应截肢状态。以下方案是建议纳入康复治疗计划。

提供患者合适的装置以促进其尽快恢复独立性。

鼓励患者各方面形成习惯性，模式化及常规化，便于患者体验到对环境的控制和影响。

讨论身体的形象问题，因为这关系躯体的活动能力、用心倾听、并给予正面的反馈。

每一个康复阶段的成功规划可帮助患者获得自信。

通过职业治疗加强身份的认同感以抵消熟悉生

框99-2 向康复师及患者推荐的资源

美国截肢者联盟，ACA：www.amputeecoalition.org或1-888-AMP-KNOW
积极的截肢者组织：www.activeamp.org或1-302-683-0997
先进的手臂动力学：http：//www.ArmDynamics.com或1-800-323-6422
美国矫形假肢学会：www.oandp.org
美国矫形假肢联盟：www.aopanent.org
Arm-Amp.com：www.arm-amp.com
挑战运动员基金会：www.challengedathletes.org
霍斯莫-多兰斯公司：www.hosmer.com
自由科技，联合型：www.liberating tech.com
Tommye K.Mayer写的一本书：双手世界的独手者
爱的愈合出版社：www.lovinghealing.com或1-888-761-6268
无肢协会：http：//www.limbless-association.org
运动控制：www.UtahArm.com或1-888-MYO-ARMS
O&P截肢者信息和资源：http：//www.oandp.com/resources/patientinfo
奥托博克：http：//ottobock.com或1-763-555-9464
便坐式厕所救助：www.ComfortSeatHelp.com或1-800-611-5515，ext.205
截肢者的生存：http：//www.survivinglimbloss.org
德克萨斯州辅助装置（TAD）：www.n-abler.org
TRS，有限公司：www.oandp.com/products/trs或1-303-444-5372
无限可能：www.unlimitedpossibilities.org

活角色的丢失。

监测疼痛强度的变化，并提供疼痛与情绪关系的教育。

四、残肢护理

术后的敷料去除后，可用“8”字形的弹力绷带包裹残肢。每隔3h把绷带拆下来再包回去一次。远端给予较大压力，近端逐渐给予较小压力使残肢形成安装假肢所需的锥形结构。患者逐渐从弹力绷带过渡到弹力套。把套袋的中间缝合起来，翻起来成双层使用。还可以把一半套袋套在残肢上，然后在残肢末端扭转套袋，再翻上去成双层套袋。当残肢愈合良好时（缝线已拆除，伤后闭合确切），患者就能逐渐开始使用带胶的硅树脂收缩贴。在残肢得以最终稳定容积的过程中，其水肿程度会随着康复的进行而变化。建议患者的残肢始终穿着紧身衣，除非是清洗残肢，伤口清创或康复训练。残肢的护理包括残肢脱敏。完全脱敏的肢体才能耐受假肢。肢体对质地，接触到的细小颗粒和震动不敏感。脱敏可从轻柔的肢体按摩，轻轻摩擦，叩击和拍打肢体开始，每日2次，每次10min。脱敏方案可依次接触以下材料：棉花、丝绸、麻布、聚酯材料、尼龙、维可牢。纹理粗细分级的材料可固定在木钉上方便使用。颗粒包埋是指患者把肢体放入盛有各种材料的容器内，如棉球，未烹饪的黄豆粒，米粒，通心粉；大大小小的卵石。在患者做包埋的动作时，他们将从轻柔的肢体负重上获益。最后，患者肢体能耐受电子震动。脱敏不应被认为是残肢增韧的方案，因为这错误地暗示患者积极地把肢体暴露于材料和介质中。

（一）疼痛管理

疼痛对生活质量有不利的影响。关于疼痛的处理，内科医师可通过调整疼痛药物的剂量，而康复师则在非药物的物理治疗方法上表现得很活跃。这些物理治疗包括经皮电神经刺激、按摩、生物反馈、镜面箱训练及脱敏。患者熟悉按摩和脱敏的操作后，就应鼓励他们积极行动。

幻肢痛、幻肢感和残肢痛是3个既相互独立，又可同时出现的状态。应教会患者区分这3种情况。幻肢痛及幻肢感的确切病因学尚不清楚。

幻肢感的特征是截掉的肢体没有疼痛的感觉。而感觉可以有多种解读：本体觉、温度觉、痒觉、压力觉、发麻。80%的截肢者经历过幻肢痛，有的把它形容成刀扎（24.3%）或针刺（20.5%）。残肢痛感觉像是残余肢体的疼痛，据报道60%截肢者经历过这种疼痛。最主要的原因为痛性神经瘤的形成。

对不复存在的肢体可能出现感觉的恐惧和担心，使患者误把这种幻肢感当作疼痛。告知患者幻肢感觉是正常的现象，会有助于消除患者的焦虑。

使用拉玛钱德朗镜面设备（镜箱）已证明能减轻患肢痛的程度。镜子位于箱子中央，对着患者的

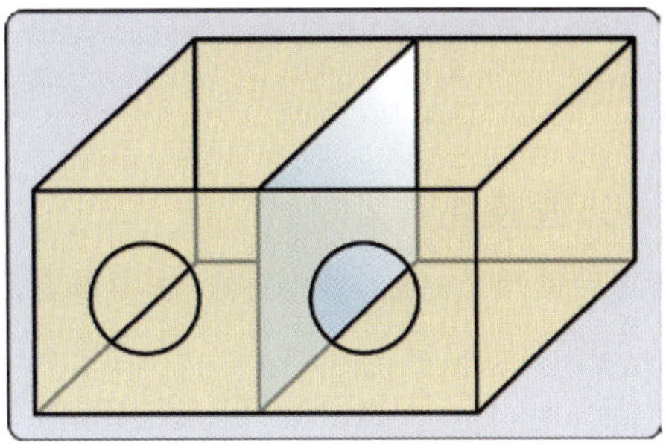

图99–1　治疗幻肢痛的拉玛钱德朗镜箱

健全肢体，引导患者往镜子里看，观看健全肢体的镜像，这一镜像看起来像缺失的肢体。这种被截肢体的假象可反馈大脑，关闭受损的手到脑的感觉运动环路。患者在观看健全肢体的动作镜像的同时，花15min的时间在镜前活动肢体。那些感觉幻肢处于紧缩笨拙的不舒服位置的患者可以模仿上述动作以减轻紧缩感或校正扭曲的姿势（图99–1）。

（二）残肢调整

调整整个上身有助于残肢使用假肢时耐受重力和压力。医师制订轻度的抗阻训练计划，增强维持姿势的肌肉的力量。肌肉的强化可从等长训练开始，然后逐步过渡到Thera Band训练（保健公司，Akron，俄亥俄州）。根据患者的总体健康状况和基础力量来调整抗阻的大小和重复练习的次数。

肱骨或肱骨之上截肢的患者需要借助肩胛骨、肩及胸廓的小幅活动来操作假肢。所有的运动都应在活动计划范围内。另外，如果患者要使用肌电假肢，余下的肌肉必须具有有效操作假肢所需的力量和耐受性。缝线拆除后，就可开始针对安装假肢的肌肉训练。

五、假肢

截肢者的康复问题集中在假肢选择上。这一部分阐述制订康复计划所必需基本的假肢原则。

理想的情况下，患者的残肢愈合且组织可以耐受机械压力时，就可安装假肢。早期佩戴假肢与假肢的成功使用与患者重新获得有薪酬的工作有关。假肢和康复护理两者追求的结果都是为了使截肢者获得最大限度的自足。不戴假肢是可供患者商量的

选择；然而，做出这种选择前最好先接受很好的假肢康复训练。

（一）假肢处方策略

理想的情况下，应由康复师、患者及假肢专家共同确定哪种假肢最好。做决定时应考虑以下因素：伴随疾病（认知能力受损、多发肢体截肢，骨骼损伤），学习并使用假肢的积极性，对假肢的美容和功能作用的偏爱，残肢特性（长度、活动范围、皮肤完整性、力量），手的支配、生活角色（工作、家庭、社区、休闲）及支付固有费用的经济状况。截肢者与假肢康复专家应在假肢特性的重要性排序上达成普遍共识：舒适、功能，最后是美观；然而，必须考虑到每个患者的独特喜好及专长。

随着截肢水平的升高，获得理想假肢的匹配和功能的挑战逐渐增加，因为必要假肢配件带来重量的增加造成佩戴假肢的可能性下降。为便于调整假肢的穿戴及操作至合适状态，在制作最终的模型之前，先做一个“测试插槽”或“检测插槽”。把假肢的配件与测试插槽连接，形成初假肢，这样可以进行早期的假肢训练。

随着患者力量和技巧的提高，假肢专家调整假肢操控方法和动力来源的特点。如果由于正在进行的微处理调整而选择外部动力的假肢，那么假肢专家和康复师的紧密合作就显得重要。康复师必须对所选择的假肢有广泛的了解，以便很好地训练截肢患者使用假肢，并且能与假肢专家一道来选择假肢的理想动力及操控方案。

（二）动力来源

根据截肢水平，一个假肢可能包括以下组成部分：终端装置（TD)、腕关节组件、前臂/上臂插槽或配件、肘或肩组件或铰链。选择每个组件前，要先决定使用哪种动力来源的假肢。假肢专家也计划给假肢设计一个次级或终极控制方案。可以用4种方式中的一种操控假肢；每一种都有各自优势。

1.躯体动力　上肢和躯体活动产生的力量通过缆线系统传递至远端，控制远端组件，例如：TD。

2.外部动力　最常见的形式为肌电动力；插槽内的表面电极探测并放大肌电活动；其他的外部动力操控方案：力量敏感电阻，伺服系统和开关。

3.半握式/被动式　通常是出于美容的目的才选择使用，尽管也能辅助完成一些低要求的双手活动；该组件较少，因而比较轻便。

4.混合型　躯体和电动力配件组合而成的独特方案；通常肘关节为躯体动力（手锁式或被动摩擦式），手部为电动力驱动。

（三）终端装置

终端的选择是第二关键。TD作为远端配件，基本代替了被截掉的手（图99-2)。动力驱动方式决定着终端装置的选择。

主要的两种方案是挂钩和假手，这两者都能提供牢固的把持力。钩夹式终端装置抓握精准，在抓握时能使截肢者清晰地看到物体，且质量轻、可靠、价廉。肌电动力型手部终端装置外形美观，其夹捏力力量比夹钩样终端装置强3～6倍。钩夹式躯体动力型假肢可设计自动开闭功能。随意开启型假肢更为常见。患者可做出前伸肩胛骨，前屈肩关节和伸肘这样动作牵拉缆索系统使终末装置开启。两钩之间的夹捏力完全来源于橡胶束带。随意闭合系统与随意开启系统相反。夹钩在静息状态下保持开启，当缆索系统受到牵拉时则闭合。这就需要给予缆索持续的张力来维持夹钩对物体的抓握，或必要时（如搬运东西）患者可锁住终端装置。

躯体动力型假肢的终端装置可装配一个机械手。可用调节弹簧取代橡胶束带为机械手提供抓握

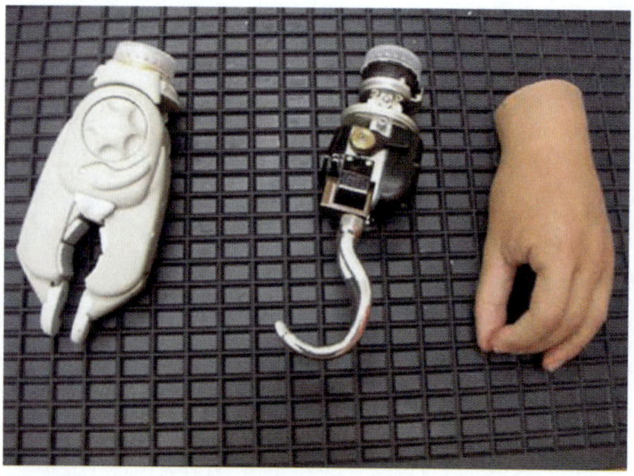

图99-2　电力驱动终端装置的选择：抓爪（奥托博克）（左），电力驱动终端装置（ETD）（动作控制）（中），硅树脂袖套手（右）

力。当牵拉机械手终端装置的缆索系统时，其环指和小指固定不动，只有拇指和示、中指活动。躯体动力型假肢的手样终端装置的夹捏力较小，需要消耗很大力气。电力驱动型假肢也可调控夹勾样或手样终端装置。许多患者有多种终端装置，可选择其中最好的来完成既定的动作。奥托博克生产了另一种电驱动终端装置，很适合完成较重的任务。该装置经久耐用，塑料材质，带有分叉装置，可对称性闭合，夹捏能力高出其他终端装置50%～70%。截肢者可在腕关节不同屈曲程度下安置该装置。

新技术已使终端装置不断进步。例如，新的组件能更好地防水、防尘。此外假肢操作速度也有了显著提高。奥托博克感应手（快速型）（奥托博克，明尼阿波利斯，明尼苏达）可在残肢肌肉信号发出后，几乎同步开始活动，因而消除了反应延迟现象，并增强了患者认为假肢属于整个身体的意识。

（四）肩，肘及腕关节组件

肩、肘、腕关节的活动可通过被动摩擦力、外部力量或机械/主动的绞锁机制得到控制。机械绞锁的肘关节组件最为常见。对于该结构，患者可后伸、外展和轻轻下垂肩关节，使预先调整肘关节的某个姿势解锁。肩关节组件通常利用被动摩擦力或主动绞锁来运作。准备进行某项活动时，通常先调整好肩关节的位置，然后依次操作肘关节组件和终端装置。腕关节组件与终端装置的搭配至关重要，它能够旋转，从而替代腕关节的旋转功能。腕关节组件的旋转功能可使患者调整终端装置的方向和位置，能够更好地完成任务。各种腕关节组件能够快速拆卸，便于更换不同的终端装置。对于靠持续摩擦力来被动控制的腕关节组件，患者可以借助对侧肢体或固定物体的作用力，手动旋转终端装置。发现并纠正近端肢体替代前臂旋转的过度代偿活动很重要。

（五）插槽

插槽作为假肢的一部分，能够包绕残肢，或与肩胸或肩关节离断患者的胸部或背部连接。插槽通常是用热塑性高分子材料做成，其构造依残肢特性（长度、周长、瘢痕组织、形状）和截肢患者预期的用途而定。假肢专家应考虑根据假肢承受旋转及轴向力量的能力这些因素。插槽应设计足够大面积来分散应力，提高舒适度且不影响近端关节的活动。插槽的固定可通过一种方式或联合使用吊带系统、抽吸（真空）系统或解剖轮廓（髁上）几种方式。也可在远端的插槽上固定梭形的硅树脂吸附袖套。插槽的舒适度与假肢的长期穿戴和使用有关，因而制作一个为患者所接受的假肢十分重要。

（六）悬挂装置

悬挂装置将假肢与身体相连，利用身体运动来操作假肢。根据截肢高度和残肢的特点，悬挂装置可制作成多种样式。其中“9”字形、“8”字形及胸带式悬挂装置较为流行。经肱部离断患者的悬挂装置的安装应比经桡骨离断患者的系统更紧实；这对于获得更多的活动度（缆索可滑动的总长度为4.5ft）来说是必要的。假肢专家利用圆环和吊带来组成悬挂装置，这一系统既可起到悬挂的作用又可使假肢小幅活动。如果患者可从悬挂装置感到足够的阻力，将会引起患者的本体感受反馈，重要的是熟悉该悬挂装置并适当训练患者穿脱假肢。

（七）腕关节离断

隐蔽性好的假肢配件必须具备终端装置的功能，并且不会造成与健肢长度的差异。例如，如果选择标准的肌电假肢，那么就不该再搭配电动的腕旋转组件，因为该组件会增加患肢长度。然而，奥托博克制造了一种腕手，这是短的电动手，能消除长度上的不对称。如果选择躯体动力型假肢，且腕部茎突足够用来悬吊假肢，这样的情况下，就可使用带有可屈曲肘部铰链的短肱三头肌袖悬挂装置，使前臂的旋转功能最大化。

（八）经桡骨截断

经桡骨截断的患者可匹配躯体动力或电动力假肢。残肢最理想的长度为尺骨茎突之上10cm。残肢插进插槽里，插槽借助悬挂装置（躯体动力型）或自悬吊系统（肌电型）与躯体连接。经桡骨解剖型（TRAC）界面是自悬吊插槽的一个类型，该插槽融合之前传统Mcunter型和西北大学髁上悬挂技术插槽的设计原则。TRAC界面与残肢的肌肉骨格特性非常匹配，可以使肘部有更大的活动范围。

（九）肘关节离断

肘关节离断患者的假肢，在设计上应与健肢的长度相匹配。可通过降低肘关节中心或缩短假肢前臂来实现。典型的肘关节假肢都配有外锁定铰链。肘关节及终端装置的运作离不开悬挂装置，然而安装悬挂装置又需要保留有肱骨上髁。

（十）经肱骨离断

经肱骨离断的患者无论使用哪种动力假肢，都必须佩戴悬挂装置。如果残肢足够长，插槽的边界可留在肩峰以下。理想的残肢长度应在尺骨鹰嘴之上14cm。3种常见的假肢底座：①动力臂（奥托博克）；②犹他州臂（犹他州，盐湖市，运动控制）；③波士顿数字臂系统（马萨诸塞州，解放科技有限公司，霍利斯通）。

这些肌电假肢具有微处理功能，可通过多种操控方法实现组件的同步操作，便于上肢的自然活动。一种系统不一定总比另一种系统有优势，假肢专家在确定假肢方案时应具体问题具体分析。了解所选择假肢的细节很重要。每个公司都会在网站上提供有用的信息（见框99–2）。

（十一）肩关节离断

由于这一高度的截肢，肩胛骨几乎不能外展，所以假肢的设计需要发挥创造性。可安装一个靠下巴激活的操纵装置来控制肘关节。常见的一种设计被称作3项控制，其中固定在对侧肩部的悬挂装置控制终端装置，腋下的条带控制肘部，触控式开关或胸扩张带控制肘部活动。寻找肱部及更高程度截肢患者中的靶向肌肉神经再支配的研究正在进行。最终找到6名患者（肩关节离断3名，肱部离断3名），他们使用假肢的能力有了提高。

（十二）肩胛–胸间离断

该高度的获得性、单侧截肢安装假肢通常只是为了恢复美观。这是因为躯体动力或外部动力假肢的组件较重，穿戴和操作假肢时比较麻烦，需要多个步骤来控制肩、肘、腕和手，而且穿戴在身上会比较热。假肢的微构造界面设计时尚，可克服使用假肢的抵触情绪。

六、康复与训练

截肢患者的康复好比旅行，沿途是康复的阶段性成果。受过训练的患者假肢使用技巧和效率比未受过训练的患者要高。康复、早期配备假肢和心理咨询与截肢患者能否获得最大的好处相关。重要的是每个阶段都给予患者奖励和鼓励，以此激励患者不断进步。

（一）优势手的转换

单侧上肢截肢中有一多半是优势侧受累。这些患者开始自动地变换优势侧来完成基本的日常生活活动。现在的假肢构造较简单，还不能熟练地完成动作精细的任务；因而，需要健侧肢体来完成这些任务，如扣纽扣、书写、化妆、剃须、刷牙、拿捏硬币之类的小东西。

书写是一项特殊且高度综合的精细协调活动，必须通过定向的书法练习。达到熟练书写的程度需要花费足够的时间，当患者能够重新独自填写表格和签名时，能够恢复他的尊严（图99–3）。爱愈合出版社出版了一个为军队截肢患者编写的6周书写训练方案。有人进行了一项实验，由21位未受损伤的受试者使用非优势手每天重复书写任务，坚持4周，结果显示所有年龄在20–56岁的成人参与者都能用他们的非优势手熟练书写，并且不会因为年龄的增长而减少使用频率。

（二）合适的设备和活动的调整

教育和培训患者使用合适的装置、调整活动、简化工作和适当节省能量，促使患者有最理想的表现。我们的分析和建议应基于人、工作或环境的变化。即使是成功的假肢使用者也不会总戴着假肢，因此，需要培训患者单手生活的技巧。现有大量的合适设备可以帮助患者完成任务（表99–1）。

（三）日常生活活动

患者应在收到假肢前开始日常生活活动训练，使其获得一定的独立能力。患者在基本的日常生活活动中越早恢复独立，他的失望感和无助感就越

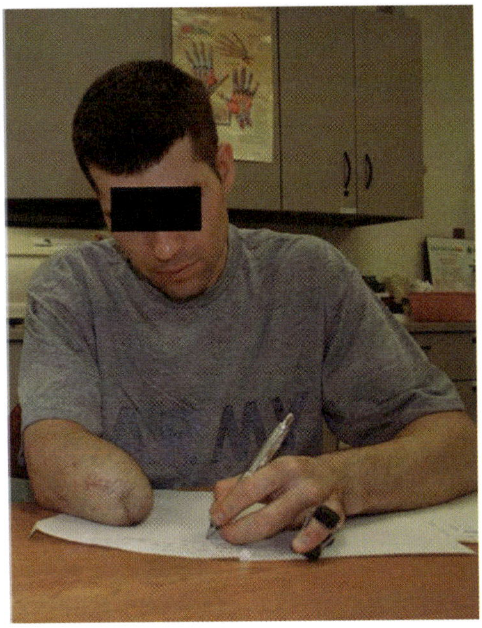

图99-3 书写优势手的转变

少。因首先学会进食、洗澡及穿衣。因为这样能立即获得成就感，有助于自身形象建立，并能培养自我支配感。

1.饮食

良好的感觉与患者能否自己进食有关。现有各种单手切割装置可用来切割食物，如ERGO刀（图99-4)；刀叉（仿真模型公司，纽顿市，堪萨斯）和刀组合器具；及摇杆刀。可以给患者示范怎么用牙齿打开容器。盘子和碗可以放置于Dycem餐具垫之上（萨蒙斯，普雷斯顿，柏林布鲁克，伊利诺伊州)，从而防止它们在桌子或托盘表面滑动。用吸管喝东西是有帮助的，这样可腾出健肢来拿进食的餐具。患者的残肢还可起到一些辅助作用；如患者可用残肢侧的肘前窝或腋窝固定饮料瓶的底，由健侧的手开启瓶盖。

2.个人卫生

一旦医学上允许患者洗澡或淋浴，就应该鼓励患者这样做。肱骨水平以上截肢的患者在伤口愈合、拆线后才可以淋浴。可以用淋浴袋遮挡残肢，并保护术后的外科敷料。患者在开始常规清洗前，应学会如何使用所有的设备。建议肱骨或肱骨以上水平截肢的患者使用淋浴椅和扶手杆，因为平衡

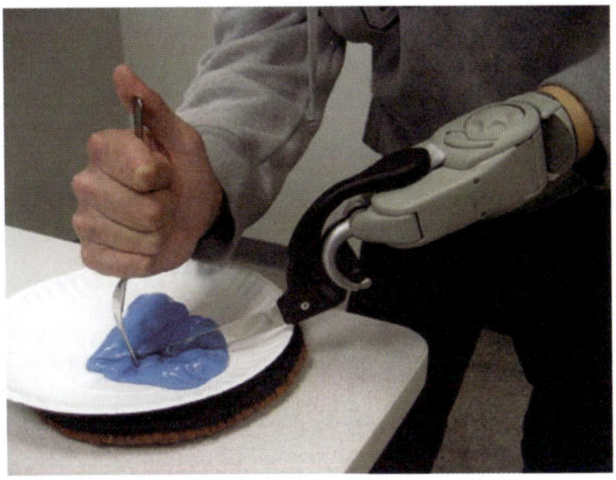

图99-4 Arthur Yeager发明的Ergo刀

反应受损，有摔倒的风险。应告知女性患者剃腿毛时要坐着以避免摔倒。为避免刮健侧腋毛时腕和肘活动笨拙，建议肩关节离断的女性患者使用激光脱毛。不要使用翻盖或螺帽的瓶子，推荐使用抽吸式肥皂和洗发水瓶，因为这些东西用一只手处理起来比较容易。

3.穿衣

患者在允许下床的第1天就应开始穿衣。住院期间，他们可能会偏好穿病号服；然而，每天自己穿衣服是他们康复的重要部分。应教给患者单手操作按钮、纽扣、拉链及系鞋带，并用穿衣板练习，然后过渡到在自身的衣服上面套宽松的衣服，最后过渡至自己穿衣服。建议患者穿宽松的运动装及防滑凉鞋和拖鞋。必要时可使用按钮挂钩、弹性鞋带、穿袜帮手。教会男性患者如何系领带或改用别针领带或拉链隐蔽的拉链领带。教会女性患者如何穿/脱胸罩和丝袜。

（四）肌电控制法的准备

准备操作肌电假肢时，要先找到两个相拮抗的肌肉信号。可使用探测表面肌电图形输出的设备，如MyoLabll（动作控制)。该设备对检测程序有说明，并能显示患者健肢的信号产生过程。如果面对的是双侧截肢的患者，康复师可使用自己的上肢来显示。生物反馈设备也可用于识别和训练独立、强大信号的两组肌肉。使用不褪色的笔标记产生强大信号的肌肉点（表99-1)。如果患者产生肌肉信号

表99-1 操作肌电假肢的推荐肌肉点

锁骨或胸骨侧胸肌，斜方肌，冈下肌，背阔肌，半棘肌
锁骨或胸骨侧胸肌，冈下肌，小圆肌
肱二头肌，喙肱肌，肱三头肌
前臂屈肌，前臂伸肌

有困难，可以让患者的残肢和健肢同步做规定的动作，这可有助于肌肉信号的产生。还应解释假肢的操作过程，即要想控制假肢不同的动作，必须分别激发相应的肌群。在接下来的训练环节中，患者开始肌电控制的准备训练。奥托博克发明了一款被称为MyoBoy的软件，该软件可虚拟假肢组件，患者就像在操作一个摆在他面前的“示范”假肢一样。软件中还有视频游戏训练方案。

（五）假肢启用阶段

假肢启用阶段涉及穿戴、护理、操作及使用训练。该过程的持续时间和范围不一，取决于截肢高度和假肢类型。首先，让患者了解假肢各个组件的功能和基本的工作机制，电池充电，如何更换缆绳和橡胶束带，以及悬挂装置的调整。假肢的具体操作包括肩、肘或腕关节组件；悬挂和缆绳装置、插槽、终端装置；电动力源和手动控制都要检查。患者早期对假肢外观、功能和舒适度的良性体验和看法，能促使患者接收并积极参与接下来几周的康复训练。之后是教会患者如何穿脱假肢。掌握这第一步很有必要，因为如果这一步不成功会导致患者抵触假肢。截肢的水平越高，就越需要指导和帮助。给患者一个可以脱掉上身衣服和穿假肢的私人地方，以示对患者身体形象问题的重视。可以在悬挂装置下垫一件薄棉衬衫以防悬挂装置使皮肤磨损、受刺激及出汗。

减轻摩擦的假肢（先进动力臂有限公司，瑞当多比奇，加利福尼亚州）穿戴装置使假肢穿起来更容易，而且对软组织也更柔和。该装置由低摩擦材料制成，在残肢放进插槽的时候，可用该装置包裹残端。一旦残肢放到了插槽里，就可以通过固定在该装置上的绳圈把该装置从孔道中拽出来。这一动作可使残肢和插槽紧紧地贴在一起，从而确保皮肤和电极间有最理想的接触。肱骨水平截肢患者因解剖结构固定假肢的能力有限，需要添加泄气阀门，从而利用负压封闭来固定假肢。患者学会假肢穿脱过程后，可带上假肢回家，但要严格遵守制订好的穿戴计划表。推荐使用的穿戴计划表是每日3次，每次30min，并且以后每天还要增加30min。残肢感觉受限或瘢痕广泛的患者可采用修订的计划表，即每次增多20min，但增加速度减为推荐速度的一半。指导患者拆下假肢检查残肢有无发红、过敏、水疱或浸渍，并用抗菌肥皂清洗残肢。如果移除假肢后，皮肤发红现象持续达20min，患者就不应再穿戴和接触假肢。

（六）粗略运动

控制训练开始前先进行一些粗略运动，有助于适应穿戴假肢引起的重量和压力上的不舒服感。对着镜子练习静态和动态姿势，可使身体意识规律得以强化，这样患者就知道怎样纠正别扭姿势和身体歪斜。患者重复活动近端上身，可使患者习惯身体运动力学的改变。

穿上假肢将会影响患者的步态。可利用一些康复中心的步态实验室研究这些影响，并纠正常见的反应性姿势或代偿性动作。经桡骨截肢的患者喜欢保持肘关节屈曲、前臂旋后的固定姿势，不做正常的摆臂动作。经肱骨或更高水平截肢的患者喜欢耸肩并侧屈躯干以此弥补缺失肢体的重量造成的不平衡。如果没有步态实验室，康复师必须把对患者进行步态分析，并纠正别扭的姿势和身体歪斜作为康复计划的一部分。

（七）控制训练

学会戴着假肢走动后，患者应致力于掌握假肢组件的控制和操作。该训练可按以下方法逐步进行：从站立到坐下、从假肢侧到身体中线再到身体对侧、从桌面到头顶再到地面。不管假肢是哪种驱动方式，所有患者都要掌握这些基本的控制操作。尽量使用不同大小、形状、密度和重量的物体，能使训练丰富多样，但在这一阶段内，训练任务应该简单、重复。控制训练的两个内容是关节定位和力量调节。

1.关节定位

是否有必要教给患者怎样开/锁肘关节和肩关

节组件，要根据截肢高度来定。康复师可站在患者面前，让患者模仿康复师所示范的各种肘关节和肩关节的姿势。推荐教给患者控制肘关节组件的活动，是让患者使用假肢拍打气球，以保持气球飘在空中。腕关节组件的控制，可以设定一些需要旋转动作的任务来练习，如翻开文件夹、塑料杯，或音乐CD唱片机。

2.力量调节

练习力量调整是有必要的，这能使患者精确地开启残肢的终端装置，患者能学会根据物体的大小和形状调整他的动作。该技巧可使患者在抓笔时轻轻打开假肢，抓苏打罐头时把假肢张开地更大些。抓持力度的练习，可以使用不同密度的东西，如软糖、干谷物、硬糖果、土豆片、木块及棉球。这一训练可培养对假肢终端装置力度的控制。许多活动可用于培养假肢的使用技巧。还可对这些活动稍加改变使其挑战更丰富，如可在不同的高度跨到身体另一侧进行活动，或在速度或重复次数上增加难度。这些活动可以是：在平面上堆木块，把桌子上的铅笔捡起来放进杯子里，把软糖和土豆片从一个碗里捡到另一个碗里，把地板上的圆锥体捡起来放到桌子上，把水从一个杯子倒进另一个杯子里或把水倒进方形冰块盘里。

（八）假肢功能使用的训练

患者掌握了对假肢的基本控制后，便可过渡到康复的中间期。这一阶段开始联合假肢进行双上肢活动以完成功能性任务。不强调重复次数，只求任务完成。可以让患者从事基本的或需要借助器具的日常活动，如使用假肢穿衣、进食和整理家务。可达到治疗目的的活动有：刷牙、切水果/蔬菜、将盘子放入洗碗机里、将信件放入信封、包包裹、给婴儿换尿布、整理床铺、将食品杂物放入橱柜。当患者进行这些任务的时候，就会把假肢当辅助肢体来使用。如刷牙时，可用假肢固定牙刷，用健肢把牙膏挤在牙刷上。每项任务都是经过分析，都需要假肢的配合。现有一些实用的日常生活活动清单，可用于评估患者这一阶段的康复情况。这些清单能评估患者在完成日常生活活动时保持连贯、协调的能力。

（九）假肢一体化

一旦患者参加与假肢使用的功能技巧训练，就可以开始更复杂的任务以鼓励假肢的完全整合。为实现假肢与患者运动的全部技能完全融为一体，可把该训练过程看成是“康复”。关键在于患者能够形成新的运动模式，并且最终能成为自己的习惯。康复过程通常要用到运动再学习原则。运动再学习需要中枢及外周神经系统的神经可塑性。可根据以下3个阶段进行治疗干预：①技巧获取；②技巧保持；③技巧转化。技巧获取阶段，可通过口头及亲身实践的反馈来培养正确的运动模式。技巧保持训练阶段，应注重动作的反复练习及动作完成质量。技巧转化阶段，要把运动练习到完美并且可以自发形成的地步。康复的高级训练阶段用来拓宽练习动作的应用范围。

（十）高级训练

三方面的因素可以提示患者可进入高级假肢训练阶段。第一，患者已精通假肢所有的基本操作；第二，患者能耐受佩戴假肢达6h以上，且残肢能承受逐步加重活动带来的额外压力刺激；第三，患者有足够的积极性来使用假肢以获得的高级技巧。高级康复的目的在于促进患者在持续、正确地控制下，进行高效、准确的运动。这一阶段的康复，面临的挑战和获得的独立性都会进一步提高（表99–2)。以下为这一训练阶段的5个不同方面。

1.个性化　涉及患者独特的兴趣爱好、能力及目标。

2.工具使用的纳入　操作像木工工具、厨房烹饪器具、乐器、和园艺工具，引进这些工具所必需的工具及合适的终端装置。

3.固有的复杂性　把训练任务设计为多步骤、复杂化和具有挑战性。通常情况下，在康复诊所的限制外进行这方面内容是最好的。

4.假肢的偏好　如果患者不止有一个假肢，这一阶段的康复可使患者选择他所喜欢的假肢。

5.有形产品或确切结果　可建立这样的治疗目标，使患者完成计划后能得到一个有形产品。或者，目标可以规定为一个确切的结果，如轮胎得到改变或污水坑修好。

表99-2 高级假肢训练推荐活动

庭院工作	整理家务	购物	做饭	照料孩子和宠物
使用如铁铲、独轮手推车、篱笆、剪子、耙子、耙树叶、铲雪、花园种花或播种、修剪灌木、清除草坪垃圾	使用真空吸尘器、脚踏台、扫帚、洗衣筐等工具	使用如购物筐、手推车、钱包或皮夹等物品	使用如炒菜铲、切刀、盆和锅、罐头开启器，电动搅拌器	使用如皮带、刷子、碗、尿布、婴儿车、奶瓶等工具
	修理漏水的管道	选购杂货或衣服	将食物切成能做成沙拉的小块儿	抱孩子或宠物
	换灯泡	挑选袋装物品	混合烤饼糊并将饼糊摊在热锅上	喂养孩子或宠物
	换床单	自助结账柜处理货物和结账	洗、烘干、收拾碗碟	带宠物或孩子散步
	熨烫并悬挂衣服	从餐馆食物出口处端食物盘	混合蛋糕糊，将纸衬层放入烘烤灌内，并注入糊状物	给孩子或宠物洗澡、弄干及打扮

（十一）重返驾车、工作及娱乐追求

康复的高级阶段，目标是追求能够重返工作和娱乐。如果把独立驾驶作为一个目标，应该对可行的方案进行讨论。驾驶员康复专家协会推荐使用自动变速档、改造的换挡方式和二级开关（转向信号、车灯、挡风玻璃刷）、省力方向盘及可能的驾驶辅助装置（http：//www.driver-ed.org）。建议患者与机动车部门协商以了解截肢报告及车辆改造方面的信息。截肢早期，患者会考虑自己重返工作和爱好的能力。尽管作为假肢选择过程的一部分，在康复的早期就开始讨论这些话题，在康复的最后阶段，积极地去追求这些目标仍然是合适的。如果患者打算重返以前的工作岗位，康复师需要陪同患者到他的工作环境中对工作-地点进行分析；如果这不可行，可在康复阶段模拟工作任务。患者也许会利用假肢带来的生活改变来改变职业。换工作的决定通常需要额外的教育或训练。可安排患者咨询职业康复专家；谈一谈患者自己的喜好，并根据患者的选择，制定贯穿整个治疗过程的康复任务。由于患者的生活状况与经济保障密切相关，所以患者在做职业决定时常常充满焦虑。重要的是在强调没有哪个决定会一成不变的同时，鼓励患者继续朝着目标努力。这将有助于减轻患者做决定时所面临情感上的压力，使他能够改变想法，并且能在必要时坚定信念、重新树立康复目标。

业余爱好能给生活带来快乐。患者或许对重返娱乐充满强烈的动力。康复师应该列出患者兴趣的爱好，并且开发大量活动专用的终端装置，使患者能重新从事他的爱好。TRS是一家可提供超过20种特定的终端装置，能使患者重新从事如高尔夫、篮球、皮划艇、箭术、钓鱼、滑雪、演奏乐器等运动及娱乐活动的公司。不管患者选择什么，应该强调患者适当投入像他第一次使用假肢时的训练活动。

七、双侧上肢截肢

对于那些遭受双侧上肢截肢的患者，应该给予特殊的关心。失去肢体及无助的感觉会使患者无法承受。及时、有创造性的方法，有助于患者尽快恢复一定水平的独立能力。最先需要关注的是患者的进食、穿衣和上厕所。重要的是重视家庭活动，这可以增强患者的独立性。必须告诉家庭成员，康复的目标是重获独立能力。他们在支持患者获得独立能力这方面可能需要指导。

（一）饮食

营养摄入是双侧上肢截肢的患者需要考虑的问题。必要时，可请饮食专家给出一些饮食方面的建议。重新学习早期的进食，可选择以下食物：小块风干肉、水果、蔬菜、无糖加香饼干及营养棒。把食物放在高的带托盘的桌子上，使患者能够倾身，并直接将食物放到嘴里。用吸管进食一些高能量的食物（如过滤过的凉汤、奶昔及增稠果汁）是有益

处的。患者最初自己进食，能使他们习惯于俯身直接从盘子里吃东西。患者拿到假肢后，推荐应用GripWareTM分段勺子和碟子（澳大利亚，独立生活中心），便于食物放在餐具上。

（二）穿衣

残肢仍保留有用的感觉和本体觉反馈，则尽可能用残肢来辅助穿衣（和所有的日常活动）。患者收到假肢后，就应开始学习穿他喜欢的衣服；开始时，患者可穿带有尼龙褡裢的宽松的衣服。有些情况下，为获得独立，患者可能一直需要穿改制的衣服。建议患者使用防滑底的拖鞋或凉鞋。为了解决空的、悬垂的袖子的问题，许多患者喜欢穿背心，或者把悬垂的袖子卷进裤子，或将袖子折叠在衬衣的里面。

（三）上厕所和整理卫生

上厕所训练会使患者对形象破坏的问题感到敏感，并且担心尊严受损。可使用坐浴盆或适应性设备，如舒适型坐便器（灵感公司，高原公园，伊利诺伊州），该设备带有一个按钮，可在使用厕所后自动对患者进行清洁。网址及电话号码见表99-2。技术含量低的解决方法，是教给患者用足取出卫生纸，并将其放在马桶边上，通过在纸上来回挪动骨盆来清理会阴。洗澡是另一个需要及时解决的问题。伊戈尔描述过使用长把手海绵进行自我清洗的方法（图99-5）。

（四）足和嘴的使用

之前需要手来完成的工作，双上肢截肢患者现在是靠嘴和足来完成的。与先天肢体缺陷的患者不同的是，用足和嘴来完成先前用手完成的工作，先天肢体缺陷的成年人很少能适应或感觉舒服。通过制定增强下肢灵活性及强化下肢的计划可促使下肢完成任务。患者通过在足趾上使用TherPutty（左手公司，代顿，俄亥俄州），会逐渐熟练足的使用。设计一些简单的任务，如使用边缘光滑的积木和家庭用具供患者用足操作。患者可以在镜子前工作，便于其看到自己的动作，直到本体感觉及感觉反馈增强。合理的足部保洁和使用足后如何保持家庭环境整洁，这些需要注意。患者学应会从一个

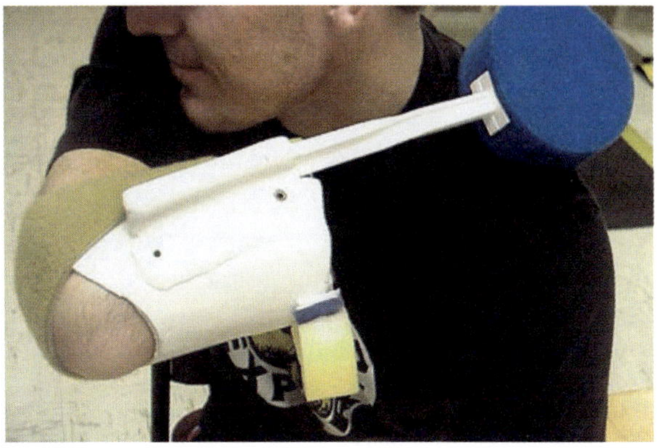

图99-5　供经桡骨离断个人保洁用的改装长把手海绵

带泵的瓶子里使用无水消毒液来清洁足部，从而保持一个健康的生活环境。

（五）身体状况

应开始渐进的全身力量、耐力、平衡及灵活性的训练，因为患者必须靠塑造良好的体形来弥补上肢的缺失。瑜伽是一种有效而又运动量不大的练习形式，它能改善姿势、平衡及力量。增强力量和耐力的练习，包括仰卧起坐、高抬腿、蹲马步，及仰卧蹬腿。躯体的力量和平衡练习也包含在内。维持残肢肌肉容量，可以进行肌肉等长收缩训练。要告知患者，体表面积的减少会使体温升高，过热及出汗过多的现象是正常的，随着时间的推移，身体将会逐渐适应。在制订患者训练计划时，应牢记这一点，因为对体温调节的适应会影响患者的忍耐力。

（六）环境改造和适应性设备

改造环境，对双侧肢体截肢患者来说至关重要。家具设施应改造成稳定的表面，以方便患者完成任务。可把牙刷和餐具固定在大腿裤口上。把灯的开关、车库门及电视等这些家用电器改为环境控制。其他的调整方案，包括自动真空吸尘器、触控开关、声控电灯及延长门把手，形成杠杆式把手。

（七）假肢选择和使用

为了不使任何总体抓握能力严重残疾，大部分双侧截肢者，至少要佩戴一个假肢，且尽一切可能尽早给截肢者安装假肢。由治疗小组决定哪种方法最好。大多数研究截肢的假肢专家、康复师、研究

表99-3 常见肢体并发症的预防和处理

并发症	预防	处理
伤口愈合不良	教育和鼓励合理的营养，良好的睡眠，适当的活动；禁止吸烟	推迟康复计划，增加伤口愈合率
伤口感染	合理的伤口护理、清洁干燥的敷料；教给患者一些消毒/清洁措施；教会患者观察感染迹象	鼓励接受全程抗生素治疗，仔细查看将来复发的迹象，参加轻柔而又不会对残肢造成张力的锻炼
软组织覆盖不足	无法预防	教育患者定期检查肢体有无溃疡，调整佩戴时间表，鼓励使用肌电假肢
软组织覆盖过多	无法预防	持续包裹残端避免出现“犬耳”现象，教会患者检查有无皱褶，并且清洁远端肢体，预防感染，通过等长收缩锻炼保持残端肌肉的丰满
超敏反应	参加脱敏计划；限制远端肢体或缝合处的瘢痕增生；保持组织柔软	激励患者参加规则脱敏治疗，TENS，切除痛性神经瘤，有困惑时求助于内科医师
组织挛缩	给予上肢关节合理范围内的活动；通过按摩和应用硅胶瘢痕贴保持瘢痕组织柔软、不粘连	佩戴支具；进行理疗、按摩、渐近的牵拉练习
异位骨化	术后早期护理阶段避免过多负重或拎重	定期检查肢体，使手术医师和理疗师了解临床症状的进展情况，提醒假肢专家考虑调整假肢的插槽，调整配戴时间表，给患者相关的教育

人员、医师和工程师都认为，功能是影响双侧截肢者成功使用假肢的最重要因素。由于机制简单和重量轻的原因，大多数情况下会选择躯体动力型假肢。如果想拥有日常生活所需的腕关节活动的关键动作，可选择德克萨斯州辅助设备公司（www.n-abler.org，安格尔顿，德克萨斯州）拥有的5种功能的腕关节组件。他们还提供无须手操作的工具更换服务站，患者可以独立更换终端装置。调整之前制订的假肢训练方案以满足双侧肢体截肢患者独特的需求。

八、并发症处理

患者康复的快慢，受总体医疗条件和处理方法的影响。通常情况下，康复要顺着患者的兴致加快进度，加快进度要和适应创伤和截肢后精细的组织反应放慢进度之间维持平衡，避免出现潜在的并发症。并发症会推迟、中断或延长康复过程。常见的肢体并发症有伤口愈合不良、感染后伤口裂开、软组织覆盖不足或过多、过敏、痛性神经瘤、肥厚性瘢痕形成、皮肤和软组织挛缩及异位骨化形成。如果患者患有心脏病、糖尿病及恶性肿瘤，伤口延迟愈合及产生并发症的风险将会增加。截肢后吸烟也会增加伤口感染的风险。重要的是一出现并发症的征兆，多学科的团队就开始采取措施。对患者进行危险因素和预防方面的教育很重要（表99-3）。有了这些信息，患者会调整他的生活方式，并能积极地参与到康复过程中来。

九、小结

上肢截肢者的康复是一个具有挑战性的过程，需要多学科间的合作。康复师在治疗团队中起到唯一并且关键的作用。患者重获独立性和找回家庭、工作和社会中的作用和责任与康复师密切相关。康复师必须完全了解安装假肢前后的训练方法，必须了解最新的假肢技术。患者能否在日常生活中把假肢成功地融为一体，与康复师给患者提供个性化、有兴趣及有意义的训练的技巧有关。

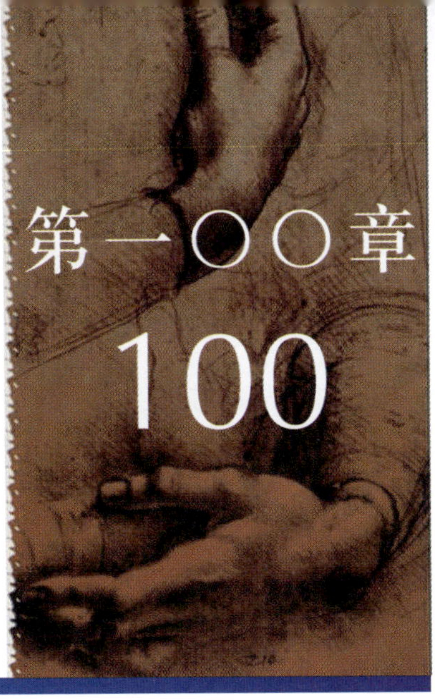

上肢电击伤

原著者 ALLEN THAM, MD AND ASIF M.LIYAS, MD
译校者 赵　会　王起奎　周君琳

关键点

- 电击伤后，体表损伤状况不能反应出大量的深层组织损伤。
- 近来的研究表明，出现筋膜室综合征的常见表现后，应行切开减压术，而不是传统的教科书上所说的电击伤后立即行经验性的松解术。
- 保肢体还是截肢应尽早做出决定。

自从人类开始利用电以来，电击伤就不断发生。第一例有记录的致命电击伤发生在1879年的法国里昂。

现在，每年有52 000位患者因电灼伤而住院。这一数据占到美国烧伤中心人数总入院人数的3%到6%。不幸的是，这些人中每年约有1000人因此而丧命。对于上肢而言，大部分高压电击伤与工作有关。大于1000伏的电压称为高压，可瞬间造成严重的组织损伤。然而，组织损伤的严重性与电流而非电压有关。根据欧姆定律，在已知电源电压和组织电阻的情况下，可以确定电流的大小（图100-1）。不同组织的电流阻力不同，神经组织最小，其次是血管、肌肉、皮肤，骨组织的电阻最大。表皮是形成电阻的主要原因，当电流通过表皮后，电压会降低95%。手掌表皮可能比身体其他部位厚3倍，因此其电阻也增加了3倍。皮肤潮湿会使电阻降低，在电压恒定的情况下，电流会增加。这一事实可从浴缸里的低电压致死事故中得到证明。当电流沿着手臂向下通过时，一些特定的区域（如腕部和肘部）受到的影响会更大，这是由于该部位组织（骨与肌腱）电阻较大并且横截面积减小。典型的情况是电流从手部开始，沿着低电阻的神经、血管及肌肉到达与底面相接触的部位如足部。电流通过不同的机制损伤人体组织。在身体与电源接触之前，高电压即可形成带电流的电压弧（电流经空气传导）。电弧产生的高温会使皮肤发生气化。电弧也能导致衣服着火，因而也可导致热灼伤。电流在导体中是以电子的形式传导，但电击伤时会在人体内变成离子。接着会释放热量且产生有毒的化学物质，这两者都会造成组织损伤。另外，较强的电场会导致细胞膜缺损，这一过程被称为电穿孔。电穿孔作用会使大细胞（如骨骼、神经，及血管组织）朝向电场的方向。电流的类型也会影响损伤模式。通常认为交流电（A/C）更危险，因为它更容易导致心搏和呼吸骤停。此外，触到交流电的人会无法松开电线，因为其激发屈肌出现不由自主的痉挛（比伸肌力量大），因而导致总的电击伤时间延长。而直流电引起的是单一的肌肉收缩，可使受害者摆脱电源。电击伤可使各个器官受损。肌肉是电流通过的主要组织，也是受损最多的部位。骨骼肌这种迅速的破坏被称作横纹肌溶解。电能转变为热能时，就会发生横纹肌溶解，造成蛋白质变性和骨骼肌细胞膜受损。深部肌肉受损程度更严重，因为它不能像浅表组织那样快速冷却下来。肌肉降解会释放有肾毒性的产物，如肌红蛋白释放入血液。心血管系统也会受到电击伤的影响。电流能导致心肌坏死、冠状动脉损伤和心律失常。交流电和高压电对心脏的损伤会更严重。高压电可导致心搏骤停，而低压电可造成心室颤动。此外，电击伤后外周血管易于出现进行性的血栓形成和血管闭塞。电击伤可造成肌肉的强直性收缩，常会造成上肢的骨折和脱位。类似椎体旁边肌肉的痉挛可造成椎体压缩性骨折。筋膜室综合征很常见，是由血管通透性增高和细胞内液释放所造成。由于周围神经可能受损，对诊断造成干扰，因而检查筋膜室综合征时应格外用心。

I（安培）=V（伏特）/R（欧姆）

图100–1 欧姆定律，其中I是电流，是通过物体的能量。V是电压，是电路的两极电势差异，取决于电源。R是电阻，是阻碍电流通过的程度，由组织决定其大小

一、处理

最初检查和治疗的目标是心脏和创伤护理。应首先行心脏按压来进行心肺复苏。伤情检查必须包括颈椎，还要对血管进行检查，尤其要注意与电源相接触的部位。应该进行完整的神经系统检查，以判断是否存在任何外周或中枢神经病变。所有患者都应做心电图检查并且要持续监测48h，因为有发生心律失常的可能，并且组织坏死后出现的钾浓度升高（高钾血症）也会影响心脏功能。采集患者详细的病史，包括电压类型、接触时间、防护装置，以及后续发生的钝性损伤（如跌倒）。实验室检查应包括全血细胞计数检查，以判断是否存在红细胞溶解造成的贫血。血电解质也要检查，因为骨骼肌和血细胞内溶物的释放可造成电解质异常。还应检查尿液中的肌红蛋白和微量蛋白尿。过渡的液体复苏对纠正第三间隙的液体来说是很有必要的。防止血细胞和肌细胞溶解后释放的血红蛋白在肾小管沉积，也离不开液体复苏。成年人的尿量应维持在5ml/（kg · h），如果尿中出现肌红蛋白或游离血红蛋白，应使尿量加倍。静脉补液后仍然少尿或血红蛋白无法清除时，可先快速输注甘露醇25mg，

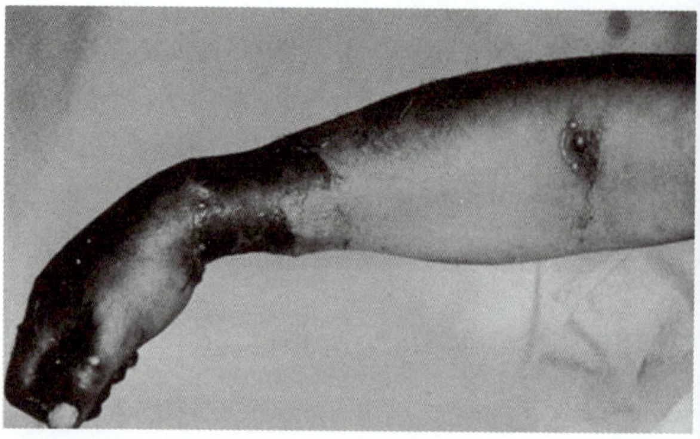

图100–2 接触烧伤在手和腕部更明显且伴有中心碳化，电弧烧伤发生在靠近肘前窝的部位

再以12.5mg/L的速度维持。复苏及稳定后，注意力要转移到上肢。首先检查皮肤。直接接触造成的烧伤表现为一个由红斑围绕的中心烧焦区，而电火花和火焰造成的烧伤与其他热烧伤的表现一样（图100–2）。电弧烧伤可见于腋窝、肘窝和前臂远端。我们必须明白浅表的伤口并不能反映深层组织的损伤情况。应给予合理的破伤风和抗生素预防。治疗的最终目的是使手的功能最大化。传统的治疗主张立即行焦痂切开术和筋膜切开术。对于手部来说，压力被认为是不可靠的指标，任何高压电损伤累及手部都应行筋膜切开术。潜在包绕神经的部位也应予以切开，如腕管、Guyon管和肘管。然而经验性的筋膜切开策略受到了挑战，一些作者认为只有出现通常的筋膜室综合征征兆时才需要减压。松解减压和清创应推迟24～48h，除非有筋膜室综合征或血管损伤存在的证据。如果有任何可疑，应行筋膜室测量。在一项研究中，88%的上肢高压电击伤尽管没有立即行减压术，但也没导致任何截肢的发生。另外一项研究证明，早期减压的截肢发生率为45%，而有选择的延迟减压的截肢发生率为10%。最近，对烧伤专家的调查发现，他们更趋向有选择的减压而非早期经验性减压。减压后，清除失活的组织，并局部使用磺胺米隆乳膏（米兰实验室，卡农博格，宾夕法尼亚）。磺胺米隆醋酸盐，磺胺米隆的活性成分，能渗透坏死的组织从而抑制细菌繁殖。坏死组织的清除降低了感染的风险且消除了高钾血症的来源。伤口应在24～72h后进行再次探查和清创，因为电损伤的肌肉组织在初始评估时通常表现并无异常。深层组织的检查尤为重

要，因为可见的浅表组织可能会掩盖其下面的坏死。一些作者建议锝-99含锡的焦磷酸盐放射性同位素扫描，动脉造影或氙-133冲刷可能会对受损肌肉的定位有帮助。其他作者建议处理上肢严重电击伤的理想方法是临时性异位再植或使用纤溶蛋白和抗血栓药物。严重电击伤后的保肢需要覆盖伤口。远端可用皮瓣或游离皮瓣来覆盖血管组织，用中厚皮片来覆盖暴露的血管化的肌肉。游离皮瓣覆盖的位置与深部肌肉的损伤直接相关，而与腕部和肘部的“瓶颈部位”的损伤无关。与热烧伤相比，电击伤所用的游离皮瓣应在伤后早期应用，并且更多地是用于保肢而不是后期重建。游离皮瓣在电击伤中应用的失败率几乎比热烧伤高出2倍；然而，这可能与伤后早期手术有关。尽管失败率较高，游离皮瓣通常是重建方案的唯一选择。做游离皮瓣覆盖的评估时，供区脉管系统与伤口边缘的距离不应少于3cm。显微镜下评估血管的完整性最为可靠。用皮瓣覆盖进行保肢应与早期截肢的益处进行权衡。只要出现肌腱和神经的广泛性损伤，就应该考虑截肢。Achauer等介绍了一种决策流程图（图100–3）。

二、后遗症

电击伤的远期后遗症会影响多个器官。对于上肢来说，肌肉的减少或损伤会导致肌肉的控制不平衡；进而导致肌肉纤维样变性和关节僵硬。高达45%的上肢电击伤患者需要截肢。电击伤还可造成白内障的形成、中枢神经系统紊乱、和脊髓损伤。白内障可伤后立即出现或伤后3年或以上发生。迟发型脊髓损伤可表现为偏瘫、四肢瘫痪、横向脊髓炎、局部神经病变及伴有肌萎缩侧索硬化。短暂的脊髓症状在MRI上不会出现脊髓坏死。神经病学症状是最常见的远期后遗症，包括麻痹、无力、记忆障碍和慢性疼痛。神经损伤可能会引起瘫痪、感觉障碍、反射性交感神经营养不良、冷耐受降低、甚至儿童发育障碍。神经肌电检查研究表明这些症状与持续的神经病变有关。一些作者甚至强调如发现有神经损伤，就应行神经肌电图检查。心理上的异常是第二常见的远期后遗症，包括焦虑、噩梦、失眠及幻觉。甚至在伤后5年以上，患者仍诉有明显情感痛苦，尤其是焦虑。一项研究显示，32%的患者无法重返工作。即便低电压损伤，也仅32.5%的患者可在伤后2个月重返工作。伤后满2年且患者仍伴有严重的功能缺陷才考虑重建；截肢和使用假肢可加快康复的进程。后期重建可能包括皮瓣、神经减压、肌腱重建及挛缩松解。可使用物理和职业治疗处理挛缩、活动范围降低、压疮和虚弱。电击伤康复的早期阶段是指从损伤发生到伤口愈合。早期的治疗目的是支具固定和活动练习（关节活动和离床活动）。支具固定有助于减轻水肿、减少挛缩、

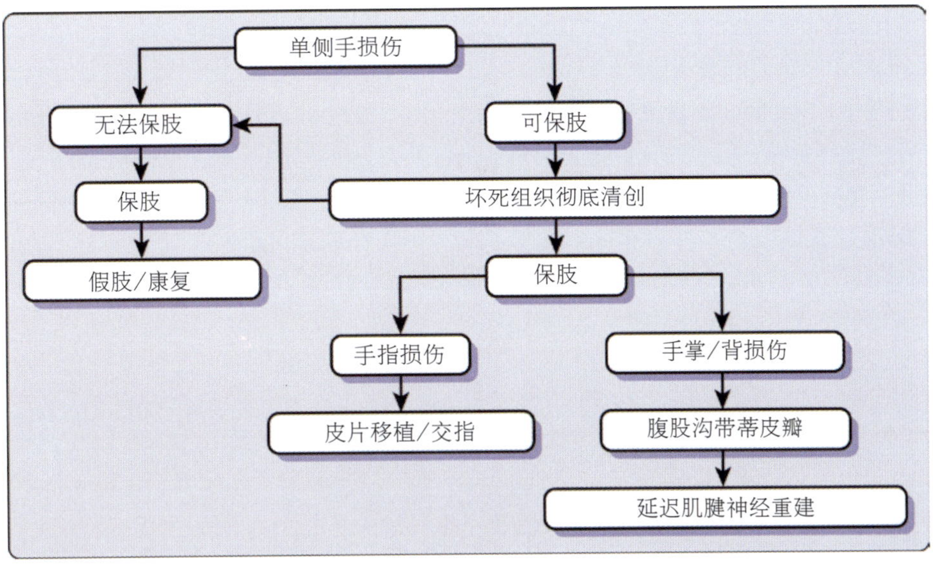

图100–3　单手电击伤救治流程图（Achauer B，Applebaum R，Vander Kam VM.上肢电击伤.英国整形外科杂志 1994；47：331–340.）

预防周围神经病变。烧伤后，肌肉会发生缩短，因此支具固定有助于保持软组织的长度，防止烧伤瘢痕挛缩。前臂的电击伤会使肌肉呈现僵直状态，腕部和手指将出现屈曲状态。最理想固定取决于烧伤部位和挛缩倾向（如手背部烧伤有形成爪形手畸形的倾向，因而要固定在固有伸直位）。关节活动的目标是减轻水肿、维持关节活动度、防止挛缩。最好每天进行2～4次适度的牵引。离床活动的好处在于减轻静脉淤血、挛缩和力量下降，且只要患者的条件允许就应立即开始。康复的晚期阶段是指从伤口闭合到瘢痕形成，通常为16～18个月。晚期应侧重功能和力量的恢复。预防瘢痕肥厚可以通过按摩给予压力、可以使用压力包裹、压力衣。对于截肢者，可以选择传统的、缆绳驱动的人工臂和肌电假肢。康复的最终目标是帮助残疾的电击伤患者重新融入社会中去。

三、小结

上肢的电击伤可使患者变得极度虚弱。电能通过多种机制给人体组织造成损伤，包括热的、离子的及电穿孔作用等。电击伤患者的最初处理依次是创伤评估、心脏稳定和复苏。上肢的处理措施包括筋膜室综合征的筋膜切开术、坏死组织清创术及早期使用游离皮瓣。如果无法重建，那么应尽早考虑截肢。晚期重建和物理治疗对于电损伤患者的康复和重新融入社会来说是必不可少的。

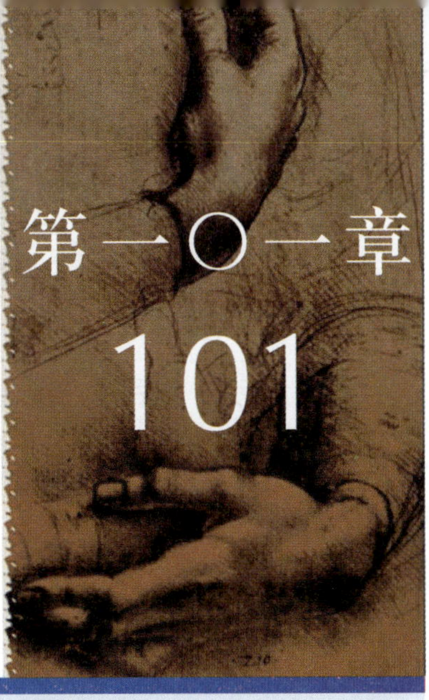

第一〇一章 101

上肢疾患对心理的影响

原著者 Bard K.Grunert, PhD, Cecilia A.Devine, OTR, CHT.AND Jo M.Weis, PhD

译校者 洪 晔 王 麟 刘松怀

手臂和上肢损伤通常伴随着一系列的心理反应，这些反应与肢体的功能及个体所感受到的社会认可度有关，特别是当患者的损伤导致永久性残疾时。手和脸对每个人来说都是可见的最具社交性的身体部位。因为手通常被用作非言语沟通的媒介，手部的缺陷常常会导致积极自我形象的丧失以及社交能力的受损。患者时常会考虑整形手术，这取决于受损手部的外观明显异常的程度及是否令他人感到不适。此外，患者对缺损的感知通常比缺损的实际程度更重要。即便是仅能感受到的损伤也会带来自我形象上的深远改变。即使患者的上肢损伤并不是残缺不全的，在出现慢性疼痛和（或）慢性疲劳，如累积性创伤性疾病（cumulative trauma disorders，CTDs）时，心理因素仍然能够对康复的过程产生重大的影响。然而，上肢障碍也可能是由心理因素引起的，如转换障碍和癔症的患者。本章的内容主要是急性手部创伤所伴发的心理影响，慢性上肢疼痛和功能障碍所导致的心理变化及心理因素诱发的心因性手部问题。

一、急性创伤性损害

根据美国健康与人类服务部的统计数据，手是身体最常见的损伤部位之一。1990年，手部损伤占到所有工伤的近22%。一项1997–1999年的国家健康访问调查显示，每年在所有与工作有关的损伤中，36.7%是上肢损伤。美国每年用于治疗上肢障碍，包括手部损伤的经费超过180亿美元。这些费用还不包括那些对家庭、雇主或社区的间接损失，包括休假、收入损失、去见医师和治疗师的损耗及依赖于他人所造成的负担。Kelsey等一项调查显示1997年患者花费17亿美元来进行治疗，还有51亿美元的损耗来自薪水的损失、雇主和产业的损失以其他各种间接成本。在美国1995年所有护理的间接消耗中，这些占到了58%。此外，Kelsey等还报道了1995年用于直接治疗上肢障碍的费用为117亿美元。这些令人咋舌的费用部分是因为未得到识别和治疗的这些严重损伤导致的心理问题或心因性障碍的影响。已经有相当数量已发表的文章致力于创伤性手部损伤和上肢损伤的心理调节，这些研究证实损伤通常会带来广泛的心理变化。

涉及上肢损伤的心理层面通常需要各方面的专业知识，合格的健康护理专家能够在这一过程中起到很好地作用。较好的健康护理服务团队应该包括手部外科医师、咨询师和手部理疗师。康复治疗团队还可能需要更多地成员，包括患者雇主的代表和劳动者赔偿机构的康复专家（如果损伤发生在工作场景），以便更好地顾及围绕损伤的所有心理层面的问题。通过强调以多学科的方式进行全面有效地康复，患者的复原能够有效并及时。

（一）肢残损伤后的心理调节

上肢的肢残损伤会伴随一系列广泛的心理反应。最常见和令人恐惧的是侵入性思维的发作，包括创伤性损伤的闪回和梦魇。有研究证实患者在受伤后仅30min就可能出现对受伤事件的闪回。闪回被认为是伴随肢残损伤出现的最持久且最具破坏力的症状，闪回的类型还有着预测性的价值。重演性闪回是最容易处理的一种，内容为患者对整个损伤事件的重演。评定性闪回是更难处理的一类闪回，患者会再体验损伤发生的那个时刻，而没有任何与之相伴随的其他图像。投射性闪回是最难处理的，指患者头脑中的损伤图像要比实际发生的损伤更为严重，如患者在轴承事故中失去了一根手指，然而其闪回的画面是被轴承卷掉了整个手臂。闪回还可能以不同的组合类型出现，如重演/投射或评定/投射性闪回。

有多种干预被用来缓解这些症状。想象暴露能够成功的减少儿童、青少年和成年人的闪回和梦魇，内容是让患者重复想象受伤的过程。当伴随闯入性图像出现的主要情绪为恐惧时，这一方法尤为有效。当个体体验到的是愤怒、内疚或其他情绪时，认知再加工程序通常更为有效。这一方法是对图像进行改写，患者重新想象受伤的过程，然后想象他们自己从伤害中存活下来。此外，认知再加工作为一种有效的治疗手段，还包括情绪和创伤性思维（不使用想象暴露）的言语加工。闪回的性质决定着哪类治疗最为有效。非视觉性的闪回包括听觉、触觉/运动知觉和嗅觉的闪回。非视觉性闪回的患者可能会讲述自己感到或听到骨的破碎，他们对身体暴露的反应就会比其他任何类型的想象干预要更好。对于截肢的患者，强烈的幻肢痛会触发挫败感和易怒。最初，幻肢痛可能会帮助患者否认损伤的严重程度，已达到心理上的逐步接受。然而，不久之后幻肢痛就可能阻碍患者将截肢纳入到新的身体形象的整合过程，因为患者会感到触觉和视觉的不一致。

肢残损伤还伴随着其他一些问题。常见的有注意力问题。患者通常很容易分心，短期记忆很差。与外貌相关的担心可能表现为明显的厌恶目光接触，患者从不看受伤的肢体或在公共场合遮盖受伤的身体部位。很多患者在受伤初期都有过对死亡的恐惧，对其中一小部分患者而言，死亡恐惧会持续更久，并扩展到对未来的担心，导致对意外伤害的过度警觉。受伤后2个月内，对整容术的热衷和幻肢痛会随时间而增加，2个月后会逐渐减少，而注意力问题、对死亡的恐惧和对截肢的否认在2个月后的随访中通常都会得到缓解。

在受伤后3～5d，很多心理症状能够得到处理。一些干预方法，如想象暴露和认知加工技术，以及关于创伤性症状的性质的心理教育能够促进患者的复原。通过想象暴露，患者在体验整个创伤过程中通过重新收集图像和记忆使自己对意外事故进行情绪上的加工。对症状的正常化和对创伤性思维和记忆的结构化再体验通常会使患者脱敏并在受伤后的短时间内完全复原。早期干预的益处得到Weis的有效证实，该研究对比了手部创伤后早期和延迟治疗组的效果。如果没有对急性心理症状进行早期干预，创伤后应激障碍（post traumatic stress disorder，PTSD）会经常出现。

案例——急性应激障碍

约翰是一名22岁的白种人男性，存在长期的与工作相关的手部损伤。他左手的示指、中指、环指和小指被卡车碾压造成四个手指近侧指关节水平的截肢。受伤后不到一周，手部治疗师就发现患者不愿意看自己的手。患者还表明自己存在多重的闪回，不愿意离开家但又无法在家中换药和锻炼。最初，他拒绝了心理学家的会诊。在随诊时，他仍然出现闪回的症状并容易哭泣，且不能完成在家的锻炼任务。在与他的外科医师进行了相关问题的讨论后，患者被安排会见了心理学家。第一次治疗是在受伤后2周。

因出现闪回、回避、生理唤起和对再次受伤的恐惧，约翰被诊断为急性应激障碍。心理学家为其制订了一个内在脱敏的方案，在会谈时帮助他加工关于意外事故的感受。会谈还讨论了其他人对患者受伤和缺失手指的反应。在5次会谈之后，患者有了相当明显的进步，并愿意尝试着重回工作。他以每日4h开始，通过几周的时间逐渐增加为全职。

他通过持续的手部治疗和心理治疗来巩固疗效。在受伤后10周，患者已感到没有心理困扰并结束了治疗。此时，他在工作时已能够不用遮盖左手，并不会因看到手而产生不舒服的感觉。

（二）创伤后应激障碍

PTSD是在特定创伤性事件后所发生的一组综合征。PTSD的诊断必须符合多项标准，包括①闯入性思维；②回避与受伤有关的刺激；③生理唤醒；④症状在受伤后持续至少30d。PTSD的标志性特征是对创伤性事件持续性的再体验。这通常会导致患者对创伤相关刺激的回避及对周围环境反应的广泛性麻木。患者还会出现持续性的唤醒增强，这一症状与之前提到的注意力和短期记忆缺陷有关。PTSD患者经常会出现闪回或梦魇，任何能令患者想起最初创伤性事件的刺激都会导致夸大的惊跳反应，常见症状还包括明显的睡眠紊乱、对亲密关系的回避、高水平的焦虑、抑郁及对任何可能再次导致受伤的事件的高度警觉。伴随PTSD的其他症状包括抑郁、焦虑、对死亡的恐惧、冲动行为、物质滥用、对身体的过分关注、对整容的关注和自尊的降低。

几乎所有对PTSD的有效治疗都包含一定程度的暴露。一些环境暴露（体内）的策略得到了验证，包括在受伤后让患者短暂的回到工作场所，可以是以分级为基础的暴露，也可以由咨询师陪伴。每一项技术都被证明能够协助不同族群的患者有效地重回工作。想象暴露技术对此类患者同样是有效的，正如Weis所总结的那样，在想象暴露中患者会重新回到并想象整个意外的发生，通过这种方式使他们的体验得到情绪上的重建。想象暴露的其他策略包括意象重现，在创伤性损伤是由他人引发的情况下，这一技术被证明有很好的效果。意象重现运用想象暴露来缓解创伤性事件的影响，并通过让患者想象自己能够面对导致自己受伤的人来增强掌控感。这项技术能让患者从事故的“牺牲者”转变为“生还者”。成功的暴露技术的核心是患者在通过暴露于先前感到恐惧的创伤刺激源的脱敏过程中对情绪进行重新整合。

近来，对于语言和文化所起作用的研究在非英语和以英语为第二语言的人群中得以开展。近期的研究结果显示，对于非英语语言的患者，之前讨论的暴露和再加工技术通过翻译者也能够获得有效的治疗。尽管使用翻译人员可能会延长症状缓解的时间，但其远期效果和不需翻译的治疗是没有差别的。还有研究调查了对于英语不是母语的多语种患者。结果显示，评估患者能够使用哪种语言来重现创伤是必要的，因为只有这种语言能够使治疗的效果最佳。

案例——创伤后应激障碍

乌斯玛是一名30岁的西班牙裔男性，他的左臂因工作造成前臂中段水平的截肢。受伤是因为他的工作伙伴没有遵守工作的标准安全程序，在他还在操作的时候关掉了机器。乌斯玛出现了PTSD的所有症状，包括闪回，梦魇，回避工作场所、同事、朋友和家人，对潜在受伤的过度警觉，易激惹，对事故的唤醒刺激很容易出现惊跳反应，对未来没有任何感觉。最初，心理治疗的内容是通过意象重现和再加工来帮助其处理对发生在自己身上的事情的愤怒。在乌斯玛获得更多控制感以后，他和公司老板在工作场所以外的地方进行了一次午餐会面。他因此能够表达自己的担心，并接受老板对事故所表达的歉疚。老板还表达了对乌斯玛过去工作的欣赏，希望他能够复工并讨论了几个可能的职位。接着，心理学家陪着乌斯玛到工作场所进行进一步的脱敏。之后，乌斯玛开始有步骤地复工，从在非事故发生的厂房工作开始。一旦他能每天工作8h，逐步回到事故发生地进行工作的程序就被启动。乌斯玛复原的很顺利，能够完全恢复之前的工作并能够操作令他受伤的机器，并且没有出现任何闪回、梦魇或其他心理症状。

二、治疗师的参与

手部治疗师通常是唯一能够面对面频繁接触患者的人，因此在协助患者复原到受伤前的躯体和情绪功能的过程中起着重要的作用。一些特定心理问题的后续治疗步骤必须得到重视。如果患者出现情绪调整上的问题，参与一线治疗的内科医师应该固定下来。一个简易筛查工具（框101-1）可以在整个过程中起到指导作用。

在最初的几次会谈中，治疗师需要引导患者表达关于外伤和自身支持系统的相关信息，内容包括损伤是如何发生的、患者从事目前的工作有多长时间，闪回或梦魇的情况，是否存在任何回避关于损伤的谈话或回避看到伤口的倾向，家人或朋友能够提供支持的程度。在询问的过程中，治疗师必须对手臂的外形和将来的预后功能报以真诚和支持的态度。即使是最“简单”的损伤也不能被轻视。在看过大量重度损伤之后，治疗师很容易变得麻木。治疗师必须关注整个上肢的状况，而不仅仅是伤口，因为患者会将受伤的身体部分合并入自己的整个体象。患者必须得到保证：最初的一些反应，如否认、闪回、梦魇和躯体反应是正常的。

家庭成员应该适当地参与到治疗会谈中，他们通常能够提供重要的支持，并能够帮助患者自理和执行训练计划。有一些家庭成员可能会和患者出现一样的反应性症状，并需要在一些困难时刻接受帮助。治疗师可以教给患者各种控制疼痛的方法，包括深呼吸、放松技巧、分心和踱步。治疗师能够表达自己的关心是很重要的，但必须在帮助患者进行躯体和情绪复原的过程中保持客观。一旦治疗师发现患者的问题比预期的还要严重，就应该将其转到精神健康专家处进行会诊。

在治疗初期还应该从患者处了解一些附加的信息。询问患者是否与雇主或同事有任何联系是很重要的。谈话的内容还应包括恢复工作、对意外发生的归因或明显的回避。在这一阶段讨论日常生活的活动（activities of daily living，ADLs）和兴趣活动以确定患者近期的功能水平也是很有必要的。此外，询问的内容还应该包括睡眠问题、记忆力或

框101-1 患者在治疗过程中不同阶段需要注意的问题（筛查工具）

损伤

损伤是如何发生的

患者的职位和工作内容是什么

如果属于工伤，患者在目前的单位工作了多长时间

如果是工伤，患者本身在损伤中所起的作用是什么（需留意这个问题的答案在受伤后的当时和几个月后可能会有变化）

侵入性思维

患者出现闪回或梦魇吗

患者描述过闪回——包括内容和出现的状况吗

患者出现睡眠障碍吗

支持系统

患者是独自生活还是和家人或朋友在一起

患者的家庭如何应对这次损伤

患者能够向家人和朋友讲述所发生的事情和感受吗

受伤后，患者与家人和朋友的关系出现了什么样的变化

疼痛

患者存在明显的疼痛（比预期的严重）吗

疼痛是在减轻还是加重

患者如何应对疼痛（他/她做了什么来缓解疼痛）

出现任何注意力和（或）记忆力的问题吗

患者能记住方向吗

检查短期记忆：如患者能回忆读过的报纸或看过的电视节目的内容吗？患者会忘了约会吗？会出现进了屋却忘记自己为什么去那里的状况吗

回避

患者还能从事受伤前的一些活动吗

如果是工伤，患者能前往工作的地点吗

如果是工伤，患者与雇主或工作伙伴还有联系吗

患者还拜访朋友吗

患者更多的待在家里吗

患者是否存在酗酒、使用药物或有体重增加的状况

整容美容

患者回避查看手臂吗

患者在进出诊所的时候会遮盖手臂吗

患者的公共场所会把手臂藏起来吗

患者会使用受伤的手臂吗

患者会讲述周围的人盯着自己受伤的手臂吗

患者是否能够很释然的触碰受伤的手臂？是否能允许家人和朋友触碰受伤的手臂

红色预警

注意治疗进展或患者的解释前后不一致的地方

注意无法解释的伤口愈合的延迟或新伤口的出现

留意不协调的地方，如错过治疗时间或在制订治疗日程时混乱不清

注意力问题和个人的人际关系状况。需要警惕持续的高水平的疼痛或对镇痛药的反复需求，因为这些问题背后通常掩盖着情绪上的痛苦。在治疗早期，治疗师应该鼓励患者多接触工作场所和同事，但要注意不要让自己成为这些接触的中间人。帮助患者重新开始独立的ADLs并尽可能多的恢复之前的业余爱好活动是很重要的。同样重要的是评估和促进患者对适应性器械的适当使用，以尽可能多的恢复其正常功能；治疗师还需与患者的手部外科医师相互配合以期对镇痛药物进行后续评估。

随着伤口的愈合，患者应该开始初步的正常活动。这时需要继续对业余爱好活动、人际关系，以及与恢复工作有关的回避行为进行评估。治疗师需要对这一阶段的躯体和情绪恢复具有前瞻性。让患者继续增强独立的业余兴趣活动和ADLs是很重要的。随着患者的进一步恢复，初步的回归工作应该被纳入考虑范围。最初，这一问题可以与持续的急症护理治疗相配合。在最后的手术之前，可以先考虑恢复一只手能完成的工作或较为轻松的工作任务。如果对患者恢复工作的能力有任何疑问，可以进行工作的现场评估。如果患者能参与到评估访谈之中，可能会对其克服最初回到受伤场所的恐惧有实际的帮助。保险公司所雇用的康复专家可以被当作医疗和工作两方的协调人。治疗师需要持续监控患者的疼痛水平及其对疼痛控制技术的有效使用，并在必要时向患者推荐心理干预。

三、累积性创伤性疾病

对CTDs和重复性劳损（repetitive strain injuries，RSIs）的病因存在着很大的争议。在这里我们对此不进行更多的关注，而是强调伴随这些损伤所出现的心理反应。慢性CTD或RSI的个体需要心理上的评估。存在慢性CTD和RSI的人可能会随着持续进展的失能而出现生活方式的改变和情绪问题相关。治疗需要判断患者的障碍是否存在重要的心理或躯体基础。在这一过程中心理评估是一项关键的内容。

（一）临床访谈

临床访谈应该评估患者症状发生的历史。一些需要注意的特别因素包括患者对躯体症状发生的个人责任和雇主责任所占比例的评估。患者对影响症状发展的因素是来自个人健康方面还是工作风险方面的理解也是评估的重要环节。

需要评估的内容还有损伤对患者个人生活、娱乐活动和工作表现的影响。在工作场所的社会适应性方面，让同事对患者的状况进行评估通常也会很有帮助。患者对未来健康和工作能力的理解，以及患者情绪的影响必须得到细致的评估。

应对的方式和个人技巧会对适应和恢复产生很大的影响。评估的另一个重要领域是患者的应对能力。评估患者在应对疾病时是倾向于采用忍耐策略还是躯体化策略是很重要的。影响心理调节的躯体因素包括很多睡眠紊乱的表现和症状，如麻木、刺痛、虚弱和疲劳。对患者关于自身疾病的理解的评估、患者的应对能力及手部外、医师和治疗师所得到的躯体检查结果会帮助多学科治疗团队制订出一套综合的治疗方案。

（二）心理测量评估

心理测量评估也是对CTD患者进行心理评估的重要内容。明尼苏达多项人格测验－Ⅱ（The Minnesota Multiphasic Personality Inventory－Ⅱ）是一项对患者外显的多种躯体症状都很敏感的测试，它还能够测查抑郁、焦虑及一系列其他心理症状。尤其需要留意的是在转换和疑病分量表得高分而在抑郁分量表得低分的患者，这一类型的患者更容易将潜在的精神冲突表现为夸大的躯体问题而不是更直接地用情绪痛苦来表现。对这些患者进行干预通常都会收效甚微。

（三）最终诊断报告

在临床访谈和心理测量评估之后，临床医师会给出综合的最终诊断报告。这一报告会阐明患者的治疗进程及其对相关问题的培训需要，如应对资源、工作场所人际冲突的应对策略或面对挫折时降低生理唤醒的特别策略。

四、心因性手部障碍

心因性手部问题表现为三大类：装病、癔症和转换障碍。从心理的角度来说，这3类诊断的区别在于症状的出现是否是有意的及患者制造症状的动机是否是无意识的。在装病的案例中，症状的出现和个体制造症状的动机都发生在意识层面。简而言之，装病者知道他们在做什么及他们为什么这样做。然而，癔症的患者能够意识到他们有意制造出症状，但却意识不到他们这样做的动机。在转换障碍中，患者既不是有意制造症状也无法意识到自己的动机。

（一）装病

装病是指个体故意制造出症状。他们制造症状的目的通常是很容易辨认的。事实上，在某些特定的情境中，他们的行为可能确实会保护自己不再处于之前引发过损伤的危险因素下（如机械设备）。与心因性手部问题的患者应该回避问题这一理念相反，对质其实是处理装病的最有效的方式。如果治疗师怀疑患者存在装病，那么一些特定的问题需要得到更多的注意，包括患者的后续状况、言语上的评论、居家锻炼的配合程度和随诊的依从性。治疗师必须将所有对患者的说明记录下来，并复制所有的纸质说明。还要将所有与员工的职工赔偿保险代表、雇主、康复专家和家庭成员的谈话都记录下来。目的是发现其中的差异和不一致的地方。治疗师要与内科医师一起对这些怀疑进行讨论，确保与患者进行的所有讨论都是清晰和一致的。有必要的话可以将特定的目标和任务制成纸质的协议，包括完成的时间表。心理学的评估是必要的。一旦文件到位，装病的模式得到确认，患者就需要面对问题。问题的解决最好是得到内科医师、治疗师和心理医师的共同参与。对质患者所出现的前后不一的行为，使治疗团队能够减少装病并促进患者恢复到正常的日常活动中去。

（二）癔症

癔症通常发生在那些需要表现出患者角色的人身上。他们大多会癔造出一系列主观的主诉。需要注意的是患者的所有躯体问题都是自己制造的，鲜有外部的诱因来维持这些行为。癔症患者通常会表现出具有戏剧性的症状，并倾向于在诊所中表现出一定程度的破坏性行为。他们常常知道许多的医学术语，在多重治疗干预方面有着相当波折的就医历程并会迅速出现并发症。令人担忧的是许多这类患者都同时存在物质滥用的问题。癔症患者在治疗初期通常会有所改善，但随着治疗的进展会出现明显的复发。他们的症状通常会超出客观的病理学能够解释的范围，而且他们似乎能够预测到自己状况的恶化。此外，他们中很多人的生活史充满着不幸或意外，并可能存在躯体损伤史。很明显的一点是癔症患者中的很多人都在健康护理系统工作。慢性癔症的一些典型表现是淋巴水肿、不愈合的伤口、自己造成的伤口和慢性注射伤。

相较于装病，癔症会让治疗师更难应对。对于装病者来说早期的对质很重要，然而与癔症患者进行对峙可能会导致其出现强烈的抑郁或愤怒，并可能造成患者脱离治疗。与装病的情况一样，治疗师也需要注意很多细节，包括全程的文本记录，让所有与患者接触的工作人员保持一致，制订包含时限和目标在内的协议。为了防止患者触碰受伤的区域，对存在可疑的自我造成损伤的区域使用敷料固定可能是必要的。如果在受保护的情况下伤口能够愈合，但在撤去保护时伤口裂开，或者当最初的伤口被保护后，在其他区域出现新的伤口，就要高度怀疑癔症的可能性。

（三）转换障碍

第三类主要的心因性障碍是转换障碍。转换障碍通常会影响自主运动或感觉功能。心理学因素通常与此相关，尽管可能并没有表现出来。患者并不是有意的制造这些症状，而且这些症状通常也无法用医学进行完全的解释。在极端的案例中，这一障碍能导致明显的残疾，甚至是终身的损害。转换障碍的常见表现包括手套式感觉缺失、姿势畸形、握拳畸形、过伸畸形和运动畸形，如“棘轮手”。

在应对转换障碍时，治疗师需要与之前一样的技巧，包括全程的文件记录、方法的一致和制订协议。因为这些患者通常对自己的问题没有意识，所以在对质的时候他们可能感到非常困惑。在这种情况下，心理干预是很有必要的。

（四）心因性手部障碍的躯体表现

心因性手部障碍的躯体表现可以跨越之前所描

述的所有3个心理学诊断，包括畸形的手部姿势、运动障碍、水肿问题、不愈合或自我导致的伤口及感知觉问题。

1.畸形的手部姿势

文献中提及最多的姿势畸形是由痉挛引起的。Simmons和Vasile首先描述了握拳综合征。Frykman等所描述的心因屈曲性手与之类似。两者均指患者手部尺侧至少3根手指向掌部收缩。一些患者能够使用拇指和示指，以保持基本的功能。还有一些患者的示指也会屈向手掌。这类障碍的病程迁延，手指甚至会握紧为拳，手掌的皮肤常会因此浸渍受损。活动度（range of motion，ROM）受限明显，在疾病后期患者通常无法主动伸展手指。

姿势畸形的第2种类型是伸展畸形，这类患者的手部关节会出现过度伸展。虽然罕见，但其治疗与收缩畸形是类似的。

第3类姿势畸形是联合收缩畸形，这类患者的手指会固定在僵硬的姿势上，这一姿势在结构上通常很奇怪。对联合收缩畸形患者的评估相当明确。让患者试着收缩或伸展手指，会出现明显地屈肌和伸肌的联合收缩。这类畸形姿势的出现还会伴随一些小的手部肌肉的收缩。对患者进行全身麻醉以使手指自然放松通常能够对手部进行更加彻底的检查。

对出现收缩畸形的转换障碍患者的有效干预措施是行为塑造和催眠。他们还可以通过长程的心理治疗来处理导致并维持这些症状的潜在因素。只要这些畸形是转换障碍的一部分则都需要进一步的心理治疗。

2.运动障碍

心因性手部障碍躯体表现的第二大类是运动障碍。这组问题的第一大类是肌张力障碍运动，如作家手痉挛（writer's cramp）和各种困扰音乐表演家的肌张力障碍。虽然心因性问题可能不是原发性的，但心理因素通常会使肌张力障碍恶化。这类运动障碍大多与特定的工作有关。有很多用于此类障碍的治疗方法，包括注射肉毒杆菌和各种姿势矫正（详见第126章）。一般来说，最有效的方法是让患者改变其从事这一特定工作的方式。生物反馈也是一种很好的辅助治疗。

第二类运动障碍是棘轮手，患者以类似机械人的方式运动，在运动手指时就像是通过一系列棘轮在点击似的，很不平稳，一点也不流畅。这一障碍在临床能看到，但到目前还很少有文献对其进行讨论。

3.水肿问题

心因性手部障碍还会表现为水肿。其中一个亚类型是Secretan综合征（Secr é tan's syndrome），这是最早报道于1900年代的有着重要影响的一类水肿。Secretan综合征的患者会出现整个手背的严重水肿。水肿的范围会扩展到手腕的径向和尺侧。这类水肿的病因是对外部组织的反复碰撞。通过放射检查通常会发现明显的水肿，但却没有实质的囊肿或其他身体病变。Secretan综合征的患者常被诊断为SHAFT综合征，表现为悲伤、敌意、愤怒、受挫和固执。这类患者很难治疗，并通常会对任何干预进行反抗。

第二类水肿问题是伪淋巴水肿。这一问题已被Louis等和Grunert等进行过广泛的讨论。止血带水肿的患者通常会出现肢端的严重肿胀。止血带所在的位置通常就是肢端肿胀停止的位置。然而，患者可能会在上肢的不同地方使用止血带，这会导致更为复杂的状况。伪淋巴水肿最好的诊断和治疗就是在使用止血带的部位采用敷料固定。住院观察也能很容易获得诊断。此外，阿米妥钠访谈（sodium amytal interviews）在诊断方面和临床治疗一样有效。催眠和行为塑造有时可能会有所帮助。大多数患者都需要长期的心理治疗来处理引发这一状况的潜在议题。

4.不愈合的自我制造的伤口

心因性手部障碍的另一表现是不愈合的伤口。人为的不愈合的伤口很容易被诊断，因为这需要反复受伤来维持。因此，当患者来就诊时，其伤口通常处于愈合的不同阶段。这些患者常表现出明显的抑郁症状和广泛的生活混乱。这类患者常见的心理学共病诊断是边缘型人格障碍（borderline personality disorder）。这些患者对周围抱着非常不信任的态度，并在维持人际关系上有很大的困难。对反复自我制造伤口的诊断需要使用封闭覆盖，如敷料，用于限制患者对伤口的接触。在封闭覆盖的情况下，伤口会很快愈合。此外，还可以使用四环素来探测是否患者仍然设法在封闭覆盖下操纵并维持伤口。四环素会进入患者的指甲缝隙并在紫外线光下被观察到，这能进一步确认诊断。除了有不愈合伤口的患者，还有其他患者会反复的自我伤害。这些患者通常出现强烈的情绪痛苦，并通过制造伤口来减轻潜在的情绪痛苦。他们需要长时间的心理治疗来学习如何管理这些症状。

5.感知觉问题

心因性手部障碍的最后一个表现形式是感知觉问题。感知觉问题出现在两种极端的情况下。第一种是手部的过度敏感。这类患者会对任何作用于手部的微小刺激产生剧烈的反应。最常见的表现是疼痛，从心理学的角度来说，心因性疼痛障碍是经常伴随这一类现象出现的诊断。手部过度敏感的患者倾向于将手部保持在一种防御的姿势。然而，当注意力被分散时，他们也会偶尔用手做一些事情而不出现所预期的反应。这类症状的非持续性在反射性交感神经营养不良（reflex sympathetic dystrophy，RSD）或复杂性局部疼痛综合征Ⅰ型的患者身上也会出现。心因性手部障碍的患者不会有营养不良的表现。这类问题通常考虑是假性营养不良，一些患者会长时间将肢体保持在依附性的姿态以伪装出与RSD有关的特征，如温度低、肢端水肿。

另一类感知觉问题是无感觉手，文献中将其描述为手套麻木（glove anesthesia）。此类患者对手部的任何刺激都没有反应，包括疼痛、热和冷。无感觉手主要出现在转换障碍的患者中。如果有可能，人们会无意识的回避疼痛刺激；然而，这类患者却会出现烧伤和很多其他类型的损伤。治疗会十分迁延，并需要长程的心理治疗和催眠，有时还会加入阿米妥钠访谈（sodium amytal interviews）。

所有的心因性手部问题都很难治疗并会给整个康复团队造成压力。通常很难相信有人会故意伤害自己或制造一些会导致残疾的状况。干预本身常常是旷日持久和令参与治疗者感到挫败的，因为患者的进步经常会带来症状的反复。然而，应对这类问题的最有效的方法仍然是多学科团队的综合治疗。

6.案例——癔症

L.W.是在1992年1月受伤。她在一家制窗厂工作了5年，在将一辆货车推上一个小斜坡时碾伤了右手。伤情并不需要外科手术的修复。患者主诉有严重的疼痛并在持续加重。她被诊断为RSD，并在1992年和1993年分别接受了3次和8次的星状神经节阻滞镇痛法治疗。在状况没有任何好转的情况下转介至Froedtert手部中心的多学科治疗小组。

患者在1993年4月19日会见了手部外科医师和心理学家。她告诉医师自己的手部经常肿胀，手背会变黑而手指会变成紫色、蓝色或白色。她有时会有“电击样”的疼痛从手部延伸至手臂，手部还会经常感到麻木。通过眼观检查，患者手部的颜色与对侧相近，但摸上去有些凉，有手镯形水肿，环指的伸展受限，示指和中指无法伸展。患者被告知其治疗会包括热反馈和放松训练，她的状况会在2个月内有所改善。患者的诊断包括心理因素影响的躯体问题。

患者会见了3周的心理学家，得到前后矛盾的结果。5月27日来的时候，她给自己的手紧紧裹上弹性绷带，而这是医师要求她去掉并不再使用的东西。于是她被转诊给手部治疗师，进行了容积测量：右手550ml；左手220ml。她的右手被固定在一个模具中，肘关节是舒服的，手腕最小限度的伸展，掌指弯曲在一起，指关节伸展，大拇指贴在手掌中。

患者没有参加下一次的会谈，再次出现已经是6月10日了。容积测量显示其水肿有所减少：右手460ml；左手435ml。手部的温度也有回升。患者能够完成ROM练习，并会见了心理学家。患者离开办公室去了一趟洗手间，几分钟以后回来时手部的水肿明显加剧，前臂出现了一个红色的环痕。在与心理学家会谈之后，其手臂被再次用模具固定。

在6月18日卸去模具时，手部的温度和水肿都有明显的好转。患者能完成ROM，但再次在会见心理学家之前找借口去洗手间。在超过1.5小时的时间里，她的手指表皮温度不寻常的只变化了3/10°。手部外科医师被叫来对患者进行检查，但她突然说感到不舒服要呕吐。回来后，医师让她穿上长袍以进行全面的检查。在她肩的末端发现了两处明显的红色环痕。她的手部温度得以回升，整个上肢都出现泛红反应。医师提出了一项完整的居家锻炼计划，包括主动的ROM和灯光的使用。患者被告诫不能穿紧身的衣服。

患者从7月13日开始使用硫喷妥钠。在进行完整版的主动ROM中，患者能够自由的活动手指，其整个上肢没有任何一个关节出现僵硬。在手肘的远端有明显的捆绑痕迹。手部温度正常。患者不住在附近的街区，并询问是不是能不再赶路。家庭锻炼计划再次被强调，后续治疗被安排在离患者的居所更近的地方。

患者在8月12日再次接受了评估，其ROM和握力都有所改善。此次会谈还完成了功能水平的评估并填写了有条件的恢复工作的表格。这是患者受伤后第一次恢复工作。后续会谈分别在1994年1月24日和3月31日，患者都显示出持续的好转。最后一次会面是在7月5日，患者的ROM和力量状况良好。此后，她不再需要定期就诊，而可以在需要时才回来。

五、小结

总体来说，在上肢的急性创伤性损害、累积性创伤性疾病、慢性疼痛及心因性手部障碍问题的状况下，患者会伴随出现一系列心理上的反应。本章综述了针对这些问题的诊断和治疗策略。因为手部治疗师通常是上肢障碍患者最主要的直接接触者，对患者的问题进行识别和恰当的转介就成为手部治疗师的一项重要工作。介于如此亲密的治疗关系，治疗师的建议对于患者来说有着显著地影响，在必要的情况下手部治疗师能够更容易的将患者转介给合适的精神健康专家。

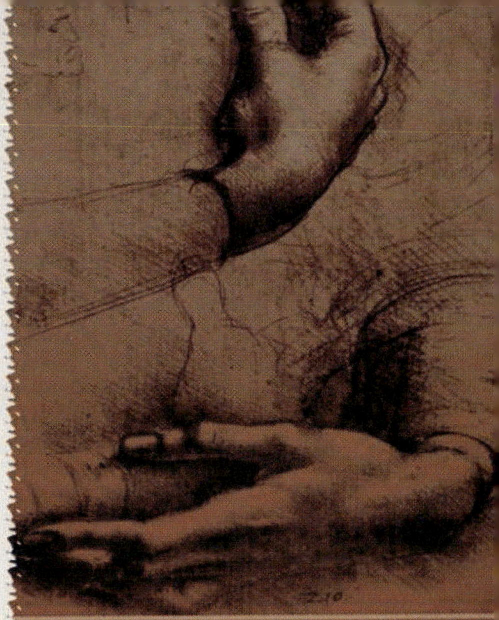

第十六部分

16

关节炎及相关自身免疫性疾病

第一〇二章

102

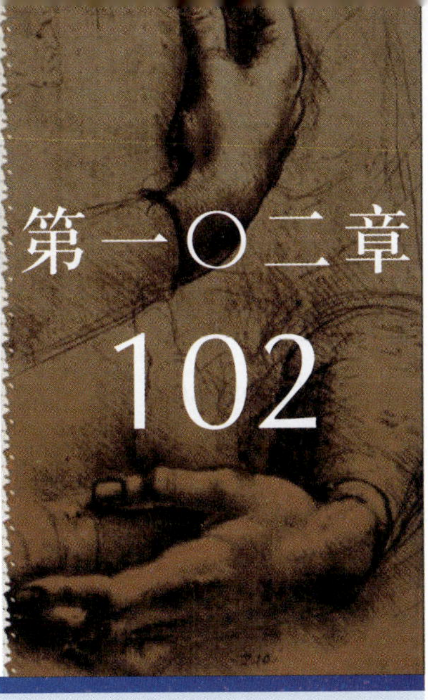

手和腕关节炎性畸形的病理力学

原著者 STEVEN ALTER, MD, PAUL FELDON, MD, AND ANDREW L. TERRONO, MD

译校者 崔志刚 刘克敏

关键点

- 类风湿关节炎中病变的滑膜组织和正常关节组织相互作用导致关节破坏和残疾。
- 了解滑膜是如何影响骨骼肌系统不同部位（如骨、软骨、韧带、肌腱和肌肉）有助于理解风湿性关节炎中关节变形的病理机制。
- 类风湿滑膜组织导致软骨失去吸收形变的能力，最终导致软骨表面的机械分解。
- 类风湿滑膜组织破坏骨组织，形成骨侵蚀和骨囊肿。
- 类风湿滑膜组织可以侵入关节囊导致韧带损伤引起关节不稳。
- 风湿性滑膜组织能够包绕和侵入屈肌腱和伸肌腱，导致正常肌腱结构破坏和肌腱功能的丧失。
- 肌肉组织很少受累，但能够被血管周围炎症损伤。手内在肌更容易受此影响，导致手内在肌紧张和手指变形。

类风湿关节炎（RA）是一种影响滑膜组织的慢性的、系统性炎症反应。RA中关节破坏和变形是病变滑膜组织和正常关节组织相互作用的结果。了解滑膜是如何影响骨骼肌系统不同部位（如骨、软骨、韧带、肌腱和肌肉）有助于理解风湿性关节炎中关节变形的病理机制。

一、滑膜

滑膜是衬于关节囊内层的薄膜。滑膜内层是1～2层厚的间充质细胞：构成滑膜内层的细胞分为A型和B型。A型滑膜细胞起源于骨髓，而B型起源于间充质。A型细胞的功能类似于巨噬细胞，B型细胞具有类似成纤维细胞的合成功能。滑膜细胞产生透明的滑液入关节腔。

类风湿滑膜

RA的早期组织学变化是微血管的闭塞和内皮的肿胀。随之滑膜细胞增生和肥厚。细胞层从2层增至10层厚，淋巴细胞和浆细胞侵入，其中T淋巴细胞超过50%。T淋巴细胞浸润表现为由CD^4细胞组成小结节样聚合体，其周围有由CD^8淋巴细胞构成的弥散性浸润物。在病理过程中浆细胞进入滑膜组织。滑膜组织血管增生以营养周围组织。

虽然RA滑膜组织本身仅含有少量的中性粒细胞，但它能够产生转化生长因子β和IL-8，两者都能吸引中性粒细胞进入滑液，造成关节液的中性粒细胞增加。

1.对软骨的影响

多种细胞产生的基质降解酶可以破坏软骨和骨组织。由巨噬细胞产生的、肿瘤坏死因子α和转化生长因子β等细胞因子，可以刺激滑膜细胞产生基质降解酶。

这些细胞因子影响关节软骨重塑。IL−1被证明会增加促进软骨基质破坏的细胞因子的产生同时抑制Ⅱ型胶原和蛋白聚糖的合成。

中性粒细胞也能产生破坏软骨的酶。金属蛋白酶和组织蛋白酶是裂解胶原蛋白和蛋白聚糖的酶。胶原酶−3是一种金属蛋白酶，它能裂解软骨的胶原蛋白。这些酶的交互作用是导致关节损害的主要的病理生理机制。

IL−1耗竭软骨中积聚的蛋白多糖。这种耗竭导致软骨失去吸收形变的能力。最终导致软骨表面机械破坏。这些细胞因子作用于滑膜里的成纤维细胞和肥大细胞，提高胶原酶的活性，造成软骨破坏（图102−1）。

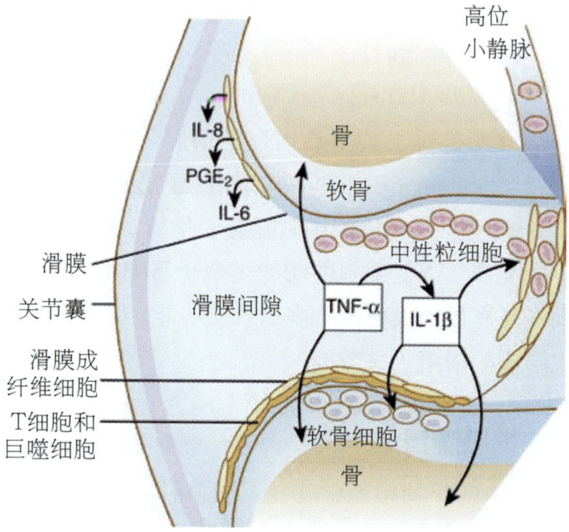

图102−1　肿瘤坏死因子α（TNF−α）和白细胞介素−1β(IL−1β)在类风湿关节炎中起促炎细胞因子的作用。IL，白细胞介素；PGE2，前列腺素E2（引自：Dianrello CA，Moldawer LL.Proinflammatory and Anti-inflammatory Cytokines in Rheumatoid Arthritis.Thousand Oaks，CA：Amgen Inc，1999.）

2.对骨的影响

随着病程进展，增生的滑膜组织覆盖并侵入关节软骨，最终侵入软骨下骨。病变的滑膜组织通过细胞间黏附分子附着于软骨及骨表面形成血管翳。活化的破骨细胞（从单核细胞分化的）和多核巨细胞破坏骨组织导致骨侵蚀和骨囊肿。骨缺失程度各异，可以是薄的骨皮质和松质骨缺失，也可以造成严重的骨再吸收如残毁性关节炎。研究表明IL−1和TNF−α在RA异常的骨和软骨重塑中起着很重要的作用。这些细胞因子增加了破骨性骨吸收的因素。TNF−α刺激破骨前体细胞分化为成熟的破骨细胞。IL−1直接作用于破骨细胞增强他们的骨吸收能力。相较于骨关节炎，类风湿关节炎没有骨赘形成和没有新骨形成。在类风湿关节炎中，炎症反应进展导致腕关节和手指关节自发性融合。

3.对韧带的影响

类风湿滑膜分泌的滑液造成关节囊和周围软组织受到牵张。滑膜也能侵入关节囊软组织导致韧带损伤最终致关节不稳。

4.对肌腱的影响

类风湿关节炎的滑膜影响肌腱、关节软骨、骨及关节囊。它能包绕及侵入屈伸肌腱，导致肌腱的正常结构损害和功能丧失。

滑膜直接侵入肌腱后，导致肌腱损伤和强度下降。背侧支持韧带下方、腕横韧带下方或屈肌腱滑车增生的滑膜对韧带的压力增加，也能导致肌腱损伤。这种压力直接导致血流减慢或者闭塞为屈肌腱供血的腱纽，造成缺血性坏死最终导致肌腱断裂。在磨损的情况下肌腱也会断裂，这将在下一章讨论（图102−2）。

5.对肌肉的影响

相较于关节和肌腱，肌肉很少受累，但可以血管周围性炎症损伤。特别是手的内在肌很容易受累，导致手内在肌紧张和手指变形。

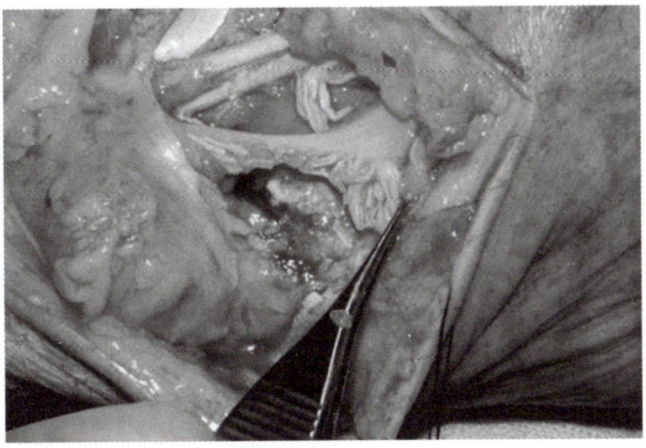

图102-2　增生的腱鞘炎包绕和侵入屈肌腱。镊子夹住的肌腱已被远端尺骨背侧的尖锐骨刺造成部分磨损性破裂，见于远端尺骨的左侧

二、肌腱断裂

（一）伸肌腱

如前所述，手的肌腱断裂是RA的一个常见的并发症，但发生机制有所不同。有两种肌腱断裂类型：摩擦和缺血。

摩擦断裂发生在肌腱划过粗糙的骨面时。类风湿滑膜越过关节囊侵入骨组织，产生锐利的骨缘。当肌腱重复在骨缘上滑动时易引起断裂，常见部位为远端尺骨或Lister结节。虽然单根伸肌腱断裂可能累计任何手指，但小指最容易受累。伸肌腱在远端尺骨上摩擦导致损伤。常见的情况，首先是小指伸肌腱断裂，随后是环指伸肌断裂和中指伸肌腱等也会断裂。这是由于残留的肌腱向尺侧移时和尺骨远端摩擦。因此，通常伸肌腱断裂方向常是由尺侧向桡侧的，最后累及示指。这种序列性断裂可能会很快发生，这一过程称之为Vaughan-Jackson。缺血性肌腱断裂同样发生在有腕背屈腱鞘炎的RA患者，这如同前面描述的一样。腱鞘炎导致肌腱受压，血供的减少导致肌腱强度下降，最终导致肌腱断裂。拇长伸肌肌腱（EPL）断裂常发生于RA，它可由Lister结节处的摩擦和缺血双重因素导致（图102-3）。

（二）屈肌肌腱

屈肌腱的摩擦损伤发生于腕关节的掌侧，此处与掌骨相连接，大多数是与舟状骨相连接。因此，RA时最常见的屈肌腱断裂是拇长屈肌（FPL）因被舟状骨掌侧的刺入腕关节囊的骨刺摩擦所致。Mannerfelt和Nroman第一次对此进行了描述，所以称之为Mannerfelt损伤。拇长屈肌断裂后，示指屈肌是接下来受累的，然后是中指长屈肌肌腱等，以此类推，小屈肌肌腱通常最后断裂。和伸肌腱的断裂顺序相反，屈肌肌腱的序列断裂常由桡侧向尺侧发生的。

三、腕关节

腕关节的类风湿滑膜炎总是按照可预测的模式发生。尺骨茎突、尺骨头、舟状骨中部常是被类风湿滑膜炎最早累及的部位。这些部位的进行性滑膜增生导致各种形式的腕变形。

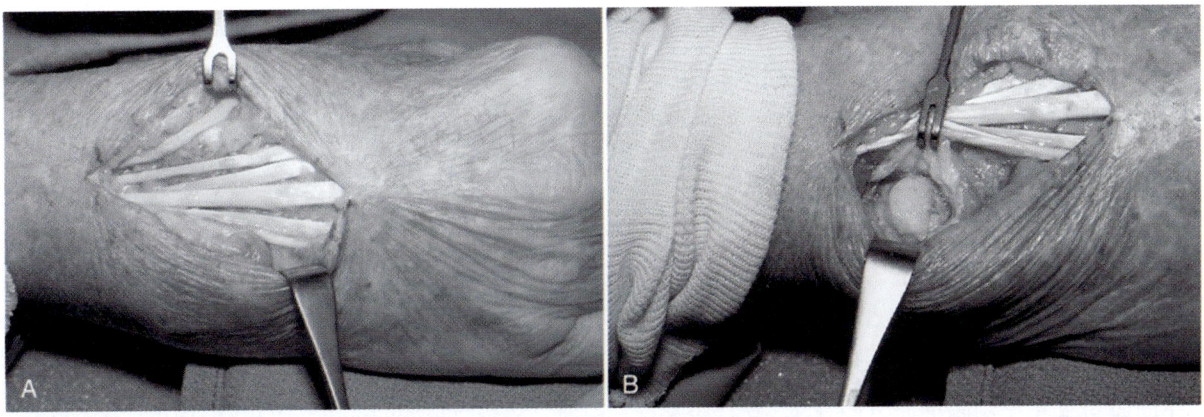

图102-3　A.第3背侧间室缺血导致拇长伸肌腱萎缩，注意两爪钩下Lister结节处变薄、发白的肌腱。可以看到从下尺桡关节凸起的滑膜组织位于伸肌腱的尺侧，一直延伸到拉钩的左侧以远；B.钝性牵开器正上方，伸肌腱被拉向桡侧，远端尺桡关节囊被切开，暴露被侵蚀的突出的尺骨头部分

（一）桡腕关节

桡腕关节增生性滑膜炎开始于桡舟头韧带，或称悬吊韧带。此韧带从桡骨茎突跨过舟状骨的腹侧止于头状骨头部，形成腕关节囊掌侧部。韧带的缺失导致舟状骨的垂直旋转，因此导致腕关节的不稳和塌陷。

（二）舟月关节

舟月韧带区域的滑膜炎导致韧带强度下降，最终导致韧带断裂，舟状骨的旋转不稳定。如舟状骨处于掌屈位，随之出现腕骨的高度缺失和桡侧腕骨和掌骨的桡偏。腕关节缩短导致跨过腕关节的手外在肌在未达到最适长度下发挥作用。跨过腕关节的屈伸肌–肌腱单元（手外在肌）的不平衡致使外在肌因素减弱，也就是内在肌相对加强的情况下，可能是内在肌优势型手指变形的因素之一（图102–4）。

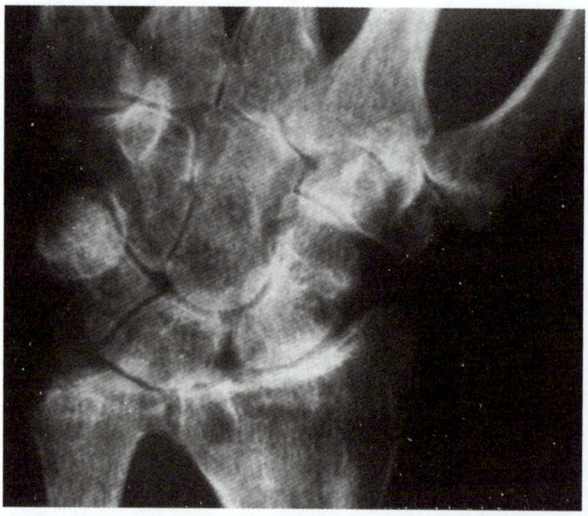

图102–4 X线片显示桡舟月关节滑膜炎导致舟月关节间隙丧失、囊肿形成。腕骨开始桡偏，月骨尺侧移位

（三）腕中关节

除非某些疾病后期（如少年型类风湿关节炎），通常舟月关节是不会被侵袭的，因为这些骨之间没有韧带。滑膜在韧带区域是很丰富的，如没有韧带，则不会发生滑膜炎（图102–5）。

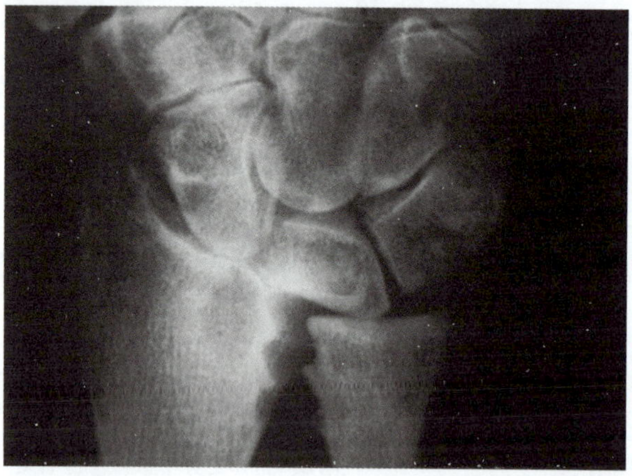

图102–5 桡舟月关节区域因存在丰富的滑膜发生早期的破坏，远端尺桡关节出现圆齿型滑膜侵蚀且腕骨尺侧移位，而腕关节完好

（四）腕骨半脱位

类风湿滑膜炎性腕关节的尺腕韧带复合体（三角软骨和相关韧带）损伤导致尺侧腕骨半脱位和旋后。一旦发生此种情况，尺骨变得更突出。尺骨是前臂的固定单元，不能背侧脱位，这样就形成了舟状骨旋转性半脱位、尺侧腕骨掌侧半脱位和相对于前臂远端腕关节的旋后。这种腕关节塌陷的常见形式导致伸肌腱不平衡、腕骨和紧连的掌骨向桡侧滑移。类风湿手和腕典型的“Z”字塌陷中会出现手指的补偿性尺偏（图102–6）。

（五）远端桡尺关节

这些改变会导致Backdahl所称的尺骨头综合征。腕关节的变形会被背侧的腱鞘炎放大，特别是第6间隔包含了尺侧腕伸肌（ECU）。支持带是起支持尺侧腕伸肌作用，它的伸长和破坏会导致此肌腱的掌侧半脱位，会使肌腱从伸直、尺偏起重要的腕关节稳定作用变成屈腕作用。当ECU向掌侧下垂，桡腕伸肌无力抵抗，则腕关节桡偏和尺侧腕骨掌侧半脱位和旋后（图102–7）。

（六）尺侧移位

稳定月骨于合适位置桡月韧带和背侧桡腕韧带的逐渐损伤会导致腕骨尺侧移位，这是RA的另外一种常见畸形。当整个腕骨在桡骨上向尺侧移位时，桡骨茎突变的突出，手相对于腕向尺侧移位，导致典型的表现。

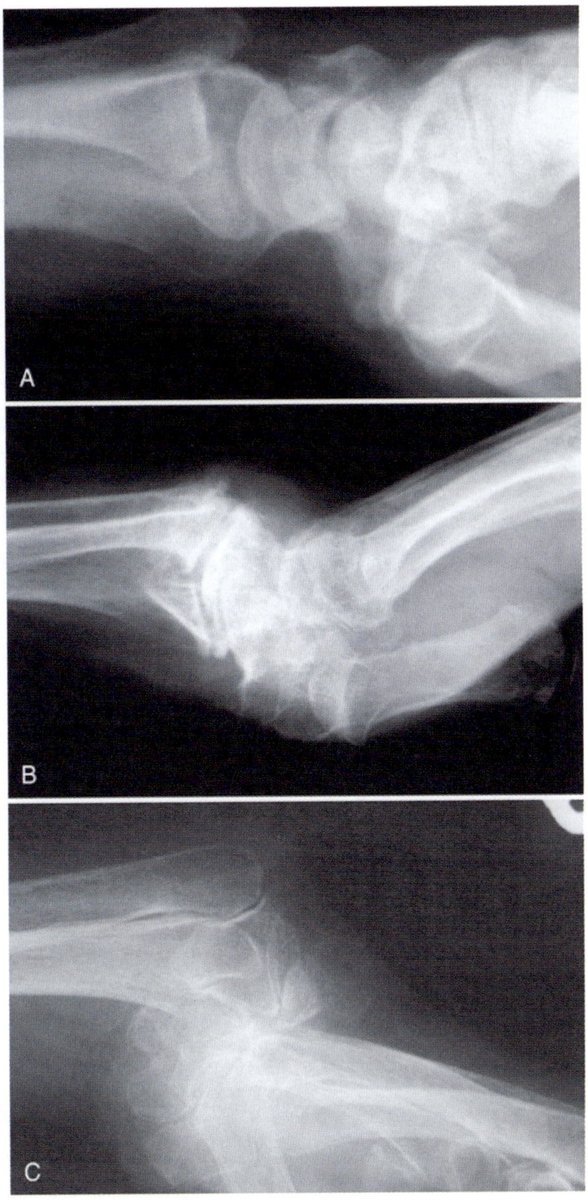

图102-6　A.腕关节侧位X线片显示早期类风湿改变，远端尺骨轻度突出；B.类风湿进展期，尺骨进一步突出，骨刺形成，腕骨开始掌侧脱位；C.类风湿晚期，尺骨远端明显突出，腕骨完全掌侧脱位

（七）终末段畸形

未经治疗的类风湿关节炎腕关节的终末阶段是腕骨掌侧半脱位，同时腕骨的完全性破坏或者自发融合及桡尺关节的完全性脱位。腕掌侧韧带的破坏致桡骨掌偏，相对强健的指屈肌能导致腕骨的掌侧半脱位，甚至完全性掌侧脱位。腕骨半脱位、反应性纤维化和最终自发性融合使腕关节活动越来越受限。

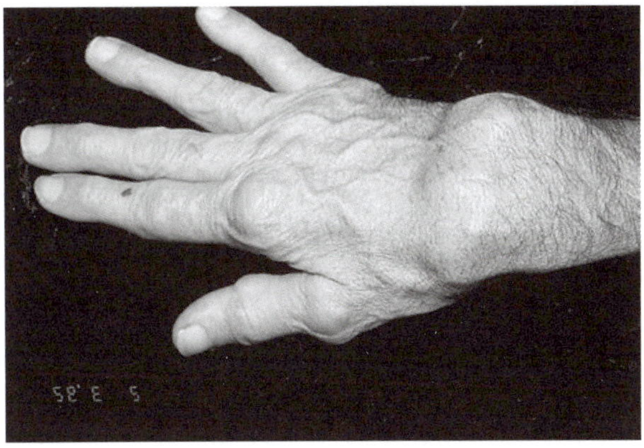

图102-7　尺骨头综合征早期的腕关节尺侧滑膜炎和腱鞘炎导致尺骨远端突出和腕关节掌侧半脱位和旋后

（八）影像改变

影像学改变和滑膜炎、继发性骨侵蚀和破坏的表现相一致。侵蚀性改变通常在尺骨头和尺骨茎突，尺骨茎突窝处滑膜炎造成尺骨茎突处侵蚀性改变，尺舟腕韧带滑膜炎引起舟状骨中部产生侵蚀性改变，而尺腕韧带滑膜炎则引起三角骨尺侧的骨侵蚀。据称腕关节中的腕骨头部很少受累，因为此处韧带很少发生滑膜炎。例外的情况是少年型类风湿关节炎，此病可累及整个腕骨。

（九）分类系统

1.临床分类

Taleisnick将类风湿腕关节改变按临床和影响学改变分为4个阶段：①第1阶段，持续腕关节滑膜炎和骨量减少；②第2阶段，关节活动受限，滑膜炎伴有影像学上的骨侵蚀，但无关节间隙减小；③第3阶段，广泛的影像学表现和畸形，关节间隙破坏，关节半脱位或脱位；④第4阶段，关节僵直。

2.影像学分类

Larsen和他的同事用一套标准的各种解剖部位的影像参考片来描述RA的分类系统。患者的影像片同标准参考片作对比。在这种分类中，0级是正常关节；1级表示轻微的关节改变，如软组织水肿，骨质疏松和轻微的关节间隙变窄；2级说明早期改变，如负重关节的侵蚀、关节间隙变窄；3级（中度破坏性改变）关节间隙变窄和所有关节都出现侵蚀性改变；4级（严重破坏性改变）说明更加严重的改变，类似于标准参考片；5级，是指多方面的改变，关节间隙变窄和骨变形。这套系统更常用于欧洲。

四、掌指关节畸形

掌指关节（MCP）是手指功能中最重要的关节。此关节的风湿性破坏会导致关节畸形和功能丧失。MCP关节是髁状关节，允许在两个平面内活动。因此，它内在的稳定性没有指间关节强，更易于受RA时变形力的影响。

在类风湿患者中，有多重因素可导致MCP关节向尺侧滑动和掌侧脱位（图102-8）。

影响MCP关节畸形的因素

下面为影响类风湿关节炎患者MCP关节和最终导致掌侧半脱位或脱位和尺偏的因素：MCP关节滑膜炎、腕关节变形、内在肌及屈伸肌肌腱力量不平衡。Wilson和Carlblom具体阐述了这些因素之间的相互作用。

1.MCP关节滑膜炎

这些破坏性的过程开始于增生滑膜牵张关节囊和韧带结构。在MCP关节，滑膜炎发生于掌骨头和侧副韧带附着处（起点）之间的凹陷处，导致侧副韧带牵张、摩擦及碎解。正常的MCP关节在完全屈曲时是稳定的。在此位置，少量的侧方运动是允许的。然而，在类风湿关节炎患者，屈曲的MCP关节能侧偏45°。Flatt认为侧副韧带的松弛明显减低关节的稳定性，是导致MCP进行性畸形的早期因素。

2.内在肌不平衡

随MCP关节的滑膜炎进展，背侧关节囊结构开始受牵张。在MCP关节两侧的关节囊矢状束通过连接中央腱到掌板来稳定中央腱，并帮助伸直近端指骨。关节囊矢状束受到牵张，行使功能时变得更低效，近端指骨移位于掌骨头掌侧。这降低了内在肌功能位时的张力，随之内在肌缩短。内在肌也可能因为血管周围炎症缩短。在类风湿关节炎患者肌肉的组织学检查时发现此种炎症，但原因目前未

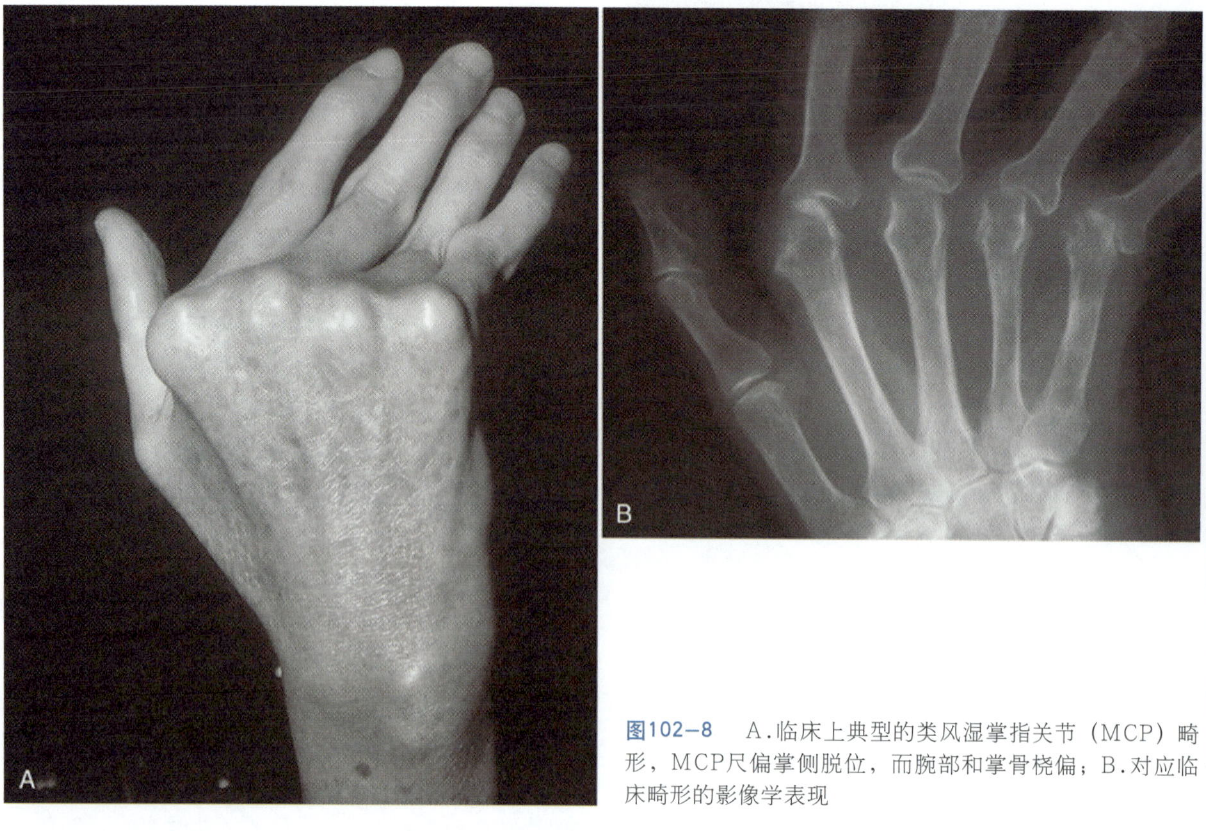

图102-8 A.临床上典型的类风湿掌指关节（MCP）畸形，MCP尺偏掌侧脱位，而腕部和掌骨桡偏；B.对应临床畸形的影像学表现

知。根据内在肌解剖：位置和起止点，其作用为屈曲掌指关节，因此随着内在肌肌腱变短造成了近端指骨屈曲畸形。结合背侧稳定结构的变弱，伸肌腱半脱位（详见后面阐述）及挛缩和（或）纤维化的内在肌所致的屈曲力量使MCP关节半脱位和尺偏。

3.腕关节变形

MCP关节受其近端关节的影响：腕关节和掌骨。Ahapiro认为腕骨塌陷掌骨桡偏，MCP关节尺偏趋势增加。一旦腕骨塌陷，手外在肌腱不再处于最佳功能长度，但处于腕骨远端的内在肌肉仍处于最佳功能长度。不平衡导致了内在优势型畸形。这是Landsmeer的中间塌陷理论，与Pahle和Raunio、Hastings和Evans等其他人的观察一致。

4.伸肌肌腱力量

外在伸肌肌腱影响MCP关节尺侧偏移。类风湿的手部伸肌肌腱通常向尺侧移位或甚至脱位。当腕骨旋后和掌骨桡偏，伸肌肌腱被拉向尺侧。在MCP关节弯曲时，第4和第5掌骨下沉，关节囊桡侧矢状束纤维拉伸。在RA患者中第4和第5掌骨下沉可能因第4和第5腕掌（CMC）关节的松弛而增加。当桡侧纤维拉伸时，MCP关节尺侧偏移就没有拮抗，会加重MCP关节畸形。

5.屈肌肌腱力量

屈肌肌腱力量也会对MCP关节畸形产生影响。Flatt证实了在做“捏”过程中示指和中指受到掌侧和尺侧力量，而除拇指外所有4个手指MCP关节受到掌侧力量的牵拉。MCP关节侧副韧带（除了支撑关节还支撑伸肌腱鞘）的牵伸使得A2滑车结构向掌侧和尺侧位移。这明显增加了MCP关节畸形的趋势。

五、手指畸形

（一）天鹅颈畸形

所谓的天鹅颈畸形在RA中很常见。它是IP关节的一个“Z”字形塌陷，即近端指间关节（PIP）过伸而远端指间关节（DIP）屈曲。这种畸形是肌

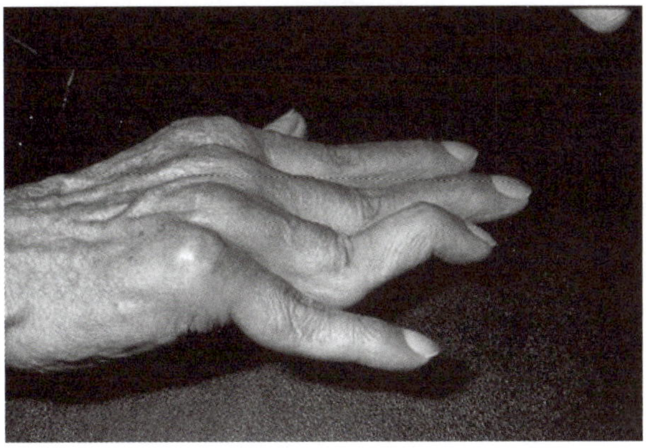

图102–9 类风湿关节炎的天鹅颈畸形，图中所示手指畸形轻重不等

肉–肌腱不平衡和（或）关节松弛的结果，并不是只见于RA。天鹅颈畸形可能源于DIP、PIP或MCP关节畸形（图102–9）。

1.DIP关节

在DIP关节，伸肌肌腱末端牵伸或断裂导致DIP关节屈曲，所谓的槌状畸形。DIP关节屈曲源于伸肌力量的不足，伸肌力量集中在更靠近近端的部位。同时掌板松弛使得PIP关节过伸，导致鹅颈畸形。

2.PIP关节

天鹅颈畸形可能在于滑膜炎使关节囊掌侧拉伸且使PIP关节过伸。随着PIP关节过伸，关节囊侧束向背侧移位。这使伸肌肌腱末端的张力松弛，DIP关节屈曲。DIP关节屈曲是继发于PIP关节的过伸。腱鞘炎造成屈指浅肌肌腱断裂或延长，解除了PIP过伸的限制因素，可能引起或加重畸形，尤其是如果有内在肌肉缩短或挛缩，这增加了作用于PIP关节的伸直力量。这种畸形的发生是因为内在肌的作用是伸展PIP关节，缺乏了掌侧的限制，关节将过伸。

3.MCP关节

手指鹅颈畸形也可能源于MCP关节畸形或肌腱不平衡。当MCP关节尺偏和掌侧半脱位时，尺侧内在肌张力降低。内在肌缩短和挛缩代偿张力的降低。紧缩的内在肌腱增加了PIP关节的伸展力

量，导致鹅颈畸形。当MCP关节尺偏时，形成一个恶性循环：尺侧内在肌更加挛缩，加重畸形。因此，MCP关节畸形引起内在肌肉不平衡进一步导致了继发性的鹅颈畸形。

最初，畸形是非僵硬性的且不受MCP关节位置的影响。随着内在肌挛缩进展，PIP关节被动屈曲的程度可能取决于MCP关节的位置。当MCP关节伸展或桡偏时，短缩的内在肌腱产生更多作用于PIP关节的伸展力，限制PIP关节的被动屈曲。如果MCP关节屈曲或尺偏，减低内在肌腱张力会增加PIP关节被动屈曲。这成为检查内在肌紧张度的Bunnell试验的理论基础，并有助于直接治疗。

随着疾病的进展，关节囊挛缩。侧束移位且固定在背侧；失去掌侧滑移的作用。侧副韧带和挛缩的背侧皮肤也开始限制PIP关节屈曲。

然而最终，PIP关节变得僵硬不受MCP关节位置的影响，尤其是如果有滑膜炎和关节内关节软骨缺损。

（二）纽扣畸形

纽扣畸形是另一种经常发生于RA患者的"Z"字形塌陷。和鹅颈畸形一样，它对类风湿没有特异性，只是代表了肌肉和肌腱平衡的改变。鹅颈和纽扣畸形可能在受RA影响的一只手上同时存在。纽扣畸形有3部分：PIP关节屈曲，DIP关节过伸、MCP关节过伸。鹅颈畸形可能源于手指任一个关节，而纽扣畸形始于PIP关节的屈曲，相邻关节的改变是继发性的。

PIP关节内滑膜增生牵伸了背侧关节囊和伸肌装置（如中央腱）。结果显示中央腱不能充分伸直关节，产生PIP关节伸直迟滞。随着PIP关节屈曲，侧束掌侧移位且最终固定在这个位置。三角韧带衰减，以及使侧束固定在正常位置的横向韧带与中节指骨重叠，造成侧束下沉至掌侧。当侧束降至PIP关节旋转轴掌侧时，它们的作用是使PIP关节屈曲而不是伸展。屈曲力量的增加导致了屈曲和伸展力量间不平衡，也导致PIP关节屈曲畸形。侧束最终固定在掌侧位置且阻止关节被动伸展。PIP关节远端侧束力量增加牵拉DIP关节伸展。

斜方韧带沿PIP关节掌侧走形，止于DIP关节背侧面。韧带逐渐挛缩且导致固定纽扣畸形。随着PIP关节屈曲畸形加重，发生MCP关节代偿性过伸。

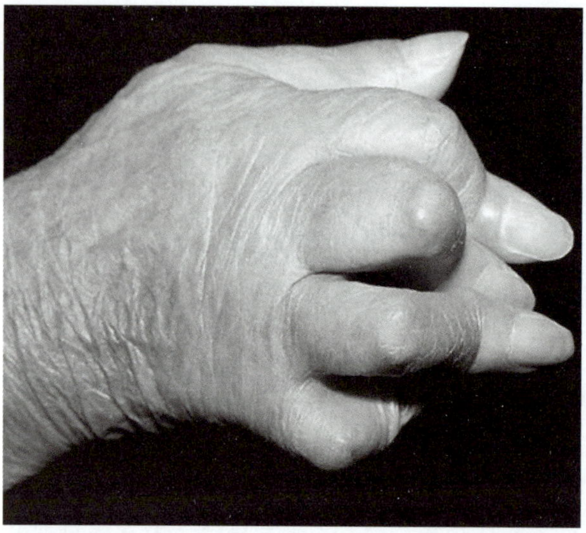

图102-10 严重的钮扣畸形，近端指间关节屈曲，远端指间固定过伸

当早期发现时，畸形可以被动矫正。随后，随着关节周围组织纤维化、挛缩和（或）关节退变，畸形变得固定（图102-10）。

六、拇指畸形

RA存在数种不同的拇指畸形。

（一）拇指纽扣畸形

所谓的拇指纽扣畸形的特征是MCP关节屈曲和IP关节过伸；它是RA最常见的拇指畸形（图102-11）。

MCP关节源性

拇指纽扣畸形通常始于MCP关节增生性滑膜炎。这减弱了已经很薄的背侧关节囊和拇短伸肌腱止点。伸肌在MCP水平呈罩形伸展，失去伸直张力。而且造成拇长伸肌腱（EPL）尺侧和掌侧脱位。失去背侧支持导致近节指骨相对于掌骨头掌侧半脱位和屈曲，同时由于双侧内在肌和EPL的变向牵拉使IP关节过伸。滑膜炎使侧副韧带受到拉伸，关节内不同程度的破坏。第1掌骨桡侧外展来代偿MCP屈曲。当捏力应用于拇指时，加重了IP

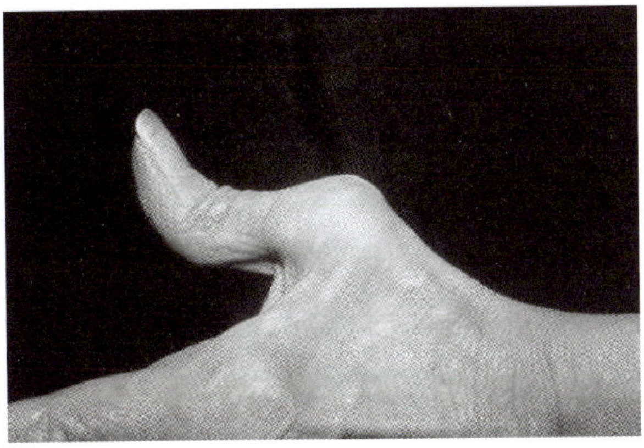

图102-11 类风湿关节炎的拇指纽扣畸形

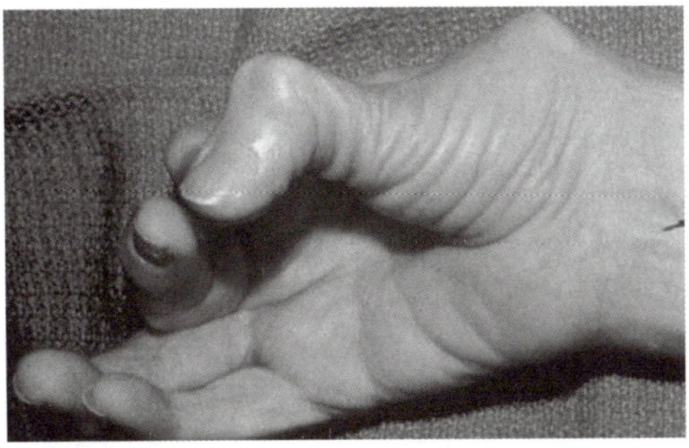

图102-12 示、拇指鹅颈畸形，即掌指关节过伸及指间关节屈曲

关节过伸和MCP关节屈曲。随着关节退变和软组织挛缩，畸形可能变得固定。当纽扣畸形成为拇指MCP关节伸肌力量降低的结果时，它可以被认为是外在肌-劣势畸形。

（二）IP关节源性

IP关节功能障碍和不平衡可以引起拇指钮扣畸形。IP关节掌板减弱导致IP关节过伸，这源于增生性滑膜炎或FPL肌腱断裂（通常位于屈肌管内，在跨过掌侧骨赘和舟状骨远端区薄弱）。这两种情况中的任何一个都会产生作用于IP的不可抗拒伸直力。在拇指“Z”字形塌陷中内在肌腱张力增加，引起MCP关节屈曲。在这些患者中，临床畸形是引起纽扣畸形的警告；IP过伸程度会比MCP屈曲严重。

1.拇指鹅颈畸形

第二最常见的拇指畸形是鹅颈畸形，特征是MCP关节过伸、IP关节屈曲和掌骨内收（图102-12）。

2.CMC关节源性

这种畸形源于CMC关节疾病。滑膜炎，关节囊扩张和关节表面侵蚀导致CMC关节背侧和桡侧半脱位，特别是当用拇指抓东西时。

当关节半脱位时，桡侧外展力量降低，形成掌骨外展/屈曲挛缩。许多作者假设了第1掌骨外展挛缩形成的其他原因。Swanson认为和外展肌痉挛相关的外展疼痛可能导致这种畸形。Clayton描述了挛缩的外展肌可以阻碍拇指内收。Vainio假设外展挛缩的形成是关节僵硬和纤维化的结果。Kessler发现外展肌和第1骨间背侧肌都没有挛缩，但是他注意到覆盖在这些肌肉上韧带挛缩和缩短。我们的临床经验证实了Kessler的发现。

在MCP关节掌板松弛的情况下，MCP关节过伸的发生继发于掌骨外展/屈曲挛缩。当患者试图打开第1掌骨来抓，固定的CMC关节畸形阻止掌骨外展和伸直。伸直力量传递到MCP关节，导致这个关节的过伸。患者通过过伸MCP关节仅可以抓中等大小的物体。

（三）MCP关节源性

鹅颈畸形也可能源于滑膜炎导致的MCP关节掌板牵拉。MCP关节过度伸展使屈肌肌腱张力增加导致继发性IP关节屈曲。此时，第1掌骨不处于外展位。

（四）桡偏畸形（Gamekeeper拇指）

Gamekeeper拇指的特点是MCP关节桡偏并继发第1掌骨的内收。这常由MCP关节滑膜炎导致的结果，在当做“捏”动作时，尺侧副韧带受到牵拉，桡侧应力作用于MCP关节，导致关节侧方不稳。其次，拇指“Z”字形地塌陷，其外展挛缩不断进展，使外展筋膜缩短和挛缩。然而，原发性的CMC关节疾病不是变形的因素（图102-13）。

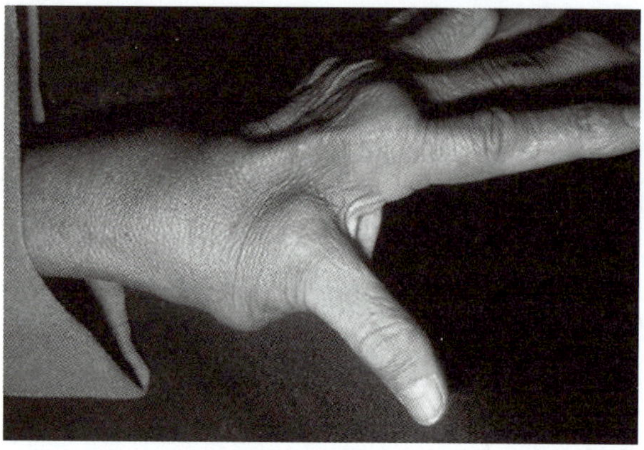

图102–13 示、拇指Gamekeeper畸形，类风湿滑膜炎导致掌指关节尺侧副韧带完全断裂

七、小结

RA的生化很复杂。病变滑膜和软骨、韧带和骨的炎症过程相互作用导致的畸形也很复杂。熟悉这些病变的过程有助于医师和治疗师治疗RA慢性的、疼痛性的和使患者虚弱的症状。

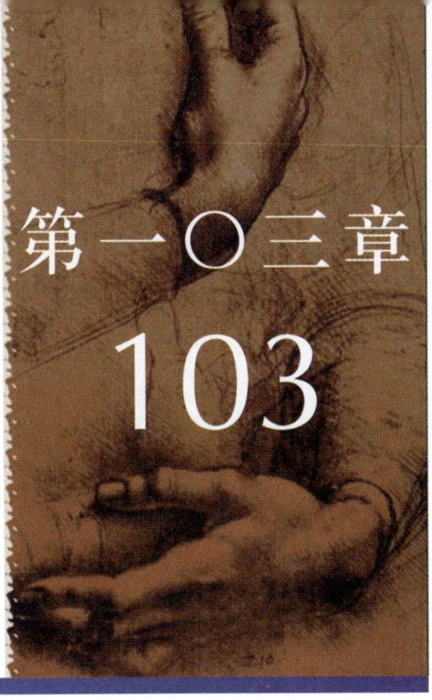

上肢关节炎的检查和保守治疗

原著者 ANINE BEASLEY, EdD, OTR, CHT
译校者 邬盈盈　潘　钰

关键点

- 在成年人中，关节炎是残疾的首要原因。
- 非手术治疗要求人们理解：疾病进程，特殊情况，潜在畸形，以及患者个人的需求。
- 综合、整体的检查能辅助治疗师确立合适的目标和治疗计划。
- 治疗的目标是减轻炎症，减少关节损伤，缓解疼痛，易化合适的关节对线，提高日常生活活动功能。

美国1/5的成年人有关节炎，到2030年，这个数据会上升到40%。它是成人残疾的重要原因。在美国，大约294 000名儿童有关节炎或其他风湿性疾病，有100余种风湿病和肌肉骨骼疾患。影响手的最常见的疾病包括：类风湿关节炎（RA）；幼年型类风湿关节炎（JRA）；骨关节炎（OA）；全身性红斑狼疮（SLE）；银屑病关节炎（PA）；以及硬皮病，或系统性硬化病（SS）。由于其流行性，治疗师最终发现患者也需要理解疾病的进程、如何影响日常生活活动（ADL）、目前的研究方法及临床实践。

一、病种

（一）类风湿关节炎

它影响世界所有的种族和民族，美国目前估计约有130万成年人。它是一种以四肢关节滑膜炎为特征的慢性系统性疾病，影响各年龄段人群。手的受累可能是早期的临床体征，包括近端指间关节（PIP）、掌指关节（MCP）和腕关节的肿胀和炎症。治疗RA最重要的是理解疾病进程的每个阶段，以及由此产生的潜在畸形。这些知识帮助决定合适的治疗方案（表103–1）。应该注意的是，在疾病的临床进程中，患者可能回到早期的阶段，也可能缓解或者恶化。

在急性期，由Steinbrocker和同事提出的第1阶段患者中，触诊患者肿胀的关节和炎症时是热的。大多数患者出现对称性的关节受累，通常包括PIP、MCP和腕关节。在患者接受治疗的过程中，这是疼痛最严重的一个阶段。

亚急性期，或者第2阶段，通常是由症状减轻来划分的。有炎症的滑膜形成了血管翳，延伸到软骨之外，侵及韧带附着物和肌腱。这会导致关节的损害，软组织和附着物弱化和粘连，关节滑囊或者肌腱可能出现结节。关节在活动范围（ROM）内活动时通常疼痛减轻，并且没有明显畸形。

破坏性的、慢性活动的第3阶段。患者主诉疼痛减轻，但是关节畸形开始不可逆。

第4阶段被称作是慢性非活动性或骨骼塌陷和

表103–1 类风湿关节炎的阶段

阶段	症状	放射学改变	矫正的位置
阶段1 早期 急性 炎症	关节肿胀；热，红，疼痛最严重	没有破坏性改变，但是骨质疏松可能存在	休息位矫形器缓解疼痛
阶段2 中度 亚急性 增生	滑膜开始入侵软组织，引起关节灵活性降低 腱鞘炎 疼痛减轻 活动性减少	可能有轻微的骨和软骨的破坏 没有显著的畸形	晚间矫形器预防潜在畸形并减轻疼痛
阶段3 重度 破坏性 慢性活动性	关节畸形和软组织受累	骨、关节和软骨破坏，伴有骨质疏松	晚间矫形器和功能性日间矫形器
阶段4 骨骼崩塌和畸形 慢性	关节瓦解和严重的畸形	严重的骨、关节和软骨的破坏，伴有关节不稳、错位和（或）融合	这一阶段的矫形器不能逆转畸形，但可以在活动中提供关节的稳定性，在夜间保持舒适

畸形的阶段。在慢性阶段，关节受累经常是对称和双侧的，但是优势手受累更重。关节畸形是显著的，可能包括不稳、脱臼、自发融合、骨或纤维僵硬。这些关节畸形将在这一章的后面讨论。

（二）幼年型类风湿关节炎

JRA是儿童中最常见的慢性疾病之一。它的定义是16岁以下的儿童在一个或多个关节的持续性的滑膜炎，症状持续6周以上。诊断过程是困难的，因为没有特定的诊断性实验室检查，家长需要获得孩子关于疼痛的答案。JRA有3种类型，包括①多关节的（5个关节以上受累）；②少关节的（4个及以下关节受累）；③全身性疾病（各种关节受累，并有显著的关节外表现）。腕和手的受累在这些儿童中有很大差异，取决于JRA的类型。腕关节屈曲和尺偏是一个常见的畸形。有意思的是一些儿童可能有腕关节尺偏和MCP关节桡偏，这和成年人类风湿关节炎常见的MCP关节尺偏相反。其他畸形与成年人发病的RA类似。在治疗孩子时，必须认真考虑所有潜在的畸形。

（三）骨关节炎

骨关节炎对2700多万美国人造成影响，其中大多数在45岁以上，是全世界最常见的关节疾病。骨关节炎经常被称作是自然老化性疾病，但是研究表明，关节软骨的塌陷存在机械性、生化和细胞因素。它有一种遗传易感性，OA更常见于50岁以上的妇女。在上肢中，症状最重的关节是远端指间关节（DIP）和第1腕掌关节（CMC）（图103–1）。在下肢中，膝和髋常受累；如果患者由于下肢疼痛需要使用步行器或拐杖，会对手产生附加的压力。

（四）系统性红斑狼疮

系统性红斑狼疮是一种自身免疫性结缔组织病，特征是炎症、易疲劳和血管异常。在美国，估计有16.1万～32.2万成年人受影响。SLE患者有特殊皮疹，可以出现在脸上（蝴蝶疹）、指间关节间、躯干和上肢，也有出现雷诺现象的趋势。结缔组织受累同类风湿关节炎，也是对称性的，10%有像Jaccoud关节病的进行性、非腐蚀性MCP关节尺偏。

（五）银屑病关节炎

PA是一种结合关节炎和银屑病的情况。美国流行病学数据估计是每10万人中有101人发病。临床上，PA可能类似RA，但是银屑病皮肤损伤、指

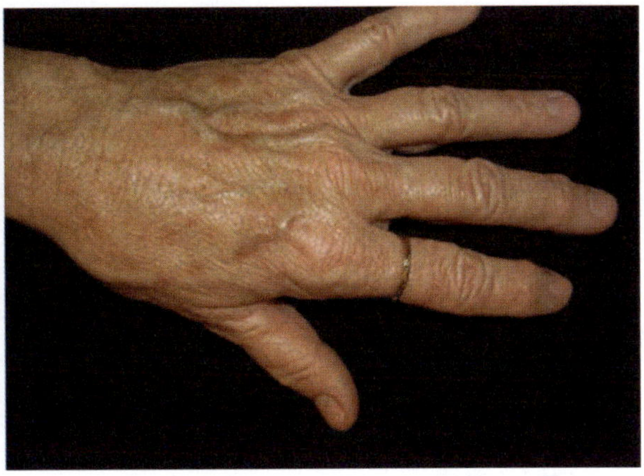

图103–1　骨关节炎中上肢症状最重的关节是远端指间关节（DIP）和第1腕掌关节（CMC）。患者在示指和中指DIP关节上有Heberden结节（照片由Donald　Condit医师提供）

表103–2　银屑病性关节炎的表现类型

组1(Moll，Wright，1973)	主要是DIP关节受累	DIP关节肿胀，指甲凸起（甲脱离）
组2	残毁性关节炎	指骨和掌骨的骨质溶解（骨吸收）和短缩，手指可伸缩，不稳
组3	对称性多关节炎	类似RA，除了高频DIP关节受累的情况
组4	寡关节炎	非对称性的DIP、PIP和MCP受累屈肌腱鞘炎（手指像香肠），或者指炎（整个手指感染）
组5	轴向受累	骶髂关节炎和脊柱炎

DIP.远端指间关节；MCP.掌指关节；PIP.近端指间关节

甲改变（凹陷）及远端指间关节受累辅助做出诊断。Moll和Wright对一些PA的临床类型做了分类见表103–2。在多数病例中，银屑病先于关节炎症状。一些患者报告了在把银屑病向银屑病性关节炎靠拢时有诊断的延迟。PA中有部分是残毁性关节炎，可以导致严重的骨短缩和关节不稳。

（六）硬皮病或系统性硬化病

SS是自身免疫性疾病，特征是退行性、炎症性和纤维化改变，影响多个内脏器官、肌肉、关节、肌腱、血管和皮肤。美国的流行病学数据估计目前有4.9万人。进行性皮肤变硬或变厚的第一指征经常出现在手指上，近端指间关节和指尖出现溃疡。手的畸形可以进展成MCP关节伸展和PIP、DIP关节屈曲。指甲褶皱的改变可以包括扩张的毛细血管襻或少量出血。可以参考第111章和第112章来获得这方面更完整的信息。

二、检查

检查包括视诊关节炎手和腕，特别是记录关节畸形、皮肤情况、炎症和结节等。触诊定位压痛点，识别摩擦音和捻发音；评价关节稳定性、ROM和力量。同样重要的是，评价关节炎如何影响个人的职业功能。观察患者一定要全面，而不是局限于手。

（一）触诊和皮肤观察

关节挤压时的摩擦音或捻发音是软骨破坏的征象。如CMC关节的摩擦试验包括挤压关节，同时轻柔地在大多角骨掌部基底旋转（图103–2）。CMC关节疼痛或者捻发音通常被认为是阳性体征。在主动关节活动（AROM）时的摩擦音或捻发音可能被触及或听到，如“嘎吱”声或爆裂音。

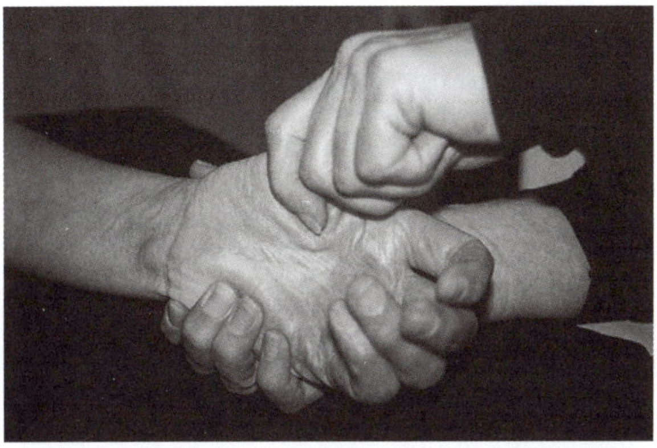

图103–2　摩擦试验，由Swanson描述，当轻柔旋转CMC关节掌部并挤压关节时，在第1腕掌关节出现的捻发音

当患者屈伸手指时，用指腹触诊在A1区掌部触诊屈肌腱（图103-3），可发现肌腱增粗、扳机点、周期性的绞锁，这是屈肌腱鞘炎的指征。皮肤情况的检查应该包括颜色和温度，也应记录肿胀部位。每个人都有特征性皮肤表现，在表103-3中列出。

1.结节和小结

类风湿结节在很多RA患者中出现，而且最常见于关节或沿着肌腱。结节有可能会疼痛，通常在肘关节附近最大（图103-4）。一些患者报告突然出现结节，但是另一些患者是逐渐发生的。这些结节不应该和节点混淆，节点通常见于OA，是由于骨增生形成的，称为骨赘。这种形成于DIP关节的骨赘被称作Heberden结（图103-1），在PIP关节的被称作Bouchard小结。患者可以在患有RA时合并退行性关节病，这解释了在RA患者中出现这些节点的情况。在触诊类风湿结节时，可产生疼痛，应该记录在评价中，因为这可能会影响矫形器的设计或穿戴的放置。

2.畸形

应该记录畸形的出现，要标记畸形是固定的还是活动的，在简单活动中畸形是否会加重，或者畸形是否会影响活动。第102章详细描述了关节炎手和腕的常见畸形。

（二）疼痛

最好用10cm视觉模拟量表来衡量疼痛，“0”表示无痛，“10”表示极痛（详见第16章），来判定休息和活动时的疼痛。在疾病早期阶段由于急性炎症产生的疼痛，通常比后面阶段的严重。滑膜炎可以导致神经受压而产生疼痛。正中神经受压或腕

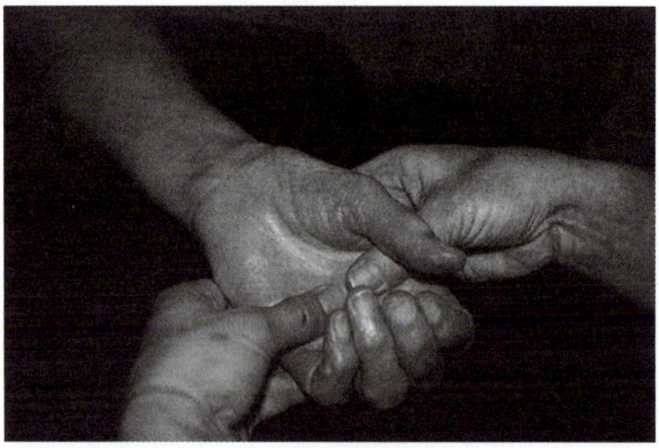

图103-3　当患者屈曲、伸展手指时，可以在掌侧A1区触到变粗的屈肌腱

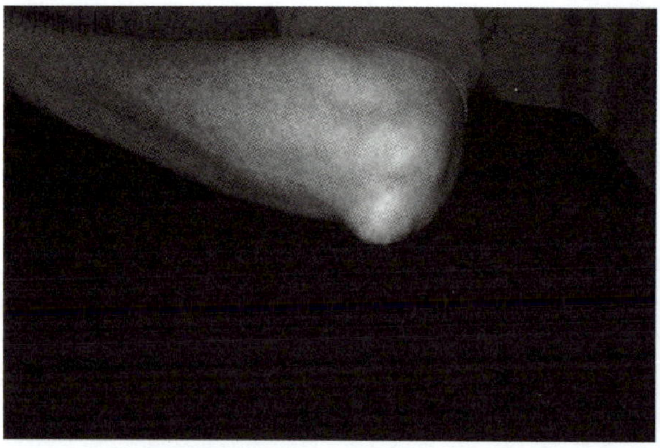

图103-4　在肘关节附近的类风湿结节

表103-3　皮肤的情况和治疗的考虑

诊断	常见的皮肤情况	对于手的治疗考虑
系统性红斑狼疮	光敏性蝴蝶面部皮疹 四肢皮疹 头发稀疏	避免暴露于阳光和应用防晒霜 不用化妆品 关节保护
银屑病关节炎	皮肤损伤 红斑及银鳞 指甲的改变	润肤膏 压力管理技巧
硬皮病	皮肤从最初的水肿进展到紧、粗、薄，纤维变性，脱发，出汗减少，手指缺血性溃疡	润肤膏 加湿器 避免干洗 避免背侧PIP关节的压力 棉手套和指套 凝胶指套

管综合征是腕关节中最常见的情况之一。在Guyon管道和肘管中尺神经也会卡压（详见第11章和第47章至第52章）。

（三）关节活动度

手关节炎的AROM测量有个体差异。僵硬或粘连，即在制动一段时间后活动困难，通常出现在早晨。RA患者手的AROM测量显示可靠性低，因为测量可能会有10°的差距。手指合力屈曲、主动伸展及拇指对指对掌的测量经常提供更多的功能信息。不建议用被动关节活动度（PROM）测量，即在ROM终末施加压力，特别是如果有关节不稳的情况。应该记录一个或多个关节AROM和PROM的不同，这可能提示肌腱断裂或即将断裂。

当肌腱滑过粗糙和不规则的骨面时肌腱会断裂，引起屈曲或伸展AROM的缺失。当肌腱通过的关节AROM和PROM不一致时，提示肌腱即将破裂。如RA患者的拇长伸肌（EPL）和第3、4、5指指总伸肌（EDC）及小指伸肌（EDQ）肌腱在腕关节水平易被磨损断裂。EPL会在桡骨远端背侧的Lister结节断裂，EDC和EDQ会在尺骨远端断裂。为了检查EPL，患者尝试在掌屈时伸拇指的各个关节；不能完全完成PROM拇指伸展的，可能提示EPL断裂或有断裂的趋势。为了检查EDQ，治疗师应该握住示指、中指和环指的MCP关节使其屈曲，让患者尝试伸小指。在被动伸小指没有显著受限情况下，不能独立伸小指可能提示EDQ断裂。患者可能意识不到这个情况，但是应该引起手外科医师的注意，在治疗计划中以预防技术为目标。

拇指捏时的ROM应该被评价和记录。一些患者由于示指旋前畸形仅能完成侧捏。MCP关节尺偏角度的测量对衡量关节畸形进程可以提供有用的信息。MCP关节尺偏基于MCP关节位置（屈曲或伸展）的不同而不同，因此，应该记录MCP关节的位置和尺侧倾斜的测量。作者介绍了在MCP关节最大可能的伸展位测量尺偏，这也是畸形夜间体位摆放常使用的方法。

手指的外展也应被测量，特别是在SS患者。测量手指外展的一种方法是在纸上追踪手指最大外展的角度。

（四）关节稳定性

在关节疾病进程中，通常累及手指MCP和IP关节的稳定性。IP关节的稳定性是通过近端稳定基础上尝试使关节侧倾或滑动测得的。增加的侧移提示不稳。MCP关节稳定性的测量要求在侧方施压时关节屈曲，因为在这个位置，侧韧带是紧张的，正常情况几乎没有侧移。在患者尝试指尖捏时评价拇指的稳定性。如果在捏的过程中拇指MCP和IP关节不能维持近中线的位置，就要质疑韧带的稳定性。

（五）力量

Philips报道，握20英镑对于大多数日常活动是必需的。标准的Jamar液压手测力计（Patterson Medical/Sammons Preston，Bolingbrook，IL）有很好的信度，但是经常会对类风湿手造成疼痛。血压计对这些患者更舒适，Agnew研究发现了两种仪器的相关性。握力可由握力器测得；但是，一些患者不能完成指尖捏或三指捏，因此通过钥匙捏或侧指捏完成日常工作。在日常生活活动（ADL）中，关节不稳比力弱的影响更大。即使有好的肌力，如果患者关节畸形崩塌，也不能完成物品的抓握。在类风湿手中另一个常见的力弱部位是第1背侧骨间肌。这可以通过让患者尝试抗阻主动外展示指来测试（图103-5），以决定合适的肌力。

（六）日常生活活动

在患者进入治疗诊所后尽快检查其功能水平。患者的步行速度可以给疼痛水平和下肢受累程度提供信息。观察患者解开纽扣、脱去外套、坐在桌子旁，观察他和（或）她捏和抓握、完成简单功能活动及使用手进行移动（如使用拐杖）的能力。在制订治疗项目和设计矫形器时，重要的是理解患者的家居环境和支持系统。如果患者不能独立穿上矫形器，护理人员必须提供帮助。需要认真评价患者的治疗目标，确保其现实性。患者的日记，如Devore所说，可以帮助治疗师深入了解患者的需求，鼓励患者主动参与治疗进程。日记帮助患者决定了他和（或）她的ADL问题，包括受累关

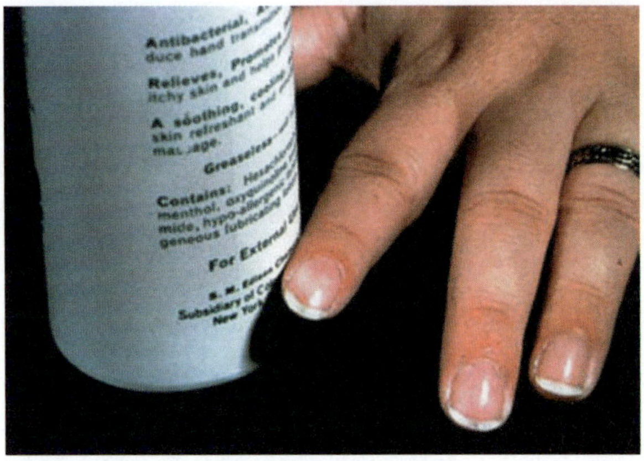

图103-5 第1背侧骨间肌力弱的患者，尝试对抗轻物品进行主动外展示指决定合适的肌力

节、关节活动困难的原因是疼痛、力量还是体位。ADL评价应该包括家庭、工作和业余活动。当有意义的工作和业余活动受到威胁或受限时，许多患者会寻求治疗。

三、治疗计划

治疗师处理关节炎患者是根据其情况、畸形或潜在畸形、疾病阶段和ADL需求而个体化和特定化的。在制订治疗计划时也应考虑患者的个人目标。在治疗进程中，对患者的疾病教育和治疗的选择是至关重要的。治疗的目标是减轻疼痛和炎症，保存和改善功能。治疗方法包括：定制的矫形器和体位，认真规定的训练，关节保护和能量保存技术方面的患者教育，使用适应性辅助和技术进行ADL训练及物理因子治疗。

（一）关节矫形

关节矫形通常用于关节炎患者，以减轻炎症和疼痛、改善功能并将畸形最小化。尽管出版的临床研究中证据有限，专家的观点和实践明确赞成矫形器应用于关节炎手和上肢。Callinan和Mathiowetz研究发现，夜间体位摆放可以显著减轻关节炎疼痛。在严重的屈曲畸形中，夜间矫形器可以用于将手指放在舒适的伸展位，方便早晨洗手。简易伸展手套被发现对减少晨僵和疼痛很有帮助。腕和手指矫形器可用于增加关节稳定性，从而改善功能。

1.针对畸形的关节矫形

尽管不可能用矫形器对畸形、半脱位、脱位或错位关节进行持续的矫正，但可能制作一种矫形器支持关节在合适的位置从而对抗畸形、减轻疼痛、改善功能并维持软组织长度。当然，任何重新排列关节的尝试都应该轻柔进行。对于常见关节炎腕和手畸形的关节矫形会在随后讨论。读者可参考第102章关于这些畸形的病理解剖学和病理结构的详细描述。

鹅颈畸形的特征是DIP关节屈曲、PIP关节过伸（图103-6），常见于RA和SLE。鹅颈畸形可以从DIP、PIP或MCP关节的异常开始（详见第102章）。

体位摆放技术可以防止PIP关节过伸，允许屈曲，经常有效。这些矫形器需要长期使用，因此需要耐用。许多低温可塑矫形器会磨损，需要经常更换。一种高温可塑材料的椭圆形8夹板，有各种大小，可从3-Point Products公司获得（安纳波利斯，马里兰州）（图103-7）。一种金属矫形器，SIRIS夹板（图103-8），可以从Silver Ring

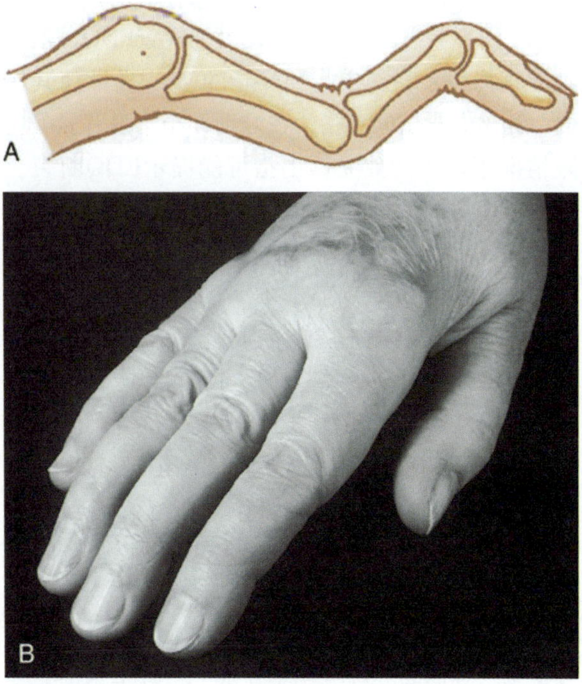

图103-6 A.近端指间关节（PIP）鹅颈畸形，PIP关节过伸、DIP关节屈曲；B.鹅颈畸形的临床表现（照片源自：Silver Ring Splint公司，夏洛茨维尔，弗吉尼亚州）

Splint公司买到（夏洛茨维尔，弗吉尼亚州）。患者可以很好地耐受这些矫形器，因为可以做大多数ADL，在洗手时也不用取下。Zijlstra和同事研究发现，这些矫形器增加了RA患者的灵巧性。

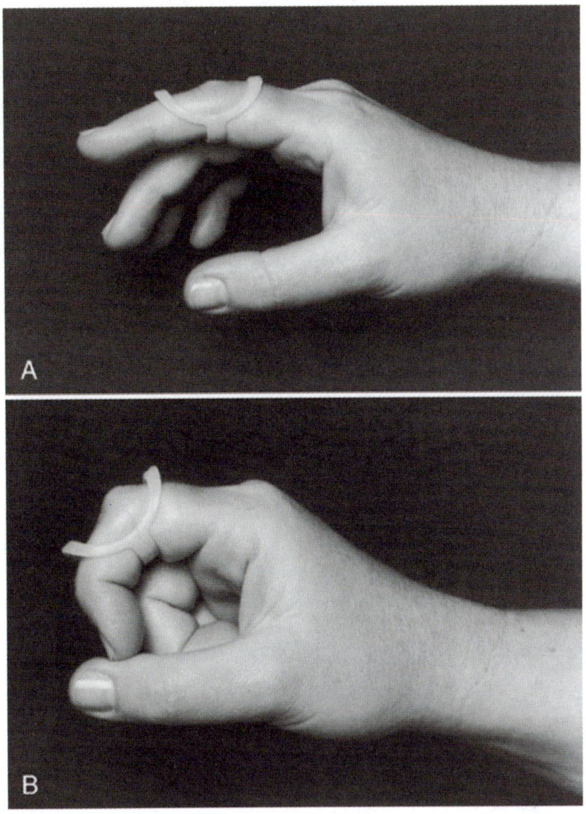

图103-7　A.防止鹅颈畸形中PIP关节过伸的矫形器；B.椭圆形8夹板在日常活动中允许PIP关节屈曲（照片源自：3-Point Products，安纳波利斯，马里兰州）

2.纽扣畸形

RA的纽扣畸形特征是PIP关节屈曲、DIP关节过伸（图103-9）。被动伸展较好的患者中，用DIP伸展块将PIP关节保持伸展位是可能的（图103-10）。当持续戴着矫形器，这种方法可能帮助维持被动PIP伸展，防止畸形固定。许多患者在ADL中拒绝使用这种矫形器，因为它会限制PIP关节的屈曲功能。这些患者可能更接受用其进行夜间体位摆放。

掌指关节尺偏和手掌半脱位：MCP关节尺偏是RA中最常见的畸形，也见于SLE。发生尺偏畸形表现为关节韧带和关节囊的变弱和病变，原因包括解剖敏感性，以及ADL中尺侧和掌侧的力。侧捏活动、握物、写字甚至重力都倾向于对MCP关节施加尺侧和掌侧偏的力（表95-3）。畸形常包括腕关节的桡偏（图103-11）。MCP关节桡侧对线的体位摆放要求考虑MCP掌侧半脱位和腕关节桡偏畸形。治疗师必须认真避免强行将手指按照矫形器的对线而不管腕的位置，这会加重腕的桡偏畸形。为了防止腕关节进一步偏移，用合适的捆扎带提供腕的尺侧对线也非常重要（图103-12）。针对这种畸形的夜间矫形器应该包括一个掌部的物件，轻微地将近节指骨半脱位进行对线。据Brand研究，在摆放MCP关节时，重要的是防止使用手指的长力臂。如果近节指骨倾斜而非滑移到位置，可以磨损

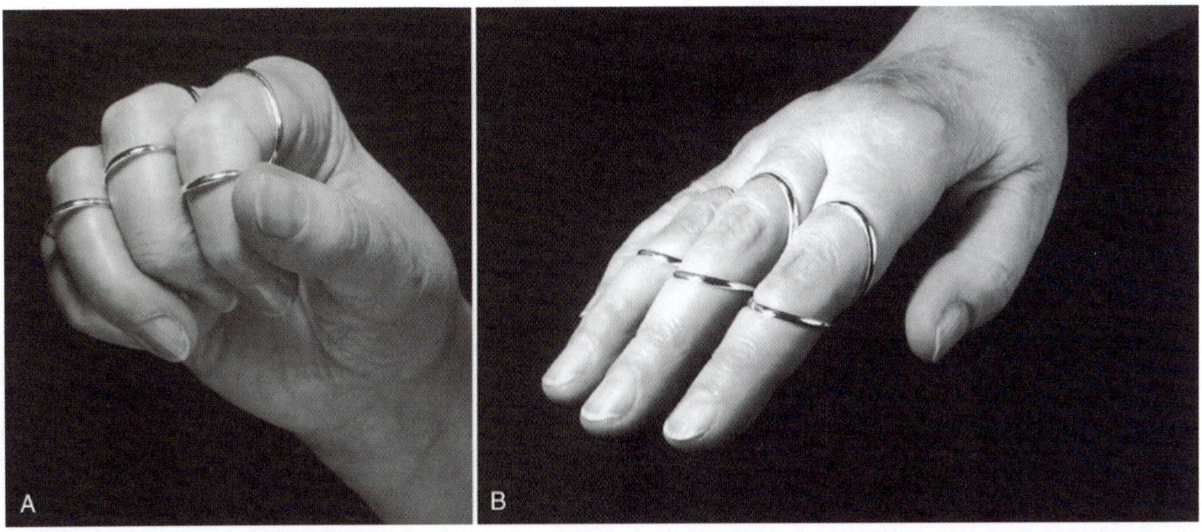

图103-8　A.定制大小的环形矫形器，SIRIS夹板，防止近端指间关节（PIP）过伸；B.SIRIS夹板允许PIP关节屈曲（照片源自：Silver Ring Splint公司，夏洛茨维尔，弗吉尼亚州）

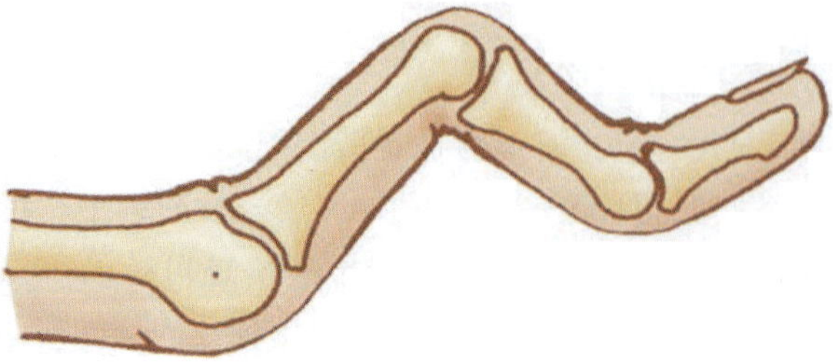

图103-9 纽扣畸形是近端指间关节屈曲、远端指间关节过伸

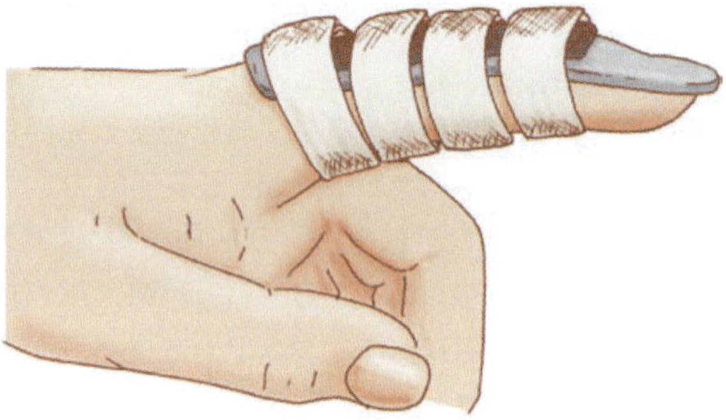

图103-10 纽扣畸形的矫形定位，包括将近端指间关节伸展和将远端指间关节微屈曲

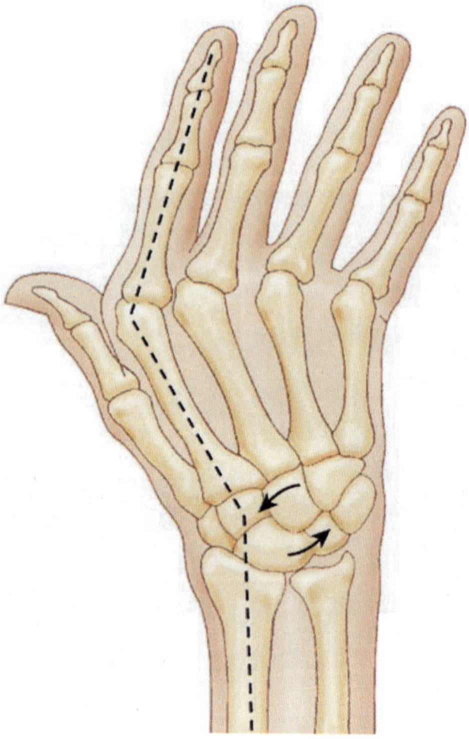

图103-11 Z字形畸形腕关节桡偏、掌指关节尺偏（Redrawn经由Melvin JL同意，类风湿疾病：作业治疗和康复，第2版，费城：FA Davis，1982）

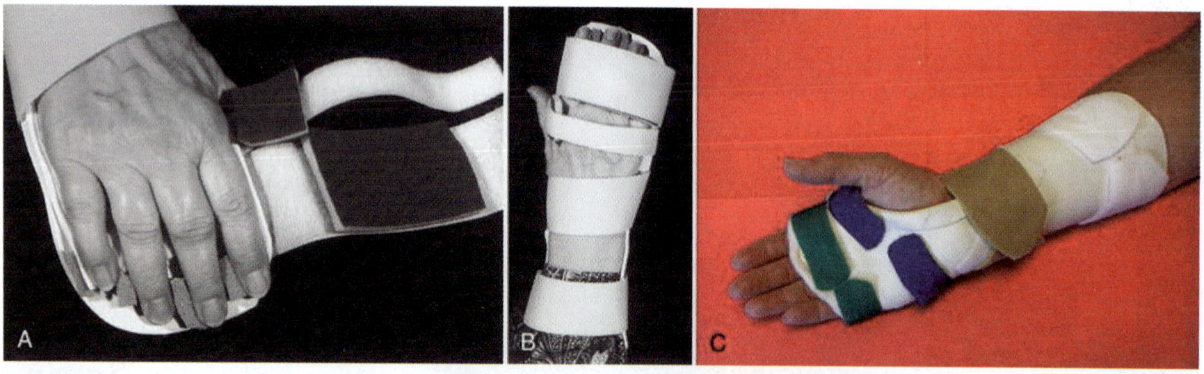

图103-12 A.当夜间摆放手指位置时，与尺偏相反的位置，重要的是注意腕关节的方向。治疗师应该仔细避免强行将手指按照矫形器的对线而不管腕的位置，这会加重腕的桡偏畸形；B.夜间矫形器帮助腕关节到轻度尺偏对线、掌指关节桡偏对线（源自Boozer JA.关节炎手的夹板.J Hand Ther.1993；6：46）；C.在一些病例中，夜间矫形器可以使指间关节自由，允许患者完成睡眠

指骨的背唇。这会使矫形器事实上增加疼痛、磨损关节面（图103-13）。适合晚间矫形器的患者应该用合适的应用技术来避免关节倾斜，矫形器应该做得合适，允许关节滑移到位置。在RA的后期阶段，功能性矫形器可以在ADL中给予关节稳定。患者能够接受那些在ADL中允许一些功能角度、舒适且不庞大的日间矫形器。手矫形器，如那些用软材质做的或在MCP关节有铰链的（图103-14），能在活动中帮助关节稳定。Rennie研究显示，MCP尺侧倾斜矫形器（如MUD矫形器）被动矫正了中指、环指、小指的尺偏及一些半脱位。这种矫形器患者接受度高，ADL中干扰度最小。

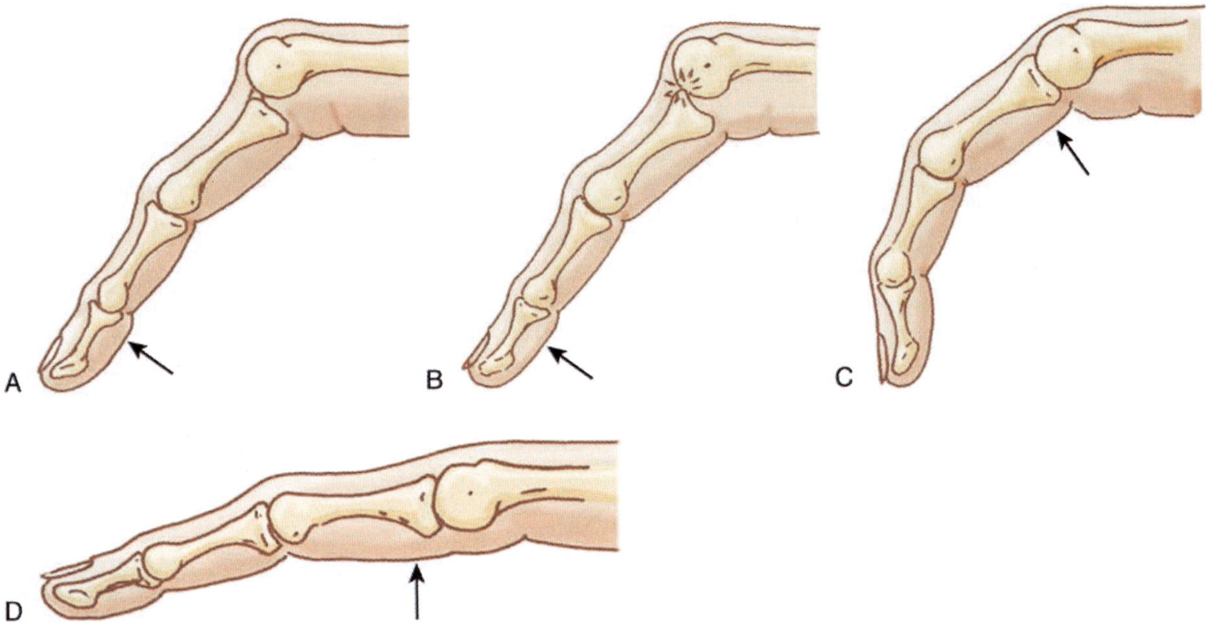

图103–13　A.当对类风湿关节炎有掌指关节掌侧半脱位的手进行位置摆放时，如果近节指骨倾斜而非滑移到位置，可以磨损近节指骨的背唇；B.这会使矫形器事实上增加疼痛、磨损关节面；C.矫形器应该在指骨基底给予轻微的力；D.将关节滑向位置；D.（源自：Brand P.手的临床力学.St Louis：Mosby，1985）

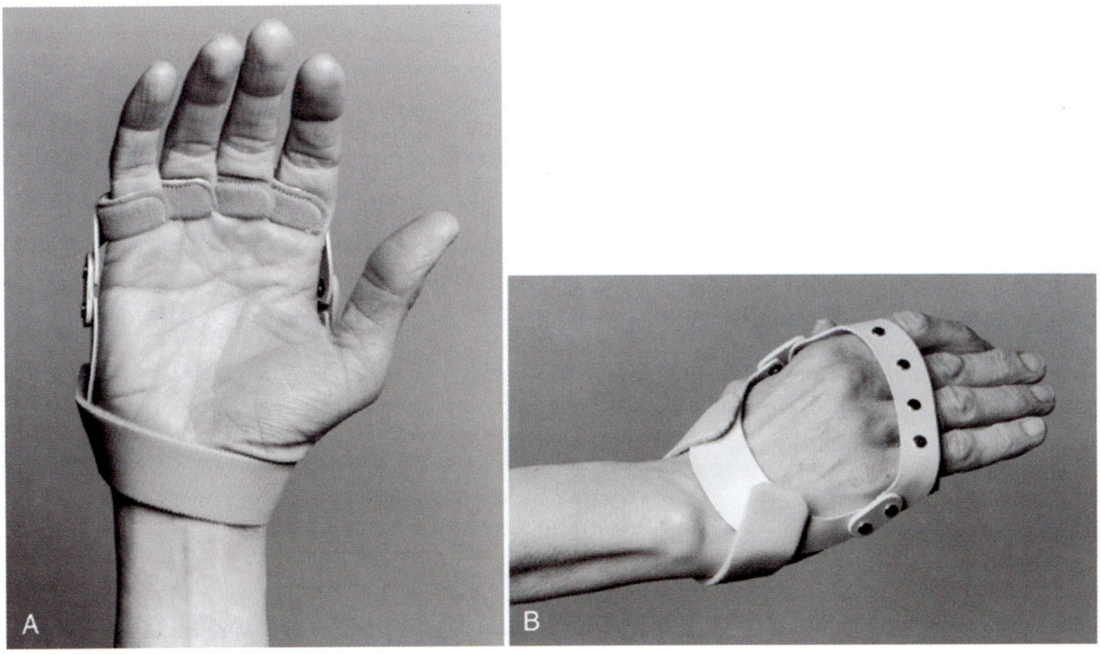

图103–14　A、B.在掌指关节有铰链对线的手矫形器允许手掌在日常活动中自由（矫形器和照片源自：3–Point Products，安纳波利斯，马里兰州）

桡腕关节的掌侧半脱位：韧带松弛源于腕部的慢性滑膜炎，而且桡骨远端关节面的自然掌侧滑移会导致桡腕关节的掌侧半脱位（图103–15）。正如Swanson所说，腕关节是正常手功能的重要关节，腕的不稳会影响抓握和捏。Colditz介绍了用掌面加固矫形器摆放腕关节以支持腕骨区域的方法。许多有这种畸形的患者喜欢软的或布的带有掌侧固定杆的矫形器用于ADL。软的矫形器也有一些灵

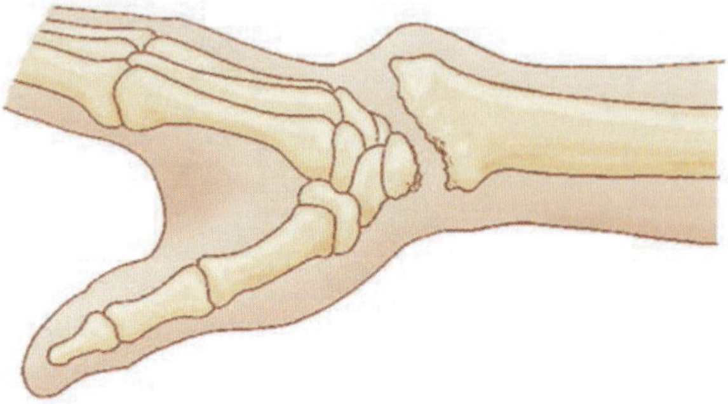

图103-15 韧带松弛源于腕部的慢性滑膜炎，而且桡骨远端关节面的自然掌侧滑移会导致桡骨上腕骨的掌侧半脱位（源自：Melvin JL.类风湿疾病：作业治疗和康复，第2版，费城：FA Davis，1982）

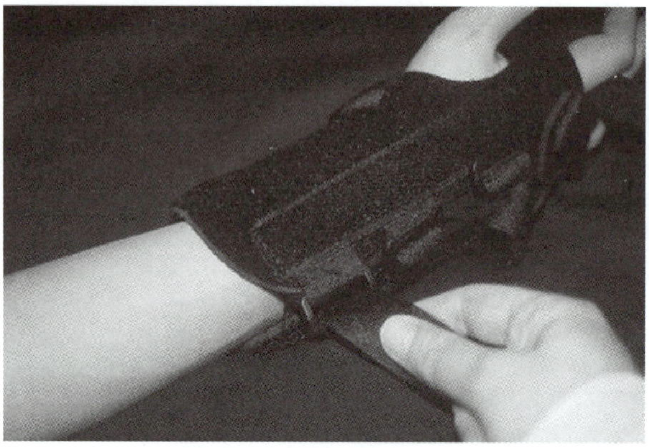

图103-16 尼龙搭扣上的D环可以使患者穿脱矫形器更为方便

活性，可以易化抓握物品。当手的活动受限时，尼龙搭扣上的D环可以使穿脱矫形器更为方便（图103-16）。Pagnotta和同事研究发现，静态腕矫形器能在不减少RA患者工作活动的前提下减少疼痛。

尺骨远端背侧半脱位：RA患者常主诉尺骨远端的不稳。尺骨远端通常在旋后时不明显，在旋前时明显。关节炎病程经常使韧带结构弱化，引起尺骨远端背侧的突出、疼痛或旋前旋后时的捻发音。通过轻柔压低尺骨头来提供尺骨远端背侧半脱位的稳定性，经常可以在前臂旋转活动中减轻疼痛、增加稳定性。可以用很多技术（图103-17）放置软矫形器（第128章），利用掌侧和桡侧的反作用力，用垫料从背侧压低尺骨远端。有弹性的材料可以维持更持久的压力，在旋转时增加尺骨的稳定性。

拇指畸形：在第104-106章中，更为详细地讲了关节炎拇指的分类和治疗及拇指畸形的常见类

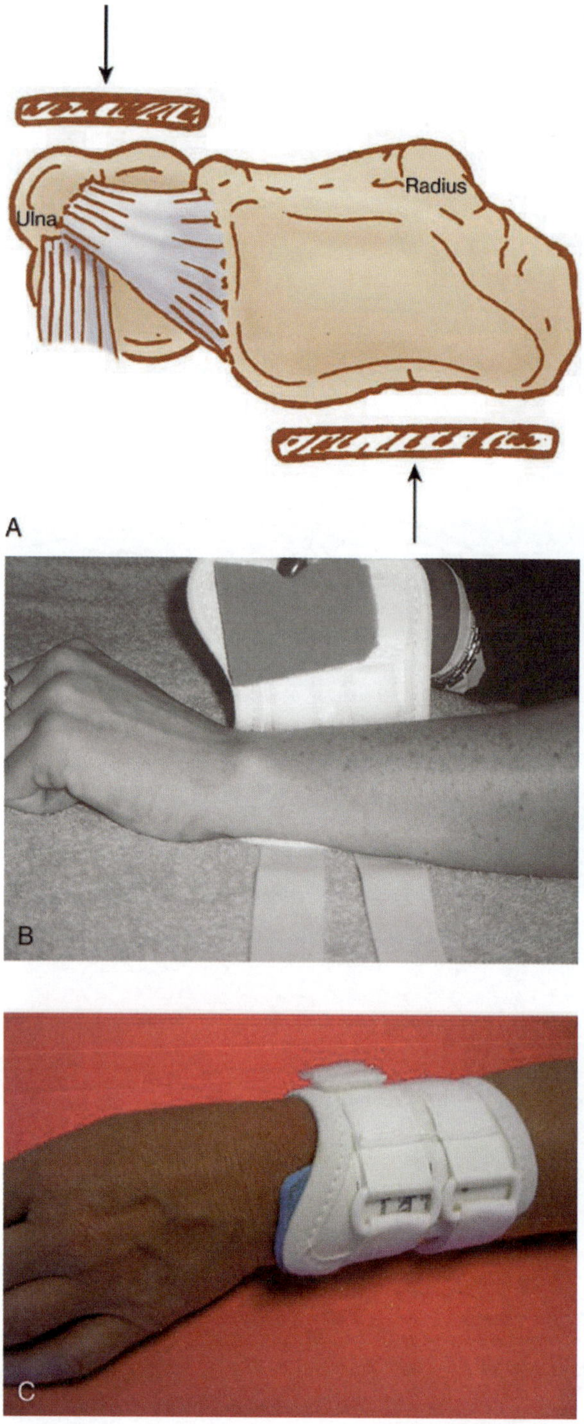

图103-17 A.通过轻微的抑制尺骨-头的部位以提供尺骨远端的稳定性通常可以减轻疼痛。B.在预制的矫形器内部添加填充物是一种快速的方法，可以为远端尺骨提供轻微的凹陷。C.该矫形器允许手腕运动且支持尺骨远端（A，Concept courtesy Judy Leonard，OTR，CHT：redrawn from Melvin JL.Rheumatic Disease：Occupational Therapy and Rehabilitation，2nd ed.Philadelphia：FA Davis，1982.B，Count'R-Force brace from Medical Sports，Inc.，Arlington，Virginia.）

型。CMC关节骨关节炎是一种常见的畸形，可以导致第1掌骨相对于大多角骨的半脱位，引起内收畸形。这可以导致患者尝试张手握物时MCP过伸（图103–18）。这种情况矫形定位的目标是将拇指置于畸形的对立体位，从而减轻疼痛，在CMC关节稳定、掌骨掌侧外展、MCP关节微曲时提供关节稳定并完成捏的动作。矫形器通常使拇指的IP关节能自由活动（图103–19）。这个矫形器可由轻的热塑性材料制作，或者软的材料可用于抵消致畸力〔见126章软矫形器（图126–18到图126–21）〕。患者佩戴矫形器进行捏的动作的X线片能有助于证实关节对线。在佩戴矫形器进行捏物活动时，患者主诉

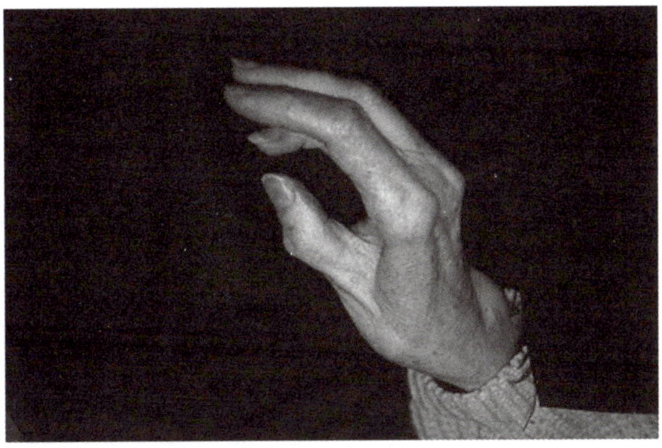

图103–18　腕掌关节半脱位畸形，掌骨内收，指间关节屈曲，掌指关节过伸

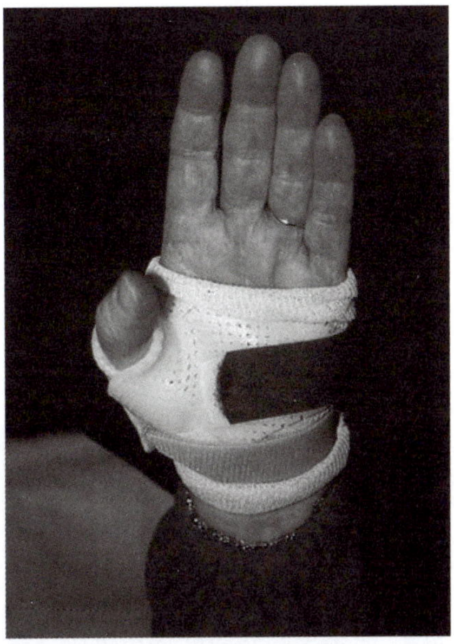

图103–19　针对畸形的以手为基础的拇指人字绷带矫形器是被动矫正，将掌骨置于掌侧外展、掌指关节轻微屈曲。用矫形器的基部和腕带来稳定腕掌关节

疼痛减轻、稳定性增加。这种稳定性通常被患者曲解为力量增加。这些患者的捏力训练是被禁忌的，因为这种训练可以导致CMC关节基底部错位。稳定、无痛的拇指可以使手指有效抓握和捏。Egan和Brousseau对文献的回顾发现，有证据证明OA患者CMC的矫形定位可以缓解疼痛。

拇指IP关节不稳常见于毁损性关节炎和RA。这种不稳会引起ADL中捏力下降。解决这种情况的一个方法是Silver Ring Splint公司（夏洛茨维尔，弗吉尼亚州）的SIRIS侧对线夹板（图103–20和图103–21）。这种矫形器根据患者订制尺寸，提供持久长期支持，可以一直佩戴。不笨重的矫形器可以在ADL中帮助拇指稳定性以抵消日常致畸力；一个持久可塑选择是3–Point Products的椭圆形–8（安纳波利斯，马里兰州）。

远端指间关节疼痛：OA患者在炎症期DIP关

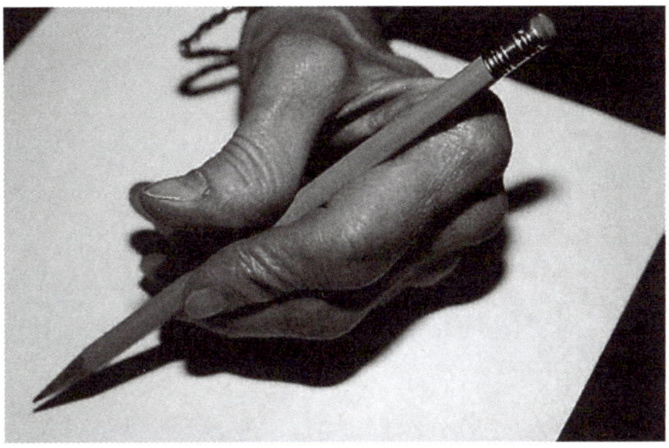

图103–20　拇指指间关节侧方不稳（图片源自：Silver Ring Splint公司，夏洛茨维尔，弗吉尼亚州）

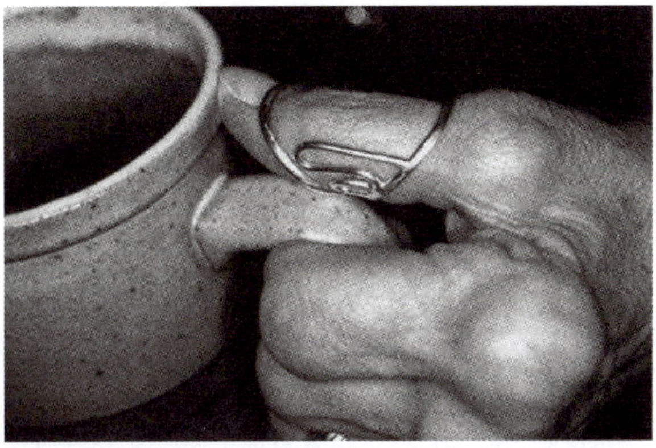

图103–21　在抓握和捏物时，订制的侧方对线SIRIS夹板使拇指指间关节稳定（Photo and splint courtesy the Silver Ring Splint Company，Charlottesville，Virginia.）

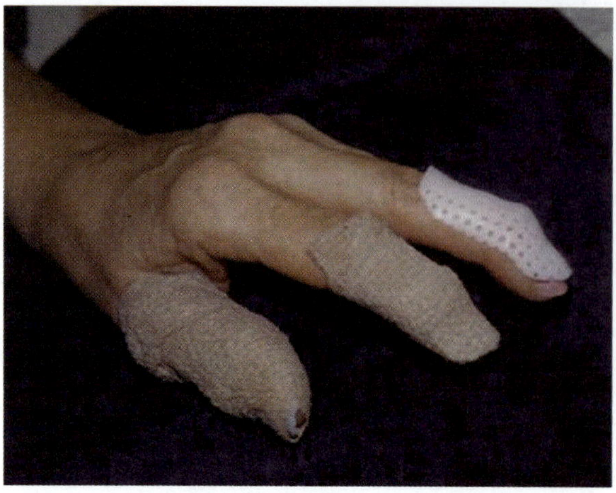

图103–22 在疼痛急性发作时，远端指间关节矫形器是有用的，应该用舒适的轻材料来避免刺激皮肤。放置在背侧，使指尖在日常生活活动中更多地增加感觉输入

节疼痛是让人苦恼的。关节矫形可有助于减轻这个时期的疼痛（图103–22）。在Heberden结节和关节肿胀出现时，DIP关节的矫形器需要贴合好，并提供均匀压力分布。推荐用薄或“轻”的矫形复位材料，材料有极好的褶裥特点。这可能包括多形的轻或薄的穿孔材料，比如Aquaplast。这些矫形器通常在背面，以允许活动中掌侧面的触觉输入，比如计算机工作或抓握物体。为了固定这些矫形器，推荐用不粘的缠绕带防止滑移，如Coban或Cowrap。

理想的是关节保护原则，在疾病早期提倡关节保护原则，以减轻受累关节的压力。目前研究证明关节保护指导有效。框103–1包括简单的回顾。

对于拇指，关节保护原则关注减少捏物时的力量。适应性仪器，如粗的钢笔、宽的钥匙架、药瓶上大的塑料标签和汽车开门器，可以帮助增加杠杆作用，也可将手上的压力均分。这可以在写字和使用大把手时避免出现三指捏，使患者在捏物时放松。

MCP关节尺偏的关节保护原则（表103–4）包括避免加重畸形的特异性活动。例如，将手指放置在MCP关节尺偏位置；屈曲力使掌侧半脱位；侧捏，加重示指尺偏；以不变的姿势用手提拉重物。

在鹅颈畸形患者中，关节保护原则要强调避免使用手内在肌抓握，这可能加重畸形（图103–23）。在纽孔畸形患者中，关节保护应包括避免持久或大力的PIP屈曲的活动，如在书写时三指紧捏。移去

框103–1 保护护性原则总结

关于疼痛
1. 在不舒适前停止活动
2. 当疼痛持续2h以上时，减少活动
3. 避免使疼痛或僵硬关节被拉紧的活动

平衡好休息与运动
1. 在筋疲力尽前休息
2. 频繁、短暂的休息
3. 避免不能停止的活动
4. 避免在一个位置停留很长时间
5. 轻重活动交替
6. 在炎症活动期时多休息
7. 允许计划外时间进行活动——避免太急
8. 提前做好计划
9. 不做不必要的活动

在无痛范围内活动
1. 开始温水池运动项目
2. 针对不同畸形应该有特定的训练

避免用力
1. 用推车和器械抬举重物，避免用力
2. 将需要用的东西放在附近
3. 使用预制食品
4. 避免低椅子
5. 维持合适的体重
6. 将吃剩的食物冷冻起来以便下顿能再吃
7. 通过完成每层的工作来尝试避免上下楼梯
8. 当可能时，坐着工作

避免畸形姿势
1. 在睡觉时避免弯曲肘、膝、髋和背
2. 在白天保持良好姿势
3. 用工作站评估适当的姿势
4. 对特殊的手畸形，参看书本

使用大关节
1. 在厨台上滑行重物
2. 用掌而非手指来举或推
3. 背双肩包，而不是手持钱包
4. 在使用双手时将包裹靠近身体
5. 用身体一侧开旋转门，而不是用手

使用适应仪器：使用瓶盖启子、钮钩等，根据每个患者需求而定；分布压力；使用手、杠杆、运货车等

手中的物品是有用的（如用肩带拿包而不是有把手的公文包），能手提的塑料购物袋也应该被能近身携带的包所取代。

在治疗关节炎手时，重要的是看清患者的所有

表103-4　关节保护技术：避免加重MCP关节尺偏的活动

活动	关节保护技术
用右手关瓶盖	用手根部关瓶盖，或双手使用开瓶器
用肩内收动作整理床单	用肩外展动作整理床单
前臂旋前和侧捏来用勺子搅拌	前臂中立、不要用拇指捏来搅拌
用手托着下颌休息，尺侧力作用于手指	避免用手托着下颌休息，或用手掌托下颌
举一杯咖啡	使用双手，轻的杯子
切食物	像拿匕首一样拿刀，或用披萨刀或电动刀
侧捏钥匙来开车门或点火装置	用结合的钥匙
用侧捏来提钱包带	使用腰包、背包或肩包
从一辆汽车上移除一个气顶	使用气顶开启器来增加杠杆作用

方面。患者在转移时，经常将很重的力置于手上。在一些病例中，适应性器械也可以减少下肢的用力（如升降椅，沐浴椅或升高的厕椅），也可以帮助减少手部的力量。另外，治疗师应该考虑患者的社会文化背景。患者有或没有支付适应器械或矫形器的保险或资金。要和患者一起仔细讨论选择，权衡性价比以满足特殊需求。如果器械价格超出了患者可能的资金，治疗师要了解社区里低或无成本的资源，可能辅助患者获得特殊的适应器械（如扶手、升高的厕椅等）。市民、社区或宗教组织可能提供资源。关于更多关节保护的信息，读者可以回顾Melvin和Ferrel的工作，有非常详细的参考部分。

（二）物理疗法

温度因子，比如热和冷，常用于治疗关节炎，以减轻疼痛、增加灵活性，但是需要进一步研究来确定其有效性。在急性炎症期，当关节温度上升，禁忌用温热。当指导患者在家中进行表面温热治疗时必须小心，避免因不适当的应用而造成烫伤。冷冻疗法，能降低关节的温度、减轻疼痛并减少炎症，在急性期更为适用。有些患者主诉低温治疗会加重疼痛，这时就该停止。对于有雷诺现象的患者，不应该使用低温治疗，通常见于RA和SS。更多相关信息和其他物理因子可见第117章。

（三）运动

上肢运动的一般原则包括避免AROM和PROM疼痛，重要的是在患者舒适情况下工作。已

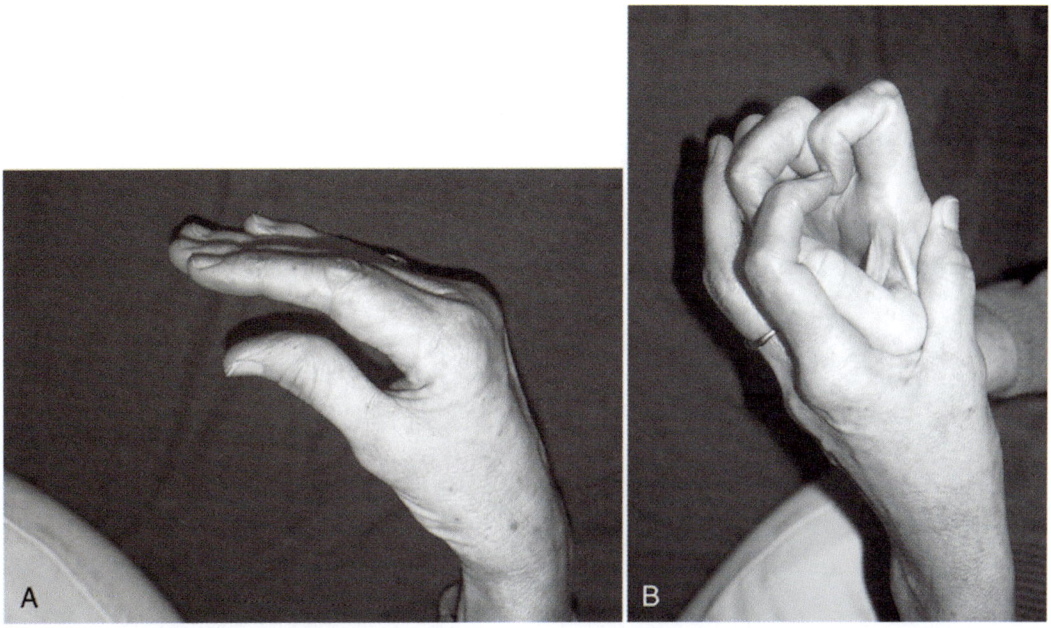

图103-23　A.内在肌伸展体位。有鹅颈畸形趋势的患者，必须要避免活动中将手指放在内在肌伸展体位。这包括拿书、卡片或托盘。卡片夹、书架和有轮子的手推车可以减轻这种内在肌伸展体位；B.轻柔的拉伸可以防止早期鹅颈畸形患者的内在肌挛缩

经发现，运动可以有效地减轻关节相关疼痛、增加血流及促进软骨健康。一般手的AROM运动包括腕关节屈伸、轻柔的手指屈伸、拇指对指对掌。仰卧位时肩肘的AROM对防止僵硬也很有用。仰卧位时，患者肩的活动度往往会增加，因为在运动中减轻了重力的作用。ROM运动应该是不痛的以防止关节结构的过分牵拉，应控制重复的次数，避免脆弱的组织应力超限。

运动的许多特定指南取决于最初检查确定的受累和脆弱的结构。如内在紧张性可以导致鹅颈畸形，可通过合理的内在牵拉和延长运动处理。对于远端桡尺关节不稳尺骨头背侧半脱位，重复的腕关节ROM运动或更糟糕的自由负重等掌腕关节屈曲，可导致手指伸肌腱的磨损和断裂，必须避免。对于手指屈肌腱鞘炎，重复的手指屈曲运动可能加重症状。

对于关节炎手的力量训练必须注意防止加重畸形。如对于OA和RA，即使轻捏运动也会对不稳的CMC关节造成大的力量，可能加重潜在的畸形。在增加力量的同时，必须重视稳定性。稳定、无痛的拇指可以使手指有效地抓握、捏物。运动中常见的例子是抓握力量会加重感染的屈肌腱。握力运动不会改善触发或锁定的手指，而是加重这些症状。在关节炎患者中，治疗运动不应该增加畸形力或引起疼痛。

社区支持

许多患者主诉从游泳池的运动项目中获益。这对一般情况有利，可以减轻承重关节的张力。泳池的温度应该舒适温暖，避免肌肉紧张和关节僵硬而加重疼痛。不应忽视社会互动和非正式部门支持的心理优势和运动提供。关节炎基金会是一些社会项目的国内提供者，也是对患者和健康护理提供者的宝贵资源（网址：www.arthritis.org）。

四、小结

关节炎的非手术治疗需要理解疾病进程、特定情况、潜在畸形和患者的个体需求。综合的、整体的评估帮助治疗师制订合理的目标和治疗计划。需要进一步研究，量化临床非手术治疗中观察到的优势。

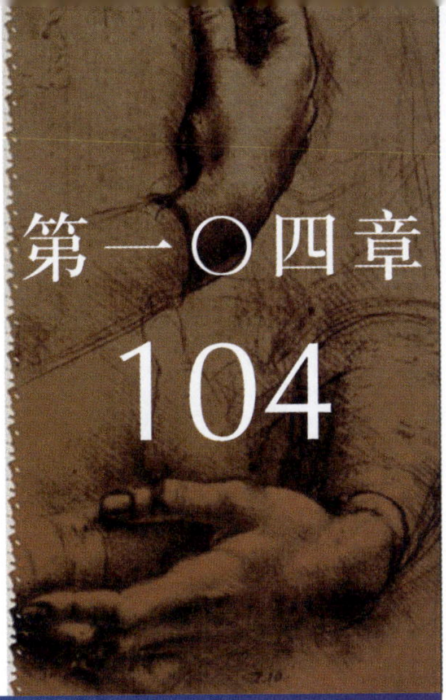

第一〇四章 104

拇指的类风湿关节炎

原著者 ANDREW L. TERRONO , MD , EDWARD A. NALEBUFF , MD , AND CYNTHIA A. PHILIPS , MA, OTR/L, CHT

译校者 王　飞　刘克敏

关键点

- 类风湿关节炎常常造成拇指正常的生物力学机制受到破坏，这会导致患者完成ADLs的能力明显丧失。
- 非外科治疗和外科治疗主要是针对保护拇指，纠正各种拇指畸形，恢复其功能。
- 功能的评估不能仅限于拇指，对于其他手指和上肢的功能也必须评估。
- 当手部畸形可以被动矫正时，治疗的目标是帮助维持关节的活动和在日常生活中协助保护关节。该目标可以通过矫形器的固定和遵循关节保护原则来完成。
- 制订类风湿拇指畸形的外科治疗原则时，要更多依据关节自身的功能情况，而不是依据其特有的畸形。
- 术后治疗要着眼于拇指的功能恢复，其中一个重要目标是关节稳定性的恢复。

类风湿关节炎经常累及拇指，导致拇指明显畸形和功能丧失。然而，如果能够理解并通过手术和非手术疗法来预防和矫正这些畸形，就可以恢复拇指的功能。拇指正常生物力学机制的破坏经常会导致患者实现ADLs的能力明显丧失。如果患者拇指关节缺乏控制能力或缺乏关节稳定性，就很难完成像系扣子或使用小器具这样的日常动作。在讨论治疗之前，我们首先回顾一下最常见的拇指畸形并明确哪些因素导致畸形的发生。

一、拇指类风湿关节炎的畸形表现

拇指类风湿关节炎的畸形多种多样，是拇指内在和外在因素发生改变的结果。拇指关节滑膜增生肥厚不仅能破坏关节软骨，而且还可以累及侧副韧带和关节囊。这会导致每个关节变得不稳，并承受异常应力。相对于其他手指来讲，这些应力可以来自拇指完成对掌动作时的功能性应力，也可以是屈伸肌腱作用于拇指的力。拇指各关节应力不平衡的特点决定畸形的外观，一个关节外形的改变会累及邻近关节。Nalebuff将拇指类风湿畸形分为6型（表104−1）。

表104−1描述了拇指畸形的6种姿势表现，但不足的是它没有详尽地描述类风湿关节炎拇指畸形的受累范围。关节周围的支持结构受拉伸，会引起屈、伸或侧方畸形；如果邻近关节出现相反方向的畸形，可能是肌腱断裂的继发结果。因此，一个患者既可以有掌指关节（MCP）和指间关节（IP）的过伸畸形，也可以在这两个水平有屈曲畸形。当

表104-1 类风湿拇指的畸形

	CMC关节	MCP关节	IP关节
Ⅰ (boutonniere)	不包括	屈曲	过伸
Ⅱ (不常见)	CMC屈曲内收	屈曲	过伸
Ⅲ (鹅颈)	CMC半脱位，屈曲内收	过伸	屈曲
Ⅳ (gamekeeper's)	CMC无半脱位，屈曲内收	Ⅰ型，过伸，尺侧副韧带不稳定	不受累
Ⅴ	受累或不受累	Ⅰ型，掌板不稳定	不受累
Ⅵ (关节残缺)	不同程度的骨缺失	不同程度的骨缺失	不同程度的骨缺失

CMC.腕掌；IP.指间；MCP.掌指

邻近关节在相同方向有畸形时，经常暗示有协同因素的影响。检查者应该检查每个关节的稳定性和肌腱的功能。

（一）Ⅰ型拇指畸形

Ⅰ型畸形最常见，其特点是MCP关节屈曲，远节指间关节过伸（图104-1)。还有学者称这种畸形为纽扣畸形，造成混淆的主要原因是由于关节屈曲畸形部位是在MCP关节水平而不是在近节指间（PIP）关节水平（纽扣畸形一般指其他手指PIP关节的屈曲畸形)。这种特定的畸形经常会引起一些并发症，如MCP关节的滑膜炎波及伸肌装置中，这种伸肌装置是由伸拇短肌（EPB）和伸拇长肌（EPL）共同组成。这种特定的畸形还会造成拇指的近节指骨处于掌屈的位置，并且趋向于背侧半脱位。这时，患者虽然可以被动维持MCP关节于伸直位，但不能够主动伸直MCP关节。想要伸直MCP关节，患者可以通过向桡侧外展第1掌骨，

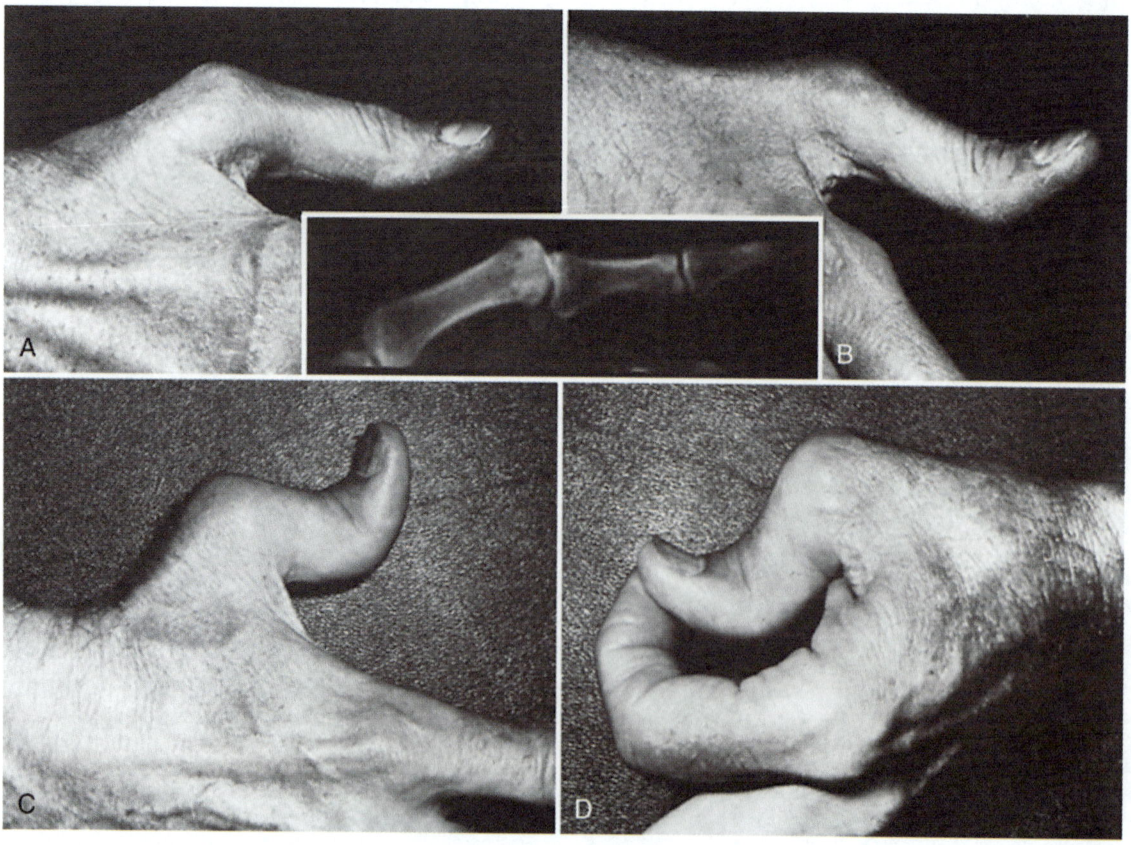

图104-1 A、B.常见的Ⅰ型拇指畸形，并伴有掌指关节屈曲。X线显示MCP关节向掌侧半脱位；C.当患者尽力伸直拇指的时候，第1掌骨向桡侧外展并且远节指间关节出现过伸；D.当做捏的动作时，畸形更加明显

同时过伸远节指间关节来代偿。当拇指在做捏的动作时，远节指间关节过伸和MCP关节掌屈将变得尤为明显。将这种特殊的畸形描述为Extrinsic-Minus畸形应该是最恰当的。MCP关节是最常受累的关节，也是最先发生变化的关节，由于缺乏外在伸肌腱力量的维持，使MCP关节出现一系列的变化。但是，伸拇长肌腱（EPL）在腕关水平的断裂也能够造成同样的畸形出现（图104-2）。Ⅰ型畸形最常开始于MCP关节，之后继发远指间关节的过伸；远指间关节掌板的松弛或屈拇长肌腱肌（FPL）的断裂首先引起远节指间关节过伸，而后出现MCP关节屈曲（图104-3）。在这些患者中，畸形的原因并不是掌骨内收。当诊治Ⅰ型拇指畸形的时候，外科医师不仅应该评估控制MCP关节的伸肌腱功能，还要评估控制远节指间关节的屈肌腱功能，这样才能明确畸形的最初原因是什么。通常情况下，关节畸形最严重的部位也就是病变最先侵犯的部位。

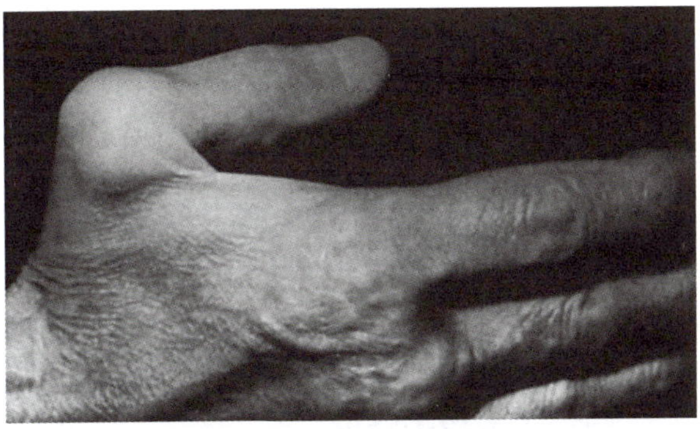

图104-2　在腕关节水平，伸拇长肌肌腱断裂会引起拇指掌指关节屈曲畸形

（二）Ⅱ型和Ⅲ型拇指畸形

在表104-1中介绍了拇指畸形的分类，也描述了Ⅱ型和Ⅲ型畸形的特点，它们的变化起源于腕掌（CMC）关节水平，首先出现第1掌骨半脱位，而后固定于内收位。在Ⅱ型畸形中，MCP关节和IP关节的畸形与Ⅰ型畸形相同，即MCP关节屈曲，远节指间关节过伸。这种掌骨内收、MCP关节屈曲和远节指间关节过伸的特殊畸形（Ⅱ型）（图104-4）并不常见，但是非常重要。CMC关节半脱位、掌骨内收，是Ⅱ型与Ⅰ型畸形的不同之处。继CMC关节半脱位和掌骨内收之后最经常发生的是MCP关节过伸和远节指间关节屈曲（Ⅲ型，图104-5）。Ⅲ型畸形的所有关节位置都与Ⅰ型相反，常被称为拇指鹅颈畸形。但由于是MCP而不是PIP关节过伸，“鹅颈畸形”这个词也容易引起混淆，应避免在拇指畸形分类中使用。MCP关节过伸最初可以被动矫正，但随着时间的推移，屈曲范围将逐渐减小，最终MCP关节被完全固定于伸直或过伸位。想尝试矫正Ⅲ型拇指畸形，就必须矫正第1掌骨内收畸形。但是，如果CMC关节存在半脱位，要想达到第1掌骨外展，就只能依靠外科手术的方法来实现。第1掌骨外展恢复后，MCP关节过伸畸形也能随之矫正。但是，如果MCP关节过伸仍然存在，就必须将MCP关节恢复至屈曲位。可以依靠关节囊固定术，籽骨切除术，肌腱固定术完成，如果畸形固定或存在很小的主动屈曲范围，就要行关节融合术。

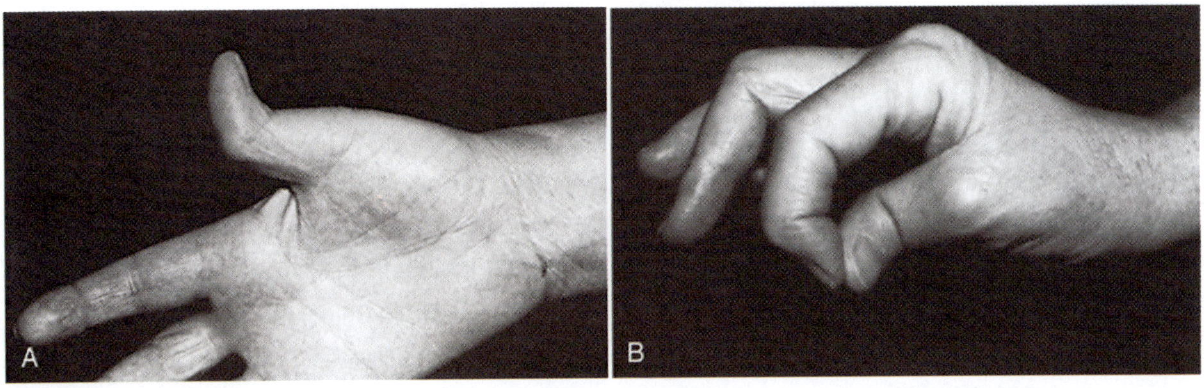

图104-3　由于远节指间关节的过伸而引起的Ⅰ型拇指畸形。A.远节指间关节过伸引起掌板的牵拉或断裂；B.当做捏的动作时，畸形更加明显

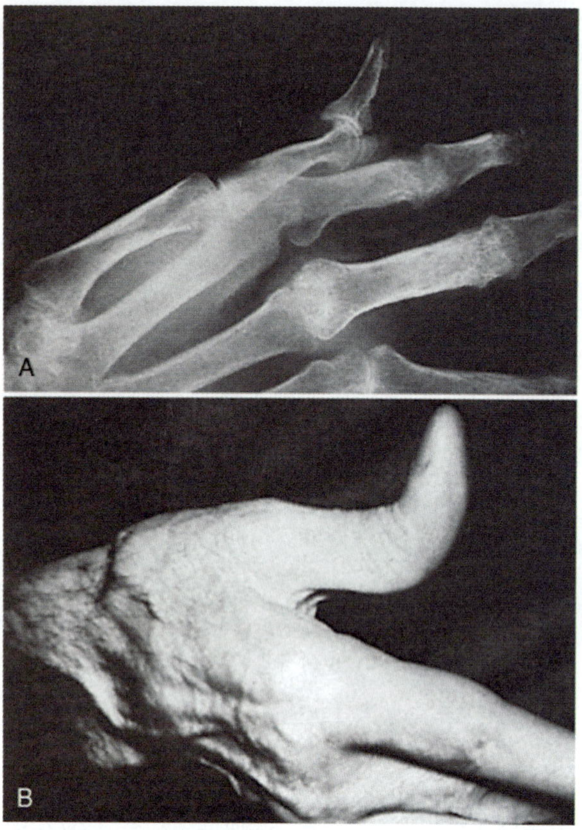

图104-4 不常见的Ⅱ型拇指畸形，伴有第1掌骨内收，掌指关节屈曲，远节指间关节过伸和腕掌（CMC）关节破坏。A.CMC关节水平出现第1掌骨内收；B.拇指的临床表现

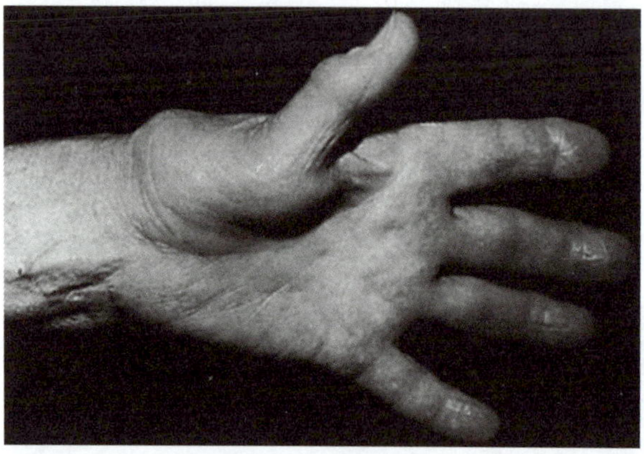

图104-5 Ⅲ型拇指畸形——第1掌骨内收伴有掌指关节过伸和远节指间关节屈曲。畸形最初是表现在腕掌关节半脱位

（三）Ⅳ型拇指畸形

Ⅰ、Ⅱ、Ⅲ型拇指畸形都已经介绍，还有许多其他畸形好像与Ⅲ型畸形相同，但是这些畸形病变首先起自于MCP关节。将其称为Ⅳ型畸形（图104-6）。Ⅳ型畸形是由于滑膜炎造成MCP关节尺侧副韧带拉长的结果。当近节指骨在MCP关节水平偏离到侧方时，第1掌骨也继而出现内收畸形。此后，第1背侧骨间肌和内收肌挛缩，造成拇指和示指之间的“虎口区”也发生挛缩。虽然第1掌骨出现内收，但CMC关节并没有出现半脱位。Ⅳ型畸形治疗的关键是矫正MCP的位置，并恢复MCP关节的稳定性。如果需要的话，可以在“虎口区”皮肤做“Z”字形延长术来松解“虎口区”的挛缩。在CMC关节水平，通常没有必要进行外科手术治疗。

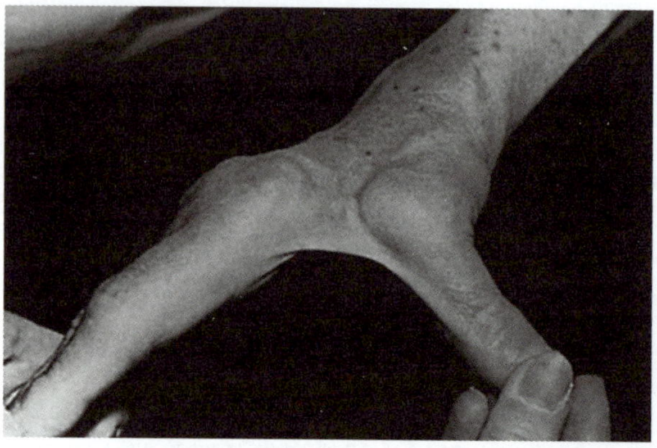

图104-6 Ⅳ型拇指畸形，第1掌骨内收伴有掌指关节外展。畸形最初是由于尺侧副韧带的过度牵拉，而后出现第1掌骨内收和“虎口区”的挛缩

（四）Ⅴ型拇指畸形

Ⅴ型畸形的主要原因是拇指MCP关节掌板的不稳定或牵拉造成。结果导致MCP关节过伸和远节指间关节屈曲（图104-7）。但是，第1掌骨不形成内收畸形，通常CMC关节也不受累。治疗这种特殊畸形最好的方法是通过关节囊固定术，籽骨切除术将MCP关节固定在屈曲位，如果畸形固定或存在很小的主动屈曲范围，可以行关节融合术矫正。

（五）Ⅵ型拇指畸形

在Ⅵ型拇指畸形中（图104-8），骨质的侵蚀或缺失是其主要的特点。拇指出现关节炎时表现为短缩和特征性的关节不稳定，在受累的指骨表面出现多余的皮肤。这种情况只出现在拇指。

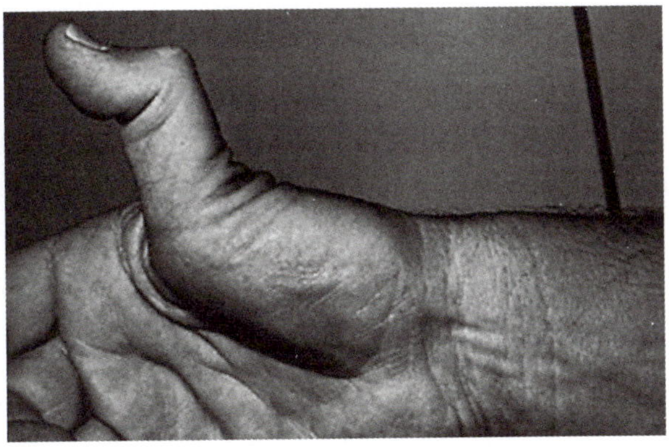

图104-7　Ⅴ型拇指畸形，掌板牵拉引起掌指关节（MCP）过伸。在这个病例中，第1掌骨屈曲是由于MCP关节过伸，腕掌关节被固定而造成

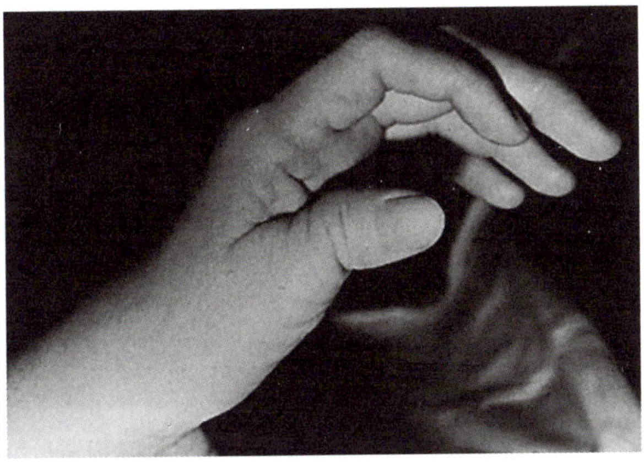

图104-8　Ⅵ型拇指畸形，骨质的缺失造成关节塌陷。在这个病例中，骨质缺失主要在指间关节的邻近区域

二、拇指功能评估

理解各类型拇指的畸形和疾病进展很有意义。但是外科医师还必须检查拇指的其他关节才能明确恰当的治疗方案，因为拇指在手功能中发挥的作用并不是孤立存在的。体检不能只限于拇指，整个手和上肢都要评估。

我们的检查通常包括主动关节活动度（AROM）和被动关节活动度（PROM）的测量，捏力和抓握力测试，还有评估手部功能情况。关节活动度（ROM）可以用量角器来测量。抓握力可以用标准测力计来测量，捏力可以用标准计量器来测量。一般很少使用血压袖带方式测量力量。

正常人的抓握力是根据年龄和性别而变化的。男性正常抓握力在45kg左右。我们发现，完成大

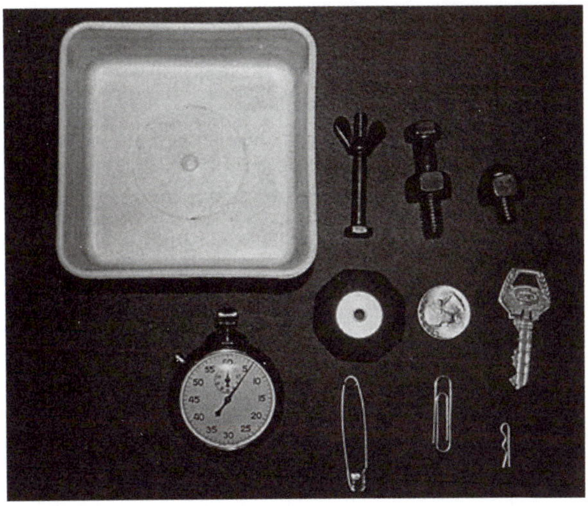

图104-9　Moberg Picking-Up Test中所使用的工具。9种不同大小和不同形状的物体。在尽可能短的时间内，患者将物体拾起后放入篮中，并用秒表记录时间

多数日常工作至少需要9kg的抓握力。外科医师谨记，部分类风湿关节炎患者手指抓握力往往低于9kg这个水平。

要同时测试指腹对捏，侧方夹和三指对捏。尽管抓握力很重要，但是捏力也是一个特殊的评估指标。外科医师评估日常生活能力时要包括精确的抓握，正确使用吃饭的器皿，系扣子，写字和简单的操作小型工具。正常捏力范围一般在7～9kg。我们发现，要完成大多数日常活动，2～3kg的捏力是最基本的。部分类风湿患者捏力达不到这一基本水平，难以完成日常动作。

检查还应该包括手功能的评估，如用Moberg拾物试验（Moberg picking-up test）（图104-9）。也可以用针对某种特定功能进行评定的方法，如Purdue钉板试验。对于更加复杂的病例，建议使用Jebsen手功能试验（Jebsen hand function Test）。

三、手部治疗目标

之前讨论了拇指畸形的分类及其形成机制。早期，当这些畸形可以被动矫正时，维持关节活动度、矫形器固定和遵循关节保护原则对保护关节、完成手部治疗目标将是有帮助的。当CMC关节受累时，滑膜炎波及关节囊，这种侵蚀可以导致

CMC关节半脱位或全脱位，并伴有第1掌骨的内收畸形。对于CMC关节，治疗的目标是防止第1掌骨内收挛缩和维持功能性关节活动度。为了达到以上目的，我们制作了CMC关节矫形器，它可以维持拇指“虎口区”的打开和稳定性。CMC关节矫形器可以向远延长到IP关节远端，向近通过CMC关接到达前臂中段（图104–10）。依靠这种矫形器，CMC关节可以得到很好的固定，MCP关节也可以保持在矫正后的正常位置。我们建议患者不仅要在夜间佩带这种矫形器，而且鼓励他们在白天进行功能训练时也要尽可能地佩戴。指导患者至少每天要摘掉矫形器3次，目的是让拇指能够进行轻微的主动关节活动训练。另外，短一些的矫形器通常可以在白天功能训练时使用（图104–11）。由于腕部没有固定在矫形器范围内，所以在白天训练时，患者更容易耐受。为了保证固定的效果，维持拇指的外

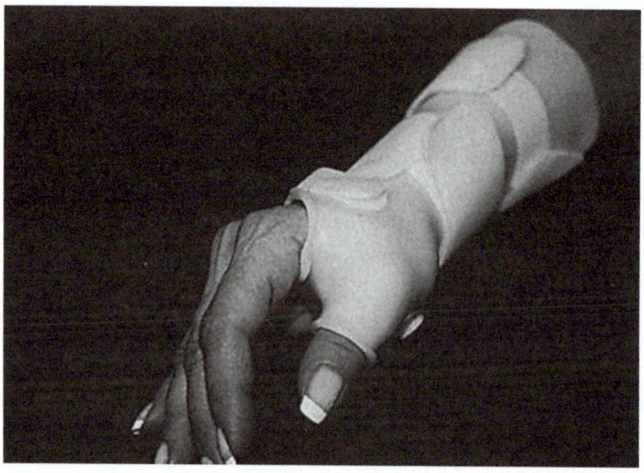

图104–10　用于稳定腕掌（CMC）关节的较长的矫形器。对于CMC关节受累的患者，这种矫形器可用于缓解疼痛和作为一种保护装置使用

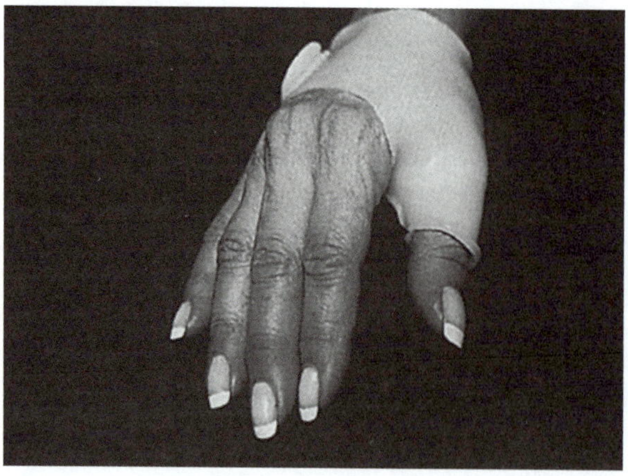

图104–11　用于功能训练时使用的短支具

展位，这种矫形器必须向远端延伸至“虎口”区域，这样能够加强第1掌骨相对于第2掌骨的稳定性。可以同时制作这两种矫形器，患者根据需要选择使用。对某些特殊病例，CMC关节氯丁二烯橡胶矫形器也可能更有益。

当MCP关节受累时，治疗的目的包括防止形成固定畸形，预防外力加重关节破坏和畸形。具体方法包括使用MCP关节小型矫形器，也可以使用一种铝塑泡沫矫形器卷在MCP关节周围或用热塑材料制作一个MCP关节矫形器（图104–12）。一个关节固定会对邻近关节产生压力，治疗师必须观察这些出现压力的关节区域是否存在滑膜炎征象或出现疼痛。矫形器应该在功能训练时佩戴，每日应该摘掉几次进行主动关节活动训练。

将铝塑泡沫卷在IP关节周围，通过这种热塑矫形器来保护IP关节（图104–13）。这种矫形器既能够给IP关节提供稳定性又能够提供保护。如果IP关节不稳定，这种矫形器固定可以帮助提高捏力。当患者等待矫形手术时，为了防止皮肤出现糜烂，这种小型矫形器应该经常更换。

四、关节保护措施

拇指各关节在日常生活中很容易受到外力的影响，尤其是当滑膜炎引起关节肿胀时，这些关节更容易受到外力的伤害。因此，应该告诉患者常用的关节保护原则及关节和拇指软组织能够承受的最小应力是多少。在特定的活动时，向他们推荐使用特殊的辅助器具。一些患者发现开车门时很困难并伴有拇指疼痛。这是由于旋转钥匙时拇指需要相当大

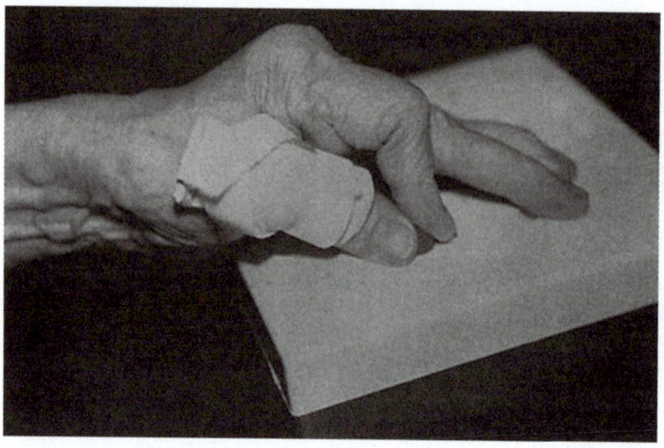

图104–12　使用拇指掌指关节矫形器方便了手功能的锻炼

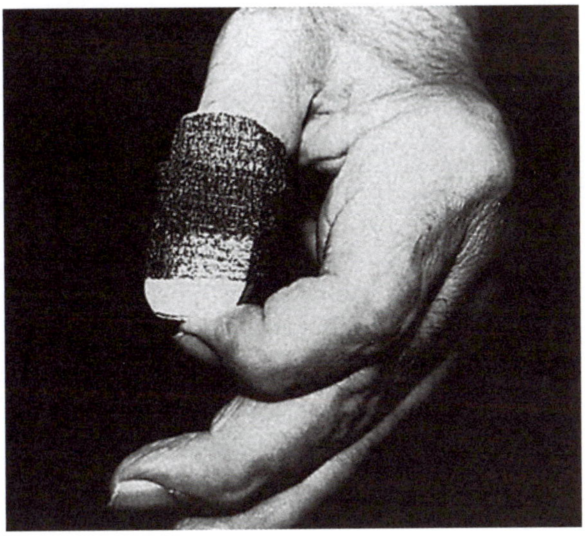

图104-13　当患者指间关节受累时，在训练中可以用热塑矫形器保护

的力量，所以开车门辅助器具在这时是非常有帮助的。可使用常用的钥匙把手，或热塑辅助器具帮助开车门（图104-14）。如图所示的钥匙把手能够在捏握时提供更大的接触面积，减少拇指和示指的应力。

由于稳定较粗的物体更容易，所以我们建议患者使用组合笔或粗笔，这些笔在文具店都可以买到，它们在书写的时候可以将作用在拇指上的应力最小化。患者发现毡尖笔更容易使用，因为它减小了在纸上的摩擦力。重新设计餐具和其他器具也可以减小拇指或手部应力。我们鼓励患者尽可能使用轻型器具。拧衣服或洗衣服等活动能够给腕关节和拇指带来疲劳，尤其是CMC关节。为了减少这种应力，将衣服绕着水龙头缠起来拧可能更有效（图104-15）。患者应该尽量避免某些重复性运动，比如使用剪刀，对CMC关节有一种特殊的应力。我们也建议患者限制和缩短编织工作时间和钩针编织剪刀的使用。这些活动常把手指和腕关节置于不良的位置，即畸形位，经常会加重拇指疼痛和腕管综合征症状。减少重复性和交替性活动可能对关节保护非常有帮助。当然，我们并不建议患者完全停止这些活动，因为这些活动对患者的成就感是很重要的。最好的方法是治疗师和患者共同在最小的应力下进行这些活动。组合编织针、钩针钩和辅助器具会很有帮助。采取合理的ADLs并使用矫形器能够

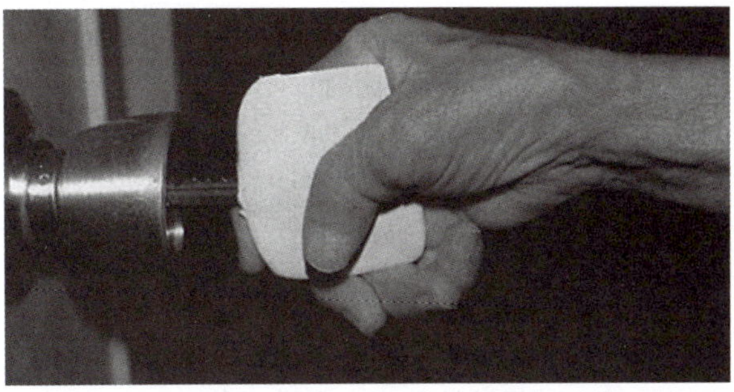

图104-14　一种合适的钥匙把手在拧钥匙时分散了拇指上的应力

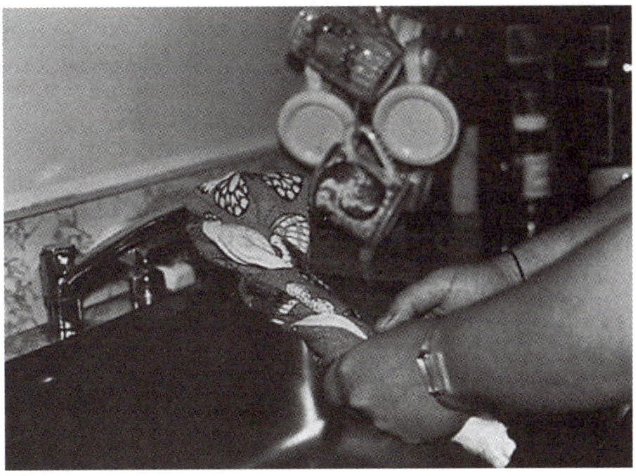

图104-15　绕在水龙头上拧湿衣服，能够减少拇指，腕关节和其他手指的应力

很好地缓解患者的疼痛，还可以减缓畸形发展的速度。最终矫正畸形，提供关节稳定性和缓解疼痛的治疗方法通常是外科手术。

五、外科治疗

尽管各种畸形会导致拇指多水平姿势上的异常变化，但是决定外科手术治疗这些畸形的方法更多还是依据受累的关节而不是畸形的特定类型。因此，我们讨论外科手术治疗通常是根据每个受累的关节，而不是畸形本身和畸形的特定治疗。

（一）指间关节

由于支持结构被牵拉，拇指末节关节会出现屈曲、过伸或侧偏畸形。EPL或FPL肌腱断裂也可以引起指间关节水平的屈曲和过伸畸形。在这些病例中，如果关节面，关节被动活动和关节支持结构都完好，那么可以尝试肌腱修复。

1.示指固有伸肌肌腱移位

肌腱在腕关节水平发生断裂导致伸指力量丧失。由于肌腱的回缩，肌腱端-端吻合非常困难。EPL功能的恢复通常要将示指固有伸肌腱（EIP）移位到拇指的MCP关节伸肌装置上来完成（图104-16），偶尔可以使用游离肌腱移植。当判断拇指伸肌腱在远节指间关节水平是否存在的断裂时，外科医师必须在腕关节和MCP关节水平检查伸肌附属结构，因为这个位置也可以发生肌腱断裂。由于完整的FPL肌腱有较强的屈曲力量，所以在主动力量训练之前，任何伸肌腱修复都至少应该固定4周。

断裂的EPL肌腱重建（移位或移植）之后，在开始主动活动之前，患者的腕关节和拇指应该石膏固定4周。腕关节固定在背伸接近40°位。拇指MCP关节和IP关节固定在伸直0°位。

治疗师和外科医师了解肌腱修复情况很必要。最初应该指导患者进行轻柔的关节活动，如果肌腱修复足够强，有耐力，术后6～8周可以进行训练。起初从轻微的抗阻训练或主动训练开始，之后6～8周阻力逐渐增加，在这段时间内，患者也应该逐渐增加日常生活中对手的使用。比如早期用手吃饭、洗澡和个人梳理，保护性矫形器在这段时间一般不需要持续使用。接近12周时，患者可以回归正常生活。

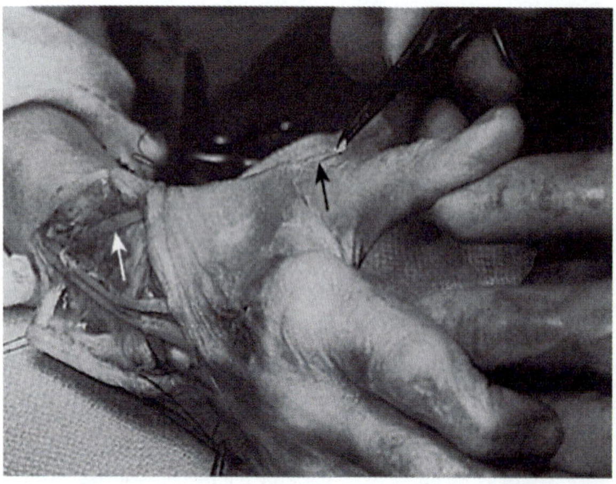

图104-16 拇长伸肌肌腱断裂后，指示固有伸肌肌腱（箭头）转变作用为拇指伸展肌

2.屈拇长肌肌腱重建

类风湿患者经常出现FPL肌腱断裂（图104-17）。最常见的断裂位置在腕关节掌侧舟状骨区域（图104-18）。舟状骨在位于掌侧关节囊的位置时有一部分骨质发生侵蚀，这个侵蚀的部位会形成一个锋利的边缘，磨损切割导致屈肌腱断裂。当外科医师见到拇指远节指间关节主动屈曲活动消失并伴有过伸位时，应该联想到肌腱在腕关节水平发生了断裂。当拇指远节指间关节形成畸形或存在不稳定时，恢复关节的主动活动并没有什么价值。这时，外科医师可以考虑通过骨融合的方法来稳定关节。但是，如果已经确定有FPL断裂，我们建议术中要暴露腕关节掌侧，并将腕关节周围的所有骨刺全部切除。如果没有做到这一点，邻近的示指屈肌腱也会处于危险中，继续忽略这一点的话，将会因为长期磨损，造成示指屈肌腱断裂。外科医师尝试恢复FPL的功能时，经常可以行肌腱端一端吻合。已经有作者发现，短距离“桥接”+肌腱移植的方法也很有效。针对某些患者也可以采用中指屈指浅肌腱移位。

FPL修复或重建之后，患者的腕关节和拇指应该用一个背侧保护的热塑矫形器或石膏来固定6～8周的时间。如果术中切开了腕管，术后腕关节应该固定在中立位；如果没有切开腕管，则应该固定在屈曲20°位。术后拇指CMC关节应该固定在掌屈

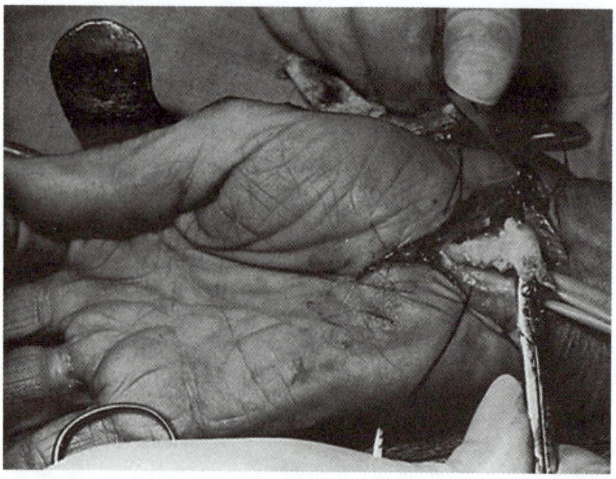

图104-17 腕关节掌侧面，显示拇长屈肌于腕关节处断裂。这是由于手舟骨骨刺导致的磨损断裂

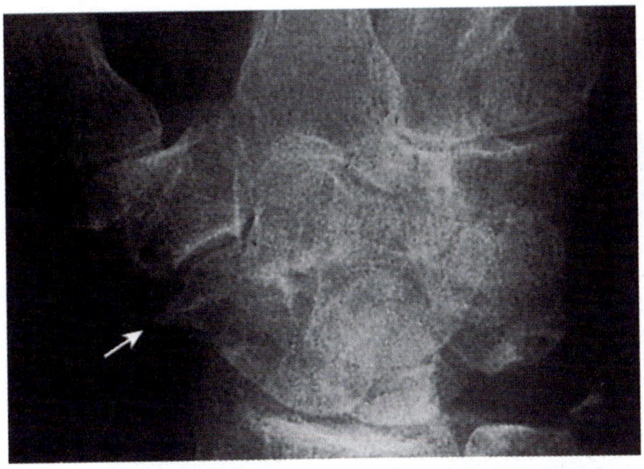

图104-18 舟状骨骨刺（箭头指示），可以引起肌腱磨损性断裂

外展位，防止背伸，拇指MCP和IP关节应该固定在完全伸直位。FPL重建术后，如果肌腱连接很牢固，可以在3～4周开始主动活动。在最初的4～5周，MCP和IP关节要在背侧阻挡的情况下训练，这是为了提高肌腱的滑动性和关节的灵活性。在术后6～8周开始抗阻训练和主动功能训练。早期良好的肌腱滑动预示着粘连很少，同时也暗示修复好的肌腱可能更容易断裂。因此，只有医师认为肌腱修复已经完全愈合时，才能进行抗阻训练，否则该训练要推迟进行。如果存在肌腱粘连，患者恢复关节活动有困难，轻度的抗阻训练可以在术后6周时开始。抗阻训练的阻力经常是逐步增加的，并且要在治疗师监督下根据训练原则来进行，以达到合适的关节活动度。术后6周，患者还可以进行轻微的主动功能活动，以加强IP关节的屈曲和捏握动作。术后12周，允许患者从事全部日常生活活动。

3.指间关节融合术

当患者的关节存在严重不稳定，伴有或不伴有完好的肌腱时，外科医师应该认真地考虑关节融合术。拇指末节关节融合术不会引起明显的功能丧失，实际上反而还提高了患者捏的能力。在这个水平的关节融合术使外科医师纠正拇指旋转畸形变为可能。外科医师将拇指末节关节融合在轻度屈曲和旋前的位置上，如果关节面有塌陷畸形，需要使用骨移植来弥补——这不仅能够达到融合的目的，而且还可以恢复拇指的长度（图104-19）。

类风湿拇指IP关节融合术中最常使用的固定技术是纵穿克氏针来维持固定的位置，直到关节融合达到愈合的标准，一般来讲，至少需要8周时间。在某些情况下，我们还可以用无头螺钉来做IP关节融合。这种螺钉能够提供坚强的固定，允许早期功能锻炼和迷你支具的固定，并且不需要取出（图104-20）。外部矫形器固定可以用于保护关节，直到关节融合达到坚固程度，并且允许MCP关节活动。如果掌板存在不稳定，但是关节面又完整，外科医师应该考虑用FPL的一半来固定近节指骨的远端。最后，我们很少在类风湿拇指上使用IP关节成形术，因为这种做法不能为关节提供良好的侧方稳定性。

（二）掌指关节

外科治疗在类风湿患者的MCP关节是有效的，治疗方法包括滑膜切除，EPL改道，关节融合，关节成形，关节囊固定和籽骨切除。

1.滑膜切除术

滑膜切除术适用于关节慢性肿胀和在X线上显示关节面仍然完好的患者。类风湿拇指实施滑膜切除术时，外科医师经常发现伸指装置被牵拉而延长。对此，为了防止屈曲畸形，建议使用矫形器固定来使伸指装置回缩。对于已经存在屈曲畸形，但是被动仍然可以伸直，可以加强MCP关节伸肌力量，EPL改道技术效果良好。该技术是将伸拇长肌改道通过背侧关节囊到达近节指骨，这样可以提供附加的伸肌力量。使用克氏针固定MCP关节于伸直位4周时间，并开始轻柔的主动关节活动。在训练间隙，使用热塑矫形器将MCP关节固定于伸直位。根据训练进程，通常要持续2到4周。活动越早，关节保护时间就要越长。在术后6年时，MCP关节滑膜切除和EPL改道存在很高的畸形复发率（64%），但是，这种方法还是在早期提高了功能，拇指的内在肌，屈拇短肌和拇短展肌加强了远端关节的伸肌力量（图104-21）。

2.关节融合术和关节成形术

如果MCP关节严重不稳定或关节软骨已经破坏，外科医师必须决定是选择关节融合还是选择关节成形。如果存在屈曲畸形，通过切除部分

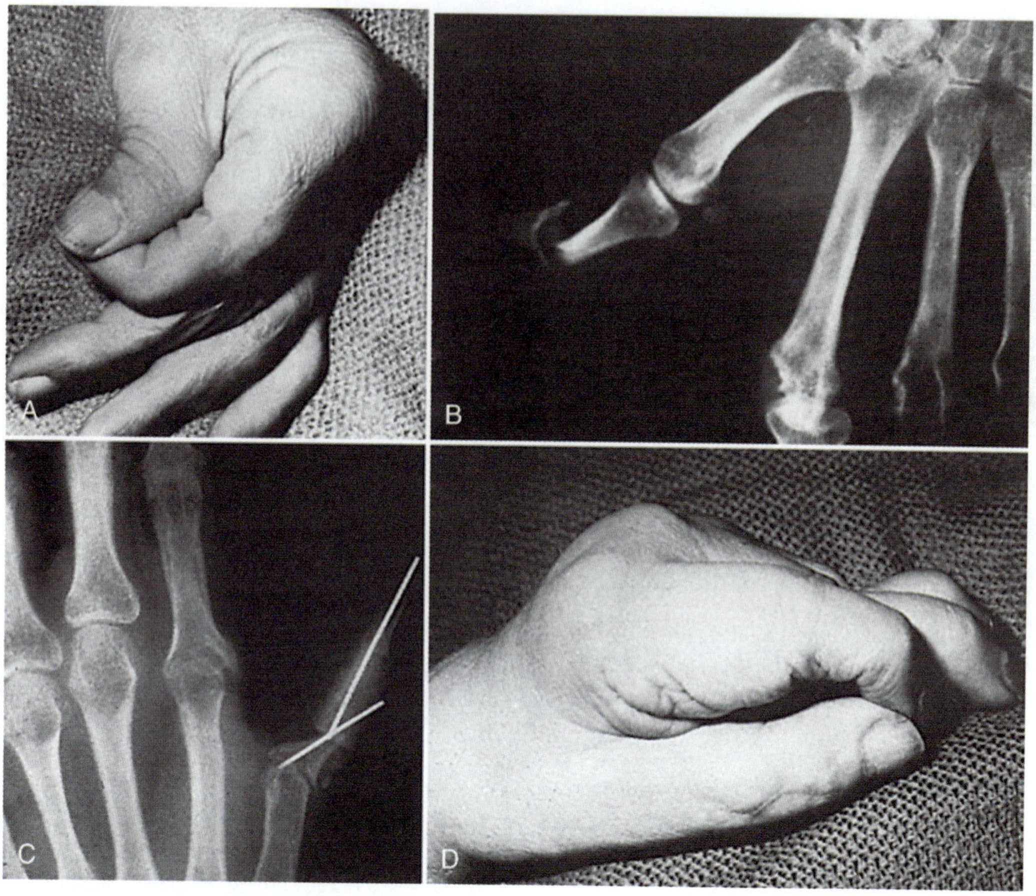

图104-19 类风湿拇指的外科治疗，伴有不稳定性关节塌陷畸形，骨移植技术可以恢复拇指长度。A.术前捏时存在关节塌陷畸形；B.X线显示骨质丢失；C.X线显示术中在恢复长度后，行骨移植；D.术后捏的稳定性得到恢复

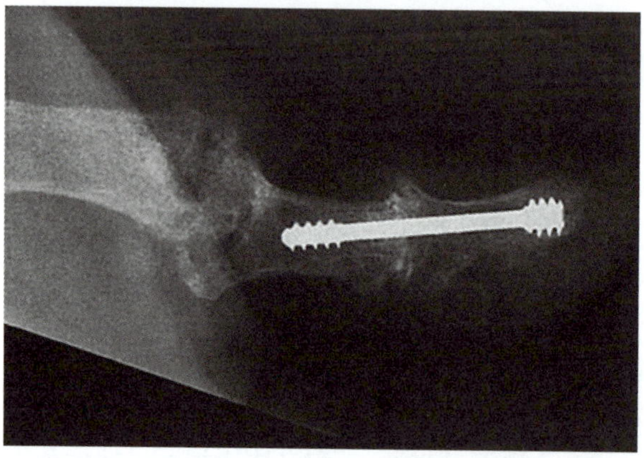

图104-20 X线显示使用1枚Herbert螺钉进行拇指远节关节融合，纠正了Ⅰ型拇指畸形

邻近关节面，插入Swanson屈曲假体可以纠正畸形，这是加强或短缩伸肌装置最常用的方法（图104-22）。这种关节置换术术后一般不应早期活动。在允许拇指自由活动之前，应将其固定在完全伸直位6周。特别需要注意的是，有屈曲畸形的患者，在MCP水平不允许使用假体置换。对于关节过伸畸形，在MCP关节置换术后，应该固定在轻度屈曲位。因为过伸畸形缺乏掌侧稳定性，只能勉强在这些关节中插入屈曲假体。如果外科医师选择在过伸畸形时行假体置换，掌板就必须要修复或重建。外科医师行拇指MCP关节融合时，理想的固定角度是屈曲15°。如果CMC关节活动受限，要达到拇指与示指对捏，就需要拇指5°内收和20°旋前（图104-23）。传统方法是使用2枚克氏针穿过并将关节固定在屈曲位。但是，现在使用张力带技术行MCP关节融合，或者偶尔也使用螺钉技术固定，因为螺钉固定范围最小，并允许早期活动（图104-24）。如果有骨塌陷或骨丢失，建议使用骨移植技术，术后早期就可以进行IP关节活动。由于融合区域有可能出现伸肌装置粘连，所以MCP关节融合固定在轻度屈曲位特别重要，这可以纠正过伸

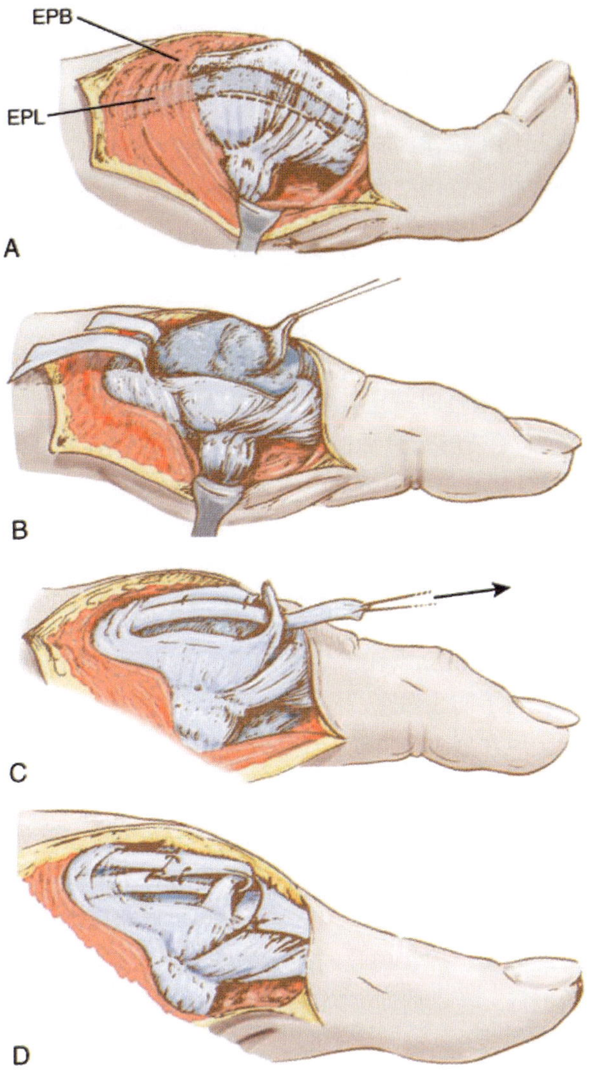

图104-21 使用伸拇长肌改道来恢复掌指关节主动伸直的技术。A.在MCP关节水平确认EPB和EPL肌腱。EPL位于MCP关节的掌尺侧；B.打开MCP关节并行滑膜切除。松解EPL远端部分。保留关节囊与近节指骨相连；C.通过关节囊远端将EPL改道，关节囊仍然与近节指骨相连；D.固定MCP关节于完全伸直位，使EPL自我修复

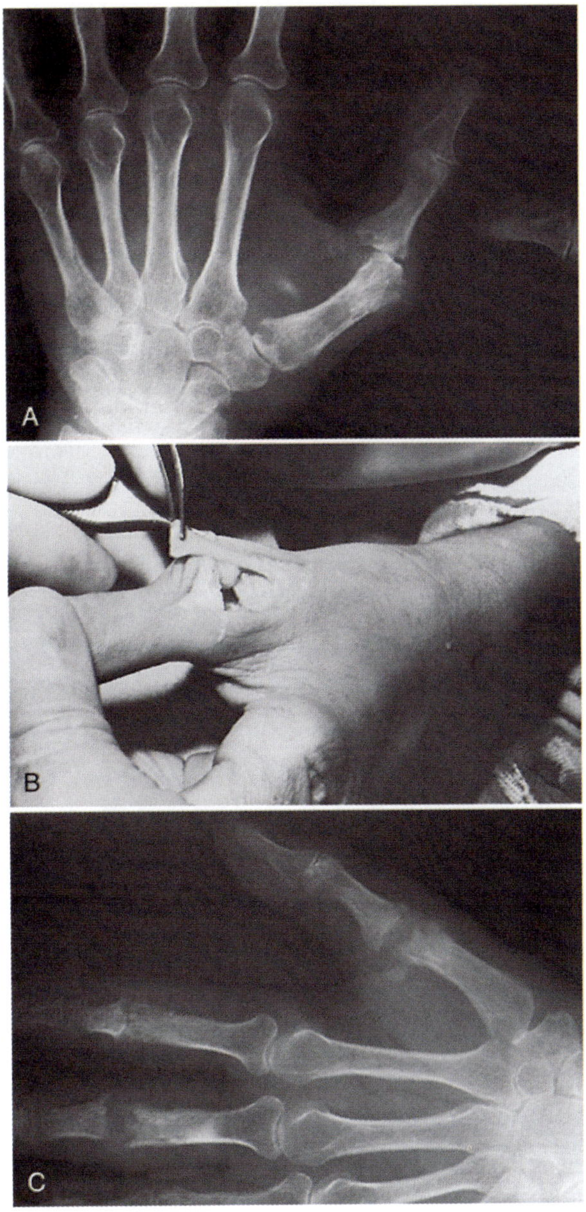

图104-22 用掌指（MCP）关节置换和伸拇长肌腱（EPL）改道的方法治疗Ⅰ型拇指畸形。A.X线显示MCP关节半脱位，骨质不规则和轻度丢失；B.插入假体和重新固定EPL之前，术中切除关节面的情况；C.使用Swanson's屈曲假体置换，术后纠正了畸形

畸形。当MCP关节融合固定在轻度屈曲位时，要重视CMC关节的过伸。对于在CMC关节水平已经接受或将要接受关节置换的患者来讲，这一点尤为重要。对于MCP关节屈曲活动良好，但是肌腱位于过伸位，可以选择关节囊固定/籽骨切除中的一种方法，这两种方法在保护肌腱过伸的同时，可以固定关节在屈曲15°的位置。

在MCP关节置换术术后要增加拇指功能训练，恢复稳定性是最重要的目标。实际上，正常MCP关节的活动范围是很大的。患者并不一定需要有像好手那样的灵活性和捏力，也不需要大范围的MCP关节活动度。

（三）腕掌关节

对于CMC关节的外科治疗，包括各种类型的关节成形术。因为类风湿关节炎通常累及多关节，

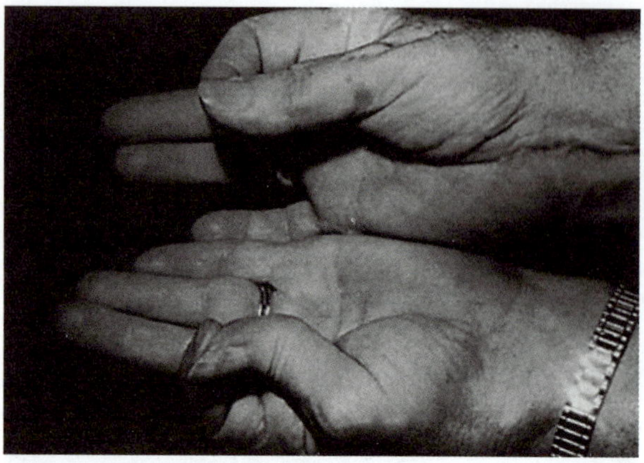

图104-23 右手：通过掌指关节融合来矫正Ⅰ型拇指畸形；左手：术前拇指捏时塌陷的表现

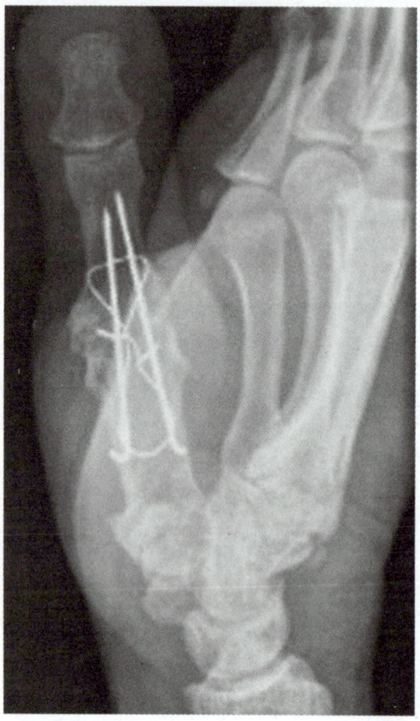

图104-24 X线示掌指关节融合术的张力带技术

所以在某些特殊病例中，不推荐CMC关节融合。MCP关节受累则应该融合，但应该保留MCP关节活动度，哪怕活动度非常小。但是，红斑狼疮患者例外。在这类患者中，关节软骨可能受累，主要的问题是关节半脱位造成关节不稳定，此时，CMC关节融合可以为拇指提供一个稳定的基础。但是在大多数病例中，关节成形技术可以解决CMC关节的畸形。类风湿患者的腕关节经常受累；骨切除应该控制在最小范围。目前已不再使用Silicone关节成形术。与Burton和他的同事一致，在治疗CMC关节的类风湿关节炎时，硅胶假体置换要将骨切除，第1掌骨固定在外展位，同时也要进行肌腱插入和韧带重建。有时为了获得拇指全部外展，可能需要松解背侧“虎口”区的挛缩带，但是，外科医师很少需要做这种松解。类风湿患者CMC关节融合术后，恢复活动之前将拇指固定于外展位4～5周非常重要。

如MCP关节外科原则所述，在CMC关节水平行关节融合时一定要纠正MCP关节的过伸。如果MCP关节因为过伸而挛缩，那么挛缩的力量足以使第1掌骨出现内收，最终导致CMC关节半脱位。MCP或CMC关节融合术后治疗的目标是当用力捏的时候能够提供关节稳定性，并且使关节活动和关节稳定之间达到平衡状态。为了保证关节囊良好的愈合，拇指应该在术后固定至6～8周。在固定期间，为了防止僵直，应该指导患者拇指IP关节、手指、肘和肩关节活动训练。

CMC关节重建术后，开始进行拇指训练时的内容包括：MCP和IP关节屈伸，CMC关节向掌侧外展、旋转和内收。通常，这些患者在术前都存在拇指内收畸形，因此，必须用热塑矫形器来维持关节的外展，捏和内收的训练要推迟到术后8周才开始进行。在早期训练阶段，患肢浸入温水中对提高活动度会有帮助。轻柔的主动功能锻炼，比如系扣子，可以在术后12周开始。照此训练，日常生活能力将在之后4～6周得到提高。矫形器一般在术后12周可以开始间断使用。主动活动的进展情况要根据患者的承受能力来决定，一般需要6～12个月才能恢复全部活动能力。

在某些病例中，其他手功能重建可以与拇指功能重建同时进行。此时，外科医师必须牢记患者进行治疗的时间。

六、小结

尽管类风湿关节炎经常累及拇指，引起明显的功能丧失、疼痛和畸形，但是，大多数患者能够通过非手术和手术治疗的方法来减轻畸形和恢复功能。

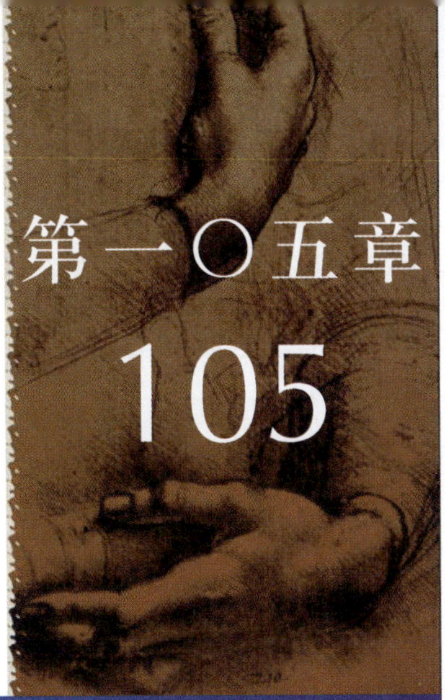

第一〇五章 105

拇指腕掌关节骨关节炎的处理

原著者 ALEIANDRO BADIA, MD, FACS
译校者 王 飞 刘克敏

一、评估
二、非手术治疗
三、外科治疗
四、关节镜检查
五、关节融合术
六、关节切除成形术
七、硅胶假体关节置换
八、全关节置换术
九、小结

关键点

- 拇指疼痛的程度经常与X线表现和关节镜下所见关节炎的程度不成正比。
- 多数患者非手术治疗都能有效果，包括矫形器固定、主动关节活动和偶尔皮质类固醇激素注射。
- 外科治疗方法多样，多数进展期患者无论采取哪种外科治疗，都能有很好的治疗效果。
- 外科治疗的首选适应证是“burn no bridges”。当然，更新的方法，比如关节镜和假体置换，可以减少疼痛并很快恢复功能。

手部骨性关节炎最常累及的第2个关节是拇指的掌指关节，这个关节一般也是最疼痛的和最易发生功能丧失的。患者也因此来寻求手外科医师和治疗师的帮助。骨性关节炎最常见于远节指间关节僵直的患者，他们症状轻，有皮质类固醇激素注射的病史。对于远节指间关节，融合术仍然是唯一的治疗方法。DIP关节融合术操作简单、成功率高、功能恢复快。相反，由于拇指基底关节运动复杂、灵活性高，基底关节关节炎治疗也更复杂，治疗结果难以预测。掌指关节活动度非常关键，在每天的活动中，掌指关节能够将很大的应力转变成一般的应力。捏的时候，作用在拇指基底的应力可以增加10～13倍。已经证明，人类与其他灵长类的最大区别就是拇指基底关节，在使用工具时，拇指基底关节起到的作用将我们与动物区分开来。

一、评估

诊断拇指腕掌关节骨关节炎（MCP-OA）主要依靠临床症状。如患者能够指出病变区域并自述疼痛，同时捏力差，或听到大多角骨掌骨关节捻发音。疼痛很少描述不清，此时，体格检查将会更加明确关节炎疼痛的位置。MCP-OA的明确指征是“肩征”，是由于大多角骨掌骨半脱位或明显的骨赘生长造成的。在早期阶段，大体表现正常，但是，疼痛经常出现在关节掌侧。因此，触痛出现在鱼际隆起的最正中。疾病进一步进展经常引起半脱位，外科医师可以通过轻柔的牵拉拇指感受到这种不稳定，如果在掌骨基底施加双倍向下的应力，可能引起疼痛并听到捻发音。也可以在掌骨上施加轴向应力同时做旋转运动——研磨试验，来引起直接的疼痛。随着关节炎进一步发展，大多角骨掌骨之间的活动经常会消失，患者随之出现内收挛缩，拇指向桡侧外展的活动几乎消失。为了完成功能性外展，拇指掌指（MCP）关节以过伸来代偿，导致出现"Z"字形畸形，结果影响外观，并且标志着拇指腕掌（CMC）关节关节炎已经达到严重的程度（图105-1）。奇怪的是，到这个阶段，某些患者竟然没有症状，所以，外科医师必须了解患者的功能需要，并明确患者缓解疼痛的需求。

MCP-OA患者往往同时存在其他手部疾病，临床医师应该首先排除腕管综合征。拇指和其他手指的屈肌腱狭窄性腱鞘炎应该和第1伸肌间隙存在的DeQuervain's狭窄性腱鞘炎相对比。后者经常与基底关节关节炎相混淆。为了辨别清楚，通常需要仔细的体格检查，并且要明确，它们也会同时出现。

手部X线不仅能够确定诊断，而且能够确定大多角骨掌骨关节骨性关节炎的程度。Eaton和Glickel制订了一个容易理解的X线评价指标，也可作为判断疾病进展的标准。Eaton第Ⅰ阶段，X线改变最少，大多角骨掌骨间隙增宽暗示存在关节肿胀。第Ⅱ阶段，关节间隙沿着早期形成的边缘骨赘变得越来越狭窄，有时会出现半脱位；第Ⅲ阶段，特点是骨赘增大，经常沿着软骨下硬化骨有囊肿形成，出现明显的关节间隙变窄。松弛的关节甚至出现半脱位，此时应该注意掌骨内收。第Ⅳ阶段，表现为大多角骨关节炎。大多角骨掌骨关节和舟骨大多角骨关节均受累。

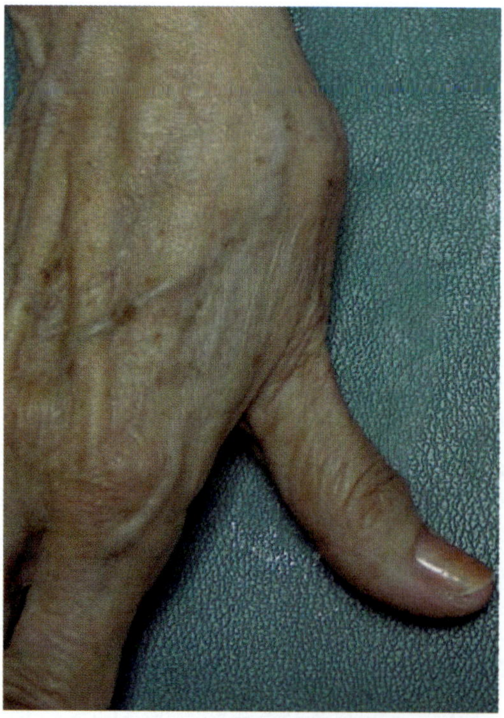

图105-1 进展期骨性关节炎，在基底关节有显著的"肩"征，合并有代偿性掌指关节过伸，导致"Z"字形挛缩畸形

原则上，应该拍摄前后位和侧位X线片。外科医师还可以考虑拍摄一张拇指应力位片，方法是按压拇指尖使大多角骨掌骨半脱位达到最大程度。Robert的大多角骨影像评估将大多角骨作为一个整体考虑，做出了优秀的评估。它既明确了舟骨大多角骨和大多角骨关节的评估，又明确了第1、第2掌骨基底间隙和大多角骨掌骨关节的评估。然而这个影像拍摄需要患者极度内旋前臂来完成，确能使大多角骨关节显影清晰，甚至中小骨赘也很清晰，还能对关节半脱位进行评估。关节镜检查通过主动和被动关节活动观察到多个影像，进而得到更多的信息。

还应该收集相关的X线影像学检查，如MCP关节过伸、拇指掌骨内收等。当倾斜的大多角骨位置纠正后，MCP-OA将有更高的发病率，所以应该仔细评估大多角骨本身形态。由于关节炎可能累及其他关节，所以周围的关节也应该检查，如MCP关节，最常见是检查拇指和手指的远节指间关节。

原则上，MCP-OA很少需要其他影像学来帮助确定诊断，如果扫描技术良好的话，MRI可以在早期显示出软骨丢失。骨扫描会得出相当灵敏的诊断，但是对于病因诊断价值很小。仔细的体检结合X线检查完全能够诊断MCP-OA，并确定病变的严重程度。随着病变越来越复杂，最好在治疗前先做评估，然后将治疗计划提供给患者。

二、非手术治疗

大多数症状性MCP-OA最初采取姑息治疗。非甾体类抗炎药物，矫形器固定，甚至皮质类固醇激素注射都可以缓解疼痛。这些治疗一般不会改变疼痛性质，甚至不可能避免畸形进展。Days和他的同事进行了一项很少有人做过的前瞻性研究，研究方法是在基底关节单独注射类固醇皮质激素同时矫形器固定3周，观察短期和长期结果。他们发现，Eaton第Ⅰ阶段在短期内治疗效果良好，而第Ⅳ阶段在任何时期都没有得到疼痛缓解。第Ⅱ阶段和第Ⅲ阶段长期有效的少于50%。有趣的是，效果好的比无效的抓握力恢复95%，然而效果差的比无效的抓握力恢复少于2/3。

Swigart和他的同事观察了单独使用矫形器固定症状性MCP-OA的效果。他们回顾了114例症状进展的患者使用拇指绷带矫形器治疗的效果，发现3/4早期都有效果，甚至进展期的一些患者都有效果。他们还发现，患者能够很好耐受矫形器，是有效地治疗方法，但是不能够完全缓解症状。这个观点某些临床医师在会议上也讨论过，焦点是矫形器固定的效果好还是外科干预治疗好。临床研究普遍证实了不同矫形器固定的优势，并且多数认为氯丁二烯橡胶屈曲矫形器能够最好的被患者接受。

皮质类固醇激素注射是外科医师治疗MCP-OA的一个重要方法，被广泛使用。但即使这样，仍有很多问题有待研究。最近，一项前瞻，随机和双盲研究将皮质类固醇激素注射和Hylan G-F20相对比，结果显示，在任何时间大多数结果均没有不同。但是，在注射4周后，类固醇组的患者在症状上有明显缓解。Hylan G-F20在晚期有更好的效果。这个结果也在一项直接比较两种治疗的研究中得到肯定，其结果显示，晚期使用Hylan G-F20，可以更好地提高捏和抓握力。

正如某些人研究的一样，在所有病例中，大多数临床医师经常先矫形器固定，后应用皮质类固醇激素注射，这样至少能够暂时缓解疼痛。为了提高关节穿刺的准确性和效果，注射可以在关节镜监视下进行（图105-2）。虽然Hylan G-F20的作用还没有完全解释清楚，但是，早期研究似乎支持使用它，特别是对于长期治疗来讲，就像在其他的关节比如膝关节，但是，目前效果还不明确。

因为没有根本改变关节本身的畸形，所以非手术治疗经常也是无效的。捏的动作在日常生活和工作中普遍存在，所以关节持续承受应力，以至于出现症状性关节炎。由于持续的疼痛需要治疗，所以外科医师一般主要根据基底关节关节炎的症状来治疗。

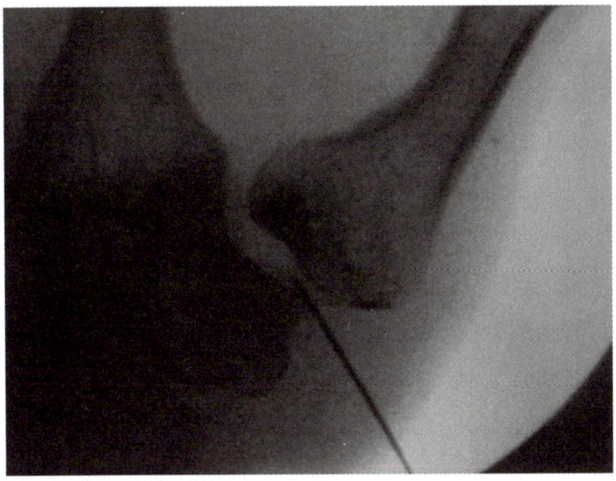

图105-2 关节镜下成功的关节内皮质类固醇激素注射。这很有帮助，否则明显的骨赘可以造成关节内占位，导致穿刺困难

三、外科治疗

大多角骨全切术是最早的外科治疗方法。这种操作方法简单，在1947年首先由Gervis提出。50年后，Meals再次提出一种同样的外科治疗方法，这时外科治疗经历了一个循环。LRTI（韧带重建肌腱移植）比较复杂，包括很多不同的术式，这些术式的区别在于手术入路和肌腱固定方式。通常，治疗MCP-OA疼痛的这些术式保留了最基本的外科治疗方法。相对复杂的手术操作借鉴了一些先前的术式，这些术式包括大多角骨完全切除和用桡侧屈腕肌（FCR）止点来稳定掌骨基底从而稳定新的关节。尽管文献报道结果令人满意，但仍存在不少问题，问题之一就是恢复过程相对较长并存在疼痛。如果疼痛持续存在，很少有补救措施，大多角骨被切除是这种窘境的原因。一旦拇指基底的支撑骨被切除，就很少有补救措施来重建拇指基底；同样，在融合术后也会反复发生关节炎，并且症状会更加严重。融合翻修是一个相当艰难的任务，关节置换可能是唯一的选择。理解并掌握多种外科治疗方法，针对不同的患者选择恰当的术式，是拇指功能重建的关键。

四、关节镜检查

讨论关节疾病外科治疗时，关节镜检查往往是首选，因为该方法微创，能够充分了解关节内病变程度，且恢复时间短。然而，这项技术最近才被应用到MCP-OA的治疗中，目前还没有一个公认的治疗方式。最近的一项回顾性研究证明了这一点，并建议治疗方法应该包括关节镜检查。

关节镜诊断早期阶段掌指关节炎是最有意义的（图105-3）。非手术治疗无效的情况下，也很少有手术治疗早期疼痛的方法。很显然，即使疼痛持续存在，一例35岁的成年女性患者也不可能同意将大多角骨完全切除。其他外科治疗方法对于年轻，活动多的患者来讲创伤也大。因此，对于年轻，活动多的患者来讲，掌指关节骨关节炎非手术治疗无效仍然是一个难题。但是关节镜提供了一个可行的选择，同时具有诊断和治疗价值。多次封闭和长时间矫形器治疗后仍然持续疼痛的患者，更容易接受关节镜手术治疗。因为比起更大的关节，如膝关节，在掌指关节的微创治疗更加有利。掌指关节的关节镜评估能够真正明确关节炎发展的阶段，当关节炎还没有发展到严重阶段时，X线仅有很少的变化，而关节镜资料成为X线分期的重要依据。实际上，关节镜下分期已经成为指导治疗的标准（表105-1）。如关节镜下Ⅰ期表现为关节内明显的滑膜炎表现，但是没有关节软骨的丢失。通过镜下简单的滑膜切除和关节囊紧缩缝合，患者可能会获得相当程度的症状缓解（图105-4）。Rekant和Osterman强调了Ⅰ型胶原蛋白的重要性，Ⅰ型胶原蛋白可以提供大多角骨掌骨关节囊的稳定性，随后胶原纤维挛缩提高了治疗效果。但是，目前没有长期的研究来评估在早期掌指关节炎单独使用射频的效果。

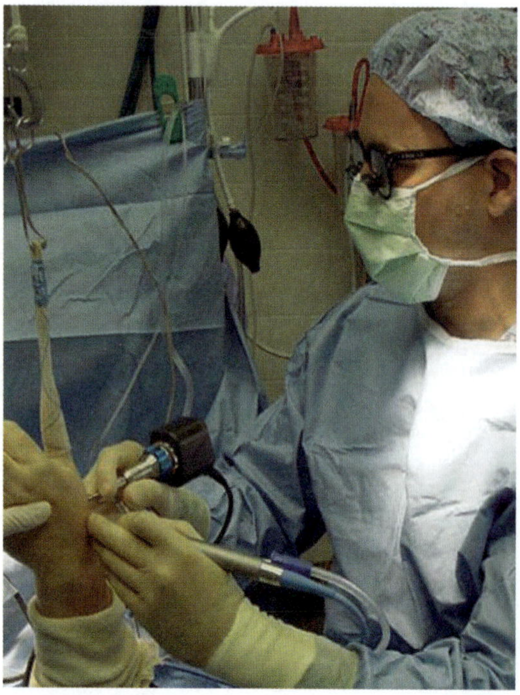

图105-3 大体像显示关节镜的安装，以及手部固定和小关节刨削装置

关节镜下关节囊缝合术仅仅在近期由小关节关节镜提出，使用在大关节同样有益处。但是，在治疗肩关节不稳定时发现缺点。正确地使用这项新技术是很重要的，进一步的研究要面对小关节。目前方法学研究包括，根据关节囊松弛程度，在拇指人字绷带固定的不同时期，使用双极镜下热紧缩关节囊缝合术。关节镜分期越高，治疗创伤越大。Ⅱ期关节炎存在局部关节软骨丢失，适合于利用附属结构截骨来改变关节生物力学机制。这种截骨术在之

表105-1 拇指大多角骨掌骨骨性关节炎的Badia关节镜分期

阶段	关节镜改变
Ⅰ	完整的关节软骨；桡背侧韧带断裂和滑膜肥大紊乱；前斜韧带（AOL）不均等的变薄
Ⅱ	在第1掌骨基底尺侧1/3和大多角骨远端关节面中1/3处软骨出现象牙骨变性；桡背侧韧带断裂+进一步滑膜肥大；AOL均匀变薄
Ⅲ	病变广泛漫延，软骨在两侧关节面末端边缘伴有或不伴有全层软骨丢失；滑膜炎不严重；松弛的掌侧韧带出现磨损

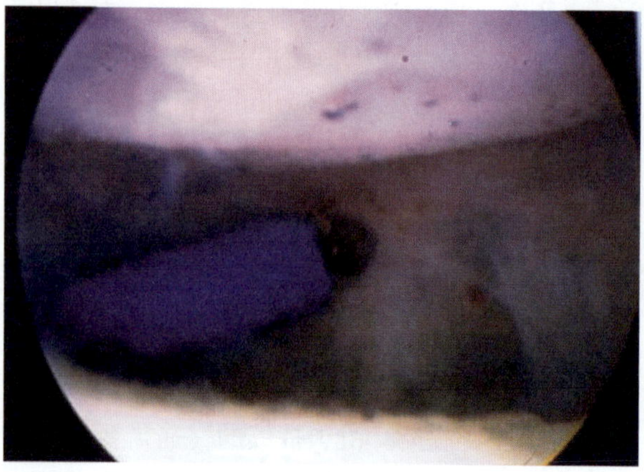

图105-4 关节镜下热紧缩关节囊缝合术显示明显的掌侧前斜韧带

前已经描述过，近来仅仅做了一些修改。截骨原则与其他关节是相同的，截骨的位置改变了通过关节时力的方向，有效地“解除”了关节内的压力。在拇指大多角骨掌骨关节炎的病例中，桡背侧闭合楔形截骨（图105-5）使掌骨转移到大多角骨的中心位置上，纠正了典型的掌侧半脱位（图105-6）。截骨也改变了关节内关节面接触点的方向，这可以防止软骨丢失，阻止局部缺陷进一步发展。在近期的论文中，联合使用关节镜清理，关节囊缝合和Wilson截骨技术。论文报道了43例患者，属于关节镜分期中的Ⅱ期，治疗使用了这项技术。尽管早期没有患者需要进一步外科治疗，初步结果非常满意，但是，长期随访这些患者，评估X线改变和临床效果也将是很重要的。

关节镜分期第Ⅲ期表示关节软骨几乎完全丢失（图105-7）。这既是先前提到过的开放手术适应证之一，又是关节镜下关节成形术的适应证。尽管之前讨论过关节镜用在初期关节炎是最佳的选择，但是，由Menon编写并出版的第一篇掌指关节关节镜的论文指出，对于更多进展期关节炎也可以利用关节成形术的技术来治疗。他报道了使用关节镜技术切除部分大多数角骨，同时使用自体肌腱，Gore-Tex（W.L.Gore，艾克顿，马里兰），或同种异体筋膜插入成形，结果良好率接近90%。Ehlers-Danlos证明，因为经典的手术入路，关节囊保留完整，所以并没有提供额外的稳定性，有时关节囊严重松弛的患者用这个方法也是有益的，因此，对侧拇指也需要手术的患者愿意接受同样的关节镜下软组织插入成形术。

像开放LRTI技术或像Menon和其他人提到的多种材料移植技术一样，关节镜介入技术也可以完成游离肌腱移植。Adams和他的同事报道了无细胞基质同种异体移植（Graftjacket；Wright Medical Technology，Inc，Arlington，Teunessee）技术，与大多角骨完全开放切除技术相比较，获得94%的优良结果。Badia介绍了通过关节镜（图105-8）插入一个聚氨酯尿素假体（Artelon；Artimplant USA，Inc，Bansdale，Pennsylvania）的微创技术。用关节镜磨钻切除3mm的大多角骨软骨下骨，通过其中一个入口插入Artelon假体。当Artelon粘在软骨下骨时，用克氏针固定掌骨基底，保持在大多角骨的中心，术后用拇指人字形绷

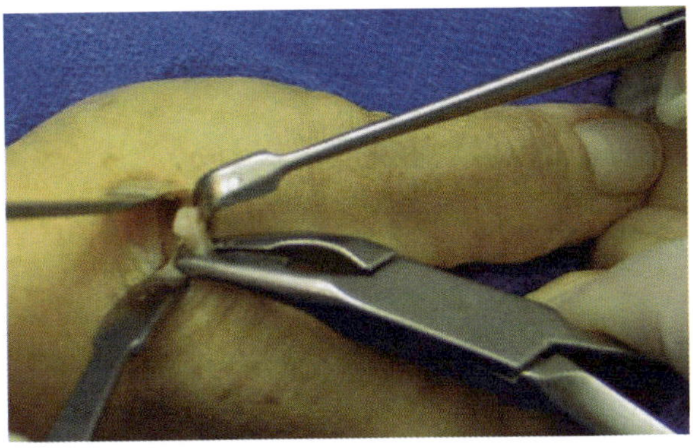

图105-5　通过尺侧伸直位入路进行截骨，切除少部分掌骨的桡背侧边缘

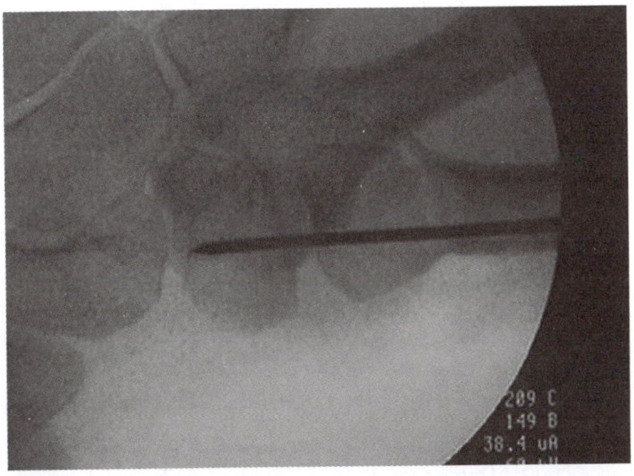

图105-6　术中荧光屏显示，045型克氏针固定掌骨截骨基底处达到稳定状态。还显示，掌骨固定在伸直位，掌骨基底与大多角骨中心用同样的克氏针固定来维持稳定性

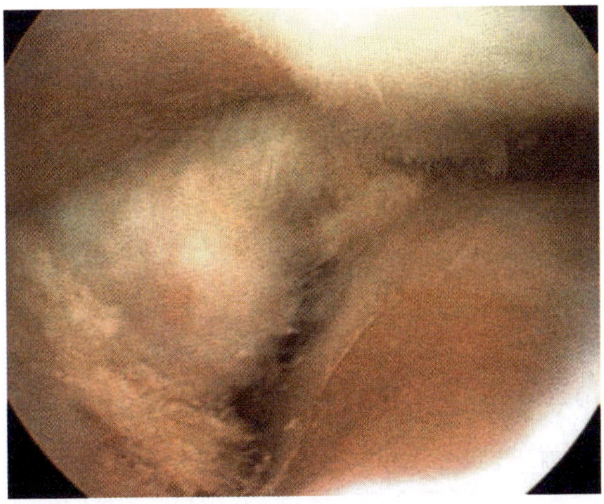

图105-7　BadiaⅢ期大多角骨掌骨关节镜下影像。提示大多角骨关节软骨几乎完全丢失，掌骨关节软骨退变和关节囊完整性极差

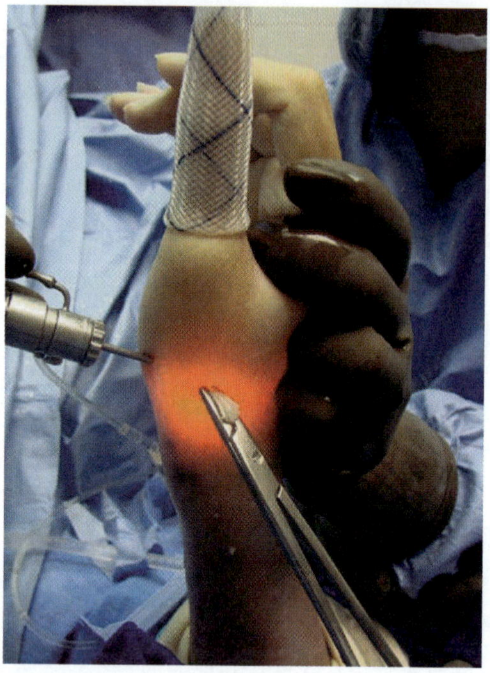

图105-8 关节镜影像显示大多角骨软骨下骨锉完之后，插入Artelon衬垫（Artimplant）

带石膏固定保护6周。已经证明，Artelon在拇指基底关节有临床使用价值，并且没有局部组织反应，就像Sollerman和他的同事用开放入路插入这种假体效果是一样的。关节镜技术不仅保留了大多角骨的主要部分，避免了“不可逆性破坏”，而且对关节囊、疼痛感受器和压力感受器损伤最小，术后疼痛达到最小化。关节镜让我们用微创的方法治疗更多的拇指基底关节炎，同时给我们真正的关节内影像。

五、关节融合术

长期以来，关节融合术被认为是治疗各关节晚期关节炎的一种方法。随着矫形技术和工艺的进步，融合术的适应证逐步缩小。减少活动可以减少疼痛，但活动丧失也意味着功能丧失。关节成形术无论在生物学意义上，还是在修复学意义上，几乎都是可取的。然而，为了稳定性和恢复力量，掌指关节融合后丧失活动度是可行的。手工劳动者可能最适合于大多角骨掌骨融合，这个小而关键的关节融合能满足其工作需求。在这个关节几乎任何成形术都会遇到许多应力，这些应力导致关节成形术失败，尤其对年轻患者来讲，他们将在使用一些年之后表现出来。Goldfarb和Stern总结了关节融合术的适应证和外科技术，采用钢板或者螺钉固定技术的文献结果令人满意。Stern和他的同事直接比较了关节融合术和关节切除成形术，10年内141例拇指手术采用这两种术式，尽管融合组并发症更多，但是在临床结果上没有明显不同。当然，由于这组患者均未再接受对侧手的同样手术，尚不能直接比较患者的选择倾向。很难以想象，即便非手术治疗能够缓解疼痛，但是患者还是愿意接受融合术。对于有严重畸形的年轻人和活动多的患者来讲，融合术是更好的选择，如Bennett's骨折畸形愈合带来的后遗症（图105-9A、B）。

六、关节切除成形术

用外科手术的方法完全切除腕骨作为治疗普通关节炎的金标准这一点令人困惑。可能是因为无论使用哪一种手术，临床结果都是好的。外科医师选择他们特有的大多角骨切除，一般是根据他们和同行的经验和回顾治疗经历来决定的。对于拇指CMC关节炎来讲，关节切除成形术已经是最普遍的方法。好像每个国家都有一名权威外科医师，他们一旦进行大多角骨切除后就应用一种特殊的韧带重建技术。在大多数外科医师看来，Gervis'的简单切除存在明显不足。1970年，Froimson首先提出了用肌腱移植的方法填补空间的原则，这印证了一句外科格言：“自然厌恶空虚”。但是，Froimson没有实施一个附加稳定的操作。经典的Eaton-Littler韧带重建术的设计是源自治疗非炎症性大多角骨掌骨不稳定性疼痛。Lane随后的临床研究支持了这种方法的使用。尽管这种观念在解剖学重建上是出色的，但是，大多数不稳定的基底关节都会出现关节炎的改变，因此，这种手术的适应证很少。直到Burton和Pellegrini's在1986年出版了一篇文献之后，大多角骨切除合并韧带重建才被广泛应用，此后在Froimson方法上加上肌腱移植，才有了著名的“LRTI”术式。

从1986年以后，众多外科技术和LRTI术式的改良层出不穷，并且都报道了相当好的结果。Weilby带领欧洲的外科医师采用了把部分FCR肌

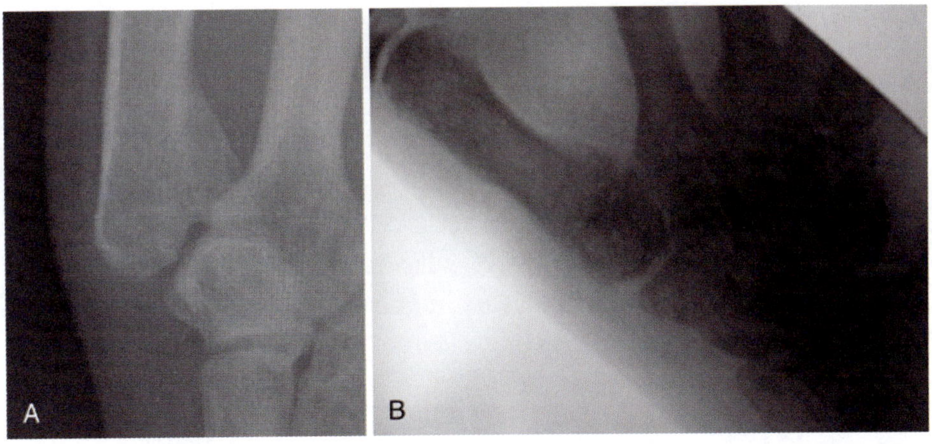

图105-9　术前X线检查。A.Bennett's骨折畸形愈合；B.术后6周拆除克氏针后的关节融合的X线片

腱进行编织固定的技术，这种技术有效地悬吊了掌骨基底。Brunelli不久首创了外展拇长肌（APL）悬吊技术，这种技术实现了自然状况下的多肌腱滑动。当Thompson创造了“悬吊成形术”这个词的时候，他的技术被更广泛的使用，无论APL滑动到什么位置，它都是用于悬吊掌骨基底的。Diao更进一步改进了这项技术，与LRTI技术比较，保留了重要的FCR肌腱。

尽管反复提及FCR肌腱的游离，但是，Tomaino阐明，所有肌腱都能够利用在软组织重建中，甚至不需要利用剥离器剥离（图105-10）。他随后的临床研究表明，在全部游离FCR肌腱后并没有明显的力量和功能丧失。当然，值得注意的是，这些患者经常患有双侧拇指的关节炎，他们的FCR功能水平可能本来就比正常人差，所以完全游离对功能的影响也就相对小。Tomaino的临床研究评估了完全FCR肌腱游离前后对手部力量的影响和大多角骨切除后对手部力量的影响，证明恢复更多的力量可以缓解疼痛，这种缓解是由于基底关节本身得到了重建。Naidu则发现，与对侧腕关节比较时，力量和功能的丧失是很明显的。他们用等量的数据显示，当全部游离FCR肌腱时，腕关节屈-伸力矩减小，维持腕关节屈曲的抗疲劳能力减弱。但手术侧术后功能明显优于术前或许是他们最想传达的信息。这个事实说明了切除大多角骨关节成形术的必要性。无论采用哪种手术技术，也无论游离肌腱与否，当存在晚期掌指关节关节炎的时候，手术会更加复杂。如Scheker用复杂的APL编织来重建悬吊掌骨基底的韧带。但是，当比较FCR和APL的实用性时，Makiowee等的前瞻性研究并没有发现预想中的不同。此外，为了获得稳定性，外科医师们宁愿冒险在任意位置上游离肌腱，比如Ilarramendi 和他的同事在阿根廷布宜诺斯艾利斯进行的一项深入性临床研究，就是应用游离桡侧伸腕长肌的技术。

尽管各种技术都在使用，但是Beleher始终强调，简单的大多角骨切除和更加复杂的肌腱移植韧带重建这两种方法的结果并没有什么不同。Jones和Maser后来提出了一种方案，即简单大多角骨切除术，结果令人满意，现在其他人也在使用。Davis、Brady和Dias随机抽取200例患者，将他们随机分成3组：简单大多角骨切除，肌腱移植伴大多角骨切除和大多角骨切除后行LRTI。现在有人回顾了这篇论文，结果发现在1年随访评估时，各组结果相同。在短期内，至少在1年的随访中，肌腱移植或韧带重建并没有表现出临床优势。相同的是，三组都使用了克氏针来固定支持掌骨基底。直到2006年，由Meals提出后，一个简单实用的概念才被普遍接受：“血肿和分离关节成形术”这个词又重新用于描写一个简单的切除和克氏针固定技术。在长达6年的前瞻性研究中，结果良好，巧合的是，4年前就已经有外科医师用同样的技术得出了同样的结果。

半个多世纪以来，由Gervis推荐的简单大多角骨切除到现在，外科技术形成一个轮回。问题应该是：对于特殊患者和当切除有可能失败的时候，什

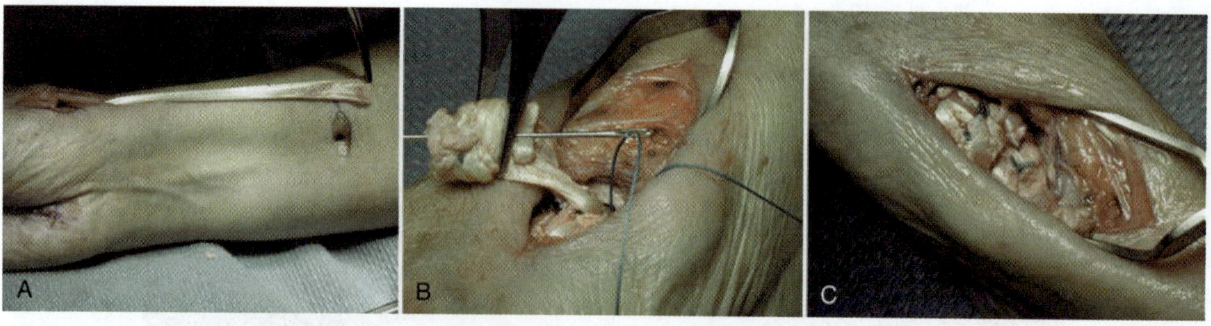

图105-10 图示为大多角骨切除成形术的Tomaino's技术，完全游离桡侧腕屈肌用于韧带重建和肌腱移植

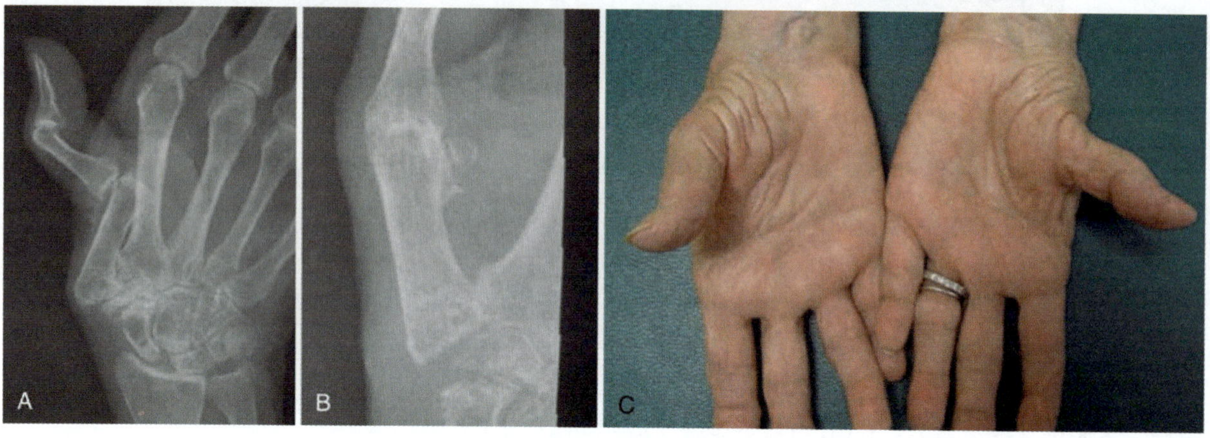

图105-11 术前（A）及术后（B）X线和（C）临床大体像显示：由于进展期大多角骨掌骨关节塌陷而造成严重“Z”字形畸形的患者实施大多角骨切除，用外展拇长肌进行韧带重建和肌腱移植，掌指关节融合术后得到良好的临床结果

么方法才是最好的？什么手术对恢复影响最小？腕骨完全切除可能并不是大家想要的答案。Cooney和他的同事在Mayo Clinic观察了17例大多角骨完全切除术后的患者。13例患者有“满意”的结果，而接近25%的患者拇指仍然存在没有解决的问题。大多角骨切除术好像仍然是一个容易接受的方法，但是患者应该理解，一旦失败的话，很少有补救措施。很少有人意识到这种手术相当疼痛，治疗师要向患者交代，康复的时间会延长并且很不舒服。现在有另外一些选择，对于大多角骨切除的最佳指征是患者存在晚期大多角骨-小多角骨关节炎，或者在大多数角骨位置实施广泛切除造成严重的大多角骨畸形（图105-11A-C）。

七、硅胶假体关节置换

除大关节外，关节置换技术现在也应用于小关节。不幸的是早期的假体设计很不完善，在使用更好的假体时，患者选择又很偶然。最早的假体是关节表面假体，它稳定性差而且容易松动。硅胶假体普遍使用，同时A1 Swanson介绍了用于手部其他关节的各种硅胶关节假体。他在1981年报道了长期随访的150例患者，但是对结果细节上的描述很少。7年后，Sollerman和他的同事在Swedish的研究文献中报道了同样令人满意的结果。然而，这些作者中的一些在之后又报道了另外一些类型的假体。从2002年以来，Bezwada和Webber从费城也报道了使用一种硅胶大多角骨垫片假体，其结果令人满意。但是，在19世纪80年代中期，Barton和Pellegrini警告硅胶大多角骨假体存在危险。他们回顾分析时发现，替代整个掌骨的50%患者中有接近25%的失败率，因此，建议硅胶假体置换不要进行下去。在那个时代，造成硅胶关节滑膜炎开始被关注，但是要注意，这些相同观念的作者是LRTI术式的强烈支持者。其他外科医师，如Lluch，一直保持在严格适应证时才使用这种假体，如类风湿关节炎，并遵循精确的技术步骤，如用一个小型假体，钉住假体本身和用FCR滑动来稳定假体进行手术。事实证明，外科医师继续使用其他先进的硅胶假体，如Niebaner，它有一个不同的柄部设计。Adams等的研究推论出，与Swanson对比这种特殊设计的假体，并没有不同的结果，这一点可以接受。像如此一些其他的假体，手术的选择要依据外科医师的个人喜好来决定。在一些病例中，反复出现不稳定的问题（图105-12A，B），不久导致完全放弃了Swanson假体置换，进一步的Swanson滑膜炎报道更促使了放弃Swanson假体置换。因为Swanson假体有很高的Swanson滑膜炎发病率，并且很难解决，所以Peimer推荐对使用Swanson大多角骨假体的随访患者反复摄X线片。Lluch倡导骨性关节炎的患者特别适合这种假体，而且类风湿患者仍然可以作为合适的候选者。

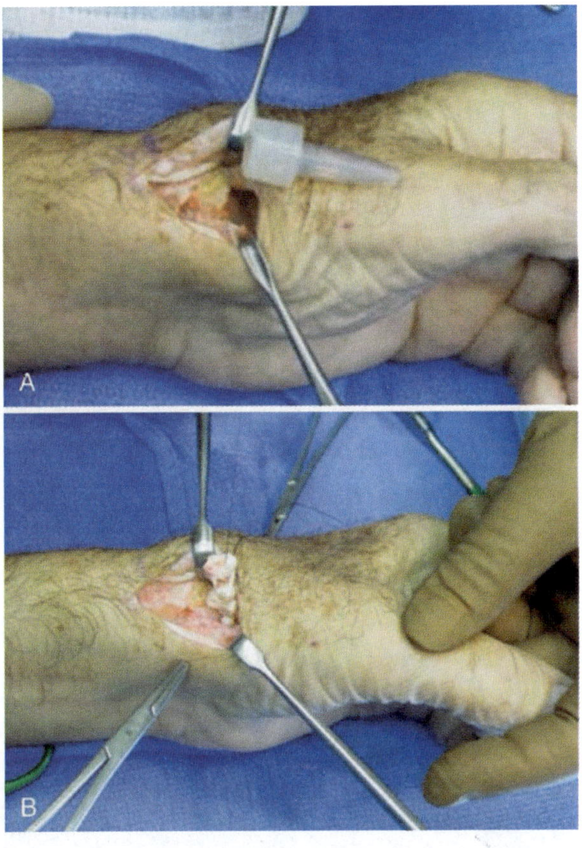

图105-12 A.在翻修时发现Swanson大多角骨假体脱位；B.用外展拇长肌的滑动来做韧带重建肌腱移植，这种方法是一种补救措施，就像Thompson's悬吊假体技术一样

八、全关节置换术

在过去的几十年，全关节假体被再次使用，一个半限制性骨水泥假体允许在各个轴线上自由的活动，同时在界面处提供很好的稳定性。这种假体在美国外科医师中还没有广泛接受。因为在一些早期欧洲的研究文献中，如1979年Caffiniere's的著名文献，报道了相当高的并发症发生率，包括松动和脱位。Caffiniere指出，在他的早期病例中应用了不良的外科技术，他的患者有很广泛的适应证，其中包括僵直。基于这些早期研究结果，他推荐小心那些假体置换的适应证，随后他一直在临床中使用，继而文献阐明了用这种假体普遍良好的结果。在1998年由Wachtl和他的同事报道了仅有的例外。他们回顾性地报道了84例患者88例拇指的关节置换。66%仍然生存的患者中有10例需要假体翻修，有52%存在无症状性松动。然而，这项研究结果包括非骨水泥型和带有骨水泥的Ledaux假体，后者的生存率很高。在这个研究中，差的结果的另外一个原因是患者的平均年龄达到了61岁，比在其他的研究中年轻了一点，没有提及的是患者的活动水平。Wachtl和Sennwaid也报道了一系列无骨水泥假体置换，令人难以接受的是假体松动率很高。这很清楚，打压假体技术还很不成熟。最后，Sennwald和Segmuller报道了一系列结合STT关节融合术的全关节置换病例。因为假体远端活动而导致近端融合失败，并需要翻修，所以结果很差。

其他假体，如1982年的GUEPAR假体，普遍显示有良好的结果，与25例实施标准LRTI治疗的患者比较，使用这种假体的90例患者有92%达到优的结果，结果令人满意。

在1982年，Braun首先报道了他的假体，Braun-Guffer（图105-13A～C），并且在1985年做了一项更细致的随访。这是在美国矫形骨科界首次研究评估一个骨水泥的拇指CMC全关节置换。可能是因为临床病例使用了他自己的假体，所以结果令人满意。但是，一项最近期的临床报道也支持了他的假体。

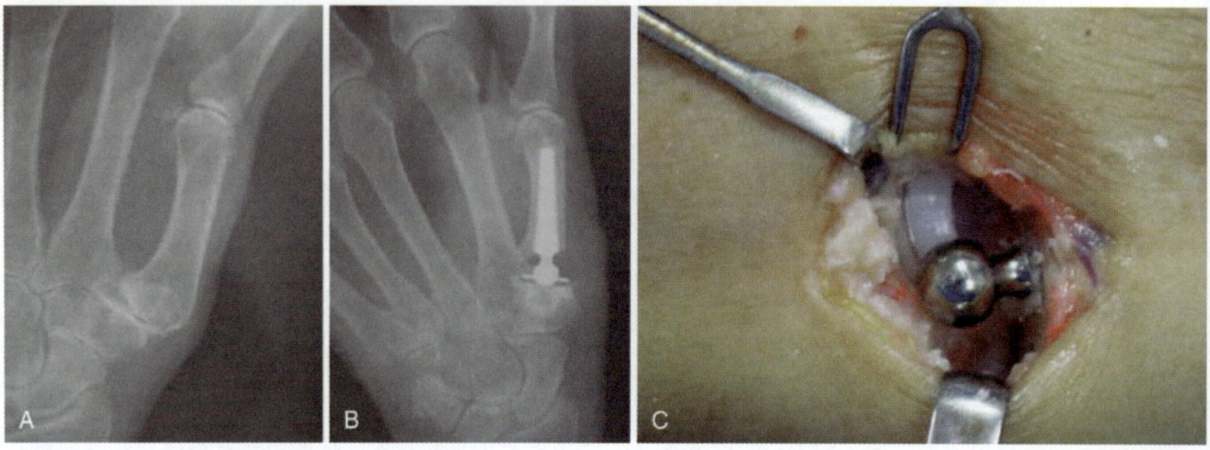

图105-13 术前（A）和术后（B）X线显示：在高龄低需求的患者中，进展期基底关节关节炎使用骨水泥全关节置换；C.术中影像显示在半限制性假体植入之前骨水泥部分的位置

全部文献分析揭示出，当使用全关节置换时，高龄患者有相当好的结果，恢复很快。但是，全关节置换的主要益处之一很少有人提到——实际上是“桥接关系没有被破坏”。如果假体置换失败或患者持续存在症状，那么假体很容易移除，并行大多角骨切除，同时使用标准的LRTI方法治疗。全关节置换在老年患者仍然是一个很好的选择，手术部位功能恢复快，如果需要的话可以得到很好的补救。然而，大量应力作用在关节上会使假体产生松动，这一点是无疑的，但是缺乏长期研究。由于这个原因，假体选择已经开始探索，并且近来有一个人的新概念已经开始逐渐发展。

正如之前讨论的一样，Artelon（Artimplant）假体是一种聚氨酯尿素材料的假体，它是插入式关节，可以对关节起到缓冲的作用，来缓解疼痛，也能够通过本身的固定方法来提供关节的稳定性。Swedish一项早期随访结果的论文显示，这种假体有最少的并发症并且疼痛缓解良好。但是，最近Choung和Tan的病例报道显示，一个个案的病例对这种材料有明显的排异反应。其他外科医师发现，假体使用后会出现延迟的炎症反应，但是，现在的这些问题都归因于固定技术了，如在螺钉松动的位置可以产生炎症反应等。固定假体翼部最慎重的方法是骨锚固定，甚至是钻孔技术。另外，被迫使用的原因之一是用它们作为简单的补救方法。如果失败的话，假体可以拆除并且大多角骨残余物可以切除。因为这种方法仅仅需要几毫米的大多角骨切除，所以拇指的生物力学机制仍然保留（图105-14A～C）。最少量的骨切除和在新的关节位置为生物型假体置入提供充分的稳定性，这种更新

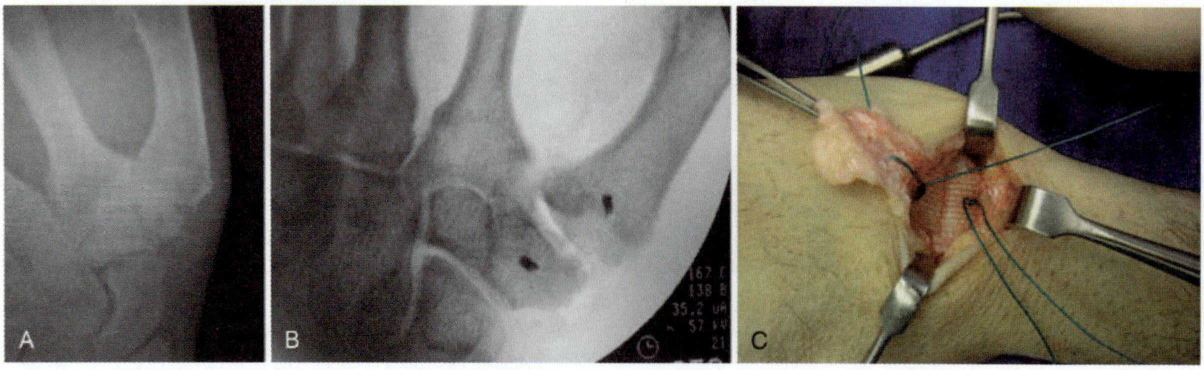

图105-14 术前（A）和术后（B）X线显示：对于中年配镜师的进展期基底关节关节炎是使用Artelon（Artimplant）假体切开插入假体置换的方法。荧光屏显示骨锚的位置，就像在术中看到的一样，骨锚缝合在假体的两翼。C.远端基底关节囊将缝合在假体上为了额外的稳定

的假体似乎可以解决一些困难，但是必须进行长期的研究。在微小半脱位或不稳定的病例中，假体甚至可以通过关节镜做置入，以更加微创的方式来完成同样的目标（图105-15）。这是作者目前对于进展期，年轻的或者不论年龄活动多的基底关节关节炎患者最喜欢的治疗方法。

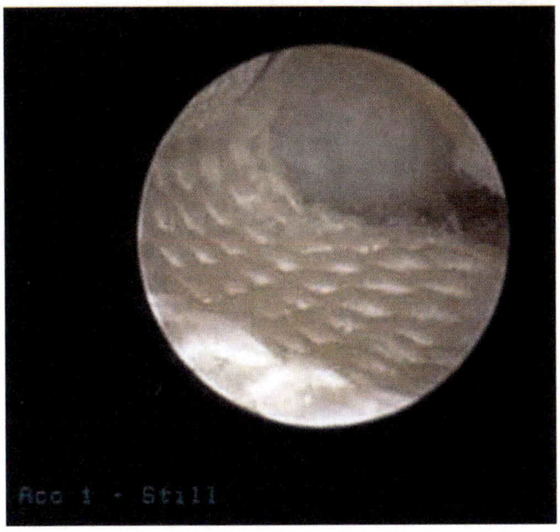

图105-15　在大多角骨掌骨关节内的Artelon垫圈（Art-implant）关节镜影像，就像马鞍形轮廓一样覆盖在清创后的大多角骨上

九、小结

随着人口年龄的增长和活动越来越多的增加，必须承认对拇指基底关节骨性关节炎疼痛的治疗有不同的方法。早期治疗经常是主动活动，辅助器具和矫形器固定。皮质类固醇激素注射和透明质酸注射至少在某种程度上会缓解症状。但是，越来越多的患者需要全关节主动活动，越来越多的受教育患者需要更好的功能，这就决定越来越多的外科治疗出现。更新的技术，如小关节关节镜或先进的生物材料将导致有更多的治疗选择。关节成形术或者甚至融合术将持续存在。但是我们怀疑，如果作为现在的金标准，它并不是首选治疗。

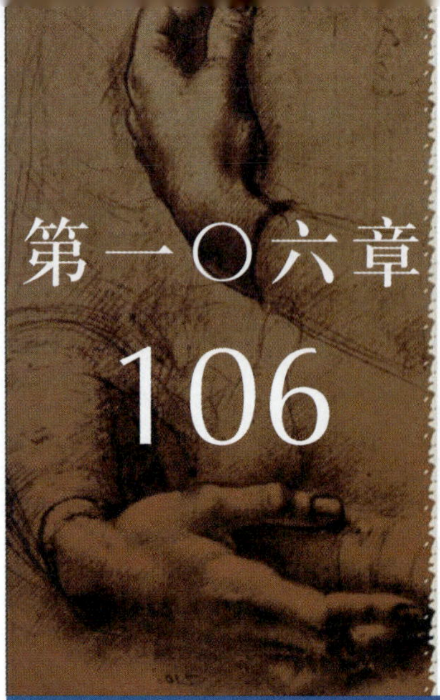

第一〇六章 106

治疗师对拇指腕掌关节骨关节炎的处理

原著者 THE M. BIELEFELD, PT, CHT AND DONALD A. NEUMANN, PT, PhD, FAPTA
译校者 李文静 潘 钰

一、稳定性
二、不稳定性和畸形
三、拇指腕掌关节非手术及术后治疗
四、小结

关键点

- 拇指腕掌关节（CMC）是拇指及手部的重要关节之一，内外力复杂的相互作用能为其大范围的弧形运动提供稳定性。
- 久而久之，拇指腕掌关节在使用中受到大而重复的力，导致易感人群的退行性改变。
- 取决于拇指腕掌关节的严重性及进展情况，治疗方案可能包括姑息性的非手术治疗和手术治疗两种。在这两种治疗方案中，治疗师都担当着重要的角色。
- 非手术治疗包括缓解疼痛、矫形器支持、定向训练和关节保护等。
- 术后管理包括术后矫正定位、关节活动范围练习、控制水肿、增强力量、瘢痕管理、依据手术进程及临床背景的特定时间段所进行的功能性再训练。

拇指腕掌关节位于第1掌骨基底部，第1掌骨和大多角骨之间。该关节是拇指乃至整个手部最重要的关节之一。作为拇指的基底关节，掌指关节允许大范围的弧形运动，这充分增强了手部抓握的有效性。掌指关节通过内外力复杂的相互作用保证运动过程的稳定。内力由肌肉产生，小部分被动力产生于囊韧带的结构完整性及其自然刚度。外力主要由与环境接触引发。无论其来源如何，作用于活动拇指上的绝大部分力会直接经过关节表面。这些“关节力”会异常地大，在健康的拇指，这些力通常会被关节软骨、关节周围相关组织及软骨下骨安全吸收。

久而久之，一个活跃的人的拇指掌指关节承受了大量的力。在一些点上，力的累积效应可能会超过组织的负荷耐受。结果导致关节可能开始退行性变，或者有时候会发展成骨关节炎（OA），特别是此人有该病理的遗传倾向。掌指关节骨关节炎其他的倾向性因素如框106-1所示。有趣的是，最后两个因素可能部分解释了掌指关节骨关节炎在女性身上，尤其是绝经后女性身上高发的原因。

如图106-1所示，掌指关节的慢性炎症（滑膜炎或关节囊炎）可能会腐蚀并减弱韧带和软骨的作用，所以也会减弱其有效吸收关节力的能力。不谈病理上的促进，诸如疼痛、肌无力、挛缩和拇指掌指关节的不稳定性也能明显减弱全手及其上肢的功能。

本章目标之一是描述拇指掌指关节退行性不稳定性相关的主要病理学机制。本章所用的词条“不稳定性”是指关节呈现显而易见的异常对线，通常伴有过度的或者异常的活动度。关节不稳定会引发疼痛，时间长了会变得僵硬，导致畸形。

医师和手部治疗师通常组成小组治疗掌指关节不稳定的潜在因素。最优治疗方案要求临床医师要

框106-1　拇指腕掌关节骨关节炎的其他诱因

- 轻度解剖异常，造成关节接触应力高于正常
- 关节周围软组织的急性创伤
- 拇指基底部骨折
- 关节软骨薄层，关节相对不协调
- 激素性关节囊韧带过度松弛

重视该关节解剖结构和生物力学之间的关系，特别要重视这些关系是如何影响关节稳定性的。本章第一部分回顾了拇指掌指关节的基础结构和功能，特别强调了那些稳定关节的结构。随后，对经常由过用或慢性骨关节炎引起的腕掌关节不稳定的典型模式进行了描述。将要强调弱化的关节周围组织是如何引发不稳定进程，最终影响全手的力学结构的。了解了该临床病例的病理力学就为治疗不稳定腕掌关节的常见形式提供了理论依据，这也是本章的主要焦点。

一、稳定性

结构和功能方面的考虑

拇指腕掌关节能进行大范围的弧形运动得益于其相关囊韧带松弛及鞍状关节的形态学结构。人体另一个鞍状关节为胸锁关节，该关节将整个上肢连于中轴骨。显然，鞍状关节是理想的基底关节，它能够支持更多的远端关节，因而既能保证远端基底的稳定性，又能提供足够的活动度。

鞍状关节的命名源于其每个关节面通常在一个维度上是凹面，而在其他维度上是凸面。如图106-1所示的拇指腕掌关节骨关节炎的诱发因素，大多角骨关节面的直径通常是一个沿内侧到外侧方向的凸面，在功能上类似于边对边的马鞍外形。相反，大多角骨关节面的纵轴方向通常是一个沿掌侧到背侧方向的凹面，在功能上类似于前后方向上的马鞍形状。拇指掌骨基底部关节面与大多角骨关节面的轮廓互相契合。

1.关节运动学

腕掌关节最基本的运动就是近矢状面上的拇外展及拇内收和邻近额状面上的屈曲及伸展。拇对掌及其复位则是由这些基本的双平面的运动衍化来的

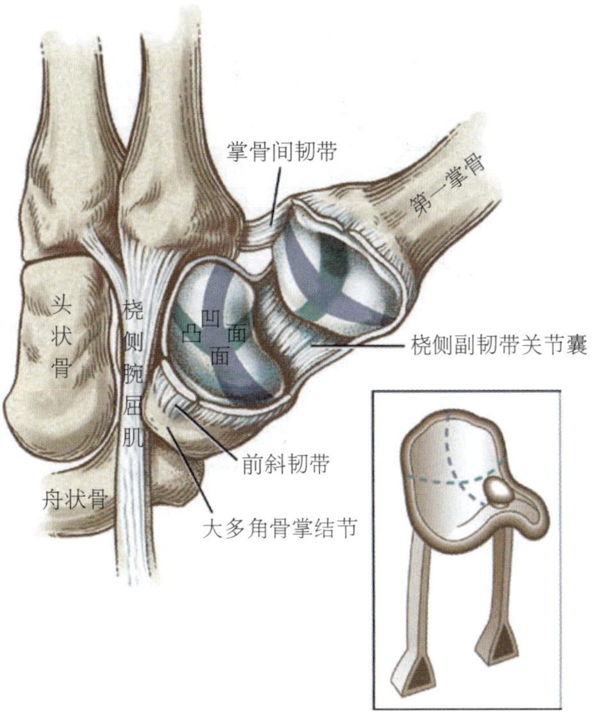

图106-1　右拇指腕掌关节外露，呈鞍状外观。纵向直径为紫色，横向直径为绿色（经允许复制自：Neumann DA.Kinesiology of the Musculoskeletal System：Foundation for Physical Rehabilitation,second edition,St.Louis,Elsevier,2010.）

复杂运动。

拇外展及其内收的关节运动学原理是其运动基于拇掌骨的凸关节面在大多角骨的固定凹面上滑动形成。如在拇外展时，掌骨的凸关节面向掌侧移动大约45°，并在大多角骨的凹关节面上向背侧滑动。腕掌关节的完全外展拉伸了拇内收肌及大部分腕掌关节处的韧带，特别是那些深嵌入关节囊后部的韧带。腕掌关节的全外展打开了拇指指蹼，为抓握大型的及圆柱状的物体提供了大的屈曲度。

腕掌关节的屈曲及伸展的关节运动学原理是其运动基于拇掌骨的凹关节面在大多角骨的凸面上滑动形成。比如，从腕掌关节全伸位到全屈曲位就发生于掌骨的凹关节面滚动45°～50°同时向尺侧滑动。

对掌包含了大范围的弧形运动，结合了（掌侧）外展和屈曲。对掌运动的屈曲成分的构成在力学上与拇指掌骨的内旋（旋前）相关。沿着第一掌骨的桡侧嵌入，拇指对掌肌处于屈曲和内旋拇指掌

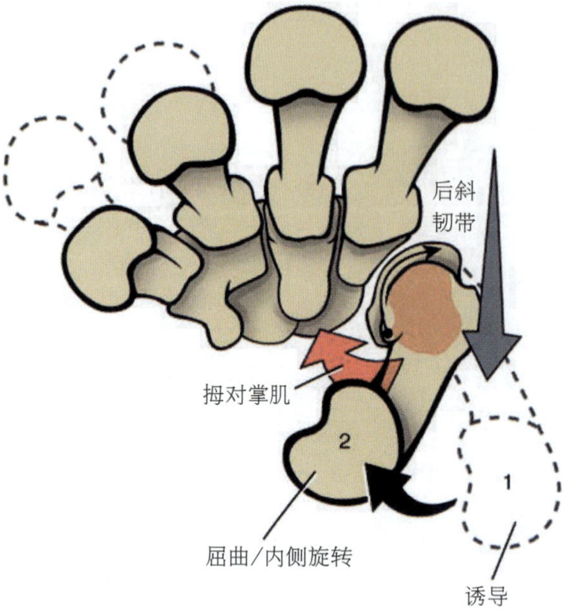

图106-2 拇指腕掌关节相对位置的关节运动学。两个阶段的对立显示:(1) 绑架和 (2) 内侧旋转屈肌。后斜韧带绷紧;对手表现出收缩(经允许复制自:Neumann DA.Kinesiology of the Musculoskeletal System:Foundation for Physical Rehabilitation,second edition,St.Louis,Elsevier,2010.)

骨的最佳对线,有助于引导拇指掌骨关节面划过大多角骨关节面横径的小凹槽(图106-2)。全对掌被认为是腕掌关节的紧张位。该位置因多个关节囊韧带的围绕及多组肌肉的激活而得以稳定保持。尽管全对掌位关节面最大程度接触,但是只有1/2的关节面是承重的。考虑到经过该关节的负荷大而频繁,相对小的关节接触区域可能会自然地预先安排关节位置,以使其承受较大而潜在性地伤害性压力负荷。综合此点,跨越关节产生的压力反倒能够均衡地分布到关节内的表面接触区域。

对掌时除了掌骨的轴性旋转,透视观察也显示了大多角骨相对于舟状骨和小多角骨的适度旋转。这些邻近腕骨的辅助运动最大限度地增大了拇指对掌运动的范围。完全对掌允许拇指与其余4指完成尖对尖的对指运动。这种手指的对指运动使得拇指的掌侧面和手部能适应抓握不同形状、不同尺寸和不同数量的物体,极大地促进了抓握的安全性和灵敏度。

回位是把拇指从全对掌位拉回解剖位的恢复运动。该运动将掌骨的外展及其伸展和外旋(旋后)结合起来。

2.关节囊韧带

拇指腕掌关节的囊韧带相对松弛,这也是关节大活动度的必然需要(图106-3)。许多名称用于描述拇指腕掌关节的囊韧带。现已报道的有名称的、独特的穿越拇指基底的韧带有3~7条。本章集中描述五条囊韧带,这几条韧带在拉紧时是关节稳定性的重要元素(表106-1)。这组韧带能够帮助控制关节运动的范围和方向,保持关节对线,并消散激活肌肉产生的力。如果囊韧带无法执行这些功能,不管是关节病理学的原因,还是老龄或累积创伤的后果,都能导致关节易受多余压力的伤害,造成继发性退化。

总之,伸展、外展和对掌运动拉长了拇指腕掌关节的大部分韧带。前斜韧带、桡侧副韧带和尺侧副韧带被描述为拇指主要的动力性稳定装置,特别是在捏和拇指对掌时。前斜韧带在两种功能中扮演特别重要的角色:①全屈曲时被动引导掌骨内旋;②限制掌骨相对于大多角骨桡侧(径向)旋转的程度。在某种程度上,掌骨的桡侧旋转是由执行侧捏时拇指的内在屈肌群的合力线驱动而成。有证据表明,在一些人中,侧捏时大而延长的力可能是腕掌关节退化的前兆。

3.穿过拇指基底的肌肉运动

拇指腕掌关节的肌肉的主要运动与相对大的关节力相关联,可能比作用于手指末端的阻力(外力)大10~12倍。这些大的关节力基本上能反映出这样一个事实,也就是肌肉可用的杠杆作用(基于瞬间力矩)要比外力可用的杠杆作用要小得多。即使看起来很不起眼的动作,当结合了梳头、刷牙或抓住榔头等行为时,理论上也能激发显著的基于肌肉的跨越腕掌关节的负荷。尽最大力侧捏时能集中非常大的关节力,该关节力跨越关节软骨相对较小的部分,只是邻近前斜韧带的近端附属部分。该力相对有限的区域能在关节此区域产生大的潜在性的破坏性关节内压力。

拇指自然地最强大的运动典型的包括腕掌关节屈曲和内收的结合,通常与强的侧捏相关联,展示了相对扭矩的可能性和穿过腕掌关节的7块拇指肌肉的运动,该图由基于尸体标本的数据而来。每块

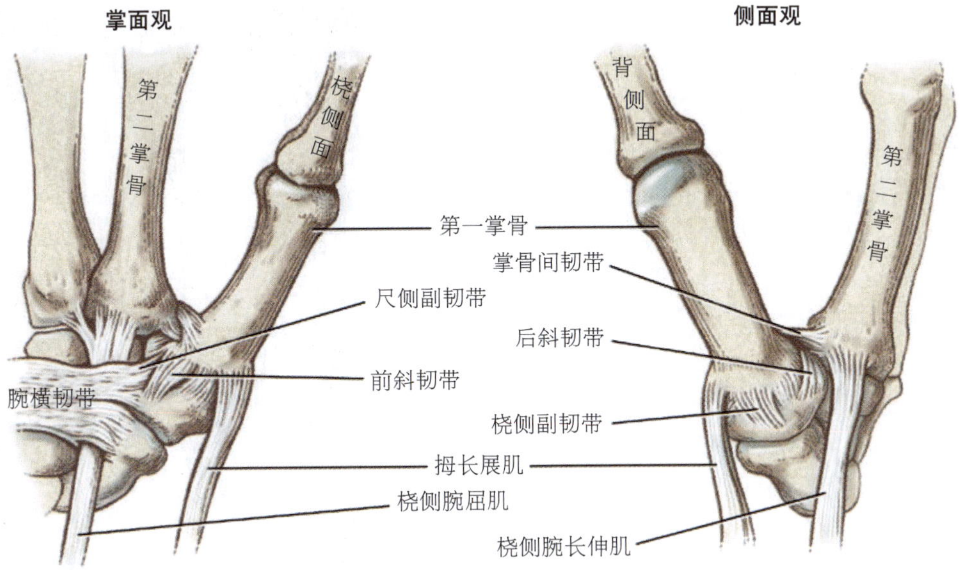

图106-3 右拇指腕掌关节韧带的掌面和侧面观（Copied with permission from Neumann DA.Kinesiology of the Musculoskeletal System：Foundation for Physical Rehabilitation，second edition，St.Louis，Elsevier，2010.）

表106-1 拇指腕掌关节的韧带*

名称	近端附着点	远端附着点	增加韧带张力的运动
前斜韧带⁺	大多角骨结节	拇指掌骨的掌基部	外展，伸展和对掌
尺侧韧带‡	腕横韧带	拇指掌骨的掌基部	外展，伸展和对掌
掌骨韧带	第二掌骨基部的背面	拇指掌骨的掌基部（与尺骨并行）	外展和对掌
后斜韧带	大多角骨后表面	拇指掌骨的掌尺基部	外展和对掌
桡侧副韧带‖	大多角骨的侧面	拇指掌骨背表面	除伸展外的全部动作

* 韧带的名字是基于附着在大多角骨表面，而不是拇指掌骨

⁺ 形容为两个头:浅部和深部(“喙”)纤维

‡ 基于附着在掌骨上也称为“掌骨斜韧带”

‖ 也称“背桡”韧带

肌肉相关的点的位置标明了该肌肉的运动。如拇内收肌（斜头）展示出产生跨越腕掌关节的结合了内收和屈曲的扭矩。注意：最大的屈曲扭矩比最大的内收扭矩大50%。另一个例子，拇长展肌能产生跨越腕掌关节的结合了内收和伸展的扭矩，每个扭矩作用的大小基本相等（大约是0.5Nm）。注意：拇内收肌斜头理论上能够产生跨越腕掌关节的所有拇指肌肉的最大扭矩。

二、不稳定性和畸形

在大多数人，腕掌关节能够在承受相对大的施加力的一生中发挥良好的功能。跨越关节的部分力被健康而强壮的囊韧带吸收和抵抗。另外，完整而健康的关节软骨也能帮助消散关节力。然而，不幸的是，当外伤或疾病时，囊韧带可能会变弱并丧失其稳定拇指基底部的能力。接下来将会描述，拇指腕掌关节的稳定性丧失会导致关节内改变，也能诱发更多的远端关节畸形。

1968年，Nalebuff描述了拇指畸形的分类系统（该分类系统会在第123章做进一步的描述）。尽管畸形最初用于描述风湿性关节炎，但是任何能削弱周围韧带和囊的疾病或外伤也能导致畸形。值得注意的是，腕掌关节包含于大多数Nalebuff的典型拇指畸形（Ⅱ～Ⅳ型）的病理力学因素中。与风湿性关节炎相关的慢性滑膜炎能削弱腕掌关节的囊和

支持韧带的作用。随后关节面之间协调性丧失，可用于消散力的关节面区域减少，这就典型性地增加了关节软骨的受力。倘若发生了骨关节炎，腕掌关节经常会伴随其他邻近关节的退化而受累，特别是位于大多角骨和第2掌骨之间的关节。

不管是风湿性关节炎还是骨性关节炎，腕掌关节可能的半脱位通常能在更远端的拇指关节处引发动力学上的不稳定。这种现象很好地证实了Nalebuff拇指畸形Ⅲ型相关的病理力学机制。如图106-4所述，典型的Ⅲ型畸形的特征为腕掌关节固定于屈曲和内收位，掌指关节过伸位，指间关节屈曲位。这种畸形在拇指风湿性关节炎中较为常见，如不治疗则会恶化。其后果可能为演变为Ⅲ型畸形。

通常用于加强腕掌关节内侧（尺侧）的韧带（如前斜韧带、尺侧副韧带和掌骨间韧带）可能会由于慢性滑膜炎和过用而变弱和（或）部分破裂。韧带不再能抵挡桡侧向的力，该力通常伴随拇指侧捏而产生。随后，第1掌骨底相对于大多角骨向桡侧，或者手背桡侧，滑动或移动。潜在的破坏性剪切力就会集中于大多角骨的掌侧面，前斜韧带的毗邻附件等。内在肌，如拇内收肌，可能会纤维化并永久性挛缩，因而也维持了腕掌关节的畸形和第一指蹼的狭窄。另外，腕掌关节部分性脱位或移位也能影响穿越该区域肌肉的即刻力臂而导致掌骨向尺侧进一步偏移。

拇指基底关节的不稳定促进了更远端关节“之字形”畸形的形成。词条“之字形”表述了多个相关关节在各自交互方向上的瓦解。以图106-4所示的Ⅲ型畸形为例，从手掌主动尝试伸展拇指会过度牵拉腕掌关节的掌侧面，尤其是存在滑膜炎的时候。过度牵拉掌侧面及相关的囊能典型地导致关节的过伸畸形。随后跨越过伸腕掌关节的拇短伸肌肌腱和拇长伸肌肌腱的弓状线会增加肌肉的杠杆作用来伸展关节，因而进一步加剧了过伸畸形。指间关节可能会由于被牵拉和过度紧张的拇长屈肌的被动伸展而保持屈曲。

图106-4展示的畸形相关的病理力学因素表明了腕掌关节稳定性或“平衡”的重要性。针对不稳定腕掌关节的非手术及手术的管理的最常见形式的主要原则将在本章余下环节进行表述。

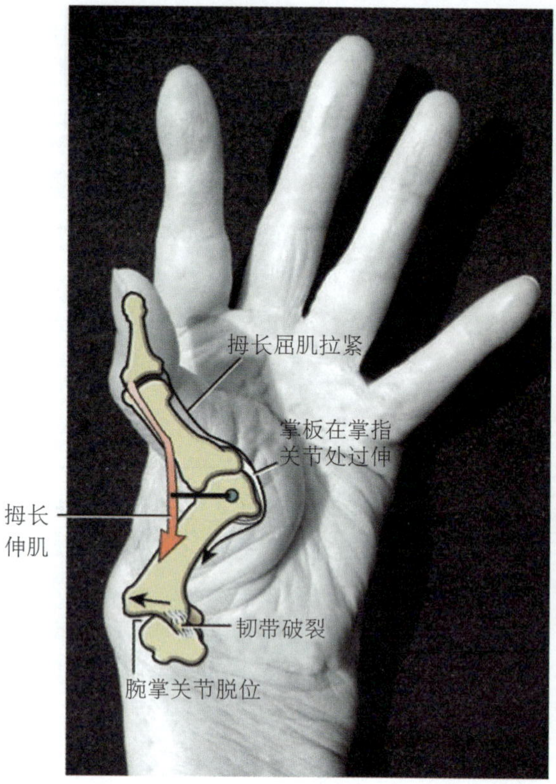

图106-4 图A显示一种常见的由于RA（或OA）导致的“之字形”拇指畸形的掌面观。拇指掌骨在腕掌关节处一般径向脱位(箭头)，从而导致MCP关节过度伸展的一系列异常。由于受到拉伸和拉紧的拇长屈肌张力的影响，IP关节仍部分屈曲（经允许复制自：Neumann DA.*Kinesiology of the Musculoskeletal System:Foundation for Physical Rehabilitation*,second edition,St.Louis,Elsevier,2010.）

三、拇指腕掌关节非手术及术后治疗

本章第一节描述了关节周围组织变弱伴随过度用力是如何引起拇指腕掌关节的退化、骨关节炎、不稳定和畸形的。典型的药物治疗试图削弱不稳定力和伴随的疼痛，提高关节对线及其完整性，重塑关节功能。取决于关节状态的严重性及进展情况，治疗方式可能包括非手术和姑息性的非手术治疗性管理，更过渐进性的手术性管理方式。正如接下来将要陈述的那样，治疗师在这两种管理方式中都发挥着重要的作用。

（一）非手术治疗

针对不稳定的伴随疼痛的腕掌关节的典型非手

术治疗性管理包括对疼痛及手功能全程的评价，并密切关注损伤潜在的病理学变化及诱因。非手术（保守）治疗的常见方法有疼痛控制、姿势矫正、关节保护方法教育、练习、温度疗法、非甾体类抗炎药（NSAIDs）治疗和糖皮质激素注射治疗。

1.疼痛控制

拇指疼痛能显著地降低执行日常生活动作的随意性和质量。疼痛可能由过度牵拉感染的关节周围相关组织（如囊炎、肌腱炎等），骨刺或关节边缘对松弛的囊的慢性冲击、肌肉痉挛或软骨下骨内的硬性囊肿等引起。典型的疼痛伴随以下动作恶化：捏、抓握或旋转物体（如拧钥匙）。

拇指基底部的无痛移动是正常手功能所必需的。正因为如此，疼痛的严重性会非常显著地影响治疗进程。因为休息和制动通常能有效地缓解疼痛，所以姿势矫正通常是首选治疗方案。除了姿势矫正外，合理用药、温度疗法、变更压力活动模式等都是缓解疼痛的常见方式。

2.姿势矫正

姿势矫正是针对不稳定伴有疼痛的拇指腕掌关节保守管理的重要组成部分。起码如果应用正确，姿势矫正能帮助休息和支撑关节，并能减少施加在感染的并且时常过度牵拉的囊韧带上的压力。姿势矫正项目的成功最终取决于疼痛缓解和炎症消退及手部功能的提高。

腕掌关节轻微不稳定并伴有疼痛时，静态矫正器是最有益的。如果使用的足够早，静态姿势矫正能帮助建立更优的骨对线并能理想地阻止或推迟不稳定性加剧和功能丧失的进程。如果腕掌关节变得显著不稳定或趋于形成固定畸形，静态矫正器即使能够起到正性的作用，那也是非常微小的。进一步说，静态矫形器不足以阻止与快速进展的关节炎相关联的不稳定性或畸形，尽管它能提供所需的休息额支撑，并能促进功能性表现。

图106–5A展示了一个需要佩戴静态矫正器的人的手。根据Eaton和Glickel发明的影像学分期系统（详见第125章），该患者处于拇指腕掌关节骨关节炎Ⅱ期。Ⅱ期包括关节狭窄伴随早期边缘骨刺和一些半脱位。该患者的腕掌关节非常疼痛，特别是在做捏的动作时。囊韧带可能过度牵张并变得脆弱，因而无法阻止拇指掌骨基底的桡侧偏移。拇指基底部产生的圆形隆起是腕掌关节进行性不稳定和骨关节炎早期的典型表现。

针对治疗拇指腕掌关节不稳定性和疼痛的静态矫正器有多种类型。所需矫正器的类型取决于哪个关节需要制动。不管是哪种类型或何种设计，典型的静态矫正器将拇指基底部置于相对掌侧外展位，合并掌骨的轻度屈曲和内旋。相对外展位有助维持指蹼的宽度，并能通过增加关节面的整合性来提高关节的自然稳定性。

针对拇指腕掌关节疼痛和潜在不稳定的传统的静态矫正器是长对掌矫正器，或更多地叙述为腕–腕掌关节制动矫形器（图106–5B）。这种矫形器的设计能支撑和保护腕关节和拇指区域。理想情况下，矫形器力图将腕关节固定在10°～20°伸展位，腕掌关节处于相对掌侧外展位，掌指关节处于大约30°屈曲位。注意拇指的指间关节保持自由，不被限制。通过尸体标本，研究表明当拇指掌指关节固定于30°左右屈曲位时，腕掌关节的受压中心会向背侧移动。移动可能会部分减轻腕掌关节掌侧区域的负荷，而这种负荷被认为是关节退化的易感因素。

常见的静态矫正器的第二种类型是短对掌矫形器，或者更多地叙述为腕掌关节–掌指关节制动矫形器（图106–6A）。这种以手部为基底的矫形器与长对掌矫形器类似，除了腕关节没有制动。矫形器的第3种，由Colditz设计，是由短对掌矫形器改造而来（图106–6B）。Colditz矫形器将腕掌关节保持在轻度伸展位，同时允许掌指关节自由活动。捏期间手掌肌肉的主动收缩趋向于挤压拇指基底部抵住矫形器掌侧面的内侧。这种挤压据称能为腕掌关节提供附加的稳定性。

第四种类型的矫形器是预制氯丁橡胶拇指腕掌关节–掌指关节矫形器。除了是由柔软的氯丁橡胶材料而不是坚硬的热塑性板材之外，这种以手部为基底的矫形器在设计上类似于腕掌关节–掌指关节制动矫形器（图106–6A）。尽管更为柔软的材料为佩戴矫形器的患者喜爱，但是在急性炎症期，该矫形器可能不能为关节提供足够的制动（欲了解更多柔软材料的利与弊请详见第127章）。

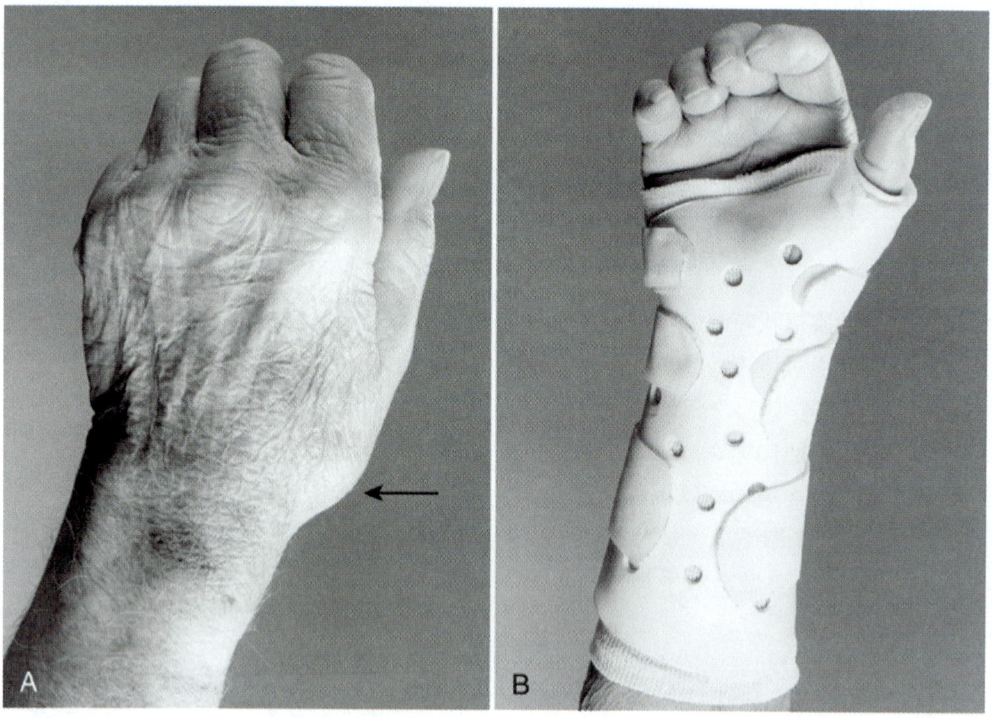

图106-5 A.背面观显示骨关节炎继发的早期腕掌关节不稳定。箭头指向拇指底部的圆形隆起，这表明掌骨底部在径向和背部方向有轻微的错位。B.长对抗矫形器显示的像人们所描述的一样。A.注意腕部关节和拇指的腕掌关节和掌指关节关节都纳入了矫形器。(引自：Neumann DA，Bielefeld T.The carpometacarpal joint of the thumb：stability，deformity，and therapeutic intervention.J Orthop Sports Phys Ther.2003；33(7)：386-399，reproduced with permission of the Orthopaedic and Sports Physical Therapy Sections of the American Physical Therapy Association.)

文献综述显示出关于拇指腕掌关节骨关节炎不同阶段静态姿势矫正的有效性的研究极其有限。Weiss等对比狭长得多的Colditz矫形器（图106-5B）对长对掌矫形器（图106-6B）的有效性进行了研究。尽管两者都能缓解疼痛，但是都不能在执行指尖捏的动作中有意义地增加力量或提供舒适性等。Colditz矫形器相对不受约束的特点是考虑舒适性的一个重要的特点。这种小的Colditz矫形器潜在的一个缺点就是，因为只有腕掌关节是固定的，所以可能会对更远端的掌指关节施加更大的力。

在对相似患者的随访研究中，Weiss等比较了穿戴（硬性）Colditz矫形器（图106-6B）和预制氯丁橡胶（软性）矫形器的整体有效性和舒适度的差异。对比不佩戴矫形器，佩戴两种矫形器都能显著的缓解疼痛并能提高功能。对比软性氯丁橡胶矫形器，Colditz矫形器能更好地减少拇指基底部的半脱位。注意到该点很重要：当要长期穿戴时，72%的患者更喜欢软性氯丁橡胶矫形器而不是硬性矫形器。人们的偏爱基于各因素的结合，包括促进支撑和舒适度、使用简便和外观等。然而，本研究的作者强调姿势矫正的整体有效性，要考虑到缓解疼痛、限制半脱位、提高腕掌关节骨关节炎Eaton Ⅰ型和Ⅱ型患者的功能。

3.关节保护

关节保护是一种将在执行日常生活动作时施加在关节及其周围组织的潜在破坏性压力最小化的艺术。在理想情况下，在患者经历显著的关节破坏前，关节保护的理念就应该是根深蒂固的。在本文中，破坏指的是关节软骨和软骨下骨的轻微损伤，支持韧带和囊的膨胀等。关节保护的原则力图维持关节的结构稳定性，减少疼痛和炎症，提高功能（详见第123章了解更多关于关节保护整体原则的信息）。

对于拇指腕掌关节而言，关节保护的原则主张

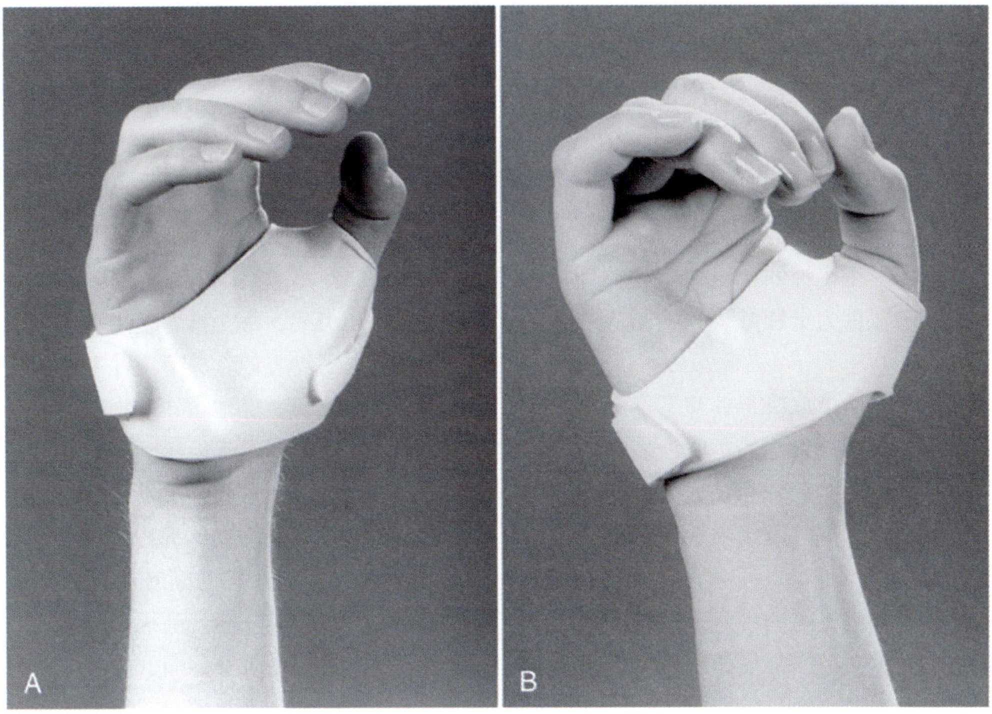

图106-6 短对掌矫形器的两种形式：A.经典的短对抗矫形器固定腕掌关节和掌指关节。B.一个改良的短对掌矫形器只固定。这种较小的矫形器可以防止腕掌关节细微的伸展，同时不约束掌指关节和近端指间关节。这两个矫形器在不同程度的手掌外展中固定腕掌关节，但允许拇指侧捏和对指。这两个矫形器都只是手部的，这便是与长对抗矫形器的一个主要差别。（引自：Neumann DA，Bielefeld T.The carpometacarpal joint of the thumb：stability，deformity，and therapeutic intervention.J Orthop Sports Phys Ther.2003；33(7)：386–399，reproduced with permission of the Orthopaedic and Sports Physical Therapy Sections of the American Physical Therapy Association.）

避免或限制压力性的活动（如侧捏和紧握），维持无痛范围的力量和灵活性，学会能量保存技术（对休息周期而言最优的活动），分散多关节或末端的压力，使用辅助设备和矫形器等。许多为关节保护而设计的辅助设备用于减少完成指定任务时捏和紧握时的力量。这些辅助设备包括瓶起子、门把手转动器、改造过的餐具、钥匙扣和握笔器等。绝大多数包含手部运动的日常生活动作需要至少20磅（9.9kg）的握力和5～7磅（2.3～3.2kg）的捏力。像使用剪刀裁剪、开门或开瓶盖、转动锁上的钥匙等动作可能会增加这些力量。一种活动，比如裁剪，可以通过使用改造过的带弹簧的剪刀来实现，和传统的剪刀相比，这样似乎能减少拇指使用的力。

由于自然情况下对于拇指有很大的功能性需求，许多关节保护的技巧经常难以付诸实践。有效的患者教育和改变长久习得的行为对于成功保护承受过多压力的关节而言是必不可少的。此外，患者必须在这样一个结构化、目标导向化的教育性任务中承担起负责和主动性的角色。患者完全理解关节保护原则背后的基本原理也是同等重要的。对患有手部风湿性关节炎和骨性关节炎的患者进行的研究展示了关节保护项目的积极作用。关节保护在疼痛管理、关节僵直、抓握力量和功能性状态等方面都显示出了提高。然而，在成功减缓显著性和活动性风湿性关节炎患者的手畸形的进展方面是有限的。

4.训练

如果患者的拇指腕掌关节明显不稳定，那么肌肉强化和灵活性练习应该谨慎使用。万一存在特定的肌无力，轻微抗阻练习只能在退化早期（Eaton骨性关节炎Ⅰ期和Ⅱ期），通常是在炎症消失和没有显著疼痛时应用。总体原则是显著不稳定和有炎症的关节需要休息和姿势矫正及抗炎药物的支持，而训练在关节无炎症和相对无痛时进行或作为术后康复程序可能更合适。

我们通常规定为轻至中度运动强度为合适的训练强度。灵活性训练的目的是维持周围软组织的柔软性。一般而言，我们要特别注意防止伴随第一指蹼丧失而出现的腕掌关节的屈曲内收挛缩。抗阻练习的目标是促进拇指基底部以肌肉为基础的稳定性，维持功能性活动所需的力量。研究发现，如果应用合理，轻微的、平衡性的抗阻训练对于增加风湿性关节炎患者的抓握力量和减少其晨僵是一种有效的方式。

训练项目的特定类型取决于关节不稳定的严重性、潜在病理学或机制性紊乱的本质、临床判断以及治疗师和理疗师的经验等。等长训练通常适用于无痛的关节。灵活性训练只应局限于相对稳定、关节无痛范围的运动中。不管是训练为何种类型，都不应该引起持续时间超过运动后两小时的疼痛。

如前所述，腕掌关节的外展和屈曲会增加拇指基底部的自然稳定性，因而，协助对掌运动的肌肉强化练习也就会促进关节稳定性及其功能。此外，拇长展肌和拇短展肌的肌肉强化练习被着重强调为一种抵消潜在拇内收肌的屈曲内收畸形力量的一种方式。相反，应该避免能加重拇指的姿势性畸形的抗阻捏力练习。像特定加强拇长伸肌肌力的练习也应该避免，因为这种力量可能会增加腕掌关节半脱位的趋势。

5.温度疗法

表面热疗和冷疗通常用于拇指腕掌关节骨关节炎的治疗，包括热敷袋、蜡疗、温水浴、射流治疗、冷敷袋、冰水浴、冰按摩等。温度疗法的目标是缓解疼痛，消散炎症，提高功能和增加或维持关节活动度。有关腕掌关节在没有渗出、发热和红斑征兆的情况下出现疼痛和僵直并不常见。

一般情况下，冷疗用于急性炎症和关节僵直的发热期。文献综述显示只有实例证据证明表面的热对于缓解疼痛和肌肉的保护性防卫是有益的。该领域需要更多的临床研究。

6.非甾体类抗炎药

非甾体类抗炎药是治疗拇指腕掌关节炎相关疼痛、炎症、滑膜炎和渗出的常规药。虽然这类药物的效用只是姑息性的，但是它们仍能提供尽管为暂时性但却非常重要的功能性改善。大量通常具有相似药理属性的消炎药可以获得。临床追踪调查表明没有一种非甾体类抗消炎药在治疗关节炎方面比其他此种药物疗效更佳。

7.糖皮质激素注射治疗

如果非甾体类抗炎药不能有效地控制腕掌关节的滑膜炎和炎症，那么推荐使用糖皮质激素注射疗法。与抗炎药物类似，关节内注射可能会短期缓解疼痛，也不能实质性地重建受损的关节和周围组织的功能。然而，如果不能得到有效的控制，拇指腕掌关节的慢性炎症可能会引发关节周围相关组织的破坏。在一个前瞻性的研究中，Day等展示了只有Eaton骨关节炎Ⅰ期的患者在结合糖皮质激素注射和姿势矫正治疗时才能得到积极的远期效果。这种联合治疗的目的是缓解疼痛。

相对于注射至下肢较大的承重关节，激素注射至拇指基底部并不常见。多种糖皮质激素注射疗法的长期使用会引发关节软骨缺失和关节囊变弱。注射的时候也要非常小心，以防止关节内注射损伤叠加的桡神经浅表感觉支。

（二）术后治疗性管理

当非手术治疗不能缓解症状和提高功能时，就需要进行腕掌关节骨关节炎或退化的手术治疗。如果不稳定伴随明显而持续的疼痛及功能下降而出现时就尤其需要手术治疗。手术治疗的目标为减缓疼痛，重获关节稳定性和功能性的捏。特定手术程序的选择基于关节炎的严重性和位置，患者病史和功能评价，腕掌关节的透视结果和手术适应证。

如下列出了拇指腕掌关节骨关节炎5个手术程序的术后治疗的基本阐述。欲了解手术管理，请参见手术方案方面的章节。

1.关节置换术：使用韧带重建，伴有或不伴有肌腱插补术

最常见的两种拇指腕掌关节骨关节炎的关节置换术包括：①使用供体肌腱重建变弱的前斜韧带；②将韧带重建和肌腱插补结合（通常缩写为LRTI)。LRTI能显著地缓解疼痛和维持拇指基底部的运动，是治疗末期腕掌关节不稳定较好的方案。

表106-6列出了LRTI典型的术后治疗程序。由于该程序结合临床背景会有所不同，这就意味着这仅是一份大体指导。LRTI是一个值得注意的临床特征是腕掌关节必须在人字形石膏中固定4周。

2.腕掌关节可降解垫片

一个相对较新的方案是拇指腕掌关节关节置换术使用可降解的、薄网状的垫片（Artelon；Artimplant AB；Sweden），这种垫片由手术置入疼痛的、退化的腕掌关节的关节面之间。理论上，垫片扮演一种支撑和促进身体修复受损组织能力的临时关节内支架的角色。另外，垫片的翼状伸展的形状用于稳定关节的背侧。在理想情况下，垫片会及时地整体降解，留下一个拥有更稳定的背侧关节囊新成形的关节面。雅特隆腕掌关节垫片通过开放性创口或关节镜手术置入。

术后，要将拇指用拇指人字形石膏固定4～5周。一旦石膏拆除了，术后的治疗程序就类似于LRTI的治疗程序了（表106-2）。没有文献表明佩戴雅特隆腕掌关节垫片会有长期效益。然而，一项研究展示了该种手术方案的短期效益。

3.拇指腕掌关节关节镜检查

用关节镜手术作为拇指腕掌关节的评价和治疗方式由Menon和Berger于20世纪90年代分别率先提出。人们提倡腕掌关节关节镜用于骨关节炎早期和不稳定性的治疗。清除术和滑膜切除术可以结合其他方案实行高频囊缝合术（热收缩），或者雅特隆腕掌关节垫片嵌入。

术后根据手术方案和关节囊松解的数量应用拇指人字形石膏1～5周。时间长短由外科医师决定。石膏一经移除，就要进行主动和被动的关节活动度训练和康复活动以促进拇指对掌功能。根据时间长短，可以由外科医师指定患者装配和佩戴长对掌矫形器（图106-5B）。手部和上肢的肌力增强训练也可以在咨询手部医师后进行。

4.扩展截骨术

根据Wilson描述，拇指掌骨扩展截骨术是一种重新排列第1掌骨以增强腕掌关节稳定性的方式（详见第105章）。术后，患者使用拇指人字形石膏固定6周。石膏一经移除，就要佩戴长对掌矫形

表106-2　肌腱间置的韧带重建术后治疗计划*

治疗管理	大体时间表
使用拇指石膏	术后第1天至第4周
指导连续抬高上肢	
执行活动关节活动到非固定的数字	
在手指上敷冰块以控制水肿	术后第4周至第8周
去除石膏，制作腕管固定器。除运动期间外，任何时间均可穿戴	
除了拇指腕掌关节外，对手腕和手的所有关节进行关节活动	
对腕掌关节执行被动关节活动；只包括外展和伸展。必须避免屈曲和内收，以保护被手术切开的囊背侧	
进一步的运动包括主动拇指手掌外展，背伸，和环绕	术后8周
按手掌外展方向进行鱼际肌等长收缩训练	
强化运动包括鱼际肌的不等长收缩的外展和侧捏	术后12
仅有活动时请取下矫形器	
停止手腕- 腕掌关节固定矫形器根据指示	术后第13周至第16周
继续进行鱼际肌外展和侧捏的力量练习	
带着轻型限制回到工作岗位	
从事适度的功能性活动	
恢复职业或业余活动	术后第16周至第24周

CMC.腕掌关节；ROM.关节活动度

*项目在不同的临床设置相对不同

器（图106–5B），同时结合轻微的拇指关节主被动关节活动度练习。无阻力练习也应该加入以促进拇指的对掌运动。只要截骨部位愈合良好，就要在第8周进行握力和捏力增强练习。

5.关节固定术

拇指腕掌关节固定术（融合）特指为局限于拇指腕掌关节的创伤后关节炎或关节破坏患者所进行的手术。既然该手术将拇指基底部与大多角骨牢固地融合在一起，那么这就意味着该手术适用于那些有着通常需要很强的捏力的职业的患者，如汽车修理工。

术后人们可能会反映在一些区域（如裤兜）进行手部操作或将手放置于平面时存在困难。人们通常通过增大邻近关节（如近端的舟状骨–大多角骨关节，或腕掌关节远端）的活动度来弥补腕掌关节动度的不足。结果显示融合术后人们基本不会反映有明显的功能缺陷的问题。该手术方案主要的并发症是会有13%的骨折不愈合和偶然发生的过度负担的舟状骨–大多角骨和腕掌关节的继发性退化。

术后管理要求拇指必须由拇指人字形石膏固定使腕掌关节和掌骨关节保持稳定，而指间关节则处于游离状态。制动需要持续至少6周，直至透视表明骨小梁已经桥接于腕掌关节为止。石膏一经移除，必须要进行拇指掌指关节和指间关节的主动和被动关节活动度练习，同时要进行促进拇指对掌运动的练习。长对掌矫形器（图106–5B）佩戴后，由外科医师根据关节融合痊愈的情况来决定开始手部和上肢力量增强训练的时机。

6.相关手术方案

还有一些手术方案可能会结合腕掌关节的其他手术进行。拇指腕掌关节掌侧关节囊固定术经常用于矫正腕掌关节过伸。康复早期必须要谨慎地保护腕掌关节，避免在进行训练或日常生活动作时使其承受过伸压力负荷。在早期训练和主动运动期间，必须要佩戴矫形器以限制腕掌关节过伸。此外，可以将拇长展肌肌腱固定术作为一种减少拇指基底部半脱位的方式。作为手术的一部分，肌腱可能要再植入指骨以为腕掌关节关节囊提供额外的稳定性。在20世纪60年代，腕掌关节关节成形术使用硅胶假体来替换大多角骨。继Swanson进行了首例手术，许多技术相继涌现出来，然而，文献报道的结果好坏参半。该手术两处主要的失败在于随着使用时间的增长假体破裂和硅胶滑膜炎的出现。一般不执行此方案。

四、小结

骨关节炎是上肢非常常见的关节疾病，主要累及手部远端和近端指间关节，甚至更常见于拇指腕掌关节。治疗师对于拇指骨关节炎患者的管理需要具备骨关节炎各时期非手术和术后接入的知识。此外，治疗师必须要理解维持正常拇指腕掌关节所需的解剖学和功能学方面的考虑，以及疾病和外伤导致关节不稳定性的机制。

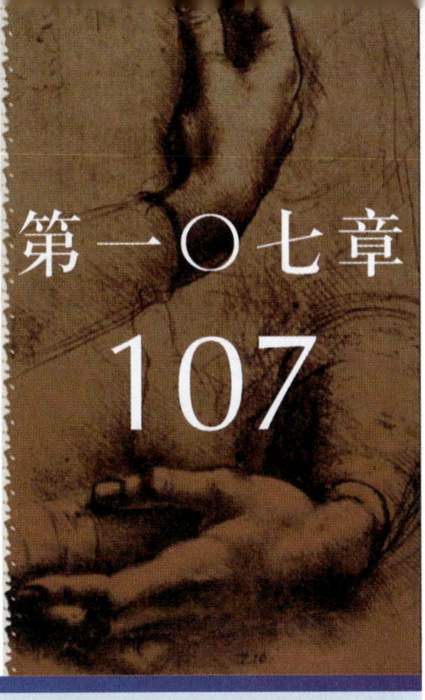

手部和腕部关节置换：手术与治疗

原著者 JOHN LUBAHN, MD, TERRI L. WOLFE, OTR/L, CHT, AND SHERI B. FELDSCHER, OTR/L, CHT
译校者 王　飞　刘克敏

关键点

- 对于所有患者来讲，治疗是基于患者的需要而言，而不是单纯依靠影像学来决定。
- 外科医师、治疗师和患者的共同协作是至关重要的。
- 精细的外科手术技术和系统的术后治疗都是必需的。
- 对一些患者来讲，关节融合仍然是一个合理的选择。

对于外科医师和治疗师来讲，关节置换术意味着一种特别的挑战。对于关节置换手术来讲，潜在的候选患者可能仅有1～2个关节受累，但是，他们可能伴有严重的、致残性的疾病。尽管一些患者已经存在残疾，但是他们的功能尚可，反之，另外一些患者则存在严重的功能障碍。外科医师和治疗师必须确定哪些患者适合于关节置换治疗，而哪些患者又可以通过非手术治疗或支具治疗就能得到良好的康复。由于假体的设计在不断更新，这就要求外科医师必须仔细的选择，使每个假体都能最适合于每个患者。同样，对于类风湿关节炎的患者来讲，先进的内科治疗方法，规范的抗肿瘤坏死因子药物的应用，都能够明显的逆转这些患者的疾病进程，这也就使得他们根本就不需要外科手术治疗。即使这些患者需要手术治疗，那么重建软组织可能是更好地选择。外科医师必须记住，对于类风湿的患者来讲，手术干预只是一种姑息的办法，同时手术必须有益于患者，关节置换并不能达到完全治愈的目的。外科医师和治疗师应该预先向患者交代清楚，以保证患者对关节置换手术和术后康复项目有一个全面的理解。对手术的患者，术后密切随访是很有必要的。患者也必须严格按照指示在术前和术后来保护置换的关节，以此来保证假体能够使用足够长的时间。

很多类型的关节炎可以影响到手和上肢。从多系统、严重的、致残性的类风湿关节炎到另外一些胶原血管性疾病，如银屑病关节炎、狼疮或者强直性脊柱炎，病因都是多种多样。手部和上肢的关节炎也可以由其他疾病引起，如痛风、缺血性疾病（Preiser's and Kienbock's diseases）、创伤后关节炎和骨性关节炎等。可以纳入手术治疗的关节炎会在下面的章节进行简要介绍。

一、关节炎概述

（一）骨性关节炎

在手部和上肢，骨性关节炎是最常见的关节炎。据估计，40%的成年人患有骨性关节炎；但是，仅仅只有10%的人就医，1%导致残疾。就像其他类型的关节炎一样，骨性关节炎也可能存在遗传倾向，从而影响到关节软骨的结构和代谢；但是关节炎的进展也可能是由于创伤性不稳和老化，后者可以说是继发于日复一日的微损伤，尽管这种说法有争议。与其他炎性疾病相比，如类风湿关节炎和痛风，骨性关节炎这个词显得有些名不副实，因为仅有相当少的炎症成分参与诱发此病。因此把骨性关节炎称作骨关节病可能更为恰当。

临床上，患有骨性关节炎的患者每天都在抱怨疼痛。在傍晚和夜间，疼痛的症状会变得最严重。患有骨性关节炎的患者通常在早晨起来时感觉相对疼痛减轻，相反，患有类风湿关节炎的患者在早晨通常感觉关节僵直和不适。

在骨性关节炎中，最常受累的关节是手指的远节指间关节和拇指的掌指关节。对于远节指间关节来讲，晚期骨性关节炎的临床表现是其中某个手指因为不稳定而发生成角畸形和在形成期出现相对较大的骨赘，这种骨赘被称为Heberden's结节。远节指间关节的疼痛通常表现为一种烧灼样疼痛，疼痛要依靠非甾体类抗炎药的治疗来缓解，可以通过口服和局部用药或者蜡疗。将手指浸于温水中通常会使患者感觉舒服一些，但是这也会导致手指肿胀，反之，通过一个厚的石蜡热模可以将热量从石蜡传递给手指，并且在蜡疗时使用3M贴缠绕在肿胀的手指上，这样可以缓解手指的肿胀。对于骨性关节炎患者的教育同样重要，尤其是要遵守关节保护原则及建议患者避免一些动作的发生，如负重，反复提重物。有时应该考虑外科手术干预，对于远节指间关节来讲，关节融合术是最有效和最具预见性的方法。因为关节炎使手指失去活动范围，此时可以切除骨赘，手指的外观也可以全面恢复。

近节指间关节的骨性关节炎比远节指间关节的骨性关节炎少见。但是一旦出现将会引起手部更多的功能障碍。对于远节指间关节来讲，主动活动，矫形器保护受累关节而得到休息，缓解症状和3M贴缠绕可能都是有帮助的。3M贴缠绕并联合应用蜡疗可以减轻关节肿胀和缓解症状。尽管近节指间关节融合明显能够代偿手功能，但是近节指间关节炎的外科干预最好还是在远节指间关节处行关节融合术后再进行。中、环指的关节成形术可能有更好的预期和满意的长期效果，因为其他手指的近节指间关节在提重物时会受到应力增加的影响，更容易发生手术失效。硅胶假体已经经受了时间的考验，并且在有限的关节活动范围内明显缓解了疼痛。

最后，桡腕关节也会患骨性关节炎，桡腕关节骨性关节炎通常是由于月舟骨损伤引起的；但也存在以下情况，如月舟骨塌陷畸形晚期和原发性桡腕关节骨性关节炎。舟骨骨折不愈合是桡腕关节骨性关节炎的常见原因。本章会用插图描述骨性关节炎的人工关节置换术。

（二）硬皮病

硬皮病是一种自身免疫系统疾病，它最初影响手部的小血管和多器官系统，并且引起进行性结缔组织纤维变性，在手部形成特有的，严重的畸形改变。通常用缩写CREST代表此类疾病，表示钙质沉着（calcinosis）、雷诺病（Raynaud's phenomenon）、食管功能紊乱（esophageal dysfunction）、硬皮症状（sclerodactyly）和毛细血管扩张（telangiectasia），见于严重的硬皮病。在近节指间关节和掌指关节，痉挛是一个特殊的并且难以解决的问题，近节指间关节的屈曲挛缩畸形是很常见的（图107-1）。在这种情况下，外科矫形治疗是可行的，但是存在着相当的危险，主要是伤口的愈合和感染问题。在计划实施近节指间关节松解术时，有一点很重要，要牢记皮肤常常存在挛缩。在硬皮病患者的近节指间关节可以见到鹅颈畸形，经常合并掌指关节屈曲挛缩和软组织紧张。治疗师和手外科医师应该认识到硬皮病的特征可以和其他类风湿疾病的特征相“重叠”，如皮肤炎，系统性红斑狼疮和类风湿关节炎，并且应该特别注意所看到的畸形。外科医师应该意识到一些危险，如局部缺血和潜在的组织缺失，这些危险在有“重叠”综合征的患者可能没有被作为危险因素考虑进去，严

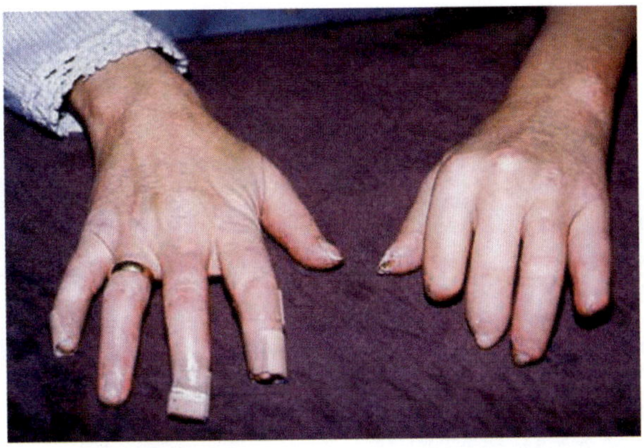

图107-1 硬皮病患者的手。图中显示指端缺血合并近节指间关节屈曲畸形

重的挛缩和组织缺乏可塑性使得外科矫正任何畸形都变得极端的困难。因为这些患者伴有系统性硬化病或者诊断的不明确。然而，硬皮病患者近节指间关节假体置换是可行的，并且结果令人满意。对于严重的近节指间关节挛缩的患者，安全的外科治疗方法是近节指间关节融合术。

（三）银屑病关节炎

银屑病关节炎，就像它的名字一样，起初皮肤出现红色的鳞片，晚期累及关节；也可以先累及关节，后累及皮肤。典型病历表现是远节指骨和远节指间关节均受累，随着病程进一步发展，远节指骨增生，同时近节指骨形成锥状，形成典型的“铅笔放在茶杯里”样的畸形。更加严重的病例可以累及到全手，骨与关节的破坏非常严重，以至于手指的软组织造成破坏，通常描写为“歌剧玻璃手”。外科治疗可以作为一种方法，但是，银屑病关节炎的患者关节置换是极端困难的，因为骨髓腔已经变得很狭窄（图107-2A～C)。

二、腕关节的外科手术治疗

类风湿患者可能是最适合于腕关节置换的，尤其当他们的特殊部位受累时（如腕、手、手指、肘、肩)，此时，保留腕关节活动度就非常重要。如果患者合并严重的骨性关节炎，并且在骨量非常好的情况下，他们是更好的手术候选者。

在19世纪70年代，Menli和Volz发明了新的腕关节假体。这些假体是由金属假体和塑料球臼关节组成的，这种设计可以通过骨水泥将远端桡骨与近端掌骨相连接。但是，这些假体置换只在短期内取得成功。当假体的远端柄在更加松软的骨皮质中发生松动时，那么置换就失败了。在一些病例中，失败常常发生在远端掌骨的假体交界面上（图107-3A、B)，这些假体出现松动并且产生疼痛，当骨质相对好时，就像骨性关节炎一样，当在掌骨部分能够获得一个合适的稳定压力时，这种双轴假体常常能够使用很多年而不需要翻修（图107-3C)。关于高聚乙烯金属假体的临床研究一直在进行。有人预测，假体远端部分的下陷和（或）松动已经在所有的金属假体中引起相当高的失败率，这种失败是由于骨和金属之间的弹性模量差距造成的，尤其是在类风湿合并骨质疏松的患者中，越来越多近期的设计是使用拉力螺钉将假体远端部分固定在腕骨上来防止假体下陷和松动，初步的研究结果是良好的。

在19世纪70年代，Swanson采用了硅胶假体。这种硅胶假体包括一个能够插入桡骨的近端柄，一个屈曲铰链关节和一个能够通过头状骨插入中指近节指骨的远端柄。这种假体适用于手部小关节的假体置换，它可以在整体上形成一个独立的单元。对于那些要求不高的患者和职业或非职业有着腕关节活动需求的患者来讲，这种假体的使用可能是一种更合适的选择。对于一些类风湿关节炎的患者来讲，骨量可能会非常缺乏，以至成功融合腕关节几乎是不可能（图107-4A～C)。于是桡腕关节的硅胶假体置换成为一种更好的治疗方法。硅胶材料的特征是与骨的结合更加紧密，而且硅胶的关节和柄在掌骨近端或桡骨远端部分很少造成下陷。腕关节硅胶假体置换的适应证包括：关节活动时疼痛，关节活动受限，关节不稳定和关节畸形。X线能够明确是否有足够的骨量来支撑假体，尤其是桡骨远端骨皮质的完整和中指掌骨的残留骨量最为重要。在23例患者实施26例Swanson桡腕关节置换术后，Davis及Weiland和Volence-Doeling总结患者在主动腕关节伸直方面有明显的功能提升，而在力量加强或手指活动控制方面没有明显提高。另外，要取得关节置换的成功，重建关节囊和通过肌腱移位来平衡腕关节是很重要的。

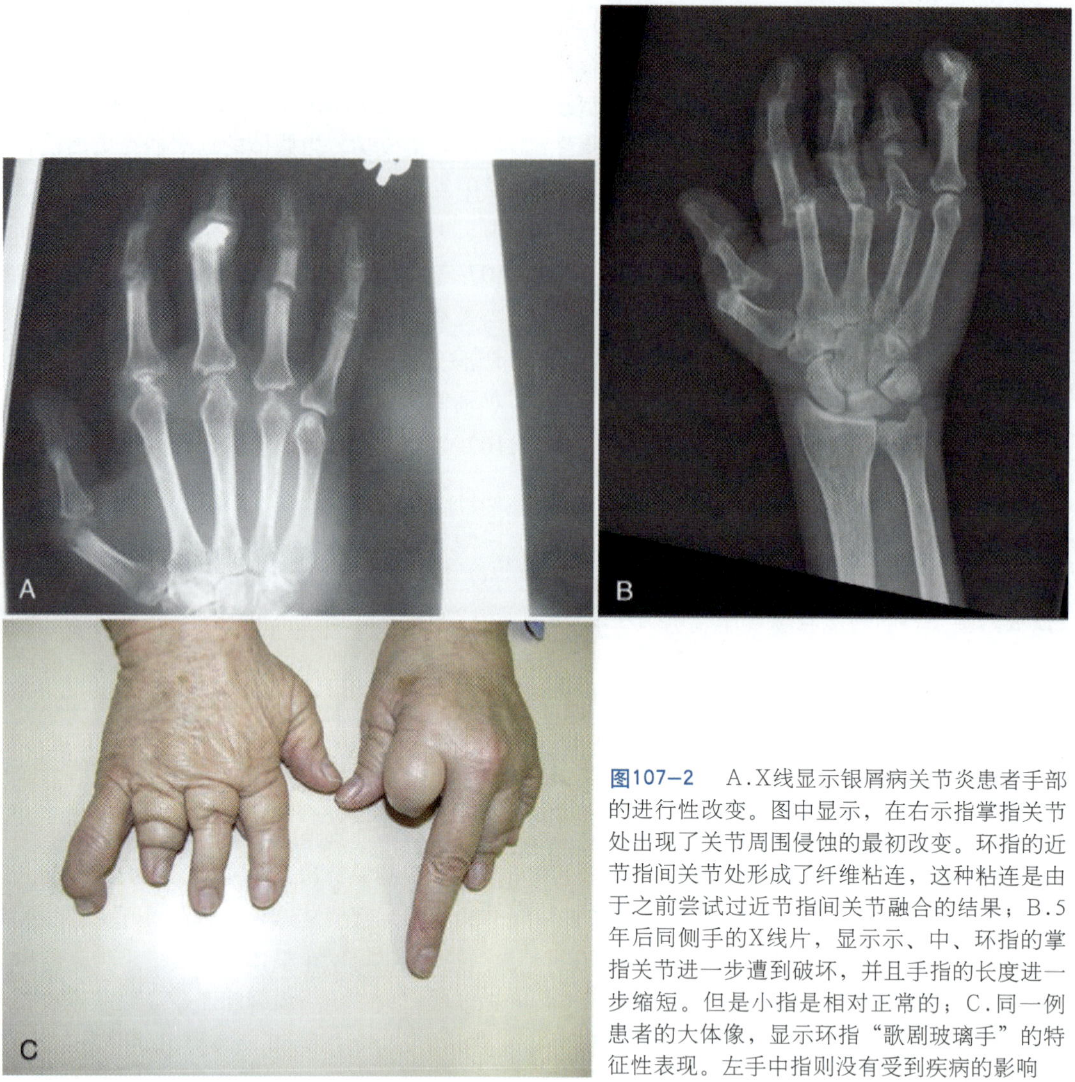

图107–2 A.X线显示银屑病关节炎患者手部的进行性改变。图中显示，在右示指掌指关节处出现了关节周围侵蚀的最初改变。环指的近节指间关节处形成了纤维粘连，这种粘连是由于之前尝试过近节指间关节融合的结果；B.5年后同侧手的X线片，显示示、中、环指的掌指关节进一步遭到破坏，并且手指的长度进一步缩短。但是小指是相对正常的；C.同一例患者的大体像，显示环指“歌剧玻璃手”的特征性表现。左手中指则没有受到疾病的影响

当进行腕关节假体置换之前，外科医师应该确认腕关节没有继发感染存在。另外，需要注意的是，术中轻柔的组织剥离，预防性抗生素的应用和术中收集滑液标本用标准的苏木精和伊红染色技术进行病理检查。如果怀疑有感染存在，那么取出的组织应该行革兰染色和细菌培养，随着越来越多骨相容性材料的出现，硅胶腕关节假体也越来越过时了，硅胶假体可以导致畸形复发和硅胶滑膜炎（图107–5A～C）。同时，由于钛、骨水泥和聚乙烯形成的碎片会造成继发性滑膜炎，所以金属–聚乙烯假体可能也不适合。

腕关节置换的最佳适应证是骨性关节炎和有相对正常骨量的患者。患者必须有关节置换的强烈要求，而不是关节融合、有限融合或支具治疗的要求。在临床上，经常会见到患者存在严重的双侧腕关节疾病，同时影响到肘关节和肩关节，像这种病例，笔者从1986–2004年采用双侧腕关节置换来治疗（图107–3C）。使用的假体包括两部分：能够打压到桡骨远端的一个有凹面的近端关节面和一个能够插入头状骨并延伸至第3掌骨远端的柄。后者的关节面是凸面的，这种骨–金属交界面按照材料特性来讲并不是最佳的匹配，就像钴铬合金比骨有着更高的弹性模量一样，但是良好的打压应该可以达到稳定并能够使骨生长入假体的表面，近端凹形的聚乙烯关节面和远端凸形的钴铬合金面提供了一种理想的摩擦力作用并且提高了关节生物力学的设计。这种假体的功能比硅胶假体要更好。尽管某些假体置换失败了，导致插入第3掌骨的远端柄发生

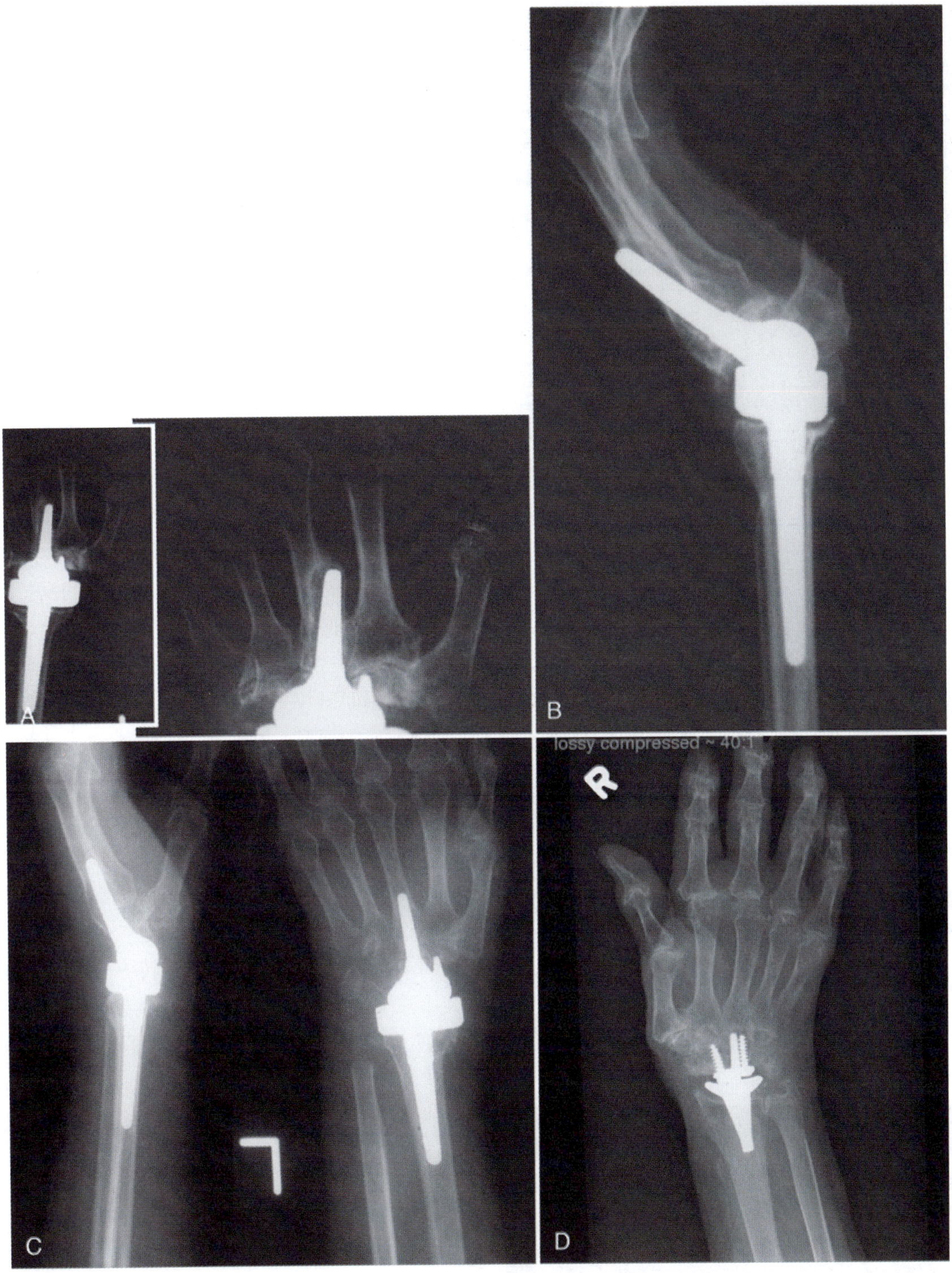

图107–3　A、B.X线显示双轴全腕关节置换，通过第3掌骨的骨皮质，假体出现了下陷征象。这主要是由于钴铬合金的材料与骨质疏松之间存在特征差异。骨水泥可以在某种程度上减慢下陷的进程，但是，通常来讲，随着时间延长下陷是不可避免的；C.双轴全腕关节置换术后即刻的前后位及侧位X线片显示近端与远端部分良好的力线和远端部分良好的插入在第3掌骨中；D.全腕关节置换采用了更加先进的SBI假体，这种假体设计采用螺钉固定在小多角骨、头状骨和钩状骨上，增加了关节稳定性和避免假体部分的下陷

移位或者松动出现疼痛，但是这种假体在短期内有着非常成功的效果（图107-3A、B）。所以更多现代的假体设计是依靠附加拉力螺钉固定远排腕骨的方法来提高远端柄的稳定程度。

（一）外科技术

手术切口起自于第3掌骨基底，跨过腕关节，向腕关节近端延伸4～5cm，沿第3掌骨通过一个纵形切口来暴露伸肌支持带。纵形劈开伸肌支持带，保护远端尺侧半的皮瓣，以皮瓣可以覆盖桡腕关节和腕关节近侧半，这步操作可以在关闭伤口时起到为伸肌腱提供一个背侧滑车的作用。而后在伸拇长肌腱与伸指总肌肌腱（第3与第4伸肌腱间隙）之间进入，保护好肌腱，并且暴露开大约1/4英寸的Penrose隧道，桡侧腕伸肌-桡侧腕长伸肌和桡侧腕短伸肌一被包含在伸拇长肌和桡骨的反折内。然后T形切开腕关节背侧关节囊，将近排腕骨切除，因为月骨和三角骨经常向掌侧半脱位并且与正中神经和屈指肌腱相平行，所以这时应该小心保护正中神经和屈指肌腱。桡骨远端的末端和头状骨的近端应该使用摆锯切除，然后用锥形钻在头状骨中心和第3掌骨钻出一条隧道，用扩髓钻按照不同型号将隧道逐步扩大，直到紧贴掌骨的骨皮质。而后扩大桡骨远端骨髓腔至合适型号。最后试模，确定假体的稳定性，确定腕关节活动的中心是否位于头状骨和第3掌骨纵轴处。假体的旋转中心与正常解剖中心位置越相近，假体的平衡性就越好，最终，关节置换后的功能也就越好。远端假体部分〔在使用SBI和KMI假体的病例中（kineticos医疗公司，卡尔斯巴德，加利福尼亚)〕通过松质骨螺钉固定在远排腕骨上，同时松质骨螺钉也固定在头状骨和小多角骨上来维持假体的稳定性和防止下陷，与双

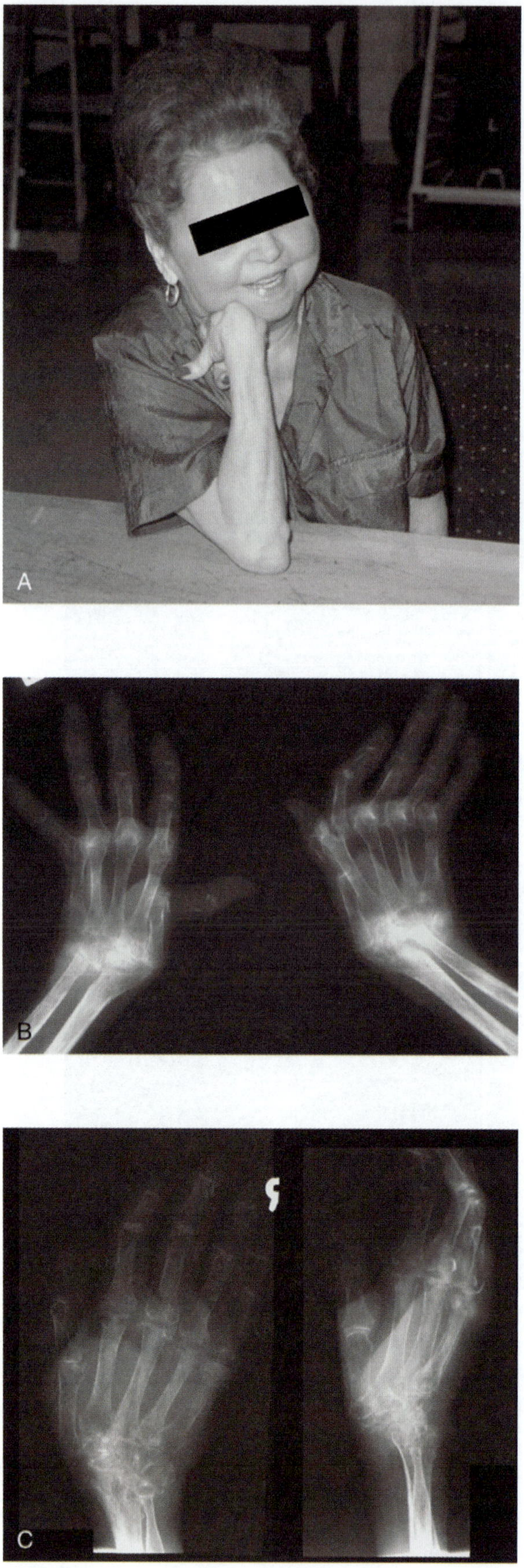

图107-4 A.一例55岁的患者，有30年的类风湿病史，症状很难用药控制，长期使用类固醇激素来治疗，她的关节保护意识很差（如将头枕在手上休息），所以造成了腕关节不稳定；B.前后位和侧位X线片显示骨质疏松，腕骨破坏伴有骨丢失和尺侧半脱位，如此严重的骨质疏松不适合任何类型的关节融合术或者置入弹性模量明显区别于骨的假体；C.然而，每个手指用硅胶腕关节假体行MCP关节置换对于她来讲是一种合适的选择，并且为她的后半生提供了适度的腕关节功能

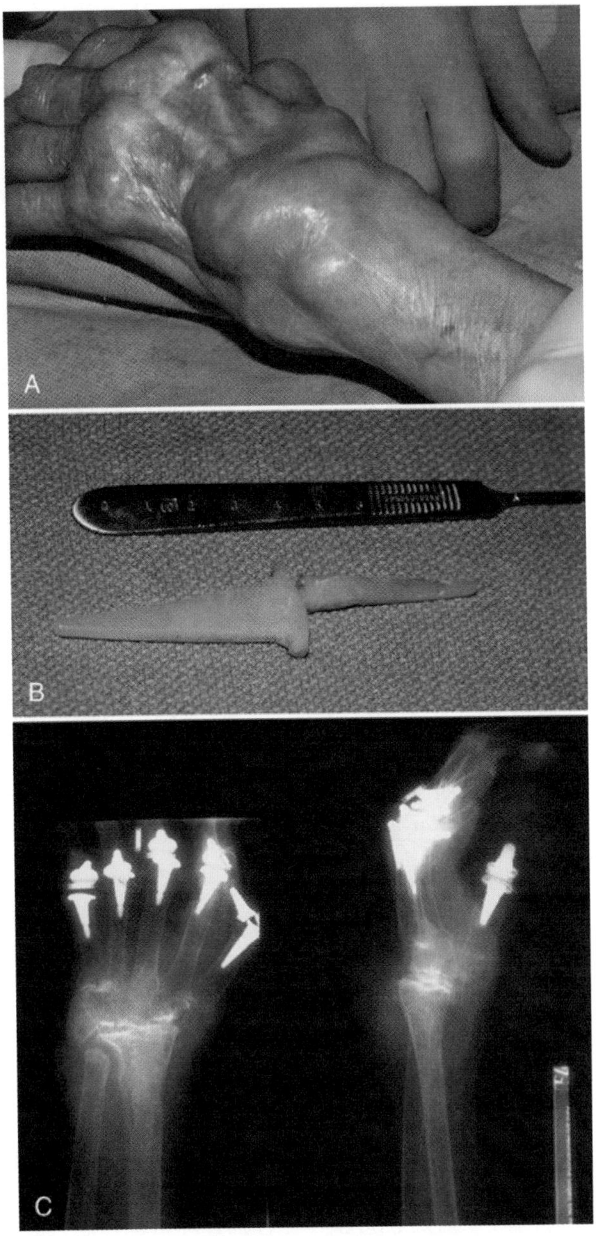

图107-5 A.一例患者行硅胶腕关节假体置换术后15年后出现了背侧腕关节滑膜炎；B.在实施新的硅胶假体翻修术时，发现原来的假体远端柄部断裂。翻修后的假体直到患者2年后因为心肌病导致充血性心力衰竭造成死亡时效果还是良好的；C.翻修术后的前后位及侧位X线片显示置换术后10年，Biomeric（Lord公司，伊利湖，宾夕法尼亚）腕掌关节假体功能仍良好

轴假体对比来看，这种假体通过对头状骨和第3掌骨的适配，同时用1枚短钉将大多角骨固定在假体上，从而获得稳定可靠的远端部分。为了保护伸指肌腱，伸肌支持带的远端部分被返转到切口的远端来覆盖假体，并且与尺骨缝合起来维持关节囊。缝合皮肤时要求间断垂直褥式缝合，要使用4－0号或5－0号的尼龙线，并放置一根小的橡皮引流管。

（二）术后治疗

1.第0–4周

术后24～48h要更换敷料，并且拔除引流管。在这个时候，患者的腕关节应该用一个腕掌矫形器来保护。拆线时间在术后1～2周，根据假体的稳定性，术后2周便可以开始腕关节轻柔的主动关节活动。外科医师和治疗师需要讨论并回顾一些问题，这些问题决定了腕关节开始活动的时间，如骨质差或肌腱磨损，以及特别的手术步骤和特殊的期望。诸如假体的插入方式和外科医师仔细关闭伤口的技术都直接影响到康复的时间。在理想状况下，腕关节可以获得40°～60°的主动屈曲和伸直的角度。外科医师和治疗师应该指导出院患者注意遵循手功能的康复治疗计划，并且应该让他们了解关节保护的原则。康复应该包括患者的肩、肘和颈部，保持关节活动度和关节功能，并且要避免对肢体施加过度的力量。

在第1个4周内，患者大多数时间都应该佩戴腕掌矫形器，只有在入浴和训练时才可以摘掉。矫形器是将腕关节固定在背伸10°～20°的位置，并且能够允许手指完全屈伸和拇指与小指完成对掌动作。如果伸指肌腱行修复手术，那么矫形器应该固定掌指关节于中立位，保护肌腱至术后3周或更长时间，要推迟腕关节开始活动的时间。3周后，如果术中同时进行了肌腱松解，那么推荐矫形器再固定1～2周。

2.第4–8周

腕关节持续轻柔的主动活动，同时要小心避免训练过度，如果手指伸肌腱在术中行松解术后，这就更要提高警惕。控制肿胀和减少瘢痕形成是治疗的一部分，物理治疗对肿胀，僵直和疼痛是有帮助的。轻重量抓握训练，比如非抗重力下重物的抓握和有限地重复训练，能够帮助促进关节活动度的提升。

3.第8–10周

术后8～10周，轻微的力量训练可以开始了。

在关节保护生物力学原则的指导下，患者首先可以开始等长收缩训练，继而可以在1磅（0.4kg）重力下行抗阻训练。这时，腕关节矫形器可以是定制的，也可以是预制的，它可以在做重体力劳动时使用，比如种花或者持续用力的情况下。全腕关节置换术术后，提重物的重量禁止超过10磅（41kg）。

三、掌指关节置换术

手部的掌指关节置换适用于关节面狭窄，尺侧偏斜，掌侧半脱位和（或）软组织紧张（图107–6）的严重类风湿关节炎的患者。对于示指类风湿关节炎掌指关节处，一些学者推荐采用融合术或其他补救措施来治疗，这些方式能够提高抓捏的稳定性和防止由于指骨变形而造成的尺侧偏斜。这些方式适用于近节指间关节和远节指间关节功能正常的患者。由于骨量丢失或者感染造成了假体置换失败，补救措施可以包括各种各样的软组织成形修复手术。当有合适的骨量存在的情况下，推荐应用Fowler关节成形术，这种手术是将掌骨远端切成一个倒“V”字形状，将近节指骨近端切成一个正“V”字形状，然后将其两端嵌插在一起融合。Leonard Goldner强调，成功的软组织关节成形术要比硅胶关节置换效果更好，但是后者的结果一致性更好。

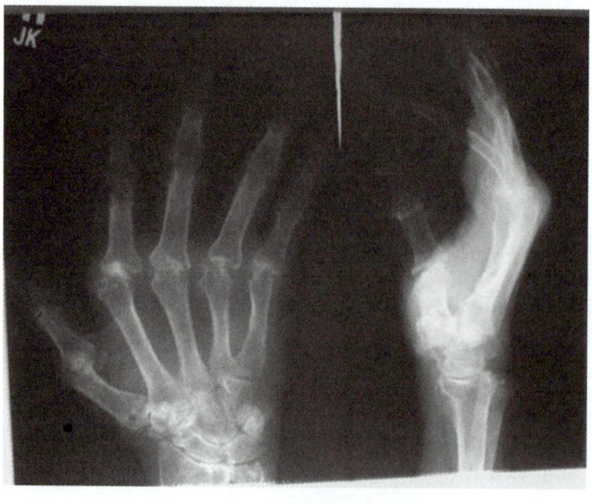

图107–6 类风湿关节炎患者标准的手部X线片。显示掌指关节向尺侧偏斜，同时桡腕关节向桡侧偏斜。近关节处出现侵蚀，尤其在环指的掌指关节处。示、中、环、小指的掌指关节出现关节间隙消失并伴有半脱位，拇指的掌指关节向掌侧半脱位

通常，掌指关节热塑碳假体和SBI表面置换关节成形都可以在关节处再次建立一个正常的解剖关系，并且能够给患者提供一个长期功能上的提高。热塑碳假体，它的构成是在各方向上具有相同的碳分子，并覆盖在石墨基底上，就像陶瓷表面的构造一样。这种假体分为近节指骨部分和掌骨部分，由于要维持关节稳定性，所以在关闭伤口时要注意侧副韧带重建的细节。SBI假体也同样有近端和远端两部分设计，它的手术成功同样也需要韧带的稳定。SBI假体的材料与全膝关节假体材料一致，它包括近端凸形的钛合金关节面和远端凹形的高聚乙烯关节面。两种假体使用在有轻微畸形的患者中都有成功的报道，并且生存率统计合理。当发现有关节脱位和在X线片上发现有骨皮质缺损时，应该使用传统的限制性硅胶假体。

最后，类风湿关节炎的患者应用抗肿瘤坏死因子药物治疗能够得到很好的控制。软组织重建，比如伸指肌腱的再对位和滑膜切除，都是理想的外科治疗方法。对于这些患者来讲，掌指关节和其他关节的类风湿关节炎的复发率会比那些单纯采用新药物治疗的复发率低得多。

（一）术前评估

在理想情况下，患者在术前就应该得到评估，包括功能评分，关节活动度和抓握力量的测试。活动功能与周围神经的评估是同等重要的。评估应该包括上肢关节疾病进展的影响，对于任何畸形和关节挛缩的表现都应该特别注明。触觉检查评估很重要，因为一些关节炎患者患有腕管综合征，这种腕管综合征是继发于腕管内增厚的腱鞘炎而产生的，最终可以导致继发性正中神经压迫。还要进行日常生活能力（ADLs）评估和职业评估，ADLs包括是否患者使用任何辅助器具或步行器。也可以使用标准测试，如Jebsor Taylor功能测试。

因为掌指关节置换的康复需要相当长的时间，矫形器固定甚至要到术后3～6个月，所以相关的社会因素（如家庭膳食准备的支持和术后自我照顾）和保险支持在术前评估中都是要反复考虑的。治疗的目标必须以患者为中心，包括缓解疼痛，外观改善，关节活动度恢复和关节对线满意等。为了完成治疗目标，患者和他们的保险公司应该明确，至少

每周复查1次，这一点是很重要的。

（二）外科技术

通过掌指关节近端背侧的横切口可以暴露手指的伸肌装置。当仅有一个掌指关节需要置换时，可以考虑使用手指尺侧纵行切口作为入路。通常，在掌指关节近端背侧，伸肌腱的纵轴是向尺侧偏斜的，并且桡侧的矢状纤维很薄。纵行切口应该起自于示指，经过伸肌装置尺背侧的横形和纵行纤维，止于掌指关节桡侧。由于尺侧手内肌嵌入到伸肌装置的侧囊和近节指骨中，所以要仔细辨认和松解手内肌。当术中掌指关节向掌尺侧复位至正常位置时，尺侧手内肌也复位于掌侧，此时，必须要分离手内肌与尺侧指神经，然后切开背侧关节囊，行滑膜切除。如果病变累及侧副韧带，那么应该仔细地从掌骨上将侧副韧带反转下来。而后，用摆锯切除掌骨头（图107–7），摆锯仅仅切除侧副韧带的远端起点，应该保留重建起点，骨切除的量要根据近节指骨背侧骨侵蚀的程度来决定。通常，近节指骨骨侵蚀越多，掌骨的骨切除应该越少，这是为了近节指骨部分切除后，能够为假体保留足够的空间。另外，将掌板切除，近节指骨向背侧脱位并屈曲，便于扩髓。用锋利的锥形钻将掌骨干和近节指骨扩髓，使髓腔扩大到可以接受一个合适型号的假体为止。扩髓的程度应该非常合适，而不能还有松质骨存留。除了小指以外，在每个手指操作都是完全相同的。小指手术时，应该清楚的分辨小指外展肌和小指屈肌并松解，保留小指屈肌来维持其捏力。最后，将假体试模插入到每个手指中确定其稳定性是否良好。如果可以接受的话，将永久假体替代试模插入每个手指中。术中为了避免损伤假体表面，可以小心地用平镊或止血钳夹住假体。硅胶假体和骨的交界面是不锈钢垫圈，它可以保护假体和提供额外的稳定性。如果有可能，一定要保留侧副韧带的起点，这样可以行一期缝合。如果没有保留起点，可以将骨膜钻孔，将韧带远端与骨膜钻孔处用4–0号可吸收线缝合，再将背侧组织与掌指关节重新固定。桡侧的矢状纤维可以通过3种方式来固定：①多余的纤维可以用一根尼龙线相互重叠缝合；②将桡侧的矢状纤维纵行切开并交叉缝合，就像“气喘背心”一样；③可以纵行劈开肌腱的一部分，与尺侧半缠绕在一起，在掌骨的桡侧钻孔，将一半肌腱固定在孔中，就像Feldon等描述的一样，远端的基底部分可以与同侧近节指骨基底所保留的厚关节囊缝合。在1973年，Swanson报道了在掌骨的桡侧半钻孔，然后将桡侧副韧带重新固定的方法。就像示指和中指一样，环指和小指的矢状纤维是稳定的，没有必要形式上的侧副韧带修复。为了保持肌腱和关节的良好对线，术后矫形器固定要到8～12周，此时，肌腱已经愈合，在假体周围也形成了纤维假性关节囊。皮肤切口要用5–0号尼龙线间断垂直褥式无张力缝合，并放置橡皮引流管1根。用多层4cm × 4cm纱布覆盖并包扎伤口，同时用延伸到手指的掌背侧前臂矫形器固定。根据患者术后疼痛程度，系统疾病发展情况，相关内科问题和家庭因素等，他们可以住院治疗24～48h。术前应用预防性抗生素，理想情况下，在止血带充气前1h使用和术后使用2～3次。术后1～2d更换辅料，检查伤口，拔除引流管，根据术中关节的稳定程度，更换静态或动态矫形器（图107–8A～C）。掌指关节假体翻修经常要使用一个石膏托或一个静态矫形器固定4～6周，直到假体周围形成假性关节囊。Ascension（Ascension Orthopedics，Austin，Iexas）和Avanta（Avanta Orthopedics，Inc，Morrisville，Pennsylvania）掌指关节假体（详见下面）是用在骨性关节炎或创伤后骨性关节炎的掌指关节置换。但是，它们已经可以用于类风湿关节炎的患者。外科医师要记住，在这些患者中，假体置换成功与否的关键是软组织平衡。当合并有尺偏和掌侧严重半脱位时，更加适用于标准硅胶假体置

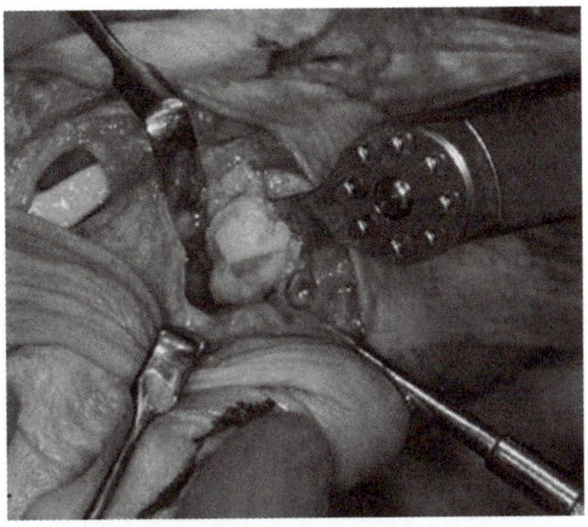

图107–7　术中大体像显示沿掌骨长轴，在侧副韧带起点的近端，使用摆据垂直切除

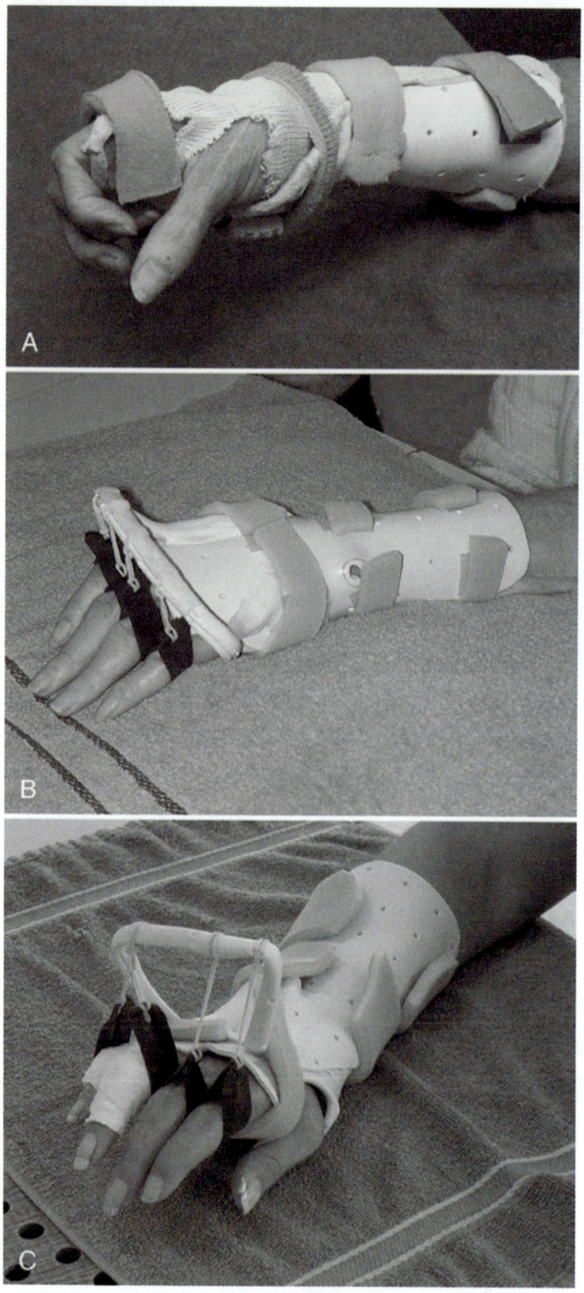

图107–8 掌指关节置换术后使用的矫形器，静态（A）和动态（B和C）。虽然都可以使用，但是当稳定性不好确定时，静态矫形器是一个更好的选择。治疗环小指boutonniere畸形所使用的管型石膏

换。但是对于年轻患者来说，外科医师感觉术后关节稳定性会很好（或者甚至在术前）的话，可以使用Ascension和Avanta假体，如果抛开假体本身的弱点，从长远来看，使用它们会效果更好。Ascension和Avanta假体置换的外科入路与标准硅胶假体置换基本相同，但主要区别在于Ascension和Avanta假体包括近端和远端两个独立的部分，而不像Swanson假体一样只有一个单独的屈曲铰链部分。Ascension和Avanta假体的近端部分代替了掌骨头，远端部分代替了近节指骨基底。通过置入髓内的柄来稳定近端和远端，并且近端和远端均应用了打压技术来稳定。对于任何一种假体，截骨的方法都是统一的，都要先截除掌骨头，再处理近端指骨。而后将骨髓腔扩大到合适的型号。扩髓时，首先将近端指骨扩髓，并确定假体型号。然后将掌骨扩髓到合适的型号，并在掌骨远端掌侧关节面处切出一个斜槽。然后，安装假体试模并检查稳定性，如果稳定性良好，再将最终的假体安装上。以我们的经验，无论短期效果还是长期效果，保留尺桡侧副韧带对防止尺桡侧半脱位是很关键的。图107–9A～F描绘了一例72岁的老年女性，两只手都出现了类风湿关节炎进展期的变化，左手比右手更加严重。因为她是右利手，右手的病变要轻微一些，所以右手实施了Ascension热塑碳假体掌指关节置换。之后，中指掌指关节的假体发生了脱位，此时需要闭合复位，用克氏针内固定6周才能使重建的侧副韧带达到愈合。目前她已经行置换术后5年了，在畸形更重的左侧非利手，使用的是硅胶假体。Avanta假体能够使用骨水泥，Ascension假体设计上使打压更结实。

四、掌指关节置换术后治疗

治疗目标的制订和术后康复治疗项目的组成决定了掌指关节假体置换术后的手功能恢复和患者的满意程度，通常要连续观察3个月的时间。要想取得治疗的成功，很重要的一点就是要考虑患者本人的治疗目的是什么。1983年，Beckenbaugh强调："假体置换的目标从来都不是将关节功能恢复到正常或者接近正常，而是关节无痛并且关节活动范围有意义"。一名有经验的手功能治疗师要能熟练的教育患者，要熟知关节保护训练原则，动态矫形器的使用，要对患者采用有益的康复设备。

（一）全面回顾术后治疗

掌指关节置换术术后标准的治疗方案包括：术后即刻佩戴装有背侧伸指悬吊装置的矫形器，佩戴

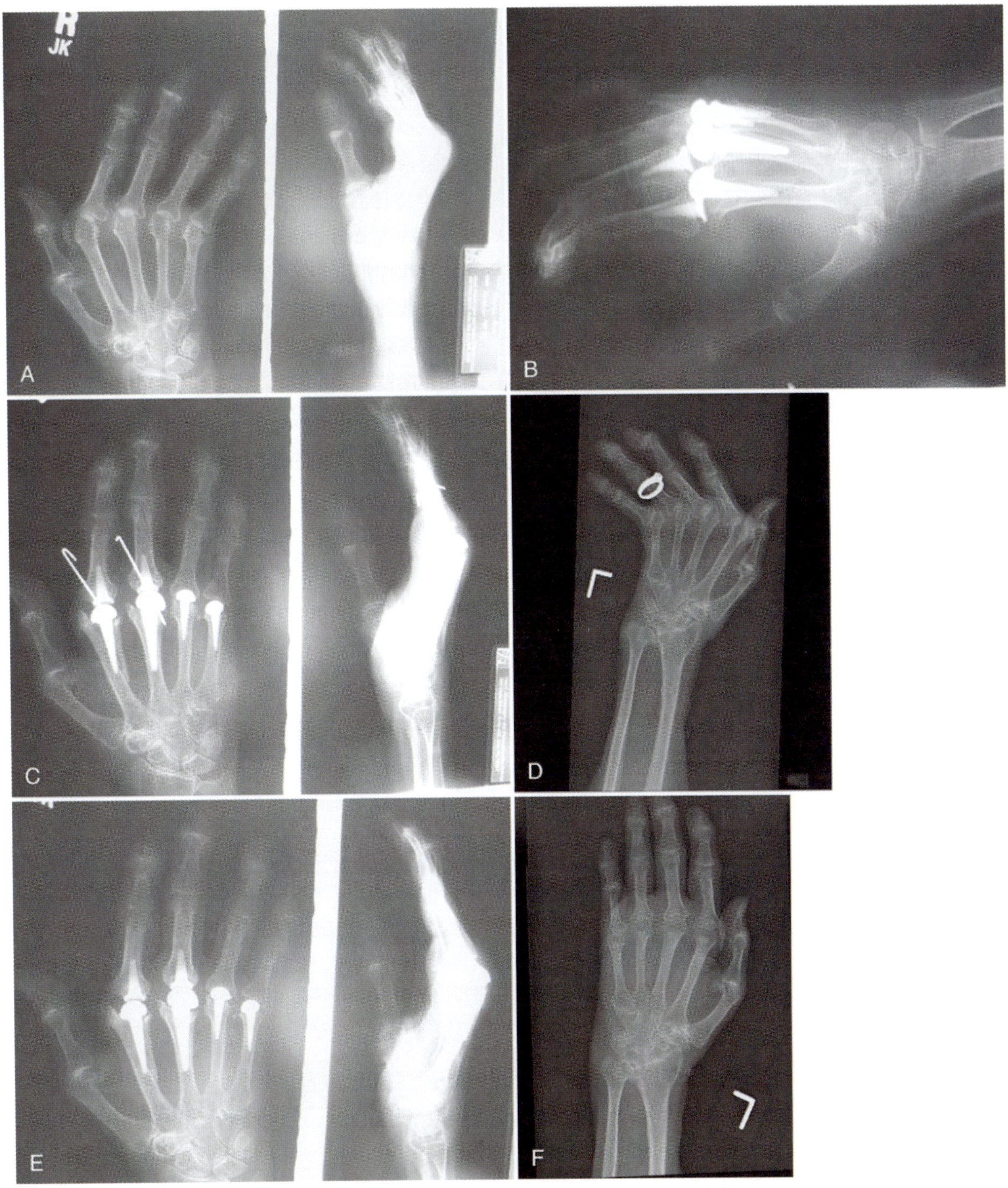

图107–9　A、B.X线显示，一例72岁女性伴有双手相当严重的类风湿关节炎的术前影像；C.由于中指掌指关节脱位使手术变得复杂，但是，右利手还是接受了热塑碳掌指关节置换术，并且效果相当满意；D.5年后，左手手术，即Silicone掌指关节置换术。因为高龄，左手畸形更严重，而且又不是利手，所以使用了硅胶关节假体；E.术后右手最终的X线显示只要结构上合理，可以行环、小指掌骨头置换而不行近节指骨置换术，因为掌骨假体能够和近节指骨关节面相连接；F.左手术后X线

时间应该不少于1周。治疗内容包括：重建掌指关节的关节活动和轻柔的被动关节活动，控制力线，小心皮肤和伤口。在家中，控制肿胀和ADL训练应该在关节保护原则下进行，主动关节活动和控制肿胀关键是在矫形器固定下进行。术后治疗原则不同，治疗项目也不同（表107−1）。因为类风湿关节炎的自身特性和慢性的特点，关节活动训练应该强调包括颈、肩、肘、腕、髋和膝。掌指关节置换术后治疗的特别细节如下。

（二）术后治疗目标

掌指关节置换总体治疗目标包括以下几点。

1.伤口愈合令人满意。

2.防止瘢痕粘连。

3.控制术后肿胀。

4.掌指关节重建术术后正常的对线和良好的关节活动度。

5.日常生活能力表现和职业和（或）非职业工作的完成令人满意。

6.维持肩、肘和其他非手术关节的主动关节活动范围。

1．3～5天至2周

取掉厚的敷料，更换成薄的有加压作用的敷料。每次查房时应该更换敷料，直到术后10～14d拆线。早期治疗时，为了控制掌指关节的对线，应该在矫形器辅助下强化动态伸直。这种矫形器不仅仅是维持伸直状态，而且还要将手指桡偏。在最初，主动关节活动和轻微被动关节活动，对掌指关节的屈和伸都要在矫形器内完成，仔细地检查保证控制对线和旋转。控制肿胀的技术，如加压包扎和3M胶带缠绕手指，在这个时期都是补充治疗。避免由于弹性绷带的牵引而造成皮肤尺偏。由于掌指关节静态矫形器可以提供中立或桡侧力线支撑，所以在夜间也可以强化使用。

2.矫形器说明

术后治疗的一个非常重要的部分是动力矫形器固定。动力矫形器固定的目的是控制掌指关节重建术后的位置和力线，并且允许关节活动。它维持手指中立位（掌指关节处于0°位），同时允许重建的关节活动。这种矫形器能够帮助愈合，在整个瘢痕重塑期能够维持关节囊的长度。引导关节屈伸活动

表107−1 掌指关节置换术术后治疗方法

治疗过程中的问题	解决和干预措施
肿胀和术后疼痛	术后在合适的位置上石膏固定更长的时间（1～3周）。在晚上使用休息位矫形器，在白天使用带悬吊装置的矫形器。要明确，术前制作好的矫形器需要调整
脆弱的皮肤	在悬吊装置的手背位置使用硅胶“第二皮肤”垫
3周时掌指关节屈曲差	可以用可拆卸的管型石膏将近节指间关节固定在伸直位或者用掌侧近节指间关节伸直位矫形器来将掌指关节固定在蚓状肌发挥最大作用的位置，用掌侧动态掌指关节屈曲悬吊装置来拉伸关节囊
掌指关节伸直差	增加佩戴动态伸直位悬吊装置矫形器的时间；尤其在示指和中指要限制屈曲活动 示指旋转使用旋后位动态悬吊装置矫形器固定
关节炎时，捏很困难，导致使用矫形器上的橡胶带很困难	为了减少和抵消捏力，用更宽的橡胶带，从尺侧到桡侧，将D环与橡胶带缝合起来
尺偏	使用功能性尺偏矫形器矫正
矫形器发生滑动（在前臂旋转）	使用氯丁二烯橡胶带缠绕住腕关节矫形器
伸直差	在晚上，掌指关节固定在伸直位；持续使用6个月至1年；在白天，使用功能性矫形器来对掌指关节进行支撑和保护，对抗侧方压力和支持伸直

MCP.掌指关节；PIP.近端指间关节

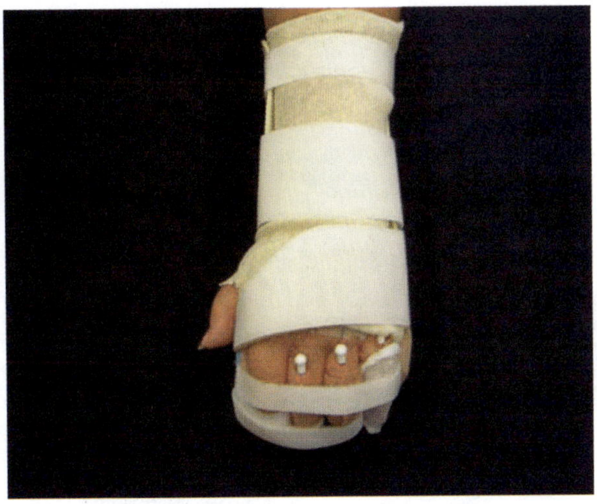

图107–10　夜间静态伸直矫形器利用Velero带将手指固定在满意的力线上，防止尺偏

方面，这种矫形器也是很必要的，它可以防止尺偏畸形的复发。根据每个人的不同需求，在白天通常佩戴动力矫形器，而晚上通常使用带有掌指关节中立位保护的静态前臂–腕关节矫形器。夜间静态矫形器（图107–10）应该尺侧缘带槽或者有Velero带（Velero，美国，曼切斯特，新罕布什尔）来防止尺偏，同时这种矫形器桡侧面是平的。动态矫形器（图107–11A～C）是在背侧使用，带有可伸直的悬吊装置。手指通过弹性牵引绳的悬吊连接在悬吊装置上，能够使掌指关节处于伸直位，同时又避免了产生过高的牵引力。悬吊装置安装在近节指骨的近端，能够引导手指活动和正确对线。这种矫形器必须在活动时要做到，近节指骨通过悬吊装置可以向下拉伸屈曲90°，而休息时，通过悬吊装置的金属来维持重建的掌指关节位于伸直中立位。另外，向下拉伸的方向应该是向桡侧的，这样能够防止尺偏复发。依靠减小对外侧关节囊结构的压力来防止外侧和内侧的不稳定。牵引装置（橡胶带或弹簧）应该有足够弹性，能够允许掌指关节主动屈曲活动接近70°。Dovore推荐使用10号橡胶带来实现适当的牵引力。为了防止疼痛和肿胀发生，必须保证足够低的牵引力。

Boozer等比较了高臂悬吊固定与低臂悬吊固定的牵引力变化。他们发现低臂悬吊固定更容易使用而且患者更容易接受，但是无论在活动的开始，还是在维持位置方面，高臂悬吊固定都需要更小的牵引力，并且高臂悬吊的设计为示指关节活动时提供了更多向后的力量。所以当制作低臂悬吊矫形器时，必须保证足够低的牵引力。这项研究证明，牵拉低臂吊带所用的力要比高臂吊带所用的力至少增加40%。

就动力矫形器而言，腕关节活动应该控制在中立位到伸直20°之间，并且有10°～20°的尺偏（图107–11C）。如果拇指也做了重建，那么拇指也应固定在矫形器中。

患者睡觉时可以佩戴静态矫形器。在夜间，矫形器给腕关节和掌指关节提供支撑，将它们保持在伸直中立位并控制力线（图107–10）。术后要佩戴夜间矫形器3～6个月或更长时间，关节的对线和伸直延迟的表现决定了佩戴时间的长短。

3.康复训练

术后第1周，应该加压包扎掌指关节，在这个时期，强调的是通过主动关节活动来达到消肿的目的和在矫形器内进行轻柔的被动关节活动。掌指关节处于屈曲状态（图107–12A、B），然后将手指向掌侧卷曲，一直慢慢地屈曲到手掌，这个运动很关键。关键是在于掌指关节的活动范围。如果需要的话，辅助伸肌肌腱主动活动可以使用近节指间关节伸直矫形器。

偶尔，示指可能会表现出旋前或旋后的趋势，那么需要一个附加的悬吊装置治疗。这种悬吊装置允许一种力的产生（如两股相同和相反的力沿着平行线靠两股悬吊带联合牵引而作用）。这种作用产生了一个力矩，使手指在需要的方向上活动，而没有影响屈和伸（图107–13）。

术后第2周，关节囊和假体周围胶原形成增加。在术后第2周和第3周，重建的关节更加稳定，这一点患者和治疗师都可以察觉到，因为重建的关节变得更加僵硬。在这个时期，检查掌指关节活动度是很重要的。在瘢痕形成和瘢痕成熟早期，必须维持预期的关节活动角度。掌指关节慢性半脱位会导致小指屈曲力弱，所以应该给小指掌指关节一定的屈曲。通常患者发现这一点很困难，但是镜子可以帮助他们发现在主动关节活动训练时掌指关节的屈曲情况。在近节指骨水平Buddy带将小指与环指固定在一起，这样可以帮助小指掌指关节屈曲。

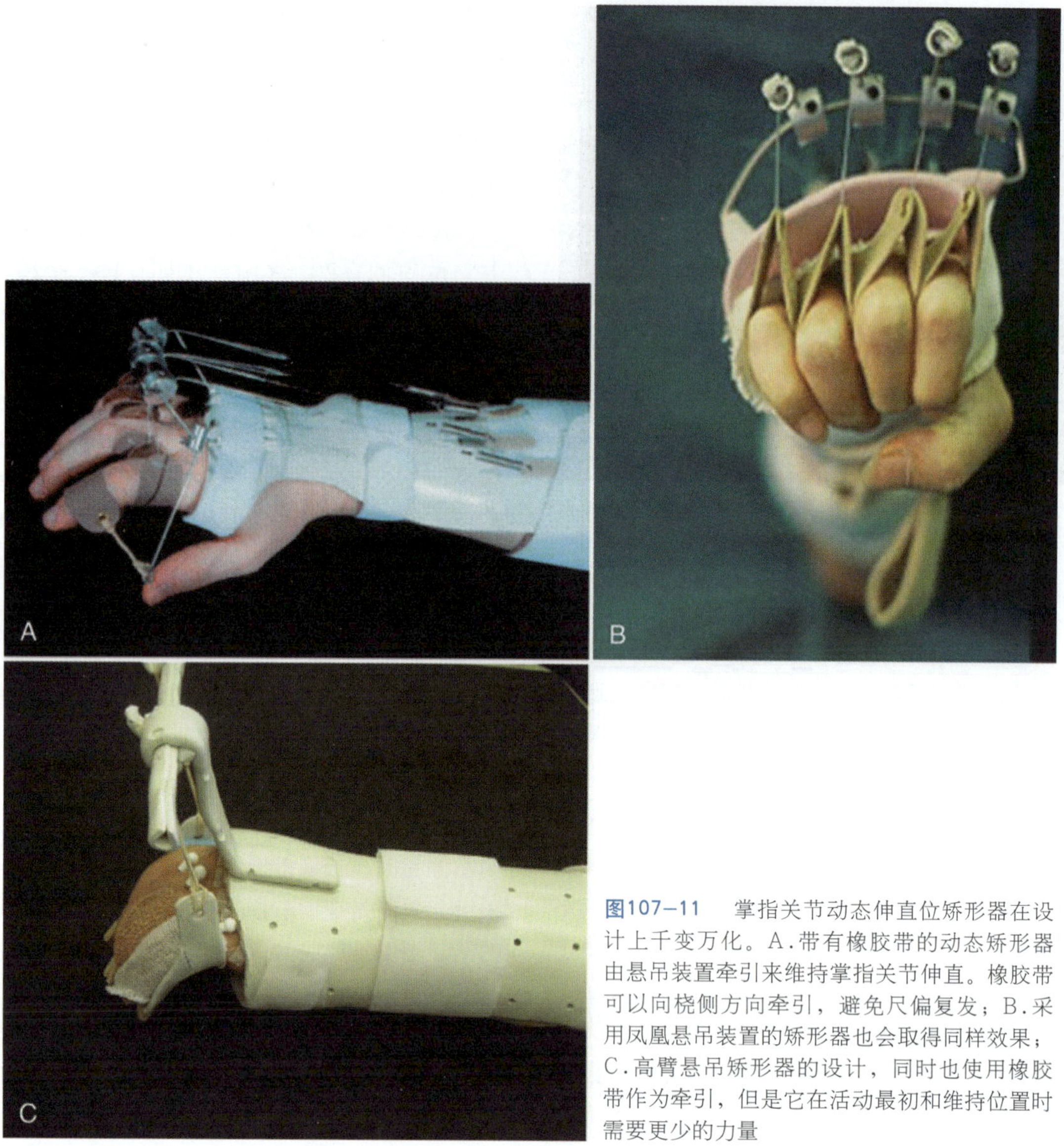

图107–11 掌指关节动态伸直位矫形器在设计上千变万化。A.带有橡胶带的动态矫形器由悬吊装置牵引来维持掌指关节伸直。橡胶带可以向桡侧方向牵引，避免尺偏复发；B.采用凤凰悬吊装置的矫形器也会取得同样效果；C.高臂悬吊矫形器的设计，同时也使用橡胶带作为牵引，但是它在活动最初和维持位置时需要更少的力量

4．第3周

在21d时，假体达到临床稳定，可以开始去除矫形器训练，但是在训练时必须监测和控制力线。如果掌指关节屈曲没有达到期望的范围，那么可以使用被动屈曲指套或橡胶带牵引。矫形器固定、治疗的频率和持续时间要由主动关节活动度和关节活动的客观指示来决定。

5．第4周

在纤维结缔组织形成晚期，可以开始屈伸的协调和平衡训练，还有轻微的力量训练。在这个时期，应该重新强调关节保护原则，为的是调整和纠正患者的行为和习惯。

6．第5周

5周时，在遵照关节保护原则的前提下，可以进行日常生活中轻体力劳动和主动关节功能训练。此时，要避免不正常的姿势，观察疼痛变化，尽量使用前臂来搬运物体，如杂物袋，避免一个姿势很长时间，这些对恢复会有帮助。治疗内容要始终围绕关节活动训练和轻微力量训练。如果存在伸肌力量延迟，要提供伸肌力量辅助训练，如果需要控制力线，可以考虑持续使用动态矫形器。

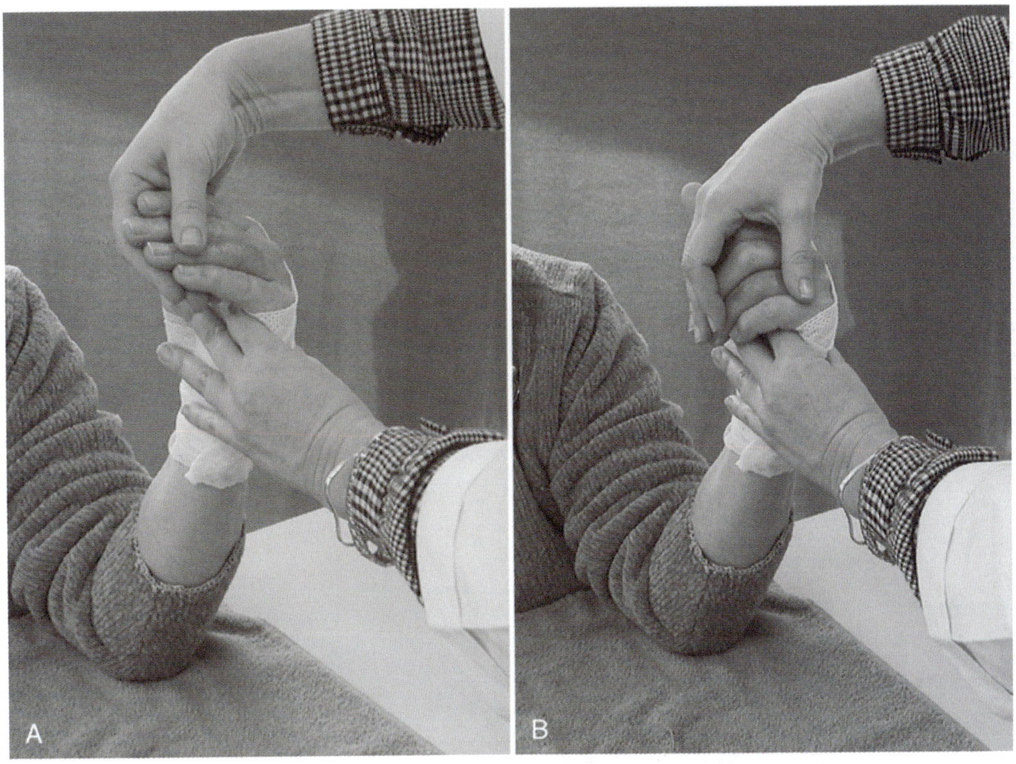

图107–12 固定位置，关键在于掌指关节屈曲（A）和主动和（或）辅助主动近节指间关节屈曲（B）

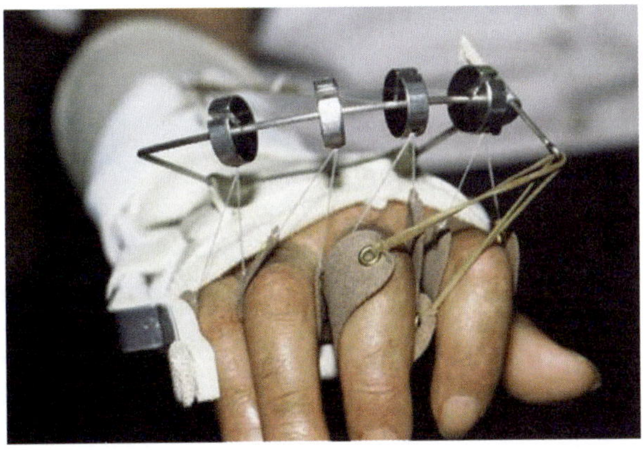

图107–13 这种矫形器有一个附加的悬吊装置。它允许双重力的产生（如两种相同或相反的力沿着平行线方向作用，靠两股悬吊带联合牵引）。这种作用力产生了一种恰当的力矩，使手指在需要的方向上活动，而没有影响屈和伸的运动

7．第6周

第6周时，假体已经被周围组织包裹住，动态矫形器可以在白天时不连续使用。对于一些患者来讲，在活动时使用小的手部矫形器可能是有益的（图107–14A、B）。这种矫形器可以将多余的力分解掉，从而在活动中保护已经重建的关节。在此周可以回归到轻体力或管理工作中。

8.第8周

8周时，瘢痕形成已基本成熟，如果存在伸直延迟、屈曲挛缩或者手指偏斜，那么应该持续力量训练和夜间固定。Swanson建议，能够屈曲到70°是令人满意的，但是也有学者报道过40°～80°的范围就足够了。所有的治疗方法都可以提高活动度。最有效的术后治疗方案应该是根据患者的组织反应来训练，由治疗师来制订矫形器固定方案。掌指关节置换术的理想结果是患者拥有功能性的关节活动度。另外，如果患者疼痛和畸形都消失，他们一般都会满意。

（三）结果

掌指关节置换术后结果总体来讲是良好的。Bieber等追踪报道了2～8年来55只手210例掌指关节置换术。大多数患者主观上表示有功能的提高，甚至骨缺损和尺偏都能得到改善，但是捏力和抓握

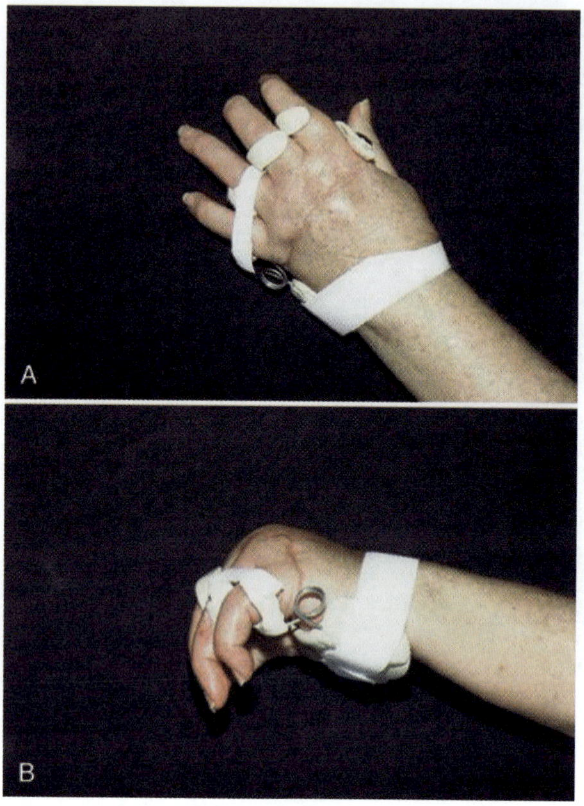

图107–14 A，B.这种手部矫形器能够维持掌指关节伸直位，还可以允许功能性屈曲活动，它们能够维持手指的中立位对线，防止尺偏

力并没有提高。近年来，Kirschenbaum等追踪报道了5～16年来27例患者36只手144例掌指关节置换术，骨缺损和屈指功能也有提高。患者对他们手的外观表示满意，并且尺偏畸形也明显减少。回访发现，掌指关节置换并发症很少，15例假体出现断裂，但是仅有3例需要翻修，没有1例微粒性滑膜炎出现。但是，有2例出现感染，其中1例为表浅感染，经伤口换药和抗生素治疗后愈合，另1例需要摘除假体。1例假体因为发生移位需要翻修。Beckenbaugh、Madden和Blair等报道了同样的结果，但是Blair等报道了尺偏复发率更高的结果。近年来，Goldfarb和Sten追踪报道了平均14年来36例患者52只手208例掌指关节置换的结果，掌指关节活动度从术前平均30°增加到术后平均46°；但是最终的追踪结果显示，活动度又减少到36°。其中63%的假体断裂，22%的假体出现畸形。仅仅38%的患者承认关节功能得到改善，也仅有27%的患者疼痛得到治愈。在一项关于掌指关节热塑假体的长期追踪研究中，Cook等发现16年前使用的一种很早设计的假体的患者中，有70.3%仍然生存。在这些患者中，关节活动度都平均提高了13°。虽然94%的关节是稳定的，但是151例假体中只有71例是有观察价值的，就像最初追踪的53例患者只有26例有观察价值一样。

五、掌指关节置换术后翻修

虽然在低活动量的患者中，假体理想的使用年限可以维持10年或者更长，但是，像所有其他非生物假体一样，硅胶掌指关节假体置换最终还是会失败的。虽然假体断裂后，它们早期可以保证良好的对线，稳定和相对无痛，但是，有要求更高的患者几乎都需要翻修。尽管硅胶掌指关节假体断裂后可以保持良好的对线，但是它们会引起滑膜炎和尺偏畸形。

对有症状的患者来说，外科手术翻修入路通常使用原切口。术中应该再次确认背侧附属结构，它们通常向尺侧挛缩。在关闭伤口时应该将背侧附属结构重叠缝合，这样可以保护残留的功能。假体置换偶尔会出现失败和桡偏。在这样的病例中，可以经对侧暴露关节，将关节囊切开，进行组织细菌培养和病理检查。假体置换失败后应该常规进行细菌培养和（或）病理检查，密切注意患者系统感染的征象。如果假体断裂，在软组织中可以发现假体碎片，这会影响新关节的使用，所以必须仔细全部摘除假体。应该检查掌骨和近节指骨，并确定没有锋利的边缘存在。而后用标准的手工动力扩髓直到相同型号或者大一型号。如果骨量非常差，比如之前提到的Vaino、Riordan或Fowler软组织成形术就可以实施。一旦植入假体，必须检查关节稳定性，如果稳定的话，将伸肌腱重新覆盖在假体上，仔细关闭伤口，并且放置一根小的橡皮引流管，将手指固定在静态矫形器中，4～6周后逐渐开始活动。

热塑碳假体置换术后治疗（掌指关节）

Beckenbaugh和Lund针对类风湿关节炎患者掌指关节热塑碳假体置换术后提出了特殊的治疗指导原则，并且针对骨性关节炎和创伤性关节炎患者也分别提出了指导原则。这些指导原则在表107–1

中总结出来。

六、近节指间关节置换术

近节指间关节置换的适应证包括病史、疼痛、僵直和关节活动丧失。X线检查可以发现50%或者更多近节指间关节面丢失，骨量减少，肥大性骨刺和半脱位或成角畸形。对于大多数患者来讲，应该避免示指或小指的近节指间关节置换，因为相对高的抓和捏的应力会导致早期关节置换失败。示指近节指间关节的疼痛和不稳定，尤其对于年轻患者来讲，选择融合术是一种办法。

目前，在美国有3种类型的假体适合于近节指间关节置换。硅胶假体适用于要求低，伴有骨质疏松的老年人。热塑碳假体（图107-15）可以为近节指间关节提供更好的匹配机制和更加精确的解剖。钴铬合金假体有一个凸形的近节指骨部分和一个双髁结构，这些结构可以更加接近于近节指间关节的正常解剖。这种假体中节指骨远端部分的关节是由超高分子聚乙烯和钛制造而成的。钛用于支撑超高分子聚乙烯，并且提供一个髓内的柄来进一步支持远端部分。

（一）外科技术

3种手术入路均可以使用在近节指间关节置换中。背侧入路经常使用，外侧和掌侧入路只适用于特殊条件下，如背侧有瘢痕或伸肌装置受损情况下。Kutz和Steflee推荐使用掌侧正中入路。Lipscomb建议使用外侧入路，通过侧副韧带进入，与背侧入路一样，掌侧和外侧入路基本原则是相同的。主要的区别背侧入路破坏了伸肌装置的背侧附属结构，使其向中央滑动。掌侧入路时，破坏了掌板。同样，外侧入路破坏了桡侧或尺侧的侧副韧带。但是，背侧入路仍然是标准入路，在使用该入路时，要将中央滑动机制纵形劈开。还有一种入路可供选择，Chamay提出了一个更普遍和实际的入路方式，这种入路保留了中央滑动机制，中央滑动机制止点在中节指骨，切口延伸到背侧附属结构的近端，形成一个V字形，如果鹅颈畸形存在的话，关闭这种入路时可以采用V-Y形缝合。如果是纵行劈开中央肌腱，中节指骨基底暴露在切口时，需要松解中央滑动机制的远端止点部分。这种入路经常需要修复中央滑动机制，闭创时，在中节指骨上钻孔，然后通过钻孔将其固定。目前，在美国有3种基本的硅胶假体用于近节指间关节置换术：传统的Swanson假体，Avanta假体（目前由SBI经销）和Ascension假体。每一种假体都在设计上有微小区别，但是插入技术是一致的。虽然手外科医师都会使用，但是Ascension和Avanta近节指间关节假体还是需要例行会议批准才可使用。硅胶假体发展变化非常小，器械操作大体相同，但是Ascension和Avanta假体还是要依靠器械商来提供器械，指导操作。每个骨的切除都要依靠特殊的髓内引导，这都在于器械的操作。当行Ascension和Avanta假体置换时，应使用摆据将近节指骨的关节面在中立面上切除，同时要松解侧副韧带。在Ascension和Avanta假体置换的病例中，要尽量保留侧副韧带或者至少要在手术最后修复侧副韧带。为了创建一个平坦的关节面，必须要用咬骨钳咬掉中节指骨侧面的骨脊。热塑碳假体置换有截骨引导，这种引导是靠近节指骨髓腔的力线模钻得到的。最初，近节指骨的髓腔是用锋利的钻打出来的，后来是用一系列先进的扩孔器逐渐扩大髓腔，直到合适的型号为止。通过近节指骨的髓腔，用微型矢状锯垂直切除，便在近节指骨的掌侧皮质出现一个切槽。硅胶假体只需要直接切除近节指骨，而Ascension和Avanta假体需要近端的第2个斜切槽。为了近节指骨部分假体髁部的完好匹配，外科医师应该确认这些切槽是精确无误的。解剖上的匹配对长期的功能和假体的永久性是很关键的。植入假体的型号要靠扩孔器或髓腔锉的型号来确定，一般认为，放置手指模板可以预先估计到使用假体的型号。扩孔器型号一般要比稳定的“打压”型号略小一号。对于有硬化骨的病例，扩大髓腔要想得到合适的型号，就要求在腕关节钻孔或者做骨刺切除。中节指骨基底的关节面要想形成方形关节面，就必须用咬骨钳或锯行骨刺切除，同时认真的保护中央滑动机制的止点，骨赘和骨脊都要切除掉，有时必须移植大量的软骨下骨。最初用锋利的钻将中节指骨开髓，然后用扩孔器扩髓。扩髓至术前X线测量模板的型号，扩髓的成功是外科医师能够持续感觉到合适的压力。使用假体试模判断稳定性，被动活动关节感受假体的潜在功能。X线经常能帮助判断假体的位置，尤其是Ascension和Avanta假体。如果外科医师满意，将试模取出，冲洗髓腔和伤口，将最终的假体打入合适的位置。对于硅胶假体和热塑碳假体，重要的是避免用齿镊夹植入的假体，因为这样可能损坏假体表面。背侧伸肌装置的附属结构应该使用不可吸收缝线来缝合，通常使用编织好的尼龙线，皮肤的缝合用4－0或5－0号尼龙线。最后，敷料包扎伤口，近节指间关节用矫形器固定于伸直位，将手放置在安全位置。

Beckenbaugh已经使用了先进的Ascension假体，并且与Bravo等作为共同作者写了一篇论文，论文回顾至少2年追踪了35例患者50例近节指间关节置换术，23例患者需要二期再处理，同时4例假体需要翻修，40%假体在X线片上有下沉表现，但是没有临床后遗症。最常见的并发症之一是假体半脱位伴不稳定，如果注意到外科操作轻柔和将手指固定在轻微屈曲中立位时，可以预防这种并发症的发生。关节表面置换的设计要求是模仿近节指间关节的正常运动机制，就像在硅胶假体关节中见到的，用一个虚轴来对比一个固定轴。热塑碳假体“并发症”看似不严重，是因为一些患者并不愿意活动。与存在弹响不同，这种并发症没有明确的临床指征。当一些外科医师报道近节指间关节假体置换术很困难的时候，Tuttle和Stern报道使用Ascension假体能获得相当好的结果，然而这组报道的患者例数太少。

总之，近节指间关节置换多用于中指；但是，可以肯定的是示指和小指的近节指间关节置换效果要比关节融合更好。在这些患者中，必须要保护侧副韧带和背侧附属结构，这可以使用一个小型定制的手指矫形器将关节固定在完全伸直位（图107－19）。

（二）近节指间关节置换术术后治疗

在设计一个合理的近节指间关节置换术后治疗计划之前，治疗师首先应该知道使用的是哪种假体，外科手术的入路及手术过程。

1．Swanson硅胶假体

假体的种类多种多样，但是对于新假体来讲，Swanson硅胶假体仍然是最可靠和最标准化的。文

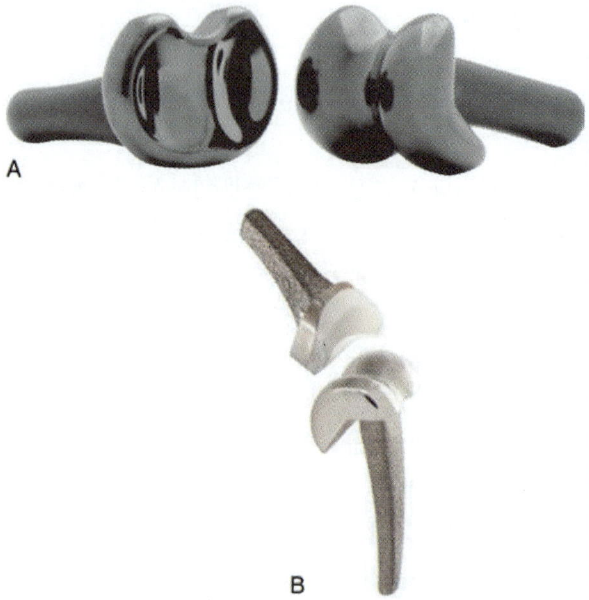

图107－15 A．Ascension假体，抛光热塑碳表面呈现黑颜色；B．SBI假体，包括钴铬合金柄、凸形关节面和高张聚乙烯凹形关节面

献显示，患者满意度高是因为明显缓解了疼痛。系统的文献回顾显示，在使用Swanson假体时，近节指间关节活动度平均提高了44°。随着使用年限增加，应力和磨损会引起假体置换失败，并且可以导致假体断裂或脱位、硅胶假体滑膜炎、感染、疼痛复发、僵直或者畸形。近节指间关节全范围活动在硅胶假体置换术后不做推荐，因为近节指间关节置换术后屈曲超过90°可以导致假体断裂。Swanson硅胶假体是一个灵活的铰链假体。铰链作为一种可滑动的垫片能够维持假体本身的力线和重建假体置换后的关节间隙，还可以在早期活动开始时作为一种内模具来支撑愈合的关节囊韧带系统。依靠这种囊性包裹过程，假体变得更加稳定。关节稳定性的获得是通过韧带的重建和肌肉肌腱系统的重建来完成的。术后的治疗要依赖于软组织重建的表现。

可以使用3种外科入路：掌侧、背侧或侧方。入路不同，外科技术也不同。表107－2描述的是外科技术应用于松解/修复结构，需要保护的结构，保留完整的结构和一般治疗原则。治疗时必须理解每一步需要保护什么结构，还要更好地理解术后需要的是什么，来指导训练和保护性矫形器的固定。当引入新的技术和假体的时候，我们必须考虑破坏了什么结构和需要哪一种术后保护措施。

表107-2 近节指间关节置换的一般外科技术

步骤	入路	需要保护的松解/修复结构	保留完整的结构	术后治疗
保留中央滑动机制技术	背侧	侧副韧带和掌板；关节向掌侧脱位	允许伸指肌腱立即行主动关节活动	胶带固定桡侧手指训练；前臂凹槽静态伸直矫形器
掌侧入路（Schneider，1991）	掌侧	屈肌腱鞘附着点；掌板；UCL；关节向背侧脱位	伸肌/屈肌允许早期活动	滑动环：30°伸直位石膏×4周；夜间静态伸直矫形器
侧方（Lipscomb,1967）	侧方	侧副韧带和掌板；打开关节像一本书一样	伸肌/屈肌允许早期活动	胶带固定或动态支具固定；夜间静态伸直矫形器
劈开中央滑动机制技术（Swanson，1985）	背侧	纵形劈开/分离中央滑动机制；掌板可能破裂	侧副韧带增加关节稳定性	固定延迟至2～4周；夜间伸直矫形器；白天动态伸直矫形器
背侧Chamay修复（Chamay，1988）	背侧	从伸肌附属结构中解剖出三角形皮瓣	中央肌腱-允许早期主动关节活动	伸直矫形器固定近节指间关节，可以很快进行屈曲

AROM.主动关节活动度；PIP.近节指间关节；UCL.尺侧侧副韧带。

在Swanson假体置换时经常使用保留中央滑动机制技术，外侧入路，掌侧入路和劈开中央滑动机制技术。在热塑碳假体置换和背侧Chamay入路时，劈开中央滑动机制技术也经常使用。

Reprinted with permission from Feldscher SB.Postoperative management for PIP joint pyrocarbon arthroplasty.J Hand Ther.2010；23(3)：315-322.

2.假体表面置换术

假体表面置换术（SRA）在提高关节生物力学方向所做的努力使得其近来很受欢迎。SRA需要技术性的步骤，它需要一名有经验的手外科治疗师，这名治疗师具有提供仔细监测，临床论证和解决入路到治疗问题的能力。外科医师和治疗师之间直接交流是必要的。潜在的并发症必须尽早认识到并修改治疗方案。每位患者和每个关节都是唯一的，并且需要不同的治疗解决方案。SRA通常使用两种假体，它们是Ascension PIP关节假体和Avanta假体（SR PIP）。

3．Ascension PIP 关节假体

热塑碳是由聚乙烯碳制造而成，具有坚硬，抗疲劳和抗磨损，像陶瓷材料一样的特性。Ascension PIP关节假体具有不透射线的石墨底层，在石墨底层上面覆盖着聚乙烯碳结构。Ascension PIP关节假体由两部分组成：半限制性双髁假体，这种设计是为了替代PIP关节的关节面，并且最大程度上适应正常关节活动范围。近端部分的背侧有一个凹槽，这种设计是为了适应中央肌腱的走行。远端部分有一个保护中央肌腱骨附着点的结构，并且远端部分有一个凸槽设计，允许近端部分在上面轻微的滑动，在背伸时可以对抗半脱位。热塑碳假体的优势是更加精确的复制了关节面，提高了生物力学特性；对比Swanson假体，减少了骨切除，保留了侧副韧带，并提高了稳定性；热塑碳假体具有低摩擦力和与皮质骨相似弹性模量的特性，这一点帮助在骨一假体交界区域减小压力，提高生物固定性。热塑碳假体的劣势是易碎，打压时易于破损；这种假体是靠插入髓腔后打压来达到合适和稳定的，所以，骨量差的患者可能会影响到固定稳定性。最后，假体固定完全稳定要在术后6～24个月。由于假体从周围的关节囊韧带结构中获得稳定，如果软组织重建没有提供足够的稳定性，那么将会出现半脱位，脱位，侧方/纵向畸形或关节活动丧失。如果固定良好，X线片上热塑碳外层将会出现一条可透射的线，这条线的宽度是均匀的。

Swanson已经出版了他的草案，作为对骨性关节炎患者或创伤性关节炎患者的指导原则。类风湿关节炎的患者需要固定到3周软组织能够提供稳定性时再进行个体化评估。这个草案适用于背侧切口或者劈开伸指肌腱技术的Chamay入路。根据伸肌腱状况和外科手术技术指导主动关节活动。治疗在术后4～7d（但也可以在3～5d）开始，在夜间使用前臂静态矫形器固定，将腕关节背伸15°，掌指关节轻微屈曲，指间关节接近完全伸直位。为了每天使用，要制作一个前臂动态近节指间关节伸直矫形器，这个矫形器将腕关节背伸15°，掌指关节屈曲20°（图107–16B）。训练最初要在矫形器内进行，辅助近节指间关节伸直到中立位和屈曲30°，每小时重复10～12次。在2周时，如果没有伸直延迟，近节指间关节屈曲要达到45°。在4周时，如果近节指间关节能够完全伸直的话，屈曲角度应该增加到60°。最初不可使用动态矫形器和胶带缠绕。4周时，可以开始轻微的主动功能训练。6周时的目标是近节指间关节主动活动度达到0°～75°，为了提高ROM，可以开始轻柔的力量训练。到3个月时，在可以忍受的情况下开始活动；但是仍要继续固定。在这个草案中给出的预防措施，这些措施是为了避免任何的过伸、旋转、偏斜和（或）伸直延迟的出现。如果出现任何一种情况，要进行认真的训练（图107–17A～C)。

论文回顾揭示了不同的结果。两项研究报道结果令人失望。Nunley等前瞻性地回顾了7例热塑假体置换术，他们发现并发症率很高，疼痛改善并不明显，关节活动度，满意度或功能结果并不理想。而Herren等预测性地回顾了17例热塑碳假体置换术，发现疼痛明显缓解，但是关节活动度改善并不满意。他们报道称，47%的患者出现了一部分或两部分的假体移位，但是他们也报道了使用“积极的术后训练方案”能够让关节活动不受限。一些研究推断，热塑碳假体有潜在的缓解疼痛和恢复关节功能的能力。这些研究都证明患者满意度高，疼痛缓解明显和平均47°～58°的关节活动角度。这些研究中，Bravo等最值得注意，他们置换了15例示指，只有1例不稳定。于是他们得出结论，实质上热塑碳假体是安全的。还有值得注意的是，Wijik等，他们的术后治疗方案与制造商推荐的不同，这是因为早期结果显示，他们治疗的关节很难发展到过伸和早期屈曲困难。他们的方案是用屈曲15°～20°的手部动态矫形器来避免过伸。在软组织愈合期间，治疗目标是完全屈曲，而不是完全伸直。最后，两项研究均得出结论，热塑碳假体是有潜力的，但不是最有优势的。Tuttle和Stern回顾了18例使用热塑碳假体置换术的病例，发现在活动角度上没有区别，50%的患者疼痛得到缓解。他们报道了8例关节出现“吱吱”响声，原因是微小的成角畸形，而与任何有害的反应或装置磨损无关。Branam等回顾比较了22例硅胶假体和19例热

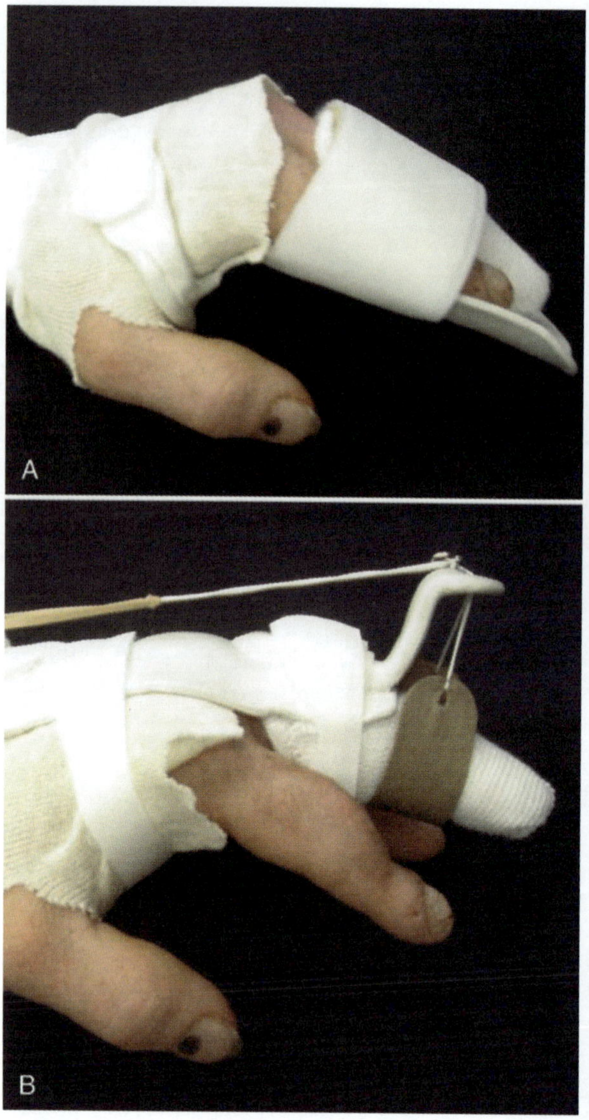

图107–16 Ascension方案的应用。A.前臂夜间静态矫形器，腕关节背伸15°，掌指关节轻微屈曲，指间关节接近完全伸直；B.白天使用的前臂动态近节指间关节伸直位矫形器，腕关节背伸15°，掌指关节屈曲20°。最初，辅助近节指间关节伸直到中立位，屈曲到30°，每小时10～12次（Reprinted with permission from: Feldscher SB. Postoperative management for PIP joint pyrocarbon arthroplasty. J Hand Ther. 2010; 23(3): 315–322.)

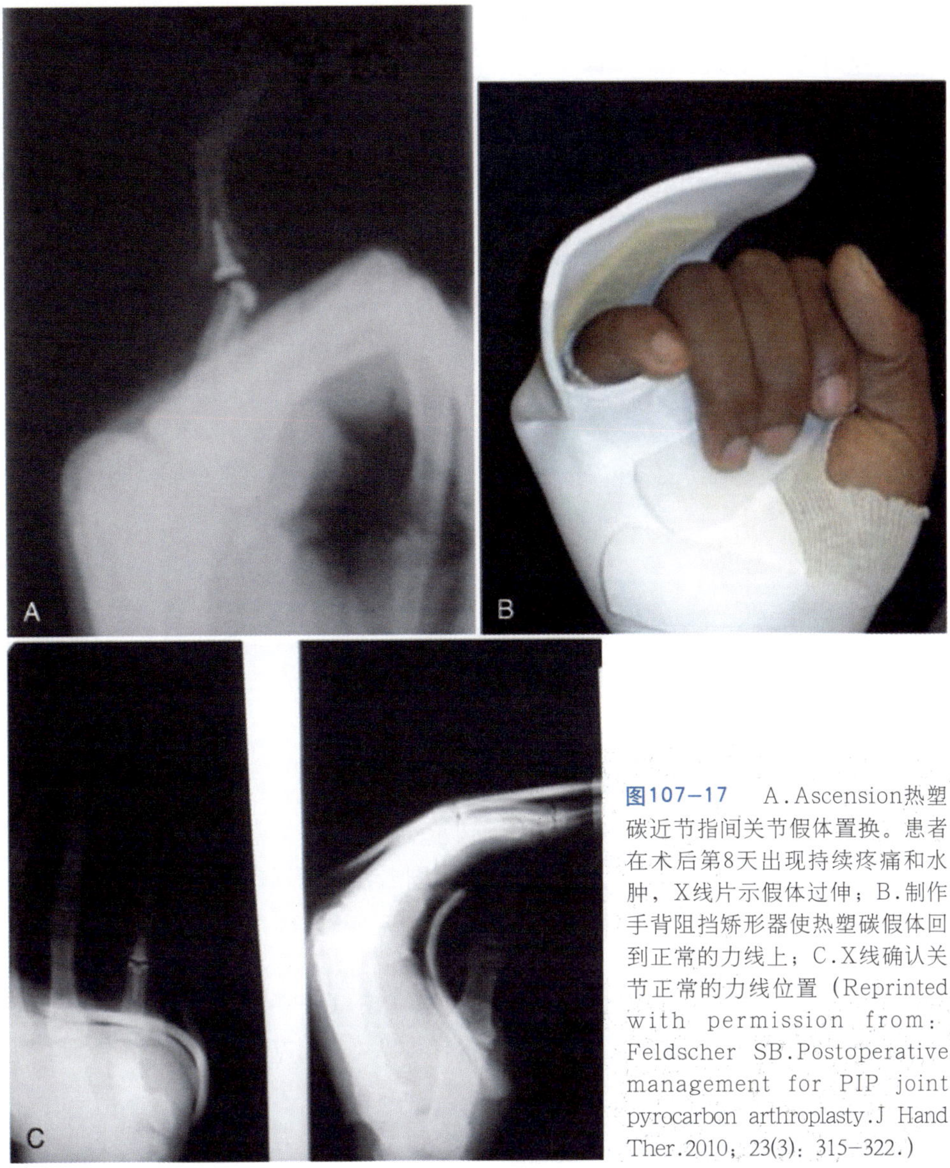

图107-17　A.Ascension热塑碳近节指间关节假体置换。患者在术后第8天出现持续疼痛和水肿，X线片示假体过伸；B.制作手背阻挡矫形器使热塑碳假体回到正常的力线上；C.X线确认关节正常的力线位置（Reprinted with permission from：Feldscher SB.Postoperative management for PIP joint pyrocarbon arthroplasty.J Hand Ther.2010；23(3)：315-322.）

塑碳假体置换的结果。他们总结出两种假体都出色地缓解了疼痛，具有类似的关节活动度（硅胶假体组13°/62°；热塑碳组13°/66°）。他们发现两种假体特有的并发症：在硅胶假体组，3例患者需要进一步外科治疗（2例融合，1例败血症）；在热塑碳组，8例出现关节“吱吱”响，2例X线显示松动，2例脱位。

表107-3比较了Swanson假体和Ascension热塑碳假体。最重要的是Swanson假体有一个组成部分而Ascension假体有两个组成部分。当使用在近节指间关节置换术后时，目标是防止畸形复发和指导近节指间关节活动，这种活动是为了获得期望的活动度、稳定性和力线，在愈合期间能够影响关节囊的愈合方向。当我们在Ascension假体置换后使用动态矫形器时，我们仅仅对假体施加了1/2的力（图107-18）。如果软组织稳定不够或应力太大时，假体会产生移位。因此，强调所有的假体置换术后都应该用X线检查（就像制造商推荐的）。这是为了保证正常的关节力线，用肉眼观察力线可能不准确，尤其对于手指严重水肿的患者来讲。

根据著者的经验，我们对该假体的治疗指南进行了修改。在Ascension近节指间关节假体置换中修复中央滑动机制，使用了Evans's即刻小角度主要活动的康复方案。未来的研究需要集中在该康复

表107-3 Swanson假体与Ascension热塑碳假体的比较

	Swanson假体	Ascension假体
组成部分数量	一部分	两部分
固定	非骨水泥	非骨水泥
关节稳定性	通过韧带/肌肉肌腱系统的重建获得囊状包裹过程	从周围关节囊韧带结构中获得插入骨髓腔时的打压稳定性
	骨内生	继发骨生长
假体稳定性	松解的韧带和瘢痕愈合时	术后6~24个月产生最终假体固定稳定性
手术	掌侧、背侧或侧方入路	使用Chamay或劈开伸肌腱滑动机制的背侧入路
术后治疗	依据外科技术和结构修复	依据伸肌腱修复
关节活动目标	中指0/45，环指0/60，小指0/70，示指不推荐使用	0/75，应用在示指是安全的
压力水平	不能够承受全关节范围活动和功能性压力	设计上能够适应最大的解剖范围的关节活动
适用范围	久坐、低需要的患者	年轻患者
脱离残疾	是	否
花费	795美元	2200美元

ROM.活动范围

允许再版：Feldscher SB.热塑碳近节指间关节置换的术后治疗。J Hand Ther，2010，23（3）:315-322

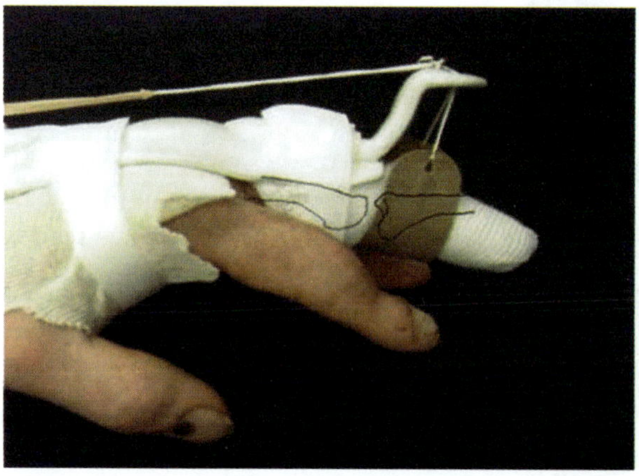

图107-18 前臂动力PIP关节伸直位矫形器有两部分在位置上拉长假体。显示应力仅实施在假体的1/2。近端部分稳定在矫形器上，同时力施加于远端。如果软组织稳定性不足或力量过大，假体将移位。用X线检查确保矫形器与所有的关节有正常的关节对线。肉眼观不容易发现对线不良（Reprinted with permission from：Feldscher SB. Postoperative management for PIP joint pyrocarbon arthroplasty.J Hand Ther.2010；23(3)：315-322.）

方案的有效性和多大的应力能够使假体移位。

4.修复治疗原则

术后敷料包扎是保护性的，但是是非限制性的。必须小心更换敷料，避免在PIP关节施加侧方或旋转扭力。一旦伤口愈合，瘢痕的治疗开始影响到瘢痕形成。控制水肿技术包括抬高患肢和在能承受的范围内冷敷。可以使用加压包扎技术，但是这种技术会引起扭力，应该避免使用。这个方案用于Chamay背侧入路或劈开伸肌腱滑动机制技术的外科手术。制作掌侧休息位矫形器，使掌指关节屈曲，PIP/DIP关节伸直接近0°（图107-19A），这样可以免受侧方和旋转应力。矫形器可以根据手指的需要，患者个人的需要和（或）治疗时间的需要来调整。矫形器应该佩戴足够长的时间，为的是训练时保护关节和伤口的愈合。可以制作两种训练模板矫形器，来控制压力和控制已经修复的中央滑动机制偏移。1号模板矫形器（图107-19B）是一种掌侧静态手指矫形器，它允许PIP/DIP关节小范围的主动关节活动，包括30°的PIP关节屈曲角度和20°~25°DIP关节屈曲角度。2号模板矫形器（图107-19C）也是一种掌侧静态手指矫形器，包括PIP关节伸直位和DIP关节自由活动。如果侧副韧带没有修复，2号模板矫形器允许DIP关节全范围主动关节活动，而PIP关节保持伸直。密切观察矫形器，保证正常的力线，防止移位，旋转或过伸，并且提供良好的侧方支持。如果在PIP关节（或需要特殊支撑）发生移位或旋转，在关节活动度训练时可以使用平行胶带。当进行训练时，腕关节应该固定在屈曲30°，MCP关节应该固定在轻微屈曲到伸直0°位（图107–19B）。患者用1号模板矫形器人为的支撑MCP关节，这种矫形器允许PIP关节屈曲到30°，DIP关节屈曲到20°～25°。这些训练应该在没有侧方或旋转应力的情况下实施，每小时10～20次。每次重复都应该缓慢进行，并且在完全伸直位做短暂停留。2号模板矫形器采用人工加压的方法将PIP关节稳定在0°，腕关节30°屈曲，MCP关节伸直0°位。如果侧副韧带完整，DIP关节可以完全屈曲和伸直至0°；如果断裂的话，仅仅只能屈曲到30°～35°；并且每小时10～20次重复进行。佩戴1号模板矫形器时，应进行轻柔的主动关节活动训练，但不包括手指。2周时，应该重新塑形1号模板矫形器，在没有伸肌延迟的情况下，允许PIP关节40°的屈曲。如果PIP主动屈曲少于30°，可以开始轻柔的40°主动关节活动（如果PIP能够完全伸直）。3周时，主动关节活动度应该提高至50°。在治疗师监督下，可以开始脱离矫形器，进行轻微主动功能活动。如果PIP关节伸直可以到0°，那么主动关节活动可以在4周末时增加到70°～75°。现在，PIP关节的固定可以周期性的固定在屈曲位，静态伸直矫形器固定应该继续使用下去。到第5周时，混合屈曲固定是适合的。第6周时，目标是在PIP关节获得0°～75°的主动关节活动度。到第12周，可能都需要平行胶带，以帮助对线和活动。如果PIP关节能够伸直到0°，在第6–8周时可以放弃每天使用矫形器，但是，夜间伸直矫形器固定还是推荐使用至少6个月。对于那些PIP关节全部伸直有困难的患者来讲，如果存在成角畸形的话，制作一个对PIP关节桡一尺侧提供

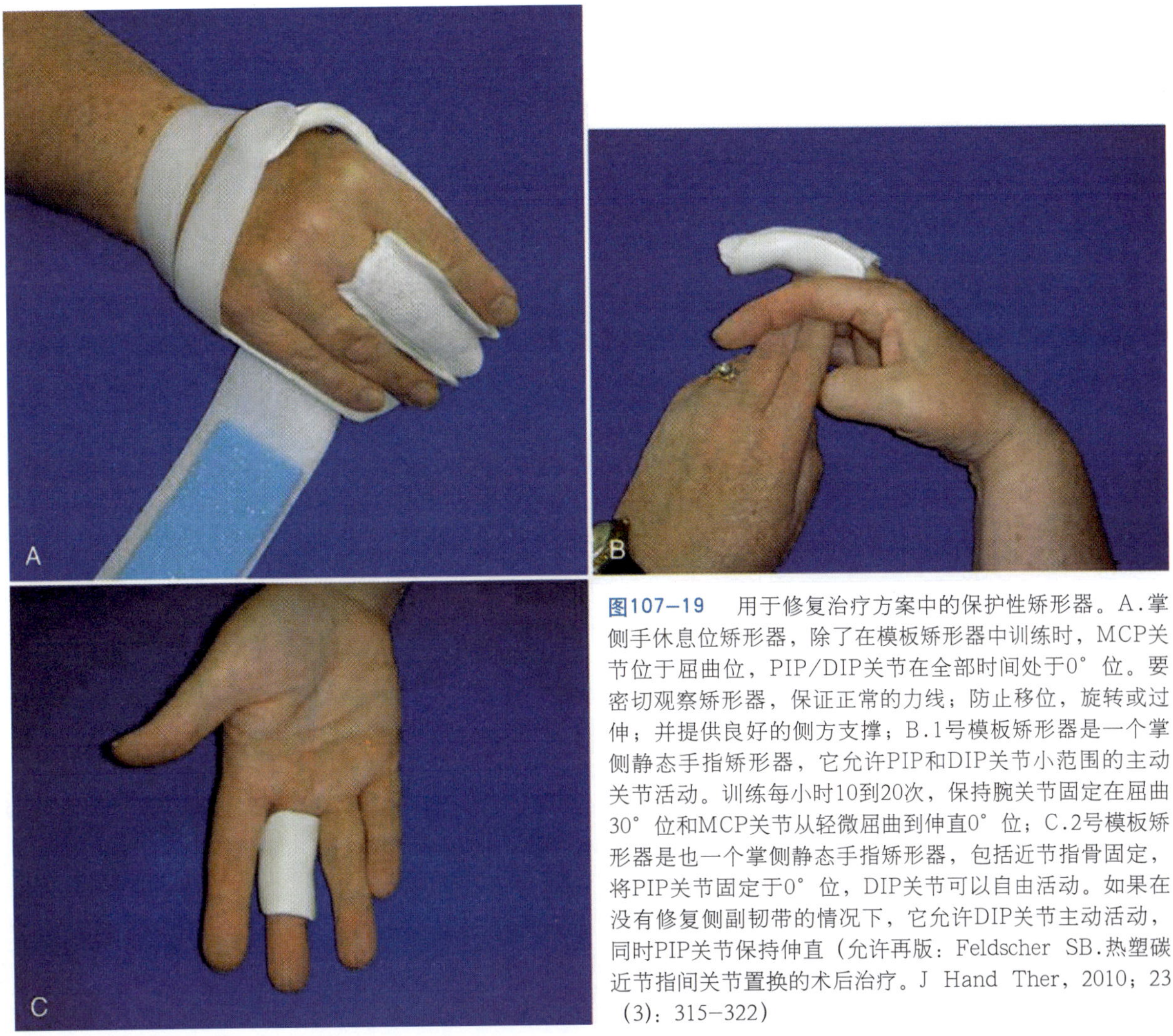

图107–19 用于修复治疗方案中的保护性矫形器。A.掌侧手休息位矫形器，除了在模板矫形器中训练时，MCP关节位于屈曲位，PIP/DIP关节在全部时间处于0°位。要密切观察矫形器，保证正常的力线；防止移位，旋转或过伸；并提供良好的侧方支撑；B.1号模板矫形器是一个掌侧静态手指矫形器，它允许PIP和DIP关节小范围的主动关节活动。训练每小时10到20次，保持腕关节固定在屈曲30°位和MCP关节从轻微屈曲到伸直0°位；C.2号模板矫形器是也一个掌侧静态手指矫形器，包括近节指骨固定，将PIP关节固定于0°位，DIP关节可以自由活动。如果在没有修复侧副韧带的情况下，它允许DIP关节主动活动，同时PIP关节保持伸直（允许再版：Feldscher SB.热塑碳近节指间关节置换的术后治疗。J Hand Ther，2010；23（3）：315–322）

支撑的矫形器，但是应该允许屈伸。在合适的时候可以使用物理疗法。如果想提高肌腱滑动，第6周时，在外科医师同意的情况下，可以使用神经肌肉电刺激治疗。第6～8周可以开始轻微力量训练，为了ADLs和回到工作中，训练过程要忍受全部抓握力和上肢力量的训练。根据需要，评估ADL/工作状态和提供合适的工具。教育患者关节保护的技术和避免在PIP关节给予侧方和旋转的应力，不要给新的关节过重的压力。一些预防措施需要讨论。在第12周内必须避免对PIP关节施加侧方应力。必须要密切注意示指，因为在捏时侧方应力很明显。如果不能伸直，屈曲也就没有意义。如果伸直延迟继续发展，屈曲会进一步减少，这时应该强调伸直矫形器固定和训练。必须避免PIP关节过伸。如果出现过伸，应该制作背侧阻挡矫形器，并在全天时间佩戴，将PIP关节固定在屈曲30°位置，允许30°～60°范围的活动。一旦再次获得关节稳定性，就可以拆除矫形器，继续进行ROM训练。

5．Avanta假体

SR PIP假体由两个部分组成：远端部分是一个带有UHMWPe关节面的钛合金柄（柄有一个外部的面允许骨的生长），近端关节面由钴铬合金制造而成。对于PIP关节，这两部分彼此接合起来形成一个半限制性假体。机械运动学发现，这种假体准确的模拟了保护软组织的正常关节。这种假体的设计允许90°的屈伸范围；但是，就无痛而言，PIP关节活动范围60°是一个好的结果。背侧或掌侧入路均可使用。术后治疗指导原则与之前描述的那些入路是相同的。特殊的治疗指导原则在Small Bone Innovations Inc.（www.totalsmallbone.com）上可以找到的。

很少有关于结果方面的信息。Linscheid等报道了66例假体置换的结果。他们成功地获得平均47°的关节活动度和出色的疼痛缓解。差的结果是与大面积损伤或固定畸形有关。有1例假体出现松动。Johnstone等报道了20例假体置换，90%的患者疼痛缓解非常明显，70%获得了平均73°的关节活动范围。Jennings和Livingstone回顾了43例假体置换术。他们获得了58°的关节活动度，这与术前的水平并没有明显提高；患者满意率在88%，他们的翻修率是26%。失败是由于骨水泥缺乏而造成松动；他们推荐今后要使用骨水泥假体。

七、远节指间关节

DIP关节置换尽管技术上可行，但是很少实施。对大多数患者来讲，DIP关节融合术是更令人满意的方法。尽管关节活动丧失，但是关节融合术会缓解疼痛，并且纠正畸形，保持关节于功能位，允许早期手指活动。对比PIP关节，示指或小指的DIP关节置换术是受限制的，因为在抓和捏时有很大的力量跨越关节；而且在高要求及年轻的患者中，短期内可能有很高的失败率，当然，这些关节的置换在久坐的患者中仍然保留使用。对于中指或者那些邻指做过DIP关节置换的患者来讲，外科技术上与PIP和MCP关节是相同的。我们更喜欢用一个H形的切口横跨DIP关节的关节部分。切口向近端和远端延长和松解侧副韧带之前，在桡侧和尺侧边向掌侧中心线方向延长。为了保证稳定性和术后DIP关节的伸直，无论如何要完整保留背侧附属结构的肌腱止点。肌腱止点可以完整的保留在桡侧或尺侧方向，并且通过尺侧侧副韧带成功的暴露关节。当然，一些外科医师也考虑分离肌腱止点。用摆据切除中节指骨的远端关节面，用咬骨钳清除和磨平远节指骨的近端关节面。用单轴型假体试模后将最终假体打压入合适的位置。在修复肌腱止点和关闭伤口之后，DIP关节置于伸直位固定6周。通常，管型石膏对维持DIP关节伸直是最好的选择。术后7～10天拆线，第6周时开始轻柔的关节活动训练，但是矫形器固定要持续12周。

八、多关节置换治疗指导原则

当患者同时有一个或多个关节需要置换时，保护一个关节同时活动另一个关节是很困难的。Sannders chart（表107–4）能够帮助说明固定的方法和治疗的计划，这个表也可以帮助外科医师和患者形象化的交流。比如一个骨性关节炎的患者有一个关节做过关节置换术，同时腕部和环指PIP关节也做了置换，这时拇指必须用一个拇指“人”字形绷带矫形器保护，将腕关节置于中立位，环指

表107-4　多关节置换康复治疗计划（Sandy Sannder Matrix）

治疗计划	腕	MCP关节	拇指	PIP关节
外科手术	Darrach	Swanson MCP关节置换	MCP关节融合	IP关节融合
保护	第4～6周　掌侧腕关节矫形器	5～6周　背侧伸直悬吊装置矫形器	MCP关节固定第6～8周，拇指人字形绷带矫形器	PIP关节第6-8周Gutter伸直矫形器
活动	当感觉舒服时腕屈/伸和旋前/旋后	MCP关节，屈/伸动态矫形器，腕屈/伸	IP关节，CMC关节，腕	MCP关节/DIP关节，腕

CMC.腕掌；DIP.远节指间；IP.指间；MCP.掌指；PIP.近节指间

Reprinted with permission from Feldscher SB.Postoperative management for PIP joint pyrocarbon arthroplasy.J Hand Ther.2010；23(3)：315-322.

PIP关节置于伸直位，在术后2～3d才能够开始活动。图表中说明了什么结构需要稳定，什么结构需要活动，什么活动需要间隔多长时间。另外，对于矫形器的种类和需要的治疗项目这些都写得很清楚。

九、并发症

幸运的是，手部关节置换的并发症很少。最严重的可能是感染，是最灾难性的并发症。如果早期发现，可以通过良好的伤口局部换药和口服抗生素的治疗方法来挽救关节；如果可能，应该做敏感细菌培养，使用最有效的抗生素。深部感染的病例，如果持续引流加12～24周的静脉抗生素使用仍然无效，就要考虑摘除假体行关节成形术。指间关节（IP）和MCP关节也会发生脱位。当存在严重畸形和近节指骨远端柄很难维持位置的情况下，脱位更加常见。如果发现晚，那些近节指骨背侧骨皮质严重侵蚀的患者，他们通常适应了，无须进一步治疗。如果发现得早，可在皮下触到柄部，此时应该翻修。通常解决这个问题的方法可以用手工方式将近节指骨扩髓，将其扩大到比原来假体大一型号。

就解剖型MCP关节假体，如Ascension热塑碳假体而言，必须认为对待脱位的问题，明确引起脱位的致畸力量到底是什么。比如，可能要必须进行完全内部松解或侧副韧带重建，在严重病例中，关节可以用1根或2根克氏针固定在一个脱位的位置上，并且在关节成形术时，克氏针只在掌侧固定。

十、小结

类风湿关节炎和骨性关节炎患者手部关节置换和术后康复治疗已相对规范化。尤其是对于拇指和其他指的MCP关节来讲，外科治疗提供了有效改善关节功能的机会。虽然腕关节、IP关节和DIP关节也可以进行置换，但外科医师和治疗师必须在术前评估中格外小心这些患者的期望值，他们的期望值不应该超出“合理”的范围。手外科医师和治疗师之间坦诚、反复的交流，会为患者提供最好的机会去理解手术过程及术后预期。最后也是最重要的，是要让患者理解所有治疗都是为了尽可能帮助患者获得最佳疗效。

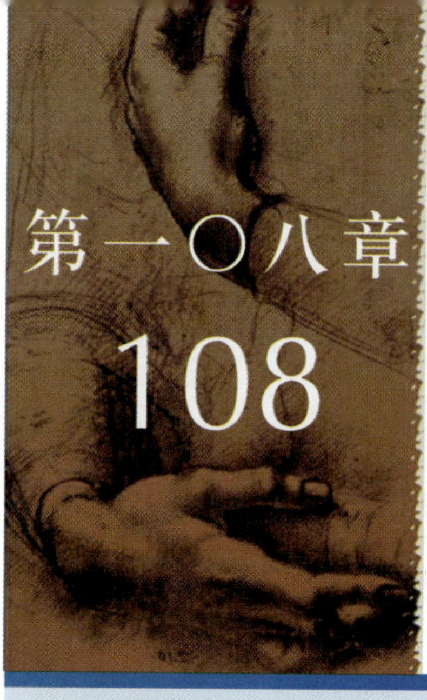

第一〇八章 108

类风湿手部肌腱断裂和失衡的外科治疗与康复

原著者 JOHN LUBAHN, MD AND TERRI L.WOLFE. OTR/L, CHT
译校者 闵红巍 刘克敏

关键点

- 肌腱移位是类风湿手部肌腱断裂最常见的治疗方法。
- 肌腱移位的目的是重新分布手的力量，从而改善手的功能。
- 肌腱移位并不能恢复手的正常运动，但是能改善手的功能。
- 类风湿关节炎患者的手和腕部肌腱断裂比较常见，这通常是由以下因素造成的：骨的粗糙面或骨刺磨损肌腱、滑膜增生长入肌腱实质内导致肌腱强度降低、肌腱缺血。
- 类风湿患者腕部屈、伸肌腱断裂通常隐袭发病，疼痛很少见。
- 肌腱移位后的康复包括：控制水肿、保护性支具维持位置、移位肌腱训练、功能性电刺激、功能再训练。
- 治疗师和患者之间的密切沟通对肌腱移位的成功是非常重要的。

肌腱断裂在类风湿手比较常见，尤其是在未经治疗的晚期患者。原因之一是手掌或手背侧增生性腱鞘炎产生蛋白分解酶，如胶原酶，可直接侵袭肌腱，使肌腱强度下降，最终导致肌腱断裂。肌腱断裂也可继发于关节不稳或半脱位，比如蛋白分解酶侵蚀会导致下尺桡关节向背侧半脱位。酶的侵蚀力直接作用于下尺桡关节掌、背侧韧带及三角纤维软骨盘，导致韧带松弛、关节不稳，结果发生关节半脱位。骨和软骨侵蚀导致关节面粗糙，这会磨损稳定关节的软组织；当骨与肌腱接触时，就会直接磨损第4、5、6伸肌腱复合体。尽管治疗的进展使类风湿关节炎的病情获得了更好的控制，但并非所有患者均能耐受新型的抗肿瘤坏死因子药物，部分患者的病情可能出现快速、破坏性进展。因此，针对类风湿关节炎患者，外科医师和治疗师必须警惕肌腱可能发生断裂。如果肌腱发生断裂，由于经常延误治疗及断裂处肌腱条件差，不能直接缝合肌腱，因此，治疗应选择肌腱移位。肌腱移位的一般原则也适用于此类患者，如受累关节被动活动范围必须正常、肌肉-肌腱单元移位后不会造成其他功能障碍、移位肌肉-肌腱单元必须有足够的力量替代断裂的肌腱、肌腱移位必须通过的软组织床应该相对正常。手部肌腱移位的相对适应证包括周围血管炎症、沼泽样滑膜、内在肌挛缩、皮肤溃疡。

肌腱移位不仅能恢复手指屈伸活动、增加拇指的灵活性，从而显著地改善手的功能，还可以改善

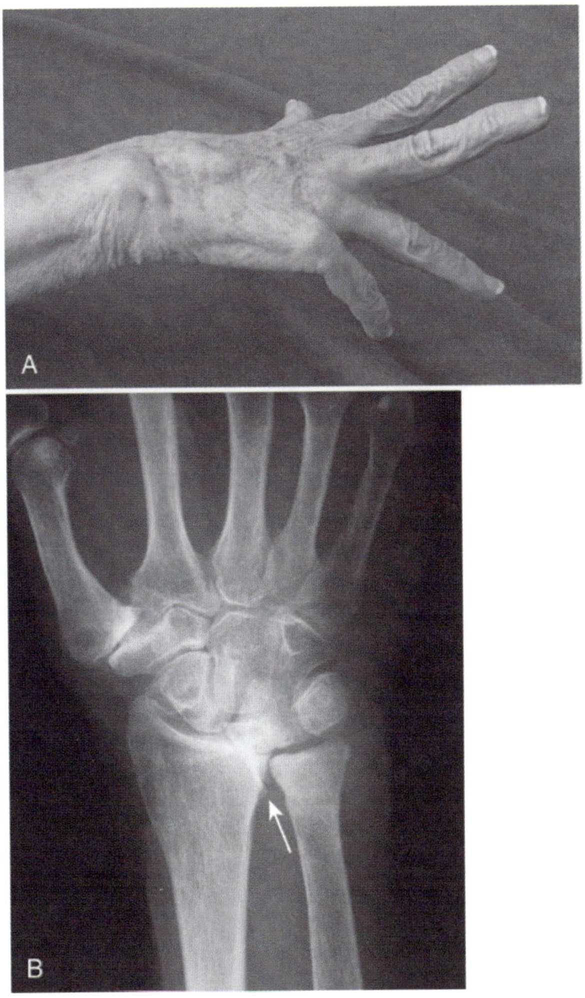

图108–1　A.Vaughan–Jackson综合征：不能主动伸直环、小指；B.X线片上箭头所指的骨刺导致肌腱断裂

手的外观，获得良好的患者满意度。

与关节成形术一样，肌腱移位术是一种姑息性治疗方法，而非治愈方法。但是在类风湿患者中，它增加了手功能改善的机会，治疗效果比较好，患者也比较满意。

一、病理生理

肌腱断裂在类风湿关节炎患者的上肢，尤其是手和腕部比较常见。肌腱断裂通常是肌腱被骨的粗糙面或骨刺磨损引起。当下尺桡关节半脱位或腕关节背侧脱位时，第4、5、6伸肌肌腱可以发生断裂，这种情况被称为头状尺骨或Vaughan–Jackson综合征（图108–1）。在腕关节掌侧面，舟状骨骨刺或舟大多角骨关节的骨刺可以磨损拇长屈肌腱和示、中指指深屈肌腱，该水平的肌腱断裂称为Mannerfelt's综合征（图108–2）。临床上它必须与骨间前神经麻痹相鉴别。类风湿关节炎也可引起骨间前神经麻痹（图108–3），肘关节类风湿囊肿压迫骨间前神经，它不仅可以导致拇指指间关节屈曲活动丧失，还可以导致示指远侧指间关节屈曲活动丧失。在Mannerfelt's综合征中，肌腱断裂同样也可影响拇指、示指。

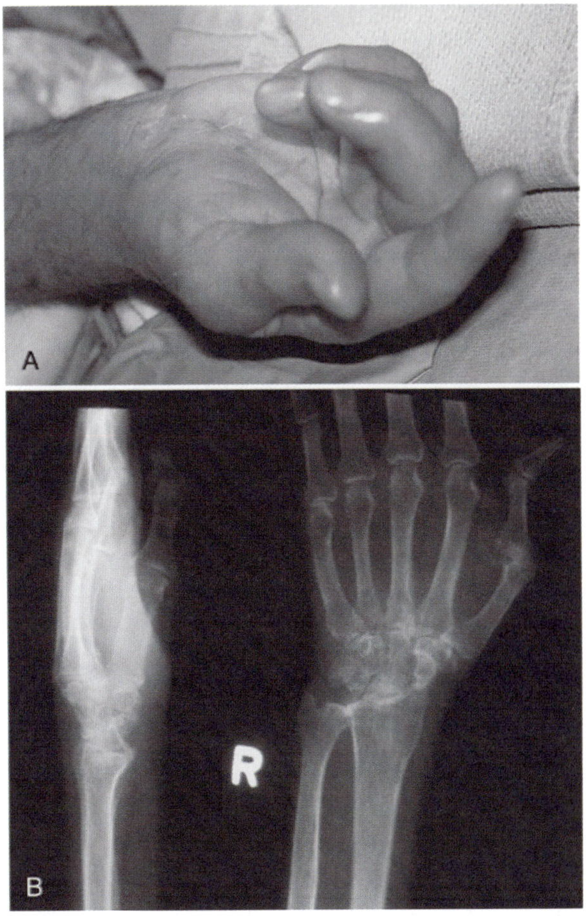

图108–2　A.拇长屈肌腱、示、中指指深屈肌腱断裂后手指位置；B.正侧位X线片显示舟大多角骨关节炎导致拇长屈肌腱、示、中指指深屈肌腱断裂

实际上，增生的滑膜可以长入肌腱组织实质内，它破坏肌腱使其强度降低，最终导致肌腱断裂，这通常发生在手指肌腱A1腱钮的近端。腱鞘滑膜都可以向肌腱组织内生长，如腕关节背侧伸肌支持带近侧或远侧的腱鞘滑膜组织。虽然滑膜向肌腱内长入可以引起肌腱断裂，但是在手指的屈肌表

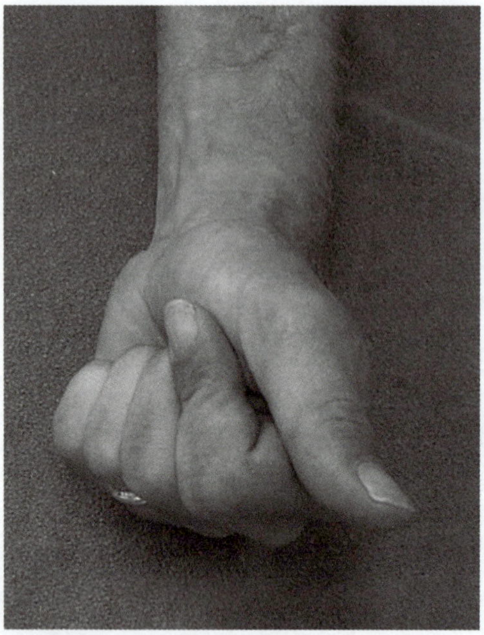

图108-3 骨间前神经麻痹的患者与拇长屈肌腱、示指指深屈肌断撕裂的患者，手部畸形相同。图示拇指指间关节和示指远侧指间关节不能屈曲。然而，注意与图108-2A所示的类风湿疾病引起的拇指纽扣畸形、沼泽样滑膜和关节被动活动障碍之间的区别

面，滑膜向肌腱内生长导致肌腱肿胀，并且不再通过环形腱钮或支持带腱钮下方，由此导致肌腱行程缩短更常见。如果腱鞘内注射糖皮质激素治疗无效，应选择腱鞘切除术和肌腱复位成形术，尤其是在A1腱钮水平，长期的治疗是有效的。在手尺侧，A1腱钮会增加深肌腱对掌指关节水平的作用时间，在骨骺闭合前，这会增加受累手指发生尺偏的概率，因此应该避免松解A1腱钮。最后，肌腱缺血也可以导致肌腱断裂。这与微小移位或无移位的科雷骨折发生拇长伸肌腱断裂相似，没有活性的肌腱在腱钮下反复活动磨损导致肌腱断裂。

二、临床表现

类风湿关节炎患者的腕关节屈、伸肌腱断裂通常隐袭发病，患者很少主诉疼痛。最初，患者可能主诉不能伸小指或小指与环指，由于位于中央束和掌板之间的伸肌腱的桡背侧束变薄，导致伸肌腱在掌指关节水平向内半脱位，因此鉴别诊断非常困难。

如果腕关节存在活动，密切观察腕关节活动时手指的活动，这有助于临床医师进行诊断（图108-1）。如果伸肌腱未损伤，腕关节掌屈会引起相应手指伸直。如果伸肌腱在腕关节或腕关节近端断裂，不管腕关节如何活动，指间关节始终处在一个相对屈曲的位置。对于腕关节已经融合的患者，不能用这种方法判断伸肌腱损伤。因此，对于高度怀疑伸肌腱损伤的患者，如果患者手指突然丧失活动功能，并且没有疼痛，这对诊断类风湿关节炎非常有帮助。理想的治疗方法是行腕关节融合术，结合背侧滑膜切除术（Darrach's术式），用支持带皮瓣覆盖远端尺骨，防止伸肌腱受到进一步损害。此时，伸肌腱很少发生断裂。

对于一个或全部手指不能伸直的患者，临床医师也应该仔细检查肘关节。肘关节类风湿囊肿可以压迫骨间后神经，导致神经麻痹和手指伸直功能丧失。当这种情况发生时，通常由于尺侧腕伸肌功能障碍，但是桡侧腕长伸肌止于示指的基底，并且功能正常，因此导致腕关节桡侧偏斜。肘关节囊肿或类风湿改变可以或不可以侵袭桡侧腕短伸肌，这个临床症状提醒临床医师伸指功能障碍是由于骨间后神经麻痹所致，而不是伸指肌腱断裂引起。在腕关节的掌侧面，临床医师必须清楚地认识到：拇、示指屈肌腱断裂或骨间前神经麻痹均可导致拇指和示指屈曲功能障碍，这通常发生在舟大多角骨关节水平。如果腕关节炎没有限制腕关节活动，腕关节背伸应该出现指间关节屈曲，此时确诊为骨间前神经麻痹，而不是屈肌腱断裂；如果腕关节背伸并不影响拇指指间关节或示指远侧指间关节的位置，则诊断为屈肌腱断裂。直接按压拇长屈肌肌腹可以检测远端肌腱是否损伤，这是一个有效的方法。直接按压肌腹通过肌肉反射收缩引起拇指指间关节屈曲，这和Thomas试验检测跟腱断裂相似。通常用拇指按压拇长屈肌肌腹，如果没有引起肌肉非随意收缩和拇指指间关节的屈曲，检查者应怀疑是骨间前神经麻痹，而不是拇长屈肌腱断裂（图108-4）。Mannerfelt's综合征可能是拇长屈肌腱或示指指深屈肌腱断裂的病因，除此之外，有文献报道这些肌腱断裂也可能是桡骨远端骨折掌侧钢板固定术或Hamas全腕关节置换术术后假体位置不良的并发症。

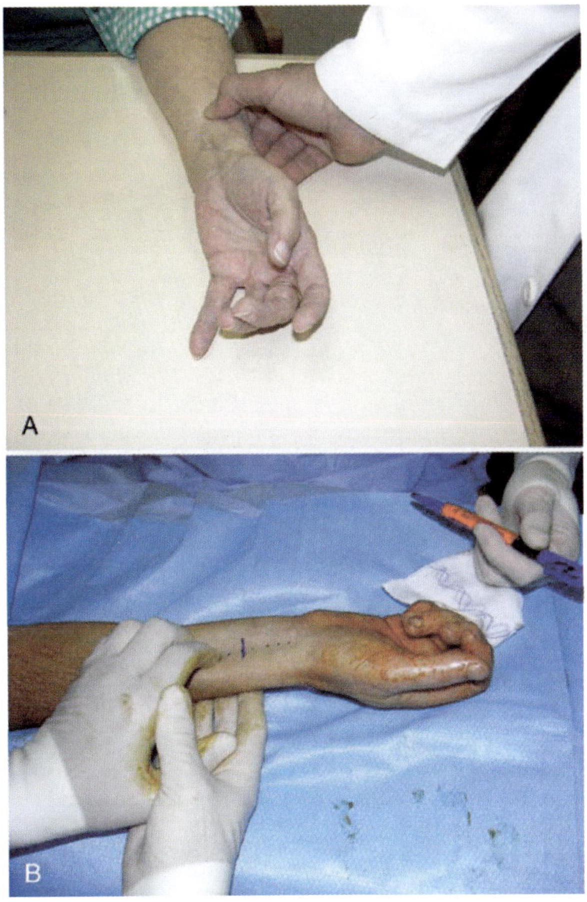

图108-4　A.肌肉-肌腱单元未受损的患者，在前臂按压拇长屈肌肌腹，由于直接按压后的肌肉反射，引起拇指指间关节屈曲；B.拇长屈肌腱断裂的患者，由于肌肉-肌腱单元连续性中断，直接按压拇长屈肌肌腹不能引起拇指指间关节屈曲

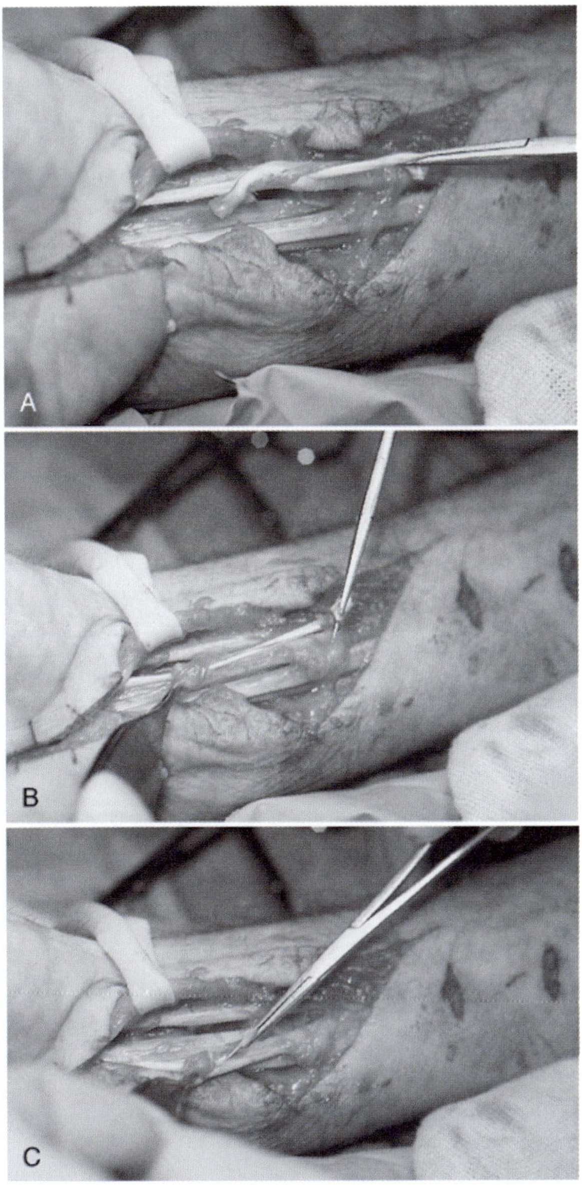

图108-5　A.采用掌长肌腱行游离肌腱移植术，恢复拇长屈肌腱功能；B,C.使用锋利的肌腱传送器快速处理肌腱组织

三、外科重建

（一）屈肌腱和拇指

许多学者都已经描述了肌腱移位的原则，但是Richard Smith的描述最简洁、最有说服力。外科医师必须确定移位的肌腱是可得到的、值得进行移位的，并且有足够的强度替代受体肌腱的功能。移位肌腱和受体肌腱在强度、行程和牵引方向上越相近，移位肌腱达到的效果越好。一块肌肉所能使用的力量与它的横截面积成正比。肌肉力量在它休息时长度最大。如果一块肌肉被拉长或收缩，它的力量减弱（肌肉处于休息位长度时可产生最大的肌力，如果被动拉长或收缩肌力会减弱？）。

在外科重建时，需要对掌关节和指间关节进行仔细的临床和放射学等检查，对以前行掌指关节融合术的患者，恢复指间关节活动尤其重要。

拇长屈肌腱或示、中指指深屈肌腱断裂的患者，游离肌腱移植术是恢复拇指屈曲功能最好的选择，可采用掌长肌和二束小指伸肌中的一束行游离肌腱移植术。当患者肌腱断裂超过6个月时，拇长屈肌和指深屈肌近端的肌肉挛缩，并且不能再承担运动功能，可以考虑行肌腱移位，移位肌腱选择包括：环、中指指浅屈肌腱移位到拇长屈肌腱的远侧

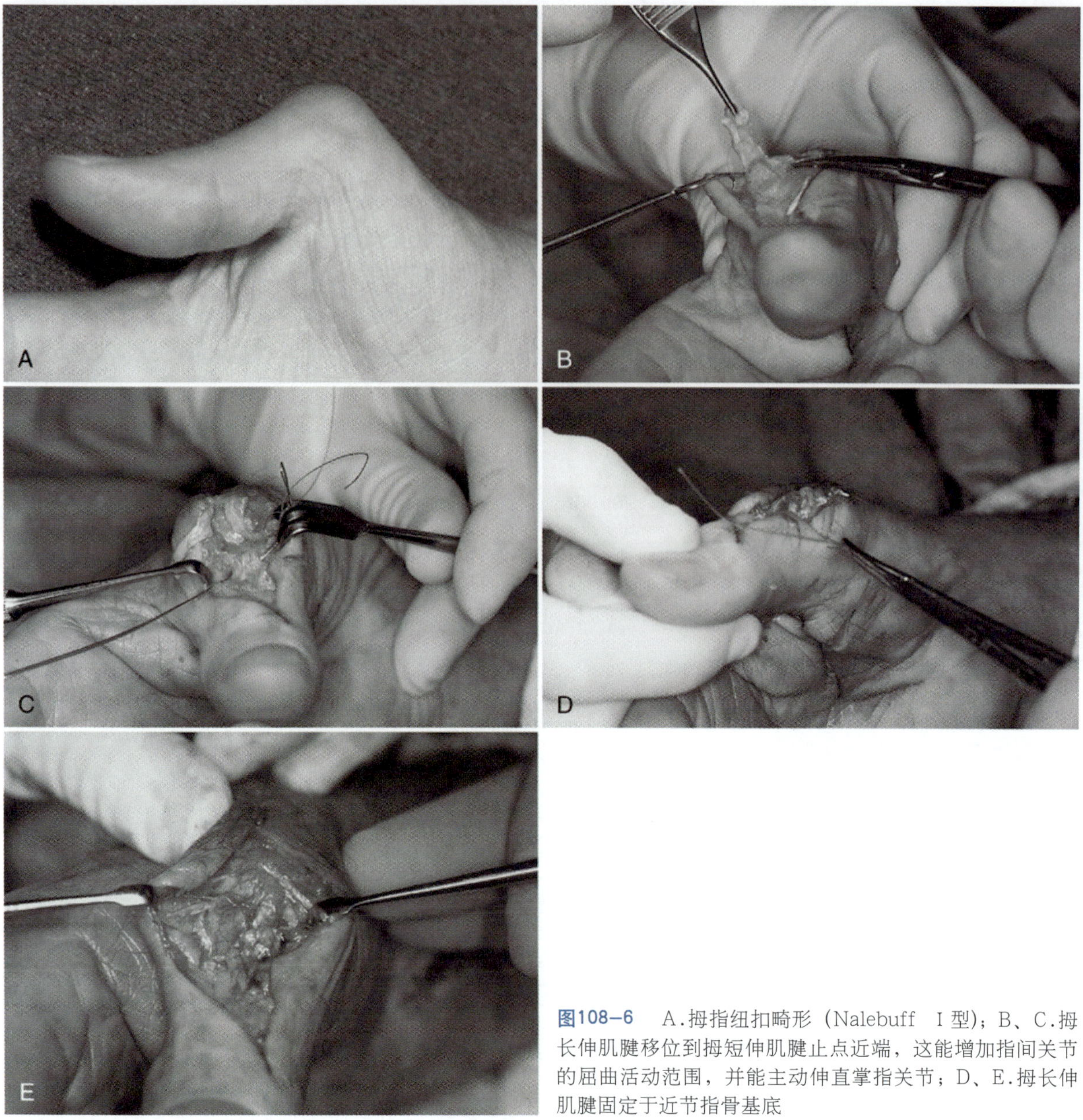

图108-6 A.拇指纽扣畸形（Nalebuff Ⅰ型）；B、C.拇长伸肌腱移位到拇短伸肌腱止点近端，这能增加指间关节的屈曲活动范围，并能主动伸直掌指关节；D、E.拇长伸肌腱固定于近节指骨基底

断端。如同高位正中神经麻痹一样，肌腱断裂时，肱桡肌腱移位到拇长屈肌腱、联合桡侧腕长、短伸肌腱移位到示、中指指深屈肌腱也是一个较好的选择。

重建桡侧二指屈曲功能的另一种方法是将示指和中指指深屈肌腱侧方移位到环、小指指深屈肌腱。

最后，对于类风湿关节炎患者在Ⅰ型拇指畸形的早期阶段，手部肌腱移位有治疗作用。在拇指掌指关节，滑膜炎向背侧侵袭到近节指骨基底拇短伸肌腱止点处，如果药物治疗或滑膜切除术不能控制滑膜炎，拇短伸肌腱止点处变薄或者断裂，这会导致掌指关节在拇指表面纽扣状突出，表现为纽扣畸形。在其他手指，指背腱膜的外侧束滑向掌指关节屈曲轴的掌侧，远侧指间关节过伸和屈曲活动受限。如果掌指关节和指间关节被动活动都令人满意，这种情况下较好的治疗方法是将伸指肌移位的止点向近端跨过一个关节，止于近节指骨基底，同时矫正纽扣畸形（图108-6）。

（二）伸指肌腱

中、环、小指突然丧失主动伸直功能，伴有或不伴有拇指和示指功能障碍，这通常需要立即治疗。有时，年龄大的患者可以代偿一个或两个以上伸指功能障碍，但是一个或两个以上伸指功能障碍能引起明显的残疾（图108–1A）。拇长伸肌腱断裂非常常见，其功能障碍的程度随着伤前拇指掌指关节和指间关节活动度的不同而表现不同。如果最初指间关节功能正常，伸指肌腱断裂会导致指间关节突然丧失伸直功能；如果是一个手指病变，患者对此耐受较好，可不进行手术干预。当拇指指间关节由于类风湿关节炎而严重损伤时，治疗最好选择指间关节融合术。

有时伸指肌腱断裂的治疗可以采用端–端缝合术，或者采用掌长肌或小指伸肌的一束行游离肌腱移植术，也可以考虑移植足短伸肌或桡侧屈腕肌的一束。肌腱移植能避免牺牲正常的肌肉–肌腱单元。肌腱移位可以考虑采用示指固有伸肌、小指固有伸肌或桡侧腕长伸肌。

对于上述3种肌腱，由于示指固有伸肌腱起点、行程、强度和拉力方向几乎与伸指肌腱相同，通常认为其是最好的选择，此外，其移位风险较小，且不损伤示指伸指功能。

通常示指固有伸肌腱位于示指掌指关节的尺侧，虽然在掌指关节水平其解剖存在一些变异，但是在伸肌支撑带水平，示指固有伸肌腱位于尺侧。当行肌腱移位时，在伸肌支持带近侧游离示指固有伸肌腱，并向远侧皮下移位，在掌指关节的近端与拇长伸肌腱编织缝合。用下述方式调整肌腱张力：被动屈腕时指间关节完全伸直，腕关节背伸时指间关节轻度屈曲。

1.伸指肌腱断裂

小指掌指关节伸直功能丧失显示小指总伸肌腱或小指固有伸肌腱完全断裂，通常小指伸肌腱含有2束纤维，有时只有一束断裂而保留其功能。但是，当计划手术治疗时，必须考虑到其他一些因素：如伸肌腱腱鞘炎或下尺桡关节骨刺。肌腱移位通常采用端–侧缝合，有时同时将小指与相邻环指的伸肌腱编织缝合。

2.一个以上伸指肌腱断裂

有时环指和小指伸指肌腱同时断裂，这种情况下，可以将小指伸肌腱远侧断端移位到相邻的环指伸肌腱，并将环指伸肌腱远侧断端移位，缝合到中指伸肌腱，这种肌腱移位会导致环指和小指过度外展，尤其是小指。此外，这种侧–侧肌腱移位的方式不能产生足够的力量，导致小指不能进行充分的伸展活动。因此将示指固有伸肌腱移位到小指固有伸肌腱或小指总伸肌腱是可行的。可以用示指固有伸肌活动环指和小指。当示指固有伸肌腱不可用时，虽然尺侧腕屈肌是一个非常有力量的腕关节屈肌，并且它与伸指肌的走行匹配性差，但是尺侧腕屈肌腱移位也是可行的。我们喜欢移位桡侧腕长伸肌腱或桡侧腕短伸肌腱。当行部分或全腕关节融合时，桡侧腕长、短伸肌腱移位变得非常有意义（图108–7）。

当包括小指固有伸肌和示指固有伸肌的第2–5指伸指肌腱全部断裂时，可以移位指浅屈肌腱到中、环指，从而恢复手指伸展活动（图108–8）。Boyes最初描述这种肌腱移位需要穿过骨间膜。当骨间膜存在瘢痕，或根据外科医师个人喜好，可将中指指浅屈肌腱移位到前臂桡侧，恢复中、示指的伸展活动；将环指的指浅屈肌腱移位到前臂尺侧，恢复小、环指的伸展活动。当需要增加移位肌腱力量时，可采用Pulvertaft编织缝合法，即将较大的中、环指的指浅屈肌腱缝合到较小的已经断裂的伸指肌腱（图108–5）。行部分腕关节融合术的患者，或当指浅屈肌腱不可用时，如鹅颈畸形，可移位桡侧腕伸肌腱。根据我们的经验，将4个伸指肌腱的远侧断端编织缝合到桡侧腕伸肌腱，结果腕关节背伸功能较好（图108–7）。一般来说，多条伸指肌腱断裂可以严重影响手的功能，即使最有经验的外科医师，采用最好的肌腱移位术，其治疗效果也一般，伸指滞缺比较常见。在严重的类风湿关节炎中，早期最好采用下尺桡关节滑膜切除术预防肌腱断裂。在多条伸指肌腱断裂和晚期腕关节炎的患者，外科医师可慎重地考虑行腕关节融合术，它不仅可以稳定腕关节，还可以移位下列5条肌腱（桡侧腕长伸肌、桡侧腕短伸肌、尺侧腕伸肌、桡侧腕屈肌、尺侧腕屈肌）。医疗安排应该包

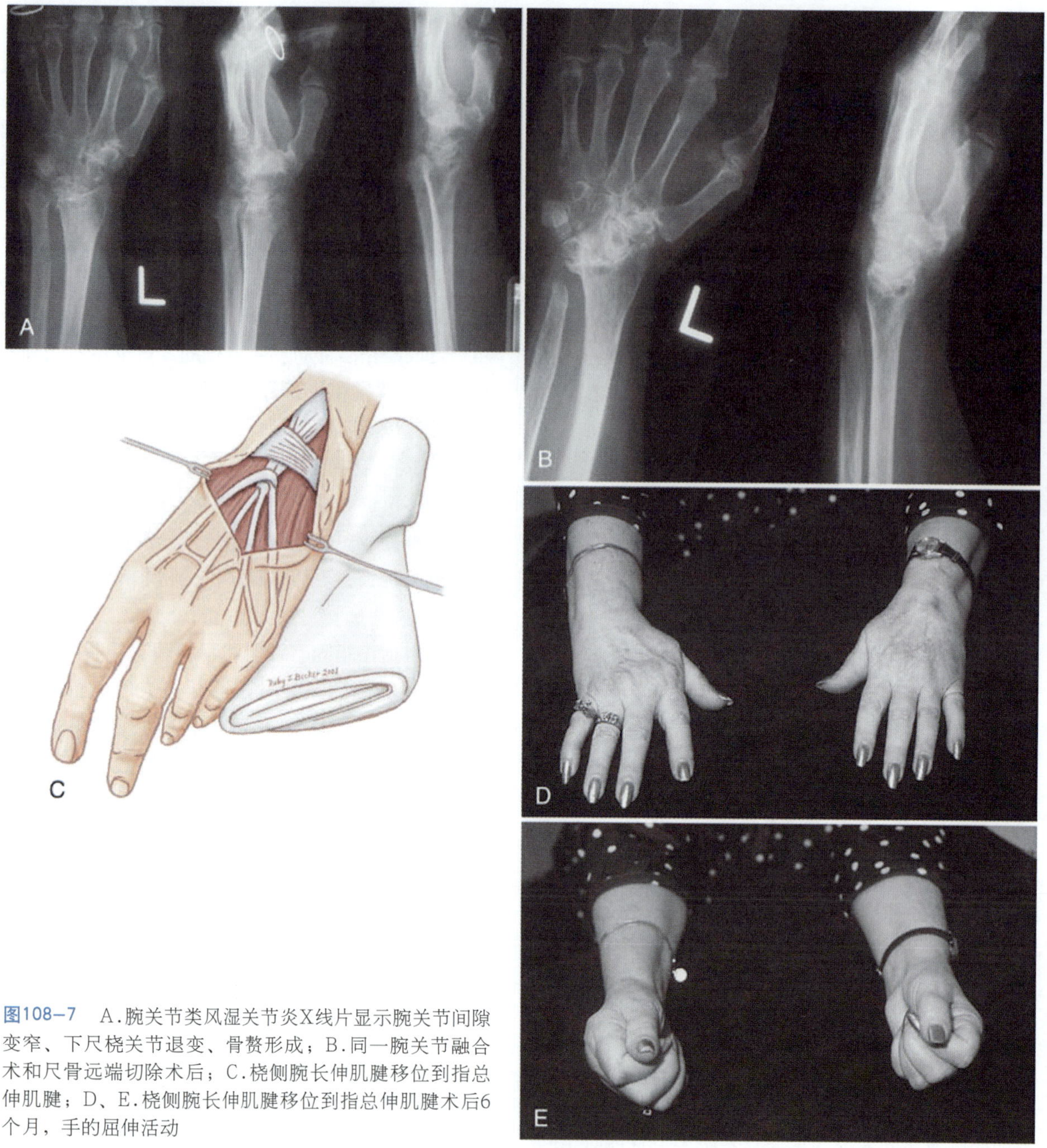

图108–7 A.腕关节类风湿关节炎X线片显示腕关节间隙变窄、下尺桡关节退变、骨赘形成；B.同一腕关节融合术和尺骨远端切除术后；C.桡侧腕长伸肌腱移位到指总伸肌腱；D、E.桡侧腕长伸肌腱移位到指总伸肌腱术后6个月，手的屈伸活动

括可供移位肌腱的清单、希望达到的活动度和预防腕关节过度伸展。

四、肌腱移位后的康复

手部类风湿关节炎肌腱移位后的康复治疗包括：①减轻水肿；②愈合期间定制矫形器，保护移位的肌腱；③移位肌腱训练；④功能性电刺激：当肌腱通过粘连瘢痕组织时，如果需要可进行电刺激治疗；⑤功能再训练。

肌腱移位的目的是重新分布力量、改善手的功能。与治疗医师沟通和患者建立实际的康复目标是重要的。如果患者能够现实地理解到：肌腱移位并不能恢复关节正常活动，但是却能改善现在的功能，这对患者是非常有益的。

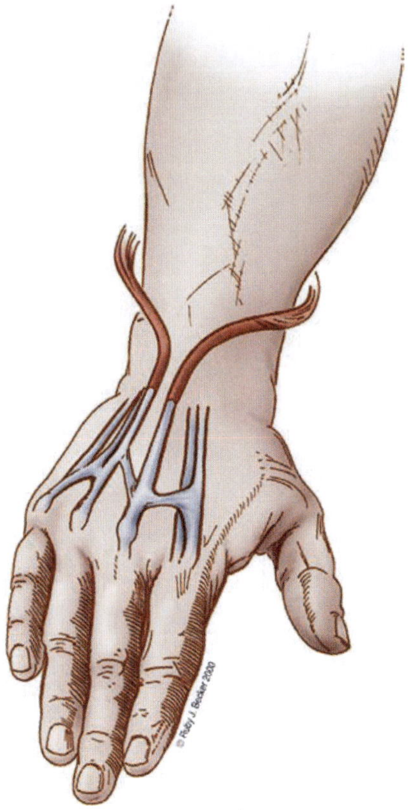

图108-8　中指指浅屈肌腱移位到前臂桡侧，与中指伸指肌腱端-端缝合，如果远端肌腱残端足够长，可以行编织缝合（图108-5）。小指指浅屈肌腱绕过前臂的尺侧缘，与环指伸指肌腱端-端缝合

一般原则

1.保护阶段：术后1～3周

治疗的重点是使用定制的矫形器，在愈合阶段保护移位肌腱，在腱结合处防止肌腱拉长。矫形器固定的关节应包括那些肌腱移位后发生作用或通过的关节，矫形器应该将上肢维持在使移位肌腱所受张力最小的位置。这个阶段治疗的其他目的包括减轻水肿、维持未受累关节的活动度、增强日常生活的独立能力。

2.活动阶段：术后3～6周

根据外科医师对受体和供体肌腱之间缝线强度的满意度，最早在术后3～5周开始主动活动移位肌腱。

当患者想要主动使用移位的肌腱时，他应该集中精力去使用移位的肌肉-肌腱单元原来的功能。如果将示指固有伸指肌腱移位到拇长伸肌肌腱，当患者想主动伸展拇指时，应该想着伸展示指。生物反馈和功能性电刺激能帮助患者增加康复效果。术后3～6周应一直佩戴矫形器，在训练期间和洗澡时可以拆除矫形器。如果切口瘢痕粘连影响功能，按摩有助于减少粘连。常规患者每周至少进行2次监督下的康复治疗。制订详细的家庭训练计划也是同等重要的，家庭训练主要集中在主动活动移位的肌腱。

3.活动阶段：术后6～8周

这个阶段继续训练移位的肌腱，并按摩瘢痕。此时如果需要，可以开始轻微的被动活动，但是必须小心观察，避免移位的肌腱在反向运动的方向上做被动伸展训练。如如果肌腱移位的目的是伸展拇指，拇指应该避免进行剧烈的被动屈曲活动。

一旦切口愈合良好，肌腱缝合处是安全的，那么家庭训练计划应结合一些有目的的活动。如果患者能够进行一些有目的的功能活动，那么患者在确定和使用移位的肌腱方面做得非常好。为了使用移位的肌腱，患者可以进行一些轻微的日常活动，如洗牙、叠衣服。令人吃惊的是，患者对手部新的使用方法适应得非常好。这个阶段除了轻微的日常活动，夜间应佩戴矫形器，保护移位的肌腱。

4.活动阶段：术后8～12周

此阶段可以开始力量训练，随着患者耐受力的增加，逐渐增加抗阻训练。根据移位肌腱的功能，白天逐渐减少矫形器的使用，但是夜间应该继续使用矫形器6个月。

五、特殊肌腱移位后的康复指南

示指固有伸肌腱移位到拇长伸肌肌腱可以恢复拇指的伸展功能，通常术后3～3.5周开始康复训练，治疗师初诊时制备低温热塑矫形器，用它将上肢维持腕关节30°～40°伸展、拇指掌侧外展、掌指关节和指间关节中立位到轻度伸展位。根据外科医师的喜好和每个患者的具体病情，矫形器的位置可以稍微不同。除了洗澡和功能训练以外，指导患者一直佩戴矫形器。一些患者术后几天出院，通常在手术后3～5周开始主动训练，这之前应该一直佩戴矫形器。

移位肌腱的主动训练包括患者主动伸展拇指，对于那些移位肌腱活动有困难的患者，当他们试图伸展拇指时，可以让患者试图伸展示指来帮助他们。通常因为移位肌腱的张力和粘连，早期阶段，应限制移位肌腱反方向的活动（即拇指和腕关节屈曲）。指导患者在一个舒适的范围内，轻微地主动屈曲腕关节和拇指，并进行拇指对掌活动。为了避免牵拉移位的肌腱，不允许被动牵拉拇指和被动屈曲腕关节或同时屈曲拇指和腕关节。偶尔移位肌腱存在明显的粘连，此时沿着移位肌腱的走行和切口瘢痕进行按摩是有帮助的。

除了监督康复治疗周期，应指导患者每天进行3～4次家庭康复训练。示指固有伸肌腱移位到拇长伸肌腱，其预期的功能是好的。通常手术后6周，主动活动逐渐过渡到功能活动，并且开始轻微抗阻力训练。将移位的示指伸肌腱编织3次固定于受体肌腱，每个编织缝合之间加固缝合2～3针，这样肌腱撕裂的风险非常低。但是，如果由于一个远端编织缝合撕裂而只剩下1～2个稳定的编织缝合，或者远端肌腱组织条件较差，外科医师必须与治疗师沟及时沟通这种情况，术后6周手指开始活动。

（一）侧–侧肌腱移位恢复手指伸展功能

侧–侧肌腱移位可恢复手指伸展功能，术后一般用石膏或定制的热塑料矫形器保护3～3.5周。固定的位置是腕关节背伸、掌指关节中立位。外科医师根据移位肌腱的强度，在手术后6周，指导患者开始主动活动移位的肌腱。

移位肌腱训练包括矫形器拆除后主动活动手指，可以从拿–放练习开始再训练过程。如当腕关节屈曲时，手指轻轻置于完全伸直位置，要求患者主动地维持在该位置，然后要求患者从休息位开始主动伸展手指练习。腕关节屈曲会引起手指伸展，这种效果会使这一训练过程更容易。如当腕关节屈曲时，手指伸展，这能增加患者主动活动的效果。下一步是将手放在桌子和厚书边缘以外，主动伸展手指。最困难的训练是让患者把手放在一个平面上，并尝试主动抬起每个手指。切口瘢痕和肌腱移位可以导致明显的粘连，瘢痕按摩对减少粘连有帮助，并能使移位肌腱的走行更通畅。如果存在明显的伸展滞缺，动态的掌指关节伸展辅助矫形器可以帮助支撑手指，并能增加康复效果。

应该避免过度进行手指和腕关节屈曲活动和捏拿训练，尤其是在治疗最初的几周内，应该避免过度牵拉移位的肌腱。

（二）指浅屈肌腱移位到指总伸肌腱恢复手指伸展活动

指浅屈肌腱移位到指总伸肌腱可以恢复手指伸展活动，术后通常用石膏或热塑料矫形器保护3～3.5周，矫形器应将腕关节维持在伸展位、掌指关节维持在中立位。这种肌腱移位的功能训练非常困难，因为指浅屈肌和指总伸肌腱的功能是相互拮抗的。术后3.5～6周开始主动再训练。根据移位肌腱缝线的可靠性，开始主动活动时，要求患者将手放在桌子上，手指放在桌缘之外，然后主动屈曲移位肌腱手指的近侧指间关节，这应该引起相应手指伸展。在另一只手显示指浅屈肌活动能有帮助，同样用抗阻训练典型地显示指浅屈肌的功能也会有帮助。如果指浅屈肌腱移位绕过桡骨或尺骨，前臂轻轻地旋转可以增加移位肌腱的功能；如果移位肌腱穿过骨间膜，腕关节屈伸活动能增加患者的康复效果。

（三）肌腱移位替代拇长屈肌或指深屈肌（Mannerfelt's综合征）

前面讨论过，肌腱移植或肌腱移位术可以治疗拇长屈肌腱或示指指深屈肌腱断裂。根据移位肌腱缝线的完整性或强度决定康复的时间。通常这些恢复拇指或手指屈曲活动的手术，其术后典型的位置是：应用背侧阻挡矫形器维持腕关节、掌指关节屈曲，阻止腕关节和掌指关节完全伸直。如同指深屈肌腱的初次修复一样，术后在矫形器限制的范围之内，被动活动拇指或手指。术后3.5周时开始轻微主动活动。因为肌腱移植使用原先的肌腱，所以不需要功能训练；肌腱移位需要更多特殊的功能再训练。如将肱桡肌腱移位到拇长屈肌腱时，肘关节屈曲活动能帮助患者学会刺激移位的肌腱，并获得拇指屈曲活动。术后3～3.5周拆除矫形器，然后进行主动训练，应该避免腕关节、拇指或手指同时屈曲活动或者被动牵拉伸直，这能防止移植或移位肌腱的断裂或牵拉。术后6周开始轻微的抗阻训练，术后12周拆除矫形器。

六、小结

对于手外科医师或手部治疗师而言，手部和上肢肌腱移位术是最有效的术式之一。如本章所述，对完全丧失功能的肌腱恢复而言，其治疗包括肌腱移位术、肌腱移植术，在某些病例可采用直接的端-端缝合。外科医师和治疗师之间密切沟通非常重要，治疗师必须知道外科缝合是否稳定，如果缝合是稳定的，术后3.5周开始活动。外科医师或治疗师指导患者使用移位肌腱的能力是一门真正的艺术，它包括教育患者通过刺激供体肌腱，从而恢复受体肌腱的功能。物理疗法如电刺激可能有帮助。如果外科医师坚持肌腱移位的基本原则，即努力获得具有相当强度、到受体肌腱距离最短、呈直线走行的供体肌腱。那么功能再训练的任务应该是相对容易的。比较难的肌腱移位，如桡侧腕长伸肌腱或桡侧腕短伸肌腱移位到伸指肌腱，可能需要更多时间进行功能再训练。但是当这两条肌腱是唯一可获得的供体肌腱时，对于手外科医师、治疗师、更重要的是对于患者而言，应该证明我们付出时间和努力是值得的。

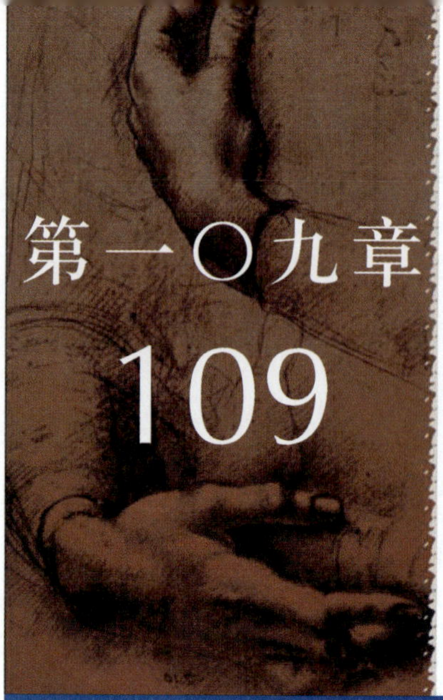

第一〇九章 109 肩关节炎的手术和术后处理

原著者 VIRAK TAN, MD, BRIAN G. LEGGIN, PT, DPT, OCS, MARTIN J. KELLEY, PT, DPT, OCS, AND GERALD WILLIAMS, JR., MD
译校者 闵红巍 刘克敏

关键点

- 肩关节炎的类型包括：骨关节炎、炎症性关节炎如类风湿关节炎、其他关节炎如痛风和假痛风。
- 各型肩关节炎共有的症状是进行性加重的肩关节疼痛、僵硬、无力，活动时有研磨声或弹响和受累上肢功能障碍。
- 各种非手术治疗方法无效时，可考虑手术治疗。
- 手术治疗包括：伴有或不伴有关节囊松解的关节镜下肩关节清理术，伴有或不伴有插入式关节盂成形的人工肱骨头置换术、全肩关节成形术（TSA）和反肩关节成形术。
- 康复是术后处理的常规组成部分，针对不同的术式，采取不同的康复训练。

关节炎是一个术语，用于描述一系列能够导致关节表面软骨丢失的病理状况，以髋关节和膝关节最常受累，肩关节是人体第三大受累关节。尽管引起肩关节炎的病因很多，但是在一些病例，其确切的病因仍不清楚。通常，肩关节炎分为以下几类：骨关节炎（OA）、炎症性关节炎和其他类型关节炎（框109–1）。

骨关节炎分为原发性骨关节炎和继发性骨关节炎。原发性骨关节炎没有明确的病因。继发性骨关节炎包括创伤性关节炎（关节不稳或关节内骨折）和手术（关节囊缝合术）后关节炎。炎症性关节炎是对称性疾病，类风湿关节炎是其中最常见的类型。炎性肠病、强直性脊柱炎和银屑病关节炎也属于炎症性关节炎。

其他类型关节炎包括很多种疾病。晶状体沉积性疾病如痛风和假痛风可以侵袭肩关节。此外，还包括与肢端肥大症、肩关节发育不良、神经性关节病和脓毒性关节病相关的肩关节炎。非创伤性骨坏死或缺血性骨坏死可导致肱骨头软骨下骨塌陷。糖皮质激素的系统应用、酗酒、戈谢病、镰状细胞贫血和辐射均可引起骨坏死。肩袖撕裂关节病（RCTA）是肩关节炎的一种独特形式，它的病理解剖是大家所熟悉的，但是病因却不是很清楚。

虽然肩关节炎的发病机制很多，但是本章重点讨论肩关节炎常见类型（骨关节炎、类风湿关节炎和RCTA）的手术治疗。本章讨论的许多手术原则也适用于其他原因引起的肩关节炎。

一、调查研究

根据病史、体格检查和X线检查，大多数肩关节炎的患者可以确诊。有时CT和MRI成像可能有参考价值，应考虑到的鉴别诊断包括颈椎病、心血管或肺部疾病、膈肌受到激惹、夏–科关节病、肿

框109-1　肩关节炎的类型

骨关节炎

原发性
继发性
　创伤后
　手术后
　关节不稳
　关节盂发育不良

系统炎症性疾病

类风湿关节炎
强直性脊柱炎
银屑病关节炎
炎性肠病

其他关节炎

肩袖撕裂关节病
晶状体沉积性关节病
　痛风
　假痛风
骨坏死
　特发性
　激素诱导
　酗酒
　创伤后
　高歇氏病
　放射后骨坏死
　血红蛋白病：镰状细胞贫血、血友病、血色素沉着病
神经性关节病变
　脊髓空洞症
　周围神经病变
感染
　脓毒性关节炎
　莱姆关节炎
与肢端肥大症相关的关节炎

瘤和急性创伤。

根据肩关节炎的类型，每一个具体的患者都会表现出不同的临床特征。但是，通常肩关节炎的主要症状是肩关节疼痛进行性加重。最初，肩关节活动后出现疼痛，休息后缓解。随着疾病进展，轻微活动也能引起肩部疼痛和不适，甚至休息和夜间也会出现疼痛。除了疼痛，其他症状还包括僵硬、无力、活动时有研磨声或弹响及受累上肢功能障碍。炎症性关节炎的患者还会主诉肩关节晨僵、白天症状缓解，并且伴有肩关节周围肿胀。

所有肩关节炎的患者体格检查显示：肩关节主动活动范围减小，可触及捻发音，可以伴有肩胛带肌肉的失用性萎缩。其他体格检查结果随着疾病进展而表现更加特异。

肩关节炎患者基本的影像学检查应该包括：在肩胛骨平面，肩关节内旋和外旋时，肩关节前后位像和轴位像。CT检查的主要指征是定量评估后关节盂侵蚀的大小，这在原发性和继发性骨关节炎中最常见。CT还能帮助评估关节盂的骨量储备、中心侵蚀程度和倾斜度。

目前，在炎症性肩关节炎中，MRI是最好的影像学检查方法，它是准确、无创的，并且可以更多地提供有关关节内病理变化的信息。此外。MRI还能帮助测量肩袖撕裂大小、回缩程度、肌萎缩和脂肪变性情况，这些对术前计划非常有帮助。在炎症性关节炎和RCTA中，MRI检查最有价值。

二、影响肩关节的特殊关节炎

（一）骨关节炎

骨关节炎是影响人类关节最常见的疾病。在40岁时，大多数人的负重关节都会有一些病理变化。而50岁时，80%的人有骨关节炎的影像学改变。通常，肩关节骨关节炎的患者比下肢骨关节炎的患者更年轻、活动更多，当肩关节炎与关节不稳和创伤有关时，这种情况更多见。虽然有关骨关节炎流行病学的资料很多，但是关于肩关节炎流行病学的资料却非常少。

骨关节炎的病因主要有两种假设：一种是强调机械应力引起关节软骨退变；另一种则认为病因是关节软骨退变和修复之间调控障碍。这两种理论共同的观点是最终软骨损伤。其他详细描述的与骨关节炎形成有关的因素包括：年龄、创伤和遗传因素。肩关节原发性骨关节炎与身体其他关节炎一样，可能有相似的病因和发病机制。虽然肩关节不是一个典型的负重关节，但是它周围的肌肉能产生相当大的力量作用于肩关节。

肩关节骨关节炎的患者体格检查显示：肩关节主动活动和被动活动对称性受限；由于肩关节前方软组织萎缩，其外旋活动较内旋活动受限明显；由

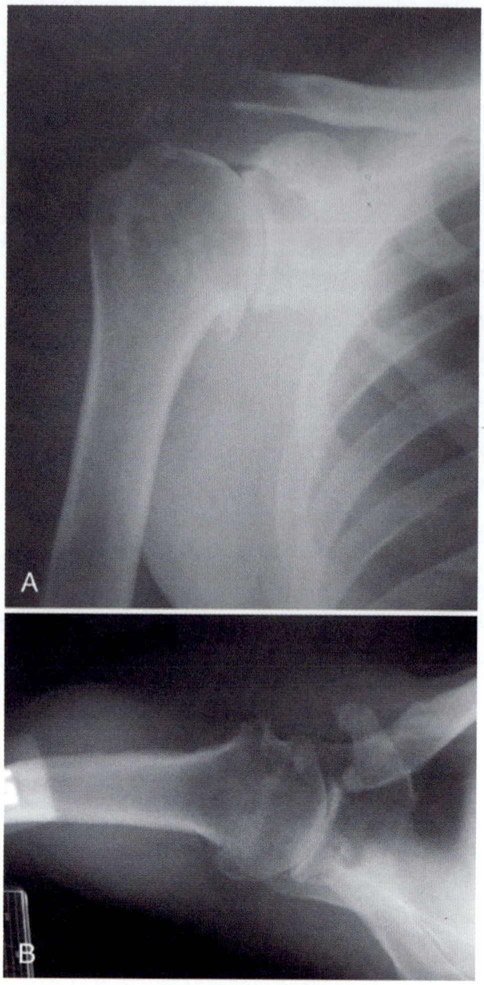

图109-1 一例肩关节骨关节炎患者的X线片表现。A.前后位X线片显示关节间隙变窄、软骨下硬化、肱骨头和肱骨颈下方有骨赘；B.轴位X线片能更好地评价肩关节间隙变窄

于关节盂后方磨损导致肱骨头向后半脱位，这引起喙突轻度突起，并使肩关节丧失正常轮廓；后方关节线局部压痛也比较常见。

肩关节骨关节炎基本的影像学特征：关节间隙非对称性狭窄、软骨下硬化、软骨下囊肿和骨赘形成（图109-1）。骨赘最常见于肱骨头和肱骨颈的下方。轴位X线片较前后位X线片能更好地评价肩关节间隙狭窄，并且经常能见到肱骨头变扁，这在前后位X线片上并不总能见到。轴位X线片也能粗略地评估后关节盂磨损和肱骨头半脱位。

除非有禁忌证（相对或绝对），一般来说，人工全肩关节置换术是肩关节炎标准的外科治疗方法。

（二）类风湿关节炎

类风湿关节炎是一种慢性、进展性、炎症性疾病，它影响包括骨骼肌肉系统在内的多系统器官。尽管它的病因并不完全清楚，但是有资料显示它的发病机制是抗原刺激引起的免疫反应，这会激活免疫途径，引起组织损害，尤其在滑膜关节及其周围。多种刺激物能引发炎症反应链，包括感染、交叉反应和自身免疫等。病因的复杂性可以帮助解释在不同患者身上，临床表现和疾病严重程度的广泛差异。

据报道白种人类风湿关节炎的发病率为20～40/100 000，流行率为0.5%～2%，发病率女性较男性高2～4倍，流行率随着年龄增长而增加。在一级亲属中，类风湿关节炎的发病率增加，因此认为类风湿关节炎的发病有遗传倾向性。类风湿关节炎患者，其同胞兄妹的发病率较正常人高4～8倍。

类风湿关节炎的临床特征是关节晨僵和多关节炎。在炎症性疾病发展过程中，通常肩关节不是最早出现症状的关节，仅4%类风湿关节炎患者，最初主诉为肩关节症状，但是随着疾病的进展，多达91%的患者会诉说有肩关节症状。肩关节通常双侧受累，并且伴有手和肘部畸形。类风湿炎症可以影响整个肩胛带，包括黏液囊、肌腱和整个肩关节所在内的4个关节。

肩关节类风湿关节炎的检查可能发现有增生性滑膜炎、广泛的肌萎缩及肩关节主动和被动活动范围减小。与骨关节炎相比，通常主动活动要比被动活动范围减小更多。因为肩袖功能障碍或撕裂非常常见，也可出现肩关节乏力或肩胛岗肌萎缩。

肩关节类风湿关节炎的影像学特征与类风湿影响的其他关节都一样，表现为区域性骨质减少、对称性关节间隙变窄和关节周围侵蚀，由于滑膜反应，在肱骨头上方这些侵蚀显示得最清晰。也可以出现骨赘，但它不是一个主要特征。在前后位X线片上，可以显示关节盂中心性侵蚀，表现为关节盂关节面内移至喙突的基底或其内侧。此外，肩袖功能不良的患者，前后位像能帮助确定肱骨头上方移位，这会导致关节盂上方侵蚀。轴位像是评估关节间隙狭窄和与喙突相对应的关节盂内侧侵蚀最好的方法，它也是评估与关节周围侵蚀相关的肱骨头畸

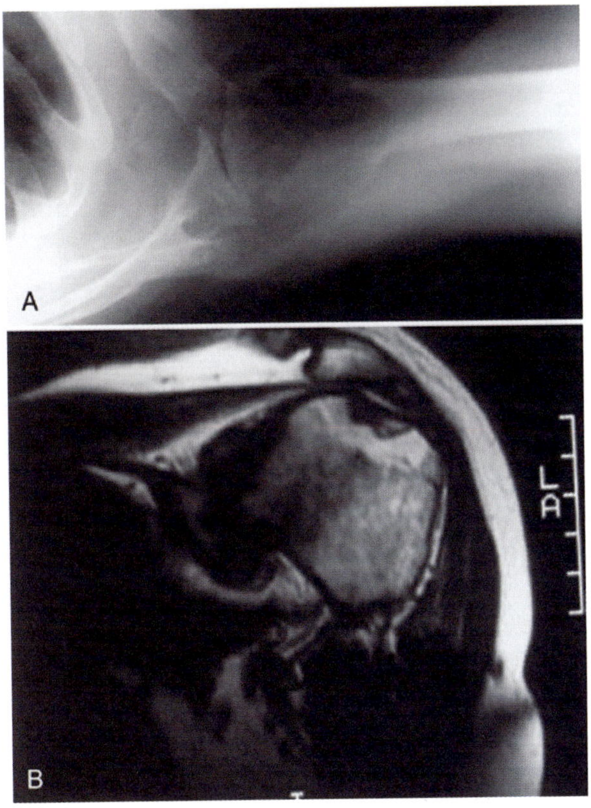

图109-2　一例肩关节类风湿关节炎患者的轴位X线片表现。A.肱骨头边缘侵蚀、关节盂关节面向内侧移位超过喙突基底部；B.磁共振图像确认关节严重破坏，并伴有关节周围侵蚀，肩袖变薄

形程度最好的方法，这能通过MRI进行确定（图109-2B）。

根据疾病的分期，肩关节类风湿关节炎的外科治疗可采用不同的方法。疾病早期可以采用关节清理、滑囊切除或滑膜切除术。疾病晚期因为明显骨缺损或肱骨近端移位，同时伴有肩袖功能障碍，经常采用人工肱骨头置换术。但是，当关节盂骨量充足、功能良好的肩袖将肱骨头中心性地固定于关节盂时，人工全肩关节置换术缓解疼痛的效果优于人工肱骨头置换术。

（三）肩袖撕裂关节病（RCTA）

自从19世纪以来，文献描述了RCTA的临床特征，但是其发病机制还不清楚。人们提出来两个理论解释这种独特而严重的肩关节疾病，同时伴有肩袖大面积缺损。一个理论认为机械和营养因素是发病原因，而另一个理论认为晶状体沉积是诱发因素。

1981年，McCarty和他的同事们提出了Milwaukee肩关节这一术语，它描述4名患有肩关节退变性关节炎同时伴有肩袖缺损的患者。在这4名患者的肩关节液中，发现有活性蚀原酶、中性蛋白酶和羟基磷灰石结晶。这些学者推测该综合征最初发病于关节囊、滑膜或软骨损伤，这些损伤反过来加速羟基磷灰石结晶沉积，而后这些结晶被巨噬样滑膜细胞吞噬。晶体的吞噬作用刺激滑膜巨细胞释放胶原酶和蛋白酶，这些酶侵袭周围所有的组织，包括关节软骨、肩袖和相邻的软组织。组织损害进一步导致结晶沉积，使关节破坏如此往复循环下去。Antoniou和他的同事们最近的一项研究显示，晶状体沉积的出现和肩关节炎伴有巨大肩袖撕裂之间存在明显关系。但是，还不清楚两者哪一个先发生，是巨大肩袖缺损和异常的关节动力导致关节滑液中出现晶体，还是磷灰石晶体沉积产生细胞素导致肩袖巨大的撕裂。不管两者发生的先后顺序，滑液中的磷灰石导致炎性介质的产生，这对肩关节是有害的。

1983年Neer和他的同事提出了机械和营养因素会导致RCTA这一观点，他们推测一小部分未经治疗的、慢性的、全层的肩袖撕裂会发展为RCTA。机械因素包括整个肱骨头不稳定、相对于喙肩弓肱骨头近端移位、肱二头肌长头肌腱断裂或脱位，这些都会导致肩关节进一步撞击和不稳。营养因素包括关节滑液渗漏导致关节软骨营养物质灌注减少。此外，关节的失用改变关节软骨水和氨基葡聚糖浓度，导致软骨软化和塌陷。这些学者认为肩关节不稳、不活动、失用、肱骨头近端移位和营养不良这些综合因素，最终导致肱骨头和关节盂软骨下塌陷。

不管它确切的发病机制是什么，RCTA的特征是肩袖功能障碍、肩关节退行性改变、肱骨头近端移位和反复性漏液（经常为血性）。RCTA体格检查最显著的表现是肩关节不能主动抬高或者主动抬高有限（图109-3）。肩关节活动障碍不仅与肩袖功能障碍有关，还与高位肱骨头引起的肩关节不对称有关。患者冈上肌和冈下肌萎缩明显，也可以出现肩关节反复肿胀（即Codman液征）。当喙肩弓对肱骨头起不到完全的静态限制时，患者的肱骨头向上方移位，表现为上肢假麻痹。

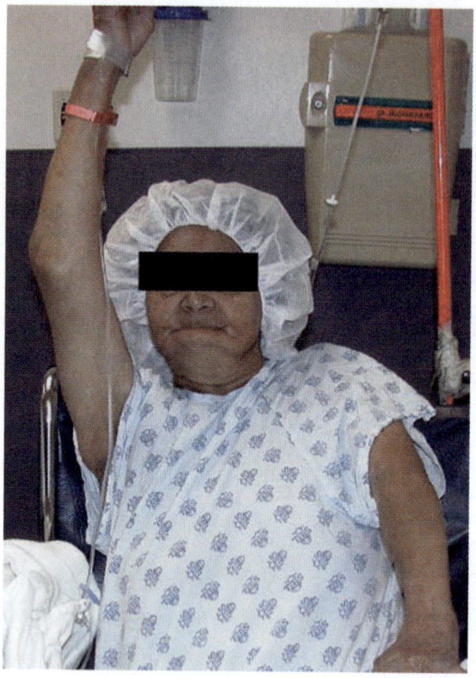

图109-3 一例患有左肩袖病变患者的临床照片，因为慢性肩袖功能障碍和肱骨头近端移位，基本上她也不能主动抬起上肢

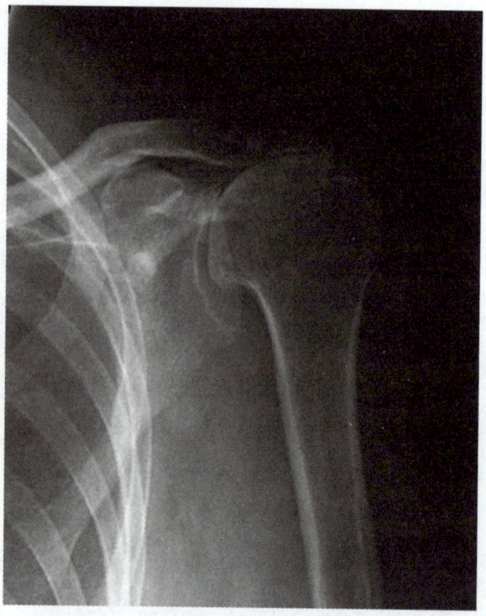

图109-4 图109-3患者的X线片显示骨质减少、肱骨头近端移位、肩峰肱骨间隙减小、肩峰侵蚀和上关节盂骨缺损

典型的影像学表现是骨质减少、肱骨头近端移位、肩峰肱骨间隙减小或消失、肩峰侵蚀、上关节盂骨缺损（图109-4），同时伴有肱骨头塌陷、骨赘和囊肿形成、软骨下硬化。轴位像有助于评价关节盂侵蚀和肱骨头内侧移位。此外，轴位像上肩关节前方半脱位表示肩关节前上方脱位。

RCTA的外科治疗主要是行人工肱骨头置换术，多采用解剖型的偏大号或罩状的肱骨头假体。最近出现的反肩关节成形术是一项非常有前景的技术，随着经验的逐渐积累，这项技术在不远的将来可能有更大的作用。

三、治疗

当肩关节炎各种非手术治疗方法无效时，可选择的外科治疗方法有多种。一般来说，外科治疗方法包括关节镜下清理术、伴有或不伴有关节囊松解，人工肱骨头置换术、伴有或不伴有插入式关节盂成形术，人工全肩关节置换术和反肩关节成形术。关节融合术对肩关节骨关节炎的治疗作用有限，但是这个题目不在本章的讨论范围之内。

（一）关节清理术和关节囊松解术

对患有轻度到中度肩关节炎、活动较多、要求较高的年轻患者（通常年龄小于40岁），关节清理术是一种有效的缓解疼痛的方法。因为疗效差，关节非中心性对称或关节面不平滑是关节清理术的相对禁忌证。虽然可以切开进行肩关节清理术，但大多数清理术在关节镜下进行。此外，对于患有早期肩关节炎，尤其是那些局部有损伤而影像学不容易观察到的患者，关节镜手术既有诊断作用又有治疗作用。

1.外科手术

肩关节镜手术时，患者取沙滩椅或侧卧位，采用标准后方观察入路和前方工作入路。关节镜诊断性检查之后，清理松动的关节软骨，直到软骨边缘稳定为止。用刨刀清理退变或磨损的关节唇直到其边缘稳定。当肩关节僵硬比较明显、且没有严重的骨畸形时，关节囊松解可以增加术后关节活动范围。用电刀松解内旋肌和前关节囊一直到4时位置，这是获得肩关节外旋非常重要的一步。根据术前肩关节活动障碍的程度，关节镜下用蓝钳进一步松解腋窝陷窝和后方关节囊。取出腋窝陷窝中的游离体，切除肱骨头下方小的骨赘，这能减轻机械症状。肩关节清理完之后取出关节镜，被动活动肩关节，确保关节囊松解充分。然后通过后方入路将关节镜插入到肩峰下间隙，切除滑囊，以便评估肩袖功能。根据临床需要可相应地行肩峰下减压术和（或）远端锁骨切除术。对于炎症性关节炎，彻底地切除滑膜和滑囊对缓解疼痛是重要的。

2.术后康复

术后第1天肩关节开始进行被动活动。如果能够忍受疼痛，术后2～3天摘掉前臂吊带，根据疼痛耐受性进行肩关节主动活动，术后4～6周允许患者进行正常的娱乐活动。

3.效果

1986年，Ogilvie-Harris和Wiley报道了54例患有退变性肩关节炎的患者，全部行肩关节镜清理术治疗。轻度病变的患者，约2/3获得成功的效果，而中度到重度病变的患者，只有30%获得好的效果。

Weinstein和他的同事们报道肩关节镜清理术治疗早期肩关节炎的优良率为80%，这组患者平均年龄46岁，所有患者术后疼痛有一定程度缓解。在最后的随访（12～63个月）时，只有2位患者疼痛又回到术前水平。随着关节软骨损害程度的增加，治疗效果随之下降。

2002年，Cameron和他的同事们报道了肩关节镜清理术治疗4级肩关节软骨损伤，术后患者疼痛缓解至少28个月，并且发现当软骨损伤面积大于2cm×2cm时，预示关节镜清理术治疗无效。同样，Kerr和McCarty得出结论：软骨损伤的分级不影响治疗效果的评分，但是肩关节两侧关节面都有软骨损伤的患者，治疗效果评分较低。

（二）人工肱骨头置换术

虽然大多数肩关节炎的患者，治疗采用人工全肩关节置换术，但是以下几种情况只适合置换肩关节的肱骨侧（即人工肱骨头置换术）。首先，患有孤立肱骨头病变的年轻人（即关节盂未受侵袭），并且肩袖没有损伤（如在骨坏死或创伤后关节病），因为人工肱骨头置换术能保留关节盂骨量，所以它是一个好的治疗选择。此外，在某些病例，甚至当关节炎侵袭到关节盂时，人工肱骨头置换术伴有关节盂中心化磨削，或同时行生物性关节盂表面置换术都是有好处的。

人工肱骨头置换术的另一个适应证是伴有不能修复的肩袖撕裂和肱骨头近端移位的肩关节炎。这种情况有代表性的是RCTA、骨关节炎或类风湿关节炎。此时，如果采用关节盂假体置换可过早地出现关节盂假体松动，因此人工肱骨头置换术是最好的选择。到目前为止，关节盂骨量不足是我们放弃人工全肩关节置换术而选择人工肱骨头置换术的另一个原因。

1.外科技术和术后康复

由于人工肱骨头置换术与人工全肩关节置换术的外科技术和术后康复相似，它们将在人工全肩关节置换术一章叙述。

2.效果

原发性和继发性肩关节炎患者，64例肩均采用人工肱骨头置换术治疗，2006年Wirth和他的同事们报道了这些患者的治疗效果。55例肩至少随诊5年（平均7.5年），患者年龄平均63岁。那些伴有关节盂非中心对称的患者，只要经过磨削能够获得关节盂中心对称或者通过软组织平衡能够纠正肱骨头半脱位，作者也将其纳入随访中。术后发现这些患者疼痛评分和肩关节活动范围有所改善。Kaplan生存分析8年生存率为98.4%。作者得出结论：经过仔细选择的患者，在肩关节疼痛缓解和功能改善方面，人工肱骨头置换术后5～10年治疗效果优良。

在一项前瞻性研究中，Lynch和他的同事们连续报道了37名患者（38例肩），均接受了非骨水泥型人工肱骨头置换术，同时关节盂磨削的直径比人工假体的直径大于2mm。其中35例肩至少随诊2年，26例肩患有原发性骨关节炎，4例肩继发性骨关节炎，5例肩关节囊缝合术后关节炎，根据患者的自我评估分级，32例肩舒适感增加、功能有所改善，1例肩与术前水平相比没有变化，2例肩术后功能障碍加重。

作为人工全肩关节置换术的替代疗法，几位学者报道了人工肱骨头置换伴有生物型关节盂表面置换术的治疗效果。Krishnan和他的同事们报道了

36例肩，他们得出结论：在疼痛缓解方面，人工肱骨头置换术伴生物性关节盂表面置换术和人工全肩关节置换术的疗效相似，并且推荐自体跟腱作为移植材料。Nicholson和他的同事们报道移植外侧半月板，行关节盂表面置换术的疗效并不好，但是短期内它确实能够明显地缓解疼痛、增加关节活动度、患者也比较满意。

（三）人工全肩关节置换术

在肩关节置换术治疗关节炎时，关于是否行关节盂假体置换，外科医师必须考虑每个患者的具体情况，并且权衡早期关节盂假体松动的风险与可能的疼痛缓解之间的利弊关系。肩关节炎患者当肩袖未损伤、功能正常（或肩袖可以修补）时，应选用非限制性肱骨头和关节盂假体。大多数关节置换系统采用带柄的肱骨假体和聚乙烯关节盂假体。但是，当没有进行关节盂表面置换术时，人们推荐采用无柄的肱骨头表面置换术。此外，关节盂假体有多种设计，包括全聚乙烯设计、金属底座设计和没有金属底座但是有金属突起的混合设计。关于关节假体的一致性和限制性，也有多种选择，曲度半径越小的一致性设计假体，其生理性活动范围越大，并且假体松动评分越低。一般来说，多数外科医师使用标配的肱骨假体、有各种偏心距的肱骨头假体，以及一定程度上与关节不相匹配的骨水泥型全聚乙烯关节盂假体。

1.外科技术

各种类型的肩关节炎，行肩关节置换术时有通用的一般原则，而有一些原则只适用于某些特殊类型关节炎。如由于肱骨头近端移位和不可修复的肩袖功能障碍有一定的相关性，因此与原发性骨关节炎相比，在类风湿关节炎和RCTA，保留喙肩弓更合适。患者体位方面，最重要的原则是在磨削和插入肱骨柄假体时，充分地显露肱骨干，这要求患者采用沙滩椅体位，并且胸和骨盆侧卧在手术床上。这样，手术床并不支撑肩和上肢，在准备肱骨髓腔时，可以最大程度地内收、后伸和外旋上肢，保证术中手术器械使用没有阻碍。

2.显露

不管是人工肱骨头置换术，还是人工全肩关节置换术，均采用扩展的三角肌胸肌入路。皮肤切口起自喙突，向下外侧延伸到三角肌粗隆。确认三角肌和胸大肌间隙，向上切到锁骨，向下切到胸大肌腱下缘，将头静脉同三角肌向外侧牵开或将它同胸大肌向内侧牵开以保护之。为了扩大显露范围或矫正肩关节严重的内旋挛缩，可以在肱骨胸大肌止点处，松解上方的胸大肌腱1～1.5cm。

在三角肌胸大肌间沟的深方，确认喙肱肌和肱二头肌短头组成的联合腱。在联合腱的外侧，切开胸锁筋膜，并向近侧延伸到喙肩韧带。所有患者应保留喙肩韧带，然后检查肩袖。外科医师需要评估是否能够修复肩袖。大多数原发性或创伤性关节炎患者，肩袖未受损伤或者可以修复。RCTA和许多类风湿关节炎患者，不能充分恢复肩袖的完整性。向内侧牵开联合腱，显露肩胛下肌肌腱，结扎或电凝旋肱前动脉，确认腋神经，并且在术中一直保护腋神经。此外，在喙突尖端远侧1.5～2cm处，肌皮神经进入联合腱的后表面，因此应该避免过度牵拉联合腱。

肩胛下肌切开的方法取决于肩胛下肌和前关节囊挛缩的程度。如果术前上肢在躯体侧方时，肩关节被动外旋大于10°，那么在肩胛下肌肱骨小结节止点内侧1.5～2.0cm切开肩胛下肌，或者行肱骨小结节截骨术。适当松解关节囊之后，通过肌腱–肌腱缝合或经骨缝合固定截掉的肱骨小结节，解剖修复肩胛下肌。当术前肩关节被动外旋在10°～30°，为了获得更大的外旋，肩胛下肌需要更大的长度。这种情况下，为了确保肩胛下肌最大的长度，可将肩胛下肌直接从它的肱骨小结节止点处松解下来。关闭伤口时，将肩胛下肌重新固定在肱骨截骨水平的位置。肩胛下肌每内移1cm能获得20°～30°外旋。在非常少见的肩关节严重内旋挛缩的病例（即被动外旋小于–30°），可能需要行肩胛下肌Z字形延长术。行Z字形延长时，先将肩胛下肌从肱骨小结节止点处松解下来，再将肩胛下肌与其下方的前关节囊分离开。然后，在关节盂处松解肩关节囊，这样形成了一个内侧基底的肩胛下肌瓣和外侧基底的关节囊软组织瓣，缝合时可将两个软组织瓣在延长后的位置上缝合。但是，肩胛下肌Z字形延长手术比较困难，并且肩胛下肌修复后其力量可能受到影响。

3.肱骨准备

切开肩胛下肌和关节囊，同时内收、后伸和外旋上肢将肱骨头脱位。切除骨赘，确认肱骨解剖颈位置。可以用下述两种方法之一进行肱骨截骨。第1种方法：按照先天的肱骨解剖颈的边界进行截骨。理论上讲，对每一位具体的患者，这种技术能够确保肱骨截骨最接近先天的肱骨后倾角和颈干角。但是，当肱骨头存在畸形时，确认先天的解剖颈非常困难。第2种方法：预先确定一个颈干角，并且使用机械导航截骨。导航可采用髓内导航或者髓外导航。可以采用大家都知道的肩关节远端肱骨髁上轴线和关节平面的关系确定后倾（即30° 后倾)。截骨的目的是确保肱骨头假体置入肱骨截骨平面后处于解剖位置。

完成肱骨截骨之后，在手术台上测量截掉的肱骨头大小，用逐渐增大的髓腔钻进行肱骨扩髓。当肱骨干骺端存在坏死硬化骨（即缺血性坏死）时，最初髓腔钻通过可能很困难。此时，首先在肱骨近端钻一个与初始髓腔钻大小一致的孔，使肱骨干骺端环周压力降到最低。经过充分的钻孔，系列髓腔钻能正常通过。然后准备肱骨干骺端，用一个适当大小的髓腔锉扩髓，这能使肱骨假体更加匹配。当显露关节盂时，需要将肱骨近端向后方牵开，因此髓腔锉可保留在原位保护肱骨干骺端。另一种方法是在肱骨截骨后准备髓腔之前准备关节盂。

如果行生物性关节盂表面置换术，则按照下列方法准备关节盂：为固定移植物，需要保留关节盂唇。用电动锉磨除关节盂所有剩余的软骨，直到关节盂获得中立位倾斜（同心性打磨)，在关节盂软骨下骨表面钻孔创造出血床，使生物移植物更易黏附（图109-5A)。然后在关节盂周围12、3、6和9点位置，放置尾端带有不可吸收缝线的可吸收锚钉，缝线用于缝合固定移植物。另一种方法是将移植物缝合固定到残留的关节盂上。

下一步是准备移植物：虽然用于移植的材料有多种，包括跟腱、半月板和人类真皮等，但是基本的原理是一样的：创造一个像关节盂表面的卵圆形碟状结构。移植物的厚度6～8mm。可以将薄厚不同的移植物折叠几次达到这一厚度。缝合移植物的周边防止各层之间滑动。如果移植半月板，可将半月板前后角缝合在一起创造卵圆形结构。然后将移植物放在预先准备好的关节盂表面，采用水平褥式缝合方式，将锚钉的缝线穿过移植物缝合固定。当所有的缝线都通过移植物，将移植物滑到关节盂表面，并将缝线打紧。在锚钉之间间断缝合移植物和关节盂，从而使固定更牢固（图109-5B)。

下一步是软组织平衡和试验肱骨头假体：具体如下。

4.关节盂假体置换术

如果关节盂骨量充足、肩袖未受损伤并且功能

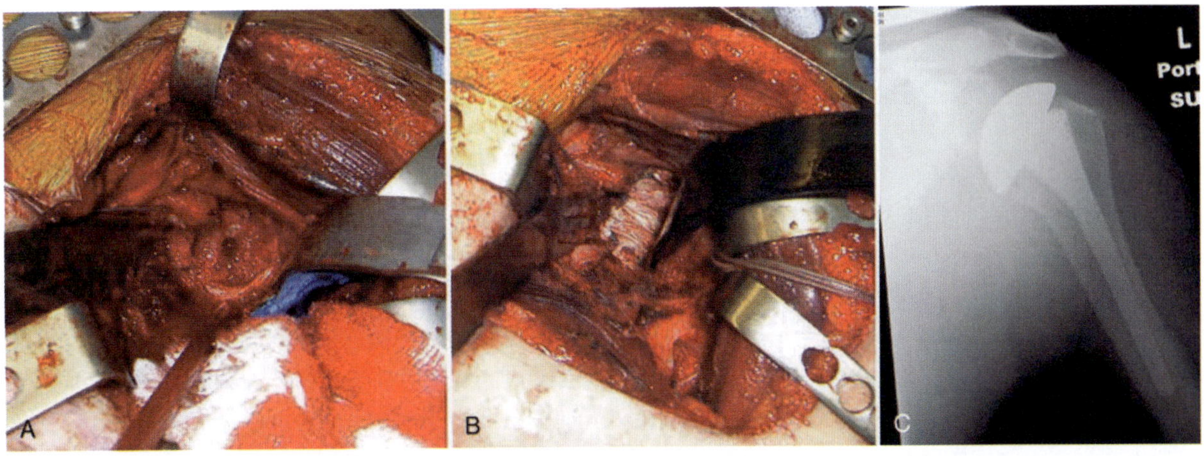

图109-5 伴有生物性关节盂表面置换的人工肱骨头置换术。A.关节盂磨削后的术中照片；B.自体跟腱移植到关节盂表面后的照片；C.术后X线片

正常、患者年龄和活动水平适中，最好采用聚乙烯假体行关节盂表面置换。为了置入关节盂假体，需要切除四周的关节盂唇，包括肱二头肌肌腱止点。所有肩关节置换术，都需要固定肱二头肌长头肌腱。在肩关节后脱位大于25%的患者，应避免松解后方关节囊。

准备关节盂时，用电钻矫正关节盂倾斜至中立位（垂直于肩胛骨平面），如果需要时可以偏心性磨削关节盂。非对称性磨削的极限是0.5～1.0cm，超过这个程度的磨削，会导致关节盂剩余骨量不足，难以确保关节盂假体安全地固定。因此术前应该仔细阅读CT片，确定单独关节盂磨削所能达到的矫正程度。如果不能完全矫正关节盂倾斜，那么必须决定要么接受矫正不完全或者行关节盂植骨。然后为钉突状或跪式假体准备关节盂，并置入假体。虽然有骨水泥型和非骨水泥型两种假体设计，但是最常用的假体是骨水泥型聚乙烯假体。

5.软组织平衡和试模

肩关节置换术不管是否进行关节盂假体置换，软组织平衡是重要的一步。关节囊和肩袖张力适当能确保肩关节最大的活动范围和稳定性。将肱骨头试模安放在髓腔锉或试模柄，来评估软组织张力。选择大小接近切下肱骨头的假体，关节复位后肱骨头向后方移位。当肱骨头向后方移位相当于其直径的50%时，软组织平衡是合适的。此外，肩胛下肌达到它预先设计的固定位置时，它应该有足够的松弛度，并且肩关节能够外旋至少30°～40°。这可能需要松解肩胛下肌周围的软组织，并且切除前关节囊。如果后关节囊松弛，可以选择较大号的肱骨头假体。但是，如果较大号的肱骨头假体影响肩胛下肌的长度时，则移位后关节囊，并使用小号肱骨头假体。取出肱骨头假体，经前方入路通过“肩关节”能够完成关节囊缝合术。当决定肱骨头假体大小后，取出假体试模，采用骨水泥或非骨水泥技术，将最后的肱骨假体固定于肱骨。

6.关闭创口

根据肩胛下肌松解方式的不同，采用不同的修复技术。如果肩胛下肌在其止点内侧切开，采用肌腱-肌腱缝合方式，解剖修复肩胛下肌；我们喜欢采用肱骨小结节截骨术，可通过两骨端间缝合固定达到解剖修复，同时间断缝合肩袖，并有一缝线直接穿过骨-腱结合部固定于假体颈部；如果肩胛下肌腱直接从肱骨小结节止点处松解，在截骨处钻孔行肩胛下肌腱止点重建；如果计划行肩胛下肌Z字形延长术，那么在延长的位置上，将内侧基底的肩胛下肌皮瓣缝合前外侧基底的关节囊组织瓣上。放置闭式引流，用标准方式缝合皮下组织和皮肤。

7.术后康复

肩关节置换术术后应该根据患者的目的、动机和身体状况，采取个体化的康复计划。那些术前肩袖功能和骨量良好的患者，可采用标准康复计划；而那些术前肩袖功能比较差的患者，则应采取目标有限的康复计划，术后总的康复计划如下。

第一阶段：术后第1天开始康复，并进行患者康复教育，告知患者肩关节会出现肿胀和褪色，指导患者使用冰和器具控制水肿。患者可以使用他们的上肢进行腕关节水平的活动，可通过内收上肢将他们的手移动到嘴部，但是应避免肩关节进行上举、提、推、拉和靠在手术侧等动作。肩关节开始进行钟摆练习、仰卧位被动前抬和外旋动作（图109-6）。目标有限的患者可以通过桌上滑动技术获得肩关节前屈，尤其是那些经过一段时间制动或休息的患者。训练每天进行4～6次，直到肩关节被动治疗范围完全正常。

8.第二阶段

术后6周，在日常生活中，患者应该能够进行许多腕关节水平的活动，然后进展到第二阶段活动范围的训练，这些训练包括肩关节后伸、超过身体的内收和身体后方的内旋动作，患者仰卧位，手放在头后方，这种体位下肩关节外展和外旋可以有效地伸展下方关节囊。

此时，可以制订第一阶段的橡皮带辅助力量训练（图109-7），指导患者从阻力最小的橡皮带开始，要求患者在能忍受的范围，每日进行3套、每套10次的抗阻力训练，然后进展到下一水平抗阻力训练。当上肢在身体侧方进行阻力最大的抗阻训练时，如果患者肩关节力量逐渐回复，并且能完成上述抗阻力训练，就开始进行第二阶段的力量训练，

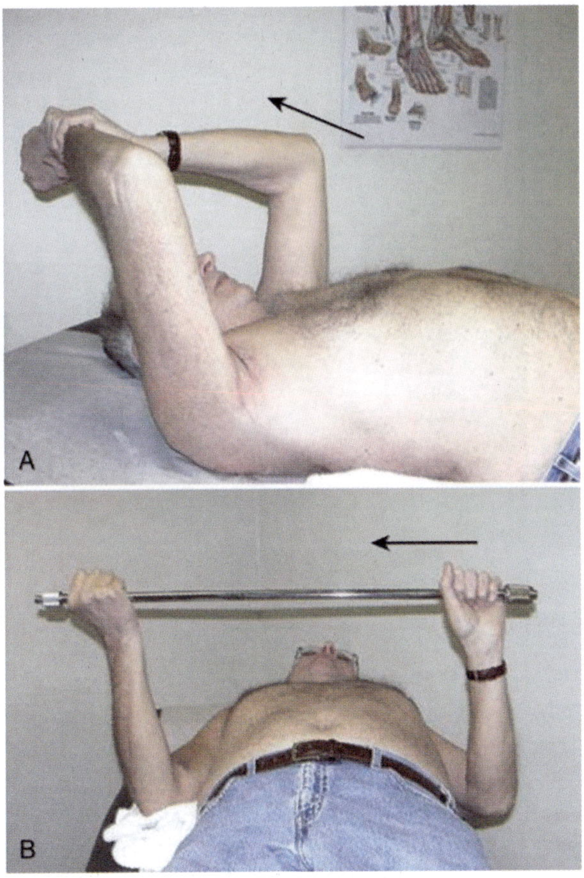

图109-6 A.第一阶段力量训练，仰卧位使用健侧上肢（此例左侧），获得右肩关节被动前屈；B.仰卧位，铁棒辅助肩关节外旋

即站立位肩关节外展45°时，进行肩关节轻度前屈（低于肩关节水平）和外旋训练。此外，开始耸肩和关节囊牵引训练。

术后6周，目标有限的患者开始第二阶段的力量训练。此时，他们也可以开始次于最大强度的肩袖等长收缩训练和肩胛带力量训练。

9.第三阶段

术后8～12周，患者肩袖力量应该良好，肩关节被动活动范围也应该正常，并且没有疼痛。如果还没有进行橡皮带辅助力量训练，那么开始第二阶段的力量训练，然后进展到耸肩、关节囊牵引、肱二头肌屈曲和肱三头肌伸展训练。目标有限的患者，软组织应该愈合良好、假体也比较稳定性，可以将上肢放在身体侧方进行力量训练。

10.第四阶段

术后12～24周，患者进展到这个阶段，它不仅包括工作、运动或功能活动的调整建议，还包括工作或特殊运动训练。不鼓励患者参与使肩关节承载高度负荷和应力的重体力劳动或娱乐活动。肩关节置换术后，患者可接受的活动包括打高尔夫、游泳、骑自行车、跑步等有氧运动。

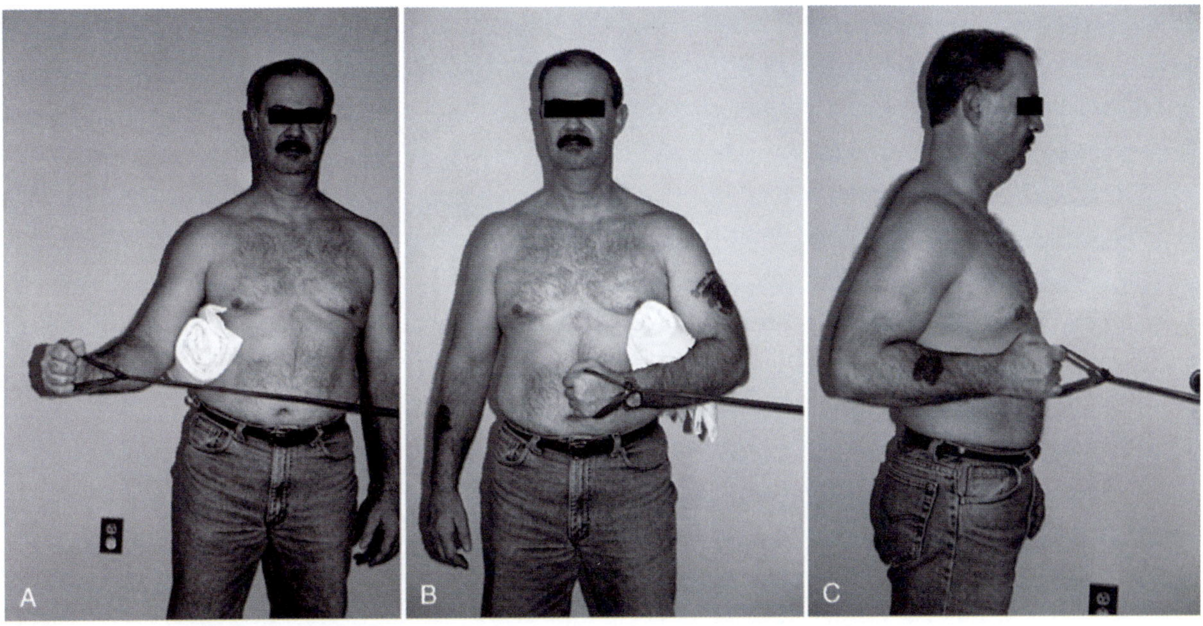

图109-7 第一阶段橡皮带辅助力量训练。A.内旋；B.后伸；C.上肢在身体侧方

目标有限的患者经过调整后应该能够进行日常活动，包括使用较低的架子和较高的坐便器。

（四）效果

肩关节置换术的效果通常是好的，对于肩关节骨关节炎的患者，人工全肩关节置换术成功地缓解疼痛、增加活动范围、改善日常生活活动。与人工肱骨头置换术相比，人工全肩关节置换术在疼缓解疼痛方面疗效更明显。约90%的患者可以缓解疼痛和改善功能，10年生存率大于90%，20年生存率大于80%。

如同在骨关节炎一样，在类风湿关节炎，肩关节置换术能够缓解疼痛，但是，肩关节功能的改善依赖于术前肩袖、三角肌和周围软组织的状态。Boyd和他的同事们报道了人工肱骨头置换术和人工全肩关节置换术治疗的效果，并且详细地列举了关节盂表面置换术的适应证。他们得出结论：在改善功能方面，人工肱骨头置换术和人工全肩关节置换术的疗效相似。但是对于类风湿关节炎，在缓解疼痛、改善关节活动度及患者满意度方面，人工全肩关节置换术的疗效优于人工肱骨头置换术。

2004年，Sperling和他的同事们报道了肩关节置换术治疗247名类风湿关节炎患者，平均随访11.6年。术后结果显示人工肱骨头置换术和人工全肩关节置换术都能明显地缓解疼痛、主动外展和外旋活动也较好。对于肩袖变薄或肩袖撕裂的患者，在缓解疼痛和改善关节活动度方面，两者之间没有明显差异。但是对于肩袖未受损伤的患者，在缓解疼痛和改善外展活动方面，人工全肩关节置换术疗效更好，并且翻修的风险明显降低。

（五）反肩关节成形术

反肩关节是一种球窝设计，球在关节盂侧，而窝在肱骨侧（图109-8）。现在的设计是将其旋转中心内移，这可以减少关节盂锚定点的旋转力，并且增加肱三头肌杠杆力臂。但是各种假体肱骨头内移的程度不同，而且理想的内移程度还不知道。虽然美国从2004年才开始使用反肩关节成形术，但是它在欧洲已经使用了20年。积累的经验显示在肩关节炎，那些年龄较大、要求较低的、主动抬高小于120°、肩袖严重损伤的晚期关节炎，最好采用反肩关节成形术。此外，肱三头肌功能必须正常，而且关节盂有充足的骨量，确保假体的螺钉固定。

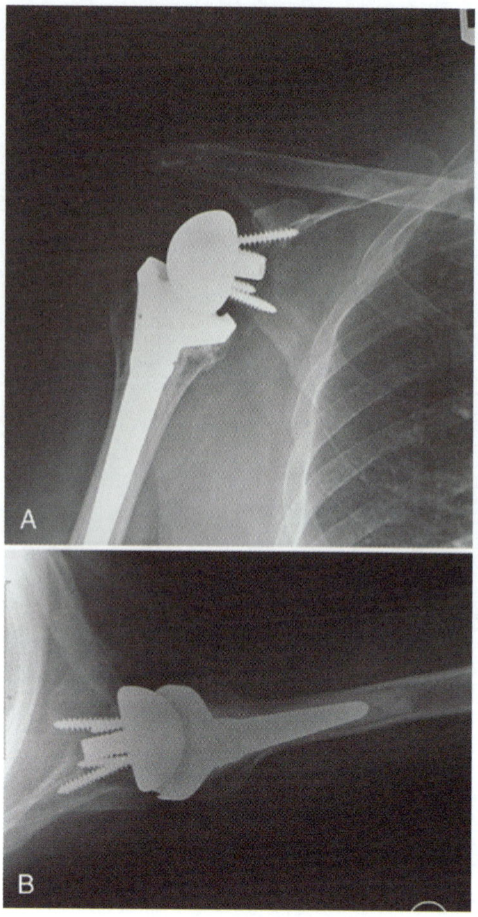

图109-8 反肩关节假体的X线片。A.前后位；B.轴位

1.外科技术

麻醉诱导后，患者置于沙滩椅体位，手术可采用上方三角肌劈开入路或三角肌胸大肌入路。通常初次置换采用第1种入路，第2种入路更可扩展，因此常在翻修手术时使用。对于前方软组织挛缩或肱骨头下方有骨赘的患者，上方入路更加困难。与三角肌胸大肌入路相比，上方入路球形关节盂的植入更具有挑战性。此外，上方入路的另一个缺点是术后三角肌可能发生撕脱。基于这些原因，一些外科医师在所有的病例都喜欢采用三角肌胸大肌入路，但是此入路术后肩关节脱位发生率较高，尤其是在那些肩胛下肌没有修复的患者。因为在肩关节成形术的外科技术部分介绍了三角肌胸大肌入路，下面介绍一下上方的三角肌劈开入路。

在肩关节外侧，垂直或沿着Langer's线做皮肤切口，牵开内侧和外侧皮瓣，切开皮下组织，显露三角肌。从锁骨远端和肩锋锐性剥离前三角肌，沿着肌纤维在前三角肌和内三角肌之间向远侧剥离，注意切开不要超过肩峰外侧缘3～4cm，以免损伤腋神经。同时松解喙肩韧带和前三角肌。在显露肱骨头时如果需要，可以行滑囊切除术和肩峰成形术。如果肱二头肌存在，应该松解肱二头肌或将它重新固定在肱二头肌沟内，应该保留任何未受损的前方或后方肩袖肌腱。

后伸上肢，外旋肩关节，同时在肘部向上推，将肱骨头从切口向上脱位。通过上方入路，切除肱骨大的骨赘是困难的，但是，可用咬骨钳咬除小的骨赘。放置髓内导向器进行初步的肱骨头截骨，取出截骨导向器，行肱骨头0°～10°后倾截骨。向下牵拉上肢，当肱骨截骨平面的上部与关节盂的下半部平齐时，说明肱骨截骨是合适的，这能确保显露清楚，并方便使用器械准备关节盂。

在肩胛颈下方放1枚拉钩，将肱骨压向下方，显露关节盂，切除关节盂唇，完全切开或切除关节囊能确保触摸到肩胛颈下缘，术中关节盂的解剖形状一定程度上决定了关节盂的磨削方式。关节盂磨削之后，其假体底盘的下缘应该与术中关节盂下缘平齐，这能减少肱骨和肩胛骨下缘的撞击，并潜在地减少肩胛骨下缘的切迹。关节盂假体底盘的下倾并不能减少肱骨和肩胛骨的撞击，同时它还需要大量磨削关节盂下方，这会损害关节盂的软骨下骨。保留关节盂软骨下骨能对假体提供更好的支撑。完成磨削之后，将大小合适的底座嵌入到关节盂，并用螺钉固定。对齐上下螺丝孔非常重要，这样上方和下方螺钉才能够分别固定在喙突基底部和肩胛骨外侧缘。

充分显露肱骨截骨面，准备肱骨侧。使用手动或电动钻逐级地磨削髓腔和干骺端。如果使用电钻，外科医师应该松松地控制电钻，如果钻头被肱骨卡住，这能保证电钻在外科医师的手中转动而不至于使肱骨破裂。用电钻磨削一直到它的突缘与截骨面平齐，并且与干骺端的皮质骨相接触。然后磨削骨骺，通常采用髓内导向器。将肱骨试模柄插入髓腔，将试模杯放在柄上，复位肩关节，检查关节活动度。当假体无弹响或撞击说明软组织张力合适。在肩关节活动过程中，肩关节应该保持稳定并且假体活动轨迹完全匹配。此时，必须确认是否在某位置关节假体存在不匹配，如果存在不匹配，应该尝试大小不同的假体，同时切除假体边缘多余骨质。

选择尺寸合适的假体后，植入骨水泥型肱骨柄，将关节盂形状的假体装入底座，然后将聚乙烯肱骨杯打入底座，复位肩关节。最后评估肩关节的稳定性和活动度。

彻底冲洗创口，以侧-侧方式修复三角肌，并在肩峰钻孔，用不可吸收线将三角肌重新固定于肩峰。常规方式缝合皮肤。

2.术后康复

反肩关节置换术后康复没有标准化的流程，它取决于外科医师的喜好和关节盂固定的质量。一些学者报道术后没有进行康复训练，最初的愈合过程完成后，就允许患者任意地活动上肢；一些学者主张术后制动4～6周；然而还有一些学者主张术后第1天开始肩关节被动活动，术后6周内，肩关节被动活动范围限制在抬高90°、外旋0°之内。6周后开始肩关节主动活动。

我们的康复方法取决于患者术前三角肌功能和术后肩关节的僵硬程度。术前三角肌功能良好的患者，术后6周内，允许他们的上肢进行腕关节水平的活动。6周后，允许他们任意地活动上肢。术后肩关节僵硬的患者，术后7～10d开始被动活动训练，训练限定在仰卧位前抬肩关节，外旋限定在0°，患者也可以进行椅子和滑轮的牵伸训练，这能帮助肩关节被动前抬，6周后，可以进展到主动活动训练和肌肉力量训练。

三角肌功能不良的患者，术后6周开始力量和功能训练。患者仰卧位，逐渐抬高肩关节，进行三角肌力量训练，事实上这种方式可消除重力的影响。当进行三角肌力量训练时，患者上肢抬高可以超过90°，患者开始屈肘90°，这能减小杠杆力臂和上肢的重量。在这个位置上，如果患者能舒服地重复进行这个动作30次，他或她就可以逐渐地伸展肘关节来增加上肢的重量，直到他或她在肘关节完全伸直时，能够重复这个动作30次。下一步是轻轻地抬头，逐渐增加训练时的重量，持续这一训练，直到患者直立时能举起上肢。可以使用重球、哑

表109–1 发表的系列治疗RCTA的反肩关节置换术

肩关节	数量	随访（月）	主动抬高（术前/术后）	Constant得分（术前/术后）	并发症发生率	再手术和翻修率
Baulot等（1995）	16	27	NA	14/69	NA	13%
Sirveaux等（2004）	80	44	73/138	22.6/65.6	15%	5%
Boileau等（2006）	21	40	53/123	18/66	19%	5%
Frankle等（2005）	60	33	55/105	34/68（ASES评分）	17%	12%

ASES.美国肩肘外科；NA.没有数据

铃、橡皮带抗阻训练增加训练效果。

与解剖型关节假体相比，所有的反肩关节假体活动范围都比较小。此外，反肩关节置换术并发症包括假体脱位、肩峰应力性骨折，其发生率更高。因此，术前应该仔细地制订一个正式的治疗计划。一般来说，与传统解剖型假体相比，反肩关节置换术采取更少的治疗措施是明智的。

3.效果

与治疗其他疾病（即失败的肩关节成形术或骨折）相比，反肩关节成形术治疗RCTA的临床效果更好。已经发表的很多文献报道，其中短期结果显示：在疼痛、Constant评分、肩关节主动前屈方面都有改善，Constant评分从55分增加到66分，主动前屈从105° 增加到140° （表109–1）。如果后方肩袖功能不良，主动外旋没有改善。

在治疗上，尽管我们选择反肩关节成形术是非常谨慎的，但是它的并发症和再手术率是相对较高的。此外，其假体还有一些问题未解决。第一，术中评估三角肌张力困难。三角肌张力不够导致肩关节不稳，三角肌张力过大会限制关节活动范围，并能引起肩峰疲劳骨折。第二，我们发现大多数Grammont设计的假体肩胛骨下缘有切迹，尽管其临床意义还不清楚，但是我们担心这会导致关节盂假体松动。折中的办法是使关节盂球形假体的偏心距更靠外侧，这样能减少聚乙烯肱骨头杯和肩胛颈之间的撞击。但是这种设计会导致三角肌力臂缩短，理论上，它的缺点是增加关节盂假体–骨界面的剪切力。第三，Grammont设计的假体并没有恢复肩关节主动外旋活动。在小圆肌功能不良的患者，表现为肩关节抬高90° 时，主动外旋滞缺和MRI上脂肪萎缩。此时除了置入反肩关节假体，还必须行背阔肌和（或）大圆肌腱移位，这会增加手术时间和手术复杂性。最后，关于反肩关节成形术，还没有其长期生存率的数据。因此应该谨慎地选择反肩关节成形术。

四、小结

肩关节炎较髋和膝关节炎少见，但是它多见于年轻和活动较多的患者。虽然肩关节炎有多种类型，但是最常见的类型是骨关节炎、类风湿关节炎和RCTA。各种类型肩关节炎，其发病机制我们知道的较少。肩关节炎的类型很大程度上决定了其临床表现、预后和适合的治疗方法。当非手术治疗无效时，有几种外科治疗方法可以选择。对于患有轻至中度关节炎、活动较多、要求较高的年轻人，肩关节清理术和关节囊松解术可能有一定的作用。晚期肩关节炎最常采用的治疗方法是肩关节成形术。人工肱骨头置换术的适应证正在逐渐减少，在将来它可能成为治疗患有晚期肩关节炎、活动较多的年轻患者的方法。现在，对于年龄大于50岁的患者，如果肩袖未受损并且功能良好、关节盂骨量充足，这时最好的选择是人工全肩关节置换术。反肩关节置换术的适应证是肩袖巨大损伤且不可重建、要求较低的老年肩关节炎患者。

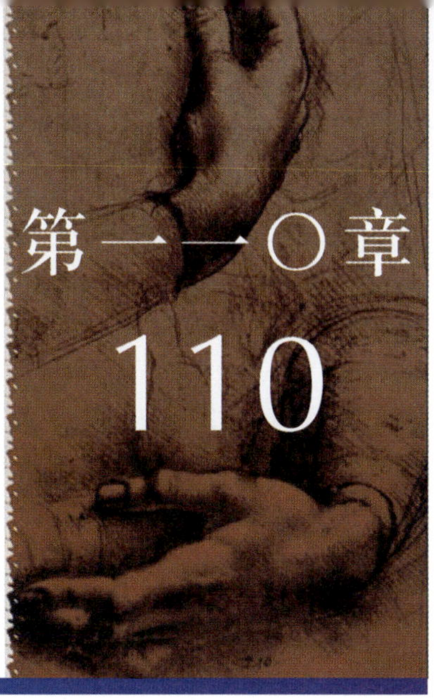

肘关节炎的手术和术后处理

原著者 DAVID STANLEY, MBBS, BSc (Hons), FRCS
译校者 闵红巍　刘克敏

关键点

- 肘关节退变性关节炎的外科治疗包括开放清理术、关节镜手术、全肘关节成形术和尺神经手术。
- 肘关节创伤性关节炎的治疗方法同退变性关节炎一样，还包括插入性关节成形术。
- 肘关节炎症性关节炎的初次外科治疗包括滑膜切除术和全肘关节成形术。
- 在所有的外科治疗方法中，康复治疗是手术后的一个标准的组成部分，它根据每个具体的术式而不同。

肘关节炎见于肘关节进行性退行性病变（肘关节骨关节炎）、创伤性关节炎或由炎症性疾病进展而来（最常见于类风湿关节炎）。它也可以见于其他情况，如银屑病、血友病、神经性病变或者是关节感染后的最终结果。除了感染需要积极的外科干预之外，早期肘关节炎可以非手术治疗，包括口服药物治疗、激素注射治疗、矫形器的使用。

当非手术治疗无效时，可以采用的外科治疗方法有多种。虽然每一种治疗方法只适用于每一位具体的患者，但是治疗方法可笼统地分为3类：最适合退变性、创伤性和炎症性关节炎的外科治疗。

一、退变性关节炎的外科治疗

肘关节退变性关节炎的外科治疗方法可分为以下几类：开放清理术、关节镜手术、全肘关节成形术和尺神经手术。根据疾病的严重程度和外科医师的经验来决定每一位患者最适合采用哪一种术式。

（一）开放清理术

1．Outerbridge-Kashiwagi技术和肘关节成形术

Kashiwagi首次报道了1例肘关节开放清理术，并将它归功于Outerbridge，因此取名Outerbridge-Kashiwagi技术。后来Morrey改良了这项技术，称为肘关节成形术。该术式包括取出游离体、切除骨赘和增厚的尺骨鹰嘴滑膜。

患者仰卧位，同侧肩胛骨下垫一沙袋，上肢置于胸前。在止血带控制下，做一中线切口，从鹰嘴尖向近端延伸8cm（图110-1A），沿三角肌的纤维将其劈开，显露后方关节囊，切开关节囊，取出后间室内的游离体。切除鹰嘴尖和尺骨鹰嘴窝周围的骨赘（图110-1B）。根据鹰嘴窝的直径，选取合适的环钻在鹰嘴窝底壁上开窗，开窗时注意不要损伤到肱骨内侧柱或外侧柱，这一点非常重要，因为这会使患者易于发生肱骨远端骨折（图110-2）。通常直径10～16mm的环钻是合适的。

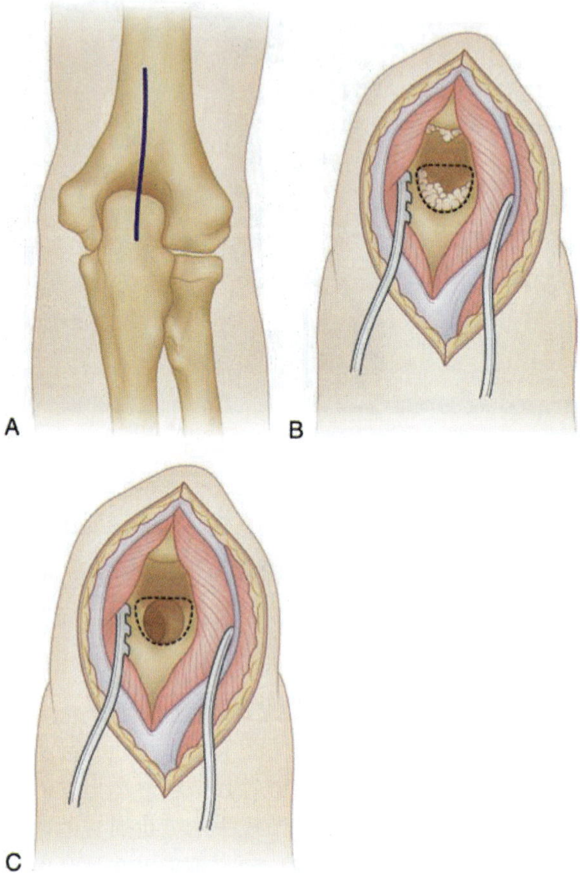

图110-1 Outerbridge-Kashiwagi术式的手术入路。A.皮肤切口位置；B.劈开肱三头肌，显露肘关节后间室；C.在鹰嘴窝开窗，允许进入肘关节前间室

当制造完通往前间室的骨窗，屈伸活动肘关节，这能使前间室的游离体移动到窗口处，取出游离体，也可以通过鹰嘴窝窗口切除冠状突尖部的骨赘和部分松解挛缩的前关节囊。

冲洗肘关节时，放置负压引流，关闭创口。正常情况下，术后几小时拔除引流，使用坚固的支撑纱布绷带包扎伤口。

术后康复 患者通常术后24h内出院。出院前，减少敷料包扎，患者开始逐渐地进行肘关节主动屈、伸活动，术后10～14d评估肘关节活动进展。

Morrey等术后采用强度更大的训练计划，即持续臂丛神经阻滞3d，肘关节持续被动活动6d。此外，他们使用能够屈伸的矫形器，从而最大限度地维持术中获得的肘关节活动度。

手术效果 Kashiwagi报道了111例肘关节关节清理术的经验。术后平均随访54个月（6个月至11年），86%的患者自发性疼痛有所缓解，67%的患者运动性疼痛有所减轻，76%的患者屈曲活动有所改善，55%的患者伸直活动有所改善。Minati等晚期的研究显示其疗效随着时间的推移而逐渐变差。术后5年5%的患者影像学表现为复发，术后10年20%的患者症状复发。

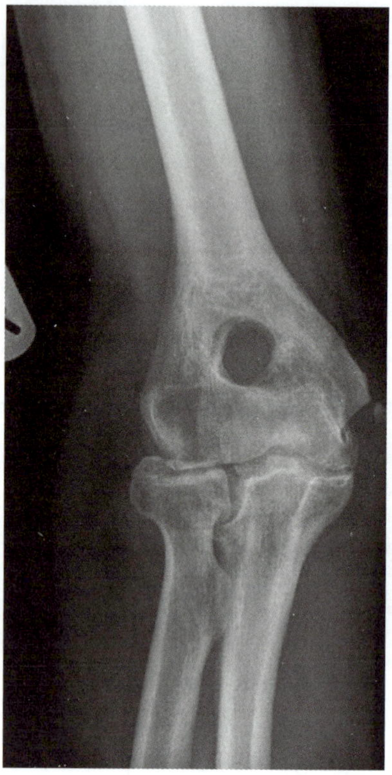

图110-2 典型的术后前后位X线片显示鹰嘴窝开窗

Morrey采用Mayo肘关节表现评分，对15例患者平均随访了3个月，其中12（80%）例患者治疗效果优良。

Philips报道了该术式的长期随访结果，连续地回顾性分析20例肱尺关节成形术，采用上肢、肩、手残疾评分，术后平均随访75个月（58～132个月），17肘（85%）效果优良，采用Mayo肘关节表现评分，13肘效果优良，16肘关节手术的疗效得以维持。那些手术前参加工作的患者，75%的患者重新返回到他们原先的职业。他发现在退变性疾病中，影像学表现上复发、肘关节固定屈曲畸形的程度、肘关节屈曲活动度和肘关节评分之间没有相关性。

Antuna等报道46例患者术后平均随访80个

月，其中34例患者治疗效果优良。为了避免术后尺神经并发症，这些学者建议对于那些术前肘关节屈曲活动小于100°的患者，应该行尺神经减压或移位术。

2.柱术式

当肘关节僵硬为主要的临床表现时，采用柱术式是合适的。患者通常主诉不能主动伸直肘关节、伴或不伴有疼痛，或在肘关节极度活动时感到不舒服。当肘关节僵硬伴有原发性或创伤性关节炎时，可以采用该术式。正常情况下采用外侧入路（外侧柱术式），但是当尺神经需要减压或移位时，也可以采用内侧柱术式。

在全身麻醉下进行手术，患者仰卧位，上肢置于胸前。正常情况下手术入路采用Kocher切口的近侧部分。但如果肘关节非常僵硬，那么最好采用后方切口，因为它能游离内侧和外侧皮肤瓣，从而能达到肘关节的内侧和外侧。不管采用哪个皮肤切口，正常情况下先切开肘关节的外侧部分，然后显露肘关节（图110-3)。检查会显示关节囊明显增厚。用骨膜起子将肘肌和关节囊分开，切除前关节囊。通常采用这个切口切除前内侧关节囊非常困难，但是正常情况下，至少达到冠状突水平是可能的。同时取出前间室内的游离体和骨赘。如果肘关节伸展受限还非常明显，那么采用内侧柱入路切除前内侧关节囊。

通常不用担心肘关节丧失屈曲活动，它通常是由肘关节后间室内的粘连和瘢痕引起的。治疗包括抬高三角肌、切除后方关节囊和骨赘、取出后方的游离体。

术后康复　术后臂丛神经阻滞并且置管有镇痛作用，如果可能，术后应该持续应用2～3d。

为了最大限度地改善肘关节活动度，使用持续被动活动（CPM）机是有帮助的。术后应该立即将患者置于CPM机上，根据术中获得的活动范围，决定肘关节的活动范围。术后第1天患者必须至少使用CPM机23h。接下来的几天中，患者逐渐减少CPM机使用时间，并渐进性进行肘关节主动活动训练。

手术结果　1990年，Husband和Hastings报道了采用肘关节外侧入路治疗创伤后肘关节僵硬的

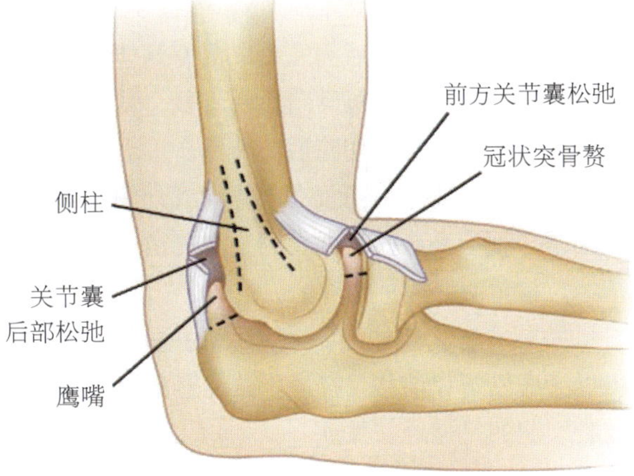

图110-3　侧方手术过程。手术入路最常使用Kocher切口的近半部分。它可以使前囊和后囊被松解或游离。尺骨鹰嘴和冠状突尖端的骨赘可以去除

经验。术后平均随访38个月，术前屈曲挛缩平均45°，术后屈曲挛缩改善到平均12°。此外，最大屈曲活动度从术前116°增加到术后129°，平均活动范围增加46°。

Mansat和Morrey介绍了术语“柱”一词，他们回顾性分析了38例肘关节僵硬而施行柱术式的患者，虽然创伤是多数患者肘关节僵硬的原因，但是7名患者肘关节僵硬的原因是原发性骨关节炎。术后平均随访43个月，术前肘关节平均活动范围49°，术后增加到94°，总的屈伸活动范围平均增加45°。他们发现柱术式并发症的发生率较低。

（二）关节镜

可以在关节镜下清理退变的肘关节。当肘关节病变范围较广泛时，可以行骨关节囊成形术。这项技术要求术者接受过适当的训练，并且技术上要求比较高。此外，因为上肢主要的神经邻近手术入路和关节囊，因此它潜在的危险性也比较大。

在止血带控制下手术，患者可采用仰卧位、俯卧位或侧卧位，其中侧卧位最常用。确认并标记肘关节的表面解剖，经肘关节后外方软点注射生理盐水使肘关节膨胀，然后创建标准的前后关节镜入路，如果需要同时创建附加入路。通常先检查肘关节前间室，取出游离体，切除冠状突和肱骨前方的骨赘。如果肘关节伸直受限明显，可以切除增厚的前关节囊。桡神经在桡骨头前方通过，因此应小心

避免损伤桡神经。

然后进入肘关节后间室，取出游离体，切除尺骨鹰嘴尖部和尺骨鹰嘴窝附近的骨赘。如果肘关节屈曲受限明显，那么切除后关节囊。

肘关节游离体常隐藏在内侧沟或外侧沟内，因此必须仔细检查这些地方。因为内侧沟非常邻近尺神经，检查时必须非常小心。

如果术前患者肘关节屈伸活动范围小于90°，可以考虑松解和前移尺神经，这能避免肘关节活动改善引起的尺神经并发症。

1.术后康复

术后康复治疗包括使用神经阻滞充分镇痛，结合持续被动活动，从而最大程度地维持术中获得的活动范围。术后24h内，患者必须几乎不停地在CPM机上进行被动活动，这个训练方法效果非常好。接下来的4～5d，患者逐渐减少CPM机训练的时间。这期间在治疗师的监督下，指导患者逐渐进行主动功能训练。

2.手术效果

1992年，O'Driscoll和Morrey报道了24例肘关节镜手术的经验，平均随访34个月。他们发现所有肘关节内有游离体的患者，术后肘关节功能均有所改善。此外，他们指出30%的游离体在影像学上没有显示，22%的患者肘关节有多个游离体。

Ogilvie-Harris和Schemitsch报道了34例肘关节镜手术神经损伤的危险。虽然没有永久性神经损伤，但是6%的患者出现暂时性神经麻痹。这与Rupp和Tempelhof报道的结果相似，暂时性神经损伤的发生率是5%。

Redden和Stanley首次描述了关节镜下肘关节成形术，这项技术包括取出游离体、切除骨赘和增厚的尺骨鹰嘴滑膜。最近Krishnan等报道了采用该技术连续治疗了11例患有退变性肘关节炎的患者，患者年龄小于50岁，术前肘关节活动度60°，术后肘关节活动度增加到133°。

Adams等报道采用广泛的关节清理术和关节囊切除术，治疗42例肘关节原发性骨关节炎患者，术后至少随访2年，采用Mayo肘关节表现评分，81%的患者效果优良。手术并发症很少，只有1例患者发生异位骨化，另有1例患者前臂尺侧感觉迟钝。

（三）全肘关节成形术

肘关节原发性退变性关节炎的患者，多为男性，年龄通常在40–60岁，肘关节多为唯一受累的关节，所以行全肘关节成形术非常少见。通常全肘关节成形术的适应证是：年龄大于65岁、功能要求较低的患者；肘关节活动过程中始终有疼痛的患者；肘关节活动范围明显减小的患者或其他治疗方法无效的患者。

（四）尺神经外科手术

尺神经外科手术的适应证：伴有孤立的感觉或感觉和运动症状的肘关节退变性关节炎的患者，或这些症状是疾病发展过程中的一部分。治疗方法包括：原位减压、表浅前置、肌间或肌肉下前置和肱骨内上髁切除术。在正常情况下，根据外科医师的个人喜好选择采用哪一种术式。

二、创伤性关节炎的外科治疗

创伤性关节炎是由肘关节创伤引起，男女均可发病。虽然创伤性关节炎不断进展，但是其症状发展的速度却不确定。软骨面的损伤要么无法辨认，要么虽能辨认出但是不能解剖重建。软骨损伤的症状有可能迅速发展，需要外科干预。此外，由于关节囊的增厚，肘关节可能变僵硬。

外科治疗包括上述的用于治疗退变性关节炎的各种方法，有时插入性关节成形术可能更适合患者。

插入性关节成形术

插入性关节成形术用于治疗类风湿关节炎在欧洲比较流行，但是由于全肘关节成形术的改进，该术式的使用已经减少。

该术式将软组织移植到肘关节的关节面之间，移植物包括自身皮肤、筋膜和跟腱。

患者仰卧位，上肢置于胸前，后方切口能减压尺神经，并通过扩展的Kocher切口显露肘关节。用电锯切除尺骨鹰嘴的切迹嵴、滑车和桡骨头的部分骨质，以方便插入移植物。在肱骨远端钻孔缝合固定移植物。最后，用外固定架固定肱骨和尺骨（图110–4），重建肘关节。使用动态关节牵开器，将关节表面牵开3～4mm。

1.术后康复

Morrey术后第1天开始活动，并持续使用CPM机3～4周。笔者更喜欢将外固定架锁定1周，待软组织愈合后，再逐渐进行肘关节主动活动。Evans术后立即用夹板将肘关节固定在屈曲45°，夜间肘部悬吊抬高。术后第2天患者创口换药后出院，并且严格指导患者继续将上肢维持在抬高位置24h。除非有禁忌证，所有患者均使用非甾体类抗炎药3～6周，术后48h开始肘关节主动和被动活动，如果可能，继续使用CPM机，术后6周拆除外固定架。

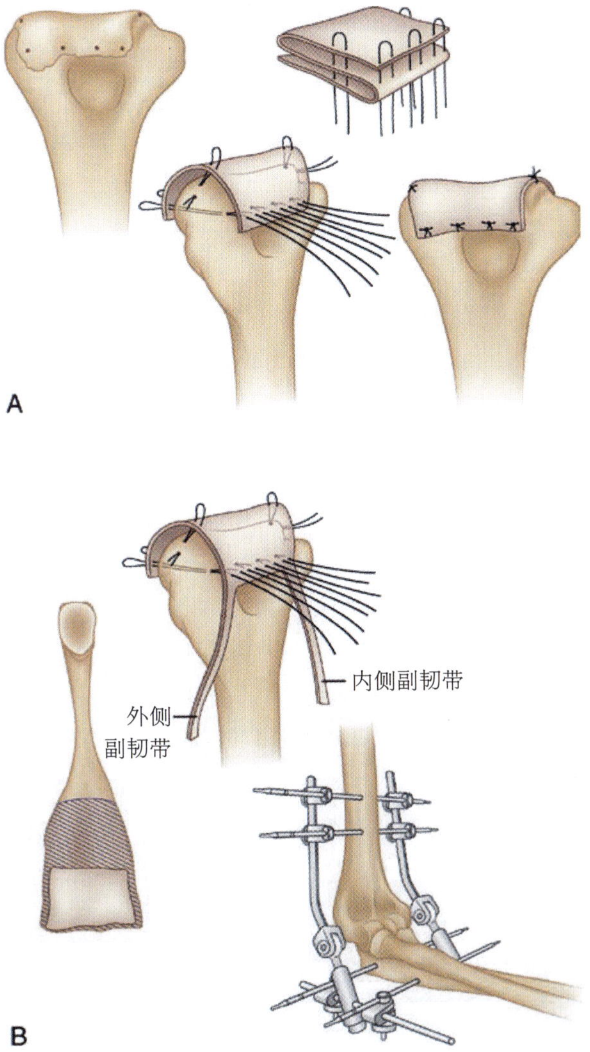

图110–4　插入性关节成形术的外科技术。A.通过经骨缝线将移植物固定于肱骨；B.应用外固定架重建肘关节，并将肘关节牵开3～4mm

2.手术效果

一般来说，在合适的、伴有肘关节明显疼痛的患者，采用插入性关节成形术，其中70%～80%的患者疼痛减轻。Cheng和Morrey使用阔筋膜作为移植物，治疗了13例肘关节炎患者，所有患者均使用外固定架，并将肘关节轻度牵开。9例（69%）患者疼痛缓解满意，8例（62%）患者Mayo肘关节表现评分优良，4例患者需要行全肘关节成形术。

虽然插入性关节成形术疗效不如全肘关节成形术可靠，但是作者发现在那些年轻的患者，正常情况下不考虑全肘关节成形术，此时，这项技术是有用的。

三、炎症性关节炎的外科治疗

在类风湿关节炎的治疗上，虽然改善病情的抗风湿药物的出现已经有了明显的作用，但是对那些肘关节进行性疼痛和肘关节损伤的患者，还需要外科治疗。最初的外科治疗包括滑膜切除术和全肘关节成形术。

（一）滑膜切除术

虽然滑膜切除术正逐渐地在关节镜下施行，但是其最初的描述是开放手术。对于Larsen Ⅰ级和Ⅱ级疾病，它是一个可以接受的术式。经典的滑膜切除术切除桡骨头，但是现在的经验是：如果前臂在旋前或旋后时桡骨头处无疼痛，就将它原位保留。桡骨头切除与肘关节尺侧间室的负荷增加有关，与保留桡骨头手术相比，随着时间的推移，桡骨头切除术疗效较差。

采用扩展的Kocher入路，行开放滑膜切除术，它能充分地显露肘关节外侧间室，如果需要可切除桡骨头。此入路能充分地切除前方滑膜，之后可以抬高肱三头肌切除后方滑膜。

如果关节镜下行滑膜切除术，患者的体位同前述，仔细保护颈椎并且垫好骨突部位。

最初用前内侧的可视入路和前外侧的工作入路

行前间室滑膜切除术，交换内、外侧入路的关节镜器械，完成前方滑膜切除术。采用标准的后方入路切除后方滑膜。

1.术后康复

如果由于滑膜炎较轻，手术时间较短，那么术后患者可以使用一个简单吊带悬吊上肢，并且主动活动肘关节。经常一天可以做几个这样的手术。如果行更广泛的外科手术，那么术后2～3d最好行臂丛神经阻滞，辅助CPM机维持肘关节活动，随后进行主动活动训练。

2.手术效果

虽然短期研究显示滑膜切除结合桡骨头切除术是治疗肘关节类风湿关节炎非常好的一种方法，但是长期随访的结果显示其疗效很难维持。Rymaszewski等报道虽然70%的患者术前肘关节无疼痛，但是术后6年仅有45%的患者肘关节无疼痛。相似的是，Summers等报道肘关节疼痛缓解的患者从6个月的84%减少到5年的54%。

Gendi等报道了171例滑膜切除并桡骨头切除术，术后1年累计的生存率是81%，平均每年减少2.6%，这些学者发现预示长期疗效优良的最佳因素是：前臂旋转受限小于50%，并且肘关节屈伸活动丧失有限。

已经报道关节镜下滑膜切除术的治疗效果随着时间推移而逐渐变差。Lee和Morrey报道最初93%的患者效果优良，但是术后42个月优良率降到57%。虽然Horiuchi等发现只要肘关节没有晚期的软骨缺损和损害，优良效果可以维持更长一段时间。但是他们报道优良效果的降低率却比较相似。此外，他们发现应用改善病情的抗风湿药治疗的患者，滑膜炎的复发率更低，且长期治疗效果更好。

（二）全肘关节成形术

对于伴有严重疼痛或不稳的类风湿关节炎患者，全肘关节成形术是其主要的治疗方法。最初的移植物是固定的铰链。虽然这些假体早期的疗效优良，但是由于肱骨假体近端向前移位，伴有移植物的轴心向后移位，这些假体都失败了。肘关节在屈伸活动中后方直接受力导致了这种铰链假体的松动。

现代假体设计的治疗效果更好，它们包括限制性或非限制性关节成形术，根据手术中的发现，有些假体可以当作限制性或非限制性假体置入（移植物可以转化）。

限制性假体有一个大的铰链和金属-聚乙烯关节面，这种假体的肱骨和尺骨组件之间能进行有限的内翻和外翻活动（图110-5）。这能减小骨水泥界面的负荷，因此减少假体无菌性松动，因为假体组件之间是相连的，所以不会发生脱位。但是铰链部位的应力积累会导致聚乙烯磨损，有时会导致铰链的机械性断裂。

在非限制性假体，肘关节周围的软组织维持假体的位置（图110-6）。在理论上，这会导致骨水泥界面负荷减小，因此假体无菌性松动减少，但是却增加了假体脱位的风险（图110-7）。

所有类型假体的全肘关节成形术，其手术入路是相似的。以尺骨鹰嘴尖为中心，做一后方切口，并确认尺神经。尺神经减压后，一些外科医师常规行尺神经前置术。作者认为这样做会增加术后尺神经麻痹的风险，所以通常我不移位尺神经。关节的显露可以根据个人的喜好而不同，可以劈开三角肌或将三角肌反折显露肘关节。切除滑膜和桡骨头。根据使用假体的类型决定截骨方式，现在许多假体提供试模，确保在准确的位置置入假体。

放入试模，复位肘关节时，重要的是确保肘关节在屈伸活动中，假体间没有阻力。如果在活动过程中感到假体间有阻力，说明肘关节屈曲轴和伸直

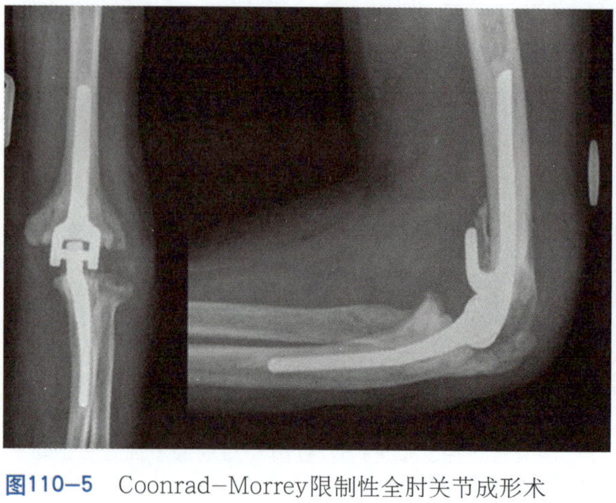

图110-5 Coonrad-Morrey限制性全肘关节成形术

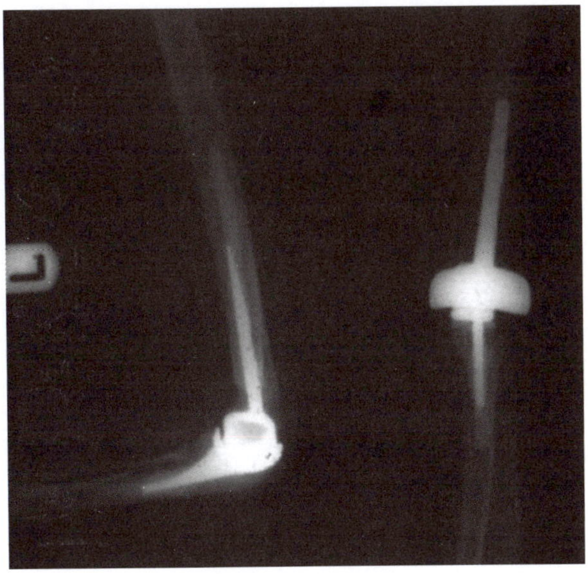

图110-6　Kudo非限制性全肘关节成形术

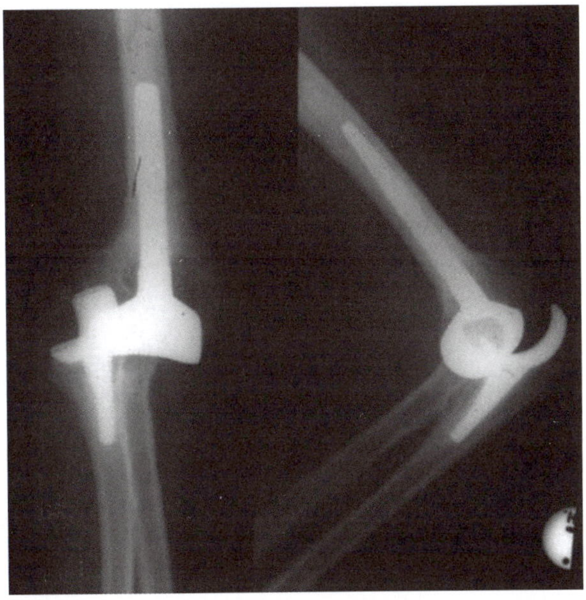

图110-7　一个非限制性Kudo假体脱位的前后位和侧位X线片

轴并不在解剖位置，应该检查截骨平面和软组织平衡，确保它们是合适的。同样重要的是确保肘关节在屈伸活动中，肱骨侧和尺骨侧假体之间没有撞击，因为这会导致假体早期的无菌性松动。对于非限制性假体，应该评估假体的稳定性，使术后脱位的风险降到最低。

在置入确定的假体之前，咬碎截下的骨质，填塞到肱骨干髓腔内阻挡骨水泥。

假体置入之后关闭伤口之前，重要的是坚固地重建肱三头肌伸肘装置。

1.术后康复

术后我将一木板放在患者上肢的后方，并且将肘关节伸直到最大程度，将上肢抬高放到枕头上，48h后移去木板检查伤口。应用更轻便的创口敷料，患者开始进行肘关节主动屈伸训练。

2.术后效果

Gschwend等报道使用GSB限制性假体，平均随访13.5年，假体生存率是87.7%。Gill和Morrey采用Coonrad-Morrey假体，平均随访10～15年，优良率与前者相似，假体生存率是92.4%，没有1例翻修，97%的患者没有或有轻微疼痛，肘关节平均屈曲活动范围是28°～131°。最近，Aldridge等报道了采用Coonrad或者Coonrad-Morrey假体的10～30年生存分析。

采用非限制性Souter-Strathclyde假体，Ikavalko等报道了最大例数的研究结果。525例全肘关节成形术，平均随访60个月，他们报道肘关节屈曲活动范围改善11°，但是，26例患者出现假体脱位，需要进一步手术治疗，30例患者发生无菌性松动，12例患者出现深部感染。

据报道，非限制性Kudo假体的疗效是满意的。Potter等报道29例全肘关节成形术，平均随访6年，生存率为89%，65%的患者没有或有轻微疼痛。Tanaka等比较Kudo 5型全聚乙烯骨水泥尺骨假体与金属底座尺骨假体的疗效，他们发现应用金属底座的尺骨假体，13年随访，生存率为100%，与之相比全聚乙烯假体生存率仅为75%。

2005年，Little等连续地比较了33个Souter-Strathclyde、Kudo和Coonrad-Morrey假体，虽然治疗效果相似，但是分别以假体翻修和影像学显示假体有松动作为观察终点，5年生存率在3种假体分别为：Souter-Strathclyde各占85%和81%，Kudo假体占93%和82%，Coonrad-Morrey假体占90%和86%。

四、小结

肘关节炎多由以下几种原因引起：肘关节内退行性改变（骨关节炎）、创伤（创伤性关节炎）或炎症性疾病的进展（最常见于类风湿关节炎）。当非手术治疗无效时，可选择的外科治疗方法很多，根据病因和关节炎的严重程度选择不同的术式。康复是术后治疗的一项常规处置，它根据每位患者施行的具体术式和期望达到的功能而不同。

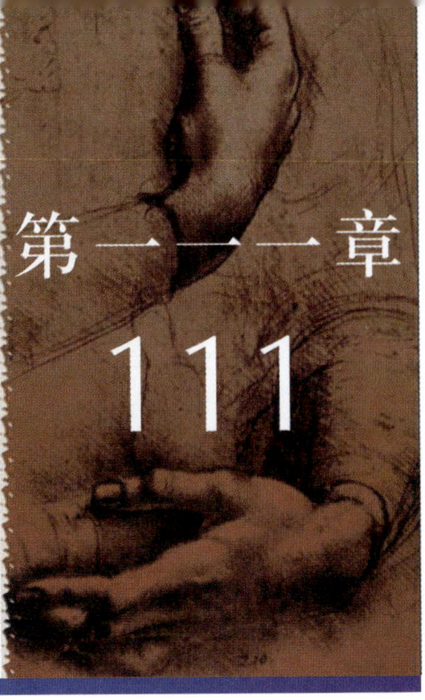

硬皮病的外科医师处理

原著者 A LEE OSTERMAN, MD AND THERESA WYRICK, MD
译校者 韩新祚　刘克敏

公元前460年，希波克拉底在他的著作中描述硬皮病的临床表现为皮肤增厚。1752年那不勒斯的Carlo Curzio医师看到1例皮肤像木头一样硬的患者后第一次详细描述了硬皮病，这例患者是一位17岁的女孩，Carlo Curzio医师在他的专著中记录了她的症状和治疗方案。症状包括口唇周围发紧和颈部周围及全身不同部位的皮肤变硬。在那个年代的治疗措施包括蒸汽浴和热牛奶浴、足部放血和服用小剂量的汞。1945年Robert H Goetz第1次将硬皮病作为一个系统性疾病进行了描述，并记录了它的自然进展。

Scleroderma一词来源于希腊语“skleros”和“derma”，skleros意为硬或使硬化，derma意为皮肤。皮肤的硬结和增厚，以及内脏器官的纤维化和免疫力的改变是系统性硬化病的特征性改变。美国风湿病协会制订了系统性硬化病的诊断标准，临床诊断至少需要一个主要标准或两个次要标准。

主要标准包括对称性的手指和掌指关节近端皮肤的增厚、坚实、硬化，皮肤病变范围可以延及整个上肢、面部、颈部和躯干。

次要标准包括局限性指端硬化，指（趾）凹陷性瘢痕或局部缺血和双肺底纤维化。

CREST用于描述系统性硬化病的临床特征，包括钙质沉着、雷诺现象、吞咽困难、指端硬化和毛细血管扩张。只有极少数患者具有上述所有表现。弥漫性硬皮病特征性表现包括多发内脏器官病变，主要是肺纤维化、肺性高血压、肾功能不全和肾衰竭。指端硬化和溃疡在局限性硬皮病和系统性硬化病中发病率相当（表111－1）。

在黑种人和女性中，系统性硬皮病发病率较高，女性发病率比男性高4倍。发病高峰年龄是30－50岁。此病的发病率估计是1∶4000。

一、临床表现

皮肤色素沉着异常包括色素沉着过多和色素减退，呈斑白（salt－and－pepper）表现。皮下毛细血管扩张可以看得到。皮肤肿胀甚至失去皱褶、发亮、出汗减少和毛发脱落，这些病变最初多见于远端，随着时间推移向近端发展。皮肤钙质沉着多见于指（趾）。关节屈曲挛缩常伴有远端指（趾）骨吸收。雷诺现象（图111－1）见于病程早期，随着病程进展，指（趾）端颜色呈不同改变，先是变白，然后变蓝，最后变红，这是间断性血管痉挛的结果。这些症状也可见于红斑狼疮、类风湿关节炎和皮肌炎，这就是所说的重叠综合征。

手指或足趾的畸形变化是可预测的（图111－2）。屈曲挛缩开始于近端指间关节。近端指间关节的僵硬和挛缩导致关节伸直能力的丧失。随着病情进一步发展，挛缩可能变得非常严重。严重的屈曲畸形伴随着皮肤硬化可导致关节背侧的皮肤变白。伸肌变薄最终可导致断裂。随着畸形发展，皮肤可

表111-1 弥漫性硬皮病和局限性硬皮病的比较

参数	弥漫性硬皮病	局限性硬皮病/CREST*
占比	30%～40%	60%～65%
受累皮肤	躯干和四肢近端	手指、双足、面部
雷诺现象	发病的同时出现	可能在其他特征出现前几年出现
毛细血管扩张	可同时存在	常大面积出现，皮肤红润
肾病	30%～40%	无
肺纤维化	30%～40%	10%～20%
肺动脉高压	20%，通常合并间质性肺病	晚发，20%～50%
手指溃疡	常见	常见
麻醉风险	高	
指端硬化	相似	相似

*C，钙质沉着；R，雷诺现象；E，食管功能不全；S，指端硬化；T，毛细血管扩张

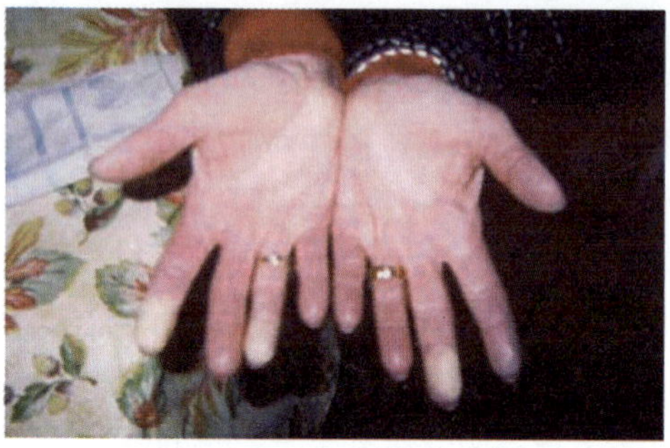

图111-1 系统性硬皮病患者的雷诺现象。注意中指的典型苍白改变

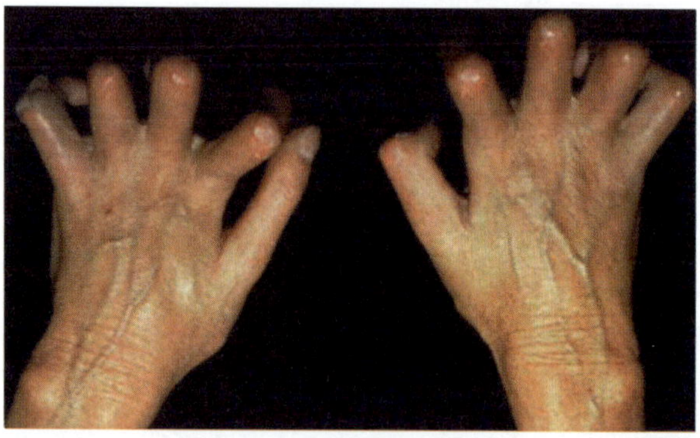

图111-2 近端指间关节的严重屈曲畸形，皮肤变紧短缩和掌指关节过伸畸形，双侧拇指内收挛缩畸形

能会撕裂，导致近端指间关节暴露，使骨关节易于感染。

随着近端指间关节屈曲畸形加重，掌指关节代偿性过伸。长时间的过伸畸形，使侧副韧带和关节囊等软组织挛缩，导致掌指关节僵硬。

由于掌指关节半脱位导致的近端指间关节过伸畸形比较少见。

典型的挛缩常出现在虎口区，这限制了患者抓握物体，尤其是抓握较大物体的能力（图111-3）。这是这一区域皮肤和深层软组织变紧的结果。

软组织钙质沉着也比较常见（图111-4）。如果钙质沉着已经出现在屈曲畸形的近端指间关节背侧皮肤，常导致皮肤损害和难以愈合。

二、手术治疗

手术治疗硬皮病面临许多挑战。由于皮肤条件差和血管受损，术后伤口愈合存在一定的困难，而且随着疾病的进展，畸形矫正后有复发的风险。因此包括手术治疗和矫形在内的手术治疗长时间内存在争议。

对硬皮病患者的手术治疗可以切除软组织内的钙质沉着，改善关节挛缩和溃疡造成的指端缺血。

（一）钙质沉着

手的软组织内钙质沉着大约60%与胶原血管病有关。钙质沉着最常发生在骨突起和压力集中点，主要是与病变过程中的机械受力有关。多见于已经屈曲畸形的近端指间关节背侧或者指端的桡侧，主要是示指和中指。偶尔会出现指端的软组织钙化。患者会有钙质沉着部位的疼痛和反复发生的、难以愈合的皮肤损伤，容易造成感染。如果皮肤损害，可看到损害的皮肤苍白。手术切除钙质沉着可以减轻疼痛，改善手的功能。需要注意的是，手术操

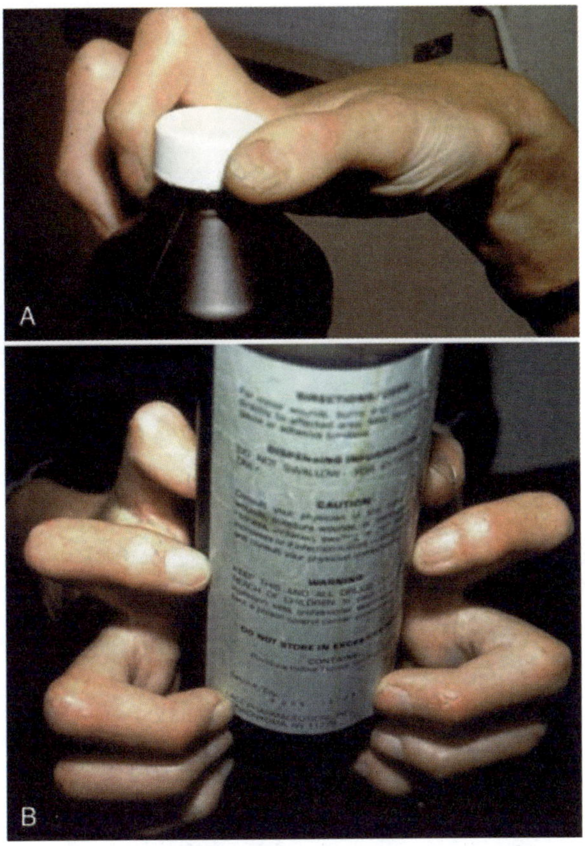

图111-3　A.拇指内收挛缩，导致患者难于抓持物体，尤其是大的物体；B.患者被迫应用两只手抓持大点的物体

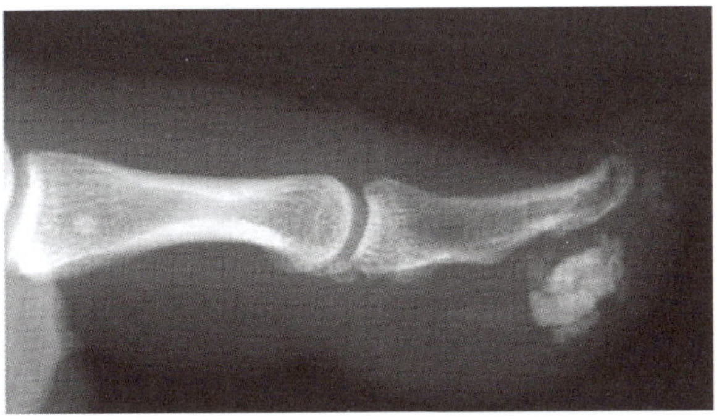

图111-4　手指末端的钙质沉着，这需要减积术或切除术

作形成的皮瓣容易坏死及坏死带来的一系列问题。MacDowell描述，在一些患者中通过小切口有限切除钙质沉着，以及应用快速钻头粉碎钙结节，然后冲洗出软组织。通常情况下没必要将结节完全切除，简单的将结节压扁对减轻症状很有帮助。

（二）近端指间关节挛缩

Herrick利用功能量表研究了系统性硬皮病患者的关节功能和局限性。研究发现，患者最大的功能限制来自手部关节挛缩和活动度减少。因此，绷带包扎改善关节挛缩是改善硬皮病患者生活质量的重要行为。手术治疗近端指间关节挛缩，包括软组织重建、关节固定及关节置换。

软组织重建适用于年轻的、关节畸形程度轻的患者。软组织手术后的患者关节畸形容易复发，但在一段时期内可以改善关节功能。手术方式包括软组织松解或者切除近端指间关节掌板和侧副韧带来矫正屈曲畸形。必须保证关节掌侧良好的皮肤覆盖，多数采用全厚皮瓣移植。可采用轴正中或掌侧切口。Anandacoomarasamy发现掌侧皮肤变紧是造成近端指间关节屈曲畸形最主要的因素。紧绷的关节掌板和侧副韧带是关节屈曲挛缩的次要因素。接受软组织手术的患者倾向于维持关节在改善后的位置，但随着病情发展，关节常再次变得僵硬。

关节固定是治疗硬皮病患者近端指间关节挛缩最常用的手术方式。可以采用张力带固定或者术者熟悉的其他方式（图111-5）。Lipscomb发现所有接受指间关节固定的硬皮病患者容易形成关节融合。而且在硬皮病患者中，关节固定到完全骨性融合的时间比其他疾病患者短。明确的判断骨性融合的时间，对矫正畸形及减小矫形过程中血管所受的压力是很必要的。硬皮病患者关节固定的位置标准是灵活的。然而，由于血管的弹性不够，手指常不能达到理想的伸直状态。为了维持血管的功能，指间关节常被融合在一个轻度屈曲的位置，并且固定的位置要满足手指功能的需要，这需要在关节固定的术中来判断。

近端指间关节的关节置换已经在硬皮病患者身上应用。Norris和Brown报道了6例患者接受的20个近端指间关节置换。这些患者术后手的外形和功能得到改善，但没有长期的随访报道。

（三）掌指关节挛缩

手术治疗掌指关节僵直或过伸畸形可得到良好的效果。软组织重建和掌指关节置换手术都可以采用。

Anandacoomarasamy发现，关节囊挛缩是造成掌指关节畸形的最重要因素，但作者描述了软组织挛缩的过程回复这一病理发现，这与近端指间关节病理改变形成直接对比。伸直装置和关节囊之间

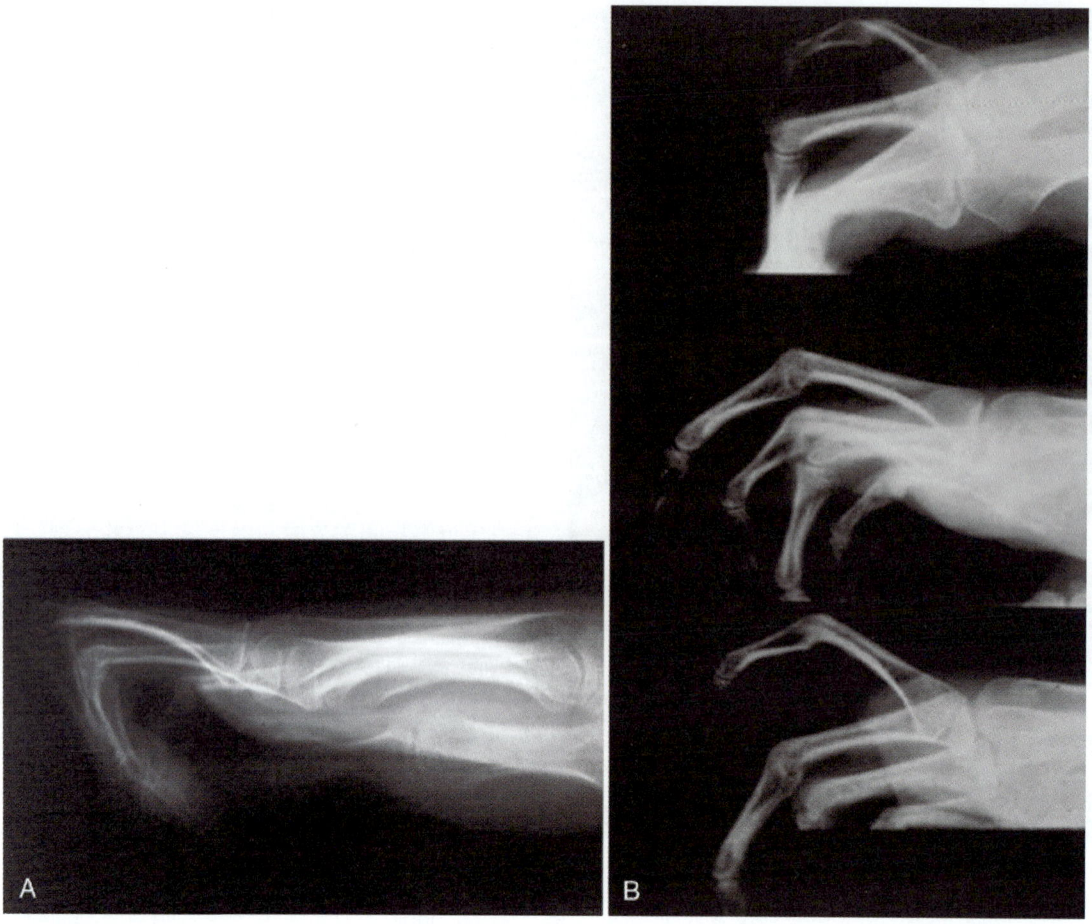

图111-5 术前（A）和术后（B）影像学显示关节融合术治疗远端指间关节严重屈曲畸形，可以得到牢固的骨性融合和更好的手指功能

的粘连，在关节僵直过程中起了更重要的作用。通过单一的横行切口可以松解粘连。关节囊切除术可松解背侧增厚的关节囊、侧副韧带和关节掌板，术后用克氏针将掌指关节固定手内肌阳性位（掌指关节屈曲，指间关节过伸）3周。全厚皮瓣移植覆盖关节背侧缺损。随着时间的推移，畸形可能会有一定程度的复发。

关节成形术是矫正掌指关节畸形更长采用和被广泛接受的手术方式（图111-6)。尽管手术切除和关节置换被广泛采用，Nalebuff注意到系统性硬皮病患者的关节置换术效果不如其他类型的关节疾患效果好，如骨关节炎和类风湿关节炎。Gilbart等报道联合采用近端指间关节融合和掌指关节置换，对治疗系统性硬皮病患者的“手指掌”畸形会有比较好的效果。Melone等追踪报道一个70例患者的大样本，其中包含211个指间关节成形术，包括近端指间关节和远端指间关节，此外还有28个掌指关节置换术。在随访的1～15年中，置换后的掌指关节平均关节活动度是50°。这一结果表明硬皮病患者掌指关节切除和关节置换效果没有显著差异，两种治疗都是合理的。患者采用掌指关节置换术前也有至少50°的活动度。

（四）拇指内收挛缩畸形

虎口区挛缩也是硬皮病患者比较典型的畸形。此畸形不但来自皮肤，也来自肌肉和深部软组织挛缩。手术松解对恢复拇指的抓持功能是很有帮助的。内收肌松解和虎口区皮肤Z字形延长松解，是解决拇指内收畸形常用的方法。软组织松解结合皮肤移植也可以。此外，如果拇指掌指关节和指间关节存在畸形，关节融合术对提高拇指、示指捏物功能是很有帮助的。结合临床症状和影像学改变，可采

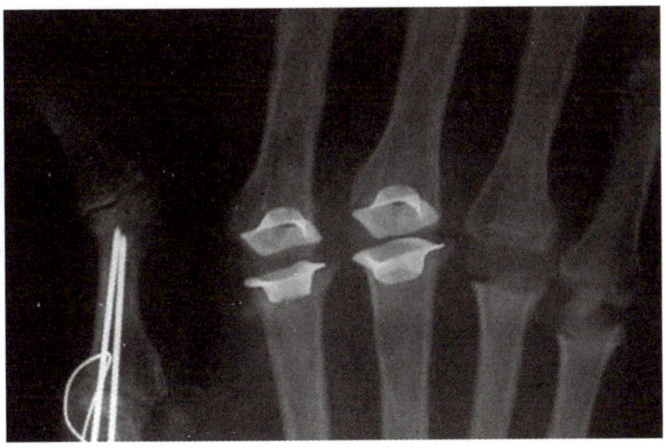

图111-6　保留至少50°的运动幅度，患者采用掌指关节假体置换术有很好的临床效果

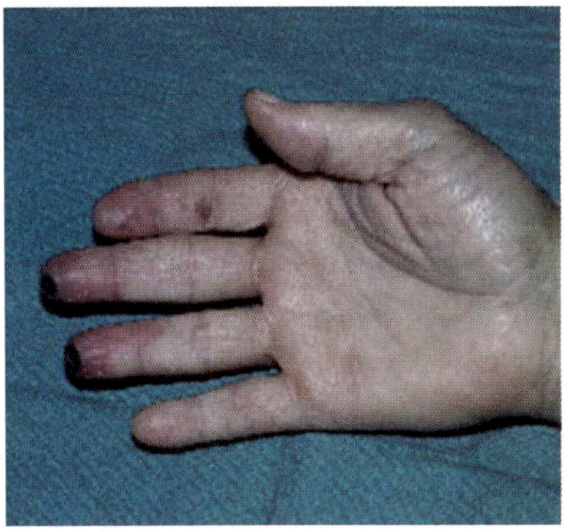

图111-7　系统性硬皮病患者手指局部缺血会造成慢性疼痛性的不愈合的指端溃疡

用大多角骨切除联合韧带重建改善拇指内收畸形。

（五）手指溃疡和供血不足

至少95%的系统性硬皮病患者具有雷诺现象，引起指端的血供障碍。血流不足能够导致指端溃疡、感染甚至是截指（图111-7）。Bogoch和Gross发现至少70%的硬皮病患者反复发作指端溃疡，他们还报道了在这些患者中有近30%发展成坏疽和自离断。对慢性指端溃疡可以尝试非手术治疗，这包括戒烟、指端保暖和生物反馈。药物治疗包括α受体阻滞剂、β受体阻滞剂、血管扩张剂和钙离子通道阻滞剂（框111-1）。在一些患者中，应用神经阻滞也取得了不错的效果。

最近Neumeister等报道了令人兴奋的发现，那就是注射肉毒素治疗指端缺血。在每个神经血管束周围注射50～100U肉毒素后，在19例患者中，有16例（84%）静息痛得到缓解，其中13例患者立即感到缓解，3例患者1～2个月后逐渐缓解，3例患者几乎没有效果。组织灌注结果表明手指血流显著增加（8.15%～ 425%)。所有慢性指端溃疡的患者在60d内伤口都愈合了。重要的是，63%的患者单次注射后13～59个月内无疼痛，21%的患者由于复发性疼痛重复注射肉毒素。

手术治疗包括清创、钙质沉着切除、交感神经切断术和手指变位，避免发紧的皮肤受到牵伸或挤压。Ward和Van Moore观察了手术和非手术治疗12例硬皮病患者中的15只溃疡手。非手术治疗6例患者平均6周时间伤口愈合，其余9例采用Flatt治疗雷诺现象的方法切除手指掌侧交感神经。交感神经切除后的患者平均3.7周伤口愈合。3例患者分别在术后6个月、9个月和11个月溃疡复发。其余6例患者至少在随访的51个月时间里溃疡未再复发。术前肱指指数为1.03，术后为1.11，此数字没有明显的增加，推测为交感神经切断术没有改善手指的

框111-1　治疗雷诺现象和指端溃疡的药物

直接用于扩张血管药

钙离子通道拮抗剂
α-肾上腺素抑制剂
硝酸贴片或硝酸甘油软膏
血管紧张素转化酶抑制剂
血管紧张素受体阻断剂
前列环素类似物
5型磷酸二酯酶抑制剂
肉毒素

内皮完整和血管健康

内皮受体阻断剂
鱼油、维生素E、维生素C
普罗布考或其他他汀类药物
小剂量阿司匹林
抗凝剂

增加血流量和体温调节剂

血管收缩抑制剂
血管收缩再吸收抑制剂
降钙素基因相关肽
己酮可可碱，西洛他唑

实际血压，但增加了低速血流，并增加了组织营养和灌注。接受手术的患者中有3例尽管溃疡愈合，但手指仍持续疼痛。术前动脉X线摄影证实，所有患者都在前臂中段存在不可重建的动脉闭塞。这一研究促使作者研究了更合理的治疗硬皮病患者手指溃疡的方法。最初，非手术治疗需要6周，包括戒烟、手指保暖、生物反馈和口服硝苯地平。如果6周伤口不愈合，改为试验性联合，应用利多卡因和布比卡因序贯性腕部神经阻滞。如果6周后伤口仍不愈合，检查动脉脉搏图。如果证实有小段可重建的动脉闭塞，推荐静脉移植重建血管和掌部交感神经切除。如果重建血管不成功，单独采用交感神经切除术。

Koman等报道22例（29只手）伴有长期不愈合的疼痛性指端溃疡的硬皮病患者，所有患者对非手术治疗均无效，都采用了动脉周围交感神经切除术，包括腕部尺动脉和桡动脉外膜周围1cm的软组织、掌浅弓和指总动脉。术前和术后分别进行冷应激试验和应用激光多普勒进行皮肤灌注试验。82%的患者疼痛减轻，伤口愈合，术后溃疡复发率降低。通过冷应激试验显示，术后超过2年皮肤的血流灌注仍有统计学意义的增加。然后，交感神经切除后的手指温度没有明显升高。作者注意到术前进行动脉X线摄影是必要的，而且如果可以的话，侧支移植重建血管更被推崇（图111-8）。

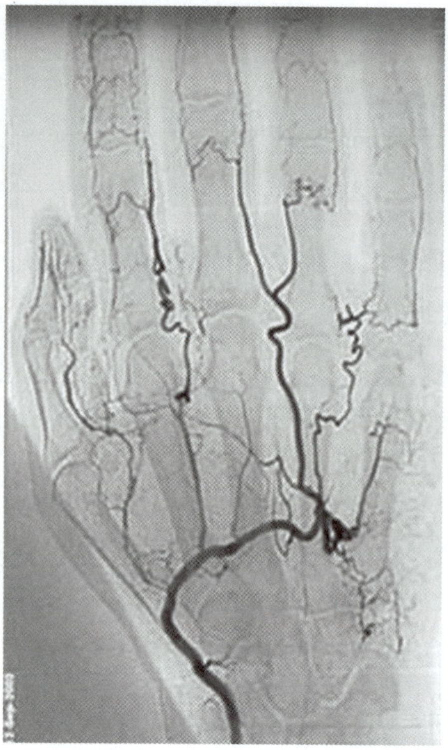

图111-8 术前动脉X线摄片显示腕关节近端尺动脉完全闭塞。系统性硬皮病患者常显示螺旋形旁系血管

动脉周围交感神经切除术，对于那些慢性疼痛性指端溃疡，而且非手术治疗无效的硬皮病患者是很有帮助的。Flatt在1980年首先描述了选择性手指交感神经切除术治愈指端溃疡的技术。Wilgis在1981年改进了此技术，切除范围包括指总动脉和指固有动脉外膜周围2cm的组织，并取得良好的效果。Jones在1991年进一步研究了血管周围组织和病理性改变，注意到血管外膜周围纤维组织对血管的压力和增强的交感神经性血管收缩一样，需要增加对其认识并在手术中加以处理。他还提倡如果可能的话，对形成血栓的血管采用侧支移植，尤其对于桡动脉和尺动脉。

（六）腕管综合征

经过长期观察，腕管综合征被认为是硬皮病和其他系统性疾病患者的表现症状，尽管这一点在一些学者中存在争议。在硬皮病患者中，腕管综合征被认为是软组织水肿和纤维化引起的。Jones等描述了1例正中神经被增厚的掌长肌和前臂远端筋膜压向邻近的腕管的病例。根据这些病例，建议如果必需的话，对硬皮病中腕管综合征患者腕管内的结构进行检查和松解。

（七）腕关节关节病

在系统性硬皮病患者中，可以看到伴有腕关节疼痛和僵硬的腕关节关节病，特别是合并前述症状的患者。影像学改变类似于其他炎症性关节炎性皮疹，如类风湿关节炎。一个治疗方案是标准的关节融合，可以得到牢固的骨性融合和不错的临床效果。在某些患者中采用全腕关节置换术，可以维持腕关节活动度（图111-9）。大多数对比研究显示，患者更倾向于关节置换术。

三、硬皮病外科治疗原则的转变

过去对硬皮病的手术治疗包括截指、近端指间

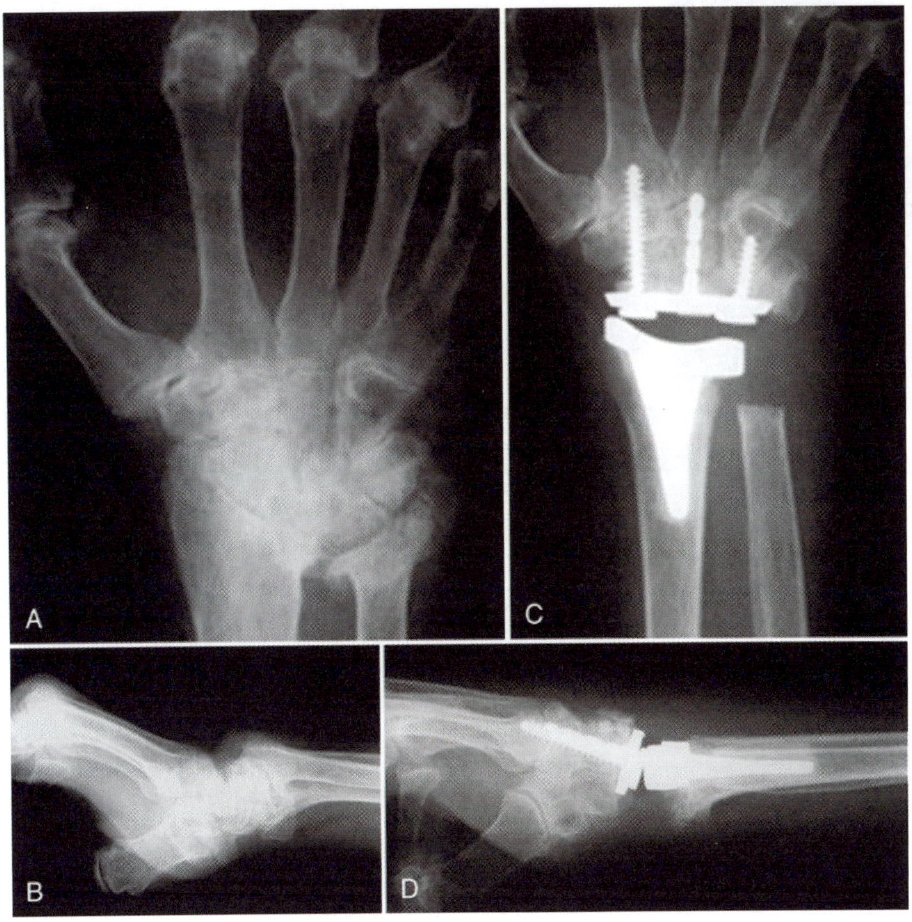

图111-9 系统性硬皮病和类风湿关节炎，所谓的重叠症状，术前（A、B）和术后（C、D）影像摄片。全腕关节置换术后8年随访，维持腕关节功能性运动范围，疼痛减轻

关节融合和掌指关节囊切开。目前，应用血管扩张剂、控制感染和手指交感神经切除术，已经取代了颈部交感神经切除术和截肢术。掌指关节置换取代了关节囊切开，腕关节置换取代了腕关节融合。拇指的功能可以通过虎口区松解和融合得到恢复。指间关节融合仍然被广泛接受。

四、小结

硬皮病患者手部畸形的发展是可被预见的，通常可以手术治疗。有症状的软组织内钙质沉着，可以通过小切口有限减积或切除，注意对软组织和皮肤的损害。近端指间关节屈曲畸形，可以通过关节融合和精确地截骨术治疗。矫形术中必须确保手指的活力，为了维持血供，必要的时候必须使手指改变位置。掌指关节过伸畸形，可以通过关节囊切除或关节置换治疗。拇指内收畸形，可以通过松解虎口区的皮肤和内收肌治疗，必要的时候行植皮术。合并腕关节关节病，可以行腕关节融合或全腕关节置换术。有症状的慢性指端溃疡是比较麻烦的问题。首先可以尝试非手术治疗。非手术治疗无效可以考虑手术，建议术前进行动脉X线摄片检查。如果发现有血栓或血管重建性损害，提倡采用侧支静脉移植。如果没有重建性损害，提倡连同指总动脉和指固有动脉在内的腕部桡动脉和尺动脉周围的交感神经切除术。研究显示，硬皮病患者可以有可靠的骨性融合。在近端指间关节和更近端的手术切口愈合通常较好。然而，在近端指间关节较远的手术切口愈合低于预期或延迟愈合。

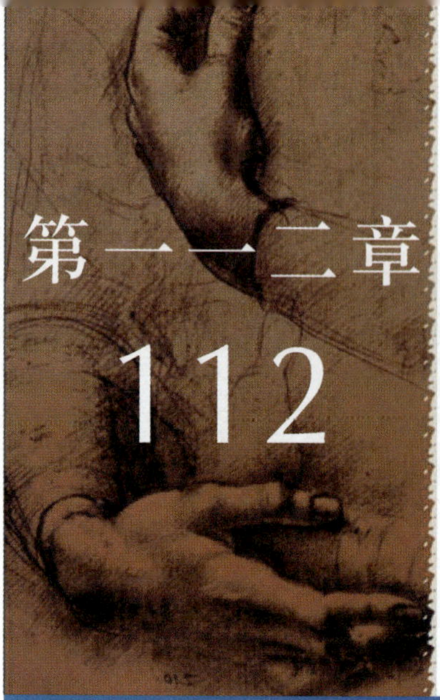

第一一二章 112 硬皮病（系统性硬化）：对手的治疗

原著者 JEANNE L. MELVIN, MS, OTR, FAOTA
译校者 韩新祚 刘克敏

关键点

- 如果患者被限制仅拥有一种抓捏功能，那么拇指的侧捏功能是最重要的。
- 侧捏功能如此重要，以至于手外科治疗参考单独介绍了恢复或维持拇指侧捏功能。
- 手对冷反应过度，对热也难以适应。评价患者对冷和热的反应是对患者皮肤和雷诺现象评价的一部分。
- 热应用，特别是依赖性位置，会加重肿胀。因此，对手部肿胀患者涡流和水疗是禁忌证。
- 热水和干热都会使皮肤干燥。因此，为了对抗致畸因素，治疗必须维持掌指关节屈曲功能、拇指腕掌关节外展功能及远端之间关节伸展功能。
- 佩戴支具会使雷诺现象病情恶化。所有的支具都必须仔细制作和检测，避免压迫导致血液循环受阻。
- 各个方向活动增加关节活动度，而不是单一平面的活动是很重要的。
- 成人系统性硬皮病有两个主要的亚型：“皮肤局限性”和“皮肤弥漫性”。临床医师理解两种亚型的临床特征是很重要的。
- 由于难以控制的组织纤维化和患者没有客观的维持日常最大活动度的锻炼方法，导致难以察觉的活动度的微小丢失，最后导致畸形。

硬皮病是对包括皮肤硬化为主要特征的一组疾病的总称（框112-1）。系统性硬皮病多见于风湿性疾病，能引起严重的手部损害。然而，罹患此病的患者和一些健康专业人士，更倾向于使用“硬皮病”，因为它便于表达和理解。因此硬皮病成了系统性硬皮病的通常表达方式。这一“混乱”通常被称为“进步”，但是这一描述符号已经下降，因为许多患者稳定在某一水平，且他们的病情没有进步。成年人系统性硬皮病有两个主要的亚型，皮肤局限性和皮肤弥漫性。临床医师了解每个亚型的临床特征是很重要的。

一、定义、流行病学、发病机制和分型

系统性硬皮病是以小血管和结缔组织退变、炎

框112-1　硬皮病的分类

广泛的硬皮病（系统性硬化，SSc）
弥漫性硬皮病（急性和慢性）（dcSSc）
局限性硬皮病（lcSSc）
CREST征（钙质沉着，雷诺现象，吞咽困难，指端硬化，毛细血管扩张）
叠加或混合的结缔组织综合征
硬化性狼疮
硬化性皮肌炎
硬化性黏液水肿
原发性胆汁性肝硬化
干燥综合征
局部的硬皮病
局限性硬皮病
线性的
类硬皮病症状（像硬皮病样皮肤改变的疾病）
职业性的
氯乙烯有关的
震动相关的（“手提钻疾病”）
硅沉着病相关的
嗜酸性粒细胞增多性筋膜炎
硬肿病（常常是感染后的）
代谢性的
卟啉病
淀粉样变性
免疫学的
移植物抗宿主反应
幼发性糖尿病（导致手指硬化和关节挛缩）
硬皮病相关的综合征
遗传性
Werner综合征
苯丙酮尿症
白兰地酒　人种的三个支系　隔离
肿瘤相关的
类癌综合征
支气管肺泡癌

Adapted from Melvin JL. Rheumatic Disease in the Adult and Child.3rd ed.Philadelphia:FA Davis,1989

性变及随之而来的纤维化为特征的疾病。这类疾病可发生于任何种族及任何年龄的人群。女性的发病率是男性的3～4倍，黑种人的发病率稍微高一点。女性的发病高峰是在育龄期。系统性硬皮病在儿童中罕见。儿童中更多见的是局限性硬皮病或线状硬皮病。儿童患者的治疗参照Kuchta等的著作。

个中缘由不清楚，但流行的理论是早期内皮细胞功能紊乱和免疫异常相互作用产生T细胞免疫反应并释放内皮细胞毒素因子，结果导致内皮损伤并致使内膜增殖、血管性瘢痕、微血管闭塞、纤维原细胞激活，并最终导致纤维化。这些变化激活T细胞反应并进一步循环。

（一）皮肤局限性系统性硬皮病

系统性硬皮病分为两个不同的亚型。在局限于皮肤的系统性硬皮病（lcSSc）中，皮肤的变化局限于肢体的远端（肘关节和膝关节以远）和面部（躯干少见）。皮肤的变化较稳定或缓慢进展，手的关节活动度可以保持基本正常。在皮肤增厚出现之前会有长时间的雷诺现象。lcSSc患者更易于出现指端溃疡、缺血和坏疽。有大量的手指毛细血管扩张和皮下钙质沉着，尽管钙质沉着需要在显微镜下才能发现或者出现较晚；在70%～80%患者血清中抗着丝点抗体阳性。这一亚型的患者早期极少患心功能衰弱或肾病，但10余年后易于出现内脏疾病，包括原发性肺动脉高压、肠吸收不良、胆汁性肝硬化和伴有结节性脉管炎的干燥综合征。

lcSSc患者主要的病理变化是CREST征，指的是钙质沉着、雷诺现象、吞咽困难、指端硬化和毛细血管扩张（注意这些症状在皮肤局限性硬皮病和系统性硬皮病中都会发生，但这些是首要症状时被称为CREST）。另一变化是重叠症状，在lcSSc中会出现狼疮、心肌炎、类风湿关节炎和干燥综合征。这些患者较弥漫性硬皮病患者有更好的预后和更低的病死率。

（二）皮肤弥漫性系统性硬皮病

系统性硬皮病的第2种亚型是皮肤弥漫性系统性硬皮病（dcSSc）。在这一类型中常常迅速出现皮肤增厚，皮肤变化开始于肢体远端，逐渐向近端进展，最后也累及躯干。皮肤变化1年内出现雷诺现象，可明显触及肌腱摩擦，多发性关节炎也比较常见，血清Scl-70抗体阳性。这些患者早期发生严重内脏疾病的风险较高，如肾衰竭、心功能衰竭、间质性肺病和胃肠功能紊乱。

dcSSc患者早期出现严重的手部畸形，这类患者更易于发生肢体供血不足、坏疽、自离断或者手术截肢。即使硬皮病指的是皮肤变硬，但在dcSSc患者中纤维化影响所有的软组织，包括皮肤、脂肪、筋膜、肌肉、腱鞘、韧带和关节囊。

（三）诊断性检查和流行病学

尽管系统性硬皮病的病因不清楚，遗传易感性也不确定，但对于疾病的预测和早期诊断方面已经取得了很大的进展。几乎所有皮肤弥漫性硬皮病的成年患者都有双相或偶发的雷诺现象（双相指的是受凉时不但有苍白或发绀而且有充血或红斑）。有两种诊断法可预测95%的最终发展为系统性硬皮病的患者。一种是甲襞毛细血管显微镜检监测特征性的毛细血管扩张或甲床中的无血管区域，另一种是血清抗核抗体监测抗着丝点抗体和抗核仁型抗体。出现一个或多个肌腱摩擦感也是诊断dcSSc的强有力的证据。

全世界所有族群中，有雷诺现象的患者占所有人口的3%～5%。在这些人群中，有10%～15%的患者为前述一种或两种诊断试验阳性。这意味着几乎所有可能发展为严重硬皮病或器官衰竭的患者在不可逆转的瘢痕出现前都可以预测。在有效的治疗方法出现前，早期干预和预防是可以的。

（四）局限性硬皮病

有一种局限性硬皮病，包括单一的斑片状纤维化损害（硬斑病），多发的斑片状纤维化（点滴状硬斑病），融合性斑块（泛发型硬斑病），或者线状硬皮病等。这些病变没有系统性或内脏损害，主要发生于儿童或年轻人，尤其是女孩。硬斑病最初是皮肤的红斑或紫罗兰色改变，逐渐进展到苍白或乳白色，周围有炎性边界。数月或数年后皮肤损害常常变软。35岁以后通常不再有新的病变。儿童的硬斑病会影响所有受累的软组织，并且延缓骨骼生长。线状硬皮病会导致受累的关节严重挛缩和周围的神经血管扭曲变形。如果发生在手上，通常波及1个或2个手指。对这类硬皮病的治疗效果较差。除了雷诺现象、肿胀、畸形不适用外，手的治疗可参照本章对dcSSc治疗的描述。儿童和成人的局限性和系统性硬皮病有相同的病理变化，所以手的治疗方案对儿童和成人都适合。

二、治疗

治疗硬皮病的药物主要有3种：血管损害药（如肾功能损害、肺动脉高压）、免疫细胞活化药和纤维增生药。当前在风湿病学界的治疗理念是3种药物联合应用，这比单一用药更能控制病情。而且，大多数患者接受药物同时治疗相关症状，如胃–食管反流病、雷诺现象和关节炎。

（一）血管损害

直到20世纪90年代肾衰竭还是一个硬皮病患者的主要死因。通过早期监测、早期应用酶抑制剂和避免应用大剂量皮质激素可使硬皮病性肾病的肾功能损害风险降低。这一方法使9年生存率由38%提高到68%。当前，肺病和纤维性肺泡炎是硬皮病患者的主要死因。内皮素–1受体阻断剂和磷酸二酯酶–抑制剂可以有效治疗肺动脉高压。现在提倡应用环磷酰胺治疗硬皮病患者中的间质性肺病。

（二）免疫细胞活化剂

环磷酰胺是有效的免疫抑制药，当前被认为是真正“治病的药”。自体干细胞移植正在一个前瞻性随机对照研究中测试，可能是一个极大影响患者的选择。它能“重置”硬皮病患者的自身免疫。Tyndall和Furst报道超过1/3的患者经历了持续的缓解。通过对5例患者手功能的分析发现，自体干细胞移植能够持续改善手的功能超过12个月，并且能解决难治性腱鞘炎，改善手的功能，患者病情缓解时增加皮肤软化。手的长度增加（减少挛缩），手指外展功能增强。在这一研究中手指外展功能的丢失比长度丢失更敏感。

（三）纤维增生剂

迄今为止，直接减少或控制纤维增生的治疗措施（内皮素受体拮抗剂、干扰素–γ和松弛素）都没有明显的效果，但基于对硬皮病的分子生物学水平上的进一步的理解而制定的新的治疗策略还在调查研究中，包括麦考酚酸酯和抗白介素–13。Daniel Furst医师是硬皮病治疗领域的引领者，当前应用环磷酰胺和甲氨蝶呤控制或减少纤维增生。

（四）对症治疗

药物（如治疗雷诺现象的钙离子通道拮抗剂和血管紧张素Ⅱ受体拮抗剂，治疗胃-食管反流的药物）、治疗吸收不良的抗微生物药、治疗关节炎症的抗炎药物和生活方式的改变能够减少并发症，如指端溃疡和Barrett食管。预后取决于内脏器官的受累程度。理想的患者护理包括一个综合的、多学科及时有效的识别、评估和管理并发症及控制最终的器官功能障碍。

三、生活质量和手的功能

对硬皮病患者进行综合残疾评估有助于注重身体和功能的限制，可以影响生活质量。治疗措施可以减少患者的功能障碍，包括防止小关节和大关节的挛缩、软化皮肤、缓解关节疼痛和肿胀，加强薄弱的肌肉、减少与全身炎症有关的疲劳和不适，以及治疗手的缺血溃疡。特别是影响显著的、握拳和伸手功能受限为主的手功能障碍表明今后一个主要的治疗目标是减少手功能障碍。

四、系统性硬皮病中手的改变

（一）早期临床表现

在皮肤局限性（lcSSc）和皮肤弥漫性（dcSSc）系统性硬皮病患者早期临床表现类似，但随着时间的推移，dcSSc患者病情更严重，累及整个手部，而lcSSc患者更常累及掌指关节远端（掌指关节不受累）。患者注意到的典型表现是手、足和面部的肿胀及皮肤紧绷感。lcSSc患者症状出现前会有几年的雷诺现象。dcSSc患者皮肤变化之前很短的时间或者1年内出现雷诺现象。

很多患者最初除了手指肿胀和紧绷感（指端硬化或指端硬化病）之外没有其他的症状。其他患者（通常是dcSSc患者）同时出现与多发性关节炎有关的心神不宁、关节疼痛和疲劳感。dcSSc患者手部的关节炎相关的肿胀可能被弥漫性水肿所掩盖。唯一明显的症状可能是关节的疼痛和活动度受限（尽管滑膜炎可能较轻，但它是很严重的问题，因为它能够限制关节活动度，增加关节挛缩的风险）。一些dcSSc患者在大约几周的时间内有严重的手部功能受限，但其他的lcSSc患者可能在10～20多年的时间内具有近乎完全正常的手的关节活动度。每位患者都必须单独进行评估和治疗。评估包括询问过去的1个月、6个月和1年时间内手的活动性的变化情况，这对评估疾病进展和制定康复目标很有帮助。

非常轻微的病例中可能仅有皮肤受累及。然而大多数病例中，关节活动度的受限制源于所有软组织的纤维化，包括皮肤、筋膜、肌肉、肌腱和关节囊。风湿病学家采用改良的Rodnan 皮肤得分标准评价硬皮病患者的皮肤变化：0，正常皮肤；1，轻度；2，中度；3，重度。但在临床实践中采用LeRoy标准更容易理解：早期、中期、晚期。在早期（图112-1），尤其是在早晨，手、足可能还有面部有肿胀。逐渐发展成手指、足趾和手足皮肤的非凹陷性水肿。表皮和表皮附加物（如头发、指甲、汗腺和乳腺）保持完整。在中期（图112-2），水肿消退，取而代之的是皮肤紧绷，营养不良，感到干燥、粗糙和痒。常见色素缺失或色素沉着。表皮变薄、萎缩。头发减少或变粗糙，出汗明显减少。这些变化有诊断价值。晚期发生于初期变化后的3～15年。皮肤软化，变得更加柔软，但表皮萎缩，表皮附属物持续脱落。这可以部分缓解，或者在其他症状（如指端溃疡）持续存在时发生。

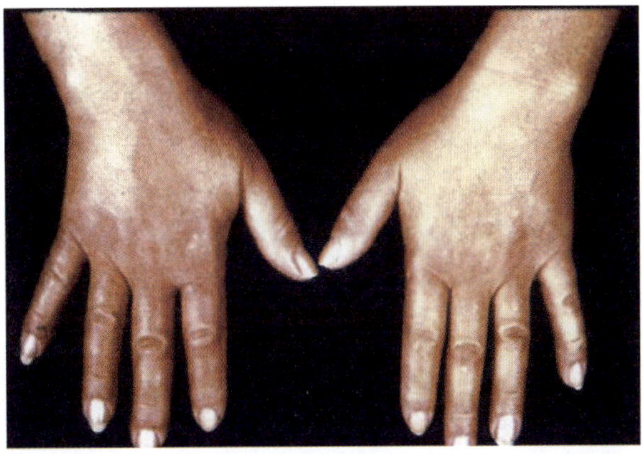

图112-1　该患者早期、弥漫性硬皮病伴有弥漫性肿胀和非凹陷性水肿。近节指骨表面皮肤不能被捏。这位患者手指屈曲时指尖勉强触及掌横纹

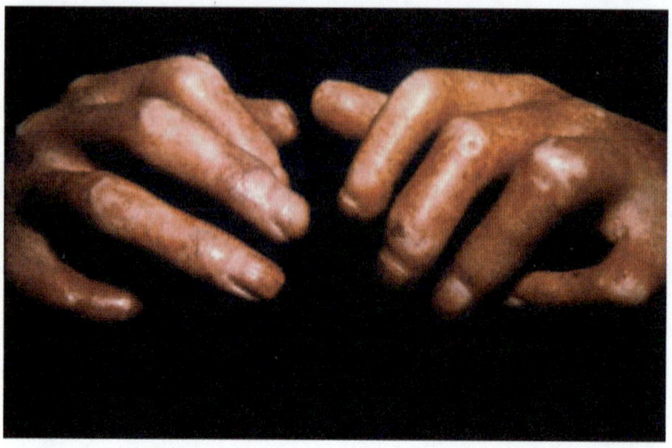

图112-2 弥漫性硬皮病患者典型的手畸形，掌指关节不能屈曲，近端指间关节不能伸直。注意示指和中指尖再吸收和色素减退

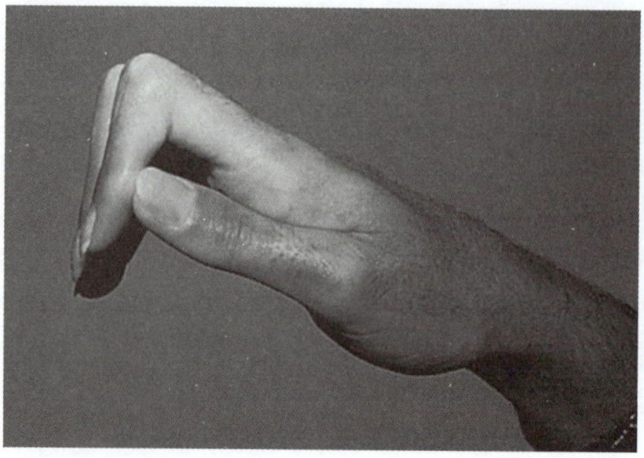

图112-3 该患者患弥漫性硬皮病2年。她几乎不能捏，不能做真正的侧捏。治疗增加示指掌指关节15°～20°屈曲活动度能够显著提高捏的能力和手的功能

（二）畸形形式

1.皮肤弥漫性系统性硬皮病

渐进性的纤维化会导致以下变化：掌指关节伸直，近端指间关节屈曲，拇指失去外展、对掌和屈曲，腕关节各方向活动受限。远端指间关节常常固定在半屈曲位（远节指骨可因吸收而短缩）。这通常导致手固定在掌指关节伸直、近端指间关节屈曲、拇指内收和腕关节中立位（见图112-2）。

因此，为了抵御变形的力量，治疗的重点要放在维持掌指关节屈曲，拇指腕掌关节外展和近端指间关节伸直上。从维持手的功能的立场出发，保持侧向捏物是最重要的目标。

拇指功能代表约45%的所有手的功能。随着硬化的进展，先是指尖对指尖，然后是拇指对掌功能丢失。侧向抓捏最有力量，也最重要，是最后丧失的功能。拇指侧向抓捏功能丧失意味着手的绝大部分功能丧失。无论是手术还是非手术治疗，拇指抓捏功能的恢复是首要目标（图112-3）。

掌指关节屈曲功能丢失分几个过程：①背伸装置非常纤细和易于纤维化；②侧副韧带和背侧的关节囊在休息位时短缩或松弛（不同于掌指关节完全屈曲位），使它们易于挛缩；③在硬皮病患者中，掌指关节是易于被炎症侵袭的位点，导致疼痛、肿胀，这就限制了屈曲功能；④雷诺现象、指端溃疡和肿胀带来的手的不适和疼痛会限制手的功能，这就导致手的功能减少，手部尤其是掌指关节周围肌肉泵减少肿胀的功能减弱；⑤心理抑郁、全身疾病和害怕疼痛也减少了手的利用和肌力的维持。

2.局限于皮肤的系统性硬皮病

患者可以在数年的时间内保持完全或近乎完全的关节活动度，手的功能受限更多来自指端缺血性溃疡、雷诺现象和钙化而不是畸形。最常见的情况是，指端硬化导致近端指间关节轻至中度屈曲和伸直挛缩受限、远端指间关节轻度僵硬性屈曲受限。掌指关节通常具有良好的活动性，但近端指间关节屈曲挛缩会带来掌指关节过伸，这就导致了掌指关节屈曲功能的丧失。首要的治疗目标是维持近端指间关节的伸直和掌指关节的屈曲及手指运动范围。远端指间关节通常能采取的治疗很少。如果时间有限，治疗重点应放在维持掌指关节和拇指的功能上。因为近端指间关节和远端指间关节的功能受限更多的是由于血管疾病而不是软组织的限制。维持拇指的功能是很重要的。侧向抓捏也很重要，但通常是维持自然位，因为掌指关节的屈曲功能还存在。

（三）相关的手部疾病

1.雷诺现象

雷诺现象是随着血液回流而出现的以逐渐发热（血管痉挛）、发绀、充血或红斑为特征的间歇性局部缺血现象。它出现在90%的SSc患者中，其中70%的硬皮病患者以雷诺现象为首发症状。它发生在手、足、鼻、耳及舌尖。有学者认为雷诺现象是由冷或压力引起的，但SSc患者可能没有任何可感知的触发发生。持续的缺血不是雷诺现象，单纯的雷诺现象与结缔组织疾病没有关系。

患者可使用一系列行为来帮助控制血管痉挛的发生。这组成了对雷诺现象的患者的教育计划，内容列在框112−2中。

Goodfield等及Goodfield和Rowell进行了一项对照研究，评价在白天每4小时进行1次热水泡手对提高手的血流量的预防性作用。患者在热水泡手和未热水泡手之间交替数周。结果表明在热水泡手的数周里雷诺现象的数量和持续时间明显减少。通过多普勒监测血流量，他们发现在热水泡手之后至少2h内血流量增加。Goodfield将这一信息告诉患者，建议他们去寒冷的环境之前给手进行保温。

热生物反馈是对有些患者的另一个有用的方法。继发性雷诺现象比原发性雷诺现象更难以适用生物反馈。然而对训练有素的患者生物反馈的方法还是很有用的（详见第109章）。

框112−2　患者可用来减轻雷诺现象的行为疗法

如果你吸烟或咀嚼烟草−停！尼古丁能使血管狭窄和减少血液循环

外出接触冷空气之前将双手浸入温水或热水（戴薄的塑料手套保护手免受手的干燥作用）5min

增加衣物保暖

躯干保暖帮助上下肢提高温度（如穿保暖背心）

分层穿衣（如穿贴身内衣或吊带背心，两双薄袜子而不是一双厚袜子）

特殊设计保留热量的可在户外用品店买得到的新的轻便的高科技面料的衣服和内衣

在寒冷的户外戴帽子和围巾保暖

一些患者在夜间或在家里戴便宜的白色棉手套为手保暖

穿袜子上床

戴手套去杂货店、剧院、购物商场或其他有恒温空调的场所

在家里：

上床之前使用电热毯或床单取暖。如果你不喜欢铺着电热毯睡觉，那么在上床之前用它预热。进出浴室时避免突然变冷。穿蓬松带绒毛的浴袍。吃适量的食物；过饱减少肢体血液循环

外出旅行：

冷天进车之前让别人预热。一名患者述说带了一个小的旅行吹风机外出时用来快速暖手

如果可能，避免引起血管收缩的药物。这些药物包括治疗偏头痛药，心脏病用药，高血压用药。用任何新药之前咨询你的药剂师或医师

触发雷诺现象的因素包括冷的环境，触摸冷的物体，空调，风，神经质或紧张，长时间将你的手暴露在外

2.指端缺血性溃疡

指端缺血性溃疡有三种典型的表现类型。首先，最常见的是指尖或手掌表面的小溃疡，通常为针尖大小或更小。因皮肤缺血引起，让患者非常痛苦。紧接着，随着溃瘢痕的形成，存活组织与可用血液供应的比例达到平衡，溃疡似乎愈合，疼痛停止。不幸的是，新的溃疡往往会出现；并且患者通常一次有几个。在医学上，这些溃疡被认为是一种麻烦而不是主要问题。然而，在手部治疗中，溃疡可能是主要的困扰，使患者痛苦并限制操作物品和完成日常活动的能力。罹患溃疡，就像指尖多处被纸割伤一样。因此，确定这些溃疡对功能的影响以及对特定适应措施的需求是手部评估的一部分。治疗的重点是使用适应性设备和技术来改善功能，减轻活动期间溃疡引起的疼痛，并减轻因恐惧在活动期间损伤手部而引起的RP和肌肉保护症状。如果可能，可以使用的技术包括在溃疡处使用保护垫，如自粘性纱布块（Coban，3M，St. Paul，Minnesota）、氯丁橡胶袖套、仅有基本指套的手套（即其他部分被切断），以及设备和手柄的自适应填充。当出现弥漫性、多发性溃疡时，戴上薄薄的棉质实验室手套有助于保护手部并保持手部温暖。

第二种类型的指端缺血性溃疡是由于PIP关节屈曲挛缩的压力而导致PIP关节背侧的溃疡，这种溃疡往往更大，看起来更像典型的溃疡。在早期阶段，它仅出现于特定的柔软区域（见图112−2）。它可能会长时间保持这种状态或形成一个开放的坏死中心。一些溃疡保持开放，其他地方的可能会结出厚厚的痂。PIP关节容易出现这些溃疡，因为当PIP关节屈曲时，将拉伸关节背侧紧绷皮肤（见图112−2）。主动屈曲可减少该区域的血液供应，握拳时背部皮肤发白证实了这一点，并阻碍伤口愈合和闭合。此外，这些关节的背侧在活动期间容易受到伤害。这些溃疡是纤维化和机械压力作用的结果，而不是动脉闭塞或全指缺血。

第三种类型的溃疡是典型的缺血性溃疡，继发于手指动脉的RP、纤维化或血栓形成导致的更广泛的局部缺血，可发生在手的两侧或手指末端。幸

运的是，这种类型不如前两种类型的溃疡常见。这些溃疡可能发展为明显的坏疽。通常允许手指自动截断，以尽可能保留手指的最大长度；否则需要手术截肢。

对于有严重症状（如使人虚弱的疼痛或溃疡）或有坏疽风险的人，药物有助于控制症状。这些药物分为两类：预防血管痉挛的药物（例如哌唑嗪、利血平、胍乙啶、甲基多巴）和诱导血管舒张的钙通道阻滞剂（例如硝苯地平、地尔硫卓）。Medsger报告称，硝苯地平和哌唑嗪在控制症状和预防溃疡恶化方面最为成功。Ward和Van Moore的报告称，40%手部溃疡不愈合的患者在停用所有血管收缩剂、硝苯地平、生物反馈和局部抗生素软膏（磺胺嘧啶银）的联合方法后取得了成功。如果该方法无效，则使用含利多卡因（Xylocaine）和布比卡因（Marcaine）的腕部阻滞剂。

如果这些疗法12周内没有导致溃疡愈合，则考虑对非手术治疗无效的60%患者行指状交感神经切除术。有一份关于口服前列环素类似物贝拉普罗钠（局部缺血改善药）的安慰剂对照研究报告，尤其是对于局限性硬皮病（IcSSc）患者，该药物可有效预防冬季溃疡和延缓溃疡发作。一氧化氮水平降低是导致系统性硬化（SSc）血管疾病的一个因素。有一些病例报告称，严重溃疡患者口服西地那非（伟哥）后有所好转，因为增加了一氧化氮水平。Neil Jones等开发了一种替代方法来进行指状交感神经切除术，包括去除外膜（指状动脉的外层覆盖物）。外膜受交感神经支配。该过程起到“减压动脉溶解”的作用，从而改善血流。他还成功地使用静脉移植来纠正节段性动脉闭塞导致的坏疽。

通常在所有行为疗法（框112-2）都失败后才会使用这些改善缺血的药物，因为它们可能会导致严重的心脏、胃肠道和精神副作用，许多患者无法耐受。有些人只需要在冬季服用药物。

细致的伤口和皮肤护理对所有开放性溃疡都非常重要，包括保持伤口清洁、使用抗菌肥皂、避免暴露在有污垢的环境，以及按处方使用抗生素软膏。这些患者很容易发展成葡萄球菌感染，并迅速发展为骨髓炎。所有患者都应学会如何识别感染征兆并立即报告给医生。

3.毛细血管扩张症

毛细血管扩张症是由扩张的毛细血管形成的病变，表现为皮肤或表面下方的暗红色斑点。它们通常出现在面部和手部，一般不会疼痛。然而，指腹上的那些（病变）可能触感灵敏，则需要与手掌溃疡相同的保护。

4.钙沉积

皮下钙盐积聚（皮肤钙质沉着）是这种疾病的常见症状。约15%的弥漫性皮肤系统性硬皮病（dcSSc）患者和44%的局限性系统性硬皮病（lcSSc）患者都有这种情况。在手部，皮下沉积物往往是局部的（局限性的），感觉皮肤下有鹅卵石或石头（图112-4）。在四肢，沉积物可以在皮下形成钙质片，即全身性钙质沉着症。通常，局部沉积物是无痛的，但由于沉积物坚硬，使得附近的皮肤和组织对压力较为敏感。在上肢，沉积物倾向于发生在功能性压力区域，例如拇指指间关节的掌侧、手背、示指外侧、手掌或尺骨的内侧以及肘部。出现在这些部位的钙沉积会严重损害功能

皮肤可以分解沉积物，将白色的钙盐排出。患者经常把钙误认为是脓液。这是一个非感染性过

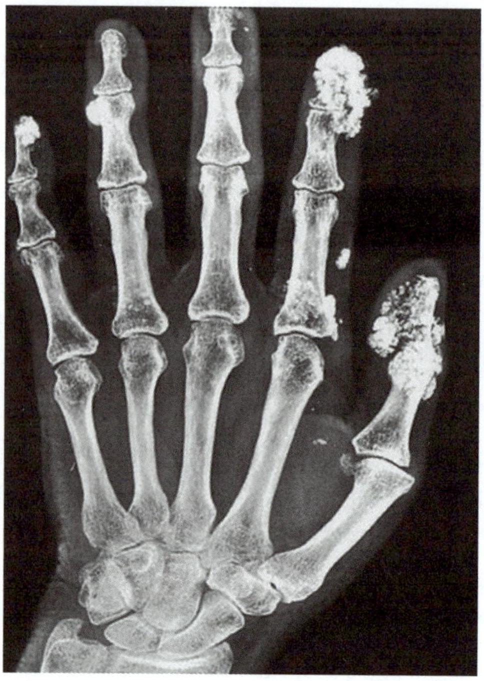

图112-4 影像学显示硬皮病患者钙质沉着

程，除非有明显的感染迹象，如发热、变红和疼痛。但是，任何皮肤破损都应每天用杀菌剂清洁 3 次，并注意保护和清洁。

特别棘手的沉积物可以通过手术去除，但由于经常复发，因此只能在特定情况下进行。治疗包括在沉积物或填充设备和器具上放置减压的甜甜圈形衬垫以减轻皮肤的压力。

5. 再吸收

系统性硬化（SSc）的另一个常见后遗症是远端指骨的远端束状再吸收。结果是手指变短，随着软组织收缩，指尖变圆，而不是变尖（见图112–2）。这更像是一种外观问题，而不是功能障碍。这种情况不需要治疗或手术。通过比较双手之间的手指长度就可以检测再吸收。有一份关于系统性硬化（SSc）中破坏性肢端骨溶解的案例研究报告。

6. 肌腱摩擦

肌腱摩擦是dcSSc的一种常见摩擦形式。由于在运动过程中增厚的肌腱与其他结构相互摩擦，或由于纤维化而不仅仅是干燥，导致了肌腱摩擦。它们与dcSSc亚型高度相关，且内脏严重受累的风险较高。通常在运动时被发现，伴或不伴有疼痛，且没有特别的治疗方法。最常见的部位是手指与手腕的伸肌和屈肌肌腱，以及肘关节（肱三头肌）、膝关节（髌骨）和踝关节上的肌腱，较少见于肩部、肩胛骨和股骨转子区域。肌腱摩擦的评估方法是在完全主动运动时触诊肌腱，如果有皮质感、摩擦感或“吱吱”感，则为阳性。

五、手功能康复

当治疗师首次接诊SSc患者并发现轻度ROM受限时，很难判断有多少程度的受限是疾病造成的，又有多少是由于日常拉伸不足或失用造成的。我曾接触过一些“聪明”的患者，他们几乎完全否认自己的疾病，也不做任何手部训练。如果医生告诉患者手的活动受限是由于血管改变而医生无法提供帮助时，患者可能认为运动没有帮助，也不会费心去做。然而，大多数患者都渴望去做对病情有益的事情。许多（可能是大多数）医生，包括风湿病学家，都被告知畸形是无法避免的，无法通过治疗来预防或纠正。有些患者尽管被转往物理治疗或作业治疗，但疗效仍有局限性，因此医生可能会认为治疗无效而不予考虑。许多受限是无法预防的，但通过治疗来维持或恢复侧捏、拇指外展和MCP关节屈曲，可以显著改善手功能和生活质量。为了克服对SSc手部治疗的消极态度并证明治疗的有效性，Askew等在单次手部治疗（包括石蜡浴、按摩和主动ROM练习）前和后2h仔细评估了ROM、功能和皮肤柔韧性。他们的结果显示，单次治疗后手部功能有显著改善。Mugii等指导45名SSc患者进行每日自我手指牵伸，包括保持伸展10s，重复3～10次。他们发现被动ROM在1个月和1年的再评估时得到维持或改善。Slonaker提供了一个案例，记录了家庭ROM训练在dcSSc患者中维持MCP关节屈曲和PIP关节伸展的有效性。他记录了在2年期间指尖到掌横纹（用于复合抓握）和PIP关节伸展的测量值。教会患者的丈夫如何给患者做被动ROM活动，包括长轴牵引，一天两次。患者还进行了皮肤护理和RP的自我管理。在2年多的时间里，患者定期接受治疗师的指导和评估。在本案例研究中，有效的自我管理培训具有成本效益。

（一）标准化的手评估

使用1999年的健康评估问卷–残疾指数评价SSc的功能残损，说明了手部损伤相比于全身参与对于整体功能的影响。研究人员了解到，即使他们能够控制这种疾病，如果患者不能使用手，他们可能也无法改善其功能。在过去的十年中，对SSc手部评估的发展重新引起了人们的兴趣，这种评估可以用于临床研究，以证明治疗干预的效果。包括：

- 硬皮病（HAMIS）患者的手部活动性。评估手的活动性和损伤，如肿胀。
- 手部解剖指数（HAI）。张开手的跨度减去闭合手的跨度/手的侧面高度。
- 英国硬皮病功能评分（UKFS）。这主要集中在与硬皮病和近端无力相关的手和上肢局限性。
- 杜罗兹手指数（DHI）或柯钦手功能量表。这是一份18项功能任务自我报告。

其他评估包括关节炎手功能测试（AHFT）。

有关这些评估的更全面审查，请参见Poole和Cordova；全文版可在线获取。

对于未参与硬皮病研究且仅偶尔见到SSc患者的手部治疗师，有几种客观的测量方法可用于记录治疗效果，而无需使用标准化评估。这些将在下一节中描述。

（二）哲学和方法

SSc患者的所有治疗都必须个体化。这里描述的方法是我使用了30年的方法。这让我和患者确信我们已经取得了最大的治疗效果。我将其描述为一个"精确的ROM程序"，附于以下哲学前提。

1.患者必须有每天监测关节活动度的客观措施，以防止潜在的、未被注意到的ROM降低，尤其罹患进展性疾病时。

2.重要的是尽可能保持手的灵活性（即使特定的运动对功能不是必需的），以帮助补偿当前和未来的损失。

3.维持MCP关节屈曲、侧挤压和拇指腕掌关节外展至关重要。

4.保持PIP关节延长是可取的（尽管由于远端血管疾病非常严重，很难影响PIP和IP关节挛缩）。

5.重要的是关节活动度训练的重点是在各个方向上调动软组织，而不仅仅是在单个平面上增加关节活动度。例如，治疗师问"我能做些什么来调动背侧MCP关节结构"，而不仅仅是"我怎样才能让关节屈曲"。如果关节不受影响，则关节的轻微活动是合适的(关节疼痛通常是滑膜炎的征兆)。

这种治疗方法与治疗类风湿关节炎或狼疮的方法基本不同，在这些疾病中，炎症、肿胀、僵硬和药物疗效的差异可能导致关节活动度的广泛日常变化。SSc患者存在潜在的关节活动度损失。

畸形的发生是由于无法控制的纤维变性，而且患者没有一种客观的方法来确定他们每天的最大关节活动度，使得他们在不注意的情况下一次失去一点点。运动的恢复是困难的，但它确实会在自发缓解时发生，且限制是由于失用而造成的僵硬时。预防损失是成功治疗的关键。治疗师无法预防所有的畸形（特别是PIP和DIP关节）。即使有良好的治疗，畸形也会发生，特别是当疼痛、关节炎、疾病或溃疡妨碍充分的关节活动时。治疗师也可以预防一些畸形。有趣的是，一些功能失调的挛缩，如拇指外展功能丧失和侧向挤压功能丧失，通常是可以预防的。手部治疗的目标见框112–3。

框112–3 手的治疗目标

- 维持最大关节活动度而不是单独增加关节活动度
- 防止不适当的日常活动、姿势不好及自我保护性姿势带来的不必要的关节挛缩
- 维持掌指关节屈曲和拇指外展
- 防止腕关节和肘关节屈曲挛缩
- 维持侧捏
- 通过辅助具、合适的器械和技术提高手的功能和减少疼痛
- 鼓励最佳皮肤护理
- 综合疗法治疗（框112–4）

（三）临床评价

1.关节活动度评价

角度测量应在所有关节及所有运动平面进行。治疗前的关节活动度测量是确定哪些患者可以很容易的维持。治疗后的测量是确定治疗目标。

手跟踪记录纸是家庭或临床计划中记录拇指外展功能的有效方法（图112–5）。指尖到近端掌横纹的距离在临床上可以用厘米记录，可用作家庭监测的索引卡（图112–6）。

2.皮肤、雷诺病和溃疡的评估

手部皮肤的松紧通过抓捏近节指骨和手背的皮肤确定。如果手背皮肤不能被捏起表明是紧的。关节背侧的皱纹或皱褶消失是肿胀的表现。在临床上患者汇报雷诺的双相症状（超过两种颜色变化），蓝色或黑色的手，苍白或红色，也有助于查明患者对热和冷的反应及患者如何减少或控制雷诺的症状。应该注意溃疡的状态和患者的溃疡方面的知识或治疗溃疡的计划。任何感染的迹象都应该报告给咨询医师。表浅的溃疡感染可以迅速深化甚至于形成骨髓炎。

3.手功能评价

向硬皮病患者证实手的各方面功能逐渐受限是制订治疗计划最有用的评价。这包括所有的抓握方

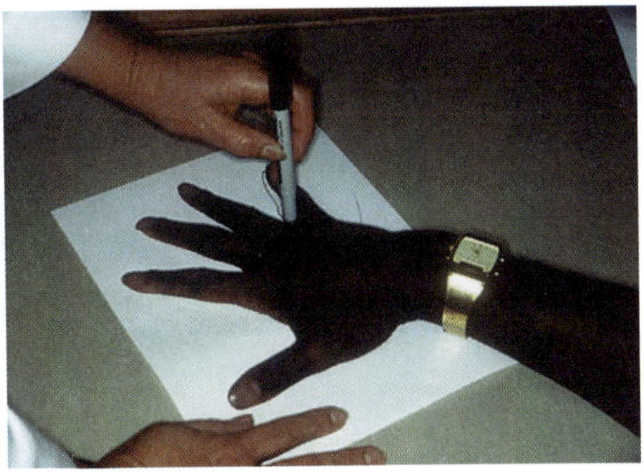

图112-5　描摹手的轮廓证明拇指和手指的外展功能。这是家庭和临床上有用的工具

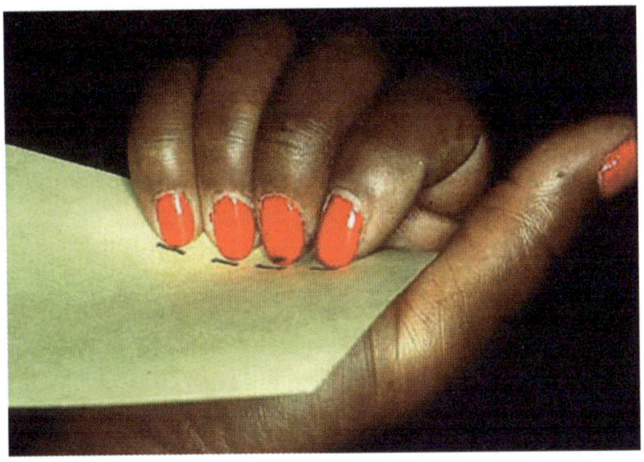

图112-6　标记一个索引卡是测量指尖到掌横纹距离的容易的方法。在活动期每天测量关节活动度尤其是掌指关节屈曲度是很关键的

式和灵巧的任务（如从桌面拾取硬币并握在手心，写字，握餐具，钉纽扣，吃饭，举物，操纵钢笔和安全别针）。

4.日常生活活动能力评价

心肺功能受损可影响整体功能，全身受累，胃肠功能受损导致营养不良，膝关节、足或坐骨结节钙质沉着，足踝部溃疡。

（四）治疗

1.热疗

由于硬皮病患者通常有雷诺现象，冰浴或冷热对比浴是不可能的。往往鼓励采用热疗治疗僵硬问题。给系统性硬化病患者做治疗时治疗师必须记住他们的皮肤和外周血管是脆弱和易损害的。这种损害不仅仅只是肿胀和僵硬。手对冷反应过度，并且往往难以适应热。评价患者对冷和热的反应应该是对皮肤和雷诺现象评估的一部分。不能受热的患者往往说他们避免接触热水。例如，他们接受温水浴而不是热水浴。治疗师还应该记住热疗会增加肿胀，特别是在活动依赖的位置。在一些患者中这会减少而不是增加关节活动度。干热也有干燥皮肤的效果。因此，涡流和射流治疗是这些患者的禁忌。

硬皮病是一个长期的疾病，所有的治疗都必须使患者独立进行有效的家庭的自我管理的治疗计划。使用昂贵的临床治疗器械不能使患者独立进行家庭治疗。

石蜡浴对皮肤有奇妙作用，如果患者能够忍受，石蜡浴是一种热疗的极好的方法。记住一点，热疗会增加关节肿胀和滑膜炎。大多数硬皮病患者无法操控7～10次浸浴，通常1～3次足够了。另一种减轻热的方法是石蜡浴之前戴上一个薄的宽松的一次性塑料手套（食品从业人员经常使用，可以大量批发）。这也是保护溃疡免受石蜡侵袭的好办法。如果治疗师使用的热度超过了患者的忍受程度，疼痛和肿胀就会加重。实际上，使用热疗后患者的手应该感觉更好一些。如果患者感到更加紧绷或者更加疼痛，说明石蜡太热而使症状加重。然而，一些患者对石蜡反应良好。曼库索和普尔报道了3个关于每天应用石蜡浴，以及主动手部锻炼8周后关节活动改善的病例研究报道。家用石蜡可以买到，但患者和家庭需要训练怎么安全的清洁石蜡。温水浸泡是一种更低温度的选择，然而，水会使皮肤更加干燥。宽松的塑料手套再次起到了保护皮肤的作用。对温度过于敏感或多发溃疡的患者，有时在训练之前20min仅仅戴宽松的棉（或塑料）手套保温使软组织放松。有些患者喜欢在热水或石蜡浴之前在他们的手上使用婴儿护肤霜后戴手套，营造一个温暖的油性皮肤。

2.特定关节的治疗选择

治疗目的是在各个活动平面或方向尽可能地活动所有软组织。

腕关节　局限性硬皮病患者腕关节活动度通常不受影响。然而，在弥漫性硬皮病患者中腕关节在各方向的活动度等量丢失，逐渐僵硬在腕关节功能位。腕关节屈曲挛缩比较少见，但可能会发生在因急性全身性疾病住院治疗或卧床休息期间（详见下面矫形治疗章节）。腕关节活动度练习应包括掌曲、背伸、内收外展、旋转及前臂旋前旋后。通常，腕关节活动受限的患者在日常活动中使用到所有可利用的运动形式。因此，腕关节活动度练习通常远没有手和面部练习重要。如果患者在坚持腕关节活动训练，那么没必要提供特殊的腕部练习，因为患者已经有许多动作可以做。

掌指关节 屈曲练习是弥漫性硬皮病患者康复训练中最关键的运动练习，因为早期掌指关节屈曲功能丧失会加剧近端指间关节屈曲挛缩。它也降低了抓和侧方捏握的能力。在局限性硬皮病患者掌指关节可能正常或仅轻度受限。运动包括主动、主动协助及轻柔持续的被动关节活动度训练。后者是非常重要的，因为持续的、缓慢的挤压减轻水肿。能达到这一目的的科班（3M，圣保罗，明尼苏达）包装是一有效的技术。在特定病例中，一种协助掌指关节动态屈曲的矫形器（图112–13）可提供持续的、轻柔的、被动的牵伸（详见下面的矫形治疗讨论）。

特殊的关节松动技术可以是有用的（尽管在炎性关节禁忌使用）。然而它是患者的日常家庭计划，对长期的疗效产生最大的影响。

注意：关节疼痛最大可能是关节炎。屈曲练习应在不增加疼痛的情况下进行，疼痛增加是炎症加重的表现。患者对掌指关节屈曲练习的自我监测可通过制定好的纸板或塑料模板上度数的减少来实现（图112–7）。这张卡片可以使患者决定他或她是否实现了这一天的关节活动度训练目标。

过伸：对早期受影响或具有接近正常的关节活动度的患者，过伸是最先丢失的动作，它使灵巧性降低。练习：①双手合十，掌指关节接触，手指过伸，监测两中指尖端相对一个索引卡或尺子的运动范围；②手掌平放于桌面，掌指关节触及桌子，手指过伸，测量中指尖离开桌面的距离。

伸展：对缺乏充分伸展的患者，伸展练习应成为日常的一部分。然而，这些患者往往也缺乏充分的屈曲，因此维持屈曲是更加重要的。记住：近端指间关节的屈曲挛缩加重掌指关节的伸展。

环转：主动和（或）被动的关节环转练习对软组织的松动是必不可少的。环转练习应包括在患者家庭训练计划中，但对严重畸形或固定畸形患者这一运动不适合。

外展和内收：掌指关节周围肿胀限制了内收和外展运动。保留外展功能对维持指蹼、关节囊和侧副韧带的长度及骨间肌的活动性是非常重要的。手指运动广度是监测硬皮病的标准结果。例如手平放时，用橡胶带成圈缠绕中节指骨，分别将手指外展。被动练习可以将一块布卷或一束折叠纸巾塞入指蹼，维持5～10min，然后放到下一个指蹼（边看电视边做的一项极好的练习）（图112–8）。另一项有用的运动是紧握手指深拉指蹼（图112–9）。保持内收对维持长度和相关结构

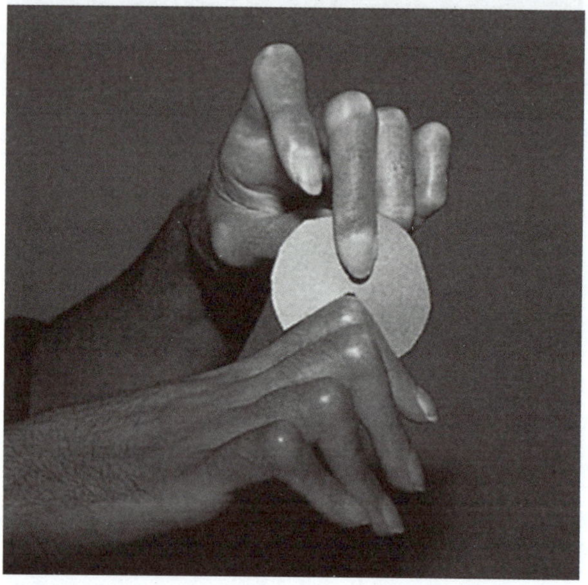

图112–7 用一个剪掉想要得到的度数的模板自测关节活动度是很容易的。这个模板可用硬纸板或小块热塑板制作

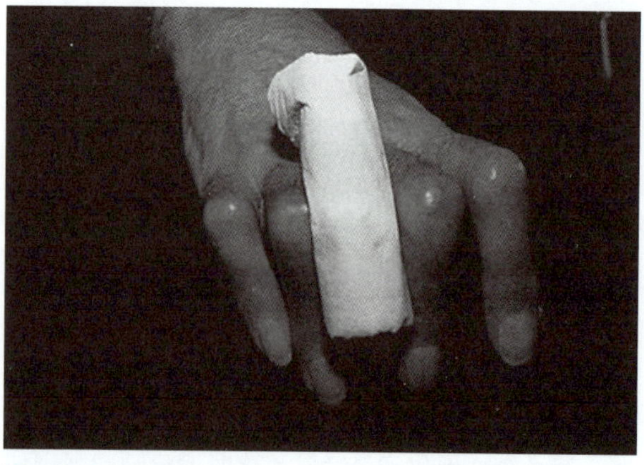

图112–8 在手指间楔入一卷化妆纸提供有效的指蹼牵伸。这很容易忍受，并且不会伤害皮肤

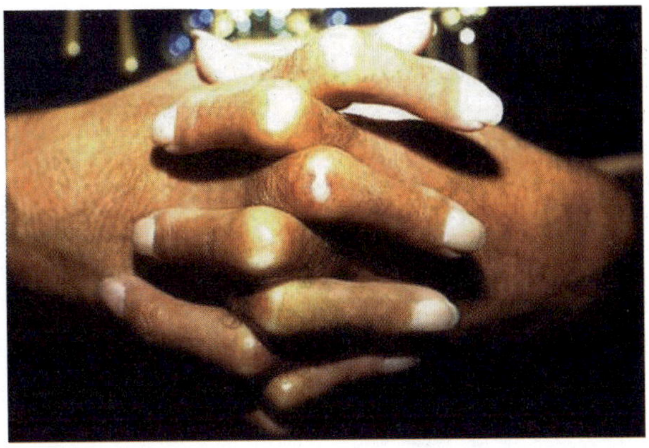

图112-9　双手深深的交叉是牵伸指蹼的一个容易、有效的方法。它能容易忍受且不会伤害皮肤，也可在热水中进行

的活动性同样重要。此外，内收练习增加了掌指关节周围肌肉的泵功能，可以减少肿胀。这里有一个维持内收的良好练习：手伸展，在手指之间夹住一个索引卡或者信封，另一只手试图拔出来。使用不会被撕裂的纸张。如果患者不能内收，使用一个更厚的道具，比如纸板或泡沫。

手内在肌和伸指肌腱扩张　目的是活动骨间肌和蚓状肌及伸指肌腱扩张。有3种形式的练习来达到这一目的：①前述练习掌指关节外展和内收的动作；②内在肌的伸展练习；③对抗骨间肌和蚓状肌的主动收缩。针对第3种练习，可尝试以下动作：掌指关节完全屈曲、近端指间关节伸直，在拇指和中节指骨缠绕橡胶带（图112-10）；或者握紧拳头，保持掌指关节屈曲，伸直近端指间关节，在近端指间关节伸直终点给予阻力。这些练习仅适于有

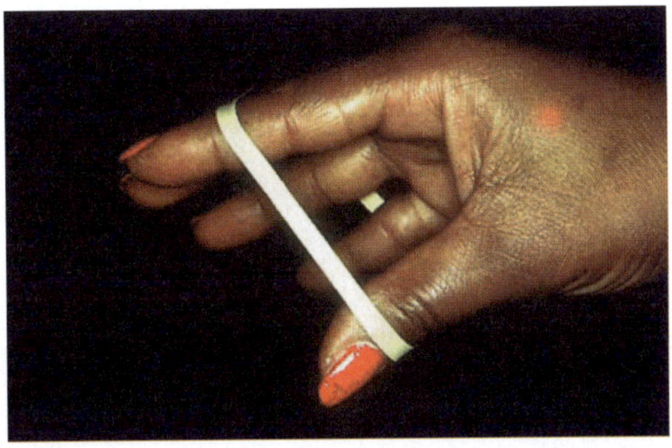

图112-10　这个练习的目的是在掌指关节屈曲的时候对抗近端指间关节的背伸。帮助活动背侧结构和手内肌纤维，增强屈曲掌指关节、背伸近端指间关节和手指伸展的手内肌肌力

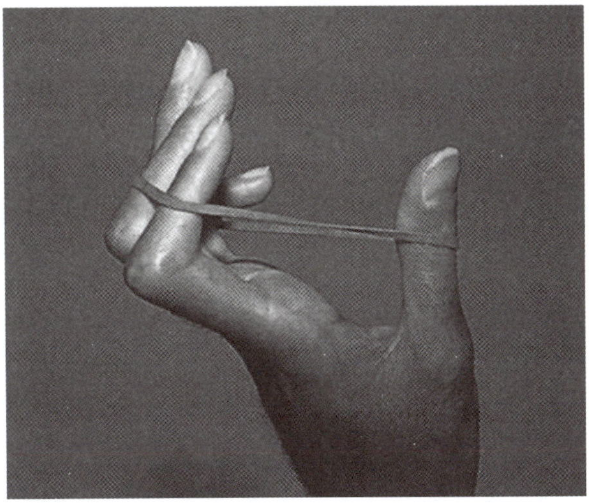

图112-11　对于严重的、典型的手功能受限患者，这个橡皮带练习对于加强和活动手指背伸和拇指外展肌力是有用的。然而，它不能加强手内肌肌力，手内肌练习是图112-10的首要目的

良好的关节活动度的患者（图112-11）。

近端指间关节　与掌指关节类似，在弥漫性和局限性硬皮病患者中近端指间关节有僵硬和挛缩的风险。首先，运动有赖于腱帽、蚓状肌、侧副韧带和中央腱束的复杂滑动机制，所有这些结构都有硬化的风险。其次，不管近端指间关节处于什么位置，一部分的侧副韧带是松弛的，有挛缩的风险。再次，近端指间关节是所有手部关节里屈曲度最大的关节，需要指背皮肤有相当大的伸展性。除了完全屈曲的位置，指背皮肤总是松弛的，因此有挛缩的风险。最后，背侧的缺血性溃疡限制了关节活动度的练习。练习主动、主动协助和轻柔的被动关节活动度锻炼；利用科班（3M，圣保罗，明尼苏达）带的轻柔、持续被动关节活动度练习及针对无溃疡和近端指间关节无炎症的关节松动术。对选定的患者可使用氯丁橡胶套鼓励伸展及保护溃疡。

注意：所有针对示指的治疗都应维持侧捏。如果活动受限，应鼓励近端指间关节屈曲在适于侧捏的位置。将示指僵硬在能够侧捏的位置要好于没有侧捏的活动位置。

远端指间关节　远端指间关节往往固定在功能位，因此不需要过多的治疗。远端指间关节掌侧的溃疡很常见，背侧的溃疡比较少见。在早期关节松动技术可以有所帮助。

拇指 拇指治疗的主要目的是维持侧捏的空间和能力。维持外展的最佳方式是佩戴矫形器（详见后面的讨论）(图112-12)。掌指关节和指间关节倾向于半屈曲状态，这对拇指功能有利。

3.矫形治疗

每隔几年我就会听到一个治疗师尝试应用动态矫形器治疗硬皮病患者失败的消息。任何考虑动态矫形器的治疗师都应该阅读Seeger和Furst的文章，他们的文章是唯一研究评价利用动态的近端指间关节伸直矫形器减少硬皮病患者近端指间关节的屈曲挛缩。该矫形器是使用热塑材料特别模塑的，由腕关节掌指关节背侧向远端延伸至近端指间关节有一个悬吊装置协助近端指间关节伸展。它由两个前臂约束带和一个手掌约束带固定。研究协议是2个月内每天在随机选定的手上佩戴该矫形器8h。作为对照的手没有矫形器。19例患者参与了该研究，8例患者完成了这项研究。在最初的19例患者中，4例（21%）患者退出的原因是该矫形器加重了他们的雷诺现象（这是硬皮病患者矫形治疗常见的问题)。完成研究的8例患者结果变化很大。仅有1例患者获得了统计学意义上显著的关节活动度改善：近端指间关节可伸展43°，而对照组有21°的丢失。另一例患者两手的改善程度一样，其他的患者双手活动度都有丢失。结论是这一特制矫形器不能给患者推荐使用，因为它只对19例患者中的1例有效。有些医师参考这一研究得出结论为动态矫形器没有作用。这是一个没有说服力的结论，因为该研究仅有一个特制的矫形器和治疗方案。将来其他的矫形器和治疗方案或许有效。屈曲挛缩的持续时间是最终的矫形效果的最大影响因素。除了这一单一研究之外，我可以和大家分享这些年我发现的有效的矫形治疗措施。

（1）保持拇指外展对掌：我使用一个短的分指矫形器1/16in厚（来自Aquaplast公司）环绕在掌指关节周围，形成一个C型套，能使指间关节自由活动（图112-12)。拇指固定在最大外展位（无牵拉)，边缘必须小心避免皮肤受压。去除矫形器后，一条细细的红线表示矫形器边缘，类似于腕表的压痕，只要没有压痛就可以接受。环形压痛的面积表明缺血损害的范围。患者应被教会怎么检查这

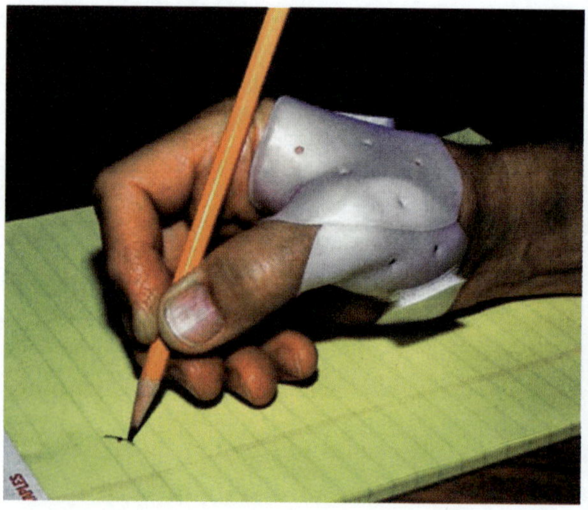

图112-12 成功使用维持虎口的拇指矫形器类型。它必须薄、高度贴服且边缘整齐，且不能阻止示指掌指关节屈曲或者引起压疮。近端边缘不能触及前臂

些。如果没有使用垫料，矫形卫生是最容易的，尽管在最容易引起卡压的C型套的两端都需要。至于材料，薄的（1/16in厚）修整过的对防止矫形器滑动及引起卡压是必不可少的；1/8in厚的材料太庞大、僵硬和笨重。佩戴说明在拇指治疗方案中描述。

（2）为拇指掌指关节提供被动的动态关节活动度治疗：对失去掌指关节屈曲活动度且无法有效的被动关节活动度锻炼的患者来说，一个动态的屈曲协助矫形器是有用的。它不是用于矫正畸形，而是维持关节活动。被动维持屈曲30min对保持手指背侧结构的长度是很有好处的。我使用一个掌侧托手矫形器，放置在中立位，辅以指环及橡皮筋协助掌指关节屈曲（图112-13)（斜纹棉布或皮革可以制作指环，尼龙制品会刺激皮肤)。合适的指环张力可以得到掌指关节被动完全屈曲，可穿着至少20～30min。如果掌侧托手器设计为一个简单的中心型的掌片（没有大鱼际部分)，它可以适用于两只手。患者喜欢看电视时使用这种矫形器，先戴一只手，然后换另一只手。

注意：许多患者不能忍受动态张力，因为指环会影响血供及触发雷诺现象。当这种情况发生时必须改为其他方法。

（3）保护近端指间关节溃疡及促进溃疡愈合：近端指间关节背侧溃疡的愈合受日常损伤的影

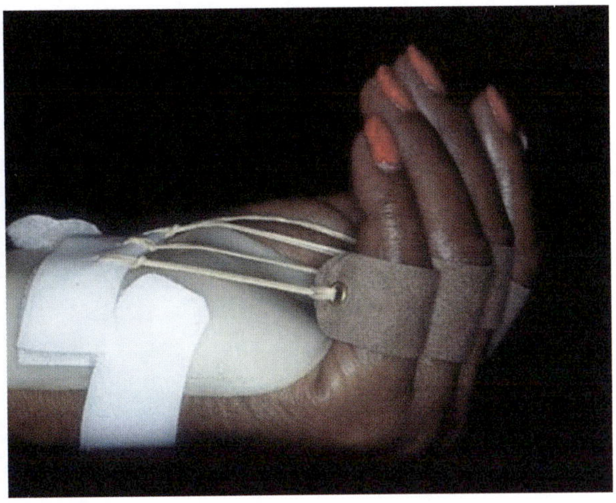

图112-13 这类动态腕掌矫形器的目的不是增加活动度，而是维持关节活动度。每天使用30～60min。它使患肢持续的屈曲而不引起对侧手的不适。关键的是远端边缘不会滑动和阻止掌指关节屈曲。高度贴服的矫形材料帮助阻止了滑动。有时需要肘部稳定带

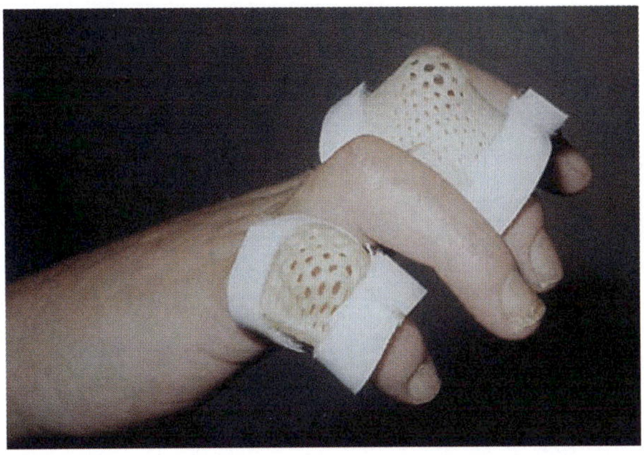

图112-14 这些近端指间关节筒状矫形器，在近端指间关节背侧溃疡表面有气孔。这种矫形器的目的是固定并保护近端指间关节不受伤害，促进关节背侧溃疡愈合。这些矫形器可戏剧性的提高功能，使患者毫无恐惧的使用患肢。它们是由1/16in厚的有孔Aquaplast制成

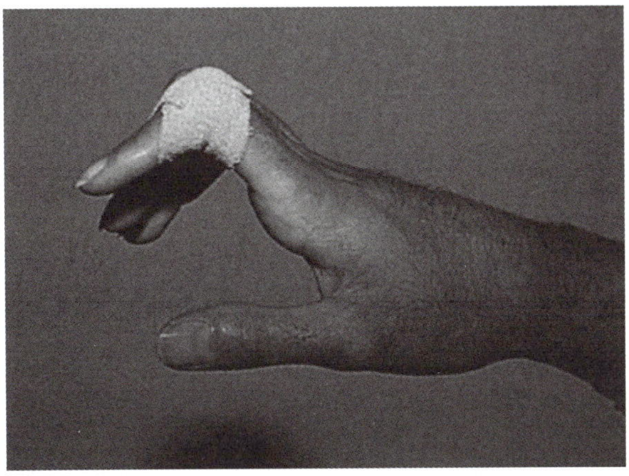

图112-15 自粘性Coban带或联合缠绕（平滑、无皱有黏性的带子）能够提供一个保护近端指间关节背侧脆弱皮肤的简单方法

响，如日常活动中刮擦了溃疡表面，或者运动阻碍了瘢痕形成。解决这一问题的外科手段是近端指间关节融合。其他方法是利用圆柱形矫形器阻止近端指间关节活动（图112-14），做成双瓣容易去除，留有小孔便于空气流动易于伤口愈合，溃疡表面凸起防止活动时矫形器与溃疡表面接触。因为夹板是双瓣的，利于应用促进溃疡愈合的药物。带孔的1/16min厚的Aquaplast材料非常适合。制作这个矫形器，带有小环形1/8in厚的泡沫填充的（安全带）一瓣覆盖溃疡表面，在表面涂有胶冻样油性物，直接压在模具上（见图112-14）。这些矫形器看起来很笨拙，有人会认为没有患者想佩戴。然而患者是如此感激有器具能够阻止疼痛给他们的手指带来的频繁伤害以至于他们都欢迎这些矫形器。对许多患者来说，这些矫形器提高了他们的日常生活能力，比如整理床铺或装载洗碗机，而过去为了防止对溃疡的伤害他们已经放弃这些活动。对于近端指间关节背侧皮肤敏感或溃疡封闭的患者来说，简单如Coban（3M，圣保罗，明尼苏达）带或带有胶垫的弹性针织指套可解决问题（图112-15）。

（4）防止卧床患者腕关节屈曲挛缩：大多数dcSSc患者因为他们的腕关节僵硬在中立位，所以不需要腕关节矫形器。然而对因急性病住院或卧床休息的患者来说具有形成腕关节屈曲挛缩的高度风险。对于这些患者，一个简单的定制的腕关节掌侧矫形器就足够了。通常，掌指关节不被固定且鼓励掌指关节屈曲锻炼。一个C型套可保持拇指外展。当然，除此之外还要进行日常的上肢关节活动度锻炼。全手掌休息位矫形器是不被提倡的，因为会造成腕关节和掌指关节僵硬及功能受损。目前没有迹象表明他们是有效的。一般来说，白天腕关节矫形器是没有必要的。

4.皮肤护理

在皮肤硬化过程中，汗腺被毁坏，导致皮肤干燥。瘙痒也是很普遍的。患者需要一个家庭皮肤保

湿计划。这包括使用皮肤保湿产品，减少接触水（会使皮肤更干燥）、强效洗涤剂及化学物品。推荐每天使用几次富含绵羊油的润肤霜。干性皮肤最好的产品之一是Bag Balm（奶业协会有限公司，林顿维尔，佛蒙特州），一种从石油中提炼出的，兽医用于治疗乳房擦伤的产品，现在在健康食品商店销售，建议作为护手产品使用。Bag Balm具有杀菌和软化的功效。它有一点黏性和一股药味。夜间使用Bag Balm比较理想，因为可以整夜渗透和软化皮肤。注意：不能将Bag Balm用于开放性溃疡。溃疡表面应使用特殊的无菌药物。

皮肤乳液按摩也可部分的活化皮肤，增加循环，减轻肿胀和僵硬。皮肤乳液按摩有助于没有经历过按摩的参与者的手部护理。

许多患者错误地认为水能保湿他们的皮肤，但真相是相反的：水冲刷掉了皮肤表面的保护性油脂。弥漫性硬皮病患者应该海绵擦浴和淋浴交替，而不是每天淋浴。他们刷碗、园艺清洗或手工洗衣服时应戴橡胶手套。便宜的一次性塑料手套为患者提供了方便的保护，它们比乳胶手套便于穿脱。

使用加湿器，特别是在冬季，能够减少皮肤干燥。眼睛和口唇的干燥可能是由干燥综合征引起。干燥综合征影响泪腺、唾液腺和黏液腺。各种眼药水、药膏和其他方法能够减轻这些干燥症状。干燥综合征基金会有这些产品的信息，在干燥综合征手册有非药物治疗章节（框112-4“患者资源”）。每天饮用推荐的6～8杯水或不含咖啡因的饮料也有助于皮肤的健康和为身体补水（咖啡因是利尿药，降低了身体里的水）。同样的，良好的睡眠和精力充沛的清醒状态有助于伤口愈合，增加能量，并减轻疲劳和抑郁。

（五）辅助器具

硬皮病患者的辅助器有3类。

1.为了减轻指端溃疡、疼痛性毛细血管扩张和钙沉积带来的疼痛。这一种类包括在矫形器上或受累及区域使用指垫。如薄棉手套，在掌侧的溃疡处放置薄纱布并用Coban（3M，圣保罗，明尼苏达）缠绕固定就位；使用开口的氯丁橡胶手套便于溃疡处透气；在碗柜门或抽屉上安置皮带环，便于手掌而不是手指通过皮带环打开橱柜；为房间的灯

框112-4 患者资源

机构名称和地址

1.Scleroderma Foundation
300 Rosewood Drive,Suite 105,Danvers,MA 01923,USA (1-800-722-HOPE)
www.scleroderma.org
They have a video online: Living Well with Scleroderma (9 min)

2.International Scleroderma Network
7455 France Avenue South,No.266,Edina,MN 55435-4702,USA (1-800-564-7099; direct line 952-831-30913)

3.The Arthritis Foundation
P.O. Box 7669, Atlanta, GA, USA 30357-0669 (1-800-283-7800)
www.arthritis.org
Free consumer education booklets on SSc, selfmanagement methods and medications, and information about treatment resources.

4.The Arthritis Society (National Office)
393 University Avenue,Suite 1700,Toronto,ON M5G 1E6,Canada(1-800-321-1433;Fax:416-979-8366)
www.arthritis.ca
E-mail: info@arthritis.ca
Offers specialized patient care programs, recreational exercise programs,resource libraries, aid in the establishment of self-help groups, and consumer education material.

5.Scleroderma Society (United Kingdom)
P.O.Box 584,Chichester PO19 9EW,UK (+020-7000-1925)
www.sclerodermasociety.co.uk
E-mail: info@sclerodermasociety.co.uk

6.Sj grens Syndrome Foundation
6707 Democracy Boulevard,Suite 325,Bethesda,MD 20817
Toll Free: (800) 475-6473
Local call: (301) 530-4420
Fax: (310) 530-4415
www.sjorgens.org
Publish several books including:
The Sj grens Syndrome Handbook,3rd ed.(2005)
Daniel Wallace, MD, Editor

硬皮病：手部和面部的护理

A home program guide for patients.
Available on Amazon.com or contact author (jlmelvin@ca.rr.com).

适当的装备及衣物资源

Damart Catalogue (thermal undergarments)
See international website: www.damartusa.com

具装温控或者声控开关。

2.为了代偿功能的丢失（如抓捏、力量、关节活动度和灵巧性的减少）。包括Dycem平衡器（Dycem有限公司，布里斯托尔，英国），开瓶器，水龙头开关，钥匙适配器，轻便的厨房器具，电动剪刀，普通的护腕，拉链，纽扣，合适的娱乐设备及门把手。

3.为了保暖和减少雷诺现象。如重量轻，高科技面料，服装和专门设计用来保持热量的内衣（可在户外用品商店买得到）；即时热宝用来紧急情况下加热口袋、手和足；电动床单和毛毯。

推荐的日常生活评价和辅助器具与推荐给其他风湿性疾病患者的相同，这些都是被广泛提及的。

六、硬皮病的手术治疗

详见第111章“硬皮病的手术治疗”。手术治疗硬皮病可分为4类：①手术（刮除术）去除钙沉积；②手术（关节融合术或关节成形术）矫正严重的畸形或改善生物力线或帮助近端指间关节背侧的溃疡愈合；③手术（交感神经切除术，静脉移植，截指）治疗严重的动脉血溃疡、缺血和坏疽；④特殊的手术如腕管松解及伸肌腱松解或移位。

手的严重的典型畸形——掌指关节过伸和近端指间关节屈曲畸形，近端指间关节融合于更加功能位，掌指关节切除成形（为了稳定性通常不需要硅胶垫植入），术后通过锻炼得到30°～50°的功能性运动弧度。所有手术治疗都是为了直接得到或恢复手的侧捏功能。

七、小结

硬皮病导致的手的严重畸形可让患者和治疗师望而却步。然而，在患者自我管理基础上建立起来的使患者确信可以维持关节活动度的系统的治疗方法可以激励和调动患者积极性。聚焦于软组织松解而不是简单的关节活动、维持虎口、保留或恢复侧捏、维持掌指关节屈曲、减少溃疡对功能的影响、为雷诺现象提供行为治疗及综合的团队工作（框112–5）等系统治疗可以使手部治疗对患者非常有价值，也为治疗师提供有益的经验。

框112–5　对系统性硬皮病患者的综合团队护理

- 通过心理的、家庭的、社会的和看得见畸形的罕见病的职业分支帮助患者探讨和工作
- 教育有关的症状和治疗意见（和预防性治疗）
- 特定的药物和方法（例如，生物反馈，放松的技巧）来控制症状，减轻疼痛，改善功能
- 有效的运动计划保持关节的灵活性，面部的可动性和胸部扩张度
- 营养和口腔保健咨询
- 为了代偿功能丧失的辅助器具和自适应方法的说明

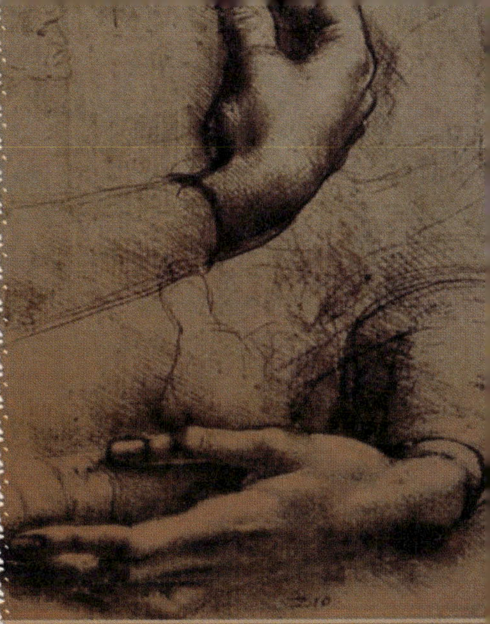

第十七部分

17

疼　痛

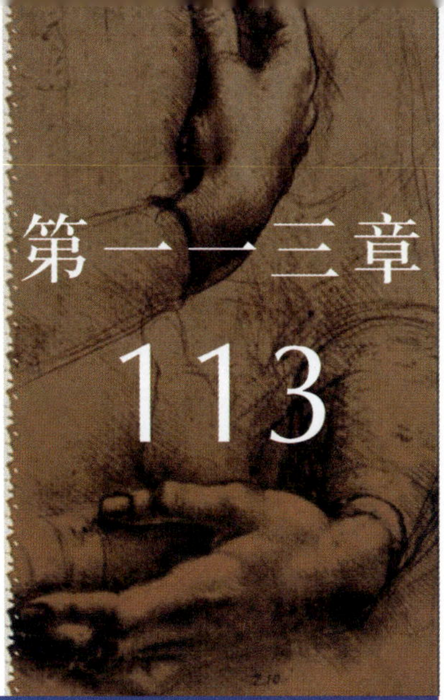

疼痛的发生机制：临床疼痛干预的基础

原著者 MELANIE ELLIOTT, PhD MARY BARBE, PhD
译校者 姜树东 潘 钰

关键点

两种形式的痛觉异常

- 触觉过敏：非疼痛性刺激引起疼痛反应。
- 痛觉过敏：疼痛刺激引起异常增高的疼痛反应。

脊髓前外侧传导通路

- 脊髓丘脑束。
- 网状脊髓束。
- 脊髓中脑束。
- 脊髓臂旁束。
- 脊髓下丘脑束。

痛觉和温度觉是躯体感觉的一种，由末端伤害性感受器感受刺激，并通过外周细小的有髓鞘和无髓鞘神经进行信号传递。急性伤害性疼痛刺激由针刺、高热等伤害刺激、炎症、外周神经损害等触发，这种疼痛电生理信号沿脊髓传导，经过特异性传导通路到达大脑皮质。相反，神经病理性疼痛发生在没有疼痛刺激之时，其特征是疼痛阈值下降，正常的非伤害性刺激就能导致疼痛反应。此外，不良的心理和情绪体验也与疼痛有关，这种类型的疼痛可能有也可能没有组织损害。如果疼痛仅仅是一种躯体感知伤害的功能，从严格的解剖和生理学角度看，当去除刺激因素后疼痛应该消失。然而，用外科手术方法切断严重病理性疼痛患者的神经传导通路后，作用有限，并不能获得一致的和持续的疼痛控制。如此看来，疼痛绝非仅仅是伤害性刺激后的一种感觉。

作为一种预警信号，疼痛提醒机体采取必要的反应以应对伤害。反应包括了退缩机制以防止身体受到伤害，或将伤害减少到最低；也可以是寻求医疗帮助，这种情况下疼痛提醒个体提高警惕。个体对疼痛刺激的反应性行为是一种适应机制，这需要学习和记忆。不同的个体对疼痛刺激反应也不同，因为疼痛这种感觉是主观的，结果是疼痛很难进行评估和治疗。为了帮助疼痛评估和治疗，本章回顾了疼痛的相关术语，外周神经和中枢神经疼痛机制，帮助临床医师在治疗实践中对疼痛的理解。此外，这些知识可以帮助医师判断疼痛的发生水平，从而采取最有效的特异性治疗策略。

一、疼痛相关术语

国际疼痛研究会（IASP）建立了一个疼痛分类系统，包括了各种疼痛术语的定义和疼痛综合征的描述。过去几十年间，疼痛的术语已经发生了很多变化，而且有所增加。IASP增加了两个新的疼痛术语，神经病理性疼痛和外周神经病理性疼痛。此外，交感性依赖性疼痛和非交感依赖性疼痛已经开始使用，并与丛状局部疼痛综合征Ⅰ型和Ⅱ型有关，此前这两种疼痛综合征称为交感神经反射性肌萎缩和烧灼性神经痛，有一些作者仍在使用这两个术语。

疼痛可以分为急性、慢性和复发性。异常性疼痛包括触觉过敏，痛觉过敏，神经病理性疼痛和炎症性疼痛。在正常会产生疼痛的刺激下，却没有疼痛感觉，称为疼痛缺失。

（一）深部和表浅性疼痛

源自皮肤的疼痛定义为浅表性疼痛，这种疼痛典型地沿皮节或皮区分布。深部疼痛不像表浅性疼痛沿皮区分布，由于疼痛源自肌肉、关节、血管及受压的或有炎症的骨骼肌支配神经。神经根的放射性疼痛是一种典型的深部疼痛。应用骨骼或肌肉节段定位比应用皮节更适合定位深部疼痛。

（二）急性、慢性和复发性疼痛的区别

急性疼痛的定义是快速或突然的疼痛，功能是充当组织受损时的一种预警，引导个体躲避潜在的伤害，并寻求医疗救助，疼痛性质通常是锐痛并局限。除非存在疼痛适应性不良，否则个体对疼痛刺激的程度和范围引起的反应都是恰当的。急性疼痛治疗法的目的是减少疼痛的来源如骨折的复位，通过药物或物理治疗减轻不适感。在腰痛患者治疗模型中，DeRosa和Porterfield认为急性疼痛与伤害性刺激、组织受损有密切相关性，这种解释也适用于其他患者人群，如手和上肢的疼痛，他们推荐物理治疗方法治疗急性疼痛。慢性疼痛是一种长期的、缓慢的、渐进发作的疼痛，疼痛性质是钝性、弥漫性、难以定位的疼痛，真正的疼痛原因未明，但可能继发于之前的急性疼痛。体检发现之前的急性损伤已经愈合，提示距离急性损伤已经较长时间。

慢性疼痛的例子有慢性颈痛和慢性腰背痛，神经根压迫可能是这两种疼痛的诱导因素，但也有可能存在创伤因素及肌肉、小关节和韧带的炎症改变，导致伤害性感受器致敏。慢性疼痛经常与异常性疼痛如痛觉超敏和痛觉过敏有关。慢性疼痛的表现经常不一致、不恰当，甚至夸大，这是由于缺乏有效的疼痛缓解，常见有抑郁、挫折感、发怒症状。慢性疼痛干预通常治疗解剖和生理的异常，但实际上这种异常与疼痛的关系并不确定，这使得无法判断预后。

复发性疼痛是指疼痛复发或再次发作。自身的潜在相关因素包括身体一般状况差、体格虚弱、原来的创伤和疾病进展，也可能是发生再次损伤。再次损伤定义是之前病情的恶化。患者对复发性疼痛的反应通常是恰当的，治疗包括适当的物理治疗、行为疗法、健康教育和增强体质。

（三）异常疼痛状态

异常疼痛状态除了慢性疼痛外，还包括了触觉过敏，痛觉过敏，痛觉低下，神经病理性疼痛和炎症性疼痛。触觉过敏（也称机械性触觉过敏）和痛觉过敏是两种可以鉴别的异常疼痛，分别由于外周神经和中枢神经致敏所致。机械性触觉过敏是指正常不会产生疼痛的刺激所诱发的疼痛，如正常的皮肤摩擦和接触，轻度的积压，关节的活动等所产生的疼痛，它发生在皮肤致敏后，如皮肤灼伤、炎症和创伤。这种致敏机制的分子信号本章随后讨论。需要重点指出的是，引起触觉过敏的原发刺激并不会产生疼痛，也称非伤害性刺激。

动物神经损伤模型揭示了损伤对侧存在轻度触觉过敏现象。Li和同事研究发现一侧神经损伤后20%的实验动物对侧会产生轻度的触觉过敏。神经损伤类型包括轴突切断术、完全性结扎、部分性结扎。颈椎挥鞭性损伤也能导致双侧肢体痛觉过敏，可能是由于神经根靠近中枢神经系统。研究发现神经根损伤后脊髓内部存在胶质细胞激活现象，这种激活与双侧触觉过敏有短暂的相关性，这点与中枢神经系统致敏将进一步讨论。

痛觉过敏是对疼痛刺激产生异常增高的痛觉反应，它的机制是通过化学递质致敏外周神经。无论是痛觉过敏还是触觉过敏，都可能存在脊髓背角和脊髓以上部位的神经重塑现象，即中枢性致敏。有几种类型的痛觉过敏如冷、热、化学性过敏等，当痛觉过敏发生在损伤部位或邻近组织时，称为原发性痛觉过敏，当发生在损伤部位以远时，称为继发

性痛觉过敏。通常来说，原发性痛觉过敏是外周神经致敏的结果，而继发性痛觉过敏是脊髓内部中枢性致敏机制。造成痛觉过敏的原因包括神经压迫、肌肉损伤和炎症、肿瘤释放的炎性介质等。

触觉过敏和痛觉过敏是感觉过敏的两种形式，即对外界刺激的敏感性增加。区别是痛觉过敏是对疼痛刺激产生异常增高的痛觉反应，而触觉过敏是正常不会产生疼痛的刺激所引起的疼痛反应。痛觉减退称为痛觉低下，即对通常会产生疼痛的刺激下降的痛觉反应。

神经病理性疼痛是痛觉的适应性不良，原因是直接创伤、疾病、外周或中枢神经的损伤等。神经病理性疼痛可以表现为但不局限为神经病变、神经炎、感染、肿瘤、脑卒中、癫痫及退变性疾病，疼痛性质是持续的、烧灼样或过电样疼痛。外周神经病理性疼痛的例子有颈椎神经根性疼痛和神经卡压如腕管综合征等。

神经炎是一种特殊的神经病变，它是神经末梢、轴突和周围组织炎症变化的结果。这种炎症可以免疫介导炎症过程，无轴突断裂，也可以是外周炎症感染了神经末梢，或者是轴突内部和周围的炎症，结果就是神经支配的皮肤和软组织高度敏感。因此，通过冰敷或者药物控制神经炎症应该能够治疗神经炎患者。

神经病理性疼痛可以分为交感神经依赖性（SMP）和非交感依赖性（SIP）疼痛。交感性疼痛来源于交感神经系统，当神经切断后经常产生这种性质的疼痛，特点是自发性，烧灼性，触觉过敏和对寒冷过敏。有一种假说认为疼痛机制是神经被切断或毁坏后交感神经增生。交感性疼痛普遍存在血管运动不良，用远红外热成像可以检测到这种变化，表现为交感神经支配区的皮肤温度下降。此外，SMP还与丛状局部疼痛综合征Ⅰ型（烧灼性神经痛）和Ⅱ型（交感神经反射性肌萎缩）有关。通过药物的方法阻断交感神经，如酚妥拉明阻滞肾上腺α受体，胍乙啶阻断去甲肾上腺素释放，已经暂时治疗交感神经性疼痛，但还是交感神经切断术更可靠。关于丛状局部疼痛综合征在第115章和第116章有更详细的叙述。

总之，上述各种疼痛虽然可以单独存在，但也经常合并存在。

二、疼痛的生理学基础：外周机制

（一）伤害感受

伤害感受是组织对伤害性刺激的神经性反应，这种反应是由一种特殊的感觉受体来介导的，称之为伤害性感受器。伤害性感受器能够感知到针刺觉、烧伤、叮咬、酸痛和疼痛等感觉。组织受损能够激活位于皮肤、肌肉、关节和脏器的伤害性感受器，各种类型的伤害性感受器随后详细讨论。

组织受损后能够激活位于皮肤、肌肉、关节和脏器的伤害性感受器，与其他感觉受体相比，伤害性感受器存在于裸露的神经末端，而且分化程度最低。3种类型的伤害性感受器（机械性、热觉和混合性）广泛分布在皮肤和深部组织当中，经常协调发挥作用。伤害性感受器的阈值可变，对体内体外刺激的敏感性也不同，对微环境的变化可以适应或适应不良。例如，休眠的或者沉默状态的伤害性感受器由于阈值高，对正常的刺激没有反应，但是炎症情况下却发挥作用。

（二）伤害性感受器类型

从生理学、解剖学和分子角度看，皮肤感觉神经元非常多样，但主要分为两种主要类型，伤害性感受器和阈值较低的机械性感受器。伤害性感受器对伤害性刺激或对较长时间的非伤害性刺激做出神经反应；而机械性感受器对触觉刺激做出反应。伤害性感受器，根据髓鞘特点可以分为有髓或无髓感受器，后者也成为游离神经末梢。根据刺激方式不同，可以分为机械性、化学性、热、混合性感受器；根据直径不同，分为Ⅱ型或Ⅳ型。内脏和骨骼肌的机械系感受器和伤害性感受器有相似的异质性。伤害性感受器将外周的电信号传入脊髓，故称为传入神经元，而把脊髓信号传出到靶器官的神经元称为运动神经元。

机械性伤害性感受器能够感知剧烈触压觉的刺激，如皮肤强烈的挤压和锐器刺伤等，而且只要当外界力量足够大时，这种感受器才能被激活。机械性伤害感受器属于有髓神经纤维，属于A类感受器，也称为A-HTMR（高阈值机械性）感受器，主要含有Aδ纤维，如果根据轴突直径和传导速率，还含有Aβ纤维。这些神经纤维属于中小纤维，直径1～5mm，Ⅳ型传入纤维，髓鞘属于薄到中度厚度，传导速率从慢到中等。事实上，几种A-HTMR感受器传导速度几乎和其他类型的皮肤机械感受器一样快。传导最快的A-HTMR很可能是Aβ，但大部分A-HTMR是Aδ，因其直径较小，故传导较慢。A-HTMR所能感知的典型疼痛类型是锐痛和刺痛，且组织损伤性刺激越强，激发的传入冲动越快。有学者认为伤害性感受器只有细小且无髓的C纤维，那些粗大的传导速率快的机械性伤害性感受器属于感知快痛的感觉神经元，进化上为皮肤提供保护。一些A类感受器也能感知冷热，但只要在高于45℃或低于5℃时才能作出反应。这些感受器对温度变化的反应是逐渐变化的，在组织受到急性损害时，受到激发的速率最快。许多C感受器同时也是热感受器。

C类感受器可以被分为两种类型：一种是对机械性刺激敏感而对热刺激不敏感无髓鞘高阈值机械性感受器（C-HTMR）；另外一种就是对热和其他刺激都敏感的复合性感受器，见表113-1。对机械性刺激不敏感但却对热刺激敏感的感受器，也被称为热感受器（表113-1）。C-HTMR属于阈值高传导速率慢的传入神经纤维，只对强烈的皮肤挤压和锐器刺伤做出神经学反应。在人类，特异性的TRPV1拮抗剂和其他作用于这个受体的药物可以用于治疗多发性硬化、化疗、截肢和骨关节炎所引起的神经病理性疼痛。

混合性感受器属于C类感受器，无髓鞘，对多种刺激做出反应。皮肤受到坚硬物体的打击、化学刺激、高温（38～60℃）和低温（10～21℃）都能激活这种感受器。C类纤维激活后产生的疼痛特点是烧灼样、钝痛、酸痛且持续时间长。混合性感受器是C类感受器的一种，也称Ⅳ类传入神经，因为它们直径细（<1mm）、无髓鞘且传导速率慢（表113-1）。C纤维数量上占统治地位，80%的皮肤神经是C纤维。

除了位于体表外，C类感受器还存在于关节、肌肉和内脏。作为内脏神经的一种组成部分，C感受器据认为负责传递因肠道膀胱潴留、化学分泌、脏器炎症所造成的不愉快感觉。

另一种C类感受器划分方法是将其分为肽类感受器和IB4感受器。肽类感受器能够表达各种肽类，如P物质。这种肽类感受器神经终止于脊髓后角的第Ⅰ板层和第Ⅱ板层的外侧部分。IB4的名字来源于它能够结合IB4凝集素，表达较少的肽类，但能表达耐氟酸性磷酸酯酶，终止于脊髓后角的第Ⅱ板层的内侧部。这种感受器之间的区别导致对化学刺激的反应也不相同，表现为创伤部位的疼痛水平并不相同。

（三）伤害感受器的髓内传导通路

与其他感觉神经元一样，伤害性感受器属于假单极神经元，即从神经元胞体发出的一个轴突基础上发出两个轴突分支，外周突和中枢突。神经元胞体位于背根神经节或颅神经感觉神经节。外周支负责传递伤害性感受器从皮肤、关节或脏器感知的冲动信号，并向中枢传递，经中枢突传导至脊髓后角，释放兴奋性神经递质（如谷氨酸和P物质）激

表113-1 伤害性感受器类型

类型	引起反应的刺激	机械性阈值均值	传导速率均值（m·s）	疼痛特征
A-HTMR（有髓鞘）	剧烈的皮肤挤压，锐性刺伤	5.4（0.16~9.2）	6.9 ± 6.17（3.5~31）	锐痛 刺痛
C-HTMR（无髓鞘）	高强度机械性刺激	9.20（5.3~9.2）	1.0 ± 0.20（0.5~1.9）	锐痛 刺痛
C感受器（无髓鞘）	高热（>45℃） 严寒（<5℃）	0.31（0.16~1.26）	0.7 ± 0.04（0.2~1.5）	寒冷酸痛 刺痛
混合性感受器	重物打击 化学系刺激 热刺激（38~60℃） 冷刺激（10~21℃）	0.31（0.16~1.26）	0.7 ± 0.04（0.2~1.5）	烧灼样，钝痛，酸痛，时间长

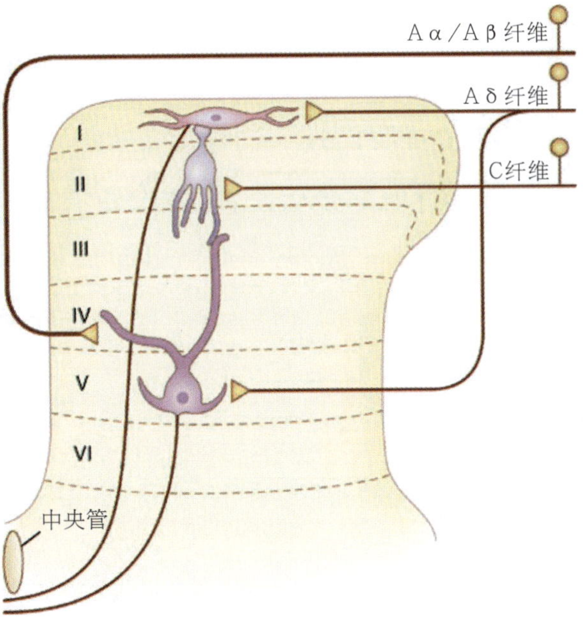

图113-1 伤害性感受器的传入神经纤维止于脊髓后角的神经元（摘自：Feilds HL Pain. New York:McGraw-Hill,1987）

活二级神经元或中间神经元。然而，这些中枢突纤维在终止于脊髓后角之前，首先要在Lissauer束（背角尖端的后外侧沟）内上升或下降数个节段。C感受器和A感受器都与脊髓后角形成突出连接，其中多数纤维终止于后角的第Ⅰ、Ⅱ和Ⅴ板层，也有一些轴突向深层走向终止于第Ⅲ、Ⅳ、Ⅶ和Ⅷ层，第Ⅱ板层通常指的是胶状质。A感受器纤维终止于后角的第Ⅰ、Ⅱ和Ⅴ板层，含有许多聚合性神经元（wide dynamic range neuron，WDR），随后讨论。而大多数C感受器终止于第Ⅱ板层，含有兴奋性和抑制性中间神经元，对伤害性刺激和非伤害性刺激都能做出反应（图113-1）。有意思的是，第Ⅶ和Ⅷ层也可以接受双侧混合性感受器的传入信号，并投射到双侧脑干网状结构，所以与弥漫性疼痛有关。

三、疼痛的生理学基础：中枢机制

（一）上升性痛觉传导通路

上升性痛觉冲动经髓内脊髓丘脑束、脊髓网状束、脊髓中脑束、脊髓下丘脑和边缘叶系统传导（图113-2），这些传导通路及其他传导通路一起成为脊髓前外侧系统。前外侧系统不仅传导痛觉和温觉，还传导非伤害性机械性感受器感知的粗略触觉和压力觉冲动信号。

脊髓丘脑束是最主要的，也是研究最多的伤害性感觉传导通路（图113-3），它包含感知伤害的特异性神经元和来自Ⅰ、Ⅳ、Ⅴ、Ⅵ、Ⅶ板层的聚合性神经元（WDR）。除了小部分沿同侧传导外，大部分上升性轴突首先沿腹侧白质前联合交叉到对侧，随后在前外侧上升终止于丘脑腹后外侧核、后方复合体内侧核和中央外侧核。痛觉、粗略触觉、温度觉都经脊髓丘脑束传导，实际上脊髓丘脑束首要功能是辨别伤害性刺激的类型并定位，随后传导到一级躯体感觉中枢（图113-3）。由于脊髓丘脑束传导还与后方复合体内侧核和丘脑中央外侧核相连，丘脑中央外侧核负责将信号传至广泛的皮质，而后方复合体内侧核与非辨别性感觉和痛觉的情感成分有关。这种广泛的联系使得痛觉不仅具有情感成分还可辨别各种痛觉的特征，如烧灼痛、锐痛、钝痛、心血管系统变化（如心率增快）、神经内分泌的影响（如恶心）等。

脊髓网状束主要含有来自第Ⅶ和Ⅷ层的纤维，其中既有抑制性也有兴奋性神经元，伴随脊髓丘脑束在脊髓前外1/4上行。大部分纤维交叉到对侧后上行，一小部分沿同侧走行。网状神经核的纤维投射到丘脑内侧核如中央内侧核和其他板内核，形成脊髓网状-丘脑-皮质环路。在众多的脑干和髓上传入和传出通路内，这种多突触的环路能够对疼痛进行调节。此外，通过板内神经核投射的纤维与许多皮质区域相连接，如前额叶边缘系统。这条感知疼痛另一条重要通路，但不定位疼痛。

一小部分位于Ⅰ、Ⅴ、Ⅶ板层的感知伤害性刺激神经元组成了脊髓中脑束，纤维投射到中脑网状结构、中脑导水管周围灰区（PAG）、上丘和同侧丘脑。多数轴突上升后交叉到对侧中脑，但也有为数众多的来自颈脊髓的轴突上升终止于同侧中脑。终止于PAG区的轴突可以通过下行痛觉通路对疼痛进行调节。脊髓臂旁束是脊髓中脑束的一部分，其纤维首先投射到臂旁核，然后是杏仁核，而杏仁核是情感中枢的一种边缘结构。因此，脊髓臂旁束与疼痛的心理因素有关。

另一种痛觉传导通路是脊髓下丘脑和边缘叶

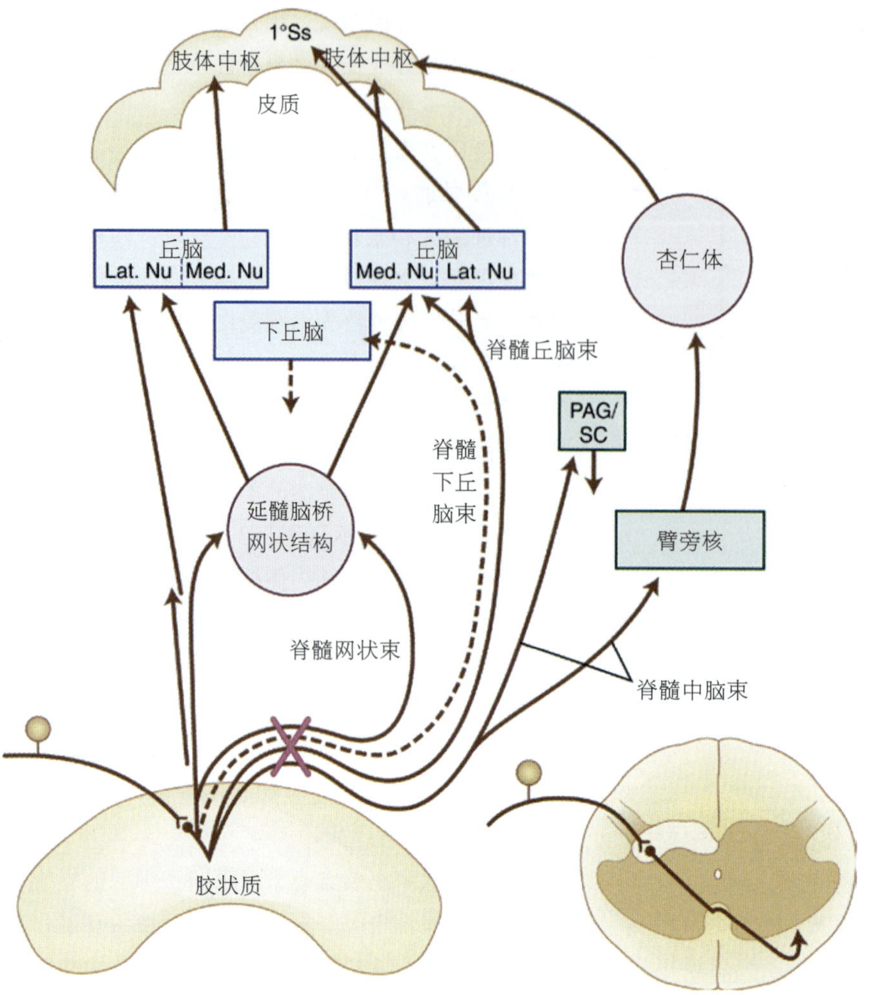

图113-2　主要上行性痛觉脊髓传导通路包括脊髓丘脑束，脊髓网状束，脊髓下丘脑束，脊髓中脑束。X代表脊髓内的前交叉。1° Ss，一级躯体感觉；Lat.Nu，外侧核；Med.Nu，内侧核；PAG/SC，灰质旁导水管/上丘；Parabrach Nu，臂旁核

系统，源自第Ⅰ、Ⅴ、Ⅷ板层，其纤维投射到下丘脑。下丘脑是髓上自主神经中心，因此这条通路是疼痛影响神经内分泌和心血管系统的通路之一（表113-2）。

（二）中枢神经系统下行传导通路在痛觉调节过程中的角色

基础研究已经确认和证实了疼痛控制的中枢机制，此外研究还发现比门控理论更有效的疼痛控制机制。在动物和人的研究中，对大脑中央导水管，第三、第四脑室周围区施以直接电刺激可以镇痛，随后发现了此机制的下行神经传导通路。这个控制疼痛的下行传导通路起自PAG区，并与髓质中缝大核形成兴奋性突触连接（图113-3）。其他源自PAG区的纤维还与巨细胞旁网状核、外侧被盖核形成兴奋性突触连接。中缝大核发出下行的血清素（5-HT）能神经纤维和外侧被盖核发出肾上腺素能神经与脊髓后角中间神经元形成兴奋性连接。这些中间神经元含有内源性吗啡物质，如内啡肽和强啡肽，它们都是抑制性神经肽类物质。当激活以后，这些中间神经元就可以抑制A类和C类伤害性感受器的活动。

内啡肽和强啡肽由不同的研究者发现，含有内啡肽和强啡肽的细胞体位于多处部位，如中脑和脊髓后角。β-内啡肽神经元主要位于下丘脑，发出轴突到PAG区。中枢神经系统的内源性吗啡物质能与特异性的吗啡受体结合，脊髓后角内含有脑啡肽的神经元激活后能够抑制组成脊髓丘脑束的神经元，从而阻断伤害性感受器的信号向脑内高级中枢的传导。此外在WDR区，脑啡肽还可能通过突触前和突触后抑制的方式，抑制A类和C类伤害性感受器的兴奋性活动。

表113–2　上行性疼痛传导路：前外侧系统的组成

传导路	髓内起源	髓上终止部位	上行方式	功能
脊髓丘脑束	板层Ⅰ，Ⅳ～Ⅶ	丘脑，VPL，POm，CL	对侧	将有害性刺激传到皮质
脊髓网状束	板层Ⅶ、Ⅷ	脑桥延髓网状结构	大多数对侧 少量同侧	疼痛调节和感知
脊髓中脑束	板层Ⅰ，Ⅴ～Ⅶ	中脑，PAG，网状结构	大部分对侧 一部分同侧	疼痛的调节
臂旁束（脊髓中脑束分支）	板层Ⅰ，Ⅴ～Ⅶ	臂旁核 杏仁体	双侧	疼痛的情感方面
脊髓下丘脑束	板层Ⅰ、Ⅴ、Ⅷ	下丘脑（自主神经中枢）		神经内分泌和心血管系统

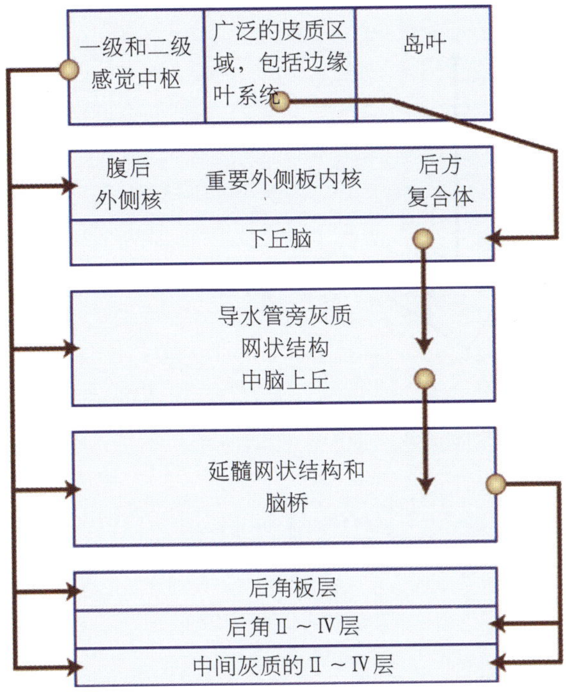

图113–3　调节疼痛的下行传导路草图。脊髓网状束和脊髓中脑束的传入信号能够激活调节疼痛的下行传导路。CL.中央外侧核；POm.后方复合体内侧核；S.躯体感觉中枢；VPL.腹后外侧核（引自：Haines DE，et al. Fundamental Neuroscience for Basic and Clinical Application.3rd ed.Philadelphia：Churchill Livingstone；2006.）

（三）高级皮质中枢：在疼痛情感分布中的角色

前面所述，疼痛是一种不愉快的情感体验，心理学上这种现象称为继发性情感，有多种机制去解释这种现象。第一，脊髓内有许多并行的传导束投射到低位脑干和边缘叶系统，可以激活自主神经系统和躯体运动神经系统。第二，脊髓内并行的传导束还投射到丘脑神经核团，丘脑内侧核如板内核和中央外侧核将疼痛信号传至前额叶、岛叶、扣带前回、后侧顶叶皮质；而丘脑外侧核如腹后外侧核绝大部分投射到一级和二级躯体感觉中枢。第三，很多皮质接受来自各种疼痛传导通路的直接或间接的信号输入。第四，研究证明大脑在疼痛调节上，存在着全身性的双侧大脑整合机制。例如，一级和二级躯体感觉中枢负责疼痛定位和辨别疼痛性质，边缘叶系统皮质和皮质下区的投射。Coghill等应用正电子发射体层摄影分析大脑各个区域发现，大脑感知刺激的强度涉及众多领域，如感觉方面（一级和二级中枢，后岛叶皮质），运动方面（小脑，基底节，运动皮质，前扣带回），情感和自主神经方面（前扣带回和岛叶），注意力分配方面（前扣带回、一级感觉中枢、前运动皮质）。很多大脑区域受到伤害性刺激后都可以双侧激活。对疼痛的预期判断也可以对非痛性躯体感觉刺激的处理产生影响。总之，疼痛的定位、不愉快的情感和心理体验通过感觉中枢、运动中枢、边缘叶皮质及皮质下中枢相连接。临床医师应该额外重视运动中枢及其回路，以及可能影响到运动中枢的其他因素。

（四）历史理论：门控理论

1965年Melzack和Wall引入了一个概念，感知伤害性感受器冲动信号的脊髓后角神经元某种程度上也受非伤害性感受器影响。他们提出脊髓的胶状质负责疼痛信息处理，有各种“门”在大的传入纤维和痛觉纤维之间负责开关（图113–4）。这个理论为许多临床现象提供了合理的解释，也为新的治

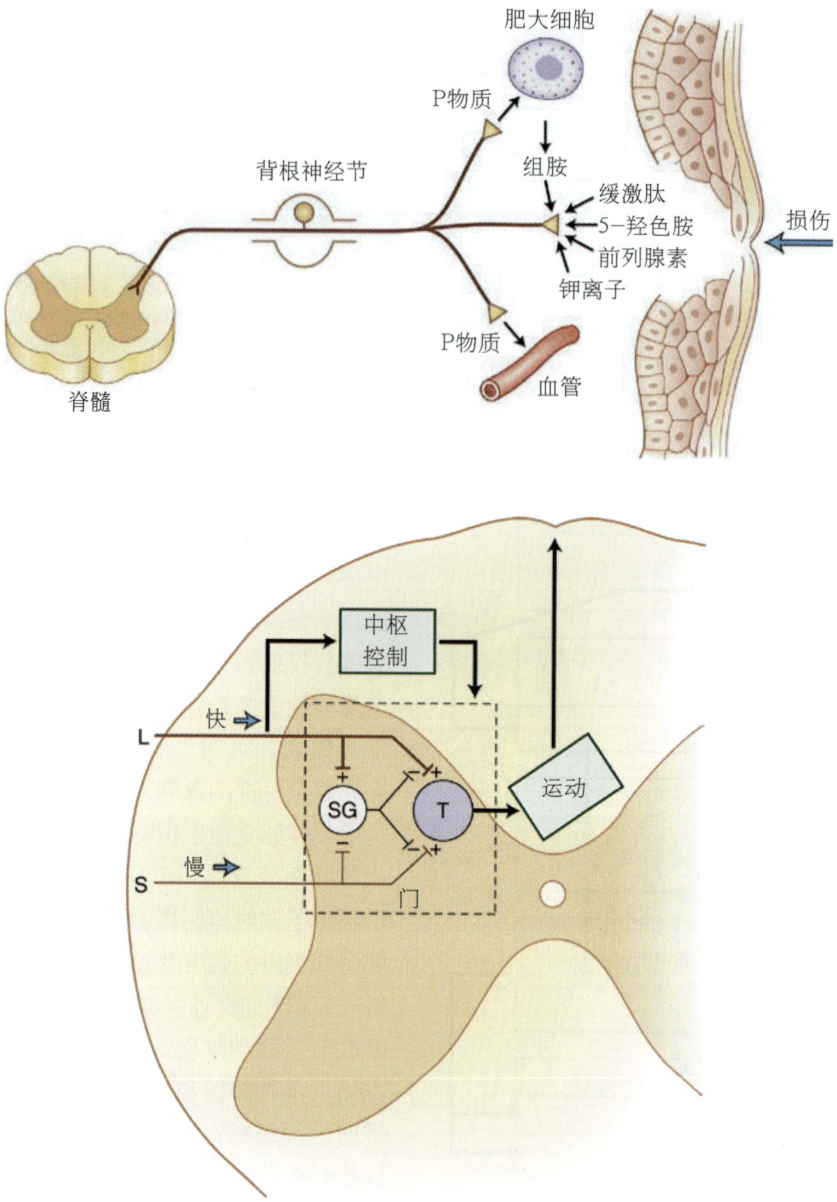

图113-4 Melzack和Wall的门控理论

疗方法提供了理论基础，比如经皮电刺激和脊髓背侧电刺激。

“门”的关闭发生在后角板层的第Ⅱ层。然而，新的证据表明这种门控机制也发生在背侧根和中脑。此后，门控理论进行了一些改进，以解释脊髓水平中间神经元对疼痛的抑制作用和下行传导通路在疼痛调节方面的影响。Melzack和Wall的重要贡献就是推动了疼痛机制和传导通路的深入研究。

四、外周和中枢神经致敏化

神经可塑性是指发生在外周和中枢神经系统的一种现象，通常定义神经系统为应对不同的外界环境而发生的功能变化。可塑性是慢性疼痛的内在病理生理机制。当非疼痛性刺激激活伤害性感觉传导通路后，这就是所谓的外周神经致敏化现象。外周神经致敏化导致伤害性受体功能发生变化，表现阈值下降，反应性增强，结果是传入神经元的突触前神经递质释放增加。研究发现，脊髓后角的突触前兴奋递质的大量突然的释放是中枢神经系统致敏化的机制之一。中枢神经系统致敏化的突触后机制包括脊髓二级神经元兴奋性增高，第二信使和抑制通路。

（一）外周神经致敏化

组织受损和炎症的后果就是大量的化学介质释放到损伤部位，从而使伤害性感受器致敏，当感受器再次受到刺激后敏感性增强。组胺、5-羟色胺、缓激肽、前列腺素E2、炎性细胞因子、去甲肾上腺素、辣椒素、钙调相关基因肽、P物质都能影响感受器的阈值，一些新的化学物质如蛋白酶、生长因子、其他细胞因子、趋化因子逐渐被发现有类似作用（图113-5）。这些物质可以来源于不同的细胞，如释放炎性细胞因子的细胞包括受损的神经元及周围组织，外周肥大细胞和巨噬细胞等免疫细胞，脊髓胶质细胞等。通常这些介质作用于外周组织的伤害性感受器受体，使其阈值下降，炎症状态下反应性增高。有研究表明在轴突水平α肿瘤坏死因子增加，轴突周围的炎症改变增强了伤害性感受器的放电。这种增强的轴突放电导致伤害性感受器在脊髓后角的中枢端释放大量化学递质。由于外周炎症导致A型有髓传入感觉纤维开始表达炎症介导的疼痛相关神经肽，脊髓突触活动增强也可能是这种变化的结果。炎症状态下，非伤害性感受器A/机械性感受器对压力和运动表现出增强的反应；高阈值的A和C感受器对不是特别强烈的刺激如轻压觉就被激活；静止的伤害感受器在机械性刺激下也被激活。这种神经机械性高敏状态持续的时间和强度取决于组织和神经受损的严重程度。总之，外周神经致敏化就是化学递质介导的伤害性感受器的过度活动，导致敏感性增高，对非疼痛刺激做出疼痛反应（触觉过敏）或对疼痛刺激作出夸大的、延长的疼痛反应（痛觉过敏），甚至引起慢性疼痛。

（二）中枢神经致敏化

中枢性致敏化的定义是中枢神经对外界或内部刺激的适应性变化，其特征包括：①异常疼痛，如痛觉过敏或机械性触觉过敏；②细胞或生化改变，如神经递质、受体、离子通道的功能变化；③神经元的结构和功能及生存状况的变化。一级传入神经元及其二级传入神经元突触网络的改变是中枢神经致敏化的征象。有两种典型的中枢神经致敏化，分别是活动依赖型和转化依赖型。活动依赖型指伤害性感受器的传入信号引起中枢神经快速而短暂的突触变化，继发脊髓内突触传导活动增强，这种变化有可能是神经兴奋性易化和抑制功能下降后的一种

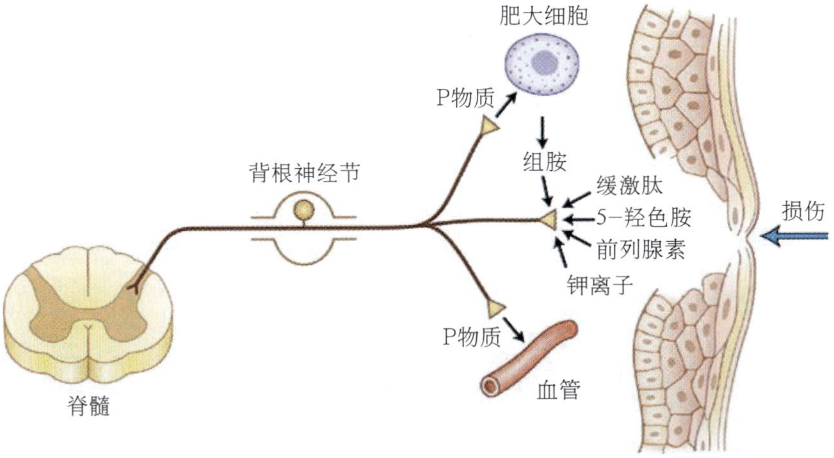

图113-5　化学性介质可以致敏甚至激活伤害性感受器的外周末梢。创伤或组织破坏后引起缓激肽、前列腺素释放，两者都可以激活和致敏伤害性感受器。感受器激活后释放P物质和其他肽类物质。P物质作用于感觉神经末梢的肥大细胞，诱使其脱颗粒，释放组胺，而组胺则可以直接兴奋伤害性感受器。P物质还可以扩展外周血管，继发组织水肿，导致缓激肽的进一步释放

即时反应。转化依赖型指的是一种中枢神经突触传导的慢性诱导性改变，其特征是这种长程的作用引起神经可塑性大大超过了起始冲动的效果，甚至不需低阈值的外周信号驱动就可以发生传导。

应用外周神经损伤动物模型研究发现，机械性触觉过敏和痛觉过敏与脊髓炎症反应有一定联系。例如，在颈神经根压迫或切断后，脊髓内伤害性神经肽表达增加与机械性触觉过敏有关。在另一些研究发现，外周神经切断后，应用药物阻断小胶质细胞和星形胶质细胞可以降低机械性触觉过敏。应用神经病理性疼痛模型发现，抑制脊髓小胶质细胞的活性和前炎性细胞因子，可以逆转坐骨神经周围注射酵母聚糖造成的机械性触觉过敏。

双侧和镜像触觉过敏现象及区域外的疼痛现象为中枢神经致敏提供了进一步证据。例如，在腕管综合征患者，感觉异常和感觉过敏从正中神经支配的皮肤肌肉区域扩散到正中神经以外区域，中枢神经系统可塑性据认为是这种现象的内在机制。临床上有报道烧灼性疼痛或反射性交感神经营养不良患者存在镜像和双侧疼痛现象，在神经病理性疼痛、颈神经根压迫和关节炎动物模型中也存在这种现象。暂时性的颈神经根压迫导致的双侧机械性触觉过敏与脊髓内胶质细胞活动有关，这也表明存在中枢性机制。脊髓水平感觉信号传入过程的异常变化也被认为是镜像疼痛的原因。有学者提出，受外周神经影响的同侧脊髓后角神经末端区域所释放递质会影响周围感觉神经的信息处理，因此产生远隔部位或对侧效应。虽然中枢神经致敏化的证据不断被报道，但是这种神经可塑性的确切分子和细胞机制仍然是一个谜。随着不断的科学研究，对中枢神经致敏化病理生理基础的探讨会促进治疗慢性疼痛药物的研发。

五、小结

本章论述了伤害性感受器及其信号传导和疼痛调节机制，应该作为临床决定的基础。仍需进一步研究疼痛的神经科学基础，以发现更多的疼痛传导通路信息及控制机制。当制订治疗计划时，临床医师一定要考虑到疼痛的来源、疼痛的临床评估及调节机制，然后对疼痛的本质、相关症状、治疗预期结果形成一个总体预判。相关内容将在下一章讨论。

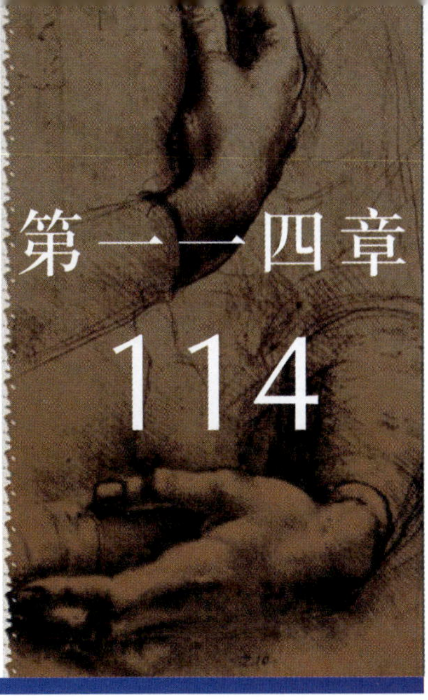

疼痛的处理：治疗师的处理原则

原著者 JANE M. FEDORCZYK, PhD, PT, CHT, ATC
译校者 白金柱　洪　毅

关键点

- 疼痛是多维的：在检查中可能需要一个或多个测试或测量。
- 疼痛可能是其他肌肉骨骼损伤的原因或结果，所以无论是检查还是医疗策略都要解决这些相关问题。
- 确定引发疼痛的主要来源将会帮助治疗师制订适当的医疗策略。
- 尽管对使用何种介入方法调节痛觉证据不足，患者依然愿意寻求缓解疼痛的治疗措施。

疼痛被定义为一种不愉快的感觉和情感体验，它与实际或潜在的组织损伤有关。它是患者求医的主要原因。正如第113章中所述，疼痛的机制是复杂和多维的。每位个体患者的疼痛体验都是独特的，因此对于治疗师和外科医师而言，疼痛的评价和治疗就成为了一种挑战。

医疗保健组织认证的联合委员会（JCAHO）在认可的设施内需要评估和适当的治疗疼痛。疼痛被视为“第5个生命体征”，应与其他生命体征（血压、心率、呼吸频率和体温）一起定期测量。虽然这并非是所有治疗患者上肢和手（功能障碍）临床医师在JCAHO认证的机构或诊所的工作，但是疼痛评估在手康复中是必不可少的。我们对疼痛的初步评估使我们能够选择适当的干预措施，确定一种特定的干预措施以缓解疼痛。同样的，如果疼痛的性质不简单，那么临床医师就需要确定疼痛的范围和位置，以及导致患者疼痛的根源。疼痛是一种常见的与肌肉骨骼损伤相关的症状，包括多发性损伤。它也可能与心血管、肺、皮肤、神经肌肉、新陈代谢和内分泌系统的病理有关。疼痛可发生继发的循环、呼吸、关节完整性、肌肉功能和姿势的损害。疼痛的存在可能会导致运动功能的丧失、肌肉功能下降、感觉辨别力下降和水肿。继发于这些损害的是，日常生活活动能力和职业、体育和休闲活动都有可能受限。因此，对疼痛的评估一般包括全面检查和局部筛查。此外，疼痛的治疗将包括减轻疼痛的策略及处理引起疼痛的损伤，或对疼痛引起的损伤进行干预。

一、疼痛的临床评估

由于疼痛反应具有高度的主观性和个体性，疼痛是临床上最难检查的症状之一。已研制出一些测试和测量方法来量化疼痛，使疼痛的体验客观化。然而，因为患者提供的疼痛知觉信息具有个体差异，所以它也仍然被认为是“主观的”。影响患者疼痛体验的个体因素，包括性别、年龄、社会、文化和遗传因素。

Nolan描述了疼痛的5个组成部分：生理的、知觉的、情感的、认知的和行为方面。表114−1定

表114–1 Nolan描述的5个疼痛组成部分

组成部分	解释
生理的	作为伤害性刺激的来源或疼痛的来源的损伤或组织损害
感觉的	疼痛感受器对脊髓上行疼痛传导通路传导的感觉使大脑提醒个人对疼痛刺激的反应，人意识到疼痛并远离它
感性的	涉及个人的情绪和心理状态，从而影响人回应疼痛；个人的情绪状态，也可能会影响他（她）对疼痛的反应
认知的	患者关于疼痛原因的知识；如果个人明白他（她）疼痛的来源或性质，那么他（她）通常对疼痛的反应是更恰当的；缺乏信息或错误的信息会加强或压抑对疼痛的行为反应
行为的	个人对疼痛经验的表达，包括了其他疼痛因素的相互作用

义了每个组成部分。我们在患者身上观察到的疼痛行为代表所有5个组成部分之间的相互作用。观察患者的行为变化，包括他或她是如何报告疼痛的，这是临床医师评估有效干预的主要依据。

所有为疼痛建立的评估类型都是本质要求相同的不同形式，每位治疗师都需要向患者提出这个要求，作为彻底的临床检查的一部分。这个要求就是："描述你的疼痛"。疼痛通常是手部治疗患者的主要症状。所以，它是一个治疗师检查和干预的重要组成部分。

测试的可靠性很容易受测试方法的影响，患者疼痛的情感和认知成分及个体因素可能会影响其对疼痛的感知。例如，当骨折、肌腱损伤或挤压伤的患者第一次进入诊所进行早期活动时，他或她可能会担心完成练习的情况，疼痛分数会高。患者可能会认为现在开始锻炼为时过早，锻炼可能会疼痛或者引起软组织损伤。然而，当第一阶段过后，在随后的就诊中，患者更有可能放松，自述疼痛得分下降。另一个例子就是许多手部受伤或手部有疾病的患者可能会经历后续的二次手术治疗。临床经验已经证明二次手术后患者对疼痛的反应通常没有第一次强烈。若患者理解了康复的过程，预期的焦虑和疼痛行为会减少。

（一）痛阈和疼痛耐受力的比较

在临床疼痛试验中，对于不同的受试者和在不同的时间段对于同一受试者的疼痛阈值具有高度的可重复性。阈值测试代表疼痛的感觉成分，确定一个刺激是否能引起疼痛。相反地，疼痛耐受力充满变数，并且与疼痛的情感和认知成分有密切的相关性。耐受力意味着一个个体可以承受多大的疼痛。影响疼痛的耐受力的变量包括疲劳、缺乏控制、应激和焦虑。在检查中，治疗师应当确定是否存在调节疼痛耐受性的任何变量。治疗干预，如对患者进行康复过程和睡觉时的体位摆放的教育，这对减少与疼痛耐受力有关的一些变量是非常有帮助的。

（二）临床推理：疼痛调解的来源

当治疗师收集关于疼痛的信息时，建立一个有关患者疼痛调解来源的假说是必要的。有时，这很容易由转诊诊断确定，但对于有长期疼痛的患者，治疗师必须经常仔细地回顾检查所见以确定疼痛调解的主要来源。国际疼痛研究协会（IASP）已经建立了疼痛的分类系统，包括对疼痛术语的定义和对疼痛症状的描述。这些已建立的分类加强了科学文献和诊所之间的交流。Gifford和Butler已经运用了IASP分类系统的组成部分来促进治疗师对以疼痛为主要症状患者的疼痛调解主要来源的临床推理。了解疼痛调解的来源使治疗师能够有效地评价和治疗疼痛症状。

1.外周伤害性

受损的肌肉骨骼组织被作为是疼痛调解的来源。正如第113章所讨论的，组织含有痛觉感受器，来接受化学、机械或热刺激，产生神经冲动沿痛觉纤维传达到脊髓后角。这些冲动被皮质记录为疼痛。这种疼痛调解的来源通常与急性炎症和组织损伤有关（外周感受作用）。伤害性疼痛通常与急性躯体疼痛有关，但它也有可能在有慢性疼痛的患

表114-2 颈椎的牵涉性痛：与躯体相对的神经

牵涉痛的类型	起源	疼痛的性质
躯体的	任何神经支配颈椎肌肉骨骼结构包括下列各项：关节突关节，结构，韧带，肌腱/肌肉，椎间盘，硬脊膜	迟钝的、弥散的、疼痛的、局部的不适
神经的	脊神经或神经根所造成的机械性刺激或压迫	特点：尖锐的，击打的，刺痛的

者身上出现。随着组织愈合发生，预期疼痛就会消退。常见的用于调节疼痛的治疗干预措施，如物理因子、矫正干预和分级运动通常是有效的。手外伤患者或术后患者通常有伤害性疼痛。

2.外周神经源性

疼痛的来源是周围神经系统的一种损害或功能障碍。损伤或功能障碍的区域被称作异常冲动发生器位置（AIGs)。疼痛由受损神经组织的机械或化学刺激介导（AIGs)。单侧上肢周围神经性疼痛包括神经根性颈椎病导致的疼痛和与周围神经卡压有关的疼痛，如腕管综合征。Bogduk描述了与颈椎躯体性疼痛和神经源性疼痛有关的临床差异。在脊髓C_3或以下水平的结构可以引起同侧上肢的牵涉痛。高位颈髓水平只引起头部和颈部的牵涉痛。神经牵涉痛还伴有神经系统症状，如肢体麻木、感觉异常和无力。如表114-2所示，这些差异可以帮助治疗师确定疼痛调解的主要来源是外周神经性还是伤害性疼痛，或两者皆有。

3.中枢性疼痛

疼痛是由中枢神经系统（CNS）损伤或功能障碍介导的。理论上认为，中枢神经系统神经元或突触的异常敏感性或放电与疼痛的机制有关。这些疼痛症状的性质是不一致的，并且与外周神经源性疼痛表现不同。通常与刺激和反应没有关联或很少有关联。由于中枢神经系统伤害感受器的异常活动，可能会突然出现无缘无故的疼痛、“有意识的”疼痛或不知从何而来的疼痛。异常的疼痛如痛觉超敏和痛觉过敏是由中枢介导的。常规的治疗干预对于这种类型的疼痛通常是无效的。药物和行为矫正对于有中枢性疼痛的患者而言是调解痛觉的关键。

4.与交感神经系统相关的疼痛

疼痛的主要来源被认为是交感神经系统的。复杂的区域性疼痛综合征的两种类型：Ⅰ型（灼痛）和Ⅱ型（交感反射性营养不良）都与这种疼痛调解源有关。第115和第116章讨论了对有这种疼痛调解来源的临床检查、药物治疗和治疗师的干预措施。

5.情感性疼痛

这种疼痛的来源是中枢神经系统内的，主要与关注情感或影响情绪的神经元和传导路有关。边缘系统可能是这种疼痛调解的来源。其他疼痛调解的来源可以通过情绪状态的变化影响或增强。如前所述，这与疼痛耐受力的概念有关。治疗干预必须包括患者教育，以此来改变情感变量对疼痛输出的影响。

6.牵涉痛

牵涉痛是发生位置远离疾病或损伤源的的疼痛。疼痛的发生、持续时间和感知在很大程度上取决于疼痛的主要原因。由于内脏和外周伤害感受器会聚在同一脊髓神经根上，因此会发生所谓的牵涉痛（图114-1)。在单侧上肢，牵涉痛因内脏结构（器官）一般只限于肩胛带区域（图114-2)。心脏、脾或胆囊的感染或阻塞可对膈肌直接产生压力并引起肩部的牵涉痛。胆囊位于膈肌的右侧，可能引起右肩的牵涉痛，心脏和脾可能引起左肩的牵涉痛。胰腺的位置可以产生左、右肩牵涉痛。这里的联系就是膈肌是由膈神经支配的，膈神经包括C_3-C_5颈神经根。肩部的皮肤也是由C_4和C_5颈神经根支配的。

其他常见的单侧上肢的牵涉痛的类型是神经根或神经源性的如外周神经源性疼痛。最常累及C_5，C_6和C_7的神经根，可能会引起同侧肩、肘、前臂和手的牵涉痛。关于神经源性牵涉痛检查和治疗的更多信息，请参见第53章和第55章。

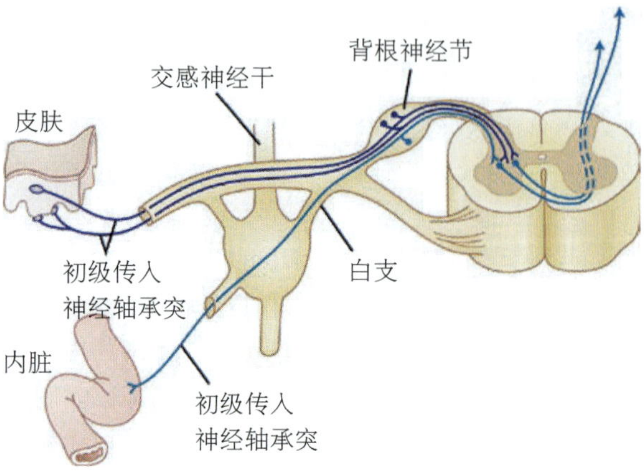

图114-1 牵涉痛会聚投射学说的图解

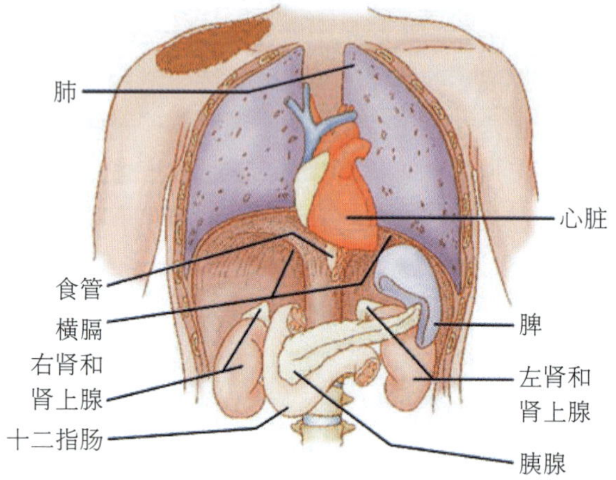

图114-2 直接来自邻近横膈膜的发炎的、感染的或阻塞的器官的压力可引起同侧肩部的牵涉痛（引自：Goodman CC，Snyder TEK，et al. Differential Diagnosis for Physical Therapists：Screening for Referral，4th ed. St. Louis：Saunders Elsevier，2007.）

（三）临床疼痛评估的测试和措施

为疼痛评估选择适当的测量方法取决于治疗师试图获取的疼痛来源。表114-3用适当的疼痛的维度来对疼痛的测量进行分类。大多数的工具只描述疼痛评估的一个方面。多维的工具可能会更有用，因为它能把疼痛和其他症状与功能结合在一起。

1.疼痛访谈

作为临床检查主观部分的一部分，治疗师可以就患者对疼痛的感知提出一系列问题。问题应该引出关于疼痛的剧烈程度、性质、时间和物理特性等

表114-3 疼痛的衡量应用于疼痛的适当规格

疼痛的规格	用于疼痛的衡量
空间（位置）	疼痛的图画或身体图
强度（多少）	文字的或视觉的量表
性质	患者面谈
持续性	疼痛日记，重复评定量表或疼痛图纸
功能障碍	自我报告或具体的成果问卷调查

方面的信息。剧烈程度通常用疼痛的严重程度来描述。疼痛的性质可被描述为灼痛或尖锐、刺痛。疼痛的时间包括疼痛是持续的还是间断的。它也可能包括一天中疼痛好转或变坏的时间和什么样的活动可能加剧疼痛。疼痛的物理特性指疼痛的位置，疼痛是否为放射性的、局限性的或弥散性的。进行访谈的时候，治疗师需要注意不要提出关于疼痛的诱导性问题。也应避免提出过于宽泛的问题（比如你在任何时候都有疼痛吗）。框114-1回顾了疼痛访谈中常见的问题。

2.评定量表

文献中提出了许多评级量表作为参考测量患者疼痛强度的方法。这些评定量表相对快速且易于实施。它们可以以口头或视觉形式呈现。评定量表可以作为疼痛初始评估的一部分，也可以在后续治疗或程序之前、期间或之后使用。从评定量表中获得的信息常过于模糊，不能真实反映疼痛的总体体验。从评定量表中获得的信息是瞬时的，因此对临床医师制定有针对性的全面缓解疼痛的干预措施所提供的有效性是有限的。为了执行用数值表示的评定量表，治疗师一般要求患者确定一个数值作为他（她）对疼痛的感知，或者“给疼痛分级”，数值的范围是0～10。0是指没有疼痛，10是患者曾经经历过的最大疼痛。视觉模拟量表（VAS）有一些修改（图114-3）。通常，它包括一个10cm的水平线或垂直线，代表疼痛水平的范围。除了在这条线的两端，这条线可能没有记号或描述性的文字，其中一端代表没有疼痛，而相对的一端代表最严重的疼痛。其他视觉量表可能会有更多的连续性文字描述。患者在线上做标记来表明他（她）的疼痛水平。使用评定量表时可能出现的问题是患者可能最开始评定的结果就是靠近或就在刻度的一端，表示

框114–1 访问患者期间关于疼痛的常见问题

疼痛的位置

你感到哪里痛（患者可能会指出疼痛的区域）
你的疼痛是深处的（关节里）还是表面的

疼痛的性质

你的疼痛是持续的还是间断的
如果是持续的，它的强度会有变化吗
如果是间断的，那你什么时候感到疼痛
你的疼痛一般持续多长时间
疼痛发作的频率（频繁的、偶尔的）
多长时间痛一次
你现在痛吗（访问期间）

疼痛的表现

描述你的疼痛（跳痛、锐痛、钝痛）
疼痛是否移动或扩散到其他区域
疼痛是否因运动而加剧
疼痛是否因某些姿势而加剧
你可以演示一下引起疼痛的运动或姿势吗
你患有与疼痛有关的僵直吗
你在休息的时候会痛吗
你是晚上痛还是早晨痛
疼痛会使你在睡眠中痛醒吗
你在活动时会痛吗
你在活动后会痛吗
什么使你的疼痛加剧
什么会有助你缓解疼痛
你会做什么来缓解疼痛

最痛，然后患者感到更痛。在这种情况下，患者在刻度上的反映可能会超过上限。

3.身体图表或疼痛图示

患者或医师可以画出一张包含正面和背面的人体图。对于手部患者，上肢放大图可能更适合代替全身图（图114–4）。这将更有助于标注上肢疼痛的位置、强度和性质。然而，当检查一个长期疼痛的患者，我们更倾向于应用一个全身的图表来确定所有导致疼痛的可能性，中枢致敏性患者通常会报告弥散的疼痛或继发性痛觉过敏，所以全身图将适应于评估调解这些疼痛类型。彩色铅笔、阴影度或符号可以用来代表疼痛的强度和性质。与病理有关的麻木和感觉异常可以使用不同的识别标记，如虚线区域为感觉异常、交叉阴影为麻木区域。字母如“E”和“I”可用于识别疼痛感位于外部或内部，这些表明疼痛分别发生于浅或深部结构内。可以使用不同的数字，对图表上不同疼痛区域进行数字评分。

4.自我报告问卷

在过去10～15年中，文献中描述了大量的自我报告问卷。其中包括生活质量问卷（如SF–36），特定区域的问卷[如手臂、肩部和手的功能障碍（DASH）]和特定疾病的问卷（如腕管综合征）。这些自我报告的问卷可以决定与疼痛的主诉和功能表现的相关性。密歇根大学的手问卷结果可以用于确定患者疼痛感觉和功能的变化。许多类型的上肢问卷的详细描述见其他地方。在这些调查问卷中，疼痛评估量表可能比独立的疼痛评估工具对于确定干预措施更有价值。要了解更多有关这些措施的使用，请参阅第16章。

5.McGill疼痛问卷调查表

McGill疼痛问卷提供了一个多维视角综合观察疼痛的方法。一个简易表格和一个长表格已经被临床广泛使用。长表格由4个部分组成。问卷的一部

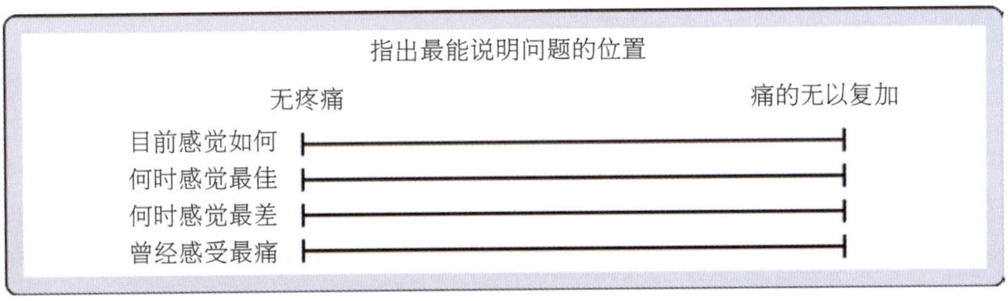

图114–3 Schultz上肢疼痛评估中的视觉模拟量表（Copyright 1993，Karen Schultz-Johnson.）

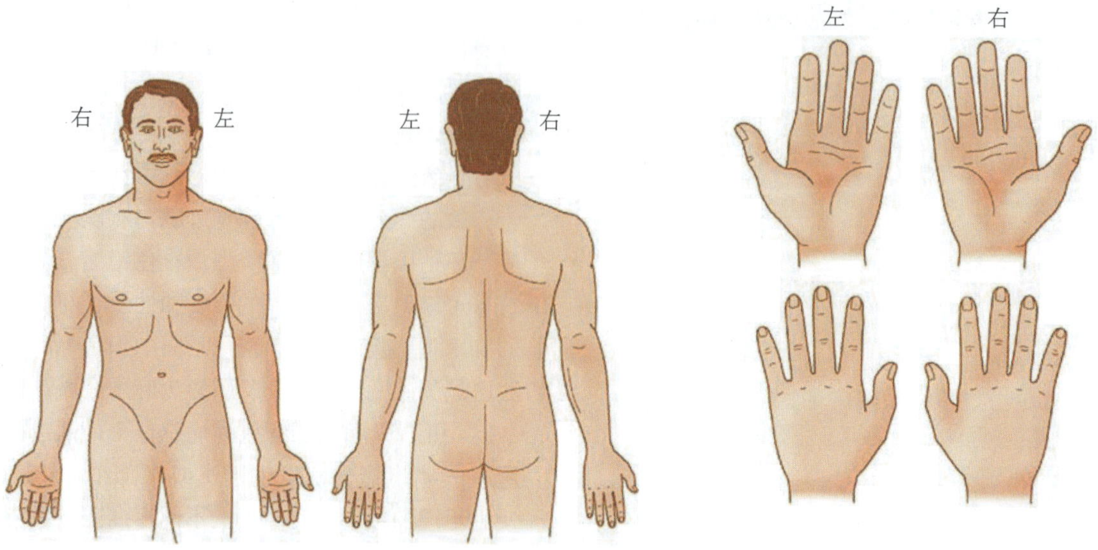

图114-4 专门为单侧上肢疼痛制定的Schultz上肢疼痛评价的体图（Copyright 1993，Karen Schultz-Johnson.）

分涉及质量和强度的分类和排名方面的文字描述，患者从每组词语中只选择一个单词。如果它不能与患者的疼痛感觉相符合，可以省略词组。另一部分包含了改良的视觉模拟评分或当前疼痛指数的评定量表；这是由被设定为一定数值的描述性词语组成的。剩下的部分包含一个身体图表和一个关于先前对疼痛时间描述的问卷。

6.压力痛阈

许多作者已经报道了使用可靠的压力测试计来量化产生压痛点所需的压力量，正如患者的压力疼痛报告所报告的那样。Algometer评分越低，则表明压痛点疼痛增加。压力耐受得分越高，疼痛越轻（图114-5）。压力测试计可用于测量机械性刺激的痛觉过敏。原发性痛觉过敏，如在损伤部位压痛点进行检查，而继发性痛觉过敏则在远离损伤部位的地方进行检查。原发性痛觉过敏与外周伤害性或神经源性疼痛原因有关，如炎症。继发性痛觉过敏是中枢致敏或脊髓背角内疼痛刺激标记或改变的过程。

单丝（Von Frey或Semmes Weinstein）可用于检查痛觉超敏，这是一种对非疼痛刺激的疼痛反应，尤其是在远端肢体。术后可沿手术瘢痕看到痛觉超敏，通常称为超敏瘢痕。它也是复杂区域性疼痛综合征的常见症状。单丝可以分级使用，就像

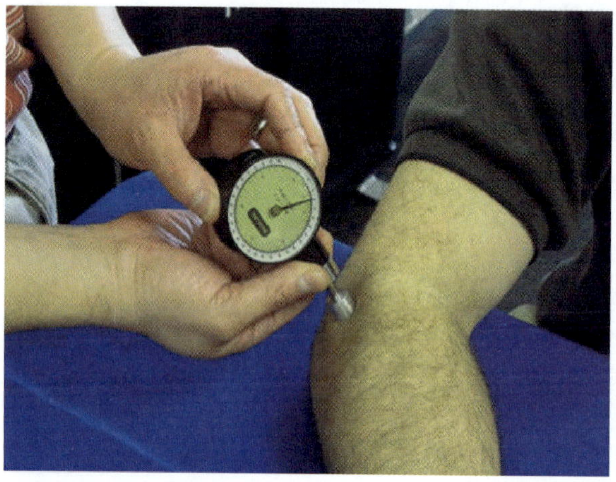

图114-5 压力测试计

它们用于灵敏度测试一样。然而，痛觉超敏反应将是痛苦的，而不仅仅是对轻触的积极反应。

二、疼痛管理干预措施

在完成体格检查和疼痛评估后，治疗师应运用临床推理建立一个疼痛调解的主要来源及相关症状的假设。如前所述，疼痛可能是由其他肌肉、骨骼损伤引起的，如肌肉性能下降或运动丧失，或者疼痛的存在可能导致类似的损伤。治疗师的康复计划可能需要解决这些障碍及对疼痛进行直接干预。本章提供了特定临床条件下疼痛干预的具体内容。

下文概述了用于治疗疼痛主要症状的干预措施。

除患者教育外，大多数减少疼痛的干预治疗的是基于减少组织愈合过程中的炎症反应，通过门控机制调节疼痛，作为诱导剂和分散剂，并释放内源性阿片类物质。此外，恢复功能或减少影响因素（如运动减少或肌肉无力）的干预措施可消除疼痛刺激物或刺激。

1965年，Melzack和Wall提出疼痛信息的处理发生在脊髓胶状质（表层)。某些类型的门控机制涉及相互影响大的传入（感觉或运动纤维）和疼痛纤维。该理论为许多以前无法解释的临床观察和新疗法提供了一些理论基础，包括经皮神经电刺激（TENS）外周神经。

（一）患者教育

治疗师应该花时间向患者解释疼痛的主要症状，包括疼痛调解的来源。当患者了解他(她)的疼痛情况时，在康复过程中治疗师可能会看到患者焦虑的减轻。患者需要明白，他们的治疗，尤其是锻炼，不会导致更多的组织损伤或疼痛。患者教育还应使患者成为康复计划的积极参与者。对一些患者可能需要不断强调这一点。如果患者是积极参与者，则会较好的遵守家庭计划和随访。重要的是，为患者提供家庭计划的图片和书面说明，因为疼痛可能会分散他们记忆完整方案的能力。随着数码相机及电脑的普及应用，治疗师们可以更容易地获取家庭计划的图片。患者教育还可能包括分级治疗性运动、加重活动中符合人体工程学考虑、日常生活活动（ADLs）的调整、关节保护原则、姿势和姿势意识，以及营养和运动方面的生活方式改变等。无论疼痛调解的来源如何，这种干预对所有患者来说都是必不可少的。

（二）休息和无痛运动

应指导患者避免加剧他们痛苦的运动或功能性疼痛活动。无论疼痛调解的来源如何，这种干预对所有患者来说都是必不可少的。可能无法避免所有活动，尤其是ADLS。患者必须充分了解持续休息或完全固定对肌肉骨骼组织的愈合是有害的，因此，如何调整这些活动以最大限度地减少痛苦是关键。可应用矫形器或肢体固定为疼痛或受伤的组织提供间歇休息，但应全天进行无痛、可控范围的运动训练。

在急性外周伤害性疼痛的情况下，患者在运动期间可能会感到一些不适，但运动后会迅速缓解。患者和治疗师可以通过观察组织反应性来衡量治疗性运动计划。与运动相关的疼痛应在30min内消退，不会增加水肿，如果运动强度合适，也不应失去运动能力。如果运动后疼痛、水肿和僵硬持续增加，应重新评估和降低治疗性运动计划。

（三）物理因子

常用于疼痛调解的物理制剂有热剂和诱导电镇痛的电疗技术。物理制剂也可用于促进组织愈合或控制水肿，也可促进疼痛调解。这些药物很少单独使用。它们可与治疗性运动、矫形干预和患者教育结合使用。手治疗师应考虑生理、物理特性，提出疼痛调解措施，以及预防各种物理制剂禁忌证，以确保安全有效地使用于手外伤患者。特定方式的选择将取决于疼痛调解的来源和其他因素，如水肿、炎症和肌肉保护。此外，需要考虑手外伤潜在的禁忌证或预防措施。第117章提供了手部治疗中物理制剂调解疼痛的更多信息。

热和冷对疼痛的调解都是短暂的。尽管缺乏数据，许多临床医师还是在治疗性运动计划和功能活动之前或之后使用热剂来增强患者参与能力。应用浅表或深部加热可增强关节活动，这可能是通过加热增加了胶原蛋白的延展性，减轻了患者的疼痛感觉。

TENS是指使用表面电极进行外部电刺激。自从Melzack和Wall在1965年提出门控理论以来，TENS已被普遍用于疼痛的缓解。电镇痛是一个通用术语，用于描述使用电刺激或TENS进行疼痛调解的结果。表114-4详细描述了3种电刺激调解疼痛的常用参数。感觉或运动水平的电刺激通常用于调节伤害性或周围神经源性介导的疼痛。当其他疼痛调节方法失败时，以及在治疗CRPS或中枢介导的疼痛时，可使用有害水平刺激。Rizk及其同事和Cannon建议，电刺激可以整合到急性疼痛的治疗计划中，促进疼痛调解以恢复关节活动范围。

治疗师经常使用经皮给药的方法来缓解疼痛和治疗感染。经皮肤离子导入和超声导入传递镇痛药

表114-4 用于疼痛调解的常用电刺激参数

类型	建议刺激参数	适应证	理论控制水平
感觉水平刺激	脉冲宽度：50～100 μs 频率：80～100pps 波幅：刺状 治疗时限：数小时 疼痛缓解：主要在治疗期间	伤害性疼痛 周围神经源性疼痛	基于门控理论的局部控制
运动水平刺激	脉冲宽度：200～300 μs 频率：2～10pps 波幅：可见肌肉收缩 治疗时限：30～45min 疼痛缓解：治疗后2～6h	伤害性疼痛 周围神经源性疼痛 中枢性疼痛	局部控制或中枢机制
有害水平刺激	脉冲宽度：＜1s 频率：1～5pps或＞100pps 波幅：疼痛或有害，无运动反应 治疗时限：短暂的；在几分钟内持续2～3s的探针治疗 疼痛缓解：几小时至几天	中枢性疼痛 复杂性局灶性疼痛综合征	中枢机制

和抗感染药。这些方法通常用于容易触及的疼痛肌腱或软骨组织，如手腕或肘部肌腱病。

总的来说，有几项回顾性综述表明，缺乏证据支持使用物理制剂可调解身体任何部位的疼痛，尤其是手部和上肢的疼痛。作者认为，有几个因素导致了证据的缺乏。首先，很难对转诊给治疗师的患者设计随机对照临床试验，不允许对转诊患者停止治疗。因此，治疗研究通常为队列治疗研究，其中所有组均为治疗组，没有对照组或非治疗组。其次，队列研究比较仍然很困难，因为术语不一致，研究者难以有效地交流使用的干预措施和（或）治疗参数。在涉及电镇痛的研究中尤其如此。最后，在系统评价和荟萃分析中观察到的最困难的问题是物理制剂的有效性是将各种疼痛调解来源的患者放在一起比较的。急性疼痛的潜在机制与慢性疼痛、复发性疼痛或神经病理性疼痛大不相同。关于疼痛调解来源的这种可变性，妨碍了对所用物理制剂及其治疗参数和应用方法的有效性进行比较。第117章提供了与现有证据有关的其他信息。

（四）神经张力

当疼痛调解的主要来源是外周神经源性疼痛时，神经张力干预尤为重要。Butler和Elvey向治疗师介绍了神经张力的概念。周围神经系统结构随正常肢体运动而运动。然而，在有些情况下，正常的肢体运动可能会使受伤的神经感到疼痛。神经系统的生理功能障碍可以通过特定的神经张力测试来检查。第118章提供了关于外周神经系统检查和活动的内容。

在检查神经组织之前，确定神经组织的易怒程度是很重要的。易怒程度也将决定适当的干预措施。高度易怒的特点是容易引起神经源性疼痛症状。一旦被激发，症状通常会持续很长时间。缓解紧张的策略，应该使用无痛运动来调解疼痛，尤其是肢体固定。在低易怒性的情况下，症状不容易被激发，恢复比高易怒性更快。低易怒性表现的患者应参与包括温和治疗在内的治疗计划。应用神经张力的干预措施，通常称为神经活动或滑翔。

（五）神经肌肉调节

当疼痛症状得到调解时，无论疼痛调解的来源如何，都应启动分级治疗性运动计划，以改善患者的全身条件。在活动水平发生显著变化的患者中可能会出现不适应，尤其是受伤工人。有氧运动，如步行或骑自行车，将提高患者对功能性活动的耐力。在诊所里，可以使用跑步机或固定自行车。由于手部和上肢受伤组织的耐受性，上肢强化训练将增强肌肉耐力，稳定肩胛骨。这将会提高患者对功能活动的耐受性。强化的特殊性取决于损伤、疼痛调解的来源，以及体检确定的损伤。其他关于运动调解疼痛的信息见另外的章节。

（六）姿势

最初，姿势再培训可能侧重于确定舒适的姿势（即可忍受或最小化疼痛的姿势）。治疗师可能需要指导患者以适当的姿势睡觉、开车或工作。因疼痛导致睡眠困难的患者将受益于有关睡眠姿势的教育。仰卧或侧卧位时，上肢用枕具支撑可能会促进患者入睡。如果患者能够改善睡眠时间，疼痛耐受性可能也会改善，因为无法入睡是影响疼痛耐受性的变量之一。应评估患者的工作环境，以确定任何姿势或活动是否会加剧患者的疼痛。如果出现明显的尴尬姿势或肢体运动，则应进行调整。这在从事久坐工作的患者中尤其如此，例如那些主要使用计算机进行工作的患者。

姿势评估可能会揭示上腰部疼痛患者常见的姿势错误，如前倾头和圆肩。肌肉群之间的不平衡也可能存在。应进行柔韧性练习以拉伸紧绷的肌肉，并应进行强化练习以加强虚弱的肌肉。促进躯干和肩胛骨稳定性的练习将会减少姿势错误，提高上肢的功能表现（见第93章）。这些练习需要整合，以适应患者的疼痛调解来源和运动耐受性。这些练习不应该加重患者的疼痛。

（七）改变生活方式

如图114-6，神经和组织愈合的总策略有利于促进肌肉骨骼组织愈合及减少疼痛。这些生活方式的改变可能有益于所有疼痛调解来源和组织愈合。神经系统对血供和代谢需求高，所以神经须依靠良好的血供才能维持功能和健康。总策略的重点是改变生活方式，促进血流动、增加氧气，以及手和上肢的无压力使用。

除了促进对心脏的训练效果外，有氧运动还能改善外周循环，从而增强外周肌肉、骨骼组织和神经的血流。小鼠有氧运动训练显示可增加伤口愈合的胶原蛋白生成。参与有氧运动计划的腕管综合征患者症状会有所减轻。适度的运动，如散步和瑜伽，可以增强免疫功能、减少感染、预防疾病，虽然强调锻炼的全部好处尚不清楚，但应鼓励手部或上肢损伤患者在医疗安全的情况下参与康复计划。建议患者在自行启动计划之前咨询其保健医师。

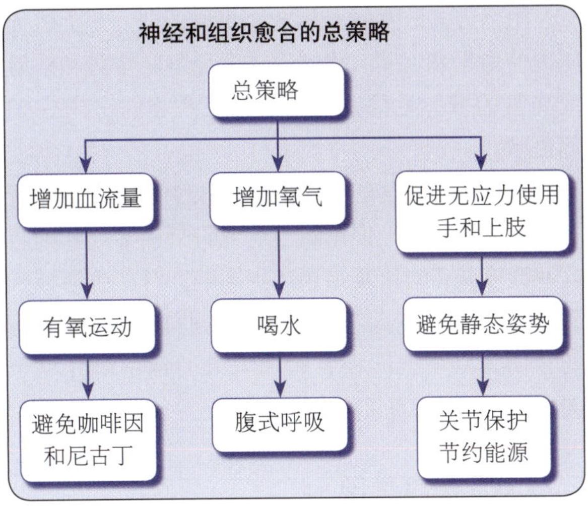

图114-6 总策略规则

相反，吸烟会减少血液流动，减少氧气运输，并减少受伤组织（尤其是骨骼）中的胶原蛋白生成，这会导致愈合延迟和其他并发症。尼古丁可减少骨折部位的血管紧张，导致血管收缩，减少氧气运输。香烟烟雾中的尼古丁和其他毒素通过降低白细胞活性减弱免疫反应，从而增加感染的风险。吸烟可增加腕管综合征和肘管综合征患者的肌肉骨骼损伤发病率。因此，应鼓励患者停止使用烟草制品，包括香烟和尼古丁贴片。在康复过程中，还应劝导患者减少或避免饮用咖啡因食品，包括咖啡、可乐、茶和巧克力，因为咖啡因和尼古丁一样是一种已知的血管收缩剂。今天，许多外科医师会要求患者在手术前减少或停止吸烟和（或）摄入咖啡因，即使是在急性创伤治疗中。

通过运动改善血液流动，减少尼古丁和咖啡因摄入是增加受损组织氧合的方法。深呼吸运动也会增加氧气摄入，应鼓励患者每天进行有意识的深呼吸。患者还应接受教育，增加他们的饮水量，因为饮用水可以改善组织水合作用和微循环。周围组织的氧饱和度受组织水合作用的影响。组织水化程度越高，对组织的氧化作用就越大，这是神经血供需求高的主要原因。他们需要高水平的氧气来满足神经组织的代谢需要。

生活方式改变的最后一个组成部分，是促进无压力使用手和上肢。患者应该避免静态姿势和尴尬或痛苦的肢体运动，遵循人体工程学、关节保护等原则。

直观地说，这些生活方式的改变可能有益于所有疼痛调解来源，但前瞻性研究将帮助治疗师确定这些改变是否对康复结果产生影响。这些生活方式的改变也应该纳入与工作相关的肌肉、骨骼疾病的预防计划中。同样，远期效果的评估研究也至关重要。

（八）患者责任

增强患者责任感对调解长期疼痛和（或）情感性疼痛尤为重要。患者应接受教育，鼓励他们积极参与康复计划。治疗师应帮助患者找出问题并协助解决问题。为了增强患者责任感，可能会要求患者书写每日日志或疼痛活动日志。全面记录家庭计划将会增强患者的顺从性和责任感。治疗师教患者做什么，而患者像学生完成家庭作业时执行计划。治疗随访用于监测和评估治疗进展和患者顺从性。

三、小结

治疗师必须考虑疼痛调解的来源、疼痛评估的结果，以及在选择干预和制定康复计划时所提出的疼痛调解方案。临床医师应就疼痛的性质、相关症状和治疗预期结果提出假设。治疗师还应确定如何衡量治疗的有效性，这将确定在初始检查和后续检查期间用于评估疼痛的测试与方法。对于大多数以疼痛为主要症状的患者，这种形式会最大限度地提高康复的效果。

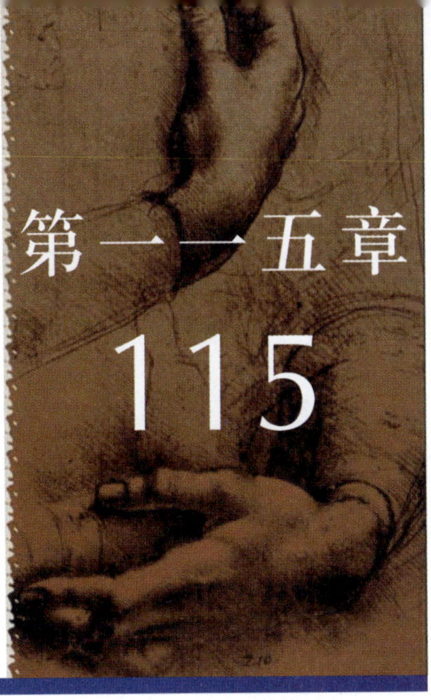

Ⅰ型和Ⅱ型复杂的局部疼痛综合征

原著者 L.ANDREW KOMAN, MD, ZHONGYU LI, MD, PhD, BETH PATERSON SMITH, PhD, AND THOMAS L.SMITH, PhD
译校者 张军卫　洪　毅

关键点

- 复杂的局部疼痛综合征（CRPS）Ⅰ型和Ⅱ型之间的主要差异是Ⅱ型存在外周神经损伤。
- CRPS的诊断根据主要为临床表现，第三期骨扫描可为临床诊断提供客观的证据。
- X线片被用于确定骨质疏松是否存在，激光多普勒流量测量被用于评估皮肤灌注。
- 如果星状神经节阻滞后疼痛减少可推定疼痛是含交感因素，反之表明疼痛与交感神经无关。
- 治疗决策及手术治疗取决于临床表现和药物的疗效。然而，手法治疗被认为是一个重要的非手术治疗。

交感神经营养不良（RSD）是一个用来表示创伤后的交感神经不恰当的活动和肢体功能损害的通用术语（框115–1）。在欧洲，这种情况被称为痛性肌萎缩。然而，复杂的局部疼痛综合征（CRPS）由国际疼痛研究协会1993建议使用，对临床特征、位置、损伤特点等进行了描述，没有提及机制、原因和交感神经状况。CRPS Ⅰ型（传统的RSD或痛性肌萎缩），没有明显的外周神经损伤；CRPSⅡ型，灼痛，伴有外周神经异常的RSD。两种类型既可以与交感神经有关，也可以无关。前种情况是交感神经阻滞后疼痛改善。CRPS与交感性疼痛（SMP）不是同义词，这与美国手外科协会1996年的建议未达成共识。CRPS的生理表现是对损伤的正常反应，而这种损伤如果持续存在将会导致细胞损伤。CRPS患者有不能忍受的疼痛和功能障碍。在CRPS，复杂的外周和中枢神经活动，影响了自主神经控制，修饰中枢神经系统（CNS）的活性，并产生疼痛，自主神经功能障碍、营养的变化和功能障碍。疼痛可能是伤害性的或是神经性的。前者是机械源性刺激引起而没有神经损伤。神经源性疼痛来源于损伤或功能障碍的外周神经合并营养变化、自主神经功能紊乱和功能障碍。因此，一个局部的神经瘤或神经瘤病而引起的神经性疼痛，本身不是CRPSⅡ型。如果出现一个损伤点（如在手腕上，机械性刺激继发于一个不稳定的远端桡尺关节或损伤的外周神经）会作为一个导火索进一步刺激脊髓后角α－肾上腺素能神经的异常反应。损伤后，激发和敏化更广范围的神经元（脊髓后角中间连接神经元）会夸大对痛苦的感知。SMP会在受体病（受体病是由于肾上腺素能受体的过敏感而致的CRPS）为主和交感神经干预（如静脉注射酚妥拉明或星状神经节阻滞）降低时出现。α－肾上腺素与疼痛随之下降，自主神经功能恢复，身体能力的提高。随着时间的推移，将产生生理和（或）解剖上的适应，或者永久的结构损伤可能改变外周和中枢神经系统的结构。当这种情况发生时，交感神经阻滞不再有效，疼痛就和交感神

框115-1 复杂性局灶性疼痛综合征的同义词

急性骨萎缩
骨痛退化症
痛性神经营养不良
灼痛状态/综合征
慢性创伤性水肿
剧烈灼痛
重度创伤性营养不良
多发灼痛
轻微灼痛
轻度创伤性营养不良
神经血管性营养不良
骨骼神经性营养不良
疼痛功能紊乱综合征
痛性创伤后骨质疏松症
周围神经营养病

经无关了。

一、人口统计学

虽然CRPS理论上可以发生在任何人身上，但从流行病学上看，抽烟的白种人妇女最易患病。报告女男比例为1∶1.6～4.5∶1。在荷兰，一项从1996–2005年的系列研究发现，CRPS发病率为每100 000人中有26.2人。

发病年龄为30岁和55岁之间最常见（平均40岁）；然而，任何年龄的人都可以患病，其中确实存在伤害性损伤诊断的小于50%。CRPS（20%～40%）经常发生在桡骨。远端骨折后，此外，外伤性或以下神经医源性损伤也可导致CRPS：正中神经掌皮支，正中神经部位，尺神经手背支，桡神经浅支，肘部尺神经和骨间背侧神经。CRPS和正中神经减压、治疗Dupuytren病的掌腱膜切除的关联已被报道。家族性或遗传因素也是CRPS的危险因子。CRPS不像背痛及局部神经疾病那样有较高的疼痛评分和伴有低层次的心理异常。自我诱导的疾病如人为障碍可能会与CRPS混淆。详见第136章的更多信息。

（一）诊断

发病机制

一般CRPS的诊断是依据临床表现。在CRPS患者中，疼痛始于在外围的伤害性事件，受创伤后的影响，由生理和（或）解剖因素而加剧，而且部分是由先天性或遗传因素确定的。诊断CRPS没有特征性的试验；发病往往延迟而在平均损伤2～12周后做出诊断。

（二）症状和体征

疼痛是CRPS的先决条件，经常被描述为烧灼痛、悸动、撕裂、切割、灼热、射击和疼痛。在CRPS疼痛特征类型包括痛觉过敏、异常性疼痛和痛觉扩散。痛觉过敏性疼痛，是对一个给定的疼痛刺激的反应比预期更大，常发生在直接损伤的周围区域。继发性痛觉过敏是指在损伤的近端或远端损伤远隔部位的皮肤不适。无痛刺激产生的继发疼痛通常叫痛觉异常。痛觉扩散是指迟发的在正常皮节之内的疼痛。寒冷的敏感性（对寒冷的一种反应）也是患者常体验到的一种症状。

生理变化包括营养性疾病和血管异常。与CRPS相关的营养变化包括僵硬、水肿和头发、指甲、皮肤萎缩，也可能发生皮肤角化。80%的患者可出现血管舒缩症状和（或）自主神经系统功能障碍，患者自主神经功能异常这一点可用许多方法证实。

CRPS患者的主观症状可以通过使用工具对疼痛的敏感性、冷、麻木等加以评价。这些工具包括McGill疼痛问卷，腕管仪器，和McCabe冷灵敏度法。肢体功能可以使用腕管仪器分析，或利用美国骨科学会的手臂、肩膀和手残疾表格（DASH）进行评估。RAND SF-36（http：//www.rand.org/health/surveys_tools/MOS/mos_core_36item HTML）可以用于测量CRPS患者的生活质量。这些工具可以评估患者身体，社会和情感功能；健康感受；总体生活满意度；感知疼痛和工作表现。

（三）体格检查

体检必须包括评估整个患者，重点对颈椎、胸椎、肩带，以及所涉及的肢体、对侧肢体和双下肢。神经系统评估需要仔细，以确定患者是否存在椎间盘源性或退行性颈椎疾病、神经病变、关节炎和（或）关节纤维化。肩关节运动范围（ROM）受限或粘连性关节囊炎也是常有的所见。这种情况下，通常被称为肩–手综合征，影响健康相关的生活质量而需要特殊治疗。如果不仔细检查，肩–手方面的问题经常被忽视。必须详细评估患肢的痛觉敏感度、疼痛、肿胀、变色、萎缩、血管舒缩和自主神经张力、神经功能、血管状况、握力、捏力等。此外，任何伤害重点都应注意。应对疼痛病灶予以确认和治疗。常常需要多种方法联合才能做到有效的交感神经治疗。如果这些发现可以被治疗，可能对结果有积极的影响。

（四）诊断测试

CRPS没有特殊的诊断指标；因此，测试是增加和(或)量化病史数据及临床表现。临床评估要借助于仪器、工具以评估健康相关生存质量生活、症状和功能。结合标准化检查，这些信息提供可重复的和可量化的数据。具体的测试方法提供了一个完整的分析解剖、生理功能的能力。用可重复性的生理评估对CRPS患者分类，可以指导治疗和便于记录疾病状态。标准化测试还用于评价骨密度和骨质疏松、出汗性能、血管舒缩和体温调节控制、血流量和耐力。

X线片可用于评估局部骨质疏松，70%～80%的CRPS患者存在这种情况。与CRPS相关的典型X线检查结果是关节周围骨质疏松；然而，CRPS可能同时影响皮质骨和松质骨。Genant和同事介绍了CRPS患者发生的5种再吸收模式：片状，不规则小梁骨与骨膜下，皮质内，骨内，软骨下和关节软骨表面侵蚀。然而，传统影像学变化在CRPS的进展中出现的相对较晚（图115–1）。

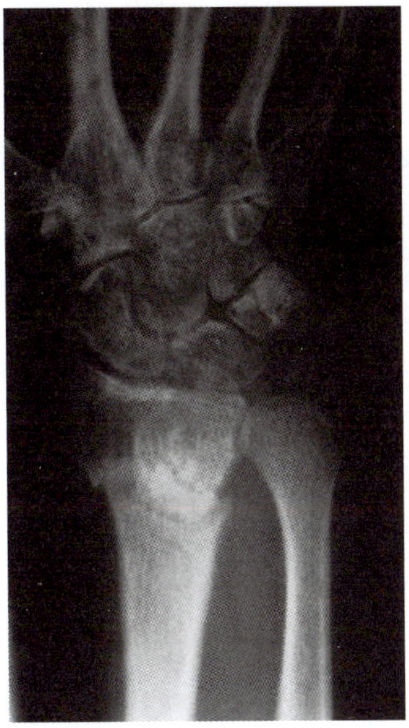

图115–1　Ⅰ型复杂区域患者的X线片显示对侧尺骨和桡骨远端骨折后疼痛综合征的骨折线是可见的。有除近皮质弥漫性骨质疏松和软骨外的侵蚀及囊肿（引自：Koman LA.Department of Orthopaedic Surgery，Wake Forest University，Orthopaedic Manual.Winston–Salem，NC：Orthopaedic Press，1998）

（五）同位素骨扫描

第三期骨扫描不应该作为诊断交感神经营养不良症的主要标准。第三期扫描阳性结果不是诊断CRPS或SMP的先决条件。骨扫描异常对诊断的重要性是一个有争议的话题，而且任何阶段的异常所见有助于RSD的诊断。虽然据报道只有三期扫描与RSD相关，但在任何阶段发现异常都说明血流量异常和骨转换或生理异常。不幸的是，骨扫描结果与RSD传统分期标准不相关，不能预测愈后，不能确定治疗潜力，而且治疗成功后不一定会恢复正常。然而，第三期骨扫描的阳性所见为临床CRPS的诊断提供了客观证据（图115–2和图115–3）。

发汗功能可用静息出汗量进行评估，或用皮肤电反应，外周自主神经的表面电位，交感神经皮肤反应，定量催汗轴突反射这些测试通过直接或间接的手段提供发汗功能的客观指标。

血管舒缩和体温调节控制可以通过监测牙髓温度（S），激光多普勒皮肤灌注流量仪测量（图115–4），或应用激光多普勒血流成像。这些研究间接评价了皮肤灌注，如果结合生理应激因子，便可提供能再现的生理能力指标。

在正常情况下，80%～90%的总的手指血流量

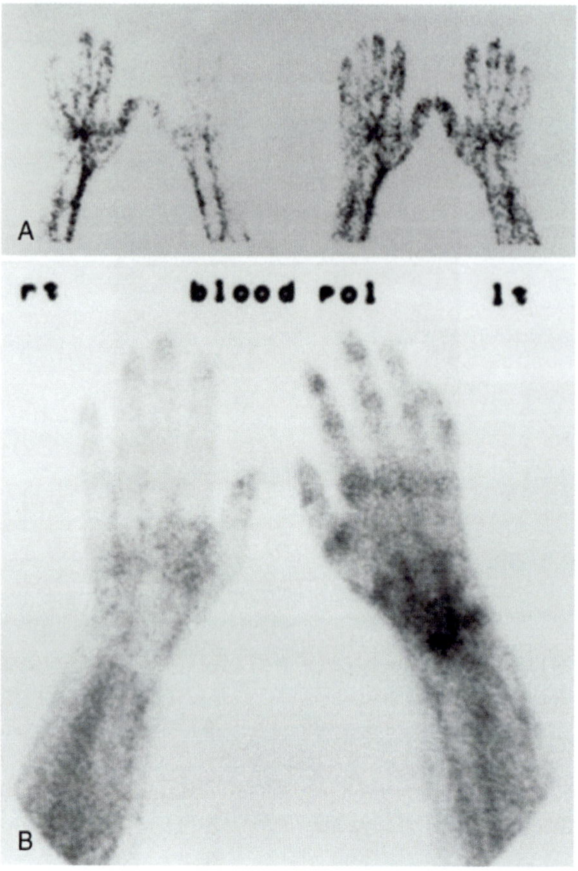

图115-2 三相骨扫描。A.第一阶段，动态相，通过视觉或在向血管灌注或放射性示踪剂静脉注射后定量分析吸收率，来评估血管灌注程度。每个影像间隔3～5s，以完成血流动力学评估；B.第二阶段，血池影像，显示在注射后3～5min摄取示踪剂总量。第三阶段是一个常规骨扫描（图115-3）（引自：Koman LA.Department of Orthopaedic Surgery，Wake Forest University，Orthopaedic Manual.Winston-Salem，NC：Orthopaedic Press，1998.）

是参与体温调节。然而，CRPS患者，血液流动对体温调节的参与率可能会有所不同。体温调节流量是从总流量中减去营养流部分而得。营养流可以利用血供微循环仪测量。该技术通过一个单一的毛细管袢，利用EPI照明显微镜和计算机技术，直接分析指甲皱襞的营养血流（图115-5）。与正常人对比，CRPS患者营养流量减少，也不能进行流量调节。营养血流降低发生在患有CRPS的患者，或继发于动静脉分流机制和（或）动静脉分流控制。

耐力测试可以通过使用各种不同的电脑诊断技术，量化肌肉的能量、力量、耐力。细微的功能异常通过分析评估这些细致的测试结果即可发现。

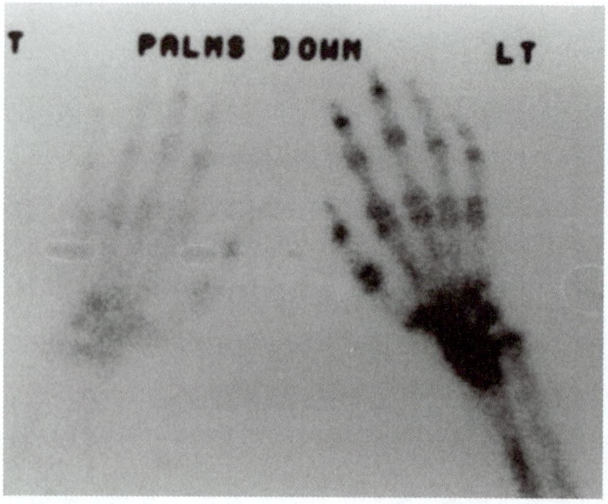

图115-3 异常（第三阶段）骨扫描，显示整个手关节周围吸收增加。扫描患者的X线片见图115-1（引自：Koman LA.Department of Orthopaedic Surgery，Wake Forest University，OrthopaedicManual.Winston-Salem，NC：Orthopaedic Press，1998.）

诊断性阻滞可以用于判断CRPS是与交感神经相关或是独立存在。最常见的诊断性封闭就是星状神经节阻滞，酚妥拉明硬膜外注射试验和对比口服交感神经试验药物。诊断性封闭传统的是星状神经节酚妥拉明阻滞，但酚妥拉明目前在美国已不能使用了。

星状神经节阻滞通过向颈交感神经干注入酚妥拉明和中等作用稳定剂（如利多卡因）（图115-6）。注射后疼痛减轻是推测疼痛与交感神经相关的证据。在测试时或之后疼痛无法获得减轻，表明存在不可逆的外周的变化，或以前SMP改变为与交感神经不相关的疼痛了。对口服抗交感神经的一个短暂回应说明该局域性疼痛是与交感神经相关的。

二、治疗

（一）一般原则

CRPS患者在伤后第1年治疗中，80%将显示显著改善，但只有50%的人接受治疗1年后仍有疗效。然而，骨远端骨折后的CRPS患者预后较差；持续3个月的手指僵硬、功能下降与残留障碍或10年内局部疾病相关。虽然早期干预是重要的，但它并不总是可能的，许多患者在诊断前已经不经意间地接受治疗了。因此，在正确的或不完整的诊断

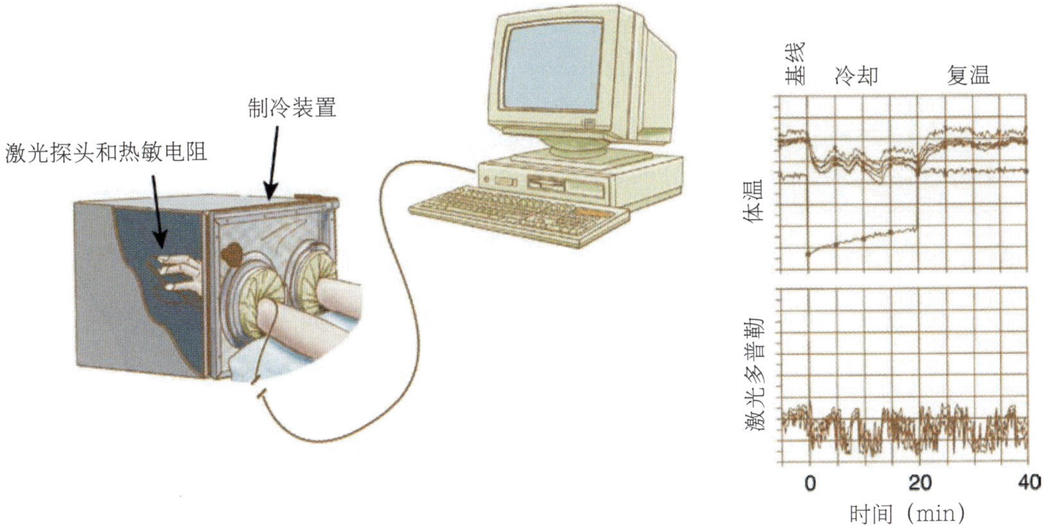

图115-4　手指的微血管生理学可以通过孤立的冷应力测试结合手指温度和激光多普勒磁通量测量来进行评估。手指温度是由两边手指上的热敏电阻来监测的。将激光多普勒探头固定在肢体的一指上，评估微血管的皮肤灌注。手指温度和激光多普勒磁通量数据使用定制的计算机软件进行采样，并绘制测试结果进行分析（引自：Koman LA. Department of Orthopaedic Surgery, Wake Forest University, Orthopaedic Manual. Winston-Salem, NC: Orthopaedic Press, 1998.）

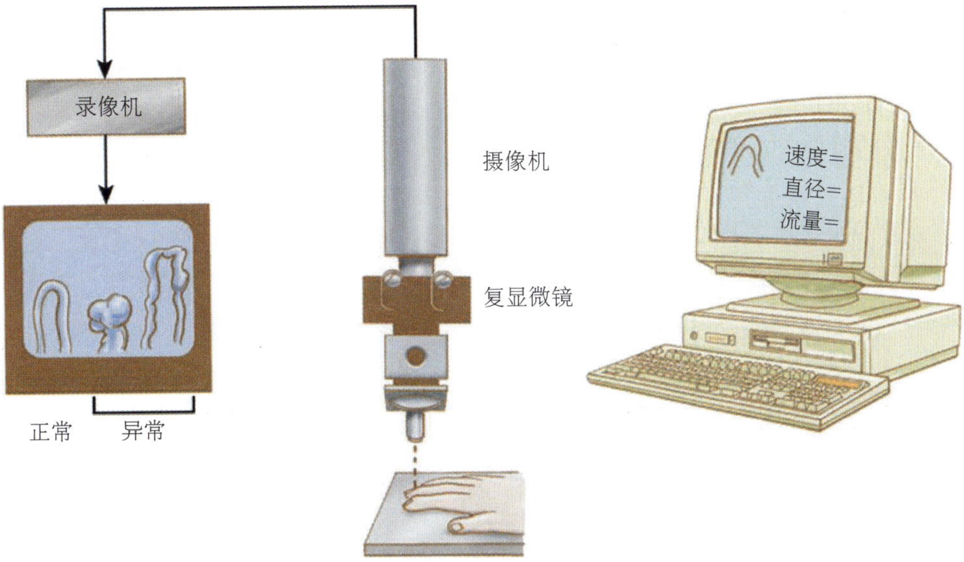

图115-5　营养毛细血管可以通过复显微镜直接观察到，复显微镜可以提供显微镜的表面照明。显微镜下的放大和摄像机的使用可以直接观察毛细血管内的细胞运动，并可以识别正常和(或)异常的毛细血管形态。录像带分析有助于量化毛细血管的直径和红细胞在上行和下行毛细血管环内的流动速度。还可观察到胶原血管病变的形态学诊断异常（引自：Koman LA. Department of Orthopaedic Surgery, Wake Forest University, Orthopaedic Manual. Winston-Salem, NC: Orthopaedic Press, 1998.）

前，由于医疗干预，其自然病程已经改善了。

CRPS有效治疗需要认知和及时的干预。在开始治疗前，应确定CRPS患者的疼痛阶段和交感神经的关系，总血流量是高还是低，是否存在营养不良的动静脉分流，有无永久的结构性损伤。还应评估患者软组织挛缩状态，因为具有明显的关节纤维化和萎缩往往导致不可逆的营养变化，表明预后不好。伤害性病灶应确定、治疗。有效的交感神经阻

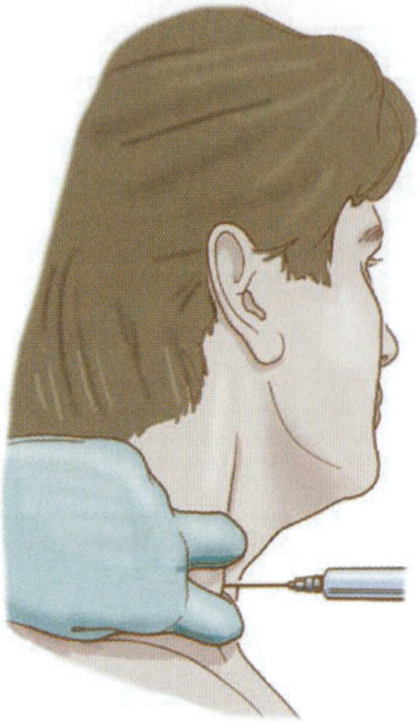

图115-6 星状神经节阻滞针技术图解

滞往往需要联合使用多种手段。

（二）手法治疗

手法治疗上肢CRPS是一个重要方法。

在CRPS患者的管理中，手法治疗师提供一个独立的评估包括：治疗的连续性，以及患者、医师、保险运营商和康复人员之间的一个重要的反馈回路。控制疼痛的用手法治疗技术包括对比浴，脱敏，射流治疗（查塔努加医疗，查塔努加，TN），静态矫形器控制体位，电刺激，超声。水肿治疗要通过手法控制淋巴引流技术或光压缩服装。ROM的训练可以通过超声和石蜡辅助，利用动态矫形器和连续浴进行被动运动训练，直至患者的疼痛不加重。

（三）药物干预

治疗CRPS口服，局部使用和静脉药物干预是有据可查的。最常用的药物包括抗抑郁药，抗惊厥药，膜稳定剂，肾上腺素剂和类固醇。使用这些药物主要是实证；然而，应用于慢性疼痛的作用机制是理论性的。口服药物（如抗惊厥药，局部麻醉药）可以稳定敏感细胞膜，可提供与神经递质的竞争性抑制（如溴苄胺），可能阻碍或影响神经递质的活性和（或）受体的亲和力，或可能会增加营养血流和（或）减少不适当的动静脉瘘。

根据美国药品食品监督管理局规定，这些药物都没有明确标记适应证。因此，个体从业者必须熟悉药理学，生理作用，不良反应，潜在的并发症，指征，潜在的药物的相互作用，以及任何药物的禁忌证等。

在最近的研究中，维生素C在剂量为500mg/d时，被观察到可减少桡骨远端骨折后CRPS的发病率，从而可以提供一种预防作用。三环类抗抑郁药经常与5-羟色胺再摄取抑制剂一起使用。例如，阿米替林和帕罗西汀可以同时使用（表115-1和表115-2）。由于常用的抗惊厥药对膜系统稳定性理论的影响，它们也被常用（表115-3）。口腔膜稳定剂中美西律、妥卡尼由于药物相关的不良反应，使用受到限制。类固醇经常使用，而且常是首选口服药（表115-4）。肾上腺素能药物能对突触前、突触后高敏状态有直接作用，所以被用于许多CRPS患者（表115-5）。由于钙通道阻滞剂增加营养灌注，它们应用于血流增加的患者、有害的动静脉分流患者及由于血流量减少而四肢营养受损的患者（表115-6）。

在过去，静脉用药（胍乙啶，类固醇，利多卡因和溴苄胺）被用于治疗CRPS。然而，对照研究不支持这些药物的疗效。因此，这些药物不再常用。持续硬膜外可乐定灌注已被证明是处理难治性CRPS病例的有效方法（表115-7）。目前，治疗CRPS的药物包括双膦酸盐，降钙素，N-甲基-D-天冬氨酸受体拮抗剂和二甲亚砜。

（四）手术和消融治疗

交感神经切除术可通过由颈胸消融完成。动脉鞘剥离，或神经阻滞。颈胸消融提供了相对短期的效果，保持6～12周的时间。继之而来的是受体敏感性上调而带来的周围性过敏。在外周进行的动脉周围交感神经切除术，不引起受体和递质的敏感性上调。然而，其在CRPS治疗的有效性方面没有得到对照研究的证实。经皮颈胸段交感神经切除术应用苯酚和酒精（乙醇）提供了方便疗法并消除潜在的可逆性受体调节问题。其他疗法包括胸腔镜术切除颈上神经节，和射频消融植入式刺激器，放在脊髓、丘脑和扣带回灰质，以及大脑部分切除术。

表115-1 抗抑郁药

药物	作用机制		剂量（范围，mg）	常见的不良反应				
				抗胆碱能作用	癫痫发作	直立的低血压	传导异常	镇静
三环抗抑郁药								
丙咪嗪	阻止胺的再吸收：		50～75（50～300）	+++	+++	++++	++++	++
(盐酸丙咪嗪，米帕明)	5-羟色胺	++++						
	去甲肾上腺素	++						
阿米替林	阻止胺的再吸收：		25～75（50～300）	+++++	+++	+++	++++	+++++
(盐酸阿密替林，Endep)	5-羟色胺	++++						
	去甲肾上腺素	+						
多虑平	阻止胺的再吸收：		50～75（50～300）	+++	+++	++	++	++++
(Sinequan， Adapin	5-羟色胺	+++						
	去甲肾上腺素	+						
去郁敏	阻止胺的再吸收：		50～75（50～300）	++	++	+++	+++	++
(丙咪嗪，盐酸去甲丙咪嗪)	5-羟色胺	+++						
	去甲肾上腺素	++++						
去甲替林	阻止胺的再吸收：		25～50（50～150）	+++	++	+	+++	+++
(Aventyl Panclar)	5-羟色胺	+++						
	去甲肾上腺素	+++						
普罗替林	阻止胺的再吸收：		10～20（15～60）	+++	++	++	++++	+
(Vivactil)	5-羟色胺	+++						
	去甲肾上腺素	++++						
四环抗抑郁药								
马普替林	阻止胺的再吸收：		50～75（50～225）	+++	++++	++	+++	+++
(Ludiomil)	5-羟色胺	+						
	去甲肾上腺素	+						
非典型抗抑郁药								
曲唑酮	阻止胺的再吸收：		50～150（50～600）	+	++	+++	+	+++
(Desyrel)	5-羟色胺	+++						
	去甲肾上腺素	+/−						

++++,显著；+++,中度；++，最小；+，无

引自：Koman LA. Department of Orthopaedic Surgery，Wake Forest University，Orthopaedic Manual. Winston-Salem，NC：Orthopaedic Press，1998.

表115-2 选择性5-羟色胺再摄取抑制剂

药物	阻断突触前5-羟色胺再摄取	剂量	不良反应
氟伏沙明(拉西)	中等5-羟色胺亲和性	起始剂量50mg/d，增加到100～300mg/d	中枢神经系统：头痛，睡眠障碍
氟西汀(百忧解)	最小5-羟色胺亲和性	20～80mg/d	中枢神经系统：头痛，睡眠障碍，躁动 胃肠道：恶心 其他：发冷，体重减轻
帕罗西汀	显著5-羟色胺亲和性	起始剂量20mg/d，平均20～50mg/d	中枢神经系统：无力，睡眠障碍 胃肠道：恶心 其他：男性性功能障碍
舍曲林(左洛复)	中等5-羟色胺亲和性	起始剂量50mg/d，平均50～100mg/d（滴定生效）	中枢神经系统：躁动、睡眠障碍、头痛 胃肠道：恶心 其他：男性性功能障碍

CNS，中枢神经系统；GI，胃肠道

引自：Koman LA. Department of Orthopaedic Surgery，Wake Forest University，Orthopaedic Manual. Winston-Salem，NC：Orthopaedic Press，1998.

表115-3 抗惊癫痫药

药物	起始剂量（最大剂量）	作用机制	不良反应				禁忌证
			胃肠道	血液的	中枢神经系统	其他	
苯妥英(狄兰汀)	100mg 2/d (最大至400mg/d)	膜稳定	恶心、呕吐、便秘、肝炎、肝损害	血小板减少，白细胞减少、巨幼红细胞性贫血	眼球震颤、共济失调、眩晕、惊厥	皮疹	肝病、妊娠
卡马西平(得理多)	100mg 2/d (1200mg/d)	阻止钠离子通过细胞膜流入	恶心、呕吐、黄疸、肝细胞性胆汁淤积	再生障碍性贫血、粒细胞缺乏症、血小板减少	眩晕、嗜睡、共济失调	皮疹，皮神经松解、充血性心力衰竭	骨髓抑制，同时应用单胺氧化酶抑制剂
丙戊酸/丙戊酸钠(德巴金)	250mg，4/d (1000mg/d)	刺激GABA产生	恶心、呕吐	血小板减少、贫血、凝血障碍	镇静、震颤、幻觉、头痛	肝衰竭、痛经、胰腺炎	肝病、妊娠
加巴喷丁(诺立汀)	600～800mg，3/d	GABA相关	厌食、胀气	紫癜	嗜睡、眩晕、共济失调	疲劳、高血压	对肾疾病患者必须小心
普瑞巴林(乐瑞卡)	(2400mg/d) 50～200mg	镇痛结合α2-δ位点，封闭钙离子通道		外周性水肿	眩晕、镇静		

引自：Koman LA. Department of Orthopaedic Surgery，Wake Forest University，Orthopaedic Manual. Winston-Salem，NC：Orthopaedic Press，1998.

CNS,中枢神经系统；GABA，伽马氨基丁酸；GI，消化系统；MAOIs，单胺氧化酶抑制剂 Na,钠

表115-4　用于慢性疼痛的静脉和口服局麻药的比较特性：膜稳定剂

药物	剂量	不良反应			禁忌证
		心血管	中枢神经系统	其他	
利多卡因	3mg/kg（范围，2～6mg/kg）注意：试验剂量20～30min	心动过缓 高血压	眩晕，紧张、忧虑、欣快		
美西律(Mexitil)	10mg/（kg·d）	心悸、胸痛，晕厥	眩晕、震颤、头痛	恶心，呕吐	心源性休克：2～3度房室传导阻滞（无起搏器）
妥卡尼(Tonocard)	20mg/（kg·d）	高血压，室性心律失常	眩晕、罕见：脑病和精神病	恶病质、肺纤维化、恶心、皮疹	无起搏器状态下的2～3度房室传导阻滞、心力衰竭
类固醇 泼尼松	5～20mg/d	肾上腺抑制		痤疮，缺血性坏死，体重增加	

AV，房室；CNS，中枢神经系统

引自：Koman LA.Department of Orthopaedic Surgery,Wake Forest University,Orthopaedic Manual.Winston-Salem,NC:Orthopaedic Press,1998

表115-5　肾上腺素能药物

药品	给药方式	作用机制	不良反应
酚妥拉明（立其丁）	静脉输液:5～30mg 配制浓度:25mg/10ml 生理盐水，输注 20min	突触后α1-拮抗剂 突触前α2-拮抗剂	低血压，心律失常、乏力、恶心、节律障碍
酚苄明（白苯齐林）	5～120mg/d 口服	突触后α1-拮抗剂 突触后α2-拮抗剂 α1>>α2	直立性低血压
哌唑嗪（脉宁平）	1mg 口服 睡前至3/d	突触后α1-拮抗剂	直立性低血压
特拉唑嗪（高特灵）	1mg 口服 4/d	突触后α1-拮抗剂	直立性低血压
可乐定（降保适 ）	局部，鞘内，或口服； 1mg/h 片 每周 起始1mg 口服 3/d	突触后α2-拮抗剂	口干，嗜睡

表115-6　钙通道阻滞剂

药物	剂量	作用机制	常见的不良反应
硝苯地平（拜新同、心痛定）	10～30mg 口服 3/d 或 30～90mg 4/d 维持	钙通道对血管平滑肌细胞的阻滞作用	头痛、外周水肿、直立性低血压
氨氯地平（络活喜）	2.5～5mg 4/d	钙通道对血管平滑肌细胞的阻滞作用	头痛、直立性低血压

引自：Koman LA. Department of Orthopaedic Surgery, Wake Forest University, Orthopaedic Manual. Winston-Salem, NC: Orthopaedic Press, 1998.

表115-7 胃肠外给药药物

药物	给药方法和常用剂量	作用机制	主要短期不良反应	禁忌证
溴苄胺	局部IV：100～200mg	去甲肾上腺素释放阻滞剂；去甲肾上腺素终囊泡衰竭		
可乐定	持续硬膜外：10～40mg/h	通过脊髓的直接作用减少区域交感神经流出	高血压，瞬变镇静	晚期肾衰竭，房室传导阻滞大于1度，联合应用α-激动剂或拮抗剂
醋酸可的松	局部IV：100mg	见表106-6	见表106-6	见表106-6

AV，房室；IV，静脉

引自：Koman LA.Department of Orthopaedic Surgery,Wake Forest University,Orthopaedic Manual.Winston-Salem,NC:Orthopaedic Press,1998.

（五）手术治疗

对Ⅰ型和Ⅱ型CRPS来说，外科方法切除一个伤害性的病灶是很重要的。一个机械刺激夸大或诱导异常外围神经纤维反应，进而影响中枢神经系统适应性变化。抗交感神经药物或治疗应该能减少疼痛和过敏反应，消除潜在的伤害性病灶。如果可能的话，这些机械或刺激神经区则应在连续阻断自主神经的保护下行手术修复。在CRPSⅡ型中，常见的伤害性病灶包括神经瘤，神经瘤病，压缩神经病变，刺激桡神经浅支的（通常是由一个固定销），刺激正中神经，刺激尺神经背侧分支。在CRPS Ⅰ型，狭窄性腱鞘炎的第1、第2或第3背侧室；腕关节紊乱、骨软骨骨折常导致或加剧CRPS的因素。

三、小结

虽然复杂局域疼痛的病理生理学仍然不明确，减少疼痛和恢复功能的序贯治疗方法对成功至关重要。早期识别、诊断、干预对患者的复杂区域疼痛很重要；然而，大多数患者明确诊断前即已接受部分治疗。CRPS常见于桡骨和尺骨远端骨折后，以及相对复杂“微小”创伤的夸张性疼痛反应。手术后CRPS可以带来很大麻烦，所以如果出现过度的疼痛反应时，应怀疑它的存在。手术后患者患轻微的CRPS也会影响恢复，这些患者会对抗交感神经药物敏感而对麻醉药不敏感。治疗方案应该是基于生理学基础的多方法联合运用。治疗方法应能减弱交感神经的非正常功能，保持适当的动静脉回流，发现致痛病灶。

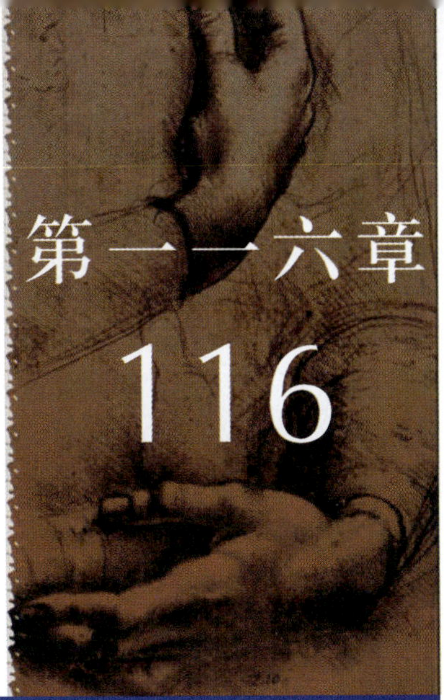

治疗师对复杂的局部疼痛综合征的处理

原著者 MARK T.WALSH, PT, DPT, MS, CHT, ATC
译校者 顾 娅 潘 钰

关键点

- 早期识别4种症状和体征因素决定了成败。
- 疼痛的调控包括多种技术、耐心和持之以恒。
- 治疗应避疼痛的激惹。
- 以4种因素为基础的实用治疗方式。
- 最终目标是功能的恢复-整体的途径。

Ⅰ型和Ⅱ型的复杂性区域疼痛综合征（CRPS）是治疗师面对的最大临床挑战之一。治疗要求医师、治疗师和患者的共同努力和相互沟通，从而获得最佳的功能结果。以往，该综合征被称为反射性交感神经营养不良（RSD），并被进行了各种分类。反射性交感神经营养不良这个术语的含义是交感神经系统作为病因，并由于交感神经元的激活而引起了临床表现。但是，这也许并不是原因，因为这些提到的机制并未被证实。

一、诊断标准

反射性交感神经营养不良（RSD）被经典地分为五种亚型：轻度灼痛、轻度的创伤性营养不良、肩手综合征、重度灼痛、重度创伤性营养不良。Betcher和Casten在1955年时提出了一个从1～3级的分级系统，分级根据严重程度进行。最近，Janig建议将RSD患者分为3组：①痛性肌萎缩（全面综合征）；②无疼痛的反射性交感神经营养不良（RSD）；③交感神经维持性疼痛（SMP），疼痛是唯一明显的表现。反射性交感神经营养不良（RSD）也被划分为3个阶段，其以时间阶段和每个阶段的相关症状及体征为基础。这种阶段划分有一些优点；划分出了3种不同的亚组：①一种局限的综合征，由神经病理性疼痛和感觉改变所主导；②一种局限的综合征，由血管收缩症状主导；③“一种类似于经典的RDS所描述的红润的复杂性区域疼痛综合征（CRPS）”。

根据国际疼痛研究协会的规定，当前推荐的命名是Ⅰ型和Ⅱ型的复杂性区域疼痛综合征（CRPS）。CRPSⅠ型对应反射性交感神经营养不良（RSD），CRPS Ⅱ型显示出类似的灼痛，但存在对周围神经或神经分支的损伤。在复杂性区域疼痛综合征（CRPS）的分类中，疼痛发生在综合征发病之初则被认为是与交感神经无关的疼痛（SIP）。相比之下，交感神经维持性疼痛（SMP）被定义为“复杂性区域疼痛综合征的症状，而非一个临床统一体”，其发生在综合征发生后一段时间。复杂性区域疼痛综合征（CRPS）的人选标准非常严格，不包括出现或不出现交感神经维持性疼痛（SMP）。

框116-1 IASP诊断标准

1.存在伤害性刺激或不稳定因素
2.持续性的疼痛、痛觉异常或痛觉过敏，同时，疼痛与任何刺激性事件不成比例
3.在某个时间段存在疼痛区域的水肿、皮肤血流改变或异常泌汗活动
4.如存在可以对疼痛和功能障碍程度进行解释的疾病状态，则排除该诊断

国际疼痛研究协会（IASP）对复杂性区域疼痛综合征（CRPS）的描述列在框116-1中。

为了进一步对CRPS进行确诊；进行了1项因素分析研究。这个研究的结果是产生了新的诊断标准。除外疼痛，再鉴别出4个症状、体征因素：感觉、血管收缩、出汗和水肿、运动和营养。患者必须汇报存在至少3个症状因素，以及检查时出现至少两个体征因素。这会导致0.85的敏感性和0.69的特异性。症状体征因素在表116-1中明确说明。

该章节旨在帮助治疗师识别和管理CRPS。为了表述明确，谈论中只提及CRPS Ⅰ型和Ⅱ型，而不是RSD，除非涉及特殊的文献。治疗师必须对该过程有深刻的理解，从而建立实际的目标，制订合适的治疗方案，并对成功功能结果的可能性进行预判。此章节强调问题解决方法，该方法以患者表现的与疼痛相关的症状和体征及上述4个因素为基础。

Lankford对最佳的治疗原则进行如下描述："早期的诊断和同时的治疗干预是造成残疾疾病的最终预后的最重要影响因素"。手治疗师常常

表116-1 4个症状和体征因素标准

因素	症状	体征
感觉	痛觉过敏/痛觉异常	痛觉过敏（针刺觉），痛觉异常（轻触觉、运动、深压觉）
血管活动	温度/皮肤不对称 颜色改变/不对称	温度不对称 皮肤颜色改变
泌汗/水肿	水肿，汗症 出汗改变/不对称	水肿，出汗改变/不对称
运动/营养	ROM下降，运动功能障碍 营养改变	ROM下降，运动功能障碍 营养改变

是第一个发现CRPS早期发病的临床工作者，这个早期发病过程可能非常迅速，并需要直接的干预。这个观点被Birklein及其同事所支持，他们提出，发病后在患手发生结构性改变限制疼痛缓解和功能之前，进行的早期治疗干预十分重要。早期识别CRPS也有助于治疗师和患者防止疾病的恶化。最后，治疗师必须谨记，该疾病的再发生率是1.8%。这种复发可能是自发的或53%的情况下可能与再次意外创伤相关。诊断和治疗的延迟也会增加复发的概率。

二、检查

CRPS可能在一次似乎小的外伤后出现，并且该表现会增加正常反应的程度和临床表现的特点。检查应该是连续彻底的，但是尽量较少激惹性；应避免加重疼痛，即使这样会拖延检查的时间。必须先排除任何潜在的能够解释疼痛程度和功能障碍的疾病或外伤，并确定以上表116-1中所列出的诊断标准。

CRPS的症状和体征是动态的（复杂的），超过受伤的部位（区域性的），总是包含不成比例持续性（疼痛），并且是多种表现的结合（综合征）。CRPS主要是临床诊断；但是有研究报道了症状的预测价值。在一项对155名CRPS患者进行聘雇的研究中，Perez和其同事评估了诊断标准的敏感性和特异性。他们认为疼痛视觉模拟量表（VAS）>3cm，McGill疼痛问卷多于6个单词，双侧温度差异大于0.4℃，手部体积的差异大于6.5%，以及主动的关节活动范围受限大于15%能够作为出现CRPS Ⅰ型的诊断性指标。此外，在诊断上，VAS与CRPS患者的的手部体积测量、AROM和关节疼痛呈正相关性。

（一）疼痛的评估

疼痛有两个基本的成分：感觉辨别和传入冲动，生理性的成分指的是强度，这可能是由体内的化学物质释放接到的神经源性或非神经源性的过程。神经源性疼痛介质的例子有神经肽，如P物质和降钙素基因相关肽，它们也是强的血管扩张剂。非神经源性疼痛介质是结缔组织功能障碍的产物，

如舒缓激肽、某种抗组胺药、前列腺素和白细胞三烯。感觉异常由受损或再生的痛觉传入纤维引起，这也会影响交感神经功能。传入激发成分是情绪的方面，这使得疼痛被感知为愉快或不愉快。这也是对疼痛反应的变化性最可能的来源。

疼痛评估包括疼痛的空间、强度、定量及时间的表现。第114章给出了疼痛评估具体的信息。临床评估应该包括使用身体图形表示疼痛的部位和类型（图116-1）。可以使用McGill疼痛问卷对性质进行进一步的评估。可以使用语言或视觉模拟量表对疼痛的强度进行评估。使用量表对患者认真描述的每个部位和每种类型的主诉进行评估是十分重要的。疼痛与时间的关系，发生后的进展，以及是持续性的还是间断性的，这些都应该记录。在一项对145名CRPS患者进行研究的案例中，Birklein等报道75%的患者出现自发性的疼痛。95%的患者在患肢采取下垂位、进行敲打或进行主动ROM时疼痛被放大，疼痛还在夜间及环境温度改变时加重。常见的描述包括撕裂感、灼烧感、刺痛感和挤压感。部位包括深部（63%）、表浅（30%），且持续（60%），撕裂感（27%）。

对疼痛的评估能够提供重要的基线数据，以评估进展，并有助于疼痛是否是交感神经性的皮节分布的、周围神经性的、或是如肌肉筋膜扳机点引发的牵涉性的疼痛。可以根据触诊使用四分量表对关节压痛进行量化（图116-1）。Gradl和Schurmann报道交感神经功能障碍发生在CRPS的早期并随着时间的推移正常化。因此，鉴定早期和疼痛相伴的血管收缩性改变可能有利于早期诊断。未来对疼痛的检查可能会更加客观，使用特定的测试，如对力学性痛觉异常的患者进行慢性时间总和检查时使用的：热导致的痛觉过敏，低和高阈值的力学性痛觉异常，经皮神经电刺激或单丝试验。在进行这些测试时存在时间总和的患者与没有的患者相比，有更强的自发性疼痛。预测哪位患者的神经痛阈值比较低是可能的，其表现为痛觉过敏或痛觉异常。使用评估的量表，治疗师也许能够进行更早的干预，可能避免因时间总和而增加的疼痛，或甚至能够预测发展成为CRPS的可能性。

（二）感觉的检查

对周围神经功能的检查应该包括阈值（单丝试验）和神经支配密度（两点辨别）测试，以发现反应发生变化的区域。检查时应该小心，因为单丝试验可能加重痛觉异常。如果患者表现出极度的痛觉过敏，测试应该延迟。应该对触觉或力学痛觉异常和痛觉过敏的部位进行仔细的评估，根据报道88%的患者存在这些情况。对这些症状的感觉测试包括记录症状的分布和对针刺和轻触的反应。感觉检查可能被用于记录痛觉异常的系列变化，也可能有助于发现致病性损伤。对周围神经的检查也包括神经动力学评估，患者的休息体位和任何主动或被动的运动功能障碍。更多对异常神经张力的评估详见第118章。

（三）组织的观察

应该对4种体征因素进行系统的观察。判断发生的变化，并与对侧进行对比，变化包括皮肤、结缔组织和骨科组织的纤维化及血管收缩状态。应该记录对皮肤、颜色、质地、温度、毛发生长和其他营养变化的观察。应该观察不对称的促汗腺活动的变化，如少汗或多汗。在获取患者病史时，治疗师应该询问是否进行过诊断性的测试，如第三期骨扫描。

应评估血管收缩改变，是否存在血管扩张（红、热、水肿），血管收缩（发冷、苍白），或混合性/波动性。应获得双侧周径和体积测量的基线数据，并记录水肿的类型。应对胸椎进行评估，考虑T_2-T_6的交感神经链，以及其与上肢的关系。注意交感神经的支配与皮节无相关性。

可能出现ROM的下降、运动力弱或活动功能障碍。在患者忍受程度允许的范围内，应对从颈椎至上肢整个的骨骼系统和关节结构进行检查。应进行徒手肌力测定，以确定肌力、肌肉的完整性、神经支配状态或任何运动反应改变的出现。这与疼痛的评估相结合能够发现潜在的实际发生的损伤。如果患者能够忍受测试，握力和侧捏力量测试能提供额外的基线数据，应通过触诊发现纤维化和关节压

手部和骨科物理治疗协会P.C.

疼痛评估

/ / □ 男 □ 女

姓名 日期 生日 月/日/年 性别

治疗师 治疗师签名

疼痛强度：VeAS（言语模拟量表） 分级：0/10=无疼痛 10/10=经历过最剧烈的疼痛

得分：现在__________ 最佳__________ 最差__________

VeAS（言语模拟量表）在线上做标记描述你现在的疼痛

无痛 ________________________________ 剧烈疼痛

疼痛定性	**指标：**	**代码疼痛定性指标：**	**代码**	**疼痛定性指标：**
□ 隐隐作痛	1	□ 僵硬	7	0=无痛
□ 灼烧样痛	2	□ 水肿	8	1=深部触诊有中度疼痛
□ 绞痛	3	□ 抽动	9	2=深部触诊有重度疼痛
□ 疲劳	4	□ 针刺样	10	3=浅触诊有重度疼痛
□ 麻木	5	□ 无力	11	4=痛觉过敏
□ 锐痛	6	□ 其他	12	

部位：使用下面的身体图，描述你的疼痛/症状，并使用数字代码进行定性

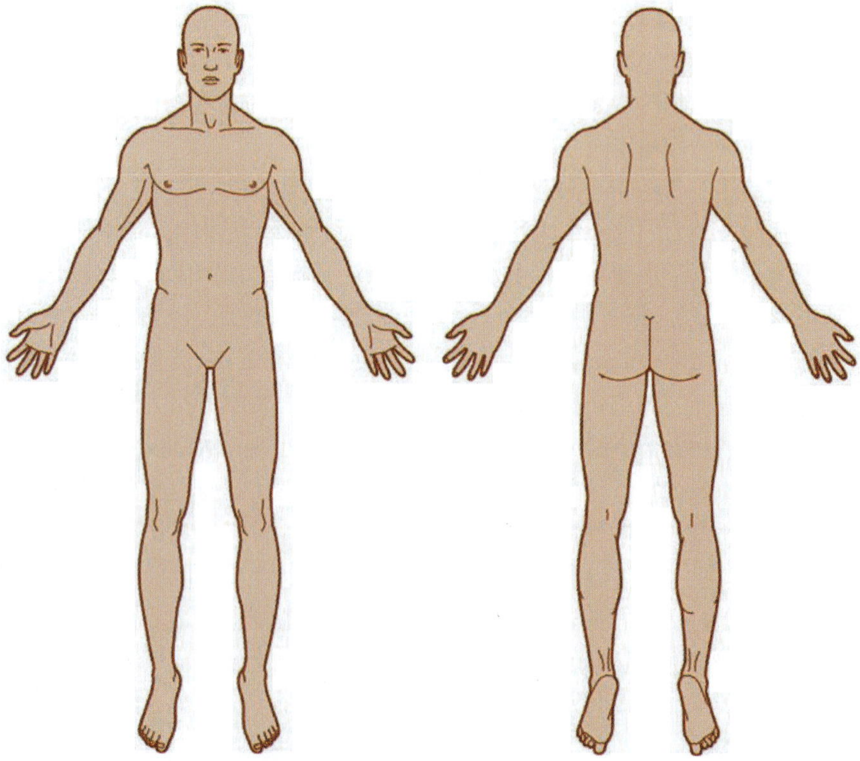

图116-1 疼痛简述。患者在疼痛的空间代表部位涂色或添加阴影，并选择描述性术语和完成视觉模拟量表（100mm长的线段）自我评估。治疗师使用语言评估量表和关节压痛量表对特定部位或疼痛的类型进行评估

痛以判断结缔组织状态，并认真地筛查肌肉筋膜扳机点的出现，因为这与CRPS存在关联。

主动和被动ROM的角度测量及对关节纤维化、内部和外部的紧张程度的评估能够提供关于功能影响水平的额外信息，应记录进行主动运动尝试时出现的任何的肌张力障碍（异常的姿势和运动）、震颤或运动不能/运动迟缓。通过病史采集也应该判断是否事先存在任何中枢运动障碍或前驱因素。图116-2中描述了一位“典型的”RSD患者。

病史、疼痛和体格检查将确定组织激惹性或敏感性的水平，然后形成指导方针以制订治疗计划。患者的体征和症状可能是动态的、变化的和广泛的。临床推理、持续的观察和对软组织状态及对治疗反应的评估决定了治疗计划的制订。图表116-3是一个可供治疗师选择的临床推理和治疗图示。

三、治疗干预

缺乏任何检验治疗干预效果的随机对照研究。尽管如此，几乎每个关于CRPS的文献均提及了对治疗性干预的使用和需求。有许多案例报道对使用治疗性研究成功治疗CRPS进行了报道。但是这些报道没有使用自我评估后果的评估，而是使用了疼痛模拟量表和ROM测量。仅有4篇文章是关于CRPS的前瞻性随机临床研究的报道。这个系列研究有145名CRPS Ⅰ型患者，症状持续时间小于1年，被随机分为3个治疗组：物理治疗（PT）、作

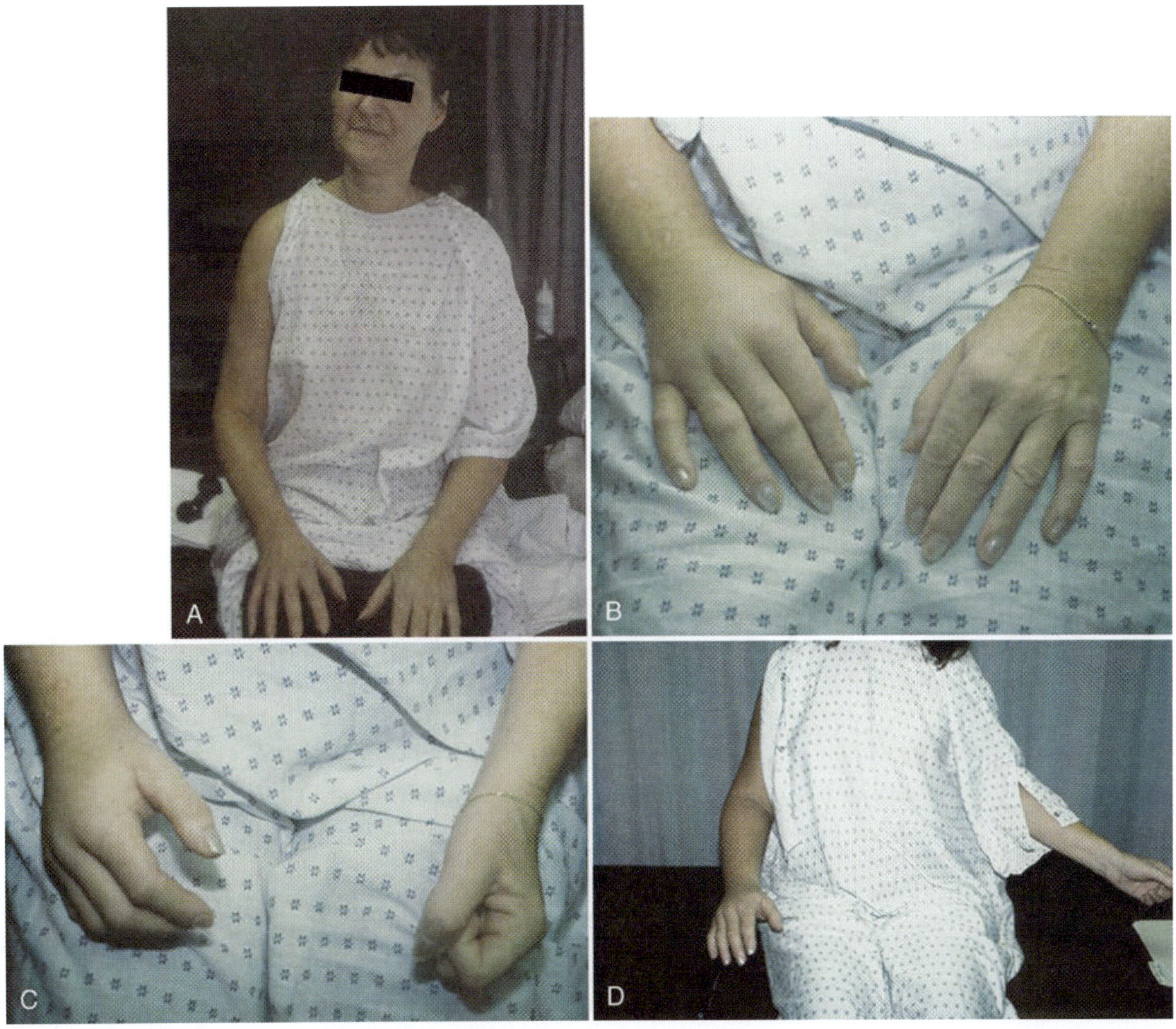

图116-2　复杂性区域性疼痛综合征患者。注意整个肢体（A）和手的水肿，掌指关节伸展，近端指间关节轻度屈曲（B）。不能够完全握拳（C）及肩关节外旋和肘关节伸展的显著缺失（D）。照片未能显示血管收缩引起的肢体发凉和苍白

业治疗（OT）、对照组（社会工作者对为其提供咨询（CT）。Oerlemans和其同事报道在1年后未发现在残损百分比上存在差异；但是，PT和OT能够使得残损水平总分提高得显著和更加快速，PT比OT和CT能够使得疼痛更加快速地减轻，从而增加AROM；并且PT的性价比也更高。研究未对特定的干预方式进行描述，但是根据每个治疗原则的目标对其进行了定义。

在一项关于脊髓刺激（包含PT治疗）效力的随机临床试验中，对PT治疗的效力进行了推断，

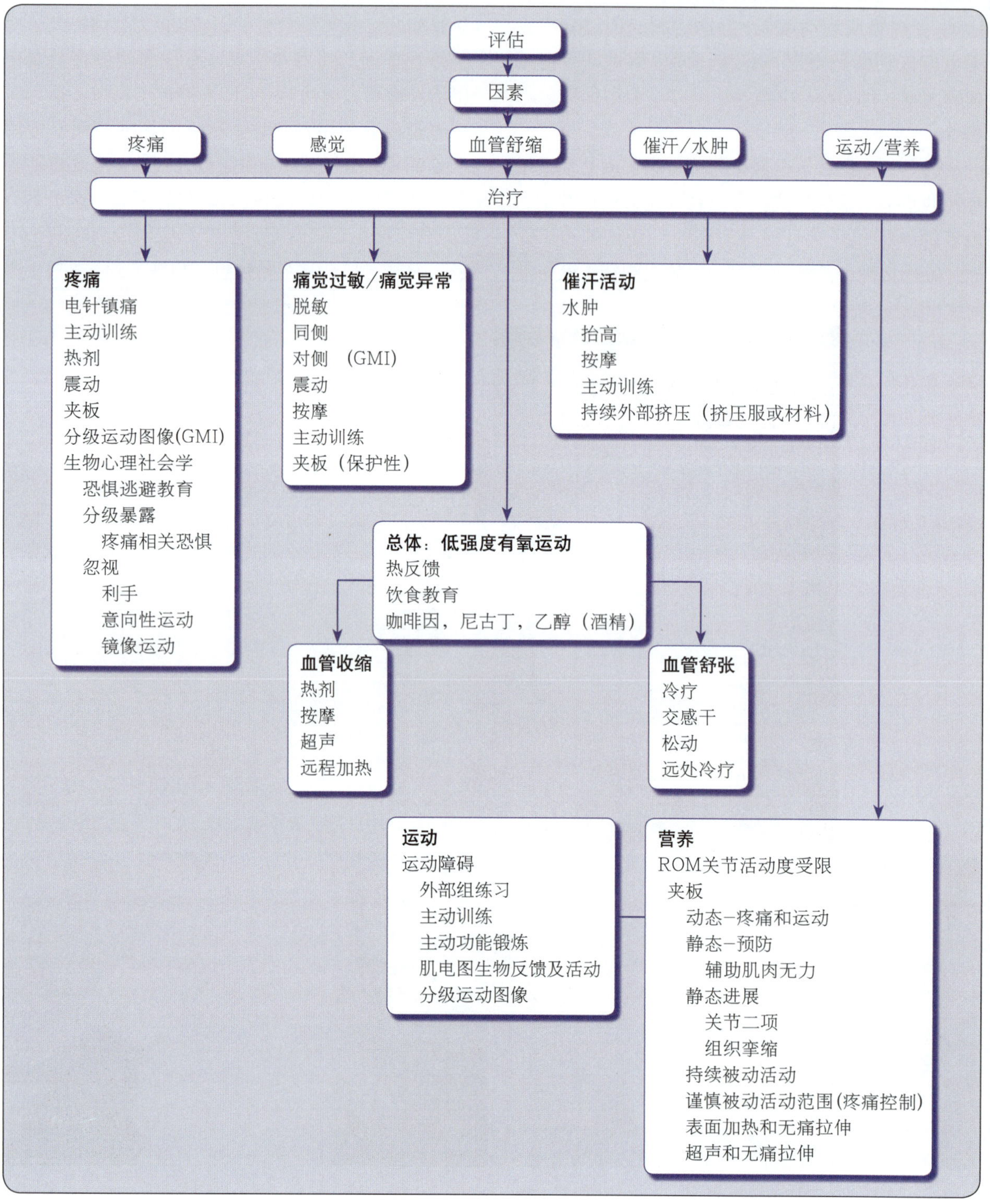

图116-3 评估和处理的方法

据报道，PT并没有影响慢性（>1年）CRPSⅠ型的功能参数。但是，作者也报道了，PT干预后患者的疼痛评分更低、运动更少和（或）力量与反应更好。

（一）一般考虑

通过检查，治疗师能够判断患者受累组织的激惹性并制订治疗计划。如果治疗师没能够对患者的体征和症状进行准确的评估，在很多情况下他或她会变成“疼痛恐怖主义者”。及时评估准确，也没有治疗这部分患者的方法。治疗程序的制定需要临床推理、对患者经常（如果不能够每天）进行观察、评估患者对之前治疗的反应和评估患者激惹水平。治疗师应该在每次观察时对患者肢体的血管收缩状态进行临床判断。没有文献提出一个合适的治疗剂量和时间。这些参数的决定和修改是通过这个持续的评估过程进行的。

（二）实际方法的“治疗体征和症状”

治疗师应该根据呈现的主要体征和症状选择一种实际方法，以之前讨论的4个因素为背景。在国际疼痛研究协会对CRPS分类之前，对RSD分阶的教学和描述使得从业者相信患者在某些阶段（第一、二阶段）血管是扩张的，并在其他阶段血管是收缩的（第二、三阶段）。现在CRPS被认为是一个持续的血管收缩不稳定的问题。患者在某个时间点可能是血管舒张、血管收缩或两者的结合。鉴于这种血管收缩张力的不稳定，治疗师在临床上应该设法鉴定当前的血管收缩状态（在每次治疗时），并避免加重鉴定的张力特点。患者的手表现出热、红、肿可能为血管舒张。治疗师应该选择不会加重血管收缩的治疗方法。相反，患者表现出发凉、苍白的肢体可能是血管收缩。

血管收缩可能会使得症状持续，应该使用产生血管舒张作用的方法，避免血管收缩。

实际治疗方法的制定应该是个体化的，根据对疼痛和4个体征和症状因素（感觉、血管收缩不稳定、促汗腺分泌/水肿和活动/营养改变）进行调整。治疗师应该识别RSD患者的情绪和心理方面。Hardy和Merritt发现疼痛评分相同的两组（RSD组和非RSD组），RSD组患者的躯体症状、抑郁、人际关系敏感和焦虑与非RSD组存在显著的差异。相反，Ciccone等未发现CRPS与慢性下腰痛和神经病理性疼痛患者在心理功能障碍上的不同。

慢性疼痛和CRPS患者有疼痛相关的肢体活动和再损伤恐惧。这种疼痛相关的恐惧常常比疼痛本身更能致残。疼痛相关的恐惧导致恐惧–逃避的模型，“对抗”和“逃避”是这种反应的极端表现。随着时间的推移，对抗可能导致恐惧减轻。结果推荐使用分级暴露的治疗模型。DeJong等对8名诊断为CRPSⅠ型的患者进行了一项单病例实验性ABCD研究，研究了分级暴露的应用。

该程序包含对疼痛避免模式的教育，以增加活动（暴露）的自愿性和对那些活动和情况（诱发疼痛相关恐惧）的暴露升级。他们发现这项程序能够降低疼痛相关的恐惧、疼痛的强度、残疾程度和与自主神经和血管收缩障碍相关的生理性症状和体征。一个重要的方面是治疗环境和治疗师也应该处理患者的心理需求。每个治疗CRPS患者的健康护理专业人员应该考虑这个疾病对患者生活质量的影响。仅仅这个事实就支持了对治疗性干预的需求。对于急性期和慢性期（3年）的CRPS患者，其患肢的使用率显著下降已经得到证实，尤其是对于累及利手的患者。在ROM和肌力方面的残损越大，肢体活动的降低程度越大，尤其是在坐位时。CRPS患者整体活动也倾向于减少、强度降低。这个肢体活动的减少倾向于和残疾、残障相关。

Geertzen和同事报道，他们的患者中有62%在ADLs存在受限，这些患者的残障水平更加显著（通过格罗宁根活动限制量表和简表评估）。也有通过其他评估方法发现的生活质量下降，如Galer等报道的神经病理性疼痛量表、改良简明疼痛量表和自我评估问卷。这两个研究均表明疼痛对生活质量有重大影响。对CPRS的生物心理学方面的认识导致了功能修复概念的产生，这倡导（如我所想）了对症状和体征的治疗，治疗对其有重要的作用。Stanton–Hicks和同事认为，治疗应该包含5个方面：疼痛的神经调节、运动和肌肉激活、等长收缩肌力和压力负荷，以及功能的恢复。TCRPS动态变化的本质使得每个治疗程序的个体化和护理计划的灵活性成为必要。

四、症状和体征的临床治疗

（一）疼痛

对疼痛的管理是最重要的一点，尤其是在CRPS发生的早期。在进行任何进一步处理之前，必须将疼痛减轻。疼痛的调节可能包含使用物理疗法作为辅助，也可以通过对组织的变化进行管理而实现，这可以使得运动功能障碍得到改善。治疗时在治疗过程当中不加重患者的疼痛是至关重要的。

为了判断CRPS Ⅰ型患者疼痛减轻何时有意义。Forouzanfar和同事对52名患者进行了研究，并使用VAS和自我感觉全身影响评分进行评估。作者认为患者疼痛有意义的减轻可以被定义为至少50%的减轻和3cm的VAS绝对改变。进一步来说，只有达到这个水平的疼痛减轻，才能够称得上是治疗成功。

1.电镇痛或经皮电神经刺激

目前没有支持使用经皮电镇痛管理CRPS患者的证据。读者可参阅第114章“疼痛管理：治疗师干预原则”和第117章“手康复过程中物理因子的应用”，以更深入的了解关于使用电镇痛和物理因子进行疼痛调节的相关讨论。

2.其他的物理疗法

主动锻炼可能通过激活大直径的传入纤维或通过阿片类刺激，从而有助于减轻患者的不适。有报道称使用温热疗法可治疗疼痛。

可以将超声治疗应用于受累区域或伴行的周围神经。读者可参阅第117章（关于物理因子），以更深入了解使用物理因子作为治疗干预的辅助手段的相关讨论。

3.镜像视觉反馈

镜像视觉反馈（MVF）被推荐作为治疗CRPS的方法，帮助本体感觉皮质的重建。在进行某项特定活动时，该技术使用镜子产生健侧肢体的反射影像来模拟患侧肢体的活动（图116-4）。McCabe和同事在一项使用MVF对8名患者进行治疗的描述性研究中报道，5名CRPS患者在经过少于2年的治疗过程中和之后获得了在VAS评分上的“显著减轻”。

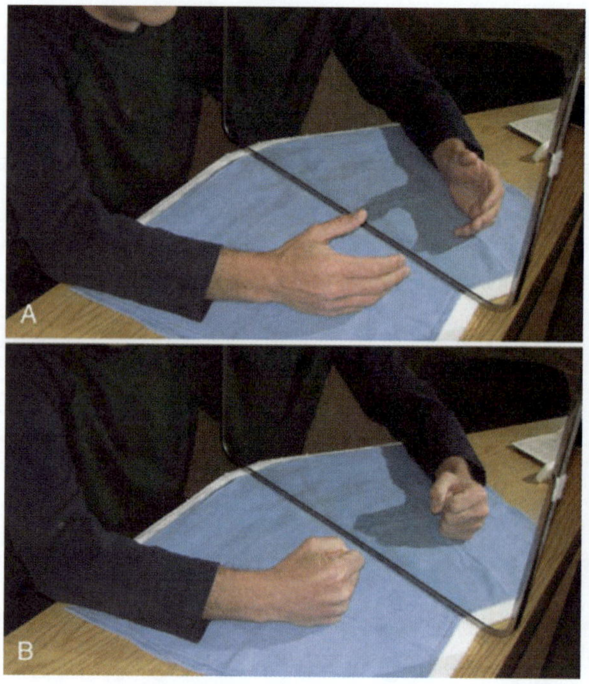

图116-4 镜像视觉反馈。患者检侧手进行治疗师选择的主动活动，同时将注意力集中在镜子中的影像。然后，将镜子移除，继续双手进行活动

每天重复使用4～9次的MVF导致镇痛效果的逐渐加强。在一项试验研究中，Tichelaar等使用MVF与认知行为疗法结合对3名CRPS患者进行治疗，报道了两名症状持续8～30个月的患者在降低VAS评分和增强活动方面取得的一些成功。其余患者未见变化，他的症状已经持续了9年。该章节随后将对MVF进行更深入的讨论，也可参见第46章“感觉再教育”。

4.分级暴露

如之前讨论，许多CRPS患者表现出疼痛相关的恐惧行为。使用分级暴露治疗疼痛相关性恐惧已经在慢性下腰痛患者身上取得成功。最近deJong和同事采用单案例实验性ABCD设计，使用分级暴露对慢性CRPS Ⅰ型患者的疼痛相关性恐惧进行治疗。治疗包括对患者进行关于逃避模型的教育，然后根据患者描述为危险的情况制订个性化的分级暴露计划。患者同意将自己暴露于这些感到恐惧的活动直到焦虑减轻。治疗师逐渐淡出治疗程序。尽管研究受试者数量较少（8人），自我报道的疼痛

恐惧、疼痛强度、残疾和生理体征和症状均得到改善。

（二）因素1：感觉因素痛觉过敏–机械系触觉过敏

脱敏

治疗需要患者勤奋的进行脱敏程序，且将之融入到门诊和家庭程序当中。应该明确地告知患者脱敏程序的要点，包括一天中每次刺激的持续时间和频率。脱敏应该在对患者痛觉过敏基线数据及患者在不加重疼痛时能够忍受的触觉刺激大小和类型进行判断之后进行。脱敏可能包括使用不同质地的物体、叩击、压力和振动。

治疗师应该在痛觉过敏区域之外开始脱敏，并逐渐朝向最敏感的区域推移。正如之前所讨论，Price等证明一些触觉刺激能够通过时间总和产生力学痛觉异常。间隔3s实施的间断触觉刺激被发现能够增加患者的不适感。在门诊，间断或循环使用触觉刺激，如叩击或应用脱敏物理疗法的间断皮肤接触实际上可能加重患者的痛觉异常。应该尽力维持刺激和皮肤的接触，避免循环刺激，正如治疗师在进行退行性疾病按摩时每次轻触均挪开手掌产生的间断接触。振动是脱敏的一个成分。Bin等发现，将200Hz的振动直接作用于疼痛的投射区对缓解正中神经皮支电刺激引起的疼痛最有效。就缓解这种不适而言，压力、冷疗和温热疗法与振动相比效果欠佳。Lundenberg使用100Hz的振动（60cm和200cm的探头）治疗了267名疼痛患者。他发现在经过3个月的振动后，50%的患者的疼痛缓解了50%以上。6个月后，75%仍然在使用该振动仪的患者有疼痛的缓解。总而言之，随着月数的增长，振动仪的使用率降低，肌肉骨骼系统性疼痛的患者疼痛缓解要优于神经病理性疼痛的患者。与50～600Hz的各种振动频率相比，每日2次，每次45min，频率为100Hz的振动治疗疗效最佳。总而言之，疼痛缓解越多，振动治疗后，缓解持续时间越长，这种缓解与振动治疗的时间直接相关。最后，研究者发现，大于200Hz的刺激频率会产生放射的不适感。从这些试验的结果可知，每次20～45min的100Hz的振动治疗，每天总共进行90min，外加使用边长6cm正方形衬垫探头进行持续的中等压力治疗在缓解疼痛和痛觉过敏方面最有效。Gay和同事报道了振动治疗的益处。在一项11名受试者的非随机研究中，作者对手部14个点进行了刺激，采用86Hz的频率，维持1分钟，每次治疗时间425s，这产生了“运动幻觉”；这样每日重复一次，每周5d持续10周。作者报道，经过10周的治疗后，使用VAS评估，疼痛缓解50%，且腕关节和手指的ROM改善30%。Barber倡导一种分10级的脱敏程序。对于CRPS患者，应想尽办法使得脱敏成为AROM和功能活动程序的一部分。起初，为了达到控制过度敏感的目的，脱敏可能作为治疗程序的主要部分。随着过度敏感得到改善，脱敏的必要性就较小了。治疗师应该判断出仅仅引起阈值反应的触觉刺激。只有当患者适应了这种刺激后，患者才可以进入到等级中的下一个刺激水平。用于控制水肿的退行性病变按摩手法也是脱敏程序的一部分。在大多数情况下，应该鼓励患者进行每日每次30～45min，每日共计90min的物理治疗以进行脱敏。脱敏治疗常常失败的原因有：早期放弃治疗计划，每种物理治疗方法实施时间不合适不能产生对刺激的感觉适应，或刺激种类选择不合适。在患侧不能忍受脱敏的患者中，刺激健侧同一区域可能有助于降低敏感性和助于皮质重建。这可以与MVF相结合。

当脱敏失败时，治疗师可能需要对过度敏感的区域提供保护，以使得患者能够进行ADLs和完成作业治疗要求。使用保护性矫形器固定、弹性体插入物、和衬垫手套或衬垫衣可能是保护过度敏感区域免受环境刺激的唯一可行选择（图116–5）。

（三）因素2：血管收缩

CRPS表现出持续的动态的血管活动不稳定问题。这种血管活动不稳定已被证实可以受到Valsalva动作、冷压力试验（0℃的水中浸泡30s）和被动抬头倾斜动作的影响。血管活动不稳定是患者不适的原因还是症状的表现，这一点仍存在争议。但是，我们实用性的方法以局部和整体为基础解决这些改变，从而提供对交感神经和循环系统足够的刺激来获得稳定性。受伤后这些患者中有很多都以坐位生活为主，导致活动量下降和对ADLs、职业和副业的耐力下降。能够增加整个身体循环和

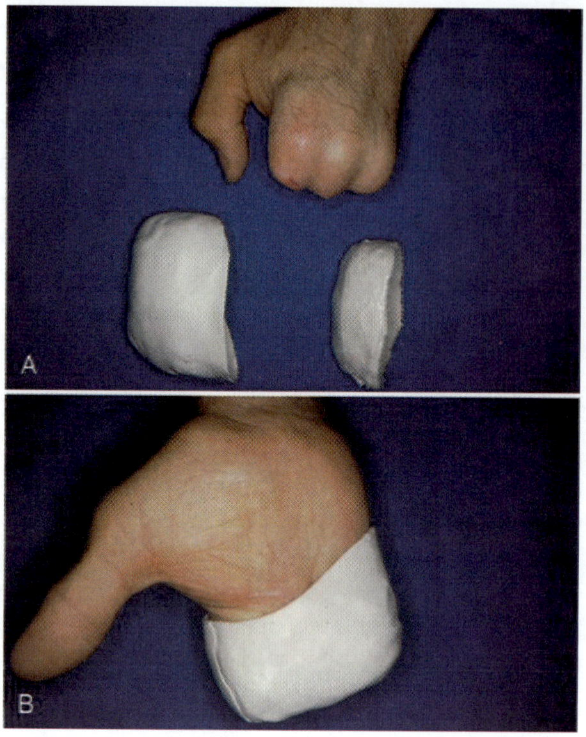

图116-5 A.过度敏感的截肢残端；B.使用弹性油灰状黏性材料（Paterson Medical/Sammon Preston，Bolingbrook，Illinois），可将残端插入以吸收外力，并在外层使用温塑的保护套

心脏输出的低强度的有氧活动有利于维持血管收缩系统的稳定性，同时直接增加患侧肢体的循环。

1.血管收缩

在采用实用的治疗方法时，每次治疗时应先识别患者的血管活动状态并教育患者对此进行识别，这非常重要。当选择物理治疗和治疗方法时应当考虑到其对周围血管状态的生理作用。如处在血管收缩的状态，手或肢体可能是发凉、发白的；这种情况下，治疗师应该考虑使用产生血管舒张增加肢体循环的治疗技术。

按摩和表面温热物质 向心性按摩、徒手水肿松动和徒手淋巴引流：可能有助于增加循环，同时通过降低组织间液容量以增加淋巴和静脉引流。在表面使用热垫和液状石蜡能够增加患侧肢体的血流量。干热疗是一种能够显著增加手部组织温度的有效方法，如射流治疗（Chattanooga Group，Encore Medical，West Chester，Pennsylvania）。此外，使用干颗粒物质（Cellex medium；Chattanooga Group，Encore Medical，West Chester，Pennsylvania）能够有助于降低过度敏感；然而，也应当小心，因为这种刺激水平也能够增加过度敏感和疼痛。虽然涡流能够增加组织温度这点已得到证实，但是有文献发现，当温度大于94°F，且尤其是肢体处于下垂位置时，涡流能够增加上肢的水肿。即使外加进行上肢的主动锻炼（CRPS患者主动锻炼较少）也还是会出现这种显著的水肿增加。此外，由于热量的流失，任何热疗的治疗效果在20min的治疗的最后阶段实际上均会减低。因此由于涡流存在增加水肿的风险，所以在治疗CRPS时，并不推荐使用涡流作为表面热疗因子。

超声波 推荐使用超声治疗CRPS，尤其是对于血管收缩的患者。Goodman报道其研究中7名患有RSD的患者中有6名在经过超声治疗后疼痛得到了显著至完全的缓解、水肿的减轻及同时的功能恢复。患者均接受静态脉冲超声治疗，强度为1～1.5W/cm^2，超声波直接作用于星状神经节。这还结合了其他的治疗，包括湿热、涡流、主动ROM锻炼和功能性活动。Portwood等推荐使用超声治疗RSD患者的局部组织。他们报道了3个下肢RSD的案例，使用0.5～1.0W/cm^{2}的超声直接作用于患侧足的周围神经并取得了成功。

其他措施 如果患者过度敏感，以至于不能够直接使用温热疗法，其他形式的间隔较远的热疗可能对其有利，如对侧肢体的加热或在家中全身浸泡热水浴。推荐使用冷热交替浴。但是，理论上冷热交替浴会产生血管收缩状态的不稳定。而且，没有文献支持这种方法的有效性，因此其应用应该受到质疑。受累肢体的主动的锻炼或压力-负荷程序（将在本章中稍后讨论）应该紧随所有用于增加血管舒张的附加物理治疗之后。治疗师应该建议患者避免使用咖啡因和尼古丁，因为这被证明也会增加血管收缩。

生物反馈 Headley推荐使用温度生物反馈来治疗血管舒张或收缩的情况。温度生物反馈改变交感神经的活动，进而增加或降低血流量。这种生物反馈的方法对交感神经活动产生的作用能够长期甚或永远保留。Grunet等使用温热生物反馈、反射训练和心理支持治疗以减轻RSD患者的疼痛。他们发现治疗后手指温度的显著增加，以及疼痛（VAS）

的显著降低（从15～60，平均为23）。这种降低在1年后随访时仍然保持，且20名患者中有14名1年后随访时重新回到了工作岗位。

2.血管扩张

对于手部表现为红、肿、发热的患者，增加这种血管扩张的物理治疗可能加重疼痛，能够有助于稳定血管活动系统并产生血管收缩作用的物理治疗，包括浅表的冷冻疗法，如18℃冷包裹或浴池冷浸泡维持10～15min。如果冷疗加重疼痛应避免使用。还应该建议患者避免饮酒，因为饮酒有血管扩张的效果。

（四）因素3：汗腺分泌活动-水肿

水肿的问题必须坚决解决。这可能是血管活动不稳定（血管扩张）及丧失主动运动的结果。炎症的成分也有可能参与到其中。Peacock和Van Winkle认为水肿降低了肢体活动并导致在较短的位置发生胶原重塑，产生了永久的活动丧失。由于血流量减少，导致纤维化，产生组织缺氧及细胞渗透性增加，以及富含蛋白质的组织间液潴留。水肿的控制应当早期开始，并持续进行。最重要的水肿控制可能是预防，因为在可以通过视觉发现之前，组织间液的容量能够增加超过正常30%～50%。Geurts和同事在一项系统性回顾研究中指出，对于脑卒中患者的肩手综合征，迄今尚未有特定的治疗方法被证明能有效治疗手部水肿。应该在治疗前后对水肿进行测量，以评估治疗的效果。

1.抬高肢体

一项最简单和最有效的水肿控制方法是将手部抬起高于心脏水平置于延伸至肘关节的斜面上。抬高肢体能够降低动脉流体静力学压力并有助于淋巴和静脉回流，导致组织间液体量减少。在将CRPS患者患肢抬高时应注意避免加重不适的体位。也不能过分强调抬高肢体，以至于患者不再使用患肢。应避免使用悬吊来减轻水肿，除非需要保护其他的病理状态。

2.主动锻炼

主动锻炼与抬高肢体相结合是有效控制水肿的方法。应该早期开始全上肢的AROM，达到无症状的全关节活动范围，这有助于克服水肿和减轻僵硬。应当小心，因为过度的活动会导致关节过反应、水肿增加、逐渐僵硬及疼痛相关恐惧行为的增加。主动锻炼应该直接针对每个关节且在各个活动平面内进行，同时对邻近关节给予支撑。最有效的方式是一整天内以低重复频率进行每项锻炼。此外，主动锻炼应该包括差别性手指肌腱的滑动。

3.按摩和徒手水肿松动

对于松动凹陷性和肌肉硬性水肿均有价值。徒手水肿松动可以被有效地应用于CRPS患者的管理。建议读者回顾第63章“水肿管理”、第64章“淋巴管理”、第65章“徒手水肿松动：亚急性手部水肿的治疗”中水肿管理的深入讨论。对痛觉异常部位进行按摩时应该注意避免疼痛的加重。记住：一些形式的轻度机械刺激（如回心性按摩）可能增加时间引起患者疼痛，可以通过和患者的皮肤保持持续接触，避免间断的触觉刺激，间断触觉刺激可能引起时间总和效应。

（五）因素4：活动-营养-ROM功能障碍

1.主动锻炼

关节僵硬的第一步治疗是在CRPS早期的预防性措施，即实施经过计划的颈椎、胸椎和整个上肢的主动ROM程序。另外，以活动为向导的主动锻炼对于维持患者的合作和动机水平尤其重要。功能性活动应该集中在患者需要进行及最喜欢的ADLs和职业活动。标准化的活动，如明尼苏达操作测验和Valpar上肢工作范例或即兴活动，如使用负重大板条箱可能有效。在AROM程序当中加入健侧肢体的使用作为主动活动助手也是有益的，如在双侧的推/拉活动或在仰卧位和站立位进行棍棒活动。这些例子显示在图116-6中。对于特定的小关节僵硬，Lankford建议使用单独示指阻断式锻炼对手的每个关节进行治疗。

2.矫形器肢位放置

矫形器肢位放置被推荐作为缓解关节僵硬和挛缩的合适方法。关节纤维化常常与因素中的营养因素相关联。任何的肢位放置的力量应当足够小，不

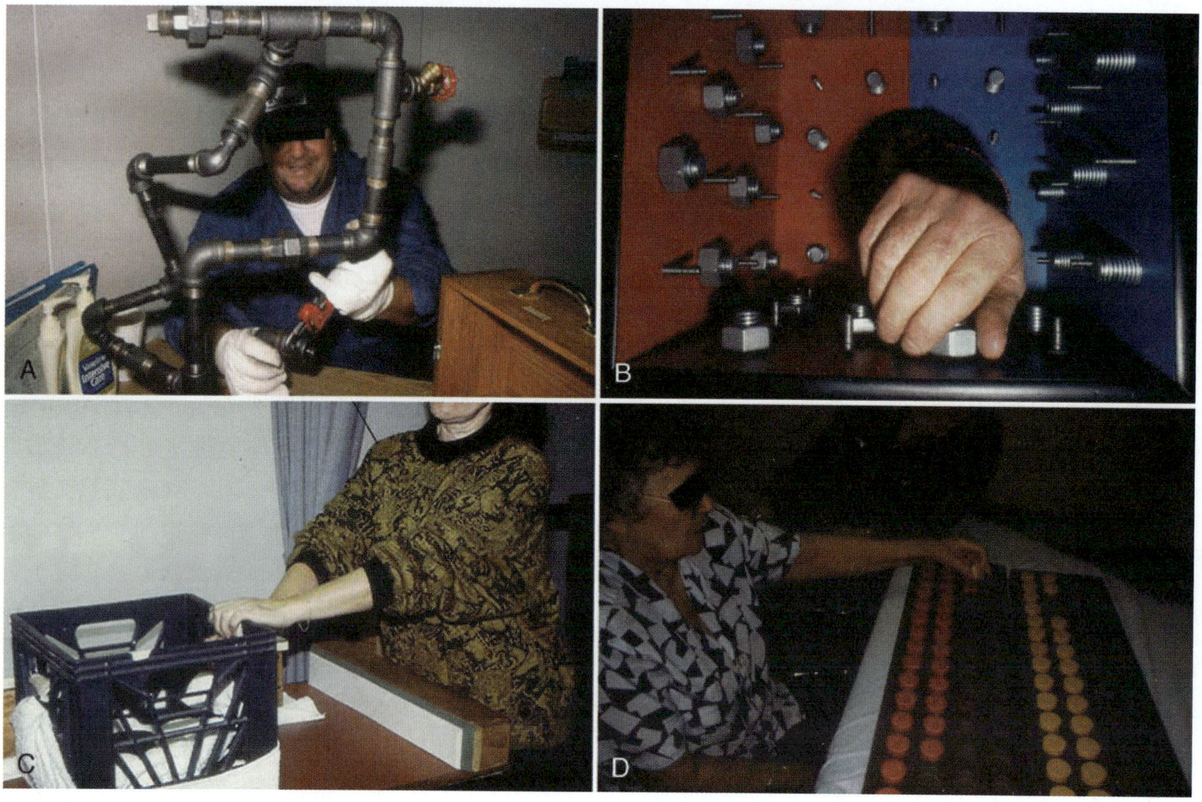

图116-6 功能性活动。A. P管道组装；B.Valpar上肢ROM工作模型需要使用上肢所有的关节。两种活动均可使用或不使用手操作工具；C.载重大板条箱的推拉活动是闭链运动或改良压力负荷活动；D.A强度肩关节运动和操作的活动

至于加重疼痛或引起关节周围组织激惹性和反应性的增加。适当力量的动态的肢位放置（图116-7）可通过对大直径传入纤维的刺激缓解不适感。处于动态肢位摆放系统中的患者倾向于抗牵引力运动，这会对肢体的机械感受器和其他的本体感受器产生刺激。动态的肢位放置只应作为一种附加技术，不应牺牲肢体的主动功能使用。因此，在一天的治疗程序当中，动态肢位放置可能最适合大约30min较短持续时间。

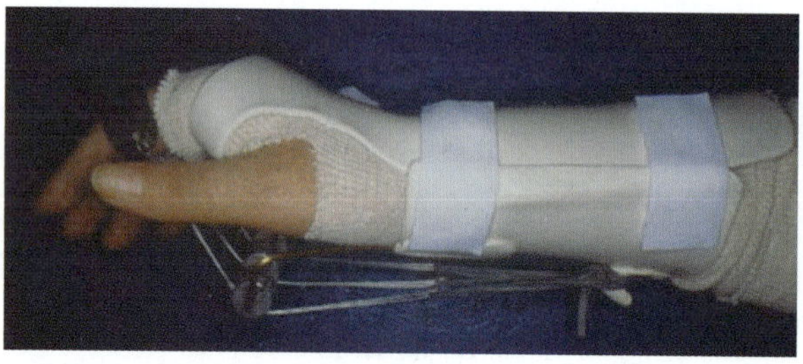

图116-7 在CRPS的疼痛期，无痛条件下使用动态掌指关节屈曲矫形器，治疗伸展挛缩

为了有助于水肿控制和疼痛管理，腕关节及腕和手的休息位矫形器是有益的。水肿会导致手指处于异常肢位，引起永久性、非功能性挛缩的形成。最常见的是拇指内收（第1掌骨），手指掌指关节伸展和指间关节屈曲挛缩。睡觉时使用合适的静态肢位放置，把手放置在安全的位置（腕关节伸展20°、拇指的掌侧外展、70°掌指关节屈曲和指间关节置于0°~10°）。在存在运动残损、肌张力障碍或关节疼痛时，静态的矫形器也是一种合适的辅助措施，其将关节位置固定进而进行锻炼或功能性活动。在腕关节伸肌力弱后，使用维持腕关节位置的休息位矫形器，能够在进行功能活动时增加手指的运动。静态的矫形器也能够被用于阻断某个关节的活动，以辅助患者进行更多远端关节的更多独立活动，或被用于进行某个关节的功能性肢位摆放以提高手部的功能，如当CRPS伴有正中神经损伤时使用的对掌矫形器。

如果疼痛得到控制，关节畸形变得更加孤立，对于孤立的挛缩静态渐进性矫形器肢位摆放和系列肢位摆放或固定也许更加合适。理想的使用方法是

在夜间长时间使用，遵循低负荷长时间应力的原则。治疗师应该避免过多应用矫形器于患者。这需要将提高患者手与上肢整体功能必须获得的关节活动以优先顺序进行排序。在任何时候，为了提高功能，矫形器的使用不应该超过2个。当之前使用的矫形器不再必要时，可以使用其他的矫形器。

3.持续的被动活动

在少数的案例中，CRPS引起的关节紧张也可以通过持续被动活动（CPM）进行治疗。CPM被用于脑卒中患者的瘫痪手，以减轻水肿并维持关节活动。这些设备应该在白天周期性使用或在夜间使用，以最小化它们对最重要的患侧上肢的主动使用的影响。CPM设备应该使每个被治疗的关节在无痛范围内活动。CPM可以通过阀门控制理论来缓解疼痛并提高关节周围和软骨的营养。这些设备对于存在肌张力障碍或神经瘫痪的患者十分适宜。

4.被动关节活动

被动关节活动（PROM）在疼痛控制后使用最为合适。没有数据支持在医疗干预（如局部或星状神经节阻滞）后激进地进行PROM。使用关节松动术以增加ROM并减轻疼痛也包含在被动活动当中。如果需要将手部置于过度敏感或痛觉异常的区域，被动活动治疗就将被禁止。

5.其他的治疗方法

浅表热疗将组织温度增加至40°时，与轻柔的被动牵伸相结合对于增加组织延展性最为有效。这种加热和牵伸能够有效地为组织进行其他活动提供前提条件并对僵硬手进行治疗。超声波的温热效果也能够增加组织温度，并增加组织的黏弹性特点以利于牵伸。治疗师应当谨记，在组织尚且温热时进行牵伸、PROM或AROM，且要在无症状范围内进行。

（六）运动障碍（肌张力障碍）

CRPS相关的运动障碍是否存在已经不复争议，并且运动障碍现在被认为是诊断所需要的4个诊断因素之一。现在的文献已经认识到CRPS患者存在运动障碍的事实，文献报道的发生率和发病类型各不相同。van der Laan等报道的发病率是88%，Cardoso和Jankovic报道的是21.4%，Schwartzman和Kerrigan的是21.5%，且Jankovic和van der Laan的是36%。报道障碍的研究都是采用回顾性临床研究设计（应除外Jankovic和van der Laan的报道），存在固有的弱点。运动障碍被描述成：肌张力障碍（局部肌张力障碍）（图116-8），肌阵挛（或抽搐运动），肌张力增加，开始运动力弱和困难（运动迟缓），以及各种类型的震颤。在线视频中展示了不能控制的抽搐运动的例子。如果患者存在震颤、帕金森病或其他中枢神经系统运动障碍的病史，治疗师应该预料到发展出运动障碍的可能。

就病理生理而言，运动障碍要归因于周围神经、交感神经或中枢神经系统。如果运动障碍发生较早，则可能累及了周围神经，但是交感神经被认为与早期和较迟的运动障碍均相关。最近的文献似乎认为中枢神经系统的受累会影响到感觉运动处理过程。除外运动受损，许多CRPS患者表现出类似于肢体忽略的症状，这支持了感觉运动理论。使用分级运动想象程序（MIP）的治疗技术是以上述理论为基础。三步运动想象程序遵循特定的顺序：第一步需要认识到利手情况，然后进行想象的手部运动，最后是镜像运动。Moseley报道的一项单盲随机对照试验使用MIP对20名患者进行治疗。通过神经病理性疼痛量表的评估，疼痛减轻了50%，并且通过特定任务数字评分分级系统评估发现残疾的减轻。对于这项技术的详细情况不在本章节的谈论范

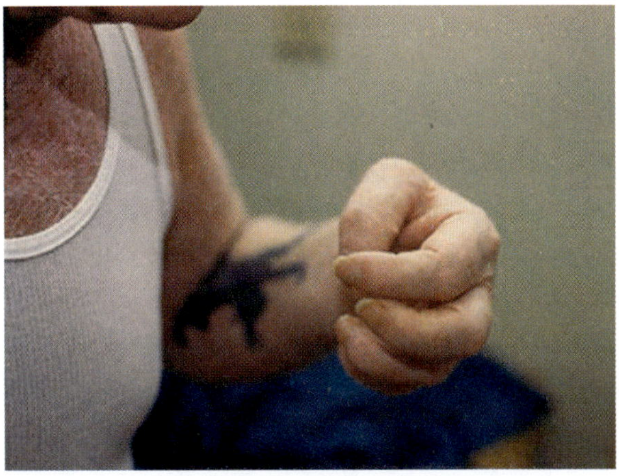

图116-8　CRPS发病4年后的患者存在局部肌张力不全的案例。注意肘关节、腕关节和手指的显著屈曲姿势

围之内，读者可以参考引用的参考文献。对于治疗师而言，要点是认识到患者可能难以识别肢体与整个身体的位置关系。

另一个CRPS患者出现运动障碍的可能理论是中间神经元的痛觉敏感化，“静息痛觉感受神经元”的觉醒。为了对抗这种现象，关节周围组织的本体感受器（除外Ⅰ和Ⅱ型机械感受器）可能有助于对痛觉输入进行调节。早期开始进行整个身体的生理运动能够提供这种输入。例如，让患者进行大关节、功能性、多关节的活动，如够物任务、本体感觉神经肌肉促通模式、操作治疗球、骑静态自行车，或行走都能够提供有益的输入。这些技术也解决了之前提到的CRPS患者活动量减低的问题。在无痛范围内活动避免加重疼痛或血管活动不稳定这点很重要。另一个可能有益的技术是振动。正如之前所述，Gay等报道11名患者经过10周的振动治疗后ROM增长了30%。他们认为恢复的理论依据是“在皮质水平重建感觉输入和运动输出”的结果。

中枢神经系统的机制可以通过临床策略进行干预，如表现出运动迟缓（帕金森类型的反应）的患者。这种运动的抑制或缺乏内部驱动需要使用外部装置来开始运动。演示任务的实施、够物语言提示、任何动作起落的时间提示和抓移动的物体（如抓球）这些技术都是有效的。正常化皮质的感觉输入能够有助于减轻躯体皮质代表区域的退变，这种退变可见于慢性疼痛和运动障碍。通过对患侧痛觉障碍或痛觉过敏的部位进行周围去敏感化，以及避免刻板、重复的运动任务或长时间的固定姿势，可以实现正常化皮质的感觉输入。使用其他的、健侧的肢体可能有助于维持躯体运动皮质代表区。正如之前所讨论，通过使用镜像的MVF技术也被证明能够提高运动功能。图116-4展示了使用MVF来促进运动功能的恢复。

传统的表面肌电图生物反馈的应用方式有两种：抑制肌张力和降低高张力（可能加重保护性姿势、制动和疼痛）；对于表现出运动抑制的患者，生物反馈可以被用于促进特定的肌肉激活和有助于完成功能性任务（图116-9）。生物反馈应该尽可能与功能性活动相结合，以加强肌肉的再教育。

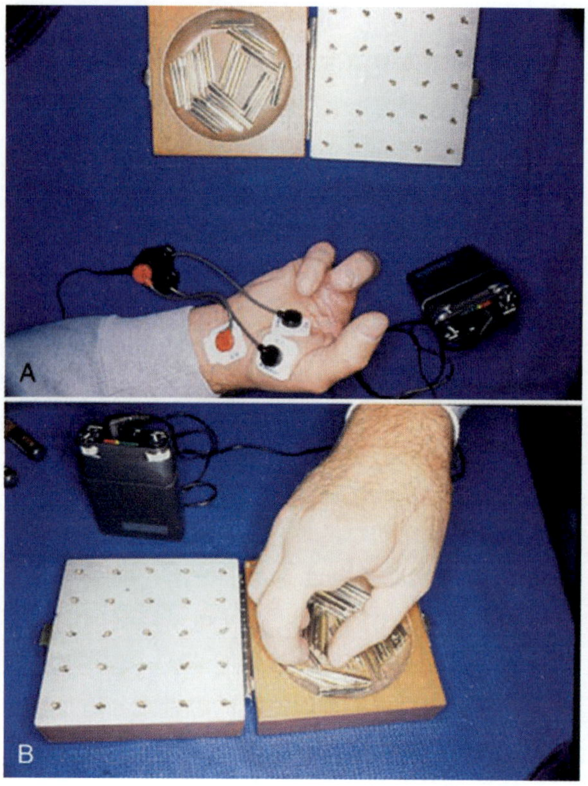

图116-9 鱼际肌的生物反馈，以促进其激活和增强功能

五、其他的技术

（一）压力负荷

Watson和Carlson报道使用一项3种成分的压力负荷程序成功地治疗了RSD患者。这些成分包括上肢的压力负荷、牵引、使用其他物理疗法进行治疗，还包括必要时矫形器的肢位放置。

他们建议谨慎使用其他的物理治疗和矫形器肢位放置，尤其是对于慢性患者。他们描述的初步家庭程序从3～5min的上肢挤压（通过使用刷子擦刷）开始，在2～3周内逐渐增加到每日3次，每次10min。紧随其后的是动态的活动，负重1～5lb（0.4～2.2kg），可耐受范围内逐渐增加至10min。鼓励患者在行走和站立位时搬运物体（牵引成分）。Watson和Carlson报道疼痛和水肿在最初加重；但是，这在几天之后逐渐减轻。41名接受长期随访的患者中，88% 疼痛程度得到改善、95% 运动功能得到改善、84%完全恢复了之前的工作。

压力负荷治疗的目的是提供对组织的压力，同时最小化关节活动。Portwood等也支持这一技术。他们报道了3名下肢RDS的患者，在经过逐渐负重与超声相结合的程序治疗后，他们的症状逐渐地消失。CRPS治疗程序当中还有一些其他的组织压力形式，如功能性活动和主动抗阻ROM锻炼。另外，上肢的闭链运动也是一种压力负荷形式。但是这些组织压力形式通常会引起运动，这倾向于加重某些CRPS患者的疼痛。因此，最合适的方法是一开始使用压力负荷程序，在患者症状控制以后开始进行其他形式的上肢组织压力技术。一些CRPS患者可能会有相关的肌筋膜疼痛综合征。在对患者进行检查时可能会发现，活跃的肌筋膜扳机点是疼痛的源头之一。治疗后，这些伴随扳机点活跃程度的减低使得VAS评分从9.1减至3.026。可以用于治疗扳机点活跃程度的治疗包括：喷雾和牵伸、按摩和物理治疗（如温热疗法、电疗和超声波）。在进行肌筋膜扳机点注射后，必须指导患者对患侧肌肉进行适当的牵伸，以维持疼痛缓解的疗效。读者可参阅Travell和Simonds的文章，以了解更具体的治疗方法。

（二）神经松动

研究人员认为，交感神经干的异常张力可能是身体交感神经活动持续较强的原因。

神经系统是动态的，且必须能够忍受身体和组织活动时对其产生的张力。位于脊柱后方的交感神经链的运动或机械张力可能影响交感神经的输出。对神经系统进行活动的治疗方式并不陌生，正如神经松动和臂丛神经松动技术。神经系统需要延长和滑动这一理念也能被应用于交感神经系统。对交感神经系统活动性减低的治疗也需要使用手法和牵伸技术，以助于增加交感神经系统的耐力和减轻异常张力。通过胸椎或神经松动术（使用Slump试验）也能达到目的。该工作目前依然处于理论阶段，读者可参阅Butler的文章以了解关于这些技术的具体信息。

（三）多学科途径

治疗师难以独自治疗这一复杂的毁灭性的问题。团队的医疗干预途径包括：药物、区域性或局部的神经阻滞、手术技术、专业心理支持及手部的治疗。所有涉及成员的相互交流是至关重要的。治疗师对于维持团队交流的进行起关键作用。在进行阻滞麻醉后，患者就可以直接开始进行主动的治疗程序。

六、小结

CRPS是一个动态的问题，关于其疾病的原因和发展存在多种理论。这也许是手部治疗师要面对的最具挑战的疼痛综合征。为了帮助治疗师进行临床决策，检查的顺序和可供选择的治疗均被展示在图116-3。之前对该综合征的诊断缺乏一致的标准，这使得治疗师在制订治疗计划时面临巨大的挑战；但是在最近，疼痛外加4个体征和症状因素被推荐为诊断的标准，这使得治疗计划的制订更加简单。这些标准帮助我组织了前述的针对症状和体征的实用治疗方法。以新的标准作为指导，我组织了这一章节。

对患者的管理依然需要我们对疼痛范围和成分的认识，以及对识别和调节疼痛的可行技术的理解。早期发现是消除大多数CRPS问题的关键。通常，治疗师有机会早期发现其相关症状。对患者的治疗应该是整体性的，并不只是处理单一的成分或患病的组织。治疗师必须掌握该综合征的生物心理社会成分，并且治疗计划的制订必须包括这个方面才能够取得成功。从实际角度出发，对患者的体征和症状的治疗似乎是解决这个难题合乎逻辑的方法。手治疗师应该注意不能成为“疼痛恐怖主义者”，并避免加重患者的症状。Lankford说过：“手部治疗最重要的方面是确保治疗师不使用引起疼痛的物理治疗”。这一点既适用于检查，也适用于治疗。不建议引起任何延续到治疗之外的疼痛加重。治疗计划应包括对重复次数、持续时间和时间安排表的具体指导。这些患者通常深深地受到症状的影响，治疗师必须帮助他们集中注意力于治疗，避免加重这方面的情绪。治疗师可以使用的干预措施越来越多，尤其是对于疼痛和运动功能障碍的治疗。最后，CRPS治疗的成功与患者的主动参与直接相关。治疗师必须通过帮助治疗患者的症状以增加患者的治疗动机。

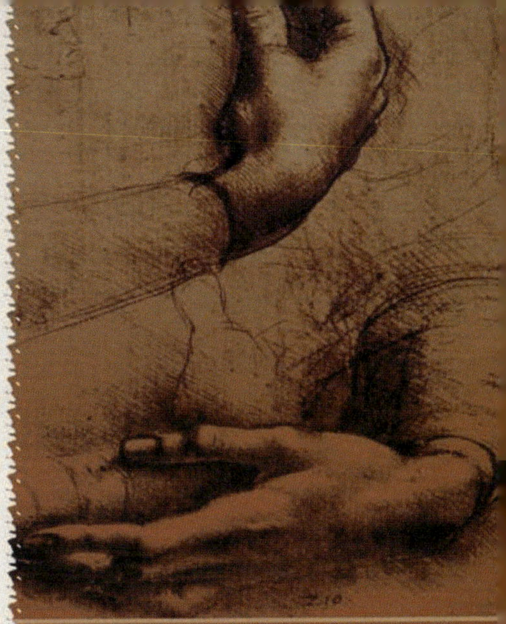

第十八部分

18

治疗师介入的特殊技术

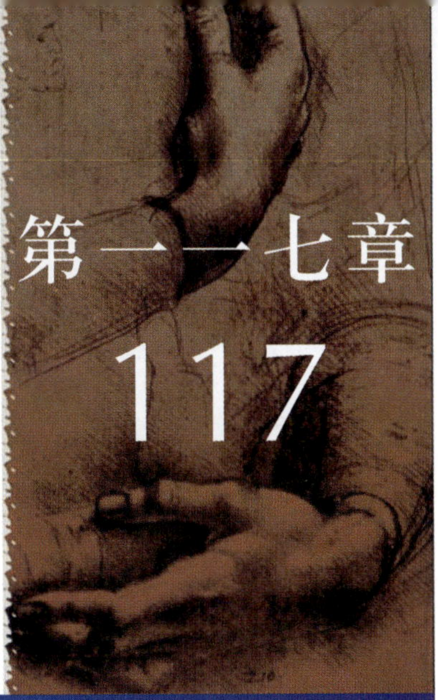

第一一七章 117

手康复中的物理疗法

原著者 JANE M.FEDORCZYK, PT, PhD, CHT, ATC
译校者 梁广旭　潘　钰

关键点

- 物理疗法应纳入其他干预性治疗手段的计划方案中。
- 应用冷冻疗法时，需对冷敏感度信号进行监测。
- 当由于神经损伤或者血管修复导致交感神经传出功能障碍时，应避免热剂的使用。
- 神经肌肉电刺激治疗应当在治疗师监督下进行，以保证肌肉收缩的质量。
- 物理疗法在手功能治疗中的应用依然需要更多的证据加以佐证。

物理疗法已被纳入了手和上肢的治疗计划中，用于减轻疼痛，扩大运动范围，增加肌肉力量，以及促进组织愈合。为了保证物理疗法被安全且正确地应用，首先要求物理治疗师对生物物理学特性、临床适应证、注意事项及禁忌证有牢固的基础。治疗师需要进行全面系统的临床检查以决定物理因素的使用是否必要，从而保证治疗效果。以上其实已经超出了本章所涉及的范围，它在物理治疗的各方面都应被涵盖，甚至在初级治疗课程中亦当如此。关键文本对于渴望获取附加信息的读者来说是有用的。近年来，一些国家已经对职业行为规范进行了调整，因此在应用物理疗法前，建议读者仔细阅读本国国家执业法的有关条例，以明确个人的职业限制或相关要求。

关于在手功能康复中常用的各种物理疗法的理论和原则在本章的第一部分已经讨论过了。在本章的第二部分，我们要讨论的是物理疗法在手和上肢常见损伤中的临床应用。

一、热疗

热疗可通过多种热传递的方法改变靶组织的温度。表117-1列举了热传递的不同方式及与每种传递方式相关联的热剂。热疗包含了可以通过不同的渗透方式提高组织温度的表浅加热剂及深部加热剂。而冷冻疗法技术则是通过与冷剂的直接接触来降低组织温度。为实现既定目标，热剂应始终作为其他干预治疗方法的辅助手段。为保证热剂正确有效的应用，物理治疗师应该理解相关的生物物理学原理、适应证、注意事项及禁忌证。框117-1概括了热剂应用的注意事项及禁忌证，特别是在感觉障碍或者血液循环不良的患者中，由于体温调节功能的减退，热剂的应用会受到限制。神经滋养血管及脉管神经控制着动脉的血管舒缩反应。如果此神经受损，那么交感传出神经就无法对因外界环境的温

表117–1 热传递的途径

途径	定义	相关热剂
传导	通过两个表面之间的直接接触来传递热能	热敷 石蜡 商用冷包 冰包 冰按摩
对流	通过流体运动把热能从一个地方转移到另一个地方	漩涡(温暖或寒冷)* 射流治疗
辐射	通过介质，通常是空气，在表面之间发生的电磁能量交换	红外线、紫外线
转换	能量的一种形式向另一种形式的转换	超声（机械能到动能） 透热疗法（电磁能到动能）+
蒸发	热从皮肤中提取，就像应用热蒸汽喷法喷雾在皮肤上蒸发一样	热蒸冷冻喷雾剂+ 氟甲烷 氯乙烷

* 作为一种热剂，漩涡在目前实践中并不常用

+ 在手的治疗中并不常用

度变化引发相应的血管舒缩反应做出指令，组织损伤就会发生（图117–1）。

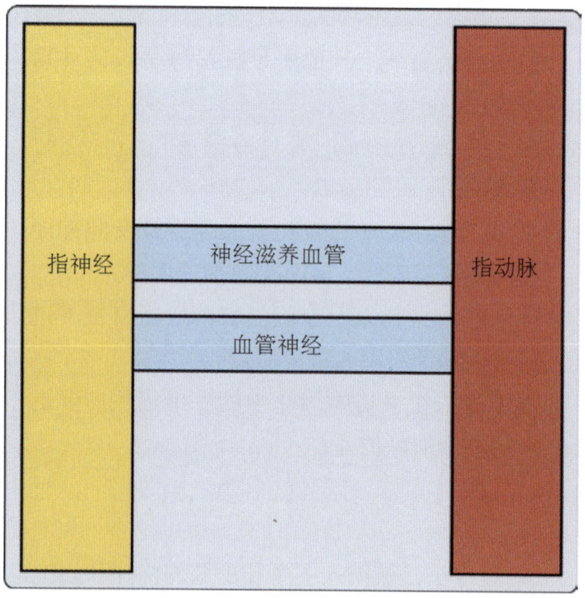

图117–1 通过组织温度变化调节血管舒缩反应的交感自主神经的示意图

（一）表浅加热剂

表浅加热剂包括湿热敷袋，气动式加热包，石蜡，电热垫及射流治疗（Chattanooga Medical，Chattanooga，Tennessee）。这些热剂可以提高深度2cm以内的组织温度，因此它们更适用于手和腕部。热量渗透的深度取决于：①应用的热剂类型；②靶组织的组成成分；③治疗持续时间；④初始温度的差异；⑤热剂维持热量的时间。

组织温度必须被提高到40～45℃（104～113°F）之间才能产生治疗效果。超过这个范围有可能造成组织损伤；低于这个范围，因为热量过于温和的缘故可能产生不了有效治疗效果。所提出的治疗性热量对机体产生的有利效应包括扩张血管，改善血液循环，减少疼痛，增加组织延展性及降低肌张力等方面。

机体组织血流量的增加区域主要限制在定位于热源方位以下的皮肤。血管扩张是机体为了调节组织温度从而预防烧伤而产生的对热反应。还有一种相对次要的血管舒张反应是伴随着皮肤温觉传入神经信号所引发的脊髓反射。骨骼肌的血流量没有像预想的那样产生变化。随着血流量的增加，组织的新陈代谢率及血氧饱和度也会随之增加。尽管这些效应只有在组织温度升高时才能观察到，血流动力学的改变及新陈代谢效应还是可能对组织的愈合产生促进效应。

组织温度的提升增加了一些临时性神经肌肉效应，可以减轻疼痛和降低肌肉张力。这些效应只会发生在组织温度升高且维持的基础上。当温度降低

时，产生的神经肌肉效应就会减退。随着温度的提升，感觉神经传导速度也会随之增加。因为温度的升高是暂时性的，所以治疗效果还不是很清楚，但是它可能会有助于痛觉的减轻。肌肉温度的升高可以降低肌梭传入神经的放电频率（Ⅱ型传入），增加高尔基腱器官IB型传入神经的放电频率。这些放电频率的变化会导致α运动神经元活性降低，因而减少肌肉（肌纤维）活性。浅表热量可能不会充分提高肌肉组织的温度从而产生上述神经肌肉的效应，但皮肤温度的升高确实可以降低γ传出神经放电，这样也可以产生类似的神经肌肉效应。基本上，当骨骼肌加热至至少42℃（107.6°F）时，就会变得松弛和富有弹性。相应的治疗效果可能会减少疼痛和增加运动范围，因此特别适用于合并有肌紧张或痉挛的患者。

关于在热方式下产生的疼痛调节作用机制，目前已有数种假说被提出。抗刺激理论认为：靶组织内的温度感受器被激活及传导由组织环境温度上升引起的神经冲动比痛觉纤维传导的神经冲动速度更快。这种生理效应与疼痛的“闸门机制”有关。组织温度的提升同样可以提高痛觉纤维（伤害感受器）的激活阈值，这可以减少传入脊髓的痛觉信号数量。激活阈值的提高与组织中起激活和增敏伤害感受器的化学介质的减少有关。与组织温度升高有关的血流量的增加可以移除这些化学介质及降低局部组织伤害感受器的活动性。

组织的延展性同样随着温度的升高而增加。胶原基质，结缔组织如关节囊、韧带等的黏滞度却随之降低。由于神经肌肉效应，肌肉组织的弹性升高。但是这些效应只有在肌肉组织温度升高时才能被观察到。关节僵硬感的降低允许患者参与部分范围的运动练习。

（二）超声波

超声波是一种深部热剂。它可能是在手治疗实践中应用最广泛的物理疗法了。但超声治疗在以下几种情况下可能会失效：①超声治疗没有集中在正确的结构部位上；②剂量参数设定错误；③换能器移动的速度太快。电能通过逆压电效应转变成机械能（声传播）。定位于换能器内部的陶瓷或石英压电晶体在供应电流的作用下产生膨胀和收缩运动（图117-2）。晶体产生的电动势可复制由设定频率所决定的声波波形。声波最初被纵向地传播至靶组织，在遇到骨或金属界面后又以横波的方式传播。超声波以类似于手电筒般的准直聚焦波束的形式离开换能器。并且声头的直径越大，波束的聚集度就越高。靶组织内的分子及细胞通过膨胀和收缩的形式产生振动（图117-3）。若超声波能以持续性模式及足够强度传递，振动就可以增加分子的动能，一定的分子动能继而可以提高组织的温度。

频率决定了超声波在靶组织内的穿透深度。在1MHz的换能器内，聚焦波束会更加的发散，这样的波束可以穿透表浅组织，从而使声能在皮下2～5cm的组织中被吸收。应用3MHz的声头，声能

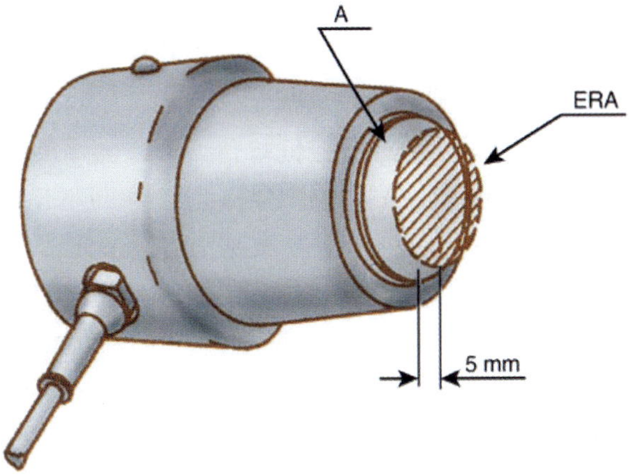

图117-2 阴影部分是安装在超声探头上的压电晶体(换能器)。换能器的有效辐射面积(ERA)已标记出（Diagram with permission of Henley International，Sugar Land，Texas.）

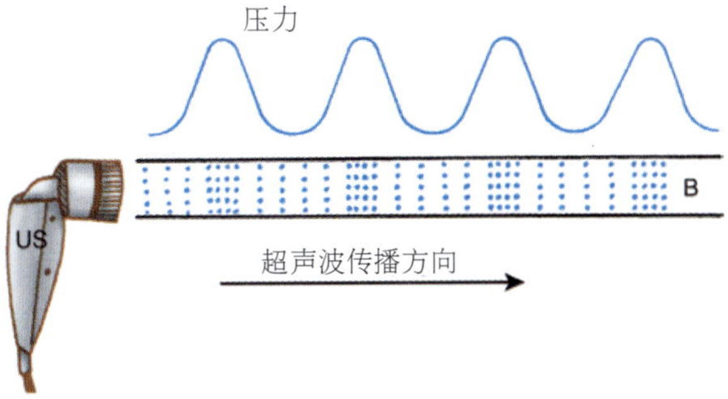

图117-3 超声探头发出的准直超声束（B）示意图。上图是相应的压力波。分子浓度增加的区域称为稠密区（:::）。分子浓度减少的区域是稀疏（∴∴）(引自：Ziskin MC,McDiarmid T,Michlovitz SL.Therapeutic ultrasound.In：Michlovitz SL,ed.Thermal Agents in Rehabilitation，2nd ed.Philadelphia:FA Davis,1990.)

可以在深度为2cm的表浅组织中被吸收。另外，声波在高蛋白组织中更易吸收，如胶原蛋白。因此富含胶原蛋白的结缔组织（如肌腱、韧带、关节囊）吸收声能的能力是比较强的。

声阻抗通常发生在组织界面，如骨组织。声波在骨组织界面会被反射到相反的方向或者转变成横波。此时，如果纵向入射波和反射波相互叠加，就可能产生驻波。驻波被称为“热点”，有潜在损伤组织的可能。由驻波引起的骨界面处骨膜过度加热同样可以引发疼痛。如果上述情况发生在治疗过程中，患者通常会抽离换能器并且主诉疼痛感。这通常是驻波形成的临床征象，此时相应的治疗方案就应被修正或者中止治疗。如果选定的频率是3MHz或者不是频率特别高，可以通过移动换能器避免驻波的产生。

有效辐射区（ERA）是超声波换能器真正产生以及发射声波的区域。声束非均匀率（BNR）是换能器的最大强度（空间峰值声强）与声头的平均空间强度（空间平均声强）的比值。BNR数值越低，换能器的能量分布就越平均。最佳BNR应为1∶1，但厂商指导说明上要求BNR为6∶1或更低。如今市场上大多数的产品，它们的ERA等同于换能器的面板，并且面板周边的发散的能量要少于面板中心部分，BNR通常为6∶1。这些都是厂商的产品规格或设备说明书上提供的信息。有多种规格的探头可供选用，范围从0.5～5.0cm^2。

超声波在空气中会被明显削弱，因此在探头界面与身体界面之间的空气应消除或者减少到最低限度。可在探头界面与身体界面之间涂抹一层耦合剂，如市售的可溶性凝胶。如果需要超声波治疗身体某些不规则的小范围区域，可以选择带有凝胶垫接头的小探头。用水浴及水囊进行耦合的效果是不好的。

治疗师可以选择连续或脉冲模式的超声治疗。在脉冲模式中，治疗强度是周期性中断的，也就是在占空比的间歇时间是没有超声能量产生的。连续模式可产生热效应和非热效应，而脉冲波超声则更强调超声波的非热效应，因为此模式中热量是不能累积的。这是脉冲周期的间歇时间里因热传导导致热耗散的结果。工作循环可被划分为分脉冲持续时间（作用时间）及脉冲周期（作用时间+休止时间）。因此，如果一个脉冲模式中脉冲周期为10s，脉冲持续时间为2s，那么它的占空比为20%。图117-4显示了一个典型的脉冲波超声模式。特定的占空比所产生的生理作用尚不清楚。10%或20%低占空比的生理效应已经在慢性伤口愈合方面进行了研究，但目前仍缺乏高占空比方面的研究阐述。

空间平均声强是超声能量（瓦特）在换能器区域（cm^2）上传递、分配的比例。声强用于表示超声治疗的强度。其他因素保持不变，声强越大，连续性超声治疗模式下的组织温度升高越快。大多数产品显示的是空间平均声强。当使用脉冲模式超声时，时间平均声强可由占空比乘以空间平均声强计算得来。例如，如果空间平均强度选择为2W/cm^2，占空比为20%，时间平均强度为0.4W/cm^2。虽然时间平均声强在脉冲周期中看似是低的，但假如它在脉冲周期中总是保持2W/cm^2，对于上肢的某些部位来说，这样的治疗强度可能会过高。目前还没有具体的有关治疗声强剂量选择的治疗方案，但世界卫生组织制定了3W/cm^{2}为超声治疗强度单位的上限。合理的治疗强度不但会达到预期的治疗目标，而且不会对组织造成伤害。

连续或脉冲波模式的确定主要根据超声治疗过程中热效应和非热效应哪个应当占据主导地位。热

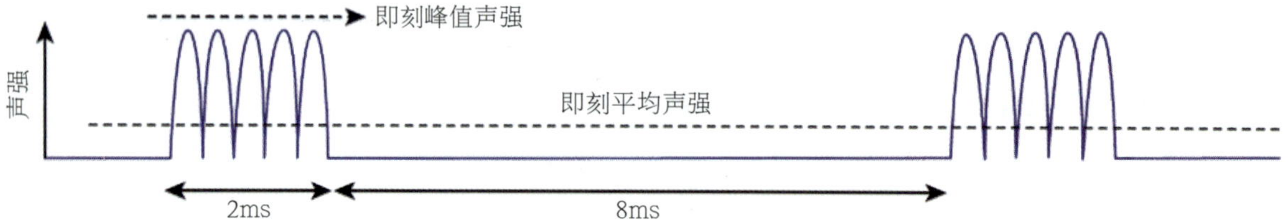

图117-4 典型的脉冲模式。总脉冲周期为10ms。脉冲持续时间为2ms。占空比为0.20(20%)。(引自：Ziskin MC, McDiarmid T, Michlovitz SL. Therapeutic ultrasound. In: Michlovitz SL, ed. Thermal Agents in Rehabilitation, 2nd ed. Philadelphia: FA Davis, 1990.)

效应主要与温度的升高有关，基本上与先前讨论的表面加热剂相同。而非热效应的两个主要作用分别是空化及微流。空化作用是由于靶组织内部机械振动导致细胞内空气泡的产生。稳态空化可以提高细胞的扩散，但不稳定空化可能会产生细胞破裂及组织损伤的结果。不稳定空化可以通过选择脉冲模式，或者在连续波模式下使用较低的治疗强度来避免。微流是由于振动引起的细胞内液体和气泡的运动。微流理论上可以改善细胞膜通透及增加细胞膜离子交换，从而促进组织的愈合。

超声治疗与前面所讨论到的表面加热剂所有的临床适应证都相同。但是它能集中在更小的治疗区域上，并且针对深度为2cm以上的组织结构也能发挥作用。在治疗水平，腕和手的绝大部分结构可以被充分加热而使组织温度上升，但超声作为一种深层加热剂，分布于前臂、肘和肩的相似适应证同样适用。由于热效应及起辅助作用的非热效应，超声可以促进组织愈合，增加血流量和氧合。有关延迟愈合伤口的研究已经证明，以非热效应为主的低强度脉冲波超声，可以促进巨噬细胞释放生长因子，促进血管再生及胶原蛋白的合成，而这些效应有利于纤维增生期中的组织愈合。在组织重塑期，热超声治疗与应力控制性练习结合起来，可以提高组织的抗张力强度。增强的组织延展性可以促进胶原蛋白的重构及抗张力强度的增加。

（三）冷冻疗法

冷疗的生理效应多半与热剂相反。表117-2列举了它们之间的对比。冷疗主要用在急性损伤或手术后控制疼痛和水肿方面。对于冷刺激关联的感觉变化，患者的正常反应顺序依次为冷感，灼感，疼痛/不适，刺痛感，麻木感。

虽然患者以上各类感觉的持续时间没有统一的标准，但是感知变化的顺序却是一致的。这是笔者自己的经历，患者不能忍受冰袋或冰水浴直接作用于手上，但可以忍受将冰块直接敷在肩部或者肘部。但是商业冷敷袋却可以经常用在手及手腕部。

冷疗的应用会导致由于组织温度降低而引发的局部血流量减少及血管收缩反应。血管收缩反应是机体试图进行体温调节所产生的即刻反应。同时，血液黏滞度也随之升高，这将进一步导致血流量的

表117-2　热疗与冷疗生理效应的比较

冷疗		热疗
↓	疼痛	↓
↓	血流	↑
↓	新陈代谢率	↑
↓	神经传导速度	↑
↓	肌痉挛	↓
↓	肌肉弹性	↑
↓	组织延展度	↑
↑最初，随后↓	肌力	↓最初，随后
↑	组织愈合	↑
↑	心率	↑
↑	血压	↓

减少。在较长时间的冷暴露，如10℃（50°F）以下的冰水浴，可能导致反射性血管舒张反应，称为hunting反应。这种反应通常发生在皮肤，但在组织深层也可发生。

如果冷疗在伤后立即应用的话，炎症反应可能同样会减弱。由于血流量的下降，与炎症相关的化学介质如组胺和前列腺素，可能因此无法流通从而发挥扩张血管的作用。血流量的减少同样会降低新陈代谢活动，包括减少介导炎症反应的前列腺素的合成。由于新陈代谢率的降低，细胞的氧摄取也会随之降低。根据冻伤及外周神经麻痹患者中的观察，长期的冷暴露，有可能导致组织缺氧和组织损伤。

冷疗的疼痛调节机制和基于“闸门机制”及抗刺激理论的热镇痛机制相似。另外，减少的血流量可以降低炎症反应，从而进一步控制疼痛的产生。水肿的减轻也意味着组织扩张的减少，自然疼痛感就会减少。促进炎症反应及激活、增敏伤害性感受器的循环化学介质的减少同样有助于控制疼痛。患者使用冷疗后可能会主诉关节僵硬或者至少有关节僵硬的感觉。随着组织温度的降低，基质的黏滞度往往随之增加。尽管肌张力会因为冷刺激而降低，从而改善肌痉挛、僵硬或僵直，但同样会因为肌肉弹性的降低而限制运动。在冷暴露中，降低的神经传导速度及肌梭、高尔基腱器官的活动性同时有助于疼痛的减轻。

在患者手及上肢部位应用冷冻疗法治疗之前，有几种冷敏感症状和状况是需要处理的。由于血管

充血和舒张，处在冷源之下的皮肤颜色变红的现象是正常的。如果因为组胺反应使皮肤产生类似风疹或荨麻疹的皮肤症状，这就是冷过敏反应。它被称为地方性寒冷性荨麻疹，该病引起的疹块一般有红色的边界及银白色的中心。并且它们触摸起来一般是温的（图117–5）。这是观察到的最常见的冷敏感症状，此时如果有荨麻疹生成，冷疗就应该立即中止。

全身性荨麻疹是一种全身性过敏反应，它会导致面部潮红、心率加快及可导致患者晕厥，以及头晕的血压骤降。雷诺病就是因为冷刺激引起的血管痉挛性疾病。它通常发生在手指，由于冷刺激，手指先后会变白（苍白），然后为蓝色/紫色（发绀），随后转变为鲜红色（红色），最后恢复至正常颜色。这个循环性反应可能与自身免疫性疾病有关，如系统性红斑狼疮、类风湿关节炎。它也与神经压迫及创伤有关。患者可能会知道他们曾经是否有过类似的冷反应症状，因此在临床检查获取患者病史的过程中务必要咨询患者有关方面的问题。

冷球蛋白血症与自身免疫性疾病，慢性肝病，多发性黑色素瘤及感染有关。在冷暴露的刺激下，异常的血蛋白质会转变为凝胶状，从而减少血液流动，导致缺血和最终坏疽的形成。寒冷性阵发性血红蛋白尿症是一种在尿中可以检测出释放的血红蛋白和溶解的红细胞的疾病，但通常无肉眼血尿。该疾病患者可能会发展为或轻或重的贫血。虽然任何一种冷敏感症都不是十分常见，治疗师在获取患者病史的时候还是应该询问上述疾病的情况，同时还要仔细监测患者的冷冻疗法的异常反应，因为由此导致的后遗症通常比较严重。

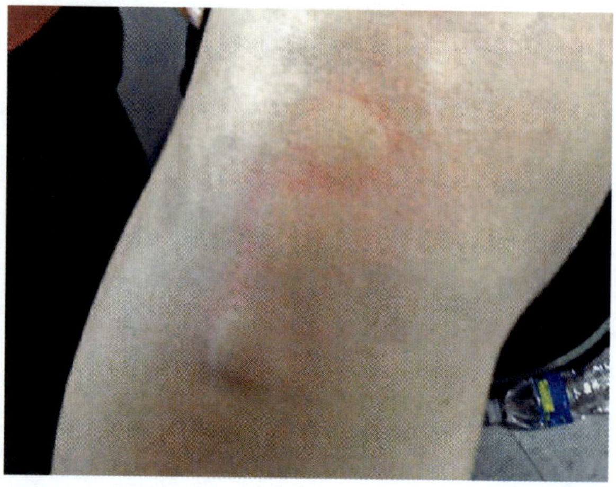

图117–5 膝部冰按摩后出现的水疱形成或局部冷性荨麻疹

二、电疗

（一）设备和电极

电疗可以在疼痛调控，肌肉再训练及促进组织愈合等方面应用。电疗电流通过表面皮肤电极分散在靶组织内。市场上有各种各样的可提供一个或多个治疗电流、电流调节器和电流通道的电子医疗设备。而医用线路供电产品通常可提供更多的选择，所以，一个设备可以用于多种临床适应证。电池供电便携式装置还可提供一系列的治疗电流和电流调制器，但它们仅限于两个通道，且电流的选择性较少。

便携式装置可以应用于临床上，而且如果患者拥有在保险计划覆盖下合适的耐用医疗设备（DME），也允许患者在家中使用。便携式装置可以在功能活动中使用，而线路供电产品则局限于墙上插座附近的区域。便携式产品可用于患者控制性治疗练习或活动及肌力增强性功能性活动中的疼痛调控，如伸出手臂去取物的动作。

电极有多种尺寸、形状和材料可供使用。电疗的成功开始于正确的电极选择、制备和安置。手和上肢电极需要依照目标区域进行安置，并且可以充当治疗性电流的有效导体。一些电极材料有更好的导电性，并且对皮肤–电极界面的电流有较弱的抵抗性。

安有湿海绵接口的金属锡电极是电流的良好导体，通常在一侧装有橡胶或绝缘塑料衬垫，用于隔绝皮肤。然而，这种类型的电极的设计通常不符合人体结构，对于需要小型号来配置的腕和手等部位，它的应用是受限的。另一个值得关注的问题是海绵，同一个海绵不应该在不同的患者中使用，因为如果不适当的清洗和存放，它们可以作为细菌的传播来源。仅仅出于这个原因，大多数诊室没有采用这种类型的电极。

柔性碳电极和橡胶电极需要使用类似于超声的水耦合剂。这些电极通常需要用胶带或胶膜固定（Chattanooga Group，Chattanooga，Tennessee）。如果经过适当的清洁和维护，它们可以很好地在临床上使用，但如果患者在家中使用则略显繁琐。这对于那些手受伤，可能只能用一只手来制备电极的患者来说无疑是比较麻烦的。

各种一次性和可重复使用的市售电极已经被开发研制出了。这些电极涂有黏合剂聚合物，并且有各种形状和尺寸。大多数电极带有一个辫子样的东西，通过它的电疗设备导线可以容易地被固定到电极上。在充分的皮肤准备和电极清洗工作的保证下，这些可重复使用的电极可以被应用多次。一次性使用电极有黏着性，类似于黏性绷带，这对那些有过敏性皮肤和经历了另一电极的不良反应的患者来说无疑是更为合适的选择。它们是用过一次就会被扔掉。黏合剂聚合物比湿海绵或水性凝胶有更强的电流阻抗，但它们易于操作，因此在治疗师和患者中很受欢迎。黏合剂聚合物电极提高了依从性。它们也适合临床应用（主要是为了遵守感染控制标准和防止患者之间的交叉污染而不在不同的患者中共用）。患者可能对黏合剂聚合物有不良反应（过敏反应）。如果此类情况发生，电极应更换为另一种类型，并且要将不良反应上报给电极的供应商。

电极安置区域的皮肤准备是增加已经降低的皮肤电阻的一项基本工作。这可以使治疗更加的舒适，因为较小的电流量才能达到想要的临床反应。皮肤应该用肥皂水或酒精（乙醇）清除表面污垢、干燥的皮肤细胞、油和乳液。这对任何一种电疗都是很重要的，但对行离子导入治疗则被视为一项基本工作。酒精拭子甚至与离子导入电极包装在了一起。如果皮肤表面的毛发使电极不能与皮肤均匀接触，应当将局部毛发修剪或剃去。比起剃掉毛发，笔者更喜欢用剪刀修剪毛发。削刮容易引起皮肤过敏，而治疗电流将会使之恶化。

（二）治疗性电流

有3种类型：直流电，交流电，脉冲电。治疗电流不是电子医疗设备的电源所决定的，而是由安装在电子医疗设备内的振荡器和电位器所产生。

直流电（DC）

直流电（DC）被定义为带电粒子单向运动，当电路闭合时带电粒子的运动就会继续进行，电路开放时运动就会停止。粒子运动方向是由选定的电极极性决定。这种类型的电流主要用于手部离子导入疗法，也可用于伤口愈合和失神经支配肌肉刺激方面。像离子导入这类的治疗通常需要选定一种特定的电极，此时电极的识别就显得尤为重要。负电极，称为阴极，吸引来自组织的阳离子；阳极，或正电极，吸引了来自组织的阴离子。

碱性反应建立在阴极，而酸性反应建立在阳极上。两者都可在电极下引起皮肤反应。典型的皮肤反应称为充血发红，但也可能导致全层烧伤。最常见的不良反应是电极下皮肤水疱的形成，特别是阴极区域，因为碱性反应更易损害人的皮肤。用于离子导入的商业电极常含有使电极下pH的变化最小化的缓冲剂，从而最小程度上减轻皮肤刺激或皮肤烧伤。治疗师应该咨询他们的供应商以确定缓冲剂无论在酸性反应还是碱性反应中都能发挥作用。

电极的大小也能起到减少皮肤刺激或皮肤烧伤风险的作用。电极应该足够大到能够覆盖靶组织，同时使电流分散地更加均匀。如果电极太小（直径≤1cm），电流不能分散，刺激或灼伤就可能发生。离子导入电极的制造商会设定好合适的电极尺寸，从而避免可能对组织造成的影响。当治疗师在应用各种类型的电疗时，特别是直流电，应避免使用“自制”电极。这种由铝箔和纱布制成的电极不含缓冲系统，也未被美国食品药物管理局（FDA）批准使用。这类电极里箔的黏附性可能不会太好，电流密度过高的“热点”也会产生。

假如FDA批准所有类型的电极都可使用，那么每位患者就都会遇到问题，因此你应该为你使用的是FDA所批准的电极而高兴吧。

（三）交流电（AC）

交流电（AC）是带电粒子的双向流动。它通常可表示为正弦波形，但既可以是对称的，也可以是不对称的。一个常见的应用交流电的例子就是干扰电（IFC）。IFC通常用在疼痛的调节方面使用。IFC常使用较高的载波频率，用于克服皮肤对电流的阻力，所以它通常被认为是一种比较舒适的电疗形式。交流电可以调制成在类似双相脉冲形式的电流。爆裂调制交流电流或“俄罗斯”刺激通常用于肌力增强方面。电流的爆破可以产生类似单个脉冲的电流传输相位，但电流密度高于大多数的脉冲电流（详见下一节）。它可被用在较大的肌肉群，如股四头肌及腘绳肌。这种类型的电流可以比较舒适的用于手和上肢神经肌肉再教育治疗中。大多数拥有干扰电模式的电疗设备也会有用于加强肌肉力量的爆裂调制交流电流模式。这可能会使治疗师感到混乱，此时需要记住一个简单的方法，IFC是用于疼痛调控的，所以用干扰电模式去为肌肉收缩建立通断比是不可能的。

（四）脉冲电流

脉冲电流是在下一次电活动到来之前的有限时间内（通常以μs为单位）传输的单向或双向的带电粒子流。电活动或者脉冲间的时间段并不等同于通/断时间周期。脉冲电流主要用于疼痛调控或神经肌肉再教育。在示波器上，脉冲的可视化表示形式称为波形。波形可以是单相或双相的，这取决于电流的方向。在单相波形模式中，电极极性是固定的，电流的方向是不改变的。在双相脉冲波形模式中，每个脉冲都有围绕电极等电位线两个相位；电流是双向的。双相脉冲的形状可以对称，也可以不对称（图117-6）。对称的双相波形是均衡的，每个相位的面积也相同，但极性相反。两个相位就如同镜像一般。非对称双相波形可以是均衡的也可以是非均衡的。在临床实践中，治疗师更愿意使用均衡的不对称双相波。产品信息表或用户说明书上的产品规格上会显示非对称双相波产生于“零净直流效应”。这就意味着即使两个相位可能看起来不相等，但每个方向的总电荷都是相同的。而不均衡的波形却不是这样的。所以在刺激电极下的皮肤感觉比副电极更为强烈。著名的电子医疗设备厂商也是仅提供均衡非对称双相波形。

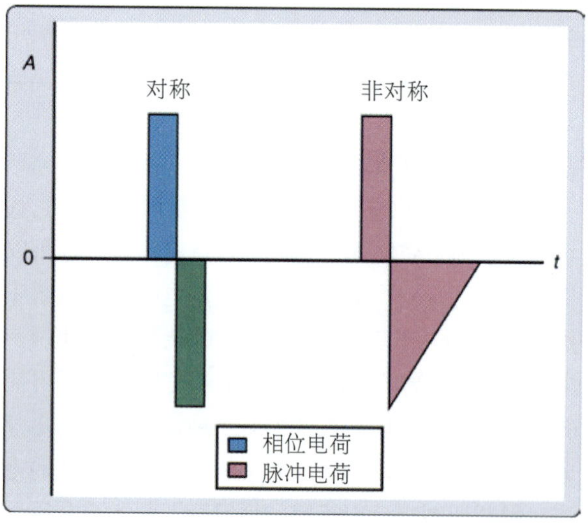

图117-6 双相脉冲可以是对称的，也可以是非对称的。脉冲电荷结合了脉冲的两相，并使两相分离。在对称双相脉冲中，每个相位的脉冲电荷是相同的。A，电流幅值，单位为mA；t，时间（μs）；0，零点，或者等电位线

（五）波形的可测量特性及刺激参数

1.脉冲幅度

脉冲幅度是描述电流强度的另一术语。在同行评审文件中、设备上及临床医师之间，这两个术语是可以相互替换的。无论是治疗师还是患者在任何设备上对于脉冲都当进行充分的调整。当每个相位的电流强度都被测量过之后，该相位最高的点称为峰幅度。当电流强度被完全测量后，某一相位的等位线至峰值的距离及另一相位等位线至峰值距离之和成为峰-峰幅度。设备的操作手册会对是否设置脉冲峰幅度或者峰-峰幅度提供相应的信息（图117-7）。

2.脉冲及相位持续时间

相位持续时间是相位的开始到相位的结束所消逝的时间。如果波形是双相波，那么两个相位，以及超前相和衰减相，就构成了一个脉冲相。脉冲持续时间是脉冲的开始至脉冲的结束所消逝的时间。脉冲持续时间也称脉冲宽度，但因为测量的单位是以微秒计算的，因此脉冲持续时间是更贴切的描

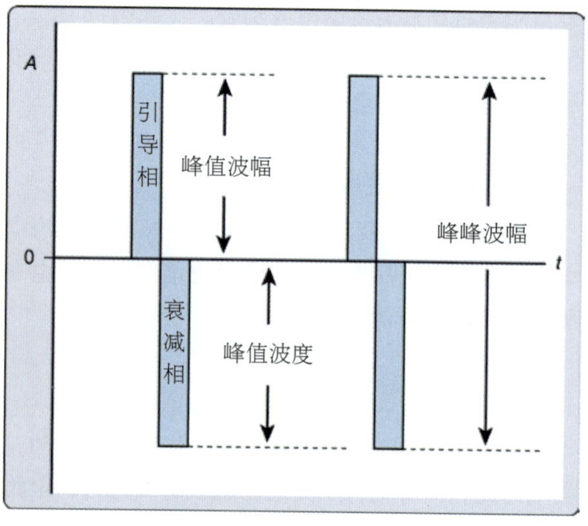

图117-7 峰值波幅与峰峰波幅之间的对比。A，电流幅值，单位为mA；t，时间（μs）；0，零点，或者等电位线

述。脉冲持续时间及相位持续时间在设备上完全可以预设及调整（图117-8）。在临床应用中，设有脉冲持续时间的充分可调性的设备是更受欢迎的。查看一下设备操作手册，你要决定是否对相位及脉冲持续时间进行设置，因为这在每个设备上都是有差异的。

（六）其他时间依赖性特性

在相位之间可能会有时间间隔称为相位间隔。脉冲间隔是脉冲之间的间隔时间。当脉冲频率增加时，脉冲间隔时间就随之降低以适应脉冲数量的增加。在相位的前沿中从离开等电位线到峰值所花费的时间称为上升时间，而相位返回至等电位所消耗的时间为下降时间（图117-8）。

1.脉冲充电及脉冲频率

脉冲充电既有时间依赖性，又有脉冲幅度依赖性。它被认为是“波形的能量来源”。换句话来说，除了频率以外，想要达到理想的临床效果，必须要获得固定水平的脉冲幅度及脉冲持续时间。一些电子医疗设备允许治疗师对设备的脉冲充电以微库伦为单位进行调节（见图117-6）。

脉冲频率也被视为脉冲电流发生器的脉冲率及ICF上的拍频。基本来说，脉冲频率就是脉冲数量（脉冲电流），差拍（干扰电）及周期数（交流

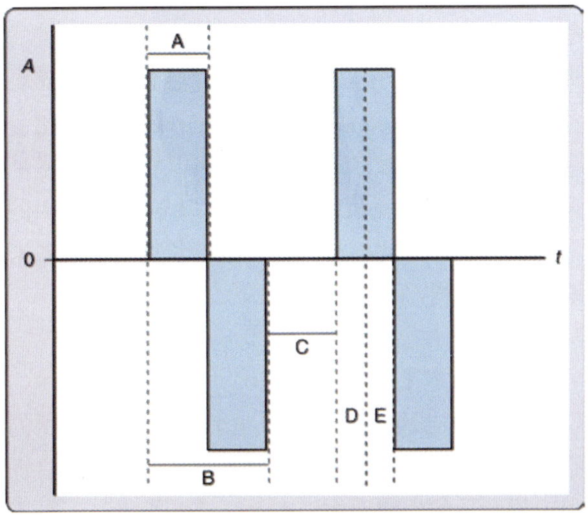

图117-8　脉冲或波形的时变特性。A，电流幅值，单位为mA；t，时间（μs）；0，零点，或者等电位线。A，相位宽度；B，脉冲宽度；C，脉冲间隔时间；D，上升时间；E，下降时间

电），它通常在1s之内被传递。如果脉冲频率（pps）为1s内传递5个脉冲，那么它的脉冲间间隔时间就比频率是100pps的间隔时间要长。

脉冲充电是由脉冲持续时间及脉冲幅度决定的。为了产生以下3种反应中的任意1种，频率、脉冲持续时间及振幅是需要被严格控制的3个主要参数：①明显的刺痛感；②肌肉抽搐；③强直性肌肉抽搐。像干扰电等不传递脉冲电流的设备需要调节频率、振幅，以达到相应的临床治疗效果。

2.电流调节器

许多电疗设备内都有一个内置的斜坡，以便逐渐增加到峰值或达到相应的临床反应。这种设置减少了患者受的惊吓，通常能够使治疗更加的舒适。许多肌肉刺激器都设有允许治疗师建立合适的上坡或下坡缓冲的控制设置，以便缓解和消除强直性肌肉抽搐。

其他的电流调节器为了防止感觉水平刺激（明显的刺痛感）中感受器的适应性，能够允许对振幅、脉冲及相位持续时间、频率进行修改。如果刺痛反应保持不变，那么在靶组织内的感受器将会察觉到固定的外在刺激，从而不会对电刺激有反应。在疼痛调控的一个治疗疗程中，电流调节器会将上述风险降到最低。便携式的脉冲电流发电机通常也称经皮神经电刺激（TENS），它通常含有数个电流调节器，这些调节器可独自工作，也可与另一个协同工作。电流调节器不会增加治疗师设定的参数，它们只能通过降低设定的水平来修改参数（图117-9和图117-10）。

在治疗性电流的许多应用中，比较理想的是能实现电刺激期及无刺激期的相互转换。许多电疗设备允许治疗师建立工作及间歇周期。这对神经肌肉电刺激来说是一个必要条件。一个经典的肌力增强刺激周期是10s的刺激，之后为50s的间歇。间歇时间是为了减少肌肉的疲劳。

（七）注意事项及禁忌证

框117-1列举了电疗的注意事项及禁忌证。治疗师应该仔细的阅读患者的病史，以决定是否可以安全的应用电疗。电极的不良反应是最常见的，所以应该在治疗前后仔细检查患者的皮肤。

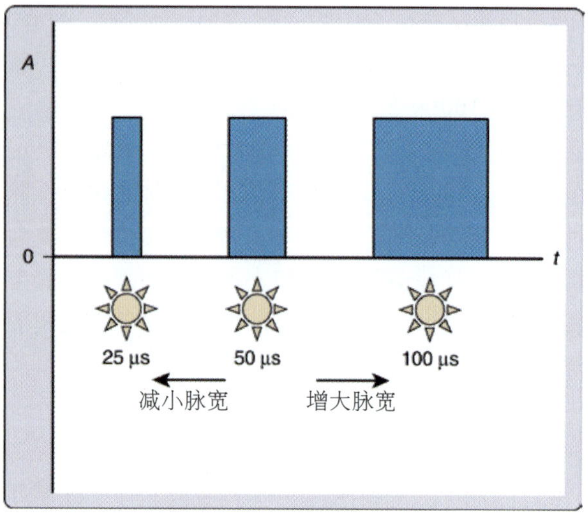

图117-9 脉宽调制。A，电流幅值，单位为mA；t，时间（μs）；0，零点，或者等电位线

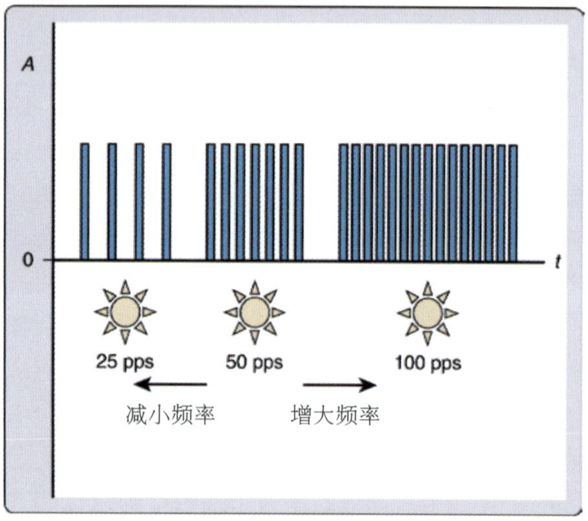

图117-10 频率调制。A，电流幅值，单位为mA；t，时间（μs）；零点，或者等电位线

（八）电镇痛

电镇痛是用于描述应用电刺激于疼痛调控方面产生的治疗效应的通用术语。自从Melzack和Wall在1965年提出闸门控制理论后，TENS就被广泛地用于描述电疗的疼痛抑制方面。有3种刺激模式被认为可以促进电镇痛效果。表114-2就回顾了用于疼痛调控的各种水平和理论水平的常用参数。

1.感觉及运动水平的刺激

感觉和运动水平的刺激常用于调节外周伤害性和（或）神经介导的疼痛。电极应放置在疼痛组织上或者附近区域。感觉水平刺激器，也就是高效率或者传统TENS，会产生明显刺痛感觉的临床反应。低效率或者"针刺样"TENS，可以产生肌肉抽搐的临床反应。在较低的电流振幅下，感觉水平及运动水平刺激是相似的。电流用于减少疼痛的潜在机制是可以刺激较大的初级感觉传入纤维，从而阻断或者"闸门似的关闭"从初级伤害性传入纤维（A或者C纤维）传入的冲动。患者通常对刺激会有即时的反应并且在治疗过程中及治疗后短暂时间内能够维持镇痛效果。

在临床上，无论是运动水平还是感觉水平的治疗持续时间都是20min，但如果是在家中，电镇痛需要达到能够控制疼痛的程度为止。患者或多或少应该知道刺激的中断与疼痛强度间的移行。虽然仅仅遗留较少的残余镇痛效应，但是它是具备环境及患者依从性的。就像Rizk和Cannon对肩周炎及屈肌腱松解术后患者论述的一样，感觉水平的刺激也许可以纳入到控制性练习的程序计划中。在运动水平刺激中应用的抽搐性肌肉收缩不利于与控制性练习间的结合。

被称为TENS及IFC的脉冲电流发生器在疼痛调控中的应用很普遍。两者都安置有电流调节器可以防止因为长时间的感觉水平的刺激而造成的适应性。TENS对于家中使用患者来说优点在于轻便及容易获取。便携式及线路输送的IFC同样可在家中使用，但是并不是每个供应商都会供应便携式类型。IFC被编码为一种肌肉刺激器而不是镇痛设备，因此在DME覆盖及租赁协议上会出现问题。高压脉冲电流刺激（HVPC）也可以用于急性术后疼痛控制。但是它没有像安置在TENS及IFC上的电流调节器，因此，对于需要进行长期镇痛患者来说不推荐使用。

2.损伤水平刺激

被称为电针的损伤水平电刺激和短暂强烈的TENS被用在其他镇痛方法无效及复杂区域综合征和中枢介导的疼痛疾病。

电镇痛应用的潜在机制是施加的疼痛刺激促进了内源性阿片肽的释放。一开始患者可能会觉得不舒适，随之患者主诉在治疗后的1～3d疼痛开始缓

框117-1　物理制剂注意事项和禁忌证

热剂使用禁忌证
1.对热或疼痛刺激的感觉减退
2.血管病变或疾病
3.近期或潜在出血

热剂使用注意事项
1.恶性肿瘤区
2.未经治疗的感染区；开始抗生素治疗后24h尚可
3.急性炎症或损伤(至少等待48h)
4.谷类过敏(射流治疗)
5.不建议与搽剂、热按摩、草药包联合使用

冷疗禁忌证
1.确定对冷敏感的条件
　a.冷性荨麻疹
　b.冷沉球蛋白血症
　c.突发性冷性血红蛋白尿
　d.雷诺现象或疾病
2.对热或疼痛刺激的感觉减退
3.血管病变或疾病
4.在开放伤口上

冷疗的注意事项
1.高血压
2.厌恶冷疗
3.体温调节障碍
4.长时间暴露在寒冷中

超声波禁忌证
1.包括列出的热禁忌证
2.不应在眼部，心脏及生殖器官实施
3.不应在孕区实施
4.不应在已知的恶性肿瘤范围内使用
5.不应用于有心脏起搏器的心脏患者
6.在儿童骺板区应谨慎选择使用

超声波的注意事项
由于耐火材料的原因，可能需要较低的强度
1.金属板，螺丝，别针，外部固定
2.关节置换组件

电疗的禁忌证
1.未屏蔽心脏起搏器或其他植入电子装置(可能会干扰正常操作)
2.不应在妊娠的子宫上进行操作
3.不应该在颈动脉窦区实施
4.不应该在身体的胸段进行
5.不应在有深静脉血栓形成;以及不应在有血栓或栓塞风险的区域应用

电疗的注意事项
1.疼痛具有保护功能
2.感染区、恶性肿瘤或周围血管疾病;美国食品和药物管理局没有直接表示，但可增加循环量有可能加剧这些情况
3.过多的脂肪组织可能需要更高的电流幅值
4.热或疼痛刺激引起的感觉减退(直流)
5.受损或脆弱的皮肤或有开放伤的皮肤表面
6.禁忌证、过敏或与药物或离子透入相关的不良反应
7.电极面不良皮肤反应
　a.刺激
　b.对黏附聚合物电极的过敏反应
　c.直流电，特别是来自阴极的直流电
　d.不平衡的双相脉冲电流波形

针对患者的注意事项
1.年龄
2.心肺状态改变，例如急性心肌梗死、充血性心力衰竭、高血压、低血压、慢性阻塞性肺病
3.患者无法提供反馈或跟进方向
　a.婴儿或幼儿
　b.认知能力
　c.语言障碍

解。疼痛刺激被施加在了运动点和穴位点上，直到感知到烧灼感为止。可能会有探头遗留下的红色的烧伤区。如果要应用这项技术的话，需要特殊的设备（图117-11)。这种专业化设备运用比较长的脉冲持续时间，其他设备的计量单位是微秒，它的计量单位则是毫秒。基于治疗师的喜好，频率可以设置的很低（1～5pps）或非常高（100pps)。电流幅度被增加到患者能忍受的最大数值。这些参数更容易刺激疼痛纤维而不是感觉或运动纤维，就如这类神经纤维的强度-时间曲线所表明的一样。

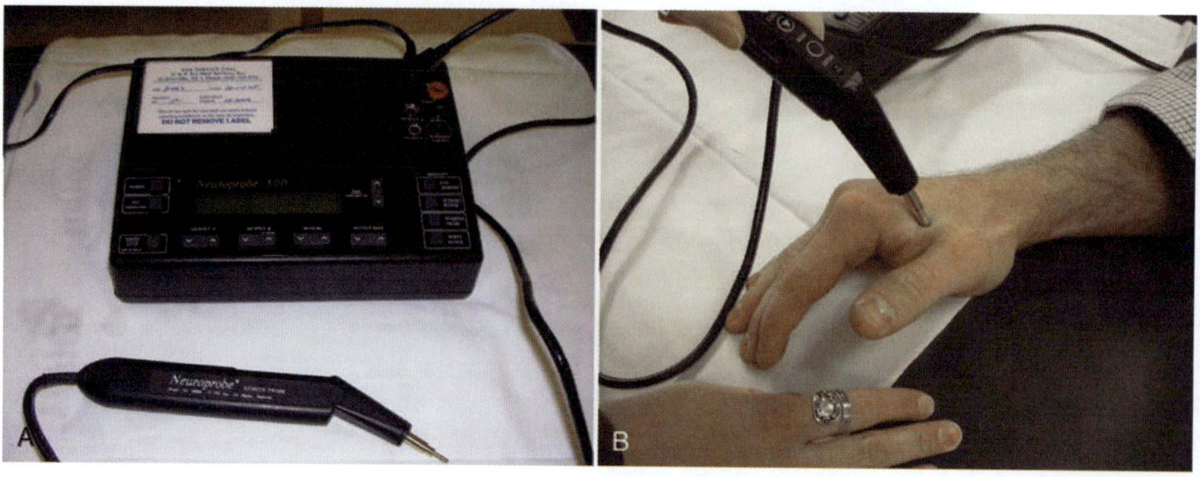

图117-11 A.用于损伤水平刺激的装置；B.探测器

（九）神经肌肉电刺激（NMES）

神经肌肉电刺激的主要临床适应证是通过刺激完整的外周神经获得肌肉收缩以增加肌肉力量。随着肌力的增加，主动活动度随之增加，失用性肌萎缩得以改善，如果合并有水肿，水肿也会减轻。如果将神经肌肉电刺激与功能训练相结合，就是功能电刺激了，如在肩部矫形器替代中，神经肌肉电刺激减少了肩关节半脱位，从而免除了肩吊带和护具的使用。神经肌肉电刺激选择性刺激较大的肌纤维，或者首先刺激快肌纤维，这和意识性训练或者主动训练正好相反，在意识性或主动训练中首先募集的是小型肌纤维或者慢肌Ⅱ型纤维。在手术后固定期间，较大的肌纤维首先萎缩，而神经肌肉电刺激正可以选择性地募集和刺激这类肌纤维，这使得神经肌肉电刺激疗法在减轻肌萎缩和增加肌力的主动训练辅助疗法中被视为一种很有价值治疗方法。由于肌纤维的募集顺序及运动单位（运动神经元和它所支配的肌纤维）的同步放电，电诱发性肌收缩比意识性训练肌收缩更加有力。由此导致的后果是，电诱发性肌收缩会导致更多的肌肉疲劳。和意识性运动练习相比，患者无法完成在NMES治疗中进行如此数量的电诱发性肌肉收缩。更高的频率由于运动单位放电频率的增加同样会增加肌肉疲劳的程度。

1.NMES调节参数

脉冲模式及突发调制型交流电也许可以在NMES中应用。现在还没有证据证明在上肢和手治疗中哪种治疗性电流的疗效比另一种更加突出。治疗师的喜好及设备的可用性很可能成为决定性因素。在脉冲电流发生器中应用的可以是单相位的或者双相位的（分为均衡型及不均衡型）。一些厂商认为单相位及不均衡型双相位波形脉冲波形对于前臂的小肌肉群更加的有效。在笔者的治疗经验中，这种类型的电流在治疗效果方面没有产生多大的影响。频率需要被调节到30～80pps的范围才能产生强直性肌肉收缩效应。用于上肢肌群的典型频率范围是35～55pps。建立斜坡上升和下降时间对于形成平稳的肌强直收缩是重要的。通常来说，在1s的斜坡下降时间后设立2s的斜坡上升时间就已足够了。对于合并有肌肉痉挛或者高紧张性的患者，建议使用较长的斜坡上升和下降时间。在大多数设备里，斜坡时间被包含在了脉冲作用时间及肌肉的收缩时间内。为了设置好斜坡时间，治疗师需要增加作用时间以提高斜坡时间，从而使电流峰值幅度的肌肉收缩时间更加的充分。电流幅度需要被设置调高到足以诱发一次强烈的强直性肌肉收缩活动。限制性因素就是患者的忍受程度及肌肉疲劳程度。应当告知患者最强烈的肌肉收缩活动会产生最好的肌力增强效果。在理想情况下，患者需要进行10次有质量的肌肉收缩活动；因此，根据肌肉疲劳程度，通断比应被设置在1∶3至1∶12。治疗师应当寻找到具有最大定制范围的设备，从而保证肌肉收缩间期合理的休息。

在脉冲电设备中，理想情况下应当具备可充分调节脉冲持续时间的设置。可变的脉冲持续时间允许对运动单位的募集进行一些微调；倘若脉冲持续时间增加，更多的运动单位可能被募集到，脉冲时间减少，募集到的运动单位就减少。而后者对于防止电流泛溢到邻近肌群发挥重要作用。当外周神经损伤后对神经支配重建后肌群进行电刺激时，可变的脉冲持续时间特性就会非常有用。有些设备的脉冲持续时间固定在250～300 μs，对于神经支配重新恢复的肌肉来说可能是不够的。

NMES设备需要设有两个通道，并且每个通道都能实现肌肉的往复运动。还应当配有中断开关以便患者需要时可以立即停止治疗进程。对于功能性训练来说，如果能配有像足跟或手动开关之类的外部触发器，这是再美妙不过了。这类外部触发器可以对脉冲作用时间或休止时间进行改写。足跟开关对于步态训练特别有用，甚至对于恢复上肢摆臂动作都是有用的。

2.电极制备和安置

如果想得到理想的肌肉收缩活动，电极的制备及安置是必要条件。

因为在NMES治疗中患者可能感觉不那么舒适，因此推荐使用高质量，低阻抗电极。诊室需要配备从肱二头肌到拇指对掌肌等一系列型号的上肢肌群电极。电极和构造都应该和肌肉相适应，电极应该被安置在目标肌肉的运动点上或附近（图117-12）。双极电极的构造，就是目标肌群上被安置两个电极，适合于上肢近端肌群及像腕伸肌等前臂浅层肌群（图117-13）。对于双相脉冲电流，在刺激区域应用不同型号的电极是必要的，因为这样可以增加在小电极片下的电流密度，从而诱发更强烈的组织反应。

单极构造电极则在几种肌肉定位很近的情况下推荐使用，如前臂及手部肌群。探针电极在单极电极的安置中运用的最好，特别是在最初的应用中，因为探针更易定位小块肌肉。回路电极则放置在上肢近端等远离靶组织的区域（图117-14）。

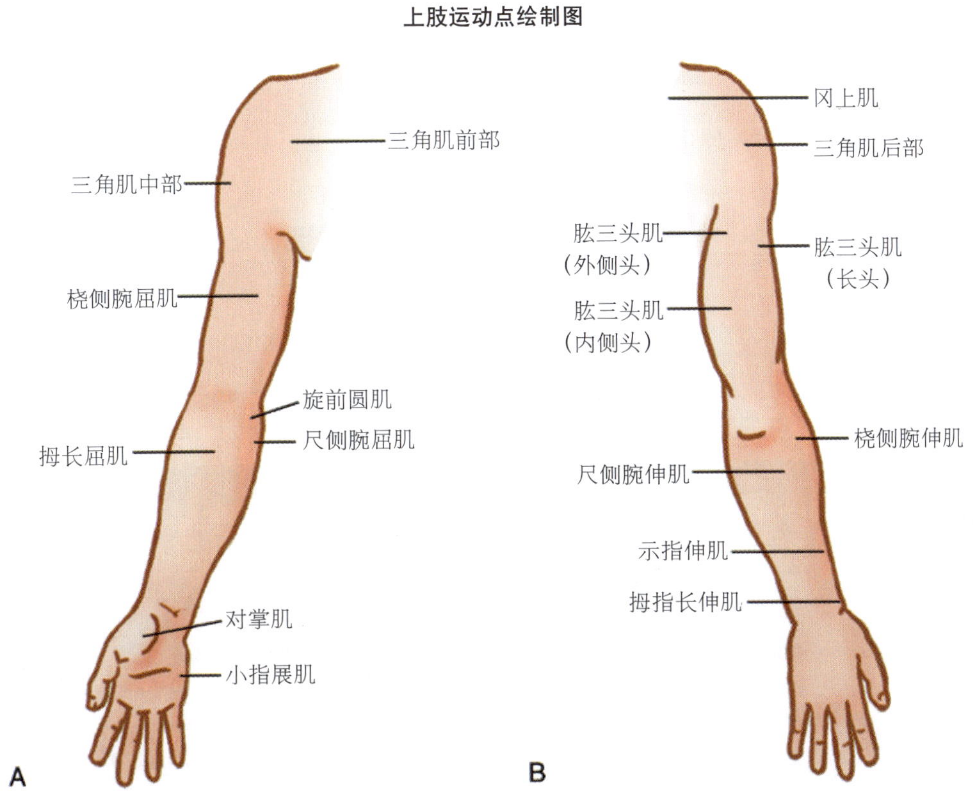

图117-12 上肢运动关键点。A.前视图；B.后视图

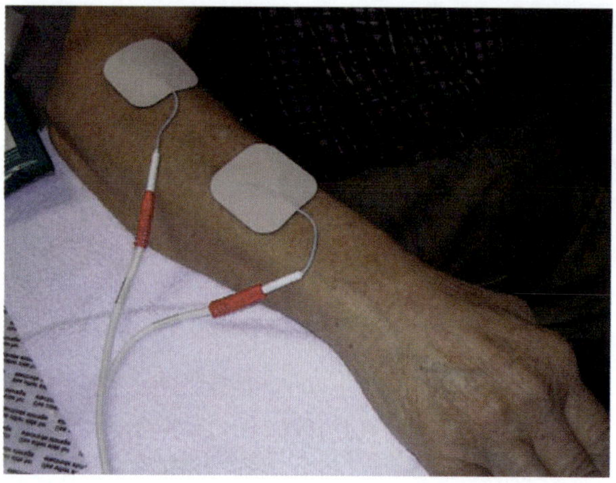

图117–13 用于NMES的伸腕肌的双极电极配置

笔者认为NMES是一种需要被“精心照料”的治疗方法，因为它需要治疗师去建立合适的治疗参数，根据实际情况修改参数及追求获得满意的治疗效果。较差的治疗效果来源于马虎草率的准备工作和治疗过程。一旦设置好了治疗参数，安置好了电极，治疗师就应当监测10次强烈有质量的肌肉收缩活动。肌纤维颤动或者较差的收缩质量是肌肉疲劳的信号。笔者建议，如果在肌肉收缩7次或8次后就观察到肌肉疲劳现象，治疗师就应终止这次的治疗疗程并且修改下次的治疗疗程参数。但是，如果肌肉疲劳在前5次收缩就已经发生了，需要停止当前的治疗，调整通断比，增加脉冲休止时间。你也可以降低脉冲作用时间，这取决于你最初的设置。如果脉冲作用时间设为10s，有3s时间分配给了缓冲时间，你就不能降低作用时间了。如果在电流峰值幅度中的作用时间大于7s，就把它降低到7s。如果你使用的占空比是1:5，就增加休止时间直到占空比为1:8或1:10。频率也可以降低，但至少要保可以能引发肌肉强直收缩，至少35pps。

三、电离子导入法和超声药物透入法

电离子导入法和超声药物离子导入被用于导入注射用镇痛药及抗炎药。电离子导入法可应用直流电透过皮肤导入电离物质。直流电的电极效应会产生同种电荷的静电排斥反应（同性相斥，异性相吸）。超声药物透入是应用超声波加强局部药物导入的治疗方法。经皮肤导入的潜在优点是可以直接作用在靶组织，使靶组织药物浓度更高，免除了药物经胃肠吸收及肝代谢产生的毒副作用。注射可以在靶组织内部产生更高的药物浓度，但注射是一项侵入性操作，可引起组织损伤的风险，并且接受者常会感到疼痛。

在20世纪80年代后半段，最大输出电流为4mA的特定治疗直流发电机被发明出来了，它拥有一套互补电极系统（图117–15）。其中一个电极

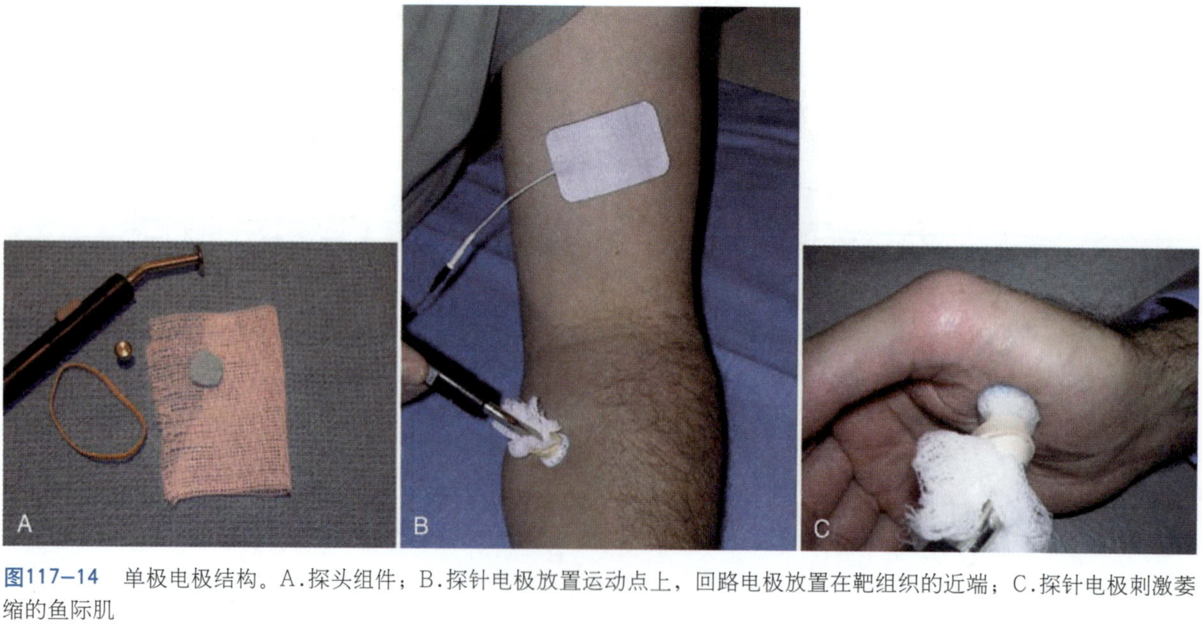

图117–14 单极电极结构。A.探头组件；B.探针电极放置运动点上，回路电极放置在靶组织的近端；C.探针电极刺激萎缩的鱼际肌

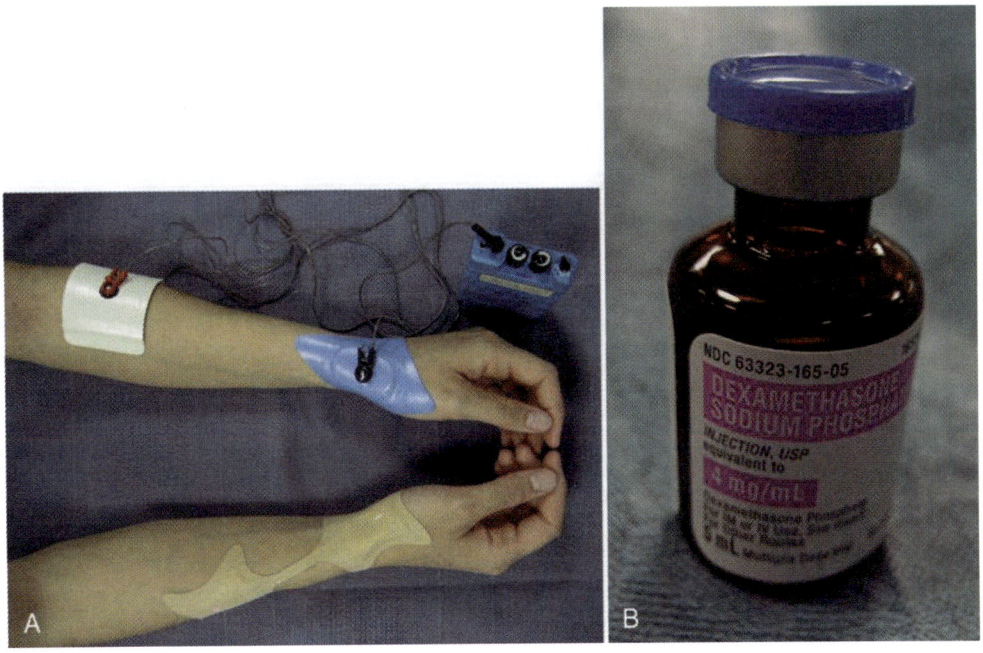

图117-15 A.电离子导入治疗左侧腕部dQ腱鞘炎；右侧腕部敷有未带直流电的透皮贴剂；B.注射用地塞米松磷酸钠药瓶。注意：药瓶上没有标明极性（Photographs courtesy of Marilyn Lee，OTR/L，CHT.）

被称为传导电极或者贮器电极，内含电离性物质。另一个电极则被称为回路电极或离散电极，由胶黏性聚合物制作而成，用于构成电流回路。现今，大部分的传导电极都包含缓冲剂，使电极下的pH变动最小化。在回路电极里则没有缓冲物质。可以回顾一下在直流电部分讨论过的电极使用注意事项。

电离子导入疗法经常用于减轻肌腱病相关性疼痛方面，如网球肘、奎尔万式腱鞘炎、钙化性肌腱炎及疼痛性瘢痕。治疗结果受电流幅度、治疗持续时间、电极下pH变化、极性正确、药物浓度、使用方法的影响比导入电极内物质种类影响更大。

典型的治疗方法是导入40mA/min的电流剂量。假设患者能忍受的电流幅度为4mA，那么传导40mA/min电流剂量的时间应为10min。并不是每个患者都会忍受这个治疗剂量，所以延长治疗时间可能是必要的。关于4mA的电流幅度是否足够驱动静电排斥现在还不清楚，也没有对40mA/min的电流可以导入多少物质进行临床性的测量。在大部分情况下，治疗后的电极仍然是饱和的。

地塞米松磷酸钠（4mg/ml)是一种常见的注射用抗炎药物，在肌腱病的治疗中被广泛应用。关于电离子导入的适合浓度现在还不清楚。阴极是用于导入地塞米松磷酸钠的，因为动物实验表明阴极导入会在靶组织中产生更大的药物副产物沉积。1992年前，治疗师尝试用地塞米松磷酸钠结合利多卡因模拟注射，并在治疗中途进行了电极的转换。关于电离子导入参数现在还几乎没有现成的临床数据，特别是有关药物方面。

关于超声药物透入治疗参数所知道的就更少了。传递的质量是受与药物一起使用的耦合剂的影响。治疗师应该遵循超声治疗的使用指南。Byl在超声药物治疗方面进行了广泛的研究，对于想要获得额外信息的读者可能会有用。最近的观点指出超声药物透入并不是比电离子导入和单独的超声治疗更优越的一种治疗方式。

四、低强度激光治疗

LASER（激光）是受激辐射的光放大（light amplification by stimulated emission of radiation）的首字母缩写。低强度激光治疗在2002年得到了美国FDA治疗腕管综合征疼痛的批准，在2004年又得到了治疗髂胫束综合征的许可。2003年低强度激光仪器上的红外线灯得到了关于小肌肉群及关节疼痛治疗的批准。当前它还并未上市。低强度激光产生的是单一波长的光，这种光是连续的（直线方式传播），单色的，偏振的（集中光束）。它通过细胞中的光化学效应产生所提出的生理性变化。但它不会产生热效应及感觉效应。

理论上应用在目标组织的低强度激光会被细胞器中的生色团吸收，特别是在线粒体内。生色团是分子中负责颜色的部分。血红蛋白、番茄红素和β-胡萝卜素都是生色团。提出的低强度激光生理效应包括：①三磷酸腺苷含量增加；②氧耗量增加；③前列腺素合成降低；④水肿减轻；⑤神经元细胞膜渗透性降低；⑥5-羟色胺及内啡肽增加；⑦淋巴回流增加；⑧皮肤血液循环增加。因此低强度激光的临床适应证为减少疼痛和炎症，促进腕管综合征、网球肘等肌肉骨骼疾病的组织愈合。

在美国，由于低强度激光治疗是一种相对新颖的物理剂，它的应用和治疗参数都没有很好的规范化。砷化铝镓红外半导体激光（GaAlAs）（830nm波长）应用最为广泛。砷化镓（GaAs）（910nm）与氦氖（HeNe）（632.8nm波长）也同样用于治疗。一些研究报道呼吁多种激光的联合应用。这些激光的电磁波谱都在近红外附近。虽然更长的波长渗透的更深，但也会更加分散。

激光不能被用在恶性肿瘤区域及妊娠期妇女，且患者应该远离含光敏剂的产品。治疗师应该避免照射视网膜、颈前区域，以及内分泌腺、出血性损害区域、骺板、交感神经节、迷走神经和纵隔。它不推荐用于合并有癫痫、感觉减退、发热或感染的患者。建议患者和治疗师在治疗过程都要戴上护目镜。

在治疗过程及文档建立中，治疗师需要考虑以下参数：治疗定位及治疗的表面区域，剂量（用J/cm^2表示），能量（单位为watts），治疗持续时间（秒），激光类型，频率，脉冲或连续性模式，当然还有患者的反应。低强度激光治疗应用和治疗结果的相关文献是十分有限的，笔者在低强度激光方面的治疗经验也有限。低强度激光治疗的倡导者应该将其教授于他们的同事，且应当进行相关的临床研究，以确定最有效的治疗参数。

五、物理剂的临床应用

这一部分焦点在于物理剂的临床应用。对于在临床检查中已确诊损伤的患者，是否应用物理剂是受患者因素（除了损伤因素）、临床因素、管理性考虑的影响。决定应用物理剂的临床推理组成包括以下几方面。

对患者检查的结果是什么？患者的检查结果应包括可能应用物理剂治疗的损伤列表。进行的测验和测量将会作为衡量治疗效果或结果的基线值。最重要的是，检查结果应全面揭示出能够提示物理剂使用的不安全性或物理剂应当被谨慎使用的合并症和其他病情。最后治疗师需要构建出造成患者损伤的原因假设。若能合理的应用临床推理和临床经验，治疗师就可以确定应用物理剂产生的生理效应的适合性。

这段治疗的持续时间是多少（次/周，周数）？保险自付额随着治疗次数的增加而上升，因此许多患者想通过减少治疗次数省下一些费用。如果患者不打算使治疗频度超过1周1次及仅仅计划短期内的治疗，物理剂的临床应用也许就不利于产生疗效。这时就当把重点放在供家庭使用的物理剂。

究竟哪种物理治疗设备对我来说是有用的？大多数的治疗诊室都会存放一些传统的物理剂，如冷疗、表浅加热剂、超声及电子医疗设备。而这些物理剂的医疗保险报销费用通常很低或者根本没有。有关物理剂在各类损伤中的临床应用，现在还缺乏足够证据，所以很难支持购买新的或额外的设备，以提供完备的物理剂治疗。如果考虑家庭使用的仪器，治疗师就需要确定患者的情况是否适合在家中使用物理剂，如果适合，治疗师就当查明患者是否在DME的覆盖范围之内。

还有其他哪种方法需要我纳入患者的治疗计划？一些物理剂可能适用于不止一种损伤，拥有多重适应证的物理剂最适合用在存在多种损伤的患者身上。其他治疗性措施也许可以和某种物理剂的用途结合起来，如“热和拉伸”。临床推理和临床经验可以提高物理剂的选择能力。

现今文献中，用于支持最佳实践的证据在哪

里？虽然这个问题在本章的最后才陈述，但它显然不是最不重要的那一个。在文献中，用于支持或反驳物理剂在某一特定损伤中应用的系统性回顾和统合分析已经越来越多。治疗师需要继续推进他们的专业发展，探求怎样才能寻找到支持最佳实践的证据，然后就需要不断地将它付诸于实践了（详见第143章)。

（一）降低疼痛、水肿及炎症

痛觉调制或许是物理剂在手治疗实践中应用的最广泛的适应证了。本章所呈现的每一种物理剂都有减轻疼痛的作用，包括NMES治疗肩关节半脱位方面。在对疼痛进行一系列综合性评估之后，治疗师就可确定疼痛介导的来源（详见第114章)。物理剂对外周伤害及神经源性造成的短暂性疼痛效果最好，但在复杂性疼痛性综合征中效果不佳。

像前面所说的一样，物理剂的选择主要依赖对注意事项及禁忌证分析。在外周神经性损伤中，热剂的使用应当避免，或者谨慎地使用（见框117-1和图117-1)。

相关联的损伤也可能决定物理剂的选择。这在水肿及炎症相关性疼痛方面尤其明显。对此，冷疗技术，低强度、脉冲波超声可能是最有效的（图117-16)。间质性水肿会促进由机械感受器感受压力升高或者炎性渗出物中增敏、激活伤害感受器的介质导致的疼痛形成。冷疗、压力、抬高患肢、主动性锻炼及逆行性按摩都被推荐在水肿的治疗应用上。漩涡浴无论冷或温，都不能用于患手的治疗，因为体位的依赖性可能会加重水肿程度。

Mendel和Fish研究了电刺激疗法在水肿控制中的应用。他们从自己所进行的所有实验研究中得出结论：受伤后如果能立即在感觉水平提供阴极高电压、脉冲模式的电流，青蛙标本上水肿的形成就能被延迟。虽然Griffin和他的同事们没能在水肿的手上证实上述发现，但得出了气动式间歇性压迫可能有效的结论。

这位作者认为电刺激在水肿治疗中的应用缺乏实用性，但是手法淋巴引流及短弹力带的应用前景被看好（详见第63～65章)。

低强度、脉冲波超声已被证实可以促进慢性皮肤伤口的愈合。与之相关的治疗效果可能是间质水肿的减少及疼痛的降低。低强度、脉冲波超声可促使肥大细胞脱颗粒释放组胺以加速炎症早期阶段和伤口愈合速度。炎症中增加的成纤维细胞活动和早期增生也同样被证实了。

（二）运动范围和肌力

热疗及控制性应力的应用会使治疗中和治疗后短时间内组织延展性增加。这归因于结缔组织的黏弹特性及组织对预处理治疗的反应。控制性应力应该与热剂同时应用（图117-17)。理想的预处理技术可允许治疗师决定控制性应力下组织顺应性有多大。可根据靶组织情况选择性的应用表浅和深部加热剂。

无论主动活动度还是被动活动度都会从预处理治疗中受益。热疗通过减轻疼痛、改变肌肉收缩特

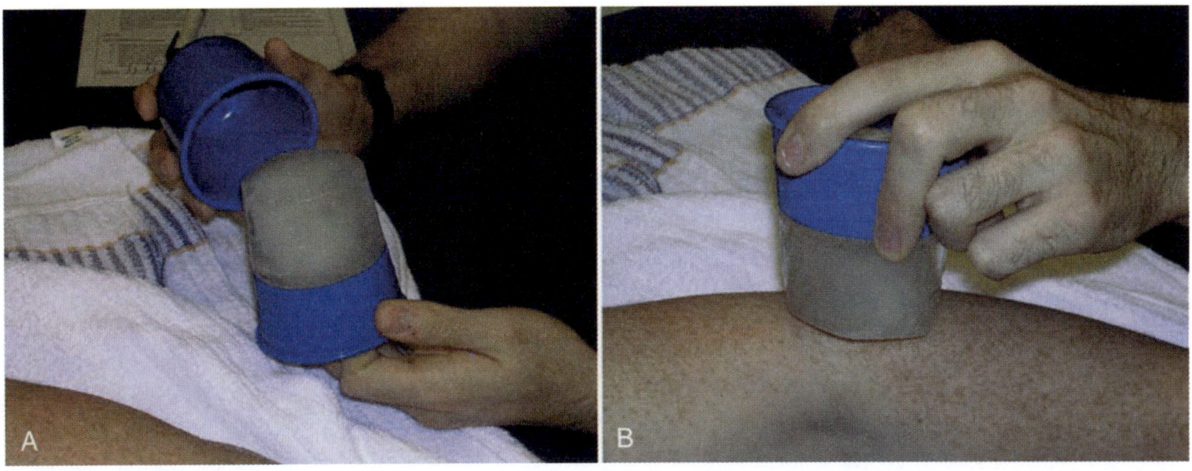

图117-16 A.商业用冰按摩杯。它是可重复使用的，使用过程中治疗师保护自己的手免受冷刺激；B.在外上髁进行冰按摩

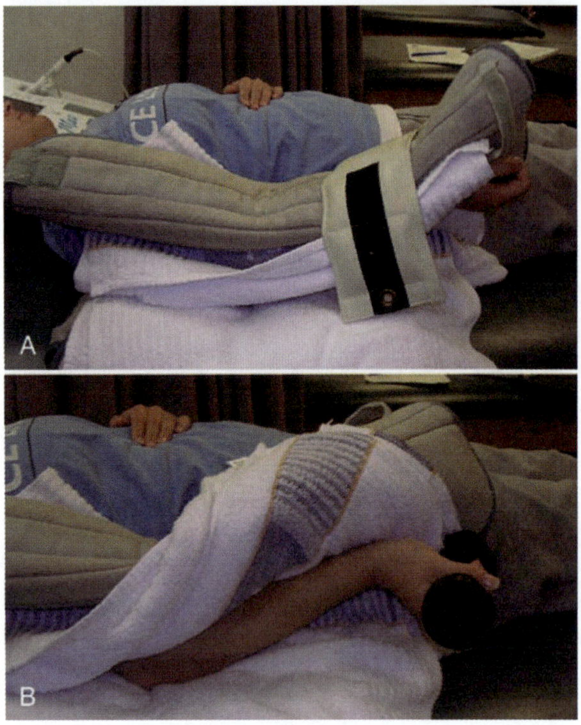

图117–17 肘部伸展成伸直位，热敷袋放置于肘部并施加一定压力。A.袖口重量使得应力被施加在肘部，患者因此得到放松；B.不推荐使用哑铃，因为患者不能充分放松，应力也很可能被施加在了腕部，而不是肘部

性及增加血流量同样可以增加运动范围。热疗也能够减轻关节僵硬感。冷疗可通过减轻疼痛和水肿增加运动范围。虽然关节僵硬感仍在，但疼痛及水肿的减轻带来的益处同样可以改善运动范围。无论是主动活动度还是被动活动度都可以从水肿和疼痛的减轻中得到改善。

NMES可以通过肌力的增加改善主动关节活动度。像前面提到的，肌力收缩越强烈，肌力增加的就越多。NMES在合并失用性肌萎缩及术后固定康复练习方面是十分有用的。NMES虽不能取代意识性训练，但它可以促进主动关节活动度的增加。徒手肌力测试中，患者在抗重力下不能抵抗最小的阻力（F+收缩），NMES应该被停止。强调意识性训练可以促进与运动单位编码的募集顺序和比例相关联的正常肌肉生理效应，这可能会有益于功能活动中的协调性或本体感觉。

除了热疗及控制性应力，物理剂一般不会用于解决关节挛缩的问题。矫形治疗形式中低轻度、长时间的应力负荷是治疗师解决关节僵硬的首选（详见第122～125章）。NMES可以通过收缩痉挛肌的拮抗肌来降低痉挛和增加运动范围。

（三）伤口愈合、瘢痕控制及肌腱修复

伤口愈合、瘢痕控制及肌腱修复在本书的其他章节已经涉及了（详见第18章、第26章、第36章）。低强度、脉冲式超声以及电刺激在延迟愈合的伤口中的应用已经得到公认。然而手部治疗中延迟愈合的发生率却非常低。关于物理剂，特别是超声，在组织愈合方面应用的额外信息，可以在近期的文献研究中查阅到。

肌腱修复术后康复训练的两个最主要的好处就是防止肌腱断裂或肌腱裂隙的出现及促进肌腱滑动的最大化。在主动性练习执行前，物理剂对组织的预处理治疗在上述两个方面都能起到一定作用。它会在肌腱滑动练习中降低肌腱在屈曲动作中所需的拉力或工作负荷，增加肌腱滑动的同时又不会提高出现肌腱断裂或肌腱裂隙的风险。

对于肌腱修复处超声的使用目前了解的还不清楚，以前的观念是最初几周使用超声治疗会削弱、破坏肌腱的修复。在动物标本（鸡和兔子）上进行的基础性科学研究表明还没有发现超声治疗有任何的不良反应。然而在手术缝合线依然保留的时期，于肌腱修复区域使用超声波治疗是不现实的。自从这样的争议开始后，肌腱修复术后康复就已经向较强的控制性应力，尤其是早期的主动运动方向发展。超声的治疗效果也许并不优于单独的控制性应力治疗。

近期修复的肌腱能否应用超声治疗现在仍然处在争议中，但值得手外科医师及治疗师对此进行更深入的研究。在肌腱修复术后，NMES可以应用在受影响的肌肉群用于增强肌力，协助肌腱滑动。合宜的时机尤其重要。在肌腱修复术后，高强度的NMES应用等于执行了抗阻练习。手术修复后，在使用一定强度的NMES诱发强烈的肌肉收缩之前，必须要等待至少6周的时间。肌腱松解术后，在肌腱完整性及营养状态都保持的较好的情况下，NMES可以应用的更早些，可在术后7～10d，但请务必不要过分锻炼涉及的肌腱，因为这样会造成肌腱的炎症反应。如果肌腱磨损，电刺激必须被推迟进行。与执行肌腱修复术或肌腱松解术的外科医师

探讨NMES在肌腱滑动中的引入，会是一个非常好的做法。

（四）最佳实践证据

如今，实践中一个最引人关注的问题就是我们需要最佳证据来支持我们的治疗性干预手段。令人遗憾的是，在本章所涉及的各类损伤中，都缺乏强有力的证据来支持物理剂的应用。然而，却有丰富的系统性回顾与统合分析提示我们现有的文献证据是有限且微弱的。

造成治疗文献中临床证据缺乏的原因有很多，但更引人关注的是手和上肢患者研究的短缺。现如今，手治疗实践领域缺乏训练有素的研究人员，资金拨款的机会也很少，同时又缺乏精心设计的临床试验支持。这些因素限制了我们汇报新型研究的能力。对照组的设立是必备的，但你不能否认患者的医疗保障问题。治疗师由于患者医疗保险并行的行政文书工作已经是负担过重了，用来建立良好的研究程序的时间就很有限。在转诊医师将患者转入研究方面，治疗师也缺乏足够的行政支持和持续性支持。患者也不愿意持续地参与到长期后续工作中。

对已有的研究进行比较也很困难，它面临着低质量的研究需要从系统性回顾中被剔除的问题。仅提供了一次性治疗的研究不能用来和提供多阶段治疗研究作对比。当康复领域中使用的物理剂参数术语缺乏前后连贯性或者这些术语已从刊发论文中被剔除掉了，这时进行研究之间的对照同样困难。

当没有建立起疼痛类型的实用性定义或者损伤的量化性特性时，损伤之间对照就很困难。定位于急性疼痛的疼痛控制研究不能和慢性疼痛控制研究作对比。而疼痛介导的潜在机制有时又是完全不同的。尽管面临着以上几种因素，深入性的临床研究仍然是必要的，因为它可以确立手和上肢患者中物理剂作为其他治疗措施的辅助性治疗手段的地位和价值。

六、小结

将物理疗法的应用列为手和上肢患者治疗计划的一部分，这样的临床决策制定过程中需要考虑许多因素。通过不断回顾检查结果以确定物理疗法是怎样产生治疗效果的及潜在的禁忌证和注意事项，如此将会有利于物理疗法正确且审慎的应用。尽管用于支持物理疗法应用的证据有限，治疗师可以通过不断采集、重新评估基准值及基线测量值的方式对治疗结果进行评价，从而建立且提供文档用于支持物理疗法在个体患者中的应用。

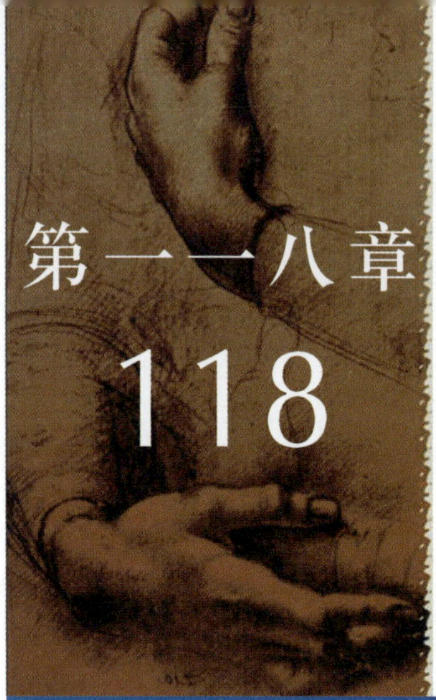

第一一八章 118 神经松动与神经滑动

原著者 MARK T.WALSH, PT, DPT, MS, CHT, ATC
译校者 邱　智　潘　钰

关键点

- 神经病理性疼痛通常是神经张力功能障碍的主要成分。
- 神经系统的结构能够通过滑移和应变适应运动，而过度的应变能够导致神经系统功能的减退。
- 神经病理学方面表现出神经生理学（症状）和机械力学（活动受限）的改变。
- 在运用神经松动术进行神经动力学试验和治疗时，需要充分地考虑到神经系统对过度活动的敏感性，尤其是处于疾病状态的神经系统。
- 当应用这些技术治疗时需要进行持续的且合理的临床推理。

采用神经诱发试验（尤其是上肢神经张力试验和神经松动术）进行检查和治疗时，需要临床医师掌握神经生物力学的知识，并熟知神经病理改变、疼痛和运动功能障碍所导致的后果。掌握治疗的相关知识（包括原则、指南、进展、注意事项和禁忌证）为安全并有效的进行检查和治疗所必需。这些在Michael Shacklock所开创的神经动力学概念中得到了最好的总结。神经动力学的概念结合了周围神经系统的机械和生理特性（这两个特性是动态相互依存的），并将张力和滑动对周围神经的作用相关联。在临床上尝试分开这些特点几乎是不可能的。神经动力学的改变表现为病理力学（滑动和张力）和（或）病理生理学（疼痛的感觉变化）的问题。Shacklock将这两个概念结合并统称为神经张力功能障碍。神经生理学和活动性的改变能够引起症状以及神经动力学评估所能证实的活动受限。这个神经动力学的概念也被应用于恢复正常的神经生理状态和活动性的治疗当中，以及缓解源自神经系统的疼痛。

一、神经病理性疼痛

在使用上肢神经张力试验和神经松动术时，临床医师必须明白：绝大多数患有神经张力功能障碍的患者以神经病理性疼痛为主要表现。国际疼痛研究协会将周围神经病理性疼痛定义为“周围神经系统的原发性损伤或功能障碍引起的疼痛”。Allen总结了文献报道的一系列神经病理性疼痛机制（在

框118-1　潜在的神经性疼痛机制
异位电冲动
神经源性炎症
基因调控的即早期基因(原癌基因)改变
初级传入痛觉感受器的神经肽改变
突触连接
交感神经功能障碍
神经元发芽：外周与中枢
中枢敏感化
丘脑低阈值峰值从神经鞘神经

Allen的神经性疼痛机制理论

框118-1中列出)，这说明神经病理性疼痛的机制目前尚未完全明了。在正常的疼痛状态下，传入神经（痛觉感受器）和中枢神经系统（脊髓、丘脑、皮质）出现超常兴奋现象；神经病理性疼痛可能是这一过程发生了功能障碍。为了能够成功地应用这些检查和治疗技术，治疗师应当理解患者的疼痛与伴随的活动受限之间的相互关系。

异常冲动产生部位这个概念似乎对神经病理性疼痛非常关键。这些部位是异位电冲动产生或释放的源头，并与离子通道的功能和数量改变相关。这些离子通道的改变通常发生在脱髓鞘部位，神经在疾病或外伤受损时能够产生脱髓鞘改变。这种损伤能够导致连接性神经瘤的形成。脱髓鞘部位、受损部位或再生传入纤维的电冲动能够产生疼痛。大量的不同刺激（如温度、细胞因子、儿茶酚胺和代谢与机械因素）能够使异常冲动产生部位产生刺激。异常冲动产生部位最终将引起背根神经节与中枢神经系统（后角、丘脑与皮质神经元）神经元的正常功能发生改变，这被称为中枢敏感化。异常冲动产生部位引起的疼痛也被称作为感觉异常性疼痛。神经病理性疼痛也能够由神经干疼痛引起。周围神经系统周围的结缔组织中（神经鞘）的痛觉神经末端的电活动增加能够引起神经干疼痛。Asbury和Fields提出理论认为：痛觉活动引起的神经干疼痛是通过增加化学介导的神经组织机械敏感性实现的。这个理论也得到了Sauer等的支持。这些研究者报道称神经鞘神经引起了降钙素基因相关肽（CGRP）的释放，导致了神经内部的级联炎症反应。由于存在这种敏感性的增强，神经一旦受到足够强度的刺激、牵张和压迫，就将产生有害反应。

框118-2　神经性疼痛术语
疼痛异常/触诱发痛：非疼痛刺激引起疼痛
痛觉过敏：对疼痛刺激的反应增强
痛觉过度：对疼痛刺激的反应增强，撤除刺激后疼痛反应仍存在
感觉异常:不愉快的异常感觉（自发的或诱发的）

值得关注的最后一个理论是周围神经系统化学物质敏感化的直接作用。化学物质可能是非神经源性的，是结缔组织受到损伤后的产物。内源性的化学物质（如缓激肽、5-羟色胺、组胺、前列腺素、白细胞三烯）被释放，并被证明对痛觉的传入产生影响。这些化学物质也可能是神经源性的并被称作神经肽（包含P物质、降钙素基因相关肽、血管活性肠肽、内啡肽)。外周痛觉传入神经受到的化学和物理损伤导致初级传入神经元释放这些化学物质，这些化学物质将引起神经源性炎症，并可能产生神经病理性疼痛。神经源性炎症能够引起神经系统机械敏感性的增加。正如此章节下文中所述，机械敏感性的增加在痛觉过敏中扮演着重要的角色；患者呈现出镇痛姿势，在受到机械张力或触诊的压力时即可感受到疼痛。

神经病理性疼痛患者的一系列症状被总结在框118-2中。有神经病理性疼痛的患者通常表现为持续的和自发的疼痛，这种疼痛可能与任何特殊的刺激都无关并且在撤去诱发刺激后疼痛仍然存在（痛觉过敏)。Eliav等和Bove等开展的动物研究证实：在诱导出现神经源性炎症后，神经存在自发性的放电。这种神经源性炎症和增加的机械敏感性也可能引起疼痛的远距离投射或者时常引起疼痛的广泛分布。神经病理性疼痛患者通常感受到深部（绞痛、跳痛）或表浅的（灼烧样痛、捏痛、刺痛）疼痛；患者还通常会表现出对机械刺激的反应延迟（这种现象在受到反复刺激后也能够发生)。阵发性疼痛也可能发生，且被描述为电击样或射击样痛。一些神经病理性疼痛患者所报道的怪异症状可能由自发性异位放电和机械感受器阈值下降所引起，疼痛可能从一中心点沿着一个持续性的轨道放射或者可能成串或丛出现在其他部位。Galer和Jensen提出应用神经病理性疼痛量表对神经病理性疼痛进行特定评估，旨在评估神经病理性疼痛的独特性。初步的检测表明神经病理性疼痛量表具有可辨性并且具有预测效度。需要对此量表进行进一步的检测来确保它评估神经病理性疼痛的有用性，可通过阅读第113章以了解更多关于疼痛的详细讨论。

二、生物力学和生理学概念

（一）神经系统的连续性

神经系统是连续的，外周、中枢和自主神经都连接在一起形成了一个系统，它的传入和传出单元之间存在相互的作用。这个连续体通过机械的、电学的和化学的方式得以实现。图118-1展示的是Weaver在1893年于芝加哥的哥伦比亚展览馆展出的一个解剖标本，它从视觉上证明了这一概念。这个解剖标本证明了为什么使周围神经或中枢神经系统紧张或产生应变能够对神经系统的另一部位产生潜在的作用。例如，上肢神经张力试验改变神经轴索或脑膜紧张度，这给临床医师提供了一种对患者的神经系统及其伴行对接组织的易激惹性进行筛查的技巧。

（二）应变

神经系统作为一个连续体需要一定的固有机制

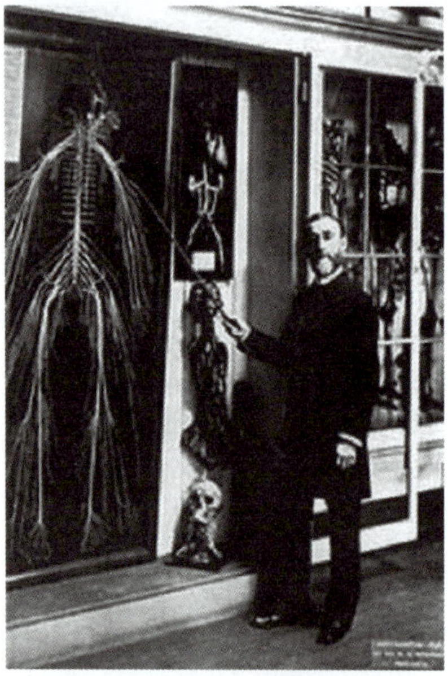

图118-1 Rufus Weaver，拍摄的"Harriet"神经系统解剖照片，展示了神经系统连续体的概念（Courtesy of Drexel University Department of Anatomy，Philadelphia，Pennsylvania.）

来实现其延长、紧张和滑动的特性。Sunderland和Bradley对周围神经系统和神经根的机械特点进行了检验以研究其应变破坏率。他们报道称周围神经系统的弹性极限为应变延长7%～20%时，应变延长7%～30%时产生破坏。对于神经根，最大的弹性极限不超过应变延长15%，应变破坏发生在牵伸25%时。这表明相比周围神经系统，神经根在更低的负荷下发生应变破坏。Haftek研究了缓慢和快速牵伸对白化病老鼠胫神经的影响。他们报道称神经延长的初始阶段本质上是一个生理过程，被称作"展开"，而并不影响神经纤维。进一步应变至产生破坏时表现为神经外膜的组织形态首先发生断裂。在神经弓突断裂前发生的是以功能性麻痹（神经失用）或轴突断伤为表现形式的损伤。这些应变水平比临床医师在进行神经诱发试验（NPT）或神经松动（神经松动术）时想要给予的应变水平要高得多。

还应考虑到上肢关节运动所引起的沿着神经走行的应力或应变。应变是伸展开的神经随着四肢的运动发生的长度改变。Millesi等、Zoech等和最近的Wright等，以及Kleinrensink等的尸体研究证明，上肢的运动能够使得整个神经系统产生应力，可以通过应变进行评估。Kleinrensink等研究了上肢神经张力试验产生的应变对周围神经系统的影响，认为腕关节的运动增加臂丛神经束水平的应变。另外，对侧的颈椎侧屈增加臂丛神经束和手臂三支主要神经的应变。最后，正中神经的上肢神经张力试验对于三支主要神经最为敏感，并且与其他尺神经和桡神经的上肢神经张力试验相比，其对正中神经最为特异。动物、尸体和有限的人类模型研究证明，神经系统有多种机制来减弱应力、缓解牵伸紧张和实现延长，还证明脊髓的运动能够影响整个神经系统的紧张性。

神经内的张力也能够影响神经内的血流和神经功能。Lundborg和Rydevik提出，在较低的应变范围（5%～10%）内，神经外膜和周围的血管就开始显示出血流改变的早期征兆。在较高的牵伸范围（11%～18%）内，产生了血管的完全闭塞，但在神经放松后能够恢复。Ogata和Naito使用兔子的坐骨神经的研究发现：应变范围大于15.7%时导致供应神经的血流完全消失。在给予的外部压力大于50～70mmHg时，血流也完全消失。Kwan等研究了应力对兔子胫神经功能的影响，报道称6%或更大的应变作用20min能引起复合神经动作电位（CNAP）60%的减低。他们总结道：长期的低压力能够影响神经的功能特点。

在1992年，Wall等使用兔子坐骨神经对神经的传导性进行了评估，并提出：6%或更大的应变率作用20min能导致复合神经动作电位减低70%；去除负荷后，恢复了牵伸前的10%；在12%的应变下，复合神经动作电位快速降低，50min后发生了完全的传导阻滞；在去除负荷后只有40%的恢复。他们认为，机械变形导致神经传导减低和缺血。Wall等总结道，神经对牵伸的反应可能不是立即的；然而，长时间的牵伸可能引起不可逆的损伤。Porter和Wharton检验了堵塞神经血管供应对神经功能的影响，并评估了相应神经支配的肌肉的易激惹性。他们发现，在堵塞血流后2～10min内肌肉易激惹性发生了增加。Watanabe等研究了重复的和持续的应变对神经功能的作用。作者在1N、2N、5N和0N的力量下对老鼠的臂丛神经进行了持续牵引和每小时60次和120次的循环牵引。他们提出：血流神经屏障渗透性、功能性抓握力量和电生理功能（通过复合神经动作电位评估）都没有发生改变。相比之下重复的牵引导致3种评估手段的显著改变，更高频率的重复引起最大的改变（120次/小时）。对这些信息的实际应用如下：使用上肢神经张力试验和神经松动术时最大的应变率应当小于4%～6%。

重复应用神经松动术或神经松动的震动手法可能导致对神经的损伤。临床上必须根据患者的反映（疼痛/感觉异常）来决定应变量，因为临床上无法测量应变。神经内和神经外的解剖结构使其具有了适应牵伸紧张的能力。在内部，神经具有波纹起伏的结构，造成了其弯曲的本质。神经的结缔组织层形成了这些波纹起伏结构。Clarke和Bearn在研究丰塔纳螺旋带的存在时对其进行了描述。这些带状结构在神经放松时存在，将神经拉紧时则消失。神经适应延伸的第2种机制是神经内的滑动。神经结缔组织的独特框架使得单根神经纤维与它们周围的神经内膜和包绕每根神经纤维的神经内膜之间产生神经内的移动成为可能。神经外膜允许其和每根神经束的神经外膜之间发生移动。最后，神经适应牵伸紧张和能够延伸的内部能力来源于Sunderland所描述的一种“索内丛”的结构。

（三）滑移

神经旁膜与神经外膜间的滑动能够减弱牵伸造成的紧张作用。在中枢神经系统和周围神经系统中的滑移或滑动现象已经被证明。

1.中枢神经系统

在中枢神经系统中，Reid证明在进行颈椎和腰椎屈曲和伸展时，脊髓发生了1.8cm的滑移。他报道称在颈椎上发生了11.3%的应变时C_2～C_5水平之间发生的应变最大；C_2～T_1水平一共发生了17.6%的应变。神经根的运动是通过将应力传导至硬膜鞘和齿状韧带实现的，而不是直接接作用于细的神经根。O'Connell证明颈椎的屈曲产生脊柱的头端滑移，并增加了神经根的紧张度。颈椎的伸展引起相反方向的滑移和神经根张力的降低。颈椎屈曲引起颈椎节段5mm的滑移，胸椎节段4mm的滑移，和腰椎节段1mm的滑移，直腿抬高和俯卧屈膝产生脊髓向尾端的滑移并增加腰脊髓水平神经根的张力，最后Lew等检验了狒狒尸体，也有报道称颈椎的屈曲引起脊髓的头端滑移。

2.周围神经系统

神经的滑移也被证明发生在周围神经系统中。McLellan和Swash证明随着腕部和手指的运动及肘关节的屈伸，正中神经向远端滑移了7.4mm，向近端滑移了4.3mm。在1986年，Wilgis和Murphy测量了15具尸体手臂的臂丛神经、正中神经、尺神经和桡神经。肩关节运动时最大的滑移发生在臂丛神经水平（15.3mm），正中神经在腕部水平发生最大的滑移（近端14.5mm和远端6.8mm），尺神经在腕部水平发生最大的滑移（13.8mm），此外肘关节由伸到屈使尺神经发生向远端的6.8mm滑移。Wright等使用新鲜的冷冻尸体标本检验了正中神经、尺神经和桡神经的滑移。他们的总结见表118-1至表118-3。

Wright等证明在上肢摆放在肩关节外展30°、肘关节屈曲90°、腕关节/手指伸展的位置时，腕

表118-1 正中神经偏移

方向	腕部			肘部		
	平均距离	关节	活动（°）	平均距离	关节	活动（°）
		肩	外展30		肩	外展30
		肘	屈曲90		肘	屈曲10
远端	24mm	前臂			前臂	旋前60
		腕	伸展60		腕	伸展60
		手指	伸展35		手指	伸展35
		肩	外展110		肩	外展110
		肘	屈10		肘	屈曲90
近端	12mm	前臂			前臂	
		腕	屈曲60		腕	屈曲60
		手指	屈曲35		手指	屈曲35

Excursion of the median nerve measured at the wrist and elbow adapted from the work of Wright et al. [31]
Abd，abduction；EF，elbow fl exion；Ext，extension；Flex，fl exion；Pron，pronation.

表118-2 正中神经偏移

方向	腕部			肘部		
	平均距离	关节	活动（°）	平均距离	关节	活动（°）
		肩	外展30		肩	外展30
		肘	屈曲10		肘	屈曲90
远端	13mm	前臂	旋前	11mm	前臂	旋前
		腕	伸展60		腕	伸展60
			桡偏		手指	桡偏
		手指	伸展35		手指	伸展35
		肩	外展110		肩	外展110
		肘	屈曲90		肘	屈曲10
近端	11mm	前臂	旋后	5mm	前臂	旋后
		腕	屈曲60		腕	屈曲60
			尺偏		手指	尺偏
		手指	屈曲35		手指	屈曲35

Excursion of the ulnar nerve measured at the wrist and elbow adapted from the work of Wright et al. [30]
Abd，abduction；EF，elbow fl exion；Ext，extension；Pron，pronation；RD，radial deviation；Sup，supination；UD，ulnar deviation.

部的平均正中神经远端滑移为24mm；在肩关节外展110°，肘关节伸展10°且腕关节/手指屈曲时，腕部的平均正中神经近端滑移为12mm。在肘部测量到的正中神经滑移显示在肩关节外展30°，肘关节伸展10°且腕部/手指伸展时发生了平均15mm的远端滑移；在肩关节外展110°，肘关节屈曲90°，且腕关节和手指同时屈曲时，发生15mm的近端滑移。

在肩关节外展30°，肘关节伸展，旋前，且腕关节/指关节伸展时，尺神经在腕部发生的平均远端滑移为13mm；在肩关节外展110°，肘关节屈曲90°，旋后，且腕关节/指关节屈曲时，腕部的平均近端滑移为11mm。在肘部，当肩关节外展30°，肘关节屈曲90°，旋前，且腕关节/指关节伸展时，平均远端滑移为11mm；在肩关节外展110°，肘关节伸展10°，旋后，且腕关节/指关节屈曲时，肘部的平均近端滑移为5mm。为了适应上肢的运动，必需的总距离是腕关节为24mm，肘关节为17mm。为了适应上肢的运动，必需的总移动是腕关节为36mm，肘关节为30mm。

表118–3 桡神经偏移

方向	腕部			肘部		
	平均距离	关节	活动（°）	平均距离	关节	活动（°）
远端		肩	外展30		肩	外展30
		肘	伸展90		肘	屈曲10
	7.6mm	前臂	旋后	11mm	前臂	旋前/旋后
		腕	屈曲65		腕	屈曲65
			尺偏30			尺偏
		手指	伸展0		手指	屈曲
近端		肩	外展110		肩	外展110
		肘	伸展10		肘	屈曲90
	11mm	前臂	旋前	5mm	前臂	旋后30
		腕	伸展60		腕	屈曲0
						尺/桡偏0
		手指	伸展0		手指	屈曲0

Excursion of the ulnar nerve measured at the wrist and elbow adapted from the work of Wright et al.[32]
Abd, abduction; EF, elbow fl exion; Ext, extension; Flex, fl exion; Pron, pronation; R/UD, radial/ulnar deviation; Sup, supination; UD, ulnar deviation.

桡神经表现出比正中神经和尺神经都要小的滑移。在肩关节外展110°，肘关节屈曲90°，且远端关节为0°时，肘部测得的近端移动为11.4mm。在肩关节外展30°，肘关节屈曲伸展，且腕关节/手指屈曲时，肘部测得的远端移动为2.8mm。在肩关节外展110°，肘关节伸展，且腕关节/手指伸展时，腕部测得的近端移动为1.8mm。在肩关节外展30°，肘关节屈曲90°，且腕关节/手指伸展时，肘部的最大远端移动为7.6mm。

在使用超声内径来确定神经滑移的研究中，Dilley等报道称运动成分中含有肘关节的伸展时，正中神经在上臂总共发生的滑移为10.4mm，在前臂总共发生4.2mm的滑移。他们证明了神经远端的运动影响神经的近端，这进一步证实了神经系统连续体的概念。被动的腕关节和示指伸展也引起类似的正中神经多达4.5mm的滑移，最后，体内发生的滑移相比之前提及的尸体研究中的滑移小。从这些数据中，可以看出改变肩关节、肘关节、腕关节和手指的位置能够影响神经远端或近端的滑移。这些中枢和周围神经系统的研究支持连续体的理论，连续体理论解释了进行上肢神经张力试验和神经松动术（神经松动术）时产生的神经紧张和滑动。

神经全程周围的交界组织需要适应关节的活动产生长度变化。Millesi等称正中神经床必须在肘关节和腕关节产生20%长度的适应性变化以适应运动。Zoech等专门研究了在上肢完全屈曲和伸展时正中神经床长度的不同。他们证明最大伸展需要产生4.3%的长度改变，屈曲产生14.9%的整体长度减少。因此，不仅周围神经系统必须能够适应延长和紧张，而且周围神经床也需要随着关节的运动产生独立的适应性长度改变。中枢神经系统也发生这种相同于周围神经床的适应性改变。

（四）神经血管的运动

周围神经系统适应运动的能力、生理特性及功能均依赖于它的血管和压力梯度系统的维持。该系统起到维持血管充盈和生理功能的作用，Sunderland通过公式“PA>PC>PF>PV>PT”展现的模型很好地描述了这个系统。这个模型要求动脉压（PA）大于毛细血管压（PC），毛细血管压（PC）大于神经束压（PF），神经束压（PF）大于静脉反流压（PV），并且最后大于管压（PT）。这5者中任何一个的改变都可能影响整个神经的循环和轴浆的流动管压力的改变常常导致更为常见的上肢周围神经系统卡压，如肘管综合征、尺管综合征、腕管综合征（CTS）。

Pechan和Julis检测了肘部尺神经的压力，证明颈髓和肩关节的运动能够使肘管的压力增加2倍，进行尺神经激惹试验时能够使压力增加6倍（肘关节屈曲、腕关节伸展、手臂高举过头）。这个研究进一步支持了远隔部位的运动不仅能够对神经运动和应变，还对神经压力和血流产生影响。Dahlin和McLean对兔子的迷走神经进了研究，证实了持续时间2h的30mm和50mm的外部压迫在24h内是可逆的；持续时间2h的200mm的外部压迫花了3d时间恢复，而400mm的外部压迫却花了7d时间。Nemoto等在压迫部位的近端或远端夹住犬的坐骨神经，证明两次沿着神经干的低度压迫产生的损伤比单次压迫大，并且双重压迫的损伤超过单次压迫产生的损伤，这支持了Upton和McComas描述的双重压伤理论。除了影响血流，产生轴浆流动所需的外部压力也比轻度的腕管综合征小得多。

综合考虑，这些总的原则强调一个关键点：神经系统是为运动而设计的。正如任何软组织一样，当神经系统处于一种病态和应激性过度的状态时，机械的应力（如压迫和张力）可能激发与神经系统及它的交界组织相关的疼痛综合征及运动功能障碍。临床医师应该明白不仅直接接触的局部组织会受到影响，而且由受累神经支配的其他组织也可能是患者疼痛和运动功能障碍的来源。

三、神经病理学及其表现形式

（一）神经病理学

尽管这一章节并不旨在详述神经病理学，但是当使用上肢神经张力试验和神经松动（滑翔、滑动或张力）技术治疗时，临床医师必须考虑到神经病理改变对神经机械特点、血流和轴浆流动的影响。这3个因素是造成周围神经系统和它的交界组织过度激惹的原因。血管系统可能受到外部压力和有害张力的压迫，神经张力功能障碍可能是由周围神经系统固定和瘢痕（神经内和神经外）造成的适应性缩短所致。神经的血管受压能够引起神经结缔组织内和周围的炎症状态，从而增加它的激惹水平。血管的改变也能够导致神经血管动力学改变和神经内的纤维变性。外部的压迫能够阻碍轴浆流动。这种压迫影响了神经丝、微管和神经递质沿着神经轴突向终板的传输及代谢副产物的回流，潜在地影响了神经的生理和功能。机械的易激惹性是这种化学介导的炎症过程和（或）失去神经内或神经间滑动能力的结果，导致神经粘连部位受到重复的应力。一个神经节段的运动耐受性下降后，就要求更短的神经节段来承担外力削减工作，使得神经更加容易受到进一步的损伤。

这个神经病理学的过程增加了整个上肢的神经易损性，如在肘管或腕管的有限空间里。神经周围的交界组织也形成了这些空间和管道，其中的两个例子如穿越旋前肌的正中神经或穿越旋后肌的桡神经。神经在相对固定的部位也更容易受损，这些部位发生运动后将最小化神经耐受延长力的能力。这通常发生在神经分叉处和（或）相对固定的部位，如穿越筋膜时。最后，在神经紧贴一个坚硬的表面时容易受到外部压迫的损伤，如桡侧感觉神经穿越桡骨时。

周围神经病理学的最终结局是纤维化，纤维化以两种方式发生，神经内和神经外的纤维化使神经丧失了延长或神经束内增加张力的固有能力，并且丧失了神经结缔组织层与其交界组织之间滑动的能力。神经内纤维化引起神经曲折回旋或波纹的消失，导致内部滑动和舒展能力的丧失。外部纤维化限制了神经在神经床内或在神经交界组织间的移动能力，形成了机械的交界面。在两种方式中，丧失的神经移动性导致在关节运动时，增加的应力和应变被传递到更短的神经节段。这个纤维化可能最终引起疼痛的发生和神经系统的适应性短缩，改变关节运动和肢体功能。

（二）临床特征

Elvey、Butler及Gifford和Butler都描述了这个病理过程的临床特征，简而言之，这些表现是病理生理的：患者主诉的症状有感觉异常和疼痛，神经机械学上发生的病理机械学改变，也就是上肢的单或多节段运动受限。Elvey也描述了通过一系列临床检查技巧观察到的临床反应，这些技术能够重复患者的症状（病理生理学），并能鉴定受累肢体和脊髓节段或两者的运动功能障碍和病理机械学特征。Elvey和Butler描述在被动上肢活动时由于神经力学变化导致的阻力。Butler把这些称作为进行上肢神经张力试验时遇到的“组织障碍”，Elvey、Balster和Jull均认为遇到的阻力是由神经的过度应激状态引起的反射性的肌肉收缩。

四、上肢神经张力试验和神经松动的研究

（一）上肢神经张力试验的解剖关系

通常认为上肢神经张力试验和神经松动术是神经组织所特有的，这两种方法涉及多个关节，并且常常包括其他结构的机械变形，如动脉、筋膜及神经根和伴行膜性组织。为了确定其与神经组织存在的关系，Edgar等研究了正常人上肢斜方肌长度和神经组织延展性的关系。应用上肢神经张力试验，他们总结称上肢斜方肌与神经组织延展性之间存在一定关系。神经组织延展性较小的受试者的斜方肌长度也小。在Wilson等开展的尸体研究中，对臂丛神经的外侧束和锁骨下动脉节段的应力进行了测量，他们认为应用上肢神经张力试验引起了臂丛神经的外侧束和锁骨下动脉节段的应力。因为存在共同的交感神经支配，他们提出理论称锁骨下动脉应变能够激发症状引起假阳性结果。Moses和Carman检测了3具尸体标本，以对上肢神经张力试验是否对神经脑脊膜存在特异性进行研究。他们总结称下颈段脊髓的神经根黏附于受神经支配的结构，这些结构可能也受到上肢神经张力试验的应力影响，可能产生假阳性结果。

（二）滑移

尸体研究验证了神经滑移和上肢神经张力试验运动成分的关系。Bay等认为在进行手指的屈伸运动时，腕关节的位置（伸展）对于神经的滑移起重要作用。Coppieters和Alshami证实，滑动技术、两种成分的活动或者两个环节同时活动比单关节的活动产生更大的滑移，完全伸展上肢的神经张力试验产生最小的滑移。

（三）应力

有解剖证据支持上肢神经张力试验和神经松动也引起臂丛神经和周围神经的应力变化。Lewis等研究了5具新鲜标本，在进行上肢神经张力试验时对腋窝以远正中神经的应力进行了测量。他们报道称在肘关节和腕关节伸展、对侧颈椎侧屈及同侧直腿抬高时，应力将显著地增加。这些发现的重要性在于远隔部位的运动能够增加神经的应力，这是神经系统连续体理论的进一步证据。

Kleinrensink等的报道也证实了臂丛神经和周围神经的应力变化。他们对3具尸体进行了应力测试，在实施上肢神经张力试验和颈部对侧屈改良试验时对臂丛神经和上肢的三大主要神经的应力进行测试。三组测试中三大神经与臂丛神经的应力均显著增加，每根神经的特定上肢神经张力试验也使臂丛神经与其他周围神经产生了应力。这些结果质疑了每个上肢神经张力试验的特异性，但证实了他们的灵敏性。他们总结称正中神经的上肢神经张力试验是最敏感的。这些发现支持了早期的工作结论，即远端关节的制动导致正中神经在腋窝、前臂近端和远端测得的应力增加。这两个研究支持了Lewis的研究成果，即远端关节的运动将引起整个神经的应力增加。因此，上肢神经张力试验或神经松动术（神经松动术）在临床上很难独立地干预某一特定的神经。

其他的尸体研究证实了正中神经和尺神经的应力增加。Byl等认为在进行正中神经完全上肢神经张力试验时神经应力最大：8.2%尺神经和6.7%正中神经。Coppieters和Alshami也应用了正中神经上肢神经张力试验的6个不同的成分，证明了正中神经应力的增加。进行完全的正中神经上肢神经张力试验时，在腕部（4.7%）和肘部以上（4.2%）产生最大的应力，但这个结果与避免血供减少和传导障碍的神经张力“安全区”（4%～6%）理论相矛盾。Coppieters和Butlerd认为在进行滑动动作时正中神经的应力显著小于张力运动时的神经应力。这3种张力技术导致神经应力超过4%。

（四）上肢神经张力试验的正常反应

许多作者研究了正常受试者对上肢神经张力试验的正常反应。Kenneally等对100名正常受试者接受上肢神经张力试验后的反应进行了报道。在80%～90%的受试者中，最常见的反应是疼痛/牵

伸感和（或）前臂桡侧、大拇指、桡侧3根手指的感觉异常。偶尔为手的尺侧和在肘窝及手掌的深部的牵拉感。在1991年，Yaxley和Jull对50名正常受试者的对改良尺神经上肢神经张力试验的反应进行了研究。最常见的反应是前臂近端和上臂桡侧的强烈疼痛牵拉感，其次是肱二头肌的牵拉感。进行颈部对侧屈曲时，90%的肢体产生了手臂症状的加重。腕关节/手指伸展改良测试引起了肘内侧、前臂前方、手掌和中间3根手指或除大拇指外的整个手的不同疼痛反应。

其他的作者研究了人体对上肢神经张力试验的神经和动力学反应。Balster和Jull将20名无症状受试者进行了研究，它们将受试者分为神经组织延伸减小组和延伸较大组，评估方法包括表面肌电图、肘关节量角器和疼痛感。在延伸较小组，肌电图的活动更大，肘关节伸展活动更小。两组的疼痛感无显著区别。该研究的结果证实，在进行上肢神经张力试验时会产生反射性肌肉收缩，并且患者的疼痛感与测量到的肘关节活动受限存在一定相关性。Coppieters等对5名无症状的受试者进行了一次预实验，他们测量了肩胛上提的力量并应用电量角器测量了相应的腕/肘关节的活动，以量化增加的斜方肌张力和肘关节的活动受限。他们认为在进行上肢神经张力试验时比无张力位产生更大的肩胛上提力。在一项进一步的研究中，它们对35名受试者实施了5种修改的上肢神经张力试验。当实施变化时，患者的主观反应均增加，并且肘关节的活动范围也减少。Coppieters总结称，尽管神经动力测试能够同时对非神经和神经组织进行评估，但是高水平的感觉异常表明一些反应在本质上是神经源性的。

在所有的这些研究中，作者均报道了应用上肢神经张力试验的高水平的可信度。因为所有对正常受试者的研究报道评估的均是受试者的主观反应，这使得在对患者实施上肢神经张力试验时确定神经的受累程度更为困难和复杂。有研究尝试量化上肢神经张力试验。这些结果提供了早期的证据，以证明采用神经动力学试验进行客观测量的可能性，并证明了神经动力学试验阳性结果之一是肢体运动能力的改变。

高频超声影像的应用显示出评估人体内正中神经滑移的有效性。Dilley等检测了进行四组不同上肢运动时（类似于尺神经上肢神经张力试验的成分）的尺神经滑移。他们证明尺神经滑移主要发生在前臂，上臂发生滑移的程度较小。另外，滑移的程度依赖于腕关节和肩关节的位置。Echigo等也应用超声扫描对进行神经滑动运动时正中神经的滑移进行检测。他们测量了进行被动腕关节/手指伸展和主动手指屈曲时前臂正中神经的滑移。在肘关节伸展前臂旋前时，被动腕关节和手指伸展导致正中神经发生1.9mm的远端滑动，肘关节屈曲前臂旋后时，发生3.0mm的远端滑动。主动握拳引起0.8cm的近端滑移，主动抓握引起1.3cm的近端滑移。Coppieters和Alshami应用新鲜尸体研究发现，应用超声扫描滑动技术比张力技术产生更多的滑移，差异非常显著。

（五）特异性和敏感性

尸体研究已经检验了上肢神经张力试验的敏感性与特异性。最近，被用于检测神经动力学试验特异性的方法包括各种感觉感知手段和试验诱发疼痛模型（采用的是在一项对健康受试者的准实验设计中使用的一个热痛敏感性模型）。Beneciuk等认为接受UM治疗组的疼痛感在时间总和上是下降的，上肢的活动范围是增加的，感觉描述分级是下降的。上肢神经张力试验能够改变感觉感知阈值，并且年龄起较弱但非常重要的作用，年龄增大会使知觉能力下降。在两项采用试验诱发疼痛模型的单独的研究中，直腿抬高、slump试验和正中神经上肢神经张力试验没有影响到试验诱发疼痛，这表明神经动力学测试存在神经系统特异性。Boyd等提供了进一步支持神经系统特异性的证据，他们采用直腿神经动力学试验证实了下肢神经系统的机械敏感性。总而言之，这些试验支持神经动力学测试的特异性。

（六）临床研究

临床研究仅仅涉及神经张力试验的信度、效度，对上肢神经张力试验的正常反应和选择性病例组对上肢神经张力试验的反应。Viikari-Juntura研究了各种颈部检查技术（包括上肢神经张力试验）的检验者之间的信度。他们的实验组有52例患者，在接受颈脊髓造影术之前，由2名测试者对患者进行的4种包括上肢神经张力试验在内的特异性测试。作者报道称神经张力试验的测试者间信度差；然而他们只对第17～52名受试者进行了该测试，而且不是按照标准的方式进行的。另外，他们只是测量了患者的反应，并未考虑任何活动的受限。Sandmark和Nisell研究了5种常见的徒手颈部疼痛诱发测试，包括上肢神经张力试验，他们得出结论称：随机选取的75名受试者中，22名受试者患有颈部疼痛；上肢神经张力试验特异性为94%，敏感性为77%，阳性预测率为85%，阴性预测率为91%。在一项单一病例研究中，Shacklock1在一名经过手术验证了肘部尺神经病变的受试者身上检验了上肢神经张力试验的效度。他报道了阳性的上肢神经张力试验结果，依据是：与对侧相比，肩外展关节活动丧失了10%；以及Kenneally所报道的一的种异常的反应。

（七）神经动力学试验的信度和可变性

多位作者研究了患者阳性上肢神经张力试验结果的出现情况。在一项60名患者的研究中，这60名患者有反复的扭伤，Elvey等发现上肢神经张力试验在59名患者中是阳性的，诱发了患者的症状。在一项40名患者的研究中，这些患者存在于颈部受伤有关的疼痛与皮肤感觉异常，对他们实施了上肢神经张力试验并与20名正常受试者进行了对比。阳性的测试结果表明诱发了症状。Yeung等报道了0.9的敏感性值，1.0的特异性值；然而，他们并未详述确切的统计学方法。在一项回顾性研究中，Quintner报道称对22名患者进行上肢神经张力试验时均发现了阳性体征，表现为牵伸诱发的颈部–手臂疼痛综合征。Byng检验了3个不同的组：上肢失用综合征（ULOS）患者组、无症状的键盘使用者组、无症状的非键盘使用者组。并发现采用上肢神经张力试验在100%的上肢失用综合征（ULOS）患者和无症状的键盘使用者身上出现阳性结果；也许这表明上肢神经张力试验可能有助于鉴别出处于亚临床病理状态的人群。还发现上肢神经张力试验有助于鉴别并准确性诊断出有颈椎神经根病的患者。患者的症状被诱发并且组织延展性降低（活动受限）是测试结果阳性的标准。除了对上肢神经张力试验反应的症状之外，还有人对变量进行了评估。Yaxley和Jull对20名网球肘的患者实施了桡神经上肢神经张力试验，阳性标准是出现症状和通过组织抵抗发现的盂肱关节活动受限。他们得出结论称：依据腕关节的位置有症状一侧的盂肱关节的活动（外展）表现出显著的不同。Selvaratnam等评估了实施上肢神经张力试验时的活动范围。在一个为数不多的对照研究中，作者将三组受试者进行了对比：一组存在已知的臂丛神经病变，一组存在运动损伤，还有一组无症状的25人组。在实施上肢神经张力试验时，使用了量角器对上肢关节位置和颈部活动进行了测量。相继活动上肢关节直到运动引发疼痛或活动末端出现疼痛决定。作者发现臂丛神经病变组与运动损伤组间存在显著的活动范围差异，臂丛神经病变组的活动范围更小，更早出现疼痛，同样，臂丛神经病变组比无症状组活动范围减少更多。其他的作者对活动范围的受限进行了测试。Pullos发现，在实施上肢神经张力试验时，无症状受试者与颈–手臂疼痛受试者相比，肘关节的活动明显受限。他并未发现100名正常受试者的左侧与右侧手臂之间存在差异。正常的活动缺损为16.5°～53.2°，正常人左右手臂之间存在8°的差异。在25名颈–手臂疼痛患者中，68%的人存在上肢神经张力试验阳性结果，表现为非对称性肘关节活动和激发的症状。最后，对于挥鞭伤患者；Yeung等使用Slump试验（另一种神经动力学试验）检测了膝关节活动的受限和症状的诱发。进行Slump试验时，膝关节的伸展引起颈部的疼痛并引起膝关节伸展受限更大。

从可获得的临床研究中得知，似乎阳性的反应是诱发了患者的症状，不能与无症状者（正常者）的正常反应混淆。另外，有研究对比了患者与正常受试者，发现了活动受限。测试者间信度仍然是受到质疑的；因此在对比两个临床医师的测试结果时，应当警惕，即使受试者是同一批人群。尽管目前报道的测试者间可信度很高，但是采用的标准定义并不明确。根据文献报道，上肢神经张力试验的特异性与敏感性很高，并且最近的研究似乎也支持这一概念。但是临床医师也应当持续地认识到非神经结构也会产生机械变形，进而引起特异性和敏感性的潜在误差。

五、治疗

（一）改变的机械敏感性和神经机械学

使用神经松动术的目的是对神经组织的顺应性（滑移和应变）产生影响并降低其增强的机械敏感状态。正如前面大篇幅讨论的那样，因为很多原因，神经病理性疼痛患者的周围神经系统的机械敏感性是增加的。

Wilgis和Murphy提出的理论认为处于卡压综合征和某种疾病状态时的神经滑移是减少的，越来越多的文献支持这一理论，认为神经顺应性是下降的。Valls-Sole等测量了感觉神经动作电位的潜伏期，提出理论认为腕管综合征患者的神经长轴滑动是减少的。通过超声波技术，Nakamichi和Tachibana证明了与正常人相比，腕管综合征患者在腕关节屈伸时正中神经的滑动是显著减少的。Hough等支持这一观点，认为腕管综合征患者的正中神经滑动是降低的。相反，Erel等报道称检验掌指关节运动时未发现腕管综合征患者的正中神经滑移的显著改变。Greening等在两次独立报道中证明非特异性手臂疼痛患者的正中神经滑移是减小的，并且当有挥鞭损伤和非特异性手臂疼痛的患者吸气时，测量前臂正中神经滑移时也发现其减少。这些研究可能在一定程度上对这些状态的潜在病理生理机制的发掘起重要作用。

（二）神经松动术

神经松动术作为一种治疗方式早在1883年就被Marshall所报道，当时他描述为应用“神经牵伸”来缓解疼痛。作者描述了神经松动术及它对周围神经与中枢神经的作用。Marshall讨论的众多关键点中包含了实施频率的重要性及在对病态神经进行实施时应当采用更小的力量。现在，使用神经松动术的临床技术作为目前已经作为治疗手段，它的基础理论以科学证据和临床经验为依托。一些临床研究对应用神经松动术治疗神经病理性疼痛进行了报道。Sweeney和Harms采用神经自我松动程序对29名存在单侧手部机械痛觉超敏的患者进行治疗。使用上肢神经张力试验的成分，患者使用了察觉不适终末点紧张技术，维持10s，间歇10s，每天共10个循环。实施程序2周后，对患者进行再次评估。结果在上肢神经张力试验的活动范围上有所提高，89%达到了全肘关节活动范围，66%报道了症状的改善。由于这些患者的病程（发病时间）相差太大，获得的数据可能被扭曲。在Haddick的一项病例报道中，包括神经松动术在内的多种手法治疗对一个存在肩关节疼痛和残疾的患者进行治疗，最终肩关节疼痛和残疾指数得分SPADI得到了改善，且肩关节活动范围得到提高。神经松动术也被应用在腕管综合征的非手术治疗当中。Rozmaryn等对197名患者进行了一项回顾性研究，他们把患者分为2组，每组都接受标准的非手术治疗措施，而一组接受神经和肌腱滑动锻炼：使用上肢神经张力试验的远端成分，采用牵伸并且维持7s，每天重复3～5次。在对照组中，71%的患者需要手术治疗，在实验组中，43%需要手术治疗。在实验组中，89%的患者接受了后续的随访，70%的人报道了好至非常好的结果，19%还是存在症状。Seradge等进行了一项前瞻性研究，指导286名生产工人进行腕管减压锻炼，该锻炼由上肢神经张力试验的成分构成，在开始生产任务之前进行3min 10s的锻炼。累积性外伤障碍的发生率下降了45%。在Pinar等的研究中，两组患者接受了手掌侧休息矫形器，一组进行了Totten和Hunter描述的神经滑动神经滑动锻炼：6项锻炼每组重复10次，每天5组，维持10周。两组都报道了显著的改善，实验组还报道了更快的疼痛减轻和功能提高。Akalin等进行了一项类似随机研究，两组患者分别接受矫形器固定及Totten和Hunter描述的神经肌腱滑动治疗。结果两组均有症状显著的改善，只是用了矫形器组是72%，矫形器外加锻炼组是93%。然而，差异并不显著。相反，Brininger等发现腕管综合征患者的神经肌腱滑动组与对照组之间不存在差异。Heebner和Roddey报道了类似的发现，他们对比了两个组，一组接受标准的护理，另一组标准护理外加神经和肌腱滑动，神经滑动锻炼为持续5s，重复10次，每日3～5次。神经滑移锻炼如描述的那样，是神经张力锻炼，不是滑动锻炼。对于腕管综合患者，Bialosky等未发现虚假治疗组与实际神经动力技术治疗组存在显著差异。但是，他们发现神经动力技术治疗组的症状总时间缩短。Beneciuk

等进行的有效提高无症状者神经动力学的研究中，使用神经张力技术是10次被动肘关节伸展和屈曲，每次循环持续6s。Tal-Akabi和Rushton评估了对于腕管综合征患者和对照组，与腕关节松动术相比神经松术的有效性。治疗组与对照组的疼痛缓解评分均显著提高；然而，其两者之间无显著差异，神经松动术组的手术患者更少。在案例报道中，Coppieters等报道了存在肘管综合征的患者症状的提高，他们联合使用神经松动术（神经松动术）的滑动技术、关节松动术和治疗性锻炼。从这些研究中发现，对于使用神经松动术的合适的持续时间、剂量、频率或锻炼类型，似乎没有明确的适应证。

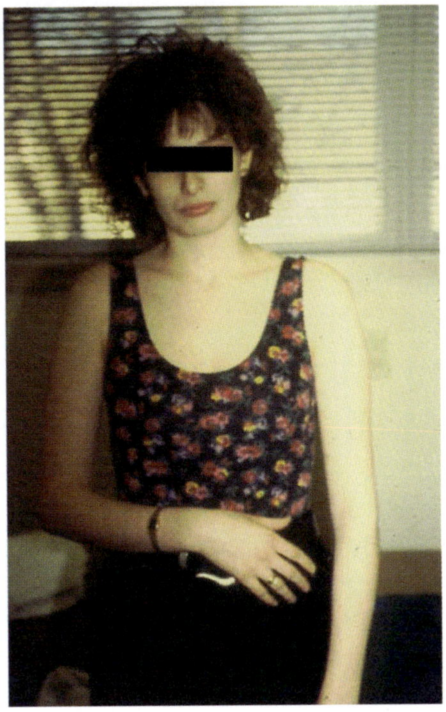

图118-2　抗张力姿势的示例(神经性张力障碍)。注意患者是如何使右上肢的张力最小化

六、上肢神经张力试验和神经松动术实践方式

（一）神经元-骨科检查

患者的神经元-骨科检查要求治疗师实施一次完整的上1/4筛查（详见第10章）。

另外，必须完成一次鉴别性组织评估来排除任何潜在可能造成患者的症状的组织。只有在完成这两个成分之后，治疗师才能够进一步进行神经成分的检查。

（二）治疗师对神经组织的检查

在应用神经松动术和滑移技术时，应该仔细地对患者进行评估，以证明患者症状之中神经源性成分的存在。神经元-骨科检查的5个成分被概括在框118-3中。检查针对的是表现出主动活动受限的患者，检查的目的是了解患者活动的意愿，并使得治疗师了解患者的活动受限和疼痛。在开始检查之前，治疗师应该观察患者当前的姿势以发现抗张力姿势的证据；图118-2展示了一个例子。这个患者被诊断为右肘管综合征，在肌肉下前移位术之后，注意患者是如何通过摆出颈部旋转和同侧侧屈的姿势来尝试最小化神经系统的张力的。通过肩胛骨的上提可以看出，斜方肌上部的肌张力是增加的，并且右上肢处于肩关节内收和内旋，肘关节屈曲，前臂旋前，腕关节屈曲的状态。

主动功能障碍的检查被归纳在框118-3。在进行主动运动评估后，使用上肢神经张力试验进行运动评估。上肢三大神经的上肢神经张力试验的基本运动成分被归纳在框118-4。正如每个运动要求按照相继的顺序实施，要求保持之前的位置，以便成功地对神经系统施加张力。治疗师必须密切注意阻力的出现（反射性的肌肉收缩）和易激惹性的水平（患者的反应）来避免进一步超过保护性阻力和症状的终点，否则会加重患者的症状。van der Heide等对遇到的阻力进行了研究，他们对20名无症状受试者进行了肌电活动的检测。他们发现疼痛的出现与肌电图活动强度相关，与肌肉活动的相关性更大。图118-3中展示了一个例子，是关于正中神经上肢神经张力试验动作的顺序。

治疗师能够改变每个运动成分应用的顺序；然而，还是建议第一次按照标准的方式实施每根神经的测试。每个关节最后的位置和患者的反应都被记录下来作为基线以检测进步。

推荐只在实施基本成分之后实施敏感化成分，如肩胛骨的下压和颈椎的对侧屈曲。如果还是怀疑神经系统是导致症状的可能中介且对初始成分没有反应，为了确定涉及神经系统才需要增加敏感化成分。治疗师应该谨记在心：测试影响到多个方面，

框118-3 神经骨科检查概要

主动功能障碍
1.主动外展/前屈
　观察颈椎和四肢关节的位置，患者活动的意愿
　特定的活动：观察上1/4关节位置的改变
　肘关节伸展时肩关节在冠状面的外展
　肩关节冠状面的外展时伴随近端（颈椎）部分的参与
同侧旋转
　同侧侧屈
　对侧旋转
　对侧侧屈
　肩关节冠状面外展时伴随远端成分参与
腕关节屈曲
　腕关节伸展
　肘关节/前臂位置的变化
2.被动的活动受限
　上肢神经张力测试
3.神经干痛觉过敏
　局部周围神经触诊部位
臂丛神经
　后三角：神经干
　腋下：神经束
正中神经
　肱骨内侧
　肱二头肌内侧
　旋前肌
　腕管
尺神经
　肱骨内侧
　肘管
　近端
　远端：尺侧腕屈肌起点
　Guyon管：豌豆骨
　钩骨钩
　背侧尺侧皮神经
桡神经
　桡神经沟
　　桡骨头：前方
　　桡神经管
　桡侧感觉：肱桡肌止点
4.触痛点
局部组织压痛点
受周围神经或涉及的颈段神经支配
5.局部功能障碍
颈椎节段性僵硬是指构成臂丛神经和（或）周围神经的颈椎节段水平僵硬

框118-4 上肢神经张力检查组成

正中神经
　肩外展
　肩外旋
　前臂旋后
　腕/指伸展
　伸肘
致敏组成
　压肩试验
　对侧屈颈试验
尺神经
　肩外展
　肩外旋
　前臂旋内或旋后
　腕/小手指伸展
　屈肘
致敏组成
　压肩试验
　对侧屈颈试验
桡神经
　肩外展
　肩内旋
　前臂旋内
　腕/拇指-示指屈曲
　伸肘
致敏组成
　压肩试验
　对侧屈颈试验

上肢神经张力检查组成包含上肢3个主要的神经。需注意的是：致敏组成检查是在基础运动部分后必要时加入的

包括神经生理学、血流、炎症、神经机械敏感性和肌肉反应。每个上肢神经张力试验应该被缓慢实施，以避免超过遭遇抵抗点。尽管没有明确的数据，但作者建议以10～15s的速度实施每种成分。在“companion Web site”上能够找到实施上肢3种主要神经动力学试验的录像。

除了主动和被动运动障碍外，治疗师应该能够沿着假定涉及的神经走行证明可触及的神经痛觉过敏的存在。正如被动试验那样，神经触诊不仅受到幅度，还受到负荷频率的影响。重复的触诊可能也会给神经组织增加负荷，从而增加机械敏感性，这可能导致假阳性结果。框118-3包括了每根周围神经能够被触及的解剖部位总结，需谨记这些部位中

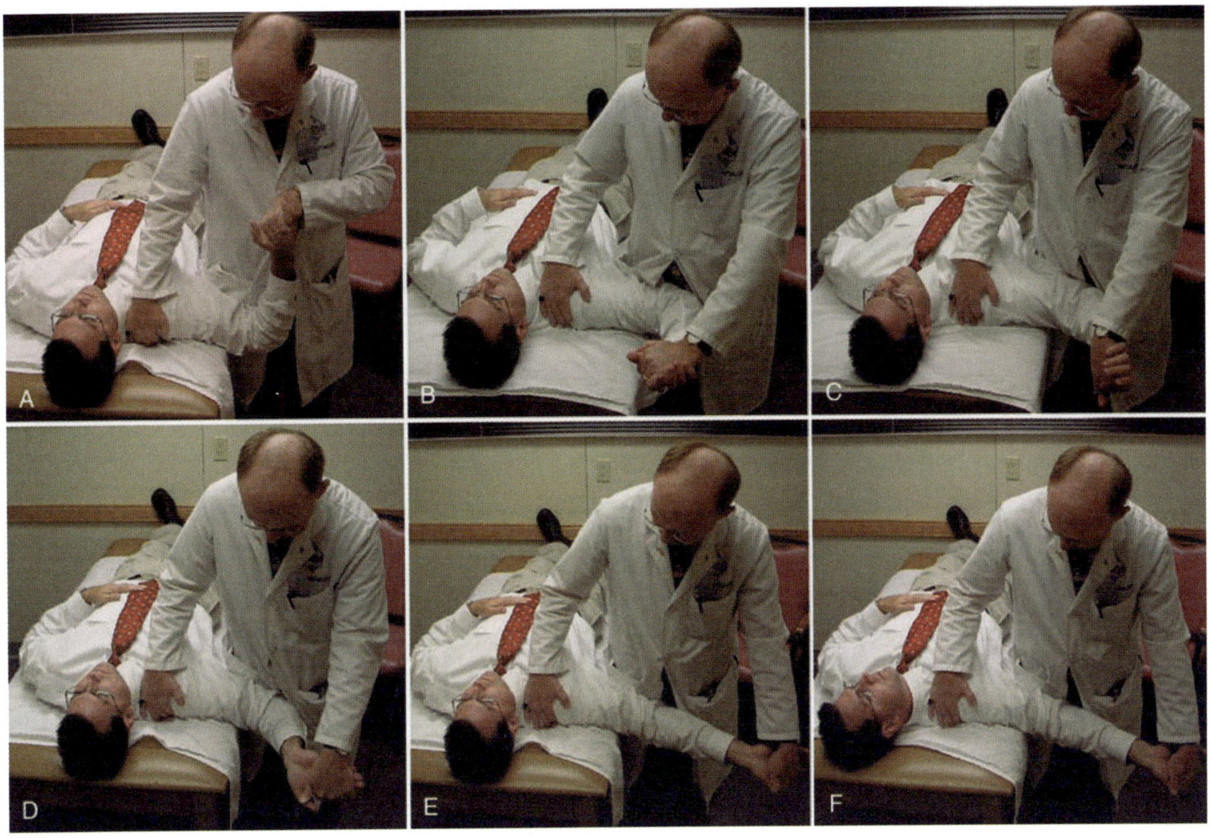

图118–3　连续在正中神经（基础）上做上肢神经张力试验。肩关节外展（A），肩关节外旋(B)，前臂旋后（C），腕关节/手的伸展（D），肘关节伸展(E)，对侧颈屈曲及压肩增加敏化运动（F）

很多都是间接触诊部位，神经本身并不能够被触及。Elvey描述称：在由假定的周围神经系统或神经根节段支配的组织中存在局部触痛点，治疗师应当预测到这些组织会变得很敏感。肌肉触痛点常常与肌筋膜扳机点相混淆。最后，颈椎节段出现的局部功能障碍能够影响对应的周围神经系统。这种局部的颈椎功能障碍可能表现为：所累周围神经所对应颈椎节段的活动过小或触痛。

Kenneally和其他人报道了上肢神经张力试验的正常反应。诱发了患者的症状和活动受限时（患者难以忍受或实施受到阻力）试验结果为阳性。在进行初次试验时，治疗师应该在患者出现症状或遭遇阻力的地方停止继续运动或增加成分。改变近端或远端的运动成分（关节）会导致上肢神经张力试验基准结果的改变。

例如，当实施特殊上肢神经张力试验时，把腕关节放置于中立位可能增加肘关节伸展或颈部的对侧侧屈可能降低肘关节的伸展。这些运动的改变或反映被记录下来，随后与基准试验结果进行对比，通过对比受累侧与未受累侧的反应与活动范围以鉴定存在的差异也能确定阳性结果。对上肢神经张力试验检查的原则和其他的发现进行完全的详述不是此章节的重点。读者可以进一步阅读推荐的参考资源并进一步了解这方面的知识以达到更深入的理解。

（三）引导原则

一旦治疗师断定患者的问题由神经成分引起，可以在3项基本原则的指导下应用神经张力和滑移（滑动）技术来发展出合理的治疗方式。第一是对患者和治疗师的教育。患者需要理解神经系统在他（她）的病态中所起的作用、神经力学的概念及这些是如何相互影响从而影响运动和功能的。对神经张力和滑移概念合理的理解对于防止病情恶化和帮助治疗进程是至关重要的。同时要求进行合理的临床推理以形成一个工作假设。这些假设必须包括：①症状或功能障碍的源头；②影响因素；③治疗和检查的适应证和禁忌证；④管理；⑤预后。第2项基本原则是家庭锻炼和处方。在大多数的病例中，治疗师所面对的患者的病理过程经历了很长的时间，导致了疼痛和运动功能障碍。这些适应性的改变可能需要数月的治疗来改善。尽管临床上使用了神经松动术，运动的恢复和疼痛的消除需要勤勉地进行家庭程序，依据再评估和对治疗的反应进行周期性的调整。最后，在使患者能够实施并完成锻炼计划方面，治疗师起重大的作用。这是通过帮助患者观察并认识他（她）的症状学改变、残损的改善（如特定关节活多阶段运动受限），以及使用上肢进行功能性活动的能力实现的。

（四）治疗指南

正如之前文献回顾中所探讨，实施治疗的程序并不明确。需要拥有全套的神经系统和上肢神经张力试验的工作知识。上肢神经张力试验可被转变成治疗和家庭锻炼的松动技术和锻炼方法。NTD是一个动态过程，每天都在改变，影响诊断和治疗的假设，假设可能存在错误，位置发生改变或变得更加准确。因此，检查、评估和持续的再评估将持续地引导治疗的进程和实施。神经张力（应力和应变）和滑动（滑移）的概念在治疗方案的形成上起重大作用。张力通过同时对神经两端的牵拉产生神经内的应变，使得神经伸展开来。这将对神经的神经生理学产生巨大的作用，因为血流和轴浆流动发生了改变。相比之下，滑动指的是对神经的一端施加张力另一端同时放松，Coppieters和Butler把这称作为滑动技术，他们感觉和滑移锻炼时不一样的，滑移锻炼是一种总的锻炼原则。总体的静息张力或应变在实施滑动时是显著最小化的。滑移也发生在神经内部及它的交界组织内。图118-4是对这两个概念的说明。两个概念的临床例子呈现在图118-5中，患者表现的症状激惹性水平能够指导张力和（或）滑动技术的应用。在症状高度易激惹的患者中，滑动技术可能是最合适的治疗方式。当使用滑动技术时，治疗师需要意识到遇到的组织障

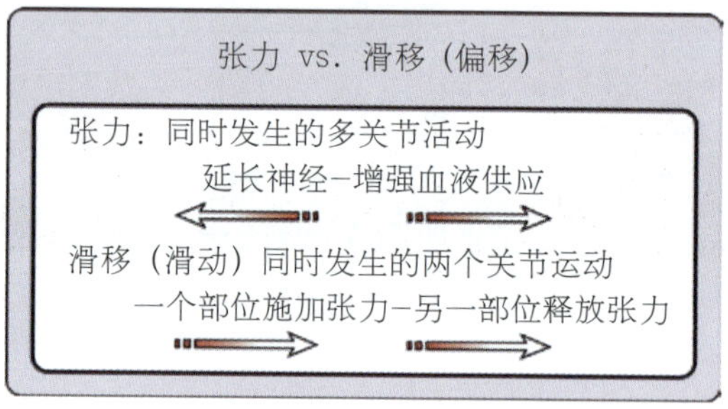

图118-4 对张力和滑移概念的解析

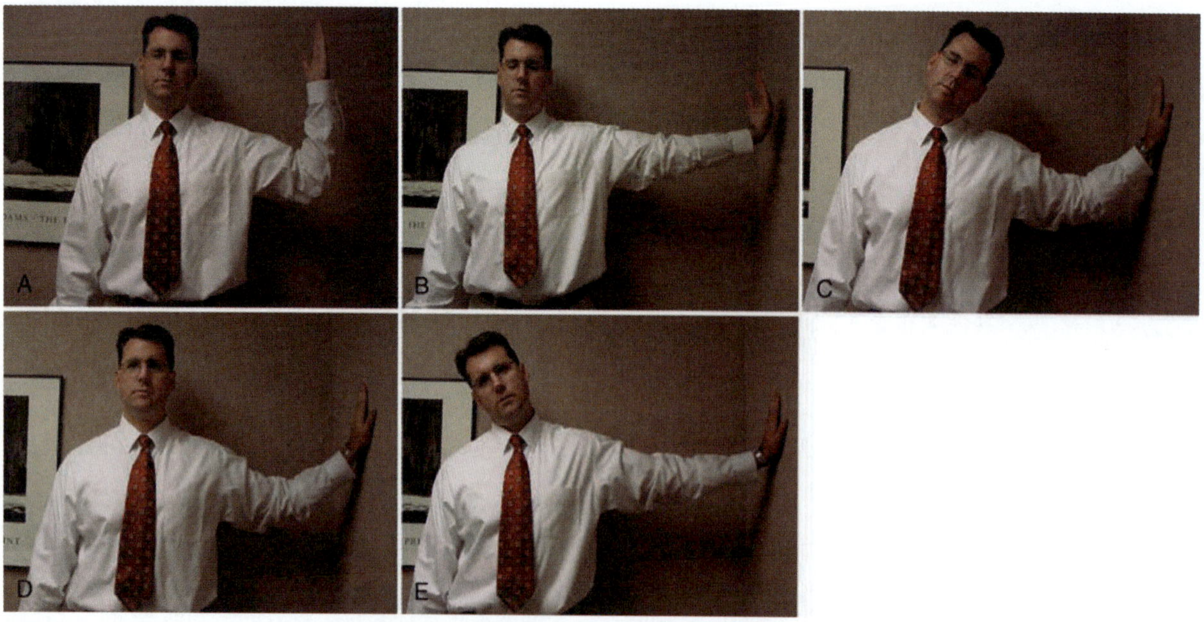

图118-5 神经松动术家中练习示例：A和B，滑移。注意，当在一侧施加张力时，另一侧就会得到缓解。C和D，张力。注意，仅在一个关节施加张力，同时保持一个组成在放松位置，并保持上肢其他关节在张力位置。E，通过增加颈椎对侧屈曲进阶到最大张力

碍（反射性的肌肉收缩）。在实施治疗和家庭锻炼时应该没有疼痛并处于刺激阈值以下的无张力活动范围内。必须从远离假设部位的地方开始，进一步在耐受范围内朝着特定累及部位进展。当症状易激惹性低的患者在休息时，症状很轻或消失并且能够从加重状态恢复时，可能能够承受从单关节的张力技术逐渐进展到多关节。可能适合对受累的神经直接施加张力直至组织障碍点或从较远的部位开始逐渐朝假设的部位进展。也许恢复较远部位的活动性或提高其对张力的耐受性可能有助于神经全程张力的降低；因此减轻症状。当易激惹性下降时，治疗师能够开始解决组织障碍以重建肢体的运动并增加功能。在这个水平，可能存在一过性的感觉异常或不适反应，这应该很快地恢复。不论什么时候，都不能进行持续的牵伸，图118-6是描述治疗进展的规则系统。假设存在问题的组织（神经性或非神经病理性）也将指导治疗。治疗非神经组织可能最初要求神经系统处于抗张力位或松弛位。这使得能够直接对非神经组织进行治疗，同时最小化敏感化神经的机械变形并且避免风险的进一步增加。例如，如果临床医师尝试提高盂肱关节的活动，同侧颈椎的侧屈及肩胛骨的提高这两者的结合能够最小化盂肱关节活动产生的额外神经张力。与非神经组织的治疗相比，对于神经易激惹性较小的患者，把神经置于张力下对于两种系统更加有利。临床医师可能想要在肘关节伸展，或颈椎对侧屈曲时对盂肱关节进行松动来恢复外展的能力。应当时常注意不要超过神经系统的极限。最后，治疗师应该进行有关于任何神经内或神经外纤维化的工作假设。

如果怀疑神经内的纤维化，尝试增加远离假设受损部位处的顺应性可能更为合适。根据我们对结缔组织的知识，我认为这些治疗技术不可能改善纤维化神经的内部结构。然而，如果假定神经在其组织床内的滑移（滑动）能力下降（神经外纤维化），对假定部位的交界组织进行治疗是适合的。这可能联合滑移或张力技术对存在问题的神经进行治疗，但是要依据于易激惹性的水平。框118-5总结了治疗从业者在制订治疗策略时应当考虑的指导方针。

（五）加强神经松动术的效果

使用其他的治疗技术能够加强神经松动术或锻

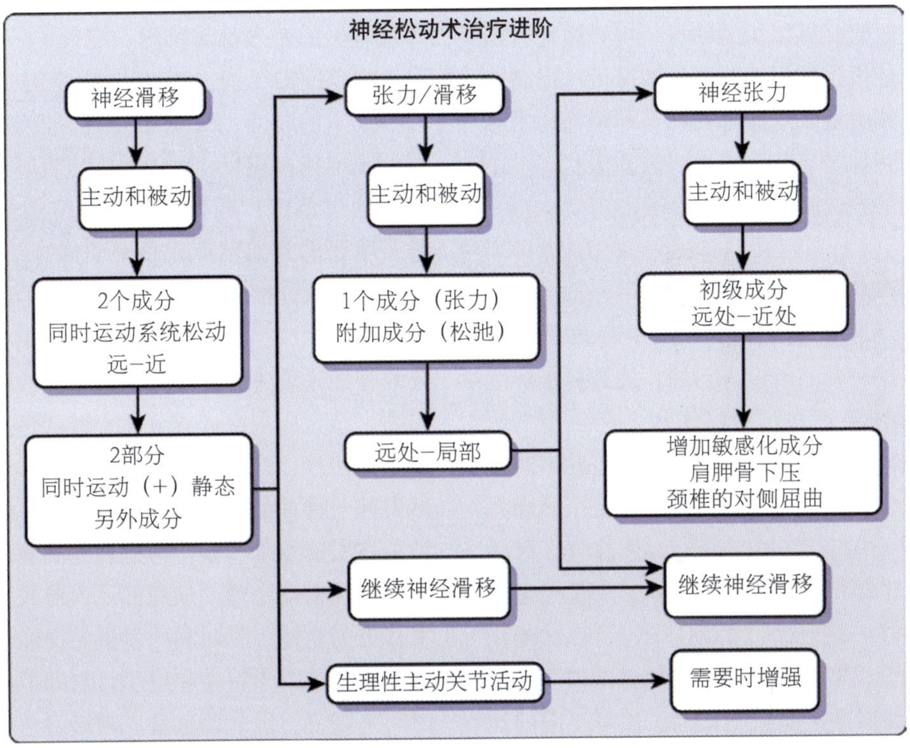

图118-6　神经松动术治疗进阶规则

框118-5 治疗指南

对上肢神经张力检查组成的认识/理解

评估/再评估

对治疗-变化假设的反应

对病变部位和组织的假说

张力和滑移（偏移）

张力：延长神经，加强血液供应

滑移：在一个部位施加张力，在另一个部位释放张力

易激惹和不易激惹

激惹：滑移（组织屏障），选择远离病变的部位（下肢或躯干），无痛范围，无张力

不易激惹：张力，产生轻度的症状，很快恢复，选择直接涉及的部位/神经

神经成分和非神经成分

在去除张力的情况下直接治疗非神经组织（臂丛神经处于松弛位）

在张力位置（不易激惹）下治疗非神经组织

神经内和神经外

神经内：尝试增加远离病变部位的活动性

神经外：结合滑移/张力治疗交界组织

框118-6 注意事项和禁忌证

注意事项

易激惹症状

脊髓征

神经根征

严重的持续夜间疼痛，不能够明确诊断

新发的皮肤感觉异常/麻木/Ⅰ型和Ⅱ型复杂性区域疼痛综合征

机械性的脊柱疼痛伴有周围化

禁忌证

最近修复的外周神经

恶性肿瘤

活动性炎症症状

神经病学的：急性炎症/脱髓鞘疾病

炼的效果。浅表和深部的热疗技术有保护组织的作用，但是谨记可能会改变诱发症状的刺激阈值，导致加重反应延迟。按摩、关节松动或其他手法技术能够帮助恢复活动性，并且减少神经在紧张或松弛（抗张力）时与交界组织的粘连。姿势教育、加强自我意识及应用生理活动范围的锻炼可以提高软组织的活动性和力量。这些都可以与神经松动术结合，只要考虑到神经与其交界组织的临床状态，结合和强化治疗的方法就会很多。

（六）神经松动术技术的进级

神经松动术的进级在图118-6中另外进行描述，进级是根据患者的反应进行的，进级要求持续的临床推理以避免进一步的损伤和恶化。在临床上，推荐应用Maitland分级（实施关节松动术时使用的分级）来实施神经松动术的进级。这个概念将任何关节的整个关节活动范围分为4个部分，活动范围前1/2的运动是用于控制症状的，后1/2是用于恢复活动性的。活动范围的前1/2也可以被当作无痛的或已知全关节活动范围的“通畅范围”；后1/2包括组织障碍或末端范围，为了恢复受限的活动，后1/2在最后必须被克服。这是对概念进行了过度的简化，但最重要的是考虑到了涉及软组织的激惹水平。这些概念能够被患者主动应用，被治疗师被动应用，通过使用上肢神经张力试验的单一或多个成分，主动进行小幅度或大幅度的生理性关节活动。该作者推荐的所有的治疗以滑动技术开始。目前，没有明确的指南或研究提出某种能达到期待结果的最有效的幅度、剂量、持续时间或频率。因此，进行神经松动术和锻炼的进阶需要进行与这些参数有关的合理临床推理。Elvey等不推荐常规使用末端范围的级别，并且持续时间应当小于实施关节松动术的时间。Shacklock也推荐避免持续的末端范围维持。相反，Butler推荐使用无痛的中间范围（通过范围）的松动和末端范围的松动作为易激惹障碍的初始治疗，每个动作持续20～30s。目前，进阶只能够依据于患者对治疗的临床反应。

使用上肢神经张力试验的额外关节活动成分将导致神经系统张力的增加。当激惹性降低且活动性提高，结合应用额外成分就变得合适且必要。从远部开始治疗，并且朝着假设的累及部位或神经进阶是另外一种神经松动术的进阶方式。例如，如果尺神经在肘部水平受累，考虑到易激惹性，在进行肘部的神经松动之前，从肩部、颈椎或腕部开始神经滑移更为合适。长时间内发生的神经长度、结构、化学成分、力学特性和电学特点的适应性改变需要时间来恢复。因此，这些原则最好与包含周期性随访的家庭程序相结合，以调整锻炼处方。

(七)禁忌证与注意事项

使用上肢神经张力试验和神经松动术的禁忌证与注意事项列在框118-6中。不正确的应用上肢神经张力试验或神经松动术技术很容易导致患者症状的显著恶化和恢复延迟。神经束和神经根征，尤其是出现确凿的神经病学征（反射改变，运动减弱，感觉改变），可能表明在中枢神经系统内出现有害的神经张力，这些患者很有必要接受治疗。与机械原因无关或不能诊断的持续的夜间痛可能表明内脏源性的疼痛。例如，心脏的、肝的、膈肌的和上胃肠结构的疼痛能够投射到身体的上1/4。最近的感觉改变可能表明系统的神经或炎症性疾病，如多发性硬化和类风湿关节炎，或者也提示最近的中枢神经系统病变，如神经根压迫和周围神经系统损伤。复杂性区域疼痛综合征可能是患者疼痛的潜在原因，并且过度的处理能够导致患者症状的进一步恶化，起源于颈椎结构的疼痛也能够投影到上肢。在所有的这些案例中，临床医师在实施上肢神经张力试验和神经松动术时应当小心。最近修复的组织、累及神经或其周围结构的恶性肿瘤（原发或继发）和活动的神经或炎症性疾病，均为神经系统的机械松动的禁忌证。

七、小结

联合使用上肢神经张力试验和神经松动术要求治疗师掌握正确的神经系统组织学、血管学、大体解剖、生物力学和病理学知识。只有通过应用这些知识，才能够有效的检验及治疗周围神经系统。在临床上，在进行上肢神经张力试验和神经松动术之前，要认识到神经系统的病理状态是如何表现的。这个话题的相关研究聚焦于正常人群对上肢神经张力试验的正常反应和特定的患者群体对上肢神经张力试验的异常反应。神经生物力学和上肢神经张力试验的相关基础科学研究从理论上证实了上肢神经张力试验的敏感性与特异性。临床和基础的科学研究支持上肢神经张力试验的有效性，但是这些研究缺乏随机对照研究的严谨性。有研究报道了较高的测试者内可信度；然而，测试者间的可信度并未被证实，这会导致很多的临床问题。一些研究检测了神经松动术作为治疗手段的效果。尽管结果表明是很有希望的，但是还需要进一步的对照研究来鉴别出神经松动技术的适应患者群体。没有研究提出，在应用神经松动术时应该采用何种剂量、持续时间或频率；这些参数的决定权还得归于临床医师。

临床医师在掌握了知识、临床的限制及神经松动术的禁忌证与适应证后才能够开始实施治疗，通过教育、锻炼和鼓励的原则来应用神经松动术。临床医师应该明白，神经松动术作为一种治疗很少是单独应用的，并可以通过每日应用的其他治疗技术来强化其效果。最后，可以通过持续地再次评价患者对治疗策略的反应来决定的治疗技术的进阶。当对患者上肢病态的诊断存在困难或过于复杂时，神经松动术是一种可供临床医师选择的治疗手段。

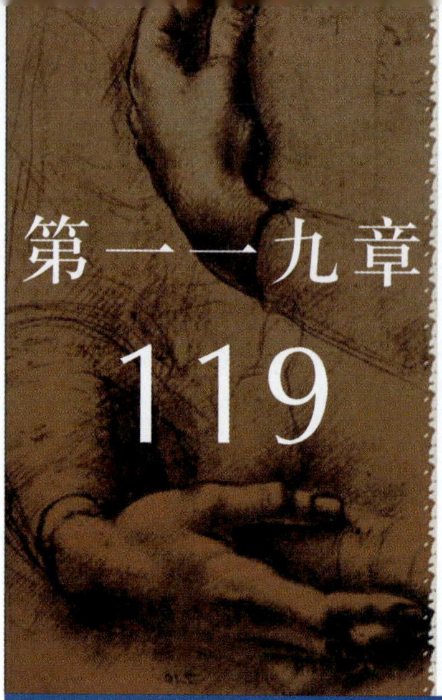

第一一九章 119 弹性胶贴（Kinesio胶贴法）

原著者 RUTH A.COOPEE, MOT, OTR/L, CHT, MLD, CDT, CMT
译校者 邱 智 潘 钰

关键点

- 肌内效胶贴法是许多新兴的弹性运动胶贴技术的基础。
- 传统的运动胶贴包裹一个关节以提供给关节稳定性并限制运动。肌内效胶贴法则是在控制运动的肌肉表面使用胶贴并将肌肉包裹，因此得到“肌内效”这个名字。它采用包括对软组织的评价和引导针对病因的治疗，最终达到缓解症状的目的。
- 肌内效胶贴法的效果依赖于合适的技术和对潜在活动机制概念框架的理解。
- 现在已经有并还需要更多的研究来探索肌内效胶贴法的生理概念和临床应用。

绷带和包扎技术已经被应用了几个世纪，来减轻水肿相关的疼痛并保护正在愈合的组织。多年来，绷带和包扎技术的目的依旧未变，但是使用的材料从破布和小片织物发展到拥有不同技术水平的材料。治疗手外伤时，在恢复期，温塑矫形器固定按照惯例被用于防止损伤、提供支持、减轻水肿、控制运动。在组织愈合时，患者想要改变活动受限的需求和运动的热情促使了早期受控的活动的出现，外加相关证据支持其带来的益处，促进了强制制动朝各种水平受控运动的发展。如今，不断增长的材料种类、技术和创新使得运动得以实现，运动产业推动了这些的发展。运动相关手部损伤的增加促进了整个1991年手部治疗期刊的发行。那时从未有文献提及胶贴技术，尽管它早就被运动教练和运动医学专业人员应用于提供受保护的活动性并使得继续参加运动成为可能。根据使用胶贴的技术和类型的不同，能够对软组织和关节结构实现轻微至显著地活动限制。体育运动和运动医学的需求促进了产品的创新和胶贴其他方式的应用。在手部治疗的临床中，可以购买到的粘性胶贴和弹力粘性绷带是控制水肿、被动牵伸、软组织支持及保护关节的主要工具。大量的文章都推崇把运动绷带或胶贴应用于下肢，以减轻疼痛并增加本体感觉。把胶贴与治疗性锻炼联合应用能够有助于肌肉的再教育。很多文章推荐使用胶贴以便更早地开始活动和预防再次损伤。胶贴技术的临床适应证包括：半脱位、脱位、肌肉拉伤及伴有受累组织水肿的关节结构损伤。胶贴的类型和（或）使用方法的选择依据于损伤的严重程度和结构的稳定性。

越来越多的人逐渐接受并开始使用弹力胶贴技术，促进了以统计学为基础的调查研究，而不只是对个案进行检查。现在如果从同行审核的期刊中进行搜索，将得到涉及下肢、外上髁炎、脑卒中和儿科的研究。这个章节的内容聚焦于肌内效胶贴法，因为它是许多新兴弹力运动胶贴技术的基础。在近几年内，它很快地受到专业运动队和运动明星的欢迎（即自行车，Lance Armstrong），其媒体曝光率也随之增加。这种胶贴方法首先被用在康复领域而不是在体育运动当中。它采用了高弹性的棉织物胶贴，外贴于皮肤时产生的皮肤牵伸很小，与传统的胶贴在使用方式和功能目标上存在显著地差别。传统的运动胶贴通过包裹住关节以提供稳定性并限制运动。包裹的层数和胶贴应用的走行及技术共同决定了对其关节运动度的控制程度。肌内效胶贴是在控制运动的肌肉表面使用胶贴并将肌肉包裹，因此被称作为“肌内效”。它包括对软组织的评价及引导针对病因的治疗以达到缓解症状。

该章节主要介绍了肌内效胶贴法的基本的理论原理，并从历史角度介绍了胶贴技术的发展和肌内效胶贴产品的最近变化。

因为所有弹力胶贴法均通过高弹性胶贴的特点与应用技术结合产生生理效果，所以本章节首先对胶贴材料进行了回顾，然后描述基本的肌肉应用技术。随后用系统结构的形式对肌内效胶贴的功能概念进行了概括，每个领域均包括了对神经生理机制的简要描述，因为它们与胶贴对皮肤牵伸的效果相关。其中还提供了案例来证明肌内效胶贴的临床理论和目标，并附有技术应用的详细说明。其他肌内效胶贴的临床应用、限制、注意事项和禁忌证都在结论之前进行了讨论。

一、背景信息

在20世纪70年代早期，Kenso Kase博士是一名出生于日本在美国接受训练的脊柱指压治疗师，在他的临床实践中对早期受控运动的应用进行了探索。着迷于肌肉对骨骼对线的生物力学作用，并坚信身体在外力帮助下自身的恢复能力，他开始应用运动胶贴来治疗软组织损伤。他专注于对引起临床症状的肌肉和筋膜的治疗，而不是直接的脊柱调整。他发现传统的运动胶贴减轻了水肿和疼痛，但是却限制了治疗部位的运动。

此外，当他仔细观察人体的组织时，Kase发现了皮肤和肌肉是具有弹性的。他开始寻找能够复制这些特性的胶贴。Kase尝试了许多可买到的胶贴，但是全都不能令他完全满意。因此他继续与一家日本公司合作开发他自己的胶贴，并开创了一项能够影响身体生理功能的技术。他在1973年引进了肌内效胶贴和肌内效胶贴法。在它被开发出的最初10年里，肌内效胶贴技术主要被骨科医师、脊柱指压治疗师、针灸师和其他的日本医疗从业者使用。运动胶贴技术受到了日本运动界的欢迎，在1988年汉城奥运会时，它与日本棒球队一同曝光于全世界。在1994年秋天，Kase把这项技术引入了美国新墨西哥州阿尔布开克的一个脊柱指压治疗师小群体。肌内效胶贴成功的临床治疗效果使得它很快的受到欢迎，并被运动教练、指压治疗师、针灸师和治疗师结合到临床实践当中。当前的研究正在探索肌内效胶贴的生理概念和临床应用。国际肌内效胶贴协会已经被创办来共享与促进研究和教育。网站（www.kinesiotaping.com）包含了技术、技术认证指导课程以及胶贴发行商的信息。

二、肌内效胶贴

最近几年，肌内效胶贴产品发生了很多变化，并且随着弹力运动胶贴越来越流行，形成了新兴的竞争市场。通常弹性胶贴产品使用同样的技术使胶贴产生牵伸作用，均是以肌内效胶贴的原创成功产品为基础。这种胶贴的生产程序与弹性压力衣相同，通过将棉线包裹住一个中央弹力核心，然后编织成一个织物。接着把一种医用安全等级的、热敏感的丙烯酸的胶粘剂以一种特定方式附于织物一端，产生允许皮肤呼吸的空间，使得水分和汗液能够通过棉织物逸出。对胶贴进行轻度的牵伸，再将其附于存在2in分界线的纸制底层，这样有助于测量和裁剪。胶贴只能在长度上发生延伸，并且非常轻，这使得其难以被使用者察觉。它没有乳胶和医学的特性，它能够保持在皮肤上3～5d，患者可以贴着胶贴在合适的地方淋浴或泡澡，在擦拭的时候应当小心不要揭起胶贴的边缘。肌内效胶贴的产品是防水的，有一种额外的防水化学成分，以石蜡为基本成分，抹在织物的表面，以减少其对水分的吸收，暴露于水分之下，它还是会湿，但是干的很快。

初代的肌内效胶贴是在2007年由日本Nitto Denko公司生产，现今已发生了很多改变。本文中介绍的肌内效胶贴是在韩国生产，称作为肌内效胶贴黄金版。有一种取代最初肌内效胶贴的中间过渡产品称作先进设计的肌内效胶贴或“白金版”。下文是对这种材料的描述和与初代的对比，因为在将来它的使用可能会恢复。

肌内效胶贴黄金版有一种波浪黏附模式，与初代相比它的构成存在一些牵伸的变化。

肌内效胶贴白金版有一种“钻石”黏附模式，牵伸力更大，产生更强的本体感觉反馈和更大的皮肤拉力。它作用在运动员和皮肤完整的患者身上时效果很好，并且与初代或“黄金”版相比，在应用方式上需要一些更改，以防止对皮肤产生侧方的剪切力。现在可购买的两种类型的胶贴的都是2in宽并且有多种不同颜色（米黄色、蓝色、红色和黑色；在订购时询问发行商最新的信息）。

三、胶贴的应用技术

肌内效胶贴法的效果依赖于合适的技术和对潜在运动机制的概念框架的理解。在应用时很有必要对胶贴的牵伸进行控制，以避免不良反应和对皮肤感受器的过度刺激。此章节并没有提供全面的应用指导，而是阐述了一种理论框架以便理解技术、胶贴和其实现内在治疗效果的神经生理学机制的关系。胶贴产生的不适当和过度的牵伸作用能够增加疼痛并产生不良反应，因此推荐进行合适的弹力胶贴技术训练。肌内效胶贴法提供技术认证的，尽管购买或使用弹力胶贴并不需要技术认证。可以购买到关于特殊领域（如运动、儿科学和淋巴水肿）的书籍。

（一）组织准备

皮肤必须干净且没有油脂、皮屑和污渍，必须刮净粗长的毛发以提高粘性接触。在使用胶贴之前使软组织和筋膜获得最大的延展性与柔软性是非常重要的。如果活动范围受限，可以通过全关节活动范围锻炼或手法按摩实现这一点。

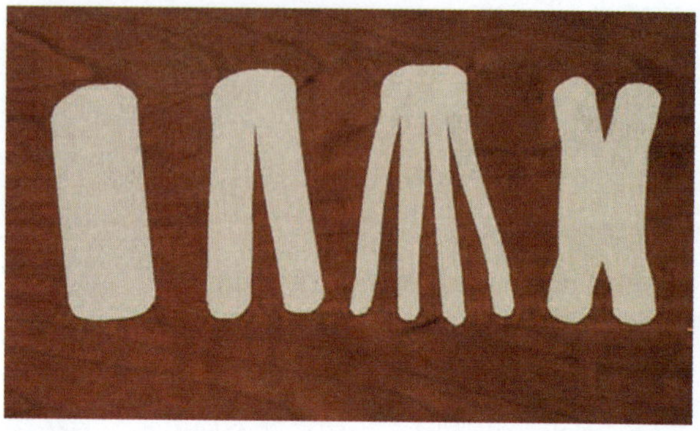

图119–1 基本胶贴形状举例，“I形”“Y形”“扇形”和“X形”

（二）胶贴的裁剪

根据目标组织和治疗目的的不同，肌内效胶贴技术使用不同形状的胶贴或对胶贴进行不同的裁剪。基本肌肉胶贴技术最常采用的形状是I形、Y形、X形或扇形（图119–1）。肌肉的大小与收缩的特点决定了裁剪的大小，I形和Y形是最常见的。在肌肉胶贴技术中，X形被用于治疗菱形的肌肉。梭形肌的肌腹很明显，附着点很窄，相比之下，菱形肌的起止区域很宽，收缩时向中心汇聚，扇形主要应用于淋巴胶贴技术。

（三）应用

胶贴的起点称为抛锚点。根据治疗目的（在后文中描述），胶贴首先被定位在肌肉的起点或止点，然后将肌肉在耐受范围内将其进行拉长，然后拉住胶贴游离端，把胶贴向肌肉的另一极端移动，保持牵拉的张力（牵伸25%）。轻轻地在胶贴表面进行摩擦以促进其附着在皮肤上，然后就完成了胶贴粘贴。然后受试者恢复中立位。当使用Y形胶贴时，抛锚点是字母的基底，分支或字母“Y”分别被用于包绕肌肉的边缘。在促进黏附之前，胶贴的位置都可以进行调整；然而一旦通过摩擦促进胶贴黏着，它将不能够被揭起并再次使用。此章节的临床部分对其进行了阐述。

四、肌内效胶贴的基本功能概念

一片胶贴是如何被应用于皮肤来影响肌肉张力机制、促进淋巴运动和减轻疼痛的？皮肤的神经生理学机制和它对身体各种系统功能作用的知识，对掌握合适的胶贴应用和理解肌内效胶贴的机制是非常必要的。位于皮肤浅层的躯体感觉感受器和它们与疼痛、本体感觉及运动控制的关系还需要我们继续探索，最近的研究支持之前报道的肌内效胶贴对皮肤、淋巴系统及肌肉与关节的功能的作用。下文是对新研究的简要回顾，这些研究是关于肌内效胶贴的基本原理的。

（一）皮肤功能

皮肤是身体最大的器官，并起到大型体外交流器的作用。它把感觉接收器包裹在身体表面，提供给中枢神经系统关于环境改变的信号，然后引起机体的反应。这些反应包括简单的反射，如战栗以控制热量的流失；以及复杂的反射，如蒙上眼睛走钢丝。这些反应需要不同水平的皮质控制，但是均通过相同的神经系统通路产生功能。皮肤感觉感受器包括机械感受器、温度感受器和痛觉感受器。中枢神经系统的反应由感受器受到的刺激类型和程度决定。尽管反射被认为是固定不变的，有新研究发现接收到的感觉信息也受到更高级大脑中枢的控制。这也可以解释为什么有糖尿病的患者在注射胰岛素时能够抑制屈曲反射。把肌内效胶贴外用于皮肤时，不论是静止还是运动，它的弹性特点均增加了这些躯体感受器的低阈值兴奋，因此增加了中枢神经系统接收到的躯体感觉输入。

疼痛和运动控制

中枢神经系统对源于周围神经系统刺激的反应可能表现为脊髓水平的抑制或者对下行抑制通路的激活。脑干水平的中枢通过内源性止痛系统来减少疼痛。自然产生的阿片类物质通过下行通路进行运输，来调节疼痛。当前的理论把周围躯体感觉信息传导至脑部的过程视为一种更为复杂的交流形式。感觉信息通过两种脊髓上行感觉通路被传导至大脑。它们是两种平行的系统，为增强和提纯感觉感知提供多重途径。研究表明，根据环境和执行任务的不同，躯体感觉信息受到上行和下行的调节。背索或内侧丘系系统，通过延髓、脑桥、中脑和丘脑传递关于触觉、压觉、肌肉、肌腱和关节的感觉的信息，终止于躯体感觉大脑皮质。当信息通过各个中枢时，它被选择性上调（增强）或下调（抑制）。

前外侧系统传递皮肤的粗触觉和压觉信息，有助于形成触觉和肢体的本体感觉。这个通路也向更高的大脑中枢传递温、痛觉信息，与内侧丘系系统非常类似。疼痛控制的阀门理论把神经系统视为一个简单的三轴链系统。这个理论支持的观点是：对皮肤初级传入感受器的浅表刺激能够抑制脊髓水平的疼痛传导。很多文献证实了这一观点，并且它是使用物理因子疗法，如电刺激、冷冻疗法和减轻疼痛的同向袖口试验（图119–2）的基础。

理论上讲，肌内效胶贴能够刺激躯体感受系统以减轻疼痛。适当地将其运用于牵伸的皮肤，胶贴的弹性后坐力能够完成以下内容。

- 增加对机械感受器的感觉刺激，因此激活内源性镇痛系统。
- 可能通过对触觉感受器的刺激激活脊髓抑制系统。
- 可能激活下行抑制系统。
- 通过减轻炎症缓解疼痛，因此降低了对痛觉感受器的压力。

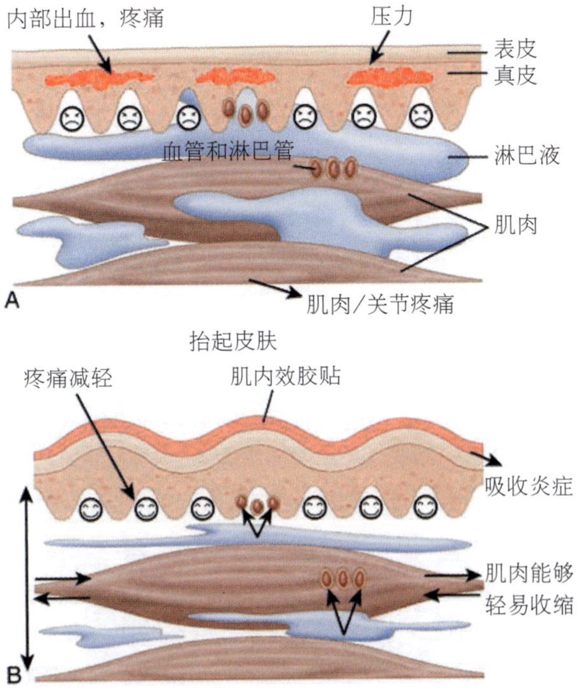

图119–2　A.未使用肌内效胶贴的受伤筋膜；B.使用肌内效胶贴的受伤筋膜（经Kase博士授权）

（二）淋巴功能

根据Ryan的研究，在进行正常低幅度、全活动范围的运动时引起的皮肤运动对淋巴功能是非常必要的。

1.淋巴的流动

淋巴系统是一个起始于皮肤下2mm毛细血管床，止于心脏的单向系统。它对抗重力主动推动液体回流心脏的能力有所不足，需要依靠压力系统来完成控制。

皮肤表层的初始淋巴管形成了一个相互连接的丛或网络，单个管道通过纤维丝与周围结缔组织相连接，防止了网络的坍塌。这些纤维丝也起到了开启和关闭淋巴管内皮壁的细胞间连接的功能。细胞间的连接起到了进入初级淋巴管门厅的功能。当它开启时，淋巴管就充满了组织间液；当淋巴管充满组织液时，内部的正压力被动的关闭了入口。内部淋巴管的功能机制很难研究，因为淋巴系统十分复杂，且受到观察这些显微结构的技术限制。在最近几年，随着影像技术的发展，出现了新的淋巴运输机制理论。与之前的理论相反，之前的理论认为间质组织的正压挤开了淋巴管的入口，使得组织液进入淋巴管。当前的新理论与之相反，考虑的是一个负压机制。深层淋巴管中发现的被称为可收缩淋巴管的收缩组织支持了这一观点。肌肉的收缩与放松促进了更深部位的负压泵机制。可收缩淋巴管的节律性收缩和放松产生了朝向近端的泵机制。负压产生了真空效应，把液体从浅表的初级淋巴管抽吸到深部的淋巴管。当其被抽空后，淋巴管内部的负压拉开细胞间连接，使得淋巴液能够进入。

当浅表皮肤与初级集液管间的外部组织液压增大时会产生水肿。这种增加的压力，拴住了固定纤维丝，压迫关闭了细胞连接入口。这个概念支持了按摩、外部压迫和主动运动较少水肿的有效性。按摩过程中浅表皮肤的轻度节律运动产生了结缔组织的延伸和缩短，改变了对连接纤维丝的压力并导致了细胞间连接的开放和关闭。因此促进了液体的流动和淋巴管的活动。压衣产生的外部压力对皮肤产生支撑，减少了连接纤维的固定作用。对浅表软组织的压迫与主动的肌肉收缩与放松相结合改变了内部的压力，因此阻碍了回流，促进了淋巴的引流。这个水肿的总概念也支持了肌内效胶贴的有效性。假如弹力胶贴牵伸皮肤产生的后坐力抬起了连接纤维丝，那么开放的细胞间连接可以提高淋巴管的活动性并减轻痛觉感受器受到的压力，从而减轻疼痛。主动活动时胶贴的伸展和收缩的特性类似于一件与浅表按摩结合的压力衣，能够进一步促进水肿的减轻和组织的恢复（图119–3）。

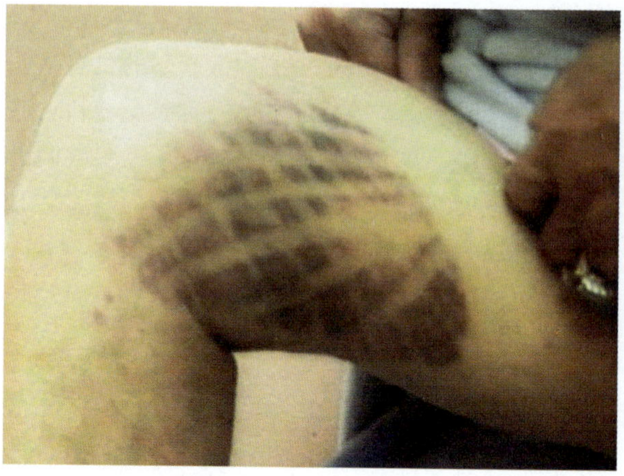

图119–3 使用肌内效胶贴24h后的挫伤(经Kase博士授权)

2.血流

Kase在1998年使用多普勒超声对一小组人群进行了研究。这个研究证明了肌内效胶贴能够通过降低其覆盖肌肉的痉挛，以促进血液流动。理论上，肌内效胶贴能够通过抬起皮肤和降低肌肉痉挛以提高血管和淋巴的活动性。当适当地外用胶贴对皮肤进行牵伸时，胶贴的弹性后坐力能够实现以下几方面。

- 直接促进皮肤下淋巴管排空。
- 通过促进淋巴和血液流动，防止局部热量和化学物质的过度沉积。
- 增强淋巴功能以减轻炎症。

（三）肌肉功能

传导痛觉的神经传入通路同时也提供控制运动的感觉输入。在过去的十年里，我们在对几种机制和反射运动的理解上取得了许多大的进步。但是对运动控制时中枢神经系统、高尔基腱器官和躯体感觉信息三者之间关系的探索还在继续。复杂的主动运动通过接受皮肤的感觉信息（包括来自于肌肉、肌腱、关节和附于肌肉表面的皮肤）来调节运动输出。除外减轻疼痛，皮肤的感觉也被用于促进肌肉收缩。Rood提出对肌肉表面的筋膜进行快速擦刷、移动轻触和冷刺激以促进肌肉的收缩。在应用肌内效胶贴之前，进行肌肉状态的评估是非常重要的。判断肌肉的需求（即刺激和抑制），并认清其病理机制将能够指导使用胶贴时的定向。

1.肌内效胶贴用于促进肌肉功能

如果使用肌内效胶贴是为了帮助虚弱的肌肉和对其进行易化，胶贴抛锚于固定的或功能的起点并朝着肌肉的止点或可动的方向终止。值得注意的是，一些肌肉的解剖起点是某些运动的止点（如菱形肌上部纤维）。使用胶贴时顺着肌肉的收缩方向。通常，使用Y形的胶贴时应使其沿着筋膜的边缘包绕肌肉，以增加对筋膜和肌肉支持的比例。后坐力效应改变了运动时筋膜和皮肤感受器受到的刺激。除外实现关节的挤压-促通效果，并支持包绕的筋膜，适当应用肌内效贴的弹性后坐力对皮肤进行牵伸还可能达到以下效果。

- 通过躯体感觉系统的信号输入增强虚弱肌肉的收缩。
- 增强肌肉收缩以减轻疲劳。
- 通过辅助肌肉功能以增加主动活动度（图119–4）。

2.肌内效胶贴用于抑制肌肉功能

Rood倡导的用于降低肌肉张力的抑制技术包括轻度的关节挤压、肌腱止点的压迫和持续的牵伸。可以通过高尔基腱器官机制来解释这些效果。肌梭的长度受到高尔基腱器官和中枢神经系统的控制。高尔基腱器官位于肌肉止点的肌腱连接处并与传达肌梭状态的肌纤维相连。它对肌肉延长和收缩时肌肉张力的改变敏感。它的作用是抑制其自身所在肌肉，兴奋其拮抗肌肉。高尔基腱器官感受器持续监测肌肉张力并对极小的张力改变十分敏感。它只传导传入信息，并不受中枢神经系统的调控，只是作为一个监视系统。当前的研究专注于确认肌肉与来自于其表面皮肤的感觉输入的跨皮质通信关系。这些初级运动皮质与躯体感觉皮质间的通信通路也被认为是对姿势控制起重要作用的本体感觉通路。

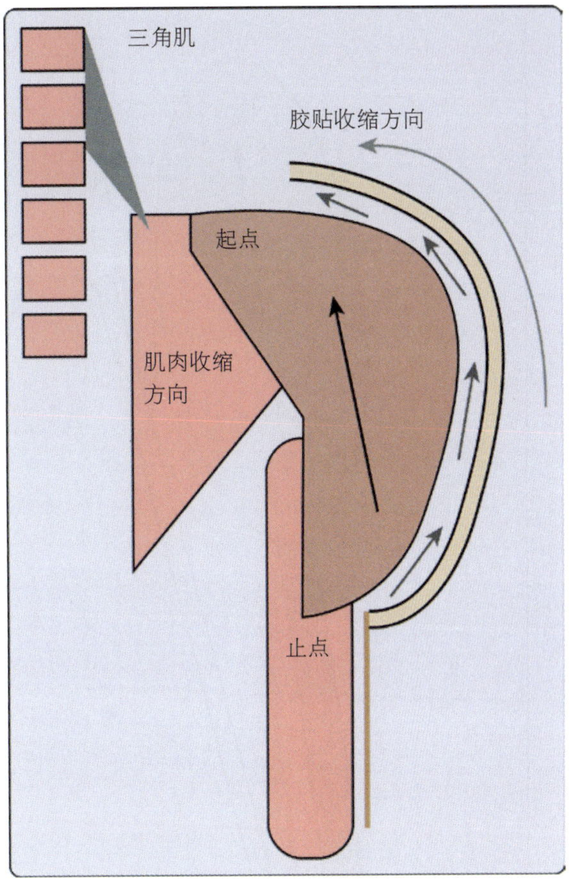

图119–4　应用技术支持力弱肌肉（经Kase博士授权）

将肌内效胶贴应用于静息紧张度和张力增高的肌肉时，抛锚点为肌肉的功能止点，终止于起点。胶贴的弹性增加了对关节和高尔基体的感觉刺激。当适当地用于牵伸的皮肤时，肌内效胶带的弹性后坐力可能实现以下内容。

- 降低肌肉的过度牵伸和过度收缩。
- 减轻痉挛及运动或日常生活活动中可能的损伤（图119–5）。

（四）关节功能

肌内效胶贴能够提高关节的功能，机制在于平衡影响关节对线的肌肉的张力。休息或运动过程中关节对线的改善将减轻疼痛并增强功能表现。能够通过使用一种“矫正”技术来对特定的韧带进行支持。在实施这项特别的先进技术时，只是对I形胶贴中央部位进行牵伸。胶贴直接跨关节使用，应用弹性后坐力把筋膜向中央牵拉，以产生外部支持。理论上，当适当地并按照之前提出的概念使用肌内

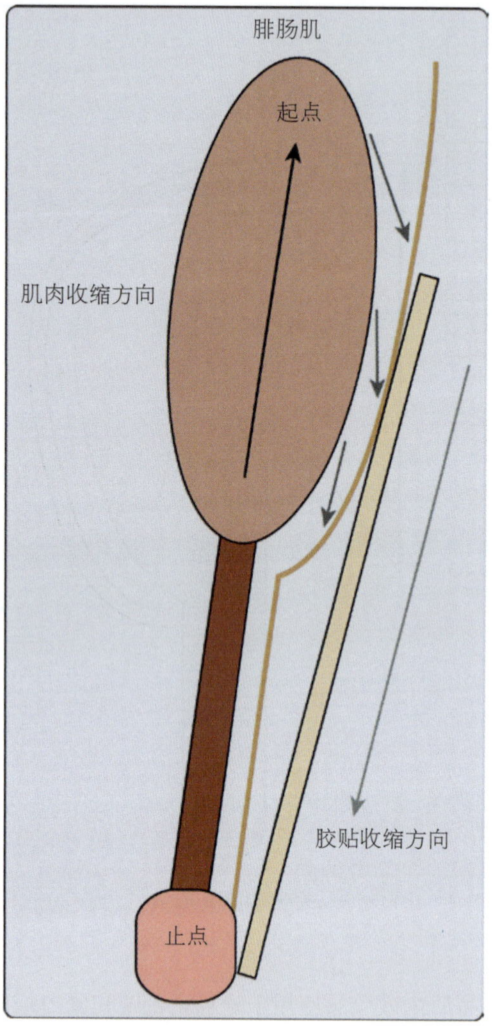

图119–5 针对肌张力增高、痉挛的应用技术(经Kase博士授权)

效胶贴时，可能实现以下事项。

- 向受伤的韧带结构提供支持。
- 通过平衡肌张力来帮助调整结构对线并正常化主动肌肉–拮抗肌关系中涉及的筋膜。
- 通过缓解关节对位不良引起的疼痛，以提高关节活动范围（图119–6）。

应用实例

Kase开发出肌内效胶贴来处理病理的因素。该技术的成功与治疗师的两方面能力直接相关：对所诊断疾病的致伤力学的评估，以及应用肌内效胶贴概念以产生对皮肤、淋巴、肌肉和关节的影响的能力。以下是一个简要的案例以展示肌内效胶贴的基本原理。

案例学习 受试者是一名患有右肩关节肌腱炎的42岁信件搬运工。患者主要的主诉是肩关节囊前方和肩胛骨内侧的疼痛。患者也报告了周期性的夜间感觉异常及经过一天后的右手抓握及持物无力。对上1/4的触诊检查发现上斜方肌和小菱形肌的肌张力增加与触痛。在上斜方肌下部纤维与中斜方肌可触及肌肉硬节。肱二头肌肌腱炎的检查是阴性的。对胸大肌和胸小肌前方的触诊显示存在紧带，并有触痛和反射性保护。在胸小肌存在阳性触痛点，触痛并伴随放射性尺侧感觉异常，即诱发出的夜间的症状。还有患者报告了频繁的头痛和右耳的麻木，并且上斜方肌存在阳性触痛点。

肌内效胶贴的目的如下。

- 皮肤：减轻疼痛以提高活动性并恢复工作。
- 淋巴系统：减轻水肿并改善受到过度牵伸与过度收缩的肌肉的循环。
- 肌肉

后方的肌肉组织：增强小菱形肌的收缩性以稳定肩胛骨并使之后撤。减轻处于过度牵伸状态的上斜方肌的痉挛。

前方的肌肉组织：减轻胸小肌、胸大肌的过度收缩与短缩。降低对臂丛神经（胸小肌）的压力，以解决远端的无力、感觉异常和触痛点症状。

- 关节：改善结构对线及肩关节复合肌肉组织的平衡，因此减轻疼痛并最大化治疗性运动程序带来的好处。

肌内效胶贴技术如下。

胸小肌：Y形胶贴，2in宽。从止点到起点使用胶贴（图119–7和图119–8）。

胸大肌：Y形胶贴，2in宽。从止点到起点使用胶贴（图119–9至图119–11）。

小菱形肌：X形胶贴，2in宽。将胶贴中心进行牵伸并直接外用于肌肉的收缩中心，以支持肌肉的收缩（图119–12至图119–13）。

上斜方肌：Y形胶贴，2in宽。从止点到起点使用胶贴（图119–14至图119–16）。

使用完胶贴后，患者报道了疼痛的直接缓解和上肢的“轻松感和支持感”。

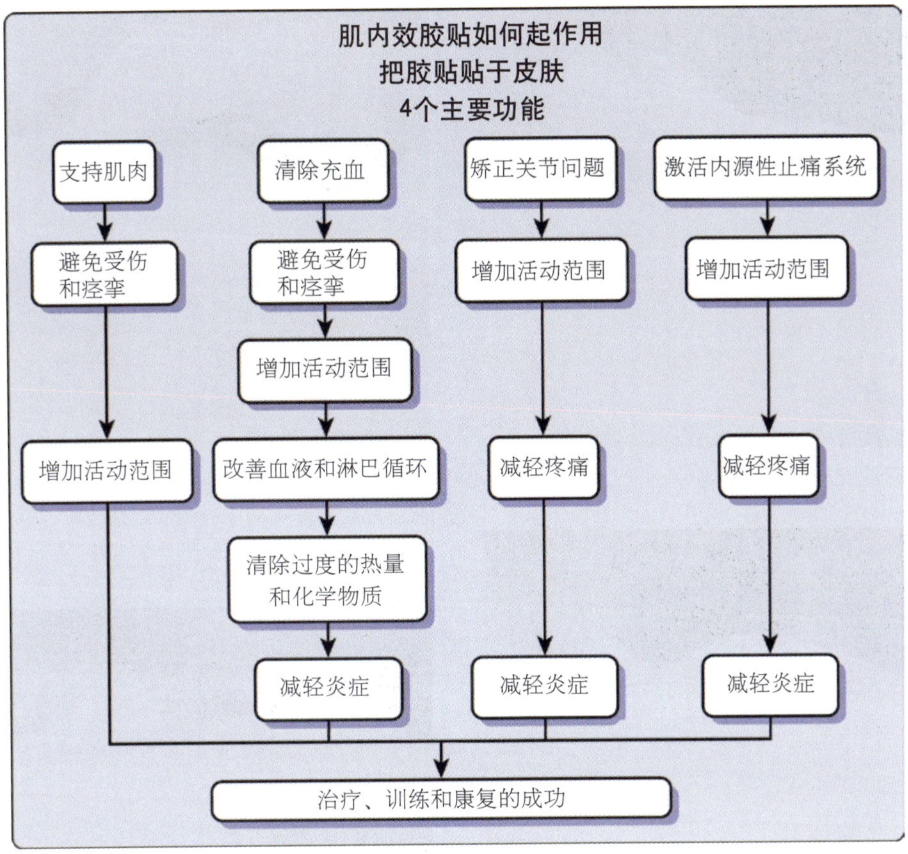

图119-6　使用肌内效胶贴的功能概念图表(Courtesy of Dr. Kase.)

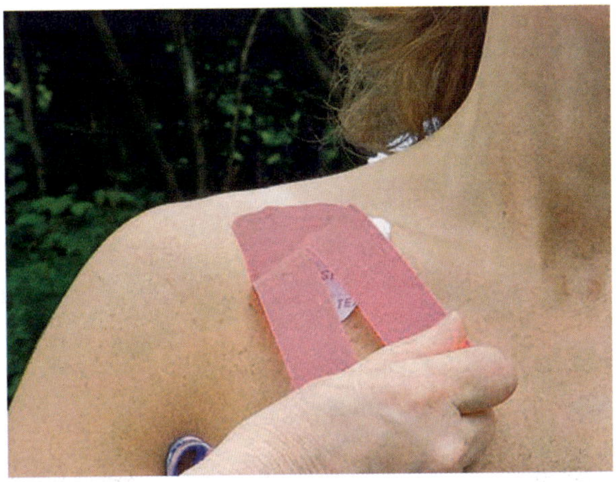

图119-7　锚定于喙突处

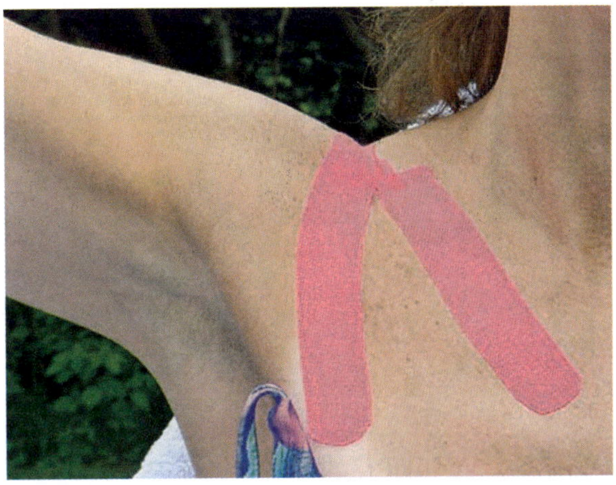

图119-8　外展肱部，在3～5肋肌肉末端贴上胶带

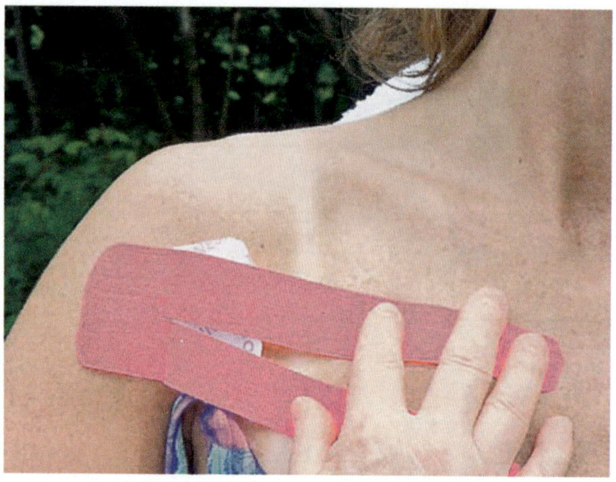

图119-9 锚定于肱骨近端止点区域

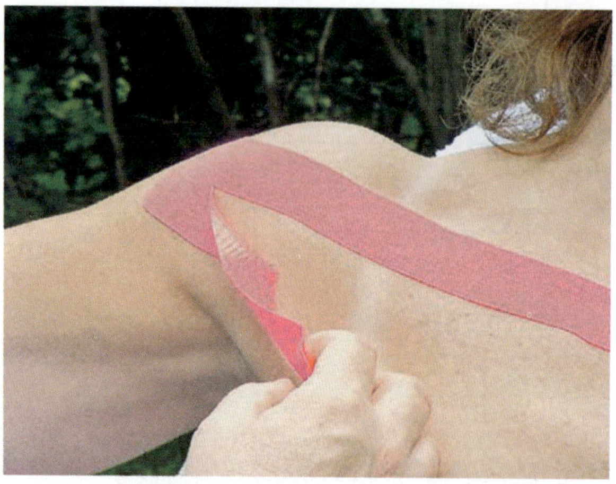

图119-10 水平外展位上移肱骨、贴于锁骨部分

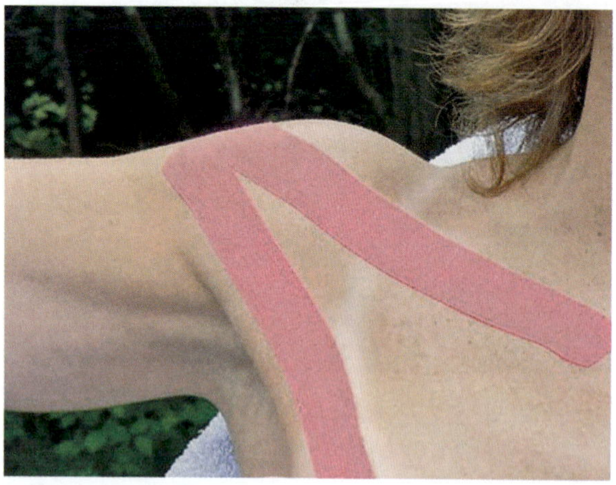

图119-11 增大肱骨的屈曲/外展，并外贴于肌肉的外侧边缘

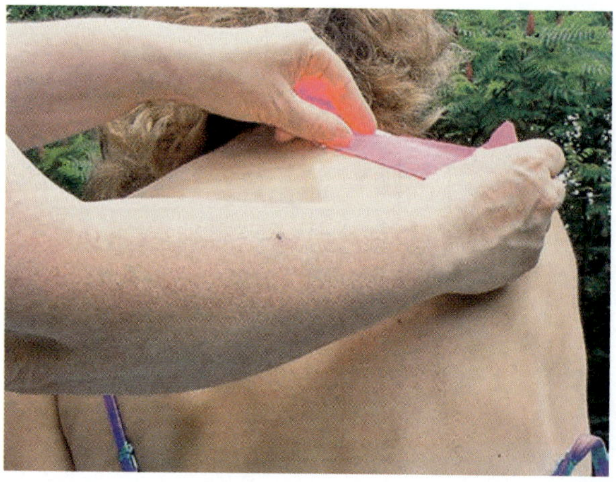

图119-12 肩关节水平内收，撕开胶贴中央的纸并牵拉暴露中央的胶贴，从中央部位折叠边缘，并把胶贴牵拉到最大，将胶带贴在肌肉拉伸的方向上

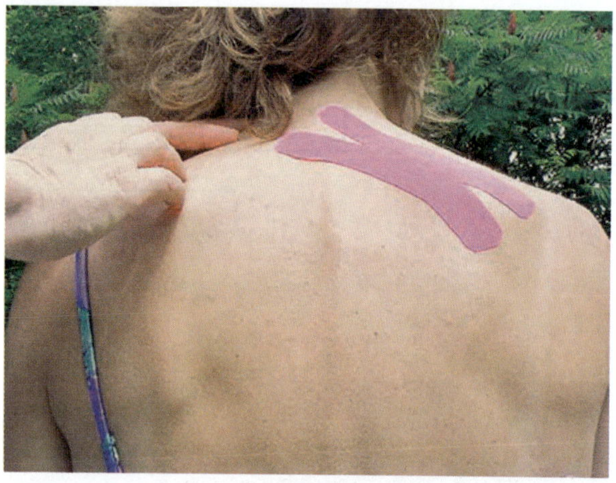

图119-13 在无张力的情况下使用胶带末端

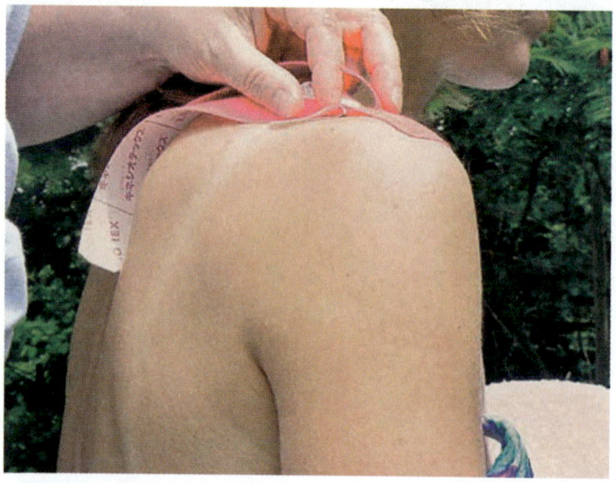

图119-14 锚定于上斜方肌止点

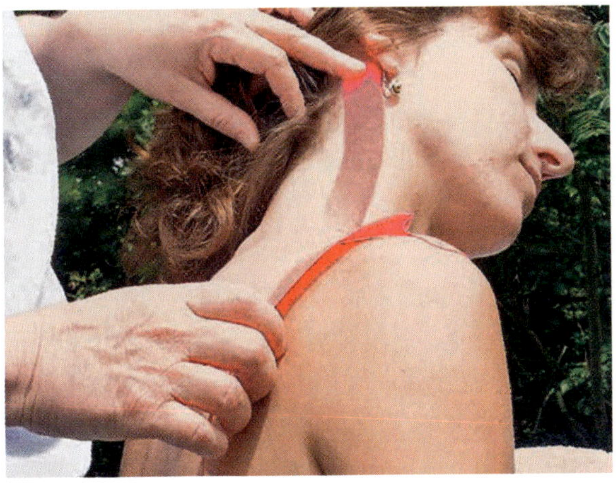

图119-15　侧屈颈部，贴于上斜方肌上缘至乳突处

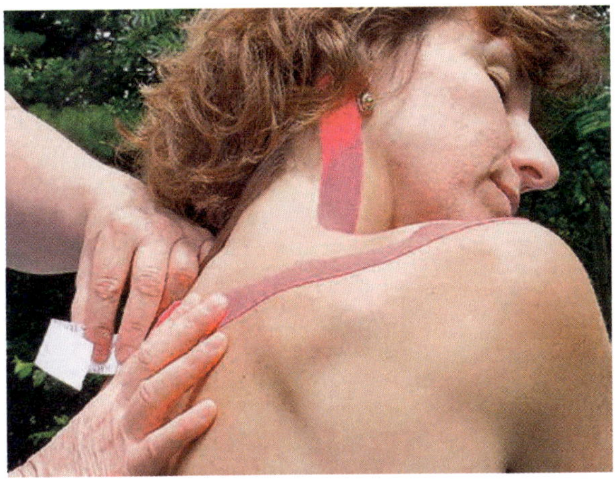

图119-16　肱骨水平内收，将胶带贴于肩胛骨至胸椎处

可见到休息姿势的改变，伴随着明显的肩胛骨的后撤增加及肩关节上抬减少。外用胶贴后短时间内，可触及上和中斜方肌纤维的软化，与局部炎症的减轻相一致。为了促进患者肩胛骨稳定性的提高并延长前方的肌肉组织，以重建结构的对线；将患者纳入了一项家庭运动程序及随访。

五、肌内效胶贴的适应证

使用肌内效胶贴能够成功治疗许多症状。临床经验和良好的评估技巧（尤其是对于软组织的评估）对于临床医师是非常有益的。肌内效胶贴的一个固有优点是它是非侵入性的治疗，并且必要的话能够被很简单地移除。检查以下与患者病理状态有关的生理变化能够判断使用肌内效胶贴是否合理。一些使用限制包括：必要时患者不愿意把毛发刮除，以及需在公共场合外用胶贴3～5d。根据之前的讨论与临床经验，肌内效胶贴的适应证如下：

通过其对躯体感觉系统的作用以缓解疼痛或皮肤和肌肉的感觉异常；通过胶贴的弹性伸展与收缩特点对肌肉的运动进行支持。

通过增加淋巴管的活动以减轻淋巴液流动堵塞或皮肤下出血。

通过“平衡主动肌与拮抗肌”以矫正关节对位不良；提高对适当姿势和结构对线的运动意识。

帮助维持利于治疗性锻炼的适当结构对线。

通过改善结构对线以增强虚弱肌肉的表现。

六、注意事项与禁忌证

偶尔出现对黏性物质的过敏，或对材料的不耐受。表119-1包含了弹性胶贴产品的部分清单，含有关于乳胶成分的注释。

这些产品对这些患者不合适，存在潜在的过敏反应。不合适的胶贴张力能够产生对皮肤的剪切力，刺激痛觉感受器，并增加疼痛。

推荐接受经验丰富的指导员的适当培训。在治疗老年人和有多重健康危险因素（有涉及软组织的疾病或代谢疾病）的患者时应当小心。注意事项和禁忌证与物理因子疗法相同。包括脆弱的或正愈合的组织、恶性肿瘤、蜂窝织炎或感染。特殊的应用范畴包括：冠状动脉疾病或颈动脉杂音（不要在颈部使用胶贴）和妊娠（避免在肩关节和小腿内侧使

表119-1　弹性胶贴产品和胶乳成分*

胶贴名称	乳胶
肌内效胶贴黄金版	无
肌内效胶贴白金版	无
平衡胶贴	无
人体运动学胶贴	无（原创加工）
K形主动胶贴	有
雷可胶贴	有
Fysio胶贴	无

*相关网站：
www.medical-taping-concept.com
www.kinesiotaping.com
www.theratape.com

用，因为这些部位是催产的针灸点）。

七、小结

胶贴技术不仅仅起到保护性绷带的作用。运动胶贴已经被用于限制运动并促进早期功能的恢复。它能够减轻疼痛，并且患者的依从性增高。胶贴的其他优点还包括需要的治疗次数较少、容易获得、能够自我使用且很便宜。

在治疗慢性症状时，可以将特定的胶贴技术教授给护理人员，且胶贴是可以私人购买的。肌内效胶贴是一种依据于解剖、神经解剖和生理学的治疗方式。多年来，一些叙事性报道、临床经验和个案报道都支持肌内效胶贴的治疗效果，随后需要的是对照研究。有关淋巴系统、神经生理学和运动控制的研究也支持了肌内效胶贴带来的生理学效果。

需要强调的是，胶贴技术不是万能灵药。正如所有的治疗方式一样，胶贴技术的成功需要娴熟的手法技术及全套康复计划的实施，以对肌肉和姿势进行再教育。总之，应当注意不能以学习食谱的方式来学习这个技术。正如Kase所说：“你今天贴胶贴的地方可能与你明天贴的地方不一样”。

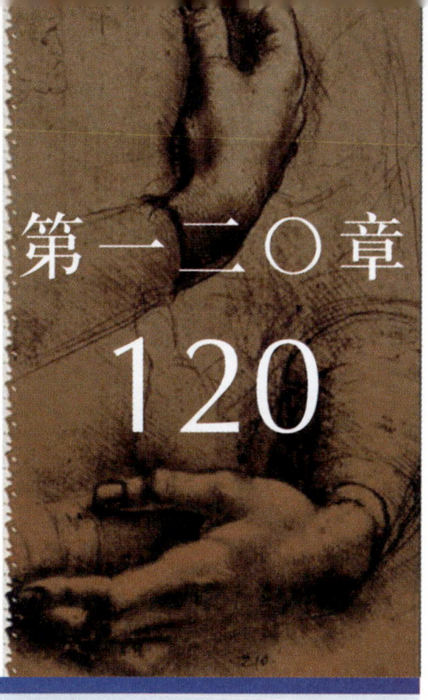

上肢骨骼肌肉疾病的手法治疗

原著者 FRANK FEDORCZYK, PT, DPT, OCS
译校者 王雪菲　潘　钰

关键点

- 过去的20年里，手法治疗在实践中得到了巨大的进展和成熟。
- 上肢管理中手法治疗的疗效已经被证实。但对于治疗肌肉骨骼疾病的最佳证据仅为中等循证医学证据。
- 尽管手法治疗取得进展，但是仍然有很多是未知的，特别是手法治疗的技术选择。
- 在手法治疗的技术选择方面没有正规的证据指南可以利用。
- 在做临床疗效选择时，强大的临床推理技能是需要的，应考虑到“最佳功能”方法。
- Maitland技术作为独创性的治疗技术，具有重要临床相关性。

1992年，罗斯坦开始从事手法治疗技术后，在描述手法治疗的发展和成熟时说：“很多时间已经过去了，虽然发生了很多变化，但是几乎又没有变化”。他指出，虽然这种肌肉骨骼疾病的管理已经成为主流，并且是身体的一部分治疗课程，但这个领域几乎没有成熟和科学的发展。他指出，由于缺乏可信的、发表的、同行评审的期刊，进而无法获得各种观察记录及不同专家的意见。在某些方面，类似的描述可以作为有关手法治疗实践的当前状态。变化很大并且毫无争议的更好。我们的知识基础已大大扩展。巨大数量的相关领域研究已经出版，如机制效应，有效性和手法治疗的机制。从最近发表的系统评价和综述的数量来看，都是非常显著的。然而，尽管这种发展，考虑到手法治疗技术的实际应用，知识方面的差距仍然是存在的。现有的证据为任何特定的上肢肌肉骨骼疾病提供了有限的技术选择，以及运动、强度、剂量和进展方向的指导。与罗斯坦早期的观察一致，技术选择经常基于对解剖和生物力学的假设及对技术假定利益的设想。

本章的目的是提供手法治疗机制的简要回顾，回顾现有的涉及手法治疗上肢肌肉骨骼疾病管理的效率的可用证据，并讨论技术选择的原则和推理过程。虽然人们认识到，手法治疗是肌肉骨骼疾病检查和管理的一个临床原则方法。这一章的目的，手法治疗指那些关节为基础的被动运动，这些被动运动可减少疼痛和改善关节活动度。神经能和软组织的技术本章没有讨论，因为它们在本书的其他章节涉及。

一、手法治疗机制

已经报道说明手法治疗可能通过生物力学和神经生理机制两种机制起作用，但是这两种机制潜在的相互作用经常被忽视。模型已经提出，机械刺激引发一定数量的潜在神经生理反应，并且产生与手法治疗相关的临床结果。机械刺激可以在外周、脊髓和脊椎上的水平产生独特的神经生理反应，从而减少疼痛，改善运动和功能性结果（图120-1）。正如作者所指出的，这个综合模型构成了与疼痛相关的外周和中枢神经系统复杂的相互作用，并旨在帮助指导今后这方面的研究，以及帮助临床医师可视化手法治疗的临床效果所涉及的潜在机制。

当考虑手法治疗对关节和关节周围结缔组织的力学效应时，该模型的临床相关性应被高度重视。通常认为手法治疗通过关节位置的方式发挥作用，有证据表明，关节位置的任何变化很可能是短暂的，因此不太可能导致持久的治疗效果。考虑到手法治疗对结缔组织的影响，或者更具体地说，伸长缩短的组织的能力，就必须考虑这类问题的性质和拉伸应力对结缔组织的影响。这在其他章节进行了详细描述，本章节没有叙述（详见第122章，第124章和第125章）。谈到关节重新定位，任何增加运动或组织长度的影响都是短暂的，与结缔组织的黏弹性性质相关。据推测，真正的继发于关节周围结构缩短的关节强直，是运动中损失的限制因素，其他治疗方法，如矫形干预可能比被动关节松动更为有利。然而，手法治疗可能在主动锻炼或矫形干预前预处理中具有价值，并且比其他任何单独一种方法具有更大的治疗益处。

二、手法治疗的疗效

对于手法治疗的疗效，DiFabio表示，在所有领域缺乏有效的研究，并且缺乏涉及适用于外周关节的手法治疗的对照试验。最近，许多各种质量和设计的研究已经发表，主要关于手法治疗技术在上肢肌肉骨骼疾病的选择管理中的使用和效果。大部分发表的文章涉及具体的肩部和肘部疾病的管理，有几篇系统性的评论目前是可用的。最近的搜索中，找不到关于专门研究腕或手的手法治疗的系统性评论。然而，在关于改善关节运动的治疗干预措施的系统综述中，包括了两个案例，涉及桡骨远端骨折管理的手法治疗和一个关于掌骨骨折固定后僵硬和疼痛的手法治疗的前瞻性队列研究。作者推断有证据支持使用关节松动术可以增加掌骨骨折后关节活动范围，但考虑到桡骨远端骨折的管理，这个结果是不确定的。有一些数量的研究已公布，研究关节松动术在腕管综合征和Quervain腱鞘炎管理中的使用。由于这些研究的循证医学证据仅为低至中等，目前尚没有明确的结论。

（一）系统性回顾

物理治疗干预肩部疼痛的综述发现，对于肩袖疾病，关节松动术结合锻炼比单独锻炼效果更好，但是这不适用于粘连性关节囊炎。作者推断他们综述的所有结果对指导治疗参数只提供一点证据。

另外一个系统性回顾发现，与控制干预和没有治疗相比，手法治疗对不同肩关节疾病的有效性是不同的。14个符合纳入标准的随机对照试验（RCT），对粘连性关节囊炎、肩撞击综合征和非特异性肩部疼痛进行了组内分析。作者的结论是，在肩撞击综合征的管理中，没有明确的证据表明手法治疗比其他的干预措施更有好处，并且在粘连性关节囊炎中，手法治疗也没有显示出比非手术措施更有效。他们指出，由于缺乏对技术、治疗参数和适应证清晰的描述，这给临床医师明确指引带来了困难。但是，高级别的松动术与低级别松动术相比，对提高关节活动度更有效。他们也知道这与先前的关于中等证据强度的关节松动术对撞击综合征疗效的回顾性研究的观点是不同的。

Camarinos和Marinko在他们的系统性研究中推断，疼痛肩关节状况的患者接受手法治疗，特别是高级别/末端关节活动范围的松动术后，患者的主动和被动关节活动范围都有改善。但松动术对于治疗疼痛没有明确的结论。与先前的系统性研究一致，手法治疗技术的最佳形式无法确定。

同样地，对于手法治疗在网球肘管理中的有效性的共识，临床指导医师关于特定方法的选择的高质量证据也是有限的。Herd和Meserve报道，在具体技术方面，Mulligan关节松动术（MWM）是最

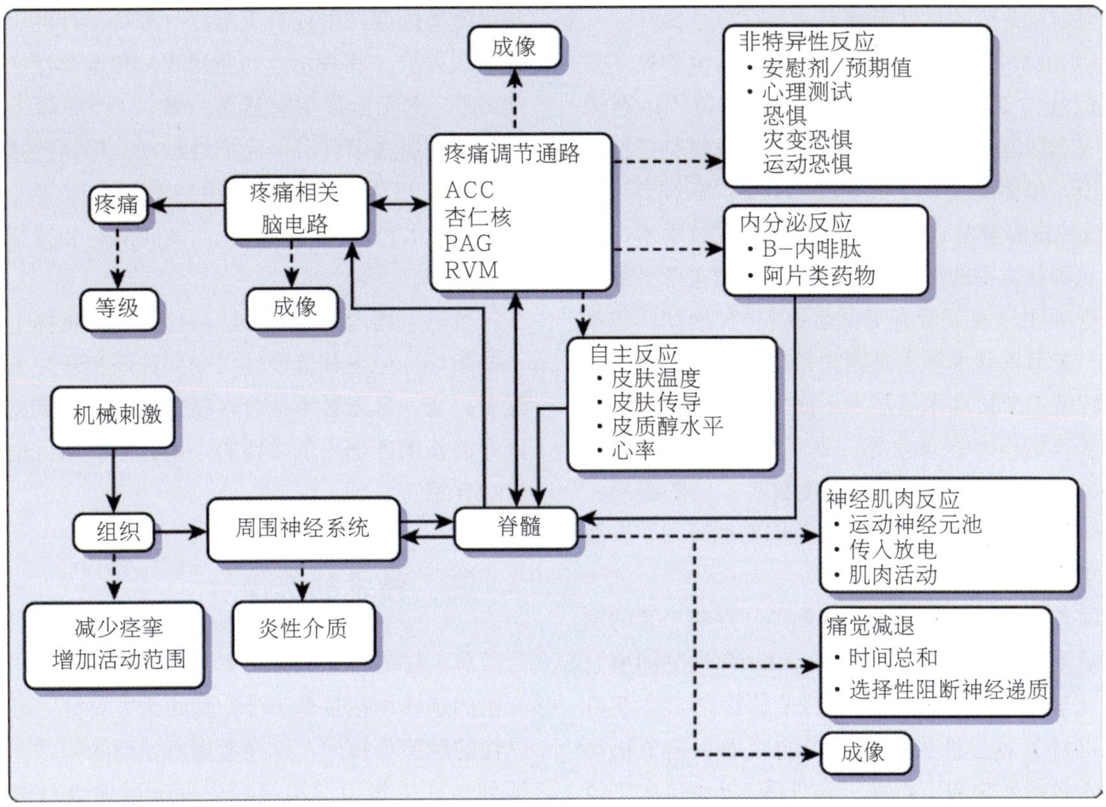

图120–1　手法治疗机制的综合模型。ACC，前扣带回皮质，PAG，中脑导水管周围灰质；RVM，延髓头端腹内侧区。（引自：Bialosky JE，Bishop MD，Price DD，et al.The mechanisms of manual therapy in the treatment of musculoskeletal pain：a comprehensive model.Man Ther.2009；14：531–538.）

常被研究的，并且显示出了好处——在即刻、短期和长期随访中可减轻疼痛。但他们认为这些研究的普遍性由于所使用的试验设计和结果措施而受到限制。这个结论与关节松动术对所有外周关节的系统性回顾的研究结果相一致。作者陈述的目的是进行系统综述，评估有关关节松动术处方在外周关节的总体疗效，并尝试制定临床实践指南。他们确定了25项符合入选标准的研究，其中有4个是真正的随机对照试验及6项参与者受自己的控制的随机对照试验，其余的划分为非实验设计、案例研究和病例报道。使用有效的和可靠的评价工具对每篇文章的方法学质量进行评价，随机对照试验被认为具有最适当的方法学质量。4个真正的随机对照试验中有3个是跟网球肘相关的，有1个是跟肩相关的。在6个参与者受自己控制的随机对照试验中，3个跟网球肘相关，2个跟足踝相关，1个跟肩相关。得出的结论是，在一般情况下，关节松动术的疗效，以及最常见的影响因素包括增加强度、减少疼痛、增加的疼痛阈值和提高功能。然而，由于研究的方法学质量，作者无法为MWM的临床应用提供任何具体的指导方针。

（二）随机对照试验

许多更高质量的随机临床试验已经发表，证实了手法治疗在疼痛肩关节、肘关节疾病中的有效性。回顾在这些试验中使用的技术可以为选择技术提供指南。

杨和他的同事比较了3种松动术在肩周炎综合征中的治疗应用。纳入标准是肩关节疼痛僵硬至少3个月，与没有纳入的标准相比，至少在两个方向活动范围有25%或更高的运动范围的限制，并有医师同意。被比较的技术被形容为中端松动、末端松动和关节松动术。采用超过12周多治疗试验设计法，并对所有患者的活动和功能改善情况进行记录。比较3种技术的疗效，末端松动术和关节松动术被认为比中端松动术更有效，而且关节松动术可以改善盂肱关节的运动节律。

Johnson和他的同事比较了前、后滑动技术提高粘连性关节囊炎患者末端运动运动范围的有效性。入选标准包括诊断为原发性或特发性粘连性关节囊炎，单侧病变，年龄在25-80岁，在过去12个月X线片没有异常，以前肩关节没接受过手术，没有在麻醉状态下的肩关节治疗，以及肩关节外展、外旋受限明显者。所有受试者接收6种治疗，包括超声、关节松动术和上身测力计的锻炼。不同组之间治疗的关节松动术的技术不同。不同组之间肩关节外旋度数没有显著差异。到了第3次治疗，前关节松动术组在3个程度的外旋度数有一定的提高。后关节松动术组的个体的度数平均增加31.3° 。两组的疼痛都明显减轻。

调查关节松动术对肩关节僵硬、疼痛患者的肩关节活动及功能的影响，Vermeulen和他的同事同时也比较了高级别和低级别的关节松动术在Ⅱ阶段（冻结）粘连性关节囊炎中的应用。关节松动的技术包括肱骨向下滑动、在外展/外旋位向下滑动、向后滑动、向前滑动及肱骨的横向分离。高级别组接受第三、第四级别的松动术，然而低级别组接受第一级或者第二级松动术的相同技术。两组的关节活动度和残疾程度都有改善。高级别组显示被动外展和主动/被动外旋有显著提高。作者结论是高级别的关节松动术在改善盂肱关节的灵活性和减少残疾方面比低级别的关节松动术更有效，两者的总体差异很小。因为未设没有关节松动术的控制组，这些疾病的自然过程对结果的干预必须加以考虑（详见第89章和第90章）。Teys和他的同事调查MWM松动术对肩关节疼痛和活动受限患者的关节活动和疼痛阈值的影响。24位受试者满足纳入标准——因为肩关节疼痛，在肩胛骨平面提高肩关节活动度不超过100° ，且疼痛病程在1个月至1年间，接受过MWM技术或者安慰剂治疗的。控制条件为参与者是坐着的，但是治疗师和参与者之间没有任何手法接触。MWM技术包括对受影响的肩关节的后外侧滑动。作者报道，治疗后MWM组患者，在肩关节活动度和疼痛阈值方面都有立即的提高。无随访报道。

最后，Bisset和他的同事调查研究了在确诊为网球肘的1年以上的患者中MWM技术和运动疗法与皮质类固醇注射或者无治疗（等待治疗的患者）的疗效差异。物理治疗包括MWM和运动疗法，在前6周，比无治疗组有显著疗效；而6周后，物理治疗组在肘关节评分、无痛性运动、病情严重程度方面，较皮质类固醇注射组均有显著改善。其中MWM技术包括持续的无痛性横向滑动和持续的肘关节滑动。

虽然上述内容可在手法治疗技术的选择上提供一些指导，但是其普遍性仍受到诊断和研究条件的限制。当一名患者不适合这些标准时，决策过程中良好的临床推理是最重要的，这在下面的讨论中将重点介绍。

三、技术的选择

对于任何特定的外周关节紊乱疾病，手法治疗方法的选择往往是基于治疗师的个人喜好、偏好和以往的经验与技术，以及考虑所处理的问题。病理解剖学、生物力学和神经生理学原理也是影响因素。显然，尽管手法治疗技术的发展、成熟及规范化，但是在辅助决策过程中循证指南仍然是缺乏的。有限的证据可用于特定的关节和诊断，并且可以帮助选择技术，但是，这是否可以适用于其他关节和条件还是未知的。一些长期指导临床医师的关于其有效性和疗效方面的原则遭到了质疑，因为调查结果往往与陈述的原则相矛盾。一个典型的例子是，凹凸的规则，它描述了一个方法来确定一个滑行的方向，但并不总是正确的。为了增加肩关节外旋，根据凹凸规则应前滑行，但是最近的一项研究表明，用后滑行可以改善外旋。

发展标准化原则的困难是多因素的，但是至少部分是由于个体差异性，即具有相同诊断的个体临床表现的差异性。一个人可对一种特定的技术有较好疗效，而另一个人则没有效果，这是不寻常的。探索这个问题的原因超出了本章的范围，但是这种临床困境凸显了选择技术时应以患者为中心，严格的临床推理方法的价值。这种方法或治疗模式在其他地方已经描述的非常仔细了，可被简略概括为术语“明智的行动方针”。当使用该方法时，应考虑到最好的科学、目前最好的治疗方法和最好的患者/治疗师关系，进而选择明智的方法。显而易见的，这是与证据为基础的实践是相矛盾的。接下来看一下选择技术的原则和过程，这在临床医师做明智决定过程中是重要的。这些原则已经被Hengeveld和Banks充分地描述，由Maitland/Australian方法组成。

（一）一般注意事项

一个彻底的检查之后，评估患者的运动相关疾病的性质，医师将决定被动运动的治疗是否合适。有一些条件可能会妨碍这种类型的治疗，包括活动性的潜在的疾病过程，不稳定的骨折，严重的骨质疏松，长期类固醇或抗凝药使用，组织必须被保护的外科手术，或是怀疑患者症状与心理相关时。虽然这个方法可以继续，最终的决定是靠“明智行动”的原则。

一旦确定患者及其病情适合被动运动治疗，必须再考虑一下使用该技术的目的或意图。首先，回答这个问题很常见的想法可能包括拉伸紧张或缩短组织，以减轻疼痛或传导压力到组织或关节。其次，运动的方向应该是确定的，技术、解剖和生物力学，以及以往的经验是这个决定的影响因素。技术类型和运动方向被选定之后，应考虑这个技术可应用于哪个关节的运动和应用的方式。这可能包括开始的范围、中间、末端的范围或者整个活动范围内，与应用方式一致的移动的幅度和节奏。

这些决定也主要受该技术的意图、病理生理因素与疾病类型影响。疾病类型是一个短语，指的是患者寻求治疗的原因。疾病类型可能是疼痛、僵硬、无力、“让位”等。一旦做出这些决定，患者的位置，治疗师的位置，并且手法接触，都应考虑以使最好地执行该技术。患者的位置应该是他或她舒适和放松的位置，而且可以让治疗师方便地接触到接受治疗的关节。治疗师的起始位置应该是一个有完全控制权的位置，并且能让想要应用的力量发挥出来且舒适易于维持的位置。在一般情况下，手动接触应尽可能广泛，以使该技术的力量能够分散到更大的接触面积。这让患者更加舒适，并且治疗师也更好控制。如果可能的话，被动运动应该由治疗师的身体或手臂地运动来完成，而不是用指尖或手推的（图120–2）。

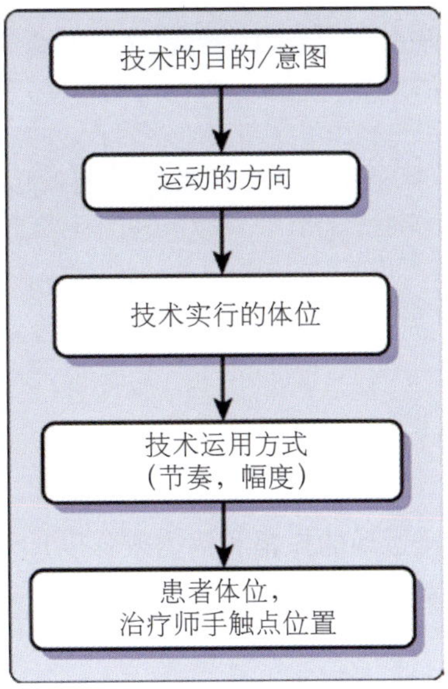

图120–2　采用人工关节型技术的一般考虑

（二）运动分级

运动等级是用来表示在可用范围内，技术应用的位置和运动的振幅。它们被看成是一种引导，以便治疗师和该区域中治疗确切点之间的沟通。它们也可以让医师了解该技术更精细的细节，并且提高对该技能的认知。等级Ⅰ～Ⅴ级已可被描述出来，并经常绘成一个运动图表（框120–1）。Ⅰ级，治疗者在患者关节活动的起始端，小范围，节律性地来回松动关节。Ⅱ级，治疗者在患者关节活动允许的活动范围内，大范围，节律性来回松动关节，但不接触关节活动起始和终末端。Ⅲ级，治疗者在患者关节活动允许的活动范围内，大范围，节律性来回松动关节，每次均接触到关节活动的终末端。Ⅳ级，治疗者在患者关节的终末端，小范围、节律性地来回松动关节，每次接触到关节活动的终末端。Ⅴ级，治疗者在患者关节的终末端，小范围、通常是高速地来回松动关节，但也不经常。加和减（+，–）是经常使用的，特别是在等级Ⅲ和Ⅳ，已给出有关该技术更多的细节。例如，第Ⅴ级是在运动阻力被首先感知的部分进行，而等级V^+是一个更有活力、更新的技术，将进一步考虑活动范围内的阻力部分。运动分级的概念可以应用于被动辅助运动（滑动）和被动生理运动。再次，需要强调的是，运动等级的临床效用是重要的，它们提供了该技术简单的传播交流方式（其中，在该范围内，该技术

框120-1 运动的分级

Ⅰ级	在有效范围初始进行的小幅度活动
Ⅱ级	在运动范围内无阻力部分进行大幅度活动
Ⅲ级*	大幅度的运动直至阻力或达到有效范围的极限
Ⅳ级*	小幅度的运动直至阻力或达到有效范围的极限
Ⅴ级	在可用范围的末端通常做小幅度，快速伸展，但不总是这样

* 加号和减号可以与Ⅲ级和Ⅳ级一起使用，以进一步详细说明这项技术活动

被执行，该运动的振幅和活力或强度)，否则将需要冗长的描述。

（三）技术的选择

关于运动类型和应用方法的选择有很多种。被动运动疗法可以选择运用生理运动、附属运动或任一种的组合（图120-3）。例如，如果一种手法想要提高肩关节的外旋功能，可以选择进行外旋、向前或向后滑移、向前滑移和外旋组合，或者甚至可以选择进行外旋和外展两种生理运动的组合。进一步需要考虑的是运用某种技术时控制范围的选择，即治疗运动的等级、施加作用力的大小和运动的节律（图120-4)。

这个选择的过程得益于明智操作方法的使用。一旦考虑到最佳的科学效果，就会有以下问题：①是否有可循的证据表明某种技术优于另外一种？②从解剖学上看，什么组织会限制运动，而哪种体位可以牵伸这种组织？③关于疼痛学说和所谓的徒手疗法的机制，哪种疼痛机制占主导？在缓解疼痛方面，是否有哪种运动疗法优于其他？考虑目前最好的治疗方法，你就会怀疑某种疗法是否是最好的，像Mulligan的动态关节松动术？有没有证据来证明这一点？

最后，当考虑到治疗时患者与治疗师的互动，我们会关注这位患者的临床表现，并在询问病史及体格检查后进行评估。这些评估指的是主观的假设分类，包括：患者对自己的经历、活动能力和受限情况的认识，障碍的病理学机制，造成此问题进展和维持的原因，治疗的禁忌证和预防措施，以及预后情况。总的来说，这些需要进行Maitland所指的对问题的SINS评估。

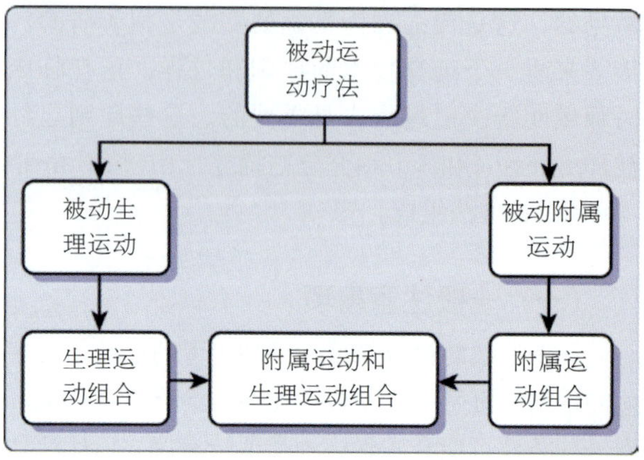

图120-3 基于人工关节活动技术被动运动的选择（改编自：Hengeveld E,Banks K.Principles of selection and progression of mobilization/manipulation techniques. Hengeveld E,Banks K.eds.Maitland's Peripheral Manipulation,4th ed.Edinburgh：Elsevier Butterworth Heinemann，2005.p.187.)

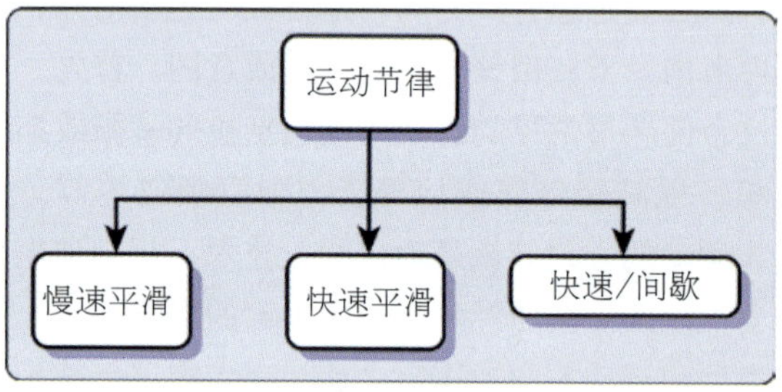

图120-4 基于人工关节活动技术运动节律的选（改编自：Hengeveld E,Banks K.Principles of selection and progression of mobilization/manipulation techniques. Hengeveld E,Banks K.eds.Maitland's Peripheral Manipulation,4th ed.Edinburgh:Elsevier Butterworth Heinemann，2005.p.187.)

SINS是严重程度（severity)、应激性（irritability)、性质（nature）和病情阶段（stage of the disorder）的首字母缩写。严重程度不仅是指由疼痛评分量化的某种症状的严重情况，还包括对于一个个体来说在各种活动中参与受限的程度。应激性是一个概念，用于描述引起临床症状所需的作用量，临床症状的情况，以及需要多长时间缓解这些症状。性质是指障碍的多个方面，包括病理学机制、社会心理学因素和临床诊断。阶段是指病情处于急性期还是慢性期，但也许最重要的是病情是否平稳。

如此详细的分析患者的临床表现有助于临床思维能力的提高，并促进模式化临床技能的发展。从

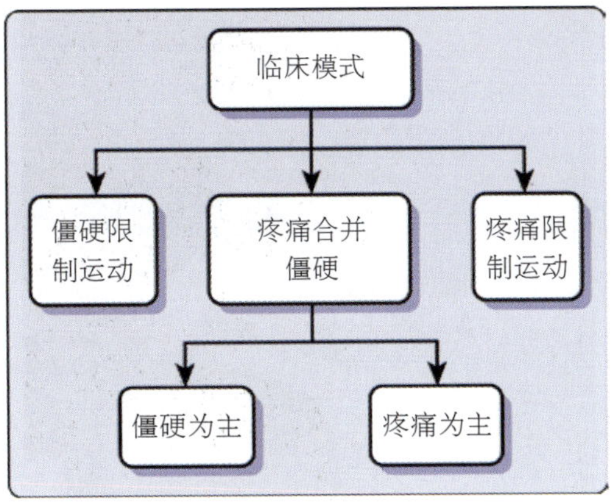

图120-5　临床表现分类(改编自：Hengeveld E，Banks K.Principles of selection and progression of mobilization/manipulation techniques.In：Hengeveld E，Banks K.eds.Maitland's Peripheral Manipulation，4th ed. Edinburgh：Elsevier Butterworth Heinemann，2005.)

总体意义上说，随着为每一位患者选择和改进被动运动技术的经验积累，会产生4种不同的临床模式组。这4种模式组包括：以疼痛为主的组、以僵硬为主的组、既有疼痛又有僵硬的组和以一过性疼痛为主的组（图120-5)。

（四）临床分组和临床模式

1.疼痛组

疼痛组意味着活动受限源于疼痛，由于疼痛很容易诱发并且经常在关节活动范围的开始就出现，因此无法检查是否存在僵硬。疼痛常在静息时出现，如果没有疼痛，关节也许会达到全范围的活动。这就是典型的易激惹表现，稍有活动便诱发严重的疼痛，而且这种疼痛需要很长时间才能缓解。这种情况可能的病理生理学机制包括：炎症反应，外周原发性痛觉过敏和中枢继发性痛觉过敏。疼痛反应可被与运动有关的恐惧和焦虑所强化，在训练时，需要谨慎地进行体位摆放，寻找一个可以减轻疼痛的体位。训练中给予关节良好的支撑及舒适的手法也很重要。患者应当有信心，相信治疗师会在无痛范围内进行活动，这可以通过身体的抗阻运动来实现，尤其是在进行被动生理运动时。

通常首选的运动为附属运动，在关节活动范围的起始处，小幅度、平稳、慢节律的进行（图120-6)。随着疼痛的减轻，活动的幅度可以增加，目标是在最小的疼痛范围内尽可能地扩大关节活动度。遵循这个原则，可加入被动生理运动的训练。随着疼痛缓解，肢体的僵硬便显现出来，这时可以在可控的疼痛范围内进行小幅度的活动，活动到肢体刚好产生抵抗的位置为止。我们需要在整个治疗过程中，治疗之后，以及下一个治疗阶段的随访中均进行评估，如果感觉没有加重，那么此种手法的强度及持续时间便可行。

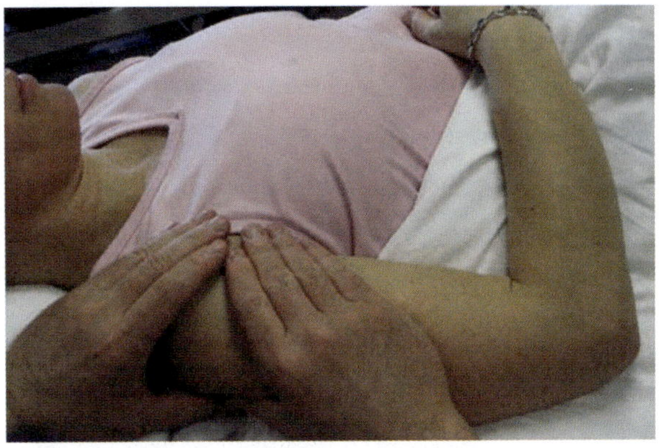

图120-6　盂肱关节由后向前Ⅰ或Ⅱ级的滑移

2.僵硬组

在僵硬组中，疼痛轻微，并且经常只在僵硬的关节被暴力牵伸时出现，当牵伸解除后，疼痛也很快缓解，而且不会有潜在的疼痛。此类患者经常因运动功能受损导致无法进行正常的日常活动前来就诊，而不是因为疼痛。例如，一名肘关节僵直屈曲受限的患者，可能会出现扣衬衣上部的纽扣或举杯喝水困难。开始的治疗可以是对抗僵直的生理运动（此例进行屈曲)，以小幅度，在活动范围受阻的部分进行；或者是附属运动，在生理运动僵直受限处进行（图120-7)。

如McClure和Flowers的完美论述，若怀疑活动受限是由于某种组织结构性的改变引起，治疗师需要考虑是哪种结构可能会限制关节的运动，然后在选择牵伸手法时就要考虑，哪种手法可以最好地作用在引起限制的组织上。手法的强度可以随着松动术的循环进行逐渐增加，通常一个循环持续1～2min。典型的方案是首先进行被动生理运动，然后在生理运动范围的末端或受限处进行附属运动，如此连续重复3～4次。这样通常会引起一定程度的

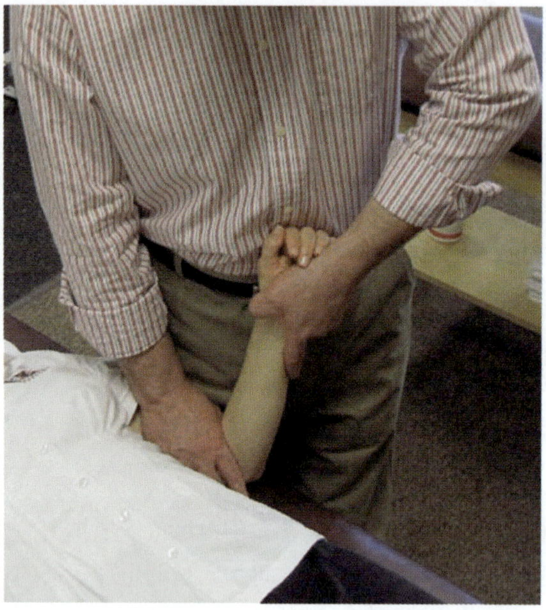

图120–7 Ⅳ级，在肘关节屈曲极限下做长轴牵拉

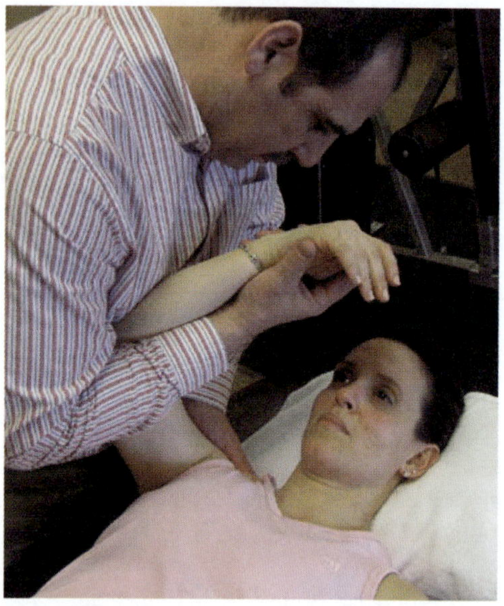

图120–8 Ⅲ或Ⅳ级，肩关节可动范围内做外旋和前屈的复合运动

治疗痛，这种疼痛可以由大幅度的、全关节活动范围内的被动生理活动来缓解，但是活动的力度与牵伸运动不同。

我们可以通过进行生理运动和附属运动，或同时进行两种生理运动，来改进治疗方法。如进行肩关节的外旋加前屈运动时（图120–8），可同时做肱骨头的向下滑移，这样组合两种生理运动和一种附属运动。患者可以是仰卧位或侧卧位。在治疗僵硬关节时，不要忘记还有其他的治疗手段，如矫形器的使用，可以作为附加或补充治疗手段，对关节做预处理以调节患者的疼痛感。

3.疼痛并僵硬组

大部分来就诊的患者是因为手部的骨骼肌肉系统的障碍，既有疼痛又有僵直，而要明确究竟哪一成分占主导比较困难，需要我们更认真的去询问病史和查体。若疼痛的成分占主导，治疗方案类似于疼痛组的治疗，并且一直持续到出现治疗反应，即相关的疼痛行为；然后我们就可以更有信心地将治疗方案直接针对僵硬，这样导致病情加重的风险会更小。若僵硬的成分占主导，治疗方案类似于僵硬组的治疗，但需更加注意疼痛；可以在受限的生理活动范围内进行被动的附属运动，但不能超过受限的范围太多。

4.一过性疼痛组

对存在一过性疼痛患者的治疗充满挑战，但通常又富有成效。通常情况下，患者描述的疼痛为紧抓样痛、刺痛或针扎样痛，而且只是在进行某一特定的动作时出现，但是却不易明确具体是哪一个动作；有时一个动作可以反复无常地引起疼痛。查体的一个难点就是确定这个令人痛苦的动作，而这通常就是一开始治疗的方向。随后可控的类似的疼痛便会在进行范围终末位的小幅度运动时诱发，通常为附属运动或组合生理运动，如肩关节的象限位置（图120–9）。运动的节律可以稍快或甚至不连贯。任何治疗引起的疼痛通常都可通过大幅度、全关节活动范围内的手法活动来缓解。处理这种类型的障碍可以相当自信，尤其是排除了关节的不稳定及关节内病变时；这类障碍一般不严重，非易激惹性，并且十分稳定，只有极轻微的活动或功能参与受限，产生的疼痛来得快去得也快，并且每次几乎都没有变化。治疗效果的出现可以相当快，在4～6个阶段内就会有改善。然而在被动运动没有作用的观念下，这种性质的障碍经常得不到充分的评估及治疗。

在手法的选择过程中需要考虑的方面还有很多，如需处理关节的具体情况、临床诊断、产生症状的原因及障碍的发生发展史。要列出所有这

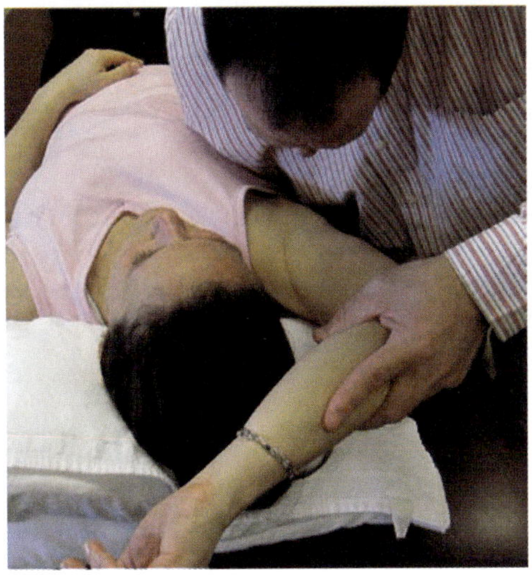

图120-9 Ⅳ级，肩关节象限位置手法可用于治疗一过性疼痛

些因素就超出了本章节的讨论范围，推荐读者查阅相关文献的详细阐述。前述内容的目的是为了说明如何选择治疗手法，从一种方法里面概括出总体的思路，并且启发一种思考：不仅要思考如何选择治疗手法，还要思考做每一步选择时的具体原因。

四、动态关节松动术

在进行总结之前，有必要对Mulligan的MWM治疗方法进行简单的讨论，因为这种技术无论在临床应用中还是在科研领域中均已盛行。它是由新西兰的一位物理治疗师Brian RMulligan创建的，现已被总结如下。

MWM是一种徒手疗法，操作时徒手作用在运动的某个阶段，如果是曾受限的运动，在操作过程中作用力需要维持一段时间；这种作用力通常是让关节产生滑移。如果操作能使受损的关节无痛、无阻碍地自由活动，说明此疗法是合适的。操作时施加的作用力（平移或旋转）方向通常与运动平面或受限动作的平面垂直，有时平行于治疗平面。

关于MWM的临床疗效，假设的机制是基于一个力学模型，即假设受损或拉伤后出现关节的微小错位导致了活动受限和（或）疼痛。而MWM技术或矫正关节松动术通过矫正关节的位置可以重建其无痛的功能。这种关节错位理论直到2003年才受到一篇综述的质疑，在这篇综述中，作者认为没有客观的证据能证明或推翻有关MWM的假设：关节错位的逆转是活动进行的主要机制。尽管有证据表明应用这种手法后错位的关节有所改变，但只是暂时性的，并且此证据无法解释任何持久性的改善。另外一种假设是根据运用MWM技术治疗网球肘时发现的镇痛作用。此理论认为交感神经兴奋非阿片类受体引起感觉减退及运动功能的提高（无痛性抓握力量），间接表明机体可能调动了内源性的疼痛抵抗系统。这与之前讨论的机制相呼应，即徒手治疗的疗效很可能是外周神经、脊髓及脊髓上水平的神经系统产生的复杂的内源性机制之间的相互作用。如之前观察到的结果，MWM的临床疗效已在某些骨骼肌肉系统障碍的治疗中得到证实。但是，虽然已有一些随机对照试验证实了这些疗效，而这些证据处于低等级至中等级之间。因此像其他徒手治疗技术和方法一样，要验证MWM的假设机制和疗效，仍需要更进一步的研究。在临床实践中，主张在临床思路明确的情况下继续应用MWM，还可将其作为主动或抗阻生理运动技术的一个辅助的治疗技术。

五、小结

在过去的20年中，徒手疗法逐渐兴起，它不仅被广为接受，还在经过论证之后，被认可为一种在骨骼肌肉系统障碍的非手术治疗中具有一定价值的治疗方法。徒手疗法的教程已经在一系列标准下制定，这是学术教育工作者、研究者和此领域的临床专家合作的结果。相关住院医师和协会的培训规模已经很庞大，已有28项骨科物理疗法住院医师培训项目和20项骨科徒手和推拿疗法协会项目，由美国物理疗法协会授予证书。证书的授予很严格，需要递交一份与循证医学理论相符的有效实习分析和标准化课程。现在有一个国内的组织在其会员中开展骨科徒手疗法的研究和循证医学实践理论的探索。这个组织编写了“徒手疗法高级专业实践说明书”，这个说明书被作为住院医师和协会培训证书授予的标准。在过去的10年中，在推拿治疗技术运用于脊柱关节紊乱的治疗过程中，相关的临床假设已经得到进一步的发展和证实。

虽然在此方面我们知道的比以前多了，但仍然还有很多是未知的。在选择最好的技术或为某种障碍制定治疗方案时，仍存在一些不确定的部分，这需要我们采取良好的临床策略及明智的操作原理来处理。最后需要注意的是，在选择一种技术时，牢记Geoffrey Maitland的灵感和洞察力是非常有意义的。他将治疗技术当作是一种创造性的产物，他承认没有哪一种技术对所有的患者及治疗师都是非常适合的。尽管出于教学和技术学习的目的，对基础的技术进行标准化的说明是必要的，但在实际实施中，根据患者的体格、治疗师的体格及临床表现的不同，可以对治疗技术进行适当的改变；随着新证据和新知识的出现，这也给新技术的发展提供了空间。

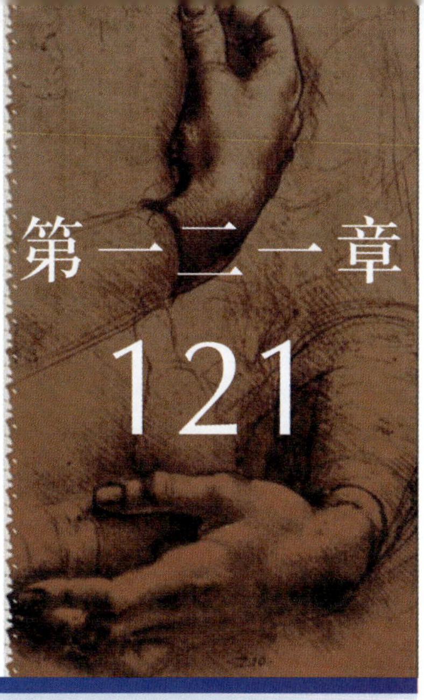

瑜伽疗法在手与上肢康复中的应用

原著者 MATTHEW J.TAYLOR, PT, PhD, RYT, MARY LOU GALANTINO, PT, PhD, MSCE, AND HEATHER WALKOWICH, DPT
译校者 吕　振　潘　钰

关键点

- 在任何情况下，瑜伽疗法以一种无创的方式应用于并适用于手与上肢的情况。
- 正坐是和瑜伽治疗最相似的一种方法，可改善血管系统，强化体能，调节心境及增加灵活性。
- 在实验、评估与治疗干预中，有意识的训练使独立的患者担当一个积极参与者。
- 重要的是，这3个领域（心理、身体和情感）被瑜伽治疗充分的解决是有效的。
- 瑜伽治疗作为很多传统方法中的一个补充，也许在缓和症状、压力及维持理想状态和健康是有效的。

一、瑜伽治疗简介

历史展望

“已有的事，后必再有。已行的事，后必再行。日光之下并无新事。”

（圣经1：9–14 新国际版）

2007年11月《整形外科与运动物理治疗杂志》的客座编辑称：一种检验肌肉骨骼模式的时代已经到来。编辑总结称，用一种系统的方式对相关概念进一步研究会使许多肌肉骨骼问题的本质更加明晰及指导随后在临床康复护理方面的决策。瑜伽疗法不仅在优化健康方面，而且在社会、情感、心理及精神等方面都有影响。目前在西方，瑜伽治疗被分类为补充和替代治疗的一部分。补充和替代医学是一组多样化医学、卫生保健系统，目前认为不是传统医学的一部分。技术不仅限于物理疗法、脊椎按摩、图像引导、针灸、能量治疗，还使用像艺术、音乐或舞蹈这样的创新点。最近的一项调查显示，把瑜伽专门作为治疗的人中，21%是因为传统医学教授的推荐，31%是因为传统疗法不起作用，而59%的人认为瑜伽治疗是一种有趣的治疗，值得尝试。瑜伽疗法目前被分类为运动疗法的一种形式，在过去的10年中得到快速的流行。最近，瑜伽治疗在西方文化中得到流行，现在是西方补充医学中最常见的心身疗法。

瑜伽利用运动、本体感受、呼吸调整和教育原则创造了一个上肢身体康复的自然关联的工具。在本质上，瑜伽描述了一种训练的方法或是发现整合身心本性的方式。瑜伽疗法应用于大量患者，包括哮喘、心脏病、关节炎、驼背、多发性硬化症、癫痫、头痛、抑郁症、糖尿病等疾病。

表121-1 Patanjali瑜伽八支分法

路径	描述
持戒（Yamas）	道德原则：不伤害、不说谎、不偷窃、不纵欲、不贪婪
内制（Niyamas）	品质来滋养：洁净、知足、自律（运动）、研习、追求更大的能力
体式（Asanas）	姿势/运动：生活中冷静、坚定沉稳的站姿
呼吸控制法（Pranayama）	呼吸练习：调整和通畅呼吸及生命力的能力（prana）
制感（Pratyahara）	降低对感觉的反应：感觉内聚；对刺激不要做出回应
专注（Dharana）	注意力集中；专注不动摇；奉行
冥想（Dhyana）	冥想；警觉，适应当下
入定（Samadhi）	超拔的结合；漂浮感；"处于巅峰状态"；精神有支撑/连接

引自：Taylor MJ.Integrating Yoga Therapy into Rehabilitation.Scottsdale，AZ：Embug Publishing，1998.

二、概念和起源

Patanjali被认为是现代瑜伽的鼻祖。在他的著作中，Patanjali概括了一个八支分法，来启蒙式的设计帮助那些人改变自己，获得心灵和情感的控制，同样获得身体的稳定性和柔韧性（表121-1）。

Patanjali模式的每个分支把思想、情感、记忆、意愿和行为之间的关系当作实践科学。每个分支强调道德和伦理行为及自律。Patanjali优化人类潜能的八大分支包括持戒（yamas），内制（niyamas），体式（asanas），呼吸控制法（pranayama），制感（pratyahara），专注（dharana），冥想（dhyana）及入定（samadhi）。传统的学生开始于道德戒律和个人行为概念，然后在建立这些实践的基础上，他们才开始其他六大分支，以一种循环往复的程序体验类似于Covey的七大习惯。

这种朝着身体基础瑜伽练习的转变是采用西方机械还原论世界观的基础。有趣的是，随着现在到来的西方科学的进步展示了瑜伽模型提供了一个西方视角和东部的非线性，系统整体论的观点的平衡点，因为它关系到人类健康。表121-2的比较强调了东西方瑜伽观点的特征，它是这些个人看法的结果。

表121-2 东西方人体生理功能的比较

角度	东方	西方
精神注重	内在	外在
心律	轻度改变	80%既往存在病史
速度	慢	快
热量消耗	低	高
肌张力	软，放松	硬，强壮
呼吸	呼吸与运动同步	与运动无关

引自：Taylor MJ.Integrating Yoga Therapy into Rehabilitation. Scottsdale，AZ：Embug Publishing，1998.

三、瑜伽的治疗方法

正坐或者身体姿势是瑜伽疗法最常用的手段，已被证实能产生心血管适应性，强化功能，调整心境和灵活性。每个姿势教学增加身体意识和身体的最佳生物力学在空间的定位，不论在静态和动态运动。瑜伽姿势的选择或者瑜伽姿势的顺序代表了在整个瑜伽疗法中对每个瑜伽姿势的理解，它很复杂，不仅是用于对肌肉骨骼系统的稳定性和灵活性的生物力学评估。从开始引入深度放松的姿势为了促进感知、反应和用于提高心身意识的中枢神经系统的平静。每个瑜伽姿势的设计用于引起一定肌肉骨骼系统的意识，当在感知紧张的释放和控制其他的为了促进放松和提高灵活性的目的。为了最大化每个瑜伽姿势的益处，他们经常集中注意力缓慢地重复，有时候会保持一段时间。在对认真学习后所选中的瑜伽姿势保持，是参与者的态度、思想和呼吸影响运动姿势，能在重力的辅助下安全和自然地延伸肌肉及进一步发现我们先前没发现的控制和紧张的姿势类型。瑜伽姿势的选择和排序不仅包括与治疗相关的原则，还有在瑜伽姿势中对呼吸、模式、思想、情感及精神内在洞察力的影响。普通瑜伽疗法常使用以下5个瑜伽姿势：挺卧式，或挺尸式（图121–1），山式或高山式（图121–2），手杖式或在椅子上的棍棒式（图121–3），支撑鱼式或者鱼式（图121–4），半前屈式或面对墙半前屈（图121–5）。

任何一种体式都要经历入门、领悟和超脱的过程，所推荐的一系列体式都有助于深层意识的形成。运动特别慢且与呼吸动作相协调，使得整个过程中呼吸更为容易和舒适。呼吸的感知和身体其他感觉的联合有助于减轻思想意识（前额叶皮质）的烦躁和注意力涣散，以加深对恐惧、吸引和厌恶（边缘系统）的感知。每一种体式都有一种反体式来平衡其影响，以获得多角度的体验并可获得新的见解和新的行为。瑜伽治疗师全程坚持与患者交流以增加对阻碍优雅无痛动作的少数身体问题的深度理解。这些新的理解影响着未来临床决策时持续的反馈过程中技术的选择。

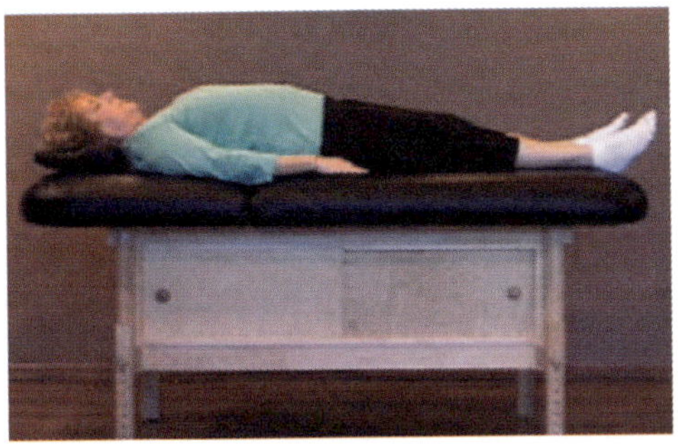

图121–1 挺卧式。仰卧，垫上枕头或毛巾卷；双腿自然分开，臀部放松；双臂稍微分开于身体两旁；观察呼吸运动

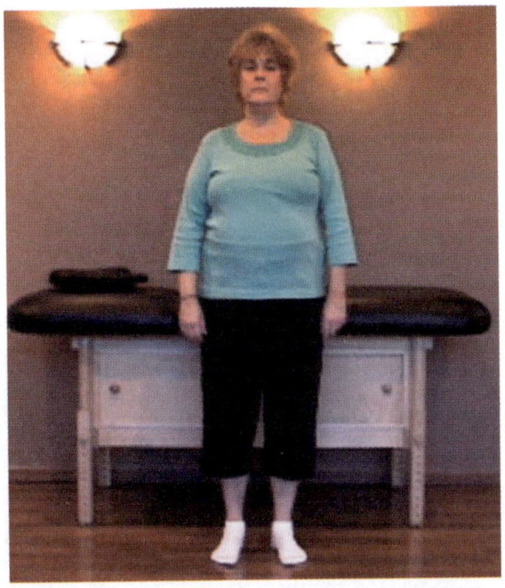

图121–2 山式。站立，双足自然并拢，足趾分开，向上伸展身体；手掌相向，沉肩，抬头，深呼吸

在特定的瑜伽治疗课程中，各式各样的体式都有可能用到。瑜伽传说中称大概有84 000种体式。虽然有些夸张，通过改变患者与重力场、动作对称性及支持点的关系，组合的可能性会更大。就山式来说：能在站立、坐位、仰卧、俯卧、侧卧以及倒立的体位下进行。如果练习者将手臂举过头顶以改变中心，那么会有超过6种体式可供选择。根据治疗师的理解选择具体的方法，同时考虑到每种体式

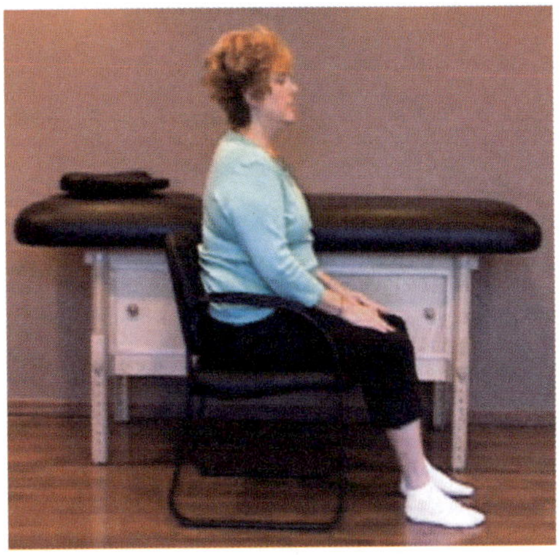

图121–3 棍棒式。坐位，如图121–2，仅髋部和膝部屈曲

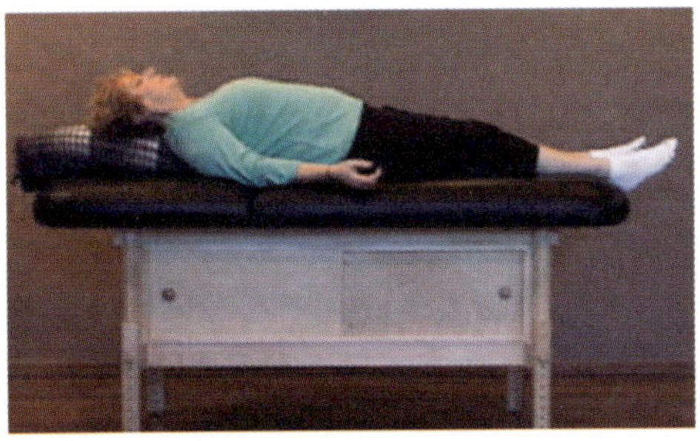

图121–4 支撑鱼式。放松，胸椎下面垫上毛毯或海绵卷，双臂舒适地放置于躯干两侧，手掌朝上；双腿伸直或伴随双髋外展外旋；深吸气进入下腹部

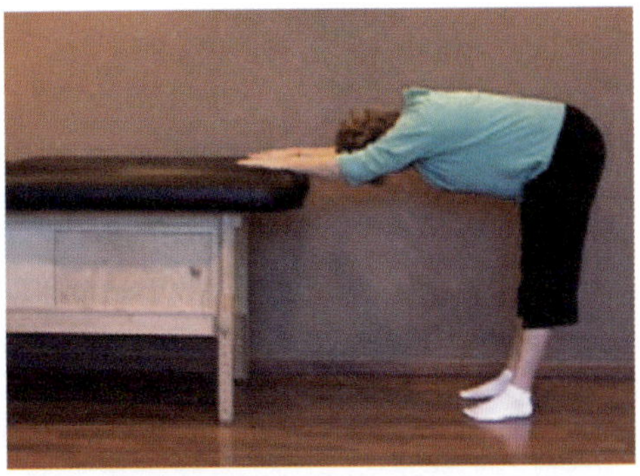

图121–5 半站立前屈式。手抵住墙或桌面；前移半弓身体，保持脊柱正中位，双足站定，通过髋部伸展背部

的负荷，这与传统治疗过程相似，这个过程夹杂着情感、智力和精神反应。治疗师常常调整体式，并应用皮带、积木和毯子作为支撑使得练习者能做到接近更为复合的体式。简单比较来说，比如传统康复中应用的支具、辅助具和假肢。

仰卧和俯卧位体式使得练习者感到舒适安全，因此较早即被频繁采用。

站立体式要求最高且易于转化成功能性的日常生活活动（ADL）。坐位体式较站位要求低，常首先以负荷和需求治疗过程的一部分被介绍给练习者。坐位体式为从更为稳定的仰卧或俯卧向站立位过渡提供了机会。所有体式都要教会平衡，包括仰卧和俯卧位。瑜伽治疗师教平衡不是以消除身体摇晃作为最终产品，而是要感受到整个体式过程中自己的意识和知觉。意识的方向是从足趾尖指向头顶，不仅包括空间定位，还包括张力、情感内容和意识的超脱，治疗师和练习者将所有的这些体式中的体验进行整合。最终产品创造出了很多传统的“平衡”的成果，那就是无为而治的体验。扭转、反弓和前屈增加到体式的变化之中，其中的每一个元素都能在任何引力场中被应用。简而言之，他们强调核心（躯干和骨盆）和内脏受体的意识，同时也突出动作障碍围绕着运动平面的对称。倒立体式顾名思义就是头倒立、手撑地及手臂维持平衡的体式。一个广泛范畴的倒立在被应用，规定将头放在心脏以下，依靠重力产生内省、新观念和平静放松。所有这些体式的变种的使用为传统姿势和运动提供了进一步的调整，尤其在作为瑜伽另一个肢体——呼吸调整——或调息法补充之下，84 000种可能性不会显得极端。调息法（prah · Nah · yah · ma），或呼吸调整，是瑜伽练习的关键要素，是瑜伽的第4只胳膊。可用的瑜伽调息法有100多种，每种设计都为了提高意识及体验，不仅是呼吸更是意识和行动的这一重要的身体功能。瑜伽疗法中的呼吸技术被用作精神管理工具，帮助阻止增加的压力、情绪失控和疼痛的影响。这些吐纳的模式为连接呼吸、神志和情感提供了桥梁。

联系到手和上肢康复是患者上肢在呼吸和自主状态的相互影响。一个胸部有意念感知的胸式呼吸模式需应用颈部和胸廓的辅助呼吸肌，17 000次/日的呼吸次数对上肢提出了显著的要求。上肢运动链上的明显负荷和姿势不稳是显而易见的。瑜伽治疗师不仅通过调息法锻炼修正呼吸模式来减轻负荷，也有助练习者自省和自我感知，来发现机体威胁的来源以引出共鸣。这个针对恐惧的整体方法允许练习者去解决病因而不是仅仅在康复课上“忍忍就过去了”或征服生物力学的极限。这些内心反射的发展让练习者和治疗师获得了新的理解，以此为策略指导行动（有目的的动作）。

制感（prut yah Hah ruh）（感觉抑制）和专注（dhah Ruh nah）（注意力集中）是重要的技巧，增强了注意力和意念，分别是瑜伽第5条和第6条支柱。练习这两个古老的阶段有助于提高康复和日常生活活动（ADL）能力。预期的结果是使中枢神经系统保持镇静，同时增强其边缘系统与额叶前皮质的整合能力，以及强化与感觉运动系统的相互作用。结果是机体对外界刺激反应降低，但注意力更集中，产生与日常习惯不同的创造性的运动方式。这样练习者就能清晰而精确地感知自己身体的活动范围，而不被那些习惯性的思想方式或者未经证实让人恐惧的练习方法所困扰。

冥想（Dhyah · nuh），或禅定（meditation），被称为有意识的心里练习，包括一系列整合后的生理变化。冥想导致非连续的注意力，目的在于让身心得以安宁。瑜伽练习提高精神聚焦，有助于增强行动的意识，并提高对任何可能存在的畸形活动模式的感知。这一提高的意念可能会有利于促进肌肉放松，鼓励接受更多有益的姿势和运动模式，预防定位不准、集聚压力和痛苦。更进一步说，瑜伽疗法中的放松内容可以抵消因长期压力和慢性疼痛诱发的负面效应。按现代康复的说法，这种练习可称为典型的感觉运动整合训练。

手印是一种古老的瑜伽技术，包括通过精确地控制手、手指、舌头及躯体对身心产生特殊影响。早期练习者的整体观点允许其对手指和手的认识不仅仅是操作和获取的工具。经过多年的观察和实践，上肢被发现是练习者与现实中其他人的微妙的交界，充满着细微和丰富，远超过了一个机械的操作工具。我们用手与别人打招呼、接触、交流和表达支持，提供了一种人与人之间连接体验，可以产生意义和共同体。上肢功能的丧失为患者提供了微妙现实的大门，手印提供了欣赏的实践工具及全面接触他们世界的道路。

手印的使用需要在有经验的老师指导下反复研习，才能达到对其中奥妙的深刻把握。然而，在掌握对瑜伽练习后面的原则的初步理解背景下，康复治疗专业能够安全恰当地弥补这一传统活动。首要原则是加深患者重视功能最大恢复的意识，正如前面所说的搭建一座通往他们世界的其余人的桥梁。分享感知有目的的上肢活动微妙之处的可能性，可以提高那些可能显得单调重复的训练的兴趣和意图。最好是要求练习者介绍每天生活中简单手印背后的意图与经验，比如举起展平的手掌打招呼，手掌旋后去接物，愤怒时抬高的手背。接下来治疗师和练习者一起应用意图的组成内容于传统动作之中，如工作中腕关节旋后，如果他们呼气或吸气会有影响吗？如果他们想象在表现接受与努力提高和支持中变得柔软呢？如果他们在投降动作中摊开前臂并松开手掌相对于努力完成一个姿势而极度扭曲前臂呢？读者被邀请尝试这个例子以获得在指导训练中对创造潜能更深的理解。

手印的第二原则是要求练习者注意到每个动作对品质和呼吸感觉的知觉经验的影响。当从下方接近一个人的身后时，是增加那一侧躯干的呼吸充盈感还是降低呢？从上方接近会怎么样呢？抓紧手指会怎么样呢？张开伸直的手掌会怎么样呢？这些疑问需要保持专心致志、减少躁动及激发好奇心和进一步的寻问，这样才能产生一个平静、居中的影响。一种很好的热身或冷却练习是被认做手印的系列。练习者注意呼吸时吸气的深度和定位，双手分开作为基线。然后所有指尖相抵成hasta手印（图121-6）。手指保持此姿势，注意呼吸感受深度和定位以及与少数呼吸的区别。然后仅小指接触衬垫练习手印#5（图121-7），现在将手指放置于此姿势，并注意呼吸感觉的深度和定位的任何改变。接着环指相抵练习手印#6（图121-8）。手指置于此姿势，注意呼吸感觉的深度和定位的任何改变。然后是中指练习手印#8（图121-9）。手指置于此姿势，注意呼吸感觉的深度和定位的任何改变。再是示指练习手印#9（图121-10）。手指置于此姿势，注意呼吸感觉的深度和定位的任何改变。

最后是拇指练习手印（图121-11）。指置于此姿势，注意呼吸感觉的深度和定位的任何改变。典型的效果是犹如有人从小指移动到拇指，呼吸从身体最低部位上浮，稳定上升至胸部和喉部顶端对应着拇指。读者被邀请在此尝试此系列练习并指出自己的感受。手印最后的原则是变化身体姿势及感受不同的经验，移动的简易，以及距离，再有是呼

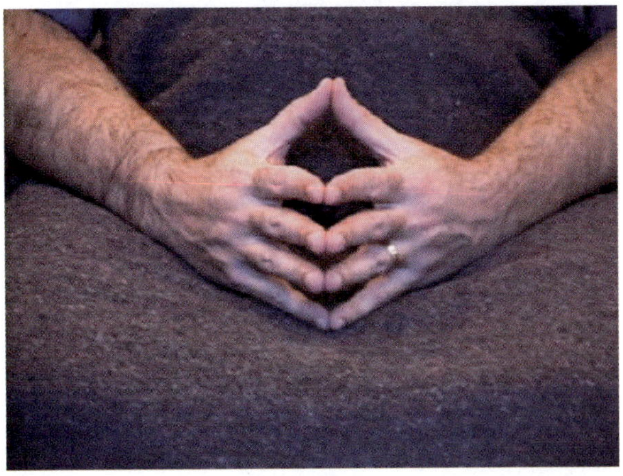

图121-6　手印#12

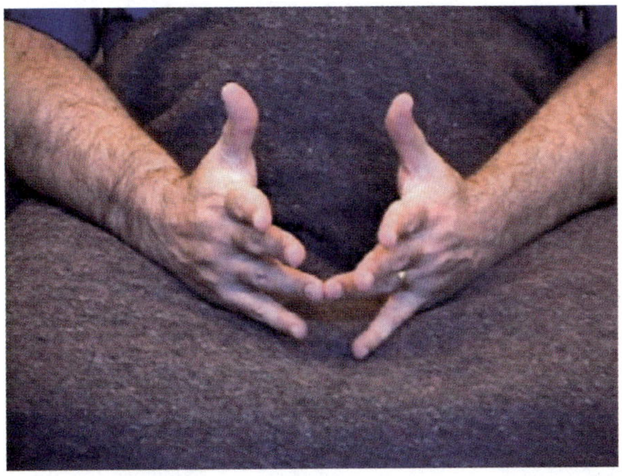

图121-8　手印#6

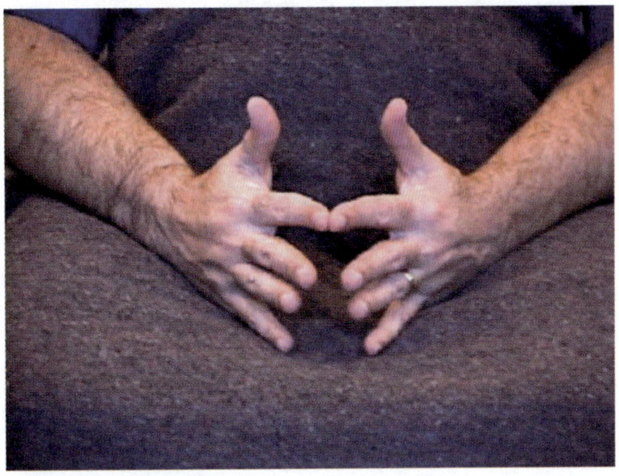

图121-10　手印#9

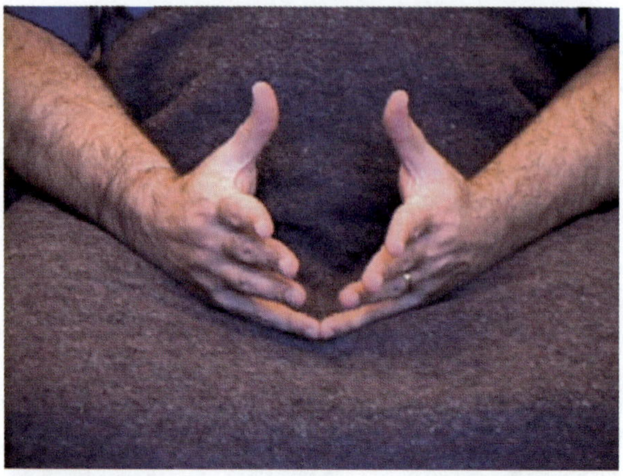

图121-7 手印#5

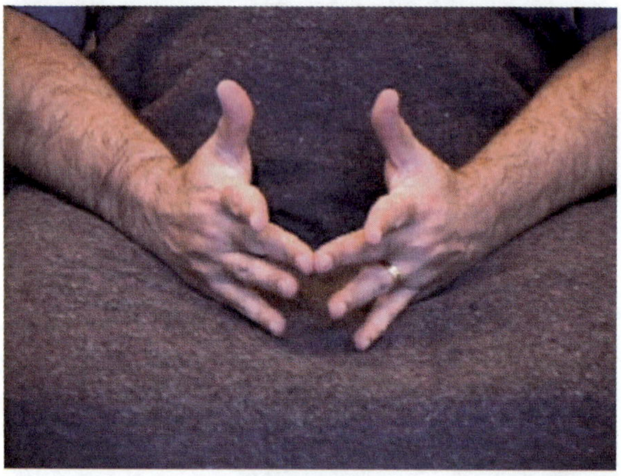

图121-9 手印#8

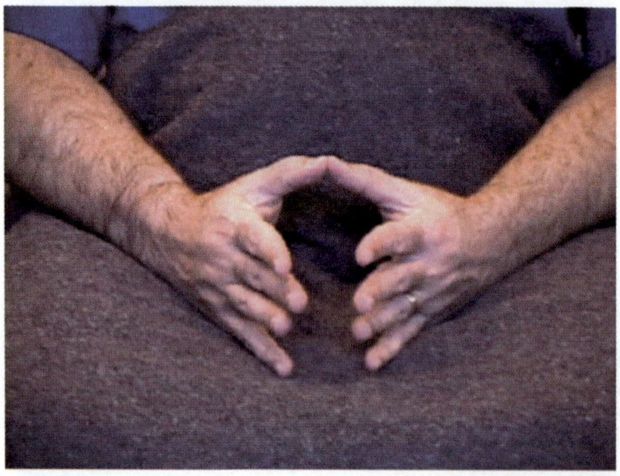

图121-11 手印#10

吸感觉体验。坐位与站立位不同吗？与仰卧位比较呢？与腰部前屈坐位比较呢？与腿放在椅子上的仰卧位比较呢？总体来说，脊柱越伸展，上肢伸展组件越开放，对比来说，脊柱的屈曲时能促进上肢屈曲组件的运动。这些差异需要创造力，不管在康复过程中还是家庭运动流程中。手印的结合产生了一种视觉和运动意象的延续，正如这些经验的感知最容易被影像和暗喻所描述，而不是抽象的概念语言。此处探讨的瑜伽疗法最终的工具是最大限度地应用影像、想象和视觉来优化整合与治疗。

禅修（意象）和瑜伽休息术（深度休息）是这样的瑜伽治疗技术，它们提供类似于记忆、情感和个体概念性限制的意识与潜意识整合的半球形整合。在现代瑜伽技术中与运动意象紧密相关的是，在没有身体运动并与运动有某种连接的情况下，瑜伽治疗师已长期应用这些感觉和运动的精神代表工具。在回顾的所有技术中，影像、暗喻和感觉有目的地应用于唤起全脑参与和探索。当练习者通过加深自身体验及针对治疗师做出的决定传达潜在的临床信息而发声时，治疗师的语言能有助于提升体验的创造性。

总体来说，即使这些瑜伽治疗技术可能与传统康复相差甚远，相近的研究也发现了它们间有许多的共性。

四、上肢康复的检查和治疗原则

在过去，瑜伽和放松技术就已被用于治疗大量的骨骼肌肉疾病。许多骨科疾病，包括上肢的，是骨结构不连续、肌肉不稳和导致受累人群中极高发病率的过度使用造成。瑜伽治疗用于促进恢复合适的骨结构的连续性和身体在空间中的意识；因此，瑜伽疗法应用于处理手和上肢残障成为具有极大趣味的研究对象。最近的强有力的证据支持加强锻炼来治疗骨骼肌肉和神经疾病，焦点集中在有氧练习、力量练习和运动组件的灵活性上，将其帮助提高的关键因素。因为瑜伽合并了这些所有方面，对于罹患上肢残障的患者，练习瑜伽可能会被认为在恢复提高功能上获益。

这一部分将检查可能用于手和上肢康复的检查和治疗的瑜伽疗法的主要原则，给出练习和技巧要求的共享范围。这么做保持了各专业的完整性，也了解到共性的发生，因为人类运动的复杂性都被两个专业所高度推崇。

（一）检查原则

1.姿势评估

姿势评估从所有标准姿势（坐位、站立、步行、仰卧和俯卧）的支持面（BOS）开始，并被认为是基础而非补充。首次主诉被处理之前，支持面不稳会被练习者首先指出，若未被认识到，治疗师会通过本体感觉和不易感受到的视觉去发现这些。瑜伽的基本原则是结构序列指导气的流动和贯通（基本生命力，或者用现代语言描述为地面反作用力和牛顿第二运动定律）。在没有评估和干预先将意识和平衡带到支持面的上肢初始活动和改变，可能与瑜伽区域依存的理解相矛盾。

2.姿势保持习惯

在相关的评估区域，治疗师轻声地以开放式提问的方式询问练习者观察到的姿势保持模式，比如"这种姿势下身体的哪个部位最紧张？""哪只耳朵让你感觉到更接近你的头？"治疗师组织问题来授予练习者产生意识而不是仅仅列出观察模式的清单。总体来讲，治疗师能够识别反映练习者警觉性的姿势和呼吸模式。这些核心习惯后面将是家庭医疗计划的试金石。

3.姿势的意识与精确

姿势的意识与精确也要遵循先前的原则。特别是治疗师考察练习者准确描述他们各种姿势中观察到的非对称部分的能力。起初不看或少量重复告知他们的东西，而是此刻他们能感受到的。这包括远部区比如哪只足伸出或收回，哪边肩膀更高，哪个胸腔更低，哪边臀部受到的座位压力更大，或者哪个掌面更朝后。评估过程中练习者的主动参与能产生自省态度，他先感受，接着可视化描述，不精确时重新感受，接着开始他的全身治疗。此过程中，治疗师可介绍一些主题如神经可塑性，与练习者在某点上意识修正一样；再如Penfield小人模糊化，其在运动设计中及精神感觉和躯体结构精确临界面的恢复的重要性。有趣的是，治疗师在辅助练习者评估和禅修过程中，自己也在体验自己体内环境的参与，兼有感受和调整自己的习惯并有助于Siegel所提到的同频。

4.呼吸评估

呼吸评估是瑜伽考核的第二大支柱。包含呼吸频率，容积和质量等所有的西方参数，治疗师们对于呼吸动作和局部运动的联系的研究是很接近的。

有腹部运动吗？运动多少？运动方向如何?对于身体上1/4的运动也有同样的问题：形成上面运动的胸腔有横向运动么？胸头部骨，肩胛骨，锁骨和头部有运动吗？有胸廓和横膈的新运动吗？和之前一样，治疗师询问个人第一感觉和评估，而不是列出这些观察内容。这种持续的递归观察、感知和教育模式始终和其他原则交错编织。在此期间，治疗师围绕在中枢神经系统高度警觉状态和每天超过18 000次的重复运动，可以介绍呼吸运动模式的重要性，在呼吸时未能有效和稳定的BOS，这使得针对于改变胸部以上的功能更加困难或者不可能改变。如同之前，这些意识成为干预的基础，但是包含评估的意识训练，是从一开始发觉和改变时就需个体的积极参与，而不是遵循着西方的检查、评估和治疗干预的顺序。

5.感觉器官的自我评估

专注于思想的优势是使其他感觉区域意识的缺失，因此，瑜伽治疗时，个人被要求将他们的意识从固定的思维带到这些思想区域。问题包括：你的眼睛是集中向前看，还是在休息？舌头是柔软放松，还是收缩工作？耳朵是集中，还是处于闭塞状态？皮肤是舒张，还是紧绷？鼻子是广泛开放，还是收缩集中？还有，你的身体是缩小紧绷，还是张开？如果治疗师指出所有感知器官都紧张或收缩，更深一层的问题就被问到或延伸，即如果个人感觉不平衡。重新评估的过程主要激活额叶皮质和边缘系统到感知中心，产生放松及中枢神经系统默许，在干预阶段的考核中促进最佳动力学习。

（二）干预原则

1.手法治疗/神经肌肉再教育

在瑜伽治疗中，手法治疗和神经肌肉改造并不认为是由治疗师到患者的单向干预。在瑜伽中手法接触被认为是一种意识和思想的密切的混合物，或是Siegel所讲的同频。因此治疗师的身心状态同样关系到干预的效果。如果治疗师是忙碌的，心烦意乱的，浮躁的，那么这个过程的质量将受到影响。治疗师自行监控自己的状态和意图，患者也同样地亲自参与治疗。推崇接触、有目的、温柔的感觉，创造了治疗师降低双方超负荷或无意暴力（持戒）的状态。结果还是会发生，但是双方会发现这种干预不再那么疲惫和受干扰，而易于双方共同修炼。

2.治疗练习

传统治疗练习当和呼吸同步时，以及为学习四肢近端和远端的关系，四肢和脊柱的关系时，就变成瑜伽体位法。伴随着每一次运动，运动的意图达到了，感觉器官，情绪和思想，都保持一致。因此，对照重复计数或者达到运动的极限，瑜伽体式是很忙的过程。这些特征对于制定上胸部的康复训练和其内在复杂性时发现限制和可能性是非常重要的。

体式的选择是考虑到考核和评估的结果制定的。他们通常开始远距离的诉说他们所遭受的，以纠正BOS差异中的失衡，以及打破固定的保持模式。这些是补充了温和呼吸意识练习的，通过减少不稳定的中枢神经系统的负载和缓解身体紧张使大脑稳定，创造新的学习功能。这种级数的活动为探索更加直接的活动建立最佳环境，这些活动与抱怨相关，如达到，回转，平衡或提升。康复元素需要利用更早些时候参考的手印舞。瑜伽姿势通常涉及整个身体，因此在任何会话中被限制在最多3个或4个。

3.指导治疗活动

指导治疗活动是建立在其他练习手动接触获得的意识基础上的。治疗师不断的鼓励个人回顾之前大幅度运动的整体体验，但在BOS延伸她的意识、思想、情感和其他感觉。如果这种活动所揭示的违反了双方的意识或新见解，这些都是当时被作为干预措施立即调节的。例如，如果模拟着装穿上一件夹克时，可以看出患者缺少侧弯和旋转的能力，一个瑜伽体位包含那些可能提高重心转移和侧弯的内容。然后重新考虑活动的意识区域，如果这个进程无法转移，关于任何感知恐惧或犹豫的讨论可能会产生额外的看法。作为教学的重点，随着连续性调查显示这不仅仅是生物力学的限制。简单的活动很快变成深入的经验丰富的探索和发现，而不是沮丧的重复性任务，因为两个工作同时找到新的策略并发现过去运动学习的优势。系好鞋带，安全带，并梳理头发，呈现有趣的发现的感觉和看似无极限的探索，同时自我发现。在无数模式、创造乐趣和调查正在进行的周期中，使得意图、注意力和行动结合在一起。

4.家庭锻炼

家庭锻炼计划确定协作的基础是一起学习的干预措施。家庭项目包括各种各样的技术描述，与有传统康复的选择强化的新的学习。有时治疗师想培育新的理解和可能性时，他们会选择邀请新的意识。有个很好的例子，一个持久左颞下颌紊乱的人，有紧握右手休息的习惯。选择一个体式，打开并伸展右手掌和手臂，希望能提高身心到某种水平，即紧握变成提高意识的活动，允许改变习惯或者至少发现潜在的思维过程以创造习惯。在学习的任何过程中，通知下一阶段的干预时，相信个人活动的整体经验共同创造现状。

家庭计划的排序通常以内省活动或呼吸练习来热身，紧随其后的是更多的主动成分，然后以放缓、成像、沉默的综合体验完成。这一进程构成了正式的家庭计划，但鼓励个人每天定期回到他的意识中，特别是挫折和愤怒时，可用于进一步学习。称之为垫上瑜伽，期望个人将返回完整的个人经验列表，并且进入其中，而不是等待治疗师建立议程。在瑜伽治疗中，被动和冷漠有其自己的一套治疗方案应用。作为一门完整的学科，瑜伽疗法有其完整的理论和技术来探索痛苦的根源，不管是在一个人生活经验中还是生活水准中最终不平衡的根源。

5.内部被动练习

内部被动练习包括禅修和瑜伽休息术，所有这些为各种各样的刺激和环境增加了惰性和平静的质量。这些可能被孤立地用在单独活动或混合着其他干预措施时。具体的技术和语言差异很大。他们经常需要个人参与同时匹配她的词汇和经验，也包含其他的被动的形式，如冰、电刺激或超声波。鼓励个人扩大自己的描述感觉、运动和活动的词汇，这些随着运动图像的研究和精确、详细的展望之后。这种思想“运动”从额叶皮质到与其相互作用的边缘中心的记忆和呼吸的自我调节形成一种有弹性或稳定的思想，这完全由个人参与。瑜伽修行者认为这是在积极探索发现恐惧和痛苦的根源。在意识之光中，无论如何可融合和治愈。在现代康复中一个有趣的克服和促进痛苦并列总是被用于处理避免恐惧。

瑜伽疗法结合现代上胸部康复是充满可行性的。案例研究为临床提供了额外的洞察。这种讨论只是描绘了表面的可能性。你个人运动模式和临床的采样和探索混合了古今的智慧，可以在创造的延伸上进一步实践发展。这一过程伴随着对当前文学的和许多研究的回顾，这对我们的职业和我们所服务的是有较远影响的。

（三）瑜伽治疗慢性下腰痛和脊柱后凸的依据

1.总体原则

上肢的功能部分依赖于脊柱和胸廓的功能和排列。虽然非常有限的证据确定是上肢本身功能还是瑜伽疗法，但是却有越来越多的证据表明，瑜伽有减缓背部疼痛的疗效。

背部疼痛是导致残疾的主要原因之一，当今社会，下腰痛被定义为起于肋骨而终止于双腿以上的任何疼痛。在美国，有70%～85%的人至少在其一生经历过一个背部疼痛的小插曲。背部疼痛的症状可能会导致明显的病态，包括工作时间的减少，降低整体身体功能，对上肢功能的负面影响。背部疼痛的干预有很多方式，也可能包含无数的医疗原则，从传统方式到替代方法。尽管存在各种各样的背部疼痛的护理干预措施，但是随着疾病的慢性化，很少有干预被证明能够有效果。最近的证据支持这一概念，那就是推崇更主动的方法，结合了活动和锻炼，强调活动和休息。背部疼痛是使用药物治疗最常见的适应证。

2.基本原理与效果

尽管许多研究已经对进行干预治疗背痛的有效性做了报道，但最近的一则杂志的综述显示最相关背部疼痛的文献有着糟糕的方法论问题。文献中显示两个有效果的干预措施包括使用非甾体类抗炎药物（NSAIDs）和背部疼痛控制的肌肉松弛药物。文献使用手法治疗，回到学校锻炼也被证明是有效的。没有一项干预措施能够显示对所有背痛患者有效。在有限数量的研究中，探索不同类型的锻炼背部防止疼痛的方法，甚至有非传统的干预措施，如打太极和瑜伽。

多面结合方法来管理疼痛包含了最近的生物心理社会因素被西方医学所接受。这种类型的方法强调心理因素在疼痛研究和实践领域的重要性。慢性疼痛有至少3个同样重要的方面（生物、心理和社会）决定个体的痛苦的因素，这是大家公认的。替代疗法，通常合并治疗心理及身体的概念，关注干预解决背痛认为是重要，应该多个方面值得进一步调查的领域。

改善一个人的一般健康水平是常与疼痛发生率降低和残疾的水平下降的因素。肌肉功能的下降长期以来一直与背部疼痛发病率相关。完整的肌肉功能，关节活动度和耐力是全面功能康复所必需的。

总的来说，用于背部疼痛管理的锻炼：流动性和加强锻炼，屈曲为基础的锻炼方案，伸展为基础的锻炼方案。屈曲练习可能用于打开椎间关节小孔和关节面，拉长背部伸肌的肌肉，加强腹部肌肉组织。伸展练习提高肌肉的性能，延伸主干屈肌。它们也在椎间盘突出疾病的早期康复中经常使用。个人拥有强大椎旁伸肌肌肉组织可以减少姿势疲劳和疼痛，更大的提升重量能力、承受更大的轴向抗压的能力负载。证据表明使用扩展练习加强的腰椎伸肌的肌肉的有效性。

瑜伽的体式练习中使用的身体姿势结合弯曲和扩展的目的是改善灵活性和关联的脊柱与肌肉功能结构。尽管缺乏压倒性的证据，但各种各样的瑜伽姿势管理慢性背部疼痛是非常有用的，这似乎是可信的。到目前为止，只有3个临床研究介绍了瑜伽在背部疼痛治疗的好处。尽管如此，治疗瑜伽被认为在疼痛治疗上是有效的，能加强椎旁肌肉组织，改善运动性能。

几乎没有针对瑜伽可能缓解疼痛机制的研究。关于瑜伽研究，每一种瑜伽的干预措施的具体姿势、体位和频率都没有一致性。然而，大家还是认同的，排除脊柱持续弯曲的目的是为了减少再次损伤的风险。这样的姿势会给肌肉骨骼造成可能的负载，当执行不正确，可能造成伤害。

许多研究表明在脊柱的完全支持时利用延长脊柱和骨盆的椎旁肌肉的瑜伽姿势和背痛之间相关性。通过维护支持，脊柱的应力降低，伤害的潜力降低。站立的体位需要在四肢和脊柱协调。这些姿势通常与把教育患者使用他们四肢延长骨盆和脊柱组织方式结合。

脊柱、腿和臀部都是关键的部位，帮助在身体静态和动态运动中提供稳定和支持。因此，这些部位的任何不平衡或障碍可以极大地影响身体的其他部位。这些问题在老年人口尤其重要。这个年龄段倾向于将前庭和视觉障碍和协调性降低。因此，这可能会导致失去平衡进而跌倒。

在正常情况下，大多数人有姿势摇摆的过程。即使在静态站立，人都要经历一个缓慢的，不断变化的身体重心。这种改变被认为是由于心脏动力学和缺乏绝对的本体感觉。通常，重心转移发生侧方移动5mm，前方移动8mm。瑜伽可以有效地减少过度的姿势调整和可能有助于提高尤其是在老年人口的平衡。利用单足平衡站立甚至双足集中站立这样的姿势，它可能会增加膝盖、臀部和腹部肌肉组织的强度，这可能有助于提高姿态控制和平衡。

如果遭受背痛是椎骨错位导致（从骨的畸形或肌肉不平衡），旋转运动或扭曲有利于减轻症状。扭转被认为可以对深层肌肉组织产生收缩和放松，帮助调整脊椎和减少神经根的潜在冲击。然而，扭转应该小心被执行，特别是存在椎间盘突出症者。此外，旋转可以减少重力作用在椎间盘的影响。瑜伽姿势可以减少镇痛药的使用、自我报告疼痛的减轻和降低人群的残疾率。瑜伽练习也被发现是有益的，增加身体的意识和减少在运动时人体的压力。

至少有一项研究调查了使用瑜伽疗法治疗女性高度脊柱后凸。高度脊柱后凸被认为由于椎体骨折，姿势不对，或者肌肉无力而造成。在一项研究中，利用一系列4种不同姿势。每个系列都修改来适应治疗限制脊柱后凸的女性。每3周介绍了一系列新的更困难姿势。随着姿势的增加变化，肩膀的肌肉和关节、竖脊肌、腹肌、颈椎都逐渐受到训练和关注。结果显示基线高度和姿势意识的增加。此外，63%的参与者表示增强健康，58%的人认为身体功能有所改善。

显然，需要更多的证据来确定瑜伽治疗的急性和慢性背部疼痛的影响，包括更大的随机样本、组群和个性化的设计与更长的随访时间。虽然大部分的研究在瑜伽减少背部疼痛的疗效方面是鼓舞人心的，进一步研究需要确认它的功效和识别特定干预参数以求要求达到最优结果。尽管各证据有差距，重要的是要清楚，报道的一些研究发现利用瑜伽治疗背部疼痛的患者没有受伤的证据。

3.效果指标

几乎所有研究都关注于瑜伽治疗局部后背痛的有效性，而忽略了患者伴随的神经症状和体征。目前，尚无哪项治疗对控制背部疼痛症状最为有效。

基于目前最佳依据，任何时期的腰痛患者，3个多月至10年及以上，可能从治疗性瑜伽中获益。另外，活动能力受限的患者，不管程度如何，会发现瑜伽非常有效。即使是疼痛评分2分或3分的症状较轻患者，练习瑜伽后疼痛得到缓解或消失。

对于压力较大或压力控制能力较差的患者，可考虑瑜伽作为处理压力和疼痛的一种方式，或作为解决症状的目的。虽然瑜伽在治疗期间可减轻压力，但对于日常生活的作用仍存在疑问。缓解压力及提高应对策略是康复医学的重要部分。瑜伽训练中的放松和调息法也能有助于缓解与慢性疼痛有关的压力。对于胸腰部和腹部活动的及肌肉力量显著的患者，瑜伽锻炼值得尝试。

（四）瑜伽治疗骨关节炎

总体原则

骨关节炎（OA）是美国最常见的关节炎类型，也是功能障碍的主要病因。其特点包括关节软骨的丧失以致于造成关节僵直、骨质硬化、关节囊增厚及最终的疼痛和残疾。OA发病率随年龄增长而升高，并可能对ROM及功能造成严重影响。OA相关的残障可对患者功能造成广泛影响，造成进一步的并发症和疾病。

OA的治疗标准是通过运动或外部支持作用于关节周围软组织，以此来减轻疼痛、提高功能。典型的控制症状措施包括改变或支撑非正常压力、增加关节活动度及处理其他关节症状。虽然药物有助于患者应对OA的症状，但需要指出的是药物也能带来潜在的不良反应。因此，瑜伽及其他运动疗法可提供另外的处理方法。最有用的干预措施包括有氧练习、力量练习及增加关节活动度的技术的结合。这些措施能对疼痛、关节无力、功能状态及呼吸能力产生有益影响。OA的补充或替代疗法作用的依据不足，因此需要进一步的研究。

尽管瑜伽有助于治疗OA的相关症状，其在处理OA中有效性的依据仍然欠缺。手和膝关节的骨关节炎的可靠信息有限。这些研究表明瑜伽可能有助于减轻患者的疼痛和功能障碍。瑜伽对膝关节骨性关节炎的作用机制仍不明确。然而，有关这些机制的研究结论已得出，包括心血管功能的提高、腹式呼吸的增强、力量和灵活性的增长，以及身体意识和姿势的改进。

除此之外，研究的焦点集中于可能增加对疼痛和僵直症状的感知的心理因素。压力和疲劳可产生心理改变，影响患者感知周围世界的行为习惯。患者在情绪低落或巨大压力下感受到的疼痛强度比常人更大。瑜伽练习的冥想部分有助于减轻这些心理影响，因此可调节这些患者的疼痛感知。

因为瑜伽是无冲击性的运动，它为高龄患者提供了很好的机会来增加肌力、关节活动度、心理抚慰和活动能力，没有其他运动所带来的关节冲击。基于此，瑜伽可能适合于已患有OA或其他骨骼肌肉疾病的患者，可有助于减轻疼痛。另外，某些将部分体重施加于手部的姿势可有助于保持上肢和脊柱的骨密度。然而，若存在手或腕关节不稳，体重负荷的体式要么需要改良，要么需要排除。

总之，证据表明包括瑜伽的身心技术是OA及纤维肌痛等肌肉骨骼性疾病的有效补充治疗措施。受这类疾病困扰的患者，通过拉伸和刺激内分泌系统来增强内环境，可因此感受到僵直关节的缓解及灵活性的提升。另外，调息法和冥想可帮助应对任何疾病尤其是慢性病引起的紧张。

（五）瑜伽治疗腕管综合征

腕管综合征（CTS）是临床上最常见和研究最多的周围神经压迫性神经病变之一。通常是重复的活动的并发症，发病率高。CTS有3个可能的原因：①解剖结构的变化；②全身性或生理性紊乱；③累积性创伤。它的发病常隐匿，患者一般表现为正中神经分布区域疼痛和感觉异常。由于长时间患CTS，可观察到手部鱼际肌肉萎缩。传统上，CTS用腕矫形器治疗、抗炎药、重建职业习惯、封闭及手术治疗。CTS对功能的影响是深远的，目前的干预策略往往是无效的。因目前对CTS干预措施无效，促使了人们寻找替代的策略来处理功能受限和CTS有关的残障。

需要注意的是，其他严重的疾病可能出现类似于CTS的症状，如神经根型颈椎病、类似CTS的上肢其他周围神经病变、中枢神经系统（CNS）病变，血管疾病，复合型局部疼痛综合征（CRPS），因此带来了不同的诊断挑战。有人建议将瑜伽作为轻至中度CTS的有潜力的治疗措施。人们相信，维持更好的体位和关节姿势可能有助于降低正中神经的间歇性压迫，而体式中包含的拉伸动作可能有助于缓解腕管内压。这种对腕管的减压可能有助于改善血液流动，从而降低正中神经的缺血效应。在已有的瑜伽应用于CTS的研究中，大多数人自然使用的瑜伽练习，主要集中在上半身和四肢的姿势。在治疗性瑜伽采用的姿势可有助于提高柔性和纠正手、腕、手臂及肩膀的序列，并可能在减轻疼痛的练习过程中，提高关节的最佳位置感。应该避免任何持续极度腕部屈曲和背伸的姿势。Sequeira通过研究发现，简单如合十礼的姿势可以轻轻地延展和背伸手腕与手指肌肉。非手术处理措施是治疗轻中度CTS的第一步。然而，CTS的非手术的治疗效果仍然是未知的。从为数不多的对照研究、病程的差异及报道中使用的效果评估范围的宽度来看，非手术治疗的效果的大部分证据存在疑问。目前最好的证据表明口服激素、支具固定、超声疗法、腕骨松动术及瑜伽有明显的短期效果。研究瑜伽对CTS的影响的文献屈指可数。唯一的随机对照试验来自于Garfinkel等，比较了Iyengar瑜伽与支具固定用于CTS患者的效果。为了充分考虑研究中的参与者，他们必须至少满足5项可能的入选标准中两项。这些标准包括Tinel征阳性，Phalen征阳性，正中神经支配区疼痛，手部症状干扰到了睡眠，以及正中神经支配区的麻木或感觉异常。此外，所有的参与者被要求在电生理检查有异常的正中神经传导潜伏期。研究人员设计了11种瑜伽体位来增加肌力，拉伸和平衡上半身各关节。每一个姿态维持30s，随后进行放松。8周后，结果表明，与支具固定组或无干预组比较，瑜伽组在握力及与CTS有关的体征（Phalen试验）和症状（疼痛）都有较大改善。所有实验组的运动和感觉神经传导速度都有提高，但差异无明显统计学意义。瑜伽研究有增长的势头，但结果各异。一些研究表明，瑜伽对CTS症状短期缓解效果不确定。然而，目前有更多的证据表明瑜伽短期效果显著。两篇综述推荐瑜伽作为首要的干预选择。2008年，O'Connor等比较了瑜伽和支具固定对CTS的效果，发现瑜伽组在夜间苏醒、疼痛和握力方面都有明显改善和提高，而支具固定组的CTS特征性检查结果欠佳。一篇最近的系统回顾得出的结论是：瑜伽是有效的，建议将其作为治疗的第一选择。由于样本量较小和评估内容方面的差异，还需要更多随机对照临床试验，来比较瑜伽与其他处理措施。需要进一步高质量的试验来充分论证在治疗上肢肌肉骨骼疾病时，身心疗法（特别是瑜伽）的地位和有效性。未来的研究应侧重于分辨特定患者的哪些特点应用治疗瑜伽有效，也需要进一步的证据指出哪种特定姿势是最有效的，哪些因素可以用于预测这些疾病的最佳处理结果。研究项目还应重点关注提升对作用机制及结果评估理论的更好的理解，并将瑜伽疗法作为手法治疗和其他传统干预措施的补充。

五、小结

瑜伽疗法的流行以瑜伽、身心科学及现代康复理疗为背景进行了表述。下面是瑜伽疗法的治疗原则的简短历史及概括描述，最常见的检查和治疗原则在实践细节中有涉及。瑜伽的证据因与上肢康复有关，所以也进行了回顾和总结。一个应用瑜伽治疗乳腺切除术后疼痛综合征的病例（在线）表明相关的原则。

瑜伽有望成为新的治疗措施的原因在于其在上肢康复中的适应性和实用性，可在任何环境中进行。瑜伽体式和动作常规适用性在于实践起来简便易行，那些年老体衰并伴有骨骼肌肉性疾病和神经系统病患等各种功能障碍的患者也能很好的耐受。因为瑜伽可进行团队练习，是身体疾病的相对廉价的治疗方式，可能被证明是针对上肢功能障碍的划算的补充治疗。报道称其在非特异性骨骼肌肉疾病中的益处证据充足，且严重不良反应发生率极小。这些因素促使瑜伽疗法成为创造性的上肢康复专业的一种有潜力的可行的选择，且是一种需要进一步研究的方法。

研究正在开始揭示瑜伽可帮助缓解压力，因此可减轻患者对疼痛和不适的感受。为使瑜伽效果最优，充分考虑3个领域（心理、身体和情感）显得非常重要。不同于其他CAM治疗如针灸，瑜伽不仅包括身体领域，也包括精神和心理领域。所有的3个领域都被认为在治疗过程及恢复患者健康中起重要作用。

许多研究表明通过扩大瑜伽的适用范围，对由于压力引起的一些疾病有着积极的干预效果。没有证据表明瑜伽是仅有的干预方法，瑜伽可作为常规治疗方法的补充，它可以有效减轻症状，促进健康状态的恢复。

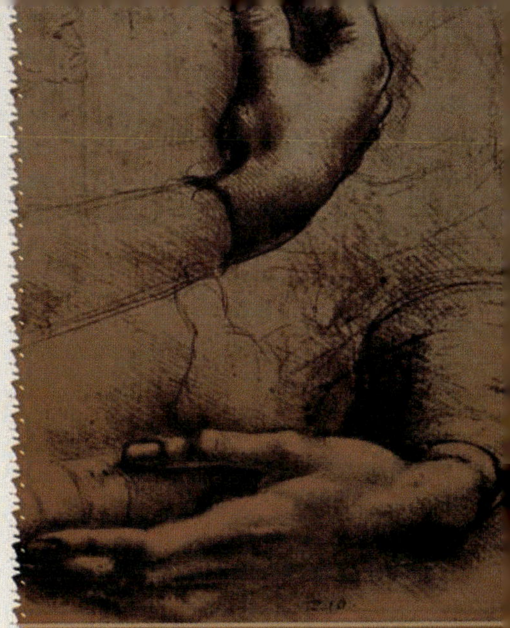

第十九部分

19

矫形干预原则和技术

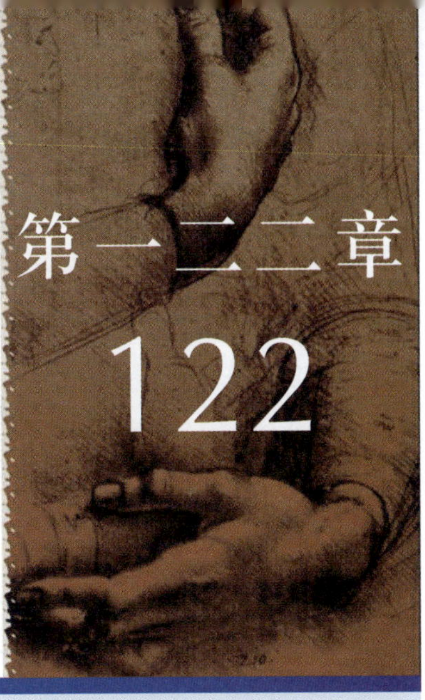

第一二二章 122

矫形器应用的基础

原著者 PAT MCKEE. MSc, OTReg(Ont), OT(C) AND
ANNETTE RIVARD, MScOT, PhD(Can)
译校者 韩新祚 刘克敏

关键点

- 当矫形器治疗的中心目的是为了当前或将来的职业成绩而不仅仅是提供一个矫形器时就获得了卓越的职业成果。
- 矫形器应该是舒适的，由轻质材料制成，美观和便于使用。应用指导原则越少这些目标越容易实现。
- 矫形器必须随着客户的需求精心设计，精心制造和监测，根据需求修改。
- 精心设计的矫形器可以带来不同，在一个人的生活中缓解疼痛、提供关节稳定性、保护脆弱组织，重要的是使客户能够重视职业和参与活动。

Catherine的故事

由于拇指腕掌关节（CMC）骨关节炎导致的右手的突然发作性疼痛和不能活动，使她的钢琴演奏突然停止，Catherine作为专业的钢琴家和唱片艺术家的20年的职业生涯面临严重威胁。认识到手功能对她的职业重要性及手术治疗结果的不确定性，一名手外科医师立即建议她行作业疗法。

作业治疗师定制了一个圆形的拇指CMC稳定性矫形器，这个矫形器1/16in（1.6mm）厚，由低温热塑板制成。虽然这一矫形器在某种程度上控制住了她的症状，但Catherine发现它对关节活动性限制太多而不能弹钢琴。为了解决这一问题，通过虎口区的热塑板被去除，代之以一条氯丁橡胶带，并用铆钉固定（图122–1A）。尽管这样更舒适了，但弹奏钢琴仍受限制。

下一次尝试使用预制的Rolyan氯丁橡胶带缠绕，裁剪后将拇指掌指关节（MCP）解放出来，热塑板在外面对临近CMC关节处加强（图122–1B）。氯丁橡胶足够柔软，能满足弹奏钢琴需要的自由活动，支撑防止疼痛。尽管蓝色在钢琴练习时可以接受，Catherine发现它与演唱会的场景不协调。

委托人和治疗师的进一步合作，定制出了一个热塑板强化的黑色氯丁橡胶矫形器（图122–1C）。这满足了Catherine音乐厅演出需要的功能、美观和舒适的要求（图122–1D）。

Catherine的职业生涯持续辉煌。5年后她仍然使用矫形器：黑色氯丁橡胶矫形器（图122–1C）用于演出，蓝色氯丁橡胶矫形器（图122–1B）

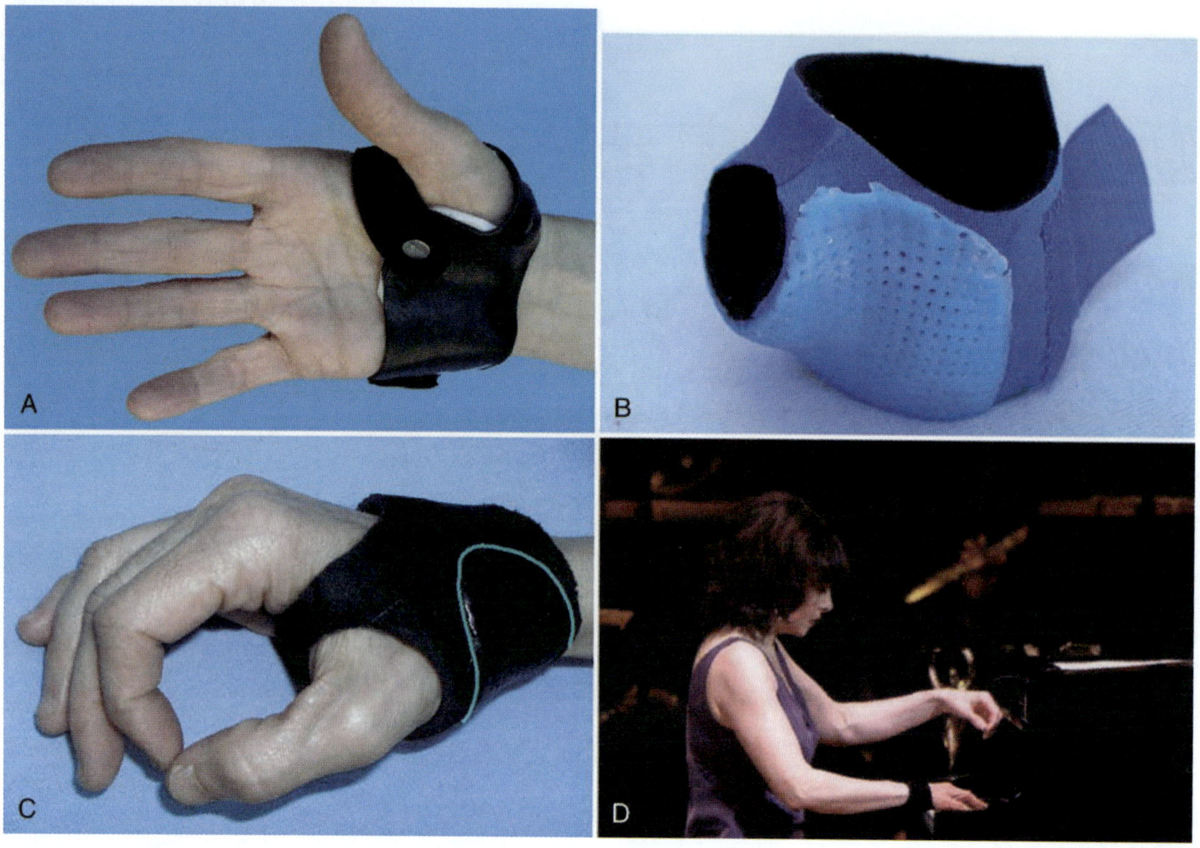

图122-1 Catherine的故事。A.以手为基础的稳定拇指CMC的环形矫形器，由1/16in（1.6mm）厚的热塑板制成，氯丁橡胶带通过虎口，由铆钉固定；B.裁剪的在腕关节和拇指表面的预制的拇指支持矫形器，在拇指CMC关节附近结合1/16in（1.6mm）的热塑板；C.定制的稳定拇指CMC的环形矫形器，通过虎口粘合有1/8in（3.2mm）厚的氯丁橡胶靠近拇指CMC外侧是1/16in（1.6mm）厚的有孔热塑板（蓝线部分）；D.Cathrine戴着她定制的黑色氯丁橡胶矫形器在Carnegie音乐厅演奏

用于平时练习，更稳定的黑色热塑板矫形器（图122-1A）用于其他的活动。她定期到诊所修理矫形器。以客户为中心的协作方法确保了矫形器既能满足她的生理需要（疼痛减轻、关节稳定和保护），又能满足职业需要（尤其是音乐厅演出需要的功能性、美观和舒适的需求），从而使她继续她的生活和激情的追求。Catherine喜出望外："我的手是我的生命。我非常感激我的治疗师聆听我的所想和所需。没有这些治疗师，我的职业生涯就结束了。我称他们为'我的朋友'。他们使我继续最高水平的演奏"。

一、矫形器干预的目的

矫形器（夹板）是定制或预制的一个装置，适用于身体的任何部位，用于减轻疼痛，稳定身体的关节或肌腱，防止（再次）受伤，促进愈合，防止或矫正畸形，协助或提高职业活动。作为手功能康复的一个主要手段已有几十年的矫形器（夹板固定），有一个患者评价、制定目标、制定矫形器计划并最终提高患者的职业活动的过程。

提供矫形器制作的治疗师要有健全的解剖和生理学、生物力学、人类职业、矫形材料和矫形器制作的机械原理等方面的知识，同时还需要技能的动态分析、患者评估和宣教及制作技术。不同于手的其他方面的康复，矫形器是个性化的装置，要满足患者在诊所外的特殊的生理和职业需求。

职业定义为各种各样的人类活动，从属于自理、生产力和休闲。职业活动涉及人的生物心理社会的整合，定义为"人与人、人与环境及人的生命周期中动态的、相互交织的职业关系；具体地说，它是选择、组织和令人满意的从事有意义的职业的能力，这些职业与年龄相适，并在文化上被定义为便于照顾自己，享受生活，对社会和社会经济结构作出贡献”。

几位作业治疗医师和学者建议促进职业活动可以翻译为促进活动和参与，这在世界卫生组织（WHO）功能、残疾和健康的国际分类最近版本中有描述，这一分类通常称为ICF-9。在这一分类系统中，活动定义为由一个人执行的任务或行动，而参与定义为一个人对生活情景的参加。另一个由ICF提出的概念是躯体功能和结构，它指的是身体的解剖部分和身体系统的生理功能。尽管ICF在指导治疗方法方面是有用的，但它不能明确的考虑个人的价值观，这对患者是有意义的，社会角色影响他们的参与和职业活动。我们主张这些概念在矫形器制作过程中是必不可少的，确保矫形器的可用性和最优效果。矫形干预，像手的治疗的文献通常描述的一样，通常占主导地位的讨论是利用矫形器解决上肢生物学上的障碍（解剖或生理，或者两者）。这反应了针对患者的诊断或伤残的医疗模式。

随着修订后的ICF的出版和向更加社会化的康复模式转变，要求医师们更全面的（职业）角度关注职业和功能的恢复。事实上，一些出版物讨论了使用矫形器以实现了职业和功能的恢复。例如，Stier建议“无论患者从事何种有意义的职业，都给予极大的关注，并设计一种夹板（矫形器），使患者能够做他们想做、需要做和被期望做的事情”。

随着这些发展，我们主张矫形器的最优效果来自于以患者为中心的生物社会模式，这一模式主张在独特的社会和身体背景内，患者生物的（解剖和生理的）需求和他们的职业活动问题一样。这被Mattingly和Fleming的“双体实践”概念支持，他们描述作业疗法包括身体像一个机器，人是充满个人价值的生命。

二、是夹板还是矫形器——用什么名字

“词汇是专业的力量”(Thomas C.Timmreck，1998：48)。

尽管在口头和书面交流中使用“夹板”是治疗师的习惯做法，但这个词语可能会让人联想到在滑雪斜坡上一个未经训练的人使用两片木板绑一条受伤的腿的画面。而且，它没有显示制作的过程。国际标准化组织（ISO)，成立于1947年，总部设在瑞士日内瓦的国际标准制定机构，推荐使用矫形器描述所有此类装置。1998年，ISO定义矫形器为“通过外力矫正神经肌肉和骨骼系统的结构和功能特性的外部装置”。

2000年，美国联邦医疗保险和医疗补助复位中心（CMS）出台L-codes，现在治疗师报销定制的矫形装置必须使用。值得注意的是，每个装置都被称为矫形器。因此此书中通篇使用矫形器。

Rasheed的故事

22岁的Rasheed被卷入一场单车事故中，导致严重的脑损伤、右侧跟骨骨折和右侧肱骨骨折。伤后3个月，作为一名神经康复的住院患者，他的职业需要再评估。他的右足穿着令人满意的充气步行支具。由于平衡功能受损，他需要一个两轮的步行器或手动轮椅（户外或长距离使用)，但右上肢的功能障碍阻止了独立行走和限制了其他功能活动。尽管他的肱骨骨折已经愈合，肘关节异位骨化导致运动末端疼痛，肘关节伸直时缺乏70°的活动度。而且，由于右侧桡神经中度麻痹，他仅有微弱的腕关节主动背伸功能，尽管神经移植术已经有良好的进展。急性期使用的圆周形、预制的腕关节支具不合适，“阻碍”腕关节活动，已经不使用。尽管短时记忆受损，缺乏高水平注意力，Rasheed仍然非常积极的要求更好。

矫形干预的重点是使Rasheed独立行走和写字，便于他重返学校。他的认知局限也经过了考虑。

Rasheed安装了一个定制的腕关节背侧矫形器（图122-2A)，采用1/12in（2mm）厚的带微孔的热塑板，这种采用足够薄，使他能够主动屈曲腕关节且能回弹至伸直位。大部分的手掌和前臂是暴露的，便于他操纵轮椅和助行器。掌侧支持带是波状外形的，支持手的横弓，用皮革包裹，提高了舒适度和抓握力（图122-2B、C)。Rasheed现在能借助助行器行走，驱动他的手动轮椅，拿钢笔写字。而且任何时候他步入助行器，矫形器都足够灵活使腕关节被动伸直，满足右上肢承重的需要。

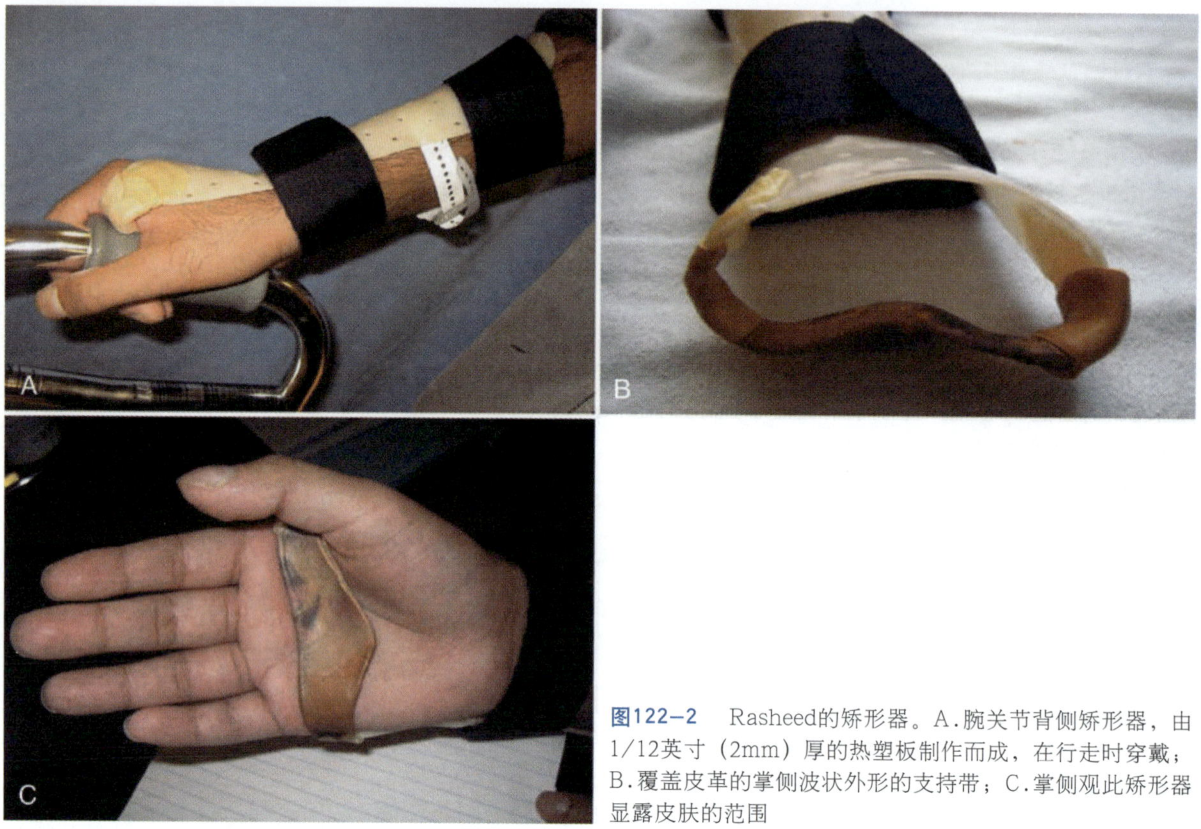

图122–2 Rasheed的矫形器。A.腕关节背侧矫形器，由1/12英寸（2mm）厚的热塑板制作而成，在行走时穿戴；B.覆盖皮革的掌侧波状外形的支持带；C.掌侧观此矫形器显露皮肤的范围

三、矫形干预的专业论证：明确还是含蓄

如前面所说，对矫形介入过程的讨论常常忽略了更主观的（情感和心理的）职业活动，表现在Catherine和Rasheed的故事。这符合对作业治疗的专业推理的研究，证实治疗师在每天的实践中含蓄地列入他们的主观方面。专业推理指的是治疗师在每天的实践中基于对患者病情的理解怎样去思考。这个“思考过程”是复杂和多层面的，包括含蓄和直接的推理形式。以下是发生在矫形介入为尽力获得最佳结果的专业推理的明确描述。讨论了支持这一做法的12条原则。

四、以患者为中心的生物—职业的方法

患者为中心模式“信奉一个哲理：对接受服务的人尊重以及与其合作”。当我们描述我们的介入为评估夹板或用夹板固定患者，然后矫形器的规定成为焦点，过程可以是非常技术的，没有对患者的背景和环境做足够的考虑。关注生物学构造主导了整个过程，重要的职业活动问题可能被忽略（图122–3）。此外，这种表达暗示了一种家长式管理办法，我们从中影响了患者，他或她的知识或专长没有完全被尊重，也没有被征求意见。

相反，我们提出，矫形器的最佳效果来自患者为中心的生物–职业模式，这就明确地表达了患者的生理需求和考虑到他或她的独特环境下的职业活动问题。

这种矫形介入的方法包括：①识别从职业障碍到最佳参与者的生物学因素；②使用职业的展望设计矫形器。这一观点从整体上考虑患者，包括患者的身体、认知和情感属性、职业目标及环境。患者为中心的生物–职业模式确保了矫形介入的中心目的是当前或将来的职业绩效，而不是简单的提供一个夹板。

以患者为中心的模式挑战我们修正我们的语言和措辞，像之前讨论的，主张仔细挑选评估工具和

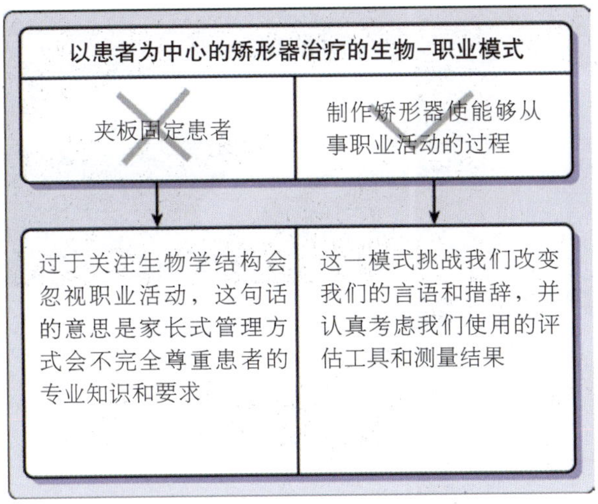

图122–3　以患者为中心的矫形器治疗的生物–职业模式

结果估量。常规使用的功能为基础，患者为中心的结果估量促进了和患者的最佳合作，关注的是职业的结果而不是生物学结果。以患者为中心的结果估量包括加拿大职业绩效测量，特殊患者功能量表，和特殊患者腕手评估。这些量表更多的好处是提供了矫形效果的证据。

将以患者为中心的，生物–职业的途径合并到前面提及术语矫形器的定义，导致下面的修正：一种预制或定制的装置，适用于生物结构–被急性损伤损害，累积的创伤，疾病，手术，先天的异常或退行性变–影响它们的营养、长度、力量、活动性或稳定性，最终提高当前或将来的职业表现和重要的个人参与的角色。

总之，矫形治疗必须个体化和以患者为中心，思考患者独特的生物和职业需要，个人特性及环境因素。本章中患者的故事描述了治疗师和患者怎样互动影响矫形器的实际效果。一种介入方案不能适用于所有的。最好的矫形结果发生在将患者的个人实际情况整体考虑在矫形器的设计中。

Peggy的故事

Peggy是一位66岁的物理治疗师，在过去几个月里逐渐出现左手（非优势侧）单侧的手内肌麻痹，类似于正中神经和尺神经在腕关节水平联合损伤（图122–4A)。手的感觉没受影响，她没有疼痛。MRI诊断为脂肪组织沉积导致的低位臂丛神经受压，由于各种原因手术减压被排除。

由于她手的功能肌肉只有外在肌，所有良好的理解非常有限。她不能屈曲手指抓住类似水瓶的柱状物体（图122–4B)，因为她不能同时屈曲掌指关节和伸指间关节（IP)。

两个独立的矫形器为瘫痪的肌肉提供代偿（图122–4C～E)。一个基于手的拇指腕掌关节矫形器，带有弹性搭扣，放置在拇指对掌位。一个基于手的，“8”字形，阻止手指掌指关节伸直的矫形器防止指伸肌、示指伸肌（EI）和小指伸肌使掌指关节过伸。这个矫形器从手指转移部分伸肌的力量，传向远端伸指装置伸直指间关节。由于这两个矫形器，Peggy的手的功能提高了；她现在有合理的拇指对掌，能够张开手抓圆柱形物体（图122–4E)。

在接下来的3年里，为了恢复拇指的主动对掌，做了两次肌腱移植手术。掌长肌腱移植到拇指提供拇指外展，后来将示指伸肌也移植到拇指。两次手术都没有得到预期的拇指对掌，尽管Peggy感到拇指的功能足够了以至于不再需要矫形器。不幸的是，示指伸肌移植后，即使戴矫形器，示指的全部伸直功能都没有了，可能瘢痕组织引起指伸肌腱粘连以致于不能滑动和伸直指间关节；这导致了手的功能进一步丧失（图122–4F)。

利用阻止掌指关节伸直矫形器，Peggy能够做她想做的所有双手操作的活动，包括系鞋带和换尿布。自从发病以来的9年间，Peggy每6个月回手治疗诊所更换阻止掌指关节伸直矫形器，矫形器由于持续的使用受压导致破损。矫形器制作师一度给她制作了一个耐高温矫形器，但它并不合适，Peggy从来没使用过。每次更换，Peggy和她的治疗师重新审议她的职业目标，共同计划怎么在材料选择和设计上改进。最近的设计和此前的矫形器不一样，手背和手指的背面部分加大，这样更加舒适，通过手掌的部分大幅减少，更适用于抓握物体（图122–4G)。使用的热塑板称为纤维板，杜邦公司独有，在1/8in厚度（3.2mm）成型后使矫形器稳定，不用双层热塑板。

Peggy表达了以下观点：“我很感激我的治疗师聆听我的需求并修正矫形器迎合我的需求。重要的是对每个人的方案个性化，不能假设每个人都是相同的”。

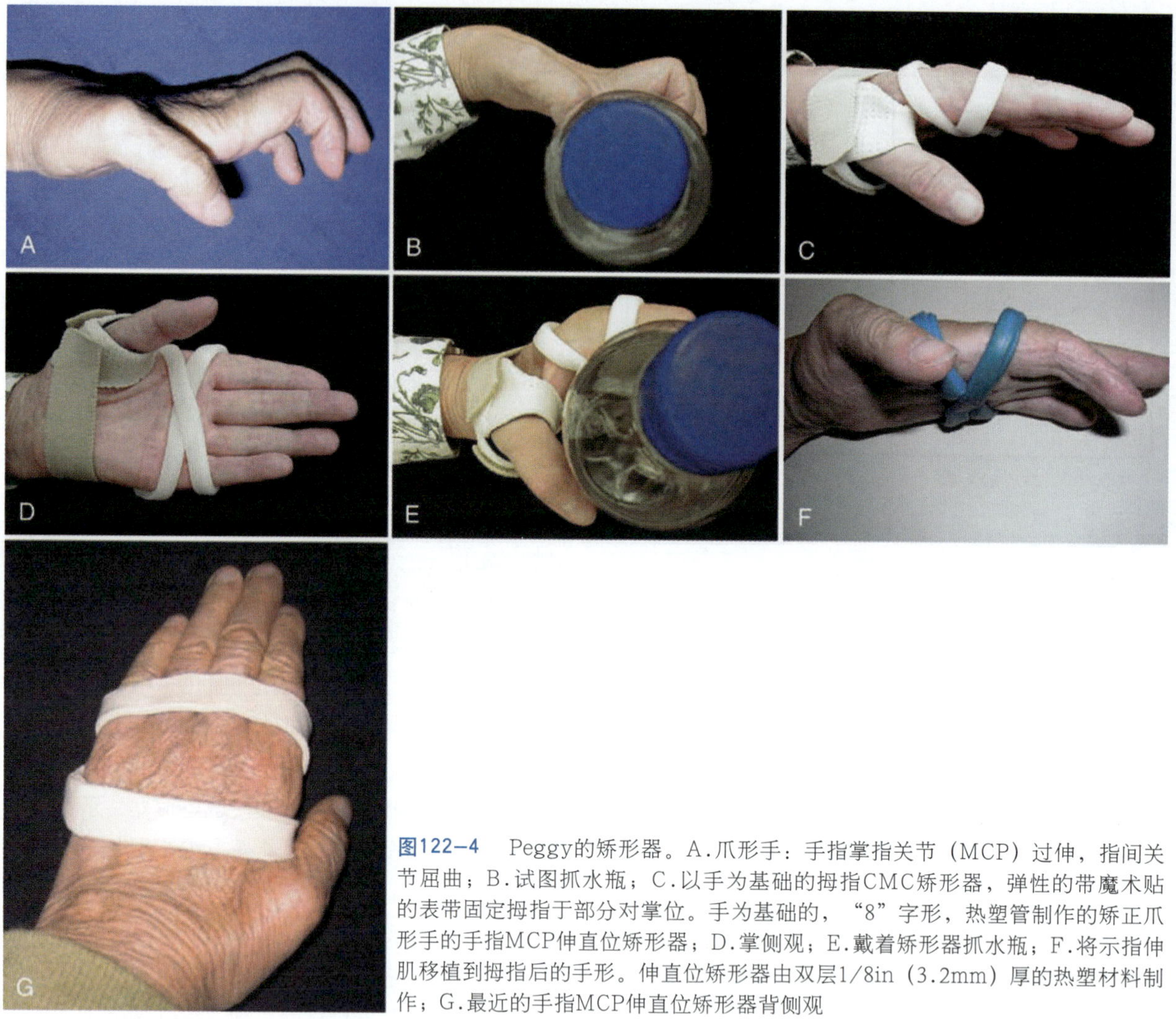

图122-4 Peggy的矫形器。A.爪形手：手指掌指关节（MCP）过伸，指间关节屈曲；B.试图抓水瓶；C.以手为基础的拇指CMC矫形器，弹性的带魔术贴的表带固定拇指于部分对掌位。手为基础的，“8”字形，热塑管制作的矫正爪形手的手指MCP伸直位矫形器；D.掌侧观；E.戴着矫形器抓水瓶；F.将示指伸肌移植到拇指后的手形。伸直位矫形器由双层1/8in（3.2mm）厚的热塑材料制作；G.最近的手指MCP伸直位矫形器背侧观

五、指导原则

以下部分明确识别和描述了关于在这些患者的故事中描述的矫形器介入时以患者为中心的生物-职业模式的12条指导原则（表122-1）。

六、与职业有关的注意事项

（一）促进患者为中心

在以患者为中心的矫形器介入过程中，治疗师和患者都做出重要贡献。治疗师贡献病理学、组织愈合、生物力学和矫形原则、各种矫形材料的特性，以及制作技巧等方面的知识。在治疗师的鼓励下，患者贡献关于他们的境况及如何影响他们的职业生涯等方面的知识。这一过程旨在识别和解决患者独特的职业和生物的关注点并制作矫形介入计划，在其中提供选择和合适的测量结果。当结果在讨论阶段，在顺从性方面以患者为中心是不明显的。顺从性指的是患者（或看护人）遵守规定的方案。不幸的是，在一定程度上，这个词语变成了服从的同义词，被贴上不顺从标签的患者常常被看作不合作或缺乏积极性。

使用矫形器的社会心理调整对每个人是独一无二的，在不同的文化团体中是有区别的。例如，病情长期逐渐进展的患者比突然受创伤的患者更习惯于医疗介入和接受矫形器。另外，需要长期干预的患者可能会有“小工具不耐受”并抵触附加的装置。

表122-1　以患者为中心的矫形器治疗的生物-职业模式的指导原则

促进以患者为中心	职业的考虑				
	优化可用性	优化美化	优化便捷	优化舒适	使用“少即是多”的方法
确认患者对其自身情况及其对职业的影响有专业知识 处理患者独特的职业和生物学问题 采取有针对性的干预 使用功能性结果测量 提供适当的选择 促进心理认可	确定并处理患者的职业目标 考虑完整的患者图片，包括认知、情感、身体特征、职业需求、环境，在合适的时间，还有精神、心理 考虑患者的身体、社会、文化和参与环境 最大的耐久性 减少不便	减少结构缺陷(如：笔痕、毛边、表面压痕) 减少热塑性塑料、带子和弹性织物等污物 患者、家庭或护理人员审美上可接受的外观 最小可见性(如可能)	减少职业阻碍* 可接受的穿戴方案 所有材料的耐久性，包括带子 易于使用和拆除 易清洗，不易污染 如有必要，易于调整 容易理解 没有不必要的功能限制 强调稳定而不是固定的方法 容许的代偿动作的量	没有受压点 容许的代偿动作的量 肌肉疲劳但无新的不适 无皮肤不良反应 可接受的排汗量和温度 可接受的矫形器的重量—考虑患者的年龄和力量	**最小化**： 矫形器的尺寸、重量和硬度 矫正器的可见性 密闭皮肤量 运动限制程度 矫正材料的厚度 带子和可调元件的复杂性 护理要求（如，容易清洗）

生物学考虑			提供全面的患者或护理人员教育	监视和改进	评估结果
确定并处理生物学目标	尽量减少生物伤害，包括	结合合理的机械原理			
促进愈合(如烧伤、植皮、骨折、肌腱韧带或神经损伤) 保持或恢复最佳的组织长度和关节灵活性 代偿无力或麻木的肌肉 防止(再)受伤或退化 减轻疼痛和炎症 稳定关节或肌腱 预防或矫正畸形 优化肌腱-神经滑移 优化淋巴功能 应用组织特异性矫正力	受压点，造成皮肤损伤或神经受压 因成型热塑性塑料过热导致皮肤灼伤 在愈合过程中未能保护受伤的结构 肌腱或关节承受过度的压力，由于设计不当、关节定位不当、动态或静态前进力不适当导致发炎 固定的副作用，包括失用性萎缩和挛缩 肌肉疲劳 皮肤浸软 皮肤不良反应 水肿 干扰睡眠	通常，将接受腔略微向上延伸至肢体侧面的一半以上 通过增加接触面积来改善力的分布 把矫形器塑造成符合身体轮廓的形状 通过轮廓模铸成热塑性塑料来增加矫形器的刚度 成型前在骨突起处衬垫 圆滑所有的角，包括皮带和尼龙搭扣 在不限制其他关节的运动条件下尽量使用最长的杠杆臂 确保带子的位置，优化杠杆臂和关节控制力 确保适当的宽度并适合带子的轮廓，以将带子的固定力分布在较大的表面积上	书面及口头指示： 矫形方案的目的和不使用的后果 矫正器的正确使用和移除 佩戴时间表和它需要移除的情况 矫形器护理—如何清理；避免将其放置在高温环境中—以及如何在必要时做一些小的调整 适应不良的迹象（如受压点）需要立即引起注意	验证和评估达到职业和生物目标的有效性 验证和评估是否使用矫形器，并探讨不使用或不正确使用的原因 进行调整和修理(例如，减压点和确保关节的充分活动不受限制) 明确矫形器的使用和护理	评估是否达到职业和生物学目标 收集有关矫形干预效果的证据 对专业知识体系做出贡献

* 当令人满意的职业表现被削弱或阻止时，就会出现职业障碍

家人、朋友、同事和陌生人对矫形器的反应也影响患者对矫形器的心理调整。有时患者在其他人面前戴矫形器太难为情或尴尬。其他时候，家人或朋友在公共场合陪伴一个戴可看见的矫形器的人时候会有不舒服。

矫形器珍品：在共同感受下训练

当一名学生学习矫形器制作技巧时，一个有用的练习让他们戴同学制作的手部矫形器24h。他们能体验一个或多个关节固定后影响功能的第一手资料。同样明显的是压力点带来的不适；注意矫形器吸引公众眼球；矫形材料保留热和汗水。这次体验加强了以下重要性。

- 最佳的关节位置。
- 不能有不必要的关节活动或功能限制。
- 最佳外观、舒适和便利。
- 离散设计。
- 选择材料和设计时考虑环境因素。
- 考虑文化和精神因素。

Ross的故事

52岁的Ross被诊断为右侧（优势侧）腕管综合征，作为一个研究助理，症状出现于往电脑录入大量数据之后。

他得到一个夜间使用的预制的腕关节矫形器，帮助减轻了症状，但不能消除夜间的“刺激性麻木”。Ross注意到他夜间紧握右手，但是如果他伸直手指，症状会有更好的控制。为了阻止手指屈曲，他在腕关节矫形器的远端插入一个坚硬的纸板。

Ross拜访了一位手治疗师，想得到一个定制的能够减轻症状的更舒适的矫形器。他的治疗师推测当Ross屈曲手指时，指深屈肌（FDP）腱牵拉蚓状肌的近端进入腕管，这样就增加了腕管的压力和对正中神经的压迫。

Ross和他的治疗师讨论设计热塑板矫形器，能够将腕关节放置中立位，通过阻止手指主动屈曲防止蚓状肌进入腕管，这样能达到减少腕管内压力的生物学目的。他们也考虑如何使这个夜用矫形器最便利和舒适。治疗师提供了3/32in（2.4mm)厚的有大孔的热塑板来减轻重量和尽量通风。拇指和示指不受限制，保证拇指示指对掌，帮助夜间盖被子。基于她对指深屈肌解剖的理解，治疗师决定限制尺侧3个手指（第3～5手指）的伸展可足够阻止所有FDP的收缩，这样就抑制了所有蚓状肌进入腕管。

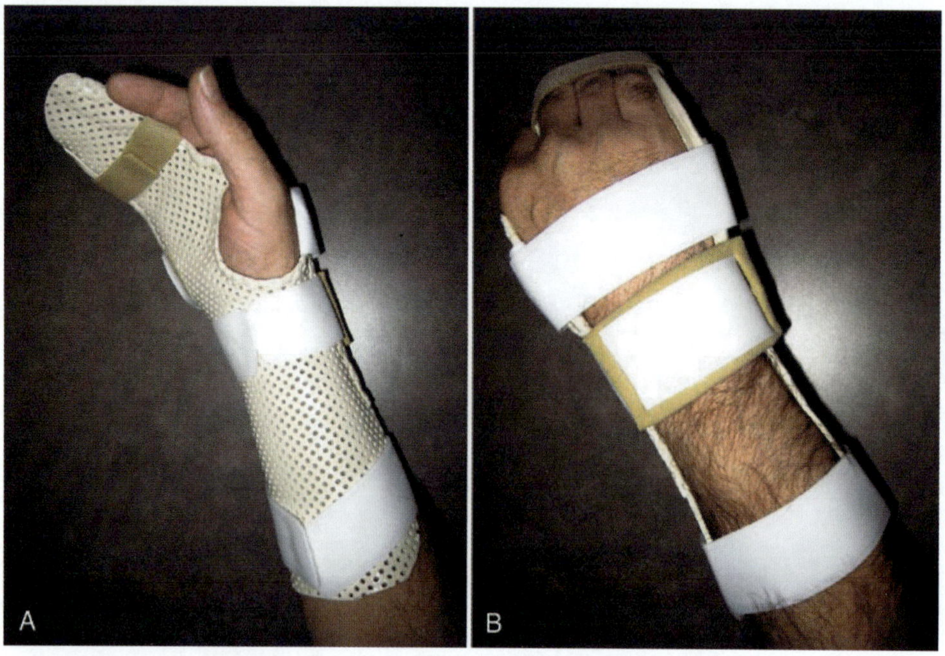

图122-5 Ross的带拇指洞第3～5指的腕关节掌侧矫形器，由3/32in（2.4mm）厚的多孔热塑板制成。A.掌侧观；B.背侧显示约束带，包括穿过腕部约束带的约束带

掌侧腕第3～5手指矫形器（图122–5）很舒适的在夜间戴了满1年，减轻了夜间的症状。不幸的是，大量有孔虽然有效防止了流汗，但经过了1年的夜间使用后热塑板大量开裂，致使矫形器无法使用。Ross回到治疗师处更换了掌侧腕第3～5手指矫形器，这次采用了少孔的热塑板以提高耐久性。

（二）最佳可用性

矫形器的可用性指的是有效性、效率和使用者佩戴矫形器在各种环境中参加活动的满意度。像在患者的故事里描述的，矫形器的最佳使用性必须是舒适、方便、有效和最小限度的职业妨碍。将患者作为整体考虑，包括认知、情感、身体素质、职业需求，并且，在适当的时候，精神信仰也是必须考虑的。

一个定制的（而不是预制的）矫形器是辅助技术（AT）的独特的例子。在2006年由Wielandt和其他人进行的一项研究，监测了可以预测一系列辅助技术装置使用水平的因素。他们发现了使用4～6周后的3种预测因素。它们分别是：①参与者对他们的持久性、可靠性和外观的认知；使用的尴尬；使用的疲劳感；以及引起尴尬和疼痛的程度。②患者对自身的身体条件及推荐使用矫形器的焦虑感的出现或消失。③患者回想他们的辅助技术训练的能力。作者发现当患者的意见被考虑或者患者的选择被鼓励后，辅助器的可用性和实际应用性得到提高。令人惊讶的是，采用改良的Barthel指数测量的功能状态与出院后的AT使用不一致。

就像描述的患者的故事一样，也得到了文献的支持，矫形器不能使用的原因包括不舒适、不方便的程度，或者它对职业的妨碍。当患者是一名孩子或需要照顾的成人，家庭成员或看护者的参与为制作过程增加了另一个因素。矫形器的耐用性是确保长久使用的重要因素。一个耐用的矫形器的制作开始于耐用材料（不像Ross的矫形器）的计划和精心制作，精心制作包括牢固的附件，如支架，保证它们不分离。

约束带的持久性也很重要

长期使用，捆扎材料失去了粘尼龙搭扣的敏感性；标准的环形尼龙搭扣更加耐用。使用填充材料制作约束带衬垫，连接到一个环扣（图122–5B）。重要的是确保尼龙搭扣粘贴牢固，因为如果搭扣脱落，矫形器则立即无法使用。

矫形器珍品：减少使用的因素

- 不舒服。
- 不方便–过度活动障碍。
- 不能穿戴或摘除。
- 缺乏对矫形器的使用目的和如何使用的理解。
- 缺乏患者或看护者对矫形器治疗的“支持认同”。
- 对残疾或疾病的消极认知。
- 患者或家人对矫形器的外形感到尴尬，担心被认为是残疾人。
- 文化信仰。
- 耐用性不足。

（三）最佳舒适性

不舒服给矫形器的长期和规律穿戴带来负面影响，重要的是矫形器至少不能引起疼痛。疼痛可能是受压点或者其他的组织受压引起的，表明该矫形器会造成一定程度的生物学损害，而且固定一个或多个关节影响了自然运动方式，导致身体的某一部分代偿性活动，可以引起肌肉疲劳和关节疼痛（图122–6）。

（四）最佳便利性

就像患者的故事中展示的，患者的参与是很重要的，可确保矫形器适合患者的生活方式，特别是

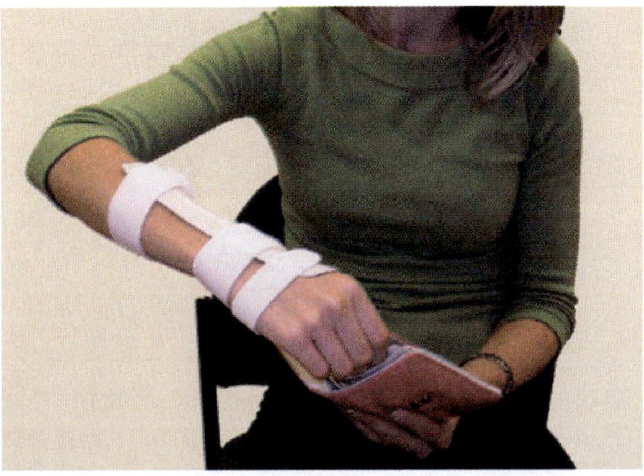

图122–6　腕关节–拇指桡侧矫形器，防止腕关节屈曲；因此，当患者试图从钱包里取一个卡片时肩关节会代偿性抬起

如果矫形器需要长期使用。Catherine的故事说明一个矫形器的设计无法满足所有重要的职业活动。

除非矫形器的摘除是禁忌，确保患者理解怎样和自己能够佩戴和摘除矫形器，并知晓什么时候穿戴。对于由于虚弱或疼痛导致抓握能力差的患者，要考虑固定的方式。通过裁剪长的约束带材料并粘在尼龙搭扣上，重叠的约束带容易制作。为了便于操作，在尼龙扣的末端剪一个洞（图122-7）。一个D型封闭环很容易地将矫形器紧紧的固定在合适位置（图122-8）。

限制了无痛关节的活动一定程度上增加了患者的不便，限制了矫形器的实用性。讨论矫形器治疗拇指腕掌关节骨关节炎常常描述为矫形器固定腕掌关节和掌指关节。其他的推荐矫形器附加限制腕关节活动。后来的文献中，一个掌侧的腕-拇指CMC-MCP矫形器修正为固定拇指CMC近端和远端，可提供足够的稳定性。在一项1999年的研究中，Swigart和他的同事为114位患者的130个拇指提供了这种矫形器。报道矫形器的依从性在69%～75%，这取决于CMC关节炎的严重程度。实际穿戴的矫形器已经改善为限制更少的矫形器。

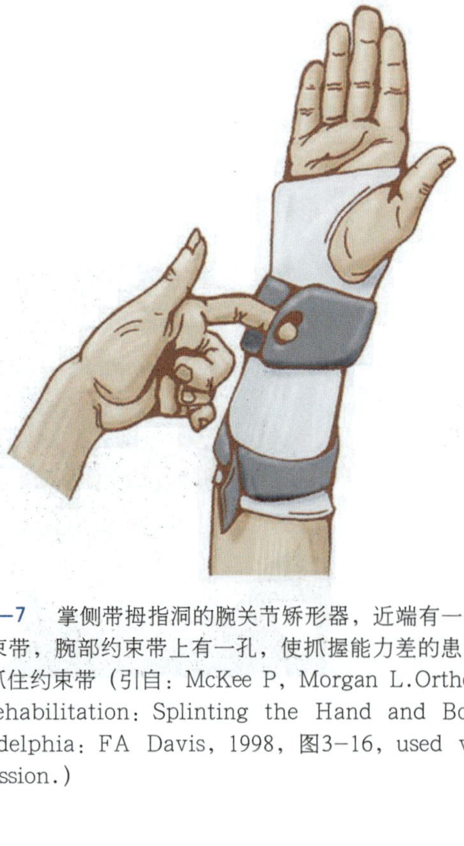

图122-7 掌侧带拇指洞的腕关节矫形器，近端有一个长的约束带，腕部约束带上有一孔，使抓握能力差的患者更容易抓住约束带（引自：McKee P，Morgan L.Orthotics in Rehabilitation：Splinting the Hand and Body. Philadelphia：FA Davis，1998，图3-16，used with permission.）

Catherine的故事和作者的其他临床经验表明，矫形器稳定拇指CMC而使周围的健康关节自由活动，可提供足够的关节稳定性同时避免职业障碍。

重要的是寻找最方便的选择，最能使患者达到生物学目的的同时取得尽可能多的职业绩效。

为了设计的矫形器给患者或看护者带来更少的职业障碍，对患者的职业角色和他或她面对的环境有个清楚的了解是必须的。为了长期的目标而在影响当前的职业表现时，患者或看护者也必须清楚地了解矫形器治疗的目的及不穿矫形器的后果。

然而，即时一个设计的矫形器提高了当前的职业表现，但也有可能出现各种程度的职业障碍。同样的，矫形器不像处方药一样有积极作用的同时都有不良反应。矫形器的适用性和可用性非常个性化，依赖于有说服力的效果——矫形器带来的好处或带来的不便及不适。很显然，如果患者不使用矫形器，那么既定的目的就无法实现。

矫形器珍品：最小的职业障碍

无论我们的目标是当前或将来的职业表现，设计一个对患者或看护者带来最少职业障碍的矫形器是很重要的。为了实现这一目标，明确患者的职业角色及患者的环境是必需的。

Paul Brand说：“我们可以是通过特殊器械治疗单一肢体的专家，但我们必须了解患者的整体——身体、思想、精神——这决定他或她并限制他或她的整个自由和活动来提高单一的关节功能”。

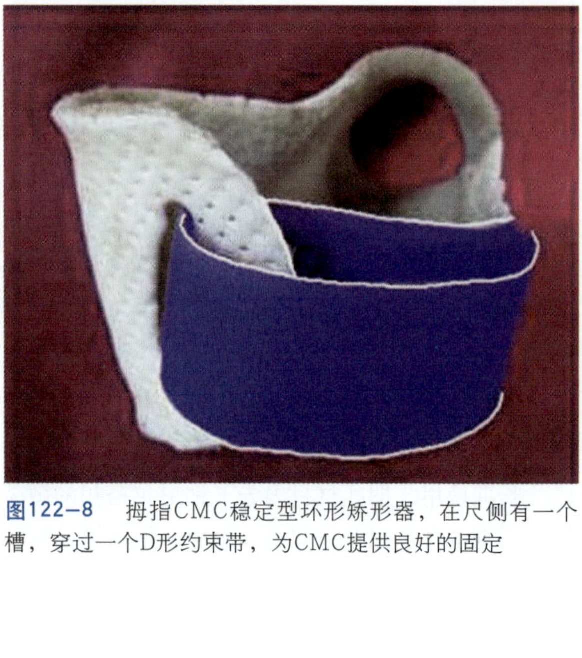

图122-8 拇指CMC稳定型环形矫形器，在尺侧有一个槽，穿过一个D形约束带，为CMC提供良好的固定

（五）最佳外形

矫形器的外形应受到认真关注。这个装置变成了患者个人外形的一部分，类似于衣服，是被别人看到的。大多数患者更喜欢他们的矫形器不显眼及不引起关注。可能的例外包括年轻和运动员患者，矫形器可能象征他们的价值。热塑性材料、氯丁橡胶和尼龙搭扣现在有各种颜色。黑色的热塑板（像Catherine用的，图122-1A，C）在青年和成年人中比较受欢迎，而儿童倾向于鲜艳的热塑板和尼龙搭扣相结合。

笔迹等外观缺陷，粗糙的边缘，矫形器表面的制作者的手印，以及油污可大大减损矫形器的外观。浅色的热塑性材料，特别是如果它们无涂层，用于制作功能性手矫形器时很快会弄脏。带涂层的和新的可用抗菌热塑板更抗污，并容易清洗，而黑色的热塑板污点不容易发现。弄脏了的浅色的尼龙搭扣和矫形器下的弹力织物也不好看。

矫形器珍品：最佳外观

矫形器是将要展示的我们治疗干预的产品，代表了我们的职业和个人，同样的应满足示范标准。

努力优化外观不能看作是浪费时间和不重要。如果没有投入所需的时间导致患者不穿戴矫形器，那么用于制作的时间是真的浪费了。

（六）使用少即是多的方法

少即是多一词是由建筑师Ludwig Mies van der Rohe在20世纪40年代描述极简派艺术形式和设计时提出的。这里采用的许多指导原则受这一原则的有力影响。患者的故事证实在设计和制作矫形器时它可以作为一个合理的指导原则。我们建议矫形器的设计在考虑大小、重量和刚度，矫形器的外观，皮肤封闭的数量，关节限制的数目，热塑板的厚度，约束带的复杂性和可调节性附件，以及便于维护等方面都要采用极简主义原则。

在Rasheed的故事中，设计了一个简单的矫形器（图122-2A），确保不会超出他的认知能力。像McKee和Nguyen描述的一样，通过使用薄的热塑板制作矫形器得到了动态的腕关节背伸力，避免了腕关节铰链或外支架。

作为一般的原则，制作尽可能轻便的矫形器来提供足够的支持。对儿童及肌力弱或疲劳的患者来说这点尤其重要。矫形器的重量主要由热塑板的厚度和通透程度来决定。

在矫形器制作中常见但不适当的实践是常规使用1/8英寸（3.2mm）厚的材料制作前臂或手的矫形器，尽管3/32in或1/16in（2.4mm或1.6mm）厚的材料能够提供足够的支撑，并且更加轻便和舒适。治疗师可以使用更薄的热塑板制作出足够牢固的矫形器，而不是使用更厚的材料增加患者肢体的额外负重，并增加了治疗师在切割、制模及冷调整时手的受力。

矫形器珍品：使用少即是多的方式

设计、制作和完成一个矫形器使用尽可能少的材料。更少的材料可以得到让患者满意的更多的结果。

Hazel的故事

Hazel是一名有着30年C6脊髓损伤导致四肢瘫痪历史的58岁女性，来到一名手治疗师处，因为她右手（优势手）手指伸直的运动范围减小，这给她的抓握带来了负面影响。

治疗师和患者合作设计了一个夜间穿戴的矫形器，满足Hazel的特殊生理需求，并适合她独特的境况。治疗师本着少即是多的原则，选择了相对薄的、3/32in（2.4mm）厚的热塑板，定制了最轻的掌侧腕手矫形器，此矫形器在夜间穿戴，维持伸指肌腱的轻度张力（图122-9A）。考虑到患者手的大部分感觉丧失，治疗师将绵羊皮粘在矫形器与手指接触的表面及约束带与手指接触的地方，尽可能减少生物学伤害（图122-9B）。尽管Hazel有个人的陪侍人员可以协助他使用矫形器，但她想在早晨陪侍人员上班之前在必要的时候自己能够拆除矫形器。治疗师讨论了各种意见，确保Hazel能够用牙齿解开约束带。

当治疗师回访并监督Hazel如何使用矫形器的时候，她透露说已经抛弃矫形器约2周时间。尽管矫形器穿戴舒适并方便独自摘除，但Hazel发现它妨碍了接电话及在床上看书的能力，这是陪侍人员夜晚离开后她喜欢做的事情。Hazel的工作涉及在

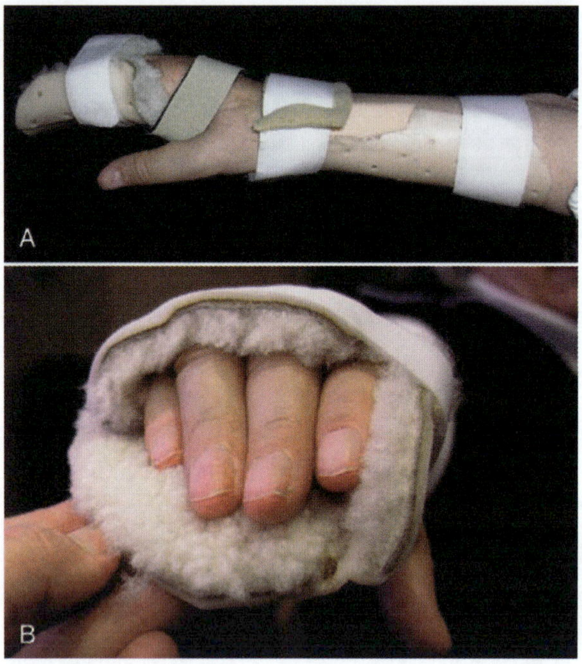

图122-9 Hazel的腕关节-手指掌侧矫形器。A.桡侧观显示关节的位置，也注意手部和腕关节橡胶约束带；B.粘在手指尼龙搭扣内侧的绵羊皮，在两层之间有一层干热（这样粘）热塑板。热塑板作为黏合剂，也可做成手指约束带

晚上通过电话解决护理人员的安置问题。虽然她可以用牙解开皮带摘除矫形器，但她在床上不能自己穿上。因此，尽管这个矫形器满足了Hazel自身的生理目的，并通过设计成功防止了生物学伤害，但不便超过了潜在的好处。这个故事说明了充分探索患者的职业背景及个人属性来帮助设计最优化使用的重要性。

七、生物学注意事项

（一）识别和解决生物学目标

像在患者的故事中描述的一样，矫形器致力于解决职业活动问题的生物学原因。生物学目标是在神经血管和肌肉骨骼结构内解决维持或恢复最佳健康、完整性、稳定性、活动性及生物学组织的功能。手治疗师，拥有解剖、组织生理学、伤口愈合和生物力学知识，通过使用生物-职业的方式能够识别当前和将来影响职业活动的因素。急性损伤通常需要迅速的生物学介入来恢复受伤组织的完整性。在时间紧急的情况下，矫形器介入的目的是为了促进愈合，恢复组织的完整性和功能，不可避免地会带来短期职业障碍。例如，手术修复断裂的屈指肌腱后应该设计矫形器保护并恢复完整、自由滑动的肌腱。这样，几周后矫形器会带来比急性损伤更大的手功能障碍。能够恢复将来的职业活动是个长期目标。软组织挛缩是需要矫形器介入治疗的生物学问题，重要的是明确导致功能受限的特殊结构：关节囊、韧带、手内肌或手外肌和肌腱。一旦范围受限的组织或结构被明确，矫形器可以设计为靶向矫正特殊组织或结构。见第123章和124章的进一步讨论。

矫形器珍品：明确和解决生物学优先顺序

当时间紧迫、急性生物学需要明确后，恢复生物学完整性是矫形器介入目的，为了最终获得将来的职业活动，当前的职业活动可能短期会受影响。

（二）最小的生物学伤害

矫形器介入应该最终对患者的生活产生积极影响。如果矫形器没有实现预期的结果，最起码它应该将生物学伤害最小化。避免有害的后果列于表122-1。

具体来说，不能损害生物学结构。压力导致皮肤受损、血液循环减少或神经受压。感觉受损需要特别警惕，可能是神经损伤、中风或像Hazel的故事中讨论的脊髓损伤。考虑水肿出现或潜在出现，会对关节活动性或肌腱功能产生严重的损害。努力控制水肿是康复的基本组成部分，特别是水肿涉及手。由于水肿有波动，矫形器应在水肿最大的时候制作。矫形器有点太松（水肿消退后）优于太紧（如果水肿进展）。使用更薄的热塑板或者一个更有弹性的能够允许容易“冷调整”分开矫形器两边容纳增加的肿胀或挤压矫形器两边容纳减少的水肿。治疗师可以把这些技术教给患者或看护者。水肿严重时约束带不合适（图122-10），应该替换为绷带固定。

为了减少穿戴矫形器时的水肿，鼓励患者如下。

- 尽可能抬高患肢。
- 主动收缩肌肉、活动不受限制的关节；这支持骨骼肌肉泵协助静脉血液从肢体回流。

当一个矫形器设计为提供拉力减少软组织挛缩时，力量应小，延长刺激增长，随后拉长挛缩组

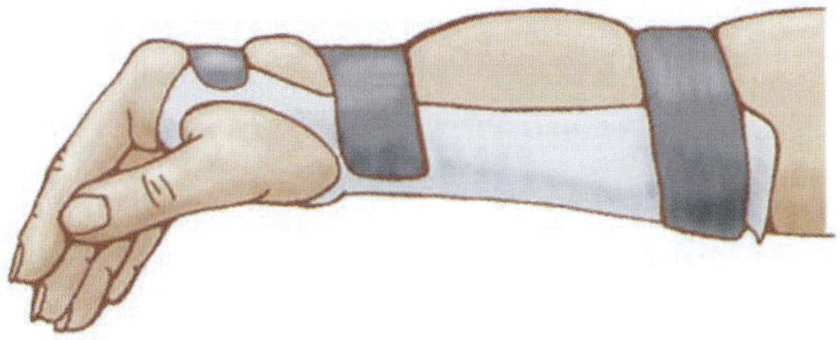

图122–10 肢体明显肿胀时约束带固定的后果。组织液积聚在约束带中间（引自：McKee P，Morgan L.Orthotics in Rehabilitation：Splinting the Hand and Body. Philadelphia：FA Davis，1998，Figure 3–19，used with permission.）

织。如果矫正力量过大，产生的创伤会刺激疼痛和事与愿违的炎症反应，像第123章讨论的一样。

尽管减少矫形器的潜在的二次创伤很重要，在某些情况下为了获得既定的结果接受一些负面影响也是必需的。例如，在治疗屈指肌腱损伤时将腕关节和掌指关节放在屈曲位，伸直范围会有一定丢失。这通常看作是可接受的后果，肌腱完全愈合后屈曲挛缩可以矫正。

矫形器珍品：防止生物学损害

为了防止压力点，在热塑板成型过程中注意骨突的位置。在成型过程之前，在骨突位置垫一层自粘性薄垫。成型后，要么将薄垫垫在矫形器里，要么去掉薄垫在骨突和热塑板之间留一空隙。

固定一个关节会增加相邻关节的压力，可能会导致关节炎或半脱位，特别是那些有关节炎的关节。例如，固定腕关节对手功能的负面影响在几个研究里描述过。患者使用矫形器固定腕关节后必须抬高肩关节代偿（图122–6），这会导致近端肌肉疲劳和疼痛。Callinan建议治疗师在制作一个腕关节固定矫形器前了解潜在的肩关节或腕关节近端的病理改变。

矫形器珍品：如果可能应避免腕关节制动

白天使用腕关节制动矫形器会促使肩关节代偿，引起损害性肌肉疼痛和疲劳，增加了职业伤害。不管什么时候，避免腕关节制动，选择替代的以手为基础的矫形器。

就像Brand富于表现力的描述一样：“……通过它在手的存在，夹板的确有害，限制了手的自由活动和使用。如果它的使用有特别的益处，能够代偿一般的损害和限制，它才有正当理由使用”。

八、其他指导原则

（一）合理的制作原则

在矫形器规划和制作过程中综合合理的设计和制作是确保矫形器有效、实用、舒适、耐用和无害必不可少的这些原则概括在表122–1中，在随后的部分里简短讨论，在第123章和第124章详细描述。

表面最佳化以改善力量分布

如果施力面积太小，如图122–11所示，局部压力增高会引起不适和皮肤刺激的可能性。增加矫形器的表面积就增加了力的分布和舒适性。这适用于矫形器的约束带和槽。

该矫形器的槽必须足够深，肢体可以很好地固定，并且矫形器安全。如果槽太浅，肢体会“溢出”槽的边缘，约束带需要更紧以确保矫形器的安全到位。作为通用的原则，槽需要稍微超出肢体的一半，如图122–9A所示。然而，如果槽太深，而且材料不柔软，矫形器会难以穿脱。槽的深度原则的一个例外是环绕身体某一部分的环形矫形器。

外形一致性

热塑板要符合身体的轮廓（图122–2B），没有任何缝隙。不接触人体的材料没有用，应去除。使用更易于操作、加热能塑形的热塑材料能提高一致性。为了提高舒适性和增加固定力量的分布面积，

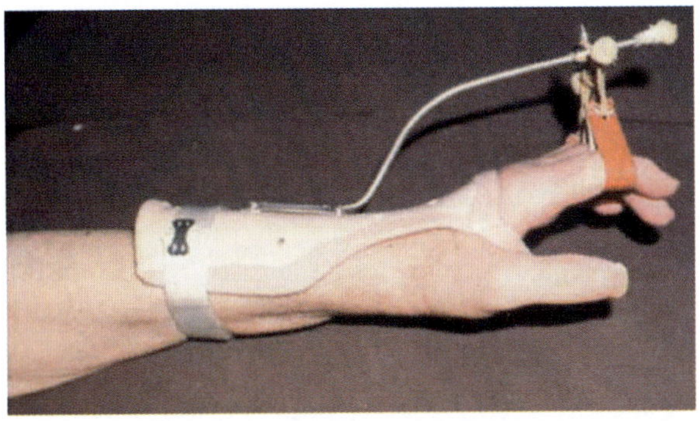

图122–11 不好的矫形器设计。因为力臂太短、约束带太窄，这个动态治疗桡神经损伤的矫形器近端翘起。它缺一个腕带，边缘覆盖有绒布，会变得有臭味和破旧。没有掌指关节伸展稳定装置。约1975年由第一位作者制作

约束带也应符合身体轮廓。热塑板在骨突表面塑形时，必须防止在这些敏感区域形成压力点。另外，在矫形器塑形之前使用骨突垫。使用垫带材料增加约束带的舒适性。对于约束带在骨突表面例如尺骨茎突，这一点特别重要。

弄圆所有的拐角

矫形器所有的拐角处都要弄圆，增加美容性，减少尖锐的拐角对皮肤的损害。圆角处的魔术贴比方角处脱落的可能性更小，增加了矫形器的耐用性。

张开近端的承重边缘

许多功能性活动在前臂的旋前位进行。因此，当一个人坐在桌前，通常是前臂矫形器槽承重。为了防止引起压力点，矫形器的边缘应稍微张开。避免过度的张开使前臂槽形成嵴，穿脱袖子困难，且会刺激身体其他部分。

力臂

矫形器，包括静态矫形器，为每个关节提供活动时的扭矩。扭矩（或力矩）是引起一个物体（或身体一部分）围绕一个轴旋转的力的大小。扭矩（T）是力（F）乘以力臂（LA），T=F×LA。力臂是从旋转轴到力的作用线的距离。当力臂增长，产生使物体旋转的足够力矩需要更小的力。在矫形器中，旋转轴是关节轴。在关节外的力矩大小有赖于矫形器提供的力的大小和通过矫形器产生的力臂的长度。作为一个通用的规则，为了最佳化矫形器的机械优点，在不限制其他关节活动的情况下使用可能的最长的力臂。一个前臂矫形器应该从腕关节延伸到前臂大约2/3的长度。再进一步延长前臂槽会限制肘关节屈曲，而且矫形器近端边缘会刺激肘关节上方的软组织。相反的，力臂太短会导致矫形器的稳定性差而影响关节，通过增加约束带的力补偿。

约束带

约束带是矫形器的整体组成部分。它们的宽度、位置、方向和与矫形器槽的一致性极大的影响矫形器的舒适性和可用性，使有效和无效之间存在差别。例如，为了最有效，一个掌侧的前臂矫形器需要一个反作用力直接作用于目标关节（如腕关节）。因此，手腕带为维持腕关节于矫形器内提供了关键的力量（图122-5和图122-9）。为了最大限度的分布这种力，从而提高舒适性，使用的约束带是1.5in或2in（3.8～5cm）宽。正如前面讨论的，约束带的耐久性是确保矫形器长期使用最基本的。其他关于约束带的建议在前面进行了讨论。

动态和静态附加组件

矫形器通过施力影响生物结构，如矫正挛缩或辅助特殊的运动，常常需要附加的附件。这些附件包括支架、铰链、弹簧、滑轮、螺钉、尼龙线及橡皮筋，可以预制或定制。重要的是这些结构重量轻、易于调整（如果合适）、耐用、粘结牢固及使用者易于理解。它们还必须有最少的职业障碍。此外，拉力的方向和大小必须经过认知考虑。所有这些提高了矫形器的有效性和可用性。可能的话，外支架尽可能地靠近手。这将制作一个更紧凑、不太显眼的但绝对实用的矫形器。

更多的内容详见第123章和第124章。

（二）为患者或看护人提供综合教育

患者或看护人必须清楚地理解矫形器的基本原理，什么时候穿戴，怎么穿戴和调整，怎么护理及什么时候和怎么联系治疗师。治疗师必须使患者确信反馈和询问是受欢迎的。这样，提供清晰的口头宣教和书面指导是必不可少的。使用日常用语，避免医学或解剖术语。如果是语言障碍者，翻译者需要参与。要考虑患者的教育水平、读写能力及理解能力。确信患者或看护人知道怎样、身体上能够穿脱矫形器及约束带或其他固定结构。

疼痛缓解激发了矫形器的穿戴兴趣。然而，在很多情况下，缓解疼痛不是矫形器的首要目的。为了最佳愈合，职业成绩短期内受影响。在这些情况下，清楚的解释矫形器的目的是尤为重要的。例如，治疗师知道手术修补撕裂的手指屈肌腱后必须使用矫形器限制手的功能几周，防止肌腱断裂。然而，如果治疗师没有使用患者理解水平上的语言解释清楚，患者或看护人或许不能明白戴矫形器的目的。

Wielandt和其他人发现对AT焦虑的患者在使

用6周后焦虑减少4.3倍。考虑到焦虑影响学习，这就不奇怪了。

如果其他人有负面的反应，试着针对患者的社会网络中的重要的人提供关于矫形器治疗目标的教育。争取他们的支持对优化矫形器可用性是很重要的。

（三）监测和调整

像Townsend和Polatajko介绍的条款，监测和调整是矫形器治疗过程的组成部分。就像患者的故事中描述的一样，监测包括不间断的评估及与患者和看护人协作决定矫形器是否符合生物的和职业的目标，也能帮助确定患者是否使用矫形器及探测不使用的原因。

监测能帮助确定是否需要附加的教育或说明。当监测过程确定矫形器影响使用时表明需要调整，如压力点或对关节活动不必要的限制带来的不适。当个人的、职业的或环境条件发生改变，或者治疗不符合预期的时候也需要调整。

不幸的是，许多患者相关的或者制度性因素阻碍了对矫形器使用过程的监测和调整。如，患者可能认为矫形器太不方便或到诊所复查太昂贵。在这种情况下，治疗师应考虑替代方式，如电话随访或推荐给患者家庭附近的治疗师。机构政策或资金限制（如保险公司）及人力资源问题也限制监测。需要提倡雇主了解监测的重要性及怎样有助于更有效的使用矫形器。

矫形器珍品：监测和调整

如果不能监测和调整矫形器的最佳效果就不能实现。

（四）评价结果

对结果明确评估表明矫形器的生物和职业目标在何种程度上实现或没有实现。如果目标没有实现，治疗师和患者能协作修正矫形器治疗计划。评价结果也符合基本的职业责任，为了持续的计划改进的目的评价矫形过程。这有助于确定患者将来得到最好的护理。最后，结果评估协助收集我们治疗效果的证据，有助于为将来的患者提供专业的知识。

下面是一个支持矫形器为患者提供最终的最佳实践的证据的例子。一个研究33例潜在的手术治疗拇指CMC骨关节炎的患者发现，经过7个月辅助支具和手矫形器（设计不清楚）使用后，70%的患者不再需要手术治疗。矫形器成功减轻了此前影响工作和日常生活的疼痛。作者推荐有类似问题的患者在手术之前选择非手术治疗。

Catherine的故事一个收尾

经过几年的使用，Catherine日常使用的通过虎口的用铆钉钉在黑色无孔热塑板上的氯丁橡胶（图122–1A）开裂，无法使用。她住在另一个城市，去了一个新的手治疗师处，治疗师注意到矫形器里面填充的塑料泡沫的范围。经过与Catherine讨论各种意见，治疗师制作了一个新的有孔热塑板的矫形器，内衬橡胶穿过虎口，无需铆钉结合外面的热塑板（图122–12）。不需要塑料泡沫填充。Catherine对新的设计非常兴奋。“我绝对爱它，无论是美观还是舒适程度。它是我的最爱”。

九、小结——获得更好的结果

对矫形器不能掉以轻心。通过对生物结构的正面或负面效应，矫形器对职业活动有重要影响。

只要患者真正穿戴，矫形器就对他们有益处。尽管工作环境受限，必要的时候治疗师利用可用的资源，挑战将自身的专业知识、创造力和解决问题的能力满足每位患者独特的需求和偏好。

在整个评估、治疗和监测及调整过程中与患者协作，利用患者为中心的生物–职业模式帮助获得最佳效果。考虑到患者的完整性，这一模式包括识别和寻找潜在的职业障碍者到最佳参与者。

患者为中心的生物–职业模式原则明确的目的在于提供矫形器，使其在最小的职业障碍和生物损害情况下能够从事当前或将来的职业活动。矫形器应该舒适，使用轻便材料制作，外观令人喜爱并且方便使用。使用少即是多的原则提高了舒适、美观、方便和实用性。监测、调整和评估结果是确保矫形器实用性的必不可少的过程，可能提供矫形效果和持续改进的实践指南。

当矫形器介入治疗的中心目的是使患者能够实

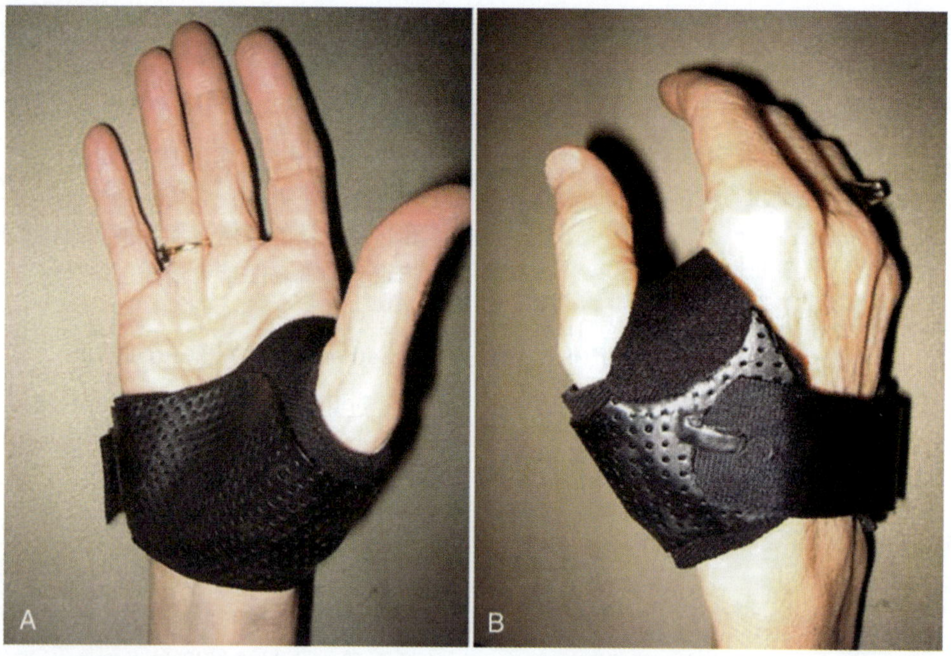

图122-12 Catherine最近的矫形器。以手为基础的环形拇指腕掌关节稳定型矫形器，由1/16in（1.6mm）厚的固体热塑板制作，1/8in（3.2mm）后的氯丁橡胶穿过虎口。A.掌侧观显示氯丁橡胶在远近端超出矫形器边缘；B.桡侧观显示氯丁橡胶穿过虎口后固定在热塑板背侧

现当前或将来的职业活动而不仅仅是提供一个矫形器时就获得了卓越的职业成果。由患者参与精心设计的矫形器，仔细制作，以及监测和必要时的调整，通过减轻疼痛、稳定关节、保护脆弱的组织及能够从事宝贵的职业，使患者的生活发生了改变，这又反过来促进了身心健康。

“治疗师的艺术是一方面对科学技术另一方面对患者的人文价值保持平衡、灵活和敏感”。

致谢

感谢非常友好的客户允许我们使用他的材料。

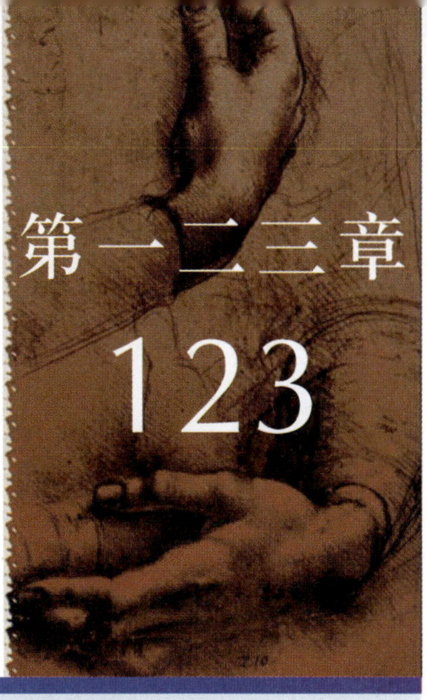

动力性支具中配置的力：在手部应用动力性支具前要回答的10个问题

原著者 JUDITH A. BELL KROTOSKI, MA, OTR/L, CHT, FAOTA, AND DONNA BREGER-STANTON, MA, OTR/L, CHT, FAOTA
译校者 唐金树　刘克敏

关键点

- 任何支具对其所作用的及其邻近的关节都具有主要的和次要的两种作用。
- 在活动性支具的制作和应用过程中，与手相关的力学及材料力学的基本原理都必须予以考虑。

一、矫形器的力学

软组织力学、手的生物力学及材料性能的基本原理都与手的治疗相关，是了解支具制作基本原理的基础。Paul　Brand最早提出了生物医学工程人员是手的手术和治疗团队的一个重要组成成员的思想。他在印第安纳州和路易斯安纳州的手治疗中心提出了这样的概念。在印第安纳州他创立了新生命中心，在路易斯安纳州卡威乐的美国公共卫生服务机构资助的国家汉森病医院中成立了康复研究实验室。现在手医院中所采用的许多治疗技术都是由Brand和他创立的康复研究实验室负责研究完成的。Brand在某种程度上被称为是手治疗和手治疗中心之父。在本书的第1版中可以发现他在这方面的贡献。他的“动力夹板的力：手部应用夹板前的十个问题”的著作，在本章中做了部分修改和内容更新，但紧紧遵循了他对技术的原始描写，我们今天所用的技术和他当时描写的一样无实质性差异。

手部和上肢的支具制作是一门科学，也是一门艺术。支具学已经有了显著的进展，需要具有生物力学的全面知识。由于手部、腕部和（或）前臂的特殊性，因此在这些部位应用支具必须确保不出现任何损伤。支具会限制手的自由活动和使用，因此只有在明确支具应用的益处且可以充分补偿活动限制可能产生的潜在损害时才可以确定应用支具。

活动性支具常常又被称作动力夹板，是一种通过活动和力发挥作用的支具。这是一种可以控制的活动。所用的力可以由患者的肌肉活动产生，或由外加的橡皮带或者弹簧产生。不管何时应用被动活动，都存在一个危险就是外科医师或者治疗师可能会因过分着急而用过大的力。患者出现疼痛和肿胀这种预期外的结果也就在所难免，尽管短期内活动度可能有些进展，但是最后结果还是长期的僵硬。主动练习和进行工作相关性活动都是由患者自己控制的，他会把疼痛控制在有限的范围内，以防止组织受到过度的应力作用。在进行主动活动时，正常手功能所必须的手的反应性和协调性都会得到保留和恢复。任何所用的支具都应不影响甚至加强需要保持的活动，仅限制一些必须要限制的活动。支具使用的时间也应仅是为了达到治疗目的所需的那段时期。

一般在功能练习和位置治疗效果不满意，以及活动需要辅助、替换或者限制的时候，才必须考虑使用支具进行治疗。有时支具仅在夜间需要佩戴，使白天训练时可以取得全面的主动活动。在需要手的日常功能使用时，可能需要在白天佩戴支具，以帮助控制主动活动。但如果佩戴支具的目的是为了纠正组织的挛缩，就可能需要24h佩戴。在应用支具时，除非外科医师和治疗师能严格遵守纪律保证所施加的力量可以得到很好的控制，否则首要的任务是要认识到支具治疗和手法治疗一样会产生不良后果。力量太小可能没有效果；太大则可能产生不良影响。所以，使用多大的力量才是可靠的呢？

二、目标管理

为了实现目标，必须进行测量和计算。只是说比如“使用橡皮带牵引”“不要用太大的力”或“要轻柔一些”都是不够的。针对手部要用的力来说，我们必须使用一个计量单位，如力学中的克。然后，我们才可以去比较结果。在大多数有关支具的书和杂志中，比较关注其设计，而不太关注对力的测量。Paul Brand确定了治疗师在对某个需要进行活动或改善的关节使用支具进行治疗时需要关心的10个问题，这10个问题如下。

1.使用多大的力量？

2.经过什么表面？

3.要持续使用多久？

4.治疗针对什么结构？

5.通过什么杠杆发挥作用？

6.要防止出现什么样的反作用力？

7.应用的目的是什么？

8.通过什么标准进行测量？

9.避免出现什么损害？

10.哪些是警示信息？

三、使用多大的力量

大多数动力性活动手支具中，力是通过橡皮带或者钢丝弹簧产生的。有些公司提供预制一定张力的弹簧，尤其适合用在一些动力性手支具中。由于橡皮材料会随着应用时间的延长和在持久牵伸力作用下改变长度-张力曲线，因此橡皮带必须经常更换。治疗师或者支具师应成捆购买这些制式的橡皮带，同时在使用前要测量它们的张力。最好为每一捆橡皮带预先制作一张简单的张力-劳损图，以便作为将来使用时的指导。比较橡皮带的力量时，可以用一个或者一系列重锤将橡皮带伸长到一个可以测量的距离。用纸夹将一个重锤悬吊在橡皮带上，而橡皮带的另一端悬挂在一根棒上。因重锤而伸长的橡皮带的长度可以用标准的尺子进行测量或者用一张分为不同的单位方格纸记录下来。为了使测量简单化，一个重锤（如300g）可以发现相似的带子，方法就是使通过重锤牵伸的长度相等。通过应用标准的100g、200g、300g、400g和500g的重锤，测量在这些重锤作用下的橡皮带的长度，我们可以明确橡皮带的弹性。将以上的每个重锤一个接一个地悬挂在橡皮带上，可以看到橡皮带的长度随着发生改变，这样可以记录到一条应力对劳损的曲线。图123-1显示的是测量其中一条橡皮带的曲线。如果一个动力性/活动性支具需要承受来自距离手指6cm的外伸支条上的200g拉力，我们可以从绘制的图上找到要用的橡皮带及需要牵伸的距离。如果是使用钢丝弹簧，同样可以预先制作相似的应力-劳损曲线，以帮助选择和匹配相应弹性的弹簧。

在大多数动力性/活动性支具中，可以有一定范围的活动，出现橡皮带或者弹簧的伸长或缩短。如在严重的屈肌腱损伤缝合后，哈罗德·克雷·特采用的方法是使用一条从指甲到袖口部的橡皮带。这样做的目的是使手指在处于休息状态时保持手指在屈曲位，使得患者能够通过伸肌的力量伸直手指以对抗橡皮带的张力。橡皮带应有足够的力量可以使手指在没有屈指肌肉-肌腱结构参与的情况下回到屈曲位。为了达到这个目的，应使用休息位（无

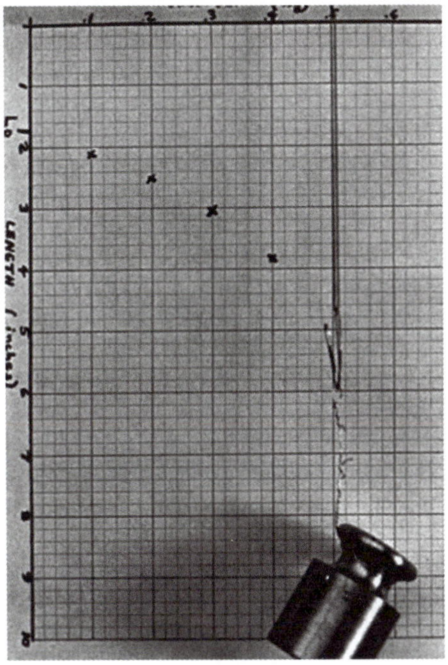

图123–1 正在悬吊测试的橡皮带

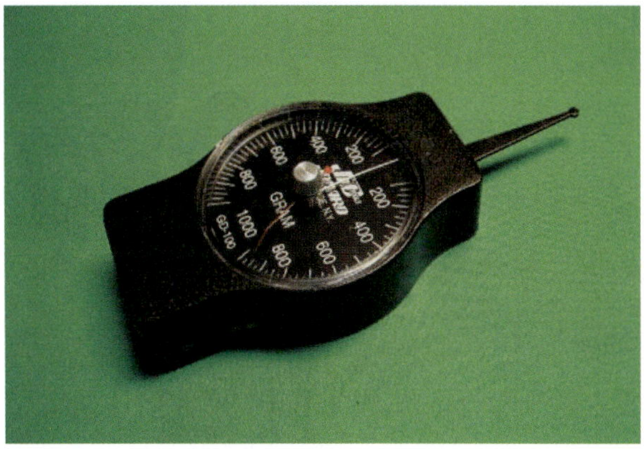

图123–2 Haldex测量仪

张力）的情况下橡皮带有5cm长，这样在伸长到15cm时就会有200～300g的张力。

长而细的橡皮带要比短而粗的容易伸长。橡皮带的选择应满足所用支具需要的强度（张力）和延长性（长度）的要求。加力的时候，可以用应力测量仪检测橡皮带的张力。经常使用的是Haldex测量仪，因为从事康复研究的工程人员发现该测量仪具有准确性好和可以重复测量的特性（图123–2）。测量时将手放置在支具中，橡皮带的位置处在要治疗的手指和关节处。为了测定支具上所用的橡皮带的实际张力，首先应测量用于患者所需张力以下的橡皮带的长度。然后，将橡皮带的连接套戴在手指中，橡皮带或弹簧再次在相同的方向延长到相同的距离。可以用应力仪的尖端作杠杆将橡皮带伸长到相同的长度。在橡皮带伸长时，力的读数会显示在应力仪上，而长度可以用任何标准的尺子进行测量。所显示的力的读数是橡皮带或弹簧产生的张力，其范围和实际作用在手指上时是相同的。在橡皮带使用过程中应用应力仪的臂时要注意保持臂与要测量的橡皮带垂直，因为臂对带产生的角度会使测量值不够精确。

在许多情况下，“使用多大力量？”这个问题可以有不止一个答案。在患者戴支具的时候，如果手指有屈曲或伸直，那么在这两种活动的末端位置都必须测量张力。例如，在手指伸直的时候橡皮带的张力是250g，而在弯曲的时候则是50g。对许多手术医师和治疗师来说，这样的数据可能没有任何意义，因为他们以前很少这样做，也不知道100g意味着什么。用的时候可以在手上检查一下张力，看是否“感觉好”，然后可以用一个弹簧秤测量一下有多少张力。这样做看上去似乎有些复杂，但是具备了一些经验后就可以更加熟悉什么样的张力是最理想的，同时具备了测量牵引力的能力。

四、通过什么表面

所用的每一个力都是假定作用在骨骼或者肌肉骨骼系统上的。然而，力要发挥作用必须经过身体的某个表面（通常认为，我们所用力的极限更多的是由皮肤可以忍受的情况决定的，而不是关节所能承受的范围）。在手支具中所用的大多数力是通过环绕手指的吊钩发挥作用的，大多数吊钩在使用过程中是感觉舒服的。然而，随着时间的延长会因为压力的作用而产生缺血，从而引起患者出现不适感或者疼痛。这是患者拒绝使用支具或在使用中变得“不配合”的最常见的原因。

缺血和疼痛都是由于压力引起的，不只是力作用的结果。压力等于力除以面积。在吊钩足够宽大的情况，一定的力量是安全的；但是，如果吊钩过于狭小，那么同样的力量就会不安全。一个公认的总的原则是，如果要持续施加一个力量，那么在休息状态下持续产生的压力不应超过50g/cm^2，大概相当于35mmHg，这个压力处在软组织可长期承受的安全压力范围内。注意35mmHg高于毛细血管的实际压力，但是正常组织中的毛细血管可以承受较高的压力。因此，一个200g的拉力所需的吊钩面积为$4cm^2$，而且所有$4cm^2$面积范围内手指所受的压力应相同。在有疑问的情况下，可以用套带短期内进行牵引，并观察结果。如果套带下的皮肤发红，而且持续时间超过15min，那么说明组织存在缺血改变，压力过高。如果是间歇牵引，那么压力的作用就不太重要。持续的压力作用可以降低皮肤的血液供应，引起患者的不适和疼痛，出现皮肤损伤，甚至导致皮肤坏死。

在牵引的吊钩发生歪斜时，一种特别的由压力所致的危险可能发生。手指出现角度改变的可能的原因是对治疗作出反应的结果，或者很简单是因为整个支具出现了松动。此时，相同的力量就仅仅作用在吊钩的边缘。实际作用的表面面积只有所用吊钩的面积的1/4，因此实际作用的压力就会增加4倍。在手指伸开和合拢的情况下都应对吊钩进行检查，尤其是在手指休息位时。

吊钩发生歪斜的后果很严重，也很常发生，因此Brand从来不用可能会出现歪斜的吊钩。他用与吊钩下面积相同的熟石膏覆盖皮肤，形成覆盖手指一半周径的壳。做成这样以后，力量可以通过穿经石膏壳中部并系紧在顶弯处附加的石膏小条上的尼龙线而发挥作用。此时，如牵引力的方向发生改变，也不会使加力的石膏壳发生歪斜（图123–3）。

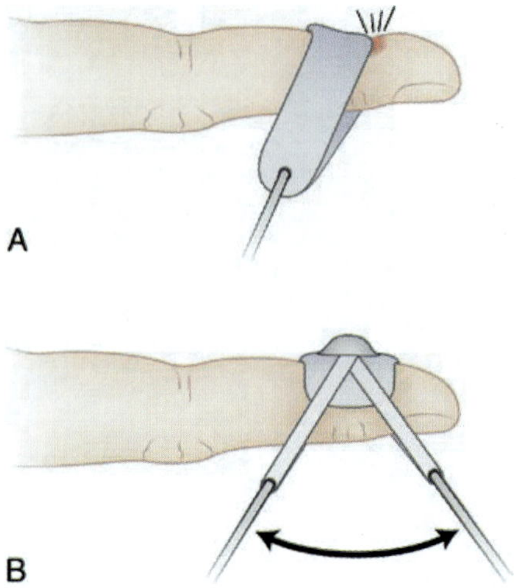

图123–3 Brand牵引套

五、要持续使用多久

时间的重要性表现在两个方面：支具在手上的总作用时间和力量实际作用在组织上的时间。如果作用力只在某些位置时或当某些肌肉牵拉时才发挥作用，那么这种力量只是间歇性发挥作用的，也就不会出现缺血的问题。如果在试戴阶段一切正常，那么就可以逐渐延长穿戴支具的时间。如果穿戴支具的目的是为了延伸瘢痕组织或者是为了使原先紧张并限制关节活动的皮肤组织增加游离度和松弛度，那么时间的作用就具有另外一种重要性。有时候，我们把这种情况称为对皮肤或者瘢痕的“牵伸”。牵伸是一种被动活动，使皮肤、瘢痕或者结缔组织中的弹性成分得到延长。伴随牵伸产生的组织的每一点延长在力量松开后又会重新缩短。橡皮带在受到牵拉时会变长，这种情况就是橡皮带受“牵伸”。当牵伸力松开后，橡皮带又会恢复到原来的长度。如果给的牵引力太大，那么橡皮带就会断裂。对于生物组织来说，情况是相同的。紧张的皮肤组织在拉伸力的作用下会立即出现延长，但当牵伸力松开后又会很快回去。而如果牵拉过于剧烈，则会在组织中产生细微的断裂，从而产生炎症和继发的瘢痕形成。最后导致的状态可能会比最初的情况还要糟糕。

任何生物组织的真正延长都来源于生物细胞中老旧组织不断地被去除和吸收及新组织不断地产生的活动。老的胶原被吸收；而新的胶原以新的形式产生以满足需要。在新需求的刺激下，皮肤细胞产生分裂和增殖。我们的责任不是试图通过“牵伸”或者破坏老的组织去走捷径，而是通过激活生物细胞去实现这个目标。要做到这一点就要使组织始终处于可诱发需求的生理状态中。然后，细胞就会感受到这种要求，并产生适应性变化。

延伸组织最好的办法是使其保持在适度的张力状态下。Brand把他描述的这种治疗挛缩关节的技术称为“渐进中的必然”（详见第125章）。组织的重塑需要的张力比我们经常使用的还要小，但是持续的时间要长。一个很好的测试方法是观察皮肤是否缺血发白。如果牵拉剧烈，那么皮肤的颜色就会变苍白，这就表明力量太大了。然而，一个合适的张力必须每天连续保持几小时，甚至一整天。对于近侧指间（PIP）关节的挛缩来说，Brand采用圆柱形的石膏每天重复应用，以便产生一个温和的组织张力，在关节可以进一步伸直（重新设定弹性受限的末端）前使关节保持在一个最理想的位置。理论上讲，一个好的活动支具可以保持合适的持续的张力，可以起到和连续使用的石膏模具一样的作用，患者也很少需要去找治疗师，但是事实上要使一个允许活动的支具保持持续的张力是很难的。从组织塑形的角度讲，最理想的状态是每天几乎24h保持在一个持续的张力位。

六、针对什么结构

在处理关节僵硬时，我们必须明确是哪些结构和组织存在活动受限。如果确定围绕关节的组织都存在紧张和僵硬，那么除了存在疼痛或炎症的情况外患者最好不要使用支具。此时，患者可以自由地进行训练和使用手。然而，如果关节周围的组织一侧紧而另一侧松，那么应用一个纠正性的支具就有很大的价值。即使这样，也最好能够明确需要治疗的目标组织。

例如，在近侧指间关节的屈侧，在持续张力的作用下紧张的皮肤或者结缔组织可能会进行重塑和延长。然而，粘连的韧带或者掌板可能没有任何反应。一个很好的试验方法是朝向伸直的方向牵拉手指。如果停止点带有韧劲，继续用力皮肤会有稍发白，这表明皮肤可能存在短缩；应用支具进行改善的预后良好。如果关节活动在某个范围内很灵活，但到一个点时突然变得十分僵硬，那么应用非手术治疗的效果很差，应用支具进行治疗只会浪费时间。

七、利用什么杠杆发挥作用

当已经明确是关节周围的某个结构或者某层组织需要进行延长时，可以先从围绕关节轴线的杠杆出发来观察和分析问题。对于手部的大多数关节来说，活动的轴线大约位于近侧骨的头部的中点。因此，如果近侧指间关节的掌侧皮肤紧张，那么对于一个成年男性来说，此部位可能位于距离关节轴线约1cm的位置。如果吊钩放置在轴线向下3cm的手指处，并用一个250g的力钩住进行牵拉使手指伸直，这个时候的杠杆就是3∶1，皮肤会承受750g的张力（图123-4A）。如果经过关节的皮肤成弓弦状，那么距离关节轴线的距离就会更远，需要的杠杆臂也更长。此时，要想产生有效的牵伸张力很难不在吊钩下产生压力反应。可以用力学优势这个术语去表达所用力的杠杆长度和传送力的杠杆臂长度之间的比例。就手部支具来说，常用的比例数据是在2∶1到5∶1之间。手指或手的长度可用于施加力量，而手或手指的粗细可部分地传递力量。当肌肉在手的内部用力运动手指的时候，肌肉所用的力学优势非常小，因为它们利用了与手指粗细相关的杠杆去施加力量，同时必须活动与手指长度相关的杠杆去传递力量。所以，它们的比例是倒置的，常见的是1∶5。这就是为什么主动活动常常比被动活动安全的原因。在主动活动过程中，杠杆的力量比较小，几乎不会对组织实施暴力。在进行被动活动的时候能考虑到这一点是有好处的。如果一名治疗师能够从杠杆和力学优势的角度去思考这些问题，那么他或她在对关键组织进行治疗的过程中就不太会

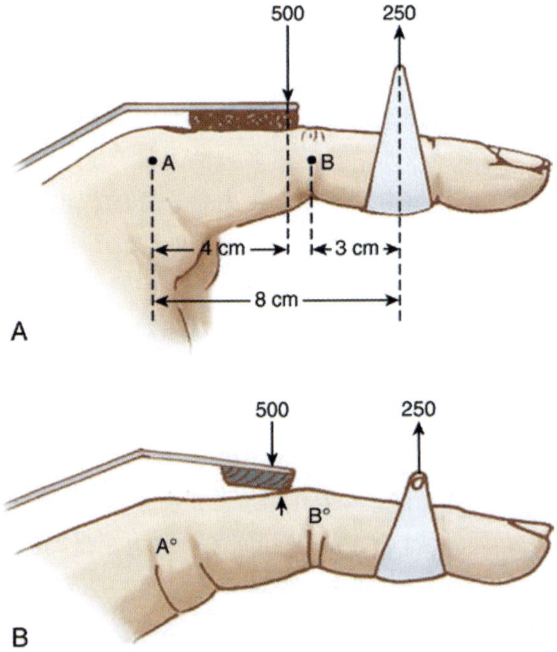

图123-4　A.250g力通过距轴线3cm处的吊钩发挥作用的手指牵引图，B点为位于指间关节处的轴线。手指的近侧段通过距离轴线4cm处的毡垫保持在屈曲位；B.同样的手指，但是由于手指近侧部分的位置没有很好地维持，整个手指出现歪斜。毡垫只有边缘部分压在手指上，在局部产生高压力

犯过度用力或者用力不够的错误。

八、防止出现什么样的反作用力

对每一个作用力来说，都存在相同的反作用力。300年前，牛顿就已经认识到这个规律，然而现在的人们每天却并不在意它。我们用一个吊钩将压力传递到我们要牵引的手指上，但是我们忽视了作用在手指上的牵引力也会在手上产生一个推拉力。和初始的作用过程一样，在反作用过程中，大多数损伤的发生来源于压力而不是力量本身。压力是单位面积的力。如果作用面积太小，那么压力就会很大。可以通过一个简单和常见的例子认识它。一个手指近侧指间关节存在屈曲僵硬，而掌指关节可以自由活动。用一个支具向背侧方向进行牵引就会在手指的近侧指间关节的掌侧产生一个张力。应用我们以前用过的数据，在距离近侧指间关节轴线3cm处用一个250g的力向背侧牵拉，就会在掌侧皮肤上产生一个750g的张力。

作为一个反作用力或者稳定力，需要多大的力量才能保持住近侧掌骨的稳定，使得其远侧的力量只作用在近侧指间关节？如果没有其他力量的作用，那么不存在僵硬的手指掌指关节就会在力的作用下处在过伸的状态，而近侧指间关节则并没有得到改善。因此，要应用多大的力量？大多数人设想，反作用力应该和作用力是一样的；也就是说，在本例中反作用力应该是250g。如果你用一个250g的力量向北牵拉，那么作为平衡你用一个250g的力量向南推就可以了，对不对？不对。需要考虑一下杠杆和力矩的问题。近侧指间关节是僵硬的，不会有太多的活动。可以活动的关节是掌指关节。250g力量的作用位置是在近侧指间关节以远3cm处，这意味着作用位置是在掌指关节的远侧8cm处。所以，伸近侧指间关节的力矩是750g/cm，但是对于掌指关节来说力矩是250×8g/cm=2000g/cm。那么，现在为了对抗掌指关节处产生的力矩，在相反方向的力矩也需要2000g/cm。如果背侧面的限制部位在掌指关节远侧4cm处，那么为平衡2000g/cm的力矩在限制垫上应施加的力量就是500g：500×4=250×8。因此，为了平衡放置在手指上部位越远的一个力量就需要有加倍的力量作用在近侧指骨上（图123–4A）。

支具制作者常常会使用跨整个近侧指骨的一块扁钢条来平衡手指吊钩产生的力。吊钩的力量通过手指传导，而扁钢条所压的部位只是在手指的背侧。此外，手指的掌侧柔软会有较好的顺从性，而背侧则只有骨和皮肤。这就是为什么支具压痛和所致的损伤常常发生在背侧的反作用条上，而不是在掌侧的牵引部位。

考虑到背侧问题常见，大多数治疗师会谨慎地用一块宽板，同时再加上垫。不过，如果这个板和手指不是全面接触，那么板的宽度就没有意义。作用在手指上的弹性拉力可能无法使近侧指间关节（PIP）伸直，但是会借助于反作用条为支点使手指向上歪，而近侧指间关节向下歪。这种情况会导致手指受压的部位仅仅是板的边缘，使得力量作用在一个很狭窄的边缘上：小面积=高压力=疼痛、压迫性酸胀感或两者都有（图123–4B）。

预防的方法是要预想到并深入考虑数值、杠杆、力矩和轴线的问题。另外，对手部近侧的支撑要采用以手指背侧曲线为模的紧密的全接触式的匹配，这样可以使近侧指骨不会因手和支具的原因而产生移动（图123–5）。

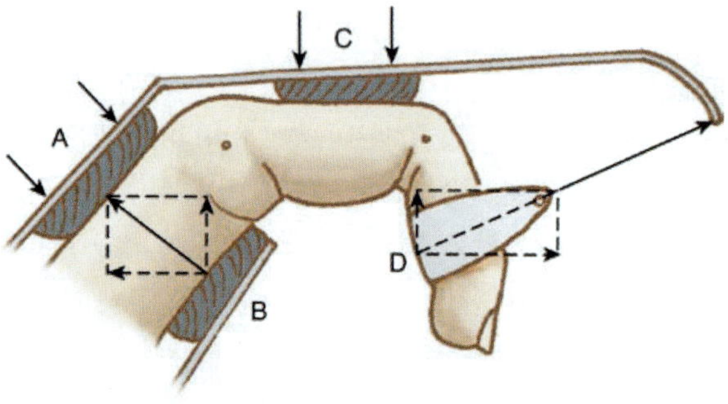

图123–5 显示水平力和垂直力必须得到平衡的矢量图。在图123–4A中吊钩向背侧牵引，而这里由于指间关节是屈曲的因此牵引方向是倾斜的。D点为吊钩部位力的矢量图，水平矢量是背侧矢量的2倍。因此，平衡背侧力量的毡垫C不会承受太大的力。然而，掌侧的毡垫B必须承受相当大的水平方向的限制力。此部位也有一个向背侧的矢量，以保持手部能紧密地贴在毡垫C上，防止出现图123–4B所示的手指歪斜。毡垫A不需要发挥和吸收力的作用。放在此处是为了平衡毡垫B，同时防止手的整体位置出现偏移

九、应用的目的是什么

前文已述，在推荐使用支具前一定要明确其使用的目的。对于近侧指间关节挛缩患者来说，使用支具的目的的典型表述是“纠正示指和中指近侧指间关节的屈曲挛缩并恢复全关节被动活动度”。使用石膏支具的判断标准是使用后每周有10°的进展，那么应判定应用支具是有效的。使用热塑板材支具可能并不具有和使用石膏支具一样的作用，对于小关节来说使用这种支具最多只是起个固定作用，而不是组织塑形的作用。

十、通过什么判断标准进行评价

明确而客观的判断标准的制定是与确定治疗时间密切相关的，引入判断标准可以确保一旦治疗任务完成或者对整体的进展不再发挥作用的时候就中断支具的使用。判断标准中的相关因素有肌力的恢复、再教育程度或者其他一些因素。应该找到一些方法，使其与通过期刊检索到的数值标准关联起来。用图表记录下的关节活动度的进展可以明确告知治疗师和患者已取得的进展及进行对所选择目标的评价。

十一、避免出现什么损害

在开始阶段可以根据情况适当暂停，问问自己由于使用这样的支具可能会造成什么样的损害。其中一个例子是对一个僵硬的关节使用过大的力量进行活动的时候，其结果是在关节周围组织出现炎症反应并继发肿胀，随后出现进一步的僵硬。另一个例子是在类风湿关节炎的患者中，为了伸直僵硬的掌指关节在手指的远端加力而使用活动性/动力性支具的情况（图123–6）。

在通常情况下，这些关节已经有几度的掌侧半脱位和掌侧板状结构的紧张。远端的力量将会使掌指关节向背侧成角，而不是真正的在关节面上的滑动。这种情况会在指骨近侧关节面的背侧缘上产生一个强大的压力，并且会压凹掌骨头，因为此时这里已经称为这种异常运动的支点。最后，关节面边缘出现磨损，接着发生关节的全脱位。这个常见问题是可以预防的，只要治疗师和患者认识到关节的工作原理，同时提醒自己不要试图用外力去伸直一个半脱位的关节，除非力量用在手指基底部接近关节处，因为在这个部位用力可以促进关节滑动而不是发生成角。

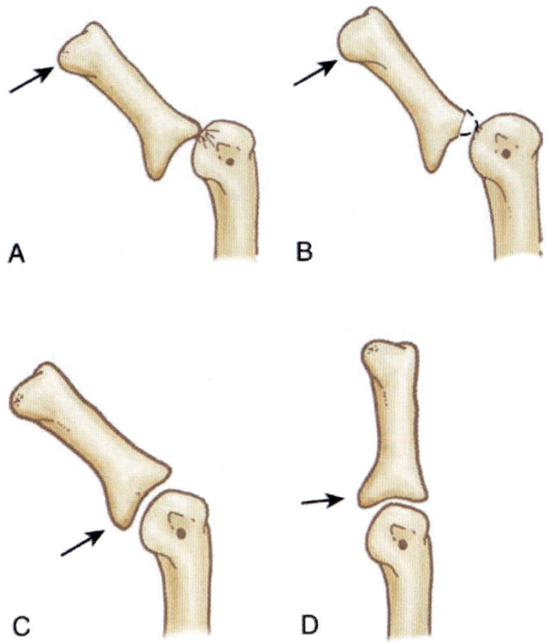

图123–6　在类风湿关节炎中，如果指骨开始出现向掌骨头的屈侧半脱位，呈慢性屈曲状态，可以试探性地通过被动的外力作用伸直关节。如果力量施加在远端，那么（A）可以引起歪斜，随后可能会在背侧缘处出现高的应力作用，或者应力被吸收（B）。如果外力作用在指骨的基底部（C），那么就会恢复关节的一致关系，纠正半脱位（D）（修改自：Brand PW和Hollister A.Clinical Mechanics of the Hand. St Lauis:Mosby，1993年）

当矫形器用于选定关节时，需要防止其他关节的强直，如对可能受影响的所有关节进行定期的关节活动度训练。

十二、有哪些警示信息

对于预示实际损害可能发生的征象应该受到团队全体成员的高度警惕。Brand建议对有问题的手采取画图记录手的血流量和关节温度的方法，我们所用的方式与此似同，采取图表记录血压和体温的方法。为了客观测定肿胀，帮助检测和直接治疗，Brand、Helen、Ramsammy和他们的工程人员设

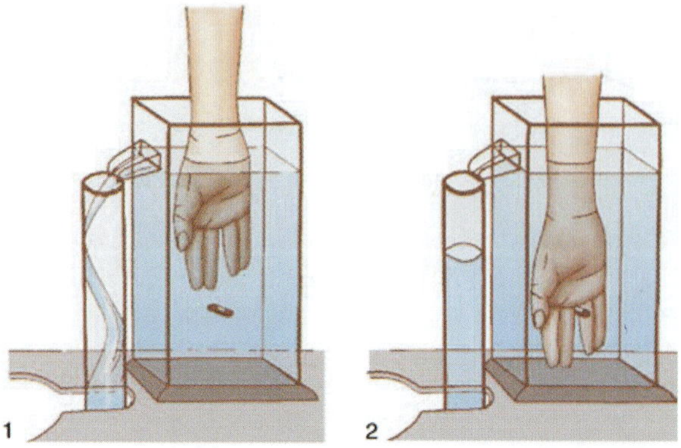

图123-7 Paul Brand发明的最早用于手容积测量的装置

计、改进和提供了我们至今还在用的容积测量仪的规范。Eccles、Engler和Sweat也类似地描述了排水量法为一种精确的测量方法。这种方法是测定相应的排水量而测量增加的液体量。手的容积测量仪可以快速测定手容积的变化（图123-7）。当患者把他们的手保持在下垂位或者由于过度使用手部存在炎症变化时，手的容积都会增加。

Brand还通过应用测温的方法推测和检查组织的反应。他检测不同种类的压力作用下皮肤和软组织细胞的变化。早在20世纪70年代，他采用热感应红外成像仪反映从冷到热的每一度温度变化的颜色变化，这项技术对于现在的研究者来说其价值也是无法估量的。他设想，一旦原理完全弄清，治疗师就可以用一个简单的皮温测量仪记录需要测定的关节和对侧正常关节之间的温度差别。2000年，Paul WBrand的康复研究实验室和其医院一起迁到位于路易斯安纳州的新址，在那里工程师、治疗师和外科医师继续合作。最近，这个现代康复研究团队在一项研究中比较了各种商业用的红外皮肤温度测量仪，发现许多不太昂贵的仪器可以准确地满足所需的测量标准（图123-8）。温度升高（特别是有水肿存在时）说明记录到了由于过多组织应力所致的炎症反应，而如果充血程度和温度都没有增加的话表明没有刺激反应。温度很低而且没有肿胀说明处于静止期。温度低也可能伴随交感神经功能失调。治疗师如仔细观察手的表面和用手指（用对温度敏感的手的背面）触摸手部常常可以确定是否有充血、水肿或者过热部位的存在。

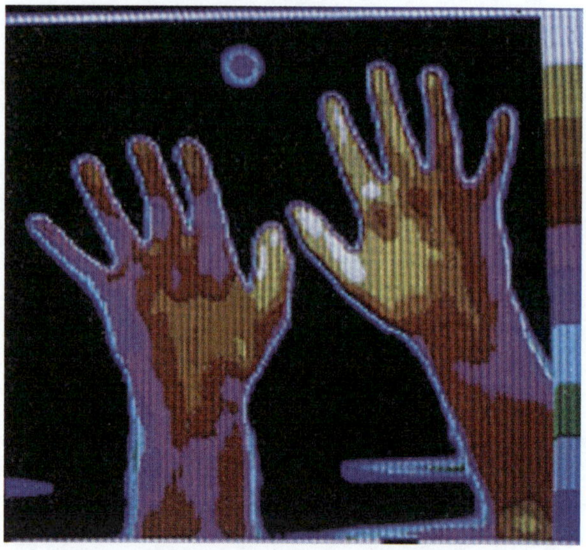

图123-8 皮肤表面温度的监测

十三、小结

很重要的一点是要考虑到患者对治疗的反应，同时要认识到患者是康复团队中的一部分。对于任何一种治疗方法，实施前都应对患者进行教育，让患者知道治疗的益处，同时警惕可能出现的问题。这是治疗师-患者关系中的重要组成部分，要想使活动性支具的使用获得成功就必须妥善建立这种关系。患者的智慧增加进来，能对大量来自皮肤、关节和肌肉的信息进行分析，并与个人的优先意识有机地结合起来。这种潜意识的思维比任何计算机都要更加灵活和更加程序化，可以做出对支具的合理评价，任何医师、治疗师和支具制作师都应认真对待。我们可能是应用科学仪器治疗单个肢体和设计支具的专家，但是我们必须在整个个体（包括身体、思维和精神）的指导下统一开展工作，他或她整个人体要在某种程度上做好为一个手指服务的准备，要限制整个人体的自由和活动来改善单个关节的功能。治疗师的艺术就是要在对所应用的科学和技术，以及对患者的人生价值和个人需要两方面都要保持好平衡，做到应对灵活和反应灵敏。这种平衡对每名患者来说都是完全不同的，这就要求治疗师在他或她的整个职业生涯中都要处处留神，随时接受挑战。

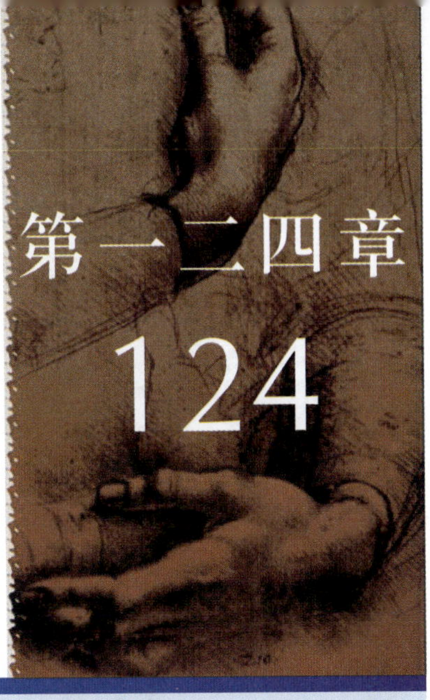

关节活动性矫形器的原则和方法

原著者 ELAINE EWING FESS, MS, OTR, FAOTA, CHT
译校者 唐金树　刘克敏

关键点

- 应用矫形器对手部和上肢的病情进行干预治疗时不能采取机械的做法。矫形器的制作必须做到个性化，能够满足每名患者独特的需求。
- 活动式矫形器可以用于：①纠正挛缩畸形和增加被动关节活动度；②替代失去的主动活动度，进而提高手的功能作用。
- 扩大的美国手治疗师协会（ASHT）夹板/矫形器分类系统/扩大夹板/矫形器分类系统（SCS/ESCS）要求在医务人员之间进行持续和有效的沟通，将矫形器制作技术提高到一个较高的水平，促进理论发展和提高使用效果。
- 通过应用矫形器治疗关节活动功能的基本原则是必须切实地观察到矫形器应用的有效性。
- 手矫形器的应用要求在目标关节的功能改善时进行动态的再评估和调整，以确保符合匹配的基本原则。

尽管在材料和技术方面的显著发展已经有了数十年的历史，但是通过应用外部设备减轻上肢畸形的做法却不是同时代的概念。有关矫形器应用最早的描写来自公元前2750–2625年的古埃及时代，而在16世纪中期可以见到大量有关矫形器应用的例子。令人惊讶的是，许多这些15世纪的制作品的原始外表下隐藏着相当轻巧的设计。和现代矫形器相比，这些古代的制作品的显著特点是使用时活动的力量可以通过所用的皮革带、带链的环或金属螺丝钉对张力进行一系列的调节（图124–1）。

现在所用的热塑材料使得矫形器的生产和装配变得更加容易，但是这些技术进步并不自动意味着对矫形器的设计和应用有了更多的认识。事实上，相差常常很明显，严格来说矫形器是从图画中复制出来的，并没有认识到手部的基本病理改变，也没有认识到矫形器可能实现的实际目标。更进一步说，如果没有应用力学、设计、装配和制作的基本原理，也不应用务必正确使用的外伸支条和活动辅助设备，那么要想取得理想的应用效果是不可能的。不幸的是，任何“食谱”式的矫形器制作操作方法都是在挫折和失败中结束，而且花费过多、浪费时间。极为重要的一点是要认识到在应用矫形器对手部和上肢的病情进行治疗时不能采取机械的做法。矫形器的制作必须做到个性化，能够满足每名患者独特的需要，这一点从矫形器的设计上可以加以说明，因为在设计过程中结合了解剖、生理、运动功能、病理、康复目标、职业、娱乐和精神状态

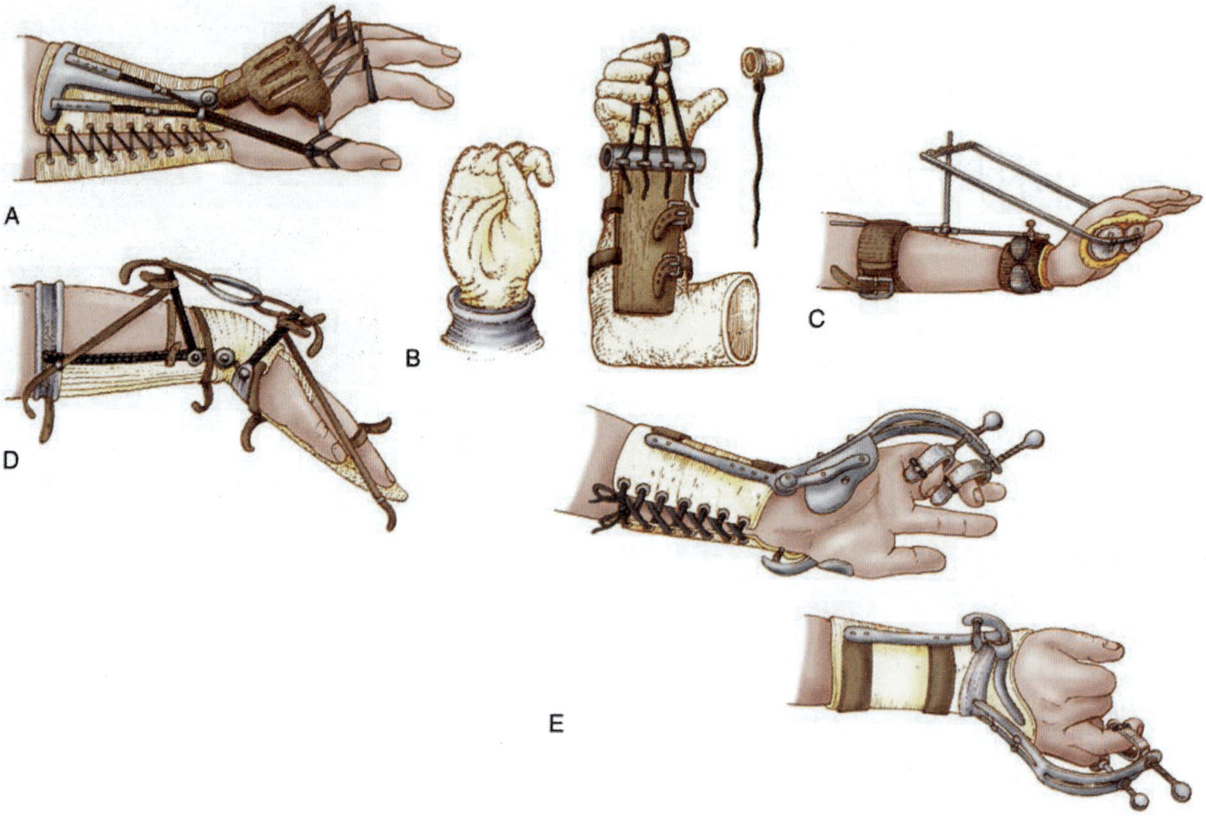

图124-1 A.腕关节伸直，示指-小指掌指关节伸直，拇指腕掌关节桡侧外展活动性支具，2型（11）；B.示指-小指屈曲活动性矫形器，1型（13）；C.腕关节伸直活动性矫形器，0型（1）；D.腕关节伸直活动性矫形器，6型（16）；E.腕关节伸直，环指-小指掌指-近侧指间关节伸直活动性矫形器，0型（5）（园括号中的数字表示受矫形器影响的关节的数量）。用于手-上肢关节活动的矫形器已不是一个新的概念。1647年至1927年之间，就已经对这些支具进行过描述（引自：Fess EE.A history of splinting：to understand the present，view the past.J Hand Ther.2002；15：97-132.）

等多种因素。

一、应用活动性矫形器的目的

活动性矫形器可以用于：①通过应用轻柔的外力逐渐引起胶原的再排列和组织再生达到纠正挛缩畸形的目的，同时增加被动关节活动度（ROM）；②替代失去的主动活动度，进而提高手的功能作用。

矫正矫形器：如果还没有恢复全关节活动范围，可以先用矫形器减轻存在的畸形。设计应用于增加被动关节活动度的矫形器常常是临时的，因此制作材料应易于塑形改变，因为在ROM进展后矫形器的外形就必须作出相应的改变（图124-2）。

控制矫形器：在需要恢复全关节被动活动范围时，由于要求增加使用矫形器的时间，因此就需要用耐久性好且不易调节的材料制作控制或者替代矫形器。必须清楚认识到这两类基本的活动性矫形器之间的区别。如果选择了设计不合理的矫形器，我们制作的矫形器可能是无效的，或者甚至对存在的病情产生促进作用。控制或替代矫形器常常不联合应用各种改变畸形所需要的力（图124-3）；相反，设计应用矫正矫形器时可能会暂时影响手的功能使用（图124-4）。因此，必须做到矫形器的设计要准确地反映矫形器使用的目的。

二、活动性矫形器的分类

从历史来看，矫形器的分类可以根据矫形器使用的目的、外形、力的来源、材料或者解剖位置。最常应用的分类系统是根据内在的力学特性进行矫形器的分类，分为两个大的亚类。“静力性”矫形器不设活动的构件，常起支撑和固定的作用，而

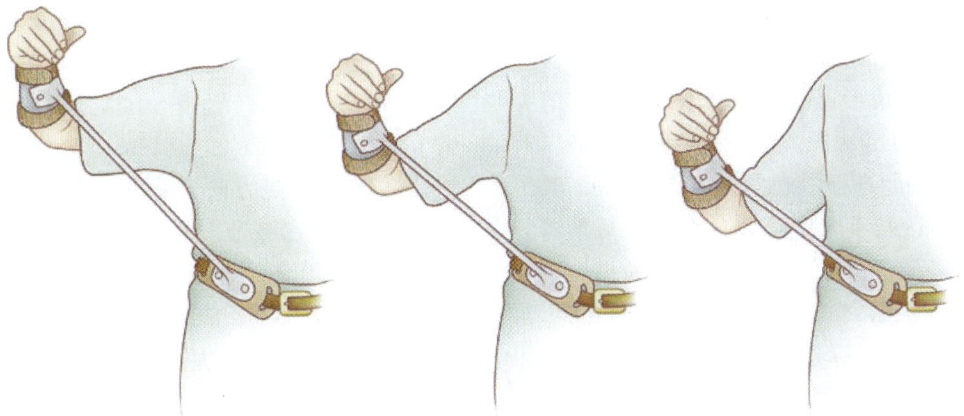

图124-2 肩外展外旋活动性支具，3型（4）。通过伸长连接条可以增加肩外展外旋角度。麦克鲁尔和费劳尔斯的支具设计集萃（引自：Fess EE，Gettle KS，Philips CA，Janson，JR.Hand and Upper Extremity Splinting，Principles and Methods.3rd ed.St Louis：Mosby/Elsevier，2005.）

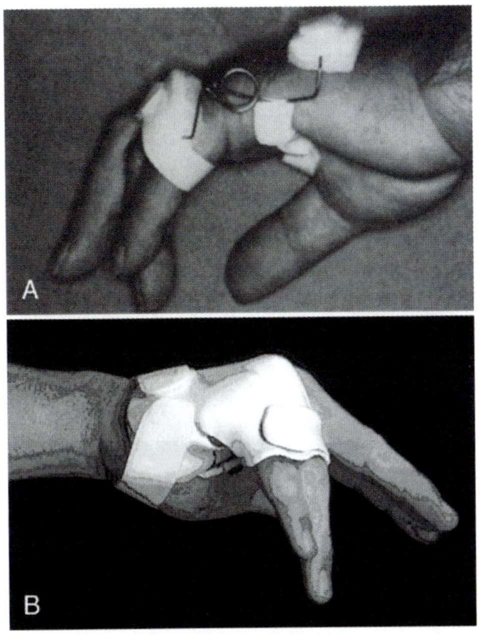

图124-3 环指-小指掌指关节伸直限制-指间关节伸直扭矩传动支具，0型（6）。这些替代性支具要求关节有良好的被动活动，可以防止尺神经损伤的患者出现关节挛缩，增加手的功能

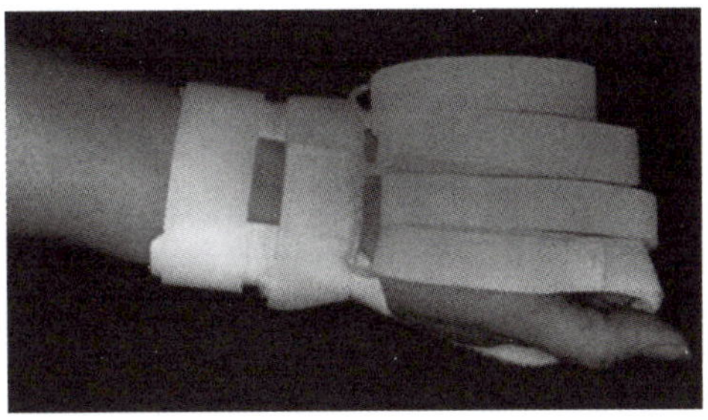

图124-4 示指-小指屈曲活动支具，1型（13）。这个支具是为改善关节活动范围设计的，因此穿戴期间不允许有手的功能性使用（引自：Fess EE，Gettle KS，Philips CA，Janson JR.Hand and Upper Extremity Splinting，Principles and Methods.3rd ed.St Louis：Mosby/Elsevier，2005.）

“动力性”矫形器则需要用一些牵引装置如橡皮带、钢丝或者用于对僵硬关节产生矫正力的绳子。随着在矫形器方面的经验和认识的进展，已经认识到通过连续改变外形也可以将“静力性”矫形器用于改进ROM，而“静力进展性”矫形器这个术语也随之产生。然而，这种将矫形器分为3类的矫形器分类方法已经过时，其局限性越来越明显，无法满足医师想要更明确地定义他们所制作的矫形器的要求。

1981年，Fess、Gettle和Strickland发明了描述性矫形器分类方法，此分类法基于3个判断标准：①矫形器的力；②解剖位置；③运动学目的。这个分类系统描述矫形器是根据其设计的方法、内容和原因及应用的目的进行的，不管牵引的类型、材料、利用的表面或者外形如何，要以类似方法对功能活动性矫形器进行分类。这是朝着建立真正的分类系统迈出了重要的第一步，但是还需要做相当大的完善和改进。

美国手治疗师协会夹板/矫形器分类系统和扩大ASHT夹板/矫形器分类系统

1986年，ASHT在其成员中进行了一项有关夹板/矫形器术语使用的调查，发现其中存在广泛的不同，尤其在高度专业化的团体中。为了解决这个问题，ASHT委员会于1989年成立了由国内和国际著名的手和上肢矫形器制作专家组成的专门的夹板/矫形器命名任务组织。这个任务组织拥有“对现有夹板命名问题进行总结性澄清”的权利。其工作的结果是于1992年出版了ASHT夹板/矫形器分类系统。后来，在著名的ASHT夹板/矫形器扩大分类系统中，由Fess、Gettle、Philips和Janson明确提出了进一步的目标分类法（根据扭矩传动）和针对假体和矫形器-假体的两个描述因素。他们将此分类方法用于超过1100例矫形器应用实例中，这些实例随后出版在2005年的第3版夹板/矫形器制作书籍中。

不管是SCS3还是ESCS2，对矫形器的分类都是根据6个系列描述性标准做出的：①关节的或者非关节的；②解剖学焦点；③运动学方向；④主要治疗目的；⑤次要关节层面的类型和数量；⑥在一个矫形器中所包含的总的关节数量（图124-5）。这6个标准合在一起构成了能够清楚和准确地描述矫形器的一个“句子”。从句子在语法结构上的平衡关系可以看出，矫形器“句子”中的每一个因素都各自表示一个明显独立的矫形器元素。

从第1个标准来看，矫形器不是用于关节的就是用于非关节的，取决于所用的矫形器是否影响关节的活动。除了少数特别的两点压力作用的接骨矫形器（如骨折矫正器和滑轮矫形器）外，大多数矫形器作用时都是应用3点压力系统，明显会影响关节活动。由于大多数矫形器在性质上都是作用于关节的，所以在这个分类项目下所有矫形器都是特指作用于关节的。因此，关节的这个词是不包括在SCS/ESCS句子中的。相反的，非关节的矫形器常常需要在SCS/ESCS的句子中特别指出（如非关节的肱骨矫形器)。所有本章中讨论的矫形器都是列入关节矫形器的分类中。关节的是约定俗成了的，不需要在各自的SCS/ESCS句子中加以特别指出。

解剖：矫形器所要影响的主要关节这个因素在6个描述因素中被排在第2位〔如肩，肘，前臂；腕、示指、中指、环指、小指、拇指腕掌关节（CMC)，掌指关节（MCP)，指间关节（IP)〕。如果身体一部分中的所有关节都是要治疗的主要关节，那么就用身体的这部分进行命名代替单个的关节（如手指、拇指)。举例来说，如果所有的4个PIP关节都包含在矫形器治疗的主要关节中，句子中的解剖因素的描述就是：示指-小指近侧指间（PIP）关节。

第3个标准是方向，描述的是其运动学过程，包括主要的关节或节段的活动或位置调节（如屈、伸、桡偏)。紧接着上面的例子，如果所需要的活动方面是屈曲，那么SCS/ESCS句子就是：示指-小指近侧指间（PIP）屈曲。

目的是第4个标准，特指应用矫形器的目的是固定、活动或限制活动，或者将扭矩传导到需要治疗的主要关节/节段。如果上面例子中矫形器的治疗目的是活动，那么句子就可以扩展为示指-小指近侧指间（PIP）屈曲活动矫形器。

第5个描述因素是类型，用于区别矫形器中所包含的次要关节层面的数量。如果说前4个标准是直觉的，那么类型表达的是矫形器的力学功能。此判断标准不是那么显而易见，但绝不是没有前4个标准重要。没有类型，此分类系统就会散架。在定义类型时，要重点明确次要关节不是用自身进行命名的，也不是分开单独计数的。只有纵向的次要关节层面的数量才能记录在矫形器的“句子”中。这和特别命名的主要关节相比形成鲜明的对照。次要关节常常包含在矫形器中是为了固定矫形器和（或）要控制和消除不需要的关节活动，但不包括主要的关节或节段。次要关节不是矫形器中矫正力所要作用的关节。例如，在先前应用矫形器的实际例子中，腕关节和掌指关节（MCP）可以包括在其中，以消除腕肌腱病和稳定掌指关节。这允许矫正力直接作用在近侧指间关节，同时消除在这两个近侧关节层面（腕关节层面和掌指关节层面）产生不必要的力的损耗。在这个例子中，两个次要关节层面，腕关节和掌指关节，包含在其中；因此此类矫形器被看作是2型矫形器。该例子矫形器的句子就进一步扩大为：示指-小指近侧指间（PIP）屈曲活动矫形器，2型。如果没有次要关节层面包含在矫形器中，那么就可以分为0型；一个次要关节层面包含在其中就是1型；有3个次要关节层面就是3型等。

最后一个描述因素是全关节计数，包含在SCS/ESCS句子结尾的圆括号中。矫形器句子中的

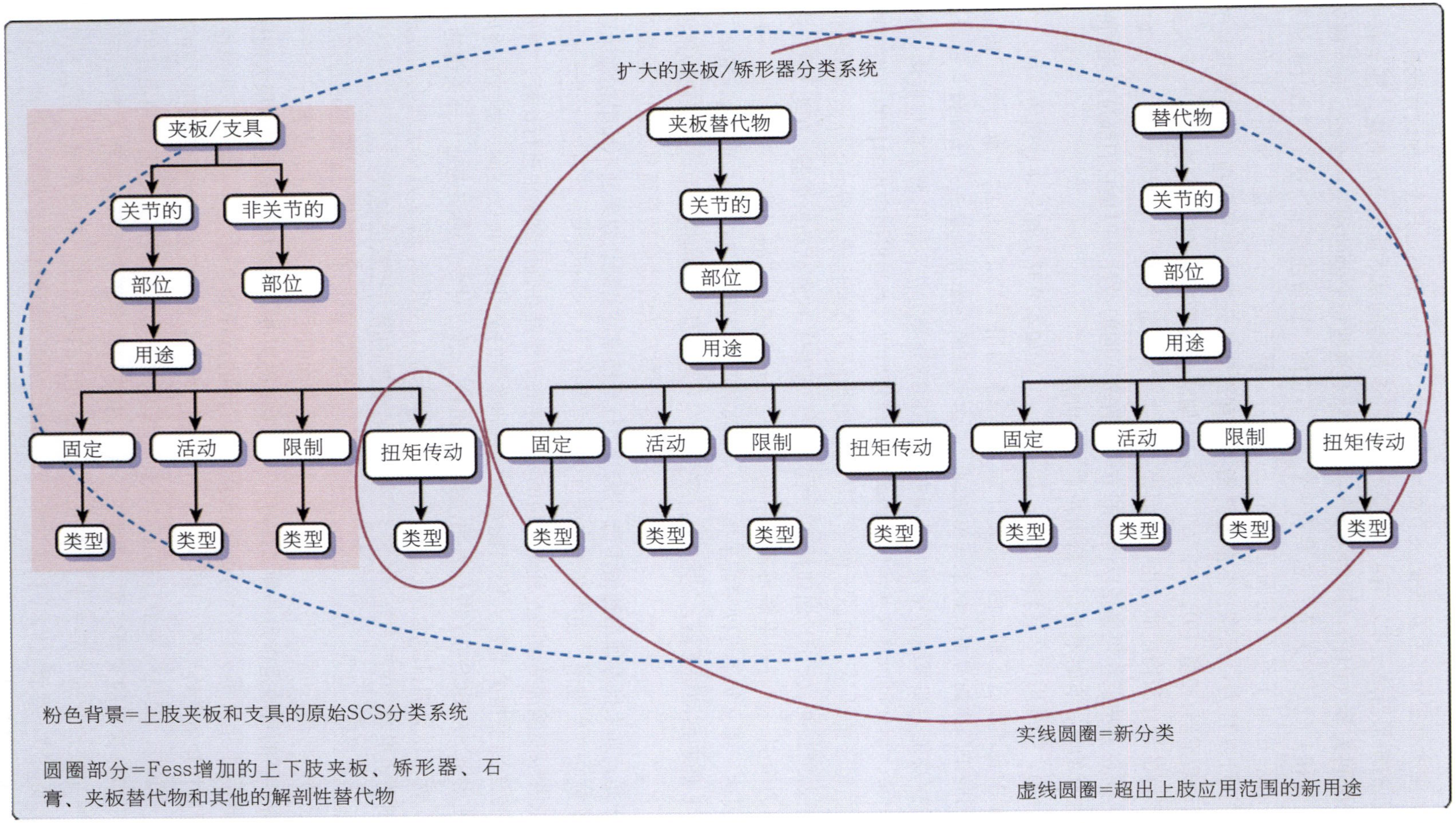

图124–5 原始ASHT夹板/矫形器分类系统的扩展，即ASHT夹板/矫形器扩大分类系统增加了另外一个用途分类法（根据扭矩传动），并且可以对替代物和夹板替代物进行描述

最后一个判断标准是要精确地记录矫形器所影响关节的数量。与类型因素中只有关节层面被计数不同，在全关节计数中所有主要的和次要的关节都单独被计数。在上面的矫形器例子中，有4个主要的关节，均为近侧指间关节（PIP）；同时有5个次要的关节，腕关节和4个MCP关节，总共有9个关节。数字9就记录在句子结尾的圆括号中。最后的矫形器句子可以写为：示指–小指近侧指间（PIP）屈曲活动矫形器，2型（9）。

由于许多矫形器的设计和构造都适用于上面提到的矫形器句子，所以其功能作用也是以同样的方式发挥作用。要注意的是，有时不管矫形器用在掌侧，背侧，或者外侧，抑或用什么材料制作的，其在SCS/ESCS句子中表述没有区别，因为在设计方面的选择如矫形器应用的表面或者材料不会影响到矫形器应用的目的/功能。如果绝对重要且必须在设计选择中传达出来，那么可以将这些特别的内容通过一个冒号加在句子的结尾。如以上例子可以写成，示指–小指近侧指间（PIP）屈曲活动矫形器，2型（9）：弹力牵引，或者如果矫形器应用的表面很重要需要表达，那么句子可以写成示指–小指近侧指间（PIP）屈曲活动矫形器，2型（9）：掌侧应用。

另外一个例子是，如果推荐使用通俗术语“腕带翘帽子”，那么就会产生混淆。使用矫形器的目的是固定、活动或者限制腕部活动吗？还是使用的目的是要把扭矩传送到手指关节？人们只能靠猜测。相反，如果使用SCS/ESCS句子进行表述，那么“腕带翘帽子”就可以更加科学地表达为如下。

①腕部伸直制动矫形器，0型（1）。

②腕部伸直活动矫形器，0型（1）。

③腕部屈曲限制矫形器，0型（1）。

④如果使用矫形器的目的是作为一种“练习”矫形器将扭矩传送到手指，那么这个句子就是示指–小指伸直和屈曲扭矩传送矫形器，1型（13）。

在上面的①～③中，腕是需要治疗的主要关节，在矫形器中不包含次要的关节层面（类型）。然而，在④中，腕是要治疗的次要关节，手指关节才是要治疗的主要关节，尽管它们（手指关节）并不包括在矫形器的自然边界内。比较从矫形器①～④的总治疗关节的数量，可以立即明显地看出④是完全不同于①～③的用于功能治疗的矫形器；进一步看，从①～③在功能上也彼此不同。要注意，从①～④不是只有一种设计选择，但是有关这些矫形器的基本情况已经清楚。甚至有可能推测出针对这些矫形器的相关的诊断，而在碰到应用无所不在的“腕带翘帽子”这个俚语时则是不可能的。

最后的一个例子是，掌指关节成形矫形器的伸直部分从分类上说是示指–小指掌指关节伸直和桡偏活动矫形器，1型。腕是作为一个次要关节，而掌指关节是主要关节。尽管符合这个分类的矫形器有许多不同的设计，但是它们都是以相同的方式发挥功能。

正如本节开头部分注意到的一样，在需要描述一系列用于矫正畸形的“静力性”矫形器时，许多较早的分类方法是无法达到这一点。应用SCS/ESCS分类方法，矫形器不是根据构件的属性来进行分类的，而是根据应用的目的。用于伸直环指近侧指间关节的连续石膏可以分类为环指近侧指间关节（PIP）伸直活动矫形器，0型（1）。过时且使用局限的描述如“静力性”“动力性”和“静力–进展性”等则很少用在SCS/ESCS分类中。

尽管从上面的例子中可以看出应用准确的矫形器分类方法的效果是显而易见的，但是对矫形器进行严格描述的确切效果并不局限在临床应用中。在研究中，SCS/ESCS允许具有特定功能但是设计迥异的矫形器在临床试验中进行比较。例如，弹性和非弹性的牵引设计可以在同一类型的矫形器中进行比较。语言对专业的演进是十分关键的。夹板/矫形器语言越明确，那么其对于理论的促进和改进患者效果的潜力也就会越大。

SCS/ESCS的巨大力量源自通过矫形器重要功能方面的明确定义及对俗语或者行话所致的混淆减少使得医务人员之间的沟通得到极大的提高。设计方面的选择如牵引类型（弹性，非弹性），作用表面，材料，外伸支条的构造不再那么强调，可以留给专业的矫形器制作人员进行判定和创作。SCS/ESCS的应用要求矫形器制作人员全面地了解矫形器功能的复杂性，同时限制食谱式操作方法的使用，从而为矫形器治疗艺术上升到一门实用科学奠定了坚实的基础。对矫形器的本质特性的认识还需要深入的解剖学、运动功能学、生理学和病理学的知识，SCS/ESCS使这些使用这个系统的人员从一个普通技工转变为一个专业人员。

三、评估

评价是制定矫形器治疗计划的基础，要对矫形器制作过程中各个基础因素进行详细描述，由此达到矫形器制作的个性化，并对治疗进展进行监测。评估过程包括收集和分析来自多方的信息。一件制作完成的矫形器不仅要反映解剖学、运动功能学、生理学和病理学的需要，还要满足患者的心理学和社会经济学的需要。敏锐的观察、详细的访问、细心的鉴别和简练的测量可以指导上肢矫形器专家的制作和设计，达到满足个性化需求的目的。

应用证明可靠和有效的仪器设备，对肢体体积、温度、关节活动度、肌力、敏感性和灵活性的测量可以提供大量具体的有关手功能各个部分的资料。这些测量数据对于建立和监测矫形器治疗与训练计划是十分必要的。由于常常表现为变化迅速，因此对正在治疗过程中的手/上肢必须进行连续的和仔细的检查，以使治疗师可以直接得出矫形器和训练是否合适和有效的结论。

四、生理因素

矫形器治疗是改善僵硬关节被动活动的最有效的方法之一（图124-6和图124-7）。如应用得当，矫形器可以对关节囊周围组织结构逐渐产生重排和伸长，并通过直接和柔和的牵引作用使粘连组织延长。因此，全面了解损伤组织修复的分期及矫形器是如何对特殊的组织发挥作用的问题十分重要。在矫形器和训练计划中有机地融入这些概念和知识，可以为有效实施各种治疗方法奠定良好的基础。在治愈率及损伤组织修复方法的要求下，矫形器计划的设计要明智地利用和掌握好胶原形成的生理过程。

在有关细胞对力学的张力-应力刺激反应的研究中可以找到软组织重塑的证据。在20世纪40年代后期开始，Paul Brand就认识到组织重塑的重要性，作为一名研究者和教育者，他一直强调这个概念对手/上肢康复机构的重要性。虽然整形外科亚

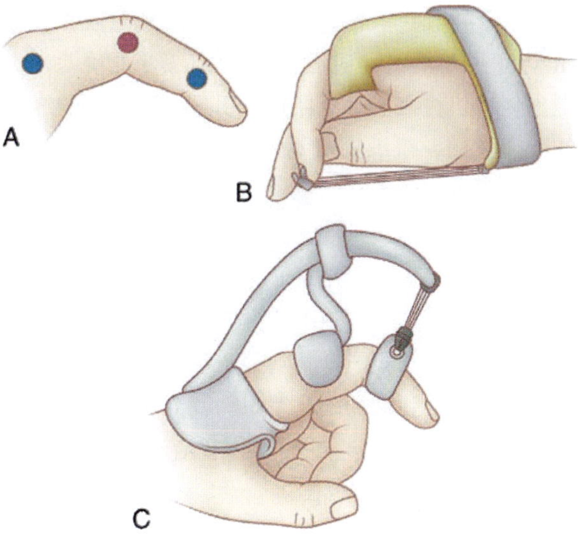

图124-6　在较僵硬的关节（A，红点）的近侧和（或）远侧存在正常或不太僵硬的关节（A，蓝点）的情况下，要应用支具将活动的力量作用到有问题的关节在技术上是比较困难的。B.示指指间关节屈曲活动性支具，1型（3）。C.示指近侧指间关节伸直活动性支具，1型（2）。尽管B和C的运动学用途不同，但是两种支具发挥功能的力学方式是一样的。为了防止近侧指间关节活动力的分散，两种支具都对近侧正常掌指关节的位置进行控制，分别用于防止掌指关节出现屈曲和伸直（引自：Fess EE，Gettle KS，Philips CA，Janson JR.Hand and Upper Extremity Splinting，Principles and Methods.3rd ed. St Louis：Mosby/Elsevier，2005.）

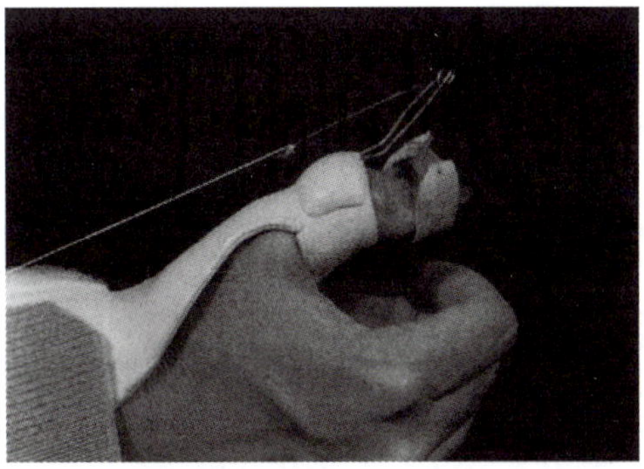

图124-7　拇指指间关节伸直活动性支具，3型（4）。此支具在将活动力作用到拇指指间关节时对次要关节类（腕、拇指腕掌和掌指关节）的位置进行了控制（引自：Fess EE，Gettle KS，Philips CA，Janson JR.Hand and Upper Extremity Splinting，Principles and Methods. 3rd ed.St Louis：Mosby/Elsevier，2005.）

专业是特别符合上述要求的，因为在组织扩张的过程中就包含了此过程，其他专业领域也在研究组织生长过程中生物化学因素的作用。当张力-应力作

用以矫形器和组织扩张器的形式作用的时候，胶原组织的网状结构排列发生变化。组织变形以两种类型出现。机械蠕变（牵伸）作用是一种暂时的纵向的胶原重组，组织从松弛的随机状态排列向张力–应力作用方向的平行状态排列。一旦纤维的排列变成平行状态，那么组织长度在不发生细微的组织撕裂的情况下是不会再出现变化的。一个简单的类似的例子是对编织物在斜纹线方向进行牵拉直到其弹性局限。编织物只能延长到某个长度，如果超过编织物斜纹线的弹性局限，编织物就会发生撕裂。相反，生物蠕变则是通过有丝分裂活动产生新的组织–也就是说是组织生长。

当张力–应力应用到活体组织并作用较长一段时间后，一系列生物化学变化使组织产生生物蠕变（组织生长），其变化包括产生生长因子、骨骼肌细胞结构的变化和蛋白质酶学的变化等。尽管还没有认识得十分清楚，但已经发现这些发生在细胞水平的变化包括以下一些活动：细胞与基质的接触减少，细胞膜出现皱褶，细胞外产生胶原，对胰岛素的敏感性增加，产生生长因子，离子通道激活，以及信使分子引导细胞核产生分裂。细胞要努力保持均衡性（图124–8），因此对张力–应力的作用结果来说不管是幅度还是持续时间都是十分重要的。较长时间的轻柔的张力–应力的作用可以导致细胞增殖（图124–9）。相反，强力的牵伸不需要经过多长时间就会引起细胞的损伤，增加炎症反应和瘢痕形成。

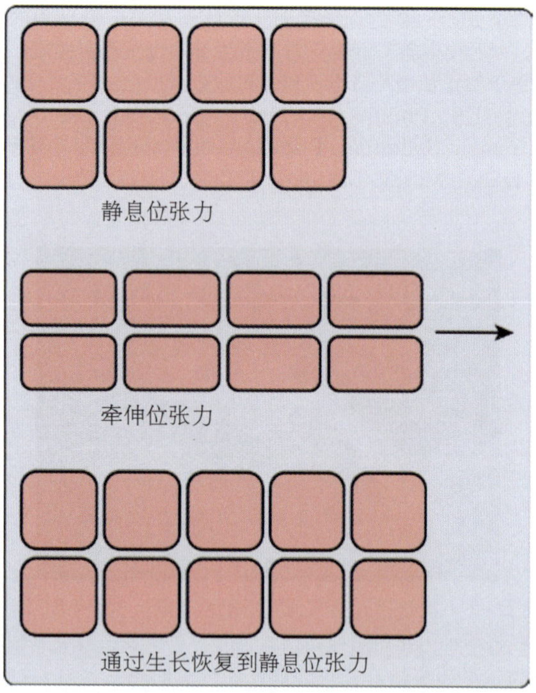

图124–8 力的张力–应力刺激激发了组织的重塑过程（引自：Fess EE，Gettle KS，Philips CA，Janson JR.Hand and Upper Extremity Splinting，Principles and Methods.3rd ed.St Louis：Mosby/Elsevier，2005；originally from De Filippo RE，Atala A. Stretch and growth：the molecular and physiologic infl uences of tissue expansion，Plast Reconstr Surg. 2002；109：2450–2462；adapted from http://www.plasticsurgery.org.）

五、活动性矫形器的应用原则

不管应用矫形器的目的或者最终矫形器的外形如何，在矫形器准备的各个阶段都要遵守一些基本原则。这些原则明确界定了一些基本因素，有助于制作一个符合舒适、耐用和美观要求的可以有效发挥作用的矫形器，并能够完全满足患者的个人需求。如果不符合这些基本原则，那么制作出来的矫形器可能会因为使用起来不舒适和无效果而最终弃之不用，或者出现更坏的情况，就是由于出现压痛点、韧带强度减弱、关节表面受到压迫或分离、所施加力的方向或者大小对愈合中的结构产生不利影响等原因而造成手出现另外的损伤。对损伤的或者有病变的手作出使用一个能产生活动的力进行治疗的决定必须经过慎重考虑；必须经过医师、治疗师

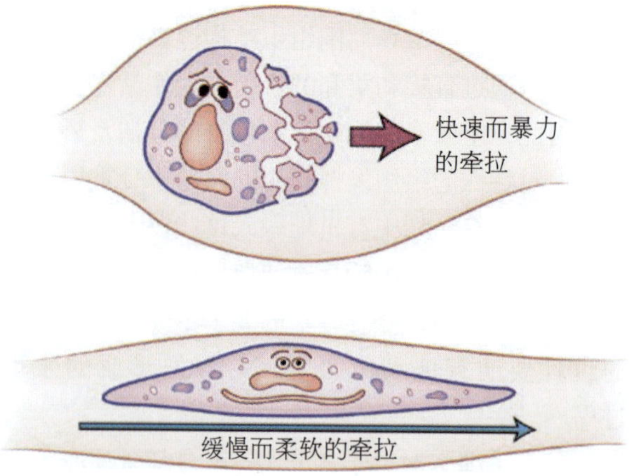

图124–9 较短时间内应用过大的力量产生软组织撕裂，导致炎症反应增加和形成过多的瘢痕组织（引自：Fess EE，Gettle KS，Philips CA，Janson JR.Hand and Upper Extremity Splinting，Principles and Methods. 3rd ed.St Louis：Mosby/Elsevier，2005.）

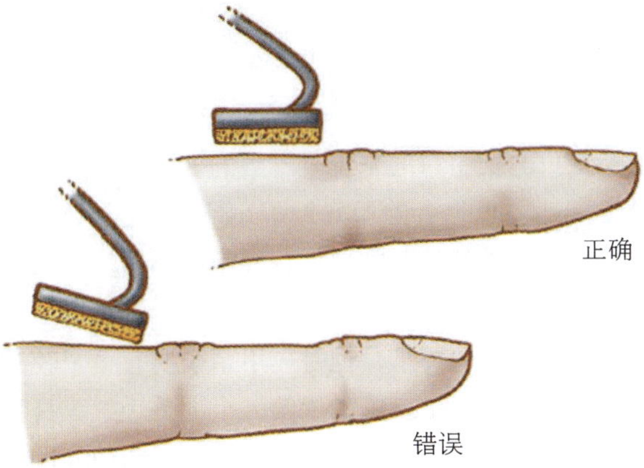

图124-10　为了减少压力，窄小的支具构件应在支具和手之间进行仔细匹配，实现相互接触（引自：Fess EE，Gettle KS，Philips CA，Janson JR.Hand and Upper Extremity Splinting，Principles and Methods.3rd ed. St Louis：Mosby/Elsevier，2005.）

和患者之间的密切沟通。进一步来说，很重要的一点是应用矫形器的目标切实可行，且所有与此相关的人员都要全面地认识到并接受作出这种努力应承担的责任。

（一）力学原则

由于矫形器治疗中要对肢体使用外力的作用，因此对基本的力学工程概念要有一个了解，这也是对手矫形器的设计、制作和安装一个基本和必需的要求。对矫形器在肢体上施加的压力可以通过增加力作用的面积或者增加杠杆系统中的机械利益加以控制或减轻。在临床上，这也就意味着矫形器需要做得更长和更大，也会更加不舒适，因此在跨过骨突的一些狭窄构件制作中做到尽可能地接近匹配具有极为重要的意义（图124-10）。

在矫形器的设计和安装过程中，通过对需要保持活动节段采取一个90°的方法施加力量从而消除平移分量的做法（图124-11）同样具有极其重要的意义。这有助于在一个方向上产生最大的旋转力量去纠正关节的畸形，同时消除引起关节表面挤压或分离的分力量的产生。另外，了解扭矩的作用和相应的平行力的联合作用，有助于辨别和控制在矫形器的特殊部件出现相关的移位时的矫正力和稳定力的大小。相连关节的相关被动活动范围也对矫形

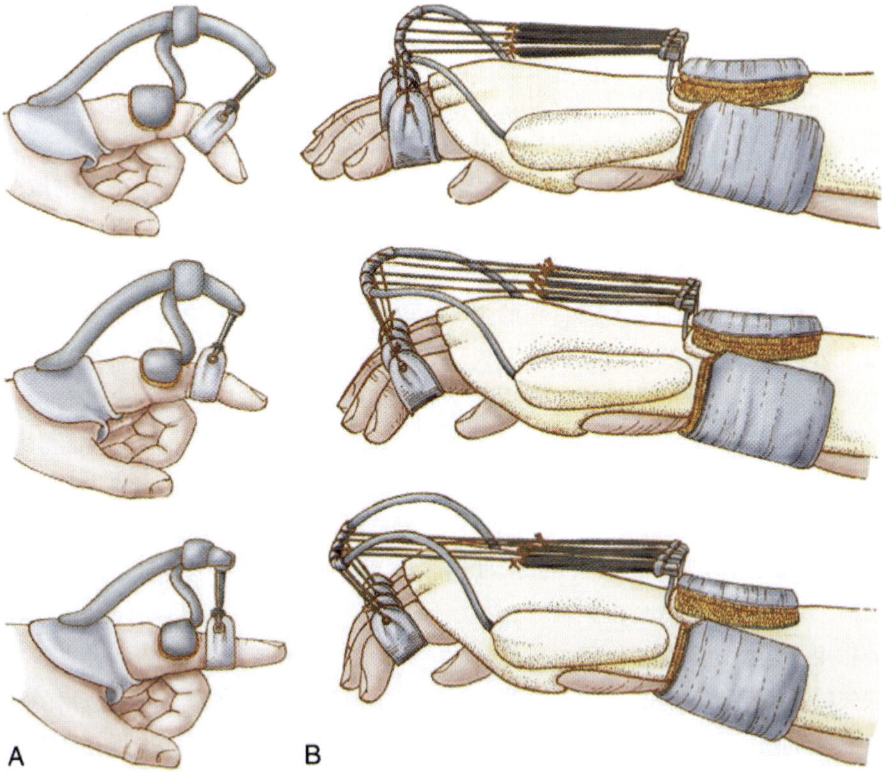

图124-11　在被动关节活动范围改变时，一定要保持动力性辅件相对于可活动节段之间的角度为90°。A.高外形设计；B.低外形设计（引自：Fess EE，Gettle KS，Philips CA，Janson JR.Hand and Upper Extremity Splinting，Principles and Methods.3rd ed.St Louis：Mosby/Elsevier，2005.）

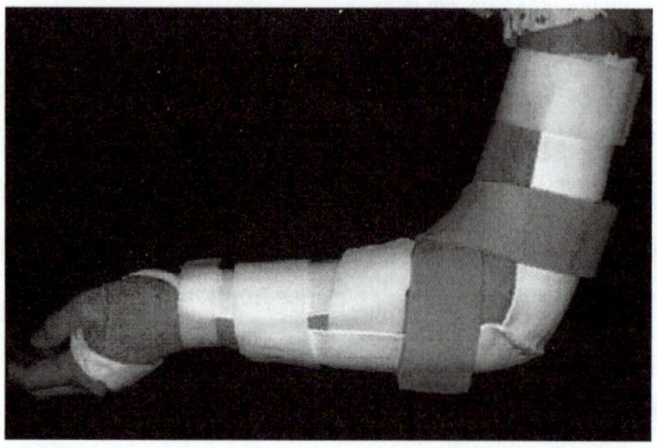

图124-12 Ⅱ（3）型前臂旋后或旋前活动性矫形器融合肘和腕关节作为次要关节，将力集中在前臂旋转上（Orthosis design courtesy Paul Van Lede，OT，MS，Orfit Industries，Wijnegem，Belgium.From Fess EE，Gettle KS，Philips CA，Janson JR.Hand and Upper Extremity Splinting，Principles and Methods. 3rd ed.St Louis：Mosby/Elsevier，2005.）

器的设计起着十分重要的作用。如果活动的力量消失在正常关节或者不太相关的关节上，那么相同纵向节段中的僵硬关节的被动关节活动范围增加的可能性就会大大减少。因此，活动性矫形器必须在设计上做到要把用于矫正的力只用在缺少被动活动度的关节上（图124-12）。

过度的剪切应力可以导致组织断裂和溃疡形成。认识到应力对软组织的作用对于成功设计、制作和安装矫形器具有同样的重要性。高应力作用可以通过使矫形器边缘变圆钝、保持较低的压力或者消除不必要的运动和摩擦等方式加以避免。最后，为了增加矫形器的耐用性，可以通过将曲线设计到矫形器中的方法更加有效地增加矫形器材料的强度，而不是通过过去的那种将多层板材捆绑的方式去增强。力学原则决定了矫形器的有效性、舒适性和耐用性，要将其仔细地融汇到矫形器的设计、制作和装配的各个阶段中去。

（二）使用外伸支条和活动性辅件的原则

不管外型如何，矫形器都必然会以某种方式产生力并发挥力的作用，从而达到改善僵硬关节的活动范围或代替缺失的主动活动功能的目的。这些力发挥作用的方式取决于应用矫形器的目的，有的通过产生持续而轻柔的拉力影响僵硬关节的胶原排列，有的通过被动活动辅助关节增加手的功能活动。

与僵硬关节活动的力相关的两个关键词是持久和轻柔。为增加被动关节活动度而设计的矫形器必须穿戴足够长的时间，以保证有时间发生胶原的重新排列和组织的生长。一天穿戴矫形器1～2h对于组织生长的发生时间来说是不够的。例如，可能会很正常地要求患者除了每2～3h解下来进行10min的练习活动外其他时间要持续穿戴矫形器。当然，穿戴计划必须根据各个不同的情况进行调整以尽量满足一些特殊的要求，但是应用牵引要有一个较长的时间这个概念是基本的。第二个词是轻柔，具有同等的重要性。力量太大会引起软组织结构的进一步损伤、导致疼痛、增加炎症反应和瘢痕形成。大力牵引（由于矫形器治疗或手法治疗）所致的循环方式的破坏和减弱、组织损伤、疼痛、炎症和瘢痕形成增加等情况应尽一切可能加以避免。

在对僵硬关节的治疗中应用活动辅助构件时，对力的大小进行辨别、控制和维持十分重要。总的来说，100～300g的力量是可以接受的，可以对手的小关节产生组织的重塑作用。已经证实，有经验的手治疗师会在这个范围内对牵拉的力量进行调节，并根据诊断和病理时机对变量进行调整。

对替代矫形器或者控制矫形器来说，没有必要对所用力的大小进行实际的测量，因为所活动的关节是易弯曲的，而且所给的力量也足够将治疗节段活动到所需的位置。

活动性辅件产生的力的范围取决于所用基础材料的内在物理特性和辅件的特殊设计。由橡皮带产生的力取决于橡皮带的粗细、长度和质量；弹簧则取决于其规格、抗拉强度及螺旋的直径和长度。贮藏寿命也会对一些活动性辅件材料产生影响。活动性辅件的物理特性要与患者的要求及矫形器设计联系起来。举例来说，一个需要经常调整的辅件对一个往返诊所有困难的患者来说是不合适的；而一个需要相当的长度才能产生持续张力的辅件是不太适合用于手部的矫形器设计中的。

分别由Gyovai和Howell，Boozer等，以及van Velze和Farmer进行的独立研究结果显示，我们不但需要知道在矫形器上应用的活动性辅件产生的力量大小，还需要认识到在所有低外伸支条设计中在活动式辅件的界面材料与外伸支条之间存在摩擦分量的问题。此摩擦分量会影响替代矫形器中使治疗节段固定到位所需的力，或者影响应用于矫正僵硬关节的力的大小，还会影响手指用于克服活动性辅件产生的拉力所需的主动对抗力。有一个简单的公式可用于说明这种摩擦作用。例如，如果A是作用于僵硬关节并使其产生组织生长所需的力，而B是存在于外伸支条和活动式辅件之间的界面上产生的摩擦力，那么A+B=C，这里C是指活动性辅件（橡皮带或者弹簧）产生的用于克服摩擦分量所需的拉力的总量，而实际用于矫正关节的力是A。由于C总是大于A要归因于额外存在的摩擦分量B，因此对抗力量C的肌肉力量必须比C大。在临床上，适合应用低外伸支条设计矫形器的患者都意味着必须比应用高外伸支条患者需要更大的肌肉力量，因为应用高外伸支条时在外伸支条和活动性辅件之间不存在摩擦力。高外伸支条设计中，只需要对活动性辅件产生的力A进行考虑。如果一个患者的重要特征是对抗矫形器拉力的力量减弱，那么选择高外伸支条设计是比较合适的。

力学和匹配的原则也必须要结合应用到活动性辅件的基本原则中。设计活动性辅件的力的作用方向应该和需要活动的节段呈90°或者和关节旋转轴呈垂直方向。接触辅件如指套和甲钩上的压力应仔细监测，要保持在最低水平，而摩擦力和剪切力应尽可能避免。

（三）设计的基本原则

设计的基本原则可以分为两个基本大类：总体考虑因素和特殊考虑因素。总的基本原则中包含的内容十分广泛，要使制作的矫形器对患者和治疗师来说都具有很好的实用性，而较特殊的指导原则则是有关每名患者所特有的病理改变。一些因素如年龄、接受责任的能力、独立性和职业需要都有助于矫形器的总体设计，对预期使用的时间，以及医嘱要求的训练计划也同样有帮助。矫形器应允许有最大的功能和感觉的恢复，而且设计和外观上应尽可能简单。制作时间也应合情合理。设计的特殊原则应对矫形器进行个性化设计，能够符合患者的病理、解剖、生理和运动功能学的要求。临床医师必须要对以下问题进行思考：应用矫形器的目的是替代失去的主动活动功能，还是用于纠正存在的畸形？应用弹力还是非弹力哪个会更加有效？需要应用什么样的矫形器组件去控制哪个关节，以及应用什么类型的活动力可以提供最大的改善僵硬关节的被动活动范围和相应的主动活动范围的能力？为了增加有效性、舒适性和耐久性需要应用哪些力学原理？所有这些及其他的一些问题都应该在设计概念变成最终的成品前得到预先的考虑和回答。

组件设计的方式给了制作的矫形器能够满足每名患者的需要提供了有组织和合理的途径。存在的问题可以得到明确，矫形器的各个部分都是用心组装以便控制和减少可能的病理情况。这种方式需要设计者全面地了解每一个矫形器构件的作用和结果。例如，低外伸支条和高外伸支条相比要更快地失去调节作用（图124–13）。然而，只有当治疗师在利用矫正力量的时候，这才会成为一个潜在的问题。如果使用矫形器的目的是为了替代失去的主动关节活动范围，那么其先决条件是要具有全关节被动活动范围，而且不需要对其进行不断的调节以适应关节活动范围改善的需要。低外伸支条设计适合用于控制和替代矫形器中，因其不需要进行不断的调节。相反，高外伸支条设计和低外伸支条设计相比可以提供接近90°牵拉的更长的增量，表明为矫正矫形器使用更高的外伸支条设计时就可以不太需要在关节活动度改善时进行经常的调节。在矫正矫形器的使用过程中这是否是个重要的概念完全取决于患者为进行调节而往返诊所的能力、因矫形器调节而需要的花费及治疗师待处理病例的时间需要。

矫形器的设计不应采用生硬和常规的方式去处理。尽管患者诊断相似，但其呈现的病理改变都是独特的，就像患者对待损伤和功能障碍的智力水平和情感能力一样。治疗师必须重新对待每个病例，以达到最大的康复潜力，要对矫形器可能涉及的部分都从有效性、实际性和实用性的角度进行设计。

（四）制作的基本原则

遵守基本的制作原则，同时选择适合所用材料的制作设备和方法，将会有助于确保要制作的矫形器具有耐久性、实用性、舒适性和有效性。矫形器的拐角处都要一律采用圆角处理，边缘要光滑，连接的表面要稳固，铆钉要上好，带和垫要系紧。要分析和一并考虑力学原则，以提高耐久性和舒适性，在应用矫形器制作设备进行操作时要牢记安全防范的重要性。要选择制作设备的类型和加热的温

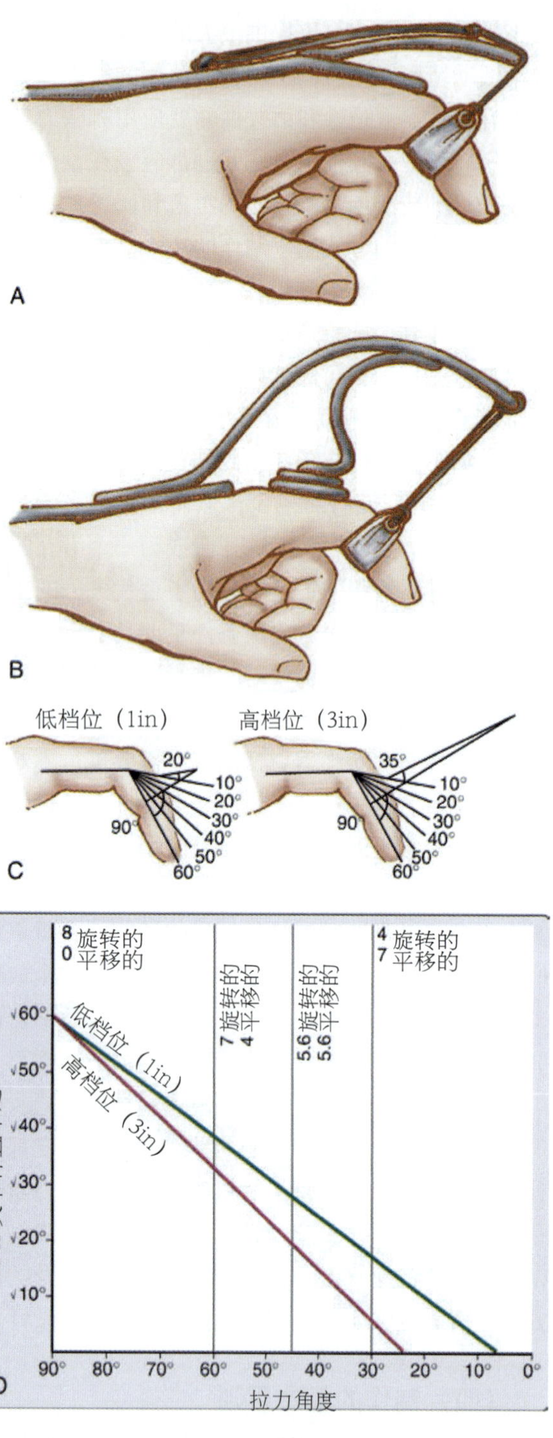

图124–13 低档位（A）和高档位（B）外侧支架示意图。通过比较可以发现高档位外侧支架在被动活动方面，无需外力即能够维持更好的牵拉角度（C和D）

度以符合所用矫形器材料的要求。不遵守矫形器制作的基本指导原则就可能导致矫形器的失败，因为会引起患者的不适、不接受或由于力学的原因而致矫形器断裂，所有这些对患者和康复团队的成员来说都意味着浪费时间和作无谓的花销。

（五）匹配的基本原则

匹配的基本原则可以分为4类：①力学匹配；②解剖学匹配；③运动功能学匹配；④技术匹配。力学因素包括力的应用要既垂直于需要活动的骨骼（骨旋转角；BAR），又垂直于关节旋转角（JAR）的轴线。当要对一个手指上的几个关节同时进行牵引时，务必注意要保证拉力垂直于每个关节旋转轴。另外，还有一点很重要的是要通过接触匹配和应用杠杆系统的方法去匹配矫形器的组件。解剖因素包括利用皮纹作为对矫形器边界的指示，对骨性突起进行辨认和适应性调整，对纵向和横向手弓的支撑，对韧带应力的认识，以及矫形器和解剖关节轴的合理组合。由于手会在多个不同的平面进行活动，因此活动中的手就会呈现外部形状和内在肌肉动力学的多样性。运动功能学方面的考虑因素包括运动学和动力学的基本原则，对于矫形器的设计和匹配状态具有十分重要的意义。矫形器的各个部件必须匹配，以利于运动，必须依据个性化的需要放置合适以便控制或增加活动。技术方面的考虑要强调有效性，同时要包含发展与患者的友善关系，提高工艺，采用适于所用材料的方法。对一个矫形器要不断地进行再评估以确保随时处于匹配的状态。在手愈合后和活动改善后，治疗师一定要认识到所发生的变化，要根据需要做出合理的调整。不能做到这些，就可能使矫形器始终处于无法有效工作的状态，甚至阻碍康复过程的顺利进展。

六、小结

活动性矫形器在手部疾病或损伤的康复过程中起着十分重要的作用。活动性矫形器可以提供矫正力或替代力，在设计和安装的过程中要根据每位患者的特殊需要进行。矫形器治疗计划也同样必须要与合适的训练计划和鼓励患者进行肢体的功能性活动相结合才能取得更好的效果。矫形器本身不会产生手功能使用所需要的主动关节活动。由矫形器产生的被动活动要和与患者职业和休闲需要相一致的主动训练计划灵活地结合起来，从而为手功能的康复奠定基础，使得患者能够重新回到生产活动中去。

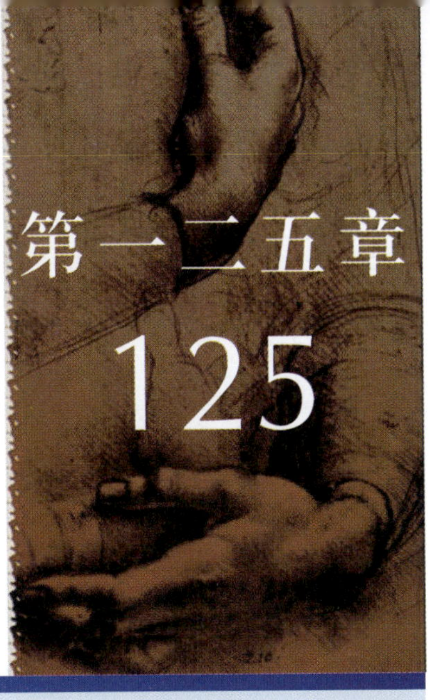

第一二五章 125

管型石膏和姿势矫形器在软组织重塑与挛缩中的应用

原著者 JUDITH A.BELL KROTOSKI, MA, OTR/L, CHT, FAOTA
译校者 张星火 刘克敏

关键点

轻柔牵拉、伸展并保持组织在其“弹性范围极限”（而非拉伸）的技术会导致软组织重建过程中的“新生”现象。

一、病理力学：进行性不可避免

通过应用组合石膏铸型器械或矫形器，长期维持短缩组织或关节在其有效长度或活动范围（ROM）的极限，可重建挛缩的关节和软组织，并矫正挛缩畸形。反复应用组合石膏铸型或矫形器后，软组织逐渐延长，矫正了关节与软组织挛缩和（或）肌肉–肌腱单位的紧张。

Paul Brand对儿童畸形足应用石膏模型，对关节或软组织进行石膏固定矫形器重塑。Brand从英国医学院移居到印度后观察到，患有畸形且未矫正治疗过的成年人的踝关节仍然受限。他逐渐认识到“楔形石膏”强制矫形的初期益处常因深部组织瘢痕及其后的组织挛缩而失效。他确信矫正关节畸形应该应用对儿童和组织而言无较大破坏力的方法。

在Brand的指导下，对一名马蹄内翻足畸形的婴儿使用熟石膏直接进行单层固定矫治。石膏放置持续到婴儿学会转动眼球或学会“看”的时期，足部逐渐矫正到了正确的姿势。足部矫形通常应在儿童开始学会用哭表达痛苦信号时停止。患足应轻柔但牢固地维持在正确的位置，且石膏可允许进行调整。应用同一方法频繁地塑形可矫正畸形，并同时获得健康的关节。此方法十分成功，并在Brand于印度建立的新生儿医学中心中推广到治疗Hansen病爪形手畸形的指间关节矫正中。此技术在内科干预无效的患者中取得了相同的疗效。此技术在任何大小关节及软组织挛缩的治疗中仍十分成功。它能够延长皮肤及包括血管、神经与肌腱在内的各种挛缩组织，且适用于单个或多个关节的治疗。石膏明确的优点在姿势矫正治疗中十分理想，因为它能在全长范围内分散局部应力，减轻模具下点状的应力集中。

二、生长而非延长

Brand描述组合石膏/姿势矫正技术的结果不是进行性组织“延长”，而是“组织生长”。暴力牵拉软组织可导致组织损伤而出现炎症及之后的瘢痕形成。相反，重建过程时间较长，也就是挛缩的关节或组织应长时间维持在伸展姿势下。在维持最大长度的姿势下，挛缩组织受到牵伸刺激并逐渐延长。石膏或矫形器每日或隔日拆卸，关节或软组织即可维持在更加伸展的姿势上。通过组合石膏塑形或姿势矫正，关节、软组织或肌肉-肌腱单元的挛缩可在数日或数周内逐渐得到纠正。在支持此理论的证据中，Eppenstein等进行的研究表明，低负荷、长时程的张力有利于降低软组织撕裂的风险，增加剩余延长量，并能够提供胶原纤维平行方向排列的持续塑形。

Steven Kolumban是与Brand在Christian医学院及印度Vellore医院共事的治疗师。他比较了24名门诊罹患指间关节挛缩的患者应用常规物理治疗及夜间进行姿势矫正治疗间的效果。常规物理治疗包括蜡浴、涂油按摩及功能锻炼（包括主动辅助与被动锻炼）。研究后期，应用姿势矫正治疗的患者获得了显著的优异疗效。有效的数据显示，应用姿势矫正治疗的患者关节活动增加了45.7%，未应用组为0.9%。在未行姿势治疗的25指中，12例关节挛缩较治疗前加重。

Kolumban之后比较了组合管型石膏与动力性矫形器姿势治疗的效果。此研究将两组患指根据6种变量进行配对：年龄、挛缩角度、关节回弹性、手指长度、姿势矫正长度及所施加牵伸力的大小。约250g的牵伸力施加于两组患者中。研究结果显示管型石膏效果明显优于动力性矫形器。在26例患者的52例挛缩指间关节中，应用组合管型石膏治疗的关节活动度恢复率为47.8%，而应用动力性矫形器组为34.9%。较为重要的是，管型石膏固定组没有相关软组织损伤（许多患者手部感觉缺失），而动力性矫形器组出现7例损伤。

此技术被英格兰的手外科医师采用，应用于战伤所致关节与肌腱挛缩。在美国路易斯安那州Carville公共健康医院工作期间，Brand将此技术带到美国，用于治疗患有Hansen病的患者。1973年，作者根据他的治疗方向应用组合管型石膏技术治疗指间关节疾病，并在美国新奥尔良为水手治疗时将之改进为可拆卸装置。在1976年，作者将此石膏技术引进到位于宾夕法尼亚的费城手外科中心，用于治疗各类原因所致手部关节挛缩。管型石膏成功地降低了各种手指挛缩，包括关节炎、反射性交感性萎缩、关节脱位、烧伤、钮孔畸形、鹅颈畸形及骨折或肌腱重建后所致挛缩畸形。

Brand、Kolumban及Eppenstein等强调，应注重管型石膏安放前后的评估，应以固定的可重复性姿势进行评估。若在腕部中立位安放管型前记录手指主动与被动伸展范围，安放后亦应在相同姿势下记录。在评估手指僵硬与挛缩程度时，Brand应用被动控制的张力测量工具进行腕关节屈曲、中立位、伸展位的张力测量，以区分关节紧张度与肌肉-肌腱单位的紧张度。应用组合石膏或姿势矫形器前，治疗师应确定如下的活动受限原因：关节是否挛缩，肌肉是否挛缩，神经是否损伤或肢体是否瘫痪。

三、组合管型石膏或姿势矫形器的应用指征

组合管型石膏或姿势矫正器可应用于大关节及肌肉-肌腱单位的组织重建，尤其适合小关节挛缩，而应用于其他姿势异常形式通常会失败。大多数治疗师认为若单纯通过主动锻炼能够达到关节全范围活动（ROM），则无须应用矫形器。高水平的治疗师可以应用特殊的锻炼与姿势矫形器，或教患者应用这些设备维持或恢复主动运动与关节平衡。对于挛缩较轻的患者，通常单一加用夜间矫形器或动力活动矫形器进行治疗，就足以达到目的。但对于更为严重的挛缩，组合石膏塑形通常优于其他姿势矫形器的效果。因为组织张力维持超过24h才会对组织长度产生影响。

除非存在骨性阻挡或关节脱位，组合管型石膏可成功治疗部分陈旧固定的畸形，而其他姿势矫正器不能治疗。事实上，动力牵引失败即为组合管型石膏的应用指征。动力活动姿势矫形器可能出现姿势变动，故应反复检查以确定牵拉位于一定角度及其所需特定重量的牵引力。橡胶带在牵拉应用中会迅速疲劳，应频繁更换。即使在可控的缓慢牵拉下，软组织也经常不能耐受足够克服长期挛缩或反复关节僵硬所需的牵引力。

四、应用管型石膏进行组织重建的优势

应用管型石膏不会增加组织肿胀，且由于管型石膏能在一定时间内限制关节活动，通常会减轻组织肿胀。相反，若施加的力量过大或指套及包裹物过紧，动力性矫形器维持体位会导致组织肿胀加重。由于管型石膏不会强力牵拉组织，故组合管型石膏不但不会增加疼痛，反而可减轻疼痛。这在合并复杂区域疼痛综合征的患者中尤为重要，这些患者即使轻微增加躯体疼痛也会造成治疗方向的错误。管型石膏亦可应用于撕脱伤及皮肤溃疡。研究发现，此技术尤其对感觉迟钝的手指效果较好，便于不加重创伤的情况下愈合。石膏不影响其下皮肤的透气性，直接覆盖不会浸渍皮肤，且相较于其他固定材料可能具有更好的耐受性。另外，石膏允许部分空气接触创面并吸收组织渗出。

如能正确应用，管型石膏是得到关节额外屈曲或延伸的一种无创方法。安放管型石膏后，要经常检查指端循环，以确保血液供应不受限。若安放后过紧，应及时去除石膏，但这种情况极为罕见。

材料

巴黎石膏（非结晶无水硫酸钙）应用方便迅速且较为便宜，这使得它广泛应用于各种环境中，包括医院普通病房及重症监护病房。当水加入石膏中，它能够精确地整合于目标关节或所需位置的组织。一旦变硬，石膏矫形器或管型即能安全地维持所需姿势。强生公司研发了专科石膏绷带，它被推荐应用的原因是能够快速简便地进行安装和塑形（强生、施乐辉、Carpace和Lohmann)。巴黎石膏的类型有快速安装型（5～8min）及超快安装型（2～4min)。Gypsona曾被Brand应用，至今仍为众多医师所喜爱；但是，相关文献提醒不能将之直接接触皮肤，因为在其安装过程中产热量较大。医师需要阅读所有产品的相关文献并遵循治疗指南，以安全地应用各种材料。

医师需对石膏安装过程中的皮肤效应提高警惕。湿润石膏的水温应较凉，热水会增加石膏安装过程中的温度。一般而言，温度高峰出现于安放后的5～15min。产热与石膏绷带的层数相关，较薄的层数通常可直接接触皮肤安装。对于手指管型石膏，层数应在1～2层内，Brand称之为“蛋壳管型”。对于腕关节及前臂石膏，6～8层石膏加轻薄衬垫通常足够。手风琴式折叠的衬垫能够提供额外的牵伸力，这在手腕及足趾关节中尤为适用。由于过敏反应发生极为罕见，故医师需提高源自石膏或其他材料接触皮肤所致过敏的警惕性。石膏安装过程中及之后，应常规关注皮肤上可能出现的刺激。

五、组合管型石膏

组合管型石膏可应用于增加关节屈曲或伸展的活动度，并普遍运用在近端指间关节。最佳治疗应为隔日更换管型石膏（图125-1）。在更换石膏时简单对关节进行塑形较为重要。石蜡或其他形式热疗可与管型再次安放前简短的手工锻炼及塑形同时应用。随着管型的更换，受累组织或关节的姿势可进一步放置于所需屈曲或伸展的方向上。

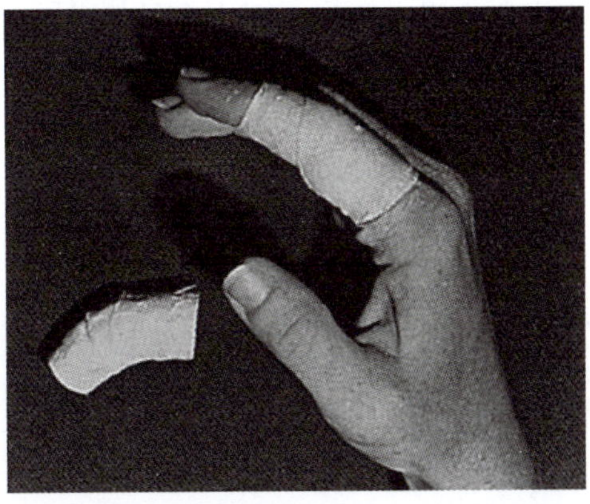

图125-1　进展性管型石膏治疗使得示指指间关节伸展

（一）方法

装配石膏的方法取决于被治疗的关节。手指关节只需两层石膏环绕关节即可。二期可用一层石膏结合掌侧或背侧的支具。单一1in宽，1ft长的石膏条足以满足大部分手指的固定要求。填塞物可不需要，若需要，仅限于一小捆棉花填塞于可能造成压迫的部位。要求石膏条轻微接触皮肤，这既可以限制皮肤在石膏内移动造成的剪力，又能够沿着管型的长轴分散压力，从而防止关节突出应力集中。

将所需的非石膏灰泥浸入水中（通常为室温），在纸巾上轻轻抹干。这将去除多余的水分，使石膏更易于控制及包裹，最大限度减少滴沥。管型石膏可由一片石膏组成，包裹方向自手指基底部向远端指尖部延伸，或用两片剪成约1in宽，12～15in长的石膏包裹。折叠首先接触手指的石膏纱布边缘，折叠的纱布长度约为手指的宽度（图125-2）。然后开始从手指基底部用交错的方式包裹（图125-3A、B）。然后反向折叠石膏纱布边缘约手指宽度，并开始再次从指尖包裹至刚刚超过指间关节水平。这样，石膏材料的最后部分可通常放置于指间关节之下，以提供一点额外的支撑（在不加厚管型的情况下）。若需要自如取下管型，管型顶端可维持打开状态。无论应用哪种方法，在石膏条放置于手掌前，轻轻折叠石膏条边缘会创造出一个平滑而非粗糙的边缘贴服于指蹼及管型的远端掌侧边缘。这种轻微的折叠可应用在任何管型的边缘处理中。

若需保留远端指间关节运动，石膏带包裹的范围应达到远端指间关节（DIP）的近端皱褶上。包裹范围超过远端指间关节皱褶的情况包括如下。

当应用石膏恢复手指伸展时，指深屈肌腱紧张。

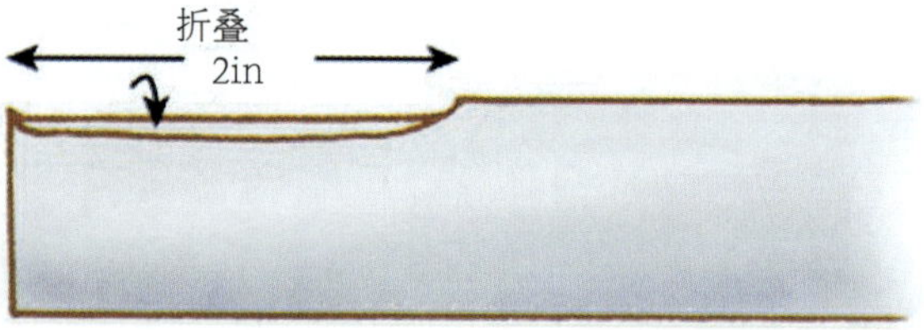

图125-2　1in宽的石膏条（从2in宽的石膏中切取）

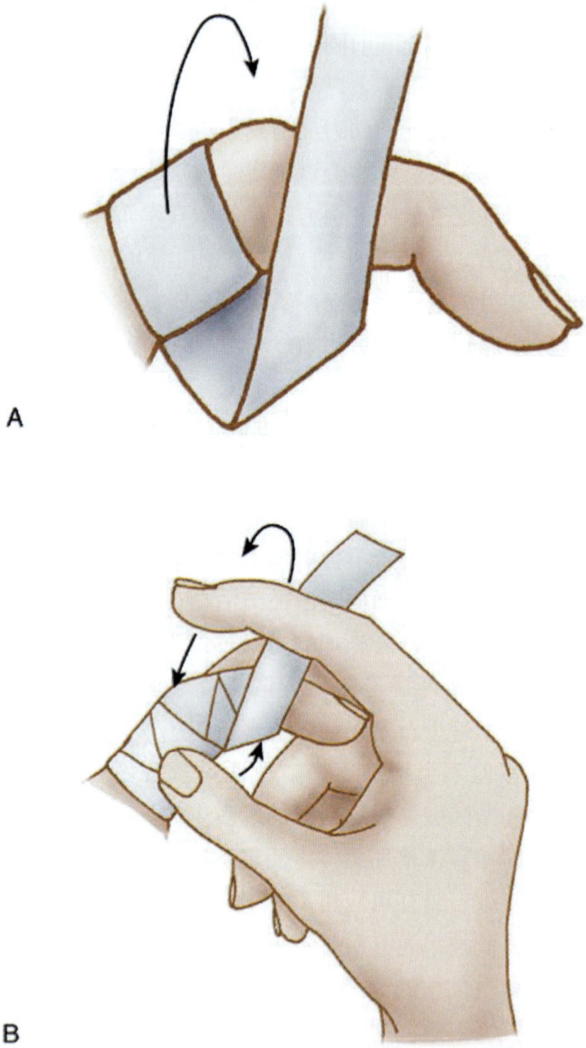

图125-3　A.石膏从近端向远端包裹。若需要，可从手指远端向近端包裹，但这一般不是必需的，因为石膏的作用是为了维持关节位置，故包裹不应紧压组织；B.在支撑手指的情况下包裹手指

当应用石膏恢复手指屈曲时，伸指肌腱紧张。

远端指间关节同样需要增加关节活动度。

当石膏开始变热时，它即开始塑形。这时不应移动石膏，但仍允许塑形。

（二）如何确定近端指间关节姿势是否改善

当包绕石膏时，应轻柔地将关节移动至正确的位置。当石膏塑形时，应固定关节位置，并且通过手指连续的运动抹平石膏，这可以避免石膏出现压力集中区域。若石膏用于增加关节伸展，则手指在

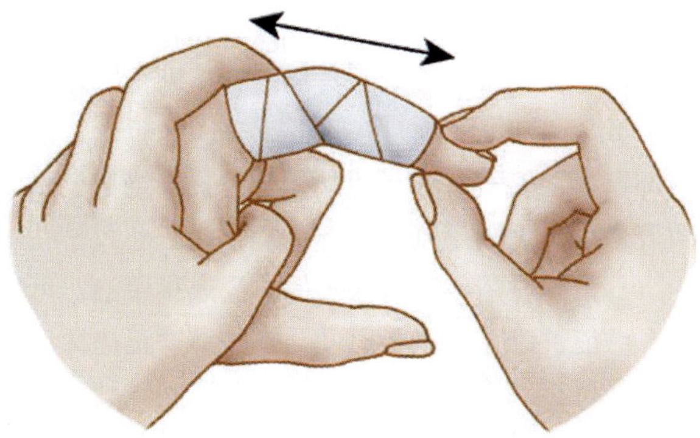

图125-4　牵引固定手指的方法。应注意避免石膏上的点压力

包裹时应被支撑于伸展位，若目标为增加指间关节屈曲，则应保持屈曲位。石膏包裹后保持关节在一定的张力下是一项实用的技巧。这些操作应在维持掌指关节（MCP）于屈曲90°位时进行，同时另一只手轻轻夹紧被矫正手指的指尖。这样，医师可以有效地为近端指间关节伸展提供牵张力。这种牵张力足以逐渐延长手指（图125-4）。

（三）如何避免附加暴力

若医师在打石膏过程中对关节施加暴力，关节及皮肤的刺激可能导致潜在的关节僵硬加重。故最好先从非常轻柔地延长组织开始，并在组织耐受的情况下，用连续的石膏逐渐增加张力。

（四）为什么减少或不加用衬垫

最伤害皮肤的力量并不来自直接的压力，而是来自当皮肤侧向移动时与边缘或正常压力间产生的剪力。不加衬垫的石膏轻柔紧密地贴服于皮肤，在手指移动时防止管型石膏下剪力的形成。伤口易于愈合。

若在指间关节处产生刺激，应检查所用石膏技术。可在重新安放石膏前放置一小块薄层棉花于关节背侧，它可以轻微松弛此部位的石膏。偶尔地，当指间关节的背侧皮肤破损时，需要少量衬垫以保证石膏安装的成功。对于皮肤破损的患者，当手指已进行石膏固定，小片薄层的棉花也可夹在管型石膏掌侧面的远端与近端。

（五）多久更换石膏

持续保持石膏固定并隔日更换石膏，能够保证石膏达到最大治疗效果。石膏至少应1周更换2次，并同时进行关节功能锻炼以维持关节的完全活动度。功能锻炼后，应放置新的管型石膏，新管型石膏应在所需要的屈伸方向上轻微增加角度。这种石膏方法应在出现明显改善时持续应用，若未测量到改善则应停止治疗。

（六）如何去除石膏

将手浸泡于水中可轻易去除管型石膏，找到其边缘，打开包裹，或从一边挤压到另一边。有时，未被浸泡的管型石膏可用钝头薄剪刀从背侧表面切开。组织剪或线剪（钝头）可有效去除石膏。

六、可拆卸管型石膏

有些情况需要管型石膏可由患者自我拆卸，以进行功能锻炼。最显著的情况是那些诸如肌腱修复的患者，需要肌腱活动防止粘连，或不能经常参与治疗的患者。若制作的管型石膏可自我拆卸，应用管型技术改善手指伸展功能的患者就可以在管型更换期间经常进行功能锻炼，提高关节屈曲活动度。

若在管型石膏牢固固定后即刻能够拆卸和安装，它即具备可拆卸性。在管型固定后，医师需沿着管型长轴抓紧石膏，从手指上轻柔松动、拆卸。需注意，若为了关节功能锻炼而将管型石膏设计为可拆卸型，必须初次将管型石膏完全拆卸（图125-5）。应连续检查手指和管型的压力集中点。必要情况下，可轻柔修整管型石膏的边缘以清除远近端指间关节屈曲的障碍。检查者应清理手指上多余的石膏，偶尔在手指上涂布一层羊毛脂，重新安装管型石膏或允许患者重装管型石膏。

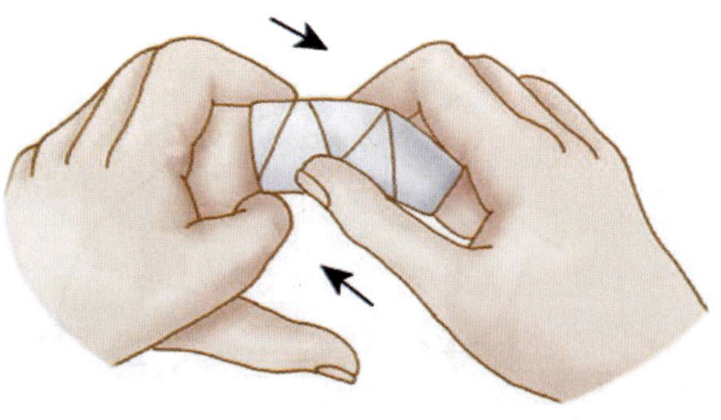

图125-5　拆卸和安装石膏的方法

若指间关节过于肿胀，不易于石膏的拆卸，可在管型近端背面桡侧切开一小口。此口可延伸至指间关节，直至管型可拆卸（图125-6）。管型拆卸后，切口边缘可稍做修整，此管型即可在重新安装时不减少手指关节的矫正幅度（图125-7）。

若手指关节处于极度屈曲位，不能拆卸石膏，医师可用剪刀在管型上开窗。首先在管型近端桡背侧及尺背侧切开。提起石膏瓣，管型即可拆卸（图125-8A～D）。用剪刀修剪石膏瓣，之后，管型石膏即可再次安装，并在近端指骨位置缠绕一小圈纸质胶带以确保固定（图125-9）。

石膏干燥后，通过涂布保护漆或指甲油，可拆卸石膏能够维持无限长时间。在关节矫正达标后，最后的可拆卸管型可作为固位器于夜间佩戴直至经过关节挛缩复发的时期。热塑性管型可作为最终管型，但不如管型石膏贴服。

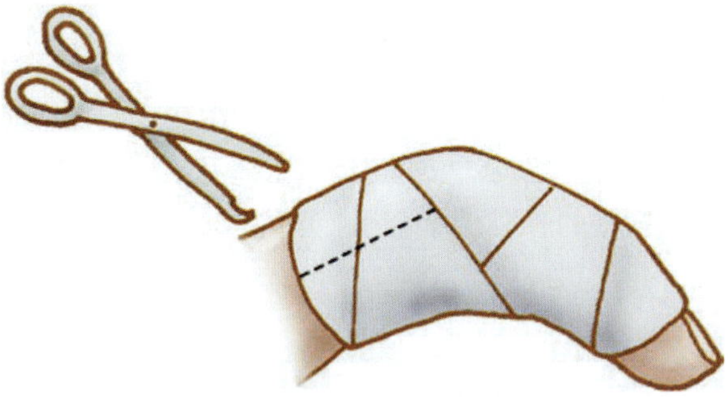

图125-6 肿胀指间关节的石膏拆卸方法

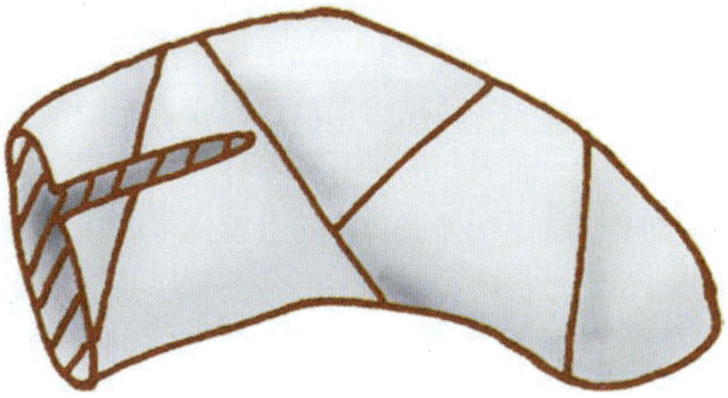

图125-7 安装石膏前的修剪

七、管型石膏在近端指间关节背侧损伤或蹼指上的应用

另一种可供选择的管型石膏方法是基于手掌的伸展装置，Brand发明了此法并应用于增加近端指间关节稳定性，用以治疗合并近端指间关节背侧损伤或改善蹼状手的关节活动度。当近端指间关节存在损伤时，若管型石膏向前滑移，可能会在近端指间关节背侧施加额外压力。这是由于损伤通常都进行了包扎，减少了石膏与皮肤的接触，使得填充物及管型石膏出现移动，导致手指活动时出现剪切应力。蹼状手指减少了管型石膏近端部分的长度，使

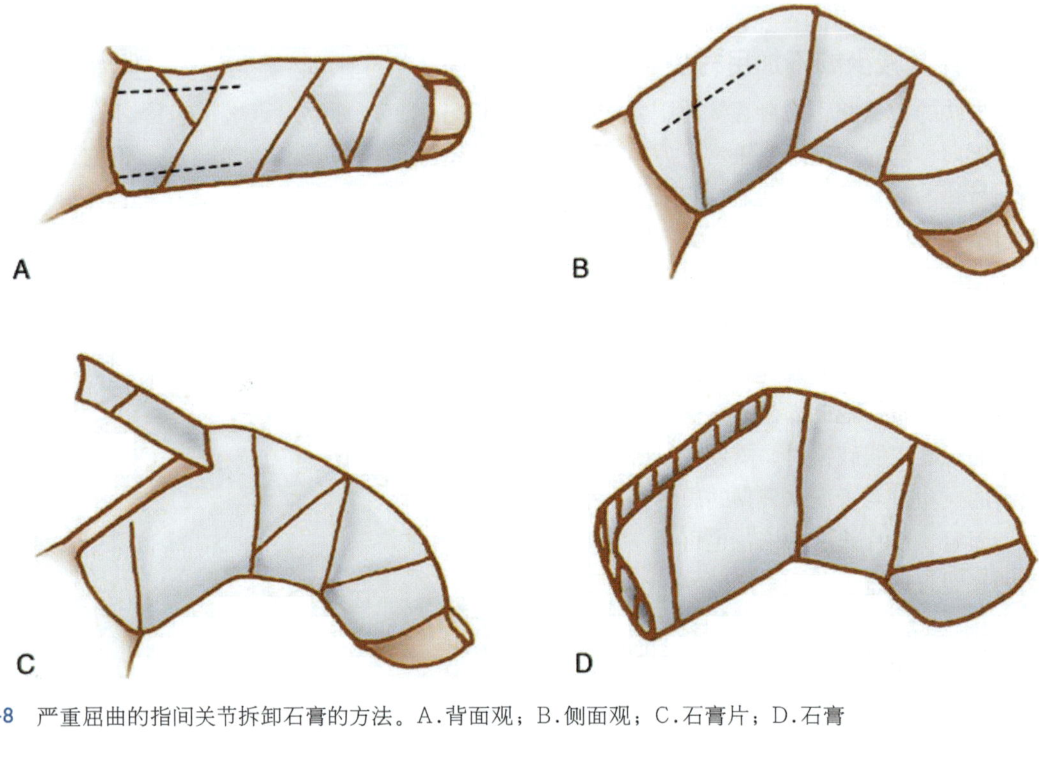

图125-8 严重屈曲的指间关节拆卸石膏的方法。A.背面观；B.侧面观；C.石膏片；D.石膏

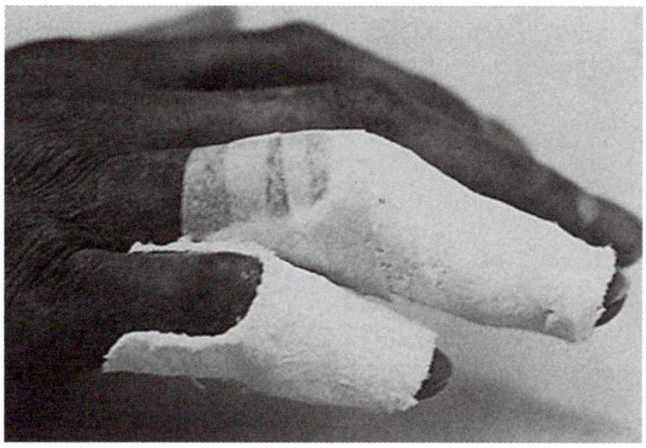

图125-9 拆卸石膏

之不足以抵抗在手指上的旋转滑移，导致远端指间关节出现额外的压力。包含掌侧掌指关节的石膏或热塑性掌侧伸展装置能够增加支撑力，并防止近端指间关节背侧受压（图125-10）。

轻柔包扎伤口后，应沿着手指的长轴放置由6层石膏组成的掌侧伸展装置条，其近端应达到近侧掌横纹水平。石膏应与手指粘连并包扎。这一操作的必要性是由于其可保证压力分布均匀。放置石膏托后，用同样的包裹方法环绕手指及石膏托进行管型石膏固定。应注意确保在手指屈曲时，石膏近端边缘不会深陷入手掌。若压力过大，在管型石膏放置前，应额外增加包绕手掌部分的伸展程度，限制掌指关节屈曲。这些额外的伸展程度，或称为掌侧支撑，可用石膏或热塑性支具放置在石膏外侧，并且在其发热期常能与内侧石膏黏合，缓解了掌侧的压力。

这种掌侧伸展的石膏方法尤其适用于存在指间关节损伤，包括背侧指间关节烧伤（常累及背侧伸展运动系统），因为掌侧支撑板能够在管型石膏拆卸后得以保留及更换，限制了近端指间关节的移动。由于管型石膏是在掌侧板放置后添加，可对其进行切除或剥离，故掌侧板可以得到保留。当应用于如烧伤之类的损伤时，此石膏可用于维持而非增加关节活动度，并除非绝对必要，其能限制关节移动。

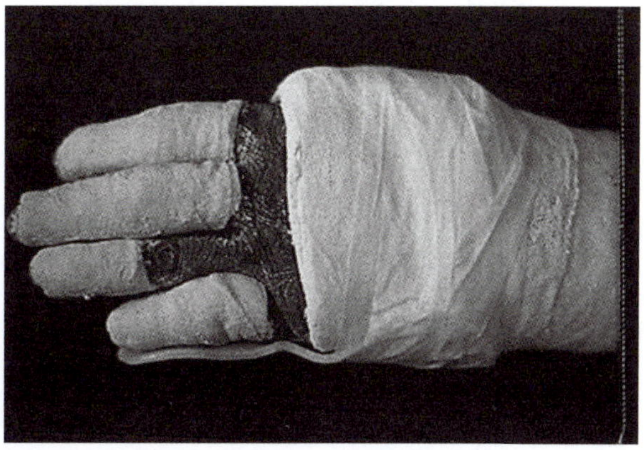

图125-10 热塑性掌侧支撑

八、管型石膏应用于矫正超过一个关节的双向运动：屈曲和伸展

管型石膏可与其他传统矫形方法联合应用（图125-11），尤其有助于手指多关节及双向运动的矫正，如手指鹅颈畸形、钮孔畸形及神经损伤后的指间关节屈曲挛缩合并复杂区域疼痛综合征（图125-12A、B）。

应用石膏矫正鹅颈畸形至远端指间关节伸展位，可允许近端指间关节更易于在二期进行屈曲石膏矫正，额外的益处为在安装石膏时，背侧指间关节不受检查手指或矫形压力的影响〔远端指间关节已经被石膏所保护，故检验者可在安装二期石膏时，安全地扶住此石膏（图125-13A、B)〕。在钮孔畸形的病例中，近端指间关节应由石膏固定在最大伸展位，这可使伸肌腱侧束轻度放松，并允许二期对远端指间关节进行增加屈曲的矫正（由于近端指间关节已被石膏保护，故检查者可在进行二期石膏矫正时安全地扶住此石膏）。是否需要弹性固定应因人而异。当石膏固定近端指间关节于伸展位，远端指间关节经常包含在石膏中。但应有意识地将远端指间关节旷置在石膏外，以利于必要时对远端指间关节进行功能锻炼（图125-1）。

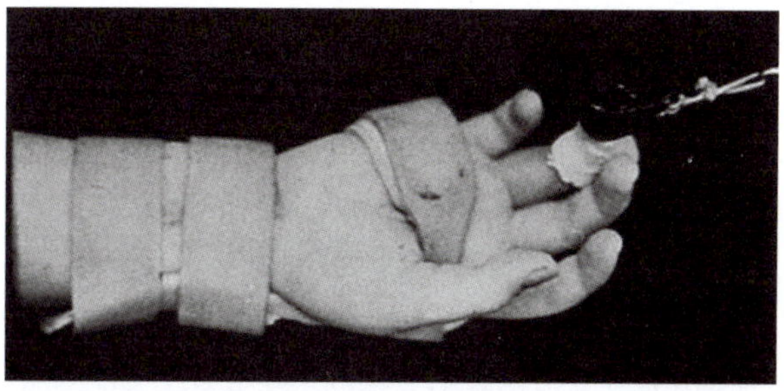

图125-11 一例二期肌腱移植后8周残留屈曲挛缩畸形的患者手部，可见增加远端指间关节伸展的管型石膏和增加近端指间关节伸展的牵引

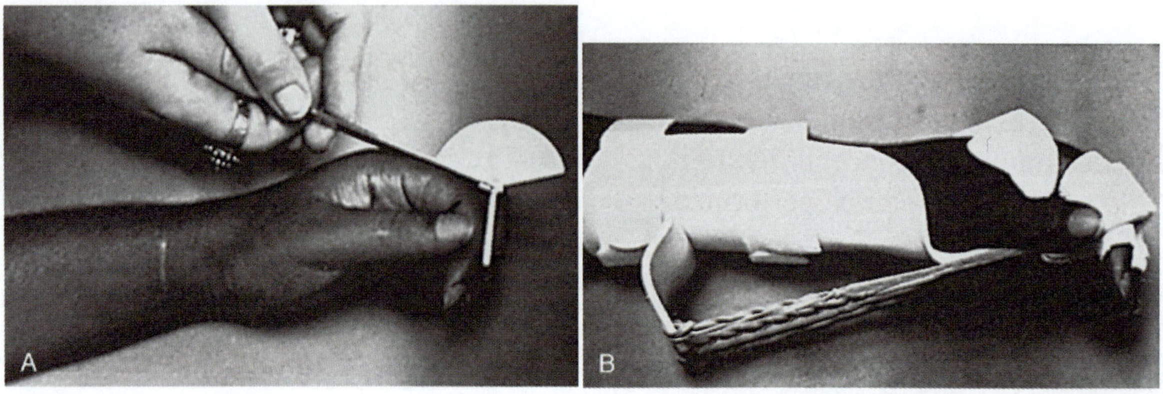

图125-12 A.僵硬手部的限制性关节活动范围，图示为一名复杂区域疼痛综合征患者的指间关节最大伸展范围和掌指关节最大屈曲范围；B.同一患者进行石膏固定使得指间关节维持伸展并使掌指关节保持屈曲

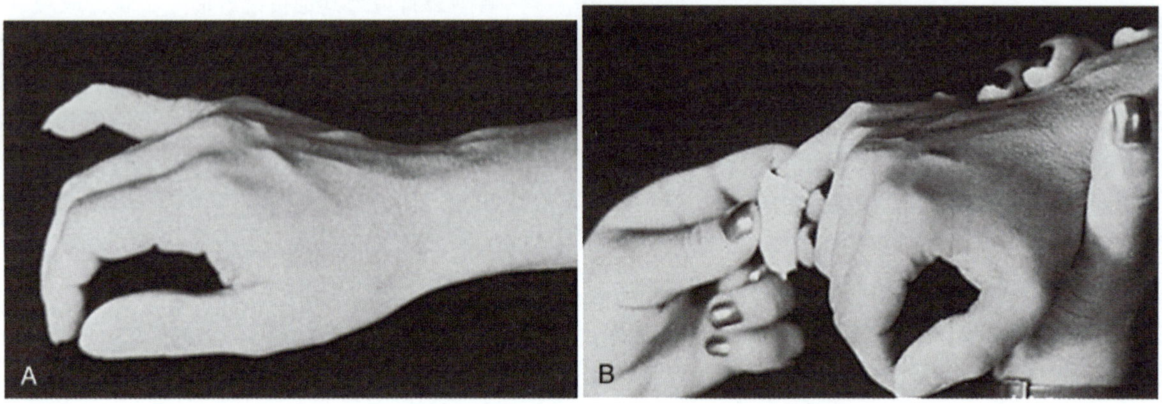

图125-13 A.左手第5指鹅颈畸形，指间关节过伸位固定；B.在双层面石膏复位技术。在远端指间关节石膏固定至最大伸展可能时，近端指间关节保持屈曲并用石膏固定至最大屈曲可能，同时保留远端指间关节伸展的石膏

九、石膏在力矩的动力性转换中的应用

Brand也描述了管型石膏在阻滞或传递同一层面或不同层面运动至其他关节的应用。因此，固定的矫形器在效果上也不一定是“静止”的。它亦可以具备“动力性”的功能，在手部运动时转换运动至石膏固定的邻近关节。例如，在近端指间关节僵硬时，单纯石膏固定远端指间关节可将屈指深肌的全部力量传递于近端指间关节，增加了近端指间关节的屈曲效果（图125-14）。

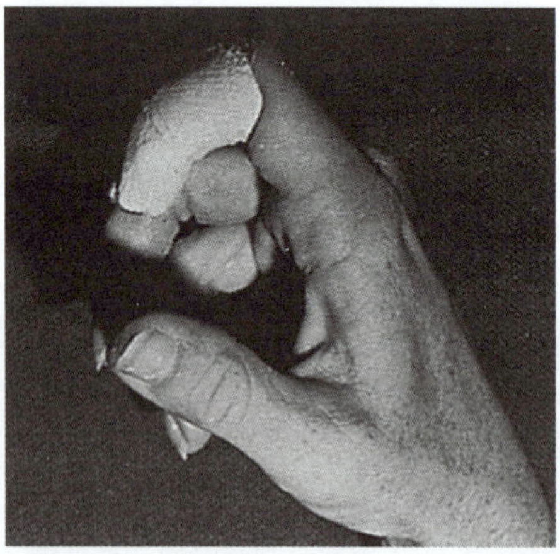

图125-14 固定DIP关节使前屈的力量传递到挛缩的PIP关节

随着内在肌腱置换转移的增加，患者经常在早期尝试激活转移肌腱时，出现不希望的指间关节屈曲。用石膏及保护套限制指间关节活动会增强肌腱转移训练及掌指关节屈曲的效果（图125-15）。

单纯固定近端指间关节在钮扣畸形修复或重建术后是必需的。石膏能够通过限制近端指间关节活动，保护其修复或重建的组织。远端指间关节则旷置在外，允许其进行屈曲功能锻炼，这可增加修复或

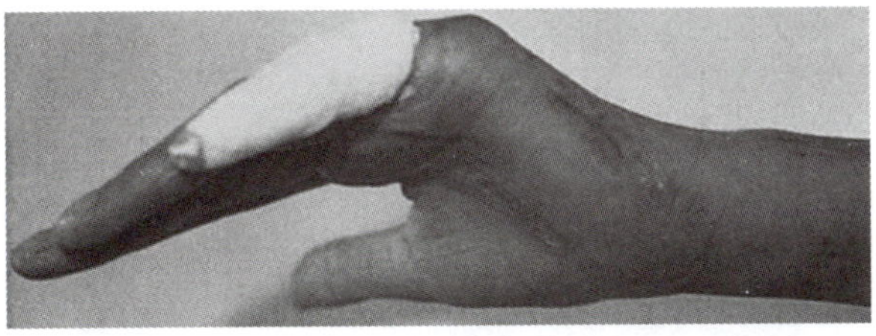

图125–15　动力性肌腱转移的石膏固定。屈曲动力通过指间关节转移至近端MCP关节。伸展指间关节导致MCP关节的过伸，石膏固定减少了对于其他矫形器固定的需要

重建的伸指系统进行早期限制性滑动（图125–1）。

十、其他关节及肌肉肌腱单位的石膏固定

在组合管型石膏治疗近端指间关节挛缩章节中的石膏技术可应用于任何关节、肌肉肌腱单位或其他软组织挛缩。肌肉肌腱单位挛缩通常需要石膏托包绕全长肌肉肌腱单位。如延长屈指肌肉肌腱单位短缩时包含两个步骤；首先放置掌侧支撑板（6~8层石膏），一旦安装冷却后，进行周围石膏固定（1~2层石膏）。腕关节及前臂掌侧石膏托通常应加用轻质衬垫和（或）袜套。一些情况下，应用于掌侧的石膏托亦可加用在前臂背侧，且无须衬垫。如同手指的组合管型石膏技术，仍需管型石膏对皮肤的黏合作用以分散压力，并精确支持组织进行重建。

掌侧石膏托可在肌腱转移术后即刻应用，以连续地适应手指和腕关节的最佳动力学位置。例如，可通过连续改变转移肌腱所跨过的关节位置降低转移肌腱初始过紧的现象（图125–16）。

如何测量并记录效果

软组织移动和所有关节活动度的改善可通过安放石膏或矫形器前后测量关节活动度及扭矩角度进行评估。每次移除石膏，即应在再次安放石膏前进行测量并记录。这样，可记录关节活动度的变化并评估治疗效果。

十一、组合石膏托

组合式静态石膏矫形器由多种器械组成，可应用于复杂手外伤的治疗。掌侧石膏托可用于减少指浅屈肌腱僵硬，背侧石膏托用于伸指肌腱浅层的僵硬（图125–17）。应用掌侧或背侧石膏托治疗掌指关节和腕关节僵硬取决于僵硬的方向。例如，继发于腕关节掌侧瘢痕挛缩引起的腕关节伸展受限，可应用掌侧石膏托将腕关节固定于最大伸展位。当内部肌肉肌腱单位僵硬诊断明确时，可用石膏矫形器将掌指关节固定于伸展位，近端指间关节及远端指间关节固定于屈曲位。指蹼间挛缩可通过在指蹼间放置组合石膏加以矫正。

（一）石膏托放置技术

所需材料包括宽4in，长12~15in的快速安装或超快安装石膏板，石膏衬垫或袜套，纸巾及20~30℃的清水。可选用纸质胶带或其他完成材料。

根据手掌及前臂宽度，从石膏卷（石膏卷展开为石膏板）或石膏板上剪取6~8条石膏绷带。石膏托的长度应包含手掌及前臂的2/3（图125–18）。

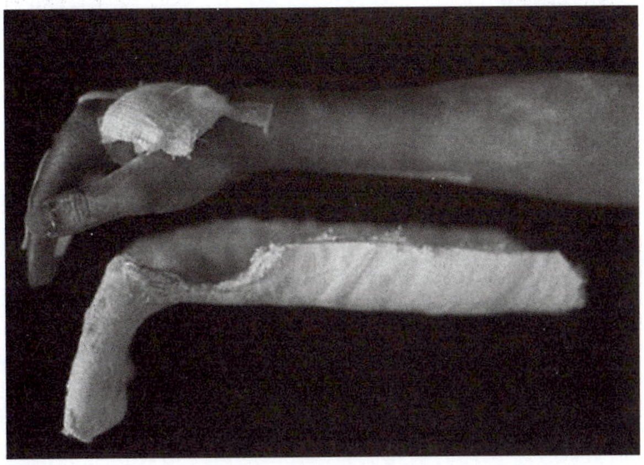

图125–16　术后早期石膏矫形器

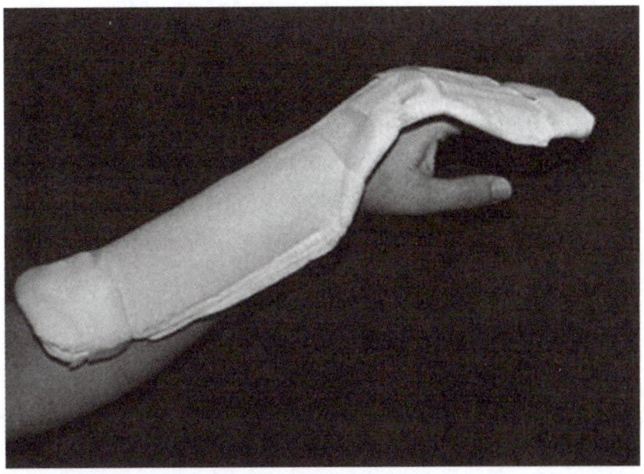

图125–17　背侧石膏板托

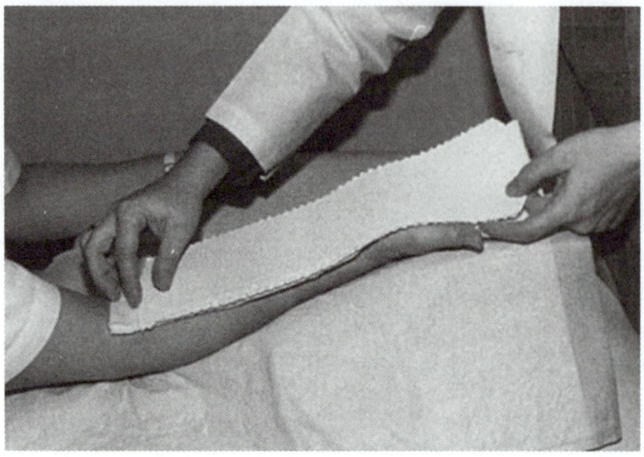

图125-18 测量石膏条长度，应包含患者手部和前臂的2/3

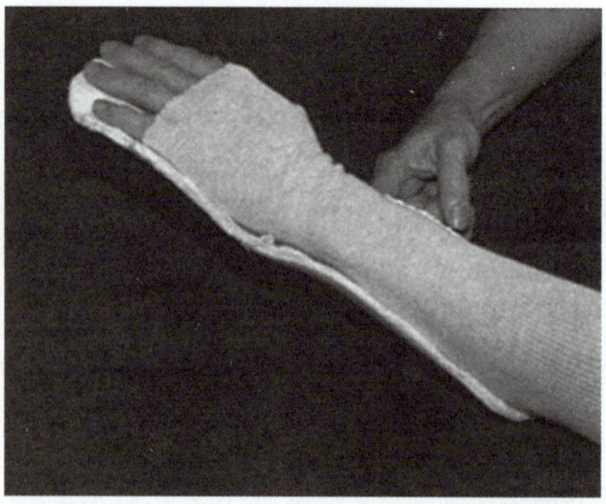

图125-20 可在塑形的石膏托下的肢体上穿戴袜套

若遇到较大的上肢，可将两条石膏重叠放置获得所需宽度。若需包含拇指，可在浸水前将宽2in，长3～4in的石膏条夹在石膏托上。石膏条的角落可包绕在手指或拇指周围，或在拇指不包含于石膏托的情况下，将拇指基底部的部分石膏去除。任何锋利或尖锐的边缘均应通过折叠或修剪石膏得以去除。在打石膏托前，应放置袜套或石膏衬垫，这样可在塑形期间使其与石膏合为一体（图125-19）。安放石膏后增加石膏衬垫的操作应极为小心，因其可能占用石膏容积，成为压力集中的源头（图125-20）。硅胶或合成橡胶衬垫有时可贴合于石膏，但它会阻塞空气流通。硅胶衬垫在大多数药房中可以找到（图125-21）。

石膏条应浸于水中5～10s，之后去除多余水分并挤干，或在纸巾上抹干。在安放及塑形时，石膏应整理平整。一旦浸湿，这6层或多层的石膏即变为一个整体。保持患肢于所需体位，注意手掌弓形结构和包裹在石膏中的指蹼，将石膏在患肢上放置并塑形。可允许石膏接触骨性突起，同时注意不要施加指尖压力，这可以随后导致对组织的刺激。首先摆放腕关节姿势，然后摆放手指。在石膏塑形过程中，均匀施加压力及维持腕关节及手指姿势较为重要。应施加轻柔的张力直到石膏凝固。修剪粗糙的边缘，将衬垫或袜套反折覆盖石膏。若应用胶布，需围绕石膏黏合回胶布起点本身，因其不能黏住湿润的石膏。较薄的弹性支具有时应用于石膏边缘。

应用一层较薄的石膏，一卷弹性绷带或斜切袜套固定石膏托。手指尖应旷置在外以观察血供。石膏托每2～3天更换1次，或至少1周更换1次。

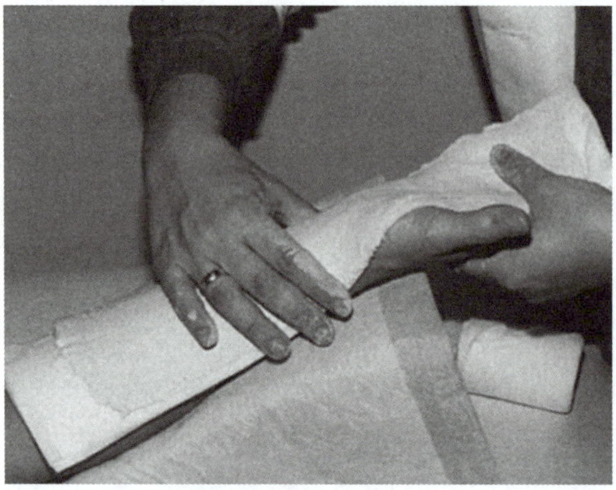

图125-19 直接在手臂放置石膏，其内放置石膏衬垫

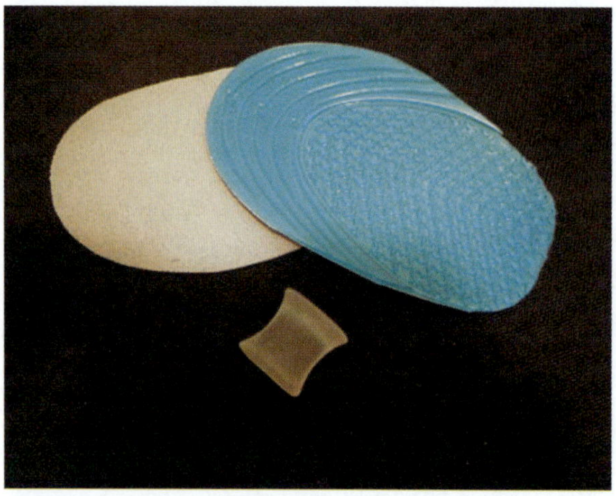

图125-21 硅橡胶衬垫内有突起，有助于皮肤通气并可修剪为任何形状，或应用为占位器

特别注意

当组合石膏用于屈肌肌肉肌腱单位紧张时，腕关节初始必须置于轻度屈曲或中立位，同时使掌指关节及指间关节保持伸直。只有获得了手指的充分伸展，才能进行腕关节的伸展延长。肌肉肌腱单位紧张的严重性常被忽略，若同时伸展腕关节及手指进行石膏固定，很容易对组织施加过多应力。若未仔细观察，屈肌腱紧张可对掌侧指尖造成较大压力，减少了其血液循环，并造成压疮形成。

将腕关节于屈曲位放置石膏托时应加以警觉，因为此体位可妨碍循环和正中神经功能。长期的过屈体位并不推荐使用。

（二）如何拆卸石膏托

由于技术本身特点，通常无需应用石膏剪和石膏分离器去除石膏托。可通过剪除薄层的环绕石膏去除环形或二期石膏，或让患者将佩戴石膏的手臂放入温水中使石膏变软，之后打开石膏或用剪刀切除。

十二、其他应用方法

自从文献报道此技术可应用于任何关节或软组织挛缩，广泛出现了多种伴随不同需要的应用方法。例如，可通过一种改良的环绕石膏技术对掌指关节屈曲位进行固定（图125-22）。

十三、结果

石膏固定在组织重建过程中是一种相对安全、经济且有效的治疗关节及软组织挛缩的方法。记录治疗进展可运用多种方法，不能局限于测量关节角度一种。此技术联合矫形器固定治疗经常作为其他治疗的一种简便的补充，或在手术前降低转移肌腱的张力以达到矫形的目的，并能恢复手部功能的平衡。目前仍需要更多研究用于记录这种矫形方法相较于热塑形矫正器的有效性。推荐单病种设计研究，寻找石膏固定周期、较少或无持续的关节活动度锻炼，或其他应用于关节和软组织挛缩矫正技术间的联系。

十四、小结

组合管型石膏或矫形器固定技术是一种有效矫正关节、肌肉肌腱单位及其他软组织挛缩的方法。受累关节或组织维持其最长体位于一定时间，可使组织出现重建的应答反应。此种应答反应表现为组织的延长或生长，然后更换新的石膏或支具，维持这一新的长度并获取进一步矫正。石膏较为便宜，易于获得，且操作简便。需在安放石膏或支具时特别注意，以避免压力集中点。测量每次石膏或支具矫正后的组织长度及关节活动度的改变，可评估此技术的有效性并决定进一步的治疗。

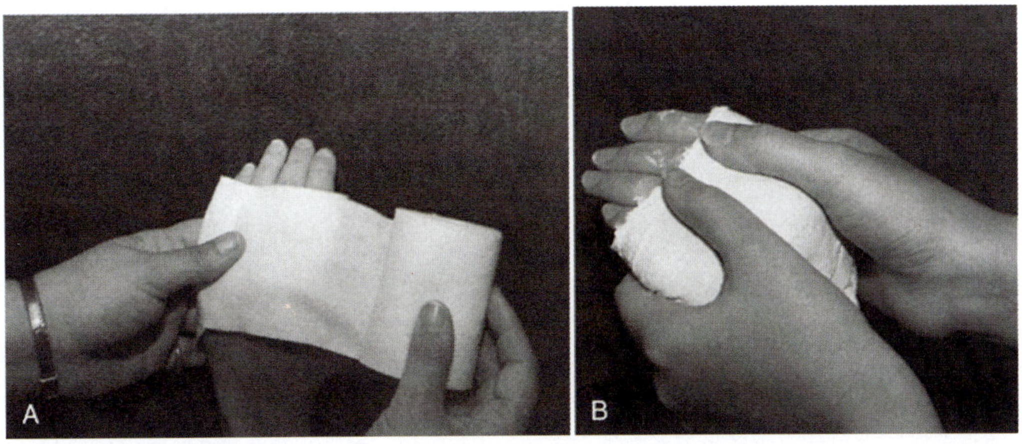

图125-22　A.环绕MCP的石膏包裹方法；B.在塑形石膏时施加压力，保持手指移动，避免石膏上的点压力

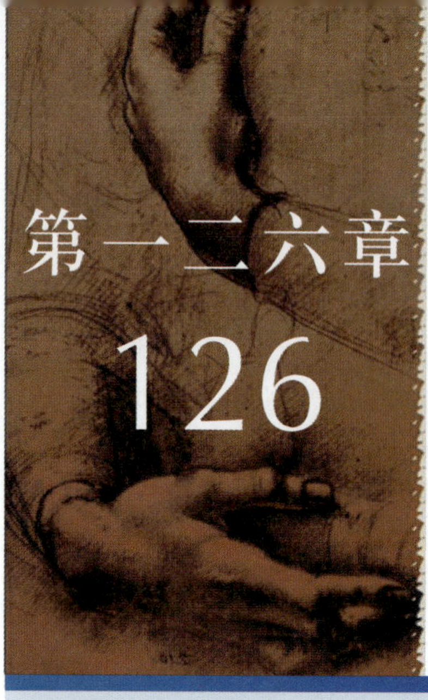

第一二六章 126 软性矫形器的指征和技术

原著者 JEANINE BEASLEY, EdD, OTR, CHT
译校者 张星火 刘克敏

关键点

- 手部矫形器固定是科学也是艺术。
- 软性矫形器可使大量上肢疾病获益。
- 许多患者更喜欢软性矫形器，能够改善佩戴顺应性。
- 软性矫形器需要应用大量材料和装配技术。

手部矫形器固定既是科学也是艺术。根据韦氏词典，矫形器的定义为“一种用于支撑、固定或治疗肌肉、关节或骨骼的装置”。根据条件、目标，以及患者的需求，由柔软材料制成的软质矫形器可作为治疗的选择之一。根据所应用的材料的性质和（或）组合，软性矫形器可以分为高弹性，半柔韧性，或坚强性。材料在应用中的类型和联合仅限于治疗者的想象。多种产品均可适用并不断改进。其中的一些代表包括FaricForm，Plastazote，Velcro，Leather，Coban及Molestick。由于多数患者对于软性矫形器有良好耐受性，故患者对日常生活活动（ADLs）的需要应考虑在矫形器设计中。软性矫形器实际上可能改善矫形器佩戴所致并发症，同时便于患者回归工作。

Callinan和Mathiowetz的一项研究发现，患有类风湿关节炎的患者更倾向应用软质矫形器，并更易于遵从事先制定好的治疗建议。Henshaw及同事推荐一种半柔韧性腕关节支撑用于需要轻度强化，工作状态时硬化的受伤工人的治疗，并能让他们回归工作（图126–1）。在他们的问卷中，92%的患者发现半柔韧性支撑装置在工作与非工作相关活动中较为有用。

需要记住，一些患者可能不能耐受软质矫形器的部分材料。Stern及同事发现，合成橡胶（氯丁二烯橡胶）可在部分患者中导致过敏性接触性皮炎和粟粒疹（尖刺状、发热）。橡胶过敏在美国人群中的发生率为1%～6%。应重视安装矫形器之前的过敏筛查。目前，治疗师应用的许多材料能够作为橡胶替代物。应告知患者若出现上述症状应停止应用矫形器。

此章节重点为日常诊室中常用于不同特殊状况的软性矫形器个例。这不能够提供对于软性矫形器的完整使用清单，但能够给予读者应用软性矫形器有益的指导和建议。两种常用的软性矫形器的装配步骤也包含在网络图片中。

一、软性矫形器应用的一般情况

（一）腕管综合征

患有腕管综合征的患者腕管内具有较高通道内

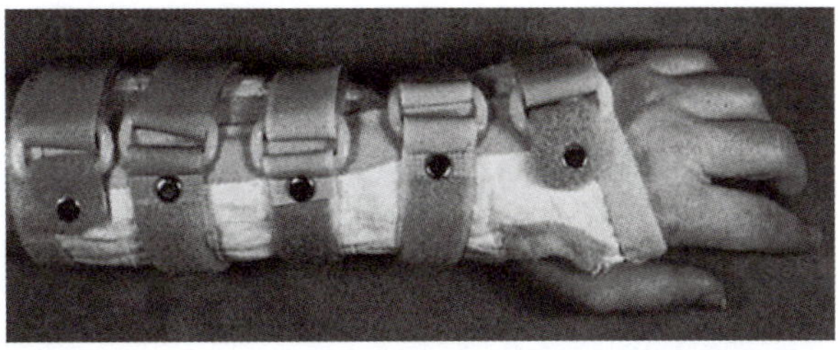

图126-1　Henshaw及同事装配的一种环绕式矫形器，由Coban和运动带组成，能够限制腕关节活动（引自：Henshaw JL, Satren JW, Wrightsman JA. The semi-flexible support: an alternative for the hand injured worker. J Hand Ther 1989;2:34.）

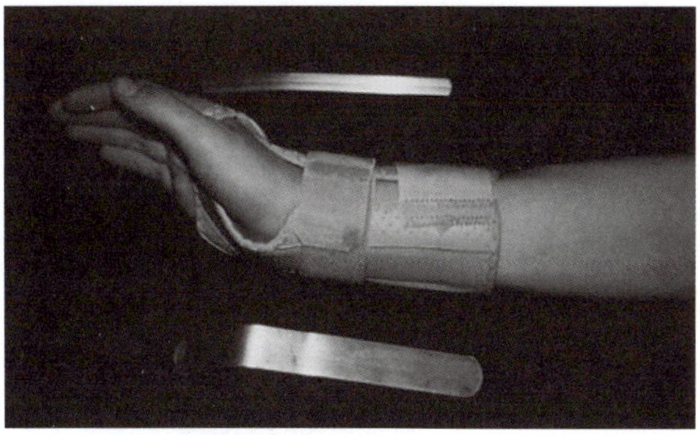

图126-2　预装腕关节矫形器

压力，导致正中神经的压力增高。手腕的姿势变换可改变腕管的构造，影响其内的压力。这些增加的压力导致影响正中神经分布区的综合征。Weiss及同事报道，最低的腕管内压力约出现在腕关节背伸2°、尺偏2°的姿势。患有此综合征的患者夜晚通常能够适应事先装配的矫形器以保持腕关节处于近中立位的姿势。许多商业化的腕关节矫形器联合应用了金属支架、织物及尼龙搭扣。应注意调整矫形器的金属支架以确保手腕放置于近中立位。由于手指弯曲时蚓状肌近端移动至腕管内，一些医师也推荐应用包含限制手指活动的矫形器。Apfel及同事研究推荐应在支具基底部限制手指活动的75%。反复活动腕关节而症状加重的患者可能难于在工作中佩戴硬质矫形器，它可能干扰手部活动。半柔韧性的支具可限制肢体的关节活动度（ROM），可能有益于这些病例。限制关节活动度的度数因不同矫形器而异。Palmer及同事的研究发现功能性的腕关节屈伸5°，背伸30°，桡侧偏移10°，尺侧偏移15°。Ryu及同事的一项研究表明功能性的腕关节屈伸活动度为40°，结合桡侧、尺侧偏移40°。若支具容许这一活动角度，则患者将会获得许多日常生活活动能力。由矫形器限制的关节活动角度应取决于矫形器干预后患者的症状情况。由Henshaw及同事应用的一种环状矫形器由运动带和Coban组合而成，可显著限制活动。商业化矫形器的金属支架可被去除而成为半柔韧性矫形器（图126-2)。只去除背侧支架可允许其具有更多伸展角度，只去除掌侧支架允许更多屈曲角度。Schultz-Johnson发明了一种合成橡胶制品的腕关节矫形器（图126-3)，它带有可以容纳热塑型支架的口袋。矫形器的硬度取决于插入热塑型支架的硬度。一种由薄织物和热塑性材料组成的矫形器，名为FabricForm，亦可允许活动时保留部分关节活动（图126-4）并符合患者的习惯。摆动已证实可加重腕管综合征。抗腕关节摆动的手套（图126-5）和（或）特殊应用的工具可帮助减少这些症状。

一些患者术后出现持续性疼痛或切口部疼痛敏感，这被称为支柱痛。软性矫形器的衬垫手套可用于保护敏感的切口部位并在夜间确保硅胶树脂或矿物软膏涂布于伤口以起到软化瘢痕的作用（图126-6)。用软性矫形器（图126-7）或Kinesio Tex带（图126-8）缠绕手掌，减少或桥接鱼际肌和小鱼际肌的突起，可使部分患者感到舒适。

（二）肘管综合征

第二种最常见的上肢神经卡压综合征为尺管神经卡压症或肘管综合征。肘管在肘关节屈曲时变窄，加重部分患者的尺神经综合征症状。Hong等对10名患者进行治疗的研究中发现，夜间安装坚固的（低温塑形支具）矫形器，固定肘关节屈曲（30°～35°）并轻度旋前可减轻尺管综合征。此情况下安装软性矫形器已应用于增加患者舒适度及夜间佩戴的顺应性。Apfel及同事测量了众多商业化的软性矫形器和一条折叠、卷好的浴巾，所有材料均限制了尸体模型上肘关节屈曲到小于90°的位置。常规的软性肘关节矫形器合并一种泡沫材料被称为Plastazote可用于环绕肘关节。它用尼龙搭扣固定，泡沫材料可在夜间提供较为温暖的环境以增加舒适度。在日常生活活动中，许多患有肘管综

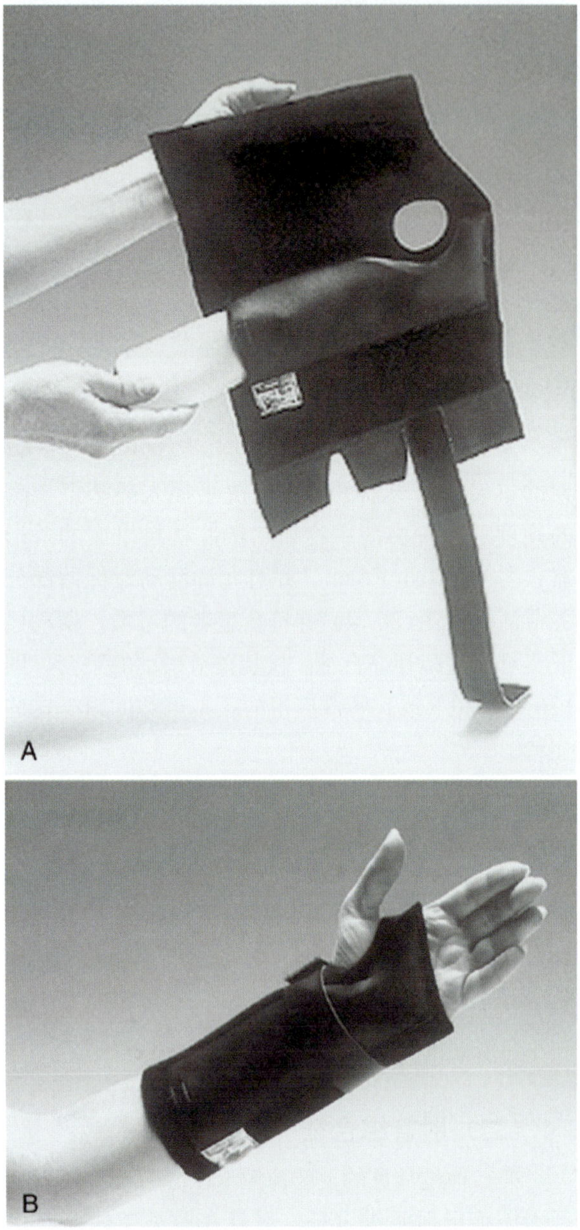

图126-3 A.Schultz-Johnson发明的一种合成橡胶矫形器（Neotech），带有一个能够插入热塑材料的袋子，允许治疗师改变支撑的热塑材料的厚度和型号；B.完全佩戴好的矫形器（惠允自：UE Tech，Edwards，Colorado.）

合征的患者会主诉肘后尺神经部位的触痛。一些患者诉在佩戴肘部衬垫作为保护时可减少疼痛和痛觉过敏。一些医师通过让患者在日常生活活动中佩戴背侧衬垫，并在夜间佩戴掌侧衬垫限制肘关节屈曲以治疗这种情况。

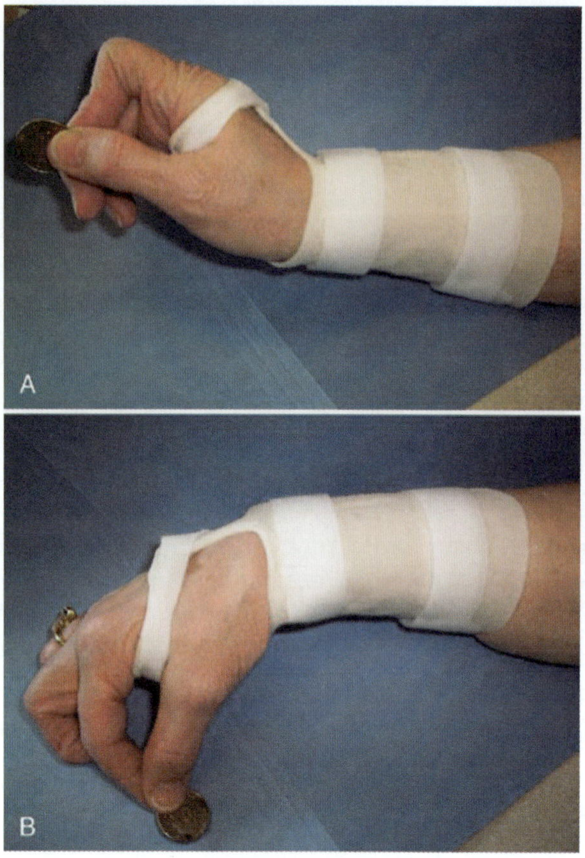

图126-4 A.一种由薄纤维/热塑材料组成的环绕式矫形器，称为FabricForm，其可允许运动中进行部分范围的活动并良好贴服患者，这是矫形器允许的腕关节伸展角度；B.这是允许的腕关节屈曲角度

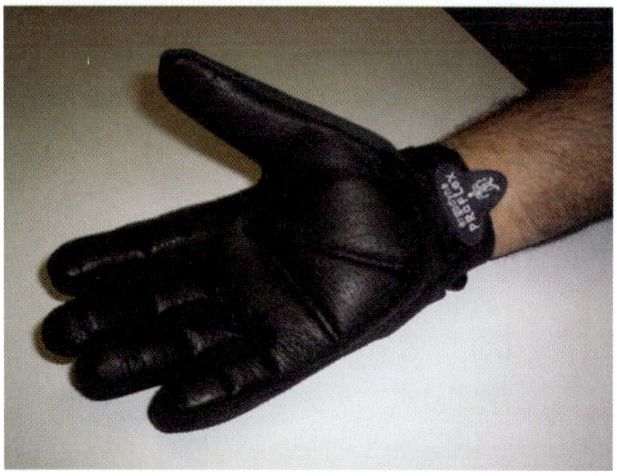

图126-5 衬垫手套可使患有腕管综合征的患者在日常活动中减少摩擦。这些手套也有助于腕管综合征术后出现敏感瘢痕或支柱疼痛的患者

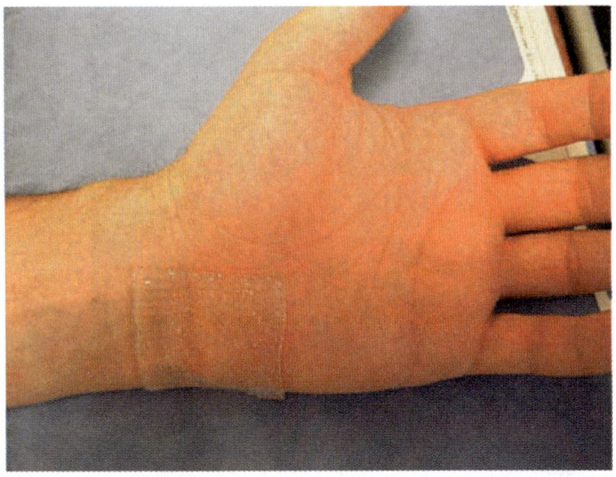

图126-6 软性矫形器或包裹可帮助保护治疗软性瘢痕的硅橡胶衬垫或矿物质胶涂层。这是Cica-Care衬垫放置于瘢痕上。它可轻柔粘住皮肤，一些患者更喜欢软质包裹或矫形器支撑在此

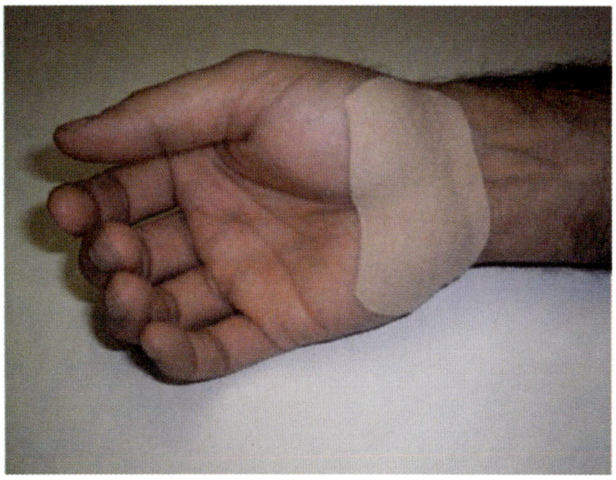

图126-8 Kinesio Tex带应用于桥接大小鱼际肌的基底突起，可有助于包裹手部。这能够减少腕横韧带松解术后患者的支柱疼痛

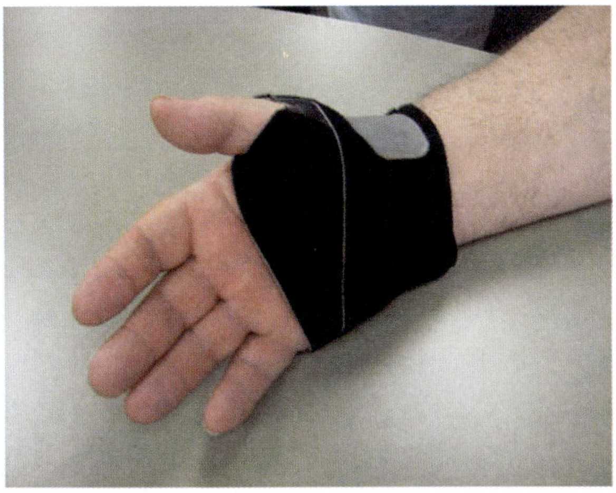

图126-7 CarpalGard腕关节支撑帮助轻柔覆盖手掌，可能在腕管减压术后患有支柱痛的患者中减少疼痛。这种固定在腕横韧带减压之后可能帮助支撑掌骨

（三）腕管狭窄性腱鞘炎

背侧第1间室的狭窄性腱鞘炎可出现拇短伸肌和拇长展肌肌腱单位的肌腱和腱鞘炎症。非手术治疗包括固定腕关节和拇指。一些患者可能抵触佩戴坚固矫形器并更愿意尝试接受软性矫形器的治疗。可用半柔韧性矫形器减少发炎肌腱的压力（图126-9），若其能够通过增加接缝和支撑来提供拇指伸展活动的部分角度则尤为适用。它可能减少发炎肌腱的负荷，并特别限制了肢体的活动。这可能有助于因弹奏乐器的姿势和反复的同角度活动所致炎症的音乐家的恢复（图126-9C）。若患者对软性矫形器的治疗无明显好转，则需应用更加牢固的矫形器或者手术治疗。佩戴硬性矫形器的患者在治疗后期，也可以因更换为半柔韧性矫形器而受益。

（四）外上髁炎和内上髁炎

近外上髁处源于伸腕肌的炎症、退变和（或）疼痛定义为网球肘或外上髁炎。高尔夫球肘或内上髁炎定义为内上髁处源于屈肌-旋前圆肌的炎症、退变或疼痛。这两种情况中，腕关节和（或）肘关节矫形器固定已应用于临床以使受累结构得以休息并减轻疼痛。一些患者拒绝佩戴硬质矫形器，喜欢一些产品中较小的前臂带。这些软质前臂带可分散应力或改变施加于受累肌腱上的应力。佩戴时应注意避免神经压迫的可能，尤其是因绷带过紧所致桡神经压迫。安装前臂带后观察患者的症状尤为重要。若症状加重，则应放弃前臂带治疗，需改为更加坚固的矫形器固定腕关节和（或）肘关节。

（五）腕掌关节骨性关节炎

许多患有拇指腕掌关节（CMC）骨性关节炎（OA）的患者表现为手掌内收时出现腕掌关节半脱位，掌指关节（MCP）伸展或过伸，以及指间关节屈曲。矫形器固定的目的是减轻疼痛并保护关节，在可被动复位的患者中，应能轻柔固定患肢于畸形相反位置。矫形包括MCP关节屈曲，手掌内收，并

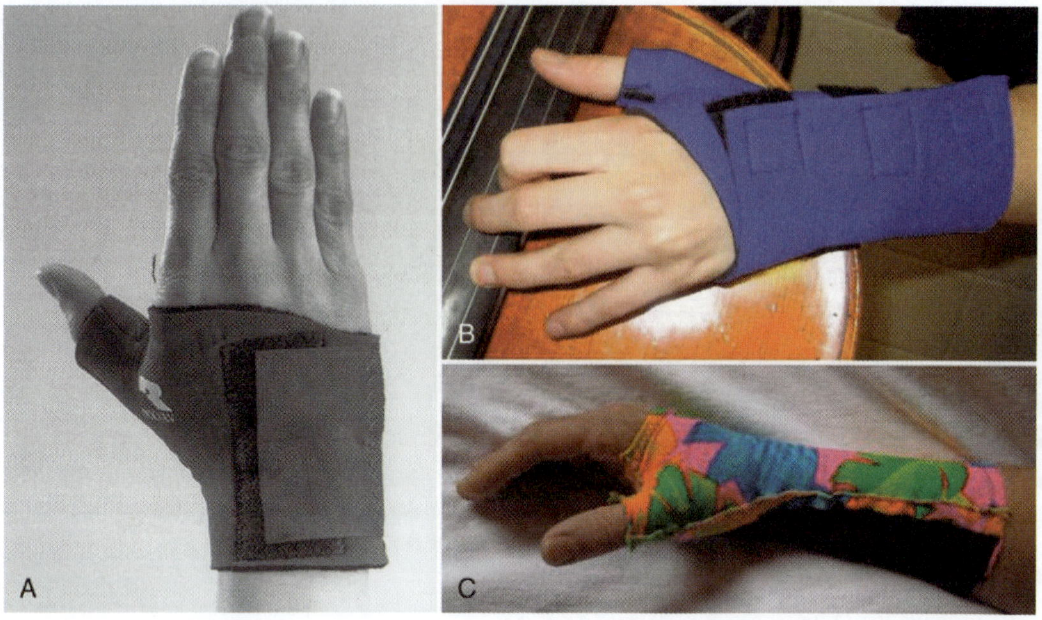

图126-9 A.处于恢复阶段后期，并不能耐受硬质矫形器的狭窄性腱鞘炎患者应用合成橡胶包裹支撑拇指；B.一种基于前臂的订制矫形器，用合成橡胶缝合用于狭窄性腱鞘炎患者。这有助于防止肢体活动并特别有助于音乐家等需进行多次重复活动的人，因为他们可能需要在治疗期间继续演奏乐器；C.随着症状的改善，定制的Lycra袖可为重复的活动提供轻柔的压力和轻度支撑（B、C 惠允自 Joni Armstrong，MS，OTR，CHT.）

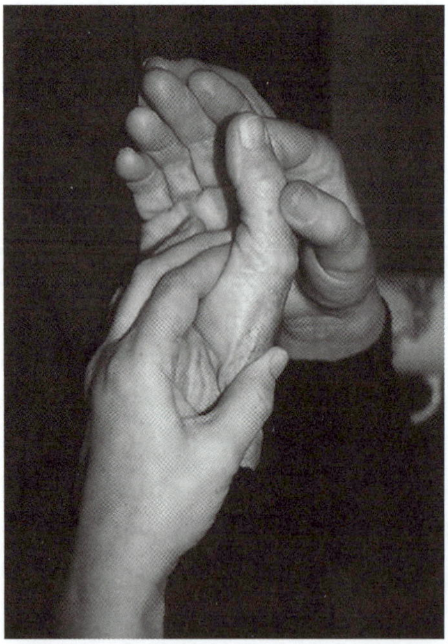

图126-10 若拇指畸形可被动纠正，治疗师的手感通常决定了所需软性矫形器的力量（Concept courtes Judy Leonard，OTR，CHT.）

固定CMC关节（图126-10）。一些患者因为日常活动而要求弹性固定。一些尝试内收手掌的预装矫形器实际能增加MCP关节伸展，这可能加重潜在的

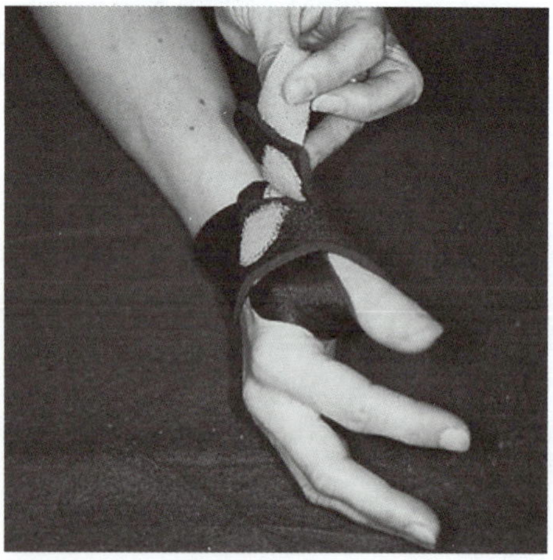

图126-11 一种常规合成橡胶带可为骨性关节炎患者提供轻柔的腕掌关节稳定性和掌骨内收（Photograph and concept courtesy Tudy Leonard，OTR，CHT.）

畸形。Leonard推荐由合成橡胶制成的常规矫形器（图126-11）以提供合适的力量。Weiss及同事报道Comfort Cool预装矫形器（图126-12）可减轻疼痛并复位第一CMC关节半脱位，患者因其较短的热塑性矫形器而易于接受。佩戴矫形器作捏持动作行放射线检查可帮助决定软性弹力是否放置正确，是否与进行性畸形相反（图126-13）。制作软

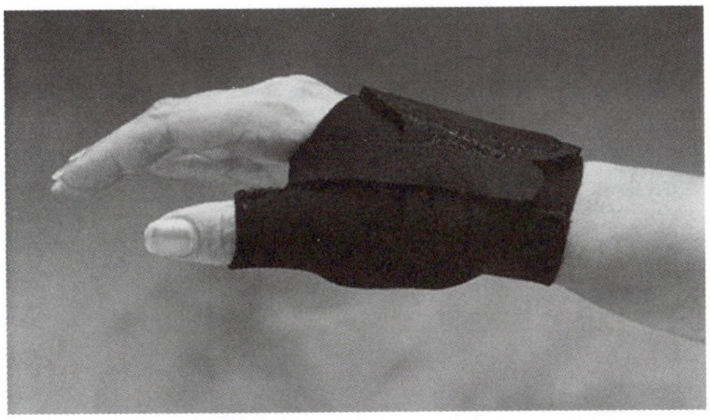

图126-12 舒适的冻结拇指腕掌关节的限制性矫形器，拥有一个条带以支撑并压迫CMC关节，它能够轻柔固定掌骨于内收位（Photograph and orthosis courtesy North Coast Medical，Inc.，Morgan Hill，California.）

质OA矫形器的步骤包含在在线教程中。

（六）类风湿关节炎的MCP关节尺偏和手掌半脱位

夜间佩戴坚强矫形器广泛应用于类风湿关节炎的治疗，它可放置关节于合适的力线。Callinan和Mathiowetz发现患者更倾向于夜间佩戴装有1/16in掌侧热塑性支具的软性矫形器（图126–14）以固定腕关节，这能够增加患者的依从性。佩戴软性矫形器进行活动可允许更容易的持物动作，相较于坚固矫形器限制手部应用而言，许多患者更喜爱这种矫形器。Gilbert–Lenef应用DurableⅡ条带材料设计了一种矫形器的组合（图126–15），它可改善手指力线并减少MCP关节尺偏姿势。其他有效的矫形器材料包括Neoplush，它由一片合成橡胶与尼龙材料放置于一侧，用尼龙搭扣勾于另一侧。这种工具可调整手指力线并减少在条带上进行缝合连接的需要。一种基于手部或前臂的预装合成橡胶已成功商业化（图126–16）。必须牢记手指不应被这些软性矫形器强制恢复到正常力线。据Brand描述，强迫恢复手指可导致关节面倾斜，而不能在合适位置平顺地滑动。关节面倾斜可导致附加损伤并致使关节面磨损（详见第95章）。夜间单纯佩戴牵拉手套同样有助于减小晨僵和疼痛。

（七）远侧尺桡关节不稳定

远端尺桡关节通常在旋前时向背侧突出，在旋后时突出减少。远端尺桡关节（DRUJ）慢性不稳可导致远端尺骨背侧突出增加，并导致前臂旋转时的疼痛。非手术治疗包括矫形器固定，应提供尺骨远端的背侧限制和桡骨远端的掌侧反向限

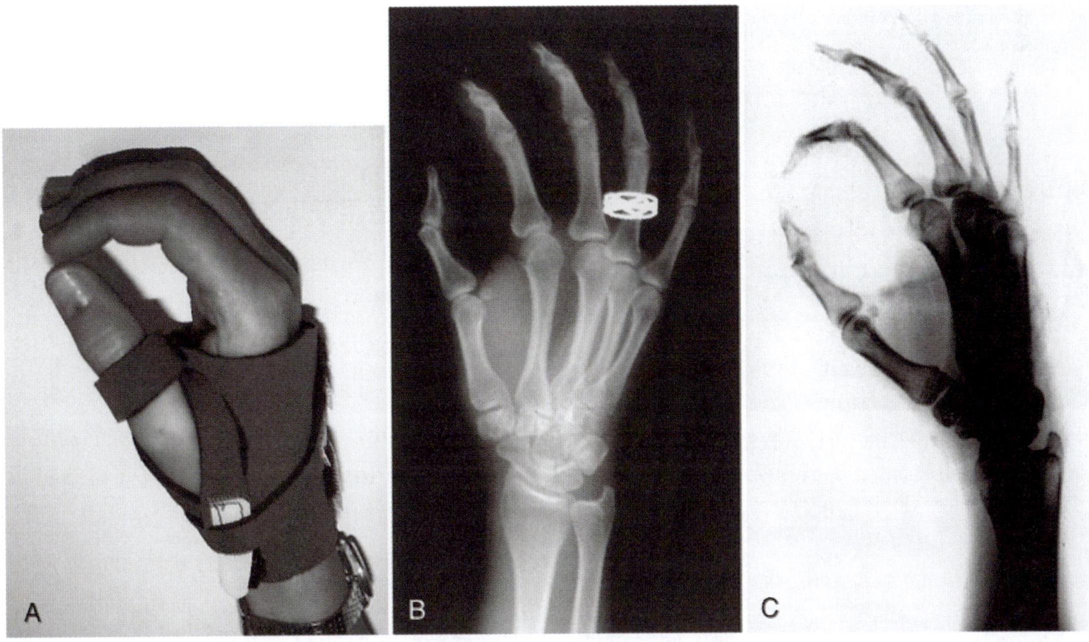

图126–13 A.一种常规软性矫形器，可轻柔地伸展手掌，固定腕掌关节，并防止掌指关节过伸；B.无矫形器的放射线片显示了手掌内收及MCP关节过伸畸形；C.合成橡胶材质的软性矫形器轻柔矫正了拇指畸形，此放射线片显示了矫形器能够维持拇指于掌骨内收并防止了夹持动作时MCP关节过伸

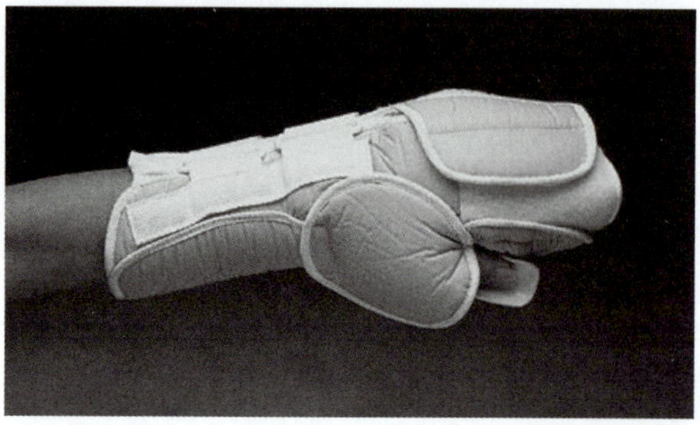

图126-14 自由软性连指手套矫形器，由Callinan和Mathiowetz设计，可增加患者的依从性；他们发现静止手部矫形器可有效减少关节炎的疼痛（Photograph courtesy of North Coast Medical，Inc.，Morgan Hill，California.）

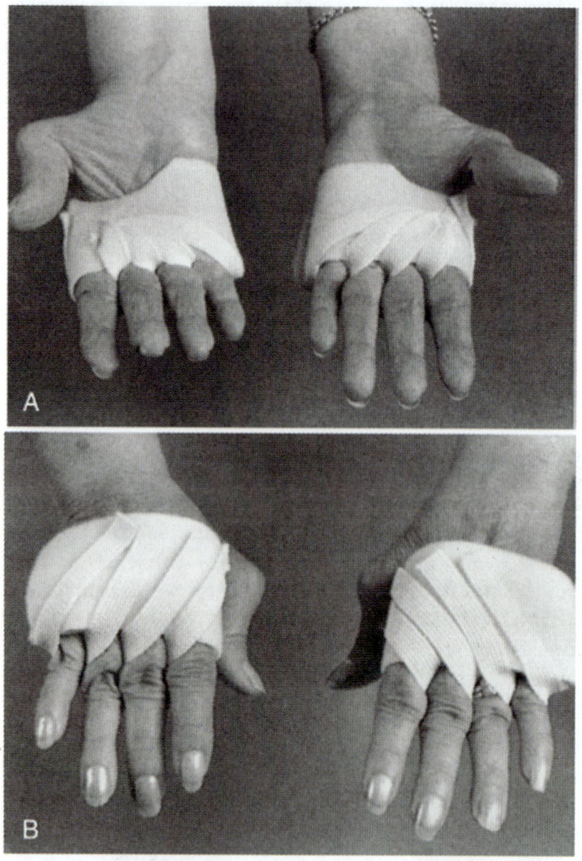

图126-15 A.Gilbert-Lenef设计的软性尺偏矫形器，有DurableⅡ条带材料组装而成；B.背侧观（来自：Gilbert-Lenef L. Soft ulnar deviation splint. J Hand Ther 1994;7:29-30.）

制（图126-17）。这种方法在减轻疼痛的同时增加了远端尺桡关节的稳定性。当检查患者时，若压迫他（她）的尺骨发现前臂旋转时疼痛减轻，医师

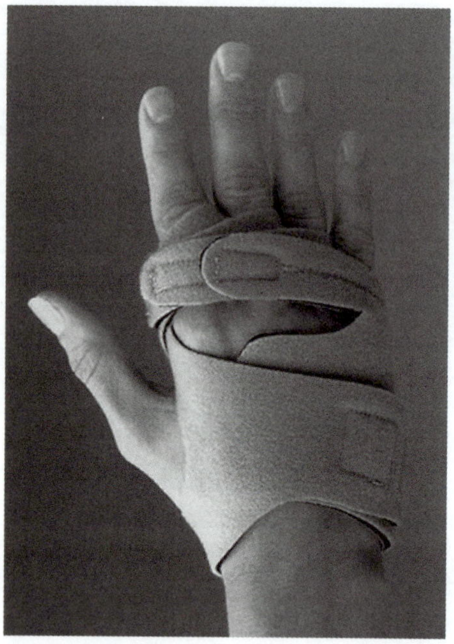

图126-16 基于手部的力线矫形器，它由合成橡胶组成，这是一种预装的尺偏矫形器

可决定此类矫形器是否对其有所帮助。弹性材料在前臂旋前或旋后时有助于保持更加持久的压力。泡沫衬垫可夹在预装的腕关节矫形器或腕带中（图126-18），作为向远端尺骨和桡骨施加轻柔压力的快速解决方法。长期不适的患者通常在DRUJ被支撑后体验到疼痛的显著减轻。其他矫形器同样成功商业化用于压迫尺骨远端至桡骨，而不是下压尺骨。医师可根据患者疼痛是否减轻而决定是否选择和采用此种矫形器。

（八）适用于Buddy-Tapes的案例

Buddy-Tapes是另一种类型的软性矫形器，它可为多种情况提供支撑，如侧副韧带损伤，二期肌腱修复，以及近端指间关节（PIP）内固定成形术。Buddy-Tapes可作为这些临床情况术后治疗计划的一部分，或者用于无须坚强矫形器固定的时候。采用Buddy-Tapes结合毛毡或衬垫提供合适的手指位置，并恢复力线（图126-19C）。Fillion描述了类似Buddy-Tapes的软性固定器应用于治疗手指尺侧副韧带（UCL）损伤。将一条环绕远端掌横纹的条带和另一条环绕拇指近端指骨的条带缝合在一起，以预防拇指的过伸或过度内收。这种软性矫形器在日常活动中可有效保护UCL，可帮

助增加患者的依从性。

（九）矫形器对运动员手的矫正

运动员经常焦虑，希望能尽快参加竞赛。治疗的挑战在于回归运动前应能空出足够的时间进行康复。患手需被保护，但若应用于练习或竞赛，一些矫形器可能对手或患者本身有害。在运动员手上安装坚固的矫形器可能得不到裁判或各种联盟的认可。半柔韧性矫形器可在任何赛场上确实固定关节并预防损伤。一些软性固定材料，如Scotchrap和Scotchcast可固定受伤部位并不能拆卸。可拆卸的选择包括硅橡胶制作的产品，如RTV-11（图126-20）。这些产品逐渐应用于稳定的骨科损伤

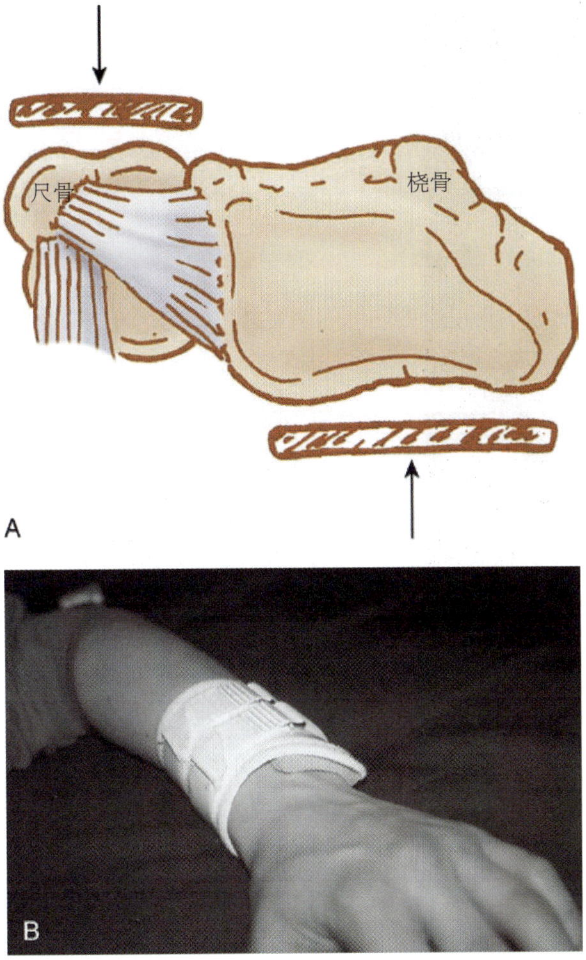

图126-17　A.远端桡尺关节不稳可通过软性矫形器在掌侧为尺骨远端提供压力，并在桡骨远端背侧提供相反压力作用力（Concept courtesy Judy Leonard，OTR，CHT. Redrawn from Melvin JL. Rheumatic Disease：Occupational Therapy and Rehabilitation，2nd ed.Philadelphia：FA Davis，1982.）；B.预制护腕矫形器（Count'R Force；Medical Sports，Inc.，Arlington，Virginia），填充Tempur泡沫（Patterson Medical/Sammons Preston，Bolingbrook，Illinois）为尺骨远端提供轻柔压力

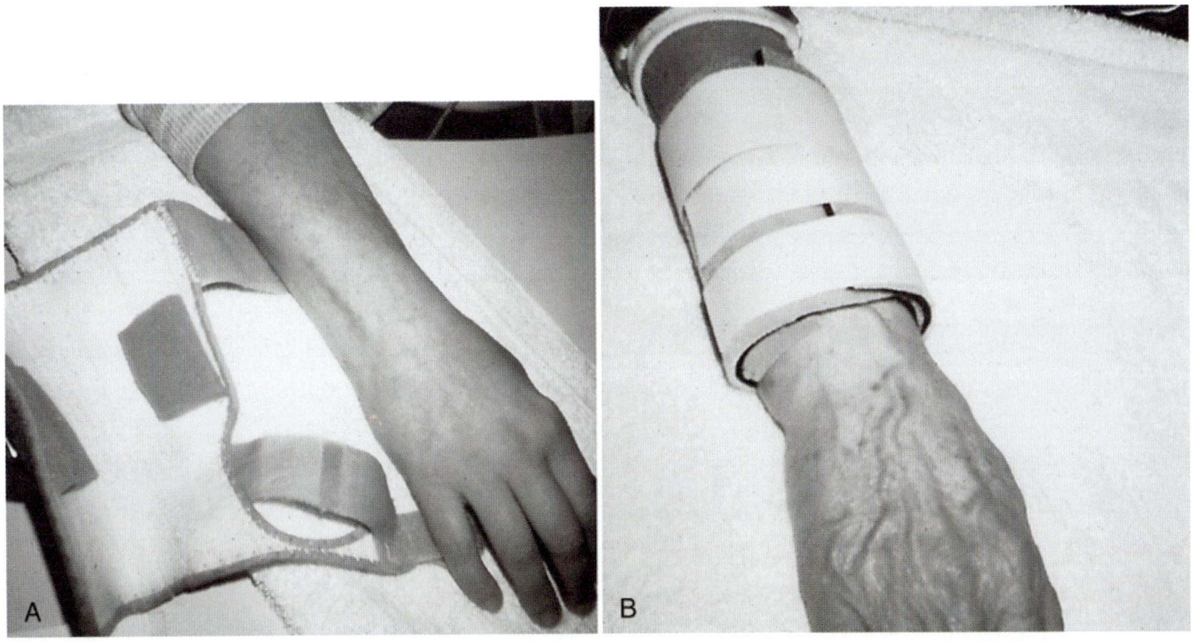

图126-18　A.EZ-Wrap矫形器（Professional Products，Inc.，DeFuniak Springs，Florida），可对尺骨远端施加轻柔压力，以支撑并减少疼痛；B.带衬垫的氯丁橡胶带，用于压迫尺骨远端

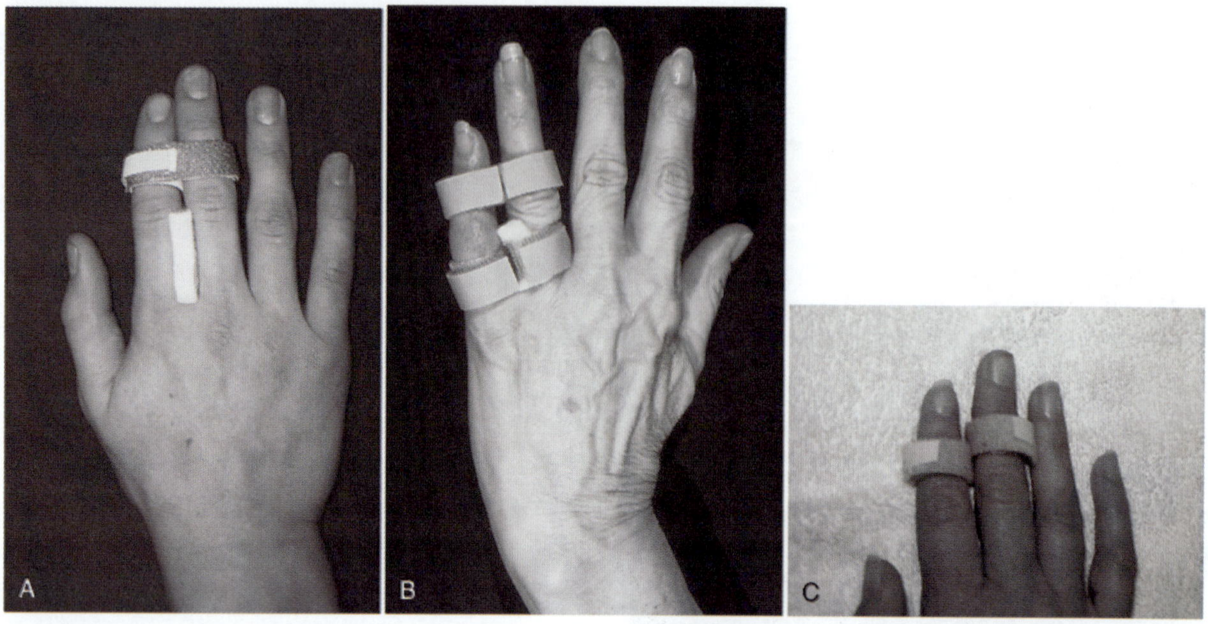

图126-19 A.一种泡沫包裹的邻指固定带，以从根本上对线中指近端指间关节，毛毡制的衬垫可维持良好位置；B.小指轻度PIP关节尺偏可通过邻指固定带和毛毡衬垫维持PIP关节成形术后的对线；C.邻指固定带也需要组装和缝合以适应不同的手指长度（引自：Canelón MF, Karus AJ. A room temperature silicone rubber vulcanizing sport splint. Am J Occup Ther 1995;49:244-249, used with permission.）

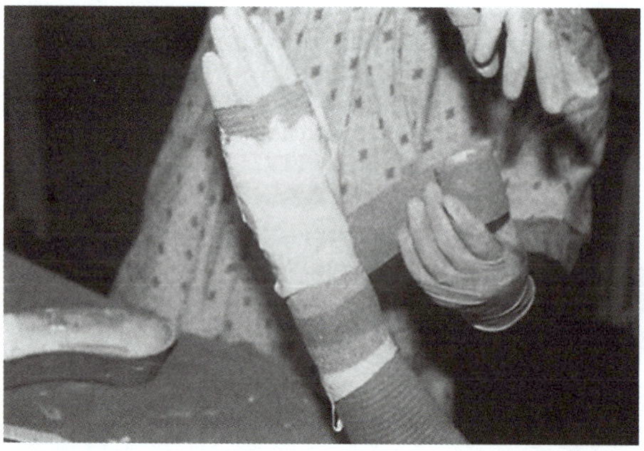

图126-20 RTVⅡ是一种硅橡胶制成的产品，应用于组装可拆卸的软性支具。这些软性支具被运动员采用以在运动场上稳定骨科创伤（Courtesy the Rehabilitation Division of Smith & Nephew, Inc., currently Patterson Medical/Sammons Preston, Bolingbrook, Illinois.）

上。Bergfeld及同事进行了共113位患者的研究，发现当硅橡胶制品应用于矫形器以固定体育运动所致的稳定损伤时，无骨折复位后的疑问、关节损伤、不愈合、延迟愈合或畸形愈合等情况发生。Doyle及同事的个案报道推荐联合应用硅橡胶矫形器和RTV-11作为保护各种场地运动员UCL的优先选择，可使包括体操运动员的肌腱炎症和由于伸展位反复负重所致腕关节疼痛从软性矫形器中获益。一些这样的体操运动员应用一种称为虎爪或狮爪的软性矫形器。它能够限制并支撑腕关节的完全伸展。在这些病例中，需要全面的检查以排除需要特殊治疗的其他情况。

（十）合成橡胶手指伸展矫形器

管型的手指伸展矫形器已经商业化为各种大小型号。通过大量掌侧支撑或接缝，这些矫形器设计为增加近端指间关节伸展限制（图126-21）。这些矫形器有助于治疗不能耐受通过指间关节背侧压力的患者。软性的矫形器可能辅助降低这些压力，且较一些坚固的矫形器更加舒适。在所有病例中，应监测这些矫形器，以避免皮肤刺激和可能的皮肤破损。

（十一）用于痉挛和高肌张力的软性矫形器

上肢痉挛和高肌张力的定位矫形具有独特的挑战性。因脑瘫或其他运动异常导致的痉挛可通过软性矫形器获得益处。软性矫形器可支持拇指和手部相对于ADLs更具功能的体位，并有希望能够防止

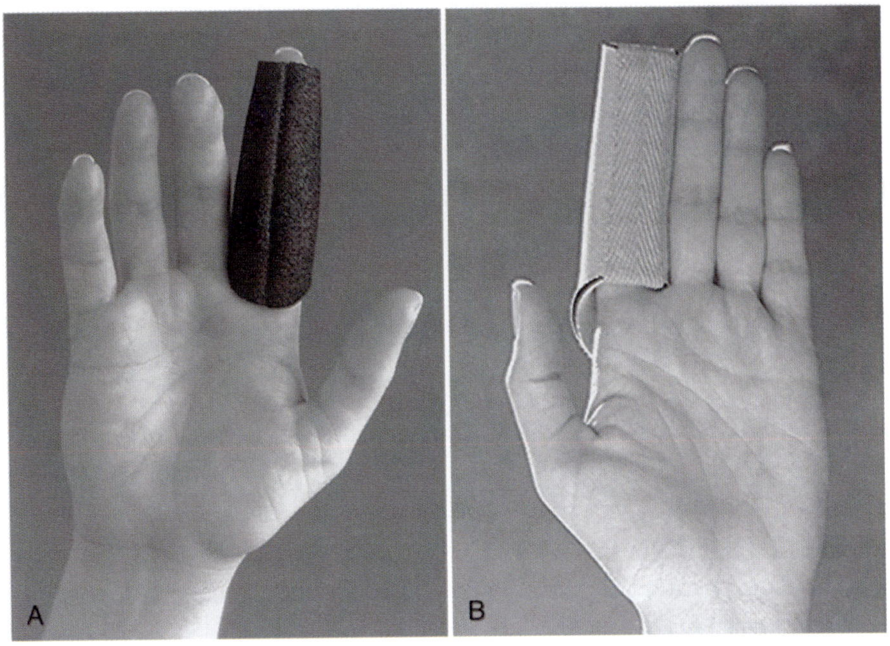

图126-21　A.近端指间关节伸展矫形器，动力性手指伸展管合并掌侧弹性缝线，有助于在减少近端指间关节压力时，轻柔伸展手指；B.合成橡胶袖有掌侧金属，以易于伸展近侧指间关节

挛缩。痉挛和屈肌张力可导致上肢姿势异常，其可包括手腕和手指屈曲，手指内收，拇指内收，以及前臂旋前。Casy和Kratz描述了内收拇指并使上肢旋后的合成橡胶矫形器。在因屈肌痉挛所致单纯拇指内收屈曲畸形中，单一的合成橡胶拇指环可轻柔放置拇指于更具功能的内收位置。这种矫形器的组合步骤已包括在在线学习中。许多公司都制造合成橡胶矫形器，包括Benik公司，他们的产品包括多种儿童型号。在Bobath所著《成人偏瘫》中，手指内收也应用于减少弹性痉挛。这可通过夜间佩戴手指内收扩张器或应用合成橡胶于指蹼间绑扎所矫正。

二、用于OA治疗的基于手部的组合合成橡胶矫形器

这种基于手部结构，定制的合成橡胶矫形器被设计用于提供直接力量以使拇指能够轻柔放置于相反于畸形或潜在常见的OA畸形的位置。矫形器的基底提供了一种工具，能够通过它确保定向。在这样的病例中，患者表现为手掌内收畸形，MCP关节过伸，且CMC关节半脱位。

先用纸巾剪成5～10in的带单孔（0.5～1.5in）矩形模型，自远侧缘中央剪切1in。将之贴于手掌，并在远端掌横纹处修剪，使其刚好在掌骨头之下。近侧应修剪至刚好处于尺骨头远端。在背侧及掌侧缘，将此模型从手掌的尺侧边缘延展约1in。

将此模型转换为1/16in厚的合成橡胶或毛绒材料，并在手部进行核查。将材料按需要修剪，以适合第1指蹼，并确保其低于远端掌横纹。用1个尼龙搭扣环将矫形器基底边缘缝合。这可以为矫形器在腕关节水平提供稳定性。放置另一个尼龙搭扣环，以确保矫形器通过手背的稳定性。若应用毛绒材料，它将直接贴在尼龙搭扣上。重要的是，合成橡胶或Neoplush在手掌上平整放置，避免出现凹陷或皱褶。

定向条带放置于手部，以固定拇指于畸形的相反方向（可被动矫正时）。条带为0.5～7in。具体长度应在手部测量后决定。将一个尼龙勾搭扣头缝在一端，将尼龙环搭扣头缝在另一端。尼龙环搭扣末端应缝在矫形器基底，刚好在拇指CMC关节水平近端。此条带穿过指蹼间隙并在CMC关节水平与自身相固定。这为掌骨内收畸形的患者提供了轻柔的拇指掌骨内收。尼龙搭扣片允许调整施加的力量大小，取决于患者的舒适度。第2根定位条轻柔地放置在CMC关节以轻柔地帮助掌骨坐落在大多

角骨上。此条带缝于矫形器掌侧并跨过CMC关节上之前的定位条带。放置此条带需要对不同患者进行个体化治疗。此条带通过尼龙搭扣勾被固定在矫形器基底部的背侧。若MCP关节显著背伸，可将一条带环绕拇指近侧指骨并在掌侧轻柔固定，拴住拇指近侧指骨并牵拉至轻度屈曲。

矫形器固定组装后，可在捏持位通过放射线检查拇指位置。当矫形器正确放置时，其可轻柔控制拇指于畸形的反方向（见图126-10），但允许ADL的功能。

三、无缝合的拇指合成橡胶内收矫形器治疗屈曲挛缩的组装

许多医师因缝合技术的限制，羞于应用软性矫形器。以下的技术可为需要代替选择的医师所用。一种合成橡胶的拇指软性矫形器可以，控制拇指屈肌的张力为日常生活动提供一个更良好的功能位。将毛绒材料或合成橡胶材料切成两片。有一片环绕手腕，另一片应足够长以穿过拇指间隙并将拇指放置于内收位。若需调整，可加用一个尼龙搭扣勾邻近腕部条带和拇指条带末端放置。条带可用锁扣铆钉或铁质缝合线固定。铁质尼龙搭扣和缝合带有助于减少小部件的应用（如铆钉，尼龙搭扣），这些小部件可被佩戴矫形器的儿童误吞。矫形器的调整可能被患者或监护人所忽略。医师应根据具体病例考虑是否使拇指条带可调节或永久固定（用铆钉或铁质缝合带）。观察矫形器并为每位患者提供适合的矫形器装置较为重要，且应在ADLs发挥手部最大的功能。

四、小结

手部软性矫形器应个体化的迎合患者的需求，其包含有多种材料。尚需进一步的研究以确定这些矫形器的有效性，但患者自我感觉舒适、易于接受的便利，以及保留ADLs的手部用途，使得许多患者需要这些矫形器的治疗。

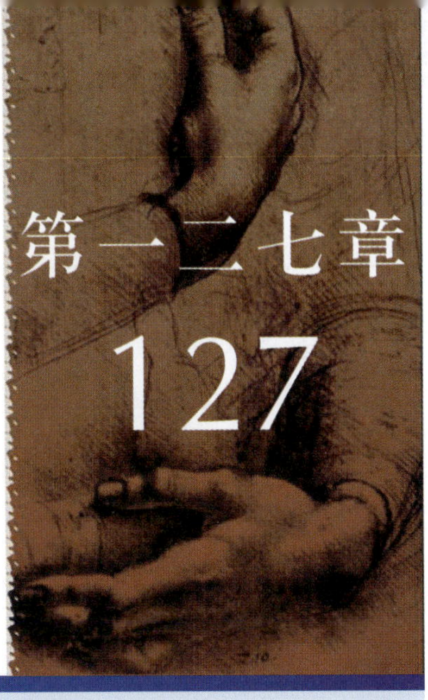

骨折的功能性支具

原著者 JUDY C. COLDITZ, OTR/L, CHT, FAOTA*
译校者 张星火 刘克敏

关键点

- 功能性骨折的支具治疗目的是提供骨折对线稳定但不能坚强稳定骨折断端。骨折支具固定后“可控”的微动是骨折愈合的理想刺激因素。
- 由于功能性骨折的支具治疗是稳定骨折而非固定骨折，故只能应用于移位、短缩或成角较小的骨折。
- 手部大量肌肉组织的缺失阻碍了骨折支具固定的理论原则；手指屈肌和背侧覆盖机制为选择性手部骨折提供了稳定的力量。
- 骨折支具治疗倾向于允许解剖移位并预防不期而遇的外部扭力。

下肢骨折的支具固定成功地自1970年应用至今，已教会医师保护性早期活动和负重能刺激强健的骨骼形成。August Sarmiento是最初倡导骨折支具治疗的学者，他首先制定出成功的骨折支具固定策略并在其后发明了用于上肢骨折的固定器械。早期活动在预防肢体残疾和刺激骨骼愈合方面的好处表明，应减少长期骨折固定的需要。同时，手外科的发展和手部治疗支持在选择性上肢稳定骨折中应用支具固定，带来了更短的固定时间。

骨折支具通过环绕肌肉和软组织的压力固定肱骨及前臂的长骨骨折。圆柱形的支具在各个方向上提供了稳定的力量，这限制了骨折断端的活动。支具也为选择性掌骨及指骨稳定骨折提供了骨折愈合的微动环境。在手部骨折中，软组织压力而非肌肉压力提供了主动活动时所需的稳定支撑。

许多术语已应用于描述外固定骨折装置的装配：术语“骨折支具固定”应用于本章所有内容。最初，管型石膏加连接铰链为股骨骨折提供支撑，称为“石膏支具”。应用塑形材料制作石膏支具称为“骨折支具”。Samiento更倾向应用“功能性骨折支具”，因为它能精确反映此技术的最基本的优势：保持关节运动和肌肉功能同时减少花费、康复时间和手术并发症。

一、历史

多年以来，希波克拉底鼓励医师固定骨折上下邻近的关节，认为这是骨折愈合所必需的。在1767年，Gooch描述了胫骨和股骨功能性骨折支具，但其理念仍在接下来的两个世纪内较为模糊。直到1970年代，Sarmiento在胫骨石膏支具中将踝关节解放，并创造了第一个现代意义上的功能性支具。

他列举了早期功能活动的优点，并使得治疗技术基于新的理念而复兴：早期活动利于骨折愈合。热塑矫形器的有效性和新一代管型支撑材料极大地推动了此技术的推广。

任何减少功能障碍时间并降低并发症的技术均必须考虑作为治疗的选择。Colton简洁地描述了功能性骨折支具的优势：“广泛应用的功能性支具将无数本需长期住院的患者解放了出来，并允许他们早期恢复功能，获得回报更优厚的工作”。

二、骨折支具固定的原则

（一）骨骼愈合

观察锁骨和肋骨在活动状态下无并发症地愈合为骨折无需固定而愈合提供了证据。这些知识促使我们更仔细地观察骨骼愈合的两种途径。继发性愈合发生于骨折断端存在活动的情况下。

在初级愈合中，精确地接合骨折断端促进了髓腔内骨痂的形成。由于此类骨痂的直径较小，故其生物力学能力低于愈合时期允许骨折微动所形成的骨痂。在愈合早期，骨痂较为柔软，但随着骨痂逐渐成熟，组织分化发生时，它就能逐渐为骨折提供稳定性。这种骨折周围骨痂的形成被骨折端的运动所刺激，虽然过度活动有害于骨折愈合。骨折断端的移动另一方面促进了血管的反应，刺激了毛细血管从软组织侵入骨折断端，它反过来促进了大量骨形成和更加快速的连接。伴随大量骨痂形成，骨折在患者大脑刺激下自然运动的过程中快速愈合，这是由于频繁的活动发生在骨折断端。

骨膜内骨痂较为坚强，不仅因为其在直径上较大，也因为运动的压力直接作用于骨痂外周。这样，外周骨质形成早于髓腔内成骨，抵消了继发骨折愈合成骨的早期力量。坚强固定抑制了外骨痂的产生。功能性骨折支具的目的是提供骨折对线的稳定性，但不是坚强固定骨折断端。由于骨骼失去压力后会导致萎缩，倡导骨折支具者相信骨折上下邻近关节长久的休息和固定实际上有害于骨折愈合。虽然骨骼的骨小梁恢复至正常解剖在坚强固定时用时较短，但在骨折支撑下进行功能性运动，骨质会在骨痂形成情况下产生更快。骨折支具中的“控制性”运动是骨折愈合的理想刺激因素。

（二）骨折支具的设计原理

功能性骨折支具由一个外部圆柱体环绕骨折的长骨组成。这个圆柱体限制了软组织的扩张，使得肌肉收缩时压力在其内部平均地分布在各个方向（图127－1）。由于肌肉在坚固的圆柱体内收缩，其在体积上尝试增加的倾向转变成圆柱体内的压力。Sarmiento描述这种现象为“静态液压环境”。这种内在力学机制稳定了骨折。软组织限制的概念不依赖于圆柱体材料的力量，而更依赖于其内在的尺寸和圆柱体的形态。圆柱体允许肌肉主动收缩时将持续的压力施加于骨折。

Zagorski及同事发现软组织提供稳定的能力令人惊叹，他们将一块肉包裹在金属铰链中，并通过应用牛皮纸包裹对其提供外部压力。环状的牛皮纸增加了铰链的稳定性约100倍。应用矫形塑料矫形器材料只相较于牛皮纸包裹进一步增加了2倍的稳定性，证实了圆柱体的形状而不是材料的坚固性

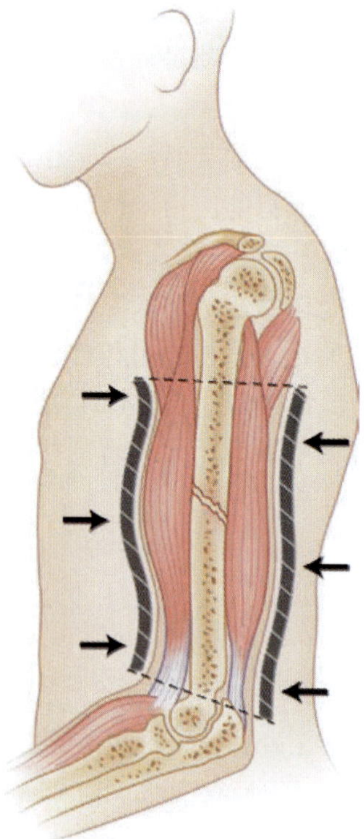

图127－1 Schematic画的肱骨骨折支具，显示了软组织压力如何稳定肱骨中段骨折（Redrawn from Sarmiento A, Latta L. Closed Functional Treatment of Fractures. New York：Springer－Verlag；1981.）

提供了骨折的稳定。Latta及同事证实在下肢骨折中，超过80%的肢体负荷是由软组织产生。他们认为，“支具不是主要的负荷承载结构”。

由于功能性骨折支具稳定了骨折，而不是固定骨折，它能够有效治疗骨折，在骨折中，初始的短缩是可以接受的。大多数常见的骨折是闭合性，低能量骨折，需要较少的复位或无须复位。圆柱形的骨折支具在控制骨折成角方面优于其控制旋转或骨折断端的长度。外固定支具限制了而非完全阻止了骨折断端的运动。当肌肉在支具中休息时，软组织仍产生了同样的压力。这种压力促使骨折恢复至其初始位置，防止了进行性的畸形产生。

虽然许多学者描述了掌骨和指骨骨折中的早期运动，但缺少肌肉附着的手部阻碍了骨折支具应用的原则。但仍适用软组织支持的原则，虽然实际上是屈指肌和背侧覆盖机制为选择性手部骨折提供了稳定的力量。这一原则将在之后章节中详细讨论。

（三）功能性支具的禁忌证

骨折合并主要软组织损伤或骨质缺失显然不能提供必要的软组织支持，故这些情况需要应用其他固定方法。不合作或不可信任的患者被认为是骨折支具治疗的不适人选，可能由于需要仔细的皮肤护理和卫生。正如之前所言，只有存在移位、短缩或成角较小的骨折可完全应用此技术进行治疗。

三、肱骨骨折

肱骨是上臂唯一的长骨，是功能性骨折支具理想的候选。支具有效地压住了大量的肱二头肌和肱三头肌，并允许早期进行肩关节、肘关节、腕关节及手部的运动（见图127-1）。临床实践表明肱骨干骨折的愈合率较高并能有效恢复功能，除非骨折合并桡神经麻痹。亦有证据显示发生在远端1/3的肱骨骨折相较于近端肱骨骨折愈合率较低。与前臂和手较小的骨骼不同，非完全解剖复位的肱骨可恢复全部的功能。

作为肱骨干骨折的补充，肱骨远端骨折也可能用骨折支具治疗。铰链有时可应用于肘关节，以允许肘关节屈伸活动而限制内外翻和传导的应力（图127-2）。一些报道认为不应用铰链亦可获得较好

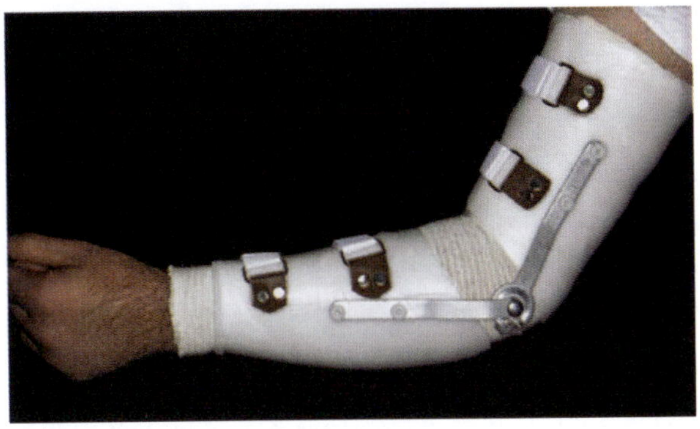

图127-2 肱骨远端骨折的铰链式骨折支具

结果。肱骨近端骨折也可用环绕支具有效治疗，即使它不能完全环绕骨折。软组织承受的压力提供了足够的稳定性以刺激骨折愈合。因此，有效运用支具进行肱骨骨折的治疗与肱骨骨折的水平无关。

一些作者倡导即刻装配塑形支具于石膏衬垫之上。患者常规应用石膏接合矫形器（应用弹性绷带包裹前方和后方石膏板作为支撑）进行治疗，直到肿胀和疼痛消退。在伤后7～10d，当肿胀和疼痛消失后，可应用肱骨骨折支具。

受伤上肢的长期固定常伴有因僵硬引起的并发症。这些并发症经常使延长康复时间成为必需。当肩关节及远端关节活动时，肱骨骨折的支具固定提供了骨折的稳定。所有跨过肱骨的肌肉（肱二头肌、肱三头肌和肱肌）与肱骨长轴走行一致。主动收缩这些肌肉重建了精确的力线和旋转；这解释了为什么功能上的畸形障碍很少发生在主动活动中。Sarmiento及同事回顾分析了51例肱骨骨折患者，描述了肩关节摆动和肘关节活动后成角畸形自动复位的现象。

最初，为了达到舒适并进行支撑，需在骨折支具上添加手臂吊带。常需去除此吊带以进行功能锻炼，当骨痂形成提供了稳定性的增加，则可去除吊带。增加的活动范围（ROM）允许在自我护理和日常活动时应用患肢进行辅助活动。石膏骨折支具必须去除以进行日常皮肤卫生清理、更换干净的袜套，以及适当应用除汗剂或婴儿粉以去除汗液。支具下的袜套作为有效的衬垫可减少皮肤摩擦并吸收汗液。

患者经常忧虑在家中支具的拆卸。应指导他们坐在无扶手的椅子上，屈曲肘关节，将患肢支撑在

大腿上。患者之后向患肢倾斜躯干，这样允许手臂自由悬吊。这样可在上肢和躯干间产生空间，以允许助手舒服地拆卸支具。若患肢肌肉保持完全放松且重力保持在患肢长轴，患者在拆卸支具时将感觉不到痛苦。然而，肱骨肌肉的主动收缩将导致运动在骨折断端产生疼痛。

大多数学者认同一定的功能锻炼应在安装支具后立即进行，一些学者亦倡导即刻的被动锻炼。作者倾向于早期主动摆动训练联合肘关节主动屈曲和伸展，以及主动手指抗阻屈曲。肩关节外旋或主动或被动内收肩关节会促使远端骨折段旋转或成角，故这些体位应尽量避免。应指导患者在肘关节屈曲或伸展时保持手部贴近身体中线（除摆动练习外）。手臂不应外展远离身体，肘关节不能支撑在表面上，也不能支撑在枕头或其他放置于上肢和身体间的物体上。

最初，功能锻炼的频率受限于患者的疼痛和焦虑。骨折支具安放1周内，患者应能够舒适地每日进行2～4次。Sarmiento推荐避免进行肩关节主动屈曲和伸展的锻炼，直至骨折稳定性增加，因为他认为这些功能锻炼能造成成角畸形。他指出在第1周内，摆动和环形运动是仅有的必要功能锻炼。外科医师应用功能性支具进行肱骨干骨折治疗的经验认同通常只需要在第1周内进行手部治疗，除非合并有其他伴发损伤或并发症。

（一）装配和应用

1.肱骨干骨折支具

肱骨干骨折支具的设计必须允许肩关节和肘关节拥有完全活动范围，因此应避免设计时加用肩关节罩。一种应用薄的热塑性矫形器材料（1/16in厚）重叠覆盖长边的单片环绕设计能够较为理想地提供组织压力。这种材料拥有足够的弹性允许简便安装和拆卸支具，也可在肿胀消退，环绕减少时调节其直径。可透过放射线的矫形材料易于进行放射线检查。

圆柱通过一个环状的勾和环带及D环结构得以关闭。这种胶布构造允许患者确保圆柱关闭并易于用单只手调整张力（图127-3）。

环状支具由较厚且较硬的材料组成，允许出现更大的成角畸形。为避免这种问题，一些学者采用

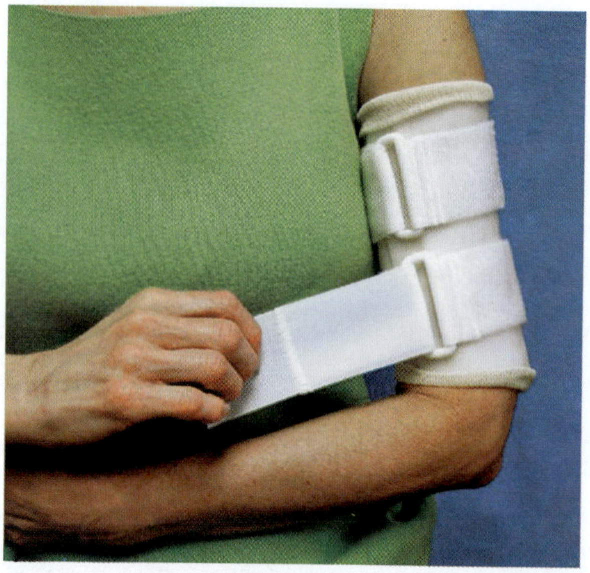

图127-3 D环勾环吊带允许患者独立调整肱骨骨折的松紧度

前、后组成部分装配支具。只有材料本身坚强时才能应用这种两部分设计，以提供足够的软组织压力。安装两部分支具，使得其位于成角畸形的顶端，以减少最终的成角畸形。Sarmiento及同事证实从一种相对坚硬的单片聚丙烯支具到更具顺应性的聚乙烯支具的改进是有益的。软组织需完全被这种弹性支具所包裹，以尊重软组织包裹的原则，提供足够的稳定性和压力。

虽然仍应注意确保预装支具的精确贴服和压力控制，但常规和预装支具已证实均能有效稳定股骨干（图127-4）。一些学者抱怨安装师装配支具时间较长，且支具较贵。安装师应用的高温固定材料无须应用在无并发症的肱骨骨折上，因为骨折支具花费的时间更短。经常装配矫形器的医师可在一个门诊工作时间内应用低温热塑材料轻易组装并安放好一个经济的肱骨骨折支具，同时指导患者早期活动锻炼。另外，若因肿胀出现贴服的早期问题，医师也是选择解决此问题的安排者。环状勾和环包裹，搭配D环关闭装置允许患者时常调节支具以获得恒定压力，并在肿胀消退时减少支具的尺寸。最初患者倾向于过度勒紧支具，试图预防骨折碎片移动的感觉。适当向患者解释此感觉是正常且无害的，因为过度勒紧支具会导致远端肢体的肿胀。支具必须在放松状态下贴服患者的上肢，允许重力协助骨折对线。患者通常通过收缩肌肉反射性维持患

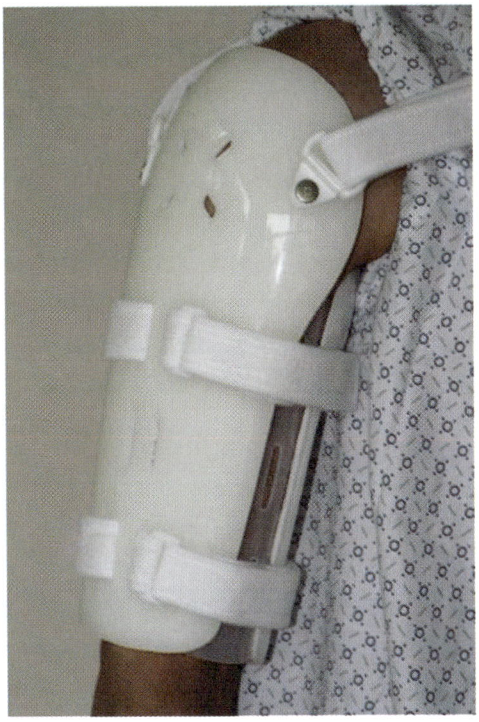

图127-4 预装的肱骨骨折支具

肢稳定。在肱骨骨折的情况下，这些肌肉收缩会导致三角肌牵拉近端骨折块，增加了成角并造成疼痛。应要求患者向侧方倾斜躯干（向受累侧）约30°，在为治疗师在上肢和身体间工作提供空间时，允许上肢垂直悬吊。患者用健肢抓住悬吊的受累上肢于大腿上，允许肘关节休息于90°位。

低温热塑性材料可能能够直接在患者上肢上塑形，且轻柔塑形能够提供轻微的纠正成角畸形。治疗师应用放射线，以便塑形能够直接面向成角的顶端。若患者是拥有较大乳房的女性，有必要用一张较宽的弹性绷带包裹躯干，以将乳房组织推开，便于支具塑形。

2.肱骨远端骨折支具

适合应用功能性骨折支具的肱骨远端骨折较为少见。更多时候，这些肱骨远端骨折需要切开复位内固定治疗，骨折支具则作为额外保护应用于术后（见图127-2）。

骨折支具的肱骨部分塑形同前。特别注意支具的精确塑形应尽量向远端靠拢，并仍然允许肘关节的完全活动。将一种环状的前臂支具放置于前臂，并维持前臂在中立位。肘关节铰链的位置在近端及远端支具由胶带临时固定于特定位置后才得以确定。应注意在放置铰链时部分活动肘关节，以确认它们在关节活动的轴心。为了易于安装和拆卸支具，也为了让出放置铰链的空间，肱骨和前臂的支具开口方向应均为前方。在铰链放置后，应用勾和环对两个支具进行闭合。

（二）问题和并发症

塑料材料贴服于皮肤，需要经常拆卸支具并护理好皮肤，以防止皮肤浸渍的发生。卫生习惯较差的患者或对拆卸支具较为焦虑的患者容易出现皮肤问题。伴有松弛上臂的肥胖患者和拥有过多乳房组织的女性患者是精确安装支具的挑战。大乳房作为支点可促进骨折部位的成角畸形。讽刺的是，上肢过软的组织可以隐藏骨折的成角。故任何残余的成角畸形很少被注意到，或被认为是具有功能问题。

支具远端水肿是常见的现象，但很少引起长期的问题。随着患者舒适度的增加和主动活动的恢复，除非伴发远端肢体损伤，肿胀通常可以消退。在上肢全长安装弹力袜套，或者佩戴弹性手套可减少手部水肿，可能在早期辅助治疗以减少肢体远端水肿。

四、前臂骨折

（一）单纯尺骨骨折

人类前臂旋转功能不允许简单地应用骨折支具技术固定前臂骨折。但是单纯远端尺骨骨折可能通过骨折支具获得足够的稳定，提供桡尺关节完整（图127-5）。尺骨远侧单纯骨折存在固有稳定

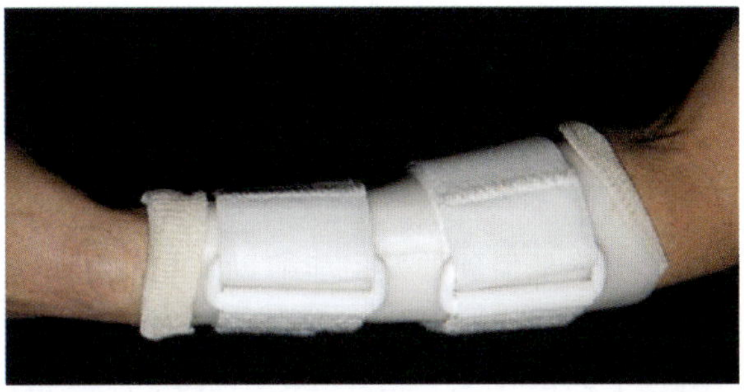

图127-5 常规塑形的前臂骨折支具（桡骨背侧观），将压力传导至骨间膜，其上有环绕型D环勾环吊带，患者可轻易用单手调整。此骨折支具可能应用于稳定远端尺骨骨折或保护其他外科固定术后的前臂骨折

性，因为坚强的骨间膜能维持其在前臂的位置。可通过塑形支具增加其稳定性，以便将直接压力从掌侧和背侧通过软组织传导至骨间膜。可通过热塑性材料在桡骨和尺骨的掌背侧面进行牢固的塑形。支具上打开一个交叉切口可在此区域的材料轻度加压。这种直接的塑形将提供压力于骨间膜，造成骨间膜紧张，而这种紧张协助骨折保持稳定。骨折支具应用于独立骨折是一种治疗有效的方法，其并发症最少。

环绕设计不能调整所需形状以对骨间膜产生所需压力，故一些学者想发明一种支具以治疗桡骨偏移骨折。这些学者推荐一种交错重叠的预制设计。在作者经验中，应用薄（1/16in）矫形器材料所制的环绕设计可成功解决问题（图127-5），因为常规塑形可确保压力传递至骨间膜，即使因肿胀消退进行轻微调整也可保证。对于其他功能支具，单纯尺骨骨折只在初始疼痛和肿胀消退后才可安装功能支具。

拥有重叠边缘的圆柱状支具可应用于位于中立位的前臂。当塑料材料变硬时，压力通过掌侧和背侧维持在骨间膜上。拥有D环结构的环绕勾和环带可应用于患者以关闭支具，使患者能够调整圆柱的松紧度。

（二）前臂双骨折

虽然单独应用功能性支具不能控制前臂骨折的成角和旋转，但切开复位钢板内固定后加用功能性支具可增加对前臂骨折愈合的保护。当沿着骨间膜进行塑形时，支具限制了前臂的旋前和旋后功能，这些功能是通过骨折的最大扭力。Sarmiento认为一些前臂双骨骨干骨折可在应用石膏3周后更换为功能性支具。

五、Colles骨折

为了降低僵硬的发生和缩短康复的时间，Sarmiento及同事于1970-1980年将功能性支具技术应用于Colles骨折。前臂在旋后位固定，但允许部分腕关节活动。这种治疗技术的研究不能证实其能预防塌陷。对照组的结果显示最终功能无明显区别，虽然接受支具治疗组显示出较早期恢复功能应用的结果。

Colles骨折的功能性支具未能广泛流行。新固定材料及外固定和内固定器械的出现已在复杂骨折中能够提供额外的治疗选择。Sarmiento当时提出，若桡骨长度保留是重要的，则最好应用外科手术和内固定治疗。他认为只有单纯无桡尺关节脱位的桡骨骨折可应用功能性支具有效治疗。

六、掌骨骨折

虽然掌骨没有能够施加环状压力而稳定骨折的肌肉包裹，但一些稳定的掌骨骨折可用骨折支具有效地进行治疗。应用掌骨骨折支具时，其理念不是减少骨折成角和移位，而是防止骨折在愈合过程中承受过大应力。骨折支具的主要作用是减少过于稳定的固定，并在愈合过程中使远端关节保留正常运动。

掌骨的单纯骨折无明显短缩或旋转时，可应用邻近的未损伤掌骨进行固定。维持各掌骨远端关系的掌骨间韧带，防止了远端骨折片的移位。第4和第5掌骨基底部的屈曲和伸展可通过安装一个模型，把持住全部4根掌骨，包括较少活动范围的第2、3掌骨以限制其活动（图127-6）。

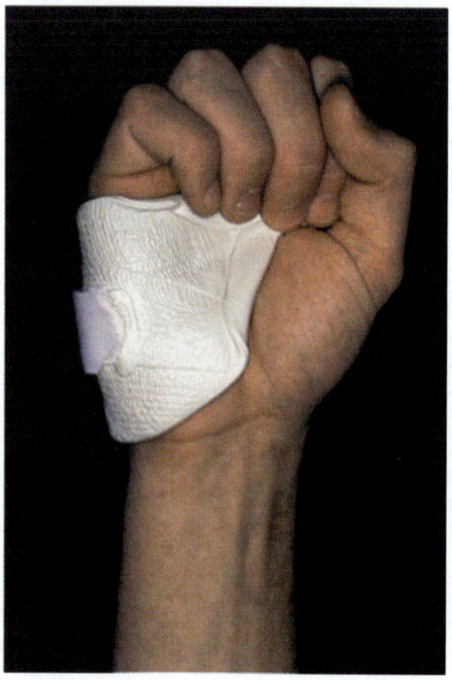

图127-6 单纯稳定第5掌骨干骨折的骨折支具

作为应用邻近掌骨获得稳定的补充，近端指骨可被固定，以便握住掌骨骨折远端并提供稳定。Jahss介绍了通过制动受累掌指关节（MCP）活动控制掌骨骨折移位的概念。当MCP关节屈曲达90°时，此关节的侧副韧带最为紧张。当MCP关节完全屈曲时，近端指骨的滑车安全固定了掌骨头，当近端指骨运动时，掌骨远端骨折片可随之运动。

MCP关节的屈曲位置不仅提供了一些掌骨骨折稳定性，同时协助保持了MCP关节上的侧副韧带长度。长期固定此关节于伸展位时，其屈曲活动很难恢复。MCP关节屈曲也使得手内在肌处于动力学拉伸指间关节的有效位置，防止了常见的近端指间关节（PIP）挛缩的并发症。然而，MCP屈曲的位置促进了骨间肌肉的紧张度，使患者难于恢复手指的全部屈曲活动。只要足够安全，应指导患者如何拆卸骨折支具并主动伸展MCP关节，同时轻柔固定其于伸展位而主动进行指间关节屈曲运动，以维持骨间肌和蚓状肌的肌肉长度。

当MCP关节处于屈曲位时，指间关节的主动屈曲可为肿胀的消退提供泵效应，并为掌骨骨折提供压应力。这刺激了其加速生长，但并不产生移位的应力。当骨性力线在稳定的掌骨骨折中得到维持，主动屈曲的力量允许软组织通过骨折位置滑动。抗阻运动可产生不可控制的扭力，这是产生畸形的因素。骨折支具试图允许解剖上的移动并防止引入意外的外部扭力。

骨间肌的牵拉阻止了一些通过骨折支具固定的掌骨骨折获取稳定性。由于对手部骨骼的成角、旋转或短缩移位的忍耐性小于近端长骨，精准的复位可能需要内固定或外固定器械。若超过1根掌骨出现骨折，应用邻近掌骨提供稳定较为困难。复合掌骨骨折通常需要手术内固定。骨折支具应用于外科手术固定的骨折可在早期活动中提供额外的保护，较为常用。

若小关节仍可活动，则需要手部骨折进行早期活动，且仍继续进行周围软组织的滑动训练。手部稳定骨折无需固定坚强，故应鼓励患者早期活动。Wright研究掌骨和指骨骨折的早期活动显示，81%的在未加固定的稳定指骨骨折患者恢复了其全部功能。骨折支具能够减轻疼痛并提供保护，故易于完成早期的主动活动。

（一）掌骨干骨折

单纯掌骨干骨折经常移位不明显，因为掌骨干被远近端的骨间韧带所连接。若发生成角畸形，其顶点多位于骨折背侧。外展肌腱直接处于掌骨骨膜上，若骨折长期固定可导致外展肌腱粘连于骨折处。这种粘连是骨折康复期手指活动受限的常见原因。

移位较小的骨干骨折可应用简单的模具壳把持住4根掌骨，使之成为整体进行治疗，此治疗允许手指完全活动（图127-6）。在主动运动期间，受伤的手指通常用邻指带固定于邻近手指上，以预防意外的旋转力，这种力量可向近端传递至骨折部位。若需要，受累手指的近端指骨可包含在支具中，作为抵抗外部力量额外的保护。这在年轻运动员或体力劳动者中是必需的操作。

许多学者提倡应用尺骨或桡骨沟石膏或支具以固定掌骨干骨折。由于Paris石膏过大，难于将之用于精确塑形，以保护骨折在指间关节完全活动时的安全。热塑形材料允许精确的安装且允许未固定关节进行完全活动。完全透射X线的塑料矫形器材料允许简便的X线摄片随访。

塑料材料不便的方面是它们闭塞的特性需要患者周期性拆卸支具进行皮肤清洁。因此，掌骨骨折支具只能应用于稳定骨折。

Galveston支具是一种预装支具，由Viegas和同事介绍，推荐应用于掌骨干骨折的治疗。其他学者发现此支具可致手部背侧皮肤的压力性坏死，因此这种预装支具的应用未得到广泛应用。Galveston支具的使用者支持常规模型支具更能平均施加应力的观点。一种紧密贴合的骨折支具可通过在骨骼上直接施加压力稳定骨折，并固定周围组织用于支撑。压力被分散而非集中。

（二）掌骨颈骨折

因为第4、第5掌骨在其腕掌关节处活动性较大，故在20°～30°范围的掌骨颈骨折成角均可被接受，并对功能影响极小。较稳定的第2、3掌骨只允许10°范围的成角畸形。掌骨颈骨折经常无需处理，只需在愈合过程中进行简单保护。对于合并掌骨干骨折，MCP的屈曲可为远端骨折片提供稳定性。最常见的颈部骨折发生在第5掌骨，通常由于指骨完全屈曲时掌骨受到打击所致，被称为拳击手骨折。移位的闭合掌骨颈骨折应通过闭合方式治疗，通常无须复位。因为骨折治疗的各种方法间统计学无明显差异，故短期的固定和保护成为标准治疗。

用于第2、3掌骨的掌骨颈骨折支具的原理亦为MCP关节屈曲。支具无需固定第4和第5掌骨。因此，可应用桡侧设计（图127–7)。

若支具在骨折处肿胀未消时即刻放置，可能不能完全屈曲MCP关节。可在放置支具前，应用较大包裹进行短期的固定，以减轻水肿。医师可能易于对之前安装的热塑性支具进行再塑形，以适应肿胀消退，并使MCP关节完全屈曲。应指导患者佩戴双层外套或较厚的运动袜以填充由于肿胀消退出现的空间，直至进行再塑形。在一些病例中，较厚的袜子可提供治疗期间足够的填充。

七、近端指骨骨折

闭合近端指骨骨折可通过早期活动和安放功能性支具成功治疗。此技术对于背侧成角、横行骨折或短斜行干部骨折的病例最有效。基底稳定的骨折在复位后亦可应用此治疗。Burkhalter和Reyes描述了功能支具治疗指骨骨折也适用于相同的软组织支撑稳定骨折的理论。MCP关节屈曲可在近端指骨背侧盖提供张力，使拉紧的背侧结构限制了近端指骨骨折的背侧成角。在这种保护性姿势下，主动屈曲手指可提供足够的力量促进骨折愈合。通过共同移动4根手指，可控制手指旋转和成角。近端指骨不能得到如同掌骨一样的邻近骨骼的稳定，但MCP屈曲所致的背侧盖张力可稳定选择性的骨折。

闭合复位和固定这些骨折最常见的问题是难于维持MCP关节屈曲以保持复位状态，同时需确保指间关节完全屈曲所需空间。

（一）近端指骨基底骨折

近端指骨基底部骨折通常较为稳定，因为其骨性接触较宽阔，且嵌插骨折较为常见。这些骨折邻近MCP关节的性质，使得学者更关注早期进行MCP屈曲的需要。稳定的近端指骨骨折可应用包绕所有受累掌骨和近端指骨的骨折支具获得足够的保护。肌腱通过骨折部位持续滑动，降低了外部扭转力。如同掌骨颈骨折，患者可安全地拆卸保护性支具以清洁手部和主动屈伸掌指关节。

在复合近端指间关节骨折损伤中，进行早期活动拥有多种好处。由于只是MCP关节活动受限，早期活动的泵效应减少了手指和手掌的肿胀。控制下的主动活动产生的轻柔压力可刺激骨骼愈合。而骨折支具治疗技术最大的好处在于能够保持背侧盖肌腱通过骨折部位的滑动，以保持指间关节的完全活动。

（二）近端指骨骨干骨折

近端指骨骨干骨折因为屈肌腱的牵拉作用通常

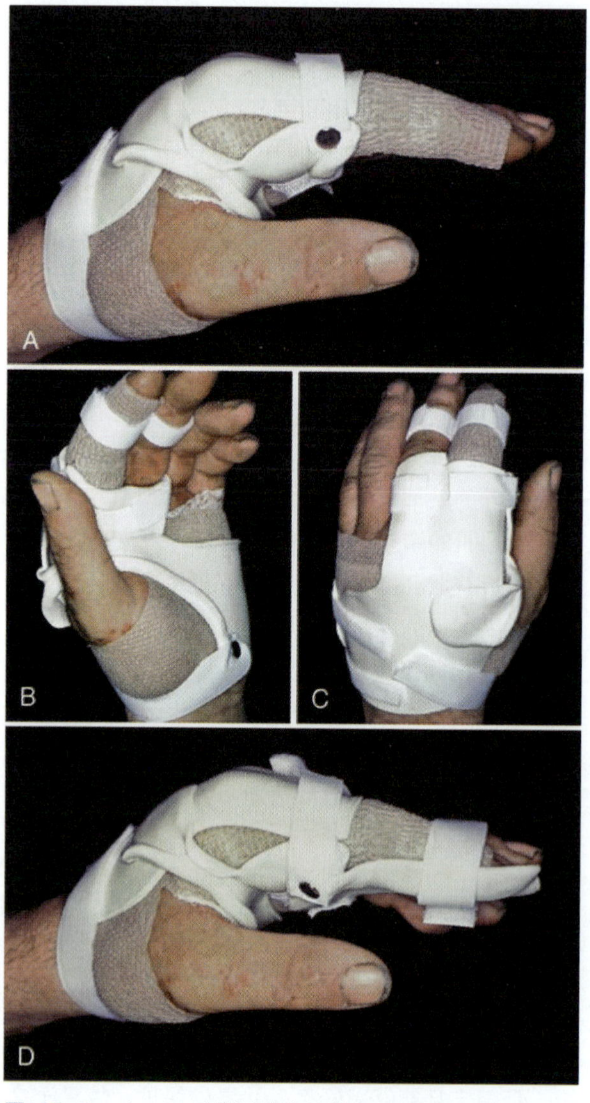

图127–7 A～D.示指近端指骨横行骨折应用骨折支具。D.可拆卸部分可在夜间维持近端指骨间关节伸展

向背侧成角，导致向远端的骨折嵌插。Burkhalter和Reyes描述，当允许背侧盖通过骨折部位滑动时，紧张的背侧盖结构减少了这种成角，并预防了粘连。MCP关节的屈曲也使得骨间肌和蚓状肌处于有利于进行指间关节完全伸展的位置。

骨折支具不仅在允许指间关节完全活动时，能够稳定骨折，而且在指间关节休息时，矫形器上可拆卸的部分可制成指间关节于伸展位，因此预防了常见的近端指间关节屈曲挛缩的并发症（见图127-7D)。

八、小结

是否将骨折支具应用于肱骨、前臂或选择性掌骨和近端指骨骨折治疗中，取决于软组织提供稳定力的能力。可达到长骨骨折的稳定，是因为存在大量受限的骨折周围肌肉，它们能够提供有效的稳定力量。掌骨和近端指骨的骨折支具需仔细选择应用，因为手部功能耐受骨性旋转、短缩或成角的能力较差。

除外此技术的解剖复位限制，早期减少水肿、维持周围组织滑动，以及早期功能应用的优势使这种具有吸引力的有用技术能够应用于合作的患者。

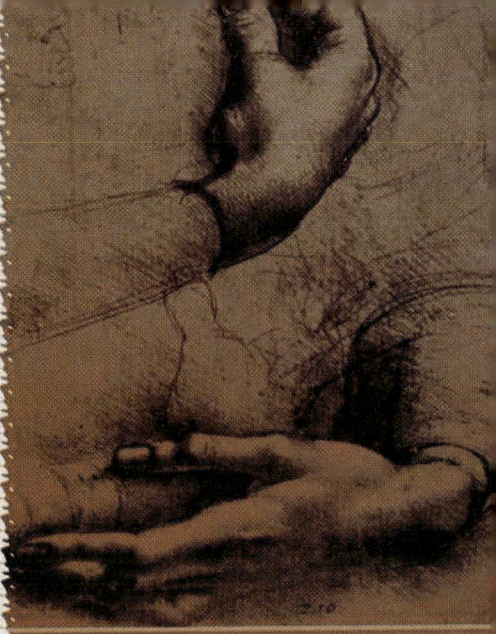

第二十部分

20

其他特殊类型的手部疾患

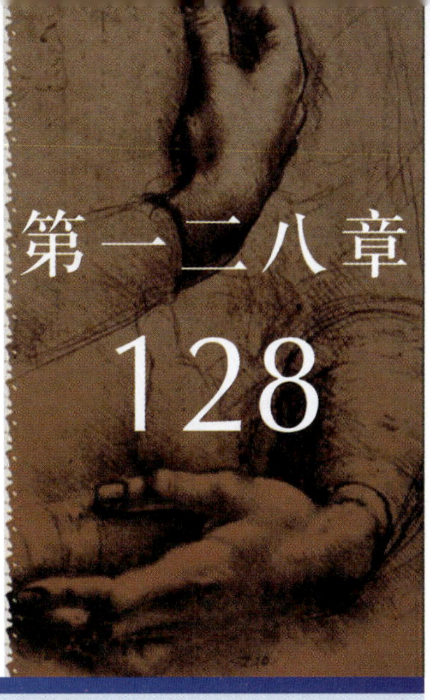

第一二八章 128

手部先天性畸形的处理

原著者 STEVEN L. MORAN, MD AND WENDY TOMHAVE. OTR/L
译校者 王起奎 周君琳

关键点

手部先天性畸形小组

- 儿科专家任组长。
- 儿童正常与异常发育专家。
- 遗传学家。
- 社会工作与社会服务人员。
- 职业和物理治疗师。
- 矫形假肢小组。
- 擅长先天性畸形的手外科医师。

桡侧球棒手

- 至少40%的桡侧球棒手患儿存在相关的医疗问题。
- 早期牵引和矫正有助于减轻挛缩，便于日后手术治疗。
- 建议在白天使用桡侧槽形矫正支具。
- 患儿6～12个月时可行中心化手术。
- 拇指手术常在患儿2–5岁时进行。
- 个别8–12岁的患儿可考虑前臂牵开术。

拇指发育不全

- 拇指发育不全常伴有桡侧列发育不全。
- 拇指腕掌关节的稳定性有助于确定能否保留拇指。
- 大多数腕掌关节不稳的拇指可采用拇指化的方法。

在过去的30年里，手部先天性畸形的外科治疗和康复发生了很大的变化。游离组织移植，骨重建以及康复技术的进步，使许多儿童恢复了手的抓握功能和外形的改善，但现存的许多不足，仍是手外科医师和职业治疗师共同面临的严峻挑战。幸运的是，儿童极强的适应力，使得许多躯体上存在明显障碍的儿童仍能茁壮成长。但很多情况下，患病儿童需要接受职业治疗才能完成日常活动，而这些日常活动反过来又能使儿童在日常生活中获得独立。本章首先介绍外科医师和职业治疗师与患儿及其家人沟通的一般原则，之后概述最常见的先天性畸形及外科医师和职业治疗师在治疗这些疾病中所起的作用。

一、发病率与患儿初诊

（一）成立治疗小组

上肢先天性畸形在新生儿中的发病率为0.2%，但在确诊的手部先天性畸形患儿中，只有10%明确需要外科干预。手部先天性异常患儿的一些畸形，常常需要优先于上肢疾病治疗。处理手部问题时，必须整合多方专家的评估意见。如果能把儿科专家聚集在专门的诊所或同一个医疗机构，这对患者及其家人来说最方便不过。因此，手部先天性畸形的治疗应由手外科医师与治疗师在小儿外科中心进行，熟悉这些儿童治疗的内科医师和治疗师也参与其中。儿童医疗保健小组应包括如下。

1.儿科专家任组长。

2.儿童正常与异常发育专家。

3.遗传学家。

4.社会工作与社会服务人员。

5.职业和物理治疗师。

6.矫形假肢小组。

7.擅长先天性畸形的手外科医师。

这些儿童的治疗和护理需要整个小组的努力，没有哪一个医疗工作者会寄希望通过一次门诊就掌握患者所有方面的问题。职业治疗师常需要对患儿进行多个疗程的治疗，才能对患儿手部现有的功能、改善手部功能的需求及适应方式做出最好的评估。在还未开始任何外科干预前，这些信息将通过小组会议或患者治疗研讨会，很好地告知外科医师。手部及上肢先天性畸形儿童的治疗，目标是优化患儿调控手的能力，给工作手指以有感觉的皮肤覆盖，重建握力和精确捏指功能。

（二）初次体格检查

由于先天性畸形婴儿或儿童配合体格检查的依从性多不够好，因而评估起来是有困难的。我们发现，给儿童一些适合他这个年龄段的玩具，在他们玩耍时估测其活动能力要容易很多。医师通过仔细检查受累和未受累的肢体，能够观察到代偿活动的模式。亲自动手判断患儿的关节松弛还是僵硬，有无挛缩，有无皮肤缺陷对确定手术和矫正策略是有必要的。但这个检查最好放到本次门诊的晚些时候，患儿与医师稍熟悉后再进行。尽可能做一个全面的骨骼肌检查来评估胸部到手指的整个受累肢体和正常肢体。医师和治疗师应关注以下几点。

1.主动关节活动范围（AROM）。

2.被动关节活动范围（PROM）。

3.上肢徒手肌力检查。

4.抓握方式观察。

5.感觉检查。

- 实体觉。
- 年长患儿的两点辨别觉。
- 年幼患儿周围神经损伤的部位可考虑行皱纹试验或茚三酮试验。

骨骼肌受损的病例（偏瘫、关节挛缩、脑瘫，其他处已详细介绍），常可考虑功能或动态肌电图检查，以更好地检测肌群状态，以及患儿对这些肌群的随意控制。几乎所有的儿童都需要行双侧X线检查，对受累侧和正常侧做出比较，从而判断疾病的严重程度，并且能除外外观上看似“正常”侧的骨骼畸形。MRI常用于检查软组织包块、韧带损伤，以及软组织结构的存在与否。由于行MRI检查时需对患儿镇静，因而其应用非常有限。

全面检查还应包括其他常见的肌肉骨骼畸形的评估，如髋部发育不良和脊柱侧弯。面部、下肢、毛发、牙齿发育的畸形和皮肤色素沉着的异常也需要注意，因为这些现象可能是遗传综合征或者其他多发骨骼发育不良的标志。还应注意评估生长发育的进展情况，以使外科医师和治疗师确信患儿与通常的发育进程步调一致。

对于简单的畸形，只需初次诊查就足以制订治疗计划。然而更常见的是，外科医师和治疗师需要对患者进行多次检查才能充分了解患者的缺陷，从而确定患者是否需要手术干预。家长也能从几次聆听手术及治疗计划的过程中获益，因而他们能吸收这些信息并提出自己的疑问。医师每次访视时，应对患儿的缺陷及其对发育的预期影响、治疗计划、时间安排和供选治疗方案做出解释。最后，所有的家长都想知道这种缺陷会不会传给其他儿童。通常这些问题需要求助于儿童遗传学家的全面遗传分析。

（三）社会接纳

发育畸形的儿童会给父母及看护人造成很大的压力。家长往往会对孩子畸形的确切原因感到内疚和困惑。他们会经常害怕是因为妊娠期间做了什么事才造成孩子这种状况。此外，家长更大的担忧在于孩子入学后，会遭受同龄人的欺压和谩骂。通常最重要的事是告知家长，孩子畸形并不是他们的错。帮助家长摆脱内疚感，逐渐接受孩子的异常并且乐观地看待孩子的未来。

我们的经验是，借助独立成立的或由专门机构成立的互助组、同类群，不失为帮父母和孩子应对这些复杂问题一种好方式。许多这些组织的信息可从网上获得。家长和医师可在以下网站获取极好的资源。

www.assh.org，在“手部先天性畸形”标题下查找。

www.helpinghandsgroup.org，该非营利性的互助组，由上肢畸形患儿的家长组成，他们关切孩子及整个家庭所面临的挑战。

www.limbdifferences.org，是四肢畸形患儿的家人和朋友的网上资源。该网站旨在提供实用信息及情感支持。

www.acpoc.org，是儿童假肢矫形诊所联盟。该组织由为肢体缺失和骨科残疾的儿童提供假肢矫形服务的诊所专业人员组成。

www.superhands.us superhands，是研究手和上肢异常儿童的论坛。

最后要说的是，医师在对儿童手部畸形进行描述时应注意措辞。最好使用“手部先天性异常”而不是“龙虾钳手”或者“球棒手”这类带有冒犯性的用辞。手部先天性畸形患儿的手臂和手的外观异常显而易见。能对手的畸形做出合理解释的患儿才能很好地适应社会，而外科医师和治疗师能够指导患儿怎样做回应。

二、上肢先天性畸形

（一）形成

受孕后4周，发育中的胚胎侧壁萌发上肢肢芽。外胚层和中胚层的组织迁移形成四肢。这些组织的迁移是由外胚层中被称为“外胚层脊尖（AER）”的特殊部分调控。AER存在于肢芽的尖端，能够调控其下面中胚层的分化。肢芽由近向远延伸。Summerbell和他的同事发现损伤或移除AER会导致短肢畸形。

肢芽后部产生的蛋白调控着手前后轴（桡尺关系）的形成。产生这些蛋白质的特殊组织被称作“极化活动区或ZPA”。被称作“音感刺猬基因”的基因组调控着肢芽该处特殊蛋白信号的产生。腹背部的分化被认为受骨形态发生蛋白和Wnt（无翅蛋白类）信号通路调节。已证实Wnt蛋白的表达发生在背部的外胚层。Wnt蛋白的表达使中胚层转化形成背部骨性结构。

到第8周，整个发育过程完成，所有的肢体结构都已出现。因此，正是在发育的第4～8周这短暂的时间内，大部分的先天性缺陷开始形成。如果这个时期AER受损伤，将会对受损区及所有发育造成永久性影响。以往认为先天性畸形仅仅由外部致畸因素（如射线、某些感染、激素摄入过量），以及某些药物（如沙立度胺、苯妥英、华法林）所导致。然而，最近的研究发现，很多先天性缺陷是由遗传、基因突变、生长因子受体异常导致。第8周后出现的发育畸形通常是由于羊膜索、子宫壁挤压或血管损伤及肢芽所致。

（二）分型

自19世纪，人们就开始不断尝试对上肢先天性畸形进行统一分类。3种主要的先天畸形分类法是胚胎学分类、畸形学分类和解剖学分类。其中胚胎学分类是接受最广泛的方法，得到了世界范围内手外科医师和假肢矫形小组的认可。该方法按照肢体畸形中最突出的异常表现进行分类（框128-1）。没有哪种分类方法是完美的，很多人认为该分类方案并没有对所有的缺陷进行分类。正在进行的遗传分析还发现，许多缺陷尽管显示出临床特异性，其实源于肢体发育中共同的异常。中央列多指畸形、并指畸形、中央列发育不全就是这方面的例子，动物模型已发现这些畸形源自共同的损伤。

现对畸形学分类法做个简介。畸形学分类法是按照外观畸形的程度进行划分。该方法尽管不能用于划分所有畸形，但按严重程度划分特定的畸形时是很有帮助的，如Ⅰ级（轻微），Ⅴ级（严重），该方法多用于上肢。例如畸形分类法可用于描述下面章节要讲的桡侧发育不全和拇指发育不全。

三、上肢先天性畸形各论

（一）肢体形成障碍

1.横向缺损

横向缺损是指上肢不同高度的先天性截肢，可

框128-1 先天性畸形的胚胎学分类

1.肢体形成障碍
  a.横向型
  b.纵向型
2.肢体分化障碍
  a.软组织性
  b.骨性
  c.瘤样改变
3.重复畸形
  a.全肢重复
  b.肱骨重复
  c.桡骨重复
  d.尺骨重复
  e.手指重复
4.生长过度
5.发育不全
6.先天性挛缩带综合征
7.全身性骨骼异常

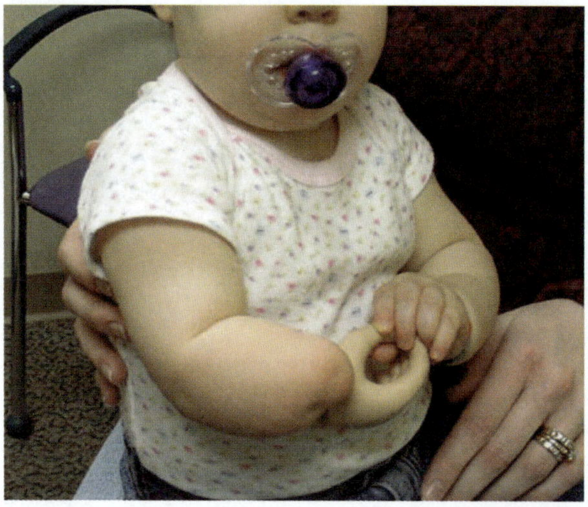

图128-1 8月龄婴儿患肘下先天性截肢。她左手拿着她的美容性假手。尽管这个婴儿能够耐受假肢的佩戴，但她更喜欢没有假肢的双手活动

按最终剩下的骨性节段进行分类。该病在新生儿中的发病率是1/30 000。前臂近端1/3截肢是最常见的横向缺损畸形。横向缺损最常见于单侧，具有偶发性。横向缺损应与羊膜带综合征相鉴别。与横向缺损不同，羊膜带综合征伴有其他肢体或手指的束带存在，单侧发病的情况不多见。而真正的横向缺损患者存在粗硕的截肢残端。

单侧缺损很少需要手术治疗，大部分儿童只需要佩戴义肢（假肢）。关于初次安装假肢的最佳年龄，还存在广泛的争议。我们一贯的做法是儿童刚满6个月就安装被动假肢（图128-1）。这样不仅有助于维持儿童从坐姿到行走姿势变换的平衡，也有助于儿童接纳假肢。15个月至2岁的儿童可以安装主动型躯体动力假肢，包括随意开闭型假手。3～5岁的儿童考虑使用肌电假肢，由于这类假肢外观上更容易被人们接受，更适合在学校使用。然而能够随意撑开的假体仍然是最常见的类型。

患儿对假肢的接纳程度不一，存在10%～32%的排斥率。荷兰的研究发现，假肢启用的前3.5年或使用13.5年后，儿童出现抵触假肢的倾向，后一段时间基本处于青春期。Davids及其同事研究发现，在儿童3岁前初次安装假肢并配合职业治疗，将有助于促使儿童长期使用假肢。无论是否佩戴假肢，这些儿童的功能等级和生活质量的问卷调查结果都基本正常。

从横向缺损患儿3～4岁起，治疗师就应发挥重要作用。在这个年龄阶段，治疗师需要帮助患儿学会利用假肢来完成诸如穿衣服、系鞋带、使用纽扣和拉链等动作。高位先天性截肢（肘关节以上）的患儿对假肢有更强的依赖性，很可能成为持续使用者，而低位先天性截肢的患儿更倾向于使用定制假肢，用于完成一些特定的动作，如体育运动或演奏乐器（图128-2）。多数孩子需要每隔6个月检查一下假肢的匹配情况并调换型号。随着儿童的生长，每年检查假肢对其保养来说是有必要的。

2.纵轴中段缺损

海豹手畸形 海豹手畸形存在肢体部分缺失，但远端仍有发育不完善的手相连。海豹手畸形最常见双侧受累，与欧洲20世纪60年代孕妇围生期摄入沙利度胺有关，当时这种药被用作孕妇妊娠初期的镇静药。海豹手畸形可根据中间缺损部分分为三大类：第一类（最严重的一类），手直接与肩相连；第二类，手通过前臂与肩相连；第三类，前臂缺失，手与上臂直接相连（图128-3）。

手通常发育不良，拇指也常常缺失。手部力量虽然减弱，但仍可能保留一定的握力。本病几乎没有手术指征。患者可佩戴假肢，但患者往往更适应

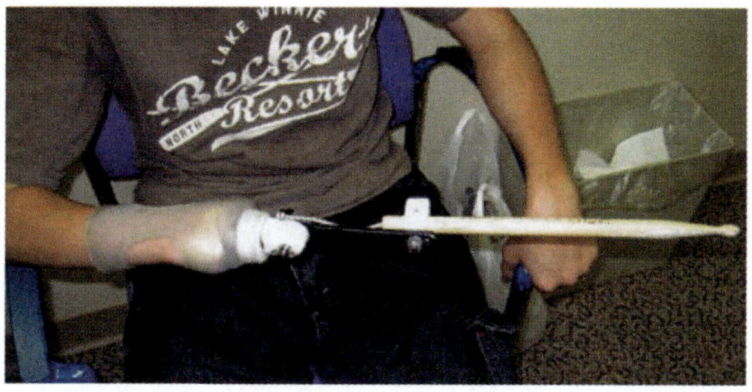

图128-2　更加低位的先天性截肢的儿童不太可能佩戴全天使用的假肢，但会使用用于具体活动的装置。末端这个装置是针对这个先天性腕部截肢的儿童设计的，可在敲鼓时使用

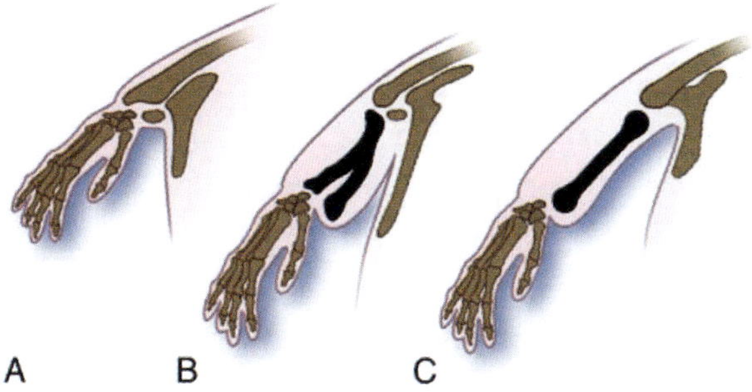

图128-3　短肢畸形分型。A型：最严重的一型，表现为残存手直接与锁骨或肩胛骨连接。B型：肱骨缺失，尺桡骨融合并与残存手连接。C型：肱骨与发育不全的手形成关节，该手仅存1～3个手指（Mayo 基金会版权.）

用双足来做很多事情。应该鼓励这些儿童穿易脱的鞋子，因为他们双足抓东西的能力通常要比手强。假肢用于那些双手有一定功能，能够操控假肢的患着。尽管患儿发育不全的肩上悬吊这种假肢有困难，但对于完成在桌上写字、使用剪刀和打开书本这些校园行为来说往往是有价值的。

并指畸形通常可行手术分指。肢体的功能性短缩是最主要的问题。手臂的长度不够造成患儿无法自己进食、穿衣服和上厕所。治疗师可推荐患儿使用延长工具，使他们更容易生活自理。利用外固定牵开器牵引延长肱骨，可增加其长度，这将方便匹配假肢。

桡侧列缺损　从最轻的腕受损到桡侧整个腕、拇指、肘受损的畸形都可归为桡侧列缺损。其新生儿发病率在1/100 000至1/30 000，单、双侧发病率接近。然而，双侧发病在男性中更常见，比例为3∶2。大部分桡侧列缺损都伴有拇指发育不良或缺失，从而使手的功能更加复杂。

桡侧列缺损，合并其他异常和骨骼综合征的情况极其普遍，在进行任何手术前必须排除。其中最重要的是确定是否合并血液系统和心脏异常，因为这些问题通常会威胁到生命。常见的综合征包括血小板减少-桡骨缺失综合征（TAR syndrome），Holt-Oram综合征，Fanconi贫血和VACTERL联合征（椎体畸形、肛门闭锁、心血管畸形、气管食管瘘、肾泌尿系畸形、肢体畸形包括桡侧列缺损）。这些患儿中最常见的心脏缺陷是房间隔缺损和室间隔缺损。已注意到这些患儿中，有40%的单方面受累患儿及70%的两方面受累患儿涉及医疗的问题。Fanconi贫血症在患儿刚出生时没有任何迹象，但可在婴儿期做基因筛查发现，该方法能够在患儿发育期密切监测血液系统的情况。这种情况如果不进行骨髓移植，结果往往是致命的。由于伴发的缺陷之多，使得许多桡侧列缺损的儿童在全麻期间离不开专业的心脏监护，因此，这可能要求所有的手术都要在能够提供术中和术后专业监控的儿科中心进行。

桡侧发育不全按其严重程度可分为4型（图128-4）。①Ⅰ型，Ⅰ型缺陷的典型表现是桡骨比尺骨稍短，肘关节功能正常，伴有或不伴有拇指发育不全。这些病例，极少需要实施腕部手术，如果确有手术必要，手术目的也只是为了改善拇指功能。②Ⅱ型，桡骨短缩，尺骨弯向桡骨，手和腕向桡侧偏移。桡侧发育不良常累及手腕和拇指列，表现为舟骨缺失和拇指发育不良。推荐对这类患儿行早期矫形和牵引，控制腕关节向桡侧偏移。此类情况可采用的手术方式包括尺骨弯曲畸形矫正，以及腕关节尺骨固定术。③Ⅲ型，桡骨远端和中1/3缺失。在患儿很小的时候，桡骨近端残余部分常常未完全骨化，这时鉴定Ⅲ型缺陷是困难的。腕关节逐渐呈现旋前、屈曲、桡偏畸形。常伴拇指和桡侧腕骨发育不良。这种畸形程度的患儿常有纤维原基连接在残余桡骨的远端和腕骨之间。必须切除纤维原基，才可能矫正腕关节的偏斜。此类畸形的患儿通常需要行腕关节中心化或桡侧化手术，将腕关固定在尺骨上。如果第3掌骨的中轴通过远端尺骨的中心，称为中心化；第2掌骨的中轴通过远端尺骨的中心，称为桡侧化（图128-5和图128-6）。④Ⅳ型，Ⅳ型缺陷表现为桡骨完全缺失。传统上认为该

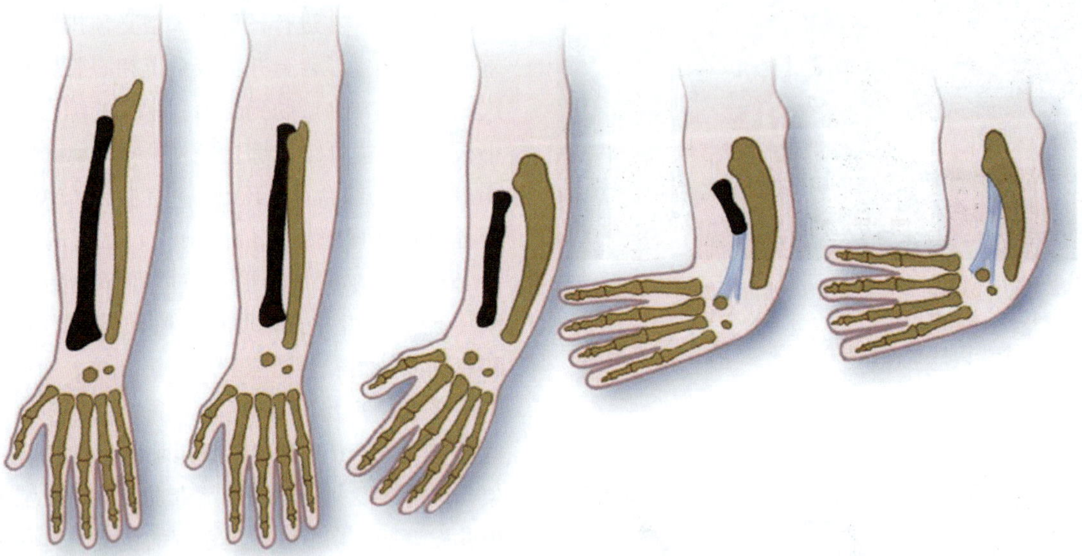

图128-4 桡侧列缺损分类方案。Ⅰ型：桡骨比尺骨稍短，肘关节功能正常。Ⅱ型：桡骨短缩，尺骨弯向桡骨。Ⅲ型：桡骨发育不良，桡骨远端和中1/3缺失。纤维原基连接在残余桡骨的远端和腕骨之间。Ⅳ型：桡骨完全缺失（Mayo基金会版权.）

型是最为常见的桡骨畸形，然而近来Upton称为Ⅲ型才是最为常见的类型。Ⅳ型存在尺骨弯曲畸形，尺骨总长不超过对侧尺骨的60%。肘关节功能通常受限。这些患儿常伴有拇指缺失，示指和中指活动受损，还可伴有发育不良。但TAR综合征是个特例，其拇指通常是存在的，但多伴有异常活动。多数Ⅳ型缺陷的患儿需要接受腕关节中心化手术。在多数情况下，在行腕关节中心化手术前要行4～6周的软组织牵引，这将极大地方便手术操作（图128-5)。2、3、4型桡侧发育不全的治疗和手术选择桡侧发育不全的患儿出生后不久就可开始牵引和矫形干预。其治疗目标是将手/腕回位到尺骨远端，防止腕关节向桡侧挛缩偏斜。牵引方案涉及轴向渐进拉伸，尺侧倾斜、伸直、进而稳定尺腕关节。应用温和而又坚强的被动牵引，将腕关节尽量拉伸到中立位。指导父母在每次换尿布时进行拉伸，这样安排便于记忆，其余时间要一直佩戴前臂-手/腕矫形支具维持牵引。对关节活动度的任何改善，都会降低将来手术矫正的复杂程度（图128-5)。

除牵引外，最好在白天佩戴桡侧槽型支具，维持被动牵引的矫形效果，这种支具不用固定拇指和其他手指。前臂短缩及肘关节伸直受限的患儿，可能需要跨肘关节的矫形器。一旦能够被动活动，白天就不用再佩戴矫形器，而只需在夜间或快速生长期使用。

婴儿期，这些患儿由于上肢缺陷而导致负重能力下降，因而爬行能力受限。畸形严重的患儿通常还伴有示指发育不全或僵硬。患儿的抓捏动作要借助小指来完成。这些患儿可能需要适应性技巧和工具，譬如用万用夹拿玩具，使患肢功能最大化，并能健康成长。鼓励患儿通过参加伸手、负重及玩耍等治疗性活动，来扩大肢体的主动活动范围。在精细活动发育期，治疗师还应督促患儿从事精细活动。

中心化及桡侧化手术已成为公认的2～4型畸形患儿的治疗选择。这些手术的目的是将腕关节固定在尺骨远端，以增加前臂的功能长度和腕关节的稳定性。这些手术也有助于改善屈肌腱的走向。用1枚临时性克氏针穿过尺腕关节，把手和腕关节固定在尺骨上（图128-6B)。克氏针固定时间的长短，取决于外科医师个人的偏好。术中，还要将桡侧剩余的肌腱转移到尺侧腕骨上，从而重建腕关节平衡，预防挛缩再发。恢复肌力平衡对防止畸形再发十分重要。随着儿童生长，腕关节是否再发桡侧偏移，与初次手术时畸形的矫正程度和患儿初次手术

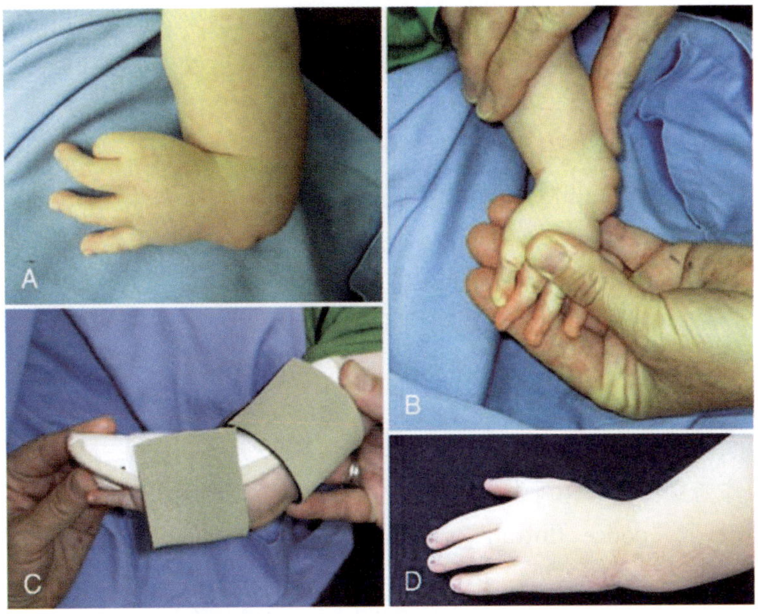

图128–5　A.9月龄婴儿，左侧Ⅳ型桡侧列缺失；腕关节严重桡偏；B.初始治疗始于每天拉伸和支具固定；C.支具固定在夜间和小憩时进行；D.患儿2岁时，先对其行6周的软组织牵引，之后再行腕关节中心化。D图为中心化术后3年的肢体外观。中心化手术1年，接受了示指拇指化手术

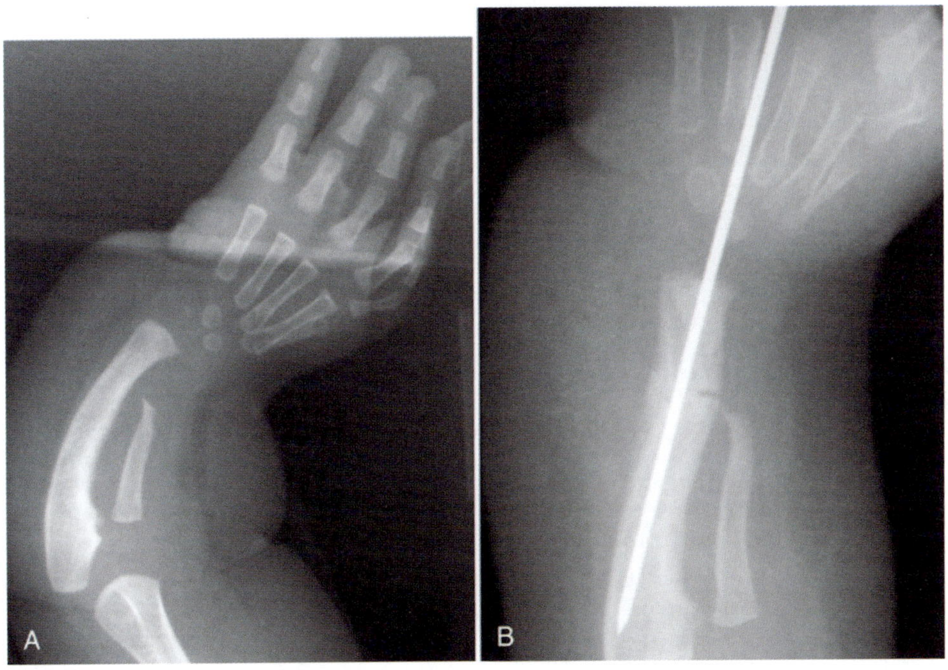

图128–6　A.Ⅱ型桡侧列缺陷婴儿的前后位X线片，注意尺骨轻度弯曲；B.患儿经受了中心化手术，具体操作涉及尺骨的截骨矫形，纤维原基切除，腕关节中心与尺骨固定。克氏针持续放置12周

的年龄有关。

经中心化或桡侧化手术治疗的患儿，术后拆除石膏的4周内，仍要全天佩戴保护性支具。患儿在清洗和进行每天3～5次的关节活动练习时，可将支具取下。在患儿骨骼发育成熟前，减少将来尺骨的弯曲，夜间可使用硬质支具直至骨骼发育成熟，以维持矫形效果，并最大限度减轻将来尺骨的弯曲。

桡侧列缺损患儿的手术时机问题仍有一些争议，通常的做法是在患儿出生后6～12个月进行腕关节中心化手术，可使患儿获得稳定的腕关节进行双手活动，并有助于早期离床活动。而拇指发育不全的手术治疗常在患儿2–5岁入幼儿园前实施。最后，前臂短缩畸形的牵引延长术可选择在患儿8–12岁时进行。

拇指缺损 拇指缺损常被视为桡侧缺损向末端的延续。拇指发育不全，包括了从拇指轻度发育不良到拇指完全缺失或不发育在内的所有临床表现。拇指发育不全的性别分布趋向均衡。双侧拇指受累的患儿倾向超过60%，接着是右侧受累（21%～27%），左侧（12%～15%）。

Blauth将拇指发育不良分为5级。Ⅰ级，拇指外形基本正常，但较对侧略小；Ⅱ级，掌指关节发育不良伴关节松弛。第1掌骨内收，尺侧副韧带松弛造成掌指关节向桡侧脱位。第1指蹼紧缩；Ⅲ级，第1掌骨近端不同程度的发育不良；Ⅳ级，第1掌骨缺失伴有指骨发育不良，被称为“漂浮”拇指，或“pouce flottant”（法语）；Ⅴ级，拇指完全缺失。

Manske对Blauth分类法做了改良，把拇指发育不全中第1掌骨发育不良，但腕掌关节稳定的归为ⅢA型，第1掌骨发育不良伴有腕掌关节不稳定的归为ⅢB型。这种分类法对外科医师非常实用，因为ⅢB型通常不适合做矫形手术。ⅢB型应行拇指离断、拇指化手术，而ⅢA型的拇指可通过固定腕掌关节和掌指关节得到改善。最常见的拇指发育不全类型（基于Manske分类法）是Ⅴ型（>33%），其次是Ⅳ型（15%～19%），Ⅲ型（16%～20%），Ⅱ型（13%），最后是Ⅰ型（2%～4%）。报道的Ⅰ型及近似ManskeⅡ型的发病率可能较实际偏低，因为很多这些患儿可能不会寻求手术治疗。

从单纯观察到示指拇指化都可作为治疗选择，这主要由拇指畸形程度决定。Ⅰ型不需治疗。Ⅱ型和ⅢA型畸形，外科医师和治疗师可通过观看患儿玩耍时的视频，评估拇指的功能及其在日常生活中的使用情况。患儿在半结构化的玩耍时，自发的使用手，可以暴露其薄弱点及代偿活动，如在捡易拉罐时表现出“大把抓”困难。治疗师发现这些重要的问题后，可给出手术医师治疗上的建议，以最大程度地改善患手的功能。Ⅱ型畸形，通常可固定掌指关节、中心化屈肌和伸肌装置使拇指获益。鱼际肌发育不良可限制拇指的对掌功能。这些患儿的术前手部治疗，还应包括增强其现有负责手抓、放和捏的肌肉的力量。发育不良的拇指要比对侧细、短，这样的患者，可以通过定制拇指外展支具改善拇指的功能和稳定性。如果腕掌关节也不稳定，可以改用硬质的拇指外展支具。经此治疗后，如果夹捏和抓握功能仍然受限，可行肌腱转移（对掌成形术）以增强对掌力量。

ⅢA型，掌指关节固定术、肌腱中心移位术、第1指蹼加深术及对掌成形术都可使该型拇指获益。这些患儿的对掌成形术，常采用环指指浅屈腱移位或小指展肌移位术（Huber移位）。这些肌腱被转移在掌指关节上，还可增加夹捏和抓握的力量。但人们发现，环指指浅屈腱移位可使拇指获得比小指展肌移位更强的力量。此外，当环指浅屈肌腱越过或穿过拇掌指关节时，可以起到重建拇掌指关节缺损的尺侧副韧带的作用（图128-7）。如果选用小指展肌移位重建对掌功能，那么重建拇指掌指关节的尺侧副韧带可用肌腱移植的方法（掌长肌腱）。当拇指掌指关节存在多轴不稳时，可采用关节融合术或软骨分离术使关节获得稳定。

对于ⅢB、Ⅳ和Ⅴ型的拇指发育不良，拇指化是其最主要的方法。拇指化是一个复杂操作，需要将一个手指（通常是示指）移植到拇指的位置（图128-8）。新拇指的灵活性平均可达健侧的70%。50%以上的示指拇指化患者在应激或时间紧迫的情况下，还是会使用环指和小指“侧夹”。Ogino和IshⅡ报道，拇指化的手指的平均活动范围是45°，夹捏力为对侧健全手的55%。而Manske和McCarroll做了一项长期的回顾性研究，平均随访8年，发现拇指化手指的主动活动范围的总和平

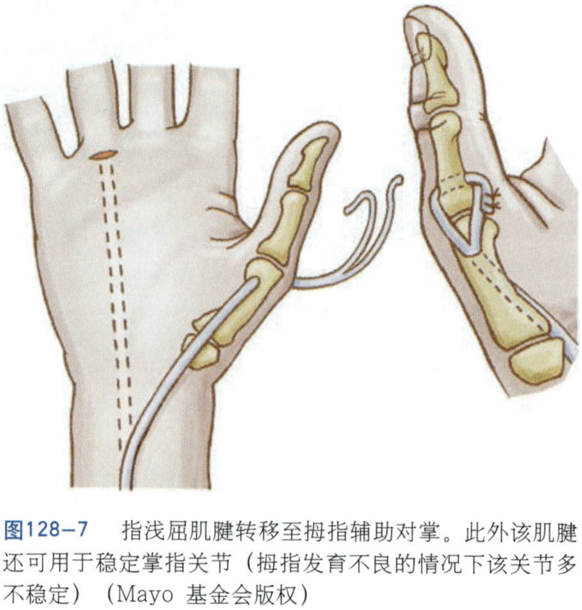

图128-7 指浅屈肌腱转移至拇指辅助对掌。此外该肌腱还可用于稳定掌指关节（拇指发育不良的情况下该关节多不稳定）（Mayo 基金会版权）

均为98°，约为正常拇指的为50%。平均握力是正常的21%，平均夹捏力如下：对捏为26%、并指捏（侧夹）为22%，三指捏为23%。84%的时间内，患儿以正常拇指的方式或调整的方式使用拇指化的手指，与拿小件物体相比，拿大件物体的使用概率更高，分别为77%和92%。但其完成各种活动所需要的时间要比正常手多22%。患者接受手术时，年龄对这些结果没有影响。

如果示指在移植前可以活动，那么术后有望获得更好的功能。而V级的拇指发育不良伴有桡骨缺损的结果较差，在这些情况下，示指移位前往往就存在僵硬或者发育不良。

对掌成形或拇指化术术后，患儿需要佩戴4～6周的管型石膏。石膏拆除后，多数患儿仍要使用和手型匹配的拇指对掌矫形器。拇指化手术需要将拇指固定在最大掌侧外展位，对掌成形术则要把拇指固定在轻度内收位。全天佩戴矫形器4～6周，每日可取下3～5次，行主动关节活动训练，拇指-指对捏及瘢痕按摩。把其他手指固定在一起（Buddy-tapping）可以促使拇指的“功能态”使用，避免“剪刀式”夹物动作。应该避免被动关节活动，尤其是拇指被动外展，以保护对掌成形术中新移植的肌腱。手术后12周，开始逐步加强拇指的对掌和“功能态”的抓捏练习。这段时间的康复，包括通过牵引使拇指的指蹼得到最大程度地扩展，并增强那些负责手的抓、放和捏指活动的肌肉的力量（图

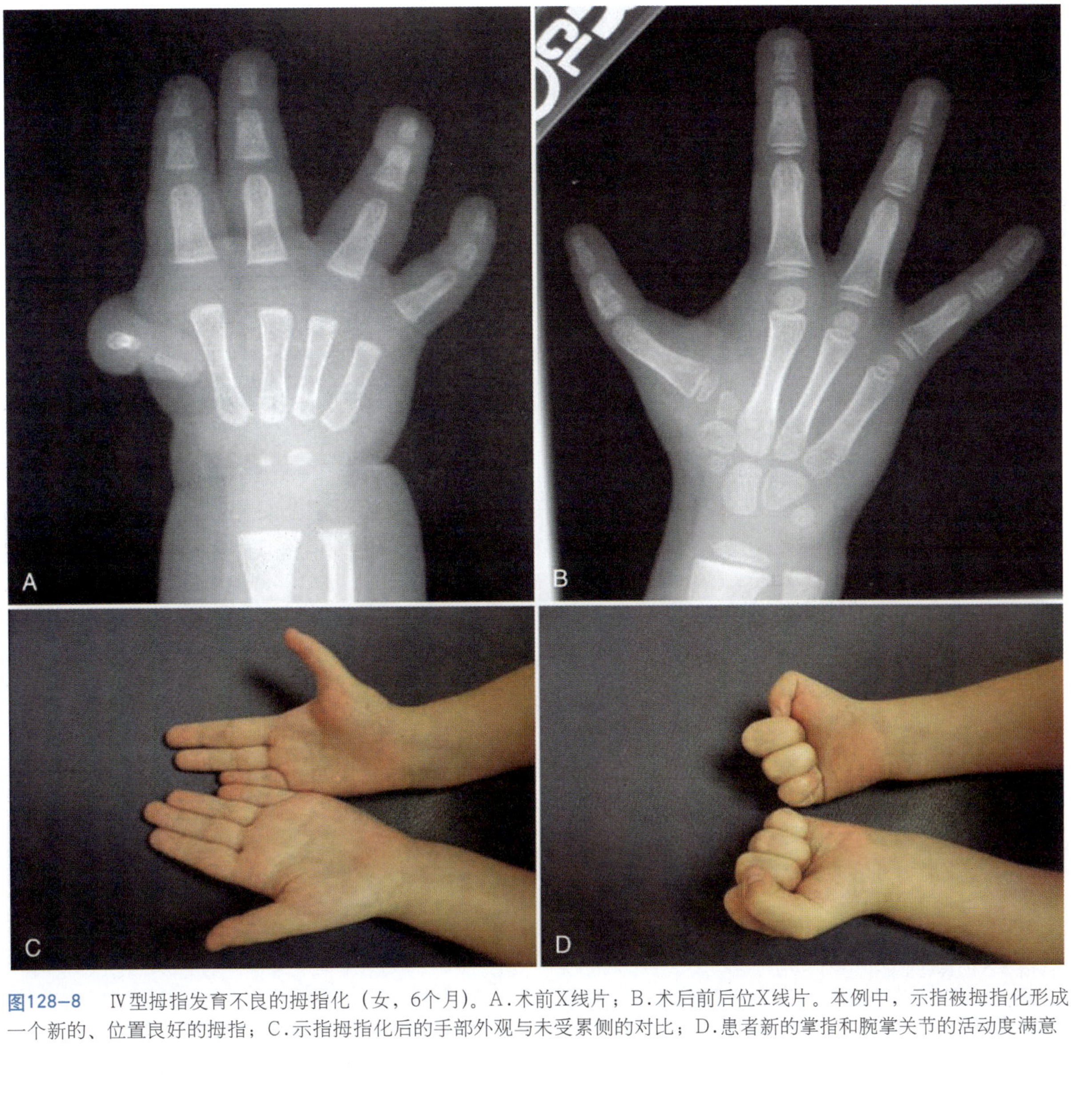

图128-8　Ⅳ型拇指发育不良的拇指化（女，6个月）。A.术前X线片；B.术后前后位X线片。本例中，示指被拇指化形成一个新的、位置良好的拇指；C.示指拇指化后的手部外观与未受累侧的对比；D.患者新的掌指和腕掌关节的活动度满意

128-9)。软质的拇指对掌矫形器，有助于改善指蹼位置，支持和功能。如果拇指掌腕关节存在不稳，可用硬质的拇指外展矫形器改善其对位和稳定性。

中央列缺损（典型和非典型分裂手） 中央列缺损用于描述手中央纵列的各种畸形。现有多种叫法，如“龙虾钳”手、裂缝手、缺指畸形、典型和非典型分裂手。这些畸形是否属于中央列的“发育缺失”一直存有争议，因为这些孩子的中央列也可有并指和多指存在。

典型的或经典的分裂手畸形可以是单侧或双侧受累，许多情况表现出常染色体显性遗传的特征。分裂手往往是深V形，可有不同程度的并指畸形（图128-10)。非典型的分裂手通常表现为蹼指畸形。这些分裂手类似“U”形，表现出单侧、偶发的特点。可伴有第1指蹼区皮肤的缺损，一些情况下，患儿除了存在中央列缺损，还可伴有拇指的缺失（图128-11)。尽管已设计出多种分类方案来涵盖所有类型的中央列缺损，但我们认为Manske分型对手术决策的制定是有帮助的。

这些患儿的手术指征取决于拇指的功能、第1指蹼区的大小和剩余有功能手指的数量。而典型的分裂手通常不需要治疗。Flatt把这种中央缺陷的手称为“功能获胜，外观失败”。保留这些患儿的拇指和宽指蹼，可使他们有抓握的功能。这些患儿的分裂手手术常可使用美容缝合，对手部功能基本没有影响。这些患儿手术的原因包括如下。

屈曲挛缩畸形。

示指排列不当，或指蹼区下存在骨性连接。

第1指蹼区不足。

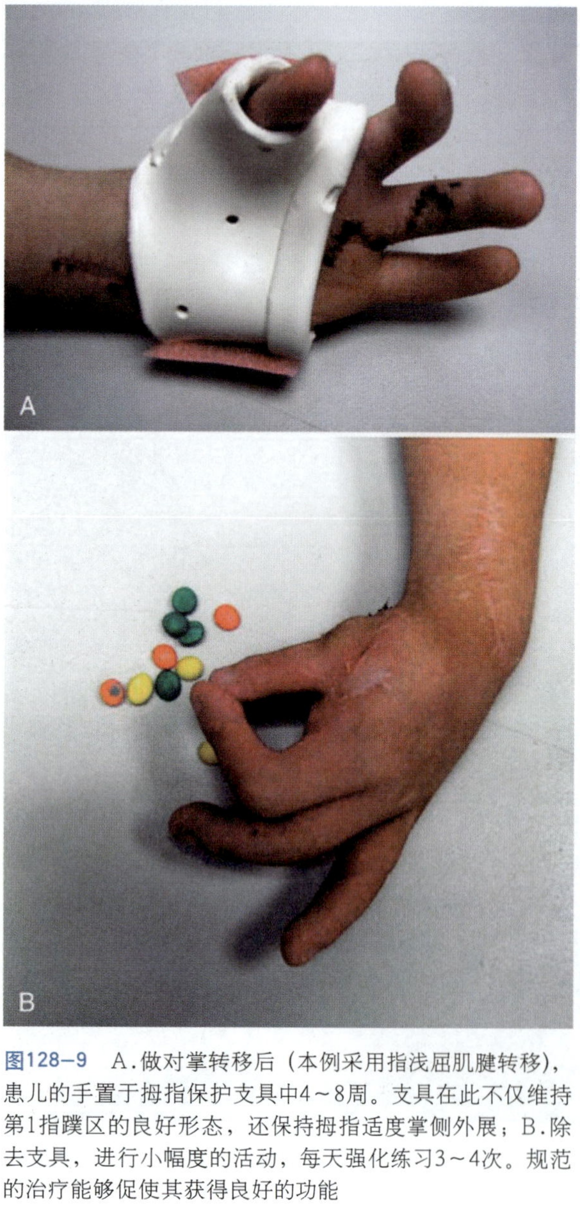

图128-9 A.做对掌转移后（本例采用指浅屈肌腱转移)，患儿的手置于拇指保护支具中4～8周。支具在此不仅维持第1指蹼区的良好形态，还保持拇指适度掌侧外展；B.除去支具，进行小幅度的活动，每天强化练习3～4次。规范的治疗能够促使其获得良好的功能

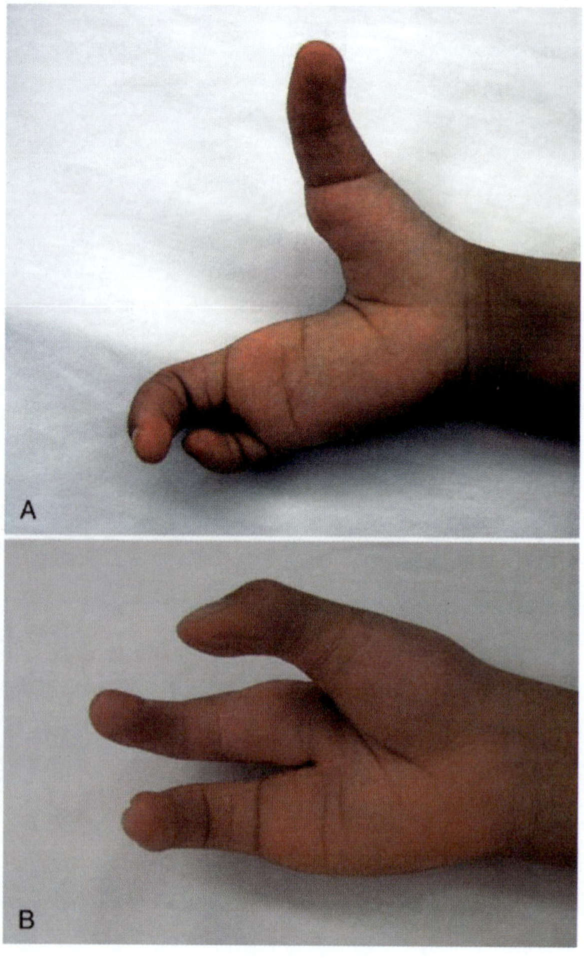

图128-10 中央列缺损，即分裂手畸形（男孩，8岁）

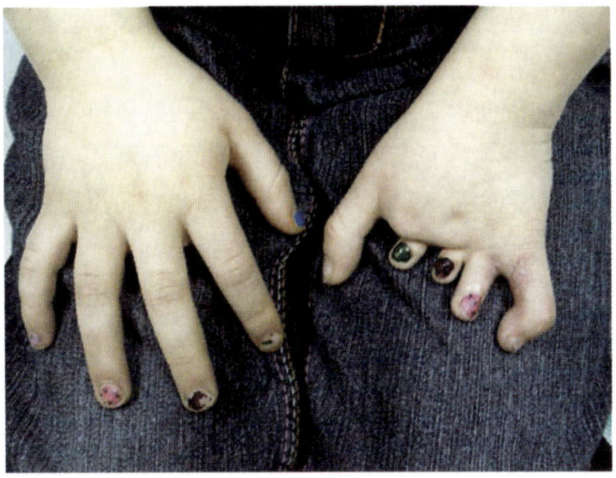

图128–11　左侧短指畸形（女孩，8岁）

拇指缺失。

一般而言，多数中央缺损患者的功能良好，不需要手术。单纯出于美观的考虑，通过手术改善外观却造成抓握功能受损的做法，对患儿而言可能是得不偿失的。对想要手术治疗的患者，治疗师应评估患手的抓、捏功能及其对日常活动的影响。这些结果会帮助外科医师和患儿的家人权衡美观获益与可能的功能损害的利弊，做出决策。

尺侧列缺损　尺侧列缺损在新生儿中的发病率为1/100 000。这些患儿的典型表现是腕关节尺偏，桡骨头的脱位、半脱位，尺侧手指缺失。尺侧列缺损在家族中有不同的遗传外显率。该病也可与其他畸形综合征相伴随，如口面部畸形，尺乳腺综合征，Cornelia de Lange综合征（浓眉–小头–短肢综合征），股–腓–尺综合征。

根据Bayne的分类法，尺侧列缺损按其畸形程度可分为4级（图128–12）。Ⅰ型，表现为尺骨略短，腕、肘、肩功能一般正常。这些患者很少需要治疗。Ⅱ型，是尺侧列缺损最常见的类型，表现为尺骨远端或中1/3缺失。尺骨发育不良的部位往往有纤维原基存在，它将牵拉或约束发育中的桡骨，逐渐导致桡骨头脱位或桡骨的弓形弯曲。这些患儿还常有尺侧手指的发育不良或缺失。Ⅲ型，为尺骨完全缺失。纤维原基往往不存在，因而桡骨发生轻度的偏斜。肘关节常常不稳定，桡骨头脱位。患儿还也出现翼状胬肉，也就是肘部的蹼样挛缩。此型像Ⅱ型畸形一样，手部也存在尺侧发育不良。Ⅳ型畸形的患儿，尺骨完全缺失，还可伴有桡骨和肱骨的融合。这些患儿的手多处在旋后和后移位。纤维原基常常存在，导致桡骨出现明显的弓形弯曲，手部尺侧也常发育不良。轻度尺侧列缺损的治疗应从出生后6周开始，治疗包括手部牵引和矫形器固定，争取向桡侧最大回位和伸展腕关节。小憩时间和整个晚上都应佩戴矫形器。所有婴儿的矫正位置都需要经常随访调整，最大程度上恢复手和腕的对线。被动矫形成功后，最好晚上继续维持固定，防止复发。锻炼方案应包括手腕和手，每日行3～5次

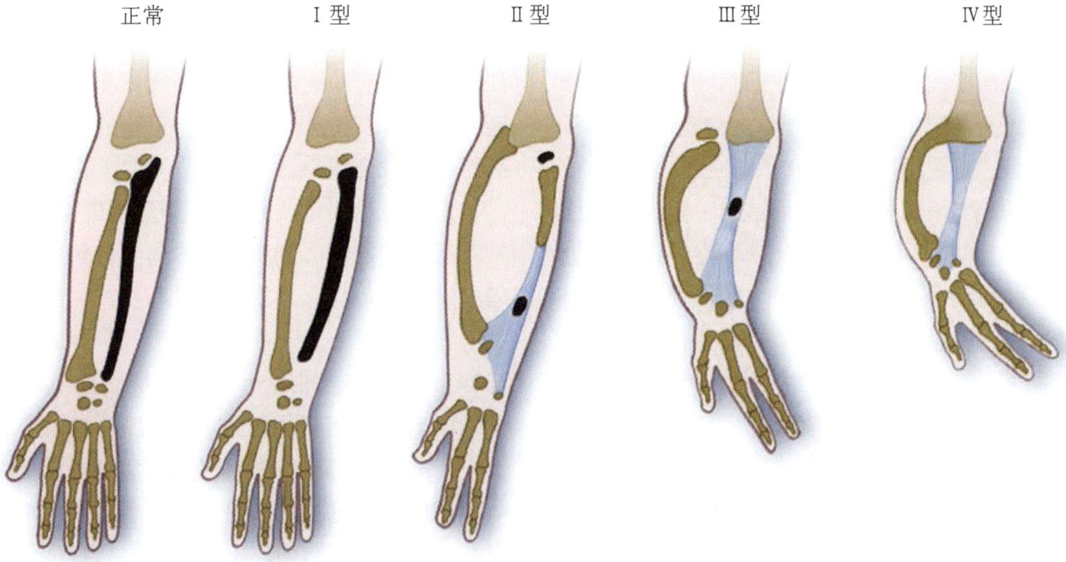

图128–12　尺侧列缺损的分类方案

积极协助下的、轻柔的被动关节活动。对严重的病例及双侧受累者，治疗师应详细地评估他们肘部、前臂、手腕和手的受限情况。应评估患儿的自主伸手能力，因为患肢常有短缩和肘关节僵硬，这将影响患儿日常打扮，穿衣和整理个人卫生。治疗师可以提供设备或适应性训练，通过增加日常生活技能，来提高其独立性。

这些患儿是否需要手术，通常取决于手的畸形程度。拇指和第1指蹼区完整的患儿具备抓握的功能，然而，90%尺侧列发育不良患儿的手指并不齐全。超过1/3的患儿存在并指畸形，超过50%的患儿伴有手的桡侧发育缺陷，包括拇指的发育不良。建议行第1指蹼区松解术，并指分开术及拇指旋转截骨术，以增强手的对捏能力。

（二）部分分化障碍

1.并指畸形

并指畸形或邻指间成蹼化，是最常见的手部先天性畸形之一，每2000～2500名新生儿中就有1例患病。完全性并指是指指间相连达到手指远端。不全性并指是指指间相连未达手指远端。复杂性并指是指两个相连的手指之间存在骨性融合，如无骨性连接则称为单纯性并指。

并指畸形可单独出现（单纯性并指畸形），也可与其他的先天性畸形伴随出现，即“复合性并指畸形”。并指畸形常与短指畸形伴发，这种情况称为“短指-并指畸形”。与中央型多指畸形伴发则称为“中央多指并指畸形”。并指畸形被认为是由于胚胎发育期编程性细胞死亡或细胞凋亡，发生障碍所导致。孤立的单纯性不完全并指畸形最常见于中指和环指。多数情况下这种畸形不会对患儿的功能造成大的影响。但是如果并指达到手指近节的远端1/3，手指的外展就会受限，并可能导致手指旋转。如果并指发生在两边缘手指中的任何一个，畸形会更严重。较短的手指会约束相邻手指的生长，导致手指弯曲、活动受限及潜在的关节畸形。重建方法因并指畸形的严重程度而异，多数手术都使用背侧皮瓣重建“指蹼”，用手指掌背侧的推进皮瓣重建手指合缝处的皮肤。几乎所有患儿都需要一些皮肤移植来覆盖软组织缺损。最好行全厚皮片移植，可从腹股沟、肘窝、上臂内侧，以及足踝内外侧获取皮源。大多数手术在患儿6个月至2岁进行。手术的并发症有瘢痕形成、“指蹼上移”（手指合缝处随时间向远端推移）、手指僵硬、皮肤移植失败。

术后治疗包括佩戴2～4周的管型石膏，随后用温水浸泡手部，轻柔清洁瘢痕区。此时的治疗目的是使瘢痕最小化，并预防潜在的指蹼上移。建议使用与手型匹配，带有分指吊带的矫形器，控制手指侧向偏移。对于那些手指受累轻，或年龄过小而难以规范佩戴矫形器的患儿，可以使用有系带的弹性垫固定，也能起到良好的减少指蹼上移，保持手指部分外展的作用。石膏去除后，应重视瘢痕的护理。同时应花额外的精力，确保移植皮片坏死区或部分移植失败区（特别是指蹼区）获得创面的良好愈合。术后12周，夜间不用再固定。但骨异常或瘢痕问题，可能之后需要额外的治疗。

2.挛缩

先天性屈曲指 先天性屈曲指是近侧指间关节的无痛性屈曲挛缩。最常见的表现是单独的小指近侧指间关节挛缩。然而，也可累及更多手指，特别是当先天性屈曲指只是大综合征的一部分时，如Freeman-Sheldon综合征。儿童时期挛缩通常会进行性加重。多数的畸形被认为是由于蚓状肌止点异常或指浅屈肌腱异常导致。然而，近侧指间关节周围的所有结构都可与畸形的形成有关。

非手术治疗应作为首选。牵引、矫形器矫正、连续矫正石膏都可用于改善屈曲挛缩。年幼患儿的矫形通常要求使用固定在前臂的矫形器。矫形器的使用时间是有争议的，但多数方案要求每天至少佩戴10～12h，直到畸形矫正。夜间的维持矫正要持续至骨骼发育成熟。

只有拒绝固定或屈曲畸形超过40°的患儿，才推荐行手术松解。成功的手术需要松解所有引起挛缩的结构，包括异常的蚓状肌和指浅屈肌腱。对于术前在掌指关节处于屈曲位，近侧指间关节仍然无法伸直的患儿，推荐行肌腱移植。指浅屈肌腱或示指固有伸肌腱可用于改善主动伸指功能。

先天性指侧弯 先天性指侧弯是指尺桡骨平面上手指成角。这种畸形最常见于小指，成角处在掌指关节以远，手指向环指倾斜。但只有手指倾斜超过10°的才有意义。发病多呈家族性，可累及多个手指。先天性指侧弯也常与一些综合征相伴随，最有名的是唐氏综合征。

这种畸形产生的原因，是里面的指骨轴向生长异常。很多情况都是由于三角指骨的存在所导致。三角指骨是一个带弧形骺板的短梯形骨。这些异常骨骺被称为纵向骨骺弧，以更准确地描述这种短小骨骺，其中由节指骨的近端和远端骨化中心纵向联合而成。

单独的小指先天性指侧弯很少需要治疗。矫形器固定也没有帮助，因为该畸形是内在骨骼的问题。严重的短缩或成角畸形需要手术治疗。手术可采用某种形式的截骨矫形术。其他方案有切除限制骨骺，这种治疗手段适用于开放型骨骺，或骨干被骨骺纵向包围而导致弯指畸形的患者。手术后可能发生伸肌腱粘连或远侧指间关节背侧关节囊的挛缩，一些康复治疗，尤其是术后牵引或静态/动态的体位调整对这些并发症是有帮助的。

3.重复畸形

多指畸形　多指畸形是最常见的先天性手部畸形。累及拇指的多指畸形被称为桡侧多指畸形，累及小指的被称为尺侧多指畸形。尺侧多指畸形多见于非洲人种，而桡侧多指畸形多见于欧亚人种。中央型多指可伴有并指畸形，所以分裂手及其治疗方案更为复杂，需要治疗多指畸形、并指畸形、中央列缺损及拇指指蹼区紧缺。

桡侧多指：畸形在新生儿中的发病率是1/3000。多指畸形程度不同，从拇指尖端变宽到完全多出一个拇指都可发生。Wassle将拇指多指分为7型，其中Ⅳ型最常见（图128-13）。桡侧多指畸形通常需要手术治疗，可在患儿6～9个月时实施。术前的手术矫正定位，已被证实对改善矫正手术前的成角和旋转畸形是有价值的。手术最常包括切除桡侧重复手指，伸屈肌腱中心化，以及截骨矫正成角畸形。术后最常见的并发症是指间关节或掌指关节不稳，骺板损伤及手术瘢痕。术后治疗一般包括瘢痕护理和夜间固定3～6个月。当桡侧副韧带需要重点重建时，可能要全天配戴拇指人字绷带矫形器2～3个月，以增加其稳定性。

第3指骨拇指：Wassel的Ⅶ型描述了存在额外第3节指骨的拇指。桡侧多指畸形中的3指骨拇指的发生，与常染色体显性遗传及猬基因突变有关。外科治疗需要矫正长度、成角畸形和指蹼区挛缩。这类患者的治疗策略取决于拇指的基础功能状态及需要矫正的程度。

中央列多指：中央列多指（示、中、环指重

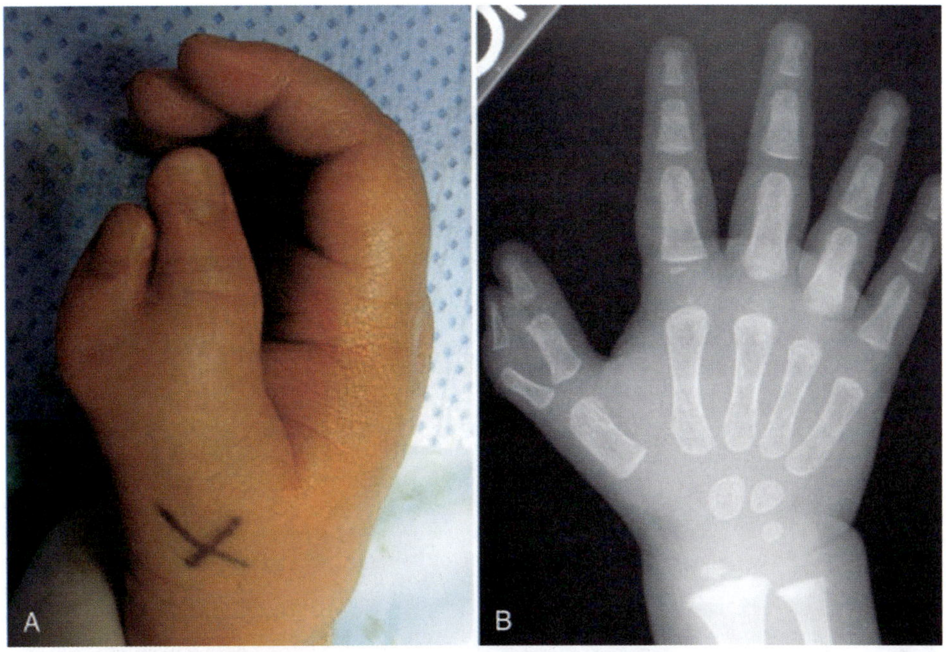

图128-13　A.桡侧多指畸形（男，9个月）；B.WasselⅣ型的畸形，从手的前后位X线片可以看出拇指的近节指骨和远节指骨均重复

复)常与其他畸形并存，最常见与并指畸形伴发。该病被认为是遗传性疾病，需要外科手术治疗。手术干预应早期进行，这些患者的康复方案依手术重建范围而定（图128–14）。

尺侧多指：尺侧多指分为A和B两型。A型表现为完好的手指重复，与小指的掌骨或其重复掌骨形成关节。B型表现为与小指无骨性连接的发育不良的重复指。B型多指畸形为常染色体显性遗传，在黑种人新生儿中的发病率高达1/150。这两种畸形都需要手术治疗，具体方式可以是单纯软组织切除，也可以是赘生指截指术（伴有或不伴有保留手指增大)。术后功能会很理想，这些患者极少需要康复治疗。

（三）过度生长

巨指畸形

过度生长是指骨及相应软组织的病理性增大。当这种现象发生在手上时，被称为巨指畸形或手指巨大症。但该病在上肢畸形中是比较少见的，在所有手部先天性畸形的患者中，报道的发病率不超过1%。指骨、肌腱、神经、血管、皮下脂肪、指甲和皮肤都可发生增大，但掌骨很少出现增大。鉴于其临床表现的多样性，现已提出多个分类方案。Flatt描述了4种主要的过度生长类型。Ⅰ型，纤维脂肪组织增生；Ⅱ型，神经性纤维瘤导致的巨指畸形；Ⅲ型，骨质肥厚；Ⅳ型，不对称性肥大。过度生长的原因仍不清楚，血供、神经支配和生长因子的异常都可能有关。

过度生长很多都倾向发生在正中神经或尺神经支配区域（图128–15）。这种类型的巨指畸形无已知的家族遗传倾向，通常不与其他疾病同时出现。90%以上的情况，都是单侧发病，男性多于女性，比例为3∶2，多指受累的概率是单指受累的3倍以上。巨指畸形的手指会不断生长超过正常手指，逐渐僵硬、成角，进而影响整个手的正常功能。很多情况下，两点辨别觉的消失会进一步限制手指的使用。外科治疗策略取决于患儿的年龄和手指本身的功能。患儿患病早期是最好的纠正时机。此时早期行减积术、选择性骺板阻滞，以及闭合性楔形截骨术，可用来减缓生长速度和纠正成角畸形。年龄较大，巨指畸形已发育完全的患者，可选择部分或全指切除、关节融合或减积术改善手的功能。

（四）发育不全

短指畸形

短指畸形是指手指较短或发育不良。患者最常见表现是示指到环指均发育不良。该畸形呈偶发性，常与Poland综合征伴随出现。尽管Poland综合征有多种表现，但总会出现胸骨侧胸大肌缺如，和手部发育不良、手指间粘连成蹼（图128–16）。

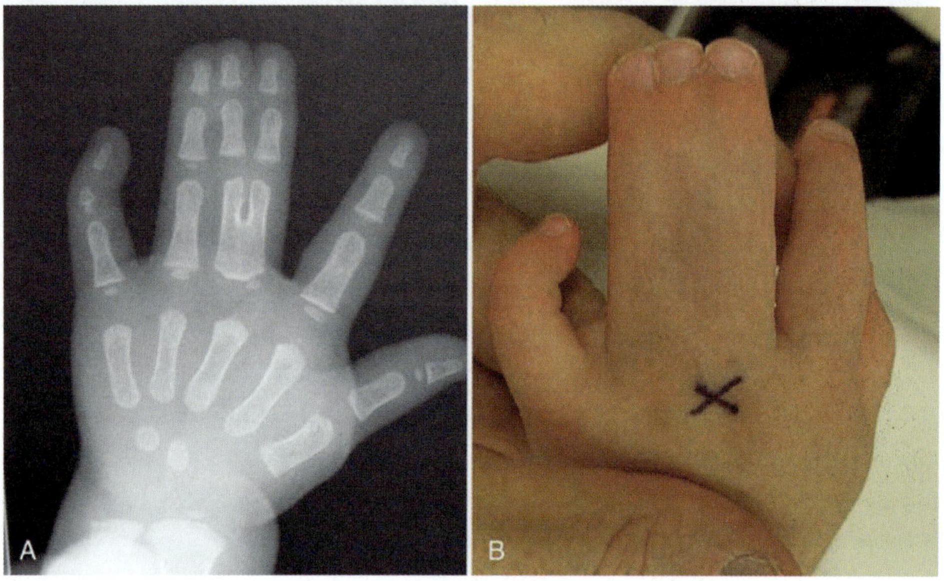

图128–14 A.中央型多指畸形的手部前后位X线片；B.术前外观照

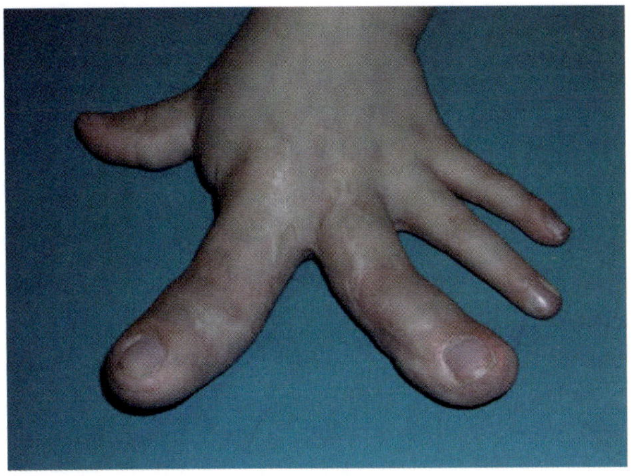

图128–15　左手示指和中指巨指畸形

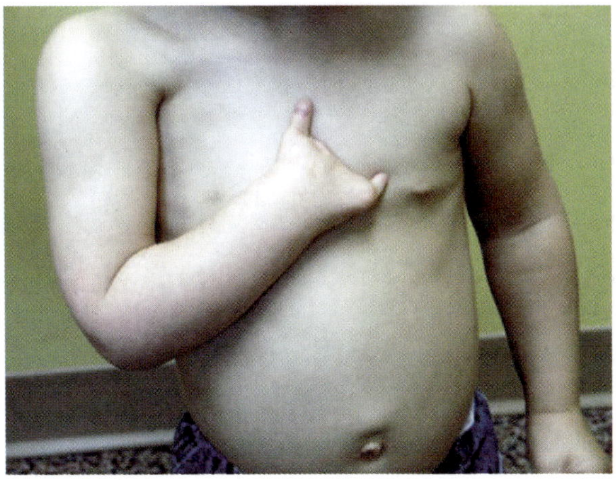

图128–16　Poland综合征伴右侧胸大肌发育不良、右侧短指畸形（男，4岁）

最初是Pol对短指粘连畸形的分类做了描述，他将患者分成有Poland综合征和无此症两组，这种分类法现做了进一步调整，用于描述手部中央列缺损的发展变化。多数患者的示指、中指和环指尽管发育不良但仍然是存在的。更严重的患者，其中央列手指发育不良的程度不断增加，最终可出现从示指到环指，甚至掌骨部分的消失。拇指也可出现发育不良、不稳定、有时还会出现缺失。最严重的患者可表现为掌骨水平的整个手的横行缺失，只剩下带指甲的瘤样软组织凸起。

手术治疗方式取决于功能手指的数量。单纯短指畸形（Ⅰ、Ⅱ、Ⅲ型）的患者通常有较好的手指功能，很少需要手术。较重的患者，手术治疗需优先重建第1指蹼区的紧缩。并指畸形应切开分指。患儿发育成熟时，可使用临时支具帮助他们完成一些特殊活动。手的拇指缺陷，可以考虑用游离血管的足趾进行移植。手上仅存1根手指也可考虑做足趾移植。缺乏骨性支持的手指，如果患儿年龄在1岁以下，可考虑行不带血管的趾骨移植。该技术对拇指尤其有用，因为它能增加拇指的功能长度而不增加显微手术操作的复杂性。如果1岁以后再做无血管的移植，这时骨骺生长的机会很小，还会随时间的增长而发生骨吸收。

（五）先天性挛缩带综合征

先天性挛缩带综合征又称羊膜带综合征、束带综合征、Streeter畸形，其特征是环绕指（趾）或四肢形成部分或完整的环状挛缩带。这种先天畸形在新生活婴中的发病率为1/15 000～1/1200。男女的发病率无差异，该病被认为是由羊膜损伤后，和发育中的胎儿形成粘连所导致。大多数畸形见于四肢，也见于颅面和躯干部。观察到的畸形是多样的，可累及任何肢体，引起单一或多重畸形。手部畸形包括如下。

1.单纯存在环状束带，无末端损害。

2.环状束带伴有远端异常，伴有或不伴有淋巴水肿。

3.环状束带伴有远端手指融合，即有隙并指（趾）（图128–17）。

4.先天性截断。

有时近端的束带会造成肢体远端的神经压迫、血管损害和肌肉发育不良，而束带近端的结构是正常的。手术干预的指征涉及功能和美观两方面。然而，远端淋巴水肿、神经或血管损害、渐进的伴有功能损害的缩窄和并指畸形都有明确的手术干预指征。如果指（趾）或四肢因环状缩窄而出现肢体远端缺血、坏疽或者感染，这种程度的损害就需要早期手术（有时还要早到刚出生的前几天）。尽管通过子宫内镜松解束带来预防即将出现的先天性截肢的案例已有报道，但这种方法有其内在的风险，迄今为止还没有被广泛接受。当束带远端功能良好时，Z、W形成形术及V–Y形皮瓣可作为松解浅层和深层缩窄环带的主要方法。深层环带若造成神经血管损伤时，需要格外用心修复血管和神经。局部缺血继发骨髓炎时需要截肢。一旦截肢可用指

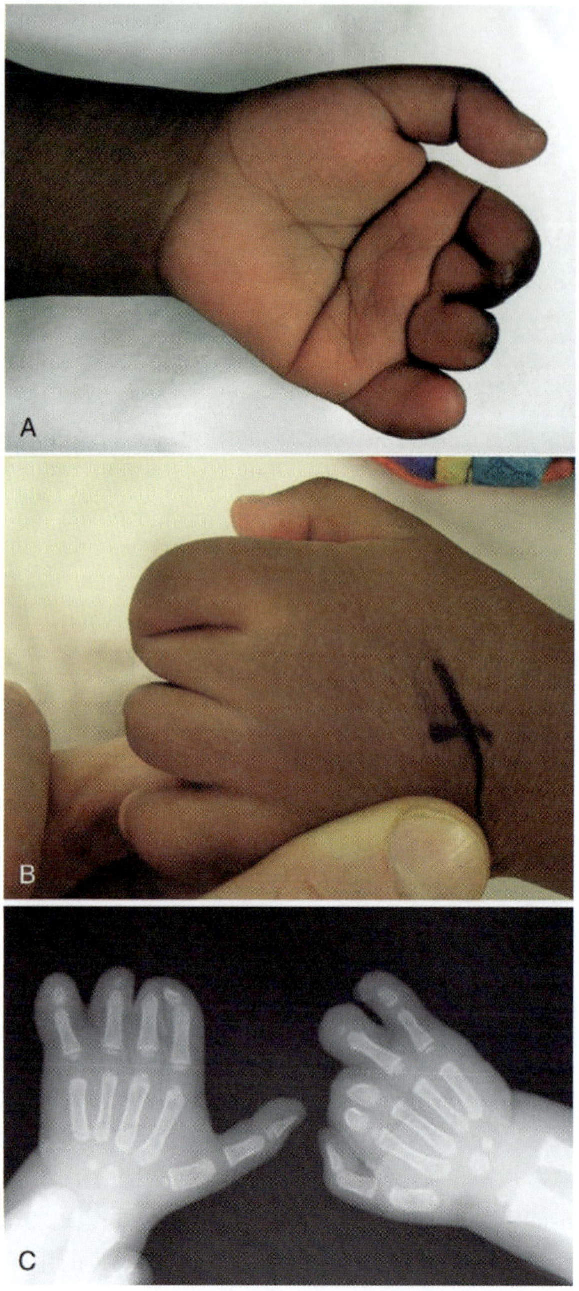

图128–17 A、B.束带综合征（女孩，16个月）。束带已经导致从示指到小指的末端截断，此外还导致示指和中指的有隙并指畸形；C.X线片中可见受累手及对侧手也存在远端先天性截肢

（趾）移植、增大术、延长术、骨移植及复合足趾移植的方法挽救肢体功能。肢端并指畸形可通过分离手指及加深指蹼纠正，从而增强单个手指的功能。这些患者术后康复内容，包括淋巴水肿的控制、关节活动练习及瘢痕护理。肢体受累严重而发生远端截肢的患者，有必要安装假肢并练习使用。

四、全身性骨骼异常

遗传性多发外生骨疣

遗传性多发外生骨疣是由于遗传紊乱，导致遍及全身的软骨性外生骨疣。该病为常染色体显性遗传，新生儿中的发病率约为1/5000。遗传性多发外生骨疣也被称为骨软骨瘤，多发生于长骨的骺板、骨盆、肩胛骨、肋骨及脊椎，桡骨、尺骨和掌骨也常被累及。大部分骨疣无痛不对称，不需要治疗。那些引起疼痛、限制活动或侵犯神经的骨疣则应该切除。此外，干扰骨的轴向生长或使其产生成角畸形的骨疣应被切除或接受治疗。骨软骨瘤可以导致桡骨或尺骨生长停止，这将继发桡骨弯曲，腕关节半脱位及桡骨头半脱位或脱位。手术治疗可以只是单纯的切除，但为了纠正成角或轴向畸形，常还需要行某种形式的截骨矫形术、部分生长阻断术或骨延长术。手上的骨疣，如果导致手部畸形、功能受限或骨疣本身经常遭受创伤，也需要切除。除非为了功能评估，术后很少需要康复治疗。

五、小结

手部先天性异常对手外科医师和手部治疗师都是巨大的挑战。多学科介入是治疗此类患者的最好方式。治疗师和外科医师需要并肩努力，给这些患儿最理想的功能结局。

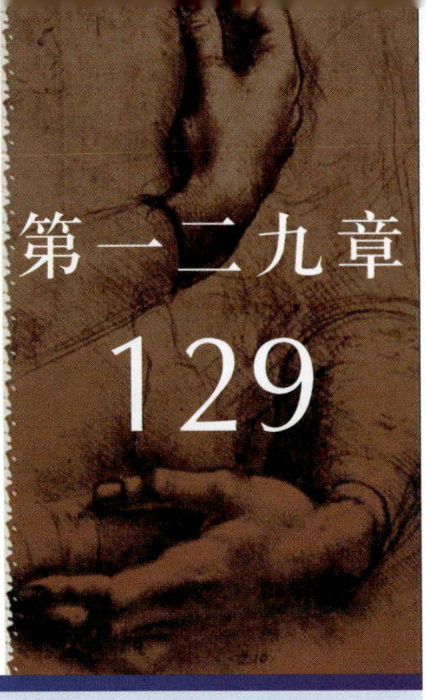

儿童屈肌腱损伤的修复及康复

原著者 AMY LAKE, OTR, CHT, SCOTTN.OISHI.MD, AND, MARYBETH EZAKI, MD
译校者 王起奎　周君琳

关键点

- 儿童屈肌腱损伤经常被忽视或延误。
- 儿童屈肌腱损伤的治疗中最困难的是康复治疗。
- 治疗的重点是伤口一期愈合、恢复感觉功能及重建功能肌腱。
- 横断面小于60%～75%的肌腱部分断裂，应固定手指3～4周，避免过多的张力。
- 陈旧性损伤的修复，除伴有神经损伤外，最好等组织结构发育变大并且患儿能够配合时进行。
- 儿童屈肌腱损伤修复后给予固定，能够降低再断裂风险，获得更好的预后，但固定时间不能超过4周。

在最好的情况下治疗屈肌腱损伤都比较棘手，而儿童的屈肌腱损伤又绝不会是最好的情况。

随着一些学者主张，Ⅱ区的屈肌腱损伤应行一期肌腱移植，而不是端端吻合，人们认识到儿童屈肌腱损伤的评估和治疗需要格外重视。

儿童屈肌腱的损伤常因为查体困难或儿童无法告之功能受损，而常被遗漏或诊断被延误。小儿患者会带来很多挑战，这些挑战，不仅仅是在细小的解剖结构上进行精巧的手术操作。而且年幼患儿的瘢痕形成情况可能是难以预料的。

到目前为止，儿童屈肌腱损伤治疗中，最难的部分仍然是康复治疗，良好的结果离不开康复治疗。但康复方案，需要平衡瘢痕愈合的自然趋势与肌腱早期进行鞘内有控制滑动的愿望，所以，即使让一个依从性好的成人接受这样的康复方案，都是艰难的过程。因此，任何年龄段的儿童通常都不会接受早期活动的方案。

另一个使这个问题变得困难的因素是，在任何医疗体系中，总有大量的患儿被忽视，当开始注意这个问题时，往往已经错过了肌腱一期修复的窗口期。如果说小儿屈肌腱损伤的一期修复都很棘手的话，那么二期肌腱重建也就变得更加艰巨。

儿童和成人屈肌腱损伤的治疗有相似的地方。当作这两个人群的治疗决策时，应当考虑损伤的部位、性质以及受伤时间的差异。我们期望对任何区的屈肌腱损伤都做到一期修复。术后的康复治疗要适合患者。

我们需要判断什么时候该做什么。儿童肌腱损伤的治疗要点是伤口一期愈合、恢复感觉功能、然后是重建功能肌腱。在确定如何达到这些目标时，还必须考虑患儿的家庭环境。

一、评估

检查儿童手部的创伤是极其困难的。没有哪个意识清楚的儿童愿意积极的配合她（他）手部外伤的检查。“形貌预测”是用于描述根据受伤部位，了解评估内容的术语，这在儿童中很关键。

（一）损伤机制

锐性损伤引起的软组织破坏较少，为肌腱修复留下了良好的基础。挫裂伤会造成范围更大的损伤，很可能伴有骨损伤或软组织覆盖丢失。应拍摄X线片来排除骨损伤及异物残留。

（二）神经血管检查

儿童手指的侧支动脉供应很好，即使在两侧指动脉都断裂的情况下，手指也常能存活。指神经损伤是很严重的问题，如果与正常手指相比，受损神经支配侧，指尖出现排汗功能丧失，可推断存在指神经损伤。该问题可能会因为患儿太小或者过于恐惧，不能配合感觉评估而表现不太明显。手指浸在水里起皱，不能作为判断神经完好的准确测试，因为即使是离断的指端，如果浸在水里也能起皱。如果对伤口内指神经的状况有所担心，就应让有能力评估神经的人在缝合皮肤前查看这些神经。该评估，可由有这方面能力的急诊医师或儿童的主管医师来执行。如果对神经的功能和完整性存有疑问的话，可在全麻下对受损的指神经进行探查。指神经的损伤，将导致功能受损和进行性生长差异，但该机制还不是很清楚。

屈肌腱损伤可通过手指姿态的改变或者正常手指阶梯排列的丧失明显看出，当两条肌腱都被切断时，手指呈现伸直位，只有一条肌腱损伤时，表现为手指姿势的异常（图129-1）。儿童肌腱部分损伤或腱鞘轻微损伤更难评估。部分断裂的肌腱，如果遭受无保护而又过大的牵张力，就有断裂的危险。当这些患儿在急诊确诊时，还应该确定肌腱断裂面的百分比。尽管已经报道横截面多达75%的肌腱断裂仍可单纯给以固定，但肌腱连续部分不足直径40%的损伤缝合后，所得到的良好效果很诱人。如果肌腱上的裂口横径小于断面的60%～75%，应

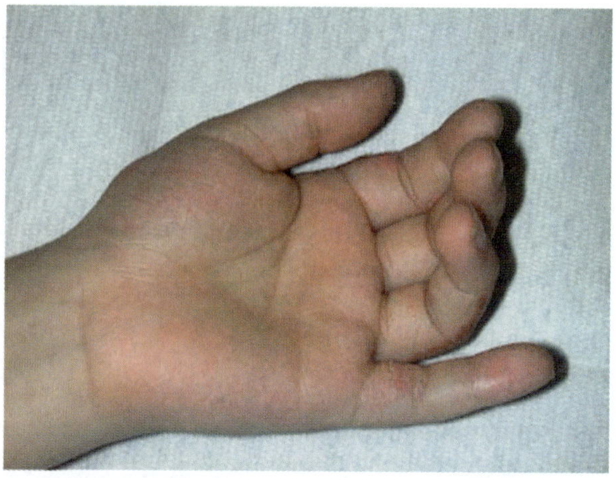

图129-1 小指深浅屈肌腱完全断裂，手指姿势改变

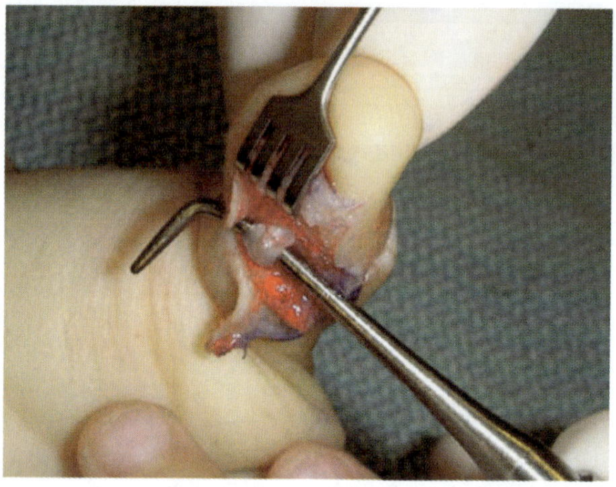

图129-2 肌腱部分断裂。断裂部分占肌腱横截面的20%。不需要修复。指神经也发生断裂

固定手指，以免受到过多的张力，固定要持续至肌腱愈合，或固定3～4周（图129-2）。

儿童急性肌腱损伤的一期修复，应由精通肌腱手术的外科医师操作以使患儿获益。精细的操作、适当型号的缝线，以及合理的固定往往会带来好的结果。如果手术造成肌腱再断裂，肌腱张力不当和瘢痕过多，这将造成不好的结局。应预先告知家长手术的难点和风险。

鉴于很难在细小的肌腱上缝合很多线，也不需要靠多股缝线来对抗细小屈肌的张力，因而肌腱修复可使用标准吻合技术。缝合腱鞘有助于改善肌腱修复的外形和强度。所有儿童皮肤的缝合，应用可吸收缝线。眼科的普通羊肠线（6-0号）效果很好。

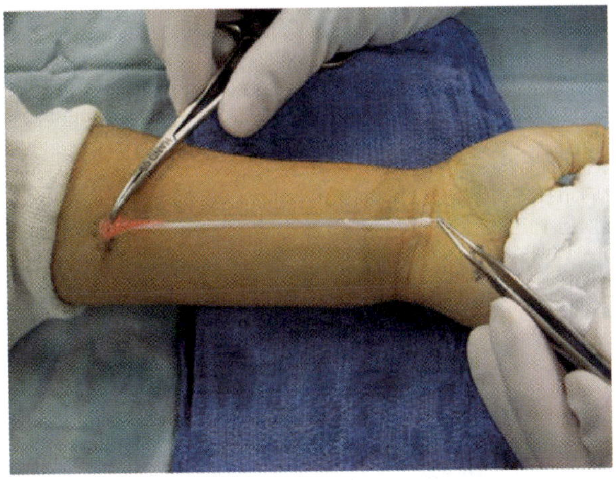

图129-3　掌长肌腱。掌长肌腱的直径和长度往往过小

二、陈旧性损伤

错过治疗的屈肌腱损伤或陈旧的屈肌腱损伤，若伤口已愈合，可择期处理。儿童肌腱重建的原则与成年人相同，稳定骨骼、修复或重建滑车、开放纤维骨道及稳定软组织覆盖。后期重建往往需要分阶段进行，先使用肌腱补片，再行肌腱移植。即使从受伤到重建已延误数年的患者，也能获得很好的效果。只有出现神经损伤或怀疑神经损伤才需要紧急探查，因为手指有感觉的话，其康复和重建的结果会更好。如果手指的感觉存在，最好把两个阶段的手术推迟到儿童能够更好地配合并且组织结构更大些的时候。

肌腱移植物的技术难点之一，是潜在的供体肌腱，无论宽度还是长度都相对较小。掌长肌也常常过于短小（图129-3）。

三、护理和术后康复

屈肌腱修复后，早期活动是成人屈肌腱损伤的护理常规，然而，儿童的情况并非如此。事实上，这些损伤的术后护理最具挑战性。难以理解并配合术后治疗是其中的限制因素。大多数人已发现，儿童屈肌腱修复后给予固定，能获得更好的效果并降低再断裂风险。固定的确切时间已有研究，多数学者赞成固定时间不超过4周。O'Connell和他的同事们发现固定超过4周，不良结果的例数将急剧增加。

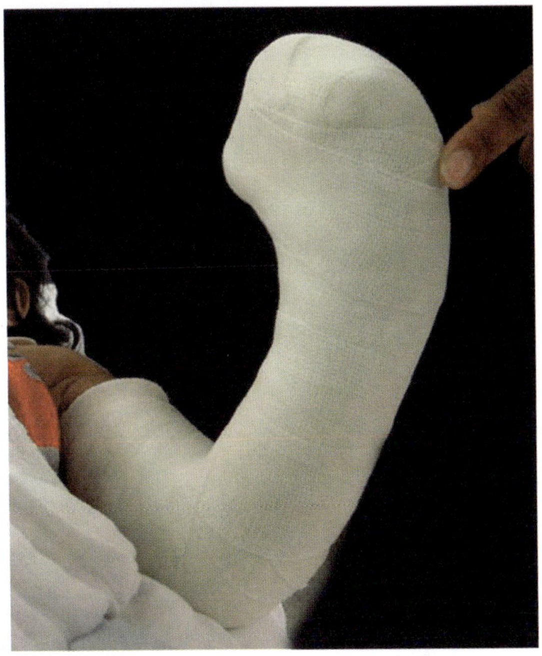

图129-4　拳击手套样管型石膏用于所有“不听话”的儿童

我们现使用的术后方案能起到过度保护的作用。修复后第1个月最严重的并发症是肌腱再断裂。肌腱再断裂，特别是不止一个手指的多条肌腱发生断裂时，其补救极其困难。如果修复术后手指持续僵硬，可通过加强锻炼或必要时谨慎地松解肌腱来获得改善。

我们的术后护理要求，4岁及4岁以下的儿童要固定4周，5岁及5岁以上的儿童固定3周。所有儿童，包括12岁以上行为有保证的儿童，都要佩戴露手指的长臂管型石膏，以维持腕关节屈曲20°～25°，掌指关节屈曲50°～60°，指间关节微屈（图129-4）。

固定期一满，拆除石膏后，立即把患儿交给治疗师。治疗师把改良的杜兰固定方案教给患者及其家人。看护人充分理解该方案对预防肌腱断裂，促进修复的肌腱成功愈合来说是很重要的。拆除石膏后的第1周，需要定做背伸限制支具，维持腕关节中立，掌指关节屈曲50°～60°及指间关节微屈（图129-5）。做到这一点，我们就不担心近侧指间关节的伸肌将修复的肌腱拉断而形成“鹅颈”畸形，这种情况在儿童中出现也晚，而且更晚。教给患者先进的皮肤、瘢痕、矫形护理方法，必要时可使用瘢痕贴。鼓励每日做4～5次的腕关节主动

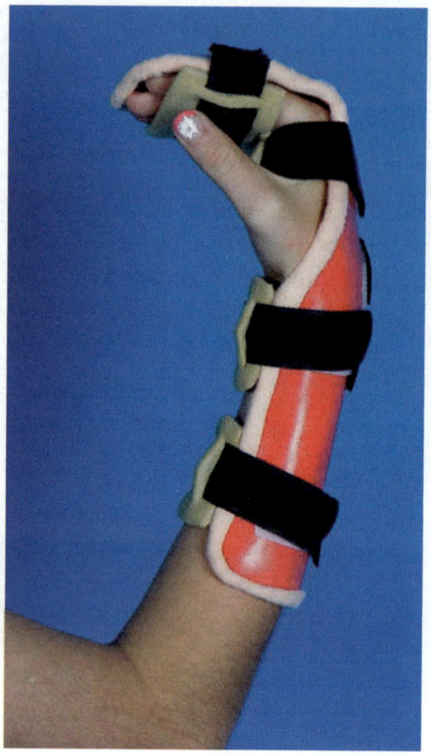

图129-5 保护性支具。该支具用于石膏拆除后，提供活动时的保护。本例中，用于分阶段的肌腱重建术后

活动，活动时除去支具，手指保持休息位。在支具的限制范围内，指导患儿进行全手指的主动伸展和被动屈曲练习。第2周，允许患者摘下背伸限制支具，先用25%的最大力握拳，再做主动伸展，每日4～6次。第一次练习时，先用健手示范。第3周，由医师决定支具是否不再使用、减小使用或继续全天使用。这时，患儿可用50%的最大力握拳。如果已不需要使用背伸限制支具，患儿可使用这只手从事些轻便的日常活动。第4周，患儿可用75%的力气握拳，第5周则可全力握拳。这时如果医师同意，患儿可在家或学校正常用手。

四、小结

对年幼或不配合的患儿做准确的检查有潜在的困难，细小的肌腱需要比成人手术更高的外科技巧，配合和理解术后治疗也存在困难，这些问题使得儿童屈肌腱损伤的处理极具挑战性。我们需要仔细斟酌，才能决定什么时候该做什么。把重建手术推迟至患儿能够更好配合术后治疗的时候的做法，是明智的。甚至伤后重建的时间延误几年也能达到良好的效果。术后康复方案应符合过度保护的要求，以避免出现肌腱断裂这种最常见的并发症。外科医师、治疗师、患儿、父母或主要看护人的密切配合，有助于儿童屈肌腱损的治疗取得成功。

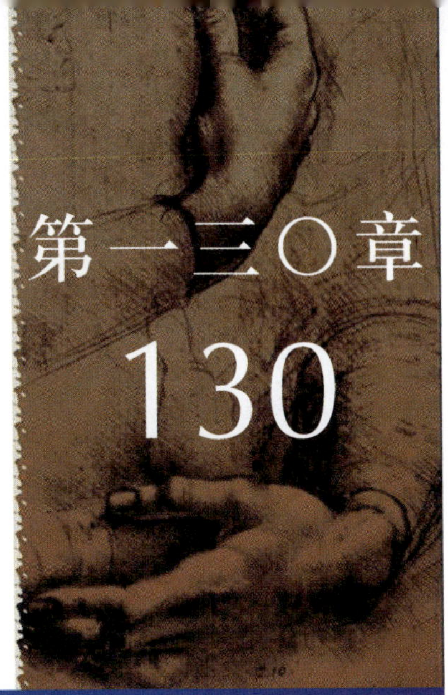

脑瘫患儿上肢骨骼肌肉手术的选择和康复

原著者 L. ANDREW KOMAN, MD, ZHONGYU LI, MD, PhD, BETH PATERSON SMITH, PhD, CHRIS TUOHY, MD, AND ROY CARDOSO, MD
译校者 李 想 洪 毅

关键点

- 80%的脑瘫患儿表现出手部功能障碍，但有手术指征的患者不超过20%。
- 多学科协作为达到手术目标勾勒出更为现实可靠的蓝图。
- 上肢具有自主抓握舒张功能、良好的感觉功能，以及认知功能的患者可考虑接受肌腱移位手术以平衡跨关节的肌肉力量。
- 对于合并肌张力障碍、僵硬、感觉减退、固定挛缩畸形及认知障碍的患者，接受肌腱移位手术的疗效无法预测。然而关节融合和肌腱延长或切断可能会有一定的治疗效果。
- 在进行伸肌腱移位和短缩时，融合拇指掌指关节消除节段性运动可有效提高术后稳定性，改善功能和外观。
- 患者经常需要接受多个部位的手术，包括手、腕和前臂。
- 术后治疗是非常关键的。在患者术后佩戴支具期间即应该开始进行功能锻炼。静态和偶尔采用的动态辅助具是非常有治疗意义的。无论对于脑瘫患儿还是成年人，肌腱移位术后除了进行肌肉功能的训练，牵拉也是非常重要的。

脑瘫发病率为2.6/1000，是导致儿童阶段功能障碍最常见的原因。对于累及上肢（偏瘫型和四肢瘫型）的脑瘫患者（包括儿童和成年人），80%会表现出上肢功能显著障碍。除了痉挛，患者还会表现出疼痛、无力、感觉异常和运动障碍，自尊心受损，活动困难，日常护理困难。根据以往的经验，术后只有不到20%的脑瘫患儿会表现出功能改善。本章主要介绍以下内容：①如何选择手术来提高或维持上肢活动度，防止骨性畸形，延缓或降低关节挛缩的概率；②术后的康复措施。

一、评估

（一）病史和体格检查

对于脑瘫患儿，应该从患者、护理人员、治疗师、老师、社会工作者及其他医务人员方面综合收集信息。然而在很多情况下，护理人员和医务人员提供的信息缺乏并没有太多的价值，而患者又无法有效的介绍自己的病史。使用标准的调查问卷、功能评分量表（如House量表）和标准化测试（如单侧肢体功能Melbourne评分）有助于治疗方法的选择。完整的上肢功能检查包括主被动活动范围、功能能力、肌张力、敏感性和肢体意志能力活动。对于存在的拇指内收畸形、鹅颈畸形、纽扣指样挛缩和旋前挛缩畸形，应评价其对活动范围和功能的影响。对于所有的运动肌群都应进行评估，这有助于明确畸形是来源于肌肉痉挛还是来源于肌肉关节挛缩。应注意发现并记录运动障碍情况。如果存在上述问题，应该记录非随意运动的幅度，并对上肢运动控制的效果进行评估、定量分析及记录。手的抓握和舒张能力由腕部屈伸功能所决定。如果可能的话，应该在患者行走、站立、坐位和卧位时观察患者的姿势和运动模式。由于很多因素，包括检查时机、焦虑程度、疲劳程度等都可能影响检查结果，因此应该对患者进行多次评估。

运动功能检查（如Jebsen手功能检查）可更好的对上肢受累患者的运动功能做出评估。然而，对于功能受累严重的患者很难做出准确的评估。对于想要进行移位的肌肉，应确定其是处于相位控制还是非相位控制，必要时可以进行电生理评估。感觉功能检查应包括本体感觉、立体觉和两点辨别觉。这有助于发现哪些患者适于接受复杂的重建手术。感觉功能受累的患者不适于接受复杂的外科手术。

（二）诊断性评估

影像学检查、电生理数据、运动功能分析和诊断性肌肉阻滞对于明确诊断可提供很多有价值的信息。普通X线、CT和磁共振检查可用于评估关节和骨性结构畸形。表面肌电和针刺肌电对于运动功能可以作出定性和定量评估。上肢三维运动功能分析可对患者运动功能情况作出定量评估。通过注射丁哌卡因或A型肉毒素进行肌肉阻滞可用于预判手术的治疗效果，或者作为手术前的准备。

（三）手术患者的选择和手术适应证的把握

患者、护理人员、治疗师和外科医师均应该明确通过手术治疗所达到的目标。通常情况下，患方并不一定同意医师的处理顺序。因此这些问题必须在手术之前协调解决。最常见的治疗目标包括减轻疼痛，提高功能水平，提升自信心和便于护理。为了达到这些目标，手术可能涉及多个不同的关节（表130-1）。某些运动功能障碍，如手足徐动、舞蹈病、舞蹈手足徐动症、肌张力障碍等，是肌腱移位手术的相对禁忌证。关节融合可能对某些患者有利。此外，对于感觉功能障碍的患者采用肌腱移位手术也应持谨慎的态度。对于每1例患者均应采取个体化的治疗，以达到改善整体和局部功能的双重目的。一旦患者被确定适于进行外科手术，

表130-1 特殊处理（共同选择）

关节部位	所需的功能	方法选择
肩关节	关节稳定	肩关节融合术，关节囊重建术
	增加外旋功能	胸大肌/肩胛下肌延长；背阔肌和大圆肌转移术
	增加内旋功能	肩胛下肌/小圆肌延长/松解术
肘关节	稳定	肘关节融合术
	改善伸展功能	肱二头肌、肱肌、肱桡肌松解，屈肌-旋前肌起点松解术，关节囊松解术，肱骨截骨术，桡骨头切除术
前臂	改善旋前功能	旋前圆机转移术，延长或松解术；桡骨和（或）尺骨截骨术；屈肌-旋前肌松解术；桡骨头切除术
腕关节	稳定	融合术（肌腱转移术；松解术）；近端腕骨切除术
	扩大活动度	尺侧屈腕肌，尺侧伸腕肌，桡侧屈腕肌，肱桡肌，指浅屈肌，指屈肌转移术
	改善伸展功能	掌板关节成形术，掌指关节融合术
拇指	稳定	拇长伸肌，拇短展肌，拇短伸肌折叠术；拇长屈肌转移术（延长术/转移术）
	改善伸展功能	拇长伸肌加强术，拇长屈肌加强术
	提高动作效率	内收肌松解术，外展肌转移术，掌骨截骨术
	改善外展功能	指浅屈肌转移术；屈肌/旋前肌松解术；指浅屈肌延长术；指屈肌延长术
手指	屈曲	伸指总腱、指浅屈肌切开术；近侧指间关节融合术；指浅屈肌固定术
	鹅颈畸形	

接下来就应该考虑制订完备的手术计划，包括术后处理和康复流程。

二、手术过程

（一）肩关节

由于内旋肌的动力不平衡，以及胸大肌、肩胛下肌和（或）关节囊的固定挛缩畸形，脑瘫患儿多表现为肩关节内旋畸形。根据病因不同，这种畸形可表现为动态畸形、静态畸形或混合性畸形。在肩关节脱位、半脱位或挛缩的情况下采取手术治疗是必要的。畸形不只发生在一个平面内。此外还应该注意可能出现的肱骨头畸形、关节盂发育不良和（或）盂肱关节关节炎。对于动态畸形，盂肱关节通常是相匹配且稳定的，关节面相对保持较好。对于此类肩关节畸形，可采用肌肉延长和肌腱移位手术。对于肩关节内旋畸形，可采用胸大肌和肩胛下肌松解或Z字形延长的办法。对于某些类型的挛缩，还应该考虑进行关节囊松解。背阔肌和大圆肌移位有助于加强外旋肌力量（图130-1）。对于肩关节严重内收内旋畸形的患者，同时进行背阔肌和大圆肌松解有助于改善症状。肱骨近端或远端截骨也可能有助于改善外旋或内旋畸形。大多数情况下，截骨手术只适用于关节炎或关节发育不良/半脱位及肌腱移位手术失败的患者。对于无明显关节炎或肱骨头关节盂畸形的肩关节脱位和半脱位，可考虑进行切开复位、关节囊松解和（或）固定术，或者考虑行肱骨或关节盂截骨术。对于顽固性肩关节疼痛的患者也可以考虑行肩关节融合，但此类手术可能会对患者的日常生活及护理造成一定程度的困难。

术后护理

此类手术术后可能应用到石膏，肩关节支具和药物治疗。对于内旋挛缩松解和肌腱移位手术的患者，在手术室就可能使用到支具或肩人字石膏。术后3～4周需全天佩戴支具/石膏。之后的3个月患者可过渡到仅在夜间佩戴支具。术后4周即可开始进行关节主被动活动，术后6周开始进行肌肉拉伸训练。

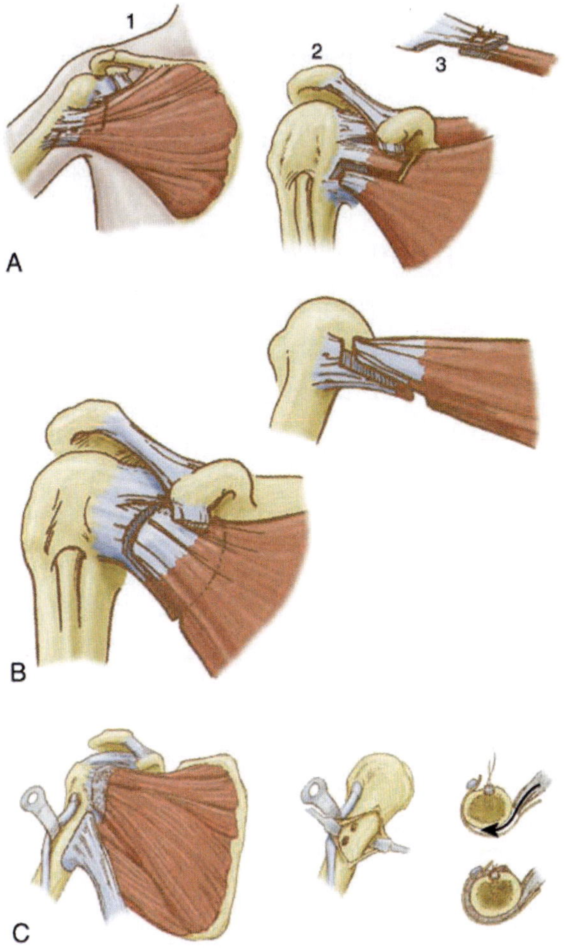

图130-1 A.在改良L'Episcopo-Sever手术过程中，胸大肌需作Z字形延长（A1，A2，A3）。产生的Z字形远端下方肌腱延长的幅度更大（A2）。使用褥式缝合的方式完成修补（A3）。肩胛下肌位于胸大肌下方，多处于挛缩状态；B.通过利用肌肉腱性部分的走行方向，在水平面上作一斜切口，采用褥式缝合的方法就可以完成肌腱延长；C.采用单切口或双切口，可将背阔肌和大圆肌转移到肱骨后外侧。我们的经验是利用单切口将背阔肌和大圆肌作骨膜下松解。同时将其逆时针转移缝合并锚定于肱骨后外侧，以产生外旋的力量（图片使用得到许可，Wake Forest University Orthopaedic Press）

（二）肘关节

超过30°的屈肘畸形应考虑手术矫正，以提高日常功能水平。典型的畸形为动态和静态畸形，关节囊、肱二头肌、肱肌和肱桡肌均有固定挛缩畸形。屈肌和旋前肌群也存在固定挛缩畸形。此外，肘部肌肉因为动态运动功能不平衡也会因肌腱短缩而加重挛缩畸形。长期过度的旋前畸形可导致桡骨头发育不良和半脱位。对于中度畸形的患者，单纯软组织手术，包括肘部屈肌延长就足以矫正屈曲畸形。对于挛缩程度在30°～60°的患者，即可采用上述治疗方法（图130–2）。而对于屈曲超过60°的患者，还应该进行旋前肌和（或）关节松解。桡骨头切除可减轻疼痛，提高前臂旋前/旋后功能。但患者应该知道的是，桡骨头切除无助于提高肘关节屈伸功能。对于肘部顽固性疼痛的患者可考虑行肘关节融合。但我们目前还没有此类经验。

术后护理

为减轻术后疼痛以便于开展康复训练，在肘关节前方松解手术的同时可注射神经肌肉阻滞剂（肉毒素A）。肘关节被放置于石膏或治疗支具内，以保证在麻醉状态下可获得50%左右的被动牵拉。支

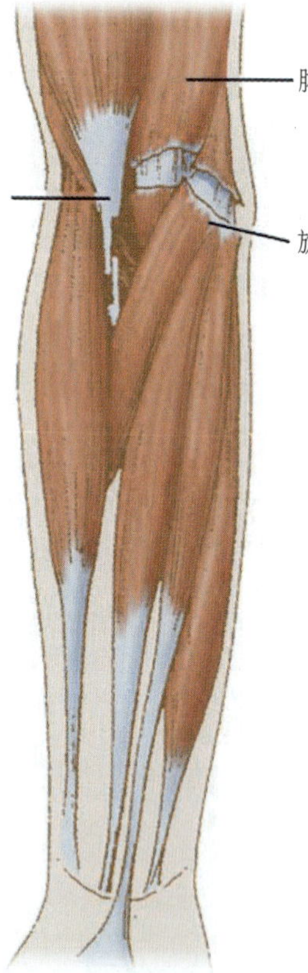

图130–2 30°～60°的屈肘挛缩畸形最适合接受手术治疗。将肱二头肌肌腱做Z字形延长，肱肌在肌腱肌腹交界处切断。对于严重挛缩的病例，还需要同时进行屈肌总腱和旋前肌的松解。个别情况下还需要进行关节囊的松解（图中未显示）。术中一定要注意防止出现肘关节不稳，因此应避免松解侧副韧带（图片使用得到许可，Wake Forest University Orthopaedic Press）

具需每隔1～2周重新调整1次，直到术后6周，以改善伸展功能。严重的肘关节畸形可能需要使用其他的辅助石膏或利用外固定来实现牵拉功能。术后4周开始进行主动和被动的关节活动度训练，夜间支具需一直佩戴至术后3个月。

（三）前臂

由于旋前圆肌（PT）和旋前方肌张力过高，患者常表现为前臂旋前畸形。这种畸形影响患者抓握大的物体以及双手持物能力。由于过度旋前和韧带松弛，患者可出现桡骨头脱位。

处理前臂旋前畸形的方法包括：①屈肌–旋前肌起点松解；②旋前圆肌松解、延长或重建；③桡骨/尺骨截骨术；④腕屈肌或指屈肌腱重建以提高旋后功能（如桡侧屈腕肌代桡侧腕长伸肌）；⑤脱位或半脱位的桡骨头切除术。对于旋前圆肌持续活跃而导致的可被动矫正的畸形，采用旋前圆肌松解（肌腱切断），Z字形延长或部分延长的方法是合理的选择。在作者所在的科室，对于非持续性或间断性旋前圆肌活跃所导致的畸形，最常采用的办法是重建术（图130–3）。Ozkan等报道肱桡肌重建有助于改善旋后功能。对于固定的、严重的畸形应考虑行桡骨和（或）尺骨截骨术。当患者存在肘关节半脱位并影响旋后功能和（或）引起疼痛时可考虑行桡骨头切除。脑瘫患者一般不适于采用前臂融合术（造成一个单骨样的前臂）。

术后处理

在通过手术改善旋后功能后，应利用热敏塑料支具或石膏将患者前臂置于中立位或旋前位。具体的术后体位应根据术中所见的关节活动和术前肌肉张力来决定。术后早期制动3～4周，之后改为夜间支具。术后处理方法还包括主被动活动、肌肉拉伸、调整支具改善旋后功能，必要时还可以考虑神经肌肉电刺激法。

（四）腕

腕部掌屈畸形是脑瘫患者常见的畸形。这种畸形会影响正常功能，导致疼痛，降低敏感性，影响正常的护理并引起抑郁。引起上述畸形的常见原因包括伸肌无力，屈肌肌张力过高和关节挛缩。腕

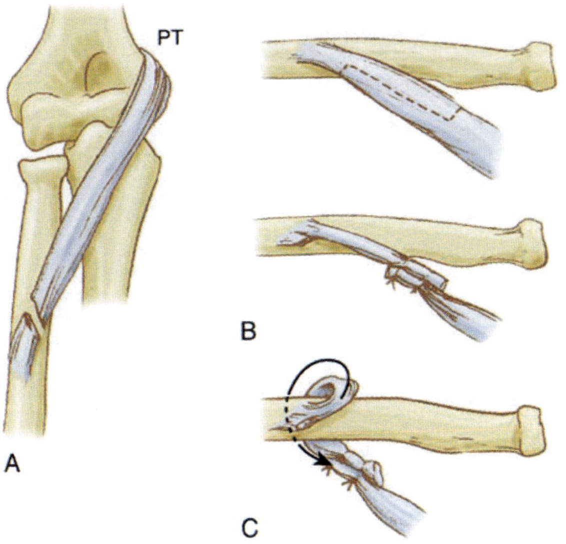

图130-3 旋前圆肌张力过高导致的前臂旋前畸形可通过以下三种手术方法来解决。A.切除部分肌腱；B.Z形延长肌腱，然后缝合，以增加某静息时的长度；C.Z形延长肌腱，并通过桡骨来提供旋后功能。图中未显示的另一种方法是通过骨膜延伸将肌腱取长，绕桡骨走行，缝合到桡骨头或其自身提供旋后力矩（Reproduced with permission from Koman LA，ed. Wake Forest UniversitySchool of Medicine Orthopaedic Manual. Winston-Salem，NC：Orthopaedic Press，2001.）

部畸形可以为动态或静态畸形，有/无骨及软骨畸形。腕部畸形常影响到肘部和手/手指畸形。根据畸形的严重程度，腕部掌屈畸形的治疗包括单纯软组织手术和骨性手术。对于可以被动矫正的畸形可采用肌腱延长，肌腱松解或肌腱移位手术。对于屈曲超过60°的畸形可联合使用肌腱移位手术、骨性手术和（或）渐进性矫正模式。渐进性矫正模式可通过采用系列石膏或多轴可调节外固定来实现。

很多骨性手术，包括近排腕骨切除、桡骨短缩（有/无矫正成角畸形）和腕关节融合术（有/无腕骨切除术）。对于考虑行腕关节融合手术的患者在腕部制动于接近中立位时应表现出良好的对指功能。融合术也有助于缓解疼痛。在考虑行腕关节融合术前，应对肢体功能做出详细评估，以防止影响术后手指抓握及舒张能力。

腕部动态屈曲畸形可考虑行肌腱移位手术。术前应对肌肉运动功能进行评估，包括临床功能和电生理功能，以明确具体需移位的肌腱。肌肉活动包括相位活动、非相位活动或持续活动。转移的肌

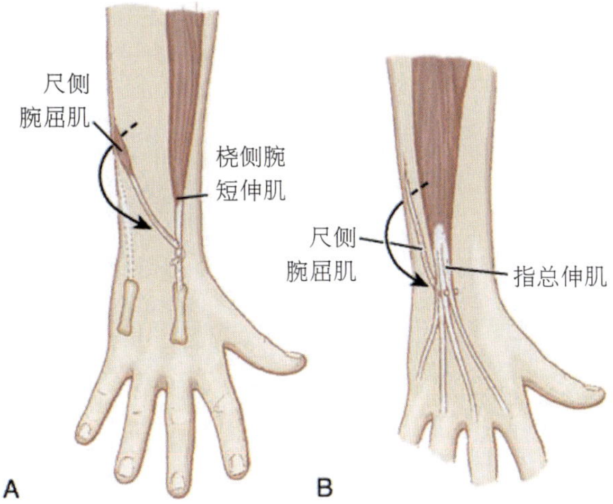

图130-4 尺侧腕屈肌移位至桡侧腕短伸肌（A）或移位至指总伸肌（B），两种方式均可改善腕关节的伸展。肌腱可以皮下转移以提供一个旋转力矩，或通过骨间膜提供更多的背屈力矩而无旋转力矩

腱包括尺侧屈腕肌代桡侧腕长伸肌，尺侧屈腕肌代桡侧腕短伸肌，或尺侧屈腕肌代指总伸肌（图130-4）。对于在腕部屈伸活动过程中尺侧屈腕肌保持持续活动的患者，应该考虑尺侧屈腕肌代指总伸肌，而非代腕长/腕短伸肌。后者可能产生腕部过伸畸形，而前者可避免尺侧屈腕肌过度牵拉，提高腕部和手指的伸展功能，保证手指屈曲，避免腕部过伸畸形。如果尺侧屈腕肌存在相位收缩，就可以成功的将其转移到桡侧腕短伸肌，在不产生腕部过伸畸形的情况下提高腕部伸展功能。在腕部存在明显尺偏的情况下，将尺侧屈腕肌转移到桡侧腕长伸肌有助于减轻畸形程度。将尺侧伸腕肌转移到第4掌骨（图130-5）提高上述畸形的矫正程度。对同时存在的桡侧屈肌腱挛缩可进行Z字形延长或部分延长。

术后处理

腕部手术后可采用石膏或矫形器来维持矫正位置。术后体位应用于保护肌腱移位和（或）短缩后的功能，以及维持腕骨切除或关节融合后的位置。术后治疗的主要目的在于防止手指僵硬，维持功能。在经过4周的完全制动后，即应该开始进行主动、被动活动和牵拉训练。腕部应置于合适的矫正体位，每日至少8h。电刺激对某些患者可能有效。

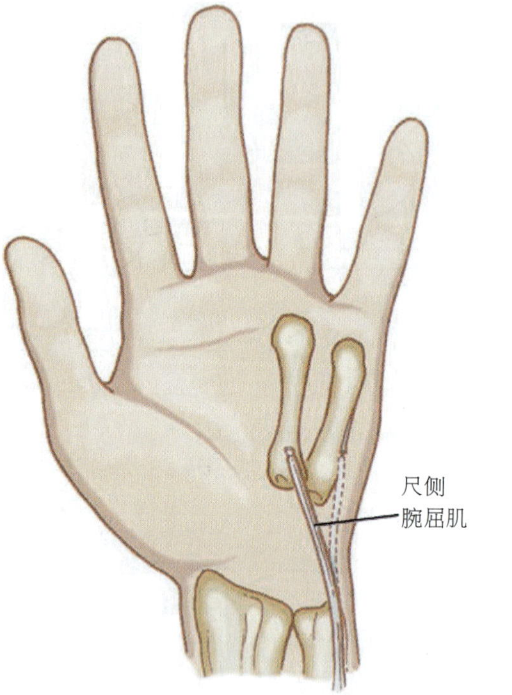

图130-5 将尺侧伸腕肌自第5掌骨止点处移位至第4掌骨，可减少尺侧偏移。应松解伸肌支持带，以允许尺侧腕伸肌腱向背侧移位（经Koman等许可，1990）

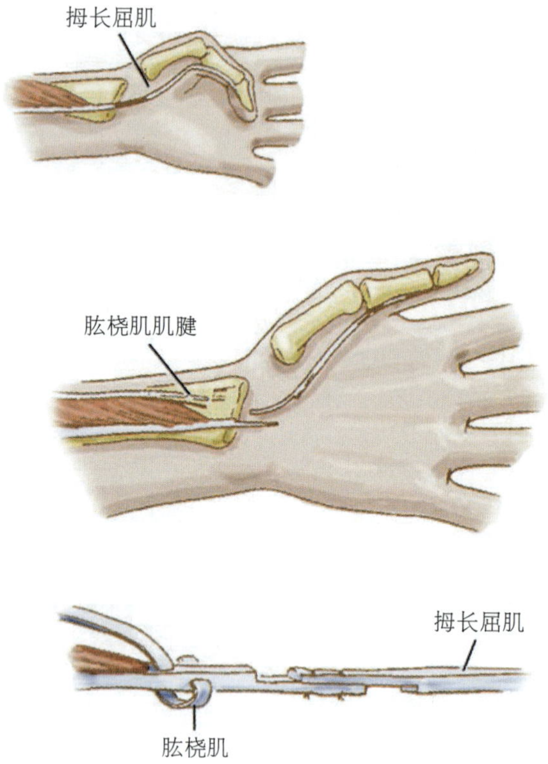

图130-6 如图所示，拇长屈肌腱的固定挛缩畸形可通过Z字形延长进行矫正，或者在肌腱近端做部分延长（图中未予显示）。将肱桡肌近端做Z字形延长并移位可达到加强拇长屈肌腱的目的（Reproduced with permission from Koman LA, ed. Wake Forest Universit ySchool of Medicine Orthopaedic Manual. Winston-Salem, NC: Orthopaedic Press, 2001.）

（五）拇指和手指畸形

1.手指屈曲畸形

手指的动态屈曲畸形可由指浅屈肌腱和（或）指深屈肌腱痉挛引起，治疗方法包括加强伸肌功能或减轻屈肌功能。对于主动抓握舒张功能下降的患者不建议采用降低指浅屈肌肌力的治疗方法。较常采用的治疗方法包括尺侧屈腕肌或指浅屈肌代伸指总腱。最常用于移位的两条肌腱是中指和环指肌腱。相似的，可采用指浅屈肌腱（常选用环指或中指）或肱桡肌移位的方法来加强拇长伸肌腱的功能。如果采用指浅屈肌腱移位，一定要注意避免出现近侧指间关节屈曲挛缩畸形。

固定的手指屈曲挛缩畸形可由指伸肌无力和屈肌短缩共同引起。根据畸形的严重程度，可采取各种方法用于屈肌腱延长。非手术方法包括A型或B型肉毒素注射后采用可调节支具进行肌肉渐进性牵拉。对于轻、中度畸形患者，在笔者所在单位采用指浅屈肌延长后肉毒素注射的方法（同时注射延长的指浅屈肌和未延长的指深屈肌）进行治疗。对于更复杂的畸形，应采用指深屈肌腱部分延长或Z字形延长和指浅屈肌腱部分延长，并结合A型肉毒素注射的方法。对于畸形严重，指屈肌存在部分潜在功能的患者，推荐使用屈肌–旋前肌滑移的方法。对于指屈肌无潜在恢复可能的患者，将指浅屈肌转移到指深屈肌将有助于缓解疼痛和（或）改善卫生护理。

2.拇指屈曲畸形

动态的拇指屈曲畸形可通过加强伸拇力量来进行矫正。伸肌肌力加强的方法包括拇长伸肌腱短缩或止点重建，使用肱桡肌或指浅屈肌加强拇长伸肌肌力等。拇指畸形常和其他畸形同时存在。除了提高伸肌肌力以外，还可以采用拇长屈肌腱部分延长或Z字形延长方法来改善屈拇畸形。值得注意的是，处于挛缩和痉挛状态的拇长伸肌肌力较弱，可通过肱桡肌或其他肌腱移位的方式来进行加强（图130-6）。

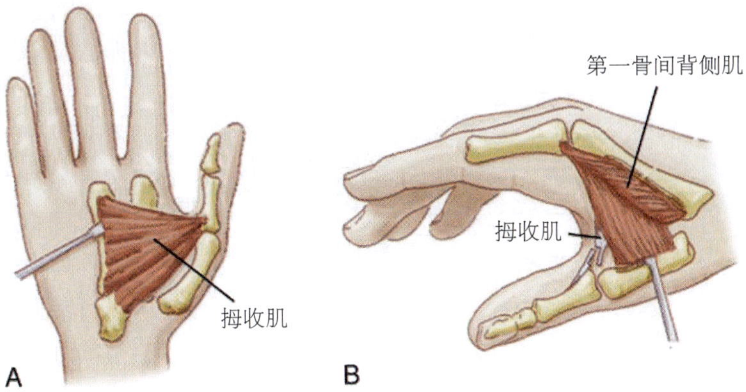

图130-7 通过手掌部的切口，可在第3掌骨起点处对拇收肌进行松解（A）。或者也可以将拇收肌做Z字形延长或移位至第1掌骨，以改善功能。同时第1骨间背侧肌也可以自第一掌骨处松解（B）(Reproduced with permission from Koman LA, ed. Wake Forest Universit ySchool of Medicine Orthopaedic Manual. Winston-Salem, NC：Orthopaedic Press, 2001.)

3.拇指内收畸形

拇指内收畸形可由多种因素引起，为保证治疗效果一定要明确病因。导致拇指内收畸形的静态病因包括软组织挛缩，关节不稳和拇长屈肌和（或）拇短收肌挛缩。动态病因包括掌指关节无力以及相应的腕部屈伸功能不稳。

单独的掌指关节过伸性不稳可通过掌板紧缩来进行矫正。同时存在过伸和过度屈曲不稳的患者可通过掌指关节融合来进行矫正。此外，掌指关节融合可通过消除局部运动来达到提高拇指屈曲和伸展的目的，可与拇指肌腱移位联合使用。

拇指内收畸形可采用拇收肌腱和（或）第1骨间肌松解或Z字形的方法来进行矫正（图130-7）。皮肤挛缩可采用四瓣Z字成形法进行松解（图130-8）。加强拇指外展肌肌力的方法包括肱桡肌代拇长展肌和（或）将拇长伸肌移位至桡侧的Lister结节（图130-9），根据需要利用指浅屈肌腱进行加强。根据以往的描述，掌指关节融合有助于提高伸肌/屈肌的力量。

拇指伸肌无力可通过拇长伸肌、拇长展肌和（或）拇短伸肌短缩来进行改善。通过肱桡肌或环指指浅屈肌移位可达到增强指伸肌的作用。拇长屈肌挛缩的处理将在拇指屈曲畸形部分进行讨论（图130-6和图130-9）。

4.手指畸形

手指鹅颈畸形可由手内在肌或屈腕肌痉挛所引起。伸肌腱切断、掌板紧缩、指浅屈肌固定术或近侧指间关节融合可用于改善上述畸形。手内在肌挛缩可严重影响手的抓握和协调功能。尽管手内在肌松解可使患者手部功能获得部分改善，但改善幅度有限。

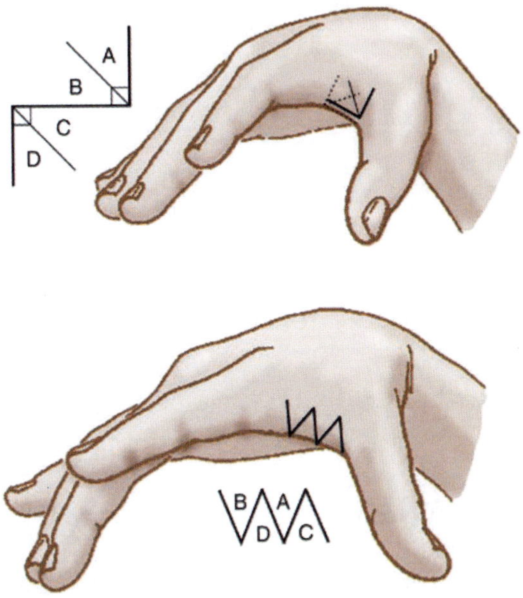

图130-8 图中显示的是4瓣法Z字成形术(Reproduced with permission from Koman LA, ed. Wake Forest Universit ySchool of Medicine Orthopaedic Manual. Winston-Salem, NC：Orthopaedic Press, 2001.)

5.术后护理

手指畸形术后需全天候佩戴支具。在术后最初的3～4周，支具制动的主要目的是维持矫正位置，保护移位的肌腱。之后即开始进行8～12周的康复训练，主要针对于提高关节活动度和进行肌肉牵拉训练。在摘除全天候支具后可继续佩戴3个月的夜

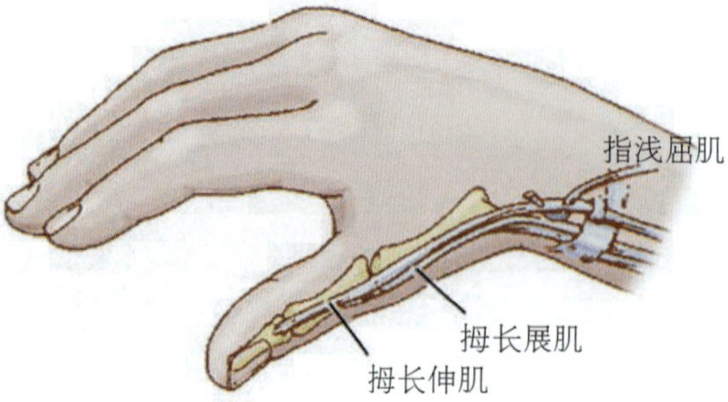

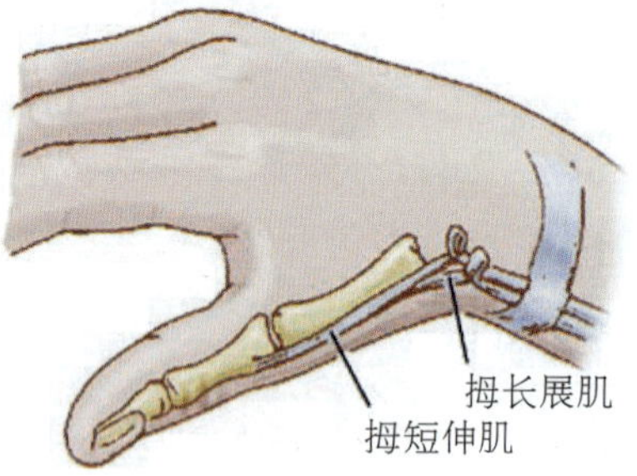

图130-9 拇长伸肌可移位至桡骨Lister结节，如有必要可用指浅屈肌折叠术和加强术（Reproduced with permission from Koman LA, ed. Wake Forest University School of Medicine Orthopaedic Manual. Winston-Salem, NC: Orthopaedic Press, 2001.）

间支具，以维持矫正效果。

三、术后常规处理

术后处理对于提高手术疗效至关重要。完善的术后治疗计划包括由治疗师提供合适的治疗手段及采用支具来提高手术疗效。术后处理的最初目的是保护移位的肌腱及维持关节活动度。

肉毒素注射：目前，肉毒素是治疗脑瘫引起的痉挛症状的最有效的生物制剂之一。A型和B型肉毒素已经获得美国食品药品监督管理局（FDA）的批准，但不允许用于治疗儿童或者脑瘫患者合并的上肢痉挛。在澳大利亚和新西兰，肉毒素是可以用于治疗脑瘫患者的上肢痉挛的。随机对照试验研究结果、基础研究结果及各种临床反馈都支持术中及术后应用肉毒素治疗下肢痉挛。

将肉毒素直接注射到目标肌肉可产生选择性的、可逆性的肌肉瘫痪，借以达到平衡关节力量，改善矫形及内固定部位畸形力量的作用。注射治疗也有助于减轻疼痛。每块痉挛的肌肉注射12.5～50U的肉毒素，同时需要根据患者体重控制使用的最大剂量。只要遵照上述原则，并且适应证选择得当，使用肉毒素治疗痉挛是安全有效的。注射肉毒素还可用于减轻术后疼痛，保护修复的肌腱、帮助患者尽早恢复正常活动，防止分阶段手术的肌肉受到过度牵拉。

如果需要使用肉毒素，临床医师一定要对患者进行随访，交代可能的风险和益处。有关肉毒素注射的全面讨论不在本章的讨论范围内。

手部治疗

由具备资质的作业治疗师和物理治疗师及手部治疗师进行手部治疗可保证患者获得最佳的术后疗效，优化术后康复进程。在术后最初的3～4周，应使用坚固的支具、固定针或石膏来保护手术部位，达到愈合的目的。此外还应经常由治疗师对患者进行评估，以保证手术部位维持正确的术后位置以及维持手术部位远近端关节的活动范围。在经过最初的愈合期后即开始进行关节的主被动活动，必要时利用支具维持关节的静态及动态位置。从术后6～10周开始，牵拉训练成为康复治疗的主要的内容。

康复训练的效果受很多因素的影响，如训练方法及训练强度等。有些学者关注各种治疗方法的临床疗效。Trahan和Malouin等的研究结果显示，脑瘫患儿在接受短时间的集中训练并经过较长时间的休息期后可表现出运动功能的提高。作者发现集中高强度的训练效果要好于传统的训练效果。还有学者关注训练项目对临床疗效的影响。在模拟家庭生活的环境下训练患者的日常生活能力，将有助于提高临床疗效。最近有学者开始关注强制运动疗法的治疗效果。这种治疗方法通过限制健侧肢体的活动强迫患者使用患侧的肢体。这种方法已用于成人脑卒中患者的治疗，并通过改进应用于脑瘫患儿。

目前对于哪种康复训练方法最为有效还无统一的结论。很多学者评估了不同康复训练方法的临床疗效，但结论大相径庭。样本量过小、患者入选标准不一致及研究设计本身的缺欠是导致出现上述情况的主要原因。今后，建立在统一功能评价标准上的多中心临床研究将为建立循证医学指南提供理论基础。为此，本章仅讨论了各种手术治疗后康复训练中共性的内容。

四、小结

尽管接受上肢矫正手术的脑瘫患儿或成人仅占很小的比例，但如果遵照本章中所描述的原则来选择治疗方法，术后疗效及功能改善还是较为满意的。患者的选择对于术后疗效有着非常重要的影响，同时为保证取得最好的治疗效果，一定要由经过训练的手功能训练师配合进行术后康复训练。

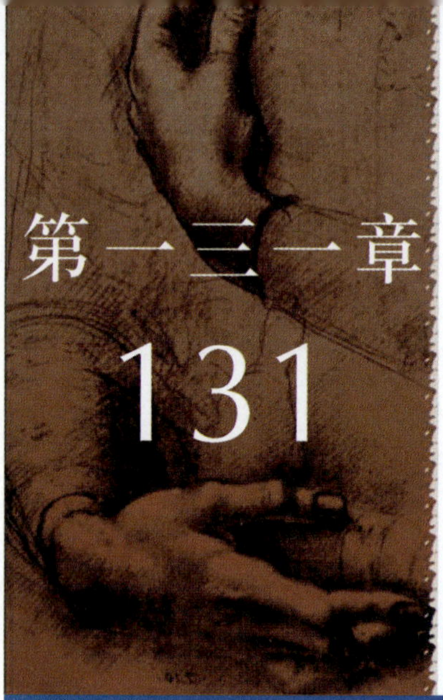

第一三一章 131 偏瘫

原著者 MICHAEL J.BOTTE, MD, DIANA L.KIVRAHK, OTR/L, CHT, YASUKO O.KINOSHITA, OTR/L, CHT, MICHAEL A.THOMPSON, MD, LORENZO L.PACELLI, MD, AND R.SCOTT MEYER, MD
译校者 陈世铮　洪　毅

关键点

- 偏瘫患者的康复需要团队的力量，要求一个多学科小组的投入和参与。小组成员包括医师（物理医学和康复医师、神经病学家、主治医师），治疗师（PT、OT、手功能治疗师），康复护士，助理医师，言语病理学家（ST），社会工作者，验光师和眼科医师，矫形外科医师和技师，心理学家和精神病学家，假肢和矫形器师，疼痛治疗专家，营养学家，娱乐治疗师，职业康复专家，康复工程师，辅助技术专家，以及起重要作用的家庭成员和好友。
- 除了感觉、运动功能损害，康复小组成员还需准备对偏瘫患者的认知、情绪、言语和视觉损害进行治疗。一般的情绪障碍包括抑郁，缺乏动力，愤怒或有攻击性行为。对此类患者的治疗需要更多的耐心，理解和努力，同时还需要想方设法促进患者的配合和服从。
- 患者的评估包括痉挛的定量和确定功能水平。目前有许多评估方法，包括临床量表，功能测评，电生理学检查，以及生物力学评估。痉挛的定量评估及肢体功能评估有助于记录治疗计划中的进展，并有助于说明何种治疗最为有效，有助于研究康复的结果。偏瘫患者的PT、OT应熟悉这些常用的痉挛量表如Ashworth和Tardieu量表，还有一些功能评估法如FIM，这有助于更为精准地评估改善情况及治疗方法。
- 偏瘫患者在卒中6个月内或脑外伤患者在伤后18个月内，均有可能发生神经功能自主恢复。脑瘫是一种稳定畸形，不随时间而改变。但脑瘫患者的畸形和功能却有可能随时间推移而发生变化，这与患者的生长发育或痉挛肌肉的力量持续作用于未成熟、生长发育中的骨骼相关。
- 挛缩的最佳治疗法是通过适当治疗痉挛加以预防。这包括一系列积极的康复计划，包括肢体松动、支具矫形及功能再训练。每日行全关节活动范围活动就不会出现挛缩。初期康复最主要的任务是治疗师努力预防挛缩，增加活动度，增加运动控制和功能能力，并通过反馈和鼓励促进患者恢复。
- 脑卒中或脑外伤患者的康复应从患者病情稳定，条件允许即刻开始。这通常包括在急症科室的治疗，早期治疗包括被动肢体活动，支具矫形，或配置充分衬垫的石膏预防（或矫正）痉挛所致的畸形。即使在患者处于昏迷状态但病情平稳时也可开始这些治疗活动。

- 对于有神经损害的患者，通常很难在众多潜在原因中分辨出什么限制了关节活动。活动受限可能是由于痉挛增加了肌肉张力，软组织固定挛缩（肌肉、肌腱、韧带），异位骨化的存在，隐匿骨折，未发现的脱位或半脱位，或由于患者认知功能障碍而缺乏配合。
- 肢体伴发的一些其他问题最初可能未被发现，并可影响康复。这包括躯体忽略，未探及的损伤或长期肢体屈曲导致的周围神经病（如腕管综合征或肘管综合征），以及肢体相关的慢性区域性疼痛综合征。
- 肢体活动和功能再训练的重要辅助有抗痉挛药物和注射液，神经阻滞辅助治疗疼痛，静态和动态支具维持改善的功能，以及电刺激促进肢体活动。
- 功能再训练可以通过任务导向性治疗得以促进。强制诱导性运动疗法（CIMT）是一种任务指向型治疗，该法可以通过应用吊带或连指手套固定正常肢体的同时集中应用患肢，来促进任务指向型和功能指向型再训练。CIMT包括患肢强迫应用、重复任务练习及适应任务练习等概念，并可试用于预防或矫正患肢的习得性失用。
- 其他新技术还包括机器人辅助支具和计算机辅助治疗。这些技术可能是治疗师计划的重要辅助，有助于展开独立治疗计划或加强家庭治疗计划。知识和费用允许的情况下，这些技术有可能在治疗中起到更为重要的作用。
- 外科治疗，包括肌肉延长、肌肉后移，以及肌腱移位，通常只有当患者不处于神经自主恢复期时方可进行。手术治疗的指征包括无进一步改善的难治性畸形，以及在系统治疗计划中到达平台期。对于无功能的肢体，手术治疗的目标包括改善体位、穿衣简易化、促进卫生保健，以及预防压疮；功能性肢体的治疗目标是改善功能。

创伤性脑外伤（TBI）和卒中是偏瘫发生的最常见原因。偏瘫患者会发现肢体畸形和功能障碍（图131-1），这些患者的康复是一个复杂过程，需要结合多门专业的医疗学科。除了治疗肌肉痉挛、无力及关节僵硬，医护人员还需注意认知缺陷、感觉缺失、视觉和感知觉损害、情绪和行为障碍、复杂的心理问题及频繁伴发的疼痛综合征。随后的讨论将着重于偏瘫的治疗，强调术语、流行病学、病理生理学、脑外伤与肢体功能解剖关系、患者评估及潜在康复效果预判等方面的问题。之后还有偏瘫治疗原则、特定畸形及其相关问题处理等内容的相关讨论。

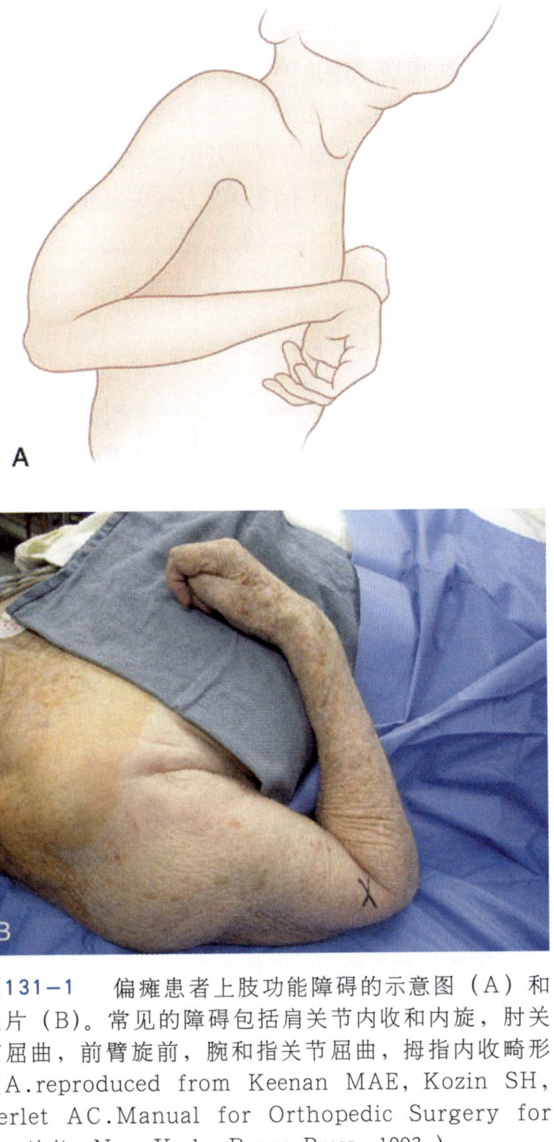

图131-1 偏瘫患者上肢功能障碍的示意图（A）和照片（B）。常见的障碍包括肩关节内收和内旋，肘关节屈曲，前臂旋前，腕和指关节屈曲，拇指内收畸形（A.reproduced from Keenan MAE, Kozin SH, Berlet AC.Manual for Orthopedic Surgery for Spasticity.New York：Raven Press；1993.）

一、主要术语

偏瘫是指躯体一侧伴一侧上肢和下肢瘫痪的一种情况。偏瘫通常是由于大脑一侧（或半球）损伤或损害所致。成人获得性偏瘫的常见原因是卒中[也称脑血管意外（CVA）]及TBI。婴儿的颅脑损伤常发生于孕期或围生期，从而导致偏瘫，部分会导致脑瘫（CP）。然而，脑瘫患者的四肢常受累，常会导致四肢麻痹或四肢瘫。颅脑（或脊髓）损伤属于上运动神经元损伤，此类损伤会导致瘫痪，但也会伴发肌张力增高，即痉挛。有此类损伤（包括TBI、CP和卒中）的患者只是大量上运动神经功能障碍患者中的一部分，统称为上运动神经元综合征。与之相对的是周围神经损伤所致的下运动神经元损伤（如正中神经或尺神经撕裂），此类损伤会导致无痉挛的瘫痪。由于绝大多数偏瘫患者患侧肢体存在痉挛和瘫痪，其痉挛性瘫痪的典型表现包括肢体无力、自主控制能力丧失及肌肉痉挛。痉挛包括肌张力增高、反射亢进和（或）僵硬。

二、康复小组

偏瘫患者通常较为复杂，可以表现为一系列复杂的损害，其复杂性决定了此类的患者的评估与治疗，最好是选择一个多学科小组来完成。小组成员包括康复专业医师、PT、OT、认证手功能治疗师、康复护士、神经学家、内科专家、骨科和手外科医师、医师助理、言语专家、社会工作者、心理医师和精神病医师。需要委任一名小组长，通常是康复医师、神经学家或有经验的首诊医师/基层医师以对各种行动和策略进行协调，还需要有疼痛治疗专家处理偏瘫患肢的（CRPS）复杂区域疼痛综合征和相关疾病。眼科医师和验光师有助于视觉损伤的康复。营养师、文体治疗师和职业康复专家，对许多患者的整体康复而言也起到了重要作用。对于有压疮和其他类型创面的患者而言，还需要有伤口护理护士和（或）整形外科医师。骨科技术专家和假肢制作师同样也非常重要。骨科医师和手外科医师通过手术有助于难治性畸形的治疗。

康复工程师、辅助技师、信息技术及电脑编程专家有助于或能够促进患者应用辅助装置，包括机器人-动力装置，机械训练助具生物反馈设备及将电脑和英特网针对偏瘫患者的集成性康复。康复工程师和生物工程专家还致力于痉挛定量装置和测评手段的研发。

小组成员之间的合作、交流与磋商都是重要而值得鼓励的。过去，康复小组常常正式举行“康复圆桌会”，小组成员间相互讨论目标、进程和策略。然而，最近（部分原因是由于时间、资金方面的限制及技术层面的原因），康复小组已经成为了“虚拟小组”，通过电话、语言信箱、E-mail、短信及电话会议进行交流。这种康复也行之有效，但必须强调互相之间的密切交流，以及观点和发现的交换。

家庭成员和（或）亲密的朋友也是康复小组的重要成员。这些参与者是正确指导下的家庭治疗计划的重要组成部分。

三、偏瘫患者的评估

除了对偏瘫患者肢体的评估，还需要对潜在的认知、行为及言语功能障碍进行评估。相关的损害、肢体敏感度评价方法、ROM及痉挛性瘫痪，在其他章节分别讨论。偏瘫相对常见的肢体疼痛可能会干扰或影响临床检查的结果，因而也将进行敏感度评价。

（一）敏感度评估

偏瘫患侧肢体可以发生类型各异的敏感度损害。颅脑损伤的程度不同，敏感度障碍也有轻重之分，会累及部分或全部的手或肢体，在分布上可能是多点的或区域性的。敏感度缺失可能按或不按某些特定周围神经或皮节分布。感觉失常如感觉过敏及麻痹均较常见。视觉障碍也是常见的敏感度损害，也需要早期评价。另外，偏瘫肢体常会发生疼痛症状，会影响敏感度的评估，疼痛可起源于痉挛、挛缩及偏瘫相关的其他几种情况。区域性疼痛综合征（RPS）可以导致患肢严重的感觉过敏或感觉减退从而影响全面评估。疼痛敏感度通常包括以下几种情况：机械性触觉过敏（在特定皮节或自主神经支配区域正常情况下轻触或其他类型刺激不易产生疼痛的，却发生了疼痛），痛觉过敏（对刺激的敏感度增高，如对一个轻度无害的刺激产生疼痛反应），感觉过敏（对刺激敏感度增高包括痛觉过敏和机械性触觉过敏），痛觉过度（对刺激的不正常疼痛反应）及感觉迟钝（一种不愉快的非正常感觉）。但某些情况下，由于患者认知障碍会使疼痛难以诊断或者严重的偏瘫会误导检查结果。难以解释的或持续的疼痛应当引起康复医师的注意，并进一步明确。

敏感度完好通常是手功能正常的基本要求，这就需要准确的评估和明确鉴别缺陷，对于敏感度的评估主要是通过传统的触觉、锐痛和钝痛的区分。温/冷觉、两点辨别觉、单丝试验，振动觉及本体感觉等方法进行评估、评价还包括形态觉，即感知物体或通过触摸感知其形态的能力。通过触摸区分大小、形状、质地或位置的能力的缺失称为立体感觉丧失，也称感觉缺失。

立体感觉丧失会严重影响手功能的康复。对于有认知障碍、痉挛或严重肢体感觉过敏的患者，敏感度评估通常很难实施。患者可能不理解或不能完全配合，或者精神不能集中，如果患者感觉他们做得不够好，则常会倍感挫折。患者痉挛的肢体存在前臂旋前、屈腕或指拇掌屈畸形，则很难对手的所有部位进行评估。痉挛及反射亢进可能会使患者很难将肢体保持在某一位置。若肢体存在疼痛或痛觉过敏，则患者表现为焦躁不安而易怒。检查时患者会收回肢体。将肢体摆在某一位置进行检查会导致患者更不舒服。初期评估只进行一些非常基本的检查，通常从触觉鉴别开始。依患者的认知状态，决定评估何种手的感觉功能，精确的评价需要进行反复评估。

严重的敏感度损害通常标志着肢体功能预后较差，即使运动功能仅有轻微损害。肢体功能预后差的体征包括严重的手部麻木，防护性感觉缺失，本体感觉缺失，立体觉缺失，存在肢体忽略及严重的视觉损害（尤其是感知觉）。

在敏感度评价期间，治疗师或医师可能会发现视觉损害。视觉损害及其相关问题包括偏侧视野盲，深度觉缺失，感觉组织能力差，几何形态觉缺失，不能复写图形，不能完成空间分析相关任务。这其中的一些功能障碍是认知障碍所致。视觉检查会诊应在康复计划早期实施，这是由其预后价值所决定的。

肢体忽略是一种复杂的病理情况（即患者不能识别自身一部分的感觉），相关情况包括偏身注意、半侧空间忽视及视觉缺失症。患者可能不能看到、感觉到、知晓或辨别忽略的半侧躯体或视野。皮肤自抓划常可提示患者忽略侧的肢体忽略或缺失。该类患者患侧功能预后较差。半侧空间忽视与前者类似，可见患侧对刺激的感觉反应减弱，更常见于右半球卒中，其恢复的预后也较差。

针对这一问题的治疗主要集中于提高对忽略侧的注意，减少对健侧的注意。对视觉空间进行详尽的行为干预及相关障碍的再训练。可用于改善对患侧的注意力，其包括对忽略侧施加刺激（如红丝带），持续地提示，对患侧进行感觉认知、物理刺激或给予某项任务，应用一些辅具以锻炼空间协调能力。另外，密集的各种笔纸训练及左侧注意力。训练任务有助于患者缓解严重忽略。这些半侧忽略问题非常复杂而且会使患者家庭和基层医务工作者都倍感挫折。虽然此类疾病康复预后较差，但仍需努力改进治疗方法。

（二）关节活动度的评估

偏瘫患肢关节活动度需要用量角器或类似装置应用标准的、既定的测量技术进行评估，精确测量需要有两名治疗师的配合。偏瘫侧肢体关节活动度测量常可遇到一些问题。若存在认知障碍，常会使患者不能遵循指示，并产生混淆，高张力阵挛，反射亢进，以及肢体敏感度增高会额外提高难度。严重的畸形常会妨碍量角器按照标准放置于正常的位置。治疗师或者医师可能只能通过推测来评估一些关节的位置。

（三）运动评估

偏瘫侧肢体可见各类运动功能损害，累及同侧的上肢及下肢。除非侵及整个大脑或双侧半球；否则对侧上、下肢常不受累，健侧运动功能正常。对偏瘫侧肢体运动的评估常包括几个方面，如肌力、功能，以及痉挛或瘫痪相关的损害。依据大脑损害程度的不同，运动功能障碍也会由轻到重。损害通常累及整个肢体，但也可能有不同的肌肉受累或保留。

1.痉挛总论

19%～70%的卒中患者会发生痉挛，回归社区的患者约有40%在1年后仍有痉挛。Lance将痉挛定义为“一种因为反射兴奋性增高导致的速度依赖性增强的张力反射（肌张力）伴有腱反射活跃的上运动神经元症状为特征的运动功能障碍”。痉挛的其他异常表现还包括阵挛（为痉挛肌肉突然受到牵拉时出现的反复的节律性收缩）。折刀反射（表现为主动牵拉时出现肌肉突发的收缩之后放松，当拉力继续维持时仍保持放松），记忆僵直（表现为肢体高张力的一种严重痉挛）。许多痉挛患者都有慢性肌肉收缩，相关软组织或关节承受张力或压力所致的疼痛。恢复期间会出现不同“模式”的运动功能（变化/障碍）。

痉挛的程度或者量通常也很难测量或定量（对临床表现设定一定的数量值），过去几十年中，有许多研究者在痉挛的定量评估方法方面做出了突出贡献。

2.偏瘫侧肢体功能能力评价

对偏瘫侧肢体功能的初步评价包括各种残存的（主动控制）方面的评估。若患者完全不能自控，初期评价可能就主要局限于关节的被动活动度，以及对痉挛程度的评估和运动模式的评价。一些患者的自主控制能力可能很差。肢体只有些微的主动活动。真正的功能评估可能不能完成实施。

3.痉挛的电生理学评价

痉挛的评价还可应用电生理学技术为体格检查提供有价值的相关信息。痉挛的肌肉通常表现为持续活动（即使在休息时），瘫痪肌肉的电活动较小（即使患者试行收缩肌肉）。因此，痉挛和瘫痪的肌肉在肌电图上都有明显的表现。

4.诊断性动态肌电图

如前所述，痉挛肌肉在休息状态下的肌电图表现可以作为一种明确痉挛的方法。动态肌电图是一种略微不同的技术，它是在患者尝试进行某一特定活动情况下（如屈肘、伸肘、抓握、松手）实施的。动态肌电图对于痉挛和瘫痪肌肉活动期的评估是一种有益的补充。

Keenan及其同事针对痉挛和瘫痪肌肉制定了一种几点活动分级系统，以描述评价模式和标准术语。

5.痉挛的生物力学评价

痉挛还可从肌肉的生物力学和动力学角度进行评估。肌肉的力矩、速度及对牵拉的耐受力在实验室中特定的设备下均可测量。这些检查相对精确、安全、可重复且可信。有些学者已研制出小而轻便的装置，使得这些检查可以更为简单的在诊室中完成。这些方法对研究和临床而言都十分有价值，但其复杂性大小或设备费用仍限制了临床的广泛应用。此外，时间限制，对专业人员的需求，以及相关实验设备从某种程度上也限制了检查的实施。最有效的痉挛定量检测法可在肌电图分析之中，鉴于评估装置或方法越发简单和轻便，肌肉的生物力学评估将有可能在痉挛的定量评估中起到更大的作用。

（四）痉挛导致的畸形 *vs.* 固定挛缩

关节活动度受限可能由痉挛、软组织挛缩或神经源性异位骨化所致（神经源性异位骨化将于本章末尾单独讨论）。痉挛及固定挛缩所致畸形的鉴别可能存在一定困难，尤其是在痉挛严重时，畸形由痉挛所致可以通过突然牵拉肌肉时出现阵挛以确定。此外，肌肉挛缩还可表现为持续牵拉几分钟后出现一定程度的放松及畸形矫正。典型的软组织挛缩所致畸形在被动牵拉时无明显矫正。若想明确畸形由固定的软组织挛缩还是痉挛所致，相关挛缩肌肉神经封闭可能有助于明确诊断。可将1%的利多卡因注射入支配相关肌肉群的运动神经的邻近区域（图131－2）。成功的神经封闭可以使其支配的痉挛的肌肉放松从而降低痉挛致畸的发生率。痉挛导致的畸形在神经封闭期间可以大大得到缓解，肌静止性或韧带性挛缩所致的畸形也会有轻微改善（去除了痉挛因素），但由于利多卡因对挛缩的韧带或关节囊及固定的肌静止性挛缩无效，故不会完全矫正。

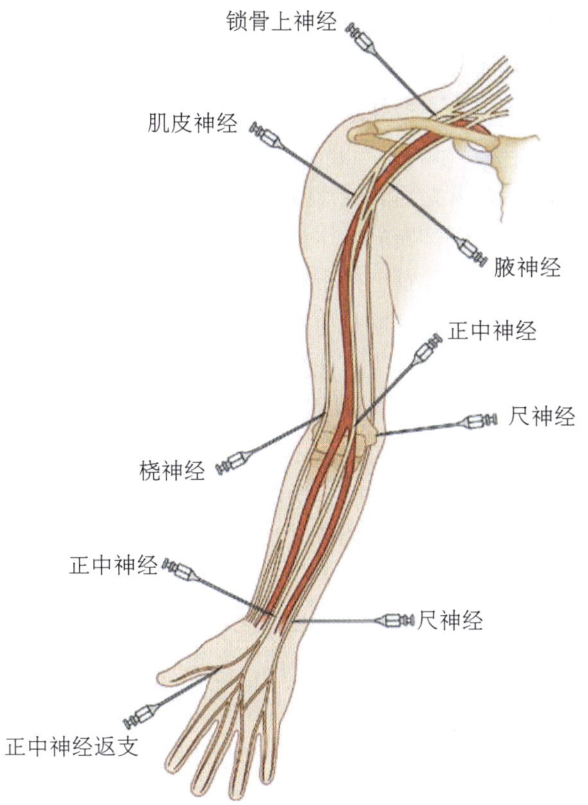

图131-2 一般运动神经阻滞示意图。肌皮神经阻滞可放松肱肌、肱二头肌，缓解肘关节屈曲障碍。同样，前臂桡神经阻滞可放松肱肌，缓解肘关节屈曲障碍。前臂正中神经阻滞可放松腕指关节屈曲，缓解其障碍。手部正中神经返支阻滞可放松鱼际肌来缓解指屈障碍（Reproduced from Botte MJ，Keenan MAE.Brain injury and stroke. In：Gelberman RH，ed.Operative Nerve Repair and Reconstruction.Philadelphia，PA：JB Lippincott；1991：1413-1452.）

（五）偏瘫侧疼痛来源的评估

TBI或卒中患者中会有5%～50%的人受到肢体疼痛的困扰，有几种情况或病症可能与疼痛的发生有关，包括隐匿的肌肉骨骼损伤。周围神经病复杂的区域疼痛综合征，以及异位骨化。此外，痉挛和挛缩也可导致肢体疼痛，这些情况所导致的疼痛经常会干扰偏瘫肢体的评估，其中某些疼痛情况很难诊断，且初期可能由于患者认知功能障碍或偏瘫的掩盖而不为所知，这些都有可能误导检查结果。

四、康复预期评价

开始治疗前最基本的是对患者功能的潜在康复性进行准确的评估，从而选择出哪些患者康复效果较好，哪些较差。这种对适宜康复的患者的选择是康复分诊的一个步骤。有限的康复资源不应优先用于通过大量康复不能获益的患者。预示系统康复预后不良的情况包括存在认知障碍，几种视觉损害（尤其是感知方面），对躯体漠不关心超过6周，双侧皮质受累导致的僵直。某些严重的疾病也提示康复预后较差，包括继发于心肺或代谢问题的活动耐受性差以及病态肥胖、大小便失禁，虽然与肢体康复不矛盾。但就家庭安置满意度方面而言预后较差，损伤后超过1个月以上仍有失禁常通常难以改善。

总之，一旦患者在康复过程中进入了一个平台期不再进展，则需要通过持续的家庭治疗计划以维持既定的进展。这通常需要家庭、医护人员及患者医院的配合，相关医师需要对手的治疗作用效果进行定期评估以明确既有的进展是否得以维持及是否有新发问题。

大多数由卒中或TBI所致的偏瘫患者完全恢复及肢体功能恢复正常的预后通常较差。但一定程度上可用，有功能的肢体还是可以实现达到的，预期目标及家庭教育应具体问题具体分析。

虽然2/3的卒中患者患侧肢体功能有部分恢复足以能够辅助健侧肢体，但仍有约1/3的患者患肢将永久失去功能。预后差的部分原因是本身上肢功能就比较复杂且其取决于敏感性和感知功能正常。满意的上肢功能包括最大的关节稳定性及活动度，适宜的运动功能，以与之可以协调地置于某一空间位置具有抓握及松手的能力，完整的敏感度，正确的认知，能够回忆并实施习惯性活动。

敏感度损害对于手功能而言是毁灭性的打击。本体感觉及两点辨别觉缺失即使是在运动功能、痛觉、触觉完好的情况下也会导致手的自主运用障碍。

患有结构性失用的患者，在无运动损害的情况下也会丧失完成习惯目的性运动的能力，对偏瘫侧上肢能力预后较差。同理，肢体忽略（前文已有讨论）会导致患侧实用功能预后较差。存在这些情况的患者通常不会记得或学习应用患肢，除非时常有语言提示。

视觉异常会导致上肢恢复预后较差。半侧视野缺失/盲会导致患肢行任务时视觉反馈受损，会使几何和空间位置关系感知产生困难。

五、偏瘫患者的治疗

偏瘫患者康复的主要目标是降低影响功能的肌张力，通过主动及被动活动和支具固定保留或恢复肢体的活动。若残留有自主控制能力则开始行功能再训练，帮助减轻痉挛导致的疼痛。

（一）康复的时机

患者发生脑损伤或卒中后，一旦病情允许就应尽早开始康复。这包括在急性期病房的康复如ICU，甚至是在患者仍处深度镇静或昏迷，有多发伤（但病情稳定）的情况下，ICU医师、创伤外科医师及骨科医师来决定何时患者及肢体已足够稳定，可以行按摩或支具固定及石膏固定。若患者病情允许且无其他禁忌证，则应立即开始康复计划通过如大圆桌会议或医疗会议对急症小组成员进行先期教育强调早期康复的重要性是十分有用的。

但在开展早期康复活动时有一些重要的禁忌证，早期关节按摩的一个主要禁忌证是颅内压增高，颅内压增高于TBI后少见，是一种严重的有潜在生命危险的情况，其增高可源于脑水肿或肿胀。患者常需于ICU持续监测。任何对患者的外部刺激，如被动关节按摩活动，也会进一步使压力升高。因此直到压力降至正常，患者病情平稳后方可行肢体活动。

其他早期肢体活动的禁忌证还包括不稳定的心肺疾病，严重代谢或血流动力学异常和（或）存在严重感染或脓毒血症（血液感染）。所有这些情况均可见于ICU中新发获得性偏瘫的患者，患者病情平稳性及早期治疗中存在任何问题，治疗都应延后。待ICU医师及急症小组其他成员明确后再行开展。

若患者病情不平稳，不能行关节活动，也可以轻柔地佩戴衬垫良好的矫形石膏或支具以矫正或维持肢体位置。针对这些患者适宜和安全的石膏和支具固定的决定应由急症小组做出。初诊时，ICU医师应密切监测患者情况以明确患者是否安全（详见活动及支具应用）。

肢体损伤包括潜在的骨折、脱位及神经血管损伤在康复治疗开始前必须予以评估和排除。骨科医师应于早期对肢体损伤进行治疗，固定骨折以促进康复早日开始。

治疗开始后若治疗时发现有症状或体征提示可能存在未予诊断的肢体损伤，则应通知治疗小组，这些症状和体征包括不能解释的肢体肿胀、疼痛、畸形、瘀伤、可触及的肿物和（或）捻发音。除了骨折、脱位及肢体其他损伤，不能解释的疼痛、触痛或肿胀可能提示存在深静脉血栓、创伤性血管瘤。肿胀伴有红斑提示存在脓肿或血栓性静脉炎。TBI后几周，肿胀提示异位骨化。

康复治疗开展延迟可以导致固定、僵硬、挛缩的发生，挛缩的最佳治疗方法是预防。挛缩一旦形成则治疗起来会困难很多。患者会感到不适，耗费时间，会额外增加医疗费用。不幸的是，这些患者在住院早期仍会出现严重的挛缩。这是由于早期医疗方面主要针对的是处理急性期的医疗和外科问题，之后才会邀请康复科室会诊。

（二）治疗痉挛和挛缩的总原则

痉挛发生时，较强的高张力肌群（或机械方面占优势的肌群）会力压较弱的肌群，并发展成为典型的畸形。肩部会处于内收内旋位，并常略伴有前屈，肘部常呈屈曲状。前臂旋前腕部屈曲，手指也会变得屈曲，严重时，会导致拇对掌畸形。虽然这是最为常见的模式，但不同的表现也并不少，如单独示指伸直或肘/腕的伸展挛缩。

肌肉痉挛伴有肌张力增高，常会导致肢体（患肢）长时间固定在一个异常的位置。若肢体不能活动，相关的软组织变得僵硬或强直。就会导致固定畸形的发生。几乎所有含胶原的软组织都会由于缺乏活动而发生挛缩，这些组织包括关节韧带、关节囊、相关筋膜、表面的皮肤（覆盖的皮肤）甚至包括神经和血管结构（组织）。若肢体长期处于同一位置，则无痉挛的肌肉也会继发挛缩。发生的挛缩会导致关节僵硬（除痉挛肌肉外），这会进一步限制肢体的活动。

从临床角度而言，软组织延长的过程犹如可塑变形一样。Bonutti及其同事对这一进程进行总结。众所周知，结缔组织短缩后仍能被拉伸，软组织本身具有黏弹性，即施足够的力就能使其拉伸或变形。它通过延长来对力产生反应组织延长时，其会发生“形变”处于一个新的延长位。当拉伸力去除后，软组织会恢复到初始的短缩位或得以延长而处于改善或矫正的位置。恢复到初始短缩位的组织是处于一种弹性变形的状态下。处于弹性变形情况下的组织或物质只有在施力时方可处于延长位。与之相对的在施力之后组织仍处于延长位或矫正位，则会发生塑性变形。通过肢体活动而获得塑性变形是在治疗室中矫正挛缩所期望达到的。治疗性牵拉的目的是使僵直或短缩的组织达到永久延长的变化。牵拉时，除了破坏胶原蛋白交联组织还将变形至新的长度。延长可以通过形变来实现，并不需要长出新的细胞来延伸长度。

痉挛及继发挛缩所致的畸形会产生几种临床问题。畸形会影响功能，被动体位保健、穿衣、平衡及舒适度，并会导致压疮。周围神经病等继发的问题。这些问题会在相关章节中逐一详细讨论。如前文所述，挛缩的最佳疗法是预防。若可行的话，预防可以通过对痉挛适宜强力的治疗来实现，一个关节若每天可以行一次全ROM活动，则不会发生挛缩。一旦挛缩形成，其治疗耗时昂贵且不适，甚至需要手术治疗。

痉挛和关节挛缩的治疗包括强力的手法关节活动治疗时用支具将肢体固定维持于期望的正确位置，矫正或连续石膏，电刺激拮抗肌以促进主动肌放松，功能再训练。为改善协调性运动，增强肌力及日常生活学习等由简至繁的功能恢复活动都是计划的组成部分。针对家庭治疗的患者和家庭教育，以及对安全问题的相关说明也都是康复的重要方面。医疗小组的其他配套治疗还可用于减轻痉挛，以及帮助治疗时松解关节。这包括口服药如巴氯芬、地西泮等。另外，可用肉毒素注射痉挛的肌肉以降低高张力。利多卡因运动神经封闭，开放或闭合苯酚运动神经注射，以及适宜的疼痛治疗都是综合疗法的组成部分。关于痉挛和挛缩治疗的各方面问题将于随后讨论。

（三）偏瘫肢体的活动/松解

松解是治疗痉挛性畸形综合康复计划中重要的初始步骤。Fess，Colditz，Griffith及其他研究者对松解技术都有过很好描述和详尽的讨论，并建立了有效松解与综合康复相结合的疗法（详见本文前版及近期文献）。这里简略回顾一下松解技术的应用，强调一些活动偏瘫肢体的独特技术。

被动松解应用于肢体在技能或认知能力上不能自主活动的患者。它通常是最初应用的治疗，特别是当痉挛严重时。牵拉痉挛肌肉时轻柔缓慢并且持续一段时间。

牵拉和抓握松解技术与增长的压力放松负荷概念相符。存在压力放松负荷时，会发生持久的移位受力也多有变化。当软组织受到牵拉时（移位持久），若可能的话组织受到牵拉会变得相对更加轻松（而力减小）（详见后文静态进展性矫形器固定章节）。

痉挛的肌肉会对自身产生反应，表现为主动收缩以对抗任何牵张力（这是脑损伤导致的病理性痉挛反射的一部分，且不受患者控制）。若牵张轻柔、渐进、缓慢就可克服痉挛并促使肌肉放松。被动活动有助于痉挛的肌肉，同时牵拉关节韧带。若可能的话，关节每天应行一次全ROM活动，这可以预防挛缩畸形的发生，长时间的轻柔被动活动有助于克服阵挛及折刀反射（前文曾于病理反射相关章节有讨论）。不要突然牵拉或加速痉挛的肌肉，因为这样会增大牵张反射，导致肌张力突然增加，或促使痉挛的肌肉发生活动性挛缩。当痉挛严重，仅行极小的被动活动时，就会导致持续增强的牵张反射。

一旦患者机体神经情况及认知能力允许就应在松解计划中配合主动辅助松解及主动活动。主动松解和主动辅助活动要求患者要有一定固定的自主控制能力。认知障碍通常包括短期记忆缺失或不能理解指令，将会阻碍主动松解。情绪不稳（导致能动性较差）也并不少见，并进一步妨碍主动训练计划的进行。前额叶损伤或伴有失用症的患者（如前所述）在实施简单指令方面存在困难，可能并不适合做主动松解，稍加鼓励及康复小组的不懈坚持有助于大多数此类疑难患者的治疗。

除了预防挛缩，其他有利于肌肉和关节松解的方面还包括持续软骨营养，维护关节的润滑效率，根据压力辅助指引新胶原纤维及防止胶原基质的进一步交联。松解还有助于改善肢体的血液循环。积极进行时有助于预防DVT的发生。当有一定的自主控制能力存在，肌张力趋于正常时，行抗阻主动活动有利于促进功能再训练（详见下文功能再训练章节）。根据异常肌张力的量，主动松解可能有助于肌肉强化。

痉挛的肢体若可能的话应每日行数次松解。可以寻求护士（住院期间）、家庭或医务工作者（出院患者）的帮助以增加肢体松解的频率。

（四）偏瘫的支具及石膏固定

1.固定支具（静止）支具及石膏

固定支具也称静态支具，石膏是一种用于将关节固定在某一位置的非活动性支具。针对偏瘫侧患肢支具或石膏的类型通常是将关节维持于最大矫正位以防止畸形恶化。在松解疗程间期，支具和石膏对于维持疗效而言是必需的。固定支具或模型/管型石膏也可通过减少活动降低痉挛肌肉的张力，可减小牵张及反射刺激，进而降低痉挛。这种应用方式的支具称为反射移植支具固定。这种应用方式的石膏称为抑制型石膏。固定支具在存在潜在疼痛综合征的时候也有助于缓解疼痛，也常用于治疗软组织或骨骼损伤。

偏瘫肢体所佩戴的固定支具和石膏应做好充分衬垫，合适或制定常用支具和石膏的制作材料包括热塑材料，纤维玻璃，各种类型的塑料及石膏。给模型开双门并衬垫边缘可将其移除以利观察皮肤是否存在压力激惹。双壳石膏也是一种价廉且便于制作的定制矫形装置。

若痉挛严重，肌肉的力量可使支具移除或将肢体推出支具，衬垫良好的模型对矫形是有利的（首选）。因为其原位维持后不易脱出，然而若痉挛明显，则模具几天就要更换一次以检查皮肤情况，确定不存在皮肤刺激的区域。

偏瘫患者的皮肤被支具或模具压迫或剪力磨损的风险很大。这些患者常伴认知障碍及肢体敏感性损害，因而不能知晓或表达出对支具或模具的不适。当注意到佩戴支具或模具的患者发生任何波动（情绪）的时候就应当提高警惕。看是否存在一些潜在问题。压疮是佩戴支具的灾难性的并发症，常导致伤口延迟愈合、感染等问题，在极少情况下，甚至需要截肢。

2.静态进展型支具

固定支具可用于逐步改善或矫正痉挛性畸形。此类支具传统上称为静态进展型支具。一个静态支具可能没有可动的部分或有一个可动的锁定铰链（详见后文）。静态支具具有一系列的样式。支具被焊接于保持肢体最大矫正程度的位置，从而为肢体提供柔和的矫正力。支具的反复调试会非常频繁，每个新支具在软组织得以拉伸，位置达到改善标准时都需要重新调试或焊接，以维持持续的矫正力。有效应用静态型支具即在肢体经过被动牵拉实现额外矫正的时候立即配置新的支具。

现在有一些商用的静态进展型固定支具装置，包括配有锁定铰链的装置。其中包括JAS支具（关节活动系统，Inc，Effinghen Illinosi，www.Info@jointactivesystem.com)。配有可锁定于不同位置的铰链，以及包括特定的牵拉及支具调配方案，还有一些装置可松紧螺旋扣或齿轮，治疗师或患者可以通过机械锁定铰链逐步复位，以使得在每个疗程中可以达到最大矫正位。JAS系统说明包括进行1个30分钟的疗程。使患者可以不断将装置调整ROM终末的新位置。每个位置保持5分钟之后将支具调整或改进至一个新的拉伸位置，系统适用于肘、前臂、腕及手指的活动，此类系统的优点是治疗时间短，关节受压小（与持续动力装置相比），相比无痛相对较好。脑外伤或脑卒中的患者存在认知功能障碍，可能妨碍患者参与支具的调整，通常需要治疗师的帮助。

静态进展型支具符合递增压力放松负荷的概念。对于压力放松负荷，位移不变而力则发生了变化。当使用静态进展型支具锁定或维持于某一体位时，就不会有位移的发生，组织牵张或放松时力会缩小。之后体位发生变化，锁定至一个新的、更为正确的位置。压力放松负荷与治疗师手法牵拉或活动软组织的牵张力类似，同样应用牵张和维持技术。在挛缩治疗中压力放松负荷是一种能够实现满意塑性变形（矫正挛缩软组织）的方法。对于偏瘫侧肢体，这些静态进展型支具定位技术对矫正腕、肘屈曲畸形尤其有效（详见下文特定畸形的治疗)。

特殊锥形支具可对握拳畸形和拇对掌畸形起到一种静态进展型支具的矫正作用。锥形支具的窄头端置于手掌或第1指蹼处。该支具可将手稳定地维持于正确的位置，当组织放松后，椎体深入手掌或指蹼已达到更佳的矫正位置（详见下文特定畸形治疗章节）。

3.石膏固定

石膏主要用于当肢体痉挛症状过于严重以致不能被动活动或发生固定畸形时。石膏还有效用于痉挛过大，患者拆除支具或痉挛导致稳定进展型支具被推开的情况。与稳定进展型支具矫形类似，石膏可以通过应力放松过程缓慢牵张软组织（前文有讨论）。对于挛缩的屈肘或屈腕畸形石膏矫正尤其有效，对手指畸形效果更为显著。使用石膏前，肢体或手指应被动做最大牵张，并应用强有力的石膏保持在最大矫正位。对于腕、肘关节而言，石膏最好每周（或在短时间间隔内）移除一次，观察皮肤是否有刺激或压疮。关节通过额外的被动活动，并更换石膏固定于更加良好的体位。6～8周后，随着短缩的肌肉、韧带或肌腱（甚至皮肤）逐渐牵拉，肘、腕挛缩可以得到明显改善。当跨指间关节应用石膏支具时，可以类似地缓慢矫正偏瘫屈指畸形。

经过6～8周的石膏固定，大部分肘腕关节挛缩会随着缩短肌肉、韧带、肌腱（甚至皮肤）逐步被牵拉而得以显著改善。跨指尖关节的石膏也可有助于缓慢改善偏瘫手指的屈指/屈拇畸形，此类小型的圆柱形石膏通常2～3d就需要进行更换。一次可以固定多个手指，拇对掌畸形可通过一系列的石膏固定将使拇指脱离掌面和（或）打开虎口的挛缩（手指畸形章节将有进一步的讨论）。

4.活动型支具（动力型支具）

对于偏瘫患者动力型支具可以提供一个跨挛缩关节的持续的矫正力。矫正力应轻柔、缓施，但应长时间保持。Fess及其团队详细提出活动型支具矫形的原则和方法。

活动型/动力型支具可有效应用于严重畸形或固定挛缩的相关畸形，但应用于痉挛型肢体时应当慎重。动力型负荷可能会刺激过度活动的肌肉，反过来会加重痉挛或持续的阵挛（前文有述）。弹性及弹簧负载装置可显著激发阵挛或肌肉的反复收缩。目前商用的活动型及动力型支具可应用上肢及下肢畸形的矫正，包括Dynasplint（Dynasplint System，Inc.，Severna Park，Maryland，www.dynasplint.com)，Empi 动态ROM支具（Empi，St.Paul，Minnesota，www.empi.com)，Saebo功能性动态支具（Saebo，Inc.，Charlotte，North Carolina，www.saebo.com)，Comfysplints（Lenjoy Medical Engineering，Inc.，Gardena，California，www.comfysplints)，Sammons Preston Rolyan支具（Patterson Medical/Sammons Preston，Bolingbrook，Illinois，www.sammonspreston.com)。其中部分支具，患者或治疗师可以设定跨关节矫正力的量。这些装置可短时间或相对长时间的应用，并有助于患者（或家庭）参加家庭治疗计划。某些特定支具还可用于肩关节前屈、内收、外旋，肘关节过伸、前臂旋转、腕背伸（或屈曲）及手指的活动。活动型和动力型支具对于存在固定挛缩但痉挛很小的畸形矫正效果最为理想。虽然这些支具在设计和铺垫等方面十分考究，但仍应密切观察受压区域及潜在皮肤破溃区，尤其是在挛缩严重且应用相当大的矫正力来矫正畸形时。患者肢体存在感觉障碍或认知功能损害时应当予以特别重视。此外，所有的动力型支具均应注意不要施加过度矫正力，否则会造成软组织的炎症，增加软组织水肿和损伤的概率。

（五）持续被动活动支具

持续被动活动（CPM）是一种用于术后或烧伤治疗中肢体活动的有效方法，也应用于某些特定综合征。但其在偏瘫肢体的应用十分有限，肢体痉挛使得应用目前的被动活动装置较为困难。CPM装置可以刺激痉挛的肌肉增高过度活动和过度紧张的反射弧，并且有可能使肌肉收缩和阵挛长期存在。痉挛还会使肢体脱离支具，CPM装置需要患者的配合，对于存在认知功能障碍的患者难以忍受。CPM在偏瘫肢体治疗中的应用仍有待进一步研究确认。

（六）电刺激

电刺激目前在多种康复治疗措施中都有应用。其中最常用的是治疗性神经肌肉电刺激（NMES)，该技术用于促进肌肉收缩和关节活动。当应用于刺激一块肌肉或一组肌群使其产生功能时，称其为功能性电刺激（FES）。此外经皮神经电刺激（TENS）及脊髓电刺激用于治疗慢性疼痛，两者均应用于偏瘫患者。

1.NMES

对于偏瘫患者，NMES常用于刺激拮抗肌从而促进关节活动。该技术对于因认知功能障碍、拮抗肌无力、关节僵硬、疼痛或主动肌痉挛的患者尤其有效。当NMES用于增加或维持ROM时电极置于特定关节的主要肌。若肌肉由于失用而无力，该技术可促进肌力的恢复，并可促进功能重建，刺激拮抗肌常可促进主动肌的放松，因而改善关节活动度。对于痉挛或收缩的肌肉，该技术可以辅助刺激无力的拮抗肌及放松强有力的主动肌。例如其应用于屈肘肌痉挛及挛缩。电刺激肱三头肌（拮抗肌）可产生部分肘关节伸直并且放松肱二头肌、肱肌（主动肌）可以促进活动。

2.FES

FES是一种神经肌肉电刺激，它通过在某一特定活动时刺激一块肌肉或一组肌群来辅助改善功能。最初FES的发展是用于辅助神经肌肉疾病患者步行，这些患者的鞋内设置了一个足部开关，当足部下落至足部开关上时即可触发FES装置刺激腿部肌肉，从而有助于足部背伸。程序化收缩踝背伸肌有助于提高步行能力，减少支具的应用。目前FES已应用于脊髓损伤及脑卒中的患者。目前FES的研发主要用于偏瘫患者上肢以实现抓握及持物功能。

（七）偏瘫功能再训练

功能再训练是为促进和再学习实用的肢体活动而需要患者及偏瘫侧肢体完成的复杂康复训练。功能再训练的必备条件包括具有与之相应的认知功能及配合训练的意愿，拥有部分在训练后自主控制肢体活动的能力，适宜的关节活动度和稳定性。使得所要求的任务能够完成，手部感觉部分保留有利于促进肢体的应用及感觉和空间位置觉的保留。诸多因素，如区域性疼痛综合征，可妨碍功能再训练。诱导运动习得和大脑塑形的重要因素包括集中训练和重复训练，应用以人物导向型环境进行特定任务训练，表现和进步的反馈，提升新的运动技能，并且整合复杂问题解决的能力。

反馈和鼓励是功能再训练的重要组成部分，存在认知功能损害的患者可能并不能完全知道他（她）的表现或进步。反馈可以是口头上的也可以是机械性的，比如一项任务圆满完成后响铃。机器人辅助和电脑辅助治疗装置也可提供反馈和娱乐功能，以进行反馈和奖励（详见后文）。

辅助装置的应用，如应用于训练抓握力弱的特定器具和大的抓握工具，对功能再训练是十分重要的。在衣服上应用尼龙搭扣及订制装置有助于患者避免使用鞋带和按扣。由于每名患者的损害程度各不相同，治疗小组应当在制作此类装置及制定个性化治疗方案方面更加具有创造性。随着运动、认知及感觉功能障碍的恢复，需要逐步完成一些更具有挑战性的任务。患者的进步可以通过前文所述的功能测量方法进行评估。包括巴氏指数，FIM，以及其他一些方法。

（八）家庭教育和家庭治疗

如果有合适的支持系统，家庭教育和家庭治疗计划将是正式康复计划的重要辅助。除了家庭成员，家庭治疗还可以由看护人员、亲密的朋友、来访的护士及其他医务工作者来完成的。

（九）手术治疗的一般原则

1.手术时机及适应证

除非实施侵袭性治疗计划，否则难治的肢体畸形及相关问题将持续存在。当经过系统治疗且患者已经超出神经自主恢复阶段时，偏瘫肢体畸形无明显改善或到达治疗瓶颈时，可以考虑行手术治疗。当患者通过治疗仍有进步或神经功能有所恢复时则手术治疗为时尚早，否则有可能会进行不必要的手术或出现过度矫正等问题。因此，多数手术在脑卒中发生后6个月或TBI发生后18个月方可进行。

2.手术治疗的目标

手术治疗的目标包括改善功能，缓解由于肢体长期畸形导致的疼痛，防止皮肤的撕裂或破溃，易于体位的摆放、卫生保健、穿衣，以及预防压疮。即使肢体是没有功能的，考虑到体位的摆放、卫生保健、穿衣及压疮等方面因素，仍可行重建手术治疗。若仅为不美观则不具备手术指征，除非伴有肢体的其他问题。

手术方法包括痉挛或挛缩肌肉、肌腱的延长或松解。肌肉延长还是松解主要取决于想要达到的特定目标（功能改善或改善体位、保健及患者的整体护理）。为了保留功能及矫正畸形需要采取一些功能性的手术包括：延长或短缩相关的肌肉或肌腱。对于存在保健或体位问题的功能较差的肢体，非功能性的手术包括：松解相关的肌肉、肌腱或关节囊。

六、特定关节畸形的治疗

偏瘫上肢常成一种特殊的畸形状态。肩关节通常位于内收，内旋，屈曲位。肘关节呈屈曲位，前臂旋前。腕关节呈屈曲位，常伴部分尺偏。手指大多数呈屈曲状态，并伴有严重的痉挛从而形成握拳畸形。拇指可发生不同类型的畸形，通常表现为腕掌关节不同程度的屈曲和内收及指尖关节和掌指关节的屈曲。随着第1掌骨的长期内收对掌，虎口区可发生挛缩。严重情况下这种屈曲和内收可导致拇对掌畸形。

（一）肩关节畸形的治疗

1.肩关节畸形及相关问题

偏瘫患者最常见的肩关节畸形是肩关节内收内旋并通常伴有部分前屈。导致畸形发生的肌肉主要包括胸大肌、背阔肌、肩胛下肌、大圆肌。

相关问题主要包括功能损害（有碍于手在空间位置中的摆放），腋窝处护理困难，穿衣困难（如穿衬衫），肩部良肢位摆放困难，这些均可增加压疮发生的风险。

肩关节的另一个问题为肩关节向下半脱位。关节挛缩和粘连性关节囊炎也很常见，通常与关节活动受限有关。这些问题都会导致肩关节的僵硬和疼痛。

2.肩关节的活动与支具矫形

偏瘫患者肩关节的治疗的方法已于图131－3A中列出。用于保持外展的稳定进展型支具也可用预制的关节活动系统来代替。商用装置如Dynasplint肩关节系统（Dynasplint System，Inc.）可用于牵拉肩关节至外展、外旋位。电刺激拮抗肌（冈上肌、冈下肌和三角肌）可能有助于部分的肩关节活动。这些拮抗肌的收缩可能有助于促进痉挛的主动肌的部分放松。

3.肩关节功能再训练

在条件允许的情况下，可行功能性再训练和重复训练以主动活动肩关节。患者能否实施这些训练取决于几方面因素。患者必须能够并且有意愿配合训练。痉挛和挛缩的程度能够允许肩关节活动。必须有部分的肩关节自主控制力保留。功能再训练在应用大量训练和重复训练的同时也要应用任务导向型训练。任务导向型训练应与要求手部摆放或将物品置于特定位置相结合。条件允许时可行不同程度的拉伸和提举及举手过头的训练。这些目标导向型活动有利于肩关节的主动活动，大脑重塑，以及相关的再学习。对进步进行反馈，开展新的运动技能以及配合解决问题都是十分重要的。制动疗法可用于改善肩关节的功能再训练（详见功能再训练章节）。

4.肩关节下方半脱位

部分患者的肩胛带肌肉，包括三角肌和（或）肩袖，主要问题是无力（而不是痉挛）。这些肌肉通常起到支持和稳定肩关节的作用，若其无力则会导致肱骨向下方的半脱位。肱骨向前下垂，不仅会影响肩关节功能还会对臂丛产生牵拉。随之而来的疼痛或臂丛神经疾病会导致进一步的肢体神经源性功能障碍。活动、强化及电刺激可能能够缓解症状，但这一问题通常持续时间较长且不会发生自发性的神经功能恢复。上肢重力所导致的牵拉效应可以通过上肢吊带来减轻。Braun还曾介绍过一种订制支具，该支具可将上肢的重量传导至骨盆。该订制支具包括一个置于骨盆环上的支撑体。一个水平台与骨盆件相连接，以用于支撑前臂。支具配置完成后，前臂得以支撑但仍能进行如应用电脑及书写等活动。该支具可有效降低对臂丛神经的牵拉并缓解相关疼痛。

5.肩关节畸形的手术治疗

当患者发生了难治的畸形，对系统非手术治疗无效且患者已经超出了神经自我修复的时间则可考虑手术治疗（图131–3C）。当患者肩关节无功能时，手术的主要目的是便于腋窝护理，有利于良肢位的摆放，并解决患者穿衣困难的问题。虽然美容并不是常见的目标，但通过手术通常也能改善患肢的外观。

此类患者的手术治疗主要为松解或延长责任肌群的肌腱。可以通过上肢外展外旋来评估和确定哪些肌肉造成了畸形。若胸大肌、背阔肌、大圆肌紧张则可以被触及。肩胛下肌临床查体很难触及，需要术中确定是否对其进行松解。

胸大肌和背阔肌可于其肌腱止点处行肌腱切断术。若大圆肌可触及紧张且限制了肩关节外旋，则可行松解术。大圆肌松解后若仍残留有畸形，应从肩关节前方对肩胛下肌腱进行松解。这些操作可于同一台手术中通过一个肩关节前方的切口完（图131–3C）。肩关节囊通常无须松解。保留关节囊主要是考虑维持肩关节的稳定性。

手术治疗后，一旦患者条件及手术切口允许，应重新开始积极活动训练计划。通常手术中只能对

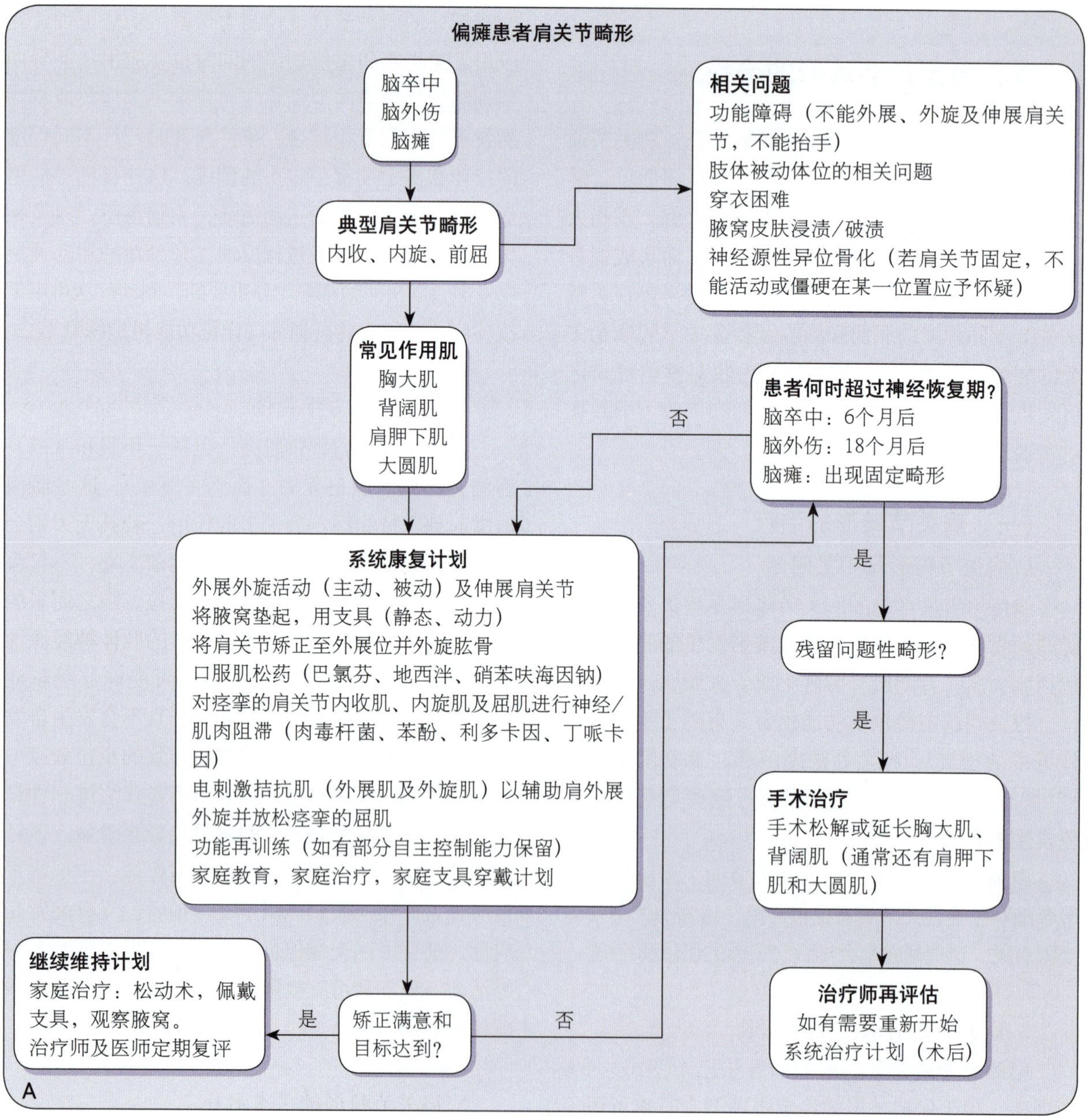

图131–3 偏瘫患者肩关节畸形。A.肩关节畸形的治疗策略

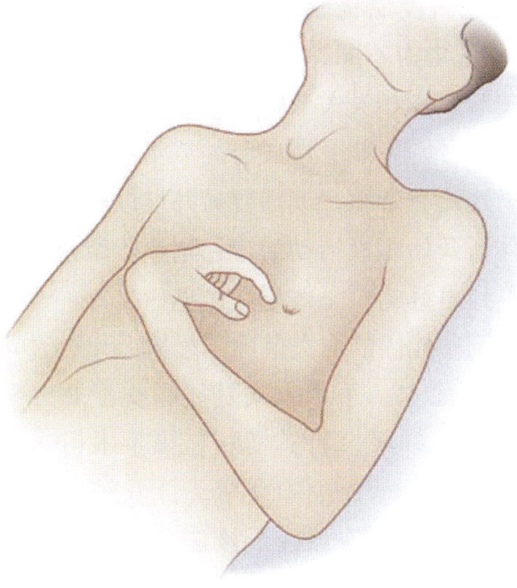

B

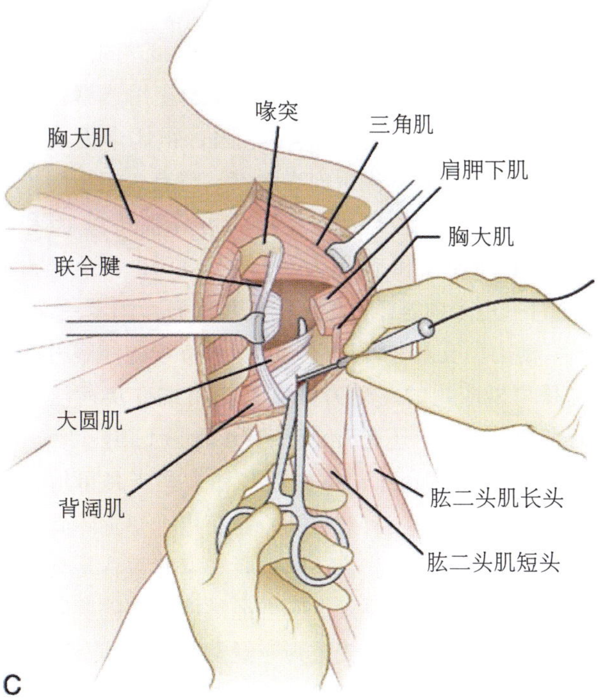

C

图131–3（续） B.典型的畸形包括内收和内旋；C.肩关节畸形的手术治疗示例图，松解胸大肌、肩胛下肌、背阔肌和大圆肌（B和C引自：Keenan MAE,Kozin SH,Berlet AC.Manual for Orthopaedic Surgery for Spasticity.New York;NY:Raven Press;1993.）

肩关节畸形做部分矫正。残余的肩关节僵硬主要是由于关节囊或软组织紧张造成的，通常责任肌松解后即开展逐步牵拉和松动可以解决这一问题。

若肩关节保留有一定的自主控制能力和功能，难以治疗的痉挛和挛缩影响了功能，则手术治疗的目标主要是改善功能。手术方式同前文所述。不同的是，手术采取的是只对造成畸形影响最大的肌肉进行延长或选择性松解相关肌肉，而不是单纯对责任肌进行松解。责任肌的选择前文已有所述。动态肌电图也有助于明确责任肌。肌肉经手术延长后需要固定数周以愈合。之后重新逐步开始活动、强化及功能再训练等治疗计划。

（二）肘关节畸形的治疗

1.肘关节屈曲畸形及相关问题

屈肘畸形是偏瘫侧肢体最常见的畸形（见图131–1，图131–3A）。造成畸形的相关肌肉有肱二头肌、肱肌及肱桡肌。主要拮抗肌有肱三头肌，由于机械原理方面的缺点，其常常不能抵抗屈肘肌。屈肘畸形相关的问题有功能损害（不能抬手），不利于肘前窝的护理，穿衣困难，以及难以被动摆放肘关节（延长了肘后受压的时间，从而增加了压疮形成的风险）。

2.肘关节活动、支具固定及石膏

肘关节畸形治疗流程已于图131–4A中列出。治疗的首要目标是牵拉屈肘肌以维持被动活动。在治疗间期，肘关节应由静态支具维持于最大伸展位。肘关节支具应取模订制，内部充分铺垫。静态支具应进行调试以起到矫正畸形的作用，应用静态进展型矫正的技术及压力–放松负荷法来进行牵张。Joint Active System的预制静态进展型支具也非常适合。JAS支具有特定的治疗和家庭使用计划，每天需要应用约90min。患者可以控制牵拉的程度，以舒适有效地应用。

当痉挛或挛缩严重时，支具固定肘关节将存在一定困难。肢体会将支具推开。此时连续石膏可有效维持矫正位。连续石膏至少1周要更换1次，以检查皮肤是否受损，另外可以进行活动，之后换上新石膏。连续石膏同样可以静态进展型矫正体位及压

力-放松负荷法来进行牵张和维持。数周后可以矫正至相对良好的位置。即使每周仅有10° 的改善，

6周后即可有60° 的改善。开始应用连续石膏前给予神经阻滞（应用利多卡因，布比卡因或苯酚）或肌肉阻滞（应用肉毒毒素）将有一定帮助。利多卡因和布比卡因神经阻滞可分别持续4h和12h。肉毒毒素和苯酚阻滞可持续数周，甚至可到3个月（更多内容详见偏瘫的支具和石膏固定）。

动力型支具，可在肘关节施加持续的伸展力，也是可以应用的。动力型支具应用蠕变负荷法进行牵拉，市面上还有Empi，Dynasplint System，Saebo及Comfysplint等肘关节动力型支具可用。这些支具结构好、有效性高，但应用于感觉障碍的肢体时应多加小心。合适的患者和家庭教育是支具固定与调试的基本要素。应当经常检查皮肤明确是否存在刺激，若痉挛较重则应经常调试支具。若动力型支具触发了肌肉的节律性收缩也就是阵挛，则应用静态进展型支具代替。

电刺激拮抗肌肱三头肌可能会有助于肘关节的活动。电极置于上臂背部中央不同的位置，覆盖肱三头肌不同的头。刺激拮抗肌可能会反向放松痉挛的主动屈肘肌。

3.肘关节的功能再训练

若患者条件允许且有意配合，即可行功能再训练和重复训练。功能再训练有赖于保留的自主控制能力。同时还要求肘关节有一定的活动度以进行这些训练。如肩关节章节所述，功能再训练应当包括大量练习和重复训练，如特定任务训练和目标导向性训练。对表现进行反馈，应用丰富的环境资源，开发新的运动技能，整合应用肘关节的相关问题都是非常重要的。可以考虑应用新技术如CIMT，来促进肘关节的功能再训练。

4.肘关节屈曲畸形的手术治疗

当患者发生了难治的畸形，对系统非手术治疗无效且患者已经超出了神经自我修复的时间则可考虑手术治疗。当患者肘关节无功能时，手术治疗的主要目的是便于患者穿衣及肘前窝护理，并有助于肢体的被动活动，从而防止压疮的发生。通常的手术方法是松解屈肘肌，主要包括肱二头肌腱切断，分段延长肱肌及肱桡肌切断（图131-4）。这三组肌肉因解剖结构不同，术中处理的方式也各有不同。肘关节囊和相关关节韧带通常不松解或仅保守进行松解，否则可能会造成肘关节不稳。当肌肉处理之后仍残留有挛缩，就需要另外加以矫正。一般是通过重新开始积极活动治疗计划逐步牵拉肘关节囊，以得到更好的矫正效果（详见后文）。

对于无功能侧的肘关节除了松解手术，还可行肌皮神经切除术。手术方式是显露支配肱二头肌和肱肌的肌皮神经，将其横断。该手术可以使肌肉失神经支配，从而消除痉挛。此法较肌肉肌腱松解术更为微创。缺点在于该法仅解决了肌肉的痉挛因素，而肌肉本身软组织挛缩的问题依然存在（如肌痉挛性挛缩）。此外，肌皮神经切断仅能解决肱二头肌和肱肌的问题，而不能解决肱桡肌（屈肘畸形形成的因素之一）。只有在特定需要的情况下才可以行开放手术切断支配肱桡肌的桡神经运动支。

若患者保留有肘关节的自主控制能力，但由于屈肘肌痉挛影响了功能，则可对主要责任肌行松解或延长手术治疗。可以通过查体明确痉挛最大、对屈肘畸形影响最大的肌肉或肌群，必要时可介助于动态肌电图。某些情况下，仅需延长肱二头肌或肱桡肌即可达到合适地矫正畸形的目的。

手术松解屈肘肌后，一旦患者条件允许，频繁的活动和支具配置计划即重建开始。由于其他软组织如肘关节囊和相关韧带僵硬。手术治疗后肘关节仍然会残留一些屈曲挛缩畸形。肘关节残留的僵硬通常可以通过逐步活动得以改善，并可以通过肌肉的松解或延长进一步巩固，若肌肉进行了选择性延长，则术后短时间内需要行固定以促进延长肌肉的愈合，之后开始逐步活动计划。

5.肘关节伸直畸形

虽然少见，但偶尔也会有由于肱三头肌痉挛出现肘关节伸直挛缩的情况。治疗前文已有所述。通过活动支具矫正及石膏可以直接获得肘关节屈曲。肌松药及肱三头肌BTX注射有助于改善畸形。还可以对屈肘肌行电刺激。对于难治畸形可行手术延长肱三头肌，之后通过其他治疗促进和维持肘关节的活动和矫正。

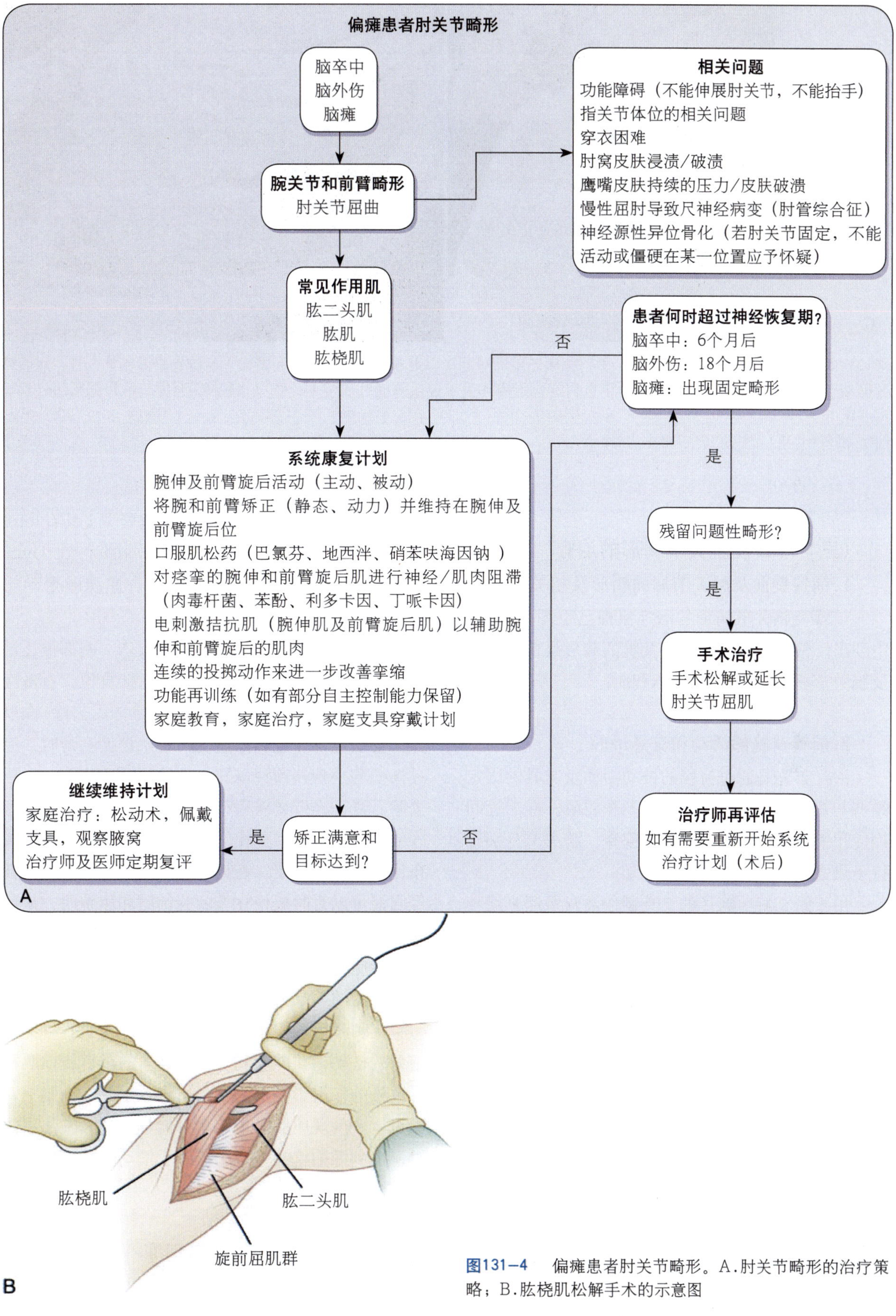

图131-4 偏瘫患者肘关节畸形。A.肘关节畸形的治疗策略；B.肱桡肌松解手术的示意图

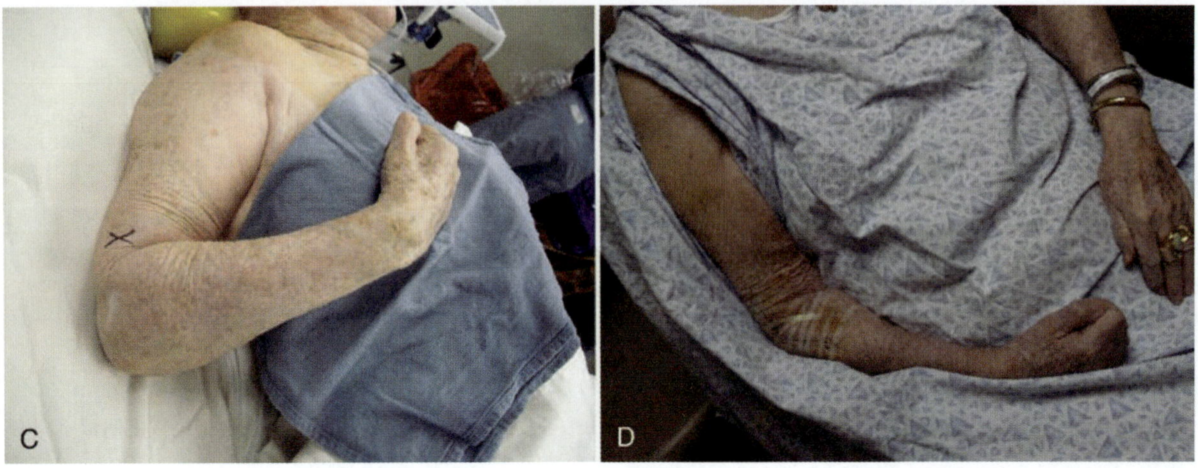

图131-4（续） 术前（C）和术后（D）肢体无主动活动卒中患者的顽固性肘屈曲畸形。尽管有全面康复计划，屈曲畸形仍然存在，并导致患者会阴护理、穿衣和定位困难。手术包括肱桡肌后移术、肱二头肌腱Z形延长术和肱肌部分延长术（B reproduced from Keenan MAE，Kozin SH，Berlet AC.Manual for Orthopaedic Surgery for Spasticity. New York，NY：Raven Press；1993.）

（三）前臂及腕关节畸形的治疗

1.前臂旋前及腕关节屈曲畸形及相关问题

前臂及腕关节畸形的治疗流程已于图131-5A中列出。偏瘫最常见的前臂及腕部畸形是前臂旋前及腕关节屈曲（见图131-1A和B）。

2.前臂及腕部活动和支具矫形

治疗首先是通过持续的被动活动及支具的固定维持与矫形来牵拉前臂旋前肌及腕屈肌。在治疗间期应用静态或动力支具可以将前臂、腕关节分别维持于最大旋后及伸展位。

用于矫正旋前畸形的支具制作及佩戴起来均较为困难。上至肘关节下至腕关节的订制支具需要充分衬垫，并需要经常检查皮肤是否受到刺激。Joint Active Systems，Inc.生产的预制稳定进展型支具可使前臂旋后。可使前臂逐步旋后的连续石膏可以提供稳定逐步的牵张力以矫正畸形。这种长支具用于痉挛严重的偏瘫肢体存在一定挑战。

用于前臂旋后的预制动态支具有Dynasplint系统，Empi，Saebo，Inc及Sammons Presyon Rolyan的产品。动态支具可以很有效，但某些设计体积过大且不能移动。若动态支具会导致肌肉阵挛的发生，则应避免使用。

将腕部矫正至屈曲位可以利用订制支具或商用支具。可以提供伸腕负荷的静态进展型支具有Joint Active系统，该系统还具有应力松弛的优点。Dynasplint系统，Empi和Saebo还有屈腕畸形动态支具。

石膏是矫正屈腕畸形的有效方法。腕部被逐渐松动并在石膏的支撑下维持在最大伸直位。石膏应充分衬垫以避免压疮的发生，并且每周去除1次以评估皮肤是否存在刺激情况。每次更换石膏时，应逐渐松动手腕和前臂以获得更好的矫正位置。之后去除石膏，维持或获得改善效果。数周后腕部畸形一般可予以矫正。更换石膏期间可给予利多卡因或布比卡因神经阻滞。在近肘关节处实施正中和尺神经阻滞可以暂时放松痉挛的旋前肌和屈腕肌，从而有助促进被动松动。在石膏固定前对前臂旋前肌或屈腕肌施以肉毒毒素注射也是一种辅助方法。此类神经阻滞的效果可以持续数周（详见后文）。

电刺激拮抗的旋后肌（包括肱二头肌）有助于前臂的松动，并能起到一些使痉挛的前臂旋前肌相互放松的作用。在解剖上，电极置于肱二头肌上，但可能会出现屈肘，电刺激可能不合适。腕部屈曲时，电刺激拮抗的伸腕肌有助于松动，并可促进痉挛伸腕肌的放松。

3.前臂和腕部的功能再训练

若患者有自主控制能力保留，就需要强调功能再训练和重复训练。对于功能再训练而言，患者必须能够且有意愿配合，并有适宜的肘关节、前臂和腕部的活动度。如前文肩肘关节所述，前臂和腕部的功能再训练包括大量的练习和重复训练，还有特定任务和目标导向性训练。更新技术的应用如CIMT可考虑用于促进肘、前臂和腕部的功能再训练（详见下文偏瘫的功能再训练）。

4.前臂旋前与屈腕畸形的手术治疗

当患者发生了难治的畸形，对系统非手术治疗无效且患者已经超出了神经自我修复的时间则可考虑手术治疗。若仍有自主控制能力残留，则手术的主要目的是改善功能。若肢体无功能，则手术的目的是改善穿衣、手部皱褶的保健护理，以及有助于肢体被动体位的摆放以预防压疮。

对于旋前畸形，可于肘关节处延长或松解旋前圆肌，并可于前臂远端松解旋前方肌，屈肘肌可行分段延长或“Z”字形延长。

矫正旋前畸形，可于肘关节延长或松解旋前圆肌，于前臂远端松解旋前方肌。对于屈腕畸形，若

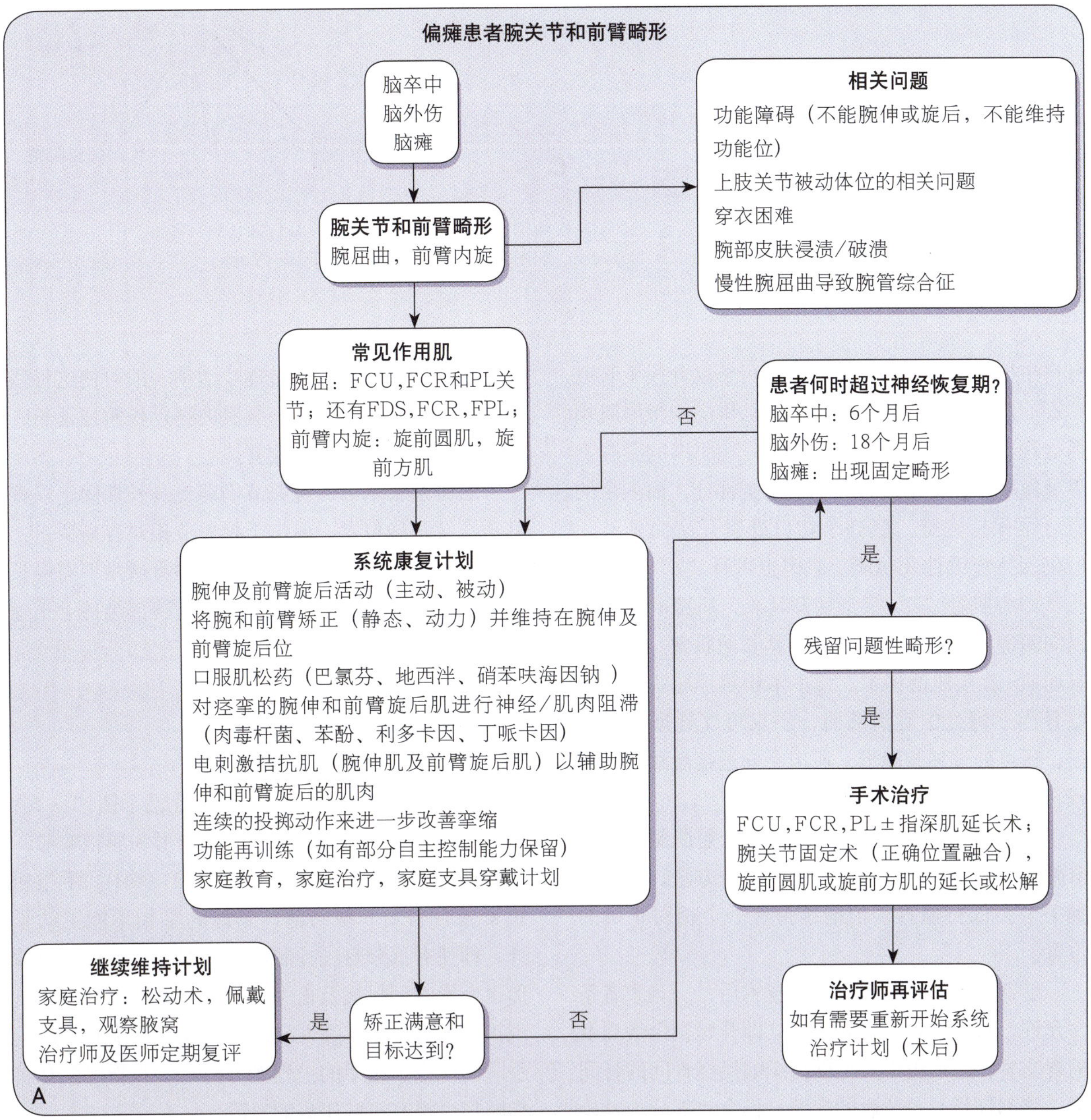

图131-5 偏瘫患者腕关节和前臂畸形。A.腕关节和前臂畸形的治疗策略

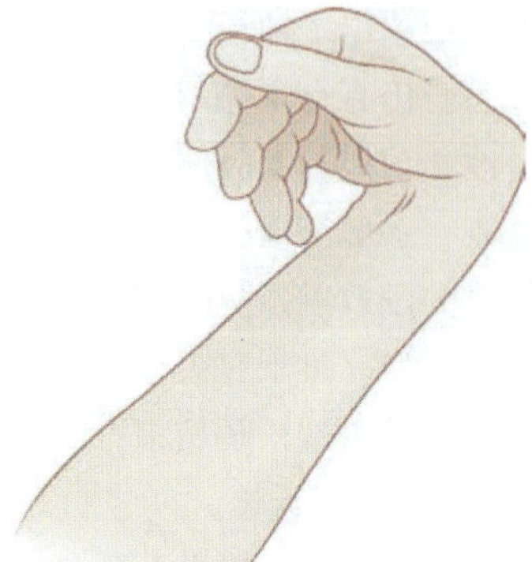

B

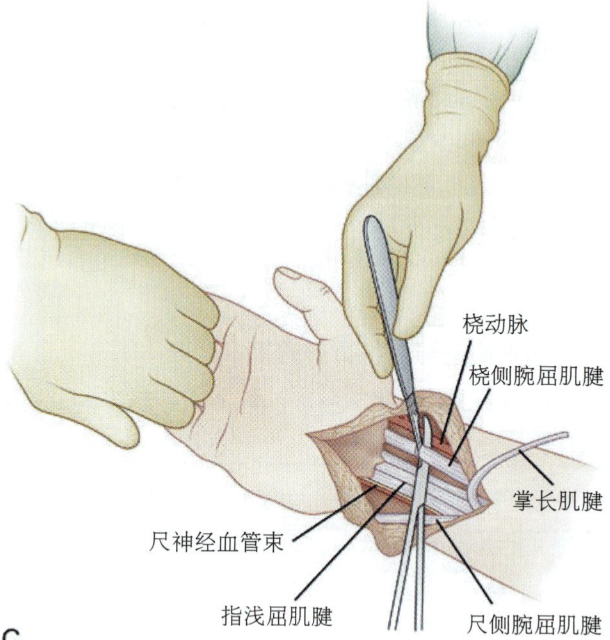

C

图131-5（续） B.显著屈腕畸形；C.腕屈肌延长术，放松桡侧腕屈肌、尺侧腕屈肌，以及掌长肌（B和C引自：Keenan MAE，Kozin SH，Berlet AC.Manual for Orthopaedic Surgery for Spasticity.New York；NY：Raven Press；1993.）

有自主控制能力保留，则腕屈肌可予以分段延长或“Z”字形延长。通常尺侧腕屈肌和桡侧腕屈肌均需处理（图131-5C）。分段延长是在肌肉的腱腹交界处做多个局部切口，只切断肌腱部分，而剩余的肌纤维保持完整。肌肉于切口处裂开从而延长，但仍保持连续性及功能。肌肉也可行“Z”字形延长，即将肌腱“Z”字形切开延长，肌腱的断端可以向两侧滑移，之后修补缝合延长的肌腱。此外还有屈肌-旋前肌滑移术。该手术松解了屈肌起点及肱骨内上髁处的旋前圆肌，不仅可以处理前臂旋前，还可处理屈腕畸形。肌肉会向远端滑移，从而减轻屈腕及前臂旋前畸形。

若屈腕畸形严重，除了延长或松解肌腱，腕关节融合（关节）也是一种有效的矫正方法。融合后腕关节会保持僵直，但能维持在一个相对正确的位置。

前臂及腕部肌腱延长或松解术后，一旦患者条件允许，软组织愈合良好，应立即开始积极活动及配置支具，术后由于其他软组织如尺桡骨间的骨间膜，腕部韧带与关节囊的挛缩，仍会使部分前臂旋前及屈腕畸形残留。通过逐步活动一般可使这种残留僵直情况得以改善。一旦肌肉得以松解或延长，这种情况会得到进一步改善。

肌腱延长术后，腕关节仍需支具长期固定以将其矫正至正确位置。但由于腕关节相对容易矫正，因此支具主要起强化作用。关节融合通常不需要长期佩戴支具，因为融合的关节可使腕部维持于正确的位置。

（四）手部畸形的治疗

1.屈指畸形及相关问题

偏瘫患者屈指畸形的处理流程已于图131-6A中列出。偏瘫患者最常见的手部畸形为屈指畸形，严重情况下会出现握拳畸形（图131-6B）。手指屈肌紧张会引发一些问题，紧握的手指不能主动张开。即使有部分自主控制能力保留，但这种屈曲畸形也会影响到抓握及松手。当肢体无功能时，会出现护理困难、手掌慢性浸渍等问题，严重时可造成手掌的压疮。指甲的护理尤为困难，长指甲伴有屈指畸形会提高皮肤压疮的风险。

2.手指活动、支具矫形及石膏固定

屈指畸形的初期治疗，主要是持续被动牵拉屈指肌腱。这种牵拉及维持技术是通过静态（或动力型）支具来完成的，从而起到维持或改善矫正效果的作用。

握拳畸形严重时，初始的矫正可将软性装置置于掌内，将手指与掌面皮肤分开。一些常见的物品如毛巾、海绵均可起到保护皮肤的作用。锥形的静态支具非常有效，可以起到稳定逐步矫形效果的作用。锥形的窄端置于掌内以维持手指伸直。锥形特有的形状使其可以随着挛缩的改善和手指的伸直逐步深入掌内。定制静态（或动力型）支具可以维持手指伸直位，并可逐步调整以达到最佳的矫正效果。JAS的静态进展型支具可为腕、指提供压力放松负荷。市面上的一些动力型支具可针对个体手指进行矫正（Dynsplint System，Inc.）。若存在阵挛，应用动力型支具时应注意。

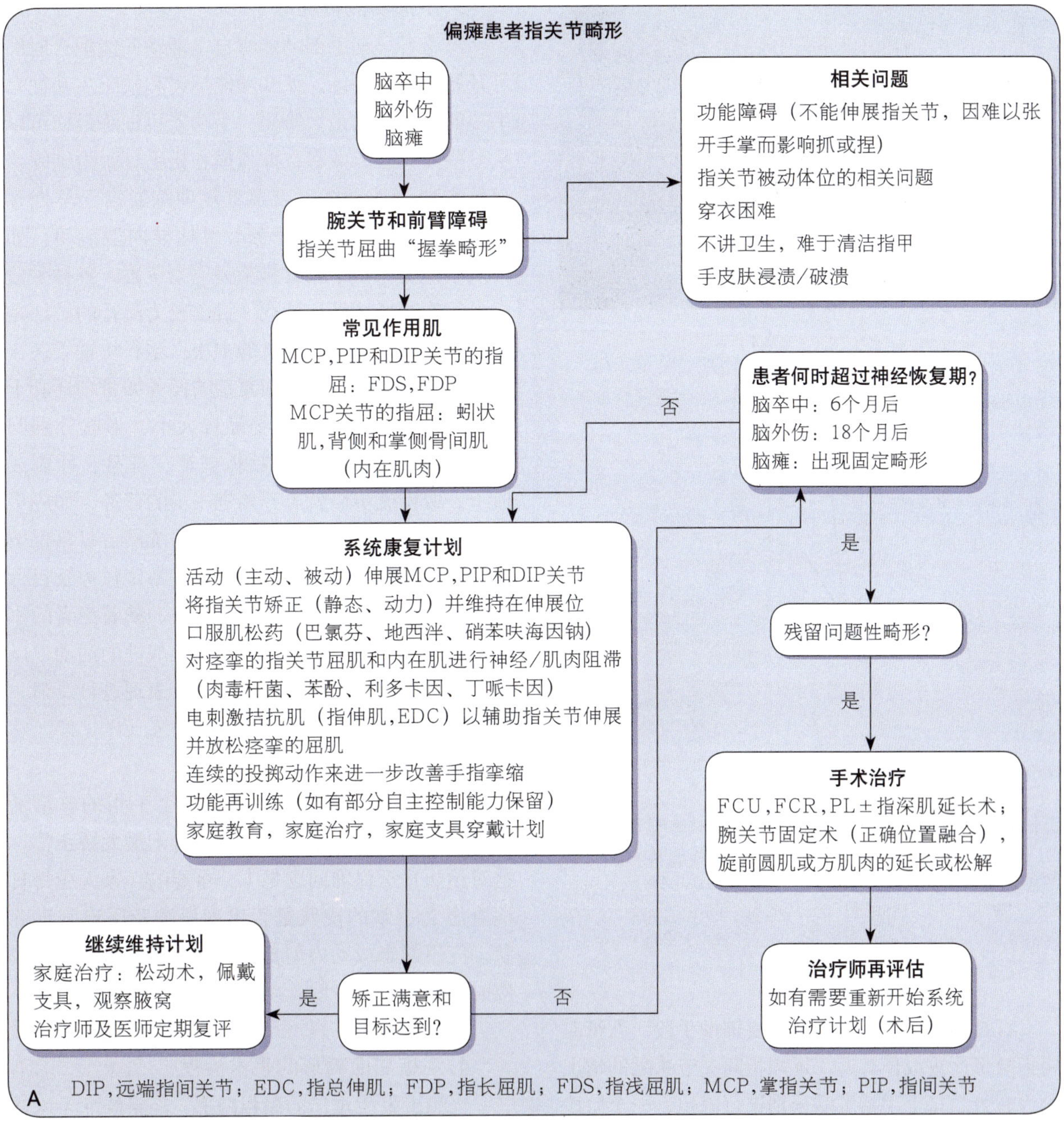

图131–6 偏瘫患者指关节畸形。A.指关节屈曲畸形的治疗策略

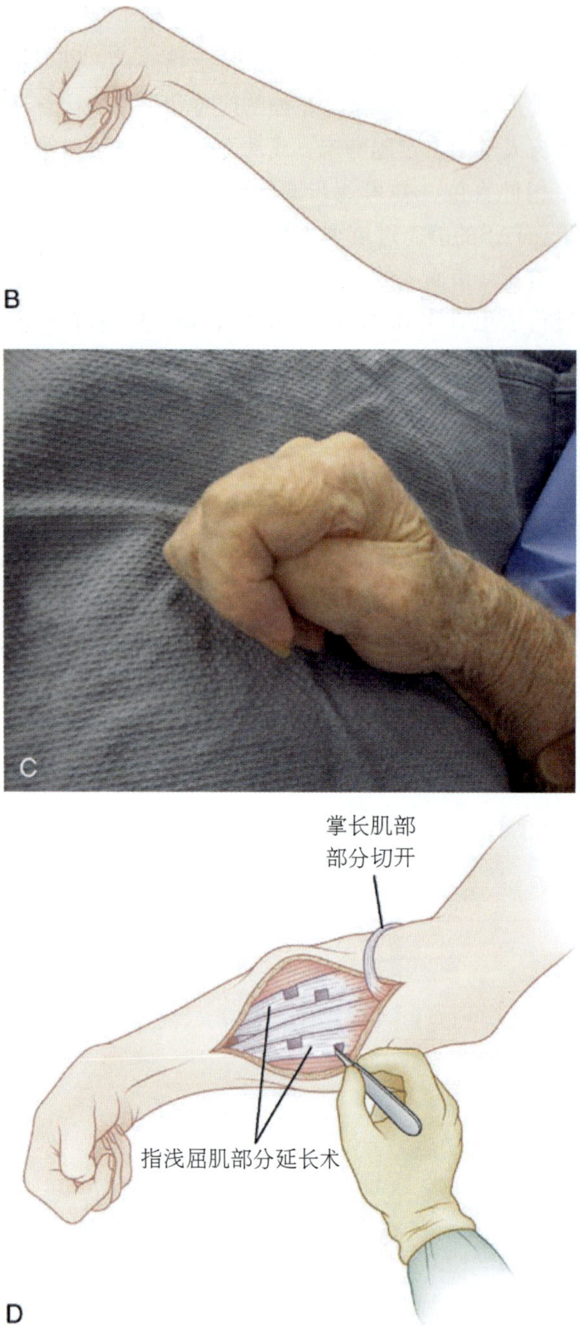

图131-6（续） 手指屈曲畸形和拇指对掌畸形的示例图（B）和照片（C）。D,手指屈曲畸形的矫形术是指将浅屈肌肌腱延长（B和C引自：Keenan MAE,Kozin SH，Berlet AC.Manual for Orthopaedic Surgery for Spasticity.New York;NY:Raven Press;1993.）

石膏固定是手指活动的重要辅助手段。石膏对屈指畸形严重或伴有近、远端指间关节挛缩的情况尤为有效。每个手指可以分别进行固定，一个阶段的积极被动活动和牵拉训练后，可用小型的圆柱形石膏将手指固定于最大伸直位。应垫好石膏衬，每3～5天更换1次，每次更换前应进行重复活动。手指应逐渐矫正至相对满意的位置或到达一个平台期。经过数周的治疗，通常都能达到令人满意的效果。

电刺激前臂背侧的拮抗肌——指伸肌，将有助于手指伸直活动，并可促进痉挛的屈肌放松。电极可较为容易地置于前臂背侧，敷于背侧指伸肌表面及邻近外侧指伸肌处。

3.手部功能再训练

当患者早期手部功能有自主活动并能配合时即可开始功能再训练。认知功能损害和缺乏主动性是手功能再训练的最大障碍。手功能再训练最初可以从一些简单任务做起，如抓握和松手。耐力训练、强化和协调性训练，以及重复训练通常于早期开始。早期也可行特定任务及目标导向型活动，如将大小物品从一个位置移至另一个位置。各种手段均可实施，如迷宫和游戏，目前较为流行的做法是将不同大小、形状和颜色的木块、塑料块置于迷宫板的某一特定位置。更加复杂的任务如将小环套于立柱之上或将一些小的物品按大小、形状分别归类。改善ADL的活动包括抓握笔、餐具、牙刷或梳子。取得进步后就可开始进一步的任务，如应用尼龙搭扣、系纽扣、简单的穿衣、洗澡、日常保健及其他能够用到肩肘的活动。这些特定任务及目标导向型活动可能能够促进自然恢复。随着患者的不断进步，还可继续开展一些更具挑战性的活动，以开发新的运动技能，并应始终对其表现进行反馈。CIMT等技术有助于手功能的再训练（详见偏瘫功能再训练章节）。

家庭教育还需要强调患者每个手指的日常活动。在活动间期将手指固定并维持于最大矫正位，这对预防日常保健问题是十分重要的。家人应每日检查患者手掌的皮肤是否出现浸渍及压迫刺激症状。应用静态或动力型支具伸展手指或腕关节时也应时常检查前臂皮肤，以免出现相关问题。

4.手指屈曲畸形的手术治疗

当患者发生难治的屈指畸形，经系统非手术治疗无效且患者已超出神经自主恢复期时可考虑手术治疗。若有自主控制能力保留，则手术的主要目的是延长痉挛的屈肌，使手指能够自主伸直，并促进抓握和松手功能的改善。若肢体无功能，则手术的主要目的是便于手掌的护理，并预防皮肤的浸渍及破溃。若仍有自主控制能力保留，可分别对屈指肌进行分段延长或“Z”字形延长（详见前文前臂旋前及腕部屈曲的手术治疗）。若无自主控制能力保留，可以通过“由浅入深转移法”使手指脱离掌面。该法是将指浅屈肌和指深屈肌于不同的位置切断，之后将手指伸直于矫正位，之后将指浅屈肌肌腹接于指深屈肌腱。该法可有效延长肌腱长度，使无功能肢体能够长期处于正确的体位。

手指手术治疗结束后，一旦软组织愈合且患者条件允许即可开始积极活动和佩戴支具。肌腱分段延长术后，由于其他软组织如韧带和掌指关节及指间关节囊等僵直，可能残留一些手指挛缩畸形。手指残余的僵直通过逐步活动通常均能得到改善，肌肉松解或延长可以强化治疗效果。

（五）拇指畸形的治疗

1.拇对掌畸形及其相关问题

由于拇指畸形的特殊性及拇指在手功能中的重要性，下文就拇指相关问题单独进行阐述。拇对掌畸形的治疗流程见图131－7A。偏瘫患者的拇指畸形主要为屈曲和内收（见图131－1A、B，图131－6B、C）。掌指关节、指间关节和腕掌关节屈曲可以有不同的表现。通常有内收，虎口紧张。当内收和屈曲严重时，拇指紧扣于掌内，即拇对掌畸形，导致这些畸形的肌肉主要包括屈拇长肌，屈拇短肌，第1骨间背侧肌，拇内收肌，拇短展肌，拇对掌肌。拮抗肌包括拇长伸肌，拇短伸肌和拇长展肌。

拇对掌畸形会造成一些问题。若肢体残留有一些自主控制能力，屈拇畸形会明显影响抓握、掐捏及松手功能。当拇指紧扣于掌内时，其对抗其他手指的作用被清除。无功能肢体相关问题包括鱼际及拇指屈曲的皱褶的保健困难和慢性浸渍。若畸形持续或拇对掌畸形伴有握拳畸形，则功能损害较为复杂，拇指对手掌的压力还会造成压疮形成。指甲护理较为困难，长指甲伴有屈拇畸形会增加皮肤压疮的风险。

2.拇对掌畸形的松动技术、支具矫形和石膏固定

拇指屈曲、内收的治疗首先是通过持续被动松动手指来牵拉固有和非固有屈肌。若虎口紧张，则被动松动存在一定困难。支具可以使拇指脱离手掌并维持一定的牵张力。支具使拇指脱离手掌处于外展位，使虎口张开，并可保持拇指最大程度地离开手掌。楔形支具、定制支具及衬垫良好的石膏都很有效。

锥形支具有助于使拇指脱离手掌。拇指得到矫正后，锥形支具特殊的结构使其可以逐步于虎口处深入掌内以维持矫正位。定制稳定型拇指人形支具可以将手指和腕部维持在正确的体位。随着拇指伸直和外展的改善，定制支具可能需要不断进行改造和调试。预制动态型支具也可用于拇指。若存在阵挛则应慎用或避免使用动态支具。

用拇指人形石膏对拇指进行连续石膏固定是松动术的重要辅助。连续石膏可将拇指畸形与同时存在的手指和腕部屈曲畸形一同矫正。一个疗程的逐步被动松动后可用石膏牵拉和维持拇指、其他手指及腕部的最大伸展（详见前文手指畸形章节）。

电刺激拇指拮抗肌如拇指伸肌和内收肌有助于进行伸展活动并可能促进痉挛屈肌和外展肌的放松。电极置于前臂背侧，附于拇长伸肌，拇短伸肌及拇长展肌表面。

3.拇指畸形的功能再训练

拇对掌畸形的功能再训练与前文手指畸形章节所述内容类似，重点在于抓握、掐捏和松手功能。特定的一些任务如捏钥匙、三点捏、用手抓握及松手等都是需要着重强调的。不断实践和重复训练有助于力量、耐力和协调性的改善。运用到拇指的特定任务训练如系纽扣和尼龙搭扣，应用书写和进餐工具或其他工具，随着进步均可实施。友好的环境有助于提升患者的参与度。对患者的表现和进步进行反馈对患者十分重要且能保持其兴趣。随着进步，治疗计划应进一步开发新的运动功能并配合解决相关问题。功能再训练的关键是引导运动学习。另外，还可考虑应用CIMT。

家庭教育包括使拇指脱离手掌和伸展的家庭松

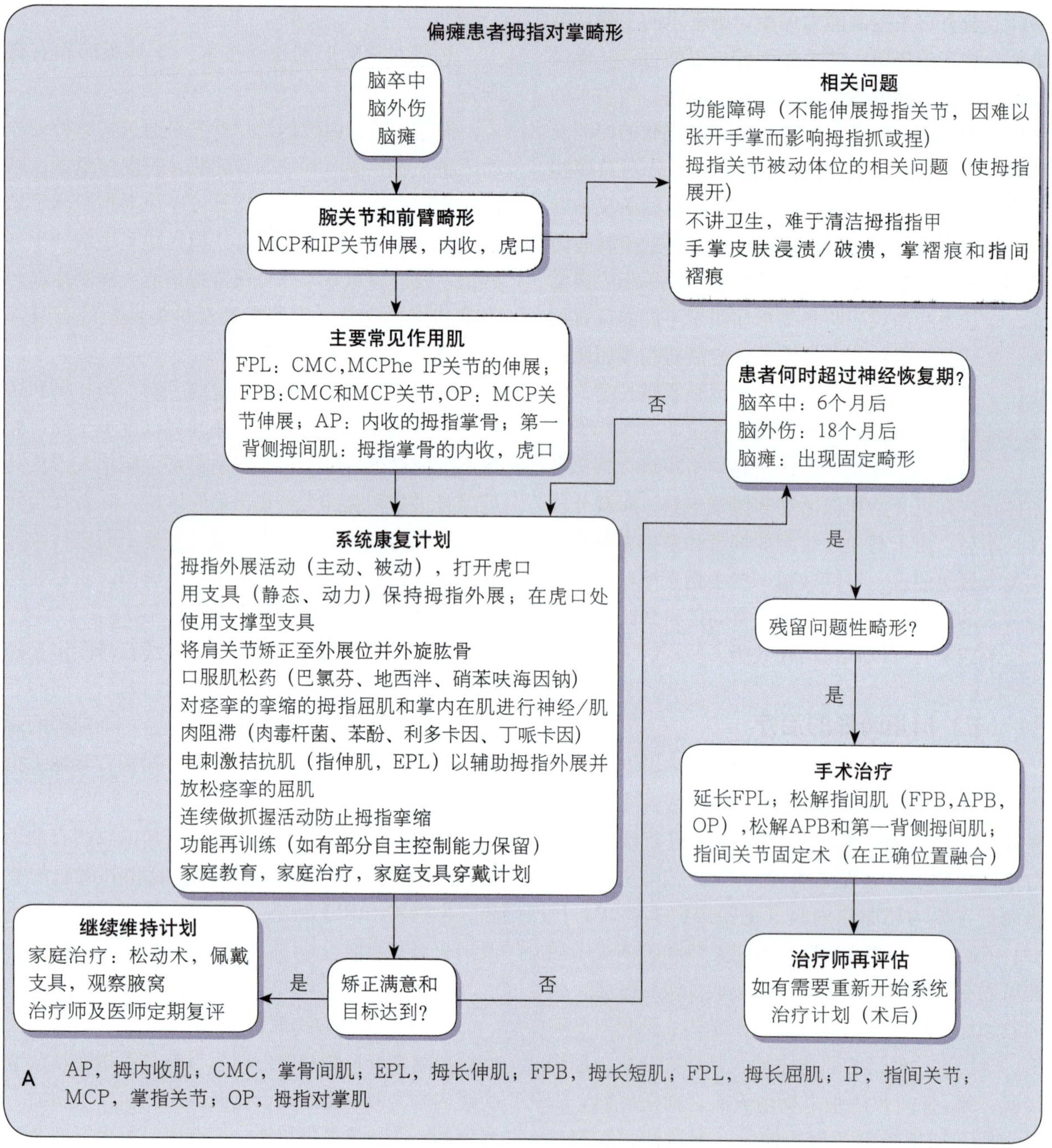

图131-7 偏瘫患者拇指内收畸形。A.拇指内收屈曲畸形的治疗策略

动计划。需要强调的是，手掌皮肤的护理，尤其是存在拇对掌畸形和握拳畸形时。拇指的指甲应保持短齐，以避免其压迫手掌皮肤。

4.拇对掌畸形的手术治疗

对于难治畸形，可以通过手术的方法使挛缩的拇指脱离手掌（图131-7B、C）。手术适应证包括难治的拇指屈曲或内收畸形，经系统治疗无效，且已经超出了神经自主恢复期。若有自主控制能力残留，则手术的主要目的是使拇指伸直外展，促进掐捏、抓握和松手功能的改善。若肢体无功能，则手术的主要目的有利于虎口及指蹼的护理，预防皮肤浸渍或破溃。

手术治疗应考虑到很多肌肉与拇指屈曲/内收畸形或拇对掌畸形有关。若指间关节有明显屈曲，则需对拇长屈肌进行“Z”字形延长（图

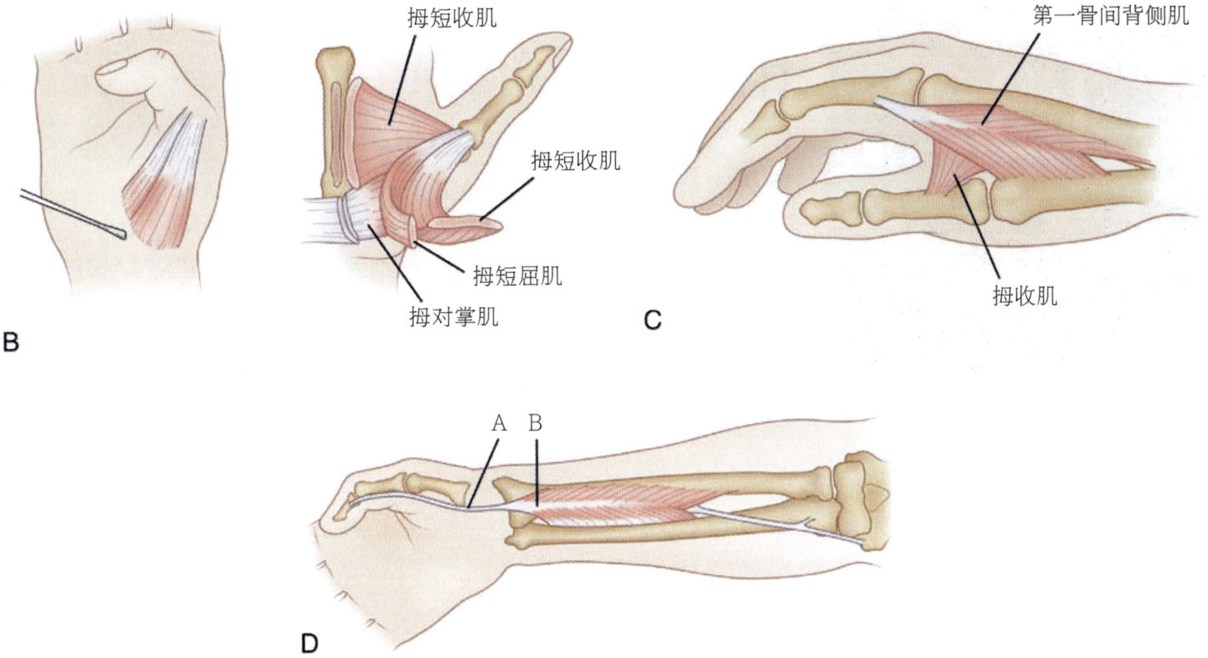

图131–7（续） 手术治疗通常需处理大鱼际肌（B）和拇收肌、第一骨间背侧肌（C）.D,如有拇长屈肌功能障碍，也可延长肌腱A或肌与肌腱连接处B。（B，C引自：Botte MJ，Keenan MAE，Gellman H，et al，.Surgical management of spastic thumb–in–palm deformity in adults with brain injury.J Hand Surg.1989；13A：174–182.）

131–7D)。若指间关节挛缩严重，且关节有退变，则可将指间关节融合固定（关节融合术）于一个正确的位置。若掌指关节或腕掌关节有明显屈曲畸形，则鱼际肌和拇内收肌是痉挛的，从这些肌肉的起点对其进行松解，可以使肌肉“滑移”至一个相对正确的位置从而使拇指畸形得以矫正。该法即所谓的“鱼际肌退缩术”（图131–7B)。若虎口紧张，则可将第一骨间背侧肌从其第一掌骨附着处松解（图131–7C)。

拇指术后，一旦软组织愈合且患者条件允许，则可积极开始活动和支具配置计划。由于其他软组织如肌腱和关节囊残余的僵直，肌肉延长或松解后可能仍残留有拇指挛缩畸形。残余畸形通常可以通过强化活动得以改善，并可通过去除导致畸形肌肉的力而进一步加强。

七、小结

偏瘫患者的康复是一个复杂的过程，需要一个多学科小组来完成并且制定不同的治疗策略。患者的治疗包括对肌肉痉挛、无力、关节僵硬、自主控制能力和协调性丧失的处理，还包括功能再训练的复杂任务。康复过程中还应关注患者的认知损害，感觉缺失，视觉和知觉损害，情绪和行为障碍，以及时常伴随的疼痛综合征。

有关偏瘫的流行病学和病因学相关内容，颅脑损伤定位与临床综合征之间的关系，以及其他偏瘫相关的问题，详见www.expertconsult.com网站补充讨论内容（包括补充的表格、图片和表框）。

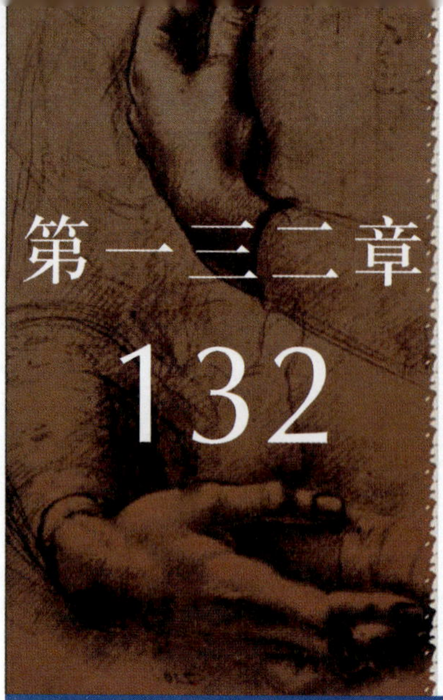

第一三二章 132 四肢瘫患者手与上肢的康复

原著者 ALLAN E.PELJOVICH, MD, MPH, ANNE M.BRYDEN, OTR/L, KEVIN J.MALONE, MD, HARRY HOYEN, MD, EDUARDO HERNANDEZ-GONZALEZ, MD, AND MICHAEL W.KEITH, MD
译校者 陈世铮 洪 毅

关键点

患者评估

- 反复检查对于了解患者特定的残损、残疾及能力是十分重要的。
- 需要与每名患者保持良好的关系以充分了解他（她）的要求和目标从而确定何种治疗是合理且合适的。

非手术治疗原则

- 早期干预是预防挛缩的重点。
- 对于所有急性脊髓损伤患者都要按照其功能能够改善的预期去治疗。
- 治疗的目标是使手部柔韧且肌腱固定良好。
- 维持肩肘的活动度是手功能的重点。

创伤性四肢瘫最严重的残疾是手功能的丧失。在损伤的急性期，治疗的焦点是患者能够存活。然而，在亚急性期，治疗开始转向康复，无论从精神上还是身体上，这都将是条漫长的恢复之路。远期的重点是维持患者的医疗、心理状态及重新融入社会。在最后一期中患者很有希望从全程治疗机构出院转入一个更加私人环境；重要的是，该环境能为患者提供有目的性、有意义的生活质量。在整个过程中，需要一个由医师、护士、治疗师及社会工作者组成的多学科小组对患者进行治疗和指导。1944年英国最早建立了第一家专业的脊髓损伤中心，1970年美国出现了模式化的脊髓损伤系统，有关这些患者治疗的相关知识迅猛发展，有关其个人权利相关内容日益专业化，有多个期刊始终致力于这一领域。近年来，这些中心逐渐意识到了手和上肢康复的重要性，并把这方面的内容加入其患者的治疗计划当中。这一点很重要，他们在研究中认为四肢瘫患者手功能丧失是最为严重的残疾，并且将恢复手功能作为永远的重点。

随着脊髓损伤治疗相关知识的进展，手与上肢恢复的相关内容也有了发展。20世纪40年代末有一宗大样本多学科研究致力于四肢瘫患者手功能的恢复，大大提高了患者的独立水平。我们认为从急性期开始就对手和上肢进行早期治疗会使患者广为受益，这方面的治疗已经超出了传统概念中的训练、理疗及夹板/斜杠/支具。事实上，四肢瘫患者手功能的真正康复应结合患者整体、社会、心理和医疗状态，明智的为患者提供非手术和手术治疗，以使患者的功能达到最大化。

对于四肢瘫患者而言，手与上肢的康复是至关重要的。不幸的是，仍有一些研究主张减少占用医疗资源和治疗。原因是多方面的。很少有外科医师和理疗师关注手和上肢。一方面是对这一领域缺乏兴趣，且外科医师和理疗师之间缺乏沟通。另一方面，人们在认识上存在一定误区，认为门诊的SCI患者由于顺应性较差且缺乏相应的资源因而康复方案很难实现。医师的印象是第三方赔付者不会对SCI患者住院期间的手与上肢治疗进行赔付。产生这些误解是正常的，但事实与此相反。

本章将研究SCI的病理生理改变对手与上肢的影响，探讨患者的功能障碍，并介绍一种手术与非手术治疗相结合的系统康复治疗方案。

一、问题总览

要想抓住四肢瘫患者手部问题的重点，首先应当了解SCI的流行病学内容。2008年升级的国家脊髓损伤数据库数据显示，SCI的发病率为40/1 000 000，每年新增病例12 000例。据估算，美国目前有227 080至300 938例SCI患者（721～906/1 000 000）。超过一半的患者，即52.4%的患者为四肢瘫。与本书的第6版相比，每年新增病例和总病例数均有所上涨。SCI患者的平均年龄为39.5岁，20多岁发生损伤且得到了现代化治疗和康复的患者，其中低位四肢瘫患者（C_5—C_8）平均还能存活41年。若患者于40多岁发生损伤，若为低位四肢瘫（C_5—C_8）平均还能存活24.2年。与上一版相比，这些数据也有提高。由此可见低位四肢瘫患者预期寿命较长。因此，对于一名年轻的低位四肢瘫患者，伤后第一年的花费估计可达500 829美元，之后每年56 905美元，一生的总花费为1 729 754美元。但这些数据并不包括患者由于损伤直接导致的收入损失，也不包括其对患者家庭朋友的整体影响。

四肢瘫为颈椎各节段损伤所导致的损害，但残疾的程度和范围主要取决于损伤的功能水平。C_5损伤不仅是四肢瘫最常见的损伤阶段，也是所有SCI中最常见的损伤节段（14.9%）。另外两个最常见的损伤节段是C_4和C_6，均可达SCI的24%。其他节段的损伤占总体SCI的12%。大多数四肢瘫痪者至少能够保留屈肘功能，部分患者可以伸腕，但大多数患者不能自主伸肘、屈腕或控制手指。极少有患者保留手指的自主控制能力或完全丧失上肢自主控制能力。影响功能的因素包括是否为“完全性”损伤，是否有认知功能障碍（颅脑损伤），以及是否存在其他上肢损伤。另外，对患者功能有重要影响的还有年龄、不能控制的痉挛的存在，影响活动度的挛缩及抑郁。

一般患者保留的功能越多则其功能和独立水平越能有所改善。高位四肢瘫患者功能平面位于C_2—C_4，通常上肢无活动仅可轻微耸肩。患者可以部分控制颈部肌肉，并且依靠真正的损伤功能平面来支持通气。C_5肌节保留有自主神经支配的患者能够屈肘并能保留三角肌的控制能力。借助附于腕手的特定装置他们可以自己吃饭，甚至是梳妆。C_6水平患者可自主伸腕并有一定功能，在特定装置的辅助下可独立梳妆、洗澡、开车及准备简单的膳食。C_7及以下的患者肱三头肌功能有保留，甚至可以伸展手指。此类患者可能能够完成伤前的所有活动，足以完成日常生活中的各种任务。重要的是若肱三头肌肌力足够，由于其能够自主控制大部分肩部肌肉因而有可能独立完成移乘，因此也能够借助一些特殊的手和环境装置实现独立生活。除了最后一类患者，所有患者在几乎所有时间都需要有强健的人员帮助其完成日常的各种活动。虽然本节只是极为简单而大体地总结了与损伤平面相关的功能，但由此可见任何能够改善节段功能，如C_5和C_6的治疗或干预，均可显著改善患者的功能和独立性。

此类损伤导致的残损程度是很大的。脊髓不仅是大脑与肢体之间传出传入信息的通道，也是肠道、膀胱、呼吸、体温调节、心血管和性功能的信息传递通道。所有这些生理系统均受SCI的影响，也是患病常见和重要原因。Sir Ludwig Guttmann是SCI治疗领域的先驱者之一，于1976年阐述道：“在困扰人类的各种残疾中，脊髓损伤无疑是对人类生活最具毁灭性的灾难之一”。这类患者受伤时较为年轻，若无损伤则患者会非常健康，可能预期寿命较长且生活丰富多彩。损伤发生时57.6%的患者有工作。损伤深刻影响了患者的生活，有数据显示SCI患者结婚率较低，离婚率较高。现代SCI治疗的发展使患者的生活质量得到了显著提高，预期寿命几乎可以接近正常人。其他类似的治疗也可显著改善SCI患者的生活质量，但任何能够提高患者功能的干预措施都能对患者的运动功能产生积极影响。就此，Hanson和Franklin对SCI患者进行了研究，以明确什么是其最大的功能障碍。四肢瘫患者（76%）和医护人员（64%）都认为手功能的恢复是最重要的。最近的一些研究进一步印证了这些概念，各种SCI康复治疗都把改善手与上肢功能放在了重要位置。Robert Waters一名来自Ranchos Los Amigos的外科医师曾说：“……康复中最具有改善生活质量潜力的是手与上肢功能的改善”。显然，相比整体治疗而言，对于四肢瘫患者更应着重手与上肢的康复。

二、病理生理

创伤性SCI在脊髓水平破坏了中枢与外周神经系统的正常沟通。通常可以用传统简化模式解释其病理生理机制；SCI表现为上运动/感觉神经元损伤，相对外周神经损伤表现为下运动/感觉神经元损伤。表132–1列出了两种损伤常见的临床模式。详尽的体格检查和临床研究证实SCI患者的神经功能障碍与损伤相关。神经系统损伤集中的部位应称为“损伤区”，但这一概念并不局限于脊髓。这一区域是三维的，延伸至近–远、中心–外周、内外/前后各个层面。这是因为大多数SCI由高能量钝性损伤（车祸、跳水）所致，整体上能量还传递至相关的骨与软组织。与之相对的，锐性穿刺伤（枪击伤、撕裂伤）能量传递至特定的组织区域。事实上，SCI神经损伤的程度源于初始损伤、继发损伤及反应性炎症反应。水肿、静脉淤血、脊髓梗死、损伤反应期有毒生化化合物的释放均会加重脊髓损伤的程度。

由于损伤区既包括脊髓又包括颈部的周围神经，各种神经损伤模式均可出现。损伤区以上中央和外周神经系统是完整的，且其之间的联系和功能是完好的。损伤区以下神经类似伴有反射亢进的上运动神经元损伤。在损伤区内，损伤范围可由脊髓到背侧感觉神经节和神经根，神经损伤是单纯上运动神经元损伤、下运动神经元损伤和感觉受累相结合的模式。例如，颈椎骨折脱位导致的椎间孔水平的神经根损伤，或原发损伤“牵拉”所导致的神经根撕裂，会导致单纯的下运动/感觉神经元损伤。另一方面，脊髓前角细胞水平的损伤会导致各种上/下感觉/运动神经元损伤。许多上肢肌肉受多个颈段神经根支配，颈椎损伤时这些周围神经可能同时受到损伤。这就是为何两名看起来在同一水平发生类似颈椎损伤的患者，会表现为不同程度的瘫痪、痉挛和神经功能障碍。

Coulet及其同事曾证实了损伤区的范围是如何影响患者的。临床查体、脊髓影像学检查及电生理学检查相结合可以确定损伤区。损伤区支配的肌肉，由于完全失神经支配和瘫痪，不仅不能维持任何程度的肌肉张力，还会发生肌肉萎缩和挛缩。失神经支配区更大者，更有可能发生限制活动的挛缩、无功能的前臂及手部姿势异常。另一方面，损伤区以下的肌肉，由于仍有神经支配，能够维持一定的动态张力，有助于手与前臂形成固有平衡，从而有助于维持功能和重建。他们的研究将损伤区程度和范围进行了分类，并阐述了损伤水平与发生前臂和手部早、晚期挛缩的关系。其理论认为若损伤区明确，则可判断其预后，如可能发生前臂旋后，

表132–1 运动神经元病或损伤的临床特征

	上运动神经元	下运动神经元
受累肌肉萎缩	肌群（肌节）受累	单一肌肉可能受累
	轻度或继发失用	显著，高达70%～80%正常肌容量
肌张力	痉挛，减反射活跃	无力，肌张力低下
	Babinski征阳性	深反射消失
肌束震颤	无	可能存在
	EMG/NCS	NCS正常
	EMG无失神经支配	EMG有失神经支配

EMG/NCS，肌电图/神经传导研究

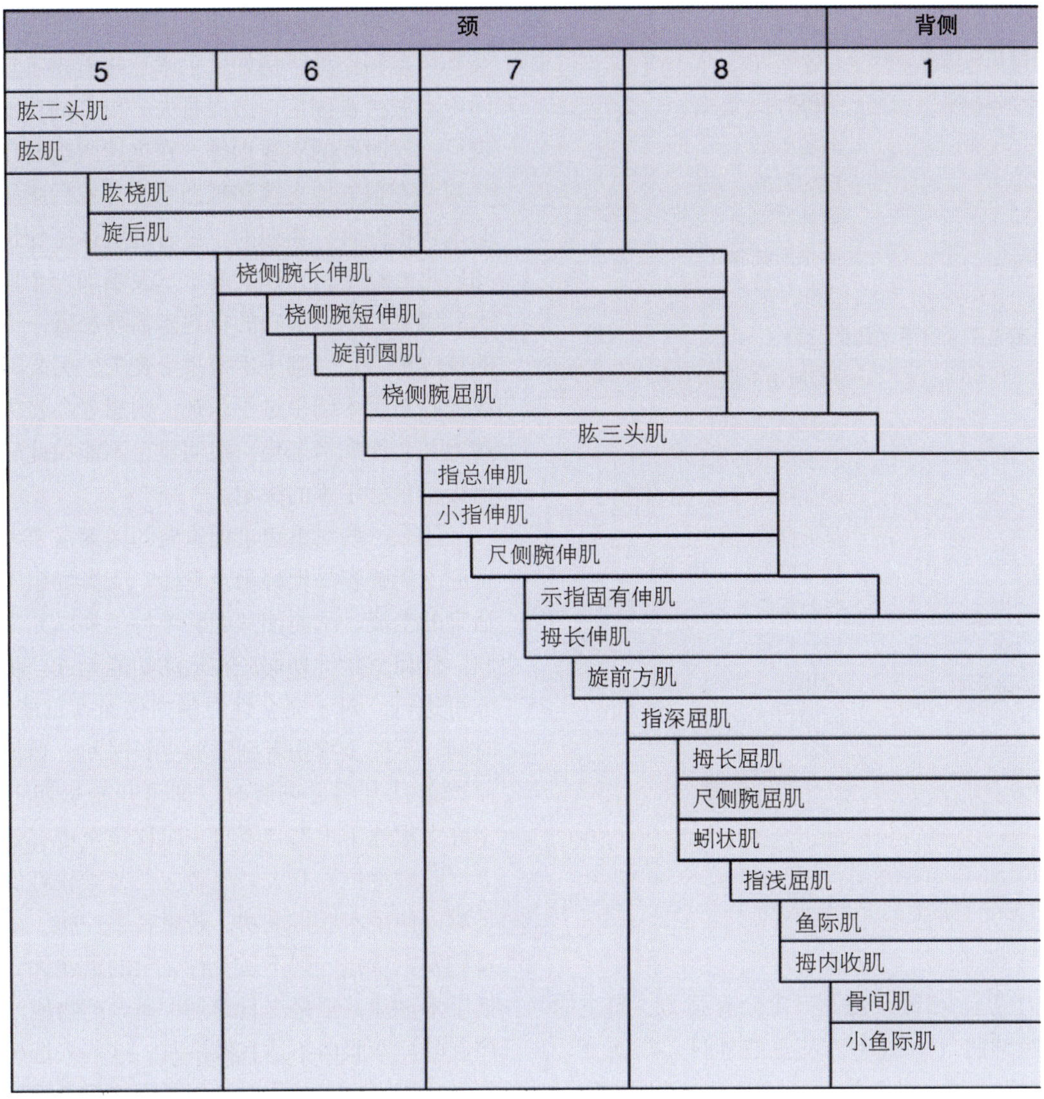

图132-1　肘、前臂及手部肌肉的节段性神经支配（引自：Zancolli E.Surgery for the quadriplegic hand with active strong wrist extension preserved.A study of 97 cases.Clin Orthop 1975;112:110）

这就需要实施预防措施。虽然这些理论并未得到广泛认同，但其工作值得肯定且与临床密切相关。

目前有数个分类系统对损伤模式进行划分和归类，并将当前的一些病理生理学概念应用于临床。以损伤水平解剖为基础的分类不确定性较大。脊髓损伤区的功能预后与其骨骼解剖水平的损伤并不完全吻合。医务人员发现粗大运动功能能够提供重要的预后信息。这是因为手与上肢的神经支配，从C_4–T_1脊神经根，由近及远遵循一定的顺序和节段（图132-1），损伤水平明确后即可准确预测出功能丧失及保留情况。最常用的分级标准是由美国脊髓损伤协会提出的ASIA标准，该标准以功能水平为基础，区分了损伤的完全程度，并对肢体感觉、运动情况进行了测评。在这一系统中，按照英国医学研究委员会（BMRC）分级肌力至少为3级的最远端的肌节为运动平面，与之类似的，感觉正常的最远端的皮节为感觉平面。选择肌力3级是由于这一级别的肌力最为明确，不像4级或5级肌力由于检查者和受检者力量的不同会产生分歧。虽然这一体系简单且总体实用，但站在手外科康复的立场上来看却并不够精确。一定肌节保留的患者，其自主神经质、支配的肌肉也各不相同。例如，1名C_5水平损伤的患者，应屈肘肌力至少3级，但不一定会有强力、自主的肱桡肌，C_6水平损伤的患者，腕

表132-2 分型

美国脊髓损伤协会（ASIA）分型	
脊髓神经根水平	3级肌群
C_5	肘屈肌群
C_6	腕伸肌群
C_7	肘伸肌群
C_8	中指屈肌群
T_1	小指外展肌群
四肢瘫患者手外科手术国际分型	
分组	4级肌力的肌肉
1	肱桡肌（BR）
2	桡侧腕长伸肌（ECRL）
3	桡侧腕短伸肌（ECRB）
4	旋前圆肌(PT)
5	桡侧腕屈肌（FCR）
6	指总伸肌（EDC）和指伸肌
7	拇长屈肌（EPL）和拇指屈肌
8	指屈肌
9	除内在肌的所有肌肉
0	例外
T+或T−	肱三头肌为4级

Revised in Cleveland, Ohio, 1998, at the Sixth International Conference on Surgical Rehabilitation of the Upper Limb in Tetraplegia.

背伸肌力应至少3级，但不一定会有强力、自主的桡侧腕短伸肌（ECRB)。从重建外科立场而言，这些区别很明显，从而推动了1984年在法国吉安召开的一次针对四肢瘫患者手外科治疗的国际会议，并产生了国际四肢瘫分级（ICT)。从此之后，这一分级历经了数次改良，最近的一版见表132−2。这一分级的基础是手的节段性神经支配；只有当肌力至少为4级时才考虑行肌腱移位，这一系统可以提示医师哪些是潜在的可移位的运动肌。这一分级目前被致力于四肢瘫手外科治疗的医师们广为应用。

三、患者评估

只有及时在不同要点对患者进行完整评估，才能明确对特定患者适宜的康复和重建目标。医疗工作者应与患者保持良好的关系，这样才能洞察患者自己的目标和诉求。考虑康复，尤其是手术干预时，患者和首诊医务工作者了解各种重建术的选择及其风险和益处。例如，手术意味着患者在一段时间内上肢会被固定，因而将失去更多的功能，并需进行一段时间的康复训练。在这段困难时期，患者必须要有很好地支撑和辅助系统。术后康复期患者必须积极配合。类似的，患者的整体医疗情况和认知应足够稳定，可以实施手术及参加一个监督下的术后康复计划。成功的重建术需要患者一方全身心的持续努力；否则手术效果会丧失。另外，若患者或医师对手术结果过于乐观，则患者会丧失康复的动力并会使病情恶化。很明显，不能如此轻易地做出接受重建手术的决定。

还有一些对重建进程重要的因素需要考虑。患者应当能够容易地移乘至轮椅，支撑好躯干，保持适宜的坐姿，从而使其能够维持坐姿以充分利用上肢。任何重建计划均应在运动功能无进一步恢复时方可进行。对于完全性脊髓损伤而言可能需要1年时间，不完全损伤者则需要更长时间。当损伤明确而严重且无明显进展时，即可开始早期干预。鉴于许多重建手术都与将自主肌移位至更有效的止点上（肌腱移位）有关，患者应关节柔软且供肌肌力足够以使手术获得成功。若患者手、腕、前臂、肘及肩发生挛缩，则不适合行完全的重建计划，这包括手术重建甚至是支具计划。通过药物或治疗难以控制的痉挛肌肉不适宜做供肌。这些入选标准是多年经验积累出来的，对于判断哪些患者重建术后疗效较好是有益的指南。除了药物，如肉毒毒素等，可以选择性地缓解肌肉痉挛、减轻挛缩的程度，都是早期治疗的重要组成部分。

体格检查

虽然医患之间的关系和了解有助于达成手康复计划目标，但真正明确计划的是体格检查，必须了解上肢感觉和运动系统的完整性和功能。应对整个运动系统进行评估，从近端的肩部肌肉到手内在肌，以确定哪些肌肉保留有自主功能，哪些肌肉痉挛或弛缓。每块肌肉都需要单独评估。检查者不应因患者看起来像某一ASIA水平的损伤就提前中断检查，因为自主神经支配会因损伤是否为完全性而“跳跃”某些肌节。如前文所述，每名患者的神经解剖和损伤区是独一无二的。我们应用广为接受的

BMRC分级系统（肌力分为0～5级）。若患者肌肉痉挛，应检查这些肌肉的痉挛级别以及是否具有功能。例如，拇长屈肌（FPL）痉挛的患者主动伸腕时可能会完成强力的侧捏，这一点不需要牺牲或加强。同时，若FPL痉挛持续而严重，则FPL不应用作肌腱移位或电刺激。若不行药物或手术松解肌肉这两种情况都不会产生实用性的侧捏。不能控制、整体的痉挛是重建手术的禁忌证。幸运的是，这种情况较少。感觉检查强调手指的两点辨别觉，尤其是拇指。有很多文献认为检查拇指的两点辨别觉不仅是国际标准下对损伤进行分级的一种手段，还是了解重建手术结果的一种方法。许多作者强调，要求直接看到抓握功能恢复的患者，其康复目标是受限的，因为其缺乏有意义的感觉；然而，其他一些作者，如我们则发现患者适应得很好且即使面对感觉问题功能也能有所恢复。应确定关节是否有主动和被动活动。运动检查的最后一项是确定哪些肌肉可以被治疗性电刺激（TES）激活。

新受伤患者应在入院48h内防范措施有限时进行上肢评估。评估应包括简单的社会和功能史。患者的身体表现应予记录，以明确伤口、水肿、瘢痕及明显的肌肉萎缩。肌力、感觉及运动都应如前文所述的进行检查。一定时间后要对上肢进行复检，一般是每4周1次。

患者因损伤区不同而表现各有不同。因此需要详尽认真的检查以制定适宜的康复计划。随着时间推移，我们开始强调检查的某些特定方面有助于计划的制定。需要重点注意的是，拇指和手指的休息位。理想的拇指休息位是一种接近对掌，手指柔和地屈曲，尤其是在掌指关节处。腕部的肌腱固定效应可以使拇指保持良好的力线，在示指桡侧处于休息位，手指于MCP和IP关节处屈曲。手处于休息位时手指或拇指平直置于掌面，包括手内在肌位置在内，均是麻烦所在。拇指腕掌关节的稳定性也是重要的评估项目，尤其是当手术计划形成时。不稳定的CMC关节需行关节融合术，形成僵直关节，形成僵直拇指平放于掌面。稳定而可活动的CMC关节可以通过关节融合术或者对向肌/内收肌成形术实现，如House所述。若腕关节在肌腱固定效应下有很好的侧捏力线且关节也能维持稳定，则可不处理CMC关节。最后，重要的是还需要注意近端指间关节的伸肌迟滞。这通常提示固有肌腱牵张及中心滑移。若不通过支具或手术矫正，则手指伸直不足以改善抓握。

四、非手术治疗的原则

非手术治疗从SCI恢复的早期开始，贯穿患者终生。无论是否进行手术干预，非手术治疗都有助于维持手与上肢功能。其方法包括物理治疗、功能夹板、支具及药物治疗。本章反复会谈及的一个主题就是必须根据患者整体情况个性化地选择康复策略。此外，上文曾讨论到根据损伤区的不同，每名患者的损伤表现各有不同，可能还包括手与上肢的直接损伤。虽然非手术治疗遵循同一原则和目标，但具体实施却因人而异。

最大化、达到或维持个体的独立性是每名四肢瘫患者的治疗目标。在损伤恢复早期关键在于着眼于长远。笔者认为手与上肢的治疗应于损伤早期就配合开始。就像皮肤与大小便护理一样，早期就应保证对手与上肢的关注。一组患者是采取干预措施以充分利用四肢瘫患者手与上肢功能。另一组是由于损伤后肩、肘、前臂、手关节挛缩使其潜能被消除或弱化的患者。无论前组患者是否行手术重建手功能，其损伤水平的手与上肢功能应予以充分利用。另一方面，后组患者更容易受到挛缩和僵直的困扰，这会使其残疾加重。一名C_6损伤的四肢瘫患者若发生屈肘挛缩，且影响移乘，则其功能类似C_5水平患者。适宜的非手术治疗计划预防挛缩和使功能最大化的重要性不应被过分强调。

这就意味着关节应保持柔软，早期应开展多层面的治疗计划，包括药物治疗、物理治疗及其他方法。其他方法包括更先进的手段，如鞘内注射抗痉挛药，抗痉挛药靶向注射（肉毒毒素），以及支配区运动肌群TES以维持肌肉力量和代谢。即使患者从不适合行重建手术或除非具有适应证否则不选择手术治疗，开发一种适合个体的、能够维持关节柔韧度且能预防痉挛和产生固定关节挛缩体位的治疗计划也是十分重要的。患者与医护人员的关系是关键，因为它能够决定治疗、支具和手术的选择。

治疗干预应从临床和影像学认为脊柱稳定时即开始且需贯彻终身。随着对患者感觉运动功能的了解，治疗应集中于维持或恢复活动度（ROM）和肌力。被动关节活动（PROM）和肌肉牵拉每日需做两次。当患者有主动运动功能保留时应当行此类辅助训练。牵拉训练应缓慢，关节不应过度牵拉。以自然肌腱固定模式牵拉腕部和手指应强调利用协同运动复合体的功能特质。伸指时腕部应屈曲，屈指时腕部应伸展。应避免过伸MCP关节以预防爪形手及丧失重要的抓握时所需的手掌支撑。拇指CMC关节过伸因为类似的原因也应避免。上肢水肿是导致ROM受限的一个重要原因，通过每日的主动活动和PROM训练可以使其影响最小化。逆行按摩是另一个有用的方法，还需要注意正确摆放上肢在轮椅和床上的位置。

随着运动单元募集增多，肌肉收缩的力量也随之增加，提高主动运动的负荷需求也就成为了治疗的重要组成部分。举重训练和耐力训练，特别强调功能性运动和活动，有利于增强肌力。另一个改善肌肉力量和耐力的方法是TES。治疗计划中TES的作用将于后文讨论。制定肌力训练计划时，应重点考虑可能的手术和肌腱移位可能能够增加功能独立性。能够主动活动的肌肉应配合加入肌力训练计划。训练肌肉应集中于三角肌后份（PD，伸肘），肱二头肌（伸肘），肱桡肌（BR，伸腕，捏拇指，对拇，伸指），桡侧腕长伸肌（ECRL，屈指），以及旋前圆肌（PT，捏拇指）。

（一）支具和支具矫形

支具矫形是预防畸形、强化功能和改善手部外观的重要手段。上肢支具治疗分为两个学派。一方认为通过肌肉收缩达到肌腱固定的位置，以实现功能最大化，可以令手指能够完成侧捏从而拿起较轻的物品。拇指和其他手指形成夹东西的“钳子”，将IP和MCP关节固定后通过腕关节控制。另一派认为重点目标在于手的柔韧性。保持手指柔软，就可以有很多选择，包括通用手套和屈肌铰链支具。此外，通过夜间稳定固定和密切观察，可以在不牺牲关节柔韧性的前提下以肌腱固定模式紧张肌腱。在一定合理的时间里通过保守的方法克服由于手部僵直导致的挛缩是不可能的（图132-2C）。

这些挛缩必须行手术松解，但这会推迟其他治疗步骤并限制了重建手术的选择。我们发现当手部柔软时应用功能性电刺激（FES）或肌腱移位（或同时使用）的患者功能预后更佳。事实上严重的挛缩反而是外科重建手术的禁忌证，因为预后较差。柔软的手部更加美观，患者也更容易接受，这是患者都想得到的结果（图132-2A、B）。我们建议应避免发生挛缩，并教育和鼓励患者在早期应用功能性支具。我们还发现在最终计划实施后制造一个肌腱固定的姿势更为有效，且有更多方法可以选择。

为需要支具的患者制定明晰的目标是很重要的。不同支具有不同的功能优点，只有了解每名患者的需求才能提供最有效的支具（表132-3）。恢复早期即应开始配合使用支具。于损伤早期即开始应用支具的患者更容易持续应用支具，并能够感到功能有所恢复。我们发现某些特定支具有利于实现手的功能性体位并有助于减轻挛缩的程度（表132-3）。C_5和C_6运动水平损伤的患者制定成功的支具矫形计划是很有挑战性的。C_5水平损伤的患者（不能自主控制手腕）在进行日常活动（ADL）时可以用一个通用手套进行腕背侧支

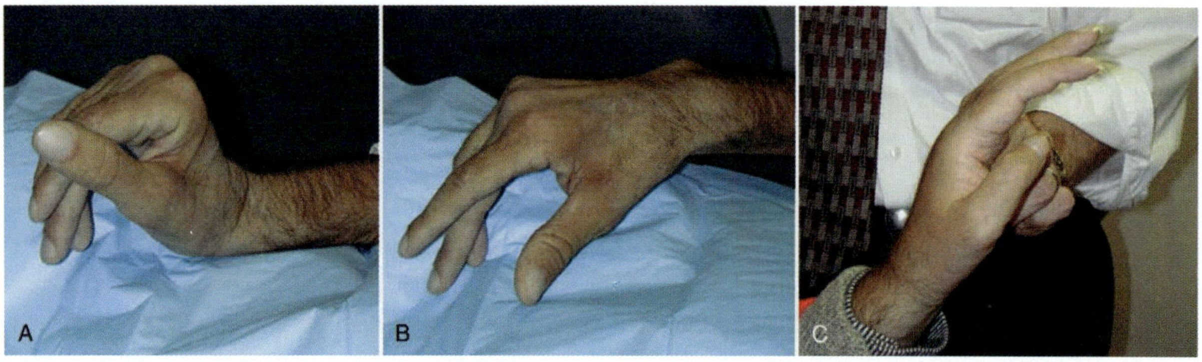

图132-2 捏握模式肌腱固定。A.自主伸腕产生自然的捏握姿势；B.重力诱导的屈腕产生自然的伸指/鱼际伸展；C.举例说明挛缩导致的伸腕肌腱乏力。注意主动伸腕时无捏握动作

表132-3 不同损伤水平四肢瘫所用的手部矫形器

损伤水平	支具	目标	佩戴日程
C_1-C_4	手休息位支具	将手维持于功能位，预防畸形	卧床时，定期完全PROM
C_5	长对向支具	提供一个稳定地标杆使示指可以抓握；将拇指置于功能性钥匙捏位	需要增强功能时
	背侧腕托	保护腕部关节的稳定性；像一般手铐一样可加强功能	需要增强功能时
	改良手休息位支具	保护腕指的完整性；支具应允许MCP,PIP,DIP及拇指伸直状态下可以屈腕	卧床时
	伸肘支具	预防肱二头肌挛缩	卧床时
C_6	短对向支具	提供一个稳定地标杆使示指可以抓握；患者有意时可用拇指行钥匙捏	需要增强功能时
	腕部驱动屈肌铰链支具	增强自然的肌腱固定及手指力线	需要增强功能时
	改良手休息位支具	保护腕指的完整性；支具应允许MCP,PIP,DIP及拇指伸直状态下可以屈腕	卧床时
	伸肘支具	预防肱二头肌挛缩	卧床时
C_7	MCP阻滞支具	预防MCP关节过伸畸形	需要增强功能和减少畸形时

DIP，远端指间关节；PIP，近端指间关节；PROM，被动活动度；MCP，掌指关节

撑，夜间应用支具固定良肢位。C_6水平损伤的患者（主动腕背伸）可以主动手应用屈肌铰链支具而对侧手应用短对向支具。偶尔，患者更倾向于双侧应用屈肌铰链支具。

虽然治疗计划都经过精心选择，但四肢瘫患者支具的应用率仍低达39%，高至89%。我们发现有意进行重建手术治疗的患者的主要目标是无须支具辅助、外观更为强健。Moberg认为60%的四肢瘫患者可以通过传统重建手术获益。但Gorman等发现在连续收治的患者中约有36%具备重建手术指征（13%的患者具备FES指征)。其中均强调要对患者进行认真评估。

（二）药物治疗和挛缩

由于损伤区域的特性，部分四肢瘫患者会出现痉挛。部分患者除了SCI还伴有颅脑损伤。Dalyan等发现若患者进入典型SCI系统较晚，压疮、脑外伤引起的痉挛等的发生均与脊髓损伤急性期关节挛缩发生率高有关。单纯物理治疗是否能够处理痉挛所致的挛缩目前仍存疑问，痉挛的最终结果是形成肌静止及之后的关节挛缩，这种情况除非手术干预否则难以治疗。

治疗痉挛和挛缩也常配合应用药物治疗。抗痉挛药可以通过口服或鞘内注射给药（如巴氯芬泵)。虽然药物治疗看起来有效，但并无文献提供明晰的用药指南或证明其有效性。固定挛缩形成前在物理治疗计划中应用肉毒毒素治疗痉挛是有效的。肉毒毒素并不能使挛缩的关节重新获得活动能力，但仅有痉挛影响物理治疗效果时，肉毒毒素有助于实现或维持活动度。同其他药物一样，针对SCI的肉毒毒素应用并无明晰的指南。当固定肌静止或关节挛缩出现时，手术治疗是恢复活动度的唯一方法。

（三）电刺激的作用

TES技术是将电极附于皮肤表面，通过电脉冲刺激周围神经纤维，从而使瘫痪、失神经支配的肌肉收缩。功能性电刺激可以刺激运动单位，并能通过植入电极产生的电脉冲使其以一定的模式产生控制作用。虽然神经仍有功能，但其支配的肌肉会发生萎缩及Ⅱ型糖代谢。在调节和训练计划中对完整的周围神经干进行电刺激可以逆转这些改变。对神经和肌肉直接进行一个阈上刺激，刺激频率为12Hz，每日8h，这可以改变肌肉的收缩性能，使其处于低氧化代谢状态，从而更具有抗疲劳性。随着时间推移，在电刺激的同时坚持训练可以软化挛

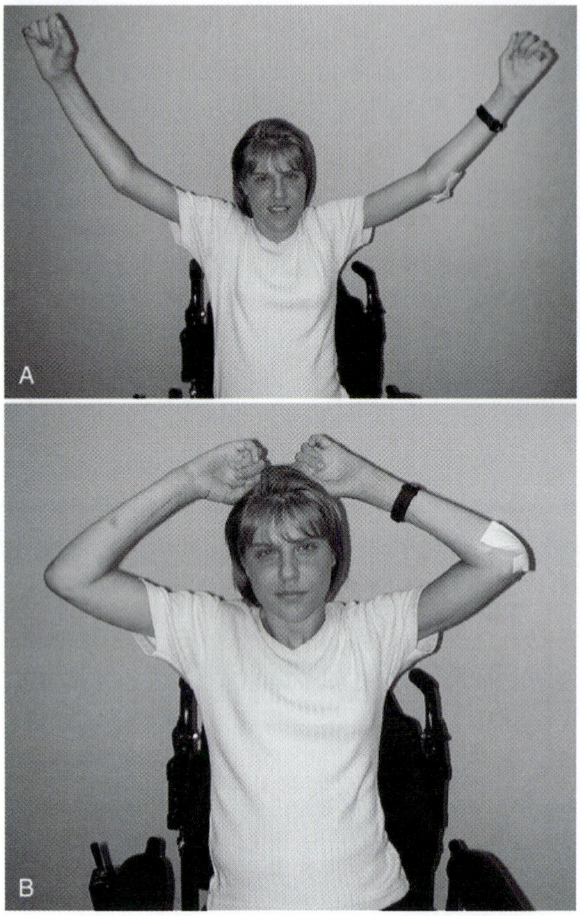

图132-3 用三角肌后束肌腱移位重建伸肘功能，用桡骨截骨矫正前臂旋后挛缩。A.抗重力伸肘；B.维持伸肘

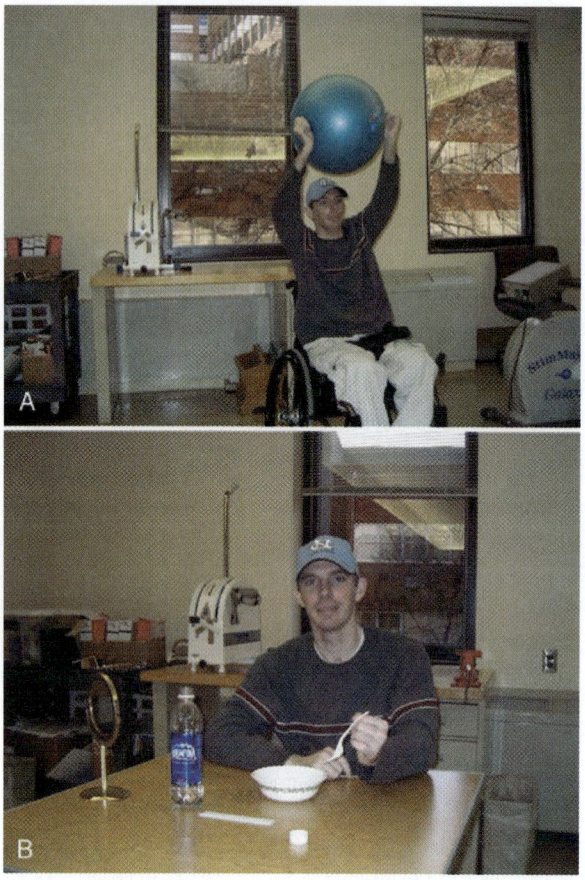

图132-4 ICT OCu：2水平损伤的患者肱二头肌代肱三头肌重建伸肘，肱桡肌代拇长屈肌移位重建侧捏，以融合术固定腕掌关节，通过拆分移位固定拇指指间关节。A.示范双侧BMRC 4级伸肘；B.患者用侧捏夹持叉子吃饭

缩的关节囊、减轻痉挛。TES治疗计划的目的是增加无力、失神经支配肌群的肌力，降低肌肉萎缩效应，增加肌肉耐力，以及在挛缩发生前增加紧张肌腱的ROM。目前有数家中心基于此研究对患者下肢进行TES治疗。刺激诱导的肌肉BMRC 2级及以上收缩也可以通过电刺激达到有功能的肌力水平。强化有神经支配但瘫痪的肌肉，可以增强支具矫形、肌腱移位及FES系统的效果。

于康复进程早期开始TES更能使患者获益。首先以每日每组肌群20min刺激开始，并逐渐缓慢增加到每日4～6h。患者能够很好地适应治疗过程且能够自己描述刺激是否到位。TES的治疗目标是改善非自主、有神经支配的功能性肌群的肌力和耐力。需要强调的肌群包括屈指肌（正中神经/尺神经），拇屈肌/拇展肌（正中神经），拇/指伸肌（桡神经）。根据我们的经验，认为TES可以作为治疗计划中的一部分以维持活动、预防挛缩和肌肉萎缩。

五、重建手术原则

上肢康复的唯一目标是让患者能够充分有效地操纵物品，即形成一个“强健”的手与上肢。我们需要打破一种平衡，了解什么是可以达到的（需要我们了解最小的功能能够实现何种能力），以及每名特定患者合理的治疗目标是什么。由于拇指作用的重要性，重建手术可以提高患者AISA评级1～2个级别。不是每名患者都严格符合重建手术指征。地区性转诊中心具有奉献精神和经验的多学科小组正在不断努力改善现有的治疗方法，以期最终实现患者能够独立、融入社会和工作的目标。我们目前对于重建手术的认识存在一定偏倚，后文将有介绍，手术应当由有经验且治疗过四肢瘫患者的外科

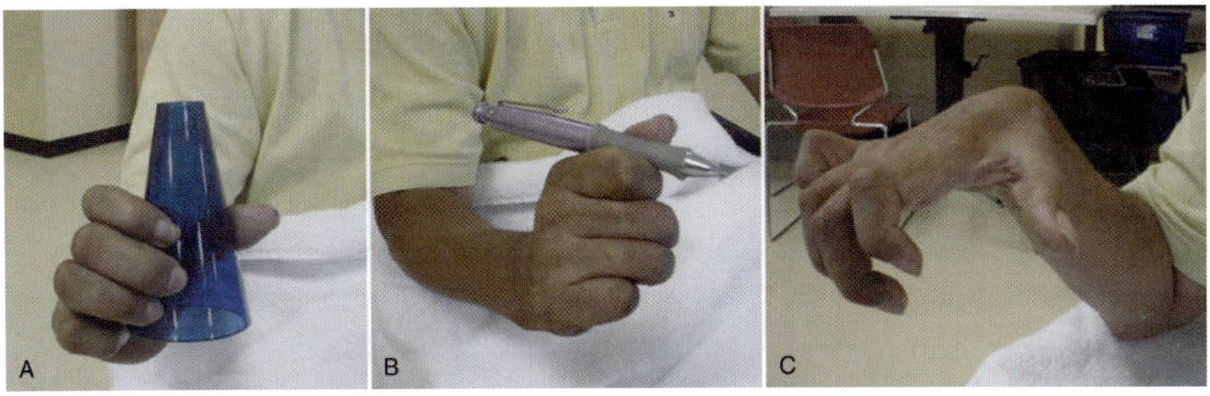

图132–5　ICT OCu：6水平损伤患者单级捏握重建。A.以桡侧腕短伸肌代同步指深屈肌抓握住椎筒；B.用肱桡肌代指浅屈肌环对向肌成形术实现侧捏，旋前圆肌代拇长屈肌（FPL），通过FPL拆分移位稳定捏的动作以持笔；C.放松期用乏力的自主指总伸肌和屈腕诱导肌腱伸展

医师来完成，并且应由有类似经历的物理治疗师、护士和治疗师组成的小组配合完成治疗。

大多数四肢瘫患者损伤部位位于C_5和C_6水平。即大多数患者能够保持肩部稳定性和自主活动性。由于前臂旋后，屈肘也保留。这些患者的自主伸肘缺失。是否存在强有力的自主伸腕和前臂旋前取决于损伤区。

只有在损伤区低于C_7肌节水平时，伸肘、屈腕及伸指功能才能保留。以下讨论内容针对四肢瘫患者的一般情况，但治疗原则与损伤水平无关。

我们需要恢复的基本功能，由主到次主要包括，伸肘（图132–3，图132–4A），伸腕，侧捏及放松，以及用手掌抓握和放松（图132–4B，图132–5）。目前的外科技术并不能使肩关节功能完全恢复，因此ASIA运动水平接近C_5的患者很少能行手术治疗。

肩关节功能和伸肘功能相结合能够使患者有效完成“伸手”动作，因此可以操作位于其前方或上方的物品。若无此功能，则患者“操作空间”会受限。换言之，肩肘联动可将手移至空间中的特定位置，从而使患者可以操作需要的物品。肩肘更好的活动度、稳定性和力量可以使手部有较大的操作空间。这一点对于伤后乘坐轮椅不能像健全人那样随意活动的四肢瘫患者而言是尤其具有价值意义的。事实上，伸肘可以使患者具有一定的功能能力如自我护理、保健、推轮椅及移乘，这些对功能独立性十分重要。腕背伸可以激发自然肌腱抓握模式，能够起到激活和恢复手指功能的作用（见图132–2）。外科手术重建手功能，事实上是在腕部肌腱固定掐捏和抓握基础上完成的。虽然重建所有抓握模式是理想的，但之前的研究显示侧捏，非对捏或指尖捏，以及对掌抓握最常使用。由于侧捏在ADL中更为常用，因此在侧捏和对掌抓握均可重建的情况下，优先考虑前者。制定重建手术计划时，首先应考虑令残留的自主、非痉挛性功能达到一个平衡，如前文讨论，这对于手与上肢较为柔软的患者最为合适。

有很多手术方式可以进行选择，但根据研究和经验，在某些特定情况下重建手术的范围有必要进行“缩减”。若距离较远，或家庭基建不足，患者不太容易和治疗师及医师接触，若重建方法复杂而精细，则预后较差。这种情况下，最好是限制一下治疗目标，以使他或她能够通过手术获益。这种情况对颅脑损伤和条件较差的患者类似，在十分放松的状态下一个简单的手术就能使患者康复。与此同时，积极、勤奋、适应性强的患者不喜欢康复潜力小的重建方案。我们还了解到，患者有时会要求行二次手术以改善“松弛的”移位肌腱，强化无力的移位肌腱，固定不稳定的关节等。患者必须不断“应用”和训练手与上肢，以使肌肉维持一定的张力和耐力，使其能够成功完成肌腱移位和FES系统治疗。最后，手术治疗应尽量做到充分有效。术后依赖性过强所导致的康复期延迟会使患者及其家庭推迟或取消下一步的治疗计划，也会降低治疗成效。Paul等之前证实了在同一阶段联合多种疗法进行治疗是有效的。

表132-4 根据国际分级标准制定的手术方案

水平	手术目标
O/Cu：0 无用于手部的肌肉移位	**伸肘** 推荐术式： 肱二头肌代肱三头肌移位术 选择： 三角肌后份代肱三头肌移位术* 肱三头肌（FES） **手抓握** 推荐术式： 神经假体FES
O/Cu：1 BR	**伸肘** 同O/Cu：0 **前臂旋前**（若存在旋后挛缩） 推荐术式： 桡骨旋前截骨术 选择： 肱二头肌旋前肌成形术 旋前方肌FES **侧捏和放松** 由于腕不能伸展，需要重建关键夹持方法 推荐术式： 肱桡肌移位腕关节延长术 手指自然伸直固定可改善横向夹持（若需要可增大屈、伸） 拇指稳定术改善夹持强度（CMC关节融合术和FPL至IP移位术） 选择： 神经假体FES
O/Cu：2 ECRL	**伸肘和前臂旋前** 同前项 **抓握和放松** 侧捏的标准关键程序（不需要伸腕移位，使用肱桡肌进行） 推荐术式： 由BR驱动FPL 通过CMC关节融合术和拆分FPL肌腱固定稳定拇指 必要时强化手指/拇指屈/伸中立位肌腱固定 选择： 同时重建捏和前臂旋前功能 BR－FDP移位术重建手掌抓握功能 利用Zancolli二级重建术重建手掌抓握和侧方抓握功能 经骨间膜行ECRB代FDP重建弱手掌抓握功能 手内在肌平衡术 神经假体FES
O/Cu：3 ECBR	**伸肘和前臂旋前** 同前项 **抓握，捏，和放松** 同第2组。对拇指CMC进行关节融合术、动态对位或单独治疗

（续　表）

水平	手术目标
	推荐术式： 同第2组。拇指CMC可用关节融合术处理，动态对向肌成形术，或不予处理 选择： 考虑Zancolli二级重建术以重建侧捏和手掌抓握功能（见O/Cu：4参考） 附加标准夹持 ECRL移位至FDP ECRL移位至FDP和FDS 重建手内在肌平衡 神经假体FES
O/Cu：4 PT	**伸肘** 同前项 **抓握，捏和放松** 这些患者可行手指/拇指伸展移位术 推荐术式： 单级侧捏流程同IC 3级患者 OR 用Zancolli法（PT驱动FCR）或House法（PT驱动FPL）行Ⅱ期屈肌/伸肌重建 基于参考文献，4-8组重建方法可能更好
O/Cu：5 FCR	**伸肘** 只有肱三头肌无力时才同于前项，因为此类患者可能具备一定的伸肘功能 **抓握，捏，和放松** 同前项。保留FCR的腕屈能力，也通过腱效应增加手指伸展 推荐术式： 有些患者肌肉虽然虚弱，但EPC仍有力量。可以考虑ZancolliⅠ期夹持和抓取手术 或 Ⅰ期横向夹持手术 或 Ⅱ期夹持重建术 选择： 用FCR行对向肌重建，用BR驱动FPL，ECRL驱动FDP
O/Cu：6 EDC	**抓握，捏，和放松** 同前项。 此类患者功能比第5组功能差，他们可能在伸腕时丧失了屈指功能，因为他们有主动的伸指功能（同第7组）。在计划移位时应考虑这一点，即屈指和固有肌重建 选择： Ⅰ期抓捏和夹持手术
O/Cu：7 EPL	**抓握，捏，和放松** 同前项 尺侧和桡侧固有肌都留有功能 选择： 拇内收/对掌手术
O/Cu：8 屈指肌（通常尺侧较强）	**抓握，捏，和放松** 同前项

（续 表）

水平	手术目标
	应行标准对位。固有肌重建很有必要，因为非固有屈肌和伸肌可以造成固有肌不平衡 由ECRL或BR驱动固有肌重建 用EIP或EDQM行标准对指
O/Cu：9 固有肌缺乏	**抓握，捏，和放松** 同前项 同第8组，可能需要对固有肌和对指功能重建。可使用FDS驱动固有肌成形

BR，肱桡肌；CMC，腕掌关节；Cu，示指，辨别距离10mm的静止两点（C6皮节）；ECRL,桡侧腕长伸肌；EDC，指总伸肌；EDQM，小指伸肌；EIP，指固有伸肌；FCR，桡侧腕屈肌；FDP，指深屈肌；FDS，指浅屈肌；FES，功能性电刺激；FPL，拇长屈肌；O，视觉反馈；PT,旋前圆肌

之前我们讨论过手术目标的层次顺序，即伸肘、伸腕、钥匙捏和对掌抓握。表132-4列出了不同水平的特定手术方式，但在制订重建计划时需要遵循一些普遍性原则，下文将有进一步介绍。

（一）个性化治疗

初始损伤的结果不同且受多种因素影响，因此每名患者的表现都是独一无二的。若在制订手术治疗计划早期未考虑这些因素，则针对特定阶段制订的手术方案在部分患者中会失败。特别是痉挛及患者的目标和期望是两个特例，制订手术计划时应灵活且有创造性。考虑到患者的临床表现和目标各有不同，外科医师需要掌握不同的技术以实现类似的重建目标。

由于上运动神经元和下运动神经元损伤在患者可有不同的临床表现模式，肌痉挛的程度也各有不同。很明显，对于准备手术的患者均应控制痉挛。通常经过药物和其他治疗可以实现以上目标。治疗目标是使痉挛能够有效到达一个平台期且可以耐受。问题在于保持疗效和不良反应之间的平衡。高级别的抗痉挛药如地西泮，可能会导致肌肉无力。如困倦、反应迟钝等是常见的不良反应，停药或减量后症状可缓解。部分用药还应注意成瘾性和滥用问题。应用植入式巴氯芬泵能够将痉挛控制到稳定水平。突然撤药是危险的，因为这会导致癫痫、血管收缩不稳定等致命后果。1989年FDA批准了肉毒毒素的使用，其主要作用是治疗痉挛性瘫痪，包括四肢瘫，其作用日益凸显。

通常认为难以控制的痉挛性肌肉不适合做移位，需要做松解以防止严重挛缩的发生。适度的痉挛是有助于移位的。此外，特定的“功能性”痉挛状态，如收缩FPL伸腕，可能是可望而不可及的。由于每名患者痉挛模式、控制能力各不相同，因此应当灵活制订外科手术方案。

手术方案应根据患者需求制订才能成功。尤其是受伤多年的患者，一些C_5水平（ICT 0～1）损伤的患者用肱二头肌推轮椅或抬身，这对预防压疮很关键。医师在重建伸肘时，若选择肱二头肌作为运动供体应当非常小心，并向患者解释该法可能会使患者丧失一些术前存在的重要功能，尤其是旋后和屈肘。

最后，外科医师和患者都应了解术后康复的时间。最初的固定期可能持续3周至3个月（三角肌-肱三头肌移位），患者需完全依赖随行护理人员。患者会承受很大压力，其支持团队，尤其是家庭是帮助患者的主要源泉。护理应优先于手术治疗。

（二）儿童及青少年特别注意事项

儿童SCI有特殊的需求和注意事项，其受伤机制与成人不同，包括产伤、感染、肿瘤及虐待儿童。儿童也更容易发生无骨折脱位型脊髓损伤，即SCIWORA（spinal cord injury without radiographic abnormality）。新的SCI中心，包括Shriners医院，研究出了针对这一患者群的治疗方案。Betz和Mulcahey的教科书也是针对这一人群的专著，是其治疗的基础。成功的康复方案还应注

意发育状态、家庭支持及对手术的反应。在此期间需要对患者进行解释和让其认同，还需采取措施应对机体依赖、丧失活动性及丧失自由等问题。

儿童比成人难以忍受失败。儿童通常是被迫去相信复杂的治疗计划，事实上他们可能并不能完全理解或赞同。患者家属可以教育其理解重建技术，但患儿并不能完全了解其机制。他们是尖锐的评论家和进步的观察者，并且很难满足。许多儿童相信奇迹或惊喜，对历经数月的康复难以忍受。年龄越小的儿童越难集中注意力，在训练中要不断强化和重复。年龄较大的儿童或青少年会因社会生活分心，更加注意其外表、伤口、支具和硬件。他们希望机体及外表看起来正常。重建需配合矫正瘫痪体位，去除腕部支具或改善其社会交流都可以很好地为患者所接受。

许多儿童害怕回到病患角色，他们对损伤急性期住院的经历有不好的记忆。在克服其机体功能丧失、重建手功能的同时应尽量使患儿对重返医院的压力降到最低。在门诊、康复部门对患者进行治疗比在急救科室可接受性强。治疗师通常在准备、指导和儿童交朋友方面起关键作用，使患儿能够主动、持续康复。

术前评估通常是在患儿玩耍或ADL时完成的。患儿功能主要集中于在学校完成的一些活动如用笔，做手工，操作电脑和阅读。儿童的自我护理与成人相同。Kozin认为早期手术对儿童不仅是可行的，而且对于儿童的特殊情况而言还是极其有益的。手术的挑战主要包括一些技术问题，如肌肉肌腱较小，骨骼生长板的存在，挛缩及继发的骨骼改变，尤其是在肘关节、前臂及手指MCP关节。儿童术后康复方案与成人相同，但需要长时间的观察他们的生长发育状况，手术方案可能因此而推迟以使弱小的肌腱能够转移到相应的骨中。

儿童使用硬件、支具、轮椅及电子设备较成人困难。他们认为自己可以自我修复，而其他人则修理破坏的东西。说明时应谨慎，因为损伤后重建的肢体并不正常，承重或用起来都像工具。

儿童重建手术效果可以非常好，他们可以通过自我调整产生新的能力，术后结果较好，并且沉浸在治疗小组改变其生活的喜悦中。

（三）一般手术技术

运动的产生需要稳定性、活动度以及肌力，从而产生一定功能。本节主要讨论手术治疗的原则和概念，而不是具体的手术方式。表132–4列出的是根据分类推荐的手术方式。我们推荐读者参考表中列出的文献以进一步研究这些手术方式的历史、细节、发展及选择。

1.骨与关节手术

关节松解和松动　活动和功能是相对独立的。无论关节是能够自主控制还是需要通过手术重建恢复活动，柔韧度和ROM对功能都是关键。即使进行了适当的非手术治疗偶尔也会有僵直的发生，若发生挛缩且功能受到影响，则必须松解或再平衡关节。屈腕挛缩并不常见，除非患者非固有腕屈肌痉挛，这会导致屈腕挛缩。拇指及其他诸指挛缩通常是由一种治疗理念所致，该理念认为可以用僵直的拇指和其他手指制造“钥匙捏”，如同一个“爪子”。Treanor等阐述了通过松解严重挛缩手指改善其功能的手术方式。我们认为僵直的手指会妨碍重建计划的成功，因此应当预防而不是待发生后再治疗。

四肢瘫患者挛缩最常见的一个相关例子是前臂旋后畸形，这种畸形可发生于ICT分级0～2级的患者。畸形是由于自主或痉挛的肘屈肌–旋后肌与无力的肘伸肌–旋后肌之间不平衡造成的。卧床姿势欠佳、忽视个体、不适宜的治疗及高痉挛的肌肉均可导致慢性前臂旋后及屈肘畸形。由于手和腕的功能大部分是在旋后位完成的，因此这种挛缩会造成残疾。与之相伴的轻至中度屈肘挛缩和前臂旋后畸形可以通过数周的连续石膏固定于伸直旋前位来干预。剩余的挛缩则有待于手术解决。

我们的治疗方案从非手术治疗开始，如肉毒毒素注射、连续石膏矫形及将轻至中度屈曲旋后挛缩牵拉至向桡侧旋前位。若同时存在屈肘畸形，可以实施前方关节囊松解同时配合肱二头肌和肱肌分段延长。我们发现截骨术尤为有效，因为该法可以重建和维持旋转功能弧，这种方法从技术方面而言更为直接，适合作为系统一期手术重建中的一部分，因为这种畸形没法通过康复“学习”来改善。

肱二头肌旋前塑形最初由Zancolli所描述，这是一种通过制造主动旋前既能松解畸形又能重建前臂平衡的方法。

关节稳定术　手指的纹路事实上是由肌肉控制的一系列夹层片段，肌肉在这些片段间有很多附着点，最终可使运动平衡和协调。在四肢瘫患者中并无多少主动运动可以转移，目前只有有限的一部分可用植入式系统电刺激激活，还不能创造健全的手指。鉴于手术的目标限定于重建最少的功能以实现最大的能力，关节稳定术即成为重建中的一部分。重建拇指屈曲以完成如钥匙捏等动作，若不稳定拇指的一个或更多的关节则很难实现，除了需要控制CMC关节，还需要控制MCP和IP关节，只有1～2个供肌是不够的。如果CMC关节不稳定或MCP关节过伸，则很难重建一种可控的均衡的强有力的捏力。不稳定的CMC关节可以通过关节融合术治疗。稳定CMC关节可以通过肌腱移位治疗或无需治疗。过伸的拇指MCP关节需要加以稳定从而产生坚强的捏力。一种常用的做法是通过将一个拇指屈肌穿过三角骨与MCP关节之间将其固定，并通过稳定CMC关节对抗，同时通过稳定IP关节将屈曲力转移至拇指指腹从而产生有力而有效的钥匙捏。有很多技术可以用于维持关节的平衡和稳定性。

关节融合术：通过关节融合术稳定关节，可以减少主动运动肌或肌腱移位导致的扭矩分散，预防扭矩所导致的畸形和随之而来的关节失衡，并可将关节、手指/拇指射线置于更好的功能位。事实上关节融合术可以增加自主、移位或激活的运动肌的效率和效力；这对四肢瘫患者是很有益的。代价就是活动能力丧失和僵硬。1956年Nickel描述了一种创造手抓握功能的方法，融合手指关节制造一种僵硬的“钳子样”的爪形手，通过伸腕的肌腱固定作用驱动。虽然这种方法能产生一定的功能，但其不良反应是不可逆并会造成手部僵直。目前通过Eric Moberg的指导，我们知道更好的重建方法是寻求创造柔软的手，更重要的是这也更利于患者融入社会。因此应更加明智而保守的实施关节融合术。

拇指CMC关节融合术是对四肢瘫患者手功能重建最有用的手术之一。将拇指置于对掌位，屈曲是通过FPL移位完成的，从而创造出一个稳定而有效的钥匙捏。这一方法已经在四肢瘫重建中广为应用而且效果明确。对于低位四肢瘫的患者（ICT4），House等提出了一种广为应用的CMC关节融合术，即将两个供肌PT和BR进行重建的内收/对抗成形术。腕关节融合术很少采用，因为该术会使重要的肌腱功能丧失。其指征是需要拆除外部支具或没有足够的肌力完成伸腕。有一些患者选择该术是由于美观问题或者强烈要求不佩戴支具。一个运动平面位于C_5的肌力较弱的患者（ICT0），其自主BR功能为BMRC小于4级，不适合移位至ECRB，可以将BR移位至FPR，腕关节融合FDP，EPL肌腱固定。若供肌效用较弱则此类患者可以通过内或外刺激肌肉的系统获益。Freehand系统即是这样一个系统，但市面上很难买到，幸运的是，此类研究正在继续。

拆分移位：作为关节融合的替代方法，拆分移位（缰绳移位）技术可用于四肢瘫手功能重建以稳定相关关节。这种移位术是用一条供肌来平衡功能性的单轴关节，因而将一个力矩转变为一个平衡的压力。特别是拇指的IP关节在完成钥匙捏动作时通常需要关节融合或固定来保持稳定。该术会改善FPL移位的效率和效力，因为其力矩移位主要用于MCP和CMC关节的活动（或当CMC融合时只针对MCP)。关节融合的不可逆性和问题主要源于固定针或螺钉对关节进行交叉固定以实现稳定，因此Mohammed等所创造的拆分移位就产生了。在斜滑轮水平的FPL桡侧半，在IP关节近端移位至EPL背侧（图132-6)。在被动期，关节仍然柔软。在主动期，由于钥匙捏时FPL主动活动，在捏时IP关节两侧都很稳定。在主动捏时一味的效力与IP角无关。这一术式是目前最标准的IP稳定术。

关节囊固定术：在这种关节融合术中，稳定性是通过“紧张”任何特定关节的一个轴心而实现的。这种技术可用于钥匙捏，如拇指MCP过度活动可对掌面进行紧缩，因为随着时间的推移会发生掌面的松弛。在这一方案中，有拇指产生的捏力由于MCP关节过伸而减弱。有时候还需要反其道而行之，以及过度屈曲的MCP关节可能会导致拇指不能与示指对捏，这种情况可能需要对背侧关节囊进行固定。近端指尖关节掌侧关节囊融合的指征是患者过度放松产生鹅颈畸形，不能完成抓握功能。当异常功能放松已经存在或由于之前的重建手术导

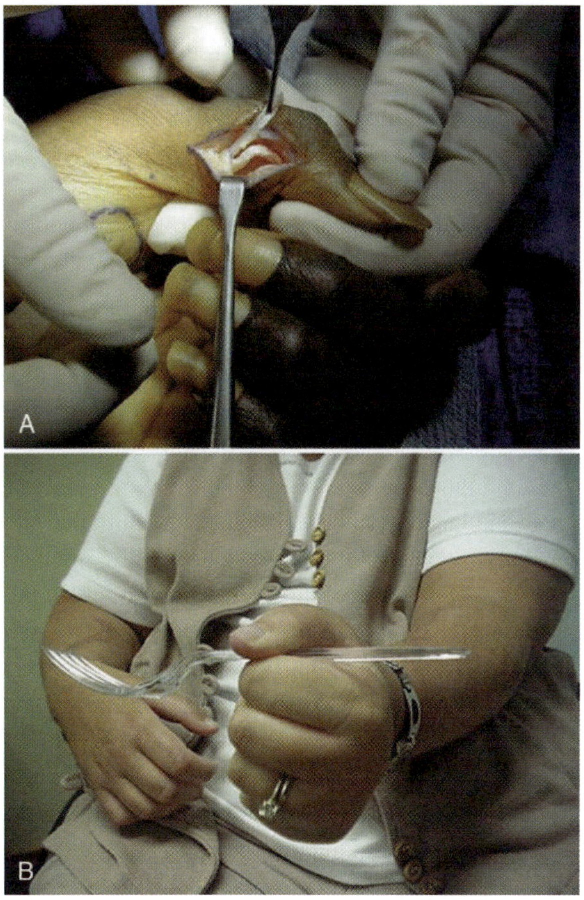

图132－6 A.拇长屈肌（FPL）拆分移位以稳定拇指指间关节（IP）术中照片。将FPL肌腱桡侧半移位至拇长伸肌，当肌腱移位激活FPL时IP关节并不过屈；B.FPL的拉力创造了一种屈曲平衡，IP关节在侧捏时仅维持在拇指指腹抵于示指侧方的轻度屈曲位

致关节慢性失稳产生同样的松弛时即可采取这些手术方式。

动态稳定：关节移位和肌腱固定等松动术可作为拮抗因素维持关节稳定，如当行伸肌移位稳定肘关节时，与三角肌后份（PD）和肱二头肌相比，BR是更为强力的供肌。原因是伸肘力臂的缺失，BR收缩产生的力分布于伸肘和移位的肌腱之上。若存在主动伸肘力臂，同样的力主要分布于移位的肌腱之上。

由BR－代偿的拇指内收－对抗肌成形术，如House所描述，也可以在对捏过程中动态稳定拇指CMC关节。这种移位术偶尔也用于ICT分级大于4的中等水平四肢瘫患者，PT具有足够的自主性和力量做移位的供肌。有一种方法可以代替拇指CMC关节融合，该法通过指浅屈肌（FDS）肌腱移植驱动BR的对向肌成形术使拇指更为灵巧。通过主动创造对抗体位，可以在对捏过程中稳定CMC。肌腱固定术，静态等同于肌腱移位，可以表现出类似的功能。Zancolli或House曾介绍肌腱固定术可以获得手指伸直力矩，可以通过一片FDS肌腱模仿固有肌，指屈肌启动或激活时可以类似地产生抓握力。

四肢瘫手功能重建手术的基础在于可活动的瘫痪关节。下文将探讨软组织手术和神经假体移植的基本原则。

2.软组织手术

肌腱固定术　是将肌腱固定于其止点邻近部位使其产生静态拴系效应的技术。由于其“锚定”作用，肌肉肌腱单元丧失了弹性，当关节以偏心方向或形式活动时，肌腱起门栓样作用，根据设定的张力限制持续的活动。肌腱固定术可以利用插入片段，即肌腱在止于骨骼止点跨越多个关节的部分。结果并非是限制活动，而是产生活动。正常的腕部肌腱固定效应是四肢瘫手功能重建肌腱固定术产生活动的基础。如高位损伤患者（ICT 1），若将BR移位至ECRB以产生伸腕则无其他运动肌可用于移位；然而，若将FPL肌腱按照适宜的张力锚定于桡骨远端，则伸腕可对拇指射线产生屈曲力矩。与之相应的适宜的拇指关节和手指关节平衡，甚至还有伸肌腱固定，如Moberg所言这些都是钥匙捏的基础。问题在于随着时间迁移肌腱会逐渐“拉伸”，因此目前在无其他选择时且如前文所述作为一种拮抗平衡术，该法仅用于高位四肢瘫患者。

肌腱移位　可以重新安置可用的运动肌代偿丧失的功能。通常一项功能，如屈指，可以提取出一块活动的肌肉——FDP。将一组自主、强健的肌肉和肌腱从其正常止点分离出，将其植入瘫痪的肌肉（图132－7）。当患者“学会”单独收缩移位的肌肉时，瘫痪的功能即被重建。肌腱移位与肌腱固定术代表了四肢瘫患者传统上肢重建术。移位的基本概念将于后文有所论述。

（1）至少有一项被动活动功能的柔软关节对活动是必要的。

（2）移植肌与其将要移至的肌肉之间在偏移

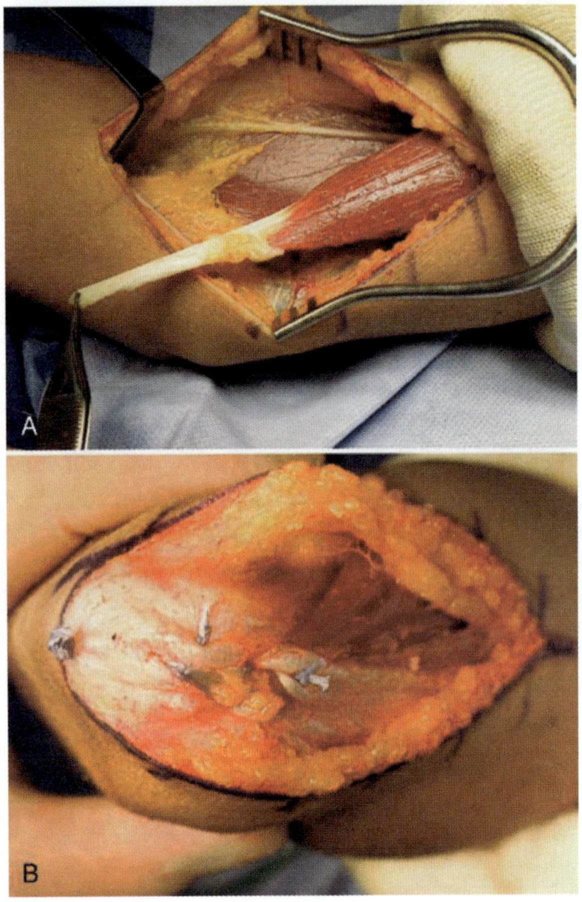

图132－7 肱二头肌代肱三头肌肌腱移位的术中照片。A.将肱二头肌从周围皮肤、筋膜和肌肉中松解（手位于照片左侧），将其止点从桡骨茎突上松解；B.将松动的肱二头肌穿内侧软组织经肘后方（肘部屈曲，肩关节位于照片底部），将其与肱三头肌腱编织缝合，止于后方鹰嘴钻好的孔道内

和收缩力之间应具有可比性。

（3）协同效应，只要可行，均可促进再教育。可利用协同效应将ECRB移至FDP（为使肘关节伸直将肱二头肌移位至肱三头肌是一个明显特例）。

（4）移位部分应穿越正常的组织床以使瘢痕最小化。

（5）稳定关节，无论移位跨越多少关节，都需要加强其效力和效率，这一点已经被BR移位明确证实。

（6）从供肌到接受肌腱的直线拉力可以使移位发生的力的丢失最小化。

（7）边对边移位可以使单一运动肌影响数个关节的活动。整个FDP可由一个供肌激活。

（8）供肌失败的发病率应为0或最小。

（9）预期继发活动的基础是供肌拉力向量。例如，如果需要的话，可将BR移至FPL以产生继发旋前。

对这一技术的一项重要提示是移位时应设置适当程度的张力。Pulvertaft所提出的肌腱编织技术（3～4编织）大大加强了移位肌的肌力，并可以早期开始活动。用止血钳夹持编织肌腱而不是用缝线加固，可以在术中激活肌腱固定效应或在术中应用电刺激来检测张力。术者可以对移位肌腱进行松解或紧缩，直到实现需要的效果。

3.神经假体移植术

高位SCI手功能重建的机会并不多，C_5和C_6水平是最常见的损伤节段，传统重建手术和康复工具只能重建钥匙捏。FES的应用扩大了这一患者群改善功能的选择。神经假体移植术的应用和结果在文献中已有详细描述。1997年FDA批准了首个植入式上肢神经移植假体——Freehand系统。虽然其临床和功能效果良好，但目前市面上已无此商品。

克里夫兰FES中心仍在研究先进的神经假体系统。目前的系统包括一个植入式刺激器，它可以控制激活上肢12组不同的肌肉。除了传统设定的8组肌肉（拇内收肌，拇短展肌，FPL，EPL，FDP，FDS，EDC，有时还有肱二头肌），Freehand系统还包括了手内在肌，拇长展肌，旋前方肌，掌长肌，胸肌，菱形肌和小指伸肌。这些肌肉可以根据患者的需求和目标进行选择。这一系统的新奇之处在于将控制源内置化，无须患者佩戴外置控制器。由使用者肌肉自主收缩产生的肌电信号，用于控制神经假体的功能。这些信号经植入式电极记录，在装置中进行处理，之后由经皮感应式链环传出体外。这种新式控制法与之前所实施的外部控制源相比有以下3条显著优点：①通过手术植入记录电极的方法简单而直接，获取的信号可信、可重复；②记录电极可以广泛植入各类肌肉，使系统更加个性化；③无力和部分瘫痪的肌肉均可获取肌电控制信号。因此，只要至少保留一组肌肉的自主功能，肌电控制就可广泛用于各类人群。

新一代的神经假体较Freehand系统应用更为广泛。由于控制源内置化且为刺激同侧肌肉，因而使双侧植入系统成为了可能，目前已有3例患者接受了此治疗。双系统，或于某一肢体植入两套装置，已在两名C_4或以上的四肢瘫患者中应用，以控制肩、臂和手。对于C_5损伤的患者，双系统除了用于手的控制还可用于肩部及躯干的控制。基于其特性，这种先进的神经假体甚至已经开始用于脑卒中患者。总之，此书出版时，已有13名患者（19套装置）植入了此神经假体。

过去神经假体移植术的适应证是ICT为4级或更低的患者（入选标准详见患者评估章节）。即ASIA运动水平为C_5和C_6的患者。随着技术的进步及能够激活更多的肌肉，我们发现ASIA C_4或更高水平损伤的患者可从植入FES中获益。虽然这一点并未经过确切研究，但我们感觉运动水平位于C_7或更好的患者（ICT≥5/6级）功能原本就很好，或通过传统重建手术疗效显著，无需应用先进的神经假体移植进行多通道刺激。

大多数此类患者肱三头肌自主功能较强且手指/拇指也可能有一定自主功能。这一组的患者更有可能从简单的神经假体系统中获益，可以激活少量的肌肉以加强自主收缩。举例说明这种方法如刺激手内在肌以加强张手功能，或刺激拇外展肌以加强手的抓握。克里夫兰FES中心目前的工作是将这种需求引入模块化网络神经假体。

（四）重要手术概念

1.关节平衡

为了获得最好的功能结果，需要一些松解关节的手段，如肌腱移位，以获得平衡从而预防随之而来的畸形。我们观察发现，如患者运动平面位于C_6（ICT为2和3级），可以自主伸腕，但随着时间推移会发生轻度的伸展挛缩。挛缩的程度受重力影响，因为大多数功能都是在前臂旋前动作下完成的，而且手的重力会产生屈曲力矩抵消伸腕肌的主动活动。相反的，卧床不起或康复较差的患者，C_5水平或ICT 0～1级损伤的患者，由于缺乏伸展-旋前力矩以对抗强力痉挛的肱二头肌，肘关节会产生严重的屈曲-旋后挛缩。其他可能发生的挛缩还有肩内收、内旋挛缩，手指挛缩（屈曲，爪形手或背伸）。最好是对这些挛缩加以预防，但也可通过节段性手术松解治疗。类似的，若用肌腱移位或FES系统来强化由于手术所导致的关节不平衡，也会发生挛缩。通过转移ECRL或BR至FDP，而不产生伸肌力矩的抓握重建手术，可能会导致手指紧张。结果会是屈指挛缩。伸肌可以像肌腱固定一样成为一个静态的力，或像“拮抗肌”肌腱移位一样产生一个动态的力。Zancolli和House都详细介绍了他们通过肌腱移位实现手指功能改善的原则。至于FES系统，Keith和Kilgore描述了腕部不平衡是由于患者通过激活FDP，FDS和FPL得来的强力的屈肌力矩被来自ECRB的自主伸腕部分抵消。不平衡的关节随着时间推移丧失功能。主治医师必须对这些原则烂熟于心从而使手术效果最大化。

2.哪些运动（肌肉）应予保留

伸腕肌（ECRB）：由于伸腕对重建很重要，因此伸腕肌不适合做供肌，除非至少有两组能够自主控制且肌力足够。这意味着患者必须是ICT为3级或以上，除非在一个强力的ECRL（ICT=2级）存在的情况下对一个无力的自主ECRB进行移位。研究证实ECRL与ECRB之间定位不同是制定手术计划的重点。ECRL与ECRB不同力的向量产生不同的活动。ECRL的止点位于腕中部桡侧示指掌骨处，可以在伸腕时引起桡偏。相反的，ECRB的止点位于中指掌骨的基底部，伸腕时可产生轻度的尺桡偏，是一种更加平衡而需要的活动。由于缺乏完整的肌肉基础结构来帮助调整活动，我们选择供肌时应考虑是否有桡偏或中立位伸腕。因此，当需要转移2条强力自主伸腕肌中的1条时，根据患者的ICT可以选择ECRL重建侧捏或抓握。类似的，当重建伸腕时，ECRB是较好的受体。当植入神经假体时，Keith和Kilgore之前证实伸腕力矩不足会由于压倒性的主动屈指而导致屈腕畸形。这种情况下，ICT为3级或更高的患者不宜用伸腕肌做供肌，除非尺侧腕伸肌（ECU）或尺侧腕屈肌（FCU）被激活，同时向腕中心背侧移位以强化伸腕。按照推断，对于低于3级的患者应通过电刺激肌肉强化伸腕，尤其是ECU，无论是原先的还是FES移位至ECRB的肌肉。

我们发现一种情况下移位ECRB是很有用的。对于一些患者而言重建抓握功能很重要，但他们缺乏必须的供肌。此类ECRB肌力低于3级或更低、接受重建手术的患者，经骨间膜窗将ECRB移位至FDP以产生抓握，这优于肌腱固定术，因为其避免了牺牲重要的伸腕功能。Haque等研究了我们做过此类移位的7名患者。手指的主动屈曲平均是每个手指122°，侧捏和抓握力均有所改善。患者确实丧失了一些伸腕活动，我们认为是移位产生了屈腕力矩，但其伸腕肌力并无丢失。

行伸腕肌移位关键是确定患者是ICT为2级或3级。临床对伸腕肌的检查并不确实可信，有数名作者曾提出过如何评估有自主伸腕的患者是否存在足够强力的ECRB。Bean和Mohammed等发现检查ECRL和ECRB的最佳的方式是当两者都是5级肌力时，将肘关节屈曲90°，对抗伸腕，在前臂近端侧方进行检查。Moberg建议在局部麻醉下手术显露ECRB，以评估其独立性和肌力。

腕屈肌（FCR）ICT 5级或更高的患者，可以考虑将FCR作为潜在的供肌。随着可能供肌数量的增加，应注意通过肌腱移位获得功能的重要性。Zancolli和House，却建议保留FCR，他们认为主动、自主屈腕不但可以改善手指肌腱伸直，还可通过改善腕部平衡预防伸腕挛缩。自主屈腕也有助于用轮椅的患者为预防压疮进行减重及移乘。对于ICT为5级或以上的、希望接受手术重建的患者，目前我们不常用FCR做供肌。

3.什么运动（肌肉）可以转移

三角肌 最初应用于四肢瘫患者的肌腱移位术之一，就是用三角肌后份重建伸肘，三角肌-肱三头肌移位仍是一种金标准手术（见图132-3）。肌腱移位的实用性和可信性在临床上比生化分析更广为人知。研究证实，虽然三角肌只能替代肱三头肌最大等长张力的约20%，其移行距离较长，且仍能保持一定张力，因此适合做供肌。肌纤维“短缩”时仍然能够维持强劲的“拉力”，使三角肌移位成为一种更加可信而可预知效果的手术。虽然典型的是获得伸肘肌力以对抗重力，但更为困难的是获得转移重物的肌力，这在临床研究中得到了证实。移位需要一个桥接肌腱跨越三角肌腱到肱三头肌腱止点之间的距离，它会牵拉移位的肌腱并有可能随时间推移使其变得无力。事实上，最近的一项临床研究发现患者术后1年三角肌后份可以产生约65%的力。综合分析支持术后应维持严格全面的治疗以有助于移位的成功。

肱二头肌 强力的屈肘（ICT≥1）源于强力肱二头肌、肱肌和BR的自主收缩。1954年，Friedenberg首次应用肱二头肌对1名脊髓灰质炎患者和1名创伤性四肢瘫患者进行伸肘重建。之后1999年两篇文献报道，利用肱二头肌对四肢瘫患者进行伸肘功能重建是一种有效的方法。虽然是非协同性移位，但两项研究均发现患者可以学会如何单独收缩肱二头肌以启动移位，这简化了术后的治疗计划，术后的伸肘肌力优于对抗重力的肌力。Revol等在其研究中发现屈肘肌力有47%的丢失，也发现患者对这种功能丧失并不满意。最新的一项比较研究发现，肱二头肌移位可以获得更大的伸肘肌力，且与三角肌后份移位相比肘部肌力丧失更多（47% *vs* 32%）。然而两种方法对ADL的改善和个人选择目标实现上是相等的。

由于肱肌是主要的屈肘肌，因此可将肱二头肌分出作为供肌，而不用“牺牲”有意义的屈肘肌力，但在移位之前需要确认肱肌是有功能的。患者也会丢失一些旋后肌力，但可能正因如此才能预防旋后挛缩帮助旋前力矩不足的前臂维持平衡（ICT<4级）。事实上，一些外科医师曾考虑过这种情况对动态肘关节屈曲/前臂旋后挛缩是一种极佳的治疗选择，因为它可以用于弱化不需要的姿势。肱二头肌已经被广泛认可可以作为伸肘供肌（见图132-4A，图132-7）。

肱桡肌 BR是用于四肢瘫重建移位最为容易和万能的肌肉。因为其主要功能是作为屈肘肌，因为多数患者肱二头肌和肱肌强力而主动，BR常因患者一些小的损害而牺牲。它实际上是四肢瘫患者的主力肌肉。事实上，有很多应用BR进行移位的记载：BR移位到ECRB辅助伸腕，BR移位到FDP以辅助抓握，BR移位到FPL以辅助侧捏，BR移位用于内收对向肌成形，以及BR移位到EDC/EPL以辅助手指和拇指伸直。BR的肌肉特性已在四肢瘫患者肌腱移位内容中进行了详细研究。BR宽阔的起点起于肱骨外上髁嵴，其近端肌腹有明显的纤维筋膜连接限制了潜在的偏移。手术证实的平均偏移是41.7mm。一般手指和拇指的伸肌偏移是40～60mm，手指屈肌可高达60～70mm。不分离起点将近端肌腹从周围的结缔组织分离出来，其偏移可增加到77.9mm，使其适于做后面功能的供肌。Friden等证明，事实上活体肌纤维偏移取决于肌肉周围的连接，而不是纤维本身的长度。BR的长度-张力特性也进行了术中研究。BR产生超过90%主动力的部分集中于其静止长度的1.5～2cm的范围内。因此，BR移位应在其静止长度进行拉伸，且其“受体”关节在平衡位活动。术中肌肉刺激对于外科医师做出决定有很大的辅助作用。Murry等研究了在不同张力下将BR移位至FPL以重建侧捏。若在张力下，伸肘时移位的BR达到了峰值力，BR张力过高时反之亦然。此外，BR移位产生的向量会创造对患者有利的继发活动。正常状态下次要的前臂旋前肌和主要的屈肘肌，用传统方式将BR移位至FPL时会丧失其旋前力。Ward等发现将BR自背侧经骨间膜移位至FPL，可以在不牺牲移位FPL的情况下改善旋前力矩。因此对于有特殊要求的患者，尤其是对旋后超过预期的患者，变换移位方式可以取得有效的结果。Lieber等创造了一种在术中测量肌节长度的简洁方法，应用这种方法某一天医师可能能够前所未有的精确确定移位肌腱的张力。

一些医师和治疗师认为BR很难训练，尤其是在肘部稳定性丧失时。有确实的证据支持这一观点，表面肌电图的相关研究显示人们很难真正单独收缩BR。肘关节不稳时，BR实际上只是一个双关节肌肉，移位较为薄弱，根据肌腱移位手术的总体原则可以对其进行预判。研究显示当肘关节稳定时，无论是借助支具还是伸肘移位术，BR都会成为更有效的远端移位肌。目前我们将伸肘移位术作为一期治疗步骤，或与其他移位相联合，包括BR。

桡侧腕长伸肌　只要有强力的ECRB（ICT≥3级），ECRL就适合做移位。我们通常将ECRL移位至同步的FDP以重建抓握功能。最初我们制造一种“反转串联”，使手指可以同时平等地屈曲，Hentz提倡这一做法。虽然沿桡骨桡侧缘拉力的力线并不理想，但移位可使伸腕与屈指相协同。ECRL其他还常用于为重建侧方抓握而移位于FPL，为重建伸指而移位于EDC/EPL，以及手内在肌重建。

旋前圆肌　之前我们讨论了旋后挛缩的发生限制了手功能。主动、自主的PT可以预防随后发生的挛缩，并且作为主动的旋前肌有利于手位的摆放。确实，如对FCR，对于ICT为4级或更高的患者建议保留PT。临床经验却反之。McDowll和House在20世纪70年代早期就对PT移位至FPL就有了丰富的经验，且无旋前负效应发生。Zancolli也喜欢PT移位，尤其是移位至FCR，将重建的重点放在重建强力伸腕患者的主动屈腕以维持腕部的平衡，以及改善手指的肌腱固定效应。此外，我们并未发现，或尚无相关报道指出，ICT为2级或以上的患者发生旋后挛缩。

（五）术后治疗

重建手与上肢功能需要患者、治疗师和外科医师一系列的共同努力。必须对患者进行教育，以确认其真正了解手术和康复的各个步骤和时间段。术前准备越好术后结果越好，因为患者和治疗小组能够更好地确认潜在的并发症，如感染、粘连或拉伤（裂伤）。此外，完整的教育有助于患者有现实的手术结果预期，也有助于治疗小组了解患者动力的水平和目标。

1.一般肌腱移位治疗

手术之后，需要在整个治疗过程中采取一些特定步骤保护重建的组织。术后应立即开始保护性技术，如为了防止肌肉肌腱受牵拉或撕裂所采取的石膏或支具矫形。随着术后时间的推移，治疗重点转向松动术，以预防限制活动的粘连的发生。这是一种复杂的平衡，需要持续监测以防止并发症。总之，无并发症时，患者可以恢复所有正常活动，包括移乘，这在术后可能需要12周。

固定阶段　固定阶段的治疗是康复过程的关键组成部分。术后手臂固定3～4周，对于涉及骨稳定的关节融合术或旋转截骨术等者，术后固定可长达6周。一般来说，手臂和手固定在保护性位置，防止转移的肌肉被拉伸。例如，后三角肌转移到三头肌后，肘关节应在伸展位固定。Friden及其同事推荐并展示了将手臂固定在一侧，以减少后三角肌腱移植物的伸长。在此期间，治疗包括患者及家人教育、预防措施、正确的肢体体位、水肿管理和识别感染迹象方面。对未受累的肢体关节进行ROM

训练有助于防止整体紧绷。一旦转移的肌腱开始愈合，在2～3周内，进行早期保护性ROM，以防止粘连，但应限制活动移植接合部位。只要有可能，ADL训练应使用非手术肢体，并根据需要配备自适应设备，以最大限度地提高患者的独立性，并减轻护理者的负担，例如将电动轮椅的驾驶控制装置移动到另一侧以增加移动性和安全性，更改患者的工作空间以便于使用非手术臂。

松动期 松动期的治疗目标是在恢复过程中以可控方式增加主动活动。去除石膏的时间需加以注意，因其作用是：①预防移位肌腱的撕裂；②预防移位肌肉的拉伸；③保护骨结构的稳定性。一般这需要：①不要做有抵抗的训练，或使移位肌肉发生强力收缩的活动；②不要进行突然或不受控制的活动；③不要用手术侧肢体将患者从卧位拉至坐位；④不要让手术侧肢体承重；⑤不要推手摇轮椅；⑥全天经常性持续佩戴支具矫形。

石膏和缝线（非可吸收）拆除当日，清洁切口，配置保护性支具，并对患者进行佩戴指导。应用定制保护性支具的指南中有一些需要注意。

肌肉最好位于缩短位置，避免延长。BR-ECRB移位需要肘关节被动屈曲（90°），腕关节被动伸直（50°）。在联合肌腱移位情况下，必须使之代偿。如果BR-ECRB移位同时行肘伸直移位，肘关节被置于伸展位也同时使腕关节伸直。表132-5描述了适合矫正位的常见过程。肘部伸直移位，患者可在白天佩戴铰链式肘关节矫正装置使其保持屈曲位，夜间可使用静态肘伸直装置使其位于0°～10°的伸展位。铰链式撑杆使肘关节持续缓慢伸直（每周大约15°，长达10d），并尽可能的使肘关节全关节伸展。患者的预防措施是指水肿的管理和干预技术。接受过如三角肌或肱二头肌移位至肱三头肌的肘关节重建手术的患者，可应用于脊髓损伤康复单元来加强入院患者肌腱移位训练治疗。通常，其他的手术步骤会同时进行，这些治疗方式都是肌腱移位。住院2周同时在术后3～4周时拆除石膏。如果患者居住在本地，且有适合的家庭资源和支持，他或她可以忍受夜间疼痛，术后第2天可以出院，然后换药并给予矫正法检查，此时治疗可根据特定的程序执行。无论是提供给住院或提供给门诊患者的治疗，都按同样的方法。

拆除石膏1～3周（术后4～6周）：在这个时间段里治疗首要是肌肉再训练和主动的关节活动度。在这种情况下，这可能意味着使肌肉重新学习新的运动以使其不要默认为原来的运动。例如，将BR移位至ECRB，患者需要首先学会BR的活动以至于在无肘屈的情况下伸腕。一旦此技术实施，鼓励患者活动移位肌腱，在肘屈的各个角度到全角度肘伸的最大范围活动。通过一系列强化技术可以改善肌肉再训练，包括生物反馈、振动、电刺激（通过外科途径）。鼓励主动和辅助下主动的关节活动练习。表浅肌腱固定术活动适合移位来重建腕背伸或拇指捏。在关节恢复早期PROM通常是容易让人气馁的，除非痉挛状态或挛缩早期发展是个关注的问题。这必须需要术者来讨论。除了锻炼和洗浴时，预防性矫形器一直使用。软组织动员或瘢痕管理技术可以根据切口愈合程度来启动。

拆除石膏4～8周（术后7～11周）：功能运动可以增加阻力。保护性装置只在剧烈活动和晚上使用。在移位至肘伸的情况下，患者可能一直需要使用动态屈曲载荷矫正装置。只要屈曲达到90°，保持全关节伸展，矫正装置可停止使用。

拆除石膏9～10周（术后12～13周）：保护性矫形器在剧烈活动和夜间停止使用。治疗时针对功能性转移训练和用重量转移来完成俯卧撑。

2.神经假肢移植技术的综合治疗指导

上肢神经假肢移植的术后治疗方案同肌腱移位相同。假肢术后3周固定手臂，使其肘关节位于90°屈曲，手位于功能位。任何自主的肌腱移位都同时有术后位置的改变。如果行自主或FES肌腱移位只要石膏拆除，就可使用合适的保护性矫形器。如果没有，参与者不需要任何形式的固定。石膏拆除，所有电极进行测试并记录肌肉的反应。使用假肢支配练习对于患者来说是个过程。佩戴假肢训练4周后，患者获得功能程序系统的开始。这可能推迟到自主肌腱移位完全愈合。患者至少要两个也可能更多的功能性抓握作为工具来完成ADL。最通常的程序化抓握是侧握和掌握。特殊设计的抓握取决于患者，神经假肢移植后的ADL由患者意愿决定。

表132-5　各种术后矫形器

术式	日间固定	夜间固定
三角肌后份-肱三头肌	特定的铰链式肘部支具	静态伸展矫形器（0°～10°）
肱二头肌-肱三头肌		
BR-ECRB	腕关节矫形器（伸展50°）	
BR-FPL	腕部中立位，拇指位于示指侧方	
FPL 肌腱固定		
ECRL-FDS/FDP	腕部中立位到20°屈曲位，MCP关节屈曲70°，PIP关节屈曲70°，DIP关节屈曲45°	
PT-FDS/FDP		
EDC 肌腱固定	腕部和手指伸直位，如不进行移主，则拇指可以自由活动	
PT-EDC		
EPL 肌腱固定	拇指伸展矫形器，腕部伸展20°，MCP和IP关节完全伸直	
PT-EPL		

日间和夜间固定指南应在外科医师指导下遵循术后治疗相关章节列出的方案。除了用于伸肘的日用铰链式肘部支具，所有的矫形器最初都是基于肌腱无张力位定制的，通常都可以买到且便于调试。术式超过一种时固定位置可能会发生变化。BR，肱桡肌；DIP，远端指间关节；ECRL，桡侧腕长伸肌；EDC，指总伸肌；EPL，拇长伸肌；FDP，指深屈肌；FDS，指浅屈肌；FPL，拇长屈肌；IP，指间关节；PIP，近端指间关节；PT，旋前圆肌

六、结果

手与上肢最佳的和综合性的康复确实有利于改善患者生活，这些益处包括增加抓握的力量，增加不同ADL来提高独立性（包括二便护理）、减少需要矫形器或专职辅助的护理。这些提高生活质量的影响通过高效率的满意度，在社区中提高的“舒适”水平，通过许多患者发展包括职业、教育和爱好的个人兴趣来判断。患者最大的收获是改善了心理状态，在自我形象、自信心和整体生活质量都得到很大改善。Bunnell在很多年前说过“如果没有，一点就好”。

衡量四肢瘫患者上肢功能全面定制的修复方法是医疗资源配置中至关重要的决策过程。历史上，通过对抓捏力量和ADL能力来评定重建手术的结果。早在1972年，作者报道复位手术的结果，伸展超出简单测量的自主运动。家属发现患者在包括二便功能在内都有所提高。1983年，Lamb和Chan报道41例患者的7年随访，83%的结果都是关于功能的提高。他们提到完全独立的改变特别是二便功能，还有通过个人兴趣和爱好对手功能的恢复。Feehafer对68例患者治疗的经验来看，只有4例患者仍无进展，没有更坏的结果。Ejeskar和Dahllof报道43例患者中35例有所提高。1992年，Mohammed及他的同事提出非同质组57名患者使用肌腱移位的术后恢复结果，其中84%报道生活质量得以提高。大约2/3的被报道吃饭的独立性，写作和打字，使用手机和自身护理的提高。10年后对同组患者行重新评估证明手术的长期益处。1998年，Lo发现运动平面在C_6的9例四肢瘫患者通过手术重建得以客观和主观的获益，也将再次行手术。Paul和合作者报道除了ADL提高，移位多数也能不用佩戴支具。

FES的应用结果同样成功。在更早的研究中，ASIA的C_5患者或损伤水平更高的患者，无需合适工具和装置的情况下，患者功能位于C_6水平。Kilgore和合作者报道神经假肢技术不仅提高完成任务的能力，并且使患者在无辅助装置的情况下参与许多活动。

5名受试者均在家中使用该系统，其中4名定期使用。在一项单独的后续研究中，患者能以比大多数日常生活动作更大的力量捏取和抓握物品（尤其是重物），他们的生活能力得到了改善，且对支具、辅助装置和护理人员的依赖性降低。1999年报道了一项34名患者治疗后平均随访5.2年的主观结果。总体满意度（87%）、生活改善（88%）、日常生活能力改善（87%）、独立性增加（81%）和信心水平（67%）都较高。运动改善水平与手术成

功相关；在C_5或C_5/C_6脊髓损伤患者中，主观结果最好。尽管这个系统已不再市售，但仍在某些学术中心被研究，提高了患者生活的独立性，始终证明了植入式神经假体的功能优势。Wuolle和他的合作者也证明了重建手术和植入式神经假体效果的高满意度。

一组新的研究开始为外科医师提供有关这些手术实际技术方面的认识。Mulcahey及其同事比较了两种常用的恢复伸肘功能的方法，并确定肱二头肌转移是恢复三角肌后束功能的可行选择。Murray及其同事研究了肘关节角度对肱桡肌移位恢复腕关节伸展的影响，得出改变手术时的张力可以改善屈肘时的腕伸的结论。Lieber和Friden的其他工作提出，通过术中测量肌节长度可用来改善手术结局，以适当延长转移的长度从而改善手术效果。这些研究可能帮助外科医师就技术问题及时做出术中决策，例如紧张腱转移以产生特定的预期效果。

在四肢瘫患者重建手术中，ICF当作治疗指南和构成结果测定的解释。ICF是由WHO组织为了讨论健康及健康相关领域所形成的规范化框架和语言。ICF的目标是为了促进全世界健康及健康领域与各种卫生学科和科学之间的沟通。这是一个有用的概念模型，可用于评估、测量结果和研究。ICF的主要方面包括人体功能及结构、活动性、社会参与性。人为和环境因素与这3个方面相关内容也被关注。正因如此，这个框架指导的结果评价不仅仅是肌力测定和ADL测试，而是鼓励人们对于如何干预影响患者回归生活而思考。因此，对于重建手术后的全面评价涉及每个方面。到目前为止，临床医师对于使用何种测试来评价患者的手术效果并未达成共识。然而，通过如四肢瘫上肢手术国际组织和ICCP等专家组的合作逐渐努力达成共识。上肢手术国际组织在2007年的会议上讨论了测试。许多测量进行讨论，并达成了COPM准许并使用，作为上肢功能重建术后的功能的测量工具。虽然ICCP承认临床医师对使用何种测量方法最为合适缺乏共识，但他们认为SCIM是比FIM更为敏感且综合的工具。

随着循证医学的发展大家开始认真关注研究设计。Sackett将循证医学定义为“慎重、准确和明智地应用目前可获取的最好研究证据来确定患者治疗措施。循证医学的实践是将个人临床经验与系统研究的最有效的外部临床证据相结合”。提高现有证据的质量对于四肢瘫重建手术十分重要。在Connolly和他的同事们的研究中，当验证四肢瘫重建手术的结果时文章提及4个关键问题被认为是不确定的：①标准化结果测定并未持续使用；②测定方法不适用或临床中被简化应用；③测定方法因具体研究而发展；④许多测定方法包括满意度的个人报告。结果，大多数研究获得4～5级的证据等级。随机对照试验通常得到最高等级1级；然而，这些研究设计对于重建术后的结果测量并不可行。困难主要源自四肢瘫患者只有很少部分选择手术治疗，此困难也存在于建立实验和评估双盲组。即使这些限制无法超越，往往是在研究资料进行随机对照试验。这种情况下观察性试验的强度必须检查。

随机对照试验优于观察性试验（个案对照或队列研究）是具有争议的。与随机对照试验相比，观察性试验被批评为无根据且高估治疗效果而有结果偏差。Concato和他的同事们对随机对照试验和观察性试验进行回顾性研究，文章中有10个诊断组，发现同样主题中设计巧妙的观察性研究相对于随机对照研究并没有高估治疗效果。虽然本章并未涉及有关在这一领域是否适合或必须行RCT研究与精心设计观察性研究的讨论，但很值得注意的一点是，研究评估重建手术效果手段的试验质量仍有待改善。提高对结果测试质量的条条框框对于有益于患者自身的重建手术的准确性和可行性是十分重要的。

七、小结

创伤性四肢瘫患者的康复是从损伤当时一直到社区，这个过程寻求的是改善和最大限度提高个人生活质量。手与上肢的康复是主要的部分，在损伤后即刻和护理初期就应该有康复的观念。使用定位矫正技术、治疗、药物疗法、手术，功能可以最大化地恢复和重建。对于患者生活具有积极且长远的影响。

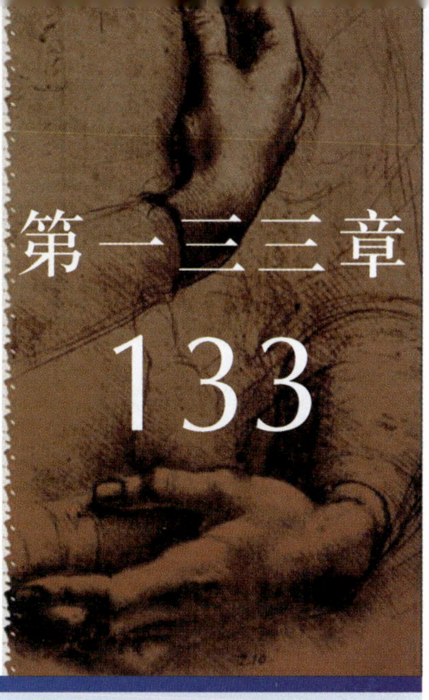

运动伤的治疗

原著者 THOMAS H. BERTINI, JR., DPT, ATC, TESSA J. LAIDIG, DPT, NICOLE M. PETTIT, DPT, CHRISTINA M. READ, DPT, MICHAEL SCARNEO, DPT, MICHAEL J. WYLYKANOWITZ, JR., DPT, JANE FEDORCZYK, PT, PhD, CHT, ATC, AND TERRI M. SKIRVEN, OTR/L, CHT

译校者 张 磊 刘克敏

关键点

- 除了受伤机制外，运动员上肢损伤的康复应根据某些特殊的损伤、相关手术操作、组织愈合情况及临床上一些相关指标来制定。
- 对于这些运动员来说，康复的最主要目的是重返赛场。
- 针对运动损伤的康复技术及策略应适用于任何人群，无论是奥林匹克运动员还是偶尔周末才参加体育锻炼的人群。这些技术目的是预防和保护运动员在不受伤的前提下恢复其运动技能，并在比赛场上更好地发挥。
- 康复师必须了解运动管理机构制定的相关规定，这些规定可能会对康复治疗过程中重返赛场阶段产生影响。矫形器、护具和胶带粘贴技术也存在同样问题。
- 与教练、运动员及其家庭成员之间良好的沟通和配合对于整个康复过程十分必要。

运动性损伤的康复对于专业的康复医师来说是个挑战。虽然康复治疗的目的是让那些在运动中受伤的运动员重新回比赛场，但再次返回运动场时这些运动员同样会面临再次受伤。职业运动员需要有良好的自律性，还要有奉献、竞争意识及冒险精神，并具有强健体魄及良好的专业技巧。但这些因素在治疗中却同时具有两面性。运动员的自律性及奉献精神在康复运动及技术的实施中至关重要，而过于激进可能导致组织受伤或在组织愈合前过早的承受应力而影响组织愈合。所以在运动员的康复过程中约束那些不利因素就成了康复师的责任。

除了受伤机制，本章主要围绕上肢损伤或术后康复所遵循的原则展开论述。康复过程中对组织产生的应力须与组织愈合过程同步，并且根据组织愈合的情况循序渐进，应实时监测每一阶段。随着受伤组织逐渐愈合，在每一个康复之后增加特殊的康复项目，这些特殊项目的目的是为了运动员重返比赛场做准备。这些技术的目的是在确保运动员不受伤的前提下恢复原有的运动技能，并能在比赛场上更好的发挥。由于每个病例各有不同，因此康复计划的制定应根据每位运动员特殊的需要及要求来制定。为了能保证康复医师所制定的康复计划适用于每位患者并且有效，康复医师必须了解各种运动损伤的受伤机制及运动员所从事运动的特殊性。

本章回顾了常见运动中所涉及的上肢损伤及其受伤机制、受伤后康复训练计划和方法，并讨论了运动员重返运动场时所使用的矫形器制作、护具及胶带粘贴技术的使用，这些器械可作为运动员重返比赛场后对受伤组织的保护。如果你想了解更多详细的信息可以查阅与本书相配套的网站。

一、常见的运动性损伤

虽然运动中可能出现任何意外情况，但是对于一些特殊的运动项目，常见的相关损伤是具有普遍性和可预测性的。这些损伤可能出现在日常训练或者比赛中的某一次外伤后，或者长时间反复进行高技巧、甚至难以接受的运动方式，使应力作用在关节及组织上而引起。表133-1列举了各种运动中可能出现的损伤、受伤机制及相关危险因素。

二、康复策略及技术

运动员损伤后的康复涉及很多方面。康复计划的设计是为了让运动员在安全的前提下以最短的时间恢复到最佳功能状态。切记，运动员及手术医师不能迫于比赛档期临近的压力而跳过任何一个康复阶段。术后康复计划初期主要针对运动员的损伤类

表133-1 常见上肢损伤、危险因素及损伤机制

体育运动	运动中常见损伤	损伤机制及危险因素
棒球	肩关节损伤包括SLAP损伤及肩袖病变，尤其是在投手、捕手及外野手运动员中。肘后内不稳、尺侧副韧带损伤；韧带、肌肉拉伤；尺骨鹰嘴疲劳骨折；脉管炎或者血栓	连续投球时间每年>8个月的时间，每场比赛投球次数大于80次，投球速度>85mph，疲劳仍坚持投球；受到棒球，球拍或者垒的撞击；捕手手掌反复地受到创伤
篮球	手指或拇指扭伤、骨折；腕关节扭伤；肩袖损伤	运动员之间的冲撞；抢篮板球及防守中肩关节、腕关节及手部受到损伤；扣篮时触及篮筐所受到的创伤
拳击	手部及腕部骨折或炎症反应在上肢损伤中相对较少；肩关节肌肉拉伤	受伤风险随着运动员年龄及比赛回合的增加而增加
独木舟及皮划艇	肩关节，前臂，腕关节及手部损伤包括骨折，磨损，脱位及过度使用损伤	打水时肩关节反复运动，在河流中卡住，身体受到水或器械的撞击
拉拉队长	腕关节及手部损伤常见	不恰当载荷；监管不力；高难技巧；运动场地不适合
赛艇	前臂或腕关节所涉及的慢性损伤；手部所涉及的急性损伤；手部或前臂腱鞘炎或肌腱炎：桡骨茎突狭窄性腱鞘炎（划船的人的拇指），交叉综合征（划桨手腕或划手腕），腕背腱鞘炎	腕关节过度运动，运动技巧拙劣和疲劳，船桨把手大小不合适；锁具较差；潮湿或者环境简陋；缺乏经验：水流速度较快；风力较大
自行车	肩关节损伤常见；骑车摔倒后腕关节疼痛和骨折；锁骨骨折；肩锁关节分离及盂肱关节脱位；自行车麻痹-尺神经卡压	下坡骑车向前跨过自行车扶手摔倒；不寻常训练场地，机械故障及失控，运动员比赛时相互之间的碰撞；高速；错误的动作技术；参加水平越来越高；缺乏训练
场内曲棍球	手指骨折居5种常见损伤之首，并占很大的比例，手部挫伤，大拇指骨折或挫伤，手指挫伤手部骨折	运动员之间的接触；手部撑地，手部受到球或者球棍打击；没戴手套的手部受伤的风险更高
足球	常见损伤：大创伤；炎症反应或过度使用性损伤；肌肉肌腱损伤；骨折；韧带损伤，关节不稳；软骨损伤；感染，蜂窝织炎。腕关节及肘关节损伤常见，手掌，第1掌骨及手指骨折；肩关节半脱位，扭伤	大多数损伤来自铲球，阻挡，以及其他接触性损伤，这些损伤在实际比赛中更常见，职业生涯越长经验越丰富，受伤概率越高。原先受过伤的受伤概率越高
高尔夫	肩关节损伤，如肩袖病变，撞击，后向不稳；肘关节损伤，如肱骨髁炎；手及腕关节损伤，如韧带和肌肉拉伤；钩骨钩状突骨折	由于热身不够所引起的过度使用性损伤；每周运动超过4回合；击球超过200次会增加损伤概率；除了高尔夫球，地面或者岩石撞击所受伤害；手拎高尔夫球袋

（续　表）

体育运动	运动中常见损伤	损伤机制及危险因素
体操	体操腕：腕关节损伤常见：桡骨远端应力骨折，腕背撞击；舟骨骨折，舟骨撞击及应力反应；头骨缺血坏死；囊肿；腕管不稳；TFCC损伤；尺坝肩；LT损伤；体操麻木－后方骨性神经卡压	腕关节极度位置所承受超高应力；大龄运动员，长时间训练；训练技巧要求较高；不配套的运动器材；技巧错误；骨骼系统发育较晚；体力减退及疲劳
冰球	肩关节肩锁关节损伤，韧带拉伤，半脱位，挫伤，MT拉伤，脱位；手部骨折；腕关节韧带拉伤；腕关节及手部挫伤	运动员受到球棍、冰球打击，或者摔倒后与冰面和挡板的撞击；前锋受伤较多，其次是防守队员，最后是守门员；比赛较训练更容易受伤；大龄运动员容易受伤；体重较轻的运动员容易受伤
曲棍球	肩关节常见损伤，如上盂唇损伤，锁骨骨折及肩锁关节损伤；手及腕关节扭伤或骨折；拇指损伤	运动员在手举球棍过顶时摔倒或者卡住；曲棍球棍与身体接触；球棍与球的接触；手指卡于对手的球杆之间
漂流	撕裂伤，扭伤，挨伤，骨折，挫伤以及脱位	队员之间的撞击，摔倒及船桨的击打
球拍类运动	与肩关节相关：SICK肩胛骨：肩胛骨错位，肩胛骨内下缘凸起，喙突疼痛及错位，肩胛骨运动障碍，GIRD：肩关节内旋活动受限肩手综合征：后方关节囊挛缩紧张、盂唇损伤，不稳伴脱位，网球肘，腕关节肌腱炎，桡骨茎突狭窄性腱鞘炎，尺侧腕伸肌伴脱位，尺侧屈肌腱炎	上肢过顶腕关节反复的外展外旋运动，过度使用，球拍不合适，不正确的运动场地
攀岩	手部的过度使用损伤，手指屈肌腱损伤常见，肌腱止点损伤，腕管综合征，指间关节肿胀	单手抓握时承受力量过大，在抓握小凸岩石起时反复的危险动作，屈指抓握小岩石凸起，足下突然滑落导致手指突然承受巨大的抓握力导致肌腱止点断裂
英式橄榄球	肩关节受伤概率很大：肩锁关节及肩袖损伤，肩关节脱位及不稳	运动员之间的冲撞，受伤因素包括：韧带松弛，场地及天气条件，既往损伤，骶髂关节不稳，身体健康状况，以及垫肩的使用
滑板运动	前臂骨折，尺桡骨骨折，一般常见前臂于远端1/3，肘部的骨折	快速摔倒后手部伸展开撑地，在较硬的地面上完成技巧更难的动作
滑水／滑雪	上肢骨折更多见于滑雪运动，其中以腕部骨折，滑水者拇指：第1掌指关节尺侧副韧带损伤，滑水运动员的锁骨骨折，而肩关节脱位更常见于滑雪运动	最常见的受伤机制为摔倒，滑水赛道中所设标杆及滑雪运动员在空中完成动作时手与滑板之间的损伤，运动员之间、运动员与树或者其他障碍物之间的撞击，滑雪缆车及保险杠的损伤，运动员年龄、经验，非常光滑的地面，能见度较差，场地条件及器械原因
冲浪运动	在相关的上肢损伤中以腕关节骨折最为常见，也有文献报道称会出现肘关节骨折，但很少见	当运动员在沙滩上跑向将要抵达岸边的巨浪而于肢体伸展位摔倒
美式足球	桡骨远端骨折最为常见，舟骨骨折	守门员最容易受伤，上肢伸展后向肢体伸展侧倒地。与其他器械或者球员之间的撞击，手与球之间的撞击
垒球	肩关节撞击，不稳，肩袖损伤，盂唇损伤，肌肉拉伤及肌腱炎，SLAP损伤；肘关节，肱骨内上髁炎，尺侧副韧带松弛或者断裂，尺骨鹰嘴增生，肱骨小头骨软骨损伤，尺神经炎，手和腕关节拉伤及骨折	反复的投掷运动所引起过度使用损伤；投球技术差。头部着地肢体伸展落地摔出。挥臂速度及肢体终末伸直时的力量，球棍击球时。落地时关节及肢体异常的位置

（续 表）

体育运动	运动中常见损伤	损伤机制及危险因素
冲浪	扭伤，拉伤，撕裂伤，骨折及擦伤	与沙坝，岩石，礁石，冲浪板及冲浪手之间的碰撞；过于拥挤，缺乏技术动作要领，思想过于大胆，爱冒险这些为易受伤因素
游泳	主要为肩关节损伤及肩关节疼痛；肩关节松弛，肩关节肌力不平衡，肌腱炎，以及撞击综合征；肩胛骨功能异常	动作重复或者过度使用，通过一些训练器械来增加抗租：长时间的训练会降低稳定性并出现疲劳
标枪运动	肩肘关节容易受伤：如肌肉拉伤，炎症反应及韧带拉伤	短时间爆发出很大的力量以用于投掷；肌肉的强力收缩会产生高应力；投掷过程中肘关节处于外翻位
撑杆跳	此项运动上肢受伤相对较少，常见腕关节扭伤或拉伤，肩袖肌腱炎，前臂擦伤	大多数受伤机制为落地方法不正确；撑竿跳时以竿支撑于地面、离地起跳及向上摆起时作用力传递至运动员所致损伤
排球	肩关节扭伤最常见；拇指，手指及腕关节韧带扭伤；肩关节周围肌腱炎、肌腱半脱位；指骨骨折	上臂反复过头挥举，阻挡或者扣球
水球	创伤性盂肱关节脱位或者半脱位，肩袖撕裂或者拉伤；肱二头肌肌腱炎，肱骨内上髁炎，掌指关节及指间关节脱位，指骨及掌骨骨折，垂状指	投球时与其他物品的接触，持续的游泳及投掷为危险因素，投掷过程中肱二头肌肌腱会使肩肘关节减速而引起肩关节前方功能障碍及炎症反应；投掷同时会造成屈肌腱对肱骨内上髁的牵拉应力；用手抓球或拦截时会出现手指的损伤
水上滑板	常见上肢损伤如擦伤，撕裂伤，骨折，拉伤及扭伤	危险因素：迅速减速，缺少保护装备及水中障碍物
举重	肩关节常见损伤部位的急性伤；举重肩－锁骨远端骨赘形成；肌腱过度使用损伤，肩关节前向不稳；肩胛上神经、胸长神经、肌皮神经及胸内侧神经病变；交叉综合征	举重运动员受伤较多，卧推动作使肩袖处于易受伤位置，使用增加代谢合成的激素已经被证实会增加软组织损伤及肌腱断裂的概率；肌肉过度增长会引起神经卡压
帆板运动	骨折，擦伤，扭伤，起水疱及海蜇毒刺的蜇伤	与器械接触，跳跃及无准备的摔倒；风速高；过度训练；帆桁的尺寸及帆桁抓握的直径，背带的使用
摔跤	肩关节损伤最常见；肘、前臂腕关节及手部损伤亦有报道；大的创伤、脱位半脱位，拉伤扭伤骨折及神经损伤	运动员之间或运动员与地面之间的接触；被摞倒，摔倒及犯规动作都是危险因素；年龄－高中生运动员由于经验不足及骨骼发育未成熟而容易出现肘及腕关节的骨折

型及手术类型，然后才是针对具体的比赛项目进行康复训练。有选择性地康复策略及技术，包括康复阶段的分期进行，增强式训练，开链及闭链训练和运动，以及心理、体力的塑造（将在下面进行讨论）。

（一）康复计划的分期

康复计划分期模式为运动员康复计划提供了康复策略。早在1950年这种模式就被应用到运动员的康复中。简单来说，将康复过程分阶段进行可使康复按照有序的时间窗进行，使康复过程中的锻炼强度，持续时间、频率及技巧训练在可操控的范围内。这种方法将康复过程分成几个循环，并且在每个循环中制定某个阶段所要求达到的特殊目标。这些目标的制定是为了逐步提高并接近技巧性训练和特殊运动所需的要求。训练计划中存在的这些变化可以防止运动员在训练过程中及之后的挑战中出现平台期，这种平台期会阻止其向运动巅峰发展。

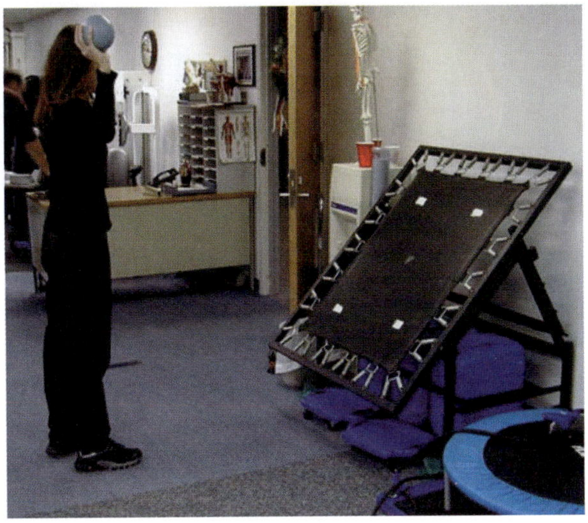

图133–1 参展–收缩循环训练包括肌肉向心收缩和离心收缩，又被称为拉伸–缩短循环。腕关节快速背伸产生偏心收缩，此时会触发牵拉反射，然后马上转为同心收缩将球扔出去

这种分期模式包括3个时期：长期、中期及短期。长期一般为1年，但也有几个月甚至4年（如奥林匹克运动员）。每个长期包括2个或以上的中期，每个中期长几周至几个月。时期长短主要根据运动员的要求及在此期间所参加的比赛次数来决定。每个中期包含2个或以上的短期，短期则根据每日及每周的训练情况而定。

根据分期模式，在每个时期训练的项目、侧重点可能会有所变化，这是为了防止出现过度训练而降低其比赛成绩。例如，在针对运动康复训练一个时期后再设计一个非运动相关的训练，这样可以劳逸结合。

常规的分期模式包括4个阶段：①准备阶段；②第一过渡阶段；③竞技阶段；④第二过渡阶段。准备阶段持续时间最长，通常是在比赛间歇。第一过渡阶段是在准备阶段与即将要迎来高强度训练阶段之间。竞技阶段包括更多时间的技巧性训练及比赛，而不考虑运动员的体力。这个时期的主要目的是通过高强度训练让运动员突破体能极限，并激发出运动员体内最大潜能。最后第二过渡阶段，又称体力恢复期或者休整期，一般时间为1～4周，然后再次进入下一个长期康复的准备期。这个时期由运动员自己安排，可进行低强度的训练并让运动员在体力上及精神上充分休息以便迎来下一个训练周期。

（二）增强式训练

增强式训练是指抗阻训练，目的是让运动员的处于离心收缩状态的肌肉快速转为向心收缩状态以增强肌肉快速收缩的反应能力，并增强肌肉力量（图133–1）。增强式训练包括3个时期：①离心预舒张期；②缓冲期；③向心收缩期。

增强式训练需要较大的对抗力量，因此适用于分期康复计划中并在末期达到训练要求。牵拉主要是将肌纤维拉长以提供潜在肌肉收缩力量，缩短肌纤维收缩周期，这样有利于肌肉力量的产生，这种牵拉训练是为了获得最大向心收缩爆发力。

在离心预牵拉期中肌肉受体已被激活，使肌肉做好对抗阻力载荷的准备。处于离心收缩状态的肌肉快速转变为向心收缩运动已经被证实可增强肌肉向心收缩力。离心预牵拉期需注意牵拉的频率，力量的大小及持续时间这3点，其中任何一个因素的改变都会影响预牵拉期所存储的肌肉收缩力量的改变。离心牵拉可为肌肉收缩积攒力量，有利于提高肌肉的收缩力量。

第二阶段即缓冲期，是指第一期与第三期之间的时间间隔。缓冲期时间越短，由第一期到第三期所产生的肌肉收缩力量越大。如果缓冲期延长，那么这种牵拉反射将会无效，由此而产生的向心收缩力就会减弱。因此，增强训练其中一个重要的目的在于缩短离心收缩与向心收缩的时间以增强肌肉收缩力量。

第三期是指被拉长后的肌纤维向心收缩。此时肌肉收缩力量已经被预牵拉所增强。

增强式训练主要设计的目的在于进一步提高肌肉收缩力量及收缩速度，通过训练可使肌肉产生很大的收缩力量。因此，这种训练可以在针对损伤及手术康复训练结束后。在开始增强式训练之前应充分做好热身运动。

增强式训练要个体化并且一定要结合整个康复训练计划实施。

（三）运动链式训练

运动链式练习主要着眼于整体的运动模式，而不是局限于某个肌肉的运动。上肢的运动链包括肩关节、肘关节、腕关节及手部。运动链式训练及运动可以重新恢复功能或者某些特殊运动的运动模式，这点对于受伤后的运动员尤其重要。通过对身体多个节段实施运动链式训练，可带动相邻关节的肌肉运动，使其恢复正常的活动及运动模式。运动链式训练可分为开链及闭链。闭链运动是指肢体远端固定，开链运动是指肢体远端可自由活动。对于上肢运动大多数为开链运动。但是像体操运动中的倒立，向下位置的摔跤运动，这些所涉及的上肢的运动为闭链运动。闭链运动通常涉及维持稳定关节的几块协同收缩肌肉或拮抗收缩的肌肉。开链运动通常涉及单个关节，可用于训练肌肉力量及改善关节活动度。

可根据不同的目标，在康复过程中联合使用开链及闭链训练。

（四）思想准备及冥想

McDull已经证实思想准备技巧对于改善运动员的适应性、运动训练及自信心十分重要。放松及深呼吸可以帮助缓解比赛压力。训练及比赛中积极的自我暗示可以使其进入自我的无意识状态，在比赛中可不假思索地完成高难度动作。冥想是指身体不做任何动作脑海里想象即将要进行的比赛动作。McDull方式的理论依据来源于脑功能MRI的研究，研究发现想象中肌肉的收缩活动与实际肌肉的收缩在大脑皮质相应区域的活动相同。当运动员想象中成功及动作的正确实施，这种积极的冥想可以增强身体上的重复性并可加强肌肉的记忆，从而可以不假思索的完成比赛动作。

三、矫形器、胶带粘贴技术及护具

运动损伤康复末期，注意力会集中在使运动员恢复至原有运动水平，并同时考虑如何保护上肢受伤部位或者避免其再次受伤。可根据特殊运动损伤类型，个体的差异及常见的损伤部位采用定制的矫形器、护具及各种胶带粘贴技术。运动中所使用的固定或者半固定式矫形器必须遵从像美国运动员联合会（NCAA）等这些机构所制定的规则。NCAA已经公布了各种特殊比赛项目所使用保护性器械的指南，并制定了强制性使用的保护性器械及相关管理规定。总的来说，比赛场上严格禁止使用可能造成比赛对手伤害的矫形器，如热塑硬型矫形支具，或者含有金属的定制支具。但是，同时还要根据比赛项目的特殊性，某些特殊需要采取保护措施的硬的或者不可折弯的支具是可以使用的，如社团足球赛中为了保护骨折或者关节脱位所使用的手部、上肢石膏或者矫形器。使用这些支具时需要在支具表面覆盖上带有气体的保护套或者泡沫，但是泡沫厚度不能超过1/2in，或者同样厚度的材料（图133-2）。对于大学跑步或者田径比赛铁饼及标枪或者推铅球运动来说，手部任何一个部位不使用胶带粘贴是被允许的，除了保护开放伤口。在康复后期康复师必须要注意相关规定，否则将会影响运动员重返运动场。

特殊矫形支具、卡盘支具或者胶带粘贴技术使用的目的是为了保护受伤部位不会受到外力撞击，或者限制肢体活动或者用力。例如，腕背伸限制支具的作用是为了在体操比赛中限制腕关节过度背伸（图133-3）。胶带粘贴技术可以限制屈腕或者伸腕活动（图133-4）。使用X方式的胶带粘贴技术可以限制腕关节某一个方向的活动（图133-5）。X形缠于掌侧可限制腕关节背伸，缠于背侧可限制屈腕活动（图133-6）。这种技术同样可以用于肘关节而限制肘关节过伸。胶带粘贴技术同样可用于保护拇指尺侧副韧带的损伤（图133-7），或者近节指间关节侧副韧带的损伤（图133-8）。更专业的器械（图133-9），如抓握带，可使双杠运动员握杠时减少肌肉收缩力量。

传统运动员胶带粘贴是将关节包住以获得关节稳定性及限制关节活动。肌肉内效贴布采用有高弹性的棉布编织物贴于皮肤，这种方式有别于传统粘贴技术，并且可以达到功能要求。这种方式主要是沿着肌肉走行来控制某些特殊活动，对于受伤后重返运动场的运动员可从中获益。具体阐述详见第119章。

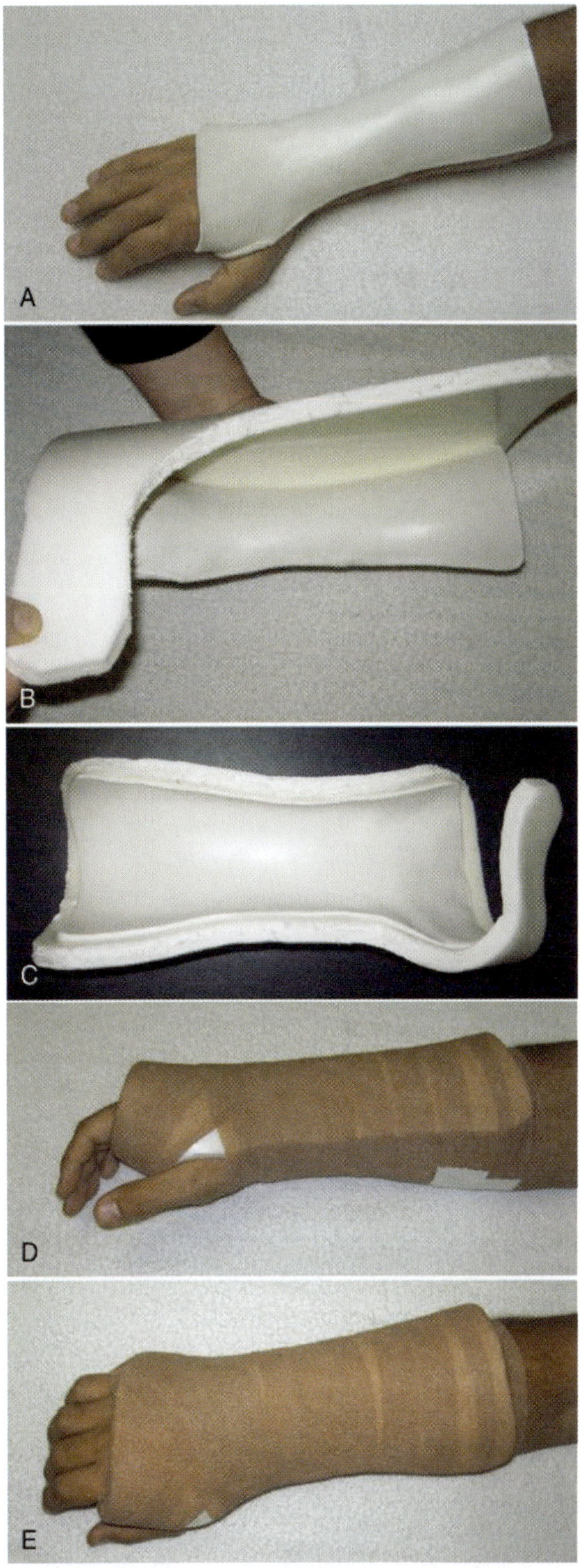

图133-2 A~E.表面包有保护垫的热塑形腕关节矫形支具

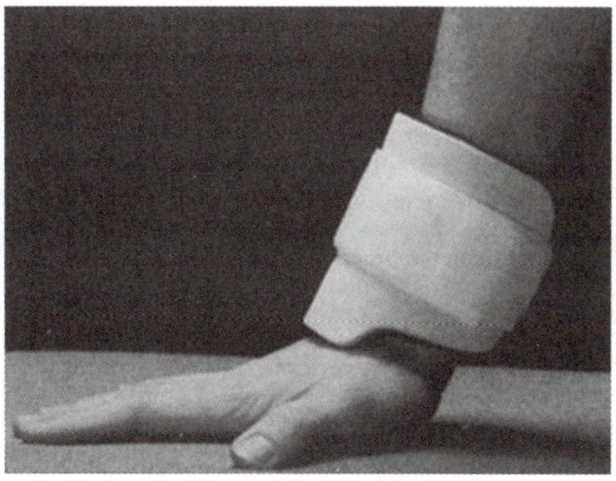

图133-3 体操运动员使用的限制腕关节过伸的腕背侧限制性矫形支具

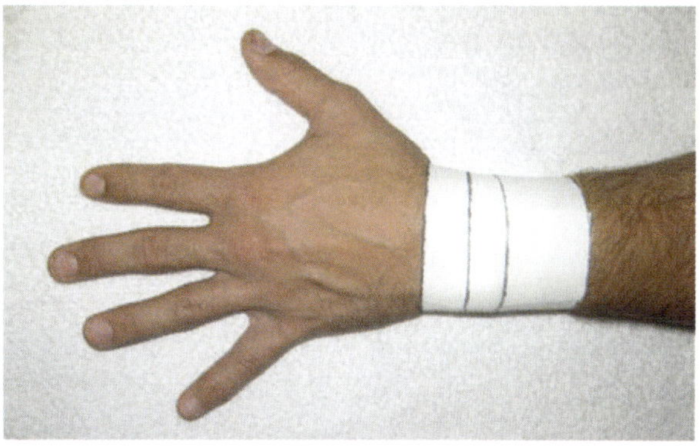

图133-4 腕关节局部粘贴绷带既可以对腕关节提供保护，同时又允许腕关节活动

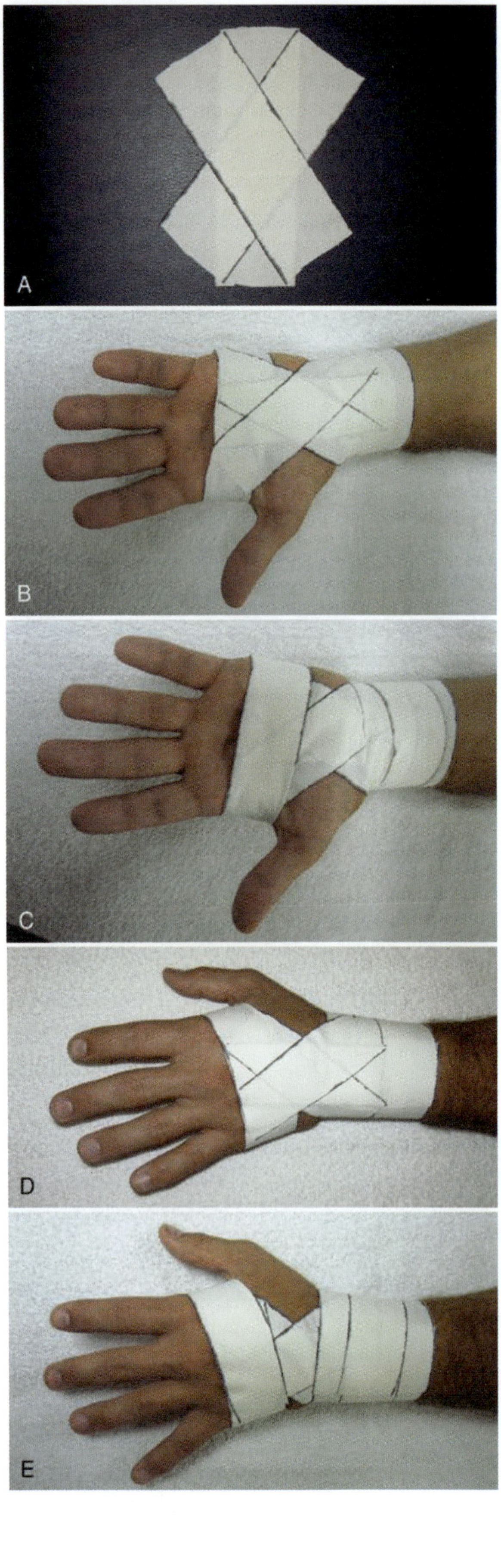

图133-5 A.X形缠法；B，C.掌侧超腕关节“X”形缠法可限制伸腕活动；D、E.背侧超腕关节“X”形缠法可用于限制屈腕活动

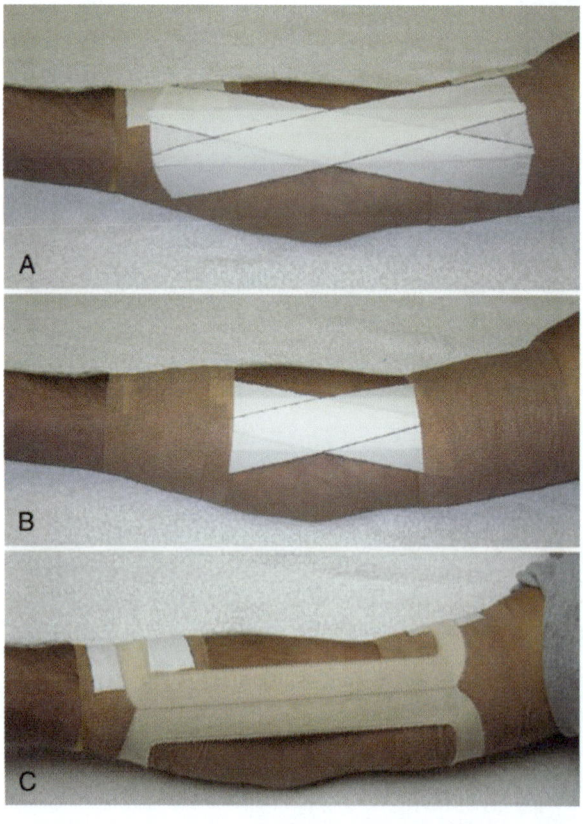

图133-6 A.“X”形缠法同样可用于肘关节，以限制肘关节过伸活动；B.“X”粘贴绷带两端带有自粘不干胶布；C.运动弹力粘贴绷带可作为标准白胶带的替代品

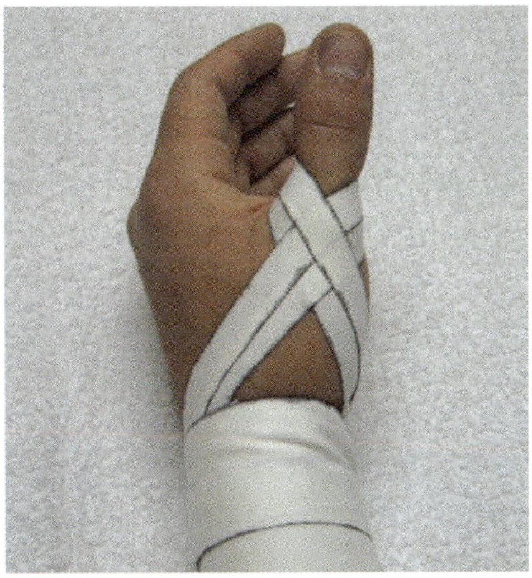

图133-7　绷带粘贴技术用于保护拇指尺侧副韧带损伤

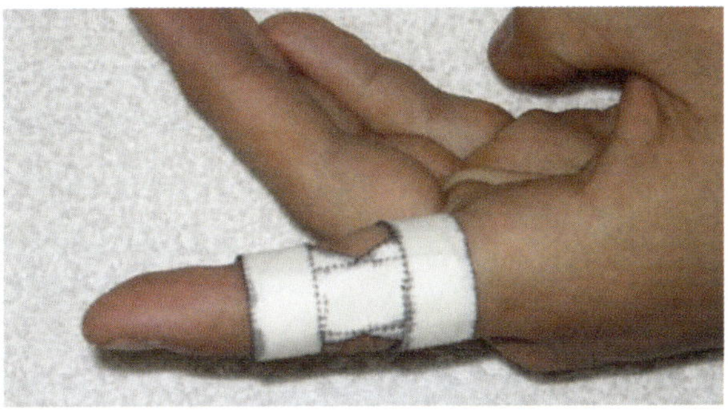

图133-8　绷带粘贴用于保护近节指间关节

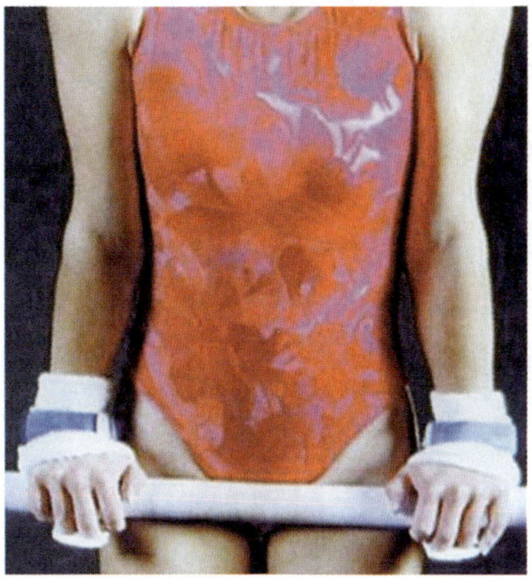

图133-9　腕部固定护具可使体操运动员在抓握单杠时减少肌肉收缩

四、小结

运动员伤后的康复具有挑战性，但同时还具有成就感。挑战性主要表现在康复计划的制定及执行，目的在于能让运动员重返比赛场并且减少再受伤的概率。成就感在于让每位运动员都能发挥其积极性并训练有素。每位运动员都有其特殊性，因此每位运动员康复计划的制定需根据运动员的需求制定。每位康复医师同时必须很好地了解每种运动损伤的受伤机制及每项运动的特殊要求，这样才能制定出正确及有效的康复计划。同时，教练及运动员家人与康复医师之间良好的配合亦对运动员的康复产生积极的作用。

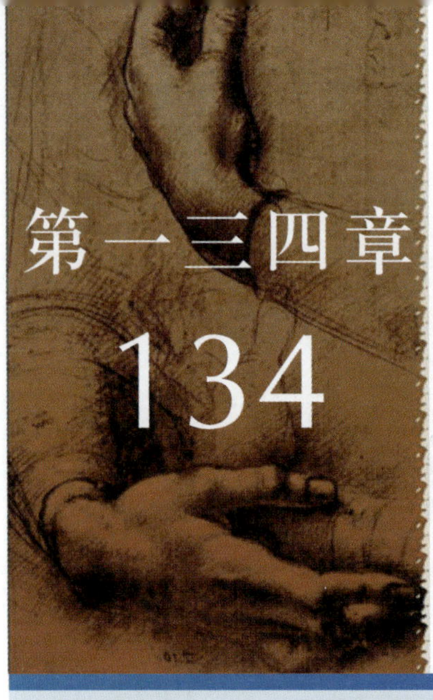

第一三四章 134 老年人手部疾病：特殊注意事项

原著者 CYNTHIA COOPER , MFA, MA, OTR/L, CHT
译校者 张　磊　刘克敏

我们每个人都有某一部分存在于时间之外。我们或许只在某些特殊时刻觉察到自己的年龄，而在大多数情况下则无年龄可言

——*MILAN KUNDERA*《不朽》, *1990*

关键点

老年人手部疾病治疗指南

- 将治疗安排在患者状态相对较好的时间段，通常是在早上9点至11点，下午3点至5点。
- 治疗过程要有耐心，不要急于催促，这样反而会降低治疗效率。
- 治疗过程中尽量减少或者消除周围环境的刺激及干扰。
- 矫形器需要佩戴简易系带，并将系带两头牢靠地固定在矫形器上，系带两头需要颜色标记，以确定系带反折后固定的位置；尽量简化和减少矫形器，康复器械及相关指示、说明的数量。

与老年患者的沟通

在治疗过程中，遵循以下原则可有效地与患者沟通。

- 不要使用哄小孩的语言，如宝贝。
- 不要对患者喊叫，对患者喊叫会使患者曲解治疗师的说话本意，并会使患者感到难堪，说话时语气要温和，并且要正视患者。
- 如果患者有学习及记忆障碍，利用日常活动集中其注意力。
- 治疗过程中要表示出对患者个人的兴趣，假如患者有机会述说其过去，你也许会听到一些很传奇或者很感人的故事。

一、为何老年人手部疾病需要特别注意

一位78岁的老年女性曾经出现桡骨远端粉碎性骨折并伴有移位，接受了切开复位钢板螺钉内固定手术治疗，术中采用腕背侧联合切口。由于术后肿胀，手部采用石膏夹板制动，并且应用弹力绷带加压包扎。吸管仍然残留着巧克力奶。她仍然有明显的手背肿胀，比如在吸管下的压痕，说明有着明确的高张力区域。她说她插入吸管是因为包扎太紧。

这样奇怪的行为，可以让理疗师有足够的理由怀疑患者是否存在认知问题，这些可能影响后续的

治疗。如果患者认知正常，可能是缺乏良好的临床判断能力，再或者患者可能同时存在认知异常和错误的判断力。本章帮助手部理疗师判断鉴别两者。前面部分揭露年龄的表现，这可能影响手部理疗的适应性和疗效。推荐采用认知筛查进行评判，恰当应用特殊的康复方法。本章的意义在于让手部康复师重视年龄变化的过程，在理疗的过程中以患者为中心，以使得理疗获得更好的临床效果。

二、对老年人的偏见

在人们心中有个普遍的担忧就是对年老的恐惧，或者称为恐老症，这也造成对老年人的偏见。媒体中整容手术的广告宣传总是以年轻貌美的画面对观众视觉进行一次次的冲击，这些信息都强化了年老的负面印象，让人们坚信老年人是无用的。地区和社会差异使这个问题进一步复杂化。

对于年龄的界定有不同的方式，包括一个人的实际年龄、看上去的年龄、自认年龄、多少算是长寿、多大算是老年。一个人随着实际年龄的增大会逐渐变老，但这并不总是严格对应的。很多老年人都认为他们比自己的实际年龄要年轻。有一种有趣的现象，即人们通常觉得别人错估了自己的实际年龄。

（一）年龄和身体状态

对于女性貌美漂亮的共识是要具备年轻的特质。在媒体的宣传中充斥着大量年轻苗条具有诱惑力的女人来推销延缓衰老的产品。而与之相反的，外固定、手术瘢痕及手部畸形可以使老年人现有的容貌问题更加严重。

（二）虐待老年人

据保守估计，每年大约有50万老年人遭受过虐待。与家族共同生活的老年人具有较大的风险，与男性相比，女性更易受到虐待，这种虐待包括身体、经济或心理上的。在美国，老年人受到虐待的比例在1%～10%，但其实很多虐待是根本未能被统计到的，每13个案例中大概只有1例能被统计到。

需要关注指骨的螺旋骨折、横行骨折或者斜行骨折的患者是否存在身体上的受虐，而关节屈曲挛缩可能提示患者失照料。受害者害怕说出他们遭受的虐待，因为他们害怕被送到养老院。

（三）“老小孩”

对老年人的固有观念通常包括无能，这可能是因为与老年人交谈时他们往往是一副“老小孩”的姿态，包括讲话音量很大，用很高的音调，以及他们经常选择与宠物或小孩交流的词汇。这些“老小孩”的行为应该避免，这些习惯是可以通过提高警觉和不断克服来改变的。

临床意义

理疗师需要注意对老年人的态度，有个关于理疗师的研究发现消极的态度将不能取得有进展的结果，如果不能了解该年龄阶段患者的潜力，就不能最大程度地提高患者的主动性和功能的恢复的程度。

虽然我们可能了解老年人看起来的状态，但我们却一般不了解他们的真实感受。我们需要努力来对老年人进行治疗，把他们与年轻人同等对待，而不能独立视作一类人及老年人来区别对待。举例来说，很多有手部疾病的老年患者，在接受物理治疗前显然要花很多时间和精力来考虑他们所处的现状能否允许他们前来治疗。在恰当的时候，真诚的称赞老年人能够起到好的效果。但也不要称呼老年人为“小姐”或“小伙子”，而应该问问患者本身想要的称呼。一个称呼往往体现了一个人人格的重要特征。

图134－1是我孪生姨奶奶98岁时的照片，虽然她们都患有些疾病，但直到将近100岁时她们还都共同生活在一套公寓里。虽然她们都失去了爱人，但她们互相照顾，都有任务需要去完成以体现她们的价值，她们的医师会给她们发贺卡，并且对她们的人生感兴趣，也会时常和她们交流，这些都对他们的健康有益。

三、相关统计

老年人口的界定是65岁及以上的人群。2006年，老年人有3730万人，占美国人口的12.47%。到2030年将有7150万人达到65岁及以上，达到人

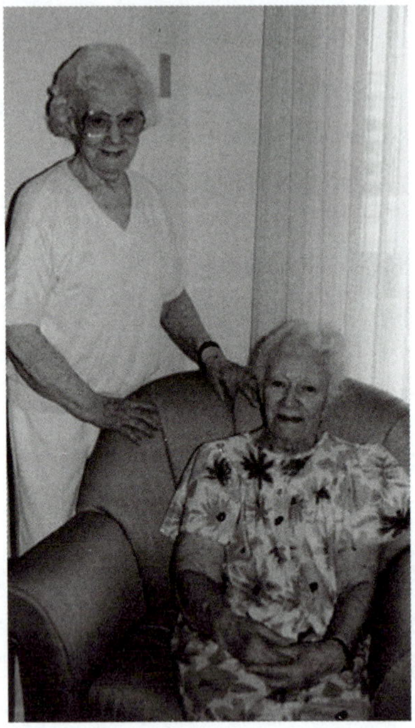

图134-1 我98岁的双胞胎姨奶奶，她们一起生活在公寓里，直到100岁（Courtesy John L.Evarts）

口总数的20%。每天大约有6000人达到65岁，在2012年，这个数字将是10 000人。85岁以上老年人占的比例也越来越大。

临床意义

很多老年人会因存在手部疾病而需要进行理疗，通过对每个老年患者的特质，制订不同的康复计划。虽然详细了解患者的情况和需求，会延长初次诊治的时间，但能够更好地提高患者的顺应性和理疗的效果，这样能更好地提高临床疗效。

四、年老带来的身体变化

年轻的理疗师对老年人的状态不会有切身的体会。600万社区老年人，他们并没有生活在养老院或看护机构，经历着自我照顾的困难，另外有700多万老年人经历着家庭照顾的困境。我们终将变老，我们今天为老年人所做的一切，今后都可能会让我们受益。

（一）皮肤、软组织和创口愈合与年龄

对老年人来讲，即使小的创伤都可能造成皮肤愈合问题，比如愈合的速度会变慢。随着年龄增长，皮肤变薄并且与皮下组织的连接减弱。动物模型中老年化的反应包括细胞增殖减低，创伤新陈代谢和胶原重塑的变化，这些发现可以解释老年人皮肤愈合问题的原因。

随着年龄增长，随之而来的是皮肤干瘪皱褶，切口区域皮肤强度减低及容易造成皮肤开裂。皮肤开裂在上肢相对常见，主要是手、肘，其次是见于上臂。

虽然老年人组织愈合非常慢，但他们仍可以成功愈合。很多老年人伴随有其他合并疾病，如血管问题、长期应用激素及患有心肺疾病，这些也是造成愈合延迟的原因。

临床意义

随着年龄增长，由于老年人皮肤脆弱，小的机械创伤都可能造成伤害，比如敷料去除，特别是黏性敷料去除时，或者一些被迫体位都可能造成这种损害。支具的边缘对于脆弱的皮肤也会造成很大的问题。理疗师需要谨慎的去除敷料并且接触患者时尽量轻柔。尽量选择柔软宽大的支具及固定吊带，支具的边缘尽量平整，以使其最大程度地降低对皮肤的锐性切割力。要严格遵守非手术治疗指南中对皮肤的检查。理疗师也需要在应用常规临床康复器械过程中加强对老年人的保护，比如注意避免治疗桌边缘及器械的把手对老年人的伤害。

（二）肌肉与年龄

在50岁前肌肉力量应该是稳定的，在50-70岁之间肌力每10年下降约15%，在70-80岁下降可达30%。到80岁时，一般人会损失一半的运动神经元、运动单元、肌肉纤维、肌肉力量及肌肉体积。随年龄增加，包括细胞凋亡、运动神经元死亡，但这些有可能与患者的运动能力是不相符的。

随着年龄增长，手部会逐渐萎缩，主要表现为骨间肌和鱼际肌的肌肉萎缩，肌容量的下降是造成老年人握力下降的重要原因，这也归因于肌纤维类型的变化及运动神经元的异常。

制动对于骨骼肌有着明显的负面影响，制动过程中，肌纤维末端部分坏死，肌原纤维收缩将制动导致肌肉长度变短。这将导致部分肌肉失神经支

配，可能导致受累的肌肉萎缩。有意思的是，制动能导致肌肉纤维类型的改变。

临床意义

肌肉力量的下降导致生理功能的减退，造成生活不能完全自理。在练习的过程中需要加强保护，否则可能增加受伤的风险。研究可证实通过练习能增加老年人的手部肌肉力量。80岁以上的老年人每天坚持有氧练习能增加他们的力量，提升其独立生活能力。

（三）敏感性与年龄

研究发现与年龄相关的敏感性变化，包括感觉及压力阈值的改变。这些研究中触觉敏感性减低程度的评定是不尽相同的。有意思的是，在研究中发现老年盲人指读盲文的能力随年龄不断增强，但在其他地方，触觉并没有提高。在研究中，可能会因为环境差异、感受器变薄、年龄相关性疾病及创伤的原因，造成个体差异性。

临床意义

除非已经对年龄做了明确的界定，不要把成人的标准用在老年人。敏感性的变化可能造成制作动态康复器具的困难，如手动支具或动态器具。另外，理疗师需要额外注意支具的边缘、器具的松紧及牢固程度，以及其他可能造成应力集中的压力点。

（四）神经肌肉与年龄

在老年人最明显的变化莫过于感觉运动神经元的减少。运动功能随年龄的变化包括指击、感知能力及中枢传导减慢这些方面。速度相关的神经运动技能大约在20岁达到顶峰，在其后将趋于减缓。不常应用的技能受年龄的影响最大。

特发性震颤是一种肢体在主动运动过程中出现的一种运动疾病，也称意向震颤或运动震颤。虽然不知道发病的原因，但其发病率会随年龄增长而增加，压力或情绪因素也可能会导致病情加重。

静息震颤是帕金森患者的典型表现，手部的静息震颤也称滚丸（震颤麻痹），手部活动减少。和特发性震颤一样，静息震颤也会因情绪和压力的影响而严重。

临床意义

老年人各种行为都会减慢，这种情况会和一个忙碌的理疗师安排很满的一天的日程相冲突。老年人不容易摆脱不相关因素的干扰，比如理疗师之间的谈话，周围的噪声或其他打扰因素。理疗师应该帮助患者提高注意力，比如消除周围的干扰因素，或者通过改变他们注意力、谈话或肢体安抚的方式。

理疗师需要通过额外的努力使他们和其他患者建立良好的关系。因为压力对认知过程、机械音及运动质量有不利影响，所以理疗师尽量用减压的方式和患者沟通。指令和示教不能过度复杂。幽默是有帮助的，但需要对敏感的患者应用，并且需要谨慎。

如果压力过大或环境不温馨，可能会使患者的震颤加重。理疗师可能会要求患者戴上或摘掉支具，需要相对宽松安静的环境，要最大程度的减少对患者的催促。

一个有机械音的患者可能存在不稳步态，增加了他们摔倒的风险。而且握力的下降对于减低摔伤后的损伤属于危险因素。需要避免患者被障碍物绊倒，另外需要恰当的使用助行器。

（五）生理与年龄

慢性老化性疾病已经超过传染性疾病，位列影响我国大众身体健康的最大威胁。高血压、关节炎和心脏病是流行病学统计中最常见的老年病。20%～50%的65岁以上的老年人可能会出现显著的听力障碍，这将导致明显的情感和社会问题，包括交流障碍，这些都可能会影响他们的生活质量。随着年龄增长，环境的变化可能会干扰睡眠周期，可能会引起严重的问题。

大多数65岁以上的老年人至少有一种慢性病。95%的人有不同程度的白内障；50%的人有神经衰弱，其中主要的原因是因为老年后功能的部分丧失导致的；48%的人有高血压；47%的人有关节炎；32%的人有听力损害；29%的人有心脏病；16%有糖尿病；16%有骨科疾病；14%有鼻窦炎；9%有视觉损害。

骨关节炎是老年人骨关节的常见疾病，是主要导致美国成年人功能障碍的主要原因。很多老年人拍片都能够发现骨关节炎的改变。超过80%的65岁以上的老年人，都可能因为骨关节炎引起明显的疼痛、功能受限及影响活动。

类风湿关节炎在65岁以上的老年人当中好发，女性患病率是男性的2～3倍，患者状态通常虚弱。90%以上的类风湿患者手部受累。

骨质疏松作为一种骨骼罹患的疾病，将出现低骨量及骨质微结构的破坏。这将导致骨质脆弱，容易发生骨折。骨质疏松每年大约导致150万例左右骨折，其中有25万例左右是腕部骨折。绝经的妇女中有1/3～1/2存在骨质疏松。50岁后的女性有40%的概率出现骨质疏松原因造成的骨折。

临床意义

关节炎可以造成握力减弱或者运动能力的减低，这些也是与年龄因素有关的。矫形器或支具的应用在这种情况中也不能起到作用。

对于听力损害的患者，康复师需要面对面地坐在患者面前，通过唇语表达想法和要求。康复师需要清晰的吐字及放慢语速。如果患者存在感觉和运动问题，他们很难通过自己来表达他们的感觉和运动障碍。

（六）功能与年龄

生理功能在15岁前不断发展，达到鼎盛，之后随年龄不断下降。由于年龄的增长，人们因为受到慢性疾病的侵害，生理功能不断下降。伴随着慢性疾病的生理功能的下降，带来的是功能的受限和疾病的进一步发生。

在美国约有330万的能够自我照料的老年人忍受着精神损害的困扰。另外，有250万本身需要被照顾的老年人在独自生活。

临床意义

保持活力的概念在一种观点中属于现象研究的范畴，但保持活力的概念是不断变化的。相对不能保持活力的老年人，保持活力生活的老年人会在精神和生理中更少的丧失功能。低水平的社会活力，可能会让前辈面临死亡。因此手部康复师需要寻找方法保持上肢受伤的老年患者的手部运动。

治疗场所本身也可能产生问题，比如门太沉，不方便打开，或者通道不够宽而不能通过轮椅。在等候区要挪开障碍物，以免绊倒患者。环境照明需要足够好。

支具的应用可能影响驾驶安全，因为佩戴手部支具开车可能仍然存在医疗法律问题，这样开车是否安全，也只能由康复师回答。

（七）疼痛与年龄

疼痛是影响老年人生活质量和功能的普遍问题。疼痛在老年人群中有很高的发病率，并且治疗当中通常被忽视。其中骨骼肌肉问题，特别是骨关节炎是引起疼痛的主要原因。疼痛经常伴随与年龄相关的疾病，如肿瘤和神经肌肉疾病。社区当中有25%～50%的老年人及养老院中45%～80%的老年人都有明显的疼痛。

不强调疼痛并不等于没有疼痛。老年人为了取悦照顾者可能会隐瞒疼痛，他们可能会对衰老和疼痛采取忍耐的态度，或者他们感到不能表达疼痛。他们犹豫是否谈及疼痛，因为他们不想惹人讨厌，另外他们也害怕接受诊断检查和可能的医疗相关的影响。

临床意义

疼痛可能会导致老年人沮丧抑郁、与社会脱节、失眠或者行走障碍，这些都可能造成额外的花费及医疗资源的投入。疼痛可能导致步态不稳或不良步态，可能会引起摔倒、过度给药、加重认知障碍或者营养不良。疼痛可能降低在康复中心老年人的生活质量。

疼痛或其治疗可能会影响一个人的认知水平。疼痛可能造成患者无法活动，可能会导致抑郁或者疼痛加重，这可能会造成一个很难被打破的恶性循环。理疗师需要与疼痛的患者交谈，让他们随时告知在理疗过程中出现的疼痛，不可低估老年人对疼痛的报告。

（八）孤独感与年龄

孤独感是老年人常见的反应，女性的反应较男性为重，这可能与她们比配偶寿命更长有关。孤独的人罹患阿尔茨海默病的概率是不孤独人的2倍。这项发现反映出很多老年人承受着社会孤立状态所带来的负面影响。

临床意义

手部康复疗程为老年人提供机会发掘老年患者功能水平，增多他们加入社会活动的机会。患者参与成为首要问题。把患者的兴趣融入到他们治疗当中能够帮助他们过好有意义、有价值、充实的一天。例如，一个喜欢编织的手部康复患者，可让她加入一个编织社团，在社团中找到新的朋友。

（九）抑郁和自杀与年龄

老年人拥有最高的自杀率，抑郁作为老年人最普遍的精神障碍疾病，比例可以达到17%～37%。抑郁的特征有时含混不清，比如出现厌食、冷淡、疲劳、自我忽视、体重下降、与世隔绝、失眠、减少出席活动和无望感。

身体疾病与精神抑郁有着很强的相关性。因为疼痛可以导致抑郁，存在疼痛的手部疾病患者有较高的发生抑郁的可能。

临床意义

我已经被老年手部疾病患者频繁的落泪伤心而打动，他们伤心的原因可能是已故的配偶或者最近经历的一些其他亲人的去世。手部康复当中一些临床问题可能导致患者情绪激动，或者使他们的孤独感增强，只需简单做他们的倾听者即可。

治疗抑郁已经被证明对于提高老年人的生理功能明确有效。因为心理获益可能对生理活动有帮助。需要努力恢复患者受伤前的生理运动功能。需要鼓励患者进行规律有益安全的功能练习（图134–2）。

五、年老引起的典型认知变化

典型的与年龄相关的认知下降通常并不明显。对于有正常社会活动的老年人，直到80岁都有比较好的认知度。感觉刺激及练习对于老年人的推理、认知、反应时间和工作记忆有益。能够坚持参加日常活动的老年人，在记忆力和智力测试中会有较好的表现。有意思的是，不活跃的年轻人可能在这种测试中还不如有活力的老年人。

虽然记忆力会随着年龄而正常下降，但是仍然

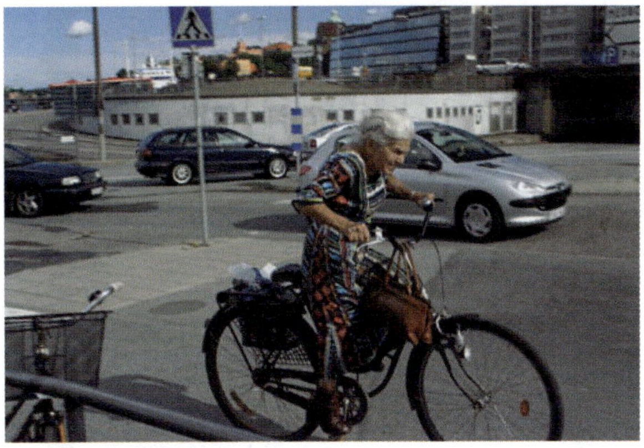

图134–2　老奶奶自行车

能够对一些关键要素保持记忆或者能够良好的重新获得记忆。老年人可以和年轻人一样对信息保持长时间的记忆。但是老年人唤起记忆的时间有可能会延长。对于保持智力活力的人来说，记忆力同样比较优秀。

老年人神经学的预期改变，因他们所遭受的不同疾病而有很大差异。老年人经常抱怨记忆力差（特别是对姓名记忆力下降），忘记把东西放在什么地方，忘记谈话的内容或者每天要做的事情。他们可能对于一个新的或者非家庭的环境适应能力变慢，或者对新奇信息的处理过程变慢（图134–3）。但是他们会对适宜的对策建议有良好的反应，比如约会簿、日程表、清单和备忘录（图134–4）。对于不相干问题的短期记忆会随着年龄增长而变差。

六、重要的老年认知疾病

阿尔茨海默病

阿尔茨海默病是引起痴呆的最常见原因。年龄本身是阿尔茨海默病发展的重要指标，心脑血管事件是第二常见的原因。

阿尔茨海默病引起的痴呆属于神经退行性改变，可影响30%左右的85岁以上的老年人。外因可能促进痴呆的发病，常见的外因包括营养、药物、心脑血管疾病。大约有2/3的病例不能被发现。

随着医疗的不断进展，人们的寿命不断延长，老年人的数量不断增多，痴呆的人数也较前增多。存在手部疾病老年人不断增多，其中存在认知障碍

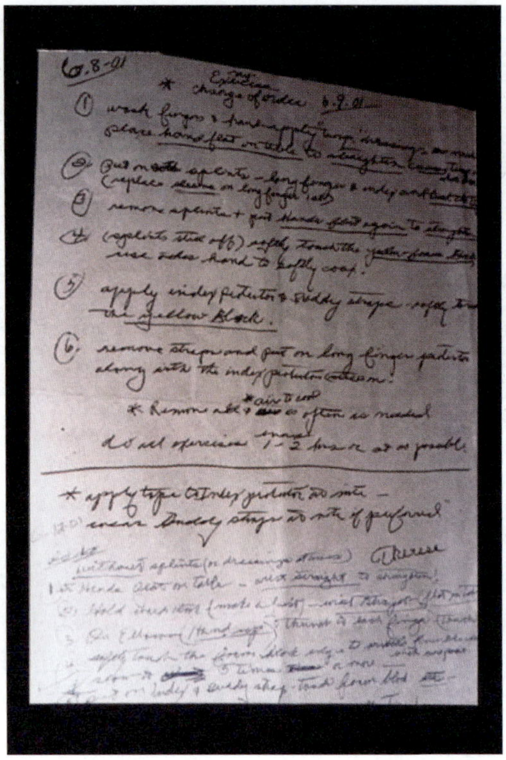

图134–3 一位手部康复患者在纸上大量的、反复的书写家庭功能练习的内容

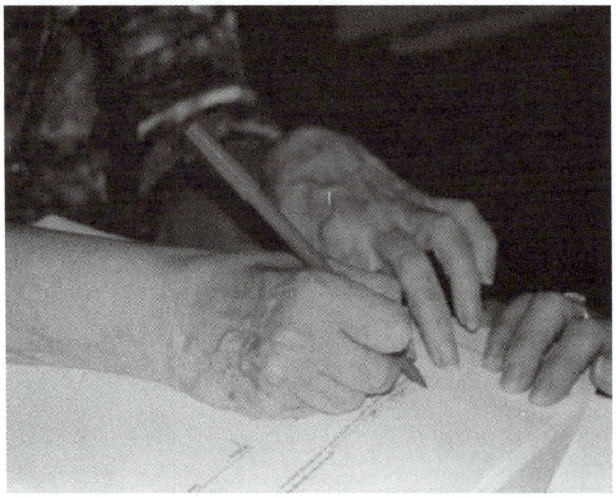

图134–4 让患者写下家庭练习内容来增强学习效果

的老年人也不断增多。有意思的是，尽管可能存在明显的认知障碍，仍有很高比例的老年人可以回答关于他们生活质量的问题。

对于痴呆的情况，很多智力测试不能很好地评估，但其仍可以对工作和社会生活产生干扰。最首要的症状是记忆丧失。命名不能症（称呼事物非常困难）是阿尔茨海默病早期的典型临床表现。还有其他痴呆的表现，比如方位混乱，抽象能力不足，判断力、语言错误和构造能力变差；组织、发出、接受和理解一个信息比较困难；精神运动延迟；失眠；食欲缺乏；社会隔绝；性欲缺失；注意力下降。一个人与年龄之间不对称的改变，通常提示发生了痴呆。

大多数痴呆患者的病情是不可逆转的，但能够早期诊断20%～30%的患者还是能够逆转的。能够逆转的病例往往和以下因素有关，如抑郁、药物性因素、营养因素或新陈代谢不良。

因此，有阿尔茨海默病患者家庭大多经历感情的不幸，他们有可能否认这些。事实上，之后1/3的阿尔茨海默病的患者接受了针对他们感情问题的精神治疗，这个比例高于非阿尔茨海默病的患者。

七、鉴别诊断

（一）假性痴呆

假性痴呆是一种具有可逆性的痴呆综合征。抑郁是老年人当中可逆性痴呆发生的最常见因素。由于与痴呆具有相似的临床症状，因此假性痴呆容易被过度诊断为痴呆。

（二）谵妄

谵妄通常突然发病，典型的症状是意识的不稳定或模糊，缺乏对内在及外在刺激的注意力。谵妄通常影响睡眠–清醒环，意识和定向力可能受损，并且可能出现错觉、幻觉和误解。

（三）额叶综合征

额叶综合征的基本临床症状是人格改变。患者可能变得狂躁或者冷淡，可能存在欣快感或者出现不恰当的行为。在这种综合征中认知障碍属于轻度，痴呆患者中的记忆力受损并不存在。

八、主要认知变化的临床意义

有交流障碍的患者仅能理解简单的指令。理疗师必须正确预防，使用简单的句子并且每个句子只能表达一个意思。需要注意避免注意力分散及多种刺激因素同时存在。

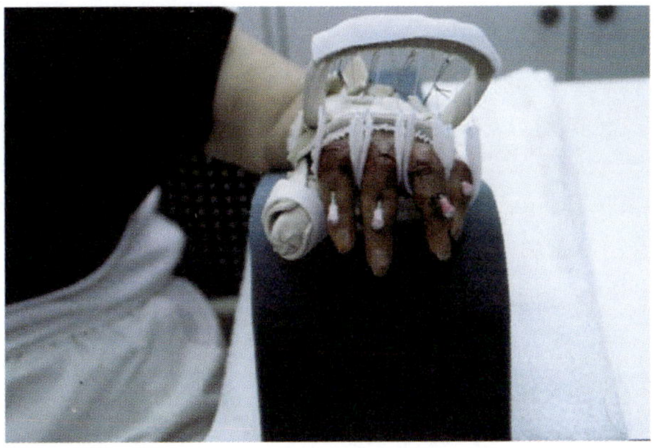

图134-5 这是一位76岁患有类风湿关节炎的老年患者术后佩戴动态支具的情况，需要患者在灵巧、协调和具有良好的判断能力的情况下才能恰当地使用

对于存在交流障碍的患者，将不能正确的应用一个简单的支具。对于复杂要求的支具，尤其是一种挑战（图134-5）。

九、老年性人格变化

90%的健康老年人并没有表现出人格改变，其中大约80%患有阿尔茨海默病，可能出现行为混乱，比如抑郁、兴奋和精神疾病。老年人的人格改变可能是脑部功能受损的早期表现。

约有30%的阿尔茨海默病患者可能会在某时出现精神错乱，通常出现被害妄想，会因为简单的视觉或听觉幻想，指责某些人偷了他的东西。患者视觉或听力下降后更容易出现幻觉或妄想。85%的痴呆患者在疾病的一定时期都可能出现兴奋过度，这是在疾病后期出现的一种更加严重的认知障碍。

十、精神状态评价方法

（一）精神状态评价简表

Folstein精神状态评价简表（MMSE）（框134-1）是一个可靠的，直观的，易于应用评价体系，对于一个外行，可以用5～10min对患者的精神情况做一个基本的了解。它被认为是最先进的评估方法，并且作为认知情况的标准筛查工具而经常使用。MMSE对于发现痴呆有90%的敏感性。对于操作者简单方便，并且在临床工作和研究中被广泛应用。

MMSE专注于对认知的评价而不是对心情的评价。这个检查分成两个部分：①声音反馈，可以评估定向力、记忆力和注意力；②命名能力，说出或写下命令（图134-6），自主写下一个句子，复写一个复杂的多边形（图134-7）。MMSE在文献中不断的被研究，以及被引用。

MMSE对于发现痴呆有着很高的敏感性。相对于轻度的认知不全来说，它对中到重度的认知不全有更高的敏感性。它和Wechsler成人智力表有很好的相关性。

1.MMSE评分

MMSE表最高得分是30分，如果一个人得分大于等于25分，说明在5min后可以进行新的练习，这对于能否在家中执行指令是一个很好的判断。如果评分小于24分，提示存在认知障碍或痴呆。如果评分小于20分，提示存在显著缺失必要的理解能力的问题。

2.MMSE的有限性

MMSE是一个筛查工具，而非诊断工具。它对于左半球丧失功能的评估，比对右半球的评估更加敏感。对功能障碍的细小差别区分不足。因为它是主要通过语言进行评判的工具，对于视觉能力的评判存在不足。MMSE评分会因受试者文化和教育水平而对结果存在干扰。

（二）画钟试验

画钟试验是另外一个简单易行的筛查老年人认知障碍的工具。这是一种方便快捷的检查方法。这个检查用于发现日常生活能力中较早体现出的视觉空间缺损。由此可见，画钟试验是MMSE的有益补充。

画钟试验可以用很多方法来进行检查。一种方法是给患者一张白纸，让患者画一个钟面，先是画一个圆圈，然后顺序写上相应的数字，然后用手指向一个特定的时间，可以利用上钟的两面，如2:45。有多种评估方法。一些专家认为即使不正式的进行评分，这个检查仍然是有用的。如果受试者画出的钟是正常的，或者即使有一点小小的出入，患者的认知能力可以被认为是正常的。

框134-1 小型精神情况检查（MMSE）

现在我将提问，以检查你的记忆力和注意力，有些可能易于回答，有些可能比较困难

1.今年是哪年
2.现在是什么季节
3.今天是几号
4.今天是周几
5.现在是几月
6.你能告诉我你现在在哪吗（如我们现在在哪国）
7.我们在哪个国家
8.我们在哪个城市
9.我们现在在几层
10.我们的地址是什么
11.我将说3个东西的名字，在我说之后，我要求你重复，并且记住这3个东西的名字，因为我可能在之后的几分钟内问你这些名字

苹果　桌子　一分钱　请重复我说的这些名字（初步评分，仅重复3遍）

12.现在我给你一个词，要求你由前到后和由后到前拼写，这个词是world。首先顺序拼写，现在倒序拼写。（如果需要可以重复这个词有助于受试者顺序拼写）（正确顺序的拼写尚可得分）
我刚才让你记住的3个东西的名字是什么
13.苹果
14.桌子
15.一分钱
16.（给患者看手表）这叫什么
17.（给患者看铅笔）这叫什么
18.我想让你重复我说的短语，（短语是）“没有如果、和，或者但是”

只能说一次

19.读纸上的单词，然后按照说的做。（纸上写着）“闭上你的眼睛”，如果受试者闭上眼睛就正确了
20.我将给你一张纸，你需要用右手拿这张纸，并用双手将这张纸对折，然后将这张纸放在你的膝盖上（交代清楚后将纸递出，不要再重复要求）

右手
对折
放在膝盖上

21.在纸上为我写出任何一个复合句
22.这是一幅画，在相同的纸上临摹这幅画（如果能够将两个五面体变成一个四面体，并且保留五面体的所有角即可得分）

总得分是能够回答出的这22个问题之和

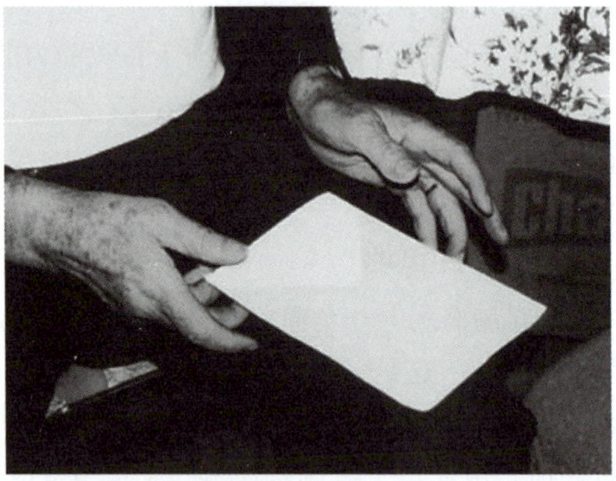

图134-6　一位80岁患有帕金森病的手部康复患者展示他听从命令的能力

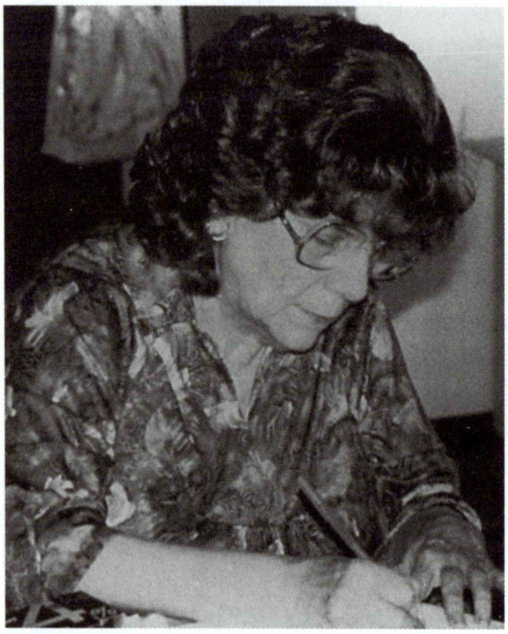

图134-7　一位先前发生心脑血管事件的70岁女士抄写一个多边形（MMES第22项）

画钟试验对阿尔茨海默病具有明确的评判可信度，在画钟试验评分结果和其他对痴呆的整体评价有很好的相关性。这个检查对于评估阿尔茨海默病有很好的敏感性和特异性。

（三）MMSE和画钟试验的比较

和MMSE类似，画钟试验易于实行，这是一种筛查工具，而并不是阿尔茨海默病的绝对指征。与MMSE相比，画钟试验对于患者没有威胁，患者不会因为文化和教育不平等而对评判结果受到影响。画钟试验对于听力受损的患者更加易于操作。

（四）对手部患者应用MMSE和画钟试验的指征

MMSE可以应用在量化其他怀疑存在不明确的认知障碍的患者。MMSE和画钟试验的不良结果提示理疗师这样的患者可能存在依从性和顺应性的问题。认知筛查试验对于术前评价和筛选手术指征是有价值的检查。

对于理解能力、表达能力和精神症状是否存在障碍的判断可以采用认知筛查评估。从手部理疗过程中，可以观察患者是否存在记忆障碍，比如反复问同一个问题，或者以离奇或独特的想法打断理疗师对康复方法和应用支具的介绍。不能按要求进行功能康复的患者需要进行此项筛查。特别是对于虽然经过努力，但仍然不能按照要求准确的完成康复的，需要进行此项筛查。对视觉反馈较好的患者，可以采取把康复计划写在纸上带回家的方法进行功能锻炼，对听觉反馈较好的患者，采取言语指导及语言强化，促进康复效果。如果存在运动障碍的患者可能存在穿脱支具和正确功能锻炼的困难。

（五）低认知能力的临床意义

对于认知评分较低的手部康复患者，需要特殊考虑，重新评估优先达到的程度和康复的目标。如果患者存在记忆障碍，就无法记起如何进行康复锻炼，甚至对记在纸上的康复内容也无法完成。对于失去判断能力的老年人，他们的家属可能就是最好的依靠，也可以对他们的家属进行MMSE评估，因为他们也可能是潜在的患者。试图在合适的时间给患者布置康复计划。可以通过口头强调或者写下来的方法强化康复练习的内容，但不要对患者颐指气使。

十一、小结

对于一个精通理疗的手部康复医师来讲，给老年人制定康复计划，仍然受到很多非预期的和独特的问题的困扰。我们可能很多人都被老年人在随诊过程中一些存在的困难或者模糊不清或奇怪的偏差困扰过。

尽管有这些困扰，我们仍然要重视对老年人手部患者的尊重。特别的针对性治疗，能够达到恰当的符合实际的效果，将会产生更加成功的临床效果，更好的互动，从而使康复师和患者共同进步。另外，这更是对我们自身不断衰老的生命历程的一个接受过程。

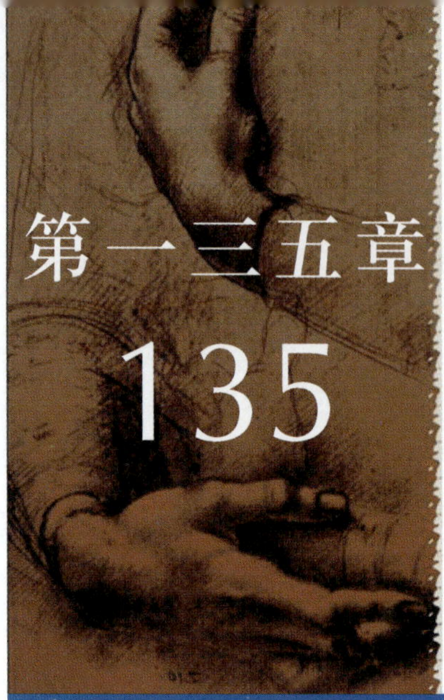

第一三五章 135 手部肌张力障碍

原著者 NANCY N. BYL, MH, PhD, PT, FAPTA
译校者 张　磊　刘克敏

关键点

- 目前公认手部肌张力障碍为原发疾病，病因不明，为多因素致病。
- 手部肌张力障碍包括手指及腕部的姿势异常。由于主动肌和拮抗肌同时协同收缩异常，使得手指和腕关节不自主的呈扭转姿态。这个病的发病很隐匿，可能表现为弹奏乐器时的错音，做事时错误增加，异常疲劳或感觉无力，在做某些动作时一个或者多个手指不自主地活动范围过度。
- 患者治疗的目的在于保持手的正常形态，增强感觉运动反馈的精确性，保证手部运动的效率和效果。
- 治疗手部肌张力障碍需要综合多学科方法。这些方法包括患者教育、心理管理、健康管理、良好的力学环境、合理的人体工学环境、药物治疗（如肉毒素）、社会支持、脑功能训练，有时候还需要脑部刺激。

由于工作需要，人们经常不断重复某个动作。如打字、演奏乐器和写字等。在这些工作中，人们经常遭受反复的疲劳损伤，使得创伤障碍不断积累。为了解决这个问题，可以在工作中抽时间休息，或者缩短工作时间、减轻劳动强度、改善工作本身或者环境的人体工程学特性。如果人体工程学环境长时间不能得到改善，将可能罹患手部肌张力障碍，将引起慢性疼痛，或者导致虽然不痛但可导致功能丧失的不自主运动（职业性手痉挛，如演奏家、键盘手、作家、特殊工种）。这些情况是由于内在因素和外在因素长期积累导致的。本章总结了此病的历史、病因、诊断和治疗方面的内容。本章的目的有：①提高大家对此病的认识；②鼓励医师对患者进行健康教育以最大程度预防此病；③让医师能早期诊断此病；④提倡多学科联合干预提供患者支持并促进康复；⑤鼓励医师及理疗师对此病进行深入研究，最大程度恢复患者功能，以使患者能够自理；⑥激励临床工作者对此病进行基础研究，明确其病因，并改进治疗，提高疗效。

一、历史

肌张力障碍医学研究基金（Dystonia Medical Research Fundation）下属的特别学术委员会（Ad hoc committe）为肌张力障碍下了定义：肌张力障碍是一种综合征，由于肌肉持久反复的不协调收缩，导致关节扭转和肢体的姿势异常。肌张力障碍累及到身体的某个具体部位，就以肢体部位命名。如果肌张力障碍仅仅在做某个特定动作时才发生，就叫做动作特异性肌张力障碍或者运动性肌张力障碍。Fahn1和他的团队补充到，在运动性肌张力障碍中，不自主的异常姿势会强加在自主运动之上。大多数肌张力障碍发生在上肢。导致肌张力障碍的动作有共同特点：①高度重复；②运动极度精确；③长期执行一套既定动作；④既定动作中间穿插着有意识的其他动作。虽然肌张力障碍很少导致疼痛，但可明显地影响职业功能。图135-1总结了在演奏者中的几种典型的肌张力障碍。

肢体肌张力障碍可分为3类：单纯型痉挛（一个特定动作的运动异常）、肌张力障碍型痉挛（两个及以上特定动作的运动异常）和进展性痉挛（短期内有一个动作异常进展为其他的动作异常）。肢体的运动性肌张力障碍还可以分类为职业型肌张力障碍（演奏者、高尔夫玩家）或动作型肌张力障碍（书写型，键盘型）。

1833年，Bell最早描述了一种疾病称为“代笔者麻痹（书写痉挛）”。1861年，Duchenne描述了法国工人中的一种类似的疾病。进入20世纪后，很多人都对此病越来越感兴趣，包括：雇员、老板、神经学家、教育家、理疗师、手部治疗师和行为学家。估计在演奏者和电脑工程师中会有30%的人出现重复动作的功能异常，但还不明确具体有多少人会发展成为手部的肌张力障碍。肌张力障碍多数发生在男性。最初，书写手痉挛被认为是最常见的一种肌张力障碍类型。但我们需要深入流行病学调查，以明确此病的发病率、病因和导致其发展的外在因素。

二、病因

在过去10年中，大家进行了大量的临床和基础研究，使得我们对此病的认识获得了很大的进步。这些基础研究整合了很多高新技术，包括基因技术、神经图像、电生理技术和精神分析等。目前此病的病因尚不明确，大家认为此病为原发疾病。不过大家公认此病是由于多因素致病的。患者的内在体质因素和外在因素交替作用，导致此病的发生发展。在特定的人群中，某些人的内在因素（基因、神经生理异常、解剖限制、感觉缺陷、血液黏度异常）占主要成分，而另外一些则是外在因素（动作重复、创伤、行为特性）占主要成分。

（一）内在因素

1.基因

基因缺陷是肌张力障碍的病因中常见的一种。我们已经熟知某些基因与肌张力障碍有关，而新的研究又发现很多新的与之有关的基因。肌张力障碍的患者壳核中的多巴胺受体存在异常。这种受体异常能够减少多巴胺的正常分泌，从而影响人体的学习功能。有趣的是，即使只有单侧肢体的肌张力障

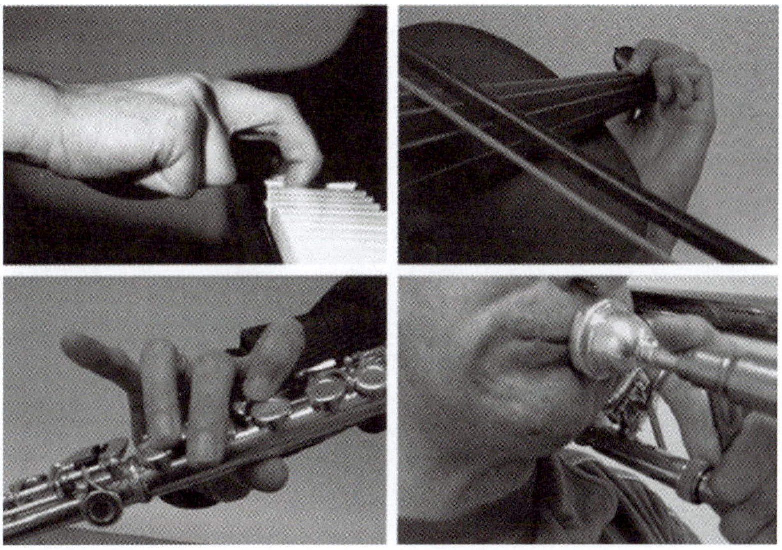

图135-1　演奏者典型的肌张力障碍姿势：钢琴弹奏者，小提琴演奏者，簧管演奏者和长号吹奏者

碍，但在双侧大脑半球均能检测到神经生理学异常，这更加印证了基因缺陷的可能性。另外，手部肌张力障碍患者中有30%有远亲的发病。但是到目前为止，还没有确切检测出此病的特异基因。

在德国有一项家族研究，这个家族中很多人患有颈部的肌张力障碍。这个家族中所有的患者均带有致病基因，但是也有其他带有致病基因的人没有患病。这个家族中没有人患手部的肌张力障碍。这种基因被分类为低外显基因。在另外一个Ashkenazi Jewish家族中，DYTI基因与全身肌张力障碍有关。患有全身肌张力障碍的人均带有这个致病基因，而另外一些带有致病基因的人并没有罹患全身肌张力障碍，仅仅罹患手部肌张力障碍。

2.基底节–丘脑皮质功能异常

有研究者报道了患者基底节–丘脑皮质功能运动环路功能异常。在基底节中，纹状体主要接收来自皮质的运动信号，转换信号后传给苍白球、黑质和网质部。输入核和输出核之间有直接和间接的联系。在连接基底节核团的通路中，除了有一条兴奋通路之外，其他都是抑制通路。如果纹状体–苍白球直接通路过度兴奋或者间接通路过度抑制，就会出现肌张力障碍。肌张力障碍被认为是一种运动功能亢奋，而这种亢奋正是由于苍白球兴奋通路和抑制通路失衡导致的。

基底节输出减弱和（或）丘脑运动信号减弱可以导致苍白球抑制通路功能减弱。有趣的是，全身肌张力障碍的患者和部分手部肌张力障碍的患者的壳核和苍白球出现了代谢亢进的表现，这可能帮助解释为何苍白球切除可以减轻全身肌张力障碍患者的症状。

3.神经抑制异常

在肌张力障碍的发病中，多层面的神经抑制不足是基础要素。为了达到动作平稳及控制，需要神经系统中兴奋及抑制的平衡。在很多精细动作中都需要神经抑制功能，特别是在一个手指用单一肌肉功能完成精细动作的时候。

反馈式的抑制可以控制好关节周围的肌肉。如果在脊髓或者更低平面缺乏反馈抑制，肢体的拮抗肌就会持续收缩，表现为手部肌张力障碍。这时，如果想动一个手指，不自主地会带动邻近的手指活动。用肌电图测量可以发现，动一个指头时，肌肉反应过度，持续收缩，范围扩大，并可测量到异常的H反射和延迟反射。这些表现都是由于反射抑制缺陷引起的，这和患者的动作表现是一致的。

通过脑部经颅磁共振刺激研究发现，单侧肢体患病患者的皮质中都有抑制功能异常。手部肌张力障碍患者的神经细胞间的抑制功能和神经细胞周围的抑制功能均检测到异常。神经细胞周围抑制对于运动时对周边肌肉的刺激有抑制功能，这样能够使得动作更加精确。这项抑制功能异常必将影响动作的精确性。苍白球的间接通路在周围抑制中起着非常重要的作用。神经细胞间的抑制功能异常可以影响到皮质中的周围抑制功能。

4.骨骼系统解剖局限性

有些人手部结构紧张，包括关节、肌肉和筋膜，这些紧张的结构限制了手部的运动。手指终末活动范围受限，这种限制可扩展，发展到前臂旋转受限和肩关节旋转受限。这种解剖结构异常使这些人成为患病的高危人群，特别是在紧张高重复度的劳动下。

Leijinse和Hallett提出了骨骼系统解剖异常致病的假说，他们认为，肌骨系统的解剖异常和环境因素一起，导致了疾病的发生。在这种假说中，人们为了获得精确的劳动效果，需要对工具进行精确控制，还不得不适应设计不良的劳动工具，使得劳动对人体自身的要求越来越高。手部肌张力障碍的发生是在劳动中逐渐发生的。

基于这种理论，不合理或者无效的运动必须通过有意识或者无意识的反馈来修正。如果这种修正活动一直没有达到平衡状态，就会一直进行，甚至在某个方面进行了过度修正。过度修正一直持续，拮抗肌群收缩不断累积，就出现了肌张力障碍的表现。基于这种理论，为了使患者达到功能良好，必须消除肌骨系统的解剖局限，而且还必须在神经康复之前进行。

在动物实验中，以行为诱导动物发病，然后进行解剖研究。在研究中，一只猴子出现肌张力障碍后，其前肢解剖发现结构异常。患病这一侧指深屈肌腱附着在第四指的中部和远端，而健侧的附着在第3指。这只猴子患病肢体发生运动异常的时间为5周，发病明显早于其他猴子。患侧的体觉分级明显下降，特别是接受区为D4级。而在对侧，并没有发现第3指的运动异常及体感降级。如果对手部没有重复高强度运动的要求，就不太可能发生肌张力障碍，即使存在解剖结构的局限，这正好符合了多因素致病的理论。

5.运动功能异常

手部肌张力障碍的特征性表现为特定的动作特异性，一般只有在做特定动作的时候才出现症状。这种特异性可以通过某种通道扩展，但一般不会扩展到整个肢体。最早在不明确病因时，这种动作特异性被认为是精神相关症状。

有些研究者发现：手部肌张力障碍患者的动作在准备和组织过程中有某些缺陷，这些缺陷并不仅仅发生在动作开始的时候。通过神经图像扫描发现，患者在写字的时候运动区域的功能是下降的。Stinear和Byblow在研究中发现，大脑皮质中错误的抑制信号只会在有意识的动作中才出现，在休息时不会出现。这就更加支持了运动功能异常的理论。在肌张力障碍的患者，其在动作起始和过程控制中的表现也是不一样的。神经系统对于健康人群的反应和肌张力障碍患者的反应处理是不一样的，而我们对这种差异知之甚少。

（二）感觉异常

虽然肌张力障碍的典型表现是运动异常，但是其感觉功能异常也是很明确的。肌张力障碍患者大脑皮质本体感受区异常扩大及组织紊乱。患有单侧肢体肌张力障碍的患者，其双侧肢体分辨感觉的能力都有障碍。有些手部肌张力障碍患者合并眼睑痉挛和颈部肌张力障碍，这些患者都存在这种知觉的功能障碍。

知觉的处理在肌张力障碍中起着调节的作用。一些微小的感受刺激能够减轻肌张力障碍的症状，例如，轻触、轻握或轻拍。另一方面，一次紧张的震动就能加重症状。在治疗疾病方面，可以通过区分触觉的训练来获得正确的感知功能。这些训练包括阅读盲文、立体定向匹配动作、辨别在皮肤上写出的文字等。这些训练都能改善症状。

还有另外的证据证明肌张力障碍患者的感觉运动整合功能障碍。有报道说肌张力障碍患者的感觉处理调节能力是异常的，这就导致了其运动功能的失调。然而，Nowak和他的团队在他们的研究中有不同的发现。在研究中，被测试者进行一些抓握和抬举的动作，研究者测试他们在完成动作时的把持力量。有趣的是，在完成这些动作时，肌张力障碍的患者和正常人的把持力是相似的，并没有很大的差别。

肌张力障碍的患者在举起重物时，刚开始施加的力量比正常人大，而且增加重物重量后，患者增加肌肉力量的延迟时间也比正常人短。这些研究者认为，肌张力障碍患者处于一种紧张准备的状态，对脊髓反射的抑制功能减弱。研究者认为这种握力增加是感觉运动整合之前一种正常现象，而不是一种原发异常。

不幸的是，目前还没有研究可以证实肌张力障碍患者发病之前的感觉处理过程或者异常。所以，目前还不明确体感障碍和感觉运动障碍是否会增加重复运动劳动者患病的风险，也不明确这种反复的过度使用是否会造成手的感觉功能异常而导致发病。在猿类和鼠类的实验中，反复的过度运动和周围神经系统和中枢神经系统的炎症反应有关。即使过度运动训练和肌张力障碍仅仅发生在单侧肢体，也可以引起双侧体感、感受器和运动皮质的变化。

感觉异常可以引起肌张力障碍的运动异常。直接的感觉功能训练可以减轻肌张力障碍的病情。目前还不明确感觉异常是如何独自引起肌张力障碍的。虽然在这个方面存在很大的争议，但是越来越多的证据表明肌张力障碍患者既存在感觉功能异常，也存在运动功能异常。

中枢神经系统稳态及可塑性平衡失调

中枢神经系统具有可塑性。人在整个人生中都需要不断学习新的运动技能。通过感觉、运动和心理学习，中枢神经系统不断变化，人们不断学习新的技能。神经系统内的突触联系和神经回路变得越来越成熟，但也可以通过在动态环境中刻意训练而得到改变。但是这种改变是有限度的。另外，一般情况下可塑性受稳定性的控制，但是这种可塑性有时也突破限制而变得不可控制而不稳定。在肌张力障碍患者中可以发现这种稳态功能的失调。

Quartarone和他的团队提出假说，认为肌张力障碍患者不能保持大脑皮质正常的兴奋性。通常情况下，磁性阳极刺激抑制皮质-脊髓兴奋功能，而阴极刺激则恢复这种兴奋功能。在肌张力障碍患者的研究中发现，他们对这种刺激没有反应。Quartarone等解释这种现象是由于患者的稳态稳定机制受损造成的。

对异常可塑性的研究发现，肌张力障碍患者具有特殊的神经调节系统，神经反应可能超过正常神经系统限制。这种超常的塑性可以用于解释患者的感觉处理异常及运动失控。

可塑性偏离正常范围的过程可被外界因素激发，比如练习和重复通常使得动作更加精准，正反馈和行为补偿使得神经系统的乙酰胆碱、多巴胺和其他神经介质增加，加强了动作的正性调节。然而，因为神经元通路和神经调节之间的竞争是有限的，当在运动回路中出现某些变化时，人体动作将可能出现很大的变化。所以，花费更多的时间反而使得动作变形，而不是更加精准。当动作很快时，其短暂信号输出是同时发生的，就失去了个体之间的差异。在某些时候，动作的立体重复可能导致反应迟钝。练习越多疲劳越多，最后患者将感到一些不自主的不协调。最后，患肢还将形成其自身的运动方式，在完成某些动作的时候就卷曲起来。

大脑的皮质系统将兴奋神经元和抑制神经元整合在一起。在皮质的特定区域，皮质锥形细胞在兴奋过后不能在几十毫秒至1秒的时间之内再次被兴奋。这段整合时间主要由抑制恢复时间决定，受兴奋不应期控制。大脑皮质需要通过不停输出程序性的信号，以便精确界定一个临时短暂的动作行为。这种时间的不连续性使得干扰正常行为的因素不能持续发挥作用，以保证动作能正常进行。

Bara-Jimenez等很多研究者都提出，手部肌张力障碍患者的皮质整合功能障碍并不是基于其反复过度的动作，而是一种先天或者后天的大脑皮质功能障碍。大脑皮质功能在环境的影响下，可能根据行为经验进行重塑，而重塑超出正常范围就将导致疾病发生。

（三）外在因素

1.反复过度使用

很多高要求的技术劳动者出现了手部肌张力障碍，使得大家将这种疾病与环境因素联系起来，这些环境因素之一就是反复使用。一般情况下，动作反复重复练习对于学习起着促进作用，但是如果重复过度，作用就相反了，可能对周围神经系统造成损伤。在猿类和鼠类的实验中均证实了这一点，反复过度运动可以导致肌张力不良。在一项研究中，猴子被训练来反复地完成某个复杂的任务，类似肌张力不良的症状就在部分猴子身上出现了。这也类似于基于学习的感觉-运动学习理论。猿类在训练后脑电图出现紊乱，类似于肌张力障碍患者的脑电图。这种异常感知运动学习是肌张力障碍致病因素之一的假说已经得到证实，通过脑电或者脑磁现象就可以发现。

有目的性的重复运动可以引起神经结构、神经酶、髓鞘和功能的变化，这些变化都是可以测量到的。空间选择性和光谱选择性细胞在募集的时候分离明显，可引起更加复杂有效的行为。这种行为相关的脊髓行为具有高度的可塑性，这种适应性学习可以通过很多方式测量，包括大脑皮质表达区的面积增加、感受区面积缩小、效率增加、振幅增加、反应区密度增加和不同的有秩序的表达（通过框135-1可以查看神经可塑性的总结）。手指的精确动作完成需要大脑皮质感受区及其通路通过前馈和反馈获得足够的信息，而在手部肌张力障碍患者，则表现为神经信号整合不良。

虽然疾病早期被观察到是行为动作的异常，但是早期的电生理及电磁生理检查发现的确是脑皮质的变化。Byl和同事们的研究发现，猿类在用手做重复握拳与伸指动作后，其感觉表达的分化能力会减弱。在这些猿类中，大脑的接受区面积增加，诱发神经元支配面积扩大，扩展到相邻手指，同时覆盖手背面及掌面。这种神经元精确性退化影响了反馈的精确性，最终损害了运动控制的精确性（感觉运动学习假说）（图135-2和图135-3）。新近在人类肌张力障碍患者的研究中，不但发现脑磁共振图

框135-1 神经调节的神经生理原则（神经可塑性）

Ⅰ.通过学习，大脑皮质可以在散在的输入信号和运动中筛选出重要信息，以促进学习
- A.在可塑性的学习期有很多重要的行为情形
  - （1）如果重要行为刺激不断使皮质细胞兴奋，那神经细胞就会逐渐增加
  - （2）在学习过程中反复的重要行为刺激可以逐渐产生空间维度和时间维度特异性
- B.越来越多的选择性反应神经元逐渐生长出来
- C.随着学习进程，强化输入联系的结果就是对重要行为逐渐产生选择性

Ⅱ.可塑性受以下因素限制
- A.解剖基础、输入信号散播的整合和分散
- B.控制共同选择的时间
- C.内源性和外源性皮质输入信号结合及相关时间
- D.自上而下的影响
  - （1）皮质特异性分区差异：输入源、分布、时间-结构输入
  - （2）重要行为输入的时间维度影响特异性的表达

Ⅲ.皮质整合时间（处理时间）受制于其强大的可塑性

Ⅳ.可塑性处理是竞争性的

Ⅴ.学习是被调制出的一项特殊行为功能

Ⅵ.在学习中的可塑性具有很大的潜能
- A.神经解剖的局部变化决定了皮质可塑性的持续性
- B.儿童皮质可塑性发展迅速，并且是渐进性的，多阶段的技能学习

显示图形退化，而且发现大脑内的体感、前运动及运动区域的时间处理和空间处理功能异常，而且在患肢的同侧大脑半球和对侧大脑半球都发现了这些变化。

在众多的动物模型研究中发现，动物在经过手部反复运动训练后，其周围神经系统和中枢神经系统都起了变化。例如，在以学习为基础的鼠类研究中，为了研究周围神经系统炎症表现与不同情况下反复运动之间的关系，Barbe和同事们，Elliot和同事们及Coq和同事们都记录下了反复运动后的肢体功能障碍模型。这些功能障碍出现在周围神经炎症反应之后，这种炎症反应超越了中线，然后聚集在中心。在一系列的研究中，在重体力劳动肢体内发现了局限性的炎症反应。然后这种反应向对侧扩展，最后趋向中心。如果这种重复运动不停止，将出现肢体功能障碍。在鼠类研究中，观察到鼠类失去了动作的灵巧性，并且不能做出取食动作。

当大鼠患病不能做出正确的取食动作时，可以检测到大鼠的身体感觉、感觉运动及运动皮质都存在异常的变化。其他研究者也发现了重复过度运动后大脑皮质的身体感觉区域发生了变化。在猿类的实验中，患病猿类大脑皮质的身体感觉区域和感觉运动区域失去了明确的分界线，其运动区域变得过度敏感。很低水平的刺激就可能使神经元过度兴奋，而且可以发现腕部和手指的主动肌和拮抗肌在互相对抗。

Sanger和Merzenich把基于学习的感觉运动理论做成计算机模型，用于解释手部局限性肌张力障碍患者的脑图变化及异常运动输出（图135-4）。这个计算机模型解释了局限性肌张力障碍的诸多问题：①没有患病的正常人如果做反复重复动作，也会出现不适症状；②症状可随着时间差异而有很大的变化；③症状倾向于在特定动作时发生；④停止特定动作后，肌张力障碍的异常动作仍将持续；⑤采用消除多巴胺的药物或者肉毒素可以减轻症状，但不能完全消除症状；⑥患侧肢体在脑皮质代表区可显示感觉和运动的异常活动。

在这个计算机模型中，可以通过扩大甚至缩小皮质感受区以扩大神经回路增益。这种扩大或者缩小是人体对外界影响的一种不良调节。这些影响因素包括：反复使用，动作特异性增强，主动肌和拮抗剂同时收缩，多重感觉信号整合，多肌肉协同自主收缩。有些神经回路接通深部核团，这些核团包括皮质、基底节和丘脑。通过深部核团的神经回路和感觉运动回路一起，造成了神经系统的不稳定。如果感觉运动神经回路的机械模式不稳定，就将导致局限性肌张力障碍，但不会导致全身性肌张力障碍。

基于这个手部肌张力障碍的计算机模型，在治疗时必须设法减少神经回路增益的不平衡。长久的解决方案必须充分清晰划分皮质代表区和皮质下代表区，以减少过度的回路增益。在严重的肌张力障碍背景下，如果不能短暂地打断恶性循环，就不能回到正常状态。这个可以通过肉毒素来打断循环，肉毒素可以消除外周肌肉的异常痉挛。另一个方法是增加动作的变异性，这样的动作之间联系不密切，其受控的神经元也是不相干的。这就是要把各

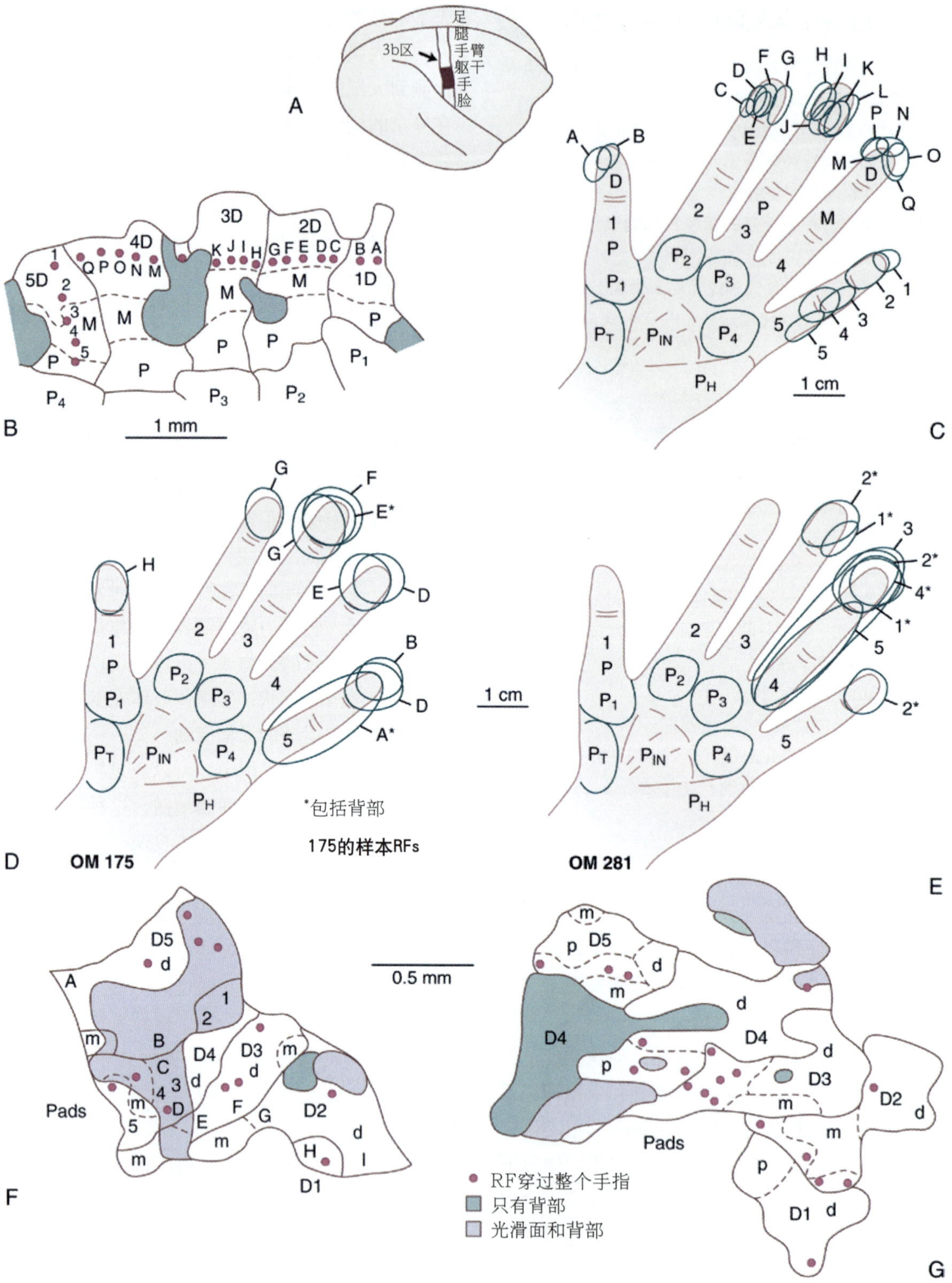

图135-2 A.大脑皮质的手部控制区3b；B.典型大脑手部感受区（穿透区以1～5，A～Q标示）；C.手部皮肤感受区，对应区域以相应数字或字母标示，灰色区域标示手背；D和E.手部皮肤异常扩大的感受区，以电针检查，扩大的感受区可跨越至邻近手指，也可从手掌跨越至手背；F和G.分别标示两只不同动物经重复运动训练后的异常脑图显示。OM表示owl猴；RF，感受区

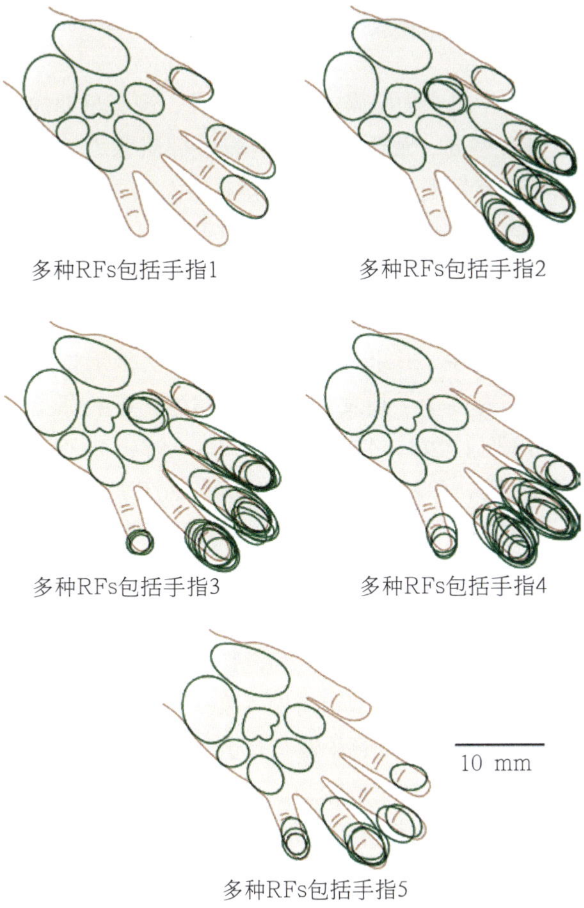

图135-3　猫头鹰猴手部所有的感受区。在正常情况下，一根电针只能影响1根手指的感受区。但是，在这只经过训练过的猴手上，很多电针都能影响多根手指的感受区

种病理基础相似的动作区分开，以免互相促进导致发病。

2.外伤

肢体被干扰后就可能发生肌张力障碍，这些干扰因素包括创伤、疾病、血供不良或者解剖受限。例如，有报道患者的手臂向外伸展跌倒后发生肌张力障碍，颈部外伤或者颈椎退变引起的神经根病也可导致肌张力障碍，胸廓出口卡压神经导致肌张力障碍，肘部尺神经卡压导致肌张力障碍。在这些病例中，某些患者通过外科手术治疗治愈了疾病。有些患者由于手部存在长期慢性疼痛，久而久之也导致了肌张力障碍（手部的复杂的区域疼痛综合征，合并交感症状）。另外，中枢神经系统在遭受干扰后同样可能导致发病，包括头部外伤或者脑卒中。

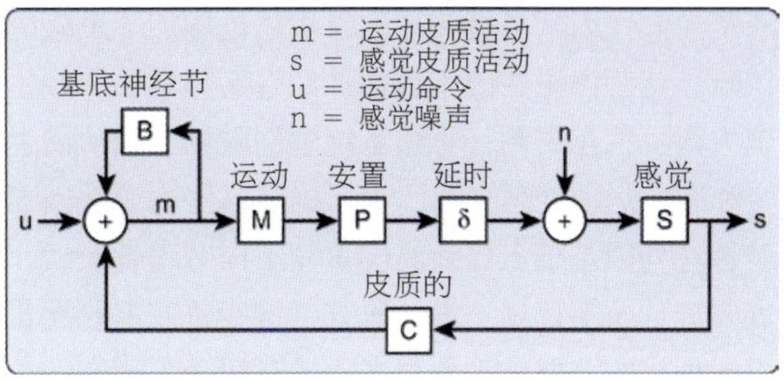

图135-4　Sanger和Merzenich制作的手部肌张力障碍感觉反馈模式的电脑模型。在这里，体感区域（S）组织混乱，使得感觉和运动皮质（C）图形增强，导致运动皮质功能运动（m）。这里的正常信号输入来自基底神经节-皮质纹状体环路（B）的反馈，以及最初的运动控制信号（u）

3.精神高危因素

多年来，精神因素一直被认为是肌张力障碍的基础病因。直到1982年才正式提出了职业性神经官能症。那时，Sheely和他的同事们提出肌张力障碍拥有神经病理机制。

最近，Altenmuller和Jabusch比较了三组人群的个人特质，患肌张力障碍的音乐家、正常的音乐家和有慢性疼痛的音乐家。在他们的调查问卷中包括以下项目：专业能力，定向控制力，焦虑障碍（怯场，惊恐发作，游离性焦虑），病态恐惧（广场恐惧症，社交恐惧，其他特殊恐惧如恐高症，幽闭恐惧），生活满意度，完美主义和社会定位。他们还对比了患者在肌张力障碍和疼痛发生前后的精神特质变化情况。他们还询问患者是否在发病之前存在特殊的焦虑，在发病前后对完美主义的看法是否有变化。

调查结果显示，肌张力障碍的患者和有疼痛症状人的焦虑情绪比正常组更加明显。肌张力障碍的患者认为在发病之前他们就有焦虑的情绪。肌张力障碍的音乐家相比对正常音乐家，有更加明显的社交恐惧，而仅仅有疼痛的音乐家就没有社交恐惧。肌张力障碍患者比其他两组人群都更加要求完美，而且他们在患病之前就出现了事事要求完美的情形。这些情况表明，精神因素是肌张力障碍的致病因素之一，而不是肌张力障碍患病后的表现。但是，并不是所有有精神高危因素的人都会罹患肌张力障碍。

总之，手部局限性肌张力障碍的病因不明，目前认为是原发疾病，而且是多因素致病。目前还不

清楚内源性因素是直接导致患病还是增加了患病的风险。这些内源性因素包括神经解剖异常、神经生理失衡、稳态失调、骨骼系统解剖限制、脑功能退变和感觉运动处理异常。为了确定这些内源性因素是否在外因基础上导致高度重复工作劳动者患病，需要进行长期计划才纵向研究。这些研究需要涵盖不同种族的人群，需要很多年的时间深入研究。

同时，研究者们需要厘清一些重要因素，以帮助研究出有效的补救措施。比如，我们需要进行基础的、临床的及平行的研究，以明确很多未知问题。这些问题包括：脑图分级降低是否发生在体感区、感觉运动区、运动区域？脑皮质图是否与感觉输入信号和运动输出信号的时间和空间处理过程相干？在学习新技能时的运动准备过程中是否存在问题？临床上患者的表现差异是严重程度的不同还是神经生理过程的不同？这些信息有助于接下来的关于有效的治疗方式的研究。

三、手部局限性肌张力障碍的临床表现

手部局限性肌张力障碍的发病情形很多样。这种疾病早期的表现可能是音乐家在演奏时出现的错音（如小提琴演奏时共鸣失常），完成任务时错误增加，异常疲劳和无力，手指的不自主异常运动。早期，这些症状很隐匿，很难和正常的动作变异相区别，因为演奏家和设计师在工作疲劳后也可能出现这些不典型的症状。医师必须密切关注以下高危人群，包括：演奏家、电脑操作者、专职牙科医师或者其他工人，他们都需要反复操作一些特定的器械。当他们出现轻微的疼痛和模糊的运动障碍时，就可能是肌张力障碍的早期表现。

有一部分肌张力障碍的患者在休息、完成特定动作时或完成非特定动作时，可以观察到其手部伸肌和屈肌协同收缩，其动作也基本正常。但其他的一些人确实有一些隐匿的异常表现，比如手臂摆动幅度减少，动作平滑度变差，握力受限，生理性震颤，指间关节活动度过大，上肢关节活动度下降（肩关节外展、外旋、手指内收和前臂旋前等），神经血管卡压，压迫性神经病变或姿势不良。很多患者还描述是手部感觉不良，可能会误导没有肌张力异常，但这就可能是肌张力障碍的感觉功能异常的表现。

由于肌张力障碍的类型有差异，患者早期的表现也有差异。最近对1000例患手部肌张力障碍的患者研究发现，其临床表现就有很大差异。这些患者的发病平均年龄为35.7岁（标准差10.6岁），男性占80%。大部分患者是单侧发病，64%在右手，32%在左手，只有4%累及双手。在只有一个指头患病的患者中，中指患病最多见，其次是示指和环指。当有多个手指发病时，分为4型：①4、5指发病占32%；②3、4指患病占17%；③3、4、5指患病占17%；④2、3指患病占10%。临床表现最多为一个或多个手指的强直屈曲（54%），单纯手指强直伸直是最少见的情形（13%），伸直和屈曲均存在者占17%。累及左侧或右侧与使用的乐器不同有关。键盘手右手发病占77%，弹奏弦弹奏者右手发病占78%，拉奏弦演奏者左手发病占68%，笛手左手发病占81%。木管乐器、打击乐器和铜管乐器的演奏者双侧发病比例相当。

Frucht观察到在动作特异性肌张力障碍的患者中，其症状是在动作学会后才出现的，并不会在学习动作的过程中出现。所以，音乐家的手部局限肌张力障碍并不是简单的动作异常，而是获得性的复杂的运动功能失常。观察数据还显示了外界因素在肌张力障碍的发病中起着很重要的作用。例如，音乐家演奏的乐器越复杂，其发生肌张力障碍的概率就越高。另外，肌张力障碍一般发生在一个手指，可能影响相邻的手指，但不会跳跃发展到相隔的手指。手部尺侧的手指（第4、5指）更容易发生肌张力障碍，其原因是乐器的人体工程学设计和乐器的弹奏方式对尺侧手指施加了更大的负担，要求其手指更多地做单独的运动。

在患者使用的乐器种类和病情表现之间，似乎存在某种联系。例如，钢琴家一般患病是右手第4、5指屈曲，而小提琴家则是左手的第4、5指屈曲，吉他手则是右手第3、4指屈曲，木管演奏患病情况通常是单纯第3指的强直伸直。Frucht还观察到，患者一旦发生某种形式的肌张力障碍，一般是不会变化的，即使他中断演奏很长时间。所以，患病形式取决于乐器对手动作的要求，还取决于对手施加的负担的大小。这项观察也更加印证了异常的

肌张力感受器存在的可能性，异常的感受器网络可不断自身强化。

在其他的研究中，不同类型的手部肌张力异常有不同的临床表现。在McKenzie的研究中，其对书写痉挛和乐器手痉挛的评价系统有很多差别，包括骨骼系统、感觉和运动表现等方面。乐器手痉挛比书写痉挛有更好自理功能（$P<0.05$），手的活动范围更大，但是患肢有更明显的神经紧张，而且力量更差。相比于书写痉挛患者，乐器手痉挛患肢皮肤辨别感觉更精确、运动感觉及位置感觉更精确（$P<0.05$），但是速度技能和触觉感知更差。另外，书写痉挛患者对震动和震荡的反应更差一些。两组患者的运动表现并没有显著差异。

Rosenkranz和同事们也发现书写痉挛和乐器手痉挛的病理生理因素不同，这些因素包括了感觉重组。研究者们通过对脑部进行振动刺激，来研究其对脑皮质兴奋性及皮质间延迟抑制的影响。他们发现，在正常的非乐器手人群中，这种振动刺激增加了皮质兴奋的振幅，并且减小了皮质间的延迟抑制作用。在书写痉挛的患者中，这种振动刺激对兴奋性和抑制性都没有影响。在乐器手痉挛的患者，这种振动刺激明显减弱了皮质间的延迟抑制。乐器手不断重复的动作可能导致皮质运动区明显的重组反应，这种重组最终是干扰了原本控制良好的运动，而不是对其有帮助。书写痉挛患者对振动感觉缺乏适当的反应，这提示了患者的感觉处理过程在病理性痉挛动作产生中起的作用比乐器手痉挛患者的小。总之，局部手部肌张力障碍的患者临床表现异常可能只发生在患肢，但是其整个神经肌骨系统都是存在不同问题的。

四、诊断

局部肌张力障碍的表现是缓慢出现的，最早可表现为感觉迟钝，然后出现某些特定动作（比如动作变换）协调性不好，但还可以保留其他大部分正常动作。乐器手经常在尝试“动态克制通道”动作时发生异常。通过典型的病史就可以轻易做出诊断，但是一般很难做出特定的诊断，除非患者有写作类型的不自主运动，无法无中断地完成目标任务。临床体征或者症状也可以偶尔出现得很急速，比如在急性创伤后快速出现（如手臂张开，在交通事故或坠落事故中受伤）。早期的症状具有明显的主观性，并且和特定动作的关联是特异性的。Wilson的团队和Wagner建议给“职业性手痉挛”或“手部肌张力障碍”如此定义：既往掌握的手部技能持续性地功能丧失，还需要符合以下条件。

1.受影响的技能运动受到了异常动作的损害，这些异常动作的发生时机、力量或相关联的轨迹都发生了错误，并合并定型强直姿势和（或）痉挛的感觉，而这些感觉在休息时并不发生。

2.这些异常的动作起源于人们在尝试做特定动作时，这些特定动作往往具有某些特征性的要求。如果停止特定动作，这些异常动作可能停止发展。

3.技能动作的受损最初不能用缺乏练习来解释。

4.动作功能的退化使得人们完成任务的能力下降，即使人体能够发展一些规避策略来伪装或者避免这种退化。

5.动作的异常很顽固，即使已经处理了以下可能的原因：炎症、毒素、外伤、肌病、神经疾病。

在采集病史的时候，询问家族史很重要。这些内容包括：肌张力障碍、外伤、慢性疼痛或其他的病史，如心血管意外和头部损伤。反复的疲劳损伤的病理和治疗都不是很明确，人们认为这是多因素共同导致的，包括生物力学、解剖及精神因素等。在音乐家和其他职业人群中，精神压力是重要的发病启动因子，并且是患病的基础之一。

另外，在患者的感觉、运动功能、表现焦虑及边缘系统之间有整合联系。如果某个人非常期望完成特定动作，那么这种急切的期望动作就可能导致动作控制异常，加强肢体功能受损。持续的消极期望可能导致了异常的学习。所以，在询问患者病史时必须了解他的精神社会特质和期望。

所有患者都需要进行详细全面的神经功能检查。有些神经检查必须详细描述，比如感觉和运动控制部分。双手都必须详细检查。Hochberg等认为定位发病手指和准确定义运动异常非常重要。比如，一个或者多个手指末端都可能发生屈曲痉挛，或者同时也存在伸肌的痉挛。在某些患者，手部尺侧偏移导致手腕内翻，或者是抬起肘关节时前臂过度内旋，应仔细评估屈肌的痉挛是否同时导致了伸肌的痉挛，或者是相反的作用。用生物反馈理论可以用于解释这种现象。另外，所有患者在完成特定动作的时候都应该以录像形式记录下来。必须分析在完成特定动作时哪些正常的动作仍然被保留了下来。另外，以一些评分系统来评价功能受损的严重程度也很重要，并且可作为测量变化的基线资料。

另外，对症状和体征的鉴别诊断也很重要。需要仔细鉴别的疾病包括周围神经疾病和其他中枢性的运动异常。有些手部肌张力障碍的患者也有周围神经的病变。这种神经疾病可能是肌张力障碍的高位因素，但并不一定是确切的病因。肌张力障碍需要和其他中枢性肌张力增高的疾病鉴别，如痉挛和强直。

Goldman等制定了肌张力障碍和上肢神经卡压鉴别的详细方案。表135−1列出了很多条目以鉴别肌张力障碍和神经卡压性疾病，这些条目包括：抽搐（肌肉收缩性增高）、肌肉痉挛（强直收缩）、震颤、疼痛、感觉、力量、肢体姿势和运动异常。相对于外周神经卡压患者，肌张力障碍的患者通常没有疼痛。但是，如果肌肉持续收缩时间较长，则会导致血管痉挛收缩，这样就可能导致疼痛。另外，肌张力障碍的患者在完成特定动作时更倾向于出现以下异常：抽搐、感觉运动整合异常、腕关节屈伸力量减弱、主动肌和拮抗肌的不协调收缩，以及运动控制异常。相反，外周神经病变的患者更容易出现以下异常：疼痛的游走的肌肉痉挛、震颤、夜间疼痛、神经支配区的感觉异常、伸肌支配区力量减弱但没有姿势异常，其出现动作异常的原因主要是力量减弱。外周神经疾病的肌肉痉挛比较晚出现，前期病患和表现有疼痛、外伤、神经卡压、关节退变，或者背侧神经根的退行性改变。肌肉受累通常是两个关节，太短的肌肉或太长的肌肉都容易受累。

为了鉴别普通中枢性痉挛、肌肉强直及肌张力障碍，必须仔细评估以下项目：肌张力、被动运动的速度、固定姿势的表现、肌肉启动模式、情绪受损情况（表135−2）。中枢性痉挛表现为被动运动的阻力与运动速度相关，肌肉强直表现为阻力与运动速度和位置都没有关系，而肌张力障碍在完成特定动作时的主动肌和拮抗肌的协同收缩异常。

中枢性痉挛通常表现为中枢皮质通路受损后的亢进的牵张反射。传统的评估中枢痉挛的方法是快

表135−1 肌张力障碍和神经卡压病变的神经肌肉表现鉴别

症状	局限性手部肌张力障碍	卡压性神经病变
抽搐（肌肉收缩性增高）	只要动作时持续的，在动作开始和持续的过程中都可发生抽搐	一般不出现
肌肉痉挛（强直收缩）	肌肉痉挛，一般没有疼痛	肌肉痉挛伴有明显疼痛，可为阵发性 痉挛可游走不定
震颤	肌肉痉挛不游走，可在白天持续存在 很少发生	可发生于周围神经轴突性运动神经元损害：而其他中枢神经系统疾病也可出现（如肌萎缩性侧索硬化症）
疼痛	很少发生，持续收缩后可发生疼痛，但不是诊断所必须的	正中神经或尺神经受累后可发生夜间疼痛，一般有比较明显的激发机制
感觉	可出现感觉运动整合异常，并出现感觉过敏。感觉异常区域和神经支配区域无关	原发的感觉缺失，独立在神经支配区之外
力量	如果存在，主要表现在腕关节，伸肌及屈肌都受累 其他没有患病的关节也可出现力量减弱	原发的肌力减弱，独立在神经支配区之外
肢体姿势	姿势异常，由于拮抗肌的持续不协调收缩	没有持续的姿势异常。但是，可出现肢体肌肉特别是患病肌肉的萎缩，导致运动异常
运动异常	完成特定动作时出现运动异常 主动肌及拮抗肌不自主地同时收缩导致缓慢僵硬的动作	神经支配区的肌肉力量减弱导致运动异常 出现替代机制以补偿力量减弱

表135-2　肌张力障碍、痉挛和僵硬神经肌肉临床表现对比

临床表现	肌张力障碍	痉挛	僵硬
被动活动速度与肌肉抵抗之间的关系如何	无关	随被动活动速度增加而增加	无关
当肢体被动活动向相反方向活动时多久可以感觉到肌肉抵抗	立刻	延迟	立刻
是否存在固定姿势	是	只存在病变严重病例中	否
主动活动是否影响处于收缩状态的肌肉	是（尤其在指向性运动中）	影响很小	影响很小
行为任务、情绪状况（如压力）是否对正处在收缩中的肌肉有影响	是，非常明显	轻至中度影响	轻至中度影响
总结	持续或间歇性不自主痉挛	依赖于活动速度的抵抗	与速度和姿势无相关性

速地全范围活动肢体，以观察活动的顺畅性和阻力的大小。如果异常，可能出现阵挛，就是突然阻止被动运动，在放松后这种阻力又马上消失。通常，用于维持姿势的肌肉最容易受累（如在上肢，肩关节外展肌、内旋肌、前臂旋转肌、肘腕手指的屈肌；在下肢，屈髋肌、伸膝肌、踝关节内翻肌和跖屈肌）。牵张反射往往是亢进的，而缓慢地变换位置可以缓解这种情况。

肌肉强直表现为主动肌和拮抗肌同时收缩。两组肌肉同时收缩影响了自主运动。这种同时收缩并不是等同的，限制了关节的运动，比如踝关节的背屈和外翻、腕关节的屈曲和手指伸展。通常，患者在动作起始的时候是很困难的，但是一旦启动，动作就可以进行下去，特别是明显的节律性动作。这种同时收缩限制了活动的范围，也限制了活动的多样性。有证据显示肌肉强直的患者存在广泛的抑制效应。体位的改变并不能缓解强制情况，牵张反射可能表现为低下。

肌张力障碍是指无论是以屈曲活动为主还是伸展运动为主，屈肌和伸肌都同时收缩，最终导致肢体终末活动的扭曲。通过观察发现，患者可通过感知技巧来抑制这种不协调的运动，并且这种肌张力障碍通常具有目标特异性，这种现象只在肌张力障碍的患者中出现。这种情况下，通常是对拮抗肌群的不正确的抑制。通常情况下其牵张反射是正常的。

一个好的临床感觉查体是非常重要的。虽然两点辨别觉及尖和钝感觉刺激分辨检查多用于临床，但文献中对皮质感觉异常的检查方法报道较多，如皮肤书写觉异常，实体辨别觉异常和运动觉异常等。较差的时间及空间感知，以及较差的躯体感觉在文献中亦有报道。先天性肌张力障碍的患者中，在其肌腱或者肌腹出现震颤后会出现上肢强直，当皮肤、本体感觉及肌梭被麻醉后这种肌张力障碍姿势症状会减轻，这种现象曾被多次报道。一些报道称手部肌张力障碍的患者其手部运动的准确性和正常运动的控制力均会下降，这种功能不良是否与其感觉障碍或是否直接与肌张力障碍有关目前尚不清楚。应客观的记录所有的神经查体及物理检查，这些检查包括：①关节活动度和肌力；②神经、血管卡压；③周围神经卡压；④躯体感觉功能；⑤交感神经体征；⑥疼痛。对于感觉检查应包括尖或钝的分辨觉，单丝检查检测轻触觉的阈值，以及两点分辨觉。然而其重点应放在皮质感觉区分的检查，如位置觉、皮肤书写觉、实体辨别觉和肌肉运动知觉，但是后面这些检查现在作为于对儿童的检查标准，康复师需要使用感知综合练习试验（the Sensory Intergration Praxis Test），框135-2提供了一些临床感知分辨测试的建议。由于手部的痉挛症状可双手同时出现，因此应双侧同时进行检查并记录。

ADDS的分级是：0级正常，1级存在轻度书写及演奏障碍，2级存在中度书写及演奏障碍，3级存在明显书写及演奏障碍。但轻到重度障碍往往很难客观地划定。可以根据Tubinan＆Chamagne量表来评价技术性能，区分如下：0级不能演奏，1级可以演奏几个音符但会因缺乏灵活性而停下来，2级以不稳定的指法不甚流利地弹奏短语，3级演奏简

框135-2 对感觉辨别评估定位的建议

动态肌电图检查可作为诊断的一部分。在手部肌张力障碍的患者中，尺神经、正中神经，以及皮神经病变并不少见，EMG传导变化可在肌力和感觉减退之前检测到。另外，肌电图能记录下典型的收缩肌和拮抗肌共同收缩，并同时确定肌肉受到了过多的应力。另外，EMG能展示一旦肌肉收缩，不仅很难放松，而且很难维持最大肌肉收缩张力而影响拮抗肌，可用于决定肌肉是否需要被注射内毒杆菌毒素

虽然对于固定性手部肌张力障碍患者来说疼痛一般不作为常规的临床评价指标，但是对于病变初期，疼痛仍可作为一项重要的评价指标，临床上对于疼痛的评价最常使用的评分为视觉模拟评分（VAS）。视觉模拟评分法是在白纸上画一条粗直线，通常为10cm，有可滑动的游标，在线的两端分别附注词汇，一端为“无痛”，另一端为“最剧烈的疼痛”，患者可根据自己所感受的疼痛程度，在直线上某一点做一记号，以表示疼痛的强度及心理上的感受程度

肌张力障碍的严重程度

临床上有很多肌张力障碍评分量表，常用的有法恩-马斯登量表（Fahn-Marsden scale）、全球性肌张力障碍评定量表（the global rating scale）、多伦多西部痉挛性斜颈评定量表（the toronto western spasmodic torticollis rating scale）和统一肌张力障碍评定量表（unified dystonia rating scale）。以上这些评分及量表可用于手部肌张力障碍的评分，但不仅限于手部

在手部精细动作障碍的病例中，常用的评分量表并没有针对手部功能变化作出具体描述。但是仅通过小样本，以及数量较少的分类量表来计算统计学意义这种做法是值得怀疑的。患有手部或上肢肌张力障碍的患者，肌张力障碍的严重程度可以通过上肢肌张力障碍图绘（arm dystonia disability draw）来进行分级，在手上做标记作为你刺激患者的位置，在被测试者的每个手指和手掌上均做上标记作为刺激点，手背上同样做一些类似的标记，给被测试者一支笔尖完好的记号笔，并告诉患者紧紧握住笔尖，与此同时，测试人员手拿另一支不同颜色的笔尖完好的记号笔，并向被测试者介绍操作流程：首先闭上双眼，然后我会在你的手上做个标记，请用我给你的记号笔在你感觉我做标记的地方做标记，一旦你的笔尖指到手部皮肤的某个部位时就不要再挪动笔尖了，保持你的笔尖在此位置不变直到我测试完毕，那么好，现在请闭上双眼，现在开始测试。随后测试人员用一支记号笔轻轻地触在皮肤上的某一位置（下压皮肤深度不能超过1mm），在患者把笔放在他（她）所感知到的位置时，测试人员必须马上测量其刺激点和被测试者所指的位置之间的距离。虽然不同被测试者之间表现差异很大，但成年被测试者所指位置与测试者制造的刺激点之间的距离测量范围区间多在0～0.5cm。这个测试是在位置测试-整合实践检验（sensory Integrative praxis test）之后设计出来的。

肌肉运动知觉

取一张大小为11in×14in的白纸，在上面以不同方向、不同长度做上标记，有一个明确的起始点和一个明确的结束点，用1～10的数字做上标记作为确定左或右，每只手测试5次，把这张做好标记的纸放在他（她）面前后，告诉患者闭上双眼，把患者右手的第3指放在起始的位置（线的起始点，右-1），此时告诉患者，在你闭上双眼时，我会把你的手指挪向另一个位置，然后我会再次把你的手指放在你手指起始的位置，然后我要你自己把手指放在我刚才将你手指移动到的地方，然后请把你的手指放在此位置一段时间，直到我完成测试。正常成年人这两点距离区间范围一般小于1.5cm，这种肌肉运动知觉障碍测试是在感知综合练习测试试验之后设计的

皮肤书写觉

为了测试皮肤书写觉，需要做一个4列10行的表格，将其中的一列标记为有影响，剩余的3列标记为无影响，然后在前两列的每一行中画出大小约为0.5in大小的不同的简单图案。然后找一张足够大的纸作为答题纸，以便于被测试者有足够的空间绘制出你所在他手上划出的图案。然后向患者说明测试流程：我将会告诉你闭上双眼，我将会在你每个手指指腹画出一个图案，而在我做完这个动作之后，我需要你试着依我在你手指上所画的图案尽可能准确地绘制出相同的图案。当完成此次操作后测试人员开始计分：2分代表完全正确，1分代表部分正确，0分代表完全不正确，每一只手将完全的总分为20分的10个测试，计算出每次所画出图案正确部分的比例。这个所推荐的测试是在来自感知综合练习测试中的皮肤书写觉测试之后设计出来的

实体辨别觉

搜集12把钥匙，其质地相同，但齿痕不同，对每把钥匙进行拍照，然后将这些钥匙平分为两组，两组钥匙分别放在两只钥匙环上，让患者看其中一只钥匙的照片，给患者一只有此钥匙的钥匙环，指示患者按照以下操作做：把钥匙放在桌子下面所看不到的地方，用手去触摸每把钥匙，直到你发现一把与你所看到的照片相匹配的钥匙，我会记录下你找到钥匙所需要的时间和正确率，用

框135-2（续）

秒表来计算患者找到钥匙环中与照片匹配钥匙的时间，然后两边对调，用一张纸记录下完成此操作所需要的时间和此搭配是否正确，在我们练习中所使用的这一测试只是以研究为目的，在测试中的可靠性很高——重复测试>90%.分辨每个钥匙所花费的时间一般在30s至2min，因此，这一测试需10～20min。我们一直在使用6把钥匙进行测试，目前我们正在设计一个新的试验，即Byl-Cheney Bocsai分辨试验来代替原来的钥匙试验，这个试验比钥匙试验所需时间短

感觉运动的准确性

取一张大小为11in×14in的白纸，从纸的最底部中间开始，用一中性签字笔用波浪线画一椭圆形图案，这个图案可以返回到纸底部中间的开始位置，测量所画图案的全部长度，以此图案作为标准，指导被测试者分别先后用右手持红笔、左手持蓝笔绘出此图：从这里开始试着尽可能仔细并快速地沿着这条线画，我会给你计时，但是你应该尽可能准确地去做。用秒表计时，测试首先从健侧肢体开始，然后患侧重复此过程，两侧分别计时。操作完成之后通过测量所画的线长度与标准图案的长度的差值来给予评分，新画线长度减去原来线的长度，除以原始的线的长度获得一个比值，通常为80%～90%，而完成绘图所需时间约为30s，这项测试是在感知综合练习测试中的动作准确性测试之后设计的

单的段落但会因担心动作问题略过复杂的章节，5级重返舞台表演。Tubiana & Chamagne量表更加客观地定义了严重程度。同时表现越好评分越高，表现越差评分越低（正好与其他量表相反）。患者也可能被要求通过一份百分量表评价治疗效果，这份量表是通过治疗后的表现除去对运动操作的预处理而创立的。如果患者存在书写痉挛，在书写过程中会被视频记录下来，钢笔上安装了力量传感器，包括握持钢笔力度，书写在纸上的力度，字迹的清晰度，字母的饱满性等均会划分等级。

尽管存在不足，但肌张力障碍等级已经与运动动力学相关联。肌张力障碍患者的平均笔画频率常常显著降低。局限性手部肌张力障碍的患者，相比书写而言，绘画时笔画的频率表现为更低。与对照组相比，该患者画圆时峰值平均速度峰值存在更大的差异性。这提示产生同样方式运动的能力降低。仅仅在书写时观察到垂直书写力量增加，而画圆时没有这样的表现。可能原因是垂直书写力量的增加反映了患者为保持铅笔的稳定性所做出额外的努力。动力学检查和ADDS及Toronto Western Spasmodic Torticollis等级量表个人评分不存在相关性。我们不必为缺乏相关性而感到惊讶，因为动力学检查和ADDS及Toronto Torticollis等级量表分别用于分析运动障碍的不同方面。ADDS的特点是分析肌张力障碍如何对手的精细动作产生影响，而Torticollis等级量表是用于评估书写时表现出的肌张力障碍。因此，书写的临床评分和动力学分析为手肌张力障碍患者的运动障碍评估提供了补充。进一步的研究需要阐明哪种临床评分和动力学检测手段联合起来可以作为确定书写痉挛及舞蹈症患者功能障碍的最佳方式。

1.社会心理学评估

许多研究报道了书写痉挛患者的病态行为。有研究报道具有局灶性肌张力障碍的患者出现转换思维方式、持续言语增加、强迫症等障碍，这些都反映了复杂的神经生理功能障碍（背侧、前额及纹状体运动核）。

对于音乐家而言，研究证实日常存在的焦虑、完美主义、恐怖症都是导致手部肌张力障碍发展的危险因素。因此，制定一份人格量表，有关焦虑的调查问卷，以及一些关于完美主义的标准化问题可能是非常有帮助的。通过它可以重视一些产生肌张力障碍发展的人格方面的危险因素，同时可以引导综合的干预来矫正手的张力。

2.放射摄片与神经影像学

除非有手部外伤史、结构性生物力学的问题或者各种类型软组织损伤的症状体征，如腱鞘囊肿、韧带损伤、支持带纤维化及扳机指，否则医师通常不会开具手部放射线及磁共振（MRI）检查。但是医师可能会申请头颅部的磁共振（MRI）或计算机断层扫描检查（CT），以除外脑卒中、肿瘤及结构异常，从而可以解释运动功能障碍。但是这些昂贵

的检查对于手局部肌张力障碍等诊断并不是必备的条件。因此，在这种情形下，医疗保险经常拒付昂贵的影像学检查，除非神经科医师怀疑病变符合脑肿瘤及脑血管意外。

相反，非侵入性影像学检查的发展扩展了理解肌张力障碍病因的视野。影像学检查对于判定产生运动缺损脑组织的定位是非常有效的。精细的脑组织解剖，体积、密度、形态学的特异性，以及皮质和皮质下结构时空方面的处理，都可以通过MRI或功能性磁共振成像（fMRI）来实现。比如通过基础的MRI和fMRI配合TMS，发现患有局部手肌张力障碍的患者大脑皮质存在某些异常：①大脑皮质血流的减少和运动相关皮质电位异常的瞬间不对称；②对于双重脉冲电磁刺激肌肉反应的不对称；③在肌内注射利多卡因后加强振动反射的不对称。

弥散张量成像是通过有髓中枢神经系统结构重建白质域的原理来测量水弥散（如在严重的肌张力障碍患者中发现脑灰质体积膨胀）。在高度活跃的脑组织正电子成像术和fMRI通过消耗的氧气间接反应神经活动。例如，fMRI显示书写痉挛症的患者与对照组相比较在基底节区表现出血氧水平相关信号峰值的增加。此外，通过使用正电子成像术发现肌张力障碍的患者额叶皮质及基底节区域代谢亢进。光谱分析（一种特殊的高级应用MRI）可以识别神经递质等生化标志物（如γ-氨基丁酸和谷氨酸）。尽管磁共振质子波谱成像技术为线粒体机能障碍是原发性肌张力障碍的病理生理改变提供了依据，但在一项关于14例原发性手肌张力障碍患者的研究当中发现任何一种脑代谢产物都没有显著统计学差异。

脑电图法（EEG）和脑磁图法（MEG）等功能成像方法，可以通过整个头皮电流或磁场的改变记录脑组织活动。脑磁图是一种无创研究方法，可以安全地用于监测人们大脑皮质组织活动。MEG研究证实局灶性手肌张力障碍的患者感觉及运动功能都有减退。例如，患有局灶性手肌张力障碍的患者感官的域值会变大，数值范围缩小，数值域的次序也有改变。此外，无论早期（S1）还是迟发（S2）反应，支配患手侧的大脑MEG传输到手指皮肤刺激产生体感诱发的阈值振幅减小、时间增加。

但是，手部肌张力障碍的患者患侧大脑迟发反应中也记录到了更早更大的振幅。

从图135-5至图135-8展示了各种体感诱发反应。研究发现，在手肌张力障碍的患者，当感觉刺激传输到手指后，体感诱发电位表现为振幅减小，过度振荡，峰值提前。此外，从内到外依次对1～5值级（D1～D5）逐步发出快速刺激体感诱发反应

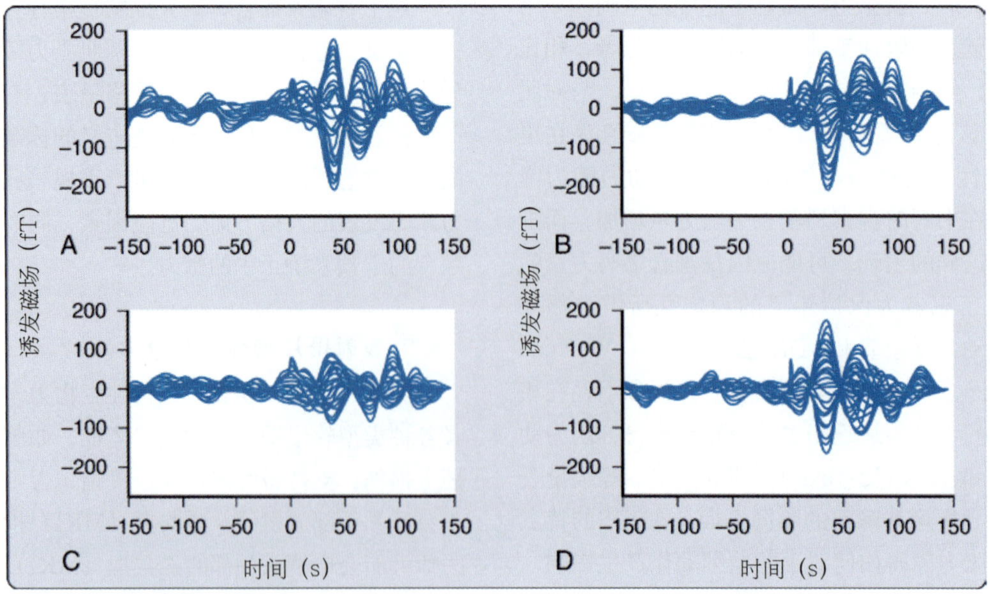

图135-5 健康音乐家的体感电位磁域是：A.D1右；B.D1左；C.D2右；D.D2左。图形在刺激50ms左右后达到峰值，约2.5倍峰值（引自：Byl NN，McKenzie A，Nagarajan SS,et al. Phys Ther Case Rep. 2000;3:93-113.）

指令，发现在不同值级之间背侧及外侧面的图形有着明显的重叠，在不同值级的不同阶段之间也存在着重叠。Sanger等的研究也测量到同时给予相邻等级刺激，正常人和手部肌张力障碍患者产生的体感诱发反应图形也都存在重叠。在正常人，同时给予D_2和D_3刺激的逐级反应等效于一系列独立的刺激反应的叠加。局灶性手部肌张力障碍的患者，叠加刺激的反应要小于每一个独立刺激之和，在相邻

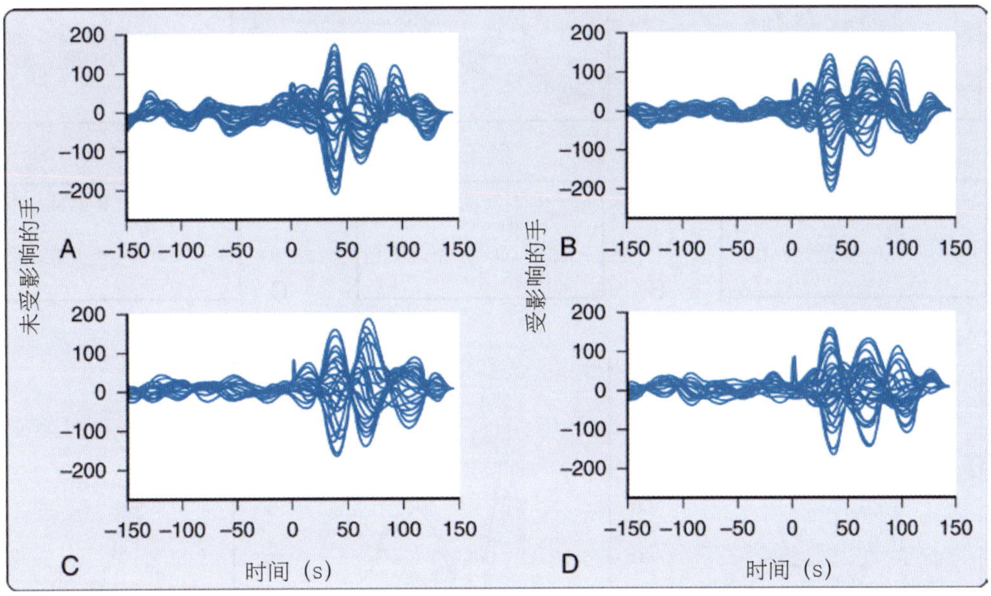

图135-6　患有局灶性手肌痉挛的音乐家体感电位磁域。A.训练前健侧未受影响的手指；B.训练前患侧未受影响的手指；C.训练后健侧未受影响的手指；D.训练后患侧未受影响的手指。对于受累的手指（D2），在训练前后体感诱发反应图形和结构几乎没有变化（引自：Byl NN，McKenzie A，Nagarajan SS，et al. Phys Ther Case Rep. 2000;3:93-113.）

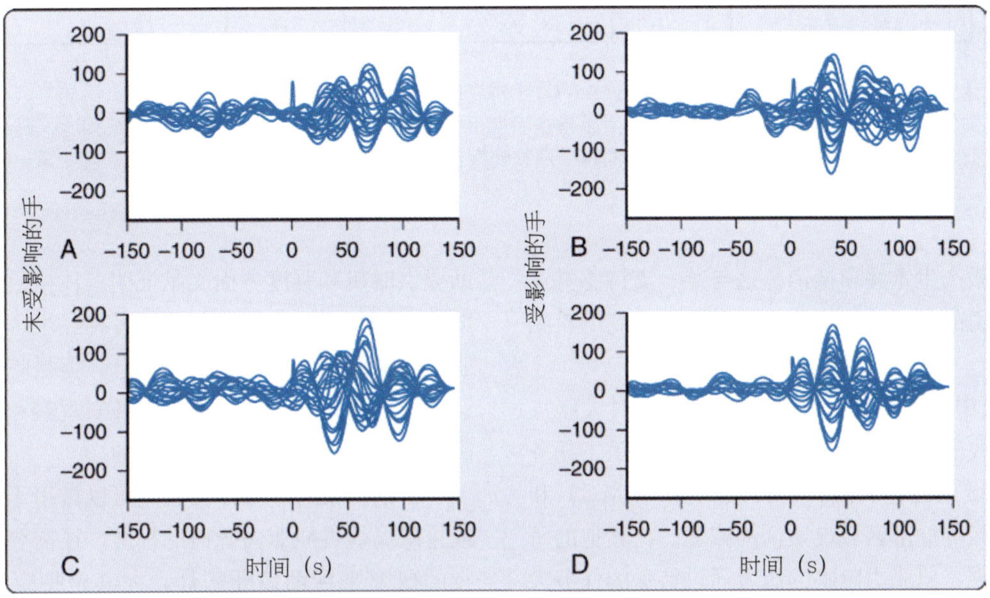

图135-7　患有局灶性手肌痉挛的音乐家体感电位磁域。训练前未受累的第4指（A）和受累的第4指（B）。振幅的峰值出现在接近40ms。受累与未受累一侧都是杂乱无章的。在150ms时神经活动依然存在；C.未受累第4指的体感诱发电位；D.受累第4指的体感诱发电位。感觉训练后，反应的波形更加规则，特别是训练这一侧，峰值不再发生在首次出现反应时。刺激过后神经反应发生持续静止（引自：Byl NN，McKenzie A，Nagarajan SS,et al. Phys Ther Case Rep. 2000;3:93-113.）

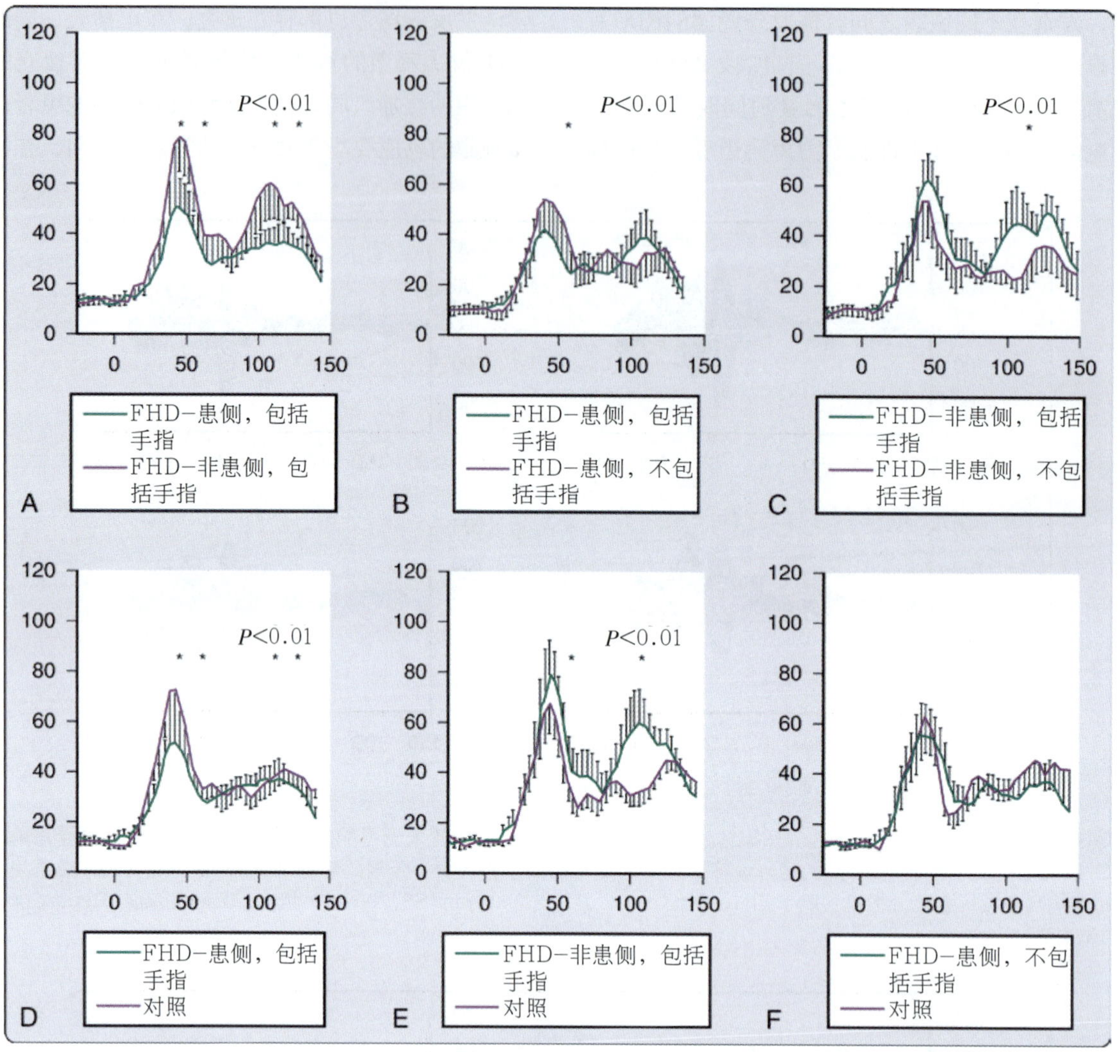

图135-8　体感诱发反应波幅随时间变化的整合。A～C.比较局灶性肌痉挛患者患侧和对侧的不同。患侧受累手指波幅明显降低。在健侧，受累的手指与正常的相比，受累手指在后期反应中波幅明显增加；D～F.与对照组相比，肌痉挛患者患侧受累手指波幅明显降低，而健侧相对应手指波幅在早期和晚期都是增高的。随时间变化对照组和患者受累一侧健康手指波幅无差异。FDH.局灶性手肌痉挛患者

值级的刺激产生重叠和抵消。这与某一支持感觉运动学习假说的猴子动物模型电生理中记录到的重叠相似。

在M1中，研究人员注意到完成动作时大脑皮质活动的改变。当肌张力障碍的患者完成手工任务或这接受域上磁性刺激，在皮质动脉（PMC）和辅助运动区等局部区域皮质活动减弱。在其他的研究当中发现，肌张力障碍的患者通过特殊的任务大脑皮质似乎可以实现过度的可塑性，这一发现支持内环境紊乱学说。高速的三维视频影像及力学和加速度数据也用于描述肌张力障碍。此外，MIDI技术和在运动研究实验室当中运动分析学也被用于帮助提供时机和强度方面文献证明。体格检查可以帮助临床医师提供肌张力障碍患者神经生理学及神经肌肉骨骼动力学方面的重要信息，但是临床医师和医学家们通过患者完成目标任务来观察和量化运动障碍的临床表现也是至关重要的。

目前，没有一项体格检查可以被用于作为诊断或排除局灶性肌张力障碍的标准。还需要相当一大批的研究来帮助诊断病灶，尤其是特定的动作任务，手部肌张力障碍患者所特有的基因，共同的解剖缺陷和广泛的神经生理学机制失衡等方面。到底是因为内部表型因素导致了原发性手部肌张力障碍，还是内部表型神经生理失衡而导致的呢？也可

能是目前内部表型的危险因素出现之后外部表型因素导致肌张力障碍。动物实验已经证实有一种未命名的物质导致局灶性手肌张力障碍，实验反复发现多个皮质区域的去分化，不仅出现在实验肢体对侧半球，而且出现在同侧肢体。

图形研究表明，局灶性手部肌张力障碍的患者双侧大脑分辨地形组织的能力下降，同样也表现在时空识别的能力上。此外，应用影像学的试验中，在未测试的区域也可见到激发反应。甚至，肌张力障碍的患者与正常组相比较有不同的大脑皮质反应。如果是神经生理退变的广泛存在导致出现内部表型危险因素，那么为什么只是出现原发性手部肌张力障碍的患者，而不是全身性肌张力障碍。所以，阐明如何对抗神经生理差异的影响的机制对于预防和治疗手部肌张力障碍都是至关重要的。

很难解释一些神经影像学研究报道M1活性增加而另一些研究报道是降低的，或许这些差异表明大脑不同区域存在联系。这些不同也可能通过进一步MEG和fMRI研究并结合解剖学联系的MRI和压力分散图像。最终，可以通过观察临床变化和神经影像学变化来检测康复的效果。对神经生理学发展的文献分析可以加深我们对病因的理解以及治疗方式的改进。

五、局灶性手肌张力障碍的治疗

局灶性手肌张力障碍的治疗方式的区别主要取决于个体、病因及发病类型。由于该病的发病原因多种多样，所以治疗方式也不是统一的，应该遵循个体化的原则。同时受到躯体及精神问题的折磨。

尤其是音乐家肌张力障碍治疗方式与书写痉挛，睑痉挛，痉挛性斜颈的治疗方式是不同的。音乐家们是积极主动地寻求治疗。他们完全依靠手进行演出，当最初出现症状时大多数音乐家训练会更加刻苦，当额外的练习不能弥补功能障碍时，音乐家经常向教师、教练、医师、物理治疗师寻求帮助，所有这些导师试着帮助音乐家更好地了解自己的生物力学和他们身体的活动。通常情况下，音乐家采取缓慢的练习来有意识地控制自己的手指和双手的活动。口服诸如抗胆碱能等药物可以改善再次训练的形成。虽然75%的改善对于一位患有眼睑痉挛症、斜颈或书写痉挛的患者来说是有意义的，但是75%恢复对于一位台上表演艺术家经常是不够的。

局灶性手肌张力障碍的治疗必须树立一个对正期望、健康、心态的凝聚和反应的坚强基础；心肺、肌骨骼和神经肌肉的健康；躯干和四肢的灵活性。介入治疗应该使我们所了解的关于神经可塑性和保留大脑方面最大化。

最初的介入治疗是必须的，工作室及工具设计的人体工程学分析，分析独一无二的需要。

当对患有局限于手部的肌张力障碍疾病的患者开始进行治疗时，医师应该鼓励每一位个体做到以下几点：①建立一个规律的心肺锻炼计划；②健康饮食；③保持水合作用（如最大限度保障用氧多的组织的氧气供应）；④找到合适减压的方式（如深呼吸、方式技术、个人和工作相关的事情的合理解决）；⑤通过在日常生活中使用Stress-free hand的方式减少手部不必要的生物力学损伤（如在使用手时使用一个物体接触皮肤的刺激来打开手）；⑥学会怎样保持平衡的姿势及如何保持肌肉、筋膜和神经组织的灵活性；⑦自行给予肌肉及筋膜按摩和组织受动；⑧加强手部内在肌的力量以能够保持手部的功能、结构位置。以这几条健康教育为基础，患者就可以找到更多的改善手部肌张力障碍的方法。

许多患者前去找健康专家咨询手部肌张力障碍的治疗，而他们往往已经采取了许多之前没有效果的治疗。介入治疗包括肌肉力量练习、调整音乐家的乐器或按键、教育、使用消耗多巴胺的药品或注射肉毒素，特殊饮食，物理治疗，催眠，针灸，生物反馈疗法，使用盲文阅读，运动训练（费尔登魁斯法、亚历山大技术、普拉提课程、瑜伽）行为疗法，意象，制动，限制活动疗法，TMS（经颅磁刺激）和手术大脑深部刺激物植入术。Hochberg和同事评价了这些治疗方法后总结为不同的方法只是经验总结，其在缓解肌张力障碍方面可能会临时减少其严重程度，但是没有哪个单独的物理治疗已经被证明100%的有效果。因此，介入治疗的目的为缓解症状，减缓症状的加重，减少损害、障碍及残疾的发生，使社会参与性最大化，比如返回工作。以最近的研究为基础，多因子病因的研究，身体同侧的和受影响与不受影响手部身体对侧半球的异常发现，保留的策略应该是双边的。

1.药物：肉毒素

局部肌张力障碍的治疗随着19世纪80年代后期肉毒素的使用发生了革命性的变化。肉毒素最常使用在颈部肌张力障碍、睑痉挛和痉挛性发音障碍。然而，肉毒素也被用在治疗手部痉挛的患者。这种药物应该由有经验的医师注射操作，并在EMG的引导下进行。肉毒素被注射到过于活跃的肌肉，通过周围性地在神经肌肉接头处阻止神经递质乙酰胆碱的释放起作用。这种药物的生物学活性延伸到2.5～4.5cm，限制这些区域的特异性和潜在地侵入那些不合适的地方。肉毒素不是修复引起肌张力障碍的特殊治疗。肉毒素注射的效果经常持续数月。许多患者经治疗后开始会有几周的轻度无力，当这些不适消失之后患者会感觉到不错的效果且会持续一段时间。有许多证据证明肉毒素是通过周围或中枢发挥作用的。然而，其使用最初的效果是以自觉的和（或）临床等级为根据的。神经生理学上永久性且有意义的变化或功能已经可以在典型的病理EMG图形上进行测量，比如EMG波形的突然共同收缩、震颤、延长，且缺少可选择性。许多研究人员已经测量了使用肉毒素后存在一个长的延迟反射的下降。随着肉毒素效果的下降，几乎所有的患者都需要在3～4个月后重复注射。然而，治疗后手在演奏乐器方面的能力通常不会恢复。许多音乐家注射肉毒素后因为没有得到功能的改善而在1年或2年后停止其使用。

2.TMS

现在的神经成像的研究发现作家痉挛的患者当中主要的激动皮质和前方非主要的激动皮质活动的降低。介入治疗可以降低非主要的激动皮质活动的激动（如PMC和补充活动区域）可能会减少张力障碍的症状。低于阈值、低频率（0.2Hz）重复的TMS（rTMS）可以在皮质上发挥抑制活动。Pascual-Leone和同事也证明在新的良性活动任务的获得时TMS可能调节肌肉反应。

患有手部肌张力障碍的患者存在皮质抑制的缺乏已经有所报道，rTMS应用在辅助运动区域及PMC可能会增加抑制和提高活动控制的能力是有可能的。Murase和同事证明刺激PMC显著地改善存在作家挛缩患者手写的质量和效率。这种刺激也和笔压力的下降和延长了存在作家挛缩患者的安静期有关。在患者组采用刺激其他区域或使用假线圈显示没有生理及临床上的变化。然而，患有手部肌张力障碍的患者PMC敏感性的增加表明运动皮质区兴奋性的降低对于PMC神经元的过度活跃可能是次要的。

3.脱敏

在法国，Tubiana发明了一种针对音乐家治疗的四阶梯疗法。这种疗法是以已经获得的“坏习惯”的脱敏或洗脑为基础的。在这种疗法当中，尝试重建身体意象、有选择地改善肌肉的辨别和松弛能力，每位患者分别重新训练肌肉和演奏乐器的技术。通常情况下，特定的手部肌张力障碍的患者存在姿势和肩部的不平衡。这些不平衡必须予以治疗。Tubiana和Chamagne认为如果想取得成功的康复，必须经历一个长期的、相互合作的、支持性的关系。在观察了许多病例的基础上，他们推断为了能达到良好的治疗效果，医患之间需要花费1年的时间保持这种关系。438名患者中，有95名患者恢复到可以上台表演，57名患者没有明显改善，余下的患者获得了部分改善。

4.消极强化

针对患有作家挛缩的打字员的治疗，Liversedge和Sylvester发展了一种消极强化的治疗原则。他们把重点放在打破最初的活动功能障碍方面的表现来识别需要予以治疗的感觉运动方面的问题。患者握住一支金属笔，将其插入一些直径小于金属笔的洞中，在一块金属板上跟踪金属笔的之字形水平轨迹，或者通过大拇指上的压力变化使用笔进行记录。当发生一次错误时，一个电动震动波就传递到手掌。6位患者进行了治疗，而且所有患者在不同时期（几周至几个月的随访期）都获得了明显的改善。

5.生理姿势和手部平衡的恢复

Chamagne概述了一个由4部分组成的康复计划，这一康复计划对其本人及其他患有局部手部肌张力障碍患者的康复都很成功。第一部分重点在于平衡、重力下稳定姿势的康复。第二部分包括平衡姿势下上肢的协调及功能。这一部分重点在于肩胛骨、头部与躯干的平衡。第三部分重点在于加强肩胛带及前臂和手部（如腕关节、指伸肌、拇对掌和手固有肌）肌肉的力量。这一方面在康复过程当中可能需要占用最长的时间，这一部分可能需要动态及休息时矫形的放置，来改善生物力学的控制。

6.强制使用康复方法（Constrained-use paradigms）

我们已经在脑卒中的康复中使用强制使用康复方法。当非患病侧不适时，患者必须使用患病侧。在这种被迫使用的情况下，患者必须使用有意义的方法来促进患病侧功能的恢复。对于手局部肌张力障碍的患者，病例研究及小规模试点的研究已经有关于治疗有效的报道。

在Candia和同事设计的范例中，对局部手部肌张力障碍的患者遵循限制介导的运动疗法的原则。这一疗法是以为神经可塑性原理为基础的。特定的指导原则是：①决定张力障碍最严重的手指；②避免束缚张力障碍最严重的手指；③确定束缚独立使用张力障碍手指的手指；④在手指执行特定的任务时限制手指在一个和其余正常手指活动角度相似时所需的位置；⑤张力障碍的手指执行特定的锻炼；⑥为了适应在音乐厅其余正常手指的速度渐进地增加张力障碍的手指所需要的速度，为了达到手指精确动作的需要之后渐进地减慢速度；⑦为了保持患者完成特定任务的活动使每天的练习常规化；⑧集中练习（如集中练习），但是不要过于疲劳或增大肌张力障碍活动的姿势；⑨细化家庭锻炼计划。

在Candia paradigm，受累肢体活动的限制持续了2周。受累最严重的肢体接受了连续10个工作日每天6小时的集中训练。治疗包括确定其中一个手指为主要的局部肌张力障碍手指，其余的一个或两个手指为完成特定的任务时受累的手指。使用矫形器用于缓解主要的肌张力障碍的症状。矫形器可以弯曲用于让其他手指参与肌张力障碍手指的活动。固定一个或几个其余的手指，局部肌张力障碍手指在其他手指的配合下予以大量单独的练习。一旦选定一个手指作为肌张力障碍最严重的手指，我们就需要制动其他手指，其他手指需要依次与此手指一起活动来达到锻炼的目的。邻近手指制动的目的只是保证肌张力障碍最严重手指的单独活动。

在手指固定期间，手指位于休息位以利于完成既定任务。包括的手指开始应该表现交互的个人手指活动和肌张力障碍的手指。锻炼应该从包括局部肌张力障碍的手指在内的1个手指连续的活动慢慢地到2个或3个手指的活动。患者以升序和降序的顺序用连续的重复方式锻炼10min。2个或3个手指按序列活动之后进行2min的休息。1h之内进行5组练习。

用节拍器控制行为的节奏，先是以中等速度开始（60拍/分），然后加速，再逐渐减速。速度节拍再以先快后慢重新开始，按照方式交替运动，先是越来越快，然后越来越慢。这个过程是耗费精力的。完成第1个5次一组的动作之后，移走矫形器，让受试者休息10min。然后再来四组10min一次的联系，每组中间休息2min。各种序列的手指运动方式都会用到。

经过针对性的动作训练之后，鼓励受试者在没有矫形器的情况下表演乐器。他们演奏10段自选的音乐曲目（15～30s)。两次成功的重复之后，然后再演奏另外10段曲目，然后要求演奏曲目的时间越来越长，直到每次演奏时间达到15min（不包括休息时间)。受试者害怕重复发作的运动肌痉挛，但他们被鼓励继续进行练习。在没有矫形器的情况下，表演过程中练习的复杂程度和持续时间取决于理疗师的判断。成功激励着更多的进步及后续的练习。5min休息之后，如果受试者感觉不太劳累，撤走矫形器进行再一轮的数字练习，时间是第1次的一半，这种疗法持续进行8d。

在受试的最后一天，要求他们戴上矫形器练习1h。治疗1年之后，受试者同样被要求不戴矫形器的情况下用平时1/10的时间练习曲目。在运动控制没有恶化的情况下，这个练习时间以后逐月增加10%。

对一些受试者进行24个月的随访发现，在80名患者中这种康复方式改善了患肢的功能，然而对照组只有5人得到改善。康复师通过控制灵活性及移动设备来持续记录两个手指跟着节拍的运动时的数据及分析运动的流畅性。在治疗开始，每天都根据一份患者不戴矫形器表演的好坏的肌痉挛评估量表进行排名。单因素方差分析显示治疗前后及1个月随访的评分每组之间存在明显的差异，回顾性试验证明治疗前明显低于治疗后及1个月随访时的评分。其他人都进行了持续14个月的家庭计划。

7.以学习为基础的感觉运动训练

越来越多的证据支持，局灶性手肌痉挛患者皮肤感觉运动和前庭运动分化不正常。我们面临的挑战是寻找最好的方法来修复存在的反分化。我们的任务是协调感知及运动训练以改善运动控制。如果皮质自我适应，有目的的重复性运动可以提高它的能力。可信的是，过量的重复性数字运动可以对手的表现能力进行分级。然而，有奖励且进行性重复参与但不是不断变化的感觉和运动活动可以恢复手的正常的感觉和运动功能，促使正常运动控制的恢复。因此，这种方式必须遵循神经的可塑性（框135−1）和大脑的在适应训练（框135−3）。

建立良好的姿势，软组织丰富的血流，肌肉力量的平衡，积极的精神态度，合适地压力调节，符合人体工程学和生物力学的状态，以及良好的心肺功能都是进行感觉运动在训练的健康基础。在理想状态下，患者在任务之间进行休息以提高信心。不正常的运动应该减少或者停止，以避免重复和持续的负面学习，患者必须渴望变得更好，而且应该在开始的时候就应该设想目标任务如何正常完成，在完成任务过程中要享受快乐。框135−4和框135−5为以学习为基础的训练和感觉运动训练提供了建议。

所有的行为必须是目标明确和易于操作。这些行为可以适当重复，并且难度可以逐渐增加，以利于学习，患者必须能够正确完成感觉和运动任务（80%～90%的正确率）。合适的表现和正确率必须得到奖励，当表现正确时，训练难度应该逐步增加。

首要目标是要提高区别各种体表感觉的感觉信息（表皮感觉、深度触觉、肌肉传导和肌腱高尔基器官）。感觉鉴别训练也可以通过听觉鉴别训练来加强。刺激必须主动接收同时鉴别刺激被动到达皮肤。在理想状态下，刺激必须是动静结合的。它同时通过时间和空间来发送。当患者能够准确地感知到某种刺激的信息，康复师应该及时给予患者两种

框135−3 可塑性康复治疗原则

尽管基础科学研究证实神经系统可以改进，然而如何将基础向临床转变，以及如何将学习能力最大化的训练方案尚未明了。我们应该遵循下列原则来指导康复

1. 使用过程：要保持活力并且有兴趣的学习；在学习新东西时如果不能定期整合特异性及普通大脑功能会导致严重的功能退化
2. 尽量提高效能：整合行为练习可以提高工作效率，或者使新旧的大脑特异性功能产生新的效力
3. 保持训练的特异性：训练过程必须与预期结果相匹配；经过自然训练的指令可以通过神经可塑性产生新的联系
4. 重复、重复、再重复：训练要求重复；随着时间推移，训练在困难中不断强化、不断前进
5. 训练必须具有强度：可塑性改变要求有效强度的训练以保证新的联系及通路的持久性
6. 保持训练与疗效一致性：为了促进神经系统的适应，训练必须显著与疗效预期行为一致
7. 年龄很关键：在年轻人的大脑训练产生的可塑性是非常容易的，在基于学习的训练之后，神经适应会继续贯穿生命进程
8. 迁移学习：通过训练产生的神经适应性也可以提高在其他练习或身体其他部位的相似行为和适应性
9. 可能被干扰：训练后获得的可塑性变化可能被相似系统获得的改变干扰
10. 期待进步：患者的预期可以促进训练的疗效，期待更好的患者还会加强学习
11. 反馈是必要的：反馈和巩固可以修正行为练习并提高练习的精确度

刺激，他们可以同时给予双侧或同侧肢体（时间或部位并不相同）。最开始康复师应该给予相同的刺激，然后再是两种不同的刺激，它们在时间或空间上越来越接近，任务应该具有一定难度。

感觉任务必须在肌张力没有变化下进行，如果激发了肌肉同时收缩，应该首先做未受影响的那一侧直到熟悉了感觉任务。所有的感觉任务应该在患者闭眼情况下进行以减少视觉影像。也许在开始进行感觉鉴别训练时以一种非正式的姿势可以减轻压力（如躺下而不是坐下），最终训练的姿势是很重要的，要前后统一。

大部分肌痉挛手指是已知的，感觉恢复训练应该从最容易受累那个手指开始，然而，如果在它上面做感觉训练时产生很多压力的话，就必须从最不

框135-4 提高基于学习的特殊实践训练疗效指南：理疗师，患者，家庭

A.每位患者需制定适合自身的再训练目标及目的
  1.每位患者应鼓励家庭成员加入到再训练过程中来
  2.创造活动以获得目的和目标，这需要专注其中并可重复进行
B.每位患者须制定适合自身的再训练日程安排
  1.确定如何整合工作与再训练是十分重要的
  2.理想地来说，如果工作加重肌张力障碍症状，患者应停止工作，休息
C.训练范例对于个体患者而言多少有些独特，但可以分享普通范例
  1.从时间及空间上连接训练动作，顺序规划训练动作，减少过度双重活动（除非进行专项双重任务练习）
  2.确保刺激力量充分以便感知，并尽量避免异常过度刺激
  3.整合刺激导致动作转化为有意义的功能性活动
  4.尽量使训练活动阶段合适恰当并有乐趣感
  5.将训练动作整合为多感觉形式
  6.以不同的姿态方向进行训练活动
  7.根据所需输出来确定感觉输入
  8.根据康复发展程度调整康复训练动作
  9.加强对于多感觉反馈形式的阳性反应
  10.配合健侧手进行复杂的活动（比如佩戴手套）
  11.通过使用最成熟或准确的感觉接收器开始感觉刺激训练
  12.创造所需动作在不同环境内容下的训练环境
  13.选择可刺激产生最佳训练表现的体位进行康复训练
  14.避免刺激产生异常过度活动的训练动作
  15.保持所有练习动作的高专注，高认知水平
    a.每天学习新的动作练习
    b.每日按规划完成既定训练计划
    c.不必每日进行所有的训练内容动作
    d.保持每日活动练习平衡的良性心态
D. 感觉，运动，认知障碍的关键环节的再训练
  1.停止一切导致异常活动的练习动作
  2.专注于可导致阳性改变的控制因素
  3.积极态度面对康复训练
    a.增强自尊
    b.想象模拟及练习躯体感觉（触觉，痛觉），感觉运动（本体感觉，震颤，肌梭长度），听觉，视觉，运动表象的皮质重构
  4.练习肌肉自主收缩，舒张
    a.抑制功能再训练（阻止非自主活动）；患者可能需要电子的，听觉的，触觉的反馈
    b.阻止收缩肌群及拮抗肌群同时收缩（伸肌群及屈肌群）
    c.减少神经敏感性及兴奋性（通过中枢镇静及降低肌肉活性方式减少过度兴奋）
    d.制定合理的康复练习日程规划

易受累的手指开始。当很多节段受累时，感觉恢复训练应该从指间开始到手掌，再到双侧和中间的皮肤。动物实验表明，通过1天1次每次1～1.5h或1天2次每次30min的训练，持续8周，可以对体表感觉运动和运动皮质分级。因此，恢复指节的分化，也应该采取相同的训练模式，如果不正常的肌肉痉挛和运动依然存在，那么恢复训练就应该增加重复次数和训练时间来应对不正常运动的重复次数。然而训练的时间在一天当中应该分成几个小段。

患者应该在口袋中随身携带游戏、硬币、谜语、模型和其他物品来锻炼感觉系统，这些物品必须是有目的的，而不是随机的。比如说可以被操控以及在功能上是有联系的。无论完成什么任务患者都应该想象这种感觉（感觉像什么而不是运动控制上），最终感觉训练必须在目标的表面进行。

一旦感觉处理的准确性提高了，患者应该开始探索目标表面的感觉接口。对患者来说能够触摸及操作乐器并且没有产生不正常的运动是很难的。感觉训练应该在很多界面上进行，患者认为很过姿势能够得到多种感觉信息。例如，吉他演奏家可能能够拿住吉他并触摸琴弦，当他躺下的时候并且没有不自主的肌肉收缩，而不是坐着的时候。一个人可以坐在椅子上在平板上写东西。如果尼龙扣（粗糙的表面）放在电脑键盘的按键上，肌痉挛患者没有不自觉的手指屈曲可能会按下按键。

另外，感觉处理应该与完成目标任务整合在一起，基于这一点，康复训练应该集中在感觉运动反馈和精细运动控制上。首先，康复师和患者应该确定一个姿势，患者可以正常完成目标任务，确定姿势之后，患者能够至少在这个位置开始操纵乐器。当患者可以将他的手放在乐器上并四处移动，并且没有感觉到肌痉挛，那么他就可以在此姿势进行目标任务的练习。最开始的目标任务练习应该是在大脑中构思一下任务，仅仅把手放置乐器上而不进行

框135-5 患者指南：学习型感觉训练的不同阶段

Ⅰ.对愈后积极乐观，期盼病情好转

Ⅱ.承诺完成包括压力管理、良好的营养、水化和锻炼在内的健康计划

Ⅲ.如果不能停止，则需减少异常运动

A.停止进行可导致异常运动的任务

B.观察他人完成目标任务所进行的正常运动

1.即使对于轻微的肌肉收缩异常也应提高警惕

2.想象是自己在完成任务

C.练习注视仪器，而不去想肌张力障碍

Ⅳ.想象完成目标任务所进行的正常运动

A.想象正常执行目标任务

1.想象没有无意识的异常运动而成功完成目标任务

2.想象在执行目标任务的过程中体会到的满足和喜

B.尽可能回忆您以前进行乐器演奏时的情境，其过程是轻松、舒适和愉快的。尽可能将记忆过渡到事发当天

Ⅴ.改善感官识别技能

A.提高触觉受体主动识别细微差异的能力

B.由感觉而不是仪器判断：由对物体的感觉决定手应如何打开

C.在各种场合进行感觉辨别练习

1.在经常使用的物体上面放置粗糙或粘性的表面（如钢笔、铅笔、牙刷、发刷）

2.当表面粗糙时大脑会自动减弱抓握该物体的力度

3.选择可以在装有豆子、米饭和其他刺激物的碗里进行匹配的特定物品进行匹配

4.在口袋里准备可以在行走、就坐或驾驶过程中进行匹配的物品（如不同大小的扣子、小玩具、曲别针）

5.请朋友们帮助改善辨别能力

a.闭眼触摸不同的手指

b.在您的手指上画出图形、字母和文字，由您进行重复

6.学习认读盲文

Ⅵ.开发方案以提供反馈，来帮助您打开和关闭所需的肌肉反射，创建流畅的运动

A.绑住所涉及的手指

1.放置胶带（胶纸或其他类型胶带）以提供您的手指所在位置的信息

2.绑住手指，但需露出指尖部位

B.当肌肉激活时，准备1台生物反馈仪，以提供听觉和视觉的反馈

1.将电极放于需要安静的肌肉（如伸肌）上，当伸肌安静时尝试弯曲手指、手腕或手臂

2.将电极放于希望激活的肌肉上，收缩肌肉以激发听觉反馈

C.使用镜子

1.将您健康的手臂放于镜子前，镜中成像如另外一只手臂

2.将您受损的手臂放于镜子后

3.在镜子的任何一方拿起物品、堆叠物品、做简单运动（如轻敲手指）、上下翻转手掌、写字或者将手指放于键盘上，观察镜中影像，并使用受损手臂进行模仿

4.时而观察受损手臂的动作与镜中动作是否相同

Ⅶ.练习将手臂放于目标乐器上

A.学习将手臂放于目标乐器上而不感觉肌肉紧张

1.该练习只需持续几秒（控制肌肉以避免过度激发）

2.如果在不增强肌张力的情况下无法触摸到乐器，尝试使用其他姿势将手臂舒服地放于乐器上

B.操作乐器（拿起或放下乐器）

C.拿起乐器，并将其置于演奏位置，但不进行演奏

Ⅷ.练习分级运动

A.在精细动作中控制力度至关重要

B.练习分级运动

1.轻轻将手放于唱片上而不改变声音

2.轻轻将手放于跑步机的传输带上而不影响传输带的正常运动

3.将手放于天平上

a.在几秒内保持一个固定的力度

b.在天平上尝试不同的力度

c.模仿手指在键盘乐器或长笛上弹奏需要的力度

Ⅸ.练习非目标任务

A.辨别与导致张力障碍类似的运动

B.练习以可控的、平稳的运动来达到非目标任务

C.提高任务的完成质量和速度

1.将木钉置于不同尺寸的孔洞中

2.以画画练习代替书写练习

3.旋拧物体

4.洗牌和发牌

5.将物体从小地方拿进拿出

Ⅹ.在目标任务中评价完成姿势

A.确定是否可以做出在无肌张力障碍的情况下完成目标任务的姿势

1.仰卧、俯卧、侧卧或倒立

2.从坐到站

3.一旦您可以以非正常姿势完成目标任务，请开始尝试以正常姿势完成目标任务

B.注意高质量的姿势：使头、肩、臀和足踝在一条线上

Ⅺ.练习独立的精细动作

A.练习操作选择性的、所需的肌肉

框135-5（续）

1.避免拮抗肌（手指进行相反运动）参与
2.用手部固有的肌肉（手上的肌肉）从掌指关节活动手指
a.手掌朝上，逐一用每一手指向上指向天花板
b.保持手指的其他关节处于相同姿势（轻微弯曲）
3.手掌朝下，将手放于一平面上，从掌指关节下压手指
a.尝试每次下压一指
b.放松压力，不要抬起手指
c.变换手指，逐一做以上动作
d.两个手指同时做上述动作
B.将独立精细动作练习融入目标任务
Ⅻ.练习目标任务
A.当您可以在无张力障碍的情况下将手轻放在乐器上时，您已可以进行目标任务练习，这时您需要在乐器上设置更多的感觉指示
B.即使您只将一个手指压下时，也需要让所有的手指休息下来
C.尝试通过旋转前臂以实现将一个手指放下或拿起
D.开始避免快速交互和刻板的动作模式
E.如果您是1名音乐家
1.开始尝试新曲目，而不是既定的曲目
2.开始每次只需练习5min
3.考虑拜师以提高技艺
F.如果您不是音乐家，可以考虑联系物理治疗师以开始接受再训练
G.如果您经常使用电脑键盘
1.应根据人体工学考虑重新布置工作环境中的家具和仪器
2.考虑使用语音控制软件
3.需要规律休息（从每5min休息一次开始，继而可逐渐延长至30min以内）
4.停止使用触摸式技术，运动时应从肩到肘

演奏，这种想象可以加强任务学习的通路。物理练习应该在患者能够正常想象如何完成任务之后开始。在开始练习整个任务之前，这个任务应该被分解成很多简单并易于操作的小部分。患者和康复师可能需要共同来完成这件事情，并且写下这些任务。

即使患者从最初即接受目标仪器训练，也可通过视觉镜像练习及运动表象练习来加强正常动作练习。运动练习应从简单动作顺序开始，音乐家指痉挛的患者应停止其乐器的演奏。通过康复练习后其重返演奏工作，可能需要选择演奏新的乐器或无法完成高难度的曲目演奏了。患者通过在训练仪器上开始简单动作练习，并逐渐开始练习简单的顺序动作练习。在逐渐完成目标任务之前，患者进行部分任务练习或其他类似目标任务的练习时，应以不同的速度准确及顺畅地完成。

开始阶段的练习包括重复地落指敲击按键或琴弦，可配合添加手部的前后旋转（旋前及旋后）用手指往复敲击、抬离按键，个别患者可逐渐加入其余手指的练习。作为这项训练的一部分，患者应致力于恢复技巧水平活动，比如轻轻地将手或手指放置在移动的纪录仪上，或将手指置于接近在小移动风扇的旋转扇叶前，或者在一个移动的平面上（如跑步机移动的皮带上）不同方向的平滑的移动手掌。随后患者即可开始目标任务的各项正常动作练习。如果患者在任务练习中触发肢体异常活动，那么其应该尝试健侧肢体进行目标任务动作。这时因为众所周知的，几乎所有的自主节律动作（如行走、跳跃、书写、歌唱），以及复杂地自主动作（包括演奏乐器，键盘录入）均在双侧大脑皮质运动区投射。因此，使用健侧肢体进行任务训练练习，通过进行再训练练习可能激发皮质功能区，以利于促使大脑皮质的改变。

生物反馈应用于提高肌肉协同收缩的意识存在感。比如，当患者进行患侧屈指功能练习时，将刺激电极放置于腕、指伸肌腱处，其目的在于抑制拮抗肌群（伸肌群）的协同收缩。但同样的刺激可导致屈腕、指肌腱的收缩加强或减弱（其表现为快速的伸腕活动并逐渐衰减）。其作用功效同样在于获得最小的拮抗肌阻力同时，获得收缩肌群最大收缩力的训练，以获得肌肉再训练的最佳效果。生物反馈治疗时，理疗师应仔细观察是否为屈肌主动收缩导致伸肌群共同运动，亦或由于伸肌群运动导致屈肌共同运动。病患试图主动屈指活动时往往多伴随腕、指伸肌腱的不自主活动，这是十分常见的。

生物反馈训练包括感觉性动作（如贴胶带，拨弄头发，用手轻微触摸身体的某一部位可以明显地

控制肌肉痉挛和姿势异常，使身体恢复到正常位置的“感觉诡计”现象)，电生理性刺激（感受肌肉收缩电刺激)。最佳建议是患者将生物反馈治疗仪带回家中进行训练，在家中训练患者能够更好的感受在日常生活中的日常活动肌肉活动的序列。节拍器的使用有助于逐渐增加运动活动的速度。使用生物反馈治疗仪时患者应集中注意力于训练手指，毗邻余指应放置于治疗仪平台静止。

如果患者进行训练中持续对非自主活动控制不良，则可进行对镜练习（mirrior training)。当健侧手置于镜前，镜中影像就如同患侧手形态。而同时将患侧手放置于镜子后方，患者观察镜中反射出健侧手的影像模仿镜中影像进行患侧手活动练习。患者可将患侧手模仿镜中健侧手进行拾捡物品练习，也可健侧患侧手同时握笔，进行书写练习。可将镜子放置于键盘上，键盘水平放置，患者对镜利用镜中影像反馈进行键盘敲击练习（图135-9)。

继而对于重返目标任务（target task）练习的患者而言，躯干和手的姿态、形态是十分重要的。当患者使用治疗仪进行再训练时，学习维持躯干正常力线及手的功能位置是十分重要的。维持手的腕横弓、掌侧弓、纵弓形态，运用前臂旋转代偿减少单个手指运动及治疗仪上抬指活动。允许患者张开手掌完全固定放置于仪器平台上，以减少手部固有肌肉张力是十分重要的。同时避免拇指内收，腕关节过度尺偏及指间关节过伸对于康复期手部运动安全是必要的。

迄今，3例病例报道及3例干预研究已完全评估其有效性并提供了最初证据证明了，这种基于学习的干预性、感觉运动再训练治疗方式能够有效的提高任务特异性（task-specific）运动控制并有助于患者尽早康复。近期关于基于学习的感觉运动训练研究报道，13名手痉挛患者（16只患手）参与了一项综合康复训练，包括基于学习的感觉运动及记忆训练（其中包括罹患音乐家指痉挛、书写手、键盘指痉挛患者)。13名患者被随机分为两组，一组于家中采取书面指导内容的康复训练，一组于开始家庭练习前由理疗师监督进行1～2周康复训练。两组患者康复结果没有明显差异，所有受试者进行目标训练后取得了85%～90%提高，并最终重返患病前工作。其中一些音乐家指痉挛患者康复后不得不更

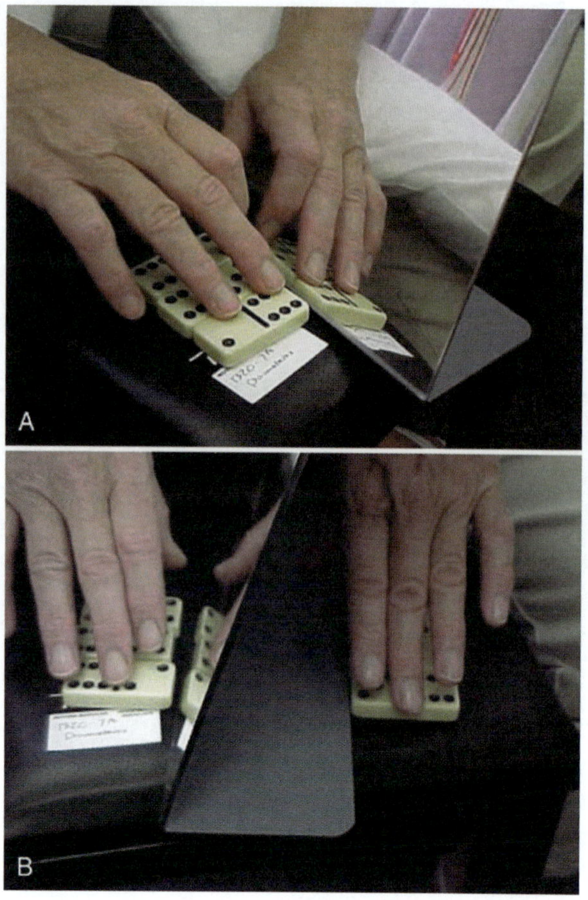

图135-9 镜像练习图示。A.健侧手即右手放置于镜前，右手于镜中影像看上去如左手即患侧手一样；B.患侧、健侧手同时做相同训练动作，患者注视镜中影像获得阳性镜影反馈以利患侧手进行正常功能活动

换演出曲目以获得成功的演出，有一名不得不从演出节目中去掉一种乐器演奏。一位演奏家行康复训练后继续进行“布莱叶”训练接近1年时间以维持演奏技能。以上患者经6个月随访，康复效果均良好。

不同类型的手肌张力障碍：音乐家指痉挛与书写手痉挛，对基于学习的感觉运动训练的反应有所差异。McKenzie及其团队报道，选取一组14例音乐家指痉挛患者，另一组13例书写手痉挛患者。两组进行感觉运动训练的患者测量其机体参数、躯体感觉参数、精细运动参数。另一项研究报道其受试者被要求发展良好生活习惯，如在再训练过程中进行规律有氧运动，保持良好营养及水合，充足的睡眠时间及放松休闲时间。另外，受试者被要求规避特异性触发肌张力障碍动作。每一个受试者处于

首席监察官监管下进行为期1个月的再训练锻炼，回家后每日进行2h家庭训练内容。第2个月每周复诊，余时间继续家庭内训练。

当最终综合参考训练后机体感觉及运动因素时，从基线综合评分或6个月随访方面两组间并无组间差异。然而，组间内因子差异是存在的。通过训练，两组受试者手部形态均有明显改善，而音乐家指痉挛组患者改善更为明显。在功能独立评分上两组训练后均有明显改善，但仍低于健康成年人平均水平。就手部活动度康复效果而言，只有音乐家指痉挛患者手部活动度获得明显改善，从感觉参数评估方面，两组患者在手指运动，感觉定位及皮肤书写觉方面经治疗后均有改善。书写手痉挛患者的书写活动准确性改善更为明显，而音乐家指痉挛患者感觉定位及皮肤书写觉改善更为显著。相对于目标任务中的运动控制，两组均提升至正常的80%。此项研究提供了基于学习的感觉运动训练有效性的辅助证据。然而，它增加了需更加仔细评估患者个体差异的需求，其表现在选择相匹配的治疗方案，以及改进出现问题的治疗方案。

实施此类感觉运动再训练的主要障碍在于患者的依从性，患者往往在进行目标任务训练时半途而废，或者不能目的明确地完成特异性的、重复性的再训练动作。另外，医疗保险体系限制再训练康复治疗费用支出，造成康复训练治疗的频次及时间明显受限。因此，大样本随机对照临床试验对于客观验证再训练治疗方式有效性是十分重要的。

8.布莱叶盲文的感觉运动再训练策略

Zeuner及其团队研究发现在提高书写痉挛患者书写能力方面，使用布莱叶盲文训练方法有其独特优点。在他们的研究试验中指导书写痉挛患者练习布莱叶盲文阅读8周，每天30～60min，而不是采取一般的强化训练，广泛感觉再训练。患者们在严格监管训练下，并且继续将布莱叶盲文阅读练习作为感觉康复任务进行至1年时间，患者们最终取得了巨大收获。

在另一组研究中，Zeuner及其团队采用目标指向性运动训练，如书写练习，来取代布莱叶盲文阅读训练。其旨在加强针对性训练手指的独立活动，从而减少感觉运动康复任务中非针对性训练手指的异常活动。10位书写痉挛患者参与到此项运动训练项目中，训练评估标准基于FahnMarsden张力障碍评分、患者主观评估、书写运动分析、经颅磁刺激（TMS）和脑电图检查反应。最终FahnMarsden张力障碍评分评测结果提示，张力障碍症状的临床改善显著，其中6位患者书写动作主观评估改善，书写运动分析显示经训练后患者进行简单练习动作呈改善趋势，但该组患者行经颅磁刺激或脑电图检查测量训练前后其皮质兴奋性均无明显变化。而采用布莱叶盲文阅读训练方式的患者经锻炼4周后即取得了巨大的主观改善，在书写运动分析中获得了一定程度客观进步，但该组患者同样在经颅磁刺激或脑电图检查测量训练前后其运动皮质异常无明显改变。

Zeuner及其团队针对书写痉挛患者采取精细运动再训练和特定任务书写两种训练科目的优点进行了对比，训练科目随机分配给两组患者：一组患者使用黏附与手指矫正器底部的钢笔训练进行绘画、书写运动，而另一组患者使用therapeutic putty（治疗性油灰）进行矢状、冠状面手指精细运动但不进行绘画、书写运动。两组患者均进行训练持续8周，每天进行30～60min。再训练开始前患手及患侧前臂要求制动4周时间，有助于再训练反应性。最后采用书写痉挛等级量表评估书写活动张力障碍程度，虽然制动后并无显著临床症状改善。8周时间的再训练伴随着特定任务张力障碍相对基线性降低（$P<0.005$），两种训练形式对于病情较严重的患者同样有效，病程与个体治疗反应间无相互关联。通过手臂张力障碍残疾评分（ADDS）指标衡量，再训练也能改善手部功能。书写运动学分析结果提示，再训练可明显降低患手垂直应力，并且能够提高患者书写活动流畅性。Zeuner等认为，再训练康复过程中重点不要放在训练任务本身，而是要注重其临床疗效性。

Zeuner及其团队认为，超过8周时间的布莱叶盲文阅读训练方法对于书写痉挛患者恢复书写技能是有意义的。10位书写痉挛患者进行每日30～60min，为期8周时间的布莱叶书写训练，其后鼓励他们继续进行布莱叶训练。结果8周后，这10位患者通过光栅定向识别任务检测在空间视敏度方面取得了极大的进步。同样他们通过Fahn评分测定结果，最终其手痉挛严重程度得以缓解。有趣的是，其中3位患者自愿持续进行布莱叶盲文书写训练近1年时间，这3位受试对象在光栅定向识别任务检测中、标准段落书写及痉挛自查评分等多项检查中取得了更大的进步。虽然此3位受试对象非随机分配结果产生，而是自愿进行，但可能对于书写痉挛患者而言，持续性的布莱叶盲文阅读训练可能是一种行之有效的康复治疗策略。

9.经皮神经电刺激

基于手部局灶性肌张力障碍患者感觉功能失调的病因假说，经皮神经电刺激（TENS）可作为感觉康复训练的一部分。经皮神经电刺激可以重构中枢神经系统兴奋–抑制耦联平衡，如果大直径肌肉传入能够恢复主动与拮抗肌群间的平衡，那么目标性任务中自主精细活动康复便存在了可能。在一项随机安慰剂对照研究中包括，Tinazzi及其团队记录了10名简单型书写障碍患者手张力性障碍经过为期2周的TENS治疗后，此组患者在运动控制方面获得了改善。然而仍有诸多质疑关于此类神经康复治疗疗效的持久性。

10.书写再训练

1994年Mai和Marquardt提出一套书写再训练的书写康复流程，综合手写运动训练是通过恰当的方式改变握笔姿势和应用写字板以提高有效书写。Shenk及其团队也提出类似康复治疗策略，以上学者均报道通过书写再训练康复方式，在书写运动程度上患者可获得持久性的改善。

随后Baur及其团队研究一种改良握笔方式对患者的直接影响（比如将笔夹持在中指、示指近节指骨间）。这种改良的握笔姿势可以有效减少书写压力及手握力，但书写能力并无改善。持续的进行这种非常规的握笔书写练习，能够有效地减低手指压力及手部握力。然而遗憾的是，这些康复方式并不能完全逆转书写失调。

11.制动

静止依赖的神经可塑性是种重构神经错误适应可塑性的变换方式，肢体的静止（即无运动活动）可造成运动系统多层面的影响。首先，长期肢体静止可导致骨骼肌性质的改变（如肌肉萎缩，肌力减退），骨骼脱钙（骨质疏松），肌肉中Ⅰ、Ⅱ型纤维比例下降。

Hortobagyi及其团队一组健康对照研究报道，健康人制动后Ⅰ型纤维肌球蛋白重链的mRNA的表达下调，Ⅱ型纤维中肌球蛋白重链的mRNA的表达上调。也就意味着长期肌肉活动的受限会导致运动神经元兴奋下降，兴奋节律的降低也相应造成了传入冲动的减少。另外，制动同样造成外周和中枢改变，长期制动可降低运动皮质兴奋性的表达。

Liepert及其团队发现，踝关节制动后应用经颅磁刺激（TMS），运动皮质足踝步表达区范围有所减小。Facchini及其团队报道手指制动后经颅磁刺激导致运动诱发电位降低。Kaneko及其团队也同样报道了上肢制动后，运动表象中运动诱发电位振幅下降。近期Huber及其团队报道正常人上肢制动仅12h后，即可导致感觉运动皮质的可塑性改变，包括感觉运动诱发及运动诱发电位的抑制。因此某种理论假说认为，制动导致的皮质可塑性改变正是肌张力障碍现象改善的原因，局灶性肌张力障碍患者运动疲劳后表现的短暂性的症状改善同样也是该理论的事实证据。运动疲劳短暂性的减少并重塑运动皮质区域，包括运动信号输出的减少。

制动可正常化张力障碍肌肉之异常放大的皮质表达，以及继发地减少运动信号过度输出，为了验证此种假说，Pesenti及其团队和Priori及其团队将8名出现早期特殊职业性局灶性肌张力障碍症状的患者纳入观察组，这8名患者手部佩戴塑料支具进行手部制动4周。4周后将支具摘除，受试患者上肢肌张力障碍症状获得了巨大的客观的改善。其中7名患者肌张力障碍症状减轻持续达6个月，6个月后其中3名患者仍表现为中等度改善（超过基线20%～33%）。通过基线效率测量，其中4名患者获得显著性改善（超过70%）。

Pesenti及其团队另一大样本19例职业性局灶性肌张力障碍患者（4例书写痉挛，15例音乐家痉挛）试验中同样发现，制动的阳性功效。在此项大样本研究中，19位受试者进行为期4～6周的支具固定。在制动治疗后3个月继续从事原来的工作，没有发现症状加重或出现严重不良反应。79%的患者症状改善，约1/3的患者症状改善明显，症状自评最大改善出现于制动治疗后24周。

其中治疗有效患者的特点为：受累关节多，起病时症状重，发病与肢体的过度使用有关，年轻，病程短（小于5年）。由此可见，支具固定疗法相对简便、经济、安全，对于早期症状较重的职业性局灶性手或前臂肌张力障碍患者，特别是具某些特点的患者有良好的疗效。虽然已有其他关于局灶性肌张力障碍患者制动后运动控制改善的报道，但众多发现相对研究不连续，支具固定的最佳类型，最佳固定时间及固定后康复训练方法等问题仍需要更深入的研究。Zeuner及其团队针对患者康复运用布莱叶盲文训练及其他精细运动康复再训练策略，在开始运动再训练前首先采用支具固定制动疗法。

12.生物反馈疗法

生物反馈疗法已经广泛应用于再训练及神经生理学治疗领域（如减轻疼痛区域肌肉痉挛，增加肌力减退区肌肉收缩能力，降低血压及心率等）。对局灶性肌张力障碍患者而言，生物反馈治疗目的在于提供给患者自身肌肉收缩状态信息。生物反馈系统拥有将感觉、运动事件状态反馈给患者的某种机制，生物反馈疗法可应用于降低神经信号过度兴奋（减少主动肌群收缩）或减少拮抗剂群收缩。通常皮肤电极监测肌群活动，如果拥有两条通路，其目的在于同步训练患者紧张特定肌群，或者松弛特定肌群。理想来说，生物反馈系统可被设置为对潜在肌肉兴奋轻度敏感，这种干预疗法经常根据其他再训练策略调整。

在局灶性肌张力障碍康复方面，生物反馈疗法被应用于提高自主任务训练疗效，顺畅精细活动，减少书写活动训练中握笔力量并降低表面压力。虽然目前没有相关生物反馈疗法在恢复局灶性手部肌张力障碍患者自主运动控制方面的有效性的随机作照研究，但大量研究报道体现出了生物反馈疗法作为辅助康复训练的技术优势。

13.书写痉挛患者握力生物反馈训练

大多数患者并不清楚他们在写字时运用的力量，这或许归咎于感觉系统的功能失调。因此，直接的握力生物反馈对于患者尝试通过主动用力减轻压力会有很大的帮助。基于Mai和Marquardt的手写再训练康复原则，书写痉挛患者在书写训练时会有听觉握力生物反馈。

在Baur及其团队的研究中，7名拥有正常接触感官（两点辨别觉）但患有右手独立书写痉挛的患者参加了力量压力和握力书写训练（患者平均年龄54.3±18岁，平均病史时间12.6±16.9年）。本次训练基于Mai和Marguardt提出的神经可塑性理论原则。训练目标是改善不恰当的写字姿势（减轻施加于笔及桌面上的压力，以及纠正指或腕关节的过屈和过伸姿态）。对每一位患者都作了充分的估量并制定相匹配的运动练习，指导患者在写字前或者在写字间隙轻轻地弯曲和伸展手指来改善手指关节的运动。受试者被要求减少握笔力量，并进行从左至右快速画线动作以提高上肢运动能力。对于减轻书写痉挛症状，改变书写训练的外部环境也是必须的（如将写字板置于膝上书写而不在桌面上书写，闭眼书写等）。患者由书写字母开始，逐渐增加至书写单词及句子，患者每日进行7h书写训练，其中5人进行为期两周，其中2人进行了为期7周的训练。患者使用日常用笔约50min，使用金属探测笔针书写练习进行10min时间。书写金属笔针连接传感器以测量握力并提供听觉握力反馈。书写过程中正常人平均手部握力为5～20N，握力增加则生物反馈仪器发出的音调增高，训练的要求是患者始终听到柔和、低频的音调自反馈仪发出（图135-10）。训练结果评估使用Fahn痉挛评分，该评分系统采用主观书写绩效及主观疼痛评分内容。

第一阶段治疗后，所有患者书写握力均低于

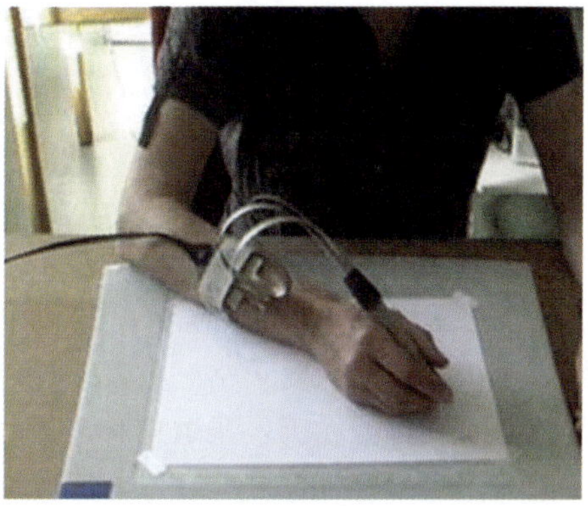

图135-10 书写握力测量装置（引自：Baur B，Furholzer W，Marquardt C，et al. Auditory grip force feedback in the treatment of writer’s cramp.J Hand Ther，2009，2：163-171）

20N（正常范围内），受试者书写握力在训练过程中始终处于正常水平。患者书写字迹辨析度总体提高，但训练后书写频率及流畅性未见明显提高。通过训练后评测发现，所有患者平均书写压力下降多于3倍。经过训练后，受试者中只有一人测量施加于笔的手部握力压力未下降，但压力下降绝对数值并无明显统计学意义。训练后7人中有6人疼痛感减轻，主观书写评测均提高。康复治疗过程中患者Fahn评分并无显著提高，治疗前及治疗后Fahn评分与疼痛感无显著差异（0.193），而训练后主观评测与Fahn评分结果有显著性阳性差异（0.85）。基于以上小样本研究现状表明，书写再训练与生物反馈练习相结合是目前较有发展前途的治疗策略。这当然需要更进一步的大样本研究数量，长期的治疗后随访及书写速度、质量的细节分析。也有类似此种握力生物反馈再训练装置产品，其设计是通过在手写笔放置压力感受平板，压力信号转化在电脑屏幕上提供视觉反馈。

14.脑深部电刺激术

部分研究报道立体定向丘脑切开术在治疗药物难治性书写手痉挛的有效性，Taira和Hori应用立体定向丘脑切开术治疗12例书写手痉挛患者，获得了满意疗效。Fukaya及其团队报道通过丘脑脑深部电刺激术成功治疗5例书写手痉挛患者，然而，由于此类毁损术、脑深部电刺激手术的并发症风险及高昂手术费用因素，限制了适应人群的选择，只有那些症状严重的局灶性手张力障碍患者及其他治疗干预措施难治性患者，成为了外科手术治疗适应人群。

15.经颅磁刺激

基于局限性肌张力障碍患者大脑适应不良或异常可塑性的病因，导致产生异常传感运动整合，放大皮质运动表现并导致本体感觉失分化的原因，患者的行为干预应基于恢复正常感觉及运动功能的顺应性练习。其挑战在于：采取何种康复训练策略（感觉的，感觉运动的，运动的或联合的），以及如何训练设计能否有效并高效地最小化异常活动并恢复剂再训练神经适应性。

TMS（经颅磁刺激，transcranial magnetic stimulation，TMS）及tDCS（经颅电刺激，transcranial direct current stimulation，tDCS）作为无创治疗方式刺激并调整大脑功能。经颅磁刺激是基于颅外磁场产生磁信号可以透过颅骨而刺激到大脑神经并产生动作电位。经颅电刺激则是通过产生微弱、持续的电流，流经大脑的刺激靶区域，起到调节大脑皮质神经元兴奋性的作用，但其不导致动作电位的产生。重复经颅磁刺激技术（rTMS）或经颅电刺激（tDCS）技术能够作用于特定皮质区域从而调整皮质及皮质下网络结构。

目前针对肌张力失常患者通过双向调节大脑兴奋与抑制功能之间的平衡的相关经颅磁刺激研究有很多。此种刺激方式基于减少抑制机制可能最终导致皮质过度活动假说。即使手部局灶性肌张力失常患者运动皮质过度兴奋可能释因为不同病理生理机制的继发现象（即异常感觉运动整合，不适应性皮质可塑性），经颅磁刺激技术的衰减调节仍被视为适合的改善肌张力失常。

1997年Chen及其团队进行了低频经颅磁刺激作用于运动皮质兴奋性的功效研究，记录了书写手痉挛患者自主肌肉激活时缺陷抑制，低频重复经颅磁刺激技术（rTMS）作用于外侧运动前区，能够引发持续性区域性活化及功能改变。针对运动皮质手部支配区域给予20～25ms经颅磁刺激，继而诱发出持续耦合的正中神经刺激，可产生一延长运动诱发电位刺激正中神经支配区手部肌肉。即使相对于正常对象产生的这一延长诱发电位有限，但类似的现象也可见于局灶性手痉挛患者。重复经颅磁刺激对于大脑皮质兴奋性刺激的功效取决于磁刺激的频率及强度，低频（<1Hz）重复经颅磁刺激抑制皮质兴奋性，而高频（>5Hz）重复经颅磁刺激增加皮质兴奋性。

为达到增加大脑皮质运动区抑制作用的目的，对局灶性手痉挛患者的M1手代表区、运动前区皮质采取低频重复经颅磁刺激治疗性试验。Siberner及其团队针对16例书写手痉挛患者外侧前额叶皮质给予低频（1Hz）rTMS刺激，并评估了相关治疗功效。Siberner等将rTMS刺激强度设定在低于右手第1骨间背侧肌静息运动阈值10%范围，30min、1800脉冲的低频重复经颅磁刺激恢复正常皮质内抑制。经刺激后其中有6名患者持续超过3h书写痉挛症状得以显著性改善，其中2名患者显著性改善持续超过数日。即使运动前区作为重复经颅磁刺激第一靶向刺激区域，其作用旨在降低大脑皮质兴奋性，近期仍有相关报道即rTMS作用于背侧运动前区减少皮质内抑制作用明显强于其作用于运动皮质。Murase等报道了一组9名书写手痉挛患者，使用20min、0.2Hz重复经颅磁刺激分别作用于运动前区、辅助运动皮质及两区域共同刺激，他们报道两区域联合刺激或得了最佳治疗效果。他们统计两区域联合刺激后78%患者手痉挛症状获得显著改善，单刺激运动前区仅约37%患者获得显著改善，而单刺激辅助运动皮质仅有56%患者活动显著改善，Sham rTMS Tyvacrt及其团队同样报道了一组8名书写手痉挛患者，在接受了对其运动前区30min、1Hz重复经颅磁刺激治疗后，改组患者手痉挛症状得以明显改善接近40min。

尽管目前并没有磁刺激的相关不良报道，但是针对局灶性手部肌张力障碍的rTMS治疗临床应用却很有限。治疗后手部功能改善报道多为短暂的、中等程度的改善，而如何延续治疗效果还需要不断的研究。

另外一种刺激方式为经皮深皮质刺激（tDCS），可作为调节局灶性手张力障碍患者皮质兴奋性的重复经颅磁刺激治疗的替代疗法。然而从临床治疗角度出发，经皮深皮质刺激并非特异性应用于张力障碍患者，而其在对于多动性运动障碍患者治疗方面获得了可喜的疗效。根据其刺激电极极性、刺激强度、刺激时间的变化，tDCS可通过神经突触和非神经突触机制大幅度调整边缘脑区兴奋性。

另外，经皮深皮质刺激可能还起着增强重复经颅磁刺激功效的作用。

在治疗局灶性手张力障碍患者时，经颅磁刺激及经皮深皮质刺激均为无创的有益的辅助干预疗法。未来仍需相关对照研究来确定针对手张力障碍患者，以上两种刺激方式究竟如何调整皮质处理，以及制定针对局灶性手张力障碍患者恢复任务特异性功能的最佳康复治疗策略。

16.丘脑切开术

一种更具侵入性的治疗演奏手肌张力障碍的方法已经在日本开展，而肉毒素治疗在日本是不被提倡的。前丘脑喙腹侧切除术在治疗对侧患手演奏手痉挛方面已取得了惊人的疗效。在美国，一些罹患严重音乐家指痉挛的患者已经接受了神经外科治疗（如丘脑毁损术或脑深部电刺激术）。一般来说，所有这些外科治疗方式更适合那些严重中枢系统或颈肌张力性障碍的患者。

六、小结

局灶性手部肌张力障碍致残率相当高，目前其病因尚不明确。似乎由内源性或外源性等多因素风险累计发展所致，日益增长的证据表明，局灶性手部肌张力障碍患者存在兴奋抑制失调及稳态可塑性异常的问题。而多出现这些内在的神经生理处理问题的部位包括大脑皮质、基底节及丘脑。对于局灶性手部肌张力障碍患者而言，在手部躯体感觉，感觉运动及大脑皮质运动前区结构等方面存在着巨大差异。由于稳态可塑性、感觉加工、兴奋抑制方面其先天潜在的神经生理功能障碍，在患者处于高压力、患肢过度使用、创伤、感染等状态下可能成为导致局灶性手部肌张力障碍进行性加重的风险因素。干预治疗的目标应减轻患者压力，恢复其身心健康，建立神经兴奋与抑制间平衡及建立良好的人体工程学及生物机制。再训练康复练习的目标在于恢复正常皮质地形的分化，提高感觉运动反馈的质量及准确性，使运动路径更具效率及有效性。结合药物治疗、患者教育、医学咨询、脑部再训练及脑部刺激治疗在目前被应用于治疗肌张力失调。我们仍需要对肌张力失调的病因学认识进行更加深入的研究，以针对肌张力失调患者制订一体化治疗康复策略。

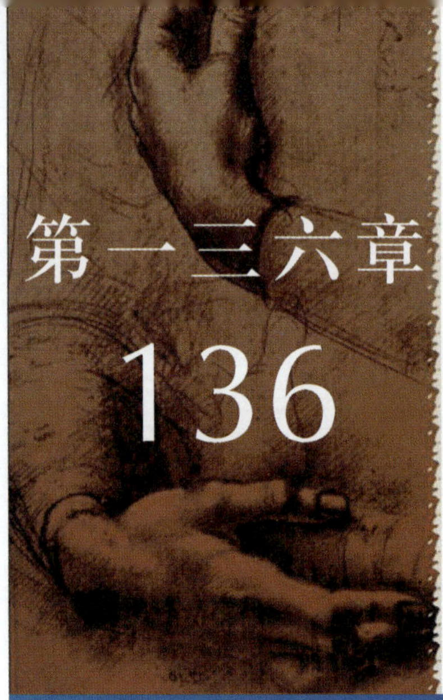

第一三六章 136

上肢疾病的心理社会学特征

原著者 ANA-MARIA VRANCEANU, PhD AND DAVID RING, MD, PhD
译校者 洪 晔 王 麟 刘松怀

关键点

- 对于疼痛强度和致残性骨骼肌疼痛有关的残疾而言，心理社会因素具有决定性意义。
- 抑郁、疼痛恐惧和健康焦虑是影响骨骼肌疼痛的关键因素。
- 通过重视身心交互作用的生物心理社会框架，大多数疼痛状况能得到更好地概念化和治疗。
- 与致残性骨骼肌疼痛相关的心理社会层面包括：认知（如信念、期待和应对方式），情感（如抑郁、疼痛焦虑、对病症的过度关注、愤怒），行为（如回避），社交（如继发性获益）和文化因素。
- 认知行为治疗和其他治疗，对致残性骨骼肌疼痛的心理社会层面有效性，已经得到很多高质量研究的证实。
- 医疗护理的综合模式强调决策共享，这与以理论为基础的实践相一致。

本章着重于所有疾病的心理、社会和行为层面，这些内容都是为了促进身体健康、身心健康和功能水平。在近期关于疼痛的概念化、评估、治疗研究和推荐的基础上，本章更强调生理心理社会模式，而不是生物医学模式。生物心理社会模式聚焦于生理及心理社会因素在疼痛发生和发展中的交互作用。这些因素的重要性，广泛体现于不同时间和不同个体上。

疾病的心理社会层面不仅体现于不同的疾病、生理感受和损伤，还体现于不同的病症、疼痛和残疾上。疾病是“客观的生物性事件”，包括由特定身体结构或器官系统的病理上、组织上或生理上的改变所引起的损伤。损伤是指“客观上功能的丧失”，与生理状况相一致。生理感受是一种神经刺激，这种刺激将组织受损的信号传递至大脑。

相对而言，病症被定义为一种疾病出现时的“主观体验或自我属性”，导致躯体不适、情绪痛苦、行为受限和心理社会功能受损。因此，病症反映了在躯体症状下个体及其社会网络和社会感知的变化。残疾是这一主观体验产生的结果。疼痛是感觉输入经过调节后的主观感受，这些调节因素包括个体的遗传基因、先前的学习经验及目前躯体的状况、评估、预期、情绪和社会文化因素。

病症的心理社会学层面常常被认为是全或无（二分的），例如一个患者可能会说："你认为这些都是我想象的"。事实上，无论是病症、疼痛和残疾，还是病症的心理社会和行为层面都不是二分的。他们是一个连续体，从适应和灵活到维持功能，但伴有一侧手的实质性损伤或不成比例的主诉和残疾程度，而另一侧手的客观性损伤很小或没有。除了潜在的病理生理问题或疾病，病症包含着人类对受伤和疾病的复杂反应。病症、残疾和疼痛通常是交互性的心身事件。手部专科医师所熟悉的心理社会因素通常与手臂疼痛，特别是获益的继发性事件有关，如正在进行的诉讼、残疾索赔、劳工赔偿纠纷和麻醉药成瘾。对于另一些心理社会因素，手部外科医师可能会感到陌生并容易忽视，如抑郁、疼痛恐惧、健康焦虑和对病症的过度关注。

一、抑郁、疼痛恐惧和健康焦虑

与慢性躯体疼痛类似，影响疼痛程度和残疾，最常见心理的社会因素为抑郁、疼痛恐惧或消极的疼痛信念和对病症的过度关注。当个体面对疼痛时，之前获得较好补偿的心理社会因素也会出现问题。例如，一个容易对小问题感到担心的人可能会出现疼痛恐惧（一种夸大疼痛体验的倾向，固着于疼痛体验并在想到疼痛时感到无助）。一些容易担心自己健康的人，可能会将良性的疼痛视为严重的生理问题信号，并且在得到反复保证之后仍很难接受良性的结果（对病症的过度关注、健康焦虑和疑病）。一名抑郁症患者可能会对疼痛产生不适当的归因，如内部归因（"都是我的错"）、概括化（"所有事情都不对"）和固化（"我将永远无法克服"）。疼痛会增加抑郁的易感性，也可能使原本存在的抑郁加重，还可能成为抑郁症状中的躯体因素。对生活状况的思考和评估的负面倾向会传递到对疼痛的评估。所有这些都可能会转变为疼痛和残疾程度的增加。

有很多测量工具专门被用于评估病症方面，还有一些专门是针对于疼痛。它们采用利克特式量表，以心理领域的特定问题来测量需要评估的特定结构。常用的抑郁量表包括抑郁症流行病学研究量表（epidemiologic study of depression，CESD）、贝克抑郁量表（the beck depression inventory，BDI）和患者健康问卷抑郁分量表（patient health questionnaire，PHQ）。这些量表内容包括抑郁症的核心症状，以及相关的躯体和认知方面的内容。尽管重度抑郁的诊断分为几个相对独立的部分，但这些量表对抑郁症特质或症状评估呈一个连续的谱系，并能够预示对病症行为的影响。

疼痛恐惧的评估工具为疼痛恐惧量表（the pain catastrophizing scale，PCS），共有3个分量表，13个项目，包括扩大化（如"我对疼痛可能加重感到害怕"），无助（如"这很糟，我觉得自己被淹没了"）和固着（如"我无法让它从头脑中消失"）。在所有与疼痛相关的问题中，疼痛恐惧对疼痛的强度和残疾有着最强的预测性。

健康焦虑的评估工具有健康焦虑量表（health anxiety inventory）、惠特利指数（whitley index）和躯体症状量表（somatic symptoms inventory，SSI）。SSI询问的是患者所体验到的特定的躯体问题（如恶心和呕吐、忽冷忽热、心悸和手臂沉重）。健康焦虑量表和惠特利指数包含的问题，包括患者关于健康焦虑的认知层面（如"你是否担心自己的健康？""你是否经常担心自己可能患有严重的病症？"）。在慢性疼痛中，健康焦虑、疑病与疼痛强度和残疾的相关，已经得到越来越多的认识。使用这些有效的测量工具可以让健康服务者有能力关注这些敏感话题。共情和熟练地沟通技巧也是必不可少的。参考其他领域的模型，这些问题最佳的处理需要多学科团队的协同合作，多样的健康服务者（外科医师、非外科手术的服务者，如物理治疗师、执照的手部治疗师和行为医学专家及心理学家）。在处理多种疼痛方面，多学科团队已经取得了有益的疗效。

二、继发性获益

继发性获益是指在最初或持续的疼痛症状中外部的心理动机因素。患者可能意识不到这些心理情绪动机因素的存在。早期的心理动力学理论，将继发性获益视为对被压抑的情绪事件的反应和心身疼痛的演变形式。近来，许多理论根据认知行为模型，将继发性获益视为一种社会学习模式，其持续存在受到了外部环境因素的强化。在这一新的框架下，无意识意味着对获益没有察觉或缺乏有意的计划。因为无意识是指没有意识到深陷目前的状况所失去的，要远远好于所知的获益。患者可能不会意识到继发性获益的好处，但他们也不是有意为之。这与有的患者假装生病或夸大问题以达到特定的目的（如装病以逃避责任）是不同的，尽管有意装病和无意识的寻求病症的益处都是继发性获益的极端表现形式。Fordyce是疼痛的社会学习理论模型的创始人。他认为疼痛是一种用来保护自己或请求帮助的行为，当得到令人满意的结果时，疼痛会增加（如这一行为得到了强化)。Fordyce提出在继发性获益的环境中，如果疼痛的持续时间超过了自然治愈的时间，那么疼痛就会转为慢性。他对疼痛的继发性获益或“满意结果”给出了一些例子：来自家人、朋友和医师的关注和同情，从对家庭和工作的责任中解脱出来，麻醉药物及经济补偿。然而，患者和手部专家对这些行为的不良后果缺乏足够的认识，例如：当家人和朋友对承担患者的日常工作感到厌倦或者对患者无法好转感到恼怒时所出现的愤怒和拒绝；被复杂的官方程序困扰；长期麻醉药物使用和依赖所带来的躯体不适的增加；药物的副作用；以及当患者扮演或夸大自己的病态角色时，残疾的益处同时会伴随着苦涩的一面。对于继发性获益及其长期影响的开放式讨论，对治愈是很有益处的，并且能够预防残疾和慢性症状的出现。

三、手部专科医师所熟悉的心理因素

当患者的问题扑朔迷离（难以定义、难以解释或症状和残疾程度不成比例)，以及各项检查和诊断结果无法确定或自相矛盾时，心理社会因素就显得尤为重要。尽管可以理解，但在这种情况下，手部专科医师如果急于采取常规有效的方式帮助患者，可能会事倍功半。手部专科医师可以学着退一步，在使用先进药物的同时，尝试在生物心理社会行为的工作框架下进行治疗。考虑病症的生物心理社会学因素，而不仅仅是单纯的生物药物治疗，这样可以更好地理清思路，并为改善患者的健康状况找到更多可能的重要方法。本章我们会讨论精神科诊断和复杂的手部和手臂问题——这些问题能够帮助我们理解医学因素和心理因素之间的相互关系。讨论的内容从伪病症（患者有意识的制造医学症状）到躯体化障碍（患者夸大正常的身体症状并伴有认知层面的改变)。医学和心理学的关系，已经得到了承认并被收录在第4版美国精神疾病诊断标准（DSM－Ⅳ）中。使用不同的轴来描述病症的不同方面，能够帮助我们对患者形成一个全面的理解，轴Ⅰ为心理状况，轴Ⅱ为人格问题，轴Ⅲ为一般医学情况，轴Ⅳ为心理社会应激源，轴Ⅴ为整体功能评估。

（一）伪病症

伪病症是指患者通过故意制造、假装或夸大症状来装病。患者有装病的动机并且缺乏外部的刺激。患者可能会虚报或伪装症状、通过弄伤自己来获得症状，甚至改变诊断结果（如污染尿样)。伪病症的动机，既可以来自患者本人，也可以来自照顾者，他们因此获得多种不同的益处，包括关注、抚养、同情和宽容。伪病症的患者故意伤害自己来满足心理上的需要，却不承认是自己的问题，有时这些需求并不包括经济或社会上的获益。

上肢存在问题的患者，很少出现符合DSM－Ⅳ诊断标准的伪病症。然而，有一些患者，可以在存在明确医疗问题的前提下出现伪病症的成分。伪病症是“对疾病有意的伪装程度是一个连续体，从在压力之下偶尔的伪造疾病，到反复的夸大或伪装症状，并有意制造疾病的征兆”。

伪病症对手部专科医师来说尤其是个挑战，因为，他们通常被训练成为将观察到的细节转换为特定医学诊断的实用主义者，并通过这些诊断，采取明确的治疗以达到可预期的效果。

（二）握拳姿势

握拳是当手臂健康时，全部或1、2、3根手指紧紧地弯曲。通常不包括示指和拇指，这样患者能保留手的使用功能。握拳综合征的概念存在争议，一些学者将其视为伪病症的一种，另一些学者则将其视为转换障碍，然而其动机和病因可能是无意识的则成为所有人共识。简而言之，通过麻醉患肢或患者后固定性痉挛的解除能够证实这一诊断，然而在慢性案例中，固定性痉挛会恶化。这一问题的变异形态是示指僵硬，是指除非在麻醉状态下，示指“不能弯曲”。

（三）伪淋巴水肿和无法解释的肿胀

无法解释的手部或手臂肿胀，可能是因为患者暗自使用止血带捆绑肢体。可能的工具包括松紧带、血压计套袖、橡胶绷带或绳子。将患肢绑入石膏绷带，能够缓解肿胀并预防患者再次使用松紧带。很多情况能够导致肢体的水肿。然而，伪淋巴水肿是由间歇使用止血带引起的，因此，能够在绑止血带的位置，观察到被称为破窗模式的淋巴侧支循环末梢的堵塞。还会出现因反复淋巴循环淤滞和直接挤压所造成的淋巴管破裂。然而，淋巴的规模和分布是正常的，不存在异常淋巴结。

（四）自己造成的创伤和对创伤的操纵

人为的自己造成的创伤通常有明确的源头，如烟头烫伤、刺伤、将粪便或其他有毒物质注入皮下，甚至是咬伤都能在这些患者身上看到。临床医师必须区分故意的自残创伤和意外受伤，如患者可能患有其他类型的精神疾病，或因物质成瘾的动脉内注射造成的手部意外损伤。

（五）自我割伤

自我割伤较为少见，但结果可能很令人吃惊，患者的前臂和手部上有许多，甚至上百的割伤或瘢痕。割伤通常仅是表皮，但偶尔也会更深。这些伤口多呈水平或倾斜状，多位于手背和前臂。自我割伤常见于边缘型人格障碍的患者，这些患者通过这样的方式来应对强烈的心理痛苦及对关注的渴求。

（六）塞克雷汤综合征

塞克雷汤综合征（又称腱鞘周围纤维化、创伤后硬性水肿和假性淋巴水肿）是由患者反复用钝器击打手背或用手背撞击钝物造成的，导致因伸肌腱的腱鞘周围纤维化而产生的弥漫性水肿。文献显示，塞克雷汤综合征是一种患者自己造成的创伤，目的是为了继发性获益或者是一种转换反应，最好是采取非手术治疗和精神科会诊。

（七）孟乔森综合征

孟乔森综合征的患者会表现出身体受到所有类型症状和病痛的折磨，涉及任何或所有的身体部位，包括手部。他们通常有着长时间各种疾病和治疗的历史，包括多种手术。他们通常不停地从一个医疗机构转移到另一个医疗机构，详细介绍自己某一疾病的病情并要求新的手术。这些患者通常熟读医书，比所咨询的医师都要了解自己所表现出的病情。一旦被识破，他们就会转战到别的地方。有过多次腕隧道手术的患者很可能符合此类诊断。

（八）SHAFT综合征

SHAFT综合征的患者（忧伤、敌意、焦虑、沮丧和顽固）典型的主诉是疼痛，通常无法找到客观的躯体问题来明确诊断。尽管缺乏客观结果和症状的缓解，SHAFT综合征的患者，仍然试图操纵外科医师来实施一个或更多侵入性的医疗程序。

SHAFT患者常见的医学和心理学因素的症状有以下10个标准：①多种侵入性医疗程序；②缺乏客观的结果支持；③多个内科医师；④多种药物（精神类药物和镇痛药）；⑤精神科治疗；⑥失业的经历；⑦不适当的自我表现和对症状的描述；⑧曾因疼痛而哭喊；⑨残疾的家族史；⑩虐待史（情绪的、身体的或性的）。由手部外科医师总结出上述条目，说明一些外科医师确实可能将这类患者识别出来，他们所表现出来的症状，与客观的或病理解剖学的内容不相符，他们的主诉很可能并没有生物学基础，而是来自心理社会方面的问题。

（九）躯体形式障碍

躯体形式障碍是指看上去存在医学问题的躯体症状，并不能被某一疾病（病理生理方面）或另一精神障碍所完全解释。这类障碍包括疼痛障碍、躯体化障碍、转换障碍和疑病症。

1.疼痛障碍

疼痛障碍是指患者的主要临床表现聚焦于疼

痛，其疼痛会导致实质性的失能和心理痛苦，并且心理因素被认为在疼痛的发作、严重程度、恶化和持续上扮演着重要的角色。疼痛障碍的诊断可以出现在急性疼痛中，也可以是慢性疼痛。疼痛障碍有两个亚分类，心理学因素的疼痛障碍（心理学因素在疼痛的病因和保持上起主要作用）及心理学和医疗因素的疼痛障碍（心理学因素和医疗因素同时起作用）。疼痛障碍在疼痛患者的精神诊断中是最常见的，在一些外伤后慢性下背疼痛的住院患者样本中，其流行率高达97%。

2.躯体化障碍

躯体化障碍的患者存在多种躯体症状，除了疼痛外，还包括消化系统、性和神经系统的症状，这些躯体症状不能被某种躯体障碍所解释。为了符合躯体化障碍的全部标准，患者要有4种疼痛症状、两种胃肠症状、一种性的症状和一种假性神经性（pseudoneurologic）症状。此外，这些症状不属于潜在医疗问题的表现，或根据病史、身体检查和实验室结果，这些症状被排除于典型表现之外。尽管躯体化障碍常见于慢性疼痛的患者，但几乎没有患者能够符合躯体化障碍的完全诊断标准。近来，躯体化的过程被认为包含了对内部刺激的关注和“感觉夸大”的发展，以及对心理或人际问题的否认，这些问题导致躯体症状的恶化部分或完全不能被客观的疾病过程所解释。

3.疑病症

疑病症是指在对躯体症状进行曲解的基础上，患者对自己患有或可能会患严重疾病的过度恐惧。在获得适当的医疗评估和保证后，这种过度恐惧会得到缓解。这种信念不是妄想也不仅局限于外表（如躯体变形障碍）。此外，这种过度焦虑会导致显著地心理痛苦或社交、工作或其他重要领域功能的损害。完整的诊断标准中，病程要大于6个月，不符合其他心理障碍的诊断，如强迫症、疼痛障碍或广泛性焦虑障碍。

仅有很少一部分手和臂部问题的患者符合疑病症的完全诊断。然而，有很多患者会出现对疾病的高度关注和对健康的焦虑，虽然不那么严重，但仍然会引发心理痛苦。这些患者会过分和强烈的关心自己的医疗状况和所接受的治疗。需要注意的是，大多数人会关注并受到疼痛的影响。然而，他们中的大部分会接受关于疼痛症状的保证，在被告知自己的状况并不危险或不严重的时候，就不再焦虑了。但当患者对疾病过度关注（极端情况即疑病症），再多的保证也不足够，他们会坚信医师“漏掉”了什么。近期的研究认为，对疾病的过度关注在慢性疼痛的发展中占有很重要的位置。

4.转换障碍

当一个或更多的缺陷影响到自主功能或感觉功能，并提示存在神经性或其他普通医疗问题时，就可以考虑转换障碍的诊断。在转换障碍中，心理因素与症状或缺陷有关，因为症状或缺陷的起病和恶化都跟随于冲突或其他应激源之后。这些症状并不是故意伪装的（如伪病症或装病），并且在适当的干预之后并不能被某一普通医疗状况，物质滥用的影响或文化所认可的行为所完全解释。此外，这些症状会导致临床上显著的心理痛苦和在社交、职业或其他领域功能上的损害。这些症状不仅限于疼痛或性功能障碍，并不是躯体化障碍的一部分，也并不能被另一医疗情况更好地解释。根据症状和缺陷的类型，转换障碍可以被分为以下几类：①伴有运动症状或缺陷；②伴有感觉症状或缺陷；③伴抽搐或惊厥；④伴有混合症状。转换障碍在疼痛患者中较为罕见。然而，患者可能会表现出一些转换障碍的症状，如突然感到手臂虚弱或不能举手，这些症状不能被医疗状况所解释。

（十）其他不能解释或令人困惑的慢性疼痛问题——个人观点

许多手部外科医师所使用的和近期文献所描述的关于疾病的构想，都是单纯的医疗角度（基于生物学框架），并且几乎没有客观能证实的病理学基础，随着研究的增多，越来越多的证据表明这些问题与心理社会方面存在很强的关联。一个生物心理社会行为的模型，可能更适合被用于对这些问题进行概念化和治疗。

1.重复性压迫损伤

重复性压迫损伤，如作家手痉挛（writer's

cramp)、累积性损伤、职业过度使用综合征和工作相关的上肢障碍等，是一种无法验证的诊断（本质上是一种社会疾病，被我们的文化和社会所“定义”或“虚构”，其存在是因为人们愿意表现出这种问题好像真的存在，是一种基于与活动相关的慢性疼痛的诊断，常见于上肢。尽管这种疾病构想暗示着创伤或损伤的存在，诊断的一个重要特征却是缺乏损伤或疾病的客观指征。这一疾病完全是主观的，没有任何客观检验能够证实。

几种无法验证的疼痛问题的疾病构想得到了手外科和手医学科的认可，包括桡隧道综合征、旋前肌综合征，以及电生理检测正常的胸廓出口综合征、腕隧道综合征和肘隧道综合征，更不用说动态舟月骨不稳定、隐形背部腱鞘囊肿等。这些备受争议并不可验证的问题与其他非特异性的问题相似，如纤维肌痛和慢性疲劳综合征（两者经常共病)。

对这些疾病构想的命名多少有些复杂，既要提示其病理生理学基础，也要有躯体问题作为基础，虽然这一点明显欠缺。有一点被认可却没有得到充分的认识，那就是慢性非特异性手部疼痛会与抑郁、健康焦虑、疼痛恐惧和躯体化共病。在缺乏可证实和可治疗的客观病理学理论的前提下，这些共病是唯一明确的干预目标。

从生物-心理-社会学的视角来看，重复性压迫损伤的患者同时可以被视为表现出转换障碍、过度关注疾病和躯体形式障碍的特征。心理痛苦也显示出焦虑和抑郁的存在。生物心理社会学的框架可能与DSM-Ⅳ中所描述的类似，同时考虑医疗和心理学因素，而不是单纯对医疗的关注。仅仅关注医疗因素会阻碍我们对疾病的全面管理。通过这种方式，不必要的医疗程序可以避免，心理痛苦得到重视，患者的生活质量和功能得到增强。有学者认为，这些医疗标签满足了患者更重视疾病的生理，而不是心理社会或躯体形式的需要，并避免了污名化，但这些诊断的益处是短期的。从长远来看，简单的聚焦于医疗问题和大量的检验和医疗程序会强化患者“生病的角色”，而忽视了核心问题，如接纳、适应和复原力。无论医学如何发展，疾病始终是人类存在的一部分，有效的应对技术能够改善能力、达到全面的健康和心理的平静。

2.复杂区域疼痛综合征

复杂区域疼痛综合征（complex regional pain syndromes，CRPSs）是另一种难解的慢性疼痛问题，几乎没有流行病学的资料，并缺乏对自然病程和病理生理学基础的了解，甚至其定义和诊断标准都没有统一的结论。最新被国际疼痛协会（International Association for the Study of Pain，IASP）采纳的关于CRPS的定义反应出这些争议性概念的演化：反射交感性神经营养不良、交感神经维持性疼痛和非交感神经依赖性疼痛，并试图将定义的描述不混入对内在机制的假设。近期的专业术语反应出这一状况、症状分布的区域（常见于手部）和疼痛这一主要症状的复杂性。这一疾病的分类包括两种障碍：①CRPⅠ，疼痛在受伤之后发作，包括持续疼痛、疼痛过敏或异常疼痛及水肿或异常的泌汗活动；②CRPⅡ，与前者有相似的标准，但存在已知的神经损伤，这种神经损伤不具备特异性。

这些诊断标准受到了强烈的抨击，被认为太过模糊，因此很容易过度诊断。此外，此类障碍的发病机制还不清楚，很难解释为什么仅有少部分的患者在受伤或界定清楚的神经损伤后会出现CRPS，而大部分却不会；是否存在遗传因素；为什么CRPS患者身上出现的不同的异常症状会如此不同。

普遍得到认可的是，很多CRPS患者会在主诉剧烈疼痛和严重失能的同时，表现出重大的行为和情绪问题。有证据表明抑郁、焦虑和生活压力（经常在CRPS患者身上出现）可能通过肾上腺素的活性影响这一状况的产生。Van Houdenhove及其同事发现了两个重要的影响因素，即在受伤之前或受伤时，以及康复的最初阶段因生活压力或其他因素引起的过度觉醒和应对困难。

CRPS与很多状况有重叠，包括神经瘤和幻肢痛。所有这些状况的关键因素是疼痛是“交感神经维持性”的。

3.神经瘤

神经瘤的慢性疼痛如果足够严重的话，可能在很大程度上影响手的使用功能。通过外科手段处理神经瘤的疼痛，其效果可能并不理想。

4.幻肢痛

幻肢痛在临床上是指患者在被截肢后仍然感到肢体的疼痛。幻肢痛是一种感觉，是指患者感到已经被截断或缺失的肢体（甚或器官，如阑尾）仍然和身体连接在一起并与身体其他部分协调运动。50%～80%截肢后的个体会对已经截去的肢体产生虚幻的感觉，大多数这种感觉都是疼痛。幻肢感通常会随着时间消失或减轻。如果幻肢感持续超过6个月，那么其自发改善的预后会比较差，这类疼痛可能是致残性的，并会让患者终身受到慢性疼痛的折磨。有研究证实，在其他因素中，疼痛和精神痛苦，如抑郁、焦虑和躯体化是慢性幻肢痛的预测因子。

四、健康–护理服务者的心理

健康护理服务者的经验、习惯、信念和态度，以及文化规范和社会因素都能对患者的治疗产生影响。当关注到心理问题时，健康护理服务者发现并重视这些问题是有困难，因为我们的社会对于心理疾病有污名效应（认为心理方面的疾病意味着“软弱”，或者状况糟糕），还有些人会对自己在治愈方面的能力存在不切实际的信念（如“上帝综合征”）。坚持生物医学模型的健康服务者，相信一旦躯体治疗得以成功完成，心理社会问题就会不攻自破。

此外，健康服务者倾向于运用直觉和临床经验，而不是基于实证的实践经验。有价值的科学证据，能够减少我们在判断过程中的盲点，但却经常被忽略。例如，疼痛变严重的主诉通常与更糟的病理问题联系在一起。这种想法，会导致更加侵入性和更有风险的治疗，尽管不断有研究证实，增加的主诉与失能和更糟的病理问题没有任何联系。尤其要注意的是，在是否失能的问题上，抑郁和恐惧要比客观的损伤或病理问题更重要。医疗和外科干预本身实际上可能让疾病恶化（尽管会有短暂的安慰剂效应），然而，心理因素对于那些未评估和未治疗的失能和症状的严重程度，可能起着最为直接的影响。

外科医师做手术的理念是任何事情都可以被修复，这对很多患者也适用。这一观点与心身二分结合在一起，导致家长式的决定过程，不考虑患者的价值观和倾向性，也不考虑现代医学的局限性；希望通过开药、手术或注射来满足患者；即使很明显也不愿涉及心理因素，这可能会对护理患者产生不利的影响。通常，只有在强力的干预和手术都没能达到舒适和健康的预期后，患者才会考虑心理治疗。这从本质上讲就像是承认失败。这些患者，常会被称为“困难”“并被污名为存在人格障碍”或精神疼痛的患者”。

如果手部专科医师能够超越病因机制，对主诉和失能的治疗本身，他们可能会发现，心理社会行为的病理学与疾病整体有着更多的相关。如何培养清晰沟通、共情和真诚的技能也很重要。医师要对心理社会因素的潜在重要作用有信心，并重视疾病的这些方面。手部专科医师和患者都能从对如何增进健康的种种可能性的分析中获益。

五、疾病的心理社会层面

在管理慢性疼痛的问题上，认知过程、行为、情感状态、应对方式及社会文化因素与生物学因素同等重要，甚至更加重要。

认知过程的作用已经得到验证，人们并不是被动地对躯体感觉做出反应。而是会主动地为这些体验寻找意义。人们通过将感觉与一些已存在的内在认知模型进行比较来评估自己的状况，并决定这种感觉是否是某一疾病的症状而需要得到关注还是直接忽略掉。通过这种方式，每个人都有自己独特的经过建构的现实。当信息模糊不清时，人们会依靠普遍的态度和信念，这些态度和信念来自过去的经验、之前的学习及家庭和朋友。这些信念决定了问题的意义和重要性，以及对适当治疗的理解。因此，了解一个人对于疼痛、评估和应对可能性的独特信念，对于治疗的成功是很重要的。很多研究都表明，患者的态度、信念、预期和应对资源，是影响疼痛的强烈程度和致残性的关键因素。

对疼痛的信念可能会导致适应不良的应对、增加痛苦、使疼痛加剧、以及使残疾更严重。例如，将疼痛理解为组织的损伤，而不是视作一种可以改善的问题，可能会带来更多的痛苦和功能障碍。同样，相信疼痛会永久持续的患者，可能会有宿命论的观点，并采用消极的应对方式。关于疾病含义的信念同样重要。高度健康焦虑的人，可能会把疼痛视为严重疾病的信号（如尽管已经得到临床上的证实，却还把良性囊肿视为癌症），并出现更严重的失能和疼痛。如果患者将疼痛看作组织损伤恶化的暴发，就可能出现更多的疼痛和失能。因此，认知因素通过两种相关的方式影响功能：①影响情绪和应对效果；②影响与疼痛相关的生理活动，如肌张力和内源性化学物质的分泌。

自我效能感，对于自己能够成功获得所期望结果能力的信念，是另一种认知因素。它是成功应对疼痛和缓解失能的有效预测因子。更好的自我效能感，会降低焦虑及其生理反应，增加使用分心这一应对策略的能力，增加尽管有疼痛也要完成所计划行动的决心，并能避免沉浸在疼痛中。

除了自我效能感，很多研究者还发现一系列普遍存在的“认知错误”也会影响患者对疼痛的感觉、情感痛苦和失能。错误认知是指对自身及所处情况消极扭曲的信念。疼痛患者中最常见的错误认知，包括灾难化（当面对疼痛时会沉浸其中、夸大和无助），过度概括化（假定某一事件的消极影响会在将来或其他事件上出现），个人化（将消极事件解释为自己的问题或责任）和选择性摘要（选择性的注意经验的消极一面）。

对疼痛的自我调节及效果，取决于个体特有的应对疼痛、调节疼痛及将疼痛引起的心理痛苦最小化或缓解的方式，所有这些都代表着一系列的应对策略。研究显示，积极地应对策略，如忍痛坚持运动，将精力从疼痛上转移开和忽略疼痛，与适应性功能有关。而消极的应对策略，如依赖他人的帮助来控制疼痛，让疼痛控制和限制活动水平，则与更重的疼痛和抑郁相关。

疼痛的情感因素包括很多不同的情绪，但都是消极的。抑郁是与疼痛有关的最常见的诊断，并且与应对显著相关。也就是说，那些相信自己即使有疼痛也能继续保持功能的患者，不会变的抑郁，然而那些充满消极想法，自我效能感低，健康焦虑高的患者很有可能出现抑郁。焦虑的表现形式多为对疼痛所带来伤害的恐惧和担心，会加重疼痛的症状。在经受疼痛的人群中，焦虑的认知（不确定、对危险的错觉）和生理症状（由战或逃系统所触发的身体变化）很常见，并且与失能和疼痛强度密切相关。创伤后应激障碍（PTSD）是焦虑的子类型，有时会在由创伤性外伤所引发疼痛的患者身上出现，其与失能和慢性疼痛高度相关。疼痛患者还经常出现愤怒。愤怒的表现为一种挫败感，与症状的持续、缺乏病因、治疗失败、劳工赔偿、财政状况和家庭关系有关。愤怒可以通过生物学（唤醒增强）机制影响疼痛，影响疼痛的容忍度和对治疗的依从性。如前所述，健康焦虑和躯体化，同样是疼痛患者身上的常见问题。

患者对疾病的普遍信念和健康护理服务者本身，都会受到下列问题的强烈影响，包括先前的经验、社会文化认可的信念，以及世代相传的期望。不同种族和性别，也会影响对疼痛的信念和对疼痛的反应。社会因素影响着家庭和社区如何与患者互动。例如，儿童会习得对于健康和健康护理的态度、对症状的认识和理解、从父母、文化的刻板印象和社会环境中学习对受伤的适当反应。这些影响决定了他们对症状是忽略还是过度反应。

经历疼痛时，患者的行为（如疼痛行为）是另一种影响疼痛体验、疼痛强度、失能和慢性程度的因素。操作性条件作用的假设，是那些受到强化的行为保持下来，而那些未受到强化的行为会停止。这一操作化的观点认为，通过外部（如过分好的配偶或健康护理服务者）的偶发性强化，一些行为，如通过痛苦的表情来传达疼痛或通过紧握手臂来避免更多的疼痛，得以维持下来。另一些行为的维持，可能是为了逃避厌恶刺激，如通过使用药物、休息或回避不喜欢的活动，如工作。回避活动可以成为疼痛维持的强化源。

在急性疼痛下，减少活动可能会促进治愈。然而，反复的避免活动会导致对疼痛的预期性焦虑（如肌肉紧张和其他与战或逃有关的症状或交感神经兴奋），并可能成为疼痛的条件性刺激，甚至可能持续到治愈以后。随着时间的延长，越来越多的活动被感知为令人厌恶的，并被回避。这会导致去条件化，并带来更多的受伤或疼痛问题。

持续的回避活动还会阻止对所预期疼痛的验证。这是大多数焦虑障碍得以起病、保持和泛化的常见机制，并能够很好地运用在疼痛上。回避疼痛，会成功的使一旦运动疼痛就会出现的信念得以持续，于是，疼痛最终会随着活动减弱这一矫正性的体验而不再出现。

还有一些更加细微的影响疼痛体验的因素。网络和媒体塑造了患者对疼痛和医疗的信念。通过特效药或干预，使疼痛治愈的电视广告缺乏数据支持，抗衰老的广告强化了人们永葆年轻的信念，去抗争而不是接受自然的老化过程。杂志上的文章误导患者在疼痛没有消失的时候换掉自己的医师以争取无痛的“患者权益”，这些误区不宜于身体健康和身心健康。

六、综合治疗

从疾病的心理社会及生物医学两方面出发的综合治疗团队，在应对最常见的自发性疼痛，包括背痛和头痛，以及离散性疼痛，如关节炎方面被证明是有效的。典型的团队，包括外科医师、物理治疗师和其他非手术护理的服务者、作业疗法治疗师、医疗助理和行为医学专家（如心理学家）。团队中每位成员的作用取决于每位患者不同的情况。

尽管许多手部和手臂的疼痛很少被研究清楚，也很难完全治愈，并且有些心理社会学因素如抑郁和焦虑通常会使离散性疼痛恶化，使手部外科医师和手部治疗师在建立综合治疗团队上仍然走得很慢。相反，他们仍在疾病的生物医疗模式下进行大量的手术，潜在地忽略了重要的并且是可治疗的心理社会学因素。虽然心理学家在理解疼痛的多因素本质方面所做出的特殊贡献有着科学的支持，并得到很多管理委员会，如美国医疗机构评审联合委员会JCAHO（the Joint Commission on the Accreditation of Healthcare Organizations）和美国康复机构委员会CARF（the Commission on the Accreditation of Rehabilitation Facilities），以及一些专业机构〔美国疼痛学会（American Pain Society），美国神经学会（American Academy of Neurology）〕的推荐，心理学家的作用也并未得到充分的重视，他们不受欢迎，并被患者、健康服务者和保险公司所低估。对手部和手臂疼痛的综合治疗方法，包括基于实证基础并贴合患者中心模式的医疗决策过程。让患者拥有不止一个的倾听者而感受到关怀，而不是不止一个的管理者。这会让患者感到被重视，并且所有能够增进健康的方式都得到了全面的考虑。

对于综合治疗在有效性和利用率方面的差距，至少有一部分是因为患者和健康护理服务者对于疾病的生物–心理–社会学治疗方法的价值存在沟通困难。这一差距本身也体现了对于以实证为基础的医学和以患者为中心的护理，在具体运用中良好沟通的重要性。在追寻更多证据的过程中，越来越多的层面和可能性被容纳进来，单纯关注躯体问题的状况相应减少，所考虑的内容更加丰富和广泛，对生物医学模式的看重有所降低。治疗疾病，而并不只是病症，需要关注患者不同方面的问题，尽管这些因素可能模糊不清或自相矛盾。这要求患者更多的介入到治疗过程中，增强他们的能动性。只有重视和运用有效的沟通技巧，综合治疗才能得到最好的施展。

七、护理模型

大量的研究将首次去骨科问诊的状况作为疼痛患者疾病过程中强有力的预测因子，这也是患者最初思考或接触治疗的时候。

在首次问诊中，患者需要接受深入的医疗评估，包括各种检查、回顾过去可参考的测试及确认没有遗漏信息，没有任何可能的躯体状况的改善被忽略。对疾病的综合治疗，强调对患者的重视，即强调心身之间的关系和生活质量的改善。患者需要空间来回答问题，提供反馈并参与到制定决策的过程中去。首次问诊通常不会出现什么问题，医师做出明确诊断，患者听从建议。然而，有时候心理社会因素会很突出。

在离散型疼痛的患者中，很多医疗干预都伴随着抑郁的情绪、对疼痛和医疗的错误认知及心理社会的应激源。手部专科医师必须对相关的预警信号有所察觉，如情感贫乏、对疼痛的过分敏感、睡眠不好和挫败感的主诉、对身体活动或回归工作的恐惧。这些信号不应该被忽视，因为在这些情况下行为医学干预会有很好的效果，患者在接受医疗的同时，能够改善重要的心理社会问题。当外科医师向患者介绍心–身的概念，将这一状况正常化，并能够在他们的办公室立即提供相应的服务，而不需要将患者转介到其他地方（患者很少会依从）时，患者会感到被关心并更容易接受心理上的帮助。

当患者的状况很难确定并找不到任何合适的医学诊断分类，手部专科医师可以开放思维，不局限于单纯的医学原因。在处理慢性的无法解释的症状时，行为医学专家扮演着关键的角色。很重要的是，尽管外科医师需要忠于自己的发现，但也需要留意不要将心-身的问题对立开来，无论这些症状是意识层面的，还是无意识出现的（如伪病症或转换障碍）。在一些对疾病过度关注和躯体化的病例中，比较好的方法是增加额外的会面来对患者进行更多的保证，强调与行为医学专家一同努力改善生活质量的重要性。

无论医学病理学的问题如何，从手部专科医师那里得到的保证都格外重要，这能确保患者到外科接受医学治疗。如果缺乏共情和有效的沟通和保证，患者可能会感到他们的疼痛没有被认真对待并感到受挫和不安。一些话语，如“尽管有疼痛，但没有结构上的问题——这里可能有一些误解，而我们能够帮助你改善健康的状况”；“虽然有些车开起来嘎吱作响，但并不影响我们安全的驾驶”；“虽然你的手腕感到疼痛，但它还是一个健康的手腕”；“你确实需要手术，但首先要让你的睡眠和情绪状况得到改善”；这些表达能够让患者确信自己的疼痛被认真对待。对于原发性疼痛，在常规门诊之外安排额外的门诊会特别有帮助，这能够确保没有问题会被忽略，并且会增加患者对慢性非特异性问题的觉察、理解和接受。

此外，患者还需要劝告和清晰的建议。不要仅仅说：“没什么问题，没有对活动的限制”，试着传递这样的信息：“运动你的手臂以避免僵硬和活动范围减少是很重要的。虽然你会感到疼痛，但这并不意味着会有损伤。不运动手臂要比运动手臂的风险更大。你觉得你能做到么？”

很重要的一点是，要避免对患者的误导和不当的处理，如不必要的检查或程序，或对测试结果的过度解释。这类情况，还包括并不能完全解释患者主诉的偶然的或与年龄相关的结果，以及实施可的松注射或其他治疗时并不对患者说明这是最佳的医疗措施，也没有和患者公开讨论这些措施的科学依据或使用理由。当患者询问具体的康复时，对其预期进行管理是很关键的。不要只是在日历上选一个时间，一旦时间过去，患者和健康服务者都会感到失望甚至担忧，要与患者讨论疾病通常的进程，以及个体的差异性，强调患者通过自己的努力会加快康复的速度，包括遵守医嘱和保持积极的态度。

在疾病的表现中，躯体因素和心理社会因素相互影响，因此许多患者能从与行为医学专家的短期咨询中获益，这类的咨询聚焦于对当前心理社会功能和有效应对技巧的评估。对疼痛和医学治疗的错误观念是非常普遍的，对这些问题进行简短的会谈，足以使患者回到理想的康复轨道中去。在初始评估的基础上，一些患者可能需要继续和行为医学专家会面，但另一些人则能够很好的自行应对。在初始访谈的最后，设置一个治疗计划和一系列目标是很重要的，此外患者还会得到一份手写的建议清单。

八、以患者为中心的方式和参与式决策

研究显示，如果参与了决策的制定过程，患者会有更高的满意度，更好地预后及对治疗更好地接受和依从程度。根据Charles及其同事的研究，决策分享模型基于几个不同的概念。首先，决策包括至少两个参与者——健康服务者和患者，然而这一过程也可能纳入家庭成员、亲戚和朋友，以及各个方面的健康服务者。这就增加了决策过程的复杂性。不同的选择会让患者和治疗团队都感到困扰和压力，因此沟通就显得尤为重要。例如，专科医师向患者说明侧上髁的疼痛并不是损伤所致，尽管动起来会疼痛但并不会影响疾病的康复，这一建议可能和最初的护理服务者让患者休息肘部以避免疼痛的建议相左。这些不同的意见是不可避免的，但会增加患者的疑惑和不确定感。

第二个概念就是所有的成员（健康服务者、患者及其支持者）都要参与到决策制定的过程中来。研究显示，让患者满意的因素包括表达自己的想法和参与决策的制定。此外，一些研究表明，患者表达自己的观点并参与决策过程，通常不会在现实中出现，患者常常不参与，而是让健康护理提供者代为处理。这一状况与患者的一些特点有关，包括人

格类型、背景因素、社交意愿和世代效应。这一结果，说明了解患者的背景和建立良好的医患关系是很重要的，这样才能让患者顺利的表达自己的想法。对患者而言，参与决策意味着他需要投入到决策制定的过程中、表达自己的意愿、提问题、权衡和评估替代性治疗及制订治疗方案。这是一个复杂的问题解决任务，远远不止是简单的信息传递。在参与决策模型中，参与双方是相互补充的、投入的并对对方的投入程度感到满意。

第三个概念是信息的分享在参与决策的模型中是必不可少的。患者可能会带来其他来源的信息，包括熟人、媒体和其他健康服务者。健康服务者要对帮助患者保持真诚的态度，个性化的服务和对某一治疗的倾向性。并不是患者提供想法，健康服务者提供信息，而是患者和健康服务者同时提供想法和信息。参与的过程是个性化和动态的。

最后，参与式的治疗决策被制定出来，并得到健康服务者、患者及相关人员的一致同意。参与式决定不仅是一个过程（包括互补的角色和信息的交换），也是一个结果——决定本身。决定的结果可以是对治疗的同意，也可以是推迟决定，甚至可能是不同意，这时患者很可能会寻求其他健康服务者的意见。同意可能并不意味着决策的双方都确信他们已经选择了最佳的治疗方案——同意是指所有参与者都能认可所要进行的治疗。比如，健康服务者可能觉得患者应该延缓手术，直到其脆弱和绝望的感觉有所好转，但也会同意患者实施手术的决定，作为妥协的一部分。在协商的过程中，患者已经被告知可能出现的风险，包括症状持续，但患者的想法仍然得到重视。这一特性将参与式决策与家长式的和告知式的模型区分开来，后者的决策制定和对决策的最终责任明确归于健康服务者或患者某一方，而无论另一方是否能够接受。

九、沟通技巧：有效的，以实证为基础的实践/参与式决策的关键

健康服务者/患者的关系是一个最为重要的预测因子，能够影响患者的满意度、对医疗的依从度和总体的治疗效果。与家长式或权威式的沟通风格相比，那些沟通风格较为温和的健康服务者会得到更高的满意度。

健康服务者需要留意一些来自他们自己及患者的偏见。根据来自科学研究（最佳证据）及家人、朋友或媒体的信息，患者和健康服务者对什么是最好的都有着自己的理论。健康服务者和患者都可能有自利性偏见，即当信息不符合个体的信念时，会不加考虑的丢弃，而当信息支持自己的信念时则会优先加以考虑。苏珊很执着于自己关于疼痛意味着损伤这一观点，并可能很难转变并接受她的侧肘部疼痛并不是这一情况。她可能会不断地叙述自己的肘部疼痛而且不能动，而忽略了疼痛并不意味着损伤这一事实。另一方面，健康服务者可能会特别关注到她所表达的信息，而没有留意到信息背后的想法。这可能会在决策过程中造成冲突和干扰。

意识到词语的情感力量同样是很有益的，这些力量会在很大程度上影响患者对治疗的反应和应对方式。消极含义的词语，如撕裂、受伤或过度使用，比积极含义的词语更容易被记住。当健康服务者使用撕裂一词，可能是指正常的问题或老化，或一些不需要治疗的良性状况；然而，对于患者来说，同样的词却意味着受伤、损伤和需要治疗或修复。健康服务者在选择用词的时候小心谨慎是很重要的，用更容易接受的中性或包含积极信息的词语来替代那些包含消极信息的词语（如用良性缺陷代替撕裂）。如果用到不到适当的词语，那么对用词进行细致的解释就成为必需。相似的，避免对疼痛的医学化也很重要，因为疼痛是人体老化的正常一部分，无论是持续的、不可治愈的、（如关节炎）还是暂时的和自我受限的（侧上髁炎）。要对患者澄清的是，很多问题是遗传的或老化性的，而不是“过度使用”或“受伤”所致，这能够缓解患者的内疚和后悔，特别是当他们的疼痛和运动有关时。

良好沟通的核心要素是信任、共情和对健康服务者的信任。患者必须感受到健康服务者能够倾听、理解和体会他们的痛苦。他们应该将健康服务者视为同盟，而不是技术人员或对手。为了达到这样的效果，健康服务者需要试着在会谈的开始不加打断的倾听，用患者的语言来总结其状况，通过重复和重申患者的担心来表达重视，共情（“对你来说这肯定很难”），以及将这一状况正常化（“很多和你状况一样的人都会这么做”）。与其去猜测

患者希望你怎么做，不如根据患者的想法推荐不同的选择。在涉及困难的问题之前（如最佳实证和患者偏见之间的分歧，对疾病担心的增加，错误观念或灾难化），确定你已经“在患者的情感银行中做出了一定的投资。”你需要获得患者的信任和信心，在讨论可能有争议或不愉快的话题之前，养成患者对你慈爱和宽容的态度。

患者需要感到自己的健康护理服务者有着专业的技能。健康护理服务者必须展示对自己技能的信心，讨论所处理过的相似的病理，对症状进行细致的解释，并对诊断和治疗策略的不足进行说明。健康服务者必须灌注或保护患者的希望，不要说：“我不知道接下来会怎么样”或“我没有什么能提供给你的了”，试着说“我也希望能简单地用手术或药物来解决，但考虑所有可能性的新的方式才是有效的”或“用综合团队的方式，我们帮助过很多与你状况相似的患者”。意识到疾病的心理和社会层面的污名效应也很重要。讨论不安、健康焦虑和抑郁的时候很难不伴随着阻抗。良好的沟通技巧需要对积极层面的持续关注。

良好的沟通技巧影响着对治疗的接纳、依从和治疗的效果。当服务者做到以下几点时，患者会被激发出更强的动力，包括热情和激励、礼貌和尊重、对进步的肯定（即使是很小的进步）、友好或坦率的面部表情及目光接触。如约提供复诊和回访电话来展示自己的诚信同样重要。通过初次访谈建立一定程度的同盟关系，可能比提供一个完整的临床评估而没时间发展医患关系更富有成效。

与存在明显心理社会问题的患者进行互动可能是令人挫败的。如果有下面这些情况会尤为困难，包括有某种人格障碍、好斗和愤怒或存在酒精和药物问题的患者；患者与之前的健康服务者发生过糟糕的互动；经济状况困难的患者（特别是在高度应激的情况下）。在这样的状况下，医患关系及患者的参与甚至比一般状况下更为重要。花时间倾听和理解患者对自己状况和需求的描述和解释能够帮助其缓解压力和挫败感，也能够显示出健康服务者的共情和真诚帮助的愿望。会谈过程中，在回应患者攻击性的言语时压低声音，不加打断的仔细倾听，在检查和表达之前取得对方的允许是一些虽小却很有效的技巧，能够在很大程度上促进关系的建立，消融愤怒并以参与式治疗的方式制定计划。尤其要指出的是，请求允许是显示尊重的非常有效的手段：如“我们能否讨论一下，有哪些事情让你感到不安；“你是否愿意听听这一测试或程序的优点和不足？”；“检查的这一部分可能会让你感到疼痛，但这项工作非常重要。我能继续吗？”

Copper及其同事对如何引导那些拒绝参与决定的患者给出了一些建议。在这一情况中，健康服务者必须忍住不要扮演为一个专家直接告诉患者要怎么做——沟通需要的是双向的交流。一些陈述，如“你应该进行这些锻炼”可能会导致患者的阻抗，而一些开放式的问题，如“你觉得今天做些什么能够让自己感到好一些？”可能会帮助患者用另一种方式思考自己的问题，承担起自己对康复的责任。积极的、乐观的语言是很重要的，如用“即使是几分钟的锻炼也会是有帮助的”代替“你可能很难找时间完成所有的锻炼项目。”为了减少患者的阻抗，在建议预约以后的复诊时，可以说“下周你可能会准备好尝试一些新的练习”，而不是说“我们必须现在就加入新的锻炼项目”。告诉患者”你比我更了解自己的手”；“让我看看什么程度是可以的”，要比“我会告诉你怎么活动你的手”，更能强化患者的自信和自我效能感。

在与麻烦或有阻抗的患者进行工作时，可以提供选择并让患者在不同的选项中进行挑选。例如，不是说“你需要每天练习5次，每次5个回合”，试着说“你是愿意每天5次每次5个回合还是每天10次每次3个回合？”一些欲擒故纵的建议可能会让患者感到自己要接受一项挑战，而不是接受一件他们可能不想完成的任务，如用回家以后每个小时都要坚持锻炼很可能会带来很多的麻烦“代替”回到家以后，你必须每隔1h就进行练习。将健康服务者的倾向性降到最低也会有所帮助，这强调了患者要通过这些工作为自己获取利益。“举起你的手臂会是非常有帮助的‘要好于’我需要你举起手臂”。

注意帮助患者预想能够继续某项重要和有意义的活动能够增加其自信和尝试的动力。例如，“你还拿不住高尔夫球杆呢，我不知道你什么时候能拿得住”，是消极和不确定的，如果换成“在将来，当你能握住高尔夫球杆的时候，……”展示了自信并鼓励患者去努力。允许患者进行控制能够建立信任感和自信。不要仅仅直接告诉患者去做什么，“我需要你开始下面的练习，做10个回合”，而是让患者进行选择，如“你想从哪里开始？这一练习你觉得你能做多少回合”？

十、心理社会评定和治疗

推荐心理社会评定和治疗，是在骨科作为多学科团队治疗的一部分来进行的。理想状况下，评定应与医学会谈相配合，在首次会谈时完成。如果不能和医疗会谈一同进行，在同一间办公室转介给同组的其他医师要比转接到其他地方更容易让患者接受。评定包括一个访谈，内容聚焦于理解患者的失能状况，有效疼痛应对和最佳情绪的价值，以及会谈的原因和恰当的目标。访谈之外，自我报告式的评估工具也会很有帮助。

心理社会评定通常以对疾病、自然病程和心理社会因素的讨论为结束。讨论中还包括治疗的目标。患者还会得到一些教育信息，包括疼痛的认知行为模型及其如何影响问题的形成，认知行为治疗（CBT）是如何进行的等。

CBT是一种科学的，有实证基础的方法，解释了想法（信念，态度），行为，感受和感觉是如何相互影响的。研究证实，在很多案例中疼痛会激发消极的想法，如灾难化（穷思竭虑、扩大化、无助），过度关注疾病（尽管一再得到保证仍然对疼痛和健康有着强烈的担心），恐惧回避（避免一些会导致疼痛的活动以回避对再次受伤或导致更多损伤的恐惧），以及情感反应，包括挫败感、易怒、愤怒、抑郁和焦虑。这些相互作用可能出现自我持续，如心理痛苦和失能，以及生理上的唤醒可能会持续，除非原始的感觉输入能够终止；患者因此可能转变为慢性疼痛综合征。CBT治疗的核心要素是识别患者的体验疼痛时的想法。正如之前所述，这些想法是适应不良的，并且与行为的回避和情感痛苦有关。识别针对疼痛和医疗的负性自动思维，是疼痛的CBT治疗成功的关键。最重要的治疗内容，是帮助患者理解心和身之间的互动关系，将自己的状况正常化以避免污名效应并向患者说明治疗是如何起效的。在骨科治疗中加入CBT有很多益处。首先，在疼痛出现的早期，强调了心理社会因素，并提供教育信息能够防止慢性疼痛综合征的出现，并能在疼痛的状况下提高生活质量。很多骨科的疼痛问题都有着自然地康复过程，其状况起起落落会超过1年甚至更长的时间。重要的是让患者对这一过程有所了解，并学会如何应对疼痛以维持生活质量、进行调节并预防并发症，如僵硬或抑郁和焦虑。其次，CBT是和医疗同时进行的，可以约诊在同一时间，这能够节省患者的资源和时间，也同时照顾到健康服务者沟通和计划的需要。患者会感到“被关心”，不会认为自己的躯体主诉被忽略。再次，在很多情况下，出现临床焦虑或抑郁并需要心理干预的患者，往往不会按要求克服很长的候诊时间前去精神科会诊。最后，骨科提供的CBT能够提高药物和手术干预的效果。需要指出的是，并不是所有骨科的患者都需要CBT。大多数情况下，患者有复原力并能良好地应对。对另一些有严重问题的患者而言，如未治疗的重度焦虑障碍或抑郁（这些问题在疼痛之前就存在并且会因疼痛而加剧），提供恰当的转介就会很重要，这能同时帮助患者学习疼痛应对的技巧。

十一、小结

与致残性骨骼肌疼痛有关的心理社会因素是重要的和可治疗的。骨科医师在与心理学家和其他健康服务者合作的综合治疗团队中，能够最大程度上缓解患者疼痛的强度及与疼痛有关的失能。治疗应该重视参与决策的过程。综合的生物心理社会治疗模式要比传统的生物医学治疗模式更加有效，并能够更好地利用资源、减少失能、增加舒适度和生活质量。